VIDAL
de la famille

Avertissement

Cette nouvelle édition du *Vidal de la Famille* comporte 3 600 fiches-médicaments, sous forme détaillée ou abrégée. Cette information est régulièrement actualisée en fonction de l'évolution des connaissances et des textes officiels qui émanent de l'Agence française de sécurité sanitaire des produits de santé (Afssaps). Ceci entraîne la nécessité de rééditions actualisées, notamment pour faire état de nouvelles informations thérapeutiques et tenir compte du retrait de certains médicaments du marché. La mise à jour des informations pour cette édition a été arrêtée au 9 février 2009. Le *Vidal de la famille* apporte des informations sur le médicament, mais il ne prône pas l'utilisation de l'un ou l'autre d'entre eux, ni leur usage au détriment d'autres méthodes thérapeutiques.

Compte tenu de la rapidité de l'évolution des progrès scientifiques en la matière, VIDAL ne saurait être tenu pour responsable des conséquences dommageables résultant d'une information erronée, obsolète ou non encore intégrée dans cette édition, ou d'une mauvaise compréhension de l'information par le lecteur. Il vous appartient de vérifier auprès de votre médecin ou de votre pharmacien, ou à la lecture de la notice du médicament, que votre état de santé permet la prise ou l'arrêt d'un médicament ou l'association de plusieurs médicaments. Ces réserves concernent également les différents textes de présentation : aucun livre, aucun média ne sauraient remplacer l'information apportée par le médecin à son patient. Outil de culture, un ouvrage médical n'est ni un outil de soin ni un outil de décision thérapeutique.

VIDAL de la famille

14e édition

Le dictionnaire des **médicaments**

Direction du développement
Dr Jean-François Forget

Équipe rédactionnelle
Dr Dominique Dupagne, médecin généraliste,
Pauline Groleau, pharmacien,
Dr Yves Puš, médecin généraliste.

Équipes techniques
Maquette, mise en pages : Xavier Étienney, Christiane Foulon,
Fabrication : Barbara Parini, Benoît Moulin, Laurence Germain,
sous la direction de Claire Baldeyrou.

Équipe informatique
Jean-François Devalez,
Ludovic Durand-Texte,
Jérémie Foricheur,
sous la direction d'Agnès Fouquet.

Équipe de publication
Édition : Françoise Richez,
Édition électronique : Stéphane Courbois,
sous la direction de Stéphane Korsia-Meffre.

Couverture
Olivier Beslay

Ont collaboré au *Vidal de la famille* depuis sa création :
Françoise Bavoux, médecin pharmacovigilance, praticien hospitalier – Patrice Biechler, médecin – Claire Bricaire, médecin gynécologue – Isabelle Catala, médecin généraliste – Olivier Chosidow, médecin dermatologue, praticien hospitalier – Isabelle Dagousset, médecin gynécologue – Catherine Dumont, pédiatre, praticien hospitalier – Christine Duval, médecin inspecteur à la direction générale de la santé – Elisabeth Elefant, médecin embryologiste, praticien hospitalier – Pierre Flori, médecin généraliste – Guy Frydman, pharmacien d'officine – Michel Gerson, médecin endocrinologue, praticien hospitalier – Jacques Gilquin, médecin interniste, praticien hospitalier – Michel Janier, médecin dermatologue, praticien hospitalier – Olivier Jeanjean, médecin gériatre – Georges Laroche, médecin ophtalmologiste – Annie Lwoff, pharmacien – Jean-Michel Lwoff, pharmacologue – Laurent Mignot, médecin oncologue, chef de service – Jacques Miguérès, médecin généraliste, médecin du sport – Jacques Semler-Collery, expert consommateur – Jean-Michel Laroche, médecin ophtalmologiste – Colette Pecquet †, pharmacologue – Jean-Manuel Tétau, pharmacien, médecin homéopathe – Héléna Beauvallon, pharmacien – Corinne Dublin, pharmacien – Ingrid Gaudry-Bérenger, pharmacien.

Présentation

Pour sa 14e édition, le *Vidal de la famille* réunit, sur papier et sur internet, 3 600 fiches correspondant aux médicaments les plus utilisés. Ces fiches contiennent des informations entièrement actualisées sur plus de 8 000 présentations de médicaments (dosages, remboursement, etc.) et sur leur bon usage. Conçu pour être facile à lire et à consulter, ce dictionnaire est enrichi d'une introduction permettant de « Mieux connaître les médicaments », d'une liste des médicaments sous forme d'un « Classement par substances actives », d'un « Lexique médical » pour vous aider à mieux comprendre les termes médicaux et d'« Adresses utiles ».

Mieux connaître les médicaments 13

Des explications et des conseils très simples sont regroupés dans ce court chapitre pour rappeler les règles de **Bon usage du médicament**, connaître les principales **Réactions allergiques** et savoir y faire face, apprendre ce que sont les **Interactions médicamenteuses** et comment les éviter, comprendre les relations entre **Médicaments et chaleur**, connaître l'influence des **Médicaments sur la conduite automobile**, découvrir la **Réglementation** (autorisation de mise sur le marché, mais aussi prix et règles de remboursement). Vous y trouverez aussi des conseils pour votre **Pharmacie familiale**, sur les **Vaccinations et leur calendrier** ainsi que des explications concernant les **Médicaments génériques**.

Médicaments de A à Z 43

Cette partie présente de manière détaillée les 2 500 **médicaments les plus vendus** en pharmacie (hors médicaments génériques) pendant l'année 2008 (source : IMS Health), ainsi que les médicaments nouveaux, sous forme de fiches classées par ordre alphabétique.

Certains médicaments, moins utilisés, sont seulement cités à leur place alphabétique. Leur fiche détaillée est consultable sur internet, à l'adresse www.monvidal.com, en utilisant le numéro d'inscription figurant au début de l'ouvrage, à l'intérieur de la couverture.

Les **médicaments génériques** sont de plus en plus nombreux. Dans un même groupe de génériques, les différents produits ont les mêmes caractéristiques (indications, mode d'emploi, etc.) que le médicament sur lequel ils ont été copiés. Sous le nom du groupe générique (substance + dosage), vous trouverez donc le nom du médicament original, son numéro de page et la liste de ses médicaments génériques commercialisés en officine.

Classement des médicaments par substance active 1383

Ce classement permet de retrouver un médicament et ses équivalents en fonction de sa composition.

Lexique médical 1427

Ce lexique permet de mieux comprendre certains termes employés dans les fiches du *Vidal de la famille* et dans les notices de vos médicaments, mais aussi le vocabulaire utilisé par votre médecin.

Numéros d'urgence et adresses utiles 1505

Centres antipoison, Prévention de l'alcoolisme et du tabagisme, Associations de patients, etc.

Préface
du Conseil national de l'Ordre des médecins

Une des missions du Conseil de l'Ordre des médecins est de veiller à la bonne information des patients et de s'assurer que la qualité des soins prodigués par les praticiens est conforme aux données les plus récentes de la science.

Le médicament auto-administré est souvent le premier recours contre la souffrance. Cette relation directe entre symptôme et médicament occulte la démarche diagnostique du médecin qui seule permet de prendre en charge l'origine du mal.

Cet ouvrage apporte des informations utiles dans le cadre de l'automédication. En effet, beaucoup de symptômes, en rapport avec des maladies bénignes, peuvent être soulagés par l'automédication avec les conseils du pharmacien. Néanmoins, il faut garder à l'esprit qu'un symptôme qui persiste justifie toujours une consultation car des symptômes courants peuvent signaler le début d'une maladie potentiellement grave nécessitant une prise en charge médicale rapide. Enfin, il est indispensable de rappeler que le médecin doit toujours être informé de toute prise de médicament. L'automédication la plus dangereuse est celle qui est pratiquée en secret.

Le médicament est *« une substance ou préparation administrée en vue d'établir un diagnostic médical, de traiter ou de prévenir une maladie »*. Qu'il soit disponible avec ou sans ordonnance, sa prise n'est jamais sans danger et le médecin analyse systématiquement les bénéfices et les risques de sa prescription. Cette analyse nécessite une connaissance complète des indications (les situations où le médicament peut être prescrit), des contre-indications (celles où le médicament ne peut pas être prescrit), des effets indésirables et des interactions avec les autres médicaments que prend le patient.

Cette nouvelle édition du *Vidal de la Famille* donne des informations à ceux qui prennent des médicaments de façon occasionnelle ou plus durable. Cet ouvrage leur permet de mieux comprendre la prescription de leur médecin et d'en parler avec lui. Dans le cadre des maladies chroniques, les informations contenues dans ce dictionnaire pourront également être discutées avec l'équipe médicale lors des séances d'éducation thérapeutique.

Le *Vidal de la Famille* enrichit les connaissances du grand public sur le médicament. Le Conseil national de l'Ordre des médecins s'en félicite.

Michel Legmann
Président du Conseil national de l'Ordre des médecins

Préface
du Conseil national de l'Ordre des pharmaciens

En tant que président du Conseil national de l'Ordre des pharmaciens, il m'est agréable de préfacer cette 14e édition du *Vidal de la famille*.

Le Code de déontologie des pharmaciens dispose que la dispensation des médicaments doit comporter, entre autres, « *la mise à disposition des informations et conseils nécessaires au bon usage du médicament* ». Le même article ajoute, pour les médicaments qui peuvent être délivrés sans ordonnance, que le pharmacien dispensateur a un « *devoir particulier de conseil* » vis-à-vis du patient. Ce rôle de conseil est devenu encore plus important depuis juillet 2008 pour les médicaments de médication officinale qui peuvent être rendus directement accessibles au public à l'intérieur des officines.

L'éditeur du *Vidal de la famille*, en publiant cet ouvrage précis et rigoureux mais de lecture facile, prolonge, encourage et favorise ce dialogue avec le pharmacien, en vue notamment d'une meilleure observance du traitement.

La consultation d'un tel recueil est propre à éveiller l'attention des patients. Les informations documentées qu'il contient leur permettent de mieux connaître leur traitement, de mieux comprendre leur pathologie et de se situer comme acteurs de leur guérison. Pénétrant ainsi dans une première connaissance du monde du médicament, l'usager de ce dictionnaire aura souvent le désir de rechercher, auprès du pharmacien ou du médecin, les compléments d'information dont il a besoin.

Le *Vidal de la famille* se situe ainsi dans le droit fil de la volonté du Conseil national de l'Ordre des pharmaciens de favoriser un meilleur usage du médicament par une éducation à la santé mise, avec talent, à la portée du plus grand nombre.

Jean Parrot
Président du Conseil national de l'Ordre des pharmaciens

Avant-propos

Voici la 14e édition de votre dictionnaire des médicaments, mise à jour par une équipe de médecins, de pharmaciens et d'universitaires, et revue par des rédacteurs soucieux d'utiliser un langage simple et clair. L'ambition de cet ouvrage est double : d'une part offrir un accès direct et compréhensible à l'information sur le médicament, d'autre part contribuer à une meilleure prise en charge de votre santé et de celle de vos proches.

Car si les médicament sont la clé de la prévention et du traitement de très nombreuses maladies, ils ne sont pas pour autant anodins ni dépourvus de dangers. Apprendre à mieux utiliser les médicaments, c'est aussi mieux gérer et mieux préserver votre santé et celle de vos proches.

Vous avez choisi votre médecin et votre pharmacien pour leur compétence et leur disponibilité ; l'objectif du *Vidal de la famille* n'est pas de se substituer à leurs conseils, mais de vous aider à mieux dialoguer avec eux et à mieux comprendre vos traitements en traduisant en termes accessibles les informations sur plus de 8 000 présentations de médicaments.

Plébiscité dès sa première édition par ses lecteurs et par la presse, le *VIDAL de la famille* a déjà été diffusé à plus de 400 000 exemplaires. Il est devenu une véritable référence auprès de vous, comme son « grand-frère », le *Dictionnaire VIDAL*, l'est depuis quatre-vingt-quinze ans auprès des professionnels de santé.

Avec le *VIDAL de la famille*, vous êtes un acteur responsable et éclairé de votre santé et de celle de vos proches.

Docteur Jean-François Forget, directeur du développement
Docteur Yves Puš, médecin rédacteur

Sommaire

Présentation 5
Préfaces 6
Avant-propos 9

Mieux connaître les médicaments

Le bon usage des médicaments 12
Les réactions allergiques 14
Les interactions médicamenteuses 16
Médicaments et conduite automobile . . . . 18 à 25
Médicaments et vague de chaleur . . . . 26 à 29
La pharmacie familiale 31
Les vaccinations et leur calendrier 33
La réglementation du médicament 38
Les médicaments génériques 40

Les médicaments de A à Z

Mode d'emploi des fiches médicaments 44
Abréviations 47
Les médicaments de A à Z 49

Classement des médicaments par substance active 1383
Lexique 1427
Numéros d'urgence et adresses utiles 1505

Mieux connaître les médicaments

Le bon usage du médicament

Le respect de la prescription de votre médecin et des conseils de votre pharmacien est indispensable pour qu'un médicament soit efficace, avec le moins d'effets indésirables possible. N'oubliez pas que ce médicament vous a été prescrit à titre personnel, dans une situation bien précise : ne le conseillez jamais à une autre personne et ne le réutilisez pas sans avis médical dans une autre situation.

Comprendre la prescription

Votre médecin inscrit sur l'ordonnance la quantité de comprimés, gélules, cuillerées ou gouttes à prendre, le rythme et le moment des prises dans la journée, ainsi que la durée du traitement. Lisez l'ordonnance en sa présence et n'hésitez pas à le solliciter si elle est mal écrite ou si quelque chose ne vous semble pas clair.
Signalez-lui d'éventuelles incompatibilités entre la prescription et votre rythme de vie ou de travail. Suivez ensuite de la manière la plus rigoureuse possible les modalités de prises conseillées. Le rythme et le moment des prises sont en particulier très importants. Certains médicaments nécessitent le respect d'un délai précis entre deux prises. D'autres ne doivent être pris que le matin, parce qu'ils ont un effet excitant, ou au contraire uniquement le soir, parce qu'ils peuvent provoquer une somnolence. Il est parfois indispensable de prendre un médicament à jeun, au cours d'un repas ou au contraire à la fin pour améliorer son efficacité ou sa tolérance. Enfin, même en cas de guérison apparente, la durée du traitement doit toujours être respectée.

Les médicaments sans ordonnance

Lorsque vous achetez un médicament sans ordonnance ou lorsque votre pharmacien vous conseille un médicament, n'hésitez pas à lui faire préciser les risques liés à sa prise. Pour bien vous conseiller, il doit savoir à qui est destiné le médicament et dans quelles circonstances il va être employé.

Depuis juillet 2008, un décret autorise les pharmaciens à placer certains médicaments, dits de médication officinale, en accès direct dans un espace spécialement réservé de leurs officines. Toutes ne proposent pas cet espace, la décision de le faire appartenant à chaque pharmacien.

Ces médicaments sont destinés à traiter, chez les adultes et pour une durée de quelques jours, des affections courantes et bénignes comme par exemple les douleurs légères ou modérées, la fièvre, le rhume des foins (rhinite allergique), les maux de gorge, le bouton de fièvre, les brûlures d'estomac, la diarrhée, etc. Les médicaments du sevrage tabagique sont également concernés.

Ces médicaments sont disponibles sans ordonnance et non remboursés. Ils répondent à certains critères visant à permettre aux consommateurs de les choisir et de les utiliser sans avis médical : dosage adapté, notice compréhensible, conditionnement adapté à la durée du traitement, etc. Néanmoins, le conseil du pharmacien reste indispensable.

La grossesse et l'allaitement

Informez toujours votre médecin et votre pharmacien d'une grossesse, d'un projet imminent de grossesse ou d'un allaitement en cours. Certains médicaments peuvent avoir des effets indésirables en passant dans le sang du fœtus ou dans le lait.

Les enfants

Chez les enfants, la posologie des médicaments est fonction de l'âge. Mais, les enfants d'un même âge étant parfois de poids très différents, la dose s'exprime souvent en milligramme par kilo de poids. Il est donc nécessaire de connaître le poids de l'enfant pour défnir la posologie.

La notice et l'emballage

Conservez l'emballage des médicaments. Il comporte des informations utiles : composition, forme pharmaceutique, date de péremption.

Lisez attentivement la notice du médicament. Elle précise ses indications, sa présentation, sa composition, les doses préconisées en fonction de l'âge et/ou du poids, la façon de le prendre, les précautions d'emploi, ses effets indésirables possibles et ses conditions de conservation.

Respecter le traitement

Ne modifiez pas de vous-même le traitement qui vous a été prescrit. Si vous constatez que l'action du traitement est insuffisante ou que vous souffrez d'effets indésirables, parlez-en à votre médecin ou à votre pharmacien.

Les réactions allergiques

Parmi les effets indésirables des médicaments, les réactions allergiques sont les plus redoutées, parce que d'apparition souvent brutale. Les médicaments ne sont pourtant pas les seuls responsables d'allergies : les aliments, les cosmétiques, les produits industriels ou les piqûres d'insectes sont fréquemment en cause. L'allergie, ou hypersensibilité, est une réaction exagérée de l'organisme contre une substance qu'il identifie comme étrangère. Les réactions allergiques peuvent se manifester de façons très variables et toucher tous les organes, notamment la peau.

Les réactions de la peau

■ L'eczéma

Le plus souvent provoqué par l'application locale d'un médicament sous forme de crème, de gel ou de lotion, l'eczéma se manifeste par des plaques roses ou rouges, surmontées de minuscules bulles remplies de liquide. Les démangeaisons sont importantes.

■ L'exanthème

C'est une éruption pouvant ressembler à celle de la rougeole, responsable ou non de démangeaisons. Son délai d'apparition est très variable : elle peut survenir en début, en milieu ou en fin de traitement, voire après son arrêt. L'exanthème met une à deux semaines à disparaître, le plus souvent sans séquelles.

■ L'urticaire

L'urticaire survient généralement très rapidement, dans les minutes ou les heures qui suivent la prise du médicament. C'est une éruption ressemblant à des piqûres d'orties, de couleur blanche, rose ou rouge. Les démangeaisons sont importantes et l'aspect de l'éruption est souvent impressionnant.

■ L'œdème de Quincke

C'est une forme dangereuse d'urticaire, qui se manifeste par un gonflement de certaines régions du corps, notamment du visage. Dans de rares cas, l'œdème de Quincke peut atteindre la gorge et gêner la respiration. Il est alors nécessaire d'appeler de toute urgence le Samu (15).

Les autres réactions de la peau

On peut citer, parmi les autres réactions de la peau, **l'érythème pigmenté fixe**, plaque initialement rouge qui se recouvre souvent de cloques ou de croûtes. Il apparaît toujours au même endroit chez une même personne pour un médicament donné et évolue vers une coloration définitive, brune ou noire, de la peau lésée.
Autre réaction possible : **la photosensibilisation**, qui est une sensibilité anormale de la peau à la lumière, et donc aux ultraviolets (soleil, lampe à bronzer), due à un médicament. Elle se traduit par l'apparition d'éruptions cutanées ou de coups de soleil, pour une exposition même minime. Certaines réactions de la peau se traduisent enfin par l'apparition de cloques ou des décollements de la peau (nécrolyse). Elles sont le plus souvent limitées, mais peuvent être très graves si elles s'étendent sur une large surface de peau.

Les autres réactions allergiques

Une réaction allergique à un médicament (ou à toute autre substance étrangère à l'organisme) peut se traduire par un malaise général, éventuellement une perte de connaissance due à une chute brutale de la tension artérielle : il s'agit du **choc anaphylactique**. Face à une telle situation, il faut allonger la personne inanimée, lui relever les jambes pour permettre au sang d'irriguer le cerveau, et appeler d'urgence le Samu (15).
Les réactions allergiques peuvent toucher des organes autres que la peau : le foie, la moelle osseuse, le sang, les poumons, le système nerveux ou les reins peuvent être atteints.

Que faire en cas d'allergie

En cas de suspicion d'œdème de Quincke ou de choc anaphylactique, appelez de toute urgence le Samu (15). Dans tous les autres cas, appelez votre médecin, qui s'assurera que les phénomènes constatés sont bien en rapport avec une prise médicamenteuse. Dans ce cas, le traitement en cause sera interrompu.
En cas de doute sur l'origine exacte de l'allergie, aucun médicament ne devra être repris sans l'accord de votre médecin, même à distance de l'événement. La substance identifiée comme allergisante devra être soigneusement notée sur un document présent en permanence dans votre portefeuille, avec vos papiers d'identité par exemple. Elle devra être signalée à votre médecin, à votre dentiste ou à votre pharmacien avant toute prise de médicament.

Les interactions médicamenteuses

Qu'est-ce qu'une interaction ?

Tous les médicaments ne font pas bon ménage entre eux. On parle d'interaction médicamenteuse lorsque la prise d'une substance modifie l'effet d'une ou de plusieurs autres substances médicamenteuses présentes au même moment dans l'organisme. Cette modification peut prendre diverses formes. Si les effets thérapeutiques des médicaments s'ajoutent ou se multiplient entre eux, on parle de synergie ou de potentialisation : cette situation est parfois voulue par le prescripteur (association de traitements anticancéreux, antituberculeux ou antirétroviraux par exemple). Si les effets des médicaments sont au contraire atténués ou annulés, on parle d'antagonisme ou d'inhibition : cette situation nuit le plus souvent à l'efficacité du traitement. Enfin, la prise simultanée de plusieurs médicaments peut majorer certains effets indésirables (saignements, somnolence, etc.), et faire courir des risques au patient.

Dans tous les cas, les interactions mettent en jeu des phénomènes complexes, qui peuvent intervenir à différents stades de l'assimilation du médicament par l'organisme : absorption par le tube digestif, passage dans la circulation sanguine, élimination par le foie et/ou les reins. La connaissance de ces interactions est encore imparfaite : certaines d'entre elles sont bien identifiées, d'autres plus imprévisibles. Le risque est bien entendu proportionnel au nombre de médicaments pris simultanément : plus une ordonnance est longue, plus la probabilité d'interactions gênantes et difficiles à contrôler devient grande. Pour limiter ce risque, n'oubliez jamais d'indiquer à votre médecin, avant toute nouvelle prescription, les médicaments que vous prenez déjà régulièrement.

Le rôle de l'alimentation

L'alimentation peut aussi modifier les effets d'un médicament. C'est pourquoi certains traitements doivent être pris impérativement à jeun, d'autres de préférence au milieu des repas. La consommation d'aliments gras, par exemple, peut gêner l'absorption du médicament par le tube digestif. Des aliments, comme le jus de pamplemousse, peuvent modifier l'absorption de certains médicaments (notamment ceux destinés à faire baisser le cholestérol), alors que d'autres, comme l'eau ou le jus d'orange, n'ont aucun effet de ce type. La prise simultanée d'alcool peut entraîner des réactions violentes avec certains antibiotiques ou psychotropes. Citons enfin le chou et les épinards, susceptibles de déséquilibrer des traitements par anticoagulants oraux. Pour prévenir tous ces risques, un réflexe simple : lisez toujours attentivement la notice d'un médicament et consultez sa fiche dans le *Vidal de la famille* avant de l'absorber.

HUIT CONSEILS PRATIQUES POUR PRÉVENIR LES INTERACTIONS MÉDICAMENTEUSES

- 1 -

Informez toujours votre médecin des médicaments prescrits
par un autre médecin, ou achetés sans ordonnance.

- 2 -

Prévenez toujours votre pharmacien des traitements que vous suivez
avant d'acheter un médicament en automédication.

- 3 -

Ne croyez pas qu'un médicament en vente libre est forcément anodin.
Certains d'entre eux peuvent être à l'origine d'interactions graves.

- 4 -

Évitez l'association de l'alcool et des médicaments, qui peut entraîner des réactions violentes,
même avec des médicaments d'usage courant.
Sachez également que des quantités significatives d'alcool peuvent être présentes dans certains sirops.

- 5 -

Même pris à distance l'un de l'autre, deux médicaments peuvent interférer entre eux.
Exemple : un diurétique pris le matin peut interférer avec un traitement au lithium pris le soir.

- 6 -

Si vous devez prendre le volant, méfiez-vous du risque de somnolence lié à l'association
de plusieurs médicaments sédatifs.
Cette règle vaut également pour l'utilisation de machines ou d'outils dangereux.

- 7 -

Sachez que certains aliments peuvent interagir avec certains médicaments.
Exemple : jus de pamplemousse et médicaments contre le cholestérol.

- 8 -

Tisanes, produits et médicaments à base de plantes peuvent aussi interagir.
Exemple : le millepertuis peut diminuer l'efficacité des contraceptifs oraux.

Médicaments et conduite automobile

De nombreux médicaments peuvent constituer un risque pour la conduite d'un véhicule ou la manipulation de machines-outils. On retrouve la prise récente d'un médicament potentiellement dangereux pour la conduite automobile chez environ 10 % des accidentés de la route. Les *somnifères* (hypnotiques) et les *anxiolytiques* (tranquillisants) sont les substances les plus fréquemment concernées.

Pourquoi certains médicaments affectent-ils la conduite automobile ?

Le plus souvent, les médicaments interfèrent avec la conduite automobile ou l'utilisation de machines-outils du fait de leur action sur le système nerveux. Cette action peut être liée à la raison même pour laquelle ils ont été prescrits (par exemple, un médicament prescrit contre les troubles du sommeil qui provoque de la somnolence) ou être liée à leurs effets indésirables (par exemple, un médicament contre le rhume des foins qui diminue la vigilance).

Les effets des médicaments sur la conduite automobile sont de divers types :
- troubles de la vigilance et de l'attention,
- troubles de la vision,
- troubles du comportement,
- troubles de l'équilibre, etc.

Ces effets délétères peuvent être aggravés sous certaines conditions : consommation d'alcool, association de plusieurs médicaments, erreur de prise, fatigue, stress, maladie des reins ou du foie, âge, etc. De plus, à traitement identique, l'intensité de ces effets varie selon les personnes en fonction de leur susceptibilité individuelle.

Comment prévenir les effets des médicaments sur la conduite automobile ?

Chaque fois que l'on prend un médicament dont les effets sur la conduite automobile sont signalés sur l'emballage, mieux vaut respecter quelques conseils simples :
- prendre ce type de médicament de préférence le soir au coucher ;
- arrêter de conduire si l'on ressent des signes d'alerte tels que somnolence, difficultés à se concentrer, difficultés à maintenir la trajectoire de son véhicule ou à évaluer celle des autres, troubles visuels, etc. ;
- ne pas consommer d'alcool car ses effets amplifient fréquemment ceux des médicaments.

Les mots en *italique* sont expliqués dans le lexique page 1427.

De plus, il est préférable de ne pas prendre une nouvelle fois un médicament avec lequel on a déjà ressenti des symptômes incompatibles avec la conduite automobile.

En cas de traitement de longue durée, mieux vaut ne pas modifier la posologie ni prendre un nouveau médicament sans en parler au préalable avec son médecin. Si vous prenez un médicament destiné à soigner une maladie qui présente elle-même un risque pour la conduite (épilepsie, dépression, troubles cardiaques, etc.), il est important de ne pas interrompre le traitement sans consulter votre médecin.

Si votre traitement est responsable d'effets secondaires potentiellement dangereux pour la conduite, et que vous avez besoin d'utiliser votre véhicule, parlez-en à votre médecin. Dans certains cas, il est possible de modifier la posologie ou les horaires de prise pour diminuer les risques. Éventuellement, votre médecin vous prescrira un autre traitement ayant moins d'effets sur la conduite automobile.

Comment savoir si un médicament peut affecter la conduite automobile ?

Les avertissements figurant sur les emballages et les notices sont à prendre au sérieux. Depuis 1999, les médicaments qui peuvent interférer avec la conduite automobile comportent sur leur emballage un pictogramme représentant une automobile placée dans un petit triangle. En 2005, les autorités sanitaires ont décidé de remplacer ce pictogramme unique par trois pictogrammes différents selon le niveau d'influence du médicament sur la capacité à conduire. Aujourd'hui, environ un tiers des médicaments commercialisés porte l'un de ces pictogrammes.

Les médicaments de niveau 1

Ces médicaments sont signalés par un pictogramme sur fond jaune, par la mention « Niveau 1 » et le conseil « Soyez prudent. Ne pas conduire sans avoir lu la notice. »

Pour les médicaments de niveau 1, le risque est faible et dépend largement de la susceptibilité individuelle ; la notice du médicament fournit les mises en garde indiquant les cas où le patient devra s'abstenir de conduire (en particulier lorsqu'il aura précédemment ressenti des effets indésirables potentiellement dangereux).

La prise d'un médicament de niveau 1 ne remet généralement pas en cause la conduite automobile, mais nécessite que les patients soient informés avant de prendre le volant.

Les médicaments de niveau 2

Ces médicaments sont signalés par un pictogramme sur fond orange, par la mention « Niveau 2 » et le conseil « Soyez très prudent. Ne pas conduire sans l'avis d'un professionnel de santé. »

Pour les médicaments de niveau 2, il convient d'examiner, au cas par cas et avec son médecin ou son pharmacien, si la prise du médicament est compatible avec la conduite. En effet, leurs effets négatifs sont présents chez la majorité des personnes qui le prennent, à des degrés variables. La plupart du temps, ce type de médicament n'est disponible que sur ordonnance.

Les mots en *italique* sont expliqués dans le lexique page 1427.

Les médicaments de niveau 3

Ces médicaments sont signalés par un pictogramme sur fond rouge, la mention « Niveau 3 » et le conseil « Attention, danger : ne pas conduire. Pour la reprise de la conduite, demandez l'avis d'un médecin. »

Environ 5 % des médicaments sont classés en niveau 3. Avec ces médicaments, la conduite automobile est systématiquement dangereuse. Cette incapacité est généralement temporaire. Compte tenu d'un éventuel effet résiduel (par exemple, après une période de sommeil induite par un somnifère), mieux vaut demander à son médecin le délai à respecter pour pouvoir conduire après la prise d'un médicament de niveau 3.

En règle générale, il est préférable de ne pas conduire durant les premiers jours d'un traitement avec des médicaments de niveau 2 ou, *a fortiori*, de niveau 3. Lorsque le traitement est stabilisé depuis un certain temps, la possibilité de reprendre le volant peut être envisagée avec le médecin. Celui-ci pourra conseiller des horaires de prise modifiés lorsque le patient envisage de conduire et déconseillera les longs trajets monotones de type autoroutier. Dans tous les cas, des arrêts réguliers s'imposent, toutes les heures et demie par exemple.

Il est important, néanmoins, de garder à l'esprit que sur la route, quelques dixièmes de secondes de retard au niveau des réflexes peuvent avoir des conséquences dramatiques.

Quels sont les médicaments les plus dangereux pour la conduite automobile ?

De nombreuses familles de médicaments comportent des mises en garde vis-à-vis de la conduite automobile. Cependant, l'importance de ces mises en garde varie selon le type de médicaments concerné.

Au-delà des médicaments détaillés ci-dessous, d'autres médicaments peuvent faire l'objet de mises en garde concernant la conduite automobile (médicaments du sevrage tabagique et de la dépendance à l'alcool ou aux drogues, médicaments des vertiges, médicaments de la maladie d'Alzheimer, médicaments des troubles de la concentration, etc.). Pour cette raison, il est toujours indispensable de vérifier si un pictogramme figure sur l'emballage d'un médicament que l'on va prendre. Si c'est le cas, il est préférable de lire attentivement la notice et de demander conseil à son médecin ou à son pharmacien.

Neuroleptiques, ou antipsychotiques

Les médicaments contre les psychoses interfèrent systématiquement avec la capacité à conduire ou à manipuler des machines. Un tiers d'entre eux portent un pictogramme de niveau 3 (les formes administrées par injection) et deux tiers portent un pictogramme de niveau 2 (les formes administrées par la bouche). Les *neuroleptiques* entraînent une somnolence et des assoupissements (en particulier en début de traitement), des troubles de la vision (vision floue, troubles de l'accommodation, etc.), des difficultés à évaluer la trajectoire du véhicule et à piloter finement, et parfois des troubles du comportement (agressivité, confusion, etc.).

Les mots en *italique* sont expliqués dans le lexique page 1427.

Anxiolytiques, ou tranquillisants

Les médicaments de l'anxiété représentent systématiquement un danger pour la conduite automobile (en particulier ceux de la famille des *benzodiazépines*). Les formes injectables sont classées en niveau 3 et les formes orales en niveau 2 (parfois 1). Les *anxiolytiques* diminuent la capacité à répondre aux situations d'urgence, augmentent le temps de réaction (par exemple pour freiner) et diminuent la coordination des mouvements ainsi que la capacité à évaluer une trajectoire (celle de son véhicule ou d'un autre véhicule). Ces effets dangereux pour la conduite sont fortement augmentés par la consommation d'alcool ou la prise simultanée d'autres médicaments ayant un effet sédatif (*antidépresseurs*, *antalgiques* de la famille des *opiacés*, neuroleptiques, antiépileptiques, etc.).

Hypnotiques, ou somnifères

Les médicaments des troubles du sommeil sont quasiment tous classés en niveau 3 et interdisent la conduite automobile, surtout après la prise ou le lendemain de la prise. En effet, l'influence négative des *hypnotiques* sur la conduite automobile (somnolence, diminution de la vigilance, mauvaise coordination des mouvements, etc.) peut persister tout au long des 24 heures qui suivent la prise. Ces effets résiduels dépendent de la substance, de la susceptibilité individuelle du patient et de la qualité du sommeil dont il a bénéficié après la prise. Seul le médecin est à même de conseiller son patient sur la possibilité de conduire le lendemain de la prise d'un hypnotique.

Antidépresseurs

Les médicaments contre la dépression sont tous classés en niveau 2. En effet, ils peuvent être à l'origine d'une somnolence, de troubles visuels ou de troubles du comportement (agitation, hallucinations, confusion, anxiété, etc.), même si certaines familles d'antidépresseurs semblent moins concernées : *inhibiteurs de la recapture de la sérotonine* et inhibiteurs de la monoamine oxydase. Les effets dangereux pour la conduite automobile sont particulièrement marqués en début de traitement et la plupart des patients peuvent de nouveau conduire après une ou deux semaines de traitement. Selon les effets du traitement sur le patient, le médecin décidera si celui-ci est à même de reprendre son véhicule.

Antiépileptiques

Les médicaments contre l'*épilepsie* sont systématiquement classés en niveau 2 (parfois 3). En effet, ils peuvent provoquer une somnolence, une sensation d'ivresse et un ralentissement des réactions et des mouvements. Parfois, ils sont à l'origine de troubles visuels, de vertiges ou de troubles du comportement. Seules les personnes dont l'épilepsie est efficacement et durablement contrôlée par un traitement peuvent envisager de conduire après plusieurs semaines voire plusieurs mois de traitement. Seul leur médecin peut en juger. Toute modification du traitement doit s'accompagner d'un arrêt de la conduite automobile jusqu'à ce que le nouveau traitement soit stabilisé.

Les mots en *italique* sont expliqués dans le lexique page 1427.

Antiparkinsoniens

Les médicaments contre la *maladie de Parkinson* sont quasiment tous classés en niveau 2. Ces médicaments peuvent provoquer des endormissements soudains et irrépressibles, parfois sans signes annonciateurs, des hallucinations, de l'agitation, de la confusion mentale, des épisodes de psychose, etc. Ces effets négatifs sur la conduite automobile peuvent venir s'ajouter à ceux liés à la maladie elle-même (troubles de la coordination motrice, par exemple). Lorsqu'un nouveau traitement est prescrit, il est toujours préférable de s'abstenir de conduire jusqu'à stabilisation de ses effets. Ensuite, le médecin évaluera au cas par cas la capacité à conduire.

Anesthésiques

Les médicaments *anesthésiques* (locaux ou généraux) sont systématiquement classés en niveau 2 ou 3. Après une anesthésie générale, la conduite automobile est déconseillée au minimum pendant la journée de l'intervention. La récupération des capacités de conduite doit être systématiquement évaluée par un anesthésiste, qui s'aide pour cela d'échelles d'évaluation spécifiques.

Le retentissement des anesthésiques locaux est variable selon leur mode d'administration. L'anesthésie d'une région du corps (par exemple pour une intervention chirurgicale mineure) contre-indique la conduite et nécessite une évaluation de la récupération de l'aptitude à la conduite. L'utilisation d'anesthésiques locaux en pratique courante (en dermatologie ou pour des soins dentaires notamment) n'est pas incompatible avec la conduite automobile, mais nécessite une évaluation individuelle du retentissement par le médecin ou le dentiste.

Antimigraineux

Tous les médicaments contre la migraine de la famille des triptans, de même que certains autres antimigraineux (pizotifène*, oxétorone*, flunarizine* et métoclopramide* en association à l'aspirine*) sont classés en niveau 2. En effet, ils provoquent fréquemment de la somnolence et des vertiges, ce qui nécessite une évaluation individuelle de la capacité à conduire par le médecin.

Antalgiques, ou médicaments antidouleur

Les médicaments contre la douleur peuvent interférer avec la conduite automobile. Si les *anti-inflammatoires* non stéroïdiens (AINS) affichent un pictogramme de niveau 1, ce sont surtout les antalgiques opiacés qui peuvent diminuer la capacité à conduire : ils portent systématiquement un pictogramme de niveau 2.

Les *antalgiques* opiacés, y compris des substances largement utilisées comme le dextropropoxyphène*, peuvent provoquer une somnolence et des troubles du comportement qui peuvent empêcher le patient de percevoir son inaptitude à la conduite, voire lui faire commettre des imprudences. De plus, la susceptibilité individuelle aux opiacés est très variable : l'aptitude à la conduite doit faire l'objet d'une évaluation par le médecin, en particulier au début du traitement.

La codéine* à faible dose présente des effets indésirables nettement moins marqués mais les personnes qui en prennent doivent néanmoins être informées sur ses risques.

---

* Pour connaître la liste des médicaments contenant cette substance, reportez-vous au classement de la page 1383.
Les mots en *italique* sont expliqués dans le lexique page 1427.

Antiallergiques

Les médicaments contre l'*allergie* (antihistaminiques) peuvent nuire à la capacité de conduire. Ce phénomène est particulièrement marqué pour les *antihistaminiques* les plus anciens (antihistaminiques H1 sédatifs) qui, aux posologies usuelles, ont nettement tendance à provoquer une somnolence. Le risque d'assoupissement peut être plus ou moins important selon les patients et peut s'accompagner de troubles de la vision (vision floue, troubles de l'accommodation, etc.), de troubles du comportement (hallucinations), de vertiges, de sensations de fourmillement et, éventuellement, d'*hypotension orthostatique*. Ces antihistaminiques, dits de première génération, portent un pictogramme de niveau 2.

Les antihistaminiques les plus récents peuvent également entraîner une somnolence ainsi qu'un ralentissement des réactions et des mouvements. Ces effets sont généralement peu fréquents et ces médicaments affichent un pictogramme de niveau 1. Toutefois, il convient de prendre en compte ces effets lorsque l'on prend ces antihistaminiques pour la première fois.

La plupart de ces médicaments étant désormais en vente libre, il est essentiel d'en parler à votre pharmacien qui saura vous conseiller sur l'attitude à adopter.

Médicaments du rhume ou de la toux

Pour les médicaments du rhume et de la toux, le risque pour la conduite automobile peut être lié à leur substance active, mais également à l'alcool qui entre souvent dans la composition des sirops et des solutions buvables. Tous les médicaments qui, pris à leur dose maximale, apportent plus de 3 grammes d'alcool par jour sont classés en niveau 1. Si certains médicaments, outre cette teneur en alcool, possèdent également un principe actif susceptible de diminuer la capacité de conduite, ils sont alors classés en niveau 2.

Les médicaments contre la toux qui contiennent des dérivés opiacés, tels que la codéine*, la pholcodine* ou le dextrométhorphane*, ne présentent qu'un risque relativement faible pour la conduite. Ils peuvent provoquer une somnolence et des vertiges sans toutefois remettre en cause la conduite. Ces effets sont rares, particulièrement aux doses usuelles.

Les *antitussifs* et les médicaments du rhume qui contiennent un antihistaminique H1 sédatif sont les médicaments les plus susceptibles de gêner la conduite. Ils peuvent être à l'origine d'une somnolence, de troubles visuels (vision floue, troubles de l'accommodation, etc.), de palpitations, d'irritabilité, etc. Ces effets sont d'autant plus importants que ces antihistaminiques sont des substances anciennes dites de première génération.

Un grand nombre de ces spécialités sont disponibles sans ordonnance et il est essentiel de demander le conseil de son pharmacien quant à leurs effets sur la conduite automobile.

---

* Pour connaître la liste des médicaments contenant cette substance, reportez-vous au classement de la page 1383.
Les mots en *italique* sont expliqués dans le lexique page 1427.

Médicaments des nausées ou du vomissement

Les médicaments contre les nausées sont classés en niveau 2 du fait de leurs effets indésirables en cas de conduite automobile. La métopimazine* et les antihistaminiques peuvent provoquer une somnolence, des vertiges et une hypotension orthostatique. Certains de ces médicaments sont en vente libre et il est important de demander le conseil de son pharmacien au moment de l'achat.

La scopolamine*, disponible sous forme de patchs (dispositifs transdermiques) pour prévenir le mal des transports, est probablement le médicament antinauséeux qui présente le plus de problèmes aux conducteurs. Elle peut entraîner des troubles visuels graves tels que troubles et paralysie de l'accommodation.

Les médicaments contre les vomissements de la famille des sétrons sont uniquement délivrés sur ordonnance et essentiellement utilisés en prévention et en traitement des nausées et des vomissements dans le cadre des traitements anticancéreux. Ils posent peu de problèmes pour la conduite automobile, mais sont parfois à l'origine d'une somnolence ou de vertiges. Ils sont classés en niveau 1.

Médicaments pour les yeux

Tous les médicaments destinés à diagnostiquer ou à traiter les maladies des yeux sont susceptibles de gêner la conduite automobile, ne serait-ce que par la gêne visuelle temporaire lors de l'instillation.

Par ordre de dangerosité croissante, on distingue :

- Les *collyres* anti-infectieux et anti-inflammatoires qui, bien que susceptibles de provoquer une irritation oculaire transitoire, ne perturbent que peu la vision (niveau 1).
- Les collyres antiallergiques (antihistaminiques) peuvent, en passant dans le sang, parvenir au système nerveux central et provoquer une somnolence (niveau 1).
- Les collyres destinés à soigner le glaucome (pression excessive à l'intérieur de l'œil) peuvent provoquer des troubles visuels plus ou moins gênants ainsi que des troubles cardiaques ou une somnolence (niveau 1 ou 2 selon les principes actifs).
- Les collyres contre les yeux rouges (décongestionnants) peuvent poser problème : utilisés à des doses excessives, ils provoquent une sensibilité anormale à la lumière (en dilatant la pupille), mais également une élévation de la *pression artérielle* ainsi que des troubles du rythme cardiaque (niveau 2). La plupart de ces médicaments sont disponibles sans ordonnance ; il convient de demander conseil à son pharmacien.
- Les collyres destinés à dilater la pupille (pour permettre un examen approfondi de l'œil) entraînent des troubles importants de la vision (pupille dilatée en permanence, paralysie de l'accommodation) dont la durée peut varier de quelques heures à plusieurs jours. Des troubles du comportement peuvent également survenir. Ces collyres portent un pictogramme de niveau 3 et la conduite est formellement déconseillée tant que la pupille est dilatée et que le patient a du mal à tolérer la lumière.

---

* Pour connaître la liste des médicaments contenant cette substance, reportez-vous au classement de la page 1383.
Les mots en *italique* sont expliqués dans le lexique page 1427.

Antidiabétiques

Chez les personnes qui reçoivent un traitement contre le diabète, le risque majeur concernant la conduite automobile est la survenue d'un malaise hypoglycémique (une baisse trop importante du taux de sucre dans le sang). En général, ce risque est davantage lié à un mauvais dosage, à une alimentation insuffisante ou à la pratique d'un exercice physique important (sans adaptation du traitement) qu'aux effets du médicament antidiabétique eux-mêmes. Le risque d'*hypoglycémie* est plus important chez les personnes qui s'injectent de l'*insuline*. Néanmoins, ces malaises peuvent également survenir avec les médicaments antidiabétiques oraux (en particulier ceux de la famille des *sulfamides hypoglycémiants*).

Les personnes diabétiques qui conduisent doivent s'assurer du bon équilibre de leur traitement, bien connaître la prévention des facteurs favorisant l'hypoglycémie, être capables d'identifier les signes annonciateurs de la crise, et se souvenir des mesures à mettre en œuvre dans ce cas : arrêt du véhicule et prise de sucre sous la forme de boisson ou d'aliment.

Les mots en italique sont expliqués dans le lexique page 1427.

Médicaments et vague de chaleur

Les vagues de chaleur et les climats très chauds nécessitent une adaptation de l'organisme. Lorsque les capacités de régulation de la température sont dépassées, **la déshydratation** et **le coup de chaleur** peuvent survenir, mettant en danger la vie de la personne. Dans ce cas, la prise de médicaments n'est pas sans risque : certains médicaments peuvent augmenter les effets de la chaleur et leur usage peut nécessiter une modification de la posologie par le médecin traitant.

Quels sont les risques en cas de canicule ?

La déshydratation se manifeste lorsque les pertes en eau du corps sont plus importantes que les apports par les boissons et les aliments. Elle apparaît en quelques jours et se traduit par une sensation de bouche sèche, une diminution du volume des urines qui prennent une couleur foncée, une fatigue et des maux de tête. Si elle n'est pas soignée, elle se traduit par de la fièvre et, parfois, par des troubles du comportement ou une perte de conscience. Dans les cas sévères, la déshydratation peut entraîner le décès.

Le coup de chaleur apparaît en moins de six heures. Il se traduit par une sensation de chaleur intense, une rougeur de la peau, des troubles du comportement pouvant aller de l'hébétude à l'agressivité, une démarche titubante, une fatigue et une soif intenses, des crampes musculaires, des nausées ou des vomissements. S'il n'est pas pris en charge, le coup de chaleur peut provoquer un coma mortel en moins de 24 heures.

Le risque de connaître une de ces complications varie selon plusieurs paramètres. Il est augmenté chez les nourrissons, les enfants, les personnes âgées et les personnes qui souffrent de certaines maladies chroniques (troubles cardiaques, insuffisance rénale, maladie entraînant un confinement au lit, etc.).

Les médicaments peuvent-ils déclencher un coup de chaleur ?

La prise de médicament, lorsqu'elle respecte les consignes données par le médecin, n'est pas un facteur déclenchant de la déshydratation et du coup de chaleur, même lors d'une canicule. Néanmoins, certains médicaments peuvent contribuer à l'aggravation de ces complications lorsqu'elles surviennent. En effet, certaines substances peuvent interagir avec les mécanismes de régulation de la température par le corps.

Lors d'une canicule, d'un séjour en zone tropicale ou même d'une activité sportive sous un climat chaud, le médecin peut envisager d'adapter le traitement de son patient pour éviter ces effets aggravants. Cette adaptation se fait au cas par cas et aucune règle systématique ne peut être proposée.

Quels médicaments peuvent aggraver une déshydratation ou un coup de chaleur ?

En cas de canicule, plusieurs familles de médicaments peuvent représenter un risque qui doit être pris en considération par le médecin.

Les médicaments diurétiques

Ce sont des médicaments destinés à augmenter l'élimination d'eau par les reins. Ils sont prescrits le plus souvent dans le traitement de l'hypertension artérielle et de certains troubles cardiaques. Les diurétiques, en particulier ceux qui contiennent du furosémide*, peuvent aggraver la déshydratation.

Les médicaments pouvant perturber le fonctionnement des reins

Ces médicaments sont principalement : les anti-inflammatoires non stéroïdiens (AINS) et l'aspirine à dose antalgique (plus de 500 mg par jour), certains médicaments utilisés dans le traitement de l'hypertension artérielle (les *inhibiteurs de l'enzyme de conversion* et les antagonistes des récepteurs de l'angiotensine II) et de certains troubles cardiaques, les antibiotiques de la famille des *sulfamides* et certains antiviraux, etc.

Les médicaments empêchant l'élimination de la chaleur par le corps

En cas de chaleur extrême, le corps s'adapte en éliminant une quantité plus élevée de calories. Pour cela, il a recours à plusieurs mécanismes dont les principaux sont la transpiration et la dilatation des vaisseaux sanguins de la peau. C'est pour cette raison que l'on sue et que l'on est rouge quand on a chaud. Lorsqu'elle s'évapore, la transpiration consomme de la chaleur et refroidit la surface du corps. La dilatation des vaisseaux sanguins de la peau permet d'augmenter les échanges de chaleur entre le sang, la peau et l'atmosphère. Ces réactions sont contrôlées par les régions du cerveau chargées de réguler la température du corps.

Les médicaments peuvent perturber ces différents mécanismes de thermorégulation.

Les médicaments réduisant la transpiration

Parmi les médicaments qui peuvent interférer avec la sudation, on retrouve certains médicaments *antidépresseurs*, certains médicaments contre les allergies, certains médicaments contre la maladie de Parkinson, des médicaments *antispasmodiques* destinés à soulager l'incontinence urinaire, les *neuroleptiques*, un médicament de la migraine contenant du pizotifène* et les médicaments des troubles du rythme cardiaque contenant du disopyramide*.

Les médicaments limitant la dilatation des vaisseaux sanguins de la peau

Ces médicaments sont essentiellement des médicaments contre le rhume contenant des *vasoconstricteurs* et ceux qui traitent l'*hypotension orthostatique* ainsi que la migraine.

---

* Pour connaître la liste des médicaments contenant cette substance, reportez-vous au classement de la page 1383.
Les mots en *italique* sont expliqués dans le lexique page 1427.

Les médicaments perturbant la régulation de la température par le cerveau

Ce sont les *hormones thyroïdiennes*, les neuroleptiques et certains antidépresseurs (voir également le paragraphe ci-dessous).

Les médicaments pouvant provoquer une hyperthermie

Certains médicaments peuvent provoquer une augmentation de la température du corps, même en l'absence de canicule. Leur prise lors de périodes de chaleur inhabituelle peut aggraver un coup de chaleur. Ces médicaments sont essentiellement des neuroleptiques, des antidépresseurs et des antimigraineux. De plus, les médicaments de l'anxiété contenant de la buspirone* peuvent avoir des effets similaires.

Les neuroleptiques peuvent être la cause d'une perturbation de la régulation de la température corporelle, le *syndrome malin des neuroleptiques*, qui constitue une urgence médicale.

Les médicaments réduisant la pression artérielle

Les médicaments qui réduisent la pression (ou tension) artérielle diminuent les échanges de température entre le sang, la peau et l'atmosphère. Ils peuvent contribuer à aggraver un coup de chaleur. Ce sont essentiellement des médicaments contre l'hypertension artérielle et contre l'angine de poitrine (angor).

Que faire lorsque l'on prend des médicaments pendant une vague de chaleur ?

Lorsque l'on prend un traitement et que l'on est exposé à un climat très chaud, il est d'abord essentiel de suivre les conseils de prévention de la déshydratation et du coup de chaleur (se mettre à l'abri du soleil, porter des vêtements amples et clairs, utiliser la climatisation si possible, se reposer, pratiquer une activité modérée, boire au moins deux litres d'eau et éviter l'alcool, utiliser des solutés de réhydratation, etc.).

Si l'on prend des médicaments susceptibles de réduire les capacités du corps à s'adapter à la chaleur, il peut être utile de faire le point avec son médecin sur ses traitements et ses éventuels facteurs de risque. Dans tous les cas, n'arrêtez pas votre traitement et ne réduisez pas les posologies sans en parler avec le médecin qui vous a prescrit ces médicaments. Il pourra éventuellement prescrire des examens complémentaires (état d'hydratation, fonctionnement des reins, etc.) pour mieux cerner le risque et prévenir les complications.

Il est également recommandé de ne prendre aucun médicament en automédication en période de canicule, plus particulièrement chez les personnes âgées.

La chaleur peut-elle interférer avec un traitement ?

Dans certains cas, la chaleur extrême et la déshydratation peuvent modifier la façon dont un médicament est éliminé par le corps. Dans ce cas, des effets indésirables peuvent apparaître qui contribuent également à aggraver un coup de chaleur. Les médicaments concernés par ce problème sont les sels de lithium* prescrits contre les troubles bipolaires, les médicaments des troubles du rythme cardiaque, les médicaments de l'épilepsie, certains médicaments du diabète de type 2 et ceux destinés à lutter contre l'excès de cholestérol.

---

* Pour connaître la liste des médicaments contenant cette substance, reportez-vous au classement de la page 1383.
Les mots en *italique* sont expliqués dans le lexique page 1427.

La chaleur peut-elle endommager les médicaments ?

Avant leur commercialisation, les médicaments sont soumis à des essais pour évaluer leur stabilité sous l'effet de la chaleur. Selon les résultats de ces essais, on distingue trois types de médicaments dont les conditions de conservation sont détaillées sur l'emballage.

Les médicaments à conserver à température ambiante

Sous climat tempéré, ces médicaments ne craignent pas la chaleur, même en cas de canicule. Ils peuvent résister à des températures de 40 °C pendant six mois. Ils ne demandent pas de précaution particulière sauf dans des conditions extrêmes (par exemple, dans une voiture au soleil où la température peut dépasser 40 °C).

Les médicaments à conserver à une température inférieure à 25 ou à 30 °C

Ces médicaments se conservent à des températures modérées. Toutefois, un excès de chaleur pendant quelques jours, voire quelques semaines, ne nuit pas à leur efficacité. Il suffit donc de les stocker dans son armoire à pharmacie. Lors de voyage pendant une vague de chaleur, il est préférable de les transporter dans un emballage isotherme non réfrigéré.

Les médicaments à conserver entre 2 et 8 °C

Ces médicaments doivent être conservés au réfrigérateur. En cas de vague de chaleur, il convient donc de vérifier avec un thermomètre que son réfrigérateur reste capable de fonctionner correctement. Une fois sortis du réfrigérateur, ils doivent être utilisés rapidement. Leur transport exige un emballage isotherme réfrigéré (par exemple une poche de glace) mais en veillant à ce que le médicament ne gèle pas au contact de la source de froid.

---

* Pour connaître la liste des médicaments contenant cette substance, reportez-vous au classement de la page 1383.
Les mots en *italique* sont expliqués dans le lexique page 1427.

La pharmacie familiale

Rangez vos médicaments

Rangez vos médicaments dans une armoire réservée à cet usage, située dans un lieu sec et tempéré, facile d'accès. Pour protéger vos enfants, elle doit être située à plus d'un mètre cinquante du sol et rester de préférence fermée à clef (sans laisser la clef sur la serrure !). Tous les médicaments de la maison doivent y être rangés : les tubes et les plaquettes posés sur une table de nuit, sur un meuble ou au fond d'un sac à main sont à l'origine de nombreuses intoxications accidentelles, touchant le plus souvent des enfants. Seule exception à cette règle : les vaccins et les suppositoires, ainsi que certaines suspensions buvables reconstituées à partir d'une poudre (le plus souvent des antibiotiques), qui doivent être rangés au réfrigérateur.

Triez vos médicaments

Deux à trois fois par an, rangez et triez vos médicaments. Vérifiez les dates de péremption et éliminez les produits périmés (lire ci-dessous). Ne conservez jamais des antibiotiques en suspension buvable et des collyres déjà utilisés.

Conservez les emballages

On trouve trop souvent, dans les armoires à pharmacie, des plaquettes de médicaments rangées en vrac, prescrites on ne sait quand, pour on ne sait quel membre de la famille… Veillez au contraire à conserver les médicaments dans leurs emballages d'origine, sans jeter les notices d'utilisation. L'emballage et la notice contiennent l'ensemble des informations à connaître avant la prise du médicament.

Que faire des médicaments non utilisés ?

Ne les jetez pas à la poubelle, vous pourriez causer des intoxications chez les enfants ou les animaux qui les trouveraient.
Évitez aussi de les brûler et de les jeter dans l'évier ou dans les toilettes, en raison de leurs effets néfastes sur l'environnement.
Confiez-les à votre pharmacien, qui saura les traiter conformément à la législation.

Quels médicaments dans l'armoire à pharmacie ?

Demandez conseil à votre médecin et votre pharmacien pour personnaliser votre armoire à pharmacie en fonction de la composition de votre foyer (enfants, personnes âgées, maladie chronique, etc.).

Seuls quelques médicaments et produits sont indispensables dans votre armoire à pharmacie (en dehors des traitements en cours ou chroniques).

– Médicaments contre la douleur et contre la fièvre : paracétamol, ibuprofène ou aspirine, dans des présentations et des dosages adaptés aux membres de la famille.
– Antidiarrhéique et solution de réhydratation, en particulier si la famille comprend des enfants en bas âge ou des personnes âgées.
– Médicaments pour lutter contre la digestion difficile et les maux de ventre.
– Pommade ou crème contre les contusions (bleus, bosses).
– Pommade ou crème contre les brûlures légères et les coups de soleil.
– Pommade ou crème contre les irritations de la peau (gerçures, etc.).
– Pommade ou crème contre les piqûres d'insectes et de végétaux.
– Solution antiseptique : contenant par exemple de la chlorhexidine ou de l'hexamidine, de préférence en petit conditionnemnt (récipients unidoses ou petit flacon) car, une fois ouvert, les antiseptiques risquent d'être contaminés et ne peuvent pas être conservés longtemps, de l'alcool à 60° ou 70° (ce dernier indiqué pour désinfecter la peau, mais pas pour les plaies car son application est douloureuse).
– Sérum physiologique en dosettes, pour déboucher le nez ou pour le lavage des yeux.

Certains **instruments et matériels de soins** sont également indispensables :

– Un thermomètre.
– Une pince à épiler de bonne qualité.
– Une paire de ciseaux à bouts ronds.
– Des compresses stériles, du sparadrap hypoallergénique, des pansements adhésifs.

Pensez à emporter une trousse d'urgence

Il peut être utile, en plus de l'armoire à pharmacie, de disposer d'une trousse d'urgence transportable pour les sorties, les week-ends ou les vacances.

Vous y rangerez les médicaments de votre traitement en cours ou chronique pour la durée nécessaire, ainsi qu'un « extrait » choisi de votre armoire à pharmacie, en fonction du lieu de séjour et de sa durée.

Affichez les numéros d'urgence

Pensez à afficher, dans votre armoire à pharmacie, près de votre téléphone et dans votre agenda, les numéros utiles en cas d'urgence : le Samu (15 ou 112), police-secours (17), les pompiers (18), le centre antipoison le plus proche de votre domicile, et votre médecin traitant.

Affichez également les coordonnées du médecin de garde ou d'astreinte dans votre secteur, éventuellement d'une association de médecins d'urgence. Ajoutez à cette liste les numéros de votre dentiste, de votre pharmacien et d'autres médecins du voisinage pendant les périodes de vacances.

Les vaccinations et leur calendrier

Le principe de la vaccination repose sur un constat simple : confronté à un agent infectieux, viral ou bactérien, l'organisme fabrique des anticorps dirigés contre cet intrus, qui permettent de l'éliminer et préviennent toute nouvelle infection en cas de nouveau contact avec ce germe. D'où l'idée d'inoculer, à titre préventif, des substances capables de déclencher la fabrication d'anticorps sans provoquer d'infection grave : les vaccins. Pour la majorité des vaccins, l'injection initiale doit être suivie de rappels pour que l'organisme produise et maintienne un taux suffisant d'anticorps.

Les différents types de vaccins

Les vaccins vivants atténués

Ils contiennent un germe vivant rendu inoffensif par des traitements physiques ou chimiques.

Ils immunisent contre :
- la rougeole
- les oreillons
- la rubéole
- la fièvre jaune
- la tuberculose
- la varicelle
- les gastro-entérites à rotavirus.

Les vaccins contenant des anatoxines

Ils protègent des maladies provoquées non pas directement par un germe, mais par une toxine sécrétée par ce germe. Ils contiennent une anatoxine, c'est-à-dire une protéine très proche de la toxine microbienne.

Ils immunisent contre :
- la diphtérie
- le tétanos
- le choléra
- la coqueluche.

Les autres vaccins

Ils contiennent des fragments de germes viraux ou bactériens.

Ils immunisent contre :
- la grippe
- la rage
- la coqueluche
- le choléra
- la poliomyélite
- l'hépatite A
- l'hépatite B
- la méningite à pneumocoque
- la méningite à méningocoque
- les infections dues à l'Hæmophilus
- la typhoïde
- le cancer du col de l'utérus et infections génitales à Papillomavirus.

Les vaccinations de l'enfant

Trois vaccinations sont obligatoires en France chez l'enfant : diphtérie, tétanos et poliomyélite.

Le BCG, qui ne protège qu'imparfaitement de la forme pulmonaire de la tuberculose, est surtout destiné à protéger les jeunes enfants de la méningite tuberculeuse, qui est une maladie gravissime. Depuis juillet 2007, il n'est plus obligatoire, mais recommandé pour certaines populations à risque. Il est également recommandé de vacciner les enfants contre la coqueluche, les infections dues à l'Hæmophilus, la rougeole, les oreillons, la rubéole, les méningites à pneumocoques et l'hépatite B. Aucune de ces vaccinations n'est toutefois obligatoire. De nouveaux vaccins, notamment contre la varicelle et les gastro-entérites à rotavirus sont apparus récemment. L'intérêt de leur utilisation pour votre enfant doit être discuté avec votre médecin.

Les vaccinations de l'adulte

Aucune vaccination n'est obligatoire chez l'adulte, sauf pour certaines professions. Il est toutefois fortement conseillé de tenir à jour ses vaccins contre le tétanos, la diphtérie et la poliomyélite (surtout en cas de voyage pour les deux derniers). Même en cas de retard dans le calendrier vaccinal, quelques rappels permettent de restaurer l'immunité. On conseille en outre aux personnes âgées de plus de 65 ans ou souffrant de maladies chroniques graves de se faire vacciner chaque année contre la grippe, qui peut être fatale quand elle touche un organisme affaibli. Le vaccin contre l'hépatite B, maladie transmissible par voie sexuelle ou sanguine, est également recommandé chez les adultes de moins de 50 ans. Des vaccins spécifiques sont enfin nécessaires en cas de voyage vers certaines destinations.

Depuis 2004, la vaccination contre la coqueluche est recommandée pour les adultes susceptibles de devenir parents, lorsqu'ils n'ont pas reçu de vaccination anticoquelucheuse au cours des dix dernières années.

Calendrier des vaccinations obligatoires et recommandées

DTP : Diphtérie, Tétanos, Poliomyélite * - **BCG :** tuberculose - **Coq :** Coqueluche
HiB : Hæmophilus influenzæ B - **Pn :** Pneumocoque - **ROR :** Rougeole, Oreillons, Rubéole
Hep B : Hépatite B - **HPV :** Papilloma virus humain - **Gr :** Grippe

Âge	DTP*	BCG	Coq	HiB	Pn	ROR	Hep B	HPV	Gr	Remarques
Naissance		•					•			BCG : fortement recommandée pour les enfants à risque de tuberculose. Hep B : uniquement si la mère est infectée par l'hépatite B. Le vaccin est alors associé à des immunoglobulines anti-HBs.
2 mois	•		•	•	•		•			Coq : la primovaccination et le rappel à !6-18 mois sont pratiqués avec le vaccin acellulaire. Hep B : la vaccination est recommandée pour tous les enfants avant l'âge de 13 ans.
3 mois	•		•	•	•					
4 mois	•		•	•	•		•			
12 mois					•	•				ROR : la vaccination peut pratiquée à partir de 9 mois pour les enfants en collectivité. La 2e injection est alors faite entre 12 et 15 mois
16 à 18 mois	•		•	•			•			
13 à 24 mois						•				
6 ans	•					•				ROR : tous les enfants de plus de 2 ans doivent avoir reçu deux doses du vaccin, à un mois d'intervalle au moins.
11 – 13 ans	•		•				•			Coq : le rappel est fait en même temps que le rappel DTP. Hep B : 3 doses en l'espace de 12 mois, uniquement si la vaccination n'a pas encore été pratiquée
14 ans								•		HPV : cette vaccination est recommandée pour toutes les jeunes filles de 14 ans.
16 – 18 ans	•		•							Diphtérie : le rappel de 16-18 ans se fait avec un vaccin contenant une dose réduite d'anatoxine, comme les rappels ultérieurs. Coq : pour les enfants qui n'ont pas eu le rappel à 11-13 ans.
Adulte	•		•							Coq : pour les adultes susceptibles de devenir parents. Rubéole : la vaccination est recommandée pour les jeunes femmes non encore vaccinées. DTP : un rappel tous les 10 ans.
Adulte de plus de 65 ans									•	Grippe : vaccination annuelle.

*Vaccination obligatoire.

Vaccins commercialisés en France

	Coqueluche, diphtérie, tétanos, polio associés	Diphtérie, tétanos, polio associés	Infections à Hæmophilus influenzæ B	Rougeole, oreillons, rubéole associés	Rougeole	Rubéole	Tuberculose	Varicelle	Grippe	Fièvre typhoïde	Hépatite A	Hépatite B	Méningites	Papillomavirus	Pneumocoques	Poliomyélite	Rage	Tétanos	Fièvre jaune	Gastroentérite à rotavirus	Méningoencéphalite à tiques	Choléra
Act-HIB			•																			
Agrippal									•													
Avaxim											•											
Boostrixtetra	•																					
Cervarix														•								
DT polio		•																				
Dukoral																						•
Engerix												•										
Fluarix									•													
Fluvirine									•													
Gardasil														•								
Genhevac B												•										
Gripguard									•													
Havrix											•											
HBvaxpro												•										
Imovax Polio																•						
Imugrip									•													
Infanrixhexa	•		•									•										
Infanrixquinta	•		•																			
Infanrixtétra	•																					
Influvac									•													
Mencevax													•									
Meningitec													•									
Menjugate kit													•									
M-M-Rvaxpro				•																		
Mutagrip									•													
Neisvac													•									
Pentavac	•		•																			

	Coqueluche, diphtérie, tétanos, polio associés	Diphtérie, tétanos, polio associés	Infections à Hæmophilus influenzæ B	Rougeole, oreillons, rubéole associés	Rougeole	Rubéole	Tuberculose	Varicelle	Grippe	Fièvre typhoïde	Hépatite A	Hépatite B	Méningites	Papillomavirus	Pneumocoques	Poliomyélite	Rage	Tétanos	Fièvre jaune	Gastroentérite à rotavirus	Méningoencéphalite à tiques	Choléra
Pneumo 23															●							
Prevenar															●							
Prévigrip									●													
Priorix				●																		
Rabipur																	●					
Repevax	●																					
Revaxis		●																				
ROR Vax				●																		
Rotarix																				●		
Rotateq																				●		
Rouvax					●																	
Rudivax						●																
Stamaril																			●			
Tétagrip									●									●				
Tétravac-acellulaire	●																					
Ticovac																					●	
Twinrix											●	●										
Tyavax										●	●											
Typherix										●												
Typhim										●												
Vaccin BCG SSI							●															
Vaccin méningococcique A + C													●									
Vaccin Rabique Pasteur																	●					
Vaccin Tétanique Pasteur																		●				
Varilrix								●														
Varivax								●														
Vaxigrip									●													

La réglementation du médicament

L'autorisation de mise sur le marché

Pour être commercialisé en France, un médicament doit avoir obtenu une autorisation de mise sur le marché (AMM) délivrée par l'Agence française de sécurité sanitaire des produits de santé (Afssaps) ou par l'Agence européenne d'évaluation du médicament (EMEA) basée à Londres. Cette agence a le pouvoir d'accorder des AMM valables dans tous les pays de l'Union européenne, dont la France.
L'AMM résume les caractéristiques du médicament, sa composition, les maladies qu'il est destiné à soigner ou à prévenir, son mode et ses limites d'utilisation.

Les règles de prescription et de délivrance

En France, aucun médicament ne peut être vendu au public en dehors des pharmacies (officines et pharmacies hospitalières). Les médicaments sont classés en différentes catégories en fonction de leurs modalités de prescription et de vente.

Les médicaments pouvant être achetés sans ordonnance

Les médicaments dont la prescription par un médecin n'est pas obligatoire sont également dits hors liste, par opposition aux médicaments appartenant à la liste I ou à la liste II (lire ci-dessous). Souvent utilisés dans le cadre de l'automédication, ces médicaments ne sont pas pour autant anodins et sont soumis aux mêmes règles de surveillance que les médicaments à prescription obligatoire. Le rôle de conseil du pharmacien lors de leur vente est fondamental.

Les médicaments obligatoirement vendus sur ordonnance

Les médicaments présentant des difficultés d'emploi ou des risques en cas d'utilisation inappropriée ne peuvent être obtenus, selon les cas, que sur prescription d'un médecin, d'un dentiste ou d'une sage-femme. Ils sont inscrits sur deux listes distinctes : la liste I ou la liste II.
Les médicaments inscrits sur la liste I ne peuvent être délivrés qu'une seule fois par le pharmacien avec la même ordonnance, sauf si le médecin mentionne expressément la possibilité d'un renouvellement. La délivrance des médicaments inscrits sur la liste II peut être renouvelée, même si le médecin ne le mentionne pas, pendant six mois. Dans ce cas le pharmacien ne peut délivrer, à chaque renouvellement, que la quantité nécessaire à un mois de traitement.

Les stupéfiants

Une vingtaine de médicaments, dont la morphine et ses dérivés, sont inscrits sur la liste des stupéfiants. Leur délivrance est soumise à des règles très strictes : le médecin doit rédiger sa prescription sur une ordonnance sécurisée qui comporte un filigrane, un numéro de lot et un carré de microlettres interdisant sa falsification. La quantité délivrée est limitée à 7, 14 ou 28 jours suivant les médicaments.

Les médicaments d'exception

Ces médicaments de la liste I, particulièrement innovants et coûteux, ne doivent être utilisés que dans des cas bien précis. Le médecin rédige sa prescription sur une ordonnance spéciale, comportant quatre volets : un pour le patient, deux pour l'Assurance maladie, un pour le pharmacien. Le respect de cette procédure conditionne le remboursement par l'Assurance maladie.

Les médicaments à prescription restreinte

Ce terme regroupe cinq catégories de médicaments, appartenant eux aussi à la liste I :

– Les médicaments réservés à l'usage hospitalier : ils ne peuvent être prescrits, délivrés et utilisés qu'à l'hôpital.
– Les médicaments à prescription hospitalière : ils ne peuvent être prescrits qu'à l'hôpital. Ils sont délivrés dans n'importe quelle pharmacie ou, pour certains, dans les seules pharmacies hospitalières.
– Les médicaments à prescription initiale hospitalière : la première prescription doit obligatoirement être rédigée à l'hôpital, mais les ordonnances de renouvellement peuvent être rédigées par un médecin de ville. La délivrance des médicaments est possible, selon les cas, en pharmacies hospitalières ou en pharmacies de ville. Dans certains cas, le nombre de renouvellements est limité, et une nouvelle prescription hospitalière est nécessaire après un délai variable (un an généralement).
– Les médicaments à prescription réservée à certains spécialistes. Il s'agit de médicaments difficiles à utiliser ou traitant des maladies complexes. Ils sont délivrés selon les cas en pharmacies hospitalières ou en pharmacies de ville.
– Les médicaments à surveillance particulière : les malades traités par ce type de médicaments doivent être régulièrement surveillés (prises de sang, examens complémentaires, consultations plus fréquentes). L'ordonnance ne pourra être renouvelée que si ces règles de surveillance sont respectées.

Le prix et les règles de remboursement

Le prix des médicaments non remboursables est libre et peut donc varier d'une pharmacie à l'autre.

Le prix de chaque médicament remboursable est fixé par le Comité économique des produits de santé. Il se prononce sur avis d'une commission de l'Agence française de sécurité sanitaire des produits de santé (Afssaps) constituée de médecins hospitaliers, de généralistes et de pharmaciens, que l'on appelle Commission de transparence.

Les taux de remboursement varient en fonction du service médical rendu par le médicament tel qu'il est apprécié par la Commission de transparence :

– Médicaments irremplaçables et coûteux (vignette blanche et barrée) : 100 %.
– Médicaments dont le service médical rendu a été considéré comme majeur ou important (vignette blanche) : 65 %.
– Médicaments destinés au traitement des affections sans caractère habituel de gravité ou dont le service médical rendu n'a pas été considéré comme majeur ou important (vignette bleue) : 35 %.

En cas d'affection grave et de longue durée (inscrite sur une liste de 30 maladies), les médicaments destinés à soigner cette maladie peuvent toutefois être remboursés au taux de 100 %, quelle que soit leur catégorie.

La somme qui reste à la charge de l'assuré social après le remboursement par la Sécurité sociale porte le nom de ticket modérateur. Ce ticket modérateur peut être remboursé par une mutuelle ou une assurance complémentaire.

Les médicaments génériques

Qu'est-ce qu'un médicament générique ?

Certains médicaments sont génériques de médicaments dont les droits sont tombés dans le domaine public (leur brevet a expiré). Ils contiennent les mêmes principes actifs que leur modèle (appelé aussi princeps) et sont absorbés de la même manière par l'organisme. Leur efficacité est identique à celle de l'original. Leur fabrication est aussi contrôlée et rigoureuse que celle du princeps, mais ils sont moins chers car le laboratoire fabricant n'a pas eu à supporter de frais de recherche et de développement. Ils constituent ainsi une alternative plus économique pour l'Assurance maladie.

Comment reconnaît-on un médicament générique ?

Les génériques sont reconnaissables à leur dénomination. En général, ils portent le nom de la (ou des) substance(s) active(s), appelée aussi DCI (dénomination commune internationale), suivi de celui du laboratoire fabricant (par exemple : Ibuprofène GNR, ou Dextropropoxyphène Paracétamol Arrow). D'autres génériques sont parfois exploités sous un nom commercial (un nom de marque différent de celui du princeps) suivi de « Gé » permettant de l'identifier en tant que générique, mais ceci tend à devenir l'exception.

Les génériques sont-ils vraiment identiques au médicament original ?

Un médicament est composé de substances actives et d'excipients (l'excipient est une substance sans activité thérapeutique, utilisée dans la fabrication). Les génériques contiennent les mêmes substances actives que l'original et possèdent la même efficacité. Cependant, la composition en excipients peut varier entre l'original et ses génériques. La liste des pages suivantes indique les excipients dits à effet notoire. Ils peuvent entraîner des réactions allergiques ou d'intolérance chez certains patients (l'huile d'arachide ou certains colorants, par exemple).

Comment encourage-t-on l'usage des génériques ?

Afin de diminuer les dépenses de santé, les autorités de santé publique cherchent à favoriser l'usage des génériques en mobilisant tous les acteurs impliqués. Le patient est invité par des campagnes d'information à demander à son médecin de lui prescrire des génériques. En outre, en 2002, les médecins généralistes se sont engagés à prescrire plus de génériques en échange d'une revalorisation du prix de leur consultation. Enfin, les pharmaciens jouent également un rôle puisqu'ils sont autorisés depuis 1999 à substituer des génériques aux médicaments de marque inscrits sur l'ordonnance, après en avoir informé le patient et dans la mesure où le médecin ne s'y est pas expressément opposé.

Qu'est-ce que le TFR ?

En règle générale, si le médicament princeps est remboursé, ses génériques le seront aussi au même taux. Pour promouvoir la vente des génériques à l'intérieur de certains groupes, toutes les spécialités de ce groupe sont remboursées par la Sécurité sociale sur la base du tarif forfaitaire de responsabilité (TFR). Ce TFR est un montant calculé sur la base du prix des génériques correspondants. Si le patient désire vraiment acheter le médicament de référence, il doit payer de sa poche la différence entre son prix de vente et le TFR. En réalité, dans la très grande majorité des cas, les fabricants des médicaments de marque concernés ont préféré aligner le prix de leurs médicaments sur le TFR, comme l'ont fait les fabricants des génériques correspondants.

Les médicaments
de A à Z

Mode d'emploi des fiches médicaments

Les rédacteurs des fiches du *Vidal de la famille* travaillent à partir de documents officiels de l'Agence française de sécurité sanitaire des produits de santé (Afssaps). Ces documents sont rédigés lors de l'autorisation de mise sur le marché (AMM) d'un produit. Tout médicament doit avoir obtenu une AMM pour être commercialisé en France. L'AMM résulte de l'étude, par un collège d'experts, des données scientifiques disponibles sur le médicament. Les auteurs du *Vidal de la famille* reprennent ces informations officielles et les adaptent dans un langage compréhensible par tous. Ils rédigent également des conseils pratiques sur le bon usage du médicament. Les fiches sont toutes construites selon la même structure, décrite ci-dessous. En l'absence d'informations pertinentes, des rubriques peuvent ne pas figurer dans certaines fiches. Les mots en *italique* sont définis dans le lexique médical (p. 1427).

NOM DU MÉDICAMENT
Classe pharmacothérapeutique
(propriétés du médicament)

Présentation

La rubrique décrit pour chacune des formes ou des dosages du médicament concerné :

- le nom (en capitales) imprimé sur le conditionnement et, éventuellement, le dosage ;
- la forme (comprimé, gélule, suppositoire, solution buvable ou injectable, etc.) avec mention, chaque fois que possible, de la couleur des comprimés ou gélules, ou du goût des sirops, solutions buvables et pastilles à sucer ;
- le conditionnement (sachet, ampoule, flacon, tube, etc.), la contenance et le nombre d'unités ;
- l'appartenance à une liste de médicaments disponibles uniquement sur ordonnance (Liste I, Liste II ou Stupéfiants) ;
- le taux de remboursement par les caisses d'assurance maladie ;
- la mention « médicament d'exception » ou « médicament à prescription restreinte » pour les médicaments dont la prescription ou la délivrance par le pharmacien obéissent à des règles particulières ;
- le prix (seulement pour les médicaments remboursés, dont le prix est fixe). Les prix indiqués sont ceux en date du 31 janvier 2005 et ils sont susceptibles d'avoir été modifiés.

Composition

Pour chaque forme (gélule, suppositoire, etc.) et pour chaque dosage (adulte, enfant, etc.), **la quantité de chaque substance active** est précisée, généralement par unité de prise (sachet, comprimé, cuillère-mesure, goutte, etc.).

Certains excipients, imprimés en caractères fins, pouvant poser des problèmes (sucre, sel, substances allergisantes, etc.) sont mentionnés ; lorsque leur quantité n'est pas précisée, leur présence est signalée par le signe +.

Dans quel cas ce médicament est-il prescrit ?

Ce premier paragraphe indique quand et pourquoi le médicament doit être utilisé. Il décrit ses principales ***propriétés*** ainsi que les ***situations*** (circonstances ou maladies) dans lesquelles il peut être prescrit.

Contre-indications

Cette partie décrit les circonstances dans lesquelles le médicament ne doit pas être utilisé. Elle regroupe les contre-indications dites absolues, qui empêchent toute utilisation du médicament, et les contre-indications relatives, laissées à l'appréciation du médecin.

Parmi les contre-indications absolues figurent des maladies susceptibles de gêner l'élimination du médicament (défaut de fonctionnement du foie ou des reins), ou de s'aggraver sous l'effet du traitement. La grossesse, l'allaitement ou les interactions médicamenteuses constituent également des contre-indications fréquentes. Une allergie à un médicament est toujours une contre-indication à la reprise de ce médicament ou à celle d'un médicament proche. L'allergie n'est toutefois mentionnée que dans deux cas : lorsque la substance allergisante risque de ne pas être identifiée facilement dans la rubrique Composition (mélange de nombreuses substances), ou lorsque l'allergie concerne la famille de médicaments à laquelle appartient la substance active.

Les contre-indications relatives sont également mentionnées. Lorsqu'elles existent, il appartient au médecin de juger si le bénéfice qu'apporte le médicament est supérieur aux risques encourus par son patient.

Attention : Cet encadré regroupe les **précautions et mises en garde** nécessaires à la bonne utilisation du médicament.

Il indique les cas où certaines informations sur l'état de santé du malade doivent être signalées au médecin ou au pharmacien.

Il signale aussi la présence d'excipients (sucre, sel, etc.) ou de solvants (alcool) en quantité notable, qui peuvent avoir des conséquences gênantes pour certaines personnes (diabétiques, personnes suivant un régime, etc.).

 Ce pictogramme indique que le médicament contient une substance susceptible de rendre positifs les tests antidopage pratiqués lors des compétitions. Dans certains cas, cette substance est contenue dans un collyre, une solution nasale ou une crème ; la possibilité de la retrouver dans le sang ou dans les urines est faible, mais ne peut être exclue. Dans le doute, nous avons préféré attirer l'attention des sportifs sur ce risque potentiel.

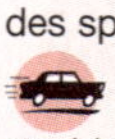 Ce pictogramme indique que le médicament peut diminuer la vigilance ou provoquer des troubles dangereux pour les conducteurs ou les utilisateurs de machines.

Interactions avec d'autres substances

On parle d'interaction médicamenteuse lorsque la prise d'une substance modifie l'effet d'une ou de plusieurs autres substances médicamenteuses présentes au même moment dans l'organisme. Selon les cas, l'activité d'un médicament peut être diminuée ou augmentée par la prise d'autres médicaments, même si plusieurs heures, voire plusieurs jours séparent les deux prises. Ses effets indésirables peuvent également être augmentés.

Afin d'apporter une information la plus précise possible sans inquiéter inutilement, nous avons fait varier l'intitulé des interactions en fonction de leur gravité potentielle :

- les **associations médicamenteuses contre-indiquées** sont introduites par « Ce médicament ne doit pas être associé à... », le risque encouru étant alors précisé ;
- les **associations possibles après avis médical** sont introduites par « Ce médicament peut interagir avec... » ;
- les **associations nécessitant des précautions d'emploi** sont introduites par « Informez par ailleurs votre médecin si vous prenez... ».

Grossesse et allaitement

Les données scientifiques concernant **l'effet du médicament sur l'embryon ou le fœtus** sont limitées, faute d'études spécifiques. C'est pourquoi les textes légaux contiennent souvent des mises en garde que nous avons reproduites. Il convient de toujours recueillir l'avis d'un professionnel avant toute prise de médicament en cours de grossesse.

Néanmoins, peu de médicaments sont vraiment nocifs pendant la grossesse, et le médecin met en balance la nécessité du traitement et le risque, souvent hypothétique, lié à sa prise. Beaucoup de médicaments passent dans le **lait maternel**. La prise de médicaments est donc souvent déconseillée pendant l'allaitement.

Mode d'emploi et posologie

Ce paragraphe décrit le plus précisément possible le **mode de prise** du médicament. Certaines formes orales doivent être prises à un moment précis de la journée, en fonction des heures de repas. D'autres, plus nombreuses, peuvent être prises indifféremment avant, pendant, ou après l'absorption de nourriture ; c'est généralement le cas lorsqu'aucune information n'est précisée.

Les formes injectables sont parfois destinées exclusivement à une voie d'administration particulière : intramusculaire, intraveineuse, sous-cutanée, etc.

La posologie moyenne, c'est-à-dire la **quantité de médicament à prendre** en fonction du patient (âge, poids, autres pathologies, etc.) et de la maladie à traiter, est mentionnée chaque fois que possible. Mais elle n'est donnée qu'à titre indicatif, et le médecin peut s'en écarter sensiblement si la situation l'exige.

Conseils : Cet encadré donne des indications complémentaires sur le **bon usage du médicament**, ainsi que des conseils de régime ou d'hygiène de vie adaptés à la maladie ou au traitement.

Lorsqu'elles existent, les **conditions particulières de délivrance** du médicament sont également décrites.

Les médicaments nécessitant des **conditions de conservation particulières** font enfin l'objet de précisions supplémentaires.

Effets indésirables possibles

Beaucoup de médicaments sont susceptibles de provoquer des **effets indésirables plus ou moins gênants**. Ceux-ci sont généralement peu fréquents et discrets, et disparaissent le plus souvent à l'arrêt du traitement. L'énumération des effets indésirables, parfois impressionnante, ne doit pas vous inquiéter inutilement : il ne s'agit que d'une éventualité et la majorité des médicaments courants sont bien supportés. La tendance actuelle dans les textes officiels est de rapporter la totalité des symptômes gênants observés, même exceptionnellement, chez les personnes ayant utilisé le médicament lors des études scientifiques. Certains de ces troubles sont réellement dus au médicament et constituent ses effets indésirables. D'autres troubles peuvent avoir été constatés sans que le médicament possède de responsabilité réelle dans leur survenue.

Dans un souci d'exhaustivité, nous avons choisi de reproduire l'intégralité des troubles énumérés dans les textes officiels, bien que nous ayons conscience de l'inquiétude injustifiée que cela peut créer. Il faut donc garder à l'esprit que certains sont fréquents, d'autres rarissimes et qu'ils ne doivent pas retarder la mise en route du traitement.

Nom du laboratoire

NOM DU MÉDICAMENT

Informations détaillées sur www.monvidal.com

Les fiches de ces médicaments, qui sont moins couramment utilisés, sont disponibles sur internet (code d'accès au site www.monvidal.com sur la première page de garde).

NOM DU GROUPE GÉNÉRIQUE

Classe pharmacothérapeutique
(propriétés du médicament)

Les génériques ont les mêmes caractéristiques que le médicament sur lequel ils ont été copiés. Sous le nom du groupe générique (substance + dosage), vous trouverez **le nom du médicament original et le numéro de page de sa fiche**, suivis de la liste des génériques commercialisés en officine.

Génériques : les médicaments listés dans ces fiches sont des génériques du médicament indiqué. Se reporter à la page mentionnée.

LACTULOSE 10 g/15 ml
Génériques
Laxatif osmotique

Les médicaments ci-dessous sont des génériques de DUPHALAC (voir p. 435).

LACTULOSE ALMUS 10 g : solution buvable *(potassium)* boîte de 20 sachets-dose. Remb 35 % - 3,27 €.
LACTULOSE BIOGARAN 10 g/15 ml : solution buvable boîte de 20 sachets de 15 ml. Remb 35 % - 3,27 €.
LACTULOSE BIPHAR 10 g/15 ml : solution buvable boîte de 20 sachets de 15 ml. Remb 35 % - 3,27 €.
LACTULOSE EG 10 g/15 ml : solution buvable *(potassium)* boîte de 20 sachets de 15 ml. Remb 35 % - 3,27 €.
LACTULOSE G GAM 10 g : solution buvable *(potassium)* boîte de 20 sachets de 15 ml. Remb 35 % - 3,27 €.
LACTULOSE MERCK 10 g/15 ml : solution buvable boîte de 20 sachets-doses de 15 ml. Remb 35 % - 3,28 €.
LACTULOSE MERCK GENERIQUES 10 g : solution buvable *(huile de soja)* boîte de 20 sachets. Remb 35 % - 3,27 €.
LACTULOSE MERCK GENERIQUES 10 g : solution buvable *(huile de soja)* boîte de 12. Non remb.
LACTULOSE QUALIMED 10 g/15 ml : solution buvable boîte de 20 sachets de 15 ml. Remb 35 % - 3,27 €.
LACTULOSE RATIOPHARM 10 g : solution buvable *(potassium)* boîte de 20 sachets-doses de 15 ml. Remb 35 % - 3,27 €.
LACTULOSE RPG 10 g/15 ml : solution buvable boîte de 20 sachets-doses de 15 ml. Remb 35 % - 3,27 €.
LACTULOSE SANDOZ 10 g : solution buvable *(potassium)* boîte de 20 sachets de 15 ml. Remb 35 % - 3,27 €.
LACTULOSE TEVA 10 g/15 ml : solution buvable boîte de 20 sachets. Remb 35 % - 3,27 €.
LACTULOSE ZYDUS 10 g : solution buvable *(potassium)* boîte de 20 sachets de 15 ml. Remb 35 % - 3,27 €.

LAMALINE
Association d'antalgiques contenant un opiacé

sur ordonnance

Présentation
LAMALINE : gélule (vert et blanc) ; boîte de 16. Liste II - Remb 35 % - **2,06 €**.
LAMALINE : suppositoire ; boîte de 10. Liste II - Remb 35 % - **3,24 €**.

Composition

	p gél	p suppos
Paracétamol	300 mg	500 mg
Opium, poudre	10 mg	
Opium, extrait		15 mg
Caféine	30 mg	50 mg

Dans quel cas ce médicament est-il prescrit ?
Ce médicament *antalgique* associe du paracétamol, qui empêche la transmission de la douleur, un *opiacé* (extrait d'opium), qui agit directement sur le cerveau, et de la *caféine*.

Il est utilisé dans le *traitement symptomatique* de la douleur (rhumatismes, douleurs dentaires, *migraine*, règles douloureuses...).

Contre-indications
Ce médicament ne doit pas être utilisé dans les cas suivants :
- maladie grave du foie ;
- enfant de moins de 15 ans ;
- en association avec les médicaments contenant de la nalbuphine, de la buprénorphine ou de la pentazocine ;
- **grossesse** ;
- **allaitement**.

Attention : De nombreux médicaments contiennent du paracétamol : vous devez en tenir compte en cas de prise conjointe car le *surdosage* en paracétamol peut être toxique pour le foie.
Des précautions sont nécessaires en cas d'*insuffisance respiratoire* et chez la personne âgée.
Évitez les boissons alcoolisées : augmentation du risque de somnolence.
Sportif : ce médicament contient une substance susceptible de rendre positifs certains *tests antidopage*.

Interactions avec d'autres substances
Ce médicament ne doit pas être associé à ceux qui contiennent de la nalbuphine, de la buprénorphine ou de la pentazocine : risque de diminution de l'effet *antalgique*.
Informez par ailleurs votre médecin ou votre pharmacien si vous prenez des *sédatifs*.

Grossesse et allaitement
Compte tenu de la présence d'opium, n'utilisez pas ce médicament pendant la grossesse ou l'allaitement.

Mode d'emploi et posologie
Ce médicament peut être pris indifféremment au cours ou en dehors des repas. Les gélules doivent être avalées, telles quelles, avec un grand verre d'eau.
Respecter un intervalle minimal de 4 heures entre 2 prises.

Posologie usuelle :
- Adulte : 1 ou 2 gélules ou 1 suppositoire, 2 ou 3 fois par jour. Ne pas dépasser 10 gélules ou 6 suppositoires par jour.

Conseils : Cette association contenant un *opiacé* est destinée à être utilisée lorsque la douleur est mal soulagée par les *antalgiques* usuels.
Ce médicament contient de la *caféine*. On considère qu'une tasse de café contient de 60 à 100 mg de cette substance. Ainsi, pour limiter les effets indésirables de la caféine (excitation, tremblements, insomnie, *palpitations*), il est préférable de limiter la consommation de boissons qui en renferment (café, thé...). Il est également recommandé de prendre ce médicament avant 17 heures.

Effets indésirables possibles
Lié à l'opium : constipation.
Lié au paracétamol : réaction *allergique* (rare).
Risque d'insomnie liée à la *caféine*.

Laboratoires Solvay Pharma

LAMICSTART
Informations détaillées sur www.monvidal.com

Ce pictogramme désigne les médicaments contenant une susbstance dopante.

Celui-ci indique un message d'attention pour les conducteurs.

Les excipients à effet notoire sont indiqués, entre parenthèses, pour chaque médicament générique concerné.

Fiche médicament accessible sur **www.monvidal.com**.

sur ordonnance : signale les médicaments que l'on ne peut obtenir que sur prescription médicale.

Abréviations et conventions adoptées par l'éditeur

Abréviations

aa	en quantité égale
Ad	Adulte
Ado	Adolescent
alcool	alcoolique
amp	ampoule
bte	boîte
buv	buvable
c à c	cuillère à café
c à d	cuillère à dessert
c à s	cuillère à soupe
c dose	cuillère-dose
c mes	cuillère-mesure
caps	capsule
cg	centigramme
CH	centésimale hahnemannienne
cig	cigarette
cig menth	cigarette mentholée
cp	comprimé
DH	décimale hahnemannienne
disp	dispositif
efferv	effervescent
Elisa	enzyme-linked immunosorbent assay
émuls	émulsion
Enf	Enfant
fl	flacon
fl pulv	flacon pulvérisateur
g	gramme
gél	gélule
g/kg	gramme par kilogramme
g/l	gramme par litre
grad	graduation
gte(s)	goutte(s)
gyn	gynécologique
huil	huileuse
ID	intradermique
IM	intramusculaire
inhal	inhalation
inj	injectable
IV	intraveineuse
kat	katal
kcal	kilocalorie
kJ	kilojoule
LA	longue action
LP	libération prolongée
lyoph	lyophilisat
M	million
mEq	milliéquivalent
mes	mesure ou mesurette
µg	microgramme
µkat	microkatal
mg	milligramme
mcg	microgramme
mg/kg	milligramme par kilo
mg/ml	milligramme par millilitre
ml	millilitre
nkat	nanokatal
Nour	Nourrisson
Non remb	non remboursé
p	par ou pour
p appl locale	pour application locale
past	pastille
pdre	poudre
pil	pilule
p inj	pour injection
pom	pommade
prép	préparation
pulv	pulvérisation
qs	quantité suffisante
quadrisée	quadrisécable
Remb	remboursé
sach	sachet
SC	sous-cutané
séc	sécable
shamp	shampooing
sol	solution
suppos	suppositoire
susp	suspension
tabl	tablette
TM	teinture mère
U	unité
UAE	unité d'activité enzymatique
UAH	unité antihéparine
UAT	unité antithrombine
UI	unité internationale
UIB	unité internationale de biochimie
U Ph Eur	unité de la pharmacopée européenne

Signification des pictogrammes

sur ordonnance — médicament vendu uniquement sur ordonnance

médicament contenant une substance interdite en compétition sportive

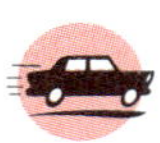
présence d'un message d'attention pour les conducteurs

Catégories de personnes

Nouveau-né : moins de 1 mois
Nourrisson : de 1 à 30 mois
Enfant : de 30 mois à 15 ans
Adulte : plus de 15 ans

Contenance des cuillères

1 cuillère à café : 5 ml
1 cuillère à dessert : 10 ml
1 cuillère à soupe : 15 ml

A

A 313 capsule

Informations détaillées sur www.monvidal.com

A 313 pommade

Informations détaillées sur www.monvidal.com

ABBÉ CHAUPITRE N° 1, 6, 7, 10, 13, 15, 18, 19, 20, 22, 23, 25, 30, 35, 43, 44, 48, 59, 64, 66, 79, 82, 83, 88, 90, 91

Informations détaillées sur www.monvidal.com

ABBOTICINE

Informations détaillées sur www.monvidal.com

ABILIFY

Neuroleptique atypique — sur ordonnance

Présentation

ABILIFY 5 mg : comprimé (bleu) ; boîte de 28. Liste I - Remb 65 % - **113,17 €**.
ABILIFY 10 mg : comprimé (rose) ; boîte de 28. Liste I - Remb 65 % - **113,17 €**.
ABILIFY 10 mg : comprimé *orodispersible* (rose ; arôme vanille) ; boîte de 28. Liste I - Remb 65 % - **113,17 €**.
ABILIFY 15 mg : comprimé (jaune) ; boîte de 28. Liste I - Remb 65 % - **113,17 €**.
ABILIFY 15 mg : comprimé *orodispersible* (jaune ; arôme vanille) ; boîte de 28. Liste I - Remb 65 % - **113,17 €**.

Composition

	p cp	p cp	p cp orodisp
Aripiprazole	5 mg	10 mg	10 mg
Lactose	67 mg	62 mg	
Aspartam			+

	p cp	p cp orodisp
Aripiprazole	15 mg	15 mg
Lactose	57 mg	
Aspartam		+

Dans quel cas ce médicament est-il prescrit ?

Ce médicament est un *neuroleptique* dit atypique. Certains de ses effets indésirables sont moins marqués que ceux des neuroleptiques classiques. Il a des propriétés antipsychotiques.

Il est utilisé dans le traitement de la *schizophrénie*.

Contre-indications

Les comprimés orodispersibles ne doivent pas être utilisés en cas de *phénylcétonurie* (présence d'aspartam).

Attention : En cas de survenue d'une fièvre inexpliquée associée à une raideur musculaire (qui pourraient être dues au médicament), ne poursuivez pas le traitement sans avis médical : risque de *syndrome malin des neuroleptiques*.

Des précautions sont nécessaires en cas d'*antécédent* de *convulsions*, de *diabète* et chez les personnes âgées.

Évitez les boissons alcoolisées : augmentation du risque de somnolence.

Compte-tenu de ses effets indésirables potentiels, ce médicament peut, chez certaines personnes, ne pas être compatible avec la conduite automobile ou le maniement de machines dangereuses. Assurez-vous à l'occasion des premières prises que vous supportez bien ce médicament avant de conduire ou d'utiliser une machine.

Interactions avec d'autres substances

Les médicaments contenant les substances suivantes sont susceptibles de modifier l'efficacité du traitement : carbamazépine, phénobarbital, phénytoïne, primidone, griséofulvine, rifabutine, rifampicine, millepertuis, kétoconazole, itraconazole, quinidine, fluoxétine, paroxétine, *antiprotéases*.

Informez votre médecin ou votre pharmacien si vous prenez un *antihypertenseur* ou d'autres *sédatifs* (tranquillisants, somnifères, certains médicaments contre la toux ou contre la douleur contenant des *opiacés*, *antidépresseurs*, *neuroleptiques*...).

Grossesse et allaitement

L'effet de ce médicament pendant la grossesse est mal connu : seul votre médecin peut évaluer le risque éventuel de son utilisation dans votre cas.

Les données disponibles ne permettent pas de savoir si ce médicament passe dans le lait maternel : l'allaitement est déconseillé pendant le traitement.

Mode d'emploi et posologie

Ce médicament peut être pris indifféremment pendant ou entre les repas.

Les comprimés orodispersibles peuvent être placés directement sur la langue ou bien dissous dans un peu d'eau.

Posologie usuelle :

- Adulte de plus de 18 ans : 10 à 30 mg par jour, en une prise.

Conseils : Dans le traitement de la *schizophrénie* et autres *psychoses*, les *neuroleptiques* permettent de contrôler efficacement la maladie, mais une modification ou un arrêt intempestif du traitement expose à une rechute grave.

Effets indésirables possibles

Fréquents (plus de 1 % des utilisateurs) : étourdissement, insomnie, somnolence, tremblement, impossibilité de rester assis, maux de tête, fatigue, nausées, vomissements, digestion difficile, troubles de la vision.

Occasionnels : prise de poids, accélération du cœur, *hypotension orthostatique*.

Laboratoires Bristol-Myers Squibb

Les mots en *italique* dans les textes sont expliqués dans le lexique p. 1427.

ABUFÈNE
Traitement de la ménopause

Présentation
ABUFÈNE 400 : comprimé (blanc) ; boîte de 30. Remb 35 % - **4,39 €**.

Composition

	p cp
Bêta-alanine	400 mg
Amidon de blé (gluten)	+

Dans quel cas ce médicament est-il prescrit ?
Ce médicament contient une substance non hormonale. Il est utilisé dans le traitement des bouffées de chaleur de la *ménopause*.

Mode d'emploi et posologie
Ce médicament doit être pris de préférence avant les repas.

Posologie usuelle :
1 comprimé, 1 à 3 fois par jour, pendant 5 à 10 jours. Ce traitement peut être renouvelé en cas de réapparition des troubles.

Laboratoires Bouchara-Recordati

ACADIONE
Informations détaillées sur www.monvidal.com

ACÉBUTOLOL 200 mg Génériques
Bêtabloquant — sur ordonnance

Les médicaments ci-dessous sont des génériques de SECTRAL (voir p. 1131).

ACEBUTOLOL ALMUS 200 mg : comprimé *(lactose)* boîte de 30. Liste I - Remb 65 % - 5,17 €.
ACEBUTOLOL ALTER 200 mg : comprimé *(lactose)* boîte de 30. Liste I - Remb 65 % - 5,17 €.
ACEBUTOLOL ARROW 200 mg : comprimé *(lactose)* boîte de 30. Liste I - Remb 65 % - 5,17 €.
ACEBUTOLOL ARROW 200 mg : comprimé *(lactose)* boîte de 90. Liste I - Remb 65 % - 14,43 €.
ACEBUTOLOL BIOGARAN 200 mg : comprimé *(lactose)* boîte de 30. Liste I - Remb 65 % - 5,17 €.
ACEBUTOLOL EG 200 mg : comprimé *(lactose)* boîte de 30. Liste I - Remb 65 % - 5,17 €.
ACEBUTOLOL EG 200 mg : comprimé *(lactose)* boîte de 90. Liste I - Remb 65 % - 14,43 €.
ACEBUTOLOL G GAM 200 mg : comprimé *(lactose)* boîte de 30. Liste I - Remb 65 % - 5,17 €.
ACEBUTOLOL IVAX 200 mg : comprimé *(lactose)* boîte de 30. Liste I - Remb 65 % - 5,17 €.
ACEBUTOLOL MERCK 200 mg : comprimé *(lactose)* boîte de 30. Liste I - Remb 65 % - 5,17 €.
ACEBUTOLOL QUALIMED 200 mg : comprimé *(lactose)* boîte de 30. Liste I - Remb 65 % - 5,17 €.
ACEBUTOLOL RANBAXY 200 mg : comprimé boîte de 90. Liste I - Remb 65 % - 14,43 €.
ACEBUTOLOL RATIOPHARM 200 mg : comprimé boîte de 30. Liste I - Remb 65 % - 5,17 €.
ACEBUTOLOL RATIOPHARM 200 mg : comprimé boîte de 90. Liste I - Remb 65 % - 14,43 €.
ACEBUTOLOL RPG 200 mg : comprimé *(amidon de maïs, lactose)* boîte de 30. Liste I - Remb 65 % - 5,17 €.
ACEBUTOLOL SANDOZ 200 mg : comprimé boîte de 30. Liste I - Remb 65 % - 5,17 €.
ACEBUTOLOL TEVA 200 mg : comprimé *(lactose)* boîte de 30. Liste I - Remb 65 % - 5,17 €.
ACEBUTOLOL TEVA 200 mg : comprimé *(lactose)* boîte de 90. Liste I - Remb 65 % - 14,43 €.
ACEBUTOLOL WINTHROP 200 mg : comprimé *(amidon de blé, lactose)* boîte de 90. Liste I - Remb 65 % - 14,43 €.
ACEBUTOLOL WINTHROP 200 mg : comprimé *(amidon de blé, lactose)* boîte de 30. Liste I - Remb 65 % - 5,17 €.
ACEBUTOLOL ZYDUS 200 mg : comprimé *(lactose)* boîte de 30. Liste I - Remb 65 % - 5,17 €.
ACEBUTOLOL ZYDUS 200 mg : comprimé *(lactose)* boîte de 90. Liste I - Remb 65 % - 14,43 €.

ACÉBUTOLOL 400 mg Génériques
Bêtabloquant — sur ordonnance

Les médicaments ci-dessous sont des génériques de SECTRAL (voir p. 1131).

ACEBUTOLOL ALMUS 400 mg : comprimé *(lactose)* boîte de 30. Liste I - Remb 65 % - 9,63 €.
ACEBUTOLOL ALTER 400 mg : comprimé *(lactose)* boîte de 30. Liste I - Remb 65 % - 9,63 €.
ACEBUTOLOL ARROW 400 mg : comprimé sécable *(lactose)* boîte de 30. Liste I - Remb 65 % - 9,63 €.
ACEBUTOLOL BIOGARAN 400 mg : comprimé *(lactose)* boîte de 30. Liste I - Remb 65 % - 9,63 €.
ACEBUTOLOL EG 400 mg : comprimé *(lactose)* boîte de 30. Liste I - Remb 65 % - 9,63 €.
ACEBUTOLOL EG 400 mg : comprimé *(lactose)* boîte de 90. Liste I - Remb 65 % - 27,69 €.
ACEBUTOLOL G GAM 400 mg : comprimé sécable *(lactose)* boîte de 30. Liste I - Remb 65 % - 9,63 €.
ACEBUTOLOL IVAX 400 mg : comprimé *(lactose)* boîte de 30. Liste I - Remb 65 % - 9,63 €.
ACEBUTOLOL MERCK 400 mg : comprimé *(lactose)* boîte de 30. Liste I - Remb 65 % - 9,63 €.
ACEBUTOLOL QUALIMED 400 mg : comprimé *(lactose)* boîte de 30. Liste I - Remb 65 % - 9,63 €.
ACEBUTOLOL RANBAXY 400 mg : comprimé *(amidon de maïs, lactose)* boîte de 30. Liste I - Remb 65 % - 9,63 €.
ACEBUTOLOL RATIOPHARM 400 mg : comprimé boîte de 30. Liste I - Remb 65 % - 9,63 €.
ACEBUTOLOL RPG 400 mg : comprimé *(amidon de maïs, lactose)* boîte de 30. Liste I - Remb 65 % - 9,63 €.
ACEBUTOLOL SANDOZ 400 mg : comprimé boîte de 30. Liste I - Remb 65 % - 9,63 €.
ACEBUTOLOL TEVA 400 mg : comprimé sécable *(lactose)* boîte de 30. Liste I - Remb 65 % - 9,63 €.
ACEBUTOLOL WINTHROP 400 mg : comprimé *(gluten : amidon de blé, lactose)* boîte de 30. Liste I - Remb 65 % - 9,63 €.
ACEBUTOLOL ZYDUS 400 mg : comprimé *(lactose)* boîte de 30. Liste I - Remb 65 % - 9,63 €.

ACÉCLOFÉNAC 100 mg Génériques
Anti-inflammatoire non stéroïdien — sur ordonnance

Les médicaments ci-dessous sont des génériques de CARTREX (voir p. 257).

ACECLOFENAC MERCK 100 mg : comprimé boîte de 30. Liste II - Remb 65 % - 5,68 €.
ACECLOFENAC QUALIMED 100 mg : comprimé boîte de 30. Liste II - Remb 65 % - 5,68 €.

ACÉTYLCYSTÉINE ARROW
Informations détaillées sur www.monvidal.com

ACÉTYLCYSTÉINE BIOGARAN

Fluidifiant bronchique

Présentation

ACÉTYLCYSTÉINE BIOGARAN : comprimé effervescent ; boîte de 30. Non remb.
ACÉTYLCYSTÉINE BIOGARAN : poudre pour solution buvable ; boîte de 30 sachets-dose. Non remb.

Composition

	p cp	p sachet
Acétylcystéine	200 mg	200 mg
Saccharose		2,8 g
Sodium	115 mg	

Dans quel cas ce médicament est-il prescrit ?

Ce médicament fluidifie les sécrétions (mucosités) présentes dans les bronches. Il facilite leur évacuation par la toux.

Il est utilisé en cas de toux grasse avec difficulté à cracher, notamment au cours des bronchites aiguës.

Attention : Ce médicament ne peut être utilisé en cas de *bronchite chronique* que sur avis médical.

Des précautions sont nécessaires en cas d'*ulcère* de l'estomac ou du *duodénum*.

N'utilisez pas d'*antitussif* en plus de ce médicament sans l'avis de votre médecin ou de votre pharmacien.

En cas de fièvre, de sécrétions qui persistent au-delà de quelques jours ou qui se colorent, consultez votre médecin.

Les sachets contiennent du *sucre* (saccharose) en quantité notable.

Grossesse et allaitement

L'effet de ce médicament pendant la grossesse est mal connu. L'évaluation du risque éventuel lié à son utilisation est individuelle : demandez conseil à votre pharmacien ou à votre médecin.

L'utilisation de ce médicament est possible pendant l'allaitement.

Mode d'emploi et posologie

Ce médicament peut être pris indifféremment au moment ou en dehors des repas.

Le comprimé et le contenu du sachet doivent être dissous dans un demi-verre d'eau.

Posologie usuelle :

- Adulte et enfant de plus de 7 ans : 1 comprimé ou 1 sachet, 3 fois par jour.
- Enfant de 2 à 7 ans : 1 comprimé ou 1 sachet, 2 fois par jour.

Le traitement peut être interrompu dès l'amélioration des symptômes. Sa durée ne doit pas dépasser 8 à 10 jours sans avis médical.

Conseils : Fumer, ou être exposé à la fumée des autres, est un frein important à l'évacuation des mucosités.

Il est nécessaire de lutter contre la sécheresse de l'air ambiant (humidificateur...) pour éviter le dessèchement des sécrétions. Il est également recommandé de boire beaucoup.

Chez la personne âgée ou le jeune enfant, l'incapacité à évacuer les crachats peut justifier l'aide d'un kinésithérapeute, sur prescription médicale.

Effets indésirables possibles

Douleurs d'estomac, nausées, diarrhée.

Laboratoires Biogaran

ACÉTYLCYSTÉINE EG

Informations détaillées sur www.monvidal.com

ACÉTYLCYSTÉINE G GAM

Fluidifiant bronchique

Présentation

ACÉTYLCYSTÉINE G GAM 100 mg : granulé pour solution buvable (arôme orange) ; boîte de 10 sachets de 3 g. Non remb.
ACÉTYLCYSTÉINE G GAM 200 mg : granulé pour solution buvable (arôme orange) ; boîte de 30 sachets de 3 g. Non remb.

Composition

	p sachet	p sachet
Acétylcystéine	100 mg	200 mg
Saccharose	2,83 g	2,72 g

Dans quel cas ce médicament est-il prescrit ?

Ce médicament fluidifie les sécrétions (mucosités) présentes dans les bronches. Il facilite leur évacuation par la toux.

Il est utilisé en cas de toux grasse avec difficulté à cracher, notamment au cours des bronchites aiguës.

Attention : Ce médicament ne peut être utilisé en cas de *bronchite chronique* que sur avis médical.

Des précautions sont nécessaires en cas d'*ulcère* de l'estomac ou du *duodénum*.

N'utilisez pas d'*antitussif* en plus de ce médicament sans l'avis de votre médecin ou de votre pharmacien.

En cas de fièvre, de sécrétions qui persistent au-delà de quelques jours ou qui se colorent, consultez votre médecin.

Ce médicament contient du *sucre* (saccharose) en quantité notable.

Grossesse et allaitement

L'effet de ce médicament pendant la grossesse est mal connu. L'évaluation du risque éventuel lié à son utilisation est individuelle : demandez conseil à votre pharmacien ou à votre médecin.

L'utilisation de ce médicament est possible pendant l'allaitement.

Mode d'emploi et posologie

Ce médicament peut être pris indifféremment au moment ou en dehors des repas.

Le contenu du sachet doit être dissous dans un demi-verre d'eau.

Posologie usuelle :

- Adulte et enfant de plus de 7 ans : 1 sachet à 200 mg, 3 fois par jour.
- Enfant de 2 à 7 ans : 1 sachet à 200 mg, 2 fois par jour.
- Nourrisson de 1 mois à 2 ans : 1 sachet à 100 mg, 2 fois par jour.

Le traitement peut être interrompu dès l'amélioration des symptômes. Sa durée ne doit pas dépasser 8 à 10 jours sans avis médical.

Conseils : Fumer, ou être exposé à la fumée des autres, est un frein important à l'évacuation des mucosités.
Il est nécessaire de lutter contre la sécheresse de l'air ambiant (humidificateur...) pour éviter le dessèchement des sécrétions. Il est également recommandé de boire beaucoup.
Chez la personne âgée ou le jeune enfant, l'incapacité à évacuer les crachats peut justifier l'aide d'un kinésithérapeute, sur prescription médicale.

Effets indésirables possibles

Douleurs d'estomac, nausées, diarrhée.

Laboratoires Sandoz

ACÉTYLCYSTÉINE MERCK

Fluidifiant bronchique

Présentation

ACÉTYLCYSTÉINE MERCK 200 mg : comprimé effervescent (arôme citron) ; boîte de 20. Non remb.
ACÉTYLCYSTÉINE MERCK 200 mg : poudre pour solution buvable (arôme orange) ; boîte de 20 sachets. Non remb.

Composition

	p cp	p sachet
Acétylcystéine	200 mg	200 mg
Sodium	165 mg	
Saccharose		2,64 g

Dans quel cas ce médicament est-il prescrit ?

Ce médicament fluidifie les sécrétions (mucosités) présentes dans les bronches. Il facilite leur évacuation par la toux.
Il est utilisé en cas de toux grasse avec difficulté à cracher, notamment au cours des bronchites aiguës.

Attention : Ce médicament ne peut être utilisé en cas de *bronchite chronique* que sur avis médical.
Des précautions sont nécessaires en cas d'*ulcère* de l'estomac ou du *duodénum*.
N'utilisez pas d'*antitussif* en plus de ce médicament sans l'avis de votre médecin ou de votre pharmacien.
En cas de fièvre, de sécrétions qui persistent au-delà de quelques jours ou qui se colorent, consultez votre médecin.
Les comprimés contiennent du *sodium* (sel) et les sachets contiennent du *sucre* (saccharose) en quantité notable.

Grossesse et allaitement

L'effet de ce médicament pendant la grossesse est mal connu. L'évaluation du risque éventuel lié à son utilisation est individuelle : demandez conseil à votre pharmacien ou à votre médecin.
L'utilisation de ce médicament est possible pendant l'allaitement.

Mode d'emploi et posologie

Ce médicament peut être pris indifféremment au moment ou en dehors des repas.
Le comprimé et le contenu du sachet doivent être dissous dans un demi-verre d'eau.

Posologie usuelle :

- Adulte et enfant de plus de 7 ans : 1 comprimé ou 1 sachet, 3 fois par jour.
- Enfant de 2 à 7 ans : 1 comprimé ou 1 sachet, 2 fois par jour.

Conseils : Fumer, ou être exposé à la fumée des autres, est un frein important à l'évacuation des mucosités.
Il est nécessaire de lutter contre la sécheresse de l'air ambiant (humidificateur...) pour éviter le dessèchement des sécrétions. Il est également recommandé de boire beaucoup.
Chez la personne âgée ou le jeune enfant, l'incapacité à évacuer les crachats peut justifier l'aide d'un kinésithérapeute, sur prescription médicale.

Effets indésirables possibles

Douleurs d'estomac, nausées, diarrhée.

Laboratoires Mylan

ACÉTYLCYSTÉINE RATIOPHARM

Informations détaillées sur www.monvidal.com

ACÉTYLCYSTÉINE SANDOZ

Fluidifiant bronchique

Présentation

ACÉTYLCYSTÉINE SANDOZ CONSEIL 200 mg : granulé pour solution buvable (arôme orange) ; boîte de 20 sachets. Non remb.

Composition

	p sachet
Acétylcystéine	200 mg
Sorbitol	+
Aspartam	+

Dans quel cas ce médicament est-il prescrit ?

Ce médicament fluidifie les sécrétions (mucosités) présentes dans les bronches. Il facilite leur évacuation par la toux.
Il est utilisé en cas de toux grasse avec difficulté à cracher, notamment au cours des bronchites aiguës.

Contre-indications

Les sachets ne doivent pas être utilisés en cas de *phénylcétonurie* (présence d'aspartam).

Attention : Ce médicament ne peut être utilisé en cas de *bronchite chronique* que sur avis médical.
Des précautions sont nécessaires en cas d'*ulcère* de l'estomac ou du *duodénum*.
N'utilisez pas d'*antitussif* en plus de ce médicament sans l'avis de votre médecin ou de votre pharmacien.
En cas de fièvre, de sécrétions qui persistent au-delà de quelques jours ou qui se colorent, consultez votre médecin.

Grossesse et allaitement

L'effet de ce médicament pendant la grossesse est mal connu. L'évaluation du risque éventuel lié à son utilisation est individuelle : demandez conseil à votre pharmacien ou à votre médecin.
L'utilisation de ce médicament est possible pendant l'allaitement.

Mode d'emploi et posologie

Ce médicament peut être pris indifféremment au moment ou en dehors des repas.

Le contenu du sachet doivent être dissous dans un demi-verre d'eau.

Posologie usuelle :

- Adulte et enfant de plus de 7 ans : 1 sachet, 3 fois par jour.
- Enfant de 2 à 7 ans : 1 sachet, 2 fois par jour.

> **Conseils :** Fumer, ou être exposé à la fumée des autres, est un frein important à l'évacuation des mucosités.
> Il est nécessaire de lutter contre la sécheresse de l'air ambiant (humidificateur...) pour éviter le dessèchement des sécrétions. Il est également recommandé de boire beaucoup.
> Chez la personne âgée ou le jeune enfant, l'incapacité à évacuer les crachats peut justifier l'aide d'un kinésithérapeute, sur prescription médicale.

Effets indésirables possibles

Douleurs d'estomac, nausées, diarrhée.

Réaction allergique.

Laboratoires Sandoz

ACÉTYLCYSTÉINE TEVA

Fluidifiant bronchique

Présentation

ACÉTYLCYSTÉINE TEVA : granulé pour solution buvable (arôme orange) ; boîte de 30 sachets de 2 g. Non remb.

Composition

	p sachet
Acétylcystéine	200 mg
Saccharose	1,784 g

Dans quel cas ce médicament est-il prescrit ?

Ce médicament fluidifie les sécrétions (mucosités) présentes dans les bronches. Il facilite leur évacuation par la toux.

Il est utilisé en cas de toux grasse avec difficulté à cracher, notamment au cours des bronchites aiguës.

> **Attention :** Ce médicament ne peut être utilisé en cas de *bronchite chronique* que sur avis médical.
> Des précautions sont nécessaires en cas d'*ulcère* de l'estomac ou du *duodénum*.
> N'utilisez pas d'*antitussif* en plus de ce médicament sans l'avis de votre médecin ou de votre pharmacien.
> En cas de fièvre, de sécrétions qui persistent au-delà de quelques jours ou qui se colorent, consultez votre médecin.
> Ce médicament contient du *sucre* (saccharose) en quantité notable.

Grossesse et allaitement

L'effet de ce médicament pendant la grossesse est mal connu. L'évaluation du risque éventuel lié à son utilisation est individuelle : demandez conseil à votre pharmacien ou à votre médecin.

L'utilisation de ce médicament est possible pendant l'allaitement.

Mode d'emploi et posologie

Ce médicament peut être pris indifféremment au moment ou en dehors des repas.

Le contenu du sachet doit être dissous dans un demi-verre d'eau.

Posologie usuelle :

- Adulte et enfant de plus de 7 ans : 1 sachet, 3 fois par jour.
- Enfant de 2 à 7 ans : 1 sachet, 2 fois par jour.

Le traitement peut être interrompu dès l'amélioration des symptômes. Sa durée ne doit pas dépasser 8 à 10 jours sans avis médical.

> **Conseils :** Fumer, ou être exposé à la fumée des autres, est un frein important à l'évacuation des mucosités.
> Il est nécessaire de lutter contre la sécheresse de l'air ambiant (humidificateur...) pour éviter le dessèchement des sécrétions. Il est également recommandé de boire beaucoup.
> Chez la personne âgée ou le jeune enfant, l'incapacité à évacuer les crachats peut justifier l'aide d'un kinésithérapeute, sur prescription médicale.

Effets indésirables possibles

Douleurs d'estomac, nausées, diarrhée.

Laboratoires Teva Classics

ACICLOVIR ARROW CONSEIL

Informations détaillées sur www.monvidal.com

ACICLOVIR 200 mg Génériques

Antiviral

sur ordonnance

Les médicaments ci-dessous sont des génériques de ZOVIRAX 200 mg (voir p. 1373).

ACICLOVIR ALMUS 200 mg : comprimé boîte de 25. Liste I - Remb 65 % - 17,58 €.
ACICLOVIR ALTER 200 mg : comprimé boîte de 25. Liste I - Remb 65 % - 17,58 €.
ACICLOVIR ARROW 200 mg : comprimé boîte de 25. Liste I - Remb 65 % - 17,58 €.
ACICLOVIR BIOGARAN 200 mg : comprimé *(lactose)* boîte de 25. Liste I - Remb 65 % - 17,58 €.
ACICLOVIR EG 200 mg : comprimé boîte de 25. Liste I - Remb 65 % - 17,58 €.
ACICLOVIR MERCK 200 mg : comprimé *(lactose)* boîte de 25. Liste I - Remb 65 % - 17,58 €.
ACICLOVIR QUALIMED 200 mg : comprimé boîte de 25. Liste I - Remb 65 % - 17,58 €.
ACICLOVIR RANBAXY 200 mg : comprimé boîte de 25. Liste I - Remb 65 % - 17,58 €.
ACICLOVIR RATIOPHARM 200 mg : comprimé boîte de 25. Liste I - Remb 65 % - 17,58 €.
ACICLOVIR SANDOZ 200 mg : comprimé *(lactose)* boîte de 25. Liste I - Remb 65 % - 17,58 €.
ACICLOVIR TEVA 200 mg : comprimé boîte de 25. Liste I - Remb 65 % - 17,58 €.
ACICLOVIR WINTHROP 200 mg : comprimé boîte de 25. Liste I - Remb 65 % - 17,58 €.
ACICLOVIR ZYDUS 200 mg : comprimé boîte de 25. Liste I - Remb 65 % - 17,58 €.

ACICLOVIR 800 mg
Génériques
Antiviral — sur ordonnance

Les médicaments ci-dessous sont des génériques de ZOVIRAX 800 mg comprimé (voir p. 1373).

ACICLOVIR ARROW 800 mg : comprimé boîte de 35. Liste I - Remb 65 % - 58,75 €.
ACICLOVIR BIOGARAN 800 mg : comprimé boîte de 35. Liste I - Remb 65 % - 58,75 €.
ACICLOVIR EG 800 mg : comprimé boîte de 35. Liste I - Remb 65 % - 58,75 €.
ACICLOVIR MERCK 800 mg : comprimé boîte de 35. Liste I - Remb 65 % - 58,75 €.
ACICLOVIR QUALIMED 800 mg : comprimé boîte de 35. Liste I - Remb 65 % - 58,75 €.
ACICLOVIR RANBAXY 800 mg : comprimé boîte de 35. Liste I - Remb 65 % - 58,75 €.
ACICLOVIR RATIOPHARM 800 mg : comprimé boîte de 35. Liste I - Remb 65 % - 58,75 €.
ACICLOVIR TEVA 800 mg : comprimé boîte de 35. Liste I - Remb 65 % - 58,75 €.
ACICLOVIR WINTHROP 800 mg : comprimé boîte de 35. Liste I - Remb 65 % - 58,75 €.

ACICLOVIR 3 % crème
Génériques
Antiherpétique local — sur ordonnance

Les médicaments ci-dessous sont des génériques de ZOVIRAX 3 % crème en tube de 10 g (voir p. 1374).

ACICLOVIR ALMUS 5 % : crème *(propylèneglycol)* tube de 10 g. Liste I - Remb 35 % - 12,44 €.
ACICLOVIR ARROW 5 % : crème *(propylèneglycol)* tube de 10 g. Liste I - Remb 35 % - 12,44 €.
ACICLOVIR BIOGARAN 5 % : crème *(propylèneglycol)* tube de 10 g. Liste I - Remb 35 % - 12,44 €.
ACICLOVIR EG 5 % : crème *(propylèneglycol)* tube de 10 g. Liste I - Remb 35 % - 12,44 €.
ACICLOVIR G GAM 5 % : crème *(propylèneglycol)* tube de 10 g. Liste I - Remb 35 % - 12,44 €.
ACICLOVIR IVAX 5 % : crème *(propylèneglycol)* tube de 10 g. Liste I - Remb 35 % - 12,44 €.
ACICLOVIR MERCK 5 % : crème *(propylèneglycol)* tube de 10 g. Liste I - Remb 35 % - 12,44 €.
ACICLOVIR QUALIMED 5 % : crème *(propylèneglycol)* tube de 10 g. Liste I - Remb 35 % - 12,44 €.
ACICLOVIR RATIOPHARM 5 % : crème *(propylèneglycol)* tube de 10 g. Liste I - Remb 35 % - 12,44 €.
ACICLOVIR RPG 5 % : crème *(propylèneglycol)* tube de 10 g. Liste I - Remb 35 % - 12,44 €.
ACICLOVIR SANDOZ 5 % : crème *(propylèneglycol)* tube de 10 g. Liste I - Remb 35 % - 12,44 €.
ACICLOVIR TEVA 5 % : crème *(propylèneglycol)* tube de 10 g. Liste I - Remb 35 % - 12,44 €.
ACICLOVIR TEVA CLASSICS 5 % : crème *(propylèneglycol)* tube de 2 g. Non remb.
ACICLOVIR WINTHROP 5 % : crème *(propylèneglycol)* tube de 10 g. Liste I - Remb 35 % - 12,44 €.
ACICLOVIR ZYDUS 5 % : crème *(propylèneglycol)* tube de 10 g. Liste I - Remb 35 % - 12,44 €.
HERPEVIR 5 % : crème *(propylèneglycol)* pompe de 2 g. Non remb.

ACICLOVIR MERCK GÉNÉRIQUES
Informations détaillées sur www.monvidal.com

ACICLOVIR RATIOPHARM CONSEIL
Informations détaillées sur www.monvidal.com

ACICLOVIR SANDOZ CONSEIL crème
Informations détaillées sur www.monvidal.com

ACIDE ALENDRONIQUE 10 mg
Génériques
Biphosphonate — sur ordonnance

Les médicaments ci-dessous sont des génériques de FOSAMAX (voir p. 537).

ACIDE ALENDRONIQUE ARROW 10 mg : comprimé *(lactose)* boîte de 28. Liste I - Remb 65 % - 19,75 €.
ALENDRONATE TEVA 10 mg : comprimé boîte de 28. Liste I - Remb 65 % - 19,75 €.

ACIDE ALENDRONIQUE 70 mg
Génériques
Biphosphonate — sur ordonnance

Les médicaments ci-dessous sont des génériques de FOSAMAX (voir p. 537).

ACIDE ALENDRONIQUE ALMUS 70 mg : comprimé *(lactose)* boîte de 12. Liste I - Remb 65 % - 52,23 €.
ACIDE ALENDRONIQUE ALMUS 70 mg : comprimé *(lactose)* boîte de 4. Liste I - Remb 65 % - 20,46 €.
ACIDE ALENDRONIQUE ALTER 70 mg : comprimé boîte de 12. Liste I - Remb 65 % - 52,23 €.
ACIDE ALENDRONIQUE ALTER 70 mg : comprimé boîte de 4. Liste I - Remb 65 % - 20,46 €.
ACIDE ALENDRONIQUE ARROW 70 mg : comprimé *(lactose)* boîte de 12. Liste I - Remb 65 % - 52,23 €.
ACIDE ALENDRONIQUE ARROW 70 mg : comprimé *(lactose)* boîte de 4. Liste I - Remb 65 % - 20,46 €.
ACIDE ALENDRONIQUE BIOGARAN 70 mg : comprimé *(lactose)* boîte de 12. Liste I - Remb 65 % - 52,23 €.
ACIDE ALENDRONIQUE BIOGARAN 70 mg : comprimé *(lactose)* boîte de 4. Liste I - Remb 65 % - 20,46 €.
ACIDE ALENDRONIQUE EG 70 mg : comprimé *(lactose)* boîte de 12. Liste I - Remb 65 % - 52,23 €.
ACIDE ALENDRONIQUE EG 70 mg : comprimé *(lactose)* boîte de 4. Liste I - Remb 65 % - 20,46 €.
ACIDE ALENDRONIQUE MERCK 70 mg : comprimé *(lactose)* boîte de 12. Liste I - Remb 65 % - 52,23 €.
ACIDE ALENDRONIQUE MERCK 70 mg : comprimé *(lactose)* boîte de 4. Liste I - Remb 65 % - 20,46 €.
ACIDE ALENDRONIQUE QUALIMED 70 mg : comprimé *(lactose)* boîte de 12. Liste I - Remb 65 % - 52,23 €.
ACIDE ALENDRONIQUE QUALIMED 70 mg : comprimé *(lactose)* boîte de 4. Liste I - Remb 65 % - 20,46 €.
ACIDE ALENDRONIQUE RANBAXY 70 mg : comprimé boîte de 12. Liste I - Remb 65 % - 52,23 €.
ACIDE ALENDRONIQUE RANBAXY 70 mg : comprimé boîte de 4. Liste I - Remb 65 % - 20,46 €.
ACIDE ALENDRONIQUE RATIOPHARM 70 mg : comprimé *(lactose)* boîte de 12. Liste I - Remb 65 % - 52,23 €.
ACIDE ALENDRONIQUE RATIOPHARM 70 mg : comprimé *(lactose)* boîte de 4. Liste I - Remb 65 % - 20,46 €.
ACIDE ALENDRONIQUE SANDOZ 70 mg : comprimé *(lactose)* boîte de 12. Liste I - Remb 65 % - 52,32 €.
ACIDE ALENDRONIQUE SANDOZ 70 mg : comprimé *(lactose)* boîte de 4. Liste I - Remb 65 % - 20,46 €.
ACIDE ALENDRONIQUE TEVA 70 mg : comprimé boîte de 12. Liste I - Remb 65 % - 52,23 €.
ACIDE ALENDRONIQUE TEVA 70 mg : comprimé boîte de 4. Liste I - Remb 65 % - 20,46 €.

ACIDE FOLIQUE 5 mg Génériques
Vitamine du groupe B

Le médicament ci-dessous est un générique de SPECIAFOLDINE 5 mg (voir p. 1172).

ACIDE FOLIQUE CCD 5 mg : comprimé boîte de 20. Remb 65 % - 1,86 €.

ACIDE FOLIQUE CCD 0,4 mg
Informations détaillées sur www.monvidal.com

ACIDE FUSIDIQUE 2 % Génériques
Antibiotique à usage local — sur ordonnance

Les médicaments ci-desous sont des génériques de FUCIDINE crème (voir p. 546).

ACIDE FUSIDIQUE ARROW 2 % : crème *(alcool cétylique, butylhydroxyanisol, sorbate de potassium)* tube de 15 g. Liste I - Remb 35 % - 2,98 €.
ACIDE FUSIDIQUE BIOGARAN 2 % : crème *(alcool cétylique, butylhydroxyanisol, sorbate de potassium)* tube de 15 g. Liste I - Remb 35 % - 2,98 €.

ACIDE TIAPROFÉNIQUE 100 mg Génériques
Anti-inflammatoire non stéroïdien — sur ordonnance

Les médicaments ci-dessous sont des génériques de SURGAM (voir p. 1197).

ACIDE TIAPROFENIQUE ARROW 100 mg : comprimé sécable *(lactose)* boîte de 30. Liste II - Remb 65 % - 3,40 €.
ACIDE TIAPROFENIQUE EG 100 mg : comprimé sécable *(lactose)* boîte de 30. Liste II - Remb 65 % - 3,40 €.
ACIDE TIAPROFENIQUE TEVA 100 mg : comprimé sécable *(lactose)* boîte de 30. Liste II - Remb 65 % - 3,40 €.
ACIDE TIAPROFENIQUE WINTHROP 100 mg : comprimé sécable *(lactose)* boîte de 30. Liste II - Remb 65 % - 3,40 €.
FLANID 100 mg : comprimé sécable boîte de 30. Liste II - Remb 65 % - 3,40 €.

ACIDE TIAPROFÉNIQUE 200 mg Génériques
Anti-inflammatoire non stéroïdien — sur ordonnance

Le médicament ci-dessous est un générique de SURGAM (voir p. 1197).

FLANID 200 mg : comprimé sécable boîte de 15. Liste II - Remb 65 % - 3,51 €.

ACIDRINE
Informations détaillées sur www.monvidal.com

ACIDUM PHOSPHORICUM COMPLEXE N° 5
Informations détaillées sur www.monvidal.com

ACIDUM PHOSPHORICUM COMPOSÉ BOIRON
Homéopathie

Présentation
ACIDUM PHOSPHORICUM COMPOSÉ BOIRON : comprimé ; boîte de 50. Remb 35 % - **1,46 €**.
ACIDUM PHOSPHORICUM COMPOSÉ BOIRON : granules ; tube de 4 g. Remb 35 % - **1,80 €**.
ACIDUM PHOSPHORICUM COMPOSÉ BOIRON : solution buvable ; flacon de 30 ml. Remb 35 % - **2,28 €**.

Composition
Acidum phosphoricum 3 CH, Anacardium orientale 3 CH, Arnica montana 3 CH, Argentum nitricum 3 CH, Avena sativa 3 CH, Kalium phosphoricum 3 CH, Gelsemium sempervirens 3 CH, Selenium metallicum 3 CH, lactose (comprimé, granules), alcool (solution buvable).

Dans quel cas ce médicament est-il prescrit ?
Ce médicament est un *complexe* (association) de composants homéopathiques.
Il est utilisé dans le *traitement homéopathique* de la fatigue (surmenage intellectuel ou physique).

Grossesse et allaitement
Aux *dilutions homéopathiques*, les substances contenues dans ce médicament ne sont pas connues pour être toxiques pendant la grossesse ou l'allaitement.

Mode d'emploi et posologie
Ce médicament doit être pris de préférence à distance des repas.
Les comprimés sont à sucer ; les granules doivent être placés sous la langue ; la solution buvable est diluée dans un peu d'eau.

Posologie usuelle :
2 comprimés ou 5 granules, 2 fois par jour, ou 10 gouttes de solution buvable, 3 fois par jour.

Laboratoires Boiron

ACLASTA
Informations détaillées sur www.monvidal.com

ACONITUM COMPOSÉ BOIRON
Homéopathie

Présentation
ACONITUM COMPOSÉ BOIRON : comprimé ; boîte de 50. Remb 35 % - **1,46 €**.
ACONITUM COMPOSÉ BOIRON : granules ; tube de 4 g. Remb 35 % - **1,80 €**.
ACONITUM COMPOSÉ BOIRON : solution buvable ; flacon de 30 ml. Remb 35 % - **2,28 €**.

Composition
Aconitum napellus 3 CH, Apis mellifica 3 CH, Arnica montana 3 CH, Bryonia 3 CH, Eupatorium perfoliatum 3 CH, Ferrum phosphoricum 3 CH, Mercurius dulcis 3 CH, lactose (comprimé, granules), alcool (solution buvable).

Dans quel cas ce médicament est-il prescrit ?
Ce médicament est un *complexe* (association) de composants homéopathiques.
Il est utilisé dans le *traitement homéopathique* des états grippaux.

Grossesse et allaitement

Aux *dilutions homéopathiques*, les substances contenues dans ce médicament ne sont pas connues pour être toxiques pendant la grossesse ou l'allaitement.

Mode d'emploi et posologie

Ce médicament doit être pris de préférence à distance des repas.

Les comprimés sont à sucer ; les granules doivent être placés sous la langue ; la solution buvable est diluée dans un peu d'eau.

Posologie usuelle :

2 comprimés ou 5 granules, 2 fois par jour, ou 10 gouttes de solution buvable, 3 fois par jour.

Laboratoires Boiron

ACTAPULGITE

Traitement des troubles digestifs

Présentation

ACTAPULGITE : poudre pour suspension buvable ; boîte de 30 sachets. Non remb.

Composition

	p sachet
Attapulgite de Mormoiron activée (argile)	3 g
Glucose	2 g

Dans quel cas ce médicament est-il prescrit ?

Ce médicament est un *pansement digestif* à l'argile. Il protège le tube digestif et combat la production de gaz. Il est utilisé dans le *traitement symptomatique* des troubles du *transit intestinal*, en particulier en cas de diarrhée et de ballonnements.

Contre-indications

Ce médicament ne doit pas être utilisé en cas de maladie comportant un risque d'obstruction du tube digestif.

Attention : N'utilisez pas ce médicament de façon prolongée sans l'avis de votre médecin : des examens peuvent être nécessaires si les *symptômes* persistent.

Des précautions sont nécessaires en cas de *mégacôlon.*

Ce médicament contient du *sucre* (glucose) en quantité notable.

Interactions avec d'autres substances

Ce médicament peut diminuer l'absorption de nombreux médicaments. Un délai d'au moins 2 heures (voire 4 heures avec les *antibiotiques* de la famille des quinolones) doit être respecté entre la prise de ce médicament et celle des autres traitements. Demandez conseil à votre médecin ou à votre pharmacien.

Grossesse et allaitement

Les substances contenues dans ce médicament sont peu absorbées. Néanmoins, ne l'utilisez pas de façon prolongée pendant la grossesse ou l'allaitement sans l'avis de votre médecin ou de votre pharmacien.

Mode d'emploi et posologie

Ce médicament est pris de préférence avant les repas.

Posologie usuelle :

- Adulte : 2 à 3 sachets par jour.
- Enfant de plus de 10 kg : 2 sachets par jour.

Conseils : Pour obtenir un mélange homogène et agréable au goût : mélangez la poudre avec du *sucre* avant d'ajouter l'eau, ou mélangez-la à un yaourt.

Une alimentation riche en fibres, si elle facilite le transit, peut également augmenter les fermentations intestinales et favoriser les ballonnements. Demandez conseil à votre médecin pour équilibrer votre alimentation.

Les mesures permettant de limiter le stress ont généralement un effet favorable sur les troubles liés à un dérèglement de l'intestin.

Une diarrhée peut provoquer une déshydratation, notamment chez l'enfant ou la personne âgée. Cette perte d'eau par l'organisme doit être compensée par des boissons abondantes (bouillon salé, boissons sucrées) car elle peut être à l'origine d'une fatigue, de malaise ou de confusion des idées.

Effets indésirables possibles

Constipation, en cas de traitement prolongé ou à fortes doses.

Laboratoires Beaufour Ipsen Pharma

ACT-HIB

Informations détaillées sur www.monvidal.com

ACTI 5

Informations détaillées sur www.monvidal.com

ACTIBIL

Informations détaillées sur www.monvidal.com

ACTICARBINE

Informations détaillées sur www.monvidal.com

ACTIFED ALLERGIE

Antiallergique : antihistaminique

Ce médicament est un générique de RÉACTINE, de VIRLIX et de ZYRTECSEC (voir p. 1084).

ACTIFED JOUR ET NUIT

Décongestionnant oral : vasoconstricteur, antihistaminique et paracétamol

Présentation

ACTIFED JOUR ET NUIT : comprimé ; boîte de 12 comprimés Jour (blanc) et 4 comprimés Nuit (bleu). Non remb.

Composition

	p cp blanc	p cp bleu
Pseudoéphédrine chlorhydrate	60 mg	
Diphénhydramine chlorhydrate		25 mg
Paracétamol	500 mg	500 mg

Dans quel cas ce médicament est-il prescrit ?

Ce médicament se présente sous forme de deux comprimés différents : les comprimés blancs pour le jour contiennent un *vasoconstricteur* décongestionnant (la pseudoéphédrine) et du paracétamol (*antipyrétique* et *antalgique*) ; les comprimés bleus, destinés à être pris le soir, contiennent un *antihistaminique* ayant un effet asséchant sur les sécrétions nasales et du paracétamol.

Il est utilisé dans le *traitement symptomatique* des rhumes avec congestion nasale (sensation de nez bouché, écoulement nasal), maux de tête ou fièvre.

Contre-indications

Ce médicament ne doit pas être utilisé dans les cas suivants :

- *insuffisance hépatique* ;
- risque de *glaucome* à angle fermé ;
- risque de blocage des urines (*adénome de la prostate*) ;
- *hypertension artérielle* non contrôlée par un traitement spécifique ;
- *insuffisance coronarienne* grave ;
- *antécédent* de *convulsions* ;
- antécédent d'*accident vasculaire cérébral* ;
- en association avec un *antidépresseur* de type *IMAO* non sélectif ou pendant au moins 15 jours après la prise de celui-ci ;
- en association avec un autre *vasoconstricteur* décongestionnant ou un vasoconstricteur contenant l'une des substances suivantes : bromocriptine, pergolide, lisuride, cabergoline, ergotamine ou dihydroergotamine ;
- enfant de moins de 15 ans ;
- **allaitement**.

Attention : La pseudoéphédrine peut provoquer un *glaucome* aigu chez les personnes prédisposées : œil rouge, dur et douloureux, avec vision floue. Une consultation d'extrême urgence auprès d'un ophtalmologiste est nécessaire.

Les *vasoconstricteurs* décongestionnants peuvent augmenter la fréquence cardiaque (*tachycardie*) et provoquer des *palpitations* et des nausées. Si ces effets indésirables sont trop marqués, le traitement doit être interrompu.

Ils peuvent également être responsables de complications rares (*convulsions*, hallucinations, agitation anormale), notamment en cas de *posologie* excessive. Respectez la dose préconisée.

Il est préférable de prendre un avis médical avant d'utiliser ce médicament en cas d'*hyperthyroïdie*, de maladie cardiaque, de *diabète*, de troubles psychiques, d'*insuffisance rénale* et chez la personne âgée, notamment en cas de constipation chronique, de tendance aux *vertiges* ou aux baisses de tension.

Le paracétamol est présent seul ou en association avec d'autres substances dans de nombreux médicaments : assurez-vous de ne pas prendre simultanément plusieurs médicaments contenant du paracétamol, car une prise conjointe entraîne un risque de *surdosage* qui peut être toxique pour le foie.

Évitez les boissons alcoolisées : augmentation du risque de somnolence.

Ce médicament contient un *antihistaminique* qui peut induire une somnolence, parfois intense chez certaines personnes. Cette somnolence peut être augmentée par la prise d'*alcool* ou d'autres médicaments *sédatifs*. Assurez-vous à l'occasion des premières prises que vous le supportez bien, avant de conduire ou d'utiliser une machine dangereuse.

Sportif : ce médicament contient une substance considérée comme stimulante (phényléphrine, pseudoéphédrine ou synéphrine) qui figure dans le programme de surveillance 2004 du ministère de la Jeunesse et des Sports. Elle peut être recherchée dans les urines des sportifs afin de déceler un éventuel mésusage.

Interactions avec d'autres substances

Ce médicament ne doit pas être associé aux *antidépresseurs* de type *IMAO* non sélectif (MARSILID...), à un autre *vasoconstricteur* décongestionnant ou à un vasoconstricteur utilisé dans la maladie de Parkinson (bromocriptine, pergolide, lisuride, cabergoline) ou dans la migraine (ergotamine, dihydroergotamine). L'association à ces médicaments risque de provoquer une crise hypertensive.

Informez par ailleurs votre pharmacien ou votre médecin si vous prenez des médicaments *sédatifs* ou *atropiniques*.

En cas de traitement par un *anticoagulant* oral et par du paracétamol aux doses maximales (4 g par jour) pendant au moins 4 jours, une surveillance accrue du traitement anticoagulant sera éventuellement nécessaire.

Grossesse et allaitement

En raison de la présence de pseudoéphédrine, l'usage de ce médicament est déconseillé chez la femme enceinte.

Ce médicament passe dans le lait maternel. Il est contre-indiqué pendant l'allaitement.

Mode d'emploi et posologie

Les comprimés doivent être avalés avec un verre d'eau, en respectant un intervalle minimal de 4 heures entre les prises. En cas d'*insuffisance rénale* grave, il est nécessaire d'espacer les prises d'au moins 8 heures.

Posologie usuelle :

- Adulte et enfant de plus de 15 ans : 1 comprimé blanc, 1 à 3 fois dans la journée (matin, midi et dîner), et 1 comprimé bleu le soir au coucher.

Conseils : Ce médicament n'a pas d'effet anti-infectieux. Si les troubles persistent plus de 4 jours, consulter votre médecin.

Effets indésirables possibles

Somnolence ou insomnie : l'*antihistaminique* est *sédatif* alors que le *vasoconstricteur* peut présenter un effet excitant. Suivant les personnes, l'un ou l'autre de ces effets peut prédominer.

Sécheresse de la bouche, constipation, troubles de l'*accommodation*, rétention urinaire.

Hypotension orthostatique, troubles de l'équilibre, *vertiges*, tremblements, agitation, confusion des idées notamment chez la personne âgée.

Palpitations, anxiété, maux de tête, sueurs, nausées, vomissements.

Plus rarement : *réaction allergique*, anomalie de la *numération formule sanguine*.

Laboratoires Mc Neil Santé Grand Public

ACTIFED RHUME

Décongestionnant oral : vasoconstricteur, antihistaminique et paracétamol

Présentation

ACTIFED RHUME : comprimé (blanc) ; boîte de 15. Non remb.

Composition

	p cp
Triprolidine chlorhydrate	2,5 mg
Pseudoéphédrine chlorhydrate	60 mg
Paracétamol	500 mg

Dans quel cas ce médicament est-il prescrit ?

Ce médicament associe un *antihistaminique* ayant un effet asséchant sur les sécrétions nasales (triprolidine), un *vasoconstricteur* décongestionnant (pseudoéphédrine) et du paracétamol, *antipyrétique* et *antalgique*.

Il est utilisé dans le *traitement symptomatique* des rhumes avec congestion nasale (sensation de nez bouché, écoulement nasal), maux de tête ou fièvre.

Contre-indications

Ce médicament ne doit pas être utilisé dans les cas suivants :

- *insuffisance hépatique* ;
- risque de *glaucome* à angle fermé ;
- risque de blocage des urines (*adénome de la prostate*) ;
- *hypertension artérielle* non contrôlée par un traitement spécifique ;
- *insuffisance coronarienne* grave ;
- *antécédent* de *convulsions* ;
- antécédent d'*accident vasculaire cérébral* ;
- en association avec un *antidépresseur* de type *IMAO* non sélectif ou pendant au moins 15 jours après la prise de celui-ci ;
- en association avec un autre *vasoconstricteur* décongestionnant ou un vasoconstricteur contenant l'une des substances suivantes : bromocriptine, pergolide, lisuride, cabergoline, ergotamine ou dihydroergotamine ;
- enfant de moins de 15 ans ;
- **allaitement**.

Attention : La pseudoéphédrine peut provoquer un *glaucome* aigu chez les personnes prédisposées : œil rouge, dur et douloureux, avec vision floue. Une consultation d'extrême urgence auprès d'un ophtalmologiste est nécessaire.

Les *vasoconstricteurs* décongestionnants peuvent augmenter la fréquence cardiaque (*tachycardie*) et provoquer des *palpitations* et des nausées. Si ces effets indésirables sont trop marqués, le traitement doit être interrompu.

Ils peuvent également être responsables de complications rares (*convulsions*, hallucinations, agitation anormale), notamment en cas de *posologie* excessive. Respectez la dose préconisée.

Il est préférable de prendre un avis médical avant d'utiliser ce médicament en cas d'*hyperthyroïdie*, de maladie cardiaque, de *diabète*, de troubles psychiques, d'*insuffisance rénale* et chez la personne âgée, notamment en cas de constipation chronique, de tendance aux *vertiges* ou aux baisses de tension.

Le paracétamol est présent seul ou en association avec d'autres substances dans de nombreux médicaments : assurez-vous de ne pas prendre simultanément plusieurs médicaments contenant du paracétamol, car une prise conjointe entraîne un risque de *surdosage* qui peut être toxique pour le foie.

Évitez les boissons alcoolisées : augmentation du risque de somnolence.

Ce médicament contient un *antihistaminique* qui peut induire une somnolence, parfois intense chez certaines personnes. Cette somnolence peut être augmentée par la prise d'*alcool* ou d'autres médicaments *sédatifs*. Assurez-vous à l'occasion des premières prises que vous le supportez bien, avant de conduire ou d'utiliser une machine dangereuse.

Sportif : ce médicament contient une substance considérée comme stimulante (phényléphrine, pseudoéphédrine ou synéphrine) qui figure dans le programme de surveillance 2004 du ministère de la Jeunesse et des Sports. Elle peut être recherchée dans les urines des sportifs afin de déceler un éventuel mésusage.

Interactions avec d'autres substances

Ce médicament ne doit pas être associé aux *antidépresseurs* de type *IMAO* non sélectif (MARSILID), à un autre *vasoconstricteur* décongestionnant ou à un vasoconstricteur utilisé dans la maladie de Parkinson (bromocriptine, pergolide, lisuride, cabergoline) ou dans la migraine (ergotamine, dihydroergotamine). L'association à ces médicaments risque de provoquer une crise hypertensive.

Informez par ailleurs votre pharmacien ou votre médecin si vous prenez des médicaments *sédatifs* ou *atropiniques*.

En cas de traitement par un *anticoagulant* oral et par du paracétamol aux doses maximales (4 g par jour) pendant au moins 4 jours, une surveillance accrue du traitement anticoagulant sera éventuellement nécessaire.

Grossesse et allaitement

En raison de la présence de pseudoéphédrine, l'usage de ce médicament est déconseillé chez la femme enceinte.

Ce médicament passe dans le lait maternel. Il est contre-indiqué pendant l'allaitement.

Mode d'emploi et posologie

Les comprimés doivent être avalés sans être croqués avec un verre d'eau, en respectant un intervalle minimal de 6 heures entre les prises. En cas d'*insuffisance rénale* grave, il est nécessaire d'espacer les prises d'au moins 8 heures.

Posologie usuelle :

- Adulte et enfant de plus de 15 ans : 1 comprimé, 1 à 3 fois par jour.

Conseils : Ce médicament n'a pas d'effet anti-infectieux. Si les troubles persistent plus de 5 jours, consulter votre médecin.

Effets indésirables possibles

Somnolence ou insomnie : l'*antihistaminique* est *sédatif* alors que le *vasoconstricteur* peut présenter un effet excitant. Suivant les personnes, l'un ou l'autre de ces effets peut prédominer.

Sécheresse de la bouche, constipation, troubles de l'*accommodation*, rétention des urines.

Hypotension orthostatique, troubles de l'équilibre, *vertiges*, tremblements, agitation, confusion des idées notamment chez la personne âgée.

Palpitations, *tachycardie*, anxiété, maux de tête, sueurs, nausées, vomissements.

Réaction allergique, anomalie de la *numération formule sanguine*.

Laboratoires Mc Neil Santé Grand Public

ACTIFEDDUO RHINITE ALLERGIQUE

Antiallergique : antihistaminique et vasoconstricteur

Présentation

ACTIFEDDUO LP RHINITE ALLERGIQUE : comprimé à *libération prolongée* (blanc) ; boîte de 10. Non remb.

Composition

	p cp
Pseudoéphédrine chlorhydrate	120 mg
Cétirizine dichlorhydrate	5 mg
Lactose	+

Dans quel cas ce médicament est-il prescrit ?

Ce médicament associe un *vasoconstricteur* décongestionnant et un *antihistaminique* antiallergique non *sédatif*.

Il est utilisé dans le *traitement symptomatique* de la *rhinite* d'origine allergique avec congestion nasale (nez bouché).

Contre-indications

Ce médicament ne doit pas être utilisé dans les cas suivants :

- risque de *glaucome* à angle fermé ;
- risque de blocage des urines lié à un *adénome de la prostate* ;
- *hypertension artérielle* non contrôlée par un traitement spécifique ;
- *insuffisance coronarienne* grave ;
- *antécédent* de *convulsions* ;
- antécédent d'*accident vasculaire cérébral* ;
- *insuffisance rénale* grave ;
- en association avec un *antidépresseur* de type *IMAO* non sélectif ou pendant au moins 15 jours après la prise de celui-ci ;
- en association avec un autre *vasoconstricteur* décongestionnant ou un vasoconstricteur contenant l'une des substances suivantes : bromocriptine, pergolide, lisuride, cabergoline, ergotamine ou dihydroergotamine ;
- enfant de moins de 15 ans ;
- **allaitement**.

Attention : Ce médicament est en vente libre. En l'absence d'avis médical, il ne doit toutefois être utilisé qu'en cas de réapparition de symptômes déjà diagnostiqués par un médecin.

La pseudoéphédrine peut provoquer un *glaucome* aigu chez les personnes prédisposées : œil rouge, dur et douloureux, avec vision floue. Une consultation d'extrême urgence auprès d'un ophtalmologiste est nécessaire.

Les *vasoconstricteurs* décongestionnants peuvent augmenter la fréquence cardiaque (*tachycardie*) et provoquer des *palpitations* et des nausées. Si ces effets indésirables sont trop marqués, le traitement doit être interrompu.

Ils peuvent également être responsables de complications rares (*convulsions*, hallucinations, agitation anormale), notamment en cas de *posologie* excessive. Respectez la dose préconisée.

Il est préférable de prendre un avis médical avant d'utiliser ce médicament en cas d'*hyperthyroïdie*, de maladie cardiaque, de *diabète* ou de troubles psychiques.

Ce médicament peut, dans de rares cas, entraîner une baisse de la vigilance. Assurez-vous à l'occasion des premières prises que vous le supportez bien, avant de conduire ou d'utiliser une machine dangereuse.

Sportif : ce médicament contient une substance considérée comme stimulante (phényléphrine, pseudoéphédrine ou synéphrine) qui figure dans le programme de surveillance 2004 du ministère de la Jeunesse et des Sports. Elle peut être recherchée dans les urines des sportifs afin de déceler un éventuel mésusage.

Interactions avec d'autres substances

Ce médicament ne doit pas être associé aux *antidépresseurs* de type *IMAO* non sélectif (MARSILID), à un autre *vasoconstricteur* décongestionnant ou à un vasoconstricteur utilisé dans la maladie de Parkinson (bromocriptine, pergolide, lisuride, cabergoline) ou dans la migraine (ergotamine, dihydroergotamine). L'association à ces médicaments risque de provoquer une crise hypertensive.

Grossesse et allaitement

En raison de la présence de pseudoéphédrine, l'usage de ce médicament est déconseillé chez la femme enceinte.

Ce médicament passe dans le lait maternel. Il est contre-indiqué pendant l'allaitement.

Mode d'emploi et posologie

Les comprimés doivent être avalés avec un verre d'eau, sans être croqués, au cours ou en dehors des repas.

Posologie usuelle :

- Adulte : 1 comprimé, 2 fois par jour.

La durée du traitement est limitée à 5 jours sans avis médical.

Conseils : Ce médicament agit sur les manifestations de l'*allergie* mais n'en supprime pas la cause. Si les *symptômes* persistent ou s'aggravent, consultez votre médecin.

Effets indésirables possibles

Liés à la pseudoéphédrine : sécheresse de la bouche, nausées, vomissements, *palpitations*, *tachycardie*, maux de tête, anxiété, insomnie, sueurs, rétention urinaire.

Liés à la cétirizine : troubles digestifs, bouche sèche, *vertiges*, somnolence.

Laboratoires Mc Neil Santé Grand Public

ACTIGESS

Informations détaillées sur www.monvidal.com

ACTIQ

Antalgique : analogue de la morphine

sur ordonnance

Présentation

ACTIQ 200 µg : comprimé avec applicateur buccal ; boîte de 3. Stupéfiants - Remb 65 % - **35,07 €**.
ACTIQ 400 µg : comprimé avec applicateur buccal ; boîte de 3. Stupéfiants - Remb 65 % - **35,07 €**.
ACTIQ 600 µg : comprimé avec applicateur buccal ; boîte de 3. Stupéfiants - Remb 65 % - **35,07 €**.
ACTIQ 800 µg : comprimé avec applicateur buccal ; boîte de 3. Stupéfiants - Remb 65 % - **35,07 €**.
ACTIQ 1200 µg : comprimé avec applicateur buccal ; boîte de 3. Stupéfiants - Remb 65 % - **35,07 €**.
ACTIQ 1600 µg : comprimé avec applicateur buccal ; boîte de 3. Stupéfiants - Remb 65 % - **35,07 €**.

Composition

	p cp	p cp	p cp
Fentanyl	200 µg	400 µg	600 µg
Glucose	1,89 g	1,89 g	1,89 g

	p cp	p cp	p cp
Fentanyl	800 µg	1200 µg	1600 µg
Glucose	1,89 g	1,89 g	1,89 g

Dans quel cas ce médicament est-il prescrit ?

Ce médicament est un *antalgique* puissant contenant un dérivé de la *morphine.*

Il est utilisé pour soulager les accès douloureux aigus survenant chez des personnes bénéficiant déjà d'un traitement de fond pour des douleurs chroniques liées à un cancer.

Contre-indications

Ce médicament ne doit pas être utilisé dans les cas suivants :
- *insuffisance respiratoire* grave,
- en association avec les *IMAO*,
- **allaitement**.

Attention : Les comprimés doivent être impérativement conservés hors de portée des enfants. Les applicateurs usagés doivent être stockés dans un container spécial.

Ce médicament ne peut être utilisé que si un traitement morphinique a déjà été mis en place.

En cas d'utilisation prolongée, un arrêt brutal du traitement expose à des troubles : douleurs diffuses, anxiété, irritabilité, troubles digestifs. Une diminution progressive des doses est recommandée pour éviter ce *syndrome de sevrage.*

Des précautions sont nécessaires en cas d'*arythmie* cardiaque lente, d'*insuffisance hépatique*, d'*insuffisance rénale*, d'*hypertension intracrânienne* et chez les personnes âgées.

Ce médicament contient du sucre (glucose).

Ce médicament peut induire une somnolence parfois intense chez certaines personnes. Cette somnolence peut être augmentée par la prise d'*alcool* ou d'autres médicaments *sédatifs.* La conduite ou l'utilisation de machines dangereuses sont déconseillées.

Interactions avec d'autres substances

Ce médicament ne doit pas être associé aux antibiotiques de la famille des macrolides ni aux médicaments contenant du ritonavir (risque accru d'effets indésirables du fentanyl). L'absorption de jus de pamplemousse peut également en majorer les effets.

Il peut interagir avec les *antalgiques* contenant de la buprénorphine, de la pentazocine ou de la nalbuphine : diminution de l'effet du fentanyl.

Informez par ailleurs votre médecin si vous prenez des médicaments *sédatifs.*

Grossesse et allaitement

L'absence d'effets nocifs de ce médicament n'a pas été établie ; seul votre médecin peut apprécier la nécessité du traitement et son risque pendant la grossesse.

Une surveillance particulière est nécessaire pour l'enfant né d'une mère sous traitement afin de parer à l'éventualité d'un *syndrome de sevrage.*

Ce médicament passe dans le lait maternel ; un choix est donc nécessaire entre l'allaitement et la prise du médicament. Cette décision devra être prise en accord avec votre médecin.

Mode d'emploi et posologie

Le comprimé doit être placé dans la bouche, contre la joue, où il doit fondre au contact de la muqueuse sans être ni sucé, ni mâché, ni croqué, en une quinzaine de minutes. Si un soulagement de la douleur n'est pas obtenu dans les 15 minutes suivant la dissolution d'un comprimé, un second comprimé peut être pris.

Posologie usuelle :
- Adulte : la *posologie*, strictement individuelle, est adaptée par votre médecin en fonction de l'intensité de la douleur.

Conseils : La durée de validité de l'ordonnance est limitée à 28 jours. La délivrance du médicament s'effectue en plusieurs fois (tous les 7 jours).

Respectez la *posologie* et la durée de traitement prescrites par votre médecin. Cependant, si le traitement paraît insuffisant, n'hésitez pas à reprendre contact avec lui.

Effets indésirables possibles

Saignement des gencives, irritation locale.

Ce médicament étant toujours associé à un traitement morphinique de fond, les effets indésirables observés sont difficilement dissociables de ce traitement de fond.

Fréquents : fatigue, maux de tête, nausées, vomissements, constipation, digestion difficile, anxiété, confusion des idées, vertiges, bouche sèche, somnolence ou, au contraire, insomnie, démangeaisons, sueurs, troubles de la vision.

Rares : inflammation de la bouche ou des gencives, anomalies de la coordination des mouvements, cauchemars, hallucinations, excitation, difficultés respiratoires, éruption cutanée, pertubation du goût, difficultés à uriner.

La prise de morphinique expose à un risque de *dépendance.* Ce risque est rare dans les conditions médicales d'utilisation.

Laboratoires Cephalon

ACTISKENAN
Antalgique : morphine
sur ordonnance

Présentation
ACTISKENAN 5 mg : gélule (bleu clair transparent) ; boîte de 14. Stupéfiants - Remb 65 % - **2,44 €**.
ACTISKENAN 10 mg : gélule (rouge transparent) ; boîte de 14. Stupéfiants - Remb 65 % - **2,96 €**.
ACTISKENAN 20 mg : gélule (bleu foncé transparent) ; boîte de 14. Stupéfiants - Remb 65 % - **4,87 €**.
ACTISKENAN 30 mg : gélule (vert transparent) ; boîte de 14. Stupéfiants - Remb 65 % - **7,10 €**.

Composition

	p gél	p gél
Morphine sulfate	5 mg	10 mg

	p gél	p gél
Morphine sulfate	20 mg	30 mg

Dans quel cas ce médicament est-il prescrit ?
C'est un *antalgique* puissant qui contient de la *morphine*. Il combat la douleur en agissant directement sur le cerveau. Ce médicament agit rapidement mais son effet s'estompe en quelques heures.

Il est utilisé dans le traitement des douleurs rebelles, dans leur forme aiguë. Il peut également être utilisé pour compléter l'action des antalgiques morphiniques à *libération prolongée*.

Contre-indications
Ce médicament ne doit pas être utilisé dans les cas suivants :
- *insuffisance hépatique* ou *respiratoire* grave ;
- en association avec les *antalgiques* contenant de la buprénorphine, de la nalbuphine ou de la pentazocine ;
- enfant de moins de 6 mois ;
- **allaitement**.

Attention : Des précautions sont nécessaires en cas d'*insuffisance rénale*, de constipation, d'*hypertension intracrânienne*, et chez les personnes âgées, notamment en cas d'*adénome de la prostate*.

Ce médicament peut induire une somnolence parfois intense chez certaines personnes. Cette somnolence peut être augmentée par la prise d'*alcool* ou d'autres médicaments *sédatifs*. La conduite ou l'utilisation de machines dangereuses sont déconseillées.

Sportif : ce médicament contient une substance susceptible de rendre positifs certains *tests antidopage*.

Interactions avec d'autres substances
Ce médicament ne doit pas être associé à un *antalgique* contenant de la buprénorphine (TEMGÉSIC...), de la pentazocine ou de la nalbuphine : diminution de l'effet de la morphine.

Informez votre médecin si vous prenez des médicaments *sédatifs* ; ils peuvent augmenter le risque de somnolence.

Grossesse et allaitement
L'utilisation de la *morphine* et de ses dérivés ne doit être envisagée chez la femme enceinte qu'en cas d'absolue nécessité, en effet :
- une *insuffisance respiratoire* peut survenir chez le nouveau-né d'une mère traitée par des doses élevées, même si le traitement est ponctuel mais précède de peu l'accouchement ;
- un *syndrome de sevrage*, à l'inverse, peut concerner des nouveau-nés si leur mère reçoit un traitement régulier, même à faible dose. L'enfant souffre alors d'irritabilité, de vomissements, voire de convulsions.

Il est donc important de signaler à l'obstétricien la prise éventuelle de morphinique, afin que ces risques puissent être prévenus par une surveillance et un éventuel traitement adapté.

La *morphine* passe dans le lait maternel : l'allaitement est contre-indiqué.

Mode d'emploi et posologie
Les gélules ne doivent pas être croquées mais avalées avec un peu d'eau. Elles peuvent également être ouvertes et leur contenu mélangé à des aliments semi-liquides (purée, yaourt...).

Posologie usuelle :
La *posologie*, strictement individuelle, est adaptée progressivement par votre médecin en fonction de l'intensité de la douleur et des médicaments éventuellement associés.

Conseils : La *morphine* et les médicaments apparentés ne sont pas réservés aux douleurs des cancéreux ; ils sont aussi utilisés dans le traitement de courte durée des fortes douleurs pouvant faire suite à une fracture, une intervention chirurgicale, un *infarctus du myocarde*...

Depuis le 1er juillet 1999, la prescription de *morphine* et de substances apparentées (*stupéfiants*) est rédigée par le médecin sur une ordonnance « sécurisée ».

La durée de validité de l'ordonnance est limitée à 28 jours.

Respectez la *posologie* et la durée de traitement prescrites par votre médecin. Mais si le traitement paraît insuffisant, n'hésitez pas à reprendre contact avec lui.

Effets indésirables possibles
Fréquemment : somnolence, nausées, vomissements qui souvent régressent spontanément ; constipation qui nécessite la prise d'un traitement laxatif régulier.

Plus rarement : confusion des idées, excitation, cauchemars (notamment chez la personne âgée), difficulté respiratoire, difficulté à uriner, *hypertension intracrânienne*.

Ce médicament contient de la *morphine* et expose à un risque de *dépendance*. Ce risque est très faible par voie orale, dans les conditions d'utilisation médicale.

Laboratoires Bristol-Myers Squibb

ACTISOUFRE
Médicament soufré

Présentation
ACTISOUFRE : solution pour pulvérisation buccale ou nasale ; flacon pressurisé de 100 ml (90 doses) avec embouts buccal et nasal. Non remb.
ACTISOUFRE : suspension buvable ou nasale ; boîte de 18 ampoules de 10 ml et flacon compte-gouttes. Non remb.
ACTISOUFRE : suspension buvable ou nasale ; boîte de 30 ampoules de 10 ml et flacon compte-gouttes. Non remb.

Composition

	p 100 ml	p amp
Sulfure de sodium (soufre)....	13 mg	4 mg
Levure Saccharomyces cerevisiae	500 mg	50 mg
Sodium	378 mg	

Dans quel cas ce médicament est-il prescrit ?

Ce médicament associe du soufre et un extrait de levures, source de vitamines et d'oligoéléments.

Il est utilisé dans le *traitement d'appoint* des *rhinites* et des *rhinopharyngites* chroniques.

Contre-indications

Ce médicament ne doit pas être utilisé en cas d'*intolérance* au soufre.

Grossesse et allaitement

L'effet de ce médicament pendant la grossesse ou l'allaitement est mal connu. Par prudence, son usage est déconseillé chez la femme enceinte ou chez celle qui allaite.

Mode d'emploi et posologie

Flacon pressurisé : la solution doit être pulvérisée, après un mouchage soigneux, dans chaque narine, pendant 2 ou 3 secondes. Elle peut aussi être pulvérisée directement dans la bouche, puis avalée.

Ampoule : bien agiter avant l'emploi. La persistance d'un dépôt non soluble dans l'ampoule est normale. Le contenu de l'ampoule peut être dilué dans un verre d'eau et avalé au cours des repas. Il peut aussi être utilisé en *irrigation nasale* après introduction dans le flacon compte-gouttes.

Posologie usuelle :

Par *voie* orale :

- Adulte et enfant de plus de 5 ans : 2 ampoules par jour ou 1 pulvérisation 3 fois par jour.
- Enfant de moins de 5 ans : ½ à 1 ampoule par jour ou 1 pulvérisation 3 fois par jour.

Par voie nasale :

- Adulte et enfant : 1 ampoule dans chaque narine 2 fois par jour ou 1 pulvérisation prolongée dans chaque narine 3 fois par jour, la tête penchée en arrière.
- Nourrisson : 1 pulvérisation dans chaque narine 2 fois par jour, en position couchée ou en position assise, la tête inclinée sur le côté.

> **Conseils :** Pour plus de confort, il est préférable de faire tiédir la solution avant de l'utiliser en irrigation.
>
> Rincez soigneusement le flacon compte-gouttes à l'eau courante après usage ; laissez-le sécher tête en bas.

Effets indésirables possibles

Douleurs d'estomac lors de l'administration par voie orale.

Laboratoires Grimberg

ACTIVELLE

Estroprogestatif — sur ordonnance

Présentation

ACTIVELLE : comprimé ; boîte de 28 avec distributeur. Liste I - Remb 65 % - **7,93 €**.

Composition

	p cp
Estradiol	1 mg
Noréthistérone acétate	0,5 mg
Lactose	+

Dans quel cas ce médicament est-il prescrit ?

Ce médicament contient de l'estradiol, destiné à corriger un déficit en *estrogènes*, et de la noréthistérone, *progestatif* qui a un effet protecteur sur l'utérus.

Il est utilisé pour traiter certains *symptômes* de la *ménopause* (bouffées de chaleur, sécheresse vaginale...) et pour prévenir l'*ostéoporose* chez la femme ménopausée.

Contre-indications

Ce médicament ne doit pas être utilisé dans les cas suivants :

- *accident thromboembolique* (*phlébite*, *embolie* pulmonaire...) survenant lors du traitement ;
- *cancer hormonodépendant* ;
- saignement génital intermittent (l'origine de ce saignement doit être déterminée par des examens avant la mise en route du traitement) ;
- maladie grave du foie ;
- **grossesse** ;
- **allaitement**.

> **Attention :** De récentes études ont montré une augmentation du risque de survenue d'un cancer du sein chez les femmes ayant reçu un traitement prolongé des *symptômes* de la *ménopause*. Le traitement doit par conséquent être prescrit à la dose minimale efficace et pour une durée la plus courte possible. En l'absence de troubles, sa prescription ne doit pas être systématique.
>
> Un bilan initial suivi d'une surveillance médicale régulière sont nécessaires, surtout dans les cas suivants : *hypertension artérielle*, *diabète*, tumeur bénigne du foie ou de l'utérus, *endométriose*, *lithiase* biliaire, *migraines*, *épilepsie*, *asthme*, *otospongiose*, *insuffisance rénale* ou *cardiaque*, *hypertriglycéridémie*, *lupus érythémateux* disséminé, obésité, *antécédents* familiaux de cancer du sein ou d'*accident thromboembolique*.
>
> Arrêtez la prise de ce médicament et consultez votre médecin en cas d'apparition de l'un des symptômes suivants : maux de tête violents et inhabituels, ictère (jaunisse), élévation importante de la tension artérielle, gonflement douloureux d'une jambe, essoufflement brutal.
>
> Si vous devez subir une intervention chirurgicale, il est préférable d'interrompre le traitement un mois à l'avance. De même, un alitement prolongé doit vous conduire à arrêter le traitement.

Interactions avec d'autres substances

L'efficacité du traitement peut être diminuée par la prise conjointe d'un médicament *inducteur enzymatique*.

Grossesse et allaitement

Compte tenu des indications, ce médicament n'est pas utilisé chez la femme enceinte ou qui allaite.

Mode d'emploi et posologie

Prendre 1 comprimé par jour, de préférence à la même heure, sans interruption entre 2 plaquettes.

> **Conseils :** Des saignements génitaux irréguliers peuvent aussi survenir au cours des 2 ou 3 premiers mois de traitement ; si ces saignements persitent plus longtemps, consultez votre médecin.

Effets indésirables possibles

Maux de tête, tension des seins, *candidose* vaginale, fatigue, insomnie, *dépression*, augmentation de la tension artérielle, douleurs abdominales, ballonnements, nausées, démangeaisons, *œdème*, prise de poids.

Saignement génital intermittent (à signaler à votre médecin).

Des essais cliniques portant sur la prise de traitements prolongés combinant un *estrogène* et un *progestatif* ont mis en évidence des risques accrus de tumeur bénigne ou maligne du sein ou de l'utérus, d'*accident thromboembolique*, de calculs de la vésicule biliaire, de taches sombres sur le visage.

Laboratoires Novo Nordisk Pharmaceutique SAS

ACTIVIR

Antiherpétique local

Présentation

ACTIVIR : crème ; tube de 2 g avec pompe doseuse. Non remb.
ACTIVIR : crème ; tube de 2 g. Non remb.

Composition

	p 100 g
Aciclovir	5 g

Dans quel cas ce médicament est-il prescrit ?

Ce médicament est un *antiviral* puissant. Il bloque la multiplication du *virus* herpétique au sein des cellules infectées.

Il est utilisé dans le traitement de l'*herpès* labial (également appelé « bouton de fièvre »).

Contre-indications

Cette crème ne doit pas être utilisée dans les cas suivants :
- enfant de moins de 6 ans,
- herpès sur l'œil ou à l'intérieur de la bouche ou du vagin.

Attention : Ce médicament disponible sans ordonnance est destiné à être utilisé sur les conseils de votre pharmacien ; signalez-lui tout antécédent de *réaction allergique* à un médicament contenant de l'aciclovir ou du valaciclovir. Ne l'utilisez pas pour des lésions herpétiques situées ailleurs que sur les lèvres.

Ce médicament traite les poussées d'*herpès* mais n'élimine pas le *virus* de l'organisme. Il n'empêche donc pas la survenue d'autres crises.

Les ultraviolets favorisent les poussées d'herpès labial. Évitez l'exposition au soleil fort ou aux UV, ou appliquez un écran total en quantité suffisante et renouvelée.

Grossesse et allaitement

Cette crème peut être utilisée pendant la grossesse ou l'allaitement.

Mode d'emploi et posologie

Le traitement doit être commencé dès les premiers *symptômes* annonçant une poussée d'*herpès* labial.

Posologie usuelle :
- Adulte et enfant de plus de 6 ans : 5 applications par jour.

La durée du traitement varie de 5 à 10 jours.

Conseils : L'herpès est une maladie contagieuse. Lavez-vous soigneusement les mains après l'application de la crème ou en cas de contact avec les lésions ; notamment, évitez absolument de toucher vos yeux avec des doigts contaminés. Le risque de contagion est maximal au moment où apparaissent les vésicules (petites cloques sous la peau).

Ce médicament peut être en accès libre dans certaines pharmacies ; néanmoins, n'hésitez pas à demander conseil à votre pharmacien.

Effets indésirables possibles

Picotements, sensation de brûlure locale, rougeur, sécheresse de la peau, *eczéma* de contact.

Laboratoires GlaxoSmithKline Santé Grand Public

ACTIVOX collutoire

Phytothérapie

Présentation

ACTIVOX : solution pour pulvérisation buccale (arôme menthe) ; flacon pressurisé de 40 ml. Non remb.

Composition

	p 100 ml
Erysimum, extrait de sommité fleurie	1,2 g
Matricaire, extrait de fleur	0,6 g
Alcool	+
Eucalyptus, essence	+
Lévomenthol	+

Dans quel cas ce médicament est-il prescrit ?

Ce *collutoire* contient des extraits de plantes. Il a un effet *antalgique* local.

Il est utilisé dans le *traitement d'appoint* des affections de la bouche et de la gorge.

Attention : En l'absence d'amélioration au bout de 5 jours, en cas d'apparition de fièvre, consultez votre médecin.

Ce médicament contient de l'*alcool* en quantité notable.

Grossesse et allaitement

Ce médicament contient des plantes présumées sans danger pendant la grossesse ou l'allaitement. Néanmoins, par mesure de prudence, ne l'utilisez pas sans prendre l'avis de votre pharmacien ou de votre médecin.

Mode d'emploi et posologie

- Adulte : 2 pulvérisations, 3 fois par jour.

La durée du traitement est habituellement de 4 à 5 jours.

Laboratoires Arkopharma

ACTIVOX EXPECTORANT pastille

Phytothérapie

Présentation

ACTIVOX EXPECTORANT : pastille ; boîte de 24. Non remb.

Composition

	p past
Lierre grimpant, extrait	30 mg

Dans quel cas ce médicament est-il prescrit ?

Ce médicament contient un extrait de plante à visée antitussive.

Il est traditionnellement utilisé dans le *traitement symptomatique* de la toux et au cours des affections bronchiques aiguës bénignes.

Attention : La toux est un *symptôme* qui peut révéler de nombreuses maladies : consultez votre médecin si elle persiste plus de quelques jours ou en cas d'apparition de fièvre.

Grossesse et allaitement

Ce médicament contient une plante présumée sans danger pendant la grossesse ou l'allaitement. Néanmoins, par mesure de prudence, ne l'utilisez pas sans prendre l'avis de votre pharmacien ou de votre médecin.

Mode d'emploi et posologie

Les prises doivent être réparties au cours de la journée.

Posologie usuelle :

- Adulte : 4 à 6 pastilles par jour.
- Enfant de 10 à 15 ans : 3 à 4 pastilles par jour.
- Enfant de 6 à 10 ans : 2 à 3 pastilles par jour.

Conseils : Éviter de fumer ou d'être exposé à la fumée des autres : la cigarette est irritante pour les bronches et entretient la toux.
Des mesures simples permettent de calmer les toux sèches : boissons chaudes et humidification de l'air ambiant.

Laboratoires Arkopharma

ACTIVOX LIERRE
Phytothérapie

Présentation

ACTIVOX LIERRE : sirop (arôme caramel) ; flacon de 200 ml avec cuillère-mesure de 5 ml. Non remb.

Composition

	p c mes
Lierre grimpant, extrait	50 mg
Saccharose	1,7 g

Dans quel cas ce médicament est-il prescrit ?

Ce sirop contient un extrait de plante à visée antitussive.
Il est traditionnellement utilisé dans le *traitement symptomatique* de la toux et au cours des affections bronchiques aiguës bénignes.

Attention : La toux est un *symptôme* qui peut révéler de nombreuses maladies : consultez votre médecin si elle persiste plus de quelques jours ou en cas d'apparition de fièvre.
Ce médicament contient du *sucre* (saccharose) en quantité notable.

Grossesse et allaitement

Ce médicament contient une plante présumée sans danger pendant la grossesse ou l'allaitement. Néanmoins, par mesure de prudence, ne l'utilisez pas sans prendre l'avis de votre pharmacien ou de votre médecin.

Mode d'emploi et posologie

Les prises de ce médicament doivent être réparties au cours de la journée.

Posologie usuelle :

- Adulte : 1 cuillère-mesure, 3 à 4 fois par jour.
- Enfant de 10 à 15 ans : 1 cuillère-mesure, 2 à 3 fois par jour.
- Enfant de 5 à 10 ans : ½ cuillère-mesure, 3 à 4 fois par jour.
- Enfant de moins de 5 ans : ½ cuillère-mesure, 2 fois par jour.

Conseils : Éviter de fumer ou d'être exposé à la fumée des autres : la cigarette est irritante pour les bronches et entretient la toux.
Des mesures simples permettent de calmer les toux sèches : boissons chaudes et humidification de l'air ambiant.

Laboratoires Arkopharma

ACTIVOX pastille
Phytothérapie

Présentation

ACTIVOX SANS SUCRE menthe eucalyptus : pastille (vert) ; boîte de 24. Non remb.
ACTIVOX SANS SUCRE miel citron : pastille (orange) ; boîte de 24. Non remb.

Composition

	p past	p past
Erysimum, extrait de sommité fleurie	24 mg	24 mg
Matricaire, extrait de capitule	12 mg	12 mg
Sorbitol	2,3 g	2,3 g
Eucalyptus, essence	+	
Lévomenthol	+	

Dans quel cas ce médicament est-il prescrit ?

Ce médicament contient des extraits de plantes à visée adoucissante.
Il est traditionnellement utilisé dans le traitement des maux de gorge et des petites plaies de la bouche (*aphtes* par exemple).

Attention : N'utilisez pas ce médicament chez l'enfant de moins de 3 ans (pastille miel-citron) et chez l'enfant de moins de 6 ans (pastille menthe-eucalyptus).
En l'absence d'amélioration au bout de 5 jours, de douleur en avalant ou en cas d'apparition de fièvre, consultez votre médecin. Il pourra faire la différence entre une *pharyngite* et une angine. En cas d'angine bactérienne, un traitement *antibiotique* est nécessaire afin d'éviter des complications ultérieures, cardiaques ou rénales.

Grossesse et allaitement

Ce médicament contient des plantes présumées sans danger pendant la grossesse ou l'allaitement. Néanmoins, par mesure de prudence, ne l'utilisez pas sans prendre l'avis de votre pharmacien ou de votre médecin.

Mode d'emploi et posologie

Laisser fondre les pastilles dans la bouche sans les croquer.

Posologie usuelle :

- Adulte : 1 pastille menthe-eucalyptus ou miel-citron, 4 à 6 fois par jour.

- Enfant de 6 à 15 ans : 1 pastille menthe-eucalyptus ou miel-citron, 2 ou 3 fois par jour.
- Enfant de 3 à 6 ans : 1 pastille miel-citron, 2 ou 3 fois par jour.

Effets indésirables possibles

Liés à la présence de sorbitol : ballonnements, diarrhée.

Laboratoires Arkopharma

ACTIVOX pommade

Révulsif

Présentation

ACTIVOX : pommade ; pot de 60 g. Non remb.

Composition

	p 100 g
Camphre	5 g
Térébenthine, huile essentielle	5 g
Lévomenthol	2,75 g
Eucalyptus, huile essentielle	1,5 g
Noix de muscade, huile essentielle	0,75 g
Feuille de cèdre, huile essentielle	0,75 g
Thymol	0,25 g

Dans quel cas ce médicament est-il prescrit ?

Cette pommade, qui contient des *terpènes*, a un effet *révulsif*.

Elle est utilisée pour faciliter la respiration au cours des affections respiratoires, avec ou sans toux.

Contre-indications

Ce médicament ne doit pas être utilisé dans les cas suivants :
- *antécédents* de *convulsions*,
- enfant de moins de 30 mois.

Attention : Les médicaments contenant des *terpènes* peuvent, dans de très rares cas, provoquer des accidents graves chez le jeune enfant : *convulsions*, troubles de conscience, arrêt respiratoire... Ils sont donc contre-indiqués chez le *nourrisson* et ne devraient être employés qu'après avis médical chez l'enfant de moins de 7 ans.

Le risque d'accident dû aux terpènes est accru :
- chez les enfants ayant des *antécédents* de convulsions ;
- lors d'applications répétées ou étendues ;
- lorsque la peau est lésée (brûlure, plaie, *eczéma*...) ;
- lors d'applications sous pansement.

Grossesse et allaitement

L'effet de ce médicament pendant la grossesse est mal connu. L'évaluation du risque éventuel lié à son utilisation est individuelle : demandez conseil à votre pharmacien ou à votre médecin.

Les *terpènes* peuvent donner un goût particulier au lait. Leur absorption par le *nourrisson* n'est pas souhaitable : évitez d'employer ce médicament pendant l'allaitement.

Mode d'emploi et posologie

Appliquer une noisette de pommade sur la poitrine ou sur le dos.

Posologie usuelle :
- Adulte et enfant de plus de 30 mois : 1 ou 2 applications par jour.

La durée du traitement ne doit pas dépasser 3 jours sans avis médical.

Conseils : Pensez à vous laver les mains après l'application pour éviter tout contact avec les yeux et les *muqueuses*.

Effets indésirables possibles

Au point d'application : démangeaisons, brûlure, devant conduire à arrêter le traitement.

Réaction allergique.

En cas de dépassement de la *posologie* usuelle, les *terpènes* peuvent provoquer :
- des *convulsions* chez l'enfant,
- agitation, confusion des idées (notamment chez la personne âgée).

Laboratoires Arkopharma

ACTONEL 5 mg et 35 mg

Biphosphonate — sur ordonnance

Présentation

ACTONEL 5 mg : comprimé (ovale ; jaune) ; boîte de 28. Liste I - Remb 65 % - **34,08 €**.
ACTONEL 35 mg : comprimé (ovale ; orangé) ; boîte de 4. Liste I - Remb 65 % - **34,08 €**.
ACTONEL 35 mg : comprimé (ovale ; orangé) ; boîte de 12. Liste I - Remb 65 % - **91,78 €**.

Composition

	p cp	p cp
Risédronate monosodique	5 mg	35 mg

Dans quel cas ce médicament est-il prescrit ?

Ce médicament appartient à la famille des biphosphonates. Il agit en bloquant les cellules qui détruisent l'os et en luttant contre la déminéralisation.

Il est utilisé dans le traitement de l'*ostéoporose* qui survient chez la femme ménopausée pour réduire le risque de fractures des vertèbres et de la hanche.

Dosé à 5 mg, il est également utilisé dans le *traitement préventif* de la fragilité osseuse, chez les femmes ménopausées présentant un risque élevé d'ostéoporose ou lors de la prise prolongée (supérieure à 3 mois) de cortisone.

Dosé à 35 mg, il est également utilisé dans le traitement de l'ostéoporose chez l'homme.

Contre-indications

Ce médicament ne doit pas être utilisé dans les cas suivants :
- *insuffisance rénale* grave,
- *hypocalcémie*,
- **grossesse**,
- **allaitement**.

Attention : Comme d'autres biphosphonates, ce médicament pourrait être irritant pour la bouche ou l'œsophage ; il est important :
- de ne pas croquer ou sucer le comprimé ;
- de prendre le comprimé en position assise ou debout, avec un grand verre d'eau ;
- de ne pas s'allonger dans la demi-heure qui suit la prise.

Signalez au médecin l'apparition de *troubles digestifs* comme des brûlures d'estomac, des acidités, ou des brûlures derrière le sternum.

Une atteinte des os de la mâchoire pouvant entraîner la perte des dents a été rapportée chez certaines personnes prenant des biphosphonates. Un examen dentaire et des soins préventifs peuvent être nécessaires avant de débuter le traitement, notamment en cas d'antécédent de chimiothérapie, de radiothérapie, ou de prise de corticoïdes.

Interactions avec d'autres substances

Les autres médicaments (surtout les *pansements digestifs* ou ceux contenant du calcium, du magnésium ou du fer) doivent être absorbés à distance de ce médicament car ils risquent de diminuer son absorption intestinale.

Grossesse et allaitement

Ce médicament n'a pas d'indication chez la femme non ménopausée.

Mode d'emploi et posologie

Ce médicament doit être pris avec un grand verre d'eau (eau du robinet ou eau minérale pauvre en calcium et en magnésium), en position assise ou debout, en dehors de toute prise de boissons ou d'aliments (minimum 30 minutes avant le petit-déjeuner ou au moins à 2 heures de distance des repas).

Les comprimés doivent être avalés entiers, sans être croqués.

Posologie usuelle :

- Adulte :
  - comprimé à 5 mg : 1 comprimé par jour,
  - comprimé à 35 mg : 1 comprimé par **semaine**, à prendre toujours le même jour de la semaine.

En cas d'oubli (comprimé à 35 mg uniquement) : prendre 1 comprimé le jour du constat de l'oubli, et prendre le comprimé suivant le jour de la prise initialement choisi. Ne pas prendre 2 comprimés le même jour.

Conseils : Pendant toute la durée du traitement, des apports de calcium sont nécessaires, soit par l'alimentation (produits laitiers), soit par un traitement conjoint spécifique.

Des exercices physiques réguliers, adaptés à l'âge et à la condition physique, contribuent à limiter l'évolution de l'*ostéoporose*.

Une consommation modérée d'alcool et l'arrêt du tabac sont également recommmandés, car alcool et tabac favorisent la perte osseuse.

Effets indésirables possibles

Nausées, diarrhée, douleurs abdominales, digestion difficile, constipation.

Douleurs des os et des articulations.

Maux de tête.

Éruption cutanée.

Laboratoires Procter et Gamble Pharmaceuticals France

ACTONEL 30 mg

Biphosphonate

sur ordonnance

Présentation

ACTONEL 30 mg : comprimé (ovale ; blanc) ; boîte de 28. Liste I - Remb 65 % - **230,12 €**.

Composition

	p cp
Risédronate monosodique	30 mg

Dans quel cas ce médicament est-il prescrit ?

Ce médicament appartient à la famille des diphosphonates. Il agit en bloquant les cellules qui détruisent l'os et en luttant contre la déminéralisation.

Dosé à 30 mg, il est utilisé dans le traitement de la maladie de *Paget*. D'autres dosages sont utilisés dans le *traitement préventif* et *curatif* de l'*ostéoporose*.

Contre-indications

Ce médicament ne doit pas être utilisé dans les cas suivants :

- *insuffisance rénale* grave,
- *hypocalcémie*,
- **grossesse**,
- **allaitement**.

Attention : Comme d'autres diphosphonates, ce médicament pourrait être irritant pour la bouche ou l'œsophage. Il est important :

- de ne pas croquer ou sucer le comprimé ;
- de prendre le comprimé en position assise ou debout, avec un grand verre d'eau ;
- de ne pas s'allonger dans la demi-heure qui suit la prise.

Signalez au médecin l'apparition de *troubles digestifs* comme des brûlures d'estomac, des acidités, ou des brûlures derrière le sternum.

Pendant toute la durée du traitement, des apports de calcium sont nécessaires, soit par l'alimentation, soit par un traitement conjoint spécifique.

Interactions avec d'autres substances

Les autres médicaments (surtout les *pansements digestifs* ou ceux contenant du calcium, du magnésium ou du fer) doivent être absorbés à distance de ce médicament car ils risquent de diminuer son absorption intestinale.

Grossesse et allaitement

L'effet de ce médicament pendant la grossesse ou l'allaitement est mal connu. Par prudence, son usage est contre-indiqué chez la femme enceinte ou qui allaite.

Mode d'emploi et posologie

Ce médicament doit être pris avec un grand verre d'eau (eau du robinet ou eau minérale pauvre en calcium et en magnésium), en position assise ou debout, en dehors de toute prise de boissons (autre que de l'eau) ou d'aliments (minimum 30 minutes avant le petit-déjeuner ou au moins à 2 heures de distance des repas).

Les comprimés doivent être avalés entiers, sans être croqués.

Posologie usuelle :

- Adulte : 1 comprimé par jour, en cure de 2 mois.

Effets indésirables possibles

Nausées, diarrhée, constipation, douleurs abdominales.
Douleurs des os et des articulations, faiblesse musculaire, crampes.
Œdème, perte de poids, hypocalcémie.
Vertiges.
Bronchite, sinusite.
Éruption cutanée.
Troubles de la vue, lésions de la cornée, sécheresse de l'œil, bourdonnement d'oreille, énurésie.
Consultez le lexique à *Effets indésirables* pour la bonne compréhension de cette rubrique.

Laboratoires Procter et Gamble Pharmaceuticals France

ACTONELCOMBI

Biphosphonate associé au calcium et à la vitamine D — sur ordonnance

Présentation

ACTONELCOMBI : comprimé (ovale ; orangé) et granulés effervescents (arôme citron) ; boîte de 4 comprimés et 24 sachets. Liste I - Remb 65 % - **38,39 €**.
ACTONELCOMBI : comprimé (ovale ; orangé) et granulés effervescents (arôme citron) ; boîte de 12 comprimés et 72 sachets. Liste I - Remb 65 % - **104,71 €**.

Composition

	p cp	p sachet
Risédronate monosodique	5 mg	
Carbonate de calcium		2550 mg
soit Calcium		1000 mg
Cholécalciférol (vitamine D3)		880 UI
Potassium		163 mg

Dans quel cas ce médicament est-il prescrit ?

Ce médicament se présente sous forme de traitement hebdomadaire, comprenant un comprimé et des sachets de granulés effervescents. Le comprimé contient un biphosphonate. Il agit en bloquant les cellules qui détruisent l'os et en luttant contre la déminéralisation. Les granulés apportent du calcium et de la *vitamine* D, vitamine qui facilite l'absorption du calcium par l'intestin et sa fixation sur les os.
Il est utilisé dans le traitement de l'*ostéoporose* qui survient chez la femme ménopausée, pour réduire le risque de fractures des vertèbres et de la hanche.

Contre-indications

Ce médicament ne doit pas être utilisé dans les cas suivants :
- *insuffisance rénale* grave,
- *hypocalcémie*,
- excès de calcium dans le sang ou dans les urines,
- calculs des *voies* urinaires contenant du calcium,
- immobilisation prolongée (attendre la reprise de la marche pour débuter le traitement),
- **grossesse**,
- **allaitement**.

Attention : Comme d'autres biphosphonates, le comprimé pourrait être irritant pour la bouche ou l'œsophage. Il est important :
- de ne pas croquer ou sucer le comprimé ;
- de prendre le comprimé en position assise ou debout, avec un grand verre d'eau ;
- de ne pas s'allonger dans la demi-heure qui suit la prise.

Signalez au médecin l'apparition de *troubles digestifs* comme des brûlures d'estomac, des acidités, ou des brûlures derrière le sternum.
Une atteinte des os de la mâchoire pouvant entraîner la perte des dents a été rapportée chez certaines personnes prenant des biphosphonates. Un examen dentaire et des soins préventifs peuvent être nécessaires avant de débuter le traitement, notamment en cas d'antécédent de chimiothérapie, de radiothérapie, ou de prise de corticoïdes.
Ce médicament contient de la *vitamine* D : son *surdosage* expose à des effets indésirables graves. Elle est présente dans de nombreux médicaments dont certains sont disponibles en automédication : évitez de les associer sans avis médical.

Interactions avec d'autres substances

Les autres médicaments (surtout les *pansements digestifs* ou ceux contenant du calcium, du magnésium ou du fer) doivent être absorbés à distance du comprimé car ils risquent de diminuer son absorption intestinale.
Il existe également des interactions alimentaires : les aliments réputés riches en acide oxalique (épinards, rhubarbe, oseille, cacao, thé) ou en acide phytique (chocolat, céréales complètes, légumes secs) peuvent diminuer l'absorption du calcium. Il est donc recommandé de prendre les sachets de calcium/vitamine D3 à distance de repas contenant ces aliments.

Grossesse et allaitement

Ce médicament n'a pas d'indication chez la femme non ménopausée.

Mode d'emploi et posologie

Le comprimé doit être avalé entier, sans être croqué, avec un grand verre d'eau (eau du robinet ou eau minérale pauvre en calcium et en magnésium), en position assise ou debout, en dehors de toute prise de boissons ou d'aliments (minimum 30 minutes avant le petit-déjeuner ou au moins à 2 heures de distance des repas).
Le contenu des sachets doit être dissous dans un verre d'eau.

Posologie usuelle :
- Adulte : 1 comprimé par semaine, le même jour chaque semaine, suivi d'un 1 sachet de calcium/vitamine D3 par jour pendant 6 jours (en commençant le lendemain de la prise du comprimé).

En cas d'oubli du comprimé, prendre le comprimé le jour du constat de l'oubli sans prendre le sachet de calcium/vitamine D3, et prendre le comprimé suivant le jour de la prise initialement choisi. Ne pas prendre 2 comprimés le même jour.
En cas d'oubli du sachet, prendre un sachet à partir du jour où l'oubli est constaté. Ne pas prendre 2 sachets le même jour.

Conseils : Des exercices physiques réguliers, adaptés à l'âge et à la condition physique, contribuent à limiter l'évolution de l'*ostéoporose*.
Une consommation modérée d'alcool et l'arrêt du tabac sont également recommmandés, car alcool et tabac favorisent la perte osseuse.

Effets indésirables possibles

Nausées, diarrhée, douleurs abdominales, digestion difficile, constipation.

Douleurs des os et des articulations.
Maux de tête.
Éruption cutanée.

Laboratoires Procter et Gamble Pharmaceuticals France

ACTOS

Antidiabétique oral — sur ordonnance

Présentation

ACTOS 15 mg : comprimé (blanc) ; boîte de 28. Liste I - Remb 65 % - **22,17 €**.
ACTOS 30 mg : comprimé (blanc) ; boîte de 28. Liste I - Remb 65 % - **32,41 €**.

Composition

	p cp	p cp
Pioglitazone	15 mg	30 mg

Dans quel cas ce médicament est-il prescrit ?

Ce médicament est un *antidiabétique* oral qui augmente la sensibilité de l'organisme à l'*insuline*.

Il est utilisé dans le traitement du *diabète* de type 2 lorsque le régime alimentaire et l'exercice physique sont insuffisants pour contrôler le diabète.

Il peut être utilisé seul ou en association avec d'autres antidiabétiques oraux ou avec l'insuline.

Contre-indications

Ce médicament ne doit pas être utilisé dans les cas suivants :
- *insuffisance cardiaque,*
- *insuffisance hépatique.*

Attention : Ce médicament peut favoriser une rétention d'eau. Il est donc contre-indiqué en cas d'*insuffisance cardiaque*, et des symptômes pouvant faire suspecter une défaillance cardiaque doivent être signalés au médecin : fatigabilité ou essoufflement anormal à l'effort, gonflement des jambes. Le risque d'insuffisance cardiaque est majoré par l'utilisation concomitante d'*insuline* ou d'*anti-inflammatoires non stéroïdiens.*

Un dosage initial puis régulier des *transaminases* est nécessaire.

La pioglitazone pouvant être responsable d'une prise de poids (environ 5 % du poids initial), celle-ci devra être signalée au médecin et les recommandations diététiques habituelles pour lutter contre le surpoids devront être suivies avec une vigilance particulière.

Chez les femmes souffrant d'un trouble de la fertilité due à la maladie des ovaires polykystiques, l'amélioration de la sensibilité à l'insuline apportée par ce médicament peut augmenter la probabilité d'une grossesse. En tenir compte en cas de non désir de grossesse.

Grossesse et allaitement

Le diabète de la femme enceinte nécessite un traitement par insuline. L'usage de ce médicament est déconseillé pendant la grossesse.

Ce médicament ne doit pas être utilisé pendant l'allaitement.

Mode d'emploi et posologie

Les comprimés peuvent être pris indifféremment pendant ou en dehors des repas.

Posologie usuelle :
- Adulte de plus de 18 ans : 15 à 45 mg par jour en une prise.

Conseils : Le *diabète* peut diminuer la sensibilité des pieds à la douleur et favoriser les infections. Des plaies profondes peuvent se développer : une hygiène rigoureuse, un examen régulier des pieds et des chaussures confortables limitent ce risque.

Le régime du diabétique ne consiste pas seulement à contrôler la prise de *glucides* (*sucres*, pain, pâtes...) : demandez conseil à votre médecin.

Une activité physique régulière a une place importante dans le traitement du diabète : 30 à 60 minutes, trois fois par semaine sont recommandés, en privilégiant les activités d'endurance (marche, jogging, natation, vélo...).

Pesez-vous régulièrement et signalez toute variation rapide de poids à votre médecin.

Effets indésirables possibles

Fréquents (moins de 10 % des patients traités) : troubles visuels à signaler à votre médecin, infections respiratoires (rhume), prise de poids.

Rares (moins de 1 % des patients traités) : *sinusites*, insomnie.

Une augmentation des cas de fracture a également été observée chez les femmes traitées par pioglitazone.

Ont également été observés en cas d'association avec la metformine : *œdèmes*, *anémie*, maux de tête, douleurs articulaires, présence de sang dans les urines, troubles de l'érection, flatulence.

Ont également été observés en cas d'association avec un *sulfamide hypoglycémiant* : œdèmes, étourdissements, flatulence, *hypoglycémie*, présence de sucre ou de protéines dans les urines, augmentation de l'appétit, maux de tête, *vertiges*, fatigue, sudation excessive.

Laboratoires Takeda

ACTRAPID 100 UI/ml cartouche

Informations détaillées sur www.monvidal.com

ACTRAPID 100 UI/ml flacon

Informations détaillées sur www.monvidal.com

ACTRON

Association antalgique et antipyrétique

Présentation

ACTRON : comprimé effervescent (blanc) ; boîte de 20. Non remb.
ACTRON : comprimé effervescent (blanc) ; boîte de 30. Non remb.

Composition

	p cp
Acide acétylsalicylique (aspirine)	267 mg
Paracétamol	133 mg
Caféine	40 mg
Sodium	440 mg

Dans quel cas ce médicament est-il prescrit ?

Ce médicament, *antalgique* et *antipyrétique*, associe de l'aspirine, du paracétamol et de la *caféine*.

Il est utilisé dans le *traitement symptomatique* de la douleur ou de la fièvre.

Contre-indications

Ce médicament ne doit pas être utilisé dans les cas suivants :

- *allergie* aux *salicylés* ou aux *AINS*,
- *antécédent* d'*asthme* provoqué par la prise d'aspirine ou d'AINS,
- *ulcère* de l'estomac ou du *duodénum*,
- *hémorragie* et risque hémorragique,
- maladie grave du foie,
- enfant de moins de 15 ans,
- **grossesse** (à partir du 6e mois).

Attention : De nombreux médicaments contiennent de l'aspirine et du paracétamol : vous devez en tenir compte en cas de prise conjointe car un *surdosage* en aspirine expose à une augmentation de ses effets indésirables et un surdosage en paracétamol est toxique pour le foie.

Ce médicament est déconseillé chez les personnes atteintes de *goutte*.

Un avis médical est préférable en cas d'*antécédent* d'*ulcère* de l'estomac ou du *duodénum*, même ancien, d'*insuffisance rénale* et chez la femme qui porte un stérilet.

Évitez de prendre ce médicament pendant la semaine qui précède une extraction dentaire, une opération, ou lors de règles abondantes : augmentation du risque d'*hémorragie*.

Ce médicament contient du *sel* (sodium) en quantité notable.

Ce médicament contient de la *caféine* qui peut être recherchée dans les urines des sportifs pour déceler un éventuel mésusage. Néanmoins, à la *posologie* préconisée, la quantité de caféine contenue dans ce médicament est insuffisante à elle seule pour que la réponse au test soit positive.

Interactions avec d'autres substances

Ce médicament peut interagir avec d'autres médicaments, notamment :

- les autres *anti-inflammatoires* non stéroïdiens (*AINS*) : risque accru d'effets indésirables ;
- les *anticoagulants* et les *antiagrégants plaquettaires* (PLAVIX...) : augmentation du risque hémorragique ;
- les médicaments contenant de la benzbromarone ou du méthotrexate.

Informez par ailleurs votre médecin ou votre pharmacien si vous prenez un *antidiabétique*, un *antihypertenseur* de la famille des *inhibiteurs de l'enzyme de conversion* ou des *inhibiteurs de l'angiotensine II*, un *diurétique*, ou un *corticoïde*.

Grossesse et allaitement

Des effets néfastes pour la mère et l'enfant à naître ont été mis en évidence lorsque l'aspirine, comme les autres *AINS*, est utilisée au cours des 4 derniers mois de la grossesse ; le risque existe même avec une seule prise et même si la grossesse est à terme.

En conséquence, en dehors de certaines situations médicales très particulières, l'aspirine ne peut être utilisée que de façon ponctuelle pendant les 5 premiers mois, et son usage est contre-indiqué à partir du 6e mois.

L'aspirine passe dans le lait maternel : son usage prolongé et à fortes doses chez la femme qui allaite nécessite un avis médical préalable.

Mode d'emploi et posologie

Ce médicament peut être pris indifféremment pendant ou entre les repas, en respectant un intervalle de 4heures entre 2 prises. En cas d'*insuffisance rénale*, l'intervalle entre 2 prises doit être d'au moins 8 heures.

Les comprimés doivent être dissous dans un verre d'eau, de lait ou de jus de fruits.

Posologie usuelle :

- Adulte : 1 ou 2 comprimés par prise, à renouveler si nécessaire, sans dépasser 7 comprimés par jour.

Chez le sujet âgé, il est conseillé de ne pas dépasser 5 comprimés par jour.

Conseils : Ce médicament contient de la *caféine*. On considère qu'une tasse de café contient de 60 à 100 mg de cette substance. Ainsi, pour limiter les effets indésirables de la caféine (excitation, tremblements, insomnie, *palpitations*), il est préférable de limiter la consommation de boissons qui en renferment (café, thé...). Il est également recommandé de prendre ce médicament avant 17 heures.

Effets indésirables possibles

Liés à l'aspirine :

- *gastrite*, douleurs abdominales, saignement du nez ou des gencives ;
- rares et parfois graves : *hémorragie* du tube digestif (vomissements sanglants, selles noires ou, plus souvent, pertes de sang imperceptibles, responsables de l'apparition progressive d'une *anémie*) ; accidents allergiques (*urticaire*, *œdème*, *asthme*) ;
- signes devant faire penser à un *surdosage* : bourdonnements d'oreille, sensation de baisse de l'audition, maux de tête.

Liés au paracétamol : *réaction allergique* (exceptionnelle).

Liés à la *caféine* : insomnie, excitation, *palpitations*.

Laboratoires Bayer Santé Familiale

ACUILIX

Association d'antihypertenseurs — sur ordonnance

Présentation

ACUILIX : comprimé sécable (rose) ; boîte de 28. Liste I - Remb 65 % - **15,86 €**.
ACUILIX : comprimé sécable (rose) ; boîte de 90. Liste I - Remb 65 % - **47,23 €**.

Composition

	p cp
Quinapril	20 mg
Hydrochlorothiazide	12,5 mg
Lactose	+

Dans quel cas ce médicament est-il prescrit ?

Ce médicament est un *antihypertenseur* qui associe deux substances :

- le quinapril, un *inhibiteur de l'enzyme de conversion*. Il empêche la formation d'une substance responsable d'une contraction des artères qui augmente la tension artérielle et fatigue le cœur ;
- l'hydrochlorothiazide, un *diurétique* dont la structure chimique est proche de celle des *sulfamides* ; son action renforce celle du quinapril.

Il est utilisé dans le traitement de l'*hypertension artérielle*.

Contre-indications

Ce médicament ne doit pas être utilisé dans les cas suivants :

- *allergie* aux médicaments de la famille des *inhibiteurs de l'enzyme de conversion* ou à celle des *sulfamides*,
- prédisposition à l'œdème de *Quincke*,
- *insuffisance rénale* grave,
- *encéphalopathie hépatique*,
- **grossesse** (à partir du 4e mois),
- **allaitement**.

Votre médecin est seul juge pour prescrire ce médicament en cas d'*hyperkaliémie* ou de rétrécissement des artères rénales.

Attention : En cas de gonflement du visage (lèvres, paupières...) ou d'une autre région du corps, consultez votre médecin avant toute nouvelle prise de ce médicament ; il peut s'agir d'un œdème de *Quincke*.

L'usage des *inhibiteurs de l'enzyme de conversion* est déconseillé en période de désensibilisation aux venins d'*hyménoptères* (abeille, guêpe, etc) : risque de *réaction allergique* grave.

Chez les personnes atteintes d'une *insuffisance hépatique*, l'apparition de troubles de la conscience peut annoncer une complication. Ne poursuivez pas le traitement sans l'avis de votre médecin.

La baisse de la tension artérielle peut être importante lors des premières prises du médicament, en particulier si vous suiviez auparavant un traitement prolongé par *diurétique* ou un régime sans *sel*. Dans ce cas, le traitement est généralement initié avec de faibles posologies, sous surveillance médicale plus étroite.

Faites pratiquer régulièrement les analyses de sang prescrites par votre médecin ; elles sont notamment destinées à vérifier le bon fonctionnement de vos reins (dosage de la *créatinine*) et les taux de *potassium* et de *sodium* sanguins.

Le diurétique contenu dans ce médicament peut faire baisser la *kaliémie* : évitez d'utiliser des *laxatifs stimulants* dont l'usage régulier contribue à la baisse du taux de potassium dans le sang. Il peut par ailleurs augmenter le taux sanguin d'*acide urique* (possibilité de crise de *goutte*).

L'hydrochlorothiazide peut entraîner une sensibilité accrue de la peau au soleil (*photosensibilisation*) et provoquer des réactions cutanées (coup de soleil, brûlures) en cas d'exposition même faible aux rayons ultraviolets. Il est important de se protéger efficacement du soleil, notamment en cas d'*antécédent* de photosensibisation lors du traitement.

Conducteur : ce médicament peut être responsable de *vertiges* lors des premières prises.

Sportif : ce médicament contient une substance susceptible de rendre positifs certains *tests antidopage*.

Interactions avec d'autres substances

Ce médicament peut interagir avec les médicaments susceptibles de provoquer une *hyperkaliémie* (*diurétique*, sel de *potassium*...), avec les médicaments donnant des *torsades de pointes* et avec les médicaments contenant du lithium.

Informez par ailleurs votre médecin si vous prenez un *digitalique*, un *laxatif stimulant*, un *AINS*, ou un médicament contenant de la metformine, de la carbamazépine, de la ciclosporine ou un sel de calcium.

En outre, l'effet *antihypertenseur* de ce médicament peut être augmenté par certains médicaments tels que les *neuroleptiques*, les *antidépresseurs imipraminiques*, les médicaments contenant du baclofène ; il peut être diminué par les *corticoïdes*. Votre médecin doit être informé si vous êtes traité par l'un ou par l'autre.

Chez le diabétique traité par l'*insuline*, une adaptation de la *posologie* de l'insuline peut être nécessaire.

Grossesse et allaitement

L'effet de ce médicament pendant les 3 premiers mois de la grossesse est mal connu. Par prudence, son usage est déconseillé.

Au cours des 6 derniers mois de la grossesse, la prise prolongée d'un *inhibiteur de l'enzyme de conversion* peut endommager les reins du fœtus. L'utilisation de ce médicament est contre-indiquée à partir du 4e mois de la grossesse.

En conséquence, un désir de grossesse nécessite le remplacement de ce médicament par un autre antihypertenseur. Si une grossesse survient alors que vous prenez ce médicament, consultez rapidement votre médecin pour qu'il modifie votre traitement. Des *échographies* régulières sont parfois nécessaires pour s'assurer de l'absence d'anomalie.

Ce médicament passe dans le lait maternel ; un choix est donc nécessaire entre l'allaitement et la prise du médicament. Cette décision devra être prise en accord avec votre médecin.

Mode d'emploi et posologie

Ce médicament est pris indifféremment au cours ou en dehors des repas.

Posologie usuelle :

- Adulte : 1 comprimé par jour.

En cas d'*insuffisance rénale*, d'*athérosclérose*, de traitement préalable par des *diurétiques* ou de régime sans *sel*, en particulier chez la personne âgée, la *posologie* initiale est faible ; elle est augmentée progressivement par le médecin en fonction des effets du médicament.

Conseils : Votre tension artérielle doit être contrôlée régulièrement. Les appareils permettant une mesure automatique de la tension à domicile utilisent souvent un procédé de mesure différent de celui qu'emploie votre médecin. Si vous avez un tel appareil, apportez-le en consultation pour vous assurer que la mesure obtenue est bien conforme à celle du tensiomètre de votre médecin.

Le traitement médicamenteux ne dispense pas de mesures simples pouvant faire baisser la tension artérielle : activité physique régulière, modération de la consommation de boissons alcoolisées et de *sel*, lutte contre l'excès de poids.

Effets indésirables possibles

Toux sèche.

Baisse excessive de la tension artérielle (voir Attention) ; *hypotension orthostatique*.

Maux de tête, fatigue, étourdissement, fourmillement des extrémités.

Troubles digestifs.

Éruption cutanée.

Augmentation du taux de *créatinine*, d'*acide urique* ou de glucose dans le sang et exceptionnellement du calcium.

Baisse du taux de *potassium* dans le sang, associée ou non à des crampes.

Rarement : baisse de taux de sodium dans le sang (natrémie) et risque de troubles du comportement, anomalie de la *numération formule sanguine*.

Exceptionnellement : œdème de *Quincke*, *pancréatite*, troubles de la vue.

Laboratoires Pfizer

ACUITEL

Inhibiteur de l'enzyme de conversion

sur ordonnance

Présentation

ACUITEL 5 mg : comprimé sécable (jaune) ; boîte de 28. Liste I - Remb 65 % - **5,65 €**.
ACUITEL 5 mg : comprimé sécable (jaune) ; boîte de 90. Liste I - Remb 65 % - **16,96 €**.
ACUITEL 20 mg : comprimé sécable (jaune) ; boîte de 28. Liste I - Remb 65 % - **15,11 €**.
ACUITEL 20 mg : comprimé sécable (jaune) ; boîte de 90. Liste I - Remb 65 % - **45,16 €**.

Composition

	p cp	p cp
Quinapril	5 mg	20 mg
Lactose	+	+

Dans quel cas ce médicament est-il prescrit ?

Ce médicament appartient à la famille des *inhibiteurs de l'enzyme de conversion* (IEC). Il bloque l'enzyme de conversion, une enzyme rénale nécessaire à la formation de l'angiotensine II ; cette substance est responsable d'une contraction des artères qui augmente la tension artérielle et fatigue le cœur. Le blocage de l'enzyme de conversion permet ainsi une baisse de la tension artérielle.

Il est utilisé dans le traitement de l'*hypertension artérielle* et de l'*insuffisance cardiaque*.

Contre-indications

Ce médicament ne doit pas être utilisé dans les cas suivants :
- *allergie* aux médicaments de la famille des *inhibiteurs de l'enzyme de conversion*,
- prédisposition à l'œdème de *Quincke*,
- **grossesse** (à partir du 4e mois).

Votre médecin est seul juge pour prescrire ce médicament en cas d'*hyperkaliémie* ou de rétrécissement des artères rénales.

Attention : En cas de gonflement du visage (lèvres, paupières...) ou d'une autre région du corps, consultez votre médecin avant toute nouvelle prise de ce médicament ; il peut s'agir d'un œdème de *Quincke*.

L'usage des *inhibiteurs de l'enzyme de conversion* est déconseillé en période de désensibilisation aux venins d'*hyménoptères* (abeille, guêpe, etc) : risque de *réaction allergique* grave.

La baisse de la tension artérielle peut être importante lors des premières prises du médicament, en particulier si vous suiviez auparavant un traitement prolongé par *diurétique* ou un régime sans *sel*. Dans ce cas, le traitement est généralement initié avec de faibles posologies, sous surveillance médicale plus étroite.

Les inhibiteurs de l'enzyme de conversion sont parfois responsables d'une *hyperkaliémie* ; un contrôle régulier de la *créatinine* et du taux de *potassium* dans le sang peut être nécessaire, notamment en cas d'*insuffisance rénale*, de *diabète* et chez la personne âgée.

Les sels de régime contiennent souvent du potassium ; ils ne doivent pas être utilisés sans avis médical.

Si vous êtes dialysé, prévenez votre centre de *dialyse* de la prise de ce médicament.

Conducteur : ce médicament peut être responsable de *vertiges* lors des premières prises.

Interactions avec d'autres substances

Ce médicament peut interagir avec les *diurétiques* et les médicaments qui contiennent du potassium ou du lithium.

Informez par ailleurs votre médecin ou votre pharmacien si vous prenez un *antidiabétique*, un *AINS* ou de l'aspirine à forte dose (plus de 3 g par jour).

En outre, l'effet *antihypertenseur* de ce médicament peut être augmenté par certains médicaments tels que les *neuroleptiques*, les *antidépresseurs imipraminiques*, les *alphabloquants* utilisés dans certains troubles urinaires, les médicaments contenant du baclofène ; il peut être diminué par les *corticoïdes*. Votre médecin doit être informé si vous êtes traité par l'un ou l'autre de ces médicaments.

Grossesse et allaitement

L'effet de ce médicament pendant les 3 premiers mois de la grossesse est mal connu. Par prudence, son usage est déconseillé.

Au cours des 6 derniers mois de la grossesse, la prise prolongée d'un *inhibiteur de l'enzyme de conversion* peut endommager les reins du fœtus. L'utilisation de ce médicament est contre-indiquée à partir du 4e mois de la grossesse.

En conséquence, un désir de grossesse nécessite le remplacement de ce médicament par un autre antihypertenseur. Si une grossesse survient alors que vous prenez ce médicament, consultez rapidement votre médecin pour qu'il modifie votre traitement. Des *échographies* régulières sont parfois nécessaires pour s'assurer de l'absence d'anomalie.

Les données disponibles ne permettent pas de savoir si ce médicament passe dans le lait maternel ; un choix est donc nécessaire entre l'allaitement et la prise du médicament. Cette décision devra être prise en accord avec votre médecin.

Mode d'emploi et posologie

Ce médicament peut être pris indifféremment au cours ou en dehors des repas.

Posologie usuelle :
- Adulte : la *posologie* est variable en fonction des cas :
  - *Hypertension artérielle* : 20 mg par jour, en 1 prise ;
  - *Insuffisance cardiaque* : 5 à 40 mg par jour, en 1 ou 2 prises.

En cas d'*insuffisance rénale*, d'*athérosclérose*, de traitement préalable par des *diurétiques* ou de régime sans *sel*, en particulier chez la personne âgée, la posologie initiale est faible ; elle est augmentée progressivement par le médecin en fonction des effets du médicament.

Conseils : Votre tension artérielle doit être contrôlée régulièrement. Les appareils permettant une mesure automatique de la tension à domicile utilisent souvent un procédé de mesure différent de celui qu'emploie votre médecin. Si vous avez un tel appareil, apportez-le en consultation pour vous assurer que la mesure obtenue est bien conforme à celle du tensiomètre de votre médecin.
Le traitement médicamenteux ne dispense pas de mesures simples pouvant faire baisser la tension artérielle : activité physique régulière, modération de la consommation de boissons alcoolisées et de *sel*, lutte contre l'excès de poids.

Effets indésirables possibles

Toux sèche.
Maux de tête, fatigue, étourdissements, malaise.
Baisse excessive de la tension artérielle (voir Attention), *hypotension orthostatique*.
Douleur d'estomac, nausées, perte d'appétit, *pancréatite* (exceptionnelle).
Éruption cutanée, œdème de *Quincke* (exceptionnel).
Pneumopathie, baisse des plaquettes sanguines.
Des *inhibiteurs de l'enzyme de conversion* ont exceptionnellement été responsables d'une baisse de *globules blancs* ou d'une *agranulocytose*, chez certains patients sous *traitement immunodépresseur*.

Laboratoires Pfizer

ACULAR
Collyre anti-inflammatoire — sur ordonnance

Présentation

ACULAR 0,5 % : collyre ; flacon compte-gouttes de 5 ml. Liste I - Remb 65 % - **3,39 €**.

Composition

	p 100 ml
Kétorolac trométhamine	500 mg
Benzalkonium chlorure	+

Dans quel cas ce médicament est-il prescrit ?

Ce collyre contient un *anti-inflammatoire* non stéroïdien (*AINS*). Il lutte contre l'*œdème* qui peut survenir après une chirurgie de l'œil.
Il est utilisé dans la prévention et le traitement des complications d'opérations de la *cataracte*.

Contre-indications

Ce médicament ne doit pas être utilisé dans les cas suivants :
- *allergie* aux *anti-inflammatoires* non stéroïdiens (*AINS*) ou à l'aspirine,
- **grossesse** (à partir du 6e mois).

Attention : Ce collyre contient un conservateur (benzalkonium) qui appartient à la famille des *ammoniums quaternaires*. Signalez à votre médecin tout *antécédent* d'*allergie* à ces substances.
Une irritation oculaire peut être due à une infection : en cas de doute, n'hésitez pas à consulter votre médecin. N'utilisez pas ce collyre de façon prolongée sans prendre un avis médical.
Le port de lentilles de contact est déconseillé pendant le traitement.

Conducteurs : dans les suites immédiates d'une opération de la *cataracte*, la conduite automobile n'est pas recommandée. En effet, la vision avec un seul œil fonctionnel ne permet pas d'apprécier correctement les distances.

Interactions avec d'autres substances

Si plusieurs collyres vous ont été prescrits, respectez un intervalle de 15 minutes entre l'instillation des différents produits.
Les substances médicamenteuses contenues dans les collyres sont en parties absorbées et passent dans le sang. L'*AINS* pourrait donc, malgré les faibles doses utilisées, donner lieu à des interactions médicamenteuses avec les produits suivants : *anticoagulants*, *lithium*, méthotrexate, ticlopidine. Demandez conseil à votre médecin si vous prenez conjointement un de ces médicaments.

Grossesse et allaitement

Des effets néfastes graves pour la mère et l'enfant à naître ont été mis en évidence lorsque les *AINS* sont utilisés au cours des 4 derniers mois de la grossesse : l'usage de ce collyre est formellement contre-indiqué pendant cette période.
Pendant les 5 premiers mois de la grossesse, l'effet de ce médicament est mal connu : seul votre médecin peut évaluer le risque éventuel de son utilisation dans votre cas.
Ce médicament est susceptible de passer faiblement dans le lait maternel : l'allaitement est déconseillé sans avis médical.

Mode d'emploi et posologie

Tirer la paupière inférieure vers le bas tout en regardant vers le haut et déposer une goutte de collyre entre la paupière et le globe oculaire (*cul-de-sac conjonctival*).

Posologie usuelle :
- Adulte : 1 ou 2 gouttes, toutes les 6 ou 8 heures, en commençant le traitement 24 heures avant l'intervention chirurgicale.

La durée du traitement est habituellement de 21 jours.

Conseils : L'application correcte du produit peut nécessiter une aide, notamment chez une personne handicapée ou âgée.
Ne conservez pas ce collyre plus de 15 jours après une première utilisation.

Effets indésirables possibles

Irritation locale, sensations passagères de picotement et de brûlure.
Réaction allergique (asthme), notamment chez les personnes allergiques à l'aspirine ou aux AINS.

Laboratoires Allergan France

ACUPAN
Antalgique — sur ordonnance

Présentation

ACUPAN : solution injectable *IM* et *IV* ; boîte de 5 ampoules de 2 ml. Liste I - Remb 65 % - **4,15 €**.

Composition

	p amp inj
Néfopam chlorhydrate	20 mg

Dans quel cas ce médicament est-il prescrit ?

C'est un *antalgique* injectable puissant qui n'est pas dérivé de la *morphine*.

Il est utilisé dans le *traitement symptomatique* des douleurs intenses.

Contre-indications

Ce médicament ne doit pas être utilisé dans les cas suivants :

- *glaucome* à angle fermé,
- risque de blocage des urines (*adénome de la prostate*),
- *antécédent* de *convulsions*,
- enfant de moins de 15 ans.

> **Attention :** Des précautions sont nécessaires en cas d'*insuffisance hépatique* ou d'*insuffisance rénale*.

Interactions avec d'autres substances

Ce médicament peut interagir avec d'autres médicaments. Signalez tout autre traitement en cours à votre médecin ou à votre pharmacien.

Grossesse et allaitement

L'effet de ce médicament pendant la grossesse ou l'allaitement est mal connu : seul votre médecin peut évaluer le risque éventuel de son utilisation dans votre cas.

Mode d'emploi et posologie

Ce médicament peut être injecté par *voie* intramusculaire profonde ou voie intraveineuse lente, en position allongée afin d'éviter la survenue de nausées ou de *vertiges*.

Posologie usuelle :

Strictement individuelle, elle est adaptée par votre médecin en fonction de l'intensité de la douleur.

Un intervalle minimal de 4 heures entre 2 injections est habituellement respecté.

Effets indésirables possibles

Sueur, somnolence, nausées, vomissements.

Moins fréquemment : effets *atropiniques*.

Laboratoires Biocodex

ADALATE 10 mg

Inhibiteur calcique — sur ordonnance

Présentation

ADALATE 10 mg : capsule (orange) ; boîte de 30. Liste I - Remb 65 % - **2,79 €**.

ADALATE 10 mg : capsule (orange) ; boîte de 90. Liste I - Remb 65 % - **6,54 €**.

Composition

	p caps
Nifédipine	10 mg

Dans quel cas ce médicament est-il prescrit ?

Ce médicament est un *vasodilatateur* qui appartient à la famille des *inhibiteurs calciques*.

Il est utilisé dans :

- le traitement de l'angor de *Prinzmetal* ;
- le *traitement préventif* des crises d'*angine de poitrine*, en association avec un *bêtabloquant* ;
- le *traitement symptomatique* des phénomènes de *Raynaud*.

Contre-indications

Ce médicament ne doit pas être utilisé en cas d'*infarctus du myocarde* récent (1 mois) et d'*angine de poitrine* grave.

> **Attention :** N'utilisez jamais ce médicament sans avis médical. Son usage n'est plus recommandé dans le traitement des poussées d'hypertension artérielle.
> En cas de douleur thoracique survenant systématiquement dans la demi-heure qui suit la prise du médicament, consultez votre médecin avant de poursuivre le traitement.

Interactions avec d'autres substances

Ce médicament peut interagir avec les médicaments contenant de la ciclosporine.

Informez par ailleurs votre médecin si vous prenez un *bêtabloquant*, un *anticonvulsivant* (carbamazépine phénytoïne, phénobarbital, primidone), de la cimétidine, de la rifampicine ou un autre médicament susceptible de faire baisser la tension artérielle.

Grossesse et allaitement

Ce médicament est déconseillé chez la femme enceinte ou susceptible de l'être. Si une grossesse survient au cours du traitement, prévenez votre médecin.

Ce médicament passe dans le lait maternel ; un choix est donc nécessaire entre l'allaitement et la prise du médicament. Cette décision devra être prise en accord avec votre médecin.

Mode d'emploi et posologie

Les capsules doivent être avalées avec de l'eau ; elles ne doivent pas être croquées ni percées. Elles peuvent être prises au cours ou en dehors des repas.

Posologie usuelle :

1 capsule, 3 ou 4 fois par jour.

> **Conseils :** Conservez les capsules à l'abri de la lumière lorsqu'elles sont extraites de l'emballage qui les protège.

Effets indésirables possibles

Les plus fréquents sont la conséquence de la dilatation des vaisseaux sanguins : rougeur du visage, bouffées de chaleur, maux de tête, jambes lourdes ou enflées.

Nausées, douleurs d'estomac.

Plus rarement : baisse excessive de la tension artérielle, étourdissement, fatigue, gonflement des gencives, crampes, diarrhée, *réaction allergique*.

Exceptionnellement : aggravation de l'*angine de poitrine*, augmentation des *transaminases*, jaunisse.

Laboratoires Bayer Santé

ADALATE LP 20 mg

Inhibiteur calcique

sur ordonnance

Présentation

ADALATE LP 20 mg : comprimé à *libération prolongée* (orangé) ; boîte de 30. Liste I - Remb 65 % - **4,75 €**.
ADALATE LP 20 mg : comprimé à *libération prolongée* (orangé) ; boîte de 60. Liste I - Remb 65 % - **8,97 €**.
ADALATE LP 20 mg : comprimé à *libération prolongée* (orangé) ; boîte de 180. Liste I - Remb 65 % - **25,79 €**.

Composition

	p cp LP
Nifédipine	20 mg
Lactose	+

Dans quel cas ce médicament est-il prescrit ?

Ce médicament est un *vasodilatateur* qui appartient à la famille des *inhibiteurs calciques*.

Il est utilisé dans le traitement de l'*hypertension artérielle*.

Contre-indications

Ce médicament ne doit pas être utilisé en cas d'*infarctus du myocarde* récent (1 mois) et d'*angine de poitrine* grave.

Attention : En cas de douleur thoracique survenant systématiquement dans la demi-heure qui suit la prise du médicament, consultez votre médecin avant de poursuivre le traitement.
Des précautions sont nécessaires en cas d'*insuffisance hépatique*.

Interactions avec d'autres substances

Ce médicament peut interagir avec les médicaments contenant de la ciclosporine.

Informez par ailleurs votre médecin si vous prenez un *bêtabloquant*, un *anticonvulsivant* (carbamazépine, phénytoïne, phénobarbital, primidone), de la rifampicine ou de la cimétidine.

En outre, l'effet *antihypertenseur* de ce médicament peut être augmenté par certains médicaments tels que les *neuroleptiques*, les *antidépresseurs imipraminiques*, les médicaments contenant du baclofène ; il peut être diminué par les *corticoïdes*. Votre médecin doit être informé si vous êtes traité par l'un ou l'autre de ces médicaments.

Grossesse et allaitement

Ce médicament est déconseillé chez la femme enceinte ou susceptible de l'être. Si une grossesse survient au cours du traitement, prévenez votre médecin.

Ce médicament passe dans le lait maternel ; un choix est donc nécessaire entre l'allaitement et la prise du médicament. Cette décision devra être prise en accord avec votre médecin.

Mode d'emploi et posologie

Les comprimés doivent être avalés avec un verre d'eau sans être croqués ni écrasés, indifféremment pendant ou en dehors des repas.

Posologie usuelle :
1 comprimé matin et soir.

Conseils : Conservez les comprimés à l'abri de la lumière lorsqu'ils sont extraits de l'emballage qui les protège.
Votre tension artérielle doit être contrôlée régulièrement. Les appareils permettant une mesure automatique de la tension à domicile utilisent souvent un procédé de mesure différent de celui qu'emploie votre médecin. Si vous avez un tel appareil, apportez-le en consultation pour vous assurer que la mesure obtenue est bien conforme à celle du tensiomètre de votre médecin.
Le traitement médicamenteux ne dispense pas de mesures simples pouvant faire baisser la tension artérielle : activité physique régulière, modération de la consommation de boissons alcoolisées et de *sel*, lutte contre l'excès de poids.
En cas de constipation sévère préexistante, susceptible d'être aggravée par ce médicament, le médecin pourra éventuellement prescrire un *laxatif lubrifiant*.

Effets indésirables possibles

Les plus fréquents sont la conséquence de la dilatation des vaisseaux sanguins :
- rougeur du visage, bouffées de chaleur, maux de tête ;
- jambes lourdes ou enflées.

Plus rarement : baisse excessive de la tension artérielle, étourdissements, fatigue, gonflement des gencives, crampes, diarrhée, *réaction allergique*.

Exceptionnellement : augmentation des *transaminases*, jaunisse.

Laboratoires Bayer Santé

ADANCOR

Antiangoreux

sur ordonnance

Présentation

ADANCOR 10 mg : comprimé sécable (blanc cassé) ; boîte de 30. Liste I - Remb 65 % - **8,15 €**.
ADANCOR 20 mg : comprimé (blanc cassé) ; boîte de 30. Liste I - Remb 65 % - **15,03 €**.

Composition

	p cp	p cp
Nicorandil	10 mg	20 mg

Dans quel cas ce médicament est-il prescrit ?

Ce médicament est un *vasodilatateur*. Il dilate les artères, améliore l'oxygénation du cœur et lutte contre les spasmes des *artères coronaires*.

Il est utilisé dans le *traitement préventif* des crises d'*angine de poitrine*.

Contre-indications

Ce médicament ne doit pas être utilisé dans les cas suivants :
- *choc* cardiovasculaire,
- baisse de la tension artérielle,
- certains cas d'*insuffisance cardiaque*,
- en association avec le sildénafil (VIAGRA).

Attention : Ce médicament peut provoquer une *hypotension orthostatique*, notamment s'il est associé à d'autres médicaments qui font baisser la tension artérielle.
En cas d'apparition d'*aphtes* buccaux, interrompez le traitement et consultez votre médecin.

Interactions avec d'autres substances

Ce médicament *vasodilatateur* ne doit pas être associé au VIAGRA : risque de baisse de tension grave.

Grossesse et allaitement

L'effet de ce médicament pendant la grossesse ou l'allaitement est mal connu : seul votre médecin peut évaluer le risque éventuel de son utilisation dans votre cas.

Mode d'emploi et posologie

Les comprimés doivent être avalés avec un verre d'eau.

Posologie usuelle :

- Adulte : la *posologie* initiale est de ½ comprimé à 10 mg, 2 fois par jour pendant 2 à 7 jours ; puis 1 comprimé à 10 mg ou 1 comprimé à 20 mg, 2 fois par jour.

Effets indésirables possibles

Maux de tête, fréquents en début de traitement, limités par une augmentation progressive de la *posologie*.

Baisse de la tension artérielle ou augmentation du rythme cardiaque, à forte dose.

Exceptionnellement : nausées, vomissements, *vertiges*, rougeur cutanée, *aphtes* buccaux (voir Attention).

Laboratoires Merck Lipha Santé SAS

ADARTREL

Antiparkinsonien dopaminergique — **sur ordonnance**

Présentation

ADARTREL 0,25 mg : comprimé (ovale, blanc) ; boîte de 12. Liste I - Remb 65 % - **3,24 €**.
ADARTREL 0,5 mg : comprimé (ovale, jaune) ; boîte de 28. Liste I - Remb 65 % - **10,42 €**.
ADARTREL 2 mg : comprimé (ovale, rose) ; boîte de 28. Liste I - Remb 65 % - **25,47 €**.

Composition

	p cp	p cp	p cp
Ropinirole	0,25 mg	0,5 mg	2 mg
Lactose	+	+	+

Dans quel cas ce médicament est-il prescrit ?

Ce médicament appartient à la famille des *dopaminergiques*. Il pallie le déficit en *dopamine* en stimulant certains récepteurs de la dopamine.

Il est utilisé dans le traitement du syndrome des jambes sans repos, lorsqu'il s'accompagne de troubles gênants (insomnie, retentissement sur la vie quotidienne).

Contre-indications

Ce médicament ne doit pas être utilisé dans les cas suivants :

– *insuffisance rénale* grave,
– *insuffisance hépatique* grave.

Attention : Des précautions sont nécessaires en cas de troubles psychiques graves.

Une *hypotension orthostatique* est possible en début de traitement, notamment en cas d'*insuffisance coronarienne*. Consultez votre médecin pour un contrôle de la tension artérielle si vous ressentez des étourdissements au lever (passage d'une position allongée ou assise à la position debout).

Signalez à votre médecin toute somnolence marquée ou survenant subitement au cours de la journée : une adaptation des doses, voire un arrêt du traitement, peut être nécessaire.

Conducteur : ce médicament peut être responsable de *vertiges* ou d'une baisse de la vigilance.

De plus, les médicaments *dopaminergiques* peuvent, dans de rares cas, provoquer un endormissement soudain au cours de la journée sans signe annonciateur. La conduite automobile et l'utilisation de machines dangereuses sont déconseillées pendant le traitement. Elles sont contre-indiquées chez les personnes ayant eu une envie impérieuse de dormir sous traitement.

Interactions avec d'autres substances

Ce médicament ne doit pas être associé en général avec les *neuroleptiques* : risque d'annulation de leurs effets.

Signalez à votre médecin la prise éventuelle d'*estrogènes* (traitement substitutif de la *ménopause* par exemple) ou de médicament contenant de la ciprofloxacine, de l'énoxacine, de la fluvoxamine pendant le traitement.

Grossesse et allaitement

L'effet de ce médicament pendant la grossesse est mal connu. Par mesure de prudence, son usage est déconseillé chez la femme enceinte.

Ce médicament inhibe la lactation : il est déconseillé pendant l'allaitement.

Mode d'emploi et posologie

Ce médicament doit être pris dans les 3 heures précédant le coucher. La prise au cours du dîner permet de limiter les troubles digestifs.

Posologie usuelle :

- Adulte de plus de 18 ans : le médecin recherche la *posologie* efficace la plus faible possible. Son augmentation est progressive, afin de limiter l'apparition des effets indésirables.

Conseils : Ce traitement n'est remboursé par la Sécurité sociale que lorsqu'il est prescrit pour des formes très sévères de la maladie. La prescription initiale doit être rédigée par un médecin neurologue ou un médecin spécialiste du sommeil.

Les comprimés doivent être conservés à l'abri de la lumière.

Effets indésirables possibles

Très fréquents : nausées, vomissements.

Fréquents : nervosité, vertiges, somnolence, malaises, fatigue, douleurs abdominales.

Peu fréquents : baisse de la tension artérielle, *hypotension orthostatique*, confusion.

Très rares cas d'allucinations et d'accès brutaux de sommeil dans la journée.

Une aggravation paradoxale des symptômes du syndrome des jambes sans repos a également été observée au cours du traitement.

Laboratoires GlaxoSmithKline

ADÉNOCYNÉSINE

Informations détaillées sur www.monvidal.com

ADÉNYL
Vasculoprotecteur et veinotonique

Présentation
ADÉNYL 60 mg : comprimé (blanc) ; boîte de 30. Non remb.

Composition

	p cp
Adénosine phosphate	60 mg

Dans quel cas ce médicament est-il prescrit ?
C'est un *veinotonique.* Il stimule la circulation du sang dans les veines.

Il est utilisé dans le *traitement symptomatique* :
- des jambes lourdes, *impatiences* et autres troubles en rapport avec une mauvaise circulation veineuse ou *lymphatique* ;
- des crises d'*hémorroïdes.*

Attention : Ce médicament est insuffisant pour prévenir le risque de *phlébite* chez les malades alités ou plâtrés.
L'*insuffisance veineuse* peut requérir des mesures spécifiques telles que la *contention élastique.*
Des douleurs, un saignement anal qui persistent malgré le traitement peuvent être dus à une maladie autre que des *hémorroïdes* : consultez votre médecin. De même, tout saignement anal survenant chez une personne de plus de 50 ans doit faire l'objet d'une consultation médicale.

Grossesse et allaitement
L'effet de ce médicament pendant la grossesse ou l'allaitement est mal connu. L'évaluation du risque éventuel lié à son utilisation est individuelle : demandez conseil à votre pharmacien ou à votre médecin.

Mode d'emploi et posologie
Ce médicament doit être pris avec un verre d'eau au cours des repas.

Posologie usuelle :
1 comprimé matin et soir.

Conseils : Une activité physique régulière et la surélévation du pied du lit permettent de faciliter la circulation veineuse et *lymphatique.*
La constipation chronique et les efforts excessifs de poussée sont les principaux facteurs déclenchants des crises d'*hémorroïdes.* Un régime riche en fibres alimentaires, des boissons abondantes et un exercice physique régulier en limitent le risque.

Laboratoires H2 Pharma

ADEPAL
Contraceptif oral — sur ordonnance

Présentation
ADEPAL : comprimé (blanc : 7, orangé : 14) ; boîte de 1 plaquette de 21. Liste I - Remb 65 % - **2,99 €**.
ADEPAL : comprimé (blanc : 7, orangé : 14) ; boîte de 3 plaquettes de 21. Liste I - Remb 65 % - **7,22 €**.

Composition

	p cp blanc	p cp orangé
Éthinylestradiol	0,03 mg	0,04 mg
Lévonorgestrel	0,15 mg	0,20 mg

Dans quel cas ce médicament est-il prescrit ?
C'est un *contraceptif* oral (pilule) qui contient un *estrogène* et un *progestatif.* Il est minidosé (moins de 0,04 mg d'estrogène) et biphasique (tous les comprimés ne contiennent pas la même quantité d'*hormones* et sont de deux couleurs différentes).

Contre-indications
Ce médicament ne doit pas être utilisé dans les cas suivants :
- *accident thromboembolique* artériel (*infarctus du myocarde, accident vasculaire cérébral*...) ou veineux (*phlébite, embolie* pulmonaire...) ancien ou survenant au cours de la contraception ;
- maladie cardiovasculaire (*hypertension artérielle, angine de poitrine,* lésion des valves cardiaques, anomalie de la circulation sanguine cérébrale ou rétinienne) ;
- *cancer hormonodépendant* ;
- *diabète* compliqué de lésions vasculaires ;
- saignement génital intermittent (l'origine de ce saignement doit être déterminée par des examens avant la mise en route du traitement) ;
- maladie du foie, grave ou récente.

Attention : Un examen médical est nécessaire avant de débuter la contraception. Il est suivi d'une surveillance annuelle pendant la contraception. Cette surveillance est particulièrement importante si vous souffrez de *diabète,* d'obésité, d'excès de cholestérol, de *triglycérides* ou de *prolactine* dans le sang, d'affection bénigne du sein ou de l'utérus, d'ictère (jaunisse) chronique ou survenu lors d'une grossesse, d'*épilepsie,* de *migraine,* d'*otosclérose,* d'*asthme,* de varices, de dépression, de calcul biliaire, d'herpès gestationis, ou si des membres de votre famille ont des *antécédents* de cancer du sein ou d'*accidents thromboemboliques.*
Si vous avez plus de 35 ans, si vous fumez, le risque d'effets indésirables cardiovasculaires liés à la prise d'hormones augmente fortement. Un autre mode de contraception est souvent préconisé.
Arrêtez la prise de ce contraceptif et consultez votre médecin en cas d'apparition de l'un des *symptômes* suivants : maux de tête violents et inhabituels, troubles de la vision, élévation importante de la tension artérielle, douleur inhabituelle à la jambe.
La survenue d'un léger saignement entre les règles (spotting) est fréquente chez les femmes pendant les premiers mois d'utilisation de la pilule. Vous devez informer votre médecin si les saignements se prolongent ou s'ils apparaissent en cours de contraception.
L'oubli d'un comprimé ou sa mauvaise absorption, du fait de vomissements par exemple, peuvent rendre la contraception inefficace.
En cas d'intervention chirurgicale programmée ou d'alitement prolongé, votre médecin jugera de l'opportunité d'interrompre votre contraception orale.

Interactions avec d'autres substances
L'efficacité contraceptive de ce médicament peut être diminuée par les *anticonvulsivants,* certains traitements du *sida,* les produits de phytothérapie contenant du millepertuis et les médicaments contenant l'une des

substances suivantes : griséofulvine, rifampicine, rifabutine, modafinil.

Informez par ailleurs votre médecin si vous prenez des médicaments contenant de la flunarizine.

Grossesse et allaitement

Ce médicament n'a pas de raison d'être utilisé pendant la grossesse. Néanmoins, si une grossesse survient malgré le traitement, du fait d'un oubli ou d'un retard de prise, celle-ci pourra être poursuivie normalement si vous le désirez.

Les *hormones* contenues dans ce *contraceptif* passent dans le lait maternel : ne l'utilisez pas pendant l'allaitement sans avis médical.

Mode d'emploi et posologie

Prendre régulièrement, et sans oubli, 1 comprimé par jour pendant 21 jours consécutifs (1 comprimé blanc pendant les 7 premiers jours, 1 comprimé orangé ensuite). Il est recommandé de ne pas trop faire varier l'heure de prise (choisir le petit déjeuner ou le coucher de préférence).

L'interruption du traitement déclenche les règles au bout de 2 ou 3 jours. La nouvelle plaquette est reprise après les 7 jours d'arrêt, que les règles soient terminées ou non.

Pour éviter un retard dans la reprise de la pilule, préjudiciable à l'efficacité de la contraception, il est utile de noter le jour de la prise du premier comprimé : une nouvelle plaquette est toujours commencée le même jour de la semaine. Le respect de ces délais est important : une reprise trop tardive du premier comprimé peut nuire à l'efficacité de la contraception pour le nouveau cycle. En revanche, une reprise un ou deux jours plus tôt ne pose pas de problème et décale d'autant la survenue des règles. Il est également possible d'enchaîner deux plaquettes. Dans ce cas, les règles surviendront à la fin de la deuxième plaquette.

En cas de première contraception orale ou de reprise d'une contraception interrompue temporairement, prendre le premier comprimé le premier jour des règles. La sécurité contraceptive n'est assurée qu'après un délai d'une semaine. Une méthode contraceptive complémentaire (préservatif, etc.) est nécessaire pendant cette période

En cas de changement de contraceptif, prendre le premier comprimé de la plaquette :

- le jour suivant la prise du dernier comprimé actif, si le précédent contraceptif était une autre pilule estroprogestative ;
- sans interruption et à n'importe quel moment du cycle, si le précédent contraceptif était un contraceptif progestatif microdosé ;
- le jour du retrait, si le précédent mode de contraception était un implant contraceptif ;
- le jour prévu pour l'injection, dans le cas du relais d'une contraception par progestatif injectable.

Après un accouchement ou une interruption de grossesse, suivre les indications du médecin.

Conseils : Les dernières recommandations en cas d'oubli d'un comprimé pour ce type de pilule sont les suivantes : prendre immédiatement le comprimé oublié et continuer à l'heure habituelle pour les comprimés suivants (ce qui peut correspondre à la prise de 2 comprimés si l'oubli est découvert lors de la prise suivante). Si le retard est supérieur à 12 heures, la sécurité contraceptive n'est plus assurée et une autre méthode complémentaire (spermicide, préservatif, diaphragme) doit être employée pendant les 7 jours suivants. Si cette période de 7 jours s'étend au-delà du dernier comprimé de la plaquette en cours, la plaquette suivante doit être débutée sans interruption entre les deux plaquettes. Dans ce cas, il n'y aura pas de saignement avant la fin de la seconde plaquette. Des saignements de faible importance (spottings) sont cependant possibles.

En cas de vomissements ou de diarrhée sévère survenant dans les 4 heures suivant la prise d'un comprimé, reprendre dès que possible un autre comprimé. Si le délai est de plus de 12 heures ou si les troubles se répètent, la sécurité contraceptive n'est plus assurée et une méthode complémentaire doit être employée jusqu'à la prise de la plaquette suivante.

Il n'y a pas de danger à débuter une grossesse au cours du cycle qui suit l'arrêt volontaire du contraceptif oral.

Effets indésirables possibles

Effets, plus ou moins fréquents, n'empêchant pas la poursuite de la contraception : troubles digestifs, tension modérée des seins, jambes lourdes, diminution ou disparition des règles, règles douloureuses, prise de poids, *acné*, pousse excessive des poils, irritation oculaire par les lentilles de contact, inflammation ou *candidose* vaginale, modification de l'humeur ou de la libido, irritabilité, maux de tête banals.

Effets rares, mais nécessitant l'arrêt de cette contraception : *accident thromboembolique* (accident cardiaque, *phlébite*, *embolie* pulmonaire, etc.), taches sombres sur le visage, tension douloureuse des seins, *migraine*, troubles de la vision, augmentation importante des lipides dans le sang, *réaction allergique*, exacerbation d'un *lupus érythémateux* disséminé, d'une *porphyrie* ou d'une chorée, pancréatite, tumeur bénigne du foie, jaunisse, calcul de la vésicule biliaire.

Laboratoires Codepharma

ADIAZINE

Informations détaillées sur www.monvidal.com

ADRIBLASTINE

Chimiothérapie anticancéreuse — sur ordonnance

Présentation

ADRIBLASTINE 10 mg/5 ml : solution injectable pour *perfusion* ; 1 flacon. Liste I - Remb 100 %.
ADRIBLASTINE 50 mg/25 ml : solution injectable pour *perfusion* ; 1 flacon. Liste I - Remb 100 %.

Composition

	p fl	p fl
Doxorubicine chlorhydrate...	10 mg	50 mg

Dans quel cas ce médicament est-il prescrit ?

Ce médicament est une *chimiothérapie anticancéreuse* apparentée aux *inhibiteurs de la topoisomérase*.

Il est utilisé dans le traitement de nombreux *cancers*.

Contre-indications

Ce médicament ne doit pas être utilisé dans les cas suivants :

- **grossesse**,
- **allaitement**.

Attention : Ce produit est très irritant pour les tissus *sous-cutanés* : en cas de passage hors de la veine, il faut interrompre immédiatement la *perfusion* et consulter en urgence un médecin spécialisé.

Des précautions sont nécessaires en cas d'*insuffisance cardiaque* et d'anomalies de la *numération formule sanguine*.

Les patients traités par ce médicament (femme ou homme) doivent suivre une contraception ou s'abstenir de rapports sexuels non protégés durant la durée du traitement et au cours des 3 à 6 mois suivant son arrêt.

Interactions avec d'autres substances

En cas de vaccination, l'utilisation d'un *vaccin* vivant est déconseillée (contre-indiquée dans le cas du vaccin contre la *fièvre jaune*).

Ce médicament ne doit pas être associé à la phénytoïne : risque de *convulsions*.

Grossesse et allaitement

Une grossesse est contre-indiquée lorsque l'un des partenaires (femme ou homme) est traité par ce médicament : voir Attention.

L'utilisation de ce médicament contre-indique l'allaitement.

Mode d'emploi et posologie

La solution est injectée par voie *intraveineuse* en *perfusion*. La pose d'un *cathéter* ou d'une *chambre implantable* est souvent nécessaire.

Le traitement peut être réalisé soit pendant une hospitalisation classique, soit en *hôpital de jour*, soit à domicile par une infirmière spécialisée.

Posologie usuelle :

La *posologie* est strictement individuelle ; pour l'établir, le médecin tient compte de vos *antécédents*, de votre *surface corporelle*, calculée à partir de votre taille et de votre poids, du type de *tumeur*, de sa localisation, de l'atteinte ou non de plusieurs organes, de l'association éventuelle avec un autre traitement (*radiothérapie* notamment).

Conseils : Lorsque ce médicament est utilisé pour traiter des *tumeurs* rapidement évolutives, comme par exemple les *leucémies* aigües, il est recommandé de boire des eaux riches en bicarbonates (Eau de Vichy) pendant le traitement pour éviter des troubles urinaires.

Le traitement entraîne souvent une perte de cheveux, toujours réversible après l'arrêt du traitement. Dans certains cas, cette perte de cheveux peut être limitée par le port d'un casque réfrigérant pendant la perfusion. Si nécessaire, vous pouvez également envisager la confection d'une perruque, remboursée en partie par la Sécurité Sociale sur présentation d'une ordonnance après une demande d'*entente préalable*. Demandez conseil à votre médecin.

Comme d'autres *chimiothérapies anticancéreuses*, ce médicament peut provoquer des nausées et des vomissements. Pour contribuer à limiter ces désagréments, vous pouvez :
- tenter de vous distraire pendant la *perfusion* : radio, télévision, conversations ;
- sucer des bonbons à la menthe ;
- faire après la perfusion des repas fréquents et peu abondants ;
- éviter la friture et les aliments gras ou fortement odorants ;
- prendre des boissons gazeuses ou du thé glacé qui en cas de vomissements aident l'estomac à se rétablir.

Effets indésirables possibles

La doxorubicine peut entraîner une diminution transitoire du nombre des *globules blancs*, maximale entre le 7e et le 14e jour après la perfusion et spontanément réversible vers le 21e jour. Cette baisse majorant les risques d'infection, consultez rapidement votre médecin en cas de fièvre.

La doxorubicine peut être à l'origine d'une *inflammation* des *muqueuses* buccales (*stomatite*), que l'on peut soulager par des traitements adaptés.

La doxorubicine peut provoquer des troubles cardiaques :
- aigus, sous forme de troubles du rythme du cœur : signalez toute anomalie survenant pendant la *perfusion* ;
- chroniques, pouvant entraîner à terme une *insuffisance cardiaque*. Des examens spécialisés (*échographie* ou scintigraphie) sont régulièrement pratiqués en cours de traitement. Prévenez votre médecin en cas d'essoufflement, de jambes enflées ou de *tachycardie* : le traitement sera alors interrompu. Dans tous les cas, il existe pour ce médicament une dose cumulée à ne pas dépasser.

Une perte de cheveux est possible, toujours réversible après l'arrêt du traitement (voir Conseils).

Ce médicament peut être responsable d'une toxicité pour les glandes sexuelles, avec risque d'arrêt plus ou moins définitif des règles chez la femme et diminution de la fertilité chez l'homme (une congélation préventive du sperme peut être proposée).

Laboratoires Pfizer

ADROVANCE

Biphosphonate et vitamine D — **sur ordonnance**

Présentation

ADROVANCE 70 mg/2 800 UI : comprimé (blanc) ; boîte de 4. Liste I - Remb 65 % - **34,08 €**.

ADROVANCE 70 mg/2 800 UI : comprimé (blanc) ; boîte de 12. Liste I - Remb 65 % - **91,78 €**.

ADROVANCE 70 mg/5 600 UI : comprimé (blanc) ; boîte de 4. Liste I - Remb 65 % - **34,08 €**.

ADROVANCE 70 mg/5 600 UI : comprimé (blanc) ; boîte de 12. Liste I - Remb 65 % - **91,78 €**.

Composition

	p cp	p cp
Acide alendronique	70 mg	70 mg
Colécalciférol (vitamine D3)	2 800 UI	5 600 UI
Lactose	+	+

Dans quel cas ce médicament est-il prescrit ?

Ce médicament contient de l'acide alendronique, de la famille des biphosphonates, et de la *vitamine* D. L'acide alendronique agit en bloquant les cellules qui détruisent l'os et en luttant contre la déminéralisation. Des études ont montré qu'il diminue le risque de fractures des vertèbres et de la hanche dues à l'ostéoporose. La vitamine D permet la fixation osseuse du calcium. La *carence* en vitamine D est particulièrement fréquente chez les personnes âgées peu exposées au soleil ; en effet, la vitamine D est fabriquée par la peau sous l'influence des rayons ultraviolets.

Il est utilisé dans le traitement de l'*ostéoporose* chez la femme ménopausée présentant un risque de carence en vitamine D.

Contre-indications

Ce médicament ne doit pas être utilisé dans les cas suivants :

- maladie de l'œsophage susceptible de provoquer un blocage du comprimé avant sa descente dans l'estomac,
- *hypocalcémie*.

Attention : Ce médicament peut être irritant pour la bouche ou l'œsophage, il est important :

- de ne pas croquer ou sucer le comprimé ;
- de prendre le comprimé en position assise ou debout, avec un grand verre d'eau ;
- de ne pas s'allonger dans la demi-heure qui suit la prise.

Son utilisation est contre-indiquée chez les femmes qui ne peuvent pas suivre ces recommandations.

Signalez au médecin l'apparition de troubles digestifs comme des brûlures d'estomac, des brûlures derrière le sternum ou des remontées acides.

Des précautions sont nécessaires en cas d'*insuffisance rénale*.

Une atteinte des os de la mâchoire pouvant entraîner la perte des dents a été rapportée chez certaines personnes prenant des biphosphonates. Un examen dentaire et des soins préventifs peuvent être nécessaires avant de débuter le traitement, notamment en cas d'antécédent de chimiothérapie, de radiothérapie, ou de prise de corticoïdes.

Interactions avec d'autres substances

Ce médicament peut aggraver les troubles gastriques provoqués par l'aspirine, l'ibuprofène ou les autres *AINS*.

Les autres médicaments (surtout les *pansements digestifs* ou ceux contenant du calcium) doivent être absorbés au moins une demi-heure après la prise de ce médicament.

Grossesse et allaitement

Ce médicament n'a pas d'indication chez la femme non ménopausée.

Mode d'emploi et posologie

Le comprimé doit être pris au lever avec un grand verre d'eau (eau du robinet ou eau minérale pauvre en sels minéraux), en position assise ou debout, au moins une demi-heure avant l'absorption du petit-déjeuner.

Posologie usuelle :

- Adulte : 1 comprimé par **semaine**, à prendre toujours le même jour de la semaine.

En cas d'oubli d'un comprimé, celui-ci doit être pris le lendemain matin du jour où l'oubli est constaté, sans prendre deux comprimés le même jour. Le comprimé suivant devra être repris le jour de la semaine choisi initialement.

Conseils : Pendant toute la durée du traitement, des apports de calcium sont nécessaires, soit par l'alimentation (produits laitiers), soit par un traitement conjoint spécifique.

Des exercices physiques réguliers, adaptés à l'âge et à la condition physique, contribuent à limiter l'évolution de l'*ostéoporose*.

Une consommation modérée d'alcool et l'arrêt du tabac sont également recommandés, car alcool et tabac favorisent la perte osseuse.

Effets indésirables possibles

Nausées, vomissements, aérophagie, douleurs abdominales, brûlures d'estomac, ballonnements, flatulences, diarrhée ou constipation.

Douleurs osseuses ou musculaires, maux de tête.

Éruption cutanée, *réaction allergique*.

Rarement : *ulcère* gastroduodénal, fragilisation des os de la mâchoire (voir Attention), *uvéite*.

Laboratoires Beaufour Ipsen Pharma

ADVIL Enfant et Nourrisson

Anti-inflammatoire non stéroïdien

Présentation

ADVIL 100 mg : comprimé ; boîte de 30. Remb 65 % - **2,21 €**.

ADVIL 20 mg/ml Enfant et Nourrisson : suspension buvable (arôme fraise) ; flacon de 200 ml avec mesurette graduée de 1 à 25 kg. Remb 65 % - **3,43 €**.

Composition

	p cp	p grad
Ibuprofène	100 mg	7,5 mg
Saccharose	+	187 mg
Sorbitol		+

Dans quel cas ce médicament est-il prescrit ?

Ce médicament est un *anti-inflammatoire* non stéroïdien (*AINS*). Il lutte contre la douleur et fait baisser la fièvre. Ses propriétés anti-inflammatoires se manifestent à forte dose.

Il est utilisé dans le traitement des affections douloureuses ou fébriles chez l'enfant.

Contre-indications

Ce médicament ne doit pas être utilisé dans les cas suivants :

- *antécédent* d'*allergie* ou d'*asthme* provoqué par la prise d'*AINS*, y compris l'aspirine ;
- *ulcère* de l'estomac ou du *duodénum* ;
- *insuffisance hépatique* ou *rénale* graves ;
- *insuffisance cardiaque* grave ;
- *lupus érythémateux* disséminé ;
- enfant de moins de 6 ans (comprimés) ;
- **grossesse** (à partir du 6e mois).

Attention : Tout traitement prolongé ou *surdosage* d'*AINS* expose à des effets indésirables graves.

L'utilisation des AINS est déconseillée chez l'enfant en cas de varicelle : ils pourraient augmenter le risque de complications infectieuses, exceptionnelles mais potentiellement graves.

Des précautions sont nécessaires en cas de *gastrite*, d'*antécédent* d'*ulcère* de l'estomac ou du *duodénum*, de risque hémorragique.

La suspension buvable contient du *sucre* (saccharose) et du sorbitol en quantité notable.

Interactions avec d'autres substances

Ce médicament peut interagir avec d'autres médicaments, notamment :
- l'aspirine et les autres *anti-inflammatoires* non stéroïdiens (*AINS*) : risque d'augmentation des effets indésirables ;
- les *anticoagulants* et les *antiagrégants plaquettaires* : augmentation du risque hémorragique ;
- le lithium (TÉRALITHE, NEUROLITHIUM...) : augmentation du taux de lithium dans le sang ;
- le méthotrexate.

Informez par ailleurs votre médecin ou votre pharmacien en cas de traitement par un *diurétique*, un *inhibiteur de l'enzyme de conversion*, un *inhibiteur de l'angiotensine II*, un *bêtabloquant* ou un médicament contenant de la ciclosporine.

Grossesse et allaitement

Bien que ce médicament soit destiné à l'enfant, son usage, comme pour tous les AINS, est contre-indiqué pendant les 4 derniers mois de la grossesse (en dehors de situations médicales très particulières) et déconseillé pendant les 5 premiers mois.

Mode d'emploi et posologie

Les comprimés sont réservés à l'enfant de 6 à 12 ans (soit environ 20 à 40 kg). Ils doivent être avalés tels quels avec un grand verre d'eau.

Suspension buvable : le flacon doit être agité avant utilisation. La mesurette jointe au flacon permet un ajustement précis de la *posologie* : la dose par prise est indiquée, en fonction du poids. 3 ou 4 prises par jour sont nécessaires.

Les prises doivent être espacées d'au moins 6 heures.

Posologie usuelle :

20 à 30 mg par kg et par jour, répartis en 3 ou 4 prises, sans dépasser 30 mg par kg et par jour. Soit :

Comprimé :
- Enfant de 20 à 30 kg : 2 comprimés, 3 fois par jour.
- Enfant de 30 à 40 kg : 3 comprimés, 3 fois par jour.

Suspension buvable :
- Enfant de moins de 25 kg : 1 mesurette remplie jusqu'à la graduation indiquant le poids de l'enfant, 3 ou 4 fois par jour.
- Enfant de 25 à 40 kg : 2 mesurettes remplies de façon à obtenir au total le poids de l'enfant, 3 ou 4 fois par jour. Soit pour un enfant de 35 kg : 1 mesurette remplie jusqu'à la graduation 25 kg + 1 mesurette remplie jusqu'à la graduation 10 kg, 3 ou 4 fois par jour.

Conseils : Faites boire un peu d'eau à l'enfant après la prise de la suspension buvable pour éviter les picotements dans la bouche et dans la gorge.

Ne dépassez pas la *posologie* ni la durée de traitement prescrites par votre médecin, afin de limiter les effets indésirables.

Effets indésirables possibles

Nausées, vomissements, *gastrite*.

Rarement :
- *ulcère* de l'estomac ou du *duodénum*, *hémorragie* du tube digestif (vomissements sanglants, selles noires, ou le plus souvent pertes de sang imperceptibles, responsables de l'apparition progressive d'une *anémie*) le plus souvent lors d'un traitement de longue durée ou à forte dose ;
- *réaction allergique* : *éruption cutanée*, démangeaisons, *œdème*, crise d'*asthme*, malaise avec chute brutale de la tension artérielle ;
- *vertiges*, maux de tête ;
- troubles de la vision nécessitant un examen ophtalmologique ;
- anomalie de la *numération formule sanguine*, augmentation des *transaminases*.

Suspension buvable :

Comme tous les médicaments et confiseries contenant des sucres non absorbables (sorbitol, maltitol...), possibilité de *diarrhée* en cas d'apport important.

Laboratoires Wyeth Santé Familiale

ADVIL 200 mg

Anti-inflammatoire non stéroïdien

Présentation

ADVIL 200 mg : comprimé (brique) ; boîte de 20. Remb 65 % - **1,87 €**.
ADVIL 200 mg : comprimé (brique) ; boîte de 30. Remb 65 % - **2,51 €**.

Composition

	p cp
Ibuprofène	200 mg
Saccharose	+

Dans quel cas ce médicament est-il prescrit ?

Ce médicament est un *anti-inflammatoire* non stéroïdien (*AINS*). Il lutte contre la douleur et fait baisser la fièvre. Ses propriétés anti-inflammatoires se manifestent à forte dose.

Il est utilisé dans le traitement de la fièvre et de la douleur (maux de tête, douleurs dentaires, courbatures, règles douloureuses...).

Contre-indications

Ce médicament ne doit pas être utilisé dans les cas suivants :
- *antécédent* d'*allergie* ou d'*asthme* provoqué par la prise d'*AINS*, y compris l'aspirine ;
- *ulcère* de l'estomac ou du *duodénum* ;
- *insuffisance hépatique* grave ;
- *insuffisance rénale* grave ;
- *insuffisance cardiaque* grave ;
- *lupus érythémateux* disséminé ;
- **grossesse** (à partir du 6 [e]mois).

Attention : Tout traitement prolongé ou *surdosage* d'*AINS* expose à des effets indésirables graves.

Certaines situations doivent conduire à ne poursuivre le traitement qu'après un avis médical :
- brûlures d'estomac importantes ou selles noires et nauséabondes pouvant traduire une irritation ou un saignement du tube digestif ;
- *éruption cutanée*, crise d'*asthme* ;
- fatigue inhabituelle et intense, ou baisse brutale et importante du volume des urines chez une personne souffrant d'*insuffisance cardiaque*, déshydratée ou traitée par *diurétique*.

L'utilisation des AINS est déconseillée chez l'enfant en cas de varicelle : ils pourraient augmenter le risque de complications infectieuses, exceptionnelles mais potentiellement graves.

Des précautions sont nécessaires en cas d'*antécédent* d'*ulcère* de l'estomac ou du *duodénum* ou de

risque hémorragique, notamment digestif (maladie de *Crohn*, *rectocolite hémorragique*).
Certains médecins considèrent que les anti-inflammatoires peuvent diminuer l'efficacité des stérilets et exposer à un risque de grossesse non désirée. Ce risque est actuellement très controversé.
Conducteur : ce médicament peut être responsable, dans de rares cas, de vertiges ou de troubles de la vue.

Interactions avec d'autres substances

Ce médicament peut interagir avec d'autres médicaments, notamment :
- l'aspirine et les autres *anti-inflammatoires* non stéroïdiens (*AINS*) : risque d'augmentation des effets indésirables ;
- les *anticoagulants* et les *antiagrégants plaquettaires* : augmentation du risque hémorragique ;
- le lithium (TÉRALITHE, NEUROLITHIUM...) : augmentation du taux de lithium dans le sang ;
- le méthotrexate.

Informez par ailleurs votre médecin ou votre pharmacien en cas de traitement par un *diurétique*, un *inhibiteur de l'enzyme de conversion*, un *inhibiteur de l'angiotensine II*, un *bêtabloquant* ou un médicament contenant de la ciclosporine.

Grossesse et allaitement

Des effets néfastes pour l'enfant à naître ont été mis en évidence lorsque les *AINS* sont utilisés au cours des 4 derniers mois de la grossesse ; le risque existe même avec une seule prise et même si la grossesse est à terme. L'usage de ce médicament est contre-indiqué pendant cette période.
Pendant les 5 premiers mois, l'effet de ce médicament est mal connu : seul votre médecin peut évaluer le risque éventuel de son utilisation dans votre cas.
L'ibuprofène passe en quantité très faible dans le lait maternel : son utilisation ponctuelle, aux doses recommandées, est possible pendant l'allaitement.

Mode d'emploi et posologie

Afin de limiter la survenue de *troubles digestifs*, les comprimés peuvent être pris au cours des repas avec un grand verre d'eau. Toutefois, en cas de douleurs aiguës, la prise à jeun assure un effet plus rapide.

Posologie usuelle :
- Adulte et enfant de plus de 40 kg (soit environ 12 ans) : 1 ou 2 comprimés, à renouveler si nécessaire toutes les 6 heures. Ne pas dépasser 6 comprimés par jour.

Conseils : Ne dépassez pas la *posologie* ni la durée de traitement préconisées par votre médecin ou votre pharmacien, afin de limiter les effets indésirables.

Effets indésirables possibles

Nausées, vomissements, *gastrite*.
Rarement :
- *ulcère* de l'estomac ou du *duodénum*, *hémorragie* du tube digestif (vomissements sanglants, selles noires, ou le plus souvent pertes de sang imperceptibles, responsables de l'apparition progressive d'une *anémie*) le plus souvent lors d'un traitement de longue durée ou à forte dose ;
- *réaction allergique* : *éruption cutanée*, démangeaisons, *œdème*, crise d'*asthme*, malaise avec chute brutale de la tension artérielle ;
- *vertiges*, maux de tête ;
- troubles de la vision nécessitant un examen ophtalmologique ;
- anomalie de la *numération formule sanguine*, augmentation des *transaminases*.

Laboratoires Wyeth Santé Familiale

ADVIL 400 mg

Anti-inflammatoire non stéroïdien — sur ordonnance

Présentation

ADVIL Adulte 400 mg : comprimé ; boîte de 20. Liste II - Remb 65 % - **2,43 €**.

Composition

	p cp
Ibuprofène	400 mg
Saccharose	+

Dans quel cas ce médicament est-il prescrit ?

Ce médicament est un *anti-inflammatoire* non stéroïdien (*AINS*). Il lutte contre l'*inflammation* et la douleur, fait baisser la fièvre et fluidifie le sang.
Il est utilisé dans le traitement :
- de la douleur et de la fièvre,
- des règles douloureuses,
- de la crise de *migraine*,
- des douleurs modérées de l'*arthrose* de la hanche ou du genou.

Contre-indications

Ce médicament ne doit pas être utilisé dans les cas suivants :
- *antécédent* d'*allergie* ou d'*asthme* provoqué par la prise d'*AINS*, y compris l'aspirine ;
- antécédent d'*hémorragie* digestive au cours d'un précédent traitement par *AINS* ;
- *ulcère* de l'estomac ou du duodénum ;
- *insuffisance hépatique* grave ;
- *insuffisance rénale* grave ;
- *insuffisance cardiaque* grave ;
- *lupus érythémateux* disséminé ;
- enfant de moins de 15 ans ;
- **grossesse** (à partir du 6e mois).

Attention : Tout traitement prolongé ou *surdosage* d'*AINS* expose à des effets indésirables graves.
Certaines situations doivent conduire à ne poursuivre le traitement qu'après un avis médical :
- brûlures d'estomac importantes ou selles noires et nauséabondes pouvant traduire une irritation ou un saignement du tube digestif ;
- *éruption cutanée*, crise d'*asthme* ;
- fatigue inhabituelle et intense, ou baisse brutale et importante du volume des urines chez une personne souffrant d'*insuffisance cardiaque*, déshydratée ou traitée par *diurétique*.

Des précautions sont nécessaires chez la personne âgée ou en cas d'*antécédent* d'*ulcère* de l'estomac ou du *duodénum* ou de risque hémorragique, notamment digestif (maladie de *Crohn*, *rectocolite hémorragique*).
Certains médecins considèrent que les anti-inflammatoires peuvent diminuer l'efficacité des stérilets

et exposer à un risque de grossesse non désirée. Ce risque est actuellement très controversé.

Conducteur : ce médicament peut provoquer parfois des étourdissements et des troubles de la vue.

Interactions avec d'autres substances

Ce médicament peut interagir avec d'autres médicaments, notamment :
- l'aspirine et les autres *anti-inflammatoires* non stéroïdiens (*AINS*) : risque d'augmentation des effets indésirables ;
- les *anticoagulants* et les *antiagrégants plaquettaires* : augmentation du risque hémorragique ;
- le lithium (TÉRALITHE, NEUROLITHIUM...) : augmentation du taux de lithium dans le sang ;
- le méthotrexate.

Informez par ailleurs votre médecin ou votre pharmacien en cas de traitement par un *diurétique*, un *inhibiteur de l'enzyme de conversion*, un *inhibiteur de l'angiotensine II*, un *bêtabloquant* ou un médicament contenant de la ciclosporine.

Grossesse et allaitement

Des effets néfastes pour l'enfant à naître ont été mis en évidence lorsque les *AINS* sont utilisés au cours des 4 derniers mois de la grossesse ; le risque existe même avec une seule prise et même si la grossesse est à terme. L'usage de ce médicament est contre-indiqué pendant cette période.

Pendant les 5 premiers mois, l'effet de ce médicament est mal connu : seul votre médecin peut évaluer le risque éventuel de son utilisation dans votre cas.

L'ibuprofène passe faiblement dans le lait maternel : néanmoins, par mesure de prudence, il est déconseillé pendant l'allaitement.

Mode d'emploi et posologie

Ce médicament est pris de préférence au milieu des repas afin de limiter les effets digestifs indésirables. Les prises doivent être espacées d'au moins 6 heures. Les comprimés doivent être avalés tels quels, avec un grand verre d'eau.

Posologie usuelle :

• Adulte :

Douleurs (y compris douleurs de l'arthrose) et la fièvre : 1 comprimé, 1 à 3 fois par jour.

Règles douloureuses : 1 comprimé dès le début des règles, 1 à 3 fois par jour, pendant 1 à 3 jours.

Crise de *migraine* : 1 comprimé dès le début de la crise.

Conseils : Ne dépassez pas la *posologie* ni la durée de traitement prescrites par votre médecin.

La prise de ce médicament ne dispense pas de mesures habituelles permettant d'aider à faire céder la crise de *migraine* : s'allonger au calme dans une pièce sombre.

Effets indésirables possibles

Nausées, vomissements, *gastrite*.

Rarement :
- *ulcère* de l'estomac ou du *duodénum*, *hémorragie* du tube digestif (vomissements sanglants, selles noires, ou le plus souvent pertes de sang imperceptibles, responsables de l'apparition progressive d'une *anémie*) le plus souvent lors d'un traitement de longue durée ou à forte dose ;
- *réaction allergique* : *éruption cutanée*, démangeaisons, *œdème*, crise d'*asthme*, malaise avec chute brutale de la tension artérielle ;
- *vertiges*, maux de tête ;
- troubles de la vision nécessitant un examen ophtalmologique ;
- anomalie de la *numération formule sanguine*, augmentation des *transaminases*.

Laboratoires Wyeth Santé Familiale

ADVIL gel

Anti-inflammatoire d'action locale

Présentation

ADVIL 5 % : gel pour application locale ; tube de 60 g. Remb 35 % - **2,83 €**.

ADVIL 5 % : gel pour application locale ; tube de 100 g. Remb 35 % - **4,17 €**.

Composition

	p 100 g
Ibuprofène	5 g

Dans quel cas ce médicament est-il prescrit ?

Ce gel contient un *anti-inflammatoire* non stéroïdien (*AINS*). Il lutte localement contre l'*inflammation* et la douleur.

Il est utilisé dans le traitement des entorses, contusions et *tendinites*.

Contre-indications

Ce médicament ne doit pas être utilisé dans les cas suivants :
- *allergie* à l'aspirine ou aux *AINS* ;
- en application sur la peau lésée (*eczéma*, brûlure, plaie...) ou sur les *muqueuses* ;
- **grossesse** (à partir du 6e mois).

Grossesse et allaitement

Les *AINS* pris par voie orale peuvent être toxiques pour le fœtus ; leur utilisation est contre-indiquée pendant les 4 derniers mois de la grossesse. Les AINS destinés à une application locale peuvent traverser la peau, passer dans le sang et exposer le fœtus au même risque, lorsqu'ils sont appliqués sur une large surface de peau ou sous un pansement occlusif. N'utilisez pas ce médicament pendant la grossesse sans avis médical.

N'utilisez pas ce gel pendant l'allaitement sans avis médical.

Mode d'emploi et posologie

Le gel est appliqué par un massage doux et prolongé.

Posologie usuelle :

• Adulte : 3 applications par jour.

Conseils : Pensez à vous laver les mains après application. En cas de contact accidentel avec les yeux, rincez abondamment.

Effets indésirables possibles

Imposant l'arrêt du traitement : *allergie* cutanée (éruption de boutons, démangeaisons...).

Laboratoires Wyeth Santé Familiale

ADVILCAPS
Anti-inflammatoire non stéroïdien

Présentation
ADVILCAPS : capsule molle (vert clair) ; boîte de 16. Non remb.

Composition

	p caps
Ibuprofène	200 mg

Dans quel cas ce médicament est-il prescrit ?
Ce médicament est un *anti-inflammatoire* non stéroïdien (*AINS*). Il lutte contre la douleur et fait baisser la fièvre. Ses propriétés anti-inflammatoires se manifestent à forte dose.

Il est utilisé dans le traitement de la fièvre et de la douleur (maux de tête, douleurs dentaires, courbatures, règles douloureuses...).

Contre-indications
Ce médicament ne doit pas être utilisé dans les cas suivants :
- *antécédent* d'*allergie* ou d'*asthme* provoqué par la prise d'*AINS*, y compris l'aspirine ;
- *antécédent* d'hémorragie digestive au cours d'un traitement par *AINS* ;
- *ulcère* de l'estomac ou du *duodénum* ;
- *insuffisance hépatique* grave ;
- *insuffisance rénale* grave ;
- *insuffisance cardiaque* grave ;
- *lupus érythémateux* disséminé ;
- **grossesse** (à partir du 6e mois).

Attention : Tout traitement prolongé ou *surdosage* d'*AINS* expose à des effets indésirables graves.

Certaines situations doivent conduire à ne poursuivre le traitement qu'après un avis médical :
- brûlures d'estomac importantes ou selles noires et nauséabondes pouvant traduire une irritation ou un saignement du tube digestif ;
- *éruption cutanée*, crise d'*asthme* ;
- fatigue inhabituelle et intense, ou baisse brutale et importante du volume des urines chez une personne souffrant d'*insuffisance cardiaque*, déshydratée ou traitée par *diurétique*.

L'utilisation des AINS est déconseillée chez l'enfant en cas de varicelle : ils pourraient augmenter le risque de complications infectieuses, exceptionnelles mais potentiellement graves.

Des précautions sont nécessaires en cas d'*antécédent* d'*ulcère* de l'estomac ou du *duodénum* ou de risque hémorragique, notamment digestif (maladie de *Crohn*, *rectocolite hémorragique*).

Certains médecins considèrent que les anti-inflammatoires peuvent diminuer l'efficacité des stérilets et exposer à un risque de grossesse non désirée. Ce risque est actuellement très controversé.

Conducteur : ce médicament peut être responsable, dans de rares cas, de vertiges ou de troubles de la vue.

Interactions avec d'autres substances
Ce médicament peut interagir avec d'autres médicaments, notamment :
- l'aspirine et les autres *anti-inflammatoires* non stéroïdiens (*AINS*) : risque d'augmentation des effets indésirables ;
- les *anticoagulants* et les *antiagrégants plaquettaires* : augmentation du risque hémorragique ;
- le lithium (TÉRALITHE, NEUROLITHIUM...) : augmentation du taux de lithium dans le sang ;
- le méthotrexate.

Informez par ailleurs votre médecin ou votre pharmacien en cas de traitement par un *diurétique*, un *inhibiteur de l'enzyme de conversion*, un *inhibiteur de l'angiotensine II*, un *bêtabloquant* ou un médicament contenant de la ciclosporine.

Grossesse et allaitement
Des effets néfastes pour l'enfant à naître ont été mis en évidence lorsque les *AINS* sont utilisés au cours des 4 derniers mois de la grossesse ; le risque existe même avec une seule prise et même si la grossesse est à terme. L'usage de ce médicament est contre-indiqué pendant cette période.

Pendant les 5 premiers mois, l'effet de ce médicament est mal connu : seul votre médecin peut évaluer le risque éventuel de son utilisation dans votre cas.

L'ibuprofène passe en quantité très faible dans le lait maternel : son utilisation ponctuelle, aux doses recommandées, est possible pendant l'allaitement.

Mode d'emploi et posologie
Afin de limiter la survenue de *troubles digestifs*, ce médicament peut être pris au cours des repas avec un grand verre d'eau. Toutefois, en cas de douleurs aiguës, la prise à jeun assure un effet plus rapide. Les prises doivent être espacées d'au moins 6 heures.

Posologie usuelle :
- Adulte et enfant de plus de 30 kg (soit environ 11 ans) : 1 ou 2 capsules molles, à renouveler si nécessaire toutes les 6 heures. Ne pas dépasser 6 capsules molles par jour.
- Enfant de 20 à 30 kg (soit environ 6 à 11 ans) : 1 capsule, à renouveler si nécessaire toutes les 6 heures. Ne pas dépasser 3 capsules par jour.

Conseils : Ce médicament peut être en accès libre dans certaines pharmacies ; néanmoins, n'hésitez pas à demander conseil à votre pharmacien.

Ne dépassez pas la *posologie* ni la durée de traitement préconisées par votre médecin ou votre pharmacien, afin de limiter les effets indésirables.

Effets indésirables possibles
Nausées, vomissements, *gastrite*.

Rarement :
- *ulcère* de l'estomac ou du *duodénum*, *hémorragie* du tube digestif (vomissements sanglants, selles noires, ou le plus souvent pertes de sang imperceptibles, responsables de l'apparition progressive d'une *anémie*) le plus souvent lors d'un traitement de longue durée ou à forte dose ;
- *réaction allergique* : *éruption cutanée*, démangeaisons, *œdème*, crise d'*asthme*, malaise avec chute brutale de la tension artérielle ;
- *vertiges*, maux de tête ;
- troubles de la vision nécessitant un examen ophtalmologique ;
- anomalie de la *numération formule sanguine*, augmentation des *transaminases*.

Laboratoires Wyeth Santé Familiale

ADVILTAB

Anti-inflammatoire non stéroïdien

Présentation

ADVILTAB 400 mg : comprimé ; boîte de 14. Non remb.

Composition

	p cp
Ibuprofène	400 mg
Saccharose	+

Dans quel cas ce médicament est-il prescrit ?

Ce médicament est un *anti-inflammatoire* non stéroïdien (*AINS*). Il lutte contre la douleur et fait baisser la fièvre. Ses propriétés anti-inflammatoires se manifestent à forte dose.

Il est utilisé dans le traitement de la fièvre et de la douleur (maux de tête, douleurs dentaires, rhumatismales, articulaires, règles douloureuses...).

Contre-indications

Ce médicament ne doit pas être utilisé dans les cas suivants :

- *antécédent* d'*allergie* ou d'*asthme* provoqué par la prise d'*AINS*, y compris l'aspirine ;
- *antécédent* d'hémorragie digestive au cours d'un traitement par *AINS* ;
- *ulcère* de l'estomac ou du *duodénum* ;
- *insuffisance hépatique* ou *insuffisance rénale* graves ;
- *insuffisance cardiaque* grave ;
- *lupus érythémateux* disséminé ;
- **grossesse** (à partir du 6e mois).

Attention : Tout traitement prolongé ou *surdosage* d'*AINS* expose à des effets indésirables graves.

Certaines situations doivent conduire à ne poursuivre le traitement qu'après un avis médical :

- brûlures d'estomac importantes ou selles noires et nauséabondes pouvant traduire une irritation ou un saignement du tube digestif ;
- *éruption cutanée*, crise d'*asthme* ;
- fatigue inhabituelle et intense, ou baisse brutale et importante du volume des urines chez une personne souffrant d'*insuffisance cardiaque*, déshydratée ou traitée par *diurétique*.

L'utilisation des AINS est déconseillée chez l'enfant en cas de varicelle : ils pourraient augmenter le risque de complications infectieuses, exceptionnelles mais potentiellement graves.

Des précautions sont nécessaires en cas d'*antécédent* d'*ulcère* de l'estomac ou du *duodénum* ou de risque hémorragique, notamment digestif (maladie de *Crohn*, *rectocolite hémorragique*).

Certains médecins considèrent que les anti-inflammatoires peuvent diminuer l'efficacité des stérilets et exposer à un risque de grossesse non désirée. Ce risque est actuellement très controversé.

Conducteur : ce médicament peut être responsable, dans de rares cas, de vertiges ou de troubles de la vue.

Interactions avec d'autres substances

Ce médicament peut interagir avec d'autres médicaments, notamment :

- l'aspirine et les autres *anti-inflammatoires* non stéroïdiens (*AINS*) : risque d'augmentation des effets indésirables ;
- les *anticoagulants* et les *antiagrégants plaquettaires* : augmentation du risque hémorragique ;
- le lithium (TÉRALITHE, NEUROLITHIUM...) : augmentation du taux de lithium dans le sang ;
- le méthotrexate.

Informez par ailleurs votre médecin ou votre pharmacien en cas de traitement par un *diurétique*, un *inhibiteur de l'enzyme de conversion*, un *inhibiteur de l'angiotensine II*, un *bêtabloquant* ou un médicament contenant de la ciclosporine.

Grossesse et allaitement

Des effets néfastes pour l'enfant à naître ont été mis en évidence lorsque les *AINS* sont utilisés au cours des 4 derniers mois de la grossesse ; le risque existe même avec une seule prise et même si la grossesse est à terme. L'usage de ce médicament est contre-indiqué pendant cette période.

Pendant les 5 premiers mois, l'effet de ce médicament est mal connu : seul votre médecin peut évaluer le risque éventuel de son utilisation dans votre cas.

L'ibuprofène passe en quantité très faible dans le lait maternel : son utilisation ponctuelle, aux doses recommandées, est possible pendant l'allaitement.

Mode d'emploi et posologie

Afin de limiter la survenue de *troubles digestifs*, ce médicament peut être pris au cours des repas avec un grand verre d'eau. Toutefois, en cas de douleurs aiguës, la prise à jeun assure un effet plus rapide. Les prises doivent être espacées d'au moins 6 heures.

Posologie usuelle :

- Adulte et enfant de plus de 30 kg (soit environ 11 ans) : 1 comprimé, à renouveler si nécessaire toutes les 6 heures. Ne pas dépasser 3 comprimés par jour.

La durée d'utilisation sans avis médical ne doit pas dépasser 5 jours en cas de douleur et à 3 jours en cas de fièvre

Conseils : Ne dépassez pas la *posologie* ni la durée de traitement préconisées par votre médecin ou votre pharmacien, afin de limiter les effets indésirables.

Ce médicament peut être en accès libre dans certaines pharmacies ; néanmoins, n'hésitez pas à demander conseil à votre pharmacien.

Effets indésirables possibles

Nausées, vomissements, *gastrite*.

Rarement :

- *ulcère* de l'estomac ou du *duodénum*, *hémorragie* du tube digestif (vomissements sanglants, selles noires, ou le plus souvent pertes de sang imperceptibles, responsables de l'apparition progressive d'une *anémie*) le plus souvent lors d'un traitement de longue durée ou à forte dose ;
- *réaction allergique* : *éruption cutanée*, démangeaisons, *œdème*, crise d'*asthme*, malaise avec chute brutale de la tension artérielle ;
- *vertiges*, maux de tête ;
- troubles de la vision nécessitant un examen ophtalmologique ;
- anomalie de la *numération formule sanguine*, augmentation des *transaminases*.

Laboratoires Wyeth Santé Familiale

AERIUS
Antiallergique — sur ordonnance

Présentation
AERIUS 5 mg : comprimé (bleu clair) ; boîte de 15. Liste II - Remb 35 % - **6,00 €**.
AERIUS 5 mg : comprimé (bleu clair) ; boîte de 30. Liste II - Remb 35 % - **11,46 €**.
AERIUS 0,5 mg/ml : sirop (arôme bubble-gum) ; flacon de 150 ml avec seringue doseuse. Liste II - Remb 35 % - **7,21 €**.

Composition

	p cp	p ml
Desloratadine	5 mg	0,5 mg
Saccharose		+
Sorbitol		+

Dans quel cas ce médicament est-il prescrit ?
Ce médicament est un *antihistaminique* antiallergique ; il n'a pas d'effets *sédatifs* ni *atropiniques*.
Il est utilisé dans le traitement de manifestations allergiques diverses : *rhinite*, *urticaire*.

Contre-indications
Ce médicament ne doit pas être utilisé en cas d'*allergie* aux *antihistaminiques* contenant de la loratadine (CLARINASE REPETABS, CLARITYNE).

Attention : Des précautions sont nécessaires en cas d'*insuffisance rénale* grave.

Grossesse et allaitement
L'effet de ce médicament pendant la grossesse ou l'allaitement est mal connu. Par prudence, son usage est déconseillé chez la femme enceinte ou chez celle qui allaite.

Mode d'emploi et posologie
Ce médicament peut être pris indifféremment au cours ou au dehors du repas.

Posologie usuelle :
- Adulte et enfant de plus de 12 ans : 1 comprimé ou 10 ml de sirop, une fois par jour.
- Enfant de 6 à 11 ans : 5 ml de sirop, une fois par jour.
- Enfant de 1 à 5 ans : 2,5 ml de sirop, une fois par jour.

Conseils : Ce médicament agit sur les manifestations de l'*allergie* mais n'en supprime pas la cause. Si les *symptômes* persistent ou s'aggravent, n'hésitez pas à consulter votre médecin.

Effets indésirables possibles
Les études qui ont comparé ce médicament au *placebo* ont montré :
- chez les enfants de 2 à 11 ans : il n'y a pas d'effets indésirables imputables au médicament ;
- chez les enfants de 6 à 24 mois : diarrhée, fièvre, insomnie ;
- chez les adultes et les adolescents : fatigue, sécheresse de la bouche, maux de tête.

Depuis la commercialisation, les effets suivants ont été rarement rapportés : hallucinations, vertiges, troubles du sommeil, palpitations, troubles digestifs, douleur musculaire, augmentation des transaminases, *réaction allergique*.

Laboratoires Schering-Plough

ÆSCULUS BOIRON pommade
Informations détaillées sur www.monvidal.com

ÆSCULUS COMPLEXE N° 103
Informations détaillées sur www.monvidal.com

ÆSCULUS COMPOSÉ BOIRON
Homéopathie

Présentation
ÆSCULUS COMPOSÉ BOIRON : comprimé ; boîte de 50. Remb 35 % - **1,46 €**.
ÆSCULUS COMPOSÉ BOIRON : granules ; tube de 4 g. Remb 35 % - **1,80 €**.
ÆSCULUS COMPOSÉ BOIRON : solution buvable ; flacon de 30 ml. Remb 35 % - **2,28 €**.

Composition

	p 100 g
Æsculus hippocastanum TM	33,33 g
Hamamelis virginiana TM	33,33 g
Hydrastis canadensis TM	16,66 g
Viburnum prunifolium TM	16,68 g

Dans quel cas ce médicament est-il prescrit ?
Ce médicament est un *complexe* (association) de composants homéopathiques.
Il est utilisé dans le *traitement homéopathique* des troubles de la circulation veineuse et des *hémorroïdes*.

Attention :
L'*insuffisance veineuse* peut requérir des mesures spécifiques telles que la *contention élastique*.
Des douleurs, un saignement anal qui persistent malgré le traitement peuvent être dus à une maladie autre que des *hémorroïdes* : consultez votre médecin. De même, tout saignement anal survenant chez une personne de plus de 50 ans doit faire l'objet d'une consultation médicale.

Grossesse et allaitement
Aux *dilutions homéopathiques*, les substances contenues dans ce médicament ne sont pas connues pour être toxiques pendant la grossesse ou l'allaitement.

Mode d'emploi et posologie
Ce médicament doit être pris de préférence à distance des repas.
Les comprimés sont à sucer ; les granules doivent être placés sous la langue ; la solution buvable est diluée dans un peu d'eau.

Posologie usuelle :
2 comprimés ou 5 granules, 2 fois par jour, ou 10 gouttes de solution buvable, 3 fois par jour.

Conseils : Une activité physique régulière et la surélévation du pied du lit permettent de faciliter la circulation veineuse et *lymphatique*.
La constipation chronique et les efforts excessifs de poussée sont les principaux facteurs déclenchants des crises d'*hémorroïdes*. Un régime riche en fibres alimentaires, des boissons abondantes et un exercice physique régulier en limitent le risque.

Laboratoires Boiron

ÆSCULUS COMPOSÉ BOIRON pommade et suppositoire

Homéopathie

Présentation

ÆSCULUS COMPOSÉ BOIRON : pommade ; tube de 20 g. Remb 35 % - **1,87 €**.
ÆSCULUS COMPOSÉ BOIRON : suppositoire ; boîte de 12. Remb 35 % - **3,15 €**.

Composition

	p 100 g	p suppos
Æsculus hippocastanum TM	3 g	100 mg
Hamamelis virginiana TM	3 g	100 mg
Hydrastis canadensis TM	1,5 g	50 mg
Viburnum prunifolium TM	1,5 g	50 mg

Dans quel cas ce médicament est-il prescrit ?

Ce médicament est un *complexe* (association) de composants homéopathiques
Il est utilisé dans dans le traitement local des *hémorroïdes*.

Attention : Des douleurs, un saignement anal qui persistent malgré le traitement peuvent être dus à une maladie autre que des *hémorroïdes* : consultez votre médecin. De même, tout saignement anal survenant chez une personne de plus de 50 ans doit faire l'objet d'une consultation médicale.

Grossesse et allaitement

Aux *dilutions homéopathiques*, les substances contenues dans ce médicament ne sont pas connues pour être toxiques pendant la grossesse ou l'allaitement.

Mode d'emploi et posologie

2 à 3 applications par jour ou 1 à 2 suppositoires par jour.

Conseils : La constipation chronique et les efforts excessifs de poussée sont les principaux facteurs déclenchants des crises d'*hémorroïdes*. Un régime riche en fibres alimentaires, des boissons abondantes et un exercice physique régulier en limitent le risque.

Laboratoires Boiron

AFEBRYL

Informations détaillées sur www.monvidal.com

AFTAGEL

Préparation buccale antalgique

Présentation

AFTAGEL : gel buccal (arôme fraise) ; flacon de 15 ml. Non remb.

Composition

	p 100 ml
Lidocaïne chlorhydrate	600 mg
Sulfate de zinc	500 mg

Dans quel cas ce médicament est-il prescrit ?

Ce gel *antalgique* contient un *anesthésique* local.
Il est utilisé dans le traitement des *inflammations* localisées de la bouche et des aphtes.

Contre-indications

Ce médicament ne doit pas être utilisé en cas d'*allergie* aux *anesthésiques* locaux.

Attention : Si les lésions persistent plus de quelques jours, consultez votre dentiste.
Sportif : les *anesthésiques* locaux ont été retirés de la liste des substances dopantes publiée dans les arrêtés du 20 avril et du 16 août 2004 par le ministère de la Jeunesse et des Sports.

Grossesse et allaitement

L'effet de ce médicament pendant la grossesse ou l'allaitement est mal connu. L'évaluation du risque éventuel lié à son utilisation est individuelle : demandez conseil à votre pharmacien ou à votre médecin.

Mode d'emploi et posologie

Appliquer le gel sur un doigt et masser doucement la région douloureuse.

Posologie usuelle :
1 application, à renouveler au cours de la journée, si nécessaire.

Effets indésirables possibles

Réaction allergique locale.

Laboratoires Coopération Pharmaceutique Française

AFTOSIUM

Informations détaillées sur www.monvidal.com

AGATHOL baume

Informations détaillées sur www.monvidal.com

AGIOLAX

Informations détaillées sur www.monvidal.com

A-GRAM

Antibiotique : pénicilline — sur ordonnance

Ce médicament est un générique de CLAMOXYL oral (voir p. 299).

AGRIPPAL

Informations détaillées sur www.monvidal.com

AGYRAX

Antivertigineux, antiémétique

Présentation

AGYRAX : comprimé sécable (blanc) ; boîte de 15. Remb 35 % - **2,54 €**.

Composition

	p cp
Méclozine chlorhydrate	25 mg
Lactose	+

Dans quel cas ce médicament est-il prescrit ?

Ce médicament appartient à la famille des *antihistaminiques* de type H1. Il a une action antivertigineuse et antiémétique.
Il est utilisé dans le *traitement symptomatique* de la crise de *vertiges* et pour prévenir et traiter le mal des transports.

Contre-indications

Ce médicament ne doit pas être utilisé dans les cas suivants :
- *glaucome* à angle fermé,
- risque de blocage des urines (*adénome de la prostate*).

Attention : Ce médicament est destiné au traitement des *vertiges* et non des troubles de l'équilibre : parlez-en à votre médecin ou à votre pharmacien.
La méclinizine présente des effets *atropiniques*. Elle peut provoquer un *glaucome* aigu chez les personnes prédisposées : œil rouge, dur et douloureux, avec vision floue. Une consultation d'extrême urgence auprès d'un ophtalmologiste est nécessaire.
Évitez les boissons alcoolisées pendant le traitement.
Conducteur : ce médicament peut être responsable d'une baisse de la vigilance, particulièrement en début de traitement.

Interactions avec d'autres substances

Informez votre médecin ou votre pharmacien si vous prenez un autre médicament ayant des effets *atropiniques* ou *sédatifs* (tranquillisants, somnifères, certains médicaments contre la toux ou contre la douleur contenant des *opiacés*, *antidépresseurs*, *neuroleptiques*...).

Grossesse et allaitement

En l'absence de données suffisantes, ce médicament est déconseillé pendant les 3 premiers mois de la grossesse.
Les données disponibles ne permettent pas de savoir si ce médicament passe dans le lait maternel : ne l'utilisez pas pendant l'allaitement sans avis médical.

Mode d'emploi et posologie

Les comprimés doivent être avalés sans être croqués avec un verre d'eau.

Posologie usuelle :
Vertiges : 1 comprimé, 1 à 3 fois par jour, avant les repas.
Mal des transports : 1 à 4 comprimés par jour. La première prise s'effectue une heure avant le départ.

Conseils : Il existe des mesures simples et souvent efficaces pour prévenir le mal des transports :
- bien dormir la veille du voyage ;
- manger légèrement mais régulièrement pendant le trajet ;
- éviter le café, les boissons alcoolisées ou gazeuses ;
- privilégier certaines places : à l'avant en car, au niveau des ailes en avion, sur le pont au centre en bateau.

Effets indésirables possibles

Bouche sèche, constipation, troubles de l'*accommodation*, difficultés à uriner et risque de confusion des idées chez la personne âgée.

Laboratoires Vedim Pharma

AIROMIR
Antiasthmatique — sur ordonnance

Présentation

AIROMIR Autohaler 100 µg : suspension pour inhalation buccale ; flacon pressurisé avec valve doseuse (200 bouffées) et embout buccal (système Autohaler). Liste I - Remb 65 % - **11,74 €**.

Composition

	p bouffée
Salbutamol	100 µg

Dans quel cas ce médicament est-il prescrit ?

Ce médicament est un bronchodilatateur qui lutte contre la contraction anormale des muscles de la paroi des bronches. Il est apparenté à une substance naturelle, l'*adrénaline*, mais, contrairement à cette substance, il a peu d'effet sur le cœur. Son action est rapide et se prolonge pendant 4 à 6 heures.
Il est utilisé :
- dans le *traitement de la crise* d'*asthme* et dans la prévention de l'asthme d'effort,
- dans les périodes d'aggravation de l'asthme ou de la *bronchite chronique* de type obstructif, c'est-à-dire associée à un rétrécissement du diamètre des bronches.

Attention : Les bronchodilatateurs d'action rapide ne sont pas destinés au *traitement de fond* de l'asthme qui repose sur d'autres médicaments, inhalés ou non. Leur emploi ne se justifie que dans le *traitement de la crise* d'asthme ou lors des périodes d'aggravation de la gêne respiratoire.
Lorsque les doses habituellement efficaces deviennent insuffisantes et que les difficultés respiratoires s'accentuent, un traitement complémentaire (par *corticoïde* ou *antibiotique*) peut être nécessaire : consultez votre médecin sans tarder.
En cas de crise grave, n'hésitez pas à appeler le 15 pour un conseil ou une aide médicale urgente.
Sportif : ce médicament contient une substance susceptible de rendre positifs certains *tests antidopage*.

Grossesse et allaitement

Ce médicament peut être utilisé pendant la grossesse.
Ce médicament passe dans le lait maternel : consultez votre médecin en cas d'*inhalations* répétées.

Mode d'emploi et posologie

Agiter l'appareil avant utilisation et mettre le levier en position « relevée » ; expirer normalement et introduire l'embout buccal entre les lèvres ; inspirer profondément et retenir sa respiration pendant quelques instants. Remettre le levier en position « fermée » après l'inhalation. Il ne faut jamais souffler dans l'appareil.

Posologie usuelle :
- Dans le traitement de la crise d'*asthme* : 1 ou 2 bouffées, que l'on peut renouveler après quelques minutes si l'effet est insuffisant.
- Dans le *traitement préventif* de l'asthme d'effort : 1 ou 2 bouffées, 15 à 30 minutes avant l'exercice.
- Dans les périodes d'exacerbation de l'asthme ou de la *bronchite chronique* : suivre les indications de votre médecin.

Ne pas dépasser 15 bouffées par jour.

Conseils : Lisez attentivement la notice du médicament avant son emploi.
N'hésitez pas à demander une démonstration du maniement de cet appareil à votre médecin ou à votre pharmacien.
Rincez régulièrement l'embout à l'eau et séchez-le avant de l'adapter à la cartouche.
Le flacon est sous pression : conservez-le à l'abri de la chaleur.

Effets indésirables possibles

La survenue des effets indésirables est favorisée par une augmentation de la *posologie* : tremblements des extrémités, accélération du cœur, crampes musculaires, maux de tête.

Exceptionnellement, la prise de ce médicament peut provoquer une aggravation paradoxale des difficultés respiratoires : ne le réutilisez pas sans avoir pris l'avis de votre médecin.

Laboratoires Teva Classics

AKINETON LP

Antiparkinsonien

sur ordonnance

Présentation

AKINETON LP : comprimé à libération prolongée (blanc) ; boîte de 30. Liste I - Remb 65 % - **3,82 €**.

Composition

	p cp
Bipéridène chlorhydrate	4 mg
Lactose	+

Dans quel cas ce médicament est-il prescrit ?

C'est un *antiparkinsonien* qui appartient à la famille des anticholinergiques (*atropiniques*).

Il est utilisé dans le traitement de la maladie de *Parkinson* et des *syndromes* parkinsoniens induits par les *neuroleptiques*.

Contre-indications

Ce médicament ne doit pas être utilisé dans les cas suivants :
- risque de *glaucome* à angle fermé,
- risque de rétention des urines (*adénome de la prostate*),
- maladies cardiaques graves,
- enfant de moins de 15 ans.

Attention : Ce médicament présente des effets *atropiniques*. Il peut provoquer un *glaucome* aigu chez les personnes prédisposées : œil rouge, dur et douloureux, avec vision floue. Une consultation d'extrême urgence auprès d'un ophtalmologiste est nécessaire.
Des précautions sont nécessaires chez la personne âgée.
Vous ne devez pas interrompre brutalement votre traitement.
Conducteur : ce médicament peut être responsable d'une baisse de la vigilance, particulièrement en début de traitement.

Interactions avec d'autres substances

Informez votre médecin si vous prenez un autre médicament *atropinique* ou un médicament contenant du lisuride.

Grossesse et allaitement

L'effet de ce médicament pendant la grossesse est mal connu : seul votre médecin peut évaluer le risque éventuel de son utilisation dans votre cas.

Si le traitement est poursuivi jusqu'à l'accouchement, une surveillance médicale du *nouveau-né* est nécessaire.

L'allaitement est déconseillé pendant le traitement.

Mode d'emploi et posologie

Les comprimés doivent être avalés en une prise le matin, en dehors du repas.

Posologie usuelle :
- Adulte : 1 ou 2 comprimés par jour.

Effets indésirables possibles

Troubles de l'*accommodation*, sécheresse de la bouche et des yeux, constipation, difficultés à uriner, somnolence, confusion des idées et excitation, notamment chez la personne âgée.

Laboratoires DB Pharma

ALAIRGIX

Antiallergique : antihistaminique H1

Présentation

ALAIRGIX : comprimé à sucer (arôme pomme) ; boîte de 7. Non remb.

Composition

	p cp
Cétirizine dichlorhydrate	10 mg

Dans quel cas ce médicament est-il prescrit ?

Ce médicament est un *antihistaminique* antiallergique. Contrairement aux antihistaminiques plus anciens, il n'a pas d'effets *atropiniques* ni, dans la majorité des cas, d'effet *sédatif*.

Il est utilisé dans le traitement de différentes manifestations allergiques : *rhinite* ou *conjonctivite* allergiques, *urticaire*.

Contre-indications

Ce médicament ne doit pas être utilisé dans les cas suivants :
- *insuffisance rénale*,
- enfant de moins de 6 ans.

Attention : Ce médicament est en vente libre. En l'absence d'avis médical, il ne doit toutefois être utilisé qu'en cas de réapparition de symptômes déjà diagnostiqués par un médecin et traités auparavant par un médicament contenant la même substance (cétirizine).
Chez les enfants de moins de 12 ans, un avis médical est nécessaire.
Ce médicament peut, dans de rares cas, entraîner une baisse de la vigilance. Assurez-vous à l'occasion des premières prises que vous le supportez bien, avant de conduire ou d'utiliser une machine dangereuse.

Grossesse et allaitement

L'effet de ce médicament pendant la grossesse est mal connu : seul votre médecin peut évaluer le risque éventuel de son utilisation dans votre cas.

Ce médicament passe faiblement dans le lait maternel. Il est cependant préférable de ne pas l'utiliser sans avis médical pendant l'allaitement.

Mode d'emploi et posologie

Les comprimés peuvent être sucés ou dissous dans un verre d'eau.

Posologie usuelle :

- Adulte et enfant de plus de 12 ans : 1 comprimé par jour.

La durée de traitement, sans avis médical, est limitée à 7 jours en cas de *rhinite* ou de *conjonctivite* et à 3 jours en cas d'*urticaire*.

> **Conseils :** Ce médicament peut être en accès libre dans certaines pharmacies ; néanmoins, n'hésitez pas à demander conseil à votre pharmacien.
> Ce médicament agit sur les manifestations de l'*allergie* mais n'en supprime pas la cause. Si les *symptômes* persistent ou s'aggravent, consultez votre médecin.

Effets indésirables possibles

Troubles digestifs, sécheresse de la bouche, *vertiges*.
Rarement : somnolence.
Exceptionnellement : *réaction allergique* cutanée, *œdème* de *Quincke*.

Laboratoires Coopération Pharmaceutique Française

ALCAPHOR

Informations détaillées sur www.monvidal.com

ALCOOL MODIFIÉ COOPER

Informations détaillées sur www.monvidal.com

ALCOOL MODIFIÉ GIFRER

Antiseptique local

Présentation

ALCOOL MODIFIÉ GIFRER : solution pour application locale ; flacon de 125 ml. Non remb.
ALCOOL MODIFIÉ GIFRER : solution pour application locale ; flacon de 250 ml. Non remb.
ALCOOL MODIFIÉ GIFRER : solution pour application locale ; flacon de 500 ml. Non remb.

Composition

	p 100 ml
Alcool	73,7 ml
Camphre	200 mg
Tartrazine	+

Dans quel cas ce médicament est-il prescrit ?

Ce médicament est un *antiseptique* local.
Il est utilisé pour l'*antisepsie* de la peau et des plaies superficielles.

Contre-indications

Ce médicament ne doit pas être utilisé dans les cas suivants :
- *allergie* à la tartrazine,
- *nourrisson*.

> **Attention :** L'*alcool* à 70° est un antiseptique plus efficace que l'alcool à 90°.
> Évitez le contact de la solution avec les *muqueuses*.
> Sur une plaie, l'application d'alcool est très douloureuse : l'emploi d'un autre antiseptique est préférable.

Interactions avec d'autres substances

L'association à d'autres *antiseptiques* est déconseillée car leurs effets risquent de s'annuler.

Grossesse et allaitement

Cet *antiseptique* peut être utilisé par la femme enceinte ou qui allaite.

Mode d'emploi et posologie

- Adulte et enfant de plus de 30 mois : badigeonner la surface à traiter à l'aide d'une compresse imprégnée de solution pure.

> **Conseils :** Le simple lavage à l'eau et au savon permet d'éliminer la majorité des *germes* : il doit être suivi d'un rinçage soigneux car le savon peut inactiver certains *antiseptiques*.
> Tous les *antiseptiques* peuvent être contaminés par des germes : une fois ouvert, ils ne doivent pas être conservés trop longtemps.

Effets indésirables possibles

Réaction allergique cutanée.

Laboratoires Gifrer Barbezat

ALDACTAZINE

Diurétiques associés — sur ordonnance

Présentation

ALDACTAZINE : comprimé sécable (blanc) ; boîte de 30. Liste II - Remb 65 % - **5,99 €**.
ALDACTAZINE : comprimé sécable (blanc) ; boîte de 90. Liste II - Remb 65 % - **16,87 €**.

Composition

	p cp
Altizide	15 mg
Spironolactone	25 mg
Lactose	+

Dans quel cas ce médicament est-il prescrit ?

Ce médicament est une association de deux *diurétiques* : l'altizide, dont la structure est proche de celle des *sulfamides*, et la spironolactone, qui a pour caractéristique d'empêcher la perte du *potassium* dans les urines, habituelle avec l'altizide.
Il est utilisé dans le traitement :
- de l'*hypertension artérielle*,
- des *œdèmes* liés à une *insuffisance hépatique*, à une *insuffisance cardiaque* ou à un *syndrome néphrotique*.

Contre-indications

Ce médicament ne doit pas être utilisé dans les cas suivants :
- *allergie* aux médicaments de la famille des *sulfamides*,
- *insuffisance rénale* grave,
- *hyperkaliémie* (excès de *potassium* dans le sang),
- *encéphalopathie hépatique*,
- en association avec les médicaments élevant le taux de *potassium* dans le sang.

> **Attention :** Ce médicament peut être responsable d'une augmentation ou au contraire d'une baisse de la *kaliémie* (taux du *potassium* dans le sang), qui peut être aggravée par l'usage prolongé de *laxatifs stimulants*. Un contrôle par des analyses de sang est souvent prescrit par le médecin.

Chez les personnes atteintes d'une *insuffisance hépatique*, l'apparition de troubles de la conscience peut annoncer une complication. Ne poursuivez pas le traitement sans l'avis de votre médecin.

N'utilisez des *sels* de régime, souvent riches en potassium, qu'avec l'accord de votre médecin.

Les *diurétiques* peuvent augmenter le taux d'*acide urique* ou de *sucre* dans le sang.

Sportif : ce médicament contient une substance susceptible de rendre positifs certains *tests antidopage*.

Interactions avec d'autres substances

Ce médicament ne doit pas être associé aux *diurétiques* élevant le taux de *potassium* dans le sang ou aux médicaments qui en contiennent : risque d'*hyperkaliémie* entraînant des *troubles du rythme cardiaque* graves.

Il peut interagir avec les *inhibiteurs de l'enzyme de conversion*, les *inhibiteurs de l'angiotensine II*, les médicaments susceptibles de provoquer des *torsades de pointes* et ceux contenant du lithium.

Informez par ailleurs votre médecin si vous prenez l'un des médicaments suivants : *AINS*, *digitalique*, médicament susceptible de faire baisser la *kaliémie* (*corticoïde*, *laxatif stimulant*), *neuroleptique*, *antidépresseur imipraminique*, médicament contenant du baclofène, de la metformine ou de la ciclosporine.

Grossesse et allaitement

Les *diurétiques* ne sont pas indiqués dans les cas de rétention d'eau ou d'*hypertension artérielle* liés à la grossesse. Seul votre médecin peut apprécier la nécessité du traitement et son risque dans votre cas.

Ce médicament passe dans le lait maternel : l'allaitement est déconseillé.

Mode d'emploi et posologie

Ce médicament peut être pris indifféremment au cours ou en dehors des repas.

Posologie usuelle :

- *Hypertension artérielle* : ½ à 1 comprimé par jour.
- *Œdèmes* :
  - traitement d'attaque : 3 à 6 comprimés par jour ;
  - traitement d'entretien : 1 à 2 comprimés par jour.

Conseils : Ce médicament augmente le volume des urines, surtout en début de traitement. Évitez une prise le soir, source de gêne nocturne.

Les *diurétiques* exposent au risque de déshydratation : veillez à proposer des boissons abondantes aux personnes âgées, notamment pendant les fortes chaleurs.

Effets indésirables possibles

Liés à la spironolactone :

Augmentation du volume des seins chez l'homme (gynécomastie).

Rarement : *intolérance digestive*, troubles des règles chez la femme ou de l'érection chez l'homme, *éruption cutanée*, somnolence, crampes.

Liés à l'altizide :

Baisse de la *kaliémie*, associée éventuellement à des crampes.

Déshydratation possible chez la personne âgée.

Augmentation de la *glycémie* ou de l'*uricémie*.

Hypotension orthostatique.

Rarement :

- baisse du taux de sodium dans le sang (natrémie) et risque de troubles du comportement ;
- anomalie de la *numération formule sanguine* ;
- nausées, constipation, *vertiges*, fatigue, maux de tête, fourmillement des extrémités.

Exceptionnellement : *pancréatite*, *réaction allergique*.

Laboratoires Pfizer

ALDACTONE

Diurétique — sur ordonnance

Présentation

ALDACTONE 50 : comprimé sécable (blanc) ; boîte de 30. Liste II - Remb 65 % - **8,87 €**.

ALDACTONE 50 : comprimé sécable (blanc) ; boîte de 90. Liste II - Remb 65 % - **14,37 €**.

ALDACTONE 75 : comprimé sécable (blanc) ; boîte de 30. Liste II - Remb 65 % - **12,81 €**.

ALDACTONE 75 : comprimé sécable (blanc) ; boîte de 90. Liste II - Remb 65 % - **19,67 €**.

Composition

	p cp	p cp
Spironolactone	50 mg	75 mg
Lactose	+	+

Dans quel cas ce médicament est-il prescrit ?

Ce médicament appartient à la famille des *diurétiques*. Il a pour caractéristique d'empêcher la perte du *potassium* dans les urines, habituelle avec la plupart des autres diurétiques. Il agit en bloquant l'action de l'aldostérone, substance naturelle dont le taux peut être anormalement élevé dans certaines maladies ou du fait d'un autre traitement diurétique.

Il est utilisé dans le traitement :

- des troubles en rapport avec un excès d'aldostérone dans le sang,
- de l'*hypertension artérielle*,
- de l'*ascite* ou des *œdèmes* liés à une *insuffisance hépatique* ou *cardiaque*, ou à un *syndrome néphrotique*.

Il est également utilisé dans le *traitement d'appoint* de la *myasthénie*, pour lutter contre les pertes de potassium.

Contre-indications

Ce médicament ne doit pas être utilisé dans les cas suivants :

- *insuffisance rénale* grave,
- *hyperkaliémie* (excès de *potassium* dans le sang),
- *encéphalopathie hépatique*,
- en association avec les médicaments élevant le taux de *potassium* dans le sang.

Attention : Ce médicament peut être responsable d'une augmentation de la *kaliémie* (taux de *potassium* dans le sang). Un contrôle par des analyses de sang est souvent prescrit par le médecin.

N'utilisez de *sel* de régime, souvent riche en potassium, qu'avec l'accord de votre médecin.

Sportif : ce médicament contient une substance susceptible de rendre positifs certains *tests antidopage*.

Interactions avec d'autres substances

Ce médicament ne doit pas être associé aux *diurétiques* élevant le taux de *potassium* dans le sang ou aux médicaments qui en contiennent : risque d'*hyperkaliémie* entraînant des *troubles du rythme cardiaque* graves.

Il peut interagir avec les *inhibiteurs de l'enzyme de conversion*, les *inhibiteurs de l'angiotensine II* et les médicaments contenant du lithium.

Informez par ailleurs votre médecin si vous prenez un *AINS*, un *corticoïde*, un *neuroleptique*, un *antidépresseur imipraminique* ou un médicament contenant de la metformine, de la ciclosporine ou du baclofène.

Grossesse et allaitement

Les *diurétiques* ne sont pas indiqués dans les cas de rétention d'eau ou d'*hypertension artérielle* liés à la grossesse. Seul votre médecin peut apprécier la nécessité du traitement et son risque dans votre cas.

Ce médicament passe dans le lait maternel : l'allaitement est déconseillé.

Mode d'emploi et posologie

Ce médicament peut être pris au cours ou en dehors des repas.

Posologie usuelle :

50 à 300 mg par jour selon la nature et la gravité de la maladie.

> **Conseils :** Ce médicament augmente le volume des urines, surtout en début de traitement. Évitez une prise le soir, source de gêne nocturne.
>
> Les *diurétiques* exposent au risque de déshydratation : veillez à proposer des boissons abondantes aux personnes âgées, notamment pendant les fortes chaleurs.

Effets indésirables possibles

Augmentation du volume des seins chez l'homme (gynécomastie).

Rarement : *intolérance* digestive, troubles des règles chez la femme ou de l'érection chez l'homme, *éruption cutanée*, somnolence, crampes.

Laboratoires Pfizer

ALDALIX

Diurétiques associés — sur ordonnance

Présentation

ALDALIX : gélule (jaune) ; boîte de 30. Liste II - Remb 65 % - **8,56 €**.

ALDALIX : gélule (jaune) ; boîte de 90. Liste II - Remb 65 % - **24,58 €**.

Composition

	p gél
Furosémide	20 mg
Spironolactone	50 mg
Lactose	+

Dans quel cas ce médicament est-il prescrit ?

Ce médicament est une association de deux *diurétiques* : le furosémide, dont la structure est proche de celle des *sulfamides*, et la spironolactone, qui a pour caractéristique d'empêcher la perte du *potassium* dans les urines, habituelle avec le furosémide.

Il est utilisé dans le traitement de l'*insuffisance cardiaque*.

Contre-indications

Ce médicament ne doit pas être utilisé dans les cas suivants :

- *allergie* aux *sulfamides*,
- *insuffisance rénale* grave,
- *encéphalopathie hépatique*,
- déshydratation,
- *hyperkaliémie* (excès de *potassium* dans le sang) ou *hyponatrémie*,
- en association avec les médicaments élevant le taux de *potassium* dans le sang.

> **Attention :** Ce médicament peut être responsable d'une augmentation ou au contraire d'une baisse de la *kaliémie* (taux de *potassium* dans le sang), qui peut être aggravée par l'usage prolongé de *laxatifs stimulants*. Un contrôle par des analyses de sang est souvent prescrit par le médecin.
>
> Chez les personnes atteintes d'une *insuffisance hépatique*, l'apparition de troubles de la conscience peut annoncer une complication. Ne poursuivez pas le traitement sans l'avis de votre médecin.
>
> N'utilisez des *sels* de régime, souvent riches en potassium, qu'avec l'accord de votre médecin.
>
> Les *diurétiques* peuvent augmenter le taux d'*acide urique* (uricémie) ou de *sucre* dans le sang (*glycémie*) : des précautions sont nécessaires en cas de *diabète* ou d'*antécédent* de crise de *goutte*.
>
> Sportif : ce médicament contient une substance susceptible de rendre positifs certains *tests antidopage*.

Interactions avec d'autres substances

Ce médicament ne doit pas être associé aux *diurétiques* élevant le taux de *potassium* dans le sang ou aux médicaments qui en contiennent : risque d'*hyperkaliémie* entraînant des *troubles du rythme cardiaque* graves.

Il peut interagir avec les *inhibiteurs de l'enzyme de conversion*, les *inhibiteurs de l'angiotensine II*, les médicaments susceptibles de provoquer des *torsades de pointes* et ceux contenant du lithium.

Informez par ailleurs votre médecin si vous prenez :

- un *AINS*, un *digitalique* ;
- un médicament susceptible de faire baisser la *kaliémie* (*corticoïde*, *laxatif stimulant*) ;
- un médicament contenant de la metformine ou de la phénytoïne ;
- un médicament susceptible de contribuer à la baisse de la tension artérielle (*neuroleptique*, *antidépresseur imipraminique*, baclofène).

Grossesse et allaitement

Les *diurétiques* ne sont pas indiqués dans les cas de rétention d'eau ou d'*hypertension artérielle* liés à la grossesse. Seul votre médecin peut apprécier la nécessité du traitement et son risque dans votre cas.

Ce médicament passe dans le lait maternel : l'allaitement est déconseillé.

Mode d'emploi et posologie

Ce médicament doit être pris après le repas du matin.

Posologie usuelle :

1 ou 2 gélules par jour.

Conseils : Ce médicament augmente le volume des urines, surtout en début de traitement. Évitez une prise le soir, source de gêne nocturne.
Les *diurétiques* exposent au risque de déshydratation : veillez à proposer des boissons abondantes aux personnes âgées, notamment pendant les fortes chaleurs.

Effets indésirables possibles

Liés à la spironolactone :
Augmentation du volume des seins chez l'homme (gynécomastie).
Rarement : *troubles digestifs*, troubles des règles chez la femme ou de l'érection chez l'homme, *éruption cutanée*, somnolence, crampes.
Liés au furosémide :
Baisse de la *kaliémie*, associée éventuellement à des crampes.
Déshydratation possible chez la personne âgée.
Augmentation de la *glycémie* ou de l'*uricémie*.
Hypotension orthostatique.
Rarement :
- baisse du taux de sodium dans le sang (natrémie) et risque de troubles du comportement ;
- anomalie de la *numération formule sanguine* ;
- nausées, constipation, *vertiges*, fatigue, maux de tête, fourmillement des extrémités.

Exceptionnellement : *réaction allergique*.

Laboratoires Pfizer

ALDARA
Cytotoxique local — sur ordonnance

Présentation

ALDARA 5 % : crème ; boîte de 12 sachets. Liste I - Remb 65 % - **72,74 €**.

Composition

	p sachet
Imiquimod	12,5 mg

Dans quel cas ce médicament est-il prescrit ?

Ce médicament est un immunomodulateur : il agit sur la réponse immunitaire de l'organisme. Il s'oppose localement à la prolifération anormale des cellules, mécanisme à l'origine des tumeurs bénignes induites par des virus, tels que les végétations vénériennes.
Il est utilisé dans le traitement des végétations génitales vénériennes (verge, vulve, pourtour de l'anus) appelées « condylomes acuminés » (ou plus couramment « crêtes de coq »).

Attention : Du fait du caractère irritant de la crème, son usage pour traiter les végétations du gland ou du prépuce chez l'homme non circoncis peut provoquer une inflammation et un rétrécissement du prépuce, notamment en cas d'hygiène insuffisante. En cas d'inflammation, de plaie, ou d'œdème du prépuce, le traitement ne doit pas être poursuivi. L'homme circoncis n'est pas exposé à ce risque.
Ces réactions d'irritation, parfois très douloureuses, peuvent survenir sur des régions découvertes. En cas de réaction intolérable, la crème doit être enlevée à l'eau et au savon. Le traitement pourra être repris après atténuation de la réaction cutanée. Il ne faut pas recouvrir les lésions traitées par un pansement épais ou étanche qui pourrait accroître le risque de réaction locale ; en revanche, une simple compresse aérée peut servir à protéger la peau des frottements contre les vêtements.
Ce médicament n'a pas été étudié dans le traitement des végétations internes (vagin, anus).
Lorsque ce traitement est employé à la suite d'un autre procédé thérapeutique (autre crème, chirurgie), il convient d'attendre la cicatrisation complète avant d'appliquer ce médicament.
La crème doit être enlevée par lavage avant toute activité sexuelle et notamment avant la mise en place du préservatif (qu'elle pourrait fragiliser).
L'activité sexuelle sans protection est, bien sûr, contre-indiquée du fait du risque de transmission des végétations vénériennes.
L'efficacité de ce médicament paraît atténuée chez les séropositifs. Les données sur le traitement des sujets âgés ou sur l'effet de cures répétées sont peu nombreuses.

Grossesse et allaitement

L'effet de ce médicament pendant la grossesse ou l'allaitement est mal connu : seul votre médecin peut évaluer le risque éventuel de son utilisation dans votre cas.

Mode d'emploi et posologie

La crème doit être appliquée le soir au coucher en couche mince, en massant jusqu'à ce qu'elle soit absorbée. La région traitée et les mains doivent être lavées avant l'application (eau et antiseptique ou savon). Se relaver soigneusement les mains avec du savon immédiatement après l'application de la crème.

Posologie usuelle :
Appliquée le soir, la crème agit pendant la nuit. Le matin, les régions traitées doivent être lavées à l'eau et avec un savon doux. Cette précaution est particulièrement importante lors du traitement de lésions situées sous le prépuce chez l'homme non circoncis.
Le traitement doit être appliqué 3 fois par semaine, jusqu'à disparition des lésions. La sécurité d'emploi du médicament pour des traitements de plus de 16 semaines n'est pas connue.

Conseils : Par sécurité, il paraît prudent d'employer systématiquement des préservatifs après le traitement jusqu'à être certain de l'absence de récidive.

Effets indésirables possibles

Fréquentes réactions d'irritation locale : démangeaisons, brûlures.
Moins fréquemment : *induration*, plaie superficielle, croûtes, vésicules.

Laboratoires Meda Pharma

ALDOMET
Antihypertenseur — **sur ordonnance**

Présentation

ALDOMET 250 mg : comprimé (jaune) ; boîte de 30. Liste I - Remb 65 % - **3,12 €**.
ALDOMET 250 mg : comprimé (jaune) ; boîte de 90. Liste I - Remb 65 % - **7,22 €**.
ALDOMET 500 mg : comprimé (jaune) ; boîte de 30. Liste I - Remb 65 % - **5,15 €**.

Composition

	p cp	p cp
Méthyldopa	250 mg	500 mg

Dans quel cas ce médicament est-il prescrit ?

Ce médicament est un *antihypertenseur* d'action centrale. Il agit directement sur les centres du *système nerveux central* qui interviennent dans la régulation de la tension artérielle.

Il est utilisé dans le traitement de l'*hypertension artérielle*.

Contre-indications

Ce médicament ne doit pas être utilisé dans les cas suivants :
- *antécédent* d'*hépatite* due à un médicament,
- *état dépressif* grave,
- maladie grave du foie,
- *anémie hémolytique*.

Attention : Une *hépatite* peut exceptionnellement survenir pendant le traitement. Certains signes évocateurs doivent vous amener à consulter votre médecin : douleurs abdominales, perte de l'appétit, nausées, douleurs articulaires ou musculaires, fatigue anormale, fièvre inexpliquée, jaunisse.

Des analyses de sang sont souvent prescrites en début de traitement pour vérifier l'absence d'anomalies de la formule sanguine et le bon fonctionnement du foie.

Des précautions sont nécessaires en cas d'*insuffisance rénale*, de *phéochromocytome* et chez la personne âgée.

En cas d'intervention chirurgicale, informez l'anesthésiste de la prise de ce médicament.

Ce médicament peut induire une somnolence, parfois intense chez certaines personnes. Cette somnolence peut être augmentée par la prise d'*alcool* ou d'autres médicaments *sédatifs*. La conduite et l'utilisation de machines dangereuses sont déconseillées, surtout dans les heures qui suivent la prise du médicament.

Interactions avec d'autres substances

Informez votre médecin si vous prenez un *corticoïde*, un *neuroleptique*, un *antidépresseur imipraminique* ou un médicament contenant l'une des substances suivantes : lithium, baclofène.

Grossesse et allaitement

Les études scientifiques actuellement disponibles n'ont pas mis en évidence de problème particulier lors de l'utilisation chez la femme enceinte. Seul votre médecin peut apprécier la nécessité du traitement et son risque pendant la grossesse.

Ce médicament passe dans le lait maternel ; ne l'utilisez pas ou ne le réutilisez pas sans avis médical.

Mode d'emploi et posologie

Ce médicament peut être pris indifféremment au cours ou en dehors de repas.

Posologie usuelle :
- Adulte : la *posologie* initiale est habituellement de 1 comprimé à 250 mg, 2 ou 3 fois par jour. Elle peut être augmentée par paliers.

Conseils : Dans la mesure du possible, il est conseillé de prendre la dose la plus forte le soir, pour limiter la gêne due à l'effet *sédatif* de ce médicament.

Ce médicament peut provoquer une *hypotension orthostatique* : il est préférable d'éviter de se lever brutalement, surtout en début de traitement.

Votre tension artérielle doit être contrôlée régulièrement. Les appareils permettant une mesure automatique de la tension à domicile utilisent souvent un procédé de mesure différent de celui qu'emploie votre médecin. Si vous avez un tel appareil, apportez-le en consultation pour vous assurer que la mesure obtenue est bien conforme à celle du tensiomètre de votre médecin.

Le traitement médicamenteux ne dispense pas de mesures simples pouvant faire baisser la tension artérielle : activité physique régulière, modération de la consommation de boissons alcoolisées et de *sel*, lutte contre l'excès de poids.

Effets indésirables possibles

Somnolence, maux de tête, fatigue, fourmillements, syndrome *parkinsonien*, mouvements anormaux, cauchemar, sensation de tête vide, étourdissement, *dépression*, troubles psychiques.

Hypotension orthostatique, ralentissement du cœur, *œdèmes*.

Troubles digestifs, bouche sèche, *inflammation* des glandes salivaires.

Eczéma.

Sensation de nez bouché, augmentation du volume des seins, arrêt des règles, douleurs articulaires, troubles de l'érection, baisse de la libido.

Anomalie de la *numération formule sanguine*, modification des résultats de certaines analyses de sang.

Rarement, *réaction allergique* : fièvre, *hépatite*.

Laboratoires Merck Sharp et Dohme-Chibret

ALEPSAL
Antiépileptique barbiturique — **sur ordonnance**

Présentation

ALEPSAL 15 mg : comprimé (blanc) ; boîte de 30. Liste II - Remb 65 % - **1,82 €**.
ALEPSAL 50 mg : comprimé (blanc) ; boîte de 30. Liste II - Remb 65 % - **1,83 €**.
ALEPSAL 100 mg : comprimé (blanc) ; boîte de 30. Liste II - Remb 65 % - **2,69 €**.
ALEPSAL 150 mg : comprimé (blanc) ; boîte de 30. Liste II - Remb 65 % - **4,42 €**.

Composition

	p cp	p cp
Phénobarbital	15 mg	50 mg
Caféine	3,6 mg	12,5 mg

	p cp	p cp
Phénobarbital	100 mg	150 mg
Caféine	25 mg	87,5 mg

Dans quel cas ce médicament est-il prescrit ?

Ce médicament est un *anticonvulsivant* qui appartient à la famille des *barbituriques*.

Il est utilisé dans le traitement de certaines formes d'*épilepsies*. Les comprimés à 15 mg sont également utilisés pour prévenir les *convulsions* fébriles de l'enfant et du *nourrisson*.

Contre-indications

Ce médicament ne doit pas être utilisé dans les cas suivants :
- *porphyrie*,
- *insuffisance respiratoire* grave,
- *allergie* aux *barbituriques*.

Attention : Ne modifiez, ni n'interrompez jamais votre traitement sans l'avis de votre médecin : risque de réapparition des *convulsions*, même si aucune crise n'est survenue depuis une longue période.

Des précautions sont nécessaires en cas d'*insuffisance hépatique* ou *rénale*.

Un traitement prolongé chez l'enfant peut nécessiter la prise conjointe de *vitamine* D.

Évitez les boissons alcoolisées : augmentation du risque de somnolence.

Ce médicament peut induire une somnolence, parfois intense chez certaines personnes. Cette somnolence peut être augmentée par la prise d'*alcool* ou d'autres médicaments *sédatifs*. La conduite et l'utilisation de machines dangereuses sont déconseillées, surtout dans les heures qui suivent la prise du médicament.

Ce médicament contient de la *caféine* qui peut être recherchée dans les urines des sportifs pour déceler un éventuel mésusage. Néanmoins, à la *posologie* préconisée, la quantité de caféine contenue dans ce médicament est insuffisante à elle seule pour que la réponse au test soit positive.

Interactions avec d'autres substances

Ce médicament peut interagir avec les *contraceptifs* oraux (pilule) : risque d'inefficacité de la contraception.

Informez par ailleurs votre médecin ou votre pharmacien si vous prenez un *anticoagulant oral*, un *antidépresseur imipraminique*, un *corticoïde*, un *digitalique*, un *anti-arythmique*, un *bêtabloquant*, un *sédatif*, un médicament contenant de la doxycycline, de la carbamazépine ou de la théophylline.

Grossesse et allaitement

Si une grossesse survient sous traitement, consultez votre médecin. L'arrêt brutal de ce médicament pendant la grossesse expose à la réapparition de crises préjudiciables à la mère et à l'enfant à naître. Le médecin appréciera le risque éventuel lié à l'utilisation de ce médicament dans votre cas. Des examens particuliers permettent de vérifier l'absence d'anomalie chez l'enfant à naître.

Si le traitement est poursuivi jusqu'à l'accouchement, une supplémentation en *vitamine* K1 en fin de grossesse peut être nécessaire pour éviter un déficit en cette vitamine chez le nouveau-né.

Ce médicament passe dans le lait maternel : l'allaitement est déconseillé.

Mode d'emploi et posologie

Une seule prise par jour, au coucher.

Les comprimés peuvent être écrasés et mélangés aux aliments pour les enfants de moins de 6 ans.

Posologie usuelle :
- Adulte : 2 à 3 mg par kg et par jour, soit pour un adulte de 70 kg, 1 comprimé à 150 mg ou 2 comprimés à 100 mg par jour.
- Enfant : 2 à 5 mg par kg et par jour, selon le poids de l'enfant.

Conseils : Veillez à ne pas manquer de ce médicament ; lors de vos déplacements, munissez-vous d'une réserve ou de votre ordonnance en cours de validité.

Ce médicament contient de la *caféine*. On considère qu'une tasse de café contient de 60 à 100 mg de cette substance. Ainsi, pour limiter les effets indésirables de la caféine (excitation, tremblements, insomnie, *palpitations*), il est préférable de limiter la consommation de boissons qui en renferment (café, thé...).

Les comprimés doivent être conservés à l'abri de la lumière et de l'humidité.

Effets indésirables possibles

Somnolence, réveil difficile.

Troubles de la coordination, *vertiges*.

Éruption cutanée.

Réaction allergique.

Douleur articulaire, notamment à l'épaule.

Troubles de l'*humeur*.

Anémie.

Rarement, en début de traitement : augmentation paradoxale de la fréquence des crises d'épilepsie ou modification de leurs caractéristiques.

Laboratoires Genévrier SA

ALÈVE

Anti-inflammatoire non stéroïdien — sur ordonnance

Présentation

ALÈVE 220 mg : comprimé (bleu) ; boîte de 20. Liste II - Remb 65 % - **3,07 €**.

Composition

	p cp
Naproxène sodique	220 mg
Sodium	20 mg

Dans quel cas ce médicament est-il prescrit ?

Ce médicament est un *anti-inflammatoire* non stéroïdien (*AINS*). Il lutte contre l'*inflammation* et la douleur, fait baisser la fièvre et fluidifie le sang.

Il est utilisé dans le traitement de la douleur et de la fièvre.

Contre-indications

Ce médicament ne doit pas être utilisé dans les cas suivants :
- *antécédent* d'*allergie* ou d'*asthme* provoqué par la prise d'*AINS*, y compris l'aspirine ;
- *ulcère* de l'estomac ou du *duodénum* ;
- *insuffisance hépatique* grave ;
- *insuffisance rénale* grave ;
- **grossesse** (à partir du 6e mois).

Attention : Tout traitement prolongé ou *surdosage* d'*AINS* expose à des effets indésirables graves.

Certaines situations doivent conduire à ne poursuivre le traitement qu'après un avis médical :
- brûlures d'estomac importantes ou selles noires et nauséabondes pouvant traduire une irritation ou un saignement du tube digestif ;
- *éruption cutanée*, crise d'*asthme* ;
- fatigue inhabituelle et intense, ou baisse brutale et importante du volume des urines chez une personne souffrant d'*insuffisance cardiaque*, déshydratée ou traitée par *diurétique*.

Des précautions sont nécessaires chez la personne âgée ou en cas d'*antécédent* d'*ulcère* de l'estomac ou du *duodénum* ou de risque hémorragique, notamment digestif (maladie de *Crohn*, *rectocolite hémorragique*).

Certains médecins considèrent que les anti-inflammatoires peuvent diminuer l'efficacité des stérilets et exposer à un risque de grossesse non désirée. Ce risque est actuellement très controversé.

Conducteur : ce médicament peut provoquer parfois des étourdissements et des troubles de la vue.

Interactions avec d'autres substances

Ce médicament peut interagir avec d'autres médicaments, notamment :
- l'aspirine et les autres *anti-inflammatoires* non stéroïdiens (*AINS*) : risque d'augmentation des effets indésirables ;
- les *anticoagulants* et les *antiagrégants plaquettaires* : augmentation du risque hémorragique ;
- le lithium (TÉRALITHE, NEUROLITHIUM...) : augmentation du taux de lithium dans le sang ;
- le méthotrexate.

Informez par ailleurs votre médecin ou votre pharmacien en cas de traitement par un *diurétique*, un *inhibiteur de l'enzyme de conversion*, un *inhibiteur de l'angiotensine II*, un *bêtabloquant* ou un médicament contenant de la ciclosporine.

Grossesse et allaitement

Des effets néfastes pour l'enfant à naître ont été mis en évidence lorsque les *AINS* sont utilisés au cours des 4 derniers mois de la grossesse ; le risque existe même avec une seule prise et même si la grossesse est à terme. L'usage de ce médicament est contre-indiqué pendant cette période.

Pendant les 5 premiers mois, l'effet de ce médicament est mal connu : seul votre médecin peut évaluer le risque éventuel de son utilisation dans votre cas.

Ce médicament passe dans le lait maternel ; un choix est donc nécessaire entre l'allaitement et la prise du médicament. Cette décision devra être prise en accord avec votre médecin.

Mode d'emploi et posologie

Afin de limiter les effets digestifs indésirables, les comprimés sont pris de préférence au milieu des repas.

Les comprimés doivent être avalés avec un verre d'eau, sans être croqués.

Posologie usuelle :
- Adulte : 1 ou 2 comprimés, à renouveler si nécessaire toutes les 8 à 12 heures, sans dépasser 3 comprimés par jour.

Conseils : Les anti-inflammatoires ne sont pas des médicaments anodins. Du fait de la possibilité d'effets indésirables graves, ils ne doivent être utilisés que lorsqu'ils sont nécessaires, ce qui n'est pas le cas pour les affections rhumatismales peu douloureuses et les traumatismes bénins. Ce médicament vous a été prescrit dans une situation précise : ne le conseillez pas à un proche et ne le réutilisez pas sans avis médical.

Ne dépassez pas la *posologie* ni la durée de traitement prescrites par votre médecin.

Effets indésirables possibles

Troubles digestifs, *gastrite*, voire *ulcère* de l'estomac ou du *duodénum*, le plus souvent lors d'un traitement de longue durée ou à forte dose. Exceptionnellement : *hémorragie* du tube digestif (vomissements de sang ou selles noires).

Réaction allergique cutanée, *asthme*.

Maux de tête, *vertiges*, difficulté de concentration, troubles de l'audition ou de la vision.

Laboratoires Bayer Santé Familiale

ALFA-AMYLASE BGR

Enzyme à visée anti-inflammatoire

Présentation

ALFA-AMYLASE BGR 3 000 U CEIP : comprimé ; boîte de 24. Non remb.

Composition

	p cp
Alpha-amylase (en U CEIP)	3 000

Dans quel cas ce médicament est-il prescrit ?

Ce médicament contient une *enzyme* destinée à lutter contre l'*œdème* et l'*inflammation*.

Il est utilisé dans le *traitement d'appoint* de l'inflammation aiguë de la gorge.

Attention : En l'absence d'amélioration au bout de quelques jours, en cas d'apparition de fièvre, consultez votre médecin.

Grossesse et allaitement

L'effet de ce médicament pendant la grossesse ou l'allaitement est mal connu. L'évaluation du risque éventuel lié à son utilisation est individuelle : demandez conseil à votre pharmacien ou à votre médecin.

Mode d'emploi et posologie

Les comprimés doivent être avalés (sans être croqués) avec un verre d'eau au cours des repas.

Posologie usuelle :
- Adulte : 1 comprimé, 3 fois par jour.

Effets indésirables possibles

Rarement : *réaction allergique*.

Laboratoires Ferlux

ALFA-AMYLASE BIOGARAN

Enzyme à visée anti-inflammatoire

Présentation

ALFA-AMYLASE BIOGARAN 3 000 U CEIP : comprimé ; boîte de 24. Non remb.
ALFA-AMYLASE BIOGARAN 200 U CEIP/ml : sirop (arôme mandarine) ; flacon de 125 ml. Non remb.
ALFA-AMYLASE BIOGARAN 200 U CEIP/ml : sirop (arôme mandarine) ; flacon de 200 ml. Non remb.

Composition

	p cp	p c à c
Alpha-amylase (en U CEIP)	3 000	1 000
Saccharose	+	3,2 g
Jaune orangé S	+	

Dans quel cas ce médicament est-il prescrit ?

Ce médicament contient une *enzyme* destinée à lutter contre l'*œdème* et l'*inflammation*.

Il est utilisé dans le *traitement d'appoint* de l'inflammation aiguë de la gorge.

> **Attention :** En l'absence d'amélioration au bout de quelques jours, en cas d'apparition de fièvre, consultez votre médecin.
> Le sirop contient du *sucre* (saccharose) en quantité notable.

Grossesse et allaitement

L'effet de ce médicament pendant la grossesse ou l'allaitement est mal connu. L'évaluation du risque éventuel lié à son utilisation est individuelle : demandez conseil à votre pharmacien ou à votre médecin.

Mode d'emploi et posologie

Les comprimés doivent être avalés, sans être croqués, avec un verre d'eau au cours des repas.

Posologie usuelle :

- Adulte : 1 comprimé ou 1 cuillère à soupe de sirop, 3 fois par jour.
- Enfant de plus de 3 ans (plus de 15 kg) : 2 cuillères à café de sirop, 3 fois par jour.
- Enfant de 6 mois à 3 ans (7 kg à 15 kg) : 1 cuillère à café de sirop, 3 fois par jour.

Effets indésirables possibles

Rarement : *réaction allergique*.

Laboratoires Biogaran

ALFACALCIDOL TEVA

Informations détaillées sur www.monvidal.com

ALFATIL

Antibiotique : céphalosporine — sur ordonnance

Présentation

ALFATIL 125 mg/5 ml : poudre pour suspension buvable (arôme fraise) ; flacon de 60 ml avec cuillère-mesure de 5 ml et mesurette graduée en mg. Liste I - Remb 65 % - **3,75 €**.
ALFATIL 250 mg : gélule (mauve et blanc) ; boîte de 12. Liste I - Remb 65 % - **7,89 €**.
ALFATIL 250 mg/5 ml : poudre pour suspension buvable (arôme fraise) ; flacon de 60 ml avec cuillère-mesure de 5 ml et mesurette graduée en mg. Liste I - Remb 65 % - **5,64 €**.
ALFATIL LP 375 mg : comprimé à *libération prolongée* (bleu) ; boîte de 8. Liste I - Remb 65 % - **10,15 €**.
ALFATIL LP 500 mg : comprimé à *libération prolongée* (bleu) ; boîte de 8. Liste I - Remb 65 % - **11,93 €**.

Composition

	p 5 ml	p gél	p 5 ml
Céfaclor	125 mg	250 mg	250 mg
Saccharose	3 g		2,8 g

	p cp LP	p cp LP
Céfaclor	375 mg	500 mg

Dans quel cas ce médicament est-il prescrit ?

Cet *antibiotique* appartient à la famille des *céphalosporines*, antibiotiques proches des *pénicillines*, qui sont actives sur un plus grand nombre de *germes* que la pénicilline simple.

Ce médicament est utilisé dans le traitement de diverses maladies infectieuses, notamment des poumons, des bronches, des *sinus*, de la gorge ou des oreilles, de l'appareil urinaire.

Contre-indications

Ce médicament ne doit pas être utilisé en cas d'*allergie* aux *céphalosporines*.

Votre médecin est seul juge pour prescrire ce médicament en cas d'allergie aux *pénicillines*.

> **Attention :** Des précautions sont nécessaires en cas d'*insuffisance rénale*.
> La survenue de toute *réaction allergique* (boutons, *œdème*, malaise) impose l'arrêt du traitement : consultez rapidement votre médecin. Pensez à toujours signaler vos *antécédents* d'allergie à une *céphalosporine* ou à une *pénicilline*.
> De nombreux *antibiotiques* peuvent provoquer des selles liquides ou une *diarrhée*, généralement bénigne. En revanche, une diarrhée importante survenant pendant ou dans les jours qui suivent le traitement antibiotique doit être signalée à votre médecin.
> Une diminution de la fièvre ou une disparition des *symptômes* ne sont pas synonymes de guérison : la durée du traitement doit absolument être respectée pour éviter les rechutes ou l'apparition d'une *résistance* du *germe* à l'*antibiotique*.
> Les suspensions buvables contiennent du *sucre* (saccharose) en quantité notable.

Grossesse et allaitement

Aucun effet néfaste pour l'enfant à naître n'a été établi avec ce médicament. Il peut être prescrit pendant la grossesse.

Ce médicament passe dans le lait maternel ; la poursuite de l'allaitement est possible, mais tout *symptôme* survenant chez le nourrisson devra être signalé au médecin : *muguet*, éruption de boutons... pouvant traduire une *intolérance* ou une *allergie*.

Mode d'emploi et posologie

Les gélules ne sont pas adaptées à l'enfant de moins de 6 ans. En effet, elles risquent d'obstruer les voies respiratoires si l'enfant déglutit mal et que la gélule passe dans la trachée (fausse route).

Les suspensions buvables et les gélules peuvent être prises à n'importe quel moment de la journée.

Les comprimés *LP* sont réservés à l'adulte. Il est recommandé de les prendre juste après les repas ou au maximum 1 heure après.

Posologie usuelle :

- Adulte :
  - gélule : 250 à 500 mg, 3 fois par jour ;
  - comprimé LP : 375 mg, 2 fois par jour ou 500 mg, 1 fois par jour.
- Enfant et nourrisson : 20 à 40 mg par kg et par jour, répartis en 3 prises ; soit par exemple pour un enfant de 20 kg : 1 cuillère-mesure de suspension buvable à 125 mg ou 1 pipette remplie jusqu'à la graduation 125 mg, toutes les 8 heures. La dose maximale est de 1 g par jour.

Conseils : Le médecin prescrit parfois un prélèvement pour identifier le *germe* responsable de l'infection et tester sa sensibilité aux *antibiotiques*. Le résultat de cet examen peut être faussé en cas d'automédication préalable : ne prenez pas et ne donnez pas d'antibiotiques sans avis médical.

L'éventuelle fatigue n'est pas due à l'*antibiotique*, mais à l'infection elle-même.

La suspension buvable reconstituée doit être conservée au frais (+ 4 °C) 14 jours au maximum.

Effets indésirables possibles

Nausées, *diarrhée*, vomissements.

Réactions allergiques : *éruption cutanée*, œdème de *Quincke*, *choc anaphylactique* (exceptionnel)...

Démangeaisons génitales, *candidose*.

Rarement : anomalie de la *numération formule sanguine*, élévation des *transaminases*.

Laboratoires Dexo

ALFUZOSINE 10 mg
Génériques
Alphabloquant

sur ordonnance

Les médicaments ci-dessous sont des génériques de XATRAL (voir p. 1348).

ALFUZOSINE BIOGARAN LP 10 mg : comprimé à libération prolongée boîte de 30. Liste I - Remb 35 % - 16,45 €.
ALFUZOSINE EG 10 mg : comprimé à libération prolongée *(lactose)* boîte de 30. Liste I - Remb 35 % - 16,45 €.
ALFUZOSINE MERCK 10 mg : comprimé à libération prolongée *(lactose)* boîte de 30. Liste I - Remb 35 % - 16,45 €.
ALFUZOSINE QUALIMED 10 mg : comprimé à libération prolongée *(lactose)* boîte de 30. Liste I - Remb 35 % - 16,45 €.
ALFUZOSINE RANBAXY 10 mg : comprimé à libération prolongée *(lactose)* boîte de 30. Liste I - Remb 35 % - 16,45 €.
ALFUZOSINE RATIOPHARM 10 mg : comprimé à libération prolongée *(lactose)* boîte de 30. Liste I - Remb 35 % - 16,45 €.
ALFUZOSINE SANDOZ LP 10 mg : comprimé à libération prolongée *(lactose)* boîte de 30. Liste I - Remb 35 % - 16,45 €.
ALFUZOSINE TEVA LP 10 mg : comprimé à libération prolongée *(lactose)* boîte de 30. Liste I - Remb 35 % - 16,45 €.
ALFUZOSINE WINTHROP 10 mg : comprimé à libération prolongée *(huile de ricin hydrogénée)* boîte de 30. Liste I - Remb 35 % - 16,45 €.
ALFUZOSINE ZYDUS LP 10 mg : comprimé à libération prolongée *(lactose)* boîte de 30. Liste I - Remb 35 % - 16,45 €.

ALGÉSAL BAUME
Informations détaillées sur www.monvidal.com

ALGÉSAL SURACTIVÉ
Informations détaillées sur www.monvidal.com

ALGICALM
Informations détaillées sur www.monvidal.com

ALGINATE DE SODIUM/ BICARBONATE DE SODIUM
Génériques
Antireflux, antiacide

Les médicaments ci-dessous sont des génériques de GAVISCON (voir p. 554).

ALGINATE DE SODIUM/BICARBONATE DE SODIUM BIOGARAN 250 mg/133,5 mg p 5 ml : suspension buvable *(alcool éthylique, sodium)* flacon de 250 ml. Remb 35 % - 2,29 €.
ALGINATE DE SODIUM/BICARBONATE DE SODIUM EG 250 mg/133,5 mg p 5 ml : suspension buvable *(alcool éthylique, hydroxyde de sodium)* flacon de 250 ml. Remb 35 % - 2,29 €.
ALGINATE DE SODIUM/BICARBONATE DE SODIUM SANDOZ 250 mg/133,5 mg p 5 ml : suspension buvable *(alcool éthylique, hydroxyde de sodium)* flacon de 250 ml. Remb 35 % - 2,29 €.
ALGINATE DE SODIUM/BICARBONATE DE SODIUM TEVA 250 mg/133,5 mg p 5 ml : suspension buvable *(alcool éthylique, sodium)* flacon de 250 ml. Remb 35 % - 2,29 €.

ALGIPAN
Informations détaillées sur www.monvidal.com

ALGISEDAL
Association d'antalgiques contenant un opiacé

sur ordonnance

Présentation

ALGISEDAL : comprimé (blanc) ; boîte de 16. Liste I - Remb 65 % - **2,49 €**.

Composition

	p cp
Paracétamol	400 mg
Codéine phosphate	25 mg

Dans quel cas ce médicament est-il prescrit ?

Ce médicament contient deux *antalgiques* : le paracétamol, qui empêche la transmisssion de la douleur, et un *opiacé* (la codéine), qui renforce l'action du paracétamol en agissant sur la perception de la douleur par le cerveau.

Il est utilisé dans le traitement de la douleur.

Contre-indications

Ce médicament ne doit pas être utilisé dans les cas suivants :

- maladie grave du foie,
- *insuffisance respiratoire*,
- enfant de moins de 15 ans,
- **allaitement.**

Attention : De nombreux médicaments contiennent du paracétamol : vous devez en tenir compte en cas de prise conjointe car le *surdosage* en paracétamol peut être toxique pour le foie.

Du fait de la présence de codéine, n'utilisez pas ce médicament à forte dose et de façon prolongée (risque de *dépendance*) et évitez son emploi en cas d'*hypertension intracrânienne*, qu'il pourrait aggraver.

Ce médicament peut induire une somnolence, parfois intense chez certaines personnes. Cette somnolence peut être augmentée par la prise d'*alcool* ou d'autres médicaments *sédatifs*. La conduite et l'utilisation de machines dangereuses sont déconseillées, surtout dans les heures qui suivent la prise du médicament.

Interactions avec d'autres substances

Ce médicament ne doit pas être associé à ceux qui contiennent de la nalbuphine, de la buprénorphine ou de la pentazocine : risque de diminution de l'effet *antalgique*.

Informez par ailleurs votre médecin ou votre pharmacien si vous prenez des *sédatifs*.

Grossesse et allaitement

L'utilisation de la *codéine* et de ses dérivés (codéthyline, pholcodine) ne doit être envisagée chez la femme enceinte qu'en cas de nécessité, en effet :

- une *insuffisance respiratoire* peut survenir chez le nouveau-né d'une mère traitée par des doses élevées, même si le traitement est ponctuel mais précède de peu l'accouchement ;
- un *syndrome de sevrage*, à l'inverse, peut concerner des nouveau-nés si leur mère reçoit un traitement régulier, même à faible dose.

Il est donc important de signaler à l'obstétricien la prise éventuelle de codéine ou d'un de ses dérivés, afin que ces risques puissent être prévenus par une surveillance et un éventuel traitement adapté.

Ce médicament passe dans le lait maternel. Il est contre-indiqué pendant l'allaitement.

Mode d'emploi et posologie

Ce médicament peut être pris indifféremment avant, pendant ou après les repas. Les comprimés doivent être avalés avec un grand verre d'eau.

Respecter un intervalle minimal de 4 heures entre 2 prises. En cas d'*insuffisance rénale*, l'intervalle entre 2 prises doit être au minimum de 8 heures.

Posologie usuelle :

- Adulte : 1 ou 2 comprimés, 1 à 3 fois par jour.

Chez la personne âgée, la *posologie* initiale est généralement réduite de moitié.

Conseils : Comme tous les *antalgiques*, ce médicament est généralement plus efficace pour prévenir la douleur que pour la calmer : dans le traitement des douleurs chroniques, il est préférable de prendre ce médicament à intervalles réguliers sans attendre que la douleur s'installe.

Cet *antalgique* contenant de la codéine est destiné à être utilisé en deuxième intention, lorsque l'aspirine, l'ibuprofène ou le paracétamol, utilisés seuls, sont insuffisamment efficaces. Il peut néanmoins être utilisé d'emblée dans le traitement des douleurs fortes.

Ce médicament peut retarder un diagnostic en masquant la douleur ; ne le prenez pas sans l'avis de votre médecin, ne le conseillez pas à un proche.

Effets indésirables possibles

Liés à la *codéine* :

Constipation, somnolence, nausées, vomissements, sensation de vertige et, plus rarement, *bronchospasme*, *réaction allergique* cutanée, ralentissement de la respiration. Ces effets indésirables sont ceux de la famille des *opiacés* ; ils sont généralement modérés aux doses recommandées.

Liés au paracétamol : *réaction allergique* (rare).

Laboratoires Meda Pharma

ALGOTROPYL

Informations détaillées sur www.monvidal.com

ALGUES (FUCUS) BOIRON

Informations détaillées sur www.monvidal.com

ALKA-SELTZER

Antalgique et antipyrétique : salicylé

Présentation

ALKA-SELTZER : comprimé effervescent (blanc) ; boîte de 20. Non remb.

ALKA-SELTZER : comprimé effervescent (blanc) ; boîte de 40. Non remb.

Composition

	p cp
Acide acétylsalicylique (aspirine)	324 mg
Acide citrique	965 mg
Bicarbonate de sodium	1 625 mg
soit Sodium	445 mg

Dans quel cas ce médicament est-il prescrit ?

Ce médicament contient de l'aspirine, qui possède de nombreuses propriétés : *antalgique* et *antipyrétique*, mais aussi *anti-inflammatoire* à dose élevée, et fluidifiant du sang.

Il est utilisé dans le *traitement symptomatique* de la fièvre et des douleurs diverses.

Contre-indications

Ce médicament ne doit pas être utilisé dans les cas suivants :

- *antécédent* d'*allergie* ou d'*asthme* provoqué par la prise d'aspirine ou d'*AINS*,
- *ulcère* de l'estomac ou du *duodénum*,
- *hémorragie* et risque hémorragique,
- *insuffisance hépatique* ou *rénale* grave,
- *insuffisance cardiaque* grave,
- **grossesse** (à partir du 6e mois).

Attention : L'aspirine n'est pas un médicament anodin. Tout *surdosage* ou prise prolongée exposent à des complications sérieuses.

Un avis médical est préférable chez les personnes présentant des *antécédents* d'*ulcère* de l'estomac ou du *duodénum*, même ancien, en cas de déficit en *G6PD*, d'*insuffisance rénale*, et chez les femmes qui portent un stérilet.

L'aspirine est déconseillée chez les personnes atteintes de *goutte*.

Évitez de prendre ce médicament pendant la semaine qui précède une extraction dentaire, une opération ou lors de règles abondantes : augmentation du risque d'*hémorragie*.

L'utilisation d'aspirine chez l'enfant doit être prudente en cas de varicelle ou de fièvre due à un virus (grippe...). Des cas de syndrome de Reye, rarissimes, mais parfois mortels, ont été constatés. Ce syndrome se traduit par des troubles de la conscience et des vomissements. En cas de fièvre due à un virus, et en l'absence d'avis médical, d'autres *antipyrétiques* (paracétamol, par exemple) doivent être préférés.
Ce médicament contient du *sel* (sodium) en quantité notable.

Interactions avec d'autres substances

Ce médicament peut interagir avec d'autres médicaments, notamment :
- les autres *anti-inflammatoires* non stéroïdiens (*AINS*) : risque accru d'effets indésirables ;
- les *anticoagulants* et les *antiagrégants plaquettaires* (PLAVIX...) : augmentation du risque hémorragique ;
- les médicaments contenant de la benzbromarone ou du méthotrexate.

Informez par ailleurs votre médecin ou votre pharmacien si vous prenez un *antidiabétique*, un *antihypertenseur* de la famille des *inhibiteurs de l'enzyme de conversion* ou des *inhibiteurs de l'angiotensine II*, un *diurétique*, ou un *corticoïde*.

Grossesse et allaitement

Des effets néfastes pour la mère et l'enfant à naître ont été mis en évidence lorsque l'aspirine, comme les autres *AINS*, est utilisée au cours des 4 derniers mois de la grossesse ; le risque existe même avec une seule prise et même si la grossesse est à terme.

En conséquence, en dehors de certaines situations médicales très particulières, l'aspirine ne peut être utilisée que de façon ponctuelle pendant les 5 premiers mois, et son usage est contre-indiqué à partir du 6e mois.

L'aspirine passe dans le lait maternel : son usage prolongé et à fortes doses chez la femme qui allaite nécessite un avis médical préalable.

Mode d'emploi et posologie

Les comprimés doivent être dissous dans un verre d'eau.

Les prises du médicament doivent être espacées d'au moins 4 heures.

Posologie usuelle :
- Adulte : 1 ou 2 comprimés, 1 à 4 fois par jour, sans dépasser 8 comprimés par jour.

Chez la personne âgée, il est préférable de ne pas dépasser la dose de 2 g d'aspirine par jour.
- Enfant de 12 à 15 ans : 1 ou 2 comprimés, 1 à 3 fois par jour, au maximum.

Effets indésirables possibles

Gastrite, douleurs abdominales, saignements du nez ou des gencives.

Rares et parfois graves :
- *hémorragie* du tube digestif : vomissements sanglants, selles noires, ou plus souvent pertes de sang imperceptibles, responsables de l'apparition progressive d'une *anémie* ;
- accidents allergiques : *urticaire*, *œdème*, *asthme*.

Signes devant faire penser à un surdosage : bourdonnements d'oreille, sensation de baisse de l'audition, maux de tête.

Laboratoires Bayer Santé Familiale

ALKÉRAN

Informations détaillées sur www.monvidal.com

ALLERGOCOMOD

Informations détaillées sur www.monvidal.com

ALLERGODIL collyre

Collyre antiallergique — **sur ordonnance**

Présentation

ALLERGODIL 0,05 % : collyre ; flacon de 6 ml. Liste I - Remb 35 % - **6,17 €.**

Composition

	p 100 ml
Azélastine chlorhydrate	50 mg
Benzalkonium chlorure	+

Dans quel cas ce médicament est-il prescrit ?

Ce collyre contient un *antihistaminique* antiallergique. Il est utilisé pour traiter les *conjonctivites* allergiques.

Contre-indications

Ce collyre ne doit pas être utilisé en cas d'*allergie* aux *ammoniums quaternaires* (présence de benzalkonium).

Interactions avec d'autres substances

Ce collyre peut interagir avec d'autres collyres : respectez un intervalle de 15 minutes entre deux instillations.

La substance médicamenteuse contenue dans le collyre est en partie absorbée et passe dans le sang. Elle pourrait donc, malgré les faibles doses utilisées, donner lieu à des interactions médicamenteuses avec les médicaments sédatifs. Demandez conseil à votre médecin ou à votre pharmacien.

Grossesse et allaitement

L'effet de ce médicament pendant la grossesse ou l'allaitement est mal connu : seul votre médecin peut évaluer le risque éventuel de son utilisation dans votre cas.

Mode d'emploi et posologie

Tirer la paupière inférieure vers le bas tout en regardant vers le haut. Déposer les gouttes de collyre entre la paupière et le globe oculaire (*cul-de-sac conjonctival*).

Posologie usuelle :
- Adulte et enfant de plus de 4 ans : 1 goutte, 2 à 4 fois par jour.

Conseils : Ce collyre ne doit pas être instillé pendant le port de *lentilles de contact* hydrophiles : il risque de s'y fixer.
L'application correcte du produit peut nécessiter une aide, notamment chez une personne handicapée ou âgée.
Ne conservez pas ce collyre plus de 1 mois après une première utilisation.

Effets indésirables possibles

Irritation oculaire transitoire, sensation d'amertume dans la bouche, modification du goût.

Laboratoires Meda Pharma

Les mots en *italique* dans les textes sont expliqués dans le lexique p. 1427.

ALLERGODIL solution nasale

Antihistaminique nasal — sur ordonnance

Présentation

ALLERGODIL 0,127 mg/dose : solution pour pulvérisation nasale ; flacon pulvérisateur de 17 ml (120 doses). Liste I - Remb 35 % - **8,82 €**.

Composition

	p dose
Azélastine	0,127 mg

Dans quel cas ce médicament est-il prescrit ?

Cette solution nasale contient un *antihistaminique* antiallergique.
Elle est utilisée dans le *traitement symptomatique* des *rhinites* d'origine allergique.

> **Attention :**
> Si vous devez conduire ou utiliser une machine dangereuse, assurez-vous préalablement que ce médicament n'altère pas votre vigilance.

Interactions avec d'autres substances

La substance médicamenteuse contenue dans la solution nasale est en partie absorbée et passe dans le sang. Elle pourrait donc, malgré les faibles doses utilisées, donner lieu à des interactions médicamenteuses avec les médicaments *sédatifs* (augmentation du risque de somnolence).

Grossesse et allaitement

L'effet de ce médicament pendant la grossesse ou l'allaitement est mal connu : seul votre médecin peut évaluer le risque éventuel de son utilisation dans votre cas.

Mode d'emploi et posologie

La solution doit être pulvérisée au cours d'une brève inspiration, après un mouchage soigneux, en tenant le flacon verticalement.

Posologie usuelle :

- Adulte et enfant de plus de 6 ans : 1 pulvérisation dans chaque narine, 2 fois par jour.

Effets indésirables possibles

Irritation nasale, sensation d'amertume dans la bouche ou modification du goût, saignement de nez.

Laboratoires Meda Pharma

ALLIUM CEPA COMPOSÉ BOIRON

Homéopathie

Présentation

ALLIUM CEPA COMPOSÉ BOIRON : comprimé ; boîte de 50. Remb 35 % - **1,46 €**.
ALLIUM CEPA COMPOSÉ BOIRON : granule ; boîte de 80. Remb 35 % - **1,80 €**.
ALLIUM CEPA COMPOSÉ BOIRON : solution buvable ; flacon de 30 ml. Remb 35 % - **2,28 €**.

Composition

Allium cepa 3 CH, Belladonna 3 CH, Euphrasia officinalis 3 CH, Mercurius dulcis 3 CH, Hydrastis canadensis 3 CH, Kalium bichromicum 3 CH, Sambucus nigra 3 CH, lactose (comprimé, granules), alcool (solution buvable).

Dans quel cas ce médicament est-il prescrit ?

Ce médicament est un *complexe* (association) de composants homéopathiques.
Il est utilisé dans le *traitement homéopathique* du rhume.

Grossesse et allaitement

Aux *dilutions homéopathiques*, les substances contenues dans ce médicament ne sont pas connues pour être toxiques pendant la grossesse ou l'allaitement.

Mode d'emploi et posologie

Ce médicament doit être pris de préférence à distance des repas.
Les comprimés sont à sucer ; les granules doivent être placés sous la langue ; la solution buvable est diluée dans un peu d'eau.

Posologie usuelle :
2 comprimés ou 5 granules, 2 fois par jour, ou 10 gouttes de solution buvable, 3 fois par jour.

Laboratoires Boiron

ALLOCHRYSINE

Informations détaillées sur www.monvidal.com

ALLOPTREX

Informations détaillées sur www.monvidal.com

ALLOPURINOL 100 mg Génériques

Antigoutteux — sur ordonnance

Les médicaments ci-dessous sont des génériques de ZYLORIC (voir p. 1376).

ALLOPURINOL ALMUS 100 mg : comprimé boîte de 28. Liste I - Remb 65 % - 1,66 €.
ALLOPURINOL ARROW 100 mg : comprimé *(gluten : amidon de blé, lactose)* boîte de 28. Liste I - Remb 65 % - 1,66 €.
ALLOPURINOL BIOGARAN 100 mg : comprimé *(lactose)* boîte de 28. Liste I - Remb 65 % - 1,66 €.
ALLOPURINOL EG 100 mg : comprimé *(gluten : amidon de blé, lactose)* boîte de 28. Liste I - Remb 65 % - 1,66 €.
ALLOPURINOL IVAX 100 mg : capsule *(huile d'arachide, huile de soja hydrogénée, lécithine de soja, sorbitol)* boîte de 28. Liste I - Remb 65 % - 1,66 €.
ALLOPURINOL MERCK 100 mg : comprimé *(lactose)* boîte de 28. Liste I - Remb 65 % - 1,66 €.
ALLOPURINOL RATIOPHARM 100 mg : capsule *(huile d'arachide, huile de soja hydrogénée, sorbitol)* boîte de 28. Liste I - Remb 65 % - 1,66 €.
ALLOPURINOL RPG 100 mg : comprimé *(lactose)* boîte de 28. Liste I - Remb 65 % - 1,66 €.
ALLOPURINOL SANDOZ 100 mg : comprimé *(gluten : amidon de blé, lactose)* boîte de 28. Liste I - Remb 65 % - 1,66 €.
ALLOPURINOL TEVA 100 mg : capsule molle *(huile d'arachide, huile de soja hydrogénée, lécithine de soja, sorbitol)* boîte de 28. Liste I - Remb 65 % - 1,66 €.
ALLOPURINOL ZYDUS 100 mg : comprimé *(lactose)* boîte de 28. Liste I - Remb 65 % - 1,66 €.

ALLOPURINOL 200 mg Génériques

Antigoutteux — sur ordonnance

Les médicaments ci-dessous sont des génériques de ZYLORIC (voir p. 1376).

ALLOPURINOL ALMUS 200 mg : comprimé boîte de 28. Liste I - Remb 65 % - 2,30 €.

ALLOPURINOL ARROW 200 mg : comprimé *(gluten : amidon de blé, lactose)* boîte de 28. Liste I - Remb 65 % - 2,30 €.
ALLOPURINOL BIOGARAN 200 mg : comprimé *(lactose)* boîte de 28. Liste I - Remb 65 % - 2,30 €.
ALLOPURINOL EG 200 mg : comprimé *(gluten : amidon de blé, lactose)* boîte de 28. Liste I - Remb 65 % - 2,30 €.
ALLOPURINOL MERCK 200 mg : comprimé *(lactose)* boîte de 28. Liste I - Remb 65 % - 2,31 €.
ALLOPURINOL RATIOPHARM 200 mg : capsule *(huile d'arachide, huile de soja hydrogénée, lécithine de soja, sorbitol)* boîte de 28. Liste I - Remb 65 % - 2,30 €.
ALLOPURINOL RPG 200 mg : comprimé *(lactose)* boîte de 28. Liste I - Remb 65 % - 2,30 €.
ALLOPURINOL SANDOZ 200 mg : comprimé *(gluten : amidon de blé, lactose)* boîte de 28. Liste I - Remb 65 % - 2,30 €.
ALLOPURINOL TEVA 200 mg : capsule molle *(huile d'arachide, huile de soja hydrogénée, lécithine de soja, sorbitol)* boîte de 28. Liste I - Remb 65 % - 2,30 €.
ALLOPURINOL ZYDUS 200 mg : comprimé *(amidon de maïs, lactose)* boîte de 28. Liste I - Remb 65 % - 2,30 €.

ALLOPURINOL 300 mg
Génériques
Antigoutteux

sur ordonnance

Les médicaments ci-dessous sont des génériques de ZYLORIC (voir p. 1376).

ALLOPURINOL ALMUS 300 mg : comprimé boîte de 28. Liste I - Remb 65 % - 2,79 €.
ALLOPURINOL ARROW 300 mg : comprimé *(gluten : amidon de blé, lactose)* boîte de 28. Liste I - Remb 65 % - 2,79 €.
ALLOPURINOL BIOGARAN 300 mg : comprimé *(lactose)* boîte de 28. Liste I - Remb 65 % - 2,79 €.
ALLOPURINOL EG 300 mg : comprimé *(gluten : amidon de blé, lactose)* boîte de 28. Liste I - Remb 65 % - 2,79 €.
ALLOPURINOL IVAX 300 mg : capsule *(huile d'arachide, huile de soja hydrogénée, lécithine de soja, sorbitol)* boîte de 28. Liste I - Remb 65 % - 2,79 €.
ALLOPURINOL MERCK 300 mg : comprimé *(lactose)* boîte de 28. Liste I - Remb 65 % - 2,79 €.
ALLOPURINOL RATIOPHARM 300 mg : capsule *(huile d'arachide, huile de soja hydrogénée, lécithine de soja, sorbitol)* boîte de 28. Liste I - Remb 65 % - 2,79 €.
ALLOPURINOL RPG 300 mg : comprimé *(lactose)* boîte de 28. Liste I - Remb 65 % - 2,79 €.
ALLOPURINOL SANDOZ 300 mg : comprimé *(gluten : amidon de blé, lactose)* boîte de 28. Liste I - Remb 65 % - 2,79 €.
ALLOPURINOL TEVA 300 mg : capsule molle *(huile d'arachide, huile de soja hydrogénée, lécithine de soja, sorbitol)* boîte de 28. Liste I - Remb 65 % - 2,79 €.
ALLOPURINOL ZYDUS 300 mg : comprimé *(lactose)* boîte de 28. Liste I - Remb 65 % - 2,79 €.

ALMA
Informations détaillées sur www.monvidal.com

ALMIDE
Collyre antiallergique

Présentation
ALMIDE 0,1 % : collyre ; flacon de 5 ml. Remb 35 % - **4,31 €**.
ALMIDE 0,1 % : collyre ; boîte de 20 unidoses de 0,4 ml. Remb 35 % - **3,50 €**.

Composition

	flacon p 100 ml	unidose p 100 ml
Lodoxamide trométamol	178 mg	178 mg
soit Lodoxamide	100 mg	100 mg
Benzalkonium chlorure	+	

Dans quel cas ce médicament est-il prescrit ?
C'est un collyre antiallergique.
Il est utilisé dans le traitement des *allergies* oculaires.

Contre-indications
Le collyre en flacon de 5 ml ne doit pas être utilisé en cas d'*allergie* aux *antiseptiques* de la famille des *ammoniums quaternaires* (présence de benzalkonium).

Attention : L'utilisation de ce collyre est déconseillée chez l'enfant de moins de 4 ans (en l'absence d'étude).

Interactions avec d'autres substances
Ce collyre peut interagir avec d'autres collyres : respectez un intervalle de 15 minutes entre deux instillations.

Grossesse et allaitement
L'effet de ce médicament pendant la grossesse ou l'allaitement est mal connu. L'évaluation du risque éventuel lié à son utilisation est individuelle : demandez conseil à votre pharmacien ou à votre médecin.

Mode d'emploi et posologie
Tirer la paupière inférieure vers le bas tout en regardant vers le haut. Déposer les gouttes de collyre entre la paupière et le globe oculaire (*cul-de-sac conjonctival*).

Posologie usuelle :
1 ou 2 gouttes, 2 à 4 fois par jour.

Conseils : Le flacon de 5 ml contient un conservateur : il est généralement recommandé d'ôter les *lentilles de contact* souples avant l'instillation et d'attendre 15 minutes avant de le replacer.
L'application correcte du produit peut nécessiter une aide, notamment chez une personne handicapée ou âgée.
Ne conservez pas le flacon de 5 ml plus de 15 jours après une première utilisation. Les unidoses, sans conservateur, doivent être jetées après l'instillation.

Effets indésirables possibles
Irritation locale.

Laboratoires Alcon

ALMOGRAN
Antimigraineux

sur ordonnance

Présentation
ALMOGRAN 12,5 mg : comprimé (rond ; blanc) ; boîte de 6. Liste I - Remb 65 % - **27,37 €**.
ALMOGRAN 12,5 mg : comprimé (rond ; blanc) ; boîte de 12. Liste I - Remb 65 % - **50,99 €**.

Composition

	p cp
Almotriptan	12,5 mg

Dans quel cas ce médicament est-il prescrit ?
Ce médicament est un *vasoconstricteur* puissant qui agit essentiellement sur les vaisseaux crâniens. Il appartient à la famille des *triptans*.
Il est utilisé dans le *traitement de la crise* de *migraine*.

Contre-indications

Ce médicament ne doit pas être utilisé dans les cas suivants :
- antécédent d'*infarctus du myocarde* ou d'*accident vasculaire cérébral*, et plus généralement toute maladie liée à un spasme ou à un rétrécissement des artères ;
- *hypertension artérielle* (sauf si elle est stabilisée par un traitement spécifique) ;
- *insuffisance hépatique* grave ;
- en association avec un autre antimigraineux *vasoconstricteur*.

Attention : Ce médicament doit être pris lors de l'apparition du mal de tête, et non, comme d'autres antimigraineux, dès les premiers symptômes annonciateurs (aura migraineuse). Il ne doit pas être utilisé pour traiter des maux de tête non migraineux. Il ne convient pas non plus au traitement de certaines *migraines* associées à des paralysies musculaires ou oculaires.

Dans de très rares cas, une douleur dans la poitrine peut suivre la prise du médicament. Elle peut être intense et ressembler à une crise d'*angine de poitrine*, mais elle n'est que très rarement due à un spasme des artères coronaires. Si elle dure plus de quelques minutes, prévenez votre médecin et ne prenez pas de nouveau comprimé sans son avis.

Des précautions sont nécessaires en cas de tabagisme (y compris chez les anciens fumeurs utilisant des médicaments de substitution contenant de la nicotine) ou en présence d'autres facteurs de risque cardiovasculaire.

En cas d'inefficacité du premier comprimé, il est inutile et dangereux de multiplier les prises.

Compte-tenu de ses effets indésirables potentiels, ce médicament peut, chez certaines personnes, ne pas être compatible avec la conduite automobile ou le maniement de machines dangereuses. Assurez-vous à l'occasion des premières prises que vous supportez bien ce médicament avant de conduire ou d'utiliser une machine.

Interactions avec d'autres substances

Ce médicament ne doit pas être associé aux *IMAO* et aux dérivés de l'*ergot de seigle* : risque accru d'effets indésirables.

Informez par ailleurs votre médecin ou votre pharmacien si vous prenez un *antidépresseur sérotoninergique*.

En cas de traitement par un antimigraineux contenant de l'ergotamine (GYNERGÈNE), de la dihydroergotamine ou du méthysergide, attendre 24 heures avant de prendre ce médicament. Après la prise de ce médicament, respecter un intervalle de 6 heures avant de prendre un antimigraineux contenant de l'ergotamine (GYNERGÈNE), de la dihydroergotamine ou du méthysergide.

Grossesse et allaitement

L'effet de ce médicament pendant la grossesse est mal connu : seul votre médecin peut évaluer le risque éventuel de son utilisation dans votre cas.

Ce médicament passe dans le lait maternel. Le risque d'une action délétère chez le nourrisson n'est pas connu et peut être minimisé en tirant et en jetant le lait dans les 24 heures qui suivent la prise du médicament.

Mode d'emploi et posologie

Ce médicament peut être pris pendant ou entre les repas.

Posologie usuelle :
- Adulte de plus de 18 ans et de moins de 65 ans : 1 comprimé à 12,5 mg lors de l'apparition du mal de tête ; l'effet apparaît après 1 heure et est maximal après 4 heures.

Il est déconseillé de reprendre un comprimé lors de la crise si le premier n'a pas permis le soulagement. En revanche, un deuxième comprimé peut être pris après un délai minimal de 2 heures si l'effet du premier s'estompe et que la migraine réapparaît. La dose maximale est de 2 comprimés à 12,5 mg par 24 heures et de 1 comprimé à 12,5 mg par 24 heures en cas d'*insuffisance rénale* grave.

La prise du médicament lors des signes annonciateurs de la migraine, avant le mal de tête, est déconseillée. L'almotriptan n'a pas d'effet préventif.

Conseils : La prise de ce médicament ne dispense pas des mesures habituelles permettant d'aider à faire céder la crise de migraine : s'allonger au calme dans une pièce sombre.

Effets indésirables possibles

Les effets indésirables les plus fréquents sont difficiles à dissocier des symptômes de la migraine : nausées, vomissements, *vertiges*, fatigue, somnolence.

Plus rarement : fourmillements, sensation de lourdeur ou d'oppression, *palpitations*, *diarrhée*, sécheresse de la bouche, douleurs musculaires, bourdonnements.

Exceptionnellement : spasme des *artères coronaires* (voir Attention).

Laboratoires Almirall SAS

ALODONT

Préparation buccale antiseptique et antalgique

Présentation

ALODONT : solution pour *bain de bouche* ; flacon de 200 ml avec gobelet doseur (15 ml). Remb 35 % - **2,35 €**.
ALODONT : solution pour *bain de bouche* ; flacon de 500 ml avec gobelet doseur (15 ml). Non remb.

Composition

	p 100 g
Cétylpyridinium chlorure	5 mg
Chlorobutanol	50 mg
Eugénol	4 mg
Menthe, huile essentielle	+
Alcool	21 ml

Dans quel cas ce médicament est-il prescrit ?

Cette solution pour *bain de bouche* contient des substances *antiseptiques* et *antalgiques*.

Elle est utilisée dans le *traitement d'appoint* des infections de la bouche ou après une opération des dents ou des gencives.

Contre-indications

Ce médicament ne doit pas être utilisé chez l'enfant de moins de 7 ans.

Attention : Ce médicament contient des *terpènes* : respectez la *posologie* préconisée.

Des précautions sont nécessaires en cas d'*antécédents* d'*épilepsie*.

L'usage prolongé des traitements antiseptiques locaux (*gargarisme*, *collutoire*, pastille) n'est pas souhaitable ; il peut modifier l'équilibre microbien naturel de la gorge.
En l'absence d'amélioration au bout de 5 jours, en cas d'apparition de fièvre, consultez votre médecin.

Grossesse et allaitement

L'effet de ce médicament pendant la grossesse ou l'allaitement est mal connu. L'évaluation du risque éventuel lié à son utilisation est individuelle : demandez conseil à votre pharmacien ou à votre médecin.

Mode d'emploi et posologie

Chez l'adulte, la solution est utilisée pure. Chez l'enfant, elle doit être diluée de moitié (1 volume de solution pour 1 volume d'eau).
La solution ne doit pas être avalée.

Posologie usuelle :

- Adulte et enfant de plus de 7 ans : 1 *bain de bouche* (avec le contenu du gobelet doseur), 3 fois par jour.

Conseils : Il est généralement conseillé de ne pas s'alimenter ou de ne pas boire immédiatement après un *bain de bouche*, afin de permettre aux substances actives d'agir.
Certains dentistes et stomatologistes recommandent de ne pas pratiquer de bain de bouche dans les heures qui suivent une extraction dentaire, afin d'éviter de faire saigner la plaie.

Effets indésirables possibles

En cas de dépassement de la *posologie* usuelle, les *terpènes* peuvent provoquer :
- des *convulsions* chez l'enfant,
- agitation, confusion des idées (notamment chez la personne âgée).

Laboratoires Mc Neil Santé Grand Public

ALOE COMPOSÉ BOIRON

Informations détaillées sur www.monvidal.com

ALOPEXY 2 %

Traitement de la chute des cheveux

Présentation

ALOPEXY 2 % : solution pour application cutanée ; flacon de 60 ml avec pipette graduée à 1 ml et pompe doseuse. Non remb.
ALOPEXY 2 % : solution pour application cutanée ; coffret de 3 flacons de 60 ml avec pipette graduée à 1 ml et pompe doseuse. Non remb.

Composition

	p 100 ml
Minoxidil	2 g
Alcool à 96°	+

Dans quel cas ce médicament est-il prescrit ?

Ce médicament contient une substance qui stimule la pousse des cheveux et ralentit leur chute. Le minoxidil est également un *vasodilatateur* utilisé par *voie* orale dans le traitement de l'*hypertension artérielle*. Appliqué localement sur le cuir chevelu, l'effet antihypertenseur du minoxidil est généralement imperceptible.
Il est utilisé dans le traitement des chutes de cheveux d'origine hormonale chez l'homme ou chez la femme.

Attention : Ce médicament ne doit pas être utilisé chez les adultes de moins de 18 ans ou de plus de 65 ans sans avis médical. Ce traitement n'est pas adapté aux chutes de cheveux brutales, consécutives à une maladie ou à un traitement médicamenteux. Il ne doit pas être appliqué ailleurs que sur le crâne.
Des précautions sont nécessaires chez les personnes souffrant de troubles cardiaques.
Une affection dermatologique du cuir chevelu doit être traitée avant l'application de ce médicament.
En cas d'application accidentelle sur les yeux, les *muqueuses* ou la peau abîmée, rincez abondamment.

Grossesse et allaitement

La sécurité d'emploi de ce médicament n'a pas été établie pendant la grossesse ou l'allaitement. Par mesure de prudence, son usage est déconseillé.

Mode d'emploi et posologie

Sur des cheveux parfaitement secs, appliquer la solution du centre vers la périphérie de la région à traiter.
Se laver soigneusement les mains après usage.
Habituellement, le traitement n'est efficace qu'au bout de 4 mois ou plus ; pour en garder le bénéfice, il ne doit jamais être interrompu.

Posologie usuelle :

- Adulte : 1 application de 1 ml (quelle que soit la surface à traiter), 2 fois par jour.

Une augmentation de la dose n'accroît pas l'efficacité du traitement et expose à un risque accru d'effets indésirables.

Conseils : Ce médicament peut être en accès libre dans certaines pharmacies ; néanmoins, n'hésitez pas à demander conseil à votre pharmacien.
En cas d'exposition au soleil, il est recommandé de se couvrir la tête avec un chapeau ou une casquette.
Ce produit est inflammable : conservez-le à l'abri de la chaleur.

Effets indésirables possibles

Réactions mineures : irritation, sécheresse de la peau, pousse excessive des poils en dehors de la région traitée.
Rarement : *allergie*, *vertiges*, maux de tête, irritation des yeux, altération du goût, troubles visuels, *otite* externe, faiblesse, *œdème*, *névrite*.
Exceptionnellement : perte de cheveux (effet paradoxal), douleur thoracique, modification de la tension artérielle et des *transaminases*.

Laboratoires Pierre Fabre Dermatologie

ALOPEXY 5 %

Traitement de la chute des cheveux

sur ordonnance

Ce médicament est un générique de ALOSTIL 5 % (voir p. 105).

ALOPLASTINE
Protecteur cutané

Présentation
ALOPLASTINE : pâte pour application locale ; tube de 90 g. Remb 35 % - **2,11 €**.
ALOPLASTINE : pâte pour application locale ; tube de 200 g. Non remb.

Composition

	p 100 g
Oxyde de zinc	25 g
Glycérol	20 g
Talc	25 g

Dans quel cas ce médicament est-il prescrit ?
C'est une pâte non grasse protectrice qui contient de l'oxyde de zinc.
Elle est utilisée pour traiter les irritations de la peau, notamment la rougeur des fesses du *nourrisson*.

Contre-indications
Cette pâte ne doit pas être appliquée sur des lésions infectées.

Grossesse et allaitement
Ce médicament ne contient que des substances présumées sans danger pendant la grossesse ou l'allaitement. Néanmoins, ne l'utilisez pas de façon prolongée sans l'avis de votre pharmacien ou de votre médecin.

Mode d'emploi et posologie
Appliquer une couche épaisse sur la zone à traiter.

Posologie usuelle :
1 application, matin et soir, ou plus si nécessaire.

Conseils : La rougeur des fesses du *nourrisson* est souvent due à l'imprégnation de la peau par l'urine, sous la couche. Il est donc nécessaire de nettoyer et de rincer abondamment la peau avec de l'eau avant d'appliquer le médicament.

Laboratoires Johnson & Johnson Consumer France

ALOSTIL 2 %
Traitement de la chute des cheveux

Présentation
ALOSTIL 2 % : solution pour application cutanée ; flacon pulvérisateur de 60 ml avec applicateur. Non remb.
ALOSTIL 2 % : solution pour application cutanée ; boîte de 3 flacons pulvérisateurs de 60 ml avec applicateur. Non remb.

Composition

	p 100 ml
Minoxidil	2 g
Alcool	+

Dans quel cas ce médicament est-il prescrit ?
Ce médicament contient une substance qui stimule la pousse des cheveux et ralentit leur chute.
Il est utilisé dans le traitement des chutes de cheveux d'origine hormonale chez l'homme ou chez la femme.
Le minoxidil est également un *vasodilatateur* utilisé par *voie* orale dans le traitement de l'*hypertension artérielle*. Appliqué localement sur le cuir chevelu, l'effet antihypertenseur du minoxidil est généralement imperceptible.

Attention : Ce médicament ne doit pas être utilisé chez les adultes de moins de 18 ans ou de plus de 65 ans sans avis médical. Ce traitement n'est pas adapté aux chutes de cheveux brutales, consécutives à une maladie ou à un traitement médicamenteux. Il ne doit pas être appliqué ailleurs que sur le crâne.
Des précautions sont nécessaires chez les personnes souffrant de troubles cardiaques.
Une affection dermatologique du cuir chevelu doit être traitée avant l'application de ce médicament.
En cas d'application accidentelle sur les yeux, les *muqueuses* ou la peau abîmée, rincez abondamment.

Grossesse et allaitement
La sécurité d'emploi de ce médicament n'a pas été établie pendant la grossesse ou l'allaitement. Par mesure de prudence, son usage est déconseillé.

Mode d'emploi et posologie
Sur des cheveux parfaitement secs, appliquer la solution du centre vers la périphérie de la région à traiter.
Se laver soigneusement les mains après usage.
Habituellement, le traitement n'est efficace qu'au bout de 4 mois ou plus : pour en garder le bénéfice, il ne devrait jamais être interrompu.

Posologie usuelle :
- Adulte : 1 application de 1 ml (quelle que soit la surface à traiter), 2 fois par jour. 1 application correspond à 7 pulvérisations ou 1 réservoir de tampon applicateur.

Une augmentation de la dose n'accroît pas l'efficacité du traitement et expose à un risque accru d'effets indésirables.

Conseils : Ce médicament peut être en accès libre dans certaines pharmacies ; néanmoins, n'hésitez pas à demander conseil à votre pharmacien.
En cas d'exposition au soleil, il est recommandé de se couvrir la tête avec un chapeau ou une casquette.
Ce produit est inflammable : conservez-le à l'abri de la chaleur.

Effets indésirables possibles
Réactions cutanées mineures : irritation, sécheresse de la peau, pousse excessive des poils en dehors de la région traitée.
Rarement : *allergie*, *vertiges*, maux de tête, irritation des yeux, altération du goût, troubles visuels, *otite* externe, faiblesse, *œdème*, *névrite*.
Exceptionnellement : perte des cheveux (effet paradoxal), douleur thoracique, modification de la tension artérielle et des *transaminases*.

Laboratoires Mc Neil Santé Grand Public

ALOSTIL 5 %

Traitement de la chute des cheveux

sur ordonnance

Présentation

ALOSTIL 5 % : solution pour application cutanée ; flacon pulvérisateur de 60 ml avec applicateur. Liste II - Non remb.
ALOSTIL 5 % : solution pour application cutanée ; boîte de 3 flacons pulvérisateurs de 60 ml avec applicateur. Liste II - Non remb.

Composition

	p 100 ml
Minoxidil	5 g
Alcool	+

Dans quel cas ce médicament est-il prescrit ?

Ce médicament contient une substance qui stimule la pousse des cheveux et ralentit leur chute. Le minoxidil est également un *vasodilatateur* utilisé par *voie* orale dans le traitement de l'*hypertension artérielle*. Appliqué localement sur le cuir chevelu, l'effet antihypertenseur du minoxidil est généralement imperceptible.

Ce dosage à 5 % est utilisé, sur prescription médicale, dans le traitement des chutes de cheveux d'origine hormonale chez l'homme uniquement.

Contre-indications

Ce médicament ne doit pas être appliqué en cas de lésion du cuir chevelu.

Attention : L'effet de ce médicament n'a pas été étudié chez la personne de moins de 18 ans ou de plus de 65 ans.

Compte-tenu de sa teneur élevée en minoxidil, cette solution ne doit pas être utilisée chez la femme en raison du risque accru de pousse excessive des poils en dehors de la région traitée.

Des précautions sont nécessaires chez les personnes souffrant de troubles cardiaques.

Une affection dermatologique du cuir chevelu doit être traitée avant l'application de ce médicament.

En cas d'application accidentelle sur les yeux, les *muqueuses* ou la peau abîmée, rincez abondamment.

Grossesse et allaitement

La sécurité d'emploi de ce médicament n'a pas été établie pendant la grossesse ou l'allaitement. Par mesure de prudence, son usage est déconseillé.

Mode d'emploi et posologie

Sur des cheveux parfaitement secs, appliquer la solution du centre vers la périphérie de la région à traiter. Se laver soigneusement les mains après usage.

Habituellement, le traitement n'est efficace qu'au bout de 4 mois ou plus : pour en garder le bénéfice, il ne devrait jamais être interrompu.

Posologie usuelle :

- Adulte : 1 application de 1 ml (quelle que soit la surface à traiter), 2 fois par jour. Ce volume correspond à 7 pulvérisations ou à 1 réservoir du tampon applicateur.

Une augmentation de la dose n'accroît pas l'efficacité du traitement et expose à un risque accru d'effets indésirables.

Conseils : Il est recommandé de se couvrir la tête en cas d'exposition au soleil.

Il est conseillé de se laver les cheveux avec un shampooing doux et de limiter les colorations qui peuvent être agressives pour le cuir chevelu.

Ce produit est inflammable : conservez-le à l'abri de la chaleur.

Effets indésirables possibles

Réaction mineure et peu grave : irritation, sécheresse de la peau, pousse excessive des poils en dehors de la région traitée.

Rarement : *allergie*, *vertiges*, maux de tête, irritation des yeux, altération du goût, troubles visuels, *otite* externe, fatigue, *œdème*, *névrite*.

Exceptionnellement : perte des cheveux (effet paradoxal), douleur thoracique, modification de la tension artérielle et des *transaminases*.

Laboratoires Mc Neil Santé Grand Public

ALPAGELLE

Informations détaillées sur www.monvidal.com

ALPHAGAN

Antiglaucomateux

sur ordonnance

Présentation

ALPHAGAN : collyre ; flacon de 5 ml. Liste I - Remb 65 % - **13,79 €**.

Composition

	p 100 ml
Brimonidine tartrate	200 mg
Benzalkonium chlorure	+

Dans quel cas ce médicament est-il prescrit ?

Ce collyre contient une substance qui diminue la pression des liquides contenus dans l'œil (*tension intraoculaire*). Cette substance est proche de l'adrénaline mais, à la différence de celle-ci, elle n'a quasiment pas d'effet sur le système cardiovasculaire.

Il est utilisé dans le traitement du *glaucome* à angle ouvert et des autres causes d'hypertension intraoculaire chronique.

Contre-indications

Ce médicament ne doit pas être utilisé chez le nouveau-né.

Attention : Des précautions sont nécessaires chez les personnes souffrant de maladies cardiovasculaires, de phénomène de *Raynaud*, d'*hypotension orthostatique*, d'*insuffisance rénale*, d'*insuffisance hépatique* ou de *dépression*.

Ce collyre contient un conservateur qui est susceptible d'être absorbé par les lentilles de contact souples hydrophiles. Il est nécessaire de les enlever avant l'instillation du collyre, et de ne les remettre en place qu'après un délai de 15 minutes. Les lentilles d'un autre type peuvent être laissées en place pendant l'instillation.

Compte-tenu de ses effets indésirables potentiels, ce médicament peut, chez certaines personnes, ne pas être compatible avec la conduite automobile ou le maniement de machines dangereuses. Assurez-vous à l'occasion des premières prises que vous supportez bien ce médicament avant de conduire ou d'utiliser une machine.

Interactions avec d'autres substances

Autres collyres : respectez un intervalle d'au moins 15 minutes entre les instillations de collyres différents : ce délai est nécessaire pour que chaque collyre soit correctement absorbé par l'œil.

Médicaments par *voie* orale : les interactions potentielles de collyre avec des médicaments utilisés par voie orale sont encore mal connues. Signalez la prise éventuelle d'autres médicaments à votre médecin.

Grossesse et allaitement

L'effet de ce médicament pendant la grossesse ou l'allaitement est mal connu : seul votre médecin peut évaluer le risque éventuel de son utilisation dans votre cas.

Mode d'emploi et posologie

Tirer la paupière inférieure vers le bas tout en regardant vers le haut et déposer une goutte de collyre entre la paupière et le globe oculaire (*cul-de-sac conjonctival*).

Posologie usuelle :

- Adulte : 1 goutte dans l'œil malade, matin et soir.

Conseils : Afin de diminuer le passage de la substance dans le sang et d'augmenter l'action locale du médicament, il est recommandé de comprimer les voies lacrymales (angle interne de l'œil) après l'instillation : demander conseil à votre ophtalmologiste.

Ne conservez pas ce collyre plus de 4 semaines après une première utilisation. Pour éviter toute contamination, évitez de toucher l'œil avec l'embout du flacon.

Conservez ce médicament à l'abri de la lumière.

Effets indésirables possibles

Réactions locales :

- irritation ou *allergie* avec rougeur de l'œil, démangeaisons, larmoiement, *œdème* des paupières ;
- baisse de l'acuité visuelle : cessez le traitement et consultez votre médecin.

Autres réactions :

- sécheresse de la bouche, maux de tête, fatigue, somnolence ;
- plus rarement : difficultés respiratoires, *vertiges*, *troubles digestifs*, modification du goût, *dépression*, *réaction allergique* générale, sécheresse du nez, *palpitations*.

Laboratoires Allergan France

ALPHA RENOL

Informations détaillées sur www.monvidal.com

ALPRAZOLAM 0,25 mg Génériques

Anxiolytique : benzodiazépine — sur ordonnance

Les médicaments ci-dessous sont des génériques de XANAX (voir p. 1347).

ALPRAZOLAM ALTER 0,25 mg : comprimé sécable *(lactose)* boîte de 30. Liste I - Remb 65 % - 1,74 €.
ALPRAZOLAM ARROW 0,25 mg : comprimé sécable *(lactose)* boîte de 30. Liste I - Remb 65 % - 1,74 €.
ALPRAZOLAM BIOGARAN 0,25 mg : comprimé sécable *(lactose)* boîte de 30. Liste I - Remb 65 % - 1,74 €.
ALPRAZOLAM EG 0,25 mg : comprimé sécable *(lactose)* boîte de 30. Liste I - Remb 65 % - 1,74 €.
ALPRAZOLAM G GAM 0,25 mg : comprimé sécable *(lactose)* boîte de 30. Liste I - Remb 65 % - 1,74 €.
ALPRAZOLAM MERCK 0,25 mg : comprimé sécable *(lactose)* boîte de 30. Liste I - Remb 65 % - 1,74 €.
ALPRAZOLAM RATIOPHARM 0,25 mg : comprimé sécable *(lactose)* boîte de 30. Liste I - Remb 65 % - 1,74 €.
ALPRAZOLAM RPG 0,25 mg : comprimé sécable *(lactose, sodium)* boîte de 30. Liste I - Remb 65 % - 1,74 €.
ALPRAZOLAM SANDOZ 0,25 mg : comprimé sécable *(lactose)* boîte de 30. Liste I - Remb 65 % - 1,74 €.
ALPRAZOLAM TEVA 0,25 mg : comprimé sécable *(lactose, sodium)* boîte de 30. Liste I - Remb 65 % - 1,74 €.
ALPRAZOLAM WINTHROP 0,25 mg : comprimé sécable *(lactose)* boîte de 30. Liste I - Remb 65 % - 1,74 €.
ALPRAZOLAM ZYDUS 0,25 mg : comprimé sécable *(lactose)* boîte de 30. Liste I - Remb 65 % - 1,74 €.

ALPRAZOLAM 0,5 mg Génériques

Anxiolytique : benzodiazépine — sur ordonnance

Les médicaments ci-dessous sont des génériques de XANAX (voir p. 1347).

ALPRAZOLAM ALTER 0,5 mg : comprimé sécable *(lactose)* boîte de 30. Liste I - Remb 65 % - 2,49 €.
ALPRAZOLAM ARROW 0,5 mg : comprimé sécable *(lactose)* boîte de 30. Liste I - Remb 65 % - 2,49 €.
ALPRAZOLAM BIOGARAN 0,5 mg : comprimé sécable *(lactose)* boîte de 30. Liste I - Remb 65 % - 2,49 €.
ALPRAZOLAM EG 0,5 mg : comprimé sécable *(lactose)* boîte de 30. Liste I - Remb 65 % - 2,49 €.
ALPRAZOLAM G GAM 0,5 mg : comprimé sécable *(lactose)* boîte de 30. Liste I - Remb 65 % - 2,49 €.
ALPRAZOLAM MERCK 0,5 mg : comprimé sécable *(lactose)* boîte de 30. Liste I - Remb 65 % - 2,49 €.
ALPRAZOLAM RATIOPHARM 0,5 mg : comprimé sécable *(lactose)* boîte de 30. Liste I - Remb 65 % - 2,49 €.
ALPRAZOLAM RPG 0,5 mg : comprimé sécable *(lactose, sodium)* boîte de 30. Liste I - Remb 65 % - 2,49 €.
ALPRAZOLAM SANDOZ 0,5 mg : comprimé sécable *(lactose)* boîte de 30. Liste I - Remb 65 % - 2,49 €.
ALPRAZOLAM TEVA 0,5 mg : comprimé sécable *(jaune orangé S laque aluminique, lactose)* boîte de 30. Liste I - Remb 65 % - 2,49 €.
ALPRAZOLAM WINTHROP 0,5 mg : comprimé sécable *(lactose)* boîte de 30. Liste I - Remb 65 % - 2,49 €.
ALPRAZOLAM ZYDUS 0,5 mg : comprimé sécable *(lactose)* boîte de 30. Liste I - Remb 65 % - 2,49 €.

ALPRESS

Antihypertenseur — sur ordonnance

Présentation

ALPRESS LP 2,5 mg : comprimé à *libération prolongée* (blanc et marron) ; boîte de 30. Liste I - Remb 65 % - **10,99 €**.
ALPRESS LP 2,5 mg : comprimé à *libération prolongée* (blanc et marron) ; boîte de 90. Liste I - Remb 65 % - **31,87 €**.
ALPRESS LP 5 mg : comprimé à *libération prolongée* (blanc et marron) ; boîte de 30. Liste I - Remb 65 % - **18,26 €**.
ALPRESS LP 5 mg : comprimé à *libération prolongée* (blanc et marron) ; boîte de 90. Liste I - Remb 65 % - **50,56 €**.

Composition

	p cp LP	p cp LP
Prazosine	2,5 mg	5 mg

Dans quel cas ce médicament est-il prescrit ?

Ce médicament est un *antihypertenseur* qui appartient à la famille des vasodilatateurs *alphabloquants*.

Il est utilisé dans le traitement de l'*hypertension artérielle*.

Contre-indications

Ce médicament ne doit pas être utilisé chez l'enfant de moins de 12 ans.

Attention : Ce médicament peut être responsable de troubles de l'équilibre et parfois de malaises avec chutes. Faites contrôler votre tension artérielle si vous êtes sujet à des étourdissements en vous levant brusquement.

Des précautions sont nécessaires chez la personne âgée.

Conducteur : ce médicament peut être responsable d'une baisse de la vigilance, particulièrement en début de traitement.

Interactions avec d'autres substances

Ce médicament peut interagir avec d'autres médicaments, notamment certains *antihypertenseurs* (*inhibiteurs calciques*) : signalez tout autre traitement en cours à votre médecin ou à votre pharmacien.

Grossesse et allaitement

L'effet de ce médicament pendant la grossesse ou l'allaitement est mal connu : seul votre médecin peut évaluer le risque éventuel de son utilisation dans votre cas.

Mode d'emploi et posologie

Les comprimés doivent être avalés tels quels sans être écrasés ni fractionnés ni croqués.

Posologie usuelle :

De 2,5 mg à 5 mg par jour, en 1 prise.

Conseils : Ce médicament doit être tenu à l'abri de l'humidité : en tenir compte lors de la préparation hebdomadaire des médicaments pour une personne âgée.

Il est normal de retrouver le comprimé dans les selles : son contenu a été libéré dans l'intestin.

Effets indésirables possibles

Les plus fréquents sont la conséquence d'une *hypotension orthostatique* : *vertiges*, faiblesse, étourdissement, chute, exceptionnelles pertes de connaissance.

Peuvent également survenir :
- rétention d'eau : *œdème* des jambes ;
- *troubles digestifs* ;
- somnolence, troubles de la vision ;
- incontinence urinaire, envie d'uriner fréquente ;
- accélération du cœur ;
- démangeaisons, *allergie* cutanée ;
- maux de tête, congestion du nez ou des yeux, saignement de nez, douleurs articulaires, sueurs.

Laboratoires Pfizer

ALTEIS

Antihypertenseur — sur ordonnance

Présentation

ALTEIS 10 mg : comprimé (blanc) ; boîte de 30. Liste I - Remb 65 % - **15,44 €**.
ALTEIS 10 mg : comprimé (blanc) ; boîte de 90. Liste I - Remb 65 % - **43,35 €**.
ALTEIS 20 mg : comprimé (blanc) ; boîte de 30. Liste I - Remb 65 % - **24,28 €**.
ALTEIS 20 mg : comprimé (blanc) ; boîte de 90. Liste I - Remb 65 % - **65,95 €**.
ALTEIS 40 mg : comprimé (blanc) ; boîte de 30. Liste I - Remb 65 % - **24,67 €**.
ALTEIS 40 mg : comprimé (blanc) ; boîte de 90. Liste I - Remb 65 % - **66,94 €**.

Composition

	p cp	p cp	p cp
Olmésartan médoxomil	10 mg	20 mg	40 mg

Dans quel cas ce médicament est-il prescrit ?

Ce médicament est un *antihypertenseur* qui appartient à la famille des *inhibiteurs de l'angiotensine II*. Il bloque l'action de l'angiotensine II. Cette substance, naturellement présente dans l'organisme, provoque une contraction des artères qui augmente la pression artérielle et fatigue le cœur.

Il est utilisé dans le traitement de l'*hypertension artérielle*.

Contre-indications

Ce médicament ne doit pas être utilisé dans les cas suivants :
- obstruction des *voies biliaires*,
- **grossesse** (à partir du 4e mois),
- **allaitement**.

Attention : Si vous suiviez auparavant un traitement par *diurétique* ou un régime sans *sel*, la baisse de la tension artérielle peut être importante lors des premières prises du médicament et expose à un risque de malaise ou d'étourdissement. Il est donc recommandé de commencer le traitement avec de faibles posologies, sous surveillance médicale plus étroite.

Des précautions sont nécessaires en cas d'*insuffisance hépatique*, d'*insuffisance cardiaque* grave ou chez les personnes souffrant d'*hypertension artérielle* due à un rétrécissement des artères rénales, de rétrécissement des valves cardiaques ou de *cardiomyopathie* obstructive.

Les *inhibiteurs de l'angiotensine II* peuvent être responsables d'une augmentation de la *kaliémie*, notamment en cas d'*insuffisance rénale* ou de *diabète*. Faites pratiquer les analyses de sang prescrites par votre médecin ; elles sont notamment destinées à vérifier le bon fonctionnement de vos reins (dosage de la *créatinine*) et le taux de *potassium*.

Les sels de régime contiennent souvent du *potassium* ; ne les utilisez pas sans avis médical pendant le traitement.

Conducteur : ce médicament peut être responsable de *vertiges*.

Interactions avec d'autres substances

Ce médicament peut interagir avec les *diurétiques* et les médicaments qui contiennent du *potassium* ou du *lithium*.

En outre, l'effet des *antihypertenseurs* peut être augmenté par certains médicaments tels que les *neuroleptiques*, les *antidépresseurs imipraminiques*, les *alphabloquants* utilisés dans les troubles urinaires, les médicaments contenant du baclofène ; il peut être diminué par les *AINS* ou les *corticoïdes*. Votre médecin doit être informé si vous êtes traité par l'un ou l'autre de ces médicaments.

Grossesse et allaitement

L'effet de ce médicament sur l'enfant à naître pendant les 3 premiers mois de la grossesse est mal connu. Par prudence, son usage est déconseillé. Au cours des 6 derniers mois de la grossesse, une prise prolongée de ce médicament peut altérer les reins du fœtus. Son utilisation est contre-indiquée à partir du 4e mois de la grossesse.

En conséquence, un désir de grossesse nécessite le remplacement de ce médicament par un autre antihypertenseur. Si une grossesse survient alors que vous prenez ce médicament, consultez rapidement votre médecin pour qu'il modifie votre traitement.

Les données actuellement disponibles ne permettent pas de savoir si ce médicament passe dans le lait maternel. Il est contre-indiqué chez la femme qui allaite.

Mode d'emploi et posologie

Ce médicament peut être pris indifféremment au cours ou en dehors des repas.

Pour un effet constant, la prise doit être régulière, toujours au même moment de la journée.

Posologie usuelle :

- Adulte de plus de 18 ans : 10 mg à 40 mg par jour, en 1 prise.

Conseils : Votre tension artérielle doit être contrôlée régulièrement. Les appareils permettant une mesure automatique de la tension à domicile utilisent souvent un procédé de mesure différent de celui qu'emploie votre médecin. Si vous avez un tel appareil, apportez-le en consultation pour vous assurer que la mesure obtenue est bien conforme à celle du tensiomètre de votre médecin.

Le traitement médicamenteux ne dispense pas de mesures simples pouvant faire baisser la tension artérielle : activité physique régulière, modération de la consommation de boissons alcoolisées et de *sel*, lutte contre l'excès de poids.

Effets indésirables possibles

Les études qui ont comparé ce médicament au *placebo* n'ont pas montré plus d'effets indésirables imputables au médicament, à l'exception de rares étourdissements.

Depuis sa commercialisation, les effets suivants ont été rarement observés :

- maux de tête, *réaction allergique* (œdème de *Quincke*) ;
- augmentation du taux de *créatinine* et de *potassium* dans le sang.

Laboratoires Menarini France

ALTEISDUO

Association d'antihypertenseurs — sur ordonnance

Présentation

ALTEISDUO 20 mg/12,5 mg : comprimé (jaune orangé) ; boîte de 30. Liste I - Remb 65 % - **24,28 €**.
ALTEISDUO 20 mg/12,5 mg : comprimé (jaune orangé) ; boîte de 90. Liste I - Remb 65 % - **65,95 €**.
ALTEISDUO 20 mg/25 mg : comprimé (rose) ; boîte de 30. Liste I - Remb 65 % - **24,28 €**.
ALTEISDUO 20 mg/25 mg : comprimé (rose) ; boîte de 90. Liste I - Remb 65 % - **65,95 €**.

Composition

	p cp	p cp
Olmésartan médoxomil	20 mg	20 mg
Hydrochlorothiazide	12,5 mg	25 mg
Lactose	+	+

Dans quel cas ce médicament est-il prescrit ?

Cet *antihypertenseur* contient deux substances :

- l'olmésartan, de la famille des *inhibiteurs de l'angiotensine II*. Il bloque l'action de l'angiotensine II, substance naturellement présente dans l'organisme. Celle-ci est responsable d'une contraction des artères qui augmente la pression artérielle et fatigue le cœur ;
- l'hydrochlorothiazide, un *diurétique* dont la structure chimique est proche de celles des *sulfamides*. Son action renforce celle de l'olmésartan.

Il est utilisé dans le traitement de l'*hypertension artérielle*.

Contre-indications

Ce médicament ne doit pas être utilisé dans les cas suivants :

- *allergie* à l'olmésartan ou aux *sulfamides*,
- *insuffisance hépatique* grave ou obstruction des *voies biliaires*,
- *insuffisance rénale* grave,
- *hypokaliémie* grave,
- **grossesse** (à partir du 4e mois),
- **allaitement**.

Attention : Des précautions sont nécessaires en cas d'*insuffisance hépatique*, d'*insuffisance cardiaque* grave, d'*hypertension artérielle* due à un rétrécissement des artères rénales, de rétrécissement des valves cardiaques, de *cardiomyopathie* obstructive, d'*insuffisance coronarienne* ou de troubles de la circulation cérébrale.

Si vous suiviez auparavant un traitement par *diurétique* ou un régime sans *sel*, la baisse de la tension artérielle peut être importante lors des premières prises du médicament : risque de malaise ou d'étourdissement pouvant entraîner une chute. Il est donc recommandé de prendre un régime normalement salé ou d'interrompre le traitement diurétique au moins 3 jours avant la première prise de ce médicament. Votre médecin vous donnera toutes les informations utiles à ce sujet.

Faites pratiquer régulièrement les analyses de sang prescrites par votre médecin ; elles sont notamment destinées à vérifier le bon fonctionnement de vos reins (dosage de la *créatinine*) et les taux de *potassium* et de *sodium* sanguins.

Le diurétique contenu dans ce médicament peut faire baisser la *kaliémie* : évitez d'utiliser des *laxatifs stimulants* dont l'usage régulier contribue à la baisse du taux de potassium dans le sang. Il peut par ailleurs augmenter taux sanguin de *cholestérol*, de *triglycérides* et d'*acide urique* (possibilité de crise de *goutte*).

L'hydrochlorothiazide peut entraîner une sensibilité accrue de la peau au soleil (*photosensibilisation*) et provoquer des réactions cutanées (coup de soleil, brûlures) en cas d'exposition même faible aux rayons ultraviolets. Il est important de se protéger efficacement du soleil, notamment en cas d'*antécédent* de photosensibisation lors du traitement.

Sportif : ce médicament contient une substance susceptible de rendre positifs certains *tests antidopage*.

Conducteur : ce médicament peut être responsable de *vertiges*.

Interactions avec d'autres substances

Ce médicament peut interagir avec les médicaments susceptibles de provoquer une *hyperkaliémie* (*diurétique*, sel de *potassium*...), avec les médicaments donnant des *torsades de pointes* et avec les médicaments contenant du lithium.

Informez par ailleurs votre médecin si vous prenez un *digitalique*, un *laxatif stimulant*, un *AINS*, ou un médicament contenant de la metformine, de la carbamazépine, de la ciclosporine ou un sel de calcium.

En outre, l'effet *antihypertenseur* de ce médicament peut être augmenté par certains médicaments tels que les *neuroleptiques*, les *antidépresseurs imipraminiques*, les médicaments contenant du baclofène ; il peut être diminué par les *corticoïdes*. Votre médecin doit être informé si vous êtes traité par l'un ou par l'autre.

Chez le diabétique traité par l'*insuline*, une adaptation de la *posologie* de l'insuline peut être nécessaire.

Grossesse et allaitement

L'effet de ce médicament sur l'enfant à naître pendant les 3 premiers mois de la grossesse est mal connu. Par prudence, son usage est déconseillé. Au cours des 6 derniers mois de la grossesse, une prise prolongée de ce médicament peut altérer les reins du fœtus. Son utilisation est contre-indiquée à partir du 4e mois de la grossesse.

En conséquence, un désir de grossesse nécessite le remplacement de ce médicament par un autre antihypertenseur. Si une grossesse survient alors que vous prenez ce médicament, consultez rapidement votre médecin pour qu'il modifie votre traitement.

Les données disponibles ne permettent pas de savoir si ce médicament passe dans le lait maternel. L'allaitement est contre-indiqué pendant le traitement.

Mode d'emploi et posologie

Ce médicament peut être pris indifféremment au cours ou en dehors des repas.

Posologie usuelle :

- Adulte de plus de 18 ans : 1 comprimé par jour.

Conseils : Votre tension artérielle doit être contrôlée régulièrement. Les appareils permettant une mesure automatique de la tension à domicile utilisent souvent un procédé de mesure différent de celui qu'emploie votre médecin. Si vous avez un tel appareil, apportez-le en consultation pour vous assurer que la mesure obtenue est bien conforme à celle du tensiomètre de votre médecin.

Le traitement médicamenteux ne dispense pas de mesures simples pouvant faire baisser la tension artérielle : activité physique régulière, modération de la consommation de boissons alcoolisées et de *sel*, lutte contre l'excès de poids.

Les *diurétiques* exposent au risque de déshydratation : les personnes âgées devront boire abondamment, notamment pendant les fortes chaleurs.

Effets indésirables possibles

Sensations vertigineuses, *hypotension orthostatique*.

Éruption cutanée, *réaction allergique*.

Fatigue, maux de tête.

Aggravation réversible d'une *insuffisance rénale*.

Augmentation du taux d'*acide urique* ou de glucose dans le sang et exceptionnellement du calcium.

Baisse du taux de *potassium*, associée ou non à des crampes.

Troubles digestifs.

Douleur dorsale, douleurs des articulations.

Rarement :
- fourmillement des extrémités ;
- baisse du taux de *sodium* dans le sang (natrémie) et risque de troubles du comportement ;
- anomalie de la *numération formule sanguine*,
- exacerbation d'un *lupus érythémateux* disséminé.

Exceptionnellement : *pancréatite*.

Laboratoires Menarini France

ALTIM

Dérivé de la cortisone — **sur ordonnance**

Présentation

ALTIM : suspension injectable ; seringue préremplie de 1,5 ml et 2 aiguilles. Liste I - Remb 65 % - **5,47 €**.

Composition

	p seringue
Cortivazol	3,75 mg
Alcool benzylique	+

Dans quel cas ce médicament est-il prescrit ?

C'est un *anti-inflammatoire* stéroïdien qui appartient à la famille des *corticoïdes* de synthèse (dérivés chimiques de la *cortisone* naturelle). Les propriétés de la cortisone sont nombreuses, mais ce médicament est surtout utilisé pour son effet anti-inflammatoire puissant et prolongé. Il présente, à efficacité égale, moins d'effets indésirables que la cortisone naturelle.

Il est utilisé en traitement local (*infiltration*) dans les cas suivants :
- *inflammation* des articulations, des tendons et des ligaments, poussées douloureuses d'*arthrose* ;
- maladie de *Dupuytren*, *syndrome du canal carpien* ;
- inflammation des nerfs (*sciatique*, *névralgie cervico-brachiale*...).

Contre-indications

Ce médicament ne doit pas être utilisé dans les cas suivants :
- infection locale ou générale non contrôlée par un traitement adapté,
- prédisposition aux *hémorragies* (traitement anticoagulant, hémophilie...).

Attention : L'injection de ce médicament ne doit être pratiquée que sous contrôle médical : l'asepsie doit être rigoureuse et l'injection ne doit pas être faite dans les tendons.

En cas d'injections répétées ou multiples, l'effet de ce médicament peut se manifester à distance du site d'injection par diffusion du *corticoïde* dans le sang. Certaines précautions peuvent alors être nécessaires en cas de maladies virales, de troubles nerveux graves, de vaccination récente ou à venir par un *vaccin* vivant, de *diabète*, d'*hypertension artérielle* grave.

Sportif : ce médicament contient une substance susceptible de rendre positifs certains *tests antidopage*.

Interactions avec d'autres substances

En cas d'injection locale unique ou répétée à faible dose, le risque d'interactions médicamenteuses est nul.

Grossesse et allaitement

Les études scientifiques actuellement disponibles n'ont pas mis en évidence de problème particulier lors de l'utilisation ponctuelle de ce médicament chez la femme enceinte. Seul votre médecin peut évaluer le risque éventuel en cas d'utilisation prolongée.

En cas d'injections multiples ou répétées, il peut être nécessaire d'interrompre l'allaitement : prenez l'avis de votre médecin.

Mode d'emploi et posologie

L'injection est faite dans ou à proximité de la zone à traiter.

Posologie usuelle :

1 injection de 0,5 à 1,5 ml. Elle peut être renouvelée au bout de 1 à 3 semaines, selon l'évolution.

Effets indésirables possibles

Liés à la *voie* d'administration : infection, calcification, *atrophie* cutanée, maux de tête, bouffées de chaleur, *réaction allergique*, douleur articulaire au site d'injection liée à l'effet irritant initial des microcristaux de médicament contenus dans la suspension injectable.

Laboratoires sanofi-aventis France

ALTOCEL

Antidiarrhéique — sur ordonnance

Ce médicament est un générique de IMODIUM (voir p. 635).

AMAREL

Antidiabétique oral — sur ordonnance

Présentation

AMAREL 1 mg : comprimé (rose) ; boîte de 30. Liste I - Remb 65 % - **5,99 €**.
AMAREL 1 mg : comprimé (rose) ; boîte de 90. Liste I - Remb 65 % - **16,89 €**.
AMAREL 2 mg : comprimé (vert) ; boîte de 30. Liste I - Remb 65 % - **9,50 €**.
AMAREL 2 mg : comprimé (vert) ; boîte de 90. Liste I - Remb 65 % - **27,43 €**.
AMAREL 3 mg : comprimé (jaune) ; boîte de 30. Liste I - Remb 65 % - **12,26 €**.
AMAREL 3 mg : comprimé (jaune) ; boîte de 90. Liste I - Remb 65 % - **35,23 €**.
AMAREL 4 mg : comprimé (bleu) ; boîte de 30. Liste I - Remb 65 % - **14,08 €**.
AMAREL 4 mg : comprimé (bleu) ; boîte de 90. Liste I - Remb 65 % - **39,86 €**.

Composition

	p cp	p cp
Glimépiride	1 mg	2 mg
Lactose	+	+

	p cp	p cp
Glimépiride	3 mg	4 mg
Lactose	+	+

Dans quel cas ce médicament est-il prescrit ?

Ce médicament est un *antidiabétique* oral qui appartient à la famille des *sulfamides hypoglycémiants*. Il permet de diminuer l'excès de *sucre* dans le sang en favorisant la sécrétion de l'*insuline*.

Il est utilisé dans le traitement du *diabète* de type 2 lorsque le régime alimentaire seul est insuffisant.

Contre-indications

Ce médicament ne doit pas être utilisé dans les cas suivants :

- *allergie* aux *sulfamides*,
- *insuffisance rénale* grave,
- *insuffisance hépatique* grave,
- en association avec les médicaments contenant du miconazole.

Attention : Ce médicament n'est pas adapté au traitement du *diabète* de type 1 : celui-ci requiert un traitement par injections d'*insuline*.

Un sentiment de malaise associé à des sueurs froides, une fringale, une accélération du cœur sont les signes habituels d'une *hypoglycémie* due à un effet excessif du médicament. Cette hypoglycémie peut également se traduire par des troubles du comportement qui doivent alerter votre entourage, voire des *convulsions* ou un *coma*. En présence de ces signes ou en cas de simple doute, buvez une boisson sucrée ou mangez du *sucre*. Si le diabétique est inconscient, surtout ne lui donnez rien à boire et appelez votre médecin, ou à défaut le 15 ou un service d'urgence.

Consultez rapidement votre médecin en cas de malaises hypoglycémiques répétés.

Certaines situations peuvent contribuer à augmenter la *glycémie* : infections, prise de médicaments, stress. En cas de soif intense, de grande fatigue, de sensation de malaise général, consultez rapidement votre médecin.

Des analyses de sang régulières permettent à votre médecin d'adapter la *posologie*. Dans certains cas, il peut être nécessaire de pratiquer vous-même des contrôles, à l'aide de bandelettes et d'un appareil lecteur de glycémie.

Évitez les boissons alcoolisées à jeun ou à distance des repas : augmentation du risque d'*hypoglycémie*.

Conducteur : une *hypoglycémie* peut entraîner un malaise pendant la conduite ou l'utilisation de machines.

Interactions avec d'autres substances

Ce médicament ne doit pas être associé avec les médicaments oraux contenant du miconazole (DAKTARIN gel buccal, LORAMYC, etc.) : risque d'*hypoglycémie*.

Il peut interagir avec les médicaments contenant de la phénylbutazone ou du danazol.

Informez par ailleurs votre médecin ou votre pharmacien si vous prenez un *bêtabloquant*, un *inhibiteur de l'enzyme de conversion*, un *corticoïde*, ou un médicament contenant du fluconazole, de la ritodrine, du salbutamol, de la terbutaline ou de la chlorpromazine.

Grossesse et allaitement

Un *diabète* mal équilibré peut être néfaste pour l'enfant à naître.

Un désir de grossesse nécessite le remplacement de ce médicament par de l'*insuline* et une surveillance médicale renforcée.

Si une grossesse survient alors que vous êtes encore sous traitement antidiabétique oral, consultez rapidement votre médecin pour un passage à l'insuline injectable.

Les données actuellement disponibles ne permettent pas de savoir si ce médicament passe dans le lait maternel. L'allaitement est contre-indiqué pendant le traitement.

Mode d'emploi et posologie

Les comprimés doivent être avalés entiers, avec un verre d'eau, au début du petit déjeuner (ou du repas de midi si vous ne mangez pas ou très peu le matin).

Posologie usuelle :

- Adulte : la dose initiale est de 1 comprimé à 1 mg par jour. L'adaptation de la *posologie* est faite ensuite, en fonction de la *glycémie*, en respectant des paliers d'au moins 1 semaine.

Suivre attentivement la prescription de votre médecin. Le régime alimentaire reste nécessaire pendant le traitement.

En cas d'oubli d'une prise, ne prenez pas une double dose lors de la prise suivante.

Conseils : Le respect de certaines règles simples permet de diminuer le risque d'*hypoglycémie* :
- toute prise de ce médicament doit être suivie d'un repas (ne prenez pas de comprimé si vous devez sauter le repas suivant) ;
- si vous envisagez un effort physique intense et prolongé, il peut être nécessaire de diminuer la dose du médicament (demandez conseil à votre médecin) ;
- informez votre médecin si vous devez travailler la nuit ou si votre religion vous impose un jeûne prolongé ;
- évitez la prise de boissons alcoolisées à jeun ou à distance des repas.

Le *diabète* peut diminuer la sensibilité des pieds à la douleur et favoriser les infections. Des plaies profondes peuvent se développer : une hygiène rigoureuse et des chaussures confortables limitent ce risque.

Le régime du diabétique ne consiste pas en une simple interdiction des *glucides* (*sucres*, pain, pâtes...) : demandez conseil à votre médecin.

Pesez-vous régulièrement et signalez toute variation rapide de poids à votre médecin.

Effets indésirables possibles

Hypoglycémie (voir Attention).

Troubles digestifs, démangeaisons, *éruption cutanée*.

Exceptionnellement : augmentation des *transaminases*, jaunisse, anomalie de la *numération formule sanguine*, *réaction allergique*.

Les modifications de la glycémie, surtout en début de traitement, peuvent provoquer de légers troubles de la vision.

Laboratoires sanofi-aventis France

AMBROXOL 0,6 %
Génériques
Fluidifiant bronchique — sur ordonnance

Les médicaments ci-dessous sont des génériques de SURBRONC (voir p. 1196).

AMBROXOL ARROW 0,6 % : solution buvable *(glycérol, sorbitol)* flacon de 150 ml avec gobelet doseur. Non remb.
AMBROXOL BIOGARAN 0,6 % : solution buvable *(glycérol, sorbitol liquide)* flacon de 100 ml avec godet-doseur. Non remb.
AMBROXOL BIOGARAN 0,6 % : solution buvable *(glycérol, sorbitol liquide)* flacon de 150 ml avec cuillère-mesure. Non remb.
AMBROXOL EG 0,6 % : solution buvable *(glycérol, sorbitol liquide)* flacon de 150 ml avec cuillère-mesure. Non remb.
AMBROXOL IVAX 0,6 % : solution buvable *(glycérol, sorbitol liquide)* flacon de 150 ml avec cuillère-mesure. Non remb.
AMBROXOL MERCK 0,6 % : solution buvable *(glycérol, sorbitol liquide)* flacon de 150 ml et godet-doseur. Non remb.
AMBROXOL RATIOPHARM 0,6 % : solution buvable *(glycérol, sorbitol liquide)* flacon de 100 ml. Non remb.
AMBROXOL SANDOZ CONSEIL 0,6 % : solution buvable *(glycérol, sorbitol)* flacon de 150 ml. Non remb.
AMBROXOL TEVA 0,6 % : solution buvable *(glycérol, sorbitol liquide)* flacon de 150 ml. Non remb.
AMBROXOL WINTHROP 0,6 % : solution buvable *(glycérol, sorbitol liquide)* flacon de 150 ml et godet-doseur. Non remb.

AMBROXOL 30 mg
Génériques
Fluidifiant bronchique — sur ordonnance

Les médicaments ci-dessous sont des génériques de SURBRONC (voir p. 1196).

AMBROXOL ARROW 30 mg : comprimé *(lactose)* boîte de 30. Non remb.
AMBROXOL BIOGARAN 30 mg : comprimé sécable *(lactose)* boîte de 20. Non remb.
AMBROXOL EG 30 mg : comprimé sécable *(lactose)* boîte de 30. Non remb.
AMBROXOL G GAM 30 mg : comprimé *(lactose)* boîte de 30. Non remb.
AMBROXOL MERCK 30 mg : comprimé *(lactose)* boîte de 20. Non remb.
AMBROXOL RATIOPHARM 30 mg : comprimé sécable *(lactose)* boîte de 30. Non remb.
AMBROXOL SANDOZ 30 mg : comprimé *(lactose)* boîte de 30. Non remb.
AMBROXOL TEVA 30 mg : comprimé *(lactose)* boîte de 30. Non remb.
MUXOL 30 mg : comprimé *(lactose)* boîte de 30. Non remb.

AMÉTYCINE

Informations détaillées sur www.monvidal.com

AMILORIDE 5 mg HYDROCHLOROTHIAZIDE 50 mg
Génériques
Diurétiques associés

sur ordonnance

Les médicaments ci-dessous sont des génériques de MODURÉTIC (voir p. 828).

AMILORIDE HYDROCHLOROTHIAZIDE TEVA 5 mg/50 mg : comprimé *(jaune orangé S laque aluminique, lactose)* boîte de 30. Liste I - Remb 65 % - 3,92 €.
AMILORIDE HYDROCHLOROTHIAZIDE TEVA 5 mg/50 mg : comprimé *(jaune orangé S laque aluminique, lactose)* boîte de 90. Liste I - Remb 65 % - 10,67 €.
CHLORHYDRATE D'AMILORIDE/HYDROCHLOROTHIAZIDE RPG 5 mg/50 mg : comprimé *(jaune orangé S laque aluminique, lactose)* boîte de 30. Liste I - Remb 65 % - 3,92 €.

AMIODARONE 200 mg
Génériques
Antiarythmique

sur ordonnance

Les médicaments ci-dessous sont des génériques de CORDARONE (voir p. 331).

AMIODARONE ALMUS 200 mg : comprimé sécable *(lactose)* boîte de 30. Liste I - Remb 65 % - 9,83 €.
AMIODARONE ALTER 200 mg : comprimé sécable *(lactose)* boîte de 30. Liste I - Remb 65 % - 9,83 €.
AMIODARONE ARROW 200 mg : comprimé sécable *(lactose)* boîte de 30. Liste I - Remb 65 % - 9,83 €.
AMIODARONE BIOGARAN 200 mg : comprimé sécable *(lactose)* boîte de 30. Liste I - Remb 65 % - 9,83 €.
AMIODARONE EG 200 mg : comprimé sécable *(lactose)* boîte de 30. Liste I - Remb 65 % - 9,83 €.
AMIODARONE G GAM 200 mg : comprimé sécable *(lactose)* boîte de 30. Liste I - Remb 65 % - 9,83 €.
AMIODARONE IVAX 200 mg : comprimé sécable *(lactose)* boîte de 30. Liste I - Remb 65 % - 9,83 €.
AMIODARONE MERCK 200 mg : comprimé sécable *(lactose)* boîte de 30. Liste I - Remb 65 % - 9,83 €.
AMIODARONE QUALIMED 200 mg : comprimé sécable *(lactose)* boîte de 30. Liste I - Remb 65 % - 9,83 €.
AMIODARONE RATIOPHARM 200 mg : comprimé sécable *(lactose)* boîte de 30. Liste I - Remb 65 % - 9,83 €.
AMIODARONE RPG 200 mg : comprimé sécable *(lactose)* boîte de 30. Liste I - Remb 65 % - 9,83 €.
AMIODARONE SANDOZ 200 mg : comprimé sécable *(lactose)* boîte de 30. Liste I - Remb 65 % - 9,83 €.
AMIODARONE TEVA 200 mg : comprimé sécable *(lactose)* boîte de 30. Liste I - Remb 65 % - 9,83 €.
AMIODARONE WINTHROP 200 mg : comprimé sécable *(lactose)* boîte de 30. Liste I - Remb 65 % - 9,83 €.
AMIODARONE ZYDUS 200 mg : comprimé sécable *(lactose)* boîte de 30. Liste I - Remb 65 % - 9,83 €.
CORBIONAX 200 mg : comprimé sécable *(lactose)* boîte de 30. Liste I - Remb 65 % - 9,83 €.

AMISULPRIDE 100 mg
Génériques
Neuroleptique atypique

sur ordonnance

Les médicaments ci-dessous sont des génériques de SOLIAN (voir p. 1156).

AMISULPRIDE ALTER 100 mg : comprimé sécable *(lactose)* boîte de 30. Liste I - Remb 65 % - 13,65 €.
AMISULPRIDE ARROW 100 mg : comprimé sécable *(lactose)* boîte de 30. Liste I - Remb 65 % - 13,65 €.
AMISULPRIDE BIOGARAN 100 mg : comprimé sécable *(lactose)* boîte de 30. Liste I - Remb 65 % - 13,65 €.
AMISULPRIDE EG 100 mg : comprimé sécable *(lactose)* boîte de 30. Liste I - Remb 65 % - 13,65 €.
AMISULPRIDE IVAX 100 mg : comprimé sécable *(lactose)* boîte de 30. Liste I - Remb 65 % - 13,65 €.
AMISULPRIDE MERCK 100 mg : comprimé sécable *(lactose)* boîte de 30. Liste I - Remb 65 % - 13,65 €.
AMISULPRIDE QUALIMED 100 mg : comprimé sécable *(lactose)* boîte de 30. Liste I - Remb 65 % - 13,65 €.
AMISULPRIDE RATIOPHARM 100 mg : comprimé sécable *(lactose)* boîte de 30. Liste I - Remb 65 % - 13,65 €.
AMISULPRIDE RPG 100 mg : comprimé sécable *(lactose)* boîte de 30. Liste I - Remb 65 % - 13,65 €.
AMISULPRIDE SANDOZ 100 mg : comprimé sécable *(lactose)* boîte de 30. Liste I - Remb 65 % - 13,65 €.
AMISULPRIDE TEVA 100 mg : comprimé sécable *(lactose)* boîte de 30. Liste I - Remb 65 % - 13,65 €.
AMISULPRIDE WINTHROP 100 mg : comprimé sécable *(lactose)* boîte de 30. Liste I - Remb 65 % - 13,65 €.

AMISULPRIDE 200 mg
Génériques
Neuroleptique atypique

sur ordonnance

Les médicaments ci-dessous sont des génériques de SOLIAN (voir p. 1156).

AMISULPRIDE ALTER 200 mg : comprimé sécable *(lactose)* boîte de 60. Liste I - Remb 65 % - 50,62 €.
AMISULPRIDE ARROW 200 mg : comprimé sécable *(lactose)* boîte de 60. Liste I - Remb 65 % - 50,62 €.
AMISULPRIDE BIOGARAN 200 mg : comprimé sécable *(lactose)* boîte de 60. Liste I - Remb 65 % - 50,62 €.
AMISULPRIDE EG 200 mg : comprimé sécable *(lactose)* boîte de 60. Liste I - Remb 65 % - 50,62 €.
AMISULPRIDE MERCK 200 mg : comprimé sécable *(lactose)* boîte de 60. Liste I - Remb 65 % - 50,62 €.
AMISULPRIDE QUALIMED 200 mg : comprimé sécable *(lactose)* boîte de 60. Liste I - Remb 65 % - 50,62 €.
AMISULPRIDE RATIOPHARM 200 mg : comprimé sécable *(lactose)* boîte de 60. Liste I - Remb 65 % - 50,62 €.
AMISULPRIDE RPG 200 mg : comprimé sécable *(lactose)* boîte de 60. Liste I - Remb 65 % - 50,62 €.
AMISULPRIDE SANDOZ 200 mg : comprimé sécable *(lactose)* boîte de 60. Liste I - Remb 65 % - 50,62 €.
AMISULPRIDE TEVA 200 mg : comprimé sécable *(lactose)* boîte de 60. Liste I - Remb 65 % - 50,62 €.
AMISULPRIDE WINTHROP 200 mg : comprimé sécable *(lactose)* boîte de 60. Liste I - Remb 65 % - 50,62 €.
AMISULPRIDE ZYDUS 200 mg : comprimé sécable *(lactose)* boîte de 60. Liste I - Remb 65 % - 50,62 €.

AMISULPRIDE 400 mg
Génériques
Neuroleptique atypique

sur ordonnance

Les médicaments ci-dessous sont des génériques de SOLIAN (voir p. 1156).

AMISULPRIDE ALTER 400 mg : comprimé sécable *(lactose)* boîte de 30. Liste I - Remb 65 % - 50,62 €.
AMISULPRIDE ARROW 400 mg : comprimé sécable *(lactose)* boîte de 30. Liste I - Remb 65 % - 50,62 €.
AMISULPRIDE BIOGARAN 400 mg : comprimé sécable *(lactose)* boîte de 30. Liste I - Remb 65 % - 50,62 €.
AMISULPRIDE EG 400 mg : comprimé sécable *(lactose)* boîte de 30. Liste I - Remb 65 % - 50,62 €.
AMISULPRIDE IVAX 400 mg : comprimé sécable *(lactose)* boîte de 30. Liste I - Remb 65 % - 50,62 €.

AMISULPRIDE MERCK 400 mg : comprimé sécable *(lactose)* boîte de 30. Liste I - Remb 65 % - 50,62 €.
AMISULPRIDE QUALIMED 400 mg : comprimé sécable *(lactose)* boîte de 30. Liste I - Remb 65 % - 50,62 €.
AMISULPRIDE RATIOPHARM 400 mg : comprimé sécable *(lactose)* boîte de 30. Liste I - Remb 65 % - 50,62 €.
AMISULPRIDE TEVA 400 mg : comprimé sécable *(lactose)* boîte de 30. Liste I - Remb 65 % - 50,62 €.
AMISULPRIDE WINTHROP 400 mg : comprimé sécable *(lactose)* boîte de 30. Liste I - Remb 65 % - 50,62 €.
AMISULPRIDE ZYDUS 400 mg : comprimé sécable *(lactose)* boîte de 30. Liste I - Remb 65 % - 50,62 €.

AMLODIPINE 5 mg
Génériques
Inhibiteur calcique

sur ordonnance

Les médicaments ci-dessous sont des génériques de AMLOR (voir p. 114).

AMLODIPINE ACTAVIS 5 mg : gélule boîte de 30. Liste I - Remb 65 % - 9,61 €.
AMLODIPINE ACTAVIS 5 mg : gélule boîte de 90. Liste I - Remb 65 % - 26,13 €.
AMLODIPINE ALMUS 5 mg : gélule boîte de 30. Liste I - Remb 65 % - 9,61 €.
AMLODIPINE ALTER 5 mg : gélule boîte de 30. Liste I - Remb 65 % - 9,61 €.
AMLODIPINE ARROW 5 mg : gélule boîte de 30. Liste I - Remb 65 % - 9,61 €.
AMLODIPINE ARROW 5 mg : gélule boîte de 90. Liste I - Remb 65 % - 26,13 €.
AMLODIPINE BIOGARAN 5 mg : gélule boîte de 30. Liste I - Remb 65 % - 9,61 €.
AMLODIPINE BIOGARAN 5 mg : gélule boîte de 90. Liste I - Remb 65 % - 26,13 €.
AMLODIPINE BOUCHARA-RECORDATI 5 mg : gélule boîte de 30. Liste I - Remb 65 % - 9,61 €.
AMLODIPINE BOUCHARA-RECORDATI 5 mg : gélule boîte de 90. Liste I - Remb 65 % - 26,13 €.
AMLODIPINE EG 5 mg : gélule boîte de 30. Liste I - Remb 65 % - 9,61 €.
AMLODIPINE EG 5 mg : gélule boîte de 90. Liste I - Remb 65 % - 26,13 €.
AMLODIPINE MERCK 5 mg : gélule boîte de 30. Liste I - Remb 65 % - 9,61 €.
AMLODIPINE MERCK 5 mg : gélule boîte de 90. Liste I - Remb 65 % - 26,13 €.
AMLODIPINE QUALIMED 5 mg : gélule boîte de 30. Liste I - Remb 65 % - 9,61 €.
AMLODIPINE QUALIMED 5 mg : gélule boîte de 90. Liste I - Remb 65 % - 26,13 €.
AMLODIPINE RANBAXY 5 mg : gélule boîte de 30. Liste I - Remb 65 % - 9,61 €.
AMLODIPINE RANBAXY 5 mg : gélule boîte de 90. Liste I - Remb 65 % - 26,13 €.
AMLODIPINE RATIOPHARM 5 mg : gélule boîte de 30. Liste I - Remb 65 % - 9,61 €.
AMLODIPINE RATIOPHARM 5 mg : gélule boîte de 90. Liste I - Remb 65 % - 26,13 €.
AMLODIPINE SANDOZ 5 mg : gélule boîte de 30. Liste I - Remb 65 % - 9,61 €.
AMLODIPINE SANDOZ 5 mg : gélule boîte de 90. Liste I - Remb 65 % - 26,13 €.
AMLODIPINE TEVA 5 mg : gélule boîte de 30. Liste I - Remb 65 % - 9,61 €.
AMLODIPINE TEVA 5 mg : gélule boîte de 90. Liste I - Remb 65 % - 26,13 €.
AMLODIPINE WINTHROP 5 mg : gélule boîte de 30. Liste I - Remb 65 % - 9,61 €.
AMLODIPINE ZYDUS 5 mg : gélule boîte de 30. Liste I - Remb 65 % - 9,61 €.
AMLODIPINE ZYDUS 5 mg : gélule boîte de 90. Liste I - Remb 65 % - 26,13 €.

AMLODIPINE 10 mg
Génériques
Inhibiteur calcique

sur ordonnance

Les médicaments ci-dessous sont des génériques de AMLOR (voir p. 114).

AMLODIPINE ACTAVIS 10 mg : gélule boîte de 30. Liste I - Remb 65 % - 9,61 €.
AMLODIPINE ACTAVIS 10 mg : gélule boîte de 90. Liste I - Remb 65 % - 26,13 €.
AMLODIPINE ALMUS 10 mg : gélule boîte de 30. Liste I - Remb 65 % - 9,61 €.
AMLODIPINE ALTER 10 mg : gélule boîte de 30. Liste I - Remb 65 % - 9,61 €.
AMLODIPINE ARROW 10 mg : gélule boîte de 30. Liste I - Remb 65 % - 9,61 €.
AMLODIPINE ARROW 10 mg : gélule boîte de 90. Liste I - Remb 65 % - 26,13 €.
AMLODIPINE BIOGARAN 10 mg : gélule boîte de 30. Liste I - Remb 65 % - 9,61 €.
AMLODIPINE BIOGARAN 10 mg : gélule boîte de 90. Liste I - Remb 65 % - 26,13 €.
AMLODIPINE BOUCHARA-RECORDATI 10 mg : gélule boîte de 30. Liste I - Remb 65 % - 9,61 €.
AMLODIPINE BOUCHARA-RECORDATI 10 mg : gélule boîte de 90. Liste I - Remb 65 % - 26,13 €.
AMLODIPINE EG 10 mg : gélule boîte de 30. Liste I - Remb 65 % - 9,61 €.
AMLODIPINE EG 10 mg : gélule boîte de 90. Liste I - Remb 65 % - 26,13 €.
AMLODIPINE MERCK 10 mg : gélule boîte de 30. Liste I - Remb 65 % - 9,61 €.
AMLODIPINE MERCK 10 mg : gélule boîte de 90. Liste I - Remb 65 % - 26,13 €.
AMLODIPINE QUALIMED 10 mg : gélule boîte de 30. Liste I - Remb 65 % - 9,61 €.
AMLODIPINE QUALIMED 10 mg : gélule boîte de 90. Liste I - Remb 65 % - 26,13 €.
AMLODIPINE RANBAXY 10 mg : gélule *(jaune orangé S)* boîte de 30. Liste I - Remb 65 % - 9,61 €.
AMLODIPINE RANBAXY 10 mg : gélule *(jaune orangé S)* boîte de 90. Liste I - Remb 65 % - 26,13 €.
AMLODIPINE RATIOPHARM 10 mg : gélule boîte de 30. Liste I - Remb 65 % - 9,61 €.
AMLODIPINE RATIOPHARM 10 mg : gélule boîte de 90. Liste I - Remb 65 % - 26,13 €.
AMLODIPINE SANDOZ 10 mg : gélule boîte de 30. Liste I - Remb 65 % - 9,61 €.
AMLODIPINE SANDOZ 10 mg : gélule boîte de 90. Liste I - Remb 65 % - 26,13 €.
AMLODIPINE TEVA 10 mg : gélule boîte de 30. Liste I - Remb 65 % - 9,61 €.
AMLODIPINE TEVA 10 mg : gélule boîte de 90. Liste I - Remb 65 % - 26,13 €.
AMLODIPINE WINTHROP 10 mg : gélule boîte de 30. Liste I - Remb 65 % - 9,61 €.
AMLODIPINE ZYDUS 10 mg : gélule *(jaune orangé S)* boîte de 30. Liste I - Remb 65 % - 9,61 €.
AMLODIPINE ZYDUS 10 mg : gélule *(jaune orangé S)* boîte de 90. Liste I - Remb 65 % - 26,13 €.

AMLOR
Inhibiteur calcique — sur ordonnance

Présentation

AMLOR 5 mg : gélule (jaune et blanc) ; boîte de 30. Liste I - Remb 65 % - **15,78 €**.
AMLOR 5 mg : gélule (jaune et blanc) ; boîte de 90. Liste I - Remb 65 % - **44,19 €**.
AMLOR 10 mg : gélule (gris) ; boîte de 30. Liste I - Remb 65 % - **15,78 €**.
AMLOR 10 mg : gélule (gris) ; boîte de 90. Liste I - Remb 65 % - **44,19 €**.

Composition

	p gél	p gél
Amlodipine	5 mg	10 mg

Dans quel cas ce médicament est-il prescrit ?

Ce médicament est un *vasodilatateur* qui appartient à la famille des *inhibiteurs calciques*.
Il est utilisé dans :
- le *traitement préventif* des crises d'*angine de poitrine*,
- le traitement de l'*hypertension artérielle*.

Attention : En cas de douleur thoracique survenant systématiquement dans la demi-heure qui suit la prise du médicament, consultez votre médecin avant de poursuivre le traitement.
Une *hépatite* peut exceptionnellement survenir pendant le traitement. Certains signes évocateurs doivent vous amener à consulter votre médecin : douleurs abdominales, perte de l'appétit, nausées, douleurs articulaires ou musculaires, fatigue anormale, fièvre inexpliquée, jaunisse.
Des précautions sont nécessaires en cas d'*insuffisance hépatique*.
Conducteur : en début de traitement, ce médicament peut être responsable de *vertiges*.

Interactions avec d'autres substances

Informez votre médecin si vous prenez un *alphabloquant* (alfuzosine, prazosine), un *bêtabloquant*, un *anticonvulsivant* (carbamazépine, phénobarbital, phénytoïne, primidone) ou un médicament contenant de la rifampicine.
En outre, l'effet *antihypertenseur* de ce médicament peut être augmenté par certains médicaments tels que les *neuroleptiques*, les *antidépresseurs imipraminiques*, les médicaments contenant du baclofène ; il peut être diminué par les *corticoïdes*. Votre médecin doit être informé si vous êtes traité par l'un ou l'autre de ces médicaments.

Grossesse et allaitement

L'effet de ce médicament pendant la grossesse ou l'allaitement est mal connu : seul votre médecin peut évaluer le risque éventuel de son utilisation dans votre cas.

Mode d'emploi et posologie

Les gélules doivent être avalées avec un verre d'eau.

Posologie usuelle :
5 à 10 mg par jour, en 1 seule prise.

Conseils : Votre tension artérielle doit être contrôlée régulièrement. Les appareils permettant une mesure automatique de la tension à domicile utilisent souvent un procédé de mesure différent de celui qu'emploie votre médecin. Si vous avez un tel appareil, apportez-le en consultation pour vous assurer que la mesure obtenue est bien conforme à celle du tensiomètre de votre médecin.
Le traitement médicamenteux ne dispense pas de mesures simples pouvant faire baisser la tension artérielle : activité physique régulière, modération de la consommation de boissons alcoolisées et de *sel*, lutte contre l'excès de poids.

Effets indésirables possibles

Les plus fréquents sont la conséquence de la dilatation des vaisseaux sanguins :
- rougeur du visage, bouffées de chaleur, maux de tête ;
- jambes lourdes ou enflées.

Plus rarement :
- accélération du cœur, *palpitations* ;
- démangeaisons, gonflement des gencives ;
- douleurs abdominales, altération du goût, bouche sèche, nausées, diarrhée, constipation, perte de l'appétit ;
- crampes musculaires, douleurs musculaires ou articulaires ;
- essoufflement ;
- fatigue anormale, *vertiges*, troubles du sommeil, fourmillements des extrémités, tremblements ;
- augmentation du volume des seins chez l'homme (gynécomastie) ;
- *réaction allergique*.

Laboratoires Pfizer

AMODEX
Antibiotique : pénicilline — sur ordonnance

Ce médicament est un générique de CLAMOXYL oral (voir p. 299).

AMOXICILLINE 125 mg Génériques
Antibiotique : pénicilline — sur ordonnance

Les médicaments ci-dessous sont des génériques de CLAMOXYL oral (voir p. 299).

AGRAM 125 mg/5 ml : poudre pour suspension buvable *(aspartam, sodium)* flacon de 12 doses. Liste I - Remb 65 % - 1,60 €.
AMOXICILLINE ARROW 125 mg/5 ml : poudre pour suspension buvable *(saccharose, sodium)* flacon de 36 g. Liste I - Remb 65 % - 1,60 €.
AMOXICILLINE BIOGARAN 125 mg/5 ml : poudre pour suspension buvable *(aspartam, sodium)* flacon de 60 ml. Liste I - Remb 65 % - 1,60 €.
AMOXICILLINE EG 125 mg/5 ml : poudre pour suspension buvable *(glucose, saccharose, sodium, sorbitol)* flacon de 60 ml. Liste I - Remb 65 % - 1,60 €.
AMOXICILLINE IVAX 125 mg/5 ml : poudre pour suspension buvable *(saccharose, sodium)* flacon de 36 g. Liste I - Remb 65 % - 1,60 €.
AMOXICILLINE MERCK 125 mg/5 ml : poudre pour suspension buvable *(glucose, saccharose, sodium, sorbitol)* flacon de 60 ml. Liste I - Remb 65 % - 1,60 €.
AMOXICILLINE QUALIMED 125 mg/5 ml : poudre pour suspension buvable *(saccharose, sodium)* flacon de 36 g. Liste I - Remb 65 % - 1,60 €.

AMOXICILLINE RATIO 125 mg/5 ml : poudre pour suspension buvable *(saccharose, sodium)* flacon de 36 g. Liste I - Remb 65 % - 1,60 €.
AMOXICILLINE SANDOZ 125 mg/5 ml : poudre pour suspension buvable *(saccharose, sodium)* flacon de 36 g. Liste I - Remb 65 % - 1,60 €.
AMOXICILLINE TEVA 125 mg/5 ml : poudre pour suspension buvable *(glucose, saccharose, sodium, sorbitol)* flacon de 60 ml. Liste I - Remb 65 % - 1,60 €.
AMOXICILLINE ZYDUS 125 mg/5 ml : poudre pour suspension buvable *(saccharose, sodium)* flacon de 36 g. Liste I - Remb 65 % - 1,60 €.

AMOXICILLINE 250 mg
Génériques
Antibiotique : pénicilline
sur ordonnance

Les médicaments ci-dessous sont des génériques de CLAMOXYL oral (voir p. 299).

AGRAM 250 mg/5 ml : poudre pour suspension buvable *(aspartam, sodium)* flacon de 12 doses. Liste I - Remb 65 % - 2,00 €.
AMODEX 250 mg : poudre pour suspension buvable *(saccharose, sodium)* flacon de 30 g. Liste I - Remb 65 % - 2,00 €.
AMOXICILLINE ALMUS 250 mg/5 ml : poudre pour suspension buvable *(glucose, saccharose, sodium, sorbitol)* flacon de 60 ml. Liste I - Remb 65 % - 2,00 €.
AMOXICILLINE ARROW 250 mg/5 ml : poudre pour suspension buvable *(saccharose, sodium)* flacon de 36 g. Liste I - Remb 65 % - 2,00 €.
AMOXICILLINE BIOGARAN 250 mg/5 ml : poudre pour suspension buvable *(saccharose, sodium)* flacon de 60 ml. Liste I - Remb 65 % - 2,00 €.
AMOXICILLINE EG 250 mg/5 ml : poudre pour suspension buvable *(glucose, saccharose, sodium, sorbitol)* flacon de 60 ml. Liste I - Remb 65 % - 2,00 €.
AMOXICILLINE HEXAL 250 mg/5 ml : poudre pour suspension buvable *(glucose, saccharose, sodium, sorbitol)* flacon de 60 ml. Liste I - Remb 65 % - 2,00 €.
AMOXICILLINE IVAX 250 mg/5 ml : poudre pour suspension buvable *(saccharose, sodium)* flacon de 36 g. Liste I - Remb 65 % - 2,00 €.
AMOXICILLINE MERCK 250 mg/5 ml : poudre pour suspension buvable *(glucose, saccharose, sodium, sorbitol)* flacon de 60 ml. Liste I - Remb 65 % - 2,00 €.
AMOXICILLINE QUALIMED 250 mg/5 ml : poudre pour suspension buvable *(saccharose, sodium)* flacon de 36 g. Liste I - Remb 65 % - 2,00 €.
AMOXICILLINE RATIO 250 mg/5 ml : poudre pour suspension buvable *(saccharose, sodium)* flacon de 36 g. Liste I - Remb 65 % - 2,00 €.
AMOXICILLINE RPG 250 mg/5 ml : poudre pour suspension buvable *(aspartam, sodium)* flacon de 60 ml. Liste I - Remb 65 % - 2,00 €.
AMOXICILLINE SANDOZ 250 mg/5 ml : poudre pour suspension buvable *(saccharose, sodium)* flacon de 36 g. Liste I - Remb 65 % - 2,00 €.
AMOXICILLINE TEVA 250 mg/5 ml : poudre pour suspension buvable *(glucose, saccharose, sodium, sorbitol)* flacon de 60 ml. Liste I - Remb 65 % - 2,00 €.
AMOXICILLINE WINTHROP 250 mg/5 ml : poudre pour suspension buvable *(saccharose, sodium)* flacon de 30 g. Liste I - Remb 65 % - 2,00 €.
AMOXICILLINE ZYDUS 250 mg/5 ml : poudre pour suspension buvable *(saccharose, sodium)* flacon de 36 g. Liste I - Remb 65 % - 2,00 €.

AMOXICILLINE 500 mg gélule
Génériques
Antibiotique : pénicilline
sur ordonnance

Les médicaments ci-dessous sont des génériques de CLAMOXYL oral (voir p. 299).

AGRAM 500 mg : gélule boîte de 12. Liste I - Remb 65 % - 2,06 €.
AMODEX 500 mg : gélule boîte de 12. Liste I - Remb 65 % - 2,06 €.
AMOXICILLINE ALMUS 500 mg : gélule boîte de 12. Liste I - Remb 65 % - 2,06 €.
AMOXICILLINE ARROW 500 mg : gélule boîte de 12. Liste I - Remb 65 % - 2,06 €.
AMOXICILLINE BIOGARAN 500 mg : gélule boîte de 12. Liste I - Remb 65 % - 2,06 €.
AMOXICILLINE EG 500 mg : gélule boîte de 12. Liste I - Remb 65 % - 2,06 €.
AMOXICILLINE HEXAL 500 mg : gélule boîte de 12. Liste I - Remb 65 % - 2,06 €.
AMOXICILLINE IVAX 500 mg : gélule boîte de 12. Liste I - Remb 65 % - 2,06 €.
AMOXICILLINE MERCK 500 mg : gélule boîte de 12. Liste I - Remb 65 % - 2,06 €.
AMOXICILLINE QUALIMED 500 mg : gélule boîte de 12. Liste I - Remb 65 % - 2,06 €.
AMOXICILLINE RANBAXY 500 mg : gélule *(azorubine, jaune orangé S, rouge cochenille)* boîte de 12. Liste I - Remb 65 % - 2,06 €.
AMOXICILLINE RATIOPHARM 500 mg : gélule boîte de 12. Liste I - Remb 65 % - 2,06 €.
AMOXICILLINE SANDOZ 500 mg : gélule boîte de 12. Liste I - Remb 65 % - 2,06 €.
AMOXICILLINE TEVA 500 mg : gélule boîte de 12. Liste I - Remb 65 % - 2,06 €.
AMOXICILLINE VIAREF 500 mg : gélule boîte de 12. Liste I - Remb 65 % - 2,06 €.
AMOXICILLINE WINTHROP 500 mg : gélule boîte de 12. Liste I - Remb 65 % - 2,06 €.
AMOXICILLINE ZYDUS 500 mg : gélule boîte de 12. Liste I - Remb 65 % - 2,06 €.

AMOXICILLINE 500 mg suspension buvable
Génériques
Antibiotique : pénicilline
sur ordonnance

Les médicaments ci-dessous sont des génériques de CLAMOXYL oral (voir p. 299).

AMODEX 500 mg : poudre pour suspension buvable *(saccharose, sodium)* flacon de 30 g. Liste I - Remb 65 % - 2,47 €.
AMOXICILLINE ALMUS 500 mg/5 ml : poudre pour suspension buvable *(glucose, saccharose, sodium, sorbitol)* flacon de 60 ml. Liste I - Remb 65 % - 2,47 €.
AMOXICILLINE ARROW 500 mg/5 ml : poudre pour suspension buvable *(saccharose, sodium)* flacon de 36 g. Liste I - Remb 65 % - 2,47 €.
AMOXICILLINE BIOGARAN 500 mg/5 ml : poudre pour suspension buvable *(aspartam, benzoate de sodium)* flacon de 60 ml. Liste I - Remb 65 % - 2,47 €.
AMOXICILLINE EG 500 mg/5 ml : poudre pour suspension buvable *(glucose, saccharose, sodium, sorbitol)* flacon de 60 ml. Liste I - Remb 65 % - 2,47 €.
AMOXICILLINE HEXAL 500 mg/5 ml : poudre pour suspension buvable *(glucose, saccharose, sodium, sorbitol)* flacon de 60 ml. Liste I - Remb 65 % - 2,47 €.

AMOXICILLINE IVAX 500 mg/5 ml : poudre pour suspension buvable *(saccharose, sodium)* flacon de 36 g. Liste I - Remb 65 % - 2,47 €.
AMOXICILLINE MERCK 500 mg/5 ml : poudre pour suspension buvable *(glucose, saccharose, sodium, sorbitol)* flacon de 60 ml. Liste I - Remb 65 % - 2,48 €.
AMOXICILLINE QUALIMED 500 mg/5 ml : poudre pour suspension buvable *(saccharose, sodium)* flacon de 36 g. Liste I - Remb 65 % - 2,47 €.
AMOXICILLINE RATIOPHARM 500 mg/5 ml : poudre pour suspension buvable *(saccharose, sodium)* flacon de 36 g. Liste I - Remb 65 % - 2,47 €.
AMOXICILLINE RPG 500 mg/5 ml : poudre pour suspension buvable *(aspartam, sodium)* flacon de 60 ml. Liste I - Remb 65 % - 2,47 €.
AMOXICILLINE SANDOZ 500 mg/5 ml : poudre pour suspension buvable *(saccharose, sodium)* flacon de 36 g. Liste I - Remb 65 % - 2,47 €.
AMOXICILLINE TEVA 500 mg/5 ml : poudre pour suspension buvable *(glucose, saccharose, sodium, sorbitol)* flacon de 60 ml. Liste I - Remb 65 % - 2,47 €.
AMOXICILLINE WINTHROP 500 mg/5 ml : poudre pour suspension buvable *(saccharose, sodium)* flacon de 30 g. Liste I - Remb 65 % - 2,47 €.
AMOXICILLINE ZYDUS 500 mg/5 ml : poudre pour suspension buvable *(saccharose, sodium)* flacon de 36 g. Liste I - Remb 65 % - 2,47 €.

AMOXICILLINE 1 g comprimé Génériques

Antibiotique : pénicilline — sur ordonnance

Les médicaments ci-dessous sont des génériques de CLAMOXYL oral (voir p. 299).

AMODEX 1 g : comprimé dispersible *(aspartam)* boîte de 14. Liste I - Remb 65 % - 5,28 €.
AMODEX 1 g : comprimé dispersible *(aspartam)* boîte de 6. Liste I - Remb 65 % - 2,62 €.
AMOXICILLINE ALMUS 1 g : comprimé dispersible *(aspartam, sorbitol)* boîte de 14. Liste I - Remb 65 % - 5,28 €.
AMOXICILLINE ALMUS 1 g : comprimé dispersible *(aspartam, sorbitol)* boîte de 6. Liste I - Remb 65 % - 2,62 €.
AMOXICILLINE ARROW 1 g : comprimé dispersible *(aspartam, sorbitol)* boîte de 14. Liste I - Remb 65 % - 5,28 €.
AMOXICILLINE ARROW 1 g : comprimé dispersible *(aspartam, sorbitol)* boîte de 6. Liste I - Remb 65 % - 2,62 €.
AMOXICILLINE BIOGARAN 1 g : comprimé dispersible *(aspartam)* boîte de 14. Liste I - Remb 65 % - 5,28 €.
AMOXICILLINE BIOGARAN 1 g : comprimé dispersible *(aspartam)* boîte de 6. Liste I - Remb 65 % - 2,62 €.
AMOXICILLINE EG 1 g : comprimé dispersible *(aspartam)* boîte de 14. Liste I - Remb 65 % - 5,28 €.
AMOXICILLINE EG 1 g : comprimé dispersible *(aspartam)* boîte de 6. Liste I - Remb 65 % - 2,62 €.
AMOXICILLINE MERCK 1 g : comprimé dispersible boîte de 14. Liste I - Remb 65 % - 5,28 €.
AMOXICILLINE MERCK 1 g : comprimé dispersible boîte de 6. Liste I - Remb 65 % - 2,63 €.
AMOXICILLINE QUALIMED 1 g : comprimé dispersible boîte de 14. Liste I - Remb 65 % - 5,28 €.
AMOXICILLINE QUALIMED 1 g : comprimé dispersible boîte de 6. Liste I - Remb 65 % - 2,62 €.
AMOXICILLINE RANBAXY 1 g : comprimé dispersible *(aspartam)* boîte de 14. Liste I - Remb 65 % - 5,28 €.
AMOXICILLINE RANBAXY 1 g : comprimé dispersible *(aspartam)* boîte de 6. Liste I - Remb 65 % - 2,62 €.
AMOXICILLINE RATIOPHARM 1 g : comprimé dispersible *(lactose, sodium)* boîte de 14. Liste I - Remb 65 % - 5,28 €.
AMOXICILLINE RATIOPHARM 1 g : comprimé dispersible *(lactose, sodium)* boîte de 6. Liste I - Remb 65 % - 2,62 €.
AMOXICILLINE RPG 1 g : comprimé dispersible *(aspartam)* boîte de 14. Liste I - Remb 65 % - 5,28 €.
AMOXICILLINE RPG 1 g : comprimé dispersible *(aspartam)* boîte de 6. Liste I - Remb 65 % - 2,62 €.
AMOXICILLINE SANDOZ 1 g : comprimé dispersible *(aspartam)* boîte de 14. Liste I - Remb 65 % - 5,28 €.
AMOXICILLINE SANDOZ 1 g : comprimé dispersible *(aspartam)* boîte de 6. Liste I - Remb 65 % - 2,62 €.
AMOXICILLINE TEVA 1 g : comprimé dispersible boîte de 14. Liste I - Remb 65 % - 5,28 €.
AMOXICILLINE TEVA 1 g : comprimé dispersible boîte de 6. Liste I - Remb 65 % - 2,62 €.
AMOXICILLINE WINTHROP 1 g : comprimé dispersible *(aspartam, maltodextrine, sorbitol)* boîte de 14. Liste I - Remb 65 % - 5,28 €.
AMOXICILLINE WINTHROP 1 g : comprimé dispersible *(aspartam, maltodextrine, sorbitol)* boîte de 6. Liste I - Remb 65 % - 2,62 €.
AMOXICILLINE ZYDUS 1 g : comprimé dispersible boîte de 14. Liste I - Remb 65 % - 5,28 €.
AMOXICILLINE ZYDUS 1 g : comprimé dispersible boîte de 6. Liste I - Remb 65 % - 2,62 €.

AMOXICILLINE 1 g suspension buvable Génériques

Antibiotique : pénicilline — sur ordonnance

Les médicaments ci-dessous sont des génériques de CLAMOXYL oral (voir p. 299).

AMOXICILLINE BIOGARAN 1 g : poudre pour suspension buvable *(saccharose)* boîte de 14 sachets. Liste I - Remb 65 % - 5,25 €.
AMOXICILLINE BIOGARAN 1 g : poudre pour suspension buvable *(saccharose)* boîte de 6 sachets. Liste I - Remb 65 % - 2,68 €.
AMOXICILLINE TEVA 1000 mg : poudre pour suspension buvable *(saccharose, sodium)* boîte de 14 sachets. Liste I - Remb 65 % - 5,25 €.
AMOXICILLINE TEVA 1000 mg : poudre pour suspension buvable *(saccharose, sodium)* boîte de 6 sachets. Liste I - Remb 65 % - 2,68 €.

AMOXICILLINE ACIDE CLAVULANIQUE 100 mg/12,5 mg Génériques

Antibiotiques : pénicilline + inhibiteur de bêtalactamase — sur ordonnance

Les médicaments ci-dessous sont des génériques de AUGMENTIN oral (voir p. 168) et de CIBLOR (voir p. 287).

AMOXICILLINE/ACIDE CLAVULANIQUE ALTER 100 mg/12,5 mg/ml : poudre pour suspension buvable *(aspartam, maltodextrine)* flacon poudre de 5,25 g. Liste I - Remb 65 % - 3,41 €.
AMOXICILLINE/ACIDE CLAVULANIQUE ALTER 100 mg/12,5 mg/ml : poudre pour suspension buvable *(aspartam, maltodextrine)* flacon poudre de 10,5 g. Liste I - Remb 65 % - 5,81 €.
AMOXICILLINE/ACIDE CLAVULANIQUE ARROW 100 mg/12,5 mg/ml : poudre pour suspension buvable *(aspartam, glucose)* flacon de 5,25 g avec seringue. Liste I - Remb 65 % - 3,41 €.
AMOXICILLINE/ACIDE CLAVULANIQUE ARROW 100 mg/12,5 mg/ml : poudre pour suspension buvable *(aspartam,*

glucose) flacon de 10,5 g et seringue. Liste I - Remb 65 % - 5,81 €.

AMOXICILLINE/ACIDE CLAVULANIQUE BIOGARAN 100 mg/12,5 mg/ml : poudre pour suspension buvable *(aspartam, glucose)* flacon de 30 ml. Liste I - Remb 65 % - 3,41 €.

AMOXICILLINE/ACIDE CLAVULANIQUE BIOGARAN 100 mg/12,5 mg/ml : poudre pour suspension buvable *(aspartam, sodium)* flacon de 60 ml. Liste I - Remb 65 % - 5,81 €.

AMOXICILLINE/ACIDE CLAVULANIQUE EG 100 mg/12,5 mg/ml : poudre pour suspension buvable *(glucose, potassium)* flacon de 7 g avec seringue. Liste I - Remb 65 % - 3,41 €.

AMOXICILLINE/ACIDE CLAVULANIQUE EG 100 mg/12,5 mg/ml : poudre pour suspension buvable *(glucose, potassium)* flacon de 14 g et seringue. Liste I - Remb 65 % - 5,81 €.

AMOXICILLINE/ACIDE CLAVULANIQUE G GAM 100 mg/12,5 mg/ml : poudre pour suspension buvable *(aspartam, maltodextrine)* flacon de 5,25 g avec seringue. Liste I - Remb 65 % - 3,41 €.

AMOXICILLINE/ACIDE CLAVULANIQUE G GAM 100 mg/12,5 mg/ml : poudre pour suspension buvable *(aspartam, glucose)* flacon de 10,5 g et seringue. Liste I - Remb 65 % - 5,81 €.

AMOXICILLINE/ACIDE CLAVULANIQUE IVAX 100 mg/12,5 mg/ml : poudre pour suspension buvable *(maltodextrine, potassium, sodium)* flacon de 30 ml. Liste I - Remb 65 % - 3,41 €.

AMOXICILLINE/ACIDE CLAVULANIQUE IVAX 100 mg/12,5 mg/ml : poudre pour suspension buvable *(acésulfame de potassium, gluconate de sodium, maltodextrine)* flacon de 60 ml. Liste I - Remb 65 % - 5,81 €.

AMOXICILLINE/ACIDE CLAVULANIQUE MERCK 100 mg/12,5 mg/ml : poudre pour suspension buvable *(aspartam, maltodextrine)* flacon de 30 ml avec pipette. Liste I - Remb 65 % - 3,41 €.

AMOXICILLINE/ACIDE CLAVULANIQUE MERCK 100 mg/12,5 mg/ml : poudre pour suspension buvable *(aspartam, maltodextrine)* flacon de 60 ml avec pipette. Liste I - Remb 65 % - 5,81 €.

AMOXICILLINE/ACIDE CLAVULANIQUE QUALIMED 100 mg/12,5 mg/ml : poudre pour suspension buvable *(aspartam, maltodextrine)* flacon de 5,25 g avec seringue. Liste I - Remb 65 % - 3,41 €.

AMOXICILLINE/ACIDE CLAVULANIQUE QUALIMED 100 mg/12,5 mg/ml : poudre pour suspension buvable *(aspartam, glucose)* flacon poudre de 10,5 g. Liste I - Remb 65 % - 5,81 €.

AMOXICILLINE/ACIDE CLAVULANIQUE RATIO 100 mg/12,5 mg/ml : poudre pour suspension buvable *(aspartam, glucose)* flacon poudre. Liste I - Remb 65 % - 3,41 €.

AMOXICILLINE/ACIDE CLAVULANIQUE RATIO 100 mg/12,5 mg/ml : poudre pour suspension buvable *(aspartam, maltodextrine, sodium)* flacon poudre de 10,27 g. Liste I - Remb 65 % - 5,81 €.

AMOXICILLINE/ACIDE CLAVULANIQUE RPG 100 mg/12,5 mg/ml : poudre pour suspension buvable *(aspartam)* flacon de 30 ml. Liste I - Remb 65 % - 3,41 €.

AMOXICILLINE/ACIDE CLAVULANIQUE RPG 100 mg/12,5 mg/ml : poudre pour suspension buvable *(aspartam, glucose, sodium)* flacon de 60 ml. Liste I - Remb 65 % - 5,81 €.

AMOXICILLINE/ACIDE CLAVULANIQUE SANDOZ 100 mg/12,5 mg/ml : poudre pour suspension buvable *(aspartam, glucose)* flacon de 30 ml. Liste I - Remb 65 % - 3,41 €.

AMOXICILLINE/ACIDE CLAVULANIQUE SANDOZ 100 mg/12,5 mg/ml : poudre pour suspension buvable *(aspartam, maltodextrine)* flacon de 60 ml. Liste I - Remb 65 % - 5,81 €.

AMOXICILLINE/ACIDE CLAVULANIQUE TEVA 100 mg/12,5 mg/ml : poudre pour suspension buvable *(glucose, potassium)* flacon de 7 g avec seringue. Liste I - Remb 65 % - 3,41 €.

AMOXICILLINE/ACIDE CLAVULANIQUE TEVA 100 mg/12,5 mg/ml : poudre pour suspension buvable *(potassium, sodium)* flacon de 14 g et seringue. Liste I - Remb 65 % - 5,81 €.

AMOXICILLINE/ACIDE CLAVULANIQUE TORLAN 100 mg/12,5 mg/ml : poudre pour suspension buvable *(acésulfame de potassium, gluconate de sodium, maltodextrine)* flacon poudre de 7 g. Liste I - Remb 65 % - 3,41 €.

AMOXICILLINE/ACIDE CLAVULANIQUE TORLAN 100 mg/12,5 mg/ml : poudre pour suspension buvable *(maltodextrine, potassium, sodium)* flacon poudre de 14 g. Liste I - Remb 65 % - 5,81 €.

AMOXICILLINE/ACIDE CLAVULANIQUE WINTHROP 100 mg/12,5 mg/ml : poudre pour suspension buvable *(maltodextrine, potassium, sodium)* flacon poudre. Liste I - Remb 65 % - 3,42 €.

AMOXICILLINE/ACIDE CLAVULANIQUE WINTHROP 100 mg/12,5 mg/ml : poudre pour suspension buvable *(glucose, potassium, sodium)* flacon poudre. Liste I - Remb 65 % - 5,82 €.

AMOXICILLINE/ACIDE CLAVULANIQUE ZYDUS NOURRISSONS 100 mg/12,5 mg/ml : poudre pour suspension buvable *(maltodextrine, potassium, sodium)* flacon poudre de 7 g. Liste I - Remb 65 % - 3,41 €.

AMOXICILLINE/ACIDE CLAVULANIQUE ZYDUS ENFANTS 100 mg/12,5 mg/ml : poudre pour suspension buvable *(maltodextrine, potassium, sodium)* flacon poudre de 14 g. Liste I - Remb 65 % - 5,81 €.

AMOXICILLINE ACIDE CLAVULANIQUE 500 mg/62,5 mg Génériques

Antibiotiques : pénicilline + inhibiteur de bêtalactamase

sur ordonnance

Les médicaments ci-dessous sont des génériques de AUGMENTIN oral (voir p. 168) et de CIBLOR (voir p. 287).

AMOXICILLINE/ACIDE CLAVULANIQUE BIOGARAN 500 mg/62,5 mg : comprimé boîte de 24. Liste I - Remb 65 % - 7,78 €.

AMOXICILLINE/ACIDE CLAVULANIQUE ALTER 500 mg/62,5 mg : comprimé boîte de 16. Liste I - Remb 65 % - 6,30 €.

AMOXICILLINE/ACIDE CLAVULANIQUE ALTER 500 mg/62,5 mg : comprimé boîte de 24. Liste I - Remb 65 % - 7,78 €.

AMOXICILLINE/ACIDE CLAVULANIQUE ARROW 500 mg/62,5 mg : comprimé boîte de 16. Liste I - Remb 65 % - 6,30 €.

AMOXICILLINE/ACIDE CLAVULANIQUE ARROW 500 mg/62,5 mg : comprimé boîte de 24. Liste I - Remb 65 % - 7,78 €.

AMOXICILLINE/ACIDE CLAVULANIQUE BIOGARAN 500 mg/62,5 mg : comprimé boîte de 16. Liste I - Remb 65 % - 6,30 €.

AMOXICILLINE/ACIDE CLAVULANIQUE EG 500 mg/62,5 mg : comprimé boîte de 16. Liste I - Remb 65 % - 6,30 €.

AMOXICILLINE/ACIDE CLAVULANIQUE EG 500 mg/62,5 mg : comprimé boîte de 24. Liste I - Remb 65 % - 7,78 €.

AMOXICILLINE/ACIDE CLAVULANIQUE G GAM 500 mg/62,5 mg : comprimé boîte de 16. Liste I - Remb 65 % - 6,30 €.

AMOXICILLINE/ACIDE CLAVULANIQUE G GAM 500 mg/62,5 mg : comprimé boîte de 24. Liste I - Remb 65 % - 7,78 €.

AMOXICILLINE/ACIDE CLAVULANIQUE IVAX 500 mg/62,5 mg : comprimé boîte de 16. Liste I - Remb 65 % - 6,30 €.

AMOXICILLINE/ACIDE CLAVULANIQUE IVAX 500 mg/62,5 mg : comprimé boîte de 24. Liste I - Remb 65 % - 7,78 €.

AMOXICILLINE/ACIDE CLAVULANIQUE MERCK 500 mg/62,5 mg : comprimé boîte de 16. Liste I - Remb 65 % - 6,30 €.

AMOXICILLINE/ACIDE CLAVULANIQUE MERCK 500 mg/62,5 mg : comprimé boîte de 24. Liste I - Remb 65 % - 7,78 €.

AMOXICILLINE/ACIDE CLAVULANIQUE QUALIMED 500 mg/62,5 mg : comprimé boîte de 16. Liste I - Remb 65 % - 6,30 €.

AMOXICILLINE/ACIDE CLAVULANIQUE QUALIMED 500 mg/62,5 mg : comprimé boîte de 24. Liste I - Remb 65 % - 7,78 €.

AMOXICILLINE/ACIDE CLAVULANIQUE RATIO 500 mg/62,5 mg : comprimé boîte de 16. Liste I - Remb 65 % - 6,30 €.

AMOXICILLINE/ACIDE CLAVULANIQUE RATIO 500 mg/62,5 mg : comprimé boîte de 24. Liste I - Remb 65 % - 7,78 €.

AMOXICILLINE/ACIDE CLAVULANIQUE RPG 500 mg/62,5 mg : comprimé boîte de 16. Liste I - Remb 65 % - 6,30 €.

AMOXICILLINE/ACIDE CLAVULANIQUE RPG 500 mg/62,5 mg : comprimé boîte de 24. Liste I - Remb 65 % - 7,78 €.

AMOXICILLINE/ACIDE CLAVULANIQUE SANDOZ 500 mg/62,5 mg : comprimé boîte de 16. Liste I - Remb 65 % - 6,30 €.

AMOXICILLINE/ACIDE CLAVULANIQUE SANDOZ 500 mg/62,5 mg : comprimé boîte de 24. Liste I - Remb 65 % - 7,78 €.

AMOXICILLINE/ACIDE CLAVULANIQUE TEVA 500 mg/62,5 mg : comprimé boîte de 16. Liste I - Remb 65 % - 6,30 €.

AMOXICILLINE/ACIDE CLAVULANIQUE TEVA 500 mg/62,5 mg : comprimé boîte de 24. Liste I - Remb 65 % - 7,78 €.

AMOXICILLINE/ACIDE CLAVULANIQUE TORLAN 500 mg/62,5 mg : comprimé boîte de 16. Liste I - Remb 65 % - 6,30 €.

AMOXICILLINE/ACIDE CLAVULANIQUE TORLAN 500 mg/62,5 mg : comprimé boîte de 24. Liste I - Remb 65 % - 7,78 €.

AMOXICILLINE/ACIDE CLAVULANIQUE WINTHROP 500 mg/62,5 mg : comprimé boîte de 16. Liste I - Remb 65 % - 6,30 €.

AMOXICILLINE/ACIDE CLAVULANIQUE WINTHROP 500 mg/62,5 mg : comprimé boîte de 24. Liste I - Remb 65 % - 7,78 €.

AMOXICILLINE/ACIDE CLAVULANIQUE ZYDUS ADULTES 500 mg/62,5 mg : comprimé boîte de 16. Liste I - Remb 65 % - 6,30 €.

AMOXICILLINE/ACIDE CLAVULANIQUE ZYDUS ADULTES 500 mg/62,5 mg : comprimé boîte de 24. Liste I - Remb 65 % - 7,78 €.

AMOXICILLINE ACIDE CLAVULANIQUE 1 g/125 mg Génériques

Antibiotiques : pénicilline
+ inhibiteur de bêtalactamase

sur ordonnance

Les médicaments ci-dessous sont des génériques de AUGMENTIN oral (voir p. 168) et de CIBLOR (voir p. 287).

AMOXICILLINE/ACIDE CLAVULANIQUE ALTER 1 g/125 mg : poudre pour suspension buvable *(aspartam, maltodextrine)* boîte de 12 sachets-dose. Liste I - Remb 65 % - 7,78 €.

AMOXICILLINE/ACIDE CLAVULANIQUE ALTER 1 g/125 mg : poudre pour suspension buvable *(aspartam, maltodextrine)* boîte de 8 sachets-dose de 2 g. Liste I - Remb 65 % - 6,30 €.

AMOXICILLINE/ACIDE CLAVULANIQUE ARROW 1 g/125 mg : poudre pour suspension buvable *(aspartam, glucose)* boîte de 12 sachets-dose. Liste I - Remb 65 % - 7,78 €.

AMOXICILLINE/ACIDE CLAVULANIQUE ARROW 1 g/125 mg : poudre pour suspension buvable *(aspartam, glucose)* boîte de 8 sachets-dose. Liste I - Remb 65 % - 6,30 €.

AMOXICILLINE/ACIDE CLAVULANIQUE BIOGARAN 1 g/125 mg : poudre pour suspension buvable *(aspartam, glucose)* boîte de 12 sachets. Liste I - Remb 65 % - 7,78 €.

AMOXICILLINE/ACIDE CLAVULANIQUE BIOGARAN 1 g/125 mg : poudre pour suspension buvable *(aspartam, glucose)* boîte de 8 sachets. Liste I - Remb 65 % - 6,30 €.

AMOXICILLINE/ACIDE CLAVULANIQUE EG 1 g/125 mg : poudre pour suspension buvable *(glucose, saccharose)* boîte de 12 sachets. Liste I - Remb 65 % - 7,78 €.

AMOXICILLINE/ACIDE CLAVULANIQUE EG 1 g/125 mg : poudre pour suspension buvable *(glucose, saccharose)* boîte de 8 sachets. Liste I - Remb 65 % - 6,30 €.

AMOXICILLINE/ACIDE CLAVULANIQUE MERCK 1 g/125 mg : poudre pour suspension buvable *(aspartam, glucose)* boîte de 12 sachets-dose. Liste I - Remb 65 % - 7,78 €.

AMOXICILLINE/ACIDE CLAVULANIQUE MERCK 1 g/125 mg : poudre pour suspension buvable *(aspartam, glucose)* boîte de 8 sachets-dose. Liste I - Remb 65 % - 6,30 €.

AMOXICILLINE/ACIDE CLAVULANIQUE QUALIMED 1 g/125 mg : poudre pour suspension buvable *(aspartam, maltodextrine)* boîte de 12 sachets-dose. Liste I - Remb 65 % - 7,78 €.

AMOXICILLINE/ACIDE CLAVULANIQUE QUALIMED 1 g/125 mg : poudre pour suspension buvable *(aspartam, maltodextrine)* boîte de 8 sachets-dose. Liste I - Remb 65 % - 6,30 €.

AMOXICILLINE/ACIDE CLAVULANIQUE RATIO 1 g/125 mg : poudre pour suspension buvable *(aspartam, glucose)* boîte de 12 sachets-dose. Liste I - Remb 65 % - 7,78 €.

AMOXICILLINE/ACIDE CLAVULANIQUE RATIO 1 g/125 mg : poudre pour suspension buvable *(aspartam, glucose)* boîte de 8 sachets-dose. Liste I - Remb 65 % - 6,30 €.

AMOXICILLINE/ACIDE CLAVULANIQUE RPG 1 g/125 mg : poudre pour suspension buvable *(aspartam, glucose)* boîte de 12 sachets. Liste I - Remb 65 % - 7,78 €.

AMOXICILLINE/ACIDE CLAVULANIQUE RPG 1 g/125 mg : poudre pour suspension buvable *(aspartam, glucose)* boîte de 8 sachets. Liste I - Remb 65 % - 6,30 €.

AMOXICILLINE/ACIDE CLAVULANIQUE SANDOZ 1 g/125 mg : poudre pour suspension buvable *(aspartam, maltodextrine)* boîte de 12 sachets-dose. Liste I - Remb 65 % - 7,78 €.

AMOXICILLINE/ACIDE CLAVULANIQUE SANDOZ 1 g/125 mg : poudre pour suspension buvable *(aspartam, maltodextrine)* boîte de 8 sachets-dose. Liste I - Remb 65 % - 6,30 €.
AMOXICILLINE/ACIDE CLAVULANIQUE TEVA 1 g/125 mg : poudre pour suspension buvable *(glucose, saccharose)* boîte de 12 sachets. Liste I - Remb 65 % - 7,78 €.
AMOXICILLINE/ACIDE CLAVULANIQUE TEVA 1 g/125 mg : poudre pour suspension buvable *(glucose, saccharose)* boîte de 8 sachets. Liste I - Remb 65 % - 6,30 €.
AMOXICILLINE/ACIDE CLAVULANIQUE TORLAN 1 g/125 mg : poudre pour suspension buvable *(maltodextrine, saccharose)* boîte de 12 sachets-dose. Liste I - Remb 65 % - 7,78 €.
AMOXICILLINE/ACIDE CLAVULANIQUE TORLAN 1 g/125 mg : poudre pour suspension buvable *(maltodextrine, saccharose)* boîte de 8 sachets-dose. Liste I - Remb 65 % - 6,30 €.

AMPECYCLAL
Veinotonique

Présentation
AMPECYCLAL 300 mg : gélule (blanc) ; boîte de 30. Non remb.

Composition

	p gél
Adénosine phosphate d'heptaminol	300 mg

Dans quel cas ce médicament est-il prescrit ?
C'est un *veinotonique*. Il stimule la circulation du sang dans les veines.
Il est utilisé dans le *traitement symptomatique* :
- des jambes lourdes, *impatiences* et autres troubles en rapport avec une mauvaise circulation veineuse ou *lymphatique* ;
- des crises d'*hémorroïdes* ;
- des saignements entre les règles dus notamment au port d'un stérilet, uniquement après avis médical.

Contre-indications
Ce médicament ne doit pas être utilisé dans les cas suivants :
- excès d'*hormones thyroïdiennes*,
- en association aux médicaments de la famille des *IMAO* non sélectifs.

Attention : Ce médicament est insuffisant pour prévenir le risque de *phlébite* chez les malades alités ou plâtrés.
L'*insuffisance veineuse* peut requérir des mesures spécifiques telles que la *contention élastique*.
Des douleurs, un saignement anal qui persistent malgré le traitement peuvent être dus à une maladie autre que des *hémorroïdes* : consultez votre médecin. De même, tout saignement anal survenant chez une personne de plus de 50 ans doit faire l'objet d'une consultation médicale.
Sportif : ce médicament contient une substance susceptible de rendre positifs certains *tests antidopage*.

Interactions avec d'autres substances
Ce médicament ne doit pas être associé aux médicaments de la famille des *IMAO* non sélectifs : risque d'*hypertension artérielle* grave.

Grossesse et allaitement
L'effet de ce médicament pendant la grossesse ou l'allaitement est mal connu. L'évaluation du risque éventuel lié à son utilisation est individuelle : demandez conseil à votre pharmacien ou à votre médecin.

Mode d'emploi et posologie
Les gélules doivent être avalées avec un verre d'eau.
Posologie usuelle :
2 gélules matin et soir.

Conseils : Une activité physique régulière et la surélévation du pied du lit permettent de faciliter la circulation veineuse et *lymphatique*.
La constipation chronique et les efforts excessifs de poussée sont les principaux facteurs déclenchants des crises d'*hémorroïdes*. Un régime riche en fibres alimentaires, des boissons abondantes et un exercice physique régulier en limitent le risque.

Effets indésirables possibles
Rarement : nausées et maux d'estomac.

Laboratoires Erempharma

AMPHOCYCLINE
Informations détaillées sur www.monvidal.com

AMPHOSCA
Informations détaillées sur www.monvidal.com

AMUKINE
Informations détaillées sur www.monvidal.com

AMYCOR
Antifongique local : imidazolé — sur ordonnance

Présentation
AMYCOR : crème pour application locale ; tube de 15 g. Liste I - Remb 35 % - **4,68 €**.
AMYCOR : solution pour application locale ; flacon pulvérisateur de 15 ml. Liste I - Remb 35 % - **4,51 €**.
AMYCOR : poudre pour application locale ; flacon poudreur de 15 g. Liste I - Remb 35 % - **4,68 €**.

Composition

	p 100 g	p 100 ml	p 100 g
Bifonazole	1 g	1 g	1 g
Alcool		+	

Dans quel cas ce médicament est-il prescrit ?
Ce médicament d'action locale contient un *antifongique* de la famille des *imidazolés*.
Il est utilisé dans le traitement de certaines maladies de la peau et des *muqueuses*, dues à des champignons microscopiques (*mycoses*) : *candidose, pityriasis versicolor, dermatophyties*...

Contre-indications
Ce médicament ne doit pas être utilisé en cas d'*allergie* aux *antifongiques* de la famille des *imidazolés*.

Attention : Évitez d'utiliser ce médicament, notamment chez l'enfant, de manière prolongée et sur des surfaces étendues ou profondément lésées, sans l'avis de votre pharmacien ou de votre médecin.
Rincez abondamment en cas de contact accidentel avec les yeux.

Grossesse et allaitement

L'effet de ce médicament pendant la grossesse ou l'allaitement est mal connu : seul votre médecin peut évaluer le risque éventuel de son utilisation dans votre cas.

Mode d'emploi et posologie

Dans tous les cas, le médicament doit être appliqué après lavage et séchage soigneux de la zone à traiter.

Crème : appliquer directement sur les lésions et masser pour faire pénétrer. Dans les plis de la peau, la crème doit être appliquée en petite quantité pour limiter le risque de macération.

Solution : après agitation du flacon, pulvériser sur les lésions en respectant une distance d'au moins 10 cm, puis masser pour faire pénétrer.

Poudre : destinée aux lésions des orteils, elle est, dans certains cas, également pulvérisée dans les chaussures (*traitement préventif* des rechutes).

Posologie usuelle :

1 application par jour.

La forme utilisée (crème, solution, poudre) et la durée du traitement varient selon les cas.

Conseils : En cas de *candidose*, évitez d'utiliser des savons acides : ils favorisent la multiplication des champignons.

En cas de lésion importante des ongles des orteils, un meulage préalable par un pédicure facilite l'action du médicament.

Une transpiration excessive contribue au développement des lésions dues à des champignons. Le port de chaussettes en fibre naturelle (coton, laine) est recommandé. La même paire de chaussures ne doit pas être portée deux jours de suite.

Effets indésirables possibles

Irritation cutanée.

Laboratoires Merck Lipha Santé SAS

AMYCOR ONYCHOSET

Antifongique local : imidazolé — sur ordonnance

Présentation

AMYCOR ONYCHOSET : pommade ; tube de 10 g avec grattoir et 15 pansements adhésifs. Liste I - Remb 35 % - **25,00 €**.

Composition

	p 100 g
Bifonazole	1 g
Urée	40 g
Lanoline	+

Dans quel cas ce médicament est-il prescrit ?

Cette pommade contient un *antifongique* de la famille des *imidazolés*. L'urée facilite la pénétration de l'antifongique dans l'ongle infecté.

Elle est utilisée dans le traitement des *mycoses* des ongles.

Contre-indications

Ce médicament ne doit pas être utilisé en cas d'*allergie* à la lanoline ou aux *antifongiques* de la famille des *imidazolés*.

Attention : Pensez à vous laver les mains après l'application. En cas de contact accidentel avec les yeux, rincez abondamment.

Grossesse et allaitement

L'effet de ce médicament pendant la grossesse ou l'allaitement est mal connu : seul votre médecin peut évaluer le risque éventuel de son utilisation dans votre cas.

Mode d'emploi et posologie

Appliquer, après la douche ou le bain, la quantité de pommade nécessaire pour recouvrir entièrement l'ongle malade. Poser le pansement occlusif et le garder en place pendant 24 heures.

Ôter le pansement avant la douche ou le bain suivant pour laisser l'ongle en contact avec l'eau chaude. Après la toilette, éliminer la partie ramollie de l'ongle avec le grattoir avant de renouveler le pansement.

Posologie usuelle :

1 application par jour jusqu'à élimination de l'ongle malade (1 à 3 semaines).

Cette première partie du traitement (élimination de l'ongle malade) doit être suivie d'un traitement avec une crème ou une autre pommade ne contenant pas d'urée, prescrite par votre médecin.

Conseils : Pour faciliter la guérison des *mycoses* des pieds et éviter les récidives, il est recommandé :
- de changer de chaussures tous les jours, pour leur permettre de sécher au moins 24 heures ;
- de porter des chaussettes en fibres naturelles (coton, laine) ;
- de se sécher soigneusement les pieds après la douche ou le bain ;
- de ne pas porter de chaussures ou de chaussons qui ne vous appartiennent pas ;
- de ne pas utiliser de savon acide pour la toilette.

Effets indésirables possibles

Irritation ou *réaction allergique* cutanée.

Laboratoires Merck Lipha Santé SAS

AMYLODIASTASE

Informations détaillées sur www.monvidal.com

ANADVIL

Anti-inflammatoire non stéroïdien

Présentation

ANADVIL : comprimé ; boîte de 20. Non remb.

Composition

	p cp
Ibuprofène	200 mg
Saccharose	+

Dans quel cas ce médicament est-il prescrit ?

Ce médicament est un *anti-inflammatoire* non stéroïdien (*AINS*). Il lutte contre la douleur et fait baisser la fièvre. Ses propriétés anti-inflammatoires se manifestent à forte dose.

Il est utilisé dans le traitement de la fièvre et de la douleur (maux de tête, douleurs dentaires, rhumatismales, articulaires, règles douloureuses...).

Contre-indications

Ce médicament ne doit pas être utilisé dans les cas suivants :
- *antécédent* d'*allergie* ou d'*asthme* provoqué par la prise d'*AINS*, y compris l'aspirine ;
- *ulcère* de l'estomac ou du *duodénum* ;
- *insuffisance hépatique* ou *insuffisance rénale* graves ;
- *insuffisance cardiaque* grave ;
- *lupus érythémateux* disséminé ;
- **grossesse** (à partir du 6e mois).

Attention : Tout traitement prolongé ou *surdosage* d'*AINS* expose à des effets indésirables graves.

Certaines situations doivent conduire à ne poursuivre le traitement qu'après un avis médical :
- brûlures d'estomac importantes ou selles noires et nauséabondes pouvant traduire une irritation ou un saignement du tube digestif ;
- *éruption cutanée*, crise d'*asthme* ;
- fatigue inhabituelle et intense, ou baisse brutale et importante du volume des urines chez une personne souffrant d'*insuffisance cardiaque*, déshydratée ou traitée par *diurétique*.

L'utilisation des AINS est déconseillée chez l'enfant en cas de varicelle : ils pourraient augmenter le risque de complications infectieuses, exceptionnelles mais potentiellement graves.

Des précautions sont nécessaires en cas d'*antécédent* d'*ulcère* de l'estomac ou du *duodénum* ou de risque hémorragique, notamment digestif (maladie de *Crohn*, *rectocolite hémorragique*).

Certains médecins considèrent que les anti-inflammatoires peuvent diminuer l'efficacité des stérilets et exposer à un risque de grossesse non désirée. Ce risque est actuellement très controversé.

Conducteur : ce médicament peut provoquer parfois des étourdissements et des troubles de la vue.

Interactions avec d'autres substances

Ce médicament peut interagir avec d'autres médicaments, notamment :
- l'aspirine et les autres *anti-inflammatoires* non stéroïdiens (*AINS*) : risque d'augmentation des effets indésirables ;
- les *anticoagulants* et les *antiagrégants plaquettaires* : augmentation du risque hémorragique ;
- le lithium (TÉRALITHE, NEUROLITHIUM...) : augmentation du taux de lithium dans le sang ;
- le méthotrexate.

Informez par ailleurs votre médecin ou votre pharmacien en cas de traitement par un *diurétique*, un *inhibiteur de l'enzyme de conversion*, un *inhibiteur de l'angiotensine II*, un *bêtabloquant* ou un médicament contenant de la ciclosporine.

Grossesse et allaitement

Des effets néfastes pour l'enfant à naître ont été mis en évidence lorsque les *AINS* sont utilisés au cours des 4 derniers mois de la grossesse ; le risque existe même avec une seule prise et même si la grossesse est à terme. L'usage de ce médicament est contre-indiqué pendant cette période.

Pendant les 5 premiers mois, l'effet de ce médicament est mal connu : seul votre médecin peut évaluer le risque éventuel de son utilisation dans votre cas.

L'ibuprofène passe en quantité très faible dans le lait maternel : son utilisation ponctuelle, aux doses recommandées, est possible pendant l'allaitement.

Mode d'emploi et posologie

Les comprimés ne doivent pas être croqués ou écrasés. Afin de limiter la survenue de *troubles digestifs*, ce médicament peut être pris au cours des repas avec un grand verre d'eau. Toutefois, en cas de douleurs aiguës, la prise à jeun assure un effet plus rapide.

Posologie usuelle :
- Adulte et enfant de plus de 40 kg (soit environ 12 ans) : 1 ou 2 comprimés, à renouveler si nécessaire toutes les 6 heures. Ne pas dépasser 6 comprimés par jour.

Conseils : Ne dépassez pas la *posologie* et la durée de traitement préconisées par votre médecin ou votre pharmacien, afin de limiter les effets indésirables.

Ce médicament peut être en accès libre dans certaines pharmacies ; néanmoins, n'hésitez pas à demander conseil à votre pharmacien.

Effets indésirables possibles

Nausées, vomissements, *gastrite*.

Rarement :
- *ulcère* de l'estomac ou du *duodénum*, *hémorragie* du tube digestif (vomissements sanglants, selles noires, ou le plus souvent pertes de sang imperceptibles, responsables de l'apparition progressive d'une *anémie*) le plus souvent lors d'un traitement de longue durée ou à forte dose ;
- *réaction allergique* : *éruption cutanée*, démangeaisons, *œdème*, crise d'*asthme*, malaise avec chute brutale de la tension artérielle ;
- *vertiges*, maux de tête ;
- troubles de la vision nécessitant un examen ophtalmologique ;
- anomalie de la *numération formule sanguine*, augmentation des *transaminases*.

Laboratoires Wyeth Santé Familiale

ANADVIL RHUME

Décongestionnant oral : vasoconstricteur et AINS

Présentation

ANADVIL RHUME : comprimé ; boîte de 20. Non remb.

Composition

	p cp
Ibuprofène	200 mg
Pseudoéphédrine chlorhydrate	30 mg
Saccharose	+

Dans quel cas ce médicament est-il prescrit ?

Ce médicament contient un *anti-inflammatoire* non stéroïdien (*AINS*), *antalgique* et *antipyrétique*, et un *vasoconstricteur* décongestionnant (pseudoéphédrine).

Il est utilisé dans le *traitement symptomatique* des rhumes avec congestion nasale (sensation de nez bouché), maux de tête ou fièvre.

Contre-indications

Ce médicament ne doit pas être utilisé dans les cas suivants :
- *antécédent* d'*allergie* ou d'*asthme* provoqué par l'aspirine ou les *anti-inflammatoires* non stéroïdiens (*AINS*) ;

- *ulcère* de l'estomac ou du *duodénum* ;
- *insuffisance hépatique* grave ;
- *insuffisance rénale* grave ;
- *insuffisance cardiaque* grave ;
- *lupus érythémateux* disséminé ;
- *hypertension artérielle* non contrôlée par un traitement spécifique ;
- *insuffisance coronarienne* grave ;
- *antécédent* d'*accident vasculaire cérébral* ;
- antécédent de *convulsions* ;
- risque de *glaucome* à angle fermé ;
- risque de blocage des urines (*adénome de la prostate*...) ;
- en association avec un *antidépresseur* de type *IMAO* non sélectif ou pendant au moins 15 jours après la prise de celui-ci ;
- en association avec un autre *vasoconstricteur* décongestionnant ou un vasoconstricteur contenant l'une des substances suivantes : bromocriptine, pergolide, lisuride, cabergoline, ergotamine ou dihydroergotamine ;
- enfant de moins de 15 ans ;
- **grossesse** (à partir du 6e mois) ;
- **allaitement**.

Attention : Tout traitement prolongé ou *surdosage* d'*AINS* expose à des effets indésirables graves.

La pseudoéphédrine peut provoquer un *glaucome* aigu chez les personnes prédisposées : œil rouge, dur et douloureux, avec vision floue. Une consultation d'extrême urgence auprès d'un ophtalmologiste est nécessaire.

Les *vasoconstricteurs* décongestionnants peuvent augmenter la fréquence cardiaque (*tachycardie*) et provoquer des *palpitations* et des nausées. Si ces effets indésirables sont trop marqués, le traitement doit être interrompu.

Ils peuvent également être responsables de complications rares (*convulsions*, hallucinations, agitation anormale), notamment en cas de *posologie* excessive. Respectez la dose préconisée.

Il est recommandé de prendre un avis médical avant d'utiliser ce médicament en cas d'*hypertension artérielle*, de maladie cardiaque, d'*hyperthyroïdie*, de *diabète*, de troubles nerveux, d'*antécédent* d'*ulcère* de l'estomac ou du *duodénum* ou de risque hémorragique, notamment digestif (maladie de *Crohn*, *rectocolite hémorragique*).

Certaines situations doivent conduire à ne poursuivre le traitement qu'après un avis médical :
- brûlures d'estomac importantes ou selles noires et nauséabondes pouvant traduire une irritation ou un saignement du tube digestif ;
- *éruption cutanée*, crise d'*asthme* ;
- fatigue inhabituelle et intense, ou baisse brutale et importante du volume des urines chez une personne souffrant d'*insuffisance cardiaque*, déshydratée ou traitée par *diurétique*.

Certains médecins considèrent que les anti-inflammatoires peuvent diminuer l'efficacité des stérilets et exposer à un risque de grossesse non désirée. Ce risque est actuellement très controversé.

Conducteur : ce médicament peut être responsable, dans de rares cas, de vertiges ou de troubles de la vue.

Sportif : ce médicament contient une substance considérée comme stimulante (phényléphrine, pseudoéphédrine ou synéphrine) qui figure dans le programme de surveillance 2004 du ministère de la Jeunesse et des Sports. Elle peut être recherchée dans les urines des sportifs afin de déceler un éventuel mésusage.

Interactions avec d'autres substances

Ce médicament ne doit pas être associé aux *antidépresseurs* de type *IMAO* non sélectif (MARSILID...), à un autre *vasoconstricteur* décongestionnant ou à un vasoconstricteur contenant l'une des substances suivantes : bromocriptine, pergolide, lisuride, cabergoline, ergotamine ou dihydroergotamine. L'association à ces médicaments risque de provoquer une crise hypertensive.

Il peut interagir avec d'autres médicaments, notamment l'aspirine, les autres *anti-inflammatoires* non stéroïdiens, les *anticoagulants*, les *antiagrégants plaquettaires* et les médicaments contenant du lithium ou du méthotrexate.

Informez par ailleurs votre médecin ou votre pharmacien si vous prenez un *antihypertenseur*, un *diurétique* ou un médicament contenant de la guanéthidine.

Grossesse et allaitement

Des effets néfastes pour l'enfant à naître ont été mis en évidence lorsque les *AINS* sont utilisés au cours des 4 derniers mois de la grossesse ; le risque existe même avec une seule prise et même si la grossesse est à terme. L'usage de ce médicament est contre-indiqué pendant cette période.

Pendant les 5 premiers mois, l'effet de ce médicament est mal connu : seul votre médecin peut évaluer le risque éventuel de son utilisation dans votre cas.

Ce médicament passe dans le lait maternel. Il est contre-indiqué pendant l'allaitement.

Mode d'emploi et posologie

Les comprimés sont avalés avec un verre d'eau, de préférence au cours des repas.

Posologie usuelle :
- Adulte : 1 ou 2 comprimés par prise, à renouveler si nécessaire toutes les 6 heures, sans dépasser 4 comprimés par jour.

Conseils : Ce médicament n'a pas d'effet anti-infectieux. Si les troubles persistent plus de 5 jours, consulter votre médecin.

Effets indésirables possibles

Liés à l'ibuprofène :

Nausées, vomissements, *gastrite*.

Rarement :
- *ulcère* de l'estomac ou du *duodénum*, *hémorragie* du tube digestif (vomissements sanglants, selles noires, ou le plus souvent pertes de sang imperceptibles, responsables de l'apparition progressive d'une *anémie*) le plus souvent lors d'un traitement de longue durée ou à forte dose ;
- *réaction allergique* : *éruption cutanée*, démangeaisons, *œdème*, crise d'*asthme*, malaise avec chute brutale de la tension artérielle ;
- *vertiges*, maux de tête ;
- troubles de la vision nécessitant un examen ophtalmologique ;
- anomalie de la *numération formule sanguine*, augmentation des *transaminases*.

Liés à la pseudoéphédrine :
Sécheresse de la bouche, rétention urinaire.
Nausées, vomissements.
Palpitations, accélération du cœur, insomnie, anxiété, maux de tête, sueurs.
Plus rarement : hallucinations, agitation.

Laboratoires Wyeth Santé Familiale

ANAFRANIL

Antidépresseur imipraminique — **sur ordonnance**

Présentation

ANAFRANIL 10 mg : comprimé (triangulaire ; jaune pâle) ; boîte de 60. Liste I - Remb 65 % - **3,01 €**.
ANAFRANIL 25 mg : comprimé (jaune pâle) ; boîte de 50. Liste I - Remb 65 % - **5,42 €**.
ANAFRANIL 75 mg : comprimé sécable (oblong ; rose) ; boîte de 20. Liste I - Remb 65 % - **6,39 €**.

Composition

	p cp	p cp	p cp
Clomipramine chlorhydrate	10 mg	25 mg	75 mg
Lactose	+	+	+

Dans quel cas ce médicament est-il prescrit ?

Ce médicament appartient à la famille des *antidépresseurs imipraminiques*. Il possède également des effets *atropiniques* et des propriétés *antalgiques* indépendantes de son effet *antidépresseur*.
Il est utilisé dans le traitement :
- des *états dépressifs*,
- des *attaques de panique* (*traitement préventif*),
- des *troubles obsessionnels compulsifs*,
- des *douleurs neuropathiques*,
- de l'*énurésie* nocturne de l'enfant, en l'absence de lésions des voies urinaires (comprimé à 10 mg).

Contre-indications

Ce médicament ne doit pas être utilisé dans les cas suivants :
- risque de *glaucome* à angle fermé,
- risque de rétention des urines (*adénome de la prostate*),
- *infarctus du myocarde* récent (moins de 3 mois),
- en association avec les *IMAO* non sélectifs ou avec les médicaments contenant du sultopride.

Attention : Ce médicament présente des effets *atropiniques*. Il peut provoquer un *glaucome* aigu chez les personnes prédisposées : œil rouge, dur et douloureux, avec vision floue. Une consultation d'extrême urgence auprès d'un ophtalmologiste est nécessaire.
Des précautions sont requises en cas d'*épilepsie*, de maladie cardiaque, d'*insuffisance hépatique*, d'*insuffisance rénale* et chez la personne âgée, notamment en cas de constipation chronique, de tendance aux *vertiges* ou aux baisses de tension.
Tous les traitements antidépresseurs sont susceptibles d'induire un *épisode maniaque* chez les personnes prédisposées : en cas d'euphorie, d'excitation inhabituelle ou de comportement anormal survenant sous traitement, une consultation médicale rapide est nécessaire.
Avant une anesthésie locale, notamment chez le dentiste, signalez la prise de ce médicament.
Évitez les boissons alcoolisées : augmentation du risque de somnolence.
Si vous devez conduire ou utiliser une machine dangereuse, assurez-vous préalablement que ce médicament n'altère pas votre vigilance.

Interactions avec d'autres substances

Ce médicament ne doit pas être associé aux médicaments suivants :
- *IMAO* non sélectifs (MARSILID...) : des délais précis doivent être respectés entre l'arrêt de l'IMAO et le début du traitement par ce médicament, et inversement.
- sultopride (disponible uniquement à l'hôpital) : risque de *troubles du rythme cardiaque* graves.

Il peut également interagir avec les IMAO sélectifs A et avec les médicaments contenant l'une des substances suivantes : adrénaline, noradrénaline, clonidine, guanfacine.
Informez par ailleurs votre médecin ou votre pharmacien si vous prenez un antidépresseur *inhibiteur de la recapture de la sérotonine*, un médicament *anticonvulsivant*, *antihypertenseur*, *atropinique*, *sédatif*, ou contenant de la carbamazépine, du bupropion, de la thioridazine ou du baclofène.

Grossesse et allaitement

Si une grossesse survient pendant le traitement, consultez votre médecin. Il appréciera le risque éventuel lié à l'utilisation de ce médicament dans votre cas.
Si le traitement est poursuivi jusqu'à l'accouchement, une surveillance médicale du *nouveau-né* est nécessaire.
Ce médicament est susceptible de passer faiblement dans le lait maternel : l'allaitement est déconseillé sans avis médical.

Mode d'emploi et posologie

La dose quotidienne est généralement absorbée en une prise, le plus souvent le soir, au cours ou en dehors du repas.
Avaler les comprimés, sans les croquer, avec un verre d'eau.

Posologie usuelle :
- *État dépressif*, *troubles obsessionnels compulsifs* : 75 mg à 150 mg par jour.
- Prévention des *attaques de panique* : 20 mg à 150 mg par jour.
- *Douleurs neuropathiques* : 10 à 150 mg par jour, en fonction des traitements associés. La posologie est atteinte progressivement en fonction de l'efficacité du traitement.
- *Énurésie* :
  - Enfant de plus de 6 ans : 1 à 3 comprimés à 10 mg, selon l'âge, le soir au coucher.

Conseils : L'efficacité des *antidépresseurs* n'est généralement pas immédiate. Un délai pouvant atteindre plusieurs semaines est parfois nécessaire pour que les effets bénéfiques se fassent sentir. Les effets indésirables éventuels apparaissant en début de traitement ne doivent pas vous conduire à l'arrêter prématurément.
Chez la personne souffrant de dépression, un état anxieux peut apparaître ou s'aggraver en début de

traitement ; un *anxiolytique* est parfois prescrit de manière temporaire par le médecin pour prévenir ou traiter ces manifestations.

Lorsque les *symptômes* de la *dépression* ont disparu, le traitement doit absolument être poursuivi pendant la durée prescrite afin de consolider la guérison. Un arrêt prématuré exposerait à une rechute. La durée d'un traitement antidépresseur est rarement inférieure à 6 mois.

Les antidépresseurs ne créent pas de dépendance. Néanmoins, il est préférable d'arrêter le traitement progressivement en diminuant la posologie ou en espaçant les prises pour éviter les effets indésirables transitoires observés en cas d'interruption brutale.

L'utilisation de ce médicament dans les cas d'*énurésie* ne se conçoit que dans le cadre d'un traitement plus global : rééducation, prise en charge psychologique éventuelle.

Une prise de poids peut être observée au cours du traitement. Une alimentation équilibrée, et si nécessaire les conseils d'un nutritionniste, peuvent prévenir et limiter ce phénomène.

Effets indésirables possibles

Comme tous les *antidépresseurs imipraminiques* :
- sécheresse de la bouche, constipation, troubles de l'*accommodation*, *tachycardie*, sueurs, difficulté à uriner, troubles sexuels, *hypotension orthostatique*, somnolence ;
- plus rarement : tremblements, convulsions chez les personnes prédisposées, confusion des idées, prise de poids, tension anormale des seins, écoulement de lait par le mamelon, bouffées de chaleur, *réaction allergique*, *hépatite*, anomalie de la *numération formule sanguine*, troubles cardiaques, excitation anormale.

Laboratoires Lynapharm

ANAHELP

Informations détaillées sur www.monvidal.com

ANANDRON

Informations détaillées sur www.monvidal.com

ANAPEN

Traitement du choc anaphylactique — sur ordonnance

Présentation

ANAPEN 0,15 mg/0,3 ml : solution injectable *IM* ; seringue préremplie de 1 ml en dispositif d'auto-injection. Liste I - Remb 65 % - **41,94 €**.

ANAPEN 0,30 mg/0,3 ml : solution injectable *IM* ; seringue préremplie de 1 ml en dispositif d'auto-injection. Liste I - Remb 65 % - **41,94 €**.

Composition

	p ml	p ml
Épinéphrine (ou adrénaline)	0,5 mg	1 mg
Sulfites	+	+

Dans quel cas ce médicament est-il prescrit ?

Ce médicament est un puissant stimulant du système cardiovasculaire ; il contient de l'*adrénaline*. Cette *hormone*, normalement sécrétée par la glande *surrénale*, contracte les vaisseaux sanguins et accélère le cœur.

Il est destiné au traitement d'urgence du *choc anaphylactique* chez les personnes prédisposées.

Contre-indications

Ce médicament ne doit pas être utilisé en cas d'*allergie* aux *sulfites*.

Attention : Ce médicament n'est en aucun cas destiné au traitement des *allergies* bénignes, aussi pénibles et spectaculaires soient-elles. Son effet ne s'exerce que sur le *choc anaphylactique* : malaise avec chute brutale de la tension artérielle et perte de connaissance qui suit l'exposition à une substance allergisante (piqûre de guêpe, par exemple). Chez la personne ayant déjà présenté un tel malaise, l'injection pourra être pratiquée dès l'apparition des signes avant-coureurs : démangeaison généralisée, difficultés respiratoires...

Le premier geste à faire face à une personne présentant un *choc anaphylactique* est de l'allonger sur le dos et de lui surélever les jambes jusqu'à l'arrivée des secours.

Dans la mesure du possible et en cas de doute sur la nature du malaise, prenez un avis médical avant de pratiquer l'injection.

Des précautions sont nécessaires chez les femmes enceintes, les personnes âgées et les personnes souffrant de maladie cardiaque, de *diabète*, d'*hyperthyroïdie*, d'un *phéochromocytome*, d'un *glaucome*, d'une *insuffisance rénale* grave ou d'un *adénome de la prostate*.

Ce médicament ne doit jamais être injecté par *voie* intraveineuse.

Interactions avec d'autres substances

Ce médicament peut interagir avec certains *antidépresseurs* et les médicaments contenant de la guanéthidine.

Informez par ailleurs votre médecin si vous prenez un *IMAO*.

Mode d'emploi et posologie

Ce médicament doit être injecté exclusivement par *voie intramusculaire*, dans la partie antérieure et externe de la cuisse. Faites-vous expliquer précisément la technique d'auto-injection par votre médecin lors de la prescription. Dans la mesure du possible, désinfectez la peau au préalable avec une solution alcoolisée, de l'éther ou un autre *antiseptique*. Le dispositif d'auto-injection est conçu pour délivrer une dose unique d'adrénaline. Il est normal d'observer un volume résiduel dans la seringue après utilisation.

Posologie usuelle :
- Adulte : 1 seringue à 0,30 mg.
- Enfant de plus de 15 kg : 1 seringue à 0,15 mg ou 1 seringue à 0,30 mg selon le poids de l'enfant et la décision du médecin.

Il est possible de renouveler l'injection après un quart d'heure chez les enfants et les adultes dont le poids est élevé ou si une dose unique d'adrénaline ne suffit pas à inverser les effets de la réaction allergique.

Conseils : Ce médicament est à usage unique : jeter le dispositif d'auto-injection immédiatement après l'utilisation.

Lisez attentivement la notice lors de l'achat du médicament et assurez-vous d'avoir bien compris son maniement en mimant les étapes du mode d'emploi.

Effets indésirables possibles

Les plus fréquents sont transitoires et traduisent l'action de l'*adrénaline* : *palpitations*, pâleur, tremblements, sueur, nausées, vomissements, difficultés respiratoires, étourdissements, faiblesse, maux de tête, anxiété, nervosité, refroidissement des extrémités.

Peuvent également survenir : hallucinations, difficulté à uriner, malaise, *hyperglycémie*, *hypokaliémie*.

Laboratoires Allerbio

ANAUSIN

Informations détaillées sur www.monvidal.com

ANAXÉRYL

Informations détaillées sur www.monvidal.com

ANCOTIL

Informations détaillées sur www.monvidal.com

ANDRACTIM

Informations détaillées sur www.monvidal.com

ANDROCUR

Antiandrogène

sur ordonnance

Présentation

ANDROCUR 50 mg : comprimé sécable (blanc) ; boîte de 20. Liste I - Remb 65 % - **13,69 €**.
ANDROCUR 100 mg : comprimé sécable ; boîte de 60. Liste I - Remb 100 % - **87,27 €**.

Composition

	p cp	p cp
Cyprotérone acétate	50 mg	100 mg

Dans quel cas ce médicament est-il prescrit ?

Ce médicament contient un dérivé de la *progestérone*, qui s'oppose à l'action des *hormones androgènes* (hormones mâles). Celles-ci sont présentes en petite quantité chez la femme et sont impliquées dans les troubles de la pilosité et certaines maladies de peau.

Il est utilisé dans le traitement du *cancer* de la prostate chez l'homme.

Dosé à 50 mg, il est également utilisé dans le traitement de l'*hirsutisme* chez la femme, en association avec un estrogène.

Dosé à 100 mg, il peut être prescrit, en association avec une prise en charge psychothérapeutique, dans le traitement de certaines formes de *paraphilie*.

Contre-indications

Ce médicament ne doit pas être utilisé dans les cas suivants :
- *accident thromboembolique* (*phlébite*, *embolie* pulmonaire...) ancien ou survenant pendant le traitement,
- maladie grave du foie,
- *diabète* grave,
- *dépression* grave,
- *tuberculose*,
- *anémie falciforme*,
- **allaitement**.

Attention : Des analyses de sang peuvent être nécessaires avant et pendant le traitement, notamment en cas de troubles hépatiques.

Chez la femme, une surveillance gynécologique est nécessaire. Chez la femme non ménopausée, ce médicament, habituellement associé à un *estrogène*, a un effet *contraceptif*.

Tout *symptôme* pouvant faire craindre une complication impose l'arrêt du traitement : maux de tête importants et inhabituels, troubles de la vision, élévation franche de la tension artérielle, jaunisse.

Si vous devez conduire ou utiliser une machine dangereuse, assurez-vous préalablement que ce médicament n'altère pas votre vigilance.

Interactions avec d'autres substances

Ce médicament est susceptible de faire varier le taux de sucre dans le sang et de déséquilibrer la *glycémie*. En cas de traitement antidiabétique, un contrôle plus fréquent de la glycémie peut être nécessaire.

Grossesse et allaitement

Ce médicament n'a pas d'indication chez la femme enceinte et il doit être interrompu en cas de désir de grossesse.

Si une grossesse survient sous traitement, consultez votre médecin et arrêtez la prise de ce médicament.

Aucune malformation imputable à ce médicament n'a été observée à ce jour.

Les données disponibles ne permettent pas de savoir si ce médicament passe dans le lait maternel ; un choix est donc nécessaire entre l'allaitement et la prise du médicament. Cette décision devra être prise en accord avec votre médecin.

Mode d'emploi et posologie

Ce médicament doit être avalé avec un verre d'eau.

Posologie usuelle :

Elle varie selon les cas et est fixée par le médecin.

Effets indésirables possibles

Chez la femme : troubles des règles pendant et après le traitement, prise de poids.

Chez l'homme : stérilité temporaire, *gynécomastie*, variation de poids, *impuissance*, perte osseuse lors d'un traitement de longue durée.

Chez la femme comme chez l'homme : essoufflement, jambes lourdes, migraine ou maux de tête, maladie du foie, fatigue, agitation et état dépressif.

Laboratoires Bayer Santé

ANDROGEL

Informations détaillées sur www.monvidal.com

ANDROTARDYL

Androgène

sur ordonnance

Présentation

ANDROTARDYL : solution injectable huileuse ; ampoule de 1 ml. Liste I - Remb 65 % - **10,26 €**.

Composition

	p amp
Testostérone énanthate	250 mg

Dans quel cas ce médicament est-il prescrit ?

Ce médicament contient de la *testostérone*, *hormone* sexuelle mâle humaine. Elle est indispensable au développement des caractères sexuels secondaires masculins (pilosité, mue de la voix, développement musculaire, libido et érection...) et apparaît chez le garçon au moment de la puberté. Sa sécrétion par les testicules est commandée par une hormone provenant de l'*hypophyse*.

Ce médicament est utilisé comme traitement substitutif pour remplacer la testostérone naturelle lorsque celle-ci n'est plus sécrétée en quantité suffisante par les testicules. Cette insuffisance de sécrétion peut être due aux testicules eux-mêmes ou à l'insuffisance de la glande qui commande la sécrétion testiculaire (maladie ou ablation de l'hypophyse).

Contre-indications

Ce médicament ne doit pas être utilisé dans les cas suivants :
- chez la femme et le garçon non pubère ;
- cancer ou *adénome de la prostate*, cancer du sein chez l'homme ;
- *insuffisance rénale*, *cardiaque* ou *hépatique* grave ;
- état d'agressivité.

Attention : Ce médicament ne doit jamais être employé ou réemployé en dehors d'une prescription médicale.
L'utilisation de cette *hormone* en dehors d'un déficit réel en *testostérone* expose à des effets indésirables graves : augmentation du risque du cancer de la prostate ou du sein chez l'homme, troubles psychiques, agressivité. Chez la femme, une utilisation intempestive, même de courte durée, peut aboutir à l'apparition d'une pilosité de type masculin irréversible.
Sportif : ce médicament contient une substance susceptible de rendre positifs certains *tests antidopage*.

Mode d'emploi et posologie

La solution doit être injectée impérativement par voie intramusculaire. Si l'usage de seringue en verre est recommandé, comme avec toutes les solutions huileuses, il est possible d'utiliser des seringues jetables en polypropylène à condition de pratiquer l'injection immédiatement après prélèvement du liquide dans l'ampoule.

Posologie usuelle :
1 ampoule par mois.

Effets indésirables possibles

Acné, augmentation du volume des seins, rétention d'eau, augmentation du taux de calcium dans le sang (*hypercalcémie*).

Laboratoires Bayer Santé

ANESDERM

Anesthésique local

sur ordonnance

Ce médicament est un générique de EMLA (voir p. 459).

ANGELIQ

Informations détaillées sur www.monvidal.com

ANGI-SPRAY

Préparation pour la bouche et la gorge : antiseptique et antalgique

Présentation

ANGI-SPRAY : *collutoire* ; flacon de 40 ml avec embout buccal. Non remb.

Composition

	p 100 g
Hexétidine	182 mg
Acide propionique	118 mg
Chlorobutanol	500 mg
Alcool éthylique à 95°	30 g
Menthe, huile essentielle	+

Dans quel cas ce médicament est-il prescrit ?

Ce *collutoire* contient un *antiseptique* (hexétidine) qui un effet antibactérien et un *anesthésique* local (chlorobutanol) qui a un effet antalgique.

Il est utilisé dans le *traitement d'appoint* des affections de la gorge et de la bouche (maux de gorge peu intenses et sans fièvre, *aphtes*...).

Contre-indications

Ce médicament ne doit pas être utilisé dans les cas suivants :
- *allergie* aux *anesthésiques* locaux,
- enfant de moins de 15 ans.

Attention : En l'absence d'amélioration au bout de 5 jours, de douleur en avalant ou en cas d'apparition de fièvre, consultez votre médecin. Il pourra faire la différence entre une *pharyngite* et une angine. En cas d'angine bactérienne, un traitement *antibiotique* est nécessaire afin d'éviter des complications ultérieures, cardiaques ou rénales.
L'usage prolongé des traitements antiseptiques locaux (*gargarisme*, *collutoire*, pastille) n'est pas souhaitable ; il peut modifier l'équilibre microbien naturel de la gorge.
Une surconsommation pourrait entraîner le passage de l'anesthésique local dans le sang et provoquer des troubles nerveux et cardiaques : respectez la *posologie*.

Interactions avec d'autres substances

Il est généralement inutile d'associer des *antiseptiques* différents. Ceux-ci peuvent être contenus dans de nombreux produits disponibles en automédication : pastille, *collutoire* et solution nasale ; demandez conseil à votre pharmacien.

Grossesse et allaitement

L'effet de ce médicament pendant la grossesse ou l'allaitement est mal connu. L'évaluation du risque éventuel lié à son utilisation est individuelle : demandez conseil à votre pharmacien ou à votre médecin.

Mode d'emploi et posologie

Les prises doivent être réparties au cours de la journée.

Posologie usuelle :
- Adulte et enfant de plus de 15 ans : 1 pulvérisation, 4 à 6 fois par jour.

Conseils : Chez la personne âgée, évitez l'usage de ce médicament avant les repas : l'*anesthésique* local est susceptible de provoquer des troubles de la déglutition ; ceux-ci pourraient être à l'origine du passage d'aliments dans les *voies* respiratoires.

Effets indésirables possibles

Réaction allergique.
Engourdissement passager de la langue.

Laboratoires Merck Médication Familiale

ANSATIPINE

Informations détaillées sur www.monvidal.com

ANTADYS

Anti-inflammatoire non stéroïdien — **sur ordonnance**

Présentation

ANTADYS : comprimé (bleu) ; boîte de 15. Liste II - Remb 65 % - **3,68 €**.

Composition

	p cp
Flurbiprofène	100 mg

Dans quel cas ce médicament est-il prescrit ?

Ce médicament est un *anti-inflammatoire* non stéroïdien (*AINS*). Il lutte contre l'*inflammation* et la douleur, fait baisser la fièvre et fluidifie le sang.

Il est utilisé chez l'adulte dans le traitement :
- des *rhumatismes inflammatoires* ;
- de certaines *arthroses* ;
- des *tendinites*, des *lombalgies*... ;
- des règles douloureuses.

Contre-indications

Ce médicament ne doit pas être utilisé dans les cas suivants :
- *antécédent* d'*allergie* ou d'*asthme* provoqué par la prise d'*AINS*, y compris l'aspirine ;
- *ulcère* de l'estomac ou du *duodénum* ;
- *insuffisance hépatique* ou *rénale* grave ;
- enfant de moins de 15 ans ;
- **grossesse** (à partir du 6e mois).

Attention : Tout traitement prolongé ou *surdosage* d'*AINS* expose à des effets indésirables graves.

Certaines situations doivent conduire à ne poursuivre le traitement qu'après un avis médical :
- brûlures d'estomac importantes ou selles noires et nauséabondes pouvant traduire une irritation ou un saignement du tube digestif ;
- *éruption cutanée*, crise d'*asthme* ;
- fatigue inhabituelle et intense, ou baisse brutale et importante du volume des urines chez une personne souffrant d'*insuffisance cardiaque*, déshydratée ou traitée par *diurétique*.

Des précautions sont nécessaires en cas d'*antécédent* d'*ulcère* de l'estomac ou du *duodénum* ou de risque hémorragique, notamment digestif (maladie de *Crohn*, *rectocolite hémorragique*).

Certains médecins considèrent que les anti-inflammatoires peuvent diminuer l'efficacité des stérilets et exposer à un risque de grossesse non désirée. Ce risque est actuellement très controversé.

Conducteur : ce médicament peut provoquer parfois des étourdissements et des troubles de la vue.

Interactions avec d'autres substances

Ce médicament peut interagir avec d'autres médicaments, notamment :
- l'aspirine et les autres *anti-inflammatoires* non stéroïdiens (*AINS*) : risque d'augmentation des effets indésirables ;
- les *anticoagulants* et les *antiagrégants plaquettaires* : augmentation du risque hémorragique ;
- le lithium (TÉRALITHE, NEUROLITHIUM...) : augmentation du taux de lithium dans le sang ;
- le méthotrexate.

Informez par ailleurs votre médecin ou votre pharmacien en cas de traitement par un *diurétique*, un *inhibiteur de l'enzyme de conversion*, un *inhibiteur de l'angiotensine II*, un *bêtabloquant* ou un médicament contenant de la ciclosporine.

Grossesse et allaitement

Des effets néfastes pour l'enfant à naître ont été mis en évidence lorsque les *AINS* sont utilisés au cours des 4 derniers mois de la grossesse ; le risque existe même avec une seule prise et même si la grossesse est à terme. L'usage de ce médicament est contre-indiqué pendant cette période.

Pendant les 5 premiers mois, l'effet de ce médicament est mal connu : seul votre médecin peut évaluer le risque éventuel de son utilisation dans votre cas.

Ce médicament passe dans le lait maternel ; un choix est donc nécessaire entre l'allaitement et la prise du médicament. Cette décision devra être prise en accord avec votre médecin.

Mode d'emploi et posologie

Les comprimés sont pris de préférence au milieu des repas afin de limiter les effets digestifs indésirables. Ils doivent être avalés avec un verre d'eau sans être croqués ni écrasés.

Posologie usuelle :
- Adulte :
  - *traitement d'attaque* en rhumatologie : 300 mg par jour, soit 1 comprimé, 3 fois par jour ;
  - *traitement d'entretien* en rhumatologie : 100 à 200 mg par jour, soit 1 comprimé, 1 ou 2 fois par jour ;
  - douleurs des règles : 200 à 300 mg par jour, soit 1 comprimé 2 à 3 fois par jour.

Conseils : Les anti-inflammatoires ne sont pas des médicaments anodins. Du fait de la possibilité d'effets indésirables graves, ils ne doivent être utilisés que lorsqu'ils sont nécessaires, ce qui n'est pas le cas pour les affections rhumatismales peu douloureuses et les traumatismes bénins. Ce médicament vous a été prescrit dans une situation précise : ne le conseillez pas à un proche et ne le réutilisez pas sans avis médical.

Ne dépassez pas la *posologie* ni la durée de traitement prescrites par votre médecin.

Effets indésirables possibles

Troubles digestifs, *gastrite*, voire *ulcère* de l'estomac ou du *duodénum*, le plus souvent lors d'un traitement de longue durée ou à forte dose. Exceptionnellement : *hémorragie* du tube digestif (vomissements de sang ou selles noires) ou plus souvent pertes de sang

imperceptibles, responsables de l'apparition progressive d'une *anémie*.
Réaction allergique cutanée, *asthme*.
Vertiges, maux de tête exceptionnels.

Laboratoires Théramex

ANTALYRE
Médicament d'ophtalmologie

Présentation
ANTALYRE : collyre ; boîte de 10 flacons unidoses de 0,4 ml. Non remb.

Composition

	p unidose
Acide salicylique	0,4 mg

Dans quel cas ce médicament est-il prescrit ?
Ce collyre contient une substance astringente de la famille des *salicylés*.
Il est utilisé dans le traitement des *conjonctivites* chroniques non infectieuses.

Contre-indications
Ce médicament ne doit pas être utilisé en cas d'*allergie* aux *salicylés*.

> **Attention :** Une rougeur ou une douleur oculaires ne correspondent pas toujours à une *conjonctivite*. Des soins urgents peuvent être nécessaires, notamment en cas de vision floue.
> Conducteur : l'instillation de ce collyre peut provoquer une gêne visuelle transitoire.

Interactions avec d'autres substances
Ce collyre peut interagir avec d'autres collyres : respectez un intervalle de 15 minutes entre deux instillations.

Grossesse et allaitement
L'effet de ce médicament pendant la grossesse ou l'allaitement est mal connu. L'évaluation du risque éventuel lié à son utilisation est individuelle : demandez conseil à votre pharmacien ou à votre médecin.

Mode d'emploi et posologie
Utiliser un nouveau flacon unidose lors de chaque application.
Tirer la paupière inférieure vers le bas tout en regardant vers le haut et déposer les gouttes de collyre entre la paupière et le globe oculaire (*cul-de-sac conjonctival*).

Posologie usuelle :
1 goutte, 2 à 4 fois par jour.
La durée du traitement est limitée à 10 jours sans avis médical.

> **Conseils :** Une détérioration ou un entretien inadéquat des *lentilles de contact* sont souvent à l'origine d'une irritation oculaire : consultez d'urgence votre ophtalmologiste afin qu'il les examine. Si cette consultation n'est pas possible rapidement, retirez vos lentilles.
> L'application correcte du produit peut nécessiter une aide, notamment chez l'enfant ou la personne handicapée ou âgée.

Effets indésirables possibles
Réaction allergique locale.

Laboratoires Boehringer Ingelheim France

ANTARÈNE Enfant et Nourrisson
Anti-inflammatoire non stéroïdien

Présentation
ANTARÈNE 100 mg : comprimé (blanc) ; boîte de 40. Remb 65 % - **2,58 €**.
ANTARÈNE Gé 20 mg/ml Enfant et Nourrisson : suspension buvable (arôme fraise des bois) ; flacon de 150 ml avec seringue de 5 ml pour administration orale graduée en kg. Remb 65 % - **2,04 €**.

Composition

	p cp	p grad
Ibuprofène	100 mg	10 mg
Lactose	+	
Sodium		0,75 mg
Sorbitol		+

Dans quel cas ce médicament est-il prescrit ?
Ce médicament est un *anti-inflammatoire* non stéroïdien (*AINS*). Il lutte contre la douleur et fait baisser la fièvre. Ses propriétés anti-inflammatoires se manifestent à forte dose.
Il est utilisé chez l'enfant dans le *traitement symptomatique* des affections douloureuses, de la fièvre et de l'*arthrite* chronique.

Contre-indications
Ce médicament ne doit pas être utilisé dans les cas suivants :
- *antécédent* d'*allergie* ou d'*asthme* provoqué par la prise d'*AINS*, y compris l'aspirine ;
- *ulcère* de l'estomac ou du *duodénum* ;
- *insuffisance hépatique* ou *insuffisance rénale* graves ;
- *insuffisance cardiaque* grave ;
- *lupus érythémateux* disséminé ;
- enfant de moins de 6 ans (comprimés) ;
- **grossesse** (à partir du 6e mois).

> **Attention :** Tout traitement prolongé ou *surdosage* d'*AINS* expose à des effets indésirables graves.
> L'utilisation des AINS est déconseillée chez l'enfant en cas de varicelle : ils pourraient augmenter le risque de complications infectieuses, exceptionnelles mais potentiellement graves.
> Des précautions sont nécessaires en cas d'*antécédent* d'*ulcère* de l'estomac ou du *duodénum*, de risque hémorragique.

Interactions avec d'autres substances
Ce médicament peut interagir avec d'autres médicaments, notamment :
- l'aspirine et les autres *anti-inflammatoires* non stéroïdiens (*AINS*) : risque d'augmentation des effets indésirables ;
- les *anticoagulants* et les *antiagrégants plaquettaires* : augmentation du risque hémorragique ;
- le lithium (TÉRALITHE, NEUROLITHIUM...) : augmentation du taux de lithium dans le sang ;
- le méthotrexate.

Informez par ailleurs votre médecin ou votre pharmacien en cas de traitement par un *diurétique*, un *inhibiteur de l'enzyme de conversion*, un *inhibiteur de l'angiotensine II*, un *bêtabloquant* ou un médicament contenant de la ciclosporine.

Grossesse et allaitement

Bien que ce médicament soit destiné à l'enfant, son usage, comme pour tous les AINS, est contre-indiqué pendant les 4 derniers mois de la grossesse (en dehors de situations médicales très particulières) et déconseillé pendant les 5 premiers mois.

Mode d'emploi et posologie

Les comprimés sont réservés à l'enfant de 6 à 12 ans (soit environ 20 à 40 kg). Afin de limiter la survenue de *troubles digestifs*, ils doivent être avalés tels quels, de préférence au cours des repas avec un grand verre d'eau. Toutefois, en cas de douleurs aiguës, la prise à jeun assure un effet plus rapide.

La suspension buvable est réservée à l'enfant de 3 mois à 12 ans (soit environ jusqu'à 40 kg). La seringue jointe au flacon permet un ajustement précis de la *posologie* : la dose par prise est indiquée en fonction du poids. Le flacon doit être agité avant utilisation.

Les prises doivent être espacées d'au moins 6 heures.

Posologie usuelle :

Douleur et fièvre : 20 à 30 mg par kg et par jour, en 3 ou 4 prises, sans dépasser 30 mg par kg et par jour.

Arthrite chronique : 30 à 40 mg par kg et par jour, à répartir en 4 prises.

Soit :

- Enfant de moins de 10 kg : 1 seringue remplie jusqu'à la graduation indiquant le poids de l'enfant, 3 ou 4 fois par jour.
- Enfant de 10 à 20 kg : 2 seringues remplies de façon à obtenir au total le poids de l'enfant, 3 ou 4 fois par jour. Soit, pour un enfant de 15 kg : 1 seringue remplie jusqu'à la graduation 10 kg et 1 seringue remplie jusqu'à la graduation 5 kg, 3 ou 4 fois par jour.
- Enfant de 20 à 30 kg : 2 comprimés, 3 fois par jour ou 3 seringues remplies de façon à obtenir au total le poids de l'enfant, 3 ou 4 fois par jour.
- Enfant de 30 à 40 kg : 3 comprimés, 3 fois par jour ou 4 seringues remplies de façon à obtenir au total le poids de l'enfant, 3 ou 4 fois par jour.

Conseils : La seringue pour administration orale doit être démontée, rincée et séchée après chaque administration.

Ne dépassez pas la *posologie* ni la durée de traitement prescrites par votre médecin, afin de limiter les effets indésirables.

Cette suspension buvable ne doit pas être conservée plus de 6 mois après ouverture du flacon. Penser à inscrire la date de première utilisation sur l'emballage.

Effets indésirables possibles

Nausées, vomissements, *gastrite*.

Rarement :

- *ulcère* de l'estomac ou du *duodénum*, *hémorragie* du tube digestif (vomissements sanglants, selles noires, ou le plus souvent pertes de sang imperceptibles, responsables de l'apparition progressive d'une *anémie*) le plus souvent lors d'un traitement de longue durée ou à forte dose ;
- *réaction allergique* : *éruption cutanée*, démangeaisons, *œdème*, crise d'*asthme*, malaise avec chute brutale de la tension artérielle ;
- *vertiges*, maux de tête ;
- troubles de la vision nécessitant un examen ophtalmologique ;
- anomalie de la *numération formule sanguine*, augmentation des *transaminases*.

Suspension buvable :

Comme tous les médicaments et confiseries contenant des sucres non absorbables (sorbitol, maltitol...), possibilité de *diarrhée* en cas d'apport important.

Laboratoires Elerté

ANTARÈNE 200 mg

Anti-inflammatoire non stéroïdien

Ce médicament est un générique de NUREFLEX 200 mg (voir p. 918).

ANTARÈNE 400 mg

Anti-inflammatoire non stéroïdien — sur ordonnance

Ce médicament est un générique de BRUFEN (voir p. 227).

ANTARÈNE gel

Anti-inflammatoire d'action locale

Présentation

ANTARÈNE : gel pour application locale ; tube de 50 g. Remb 35 % - **2,46 €**.

ANTARÈNE : gel pour application locale ; tube de 100 g. Remb 35 % - **4,04 €**.

Composition

	p 100 g
Ibuprofène	5 g

Dans quel cas ce médicament est-il prescrit ?

Ce gel contient un *anti-inflammatoire* non stéroïdien (*AINS*). Il lutte localement contre l'*inflammation* et la douleur.

Il est utilisé dans le traitement des entorses, contusions et *tendinites*.

Contre-indications

Ce médicament ne doit pas être utilisé dans les cas suivants :

- *allergie* à l'aspirine ou aux *AINS* ;
- en application sur la peau lésée (*eczéma*, brûlure, plaie...) ou sur les *muqueuses* ;
- **grossesse** (à partir du 6e mois).

Grossesse et allaitement

Les *AINS* pris par voie orale peuvent être toxiques pour le fœtus ; leur utilisation est contre-indiquée pendant les 4 derniers mois de la grossesse. Les AINS destinés à une application locale peuvent traverser la peau, passer dans le sang et exposer le fœtus au même risque, lorsqu'ils sont appliqués sur une large surface de peau ou sous un pansement occlusif. N'utilisez pas ce médicament pendant la grossesse sans avis médical.

N'utilisez pas ce gel pendant l'allaitement sans avis médical.

Mode d'emploi et posologie

Le gel est appliqué par un massage doux et prolongé.

Posologie usuelle :
- Adulte : 3 applications par jour.

Conseils : Pensez à vous laver les mains après application. En cas de contact accidentel avec les yeux, rincez abondamment.

Effets indésirables possibles

Imposant l'arrêt du traitement : *allergie* cutanée (éruption de boutons, démangeaisons...).

Laboratoires Elerté

ANTHYLLINE

Informations détaillées sur www.monvidal.com

ANTIBIO SYNALAR

Traitement local des otites — sur ordonnance

Présentation

ANTIBIO SYNALAR : solution pour instillation auriculaire ; flacon de 10 ml. Liste I - Remb 35 % - **2,64 €**.

Composition

	p 100 ml
Polymyxine B sulfate	1 M UI
Néomycine sulfate	350 000 UI
Fluocinolone acétonide	25 mg
Phénylmercure nitrate	+

Dans quel cas ce médicament est-il prescrit ?

Ce médicament d'usage local contient deux *antibiotiques* et un *anti-inflammatoire* de la famille des *corticoïdes*.

Il est utilisé dans le traitement de certaines *otites* externes.

Contre-indications

Ce médicament ne doit pas être utilisé dans les cas suivants :
- *allergie* à la néomycine ou à la polymyxine ;
- perforation du tympan.

Attention : Ce médicament peut être dangereux en cas de tympan perforé : ne le réutilisez pas sans un contrôle médical de l'intégrité du tympan.

Sportif : ce médicament contient une substance susceptible de rendre positifs certains *tests antidopage*.

Grossesse et allaitement

Les substances contenues dans ce médicament ne passent pas dans le sang dans les conditions d'utilisation (le médecin vérifie avant la prescription que le tympan ne présente pas de perforation). Il peut être utilisé pendant la grossesse ou l'allaitement.

Mode d'emploi et posologie

Réchauffer le flacon entre les mains avant l'emploi pour limiter la sensation désagréable liée à l'introduction d'un liquide froid dans l'oreille.

Pencher la tête sur le côté et introduire la solution dans l'oreille. Garder la tête dans cette position pendant 10 minutes (bain d'oreille).

Posologie usuelle :

1 instillation de 3 à 6 gouttes dans l'oreille à traiter, 2 fois par jour.

La durée du traitement ne dépasse généralement pas 10 jours.

Conseils : Si les troubles persistent ou si une fièvre apparaît malgré un traitement bien suivi, consultez votre médecin.

Ne conservez pas inutilement ce médicament après une première utilisation.

Effets indésirables possibles

Mycose locale.

Réaction allergique.

Troubles de l'audition ou de l'équilibre en cas de perforation du tympan (voir Attention).

Laboratoires Jolly-Jatel

ANTIBIOTREX

Informations détaillées sur www.monvidal.com

ANTICOR

Informations détaillées sur www.monvidal.com

ANTIGRIPPINE

Informations détaillées sur www.monvidal.com

ANTINERVEUX LESOURD

Informations détaillées sur www.monvidal.com

ANUSOL

Informations détaillées sur www.monvidal.com

ANXIETUM

Informations détaillées sur www.monvidal.com

ANXYREX

Anxiolytique : benzodiazépine — sur ordonnance

Ce médicament est un générique de LEXOMIL (voir p. 727).

ANY

Informations détaillées sur www.monvidal.com

ANZEMET

Informations détaillées sur www.monvidal.com

AOTAL

Médicament du sevrage alcoolique — sur ordonnance

Présentation

AOTAL : comprimé *gastrorésistant* (blanc) ; boîte de 60. Liste II - Remb 65 % - **16,11 €**.

Composition

	p cp
Acamprosate	333 mg

Dans quel cas ce médicament est-il prescrit ?

Ce médicament diminue la *dépendance* à l'alcool en réduisant les *symptômes* de manque chez les grands buveurs.

Il est utilisé pour aider à maintenir l'abstinence pendant la cure de désintoxication alcoolique.

Contre-indications

Ce médicament ne doit pas être utilisé en cas d'*insuffisance rénale.*

> **Attention :** La prise de ce médicament ne se conçoit pas sans l'arrêt préalable de toute boisson alcoolisée.

Grossesse et allaitement

En l'absence de données suffisantes, ce médicament est déconseillé pendant la grossesse.

Les données actuellement disponibles ne permettent pas de savoir si ce médicament passe dans le lait maternel. Par mesure de prudence, l'allaitement est déconseillé sans avis médical.

Mode d'emploi et posologie

Les comprimés doivent être avalés avec un peu d'eau, avant les repas.

Posologie usuelle :

- Adulte de moins de 60 kg : 2 comprimés le matin, 1 comprimé à midi, 1 comprimé le soir.
- Adulte de plus de 60 kg : 2 comprimés matin, midi et soir.

La durée recommandée du traitement est de 1 an.

> **Conseils :** Ce médicament n'est qu'un élément de l'aide que peut recevoir l'alcoolique : le rôle du médecin ou des associations d'anciens buveurs est capital.

Effets indésirables possibles

Démangeaisons, diarrhée.

Plus rarement : nausées, vomissements, douleurs abdominales.

Laboratoires Merck Lipha Santé SAS

APAISYL comprimé

Antiallergique : antihistaminique H1 sédatif

Présentation

APAISYL 12 mg : comprimé (orange) ; boîte de 20. Non remb.

Composition

	p cp
Isothipendyl chlorhydrate	12 mg
Lactose	+

Dans quel cas ce médicament est-il prescrit ?

Ce médicament est un *antihistaminique* antiallergique. Il a en outre des effets *sédatifs* et *atropiniques.*

Il est utilisé dans le traitement des manifestations allergiques diverses : *rhinite* ou *conjonctivite* allergiques, *urticaire.*

Contre-indications

Ce médicament ne doit pas être utilisé dans les cas suivants :

- *antécédent* d'*agranulocytose,*
- risque de *glaucome* à angle fermé,
- risque de blocage des urines (*adénome de la prostate*).

> **Attention :** Ce médicament présente des effets *atropiniques.* Il peut provoquer un *glaucome* aigu chez les personnes prédisposées : œil rouge, dur et douloureux, avec vision floue. Une consultation d'extrême urgence auprès d'un ophtalmologiste est nécessaire.
>
> Du fait de la présence d'un *antihistaminique* ayant des propriétés sédatives et atropiniques, des précautions sont nécessaires chez l'*insuffisant hépatique* ou *rénal* et chez la personne âgée, notamment en cas de constipation chronique, d'*adénome de la prostate,* de tendance aux *vertiges* ou aux baisses de tension.
>
> Évitez les boissons alcoolisées : augmentation du risque de somnolence.
>
> Ce médicament peut induire une somnolence, parfois intense chez certaines personnes. Cette somnolence peut être augmentée par la prise d'*alcool* ou d'autres médicaments *sédatifs.* La conduite et l'utilisation de machines dangereuses sont déconseillées, surtout dans les heures qui suivent la prise du médicament.

Interactions avec d'autres substances

Informez votre médecin ou votre pharmacien si vous prenez un autre médicament ayant des effets *atropiniques* ou *sédatifs* (tranquillisants, somnifères, certains médicaments contre la toux ou contre la douleur contenant des *opiacés, antidépresseurs, neuroleptiques...*).

Grossesse et allaitement

L'effet de ce médicament pendant la grossesse est mal connu : seul votre médecin peut évaluer le risque éventuel de son utilisation dans votre cas.

En cas de traitement en fin de grossesse, une surveillance du *nouveau-né* peut être nécessaire.

Les données actuellement disponibles ne permettent pas de savoir si ce médicament passe dans le lait maternel : par mesure de prudence, il est déconseillé pendant l'allaitement.

Mode d'emploi et posologie

Les comprimés doivent être avalés avec un verre d'eau.

Pour une action régulière du médicament, répartir les prises dans la journée. En cas de somnolence gênante, ne prendre le médicament que le soir.

Posologie usuelle :

- Adulte : 1 comprimé, 2 ou 3 fois par jour.

> **Conseils :** Ce médicament agit sur les manifestations de l'*allergie* mais n'en supprime pas la cause. Si les *symptômes* persistent ou s'aggravent, n'hésitez pas à consulter votre médecin.

Effets indésirables possibles

Somnolence.

Effets *atropiniques* : sécheresse de la bouche, troubles de l'*accommodation,* blocage des urines, constipation, *palpitations.*

Hypotension orthostatique, vertiges.

Tremblements, mauvaise coordination des mouvements.

Agitation, confusion des idées.

Réaction allergique, photosensibilisation.

Anomalie de la *numération formule sanguine.*

Laboratoires Merck Médication Familiale

APAISYL gel
Antiprurigineux local

Présentation
APAISYL : gel pour application locale ; tube de 30 g. Non remb.

Composition
	p 100 g
Isothipendyl chlorydrate	0,75 g

Dans quel cas ce médicament est-il prescrit ?
Ce gel contient un *antihistaminique* antiallergique.

Il est utilisé pour calmer les démangeaisons, notamment celles dues aux piqûres d'insectes.

Contre-indications
Ce gel ne doit pas être utilisé dans les cas suivants :
- *allergie* aux *antihistaminiques*,
- sur des lésions infectées ou suintantes.

Attention : Si les démangeaisons persistent ou s'aggravent, elles peuvent être dues à une *allergie* à l'*antihistaminique* (paradoxalement, cette substance antiallergique peut être elle-même allergisante).

Grossesse et allaitement
L'effet de ce médicament pendant la grossesse ou l'allaitement est mal connu. L'évaluation du risque éventuel lié à son utilisation est individuelle : demandez conseil à votre pharmacien ou à votre médecin.

Mode d'emploi et posologie
Faire pénétrer le gel en massant légèrement.

Posologie usuelle :
2 ou 3 applications par jour.

Effets indésirables possibles
Réaction allergique cutanée.

Laboratoires Merck Médication Familiale

APAROXAL
Informations détaillées sur www.monvidal.com

APHILAN
Informations détaillées sur www.monvidal.com

APHILAN démangeaisons
Dermocorticoïde

Présentation
APHILAN démangeaisons : crème ; tube de 15 g. Non remb.

Composition
	p 100 g
Hydrocortisone	500 mg
Lanoline	+

Dans quel cas ce médicament est-il prescrit ?
C'est un *dermocorticoïde* d'activité faible. Comme les autres dérivés de la *cortisone* à usage local, il a un puissant effet anti-inflammatoire.

Il est utilisé pour traiter les symptômes dus aux piqûres d'insectes ou d'orties, et pour soulager les coups de soleil, lorsque ceux-ci sont peu étendus. Il ne doit pas être utilisé sans avis médical pour traiter d'autres affections.

Contre-indications
Ce médicament ne doit pas être utilisé dans les cas suivants :
- lésions ulcérées, plaies ;
- *acné, rosacée* ;
- boutons de fièvre, infection cutanée.

Attention : La *cortisone* (et ses dérivés) est un médicament sûr et efficace quand elle est utilisée à bon escient. Ce médicament en vente libre ne doit pas être employé pour traiter des lésions cutanées autres que celles mentionnées.

L'utilisation de la crème sur des lésions étendues ou au-delà des 3 jours recommandés peut conduire à une absorption cutanée importante et à un effet de la cortisone dans tout l'organisme.

Lors du traitement des coups de soleil, le soulagement apporté par ce médicament ne doit pas conduire à de nouvelles expositions intempestives sans protection adaptée.

Grossesse et allaitement
Ce médicament peut être utilisé pendant la grossesse.

En raison du risque d'ingestion par le nouveau-né, ce médicament ne doit pas être appliqué sur le mamelon chez la femme qui allaite.

Mode d'emploi et posologie
Appliquer la crème par touches espacées, puis l'étaler par un léger massage jusqu'à absorption complète.

Posologie usuelle :
- Adulte et enfant de plus de 6 ans : 2 applications par jour.

Compte-tenu des indications limitées de ce produit, la durée du traitement ne doit pas excéder 3 jours.

Conseils : Se laver les mains après l'application. Ce médicament peut être en accès libre dans certaines pharmacies ; néanmoins, n'hésitez pas à demander conseil à votre pharmacien.

Effets indésirables possibles
En dehors d'une *allergie* éventuelle à un excipient (lanoline notamment) contenu dans ce médicament, les effets indésirables susceptibles de survenir concernent essentiellement une utilisation inadaptée ou un non respect des précautions d'emploi :
- développement anormal des poils, dessèchement, fragilisation et décoloration irrégulière de la peau ;
- *dermite périorale, acné* ;
- retard de cicatrisation des plaies ;
- très rarement : *atrophie* cutanée, *télangiectasies* (dilatation des petits vaisseaux), *purpura* (microhémorragies de la peau), vergetures.

Laboratoires Pierre Fabre Santé

APHLOÏNE P
Informations détaillées sur www.monvidal.com

APHTORAL

Préparation pour la bouche et la gorge : antiseptique et antalgique

Présentation

APHTORAL : comprimé à sucer (arômes : orange, menthe poivrée) ; boîte de 24. Non remb.

Composition

	p cp
Chlorhexidine digluconate	3 mg
Tétracaïne chlorhydrate	0,2 mg
Acide ascorbique (vitamine C)	52,5 mg
Saccharose	1 g
Menthe poivrée	+

Dans quel cas ce médicament est-il prescrit ?

Ces comprimés contiennent un un *antiseptique* (chlorhexidine) qui a un effet antibactérien, un *anesthésique* local (tétracaïne) et de la *vitamine* C.

Ils sont utilisés dans le traitement des maux de gorge et des petites plaies de la bouche (*aphtes* par exemple).

Contre-indications

Ce médicament ne doit pas être utilisé en cas d'*allergie* aux *anesthésiques* locaux.

Attention : En l'absence d'amélioration au bout de 5 jours, de douleur en avalant ou en cas d'apparition de fièvre, consultez votre médecin. Il pourra faire la différence entre une *pharyngite* et une angine. En cas d'angine bactérienne, un traitement *antibiotique* est nécessaire afin d'éviter des complications ultérieures, cardiaques ou rénales.

L'usage prolongé des traitements antiseptiques locaux (*gargarisme*, *collutoire*, pastille) n'est pas souhaitable ; il peut modifier l'équilibre microbien naturel de la gorge.

Une surconsommation pourrait entraîner le passage de l'anesthésique local dans le sang et provoquer des troubles nerveux et cardiaques : respectez la *posologie*.

Sportif : les *anesthésiques* locaux ont été retirés de la liste des substances dopantes publiée dans les arrêtés du 20 avril et du 16 août 2004 par le ministère de la Jeunesse et des Sports.

Interactions avec d'autres substances

Il est généralement inutile d'associer des *antiseptiques* différents. Ceux-ci peuvent être contenus dans de nombreux produits disponibles en automédication : pastille, *collutoire* et solution nasale ; demandez conseil à votre pharmacien.

Grossesse et allaitement

L'effet de ce médicament pendant la grossesse ou l'allaitement est mal connu. L'évaluation du risque éventuel lié à son utilisation est individuelle : demandez conseil à votre pharmacien ou à votre médecin.

Mode d'emploi et posologie

Les comprimés doivent être sucés lentement sans être croqués, à distance des repas.

Les prises doivent être espacées d'au moins 2 heures.

Posologie usuelle :

- Adulte : 1 comprimé, 1 à 4 fois par jour.
- Enfant de 6 à 15 ans : 1 comprimé, 1 à 3 fois par jour.

La durée du traitement est limitée à 5 jours sans avis médical.

Conseils : Ce médicament peut être en accès libre dans certaines pharmacies ; néanmoins, n'hésitez pas à demander conseil à votre pharmacien.

Chez l'enfant et la personne âgée, évitez l'usage de ce médicament avant les repas : l'*anesthésique* local est susceptible de provoquer des troubles de la déglutition ; ceux-ci pourraient être à l'origine du passage d'aliments dans les *voies* respiratoires (fausse route).

Effets indésirables possibles

Réaction allergique.

Engourdissement passager de la langue.

Laboratoires Pierre Fabre Oral Care

APILAXE

Informations détaillées sur www.monvidal.com

APOKINON

Informations détaillées sur www.monvidal.com

APOMORPHINUM COMPLEXE N° 97

Informations détaillées sur www.monvidal.com

APRANAX

Anti-inflammatoire non stéroïdien — sur ordonnance

Présentation

APRANAX 250 mg : granulé pour suspension buvable (arômes : banane, orange, vanille) ; boîte de 30 sachets. Liste II - Remb 65 % - **5,76 €**.

APRANAX 275 mg : comprimé (bleu) ; boîte de 10. Liste II - Remb 65 % - **1,86 €**.

APRANAX 275 mg : comprimé (bleu) ; boîte de 30. Liste II - Remb 65 % - **4,35 €**.

APRANAX 500 mg : granulé pour suspension buvable (arômes : banane, orange, vanille) ; boîte de 16 sachets. Liste II - Remb 65 % - **5,60 €**.

APRANAX 550 mg : comprimé sécable (orangé) ; boîte de 16. Liste II - Remb 65 % - **3,56 €**.

APRANAX 750 mg : comprimé (orangé) ; boîte de 15. Liste II - Remb 65 % - **7,29 €**.

Composition

	p sachet	p cp	p sachet
Naproxène	250 mg		500 mg
Naproxène sodique		275 mg	
Aspartam	+		+

	p cp	p cp
Naproxène		750 mg
Naproxène sodique	550 mg	

Dans quel cas ce médicament est-il prescrit ?

Ce médicament est un *anti-inflammatoire* non stéroïdien (*AINS*). Il lutte contre l'*inflammation* et la douleur, fait baisser la fièvre et fluidifie le sang.

Il est utilisé dans :

- le *traitement symptomatique* des *rhumatismes inflammatoires* et de certaines *arthroses* douloureuses ;
- le traitement de courte durée des *arthrites*, *tendinites*, *lombalgies*, *sciatiques*, *cruralgies* et des douleurs faisant suite à un traumatisme de l'appareil locomoteur ;
- le traitement des règles douloureuses ;

- le traitement de courte durée des manifestations inflammatoires de la bouche (comprimés à 275 et 550 mg) ;
- le traitement des rhumatismes inflammatoires chez l'enfant (de plus de 6 ans et de plus de 25 kg).

Contre-indications

Ce médicament ne doit pas être utilisé dans les cas suivants :
- *antécédent* d'*allergie* ou d'*asthme* provoqué par la prise d'*AINS*, y compris l'aspirine ;
- *ulcère* de l'estomac ou du *duodénum* ;
- *insuffisance hépatique* grave ;
- *insuffisance rénale* grave ;
- *insuffisance cardiaque* grave ;
- enfant de moins de 15 ans (comprimés à 550 mg et 750 mg, sachet à 500 mg) ;
- enfant de moins de 25 kg (comprimé à 275 mg et sachet à 250 mg) ;
- *phénylcétonurie* (sachets : présence d'aspartam) ;
- **grossesse** (à partir du 6e mois).

Attention : Tout traitement prolongé ou *surdosage* d'*AINS* expose à des effets indésirables graves.

Certaines situations doivent conduire à ne poursuivre le traitement qu'après un avis médical :
- brûlures d'estomac importantes ou selles noires et nauséabondes pouvant traduire une irritation ou un saignement du tube digestif ;
- *éruption cutanée*, crise d'*asthme* ;
- fatigue inhabituelle et intense, ou baisse brutale et importante du volume des urines chez une personne souffrant d'*insuffisance cardiaque*, déshydratée ou traitée par *diurétique*.

Des précautions sont nécessaires chez la personne âgée ou en cas d'*antécédent* d'*ulcère* de l'estomac ou du *duodénum* ou de risque hémorragique, notamment digestif (maladie de *Crohn*, *rectocolite hémorragique*).

Certains médecins considèrent que les anti-inflammatoires peuvent diminuer l'efficacité des stérilets et exposer à un risque de grossesse non désirée. Ce risque est actuellement très controversé.

Conducteur : ce médicament peut provoquer parfois des étourdissements et des troubles de la vue.

Interactions avec d'autres substances

Ce médicament peut interagir avec d'autres médicaments, notamment :
- l'aspirine et les autres *anti-inflammatoires* non stéroïdiens (*AINS*) : risque d'augmentation des effets indésirables ;
- les *anticoagulants* et les *antiagrégants plaquettaires* : augmentation du risque hémorragique ;
- le lithium (TÉRALITHE, NEUROLITHIUM...) : augmentation du taux de lithium dans le sang ;
- le méthotrexate.

Informez par ailleurs votre médecin ou votre pharmacien en cas de traitement par un *diurétique*, un *inhibiteur de l'enzyme de conversion*, un *inhibiteur de l'angiotensine II*, un *bêtabloquant* ou un médicament contenant de la ciclosporine.

Grossesse et allaitement

Des effets néfastes pour l'enfant à naître ont été mis en évidence lorsque les *AINS* sont utilisés au cours des 4 derniers mois de la grossesse ; le risque existe même avec une seule prise et même si la grossesse est à terme. L'usage de ce médicament est contre-indiqué pendant cette période.

Pendant les 5 premiers mois, l'effet de ce médicament est mal connu : seul votre médecin peut évaluer le risque éventuel de son utilisation dans votre cas.

Ce médicament passe dans le lait maternel ; un choix est donc nécessaire entre l'allaitement et la prise du médicament. Cette décision devra être prise en accord avec votre médecin.

Mode d'emploi et posologie

Afin de limiter les effets digestifs indésirables, ce médicament est pris de préférence au milieu des repas.

Les comprimés doivent être avalés avec un verre d'eau, sans être croqués. Le contenu des sachets doit être dilué dans un demi-verre d'eau.

Posologie usuelle :
- Adulte :
  - *traitement d'attaque* : 1 000 à 1 100 mg par jour (soit 4 sachets à 250 mg ou 2 sachets à 500 mg ou 4 comprimés à 275 mg ou 2 comprimés à 550 mg par jour), répartis en 2 prises ;
  - *traitement d'entretien* : 500 à 750 mg par jour (soit 2 sachets à 250 mg ou 1 sachet à 500 mg ou 2 comprimés à 275 mg ou 1 comprimé à 550 mg ou 1 comprimé à 750 mg par jour) ;
  - traitement des manifestations inflammatoires de la bouche : 1 à 4 comprimés à 275 mg ou ½ à 2 comprimés à 550 mg par jour.
- Enfant de plus de 6 ans et de plus de 25 kg : 10 mg par kg et par jour ; soit, pour un enfant de 30 kg : 1 comprimé à 275 mg ou 1 sachet à 250 mg par jour.

Conseils : Les anti-inflammatoires ne sont pas des médicaments anodins. Du fait de la possibilité d'effets indésirables graves, ils ne doivent être utilisés que lorsqu'ils sont nécessaires, ce qui n'est pas le cas pour les affections rhumatismales peu douloureuses et les traumatismes bénins. Ce médicament vous a été prescrit dans une situation précise : ne le conseillez pas à un proche et ne le réutilisez pas sans avis médical.

Ne dépassez pas la *posologie* ni la durée de traitement prescrite par votre médecin.

Ce médicament doit être conservé à l'abri de la lumière.

Effets indésirables possibles

Troubles digestifs, *gastrite*, voire *ulcère* de l'estomac ou du *duodénum*, le plus souvent lors d'un traitement de longue durée ou à forte dose. Exceptionnellement : *hémorragie* du tube digestif (vomissements de sang ou selles noires).

Réaction allergique cutanée, *asthme*.

Maux de tête, *vertiges*, somnolence, difficulté de concentration, troubles de l'audition ou de la vision, augmentation des *transaminases*.

Laboratoires Roche

APROVEL

Antihypertenseur — sur ordonnance

Présentation

APROVEL 75 mg : comprimé (crème) ; boîte de 30. Liste I - Remb 65 % - **15,65 €**.
APROVEL 75 mg : comprimé (crème) ; boîte de 90. Liste I - Remb 65 % - **43,88 €**.
APROVEL 150 mg : comprimé (crème) ; boîte de 30. Liste I - Remb 65 % - **23,74 €**.
APROVEL 150 mg : comprimé (crème) ; boîte de 90. Liste I - Remb 65 % - **64,56 €**.
APROVEL 300 mg : comprimé (crème) ; boîte de 30. Liste I - Remb 65 % - **31,86 €**.
APROVEL 300 mg : comprimé (crème) ; boîte de 90. Liste I - Remb 65 % - **85,35 €**.

Composition

	p cp	p cp	p cp
Irbésartan	75 mg	150 mg	300 mg
Lactose	+	+	+

Dans quel cas ce médicament est-il prescrit ?

Ce médicament est un *antihypertenseur* qui appartient à la famille des *inhibiteurs de l'angiotensine II*. Il bloque l'action de l'angiotensine II. Cette substance, naturellement présente dans l'organisme, provoque une contraction des artères qui augmente la pression artérielle et fatigue le cœur.

Il est utilisé dans le traitement de l'*hypertension artérielle* et de l'*insuffisance rénale* chez le diabétique hypertendu.

Contre-indications

Ce médicament ne doit pas être utilisé dans les cas suivants :
- **grossesse** (à partir du 4e mois),
- **allaitement**.

Attention : Si vous suiviez auparavant un traitement par *diurétique* ou un régime sans *sel*, la baisse de la tension artérielle peut être importante lors des premières prises du médicament et expose à un risque de malaise ou d'étourdissement. Il est donc recommandé de commencer le traitement avec de faibles posologies, sous surveillance médicale plus étroite.

Des précautions sont nécessaires en cas d'*insuffisance cardiaque* grave ou chez les personnes souffrant d'*hypertension artérielle* due à un rétrécissement des artères rénales, de rétrécissement des valves cardiaques ou de *cardiomyopathie* obstructive.

Les *inhibiteurs de l'angiotensine II* peuvent être responsables d'une augmentation de la *kaliémie*, notamment en cas d'*insuffisance rénale* ou de *diabète*. Faites pratiquer les analyses de sang prescrites par votre médecin ; elles sont notamment destinées à vérifier le bon fonctionnement de vos reins (dosage de la *créatinine*) et le taux de *potassium*.

Les sels de régime contiennent souvent du potassium, ne les utilisez pas sans avis médical pendant le traitement.

Interactions avec d'autres substances

Ce médicament peut interagir avec les *diurétiques* et les médicaments qui contiennent du *potassium* ou du *lithium*.

En outre, l'effet des *antihypertenseurs* peut être augmenté par certains médicaments tels que les *neuroleptiques*, les *antidépresseurs imipraminiques*, les *alphabloquants* utilisés dans les troubles urinaires, les médicaments contenant du baclofène ; il peut être diminué par les *AINS* ou les *corticoïdes*. Votre médecin doit être informé si vous êtes traité par l'un ou l'autre de ces médicaments.

Grossesse et allaitement

L'effet de ce médicament sur l'enfant à naître pendant les 3 premiers mois de la grossesse est mal connu. Par prudence, son usage est déconseillé. Au cours des 6 derniers mois de la grossesse, une prise prolongée de ce médicament peut altérer les reins du fœtus. Son utilisation est contre-indiquée à partir du 4e mois de la grossesse.

En conséquence, un désir de grossesse nécessite le remplacement de ce médicament par un autre antihypertenseur. Si une grossesse survient alors que vous prenez ce médicament, consultez rapidement votre médecin pour qu'il modifie votre traitement.

Les données actuellement disponibles ne permettent pas de savoir si ce médicament passe dans le lait maternel. Il est contre-indiqué chez la femme qui allaite.

Mode d'emploi et posologie

Le comprimé doit être avalé avec un verre d'eau, indifféremment pendant ou entre les repas.

Posologie usuelle :
- Adulte : 75 mg à 300 mg par jour, en 1 prise.

Conseils : Votre tension artérielle doit être contrôlée régulièrement. Les appareils permettant une mesure automatique de la tension à domicile utilisent souvent un procédé de mesure différent de celui qu'emploie votre médecin. Si vous avez un tel appareil, apportez-le en consultation pour vous assurer que la mesure obtenue est bien conforme à celle du tensiomètre de votre médecin.

Le traitement médicamenteux ne dispense pas de mesures simples pouvant faire baisser la tension artérielle : activité physique régulière, modération de la consommation de boissons alcoolisées et de *sel*, lutte contre l'excès de poids.

Effets indésirables possibles

Les études qui ont comparé ce médicament au *placebo* n'ont pas montré plus d'effets indésirables imputables au médicament.

Depuis sa commercialisation, les effets suivants ont été rarement observés :
- maux de tête, bourdonnements d'oreilles, modification du goût, douleurs musculaires ou articulaires, *réaction allergique* (œdème de *Quincke*) ;
- augmentation du taux de *créatinine* et de *potassium* dans le sang.

Laboratoires sanofi-aventis France

APSOR
Antipsoriasique — sur ordonnance

Présentation
APSOR : émulsion pour application cutanée ; flacon de 50 ml. Liste II - Remb 65 % - **28,24 €**.
APSOR : pommade ; tube de 15 g. Liste II - Remb 65 % - **10,11 €**.
APSOR : pommade ; tube de 60 g. Liste II - Remb 65 % - **32,84 €**.

Composition

Composition	p 100 g
Tacalcitol	400 µg

Dans quel cas ce médicament est-il prescrit ?
Ce médicament d'usage local contient une substance proche de la *vitamine* D qui freine le renouvellement anormal de certaines cellules de la peau.
Il est utilisé dans le traitement du *psoriasis*.

Contre-indications
Ce médicament ne doit pas être utilisé en cas d'excès de calcium dans le sang.

Attention : La pommade doit être utilisée avec précaution sur le visage afin de ne pas être mise en contact avec l'œil.
Ce médicament peut être rendu moins actif, voire inactif lorsqu'il est exposé aux *ultraviolets* ; il est donc recommandé de l'appliquer le soir.

Grossesse et allaitement
L'effet de ce médicament pendant la grossesse ou l'allaitement est mal connu. Par prudence, son usage est déconseillé chez la femme enceinte ou chez celle qui allaite.

Mode d'emploi et posologie
L'émulsion est destinée aux lésions du cuir chevelu.

Posologie usuelle :
1 application par jour, de préférence le soir. Ne pas utiliser plus de 50 g de pommade ou 70 ml d'émulsion par semaine.

Conseils : Pensez à vous laver les mains après l'application de la pommade.
Ce médicament ne doit pas être conservé plus de 6 mois après une première utilisation.

Effets indésirables possibles
Irritation locale, *hypercalcémie* à forte dose.

Laboratoires Merck Lipha Santé SAS

APURONE
Informations détaillées sur www.monvidal.com

ARACYTINE
Informations détaillées sur www.monvidal.com

ARAVA
Antirhumatismal — sur ordonnance

Présentation
ARAVA 10 mg : comprimé ; boîte de 30. Liste I, *médicament à prescription restreinte* - Remb 65 % - **76,05 €**.
ARAVA 20 mg : comprimé ; boîte de 30. Liste I, *médicament à prescription restreinte* - Remb 65 % - **76,05 €**.
ARAVA 100 mg : comprimé ; boîte de 3. Liste I, *médicament à prescription restreinte* - Remb 65 % - **44,57 €**.

Composition

Composition	p cp	p cp	p cp
Léflunomide	10 mg	20 mg	100 mg

Dans quel cas ce médicament est-il prescrit ?
Ce médicament est un antirhumatismal d'action lente.
Il est utilisé dans le *traitement de fond* de la *polyarthrite rhumatoïde* et du rhumatisme psoriasique.

Contre-indications
Ce médicament ne doit pas être utilisé dans les cas suivants :
- *insuffisance hépatique* ou *rénale*,
- maladie ou traitement (*immunodépresseur*) altérant le système immunitaire,
- anomalie préexistante de la *numération formule sanguine* (sauf si cette anomalie est due à la *polyarthrite rhumatoïde*),
- infection grave,
- baisse importante du taux de protéines dans le sang,
- **grossesse**, femme en âge de procréer sans contraception efficace, absence de test de grossesse négatif avant le début du traitement, **homme** désirant procréer,
- **allaitement**.

Attention : Des précautions sont nécessaires en cas de substitution du léflunomide à un autre *traitement de fond* de la *polyarthrite rhumatoïde*, ou lors du remplacement du léflunomide par un autre traitement de fond : une période sans traitement peut être nécessaire pour permettre à l'organisme d'éliminer le traitement précédent.
Un métabolite du léflunomide persiste très longtemps dans le sang (plusieurs mois, voire années) ; des effets indésirables peuvent donc survenir après l'arrêt du traitement. Dans ce cas, un traitement spécifique permet d'accélérer l'élimination de métabolite par l'organisme.
Un dosage initial des *transaminases* et leur surveillance régulière sont nécessaires pour détecter la survenue d'une éventuelle *hépatite*. Ce risque de toxicité pour le foie conduit à recommander de ne pas absorber d'*alcool* pendant le traitement.
Une *numération formule sanguine* initiale, répétée régulièrement, est également nécessaire pour détecter un effet toxique sur la moëlle osseuse.
La survenue d'*aphtes* buccaux doit être signalée au médecin.
Comme pour tout traitement *immunodépresseur*, les infections concomitantes justifient systématiquement une consultation médicale.
La tension artérielle doit être contrôlée régulièrement pendant le traitement.
En cas d'essoufflement inhabituel, interrompez le traitement et consultez votre médecin.
Au cours du traitement, une surveillance médicale et des analyses de sang régulières sont nécessaires.
L'effet de ce médicament est lent à apparaître : un délai d'action de 2 à 3 mois est nécessaire avant de pouvoir juger de l'efficacité du traitement. Dans l'intervalle, l'usage des traitements *antalgiques* habituels reste possible.

> Ce médicament est destiné au traitement d'un *rhumatisme inflammatoire* : il ne convient pas en cas d'*arthrose* ou de rhumatisme banal.

Interactions avec d'autres substances

La prise de charbon actif ou de médicament contenant de la cholestyramine diminue fortement l'activité du médicament.

Ce médicament ayant des propriétés anti-immunitaires, l'injection de vaccins contenant des germes vivants est déconseillée pendant le traitement.

Grossesse et allaitement

Ce médicament est contre-indiqué chez la femme enceinte ou susceptible de l'être. Une contraception efficace est indispensable. Du fait de la persistance d'un métabolite dans le sang pendant une période longue et variable, une grossesse ne peut être envisagée que lorsque deux dosages sanguins de ce métabolite ont mis en évidence un taux inférieur à 0,02 mg/l. La décroissance du taux sanguin du médicament peut être accélérée par une procédure spécifique appelée « washout » et faisant appel à des médicaments qui facilitent l'élimination digestive du médicament pendant 11 jours ; malheureusement, ce washout peut diminuer l'efficacité des contraceptifs oraux et une autre méthode contraceptive doit être préférée. La contraception doit être poursuivie pendant toute la période à risque.

Si malgré ces précautions, un retard de règles survient, pouvant faire suspecter une grossesse, un avis médical rapide est nécessaire.

Il existe un doute sur la toxicité de ce médicament pour les spermatozoïdes masculins. Les hommes traités ne doivent avoir de rapport qu'avec une femme sous contraception ou ménopausée. La procréation ne sera possible qu'après l'arrêt du médicament par l'homme, et la prise du traitement washout.

Ce médicament passe dans le lait maternel ; un choix est donc nécessaire entre l'allaitement et la prise du médicament. Cette décision devra être prise en accord avec votre médecin.

Mode d'emploi et posologie

Les comprimés doivent être pris entiers avec un verre d'eau, pendant ou entre les repas.

Posologie usuelle :

- Adulte :
  - *Traitement d'attaque* : 100 mg par jour pendant 3 jours.
  - *Traitement d'entretien* : 10 à 20 mg par jour.

L'effet positif sur la maladie se manifeste tardivement, environ 4 à 6 semaines après son début.

Effets indésirables possibles

Fréquents (1 à 10 % des patients) : *troubles digestifs*, *aphtes* buccaux, perturbation des analyses sanguines hépatiques, perte de poids, maux de tête, étourdissements, fatigue, fourmillements des extrémités, inflammation des tendons, accentuation de la chute naturelle des cheveux, *eczéma*, sécheresse de la peau, *réactions allergiques*, baisse du taux de globules blancs.

Peu fréquents (moins de 1 patient sur 100) : baisse du taux de *potassium* dans le sang, perturbation du goût, anxiété, rupture de tendons, *anémie*, baisse du taux des *plaquettes* dans le sang.

Rares (moins de 1 patient sur 1 000) : hépatite, jaunisse, augmentation des *globules blancs* de type éosinophile dans le sang.

Très rares (moins de 1 patient sur 10 000) : *réactions allergiques* graves, *agranulocytose*.

Du fait des propriétés anti-immunitaires de ce médicament, la fréquence des infections est susceptible d'augmenter. Une augmentation du taux de *cholestérol*, des *triglycérides* ou d'*acide urique* peut également survenir.

Laboratoires Aventis

ARCALION
Psychostimulant

Présentation

ARCALION 200 : comprimé (orange) ; boîte de 30. Non remb.
ARCALION 200 : comprimé (orange) ; boîte de 60. Non remb.

Composition

	p cp
Sulbutiamine	200 mg
Lactose	+

Dans quel cas ce médicament est-il prescrit ?

C'est un médicament qui appartient à la famille des *psychostimulants*.

Il est utilisé dans les états d'apathie, d'abattement, de manque d'énergie.

> **Attention :** L'apathie, l'abattement peuvent être les seuls *symptômes* d'une *dépression* qui nécessite un traitement spécifique : consultez votre médecin.

Grossesse et allaitement

L'effet de ce médicament pendant la grossesse ou l'allaitement est mal connu. L'évaluation du risque éventuel lié à son utilisation est individuelle : demandez conseil à votre pharmacien ou à votre médecin.

Mode d'emploi et posologie

Les comprimés doivent être avalés avec un grand verre d'eau au cours des repas du matin et du midi.

Posologie usuelle :

- Adulte : 2 ou 3 comprimés par jour.

La durée du traitement ne doit pas dépasser 4 semaines sans avis médical.

> **Conseils :** Une fatigue persistante ne doit pas vous conduire à augmenter les prises de ce médicament : consultez votre médecin.

Effets indésirables possibles

Tremblements, maux de tête, agitation, malaise, *réaction allergique* cutanée, *intolérance* digestive.

Laboratoires Servier

ARESTAL
Antidiarrhéique — sur ordonnance

Présentation

ARESTAL : comprimé ; boîte de 20. Liste II - Remb 35 % - **4,17 €**.

Composition

	p cp
Lopéramide oxyde	1 mg
Lactose	+

Dans quel cas ce médicament est-il prescrit ?

C'est un antidiarrhéique qui agit en ralentissant le *transit intestinal* et en réduisant les sécrétions du tube digestif.

Il est utilisé dans le *traitement symptomatique* des diarrhées aiguës de l'adulte, en complément des mesures diététiques.

Contre-indications

Ce médicament ne doit pas être utilisé en cas de crise aiguë de *rectocolite hémorragique*.

Attention : Des précautions sont nécessaires en cas d'*insuffisance hépatique*.
Ce médicament n'est pas adapté au traitement des diarrhées dues à certains *antibiotiques*.
Une diarrhée s'accompagnant de torpeur, de soif, de fièvre, ou de sang dans les selles nécessite rapidement un avis médical.
Le traitement doit être arrêté dès que les selles recommencent à être formées. L'usage trop prolongé du médicament expose à un risque de constipation important.
Si vous devez conduire ou utiliser une machine dangereuse, assurez-vous préalablement que ce médicament n'altère pas votre vigilance.

Grossesse et allaitement

Les études actuellement disponibles n'ont pas mis en évidence de problème particulier lors de l'utilisation ponctuelle de ce médicament chez la femme enceinte. Néanmoins, il est déconseillé pendant la grossesse sans avis médical.

Ce médicament passe faiblement dans le lait maternel ; son utilisation ponctuelle est possible pendant l'allaitement.

Mode d'emploi et posologie

Les comprimés doivent être avalés avec un verre d'eau

Posologie usuelle :

- Adulte : commencer par 2 comprimés, puis 1 comprimé supplémentaire après chaque selle liquide, sans dépasser 8 comprimés par jour.

Conseils : Une diarrhée peut provoquer une déshydratation, notamment chez la personne âgée. Cette perte d'eau par l'organisme doit être compensée par des boissons abondantes (bouillon salé, boissons sucrées) car elle peut être à l'origine d'une fatigue, de malaise ou de confusion des idées.
Le régime à suivre en cas de *diarrhée* repose sur une alimentation légère, à base de :
- carotte, pomme de terre, en soupe ou en purée ;
- pâtes, riz ou tapioca bien cuits, eau de cuisson du riz ;
- compote de pommes ou de coings, gelée de coings ou de myrtilles ;
- biscuits salés ou sucrés.

Doivent être évités : les jus de fruits et les fruits crus, les légumes riches en fibres, les sources de protéines animales et les boissons glacées.

Effets indésirables possibles

Constipation, ballonnement, douleur abdominale, nausées, vomissements, bouche sèche, fatigue, somnolence, *vertige*, *réaction allergique*.

Exceptionnellement : constipation grave, surtout en cas de *posologie* excessive.

Laboratoires Janssen-Cilag

ARGENTUM COMPLEXE N° 98

Informations détaillées sur www.monvidal.com

ARGININE VEYRON

Traitement des troubles digestifs

Présentation

ARGININE VEYRON : solution buvable (arôme caramel) ; boîte de 20 ampoules de 5 ml. Remb 65 % - **3,57 €**.
ARGININE VEYRON : solution buvable (arôme caramel) ; flacon de 250 ml. Remb 65 % - **5,33 €**.

Composition

	p amp buv	p c à c
L-Arginine chlorhydrate	1 g	0,918 g
Saccharose	0,8 g	0,75 g

Dans quel cas ce médicament est-il prescrit ?

Ce médicament contient un *acide aminé*. Il agit en facilitant la production de bile par le foie et sa sécrétion dans l'intestin.

Il est utilisé dans le *traitement d'appoint* des digestions difficiles.

Attention : Des précautions sont nécessaires en cas d'obstruction des *voies biliaires* ou d'*insuffisance hépatique* grave.
N'utilisez pas ce médicament de façon prolongée sans l'avis de votre médecin : des examens peuvent être nécessaires si les *symptômes* persistent.
Ce médicament contient du *sucre* (saccharose) en quantité notable.

Grossesse et allaitement

Ce médicament ne contient que des substances présumées sans danger pendant la grossesse ou l'allaitement. Néanmoins, ne l'utilisez pas de façon prolongée sans l'avis de votre pharmacien ou de votre médecin.

Mode d'emploi et posologie

La solution doit être avalée avec un peu d'eau avant les 3 principaux repas.

Posologie usuelle :

- Adulte : 1 ou 2 ampoules ou 1 à 2 cuillères à café de solution, 3 fois par jour (ou 1 cuillère à soupe midi et soir).
- Enfant : 1 ampoule ou 1 cuillère à café de solution, 2 ou 3 fois par jour.

Conseils : Une alimentation équilibrée, une mastication lente, la suppression des aliments difficiles à digérer et des boissons alcoolisées permettent souvent d'atténuer les troubles de la digestion.

Effets indésirables possibles

À forte dose : diarrhée, nécessitant l'arrêt du traitement.

Laboratoires Pierre Fabre Médicament

ARGINOTRI-B

Informations détaillées sur www.monvidal.com

ARHÉMAPECTINE ANTIHÉMORRAGIQUE

Informations détaillées sur www.monvidal.com

ARICEPT

Traitement de la maladie d'Alzheimer

sur ordonnance

Présentation

ARICEPT 5 mg : comprimé (blanc) ; boîte de 28. Liste I, *médicament à prescription restreinte* - Remb 65 % - **80,66 €**.
ARICEPT 5 mg : comprimé *orodispersible* (blanc) ; boîte de 28. Liste I, *médicament à prescription restreinte* - Remb 65 % - **80,66 €**.
ARICEPT 10 mg : comprimé (jaune) ; boîte de 28. Liste I, *médicament à prescription restreinte* - Remb 65 % - **80,66 €**.
ARICEPT 10 mg : comprimé *orodispersible* (jaune) ; boîte de 28. Liste I, *médicament à prescription restreinte* - Remb 65 % - **80,66 €**.

Composition

	p cp	p cp
Donépézil chlorhydrate	5 mg	10 mg

Dans quel cas ce médicament est-il prescrit ?

Ce médicament appartient à la famille des *anticholinestérasiques* ; il inhibe le fonctionnement d'une *enzyme*, la cholinestérase, qui elle-même dégrade l'acétylcholine. L'effet positif de ce médicament dans la maladie d'*Alzheimer* repose sur l'hypothèse d'un déficit cérébral en acétylcholine chez certains malades atteints de cette maladie, et sur des travaux scientifiques qui montrent que le donépézil améliore certaines fonctions cérébrales chez les malades.

Il est utilisé dans le traitement des formes légères ou modérées de la maladie d'Alzheimer.

Contre-indications

Ce médicament ne doit pas être utilisé en cas d'*allergie* aux dérivés de la pipéridine.

Attention : Ce médicament, réservé aux formes légères ou modérées de la maladie d'*Alzheimer*, n'a pas été étudié dans les traitements des formes graves ni des démences dues à d'autres maladies.

Des précautions sont nécessaires chez les personnes qui vont être opérées ou qui souffrent d'*épilepsie*, de *troubles du rythme cardiaque*, de *troubles digestifs* chroniques, de difficultés à uriner, d'*asthme* ou de *bronchite chronique*. Ces *antécédents* doivent être signalés au médecin avant la prescription.

Conduite automobile : la maladie d'Alzheimer contre-indique généralement la conduite automobile et le maniement des machines dangereuses.

Interactions avec d'autres substances

Ce médicament peut interagir avec les autres *anticholinestérasiques*.

Informez votre médecin si vous prenez des bétabloquants ou des médicaments qui contiennent de la rifampicine, de la phénytoïne, de la carbamazépine, de la quinidine ou du kétoconazole.

Grossesse et allaitement

Dans le cas improbable d'une grossesse ou d'un allaitement, ce médicament ne doit pas être utilisé.

Mode d'emploi et posologie

Ce médicament doit être pris le soir, juste avant le coucher, avec un verre d'eau.

Le comprimé orodispersible doit être placé sur la langue pour se déliter avant d'être avalé, avec ou sans eau.

Posologie usuelle :

La dose initiale est de 5 mg. Après un mois, le médecin peut l'augmenter à 10 mg si nécessaire.

Conseils :

Conditions particulières de délivrance

Ce médicament est un *médicament à prescription restreinte* : la prescription initiale ne peut être réalisée que par un médecin neurologue, psychiatre ou gériatre. Cette ordonnance initiale annuelle doit être présentée avec celles destinées aux renouvellements qui peuvent être rédigées par un autre médecin.

Effets indésirables possibles

Diarrhée, nausée, vomissements, crampes, fatigue ou insomnies.

Plus rarement : maux de tête, douleurs, accidents, rhume.

Exceptionnellement : malaise, ralentissement important du cœur, *hépatite*, manque d'appétit, *ulcère* de l'estomac ou du duodénum, *convulsions*.

Laboratoires Eisai

ARIMIDEX

Antiestrogène

sur ordonnance

Présentation

ARIMIDEX 1 mg : comprimé (blanc) ; boîte de 28. Liste I - Remb 100 % - **127,70 €**.

Composition

	p cp
Anastrozole	1 mg
Lactose	+

Dans quel cas ce médicament est-il prescrit ?

Ce médicament bloque la synthèse des *estrogènes* dans l'organisme.

Il est utilisé dans le traitement de certains *cancers* du sein chez la femme *ménopausée*.

Contre-indications

Ce médicament ne doit pas être utilisé dans les cas suivants :

- *insuffisance rénale* grave,
- *insuffisance hépatique* grave,
- préménopause,
- **grossesse**,
- **allaitement**.

Attention : Compte tenu des effets possibles de ce médicament sur la densité osseuse, une surveillance particulière est nécessaire chez les femmes souffrant d'*ostéoporose* ou à risque.

Si vous devez conduire ou utiliser une machine dangereuse, assurez-vous préalablement que ce médicament n'altère pas votre vigilance.

Interactions avec d'autres substances

Ce médicament ne doit pas être associé aux médicaments de la famille des *estrogènes* : risque d'annulation de son effet.

Grossesse et allaitement

Ce médicament est contre-indiqué chez la femme enceinte et chez celle qui allaite.

Mode d'emploi et posologie

Ce médicament peut être pris indifféremment au cours ou en dehors des repas.

Posologie usuelle :

- Femme adulte : 1 comprimé par jour.

Conseils : Ce médicament ne convient pas au traitement de tous les cancers du sein. Il ne sera efficace que si votre *tumeur* possède des récepteurs aux *estrogènes*.

Effets indésirables possibles

Résultant de la privation en *estrogènes* : bouffées de chaleur, sécheresse vaginale, perte de cheveux.

Manque d'appétit, nausées, vomissements, diarrhée.

Fatigue, somnolence, douleurs des muscles et des articulations, maux de tête, *éruption cutanée*.

Rarement : saignement génital, augmentation du taux de *cholestérol* dans le sang.

Laboratoires AstraZeneca

ARIXTRA

Anticoagulant injectable — sur ordonnance

Présentation

ARIXTRA 2,5 mg/0,5 ml : solution injectable ; boîte de 2 seringues préremplies. Liste I - Remb 65 % - **15,57 €**.
ARIXTRA 2,5 mg/0,5 ml : solution injectable ; boîte de 7 seringues préremplies. Liste I - Remb 65 % - **50,08 €**.
ARIXTRA 5 mg/0,4 ml : solution injectable ; boîte de 2 seringues préremplies. Liste I - Remb 65 % - **36,45 €**.
ARIXTRA 5 mg/0,4 ml : solution injectable ; boîte de 10 seringues préremplies. Liste I - Remb 65 % - **161,33 €**.
ARIXTRA 7,5 mg/0,6 ml : solution injectable ; boîte de 2 seringues préremplies. Liste I - Remb 65 % - **36,45 €**.
ARIXTRA 7,5 mg/0,6 ml : solution injectable ; boîte de 10 seringues préremplies. Liste I - Remb 65 % - **161,33 €**.
ARIXTRA 10 mg/0,8 ml : solution injectable ; boîte de 2 seringues préremplies. Liste I - Remb 65 % - **36,45 €**.
ARIXTRA 10 mg/0,8 ml : solution injectable ; boîte de 10 seringues préremplies. Liste I - Remb 65 % - **161,33 €**.

Composition

	p seringue	p seringue
Fondaparinux sodique	2,5 mg	5 mg
	p seringue	p seringue
Fondaparinux sodique	7,5 mg	10 mg

Dans quel cas ce médicament est-il prescrit ?

Ce médicament appartient à une nouvelle famille d'*anticoagulants* injectables qui inhibe de façon sélective une enzyme spécifique de la coagulation, le facteur Xa. Il est obtenu par synthèse chimique, alors que les anticoagulants de la famille de l'héparine sont d'origine animale.

À faible dose (solution à 2,5 mg), il est utilisé dans le *traitement préventif* des *accidents thromboemboliques* veineux dans le cadre :

- d'une chirurgie orthopédique du membre inférieur, telle que fracture de hanche, prothèse de hanche ou chirurgie du genou ;
- d'une chirurgie abdominale ou d'un alitement, chez les patients présentant un risque élevé d'accident thromboembolique.

À forte dose, il est utilisé dans le traitement des *thromboses* veineuses (*phlébite*, *embolie* pulmonaire).

Contre-indications

Ce médicament ne doit pas être utilisé dans les cas suivants :

- *endocardite bactérienne*,
- saignement important,
- *insuffisance rénale*.

Attention : Des analyses de sang sont recommandées au début et à la fin du traitement pour contrôler le taux de *plaquettes* dans le sang.

Des précautions sont nécessaires en cas de risque accru d'*hémorragie* (troubles de la coagulation, *ulcère* de l'estomac ou du *duodénum*), chez la personne âgée et chez le patient pesant moins de 50 kg.

L'aspirine augmente le risque hémorragique lié à l'usage de ce médicament. De nombreux produits qui en contiennent sont vendus sans ordonnance. Ne prenez aucun médicament sans l'avis de votre médecin ou de votre pharmacien.

Interactions avec d'autres substances

Ce médicament peut interagir avec les médicaments qui contiennent de l'aspirine, des *anti-inflammatoires* non stéroïdiens et de la ticlopidine : augmentation du risque de saignement.

Grossesse et allaitement

L'effet de ce médicament sur la femme enceinte et l'enfant à naître est mal connu : votre médecin est seul juge pour apprécier la nécessité de ce traitement et son risque pendant la grossesse.

La possibilité d'un effet du médicament chez le *nourrisson* est très improbable ; néanmoins, par mesure de prudence, l'allaitement est déconseillé sans avis médical.

Mode d'emploi et posologie

La solution est injectée par *voie* sous-cutanée dans un pli de la peau pincé entre deux doigts. L'injection se fait habituellement dans la paroi abdominale.

Posologie usuelle :

- *Traitement préventif* : 1 injection de 2,5 mg par jour. Le traitement durera au moins jusqu'à la reprise de la marche.
- *Traitement curatif* : 1 injection de 7,5 mg par jour, pour les personnes pesant entre 50 et 100 kg.

Conseils : Lorsque ce médicament est remplacé par un *anticoagulant* oral, les deux traitements doivent être pris simultanément pendant quelques jours, le temps que le traitement oral devienne efficace.

Effets indésirables possibles

Saignement, anomalie de la *numération formule sanguine*, modification des *transaminases*.

Œdèmes.

Rarement : vertiges, maux de tête, troubles digestifs, éruption cutanée, *réaction allergique*, réaction au point d'injection.

Laboratoires GlaxoSmithKline

ARKOGÉLULES ARTICHAUT

Informations détaillées sur www.monvidal.com

ARKOGÉLULES AUBÉLINE
Phytothérapie

Présentation
ARKOGÉLULES AUBÉLINE : gélule ; boîte de 45. Non remb.
ARKOGÉLULES AUBÉLINE : gélule ; boîte de 150. Non remb.

Composition

	p gél
Aubépine, sommité fleurie	350 mg

Dans quel cas ce médicament est-il prescrit ?
Ce médicament contient un extrait de plante *sédative*.
Il est traditionnellement utilisé dans le traitement des *palpitations* chez l'adulte et dans le *traitement symptomatique* de la nervosité, notamment en cas de troubles légers du sommeil.

Attention : Les *palpitations* peuvent être le *symptôme* d'une maladie cardiaque : n'utilisez pas ce médicament de façon prolongée sans l'avis de votre médecin.

Grossesse et allaitement
Ce médicament contient une plante présumée sans danger pendant la grossesse ou l'allaitement. Néanmoins, par mesure de prudence, ne l'utilisez pas sans prendre l'avis de votre pharmacien ou de votre médecin.

Mode d'emploi et posologie
Ce médicament est pris de préférence au moment des repas, avec un verre d'eau.

Posologie usuelle :
- Adulte : 1 gélule, 3 fois par jour ; jusqu'à 5 gélules par jour si nécessaire.

Conseils : Les médicaments ne sont pas la seule réponse au stress : une meilleure hygiène de vie, une consommation modérée d'excitants (café, thé, boissons alcoolisées...) permettent aussi de lutter contre l'excès de nervosité et ses manifestations (*palpitations*, troubles du sommeil).
Ce médicament doit être conservé à l'abri de la lumière.

Laboratoires Arkopharma

ARKOGÉLULES BARDANE
Informations détaillées sur www.monvidal.com

ARKOGÉLULES BOLDO
Informations détaillées sur www.monvidal.com

ARKOGÉLULES BRUYÈRE
Informations détaillées sur www.monvidal.com

ARKOGÉLULES BUSSEROLE
Informations détaillées sur www.monvidal.com

ARKOGÉLULES CAMILINE
Informations détaillées sur www.monvidal.com

ARKOGÉLULES CASSIS
Informations détaillées sur www.monvidal.com

ARKOGÉLULES CHARBON VÉGÉTAL
Informations détaillées sur www.monvidal.com

ARKOGÉLULES CHARDON MARIE
Informations détaillées sur www.monvidal.com

ARKOGÉLULES CUPALINE
Informations détaillées sur www.monvidal.com

ARKOGÉLULES ÉLEUTHÉROCOQUE
Informations détaillées sur www.monvidal.com

ARKOGÉLULES ESCHSCHOLTZIA
Informations détaillées sur www.monvidal.com

ARKOGÉLULES FRAGON
Informations détaillées sur www.monvidal.com

ARKOGÉLULES FUCUS
Informations détaillées sur www.monvidal.com

ARKOGÉLULES FUMETERRE
Informations détaillées sur www.monvidal.com

ARKOGÉLULES GINSENG
Informations détaillées sur www.monvidal.com

ARKOGÉLULES HAMAMÉLIS
Informations détaillées sur www.monvidal.com

ARKOGÉLULES HARPADOL
Phytothérapie

Présentation
ARKOGÉLULES HARPADOL : gélule ; boîte de 45. Non remb.
ARKOGÉLULES HARPADOL : gélule ; boîte de 150. Non remb.

Composition

	p gél
Harpagophytum	435 mg

Dans quel cas ce médicament est-il prescrit ?
Ce médicament contient un extrait de plante.
Il est traditionnellement utilisé dans les douleurs articulaires.

Grossesse et allaitement
Ce médicament contient une plante présumée sans danger pendant la grossesse ou l'allaitement. Néanmoins, par mesure de prudence, ne l'utilisez pas sans prendre l'avis de votre pharmacien ou de votre médecin.

Mode d'emploi et posologie
Les gélules doivent être avalées avec un grand verre d'eau, au moment des repas.

Posologie usuelle :
- Adulte : 2 gélules, 3 fois par jour en traitement d'attaque, puis 1 gélule, 3 fois par jour en traitement d'entretien.

Effets indésirables possibles
Rarement et à dose élevée : nausées et douleurs d'estomac.

Laboratoires Arkopharma

ARKOGÉLULES HOUBLON
Informations détaillées sur www.monvidal.com

ARKOGÉLULES HUILE DE FOIE DE MORUE
Informations détaillées sur www.monvidal.com

ARKOGÉLULES KOLA
Informations détaillées sur www.monvidal.com

ARKOGÉLULES MARRONNIER D'INDE

Phytothérapie à visée vasculoprotectrice

Présentation

ARKOGÉLULES MARRONNIER D'INDE : gélule ; boîte de 45. Non remb.
ARKOGÉLULES MARRONNIER D'INDE : gélule ; boîte de 150. Non remb.

Composition

	p gél
Marronnier d'Inde, poudre d'écorce	275 mg

Dans quel cas ce médicament est-il prescrit ?

Ce médicament contient un extrait de plante qui a un effet protecteur sur les vaisseaux sanguins.
Il est traditionnellement utilisé dans le *traitement symptomatique* :
- des troubles en rapport avec une mauvaise circulation veineuse (jambes lourdes),
- des crises d'*hémorroïdes*,
- des petites *hémorragies* sous-cutanées se traduisant par des taches rouges ou violacées.

Attention : L'*insuffisance veineuse* peut requérir des mesures spécifiques telles que la *contention élastique*.
Des douleurs, un saignement anal qui persistent malgré le traitement peuvent être dus à une maladie autre que des *hémorroïdes* : consultez votre médecin. De même, tout saignement anal survenant chez une personne de plus de 50 ans doit faire l'objet d'une consultation médicale.

Grossesse et allaitement

Ce médicament contient une plante présumée sans danger pendant la grossesse ou l'allaitement. Néanmoins, par mesure de prudence, ne l'utilisez pas sans prendre l'avis de votre pharmacien ou de votre médecin.

Mode d'emploi et posologie

Les gélules doivent être avalées avec un grand verre d'eau, au moment des repas.

Posologie usuelle :
- Adulte : 1 gélule, 3 fois par jour ; la posologie peut être portée à 6 gélules par jour si nécessaire.

Conseils : Une activité physique régulière et la surélévation du pied du lit permettent de faciliter la circulation veineuse et *lymphatique*.
La constipation chronique et les efforts excessifs de poussée sont les principaux facteurs déclenchants des crises d'*hémorroïdes*. Un régime riche en fibres alimentaires, des boissons abondantes et un exercice physique régulier en limitent le risque.
Ce médicament doit être conservé à l'abri de l'humidité.

Laboratoires Arkopharma

ARKOGÉLULES MATÉ
Informations détaillées sur www.monvidal.com

ARKOGÉLULES MÉLILOT
Informations détaillées sur www.monvidal.com

ARKOGÉLULES MÉLISSE
Informations détaillées sur www.monvidal.com

ARKOGÉLULES MILLEPERTUIS
Informations détaillées sur www.monvidal.com

ARKOGÉLULES OLIVIER
Informations détaillées sur www.monvidal.com

ARKOGÉLULES ORTHOSIPHON
Informations détaillées sur www.monvidal.com

ARKOGÉLULES ORTIE
Informations détaillées sur www.monvidal.com

ARKOGÉLULES PARTENELLE
Informations détaillées sur www.monvidal.com

ARKOGÉLULES PASSIFLORE
Informations détaillées sur www.monvidal.com

ARKOGÉLULES PENSÉE SAUVAGE
Informations détaillées sur www.monvidal.com

ARKOGÉLULES PILOSELLE
Informations détaillées sur www.monvidal.com

ARKOGÉLULES PISSENLIT
Informations détaillées sur www.monvidal.com

ARKOGÉLULES PRÊLE DES CHAMPS
Informations détaillées sur www.monvidal.com

ARKOGÉLULES QUEUES DE CERISE
Informations détaillées sur www.monvidal.com

ARKOGÉLULES RACINE D'ORTIE
Informations détaillées sur www.monvidal.com

ARKOGÉLULES REINE DES PRÉS
Informations détaillées sur www.monvidal.com

ARKOGÉLULES SAUGE
Informations détaillées sur www.monvidal.com

ARKOGÉLULES SAULE
Informations détaillées sur www.monvidal.com

ARKOGÉLULES SÉNÉ
Informations détaillées sur www.monvidal.com

ARKOGÉLULES VALÉRIANE
Phytothérapie

Présentation
ARKOGÉLULES VALÉRIANE : gélule ; boîte de 45. Non remb.
ARKOGÉLULES VALÉRIANE : gélule ; boîte de 150. Non remb.

Composition
	p gél
Valériane, racine	350 mg

Dans quel cas ce médicament est-il prescrit ?
Ce médicament contient un extrait de plante à visée *sédative*.

Il est traditionnellement utilisé dans le *traitement symptomatique* de la nervosité, notamment en cas de troubles légers du sommeil.

Grossesse et allaitement
Ce médicament contient une plante présumée sans danger pendant la grossesse ou l'allaitement. Néanmoins, par mesure de prudence, ne l'utilisez pas sans prendre l'avis de votre pharmacien ou de votre médecin.

Mode d'emploi et posologie
Les gélules doivent être avalées avec un grand verre d'eau.

Posologie usuelle :
- Adulte : 2 gélules au dîner et 2 gélules au coucher. La posologie peut être portée à 5 gélules par jour si nécessaire.
- Enfant de 12 à 15 ans : 1 gélule au dîner et 1 gélule au coucher.

Conseils : Les médicaments ne sont pas la seule réponse aux troubles du sommeil : une meilleure hygiène de vie, une consommation modérée d'excitants (y compris les boissons alcoolisées...), l'insonorisation de la chambre ou le port de bouchons auriculaires (type boules Quies) permettent aussi d'améliorer la qualité du sommeil.

Laboratoires Arkopharma

ARNICA BOIRON
Homéopathie

Présentation
ARNICA BOIRON : pommade ; tube de 20 g. Remb 35 % - **1,87 €**.

Composition
	p 100 g
Arnica montana, teinture mère	4 g

Dans quel cas ce médicament est-il prescrit ?
Ce médicament d'usage local contient de l'arnica, destiné à lutter contre les *œdèmes* et les *inflammations*.

Il est utilisé pour limiter les œdèmes survenant après un choc (bleu, bosse).

Grossesse et allaitement
Ce médicament peut être utilisé ponctuellement pendant la grossesse ou l'allaitement.

Mode d'emploi et posologie
La pommade est appliquée par un massage doux jusqu'à pénétration complète.

Posologie usuelle :
2 ou 3 applications par jour.

Conseils : Pensez à vous laver les mains après emploi afin d'éviter tout contact avec les yeux et les *muqueuses*.

Laboratoires Boiron

ARNICA COMPLEXE N° 1
Informations détaillées sur www.monvidal.com

ARNICA MÉDIFLOR
Phytothérapie

Présentation
ARNICA MÉDIFLOR : gel ; tube de 50 g. Non remb.

Composition
	p tube
Arnica, teinture	10 g

Dans quel cas ce médicament est-il prescrit ?
Ce gel contient un extrait d'arnica à visée anti-œdémateuse.

Il est utilisé dans le *traitement d'appoint* des bleus (ecchymoses) survenant après un choc.

Contre-indications
Ce médicament ne doit pas être utilisé dans les cas suivants :
- allergie à la fleur d'arnica ou aux plantes de la famille des composées,
- sur les lésions suintantes ou infectées et les plaies,
- sur les *muqueuses* et les yeux,
- enfant de moins de 1 an.

Grossesse et allaitement
Ce médicament peut être utilisé ponctuellement pendant la grossesse ou l'allaitement.

Mode d'emploi et posologie
La crème est appliquée juste après le choc par un massage doux jusqu'à pénétration complète.

Posologie usuelle :
- Adulte et enfant de plus de 1 an : 1 application, 2 ou 3 fois par jour, jusqu'à disparition des symptômes.

Conseils : Pensez à vous laver les mains après emploi afin d'éviter tout contact avec les yeux et les *muqueuses*.

Effets indésirables possibles
Rougeur ou irritation cutanée.

Laboratoires Laboratoires Médiflor

ARNICAGEL
Informations détaillées sur www.monvidal.com

ARNICAN
Phytothérapie

Présentation
ARNICAN : crème ; tube de 50 g. Non remb.

Composition
	p 100 g
Arnica, extrait	4 g
Menthol	+

Dans quel cas ce médicament est-il prescrit ?

Cette crème contient un extrait d'arnica à visée anti-œdémateuse.

Elle est utilisée dans le *traitement d'appoint* des bleus et des contusions survenant après un choc.

Contre-indications

Ce médicament ne doit pas être utilisé dans les cas suivants :
- sur les *muqueuses*, les yeux, les lésions suintantes ou infectées, les plaies ;
- *nourrisson* de moins de 30 mois.

Attention : Des précautions sont nécessaires en cas d'*antécédent* de *convulsions* ou d'*épilepsie* (présence de menthol).

Grossesse et allaitement

Ce médicament peut être utilisé ponctuellement pendant la grossesse ou l'allaitement.

Mode d'emploi et posologie

La crème est appliquée par un massage doux jusqu'à pénétration complète.

Posologie usuelle :

2 ou 3 applications par jour.

Conseils : Pensez à vous laver les mains après emploi afin d'éviter tout contact avec les yeux et les *muqueuses*.

Effets indésirables possibles

Réaction allergique imposant l'arrêt du traitement.

Laboratoires Coopération Pharmaceutique Française

ARNIGEL
Phytothérapie

Présentation

ARNIGEL : gel ; tube de 45 g. Non remb.

Composition

	p 100 g
Arnica, teinture	7 g
Alcool à 96°	+

Dans quel cas ce médicament est-il prescrit ?

Ce médicament d'usage local contient un extrait d'arnica, à visée anti-œdémateuse.

Il est utilisé dans le *traitement d'appoint* des bleus et des contusions survenant après un choc et en cas de fatigue musculaire.

Contre-indications

En raison de la présence d'alcool, ce gel ne doit pas être utilisé dans les cas suivants :
- sur les *muqueuses*, les yeux, les lésions suintantes ou infectées ou les plaies ;
- enfant de moins de 1 an.

Grossesse et allaitement

Ce médicament contient une plante présumée sans danger pendant la grossesse ou l'allaitement. Néanmoins, par mesure de prudence, ne l'utilisez pas sans prendre l'avis de votre pharmacien ou de votre médecin.

Mode d'emploi et posologie

Le gel est appliqué en couche fine et en massage doux jusqu'à pénétration complète.

Posologie usuelle :
- Adulte et enfant à partir de 1 an : 1 application dès que possible, à renouveler 1 à 2 fois par jour.

Conseils : Pensez à vous laver les mains après l'application pour éviter tout contact avec les yeux et les *muqueuses*.

Effets indésirables possibles

Réaction allergique.

La présence d'alcool peut favoriser le dessèchement et l'irritation de la peau, surtout en cas d'applications répétées.

Laboratoires Boiron

AROLAC

Informations détaillées sur www.monvidal.com

AROMASINE
Antiestrogène

sur ordonnance

Présentation

AROMASINE 25 mg : comprimé (blanc) ; boîte de 30. Liste I - Remb 100 % - **144,15 €**.

Composition

	p cp
Exemestane	25 mg
Saccharose	+

Dans quel cas ce médicament est-il prescrit ?

Ce médicament bloque la synthèse des *estrogènes* par la glande *surrénale* et les tissus gras de l'organisme après la *ménopause*.

Il est utilisé dans le traitement de certains *cancers* du sein chez la femme ménopausée.

Contre-indications

Ce médicament ne doit pas être utilisé dans les cas suivants :
- préménopause,
- **grossesse**,
- **allaitement**.

Attention : Des précautions sont nécessaires en cas d'*insuffisance rénale* ou d'*insuffisance hépatique*.

Compte tenu des effets possibles de ce médicament sur la densité osseuse, une surveillance particulière est nécessaire chez les femmes souffrant d'ostéoporose ou à risque.

Si vous devez conduire ou utiliser une machine dangereuse, assurez-vous préalablement que ce médicament n'altère pas votre vigilance.

Interactions avec d'autres substances

Ce médicament ne doit pas être associé aux médicaments de la famille des *estrogènes* : risque d'annulation de son effet.

Informez votre médecin si vous prenez un médicament contenant de la rifampicine.

Grossesse et allaitement

Ce médicament est contre-indiqué chez la femme enceinte et chez celle qui allaite.

Mode d'emploi et posologie

Ce médicament est pris de préférence après un repas, tous les jours à la même heure.

Posologie usuelle :

- Adulte : 1 comprimé par jour.

Effets indésirables possibles

Le plus fréquemment (plus de 10 % des utilisatrices) : bouffées de chaleur, nausées.

Fréquemment : manque d'appétit, insomnie, *dépression*, *vertiges*, maux de tête, vomissements, constipation, digestion difficile, sueurs, *éruption cutanée*, perte de cheveux, fatigue, douleurs, *œdèmes*.

Occasionnellement : somnolence, modification de la *numération formule sanguine*, augmentation des *transaminases*.

Laboratoires Pfizer

AROMASOL

Informations détaillées sur www.monvidal.com

ARPHOS

Informations détaillées sur www.monvidal.com

ART 50

Antiarthrosique — sur ordonnance

Présentation

ART 50 : gélule (bleu) ; boîte de 30. Liste I - Remb 35 % - **19,60 €**.

Composition

	p gél
Diacerhéine	50 mg
Lactose	+

Dans quel cas ce médicament est-il prescrit ?

Ce médicament a un effet *anti-inflammatoire* modéré.

Il est utilisé dans le *traitement symptomatique* de l'*arthrose* : il atténue les douleurs, et améliore la mobilité.

Contre-indications

Ce médicament ne doit pas être utilisé dans les cas suivants :

- maladie inflammatoire du côlon,
- occlusion intestinale ou risque d'occlusion,
- douleurs abdominales de cause inconnue,
- *insuffisance hépatique* grave.

Attention : L'effet *antalgique* de ce médicament est lent à apparaître : son délai d'action est de 30 à 45 jours. Pendant cette période, d'autres médicaments antalgiques ou *anti-inflammatoires* peuvent être utiles.

Des précautions sont nécessaires en cas d'*insuffisance rénale* grave.

Interactions avec d'autres substances

Les *pansements digestifs* peuvent diminuer l'absorption de ce médicament. Un délai d'au moins deux heures doit être respecté entre la prise de ce médicament et celle du pansement digestif.

Grossesse et allaitement

L'effet de ce médicament pendant la grossesse ou l'allaitement est mal connu. Par prudence, son usage est déconseillé chez la femme enceinte ou chez celle qui allaite.

Mode d'emploi et posologie

Les gélules sont avalées avec un verre d'eau, sans être ouvertes, de préférence au milieu des repas.

Posologie usuelle :

- Adulte : 1 gélule, matin et soir.

La durée du traitement ne doit pas dépasser 6 mois, sauf avis médical.

Conseils : Une coloration des urines en orange, en rouge ou en marron peut apparaître : elle ne prête pas à conséquence.

Effets indésirables possibles

Diarrhée et douleurs abdominales.

Démangeaisons, *éruption cutanée*.

Laboratoires Negma

ARTANE

Antiparkinsonien — sur ordonnance

Présentation

ARTANE 2 mg : comprimé (blanc) ; boîte de 50. Liste I - Remb 65 % - **2,37 €**.
ARTANE 5 mg : comprimé (blanc) ; boîte de 20. Liste I - Remb 65 % - **2,37 €**.
ARTANE 4 mg/ml : solution buvable ; flacon de 30 ml (1200 gouttes). Liste I - Remb 65 % - **3,78 €**.
ARTANE 10 mg/5 ml : solution injectable *IM* ; boîte de 5 ampoules de 5 ml. Liste I - Remb 65 % - **5,89 €**.

Composition

	p cp	p cp
Trihexyphénidyle chlorhydrate	2 mg	5 mg
Amidon de blé (gluten)	+	+
Lactose	+	+

	p 10 gtes	p amp inj
Trihexyphénidyle chlorhydrate	1 mg	10 mg
Alcool	+	
Saccharose	+	

Dans quel cas ce médicament est-il prescrit ?

Ce médicament est un *antiparkinsonien* qui appartient à la famille des anticholinergiques (*atropiniques*).

Il est utilisé dans le traitement de la maladie de *Parkinson* et des *syndromes* parkinsoniens induits par les *neuroleptiques*.

Contre-indications

Ce médicament ne doit pas être utilisé dans les cas suivants :

- risque de *glaucome* à angle fermé,
- risque de rétention des urines (*adénome de la prostate*),
- maladie cardiaque grave.

Attention : Ce médicament présente des effets *atropiniques*. Il peut provoquer un *glaucome* aigu chez les personnes prédisposées : œil rouge, dur et douloureux, avec vision floue. Une consultation

d'extrême urgence auprès d'un ophtalmologiste est nécessaire.
Vous ne devez pas interrompre brutalement ce traitement.
Des précautions sont nécessaires en cas d'*antécédent* de constipation grave ou de rétention urinaire et chez la personne âgée.
Conducteur : ce médicament peut être responsable de troubles visuels et d'une sensibilité anormale à la lumière.

Interactions avec d'autres substances

Informez votre médecin si vous prenez un autre médicament *atropinique* ou un médicament contenant du lisuride.

Grossesse et allaitement

Grossesse et nouveau-né :
L'effet de ce médicament pendant la grossesse est mal connu : seul votre médecin peut évaluer le risque éventuel de son utilisation dans votre cas.
Si le traitement est poursuivi jusqu'à l'accouchement, une surveillance médicale du *nouveau-né* est nécessaire.
L'allaitement est déconseillé pendant le traitement.

Mode d'emploi et posologie

La dose quotidienne est répartie en 2 ou 3 prises.
La solution injectable doit être administrée par *voie intramusculaire*.
Posologie usuelle :
- Adulte : 4 à 15 mg par jour.
- Enfant : 2 à 6 mg par jour.

Effets indésirables possibles

Effets *atropiniques* : troubles de l'*accommodation*, sécheresse de la bouche, constipation, difficultés à uriner.
Ces effets sont plus fréquents chez la personne âgée et peuvent s'accompagner d'une confusion des idées.
Éruption cutanée, infection des glandes salivaires, dilatation du côlon.

Laboratoires sanofi-aventis France

ARTELAC
Suppléance lacrymale

Présentation

ARTELAC : collyre ; boîte de 60 flacons unidoses de 0,5 ml. Remb 65 % - **7,04 €**.

Composition

	p unidose
Hypromellose	1,6 mg

Dans quel cas ce médicament est-il prescrit ?

C'est une solution de suppléance lacrymale : elle compense une insuffisance de sécrétion naturelle de larmes.
Elle est utilisée dans le traitement de la sécheresse oculaire due à une insuffisance lacrymale (œil sec).

Attention : Une irritation oculaire peut être due à une infection : en cas de doute, n'hésitez pas à consulter votre médecin.
N'utilisez pas ce collyre de façon prolongée sans prendre un avis médical.

Interactions avec d'autres substances

Ce collyre peut interagir avec d'autres collyres : respectez un intervalle de 15 minutes entre deux instillations.

Grossesse et allaitement

Ce collyre peut être utilisé pendant la grossesse ou l'allaitement.

Mode d'emploi et posologie

Utiliser un nouveau flacon unidose lors de chaque instillation.
Tirer la paupière inférieure vers le bas tout en regardant vers le haut et déposer les gouttes entre la paupière et le globe oculaire (*cul-de-sac conjonctival*).
Posologie usuelle :
1 goutte, 4 à 6 fois par jour.

Conseils : Ce collyre ne doit pas être instillé pendant le port de *lentilles de contact* souples.
L'application correcte du produit peut nécessiter une aide, notamment chez une personne handicapée ou âgée.
Les flacons unidoses ne contiennent pas de conservateur ; ne les conservez pas après ouverture.

Effets indésirables possibles

Légers picotements.

Laboratoires Chauvin Bausch & Lomb

ARTÉRASE
Informations détaillées sur www.monvidal.com

ARTEX
Informations détaillées sur www.monvidal.com

ARTHRITISANE
Informations détaillées sur www.monvidal.com

ARTHROCINE
Informations détaillées sur www.monvidal.com

ARTHRODONT
Hygiène buccodentaire

Présentation

ARTHRODONT : pâte gingivale ; tube de 40 g. Non remb.
ARTHRODONT : pâte gingivale ; tube de 80 g. Non remb.

Composition

	p 100 g
Énoxolone	1 g
Formaldéhyde, solution officinale	+
Glycérol	+
Silicate de sodium	+
Carbonate de calcium	+
Menthol	+

Dans quel cas ce médicament est-il prescrit ?

Cette pâte gingivale contient un *anti-inflammatoire*, extrait de la racine de réglisse.
Elle est utilisée dans le traitement de l'*inflammation* des gencives ou des blessures provoquées par les appareils dentaires.

Contre-indications

Ce médicament ne doit pas être utilisé chez l'enfant de moins de 3 ans (présence de menthol).

Grossesse et allaitement

L'effet de ce médicament pendant la grossesse ou l'allaitement est mal connu. L'évaluation du risque éventuel lié à son utilisation est individuelle : demandez conseil à votre pharmacien ou à votre médecin.

Mode d'emploi et posologie

Mettre un peu de pâte sur un doigt ou sur une brosse à dents souple et masser doucement les gencives. Laisser en contact avec la muqueuse pendant 5 à 10 minutes puis rincer.

Posologie usuelle :
1 application, 2 ou 3 fois par jour.

Conseils : L'emploi de ce médicament ne doit pas remplacer le brossage soigneux et régulier des dents après chaque repas ou après consommation de sucreries.
En cas d'irritation des gencives par une prothèse (dentier), n'hésitez pas à consulter votre dentiste.

Laboratoires Pierre Fabre Oral Care

ARTHRODRAINOL

Informations détaillées sur www.monvidal.com

ARTHROFLORINE

Informations détaillées sur www.monvidal.com

ARTICHAUT BOIRON

Informations détaillées sur www.monvidal.com

ARTISIAL

Correcteur des insuffisances salivaires

Présentation

ARTISIAL : solution pour pulvérisation buccale ; flacon pressurisé de 100 ml. Remb 35 % - **4,68 €**.

Composition

	p 100 ml
Chlorure de potassium	62,450 mg
Chlorure de sodium	86,550 mg
Chlorure de magnésium	5,875 mg
Chlorure de calcium	16,625 mg
Phosphate dipotassique	80,325 mg
Phosphate monopotassique	32,600 mg

Dans quel cas ce médicament est-il prescrit ?

Cette solution d'usage local a une composition proche de celle de la salive.
Elle est utilisée en cas de diminution ou d'absence de sécrétions salivaires.

Grossesse et allaitement

Ce médicament peut être utilisé chez la femme enceinte ou qui allaite.

Mode d'emploi et posologie

Pulvériser la solution dans la bouche en tenant le flacon verticalement.

Posologie usuelle :
6 à 8 pulvérisations par jour.

Conseils : Le flacon est pressurisé : il ne doit pas être exposé à des températures supérieures à 50 °C, ni percé.

Effets indésirables possibles

Exceptionnellement : picotements, nausées.

Laboratoires Dexo

ARTOTEC

Anti-inflammatoire non stéroïdien et protecteur gastrique — sur ordonnance

Présentation

ARTOTEC 50 : comprimé *gastrorésistant* (blanc) ; boîte de 30. Liste I - Remb 35 % - **12,61 €**.
ARTOTEC 75 : comprimé *gastrorésistant* ; boîte de 20. Liste I - Remb 35 % - **9,78 €**.

Composition

	p cp	p cp
Diclofénac, sel de sodium	50 mg	75 mg
Misoprostol	0,2 mg	0,2 mg
Lactose	+	+
Huile de ricin	+	+

Dans quel cas ce médicament est-il prescrit ?

Ce médicament contient :
- un *anti-inflammatoire* non stéroïdien (*AINS*) qui lutte contre l'*inflammation* et la douleur, fait baisser la fièvre et fluidifie le sang ;
- un antiulcéreux de la famille des *prostaglandines*, qui agit en diminuant la sécrétion acide de l'estomac, et en protégeant la *muqueuse* de l'estomac et du *duodénum* vis-à-vis de certains médicaments ou substances qui peuvent l'altérer (aspirine, *AINS*, alcool).

Il est utilisé dans le *traitement symptomatique* des affections rhumatismales chez les adultes qui présentent un risque d'*ulcère* gastrique ou duodénal.

Contre-indications

Ce médicament ne doit pas être utilisé dans les cas suivants :
- *allergie* aux *prostaglandines* ou aux *AINS*, y compris l'aspirine ;
- *ulcère* de l'estomac ou du *duodénum* en évolution ;
- *insuffisance hépatique* ou *rénale* graves ;
- *insuffisance cardiaque* grave ;
- femme susceptible d'être enceinte n'utilisant pas de contraception efficace ;
- **grossesse**.

Attention : Tout traitement prolongé ou *surdosage* d'*AINS* expose à des effets indésirables graves.
Certaines situations doivent conduire à ne poursuivre le traitement qu'après un avis médical :
- brûlures d'estomac importantes ou selles noires et nauséabondes pouvant traduire une irritation ou un saignement du tube digestif ;
- *éruption cutanée*, crise d'*asthme* ;
- fatigue inhabituelle et intense, ou baisse brutale et importante du volume des urines chez une personne souffrant d'*insuffisance cardiaque*, déshydratée ou traitée par *diurétique*.

Des précautions sont nécessaires chez la personne présentant un risque hémorragique (notamment en cas de traitement *anticoagulant*).

Certains médecins considèrent que les anti-inflammatoires peuvent diminuer l'efficacité des stérilets et exposer à un risque de grossesse non désirée. Ce risque est actuellement très controversé.

Conducteur : ce médicament peut provoquer parfois des étourdissements et des troubles de la vue.

Interactions avec d'autres substances

Ce médicament peut interagir avec d'autres médicaments, notamment :

- l'aspirine et les autres *anti-inflammatoires* non stéroïdiens (*AINS*) : risque d'augmentation des effets indésirables ;
- les *anticoagulants* et les *antiagrégants plaquettaires* : augmentation du risque hémorragique ;
- le lithium (TÉRALITHE, NEUROLITHIUM...) : augmentation du taux de lithium dans le sang ;
- le méthotrexate.

Informez par ailleurs votre médecin ou votre pharmacien en cas de traitement par un *diurétique*, un *inhibiteur de l'enzyme de conversion*, un *inhibiteur de l'angiotensine II*, un *bêtabloquant* ou un médicament contenant de la ciclosporine.

Grossesse et allaitement

Ce médicament est contre-indiqué pendant la grossesse. Une contraception efficace est nécessaire chez la femme non ménopausée.

Ce médicament passe dans le lait maternel ; un choix est donc nécessaire entre l'allaitement et la prise du médicament. Cette décision devra être prise en accord avec votre médecin.

Mode d'emploi et posologie

Les comprimés sont pris de préférence au milieu des repas afin de limiter les effets digestifs indésirables. Ils doivent être avalés avec un verre d'eau sans être croqués ni écrasés.

Posologie usuelle :

- Adulte : 1 comprimé à 50 mg, 2 à 3 fois par jour ou 1 comprimé à 75 mg, 2 fois par jour.

Conseils : Ne dépassez pas la *posologie* ni la durée de traitement prescrites par votre médecin.

Ce médicament vous a été prescrit dans une situation précise : ne le conseillez pas à un proche, ne le réutilisez pas sans avis médical.

Effets indésirables possibles

Troubles digestifs, *gastrite*, voire *ulcère* de l'estomac ou du *duodénum*, le plus souvent lors d'un traitement de longue durée ou à forte dose. Exceptionnellement : *hémorragie* du tube digestif (vomissements sanglants, selles noires, ou plus souvent pertes de sang imperceptibles responsables de l'apparition progressive d'une *anémie*).

Réaction allergique, *photosensibilisation*, chute de cheveux, *asthme*.

Fatigue, insomnie, irritabilité, sensation de *vertiges*, bourdonnements d'oreille, troubles de la vision, maux de tête, *convulsions*.

Œdèmes, *insuffisance rénale* aiguë.

Augmentation des *transaminases*, *hépatite*, modification de la *numération formule sanguine*.

Laboratoires Pfizer

ARTROPHYTUM

Informations détaillées sur www.monvidal.com

AURUM COMPLEXE N° 38

Informations détaillées sur www.monvidal.com

ARUM TRIPHYLLUM COMPOSÉ BOIRON

Homéopathie

Présentation

ARUM TRIPHYLLUM COMPOSÉ BOIRON : comprimé ; boîte de 50. Remb 35 % - **1,46 €**.
ARUM TRIPHYLLUM COMPOSÉ BOIRON : granules ; tube de 4 g. Remb 35 % - **1,80 €**.
ARUM TRIPHYLLUM COMPOSÉ BOIRON : solution buvable ; flacon de 30 ml. Remb 35 % - **2,28 €**.

Composition

Arum triphyllum 3 CH, Aconitum napellus 3 CH, Argentum nitricum 3 CH, Drosera rotundifolia 3 CH, Grindelia robusta 3 CH, Rumex crispus 3 CH, Spongia tosta 3 CH, lactose (comprimé, granules), alcool (solution buvable).

Dans quel cas ce médicament est-il prescrit ?

Ce médicament est un *complexe* (association) de composants homéopathiques.

Il est utilisé dans le *traitement homéopathique* des affections des voies respiratoires (rhinite, laryngite, trachéite).

Grossesse et allaitement

Aux *dilutions homéopathiques*, les substances contenues dans ce médicament ne sont pas connues pour être toxiques pendant la grossesse ou l'allaitement.

Mode d'emploi et posologie

Ce médicament doit être pris de préférence à distance des repas.

Les comprimés sont à sucer ; les granules doivent être placés sous la langue ; la solution buvable est diluée dans un peu d'eau.

Posologie usuelle :

2 comprimés ou 5 granules, 2 fois par jour, ou 10 gouttes de solution buvable, 3 fois par jour.

Laboratoires Boiron

ASASANTINE LP

Antiagrégant plaquettaire — sur ordonnance

Présentation

ASASANTINE LP 200 mg/25 mg : gélule à *libération prolongée* (rouge et jaune) ; boîte de 60. Liste II - Remb 65 % - **14,90 €**.

Composition

	p gél
Dipyridamole sous forme de microgranules contenus dans la gélule	200 mg
Acide acétylsalicylique (aspirine) sous forme d'un comprimé contenu dans la gélule	25 mg

Dans quel cas ce médicament est-il prescrit ?

Ce médicament contient de l'aspirine, qui possède, entre autres propriétés, celle de fluidifier le sang, et du dipyridamole, dont les propriétés fluidifiantes s'ajoutent à celle de l'aspirine. Ce médicament permet de lutter contre la formation de caillots sanguins dans les artères.

Il est utilisé dans le *traitement préventif* des rechutes après un *accident vasculaire cérébral* dû à l'*athérosclérose*.

Contre-indications

Ce médicament ne doit pas être utilisé dans les cas suivants :
- *allergie* aux *salicylés*,
- *ulcère* de l'estomac ou du *duodénum* en évolution,
- *hémorragie* ou risque hémorragique.

> **Attention :** Des précautions sont nécessaires en cas d'*antécédent* d'*ulcère* de l'estomac ou du *duodénum* même ancien, d'*asthme* ou de rhinite allergique, de *goutte*, d'*insuffisance rénale* ou de maladie cardiaque grave.
>
> L'aspirine peut augmenter la durée ou l'abondance des saignements pendant les règles.
>
> Évitez de prendre ce médicament pendant la semaine qui précède une extraction dentaire ou une opération : augmentation du risque d'*hémorragie*.

Interactions avec d'autres substances

Ce médicament peut interagir avec d'autres médicaments, notamment :
- les *anticoagulants* et les *antiagrégants plaquettaires* (PLAVIX...) : augmentation du risque hémorragique ;
- les médicaments contenant de la benzbromarone ou du méthotrexate.

Informez par ailleurs votre médecin ou votre pharmacien si vous prenez un *corticoïde* ou un médicament contenant de la pentoxifylline ou de l'interféron alfa.

Grossesse et allaitement

La dose quotidienne d'aspirine contenue dans ce médicament (50 mg) est très faible. Les données disponibles ne permettent pas de penser que le risque constaté avec des dosages plus forts puisse concerner ce médicament, à la posologie préconisée. Néanmoins, par prudence, il est recommandé de n'utiliser ce médicament qu'en cas d'absolue nécessité. Par ailleurs, l'effet fluidifiant de l'aspirine présent à faible dose expose à un risque accru de saignement en début et en fin de grossesse.

Ce médicament passe dans le lait maternel. L'allaitement est déconseillé pendant le traitement.

Mode d'emploi et posologie

La gélule doit être avalée avec un verre d'eau, de préférence au cours des repas.

Posologie usuelle :
- Adulte : 1 gélule matin et soir.

> **Conseils :** L'emploi régulier de ce médicament ne contre-indique pas la prise ponctuelle d'aspirine plus fortement dosée, lors d'un mal de tête ou d'une fièvre, par exemple.

Effets indésirables possibles

Liés au dipyridamole : *troubles digestifs*, *vertiges*, maux de tête, *éruption cutanée*, *hypotension orthostatique*, bouffées de chaleur, accélération du cœur, aggravation d'une *angine de poitrine* préexistante.

Liés à l'aspirine :
- gastrite, douleurs abdominales, saignements du nez ou des gencives.
- rares et parfois graves :
  - *hémorragie* du tube digestif : vomissements sanglants, selles noires ou, plus souvent, pertes de sang imperceptibles, responsables de l'apparition progressive d'une *anémie* ;
  - accidents allergiques : *urticaire*, *œdème*, *asthme*.

En pratique, les effets indésirables les plus fréquemment observés sont : diarrhées, maux de tête, saignements.

Laboratoires Boehringer Ingelheim France

ASCABIOL

Antiparasitaire externe

Présentation

ASCABIOL : lotion ; flacon de 125 ml. Non remb.

Composition

	p 100 ml
Benzoate de benzyle	10 g
Sulfiram	2 g
Alcool	10 g

Dans quel cas ce médicament est-il prescrit ?

Cette lotion contient une substance active sur certains parasites de la peau.

Elle est principalement utilisée contre les parasites de la *gale* (sarcoptes) et les aoûtats.

> **Attention :** Ce médicament peut être irritant : rincez abondamment en cas de contact avec les *muqueuses*.
>
> Évitez d'utiliser cette lotion sur une peau lésée, notamment chez l'enfant.
>
> Il est recommandé de mettre des gants aux jeunes enfants après application pour éviter une ingestion éventuelle du produit.

Grossesse et allaitement

Ce médicament peut être utilisé chez la femme enceinte, mais la durée d'application ne doit pas dépasser 12 heures.

N'appliquez pas le produit sur les seins en cas d'allaitement.

Mode d'emploi et posologie

– Traitement de la gale :

Avant le traitement, prendre un bain et se sécher soigneusement. A l'aide d'un pinceau, appliquer la lotion sur tout le corps, sauf sur le visage et le cuir chevelu, en insistant sur les mains et dans les plis de la peau. Laisser agir pendant 24 heures (12 heures seulement pour l'enfant de moins de 2 ans et pour la femme enceinte), puis se laver pour éliminer le produit. Les draps doivent être changés deux fois : juste avant l'application du produit et juste après le rinçage. Les démangeaisons peuvent persister 10 à 15 jours : elles ne doivent pas conduire au renouvellement du traitement.

– Traitement des aoûtats :

Appliquer la lotion sur les lésions à l'aide d'un morceau de coton.

Conseils : Si la gale est infectée, consultez votre médecin avant tout traitement.
Une irritation persistante ou un *eczéma* peuvent apparaître après le traitement et justifier des soins spécifiques. Cela ne signifie pas que le traitement a échoué.
Pour éviter une réinfestation, il est nécessaire que l'entourage (famille, partenaire sexuel) suive le même traitement.
Les vêtements récemment portés, les chaussons et les chapeaux doivent être désinfectés. Le linge de corps et les draps doivent être lavés à 60 °C. La literie (couverture, couette, oreillers) doit aussi être désinfectée.
Il existe également un moyen simple de se débarrasser du parasite : laissez les vêtements contaminés dans un endroit frais pendant une quinzaine de jours.

Effets indésirables possibles

Irritation locale fréquente, *eczéma*.
En cas d'ingestion accidentelle : risque de *convulsions* ; appelez le centre antipoison.

Laboratoires Zambon France

ASCOFER

Élément minéral : fer

Présentation

ASCOFER : gélule (rouge et noir) ; boîte de 30. Remb 65 % - **3,18 €**.

Composition

	p gél
Ascorbate ferreux	245 mg
soit Fer	33 mg

Dans quel cas ce médicament est-il prescrit ?

Ce médicament contient du fer, élément minéral essentiel au fonctionnement de l'organisme. Le fer est nécessaire à la formation de l'*hémoglobine*, contenue dans les *globules rouges*, qui assure le transport de l'oxygène dans le sang.
Il est utilisé dans le traitement des *carences* en fer responsables de certaines formes d'*anémies*. Il est également utilisé pour prévenir cette carence chez la femme enceinte.

Contre-indications

Ce médicament ne doit pas être utilisé en cas d'excès de fer dans l'organisme.

Attention : Un apport en fer sous forme de médicament ne peut être décidé que par votre médecin. La quantité de fer contenue dans une alimentation diversifiée est généralement suffisante.

Interactions avec d'autres substances

En raison de la présence de fer, ce médicament peut interagir avec les médicaments injectables contenant du fer.
Par ailleurs, respectez un intervalle de 2 heures entre la prise de ce médicament et celle des *cyclines*, des diphosphonates, des quinolones, des *pansements digestifs* ou des médicaments contenant de la pénicillamine ou de la thyroxine.

Grossesse et allaitement

Ce médicament peut être utilisé pendant la grossesse ou l'allaitement uniquement s'il vous a été prescrit par votre médecin.

Mode d'emploi et posologie

Ce médicament est mieux absorbé s'il est pris avec un verre d'eau avant les repas. En cas d'*intolérance*, il est possible de le prendre en plusieurs fois au cours des repas.

Posologie usuelle :
- Adulte et enfant de plus de 30 kg : 3 à 6 gélules par jour.
- Femme enceinte : 1 ou 2 gélules par jour pendant les 6 derniers mois de la grossesse (sur prescription médicale).
- Enfant de 20 à 30 kg : 3 ou 4 gélules par jour.

Conseils : La coloration noire des selles est habituelle et ne doit pas vous conduire à interrompre le traitement.
Si vous ne supportez pas ce médicament (*troubles digestifs*), prévenez votre médecin : il pourra vous proposer un autre traitement.
La reconstitution du stock en fer de l'organisme nécessite un traitement de longue durée (plusieurs mois) ; respectez la durée prescrite par votre médecin.
Les aliments les plus riches en fer sont d'origine animale : viande, poisson, volaille, abats.
Une consommation importante de thé peut diminuer l'absorption du fer par l'organisme.

Effets indésirables possibles

Nausées, constipation, diarrhée.

Laboratoires Gerda

ASCORBATE DE CALCIUM RICHARD

Informations détaillées sur www.monvidal.com

ASMABEC

Informations détaillées sur www.monvidal.com

ASMASAL

Informations détaillées sur www.monvidal.com

ASMELOR Novolizer

Informations détaillées sur www.monvidal.com

ASPÉGIC

Antalgique et antipyrétique : salicylé

Présentation

ASPÉGIC Nourrisson 100 mg : poudre pour solution buvable (arôme mandarine) ; boîte de 20 sachets. Remb 65 % - **2,00 €**.
ASPÉGIC Enfant 250 : poudre pour solution buvable (arôme mandarine) ; boîte de 20 sachets. Remb 65 % - **2,08 €**.
ASPÉGIC 500 : poudre pour solution buvable (arôme mandarine) ; boîte de 20 sachets. Remb 65 % - **2,43 €**.
ASPÉGIC 500 : poudre pour solution buvable (arôme mandarine) ; boîte de 30 sachets. Non remb.
ASPÉGIC Adulte 1000 : poudre pour solution buvable (arôme mandarine) ; boîte de 15 sachets. Non remb.

ASPÉGIC Adulte 1000 : poudre pour solution buvable (arôme mandarine) ; boîte de 20 sachets. Remb 65 % - **4,07 €**.
ASPÉGIC Adulte 1000 : poudre pour solution buvable (arôme mandarine) ; boîte de 30 sachets. Non remb.

Composition

	p sachet	p sachet
Acétylsalicylate de lysine......	180 mg	450 mg
soit Acide acétylsalicylique (aspirine)................................	100 mg	250 mg
	p sachet	p sachet
Acétylsalicylate de lysine......	900 mg	1,8 g
soit Acide acétylsalicylique (aspirine)................................	500 mg	1 000 mg
Lactose......................................	+	+

Dans quel cas ce médicament est-il prescrit ?

Ce médicament contient de l'aspirine qui possède de nombreuses propriétés : *antalgique* et *antipyrétique*, mais aussi *anti-inflammatoire* à dose élevée, et fluidifiant du sang.

Il est utilisé dans le traitement de la fièvre, des douleurs diverses et des rhumatismes.

Contre-indications

Ce médicament ne doit pas être utilisé dans les cas suivants :
- *allergie* à l'aspirine et aux *AINS*,
- *antécédent* d'*asthme* provoqué par la prise d'aspirine ou d'AINS,
- *ulcère* de l'estomac ou du *duodénum*,
- *hémorragie* et risque hémorragique,
- *insuffisance hépatique* ou *rénale* grave,
- *insuffisance cardiaque* grave,
- **grossesse** (dernier trimestre).

> **Attention :** L'aspirine n'est pas un médicament anodin. Tout *surdosage* ou prise prolongée exposent à des complications sérieuses.
>
> Ne laissez pas ce médicament à la portée des enfants. En cas d'intoxication accidentelle, appelez un service d'urgence ou un centre antipoison (voir Annexes).
>
> Un avis médical est préférable chez les personnes présentant des *antécédents* d'*ulcère* de l'estomac ou du *duodénum*, même ancien, d'*insuffisance rénale*, et chez les femmes qui portent un stérilet.
>
> L'aspirine est déconseillée chez les personnes atteintes de *goutte*.
>
> Évitez de prendre ce médicament pendant la semaine qui précède une extraction dentaire, une opération ou lors de règles abondantes : augmentation du risque d'*hémorragie*.
>
> L'utilisation d'aspirine chez l'enfant doit être prudente en cas de varicelle ou de fièvre due à un *virus* (grippe...). Des cas de syndrome de Reye, rarissimes, mais parfois mortels, ont été constatés. Ce syndrome se traduit par des troubles de la conscience et des vomissements. En cas de fièvre due à un virus, et en l'absence d'avis médical, d'autres *antipyrétiques* (paracétamol, par exemple) doivent être préférés.

Interactions avec d'autres substances

Ce médicament peut interagir avec d'autres médicaments, notamment :
- les autres *anti-inflammatoires* non stéroïdiens (*AINS*) : risque accru d'effets indésirables ;
- les *anticoagulants* et les *antiagrégants plaquettaires* (PLAVIX...) : augmentation du risque hémorragique ;
- les médicaments contenant de la benzbromarone ou du méthotrexate.

Informez par ailleurs votre médecin ou votre pharmacien si vous prenez un *antidiabétique*, un *antihypertenseur* de la famille des *inhibiteurs de l'enzyme de conversion* ou des *inhibiteurs de l'angiotensine II*, un *diurétique*, ou un *corticoïde*.

Grossesse et allaitement

Des effets néfastes pour la mère et l'enfant à naître ont été mis en évidence lorsque l'aspirine, comme les autres *AINS*, est utilisée au cours des 4 derniers mois de la grossesse ; le risque existe même avec une seule prise et même si la grossesse est à terme.

En conséquence, en dehors de certaines situations médicales très particulières, l'aspirine ne peut être utilisée que de façon ponctuelle pendant les 5 premiers mois, et son usage est contre-indiqué à partir du 6e mois.

L'aspirine passe dans le lait maternel : son usage prolongé et à fortes doses chez la femme qui allaite nécessite un avis médical préalable.

Mode d'emploi et posologie

Les sachets à 1000 mg sont réservés à l'adulte.

Verser le contenu du sachet dans un verre. Ajouter de l'eau, du lait ou un jus de fruits. La dissolution est rapide et totale.

Les prises doivent être espacées d'au moins 4 heures.

Ce médicament est pris de préférence au cours des repas. L'effet sera plus rapide s'il est pris à jeun.

Posologie usuelle :

Douleur isolée, fièvre :
- Adulte et enfant de plus de 50 kg : 500 mg ou 1 g (soit 1 ou 2 sachets à 500 mg ou 1 sachet à 1000 mg) par prise à renouveler si nécessaire après un délai minimal de 4 heures, sans dépasser la dose de 3 g d'aspirine par jour (soit 6 sachets à 500 mg ou 3 sachets à 1000 mg par jour).

Chez la personne âgée, il est préférable de ne pas dépasser la dose de 2 g d'aspirine par jour (soit 4 sachets à 500 mg ou 2 sachets à 1000 mg par jour).
- Enfant : 60 mg par kg et par jour, répartis en 4 ou 6 prises, soit 15 mg par kg toutes les 6 heures ou 10 mg par kg toutes les 4 heures. Il est nécessaire de suivre les recommandations de votre pharmacien ou de votre médecin ou de suivre les *posologies* suivantes données à titre indicatif :
  - enfant de 20 à 30 kg (environ 6 à 9 ans) : 1 sachet à 250 mg, à renouveler si nécessaire au bout de 4 heures sans dépasser 6 prises par jour ;
  - enfant de 30 à 40 kg (environ 9 à 13 ans) : 1 sachet à 500 mg, à renouveler si nécessaire au bout de 6 heures sans dépasser 4 prises par jour ;
  - enfant de 41 à 50 kg (environ 13 à 15 ans) : 1 sachet à 500 mg, à renouveler si nécessaire au bout de 4 heures sans dépasser 6 prises par jour.

Douleurs rhumatismales :

La *posologie* est de 3 à 6 g d'aspirine par jour chez l'adulte et 50 à 100 mg par kg et par jour chez l'enfant, sous contrôle médical.

Effets indésirables possibles

Gastrite, douleurs abdominales, saignements du nez ou des gencives.

Rares et parfois graves :
- *hémorragie* du tube digestif : vomissements sanglants, selles noires, ou plus souvent pertes de sang imperceptibles responsables de l'apparition progressive d'une *anémie* ;
- accidents allergiques : *urticaire*, *œdème*, *asthme*.

Signes devant faire penser à un *surdosage* : bourdonnements d'oreille, sensation de baisse de l'audition, maux de tête.

Laboratoires sanofi-aventis France

ASPIRINE DU RHÔNE

Antalgique et antipyrétique : salicylé

Présentation

ASPIRINE DU RHÔNE 500 mg : comprimé (blanc) ; boîte de 20. Non remb.
ASPIRINE DU RHÔNE 500 mg : comprimé (blanc) ; boîte de 50. Non remb.
ASPIRINE DU RHÔNE 500 mg : comprimé à croquer (blanc ; arômes : mandarine, orange) ; boîte de 20. Non remb.

Composition

	p cp	p cp à croquer
Acide acétylsalicylique (aspirine)	500 mg	500 mg
Aspartam		+

Dans quel cas ce médicament est-il prescrit ?

Ce médicament contient de l'aspirine, qui possède de nombreuses propriétés : *antalgique* et *antipyrétique*, mais aussi *anti-inflammatoire* à dose élevée, et fluidifiant du sang.

Il est utilisé dans le *traitement symptomatique* des douleurs et de la fièvre.

Contre-indications

Ce médicament ne doit pas être utilisé dans les cas suivants :
- *allergie* aux *salicylés* ou aux *AINS*,
- *antécédent* d'*asthme* provoqué par la prise d'aspirine ou d'AINS,
- *ulcère* de l'estomac ou du *duodénum*,
- *hémorragie* et risque hémorragique,
- *insuffisance hépatique* ou *rénale* grave,
- *insuffisance cardiaque* grave,
- *phénylcétonurie* (comprimé à croquer : présence d'aspartam),
- **grossesse** (à partir du 6e mois).

Attention : L'aspirine n'est pas un médicament anodin. Tout *surdosage* ou prise prolongée exposent à des complications sérieuses.

Ne laissez pas ce médicament à la portée des enfants. En cas d'intoxication accidentelle, appelez un service d'urgence ou un centre Antipoison (voir Annexes).

Un avis médical est préférable chez les personnes présentant des *antécédents* d'*ulcère* de l'estomac ou du *duodénum*, même ancien, de déficit en *G6PD*, d'*insuffisance rénale*, et chez les femmes qui portent un stérilet.

L'aspirine est déconseillée chez les personnes atteintes de *goutte*.

Évitez de prendre ce médicament pendant la semaine qui précède une extraction dentaire, une opération ou lors de règles abondantes : augmentation du risque d'*hémorragie*.

L'utilisation d'aspirine chez l'enfant doit être prudente en cas de varicelle ou de fièvre due à un *virus* (grippe...). Des cas de syndrome de Reye, rarissimes, mais parfois mortels, ont été constatés. Ce syndrome se traduit par des troubles de la conscience et des vomissements. En cas de fièvre due à un virus, et en l'absence d'avis médical, d'autres *antipyrétiques* (paracétamol, par exemple) doivent être préférés.

Interactions avec d'autres substances

Ce médicament peut interagir avec d'autres médicaments, notamment :
- les autres *anti-inflammatoires* non stéroïdiens (*AINS*) : risque accru d'effets indésirables ;
- les *anticoagulants* et les *antiagrégants plaquettaires* (PLAVIX...) : augmentation du risque hémorragique ;
- les médicaments contenant de la benzbromarone ou du méthotrexate.

Informez par ailleurs votre médecin ou votre pharmacien si vous prenez un *antidiabétique*, un *antihypertenseur* de la famille des *inhibiteurs de l'enzyme de conversion* ou des *inhibiteurs de l'angiotensine II*, un *diurétique*, ou un *corticoïde*.

Grossesse et allaitement

Des effets néfastes pour la mère et l'enfant à naître ont été mis en évidence lorsque l'aspirine, comme les autres *AINS*, est utilisée au cours des 4 derniers mois de la grossesse ; le risque existe même avec une seule prise et même si la grossesse est à terme.

En conséquence, en dehors de certaines situations médicales très particulières, l'aspirine ne peut être utilisée que de façon ponctuelle pendant les 5 premiers mois, et son usage est contre-indiqué à partir du 6e mois.

L'aspirine passe dans le lait maternel : son usage prolongé et à fortes doses chez la femme qui allaite nécessite un avis médical préalable.

Mode d'emploi et posologie

Les comprimés doivent être désagrégés dans un grand verre d'eau ; le comprimé à croquer doit être croqué, puis avalé, de préférence avec de l'eau.

Ce médicament est pris de préférence au moment des repas, mais l'effet sera plus rapide s'il est pris à jeun.

Les prises doivent être espacées d'au moins 4 heures.

Posologie usuelle :
- Adulte et enfant de plus de 50 kg : 1 ou 2 comprimés par prise à renouveler si nécessaire après un délai minimal de 4 heures, sans dépasser 6 comprimés par jour (soit 3 g d'aspirine par jour).

Chez la personne âgée, il est préférable de ne pas dépasser la dose de 2 g d'aspirine par jour (soit 4 comprimés par jour).
- Enfant de 30 à 50 kg : 60 mg par kg et par jour, répartis en 4 ou 6 prises, soit 15 mg par kg toutes les 6 heures ou 10 mg par kg toutes les 4 heures. Il est nécessaire de suivre les recommandations de votre pharmacien ou de votre médecin ou de suivre les *posologies* suivantes données à titre indicatif :
  - enfant de 30 à 40 kg (environ 9 à 13 ans) : 1 comprimé, à renouveler si nécessaire au bout de 6 heures sans dépasser 4 prises par jour ;
  - enfant de 41 à 50 kg (environ 13 à 15 ans) : 1 comprimé, à renouveler si nécessaire au bout de 4 heures sans dépasser 6 prises par jour.

Effets indésirables possibles

Gastrite, douleurs abdominales, saignements du nez ou des gencives.

Rares et parfois graves :

- *hémorragie* du tube digestif : vomissements sanglants, selles noires, ou plus souvent pertes de sang imperceptibles, responsables de l'apparition progressive d'une *anémie* ;
- accidents allergiques : *urticaire*, *œdème*, *asthme*.

Signes devant faire penser à un *surdosage* : bourdonnements d'oreille, sensation de baisse de l'audition, maux de tête.

Laboratoires Bayer Santé Familiale

ASPIRINE MERCK MÉDICATION FAMILIALE

Informations détaillées sur www.monvidal.com

ASPIRINE pH8

Antalgique et antipyrétique : salicylé

Présentation

ASPIRINE pH8 : comprimé *gastrorésistant* (blanc) ; boîte de 20. Remb 65 % - **1,33 €**.

ASPIRINE pH8 : comprimé *gastrorésistant* (blanc) ; boîte de 50. Remb 65 % - **2,14 €**.

Composition

	p cp
Acide acétylsalicylique (aspirine)	500 mg

Dans quel cas ce médicament est-il prescrit ?

Ce médicament contient de l'aspirine, qui possède de nombreuses propriétés : *antalgique* et *antipyrétique*, mais aussi *anti-inflammatoire* à dose élevée, et fluidifiant du sang.

Il est utilisé dans le *traitement symptomatique* de la fièvre, des douleurs diverses, des rhumatismes.

Contre-indications

Ce médicament ne doit pas être utilisé dans les cas suivants :

- *allergie* aux *salicylés* ou aux *AINS*,
- *antécédent* d'*asthme* provoqué par la prise d'aspirine ou d'AINS,
- *ulcère* de l'estomac ou du *duodénum*,
- *hémorragie* et risque hémorragique,
- *insuffisance hépatique* ou *rénale* grave,
- *insuffisance cardiaque* grave,
- **grossesse** (dernier trimestre).

Attention : L'aspirine n'est pas un médicament anodin. Tout *surdosage* ou prise prolongée exposent à des complications sérieuses.

Un avis médical est préférable chez les personnes présentant des *antécédents* d'*ulcère* de l'estomac ou du *duodénum*, même ancien, d'*insuffisance rénale*, et chez les femmes qui portent un stérilet.

L'aspirine est déconseillée chez les personnes atteintes de *goutte*.

Évitez de prendre ce médicament pendant la semaine qui précède une extraction dentaire, une opération ou lors de règles abondantes : augmentation du risque d'*hémorragie*.

L'utilisation d'aspirine chez l'enfant doit être prudente en cas de varicelle ou de fièvre due à un *virus* (grippe...). Des cas de syndrome de Reye, rarissimes, mais parfois mortels, ont été constatés. Ce syndrome se traduit par des troubles de la conscience et des vomissements. En cas de fièvre due à un virus, et en l'absence d'avis médical, d'autres *antipyrétiques* (paracétamol, par exemple) doivent être préférés.

Interactions avec d'autres substances

Ce médicament peut interagir avec d'autres médicaments, notamment :

- les autres *anti-inflammatoires* non stéroïdiens (*AINS*) : risque accru d'effets indésirables ;
- les *anticoagulants* et les *antiagrégants plaquettaires* (PLAVIX...) : augmentation du risque hémorragique ;
- les médicaments contenant de la benzbromarone ou du méthotrexate.

Informez par ailleurs votre médecin ou votre pharmacien si vous prenez un *antidiabétique*, un *antihypertenseur* de la famille des *inhibiteurs de l'enzyme de conversion* ou des *inhibiteurs de l'angiotensine II*, un *diurétique*, ou un *corticoïde*.

Grossesse et allaitement

Des effets néfastes pour la mère et l'enfant à naître ont été mis en évidence lorsque l'aspirine, comme les autres *AINS*, est utilisée au cours des 4 derniers mois de la grossesse ; le risque existe même avec une seule prise et même si la grossesse est à terme.

En conséquence, en dehors de certaines situations médicales très particulières, l'aspirine ne peut être utilisée que de façon ponctuelle pendant les 5 premiers mois, et son usage est contre-indiqué à partir du 6e mois.

L'aspirine passe dans le lait maternel : son usage prolongé et à fortes doses chez la femme qui allaite nécessite un avis médical préalable.

Mode d'emploi et posologie

Les comprimés doivent être avalés sans être croqués, avec un verre d'eau. L'effet sera plus rapide s'ils sont pris à jeun.

Les prises doivent être espacées d'au moins 4 heures.

Posologie usuelle :

Douleur isolée, fièvre :

- Adulte et enfant de plus de 50 kg : 1 ou 2 comprimés par prise à renouveler si nécessaire après un délai minimal de 4 heures, sans dépasser 6 comprimés par jour (soit 3 g d'aspirine par jour).

Chez la personne âgée, il est préférable de ne pas dépasser la dose de 2 g d'aspirine par jour (soit 4 comprimés par jour).

- Enfant de 30 à 50 kg : 60 mg par kg et par jour, répartis en 4 ou 6 prises, soit 15 mg par kg toutes les 6 heures ou 10 mg par kg toutes les 4 heures. Il est nécessaire de suivre les recommandations de votre pharmacien ou de votre médecin ou de suivre les *posologies* suivantes données à titre indicatif :
  - enfant de 30 à 40 kg (environ 9 à 13 ans) : 1 comprimé, à renouveler si nécessaire au bout de 6 heures sans dépasser 4 prises par jour ;
  - enfant de 41 à 50 kg (environ 13 à 15 ans) : 1 comprimé, à renouveler si nécessaire au bout de 4 heures sans dépasser 6 prises par jour.

Douleurs rhumatismales :

La *posologie* est de 3 à 6 g d'aspirine par jour chez l'adulte et 50 à 100 mg par kg et par jour chez l'enfant, sous contrôle médical.

Effets indésirables possibles

Douleurs abdominales, saignements du nez ou des gencives.

Rares et parfois graves :

- *hémorragie* du tube digestif : selles noires, ou plus souvent pertes de sang imperceptibles, responsables de l'apparition progressive d'une *anémie* ;
- accidents allergiques : *urticaire*, *œdème*, *asthme*.

Signes devant faire penser à un *surdosage* : bourdonnements d'oreille, sensation de baisse de l'audition, maux de tête.

Laboratoires Meda Pharma

ASPIRINE PROTECT

Informations détaillées sur www.monvidal.com

ASPIRINE RATIOPHARM

Informations détaillées sur www.monvidal.com

ASPIRINE UPSA 325 mg

Antiagrégant plaquettaire

Présentation

ASPIRINE UPSA 325 mg : gélule (vert et transparent) ; boîte de 28. Remb 65 % - **2,60 €**.

Composition

	p gél
Acide acétylsalicylique (aspirine)	325 mg

Dans quel cas ce médicament est-il prescrit ?

Ce médicament contient de l'aspirine, qui possède, entre autres propriétés, celle de fluidifier le sang. Cet effet persiste 4 à 8 jours après l'arrêt du traitement.

Il est utilisé pour prévenir les récidives de maladies cardiovasculaires provoquées par un caillot de sang dans une artère (*infarctus du myocarde*, *accident vasculaire cérébral*...).

Contre-indications

Ce médicament ne doit pas être utilisé dans les cas suivants :

- *allergie* aux *salicylés* ou aux *AINS*,
- *ulcère* de l'estomac ou du *duodénum*,
- *hémorragie* ou risque hémorragique,
- **grossesse** : à partir du 6e mois ou, en prise prolongée, à toute période de la grossesse.

Attention : L'aspirine n'est pas un médicament anodin. Seul votre médecin peut décider si la prise prolongée de ce médicament est justifiée par votre état de santé.

Des précautions sont nécessaires en cas d'*antécédent* d'*ulcère* de l'estomac ou du *duodénum*, même ancien, d'*asthme*, de *goutte*, d'*insuffisance rénale* et chez la femme qui porte un stérilet.

L'aspirine peut augmenter la durée ou l'abondance des saignements pendant les règles.

Évitez de prendre ce médicament pendant la semaine qui précède une extraction dentaire ou une opération : augmentation du risque d'*hémorragie*.

Interactions avec d'autres substances

Ce médicament peut interagir avec d'autres médicaments, notamment :

- les *anticoagulants* et les *antiagrégants plaquettaires* (PLAVIX...) : augmentation du risque hémorragique ;
- les médicaments contenant de la benzbromarone ou du méthotrexate.

Informez par ailleurs votre médecin ou votre pharmacien si vous prenez un *corticoïde* ou un médicament contenant de la pentoxifylline ou de l'interféron alfa.

Grossesse et allaitement

Des effets néfastes pour la mère et l'enfant à naître ont été mis en évidence lorsque l'aspirine, comme les autres *AINS*, est utilisée au cours des 4 derniers mois de la grossesse ; le risque existe même avec une seule prise et même si la grossesse est à terme.

En conséquence, en dehors de certaines situations médicales très particulières, l'aspirine ne peut être utilisée que de façon ponctuelle pendant les 5 premiers mois, et son usage est contre-indiqué à partir du 6e mois.

Ce médicament passe dans le lait maternel. L'allaitement est déconseillé pendant le traitement.

Mode d'emploi et posologie

La gélule doit être avalée avec un verre d'eau.

Ce médicament peut être pris avant, pendant ou entre les repas.

Posologie usuelle :

- Adulte : 1 gélule par jour ou 1 gélule tous les 2 jours.

Conseils : Lorsque la *posologie* recommandée est d'une gélule tous les deux jours, il est plus simple de décider une fois pour toutes que le médicament sera pris les jours pairs (ou impairs), et de ne pas déroger à cette règle, même si deux jours impairs peuvent parfois se suivre.

L'emploi régulier de ce médicament ne contre-indique pas la prise ponctuelle d'aspirine plus fortement dosée, lors d'un mal de tête ou d'une fièvre par exemple.

Effets indésirables possibles

Gastrite, douleurs abdominales, saignement du nez ou des gencives.

Rares et parfois graves :

- *hémorragie* du tube digestif : vomissements sanglants, selles noires ou, plus souvent, pertes de sang imperceptibles, responsables de l'apparition progressive d'une *anémie* ;
- accidents allergiques : *urticaire*, *œdème*, *asthme*.

Laboratoires Bristol-Myers Squibb

ASPIRINE UPSA 500 et 1000 mg

Antalgique et antipyrétique : salicylé

Présentation

ASPIRINE UPSA 500 mg : comprimé effervescent (blanc ; arôme orange) ; boîte de 20. Remb 65 % - **2,11 €**.
ASPIRINE UPSA 1 000 mg : comprimé effervescent sécable (blanc ; arôme orange) ; boîte de 20. Remb 65 % - **3,44 €**.

Composition

	p cp	p cp
Acide acétylsalicylique (aspirine)	500 mg	1 000 mg
Sodium	388 mg	460 mg
Lactose		+
Aspartam	+	+

Dans quel cas ce médicament est-il prescrit ?

Ce médicament contient de l'aspirine, qui possède de nombreuses propriétés : *antalgique* et *antipyrétique*, mais aussi *anti-inflammatoire* à dose élevée, et fluidifiant du sang.

Il est utilisé dans le *traitement symptomatique* de la fièvre, des douleurs diverses et des rhumatismes.

Contre-indications

Ce médicament ne doit pas être utilisé dans les cas suivants :

- *allergie* aux *salicylés* et aux *AINS*,
- *antécédent* d'*asthme* provoqué par la prise d'aspirine ou d'AINS,
- *ulcère* de l'estomac ou du *duodénum*,
- *hémorragie* et risque hémorragique,
- *insuffisance hépatique* ou *rénale* grave,
- *insuffisance cardiaque* grave,
- *phénylcétonurie* (présence d'aspartam),
- **grossesse** (dernier trimestre).

Attention : L'aspirine n'est pas un médicament anodin. Tout *surdosage* ou prise prolongée exposent à des complications sérieuses.

Un avis médical est préférable chez les personnes présentant des *antécédents* d'*ulcère* de l'estomac ou du *duodénum*, même ancien, d'*insuffisance rénale*, et chez les femmes qui portent un stérilet.

L'aspirine est déconseillée chez les personnes atteintes de *goutte*.

Évitez de prendre ce médicament pendant la semaine qui précède une extraction dentaire, une opération ou lors de règles abondantes : augmentation du risque d'*hémorragie*.

L'utilisation d'aspirine chez l'enfant doit être prudente en cas de varicelle ou de fièvre due à un *virus* (grippe...). Des cas de syndrome de Reye, rarissimes, mais parfois mortels, ont été constatés. Ce syndrome se traduit par des troubles de la conscience et des vomissements. En cas de fièvre due à un virus, et en l'absence d'avis médical, d'autres *antipyrétiques* (paracétamol, par exemple) doivent être préférés.

Ce médicament contient du *sel* (*sodium*) en quantité notable.

Interactions avec d'autres substances

Ce médicament peut interagir avec d'autres médicaments, notamment :

- les autres *anti-inflammatoires* non stéroïdiens (*AINS*) : risque accru d'effets indésirables ;
- les *anticoagulants* et les *antiagrégants plaquettaires* (PLAVIX...) : augmentation du risque hémorragique ;
- les médicaments contenant de la benzbromarone ou du méthotrexate.

Informez par ailleurs votre médecin ou votre pharmacien si vous prenez un *antidiabétique*, un *antihypertenseur* de la famille des *inhibiteurs de l'enzyme de conversion* ou des *inhibiteurs de l'angiotensine II*, un *diurétique*, ou un *corticoïde*.

Grossesse et allaitement

Des effets néfastes pour la mère et l'enfant à naître ont été mis en évidence lorsque l'aspirine, comme les autres *AINS*, est utilisée au cours des 4 derniers mois de la grossesse ; le risque existe même avec une seule prise et même si la grossesse est à terme.

En conséquence, en dehors de certaines situations médicales très particulières, l'aspirine ne peut être utilisée que de façon ponctuelle pendant les 5 premiers mois, et son usage est contre-indiqué à partir du 6e mois.

L'aspirine passe dans le lait maternel : son usage prolongé et à fortes doses chez la femme qui allaite nécessite un avis médical préalable.

Mode d'emploi et posologie

Les comprimés dosés à 1000 mg sont réservés à l'adulte et à l'enfant de plus de 50 kg.

Les comprimés doivent être dissous dans un verre d'eau. L'effet sera plus rapide si les comprimés sont pris à jeun.

Les prises du médicament doivent être espacées d'au moins 4 heures.

Posologie usuelle :

Douleur isolée et fièvre :

- Adulte et enfant de plus de 50 kg : 500 mg ou 1 g (soit 1 ou 2 comprimés à 500 mg ou 1 comprimé à 1000 mg) par prise à renouveler si nécessaire après un délai minimal de 4 heures, sans dépasser la dose de 3 g d'aspirine par jour (soit 6 comprimés à 500 mg ou 3 comprimés à 1000 mg par jour).

Chez la personne âgée, il est préférable de ne pas dépasser la dose de 2 g d'aspirine par jour (soit 4 comprimés à 500 mg ou 2 comprimés à 1000 mg par jour).

- Enfant de 30 à 50 kg : 60 mg par kg et par jour, répartis en 4 ou 6 prises, soit 15 mg par kg toutes les 6 heures ou 10 mg par kg toutes les 4 heures. Il est nécessaire de suivre les recommandations de votre pharmacien ou de votre médecin ou de suivre les *posologies* suivantes données à titre indicatif :
  - enfant de 30 à 40 kg (environ 9 à 13 ans) : 1 comprimé à 500 mg, à renouveler si nécessaire au bout de 6 heures sans dépasser 4 prises par jour ;
  - enfant de 41 à 50 kg (environ 13 à 15 ans) : 1 comprimé à 500 mg, à renouveler si nécessaire au bout de 4 heures sans dépasser 6 prises par jour.

Douleurs rhumatismales :

La *posologie* est de 3 à 6 g d'aspirine par jour chez l'adulte et 50 à 100 mg par kg et par jour chez l'enfant, sous contrôle médical.

Effets indésirables possibles

Gastrite, douleurs abdominales, saignements du nez ou des gencives.

Rares et parfois graves :

- *hémorragie* du tube digestif : vomissements sanglants, selles noires, ou plus souvent pertes de sang imperceptibles, responsables de l'apparition progressive d'une *anémie* ;
- accidents allergiques : *urticaire*, *œdème*, *asthme*.

Signes devant faire penser à un surdosage : bourdonnements d'oreille, sensation de baisse de l'audition, maux de tête.

Laboratoires Bristol-Myers Squibb

ASPIRINE UPSA vitaminée C

Association antalgique et antipyrétique

Présentation

ASPIRINE UPSA vitaminée C : comprimé effervescent sécable (blanc) ; boîte de 20. Non remb.

Composition

	p cp
Acide acétylsalicylique (aspirine)	330 mg
Acide ascorbique (vitamine C)	200 mg
Sodium	485 mg

Dans quel cas ce médicament est-il prescrit ?

Ce médicament associe de l'aspirine, *antalgique* et *antipyrétique*, et de la *vitamine* C.

Il est utilisé dans le *traitement symptomatique* des affections douloureuses ou fébriles.

Contre-indications

Ce médicament ne doit pas être utilisé dans les cas suivants :
- *allergie* aux *salicylés* ou aux *AINS*,
- *antécédent* d'*asthme* provoqué par la prise d'aspirine ou d'AINS,
- *ulcère* de l'estomac ou du *duodénum*,
- *hémorragie* et risque hémorragique,
- *antécédent* de calculs des *voies* urinaires (pour les doses de *vitamine* C supérieures à 1 g par jour),
- **grossesse** : à partir du 6e mois.

Attention : Ce médicament n'est pas adapté à l'enfant de moins de 30 kg.

Un avis médical est préférable en cas d'*insuffisance rénale*, d'*antécédent* d'*ulcère* de l'estomac ou du *duodénum*, même ancien, et chez la femme qui porte un stérilet.

Ce médicament est déconseillé chez les personnes atteintes de *goutte*.

Évitez de prendre ce médicament pendant la semaine qui précède une extraction dentaire, une opération, ou lors de règles abondantes : augmentation du risque d'*hémorragie*.

L'utilisation d'aspirine chez l'enfant doit être prudente en cas de varicelle ou de fièvre due à un *virus* (grippe...). Des cas de syndrome de Reye, rarissimes, mais parfois mortels, ont été constatés. Ce syndrome se traduit par des troubles de la conscience et des vomissements. En cas de fièvre due à un virus, et en l'absence d'avis médical, d'autres *antipyrétiques* (paracétamol, par exemple) doivent être préférés.

Ce médicament contient du *sel* (*sodium*) en quantité notable.

Interactions avec d'autres substances

Ce médicament peut interagir avec d'autres médicaments, notamment :
- les autres *anti-inflammatoires* non stéroïdiens (*AINS*) : risque accru d'effets indésirables ;
- les *anticoagulants* et les *antiagrégants plaquettaires* (PLAVIX...) : augmentation du risque hémorragique ;
- les médicaments contenant de la benzbromarone ou du méthotrexate.

Informez par ailleurs votre médecin ou votre pharmacien si vous prenez un *antidiabétique*, un *antihypertenseur* de la famille des *inhibiteurs de l'enzyme de conversion* ou des *inhibiteurs de l'angiotensine II*, un *diurétique*, ou un *corticoïde*.

Grossesse et allaitement

Des effets néfastes pour la mère et l'enfant à naître ont été mis en évidence lorsque l'aspirine, comme les autres *AINS*, est utilisée au cours des 4 derniers mois de la grossesse ; le risque existe même avec une seule prise et même si la grossesse est à terme.

En conséquence, en dehors de certaines situations médicales très particulières, l'aspirine ne peut être utilisée que de façon ponctuelle pendant les 5 premiers mois, et son usage est contre-indiqué à partir du 6e mois.

L'aspirine passe dans le lait maternel : son usage prolongé et à fortes doses chez la femme qui allaite nécessite un avis médical préalable.

Mode d'emploi et posologie

Les comprimés doivent être dissous dans un verre d'eau, de lait ou de jus de fruits.

Respecter un intervalle d'au moins 4 heures entre 2 prises.

Posologie usuelle :
- Adulte : 1 ou 2 comprimés par prise, à renouveler si nécessaire, sans dépasser 9 comprimés par jour.

Chez le sujet âgé, il est conseillé de ne pas dépasser 6 comprimés par jour.
- Enfant de 30 à 50 kg : 1 comprimé par prise, à renouveler si nécessaire, sans dépasser 6 comprimés par jour.

Conseils : De nombreux médicaments contiennent de l'aspirine : vous devez en tenir compte en cas de prise conjointe car un *surdosage* expose à une augmentation des effets indésirables.

Effets indésirables possibles

Liés à l'aspirine :
- *gastrite*, douleurs abdominales, saignement du nez ou des gencives ;
- rares et parfois graves : *hémorragie* du tube digestif (vomissements sanglants, selles noires, ou plus souvent pertes de sang imperceptibles, responsables de l'apparition progressive d'une *anémie*) ; accidents allergiques (*urticaire*, *œdème*, *asthme*) ;
- signes devant faire penser à un *surdosage* : bourdonnements d'oreille, sensation de baisse de l'audition, maux de tête.

Liés à la *vitamine* C à forte dose (supérieure à 1 g par jour) : calculs des *voies* urinaires chez les personnes prédisposées.

Laboratoires UPSA Conseil

ASPIRINE VITAMINE C OBERLIN

Association antalgique et antipyrétique

Présentation

ASPIRINE 500 vitamine C OBERLIN : comprimé effervescent sécable (blanc) ; boîte de 30. Non remb.

Composition

	p cp
Acide acétylsalicylique (aspirine)	500 mg
Acide ascorbique (vitamine C)	200 mg
Sodium	391 mg

Dans quel cas ce médicament est-il prescrit ?

Ce médicament, *antalgique* et *antipyrétique*, associe de l'aspirine et de la *vitamine* C.

Il est utilisé dans le *traitement symptomatique* des affections douloureuses ou fébriles.

Contre-indications

Ce médicament ne doit pas être utilisé dans les cas suivants :

- *allergie* aux *salicylés* ou aux *AINS*,
- *antécédent* d'*asthme* provoqué par la prise d'aspirine ou d'AINS,
- *ulcère* de l'estomac ou du *duodénum*,
- *hémorragie* et risque hémorragique,
- *insuffisance hépatique* ou *rénale* grave,
- *insuffisance cardiaque* grave,
- *antécédent* de calculs des *voies* urinaires (pour des doses de vitamine C supérieures à 1 g par jour),
- **grossesse** (dernier trimestre).

> **Attention :** Ce médicament n'est pas adapté à l'enfant.
>
> Un avis médical est préférable en cas d'*insuffisance rénale*, d'*antécédent* d'*ulcère* de l'estomac ou du *duodénum*, même ancien, et chez la femme qui porte un stérilet.
>
> Ce médicament est déconseillé chez les personnes atteintes de *goutte*.
>
> Évitez de prendre ce médicament pendant la semaine qui précède une extraction dentaire, une opération, ou lors de règles abondantes : augmentation du risque d'*hémorragie*.
>
> Ce médicament contient du *sel* (*sodium*) en quantité notable.

Interactions avec d'autres substances

Ce médicament peut interagir avec d'autres médicaments, notamment :

- les autres *anti-inflammatoires* non stéroïdiens (*AINS*) : risque accru d'effets indésirables ;
- les *anticoagulants* et les *antiagrégants plaquettaires* (PLAVIX...) : augmentation du risque hémorragique ;
- les médicaments contenant de la benzbromarone ou du méthotrexate.

Informez par ailleurs votre médecin ou votre pharmacien si vous prenez un *antidiabétique*, un *antihypertenseur* de la famille des *inhibiteurs de l'enzyme de conversion* ou des *inhibiteurs de l'angiotensine II*, un *diurétique*, ou un *corticoïde*.

Grossesse et allaitement

Des effets néfastes pour la mère et l'enfant à naître ont été mis en évidence lorsque l'aspirine, comme les autres *AINS*, est utilisée au cours des 4 derniers mois de la grossesse ; le risque existe même avec une seule prise et même si la grossesse est à terme.

En conséquence, en dehors de certaines situations médicales très particulières, l'aspirine ne peut être utilisée que de façon ponctuelle pendant les 5 premiers mois, et son usage est contre-indiqué à partir du 6e mois.

L'aspirine passe dans le lait maternel : son usage prolongé et à fortes doses chez la femme qui allaite nécessite un avis médical préalable.

Mode d'emploi et posologie

Les comprimés doivent être dissous dans un verre d'eau, de lait ou de jus de fruits.

Respecter un intervalle d'au moins 4 heures entre 2 prises.

Posologie usuelle :

- Adulte : 1 ou 2 comprimés par prise, sans dépasser 6 comprimés par jour.

Chez le sujet âgé, il est conseillé de ne pas dépasser 4 comprimés par jour.

> **Conseils :** De nombreux médicaments contiennent de l'aspirine : vous devez en tenir compte en cas de prise conjointe, car un *surdosage* expose à une augmentation des *effets indésirables*.

Effets indésirables possibles

Liés à l'aspirine :

- *gastrite*, douleurs abdominales, saignement du nez ou des gencives ;
- rares et parfois graves : *hémorragie* du tube digestif (vomissements sanglants, selles noires, ou plus souvent pertes de sang imperceptibles, responsables de l'apparition progressive d'une *anémie*) ; accidents allergiques (*urticaire*, *œdème*, *asthme*) ;
- signes devant faire penser à un *surdosage* : bourdonnements d'oreille, sensation de baisse de l'audition, maux de tête.

Liés à la *vitamine* C : à forte dose (supérieure à 1 g par jour), calculs des *voies* urinaires chez les personnes prédisposées.

Laboratoires UPSA Conseil

ASPIRISUCRE

Informations détaillées sur www.monvidal.com

ASPRO

Antalgique et antipyrétique : salicylé

Présentation

ASPRO 320 : comprimé (blanc) ; boîte de 60. Non remb.
ASPRO 500 : comprimé sécable (blanc) ; boîte de 20. Non remb.
ASPRO 500 : comprimé effervescent sécable (blanc ; arôme citron) ; boîte de 20. Non remb.
ASPRO 500 : comprimé effervescent sécable (blanc ; arôme citron) ; boîte de 36. Non remb.

Composition

	p cp	p cp	p cp efferv
Acide acétylsalicylique (aspirine)	320 mg	500 mg	500 mg
Sodium			255 mg

Dans quel cas ce médicament est-il prescrit ?

Ce médicament contient de l'aspirine, qui possède de nombreuses propriétés : *antalgique* et *antipyrétique*, mais aussi *anti-inflammatoire* à dose élevée, et fluidifiant du sang.

Il est utilisé dans le *traitement symptomatique* des douleurs diverses et de la fièvre.

Contre-indications

Ce médicament ne doit pas être utilisé dans les cas suivants :

- *allergie* aux *salicylés* ou aux *AINS*,
- *antécédent* d'*asthme* provoqué par la prise d'aspirine ou d'AINS,

- *ulcère* de l'estomac ou du *duodénum*,
- *hémorragie* et risque hémorragique,
- *insuffisance hépatique* ou *rénale* grave,
- *insuffisance cardiaque* grave,
- **grossesse** (dernier trimestre).

Attention : L'aspirine n'est pas un médicament anodin. Tout *surdosage* ou prise prolongée exposent à des complications sérieuses.

Un avis médical est préférable chez les personnes présentant des *antécédents* d'*ulcère* de l'estomac ou du *duodénum*, même ancien, d'*insuffisance rénale*, et chez les femmes qui portent un stérilet.

L'aspirine est déconseillée chez les personnes atteintes de *goutte*.

Évitez de prendre ce médicament pendant la semaine qui précède une extraction dentaire, une opération ou lors de règles abondantes : augmentation du risque d'*hémorragie*.

L'utilisation d'aspirine chez l'enfant doit être prudente en cas de varicelle ou de fièvre due à un *virus* (grippe...). Des cas de syndrome de Reye, rarissimes, mais parfois mortels, ont été constatés. Ce syndrome se traduit par des troubles de la conscience et des vomissements. En cas de fièvre due à un virus, et en l'absence d'avis médical, d'autres *antipyrétiques* (paracétamol, par exemple) doivent être préférés.

Les comprimés effervescents contiennent du *sel* (sodium) en quantité notable.

Interactions avec d'autres substances

Ce médicament peut interagir avec d'autres médicaments, notamment :
- les autres *anti-inflammatoires* non stéroïdiens (*AINS*) : risque accru d'effets indésirables ;
- les *anticoagulants* et les *antiagrégants plaquettaires* (PLAVIX...) : augmentation du risque hémorragique ;
- les médicaments contenant de la benzbromarone ou du méthotrexate.

Informez par ailleurs votre médecin ou votre pharmacien si vous prenez un *antidiabétique*, un *antihypertenseur* de la famille des *inhibiteurs de l'enzyme de conversion* ou des *inhibiteurs de l'angiotensine II*, un *diurétique*, ou un *corticoïde*.

Grossesse et allaitement

Des effets néfastes pour la mère et l'enfant à naître ont été mis en évidence lorsque l'aspirine, comme les autres *AINS*, est utilisée au cours des 4 derniers mois de la grossesse ; le risque existe même avec une seule prise et même si la grossesse est à terme.

En conséquence, en dehors de certaines situations médicales très particulières, l'aspirine ne peut être utilisée que de façon ponctuelle pendant les 5 premiers mois, et son usage est contre-indiqué à partir du 6e mois.

L'aspirine passe dans le lait maternel : son usage prolongé et à fortes doses chez la femme qui allaite nécessite un avis médical préalable.

Mode d'emploi et posologie

Les comprimés effervescents doivent être dissous dans un verre d'eau.

Ce médicament peut être pris au moment des repas. Toutefois, l'effet sera plus rapide s'il est pris à jeun.

Les prises doivent être espacées d'au moins 4 heures.

Posologie usuelle :
- Adulte : 1 ou 2 comprimés à 320 mg, 4 ou 5 fois par jour, ou 1 ou 2 comprimés à 500 mg, 2 ou 3 fois par jour. Ne pas dépasser 3 g par jour.

Chez la personne âgée, il est préférable de ne pas dépasser la dose de 2 g d'aspirine par jour.
- Enfant de 30 à 50 kg : 60 mg par kg et par jour, soit 15 mg par kg toutes les 6 heures ou 10 mg par kg toutes les 4 heures. Il est nécessaire de suivre les recommandations de votre pharmacien ou de votre médecin ou de suivre les *posologies* suivantes données à titre indicatif :
  - enfant de 30 à 40 kg : 1 comprimé à 500 mg par prise, à renouveler si nécessaire après un délai minimum de 6 heures, sans dépasser 4 comprimés par jour ;
  - enfant de 41 à 50 kg : 1 comprimé à 500 mg par prise, à renouveler si nécessaire après un délai minimum de 4 heures, sans dépasser 6 comprimés par jour.

Effets indésirables possibles

Gastrite, douleurs abdominales, saignements du nez ou des gencives.

Rares et parfois graves :
- *hémorragie* du tube digestif : vomissements sanglants, selles noires, ou plus souvent pertes de sang imperceptibles, responsables de l'apparition progressive d'une *anémie* ;
- accidents allergiques : *urticaire*, *œdème*, *asthme*.

Signes devant faire penser à un *surdosage* : bourdonnements d'oreille, sensation de baisse de l'audition, maux de tête.

Laboratoires Bayer Santé Familiale

ASPRO 500 VITAMINE C

Informations détaillées sur www.monvidal.com

ASPROACCEL

Association antalgique et antipyrétique

Présentation

ASPROACCEL : comprimé sécable (blanc) ; boîte de 20. Non remb.

ASPROACCEL : comprimé effervescent sécable (blanc ; arôme citron) ; boîte de 20. Non remb.

Composition

	p cp	p cp efferv
Acide acétylsalicylique (aspirine)	500 mg	500 mg
Caféine	50 mg	50 mg
Sodium		250 mg

Dans quel cas ce médicament est-il prescrit ?

Ce médicament, *antalgique* et *antipyrétique*, associe de l'aspirine et de la *caféine*.

Il est utilisé dans le traitement de la douleur ou de la fièvre.

Contre-indications

Ce médicament ne doit pas être utilisé dans les cas suivants :
- *allergie* aux *salicylés* ou aux *AINS*,
- *antécédent* d'*asthme* provoqué par la prise d'aspirine ou d'AINS,
- *ulcère* de l'estomac ou du *duodénum*,
- *insuffisance hépatique* grave ;

- *insuffisance rénale* grave ;
- *insuffisance cardiaque* grave ;
- *hémorragie* et risque hémorragique,
- **grossesse** : à partir du 6e mois, ou en prise prolongée, à toute période de la grossesse.

Attention : De nombreux médicaments contiennent de l'aspirine : vous devez en tenir compte en cas de prise conjointe car un *surdosage* expose à une augmentation des effets indésirables.

Ce médicament est déconseillé chez les personnes atteintes de *goutte*.

Un avis médical est préférable en cas d'*antécédent* d'*ulcère* de l'estomac ou du *duodénum*, même ancien, d'*insuffisance rénale* et chez la femme qui porte un stérilet.

Évitez de prendre ce médicament pendant la semaine qui précède une extraction dentaire, une opération, ou lors de règles abondantes : augmentation du risque d'*hémorragie*.

Les comprimés effervescents contiennent du *sel* (*sodium*) en quantité notable.

Ce médicament contient de la *caféine* qui peut être recherchée dans les urines des sportifs pour déceler un éventuel mésusage. Néanmoins, à la *posologie* préconisée, la quantité de caféine contenue dans ce médicament est insuffisante à elle seule pour que la réponse au test soit positive.

Interactions avec d'autres substances

Ce médicament peut interagir avec d'autres médicaments, notamment :
- les autres *anti-inflammatoires* non stéroïdiens (*AINS*) : risque accru d'effets indésirables ;
- les *anticoagulants* et les *antiagrégants plaquettaires* (PLAVIX...) : augmentation du risque hémorragique ;
- les médicaments contenant de la benzbromarone ou du méthotrexate.

Informez par ailleurs votre médecin ou votre pharmacien si vous prenez un *antidiabétique*, un *antihypertenseur* de la famille des *inhibiteurs de l'enzyme de conversion* ou des *inhibiteurs de l'angiotensine II*, un *diurétique*, ou un *corticoïde*.

Grossesse et allaitement

Des effets néfastes pour la mère et l'enfant à naître ont été mis en évidence lorsque l'aspirine, comme les autres *AINS*, est utilisée au cours des 4 derniers mois de la grossesse ; le risque existe même avec une seule prise et même si la grossesse est à terme.

En conséquence, en dehors de certaines situations médicales très particulières, l'aspirine ne peut être utilisée que de façon ponctuelle pendant les 5 premiers mois, et son usage est contre-indiqué à partir du 6e mois.

L'aspirine passe dans le lait maternel : son usage prolongé et à fortes doses chez la femme qui allaite nécessite un avis médical préalable.

Mode d'emploi et posologie

Ce médicament peut être pris indifféremment pendant ou entre les repas, en respectant un intervalle de 4 à 6 heures entre 2 prises.

Les comprimés doivent être avalés tels quels avec une boisson.

Les comprimés effervescents doivent être dissous dans un grand verre d'eau.

Posologie usuelle :
- Adulte : 1 comprimé, à renouveler toutes les 4 heures si nécessaire, sans dépasser 6 comprimés par jour.

Chez le sujet âgé, ne pas dépasser 4 comprimés par jour.

Conseils : Ce médicament peut être en accès libre dans certaines pharmacies ; néanmoins, n'hésitez pas à demander conseil à votre pharmacien.

Ce médicament contient de la *caféine*. On considère qu'une tasse de café contient de 60 à 100 mg de cette substance. Ainsi, pour limiter les effets indésirables de la caféine (excitation, tremblements, insomnie, *palpitations*), il est préférable de limiter la consommation de boissons qui en renferment (café, thé...). Il est également recommandé de prendre ce médicament avant 17 heures.

Effets indésirables possibles

Liés à l'aspirine :
- *gastrite*, douleurs abdominales, saignement du nez ou des gencives ;
- rares et parfois graves : *hémorragie* du tube digestif (vomissements sanglants, selles noires ou, plus souvent, pertes de sang imperceptibles, responsables de l'apparition progressive d'une *anémie*) ; accidents allergiques (*urticaire*, *œdème*, *asthme*) ;
- signes devant faire penser à un *surdosage* : bourdonnements d'oreille, sensation de baisse de l'audition, maux de tête.

Liés à la *caféine* : insomnie, excitation, *palpitations*.

Laboratoires Bayer Santé Familiale

ATACAND

Antihypertenseur — sur ordonnance

Présentation

ATACAND 4 mg : comprimé sécable (blanc) ; boîte de 30. Liste I - Remb 65 % - **17,83 €**.
ATACAND 4 mg : comprimé sécable (blanc) ; boîte de 90. Liste I - Remb 65 % - **49,46 €**.
ATACAND 8 mg : comprimé sécable (rose pâle) ; boîte de 30. Liste I - Remb 65 % - **23,43 €**.
ATACAND 8 mg : comprimé sécable (rose pâle) ; boîte de 90. Liste I - Remb 65 % - **63,78 €**.
ATACAND 16 mg : comprimé sécable (rose) ; boîte de 30. Liste I - Remb 65 % - **25,21 €**.
ATACAND 16 mg : comprimé sécable (rose) ; boîte de 90. Liste I - Remb 65 % - **68,33 €**.
ATACAND 32 mg : comprimé sécable ; boîte de 30. Liste I - Remb 65 % - **40,76 €**.

Composition

	p cp	p cp
Candésartan cilexetil	4 mg	8 mg
Lactose	+	+

	p cp	p cp
Candésartan cilexetil	16 mg	32 mg
Lactose	+	+

Dans quel cas ce médicament est-il prescrit ?

Ce médicament est un *antihypertenseur* qui appartient à la famille des *inhibiteurs de l'angiotensine II*. Il bloque l'action de l'angiotensine II. Cette substance, naturellement présente dans l'organisme, provoque une contraction des artères qui augmente la pression artérielle et fatigue le cœur.

Il est utilisé dans le traitement de :
- l'*hypertension artérielle*,
- l'*insuffisance cardiaque* (en cas d'*intolérance* aux *inhibiteurs de l'enzyme de conversion* ou en association avec ceux-ci).

Contre-indications

Ce médicament ne doit pas être utilisé en cas de **grossesse** (à partir du 4e mois).

Attention : Si vous suiviez auparavant un traitement par *diurétique* ou un régime sans *sel*, la baisse de la tension artérielle peut être importante lors des premières prises du médicament et expose à un risque de malaise ou d'étourdissement. Il est donc recommandé de commencer le traitement avec de faibles posologies, sous surveillance médicale plus étroite.

Des précautions sont nécessaires en cas d'*insuffisance cardiaque* grave ou chez les personnes souffrant d'*hypertension artérielle* due à un rétrécissement des artères rénales, de rétrécissement des valves cardiaques ou de *cardiomyopathie* obstructive.

Les *inhibiteurs de l'angiotensine II* peuvent être responsables d'une augmentation de la *kaliémie*, notamment en cas d'*insuffisance rénale* ou de *diabète*. Faites pratiquer les analyses de sang prescrites par votre médecin ; elles sont notamment destinées à vérifier le bon fonctionnement de vos reins (dosage de la *créatinine*) et le taux de *potassium*.

Les sels de régime contiennent souvent du potassium ; ne les utilisez pas sans avis médical pendant le traitement.

Interactions avec d'autres substances

Ce médicament peut interagir avec les *diurétiques* et les médicaments qui contiennent du *potassium* ou du *lithium*.

En outre, l'effet des *antihypertenseurs* peut être augmenté par certains médicaments tels que les *neuroleptiques*, les *antidépresseurs imipraminiques*, les *alphabloquants* utilisés dans les troubles urinaires, les médicaments contenant du baclofène ; il peut être diminué par les *AINS* ou les *corticoïdes*. Votre médecin doit être informé si vous êtes traité par l'un ou l'autre de ces médicaments.

Grossesse et allaitement

L'effet de ce médicament sur l'enfant à naître pendant les 3 premiers mois de la grossesse est mal connu. Par prudence, son usage est déconseillé. Au cours des 6 derniers mois de la grossesse, une prise prolongée de ce médicament peut altérer les reins du fœtus. Son utilisation est contre-indiquée à partir du 4e mois de la grossesse.

En conséquence, un désir de grossesse nécessite le remplacement de ce médicament par un autre antihypertenseur. Si une grossesse survient alors que vous prenez ce médicament, consultez rapidement votre médecin pour qu'il modifie votre traitement.

Les données actuellement disponibles ne permettent pas de savoir si ce médicament passe dans le lait maternel : l'allaitement est déconseillé pendant le traitement.

Mode d'emploi et posologie

Les comprimés peuvent être pris indifféremment au cours ou en dehors des repas.

Posologie usuelle :
- Adulte :
- *hypertension artérielle* : 4 mg à 16 mg par jour, en 1 prise ;
- *insuffisance cardiaque* : la dose initiale est de 4 mg par jour. Elle peut être ensuite progressivement augmentée jusqu'à la dose de 32 mg par jour.

Conseils : Votre tension artérielle doit être contrôlée régulièrement. Les appareils permettant une mesure automatique de la tension à domicile utilisent souvent un procédé de mesure différent de celui qu'emploie votre médecin. Si vous avez un tel appareil, apportez-le en consultation pour vous assurer que la mesure obtenue est bien conforme à celle du tensiomètre de votre médecin.

Le traitement médicamenteux ne dispense pas de mesures simples pouvant faire baisser la tension artérielle : activité physique régulière, modération de la consommation de boissons alcoolisées et de *sel*, lutte contre l'excès de poids.

Effets indésirables possibles

Les études qui ont comparé ce médicament au *placebo* n'ont pas montré plus d'effets indésirables imputables au médicament.

Depuis sa commercialisation dans la traitement de l'hypertension artérielle, les effets suivants ont été rarement observés :
- maux de tête, *vertiges*, douleurs dorsales, nausées, *réaction allergique* (œdème de *Quincke*) ;
- augmentation du taux de *créatinine* et de *potassium* dans le sang.

Dans le traitement de l'insuffisance cardiaque, les effets indésirables les plus fréquemment observés sont : augmentation du taux de créatinine et de potassium dans le sang, hypotension artérielle.

Laboratoires AstraZeneca

ATARAX

Anxiolytique et antiallergique — sur ordonnance

Présentation

ATARAX 25 mg : comprimé sécable (blanc) ; boîte de 30. Liste I, prescription limitée à 12 semaines - Remb 65 % - **3,36 €**.

ATARAX 100 mg : comprimé sécable (blanc) ; boîte de 30. Liste I, prescription limitée à 12 semaines - Remb 65 % - **4,57 €**.

ATARAX : sirop (arôme noisette) ; flacon de 200 ml avec seringue-doseuse. Liste I, prescription limitée à 12 semaines - Remb 65 % - **2,54 €**.

ATARAX 100 mg/2 ml : solution injectable ; boîte de 6 ampoules de 2 ml. Liste I, prescription limitée à 12 semaines - Remb 65 % - **4,14 €**.

Composition

	p cp	p cp
Hydroxyzine dichlorhydrate	25 mg	100 mg
Lactose	+	+

	p ml	p amp inj
Hydroxyzine dichlorhydrate	2 mg	100 mg
Saccharose	1,4 g	
Alcool	2 mg	

Dans quel cas ce médicament est-il prescrit ?

Ce médicament est un *anxiolytique* (trauquillisant) et un *antihistaminique* antiallergique. Il a également des propriétés *sédatives* et *atropiniques*.

Il est utilisé :
- dans le traitement de l'anxiété légère,
- comme tranquillisant dans les heures qui précèdent une anesthésie générale,
- dans le *traitement symptomatique* de l'*urticaire* (comprimés et sirop),
- dans le traitement de certains troubles du sommeil (insomnies d'endormissement) chez l'enfant après échec de la prise en charge psychologique (comprimé à 25 mg et sirop).

Contre-indications

Ce médicament ne doit pas être utilisé dans les cas suivants :
- risque de *glaucome* à angle fermé,
- risque de rétention des urines (*adénome de la prostate*...).

Attention : Ce médicament présente des effets *atropiniques*. Il peut provoquer un *glaucome* aigu chez les personnes prédisposées : œil rouge, dur et douloureux, avec vision floue. Une consultation d'extrême urgence auprès d'un ophtalmologiste est nécessaire.

Des précautions sont nécessaires en cas d'*insuffisance hépatique*, d'*insuffisance rénale* et chez les personnes âgées.

Évitez la prise de boissons alcoolisées pendant le traitement.

Ce médicament peut induire une somnolence, parfois intense chez certaines personnes. Cette somnolence peut être augmentée par la prise d'*alcool* ou d'autres médicaments *sédatifs*. La conduite et l'utilisation de machines dangereuses sont déconseillées, surtout dans les heures qui suivent la prise du médicament.

Interactions avec d'autres substances

Informez votre médecin ou votre pharmacien si vous prenez un autre médicament ayant des effets *atropiniques* ou *sédatifs* (tranquillisants, somnifères, certains médicaments contre la toux ou contre la douleur contenant des *opiacés*, *antidépresseurs*, *neuroleptiques*...).

Grossesse et allaitement

Seul votre médecin peut apprécier la nécessité du traitement pendant la grossesse. Si une grossesse survient pendant le traitement, consultez votre médecin.

Les données disponibles ne permettent pas de savoir si ce médicament passe dans le lait maternel : il est déconseillé pendant l'allaitement.

Mode d'emploi et posologie

Les comprimés peuvent être pris pendant ou entre les repas.

La solution injectable doit être administrée par *voie* intramusculaire.

Posologie usuelle :

Les comprimés à 100 mg et la solution injectable sont réservés à l'adulte.

La posologie est strictement individuelle et varie selon les indications.

Conseils : Ce médicament vous a été prescrit dans une situation précise : ne le réutilisez pas ultérieurement sans avis médical et ne le conseillez pas à une autre personne.

La durée de prescription des *anxiolytiques* doit être la plus courte possible. Dans certaines situations, le traitement doit toutefois être prolongé. Il appartient alors au médecin de réévaluer périodiquement la nécessité de le poursuivre ou de l'interrompre.

Les *tranquillisants* ne sont pas la seule réponse à l'anxiété : une meilleure hygiène de vie, une consommation modérée d'excitants (y compris les boissons alcoolisées) permettent aussi de lutter efficacement contre l'excès de stress. Dans certains cas, une psychothérapie peut aider à lutter durablement contre l'anxiété.

Ce médicament agit sur les manifestations de l'urticaire mais n'en supprime pas la cause. Si les symptômes persistent ou s'aggravent, n'hésitez pas à consulter votre médecin.

Effets indésirables possibles

Somnolence ou au contraire excitation, constipation, troubles de l'*accommodation*, bouche sèche, rétention des urines.

Éruption cutanée, *réaction allergique*.

Laboratoires UCB Pharma

ATÉBÉMYXINE

Antibiotique à usage ophtalmique — sur ordonnance

Présentation

ATÉBÉMYXINE : collyre ; flacon de 10 ml. Liste I - Non remb.
ATÉBÉMYXINE : pommade ophtalmique ; tube de 5 g. Liste I - Non remb.

Composition

	p 10 ml	p 5 g
Néomycine sulfate	34 000 UI	17 000 UI
Polymyxine B sulfate	100 000 UI	50 000 UI
Chlorure de benzalkonium	+	

Dans quel cas ce médicament est-il prescrit ?

Ce médicament à usage local contient deux *antibiotiques* dont un de la famille des *aminosides*.

Il est utilisé pour traiter les infections de l'œil.

Contre-indications

Ce médicament ne doit pas être utilisé en cas d'*allergie* aux *antibiotiques* de la famille des *aminosides*.

Attention : Une rougeur ou une douleur oculaires ne sont pas obligatoirement les signes d'une infection. Des soins urgents peuvent être nécessaires, notamment en cas de vision floue.

Le collyre contient un conservateur (benzalkonium) qui appartient à la famille des *ammoniums quaternaires*. Signalez à votre médecin ou votre pharmacien tout *antécédent* d'*allergie* à cette famille d'*antiseptiques*.

Les lentilles de contact ne doivent pas être portées en cas d'infection oculaire.

Interactions avec d'autres substances

Ce médicament peut interagir avec d'autres collyres. Respectez un intervalle minimal de 15 minutes entre deux applications.

Grossesse et allaitement

L'effet de ce médicament pendant la grossesse ou l'allaitement est mal connu : seul votre médecin peut évaluer le risque éventuel de son utilisation dans votre cas.

Mode d'emploi et posologie

Tirer la paupière inférieure vers le bas tout en regardant vers le haut. Déposer les gouttes de collyre ou la pommade entre la paupière et le globe oculaire (*cul-de-sac conjonctival*).

Posologie usuelle :

Collyre : 1 goutte, 3 à 8 fois par jour.

Pommade : appliquer un ruban d'un demi-centimètre, 1 à 5 fois par jour. En complément du collyre, la pommade s'emploie le soir au coucher.

La durée habituelle du traitement est de 7 jours.

Conseils : La vision peut être troublée par l'application de la pommade. Ce trouble disparaît en quelques minutes.

Le collyre ou la pommade peuvent être contaminés par l'œil infecté : évitez de mettre en contact l'extrémité du flacon ou du tube avec l'œil.

Ne conservez pas le flacon de collyre plus de 15 jours après une première utilisation.

Effets indésirables possibles

Irritation ou *réaction allergique* locales.

Laboratoires Chauvin Bausch & Lomb

ATÉNOLOL 50 mg
Génériques
Bêtabloquant

sur ordonnance

Les médicaments ci-dessous sont des génériques de TENORMINE (voir p. 1223).

ATENOLOL ARROW 50 mg : comprimé sécable *(lactose)* boîte de 28. Liste I - Remb 65 % - 3,55 €.
ATENOLOL ARROW 50 mg : comprimé sécable *(lactose)* boîte de 30. Liste I - Remb 65 % - 3,61 €.
ATENOLOL BIOGARAN 50 mg : comprimé sécable boîte de 28. Liste I - Remb 65 % - 3,55 €.
ATENOLOL EG 50 mg : comprimé sécable *(lactose)* boîte de 28. Liste I - Remb 65 % - 3,55 €.
ATENOLOL EG 50 mg : comprimé sécable *(lactose)* boîte de 30. Liste I - Remb 65 % - 3,77 €.
ATENOLOL EG 50 mg : comprimé sécable *(lactose)* boîte de 90. Liste I - Remb 65 % - 10,22 €.
ATENOLOL MERCK 50 mg : comprimé sécable boîte de 30. Liste I - Remb 65 % - 3,77 €.
ATENOLOL MERCK 50 mg : comprimé sécable boîte de 90. Liste I - Remb 65 % - 10,22 €.
ATENOLOL QUALIMED 50 mg : comprimé sécable boîte de 30. Liste I - Remb 65 % - 3,61 €.
ATENOLOL QUALIMED 50 mg : comprimé sécable boîte de 90. Liste I - Remb 65 % - 10,22 €.
ATENOLOL RATIOPHARM 50 mg : comprimé sécable boîte de 28. Liste I - Remb 65 % - 3,55 €.
ATENOLOL RATIOPHARM 50 mg : comprimé sécable boîte de 90. Liste I - Remb 65 % - 10,22 €.
ATENOLOL RPG 50 mg : comprimé sécable boîte de 28. Liste I - Remb 65 % - 3,55 €.
ATENOLOL SANDOZ 50 mg : comprimé sécable *(lactose)* boîte de 30. Liste I - Remb 65 % - 3,77 €.
ATENOLOL SANDOZ 50 mg : comprimé sécable *(lactose)* boîte de 90. Liste I - Remb 65 % - 9,75 €.
ATENOLOL TEVA 50 mg : comprimé sécable *(lactose)* boîte de 28. Liste I - Remb 65 % - 3,55 €.
ATENOLOL TEVA 50 mg : comprimé sécable *(lactose)* boîte de 90. Liste I - Remb 65 % - 10,22 €.
ATENOLOL TORLAN 50 mg : comprimé boîte de 28. Liste I - Remb 65 % - 3,55 €.
ATENOLOL WINTHROP 50 mg : comprimé sécable boîte de 28. Liste I - Remb 65 % - 3,55 €.
ATENOLOL ZYDUS 50 mg : comprimé sécable *(lactose)* boîte de 28. Liste I - Remb 65 % - 3,55 €.
ATENOLOL ZYDUS 50 mg : comprimé sécable *(lactose)* boîte de 90. Liste I - Remb 65 % - 10,22 €.
BETATOP 50 mg : comprimé sécable boîte de 28. Liste I - Remb 65 % - 3,55 €.

ATÉNOLOL 100 mg
Génériques
Bêtabloquant

sur ordonnance

Les médicaments ci-dessous sont des génériques de TENORMINE (voir p. 1223).

ATENOLOL ARROW 100 mg : comprimé sécable *(lactose)* boîte de 28. Liste I - Remb 65 % - 6,04 €.
ATENOLOL BIOGARAN 100 mg : comprimé sécable boîte de 28. Liste I - Remb 65 % - 6,04 €.
ATENOLOL BIOGARAN 100 mg : comprimé sécable boîte de 90. Liste I - Remb 65 % - 18,25 €.
ATENOLOL EG 100 mg : comprimé sécable *(lactose)* boîte de 30. Liste I - Remb 65 % - 6,44 €.
ATENOLOL EG 100 mg : comprimé sécable *(lactose)* boîte de 90. Liste I - Remb 65 % - 18,25 €.
ATENOLOL IVAX 100 mg : comprimé sécable boîte de 28. Liste I - Remb 65 % - 6,04 €.
ATENOLOL MERCK 100 mg : comprimé sécable boîte de 30. Liste I - Remb 65 % - 6,44 €.
ATENOLOL MERCK 100 mg : comprimé sécable boîte de 90. Liste I - Remb 65 % - 18,25 €.
ATENOLOL QUALIMED 100 mg : comprimé sécable boîte de 90. Liste I - Remb 65 % - 18,25 €.
ATENOLOL QUALIMED 100 mg : comprimé sécable boîte de 30. Liste I - Remb 65 % - 6,44 €.
ATENOLOL RATIOPHARM 100 mg : comprimé sécable boîte de 28. Liste I - Remb 65 % - 6,04 €.
ATENOLOL RATIOPHARM 100 mg : comprimé sécable boîte de 90. Liste I - Remb 65 % - 18,25 €.
ATENOLOL RPG 100 mg : comprimé sécable boîte de 28. Liste I - Remb 65 % - 6,04 €.
ATENOLOL SANDOZ 100 mg : comprimé sécable *(lactose)* boîte de 90. Liste I - Remb 65 % - 16,58 €.
ATENOLOL SANDOZ 100 mg : comprimé sécable *(lactose)* boîte de 30. Remb 65 % - 6,44 €.
ATENOLOL TEVA 100 mg : comprimé sécable *(lactose)* boîte de 28. Liste I - Remb 65 % - 6,04 €.
ATENOLOL TEVA 100 mg : comprimé sécable *(lactose)* boîte de 90. Liste I - Remb 65 % - 18,25 €.
ATENOLOL TORLAN 100 mg : comprimé sécable boîte de 28. Liste I - Remb 65 % - 6,04 €.
ATENOLOL WINTHROP 100 mg : comprimé sécable boîte de 28. Liste I - Remb 65 % - 6,04 €.
ATENOLOL ZYDUS 100 mg : comprimé sécable *(lactose)* boîte de 28. Liste I - Remb 65 % - 6,04 €.
ATENOLOL ZYDUS 100 mg : comprimé sécable *(lactose)* boîte de 90. Liste I - Remb 65 % - 18,25 €.
BETATOP 100 mg : comprimé sécable boîte de 28. Liste I - Remb 65 % - 6,04 €.

ATÉPADÈNE

Traitement des affections rhumatismales

Présentation

ATÉPADÈNE : gélule (rouge) ; boîte de 30. Non remb.

Composition

	p gél
Adénosine triphosphate	30 mg

Dans quel cas ce médicament est-il prescrit ?

Ce médicament contient une substance indispensable au *métabolisme* du muscle et des nerfs.

Il est utilisé dans le traitement des *dorsalgies*.

Grossesse et allaitement

Ce médicament ne contient que des substances présumées sans danger pendant la grossesse ou l'allaitement. Néanmoins, ne l'utilisez pas de façon prolongée sans l'avis de votre pharmacien ou de votre médecin.

Mode d'emploi et posologie

Les gélules doivent être avalées avec un verre d'eau.

Posologie usuelle :

1 gélule, 2 ou 3 fois par jour.

Laboratoires Mayoly-Spindler

ATHYMIL

Antidépresseur

sur ordonnance

Présentation

ATHYMIL 10 mg : comprimé (blanc) ; boîte de 30. Liste I - Remb 65 % - **3,57 €**.

ATHYMIL 30 mg : comprimé (blanc) ; boîte de 30. Liste I - Remb 65 % - **7,12 €**.

ATHYMIL 60 mg : comprimé sécable (blanc) ; boîte de 14. Liste I - Remb 65 % - **6,43 €**.

Composition

	p cp	p cp	p cp
Miansérine chlorhydrate	10 mg	30 mg	60 mg
Amidon de blé (gluten)	+	+	+

Dans quel cas ce médicament est-il prescrit ?

Ce médicament est un *antidépresseur*. Il a par ailleurs un effet tranquillisant et *sédatif*.

Il est utilisé dans le traitement des *états dépressifs*.

Contre-indications

Ce médicament ne doit pas être utilisé en cas d'*intolérance* au gluten (présence d'amidon de blé).

Attention : L'utilisation des *antidépresseurs* est déconseillée avant l'âge de 18 ans. Des études ont en effet montré que l'utilisation d'un antidépresseur peut augmenter le risque de suicide chez les adolescents souffrant de dépression. Chez les enfants et adolescents de moins de 18 ans, ce traitement est par conséquent réservé à certains cas graves et nécessite une surveillance médicale particulière et la vigilance de l'entourage.

Tous les traitements antidépresseurs sont susceptibles d'induire un *épisode maniaque* chez les personnes prédisposées : en cas d'euphorie, d'excitation inhabituelle ou de comportement anormal survenant sous traitement, une consultation médicale rapide est nécessaire.

Des précautions sont requises chez la personne âgée et en cas d'*épilepsie*, même ancienne, ou de *diabète*.

Évitez les boissons alcoolisées : augmentation du risque de somnolence.

Conducteur : ce médicament peut être responsable d'une baisse de la vigilance, particulièrement en début de traitement.

Interactions avec d'autres substances

Informez votre médecin ou votre pharmacien si vous prenez d'autres *sédatifs* (tranquillisants, somnifères, certains médicaments contre la toux ou contre la douleur contenant des *opiacés*, *antidépresseurs*, *neuroleptiques*...).

Grossesse et allaitement

L'effet de ce médicament pendant la grossesse est mal connu : seul votre médecin peut évaluer le risque éventuel de son utilisation dans votre cas.

Ce médicament passe faiblement dans le lait maternel. L'allaitement est déconseillé pendant le traitement.

Mode d'emploi et posologie

La dose quotidienne est soit répartie au cours de la journée, soit absorbée en une prise le soir au coucher.

Les comprimés doivent être avalés sans être croqués.

Posologie usuelle :

- Adulte de plus de 18 ans : 30 mg à 90 mg par jour.

Conseils : L'efficacité des *antidépresseurs* n'est généralement pas immédiate. Un délai pouvant atteindre plusieurs semaines est parfois nécessaire pour que les effets bénéfiques se fassent sentir. Les effets indésirables éventuels apparaissant en début de traitement ne doivent pas vous conduire à l'arrêter prématurément.

Chez la personne souffrant de dépression, un état anxieux peut apparaître ou s'aggraver en début de traitement ; un *anxiolytique* est parfois prescrit de manière temporaire par le médecin pour prévenir ou traiter ces manifestations.

Lorsque les *symptômes* de la *dépression* ont disparu, le traitement doit absolument être poursuivi pendant la durée prescrite afin de consolider la guérison. Un arrêt prématuré exposerait à une rechute. La durée d'un traitement antidépresseur est rarement inférieure à 6 mois.

Les antidépresseurs ne créent pas de dépendance. Néanmoins, il est préférable d'arrêter le traitement progressivement en diminuant la posologie ou en espaçant les prises pour éviter les effets indésirables transitoires observés en cas d'interruption brutale.

Ce médicament doit être conservé à l'abri de la lumière.

Effets indésirables possibles

Somnolence, sécheresse de la bouche, constipation.

Rarement : *convulsions*, douleurs musculaires ou articulaires, prise de poids, *œdème*, jaunisse.

Exceptionnellement : *agranulocytose*, ralentissement du cœur, baisse de la tension artérielle.

Laboratoires Organon SA

ATOUXX
Antitussif opiacé

Présentation

ATOUXX Adulte : capsule molle ; boîte de 20. Non remb.
ATOUXX Toux sèche Adulte : sirop ; flacon de 200 ml avec godet-doseur gradué. Non remb.

Composition

	p caps	p 5 ml
Pholcodine	18 mg	6 mg
Isomyrtol	20 mg	
Alcool		78 mg
Saccharose		3,3 g

Dans quel cas ce médicament est-il prescrit ?

Ce médicament contient un antitussif *opiacé*. Il bloque le réflexe de la toux en agissant directement sur le cerveau.
Il est utilisé dans le *traitement symptomatique* des toux sèches.

Contre-indications

Ce médicament ne doit pas être utilisé dans les cas suivants :
- *asthme*,
- *insuffisance respiratoire*,
- enfant de moins de 15 ans,
- **allaitement**.

Attention : Ce médicament n'est pas adapté au traitement de la toux grasse, qui est un mécanisme de défense normal de l'organisme permettant l'évacuation des mucosités présentes dans les bronches.
La toux est un *symptôme* qui peut révéler de nombreuses maladies. Consultez votre médecin si elle persiste plus de quelques jours.
Le sirop contient du *sucre* (saccharose) en quantité notable.
Évitez la prise de boissons alcoolisées pendant le traitement.
Ce médicament peut induire une somnolence, parfois intense chez certaines personnes. Cette somnolence peut être augmentée par la prise d'*alcool* ou d'autres médicaments *sédatifs*. La conduite et l'utilisation de machines dangereuses sont déconseillées, surtout dans les heures qui suivent la prise du médicament.

Interactions avec d'autres substances

Informez votre médecin ou votre pharmacien si vous prenez d'autres médicaments *sédatifs* (tranquillisants, somnifères, certains médicaments contre la douleur contenant des *opiacés*, *antidépresseurs*, *neuroleptiques*...).

Grossesse et allaitement

L'utilisation de la *codéine* et de ses dérivés (codéthyline, pholcodine) ne doit être envisagée chez la femme enceinte qu'en cas de nécessité, en effet :
- une *insuffisance respiratoire* peut survenir chez le nouveau-né d'une mère traitée par des doses élevées, même si le traitement est ponctuel mais précède de peu l'accouchement ;
- un *syndrome de sevrage*, à l'inverse, peut concerner des nouveau-nés si leur mère reçoit un traitement régulier, même à faible dose.

Il est donc important de signaler à l'obstétricien la prise éventuelle de codéine ou d'un de ses dérivés, afin que ces risques puissent être prévenus par une surveillance et un éventuel traitement adapté.
La pholcodine passe dans le lait maternel ; ce médicament est contre-indiqué pendant l'allaitement.

Mode d'emploi et posologie

Ce médicament est pris de préférence au moment où survient la toux, en espaçant les prises d'au moins 6 heures pour les capsules ou d'au moins 4 heures pour le sirop.

Posologie usuelle :
- Adulte : 1 capsule, 3 ou 4 fois par jour, ou 5 à 10 ml de sirop, 1 à 6 fois par jour.

En cas d'*insuffisance hépatique* et chez la personne âgée, la *posologie* initiale est généralement réduite de moitié.

Conseils : Une toux nocturne aggravée par ce médicament peut être une toux allergique : demandez conseil à votre médecin.
La cigarette est irritante pour les bronches et entretient la toux : évitez de fumer ou d'être exposé à la fumée des autres.
Des mesures simples permettent de calmer les toux sèches : boissons chaudes et humidification de l'air ambiant.

Effets indésirables possibles

Constipation, et plus rarement : somnolence, nausées, vomissements, sensation de *vertige*, *bronchospasme*, *réaction allergique* cutanée.

Laboratoires Schwarz Pharma

ATRICAN
Informations détaillées sur www.monvidal.com

ATROPINE ALCON
Mydriatique — sur ordonnance

Présentation

ATROPINE ALCON 0,3 % : collyre ; flacon de 10 ml. Liste I - Remb 65 % - **2,28 €**.
ATROPINE ALCON 0,5 % : collyre ; flacon de 10 ml. Liste I - Remb 65 % - **2,28 €**.
ATROPINE ALCON 1 % : collyre ; flacon de 10 ml. Liste I - Remb 65 % - **2,28 €**.

Composition

	p 100 ml	p 100 ml	p 100 ml
Atropine sulfate	300 mg	500 mg	1 g

Dans quel cas ce médicament est-il prescrit ?

Ce collyre contient de l'*atropine* qui dilate la pupille et bloque l'*accommodation*.
Il est utilisé :
- dans le traitement de certaines affections de l'œil,
- comme préparation à certains examens réalisés par l'ophtalmologiste.

Contre-indications

Ce médicament ne doit pas être utilisé chez les personnes présentant une prédisposition au *glaucome* à angle fermé.
La solution à 1 % ne doit pas être utilisée chez le jeune enfant (sauf par le médecin).

Attention : Ne laissez pas ce collyre à la portée des enfants : risque d'intoxication grave en cas d'ingestion accidentelle.

L'utilisation de ce collyre provoque une sensibilité accrue à la lumière : le port de lunettes de soleil est recommandé.

Des précautions sont nécessaires chez les personnes présentant un risque de rétention des urines par *adénome de la prostate*.

Lors d'instillations répétées chez les personnes souffrant d'un adénome de la prostate, ou chez l'enfant, il peut être nécessaire de comprimer les *voies* lacrymales (angle interne de l'œil), après l'instillation, pour éviter le passage excessif du produit dans le sang : demandez conseil à votre ophtalmologiste.

Conducteur : la conduite automobile est déconseillée après l'instillation de ce collyre, car il peut être responsable de troubles visuels et d'une sensibilité anormale à la lumière.

Interactions avec d'autres substances

En cas de prise conjointe de médicaments *atropiniques*, le risque d'effets indésirables est accru.

Grossesse et allaitement

L'effet de ce médicament pendant la grossesse ou l'allaitement est mal connu : seul votre médecin peut évaluer le risque éventuel de son utilisation dans votre cas.

Mode d'emploi et posologie

Tirer la paupière inférieure vers le bas tout en regardant vers le haut et déposer une goutte de collyre entre la paupière et le globe oculaire (*cul-de-sac conjonctival*).

Posologie usuelle :

1 ou 2 gouttes, 2 à 4 fois par jour.

Ne dépassez en aucun cas la *posologie* prescrite par votre médecin.

Conseils : Ne conservez pas ce collyre plus de 15 jours après une première utilisation.

Effets indésirables possibles

La sensibilité à la lumière par dilatation de la pupille et les troubles de la vision de près sont des effets normaux du collyre.

En revanche, les signes suivants peuvent correspondre à un *surdosage* et doivent être signalés au médecin : sécheresse de la bouche, constipation, fièvre, irritabilité, accélération du cœur, rougeur du visage, confusion mentale.

Laboratoires Alcon

ATROPINE FAURE

Informations détaillées sur www.monvidal.com

ATROVENT nasal

Informations détaillées sur www.monvidal.com

ATROVENT solution pour nébulisation

Antiasthmatique — sur ordonnance

Présentation

ATROVENT Enfant 0,25 mg/1 ml : solution pour *inhalation* par nébuliseur ; boîte de 30 unidoses de 1 ml. Liste I - Remb 65 % - **13,67 €**.

ATROVENT Enfant 0,25 mg/2 ml : solution pour *inhalation* par nébuliseur ; boîte de 10 unidoses de 2 ml. Liste I - Remb 65 % - **5,40 €**.

ATROVENT Adulte 0,5 mg/1 ml : solution pour *inhalation* par nébuliseur ; boîte de 30 unidoses de 1 ml. Liste I - Remb 65 % - **21,37 €**.

ATROVENT Adulte 0,5 mg/2 ml : solution pour *inhalation* par nébuliseur ; boîte de 10 unidoses de 2 ml. Liste I - Remb 65 % - **6,79 €**.

Composition

	sol Enf p dose de 1 ou 2 ml	sol Ad p dose de 1 ou 2 ml
Ipratropium bromure	0,25 mg	0,5 mg

Dans quel cas ce médicament est-il prescrit ?

C'est un bronchodilatateur qui appartient à la famille des anticholinergiques (*atropiniques*). Il agit localement contre la contraction anormale des muscles de la paroi des bronches. Il n'est pas diffusé dans l'organisme. Son action apparaît rapidement (quelques minutes) et se poursuit 4 à 6 heures.

Il est utilisé, en association avec un bronchodilatateur *adrénergique*, dans le traitement :

- des crises d'*asthme* graves,
- des poussées de *bronchite chronique* de type obstructif (*BPCO*), c'est-à-dire associée à un rétrécissement du diamètre des bronches.

Attention : Ce médicament n'est jamais utilisé seul, mais en complément d'un bronchodilatateur de courte durée d'action.

Il est le plus souvent administré par un médecin dans un contexte d'urgence, lorsque la crise d'asthme demande des inhalations à doses élevées. Généralement, un asthme aigu grave nécessite une hospitalisation pour mettre en place un traitement complémentaire (par *corticoïdes* ou par oxygène).

La solution, si elle est projetée accidentellement dans l'œil, peut provoquer un glaucome aigu chez les personnes prédisposées.

Grossesse et allaitement

L'effet de ce médicament pendant la grossesse ou l'allaitement est mal connu. Par prudence, son usage est déconseillé chez la femme enceinte ou chez celle qui allaite.

Mode d'emploi et posologie

La solution s'utilise à l'aide d'un nébuliseur. La nébulisation dure habituellement 10 à 15 minutes. Après l'inhalation, la solution restant dans l'appareil doit être jetée.

Posologie usuelle :

- Enfant : 0,25 mg par nébulisation, soit 1 ampoule de 1 ml ou 2 ml de solution Enfant.
- Adulte : 0,50 mg par nébulisation, soit 1 ampoule de 1 ml ou 2 ml de solution Adulte.

Les nébulisations peuvent être répétées toutes les 20 à 30 minutes.

Conseils :
Conditions de délivrance : ce médicament ne peut être prescrit que par un pneumologue ou un pédiatre.

Effets indésirables possibles

Sécheresse de la bouche, irritation de la gorge.

Laboratoires Boehringer Ingelheim France

ATURGYL

Décongestionnant : vasoconstricteur par voie nasale

sur ordonnance

Présentation

ATURGYL : solution pour pulvérisation nasale ; flacon pulvérisateur de 15 ml. Liste II - Remb 35 % - **1,94 €**.

Composition

	p 100 ml
Oxymétazoline chlorhydrate	50 mg
Benzalkonium chlorure	+

Dans quel cas ce médicament est-il prescrit ?

Cette solution pour pulvérisation nasale contient un *vasoconstricteur* qui dégage le nez.

Elle est utilisée dans le traitement de courte durée des congestions nasales aiguës (nez bouché) au cours des *rhinites* et des *sinusites* de l'adulte.

Contre-indications

Ce médicament ne doit pas être utilisé dans les cas suivants :
- *allergie* aux *ammoniums quaternaires* (présence de benzalkonium),
- risque de *glaucome* à angle fermé,
- risque de blocage des urines (*adénome de la prostate*),
- *hypertension artérielle* ou *insuffisance coronarienne* grave,
- *antécédent* de *convulsions*,
- antécédent d'*accident vasculaire cérébral*,
- en association avec un autre *vasoconstricteur* décongestionnant,
- enfant de moins de 15 ans.

Attention : L'utilisation répétée ou prolongée des *vasoconstricteurs* par voie nasale expose à un risque de *rhinite* grave, parfois irréversible. La brièveté de l'effet décongestionnant ne doit pas vous conduire à dépasser la *posologie* prescrite par votre médecin.
De plus, des pulvérisations répétées peuvent entraîner un passage plus important du vasoconstricteur dans le sang et provoquer des *palpitations*, des nausées ou des maux de tête. Si ces effets deviennent trop marqués, le traitement doit être interrompu.
Des précautions sont nécessaires en cas d'*hypertension artérielle*, des troubles cardiaques, d'*hyperthyroïdie*, de *diabète*, de troubles psychiques.

Interactions avec d'autres substances

Ce médicament ne doit pas être associé à un autre *vasoconstricteur* décongestionnant : risque de crise hypertensive.

Il peut interagir avec les *antidépresseurs* de type *IMAO* non sélectifs (MARSILID) et avec un médicament contenant l'une des substances suivantes : bromocriptine, pergolide, lisuride, cabergoline, ergotamine ou dihydroergotamine.

Grossesse et allaitement

L'effet de ce médicament pendant la grossesse ou l'allaitement est mal connu : seul votre médecin peut évaluer le risque éventuel de son utilisation dans votre cas.

Mode d'emploi et posologie

Les pulvérisations doivent être faites au cours d'une brève inspiration, la tête légèrement penchée en avant, en tenant le flacon verticalement.

Posologie usuelle :
- Adulte : 1 pulvérisation dans chaque narine, 2 ou 3 fois par jour.

La durée du traitement ne doit pas dépasser 3 à 5 jours, sauf avis médical contraire.

Conseils : Ce médicament contient une substance active puissante : ne le laissez pas à la portée des enfants.
Le flacon peut être contaminé par des germes : il ne doit pas être conservé à la fin du traitement.

Effets indésirables possibles

Sécheresse nasale.

Plus rarement, en cas de passage dans le sang : sécheresse de la bouche, insomnie, maux de tête, anxiété, rétention urinaire, sueurs, nausées, vomissements, accélération du cœur, *palpitations*.

Laboratoires sanofi-aventis France

ATUXANE

Antitussif opiacé

Présentation

ATUXANE : sirop (arômes : cerise, framboise) ; flacon de 125 ml avec gobelet doseur de 5 ml. Non remb.

Composition

	p mes
Dextrométhorphane bromhydrate	10 mg
Saccharose	4 g

Dans quel cas ce médicament est-il prescrit ?

Ce sirop antitussif contient un *opiacé*. Il bloque le réflexe de la toux en agissant directement sur le cerveau.

Il est utilisé dans le *traitement symptomatique* des toux sèches et d'irritation.

Contre-indications

Ce médicament ne doit pas être utilisé dans les cas suivants :
- *insuffisance respiratoire*,
- *asthme*,
- en association avec un *antidépresseur* de type *IMAO*,
- enfant de moins de 15 ans,
- **allaitement**.

Attention : Ce médicament n'est pas adapté au traitement de la toux grasse, qui est un mécanisme de défense normal de l'organisme permettant l'évacuation des mucosités présentes dans les bronches.
La toux est un *symptôme* qui peut révéler de nombreuses maladies : consultez votre médecin si elle persiste plus de quelques jours.

Ce médicament contient du *sucre* (saccharose) en quantité notable.

Évitez la prise de boissons alcoolisées pendant le traitement.

Ce médicament peut induire une somnolence, parfois intense chez certaines personnes. Cette somnolence peut être augmentée par la prise d'*alcool* ou d'autres médicaments *sédatifs*. La conduite et l'utilisation de machines dangereuses sont déconseillées, surtout dans les heures qui suivent la prise du médicament.

Interactions avec d'autres substances

Ce médicament ne doit pas être associé aux *antidépresseurs* de type *IMAO* non sélectifs (MARSILID) ou sélectifs A (MOCLAMINE...) : risque d'élévation de la température, d'agitation, de chute brutale de la tension artérielle.

Informez par ailleurs votre médecin ou votre pharmacien si vous prenez un médicament *sédatif* (tranquillisants, somnifères, certains médicaments contre la douleur contenant des *opiacés*, *antidépresseurs*, *neuroleptiques*...).

Grossesse et allaitement

L'utilisation ponctuelle de ce médicament pendant la grossesse est possible, à condition de respecter la *posologie* recommandée. Néanmoins, son utilisation dans les jours qui ont précédé l'accouchement doit être signalée au médecin ; en effet, une surveillance particulière du *nouveau-né* peut être nécessaire.

Certains antitussifs pris à doses excessives par des mères allaitant leurs enfants ont provoqué chez ces derniers des pauses respiratoires. Ce risque n'a pas été constaté avec le dextrométhorphane aux doses recommandées ; mais ce médicament est néanmoins, par sécurité, contre-indiqué pendant l'allaitement.

Mode d'emploi et posologie

Ce médicament doit être pris de préférence au moment où survient la toux, en espaçant les prises d'au moins 4 heures.

Posologie usuelle :

- Adulte : 2 ou 3 mesures de 5 ml, 2 ou 3 fois par jour.

En cas d'*insuffisance hépatique* et chez la personne âgée, la *posologie* initiale est généralement réduite de moitié.

Conseils : Ce médicament peut être en accès libre dans certaines pharmacies ; néanmoins, n'hésitez pas à demander conseil à votre pharmacien.

Ce médicament n'entraîne pas de risque de *dépendance* ni de *dépression respiratoire*, aux doses usuelles.

Une toux nocturne aggravée par ce médicament peut être une toux allergique : demandez conseil à votre médecin.

La cigarette est irritante pour les bronches et entretient la toux : évitez de fumer ou d'être exposé à la fumée des autres.

Des mesures simples permettent de calmer les toux sèches : boissons chaudes et humidification de l'air ambiant.

Effets indésirables possibles

Constipation, somnolence, état vertigineux, nausées, vomissements, *réaction allergique* cutanée, exceptionnellement *bronchospasme*.

Laboratoires Merck Médication Familiale

AUBÉPINE BOIRON

Informations détaillées sur www.monvidal.com

AUGMENTIN injectable

Antibiotiques : pénicilline
+ inhibiteur de bêtalactamase

sur ordonnance

Présentation

AUGMENTIN Adulte 1 g/200 mg : poudre et solvant pour solution injectable *IV* ; flacon de poudre et ampoule de solvant de 20 ml. Liste I - Remb 65 % - **4,17 €**.

Composition

	p flacon
Amoxicilline	1 g
Acide clavulanique	200 mg
Potassium	32,96 mg

Dans quel cas ce médicament est-il prescrit ?

C'est un *antibiotique* qui appartient à la famille des *pénicillines* à spectre élargi, c'est-à-dire actives sur un plus grand nombre de *germes* que la pénicilline simple. L'adjonction d'acide clavulanique permet d'empêcher la destruction de l'amoxicilline par certaines *bactéries*.

Il est utilisé dans le traitement de diverses maladies infectieuses, notamment des poumons, des bronches, du nez, de la gorge ou des oreilles, de l'appareil digestif ou urinaire, des *voies* génitales, des gencives et des dents.

Contre-indications

Ce médicament ne doit pas être utilisé dans les cas suivants :

- *allergie* aux *pénicillines*,
- *mononucléose infectieuse*,
- *antécédent* d'*hépatite* lors de la prise d'AUGMENTIN ou de CIBLOR.

Votre médecin est seul juge pour prescrire ce médicament en cas d'allergie aux *céphalosporines*.

Attention : Des précautions sont nécessaires en cas d'*insuffisance rénale*.

La survenue de toute *réaction allergique* (boutons, œdème, malaise) impose l'arrêt du traitement. Consultez rapidement votre médecin. Pensez à signaler tout *antécédent* d'allergie aux *antibiotiques* de la famille des *bêtalactamines* (*pénicillines* et *céphalosporines*). Il contre-indique l'usage de ce médicament.

De nombreux *antibiotiques* peuvent provoquer des selles liquides ou une *diarrhée*, généralement bénigne. En revanche, une diarrhée importante survenant pendant ou dans les jours qui suivent le traitement antibiotique doit être signalée à votre médecin.

Une diminution de la fièvre ou une disparition des *symptômes* ne sont pas synonymes de guérison : la durée du traitement doit absolument être respectée pour éviter les rechutes ou l'apparition d'une *résistance* du *germe* à l'*antibiotique*.

Interactions avec d'autres substances

Ce médicament peut interagir avec les médicaments contenant du méthotrexate.

Informez par ailleurs votre médecin si vous prenez un médicament contenant de l'allopurinol.

Grossesse et allaitement

Aucun effet néfaste pour l'enfant à naître n'a été établi avec ce médicament. Il peut être prescrit pendant la grossesse.

Ce médicament passe dans le lait maternel ; la poursuite de l'allaitement est possible, mais tout *symptôme* survenant chez le nourrisson devra être signalé au médecin : *muguet*, éruption de boutons... pouvant traduire une *intolérance* ou une *allergie*.

Mode d'emploi et posologie

La solution injectable est obtenue en mélangeant la poudre avec le solvant fourni. Une légère coloration de la solution est normale.

Ce médicament est réservé à la *voie intraveineuse* et doit être injecté lentement : 3 minutes au minimum.

Posologie usuelle :

Elle est strictement individuelle. Déterminée par le médecin, elle varie en fonction des indications.

> **Conseils :** L'éventuelle impression de fatigue n'est pas due à l'*antibiotique*, mais à l'infection elle-même. L'odeur particulière des urines est normale et traduit l'élimination de l'antibiotique.

Effets indésirables possibles

Nausées, vomissements, *diarrhée*, *candidose*.

Rarement :
- *réactions allergiques* : *éruption cutanée*, œdème de *Quincke*, *choc* allergique (exceptionnel) ;
- *hépatite* (jaunisse), *insuffisance rénale*, anomalie de la *numération formule sanguine*, augmentation des *transaminases*.

Laboratoires GlaxoSmithKline

AUGMENTIN oral

Antibiotiques : pénicilline + inhibiteur de bêtalactamase

sur ordonnance

Présentation

AUGMENTIN Nourrisson 100 mg/12,5 mg par ml : poudre pour suspension buvable (arôme fraise) ; flacon de 30 ml (112 doses-graduation) avec pipette-seringue graduée de 0 à 15 kg. Liste I - Remb 65 % - **3,85 €**.

AUGMENTIN Enfant 100 mg/12,5 mg par ml : poudre pour suspension buvable (arôme fraise) ; flacon de 60 ml (224 doses-graduation) avec pipette-seringue graduée de 0 à 30 kg. Liste I - Remb 65 % - **6,58 €**.

AUGMENTIN 500 mg/62,5 mg : comprimé ; boîte de 16. Liste I - Remb 65 % - **7,44 €**.

AUGMENTIN 500 mg/62,5 mg : comprimé ; boîte de 24. Liste I - Remb 65 % - **9,24 €**.

AUGMENTIN 1 g/125 mg : poudre pour suspension buvable (arômes : pêche, citron, fraise) ; boîte de 8 sachets. Liste I - Remb 65 % - **7,44 €**.

AUGMENTIN 1 g/125 mg : poudre pour suspension buvable (arômes : pêche, citron, fraise) ; boîte de 12 sachets. Liste I - Remb 65 % - **9,24 €**.

Composition

	susp Nour p ml	susp Enf p ml
Amoxicilline	100 mg	100 mg
Acide clavulanique	12,5 mg	12,5 mg
Potassium	2,45 mg	2,45 mg
Aspartam	+	+

	p cp	p sachet
Amoxicilline	500 mg	1 g
Acide clavulanique	62,5 mg	125 mg
Potassium	12,27 mg	24,54 mg
Aspartam		+

Dans quel cas ce médicament est-il prescrit ?

Ce médicament contient un *antibiotique* qui appartient à la famille des *pénicillines* à spectre élargi, c'est-à-dire actives sur un plus grand nombre de *germes* que la pénicilline simple. L'adjonction d'acide clavulanique permet d'empêcher la destruction de l'amoxicilline par certaines *bactéries*.

Il est utilisé dans le traitement de diverses maladies infectieuses, notamment des poumons, des bronches, du nez, de la gorge ou des oreilles, de l'appareil urinaire, des *voies* génitales, des gencives et des dents.

Contre-indications

Ce médicament ne doit pas être utilisé dans les cas suivants :
- *allergie* aux *pénicillines* ou aux *céphalosporines*,
- *mononucléose infectieuse*,
- *antécédent* d'*hépatite* lors de la prise d'un médicament contenant amoxicilline + acide clavulanique (AUGMENTIN, CIBLOR...),
- *phénylcétonurie* (poudres pour suspension buvable : présence d'aspartam).

> **Attention :** La survenue de toute *réaction allergique* (boutons, *œdème*, malaise) impose l'arrêt du traitement. Consultez rapidement votre médecin. Pensez à signaler tout *antécédent* d'allergie aux *antibiotiques* de la famille des *bêtalactamines* (*pénicillines* et *céphalosporines*). Il contre-indique l'usage de ce médicament.
> Une diminution de la fièvre ou une disparition des *symptômes* ne sont pas synonymes de guérison : la durée du traitement doit absolument être respectée pour éviter les rechutes ou l'apparition d'une *résistance* du *germe* à l'*antibiotique*.
> Des précautions sont nécessaires en cas d'*insuffisance rénale* ou *hépatique*.
> De nombreux *antibiotiques* peuvent provoquer des selles liquides ou une *diarrhée*, généralement bénigne. En revanche, une diarrhée importante survenant pendant ou dans les jours qui suivent le traitement antibiotique doit être signalée à votre médecin.

Interactions avec d'autres substances

Ce médicament peut interagir avec les médicaments contenant du méthotrexate.

Informez par ailleurs votre médecin si vous prenez un médicament contenant de l'allopurinol.

Grossesse et allaitement

Aucun effet néfaste pour l'enfant à naître n'a été établi avec ce médicament. Il peut être prescrit pendant la grossesse.

Ce médicament passe dans le lait maternel ; la poursuite de l'allaitement est possible, mais tout *symptôme* survenant chez le nourrisson devra être signalé au médecin : *muguet*, éruption de boutons... pouvant traduire une *intolérance* ou une *allergie*.

Mode d'emploi et posologie

Les repas ne modifient pas l'absorption du médicament, qui peut donc être pris à n'importe quel moment de la journée. Néanmoins, la prise du médicament au début du repas diminue le risque d'*intolérance*.

Suspension buvable Nourrisson et enfant :

- elle est préparée en dissolvant la poudre avec de l'eau en quantité suffisante pour que la solution obtenue atteigne le trait gravé sur le flacon ;
- la dose par prise est indiquée, en fonction du poids de l'enfant, sur le piston de la pipette graduée en kg. 3 prises par jour sont nécessaires. Par exemple, la graduation n° 10 correspond à la dose à administrer pour un enfant de 10 kg, 3 fois par jour.

Le contenu du sachet doit être dissous dans un verre d'eau.

Posologie usuelle :

Elle est exprimée en quantité d'amoxicilline.

Elle varie en fonction des indications. À titre indicatif et pour des infections courantes :

- Adulte : 1 g d'amoxicilline (soit 2 comprimés à 500 mg/ 62,5mg ou 1 sachet à 1g/125 mg), 2 ou 3 fois par jour.
- Enfant et nourrisson : 80 mg d'amoxicilline par kg et par jour, répartis en 3 prises. Soit, par exemple, pour un enfant de 20 kg : 1 pipette de suspension buvable enfant jusqu'à la graduation 20 kg, 3 fois par jour. Ne pas dépasser 3 g d'amoxicilline par jour.

Conseils : Le médecin prescrit parfois un prélèvement pour identifier le *germe* responsable de l'infection et tester sa sensibilité aux *antibiotiques*. Le résultat de cet examen peut être faussé en cas d'automédication préalable : ne prenez pas et ne donnez pas d'antibiotiques sans avis médical.

L'éventuelle fatigue n'est pas due à l'*antibiotique*, mais à l'infection elle-même.

L'odeur particulière des urines est normale et traduit l'élimination de l'antibiotique.

Les selles rendues liquides par cet antibiotique ne justifient généralement aucune mesure particulière, sauf chez les jeunes enfants portant des couches, qui risquent de présenter une irritation de la peau des fesses ; demandez conseil à votre médecin ou à votre pharmacien.

La suspension buvable reconstituée se conserve une semaine au réfrigérateur ; il est préférable de l'agiter avant chaque prise.

Effets indésirables possibles

Nausées, vomissements, *diarrhée*, douleurs abdominales, digestion difficile, *candidose*.

Rarement :

- *réactions allergiques* : *éruption cutanée*, œdème de *Quincke*, *choc* allergique (exceptionnel)... ;
- *hépatite* (jaunisse), augmentation des *transaminases*, *insuffisance rénale*, anomalie de la *numération formule sanguine*.

Laboratoires GlaxoSmithKline

AURÉOMYCINE EVANS dermique

Antibiotique à usage local — **sur ordonnance**

Présentation

AURÉOMYCINE EVANS 3 % : pommade ; tube de 15 g. Liste I - Remb 35 % - **1,42 €**.

Composition

	p 100 g
Chlortétracycline chlorhydrate	3 g
Lanoline	+

Dans quel cas ce médicament est-il prescrit ?

Cette pommade contient un *antibiotique* de la famille des *tétracyclines*.

Elle est utilisée dans le traitement de certaines infections de la peau (furoncle, *impétigo*).

Contre-indications

Ce médicament ne doit pas être utilisé dans les cas suivants :

- *allergie* aux *antibiotiques* de la famille des *tétracyclines* ou à la lanoline,
- infection du mamelon au cours de l'allaitement.

Attention : Ce médicament est photosensibilisant : une exposition aux rayons *ultraviolets* (soleil, lampe à bronzer) des régions traitées peut provoquer des réactions cutanées.

Évitez d'utiliser cette pommade, notamment chez l'enfant, de manière prolongée et sur des surfaces étendues ou profondément lésées sans l'avis de votre médecin. Elle ne doit pas non plus être appliquée dans les plis ou sur les lésions suintantes.

Grossesse et allaitement

L'effet de ce médicament pendant la grossesse ou l'allaitement est mal connu. L'évaluation du risque éventuel lié à son utilisation est individuelle : demandez conseil à votre pharmacien ou à votre médecin.

En raison du risque d'ingestion par le *nouveau-né*, la pommade ne doit pas être appliquée sur le mamelon de la femme qui allaite.

Mode d'emploi et posologie

Nettoyer au savon la lésion à traiter avant l'application.

Posologie usuelle :

2 ou 3 applications par jour.

La durée du traitement est habituellement limitée à 8 jours.

Conseils : Les *antibiotiques* de la famille des *tétracyclines* peuvent être toxiques s'ils sont utilisés au-delà de leur date de péremption.

Effets indésirables possibles

Irritation locale ou *allergie* cutanée (*eczéma*).

Photosensibilisation (voir Attention).

Laboratoires UCB Pharma

AURÉOMYCINE EVANS ophtalmique

Antibiotique à usage ophtalmique — sur ordonnance

Présentation

AURÉOMYCINE EVANS 1 % : pommade ophtalmique ; tube de 5 g. Liste I - Non remb.

Composition

	p 100 g
Chlortétracycline chlorhydrate	1 g
Lanoline	+

Dans quel cas ce médicament est-il prescrit ?

Ce médicament à usage local contient un *antibiotique* de la famille des *tétracyclines*.

Il est utilisé pour traiter les infections de l'œil et des paupières et le *trachome*.

Contre-indications

Ce médicament ne doit pas être utilisé en cas d'*allergie* aux *antibiotiques* de la famille des *tétracyclines* ou à la lanoline.

Attention : Une rougeur ou une douleur de l'œil ne correspondent pas toujours à une infection. Des soins urgents peuvent être nécessaires, particulièrement en cas de vision floue. N'utilisez pas ce médicament sans avis médical.
Les lentilles de contact ne doivent pas être portées en cas d'infection oculaire ni réutilisées avant guérison complète.

Grossesse et allaitement

L'effet de ce médicament pendant la grossesse ou l'allaitement est mal connu : seul votre médecin peut évaluer le risque éventuel de son utilisation dans votre cas.

Mode d'emploi et posologie

Tirer la paupière inférieure vers le bas tout en regardant vers le haut. Déposer un ruban de pommade d'un demi-centimètre entre la paupière et le globe oculaire (*cul-de-sac conjonctival*).

Posologie usuelle :

- Adulte et enfant de plus de 8 ans : 1 ou 2 applications par jour, pendant 7 jours en moyenne.

Dans le cas particulier du *trachome*, la posologie est en général de 2 applications par jour pendant 6 semaines.

Conseils : La vision est légèrement troublée par l'application de la pommade. Ce trouble disparaît en quelques minutes.
Une application correcte du produit peut nécessiter une aide.
La pommade peut être contaminée par l'œil infecté : évitez de mettre en contact l'extrémité du tube avec l'œil et ne la conservez pas inutilement après sa première utilisation.

Effets indésirables possibles

Irritation ou *réaction allergique* locale (*eczéma*).

Laboratoires UCB Pharma

AURÉOMYCINE MONOT

Antibiotique à usage local — sur ordonnance

Présentation

AURÉOMYCINE MONOT 3 % : pommade ; tube de 15 g. Liste I - Non remb.

Composition

	p 100 g
Chlortétracycline	3 g
Lanoline	+

Dans quel cas ce médicament est-il prescrit ?

Cette pommade contient un *antibiotique* de la famille des *tétracyclines*.

Elle est utilisée dans le traitement local de certaines infections de la peau (furoncle, *impétigo*...).

Contre-indications

Ce médicament ne doit pas être utilisé dans les cas suivants :

- *allergie* aux *antibiotiques* de la famille des *tétracyclines* ou à la lanoline,
- infection du mamelon au cours de l'allaitement.

Attention : Ce médicament est photosensibilisant : une exposition aux rayons *ultraviolets* (soleil, lampe à bronzer) des régions traitées peut provoquer des réactions cutanées.
Évitez d'utiliser cette pommade, notamment chez l'enfant, de manière prolongée et sur des surfaces étendues ou profondément lésées sans l'avis de votre médecin. Elle ne doit pas non plus être appliquée dans les plis ou sur les lésions suintantes.

Grossesse et allaitement

L'effet de ce médicament pendant la grossesse ou l'allaitement est mal connu. L'évaluation du risque éventuel lié à son utilisation est individuelle : demandez conseil à votre pharmacien ou à votre médecin.

En raison du risque d'ingestion par le *nouveau-né*, la pommade ne doit pas être appliquée sur le mamelon de la femme qui allaite.

Mode d'emploi et posologie

Nettoyer au savon la lésion à traiter avant l'application.

Posologie usuelle :

2 ou 3 applications par jour.

La durée du traitement est habituellement limitée à 8 jours.

Conseils : Les *antibiotiques* de la famille des *tétracyclines* peuvent être toxiques s'ils sont utilisés au-delà de leur date de péremption.

Effets indésirables possibles

Eczéma de contact.

Photosensibilisation (voir Attention).

Laboratoires Merck Médication Familiale

AURICULARUM

Ttraitement local des otites — sur ordonnance

Présentation

AURICULARUM : poudre et solution pour instillation auriculaire ; flacon de poudre et ampoule de solvant de 10 ml. Liste I - Remb 35 % - **7,42 €**.

Composition

	p flacon
Oxytétracycline chlorhydrate	90 000 UI
Polymyxine B sulfate	100 000 UI
Nystatine	1 000 000 UI
Dexaméthasone phosphate sodique	10 mg

Dans quel cas ce médicament est-il prescrit ?

Ce médicament contient deux *antibiotiques*, un *antifongique* (la nystatine) et un *corticoïde* (la dexaméthasone). Il est utilisé dans le traitement local de l'*otite* externe et de l'otite chronique.

Contre-indications

Ce médicament ne doit pas être utilisé dans les cas suivants :
- *allergie* aux *antibiotiques* de la famille des *cyclines*, ou à un autre constituant du médicament ;
- perforation du tympan.

Attention :
Sportif : ce médicament contient une substance susceptible de rendre positifs certains *tests antidopage*.

Grossesse et allaitement

L'effet de ce médicament pendant la grossesse ou l'allaitement est mal connu : seul votre médecin peut évaluer le risque éventuel de son utilisation dans votre cas.

Mode d'emploi et posologie

La poudre peut être utilisée de deux façons :
- en poudrage : le flacon est orienté vers le bas et tapoté pour que la poudre soit bien au contact de l'orifice. Une pression délivre une dose de poudre dans l'oreille ;
- en solution dans le solvant fourni : suivre les indications du médecin. La solution doit être conservée au réfrigérateur, au maximum 8 jours. Il est nécessaire de la tiédir avant l'emploi en la gardant entre les mains quelques minutes.

Posologie usuelle :
Elle est variable en fonction des indications.

Effets indésirables possibles

En début de traitement : sensation locale de cuisson ou démangeaisons.
Exceptionnellement : *réaction allergique* locale, *vertiges*.
Dépot noirâtre dans le conduit auditif, qui peut nécessiter un nettoyage par le médecin ORL.

Laboratoires Grimberg

AURIGOUTTE

Traitement local des otites

Présentation

AURIGOUTTE : solution auriculaire ; flacon compte-gouttes de 15 ml. Non remb.

Composition

	p 100 ml
Lidocaïne chlorhydrate	100 mg
Hexamidine di-isétionate	100 mg

Dans quel cas ce médicament est-il prescrit ?

Cette solution auriculaire antalgique contient un *anesthésique* local associé à un *antiseptique*.
Elle est utilisée dans le traitement de certaines *otites* externes et de leurs manifestations douloureuses.

Contre-indications

Ce médicament ne doit pas être utilisé dans les cas suivants :
- *allergie* aux *anesthésiques* locaux,
- perforation du tympan.

Attention : Bien que ce médicament puisse être acheté sans ordonnance, faites vérifier l'absence de perforation de votre tympan par votre médecin.
Sportif : les *anesthésiques* locaux ont été retirés de la liste des substances dopantes publiée dans les arrêtés du 20 avril et du 16 août 2004 par le ministère de la Jeunesse et des Sports.

Grossesse et allaitement

Les substances contenues dans ce médicament ne passent pas dans le sang dans les conditions d'utilisation (le médecin vérifie avant la prescription que le tympan ne présente pas de perforation). Il peut être utilisé pendant la grossesse ou l'allaitement.

Mode d'emploi et posologie

Réchauffer le flacon entre les mains avant l'emploi pour limiter la sensation désagréable liée à l'introduction d'un liquide froid dans l'oreille.
Pencher la tête sur le côté et introduire la solution dans l'oreille. Garder la tête dans cette position pendant 10 minutes (bain d'oreille).

Posologie usuelle :
- Adulte : 4 gouttes dans l'oreille à traiter, 3 fois par jour, pendant 5 jours.
- Enfant et nourrisson : 2 gouttes dans l'oreille à traiter, 3 fois par jour.

Conseils : En l'absence d'amélioration au bout de 5 jours ou en cas d'apparition de fièvre, consultez votre médecin.

Effets indésirables possibles

Irritation, *réaction allergique* locale.
Troubles de l'audition ou de l'équilibre en cas de perforation du tympan (voir Attention).

Laboratoires Merck Médication Familiale

AUTOPLASME VAILLANT

Informations détaillées sur www.monvidal.com

AUXITRANS

Informations détaillées sur www.monvidal.com

AVADÈNE

Informations détaillées sur www.monvidal.com

AVAMYS

Corticoïde par voie nasale — sur ordonnance

Présentation

AVAMYS : suspension pour pulvérisation nasale ; flacon pulvérisateur (120 doses). Liste I - Remb 35 % - **9,86 €**.

Composition

	p pulv
Fluticasone furoate	27,5 µg
Benzalkonium chlorure	+

Dans quel cas ce médicament est-il prescrit ?

Ce médicament d'usage local contient un *corticoïde* qui possède une activité *anti-inflammatoire* marquée sur les *muqueuses*, notamment celles du nez.

Il est utilisé dans le *traitement symptomatique* de la *rhinite* allergique de l'adulte et de l'enfant de plus de 6 ans.

Attention : Ce médicament contient un *corticoïde* qui pourrait, en cas de traitement prolongé, passer dans le sang et conduire à un ralentissement de la croissance chez l'enfant. Une surveillance de la croissance est recommandée en cas de traitement pendant plusieurs semaines.

En cas de signes d'infection nasale (fièvre, coloration des sécrétions nasales), consultez votre médecin.

Des précautions sont nécessaires en cas d'*insuffisance hépatique* grave.

Grossesse et allaitement

Les études scientifiques actuellement disponibles n'ont pas mis en évidence de risque de malformation lors de l'utilisation de *corticoïdes* par voie nasale pendant la grossesse. Seul votre médecin peut apprécier la nécessité du traitement dans votre cas.

Par mesure de prudence, l'usage de ce médicament est déconseillé sans avis médical pendant l'allaitement.

Mode d'emploi et posologie

Le flacon doit être agité avant utilisation. Les pulvérisations sont faites en tenant le flacon vertical.

Posologie usuelle :

- Adulte et enfant de plus de 12 ans : 2 pulvérisations dans chaque narine, une fois par jour. En traitement d'entretien, la posologie peut être réduite à 1 pulvérisation dans chaque narine, 1 fois par jour.
- Enfant de 6 à 12 ans : 1 pulvérisation dans chaque narine, une fois par jour.

La *posologie* et la durée du traitement sont adaptées par votre médecin en fonction de l'exposition à l'allergène.

Conseils : Ce médicament d'action lente n'est pas adapté au traitement des *rhinites* aiguës. Néanmoins, un effet apparaît 8 heures après la première administration. Un délai de quelques jours est nécessaire pour abtenir un effet maximal. Seules les prises régulières et prolongées permettent d'obtenir l'amélioration recherchée.

Effets indésirables possibles

Saignement de nez.
Rarement : *ulcération* nasale.

Laboratoires GlaxoSmithKline

AVANDAMET

Antidiabétique oral — sur ordonnance

Présentation

AVANDAMET 1 mg/500 mg : comprimé (jaune) ; boîte de 112. Liste I - Remb 65 % - **22,78 €**.
AVANDAMET 2 mg/500 mg : comprimé (rose pâle) ; boîte de 112. Liste I - Remb 65 % - **32,44 €**.
AVANDAMET 2 mg/1000 mg : comprimé (jaune) ; boîte de 56. Liste I - Remb 65 % - **22,78 €**.
AVANDAMET 2 mg/1000 mg : comprimé (jaune) ; boîte de 168. Liste I - Remb 65 % - **62,12 €**.
AVANDAMET 4 mg/1000 mg : comprimé (rose) ; boîte de 56. Liste I - Remb 65 % - **32,44 €**.
AVANDAMET 4 mg/1000 mg : comprimé (rose) ; boîte de 168. Liste I - Remb 65 % - **86,88 €**.

Composition

	p cp	p cp
Rosiglitazone	1 mg	2 mg
Metformine chlorhydrate	500 mg	500 mg

	p cp	p cp
Rosiglitazone	2 mg	4 mg
Metformine chlorhydrate	1000 mg	1000 mg

Dans quel cas ce médicament est-il prescrit ?

Cet *antidiabétique* oral contient deux substances :
- la metformine qui appartient à la famille des biguanides ; elle permet de diminuer l'excès de sucre dans le sang sans pour autant favoriser la sécrétion d'*insuline*, contrairement aux *sulfamides hypoglycémiants* ;
- la rosiglitazone qui complète l'action de la metformine. Elle semble agir en augmentant la sensibilité de l'organisme à l'*insuline* sécrétée par le pancréas.

Il est utilisé dans le traitement du *diabète* de type 2.

Contre-indications

Ce médicament ne doit pas être utilisé dans les cas suivants :
- *insuffisance cardiaque* ou *respiratoire* ;
- *infarctus du myocarde* récent ;
- *insuffisance hépatique*, état d'ivresse ;
- *insuffisance rénale*, maladie aiguë pouvant provoquer une insuffisance rénale (voir Attention) ;
- **allaitement**.

Attention : La metformine expose à un risque de complication exceptionnelle et grave : l'*acidose lactique*. Celle-ci est favorisée par la présence d'une insuffisance rénale, même modérée, ou d'une *insuffisance hépatique* grave. Toute *insuffisance rénale* préexistante ou apparaissant sous traitement (notamment chez la personne âgée qui se déshydrate) contre-indique l'utilisation ou la poursuite de la prise de ce médicament. Une autre circonstance peut favoriser l'acidose lactique : l'intoxication alcoolique aiguë, surtout si elle survient à jeun.

Un dosage initial des *transaminases* et de la *créatinine* est nécessaire. Des analyses de sang régulières sont ensuite pratiquées pendant le traitement.

La rosiglitazone peut favoriser une rétention d'eau. Il est donc contre-indiqué en cas d'*insuffisance cardiaque*, et des symptômes pouvant faire suspecter une défaillance cardiaque doivent être signalés au médecin : fatigabilité ou essoufflement anormal à l'effort, gonflement des jambes. Le risque d'insuffisance cardiaque est majoré par l'utilisation concomitante d'insuline ou d'*anti-inflammatoires non stéroïdiens.*

Ce médicament pouvant être responsable d'une prise de poids (environ 5 % du poids initial), celle-ci devra être signalée au médecin et les recommandations diététiques habituelles pour lutter contre le surpoids devront être suivies avec une vigilance particulière.

Chez les femmes souffrant d'un trouble de la fertilité due à la maladie des ovaires polykystiques, l'amélioration de la sensibilité à l'insuline apportée par ce médicament peut augmenter la probabilité d'une grossesse. En tenir compte en cas de non désir de grossesse.

Certaines situations peuvent contribuer à augmenter la *glycémie* : infection, prise de médicaments, stress. En cas d'apparition d'une sensation de malaise général, consultez rapidement votre médecin.

En cas d'examen radiologique nécessitant l'administration de produits de contraste par voie intraveineuse ou en cas d'intervention chirurgicale, le traitement doit être interrompu puis repris au minimum 48 heures après.

Interactions avec d'autres substances

Certains médicaments sont susceptibles de faire varier le taux de sucre dans le sang et de déséquilibrer la *glycémie*. Ainsi, l'association de ce médicament avec les *corticoïdes*, les antiasmathiques bronchodilatateurs, les *diurétiques* ou les *inhibiteurs de l'enzyme de conversion* peut nécessiter un contrôle plus fréquent de la glycémie, voire une modification de la posologie de l'*antidiabétique* oral.

Grossesse et allaitement

Le diabète de la femme enceinte nécessite un traitement par insuline. L'usage de ce médicament est déconseillé pendant la grossesse.

Ce médicament ne doit pas être utilisé pendant l'allaitement.

Mode d'emploi et posologie

Les comprimés doivent être pris de préférence au cours ou à la fin des repas pour limiter les troubles digestifs.

Posologie usuelle :

- Adulte de plus de 18 ans : la dose initiale est de 4 mg de rosiglitazone associé à 2000 mg de metformine par jour, soit 2 comprimés à 1 mg/500 mg ou 1 comprimé à 2 mg/1000 mg, 2 fois par jour. L'adaptation de la posologie est faite ensuite, en fonction de la *glycémie*.

Suivre attentivement la prescription de votre médecin. Le régime alimentaire reste nécessaire pendant le traitement.

Conseils : Le régime du diabétique ne consiste pas en une simple interdiction des *glucides* (*sucres*, pain, pâtes...) ; demandez conseil à votre médecin.

Effets indésirables possibles

Le diabète à lui seul peut être responsable de certains troubles signalés. Les problèmes suivants ont été constatés chez les malades traités : anémie, *hypoglycémie*, maux de tête, *œdèmes*, *constipation*, prise de poids, augmentation des lipides dans le sang, goût métallique.

Laboratoires GlaxoSmithKline

AVANDIA

Antidiabétique oral — **sur ordonnance**

Présentation

AVANDIA 2 mg : comprimé (rose) ; boîte de 56. Liste I - Remb 65 % - **19,11 €**.
AVANDIA 2 mg : comprimé (rose) ; boîte de 168. Liste I - Remb 65 % - **52,72 €**.
AVANDIA 4 mg : comprimé (orange) ; boîte de 28. Liste I - Remb 65 % - **19,11 €**.
AVANDIA 4 mg : comprimé (orange) ; boîte de 84. Liste I - Remb 65 % - **52,72 €**.
AVANDIA 8 mg : comprimé (rouge) ; boîte de 28. Liste I - Remb 65 % - **28,87 €**.
AVANDIA 8 mg : comprimé (rouge) ; boîte de 84. Liste I - Remb 65 % - **77,71 €**.

Composition

	p cp	p cp	p cp
Rosiglitazone	2 mg	4 mg	8 mg
Lactose	+	+	+

Dans quel cas ce médicament est-il prescrit ?

Ce médicament est un *antidiabétique* qui augmente la sensibilité de l'organisme à l'*insuline*.

Il est utilisé dans le traitement du *diabète* de type 2 lorsque le régime alimentaire et l'exercice physique sont insuffisants pour contrôler le diabète. Il est utilisé seul ou en association avec un ou deux autres antidiabétiques oraux dont il complète l'action.

Contre-indications

Ce médicament ne doit pas être utilisé dans les cas suivants :
- *insuffisance cardiaque*,
- *insuffisance hépatique*.

Attention : Ce médicament peut favoriser une rétention d'eau. Il est donc contre-indiqué en cas d'*insuffisance cardiaque*, et des symptômes pouvant faire suspecter une défaillance cardiaque doivent être signalés au médecin : fatigabilité ou essoufflement anormal à l'effort, gonflement des jambes. Le risque d'insuffisance cardiaque est majoré par l'utilisation concomitante d'*insuline* ou d'*anti-inflammatoires non stéroïdiens*.

Un dosage initial puis régulier des *transaminases* est nécessaire.

La rosiglitazone pouvant être responsable d'une prise de poids (environ 5 % du poids initial), celle-ci devra être signalée au médecin et les recommandations diététiques habituelles pour lutter contre le surpoids devront être suivies avec une vigilance particulière.

Chez les femmes souffrant d'un trouble de la fertilité due à la maladie des ovaires polykystiques, l'amélioration de la sensibilité à l'insuline apportée par ce médicament peut augmenter la probabilité d'une grossesse. En tenir compte en cas de non désir de grossesse.

Grossesse et allaitement

Le diabète de la femme enceinte nécessite un traitement par *insuline*. L'usage de ce médicament est déconseillé pendant la grossesse.
Ce médicament ne doit pas être utilisé pendant l'allaitement.

Mode d'emploi et posologie

Les comprimés peuvent être pris indifféremment pendant ou entre les repas.

Posologie usuelle :

- Adulte de plus de 18 ans : 4 à 8 mg par jour, répartis en 1 ou 2 prises.

Conseils : Le *diabète* peut diminuer la sensibilité des pieds à la douleur et favoriser les infections. Des plaies profondes peuvent se développer : une hygiène rigoureuse, un examen régulier des pieds et des chaussures confortables limitent ce risque.
Le régime du diabétique ne consiste pas seulement à contrôler la prise de *glucides* (*sucres*, pain, pâtes...) : demandez conseil à votre médecin.
Une activité physique régulière a une place importante dans le traitement du diabète : 30 à 60 minutes, trois fois par semaine sont recommandés, en privilégiant les activités d'endurance (marche, jogging, natation, vélo...).
Pesez-vous régulièrement et signalez toute variation rapide de poids à votre médecin.

Effets indésirables possibles

Anémie, prise de poids, augmentation de l'appétit, constipation, *œdèmes*, augmentation des lipides dans le sang, augmentation de l'appétit.
Troubles visuels à signaler à votre médecin.
Ont également été constatés en cas d'association avec la metformine ou avec un *sulfamide hypoglycémiant* : *hypoglycémie*, *vertiges*.
Une augmentation des cas de fracture a été observée chez les femmes traitées par rosiglitazone après la première année de traitement.

Laboratoires GlaxoSmithKline

AVAXIM

Informations détaillées sur www.monvidal.com

AVENOC pommade

Informations détaillées sur www.monvidal.com

AVENOC suppositoire

Informations détaillées sur www.monvidal.com

AVIBON pommade

Protecteur cutané

Présentation

AVIBON : pommade ; tube de 30 g. Non remb.

Composition

	p 100 g
Rétinol (vitamine A), forme huileuse	1 million UI
Lanoline	+

Dans quel cas ce médicament est-il prescrit ?

C'est une pommade protectrice qui contient de la *vitamine* A.
Elle est utilisée pour traiter les irritations de la peau.

Contre-indications

Ce médicament ne doit pas être utilisé dans les cas suivants :
- *allergie* à la lanoline,
- en application sur des lésions suintantes ou infectées.

Attention : Évitez d'utiliser cette pommade, notamment chez l'enfant, de manière prolongée et sur des surfaces étendues ou profondément lésées sans l'avis de votre pharmacien ou de votre médecin.

Interactions avec d'autres substances

Évitez d'utiliser cette pommade avec ou après certains *antiseptiques* oxydants.

Grossesse et allaitement

Le passage de la vitamine A dans le sang lorsqu'elle est appliquée sur la peau est négligeable. Néanmoins, n'utilisez pas cette pommade de façon prolongée pendant la grossesse sans avis médical.
En raison du risque d'ingestion par le *nouveau-né*, la pommade ne doit pas être appliquée sur le mamelon de la femme qui allaite.

Mode d'emploi et posologie

Bien nettoyer la peau et désinfecter si nécessaire, puis sécher avant d'appliquer la pommade.
Faire pénétrer la pommade en massant légèrement.

Posologie usuelle :
2 ou 3 applications par jour.

Effets indésirables possibles

Eczéma (présence de lanoline).

Laboratoires sanofi-aventis France

AVLOCARDYL

Bêtabloquant — sur ordonnance

Présentation

AVLOCARDYL 40 mg : comprimé sécable (blanc) ; boîte de 50. Liste I - Remb 65 % - **3,47 €**.
AVLOCARDYL LP 160 mg : gélule à *libération prolongée* (rose opaque et rose translucide) ; boîte de 30. Liste I - Remb 65 % - **8,51 €**.
AVLOCARDYL LP 160 mg : gélule à *libération prolongée* (rose opaque et rose translucide) ; boîte de 90. Liste I - Remb 65 % - **24,46 €**.

Composition

	p cp	p gél LP
Propranolol chlorhydrate	40 mg	160 mg

Dans quel cas ce médicament est-il prescrit ?

Ce médicament appartient à la famille des *bêtabloquants*. Ceux-ci agissent en bloquant l'action de l'*adrénaline* (et d'autres *hormones* apparentées) sur de nombreux organes, notamment le cœur, les vaisseaux et les bronches.
Il est utilisé dans :
- le traitement de l'*hypertension artérielle*,
- la prévention des crises d'*angine de poitrine* et les suites d'*infarctus du myocarde*,
- certains *troubles du rythme cardiaque*,
- les manifestations cardiovasculaires des excès d'*hormones thyroïdiennes*,
- les *cardiomyopathies* obstructives,
- le *traitement de fond* des *migraines* et des *algies vasculaires de la face*,

- la prévention des récidives des *hémorragies* digestives chez les personnes atteintes de *cirrhose* du foie.

Les comprimés à 40 mg sont également utilisés dans :
- le traitement de certains tremblements,
- pour prévenir les palpitations et l'accélération du cœur lors des situations stressantes (« trac »).

Contre-indications

Ce médicament ne doit pas être utilisé dans les cas suivants :
- *asthme* et *bronchite chronique* ;
- *insuffisance cardiaque* non contrôlée par un traitement spécifique ;
- *bloc auriculoventriculaire* grave ;
- angor de *Printzmétal* ;
- *artérite*, phénomène de *Raynaud* ;
- rythme cardiaque inférieur à 50 battements par minute ;
- *phéochromocytome* non traité ;
- hypotension ;
- *antécédent* de *choc anaphylactique* ;
- en association avec les médicaments contenant de la floctafénine ou du sultopride.

Attention : Ce médicament n'est pas un *traitement de la crise* d'*angine de poitrine*.
Des précautions sont nécessaires en cas d'*insuffisance hépatique* ou *rénale* et chez la personne âgée.
N'interrompez jamais brutalement le traitement prescrit. Espacez progressivement les prises. Un avis médical est toujours préférable.
Chez les diabétiques, les *bêtabloquants* peuvent masquer certains *symptômes* de l'*hypoglycémie* (*palpitations* et accélération du cœur essentiellement).
Les bêtabloquants peuvent aggraver les *réactions allergiques* et empêcher l'action de l'*adrénaline* utilisée dans le traitement d'urgence du *choc anaphylactique*. Lors d'examens radiologiques nécessitant l'injection de produits de contraste iodés (susceptibles de provoquer des *chocs* allergiques), le traitement doit, si possible, être suspendu avec l'accord de votre médecin.
En cas d'intervention chirurgicale, l'anesthésiste doit être prévenu de la prise de ce médicament. C'est lui qui décidera si le traitement doit être poursuivi ou arrêté avant l'intervention.
Sportif : ce médicament contient une substance susceptible de rendre positifs certains *tests antidopage*.

Interactions avec d'autres substances

Ce médicament ne doit pas être associé :
- à la floctafénine (IDARAC) : risque d'augmentation de la gravité d'un éventuel *choc* allergique ;
- au sultopride (réservé à l'usage hospitalier) : risque de *torsades de pointes*.

Il peut interagir avec les médicaments contenant de l'amiodarone.

Informez votre médecin si vous prenez des *antidiabétiques*, des *AINS*, des *inhibiteurs calciques*, des *antidépresseurs imipraminiques*, des *neuroleptiques*, des *corticoïdes*, ou des médicaments contenant l'une des substances suivantes : quinidine, hydroquinidine, disopyramide, baclofène, cimétidine, clonidine, ergotamine, fluvoxamine, lidocaïne injectable, méfloquine, phénobarbital, rifampicine.

Les *pansements digestifs* peuvent diminuer l'absorption de ce médicament. Un délai d'au moins deux heures doit être respecté entre la prise de ce médicament et celle du pansement digestif.

Grossesse et allaitement

Les études scientifiques disponibles n'ont pas mis en évidence de problème particulier lors de l'utilisation de *bêtabloquant* chez la femme enceinte.

L'effet bêtabloquant persiste quelques jours chez le nouveau-né et justifie une surveillance médicale renforcée pendant les premiers jours de la vie.

Ce médicament passe dans le lait maternel ; un choix est donc nécessaire entre l'allaitement et la prise du médicament. Cette décision devra être prise en accord avec votre médecin.

Mode d'emploi et posologie

Ce médicament peut être pris indifféremment au cours ou en dehors des repas.

Les gélules *LP* sont prises de préférence le matin.

Posologie usuelle :

Comprimé à 40 mg :
- 1 à 4 comprimés par jour, en fonction des indications.
- Dans la prévention des palpitations au cours des situations stressantes : 1 comprimé, 60 à 90 minutes avant l'évènement générateur de stress.

Gélule LP : 1 gélule à 80 mg ou à 160 mg par jour.

Conseils : Veillez à toujours disposer d'une réserve de médicament : une plaquette dans la trousse de toilette, par exemple.
Votre tension artérielle doit être contrôlée régulièrement. Les appareils permettant une mesure automatique de la tension à domicile utilisent souvent un procédé de mesure différent de celui qu'emploie votre médecin. Si vous avez un tel appareil, apportez-le en consultation pour vous assurer que la mesure obtenue est bien conforme à celle du tensiomètre de votre médecin.
Le traitement médicamenteux ne dispense pas de mesures simples pouvant faire baisser la tension artérielle : activité physique régulière, modération de la consommation de boissons alcoolisées et de *sel*, lutte contre l'excès de poids.
Il est normal que le rythme cardiaque ralentisse sous l'effet du traitement ; néanmoins, en cas de fatigue anormale et de pouls inférieur à 50 battements par minute, consultez votre médecin.

Effets indésirables possibles

Le plus fréquemment : douleur d'estomac, nausées, vomissements, diarrhées, fatigue en début de traitement, sensation de mains et de pieds froids, troubles de l'érection, ralentissement important du cœur, insomnie, cauchemars.

Plus rarement : *bloc auriculoventriculaire*, baisse excessive de la tension artérielle, phénomène de *Raynaud*, *insuffisance cardiaque*, *bronchospasme*, *hypoglycémie*, *éruption cutanée*, aggravation d'un *psoriasis*.

Laboratoires AstraZeneca

AVODART
Hypertrophie bénigne de la prostate

sur ordonnance

Présentation
AVODART : capsule molle (jaune) ; boîte de 30. Liste I - Remb 35 % - **31,07 €**.

Composition

	p caps
Dutastéride	0,5 mg

Dans quel cas ce médicament est-il prescrit ?
Ce médicament bloque l'action de la *testostérone* sur la prostate. Il ralentit la croissance de cette glande, qui conduit à l'*adénome de la prostate* et à un rétrécissement progressif des *voies* urinaires. Il ne permet pas de faire disparaître un adénome, mais de ralentir sa progression et de faire diminuer les *symptômes* urinaires (après un délai qui peut atteindre plusieurs mois).

Il est utilisé dans le traitement des troubles urinaires liés à un adénome de la prostate.

Contre-indications
Ce médicament est contre-indiqué en cas d'*insuffisance hépatique* grave.

Attention : Ce médicament n'a pas d'indication chez la femme ni chez l'enfant.

En cas d'aggravation rapide des difficultés urinaires ou de blocage (rétention) des urines, consultez d'urgence votre médecin.

Le dosage sanguin de l'*antigène* spécifique de la prostate (PSA), parfois utilisé dans le dépistage du cancer de la prostate, est affecté par ce traitement : le dutastéride divise environ par deux le taux de PSA. Pour comparer avec le taux de PSA avant traitement, il faut donc multiplier par deux le taux de PSA sous traitement. Pour autant, ce médicament n'a pas d'action préventive connue sur le cancer de la prostate.

Mode d'emploi et posologie
Les capsules doivent être avalées telles quelles avec un verre d'eau, indifféremment pendant ou entre les repas.

Posologie usuelle :
- Adulte : 1 capsule par jour.

Conseils : Les femmes, les adolescents et les enfants doivent éviter tout contact avec des capsules endommagées ; en cas de contact, nettoyer immédiatement à l'eau et au savon.

Effets indésirables possibles
Baisse de la libido, troubles de l'érection.

Augmentation du volume des seins chez l'homme (gynécomastie).

Laboratoires GlaxoSmithKline

AVONEX
Immunomodulateur

sur ordonnance

Présentation
AVONEX : solution injectable *IM* ; boîte de 4 seringues de 1 ml remplies à 0,5 ml avec aiguille. Liste I, *médicament d'exception, médicament à prescription restreinte* - Remb 65 % - **940,87 €**.

Composition

	p ml
Interféron bêta-1 a	6 M UI

Dans quel cas ce médicament est-il prescrit ?
Ce médicament contient une substance, obtenue par *biotechnologie*, proche de l'interféron bêta naturel humain. L'interféron bêta est une protéine qui intervient dans la réponse immunitaire et la lutte contre les *virus*. Il a montré une activité dans le traitement de certaines formes de *sclérose en plaques* (SEP), mais son mécanisme d'action dans la maladie est encore mal connu.

Il est utilisé chez des malades capables de se déplacer et chez qui la sclérose en plaques évolue par poussées. Chez les patients ayant eu au moins deux poussées avec déficit neurologique dans les trois années précédentes, des études scientifiques ont montré un ralentissement de la progression du handicap, et l'intervalle entre deux poussées a été plus élevé que chez les malades non traités.

Il est également utilisé chez des patients après la première poussée, si l'examen IRM indique un risque élevé de développer une SEP. Chez ces patients, une réduction du risque de présenter une autre poussée a été observée.

Contre-indications
Ce médicament ne doit pas être utilisé dans les cas suivants :
- *réaction allergique* survenue sous traitement par interféron bêta, ou *allergie* à l'albumine humaine ;
- *dépression* grave ou idées suicidaires ;
- **grossesse**.

Attention : Des précautions sont nécessaires en cas d'*épilepsie*, de troubles cardiaques, d'*insuffisance hépatique* ou d'*insuffisance rénale* grave, d'*antécédent de dépression*.

Des *symptômes* simulant la grippe sont fréquents en début de traitement : fièvre, maux de tête, sueurs, courbatures, articulations douloureuses ; ces troubles peuvent être atténués par la prise de paracétamol et ne justifient pas l'interruption du traitement. En revanche, d'autres effets indésirables (voir cette rubrique) peuvent justifier une interruption momentanée ou un arrêt définitif du traitement. Signalez à votre médecin la survenue éventuelle de un ou de plusieurs des symptômes suivants :
- *réaction allergique* : *urticaire*, œdème de *Quincke*, *asthme*, malaise survenant après l'injection ;
- *état dépressif*, idées suicidaires ;
- perte de connaissance brutale pouvant correspondre à une crise d'*épilepsie*.

Des prises de sang régulières, comprenant une *numération formule sanguine* et un dosage des *transaminases*, sont recommandées.

Si vous devez conduire ou utiliser une machine dangereuse, assurez-vous préalablement que ce médicament n'altère pas votre vigilance.

Interactions avec d'autres substances

Informez votre médecin si vous prenez un *anticonvulsivant* ou un *antidépresseur*, ainsi que tout autre traitement en cours.

Grossesse et allaitement

Les données disponibles laissent présumer une action toxique sur l'enfant à naître. Son usage est donc contre-indiqué pendant la grossesse et une contraception efficace est nécessaire pendant toute la durée du traitement chez la femme en âge de procréer.

Les données disponibles ne permettent pas de savoir si l'interféron bêta passe dans le lait maternel. L'arrêt de l'allaitement ou l'interruption du traitement doit donc être envisagé.

Mode d'emploi et posologie

Sortir la seringue du réfrigérateur environ 30 minutes avant l'injection pour amener la solution à température ambiante.

Examiner la solution avant utilisation : en cas de coloration (anormale) ou de présence de particules en suspension, ne pas l'injecter.

La solution est injectée par *voie intramusculaire*.

Posologie usuelle :

- Adulte de plus de 16 ans : 1 injection de 0,5 ml de solution par semaine. Le traitement pourra être poursuivi pendant au moins 2 ans.

Conseils : Il est recommandé d'utiliser un site d'injection différent chaque semaine et de désinfecter soigneusement la peau avant l'injection.

Pour garder son efficacité, ce médicament doit être conservé entre + 2 °C et + 8 °C (au réfrigérateur). Il peut être conservé si nécessaire à température ambiante (n'excédant pas 30 °C) pendant une semaine. Il ne doit pas être congelé.

Conditions particulières de délivrance :

Ce médicament est à la fois un *médicament d'exception* et un *médicament à prescription restreinte*. La première prescription de ce médicament ne peut être faite qu'à l'hôpital, dans un service spécialisé en neurologie. Les renouvellements peuvent être prescrits par un neurologue de ville, mais chaque ordonnance de renouvellement (d'un modèle spécial) doit être présentée au pharmacien, accompagnée de la prescription hospitalière initiale, valable 1 an.

Effets indésirables possibles

Syndrome pseudogrippal : fièvre, frissons, perte d'appétit, maux de tête, sueurs, courbatures, articulations douloureuses ; ces troubles sont généralement atténués par la prise de paracétamol avant et après l'injection et tendent à disparaître progressivement.

Plus rarement : *réaction allergique*, réaction locale au point d'injection, *palpitations*, *hépatite*, vertiges, état dépressif, idées suicidaires, *convulsions*.

Formation d'*anticorps* anti-interféron bêta-1a pouvant entraîner une diminution de l'efficacité du traitement.

Laboratoires Biogen Idec France

AZADOSE

Informations détaillées sur www.monvidal.com

AZANTAC injectable

Informations détaillées sur www.monvidal.com

AZANTAC oral

Antiulcéreux

sur ordonnance

Présentation

AZANTAC 75 : comprimé ; boîte de 14. Liste II - Remb 35 % - **3,65 €**.
AZANTAC 75 effervescent : comprimé effervescent (arômes : orange, pamplemousse) ; boîte de 14. Liste II - Remb 35 % - **3,65 €**.
AZANTAC 75 effervescent : comprimé effervescent (arômes : orange, pamplemousse) ; boîte de 28. Liste II - Remb 35 % - **6,76 €**.
AZANTAC 150 : comprimé (blanc) ; boîte de 30. Liste II - Remb 35 % - **14,57 €**.
AZANTAC 150 effervescent : comprimé effervescent (jaune pâle ; arômes : orange, pamplemousse) ; tube de 30. Liste II - Remb 35 % - **13,85 €**.
AZANTAC 300 : comprimé (blanc) ; boîte de 14. Liste II - Remb 35 % - **13,39 €**.
AZANTAC 300 effervescent : comprimé effervescent (jaune pâle ; arômes : orange, pamplemousse) ; tube de 14. Liste II - Remb 35 % - **12,76 €**.

Composition

	p cp	p cp efferv	p cp
Ranitidine	75 mg	75 mg	150 mg
Sodium		164 mg	
Aspartam		+	

	p cp efferv	p cp	p cp efferv
Ranitidine	150 mg	300 mg	300 mg
Sodium	328 mg		479 mg
Aspartam	30 mg		45 mg

Dans quel cas ce médicament est-il prescrit ?

C'est un antiulcéreux qui appartient à la famille des *antihistaminiques* de type H2 : ceux-ci agissent en bloquant l'action de l'*histamine*, qui stimule la sécrétion acide de l'estomac.

Dosé à 75 mg, il est utilisé dans le traitement des *symptômes* du *reflux gastro-œsophagien*, lorsque les règles hygiénodiététiques sont insuffisantes.

Dosé à 150 et 300 mg, il est utilisé dans le traitement :
- des *inflammations* de l'œsophage dues au reflux des acides de l'estomac vers l'œsophage,
- des *ulcères* de l'estomac ou du *duodénum* et pour prévenir les rechutes de l'ulcère du duodénum,
- du syndrome de *Zollinger-Ellison*.

En association avec un traitement *antibiotique* spécifique, ce médicament permet l'éradication d'un *germe* appelé *Helicobacter pylori*, très fréquemment responsable des récidives de l'ulcère.

Contre-indications

Les comprimés effervescents ne doivent pas être utilisés en cas de *phénylcétonurie* (présence d'aspartam).

Attention : La disparition des douleurs ne signifie pas que l'*ulcère* est cicatrisé : la durée du traitement doit être respectée.

Des précautions sont nécessaires en cas d'*insuffisance rénale* ou *hépatique*, ou d'*antécédent* de *porphyrie*.

Les comprimés effervescents contiennent du *sel* (sodium) en quantité notable.

Interactions avec d'autres substances

Si vous prenez des *pansements digestifs*, respectez un délai d'au moins 2 heures entre leur prise et la prise de ce médicament.

Grossesse et allaitement

Les données scientifiques actuellement disponibles n'ont pas mis en évidence de problème particulier lors de l'utilisation de ce médicament pendant la grossesse à la dose préconisée. Néanmoins, ne l'utilisez pas sans avis médical.

Ce médicament passe dans le lait maternel : il est déconseillé pendant l'allaitement.

Mode d'emploi et posologie

Ce médicament peut être pris indifféremment au cours ou en dehors des repas.

Les comprimés doivent être avalés avec un peu d'eau.

Les comprimés effervescents doivent être dissous dans un verre d'eau. La forme effervescente est d'action rapide : 10 minutes environ.

Posologie usuelle :

Traitement des symptômes du *reflux gastro-œsophagien* (lorsque les règles hygiénodiététiques sont insuffisantes) : 75 mg au moment des brûlures ou des régurgitations, sans dépasser 3 prises par jour et une durée de 2 semaines.

Traitement de l'*inflammation* de l'œsophage : 300 mg le soir, pendant 4 à 8 semaines.

Traitement des *ulcères* de l'estomac ou du duodénum : 300 mg le soir, pendant 4 à 6 semaines, puis 150 mg le soir.

Traitement de *Zollinger-Ellison* : la posologie est individuelle et beaucoup plus élevée.

Traitement destiné à l'éradication d'*Helicobacter pylori* : 1 comprimé à 300 mg ou 1 sachet à 300 mg, matin et soir, associé à un traitement antibiotique pendant 14 jours ; puis 1 comprimé à 300 mg ou 1 sachet à 300 mg pendant 2 à 4 semaines. Le succès du traitement est étroitement lié au strict respect de la *posologie* de l'antiulcéreux et des *antibiotiques* pendant les 2 premières semaines.

Conseils : Si vous êtes fumeur, la poursuite du tabagisme est un frein important au traitement : la nicotine augmente l'acidité gastrique et réduit l'efficacité du muscle qui ferme la jonction entre l'œsophage et l'estomac.

La prise de ce médicament ne dispense pas des mesures diététiques que peut vous conseiller votre médecin.

L'aspirine et les *anti-inflammatoires* peuvent être agressifs pour l'estomac : n'en prenez pas sans l'avis de votre médecin.

Effets indésirables possibles

Rarement :
- *troubles digestifs* ;
- ralentissement cardiaque ;
- anomalies de la *numération formule sanguine* ;
- maux de tête, *vertiges*, fatigue ou excitation ;
- mouvements involontaires, état dépressif, confusion des idées particulièrement chez la personne âgée et l'*insuffisant rénal* ;
- douleurs musculaires, tension des seins, troubles de l'érection ;
- *réaction allergique*, *éruption cutanée*, chute des cheveux ;
- augmentation des *transaminases*, *hépatite*.

Laboratoires GlaxoSmithKline

AZATHIOPRINE 50 mg
Génériques
Immunosuppresseur — sur ordonnance

Les médicaments ci-dessous sont des génériques de IMUREL (voir p. 640).

AZATHIOPRINE EG 50 mg : comprimé boîte de 100. Liste I - Remb 100 % - 25,52 €.
AZATHIOPRINE TEVA 50 mg : comprimé *(lactose)* boîte de 100. Liste I - Remb 100 % - 25,52 €.

AZATHIOPRINE MERCK 50 mg : comprimé sécable boîte de 100. Liste I - Remb 100 % - 25,52 €.

AZÉMA TISANE
Informations détaillées sur www.monvidal.com

AZITHROMYCINE 250 mg
Génériques
Antibiotique : macrolide — sur ordonnance

Ces médicaments ci-dessous sont des génériques de ZITHROMAX (voir p. 1363).

AZITHROMYCINE ARROW 250 mg : comprimé boîte de 6. Liste I - Remb 65 % - 10,23 €.
AZITHROMYCINE BIOGARAN 250 mg : comprimé *(lactose)* boîte de 6. Liste I - Remb 65 % - 10,23 €.
AZITHROMYCINE EG 250 mg : comprimé *(lécithine de soja)* boîte de 6. Liste I - Remb 65 % - 10,23 €.
AZITHROMYCINE MERCK 250 mg : comprimé *(lécithine de soja)* boîte de 6. Liste I - Remb 65 % - 10,23 €.
AZITHROMYCINE QUALIMED 250 mg : comprimé *(lécithine de soja)* boîte de 6. Liste I - Remb 65 % - 10,23 €.
AZITHROMYCINE RANBAXY 250 mg : comprimé boîte de 6. Liste I - Remb 65 % - 10,23 €.
AZITHROMYCINE RATIOPHARM 250 mg : comprimé *(lécithine de soja)* boîte de 6. Liste I - Remb 65 % - 10,23 €.
AZITHROMYCINE SANDOZ 250 mg : comprimé *(lécithine de soja)* boîte de 6. Liste I - Remb 65 % - 10,23 €.
AZITHROMYCINE TEVA 250 mg : comprimé *(lactose)* boîte de 6. Liste I - Remb 65 % - 10,23 €.
AZITHROMYCINE ZYDUS 250 mg : comprimé *(lactose)* boîte de 6. Liste I - Remb 65 % - 10,23 €.

AZOPT
Antiglaucomateux — sur ordonnance

Présentation

AZOPT : collyre ; flacon de 5 ml. Liste I - Remb 65 % - **14,62 €.**

Composition

	p ml
Brinzolamide	10 mg
Benzalkonium chlorure	+

Dans quel cas ce médicament est-il prescrit ?

Ce collyre a la propriété de diminuer la *tension intraoculaire*. Il appartient à la famille des inhibiteurs de l'anhydrase carbonique, qui bloquent une *enzyme* active sur la sécrétion des liquides contenus dans l'œil.

Il est utilisé dans le traitement des maladies dues à un excès de tension intraoculaire, notamment du *glaucome* à angle ouvert.

Contre-indications

Ce médicament ne doit pas être utilisé dans les cas suivants :
- *allergie* aux médicaments de la famille des *sulfamides* (auxquels ce médicament est apparenté),
- *insuffisance rénale* grave.

Attention : Des précautions sont nécessaires en cas d'*insuffisance hépatique* ou d'allergie aux *ammoniums quaternaires* (présence de benzalkonium).

En cas de *réaction allergique*, ne poursuivez pas le traitement avant d'avoir pris l'avis de votre médecin.

Compte-tenu de la possibilité d'effets indésirables visuels, ce collyre peut, chez certaines personnes, constituer un risque pour la conduite automobile ou le maniement de machines dangereuses. Assurez-vous à l'occasion des premières utilisations que vous supportez bien ce collyre avant de reprendre la pratique d'une activité à risque.

Interactions avec d'autres substances

Certaines substances contenues dans des collyres différents peuvent donner lieu à des interactions médicamenteuses : dans le doute, et sauf indications contraires de votre médecin, respectez un intervalle minimal de 5 minutes entre deux instillations dans le même œil.

Ce médicament peut interagir avec d'autres inhibiteurs de l'anhydrase carbonique pris par voie orale (acétazolamide).

Grossesse et allaitement

L'effet de ce médicament pendant la grossesse ou l'allaitement est mal connu. Par prudence, son usage est déconseillé chez la femme enceinte ou chez celle qui allaite.

Mode d'emploi et posologie

Tirer la paupière inférieure vers le bas tout en regardant vers le haut et déposer une goutte de collyre entre la paupière et le globe oculaire (*cul-de-sac conjonctival*) en appuyant sur le fond du flacon.

Veiller à ne pas mettre en contact l'embout du flacon avec l'œil ou les doigts pour éviter de contaminer le collyre avec les *germes* présents sur les paupières ou la peau.

Posologie usuelle :
- Adulte : 1 goutte, 2 ou 3 fois par jour.

Conseils : Les lentilles de contact souples doivent être ôtées avant l'instillation du collyre. Elles pourront éventuellement être replacées après un délai de 15 minutes : demandez conseil à votre ophtalmologiste.

L'application correcte du produit peut nécessiter une aide, notamment chez une personne handicapée ou âgée.

Ne conservez pas ce collyre plus de 4 semaines après ouverture du flacon.

Effets indésirables possibles

Fréquents (1 à 10 % des utilisateurs) : goût amer, trouble de la vision, gêne oculaire, sensation de corps étranger, larmoiement, maux de tête.

Occasionnels (moins de 1 %) : yeux secs, fatigue visuelle, *œdème* des paupières, *conjonctivite*, *kératite*, formation de croûtes sur le bord des paupières, sensation d'œil qui colle, bouche sèche, nausées, fourmillements des extrémités, *vertiges*, chute de cheveux, douleur du thorax, *rhinite*, saignement de nez.

Consultez le lexique à *Effets indésirables* pour la bonne compréhension de cette rubrique.

Laboratoires Alcon

AZULÈNE

Informations détaillées sur www.monvidal.com

B

BACICOLINE
Collyre anti-inflammatoire et antibiotique
sur ordonnance

Présentation
BACICOLINE : collyre ; flacon de poudre et ampoule de solvant de 5 ml. Liste I - Remb 35 % - **2,78 €**.

Composition

	p 100 ml
Hydrocortisone acétate	1 g
Colistiméthate sodique	25 MUI
Bacitracine	50 000 UI

Dans quel cas ce médicament est-il prescrit ?
Ce collyre contient un *anti-inflammatoire* de la famille des *corticoïdes* et des *antibiotiques*.

Il est utilisé dans la prévention des complications d'opération de l'œil et dans le traitement de certaines infections oculaires.

Contre-indications
Ce médicament ne doit pas être utilisé dans les cas suivants :
- *allergie* à la bacitracine et à la colistine,
- *kératite* virale à son début,
- *mycose* de l'œil.

Attention : L'usage de ce médicament impose un examen ophtalmologique préalable. En effet, certaines infections oculaires peuvent être aggravées par les dérivés de la *cortisone*.
Une irritation oculaire importante peut être due à une infection non contrôlée par le traitement : en cas de doute, n'hésitez pas à consulter votre médecin.
Une utilisation prolongée nécessite une surveillance ophtalmologique.
L'usage de ce médicament est déconseillé chez le *nourrisson*.

Interactions avec d'autres substances
Ce collyre peut interagir avec d'autres collyres : respectez un intervalle de 15 minutes entre 2 instillations.
Les substances médicamenteuses contenues dans les collyres sont en parties absorbées. Elles pourraient donc, malgré les faibles doses utilisées, donner lieu à des interactions médicamenteuses. Demandez conseil à votre médecin si vous prenez d'autres médicaments.

Grossesse et allaitement
L'effet de ce médicament pendant la grossesse ou l'allaitement est mal connu : seul votre médecin peut évaluer le risque éventuel de son utilisation dans votre cas.

Mode d'emploi et posologie
Tirer la paupière inférieure vers le bas tout en regardant vers le haut et déposer une goutte de collyre entre la paupière et le globe oculaire (*cul-de-sac conjonctival*).

Posologie usuelle :
1 goutte, 3 à 8 fois par jour.
La durée du traitement est limitée à 7 jours sans suivi ophtalmologique.

Conseils : Le port de *lentilles de contact* doit être évité pendant le traitement.
L'application correcte du produit peut nécessiter une aide.
Ne conservez pas ce collyre plus 10 jours après une première utilisation.

Effets indésirables possibles
Irritation ou *réaction allergique* locales.
En cas d'utilisation prolongée : *cataracte*, augmentation de la *tension intraoculaire* (*glaucome*), *kératite* superficielle.

Laboratoires Galien

BACILOR
Informations détaillées sur www.monvidal.com

BACLOFÈNE 10 mg Génériques
Antispastique
sur ordonnance

Le médicament ci-dessous est un générique de LIORÉSAL (voir p. 730).

BACLOFENE WINTHROP 10 mg : comprimé *(lactose)* boîte de 30. Liste I - Remb 35 % - 3,24 €.

BACTÉRIX
Informations détaillées sur www.monvidal.com

BACTRIM
Antibiotiques : sulfamides + triméthoprime
sur ordonnance

Présentation
BACTRIM Nourrisson-Enfant : suspension buvable (arôme tutti frutti) ; flacon de 100 ml (20 cuillères-mesure de 5 ml). Liste I - Remb 65 % - **2,72 €**.
BACTRIM Adulte : comprimé (blanc) ; boîte de 20. Liste I - Remb 65 % - **2,93 €**.
BACTRIM FORTE : comprimé (oblong ; blanc) ; boîte de 10. Liste I - Remb 65 % - **2,61 €**.

Composition

	p c mes	p cp Ad	p cp Fort
Sulfaméthoxazole	200 mg	400 mg	800 mg
Triméthoprime	40 mg	80 mg	160 mg
Saccharose	2,5 g		

Dans quel cas ce médicament est-il prescrit ?
Ce médicament est une association de deux *antibiotiques* : le sulfaméthoxazole, de la famille des *sulfa-*

mides, et le triméthoprime, de la famille des diamino-pyrimidines.

Il est utilisé dans le traitement de diverses maladies infectieuses, notamment bronchiques, pulmonaires, ORL, digestives, urinaires, génitales. Il est également utilisé dans le traitement de la *pneumocystose* et de la *toxoplasmose*.

Contre-indications

Ce médicament ne doit pas être utilisé dans les cas suivants :
- *allergie* aux *antibiotiques* de la famille des *sulfamides*,
- déficit en *G6PD*,
- maladie grave du foie,
- prématuré et *nouveau-né*,
- en association avec un médicament contenant du méthotrexate,
- **allaitement**.

Attention : En cas d'apparition de boutons, de cloques, arrêtez le traitement et prévenez votre médecin.

Des précautions sont nécessaires en cas d'*insuffisance rénale* ou *hépatique*.

Il est souhaitable de boire abondamment (2 litres par jour) pendant le traitement afin d'éviter la formation de cristaux dans les *voies* urinaires.

La suspension buvable contient du *sucre* (saccharose) en quantité notable.

Interactions avec d'autres substances

Ce médicament ne doit pas être associé au méthotrexate utilisé notamment dans certaines chimiothérapies antitumorales : risque d'*aplasie médullaire*.

Il peut interagir avec les médicaments contenant de la phénytoïne ou avec les médicaments susceptibles d'augmenter la *kaliémie*.

Informez votre médecin si vous prenez un *anticoagulant* oral ou un médicament contenant l'une des substances suivantes : chlorpropamide, tolbutamide, pyriméthamine, ciclosporine, zidovudine.

Grossesse et allaitement

L'utilisation ponctuelle de ce médicament pendant la grossesse est possible, à condition de respecter la *posologie* recommandée. Néanmoins, son utilisation dans les jours qui ont précédé l'accouchement doit être signalée au médecin ; en effet, une surveillance particulière du *nouveau-né* peut être nécessaire.

Ce médicament est contre-indiqué pendant l'allaitement quand l'enfant a moins de 1 mois. Si le traitement est débuté après cette période, l'allaitement est déconseillé sans avis médical.

Cas particulier :

En cas de suspicion de déficit en *G6PD* chez l'enfant ou chez la mère, ce médicament est contre-indiqué pendant la grossesse ou l'allaitement.

Mode d'emploi et posologie

Ce médicament est pris de préférence au cours des repas.

Posologie usuelle :
- Adulte : 1 comprimé de BACTRIM FORTE ou 2 comprimés de BACTRIM Adulte, matin et soir.

Dans le traitement de la *cystite* aiguë chez la femme de moins de 65 ans : 3 comprimés de BACTRIM FORTE ou 6 comprimés de BACTRIM Adulte, en 1 prise unique.

- Enfant et nourrisson : 30 mg par kg et par jour ; soit à titre indicatif :
  - enfant de 30 kg : 2 cuillères-mesure ou 1 comprimé de BACTRIM Adulte, matin et soir ;
  - enfant de 15 kg : 1 cuillère-mesure, matin et soir ;
  - *nourrisson* de 8 kg : ½ cuillère-mesure, matin et soir.

Ces *posologies* peuvent être augmentées considérablement dans le traitement de la *pneumocystose*.

Conseils : Le médecin prescrit parfois un prélèvement pour identifier le *germe* responsable de l'infection et tester sa sensibilité aux *antibiotiques*. Le résultat de cet examen peut être faussé en cas d'automédication préalable : ne prenez pas et ne donnez pas d'antibiotiques sans avis médical.

Effets indésirables possibles

Le plus fréquemment : *réactions allergiques*, surtout cutanées, qui contre-indiquent formellement la poursuite ou la reprise du traitement.

Peuvent également survenir : *troubles digestifs*, *pancréatite*.

Rarement : *neuropathie*, *convulsions*, *vertiges*, tremblement, douleurs des muscles et des articulations, augmentation du taux de *potassium* dans le sang, diminution de la *glycémie*, anomalies de la *numération formule sanguine*.

Laboratoires Roche

BACTYL

Collyre antiseptique

Présentation

BACTYL 0,25 pour 1 000 : collyre ; flacon de 10 ml. Remb 35 % - **1,76 €**.

Composition

	p flacon
Céthexonium bromure	2,5 mg

Dans quel cas ce médicament est-il prescrit ?

Ce collyre contient un *antiseptique* de la famille des *ammoniums quaternaires*.

Il est utilisé comme *traitement d'appoint* antiseptique dans les affections de l'œil.

Contre-indications

Ce médicament ne doit pas être utilisé en cas d'*allergie* aux *ammoniums quaternaires*.

Attention : Une rougeur ou une douleur oculaires ne correspondent pas toujours à une *conjonctivite*. Des soins urgents peuvent être nécessaires, notamment en cas de vision floue.

Ce traitement peut être insuffisant pour guérir à lui seul une infection de l'œil : ne l'utilisez pas plus de quelques jours sans avis médical.

Interactions avec d'autres substances

Ce collyre peut interagir avec d'autres collyres. Respectez un intervalle minimal de 15 minutes entre deux instillations.

Grossesse et allaitement

L'effet de ce médicament pendant la grossesse ou l'allaitement est mal connu. L'évaluation du risque éventuel lié à son utilisation est individuelle : demandez conseil à votre pharmacien ou à votre médecin.

Mode d'emploi et posologie

Tirer la paupière inférieure vers le bas tout en regardant vers le haut et déposer une goutte de collyre entre la paupière et le globe oculaire (*cul-de-sac conjonctival*).

Posologie usuelle :

1 goutte, 3 ou 4 fois par jour.

La durée du traitement est généralement de 7 jours.

Conseils : Les *lentilles de contact* ne doivent pas être portées en cas d'infection oculaire ni réutilisées avant l'arrêt complet du traitement.

Une détérioration ou un entretien inadéquat des *lentilles de contact* sont souvent à l'origine d'une irritation oculaire : consultez d'urgence votre ophtalmologiste afin qu'il les examine. Si cette consultation n'est pas possible rapidement, retirez vos lentilles.

Ce collyre ne doit pas être instillé pendant le port de lentilles de contact hydrophiles : il risque de s'y fixer.

L'application correcte du produit peut nécessiter une aide, notamment chez l'enfant ou la personne handicapée ou âgée.

Ne conservez pas le flacon plus de 15 jours après une première utilisation.

Effets indésirables possibles

Irritation ou *réaction allergique*.

Laboratoires Coopération Pharmaceutique Française

BADIAGA COMPLEXE N° 47

Informations détaillées sur www.monvidal.com

BAIN DE BOUCHE LIPHA

Informations détaillées sur www.monvidal.com

BALSAMORHINOL

Préparation nasale antiseptique — sur ordonnance

Présentation

BALSAMORHINOL : solution pour instillation nasale ; flacon compte-gouttes de 20 ml. Liste I - Non remb.

Composition

	p 100 ml
Chlorobutanol	350 mg
Lévomenthol	105 mg
Bergamote, huile essentielle	+
Orange, huile essentielle	+
Paraffine liquide	+

Dans quel cas ce médicament est-il prescrit ?

Cette solution nasale huileuse contient un *anesthésique de contact* et des substances *antiseptiques* (*terpènes*). Elle est utilisée dans le traitement cicatrisant de certaines lésions nasales traumatiques ou chirurgicales.

Contre-indications

Ce médicament ne doit pas être utilisé dans les cas suivants :

- enfant ayant des *antécédents* de *convulsions* ou d'*épilepsie*,
- enfant de moins de 30 mois.

Attention : Ce médicament contient de la paraffine, huile minérale non résorbable dans l'organisme en cas de passage dans les poumons : ne l'utilisez que dans les conditions prescrites par votre médecin.

Ce médicament contient des *terpènes* qui peuvent, en cas de dépassement des *posologies*, avoir des effets indésirables graves : respectez les doses préconisées, plus particulièrement chez l'enfant ou en cas d'*épilepsie*.

Grossesse et allaitement

L'effet de ce médicament pendant la grossesse est mal connu. L'évaluation du risque éventuel lié à son utilisation est individuelle : demandez conseil à votre pharmacien ou à votre médecin.

Les *terpènes* peuvent donner un goût particulier au lait. Leur absorption par le *nourrisson* n'est pas souhaitable : évitez d'employer ce médicament pendant l'allaitement.

Mode d'emploi et posologie

Les gouttes sont instillées la tête penchée en arrière.

Posologie usuelle :

- Adulte : 3 gouttes dans chaque narine, 2 à 5 fois par jour.
- Enfant de 6 à 15 ans : 2 gouttes dans chaque narine, 1 à 3 fois par jour.
- Enfant de 30 mois à 6 ans : 1 goutte dans chaque narine, 1 ou 2 fois par jour.

Conseils : Les solutions nasales *antiseptiques* ou *antibiotiques* peuvent être contaminées par des *germes* : ne les conservez pas au-delà de la durée du traitement.

Effets indésirables possibles

Réaction allergique locale.

En cas de dépassement de la *posologie* usuelle, les *terpènes* peuvent provoquer :

- des *convulsions* chez l'enfant,
- agitation, confusion des idées (notamment chez la personne âgée).

Laboratoires Pierre Fabre Médicament

BALSOFUMINE

Décongestionnant : inhalation

Présentation

BALSOFUMINE simple : solution pour *inhalation* ; flacon de 84 ml. Non remb.

BALSOFUMINE mentholée 1 % : solution pour *inhalation* ; flacon de 84 ml. Non remb.

BALSOFUMINE mentholée 4 % : solution pour *inhalation* ; flacon de 84 ml. Non remb.

Composition

	simple p 100 g	mentholée 1 % p 100 g	mentholée 4 % p 100 g
Baume du Pérou	1 g	1 g	1 g
Benjoin, teinture	10 g	10 g	10 g
Eucalyptus, teinture	60 g	60 g	60 g
Lavande, huile essentielle	1 g	1 g	1 g
Thym, huile essentielle	1 g	1 g	1 g
Lévomenthol		1 g	4 g
Alcool à 80°	+	+	+

Dans quel cas ce médicament est-il prescrit ?

Cette solution pour *inhalation* est une association d'essences végétales qui possède une action locale décongestionnante sur les *muqueuses* des *voies* respiratoires.

Elle est utilisée dans le *traitement d'appoint* des affections des voies respiratoires.

Contre-indications

Ce médicament ne doit pas être utilisé en cas d'*antécédent* de *convulsions* ou d'*épilepsie*.

Attention : Ce médicament contient des *terpènes* qui peuvent, en cas de dépassement des *posologies*, avoir des effets indésirables graves ; des précautions sont nécessaires chez l'enfant et la personne âgée.
Ce médicament ne doit pas être avalé ; ne le laissez pas à la portée des enfants.

Grossesse et allaitement

L'effet de ce médicament pendant la grossesse ou l'allaitement est mal connu. L'évaluation du risque éventuel lié à son utilisation est individuelle : demandez conseil à votre pharmacien ou à votre médecin.

Mode d'emploi et posologie

- Adulte et enfant de plus de 12 ans : 1 cuillère à café dans un bol d'eau chaude ou dans un inhalateur. Les *inhalations* peuvent être répétées 3 fois par jour.

Conseils : Il est important de lutter contre la sécheresse de l'air ambiant (humidificateur...) pour éviter le dessèchement des sécrétions nasales et bronchiques.
Avant l'*inhalation*, il est indispensable d'attendre quelques secondes l'évaporation de l'*alcool* après dilution dans l'eau chaude.

Effets indésirables possibles

Irritation locale, *réaction allergique*, notamment au baume du Pérou.

En cas de dépassement de la *posologie* usuelle, les *terpènes* peuvent provoquer :
- des *convulsions* chez l'enfant,
- agitation, confusion des idées (notamment chez la personne âgée).

Laboratoires sanofi-aventis France

BALSOLÈNE
Décongestionnant : inhalation

Présentation

BALSOLÈNE : solution pour *inhalation* ; flacon de 90 ml. Non remb.

Composition

	p 100 ml
Eucalyptus, huile essentielle	1,165 g
Niaouli, huile essentielle	720 mg
Lévomenthol	720 mg
Benjoin	1,35 g
Alcool	+

Dans quel cas ce médicament est-il prescrit ?

Cette solution pour *inhalation* est une association de substances et d'essences végétales qui possède une action locale décongestionnante sur les *muqueuses* des *voies* respiratoires.

Elle est utilisée dans le *traitement d'appoint* des affections des voies respiratoires.

Contre-indications

Ce médicament ne doit pas être utilisé en cas d'*antécédent* de *convulsions* ou d'*épilepsie*.

Attention : Ce médicament contient des *terpènes* qui peuvent, en cas de dépassement des *posologies*, avoir des effets indésirables graves ; des précautions sont nécessaires chez l'enfant et la personne âgée.
Ce médicament ne doit pas être avalé ; ne le laissez pas à la portée des enfants.

Grossesse et allaitement

L'effet de ce médicament pendant la grossesse ou l'allaitement est mal connu. L'évaluation du risque éventuel lié à son utilisation est individuelle : demandez conseil à votre pharmacien ou à votre médecin.

Mode d'emploi et posologie

- Adulte et enfant de plus de 12 ans : 1 cuillère à café de solution dans un bol d'eau très chaude ou dans un inhalateur. Les *inhalations* peuvent être répétées 3 fois par jour.

Conseils : Il est important de lutter contre la sécheresse de l'air ambiant (humidificateur...) pour éviter le dessèchement des sécrétions nasales et bronchiques.
Avant l'*inhalation*, il est indispensable d'attendre quelques secondes l'évaporation de l'*alcool* après dilution dans l'eau chaude.

Effets indésirables possibles

Irritation locale, *réaction allergique*.

En cas de dépassement de la *posologie* usuelle, les *terpènes* peuvent provoquer :
- des *convulsions* chez l'enfant,
- agitation, confusion des idées (notamment chez la personne âgée).

Laboratoires Coopération Pharmaceutique Française

BASDÈNE
Informations détaillées sur www.monvidal.com

BASEAL
Antiseptique local

Présentation

BASEAL 5 mg/g : gel ; tube de 30 g. Remb 35 % - **2,51 €**.
BASEAL 5 mg/ml : solution pour application cutanée ; flacon de 125 ml avec pompe. Remb 35 % - **3,33 €**.

Composition

	p 100 g	p 100 ml
Chlorhexidine digluconate	500 mg	500 mg

Dans quel cas ce médicament est-il prescrit ?

Ce médicament est un *antiseptique* local.

Il est utilisé pour l'*antisepsie* des plaies superficielles peu étendues.

Contre-indications

Ce médicament ne doit pas être appliqué sur les *muqueuses*, dans les yeux ou dans le conduit auditif (risque de toxicité en cas de perforation du tympan).

Attention : Évitez l'usage prolongé de ce médicament, notamment chez l'enfant, sur des surfaces étendues ou profondément lésées, sans l'avis de

votre médecin : risque de passage du médicament dans le sang.
Cet *antiseptique* détruit les *germes* en moins de 5 minutes. Néanmoins, son action n'est pas immédiate et il ne convient pas pour la désinfection des ciseaux, rasoirs et autres objets potentiellement contaminants. De même, il ne doit pas être utilisé pour désinfecter la peau avant une piqûre.

Interactions avec d'autres substances

L'association à d'autres *antiseptiques* ou aux savons est déconseillée car leurs effets risquent de s'annuler.

Grossesse et allaitement

L'utilisation ponctuelle de ce médicament pendant la grossesse ou l'allaitement ne semble pas poser de problème particulier.
Cet *antiseptique* ne doit pas être appliqué sur le mamelon sans avis médical. Un rinçage soigneux avant la tétée est indispensable.

Mode d'emploi et posologie

Ce médicament est prêt à l'emploi : il est appliqué directement sur les plaies et ne doit pas être rincé.

Posologie usuelle :
2 applications par jour.

Conseils : Le simple lavage à l'eau et au savon permet d'éliminer la majorité des *germes* : il doit être suivi d'un rinçage soigneux car le savon peut inactiver certains *antiseptiques*.
Tous les antiseptiques peuvent être contaminés par des germes : veillez à ne pas mettre l'orifice du flacon en contact avec une compresse souillée et à bien le refermer après utilisation.

Effets indésirables possibles

Eczéma de contact, *réaction allergique*.

Laboratoires Pierre Fabre Dermatologie

BASILICUM COMPLEXE N° 96

Informations détaillées sur www.monvidal.com

BAUDRY PÂTE PECTORALE

Homéopathie

Présentation

BAUDRY PÂTE PECTORALE : pâte à sucer (arôme framboise) ; boîte de 70 g. Non remb.

Composition

	p 100 g
Aconitum napellus 1 DH	0,2 ml
Atropa belladonna 1 DH	0,2 ml
Drosera 1 DH	0,2 ml
Bryonia dioica 1 DH	0,2 ml
Coccus cacti 1 DH	0,2 ml
Ipeca 1 DH	0,2 ml

Dans quel cas ce médicament est-il prescrit ?

Ce médicament est un *complexe* (association) de remèdes homéopathiques.
Il est utilisé en cas de toux sèche.

Attention : La toux est un *symptôme* qui peut révéler de nombreuses maladies : consultez votre médecin si elle persiste plus de quelques jours.

Grossesse et allaitement

Aux *dilutions homéopathiques*, les substances contenues dans ce médicament ne sont pas connues pour être toxiques pendant la grossesse ou l'allaitement.

Mode d'emploi et posologie

Les pâtes doivent être sucées lentement.

Posologie usuelle :
10 à 20 pâtes par jour.

Conseils : La cigarette est irritante pour les bronches et entretient la toux : évitez de fumer ou d'être exposé à la fumée des autres.
Des mesures simples permettent de calmer les toux sèches : boissons chaudes et humidification de l'air ambiant.

Laboratoires Boiron

BAUME AROMA

Antalgique d'action locale

Présentation

BAUME AROMA : crème ; flacon-pompe de 50 g. Non remb.
BAUME AROMA : crème ; tube de 50 g. Non remb.
BAUME AROMA : crème ; tube de 100 g. Non remb.

Composition

	p 100 g
Salicylate de méthyle	10 g
Girofle, huile essentielle	3 g
Piment de la Jamaïque, huile essentielle	200 mg
Lévomenthol	+

Dans quel cas ce médicament est-il prescrit ?

Cette crème *antalgique* contient un *salicylé* et des essences végétales (*terpènes*) qui ont un effet *révulsif*.
Elle est utilisée dans le *traitement d'appoint* local des douleurs des muscles, des tendons et des ligaments.

Contre-indications

Ce médicament ne doit pas être utilisé dans les cas suivants :
- *allergie* aux *salicylés* ;
- en application sur les *muqueuses*, les plaies ou la peau lésée, sous un pansement étanche (occlusif) ;
- *antécédent* de *convulsions*.

Attention : Ce médicament contient des *terpènes* qui peuvent, en cas de dépassement des *posologies*, avoir des effets indésirables graves : respectez les doses préconisées, plus particulièrement chez l'enfant ou en cas d'*épilepsie*.

Grossesse et allaitement

L'effet de ce médicament pendant la grossesse est mal connu. L'évaluation du risque éventuel lié à son utilisation est individuelle : demandez conseil à votre pharmacien ou à votre médecin.
Les *terpènes* peuvent donner un goût particulier au lait. Leur absorption par le *nourrisson* n'est pas souhaitable : évitez d'employer ce médicament pendant l'allaitement.

Mode d'emploi et posologie

La crème doit être appliquée sur la zone douloureuse en massage doux et prolongé, jusqu'à pénétration complète.

Posologie usuelle :

- Adulte et enfant de plus de 7 ans : 1 ou 2 applications par jour.

> **Conseils :** Pensez à vous laver les mains après l'application. En cas de contact accidentel avec les yeux, rincez abondamment.

Effets indésirables possibles

Réaction allergique cutanée (éruption de boutons, démangeaisons...) imposant l'arrêt du traitement ; à ne pas confondre avec une rougeur au point d'application, due au médicament.

En cas de dépassement de la *posologie* usuelle, les *terpènes* peuvent provoquer :

- des *convulsions* chez l'enfant,
- agitation, confusion des idées (notamment chez la personne âgée).

Laboratoires Mayoly-Spindler

BAUME BENGUÉ

Informations détaillées sur www.monvidal.com

BAUME DES PYRÉNÉES

Informations détaillées sur www.monvidal.com

BAUME SAINT-BERNARD

Antalgique d'action locale

Présentation

BAUME SAINT-BERNARD : crème ; tube de 42 g. Non remb.
BAUME SAINT-BERNARD : crème ; tube de 100 g. Non remb.

Composition

	p 100g
Salicylate d'amyle	5 g
Camphre synthétique	2 g
Lévomenthol	500 mg
Capsicum oléorésine	250 mg

Dans quel cas ce médicament est-il prescrit ?

Cette crème *antalgique* contient un *salicylé* et des substances qui ont un effet *révulsif*.

Elle est utilisée dans le traitement local des douleurs des muscles, des tendons et des ligaments.

Contre-indications

Ce médicament ne doit pas être utilisé dans les cas suivants :

- *allergie* aux *salicylés* ;
- sur les *muqueuses*, les plaies, la peau lésée ou sous un pansement étanche (occlusif) ;
- *antécédent* d'*épilepsie*.

> **Attention :** Ce médicament contient des *terpènes* (camphre, menthol) : respectez la *posologie* préconisée et ne l'utilisez pas chez l'enfant sans avis médical.

Grossesse et allaitement

L'effet de ce médicament pendant la grossesse ou l'allaitement est mal connu. L'évaluation du risque éventuel lié à son utilisation est individuelle : demandez conseil à votre pharmacien ou à votre médecin.

Mode d'emploi et posologie

Appliquer par un massage doux et prolongé jusqu'à pénétration complète.

Posologie usuelle :

- Adulte : 1 ou 2 applications par jour.

> **Conseils :** Pensez à vous laver soigneusement les mains après l'application. En cas de contact accidentel avec les yeux, rincez abondamment.

Effets indésirables possibles

Réaction allergique cutanée (éruption de boutons, démangeaisons...) imposant l'arrêt du traitement ; à ne pas confondre avec une rougeur normale au point d'application, due au médicament.

Liés à la présence de camphre et de menthol, en cas de dépassement de la *posologie* usuelle : agitation, confusion des idées, notamment chez la personne âgée.

Laboratoires Merck Médication Familiale

BAYPRESS

Inhibiteur calcique — sur ordonnance

Présentation

BAYPRESS 10 mg : comprimé (gris orangé) ; boîte de 28. Liste I - Remb 65 % - **9,49 €**.
BAYPRESS 10 mg : comprimé (gris orangé) ; boîte de 30. Liste I - Remb 65 % - **10,12 €**.
BAYPRESS 10 mg : comprimé (gris orangé) ; boîte de 90. Liste I - Remb 65 % - **29,29 €**.
BAYPRESS 20 mg : comprimé (jaune) ; boîte de 28. Liste I - Remb 65 % - **16,19 €**.
BAYPRESS 20 mg : comprimé (jaune) ; boîte de 30. Liste I - Remb 65 % - **17,32 €**.
BAYPRESS 20 mg : comprimé (jaune) ; boîte de 90. Liste I - Remb 65 % - **48,15 €**.

Composition

	p cp	p cp
Nitrendipine	10 mg	20 mg
Lactose	+	

Dans quel cas ce médicament est-il prescrit ?

Ce médicament est un *vasodilatateur* qui appartient à la famille des *inhibiteurs calciques*.

Il est utilisé dans le traitement de l'*hypertension artérielle*.

> **Attention :** En cas de douleur thoracique survenant systématiquement dans la demi-heure qui suit la prise du médicament, consultez votre médecin avant de poursuivre le traitement.
>
> Des précautions sont nécessaires en cas d'*insuffisance hépatique* et chez la personne âgée.
>
> Compte-tenu de ses effets indésirables potentiels, ce médicament peut, chez certaines personnes, ne pas être compatible avec la conduite automobile ou le maniement de machines dangereuses. Assurez-vous à l'occasion des premières prises que vous supportez bien ce médicament avant de conduire ou d'utiliser une machine.

Interactions avec d'autres substances

Informez votre médecin si vous prenez un *anticonvulsivant* (carbamazépine, phénytoïne, phénobarbital, primidone), un *alphabloquant*, un *bêtabloquant* ou un médicament contenant de la rifampicine, de l'itraconazole ou du kétoconazole.

En outre, l'effet *antihypertenseur* de ce médicament peut être augmenté par certains médicaments tels que les *neuroleptiques*, les *antidépresseurs imipraminiques*, les médicaments contenant du baclofène ; il peut être diminué par les *corticoïdes*. Votre médecin doit être informé si vous êtes traité par l'un ou l'autre de ces médicaments.

Grossesse et allaitement

Ce médicament est déconseillé chez la femme enceinte ou susceptible de l'être. Si une grossesse survient au cours du traitement, prévenez votre médecin.

Les données disponibles ne permettent pas de savoir si ce médicament passe dans le lait maternel ; un choix est donc nécessaire entre l'allaitement et la prise du médicament. Cette décision devra être prise en accord avec votre médecin.

Mode d'emploi et posologie

Les comprimés doivent être avalés avec un verre d'eau, pendant ou en dehors des repas.

Posologie usuelle :
10 à 20 mg par jour, en 1 ou 2 prises.

Conseils : Les comprimés doivent être conservés à l'abri de la lumière.
Le traitement médicamenteux ne dispense pas des mesures simples pouvant faire baisser la tension artérielle : activité physique régulière, modération de la consommation de boissons alcoolisées, lutte contre l'excès de poids.

Effets indésirables possibles

Les plus fréquents sont la conséquence de la dilatation des vaisseaux sanguins :
- rougeur du visage, bouffées de chaleur, maux de tête ;
- jambes lourdes ou enflées.

Plus rarement : nausées, étourdissement, fatigue, *éruption cutanée*, accélération du cœur, *palpitations*.

Laboratoires Bayer Santé

B CHABRE
Informations détaillées sur www.monvidal.com

BÉAGYNE
Antifongique — sur ordonnance

Présentation

BÉAGYNE : gélule ; boîte unitaire. Liste I - Non remb.

Composition

	p gél
Fluconazole	150 mg
Lactose	+

Dans quel cas ce médicament est-il prescrit ?

Ce médicament contient un *antifongique* apparenté à la famille des *imidazolés*.

Il est utilisé dans le traitement des *mycoses* gynécologiques (*candidoses*) récidivantes.

Contre-indications

Ce médicament ne doit pas être utilisé dans les cas suivants :
- *allergie* aux *imidazolés*,
- en association avec un médicament contenant du cisapride ou du pimozide,
- **grossesse**,
- **allaitement**.

Attention : Des précautions sont nécessaires en cas de maladie du foie ou des reins.
Certains *symptômes* doivent faire penser à une *hépatite* médicamenteuse : fièvre ou fatigue anormale, démangeaisons, jaunisse, selles décolorées ou urines très foncées. Cessez le traitement en attendant l'avis de votre médecin. Pour détecter précocément une atteinte du foie, une analyse de sang avec dosage des *transaminases* est souvent prescrite par le médecin avant et pendant le traitement.
Ce médicament peut exceptionnellement provoquer des *réactions allergiques* cutanées graves. La survenue de cloques impose l'arrêt du traitement et de prévenir d'urgence votre médecin.

Interactions avec d'autres substances

Ce médicament ne doit pas être associé à un médicament contenant du cisapride (PREPULSID), du pimozide (ORAP) : risque de *torsades de pointes*.

Il peut interagir avec les médicaments contenant de l'halofantrine (HALFAN).

Informez par ailleurs votre médecin ou votre pharmacien si vous prenez un *anticoagulant* oral, un *sulfamide hypoglycémiant*, un médicament contenant de l'alfentanil, de la ciclosporine, de la rifabutine, de la rifampicine, de la phénytoïne, de la théophylline ou du triazolam.

Grossesse et allaitement

En dehors de certaines situations très particulières, ce médicament est contre-indiqué pendant la grossesse.

Ce médicament passe dans le lait maternel. Il est contre-indiqué pendant l'allaitement.

Mode d'emploi et posologie

La gélule doit être avalée avec un verre d'eau, indifféremment au cours ou en dehors des repas.

Posologie usuelle :
- Adulte : 150 mg en dose unique, soit 1 gélule.

Conseils : Évitez d'utiliser des savons acides : ils favorisent la multiplication des champignons.
Il est utile de respecter les conseils habituels permettant de prévenir le développement anormal des Candida albicans et autres champignons microscopiques :
- limiter la prise d'antibiotiques aux affections nécessitant absolument leur usage. En effet, les champignons sont détruits par certaines *bactéries*, elles-mêmes tuées par les *antibiotiques* ;
- lutter contre l'humidité, propice au développement des champignons : bien se sécher avant de mettre ses sous-vêtements, privilégier les culottes en coton qui absorbent mieux la transpiration, ne pas garder son maillot de bain après avoir nagé en piscine, éviter le port de vêtements trop serrés ;
- changer souvent les protections internes ou externes pendant les règles.

Votre partenaire peut être contaminé alors qu'il ne présente aucun *symptôme*. S'il n'est pas traité conjointement, une recontamination est possible.

Effets indésirables possibles

Nausées, diarrhée, douleurs abdominales.
Éruption cutanée, *réaction allergique* grave.
Chute de cheveux, maux de tête.
Augmentation des *transaminases*, *hépatite* (exceptionnelle), anomalie de la *numération formule sanguine*, troubles du rythme cardiaque (rares).

Laboratoires Effik

BÉBÉGEL

Informations détaillées sur www.monvidal.com

BÉCILAN

Informations détaillées sur www.monvidal.com

BÉCLOJET

Antiasthmatique — sur ordonnance

Présentation

BÉCLOJET 250 : suspension pour *inhalation* ; flacon pressurisé avec valve doseuse (200 doses). Liste I - Remb 65 % - **31,79 €**.

Composition

	p dose
Béclométasone dipropionate	250 µg

Dans quel cas ce médicament est-il prescrit ?

Ce médicament d'action locale contient un *corticoïde* qui possède une activité *anti-inflammatoire* marquée sur les *muqueuses*, notamment celles des bronches.
Il est utilisé dans le *traitement de fond* de l'*asthme*.

Attention : Ce médicament d'action lente n'est pas adapté au *traitement de la crise* d'*asthme*.
Une aggravation de l'asthme peut traduire une infection : consultez votre médecin.
Sportif : ce médicament contient une substance susceptible de rendre positifs certains *tests antidopage*.

Grossesse et allaitement

Les données scientifiques actuellement disponibles n'ont pas mis en évidence de problème particulier lors de l'utilisation de ce médicament pendant la grossesse à la dose préconisée. Néanmoins, ne l'utilisez pas sans avis médical.
La possibilité d'un effet du médicament chez le *nourrisson* est très improbable ; néanmoins, par mesure de prudence, l'allaitement est déconseillé sans avis médical.

Mode d'emploi et posologie

Retirer le capuchon protecteur pour dégager l'embout buccal. Agiter vigoureusement l'appareil. Vider complètement les poumons. Introduire l'embout dans la bouche. Appuyer sur le fond de la cartouche et aspirer à fond. Essayer de garder l'air dans les poumons quelques secondes avant de les vider.
Grâce au réservoir qui stocke le médicament en suspension pendant quelques secondes, un court délai peut séparer la pression sur la cartouche de l'inspiration. En revanche, il ne faut pas inspirer avant d'avoir appuyé sur la cartouche.

Posologie usuelle :
Elle est strictement individuelle ; elle varie selon l'âge et le stade de la maladie. La dose efficace la plus faible est toujours recherchée ; elle est répartie régulièrement en 2 à 4 prises au cours de la journée.

Conseils : N'hésitez pas à demander une démonstration du maniement de cet appareil à votre médecin ou à votre pharmacien.
Rincez régulièrement l'embout à l'eau, séchez-le et remettez la cartouche.
Lorsque ce médicament est utilisé conjointement avec un bronchodilatateur, le bronchodilatateur devra être inhalé en premier.
Il est conseillé de se rincer la bouche avec un verre d'eau après chaque inhalation pour limiter le risque de *candidose* ou d'enrouement lié à l'utilisation de ce médicament.
Le flacon est sous pression : maintenez-le à l'abri de la chaleur.

Effets indésirables possibles

Irritation de la bouche et de la gorge, toux, voix rauque.
Candidose de la bouche et de la gorge.
Comme pour tout produit inhalé, la prise de ce médicament peut provoquer une aggravation paradoxale des difficultés respiratoires : dans ce cas, ne poursuivez pas le traitement sans avis médical.

Laboratoires Chiesi

BÉCLOMÉTASONE TEVA

Antiasthmatique — sur ordonnance

Présentation

BÉCLOMÉTASONE TEVA 50 µg : solution pour *inhalation* ; flacon pressurisé avec embout buccal (200 doses). Liste I - Remb 65 % - **7,19 €**.
BÉCLOMÉTASONE TEVA 250 µg : solution pour *inhalation* ; flacon pressurisé avec embout buccal (200 doses). Liste I - Remb 65 % - **29,85 €**.

Composition

	p dose	p dose
Béclométasone dipropionate	50 µg	250 µg

Dans quel cas ce médicament est-il prescrit ?

Ce médicament d'action locale contient un *corticoïde* qui possède une activité *anti-inflammatoire* marquée sur les *muqueuses*, notamment celles des bronches.
Il est utilisé dans le *traitement de fond* de l'*asthme*.

Attention : Ce médicament d'action lente n'est pas adapté au *traitement de la crise* d'*asthme*. Une aggravation de l'asthme peut traduire une infection : consultez votre médecin.
Sportif : ce médicament contient une substance susceptible de rendre positifs certains *tests antidopage*.

Grossesse et allaitement

Les données scientifiques actuellement disponibles n'ont pas mis en évidence de problème particulier lors de l'utilisation de ce médicament pendant la grossesse à la dose préconisée. Néanmoins, ne l'utilisez pas sans avis médical.
La possibilité d'un effet du médicament chez le *nourrisson* est très improbable ; néanmoins, par mesure de prudence, l'allaitement est déconseillé sans avis médical.

Les mots en *italique* dans les textes sont expliqués dans le lexique p. 1427.

Mode d'emploi et posologie

Pour que l'action du médicament soit optimale, il faut qu'il pénètre profondément dans les poumons. Ceci nécessite de respecter les conseils suivants : après avoir agité le flacon, tenir le fond de la cartouche dirigé vers le haut et expirer à fond pour vider les poumons ; introduire l'embout buccal entre les lèvres puis appuyer sur la cartouche tout en débutant une inspiration profonde par la bouche ; garder l'air en bloquant votre respiration quelques secondes avant de reprendre une respiration normale.

Posologie usuelle :

Elle est strictement individuelle ; elle varie selon l'âge et le stade de la maladie. La dose efficace la plus faible est toujours recherchée ; elle est répartie régulièrement en 2 à 4 prises au cours de la journée.

> **Conseils :** Lisez attentivement la notice jointe au médicament.
> N'hésitez pas à demander une démonstration du maniement de cet appareil à votre médecin ou à votre pharmacien.
> L'utilisation de l'*aérosol* doseur chez les enfants et les personnes maîtrisant mal la technique d'inhalation peut être facilitée par l'emploi d'un réservoir en matière plastique (chambre d'inhalation) qui s'interpose entre l'aérosol doseur et la bouche. Demandez conseil à votre pharmacien.
> Rincez régulièrement l'embout à l'eau, séchez-le et remettez la cartouche.
> Lorsque ce médicament est utilisé conjointement avec un bronchodilatateur, le bronchodilatateur devra être inhalé en premier.
> Il est conseillé de se rincer la bouche avec un verre d'eau après chaque inhalation pour limiter le risque de *candidose* ou d'enrouement lié à l'utilisation de ce médicament.
> Le flacon est sous pression : maintenez-le à l'abri de la chaleur.

Effets indésirables possibles

Irritation de la bouche et de la gorge, toux, voix rauque.

Par ailleurs, une *candidose* de la bouche et de la gorge peut apparaître.

Comme pour tout produit inhalé, la prise de ce médicament peut provoquer une aggravation paradoxale des difficultés respiratoires : dans ce cas, ne poursuivez pas le traitement sans avis médical.

Laboratoires Teva Classics

BÉCLONE

Antiasthmatique — sur ordonnance

Présentation

BÉCLONE 250 µg : suspension pour *inhalation* ; flacon pressurisé avec embout buccal (120 doses). Liste I - Remb 65 % - **14,31 €**.
BÉCLONE 250 µg : suspension pour *inhalation* ; flacon pressurisé avec embout buccal (200 doses). Liste I - Remb 65 % - **23,56 €**.

Composition

	p dose
Béclométasone dipropionate	250 µg

Dans quel cas ce médicament est-il prescrit ?

Ce médicament d'action locale contient un *corticoïde* qui possède une activité *anti-inflammatoire* marquée sur les *muqueuses*, notamment celles des bronches.

Il est utilisé dans le *traitement de fond* de l'*asthme*.

> **Attention :** Ce médicament d'action lente n'est pas adapté au *traitement de la crise* d'*asthme*. Une aggravation de l'asthme peut traduire une infection : consultez votre médecin.
> Sportif : ce médicament contient une substance susceptible de rendre positifs certains *tests antidopage*.

Grossesse et allaitement

Les données scientifiques actuellement disponibles n'ont pas mis en évidence de problème particulier lors de l'utilisation de ce médicament pendant la grossesse à la dose préconisée. Néanmoins, ne l'utilisez pas sans avis médical.

La possibilité d'un effet du médicament chez le *nourrisson* est très improbable ; néanmoins, par mesure de prudence, l'allaitement est déconseillé sans avis médical.

Mode d'emploi et posologie

Pour que l'action du médicament soit optimale, il faut qu'il pénètre profondément dans les poumons. Ceci nécessite de respecter les conseils suivants : après avoir agité le flacon, tenir le fond de la cartouche dirigé vers le haut et expirer à fond pour vider les poumons ; introduire l'embout buccal entre les lèvres puis appuyer sur la cartouche tout en débutant une inspiration profonde par la bouche ; garder l'air en bloquant votre respiration quelques secondes avant de reprendre une respiration normale.

Chaque pression sur la cartouche délivre une dose unique.

Posologie usuelle :

Elle est strictement individuelle ; elle varie selon l'âge et le stade de la maladie. La dose efficace la plus faible est toujours recherchée ; elle est répartie régulièrement en 2 à 4 prises au cours de la journée.

> **Conseils :** Lisez attentivement la notice jointe au médicament.
> N'hésitez pas à demander une démonstration du maniement de cet appareil à votre médecin ou à votre pharmacien.
> L'utilisation de l'*aérosol* doseur chez les personnes maîtrisant mal la technique d'inhalation peut être facilitée par l'emploi d'un réservoir en matière plastique (chambre d'inhalation) qui s'interpose entre l'aérosol doseur et la bouche. Demandez conseil à votre pharmacien.
> Rincez régulièrement l'embout à l'eau, séchez-le et remettez la cartouche.
> Lorsque ce médicament est utilisé conjointement avec un bronchodilatateur, le bronchodilatateur devra être inhalé en premier.
> Il est conseillé de se rincer la bouche avec un verre d'eau après chaque inhalation pour limiter le risque de *candidose* ou d'enrouement lié à l'utilisation de ce médicament.
> Le flacon est sous pression : maintenez-le à l'abri de la chaleur.

Effets indésirables possibles

Irritation de la bouche et de la gorge, toux, voix rauque. Par ailleurs, une *candidose* de la bouche et de la gorge peut apparaître.

Comme pour tout produit inhalé, la prise de ce médicament peut provoquer une aggravation paradoxale des difficultés respiratoires : dans ce cas, ne poursuivez pas le traitement sans avis médical.

Laboratoires Leurquin Mediolanum

BÉCLO-RHINO

Corticoïde nasal — sur ordonnance

Présentation

BÉCLO-RHINO : suspension nasale ; flacon pulvérisateur (100 doses). Liste I - Remb 35 % - **3,12 €**.
BÉCLO-RHINO : suspension nasale ; flacon pulvérisateur (200 doses). Liste I - Remb 35 % - **5,44 €**.

Composition

	p dose
Béclométasone dipropionate	50 µg
Benzalkonium chlorure	+

Dans quel cas ce médicament est-il prescrit ?

Ce médicament d'usage local contient un *corticoïde* qui possède une activité *anti-inflammatoire* marquée sur les *muqueuses*, notamment celles du nez.

Il est utilisé dans le traitement des *rhinites* d'origine allergique ou inflammatoire.

Contre-indications

Ce médicament ne doit pas être utilisé dans les cas suivants :
- saignement de nez,
- *herpès* buccal ou ophtalmique,
- enfant de moins de 3 ans.

Attention : Ce médicament contient un *corticoïde* qui peut, en cas de traitement prolongé, conduire à une fragilisation de la *muqueuse* nasale. Il doit donc être employé avec précaution chez les personnes souffrant d'*ulcérations* nasales ou récemment opérées du nez ou des *sinus*.

Lors du renouvellement du traitement, le médecin peut vérifier l'état de la muqueuse nasale, notamment en cas d'irritation ou de sensation de sécheresse anormale. Dans de rares cas, des perforations de la cloison nasale ont été observées sous traitement.

En cas de signes d'infection nasale (fièvre, coloration des sécrétions nasales), consultez votre médecin.

Des précautions sont nécessaires en cas de *tuberculose* pulmonaire en évolution ou de *mycose* pulmonaire.

Grossesse et allaitement

Les études scientifiques actuellement disponibles n'ont pas mis en évidence de risque de malformation lors de l'utilisation de corticoïdes par voie nasale pendant la grossesse. Seul votre médecin peut apprécier la nécessité du traitement dans votre cas.

Par mesure de prudence, l'usage de ce médicament est déconseillé sans avis médical pendant l'allaitement.

Mode d'emploi et posologie

Les pulvérisations doivent être faites après un mouchage soigneux.

Posologie usuelle :
- Adulte : 2 pulvérisations dans chaque narine, 2 fois par jour ou 1 pulvérisation dans chaque narine, 4 fois par jour.
- Enfant de 3 à 15 ans : 1 ou 2 pulvérisations dans chaque narine, 2 fois par jour.

La *posologie* et la durée du traitement sont adaptées par votre médecin en fonction de l'exposition à l'allergène.

Conseils : Ce médicament d'action lente n'est pas adapté au traitement des *rhinites* aiguës. Un délai de quelques jours est nécessaire pour qu'il soit actif.

Seules les prises régulières et prolongées permettent d'obtenir l'amélioration recherchée.

Effets indésirables possibles

Irritation et assèchement du nez.

Saignements de nez.

Candidoses du nez ou du *pharynx*, nécessitant l'arrêt du traitement.

Exceptionnellement : perforation de la cloison nasale, augmentation de la *tension intraoculaire*.

Laboratoires Meda Pharma

BECLOSPIN

Antiasthmatique — sur ordonnance

Présentation

BECLOSPIN 400 µg/1 ml : suspension pour inhalation par nébuliseur ; boîte de 20 unidoses de 1 ml. Liste I - Remb 65 % - **30,40 €**.
BECLOSPIN 800 µg/2 ml : suspension pour inhalation par nébuliseur ; boîte de 20 unidoses de 2 ml. Liste I - Remb 65 % - **41,94 €**.

Composition

	p unidose	p unidose
Béclométasone dipropionate	400 µg	800 µg

Dans quel cas ce médicament est-il prescrit ?

Ce médicament d'action locale contient un *corticoïde* qui possède une activité *anti-inflammatoire* marquée sur les *muqueuses*, notamment celle des bronches.

Il est utilisé, avec un générateur d'*aérosol*, dans le *traitement de fond* de l'*asthme* chez l'enfant.

Attention : Ce médicament d'action lente n'est pas adapté au *traitement de la crise* d'*asthme*. Il doit être pris régulièrement, en respectant les doses et la durée de traitement prescrites par le médecin, même en l'absence de symptômes.

Une aggravation de l'asthme peut traduire une infection : consultez votre médecin.

Sportif : ce médicament contient une substance susceptible de rendre positifs certains *tests antidopage*.

Mode d'emploi et posologie

La suspension est administrée au moyen d'un générateur d'aérosol à air comprimé prescrit pas votre médecin. La solution est prête à l'emploi. Si nécessaire, elle peut être diluée dans du sérum physiologique.

Les mots en *italique* dans les textes sont expliqués dans le lexique p. 1427.

Posologie usuelle :

- Enfant : 400 ou 800 µg, 2 fois par jour. La dose la plus faible possible est toujours recherchée.

La durée de la nébulisation dépend du type d'appareil utilisé.

Conseils : N'hésitez pas à demander une démonstration du maniement du générateur d'aérosol à votre médecin ou à votre pharmacien.
Il est conseillé de se rincer la bouche après chaque séance de nébulisation pour limiter le risque de *candidose* ou d'enrouement lié à l'utilisation de ce médicament.
Il est également recommandé de se rincer le visage après l'utilisation du masque de l'aérosol.
Les unidoses entamées ne doivent pas être conservées pour une utilisation ultérieure.

Effets indésirables possibles

Irritation de la bouche et de la gorge, toux, voix rauque.
Candidose de la bouche et de la gorge.
Éruption cutanée.
Comme pour tout produit inhalé, la prise de ce médicament peut provoquer une aggravation paradoxale des difficultés respiratoires : dans ce cas, ne poursuivez pas le traitement sans avoir pris l'avis de votre médecin.

Laboratoires Chiesi

BECLOSPRAY

Antiasthmatique — sur ordonnance

Présentation

BECLOSPRAY 50 µg/dose : solution pour *inhalation* ; flacon pressurisé avec valve doseuse (200 doses). Liste I - Remb 65 % - **7,19 €**.
BECLOSPRAY 250 µg/dose : solution pour *inhalation* ; flacon pressurisé avec valve doseuse (200 doses). Liste I - Remb 65 % - **27,17 €**.

Composition

	p dose	p dose
Béclométasone dipropionate	50 µg	250 µg

Dans quel cas ce médicament est-il prescrit ?

Ce médicament d'action locale contient un *corticoïde* qui possède une activité *anti-inflammatoire* marquée sur les *muqueuses*, notamment celles des bronches.
Il est utilisé dans le *traitement de fond* de l'*asthme*.

Attention : Ce médicament d'action lente n'est pas adapté au *traitement de la crise* d'*asthme*.
Une aggravation de l'asthme peut traduire une infection : consultez votre médecin.
Sportif : ce médicament contient une substance susceptible de rendre positifs certains *tests antidopage*.

Grossesse et allaitement

Les données scientifiques actuellement disponibles n'ont pas mis en évidence de problème particulier lors de l'utilisation de ce médicament pendant la grossesse à la dose préconisée. Néanmoins, ne l'utilisez pas sans avis médical.
La possibilité d'un effet du médicament chez le *nourrisson* est très improbable ; néanmoins, par mesure de prudence, l'allaitement est déconseillé sans avis médical.

Mode d'emploi et posologie

Agiter vigoureusement l'appareil. Vider complètement les poumons. Introduire l'embout dans la bouche. Appuyer sur le fond de la cartouche et aspirer à fond. Essayer de garder l'air dans les poumons quelques secondes avant de les vider.

Posologie usuelle :

Elle est strictement individuelle ; elle varie selon le stade de la maladie. La dose efficace la plus faible est toujours recherchée ; elle est habituellement répartie en 2 prises au cours de la journée.

Conseils : N'hésitez pas à demander une démonstration du maniement de cet appareil à votre médecin ou à votre pharmacien.
L'utilisation de l'*aérosol* doseur chez les enfants et les personnes maîtrisant mal la technique d'inhalation peut être facilitée par l'emploi d'un réservoir en matière plastique (chambre d'inhalation) qui s'interpose entre l'aérosol doseur et la bouche. Demandez conseil à votre pharmacien.
Rincez régulièrement l'embout à l'eau, séchez-le et remettez la cartouche.
Lorsque ce médicament est utilisé conjointement avec un bronchodilatateur, le bronchodilatateur devra être inhalé en premier.
Il est conseillé de se rincer la bouche avec un verre d'eau après chaque inhalation pour limiter le risque de *candidose* ou d'enrouement lié à l'utilisation de ce médicament.

Effets indésirables possibles

Irritation de la bouche et de la gorge, toux, voix rauque.
Candidose de la bouche et de la gorge.
Éruption cutanée.
Comme tout produit inhalé, la prise du médicament peut provoquer une aggravation paradoxale des difficultés respiratoires ; dans ce cas, ne poursuivez pas le traitement sans avoir pris l'avis de votre médecin.

Laboratoires Chiesi

BÉCONASE

Corticoïde nasal — sur ordonnance

Présentation

BÉCONASE 50 : suspension nasale ; flacon pulvérisateur (200 doses). Liste I - Remb 35 % - **7,57 €**.

Composition

	p dose
Béclométasone dipropionate	50 µg
Benzalkonium chlorure	+

Dans quel cas ce médicament est-il prescrit ?

Ce médicament d'usage local contient un *corticoïde* qui possède une activité *anti-inflammatoire* marquée sur les *muqueuses*, notamment celles du nez.
Il est utilisé dans le traitement des *rhinites* d'origine allergique ou inflammatoire.

Contre-indications

Ce médicament ne doit pas être utilisé dans les cas suivants :
– saignement de nez,
– *tuberculose* pulmonaire,

- *ulcère* de l'estomac et de l'intestin en évolution,
- *herpès* buccal ou ophtalmique,
- enfant de moins de 3 ans.

Attention : Ce médicament contient un *corticoïde* qui peut, en cas de traitement prolongé, conduire à une fragilisation de la *muqueuse* nasale. Il doit donc être employé avec précaution chez les personnes souffrant d'*ulcérations* nasales ou récemment opérées du nez ou des *sinus*.
Lors du renouvellement du traitement, le médecin peut vérifier l'état de la muqueuse nasale, notamment en cas d'irritation ou de sentiment de sécheresse anormale. Dans de rares cas, des perforations de la cloison nasale ont été observées sous traitement.
En cas de signes d'infection nasale (fièvre, coloration des sécrétions nasales), consultez votre médecin.
Des précautions sont nécessaires en cas de *mycose* pulmonaire.

Grossesse et allaitement

Les études scientifiques actuellement disponibles n'ont pas mis en évidence de risque de malformation lors de l'utilisation de corticoïdes par voie nasale pendant la grossesse. Seul votre médecin peut apprécier la nécessité du traitement dans votre cas.

Par mesure de prudence, l'usage de ce médicament est déconseillé sans avis médical pendant l'allaitement.

Mode d'emploi et posologie

Agiter légèrement le flacon avant utilisation. Les pulvérisations sont faites après un mouchage soigneux.

Posologie usuelle :

- Adulte et enfant de plus de 12 ans : 1 pulvérisation dans chaque narine, 4 fois par jour.
- Enfant de plus de 3 ans : 1 pulvérisation dans chaque narine, 2 à 4 fois par jour.

La *posologie* et la durée du traitement sont adaptées par votre médecin en fonction de l'exposition à l'allergène.

Conseils : Ce médicament d'action lente n'est pas adapté au traitement des *rhinites* aiguës. Un délai de quelques jours est nécessaire pour qu'il soit actif.
Seules les prises régulières et prolongées permettent d'obtenir l'amélioration recherchée.

Effets indésirables possibles

Irritation et assèchement du nez.

Saignements de nez, maux de tête, goût désagréable.

Réaction allergique.

Candidoses du nez ou du *pharynx* nécessitant l'arrêt du traitement.

Rarement : augmentation de la *tension intraoculaire*.

Exceptionnellement : perforation de la cloison nasale.

Laboratoires GlaxoSmithKline

BÉCOTIDE

Antiasthmatique — sur ordonnance

Présentation

BÉCOTIDE 250 µg : solution pour *inhalation* ; flacon pressurisé avec embout buccal (200 doses). Liste I - Remb 65 % - **30,12 €**.

Composition

	p dose
Béclométasone dipropionate	250 µg

Dans quel cas ce médicament est-il prescrit ?

Ce médicament d'action locale contient un *corticoïde* qui possède une activité *anti-inflammatoire* marquée sur les *muqueuses*, notamment celles des bronches.

Il est utilisé dans le *traitement de fond* de l'*asthme*.

Attention : Ce médicament d'action lente n'est pas adapté au *traitement de la crise* d'*asthme*. Une aggravation de l'asthme peut traduire une infection : consultez votre médecin.
Sportif : ce médicament contient une substance susceptible de rendre positifs certains *tests antidopage*.

Grossesse et allaitement

Les données scientifiques actuellement disponibles n'ont pas mis en évidence de problème particulier lors de l'utilisation de ce médicament pendant la grossesse à la dose préconisée. Néanmoins, ne l'utilisez pas sans avis médical.

La possibilité d'un effet du médicament chez le *nourrisson* est très improbable ; néanmoins, par mesure de prudence, l'allaitement est déconseillé sans avis médical.

Mode d'emploi et posologie

Pour que l'action du médicament soit optimale, il faut qu'il pénètre profondément dans les poumons. Ceci nécessite de respecter les conseils suivants : après avoir agité le flacon, tenir le fond de la cartouche dirigé vers le haut et expirer à fond pour vider les poumons ; introduire l'embout buccal entre les lèvres puis appuyer sur la cartouche tout en débutant une inspiration profonde par la bouche ; garder l'air en bloquant votre respiration quelques secondes avant de reprendre une respiration normale.

Chaque pression sur la cartouche délivre une dose unique.

Posologie usuelle :

Elle est strictement individuelle ; elle varie selon l'âge et le stade de la maladie. La dose efficace la plus faible est toujours recherchée ; elle est répartie régulièrement en 2 à 4 prises au cours de la journée.

Conseils : Lisez attentivement la notice jointe au médicament.
N'hésitez pas à demander une démonstration du maniement de cet appareil à votre médecin ou à votre pharmacien.
L'utilisation de l'*aérosol* doseur chez les personnes maîtrisant mal la technique d'inhalation peut être facilitée par l'emploi d'un réservoir en matière plastique (chambre d'inhalation) qui s'interpose entre l'aérosol doseur et la bouche. Demandez conseil à votre pharmacien.

Rincez régulièrement l'embout à l'eau, séchez-le et remettez la cartouche.

Lorsque ce médicament est utilisé conjointement avec un bronchodilatateur, le bronchodilatateur devra être inhalé en premier.

Il est conseillé de se rincer la bouche avec un verre d'eau après chaque inhalation pour limiter le risque de *candidose* ou d'enrouement lié à l'utilisation de ce médicament.

Le flacon est sous pression : maintenez-le à l'abri de la chaleur.

Effets indésirables possibles

Irritation de la bouche et de la gorge, toux, voix rauque. Par ailleurs, une *candidose* de la bouche et de la gorge peut apparaître.

Comme pour tout produit inhalé, la prise de ce médicament peut provoquer une aggravation paradoxale des difficultés respiratoires : dans ce cas, ne poursuivez pas le traitement sans avis médical.

Laboratoires GlaxoSmithKline

BÉCOZYME

Informations détaillées sur www.monvidal.com

BEDELIX

Pansement digestif

Présentation

BEDELIX : poudre orale et rectale ; boîte de 30 sachets. Non remb.

BEDELIX : poudre orale et rectale ; boîte de 60 sachets. Non remb.

Composition

	p sachet
Montmorillonite beidellitique (argile)	3 g
Gel d'hydroxyde d'aluminium et de carbonate de magnésium codesséchés	+

Dans quel cas ce médicament est-il prescrit ?

Ce médicament est un *pansement digestif* à l'argile. Il protège le tube digestif.

Il est utilisé dans le *traitement symptomatique* du *reflux gastro-œsophagien*, des *hernies hiatales*, *colites*, *gastrites*, *ulcères* de l'estomac ou du *duodénum*.

Contre-indications

Ce médicament ne doit pas être utilisé en cas de maladie comportant un risque d'obstruction du tube digestif.

Attention : N'utilisez pas ce médicament de façon prolongée sans l'avis de votre médecin : des examens peuvent être nécessaires si les *symptômes* persistent.

Compte tenu de la présence d'aluminium dans ce médicament, des précautions sont nécessaires chez les *insuffisants rénaux* traités par *dialyse*.

Les personnes souffrant de douleurs d'estomac doivent éviter d'utiliser des médicaments contenant de l'aspirine ou des *AINS* qui fragilisent la *muqueuse* de l'estomac. Le paracétamol est en revanche sans danger pour traiter les douleurs ou la fièvre.

Interactions avec d'autres substances

Ce médicament peut diminuer l'absorption de nombreux médicaments. Un délai d'au moins 2 heures (voire 4 heures avec les *antibiotiques* de la famille des quinolones) doit être respecté entre la prise de ce médicament et celle des autres traitements. Demandez conseil à votre médecin ou à votre pharmacien.

Grossesse et allaitement

Les substances contenues dans ce médicament sont peu absorbées. Néanmoins, ne l'utilisez pas de façon prolongée pendant la grossesse ou l'allaitement sans l'avis de votre médecin ou de votre pharmacien.

Mode d'emploi et posologie

Ce médicament est pris de préférence entre les repas ou un peu avant. Il peut être mélangé à de l'eau ou à un aliment semi-liquide tel que compote, bouillie, purée...

Ce médicament peut aussi être utilisé en lavement, en diluant 1 à 3 sachets dans 100 ml d'eau tiède.

Posologie usuelle :

- Adulte et enfant de plus de 10 ans : 1 sachet, 3 fois par jour.
- Enfant de 5 à 10 ans : 1 sachet, 2 fois par jour.
- Enfant de 2 à 5 ans : ½ sachet, 2 ou 3 fois par jour.
- Enfant de moins de 2 ans : ½ sachet, 1 ou 2 fois par jour.

Par voie rectale : 1 à 3 lavements par jour.

Conseils : Une alimentation équilibrée, une mastication lente, la suppression des aliments difficiles à digérer et des boissons alcoolisées permettent souvent d'atténuer les *symptômes* dus aux remontées acides ou à une *inflammation* de l'estomac.

Si vous êtes fumeur, la poursuite du tabagisme est un frein important au traitement : la nicotine augmente l'acidité gastrique et réduit l'efficacité du muscle qui ferme la jonction entre l'œsophage et l'estomac.

Laboratoires Beaufour Ipsen Pharma

BÉFIZAL

Hypolipémiant

sur ordonnance

Présentation

BÉFIZAL 200 mg : comprimé (orangé) ; boîte de 84. Liste II - Remb 65 % - **6,85 €**.

BÉFIZAL LP 400 mg : comprimé à *libération prolongée* (blanc) ; boîte de 30. Liste II - Remb 65 % - **8,11 €**.

BÉFIZAL LP 400 mg : comprimé à *libération prolongée* (blanc) ; boîte de 90. Liste II - Remb 65 % - **23,25 €**.

Composition

	p cp	p cp LP
Bézafibrate	200 mg	400 mg
Lactose		+

Dans quel cas ce médicament est-il prescrit ?

C'est un *hypolipidémiant* qui appartient à la famille des fibrates. Il permet d'abaisser le taux des graisses circulant dans le sang, *cholestérol* et *triglycérides* essentiellement.

Il est utilisé dans le traitement des excès de cholestérol ou de triglycérides, lorsqu'un régime adapté et assidu n'est pas suffisant.

Contre-indications

Ce médicament ne doit pas être utilisé dans les cas suivants :

– *insuffisance hépatique*,

– *insuffisance rénale* (comprimé à 400 mg),

- en association avec un autre médicament de la même famille (fibrates),
- enfant de moins de 15 ans (comprimé à 400 mg).

Attention : Ce médicament peut être toxique pour le foie et les muscles. Signalez à votre médecin toute fatigue anormale, perte d'appétit, douleur ou faiblesse musculaire. Des analyses de sang régulières permettent de vérifier que le médicament est bien supporté.

Interactions avec d'autres substances

Ce médicament ne doit pas être associé à un autre fibrate : risque accru de douleurs musculaires.

Il peut interagir avec les *hypocholestérolémiants* de la famille des statines.

Informez par ailleurs votre médecin ou votre pharmacien si vous prenez un *anticoagulant* oral.

Grossesse et allaitement

Ce médicament n'a pas lieu d'être utilisé pendant la grossesse en dehors de situations exceptionnelles (*triglycérides* supérieurs à 10 g/l).

En l'absence de données, l'allaitement est déconseillé.

Mode d'emploi et posologie

Ce médicament est pris de préférence au cours des repas.

Posologie usuelle :

- Adulte : la *posologie* est adaptée par le médecin en fonction des résultats de la prise de sang. Elle est habituellement de 1 comprimé à 200 mg, 3 fois par jour, ou de 1 comprimé à 400 mg par jour.

Le régime reste indispensable pendant toute la durée du traitement.

Conseils : Un régime pauvre en *cholestérol* et en graisses animales n'est pas simple à suivre : les erreurs sont fréquentes. Demandez conseil à votre médecin, à votre pharmacien ou à un professionnel de la nutrition.

Effets indésirables possibles

Troubles digestifs : digestion difficile.

Rarement : douleurs musculaires (voir Attention), élévation des *transaminases*, *réaction allergique* cutanée, *photosensibilisation*, maux de tête, *vertiges*, chute de cheveux, troubles de l'érection.

Laboratoires Torlan

BÉFLAVINE

Informations détaillées sur www.monvidal.com

BELARA

Informations détaillées sur www.monvidal.com

BEMEDREX EASYHALER

Informations détaillées sur www.monvidal.com

BÉNAZÉPRIL 5 et 10 mg Génériques

Inhibiteur de l'enzyme de conversion

sur ordonnance

Les médicaments ci-dessous sont des génériques de CIBACÈNE (voir p. 285).

BENAZEPRIL EG 5 mg : comprimé sécable *(huile de ricin hydrogénée, lactose)* boîte de 30. Liste I - Remb 65 % - 7,47 €.

BENAZEPRIL EG 10 mg : comprimé sécable *(huile de ricin hydrogénée, lactose)* boîte de 30. Liste I - Remb 65 % - 12,09 €.

BÉNÉMIDE

Informations détaillées sur www.monvidal.com

BÉNERVA

Vitamine du groupe B

Présentation

BÉNERVA 250 mg : comprimé (orangé) ; boîte de 40. Non remb.

BÉNERVA 100 mg : solution injectable *IM* ; boîte de 3 ampoules de 1 ml. Remb 35 % - **1,67 €**.

BÉNERVA 500 mg : solution injectable *IM* ; boîte de 1 ampoule de 5 ml. Remb 35 % - **1,67 €**.

Composition

	p cp	p amp inj	p amp inj
Thiamine chlorhydrate (vitamine B1)	250 mg	100 mg	500 mg

Dans quel cas ce médicament est-il prescrit ?

Ce médicament contient de la *vitamine* B1, substance indispensable au *métabolisme*.

Il est utilisé dans le traitement des carences en *vitamine* B1 (béribéri).

Grossesse et allaitement

Ce médicament ne contient aucune substance connue pour être toxique pendant la grossesse ou l'allaitement. Néanmoins, ne l'utilisez pas de façon prolongée sans l'avis de votre pharmacien ou de votre médecin.

Mode d'emploi et posologie

Les comprimés doivent être avalés avec un peu d'eau. La solution injectable est administrée par *voie intramusculaire*.

Posologie usuelle :

- Adulte : 1 ou 2 comprimés par jour ; 1 ou 2 ampoules à 100 mg par jour ou 1 ampoule à 500 mg par jour.

Conseils : La *vitamine* B1 est présente dans la levure de bière, les céréales (riz, pain complet...), les légumes, les fruits, ainsi que dans le jaune d'œuf, le lait et les abats. Une alimentation équilibrée et diversifiée apporte habituellement des quantités suffisantes de *vitamine* B1. Certaines circonstances peuvent cependant justifier un apport supplémentaire : prenez l'avis de votre médecin ou de votre pharmacien.

Effets indésirables possibles

Dans le cas d'administration par *voie* injectable : baisse de la tension artérielle, *choc anaphylactique* (exceptionnel).

Laboratoires Bayer Santé Familiale

BENZODODÉCINIUM CHIBRET

Informations détaillées sur www.monvidal.com

BEPANTHEN crème

Protecteur cutané

Présentation

BEPANTHEN : crème ; tube de 100 g. Non remb.

Composition

	p 100 g
Dexpanthénol (vitamine B5)	5 g
Lanoline	+

Dans quel cas ce médicament est-il prescrit ?

C'est une crème protectrice qui contient de la *vitamine* B5.

Elle est utilisée pour traiter les irritations de la peau.

Contre-indications

Ce médicament ne doit pas être utilisé dans les cas suivants :

- *allergie* à la lanoline,
- sur des lésions infectées.

Grossesse et allaitement

Cette crème peut être utilisée pendant la grossesse ou l'allaitement.

Mode d'emploi et posologie

Nettoyer la région à traiter puis appliquer la crème par un léger massage.

Posologie usuelle :

- Adulte : 1 ou plusieurs applications par jour.

Effets indésirables possibles

Eczéma de contact (présence de lanoline).

Laboratoires Bayer Santé Familiale

BEPANTHEN pommade

Protecteur cutané

Présentation

BEPANTHEN : pommade ; tube de 30 g. Non remb.
BEPANTHEN : pommade ; tube de 100 g. Non remb.

Composition

	p 100 g
Dexpanthénol (vitamine B5)	5 g
Lanoline	+

Dans quel cas ce médicament est-il prescrit ?

C'est une pommade protectrice et adoucissante qui contient de la *vitamine* B5.

Elle est utilisée pour traiter les irritations de la peau.

Contre-indications

Ce médicament ne doit pas être utilisé dans les cas suivants :

- *allergie* à la lanoline,
- sur des lésions suintantes ou infectées.

Grossesse et allaitement

Ce médicament peut être utilisé pendant la grossesse ou l'allaitement.

Mode d'emploi et posologie

Nettoyer la peau et appliquer la pommade en massant légèrement.

Posologie usuelle :

1 ou plusieurs applications par jour.

Effets indésirables possibles

Eczéma de contact (présence de lanoline).

Laboratoires Bayer Santé Familiale

BÉPANTHÈNE

Traitement pour cheveux et ongles

Présentation

BÉPANTHÈNE : comprimé (blanc) ; boîte de 20. Non remb.
BÉPANTHÈNE : comprimé (blanc) ; boîte de 60. Non remb.
BÉPANTHÈNE : solution injectable *IM* ; boîte de 6 ampoules de 2 ml. Non remb.

Composition

	p cp	p amp inj
Dexpanthénol (vitamine B5)	100 mg	500 mg

Dans quel cas ce médicament est-il prescrit ?

Ce médicament contient de la *vitamine* B5, substance indispensable au *métabolisme*. Elle intervient notamment dans le renouvellement des ongles, des poils et des cheveux.

Il est utilisé dans le *traitement d'appoint* de la chute des cheveux.

Grossesse et allaitement

Ce médicament ne contient aucune substance connue pour être toxique pendant la grossesse ou l'allaitement. Néanmoins, ne l'utilisez pas de façon prolongée sans l'avis de votre pharmacien ou de votre médecin.

Mode d'emploi et posologie

Les comprimés doivent être avalés avec un verre d'eau. La solution injectable est administrée par *voie intramusculaire*.

Posologie usuelle :

- Adulte : 3 comprimés par jour ou 1 injection de 1 ou 2 ampoules, 3 fois par semaine, pendant 6 semaines.

Effets indésirables possibles

Rarement : *éruption cutanée*.

Réaction allergique (solution injectable).

Laboratoires Bayer Santé Familiale

BERBERIS COMPLEXE N° 83

Informations détaillées sur www.monvidal.com

BEROCCA

Supplément minéral : magnésium

Présentation

BEROCCA : comprimé effervescent (arôme orange) ; boîte de 15. Non remb.
BEROCCA : comprimé effervescent (arôme orange) ; boîte de 30. Non remb.
BEROCCA : comprimé ; boîte de 30. Non remb.

Composition

	p cp efferv	p cp
Thiamine (vitamine B1)	15 mg	14,6 mg
Riboflavine (vitamine B2)	15 mg	15 mg
Acide pantothénique (vitamine B5)	23 mg	23 mg
Pyridoxine (vitamine B6)	10 mg	10 mg

Cyanocobalamine (vitamine B12)	10 µg	10 µg
Acide ascorbique (vitamine C)	500 mg	500 mg
Biotine (vitamine B8)	0,15 mg	0,15 mg
Nicotinamide (vitamine PP)	50 mg	50 mg
Acide folique (vitamine B9)	0,4 mg	0,4 mg
Calcium	100 mg	100 mg
Magnésium	100 mg	100 mg
Zinc	10 mg	10 mg
Sodium	263 mg	
Aspartam	+	
Lactose		+

Dans quel cas ce médicament est-il prescrit ?

Ce médicament contient du magnésium, du calcium et plusieurs *vitamines*. Le magnésium est un élément minéral indispensable au *métabolisme*.

Il est utilisé dans le traitement des *carences* en magnésium et en cas de symptômes pouvant évoquer un manque de magnésium : irritabilité, fatigue passagère, troubles mineurs du sommeil, *palpitations*, crampes musculaires, fourmillements.

Contre-indications

Ce médicament ne doit pas être utilisé dans les cas suivants :

- *insuffisance rénale* grave,
- excès de calcium dans le sang ou dans les urines,
- *lithiase* calcique,
- *phénylcétonurie* (comprimés effervescents : présence d'aspartam).

Attention : La *vitamine* C est dégradée dans l'organisme en acide oxalique, pouvant favoriser la formation de calculs dans les *voies* urinaires. Ne prenez pas de dose importante de vitamine C pendant une longue durée sans avis médical.

La quantité de vitamine B12 contenue dans ce médicament est insuffisante pour traiter une *anémie* due à une carence en cette vitamine.

Les comprimés effervescents contiennent du *sel* (*sodium*) en quantité notable.

Interactions avec d'autres substances

Respectez un intervalle d'au moins 2 heures entre la prise de ce médicament et celle des *cyclines*, des biphosphonates ou des médicaments contenant du fer.

Informez par ailleurs votre pharmacien ou votre médecin si vous prenez un médicament contenant de la digoxine ou un *diurétique* (hydrochlorothazide notamment).

Il existe également des interactions alimentaires : les aliments réputés riches en acide oxalique (épinards, rhubarbe, oseille, cacao, thé) ou en acide phytique (chocolat, céréales complètes, légumes secs) peuvent diminuer l'absorption du calcium. Il est donc recommandé de prendre ce médicament à distance de repas contenant ces aliments.

Grossesse et allaitement

Ce médicament ne contient que des substances présumées sans danger pendant la grossesse ou l'allaitement. Néanmoins, ne l'utilisez pas de façon prolongée sans l'avis de votre pharmacien ou de votre médecin.

Mode d'emploi et posologie

Les comprimés effervescents doivent être dissous dans un verre d'eau.

Posologie usuelle :

- Adulte : 1 ou 2 comprimés par jour.

La durée de traitement habituellement recommandée est de 1 mois.

Conseils : Ce médicament peut être en accès libre dans certaines pharmacies ; néanmoins, n'hésitez pas à demander conseil à votre pharmacien.

Une alimentation équilibrée et diversifiée apporte habituellement des quantités suffisantes de *vitamines* et de sels minéraux. L'usage prolongé de vitamines ne se justifie pas sans avis médical.

Sous traitement, la coloration jaune foncé des urines est normale : elle est due à la vitamine B2.

Effets indésirables possibles

Intolérance digestive.

Laboratoires Bayer Santé Familiale

BÊTA-ADALATE

Informations détaillées sur www.monvidal.com

BÉTADINE bain de bouche

Informations détaillées sur www.monvidal.com

BÉTADINE DERMIQUE solution et compresse imprégnée

Antiseptique local

Présentation

BÉTADINE DERMIQUE 10 % : solution pour application locale ; flacon de 125 ml. Remb 35 % - **2,43 €**.
BÉTADINE DERMIQUE 10 % : solution pour application locale ; 10 unidoses de 5 ml. Non remb.
BÉTADINE 350 mg : compresse imprégnée ; boîte de 6 sachets (3,5 cm x 5 cm). Non remb.

Composition

	p 100 ml	p compresse
Polyvidone iodée	10 g	350 mg

Dans quel cas ce médicament est-il prescrit ?

Ce médicament est un *antiseptique* local qui contient de l'iode.

Il est utilisé pour l'*antisepsie* de la peau, des plaies et des brûlures superficielles peu étendues, et dans le *traitement d'appoint* des infections de la peau et des *muqueuses*.

Contre-indications

Ce médicament ne doit pas être utilisé dans les cas suivants :

- *antécédent* d'*allergie* ou d'*intolérance* à l'iode,
- désinfection du matériel médicochirurgical (voir Attention),
- *nouveau-né* (de moins de 1 mois),
- **grossesse** (à partir du 4e mois en cas d'utilisation prolongée),
- **allaitement** en cas de traitement prolongé.

Attention : Évitez l'usage prolongé de ce médicament, notamment chez l'enfant, sur les *muqueuses* et sur des surfaces étendues ou profondément lésées, sans l'avis de votre médecin : risque de passage de l'iode dans le sang, susceptible d'entraîner une perturbation du fonctionnement de la *thyroïde*.

Par mesure de prudence, chez le *nourrisson*, procédez à des applications brèves et peu étendues, suivies d'un lavage à l'eau bouillie. Par ailleurs, ce médicament est contre-indiqué chez le *nouveau-né*.
Cet *antiseptique* ne convient pas pour la désinfection des ciseaux, rasoirs et autres objets potentiellement contaminants.

Interactions avec d'autres substances

L'association à d'autres *antiseptiques* est déconseillée : risque d'annulation de leurs effets ou de formation de substances caustiques (notamment avec les antiseptiques mercuriels).

Grossesse et allaitement

Ce médicament contient de l'iode, susceptible de passer dans le sang de la femme enceinte ou dans le lait de celle qui allaite et de perturber le fonctionnement de la glande *thyroïde* de son enfant. Ce risque, théorique, n'est à prendre en compte qu'en cas d'utilisation prolongée.
Dans le doute, n'utilisez pas ce médicament plus de quelques jours sans avis médical et ne l'appliquez pas sur le mamelon si vous allaitez.

Mode d'emploi et posologie

La solution s'emploie pure ou diluée (1 volume de solution pour 9 volumes d'eau ou de *sérum physiologique* stérile).
La compresse s'utilise en application ou en tamponnement.
En cas de plaie souillée, un nettoyage préalable suivi d'un rinçage soigneux est indispensable.

Conseils : Le simple lavage à l'eau et au savon permet d'éliminer la majorité des *germes* : il doit être suivi d'un rinçage soigneux car le savon peut inactiver certains *antiseptiques*.
Tous les antiseptiques peuvent être contaminés par des germes : ne les conservez pas trop longtemps.
La coloration brune de la peau due au médicament s'élimine à l'eau ; de même, les taches sur les vêtements disparaissent après lavage.

Effets indésirables possibles

Irritation cutanée, *eczéma* de contact.
En cas d'emploi prolongé : perturbation du fonctionnement de la glande *thyroïde*.

Laboratoires Meda Pharma

BÉTADINE gel et pansement médicamenteux

Antiseptique local

Présentation

BÉTADINE 10 % : gel pour application cutanée ; tube de 30 g. Non remb.
BÉTADINE TULLE 10 % : pansement médicamenteux (compresse de gaze hydrophile imprégnée de gel) ; boîte de 5. Non remb.
BÉTADINE TULLE 10 % : pansement médicamenteux (compresse de gaze hydrophile imprégnée de gel) ; boîte de 10. Non remb.

Composition	p 100 g	p pansement
Polyvidone iodée	10 g	300 mg

Dans quel cas ce médicament est-il prescrit ?

Ce médicament est un *antiseptique* local qui contient de l'iode.
Il est utilisé pour l'*antisepsie* des plaies et des brûlures superficielles peu étendues, et dans le *traitement d'appoint* des infections de la peau et des *muqueuses*.

Contre-indications

Ce médicament ne doit pas être utilisé dans les cas suivants :
- *antécédent* d'*allergie* ou d'*intolérance* à l'iode,
- *nouveau-né* (de moins de 1 mois),
- **grossesse** (à partir du 4e mois, en cas d'utilisation prolongée),
- **allaitement**, en cas de traitement prolongé.

Attention : Évitez l'usage prolongé de ce médicament, notamment chez l'enfant, sur les *muqueuses* et sur des surfaces étendues ou profondément lésées, sans l'avis de votre médecin : risque de passage d'iode dans le sang, susceptible d'entraîner une perturbation du fonctionnement de la *thyroïde*.
Par mesure de prudence, chez le *nourrisson*, procédez à des applications brèves et peu étendues suivies d'un lavage à l'eau bouillie. Par ailleurs, ce médicament est contre-indiqué chez le *nouveau-né*.

Interactions avec d'autres substances

L'association à d'autres *antiseptiques* est déconseillée : risque d'annulation de leurs effets ou de formation de substances caustiques (notamment avec les antiseptiques mercuriels).

Grossesse et allaitement

Ce médicament contient de l'iode, susceptible de passer dans le sang de la femme enceinte ou dans le lait de celle qui allaite et de perturber le fonctionnement de la glande *thyroïde* de son enfant. Ce risque, théorique, n'est à prendre en compte qu'en cas d'utilisation prolongée.
Dans le doute, n'utilisez pas ce médicament plus de quelques jours sans avis médical et ne l'appliquez pas sur le mamelon si vous allaitez.

Mode d'emploi et posologie

En cas de plaie souillée, un nettoyage préalable suivi d'un rinçage soigneux est indispensable.
Le gel est appliqué directement sur la plaie ; il peut être recouvert éventuellement d'un pansement.
Le pansement médicamenteux est appliqué sur la plaie puis recouvert d'une compresse de gaze et maintenu par un bandage. Il est changé tous les jours ou tous les 2 jours.

Conseils : Le simple lavage à l'eau et au savon permet d'éliminer la majorité des *germes* : il doit être suivi d'un rinçage soigneux car le savon peut inactiver certains *antiseptiques*.
Tous les antiseptiques peuvent être contaminés par des germes : ne les conservez pas inutilement.
La coloration brune de la peau due au médicament s'élimine à l'eau ; de même, les taches sur les vêtements disparaissent après lavage.

Effets indésirables possibles

Irritation cutanée, *eczéma* de contact.

En cas d'emploi prolongé : perturbation du fonctionnement de la glande *thyroïde*.

Laboratoires Meda Pharma

BÉTADINE gynécologique

Informations détaillées sur www.monvidal.com

BÉTADINE SCRUB

Antiseptique local

Présentation

BÉTADINE SCRUB : solution moussante pour application cutanée ; flacon de 125 ml. Remb 35 % - **2,22 €**.

Composition

	p 100 ml
Polyvidone iodée	4 g
Agent moussant	+

Dans quel cas ce médicament est-il prescrit ?

Ce médicament est un *antiseptique* local qui contient de l'iode et un agent moussant détergent.

Il est utilisé pour nettoyer la peau et les *muqueuses* et pour assurer l'*antisepsie* des lésions infectées ou exposées à un risque d'infection.

Contre-indications

Ce médicament ne doit pas être utilisé dans les cas suivants :

- *antécédent* d'*allergie* ou d'*intolérance* à l'iode,
- pour désinfecter le matériel médico-chirurgical (voir Attention),
- *nouveau-né* (de moins de 1 mois),
- **grossesse** (à partir du 4e mois, en cas d'utilisation prolongée),
- **allaitement** en cas de traitement prolongé.

Attention : Évitez l'usage prolongé de ce médicament, notamment chez l'enfant, sur les *muqueuses* et sur des surfaces étendues ou profondément lésées, sans l'avis de votre médecin : risque de passage de l'iode dans le sang, susceptible d'entraîner une perturbation du fonctionnement de la *thyroïde*.

Par mesure de prudence, chez le *nourrisson*, procédez à des applications brèves et peu étendues, suivies d'un lavage à l'eau bouillie. Par ailleurs, ce médicament est contre-indiqué chez le *nouveau-né*.

Cet *antiseptique* ne convient pas pour la désinfection des ciseaux, rasoirs et autres objets potentiellement contaminants.

Interactions avec d'autres substances

L'association à d'autres *antiseptiques* est déconseillée : risque d'annulation de leurs effets ou de formation de substances caustiques (notamment avec les antiseptiques mercuriels).

Grossesse et allaitement

Ce médicament contient de l'iode, susceptible de passer dans le sang de la femme enceinte ou dans le lait de celle qui allaite et de perturber le fonctionnement de la glande *thyroïde* de son enfant. Ce risque, théorique, n'est à prendre en compte qu'en cas d'utilisation prolongée.

Dans le doute, n'utilisez pas ce médicament plus de quelques jours sans avis médical et ne l'appliquez pas sur le mamelon si vous allaitez.

Mode d'emploi et posologie

La solution s'emploie pure ou diluée (1 volume de solution pour 2 volumes d'eau).

Posologie usuelle :

Lavage des mains : frotter avec la solution pure pendant quelques minutes, puis rincer abondamment à l'eau.

Nettoyage des plaies souillées : savonner avec la solution diluée au ⅓, puis rincer.

Conseils : Le simple lavage à l'eau et au savon permet d'éliminer la majorité des *germes* : il doit être suivi d'un rinçage soigneux car le savon peut inactiver certains *antiseptiques*.

Tous les antiseptiques peuvent être contaminés par des germes : une fois ouvert, le flacon ne doit pas être conservé trop longtemps.

Les taches sur les vêtements dues au médicament disparaissent après lavage.

Effets indésirables possibles

Eczéma de contact.

Allergie.

En cas d'emploi prolongé : perturbation du fonctionnement de la glande *thyroïde*.

Laboratoires Meda Pharma

BETAFERON

Informations détaillées sur www.monvidal.com

BÉTAGAN

Informations détaillées sur www.monvidal.com

BÉTAHISTINE 8 mg Génériques

Antivertigineux

sur ordonnance

Les médicaments ci-dessous sont des génériques de SERC (voir p. 1140).

BETAHISTINE ALMUS 8 mg : comprimé *(lactose)* boîte de 90. Liste I - Remb 35 % - 7,14 €.
BETAHISTINE ARROW 8 mg : comprimé *(lactose)* boîte de 30. Liste I - Remb 35 % - 2,78 €.
BETAHISTINE ARROW 8 mg : comprimé *(lactose)* boîte de 90. Liste I - Remb 35 % - 7,14 €.
BETAHISTINE BIOGARAN 8 mg : comprimé *(lactose)* boîte de 30. Liste I - Remb 35 % - 2,78 €.
BETAHISTINE BIOGARAN 8 mg : comprimé *(lactose)* boîte de 90. Liste I - Remb 35 % - 7,14 €.
BETAHISTINE BIPHAR 8 mg : comprimé boîte de 90. Liste I - Remb 35 % - 7,14 €.
BETAHISTINE EG 8 mg : comprimé *(lactose)* boîte de 30. Liste I - Remb 35 % - 2,78 €.
BETAHISTINE EG 8 mg : comprimé *(lactose)* boîte de 90. Liste I - Remb 35 % - 7,14 €.
BETAHISTINE G GAM 8 mg : comprimé *(lactose)* boîte de 30. Liste I - Remb 35 % - 2,78 €.
BETAHISTINE G GAM 8 mg : comprimé *(lactose)* boîte de 90. Liste I - Remb 35 % - 7,14 €.
BETAHISTINE IVAX 8 mg : comprimé *(lactose)* boîte de 30. Liste I - Remb 35 % - 2,78 €.
BETAHISTINE IVAX 8 mg : comprimé *(lactose)* boîte de 90. Liste I - Remb 35 % - 7,14 €.

BETAHISTINE MERCK 8 mg : comprimé boîte de 90. Liste I - Remb 35 % - 7,14 €.
BETAHISTINE QUALIMED 8 mg : comprimé boîte de 90. Liste I - Remb 35 % - 7,14 €.
BETAHISTINE RATIOPHARM 8 mg : comprimé *(lactose)* boîte de 30. Liste I - Remb 35 % - 2,78 €.
BETAHISTINE RATIOPHARM 8 mg : comprimé *(lactose)* boîte de 90. Liste I - Remb 35 % - 7,14 €.
BETAHISTINE RPG 8 mg : comprimé boîte de 30. Liste I - Remb 35 % - 2,78 €.
BETAHISTINE RPG 8 mg : comprimé boîte de 90. Liste I - Remb 35 % - 7,14 €.
BETAHISTINE SANDOZ 8 mg : comprimé *(lactose)* boîte de 30. Liste I - Remb 35 % - 2,78 €.
BETAHISTINE SANDOZ 8 mg : comprimé *(lactose)* boîte de 90. Liste I - Remb 35 % - 7,14 €.
BETAHISTINE TEVA 8 mg : comprimé *(lactose)* boîte de 30. Liste I - Remb 35 % - 2,78 €.
BETAHISTINE TEVA 8 mg : comprimé *(lactose)* boîte de 90. Liste I - Remb 35 % - 7,14 €.
BETAHISTINE WINTHROP 8 mg : comprimé *(lactose)* boîte de 90. Liste I - Remb 35 % - 7,14 €.
BETAHISTINE ZYDUS 8 mg : comprimé *(lactose)* boîte de 90. Liste I - Remb 35 % - 7,14 €.
LECTIL 8 mg : comprimé *(lactose)* boîte de 30. Liste I - Remb 35 % - 2,78 €.
LECTIL 8 mg : comprimé *(lactose)* boîte de 90. Liste I - Remb 35 % - 7,14 €.

BÉTAHISTINE 24 mg Génériques

Antivertigineux

sur ordonnance

Les médicaments ci-dessous sont des génériques de BETASERC (voir p. 198).

BETAHISTINE ARROW 24 mg : comprimé *(lactose)* boîte de 60. Liste I - Remb 35 % - 9,68 €.
BETAHISTINE MYLAN 24 mg : comprimé boîte de 60. Liste I - Remb 35 % - 9,68 €.
BETAHISTINE QUALIMED 24 mg : comprimé boîte de 60. Liste I - Remb 35 % - 9,68 €.
BETAHISTINE TEVA 24 mg : comprimé *(lactose)* boîte de 60. Liste I - Remb 35 % - 9,68 €.

BÉTANOL

Informations détaillées sur www.monvidal.com

BÉTASÉLEN

Antiasthénique

Présentation

BÉTASÉLEN : gélule (rouge) ; boîte de 50. Non remb.
BÉTASÉLEN : gélule (rouge) ; boîte de 200. Non remb.

Composition

	p gél
Acide ascorbique (vitamine C)	200 mg
Alpha-tocophérol acétate (vitamine E)	200 mg
Bêta-carotène	9 mg
Zinc pidolate	25 mg
soit Zinc	5 mg
Sodium sélénite	0,22 mg
soit Sélénium	100 µg

Dans quel cas ce médicament est-il prescrit ?

Ce médicament est une association de *vitamines* et de sels minéraux.

Il est utilisé dans le *traitement d'appoint* de la fatigue lorsque celle-ci n'est pas due à une maladie (*asthénie fonctionnelle*).

Attention : La *vitamine* C est dégradée dans l'organisme en acide oxalique pouvant favoriser la formation de calculs dans les *voies* urinaires. Ne prenez pas de dose importante de *vitamine* C pendant une longue durée sans avis médical.
Une fatigue persistante ne doit pas vous conduire à augmenter les prises de ce médicament : demandez conseil à votre médecin ou à votre pharmacien.

Grossesse et allaitement

Ce médicament ne contient que des substances présumées sans danger pendant la grossesse ou l'allaitement. Néanmoins, ne l'utilisez pas de façon prolongée sans l'avis de votre pharmacien ou de votre médecin.

Mode d'emploi et posologie

Les gélules doivent être avalées avec un verre d'eau, de préférence en début de journée.

Posologie usuelle :
1 gélule, le matin et à midi.
La durée du traitement ne doit pas dépasser 1 mois sans avis médical.

Conseils : Le traitement de l'*asthénie fonctionnelle* repose sur des mesures simples : un temps de sommeil suffisant, une consommation modérée d'*alcool*, de café et de thé, l'arrêt du tabagisme, la pratique d'un sport, la suppression, lorsque cela est possible, des expositions au stress.
Ce médicament n'est qu'un *traitement d'appoint* qui complète l'action de ces mesures indispensables.

Laboratoires Arkopharma

BETASEPTIC dermique

Antiseptique local

Ce médicament est un générique de BÉTADINE DERMIQUE (voir p. 195).

BETASERC

Antivertigineux

sur ordonnance

Présentation

BETASERC : comprimé ; boîte de 60. Liste I - Remb 35 % - **11,44 €**.

Composition

	p cp
Bétahistine dichlorhydrate	24 mg

Dans quel cas ce médicament est-il prescrit ?

Ce médicament est un antivertigineux chimiquement proche de l'*histamine*.

Il est utilisé dans le *traitement symptomatique* des *vertiges*.

Contre-indications

Ce médicament ne doit pas être utilisé dans les cas suivants :
- *ulcère* de l'estomac ou du *duodénum*,
- *phéochromocytome*.

Attention : Des précautions sont nécessaires en cas d'*asthme*.

Grossesse et allaitement

L'effet de ce médicament sur l'enfant à naître est mal connu. Par mesure de prudence, son usage est déconseillé pendant la grossesse.

Les données actuellement disponibles ne permettent pas de savoir si ce médicament passe dans le lait maternel : ne l'utilisez pas pendant l'allaitement sans avis médical.

Mode d'emploi et posologie

Les comprimés doivent être avalés sans être croqués, avec un verre d'eau, de préférence au cours des repas.

Posologie usuelle :

1 comprimé, 2 fois par jour.

Effets indésirables possibles

Le plus fréquemment : douleurs d'estomac, nausées, vomissements, bouche sèche, diarrhée.

Rarement : maux de tête, fatigue, somnolence, *réaction allergique*.

Exceptionnellement : augmentation des *transaminases*, diminution du nombre de *plaquettes*.

Laboratoires Solvay Pharma

BETATOP

Bêtabloquant — sur ordonnance

Ce médicament est un générique de TENORMINE (voir p. 1223).

BÉTÉSIL

Dermocorticoïde — sur ordonnance

Présentation

BÉTÉSIL : emplâtre médicamenteux (7,5 cm x 10 cm) ; boîte de 4. Liste I - Non remb.

BÉTÉSIL : emplâtre médicamenteux (7,5 cm x 10 cm) ; boîte de 8. Liste I - Non remb.

BÉTÉSIL : emplâtre médicamenteux (7,5 cm x 10 cm) ; boîte de 16. Liste I - Non remb.

Composition

	p emplâtre
Bétaméthasone	1,845 mg

Dans quel cas ce médicament est-il prescrit ?

C'est un *dermocorticoïde* d'activité forte. Comme les autres dérivés de la *cortisone* à usage local, il freine le renouvellement et la multiplication des cellules de la peau et limite le suintement.

Il est utilisé dans le traitement de l'*eczéma*, des *lichénifications*, de certaines maladies rares (*granulome annulaire*, *mycosis fongoïde*), et du *psoriasis* localisé à des endroits difficiles à traiter (genoux, coudes, tibia).

Contre-indications

Ce médicament ne doit pas être utilisé dans les cas suivants :

- infection et parasitose non traitées de la peau (ce médicament n'a pas d'effet anti-infectieux),
- lésion ulcérée,
- *acné* et *rosacée*,
- en application sur le visage,
- patient de moins de 18 ans.

Attention : Sauf indication contraire de votre médecin, n'appliquez jamais de *dermocorticoïdes* d'activité forte ou très forte :
- sur le visage : risque augmenté d'effets indésirables locaux, notamment de *dermite périorale* (rougeur autour de la bouche) ;
- chez le *nourrisson*.

Comme les autres dermocorticoïdes, ce médicament a souvent une action efficace et rapide sur les lésions de la peau ; il peut être tentant de le réutiliser, mais l'automédication expose à des risques importants : aggravation de certaines lésions, installation d'une *dépendance* (amélioration de moins en moins visible des lésions et recrudescence des *symptômes* à chaque arrêt de traitement) et modification durable de la peau.

Suivez attentivement la prescription de votre médecin et n'hésitez pas à lui demander des explications.

Grossesse et allaitement

Aucun effet néfaste pour l'enfant à naître n'a été établi avec ce médicament. Il peut être prescrit pendant la grossesse.

En raison du risque d'ingestion par le nouveau-né, ce médicament ne doit pas être appliqué sur le mamelon chez la femme qui allaite.

Mode d'emploi et posologie

Nettoyer et sécher soigneusement la peau, préalablement à l'application.

Découper éventuellement l'emplâtre à la taille de la zone à traiter, puis appliquer la partie adhésive de l'emplâtre sur la peau.

Posologie usuelle :

- Adulte de plus de 18 ans : 1 application par jour.

Le médecin prescrit fréquemment un arrêt progressif du traitement : espacement des applications ou diminution de la quantité appliquée.

Conseils : Ne conseillez pas, ne donnez pas ce médicament à un proche.

L'emplâtre ne doit pas être conservé plus de 1 mois après ouverture du sachet.

Effets indésirables possibles

Irritation locale (lotion).

Sont à craindre en cas d'usage prolongé : *atrophie* cutanée, *télangiectasies* (dilatation des petits vaisseaux), vergetures, *purpura* (microhémorragies de la peau), fragilisation de la peau.

Sont possibles également : retard de cicatrisation, *acné*, développement anormal des poils, dépigmentation localisée de la peau.

L'utilisation des *dermocorticoïdes* sous un pansement étanche ou dans les plis peut favoriser la prolifération de bactéries ou une allergie cutanée. Consultez votre médecin en cas de rougeur ou de douleur apparue après le début du traitement.

Laboratoires Genévrier SA

BETNESALIC

Informations détaillées sur www.monvidal.com

BETNESOL comprimé

Dérivé de la cortisone — sur ordonnance

Présentation

BETNESOL : comprimé effervescent (rose pâle) ; boîte de 30.
Liste I - Remb 65 % - **2,67 €**.

Composition

	p cp
Bétaméthasone	0,5 mg

Dans quel cas ce médicament est-il prescrit ?

C'est un *anti-inflammatoire* stéroïdien qui appartient à la famille des *corticoïdes* de synthèse (dérivés chimiques de la *cortisone* naturelle). Les propriétés de la cortisone sont nombreuses, mais ce produit est surtout utilisé pour son effet anti-inflammatoire puissant. Il présente, à efficacité égale, moins d'effets indésirables que la cortisone naturelle. Ces propriétés sont utiles dans le traitement de nombreuses affections comportant une composante inflammatoire ou allergique, mais aussi dans certains cancers où ce médicament permet de lutter contre la prolifération cellulaire. Il diminue les réactions immunitaires et est donc utilisé pour prévenir le rejet des greffes d'organes.

Il est utilisé dans le traitement de certaines maladies graves (cancer, *sclérose en plaques*, *rhumatisme articulaire aigu*, par exemple), mais également de maladies plus bénignes (*allergie*, crise d'*asthme*, *sinusite* aiguë, *otite*). Dans ces derniers cas, le traitement est souvent court.

Contre-indications

Ce médicament ne doit pas être utilisé dans les cas suivants :
- infection ou *mycose* non contrôlées par un traitement adapté,
- maladies virales en évolution (*hépatite*, *zona* ou *herpès*),
- *psychose* non contrôlée par un traitement.

Attention : Ce médicament ne doit jamais être employé ou réemployé en dehors d'une prescription médicale.

Si vous avez un *diabète*, vous risquez de le déséquilibrer si vous modifiez la quantité ou le rythme de la prise de *corticoïdes* sans avis médical.

Les personnes ayant des *antécédents* de *tuberculose*, d'*ulcère* de l'estomac ou du duodénum, les personnes souffrant d'*insuffisance rénale*, de *colite* ulcéreuse, d'*hypertension artérielle*, d'*ostéoporose*, de *myasthénie* grave et les personnes sous *anticoagulants* doivent faire l'objet d'une prise en charge médicale particulière.

La prise prolongée d'un *corticoïde* diminue les défenses immunitaires : la vaccination avec un *vaccin* contenant des *germes* vivants atténués ne peut être pratiquée qu'avec l'accord de votre médecin. Vous devez également éviter le contact avec des personnes atteintes de varicelle ou de rougeole.

L'arrêt du traitement doit être progressif pour permettre aux glandes *surrénales* de reprendre la synthèse de *cortisone* naturelle. Un arrêt brutal expose par ailleurs à une rechute de la maladie traitée. Cette précaution n'est utile que lorsque la durée du traitement dépasse une semaine.

Sportif : ce médicament contient une substance susceptible de rendre positifs certains *tests antidopage*.

Interactions avec d'autres substances

Ce médicament peut interagir avec les médicaments qui donnent des *torsades de pointes*.

Informez par ailleurs votre médecin si vous prenez :
- un médicament susceptible de faire baisser la *kaliémie* (amphotéricine B, certains *diurétiques*, *laxatifs stimulants*) ;
- un *antihypertenseur* ;
- un *antidiabétique* ;
- un *digitalique* ;
- un *anticoagulant* ;
- de l'aspirine ou un *AINS* ;
- un médicament *inducteur enzymatique* ou un médicament contenant de l'isoniazide.

En cas de vaccination, l'utilisation d'un *vaccin* vivant est déconseillée.

Grossesse et allaitement

Les études scientifiques actuellement disponibles n'ont pas mis en évidence de problème particulier lors de l'utilisation ponctuelle de ce médicament chez la femme enceinte. Seul votre médecin peut évaluer le risque éventuel de son utilisation dans votre cas.

Lorsqu'une maladie grave impose un traitement prolongé chez la mère, une surveillance médicale du *nouveau-né* est nécessaire.

En cas de traitement prolongé, il peut être nécessaire d'interrompre l'allaitement : prenez l'avis de votre médecin.

Mode d'emploi et posologie

Ce médicament doit être absorbé au cours d'un repas, de préférence en une fois, le matin.

Lors des traitements prolongés, et dès que le contrôle de la maladie le permet, une prise alternée un jour sur deux est préférable, notamment chez l'enfant.

Les comprimés peuvent être dissous dans de l'eau ou avalés directement.

Posologie usuelle :

Fréquemment, la *posologie* initiale est élevée (*traitement d'attaque*) ; elle est ensuite diminuée jusqu'à la posologie minimale efficace (*traitement d'entretien*).

Tout traitement prolongé à forte dose doit être arrêté progressivement : suivre les indications du médecin.

Conseils : Un traitement prolongé de plus de quelques jours peut nécessiter :
- la diminution de la consommation de *sel*,
- la prise de *potassium* (prescrit par le médecin),
- un régime riche en protéines et en calcium, pauvre en *glucides*.

Effets indésirables possibles

Surtout lors d'un traitement prolongé et à forte dose :
- rétention d'eau et de sel, *hypertension artérielle* ;
- baisse du taux de *potassium*, à prévenir par un apport systématique ;
- modifications physiques fréquentes : gonflement du visage et du buste, apparition de poils, taches cutanées violacées, *acné* ;
- surexcitation, euphorie, troubles du sommeil, *état dépressif* (à l'arrêt du traitement) ;
- faiblesse puis fonte musculaires, lentement réversibles ;
- *ostéoporose* (décalcification des os), parfois définitive ;

- troubles hormonaux et métaboliques : *diabète* (réversible), arrêt de la croissance chez l'enfant, troubles des règles ;
- troubles digestifs : *gastrite*, *ulcère* ;
- certaines formes de *cataracte* et de *glaucome*.

Laboratoires Sigma-Tau France

BETNESOL injectable

Dérivé de la cortisone — **sur ordonnance**

Présentation

BETNESOL 4 mg / 1 ml : solution injectable ; boîte de 3 ampoules-bouteilles de 1 ml. Liste I - Remb 65 % - **2,83 €**.

Composition

	p amp inj
Bétaméthasone	4 mg
Sulfites	+

Dans quel cas ce médicament est-il prescrit ?

C'est un *anti-inflammatoire* stéroïdien qui appartient à la famille des *corticoïdes* de synthèse (dérivés chimiques de la *cortisone* naturelle). Les propriétés de la cortisone sont nombreuses, mais ce médicament est surtout utilisé pour son effet anti-inflammatoire puissant et rapide. Il présente, à efficacité égale, moins d'effets indésirables que la cortisone naturelle.

Il est utilisé dans le traitement de nombreuses affections inflammatoires ou allergiques, lorsqu'un effet rapide est désiré ou lorsque l'état du malade ne permet pas l'absorption de comprimés, notamment :
- étouffement par *œdème* du larynx (laryngite striduleuse ou suffocante) ;
- *œdème* du cerveau.

En traitement local (irrigation ou *infiltration*) des cicatrices *chéloïdes*, des poussées douloureuses d'*arthrose*, dans les *inflammations* des articulations, des tendons, des ligaments, des sinus et des yeux et dans la maladie de *Dupuytren* et le *syndrome de canal carpien*.

Contre-indications

Ce médicament ne doit pas être utilisé dans les cas suivants :
- infection ou *mycose* non contrôlées par un traitement adapté,
- maladies virales en évolution (*hépatite*, *zona* ou *herpès*),
- *psychose* non contrôlée par un traitement,
- prédisposition aux *hémorragies* (traitement anticoagulant, hémophilie...).

Ces contre-indications peuvent s'appliquer ou ne pas s'appliquer en fonction de la façon dont le médicament est utilisé (injection IM, *infiltration*, injection unique ou répétée, degré d'urgence).

Attention : L'injection de ce médicament ne doit être pratiquée que sous contrôle médical.

En fonction du type d'injection (intramusculaire, *infiltrations*, injection unique ou répétée...), les personnes ayant des *antécédents* de *tuberculose*, d'*ulcère* de l'estomac ou du duodénum, les personnes souffrant d'*insuffisance rénale* ou *hépatique*, de *colite* ulcéreuse, de *diabète*, d'*hypertension artérielle*, d'*ostéoporose*, de *myasthénie* grave peuvent faire l'objet d'une prise en charge médicale particulière.

La prise prolongée d'un *corticoïde* diminue les défenses immunitaires : la vaccination avec un *vaccin* contenant des *germes* vivants atténués ne peut être pratiquée qu'avec l'accord de votre médecin. Vous devez également éviter le contact avec des personnes atteintes de varicelle ou de rougeole.

Ce médicament contient des *sulfites* qui peuvent aggraver les *réactions allergiques* chez les personnes prédisposées.

Sportif : ce médicament contient une substance susceptible de rendre positifs certains *tests antidopage*.

Interactions avec d'autres substances

Ce médicament peut interagir avec les médicaments qui donnent des *torsades de pointes*.

Informez par ailleurs votre médecin si vous prenez :
- un médicament susceptible de faire baisser la *kaliémie* (amphotéricine B, certains *diurétiques*, *laxatifs stimulants*) ;
- un *antihypertenseur* ;
- un *antidiabétique* ;
- un *digitalique* ;
- un *anticoagulant* ;
- de l'aspirine ou un *AINS* ;
- un médicament *inducteur enzymatique* ou un médicament contenant de l'isoniazide.

En cas de vaccination, l'utilisation d'un *vaccin* vivant est déconseillée.

En cas d'injection locale unique ou répétée à faible dose, le risque d'interactions médicamenteuses est limité ou nul.

Grossesse et allaitement

Les études scientifiques actuellement disponibles n'ont pas mis en évidence de problème particulier lors de l'utilisation ponctuelle de ce médicament chez la femme enceinte. Seul votre médecin peut évaluer le risque éventuel en cas d'utilisation prolongée.

En cas de traitement prolongé, il peut être nécessaire d'interrompre l'allaitement : prenez l'avis de votre médecin.

Mode d'emploi et posologie

L'injection peut être réalisée par *voie* intramusculaire ou intraveineuse, cette dernière permettant l'action la plus rapide.

Les *infiltrations* sont réalisées par le médecin, dans la zone lésée ou à proximité.

Posologie usuelle :

Elle dépend de la gravité de la maladie traitée.

Effets indésirables possibles

Les effets indésirables suivants peuvent être observés en cas de traitement prolongé par un dérivé de la *cortisone* :
- baisse du taux de *potassium*, rétention d'eau et de sel, *hypertension artérielle* ;
- gonflement du visage et du buste, apparition de poils, taches cutanées violacées, *acné* ;
- surexcitation, euphorie, troubles du sommeil, *état dépressif* (à l'arrêt du traitement) ;
- *ostéoporose* ;
- *diabète*, arrêt de la croissance chez l'enfant, troubles des règles ;
- *ulcère* de l'estomac ou du *duodénum* ;
- certaines formes de *cataracte* et de *glaucome*.

En revanche, une injection unique n'expose pas à ces inconvénients ; seule une sensation de bouffées de chaleur ou des maux de tête peuvent persister 1 ou 2 jours après l'injection.

Les effets indésirables liés à un usage local sont :
- infection ou *atrophie* localisée au site d'injection,
- risque de rupture tendineuse en cas d'injection dans les tendons,
- calcification locale visible sur les radiographies,
- *réaction allergique*.

Laboratoires Sigma-Tau France

BETNESOL solution rectale

Traitement des rectocolites — sur ordonnance

Présentation

BETNESOL : solution rectale ; poche de 100 ml avec canule. Liste I - Remb 65 % - **3,24 €**.

Composition

	p poche
Bétaméthasone	5 mg

Dans quel cas ce médicament est-il prescrit ?

Cette solution rectale contient un *corticoïde* de synthèse qui a une action *anti-inflammatoire* sur la *muqueuse* du rectum et du côlon.

Elle est utilisée pour traiter la *rectocolite hémorragique* et la maladie de *Crohn*.

Contre-indications

Ce médicament ne doit pas être utilisé dans les cas suivants :
- infection bactérienne ou parasitaire non contrôlée par un traitement adapté ;
- maladies virales en évolution, en particulier *herpès* et *zona* de l'œil ;
- *ulcère* de l'estomac ou du *duodénum* en évolution ;
- maladie grave du foie ;
- *goutte* ;
- *psychose*.

Attention : Des précautions sont nécessaires en cas de *diabète*.
La prise prolongée d'un *corticoïde* diminue les défenses immunitaires : la vaccination avec un *vaccin* contenant des *germes* vivants atténués ne peut être pratiquée qu'avec l'accord de votre médecin. Vous devez également éviter le contact avec des personnes atteintes de varicelle ou de rougeole.
Sportif : ce médicament contient une substance susceptible de rendre positifs certains *tests antidopage*.

Interactions avec d'autres substances

Ce médicament peut interagir avec les médicaments qui donnent des *torsades de pointes*.

Informez par ailleurs votre médecin si vous prenez :
- un médicament susceptible de faire baisser la *kaliémie* (amphotéricine B, certains *diurétiques*, *laxatifs stimulants*) ;
- un *antihypertenseur* ;
- un *antidiabétique* ;
- un *digitalique* ;
- un *anticoagulant* ;
- de l'aspirine ou un *AINS* ;
- un médicament *inducteur enzymatique* ou un médicament contenant de l'isoniazide.

En cas de vaccination, l'utilisation d'un *vaccin* vivant est déconseillée.

Grossesse et allaitement

Les études actuellement disponibles n'ont pas mis en évidence de problème particulier lors de l'utilisation de ce médicament pendant la grossesse. Seul votre médecin peut évaluer le risque éventuel de son utilisation dans votre cas.

Il peut être nécessaire d'interrompre l'allaitement : prenez l'avis de votre médecin.

Mode d'emploi et posologie

Faire le lavement de préférence le soir au lit afin de le garder le plus longtemps possible.

Lubrifier la canule avec de la vaseline puis, couché sur le côté, l'introduire jusqu'à la moitié de sa longueur dans le rectum.

Enrouler progressivement la poche, afin que son contenu passe en 1 à 2 minutes dans le rectum. Cette manœuvre terminée, s'allonger sur le ventre pendant 3 à 5 minutes avant de prendre sa position d'endormissement.

Posologie usuelle :

1 lavement par jour pendant 15 à 20 jours, puis, en *traitement d'entretien*, 4 à 6 lavements par mois.

Conseils : Conservez ce médicament à l'abri de la lumière.
N'hésitez pas à demander des informations précises sur le mode d'emploi de ce lavement à votre pharmacien ou à votre médecin.

Effets indésirables possibles

Surtout en cas d'usage prolongé ou à forte dose : fatigue persistante, faiblesse musculaire, prise de poids, *hypertrichose*. Ces effets indésirables doivent vous amener à consulter votre médecin.

Laboratoires Sigma-Tau France

BETNEVAL

Dermocorticoïde — sur ordonnance

Présentation

BETNEVAL : crème ; tube de 10 g. Liste I - Remb 65 % - **1,80 €**.
BETNEVAL : crème ; tube de 30 g. Liste I - Remb 65 % - **2,81 €**.
BETNEVAL : pommade ; tube de 10 g. Liste I - Remb 65 % - **1,80 €**.
BETNEVAL : pommade ; tube de 30 g. Liste I - Remb 65 % - **2,78 €**.
BETNEVAL lotion : émulsion pour application locale ; flacon compte-gouttes de 15 g. Liste I - Remb 65 % - **2,19 €**.

Composition

	p 100 g
Bétaméthasone	100 mg

Dans quel cas ce médicament est-il prescrit ?

C'est un *dermocorticoïde* d'activité forte. Comme les autres dérivés de la *cortisone* à usage local, il freine le renouvellement et la multiplication des cellules de la peau et limite le suintement.

Il est utilisé pour traiter les *eczémas* de contact ou *atopiques*, les *lichénifications*, les *dermites séborrhéi-*

ques (sauf celles du visage), le *psoriasis*, le *prurigo*, la *dyshidrose*, et pour soulager les démangeaisons dues aux piqûres d'insectes ou à la présence de parasites sous la peau.

Il est également utilisé dans le traitement de certaines maladies rares : *granulome annulaire*, *lupus érythémateux* discoïde, *mycosis fongoïde*.

Contre-indications

Ce médicament ne doit pas être utilisé dans les cas suivants :
- infection et parasitose non traitées de la peau (ce médicament n'a pas d'effet anti-infectieux),
- lésion ulcérée,
- *acné* et *rosacée*,
- en application sur les paupières (risque d'augmentation de la *tension intraoculaire*).

Attention : Sauf indication contraire de votre médecin, n'appliquez jamais de *dermocorticoïdes* d'activité forte ou très forte :
- sur le visage : risque augmenté d'effets indésirables locaux, notamment de *dermite périorale* (rougeur autour de la bouche) ;
- chez le *nourrisson*.

Comme les autres dermocorticoïdes, ce médicament a souvent une action efficace et rapide sur les lésions de la peau ; il peut être tentant de le réutiliser, mais l'automédication expose à des risques importants : aggravation de certaines lésions, installation d'une *dépendance* (amélioration de moins en moins visible des lésions et recrudescence des *symptômes* à chaque arrêt de traitement) et altération durable de la peau.

Suivez attentivement la prescription de votre médecin et n'hésitez pas à lui demander des explications.

Grossesse et allaitement

Aucun effet néfaste pour l'enfant à naître n'a été établi avec ce médicament. Il peut être prescrit pendant la grossesse.

En raison du risque d'ingestion par le nouveau-né, ce médicament ne doit pas être appliqué sur le mamelon chez la femme qui allaite.

Mode d'emploi et posologie

La crème est adaptée au traitement des lésions suintantes, la pommade à celui des lésions sèches, la lotion à celui du cuir chevelu.

Étaler la crème ou la pommade sur les lésions et la faire pénétrer par un léger massage. Pour traiter des surfaces étendues : appliquer en touches espacées, puis étaler jusqu'à complète absorption. Dans le traitement des affections du cuir chevelu, la lotion est appliquée raie par raie.

Posologie usuelle :

1 ou 2 applications par jour.

Le médecin prescrit fréquemment un arrêt progressif du traitement : espacement des applications ou diminution de la quantité appliquée.

Conseils : Ne conseillez pas, ne donnez pas ce médicament à un proche.

Pensez à vous laver les mains après l'application. En cas d'utilisation sur une grande surface de peau, le port d'un gant en plastique est recommandé.

Effets indésirables possibles

Irritation locale (lotion).

Sont à craindre en cas d'usage prolongé : *atrophie* cutanée, *télangiectasies* (dilatation des petits vaisseaux), vergetures, *purpura* (microhémorragies de la peau), fragilisation de la peau.

Appliqué sur le visage, ce médicament peut provoquer une *dermite périorale* ou provoquer ou aggraver une *rosacée*.

Sont possibles également : retard de cicatrisation, *acné*, développement anormal des poils, dépigmentation localisée de la peau.

L'utilisation des *dermocorticoïdes* sous un pansement étanche ou dans les plis peut favoriser la prolifération des bactéries ou une allergie cutanée. Consulter votre médecin en cas de rougeur ou de douleur apparue après le début du traitement.

Laboratoires GlaxoSmithKline

BETOPTIC

Antiglaucomateux

sur ordonnance

Présentation

BETOPTIC 0,25 % : suspension ophtalmique ; flacon compte-gouttes de 3 ml. Liste I - Remb 65 % - **5,00 €**.
BETOPTIC 0,25 % : suspension ophtalmique ; boîte de 60 flacons unidoses de 0,25 ml. Liste I - Remb 65 % - **9,75 €**.
BETOPTIC 0,5 % : collyre ; flacon compte-gouttes de 3 ml. Liste I - Remb 65 % - **5,00 €**.

Composition

	p 100 ml	p 100 ml	p 100 ml
Bétaxolol	250 mg	250 mg	500 mg
Benzalkonium chlorure	+		+

Dans quel cas ce médicament est-il prescrit ?

Ce collyre contient un *bêtabloquant* qui diminue la pression des liquides contenus dans l'œil (*tension intraoculaire*).

Il est utilisé dans le traitement des maladies dues à un excès de tension intraoculaire, notamment le *glaucome* à angle ouvert.

Contre-indications

Compte tenu de l'absorption du collyre par l'œil et du passage du *bêtabloquant* dans le sang, ce médicament ne doit pas être utilisé dans les cas suivants :
- *insuffisance cardiaque* grave (sauf si elle est stabilisée par un traitement spécifique),
- *bloc auriculoventriculaire* grave,
- rythme cardiaque au repos inférieur à 50 battements par minute,
- *antécédent* de *choc anaphylactique*,
- en association avec la floctafénine ou le sultopride.

Attention : Des précautions sont nécessaires en cas d'*asthme*, de *bronchite chronique* grave, de maladie ou syndrome de *Raynaud*, ou d'*insuffisance cardiaque*.

Les flacons de 3 ml contiennent un conservateur (benzalkonium) qui appartient à la famille des *ammoniums quaternaires* ; signalez à votre médecin tout *antécédent* d'*allergie* à cette famille d'*antiseptiques*.

Le port de *lentilles de contact* est déconseillé pendant le traitement en raison du risque de sécheresse de l'œil.

Le traitement du glaucome nécessite des contrôles réguliers de la pression intraoculaire et de l'état de la cornée afin de dépister d'éventuelles complications.

Chez les diabétiques, les *bêtabloquants* peuvent masquer certains *symptômes* de l'*hypoglycémie* (*palpitations* et accélération du cœur essentiellement).

Les bêtabloquants aggravent les symptômes des *chocs* allergiques et nuisent à l'efficacité de l'*adrénaline* utilisée pour les traiter en urgence. Signalez à votre médecin tout antécédent de choc allergique, même ancien.

Les personnes souffrant d'*angine de poitrine* ou d'*insuffisance coronarienne* ne doivent pas arrêter brutalement le traitement. Un avis médical est nécessaire.

En cas d'intervention chirurgicale, prévenez l'anesthésiste que vous suivez ce traitement.

Compte-tenu de la possibilité d'effets indésirables visuels, ce collyre peut, chez certaines personnes, constituer un risque pour la conduite automobile ou le maniement de machines dangereuses. Assurez-vous à l'occasion des premières utilisations que vous supportez bien ce collyre avant de reprendre la pratique d'une activité à risque.

Sportif : ce médicament contient une substance susceptible de rendre positifs certains *tests antidopage*.

Interactions avec d'autres substances

Ce collyre peut interagir avec d'autres collyres, notamment ceux qui contiennent de l'*adrénaline* : respectez un intervalle de 15 minutes entre deux instillations, sauf indication contraire de votre ophtalmologiste.

Bien que le passage du bêtabloquant dans le sang soit faible, ce collyre pourrait interagir avec des médicaments pris par *voie* orale (ou injectable).

Il ne doit pas être associé :

- à la floctafénine (IDARAC) : risque d'augmentation de la gravité d'un éventuel *choc* allergique ;
- au sultopride (uniquement disponible à l'hôpital) : risque de ralentissement cardiaque important.

Il peut également interagir avec l'amiodarone ou avec un *bêtabloquant* pris par voie orale.

Informez votre médecin si vous prenez des *antidiabétiques*, des *AINS*, des *antidépresseurs* tricycliques, des *neuroleptiques*, des *corticoïdes*, des *inhibiteurs calciques*, ou des médicaments contenant l'une des substances suivantes : quinidine, hydroquinidine, disopyramide, propafénone, baclofène, cimétidine, clonidine, lidocaïne injectable, méfloquine.

Grossesse et allaitement

Les études scientifiques disponibles n'ont pas mis en évidence de problème particulier lors de l'utilisation de *bêtabloquant* chez la femme enceinte.

L'effet bêtabloquant persiste quelques jours chez le nouveau-né et justifie une surveillance médicale renforcée pendant les premiers jours de la vie.

Ce médicament passe dans le lait maternel. L'allaitement est déconseillé pendant le traitement.

Mode d'emploi et posologie

Tirer la paupière inférieure vers le bas tout en regardant vers le haut et déposer une goutte de collyre entre la paupière et le globe oculaire (*cul-de-sac conjonctival*).

Posologie usuelle :

- Adulte : 1 goutte, 2 fois par jour.

La solution (0,25 % ou 0,5 %) est choisie par l'ophtalmologiste en fonction de la *tension intraoculaire.*

Conseils : Afin de diminuer le passage du *bêtabloquant* dans le sang et d'augmenter l'action locale du médicament, il est recommandé après l'instillation d'appuyer avec votre doigt entre l'œil traité et le nez (pour obstruer le canal lacrymal) ou de fermer les paupières pendant quelques minutes.

Le tabac et l'excès d'alcool sont toxiques pour le nerf optique ; ils doivent être évités.

Le flacon de 3 ml de collyre à 0,25 % ne doit pas être conservé plus de 28 jours après une première utilisation. Le flacon de 3 ml de collyre à 0,5 % ne doit pas être conservé plus de 15 jours après une première utilisation. Les unidoses doivent être jetées immédiatement après usage.

Effets indésirables possibles

Irritation locale, sécheresse de l'œil, troubles visuels à signaler à votre ophtalmologiste.

Exceptionnellement, en cas de passage du *bêtabloquant* dans le sang :

- fatigue, sensation de mains et de pieds froids, insomnie, douleurs d'estomac, nausées, vomissements ;
- *bloc auriculoventriculaire*, ralentissement excessif du cœur, chute de tension, *insuffisance cardiaque*, *bronchospasme*, *hypoglycémie*, phénomène de *Raynaud* ;
- *éruption cutanée*, aggravation d'un *psoriasis*.

Laboratoires Alcon

BÉVITINE

Informations détaillées sur www.monvidal.com

BIAFINE

Protecteur cutané

Présentation

BIAFINE : émulsion pour application cutanée ; tube de 93 g. Remb 35 % - **2,72 €**.

BIAFINE : émulsion pour application cutanée ; tube de 186 g. Non remb.

BIAFINE : émulsion pour application cutanée ; flacon pressurisé avec pompe de 50 ml. Non remb.

BIAFINE : émulsion pour application cutanée ; flacon pressurisé avec pompe de 150 ml. Non remb.

Composition

	p 100 g
Trolamine	0,67 g
Paraffine	+

Dans quel cas ce médicament est-il prescrit ?

C'est une émulsion protectrice et calmante.

Elle est utilisée dans le traitement des brûlures, des plaies superficielles non infectées et des rougeurs après *radiothérapie*.

Contre-indications

Ce médicament ne doit pas être utilisé sur des plaies qui saignent ou sur des lésions infectées.

Attention : Le soulagement apporté par l'application de cette émulsion après un coup de soleil ne doit pas conduire à des expositions solaires intempestives.

Évitez d'utiliser cette émulsion de manière prolongée et sur des surfaces étendues sans l'avis de votre pharmacien ou de votre médecin.

Grossesse et allaitement

Ce médicament ne contient que des substances présumées sans danger pendant la grossesse ou l'allaitement. Néanmoins, ne l'utilisez pas de façon prolongée sans l'avis de votre pharmacien ou de votre médecin.

Mode d'emploi et posologie

Brûlures du 1er degré : appliquer une couche épaisse sur la zone à traiter, 2 à 4 fois par jour.

Brûlures du 2e degré : appliquer une couche épaisse ; attendre que l'émulsion soit absorbée par la peau et renouveler les applications tant qu'il ne reste pas un excédent d'émulsion. La dernière application peut être recouverte d'une compresse humide.

Rougeurs après radiothérapie : 2 ou 3 applications par jour.

Effets indésirables possibles

Picotements passagers.

Rarement : *réaction allergique* cutanée.

Laboratoires Johnson & Johnson Consumer France

BIAFINEACT

Protecteur cutané

Présentation

BIAFINEACT : émulsion pour application cutanée ; tube de 139,5 g. Non remb.

Composition

	p 100 g
Trolamine	0,67 g
Paraffine	+

Dans quel cas ce médicament est-il prescrit ?

C'est une émulsion protectrice et calmante.

Elle est utilisée dans le traitement des brûlures superficielles (notamment coups de soleil localisés) et des plaies non infectées.

Contre-indications

Ce médicament ne doit pas être utilisé sur des plaies qui saignent ou sur des lésions infectées.

Attention : Le soulagement apporté par l'application de cette émulsion après un coup de soleil ne doit pas conduire à des expositions solaires intempestives. La peau ne doit plus être exposée au soleil jusqu'à disparition complète de la douleur et de la rougeur.

Évitez d'utiliser cette émulsion de manière prolongée et sur des surfaces étendues sans l'avis de votre pharmacien ou de votre médecin.

Grossesse et allaitement

Ce médicament ne contient que des substances présumées sans danger pendant la grossesse ou l'allaitement. Néanmoins, ne l'utilisez pas de façon prolongée sans l'avis de votre pharmacien ou de votre médecin.

Mode d'emploi et posologie

Brûlures superficielles dont coups de soleil : appliquer une couche épaisse sur la zone à traiter, 2 à 4 fois par jour.

Plaies : appliquer une couche épaisse en débordant largement de la lésion, après avoir nettoyé la plaie à l'eau et au savon et rincé soigneusement.

Conseils : Le soleil peut entraîner des brûlures souvent douloureuses et parfois graves. En cas d'exposition solaire, veillez à bien respecter les mesures de protection (vêtements couvrants de couleur claire, chapeaux, écrans solaires à fort indice, exposition progressive...).

Ce médicament peut être en accès libre dans certaines pharmacies ; néanmoins, n'hésitez pas à demander conseil à votre pharmacien.

Effets indésirables possibles

Picotements passagers après l'application.

Rarement : *réaction allergique* cutanée.

Laboratoires Johnson & Johnson Consumer France

BICALUTAMIDE 50 mg Génériques

Antiandrogène

sur ordonnance

Les médicaments ci-dessous sont des génériques de CASODEX (voir p. 258).

BICALUTAMIDE ALTER 50 mg : comprimé *(lactose)* boîte de 30. Liste I - Remb 100 % - 77,03 €.
BICALUTAMIDE ARROW 50 mg : comprimé *(lactose)* boîte de 30. Liste I - Remb 100 % - 77,03 €.
BICALUTAMIDE BIOGARAN 50 mg : comprimé *(lactose)* boîte de 30. Liste I - Remb 100 % - 77,03 €.
BICALUTAMIDE ACTAVIS 50 mg : comprimé *(lactose)* boîte de 30. Liste I - Remb 100 % - 77,03 €.
BICALUTAMIDE EG 50 mg : comprimé *(lactose)* boîte de 30. Liste I - Remb 100 % - 77,03 €.
BICALUTAMIDE MYLAN 50 mg : comprimé *(lactose)* boîte de 30. Liste I - Remb 100 % - 77,03 €.
BICALUTAMIDE QUALIMED 50 mg : comprimé boîte de 30. Liste I - Remb 100 % - 77,03 €.
BICALUTAMIDE RANBAXY 50 mg : comprimé *(lactose)* boîte de 30. Liste I - Remb 100 % - 77,03 €.
BICALUTAMIDE RATIOPHARM 50 mg : comprimé *(lactose)* boîte de 30. Liste I - Remb 100 % - 77,03 €.
BICALUTAMIDE SANDOZ 50 mg : comprimé *(lactose)* boîte de 30. Liste I - Remb 100 % - 77,03 €.
BICALUTAMIDE TEVA 50 mg : comprimé *(lactose)* boîte de 30. Liste I - Remb 100 % - 77,03 €.
BICALUTAMIDE WINTHROP 50 mg : comprimé *(lactose)* boîte de 30. Liste I - Remb 100 % - 77,03 €.
BICALUTAMIDE ZYDUS FRANCE 50 mg : comprimé *(lactose)* boîte de 30. Liste I - Remb 100 % - 77,03 €.
ORMANDYL 50 mg : comprimé *(lactose)* boîte de 30. Liste I - Remb 100 % - 77,03 €.

BICARBONATE DE SODIUM GIFRER

Informations détaillées sur www.monvidal.com

BICIRKAN

Vasculoprotecteur et veinotonique

Présentation

BICIRKAN : comprimé (rose) ; boîte de 30. Non remb.

Composition

	p cp
Petit houx, extrait sec	80 mg
Hespéridine méthylchalcone	200 mg
Acide ascorbique (vitamine C)	400 mg

Dans quel cas ce médicament est-il prescrit ?

C'est un protecteur *vasculaire* et un *veinotonique*. Il facilite la circulation du sang dans les veines et lutte contre l'altération des *vaisseaux capillaires*.

Il est utilisé dans le *traitement symptomatique* :
- des jambes lourdes, *impatiences* et autres troubles en rapport avec une mauvaise circulation veineuse ou *lymphatique*,
- des crises d'*hémorroïdes*.

> **Attention :** Ce médicament est insuffisant pour prévenir le risque de *phlébite* chez les malades alités ou plâtrés.
> L'*insuffisance veineuse* peut requérir des mesures spécifiques telles que la *contention élastique*.
> Des douleurs, un saignement anal qui persistent malgré le traitement peuvent être dus à une maladie autre que des *hémorroïdes* : consultez votre médecin. De même, tout saignement anal survenant chez une personne de plus de 50 ans doit faire l'objet d'une consultation médicale.

Grossesse et allaitement

L'effet de ce médicament pendant la grossesse ou l'allaitement est mal connu. L'évaluation du risque éventuel lié à son utilisation est individuelle : demandez conseil à votre pharmacien ou à votre médecin.

Mode d'emploi et posologie

Ce médicament doit être pris avec un verre d'eau au début des repas.

Posologie usuelle :
1 comprimé le matin et 1 comprimé à midi.

> **Conseils :** Une activité physique régulière et la surélévation du pied du lit permettent de faciliter la circulation veineuse et *lymphatique*.
> La constipation chronique et les efforts excessifs de poussée sont les principaux facteurs déclenchants des crises d'*hémorroïdes*. Un régime riche en fibres alimentaires, des boissons abondantes et un exercice physique régulier en limitent le risque.

Effets indésirables possibles

Diarrhée, parfois importante, nécessitant l'arrêt du traitement.
Nausées, douleurs d'estomac.
Rarement : éruption cutanée.

Laboratoires Pierre Fabre Médicament

BI-CITROL

Informations détaillées sur www.monvidal.com

BIGONIST

Informations détaillées sur www.monvidal.com

BILINUM COMPLEXE N° 113

Informations détaillées sur www.monvidal.com

BILLEROL

Informations détaillées sur www.monvidal.com

BI MISSILOR

Antibiotiques :
macrolide + imidazolé

sur ordonnance

Ce médicament est un générique de BIRODOGYL (voir p. 212).

BIOCALYPTOL

Antitussif opiacé

Présentation

BIOCALYPTOL : sirop ; flacon de 200 ml avec godet doseur gradué de 15 ml. Remb 35 % - **3,21 €**.
BIOCALYPTOL sans sucre : sirop ; flacon de 200 ml avec godet doseur gradué de 15 ml. Remb 35 % - **2,93 €**.

Composition

	p 2,5 ml	p 2,5 ml
Pholcodine	3,275 mg	3,275 mg
Alcool	12,3 mg	
Saccharose	2,09 g	
Cinéole	+	+
Maltitol		+

Dans quel cas ce médicament est-il prescrit ?

Ce médicament contient un antitussif *opiacé*, la pholcodine. Il bloque le réflexe de la toux en agissant directement sur le cerveau.

Il est utilisé dans le *traitement symptomatique* des toux sèches.

Contre-indications

Ce médicament ne doit pas être utilisé dans les cas suivants :
- *asthme*,
- *insuffisance respiratoire*,
- enfant de moins de 30 mois,
- **allaitement**.

> **Attention :** Ce médicament n'est pas adapté au traitement de la toux grasse, qui est un mécanisme de défense normal de l'organisme permettant l'évacuation des mucosités présentes dans les bronches.
> La toux est un *symptôme* qui peut révéler de nombreuses maladies : consultez votre médecin si elle persiste plus de quelques jours.
> En raison de la présence de cinéole, des précautions sont nécessaires en cas d'*antécédent* de *convulsions* ou d'*épilepsie*.
> Évitez la prise de boissons alcoolisées pendant le traitement.
> 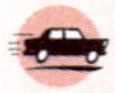 Ce médicament peut induire une somnolence, parfois intense chez certaines personnes. Cette somnolence peut être augmentée par la prise d'*alcool* ou d'autres médicaments *sédatifs*. La conduite et l'utilisation de machines dangereuses sont déconseillées, surtout dans les heures qui suivent la prise du médicament.

Interactions avec d'autres substances

Informez votre médecin ou votre pharmacien si vous prenez d'autres médicaments *sédatifs* (tranquillisants, somnifères, certains médicaments contre la douleur contenant des *opiacés*, *antidépresseurs*, *neuroleptiques*...).

Grossesse et allaitement

L'utilisation de la *codéine* et de ses dérivés (codéthyline, pholcodine) ne doit être envisagée chez la femme enceinte qu'en cas de nécessité, en effet :

- une *insuffisance respiratoire* peut survenir chez le nouveau-né d'une mère traitée par des doses élevées, même si le traitement est ponctuel mais précède de peu l'accouchement ;
- un *syndrome de sevrage*, à l'inverse, peut concerner des nouveau-nés si leur mère reçoit un traitement régulier, même à faible dose.

Il est donc important de signaler à l'obstétricien la prise éventuelle de codéine ou d'un de ses dérivés, afin que ces risques puissent être prévenus par une surveillance et un éventuel traitement adapté.

Ce médicament passe dans le lait maternel. Il est contre-indiqué pendant l'allaitement.

Mode d'emploi et posologie

Ce médicament doit être pris de préférence au moment où survient la toux. Les prises doivent être espacées d'au moins 4 heures.

Posologie usuelle :

- Adulte : 1 dose de 15 ml de sirop, 1 à 4 fois par jour. En cas d'*insuffisance hépatique* et chez la personne âgée, la *posologie* initiale est généralement réduite de moitié.
- Enfant de 35 à 50 kg (environ 12 à 15 ans) : 1 dose de 5 ml, 1 à 6 fois par jour.
- Enfant de 20 à 35 kg (environ 6 à 12 ans) : 1 dose de 2,5 ml, 1 à 6 fois par jour.
- Enfant de 15 à 20 kg (environ 30 mois à 6 ans) : 1 dose de 2,5 ml, 2 à 3 fois par jour.

Conseils : Une toux nocturne aggravée par ce médicament peut être une toux allergique : demandez conseil à votre médecin.

La cigarette est irritante pour les bronches et entretient la toux : évitez de fumer ou d'être exposé à la fumée des autres.

Des mesures simples permettent de calmer les toux sèches : boissons chaudes et humidification de l'air ambiant.

Effets indésirables possibles

Constipation ; et plus rarement, somnolence, sensation de vertige, nausées, vomissements, *bronchospasme*, *réaction allergique* cutanée.

Liés au cinéole, en cas de dépassement de la *posologie* usuelle, les *terpènes* peuvent provoquer :

- des *convulsions* chez l'enfant,
- agitation, confusion des idées (notamment chez la personne âgée).

Laboratoires Zambon France

BIOCARDE

Informations détaillées sur www.monvidal.com

BIOCIDAN collyre

Collyre antiseptique

Présentation

BIOCIDAN 0,25 pour 1 000 : collyre ; flacon de 10 ml. Remb 35 % - **2,28 €**.
BIOCIDAN : collyre ; boîte de 10 flacons unidoses de 0,4 ml. Non remb.

Composition

	p 10 ml
Céthexonium bromure	2,5 mg

Dans quel cas ce médicament est-il prescrit ?

Ce collyre contient un *antiseptique* de la famille des *ammoniums quaternaires*.

Il est utilisé comme *traitement d'appoint* antiseptique dans les affections de l'œil.

Contre-indications

Ce médicament ne doit pas être utilisé en cas d'*allergie* aux *ammoniums quaternaires*.

Attention : Une rougeur ou une douleur oculaires ne correspondent pas toujours à une *conjonctivite*. Des soins urgents peuvent être nécessaires, notamment en cas de vision floue.

Ce traitement peut être insuffisant pour guérir à lui seul une infection de l'œil : ne l'utilisez pas plus de quelques jours sans avis médical.

Interactions avec d'autres substances

Ce collyre peut interagir avec d'autres collyres. Respectez un intervalle minimal de 15 minutes entre deux instillations.

Grossesse et allaitement

L'effet de ce médicament pendant la grossesse ou l'allaitement est mal connu. L'évaluation du risque éventuel lié à son utilisation est individuelle : demandez conseil à votre pharmacien ou à votre médecin.

Mode d'emploi et posologie

Tirer la paupière inférieure vers le bas tout en regardant vers le haut et déposer une goutte de collyre entre la paupière et le globe oculaire (*cul-de-sac conjonctival*).

Posologie usuelle :

1 goutte, 3 ou 4 fois par jour.

La durée du traitement est généralement de 7 jours.

Conseils : Les *lentilles de contact* ne doivent pas être portées en cas d'infection oculaire ni réutilisées avant l'arrêt complet du traitement.

Une détérioration ou un entretien inadéquat des *lentilles de contact* sont souvent à l'origine d'une irritation oculaire : consultez d'urgence votre ophtalmologiste afin qu'il les examine. Si cette consultation n'est pas possible rapidement, retirez vos lentilles.

Ce collyre ne doit pas être instillé pendant le port de lentilles de contact hydrophiles : il risque de s'y fixer.

L'application correcte du produit peut nécessiter une aide, notamment chez l'enfant ou la personne handicapée ou âgée.

Ne conservez pas le flacon de 10 ml plus de 15 jours après une première utilisation.
Les unidoses doivent être jetées immédiatement après utilisation.

Effets indésirables possibles

Irritation ou *réaction allergique*.

Laboratoires Menarini France

BIOCIDAN solution nasale

Préparation nasale antiseptique

Présentation

BIOCIDAN : solution pour pulvérisation nasale ; flacon pulvérisateur de 15 ml. Non remb.

Composition

	p 100 ml
Céthexonium bromure	50 mg
Phényltoloxamine citrate	174,2 mg

Dans quel cas ce médicament est-il prescrit ?

Cette solution nasale contient un *antiseptique* et un *antihistaminique* antiallergique.
Elle est utilisée dans le *traitement d'appoint* des *rhinites*.

Contre-indications

Ce médicament ne doit pas être utilisé dans les cas suivants :
- *allergie* aux *antiseptiques* de la famille des *ammoniums quaternaires*,
- risque de *glaucome* à angle fermé,
- risque de blocage des urines (*adénome de la prostate*).

Attention : Si votre état ne s'améliore pas après quelques jours de traitement, consultez votre médecin.
L'usage prolongé de ce médicament n'est pas souhaitable : il peut modifier l'équilibre microbien du nez ou de la gorge.
Évitez les boissons alcoolisées : augmentation du risque de somnolence.
Ce médicament peut induire une somnolence, parfois intense chez certaines personnes. Cette somnolence peut être augmentée par la prise d'*alcool* ou d'autres médicaments *sédatifs*. La conduite et l'utilisation de machines dangereuses sont déconseillées, surtout dans les heures qui suivent la prise du médicament.

Grossesse et allaitement

L'effet de ce médicament pendant la grossesse ou l'allaitement est mal connu. L'évaluation du risque éventuel lié à son utilisation est individuelle : demandez conseil à votre pharmacien ou à votre médecin.

Mode d'emploi et posologie

Les pulvérisations sont faites au cours d'une brève inspiration, après un mouchage soigneux, en tenant le flacon verticalement.

Posologie usuelle :
- Adulte : 1 pulvérisation dans chaque narine, 4 à 6 fois par jour.
- Enfant : 1 pulvérisation dans chaque narine, 2 ou 3 fois par jour.
- Nourrisson : 1 pulvérisation dans chaque narine, 1 ou 2 fois par jour.

Conseils : Les solutions nasales *antiseptiques* ou *antibiotiques* peuvent être contaminées par des *germes* : ne les conservez pas au-delà de la durée du traitement.

Effets indésirables possibles

Éternuements allergiques avec irritation locale et écoulement nasal.
Réaction allergique cutanée.
En cas de passage du médicament dans le sang : somnolence, effets *atropiniques*, *hypotension orthostatique*, troubles de l'équilibre.

Laboratoires Menarini France

BIODALGIC

Antalgique opiacé — sur ordonnance

Ce médicament est un générique de CONTRAMAL (voir p. 327) et de TOPALGIC (voir p. 1252).

BIOGAZE

Informations détaillées sur www.monvidal.com

BIOMAG

Homéopathie

Présentation

BIOMAG : comprimé (blanc) ; boîte de 90. Non remb.

Composition

	p cp
Magnesia muriatica D1	50 mg
Magnesia bromata D4	10 mg
Magnesia phosphorica D1	50 mg
Plumbum metallicum D8	10 mg
Kalium phosphoricum D5	10 mg
Ambra grisea D8	10 mg

Dans quel cas ce médicament est-il prescrit ?

Ce médicament est un *complexe* (association) de composants homéopathiques.
Il est utilisé dans le *traitement homéopathique* des troubles associés à une *carence* en magnésium : stress, anxiété, nervosité, pertes de mémoire, crampes.

Grossesse et allaitement

Aux *dilutions homéopathiques*, les substances contenues dans ce médicament ne sont pas connues pour être toxiques pendant la grossesse ou l'allaitement.

Mode d'emploi et posologie

Ce médicament doit être pris de préférence en dehors des repas.
Laisser fondre les comprimés dans la bouche après les avoir croqués.

Posologie usuelle :
2 comprimés, 3 fois par jour pendant 15 jours, puis 1 ou 2 comprimés, 2 fois par jour pendant quelques semaines.

Laboratoires Lehning

BIOPEG

Informations détaillées sur www.monvidal.com

BIORGASEPT

Informations détaillées sur www.monvidal.com

BIO-SÉLÉNIUM

Informations détaillées sur www.monvidal.com

BIOTINE BAYER

Traitement pour cheveux et ongles

Présentation

BIOTINE BAYER : comprimé (blanc) ; boîte de 20. Non remb.
BIOTINE BAYER : comprimé (blanc) ; boîte de 60. Non remb.
BIOTINE BAYER : solution injectable *IM* ; boîte de 6 ampoules de 1 ml. Non remb.

Composition

	p cp	p amp inj
Biotine (vitamine H)	5 mg	5 mg

Dans quel cas ce médicament est-il prescrit ?

Ce médicament contient de la *vitamine* H, substance indispensable au *métabolisme*.

Il est utilisé dans le *traitement d'appoint* de la chute des cheveux.

Grossesse et allaitement

Ce médicament ne contient aucune substance connue pour être toxique pendant la grossesse ou l'allaitement. Néanmoins, ne l'utilisez pas de façon prolongée sans l'avis de votre pharmacien ou de votre médecin.

Mode d'emploi et posologie

Les comprimés doivent être avalés avec un verre d'eau.

La solution est injectée par *voie intramusculaire*.

Posologie usuelle :

- Adulte : 3 comprimés par jour ou 1 injection de 1 ou 2 ampoules, 3 fois par semaine pendant 6 semaines.

Laboratoires Bayer Santé Familiale

BIOTONE

Informations détaillées sur www.monvidal.com

BIOXYOL

Informations détaillées sur www.monvidal.com

BIPÉRIDYS

Antiémétique et stimulant de la motricité digestive

sur ordonnance

Présentation

BIPÉRIDYS : comprimé sécable ; boîte de 20. Liste II - Remb 35 % - **3,58 €**.
BIPÉRIDYS : comprimé sécable ; boîte de 40. Liste II - Remb 35 % - **5,93 €**.

Composition

	p cp
Dompéridone	20 mg
Lactose	+

Dans quel cas ce médicament est-il prescrit ?

Ce médicament est un *antiémétique* et un régulateur de la motricité du tube digestif. Il régularise la contraction des muscles de l'œsophage, de l'estomac et du *duodénum*.

Il est utilisé dans le traitement des nausées et des vomissements ainsi que dans certains troubles de la digestion (sensation de ballonnements, régurgitations).

Contre-indications

Ce médicament ne doit pas être utilisé dans les cas suivants :

- *hémorragie* ou obstruction du tube digestif,
- *tumeur de l'hypophyse* sécrétant de la *prolactine*.

Attention : Des précautions sont nécessaires en cas d'*insuffisance hépatique* ou d'*insuffisance rénale*.

Interactions avec d'autres substances

Informez votre médecin si vous prenez un médicament contenant du kétoconazole.

Grossesse et allaitement

L'effet de ce médicament pendant la grossesse est mal connu : seul votre médecin peut évaluer le risque éventuel de son utilisation dans votre cas.

Le passage de ce médicament dans le lait maternel est faible. Ne l'utilisez pas pendant l'allaitement sans avis médical.

Mode d'emploi et posologie

Ce médicament doit être pris un quart d'heure avant les repas.

Le dosage des comprimés n'est pas adapté à l'enfant de moins de 35 kilos.

Posologie usuelle :

- Adulte et enfant de plus de 12 ans (soit environ plus de 35 kg) : ½ ou 1 comprimé, 3 à 4 fois par jour.

Conseils : Lors de vomissements répétés, les pertes en eau et en sels minéraux sont importantes. Elles doivent être compensées par des aliments liquides (bouillons salés, sodas...) pris en petites quantités et régulièrement.

Effets indésirables possibles

Rarement : augmentation du taux de *prolactine*, troubles des règles, augmentation du volume des seins (chez l'homme comme chez la femme), crampes abdominales, urticaire.

Laboratoires Pierre Fabre Médicament

BIPRETERAX

Association d'antihypertenseurs

sur ordonnance

Présentation

BIPRETERAX : comprimé (blanc) ; boîte de 30. Liste I - Remb 65 % - **26,40 €**.
BIPRETERAX : comprimé (blanc) ; boîte de 90. Liste I - Remb 65 % - **71,38 €**.

Composition

	p cp
Périndopril tert-butylamine	4 mg
Indapamide	1,25 mg
Lactose	+

Dans quel cas ce médicament est-il prescrit ?

Cet *antihypertenseur* contient deux substances :

- le périndopril, un *inhibiteur de l'enzyme de conversion*. Il bloque la formation d'une substance responsable d'une contraction des artères, qui augmente la tension artérielle et fatigue le cœur ;
- l'indapamide, un *diurétique* dont la structure chimique est proche de celle des *sulfamides*. Son action renforce celle du périndopril.

Ce médicament est utilisé dans le traitement de l'*hypertension artérielle*.

Contre-indications

Ce médicament ne doit pas être utilisé dans les cas suivants :
- *allergie* à la famille des *inhibiteurs de l'enzyme de conversion* ou à celle des *sulfamides*,
- prédisposition à l'œdème de *Quincke*,
- *insuffisance rénale* ou *insuffisance hépatique* graves,
- *encéphalopathie hépatique*,
- *hypokaliémie*,
- **grossesse**,
- **allaitement**.

Attention : Des précautions s'imposent chez les personnes souffrant d'*hypertension artérielle* due à un rétrécissement des artères rénales.

En cas de gonflement du visage (lèvres, paupières...) ou d'une autre région du corps, consultez votre médecin avant toute nouvelle prise de ce médicament ; il peut s'agir d'un œdème de *Quincke*.

L'usage des *inhibiteurs de l'enzyme de conversion* est déconseillé en période de désensibilisation aux venins d'*hyménoptères* (abeille, guêpe, etc) : risque de *réaction allergique* grave.

La baisse de la tension artérielle peut être importante lors des premières prises du médicament, en particulier si vous suiviez auparavant un traitement prolongé par *diurétique* ou un régime sans *sel*. Dans ce cas, le traitement est généralement initié avec de faibles posologies, sous surveillance médicale plus étroite.

Chez les personnes atteintes d'une *insuffisance hépatique*, l'apparition de troubles de la conscience peut annoncer une complication. Ne poursuivez pas le traitement sans l'avis de votre médecin.

Faites pratiquer régulièrement les analyses de sang prescrites par votre médecin ; elles sont notamment destinées à vérifier le bon fonctionnement de vos reins (dosage de la *créatinine*) et les taux de *potassium* et de *sodium* sanguins.

Le diurétique contenu dans ce médicament peut faire baisser la *kaliémie* : évitez d'utiliser des *laxatifs stimulants* dont l'usage régulier contribue à la baisse du taux de potassium dans le sang. Il peut par ailleurs augmenter le taux sanguin d'*acide urique* (possibilité de crise de *goutte*).

En cas d'intervention chirurgicale, signalez à l'anesthésiste que vous suivez ce traitement.

Conducteur : ce médicament peut être responsable de *vertiges* lors des premières prises.

Sportif : ce médicament contient une substance susceptible de rendre positifs certains *tests antidopage*.

Interactions avec d'autres substances

Ce médicament peut interagir ou nécessiter des précautions particulières avec les substances ou les familles médicamenteuses suivantes :
- *antidiabétiques* ;
- *AINS*, aspirine à forte dose ;
- *antidépresseurs imipraminiques*, *neuroleptiques* ;
- *diurétiques* hyperkaliémiants ;
- médicament favorisant l'*hypokaliémie* : *corticoïdes*, *laxatifs stimulants* ;
- *lithium*, *digitaliques*, produits de contraste iodés, calcium, ciclosporine, baclofène ;
- substances susceptibles de favoriser les *torsades de pointe*.

Grossesse et allaitement

L'effet de ce médicament sur l'enfant à naître est mal connu. Quelques cas de complications ont été rapportés et son usage pendant la grossesse est contre-indiqué.

Ce médicament passe dans le lait maternel. Il est contre-indiqué pendant l'allaitement.

Mode d'emploi et posologie

Les comprimés doivent être pris de préférence le matin, avant le repas.

Posologie usuelle :

- Adulte : 1 comprimé par jour.

En cas d'*insuffisance rénale*, d'*athérosclérose*, de traitement préalable par des *diurétiques* ou de régime sans *sel*, en particulier chez la personne âgée, la *posologie* initiale est faible (utilisation de PRETERAX) ; elle est augmentée progressivement par le médecin en fonction des effets du médicament.

Conseils : Votre tension artérielle doit être contrôlée régulièrement. Les appareils permettant une mesure automatique de la tension à domicile utilisent souvent un procédé de mesure différent de celui qu'emploie votre médecin. Si vous avez un tel appareil, apportez-le en consultation pour vous assurer que la mesure obtenue est bien conforme à celle du tensiomètre de votre médecin.

Le traitement médicamenteux ne dispense pas de mesures simples pouvant faire baisser la tension artérielle : activité physique régulière, modération de la consommation de boissons alcoolisées et de *sel*, lutte contre l'excès de poids.

Effets indésirables possibles

Toux sèche, maux de tête, *vertiges*, étourdissements, fatigue, troubles du sommeil, troubles psychiques, *troubles digestifs*, *hypotension orthostatique*.

Élévation du taux de *sucre* ou d'*acide urique* dans le sang.

Baisse du taux de potassium ou du *sodium* dans le sang associée ou non à des crampes.

Rarement : *éruption cutanée*, œdème de *Quincke*.

Exceptionnellement : *pancréatite*.

Laboratoires Servier

BI-PROFÉNID

Anti-inflammatoire non stéroïdien — sur ordonnance

Présentation

BI-PROFÉNID 150 mg : comprimé sécable (blanc et jaune) ; boîte de 20. Liste II - Remb 65 % - **7,83 €**.

Composition

	p cp
Kétoprofène	150 mg
Amidon de blé (gluten)	+
Lactose	+

Dans quel cas ce médicament est-il prescrit ?

Ce médicament est un *anti-inflammatoire* non stéroïdien (*AINS*). Il lutte contre l'*inflammation* et la douleur, fait baisser la fièvre et fluidifie le sang.

Il est utilisé dans le *traitement symptomatique* :
- des *rhumatismes inflammatoires* ;
- de certaines *arthroses* ;
- des *tendinites*, des *arthrites*, des *lombalgies* ;
- des *sciatiques* et des *cruralgies* ;
- des douleurs faisant suite à un traumatisme de l'appareil locomoteur.

Il est également utilisé dans le *traitement de la crise* de *migraine.*

Contre-indications

Ce médicament ne doit pas être utilisé dans les cas suivants :
- *antécédent* d'*allergie* ou d'*asthme* provoqué par la prise d'*AINS*, y compris l'aspirine ;
- *hémorragie* ;
- *ulcère* de l'estomac ou du *duodénum* ;
- *insuffisance hépatique* ou *rénale* graves ;
- *insuffisance cardiaque* grave ;
- *intolérance* au gluten ;
- **grossesse** (à partir du 6e mois).

Attention : Tout traitement prolongé ou *surdosage* d'*AINS* expose à des effets indésirables graves.

Certaines situations doivent conduire à ne poursuivre le traitement qu'après un avis médical :
- brûlures d'estomac importantes ou selles noires et nauséabondes pouvant traduire une irritation ou un saignement du tube digestif ;
- *éruption cutanée*, crise d'*asthme* ;
- fatigue inhabituelle et intense, ou baisse brutale et importante du volume des urines chez une personne souffrant d'*insuffisance cardiaque*, déshydratée ou traitée par *diurétique.*

Des précautions sont nécessaires chez la personne âgée ou en cas d'*antécédent* d'*ulcère* de l'estomac ou du *duodénum* ou de risque hémorragique, notamment digestif (maladie de *Crohn*, *rectocolite hémorragique*).

Certains médecins considèrent que les anti-inflammatoires peuvent diminuer l'efficacité des stérilets et exposer à un risque de grossesse non désirée. Ce risque est actuellement très controversé.

Compte-tenu de ses effets indésirables potentiels, ce médicament peut, chez certaines personnes, ne pas être compatible avec la conduite automobile ou le maniement de machines dangereuses. Assurez-vous à l'occasion des premières prises que vous supportez bien ce médicament avant de conduire ou d'utiliser une machine.

Interactions avec d'autres substances

Ce médicament peut interagir avec d'autres médicaments, notamment :
- l'aspirine et les autres *anti-inflammatoires* non stéroïdiens (*AINS*) : risque d'augmentation des effets indésirables ;
- les *anticoagulants* et les *antiagrégants plaquettaires* : augmentation du risque hémorragique ;
- le lithium (TÉRALITHE, NEUROLITHIUM...) : augmentation du taux de lithium dans le sang ;
- le méthotrexate.

Informez par ailleurs votre médecin ou votre pharmacien en cas de traitement par un *diurétique*, un *inhibiteur de l'enzyme de conversion*, un *inhibiteur de l'angiotensine II*, un *bêtabloquant* ou un médicament contenant de la ciclosporine.

Grossesse et allaitement

Des effets néfastes pour l'enfant à naître ont été mis en évidence lorsque les *AINS* sont utilisés au cours des 4 derniers mois de la grossesse ; le risque existe même avec une seule prise et même si la grossesse est à terme. L'usage de ce médicament est contre-indiqué pendant cette période.

Pendant les 5 premiers mois, l'effet de ce médicament est mal connu : seul votre médecin peut évaluer le risque éventuel de son utilisation dans votre cas.

Ce médicament passe dans le lait maternel ; un choix est donc nécessaire entre l'allaitement et la prise du médicament. Cette décision devra être prise en accord avec votre médecin.

Mode d'emploi et posologie

Les comprimés sont à avaler tels quels, avec un grand verre d'eau, au milieu des repas afin de limiter la survenue de troubles digestifs. Toutefois, en cas de douleurs aiguës, la prise à jeun assure un effet plus rapide.

Posologie usuelle :
- Adulte :

Rhumatologie :
- *traitement d'attaque* : 1 comprimé, 2 fois par jour ;
- *traitement d'entretien* : 1 comprimé par jour, ou ½ comprimé, 2 fois par jour.

Traitement de la crise de *migraine* :

½ comprimé par crise, à prendre dès le début de la crise.

Il est inutile de reprendre un comprimé si l'effet a été insuffisant. En revanche, si une deuxième crise apparaît dans les 24 heures, il est possible de prendre ½ ou 1 comprimé supplémentaire en respectant un délai minimal de 12 heures entre les 2 prises.

Ne jamais dépasser 2 comprimés par jour.

Conseils : Les anti-inflammatoires ne sont pas des médicaments anodins. Du fait de la possibilité d'effets indésirables graves, ils ne doivent être utilisés que lorsqu'ils sont nécessaires, ce qui n'est pas le cas pour les affections rhumatismales peu douloureuses et les traumatismes bénins. Ce médicament vous a été prescrit dans une situation précise : ne le conseillez pas à un proche et ne le réutilisez pas sans avis médical.

Ne dépassez pas la *posologie* ni la durée de traitement prescrites par votre médecin.

La prise de ce médicament ne dispense pas de mesures habituelles permettant d'aider à faire céder la crise de *migraine* : s'allonger au calme dans une pièce sombre.

Effets indésirables possibles

Troubles digestifs : nausées, vomissements, diarrhées, douleurs abdominales, *gastrite*, *stomatite*, *colite.* Rarement : *ulcère* de l'estomac ou du *duodénum* (le plus souvent lors d'un traitement de longue durée ou à forte dose), *hémorragie* digestive (vomissements de sang, selles noires ou, plus souvent, pertes de sang imperceptibles responsables de l'apparition progressive d'une *anémie*).

Réaction allergique : *éruption cutanée*, *asthme...*

Maux de tête, *vertiges*, somnolence.

Photosensibilisation.

Vision floue, bourdonnements d'oreille.

Anomalie de la *numération formule sanguine.*

Augmentation des *transaminases.*

Augmentation de la tension artérielle, notamment chez les patients sous traitement antihypertenseur.

Œdème.

Laboratoires sanofi-aventis France

BIQUINOL
Décongestionnant

Présentation

BIQUINOL Adulte : suppositoire ; boîte de 10. Non remb.
BIQUINOL Enfant : suppositoire ; boîte de 10. Non remb.

Composition

	p suppos Ad	p suppos Enf
Bismuth succinate	50 mg	20 mg
Cinéole (eucalyptol)	45 mg	30 mg
Gaïacol	38 mg	10 mg
Camphre	30 mg	15 mg

Dans quel cas ce médicament est-il prescrit ?

Ce médicament contient du bismuth et des *antiseptiques* des *voies* respiratoires (*terpènes*).

Il est utilisé dans le *traitement d'appoint* des affections de la gorge.

Contre-indications

Ce médicament ne doit pas être utilisé dans les cas suivants :
- *insuffisance rénale,*
- lésion récente de l'anus ou du rectum,
- enfant de moins de 6 ans (suppositoire Enfant),
- enfant de moins de 15 ans (suppositoire Adulte).

Attention : Le camphre peut être responsable d'effets indésirables graves chez le jeune enfant : *convulsions*, troubles de la conscience, arrêt respiratoire... Ces accidents rares justifient la contre-indication des médicaments contenant du camphre chez le jeune enfant et des précautions d'emploi en cas d'*antécédent* de convulsions ou d'*épilepsie.*

La présence ou l'apparition de signes d'infection (fièvre, coloration des crachats) imposent un avis médical.

Grossesse et allaitement

L'effet de ce médicament pendant la grossesse est mal connu. L'évaluation du risque éventuel lié à son utilisation est individuelle : demandez conseil à votre pharmacien ou à votre médecin.

Les *terpènes* peuvent donner un goût particulier au lait. Leur absorption par le *nourrisson* n'est pas souhaitable : évitez d'employer ce médicament pendant l'allaitement.

Mode d'emploi et posologie

- Adulte : 1 suppositoire Adulte, 1 à 3 fois par jour.
- Enfant de plus de 6 ans : 1 suppositoire Enfant, 1 à 3 fois par jour.

Conseils : Il est sans intérêt de prolonger le traitement au-delà de 5 jours.

Effets indésirables possibles

Irritation locale.

En cas de dépassement de la *posologie* usuelle, les *terpènes* peuvent provoquer :
- des *convulsions* chez l'enfant,
- de l'agitation ou une confusion des idées chez la personne âgée.

Laboratoires Merck Médication Familiale

BIRODOGYL
Antibiotiques : macrolide + imidazolé

sur ordonnance

Présentation

BIRODOGYL : comprimé (blanc) ; boîte de 10. Liste I - Remb 65 % - **8,11 €.**

Composition

	p cp
Spiramycine	1 500 000 UI
Métronidazole	250 mg

Dans quel cas ce médicament est-il prescrit ?

Ce médicament contient deux *antibiotiques* : la spiramycine, de la famille des *macrolides*, et le métronidazole, de la famille des *imidazolés.*

Il est utilisé dans le *traitement curatif* et *préventif* des infections de la bouche et des dents.

Contre-indications

Ce médicament ne doit pas être utilisé dans les cas suivants :
- *allergie* aux *macrolides* ou aux *imidazolés,*
- enfant de moins de 15 ans.

Attention : En cas d'*éruption cutanée* généralisée avec fièvre, de confusion des idées, de *vertiges* ou de raideur musculaire, prévenez votre médecin avant de poursuivre le traitement.

Des précautions sont nécessaires en cas de déficit en *G6PD*, d'anomalie de la *numération formule sanguine*, de traitement à forte dose et/ou de traitement prolongé. Votre médecin pourra éventuellement vous prescrire des analyses de sang pour s'assurer de l'absence d'anomalie.

Évitez l'absorption de boissons alcoolisées pendant le traitement : risque d'*effet antabuse.*

Compte-tenu de ses effets indésirables potentiels, ce médicament peut, chez certaines personnes, ne pas être compatible avec la conduite automobile ou le maniement de machines dangereuses. Assurez-vous à l'occasion des premières prises que vous supportez bien ce médicament avant de conduire ou d'utiliser une machine.

Interactions avec d'autres substances

Ce médicament peut interagir avec les médicaments contenant du disulfirame (ESPÉRAL...).

Informez par ailleurs votre médecin ou votre pharmacien si vous prenez un *anticoagulant* oral ou un médicament contenant de la lévodopa.

Grossesse et allaitement

Ce médicament ne contient aucune substance connue pour être toxique pendant la grossesse.

Ce médicament passe dans le lait maternel : l'allaitement est déconseillé.

Mode d'emploi et posologie

Ce médicament est pris de préférence au cours des repas.

Posologie usuelle :

- Adulte : 1 comprimé, 2 ou 3 fois par jour.

Dans certains cas, la posologie peut être augmentée à 4 comprimés par jour.

Conseils : Une diminution de la fièvre ou une disparition des troubles ne sont pas synonymes de guérison : la durée du traitement doit absolument être respectée pour éviter les rechutes.
La coloration brun-rouge des urines est normale.

Effets indésirables possibles

Nausées, vomissements, douleurs d'estomac, *diarrhée*, manque d'appétit.
Goût métallique, *inflammation* et sécheresse de la bouche.
Réaction allergique : *urticaire*, œdème de *Quincke*...
Éruption cutanée généralisée avec fièvre, nécessitant l'arrêt du traitement (voir Attention).
Maux de tête, *vertiges*, fourmillements des extrémités transitoires, raideur musculaire, hallucinations, confusion des idées.
Exceptionnellement : anomalie de la *numération formule sanguine*, *pancréatite*, *hépatite*.

Laboratoires sanofi-aventis France

BISEPTINE
Antiseptique local

Présentation

BISEPTINE : solution pour application locale ; flacon pulvérisateur de 100 ml. Remb 35 % - **3,99 €**.
BISEPTINE : solution pour application locale ; flacon de 250 ml. Remb 35 % - **3,74 €**.

Composition

	p 100 ml
Chlorhexidine gluconate	250 mg
Benzalkonium chlorure	25 mg
Alcool benzylique	4 ml

Dans quel cas ce médicament est-il prescrit ?

Ce médicament est un *antiseptique* local.
Il est utilisé pour l'*antisepsie* de la peau (avant une opération), des plaies superficielles et des lésions cutanées, infectées ou exposées à un risque d'infection.

Contre-indications

Ce médicament ne doit pas être utilisé dans les cas suivants :
- en application sur les *muqueuses*, notamment génitales ;
- dans les yeux ou dans le conduit auditif (risque de toxicité en cas de perforation du tympan) ;
- pour la désinfection du matériel médicochirurgical (voir Attention).

Attention : Évitez l'usage prolongé de ce médicament, notamment chez l'enfant, sur des surfaces étendues ou profondément lésées, sans l'avis de votre médecin : risque de passage du médicament dans le sang.
Cet *antiseptique* ne convient pas pour la désinfection des ciseaux, rasoirs et autres objets potentiellement contaminants.

Interactions avec d'autres substances

L'association à d'autres *antiseptiques* ou aux savons est déconseillée car leurs effets risquent de s'annuler.

Grossesse et allaitement

L'utilisation ponctuelle de ce médicament pendant la grossesse ou l'allaitement ne semble pas poser de problème particulier.
Cet *antiseptique* ne doit pas être appliqué sur le mamelon sans avis médical. Un rinçage soigneux avant la tétée est indispensable.

Mode d'emploi et posologie

Cette solution est appliquée pure et ne doit pas être rincée.

Posologie usuelle :

2 applications par jour.

Conseils : Le simple lavage à l'eau et au savon permet d'éliminer la majorité des *germes* : il doit être suivi d'un rinçage soigneux car le savon peut inactiver certains *antiseptiques*.
Tous les antiseptiques peuvent être contaminés par des germes : une fois ouvert, le flacon ne doit pas être conservé inutilement.

Effets indésirables possibles

Eczéma de contact.
Exceptionnellement : *réaction allergique*.

Laboratoires Bayer Santé Familiale

BISOLVON
Informations détaillées sur www.monvidal.com

BISOPROLOL 10 mg Génériques
Bêtabloquant

sur ordonnance

Les médicaments ci-dessous sont des génériques de DÉTENSIEL (voir p. 381).

BISOPROLOL ALMUS 10 mg : comprimé sécable *(lactose)* boîte de 28. Liste I - Remb 65 % - 6,08 €.
BISOPROLOL ARROW 10 mg : comprimé sécable boîte de 28. Liste I - Remb 65 % - 6,08 €.
BISOPROLOL ARROW 10 mg : comprimé sécable boîte de 30. Liste I - Remb 65 % - 6,49 €.
BISOPROLOL ARROW 10 mg : comprimé sécable boîte de 90. Liste I - Remb 65 % - 18,37 €.
BISOPROLOL BIOGARAN 10 mg : comprimé sécable *(lactose)* boîte de 28. Liste I - Remb 65 % - 6,08 €.
BISOPROLOL BIOGARAN 10 mg : comprimé sécable *(lactose)* boîte de 90. Liste I - Remb 65 % - 18,37 €.
BISOPROLOL EG 10 mg : comprimé sécable boîte de 30. Liste I - Remb 65 % - 6,49 €.
BISOPROLOL EG 10 mg : comprimé sécable boîte de 90. Liste I - Remb 65 % - 18,37 €.
BISOPROLOL G GAM 10 mg : comprimé sécable *(lactose)* boîte de 28. Liste I - Remb 65 % - 6,08 €.
BISOPROLOL MERCK 10 mg : comprimé sécable boîte de 30. Liste I - Remb 65 % - 6,49 €.
BISOPROLOL MERCK 10 mg : comprimé sécable boîte de 90. Liste I - Remb 65 % - 18,37 €.

BISOPROLOL QUALIMED 10 mg : comprimé sécable boîte de 30. Liste I - Remb 65 % - 6,49 €.
BISOPROLOL QUALIMED 10 mg : comprimé sécable boîte de 90. Liste I - Remb 65 % - 18,37 €.
BISOPROLOL RATIOPHARM 10 mg : comprimé sécable *(lactose)* boîte de 30. Liste I - Remb 65 % - 6,49 €.
BISOPROLOL RATIOPHARM 10 mg : comprimé sécable *(lactose)* boîte de 90. Liste I - Remb 65 % - 18,37 €.
BISOPROLOL RPG 10 mg : comprimé boîte de 28. Liste I - Remb 65 % - 6,08 €.
BISOPROLOL RPG 5 mg : comprimé boîte de 28. Liste I - Remb 65 % - 3,31 €.
BISOPROLOL SANDOZ 10 mg : comprimé boîte de 28. Liste I - Remb 65 % - 6,08 €.
BISOPROLOL SANDOZ 5 mg : comprimé boîte de 28. Liste I - Remb 65 % - 3,31 €.
BISOPROLOL TEVA 10 mg : comprimé boîte de 28. Liste I - Remb 65 % - 6,08 €.
BISOPROLOL TEVA 10 mg : comprimé boîte de 90. Liste I - Remb 65 % - 18,37 €.
BISOPROLOL TEVA 5 mg : comprimé boîte de 28. Liste I - Remb 65 % - 3,31 €.
BISOPROLOL TORLAN 10 mg : comprimé sécable boîte de 28. Liste I - Remb 65 % - 6,08 €.
BISOPROLOL WINTHROP 10 mg : comprimé sécable boîte de 28. Liste I - Remb 65 % - 6,08 €.
BISOPROLOL ZYDUS 10 mg : comprimé sécable boîte de 28. Liste I - Remb 65 % - 6,08 €.
BISOPROLOL ZYDUS 10 mg : comprimé sécable boîte de 30. Liste I - Remb 65 % - 6,49 €.
BISOPROLOL ZYDUS 10 mg : comprimé sécable boîte de 90. Liste I - Remb 65 % - 18,37 €.

BISOPROLOL/HYDROCHLOROTHIAZIDE Génériques

Association d'antihypertenseurs — sur ordonnance

Les médicaments ci-desous sont des génériques de LODOZ et WYTENS (voir p. 742).

BISOPROLOL / HYDROCHLOROTHIAZIDE TEVA 2,5 mg/6,25 mg : comprimé boîte de 30. Liste I - Remb 65 % - 9,81 €.

BISOPROLOL / HYDROCHLOROTHIAZIDE TEVA 5 mg/6,25 mg : comprimé boîte de 30. Liste I - Remb 65 % - 9,81 €.

BISOPROLOL / HYDROCHLOROTHIAZIDE TEVA 10 mg/6,25 mg : comprimé boîte de 30. Liste I - Remb 65 % - 9,81 €.

BI-TILDIEM

Inhibiteur calcique — sur ordonnance

Présentation

BI-TILDIEM 90 mg : comprimé à *libération prolongée* (blanc) ; boîte de 28. Liste I - Remb 65 % - **10,99 €**.
BI-TILDIEM 120 mg : comprimé à *libération prolongée* (blanc) ; boîte de 28. Liste I - Remb 65 % - **12,11 €**.

Composition

	p cp LP	p cp LP
Diltiazem chlorhydrate	90 mg	120 mg

Dans quel cas ce médicament est-il prescrit ?

Ce médicament est un *vasodilatateur* qui appartient à la famille des *inhibiteurs calciques*.

Il est utilisé dans le *traitement préventif* des crises d'*angine de poitrine*.

Contre-indications

Ce médicament ne doit pas être utilisé dans les cas suivants :
- *bloc auriculoventriculaire* grave et certaines maladies de l'automatisme cardiaque,
- rythme cardiaque inférieur à 40 battements par minute,
- *insuffisance cardiaque* grave.

> **Attention :** Des précautions sont nécessaires en cas d'*insuffisance rénale* ou *hépatique* et chez la personne âgée.
> Signalez la prise de ce médicament à l'anesthésiste en cas d'intervention chirurgicale.

Interactions avec d'autres substances

Ce médicament peut interagir avec les *antiarythmiques*. Informez par ailleurs votre médecin si vous prenez un *bêtabloquant* ou un médicament contenant de la ciclosporine, de la carbamazépine, de la rifampicine, de l'amiodarone, un *alphabloquant* ou un autre médicament susceptible de faire baisser la tension artérielle.

Grossesse et allaitement

Ce médicament est déconseillé chez la femme enceinte ou susceptible de l'être. Si une grossesse survient au cours du traitement, prévenez votre médecin.

Ce médicament passe faiblement dans le lait maternel : l'allaitement est déconseillé sans avis médical.

Mode d'emploi et posologie

Les comprimés doivent être avalés avec un peu d'eau sans être croqués.

Posologie usuelle :

1 comprimé à 90 mg ou à 120 mg, matin et soir.

> **Conseils :** Il est normal de retrouver le comprimé dans les selles : son contenu a été libéré dans l'intestin.

Effets indésirables possibles

Ralentissement important du cœur, *bloc auriculoventriculaire*, *réaction allergique* cutanée, gonflement des gencives. Ces effets nécessitent parfois l'arrêt du traitement.

Rarement :
- bouffées de chaleur, maux de tête, jambes lourdes ou enflées, *palpitations* ;
- fatigue, *troubles digestifs*, bouche sèche.

Exceptionnellement : *gynécomastie*, *syndrome extrapyramidal*, augmentation des *transaminases*, *hépatite*.

Laboratoires sanofi-aventis France

BLACKOÏDS du Dr MEUR

Informations détaillées sur www.monvidal.com

BLÉOMYCINE BELLON

Informations détaillées sur www.monvidal.com

BOLCITOL

Informations détaillées sur www.monvidal.com

BOLDOFLORINE comprimé

Laxatif stimulant

Présentation

BOLDOFLORINE : comprimé ; boîte de 40. Non remb.

Composition

	p cp
Séné extrait	25 mg
Romarin extrait	12 mg
Boldine	0,74 mg

Dans quel cas ce médicament est-il prescrit ?

Ce médicament contient un *laxatif stimulant* (séné). Il augmente les sécrétions et la motricité de l'intestin.

Il est utilisé dans le *traitement symptomatique* de la constipation.

Contre-indications

Ce médicament ne doit pas être utilisé dans les cas suivants :
- maladies inflammatoires du côlon ;
- constipation ou douleurs abdominales dues à une obstruction du tube digestif : rétrécissement intestinal, *fécalome* (bouchon de selles) ;
- enfant de moins de 12 ans, sauf sur prescription médicale.

Attention : Ce médicament doit être utilisé de façon épisodique et en cure très brève : pas plus de 8 à 10 jours.
Son usage régulier peut entraîner :
- une *dépendance*,
- des troubles intestinaux graves,
- une perte de sels minéraux, notamment de *potassium*, pouvant être à l'origine de *troubles du rythme cardiaque* graves.

L'usage des laxatifs doit rester exceptionnel chez l'enfant.
Arrêtez le traitement en cas de diarrhée ou de douleurs abdominales.

Interactions avec d'autres substances

Ce médicament peut interagir avec les médicaments susceptibles de provoquer des *torsades de pointes*.

Informez par ailleurs votre pharmacien ou votre médecin si vous prenez des *corticoïdes* (sauf traitement local), des *diurétiques* ou des médicaments contenant de la digoxine, de la digitoxine ou de l'amphotéricine B (par *voie* intraveineuse).

Grossesse et allaitement

Ce médicament est déconseillé pendant la grossesse ou l'allaitement.

Mode d'emploi et posologie

Les comprimés dovent être avalés avec un verre d'eau, après le repas du soir.

Posologie usuelle :
- Adulte : 1 à 3 comprimés par jour.

Conseils : Le traitement de la constipation chronique repose essentiellement sur des boissons abondantes, une alimentation riche en fibres et une activité physique régulière.
Ce médicament peut colorer les urines (de jaune-brun à rouge-brun), ce qui ne doit pas vous inquiéter.

Effets indésirables possibles

Diarrhée, douleurs abdominales.

Laboratoires Diététique et Santé

BOLDOFLORINE tisane

Laxatif stimulant

Présentation

BOLDOFLORINE : tisane ; boîte de 30 sachets-dose. Non remb.

BOLDOFLORINE : tisane ; boîte de 50 sachets-dose. Non remb.

Composition

	p sachet
Boldo, feuille	105 mg
Séné, foliole	175 mg
Bourdaine, écorce	140 mg
Romarin, feuille	140 mg

Dans quel cas ce médicament est-il prescrit ?

Cette tisane contient des *laxatifs stimulants* (séné, bourdaine) qui augmentent les sécrétions et la motricité de l'intestin.

Elle est utilisée dans le *traitement symptomatique* de la constipation.

Contre-indications

Ce médicament ne doit pas être utilisé dans les cas suivants :
- maladie inflammatoire du côlon ;
- constipation ou douleurs abdominales dues à une obstruction du tube digestif : rétrécissement intestinal, *fécalome* (bouchon de selles) ;
- déshydratation importante surtout si elle est associée à une perte en sels minéraux (*sodium*, *potassium*) ;
- enfant de moins de 12 ans.

Attention : Ce médicament doit être utilisé de façon épisodique et en cure très brève : pas plus de 8 à 10 jours.
Son usage régulier peut entraîner :
- une *dépendance*,
- des troubles intestinaux graves,
- une perte de sels minéraux, notamment de *potassium*, pouvant être à l'origine de *troubles du rythme cardiaque* graves.

L'usage des laxatifs doit rester exceptionnel chez l'enfant.
Arrêtez le traitement en cas de diarrhée ou de douleurs abdominales.

Interactions avec d'autres substances

Ce médicament peut interagir avec les médicaments susceptibles de provoquer des *torsades de pointes*.

Informez par ailleurs votre pharmacien ou votre médecin si vous prenez des *corticoïdes* (sauf traitement local), des *diurétiques* ou des médicaments contenant de la digoxine, de la digitoxine ou de l'amphotéricine B (par *voie* intraveineuse).

Grossesse et allaitement

Ce médicament est déconseillé pendant la grossesse ou l'allaitement.

Mode d'emploi et posologie

Préparer une *infusion* avec 1 sachet-dose pour 1 tasse d'eau bouillante. Laisser infuser 5 à 10 minutes.

Posologie usuelle :
- Adulte : 1 à 4 tasses par jour.

Conseils : Le traitement de la constipation chronique repose essentiellement sur des boissons abondantes, une alimentation riche en fibres et une activité physique régulière.
Ce médicament peut colorer les urines (de jaune-brun à rouge-brun), ce qui ne doit pas vous inquiéter.

Effets indésirables possibles
Diarrhée, douleurs abdominales.

Laboratoires Diététique et Santé

BOLINAN
Informations détaillées sur www.monvidal.com

BONVIVA
Biphosphonate — sur ordonnance

Présentation
BONVIVA 150 mg : comprimé (blanc) ; boîte de 1. Liste I - Remb 65 % - **30,96 €**.
BONVIVA 150 mg : comprimé (blanc) ; boîte de 3. Liste I - Remb 65 % - **83,04 €**.
BONVIVA 3 mg/3 ml : solution injectable ; seringue préremplie de 3 ml. Liste I - Remb 65 % - **93,70 €**.

Composition

	p cp	p seringue
Acide ibandronique	150 mg	3 mg
Lactose	163 mg	

Dans quel cas ce médicament est-il prescrit ?
Ce médicament appartient à la famille des biphosphonates. Il agit en bloquant les cellules qui détruisent l'os et en luttant contre la déminéralisation. Des études ont montré qu'il permet de diminuer le risque de fracture des vertèbres.
Il est utilisé dans le traitement de l'*ostéoporose* chez la femme ménopausée qui présente un risque de fracture.

Contre-indications
Ce médicament ne doit pas être utilisé en cas d'*hypocalcémie.*

Attention : Les biphosphonates peuvent être irritants pour la bouche ou l'œsophage ; il est important de :
- ne pas croquer ou sucer le comprimé ;
- prendre le comprimé en position assise ou debout, avec un grand verre d'eau ;
- ne pas s'allonger dans l'heure qui suit la prise.

Signalez au médecin l'apparition de *troubles digestifs* comme des brûlures d'estomac, des brûlures derrière le sternum ou des remontées acides.
Des précautions sont nécessaires en cas *insuffisance rénale* grave.
Une atteinte des os de la mâchoire pouvant entraîner la perte des dents a été rapportée chez certaines personnes prenant des biphosphonates. Un examen dentaire et des soins préventifs peuvent être nécessaires avant de débuter le traitement, notamment en cas d'*antécédent* de *chimiothérapie anticancéreuse*, de *radiothérapie*, ou de prise de *corticoïdes*.

Interactions avec d'autres substances
Ce médicament peut aggraver les troubles gastriques provoqués par l'aspirine, l'ibuprofène ou les autres *AINS*.
Les autres médicaments (surtout les *pansements digestifs* ou ceux contenant du calcium) doivent être absorbés au moins une heure après la prise de ce médicament.

Grossesse et allaitement
Ce médicament n'a pas d'indication chez la femme non ménopausée.

Mode d'emploi et posologie
Le comprimé doit être pris avec un grand verre d'eau (eau du robinet ou eau minérale pauvre en sels minéraux), en position assise ou debout, au moins une heure avant l'absorption du petit-déjeuner (ou du déjeuner chez les femmes qui ne mangent pas le matin).
La solution est injectée par voie intraveineuse.

Posologie usuelle :
- Adulte : 1 comprimé par **mois** ou 1 injection tous les **3 mois**.

En cas d'oubli de la dose mensuelle, prendre le comprimé le jour du constat de l'oubli, et prendre le comprimé le mois suivant le jour initialement choisi. Ne pas prendre 2 comprimés la même semaine.

Conseils : Pendant toute la durée du traitement, des apports de calcium sont nécessaires, soit par l'alimentation (produits laitiers), soit par un traitement conjoint spécifique.
Des exercices physiques réguliers, adaptés à l'âge et à la condition physique, contribuent à limiter l'évolution de l'*ostéoporose*.
Une consommation modérée d'alcool et l'arrêt du tabac sont également recommandés, car alcool et tabac favorisent la perte osseuse.

Effets indésirables possibles
Le plus fréquemment : brûlures d'estomac, diarrhée, douleurs abdominales, digestion difficile, nausées.
Syndrome grippal.
Douleurs musculaires.
Éruption cutanée, réaction allergique.
Rarement : inflammation du tube digestif (voir Attention), fragilisation de l'os de la mâchoire.

Laboratoires Roche

BOOSTRIXTETRA
Vaccins associés

Présentation
BOOSTRIXTETRA : suspension injectable ; seringue préremplie de 0,5 ml. Remb 65 % - **27,62 €**.

Composition

	p seringue
Anatoxine diphtérique	⩾ 2 UI
Anatoxine tétanique purifiée	⩾ 20 UI
Antigènes coquelucheux (dont anatoxine pertussique)	18,5 µg
Virus poliomyélitiques inactivés de type 1, 2 et 3	80 UD

Dans quel cas ce médicament est-il prescrit ?
C'est une association de *vaccins* composée d'*anatoxines* (diphtérie, tétanos et coqueluche), de *virus* tués (polio) et d'*antigènes* immunisants (coqueluche). Ce

vaccin ne contenant pas de bacille coquelucheux est dit « acellulaire ». Il ne contient par ailleurs aucun germe vivant.

Elle est utilisée dans la prévention de la diphtérie, du tétanos, de la coqueluche et de la poliomyélite, en rappel à partir de l'âge de 4 ans.

Contre-indications

Ce médicament ne doit pas être utilisé en cas de *réaction allergique* ou de troubles graves, notamment neurologiques, apparus après une précédente injection de la même association de vaccins.

Attention : En cas de fièvre élevée, de maladie aiguë, il est préférable de différer la vaccination.

Comme pour tous les *vaccins*, des cas exceptionnels de *réactions allergiques* graves ont été constatés ; ce risque justifie la nécessité de réaliser la vaccination en milieu médical où un traitement d'urgence pourra être entrepris sans délai.

De la néomycine, de la polymyxine et du polysorbate sont utilisés pour fabriquer ce vaccin. Ces substances persistent en infime quantité dans la solution injectable. Par prudence, ce médicament ne doit pas être administré chez les personnes qui y sont allergiques.

Ce vaccin ne convient pas au rappel diphtérie-tétanos chez les personnes ayant eu une primovaccination incomplète.

Grossesse et allaitement

Ce *vaccin* est destiné à l'enfant et n'est pas utilisé pendant la grossesse.

Mode d'emploi et posologie

Bien agiter la seringue avant l'emploi, la réchauffer à température ambiante si nécessaire. L'injection est généralement réalisée par *voie* intramusculaire dans le muscle deltoïde.

Posologie usuelle :

Ce vaccin est utilisé pour le rappel réalisé chez les sujets âgés de plus de 4 ans.

Conseils : Les réactions fébriles dues aux *vaccins* peuvent être combattues en prenant de l'aspirine ou du paracétamol.

Pour garder son efficacité, ce médicament doit être conservé entre + 2 °C et + 8 °C (partie la plus froide du réfrigérateur). Toutefois, une rupture de la chaîne du froid pendant une durée limitée (quelques heures à température ambiante inférieure à 25 °C) ne devrait pas prêter à conséquence. En pratique, en cas de nécessité, un délai de quelques heures peut séparer l'achat du vaccin en pharmacie de son stockage au réfrigérateur ou de la vaccination.

Ce vaccin ne doit pas être congelé.

Effets indésirables possibles

Réaction douloureuse, rougeur ou œdème au point d'injection.

Réaction fébrile (38 ° à 39 °C) pendant 1 ou 2 jours.

Manque d'appétit, irritabilité, somnolence, maux de tête, nausées, malaises.

Exceptionnellement : *réaction allergique.*

Laboratoires GlaxoSmithKline

B.O.P.
Phytothérapie

Présentation

B.O.P. : comprimé (blanc) ; boîte de 60. Non remb.

Composition

	p cp
Olivier, extrait	65 mg
Bouleau, extrait	95 mg

Dans quel cas ce médicament est-il prescrit ?

Ce médicament contient des extraits de plantes.

Il est traditionnellement utilisé pour favoriser l'élimination d'eau par les reins.

Grossesse et allaitement

Ce médicament contient des plantes présumées sans danger pendant la grossesse ou l'allaitement. Néanmoins, par mesure de prudence, ne l'utilisez pas sans prendre l'avis de votre pharmacien ou de votre médecin.

Ce médicament n'est pas adapté au traitement d'une éventuelle rétention d'eau survenant pendant la grossesse. L'apparition d'*œdèmes* impose une consultation médicale.

Mode d'emploi et posologie

Les comprimés doivent être avalés avec un verre d'eau.

Posologie usuelle :

- Adulte : 2 comprimés, 3 fois par jour.

Laboratoires PPDH SA

BORAX + ACIDE BORIQUE
Génériques
Solution de lavage oculaire

Le médicament ci-dessous est un générique de DACRYOSÉRUM (voir p. 357).

BORAX/ACIDE BORIQUE BIOGARAN 60 mg/90 mg : solution pour lavage ophtalmique boîte de 20 unidoses. Remb 35 % - 2,54 €.

BORIBEL N° 6 digestive
Informations détaillées sur www.monvidal.com

BORIBEL N° 7 biliaire
Informations détaillées sur www.monvidal.com

BORIBEL N° 8 sédative
Informations détaillées sur www.monvidal.com

BORIBEL N° 9 minceur
Informations détaillées sur www.monvidal.com

BORIPHARM N° 11
Homéopathie

Présentation

BORIPHARM N° 11 : granules ; boîte de 140. Non remb.

Composition

Aconitum napellus 3 DH, Bryonia alba 3 DH, Coccus cacti 3 DH, Drosera rotundifolia 3 DH, Eupatorium perfoliatum 3 DH, Kreosotum 6 DH, Magnesia phosphorica 9 DH, Polygala senega 3 DH, Spongia tosta 3 DH, Yerba santa 3 DH ; lactose, saccharose.

Dans quel cas ce médicament est-il prescrit ?

Ce médicament est un *complexe* (association) de composants homéopathiques.

Il est utilisé comme *traitement homéopathique* des toux sèches, des bronchites aiguës et des trachéites.

> **Attention :** La toux est un *symptôme* qui peut révéler de nombreuses maladies : consultez votre médecin si elle persiste plus de quelques jours ou en cas d'apparition de fièvre.

Grossesse et allaitement

Aux *dilutions homéopathiques*, les substances contenues dans ce médicament ne sont pas connues pour être toxiques pendant la grossesse ou l'allaitement.

Mode d'emploi et posologie

Les granules doivent être placés sous la langue et pris de préférence à distance des repas.

Posologie usuelle :

5 granules, 4 fois par jour, jusqu'à amélioration des *symptômes*.

Laboratoires Boiron

BOROSTYROL

Antibactérien à usage local

Présentation

BOROSTYROL : solution alcoolique pour application locale (jaune clair) ; flacon de 30 ml. Non remb.

Composition

	p 100 ml
Thymol	0,703 g
Salol	1,405 g
Lévomenthol	0,452 g
Acide borique	0,967 g
Benjoin	4 g
Degré alcoolique	75°

Dans quel cas ce médicament est-il prescrit ?

Cette solution pour application locale est une association de substances légèrement *antiseptiques*.

Elle est utilisée dans le *traitement d'appoint* des piqûres d'insectes et des *inflammations* de la bouche et des gencives : aphtes, blessures par prothèse dentaire, gingivites.

Contre-indications

Ce médicament ne doit pas être utilisé dans les cas suivants :

- enfant de moins de 7 ans,
- *antécédents* de *convulsions* ou d'*épilepsie*,
- lésion infectée ou suintante.

> **Attention :** Ce médicament contient des *terpènes* qui peuvent, en cas de dépassement des *posologies*, avoir des effets indésirables graves ; des précautions sont nécessaires chez l'enfant et la personne âgée.
> La solution est très alcoolisée : elle ne doit pas être appliquée sur des plaies.
> En l'absence d'amélioration au bout de 5 jours, en cas d'apparition de fièvre, consultez votre médecin.

Grossesse et allaitement

Ce médicament ne contient que des substances présumées sans danger pendant la grossesse. Néanmoins, ne l'utilisez pas de façon prolongée sans l'avis de votre pharmacien ou de votre médecin.

Les *terpènes* peuvent donner un goût particulier au lait. Leur absorption par le *nourrisson* n'est pas souhaitable : évitez d'employer ce médicament pendant l'allaitement.

Mode d'emploi et posologie

La solution s'applique avec un morceau de coton, par tamponnement léger.

Posologie usuelle :

- Adulte et enfant de plus de 7 ans : 2 ou 3 applications.

> **Conseils :** Penser à vous laver les mains après l'application pour éviter tout contact avec les yeux.

Effets indésirables possibles

Réaction allergique.

En cas de dépassement de la *posologie* usuelle, les *terpènes* peuvent provoquer :

- des *convulsions* chez l'enfant,
- agitation, confusion des idées (notamment chez la personne âgée).

Laboratoires Mayoly-Spindler

BOURDAINE BOIRON

Informations détaillées sur www.monvidal.com

BREVOXYL

Informations détaillées sur www.monvidal.com

BREXIN

Anti-inflammatoire non stéroïdien — sur ordonnance

Présentation

BREXIN : comprimé sécable (jaune pâle) ; boîte de 14. Liste I - Remb 65 % - **7,65 €**.

BREXIN : comprimé effervescent (jaune pâle ; arôme citron) ; boîte de 14. Liste I - Remb 65 % - **7,65 €**.

Composition

	p cp	p cp efferv
Piroxicam bêta-cyclodextrine	191,2 mg	191,2 mg
soit Piroxicam	20 mg	20 mg
Aspartam		+

Dans quel cas ce médicament est-il prescrit ?

Ce médicament est un *anti-inflammatoire* non stéroïdien (*AINS*). Il lutte contre l'*inflammation* et la douleur, fait baisser la fièvre et fluidifie le sang.

Il est utilisé dans le *traitement symptomatique* de l'*arthrose*, de la *polyarthrite rhumatoïde* et de la *spondylarthrite ankylosante*, lorsqu'au moins un autre AINS ne s'est pas révélé efficace.

Contre-indications

Ce médicament ne doit pas être utilisé dans les cas suivants :

- *antécédent* d'*allergie* ou d'*asthme* provoqué par la prise d'*AINS*, y compris l'aspirine ;
- *ulcère* de l'estomac ou du *duodénum*, ancien ou récent ;
- maladie digestive prédisposant à un risque hémorragique digestif (maladie de *Crohn*, *rectocolite hémorragique*) ;
- *insuffisance hépatique* ou *insuffisance rénale* grave ;

– *insuffisance cardiaque* non contrôlée par un traitement spécifique ;
– *phénylcétonurie* (comprimé effervescent : présence d'aspartam) ;
– enfant de moins de 15 ans ;
– **grossesse** (à partir du 6e mois).

Attention : Tout traitement prolongé ou *surdosage* d'*AINS* expose à des effets indésirables graves.
Certaines situations doivent conduire à arrêter immédiatement le traitement et prendre un avis médical :
– brûlures d'estomac pouvant traduire une irritation ou un saignement du tube digestif ;
– éruption cutanée ;
– crise d'*asthme* ;
– fatigue inhabituelle et intense, ou baisse brutale et importante du volume des urines chez une personne souffrant d'*insuffisance cardiaque*, déshydratée ou traitée par *diurétique*.
Certains médecins considèrent que les anti-inflammatoires peuvent diminuer l'efficacité des stérilets et exposer à un risque de grossesse non désirée. Ce risque est actuellement très controversé.
Conducteur : ce médicament peut provoquer des étourdissements ou une baisse de la vigilance.

Interactions avec d'autres substances

Ce médicament peut interagir avec d'autres médicaments, notamment :
– l'aspirine et les autres *anti-inflammatoires* non stéroïdiens (*AINS*) : risque d'augmentation des effets indésirables ;
– les *anticoagulants* et les *antiagrégants plaquettaires* : augmentation du risque hémorragique ;
– le lithium (TÉRALITHE, NEUROLITHIUM...) : augmentation du taux de lithium dans le sang ;
– le méthotrexate.
Informez par ailleurs votre médecin ou votre pharmacien en cas de traitement par un *diurétique*, un *inhibiteur de l'enzyme de conversion*, un *inhibiteur de l'angiotensine II*, un *bêtabloquant* ou un médicament contenant de la ciclosporine.

Grossesse et allaitement

Des effets néfastes pour l'enfant à naître ont été mis en évidence lorsque les *AINS* sont utilisés au cours des 4 derniers mois de la grossesse ; le risque existe même avec une seule prise et même si la grossesse est à terme. L'usage de ce médicament est contre-indiqué pendant cette période.
Pendant les 5 premiers mois, l'effet de ce médicament est mal connu : seul votre médecin peut évaluer le risque éventuel de son utilisation dans votre cas.
Ce médicament passe dans le lait maternel ; un choix est donc nécessaire entre l'allaitement et la prise du médicament. Cette décision devra être prise en accord avec votre médecin.

Mode d'emploi et posologie

Ce médicament doit être pris au cours des repas.
Les comprimés doivent être avalés tels quels avec un grand verre d'eau. Les comprimés effervescents doivent être dissous dans un verre d'eau.

Posologie usuelle :
• Adulte : la dose maximale est de 20 mg par jour.
Ne dépassez pas la *posologie* ni la durée de traitement prescrites par votre médecin

Conseils : Les anti-inflammatoires non stéroïdiens (*AINS*) ne sont pas des médicaments anodins. Du fait de la possibilité d'effets indésirables digestifs et cutanés graves, le piroxicam est désormais réservé à certaines affections rhumatismales douloureuses. Ce médicament vous a été prescrit dans une situation précise : ne le conseillez pas à un proche et ne le réutilisez pas sans avis médical.

Effets indésirables possibles

Troubles digestifs, *gastrite*, voire *ulcère* de l'estomac ou du *duodénum*, le plus souvent lors d'un traitement prolongé à des doses supérieures à 20 mg par jour. Exceptionnellement : *hémorragie* du tube digestif (vomissements sanglants, selles noires, ou plus souvent pertes de sang imperceptibles, responsables de l'apparition progressive d'une *anémie*).
Réaction allergique nécessitant l'arrêt immédiat du traitement :
– *éruption cutanée*, démangeaisons, aphte, *conjonctivite* (pouvant correspondre à la phase initiale d'une réaction allergique plus grave) ;
– *asthme* ;
– malaise avec baisse de la tension artérielle.
Étourdissement, maux de tête, bourdonnement d'oreille, somnolence.
Exceptionnellement : baisse de l'audition, *photosensibilisation*, *œdème*, augmentation des *transaminases*, *hépatite*.

Laboratoires Pierre Fabre Médicament

BRIAZIDE

Informations détaillées sur www.monvidal.com

BRICANYL comprimé

Antiasthmatique — sur ordonnance

Présentation

BRICANYL LP 5 mg : comprimé à *libération prolongée* (blanc) ; boîte de 30. Liste I - Remb 35 % - **4,07 €**.

Composition

	p cp LP
Terbutaline sulfate	5 mg

Dans quel cas ce médicament est-il prescrit ?

Ce médicament est un bronchodilatateur qui lutte contre la contraction anormale des muscles de la paroi des bronches. Il est apparenté à une substance naturelle, l'*adrénaline*, mais contrairement à cette substance, il a peu d'effets sur le cœur.
Il est utilisé dans le *traitement de fond* de l'*asthme* et de certaines maladies des bronches (en association avec un traitement anti-inflammatoire, par exemple un corticoïde en aérosol).

Contre-indications

Ce médicament ne doit pas être utilisé chez l'enfant de moins de 5 ans et de moins de 20 kg.

Attention : Ce médicament n'est pas adapté au *traitement de la crise* d'*asthme* : son effet est prolongé mais lent à apparaître. Si une crise survient sous traitement, un médicament d'action rapide et de courte durée doit être utilisé.

Le traitement associé, prescrit par votre médecin, ne doit en aucune façon être arrêté.

Certaines maladies doivent être portées à la connaissance de votre médecin : maladies cardiaques graves (*troubles du rythme cardiaque, angine de poitrine*), *hypertension artérielle, hyperthyroïdie, diabète.*

Sportif : ce médicament contient une substance susceptible de rendre positifs certains *tests antidopage.*

Grossesse et allaitement

Ce médicament peut être employé chez la femme enceinte.

Ce médicament passe dans le lait maternel. Prenez l'avis de votre médecin ou de votre pharmacien.

Mode d'emploi et posologie

Les comprimés à *libération prolongée* à 5 mg doivent être avalés sans être coupés ni croqués ni écrasés, au cours du repas, avec un grand verre d'eau.

Posologie usuelle :

- Adulte et enfant de plus de 5 ans (pesant plus de 20 kg) : 1 comprimé, matin et soir.

Conseils : Toute interruption du traitement expose à une recrudescence de l'*asthme.*

Les excitants tels que le thé ou le café peuvent majorer certains effets indésirables de la terbutaline et doivent être consommés avec modération.

Effets indésirables possibles

Tremblements des extrémités, accélération du cœur, crampes musculaires, maux de tête, vertiges, sueur.

Nausées, vomissements.

Laboratoires AstraZeneca

BRICANYL Turbuhaler

Antiasthmatique — sur ordonnance

Présentation

BRICANYL Turbuhaler : poudre pour inhalation ; flacon doseur (200 doses). Liste I - Remb 65 % - **14,62 €.**

Composition

	p dose
Terbutaline sulfate	0,5 mg

Dans quel cas ce médicament est-il prescrit ?

Ce médicament est un bronchodilatateur qui lutte contre la contraction anormale des muscles de la paroi des bronches. Il est apparenté à une substance naturelle, l'*adrénaline* ; mais, contrairement à cette substance, il a peu d'effet sur le cœur. Son action est rapide et se prolonge pendant environ 6 heures.

Il est utilisé :

- dans le *traitement de la crise* d'*asthme* et dans la prévention de l'asthme d'effort,
- dans le traitement des périodes d'aggravation de l'asthme ou de la *bronchite chronique* de type obstructif, c'est-à-dire associée à un rétrécissement du diamètre des bronches.

Le Turbuhaler est adapté aux personnes ayant des difficultés à utiliser les aérosols doseurs.

Attention : Les bronchodilatateurs d'action rapide ne sont pas destinés au *traitement de fond* de l'asthme qui repose sur d'autres médicaments, inhalés ou non. Leur emploi ne se justifie que dans le *traitement de la crise* d'asthme ou lors des périodes d'aggravation de la gêne respiratoire.

Lorsque les doses habituellement efficaces deviennent insuffisantes et que les difficultés respiratoires s'accentuent, un traitement complémentaire (par *corticoïde* ou *antibiotique*) peut être nécessaire : consultez votre médecin sans tarder.

En cas de crise grave, n'hésitez pas à appeler le 15 pour un conseil ou une aide médicale urgente.

Sportif : ce médicament contient une substance susceptible de rendre positifs certains *tests antidopage.*

Grossesse et allaitement

Ce médicament peut être utilisé pendant la grossesse.

Ce médicament passe dans le lait maternel : consultez votre médecin en cas d'*inhalations* répétées.

Mode d'emploi et posologie

Charger le Turbuhaler (clic audible en faisant tourner la base de l'appareil). Vider complètement les poumons puis placer l'embout de l'appareil entre les lèvres. Aspirer à fond. L'inspiration doit être rapide et profonde. Essayer de garder l'air dans les poumons quelques secondes avant de les vider. Le Turbuhaler n'entraîne aucune sensation particulière bien que le produit soit délivré au niveau du poumon. Il ne faut jamais souffler dans l'appareil ni le mouiller. Replacer le capuchon après usage.

Posologie usuelle :

- Dans le traitement de la crise d'*asthme* : 1 bouffée, que l'on peut renouveler après quelques minutes si l'effet est insuffisant.
- Dans le *traitement préventif* de l'asthme d'effort : 1 bouffée, 15 à 30 minutes avant l'exercice.
- Dans les périodes d'exacerbation de l'asthme ou de la *bronchite chronique* : suivre les indications de votre médecin.

Ne pas dépasser 8 inhalations par jour.

Conseils : Lisez attentivement la notice du médicament avant son emploi. N'hésitez pas à demander une démonstration du maniement de cet appareil à votre médecin ou à votre pharmacien.

Effets indésirables possibles

Les effets indésirables sont rares et bénins avec les formes inhalées. Leur survenue est favorisée par une augmentation de la *posologie* : tremblements des extrémités, accélération du cœur, crampes musculaires, maux de tête.

L'irritation de la gorge, provoquant toux et enrouement, peut être évitée en se rinçant la bouche après l'*inhalation.*

Laboratoires AstraZeneca

BRIEM

Informations détaillées sur www.monvidal.com

BRISTAMOX
Antibiotique : pénicilline — sur ordonnance

Ce médicament est un générique de HICONCIL (voir p. 603).

BRISTOPEN injectable
Antibiotique : pénicilline — sur ordonnance

Présentation
BRISTOPEN 1 g : préparation injectable *IM* et *IV* ; flacon de poudre et ampoule de solvant de 5 ml. Liste I - Remb 65 % - **2,54 €**.

Composition

	p flacon
Oxacilline	1 g

Dans quel cas ce médicament est-il prescrit ?
Ce médicament est un *antibiotique* de la famille des *pénicillines* M. Cette famille est particulièrement efficace contre les *staphylocoques*, *germes* capables d'inactiver la pénicilline simple.

Il est utilisé dans le traitement de diverses maladies infectieuses, notamment des poumons, des bronches, du nez, de la gorge ou des oreilles, de l'appareil urinaire, des *voies* génitales, de la peau ou des os.

Contre-indications
Ce médicament ne doit pas être utilisé en cas d'*allergie* aux *pénicillines*.

Votre médecin est seul juge pour prescrire ce médicament en cas d'allergie aux *céphalosporines*.

> **Attention :** La survenue de toute *réaction allergique* (boutons, *œdème*, malaise) impose l'arrêt du traitement. Consultez rapidement votre médecin. Pensez à signaler tout *antécédent* d'allergie aux *antibiotiques* de la famille des *bêtalactamines* (*pénicillines* et *céphalosporines*). Il contre-indique l'usage de ce médicament.
>
> De nombreux *antibiotiques* peuvent provoquer des selles liquides ou une *diarrhée*, généralement bénigne. En revanche, une diarrhée importante survenant pendant ou dans les jours qui suivent le traitement antibiotique doit être signalée à votre médecin.
>
> Une diminution de la fièvre ou une disparition des *symptômes* ne sont pas synonymes de guérison : la durée du traitement doit absolument être respectée pour éviter les rechutes ou l'apparition d'une *résistance* du *germe* à l'*antibiotique*.

Interactions avec d'autres substances
Ce médicament peut interagir avec les médicaments contenant du méthotrexate.

Grossesse et allaitement
Les études scientifiques actuellement disponibles n'ont pas mis en évidence de problème particulier lors de l'utilisation chez la femme enceinte. Seul votre médecin peut apprécier la nécessité du traitement et son risque pendant la grossesse.

Ce médicament passe dans le lait maternel : l'arrêt de l'allaitement devra être envisagé.

Mode d'emploi et posologie
La solution est injectée par *voie* intramusculaire profonde, ou éventuellement en *perfusion*.

Posologie usuelle :
- Adulte, enfant, nourrisson : 50 à 100 mg, par kg et par jour.

> **Conseils :** L'éventuelle impression de fatigue n'est pas due à l'*antibiotique*, mais à l'infection elle-même.
>
> L'odeur particulière des urines est normale et traduit l'élimination de l'antibiotique.
>
> La solution doit être utilisée dans les 4 heures qui suivent sa préparation.

Effets indésirables possibles
Douleur au point d'injection.

Nausées, vomissements, *diarrhée*.

Rarement :
- *réactions allergiques* : *éruption cutanée*, œdème de *Quincke*, *choc anaphylactique* (exceptionnel) ;
- anomalie de la *numération formule sanguine*, *insuffisance rénale*, augmentation des *transaminases*.

Laboratoires Bristol-Myers Squibb

BRISTOPEN oral
Antibiotique : pénicilline — sur ordonnance

Présentation
BRISTOPEN 250 mg : poudre pour sirop Enfant Nourrisson (arômes : abricot, cola) ; flacon de 60 ml (12 cuillères-mesure de 5 ml). Liste I - Remb 65 % - **3,15 €**.

BRISTOPEN 500 mg : gélule (vert et blanc) ; boîte de 12. Liste I - Remb 65 % - **5,61 €**.

Composition

	p c mes	p gél
Oxacilline	250 mg	500 mg
Saccharose	2,03 g	

Dans quel cas ce médicament est-il prescrit ?
C'est un *antibiotique* qui appartient à la famille des *pénicillines* M. Cette famille est particulièrement efficace contre les *staphylocoques*, *germes* capables d'inactiver la pénicilline simple.

Il est utilisé dans le traitement de diverses maladies infectieuses, notamment des poumons, des bronches, du nez, de la gorge ou des oreilles, de l'appareil urinaire, des *voies* génitales, de la peau ou des os.

Contre-indications
Ce médicament ne doit pas être utilisé en cas d'*allergie* aux *pénicillines*.

Votre médecin est seul juge pour prescrire ce médicament en cas d'allergie aux *céphalosporines*.

> **Attention :** La survenue de toute *réaction allergique* (boutons, *œdème*, malaise) impose l'arrêt du traitement. Consultez rapidement votre médecin. Pensez à signaler tout *antécédent* d'allergie aux *antibiotiques* de la famille des *bêtalactamines* (*pénicillines* et *céphalosporines*). Il contre-indique l'usage de ce médicament.
>
> De nombreux *antibiotiques* peuvent provoquer des selles liquides ou une *diarrhée*, généralement bénigne. En revanche, une diarrhée importante survenant pendant ou dans les jours qui suivent le traitement antibiotique doit être signalée à votre médecin.

Une diminution de la fièvre ou une disparition des *symptômes* ne sont pas synonymes de guérison : la durée du traitement doit absolument être respectée pour éviter les rechutes ou l'apparition d'une *résistance* du *germe* à l'*antibiotique*.
Le sirop contient du *sucre* (saccharose) en quantité notable.

Interactions avec d'autres substances

Ce médicament peut interagir avec les médicaments contenant du méthotrexate.

Grossesse et allaitement

Les études scientifiques actuellement disponibles n'ont pas mis en évidence de problème particulier lors de l'utilisation chez la femme enceinte. Seul votre médecin peut apprécier la nécessité du traitement et son risque pendant la grossesse.

Ce médicament passe dans le lait maternel : l'arrêt de l'allaitement devra être envisagé.

Mode d'emploi et posologie

Ce médicament est pris de préférence une demi-heure avant les repas.

Le sirop doit être préparé : dissoudre la poudre avec de l'eau en quantité suffisante pour que la solution obtenue atteigne le trait gravé sur le flacon.

Les gélules ne sont pas adaptées à l'enfant de moins de 6 ans. En effet, elles risquent d'obstruer les voies respiratoires si l'enfant déglutit mal et que la gélule passe dans la trachée (fausse route).

Posologie usuelle :

Elle varie en fonction des indications. Pour des infections courantes :

- Adulte : 2 gélules, matin et soir.
- Enfant : 2 cuillères-mesure de sirop, matin et soir.
- Nourrisson : ½ cuillère-mesure de sirop par 5 kg, 2 fois par jour.

Conseils : Le médecin prescrit parfois un prélèvement pour identifier le *germe* responsable de l'infection et tester sa sensibilité aux *antibiotiques*. Le résultat de cet examen peut être faussé en cas d'automédication préalable : ne prenez pas et ne donnez pas d'antibiotiques sans avis médical.
L'éventuelle impression de fatigue n'est pas due à l'*antibiotique*, mais à l'infection elle-même.
L'odeur particulière des urines est normale et traduit l'élimination de l'antibiotique.
Le sirop reconstitué se conserve 15 jours à température ambiante. Toutefois, sa conservation au réfrigérateur permet d'atténuer son goût naturellement amer.

Effets indésirables possibles

Nausées, vomissements, *diarrhée*.

Rarement :

- *réactions allergiques* : *éruption cutanée*, œdème de *Quincke*, *choc anaphylactique* (exceptionnel) ;
- anomalie de la *numération formule sanguine*, *insuffisance rénale*, augmentation des *transaminases*.

Laboratoires Bristol-Myers Squibb

BROMAZÉPAM 6 mg Génériques

Anxiolytique : benzodiazépine — sur ordonnance

Les médicaments ci-dessous sont des génériques de LEXOMIL (voir p. 727).

BROMAZEPAM ARROW 6 mg : comprimé quadrisécable *(lactose)* boîte de 30. Liste I - Remb 65 % - 2,65 €.
BROMAZEPAM BIOGARAN 6 mg : comprimé quadrisécable *(lactose)* boîte de 30. Liste I - Remb 65 % - 2,65 €.
BROMAZEPAM EG 6 mg : comprimé quadrisécable *(lactose)* boîte de 30. Liste I - Remb 65 % - 2,65 €.
BROMAZEPAM G GAM 6 mg : comprimé quadrisécable *(lactose)* boîte de 30. Liste I - Remb 65 % - 2,65 €.
BROMAZEPAM MERCK 6 mg : comprimé quadrisécable *(lactose)* boîte de 30. Liste I - Remb 65 % - 2,65 €.
BROMAZEPAM QUALIMED 6 mg : comprimé quadrisécable *(lactose)* boîte de 30. Liste I - Remb 65 % - 2,65 €.
BROMAZEPAM RATIOPHARM 6 mg : comprimé quadrisécable boîte de 30. Liste I - Remb 65 % - 2,65 €.
BROMAZEPAM RPG 6 mg : comprimé sécable *(lactose)* boîte de 30. Liste I - Remb 65 % - 2,65 €.
BROMAZEPAM SANDOZ 6 mg : comprimé quadrisécable *(lactose)* boîte de 30. Liste I - Remb 65 % - 2,65 €.
BROMAZEPAM TEVA 6 mg : comprimé quadrisécable *(lactose)* boîte de 30. Liste I - Remb 65 % - 2,65 €.
BROMAZEPAM WINTHROP 6 mg : comprimé quadrisécable *(lactose)* boîte de 30. Liste I - Remb 65 % - 2,65 €.
BROMAZEPAM ZYDUS 6 mg : comprimé quadrisécable *(lactose)* boîte de 30. Liste I - Remb 65 % - 2,65 €.
QUIETILINE : comprimé quadrisécable *(lactose)* boîte de 30. Liste I - Remb 65 % - 2,65 €.

BROMO-KIN

Dopaminergique — sur ordonnance

Ce médicament est un générique de PARLODEL (voir p. 997).

BROMO-KIN INHIBITION DE LA LACTATION

Dopaminergique — sur ordonnance

Ce médicament est un générique de PARLODEL Inhibition de la lactation (voir p. 998).

BRONCALÈNE Adulte, Enfant

Antitussif opiacé

Présentation

BRONCALÈNE **Adulte :** sirop (arômes : caramel, orange, fraise) ; flacon de 150 ml. Non remb.
BRONCALÈNE **sans sucre Adulte :** sirop (arômes : caramel, orange, fraise) ; flacon de 150 ml. Non remb.
BRONCALÈNE **Enfant :** sirop (arômes : fraise, caramel) ; flacon de 150 ml avec cuillère-mesure. Non remb.

Composition

	sirop Ad p c à s	sirop Ad p c à s	sirop Enf p c mes
Pholcodine	12 mg	12 mg	2,5 mg
Chlorphénamine maléate	1,99 mg	2 mg	0,5 mg
Benzoate de sodium	75 mg		25 mg
Sorbitol	+		+
Saccharose	6,75 g		2,75 g

Dans quel cas ce médicament est-il prescrit ?

Ce médicament un antitussif *opiacé* (la pholcodine) et un *antihistaminique* (la chlorphénamine). La pholcodine agit sur les centres de la toux.

Il est utilisé dans le *traitement symptomatique* des toux sèches, notamment celles qui surviennent la nuit.

Contre-indications

Ce médicament ne doit pas être utilisé dans les cas suivants :
- *asthme*,
- *insuffisance respiratoire*,
- risque de *glaucome* à angle fermé,
- risque de blocage des urines (*adénome de la prostate*...),
- enfant de moins de 15 ans (sirop Adulte),
- enfant de moins de 3 ans (sirop Enfant),
- **allaitement**.

Attention : Ce médicament n'est pas adapté au traitement de la toux grasse, qui est un mécanisme de défense normal de l'organisme permettant l'évacuation des mucosités présentes dans les bronches.

La toux est un *symptôme* qui peut révéler de nombreuses maladies. Consultez votre médecin si elle persiste plus de quelques jours.

Du fait de la présence d'un *antihistaminique* ayant des propriétés sédatives et atropiniques, des précautions sont nécessaires chez l'*insuffisant hépatique* ou *rénal* et chez la personne âgée, notamment en cas de constipation chronique, d'*adénome de la prostate*, de tendance aux *vertiges* ou aux baisses de tension.

Ce médicament peut provoquer un *glaucome* aigu chez les personnes prédisposées : œil rouge, dur et douloureux, avec vision floue. Une consultation d'extrême urgence auprès d'un ophtalmologiste est nécessaire.

Ce médicament contient du *sucre* (saccharose) en quantité notable, à l'exception du sirop sans sucre.

Évitez la prise de boissons alcoolisées pendant le traitement.

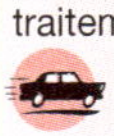

Ce médicament peut induire une somnolence, parfois intense chez certaines personnes. Cette somnolence peut être augmentée par la prise d'*alcool* ou d'autres médicaments *sédatifs*. La conduite et l'utilisation de machines dangereuses sont déconseillées, surtout dans les heures qui suivent la prise du médicament.

Interactions avec d'autres substances

Informez votre médecin ou votre pharmacien si vous prenez un médicament *sédatif* ou *atropinique*.

Grossesse et allaitement

L'utilisation de la *codéine* et de ses dérivés (codéthyline, pholcodine) ne doit être envisagée chez la femme enceinte qu'en cas de nécessité, en effet :
- une *insuffisance respiratoire* peut survenir chez le nouveau-né d'une mère traitée par des doses élevées, même si le traitement est ponctuel mais précède de peu l'accouchement ;
- un *syndrome de sevrage*, à l'inverse, peut concerner des nouveau-nés si leur mère reçoit un traitement régulier, même à faible dose.

Il est donc important de signaler à l'obstétricien la prise éventuelle de codéine ou d'un de ses dérivés, afin que ces risques puissent être prévenus par une surveillance et un éventuel traitement adapté.

Ce médicament passe dans le lait maternel. Il est contre-indiqué pendant l'allaitement.

Mode d'emploi et posologie

Ce médicament est pris de préférence au moment où survient la toux, en respectant un intervalle de 4 à 6 heures entre 2 prises.

Posologie usuelle :
- Adulte : 1 cuillère à soupe de sirop Adulte, 1 à 6 fois par jour. En cas d'*insuffisance hépatique* et chez la personne âgée, la *posologie* initiale est généralement réduite de moitié.
- Enfant de 30 à 50 kg (environ 11 à 15 ans) : 1 cuillère à soupe ou 3 cuillères-mesure de sirop Enfant, 1 à 4 fois par jour.
- Enfant de 24 à 30 kg (environ 8 à 10 ans) : 1 cuillère à soupe ou 3 cuillères-mesure de sirop Enfant, 1 à 3 fois par jour.
- Enfant de 18 à 24 kg (environ 6 à 8 ans) : 1 cuillère-mesure de sirop Enfant, 1 à 4 fois par jour.
- Enfant de 14 à 18 kg (environ 3 à 6 ans) : 1 cuillère-mesure de sirop Enfant, 1 à 3 fois par jour.

Conseils : La cigarette est irritante pour les bronches et entretient la toux : évitez de fumer ou d'être exposé à la fumée des autres.

Des mesures simples permettent de calmer les toux sèches : boissons chaudes et humidification de l'air ambiant.

Effets indésirables possibles

Liés à la pholcodine :

Constipation, somnolence, nausées, vomissements, spasmes des bronches, *réaction allergique* cutanée (rare).

Liés à la chlorphénamine :

Somnolence.

Effets *atropiniques* : sécheresse de la bouche, troubles de l'*accommodation*, blocage des urines, constipation, *palpitations*.

Hypotension orthostatique, *vertiges*, tremblements, agitation.

Réaction allergique.

Anomalie de la *numération formule sanguine*.

Laboratoires Tonipharm

BRONCALÈNE Nourrisson

Antitussif antihistaminique

Présentation

BRONCALÈNE Nourrisson : sirop (arômes : caramel, fraise) ; flacon de 150 ml. Non remb.

Composition

	p c à c
Chlorphénamine maléate	0,5 mg
Benzoate de sodium	25 mg
Sorbitol	500 mg
Tolu, extrait	0,15 ml
Saccharose	3 g

Dans quel cas ce médicament est-il prescrit ?

Ce médicament contient un *antihistaminique* antitussif et antiallergique (chlorphénamine) et un *expectorant* (benzoate de sodium).

Il est utilisé dans le *traitement symptomatique* des toux sèches, notamment allergiques et irritatives.

Attention : Ce médicament n'est pas adapté au traitement de la toux grasse, qui est un mécanisme de défense normal de l'organisme permettant l'évacuation des mucosités présentes dans les bronches.
La toux est un *symptôme* qui peut révéler de nombreuses maladies : consultez votre médecin si elle persiste plus de quelques jours.
Ce sirop contient du *sucre* (saccharose) en quantité notable.

Interactions avec d'autres substances

Informez votre médecin en cas de prise d'autres médicaments *sédatifs*.

Mode d'emploi et posologie

Les prises du médicament doivent être réparties au cours de la journée.

Posologie usuelle :

- Enfant de 2 à 3 ans : 1 cuillère à café, 4 fois par jour.
- Enfant de 1 à 2 ans : 1 cuillère à café, 2 ou 3 fois par jour.
- Enfant de moins de 1 an : ½ cuillère à café, 2 ou 3 fois par jour.

Conseils : Des mesures simples permettent de calmer les toux sèches : boissons chaudes et humidification de l'air ambiant.

Effets indésirables possibles

Fréquemment : somnolence.
Troubles digestifs, épaississement des sécrétions bronchiques, sécheresse de la bouche, constipation, rétention d'urine.
Rarement : agitation.

Laboratoires Tonipharm

BRONCATHIOL

Informations détaillées sur www.monvidal.com

BRONCHODERMINE pommade

Révulsif

Présentation

BRONCHODERMINE : pommade ; tube de 60 g avec dispositif doseur. Non remb.

Composition

	p 100 g
Cinéole (eucalyptol)	1 g
Gaïacol	1,55 g
Pin, huile essentielle	1 g

Dans quel cas ce médicament est-il prescrit ?

Cette pommade, qui contient des *terpènes*, a un effet *révulsif*.
Elle est utilisée pour faciliter la respiration au cours des affections respiratoires, avec ou sans toux.

Contre-indications

Ce médicament ne doit pas être utilisé dans les cas suivants :
- peau lésée,
- enfant ayant des *antécédents* de *convulsions*,
- enfant de moins de 30 mois.

Attention : Ce médicament contient des *terpènes* qui peuvent, en cas de dépassement des *posologies*, avoir des effets indésirables graves : respectez les doses préconisées, plus particulièrement chez l'enfant ou en cas d'*épilepsie*.
En l'absence d'amélioration au bout de quelques jours, en cas d'apparition de fièvre, consultez votre médecin.

Grossesse et allaitement

L'effet de ce médicament pendant la grossesse est mal connu. L'évaluation du risque éventuel lié à son utilisation est individuelle : demandez conseil à votre pharmacien ou à votre médecin.
En raison du risque d'ingestion par le nouveau-né, ce médicament ne doit pas être appliqué sur le sein chez la femme qui allaite.

Mode d'emploi et posologie

Utiliser le dispositif doseur pour mesurer la quantité de pommade préconisée. Appliquer délicatement la pommade sur la poitrine, sans masser ni frictionner.

Posologie usuelle :

- Adulte : 1 ou 2 applications de 1,7 g par jour.
- Enfant de 6 à 15 ans : 1 ou 2 applications de 1 g par jour.
- Enfant de 30 mois à 6 ans : 1 application de 1 g par jour.

La durée du traitement ne doit pas dépasser 3 jours sans avis médical.

Conseils : Pensez à vous laver les mains après l'application pour éviter tout contact avec les yeux et les *muqueuses*.

Effets indésirables possibles

Au point d'application : démangeaisons, brûlure nécessitant l'arrêt du traitement.
Réaction allergique.
En cas de dépassement de la *posologie* usuelle, les *terpènes* peuvent provoquer :
- des *convulsions* chez l'enfant,
- agitation, confusion des idées (notamment chez la personne âgée).

Laboratoires SERP

BRONCHODERMINE suppositoire

Traitement des affections bronchopulmonaires

Présentation

BRONCHODERMINE Adulte : suppositoire ; boîte de 10. Non remb.
BRONCHODERMINE Enfant : suppositoire ; boîte de 10. Non remb.
BRONCHODERMINE Nourrisson : suppositoire ; boîte de 10. Non remb.

Composition

	p suppos Ad	p suppos Enf	p suppos Nour
Cinéole (eucalyptol)	40 mg	20 mg	10 mg
Gaïacol	200 mg	100 mg	50 mg
Pin, huile essentielle	50 mg	25 mg	12,5 mg
Amyléine chlorhydrate	5 mg	2,5 mg	1,25 mg

Dans quel cas ce médicament est-il prescrit ?

Ce médicament contient du gaïacol ayant des propriétés *expectorantes*, et des *terpènes* traditionnellement utilisés comme *antiseptiques* des *voies* respiratoires.

Il est utilisé dans le *traitement d'appoint* des affections bronchiques aiguës bénignes.

Contre-indications

Ce médicament ne doit pas être utilisé dans les cas suivants :
- *allergie* aux *anesthésiques* locaux (présence d'amyléine),
- lésions anales récentes.

Attention : Ce médicament contient des *terpènes* qui peuvent, en cas de dépassement des *posologies*, avoir des effets indésirables graves : respectez les doses préconisées, plus particulièrement chez l'enfant ou en cas d'*épilepsie*.

La toux est un symptôme qui peut révéler de nombreuses maladies : consultez votre médecin si elle persiste plus de quelques jours.

Grossesse et allaitement

L'effet de ce médicament pendant la grossesse est mal connu : seul votre médecin peut évaluer le risque éventuel de son utilisation dans votre cas.

Les *terpènes* peuvent donner un goût particulier au lait. Leur absorption par le *nourrisson* n'est pas souhaitable : évitez d'employer ce médicament pendant l'allaitement.

Mode d'emploi et posologie

- Adulte : 1 à 3 suppositoires Adulte par jour.
- Enfant de 10 à 15 ans : 3 suppositoires Enfant par jour.
- Enfant de 6 à 10 ans : 2 suppositoires Enfant par jour.
- Enfant de 30 mois à 6 ans : 1 suppositoire Enfant par jour.
- Nourrisson de 12 à 30 mois : 3 suppositoires Nourrisson par jour.
- Nourrisson de 6 à 12 mois : 2 suppositoires Nourrisson par jour.
- Nourrisson de 1 à 6 mois : 1 suppositoire Nourrisson par jour.

Conseils : Pour une meilleure conservation, garder les suppositoires au frais.

Effets indésirables possibles

Nausées, vomissements.

En cas de dépassement de la *posologie* usuelle, les *terpènes* peuvent provoquer :
- des *convulsions* chez l'enfant et le nourrisson,
- agitation, confusion des idées (notamment chez la personne âgée).

Laboratoires SERP

BRONCHODUAL

Antiasthmatique

sur ordonnance

Présentation

BRONCHODUAL : poudre pour *inhalation* buccale en gélule ; boîte de 30 gélules avec inhalateur. Liste I - Remb 65 % - **8,28 €**.

BRONCHODUAL : poudre pour *inhalation* buccale en gélule ; boîte de 30 gélules. Liste I - Remb 65 % - **6,58 €**.

Composition

	p gél
Fénotérol bromhydrate	100 µg
Ipratropium bromure	40 µg

Dans quel cas ce médicament est-il prescrit ?

Ce médicament contient deux bronchodilatateurs, l'un apparenté à une substance naturelle, l'*adrénaline*, l'autre de la famille des anticholinergiques (*atropiniques*). Il agit localement contre la contraction anormale des muscles de la paroi des bronches. Son action est rapide (quelques minutes) et se poursuit pendant 5 à 6 heures.

Il est utilisé :
- dans le *traitement de la crise* d'*asthme* et dans la prévention de l'asthme d'effort,
- dans les périodes d'aggravation de l'asthme ou de la *bronchite chronique* de type obstructif (*BPCO*), c'est-à-dire associée à un rétrécissement du diamètre des bronches.

Contre-indications

Bien qu'il ait des effets *atropiniques*, ce médicament ne présente aucune contre-indication, car il agit localement et n'est pas diffusé dans l'organisme.

Attention : Les bronchodilatateurs d'action rapide ne sont pas destinés au *traitement de fond* de l'asthme qui repose sur d'autres médicaments, inhalés ou non. Leur emploi ne se justifie que dans le *traitement de la crise* d'asthme ou lors des périodes d'aggravation de la gêne respiratoire.

Lorsque les doses habituellement efficaces deviennent insuffisantes et que les difficultés respiratoires s'accentuent, un traitement complémentaire (par *corticoïde* ou *antibiotique*) peut être nécessaire : consultez votre médecin sans tarder.

En cas de crise grave, n'hésitez pas à appeler le 15 pour un conseil ou une aide médicale urgente.

Sportif : ce médicament contient une substance susceptible de rendre positifs certains *tests antidopage*.

Grossesse et allaitement

L'effet de ce médicament pendant la grossesse ou l'allaitement est mal connu. Par prudence, son usage est déconseillé chez la femme enceinte ou chez celle qui allaite.

Mode d'emploi et posologie

Placer une gélule dans l'inhalateur. Tenir l'embout buccal vers le haut ; pousser le bouton blanc : un déclic doit se produire. La gélule est ouverte et la poudre est prête à être inhalée. Expirer profondément puis placer l'embout buccal à l'entrée de la bouche et inspirer.

L'*inhalation* doit être faite au cours d'une inspiration profonde, précédée d'une expiration forcée. Il est ensuite nécessaire de retenir sa respiration quelques instants.

Posologie usuelle :
- Traitement de la crise d'*asthme* : inhaler le contenu d'une gélule dès les premiers symptômes, à renouveler après quelques minutes si l'effet est insuffisant.
- Traitement des poussées d'asthme ou de *bronchite chronique* : inhaler le contenu d'une gélule, 2 à 4 fois par jour régulièrement réparties dans la journée.
- *Traitement préventif* de l'asthme d'effort : inhaler le contenu d'une gélule, 15 à 30 minutes avant l'exercice.

Ne pas dépasser, au total, 8 gélules par jour.

Conseils : Lisez attentivement la notice du médicament et n'hésitez pas à demander une démonstration du maniement de cet appareil à votre médecin ou à votre pharmacien.
Pensez à nettoyer régulièrement l'embout buccal avec de l'eau savonneuse. Le capuchon de protection permet d'éviter l'inhalation accidentelle de poussières ou de corps étrangers qui pourraient se déposer dans l'embout en l'absence de protection ; veillez à le remettre en place après chaque *inhalation*.

Effets indésirables possibles

Le risque d'effet indésirable apparaît surtout en cas de *posologie* élevée : tremblements des extrémités, crampes musculaires, accélération du cœur, *palpitations*, *vertiges*, maux de tête, sécheresse de la bouche, toux d'irritation.

Exceptionnellement, la prise de ce médicament peut provoquer une aggravation paradoxale des difficultés respiratoires : ne le réutilisez pas sans avoir pris l'avis de votre médecin.

Laboratoires Boehringer Ingelheim France

BRONCHOKOD
Fluidifiant bronchique

Ce médicament est un générique de RHINATHIOL (voir p. 1098).

BRONCHORECTINE AU CITRAL
Traitement des affections bronchopulmonaires

Présentation

BRONCHORECTINE AU CITRAL Adulte : suppositoire ; boîte de 10. Non remb.
BRONCHORECTINE AU CITRAL Enfant : suppositoire ; boîte de 10. Non remb.
BRONCHORECTINE AU CITRAL Nourrisson : suppositoire ; boîte de 10. Non remb.

Composition

	p suppos Ad	p suppos Enf	p suppos Nour
Citral	5 mg	3 mg	2 mg
Gaïacol	50 mg	30 mg	
Terpinol	30 mg	20 mg	10 mg
Pin sylvestre, huile essentielle	30 mg	20 mg	10 mg
Serpolet, huile essentielle	20 mg	10 mg	5 mg

Dans quel cas ce médicament est-il prescrit ?

Ce médicament contient une association de substances *antiseptiques* des *voies* respiratoires.

Il est utilisé dans le *traitement d'appoint* des affections bronchiques aiguës bénignes.

Contre-indications

Ce médicament ne doit pas être utilisé en cas de lésion rectale récente.

Attention : Ce médicament contient des *terpènes* : respectez la *posologie* préconisée.
Des précautions sont nécessaires en cas d'*antécédents* de *convulsions* ou d'*épilepsie*.

Grossesse et allaitement

L'effet de ce médicament pendant la grossesse est mal connu. L'évaluation du risque éventuel lié à son utilisation est individuelle : demandez conseil à votre pharmacien ou à votre médecin.

Les *terpènes* peuvent donner un goût particulier au lait. Leur absorption par le *nourrisson* n'est pas souhaitable : évitez d'employer ce médicament pendant l'allaitement.

Mode d'emploi et posologie

Le traitement doit être court.

Posologie usuelle :
1 suppositoire, 2 ou 3 fois par jour, en utilisant le suppositoire adapté à l'âge.

Conseils : Pour une meilleure conservation, garder les suppositoires au frais.

Effets indésirables possibles

Réaction allergique.

En cas de dépassement de la *posologie* usuelle, les *terpènes* peuvent provoquer :
- des *convulsions* chez l'enfant,
- agitation, confusion des idées (notamment chez la personne âgée).

Laboratoires Mayoly-Spindler

BRONCOCLAR granulé
Informations détaillées sur www.monvidal.com

BRONCOCLAR sirop
Fluidifiant bronchique

Présentation

BRONCOCLAR Adulte : sirop (arôme caramel) ; flacon de 250 ml. Non remb.
BRONCOCLAR Enfant : sirop (arôme banane) ; flacon de 125 ml. Non remb.

Composition

	sirop Ad p c à s	sirop Enf p c à c
Carbocistéine	750 mg	100 mg
Saccharose	6 g	3,5 g

Dans quel cas ce médicament est-il prescrit ?

Ce médicament fluidifie les sécrétions (mucosités) présentes dans les bronches. Il facilite leur évacuation par la toux.

Il est utilisé en cas de toux grasse avec difficulté à cracher, notamment au cours des bronchites aiguës.

Attention : Ce médicament ne peut être utilisé en cas de *bronchite chronique* que sur avis médical.
Des précautions sont nécessaires en cas d'*ulcère* de l'estomac ou du *duodénum*.

N'utilisez pas d'*antitussif* en plus de ce médicament sans l'avis de votre médecin ou de votre pharmacien.
Si les sécrétions persistent au-delà de quelques jours, si elles se colorent ou si vous avez de la fièvre, consultez votre médecin.
Les sirops contiennent du *sucre* (saccharose) en quantité notable.

Grossesse et allaitement

Ce médicament ne contient que des substances présumées sans danger pendant la grossesse ou l'allaitement. Néanmoins, ne l'utilisez pas de façon prolongée sans l'avis de votre pharmacien ou de votre médecin.

Mode d'emploi et posologie

Ce médicament est pris de préférence en dehors des repas.

Posologie usuelle :

- Adulte : 1 cuillère à soupe de sirop Adulte, 3 fois par jour.
- Enfant de 5 à 15 ans : 1 cuillère à café de sirop Enfant, 3 fois par jour.
- Enfant de 1 mois à 5 ans : 1 cuillère à café de sirop Enfant, 1 ou 2 fois par jour selon l'âge.

Le traitement peut être interrompu dès l'amélioration des symptômes. Sa durée ne doit pas dépasser 8 à 10 jours sans avis médical.

Conseils : Fumer, ou être exposé à la fumée des autres, est un frein important à l'évacuation des mucosités.
Il est nécessaire de lutter contre la sécheresse de l'air ambiant (humidificateur...) pour éviter le dessèchement des sécrétions. Il est également recommandé de boire beaucoup.
Chez la personne âgée ou le jeune enfant, l'incapacité à évacuer les crachats peut justifier l'aide d'un kinésithérapeute, sur prescription médicale.

Effets indésirables possibles

Douleurs d'estomac, nausées, diarrhée.

Laboratoires UPSA Conseil

BRONKIREX

Fluidifiant bronchique

Ce médicament est un générique de RHINATHIOL (voir p. 1098).

BRUFEN

Anti-inflammatoire non stéroïdien — sur ordonnance

Présentation

BRUFEN 400 : comprimé (blanc) ; boîte de 30. Liste II - Remb 65 % - **3,11 €**.

Composition

	p cp
Ibuprofène	400 mg
Lactose	+

Dans quel cas ce médicament est-il prescrit ?

Ce médicament est un *anti-inflammatoire* non stéroïdien (*AINS*). Il lutte contre l'*inflammation* et la douleur, fait baisser la fièvre et fluidifie le sang.

Il est utilisé chez l'adulte dans le traitement de la douleur et de la fièvre et dans le *traitement symptomatique* :
- des *rhumatismes inflammatoires* ;
- de certaines *arthroses* ;
- des *arthrites*, *tendinites*, *lombalgies*, *sciatiques* et *cruralgies* ;
- des douleurs faisant suite à un traumatisme de l'appareil locomoteur ;
- des règles douloureuses.

Contre-indications

Ce médicament ne doit pas être utilisé dans les cas suivants :
- *antécédent* d'*allergie* ou d'*asthme* provoqué par la prise d'*AINS*, y compris l'aspirine ;
- *ulcère* de l'estomac ou du *duodénum* ;
- *insuffisance hépatique* grave ;
- *insuffisance rénale* grave ;
- *insuffisance cardiaque* grave ;
- *lupus érythémateux* disséminé ;
- enfant de moins de 15 ans ;
- **grossesse** (à partir du 6e mois).

Attention : Tout traitement prolongé ou *surdosage* d'*AINS* expose à des effets indésirables graves.
Certaines situations doivent conduire à ne poursuivre le traitement qu'après un avis médical :
- brûlures d'estomac importantes ou selles noires et nauséabondes pouvant traduire une irritation ou un saignement du tube digestif ;
- *éruption cutanée*, crise d'*asthme* ;
- fatigue inhabituelle et intense, ou baisse brutale et importante du volume des urines chez une personne souffrant d'*insuffisance cardiaque*, déshydratée ou traitée par *diurétique*.

Des précautions sont nécessaires chez la personne âgée ou en cas d'*antécédent* d'*ulcère* de l'estomac ou du *duodénum* ou de risque hémorragique, notamment digestif (maladie de *Crohn*, *rectocolite hémorragique*).
Certains médecins considèrent que les anti-inflammatoires peuvent diminuer l'efficacité des stérilets et exposer à un risque de grossesse non désirée. Ce risque est actuellement très controversé.
Conducteur : ce médicament peut provoquer parfois des étourdissements et des troubles de la vue.

Interactions avec d'autres substances

Ce médicament peut interagir avec d'autres médicaments, notamment :
- l'aspirine et les autres *anti-inflammatoires* non stéroïdiens (*AINS*) : risque d'augmentation des effets indésirables ;
- les *anticoagulants* et les *antiagrégants plaquettaires* : augmentation du risque hémorragique ;
- le lithium (TÉRALITHE, NEUROLITHIUM...) : augmentation du taux de lithium dans le sang ;
- le méthotrexate.

Informez par ailleurs votre médecin ou votre pharmacien en cas de traitement par un *diurétique*, un *inhibiteur de l'enzyme de conversion*, un *inhibiteur de l'angiotensine II*, un *bêtabloquant* ou un médicament contenant de la ciclosporine.

Grossesse et allaitement

Des effets néfastes pour l'enfant à naître ont été mis en évidence lorsque les *AINS* sont utilisés au cours des 4 derniers mois de la grossesse ; le risque existe même avec une seule prise et même si la grossesse est à terme. L'usage de ce médicament est contre-indiqué pendant cette période.

Pendant les 5 premiers mois, l'effet de ce médicament est mal connu : seul votre médecin peut évaluer le risque éventuel de son utilisation dans votre cas.

Ce médicament passe dans le lait maternel ; un choix est donc nécessaire entre l'allaitement et la prise du médicament. Cette décision devra être prise en accord avec votre médecin.

Mode d'emploi et posologie

Les comprimés sont avalés avec un grand verre d'eau, de préférence au milieu des repas afin de limiter les effets digestifs indésirables.

Les prises doivent être espacées d'au moins 6 heures.

Posologie usuelle :

- Adulte :
  - *traitement d'attaque* en rhumatologie : 2 comprimés, 3 fois par jour ;
  - *traitement d'entretien* en rhumatologie : 1 comprimé, 3 ou 4 fois par jour ;
  - douleur des règles : 1 comprimé à renouveler si nécessaire, sans dépasser 4 comprimés par jour ;
  - autres douleurs, fièvre : 1 comprimé à renouveler si nécessaire après 6 heures, sans dépasser 3 comprimés par jour.

Conseils : Les anti-inflammatoires ne sont pas des médicaments anodins. Du fait de la possibilité d'effets indésirables graves, ils ne doivent être utilisés que lorsqu'ils sont nécessaires, ce qui n'est pas le cas pour les affections rhumatismales peu douloureuses et les traumatismes bénins. Ce médicament vous a été prescrit dans une situation précise : ne le conseillez pas à un proche et ne le réutilisez pas sans avis médical.

Ne dépassez pas la *posologie* ni la durée de traitement prescrites par votre médecin.

Effets indésirables possibles

Troubles digestifs, gastrite, voire *ulcère* de l'estomac ou du *duodénum*, le plus souvent lors d'un traitement de longue durée ou à forte dose. Exceptionnellement : *hémorragie* du tube digestif (vomissements sanglants, selles noires, ou le plus souvent pertes de sang imperceptibles, responsables de l'apparition progressive d'une *anémie*).

Réaction allergique cutanée (éruptions, démangeaisons, œdème), *asthme.*

Vertiges, maux de tête, troubles de la vision.

Laboratoires Abbott France

BRULEX

Informations détaillées sur www.monvidal.com

BUCCOBET

Informations détaillées sur www.monvidal.com

BUDÉSONIDE 0,5 mg/2 ml Génériques

Antiasthmatique — sur ordonnance

Les médicaments ci-dessous sont des génériques de PULMICORT nébulisation (voir p. 1068).

BUDESONIDE ARROW 0,5 mg/2 ml : suspension pour inhalation par nébuliseur boîte de 20 unidoses de boîte de 2 ml. Liste I - Remb 65 % - 27,62 €.
BUDESONIDE BIOGARAN 0,5 mg/2 ml : suspension pour inhalation par nébuliseur boîte de 20 unidoses. Liste I - Remb 65 % - 27,62 €.
BUDESONIDE SANDOZ 0,5 mg/2 ml : suspension pour inhalation par nébuliseur boîte de 20 unidoses. Liste I - Remb 65 % - 27,62 €.
BUDESONIDE TEVA 0,5 mg/2 ml : suspension pour inhalation par nébuliseur boîte de 20 unidoses. Liste I - Remb 65 % - 27,62 €.

BUDÉSONIDE 1 mg/2 ml Génériques

Antiasthmatique — sur ordonnance

Les médicaments ci-dessous sont des génériques de PULMICORT nébulisation (voir p. 1068).

BUDESONIDE ARROW 1 mg/2 ml : suspension pour inhalation par nébuliseur boîte de 20 unidoses de boîte de 2 ml. Liste I - Remb 65 % - 37,98 €.
BUDESONIDE BIOGARAN 1 mg/2 ml : suspension pour inhalation par nébuliseur boîte de 20 unidoses. Liste I - Remb 65 % - 37,98 €.
BUDESONIDE SANDOZ 1 mg/2 ml : suspension pour inhalation par nébuliseur boîte de 20 unidoses. Liste I - Remb 65 % - 37,98 €.
BUDESONIDE TEVA 1 mg/2 ml : suspension pour inhalation par nébuliseur boîte de 20 unidoses. Liste I - Remb 65 % - 37,98 €.

BUFLOMÉDIL 150 mg Génériques

Vasodilatateur — sur ordonnance

Les médicaments ci-dessous sont des génériques de FONZYLANE (voir p. 532).

BUFLOMEDIL ARROW 150 mg : comprimé *(gluten : amidon de blé)* boîte de 20. Liste I - Remb 35 % - 3,19 €.
BUFLOMEDIL BIOGARAN 150 mg : comprimé *(lactose)* boîte de 20. Liste I - Remb 35 % - 3,20 €.
BUFLOMEDIL EG 150 mg : comprimé *(gluten : amidon de blé)* boîte de 20. Liste I - Remb 35 % - 3,19 €.
BUFLOMEDIL G GAM 150 mg : comprimé *(lactose)* boîte de 20. Liste I - Remb 35 % - 3,19 €.
BUFLOMEDIL MERCK 150 mg : comprimé *(lactose)* boîte de 20. Liste I - Remb 35 % - 3,19 €.
BUFLOMEDIL QUALIMED 150 mg : comprimé *(lactose)* boîte de 20. Liste I - Remb 35 % - 3,19 €.
BUFLOMEDIL RATIOPHARM 150 mg : comprimé *(gluten : amidon de blé)* boîte de 20. Liste I - Remb 35 % - 3,19 €.
BUFLOMEDIL RPG 150 mg : comprimé *(gluten : amidon de blé)* boîte de 20. Liste I - Remb 35 % - 3,19 €.
BUFLOMEDIL SANDOZ 150 mg : comprimé *(gluten : amidon de blé)* boîte de 20. Liste I - Remb 35 % - 3,19 €.
BUFLOMEDIL TEVA 150 mg : comprimé *(gluten : amidon de blé)* boîte de 20. Liste I - Remb 35 % - 3,19 €.
BUFLOMEDIL TORLAN 150 mg : comprimé *(gluten : amidon de blé)* boîte de 20. Liste I - Remb 35 % - 3,19 €.
BUFLOMEDIL ZYDUS 150 mg : comprimé *(gluten : amidon de blé)* boîte de 20. Liste I - Remb 35 % - 3,19 €.

BUPRÉNORPHINE 0,4 mg
Génériques
Substitution aux opiacés — sur ordonnance

Les médicaments ci-dessous sont des génériques de SUBUTEX (voir p. 1193).

BUPRENORPHINE ARROW 0,4 mg : comprimé sublingual *(lactose)* boîte de 7. Liste I - Remb 65 % - 2,47 €.
BUPRENORPHINE MERCK 0,4 mg : comprimé sublingual *(lactose)* boîte de 7. Liste I - Remb 65 % - 2,47 €.

BUPRÉNORPHINE 2 mg
Génériques
Substitution aux opiacés — sur ordonnance

Les médicaments ci-dessous sont des génériques de SUBUTEX (voir p. 1193).

BUPRENORPHINE ARROW 2 mg : comprimé sublingual *(lactose)* boîte de 7. Liste I - Remb 65 % - 5,78 €.
BUPRENORPHINE MERCK 2 mg : comprimé sublingual *(lactose)* boîte de 7. Liste I - Remb 65 % - 5,78 €.

BUPRÉNORPHINE 8 mg
Génériques
Substitution aux opiacés — sur ordonnance

Les médicaments ci-dessous sont des génériques de SUBUTEX (voir p. 1193).

BUPRENORPHINE ARROW 8 mg : comprimé sublingual *(lactose)* boîte de 7. Liste I - Remb 65 % - 16,52 €.
BUPRENORPHINE MERCK 8 mg : comprimé sublingual *(lactose)* boîte de 7. Liste I - Remb 65 % - 16,52 €.

BURINEX
Diurétique de l'anse — sur ordonnance

Présentation
BURINEX 1 mg : comprimé sécable (blanc) ; boîte de 30. Liste II - Remb 65 % - **4,68 €**.
BURINEX 5 mg : comprimé sécable (blanc) ; boîte de 30. Liste II - Remb 65 % - **18,56 €**.
BURINEX : solution injectable *IV* ; boîte de 5 ampoules de 4 ml. Liste II - Remb 65 % - **8,22 €**.

Composition

	p cp	p cp	p amp inj
Bumétanide	1 mg	5 mg	2 mg

Dans quel cas ce médicament est-il prescrit ?
C'est un *diurétique* qui appartient à la famille des *diurétiques de l'anse*, dont l'action est puissante et rapide. Il appartient par ailleurs à la famille chimique des *sulfamides*.

Il est utilisé dans le traitement de l'*insuffisance cardiaque*, de l'*insuffisance rénale* et de certains *œdèmes*.

Contre-indications
Ce médicament ne doit pas être utilisé dans les cas suivants :
- *allergie* aux *sulfamides*,
- *encéphalopathie hépatique*,
- rétention d'urine par obstruction des *voies* urinaires (solution injectable).

Attention : Ce médicament peut faire baisser la *kaliémie* (taux de *potassium* dans le sang). Ce risque justifie la prescription par votre médecin d'analyses de sang régulières. L'usage prolongé de *laxatifs stimulants* est déconseillé pendant le traitement car il contribue à faire baisser le taux de potassium sanguin.

L'effet diurétique est parfois brutal, notamment lors des premiers jours de traitement. Prévoyez une étape aux toilettes dans l'heure qui suit la prise.

Les *diurétiques* peuvent augmenter le taux d'*acide urique* (uricémie) ou de *sucre* dans le sang (*glycémie*) : des précautions sont nécessaires en cas de *diabète* ou d'*antécédent* de crise de *goutte*.

Sportif : ce médicament contient une substance susceptible de rendre positifs certains *tests antidopage*.

Interactions avec d'autres substances
Ce médicament peut interagir avec ceux qui contiennent du lithium ou du sultopride (disponible uniquement à l'hôpital).

Informez par ailleurs votre médecin si vous prenez :
- un *AINS*, un *digitalique*, un *inhibiteur de l'enzyme de conversion* ou de l'angiotensine II ;
- un *antibiotique* de la famille des *aminosides* ;
- un médicament susceptible de provoquer des *torsades de pointes* ou de faire baisser la *kaliémie* (amphotéricine B, *corticoïde*, *laxatif stimulant*) ;
- un médicament contenant de la metformine ou de la phénytoïne ;
- un médicament susceptible de contribuer à la baisse de la tension artérielle (*neuroleptique*, *antidépresseur imipraminique*, baclofène).

Grossesse et allaitement
L'effet de ce médicament sur l'enfant à naître est mal connu. Par prudence, son usage est déconseillé pendant la grossesse. Seul votre médecin peut apprécier la nécessité du traitement et son risque dans votre cas.

Ce médicament passe dans le lait maternel : l'allaitement est déconseillé.

Mode d'emploi et posologie
Les comprimés doivent être pris avec un verre d'eau. La solution injectable est utilisée par le médecin en cas d'urgence.

Posologie usuelle :
Suivant la nature ou la gravité de l'affection, 1 à 20 mg par jour.

Conseils : Ce médicament augmente le volume des urines, surtout en début de traitement. Une prise le soir peut occasionner des envies d'uriner nocturnes.

Les *diurétiques* exposent au risque de déshydratation : veillez à proposer des boissons abondantes aux personnes âgées, notamment pendant les fortes chaleurs.

Effets indésirables possibles
Baisse de la *kaliémie*, associée éventuellement à des crampes.

Augmentation de la *glycémie* ou de l'uricémie.

Étourdissements dus à une forte *hypotension orthostatique*.

À forte dose : baisse du taux de sodium dans le sang (natrémie) pouvant provoquer des troubles du comportement.
Rarement : *réaction allergique.*

Laboratoires LEO Pharma

BUSPAR
Anxiolytique — sur ordonnance

Présentation
BUSPAR 10 mg : comprimé sécable (blanc) ; boîte de 20. Liste I, prescription limitée à 12 semaines - Remb 65 % - **6,49 €**.

Composition

	p cp
Buspirone chlorhydrate	10 mg
Lactose	+

Dans quel cas ce médicament est-il prescrit ?
Ce médicament est un *anxiolytique* (tranquillisant). Il n'a pas d'effet *sédatif* et n'entraîne pas de *dépendance*.
Il est utilisé dans le traitement de l'anxiété lorsqu'elle s'accompagne de troubles gênants (*anxiété généralisée*...).

Contre-indications
Ce médicament ne doit pas être utilisé en cas d'*insuffisance rénale* ou d'*hépatique* graves.

Attention : Utilisé seul, ce médicament n'est pas adapté au traitement des *états dépressifs*.
Conducteur : ce médicament peut être responsable de *vertiges*.

Interactions avec d'autres substances
Ce médicament peut interagir avec les médicaments contenant de l'érythromycine ou de l'itraconazole.
Informez également votre médecin si vous prenez un médicament contenant l'une des substances suivantes : diltiazem, vérapamil, diazépam, rifampicine.
Par ailleurs, évitez le jus de pamplemousse pendant le traitement (augmentation du risque d'effets indésirables).

Grossesse et allaitement
L'effet de ce médicament pendant la grossesse ou l'allaitement est mal connu. Par prudence, son usage est déconseillé chez la femme enceinte ou chez celle qui allaite.

Mode d'emploi et posologie
La dose quotidienne est répartie en 2 ou 3 prises.

Posologie usuelle :
- Adulte de plus de 18 ans : 15 à 20 mg par jour.

Lorsque ce médicament vient en remplacement d'un *tranquillisant* de la famille des *benzodiazépines*, sa prescription précède généralement de 15 jours l'arrêt progressif de celui-ci.

Conseils : Ce médicament vous a été prescrit dans une situation précise : ne le réutilisez pas ultérieurement sans avis médical et ne le conseillez pas à une autre personne.
La durée de prescription des *anxiolytiques* doit être la plus courte possible. Dans certaines situations, le traitement doit toutefois être prolongé. Il appartient alors au médecin de réévaluer périodiquement la nécessité de le poursuivre ou de l'interrompre.
Les *tranquillisants* ne sont pas la seule réponse à l'anxiété : une meilleure hygiène de vie, une consommation modérée d'excitants (y compris les boissons alcoolisées) permettent aussi de lutter efficacement contre l'excès de stress. Dans certains cas, une psychothérapie peut aider à lutter durablement contre l'anxiété.

Effets indésirables possibles
Surtout en début de traitement : sensation d'ivresse, *vertiges*, maux de tête, nausées, douleur d'estomac, nervosité, sueurs.

Laboratoires Bristol-Myers Squibb

BUSPIRONE 10 mg Génériques
Anxiolytique — sur ordonnance

Le médicament ci-dessous est un générique de BUSPAR (voir p. 230).

BUSPIRONE MERCK 10 mg : comprimé sécable *(lactose)* boîte de 20. Liste I - Remb 65 % - 6,49 €.

BUTAZOLIDINE
Anti-inflammatoire non stéroïdien — sur ordonnance

Présentation
BUTAZOLIDINE : comprimé (rose) ; boîte de 20. Liste I - Remb 65 % - **1,12 €**.

Composition

	p cp
Phénylbutazone	100 mg

Dans quel cas ce médicament est-il prescrit ?
Ce médicament est un *anti-inflammatoire* non stéroïdien (*AINS*). Il lutte contre l'inflammation et la douleur.
Il est utilisé dans le *traitement symptomatique* de courte durée des *arthrites* aiguës dues à des dépôts de cristaux (*goutte*) et dans le traitement de certaines maladies rhumatismales, notamment la*spondylarthrite ankylosante*.

Contre-indications
Ce médicament ne doit pas être utilisé dans les cas suivants :
- *allergie* aux *AINS*, y compris l'aspirine ;
- *ulcère* de l'estomac ou du *duodénum* ;
- *insuffisance hépatique* ;
- *insuffisance rénale* ;
- *insuffisance cardiaque* ;
- *hypertension artérielle* grave ;
- maladie de la glande *thyroïde* ;
- anomalie de la *numération formule sanguine* et certaines maladies du sang ;
- *lupus érythémateux* disséminé ;
- traitement par le méthotrexate ou les *anticoagulants* oraux ;
- **grossesse** (à partir du 6e mois).

Attention : La prise de ce médicament expose à un risque très rare mais grave, l'*agranulocytose* (disparition des *globules blancs* du sang). Elle peut se

manifester par une fièvre élevée, une angine, des *aphtes*. L'une de ces manifestations impose l'arrêt immédiat du traitement et des analyses de sang : prévenez d'urgence votre médecin.
Ce médicament vous a été prescrit dans une situation précise : ne le conseillez pas à une autre personne. Ses effets indésirables sur le sang sont imprévisibles et peuvent survenir après une seule prise.
Des précautions sont nécessaires en cas d'*antécédent* d'*ulcère* de l'estomac ou du *duodénum*, chez les personnes âgées, et chez la femme qui porte un stérilet.

Interactions avec d'autres substances

Ce médicament est contre-indiqué en association avec le méthotrexate (augmentation de la toxicité de celui-ci) et avec les *anticoagulants* oraux (augmentation du risque hémorragique).

Il peut interagir avec d'autres médicaments, notamment :
- l'aspirine et les autres *anti-inflammatoires* non stéroïdiens : risque d'accroissement des effets indésirables ;
- les *antiagrégants plaquettaires* (PLAVIX...) : augmentation du risque hémorragique ;
- le lithium (TÉRALITHE, NEUROLITHIUM...) : augmentation du taux de lithium dans le sang.
- les *sulfamides hypoglycémiants* ;
- les médicaments contenant un sel d'or ou de la phénytoïne.

Informez par ailleurs votre médecin ou votre pharmacien si vous prenez un *diurétique*, un *antihypertenseur* ou un médicament contenant de la pentoxifylline ou de la zidovudine.

Grossesse et allaitement

Ce médicament est contre-indiqué à partir du 6e mois de la grossesse. Au cours des 5 premiers mois, seul votre médecin peut évaluer le risque éventuel de son utilisation dans votre cas.

Ce médicament passe dans le lait maternel : par mesure de prudence, l'allaitement est déconseillé pendant le traitement.

Mode d'emploi et posologie

Les comprimés doivent être avalés sans être croqués, au milieu des repas, avec un verre d'eau.

Posologie usuelle :
- Adulte :
  - *traitement d'attaque* : 2 comprimés, 2 ou 3 fois par jour ;
  - *traitement d'entretien* : 1 à 3 comprimés par jour.

Conseils : Afin de limiter les effets indésirables, ne dépassez pas la *posologie* et la durée de traitement prescrites par votre médecin.

Effets indésirables possibles

Troubles digestifs.

Réaction allergique cutanée, *urticaire*, *œdème*.

Irritation rectale avec les suppositoires.

Très rarement : anomalie de la *numération formule sanguine*, *hépatite*, maux de tête, *stomatite*.

Exceptionnellement : *insuffisance rénale*.

Laboratoires Novartis Pharma SAS

BUTIX

Informations détaillées sur www.monvidal.com

BUVENTOL EASYHALER

Informations détaillées sur www.monvidal.com

C

CACIT
Élément minéral : calcium

Présentation
CACIT 500 : comprimé effervescent (arômes : orange, mandarine) ; boîte de 60. Remb 65 % - **7,62 €**.
CACIT 1 000 : comprimé effervescent (arômes : orange, mandarine) ; boîte de 30. Remb 65 % - **7,62 €**.

Composition

	p cp	p cp
Carbonate de calcium	1,25 g	2,5 g
soit Calcium	500 mg	1 000 mg

Dans quel cas ce médicament est-il prescrit ?
Ce médicament contient une forte quantité de calcium, principal constituant de l'os.
Il est utilisé en cas de besoins accrus en calcium (période de croissance, grossesse, allaitement), ou de décalcification osseuse (*ostéoporose* survenant après la ménopause, traitement au long cours par la *cortisone*).

Contre-indications
Ce médicament ne doit pas être utilisé dans les cas suivants :
- excès de calcium dans le sang ou dans les urines,
- *lithiase* calcique,
- immobilisation prolongée (attendre la reprise de la marche pour débuter le traitement).

Attention : Des apports excessifs en calcium peuvent être dangereux, notamment en cas d'*insuffisance rénale*. N'utilisez pas ce médicament sans avis médical.
Lorsque ce médicament est destiné à traiter la décalcification osseuse due à une immobilisation prolongée, il ne doit être pris qu'à la reprise de la marche.
Le calcium est parfois associé à la vitamine D, qui favorise son absorption ; des analyses de sang peuvent être prescrites pour vérifier l'absence d'accumulation anormale de calcium dans l'organisme.

Interactions avec d'autres substances
Respectez un intervalle d'au moins 2 heures entre la prise de ce médicament et celle des *cyclines*, des biphosphonates ou des médicaments contenant du fer.
Informez par ailleurs votre pharmacien ou votre médecin si vous prenez un médicament contenant de la digoxine ou un *diurétique* (hydrochlorothazide notamment).
Il existe également des interactions alimentaires : les aliments réputés riches en acide oxalique (épinards, rhubarbe, oseille, cacao, thé) ou en acide phytique (chocolat, céréales complètes, légumes secs) peuvent diminuer l'absorption du calcium. Il est donc recommandé de prendre ce médicament à distance de repas contenant ces aliments.

Grossesse et allaitement
L'apport éventuel de calcium médicamenteux pendant la grossesse ou l'allaitement ne doit pas dépasser 1 500 mg par jour.

Mode d'emploi et posologie
Les comprimés effervescents doivent être dissous dans un verre d'eau.

Posologie usuelle :
- Adulte et enfant de plus de 10 ans : 2 comprimés de 500 mg ou 1 comprimé à 1 000 mg par jour.
- Enfant de 6 à 10 ans : 1 comprimé à 500 mg par jour.

Conseils : La prise de ce médicament ne dispense pas de la consommation régulière de laitages, naturellement riches en calcium.
Les comprimés effervescents doivent être conservés à l'abri de l'humidité.

Effets indésirables possibles
Troubles digestifs, éruption cutanée.
En cas de traitement prolongé à forte dose : *hypercalcémie*, hypercalciurie (excès de calcium dans les urines pouvant favoriser les calculs rénaux).

Laboratoires Procter et Gamble Pharmaceuticals France

CACIT VITAMINE D3
Vitamine D avec calcium

Présentation
CACIT VITAMINE D3 500 mg/440 UI : comprimé à croquer ou à sucer (arôme abricot) ; boîte de 60. Remb 65 % - **7,62 €**.
CACIT VITAMINE D3 1000 mg/880 UI : granulé effervescent pour solution buvable (arôme citron) ; boîte de 30 sachets. Remb 65 % - **7,62 €**.
CACIT VITAMINE D3 1000 mg/880 UI : granulé effervescent pour solution buvable (arôme citron) ; boîte de 90 sachets. Remb 65 % - **21,79 €**.

Composition

	p cp	p sachet
Calcium carbonate	1,25 g	2,5 g
soit Calcium	500 mg	1 g
Colécalciférol (vitamine D3)	440 UI	880 UI
Aspartam	+	
Acide citrique		4,12 g

Dans quel cas ce médicament est-il prescrit ?
Ce médicament contient du calcium et de la *vitamine* D qui facilite l'absorption du calcium par l'intestin et sa fixation sur les os.
Il est utilisé :
- dans le traitement des *carences* en vitamine D et en calcium chez la personne âgée,
- dans le *traitement d'appoint* de l'*ostéoporose* lorsque l'apport conjoint de calcium et de vitamine D est nécessaire.

Contre-indications

Ce médicament ne doit pas être utilisé dans les cas suivants :

- excès de calcium dans le sang ou dans les urines,
- calculs des *voies* urinaires contenant du calcium,
- immobilisation prolongée (attendre la reprise de la marche pour débuter le traitement),
- *phénylcétonurie* (comprimé : présence d'aspartam).

Attention : Ce médicament contient de la *vitamine* D : son *surdosage* expose à des effets indésirables graves. Elle est présente dans de nombreux médicaments dont certains sont disponibles en automédication : évitez de les associer sans avis médical.

Des précautions sont nécessaires en cas d'*insuffisance rénale*.

Ne prolongez pas le traitement au-delà de la durée prescrite ; une prise de sang peut être nécessaire pour vérifier l'absence d'accumulation anormale de calcium dans l'organisme.

Lorsque ce médicament est destiné à traiter la décalcification due à un alitement prolongé, le traitement ne doit pas être commencé avant la reprise de la marche.

Interactions avec d'autres substances

En raison de la présence de calcium, respectez un intervalle d'au moins 2 heures (voire 3 heures) entre la prise de ce médicament et celle des *cyclines* ou des biphosphonates.

Informez par ailleurs votre pharmacien ou votre médecin si vous prenez des *digitaliques* ou des *diurétiques*.

Il existe également des interactions alimentaires : les aliments réputés riches en acide oxalique (épinards, rhubarbe, oseille, cacao, thé) ou en acide phytique (chocolat, céréales complètes, légumes secs) peuvent diminuer l'absorption du calcium. Il est donc recommandé de prendre ce médicament à distance de repas contenant ces aliments.

Grossesse et allaitement

Les comprimés peuvent être utilisés chez la femme enceinte ou chez celle qui allaite, mais la *posologie* prescrite par le médecin ne doit pas être dépassée. Une *hypercalcémie* pendant la grossesse pourrait être néfaste pour l'enfant à naître. Veillez à ne pas absorber plusieurs médicaments contenant de la *vitamine* D pendant la grossesse.

Compte tenu de leur teneur élevée en vitamine D, les sachets ne sont pas adaptés à la femme enceinte ou qui allaite.

Mode d'emploi et posologie

Ce médicament doit être pris à distance de certains aliments (voir Interactions).

Les comprimés peuvent être croqués ou sucés.

Le contenu des sachets doit être dissous dans un verre d'eau.

Posologie usuelle :

- Adulte : 2 comprimés ou 1 sachet par jour.

Conseils : La prise de ce médicament ne dispense pas de la consommation régulière de laitages, naturellement riches en calcium.

Effets indésirables possibles

Constipation ou diarrhée, nausées, ballonnements.

En cas de traitement prolongé à forte dose : *hypercalcémie*, hypercalciurie (excès de calcium dans les urines pouvant favoriser les calculs rénaux).

Rarement : réaction allergique cutanée (démangeaisons, urticaire, éruption de boutons).

Laboratoires Procter et Gamble Pharmaceuticals France

CADENS

Informations détaillées sur www.monvidal.com

CADITAR

Informations détaillées sur www.monvidal.com

CADUET

Hypolipémiant — sur ordonnance

Présentation

CADUET 5 mg/10 mg : comprimé (blanc) ; boîte de 30. Liste I - Remb 65 % - **24,50 €**.
CADUET 5 mg/10 mg : comprimé (blanc) ; boîte de 90. Liste I - Remb 65 % - **66,52 €**.
CADUET 10 mg/10 mg : comprimé (bleu) ; boîte de 30. Liste I - Remb 65 % - **24,50 €**.
CADUET 10 mg/10 mg : comprimé (bleu) ; boîte de 90. Liste I - Remb 65 % - **66,52 €**.

Composition

	p cp	p cp
Amlodipine	5 mg	10 mg
Atorvastatine	10 mg	10 mg

Dans quel cas ce médicament est-il prescrit ?

Ce médicament contient deux substances qui ont un mode d'action complémentaire :

- l'amlodipine, un antihypertenseur de la famille des *inhibiteurs calciques* ;
- l'atorvastatine, un *hypocholestérolémiant* de la famille des statines, qui permet d'abaisser fortement le taux de *cholestérol* circulant dans le sang.

Il est utilisé, en complément des mesures non médicamenteuses, dans la prévention des accidents cardiovasculaires chez les patients hypertendus ayant plusieurs facteurs de risque associés.

Contre-indications

Ce médicament ne doit pas être utilisé dans les cas suivants :

- *transaminases* élevées ;
- en association avec les *antiprotéases* et les médicaments contenant du kétoconazole, de l'itraconazole ou de la télithromycine ;
- **grossesse** ;
- **allaitement**.

Attention : Comme les autres statines, l'atorvastatine peut être toxique pour le foie ou les muscles. Consultez votre médecin en cas de : fatigue anormale, perte d'appétit, douleur ou faiblesse musculaire. Des analyses de sang peuvent être pratiquées afin de vérifier que le médicament est bien supporté.

Une attention particulière s'impose dans certaines situations : *insuffisance hépatique*, personnes de plus de 70 ans, *insuffisance rénale*, *hypothyroïdie* non contrôlée par un traitement, *antécédent* personnel ou familial de maladie musculaire, abus d'alcool.

Interactions avec d'autres substances

Ce médicament ne doit pas être associé avec les *antiprotéases* (amprénavir, indinavir, nelfinavir, ritonavir, saquinavir...) et les médicaments contenant du kétoconazole, de l'itraconazole ou de la télithromycine : risque fortement accru de douleurs musculaires.

Le risque d'atteinte musculaire peut aussi être augmenté en cas d'association avec les *hypolipidémiants* de la famille des fibrates.

Les effets toxiques de l'atorvastatine peuvent également être augmentés par le jus de pamplemousse : évitez d'en boire pendant le traitement.

Informez par ailleurs votre médecin si vous prenez un *alphabloquant* (alfuzosine, prazosine), un *bêtabloquant*, un *anticonvulsivant* (carbamazépine, phénobarbital, phénytoïne, primidone), un *anticoagulant* oral, un *neuroleptique*, un *antidépresseur imipraminique*, un *corticoïde* ou ou un médicament contenant de la rifampicine, de la clarithromycine, de l'érythromycine, du vérapamil ou de la ciclosporine.

Grossesse et allaitement

Ce médicament n'a pas d'indication chez la femme enceinte et il doit être interrompu en cas de désir de grossesse.

Si une grossesse survient sous traitement, consultez votre médecin et arrêtez la prise de ce médicament.

Aucune malformation imputable à ce médicament n'a été observée à ce jour.

Ce médicament passe dans le lait maternel. Il est contre-indiqué pendant l'allaitement.

Mode d'emploi et posologie

Les comprimés doivent être avalés avec un verre d'eau, indifféremment au cours ou en dehors des repas.

Posologie usuelle :

- Adulte : 1 comprimé par jour.

Le régime reste indispensable pendant toute la durée du traitement.

Conseils : Le traitement médicamenteux ne dispense pas de mesures pouvant limiter les facteurs de risque cardiovasculaires : activité physique régulière, régime pauvre en *cholestérol* et en graisses animales, arrêt du tabagisme.

Effets indésirables possibles

Les effets les plus fréquents de l'amlodipine sont la conséquence de la dilatation des vaisseaux sanguins :
- rougeur du visage, bouffées de chaleur, maux de tête ;
- jambes lourdes ou enflées.

Plus rarement :
- accélération du cœur, *palpitations* ;
- démangeaisons, gonflement des gencives ;
- douleurs abdominales, altération du goût, bouche sèche, nausées, diarrhée, constipation, perte de l'appétit ;
- crampes musculaires, douleurs musculaires ou articulaires ;
- essoufflement ;
- fatigue anormale, *vertiges*, troubles du sommeil, fourmillements des extrémités, tremblements ;
- augmentation du volume des seins chez l'homme (gynécomastie) ;
- *réaction allergique*.

Les effets les plus fréquents de l'atorvatatine sont : *troubles digestifs*, fatigue, maux de tête, insomnie.

Rarement : *réaction allergique*, fourmillement des extrémités, sensation de vertiges, *pancréatite*, jaunisse, *éruption cutanée*, chute de cheveux, *impuissance*, atteintes musculaires (voir Attention) et douleurs articulaires. Élévation des *transaminases*.

Laboratoires Pfizer

CALCAREA COMPOSÉ BOIRON

Informations détaillées sur www.monvidal.com

CALCIBRONAT

Sédatif contenant du brome

Présentation

CALCIBRONAT 2 g : comprimé effervescent (blanc) ; boîte de 20. Non remb.

CALCIBRONAT 2 g : comprimé effervescent (blanc) ; boîte de 60. Non remb.

Composition

	p cp
Bromo-galactogluconate de calcium	2 g
soit Calcium	150,7 mg
soit Brome	301 mg
Sodium	241 mg
Saccharose	2,86 g

Dans quel cas ce médicament est-il prescrit ?

Ce médicament est une association de substances *sédatives*.

Il est utilisé dans le *traitement d'appoint* des troubles légers du sommeil, de l'irritabilité et de la nervosité.

Contre-indications

Ce médicament ne doit pas être utilisé dans les cas suivants :
- *acné* ;
- excès de calcium dans le sang et les urines, avec ou sans *lithiase* ;
- personne âgée *dénutrie* ou déshydratée ;
- enfant de moins de 30 mois.

Attention : En cas de traitement prolongé, le brome peut provoquer l'apparition de boutons particuliers appelés bromides. Consultez votre médecin.

Un *surdosage* peut provoquer des troubles du comportement, particulièrement chez la personne âgée. Arrêtez immédiatement le traitement et prévenez votre médecin.

Ce médicament contient du *sucre* (saccharose) et du *sel* (*sodium*) en quantité notable.

Évitez la prise de boissons alcoolisées pendant le traitement.

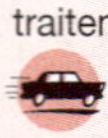

Ce médicament peut induire une somnolence, parfois intense chez certaines personnes. Cette somnolence peut être augmentée par la prise d'*alcool* ou d'autres médicaments *sédatifs*. La conduite et l'utilisation de machines dangereuses sont déconseillées, surtout dans les heures qui suivent la prise du médicament.

Interactions avec d'autres substances

Respectez un intervalle d'au moins 2 heures (voire 3 heures) entre la prise de ce médicament et celle des

cyclines, des diphosphonates ou des médicaments contenant du fer.
Informez par ailleurs votre pharmacien ou votre médecin si vous prenez un *digitalique* ou un *diurétique*.

Grossesse et allaitement

L'usage de médicament contenant du brome chez la femme enceinte a été à l'origine de complications chez le *nouveau-né*. Ce médicament est déconseillé pendant la grossesse.
Ce médicament passe dans le lait maternel : il est déconseillé pendant l'allaitement.

Mode d'emploi et posologie

Les comprimés effervescents doivent être dissous dans un demi-verre d'eau.
Ne prolongez pas le traitement ou n'augmentez pas les doses sans l'avis de votre médecin ou de votre pharmacien.

Posologie usuelle :
- Adulte : 1 ou 2 comprimés par jour.
- Enfant de plus de 30 kg : 1 comprimé par jour.

Conseils : Le brome reste présent plusieurs jours dans l'organisme après l'arrêt du médicament. Aussi, pour éviter tout risque d'accumulation :
- la durée du traitement ne doit en aucun cas dépasser 3 semaines ;
- un délai minimum de 3 à 4 semaines est nécessaire entre 2 traitements par ce médicament.

Les médicaments ne sont pas la seule réponse au stress : une meilleure hygiène de vie, une consommation modérée d'excitants (café, thé, boissons alcoolisées...) permettent aussi de lutter contre l'excès de nervosité et ses manifestations (*palpitations*, troubles du sommeil).
Ce médicament doit être conservé à l'abri de l'humidité.

Effets indésirables possibles

Perte de l'appétit, constipation.
Rarement : *éruptions cutanées* surtout en cas de traitement prolongé, troubles psychiques surtout en cas de *surdosage* (voir Attention).

Laboratoires des Granions EA Pharma

CALCIDIA

Médicament de l'hyperphosphorémie

Présentation

CALCIDIA : granulé pour suspension buvable ; boîte de 20 sachets. Remb 65 % - **5,71 €**.

Composition

	p sachet
Calcium carbonate	3,85 g
soit Calcium	1,54 g
Saccharose	1,15 g

Dans quel cas ce médicament est-il prescrit ?

Ce médicament apporte une forte quantité de calcium et possède des propriétés alcalines (qui permettent de contrer l'acidité). Il permet de compenser l'*hypocalcémie* observée en cas d'*insuffisance rénale*. Il lutte également contre l'accumulation de phosphore en favorisant son élimination.
Il est utilisé dans le *traitement préventif* et curatif des anomalies osseuses associées à l'insuffisance rénale.

Contre-indications

Ce médicament ne doit pas être utilisé dans les cas suivants :
- excès de calcium dans le sang ou les urines, avec ou sans *lithiase* ;
- immobilisation prolongée.

Attention : Compte tenu de sa forte teneur en calcium, ce médicament ne doit jamais être utilisé en automédication.
En cas d'alitement prolongé, ce médicament ne doit être pris que lors de la reprise de la marche.
Des analyses de sang et d'urine régulières peuvent être nécessaires, notamment lorsque ce médicament est associé à la *vitamine* D, qui facilite son absorption.

Interactions avec d'autres substances

Respectez un intervalle d'au moins 2 heures (voire 3 heures) entre la prise de ce médicament et celle des *cyclines*, des diphosphonates et des médicaments contenant du fer.
Informez par ailleurs votre pharmacien ou votre médecin si vous prenez des *digitaliques* ou des *diurétiques*.

Grossesse et allaitement

Ce médicament peut être prescrit par votre médecin pendant la grossesse et l'allaitement.

Mode d'emploi et posologie

Le contenu des sachets doit être dissous dans un verre d'eau.
La *posologie* est ajustée en fonction du résultat des prises de sang (taux de calcium et de phosphore).

Posologie usuelle :
- Adulte : 1 sachet, 2 ou 3 fois par jour.

Effets indésirables possibles

Exceptionnellement : légers *troubles digestifs*.

Laboratoires Bayer Santé Familiale

CALCIDOSE

Élément minéral : calcium

Présentation

CALCIDOSE 500 : poudre pour suspension buvable (arôme agrume) ; boîte de 60 sachets. Remb 65 % - **7,62 €**.

Composition

	p sachet
Calcium carbonate	1,25 g
soit Calcium	500 mg
Saccharose	1,25 g

Dans quel cas ce médicament est-il prescrit ?

Ce médicament contient une forte quantité de calcium, principal constituant de l'os.
Il est utilisé en cas de besoins accrus en calcium (période de croissance, grossesse, allaitement), ou de décalcification osseuse (*ostéoporose* survenant après la ménopause, traitement au long cours par la *cortisone*).

Contre-indications

Ce médicament ne doit pas être utilisé dans les cas suivants :
- excès de calcium dans le sang ou dans les urines,

- *lithiase* calcique,
- immobilisation prolongée (attendre la reprise de la marche pour débuter le traitement).

Attention : Des apports excessifs en calcium peuvent être dangereux, notamment en cas d'*insuffisance rénale*. N'utilisez pas ce médicament sans avis médical.

Lorsque ce médicament est destiné à traiter la décalcification osseuse due à une immobilisation prolongée, le traitement ne doit être commencé qu'à la reprise de la marche.

Le calcium est parfois associé à la vitamine D, qui favorise son absorption ; des analyses de sang peuvent être prescrites pour vérifier l'absence d'accumulation anormale de calcium dans l'organisme.

La poudre contient du sucre (saccharose) en quantité notable.

Interactions avec d'autres substances

Respectez un intervalle d'au moins 2 heures entre la prise de ce médicament et celle des *cyclines*, des biphosphonates ou des médicaments contenant du fer.

Informez par ailleurs votre pharmacien ou votre médecin si vous prenez un médicament contenant de la digoxine ou un *diurétique* (hydrochlorothazide notamment).

Il existe également des interactions alimentaires : les aliments réputés riches en acide oxalique (épinards, rhubarbe, oseille, cacao, thé) ou en acide phytique (chocolat, céréales complètes, légumes secs) peuvent diminuer l'absorption du calcium. Il est donc recommandé de prendre ce médicament à distance de repas contenant ces aliments.

Grossesse et allaitement

L'apport éventuel de calcium médicamenteux pendant la grossesse ou l'allaitement ne doit pas dépasser 1 500 mg par jour.

Mode d'emploi et posologie

Le contenu des sachets doit être dilué dans un verre d'eau.

Posologie usuelle :

- Adulte : 2 ou 3 sachets par jour.
- Enfant de 10 à 15 ans : 2 sachets par jour.
- Enfant de moins de 10 ans : 1 sachet par jour.

Conseils : La prise de ce médicament ne dispense pas de la consommation régulière de laitages, naturellement riches en calcium.

Effets indésirables possibles

Bouche sèche.

En cas de traitement prolongé à forte dose : *hypercalcémie*, hypercalciurie (excès de calcium dans les urines pouvant favoriser les calculs rénaux).

Laboratoires Opocalcium

CALCIDOSE VITAMINE D

Vitamine D avec calcium

Présentation

CALCIDOSE VITAMINE D : poudre pour suspension buvable (arôme agrume) ; boîte de 60 sachets. Remb 65 % - **7,62 €**.

Composition

	p sachet
Calcium carbonate	1,25 g
soit Calcium	500 mg
Colécalciférol (vitamine D3)	400 UI
Sorbitol	+

Dans quel cas ce médicament est-il prescrit ?

Ce médicament contient du calcium et de la *vitamine* D qui facilite l'absorption du calcium par l'intestin et sa fixation sur les os.

Il est utilisé :

- dans le traitement des *carences* en vitamine D et en calcium chez la personne âgée,
- dans le *traitement d'appoint* de l'*ostéoporose* lorsque l'apport conjoint de calcium et de vitamine D est nécessaire.

Contre-indications

Ce médicament ne doit pas être utilisé dans les cas suivants :

- excès de calcium dans le sang ou dans les urines,
- calculs des *voies* urinaires contenant du calcium,
- immobilisation prolongée (attendre la reprise de la marche pour débuter le traitement).

Attention : Ce médicament contient de la *vitamine* D : son *surdosage* expose à des effets indésirables graves. Elle est présente dans de nombreux médicaments dont certains sont disponibles en automédication : évitez de les associer sans avis médical.

Des précautions sont nécessaires en cas d'*insuffisance rénale*.

Ne prolongez pas le traitement au-delà de la durée prescrite ; une prise de sang peut être nécessaire pour vérifier l'absence d'accumulation anormale de calcium dans l'organisme.

Lorsque ce médicament est destiné à traiter la décalcification due à un alitement prolongé, le traitement ne doit pas être commencé avant la reprise de la marche.

Interactions avec d'autres substances

En raison de la présence de calcium, respectez un intervalle d'au moins 2 heures entre la prise de ce médicament et celle des *cyclines*, des biphosphonates ou des médicaments contenant du fer.

Informez par ailleurs votre pharmacien ou votre médecin si vous prenez des *digitaliques* ou des *diurétiques*.

Il existe également des interactions alimentaires : les aliments réputés riches en acide oxalique (épinards, rhubarbe, oseille, cacao, thé) ou en acide phytique (chocolat, céréales complètes, légumes secs) peuvent diminuer l'absorption du calcium. Il est donc recommandé de prendre ce médicament à distance de repas contenant ces aliments.

Grossesse et allaitement

Ce médicament peut être utilisé chez la femme enceinte ou chez celle qui allaite, mais la *posologie* prescrite par le médecin ne doit pas être dépassée.

Une *hypercalcémie* pendant la grossesse pourrait être néfaste pour l'enfant à naître. Veillez à ne pas absorber plusieurs médicaments contenant de la *vitamine* D pendant la grossesse.

Mode d'emploi et posologie

Ce médicament doit être pris à distance de certains aliments (voir Interactions).

Verser le contenu d'un sachet dans un verre, puis ajouter de l'eau et mélanger.

Posologie usuelle :

- Adulte : 1 sachet, matin et soir.

Conseils : La prise de ce médicament ne dispense pas de la consommation régulière de laitages, naturellement riches en calcium.

Effets indésirables possibles

Constipation, nausées, ballonnements, diarrhée, douleur d'estomac.

En cas de traitement prolongé à forte dose : *hypercalcémie*, hypercalciurie (excès de calcium dans les urines pouvant favoriser les calculs rénaux).

Laboratoires Opocalcium

CALCIFLUOR

Informations détaillées sur www.monvidal.com

CALCIFORTE

Informations détaillées sur www.monvidal.com

CALCIFORTE VITAMINE D3

Informations détaillées sur www.monvidal.com

CALCIPARINE sous-cutanée

Anticoagulant injectable — sur ordonnance

Présentation

CALCIPARINE : solution injectable *SC* ; boîte de 2 seringues préremplies unidoses de 0,2 ml. Liste I - Remb 65 % - **3,32 €**.

CALCIPARINE : solution injectable *SC* ; boîte de 2 seringues préremplies unidoses de 0,3 ml. Liste I - Remb 65 % - **3,62 €**.

CALCIPARINE : solution injectable *SC* ; boîte de 2 ampoules de 0,5 ml et de 2 seringues graduées en 1/10 de ml. Liste I - Remb 65 % - **4,71 €**.

CALCIPARINE : solution injectable *SC* ; boîte de 2 ampoules de 0,8 ml et de 2 seringues graduées en 1/10 de ml. Liste I - Remb 65 % - **6,32 €**.

CALCIPARINE : solution injectable *SC* ; boîte de 2 ampoules de 1 ml et de 2 seringues graduées en 1/10 de ml. Liste I - Remb 65 % - **6,72 €**.

Composition

	p seringue	p seringue
Héparine calcique	5 000 UI	7 500 UI

	p amp	p amp	p amp
Héparine calcique	12 500 UI	20 000 UI	25 000 UI

Dans quel cas ce médicament est-il prescrit ?

Ce médicament est un *anticoagulant* de la famille de l'héparine. Il empêche la formation ou l'extension des caillots dans les vaisseaux sanguins.

Il est utilisé :

- à faible dose, dans le *traitement préventif* des *accidents thromboemboliques* chez les opérés récents ou les malades alités ou immobilisés ;
- à forte dose, dans le traitement des *thromboses* veineuses (*phlébite*...) et dans le traitement initial du *syndrome coronarien aigu* et de l'*infarctus du myocarde*.

Contre-indications

Ce médicament ne doit pas être utilisé dans les cas suivants :

- baisse des *plaquettes* sanguines lors d'une précédente utilisation de ce médicament ou d'un autre médicament de la famille des héparines,
- *hémophilie* et maladies apparentées.

Ce médicament ne doit pas être utilisé à forte dose en cas de risque de saignement d'un organe (*ulcère* de l'estomac ou du *duodénum*), ou d'*hémorragie* cérébrale.

Attention : Des analyses de sang sont nécessaires en début et en cours de traitement pour contrôler notamment le taux de *plaquettes* dans le sang.

Des précautions sont nécessaires en cas d'*insuffisance rénale* ou *hépatique* et de maladie susceptible de favoriser une *hémorragie*.

L'aspirine augmente le risque hémorragique lié à l'usage de ce médicament. De nombreux produits qui en contiennent sont vendus sans ordonnance. Ne prenez aucun médicament sans l'avis de votre médecin ou de votre pharmacien. Prévenez votre dentiste de la prise de ce médicament.

Ce médicament expose au risque d'*hémorragies* internes. Les sports violents ou les activités dangereuses sont déconseillés au cours du traitement.

Interactions avec d'autres substances

Ce médicament peut interagir avec les médicaments contenant de l'aspirine ou des *anti-inflammatoires* non stéroïdiens : augmentation du risque d'*hémorragie*.

Informez par ailleurs votre médecin si vous prenez un *antiagrégant plaquettaire*.

Grossesse et allaitement

Votre médecin est seul juge pour apprécier la nécessité de ce traitement et son risque pendant la grossesse.

Ce médicament ne passe pas dans le lait maternel : l'allaitement est possible.

Mode d'emploi et posologie

La solution injectable est exclusivement administrée par *voie* sous-cutanée dans un pli de la peau pincé entre deux doigts. L'injection se fait habituellement dans la paroi abdominale.

Posologie usuelle :

Elle est strictement individuelle. Elle varie selon la maladie à traiter et le poids de la personne. En cas d'immobilisation, le traitement durera au moins jusqu'à la reprise normale de la marche.

Le nombre d'injections est de 2 ou 3 par jour, régulièrement espacées.

Conseils : Lorsque ce médicament est remplacé par un *anticoagulant* oral, les deux traitements doivent être pris simultanément pendant quelques jours, le temps que le traitement oral devienne efficace.

Effets indésirables possibles

Des hématomes (bleus) peuvent apparaître au point d'injection. Ils disparaîtront spontanément.
Hémorragies de gravité variable.
Baisse des *plaquettes* sanguines, justifiant des analyses de sang avant et pendant le traitement.
Élévation transitoire des *transaminases*.
Rarement : douleur durable au point d'injection pouvant traduire une lésion de la peau ; consultez votre médecin.

Laboratoires sanofi-aventis France

CALCIPRAT

Informations détaillées sur www.monvidal.com

CALCIPRAT D3

Vitamine D avec calcium

Présentation

CALCIPRAT D3 500 mg/400 UI : comprimé à sucer (blanc ; arôme menthe) ; boîte de 60. Remb 65 % - **7,62 €**.
CALCIPRAT D3 1000 mg/800 UI : comprimé à sucer (blanc ; arôme menthe) ; boîte de 30. Remb 65 % - **7,62 €**.
CALCIPRAT D3 1000 mg/800 UI : comprimé à sucer (blanc ; arôme menthe) ; boîte de 90. Remb 65 % - **21,79 €**.

Composition

	p cp	p cp
Calcium carbonate	1,25 g	2,5 g
soit Calcium	500 mg	1000 mg
Colécalciférol (vitamine D3)	400 UI	800 UI
Aspartam	+	+
Lactose		+

Dans quel cas ce médicament est-il prescrit ?

Ce médicament contient du calcium et de la *vitamine* D, qui facilite l'absorption du calcium par l'intestin et sa fixation sur les os.
Il est utilisé :
- dans le traitement des *carences* en calcium et en vitamine D chez la personne âgée,
- dans le *traitement d'appoint* de l'*ostéoporose* lorsque l'apport conjoint de calcium et de vitamine D est nécessaire.

Contre-indications

Ce médicament ne doit pas être utilisé dans les cas suivants :
- excès de calcium dans le sang ou dans les urines, avec ou sans *lithiase* ;
- immobilisation prolongée (attendre la reprise de la marche pour débuter le traitement) ;
- enfant de moins de 15 ans (comprimé à 1000 mg/800 UI) ;
- *phénylcétonurie* (présence d'aspartam).

Attention : Ce médicament contient de la *vitamine* D : son *surdosage* expose à des effets indésirables graves. Elle est présente dans de nombreux médicaments dont certains sont disponibles en automédication : évitez de les associer sans avis médical.
Des précautions sont nécessaires en cas d'*insuffisance rénale*.
Ne prolongez pas le traitement au-delà de la durée prescrite : une prise de sang peut être nécessaire pour vérifier l'absence d'accumulation anormale de calcium dans l'organisme.
Lorsque ce médicament est destiné à traiter la décalcification due à un alitement prolongé, le traitement ne doit pas être commencé avant la reprise de la marche.

Interactions avec d'autres substances

En raison de la présence de calcium, respectez un intervalle d'au moins 2 heures entre la prise de ce médicament et celle des *cyclines*, des biphosphonates ou des médicaments contenant du fer.
Informez par ailleurs votre pharmacien ou votre médecin si vous prenez des *digitaliques* ou des *diurétiques*.
Il existe également des interactions alimentaires : les aliments réputés riches en acide oxalique (épinards, rhubarbe, oseille, cacao, thé) ou en acide phytique (chocolat, céréales complètes, légumes secs) peuvent diminuer l'absorption du calcium. Il est donc recommandé de prendre ce médicament à distance de repas contenant ces aliments.

Grossesse et allaitement

Les comprimés à 500 mg/400 UI peuvent être utilisés chez la femme enceinte ou chez celle qui allaite, mais la *posologie* prescrite par le médecin ne doit pas être dépassée.
Une *hypercalcémie* pendant la grossesse pourrait être néfaste pour l'enfant à naître. Veillez à ne pas absorber plusieurs médicaments contenant de la *vitamine* D pendant la grossesse.
Compte tenu de leur teneur élevée en vitamine D, les comprimés à 1000 mg/800 UI ne sont pas adaptés à la femme enceinte ou qui allaite.

Mode d'emploi et posologie

Ce médicament doit être pris à distance de certains aliments (voir Interactions).
Sucer les comprimés, puis avaler un verre d'eau.

Posologie usuelle :
- Adulte : 1 comprimé à 500 mg/400 UI, matin et soir ou 1 comprimé à 1000 mg/800 UI par jour.

Conseils : La prise de ce médicament ne dispense pas de la consommation régulière de laitages, naturellement riches en calcium.

Effets indésirables possibles

Constipation ou diarrhée, nausées, ballonnements, douleur d'estomac.
En cas de traitement prolongé à forte dose : *hypercalcémie*, *hypercalciurie* (excès de calcium dans les urines pouvant favoriser les calculs rénaux).

Laboratoires IPRAD

CALCITONINE 50 UI/ml Génériques

Calcitonine

sur ordonnance

Les médicaments ci-dessous sont des génériques de MIACALCIC.

CADENS 50 UI/ml : solution injectable boîte de 5 ampoules de 1 ml. Liste II - Remb 35 % - 11,12 €.
CALCITONINE PHARMY II 50 UI/ml : solution injectable boîte de 5 ampoules de 1 ml. Liste II - Remb 35 % - 11,12 €.
CALCITONINE SANDOZ 50 UI/1 ml : solution injectable boîte de 5 ampoules de 1 ml. Liste II - Remb 35 % - 11,12 €.

CALCIUM MERCK

Informations détaillées sur www.monvidal.com

CALCIUM SANDOZ

Élément minéral : calcium

Présentation

CALCIUM SANDOZ 500 mg : comprimé effervescent (blanc ; arôme orange) ; boîte de 20. Remb 65 % - **2,90 €**.
CALCIUM SANDOZ 500 mg : poudre pour suspension buvable ; boîte de 30 sachets. Remb 65 % - **4,08 €**.

Composition

	p cp	p sachet
Gluconolactate de calcium	2,94 g	3,405 g
Carbonate de calcium	0,30 g	0,15 g
soit Calcium	500 mg	500 mg
Aspartam	+	+
Sodium	68,45 mg	

Dans quel cas ce médicament est-il prescrit ?

Ce médicament contient une forte quantité de calcium, principal constituant de l'os.

Il est utilisé en cas de besoins accrus en calcium (période de croissance, grossesse, allaitement) ou de décalcification osseuse (*ostéoporose* survenant après la ménopause, traitement au long cours par la *cortisone*).

Contre-indications

Ce médicament ne doit pas être utilisé dans les cas suivants :
- excès de calcium dans le sang ou dans les urines,
- *lithiase* calcique,
- immobilisation prolongée (attendre la reprise de la marche pour débuter le traitement),
- *phénylcétonurie* (présence d'aspartam).

Attention : Des apports excessifs en calcium peuvent être dangereux, notamment en cas d'*insuffisance rénale*. N'utilisez pas ce médicament sans avis médical.
Lorsque ce médicament est destiné à traiter la décalcification osseuse due à une immobilisation prolongée, il ne doit être pris qu'à la reprise de la marche.
Le calcium est parfois associé à la vitamine D, qui favorise son absorption ; des analyses de sang peuvent être prescrites pour vérifier l'absence d'accumulation anormale de calcium dans l'organisme.

Interactions avec d'autres substances

Respectez un intervalle d'au moins 2 heures entre la prise de ce médicament et celle des *cyclines*, des biphosphonates ou des médicaments contenant du fer.

Informez par ailleurs votre pharmacien ou votre médecin si vous prenez un médicament contenant de la digoxine ou un *diurétique* (hydrochlorothazide notamment).

Il existe également des interactions alimentaires : les aliments réputés riches en acide oxalique (épinards, rhubarbe, oseille, cacao, thé) ou en acide phytique (chocolat, céréales complètes, légumes secs) peuvent diminuer l'absorption du calcium. Il est donc recommandé de prendre ce médicament à distance de repas contenant ces aliments.

Grossesse et allaitement

L'apport éventuel de calcium médicamenteux pendant la grossesse ou l'allaitement ne doit pas dépasser 1 500 mg par jour.

Mode d'emploi et posologie

Les comprimés effervescents et le contenu des sachets doivent être dissous dans un verre d'eau.

Posologie usuelle :
- Adulte : 2 comprimés ou 2 sachets par jour.
- Enfant de 10 à 15 ans : 2 comprimés ou 2 sachets par jour.
- Enfant de 6 à 10 ans : 1 comprimé ou 1 sachet par jour.

Conseils : La prise de ce médicament ne dispense pas de la consommation régulière de laitages, naturellement riches en calcium.
Les comprimés effervescents doivent être conservés à l'abri de l'humidité.

Effets indésirables possibles

Troubles digestifs, éruption cutanée.

En cas de traitement prolongé à forte dose : *hypercalcémie*, hypercalciurie (excès de calcium dans les urines pouvant favoriser les calculs rénaux).

Laboratoires Sandoz

CALCIUM TEVA

Informations détaillées sur www.monvidal.com

CALCIUM-VITAMINE D3 BIOGARAN

Vitamine D avec calcium

Présentation

CALCIUM-VITAMINE D3 BIOGARAN 500 mg/400 UI : comprimé à sucer (arôme menthe) ; boîte de 60. Remb 65 % - **7,62 €**.

Composition

	p cp
Calcium carbonate	1250 mg
soit Calcium	500 mg
Colécalciférol (vitamine D3)	400 UI
Aspartam	+
Lactose	+

Dans quel cas ce médicament est-il prescrit ?

Ce médicament contient du calcium et de la *vitamine* D, qui facilite l'absorption du calcium par l'intestin et sa fixation sur les os.

Il est utilisé :
- dans le traitement des *carences* en calcium et en vitamine D chez la personne âgée,
- dans le *traitement d'appoint* de l'*ostéoporose* lorsque l'apport conjoint de calcium et de vitamine D est nécessaire.

Contre-indications

Ce médicament ne doit pas être utilisé dans les cas suivants :
- excès de calcium dans le sang ou dans les urines,
- calculs des *voies* urinaires contenant du calcium,
- immobilisation prolongée (attendre la reprise de la marche pour débuter le traitement),
- *phénylcétonurie* (présence d'aspartam).

Attention : Ce médicament contient de la *vitamine* D : son *surdosage* expose à des effets indésirables graves. Elle est présente dans de nombreux

médicaments dont certains sont disponibles en automédication : évitez de les associer sans avis médical.
Des précautions sont nécessaires en cas d'*insuffisance rénale*.
Ne prolongez pas le traitement au-delà de la durée prescrite : une prise de sang peut être nécessaire pour vérifier l'absence d'accumulation anormale de calcium dans l'organisme.
Lorsque ce médicament est destiné à traiter la décalcification due à un alitement prolongé, le traitement ne doit pas être commencé avant la reprise de la marche.

Interactions avec d'autres substances

En raison de la présence de calcium, respectez un intervalle d'au moins 2 heures (voire 3 heures) entre la prise de ce médicament et celle des *cyclines* ou des biphosphonates.

Informez par ailleurs votre pharmacien ou votre médecin si vous prenez des *digitaliques* ou des *diurétiques*.

Il existe également des interactions alimentaires : les aliments réputés riches en acide oxalique (épinards, rhubarbe, oseille, cacao, thé) ou en acide phytique (chocolat, céréales complètes, légumes secs) peuvent diminuer l'absorption du calcium. Il est donc recommandé de prendre ce médicament à distance de repas contenant ces aliments.

Grossesse et allaitement

Ce médicament peut être utilisé chez la femme enceinte ou chez celle qui allaite, mais la *posologie* prescrite par le médecin ne doit pas être dépassée.

Une *hypercalcémie* pendant la grossesse pourrait être néfaste pour l'enfant à naître. Veillez à ne pas absorber plusieurs médicaments contenant de la *vitamine* D pendant la grossesse.

Mode d'emploi et posologie

Ce médicament doit être pris à distance de certains aliments (voir Interactions).

Les comprimés sont à sucer.

Posologie usuelle :

- Adulte : 1 comprimé, matin et soir.

Conseils : La prise de ce médicament ne dispense pas de la consommation régulière de laitages, naturellement riches en calcium.

Effets indésirables possibles

Constipation, nausées, ballonnements, diarrhée, douleur d'estomac.

En cas de traitement prolongé à forte dose : *hypercalcémie*, *hypercalciurie* (excès de calcium dans les urines pouvant favoriser les calculs rénaux).

Laboratoires Biogaran

CALCIUM-VITAMINE D3 EG

Informations détaillées sur www.monvidal.com

CALCIUM-VITAMINE D3 GNR

Vitamine D avec calcium

Présentation

CALCIUM-VITAMINE D3 GNR 500 mg/400 UI : comprimé à croquer ou à sucer (arôme citron) ; boîte de 60. Remb 65 % - **7,62 €**.

Composition

	p cp
Calcium carbonate	1,375 g
soit Calcium	500 mg
Colécalciférol (vitamine D3)	400 UI
Aspartam	+

Dans quel cas ce médicament est-il prescrit ?

Ce médicament contient du calcium et de la *vitamine* D, qui facilite l'absorption du calcium par l'intestin et sa fixation sur les os.

Il est utilisé :
- dans le traitement des *carences* en calcium et en vitamine D chez la personne âgée,
- dans le *traitement d'appoint* de l'*ostéoporose* lorsque l'apport conjoint de calcium et de vitamine D est nécessaire.

Contre-indications

Ce médicament ne doit pas être utilisé dans les cas suivants :
- excès de calcium dans le sang ou dans les urines,
- calculs des *voies* urinaires contenant du calcium,
- immobilisation prolongée (attendre la reprise de la marche pour débuter le traitement),
- *phénylcétonurie* (présence d'aspartam).

Attention : Ce médicament contient de la *vitamine* D : son *surdosage* expose à des effets indésirables graves. Elle est présente dans de nombreux médicaments dont certains sont disponibles en automédication : évitez de les associer sans avis médical.
Des précautions sont nécessaires en cas d'*insuffisance rénale*.
Ne prolongez pas le traitement au-delà de la durée prescrite : une prise de sang peut être nécessaire pour vérifier l'absence d'accumulation anormale de calcium dans l'organisme.
Lorsque ce médicament est destiné à traiter la décalcification due à un alitement prolongé, le traitement ne doit pas être commencé avant la reprise de la marche.

Interactions avec d'autres substances

En raison de la présence de calcium, respectez un intervalle d'au moins 2 heures entre la prise de ce médicament et celle des *cyclines*, des biphosphonates ou des médicaments contenant du fer.

Informez par ailleurs votre pharmacien ou votre médecin si vous prenez des *digitaliques* ou des *diurétiques*.

Il existe également des interactions alimentaires : les aliments réputés riches en acide oxalique (épinards, rhubarbe, oseille, cacao, thé) ou en acide phytique (chocolat, céréales complètes, légumes secs) peuvent diminuer l'absorption du calcium. Il est donc recommandé de prendre ce médicament à distance de repas contenant ces aliments.

Grossesse et allaitement

Ce médicament peut être utilisé chez la femme enceinte ou chez celle qui allaite, mais la *posologie* prescrite par le médecin ne doit pas être dépassée.

Une *hypercalcémie* pendant la grossesse pourrait être néfaste pour l'enfant à naître. Veillez à ne pas absorber plusieurs médicaments contenant de la *vitamine* D pendant la grossesse.

Mode d'emploi et posologie

Ce médicament doit être pris à distance de certains aliments (voir Interactions).

Les comprimés peuvent être croqués ou sucés.

Posologie usuelle :

- Adulte : 1 comprimé, matin et soir.

Conseils : La prise de ce médicament ne dispense pas de la consommation régulière de laitages, naturellement riches en calcium.

Effets indésirables possibles

Constipation, nausées, ballonnements, diarrhée, douleur d'estomac.

En cas de traitement prolongé à forte dose : *hypercalcémie*, *hypercalciurie* (excès de calcium dans les urines pouvant favoriser les calculs rénaux).

Laboratoires Sandoz

CALCIUM-VITAMINE D3 MERCK

Vitamine D avec calcium

Présentation

CALCIUM-VITAMINE D3 MERCK 500 mg/400 UI : comprimé à croquer ou à sucer (arôme citron) ; boîte de 60. Remb 65 % - **7,62 €**.

Composition

	p cp
Calcium carbonate	1,38 g
soit Calcium	500 mg
Colécalciférol (vitamine D3)	400 UI
Aspartam	+
Sorbitol	413 mg

Dans quel cas ce médicament est-il prescrit ?

Ce médicament contient du calcium et de la *vitamine* D, qui facilite l'absorption du calcium par l'intestin et sa fixation sur les os.

Il est utilisé :

- dans le traitement des *carences* en calcium et en vitamine D chez la personne âgée,
- dans le *traitement d'appoint* de l'*ostéoporose* lorsque l'apport conjoint de calcium et de vitamine D est nécessaire.

Contre-indications

Ce médicament ne doit pas être utilisé dans les cas suivants :

- excès de calcium dans le sang ou dans les urines,
- calculs des *voies* urinaires contenant du calcium,
- immobilisation prolongée (attendre la reprise de la marche pour débuter le traitement),
- *phénylcétonurie* (présence d'aspartam).

Attention : Ce médicament contient de la *vitamine* D : son *surdosage* expose à des effets indésirables graves. Elle est présente dans de nombreux médicaments dont certains sont disponibles en automédication : évitez de les associer sans avis médical.

Des précautions sont nécessaires en cas d'*insuffisance rénale*.

Ne prolongez pas le traitement au-delà de la durée prescrite : une prise de sang peut être nécessaire pour vérifier l'absence d'accumulation anormale de calcium dans l'organisme.

Lorsque ce médicament est destiné à traiter la décalcification due à un alitement prolongé, le traitement ne doit pas être commencé avant la reprise de la marche.

Interactions avec d'autres substances

En raison de la présence de calcium, respectez un intervalle d'au moins 2 heures entre la prise de ce médicament et celle des *cyclines*, des biphosphonates ou des médicaments contenant du fer.

Informez par ailleurs votre pharmacien ou votre médecin si vous prenez des *digitaliques* ou des *diurétiques*.

Il existe également des interactions alimentaires : les aliments réputés riches en acide oxalique (épinards, rhubarbe, oseille, cacao, thé) ou en acide phytique (chocolat, céréales complètes, légumes secs) peuvent diminuer l'absorption du calcium. Il est donc recommandé de prendre ce médicament à distance de repas contenant ces aliments.

Grossesse et allaitement

Ce médicament peut être utilisé chez la femme enceinte ou chez celle qui allaite, mais la *posologie* prescrite par le médecin ne doit pas être dépassée.

Une *hypercalcémie* pendant la grossesse pourrait être néfaste pour l'enfant à naître. Veillez à ne pas absorber plusieurs médicaments contenant de la *vitamine* D pendant la grossesse.

Mode d'emploi et posologie

Les comprimés peuvent être croqués ou sucés à distance des repas.

Posologie usuelle :

- Adulte : 1 comprimé, matin et soir.

Conseils : La prise de ce médicament ne dispense pas de la consommation régulière de laitages, naturellement riches en calcium.

Effets indésirables possibles

Constipation, nausées, ballonnements, diarrhée, douleur d'estomac.

En cas de traitement prolongé à forte dose : *hypercalcémie*, *hypercalciurie* (excès de calcium dans les urines pouvant favoriser les calculs rénaux).

Laboratoires Mylan

CALCIUM-VITAMINE D3 RANBAXY

Informations détaillées sur www.monvidal.com

CALCIUM-VITAMINE D3 RATIOPHARM

Informations détaillées sur www.monvidal.com

CALCIUM-VITAMINE D3 SANDOZ

Informations détaillées sur www.monvidal.com

CALCOS VITAMINE D3

Informations détaillées sur www.monvidal.com

CALDINE

Inhibiteur calcique — sur ordonnance

Présentation

CALDINE 2 mg : comprimé (blanc) ; boîte de 30. Liste I - Remb 65 % - **14,06 €**.
CALDINE 2 mg : comprimé (blanc) ; boîte de 90. Liste I - Remb 65 % - **39,80 €**.
CALDINE 4 mg : comprimé sécable (blanc) ; boîte de 30. Liste I - Remb 65 % - **24,14 €**.
CALDINE 4 mg : comprimé sécable (blanc) ; boîte de 90. Liste I - Remb 65 % - **65,61 €**.

Composition

	p cp 2 mg	p cp 4 mg
Lacidipine	2 mg	4 mg
Lactose	+	+

Dans quel cas ce médicament est-il prescrit ?

Ce médicament est un *vasodilatateur* qui appartient à la famille des *inhibiteurs calciques.*

Il est utilisé dans le traitement de l'*hypertension artérielle.*

Contre-indications

Ce médicament ne doit pas être utilisé en cas d'*insuffisance cardiaque* grave.

Attention : En cas de douleur thoracique survenant systématiquement dans la demi-heure qui suit la prise du médicament, consultez votre médecin avant de poursuivre le traitement.

Des précautions sont nécessaires en cas d'*insuffisance hépatique* et chez la personne âgée.

Interactions avec d'autres substances

Informez votre médecin si vous prenez un *alphabloquant* (alfuzosine, prazosine), un *bêtabloquant*, un *anticonvulsivant* (carbamazépine, phénobarbital, phénytoïne, primidone) ou un médicament contenant de la rifampicine.

En outre, l'effet *antihypertenseur* de ce médicament peut être augmenté par certains médicaments tels que les *neuroleptiques*, les *antidépresseurs imipraminiques*, les médicaments contenant du baclofène ; il peut être diminué par les *corticoïdes.* Votre médecin doit être informé si vous êtes traité par l'un ou l'autre de ces médicaments.

Grossesse et allaitement

Ce médicament est déconseillé chez la femme enceinte ou susceptible de l'être. Si une grossesse survient en cours de traitement, consultez votre médecin.

Ce médicament passe dans le lait maternel ; un choix est donc nécessaire entre l'allaitement et la prise du médicament. Cette décision devra être prise en accord avec votre médecin.

Mode d'emploi et posologie

Les comprimés sont avalés avec un verre d'eau, de préférence le matin, au cours ou en dehors du repas.

Posologie usuelle :

- Adulte : 4 mg par jour, en 1 prise.

En cas d'*insuffisance hépatique* et chez la personne âgée, la *posologie* initiale est plus faible. Elle peut être augmentée par le médecin après quelques semaines de traitement, en fonction des effets du médicament.

Conseils : Votre tension artérielle doit être contrôlée régulièrement. Les appareils permettant une mesure automatique de la tension à domicile utilisent souvent un procédé de mesure différent de celui qu'emploie votre médecin. Si vous avez un tel appareil, apportez-le en consultation pour vous assurer que la mesure obtenue est bien conforme à celle du tensiomètre de votre médecin.

Le traitement médicamenteux ne dispense pas de mesures simples pouvant faire baisser la tension artérielle : activité physique régulière, modération de la consommation de boissons alcoolisées et de *sel*, lutte contre l'excès de poids.

Les comprimés doivent être conservés à l'abri de la lumière.

Effets indésirables possibles

Les plus fréquents sont la conséquence de la dilatation des vaisseaux sanguins :

- rougeur du visage, bouffées de chaleur, maux de tête ;
- jambes lourdes ou enflées, *palpitations*, étourdissement.

Plus rarement : fatigue, nausées, maux d'estomac, *éruption cutanée*, démangeaisons, gonflement des gencives.

Laboratoires Boehringer Ingelheim France

CALENDULA COMPLEXE N° 89

Informations détaillées sur www.monvidal.com

CALENDULA OFFICINALIS BOIRON

Informations détaillées sur www.monvidal.com

CALMICORT

Informations détaillées sur www.monvidal.com

CALMIXÈNE

Informations détaillées sur www.monvidal.com

CALMODREN

Homéopathie

Présentation

CALMODREN : granules ; boîte de 3 tubes. Non remb.

Composition

	p tube
Valeriana officinalis 6 DH	0,02 ml
Passiflora incarnata 4 DH	0,02 ml
Crataegus oxyacantha 8 DH	0,02 ml
Saccharose	+

Dans quel cas ce médicament est-il prescrit ?

Ce médicament est un *complexe* (association) de composants homéopathiques.

Il est utilisé dans le *traitement homéopathique* des troubles légers liés à l'anxiété (troubles du sommeil, palpitations, irritabilité, etc.).

Grossesse et allaitement

Aux *dilutions homéopathiques*, les substances contenues dans ce médicament ne sont pas connues pour être toxiques pendant la grossesse ou l'allaitement.

Mode d'emploi et posologie

Les granules doivent être sucés lentement et pris à distance des repas.

Posologie usuelle :

- Adulte et enfant de plus de 12 ans : 3 granules, 3 fois par jour, pendant 4 semaines maximum. Espacer les prises dès amélioration des *symptômes*.

Laboratoires Sevene Pharma

CALMOTISAN

Informations détaillées sur www.monvidal.com

CALPEROS

Informations détaillées sur www.monvidal.com

CALPEROS D3

Vitamine D avec calcium

Présentation

CALPEROS D3 : comprimé à sucer (blanc ; arôme menthe) ; boîte de 60. Remb 65 % - **7,62 €**.

Composition

	p cp
Calcium carbonate	1,25 g
soit Calcium	500 mg
Colécalciférol (vitamine D3)	400 UI
Aspartam	+

Dans quel cas ce médicament est-il prescrit ?

Ce médicament contient du calcium et de la *vitamine* D, qui facilite l'absorption du calcium par l'intestin et sa fixation sur les os.

Il est utilisé :

- dans le traitement des *carences* en calcium et en vitamine D chez la personne âgée,
- dans le *traitement d'appoint* de l'*ostéoporose* lorsque l'apport conjoint de calcium et de vitamine D est nécessaire.

Contre-indications

Ce médicament ne doit pas être utilisé dans les cas suivants :

- excès de calcium dans le sang ou dans les urines,
- calculs des *voies* urinaires contenant du calcium,
- immobilisation prolongée (attendre la reprise de la marche pour débuter le traitement),
- *phénylcétonurie* (présence d'aspartam).

Attention : Ce médicament contient de la *vitamine* D : son *surdosage* expose à des effets indésirables graves. Elle est présente dans de nombreux médicaments dont certains sont disponibles en automédication : évitez de les associer sans avis médical.

Des précautions sont nécessaires en cas d'*insuffisance rénale*.

Ne prolongez pas le traitement au-delà de la durée prescrite : une prise de sang peut être nécessaire pour vérifier l'absence d'accumulation anormale de calcium dans l'organisme.

Lorsque ce médicament est destiné à traiter la décalcification due à un alitement prolongé, le traitement ne doit pas être commencé avant la reprise de la marche.

Interactions avec d'autres substances

En raison de la présence de calcium, respectez un intervalle d'au moins 2 heures entre la prise de ce médicament et celle des *cyclines*, des biphosphonates ou des médicaments contenant du fer.

Informez par ailleurs votre pharmacien ou votre médecin si vous prenez des *digitaliques* ou des *diurétiques*.

Il existe également des interactions alimentaires : les aliments réputés riches en acide oxalique (épinards, rhubarbe, oseille, cacao, thé) ou en acide phytique (chocolat, céréales complètes, légumes secs) peuvent diminuer l'absorption du calcium. Il est donc recommandé de prendre ce médicament à distance de repas contenant ces aliments.

Grossesse et allaitement

Ce médicament peut être utilisé chez la femme enceinte ou chez celle qui allaite, mais la *posologie* prescrite par le médecin ne doit pas être dépassée.

Une *hypercalcémie* pendant la grossesse pourrait être néfaste pour l'enfant à naître. Veillez à ne pas absorber plusieurs médicaments contenant de la *vitamine* D pendant la grossesse.

Mode d'emploi et posologie

Ce médicament doit être pris à distance de certains aliments (voir Interactions).

Sucer les comprimés et boire ensuite un verre d'eau.

Posologie usuelle :

- Adulte : 1 comprimé, matin et soir.

Conseils : La prise de ce médicament ne dispense pas de la consommation régulière de laitages, naturellement riches en calcium.

Effets indésirables possibles

Constipation, nausées, ballonnements, diarrhée, douleur d'estomac.

En cas de traitement prolongé à forte dose : *hypercalcémie*, *hypercalciurie* (excès de calcium dans les urines pouvant favoriser les calculs rénaux).

Laboratoires Bouchara-Recordati

CALPRIMUM

Informations détaillées sur www.monvidal.com

CALSYN

Calcitonine

sur ordonnance

Présentation

CALSYN 50 UI : solution injectable ; ampoule de 0,5 ml. Liste II - Remb 35 % - **3,04 €**.

CALSYN 100 UI : solution injectable ; ampoule de 1 ml. Liste II - Remb 35 % - **5,06 €**.

Composition

	p amp inj	p amp inj
Calcitonine de synthèse	50 UI	100 UI

Dans quel cas ce médicament est-il prescrit ?

Ce médicament contient une calcitonine de synthèse. Normalement secrétée par les glandes *parathyroïdes*, cette *hormone* freine l'activité des cellules qui détruisent l'os (*ostéoclastes*). Elle a aussi une action *antalgique*.

Il est utilisé dans :

- le traitement de la maladie de *Paget* et de certaines maladies qui provoquent une *hypercalcémie*,

– la prévention de la décalcification osseuse lors d'une immobilisation prolongée (notamment en cas de fracture récente due à *ostéoporose*).

Contre-indications

Ce médicament ne doit pas être utilisé en cas d'*allergie* à la calcitonine de saumon, celle-ci ayant servi de modèle à cette calcitonine de synthèse.

Attention :
Conducteur : ce médicament peut être responsable de *vertiges*.

Grossesse et allaitement

L'effet de ce médicament pendant la grossesse ou l'allaitement est mal connu : seul votre médecin peut évaluer le risque éventuel de son utilisation dans votre cas.

Mode d'emploi et posologie

Ce médicament est injecté par *voie* intramusculaire, sous-cutanée ou intraveineuse.

Posologie usuelle :

- Adulte de plus de 18 ans : la posologie est individuelle et adaptée par votre médecin en fonction de la maladie en cause et de l'évolution des signes.

Conseils : Compte tenu des effets indésirables digestifs possibles après l'administration de la solution, il est préférable de prévoir l'injection au coucher ou après un repas.

Effets indésirables possibles

Très fréquents (plus de 10 % des patients) : nausées avec ou sans vomissements, surtout lors des premières injections, rougeur du visage ou du haut du corps 10 à 20 minutes après l'injection.

Rarement (moins de 1 % des patients) : diarrhée, inflammation au point d'injection, *éruption cutanée*, goût métallique dans la bouche, sensation de *vertiges*, envie fréquente d'uriner.

Exceptionnellement : *réaction allergique* grave (*choc anaphylactique*).

Laboratoires sanofi-aventis France

CALTRATE

Élément minéral : calcium

Présentation

CALTRATE 500 mg : comprimé à sucer (arôme orange) ; boîte de 60. Remb 65 % - **7,67 €**.
CALTRATE 600 mg : comprimé sécable (blanc) ; boîte de 60. Remb 65 % - **7,62 €**.

Composition

	p cp	p cp
Carbonate de calcium	1,25 g	1,498 g
soit Calcium	500 mg	600 mg
Aspartam	+	
Lactose	+	

Dans quel cas ce médicament est-il prescrit ?

Ce médicament contient une forte quantité de calcium, principal constituant de l'os.

Il est utilisé en cas de besoins accrus en calcium (période de croissance, grossesse, allaitement) ou de décalcification osseuse (*ostéoporose* survenant après la ménopause, traitement au long cours par la *cortisone*).

Contre-indications

Ce médicament ne doit pas être utilisé dans les cas suivants :

- excès de calcium dans le sang ou dans les urines,
- *lithiase* calcique,
- immobilisation prolongée (attendre la reprise de la marche pour débuter le traitement),
- *phénylcétonurie* (comprimé à sucer : présence d'aspartam).

Attention : Des apports excessifs en calcium peuvent être dangereux, notamment en cas d'*insuffisance rénale*. N'utilisez pas ce médicament sans avis médical.
Lorsque ce médicament est destiné à traiter la décalcification osseuse due à une immobilisation prolongée, il ne doit être pris qu'à la reprise de la marche.
Le calcium est parfois associé à la vitamine D, qui favorise son absorption ; des analyses de sang peuvent être prescrites pour vérifier l'absence d'accumulation anormale de calcium dans l'organisme.

Interactions avec d'autres substances

Respectez un intervalle d'au moins 2 heures entre la prise de ce médicament et celle des *cyclines*, des biphosphonates ou des médicaments contenant du fer.

Informez par ailleurs votre pharmacien ou votre médecin si vous prenez un médicament contenant de la digoxine ou un *diurétique* (hydrochlorothazide notamment).

Il existe également des interactions alimentaires : les aliments réputés riches en acide oxalique (épinards, rhubarbe, oseille, cacao, thé) ou en acide phytique (chocolat, céréales complètes, légumes secs) peuvent diminuer l'absorption du calcium. Il est donc recommandé de prendre ce médicament à distance de repas contenant ces aliments.

Grossesse et allaitement

L'apport éventuel de calcium médicamenteux pendant la grossesse ou l'allaitement ne doit pas dépasser 1 500 mg par jour.

Mode d'emploi et posologie

Les comprimés à 600 mg doivent être avalés tels quels avec un verre d'eau.

Les comprimés à 500 mg doivent être sucés.

Posologie usuelle :

- Adulte : 2 à 3 comprimés par jour.
- Enfant de plus de 10 ans : 2 comprimés à 500 mg par jour.
- Enfant de 6 à 10 ans : 1 comprimé à 500 mg par jour.

Conseils : La prise de ce médicament ne dispense pas de la consommation régulière de laitages, naturellement riches en calcium.

Effets indésirables possibles

Constipation, ballonnements, nausées, éruption cutanée.

En cas de traitement prolongé à forte dose : *hypercalcémie*, hypercalciurie (excès de calcium dans les urines pouvant favoriser les calculs rénaux).

Laboratoires Wyeth Santé Familiale

CALTRATE VITAMINE D3

Vitamine D avec calcium

Présentation

CALTRATE VITAMINE D3 500 mg/400 UI : comprimé à sucer (arôme orange) ; boîte de 60. Remb 65 % - **7,62 €**.
CALTRATE VITAMINE D3 500 mg/400 UI : comprimé à sucer (arôme orange) ; boîte de 180. Remb 65 % - **21,79 €**.
CALTRATE VITAMINE D3 600 mg/400 UI : comprimé sécable ; boîte de 60. Remb 65 % - **7,62 €**.
CALTRATE VITAMINE D3 600 mg/400 UI : comprimé sécable ; boîte de 180. Remb 65 % - **21,79 €**.

Composition

	p cp	p cp
Calcium carbonate	1,25 g	1,5 g
soit Calcium	500 mg	600 mg
Colécalciférol (vitamine D3)	400 UI	400 UI
Aspartam	+	
Lactose	+	

Dans quel cas ce médicament est-il prescrit ?

Ce médicament contient du calcium et de la *vitamine* D, qui facilite l'absorption du calcium par l'intestin et sa fixation sur les os.

Il est utilisé :
- dans le traitement des *carences* en calcium et en vitamine D chez la personne âgée,
- dans le *traitement d'appoint* de l'*ostéoporose* lorsque l'apport conjoint de calcium et de vitamine D est nécessaire.

Contre-indications

Ce médicament ne doit pas être utilisé dans les cas suivants :
- excès de calcium dans le sang ou dans les urines,
- calculs des *voies* urinaires contenant du calcium,
- immobilisation prolongée (attendre la reprise de la marche pour débuter le traitement),
- *phénylcétonurie* (comprimé à sucer : présence d'aspartam).

Attention : Ce médicament contient de la *vitamine* D : son *surdosage* expose à des effets indésirables graves. Elle est présente dans de nombreux médicaments dont certains sont disponibles en automédication : évitez de les associer sans avis médical.
Des précautions sont nécessaires en cas d'*insuffisance rénale*.
Ne prolongez pas le traitement au-delà de la durée prescrite : une prise de sang peut être nécessaire pour vérifier l'absence d'accumulation anormale de calcium dans l'organisme.
Lorsque ce médicament est destiné à traiter la décalcification due à un alitement prolongé, le traitement ne doit pas être commencé avant la reprise de la marche.

Interactions avec d'autres substances

En raison de la présence de calcium, respectez un intervalle d'au moins 2 heures entre la prise de ce médicament et celle des *cyclines*, des biphosphonates ou des médicaments contenant du fer.

Informez par ailleurs votre pharmacien ou votre médecin si vous prenez des *digitaliques* ou des *diurétiques*.

Il existe également des interactions alimentaires : les aliments réputés riches en acide oxalique (épinards, rhubarbe, oseille, cacao, thé) ou en acide phytique (chocolat, céréales complètes, légumes secs) peuvent diminuer l'absorption du calcium. Il est donc recommandé de prendre ce médicament à distance de repas contenant ces aliments.

Grossesse et allaitement

Ce médicament peut être utilisé chez la femme enceinte ou chez celle qui allaite, mais la *posologie* prescrite par le médecin ne doit pas être dépassée.

Une *hypercalcémie* pendant la grossesse pourrait être néfaste pour l'enfant à naître. Veillez à ne pas absorber plusieurs médicaments contenant de la *vitamine* D pendant la grossesse.

Mode d'emploi et posologie

Ce médicament doit être pris à distance de certains aliments (voir Interactions).

Les comprimés à 600 mg/400 UI doivent être avalés avec un verre d'eau et les comprimés à 500 mg/400 UI doivent être sucés en dehors des repas.

Posologie usuelle :
- Adulte : 1 comprimé, 2 fois par jour.

Conseils : La prise de ce médicament ne dispense pas de la consommation régulière de laitages, naturellement riches en calcium.

Effets indésirables possibles

Constipation, nausées, ballonnements, diarrhée, douleur d'estomac.

En cas de traitement prolongé à forte dose : *hypercalcémie*, *hypercalciurie* (excès de calcium dans les urines pouvant favoriser les calculs rénaux).

Laboratoires Wyeth Santé Familiale

CALYPTOL INHALANT

Décongestionnant : inhalation

Présentation

CALYPTOL INHALANT : émulsion pour *inhalation* par fulmigation ; boîte de 10 ampoules de 5 ml. Non remb.

Composition

	p amp
Cinéole (eucalyptol)	250 mg
Terpinéol	25 mg
Pin, huile essentielle	50 mg
Thym, huile essentielle	50 mg
Romarin, huile essentielle	50 mg

Dans quel cas ce médicament est-il prescrit ?

Ce médicament contient une association de substances et d'essences végétales qui possède une action locale décongestionnante et *antiseptique* sur les *muqueuses* des *voies* respiratoires.

Il est utilisé pour faciliter la respiration au cours des affections des voies respiratoires.

Contre-indications

Ce médicament ne doit pas être utilisé dans les cas suivants :
- enfant ayant des *antécédents* de *convulsions*,
- enfant de moins de 12 ans.

Attention : Ce médicament contient des *terpènes* ; respectez la *posologie* et les conditions d'utilisation, notamment en cas d'antécédent d'*épilepsie*.
En l'absence d'amélioration au bout de 5 jours, en cas d'apparition de fièvre, consultez votre médecin.

Grossesse et allaitement

L'effet de ce médicament pendant la grossesse ou l'allaitement est mal connu. L'évaluation du risque éventuel lié à son utilisation est individuelle : demandez conseil à votre pharmacien ou à votre médecin.

Mode d'emploi et posologie

Verser le contenu d'une ampoule dans un bol d'eau très chaude ou dans un inhalateur et inhaler les vapeurs.

Le contenu du bol ne doit pas être avalé : ne le laissez pas à la portée des enfants.

Posologie usuelle :

- Adulte et enfant de plus de 12 ans : 1 à 3 *inhalations* par jour.

Conseils : Veiller à ne pas respirer de vapeurs trop chaudes pour éviter tout risque de brûlure des muqueuses : en pratique, attendre quelques minutes après avoir versé l'ampoule avant de faire l'inhalation.
Il est important de lutter contre la sécheresse de l'air ambiant (humidificateur...) pour éviter le dessèchement des sécrétions nasales et bronchiques.

Effets indésirables possibles

En cas de dépassement de la *posologie* usuelle, les *terpènes* peuvent provoquer :
- des *convulsions* chez l'enfant,
- agitation, confusion des idées (notamment chez la personne âgée).

Laboratoires Techni-Pharma

CAMILIA
Homéopathie

Présentation

CAMILIA : solution buvable ; sachet de 10 unidoses. Non remb.

Composition

	p unidose
Chamomilla vulgaris 9 CH	333,3 mg
Phytolacca decandra 5 CH	333,3 mg
Rheum officinal 5 CH	333,3 mg

Dans quel cas ce médicament est-il prescrit ?

Ce médicament est un *complexe* (association) de remèdes homéopathiques.

Il est utilisé pour soulager les douleurs des gencives chez l'enfant lors des premières poussées dentaires.

Attention : Certains *symptômes* sont fréquemment attribués à une poussée dentaire : rougeurs des fesses ou des joues, selles molles, fièvre. Cependant, si la fièvre est élevée ou si la douleur est importante, une autre affection est possible, notamment une *otite* ou une angine : n'hésitez pas à consulter votre médecin.

Mode d'emploi et posologie

Verser le contenu de l'unidose dans la bouche de l'enfant en maintenant l'enfant en position assise.

Posologie usuelle :

1 unidose, 2 ou 3 fois par jour, sans dépasser 3 jours de traitement.

Conseils : Les premières dents sortent habituellement aux environs du 6e mois ; cependant, les poussées peuvent être plus précoces ou plus tardives (entre le 3e et le 15e mois) sans que cela soit anormal.
Lors des poussées dentaires, certains enfants peuvent refuser les aliments solides ; ce phénomène est passager et ne doit pas vous inquiéter. D'autres enfants sont soulagés par le fait de mordre : une tétine ou un bâton de guimauve peuvent les apaiser.

Laboratoires Boiron

CAMPHODIONYL
Informations détaillées sur www.monvidal.com

CAMPHRICE DU CANADA
Informations détaillées sur www.monvidal.com

CAMPTO
Informations détaillées sur www.monvidal.com

CANOL
Phytothérapie

Présentation

CANOL : comprimé (bleu) ; boîte de 60. Non remb.

Composition

	p cp
Cynara, extrait	100 mg
Chimaphylla, extrait	30 mg
Aphloïa, extrait	10 mg

Dans quel cas ce médicament est-il prescrit ?

Ce médicament contient des extraits de plantes.

Il est traditionnellement utilisé pour faciliter les fonctions d'élimination digestive et rénale.

Attention : Des précautions sont nécessaires chez les personnes souffrant d'*insuffisance hépatique* grave ou de calculs susceptibles d'obstruer les *voies biliaires*.

Grossesse et allaitement

Ce médicament contient des plantes présumées sans danger pendant la grossesse ou l'allaitement. Néanmoins, par mesure de prudence, ne l'utilisez pas sans prendre l'avis de votre pharmacien ou de votre médecin.

Mode d'emploi et posologie

Les comprimés doivent être avalés avec un verre d'eau.

Posologie usuelle :

- Adulte : 1 à 2 comprimés, 3 fois par jour.

Conseils : Une alimentation équilibrée, une mastication lente, la suppression des aliments difficiles à digérer et des boissons alcoolisées permettent souvent d'atténuer les troubles de la digestion.

Effets indésirables possibles

À forte dose : diarrhée.

Laboratoires Jolly-Jatel

CANTABILINE
Traitement des troubles digestifs

Présentation
CANTABILINE 400 : comprimé (blanc) ; boîte de 30. Non remb.

Composition
	p cp
Hymécromone	400 mg

Dans quel cas ce médicament est-il prescrit ?
Ce médicament agit en augmentant la production de bile et lutte contre les spasmes des *voies biliaires*.

Il est utilisé dans le *traitement symptomatique* des douleurs liées aux digestions difficiles.

> **Attention :** Des précautions sont nécessaires chez les personnes souffrant d'*insuffisance hépatique* grave ou d'une obstruction des *voies biliaires* notamment due à la présence de calculs.
> N'utilisez pas ce médicament de façon prolongée sans l'avis de votre médecin : des examens peuvent être nécessaires si les *symptômes* persistent.

Grossesse et allaitement
L'effet de ce médicament pendant la grossesse ou l'allaitement est mal connu. L'évaluation du risque éventuel lié à son utilisation est individuelle : demandez conseil à votre pharmacien ou à votre médecin.

Mode d'emploi et posologie
Ce médicament doit être pris au début des repas.

Posologie usuelle :
- Adulte : 1 comprimé, 2 ou 3 fois par jour.

> **Conseils :** Une alimentation équilibrée, une mastication lente, la suppression des aliments difficiles à digérer et des boissons alcoolisées permettent souvent d'atténuer les troubles de la digestion.

Effets indésirables possibles
Rarement : diarrhée, *réaction allergique* cutanée.

Laboratoires Cedepharm

CANTALÈNE
Préparation pour la bouche et la gorge : antiseptique et antalgique

Présentation
CANTALÈNE : comprimé à sucer (blanc ; arôme fraise) ; boîte de 24. Non remb.

Composition
	p cp
Lysozyme chlorhydrate	20 mg
Chlorhexidine acétate	2 mg
Tétracaïne chlorhydrate	0,2 mg
Saccharose	951 mg
Aspartam	+

Dans quel cas ce médicament est-il prescrit ?
Ce médicament contient une *enzyme*, un *antiseptique* (chlorhexidine) qui un effet antibactérien et un *anesthésique* local (tétracaïne) qui a un effet antalgique.

Il est utilisé dans le *traitement d'appoint* des affections de la gorge et de la bouche (maux de gorge peu intenses et sans fièvre, *aphtes*...).

Contre-indications
Ce médicament ne doit pas être utilisé dans les cas suivants :
- *allergie* aux *anesthésiques* locaux,
- *phénylcétonurie* (présence d'aspartam),
- enfant de moins de 6 ans.

> **Attention :** En l'absence d'amélioration au bout de 5 jours, de douleur en avalant ou en cas d'apparition de fièvre, consultez votre médecin. Il pourra faire la différence entre une *pharyngite* et une angine. En cas d'angine bactérienne, un traitement *antibiotique* est nécessaire afin d'éviter des complications ultérieures, cardiaques ou rénales.
> L'usage prolongé des traitements antiseptiques locaux (*gargarisme*, *collutoire*, pastille) n'est pas souhaitable ; il peut modifier l'équilibre microbien naturel de la gorge.
> Une surconsommation pourrait entraîner le passage de l'anesthésique local dans le sang et provoquer des troubles nerveux et cardiaques : respectez la *posologie*.
> Ce médicament contient du *sucre* (saccharose) en quantité notable.
> Sportif : les *anesthésiques* locaux ont été retirés de la liste des substances dopantes publiée dans les arrêtés du 20 avril et du 16 août 2004 par le ministère de la Jeunesse et des Sports.

Interactions avec d'autres substances
Il est généralement inutile d'associer des *antiseptiques* différents. Ceux-ci peuvent être contenus dans de nombreux produits disponibles en automédication : pastille, *collutoire* et solution nasale ; demandez conseil à votre pharmacien.

Grossesse et allaitement
L'effet de ce médicament pendant la grossesse ou l'allaitement est mal connu. L'évaluation du risque éventuel lié à son utilisation est individuelle : demandez conseil à votre pharmacien ou à votre médecin.

Mode d'emploi et posologie
Les comprimés doivent être sucés lentement sans être croqués.

Posologie usuelle :
- Adulte : 1 comprimé, 6 fois par jour, en espaçant les prises d'au moins 2 heures.
- Enfant de 6 à 15 ans : 1 comprimé, 3 fois par jour, en espaçant les prises d'au moins 4 heures.

La durée du traitement est limitée à 5 jours sans avis médical.

> **Conseils :** Évitez l'usage de ce médicament avant les repas : l'*anesthésique* local est susceptible de provoquer des troubles de la déglutition ; ceux-ci pourraient être à l'origine du passage d'aliments dans les *voies* respiratoires.

Effets indésirables possibles
En cas de *réaction allergique*, arrêtez le traitement.

Engourdissement passager de la langue.

Coloration brune de la langue et des dents disparaissant à l'arrêt du traitement.

Laboratoires Coopération Pharmaceutique Française

CAPERGYL

Informations détaillées sur www.monvidal.com

CAPTEA

Association d'antihypertenseurs **sur ordonnance**

Présentation

CAPTEA : comprimé sécable (orangé) ; boîte de 28. Liste I - Remb 65 % - **10,33 €**.
CAPTEA : comprimé sécable (orangé) ; boîte de 84. Liste I - Remb 65 % - **29,92 €**.

Composition

	p cp
Captopril	50 mg
Hydrochlorothiazide	25 mg
Lactose	+

Dans quel cas ce médicament est-il prescrit ?

Cet *antihypertenseur* contient deux substances :
- le captopril, un *inhibiteur de l'enzyme de conversion*. Il bloque la formation d'une substance responsable d'une contraction des artères qui augmente la tension artérielle et fatigue le cœur ;
- l'hydrochlorothiazide, un *diurétique* dont la structure chimique est proche de celle des *sulfamides*. Son action renforce celle du captopril.

Ce médicament est utilisé dans le traitement de l'*hypertension artérielle*.

Contre-indications

Ce médicament ne doit pas être utilisé dans les cas suivants :
- *allergie* aux médicaments de la famille des *inhibiteurs de l'enzyme de conversion* ou à celle des *sulfamides*,
- prédisposition à l'œdème de *Quincke*,
- *insuffisance rénale* grave,
- *insuffisance hépatique* grave,
- **grossesse** (à partir du 4e mois),
- **allaitement**.

Attention : Des précautions s'imposent chez les personnes souffrant d'*hypertension artérielle* due à un rétrécissement des artères rénales.

En cas de gonflement du visage (lèvres, paupières...) ou d'une autre région du corps, consultez votre médecin avant toute nouvelle prise de ce médicament ; il peut s'agir d'un œdème de *Quincke*.

L'usage des *inhibiteurs de l'enzyme de conversion* est déconseillé en période de désensibilisation aux venins d'*hyménoptères* (abeille, guêpe, etc) : risque de *réaction allergique* grave.

Chez les personnes atteintes d'une *insuffisance hépatique*, l'apparition de troubles de la conscience peut annoncer une complication. Ne poursuivez pas le traitement sans l'avis de votre médecin.

La baisse de la tension artérielle peut être importante lors des premières prises du médicament, en particulier si vous suiviez auparavant un traitement prolongé par *diurétique* ou un régime sans *sel*. Dans ce cas, le traitement est généralement initié avec de faibles posologies, sous surveillance médicale plus étroite.

Faites pratiquer régulièrement les analyses de sang prescrites par votre médecin ; elles sont notamment destinées à vérifier le bon fonctionnement de vos reins (dosage de la *créatinine*) et les taux de *potassium* et de *sodium* sanguins.

Le diurétique contenu dans ce médicament peut faire baisser la *kaliémie* : évitez d'utiliser des *laxatifs stimulants* dont l'usage régulier contribue à la baisse du taux de potassium dans le sang. Il peut par ailleurs augmenter le taux sanguin d'*acide urique* (possibilité de crise de *goutte*).

L'hydrochlorothiazide peut entraîner une sensibilité accrue de la peau au soleil (*photosensibilisation*) et provoquer des réactions cutanées (coup de soleil, brûlures) en cas d'exposition même faible aux rayons ultraviolets. Il est important de se protéger efficacement du soleil, notamment en cas d'*antécédent* de photosensibisation lors du traitement.

Conducteur : ce médicament peut être responsable de *vertiges* lors des premières prises.

Sportif : ce médicament contient une substance susceptible de rendre positifs certains *tests antidopage*.

Interactions avec d'autres substances

Ce médicament peut interagir avec les médicaments susceptibles de provoquer une *hyperkaliémie* (*diurétique*, sel de *potassium*...), avec les médicaments donnant des *torsades de pointes* et avec les médicaments contenant du lithium.

Informez par ailleurs votre médecin si vous prenez un *digitalique*, un *laxatif stimulant*, un *AINS*, ou un médicament contenant de la metformine, de la carbamazépine, de la ciclosporine ou un sel de calcium.

En outre, l'effet *antihypertenseur* de ce médicament peut être augmenté par certains médicaments tels que les *neuroleptiques*, les *antidépresseurs imipraminiques*, les médicaments contenant du baclofène ; il peut être diminué par les *corticoïdes*. Votre médecin doit être informé si vous êtes traité par l'un ou par l'autre.

Chez le diabétique traité par l'*insuline*, une adaptation de la *posologie* de l'insuline peut être nécessaire.

Grossesse et allaitement

L'effet de ce médicament pendant les 3 premiers mois de la grossesse est mal connu. Par prudence, son usage est déconseillé.

Au cours des 6 derniers mois de la grossesse, la prise prolongée d'un *inhibiteur de l'enzyme de conversion* peut endommager les reins du fœtus. L'utilisation de ce médicament est contre-indiquée à partir du 4e mois de la grossesse.

En conséquence, un désir de grossesse nécessite le remplacement de ce médicament par un autre antihypertenseur. Si une grossesse survient alors que vous prenez ce médicament, consultez rapidement votre médecin pour qu'il modifie votre traitement. Des *échographies* régulières sont parfois nécessaires pour s'assurer de l'absence d'anomalie.

Ce médicament passe dans le lait maternel ; un choix est donc nécessaire entre l'allaitement et la prise du médicament. Cette décision devra être prise en accord avec votre médecin.

Mode d'emploi et posologie

Ce médicament doit être pris avec le petit déjeuner.

Posologie usuelle :
- Adulte : 1 comprimé par jour, le matin.

En cas d'*insuffisance rénale*, d'*athérosclérose*, de traitement préalable par des *diurétiques* ou de régime sans *sel*, en particulier chez la personne âgée, la *posologie* initiale est faible ; elle est augmentée progressivement par le médecin en fonction des effets du médicament.

Conseils : Votre tension artérielle doit être contrôlée régulièrement. Les appareils permettant une mesure automatique de la tension à domicile utilisent souvent un procédé de mesure différent de celui qu'emploie votre médecin. Si vous avez un tel appareil, apportez-le en consultation pour vous assurer que la mesure obtenue est bien conforme à celle du tensiomètre de votre médecin.
Le traitement médicamenteux ne dispense pas de mesures simples pouvant faire baisser la tension artérielle : activité physique régulière, modération de la consommation de boissons alcoolisées et de *sel*, lutte contre l'excès de poids.

Effets indésirables possibles

Toux sèche.

Baisse excessive de la tension artérielle (voir Attention) ; *hypotension orthostatique*.

Maux de tête, fatigue, étourdissement, fourmillement des extrémités.

Troubles digestifs.

Éruption cutanée.

Augmentation du taux de *créatinine*, d'*acide urique* ou de glucose dans le sang et exceptionnellement du calcium.

Baisse du taux de *potassium* dans le sang, associée ou non à des crampes.

Rarement : baisse de taux de sodium dans le sang (natrémie) et risque de troubles du comportement, anomalie de la *numération formule sanguine*.

Exceptionnellement : œdème de *Quincke*, *pancréatite*, troubles de la vue.

Laboratoires sanofi-aventis France

CAPTOLANE

Inhibiteur de l'enzyme de conversion — **sur ordonnance**

Présentation

CAPTOLANE 50 mg : comprimé sécable (blanc) ; boîte de 90.
Liste I - Remb 65 % - **39,41 €**.

Composition

	p cp
Captopril	50 mg
Lactose	+

Dans quel cas ce médicament est-il prescrit ?

Ce médicament appartient à la famille des *inhibiteurs de l'enzyme de conversion* (IEC). Il bloque l'enzyme de conversion, une enzyme rénale nécessaire à la formation de l'angiotensine II ; cette substance est responsable d'une contraction des artères qui augmente la tension artérielle et fatigue le cœur. Le blocage de l'enzyme de conversion permet ainsi une baisse de la tension artérielle.

Il est utilisé dans le traitement :
- de l'*hypertension artérielle*,
- de l'*insuffisance cardiaque*,
- des affections du rein chez le diabétique insulinodépendant,
- de l'*infarctus du myocarde* (traitement initial et prévention des récidives ou complications).

Contre-indications

Ce médicament ne doit pas être utilisé dans les cas suivants :
- *allergie* aux médicaments de la famille des *inhibiteurs de l'enzyme de conversion*,
- prédisposition à l'œdème de *Quincke*,
- **grossesse** (à partir du 4e mois).

Votre médecin est seul juge pour prescrire ce médicament en cas d'*hyperkaliémie* ou de rétrécissement des artères rénales.

Attention : En cas de gonflement du visage (lèvres, paupières...) ou d'une autre région du corps, consultez votre médecin avant toute nouvelle prise de ce médicament ; il peut s'agir d'un œdème de *Quincke*.
L'usage des *inhibiteurs de l'enzyme de conversion* est déconseillé en période de désensibilisation aux venins d'*hyménoptères* (abeille, guêpe, etc) : risque de *réaction allergique* grave.
La baisse de la tension artérielle peut être importante lors des premières prises du médicament, en particulier si vous suiviez auparavant un traitement prolongé par *diurétique* ou un régime sans *sel*. Dans ce cas, le traitement est généralement initié avec de faibles posologies, sous surveillance médicale plus étroite.
Les inhibiteurs de l'enzyme de conversion sont parfois responsables d'une *hyperkaliémie* ; un contrôle régulier de la *créatinine* et du taux de *potassium* dans le sang peut être nécessaire, notamment en cas d'*insuffisance rénale*, de *diabète* et chez la personne âgée.
Les sels de régime contiennent souvent du potassium ; ils ne doivent pas être utilisés sans avis médical.
Si vous êtes dialysé, prévenez votre centre de *dialyse* de la prise de ce médicament.
Conducteur : ce médicament peut être responsable de *vertiges* lors des premières prises.

Interactions avec d'autres substances

Ce médicament peut interagir avec les *diurétiques* et les médicaments qui contiennent du potassium ou du lithium.

Informez par ailleurs votre médecin ou votre pharmacien si vous prenez un *antidiabétique*, un *AINS* ou de l'aspirine à forte dose (plus de 3 g par jour).

En outre, l'effet *antihypertenseur* de ce médicament peut être augmenté par certains médicaments tels que les *neuroleptiques*, les *antidépresseurs imipraminiques*, les *alphabloquants* utilisés dans certains troubles urinaires, les médicaments contenant du baclofène ; il peut être diminué par les *corticoïdes*. Votre médecin doit être informé si vous êtes traité par l'un ou l'autre de ces médicaments.

Grossesse et allaitement

L'effet de ce médicament pendant les 3 premiers mois de la grossesse est mal connu. Par prudence, son usage est déconseillé.

Au cours des 6 derniers mois de la grossesse, la prise prolongée d'un *inhibiteur de l'enzyme de conversion* peut endommager les reins du fœtus. L'utilisation de ce médicament est contre-indiquée à partir du 4e mois de la grossesse.

En conséquence, un désir de grossesse nécessite le remplacement de ce médicament par un autre antihypertenseur. Si une grossesse survient alors que vous prenez ce médicament, consultez rapidement votre médecin pour qu'il modifie votre traitement. Des *échographies* régulières sont parfois nécessaires pour s'assurer de l'absence d'anomalie.

Ce médicament passe dans le lait maternel ; un choix est donc nécessaire entre l'allaitement et la prise du médicament. Cette décision devra être prise en accord avec votre médecin.

Mode d'emploi et posologie

Ce médicament est pris indifféremment au cours ou en dehors des repas.

Posologie usuelle :

- Adulte : la *posologie* varie en fonction des cas :
- *Hypertension artérielle* : 25 mg à 50 mg, matin et soir.
- *Insuffisance cardiaque*, affections du rein chez le diabétique : 50 à 100 mg par jour, atteints progressivement, répartis en 2 ou 3 prises.
- Protection du cœur après un infarctus : 75 à 150 mg par jour, répartis en 2 ou 3 prises.

En cas d'*insuffisance rénale*, d'*athérosclérose*, de traitement préalable par des *diurétiques* ou de régime sans *sel*, en particulier chez la personne âgée, la posologie initiale est faible ; elle est augmentée progressivement par le médecin en fonction des effets du médicament.

Conseils : Votre tension artérielle doit être contrôlée régulièrement. Les appareils permettant une mesure automatique de la tension à domicile utilisent souvent un procédé de mesure différent de celui qu'emploie votre médecin. Si vous avez un tel appareil, apportez-le en consultation pour vous assurer que la mesure obtenue est bien conforme à celle du tensiomètre de votre médecin.

Le traitement médicamenteux ne dispense pas de mesures simples pouvant faire baisser la tension artérielle : activité physique régulière, modération de la consommation de boissons alcoolisées et de *sel*, lutte contre l'excès de poids.

Effets indésirables possibles

Comme pour tous les *inhibiteurs de l'enzyme de conversion* :
- toux sèche ;
- baisse excessive de la tension artérielle (voir Attention), *hypotension orthostatique* ;
- maux de tête, fatigue, étourdissement ;
- *troubles digestifs* ;
- *réactions allergiques* : *éruption cutanée*, œdème de *Quincke* (exceptionnel) ;
- anomalie de la *numération formule sanguine*, en particulier chez les patients sous *traitement immunodépresseur*, hépatite (exceptionnelle).

Laboratoires sanofi-aventis France

CAPTOPRIL 25 mg Génériques

Inhibiteur de l'enzyme de conversion — sur ordonnance

Les médicaments ci-dessous sont des génériques de CAPTOLANE (voir p. 249) et de LOPRIL (voir p. 749).

CAPTOPRIL ARROW 25 mg : comprimé quadrisécable *(lactose)* boîte de 30. Liste I - Remb 65 % - 5,71 €.
CAPTOPRIL BIOGARAN 25 mg : comprimé quadrisécable *(huile de ricin hydrogénée, lactose)* boîte de 30. Liste I - Remb 65 % - 5,71 €.
CAPTOPRIL EG 25 mg : comprimé quadrisécable *(lactose)* boîte de 30. Liste I - Remb 65 % - 5,71 €.
CAPTOPRIL MERCK 25 mg : comprimé quadrisécable *(lactose)* boîte de 30. Liste I - Remb 65 % - 5,72 €.
CAPTOPRIL QUALIMED 25 mg : comprimé quadrisécable *(lactose)* boîte de 30. Liste I - Remb 65 % - 5,71 €.
CAPTOPRIL RATIOPHARM 25 mg : comprimé quadrisécable *(lactose)* boîte de 30. Liste I - Remb 65 % - 5,71 €.
CAPTOPRIL SANDOZ 25 mg : comprimé quadrisécable *(lactose)* boîte de 30. Liste I - Remb 65 % - 5,71 €.
CAPTOPRIL TEVA 25 mg : comprimé quadrisécable boîte de 30. Liste I - Remb 65 % - 5,71 €.
CAPTOPRIL WINTHROP 12,5 mg : comprimé sécable *(lactose)* boîte de 30. Liste I - Remb 65 % - 3,78 €.
CAPTOPRIL WINTHROP 25 mg : comprimé sécable *(lactose)* boîte de 30. Liste I - Remb 65 % - 5,71 €.
CAPTOPRIL ZYDUS 25 mg : comprimé quadrisécable *(lactose)* boîte de 30. Liste I - Remb 65 % - 5,71 €.

CAPTOPRIL 50 mg Génériques

Inhibiteur de l'enzyme de conversion — sur ordonnance

Les médicaments ci-dessous sont des génériques de CAPTOLANE (voir p. 249) et de LOPRIL (voir p. 749).

CAPTOPRIL ARROW 50 mg : comprimé sécable *(lactose)* boîte de 30. Liste I - Remb 65 % - 9,92 €.
CAPTOPRIL BIOGARAN 50 mg : comprimé sécable *(huile de ricin hydrogénée, lactose)* boîte de 30. Liste I - Remb 65 % - 9,92 €.
CAPTOPRIL EG 50 mg : comprimé sécable *(lactose)* boîte de 30. Liste I - Remb 65 % - 9,92 €.
CAPTOPRIL MERCK 50 mg : comprimé sécable *(lactose)* boîte de 30. Liste I - Remb 65 % - 9,92 €.
CAPTOPRIL QUALIMED 50 mg : comprimé sécable *(lactose)* boîte de 30. Liste I - Remb 65 % - 9,92 €.
CAPTOPRIL RATIOPHARM 50 mg : comprimé sécable *(lactose)* boîte de 30. Liste I - Remb 65 % - 9,92 €.
CAPTOPRIL SANDOZ 50 mg : comprimé sécable *(lactose)* boîte de 30. Liste I - Remb 65 % - 9,92 €.
CAPTOPRIL TEVA 50 mg : comprimé sécable boîte de 30. Liste I - Remb 65 % - 9,92 €.
CAPTOPRIL WINTHROP 50 mg : comprimé sécable *(lactose)* boîte de 30. Liste I - Remb 65 % - 9,92 €.
CAPTOPRIL ZYDUS 50 mg : comprimé sécable *(lactose)* boîte de 30. Liste I - Remb 65 % - 9,92 €.

CAPTOPRIL 50 mg + HYDROCHLOROTHIAZIDE 25 mg Génériques

Association d'antihypertenseurs — sur ordonnance

Les médicaments ci-dessous sont des génériques de CAPTÉA (voir p. 248) et de ÉCAZIDE (voir p. 442).

CAPTOPRIL HYDROCHLOROTHIAZIDE EG 50 mg/25 mg : comprimé sécable *(lactose)* boîte de 28. Liste I - Remb 65 % - 10,33 €.
CAPTOPRIL HYDROCHLOROTHIAZIDE EG 50 mg/25 mg : comprimé sécable *(lactose)* boîte de 90. Liste I - Remb 65 % - 32,01 €.

CAPTOPRIL/HYDROCHLOROTHIAZIDE ACTAVIS 50 mg/25 mg : comprimé sécable *(lactose)* boîte de 28. Liste II - Remb 65 % - 10,33 €.
CAPTOPRIL/HYDROCHLOROTHIAZIDE ACTAVIS 50 mg/25 mg : comprimé sécable *(lactose)* boîte de 84. Liste I - Remb 65 % - 29,92 €.
CAPTOPRIL/HYDROCHLOROTHIAZIDE ARROW 50 mg/25 mg : comprimé sécable *(lactose)* boîte de 28. Liste I - Remb 65 % - 10,33 €.
CAPTOPRIL/HYDROCHLOROTHIAZIDE BIOGARAN 50 mg/25 mg : comprimé sécable *(lactose)* boîte de 28. Liste I - Remb 65 % - 10,33 €.
CAPTOPRIL/HYDROCHLOROTHIAZIDE MERCK 50 mg/25 mg : comprimé sécable *(lactose)* boîte de 28. Liste I - Remb 65 % - 10,33 €.
CAPTOPRIL/HYDROCHLOROTHIAZIDE QUALIMED 50 mg/25 mg : comprimé sécable *(lactose)* boîte de 28. Liste I - Remb 65 % - 10,33 €.
CAPTOPRIL/HYDROCHLOROTHIAZIDE RATIOPHARM 50 mg/25 mg : comprimé sécable *(lactose)* boîte de 28. Liste I - Remb 65 % - 10,33 €.
CAPTOPRIL/HYDROCHLOROTHIAZIDE SANDOZ 50 mg/25 mg : comprimé *(lactose)* boîte de 28. Liste I - Remb 65 % - 10,33 €.
CAPTOPRIL/HYDROCHLOROTHIAZIDE TEVA 50 mg/25 mg : comprimé sécable *(lactose)* boîte de 28. Liste I - Remb 65 % - 10,33 €.
CAPTOPRIL/HYDROCHLOROTHIAZIDE TEVA 50 mg/25 mg : comprimé sécable *(lactose)* boîte de 84. Liste I - Remb 65 % - 29,92 €.

CARBACTIVE

Informations détaillées sur www.monvidal.com

CARBAMAZÉPINE 200 mg
Génériques
Antiépileptique, régulateur de l'humeur — sur ordonnance

Les médicaments ci-dessous sont des génériques de TÉGRÉTOL (voir p. 1216).

CARBAMAZEPINE TEVA 200 mg : comprimé sécable *(lactose)* boîte de 50. Liste II - Remb 65 % - 5,06 €.

CARBAMAZEPINE MERCK 200 mg : comprimé sécable à libération prolongée boîte de 30. Liste II - Remb 65 % - 3,40 €.
CARBAMAZEPINE SANDOZ LP 200 mg : comprimé sécable *(sodium)* boîte de 30. Liste II - Remb 65 % - 3,39 €.

CARBAMAZÉPINE 400 mg
Génériques
Antiépileptique, régulateur de l'humeur — sur ordonnance

Les médicaments ci-dessous sont des génériques de TÉGRÉTOL (voir p. 1216).

CARBAMAZEPINE MERCK 400 mg : comprimé sécable à libération prolongée boîte de 30. Liste II - Remb 65 % - 5,97 €.
CARBAMAZEPINE SANDOZ LP 400 mg : comprimé sécable à libération prolongée *(sodium)* boîte de 30. Liste II - Remb 65 % - 5,96 €.

CARBIDOPA LÉVODOPA
Génériques
Antibiotique : céphalosporine — sur ordonnance

Les médicaments ci-dessous sont des génériques de SINEMET (voir p. 1150).

CARBIDOPA LEVODOPA TEVA LP 25 mg/100 mg : comprimé à libération prolongée boîte de 30. Liste I - Remb 65 % - 4,10 €.

CARBIDOPA LEVODOPA TEVA LP 50 mg/200 mg : comprimé à libération prolongée boîte de 30. Liste I - Remb 65 % - 7,31 €.

CARBOCISTÉINE 2 % Enfant
Génériques
Fluidifiant bronchique

Les médicaments ci-dessous sont des génériques de RHINATHIOL (voir p. 1098).

BRONCHOKOD : sirop *(parahydroxybenzoate de méthyle, saccharose, sodium)* flacon de 125 ml. Non remb.
BRONCHOKOD 2 % : solution buvable *(parahydroxybenzoate de méthyle, sodium)* flacon de 125 ml. Non remb.
BRONKIREX 2 % : sirop *(maltitol liquide, parahydroxybenzoate de méthyle sodé, rouge cochenille A, sodium)* flacon de 125 ml. Non remb.
CARBOCISTEINE BIOGARAN 2 % : solution buvable *(fructose, glucose, hydroxyde de sodium, parahydroxybenzoate de méthyle sodé, saccharose, sodium)* flacon de 125 ml avec cuillère-mesure. Non remb.
CARBOCISTEINE EG 2 % : sirop *(parahydroxybenzoate de méthyle, saccharose, sodium)* flacon de 125 ml. Non remb.
CARBOCISTEINE HEXAL SANTE 2 % : sirop *(parahydroxybenzoate de méthyle, propylèneglycol, saccharose)* flacon de 125 ml. Non remb.
CARBOCISTEINE IVAX 2 % : solution buvable *(fructose, glucose, saccharose, sodium)* flacon de 125 ml. Non remb.
CARBOCISTEINE MERCK 2 % : sirop *(saccharose, sodium)* flacon de 125 ml. Non remb.
CARBOCISTEINE MERCK 2 % : solution buvable *(maltitol liquide, parahydroxybenzoate de méthyle, rouge cochenille A, sodium, sorbitol)* flacon de 125 ml. Non remb.
CARBOCISTEINE RATIOPHARM 2 % : sirop *(parahydroxybenzoate de méthyle, saccharose, sodium)* flacon de 125 ml. Non remb.
CARBOCISTEINE SANDOZ CONSEIL 2 % : sirop *(hydroxyde de sodium, saccharose)* flacon de 125 ml. Non remb.
CARBOCISTEINE SANDOZ CONSEIL 2 % : solution buvable *(noir brillant, parahydroxybenzoate de méthyle, rouge cochenille A, sodium, tartrazine)* flacon de 125 ml. Non remb.
CARBOCISTEINE TEVA 2 % : solution buvable *(fructose, galactose, saccharose, sodium)* flacon de 125 ml. Non remb.
CARBOCISTEINE TEVA CONSEIL ENFANTS ET NOURRISSONS 2 % : sirop *(saccharose, sodium)* flacon de 125 ml. Non remb.
CARBOCISTEINE WINTHROP 2 % : sirop *(maltitol liquide, rouge cochenille A, sodium)* flacon de 125 ml. Non remb.
TUSSILENE : sirop *(parahydroxybenzoate de méthyle, saccharose)* flacon de 125 ml. Non remb.

CARBOCISTÉINE 5 % Adulte Génériques
Fluidifiant bronchique

Les médicaments ci-dessous sont des génériques de RHINATHIOL (voir p. 1098).

BRONCHOKOD 5 % : sirop *(parahydroxybenzoate de méthyle, saccharose, sodium)* flacon de 300 ml. Non remb.
CARBOCISTEINE EG 5 % : sirop *(saccharose, sodium)* flacon de 300 ml. Non remb.
CARBOCISTEINE HEXAL SANTE 5 % : sirop *(hydroxyde de sodium, parahydroxybenzoate de méthyle, saccharose)* flacon de 300 ml. Non remb.
CARBOCISTEINE MERCK 5 % : sirop *(saccharose)* flacon de 200 ml. Non remb.
CARBOCISTEINE RATIOPHARM 5 % : sirop *(parahydroxybenzoate de méthyle, saccharose, sodium)* flacon de 300 ml. Non remb.
CARBOCISTEINE SANDOZ CONSEIL 5 % : sirop *(alcool éthylique, hydroxyde de sodium, jaune orangé S, saccharose)* flacon de 300 ml. Non remb.
CARBOCISTEINE TEVA 5 % : sirop *(saccharose, sodium)* flacon de 300 ml. Non remb.
TUSSILENE : sirop *(parahydroxybenzoate de méthyle, saccharose)* flacon de 300 ml. Non remb.

CARBOCISTÉINE 5 % Adulte Sans sucre Génériques
Fluidifiant bronchique

Les médicaments ci-dessous sont des génériques de RHINATHIOL (voir p. 1098).

BRONCHOKOD 5 % : solution buvable *(parahydroxybenzoate de méthyle, sodium)* flacon de 300 ml. Non remb.
BRONKIREX 5 % : sirop *(glucose, parahydroxybenzoate de méthyle sodé, sodium)* flacon de 300 ml. Non remb.
CARBOCISTEINE ARROW 5 % : solution buvable *(sodium)* flacon de 300 ml. Non remb.
CARBOCISTEINE BIOGARAN 5 % : solution buvable *(parahydroxybenzoate de méthyle sodé, sodium)* flacon de 200 ml. Non remb.
CARBOCISTEINE BIOGARAN 5 % : solution buvable *(parahydroxybenzoate de méthyle sodé, sodium)* flacon de 125 ml. Non remb.
CARBOCISTEINE BIOGARAN 5 % : solution buvable *(parahydroxybenzoate de méthyle sodé, sodium)* flacon de 300 ml. Non remb.
CARBOCISTEINE EG 5 % : solution buvable *(sodium)* flacon de 300 ml. Non remb.
CARBOCISTEINE G GAM 5 % : solution buvable *(sodium)* flacon de 300 ml. Non remb.
CARBOCISTEINE HEXAL SANTE 5 % : solution buvable *(sodium)* flacon de 300 ml. Non remb.
CARBOCISTEINE MERCK 5 % : solution buvable *(maltitol liquide, parahydroxybenzoate de méthyle, rouge cochenille A, sodium, sorbitol)* flacon de 200 ml. Non remb.
CARBOCISTEINE RATIOPHARM 5 % : solution buvable *(sodium)* flacon de 200 ml. Non remb.
CARBOCISTEINE RATIOPHARM 5 % : solution buvable *(sodium)* flacon de 300 ml. Non remb.
CARBOCISTEINE SANDOZ CONSEIL 5 % : solution buvable flacon de 300 ml. Non remb.
CARBOCISTEINE SANDOZ CONSEIL 5 % : solution buvable flacon de 200 ml. Non remb.
CARBOCISTEINE TEVA 5 % : solution buvable *(sodium)* flacon de 300 ml. Non remb.
CARBOCISTEINE WINTHROP 5 % : sirop *(glucose, sodium)* flacon de 300 ml. Non remb.
EXOTOUX : solution buvable *(parahydroxybenzoate de méthyle, sodium)* flacon de 200 ml. Non remb.
TUSSILENE ADULTES SANS SUCRE 5 % : solution buvable *(sodium)* flacon de 300 ml. Non remb.

CARBOCISTÉINE HEXAL SANTÉ
Informations détaillées sur www.monvidal.com

CARBOLEVURE
Traitement des troubles digestifs

Présentation
CARBOLEVURE Adulte : gélule (noir et rouge) ; boîte de 30. Non remb.

Composition

	p gél Ad
Charbon activé	109 mg
Levure déshydratée vivante	108,5 mg

Dans quel cas ce médicament est-il prescrit ?
Ce médicament contient du charbon activé et des *levures*. Le charbon absorbe les gaz présents dans le tube digestif. Les levures favorisent l'équilibre de la flore digestive.

Il est utilisé dans le *traitement symptomatique* :
- des troubles du *transit intestinal* avec ballonnements,
- de la diarrhée, en complément des mesures diététiques.

Attention : N'utilisez pas ce médicament de façon prolongée sans l'avis de votre médecin : des examens peuvent être nécessaires si les *symptômes* persistent.

Interactions avec d'autres substances
Ce médicament peut diminuer l'absorption d'autres médicaments, en particulier ceux qui contiennent de la digitoxine ou de la digoxine (*digitaliques*). Un délai d'au moins 2 heures doit être respecté entre la prise de ce médicament et celle des autres traitements. Demandez conseil à votre médecin ou à votre pharmacien.

Grossesse et allaitement
Ce médicament ne contient que des substances présumées sans danger pendant la grossesse ou l'allaitement.

Mode d'emploi et posologie
Les gélules doivent être avalées, telles quelles, avec un verre d'eau.

Posologie usuelle :
- Adulte : 1 gélule Adulte, 3 fois par jour.

Conseils : Une alimentation riche en fibres, si elle facilite le transit, peut également augmenter les fermentations intestinales et favoriser les ballonnements. Demandez conseil à votre médecin pour équilibrer votre alimentation.

Une diarrhée peut provoquer une déshydratation, notamment chez la personne âgée. Cette perte d'eau par l'organisme doit être compensée par des boissons abondantes (bouillon salé, boissons sucrées) car elle peut être à l'origine d'une fatigue, de malaise ou de confusion des idées.

Effets indésirables possibles
Selles de coloration noire.

Laboratoires Pierre Fabre Santé

CARBOPHOS

Informations détaillées sur www.monvidal.com

CARBOSYLANE

Traitement des troubles digestifs

Présentation

CARBOSYLANE Adulte : gélule gastrosoluble (bleu) et gélule *gastrorésistante* (rouge) jumelées ; boîte de 24. Non remb.
CARBOSYLANE Adulte : gélule gastrosoluble (bleu) et gélule *gastrorésistante* (rouge) jumelées ; boîte de 48. Non remb.
CARBOSYLANE Enfant : gélule gastrosoluble (bleu) et gélule *gastrorésistante* (rouge) jumelées ; boîte de 24. Non remb.
CARBOSYLANE Enfant : gélule gastrosoluble (bleu) et gélule *gastrorésistante* (rouge) jumelées ; boîte de 48. Non remb.

Composition

	p gél bleue Ad	p gél rouge Ad
Charbon activé	140 mg	140 mg
Siméticone	45 mg	45 mg

	p gél bleue Enf	p gél rouge Enf
Charbon activé	70 mg	70 mg
Siméticone	22,5 mg	22,5 mg

Dans quel cas ce médicament est-il prescrit ?

Ce médicament contient du charbon activé et un *pansement digestif* au silicone, qui protègent le tube digestif et combattent la production de gaz.

Il est utilisé dans le *traitement symptomatique* des digestions difficiles et en cas de ballonnement abdominal.

Attention : N'utilisez pas ce médicament de façon prolongée sans l'avis de votre médecin : des examens peuvent être nécessaires si les *symptômes* persistent.

Interactions avec d'autres substances

Ce médicament peut diminuer l'absorption d'autres médicaments, en particulier ceux qui contiennent de la digitoxine ou de la digoxine (*digitaliques*). Un délai d'au moins 2 heures doit être respecté entre la prise de ce médicament et celle des autres traitements. Demandez conseil à votre médecin ou à votre pharmacien.

Grossesse et allaitement

Ce médicament ne contient que des substances présumées sans danger pendant la grossesse ou l'allaitement.

Mode d'emploi et posologie

Une dose comprend une gélule bleue et une gélule rouge. Les gélules doivent être avalées ensemble avec un peu d'eau, avant ou après les principaux repas.

Les gélules ne sont pas adaptées à l'enfant de moins de 6 ans. En effet, elles risquent d'obstruer les voies respiratoires si l'enfant déglutit mal et que la gélule passe dans la trachée (fausse route).

Posologie usuelle :

- Adulte : 1 dose Adulte, 3 fois par jour.
- Enfant de 10 à 15 ans : 1 dose Enfant, 3 fois par jour.
- Enfant de 6 à 10 ans : 1 dose Enfant, 2 fois par jour.

Conseils : Une alimentation riche en fibres, si elle facilite le transit, peut également augmenter les fermentations intestinales et favoriser les ballonnements. Demandez conseil à votre médecin pour équilibrer votre alimentation.

Effets indésirables possibles

Selles de coloration noire.

Laboratoires Grimberg

CARBOSYMAG

Traitement des troubles digestifs

Présentation

CARBOSYMAG : gélule gastrosoluble (vert) et gélule *gastrorésistante* (orange) jumelées ; boîte de 24. Remb 65 % - **3,87 €**.
CARBOSYMAG : gélule gastrosoluble (vert) et gélule *gastrorésistante* (orange) jumelées ; boîte de 48. Remb 65 % - **6,07 €**.

Composition

	p gél verte	p gél orange
Charbon activé	140 mg	140 mg
Siméticone	45 mg	45 mg
Oxyde de magnésium (magnésie)	180 mg	

Dans quel cas ce médicament est-il prescrit ?

Ce médicament associe du charbon activé et un *pansement digestif* au silicone, qui protègent le tube digestif et combattent la production de gaz. La gélule verte contient également un *antiacide* d'action locale qui neutralise les acides sécrétés par l'estomac.

Il est utilisé dans le traitement des douleurs, aigreurs, brûlures d'estomac avec ballonnement abdominal.

Contre-indications

Ce médicament ne doit pas être utilisé en cas d'*insuffisance rénale* grave.

Attention : N'utilisez pas ce médicament de façon prolongée sans l'avis de votre médecin : des examens peuvent être nécessaires si les *symptômes* persistent.

Interactions avec d'autres substances

Ce médicament peut diminuer l'absorption de nombreux médicaments. Un délai d'au moins 2 heures (voire 4 heures avec les *antibiotiques* de la famille des quinolones) doit être respecté entre la prise de ce médicament et celle des autres traitements. Demandez conseil à votre médecin ou à votre pharmacien.

Grossesse et allaitement

Ce médicament ne contient que des substances présumées sans danger pendant la grossesse ou l'allaitement. Néanmoins, ne l'utilisez pas de façon prolongée sans l'avis de votre pharmacien ou de votre médecin.

Mode d'emploi et posologie

Une dose comprend une gélule verte et une gélule orange. Les gélules doivent être avalées ensemble avec un peu d'eau, avant ou après les repas.

Posologie usuelle :

1 dose, 3 fois par jour.

Conseils : Une alimentation équilibrée, une mastication lente, la suppression des aliments difficiles à digérer et des boissons alcoolisées permettent souvent d'atténuer les *symptômes* dus aux remontées acides ou à une *inflammation* de l'estomac.
Une alimentation riche en fibres, si elle facilite le transit, peut également augmenter les fermentations intestinales et favoriser les ballonnements. Demandez conseil à votre médecin pour équilibrer votre alimentation.
Si vous êtes fumeur, la poursuite du tabagisme est un frein important au traitement : la nicotine augmente l'acidité gastrique et réduit l'efficacité du muscle qui ferme la jonction entre l'œsophage et l'estomac.

Effets indésirables possibles

Diarrhée, selles de coloration noire.

Laboratoires Grimberg

CARDENSIEL

Bêtabloquant

sur ordonnance

Présentation

CARDENSIEL 1,25 mg : comprimé (rond ; blanc) ; boîte de 30. Liste I, *médicament à prescription restreinte* - Remb 65 % - **25,42 €**.
CARDENSIEL 2,5 mg : comprimé sécable (en cœur ; blanc) ; boîte de 30. Liste I, *médicament à prescription restreinte* - Remb 65 % - **25,42 €**.
CARDENSIEL 3,75 mg : comprimé sécable (en cœur ; blanc jaune) ; boîte de 30. Liste I, *médicament à prescription restreinte* - Remb 65 % - **25,42 €**.
CARDENSIEL 5 mg : comprimé sécable (en cœur ; jaune clair) ; boîte de 30. Liste I, *médicament à prescription restreinte* - Remb 65 % - **25,42 €**.
CARDENSIEL 7,5 mg : comprimé sécable (en cœur ; jaune) ; boîte de 30. Liste I, *médicament à prescription restreinte* - Remb 65 % - **25,42 €**.
CARDENSIEL 10 mg : comprimé sécable (en cœur ; orange) ; boîte de 30. Liste I, *médicament à prescription restreinte* - Remb 65 % - **25,42 €**.

Composition

	p cp	p cp	p cp
Bisoprolol hémifumarate	1,25 mg	2,5 mg	3,75 mg
	p cp	p cp	p cp
Bisoprolol hémifumarate	5 mg	7,5 mg	10 mg

Dans quel cas ce médicament est-il prescrit ?

Ce médicament appartient à la famille des *bêtabloquants*. Ceux-ci agissent en bloquant l'action de l'*adrénaline* (et d'autres *hormones* apparentées) sur de nombreux organes, notamment sur le cœur, les vaisseaux et plus faiblement sur les bronches. A faible dose, les bêtabloquants permettent de protéger le cœur des *insuffisants cardiaques*.
Il est utilisé dans le traitement de l'insuffisance cardiaque.

Contre-indications

Ce médicament ne doit pas être utilisé dans les cas suivants :
- formes graves de certaines affections : *bloc auriculo-ventriculaire*, *asthme*, *bronchite chronique*, *artérite*, phénomène de *Raynaud* ;
- *insuffisance cardiaque* grave, ne permettant plus une vie normale ;
- rythme cardiaque inférieur à 60 battements par minute ;
- *phéochromocytome* non traité ;
- hypotension.

Attention : Des précautions sont nécessaires en cas d'*insuffisance hépatique* ou *rénale*.
Après l'adaptation de la posologie en milieu hospitalier, des consultations régulières sont nécessaires. En cas de malaises pouvant faire évoquer une baisse de tension ou d'une aggravation de l'essoufflement, contactez votre cardiologue.
Chez les diabétiques, les *bêtabloquants* peuvent masquer certains *symptômes* de l'*hypoglycémie* (*palpitations* et accélération du cœur essentiellement).
Les bêtabloquants peuvent aggraver les *réactions allergiques* et empêcher l'action de l'*adrénaline* utilisée dans le traitement d'urgence du *choc anaphylactique*. Lors d'examens radiologiques nécessitant l'injection de produits de contraste iodés (susceptibles de provoquer des *chocs* allergiques), le traitement doit, si possible, être suspendu avec l'accord de votre médecin.
En cas d'intervention chirurgicale, l'anesthésiste doit être prévenu de la prise de ce médicament. C'est lui qui décidera si le traitement doit être poursuivi ou arrêté avant l'intervention.
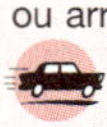
Compte-tenu de ses effets indésirables potentiels, ce médicament peut, chez certaines personnes, ne pas être compatible avec la conduite automobile ou le maniement de machines dangereuses. Assurez-vous à l'occasion des premières prises que vous supportez bien ce médicament avant de conduire ou d'utiliser une machine.

Interactions avec d'autres substances

Ce médicament peut interagir avec les *inhibiteurs calciques*, les *IMAO* ou un médicament contenant de la clonidine.
Informez votre médecin si vous prenez des *antiarythmiques*, des *antidiabétiques*, un autre *bêtabloquant*, un *antihypertenseur*, un médicament susceptible de faire baisser la tension artérielle ou un médicament contenant de la rifampicine ou de la méfloquine.

Grossesse et allaitement

Ce médicament peut être employé chez la femme enceinte, en cas d'absolue nécessité.
L'allaitement est déconseillé pendant le traitement.

Mode d'emploi et posologie

Ce médicament est pris le matin, indifféremment au cours ou en dehors du petit-déjeuner.
Les comprimés doivent être avalés, sans être mâchés, avec un verre d'eau.

Posologie usuelle :
La *posologie* est adaptée très progressivement par le cardiologue, en commençant par les doses les plus faibles.

Conseils :
Conditions particulières de délivrance
Ce médicament est un *médicament à prescription restreinte* : la prescription initiale ne peut être faite

que dans un service hospitalier spécialisé en cardiologie ou en médecine interne. Une surveillance particulière est nécessaire pendant le traitement.

Effets indésirables possibles

Le plus fréquemment : douleur d'estomac, nausées, vomissements, fatigue en début de traitement, sensation de mains et de pieds froids, troubles de l'érection, ralentissement important du cœur, insomnie.

Plus rarement : *bloc auriculoventriculaire*, baisse excessive de la tension artérielle, phénomène de *Raynaud*, *insuffisance cardiaque*, *bronchospasme*, *hypoglycémie*, *éruption cutanée*, aggravation d'un *psoriasis*.

Laboratoires Merck Lipha Santé SAS

CARDIOCALM

Phytothérapie

Présentation

CARDIOCALM : comprimé (rose) ; boîte de 40. Non remb.
CARDIOCALM : comprimé (rose) ; boîte de 80. Non remb.

Composition

	p cp
Aubépine, extrait	100 mg

Dans quel cas ce médicament est-il prescrit ?

Ce médicament contient une plante *sédative*.

Il est traditionnellement utilisé dans le *traitement symptomatique* de la nervosité, notamment en cas de troubles légers du sommeil, et dans le traitement des *palpitations* chez l'adulte.

Attention : Les *palpitations* peuvent être le *symptôme* d'une maladie cardiaque : n'utilisez pas ce médicament de façon prolongée sans l'avis de votre médecin.

Grossesse et allaitement

Ce médicament contient une plante présumée sans danger pendant la grossesse ou l'allaitement. Néanmoins, par mesure de prudence, ne l'utilisez pas sans prendre l'avis de votre pharmacien ou de votre médecin.

Mode d'emploi et posologie

Les comprimés doivent être avalés avec un verre d'eau.

Posologie usuelle :

- Adulte :
  - *palpitations*, nervosité : 1 ou 2 comprimés, 3 fois par jour ;
  - troubles du sommeil : 1 comprimé au repas du soir et 1 à 2 comprimés au coucher.

Conseils : Les médicaments ne sont pas la seule réponse au stress : une meilleure hygiène de vie, une consommation modérée d'excitants (café, thé, boissons alcoolisées...) permettent aussi de lutter contre l'excès de nervosité et ses manifestations (*palpitations*, troubles du sommeil).

Laboratoires Pharmastra

CARDIOCOR

Informations détaillées sur www.monvidal.com

CARENCYL

Informations détaillées sur www.monvidal.com

CARLIN

Contraceptif oral — **sur ordonnance**

CARLIN 20 µg : Ce médicament est un générique de MÉLIANE (voir p. 779).
CARLIN 30 µg : Ce médicament est un générique de MINULET (voir p. 817).

CARLYTÈNE

Vasodilatateur

Présentation

CARLYTÈNE 30 mg : comprimé (blanc) ; boîte de 32. Remb 35 % - **3,62 €**.

Composition

	p cp
Moxisylyte chlorhydrate	30 mg

Dans quel cas ce médicament est-il prescrit ?

Ce médicament est un *vasodilatateur* de la famille des *alphabloquants*. Il augmente le débit du sang dans les artères et permet au cerveau de mieux résister à un défaut d'apport en oxygène.

Il est utilisé dans le *traitement symptomatique* :
- des troubles du comportement et de la mémoire liés au vieillissement,
- du phénomène de *Raynaud*.

Attention : Chez la personne âgée, des troubles attribués au vieillissement peuvent être dus à une dépression : ils nécessitent alors un traitement spécifique.

Grossesse et allaitement

L'effet de ce médicament pendant la grossesse ou l'allaitement est mal connu : seul votre médecin peut évaluer le risque éventuel de son utilisation dans votre cas.

Mode d'emploi et posologie

Les comprimés doivent être pris au cours des repas.

Posologie usuelle :

1 comprimé, 3 fois par jour.

Effets indésirables possibles

Nausées, diarrhée.

Laboratoires Meda Pharma

CAROMINTHE

Informations détaillées sur www.monvidal.com

CARPILO

Informations détaillées sur www.monvidal.com

CARTEABAK

Informations détaillées sur www.monvidal.com

CARTÉOL
Antiglaucomateux

sur ordonnance

Présentation

CARTÉOL 0,5 % : collyre ; flacon de 3 ml. Liste I - Remb 65 % - **4,00 €**.
CARTÉOL 1 % : collyre ; flacon de 3 ml. Liste I - Remb 65 % - **4,65 €**.
CARTÉOL 1 % : collyre ; boîte de 60 unidoses de 0,2 ml. Liste I - Remb 65 % - **8,99 €**.
CARTÉOL LP 1 % : collyre ; flacon de 3 ml. Liste I - Remb 65 % - **7,97 €**.
CARTÉOL LP 1 % : collyre ; boîte de 30 unidoses de 0,2 ml. Liste I - Remb 65 % - **8,99 €**.
CARTÉOL 2 % : collyre ; flacon de 3 ml. Liste I - Remb 65 % - **4,97 €**.
CARTÉOL 2 % : collyre ; boîte de 60 unidoses de 0,2 ml. Liste I - Remb 65 % - **8,99 €**.
CARTÉOL LP 2 % : collyre ; flacon de 3 ml. Liste I - Remb 65 % - **7,97 €**.
CARTÉOL LP 2 % : collyre ; boîte de 30 unidoses de 0,2 ml. Liste I - Remb 65 % - **8,99 €**.

Composition

	p 100 ml	p 100 ml	p unidose
Cartéolol chlorhydrate	0,5 g	1 g	2 mg
Benzalkonium chlorure	5 mg	5 mg	
	p 100 ml	**p unidose**	**p 100 ml**
Cartéolol chlorhydrate	1 g	2 mg	2 g
Benzalkonium chlorure	+		5 mg
	p unidose	**p 100 ml**	**p unidose**
Cartéolol chlorhydrate	4 mg	2 g	4 mg
Benzalkonium chlorure		+	

Dans quel cas ce médicament est-il prescrit ?

Ce collyre contient un *bêtabloquant* qui diminue la pression des liquides contenus dans l'œil (*tension intraoculaire*).

Il est utilisé dans le traitement des maladies dues à un excès de tension intraoculaire, notamment le *glaucome* à angle ouvert.

Contre-indications

Compte tenu de l'absorption du collyre par l'œil et du passage du *bêtabloquant* dans le sang, ce médicament ne doit pas être utilisé dans les cas suivants :
- *asthme* et *bronchite chronique* grave,
- *insuffisance cardiaque* grave (sauf si elle est stabilisée par un traitement spécifique),
- *bloc auriculoventriculaire* grave,
- angor de *Prinzmetal*,
- rythme cardiaque au repos inférieur à 50 battements par minute,
- maladie ou syndrome de *Raynaud*,
- *phéochromocytome* non traité,
- hypotension,
- *antécédent* de *choc anaphylactique*,
- en association avec les médicaments contenant de la floctafénine ou du sultopride.

Attention : Le collyre en flacon contient un conservateur (benzalkonium) qui appartient à la famille des *ammoniums quaternaires*. Signalez à votre médecin tout *antécédent* d'*allergie* à cette famille d'*antiseptiques*.

Le port de *lentilles de contact* est déconseillé pendant le traitement, en raison du risque de sécheresse de l'œil.

Le traitement du glaucome nécessite des contrôles réguliers de la pression intraoculaire et de l'état de la cornée afin de dépister d'éventuelles complications.

Chez les diabétiques, les *bêtabloquants* peuvent masquer certains *symptômes* de l'*hypoglycémie* (*palpitations* et accélération du cœur essentiellement).

Les bêtabloquants peuvent aggraver les *symptômes* des *chocs* allergiques et nuire à l'efficacité de l'*adrénaline* utilisée pour les traiter en urgence. Signalez à votre médecin tout antécédent de choc allergique, même ancien.

Les personnes souffrant d'*angine de poitrine* ou d'*insuffisance coronarienne* ne doivent pas arrêter brutalement le traitement. Un avis médical est nécessaire.

En cas d'intervention chirurgicale, prévenez l'anesthésiste que vous suivez ce traitement.

Compte-tenu de la possibilité d'effets indésirables visuels, ce collyre peut, chez certaines personnes, constituer un risque pour la conduite automobile ou le maniement de machines dangereuses. Assurez-vous à l'occasion des premières utilisations que vous supportez bien ce collyre avant de reprendre la pratique d'une activité à risque.

Sportif : ce médicament contient une substance susceptible de rendre positifs certains *tests antidopage*.

Interactions avec d'autres substances

Ce collyre peut interagir avec d'autres collyres, notamment ceux qui contiennent de l'*adrénaline* : respectez un intervalle de 15 minutes entre deux instillations, sauf indication contraire de votre ophtalmologiste.

Bien que le passage du bêtabloquant dans le sang soit faible, ce collyre pourrait interagir avec des médicaments pris par *voie* orale (ou injectable).

Il ne doit pas être associé :
- à la floctafénine (IDARAC) : risque d'augmentation de la gravité d'un éventuel *choc* allergique ;
- au sultopride (uniquement disponible à l'hôpital) : risque de ralentissement cardiaque important.

Il peut également interagir avec l'amiodarone ou avec un *bêtabloquant* pris par voie orale.

Informez votre médecin si vous prenez des *antidiabétiques*, des *AINS*, des *antidépresseurs* tricycliques, des *neuroleptiques*, des *corticoïdes*, des *inhibiteurs calciques*, ou des médicaments contenant l'une des substances suivantes : quinidine, hydroquinidine, disopyramide, propafénone, baclofène, cimétidine, clonidine, lidocaïne injectable, méfloquine.

Grossesse et allaitement

Les études scientifiques disponibles n'ont pas mis en évidence de problème particulier lors de l'utilisation de *bêtabloquant* chez la femme enceinte.

L'effet bêtabloquant persiste quelques jours chez le nouveau-né et justifie une surveillance médicale renforcée pendant les premiers jours de la vie.

Ce médicament passe dans le lait maternel. L'allaitement est déconseillé pendant le traitement.

Mode d'emploi et posologie

Tirer la paupière inférieure vers le bas tout en regardant vers le haut et déposer une goutte de collyre entre la paupière et le globe oculaire (*cul-de-sac conjonctival*).

Posologie usuelle :

- Adulte : 1 goutte de CARTÉOL, 2 fois par jour ou 1 goutte de CARTÉOL LP, 1 fois par jour.

La concentration du collyre (0,5 %, 1 % ou 2 %) est fixée par l'ophtalmologiste en fonction de la *tension intraoculaire*.

> **Conseils :** Afin de diminuer le passage du *bêtabloquant* dans le sang et d'augmenter l'action locale du médicament, il est recommandé après l'instillation d'appuyer avec votre doigt entre l'œil traité et le nez (pour obstruer le canal lacrymal) ou de fermer les paupières pendant quelques minutes.
> Le tabac et l'excès d'alcool sont toxiques pour le nerf optique ; ils doivent être évités.
> Ne conservez pas le collyre en flacon plus de 15 jours (CARTÉOL) ou plus de 4 semaines (CARTÉOL LP) après une première utilisation. Pour prévenir tout risque de contamination, évitez de toucher l'œil avec l'embout du flacon.
> Les unidoses doivent être jetées après utilisation.

Effets indésirables possibles

Irritation locale, sécheresse de l'œil, troubles visuels à signaler à votre ophtalmologiste.

Exceptionnellement, en cas de passage du *bêtabloquant* dans le sang :

- fatigue, sensation de mains et de pieds froids, insomnie, douleurs d'estomac, nausées, vomissements ;
- *bloc auriculoventriculaire*, ralentissement excessif du cœur, chute de tension, *insuffisance cardiaque*, *bronchospasme*, *hypoglycémie*, phénomène de *Raynaud* ;
- *éruption cutanée*, aggravation d'un *psoriasis*.

Laboratoires Chauvin Bausch & Lomb

CARTREX

Anti-inflammatoire non stéroïdien — sur ordonnance

Présentation

CARTREX : comprimé (rond ; blanc) ; boîte de 30. Liste II - Remb 65 % - **7,33 €**.

Composition

	p cp
Acéclofénac	100 mg

Dans quel cas ce médicament est-il prescrit ?

Ce médicament est un *anti-inflammatoire* non stéroïdien (*AINS*). Il lutte contre l'*inflammation* et la douleur, fait baisser la fièvre et fluidifie le sang.

Il est utilisé dans le *traitement symptomatique* :

- de la *polyarthrite rhumatoïde* ;
- de la *spondylarthrite ankylosante* ;
- des crises d'*arthrose*.

Contre-indications

Ce médicament ne doit pas être utilisé dans les cas suivants :

- antécédent d'*allergie* ou d'*asthme* provoqué par la prise d'*AINS*, y compris l'aspirine ;
- *ulcère* de l'estomac ou du *duodénum* ;
- *insuffisance hépatique* ou *rénale* grave ;
- *insuffisance cardiaque* grave ;
- *hémorragie* grave ;
- **grossesse** (dernier trimestre).

> **Attention :** Tout traitement prolongé ou *surdosage* d'*AINS* expose à des effets indésirables graves.
> Certaines situations doivent conduire à ne poursuivre le traitement qu'après un avis médical :
> - brûlures d'estomac importantes ou selles noires et nauséabondes pouvant traduire une irritation ou un saignement du tube digestif ;
> - *éruption cutanée*, crise d'*asthme* ;
> - fatigue inhabituelle et intense, ou baisse brutale et importante du volume des urines chez une personne souffrant d'*insuffisance cardiaque*, déshydratée ou traitée par *diurétique*.
>
> Des précautions sont nécessaires chez la personne âgée ou en cas d'*antécédent* d'*ulcère* de l'estomac ou du *duodénum* ou de risque hémorragique, notamment digestif (maladie de *Crohn*, *rectocolite hémorragique*).
> Certains médecins considèrent que les anti-inflammatoires peuvent diminuer l'efficacité des stérilets et exposer à un risque de grossesse non désirée. Ce risque est actuellement très controversé.
> Conducteur : ce médicament peut être responsable de *vertiges*.

Interactions avec d'autres substances

Ce médicament peut interagir avec d'autres médicaments, notamment :

- l'aspirine et les autres *anti-inflammatoires* non stéroïdiens (*AINS*) : risque d'augmentation des effets indésirables ;
- les *anticoagulants* et les *antiagrégants plaquettaires* : augmentation du risque hémorragique ;
- le lithium (TÉRALITHE, NEUROLITHIUM...) : augmentation du taux de lithium dans le sang ;
- le méthotrexate.

Informez par ailleurs votre médecin ou votre pharmacien en cas de traitement par un *diurétique*, un *inhibiteur de l'enzyme de conversion*, un *inhibiteur de l'angiotensine II*, un *bêtabloquant* ou un médicament contenant de la ciclosporine.

Grossesse et allaitement

Des effets néfastes pour l'enfant à naître ont été mis en évidence lorsque les *AINS* sont utilisés au cours des 4 derniers mois de la grossesse ; le risque existe même avec une seule prise et même si la grossesse est à terme. L'usage de ce médicament est contre-indiqué pendant cette période.

Pendant les 5 premiers mois, l'effet de ce médicament est mal connu : seul votre médecin peut évaluer le risque éventuel de son utilisation dans votre cas.

Les données disponibles ne permettent pas de savoir si ce médicament passe dans le lait maternel ; un choix est donc nécessaire entre l'allaitement et la prise du médicament. Cette décision devra être prise en accord avec votre médecin.

Mode d'emploi et posologie

Les comprimés doivent être avalés avec un verre d'eau ou d'un autre liquide.

Ils sont pris de préférence au cours des repas.

Posologie usuelle :

- Adulte : 1 comprimé, matin et soir.

Conseils : Les anti-inflammatoires ne sont pas des médicaments anodins. Du fait de la possibilité d'effets indésirables graves, ils ne doivent être utilisés que lorsqu'ils sont nécessaires, ce qui n'est pas le cas pour les affections rhumatismales peu douloureuses et les traumatismes bénins. Ce médicament vous a été prescrit dans une situation précise : ne le conseillez pas à un proche et ne le réutilisez pas sans avis médical.
Ne dépassez pas la *posologie* ni la durée de traitement prescrites par votre médecin, afin de limiter les effets indésirables.

Effets indésirables possibles

Troubles digestifs, augmentation des *transaminases*, *vertige*, *éruption cutanée*.
Rarement : maux de tête, fatigue, *réaction allergique*, anomalie de la *numération formule sanguine*, *palpitations*, crampes, tremblements, *hémorragie* du tube digestif (vomissements sanglants, selles noires, ou, plus souvent, pertes de sang imperceptibles, responsables de l'apparition progressive d'une *anémie*).

Laboratoires Almirall SAS

CARVÉDILOL 6,25 mg Génériques

Bêtabloquant — sur ordonnance

Les médicaments ci-dessous sont des génériques de KREDEX (voir p. 697).

CARVEDILOL MERCK 6,25 mg : comprimé sécable *(glucose, lactose, sorbitol)* boîte de 28. Liste I - Remb 65 % - 8,21 €.
CARVEDILOL WINTHROP 6,25 mg : comprimé sécable *(glucose, lactose)* boîte de 28. Liste I - Remb 65 % - 8,21 €.

CARVÉDILOL 12,5 mg Génériques

Bêtabloquant — sur ordonnance

Les médicaments ci-dessous sont des génériques de KREDEX (voir p. 697).

CARVEDILOL MERCK 12,5 mg : comprimé sécable *(glucose, lactose, sorbitol)* boîte de 28. Liste I - Remb 65 % - 8,21 €.
CARVEDILOL WINTHROP 12,5 mg : comprimé sécable *(glucose, lactose)* boîte de 28. Liste I - Remb 65 % - 8,21 €.

CARVÉDILOL 25 mg Génériques

Bêtabloquant — sur ordonnance

Les médicaments ci-dessous sont des génériques de KREDEX (voir p. 697).

CARVEDILOL MERCK 25 mg : comprimé sécable *(glucose, lactose, sorbitol)* boîte de 28. Liste I - Remb 65 % - 8,21 €.
CARVEDILOL TEVA 25 mg : comprimé sécable *(lactose)* boîte de 28. Liste I - Remb 65 % - 8,21 €.
CARVEDILOL WINTHROP 25 mg : comprimé sécable *(glucose, lactose)* boîte de 28. Liste I - Remb 65 % - 8,21 €.

CARYOLYSINE

Informations détaillées sur www.monvidal.com

CASODEX

Antiandrogène — sur ordonnance

Présentation

CASODEX : comprimé (blanc) ; boîte de 30. Liste I - Remb 100 % - **120,35 €**.

Composition

	p cp
Bicalutamide	50 mg
Lactose	+

Dans quel cas ce médicament est-il prescrit ?

Ce médicament a une action antihormonale : il empêche les *hormones* mâles (essentiellement un *stéroïde androgène*, la testostérone) de stimuler la glande prostatique et les tissus sensibles aux androgènes.
Il est utilisé, chez l'homme, dans le traitement des *cancers* de la prostate.

Contre-indications

Ce médicament ne doit pas être utilisé dans les cas suivants :
- *antécédent* d'*hépatite* lors de la prise de bicalutamide,
- *insuffisance hépatique* grave.

Attention : L'apparition des *symptômes* suivants doit être signalée à votre médecin : nausées, vomissements, douleurs abdominales, fatigue anormale, jaunisse. Il peut s'agir d'une *hépatite* due au médicament. Dans la majorité des cas, nausées et vomissements traduisent une simple *intolérance* au médicament.
Un dosage régulier des *transaminases* permet de vérifier que le médicament est bien supporté.

Mode d'emploi et posologie

Les comprimés peuvent être pris indifféremment pendant ou en dehors des repas.

Posologie usuelle :
- Adulte : 1 à 3 comprimés par jour, selon les cas.

Conseils : Ce traitement hormonal vise à ralentir la progression de la maladie, sans la guérir. Il peut être utilisé seul, mais il est le plus souvent associé à une intervention chirurgicale ou à l'injection de médicaments contenant un analogue de la LH-RH.

Effets indésirables possibles

Très fréquemment : *gynécomastie*.
Troubles digestifs, fatigue, démangeaisons.
Conséquences du blocage de l'action des *hormones* mâles : *impuissance*, diminution du désir sexuel, bouffées de chaleur.
Rarement : élévation des *transaminases*, *hépatite* (voir Attention), principalement au cours des 6 premiers mois de traitement.

Laboratoires AstraZeneca

CASSIS BOIRON

Informations détaillées sur www.monvidal.com

CATACOL
Traitement de la cataracte

Présentation
CATACOL : collyre ; flacon compte-gouttes de 10 ml. Non remb.

Composition

	p 100 ml
Inosine phosphate disodique dihydraté	100 mg
Chlorhexidine gluconate	+

Dans quel cas ce médicament est-il prescrit ?
Ce collyre est utilisé dans le *traitement d'appoint* de la *cataracte*.

Interactions avec d'autres substances
Ce collyre peut interagir avec d'autres collyres : respectez un intervalle de 15 minutes entre deux instillations.

Mode d'emploi et posologie
Tirer la paupière inférieure vers le bas tout en regardant vers le haut et déposer une goutte de collyre entre la paupière et le globe oculaire (*cul-de-sac conjonctival*).

Posologie usuelle :
1 goutte, 2 à 4 fois par jour.

Conseils : L'application correcte du produit peut nécessiter une aide, notamment chez une personne handicapée ou âgée.
Évitez de mettre l'embout du flacon en contact avec l'œil.
Ne conservez pas ce collyre plus de 15 jours après une première utilisation.

Laboratoires Alcon

CATAPRESSAN
Antihypertenseur — **sur ordonnance**

Présentation
CATAPRESSAN **0,15 mg :** comprimé sécable (blanc) ; boîte de 30. Liste II - Remb 65 % - **4,44 €**.

Composition

	p cp
Clonidine chlorhydrate	0,15 mg

Dans quel cas ce médicament est-il prescrit ?
Ce médicament est un *antihypertenseur* d'action centrale. Il agit directement sur les centres nerveux qui interviennent dans la régulation de la tension artérielle.
Il est utilisé dans le traitement de l'*hypertension artérielle*.

Contre-indications
Ce médicament ne doit pas être utilisé dans les cas suivants :
- *antécédent* de *dépression* grave,
- en association avec le sultopride.

Attention : N'interrompez jamais brutalement le traitement prescrit. Espacez progressivement les prises. Un avis médical est toujours préférable.
Des précautions sont nécessaires chez l'*insuffisant rénal*, la personne âgée et celle atteinte d'un syndrome de *Raynaud*.
Évitez les boissons alcoolisées : augmentation du risque de somnolence.

Ce médicament peut induire une somnolence, parfois intense chez certaines personnes. Cette somnolence peut être augmentée par la prise d'*alcool* ou d'autres médicaments *sédatifs*. La conduite et l'utilisation de machines dangereuses sont déconseillées, surtout dans les heures qui suivent la prise du médicament.

Interactions avec d'autres substances
Ce médicament ne doit pas être associé au sultopride (réservé à l'usage hospitalier) : risque de troubles cardiaques graves.
Il peut interagir avec les *antidépresseurs imipraminiques* et les médicaments contenant de la miansérine ou de la yohimbine.
Informez par ailleurs votre médecin ou votre pharmacien si vous prenez un *corticoïde*, un *AINS*, un *neuroleptique*, un *sédatif*, un *bêtabloquant* (par *voie* orale ou en collyre) ou un médicament contenant du baclofène.

Grossesse et allaitement
Les études scientifiques actuellement disponibles n'ont pas mis en évidence de problème particulier lors de l'utilisation chez la femme enceinte. Seul votre médecin peut apprécier la nécessité du traitement et son risque pendant la grossesse.
Le passage de ce médicament dans le lait maternel impose une surveillance médicale attentive du *nouveau-né*.

Mode d'emploi et posologie
Les comprimés doivent être avalés avec un peu d'eau.

Posologie usuelle :
1 à 4 comprimés par jour, en 2 prises au minimum.

Conseils : Votre tension artérielle doit être contrôlée régulièrement. Les appareils permettant une mesure automatique de la tension à domicile utilisent souvent un procédé de mesure différent de celui qu'emploie votre médecin. Si vous avez un tel appareil, apportez-le en consultation pour vous assurer que la mesure obtenue est bien conforme à celle du tensiomètre de votre médecin.
Le traitement médicamenteux ne dispense pas de mesures simples pouvant faire baisser la tension artérielle : activité physique régulière, modération de la consommation de boissons alcoolisées et de *sel*, lutte contre l'excès de poids.

Effets indésirables possibles
Sécheresse de la bouche, somnolence.
Rarement : *éruption cutanée*, *troubles digestifs*, fatigue, pâleur du visage, *palpitations*, *hypotension orthostatique*.

Laboratoires Boehringer Ingelheim France

CATARSTAT
Traitement de la cataracte

Présentation
CATARSTAT : collyre ; flacon de 10 ml. Non remb.

Composition

	p 100 ml
Pyridoxine chlorhydrate (vitamine B6)	20 mg
Glycine	240 mg
Acide aspartique sels de magnésium et de potassium	100 mg
Acide glutamique	380 mg
Benzalkonium chlorure	+

Dans quel cas ce médicament est-il prescrit ?

Ce collyre contient de la *vitamine* B6, des *acides aminés* et des sels minéraux.
Il est utilisé dans le *traitement d'appoint* de la *cataracte*.

Interactions avec d'autres substances

Ce collyre peut interagir avec d'autres collyres : respectez un intervalle de 15 minutes entre deux instillations.

Mode d'emploi et posologie

Tirer la paupière inférieure vers le bas tout en regardant vers le haut et déposer les gouttes de collyre entre la paupière et le globe oculaire (*cul-de-sac conjonctival*).

Posologie usuelle :
2 gouttes, 2 ou 3 fois par jour.

> **Conseils :** L'application correcte du produit peut nécessiter une aide, notamment chez une personne handicapée ou âgée.
> Évitez de mettre l'embout du flacon en contact avec l'œil.
> Ne conservez pas ce collyre plus de 15 jours après une première utilisation.

Laboratoires Chauvin Bausch & Lomb

CAVERJECT

Informations détaillées sur www.monvidal.com

CAVERJECTDUAL

Informations détaillées sur www.monvidal.com

CÉBÉDEXACOL

Informations détaillées sur www.monvidal.com

CÉBÉMYXINE

Antibiotique à usage ophtalmique — sur ordonnance

Présentation

CÉBÉMYXINE : collyre ; flacon de 10 ml. Liste I - Remb 35 % - **2,75 €**.
CÉBÉMYXINE : pommade ophtalmique ; tube de 5 g. Liste I - Remb 35 % - **1,94 €**.

Composition

	p 10 ml	p 5 g
Néomycine sulfate	34 000 UI	17 000 UI
Polymyxine B sulfate	100 000 UI	50 000 UI
Chlorure de benzalkonium	+	

Dans quel cas ce médicament est-il prescrit ?

Ce médicament à usage local contient deux *antibiotiques* dont un de la famille des *aminosides*.
Il est utilisé pour traiter les infections de l'œil.

Contre-indications

Ce médicament ne doit pas être utilisé en cas d'*allergie* aux *antibiotiques* de la famille des *aminosides* ou à la polymyxine.

> **Attention :** Une rougeur ou une douleur oculaires ne sont pas obligatoirement les signes d'une infection. Des soins urgents peuvent être nécessaires, notamment en cas de vision floue.
> Le collyre contient un conservateur (benzalkonium) qui appartient à la famille des *ammoniums quaternaires*. Signalez à votre médecin ou votre pharmacien tout *antécédent* d'*allergie* à cette famille d'*antiseptiques*.
> Les lentilles de contact ne doivent pas être portées en cas d'infection oculaire.

Interactions avec d'autres substances

Ce médicament peut interagir avec d'autres collyres. Respectez un intervalle minimal de 15 minutes entre deux instillations.

Grossesse et allaitement

L'effet de ce médicament pendant la grossesse ou l'allaitement est mal connu : seul votre médecin peut évaluer le risque éventuel de son utilisation dans votre cas.

Mode d'emploi et posologie

Tirer la paupière inférieure vers le bas tout en regardant vers le haut. Déposer les gouttes du collyre ou la pommade entre la paupière et le globe oculaire (*cul-de-sac conjonctival*).

Posologie usuelle :
Collyre : 1 ou 2 gouttes, 3 à 8 fois par jour.
Pommade : appliquer un ruban d'un demi-centimètre, 1 à 5 fois par jour. En complément du collyre, la pommade s'emploie le soir au coucher.
La durée habituelle du traitement est de 7 jours.

> **Conseils :** La vision peut être troublée par l'application de la pommade. Ce trouble disparaît en quelques minutes.
> Le collyre ou la pommade peuvent être contaminés par l'œil infecté : évitez de mettre en contact l'extrémité du flacon ou du tube avec l'œil.
> Ne conservez pas le flacon de collyre plus de 15 jours après une première utilisation.

Effets indésirables possibles

Irritation ou réaction allergique locale.

Laboratoires Chauvin Bausch & Lomb

CEBUTID

Anti-inflammatoire non stéroïdien — sur ordonnance

Présentation

CEBUTID 50 mg : comprimé (blanc) ; boîte de 30. Liste II - Remb 65 % - **4,04 €**.
CEBUTID 100 mg : comprimé (blanc) ; boîte de 15. Liste II - Remb 65 % - **4,04 €**.
CEBUTID LP 200 mg : gélule à *libération prolongée* (jaune transparent et jaune opaque) ; boîte de 16. Liste II - Remb 65 % - **8,75 €**.

Composition

	p cp	p cp	p gél LP
Flurbiprofène	50 mg	100 mg	200 mg

Dans quel cas ce médicament est-il prescrit ?

Ce médicament est un *anti-inflammatoire* non stéroïdien (*AINS*). Il lutte contre l'*inflammation* et la douleur, fait baisser la fièvre et fluidifie le sang.
Il est utilisé dans le *traitement symptomatique* :
- des *rhumatismes inflammatoires* ;
- des crises d'*arthroses* ;
- des *arthrites*, des *tendinites*, des *lombalgies* ;
- des *sciatiques*, des *cruralgies* ;
- des règles douloureuses.

Les comprimés à 50 mg sont utilisés dans la prévention des récidives d'*infarctus du myocarde* lorsque l'aspirine est contre-indiquée.

Contre-indications

Ce médicament ne doit pas être utilisé dans les cas suivants :
- *antécédent* d'*allergie* ou d'*asthme* provoqué par la prise d'*AINS*, y compris l'aspirine ;
- *ulcère* de l'estomac ou du *duodénum* ;
- *insuffisance hépatique* ou *rénale* grave ;
- enfant de moins de 15 ans ;
- **grossesse** (à partir du 6e mois).

Attention : Tout traitement prolongé ou *surdosage* d'*AINS* expose à des effets indésirables graves.
Certaines situations doivent conduire à ne poursuivre le traitement qu'après un avis médical :
- brûlures d'estomac importantes ou selles noires et nauséabondes pouvant traduire une irritation ou un saignement du tube digestif ;
- *éruption cutanée*, crise d'*asthme* ;
- fatigue inhabituelle et intense, ou baisse brutale et importante du volume des urines chez une personne souffrant d'*insuffisance cardiaque*, déshydratée ou traitée par *diurétique*.

Des précautions sont nécessaires chez la personne âgée ou en cas d'*antécédent* d'*ulcère* de l'estomac ou du *duodénum* ou de risque hémorragique, notamment digestif (maladie de *Crohn*, *rectocolite hémorragique*).
Certains médecins considèrent que les anti-inflammatoires peuvent diminuer l'efficacité des stérilets et exposer à un risque de grossesse non désirée. Ce risque est actuellement très controversé.
Conducteur : ce médicament peut provoquer parfois des étourdissements et des troubles de la vue.

Interactions avec d'autres substances

Ce médicament peut interagir avec d'autres médicaments, notamment :
- l'aspirine et les autres *anti-inflammatoires* non stéroïdiens (*AINS*) : risque d'augmentation des effets indésirables ;
- les *anticoagulants* et les *antiagrégants plaquettaires* : augmentation du risque hémorragique ;
- le lithium (TÉRALITHE, NEUROLITHIUM...) : augmentation du taux de lithium dans le sang ;
- le méthotrexate.

Informez par ailleurs votre médecin ou votre pharmacien en cas de traitement par un *diurétique*, un *inhibiteur de l'enzyme de conversion*, un *inhibiteur de l'angiotensine II*, un *bêtabloquant* ou un médicament contenant de la ciclosporine.

Grossesse et allaitement

Des effets néfastes pour l'enfant à naître ont été mis en évidence lorsque les *AINS* sont utilisés au cours des 4 derniers mois de la grossesse ; le risque existe même avec une seule prise et même si la grossesse est à terme. L'usage de ce médicament est contre-indiqué pendant cette période.
Pendant les 5 premiers mois, l'effet de ce médicament est mal connu : seul votre médecin peut évaluer le risque éventuel de son utilisation dans votre cas.
Ce médicament passe dans le lait maternel ; un choix est donc nécessaire entre l'allaitement et la prise du médicament. Cette décision devra être prise en accord avec votre médecin.

Mode d'emploi et posologie

Les comprimés et les gélules sont pris de préférence au milieu des repas afin de limiter les effets digestifs indésirables. Ils doivent être avalés avec un verre d'eau sans être croqués ni écrasés.

Posologie usuelle :
- Adulte :
  - *traitement d'attaque* : 300 mg par jour (soit 2 comprimés à 50 mg ou 1 comprimé à 100 mg, 3 fois par jour) ;
  - *traitement d'entretien* : 100 à 200 mg par jour (soit 1 ou 2 comprimés à 50 mg ou 1 comprimé à 100 mg, 2 fois par jour, ou 1 gélule à 200 mg par jour).

Dans la prévention des récidives d'*infarctus du myocarde* : 1 comprimé à 50 mg, 2 fois par jour.

Conseils : Les anti-inflammatoires ne sont pas des médicaments anodins. Du fait de la possibilité d'effets indésirables graves, ils ne doivent être utilisés que lorsqu'ils sont nécessaires, ce qui n'est pas le cas pour les affections rhumatismales peu douloureuses et les traumatismes bénins. Ce médicament vous a été prescrit dans une situation précise : ne le conseillez pas à un proche et ne le réutilisez pas sans avis médical.
Ne dépassez pas la *posologie* ni la durée de traitement prescrites par votre médecin.

Effets indésirables possibles

Troubles digestifs, *gastrite*, voire *ulcère* de l'estomac ou du *duodénum*, le plus souvent lors d'un traitement de longue durée ou à forte dose. Exceptionnellement : *hémorragie* du tube digestif (vomissements de sang, selles noires, ou plus souvent pertes de sang imperceptibles, responsables de l'apparition progressive d'une *anémie*).
Réaction allergique cutanée, *asthme*.
Exceptionnellement : maux de tête et *vertiges*.

Laboratoires Almirall SAS

CÉFACET

Antibiotique : céphalosporine — sur ordonnance

Ce médicament est un générique de KEFORAL (voir p. 684).

CÉFACLOR 125 mg Génériques

Antibiotique : céphalosporine — sur ordonnance

Le médicament ci-dessous est un générique de ALFATIL (voir p. 96).

CEFACLOR MERCK 125 mg/5 ml : poudre pour suspension buvable *(mannitol, sodium, sorbitol)* flacon de 60 ml. Liste I - Remb 65 % - 3,75 €.

CÉFACLOR 250 mg Génériques

Antibiotique : céphalosporine — sur ordonnance

Les médicaments ci-dessous sont des génériques de ALFATIL (voir p. 96).

CEFACLOR MERCK 250 mg/5 ml : poudre pour suspension buvable *(mannitol, sodium, sorbitol)* flacon de 60 ml. Liste I - Remb 65 % - 5,64 €.
CEFACLOR RPG 250 mg/5 ml : poudre pour suspension buvable *(laurylsulfate de sodium, saccharose)* flacon de 60 ml. Liste I - Remb 65 % - 5,64 €.

CÉFADROXIL 125 mg Génériques

Antibiotique : céphalosporine — sur ordonnance

Les médicaments ci-dessous sont des génériques de ORACÉFAL (voir p. 952).

CEFADROXIL BIOGARAN 125 mg/5 ml : poudre pour suspension buvable *(saccharose, sorbitol)* flacon de 60 ml. Liste I - Remb 65 % - 2,24 €.
CEFADROXIL MERCK 125 mg/5 ml : poudre pour suspension buvable *(saccharose, sorbitol)* flacon de 60 ml. Liste I - Remb 65 % - 2,24 €.

CÉFADROXIL 250 mg Génériques

Antibiotique : céphalosporine — sur ordonnance

Les médicaments ci-dessous sont des génériques de ORACÉFAL (voir p. 952).

CEFADROXIL BIOGARAN 250 mg/5 ml : poudre pour suspension buvable *(saccharose, sorbitol)* flacon de 60 ml. Liste I - Remb 65 % - 3,56 €.
CEFADROXIL G GAM 250 mg : poudre pour suspension buvable *(aspartam, lactose)* boîte de 12 sachets. Liste I - Remb 65 % - 3,56 €.
CEFADROXIL MERCK 250 mg/5 ml : poudre pour suspension buvable *(saccharose, sorbitol)* flacon de 60 ml. Liste I - Remb 65 % - 3,56 €.
CEFADROXIL TEVA 250 mg : poudre pour suspension buvable *(aspartam, lactose)* boîte de 12 sachets. Liste I - Remb 65 % - 3,56 €.

CÉFADROXIL 500 mg Génériques

Antibiotique : céphalosporine — sur ordonnance

Les médicaments ci-dessous sont des génériques de ORACÉFAL (voir p. 952).

CEFADROXIL BIOGARAN 500 mg : gélule boîte de 12. Liste I - Remb 65 % - 5,82 €.
CEFADROXIL EG 500 mg : gélule *(lactose)* boîte de 12. Liste I - Remb 65 % - 5,82 €.
CEFADROXIL MERCK 500 mg : gélule boîte de 12. Liste I - Remb 65 % - 5,83 €.
CEFADROXIL RATIOPHARM 500 mg : gélule *(lactose)* boîte de 12. Liste I - Remb 65 % - 5,82 €.
CEFADROXIL SANDOZ 500 mg : gélule boîte de 12. Liste I - Remb 65 % - 5,82 €.
CEFADROXIL TEVA 500 mg : gélule *(lactose)* boîte de 12. Liste I - Remb 65 % - 5,82 €.
CEFADROXIL BIOGARAN 500 mg/5 ml : poudre pour suspension buvable *(saccharose, sorbitol)* flacon de 60 ml. Liste I - Remb 65 % - 5,72 €.
CEFADROXIL MERCK 500 mg/5 ml : poudre pour suspension buvable *(saccharose, sorbitol)* flacon de 60 ml. Liste I - Remb 65 % - 5,72 €.
CEFADROXIL TEVA 500 mg : poudre pour suspension buvable *(aspartam, lactose)* boîte de 12 sachets. Liste I - Remb 65 % - 5,72 €.

CÉFADROXIL 1 g Génériques

Antibiotique : céphalosporine — sur ordonnance

Les médicaments ci-dessous sont des génériques de ORACÉFAL (voir p. 952).

CEFADROXIL G GAM 1 g : poudre pour suspension buvable *(aspartam, lactose)* boîte de 6 sachets. Liste I - Remb 65 % - 5,29 €.
CEFADROXIL MERCK 1 g : comprimé boîte de 6. Liste I - Remb 65 % - 5,30 €.

CÉFALINE HAUTH

Informations détaillées sur www.monvidal.com

CÉFATRIZINE 500 mg Génériques

Antibiotique : céphalosporine — sur ordonnance

Les médicaments ci-dessous sont des génériques de CÉFAPEROS qui n'est plus commercialisé.

CEFATRIZINE ARROW 500 mg : gélule *(lactose)* boîte de 8. Liste I - Remb 65 % - 5,74 €.
CEFATRIZINE BIOGARAN 500 mg : gélule *(lactose)* boîte de 8. Liste I - Remb 65 % - 5,74 €.
CEFATRIZINE EG 500 mg : gélule *(lactose)* boîte de 8. Liste I - Remb 65 % - 5,74 €.
CEFATRIZINE MERCK 500 mg : gélule *(lactose)* boîte de 8. Liste I - Remb 65 % - 5,74 €.
CEFATRIZINE QUALIMED 500 mg : gélule *(lactose)* boîte de 8. Liste I - Remb 65 % - 5,74 €.
CEFATRIZINE TEVA 500 mg : gélule *(lactose)* boîte de 8. Liste I - Remb 65 % - 5,74 €.

CÉFIXIME 200 mg Génériques

Antibiotique : céphalosporine — sur ordonnance

Les médicaments ci-dessous sont des génériques de OROKEN (voir p. 959).

CEFIXIME ALMUS 200 mg : comprimé boîte de 8. Liste I - Remb 65 % - 10,24 €.
CEFIXIME BIOGARAN 200 mg : comprimé boîte de 8. Liste I - Remb 65 % - 10,24 €.
CEFIXIME MYLAN 200 mg : comprimé boîte de 8. Liste I - Remb 65 % - 10,24 €.
CEFIXIME QUALIMED 200 mg : comprimé boîte de 8. Liste I - Remb 65 % - 10,24 €.
CEFIXIME TEVA 200 mg : comprimé boîte de 8. Liste I - Remb 65 % - 10,24 €.

CEFPODOXIME 100 mg
Génériques
Antibiotique : céphalosporine
sur ordonnance

Les médicaments ci-dessous sont des génériques de ORELOX (voir p. 957).

CEFPODOXIME ARROW 100 mg : comprimé boîte de 10. Liste I - Remb 65 % - 8,00 €.
CEFPODOXIME BIOGARAN 100 mg : comprimé boîte de 10. Liste I - Remb 65 % - 8,00 €.
CEFPODOXIME EG 100 mg : comprimé boîte de 10. Liste I - Remb 65 % - 8,00 €.
CEFPODOXIME MERCK 100 mg : comprimé boîte de 10. Liste I - Remb 65 % - 8,00 €.
CEFPODOXIME QUALIMED 100 mg : comprimé boîte de 10. Liste I - Remb 65 % - 8,00 €.
CEFPODOXIME RANBAXY 100 mg : comprimé boîte de 10. Liste I - Remb 65 % - 8,00 €.
CEFPODOXIME RATIOPHARM 100 mg : comprimé *(lactose)* boîte de 10. Liste I - Remb 65 % - 8,00 €.
CEFPODOXIME SANDOZ 100 mg : comprimé *(lactose)* boîte de 10. Liste I - Remb 65 % - 8,00 €.
CEFPODOXIME TEVA 100 mg : comprimé boîte de 10. Liste I - Remb 65 % - 8,00 €.
CEFPODOXIME WINTHROP 100 mg : comprimé *(lactose)* boîte de 10. Liste I - Remb 65 % - 8,00 €.
CEFPODOXIME ZYDUS 100 mg : comprimé boîte de 10. Liste I - Remb 65 % - 8,00 €.

CEFTRIAXONE 500 mg IM
Génériques
Antibiotique : céphalosporine
sur ordonnance

Les médicaments ci-dessous sont des génériques de ROCÉPHINE IM (voir p. 1115).

CEFTRIAXONE ARROW 500 mg/2 ml : solution injectable flacon et ampoule de 2 ml. Liste I - Remb 65 % - 4,51 €.
CEFTRIAXONE MERCK 500 mg/2 ml : solution injectable boîte de 1. Liste I - Remb 65 % - 4,51 €.
CEFTRIAXONE QUALIMED 500 mg/2 ml : solution injectable flacon et ampoule de 2 ml. Liste I - Remb 65 % - 4,51 €.
CEFTRIAXONE SANDOZ 500 mg/2 ml : solution injectable flacon poudre. Liste I - Remb 65 % - 4,51 €.
CEFTRIAXONE TEVA 500 mg/2 ml : solution injectable *(sodium)* ampoule et flacon. Liste I - Remb 65 % - 4,51 €.
CEFTRIAXONE WINTHROP 500 mg/2 ml : solution injectable flacon et solvant de 2 ml. Liste I - Remb 65 % - 4,51 €.

CEFTRIAXONE 500 mg IV
Génériques
Antibiotique : céphalosporine
sur ordonnance

Les médicaments ci-dessous sont des génériques de ROCÉPHINE IV (voir p. 1116).

CEFTRIAXONE ARROW 500 mg/5 ml : solution injectable flacon et ampoule de 5 ml. Liste I - Remb 65 % - 4,50 €.
CEFTRIAXONE MERCK 500 mg/5 ml : solution injectable boîte de 1. Liste I - Remb 65 % - 4,50 €.
CEFTRIAXONE QUALIMED 500 mg/5 ml : solution injectable flacon et ampoule de 5 ml. Liste I - Remb 65 % - 4,50 €.
CEFTRIAXONE WINTHROP 500 mg/5 ml : solution injectable flacon et solvant. Liste I - Remb 65 % - 4,50 €.

CEFTRIAXONE 1 g IM
Génériques
Antibiotique : céphalosporine
sur ordonnance

Les médicaments ci-dessous sont des génériques de ROCÉPHINE IM (voir p. 1115).

CEFTRIAXONE ACTAVIS 1 g/3,5 ml : solution injectable flacon poudre et ampoule de 3,5 ml. Liste I - Remb 65 % - 7,86 €.
CEFTRIAXONE AGUETTANT 1 g/3,5 ml : solution injectable *(sodium)* flacon et ampoule. Liste I - Remb 65 % - 7,86 €.
CEFTRIAXONE ALMUS 1 g/3,5 ml : solution injectable flacon poudre. Liste I - Remb 65 % - 7,86 €.
CEFTRIAXONE ARROW 1 g/3,5 ml : solution injectable flacon et ampoule de 3,5 ml. Liste I - Remb 65 % - 7,86 €.
CEFTRIAXONE BIOGARAN 1 g/3,5 ml : solution injectable flacon et ampoule. Liste I - Remb 65 % - 7,86 €.
CEFTRIAXONE EG 1 g/3,5 ml : solution injectable ampoule et flacon. Liste I - Remb 65 % - 7,86 €.
CEFTRIAXONE G GAM 1 g/3,5 ml : solution injectable flacon et ampoule. Liste I - Remb 65 % - 7,86 €.
CEFTRIAXONE MERCK 1 g/3,5 ml : solution injectable boîte de 1. Liste I - Remb 65 % - 7,86 €.
CEFTRIAXONE QUALIMED 1 g/3,5 ml : solution injectable flacon et ampoule de 3,5 ml. Liste I - Remb 65 % - 7,86 €.
CEFTRIAXONE RATIOPHARM 1 g/3,5 ml : solution injectable *(sodium)* flacon et ampoule. Liste I - Remb 65 % - 7,86 €.
CEFTRIAXONE RPG 1 g/3,5 ml : solution injectable flacon et ampoule de 3,5 ml. Liste I - Remb 65 % - 7,86 €.
CEFTRIAXONE SANDOZ 1 g/3,5 ml : solution injectable flacon poudre. Liste I - Remb 65 % - 7,86 €.
CEFTRIAXONE TEVA 1 g/3,5 ml : solution injectable ampoule et flacon. Liste I - Remb 65 % - 7,86 €.
CEFTRIAXONE WINTHROP 1 g/3,5 ml : solution injectable flacon et solvant de 3,5 ml. Liste I - Remb 65 % - 7,86 €.
CEFTRIAXONE ZYDUS 1 g/3,5 ml : solution injectable *(hydroxyde de sodium)* flacon poudre. Liste I - Remb 65 % - 7,86 €.
TRIACEFAN 1 g/3,5 ml : solution injectable flacon et ampoule. Liste I - Remb 65 % - 7,86 €.

CEFTRIAXONE 1 g IV
Génériques
Antibiotique : céphalosporine
sur ordonnance

Les médicaments ci-dessous sont des génériques de ROCÉPHINE IV (voir p. 1116).

CEFTRIAXONE ARROW 1 g/10 ml : solution injectable flacon et ampoule de 10 ml. Liste I - Remb 65 % - 7,78 €.
CEFTRIAXONE BIOGARAN 1 g/10 ml : solution injectable flacon et ampoule. Liste I - Remb 65 % - 7,78 €.
CEFTRIAXONE EG 1 g/10 ml : solution injectable ampoule et flacon. Liste I - Remb 65 % - 7,78 €.
CEFTRIAXONE MERCK 1 g/10 ml : solution injectable boîte de 1. Liste I - Remb 65 % - 7,78 €.
CEFTRIAXONE QUALIMED 1 g/10 ml : solution injectable flacon et ampoule de 10 ml. Liste I - Remb 65 % - 7,78 €.
CEFTRIAXONE RATIOPHARM 1 g/10 ml : solution injectable flacon et ampoule. Liste I - Remb 65 % - 7,78 €.
CEFTRIAXONE RPG 1 g/10 ml : solution injectable flacon poudre et ampoule solvant de 10 ml. Liste I - Remb 65 % - 7,78 €.
CEFTRIAXONE SANDOZ 1 g/10 ml : solution injectable flacon poudre. Liste I - Remb 65 % - 7,78 €.
CEFTRIAXONE TEVA 1 g/10 ml : solution injectable ampoule et flacon. Liste I - Remb 65 % - 7,78 €.

CEFTRIAXONE TORLAN 1 g/10 ml : solution injectable flacon poudre et ampoule de 10 ml. Liste I - Remb 65 % - 7,78 €.
CEFTRIAXONE WINTHROP 1 g/10 ml : solution injectable flacon et solvant. Liste I - Remb 65 % - 7,78 €.

CÉFUROXIME 125 mg
Génériques
Antibiotique : céphalosporine — sur ordonnance

Les médicaments ci-dessous sont des génériques de ZINNAT (voir p. 1362).

CEFUROXIME BIOGARAN 125 mg : comprimé *(sodium)* boîte de 8. Liste I - Remb 65 % - 3,42 €.
CEFUROXIME MERCK 125 mg : comprimé *(aspartam, laurylsulfate de sodium)* boîte de 8. Liste I - Remb 65 % - 3,42 €.
CEFUROXIME QUALIMED 125 mg : comprimé *(aspartam, sodium)* boîte de 8. Liste I - Remb 65 % - 3,42 €.
CEFUROXIME SANDOZ 125 mg : comprimé *(aspartam, sodium)* boîte de 8. Liste I - Remb 65 % - 3,42 €.
CEFUROXIME WINTHROP 125 mg : comprimé *(aspartam, sodium)* boîte de 8. Liste I - Remb 65 % - 3,42 €.

CÉFUROXIME 250 mg
Génériques
Antibiotique : céphalosporine — sur ordonnance

Les médicaments ci-dessous sont des génériques de ZINNAT (voir p. 1362).

CEFUROXIME ARROW 250 mg : comprimé *(sodium)* boîte de 8. Liste I - Remb 65 % - 5,81 €.
CEFUROXIME BIOGARAN 250 mg : comprimé *(sodium)* boîte de 8. Liste I - Remb 65 % - 5,81 €.
CEFUROXIME EG 250 mg : comprimé *(citrate monosodique, saccharose)* boîte de 8. Liste I - Remb 65 % - 5,81 €.
CEFUROXIME MERCK 250 mg : comprimé *(aspartam, laurylsulfate de sodium)* boîte de 8. Liste I - Remb 65 % - 5,81 €.
CEFUROXIME QUALIMED 250 mg : comprimé *(aspartam, sodium)* boîte de 8. Liste I - Remb 65 % - 5,81 €.
CEFUROXIME RANBAXY 250 mg : comprimé *(laurylsulfate de sodium, saccharose)* boîte de 8. Liste I - Remb 65 % - 5,81 €.
CEFUROXIME RATIOPHARM 250 mg : comprimé *(saccharose, sodium)* boîte de 8. Liste I - Remb 65 % - 5,81 €.
CEFUROXIME SANDOZ 250 mg : comprimé *(aspartam, sodium)* boîte de 8. Liste I - Remb 65 % - 5,81 €.
CEFUROXIME WINTHROP 250 mg : comprimé *(aspartam, sodium)* boîte de 8. Liste I - Remb 65 % - 5,81 €.
CEFUROXIME ZYDUS 250 mg : comprimé *(saccharose, sodium)* boîte de 8. Liste I - Remb 65 % - 5,81 €.

CÉFUROXIME 500 mg
Génériques
Antibiotique : céphalosporine — sur ordonnance

Les médicaments ci-dessous sont des génériques de ZINNAT (voir p. 1362).

CEFUROXIME ARROW 500 mg : comprimé *(sodium)* boîte de 8. Liste I - Remb 65 % - 10,25 €.
CEFUROXIME BIOGARAN 500 mg : comprimé *(sodium)* boîte de 8. Liste I - Remb 65 % - 10,25 €.
CEFUROXIME EG 500 mg : comprimé *(saccharose, sodium)* boîte de 8. Liste I - Remb 65 % - 10,25 €.
CEFUROXIME MERCK 500 mg : comprimé *(aspartam, laurylsulfate de sodium)* boîte de 8. Liste I - Remb 65 % - 10,25 €.
CEFUROXIME QUALIMED 500 mg : comprimé *(aspartam, sodium)* boîte de 8. Liste I - Remb 65 % - 10,25 €.
CEFUROXIME RANBAXY 500 mg : comprimé *(laurylsulfate de sodium, saccharose)* boîte de 8. Liste I - Remb 65 % - 10,25 €.
CEFUROXIME RATIOPHARM 500 mg : comprimé *(saccharose, sodium)* boîte de 8. Liste I - Remb 65 % - 10,25 €.
CEFUROXIME SANDOZ 500 mg : comprimé *(aspartam, laurylsulfate de sodium)* boîte de 8. Liste I - Remb 65 % - 10,25 €.
CEFUROXIME WINTHROP 500 mg : comprimé *(aspartam, sodium)* boîte de 8. Liste I - Remb 65 % - 10,25 €.
CEFUROXIME ZYDUS 500 mg : comprimé *(saccharose, sodium)* boîte de 8. Liste I - Remb 65 % - 10,25 €.

CELANCE
Informations détaillées sur www.monvidal.com

CELEBREX
Anti-inflammatoire non stéroïdien — sur ordonnance

Présentation
CELEBREX 100 mg : gélule (blanc et opaque) ; boîte de 30. Liste I - Remb 65 % - **13,12 €**.
CELEBREX 200 mg : gélule (blanc et opaque) ; boîte de 30. Liste I - Remb 65 % - **25,69 €**.

Composition

	p gél	p gél
Célécoxib	100 mg	200 mg
Lactose	+	+

Dans quel cas ce médicament est-il prescrit ?
Ce médicament est un *anti-inflammatoire* non stéroïdien (*AINS*) qui appartient à une nouvelle famille : celle des inhibiteurs de la cyclo-oxygénase 2 (COX-2). Comme les autres AINS, il lutte contre l'*inflammation* et la douleur et fait baisser la fièvre, mais son effet irritant sur l'estomac et le risque d'*ulcère* seraient diminués.
Il est utilisé chez l'adulte dans le *traitement symptomatique* de l'*arthrose* douloureuse, de la *polyarthrite rhumatoïde* et de la *spondylarthrite ankylosante*.

Contre-indications
Ce médicament ne doit pas être utilisé dans les cas suivants :
- *antécédent* d'*allergie* ou d'*asthme* provoqué par la prise d'*AINS* y compris l'aspirine, allergie aux *sulfamides* ;
- *ulcère* de l'estomac ou du *duodénum* en évolution ;
- *insuffisance hépatique* ou *insuffisance rénale* grave ;
- *insuffisance cardiaque* grave ;
- maladie inflammatoire de l'intestin (maladie de *Crohn*, *rectocolite hémorragique*) ;
- enfant de moins de 15 ans ;
- **grossesse** et femmes susceptibles de procréer n'utilisant pas de méthode contraceptive fiable ;
- **allaitement**.

Attention : Tout traitement prolongé ou *surdosage* d'*AINS* expose à des effets indésirables graves.
Certaines situations doivent conduire à ne poursuivre le traitement qu'après un avis médical :
- brûlures d'estomac importantes ou selles noires et nauséabondes pouvant traduire une irritation ou un saignement du tube digestif ;

- *éruption cutanée*, crise d'*asthme* ;
- fatigue inhabituelle et intense, ou baisse brutale et importante du volume des urines chez une personne souffrant d'*insuffisance cardiaque*, déshydratée ou traitée par *diurétique*.

Compte-tenu de ses effets indésirables potentiels, ce médicament peut, chez certaines personnes, ne pas être compatible avec la conduite automobile ou le maniement de machines dangereuses. Assurez-vous à l'occasion des premières prises que vous supportez bien ce médicament avant de conduire ou d'utiliser une machine.

Interactions avec d'autres substances

Ce médicament peut interagir avec d'autres médicaments, notamment :
- l'aspirine et les autres *anti-inflammatoires* non stéroïdiens (*AINS*) : risque d'accroissement des effets indésirables ;
- les *anticoagulants* et les *antiagrégants plaquettaires* : augmentation du risque hémorragique ;
- le lithium (TÉRALITHE, NEUROLITHIUM...) : augmentation du taux de lithium dans le sang ;
- le méthotrexate.

Informez par ailleurs votre médecin ou votre pharmacien si vous prenez un *diurétique*, un *inhibiteur de l'enzyme de conversion*, un *antidépresseur* (de la famille des imipraminiques ou des inhibiteurs de la recapture de la sérotonine), un *neuroleptique* ou un médicament contenant du dextrométorphane, du fluconazole ou de la ciclosporine

Grossesse et allaitement

L'effet de ce médicament pendant la grossesse ou l'allaitement est mal connu. Par mesure de prudence, son usage est contre-indiqué chez la femme enceinte ou chez celle qui allaite.

Une contraception efficace est nécessaire chez les femmes susceptibles de procréer.

Mode d'emploi et posologie

Les gélules peuvent être prises pendant ou entre les repas.

Posologie usuelle :
- Adulte : 200 mg par jour, en 1 ou 2 prises ; cette dose peut être augmentée à 400 mg en 2 prises si nécessaire.

Il est recommandé de ne pas dépasser 200 mg par jour initialement chez la personne âgée et l'*insuffisant rénal*.

Conseils : Les anti-inflammatoires ne sont pas des médicaments anodins. Du fait de la possibilité d'effets indésirables graves, ils ne doivent être utilisés que lorsqu'ils sont nécessaires, ce qui n'est pas le cas pour les affections rhumatismales peu douloureuses et les traumatismes bénins. Ce médicament vous a été prescrit dans une situation précise : ne le conseillez pas à un proche et ne le réutilisez pas sans avis médical.

Ne dépassez pas la *posologie* ni la durée de traitement prescrites par votre médecin.

Effets indésirables possibles

Fréquents (plus de 1 % des utilisateurs) : *œdèmes*, étourdissements, *hypertension artérielle*, douleurs abdominales, digestion difficile, flatulences, diarrhées, étourdissements, insomnies, infection *ORL*, *éruption cutanée*...

Occasionnels (0,1 à 1 % des utilisateurs) : *anémie*, *hypertension artérielle*, *palpitations*, constipation, éructations, *gastrite*, inflammation de la bouche, vomissements, vision floue, raideur musculaire, fourmillements, anxiété, *dépression*, toux, essoufflement, *urticaire*, crampes, sifflements d'oreilles, fatigue, infections urinaires.

Rares (moins de 1 utilisateur sur 1000) : baisse des *globules blancs* ou des *plaquettes* sanguines, *ulcère* de l'estomac du *duodénum* ou de l'œsophage, difficulté à avaler, perforation de l'intestin, inflammation de l'œsophage, selles noires, troubles de la coordination des mouvements, chute de cheveux, *photosensibilisation*, altération du goût.

Exceptionnels (moins de 1 utilisateur sur 10 000) : maux de tête, nausée, douleurs des articulations, *réactions allergiques* graves, *insuffisance cardiaque*, *infarctus du myocarde*, *hémorragie* gastro-intestinale, *vascularite*, maladie musculaire, *hépatite*, confusion mentale, *insuffisance rénale* aiguë, *bronchospasme*.

Effets indésirables biologiques : augmentation des *transaminases*, élévation de l'urée ou de la *créatinine*, élévation des phosphatases alcalines, anomalies de la *numération formule sanguine*, *hyperkaliémie*.

Consultez le lexique à *Effets indésirables* pour la bonne compréhension de cette rubrique.

Laboratoires Pfizer

CÉLECTOL

Bêtabloquant — sur ordonnance

Présentation

CÉLECTOL 200 mg : comprimé (blanc) ; boîte de 28. Liste I - Remb 65 % - **10,31 €**.
CÉLECTOL 200 mg : comprimé (blanc) ; boîte de 84. Liste I - Remb 65 % - **29,83 €**.

Composition

	p cp
Céliprolol chlorhydrate	200 mg

Dans quel cas ce médicament est-il prescrit ?

Ce médicament appartient à la famille des *bêtabloquants*. Il agit en bloquant l'action de l'*adrénaline* (et d'autres *hormones* apparentées) sur de nombreux organes, notamment le cœur et les vaisseaux.

Il est utilisé dans :
- le traitement de l'*hypertension artérielle*,
- la prévention des crises d'*angine de poitrine*.

Contre-indications

Ce médicament ne doit pas être utilisé dans les cas suivants :
- *insuffisance cardiaque* non contrôlée par un traitement spécifique ;
- *bloc auriculoventriculaire* grave ;
- rythme cardiaque inférieur à 50 battements par minute ;
- *phéochromocytome* non traité ;
- hypotension ;
- *antécédent* de *choc anaphylactique* ;
- en association avec les médicaments contenant de la floctafénine ou du sultopride.

Attention : Ce médicament n'est pas un *traitement de la crise* d'*angine de poitrine*.

Ce médicament n'est pas adapté au traitement d'une forme particulière d'*angine de poitrine* appelée angor de *Printzmétal* qui relève d'un traitement *vasodilatateur*. Il peut néanmoins être associé à celui-ci lorsqu'une angine de poitrine « classique » coexiste avec un angor de Printzmétal.

Des précautions sont nécessaires en cas d'*asthme*, d'*insuffisance rénale*, de phénomène de *Raynaud* ou d'*artérite* et chez la personne âgée.

N'interrompez jamais brutalement le traitement prescrit. Espacez progressivement les prises. Un avis médical est toujours préférable.

Chez les diabétiques, les *bêtabloquants* peuvent masquer certains *symptômes* de l'*hypoglycémie* (*palpitations* et accélération du cœur essentiellement).

Les bêtabloquants peuvent aggraver les *réactions allergiques* et empêcher l'action de l'*adrénaline* utilisée dans le traitement d'urgence du *choc anaphylactique*. Lors d'examens radiologiques nécessitant l'injection de produits de contraste iodés (susceptibles de provoquer des *chocs* allergiques), le traitement doit, si possible, être suspendu avec l'accord de votre médecin.

En cas d'intervention chirurgicale, l'anesthésiste doit être prévenu de la prise de ce médicament. C'est lui qui décidera si le traitement doit être poursuivi ou arrêté avant l'intervention.

Sportif : ce médicament contient une substance susceptible de rendre positifs certains *tests antidopage*.

Interactions avec d'autres substances

Ce médicament ne doit pas être associé :
- à la floctafénine (IDARAC) : risque d'augmentation de la gravité d'un éventuel *choc* allergique ;
- au sultopride (uniquement disponible à l'hôpital) : risque de *torsades de pointes*.

Il peut interagir avec les médicaments contenant de l'amiodarone.

Informez votre médecin si vous prenez des *antidiabétiques*, des *AINS*, des *inhibiteurs calciques*, des *antidépresseurs imipraminiques*, des *neuroleptiques*, des *corticoïdes*, ou des médicaments contenant l'une des substances suivantes : quinidine, hydroquinidine, disopyramide, propafénone, baclofène, lidocaïne injectable, méfloquine.

Grossesse et allaitement

Les études scientifiques disponibles n'ont pas mis en évidence de problème particulier lors de l'utilisation de *bêtabloquant* chez la femme enceinte.

L'effet bêtabloquant persiste quelques jours chez le nouveau-né et justifie une surveillance médicale renforcée pendant les premiers jours de la vie.

Ce médicament passe dans le lait maternel ; un choix est donc nécessaire entre l'allaitement et la prise du médicament. Cette décision devra être prise en accord avec votre médecin.

Mode d'emploi et posologie

Ce médicament est pris de préférence le matin, avant le petit déjeuner.

Posologie usuelle :
1 comprimé par jour.

Conseils : Veillez à toujours disposer d'une réserve de médicament : une plaquette dans la trousse de toilette, par exemple.

Votre tension artérielle doit être contrôlée régulièrement. Les appareils permettant une mesure automatique de la tension à domicile utilisent souvent un procédé de mesure différent de celui qu'emploie votre médecin. Si vous avez un tel appareil, apportez-le en consultation pour vous assurer que la mesure obtenue est bien conforme à celle du tensiomètre de votre médecin.

Le traitement médicamenteux ne dispense pas de mesures simples pouvant faire baisser la tension artérielle : activité physique régulière, modération de la consommation de boissons alcoolisées et de *sel*, lutte contre l'excès de poids.

Il est normal que le rythme cardiaque ralentisse sous l'effet du traitement ; néanmoins, en cas de fatigue anormale et de pouls inférieur à 50 battements par minute, consultez votre médecin.

Effets indésirables possibles

Le plus fréquemment : douleur d'estomac, nausées, vomissements, fatigue en début de traitement, sensation de mains et de pieds froids, troubles de l'érection.

Plus rarement : ralentissement important du cœur, *bloc auriculoventriculaire*, baisse excessive de la tension artérielle, phénomène de *Raynaud*, *insuffisance cardiaque*, *bronchospasme*, *hypoglycémie*, *éruption cutanée*, aggravation d'un *psoriasis*.

Laboratoires sanofi-aventis France

CÉLESTAMINE

Dérivé de la cortisone

sur ordonnance

Présentation

CÉLESTAMINE : comprimé sécable (rose) ; boîte de 30. Liste I - Remb 35 % - **2,64 €**.

Composition

	p cp
Bétaméthasone	0,25 mg
Dexchlorphéniramine maléate	2 mg

Dans quel cas ce médicament est-il prescrit ?

Ce médicament contient un *anti-inflammatoire* stéroïdien de la famille des *corticoïdes* de synthèse (dérivés chimiques de la *cortisone* naturelle) et un *antihistaminique* antiallergique qui a des effets *sédatifs* et *atropiniques*.

Il est utilisé dans le *traitement symptomatique* des *allergies* (*rhinite*, *urticaire*).

Contre-indications

Ce médicament ne doit pas être utilisé dans les cas suivants :
- infection ou *mycose* non contrôlée par un traitement adapté ;
- maladie virale en évolution (*hépatite*, varicelle, *zona* ou *herpès*) ;
- *psychose* non contrôlée par un traitement ;
- risque de *glaucome* à angle fermé ;
- risque de blocage des urines (*adénome de la prostate*) ;
- enfant de moins de 6 ans.

Attention : Ce médicament ne doit jamais être employé ou réemployé en dehors d'une prescription médicale.

Si vous avez un *diabète*, vous risquez de le déséquilibrer si vous modifiez la quantité ou le rythme de la prise de *corticoïdes* sans avis médical.

Les personnes ayant des *antécédents* de *tuberculose*, d'*ulcère* de l'estomac ou du duodénum, les personnes souffrant d'*insuffisance rénale*, de *colite* ulcéreuse, d'*hypertension artérielle*, d'*ostéoporose*, de *myasthénie* grave doivent faire l'objet d'une prise en charge médicale particulière.

Du fait de la présence de l'*antihistaminique*, des précautions sont nécessaires chez l'*insuffisant hépatique* et chez la personne âgée en cas de constipation chronique, de tendance aux *vertiges* ou aux baisses de tension.

La prise prolongée d'un *corticoïde* diminue les défenses immunitaires : la vaccination avec un *vaccin* contenant des *germes* vivants atténués ne peut être pratiquée qu'avec l'accord de votre médecin. Vous devez également éviter le contact avec des personnes atteintes de varicelle ou de rougeole.

L'arrêt du traitement doit être progressif. Un arrêt brutal expose à une rechute de la maladie traitée. Cette précaution n'est utile que lorsque la durée du traitement dépasse 10 jours.

Évitez les boissons alcoolisées : augmentation du risque de somnolence.

Ce médicament peut induire une somnolence, parfois intense chez certaines personnes. Cette somnolence peut être augmentée par la prise d'*alcool* ou d'autres médicaments *sédatifs*. La conduite et l'utilisation de machines dangereuses sont déconseillées, surtout dans les heures qui suivent la prise du médicament.

Sportif : ce médicament contient une substance susceptible de rendre positifs certains *tests antidopage*.

Interactions avec d'autres substances

Ce médicament peut interagir avec les médicaments qui donnent des *torsades de pointes*.

Informez par ailleurs votre médecin si vous prenez :
- un médicament susceptible de faire baisser la *kaliémie* (amphotéricine B, certains *diurétiques*, *laxatifs stimulants*),
- un *antidiabétique*,
- un *atropinique*,
- un *sédatif*,
- un *antihypertenseur*,
- un *digitalique*,
- un *anticoagulant*,
- de l'aspirine ou un *AINS*,
- un médicament contenant de la carbamazépine, du phénobarbital, de la phénytoïne, de la primidone, de la rifampicine, de l'interféron alfa ou de l'isoniazide.

En cas de vaccination, l'utilisation d'un *vaccin* vivant est déconseillé.

Grossesse et allaitement

L'utilisation ponctuelle de ce médicament pendant la grossesse est possible, à condition de respecter la *posologie* recommandée. Néanmoins, son utilisation dans les jours qui ont précédé l'accouchement doit être signalée au médecin ; en effet, une surveillance particulière du *nouveau-né* peut être nécessaire.

Ce médicament passe dans le lait maternel ; son utilisation est déconseillée pendant l'allaitement.

Mode d'emploi et posologie

Les comprimés ne sont pas adaptés à l'enfant de moins de 6 ans. En effet, ils risquent d'obstruer les voies respiratoires si l'enfant déglutit mal et que le comprimé passe dans la trachée (fausse route).

Posologie usuelle :
- Adulte et enfant de plus de 12 ans : 1 comprimé, 3 ou 4 fois par jour.
- Enfant de 6 à 12 ans : 1 comprimé, matin et soir.

Conseils : Ce médicament agit sur les manifestations de l'*allergie* mais n'en supprime pas la cause. Si les *symptômes* persistent ou s'aggravent, n'hésitez pas à consulter à nouveau votre médecin.

Effets indésirables possibles

Liés à la dexchlorphéniramine :

Somnolence.

Effets *atropiniques* : sécheresse de la bouche, troubles de l'*accommodation*, blocage des urines, constipation, *palpitations*.

Hypotension orthostatique, *vertiges*, tremblements, agitation.

Réaction allergique.

Anomalie de la *numération formule sanguine*.

Lors d'un traitement prolongé par la bétaméthasone et à forte dose :
- rétention d'eau et de sel, *hypertension artérielle* ;
- baisse du taux de *potassium*, à prévenir par un apport systématique ;
- modifications physiques fréquentes : gonflement du visage et du buste, apparition de poils, taches cutanées violacées, *acné* ;
- surexcitation, euphorie, troubles du sommeil, *état dépressif* (à l'arrêt du traitement) ;
- faiblesse puis fonte musculaires, lentement réversibles ;
- *ostéoporose* (décalcification des os), parfois définitive ;
- troubles hormonaux et métaboliques : *diabète* (réversible), arrêt de la croissance chez l'enfant, troubles des règles ;
- troubles digestifs : hoquet, *gastrite*, *ulcère* ;
- certaines formes de *cataracte* et de *glaucome*.

Laboratoires Schering-Plough

CÉLESTÈNE CHRONODOSE

Informations détaillées sur www.monvidal.com

CÉLESTÈNE injectable 4 mg/1 ml

Informations détaillées sur www.monvidal.com

CÉLESTÈNE injectable 8 mg/2 ml

Informations détaillées sur www.monvidal.com

CÉLESTÈNE oral

Dérivé de la cortisone

sur ordonnance

Présentation

CÉLESTÈNE 2 mg : comprimé *dispersible* sécable (blanc) ; boîte de 20. Liste I - Remb 65 % - **5,37 €.**
CÉLESTÈNE 0,05 % : solution buvable (arôme orange) ; flacon de 30 ml (1200 gouttes) avec compte-gouttes gradué à 20, 30 et 40 gouttes. Liste I - Remb 65 % - **4,89 €.**

Composition

	p cp	p ml
Bétaméthasone	2 mg	0,5 mg
Aspartam	+	
Lactose	+	
Sorbitol		+

Dans quel cas ce médicament est-il prescrit ?

C'est un *anti-inflammatoire* stéroïdien qui appartient à la famille des *corticoïdes* de synthèse (dérivés chimiques de la cortisone naturelle). Les propriétés de la *cortisone* sont nombreuses, mais ce produit est surtout utilisé pour son effet anti-inflammatoire puissant. Il présente, à efficacité égale, moins d'effets indésirables que la cortisone naturelle. Ces propriétés sont utiles dans le traitement de nombreuses affections comportant une composante inflammatoire ou allergique, mais aussi de certains cancers où il permet de lutter contre la prolifération cellulaire. Il diminue les réactions immunitaires et est donc utilisé pour prévenir le rejet des greffes d'organes.

Il est utilisé dans le traitement de certaines maladies graves (cancer, *sclérose en plaques*, *rhumatisme articulaire aigu*, par exemple), mais également de maladies plus bénignes (*allergie*, crise d'*asthme*, *sinusite* aiguë, *otite*). Dans ces derniers cas, le traitement est souvent court.

Contre-indications

Ce médicament ne doit pas être utilisé dans les cas suivants :

- infection ou *mycose* non contrôlées par un traitement adapté,
- maladie virale en évolution (*hépatite*, *zona* ou *herpès*),
- *psychose* non contrôlée par un traitement,
- *phénylcétonurie* (comprimés à 2 mg : présence d'aspartam).

Attention : Ce médicament ne doit jamais être employé ou réemployé en dehors d'une prescription médicale.

Si vous avez un *diabète*, vous risquez de le déséquilibrer si vous modifiez la quantité ou le rythme de la prise de *corticoïdes* sans avis médical.

Les personnes ayant des *antécédents* de *tuberculose*, d'*ulcère* de l'estomac ou du duodénum, les personnes souffrant d'*insuffisance rénale*, de *colite* ulcéreuse, d'*hypertension artérielle*, d'*ostéoporose*, de *myasthénie* grave doivent faire l'objet d'une prise en charge médicale particulière.

La prise prolongée d'un *corticoïde* diminue les défenses immunitaires : la vaccination avec un *vaccin* contenant des *germes* vivants atténués ne peut être pratiquée qu'avec l'accord de votre médecin. Vous devez également éviter le contact avec des personnes atteintes de varicelle ou de rougeole.

L'arrêt du traitement doit être progressif pour permettre aux glandes *surrénales* de reprendre la synthèse de *cortisone* naturelle. Un arrêt brutal expose par ailleurs à une rechute de la maladie traitée. Cette précaution n'est utile que lorsque la durée du traitement dépasse une semaine.

Sportif : ce médicament contient une substance susceptible de rendre positifs certains *tests antidopage*.

Interactions avec d'autres substances

Ce médicament peut interagir avec les médicaments qui donnent des *torsades de pointes*.

Informez par ailleurs votre médecin si vous prenez :

- un médicament susceptible de faire baisser la *kaliémie* (amphotéricine B, certains *diurétiques*, *laxatifs stimulants*) ;
- un *antihypertenseur* ;
- un *antidiabétique* ;
- un *digitalique* ;
- un *anticoagulant* ;
- de l'aspirine ou un *AINS* ;
- un médicament *inducteur enzymatique* ou un médicament contenant de l'isoniazide.

En cas de vaccination, l'utilisation d'un *vaccin* vivant est déconseillée.

Grossesse et allaitement

Les études scientifiques actuellement disponibles n'ont pas mis en évidence de problème particulier lors de l'utilisation ponctuelle de ce médicament chez la femme enceinte. Seul votre médecin peut apprécier le risque éventuel de son utilisation dans votre cas.

Lorsqu'une maladie grave impose un traitement prolongé chez la mère, une surveillance médicale du *nouveau-né* est nécessaire.

En cas de traitement prolongé, il peut être nécessaire d'interrompre l'allaitement : prenez l'avis de votre médecin.

Mode d'emploi et posologie

Ce médicament est pris de préférence le matin.

Les comprimés *dispersibles* peuvent être dissous dans un peu d'eau ou avalés tels quels, au cours des repas.

La solution buvable est à prendre avec un peu d'eau, à la fin du repas.

Posologie usuelle :

Fréquemment, la *posologie* initiale est élevée (*traitement d'attaque*) ; elle est ensuite diminuée jusqu'à la posologie minimale efficace (*traitement d'entretien*).

Lors des traitements prolongés, et dès que le contrôle de la maladie le permet, une prise alternée un jour sur deux est préférable, notamment chez l'enfant.

Tout traitement prolongé à forte dose doit être arrêté progressivement : suivre les indications du médecin.

Conseils : La solution buvable est particulièrement adaptée aux enfants et aux nourrissons.

Un traitement prolongé de plus de quelques jours peut nécessiter :

- la diminution de la consommation de *sel*,
- la prise de *potassium* (prescrit par le médecin),
- un régime riche en protéines et en calcium, pauvre en *glucides*.

Après ouverture, le flacon de solution buvable se conserve 8 semaines (2 mois).

Effets indésirables possibles

Surtout lors d'un traitement prolongé et à forte dose :
- rétention d'eau et de sel, *hypertension artérielle* ;
- baisse du taux de *potassium*, à prévenir par un apport systématique ;
- modifications physiques fréquentes : gonflement du visage et du buste, apparition de poils, taches cutanées violacées, *acné* ;
- surexcitation, euphorie, troubles du sommeil, *état dépressif* (à l'arrêt du traitement) ;
- faiblesse puis fonte musculaires, lentement réversibles ;
- *ostéoporose* (décalcification des os), parfois définitive ;
- troubles hormonaux et métaboliques : *diabète* (réversible), arrêt de la croissance chez l'enfant, troubles des règles ;
- troubles digestifs : hoquet, *gastrite*, *ulcère* ;
- certaines formes de *cataracte* et de *glaucome*.

Laboratoires Schering-Plough

CÉLESTODERM RELAIS

Informations détaillées sur www.monvidal.com

CÉLIPROLOL 200 mg
Génériques

Bêtabloquant

sur ordonnance

Les médicaments ci-dessous sont des génériques de CÉLECTOL (voir p. 265).

CELIPROLOL ARROW 200 mg : comprimé sécable *(lactose)* boîte de 28. Liste I - Remb 65 % - 8,67 €.
CELIPROLOL ARROW 200 mg : comprimé sécable *(lactose)* boîte de 84. Liste I - Remb 65 % - 24,92 €.
CELIPROLOL BIOGARAN 200 mg : comprimé sécable *(lactose)* boîte de 28. Liste I - Remb 65 % - 8,67 €.
CELIPROLOL EG 200 mg : comprimé sécable boîte de 28. Liste I - Remb 65 % - 8,67 €.
CELIPROLOL MERCK 200 mg : comprimé sécable *(lactose)* boîte de 28. Liste I - Remb 65 % - 8,67 €.
CELIPROLOL MERCK 200 mg : comprimé sécable *(lactose)* boîte de 84. Liste I - Remb 65 % - 24,92 €.
CELIPROLOL QUALIMED 200 mg : comprimé sécable *(lactose)* boîte de 28. Liste I - Remb 65 % - 8,67 €.
CELIPROLOL QUALIMED 200 mg : comprimé sécable *(lactose)* boîte de 84. Liste I - Remb 65 % - 24,92 €.
CELIPROLOL RANBAXY 200 mg : comprimé boîte de 28. Liste I - Remb 65 % - 8,67 €.
CELIPROLOL RANBAXY 200 mg : comprimé boîte de 84. Liste I - Remb 65 % - 24,92 €.
CELIPROLOL RATIOPHARM 200 mg : comprimé sécable boîte de 28. Liste I - Remb 65 % - 8,67 €.
CELIPROLOL RATIOPHARM 200 mg : comprimé sécable boîte de 90. Liste I - Remb 65 % - 26,67 €.
CELIPROLOL SANDOZ 200 mg : comprimé sécable boîte de 28. Liste I - Remb 65 % - 8,67 €.
CELIPROLOL TEVA 200 mg : comprimé *(lactose)* boîte de 28. Liste I - Remb 65 % - 8,67 €.
CELIPROLOL TEVA 200 mg : comprimé *(lactose)* boîte de 84. Liste I - Remb 65 % - 23,75 €.
CELIPROLOL TORLAN 200 mg : comprimé sécable boîte de 28. Liste I - Remb 65 % - 8,67 €.
CELIPROLOL WINTHROP 200 mg : comprimé sécable boîte de 28. Liste I - Remb 65 % - 8,67 €.
CELIPROLOL ZYDUS 200 mg : comprimé sécable boîte de 28. Liste I - Remb 65 % - 8,67 €.
CELIPROLOL ZYDUS 200 mg : comprimé sécable boîte de 90. Liste I - Remb 65 % - 26,66 €.

CELLTOP

Informations détaillées sur www.monvidal.com

CELLUVISC

Suppléance lacrymale

Présentation

CELLUVISC : collyre ; boîte de 30 flacons unidoses de 0,4 ml. Remb 65 % - **3,79 €**.

Composition

	p 100 ml
Carmellose sodique	1 g

Dans quel cas ce médicament est-il prescrit ?

C'est un collyre de suppléance lacrymale : il compense une insuffisance de sécrétion naturelle de larmes.

Il est utilisé dans le traitement de la sécheresse oculaire due à une insuffisance lacrymale (œil sec).

> **Attention :** Une irritation oculaire peut être due à une infection : en cas de doute, n'hésitez pas à consulter votre médecin.
> N'utilisez pas ce collyre de façon prolongée sans prendre un avis médical.

Grossesse et allaitement

Ce collyre ne contient que des substances présumées sans danger pendant la grossesse ou l'allaitement.

Mode d'emploi et posologie

Tirer la paupière inférieure vers le bas tout en regardant vers le haut et déposer une goutte de gel entre la paupière et le globe oculaire (*cul-de-sac conjonctival*).

Posologie usuelle :

1 goutte, 2 à 4 fois par jour, ou plus si nécessaire.

> **Conseils :** L'application correcte du produit peut nécessiter une aide, notamment chez une personne handicapée ou âgée.
> Ce collyre ne contient pas de conservateur ; le flacon unidose doit être jeté juste après utilisation.

Effets indésirables possibles

Un trouble visuel bref peut survenir après l'instillation du produit, jusqu'à ce que le collyre se répartisse uniformément sur la surface de l'œil.

Laboratoires Allergan France

CÉMAFLAVONE

Vasculoprotecteur et veinotonique

Présentation

CÉMAFLAVONE : solution buvable (arôme curaçao) ; boîte de 20 ampoules de 10 ml. Non remb.

Composition

	p amp buv
Citroflavonoïdes	400 mg
Ascorbate de magnésium	384 mg
soit Acide ascorbique (vitamine C)	300 mg
Sulfites	+

Dans quel cas ce médicament est-il prescrit ?

C'est un protecteur *vasculaire* et un *veinotonique*. Il stimule la circulation du sang dans les veines et lutte contre l'altération des *vaisseaux capillaires*.

Il est utilisé dans le *traitement symptomatique* :
- des jambes lourdes, *impatiences* et autres troubles en rapport avec une mauvaise circulation veineuse ou *lymphatique* ;
- de l'insuffisance d'irrigation de la *rétine* ;
- des crises d'*hémorroïdes*.

Attention : Ce médicament est insuffisant pour prévenir le risque de *phlébite* chez les malades alités ou plâtrés.
L'*insuffisance veineuse* peut requérir des mesures spécifiques telles que la *contention élastique*.
Des douleurs, un saignement anal qui persistent malgré le traitement peuvent être dus à une maladie autre que des *hémorroïdes* : consultez votre médecin. De même, tout saignement anal survenant chez une personne de plus de 50 ans doit faire l'objet d'une consultation médicale.

Grossesse et allaitement
L'effet de ce médicament pendant la grossesse ou l'allaitement est mal connu. L'évaluation du risque éventuel lié à son utilisation est individuelle : demandez conseil à votre pharmacien ou à votre médecin.

Mode d'emploi et posologie
Les ampoules doivent être diluées dans un demi-verre d'eau.

Posologie usuelle :
2 ampoules par jour.

Conseils : Une activité physique régulière et la surélévation du pied du lit permettent de faciliter la circulation veineuse et *lymphatique*.
La constipation chronique et les efforts excessifs de poussée sont les principaux facteurs déclenchants des crises d'*hémorroïdes*. Un régime riche en fibres alimentaires, des boissons abondantes et un exercice physique régulier en limitent le risque.

Effets indésirables possibles
Asthmatique : risque de *réaction allergique* aux *sulfites*.

Laboratoires Bailleul Biorga

CÉPAZINE
Informations détaillées sur www.monvidal.com

CÉPHYL
Association antalgique et antipyrétique : aspirine et caféine

Présentation
CÉPHYL : comprimé (blanc) ; boîte de 20. Non remb.
CÉPHYL : comprimé (blanc) ; boîte de 60. Non remb.

Composition

	p cp
Acide acétylsalicylique (aspirine)	330 mg
Caféine	36,6 mg
Belladonna, teinture	0,004 µg
Iris versicolor, teinture	0,004 µg
Nux vomica, teinture	0,004 µg
Spigelia, teinture	0,004 µg
Gelsemium, teinture	0,004 µg

Dans quel cas ce médicament est-il prescrit ?
Ce médicament *antalgique* et *antipyrétique* contient de l'aspirine, de la *caféine* et des plantes à doses homéopathiques.
Il est utilisé dans le *traitement symptomatique* de la douleur ou de la fièvre.

Contre-indications
Ce médicament ne doit pas être utilisé dans les cas suivants :
- *allergie* aux *salicylés* ou aux *AINS*,
- *ulcère* de l'estomac ou du *duodénum*,
- *hémorragie* et risque hémorragique,
- enfant de moins de 15 ans,
- **grossesse** : à partir du 6e mois, ou en prise prolongée, à toute période de la grossesse.

Attention : Un avis médical est préférable en cas d'*antécédent* d'*ulcère* de l'estomac ou du *duodénum*, même ancien, d'*asthme*, d'*insuffisance rénale* et chez la femme qui porte un stérilet.
Ce médicament est déconseillé chez les personnes atteintes de *goutte*.
Évitez de prendre ce médicament pendant la semaine qui précède une extraction dentaire, une opération, ou lors de règles abondantes : augmentation du risque d'*hémorragie*.
Ce médicament contient de la *caféine* qui peut être recherchée dans les urines des sportifs pour déceler un éventuel mésusage. Néanmoins, à la *posologie* préconisée, la quantité de caféine contenue dans ce médicament est insuffisante à elle seule pour que la réponse au test soit positive.

Interactions avec d'autres substances
Ce médicament peut interagir avec d'autres médicaments, notamment :
- les autres *anti-inflammatoires* non stéroïdiens (*AINS*) : risque accru d'effets indésirables ;
- les *anticoagulants* et les *antiagrégants plaquettaires* (PLAVIX...) : augmentation du risque hémorragique ;
- les médicaments contenant de la benzbromarone ou du méthotrexate.

Informez par ailleurs votre médecin ou votre pharmacien si vous prenez un *antidiabétique*, un *antihypertenseur* de la famille des *inhibiteurs de l'enzyme de conversion* ou des *inhibiteurs de l'angiotensine II*, un *diurétique*, ou un *corticoïde*.

Grossesse et allaitement
Des effets néfastes pour la mère et l'enfant à naître ont été mis en évidence lorsque l'aspirine, comme les autres *AINS*, est utilisée au cours des 4 derniers mois de la grossesse ; le risque existe même avec une seule prise et même si la grossesse est à terme.
En conséquence, en dehors de certaines situations médicales très particulières, l'aspirine ne peut être utilisée que de façon ponctuelle pendant les 5 premiers mois, et son usage est contre-indiqué à partir du 6e mois.
L'aspirine et la caféine passent dans le lait maternel : ce médicament est déconseillé pendant l'allaitement.

Mode d'emploi et posologie
Les comprimés doivent être dissous dans un verre d'eau.
Respectez un intervalle d'au moins 4 heures entre 2 prises.

Posologie usuelle :

- Adulte : 1 à 2 comprimés, à renouveler si nécessaire, sans dépasser 9 comprimés par jour. En cas de forte douleur, il est possible de prendre 3 comprimés en une prise.

Chez le sujet âgé, il est conseillé de ne pas dépasser 6 comprimés par jour.

Conseils : De nombreux médicaments contiennent de l'aspirine : vous devez en tenir compte en cas de prise conjointe, car le *surdosage* expose à une augmentation des effets indésirables.
Ce médicament contient de la *caféine*. On considère qu'une tasse de café contient de 60 à 100 mg de cette substance. Ainsi, pour limiter les effets indésirables de la caféine (excitation, tremblements, insomnie, *palpitations*), il est préférable de limiter la consommation de boissons qui en renferment (café, thé...). Il est également recommandé de prendre ce médicament avant 17 heures.

Effets indésirables possibles

Liés à l'aspirine :

- *gastrite*, douleurs abdominales, saignement du nez ou des gencives ;
- rares et parfois graves : *hémorragie* du tube digestif (vomissements sanglants, selles noires ou, plus souvent, pertes de sang imperceptibles, responsables de l'apparition progressive d'une *anémie*) ; accidents allergiques (*urticaire*, *œdème*, *asthme*) ;
- signes devant faire penser à un *surdosage* : bourdonnements d'oreille, sensation de baisse de l'audition, maux de tête.

Liés à la *caféine* : insomnie, excitation, *palpitations*.

Laboratoires Boiron

CÉRAZETTE

Contraceptif oral — sur ordonnance

Présentation

CÉRAZETTE : comprimé ; boîte de 1 plaquette de 28. Liste I - Non remb.
CÉRAZETTE : comprimé ; boîte de 3 plaquettes de 28. Liste I - Non remb.

Composition

	p cp
Désogestrel	0,075 mg
Lactose	+

Dans quel cas ce médicament est-il prescrit ?

C'est un *contraceptif* oral. Il contient un *progestatif* seul (sans *estrogène* associé). Tous les comprimés ont une composition identique. Ce contraceptif est dit microdosé car il contient une très faible dose d'*hormone*.

Contre-indications

Ce médicament ne doit pas être utilisé dans les cas suivants :

- *accident thromboembolique* veineux (*phlébite*...),
- *hépatite* ou *antécédent* récent d'*hépatite*,
- certains cancers du sein ou de l'utérus.

Attention : Ce mode de contraception n'est pas adapté aux femmes qui souffrent de kystes des ovaires ou de *mastopathies*.
Une surveillance médicale et des analyses sont nécessaires avant et pendant la contraception orale. Cette surveillance sera renforcée en cas d'antécédent d'infection des trompes ou de *grossesse extra-utérine*.
L'efficacité contraceptive des *progestatifs* microdosés n'est pas absolue. Il est d'autant plus important de veiller à la régularité de la prise.
En cas d'arrêt des règles pendant plus de deux cycles consécutifs, l'absence de grossesse doit être vérifiée avant de poursuivre la contraception.

Interactions avec d'autres substances

L'efficacité contraceptive de ce médicament peut être diminée par la prise conjointe d'un médicament *inducteur enzymatique*.

Grossesse et allaitement

Ce médicament n'a pas de raison d'être utilisé pendant la grossesse. Néanmoins, si une grossesse survient malgré le traitement, du fait d'un oubli ou d'un retard de prise, celle-ci pourra être poursuivie normalement si vous le désirez.

Ce médicament passe faiblement dans le lait maternel ; son usage est possible pendant l'allaitement après avis médical.

Mode d'emploi et posologie

Prendre régulièrement, et sans oubli, 1 comprimé par jour à la même heure pendant 28 jours consécutifs, sans interruption entre 2 plaquettes. Cette pilule doit être impérativement prise chaque jour à la même heure. La contraception n'est pas assurée pendant la durée de la première plaquette : une contraception complémentaire est nécessaire (préservatif, diaphragme, spermicide...).

En cas de première contraception orale ou de reprise d'une contraception interrompue temporairement, prendre le premier comprimé le premier jour des règles.

En cas de changement de *contraceptif*, prendre le premier comprimé le lendemain et à la même heure que le dernier comprimé de la plaquette du précédent contraceptif.

Après un accouchement ou une interruption de grossesse : suivre les indications du médecin.

Conseils : En cas d'oubli d'un comprimé :

- retard de moins de 3 heures : prendre le comprimé oublié et continuer à l'heure habituelle ;
- retard de plus de 3 heures : prendre le comprimé oublié et continuer à l'heure habituelle, mais la sécurité contraceptive n'est plus assurée et une méthode complémentaire doit être employée pendant au moins 7 jours (spermicide, préservatif, diaphragme...).

En cas de vomissements ou de diarrhée survenant juste après la prise du comprimé (sans rapport avec la prise du *contraceptif*), prendre un autre comprimé. Si ces troubles durent plus de 3 heures, la sécurité contraceptive n'est plus assurée et une méthode complémentaire doit être employée pour le cycle en cours.

Effets indésirables possibles

En début de traitement : irrégularité des cycles, saignement entre les règles, *œdèmes* périodiques .

Fréquemment : maux de tête, prise de poids, nausées, douleur ou tension des seins, acné, modification de l'humeur et de la libido.
Plus rarement (moins de 1 cas sur 100) : inflammation vaginale, kystes des ovaires, vomissements, chute de cheveux, *éruption cutanée*, fatigue, dépression.
En cas d'*antécédent* de jaunisse ou de démangeaisons au cours d'une grossesse : risque de récidive lors de la prise de ce *contraceptif*.

Laboratoires Organon SA

CÉRÉALES GERMÉES BOIRON

Informations détaillées sur www.monvidal.com

CÉRIS

Antispasmodique urinaire — **sur ordonnance**

Présentation

CÉRIS 20 mg : comprimé (jaune) ; boîte de 30. Liste I - Remb 35 % - **4,92 €**.

Composition

	p cp
Trospium chlorure	20 mg
Amidon de blé (gluten)	+

Dans quel cas ce médicament est-il prescrit ?

C'est un *antispasmodique* qui lutte contre la contraction anormale de la vessie. Il a également des propriétés *atropiniques*.
Il est utilisé dans le traitement des envies impérieuses d'uriner ou des incontinences urinaires dues à une instabilité de la vessie.
Ce médicament n'est pas indiqué dans le traitement des fuites d'urine dues à la toux, au stress ou aux efforts.

Contre-indications

Ce médicament ne doit pas être utilisé dans les cas suivants :
- risque de *glaucome* à angle fermé,
- risque de blocage des urines (*adénome de la prostate*...),
- *troubles du rythme cardiaque*,
- *myasthénie*,
- *rectocolite hémorragique*,
- prédisposition à une constipation grave,
- enfant de moins de 12 ans (en l'absence d'études).

Attention : Ce médicament présente des effets *atropiniques*. Il peut provoquer un *glaucome* aigu chez les personnes prédisposées : œil rouge, dur et douloureux, avec vision floue. Une consultation d'extrême urgence auprès d'un ophtalmologiste est nécessaire.
Des précautions sont nécessaires chez les personnes présentant une *hernie hiatale* ou en cas d'*insuffisance hépatique*.
Compte-tenu de ses effets indésirables potentiels, ce médicament peut, chez certaines personnes, ne pas être compatible avec la conduite automobile ou le maniement de machines dangereuses. Assurez-vous à l'occasion des premières prises que vous supportez bien ce médicament avant de conduire ou d'utiliser une machine.

Interactions avec d'autres substances

Informez votre médecin ou votre pharmacien si vous prenez d'autres médicaments ayant des effets *atropiniques*.

Grossesse et allaitement

L'effet de ce médicament pendant la grossesse ou l'allaitement est mal connu : seul votre médecin peut évaluer le risque éventuel de son utilisation dans votre cas.

Mode d'emploi et posologie

Les comprimés doivent être avalés entiers, avec un verre d'eau, de préférence à jeun, avant les repas.

Posologie usuelle :
- Adulte et enfant de plus de 12 ans : 1 comprimé, 2 fois par jour.

En cas d'*insuffisance rénale*, la *posologie* est généralement réduite de moitié.

Effets indésirables possibles

Le plus fréquemment (plus de 1 % des utilisateurs) : sécheresse de la bouche, digestion difficile, constipation, douleurs abdominales, nausées.
Plus rarement (moins de 1 % des utilisateurs) : difficulté à uriner, augmentation du rythme cardiaque, troubles de l'*accomodation*, diarrhée, ballonnements, essoufflement, *éruption cutanée*, fatigue.
Exceptionnellement (moins de 1 cas sur 1000) : *réaction allergique*, élévation des *transaminases*.

Laboratoires ROTTAPHARM

CÉRULYSE

Céruménolytique

Présentation

CÉRULYSE : solution auriculaire ; flacon de 10 ml. Non remb.

Composition

	p 100 g
Xylène	5 g
Huile d'amande douce	+

Dans quel cas ce médicament est-il prescrit ?

Ce médicament est une solution auriculaire huileuse utilisée pour dissoudre les bouchons de cérumen.

Contre-indications

Ce médicament ne doit pas être utilisé en cas de perforation du tympan.

Mode d'emploi et posologie

Réchauffer le flacon entre les mains avant l'emploi pour limiter la sensation désagréable liée à l'introduction d'un liquide froid dans l'oreille.
Pencher la tête sur le côté et introduire la solution dans l'oreille. Garder la tête dans cette position pendant 10 minutes (bain d'oreille).

Posologie usuelle :
Utiliser une dizaine de gouttes pour chaque bain d'oreille.
- Bouchons mous : après le bain d'oreille, évacuer le cérumen à l'aide d'une poire auriculaire contenant de l'eau tiède.
- Bouchons durs : les dépôts de cérumen durcissent après quelques mois, et leur extraction doit généralement être réalisée par un médecin. La dissolution préalable du bouchon par cette solution facilitera son extraction et rendra celle-ci moins pénible. Idéalement, il faut réaliser un bain d'oreille trois fois par jour, pendant les 3 jours qui précèdent la consultation. L'excédent de solution peut être évacué après

10 minutes, en penchant la tête sur un morceau de coton, par exemple. Il est normal de ressentir une sensation d'oreille bouchée, car il reste fréquemment un peu de solution entre le bouchon de cérumen et le tympan.

Conseils : La solution est huileuse : elle peut tacher les vêtements.

Effets indésirables possibles

Irritation locale.

Laboratoires Chauvin Bausch & Lomb

CERVARIX

Vaccin : papillomavirus humain — sur ordonnance

Présentation

CERVARIX : suspension injectable ; seringue préremplie de 0,5 ml avec aiguille. Liste I - Remb 65 % - **111,82 €**.

Composition

	p seringue
Protéine L1 de Papillomavirus humain de types 16 et 18	1 dose

Dans quel cas ce médicament est-il prescrit ?

C'est un *vaccin* composé de fragments de Papillomavirus humains. Ces virus sont responsables d'infections impliquées dans le développement de lésions génitales précancéreuses pouvant mener à un cancer du col de l'utérus. Ce vaccin ne contient aucun *germe* vivant. Sa durée de protection au delà de 5 ans est mal connue.

Il est utilisé dans la prévention du cancer du col de l'utérus dû aux Papillomavirus humains de types 16 et 18.

Dans le calendrier vaccinal 2008, la vaccination est recommandée aux jeunes filles de 14 ans et aux jeunes femmes âgées de 15 à 23 ans qui n'auraient pas encore eu de rapports sexuels, ou au plus tard durant l'année suivant le début de leur activité sexuelle.

Attention : En cas de fièvre élevée, de maladie aiguë, il est préférable de différer la vaccination.

Comme pour tous les *vaccins*, des cas exceptionnels de *réactions allergiques* graves ont été constatés ; ce risque justifie la nécessité de réaliser la vaccination en milieu médical où un traitement d'urgence pourra être entrepris sans délai.

Ce vaccin n'élimine pas le risque de transmission d'autres infections génitales lors de rapports sexuels : il faut éventuellement envisager des mesures de protections appropriées (préservatifs).

Ce vaccin ne protège pas contre tous les types de Papillomavirus humains pouvant causer un cancer du col de l'utérus, ni les jeunes femmes déjà infectées lors des injections : la vaccination ne dispense donc en aucun cas d'effectuer régulièrement les frottis cervicaux permettant le dépistage du cancer du col de l'utérus.

Grossesse et allaitement

Il est préférable d'effectuer cette vaccination en dehors de la grossesse.

L'utilisation de ce vaccin est déconseillée au cours de l'allaitement.

Mode d'emploi et posologie

L'injection doit être réalisée par *voie intramusculaire*, de préférence dans la partie supérieure du bras.

Posologie usuelle :

2 injections à 1 mois d'intervalle, suivies d'une troisième injection 5 mois après la deuxième.

Conseils : Les réactions fébriles dues aux *vaccins* peuvent être combattues en prenant de l'aspirine ou du paracétamol.

Pour garder son efficacité, ce médicament doit être conservé entre + 2 °C et + 8 °C (partie la plus froide du réfrigérateur). Toutefois, une rupture de la chaîne du froid pendant une durée limitée (quelques heures à température ambiante inférieure à 25 °C) ne devrait pas prêter à conséquence. En pratique, en cas de nécessité, un délai de quelques heures peut séparer l'achat du vaccin en pharmacie de son stockage au réfrigérateur ou de la vaccination.

Ce vaccin ne doit pas être congelé.

Effets indésirables possibles

Réactions au point d'injection : rougeur, douleur, gonflement.

Le plus fréquemment : maux de tête, douleurs musculaires, fatigue, fièvre.

Nausées, vomissements, douleur abdominale, éruption cutanée, vertiges, douleurs articulaires.

Laboratoires GlaxoSmithKline

CERVOXAN

Vasodilatateur — sur ordonnance

Présentation

CERVOXAN 60 mg : gélule (bleu et jaune) ; boîte de 30. Liste II - Remb 35 % - **13,31 €**.

Composition

	p gél
Vinburnine	60 mg

Dans quel cas ce médicament est-il prescrit ?

Ce médicament facilite l'utilisation du glucose par les cellules cérébrales, ainsi que leur oxygénation en cas d'apport sanguin insuffisant.

Il est utilisé dans le *traitement symptomatique* :

- des troubles du comportement et de la mémoire liés au vieillissement,
- des troubles de la vision d'origine vasculaire.

Contre-indications

Ce médicament ne doit pas être utilisé en cas de *tumeur* cérébrale avec *hypertension intracrânienne*.

Grossesse et allaitement

L'effet de ce médicament pendant la grossesse ou l'allaitement est mal connu : seul votre médecin peut évaluer le risque éventuel de son utilisation dans votre cas.

Mode d'emploi et posologie

Les gélules doivent être avalées avec de l'eau ou un aliment semi-liquide en début de repas.

Posologie usuelle :

1 gélule par jour.

Effets indésirables possibles

Rarement : diarrhée.

Laboratoires Almirall SAS

CETAVLEX

Antiseptique local

Présentation

CETAVLEX 0,5 % : solution pour application cutanée ; flacon de 125 ml. Non remb.

Composition

	p 100 g
Chlorhexidine digluconate	500 mg

Dans quel cas ce médicament est-il prescrit ?

Ce médicament est un *antiseptique* local.

Il est utilisé pour l'*antisepsie* des plaies superficielles peu étendues.

Contre-indications

Ce médicament ne doit pas être appliqué sur les *muqueuses*, dans les yeux ou dans le conduit auditif (risque de toxicité en cas de perforation du tympan).

Attention : Évitez l'usage prolongé de ce médicament, notamment chez l'enfant, sur des surfaces étendues ou profondément lésées, sans l'avis de votre médecin : risque de passage du médicament dans le sang.

Cet *antiseptique* détruit les *germes* en moins de 5 minutes. Néanmoins, son action n'est pas immédiate et il ne convient pas pour la désinfection des ciseaux, rasoirs et autres objets potentiellement contaminants. De même, il ne doit pas être utilisé pour désinfecter la peau avant une piqûre.

Interactions avec d'autres substances

L'association à d'autres *antiseptiques* ou aux savons est déconseillée car leurs effets risquent de s'annuler.

Grossesse et allaitement

L'utilisation ponctuelle de ce médicament pendant la grossesse ou l'allaitement ne semble pas poser de problème particulier.

Cet *antiseptique* ne doit pas être appliqué sur le mamelon sans avis médical. Un rinçage soigneux avant la tétée est indispensable.

Mode d'emploi et posologie

Ce médicament est prêt à l'emploi : il est appliqué directement sur les plaies et ne doit pas être rincé.

Posologie usuelle :

2 applications par jour.

Conseils : Le simple lavage à l'eau et au savon permet d'éliminer la majorité des *germes* : il doit être suivi d'un rinçage soigneux car le savon peut inactiver certains *antiseptiques*.

Tous les antiseptiques peuvent être contaminés par des germes : veillez à ne pas mettre l'orifice du flacon en contact avec une compresse souillée et à bien le refermer après utilisation.

Effets indésirables possibles

Eczéma de contact, *réaction allergique*.

Laboratoires Pierre Fabre Médicament

CETAVLON

Antiseptique local

Présentation

CETAVLON 0,5 % : crème ; tube de 80 g. Non remb.

Composition

	p 100 g
Cétrimide	500 mg
Huile essentielle de lavande	+
Parahydroxybenzoates de propyle et de méthyle...	+

Dans quel cas ce médicament est-il prescrit ?

Cette crème contient un *antiseptique* local de la famille des *ammoniums quaternaires*.

Elle est utilisée pour assurer l'*antisepsie* des lésions de la peau infectées ou exposées à un risque d'infection.

Contre-indications

Ce médicament ne doit pas être utilisé dans les cas suivants :

- *allergie* aux *antiseptiques* de la famille des *ammoniums quaternaires* ;
- sur les *muqueuses*, notamment génitales ;
- en application dans les yeux ou dans le conduit auditif (risque de toxicité en cas de perforation du tympan).

Attention : L'application sur les *muqueuses* génitales peut provoquer des rougeurs, des *ulcérations* ou des *nécroses* locales.

Évitez l'usage prolongé de ce médicament, notamment chez l'enfant, sur des surfaces étendues ou profondément lésées, sans l'avis de votre médecin : risque de passage du médicament dans le sang.

Interactions avec d'autres substances

L'association à d'autres *antiseptiques* est déconseillée car leurs effets risquent de s'annuler.

Grossesse et allaitement

Les substances contenues dans ce médicament sont peu absorbées par la peau. Néanmoins, ne l'utilisez pas de façon prolongée pendant la grossesse ou l'allaitement sans l'avis de votre médecin ou de votre pharmacien.

Cet *antiseptique* ne doit pas être appliqué sur le mamelon sans avis médical. Un rinçage soigneux avant la tétée est indispensable.

Mode d'emploi et posologie

Étaler la crème en couche épaisse.

Posologie usuelle :

1 application, 1 à 2 fois par jour.

Conseils : Ce médicament peut être en accès libre dans certaines pharmacies ; néanmoins, n'hésitez pas à demander conseil à votre pharmacien.

Le simple lavage à l'eau et au savon permet d'éliminer la majorité des *germes* : il doit être suivi d'un rinçage soigneux car le savon peut inactiver certains *antiseptiques*.

Tous les antiseptiques peuvent être contaminés par des germes : ne les conservez pas inutilement.

Effets indésirables possibles

Eczéma de contact.

Rarement : *ulcère* ou *nécrose* locale en cas d'utilisation sous un pansement étanche (occlusif).

Laboratoires Pierre Fabre Médicament

CÉTIRIZINE 10 mg
Génériques
Antiallergique

sur ordonnance

Les médicaments ci-dessous sont des génériques de RÉACTINE (voir p. 1084) , ZYRTECSET (voir p. 1381) et VIRLIX (voir p. 1324).

ACTIFED ALLERGIE CETIRIZINE 10 mg : comprimé sécable *(lactose)* boîte de 7. Non remb.
CETIRIZINE ARROW 10 mg : comprimé sécable *(lactose)* boîte de 15. Liste II - Remb 35 % - 4,11 €.
CETIRIZINE ARROW CONSEIL 10 mg : comprimé sécable *(lactose)* boîte de 7. Non remb.
CETIRIZINE BGR 10 mg : comprimé sécable *(lactose)* boîte de 7. Non remb.
CETIRIZINE BIOGARAN 10 mg : comprimé sécable *(lactose)* boîte de 15. Liste II - Remb 35 % - 4,11 €.
CETIRIZINE EG 10 mg : comprimé sécable *(lactose)* boîte de 15. Liste II - Remb 35 % - 4,11 €.
CETIRIZINE G GAM 10 mg : comprimé sécable *(lactose)* boîte de 15. Liste II - Remb 35 % - 4,11 €.
CETIRIZINE MERCK 10 mg : comprimé sécable *(lactose)* boîte de 15. Liste II - Remb 35 % - 4,11 €.
CETIRIZINE MERCK GENERIQUES 10 mg : comprimé sécable *(lactose)* boîte de 7. Non remb.
CETIRIZINE QUALIMED 10 mg : comprimé sécable *(lactose)* boîte de 15. Liste II - Remb 35 % - 4,11 €.
CETIRIZINE RATIOPHARM 10 mg : comprimé sécable *(lactose)* boîte de 15. Liste II - Remb 35 % - 4,11 €.
CETIRIZINE RATIOPHARM CONSEIL 10 mg : comprimé sécable *(lactose)* boîte de 7. Non remb.
CETIRIZINE RPG 10 mg : comprimé sécable *(lactose)* boîte de 15. Liste II - Remb 35 % - 4,11 €.
CETIRIZINE SANDOZ 10 mg : comprimé sécable *(lactose)* boîte de 15. Liste II - Remb 35 % - 4,11 €.
CETIRIZINE SANDOZ CONSEIL 10 mg : comprimé sécable *(lactose)* boîte de 7. Non remb.
CETIRIZINE TEVA 10 mg : comprimé sécable *(glucose, lactose)* boîte de 15. Liste II - Remb 35 % - 4,11 €.
CETIRIZINE TEVA CONSEIL 10 mg : comprimé sécable *(lactose)* boîte de 7. Non remb.
CETIRIZINE TORLAN 10 mg : comprimé sécable *(lactose)* boîte de 15. Liste I - Remb 35 % - 4,11 €.
CETIRIZINE WINTHROP 10 mg : comprimé sécable *(lactose)* boîte de 15. Liste II - Remb 35 % - 4,11 €.
HUMEX ALLERGIE CETIRIZINE : comprimé sécable *(lactose)* boîte de 7. Non remb.

CÉTOGLUTARAN

Informations détaillées sur www.monvidal.com

CÉTORNAN
Nutrition orale et entérale

Présentation

CÉTORNAN : poudre pour solution buvable (arômes : vanille, citron) ; boîte de 10 sachets. Remb 35 % - **24,97 €**.

Composition

	p sachet
Ornithine oxoglurate	5 g
Aspartam	+

Dans quel cas ce médicament est-il prescrit ?

Ce médicament contient un *acide aminé* qui agirait notamment en ralentissant la destruction des protéines dans l'organisme.

Il s'agit d'un *traitement d'appoint* de la dénutrition chez la personne âgée.

Contre-indications

Ce médicament ne doit pas être utilisé en cas de *phénylcétonurie* (en raison de la présence d'aspartam).

Mode d'emploi et posologie

Le contenu des sachets doit être dissous dans un verre d'eau.

Posologie usuelle :

2 sachets par jour : 1 avant le déjeuner et 1 avant le dîner.

Laboratoires Chiesi

CETRARIA COMPLEXE N° 61

Informations détaillées sur www.monvidal.com

CHAMPIX
Médicament du sevrage tabagique

sur ordonnance

Présentation

CHAMPIX 0,5 mg et 1 mg : comprimé (blanc) et comprimé (bleu) ; boîte de 11 comprimés à 0,5 mg + 14 comprimés à 1 mg. Liste I - Non remb.
CHAMPIX 0,5 mg : comprimé (blanc) ; boîte de 56. Liste I - Non remb.
CHAMPIX 1 mg : comprimé (bleu) ; boîte de 28. Liste I - Non remb.
CHAMPIX 1 mg : comprimé (bleu) ; boîte de 56. Liste I - Non remb.

Composition

	p cp	p cp
Varénicline	0,5 mg	1 mg

Dans quel cas ce médicament est-il prescrit ?

Ce médicament contient une substance qui se fixe sur les récepteurs à la nicotine présents dans le cerveau. Il aide à soulager les symptômes de manque et permet de réduire les effets de plaisir liés au tabagisme.

Il est utilisé dans l'aide au sevrage tabagique chez l'adulte.

Attention : Une irritabilité, des troubles du sommeil ou une envie de fumer peuvent survenir à l'arrêt du traitement ; n'hésitez pas à en parler à votre médecin.

Compte-tenu de ses effets indésirables potentiels, ce médicament peut, chez certaines personnes, ne pas être compatible avec la conduite automobile ou le maniement de machines dangereuses. Assurez-vous à l'occasion des premières prises que vous supportez bien ce médicament avant de conduire ou d'utiliser une machine.

Interactions avec d'autres substances

Le tabac pouvant lui-même interférer avec le métabolisme de nombreux médicaments, son arrêt peut avoir des conséquences sur leur taux sanguin. Signalez aux différents médecins que vous consultez votre intention de cesser de fumer.

Grossesse et allaitement

L'innocuité de ce médicament n'a pas été établie chez la femme enceinte. Son utilisation n'est donc pas recommandée. L'arrêt du tabagisme, sans médicament, est toujours souhaitable pendant la grossesse.

Ce médicament passe dans le lait maternel ; un choix est donc nécessaire entre l'allaitement et la prise du médicament. Cette décision devra être prise en accord avec votre médecin.

Mode d'emploi et posologie

Les comprimés doivent être avalés entiers avec un verre d'eau, au cours ou en dehors des repas.

Posologie usuelle :

- Adulte de plus de 18 ans : la posologie usuelle est de 1 comprimé à 0,5 mg par jour, pendant les 3 premiers jours, puis 1 comprimé à 0,5 mg, 2 fois par jour, pendant les 4 jours suivants, puis 1 comprimé à 1 mg, 2 fois par jour jusqu'à la fin du traitement. L'arrêt du tabac doit intervenir une à deux semaine après le début du traitement et non dès son commencement. La durée de traitement recommandée est de 12 semaines.

Conseils : Comme toutes les méthodes antitabac utilisées pour aider les fumeurs, ce médicament ne peut être efficace que lorsque la volonté d'arrêter de fumer est personnelle et s'accompagne d'une forte motivation. C'est cette motivation qui permettra de lutter contre l'envie de fumer, sans être forcé de faire en permanence appel à la volonté qui s'émousse avec le temps. Un arrêt du tabac durable chez le fumeur suppose que celui-ci considère le tabac comme un poison, une dépendance inacceptable. Il doit se faire à l'idée qu'il ne fumera plus jamais, dès le début du sevrage. Chaque jour sans tabac doit être vécu comme une libération et non comme un calvaire. Le fumeur qui est dans cet état d'esprit est un bon candidat au sevrage définitif.

Effets indésirables possibles

Le plus fréquemment : nausées.

Modification de l'appétit, troubles digestifs.

Troubles du sommeil (rêves, insomnie, etc.).

Maux de tête, somnolence, vertiges, modification du goût.

Fatigue.

D'autres effets plus rares ont également été rapportés ; signalez à votre médecin tout trouble inhabituel.

Laboratoires Pfizer

CHARBON DE BELLOC

Traitement des troubles digestifs

Présentation

CHARBON DE BELLOC : capsule molle ; boîte de 36. Non remb.
CHARBON DE BELLOC : capsule molle ; boîte de 60. Non remb.

Composition

	p capsule
Charbon activé	125 mg

Dans quel cas ce médicament est-il prescrit ?

Ce médicament contient du charbon activé. Il absorbe les gaz présents dans le tube digestif.

Il est utilisé dans le *traitement symptomatique* des troubles du *transit intestinal*, notamment avec ballonnements.

Attention : N'utilisez pas ce médicament de façon prolongée sans l'avis de votre médecin : des examens peuvent être nécessaires si les *symptômes* persistent.

Interactions avec d'autres substances

Ce médicament peut diminuer l'absorption d'autres médicaments, en particulier ceux qui contiennent de la digitoxine ou de la digoxine (*digitaliques*). Un délai d'au moins 2 heures doit être respecté entre la prise de ce médicament et celle des autres traitements. Demandez conseil à votre médecin ou à votre pharmacien.

Grossesse et allaitement

Ce médicament ne contient que des substances présumées sans danger pendant la grossesse ou l'allaitement.

Mode d'emploi et posologie

Ce médicament doit être pris après les repas ou au moment des douleurs.

Posologie usuelle :

- Adulte et enfant de plus de 6 ans : 2 capsules, 2 à 3 fois par jour.

Conseils : Une alimentation riche en fibres, si elle facilite le transit, peut également augmenter les fermentations intestinales et favoriser les ballonnements. Demandez conseil à votre médecin pour équilibrer votre alimentation.
En cas de diarrhée, le traitement consiste à compenser la perte d'eau par des boissons abondantes pour éviter la déshydratation. Chez le nourrisson ou la personne âgée fragile, un avis médical peut être nécessaire si la diarrhée est importante ou durable.

Effets indésirables possibles

Selles de coloration noire.

Laboratoires Omega Pharma France

CHARBON VÉGÉTAL BOIRON

Traitement des troubles digestifs

Présentation

CHARBON VÉGÉTAL BOIRON : gélule ; boîte de 50. Non remb.

Composition

	p gél
Charbon activé	200 mg

Dans quel cas ce médicament est-il prescrit ?

Ce médicament contient du charbon activé. Il absorbe les gaz présents dans le tube digestif.

Il est utilisé dans le *traitement symptomatique* des troubles du *transit intestinal*, notamment avec ballonnements.

Attention : N'utilisez pas ce médicament de façon prolongée sans l'avis de votre médecin : des examens peuvent être nécessaires si les *symptômes* persistent.

Interactions avec d'autres substances

Ce médicament peut diminuer l'absorption d'autres médicaments, en particulier ceux qui contiennent de la digitoxine ou de la digoxine (*digitaliques*). Un délai d'au moins 2 heures doit être respecté entre la prise de ce médicament et celle des autres traitements. Demandez conseil à votre médecin ou à votre pharmacien.

Grossesse et allaitement

Ce médicament ne contient que des substances présumées sans danger pendant la grossesse ou l'allaitement.

Mode d'emploi et posologie

Ce médicament doit être avalé avec un grand verre d'eau, après les repas ou au moment des douleurs.

Posologie usuelle :

- Adulte : 1 à 2 gélules, 2 fois par jour.
- Enfant de plus de 6 ans : 1 gélule, 2 fois par jour.

Conseils : Une alimentation riche en fibres, si elle facilite le transit, peut également augmenter les fermentations intestinales et favoriser les ballonnements. Demandez conseil à votre médecin pour équilibrer votre alimentation.
En cas de diarrhée, le traitement consiste à compenser la perte d'eau par des boissons abondantes pour éviter la déshydratation. Chez l'enfant et la personne âgée fragile, un avis médical est nécessaire si la diarrhée est importante ou durable.

Effets indésirables possibles

Selles de coloration noire.

Laboratoires Boiron

CHARLIEU ANTI-POUX

Informations détaillées sur www.monvidal.com

CHELIDONIUM COMPOSÉ BOIRON

Homéopathie

Présentation

CHELIDONIUM COMPOSÉ BOIRON : comprimé ; boîte de 50. Remb 35 % - **1,46 €**.
CHELIDONIUM COMPOSÉ BOIRON : granule ; boîte de 80. Remb 35 % - **1,80 €**.
CHELIDONIUM COMPOSÉ BOIRON : solution buvable ; flacon de 30 ml. Remb 35 % - **2,28 €**.

Composition

Chelidonium majus 3 DH, Taraxacum dens leonis 3 DH, Carduus marianus 3 DH, Solidago virga aurea 3 DH, China rubra 3 CH, Hydrastis canadensis 3 CH, Magnesia muriatica 3 CH, lactose (comprimé, granules), alcool (solution buvable).

Dans quel cas ce médicament est-il prescrit ?

Ce médicament est un *complexe* (association) de composants homéopathiques.

Il est utilisé dans le *traitement homéopathique* des troubles digestifs attribués à un mauvais fonctionnement du foie ou de la vésicule biliaire.

Grossesse et allaitement

Aux *dilutions homéopathiques*, les substances contenues dans ce médicament ne sont pas connues pour être toxiques pendant la grossesse ou l'allaitement.

Mode d'emploi et posologie

Ce médicament doit être pris de préférence à distance des repas.

Les comprimés sont à sucer ; les granules doivent être placés sous la langue ; la solution buvable est diluée dans un peu d'eau.

Posologie usuelle :

2 comprimés ou 5 granules, 2 fois par jour, ou 10 gouttes de solution buvable, 3 fois par jour.

Laboratoires Boiron

CHIBRO-CADRON

Collyre anti-inflammatoire et antibiotique

sur ordonnance

Présentation

CHIBRO-CADRON : collyre ; flacon compte-gouttes de 5 ml. Liste I - Remb 35 % - **2,57 €**.

Composition

	p 100 ml
Dexaméthasone phosphate	100 mg
Néomycine sulfate	350 000 UI
Benzododécinium bromure	+

Dans quel cas ce médicament est-il prescrit ?

Ce collyre contient un *anti-inflammatoire* de la famille des *corticoïdes* et un *antibiotique* de la famille des *aminosides*.

Il est utilisé dans la prévention des complications d'opération de l'œil et dans le traitement de certaines infections oculaires.

Contre-indications

Ce médicament ne doit pas être utilisé dans les cas suivants :

- *allergie* aux *antibiotiques* de la famille des *aminosides*,
- *kératite* virale à son début,
- *tuberculose* ou *mycose* de l'œil,
- *antécédent* de *glaucome*.

Attention : L'usage de ce médicament impose un examen ophtalmologique préalable. En effet, certaines infections oculaires peuvent être aggravées par les dérivés de la *cortisone*.
Une irritation oculaire importante peut être due à une infection non contrôlée par le traitement : en cas de doute, n'hésitez pas à reconsulter votre médecin.
Une utilisation prolongée nécessite une surveillance ophtalmologique.
L'usage de ce collyre est déconseillé chez le *nourrisson*.

Interactions avec d'autres substances

Ce collyre peut interagir avec d'autres collyres : respectez un intervalle de 15 minutes entre deux instillations.

Grossesse et allaitement

L'effet de ce médicament pendant la grossesse ou l'allaitement est mal connu : seul votre médecin peut évaluer le risque éventuel de son utilisation dans votre cas.

Mode d'emploi et posologie

Tirer la paupière inférieure vers le bas tout en regardant vers le haut et déposer une goutte de collyre entre la paupière et le globe oculaire (*cul-de-sac conjonctival*).

Posologie usuelle :
1 goutte, 3 à 6 fois par jour, pendant 7 jours.

> **Conseils :** Le port de *lentilles de contact* doit être évité pendant le traitement.
> L'application correcte du produit peut nécessiter une aide.
> Ne conservez pas ce collyre plus de 15 jours après une première utilisation.

Effets indésirables possibles

Irritation ou *réaction allergique* locales.

En cas d'utilisation prolongée : *cataracte*, augmentation de la *tension intraoculaire* (*glaucome*), *kératite* superficielle.

Laboratoires Théa

CHIBRO-PROSCAR

Hypertrophie bénigne de la prostate — sur ordonnance

Présentation

CHIBRO-PROSCAR : comprimé (bleu) ; boîte de 28. Liste I - Remb 35 % - **31,53 €**.

Composition

	p cp
Finastéride	5 mg
Lactose	+

Dans quel cas ce médicament est-il prescrit ?

Ce médicament bloque l'action de la *testostérone* sur la prostate. Il ralentit la croissance de cette glande, qui conduit à l'*adénome de la prostate* et à un rétrécissement progressif des *voies* urinaires. Il ne permet pas de faire disparaître un adénome, mais de ralentir sa progression et de faire diminuer les *symptômes* urinaires (après un délai qui peut atteindre plusieurs mois).

Il est utilisé dans le traitement des troubles urinaires liés à un adénome de la prostate.

> **Attention :** Ce médicament n'a pas d'indication chez la femme ni chez l'enfant.
> En cas d'aggravation rapide des difficultés urinaires ou de blocage (rétention) des urines, consultez d'urgence votre médecin.
> Le dosage sanguin de l'*antigène* spécifique de la prostate (PSA), parfois utilisé dans le dépistage du cancer de la prostate, est affecté par ce traitement : le finastéride divise environ par deux le taux de PSA. Pour comparer avec le taux de PSA avant traitement, il faut donc multiplier par deux le taux de PSA sous traitement. Pour autant, ce médicament n'a pas d'action préventive connue sur le cancer de la prostate.

Mode d'emploi et posologie

Ce médicament doit être pris avec un verre d'eau. L'heure de la prise est indifférente.

Posologie usuelle :
1 comprimé par jour, pendant ou en dehors d'un repas.

> **Conseils :** Conservez ce médicament à l'abri de la lumière.

Effets indésirables possibles

Augmentation du volume des seins chez l'homme (gynécomastie).

Baisse de la libido, troubles de l'érection, douleur des testicules.

Réaction allergique (*éruption cutanée*, gonflement des lèvres).

Laboratoires Merck Sharp et Dohme-Chibret

CHIBROXINE

Antibiotique à usage ophtalmique — sur ordonnance

Présentation

CHIBROXINE : collyre ; flacon de 5 ml. Liste I - Remb 65 % - **3,68 €**.

Composition

	p 100 ml
Norfloxacine	300 mg
Benzalkonium chlorure	+

Dans quel cas ce médicament est-il prescrit ?

Ce collyre contient un *antibiotique* de la famille des quinolones.

Il est utilisé pour traiter les infections de l'œil et des paupières.

Contre-indications

Ce médicament ne doit pas être utilisé dans les cas suivants :

- *allergie* aux *antibiotiques* de la famille des quinolones ou aux *antiseptiques* de la famille des *ammoniums quaternaires* (présence de benzalkonium),
- **allaitement**.

> **Attention :** Une rougeur ou une douleur de l'œil ne correspondent pas toujours à une infection. Des soins urgents peuvent être nécessaires, notamment en cas de vision floue. N'utilisez pas ce médicament sans avis médical.
> Le collyre peut être contaminé par l'œil infecté : évitez de mettre en contact l'extrémité du flacon avec l'œil ; ne conservez pas ce médicament plus de 15 jours après une première utilisation.

Interactions avec d'autres substances

Ce collyre peut intéragir avec d'autres collyres : respectez un intervalle de 15 minutes entre deux instillations.

Grossesse et allaitement

L'effet de ce médicament pendant la grossesse est mal connu : seul votre médecin peut évaluer le risque éventuel de son utilisation dans votre cas.

Ce médicament passe dans le lait maternel. Il est contre-indiqué pendant l'allaitement.

Mode d'emploi et posologie

Tirer la paupière inférieure vers le bas tout en regardant vers le haut. Déposer les gouttes de collyre entre la paupière et le globe oculaire (*cul-de-sac conjonctival*).

Posologie usuelle :
1 ou 2 gouttes, 4 fois par jour.

Conseils : Une application correcte du produit peut nécessiter une aide, notamment chez l'enfant ou la personne handicapée ou âgée.
Les lentilles de contact ne doivent pas être portées en cas d'infection oculaire ni réutilisées avant guérison complète.
Le collyre doit être conservé à l'abri de la lumière.

Effets indésirables possibles

Irritation ou *réaction allergique* locale.
Plus rarement : sensibilité excessive à la lumière, goût amer dans la bouche.

Laboratoires Théa

CHLORAMINOPHÈNE

Informations détaillées sur www.monvidal.com

CHLORHEXIDINE ALCOOLIQUE GILBERT

Informations détaillées sur www.monvidal.com

CHLORHEXIDINE AQUEUSE GILBERT

Informations détaillées sur www.monvidal.com

CHLORHEXIDINE ET TÉTRACAÏNE PIERRE FABRE

Préparation pour la bouche et la gorge : antiseptique et antalgique

Présentation

CHLORHEXIDINE ET TÉTRACAÏNE PIERRE FABRE sans sucre : pastille (arômes : coquelicot, pulmoral) ; boîte de 24. Non remb.

Composition

	p past
Chlorhexidine digluconate	3 mg
Tétracaïne chlorhydrate	0,2 mg
Aspartam	+

Dans quel cas ce médicament est-il prescrit ?

Ce médicament contient un *antiseptique* (chlorhexidine) qui a un effet antibactérien et un *anesthésique* local (tétracaïne) qui a un effet *antalgique*.
Il est utilisé dans le traitement des maux de gorge peu intenses et sans fièvre, des *aphtes* et des petites plaies de la bouche.

Contre-indications

Ce médicament ne doit pas être utilisé dans les cas suivants :
- *allergie* aux *anesthésiques* locaux,
- *phénylcétonurie* (présence d'aspartam),
- enfant de moins de 6 ans.

Attention : En l'absence d'amélioration au bout de 5 jours, de douleur en avalant ou en cas d'apparition de fièvre, consultez votre médecin. Il pourra faire la différence entre une *pharyngite* et une angine. En cas d'angine bactérienne, un traitement *antibiotique* est nécessaire afin d'éviter des complications ultérieures, cardiaques ou rénales.
L'usage prolongé des traitements antiseptiques locaux (*gargarisme*, *collutoire*, pastille) n'est pas souhaitable ; il peut modifier l'équilibre microbien naturel de la gorge.
Une surconsommation pourrait entraîner le passage de l'anesthésique local dans le sang et provoquer des troubles nerveux et cardiaques : respectez la *posologie*.
Sportif : les *anesthésiques* locaux ont été retirés de la liste des substances dopantes publiée dans les arrêtés du 20 avril et du 16 août 2004 par le ministère de la Jeunesse et des Sports.

Interactions avec d'autres substances

Il est généralement inutile d'associer des *antiseptiques* différents. Ceux-ci peuvent être contenus dans de nombreux produits disponibles en automédication : pastille, *collutoire* et solution nasale ; demandez conseil à votre pharmacien.

Grossesse et allaitement

L'effet de ce médicament pendant la grossesse ou l'allaitement est mal connu. L'évaluation du risque éventuel lié à son utilisation est individuelle : demandez conseil à votre pharmacien ou à votre médecin.

Mode d'emploi et posologie

Les pastilles doivent être sucées lentement, sans être croquées.
Les prises doivent être réparties au cours de la journée et espacées d'au moins 2 heures.

Posologie usuelle :
- Adulte et enfant de plus de 15 ans : 1 pastille, 4 fois par jour.
- Enfant de 6 à 15 ans : 1 pastille, 2 à 3 fois par jour.

La durée du traitement est limitée à 5 jours sans avis médical.

Conseils : Chez l'enfant et la personne âgée, évitez l'usage de ce médicament avant les repas : l'*anesthésique* local est susceptible de provoquer des troubles de la déglutition ; ceux-ci pourraient être à l'origine du passage d'aliments dans les *voies* respiratoires.
Les pastilles sont sensibles à l'humidité : elles sont à conserver dans leur emballage d'origine.

Effets indésirables possibles

En cas de *réaction allergique* cutanée, arrêtez le traitement.
Engourdissement passager de la langue.
Coloration brune de la langue et des dents disparaissant à l'arrêt du traitement.

Laboratoires Pierre Fabre Médicament

CHLORHEXIDINE IVAX

Informations détaillées sur www.monvidal.com

CHLORHEXIDINE TEVA

Préparation buccale antiseptique

Présentation

CHLORHEXIDINE TEVA : solution pour *bain de bouche* ; flacon de 150 ml. Non remb.

Composition

	p 100 ml
Chlorhexidine gluconate	150 mg

Dans quel cas ce médicament est-il prescrit ?

Cette solution pour *bain de bouche* contient un *antiseptique*.

Elle est utilisée dans le *traitement d'appoint* des affections de la bouche ou de la gorge (*aphtes*, mal de gorge peu intense...).

Attention : En l'absence d'amélioration au bout de 5 jours, de douleur en avalant ou en cas d'apparition de fièvre, consultez votre médecin. Il pourra faire la différence entre une *pharyngite* et une angine. En cas d'angine bactérienne, un traitement *antibiotique* est nécessaire afin d'éviter des complications ultérieures, cardiaques ou rénales.

Le *bain de bouche* n'est pas facilement utilisable chez le jeune enfant qui risque d'avaler la solution, c'est pourquoi il est destiné à l'enfant de plus de 6 ans.

L'usage prolongé des traitements antiseptiques locaux (*gargarisme*, *collutoire*, pastille) n'est pas souhaitable ; il peut modifier l'équilibre microbien naturel de la gorge.

Interactions avec d'autres substances

Il est généralement inutile d'associer des *antiseptiques* différents. Ceux-ci peuvent être contenus dans de nombreux produits disponibles en automédication : pastille, *collutoire* et solution nasale ; demandez conseil à votre pharmacien.

Grossesse et allaitement

L'effet de ce médicament pendant la grossesse ou l'allaitement est mal connu : seul votre médecin peut évaluer le risque éventuel de son utilisation dans votre cas.

Mode d'emploi et posologie

La solution doit être utilisée pure ou diluée de moitié, en bain de bouche ou en *gargarisme* : conserver la solution dans la bouche 30 secondes, puis recracher. Elle ne doit en aucun cas être avalée.

Posologie usuelle :

- Adulte et enfant de plus de 6 ans : 1 bain de bouche ou 1 gargarisme avec 10 ml de solution, 2 à 3 fois par jour.

Conseils : Ce médicament peut être en accès libre dans certaines pharmacies ; néanmoins, n'hésitez pas à demander conseil à votre pharmacien.

Évitez de manger ou de boire dans l'heure qui suit le bain de bouche.

Effets indésirables possibles

En traitement prolongé : coloration brune de la langue et des dents, qui peut être prévenue par un brossage des dents après chaque traitement.

Réaction allergique locale.

Laboratoires Teva Classics

CHLORMADINONE 2 mg Génériques

Progestatif — sur ordonnance

Le médicament ci-dessous est un générique de LUTÉRAN (voir p. 760).

CHLORMADINONE TEVA 2 mg : comprimé *(lactose, saccharose)* boîte de 10. Liste I - Remb 65 % - 1,10 €.

CHLORMADINONE 5 mg Génériques

Progestatif — sur ordonnance

Les médicaments ci-dessous sont des génériques de LUTÉRAN (voir p. 760).

CHLORMADINONE MERCK 5 mg : comprimé *(lactose, saccharose)* boîte de 10. Liste I - Remb 65 % - 2,25 €.
CHLORMADINONE QUALIMED 5 mg : comprimé *(lactose, saccharose)* boîte de 10. Liste I - Remb 65 % - 2,25 €.
CHLORMADINONE SANDOZ 5 mg : comprimé *(lactose, saccharose)* boîte de 10. Liste I - Remb 65 % - 2,25 €.
CHLORMADINONE TEVA 5 mg : comprimé *(lactose, saccharose)* boîte de 10. Liste I - Remb 65 % - 2,25 €.

CHLORMADINONE 10 mg Génériques

Progestatif — sur ordonnance

Les médicaments ci-dessous sont des génériques de LUTÉRAN (voir p. 760).

CHLORMADINONE MERCK 10 mg : comprimé *(lactose, saccharose)* boîte de 12. Liste I - Remb 65 % - 3,70 €.
CHLORMADINONE QUALIMED 10 mg : comprimé *(lactose, saccharose)* boîte de 12. Liste I - Remb 65 % - 3,69 €.
CHLORMADINONE SANDOZ 10 mg : comprimé *(lactose, saccharose)* boîte de 12. Liste I - Remb 65 % - 3,69 €.
CHLORMADINONE TEVA 10 mg : comprimé *(lactose, saccharose)* boîte de 12. Liste I - Remb 65 % - 3,69 €.

CHLOROMAGNÉSION

Informations détaillées sur www.monvidal.com

CHLORUMAGÈNE

Informations détaillées sur www.monvidal.com

CHOLÉODORON

Homéopathie

Présentation

CHOLÉODORON : solution buvable ; flacon compte-gouttes de 30 ml. Non remb.

Composition

	p 100 g
Chelidonium majus D1	33 g
Curcuma xanthorrhiza D1	25 g
Alcool	+

Dans quel cas ce médicament est-il prescrit ?

Ce médicament contient des extraits de plantes. Il agit en facilitant la production de bile par le foie et sa sécrétion dans l'intestin.

Il est utilisé dans le *traitement symptomatique* des digestions difficiles.

Attention : N'utilisez pas ce médicament de façon prolongée sans l'avis de votre médecin : des examens peuvent être nécessaires si les *symptômes* persistent.

Grossesse et allaitement

Ce médicament contient des plantes présumées sans danger pendant la grossesse ou l'allaitement. Néanmoins, par mesure de prudence, ne l'utilisez pas sans prendre l'avis de votre pharmacien ou de votre médecin.

Mode d'emploi et posologie

Ce médicament est pris de préférence dans un liquide chaud, après les repas.

Posologie usuelle :

5 à 15 gouttes, 2 à 4 fois par jour.

Conseils : Une alimentation équilibrée, une mastication lente, la suppression des aliments difficiles à digérer et des boissons alcoolisées permettent souvent d'atténuer les troubles de la digestion.

Laboratoires Weleda

CHONDROSULF

Antiarthrosique

Présentation

CHONDROSULF 400 mg : granulé pour suspension buvable (arôme orange) ; boîte de 84 sachets. Remb 35 % - **21,31 €**.
CHONDROSULF 400 mg : gélule (vert et bleu) ; boîte de 84. Remb 35 % - **21,31 €**.

Composition

	p sachet	p gél
Chondroïtine sulfate	400 mg	400 mg

Dans quel cas ce médicament est-il prescrit ?

Ce médicament contient une substance naturelle présente notamment dans le cartilage et l'os.

Il est utilisé dans le *traitement symptomatique* de l'*arthrose* du genou ou de la hanche : il atténue les douleurs et améliore la mobilité.

Contre-indications

Ce médicament ne doit pas être utilisé dans les cas suivants :
- enfant de moins de 16 ans,
- **grossesse**,
- **allaitement**.

Attention : L'effet *antalgique* de ce médicament est différé : il apparaît environ 2 mois plus tard.

Grossesse et allaitement

Ce médicament est récent : par mesure de prudence, il est contre-indiqué pendant la grossesse et l'allaitement.

Mode d'emploi et posologie

Ce médicament doit être pris au cours des repas.

Posologie usuelle :

1 sachet ou 1 gélule, 3 fois par jour.

Effets indésirables possibles

Réaction allergique cutanée.
Rarement : nausées, vomissements.

Laboratoires Genévrier SA

CHOPHYTOL

Phytothérapie

Présentation

CHOPHYTOL : comprimé (marron) ; boîte de 60. Non remb.
CHOPHYTOL : comprimé (marron) ; boîte de 180. Non remb.
CHOPHYTOL : solution buvable ; flacon de 120 ml. Non remb.

Composition

	p cp	p c à c
Artichaut, extrait	200 mg	1 g
Alcool		130 mg

Dans quel cas ce médicament est-il prescrit ?

Ce médicament contient un extrait de plante.

Il est traditionnellement utilisé pour faciliter les fonctions d'élimination digestive et rénale.

Attention : Des précautions sont nécessaires en cas d'obstruction des *voies biliaires* et d'*insuffisance hépatique* grave.

Grossesse et allaitement

Ce médicament contient une plante présumée sans danger pendant la grossesse ou l'allaitement. Néanmoins, par mesure de prudence, ne l'utilisez pas sans prendre l'avis de votre pharmacien ou de votre médecin.

Mode d'emploi et posologie

La solution buvable doit être diluée dans un peu de liquide.

Posologie usuelle :

- Adulte : 1 ou 2 comprimés ou 1 cuillère à café de solution buvable, avant les 3 principaux repas ou au moment des troubles.

Conseils : Une alimentation équilibrée, une mastication lente, la suppression des aliments difficiles à digérer et des boissons alcoolisées permettent souvent d'atténuer les troubles de la digestion.

Effets indésirables possibles

À forte dose : diarrhée.

Laboratoires Rosa-Phytopharma

CHROMARGON

Informations détaillées sur www.monvidal.com

CHRONADALATE

Inhibiteur calcique — sur ordonnance

Présentation

CHRONADALATE LP 30 mg : comprimé à *libération prolongée* ; boîte de 30. Liste I - Remb 65 % - **11,36 €**.
CHRONADALATE LP 30 mg : comprimé à *libération prolongée* ; boîte de 90. Liste I - Remb 65 % - **32,90 €**.

Composition

	p cp LP
Nifédipine	30 mg

Dans quel cas ce médicament est-il prescrit ?

Ce médicament est un *vasodilatateur* qui appartient à la famille des *inhibiteurs calciques*.

Il est utilisé dans le traitement de l'*hypertension artérielle* et dans le *traitement préventif* des crises d'*angine de poitrine* en association avec un *bêtabloquant*.

Contre-indications

Ce médicament ne doit pas être utilisé en cas d'*infarctus du myocarde* récent (1 mois) et d'*angine de poitrine* grave.

> **Attention :** En cas de douleur thoracique survenant systématiquement dans la demi-heure qui suit la prise du médicament, consultez votre médecin avant de poursuivre le traitement.
> Des précautions sont nécessaires en cas d'*insuffisance hépatique*.

Interactions avec d'autres substances

Ce médicament peut interagir avec les médicaments contenant de la ciclosporine.

Informez par ailleurs votre médecin si vous prenez un *bêtabloquant*, un *anticonvulsivant* (carbamazépine, phénobarbital, phénytoïne, primidone) ou un médicament contenant de la rifampicine ou de la cimétidine.

En outre, l'effet *antihypertenseur* de ce médicament peut être augmenté par certains médicaments tels que les *neuroleptiques*, les *antidépresseurs imipraminiques*, les médicaments contenant du baclofène ; il peut être diminué par les *corticoïdes*. Votre médecin doit être informé si vous êtes traité par l'un ou l'autre de ces médicaments.

Grossesse et allaitement

Ce médicament est déconseillé chez la femme enceinte ou susceptible de l'être. Si une grossesse survient au cours du traitement, prévenez votre médecin.

Ce médicament passe dans le lait maternel ; un choix est donc nécessaire entre l'allaitement et la prise du médicament. Cette décision devra être prise en accord avec votre médecin.

Mode d'emploi et posologie

Les comprimés sont avalés avec un verre d'eau, sans être croqués ni écrasés, pendant ou en dehors des repas.

Ce médicament doit être pris tous les jours à la même heure, de préférence le matin.

Posologie usuelle :

- Adulte : 1 à 2 comprimés par jour.

> **Conseils :** Les comprimés doivent être conservés à l'abri de la lumière et de l'humidité.
> Le traitement ne dispense pas des mesures simples pouvant faire baisser la tension artérielle : activité physique régulière, modération de la consommation de boissons alcoolisées, lutte contre l'excès de poids.
> Il est normal de retrouver le comprimé dans les selles : son contenu a été libéré dans l'intestin.
> En cas de constipation sévère préexistante, susceptible d'être aggravée par ce médicament, le médecin pourra éventuellement prescrire un *laxatif lubrifiant*.

Effets indésirables possibles

Les plus fréquents sont la conséquence de la dilatation des vaisseaux sanguins :

- rougeur du visage, bouffées de chaleur, maux de tête ;
- jambes lourdes et enflées.

Plus rarement : baisse excessive de la tension artérielle, étourdissements, fatigue, gonflement des gencives, constipation ou diarrhée, crampes, *réaction allergique*.

Exceptionnellement : aggravation de l'*angine de poitrine*, augmentation des *transaminases*, jaunisse.

Laboratoires Bayer Santé

CHRONO-INDOCID

Anti-inflammatoire non stéroïdien — **sur ordonnance**

Présentation

CHRONO-INDOCID 75 : gélule (transparent et jaune) ; boîte de 20. Liste I - Remb 65 % - **5,42 €**.

Composition

	p gél
Indométacine	75 mg
Saccharose	+

Dans quel cas ce médicament est-il prescrit ?

Ce médicament est un *anti-inflammatoire* non stéroïdien (*AINS*). Il lutte contre l'*inflammation* et la douleur, fait baisser la fièvre et fluidifie le sang.

Il est utilisé chez l'adulte dans le *traitement symptomatique* des *rhumatismes inflammatoires* et de certaines *arthroses*.

Contre-indications

Ce médicament ne doit pas être utilisé dans les cas suivants :

- *antécédent* d'*allergie* ou d'*asthme* provoqué par la prise d'*AINS*, y compris l'aspirine ;
- *ulcère* de l'estomac ou du *duodénum*, *hémorragie* digestive ;
- *insuffisance hépatique* ou *rénale* grave ;
- *insuffisance cardiaque* grave ;
- enfant de moins de 15 ans ;
- **grossesse** (à partir du 6e mois).

> **Attention :** Tout traitement prolongé ou surdosage d'*AINS* expose à des effets indésirables graves.
> Certaines situations doivent conduire à ne poursuivre le traitement qu'après un avis médical :
> - brûlures d'estomac importantes ou selles noires et nauséabondes pouvant traduire une irritation ou un saignement du tube digestif ;
> - *éruption cutanée*, crise d'*asthme* ;
> - fatigue inhabituelle et intense, ou baisse brutale et importante du volume des urines chez une personne souffrant d'*insuffisance cardiaque*, déshydratée ou traitée par *diurétique*.
>
> Des précautions sont nécessaires en cas de troubles nerveux, d'*épilepsie*, de maladie de *Parkinson*, d'*antécédent* d'*ulcère* de l'estomac ou du *duodénum*, de risque hémorragique, et chez la personne âgée.
> Certains médecins considèrent que les anti-inflammatoires peuvent diminuer l'efficacité des stérilets et exposer à un risque de grossesse non désirée. Ce risque est actuellement très controversé.

Conducteur : ce médicament peut provoquer parfois des étourdissements et des troubles de la vue.

Interactions avec d'autres substances

Ce médicament peut interagir avec d'autres médicaments, notamment :
- l'aspirine et les autres *anti-inflammatoires* non stéroïdiens : risque d'accroissement des effets indésirables ;
- les *anticoagulants* et les *antiagrégants plaquettaires* : augmentation du risque hémorragique ;
- le lithium (TÉRALITHE, NEUROLITHIUM...) : augmentation du taux de lithium dans le sang ;
- le méthotrexate.

Informez par ailleurs votre médecin ou votre pharmacien si vous prenez un *diurétique*, un *inhibiteur de l'enzyme de conversion*, un *inhibiteur de l'angiotensine II*, un *bêtabloquant* ou un médicament contenant de la desmopressine ou de la ciclosporine.

Grossesse et allaitement

Des effets néfastes pour l'enfant à naître ont été mis en évidence lorsque les *AINS* sont utilisés au cours des 4 derniers mois de la grossesse ; le risque existe même avec une seule prise et même si la grossesse est à terme. L'usage de ce médicament est contre-indiqué pendant cette période.

Pendant les 5 premiers mois, l'effet de ce médicament est mal connu : seul votre médecin peut évaluer le risque éventuel de son utilisation dans votre cas.

Ce médicament passe dans le lait maternel ; un choix est donc nécessaire entre l'allaitement et la prise du médicament. Cette décision devra être prise en accord avec votre médecin.

Mode d'emploi et posologie

Les gélules doivent être avalées sans être ouvertes, avec un verre d'eau, de préférence au cours des repas.

Posologie usuelle :
- Adulte : 1 ou 2 gélules par jour.

Conseils : Les anti-inflammatoires ne sont pas des médicaments anodins. Du fait de la possibilité d'effets indésirables graves, ils ne doivent être utilisés que lorsqu'ils sont nécessaires, ce qui n'est pas le cas pour les affections rhumatismales peu douloureuses et les traumatismes bénins. Ce médicament vous a été prescrit dans une situation précise : ne le conseillez pas à un proche et ne le réutilisez pas sans avis médical.

Ne dépassez pas la *posologie* ni la durée de traitement prescrites par votre médecin, afin de limiter les effets indésirables.

Effets indésirables possibles

Nausées, vomissements, douleurs abdominales.

Maux de tête (pouvant nécessiter l'arrêt du traitement), *vertiges*, fatigue.

Rarement :
- *ulcère* de l'estomac ou du *duodénum*, *hémorragie* du tube digestif, le plus souvent lors de traitement à forte dose ;
- *réaction allergique* : *éruption cutanée*, démangeaison, *œdème*, *asthme* ;
- confusion mentale, troubles du sommeil, troubles nerveux, fourmillement des extrémités, aggravation d'une *épilepsie* ou d'une maladie de *Parkinson* ;
- troubles de la vision (un examen ophtalmologique est recommandé lors d'un traitement prolongé) ou de l'audition ;
- modification de la tension artérielle, *palpitations*, douleur thoracique... ;
- anomalie de la *numération formule sanguine*, augmentation des *transaminases*, *hyperkaliémie*.

Laboratoires Merck Sharp et Dohme-Chibret

CIALIS

Médicament de l'impuissance — sur ordonnance

Présentation

CIALIS 2,5 mg : comprimé (orange clair) ; boîte de 28. Liste I - Non remb.
CIALIS 5 mg : comprimé (jaune clair) ; boîte de 28. Liste I - Non remb.
CIALIS 10 mg : comprimé (jaune clair) ; boîte de 4. Liste I - Non remb.
CIALIS 20 mg : comprimé (jaune) ; boîte de 4. Liste I - Non remb.
CIALIS 20 mg : comprimé (jaune) ; boîte de 8. Liste I - Non remb.

Composition

	p cp	p cp
Tadalafil	2,5 mg	5 mg
Lactose	+	+

	p cp	p cp
Tadalafil	10 mg	20 mg
Lactose	+	+

Dans quel cas ce médicament est-il prescrit ?

Ce médicament est un *vasodilatateur* qui agit spécifiquement sur la verge. Son action sur le reste du système cardiovasculaire est minime et ne prête à conséquence qu'en cas de prise conjointe de médicaments vasodilatateurs nitrés (voir Interactions). Il ne peut fonctionner qu'en cas de situation de désir sexuel et ne déclenche généralement pas l'érection à lui seul. Son effet se manifeste au plus tard une heure après la prise et peut durer encore 36 heures après. L'érection est améliorée ou restaurée chez 75 % des utilisateurs, toutes causes d'impuissance confondues (sauf radiothérapie locale et certains actes chirurgicaux).

Il est utilisé dans le traitement des troubles de l'érection.

Contre-indications

Ce médicament ne doit pas être utilisé dans les cas suivants :
- fragilité cardiovasculaire contre-indiquant l'effort que représente l'acte sexuel (*angine de poitrine* grave, *insuffisance cardiaque* grave...) ;
- situations dans lesquelles l'effet du médicament n'a pas été étudié : *hypertension artérielle* ou *troubles du rythme cardiaque* non contrôlés par un traitement, hypotension grave, *antécédent* récent d'*accident vasculaire cérébral* ou d'*infarctus du myocarde* ;
- en association avec des *vasodilatateurs* nitrés (voir Interactions).

Attention : La reprise d'une activité sexuelle chez un homme fragilisé par l'âge ou une maladie chronique peut être à l'origine d'un accident cardiovasculaire. Un bilan médical préalable est nécessaire.

Des précautions sont nécessaires chez les hommes présentant une malformation du pénis ou souffrant d'une maladie les prédisposant au *priapisme* (drépanocytose, myélome multiple, leucémie).

Le traitement médicamenteux des troubles de l'érection ne se conçoit que lorsque les causes curables de l'impuissance ont été recherchées. Les impuissances d'origines psychologiques peuvent être améliorées ou guéries par des thérapies spécifiques.

Compte-tenu de ses effets indésirables potentiels, ce médicament peut, chez certaines personnes, ne pas être compatible avec la conduite automobile ou le maniement de machines dangereuses. Assurez-vous à l'occasion des premières prises que vous supportez bien ce médicament avant de conduire ou d'utiliser une machine.

Interactions avec d'autres substances

L'association du tadalafil avec des *vasodilatateurs* nitrés peut provoquer des hypotensions graves. Ces vasodilatateurs peuvent être des médicaments pour le cœur : nitroprussiate, nitrite, nitrates, trinitrine, linsidomine, molsidomine, nicorandil. Il peut également s'agir de produits vendus en sex-shops : « poppers », « boosts », « snappers », qui contiennent des nitrites et sont utilisés comme amplificateurs d'orgasme ou pour dilater l'anus.

L'effet du tadalafil peut être augmenté par les médicaments qui contiennent du ritonavir, du saquinavir, de l'itraconazole, du kétoconazole ou de l'érythromycine : une diminution de la *posologie* du tadalafil peut être nécessaire.

Le tadalafil peut également interagir avec les *alphabloquants*, notamment ceux utilisés dans le traitement des troubles urinaires dus à un *adénome de la prostate*.

Grossesse et allaitement

Ce médicament n'a pas d'indication chez la femme.

Mode d'emploi et posologie

Ce médicament peut être pris indifféremment pendant ou entre les repas.

Posologie usuelle :

- Homme de plus de 18 ans : 1 comprimé à 10 mg, entre 30 minutes et 12 heures avant le rapport sexuel. En d'effet insuffisant, cette dose peut être portée à 20 mg. L'efficacité du médicament peut persister jusqu'à 36 heures après la prise. Il est recommandé de ne pas dépasser une prise par jour.

Chez les hommes qui prévoient un usage fréquent de ce médicament (au moins deux fois par semaine), il est possible de prendre 1 comprimé à 2,5 mg ou à 5 mg par jour. La décision devra être prise avec le médecin.

Conseils : Ce médicament n'est pas un aphrodisiaque, il ne crée pas le désir sexuel, mais permet de le concrétiser.

Effets indésirables possibles

Très fréquemment (plus de 10 % des utilisateurs) : maux de tête, digestion difficile.

Fréquemment : *vertiges*, rougeur du visage, nez bouché, douleur dorsale ou musculaire.

Ont également été observés : œdème des paupières, douleur oculaire et yeux rouges.

Le risque de *priapisme* est faible. Si l'érection dépasse quatre heures, le médecin doit être joint en urgence pour qu'un traitement adapté puisse être mis en œuvre.

Laboratoires Lilly France

CIBACALCINE

Calcitonine

sur ordonnance

Présentation

CIBACALCINE 0,25 mg : préparation injectable ; boîte de 5 flacons de poudre et de 5 ampoules de solvant de 1 ml. Liste II - Remb 35 % - **16,53 €.**

CIBACALCINE 0,50 mg : préparation injectable ; boîte de 5 flacons de poudre et de 5 ampoules de solvant de 1 ml. Liste II - Remb 35 % - **28,40 €.**

Composition

	p flacon	p flacon
Calcitonine de synthèse	0,25 mg	0,50 mg

Dans quel cas ce médicament est-il prescrit ?

Ce médicament contient une calcitonine de synthèse, identique à la calcitonine humaine. Normalement secrétée par les glandes *parathyroïdes*, cette *hormone* freine l'activité des cellules qui détruisent l'os (*ostéoclastes*). Elle a aussi une action *antalgique*.

Il est utilisé dans :

- le traitement de la maladie de *Paget* et de certaines maladies qui provoquent une *hypercalcémie*,
- la prévention de la décalcification osseuse lors d'une immobilisation prolongée (notamment en cas de fracture récente due à *ostéoporose*).

Attention :
Conducteur : ce médicament peut être responsable de *vertiges*.

Grossesse et allaitement

L'effet de ce médicament pendant la grossesse ou l'allaitement est mal connu : seul votre médecin peut évaluer le risque éventuel de son utilisation dans votre cas.

Mode d'emploi et posologie

La solution doit être reconstituée : le solvant est injecté dans le flacon de poudre. Après dissolution complète, la solution obtenue est injectée par *voie* intraveineuse, intramusculaire ou sous-cutanée.

Posologie usuelle :

- Adulte de plus de 18 ans : la posologie est individuelle et adaptée par votre médecin en fonction de la maladie en cause et de l'évolution des signes.

Conseils : Compte tenu des effets indésirables digestifs possibles après l'administration de la solution, il est préférable de prévoir l'injection au coucher ou après un repas.

La solution doit être utilisée immédiatement après reconstitution, mais peut être conservée en cas de nécessité 24 heures au réfrigérateur.

Effets indésirables possibles

Très fréquents (plus de 10 % des patients) : nausées avec ou sans vomissements, surtout lors des premières injections, rougeur du visage ou du haut du corps 10 à 20 minutes après l'injection.

Rarement (moins de 1 % des patients) : diarrhée, inflammation au point d'injection, *éruption cutanée*, goût métallique dans la bouche, sensation de *vertiges*, envie fréquente d'uriner.

Exceptionnellement : *réaction allergique* grave (gonflement de la langue et de la gorge, *choc anaphylactique*...).

Laboratoires Novartis Pharma SAS

CIBACÈNE

Inhibiteur de l'enzyme de conversion

sur ordonnance

Présentation

CIBACÈNE 5 : comprimé sécable (ovale ; jaune pâle) ; boîte de 28. Liste I - Remb 65 % - **10,22 €**.
CIBACÈNE 5 : comprimé sécable (ovale ; jaune pâle) ; boîte de 30. Liste I - Remb 65 % - **10,92 €**.
CIBACÈNE 5 : comprimé sécable (ovale ; jaune pâle) ; boîte de 90. Liste I - Remb 65 % - **31,67 €**.
CIBACÈNE 10 : comprimé (jaune) ; boîte de 28. Liste I - Remb 65 % - **17,83 €**.
CIBACÈNE 10 : comprimé (jaune) ; boîte de 30. Liste I - Remb 65 % - **49,47 €**.
CIBACÈNE 10 : comprimé (jaune) ; boîte de 90. Liste I - Remb 65 % - **16,68 €**.

Composition

	p cp	p cp
Bénazépril chlorhydrate	5 mg	10 mg
Lactose	+	+
Huile de ricin	+	+

Dans quel cas ce médicament est-il prescrit ?

Ce médicament appartient à la famille des *inhibiteurs de l'enzyme de conversion* (IEC). Il bloque l'enzyme de conversion, une enzyme rénale nécessaire à la formation de l'angiotensine II ; cette substance est responsable d'une contraction des artères qui augmente la tension artérielle et fatigue le cœur. Le blocage de l'enzyme de conversion permet ainsi une baisse de la tension artérielle.

Il est utilisé dans le traitement de l'*hypertension artérielle* et de certaines formes d'*insuffisance rénale* liée à l'hypertension.

Contre-indications

Ce médicament ne doit pas être utilisé dans les cas suivants.

- *allergie* aux médicaments de la famille des *inhibiteurs de l'enzyme de conversion*,
- prédisposition à l'œdème de *Quincke*,
- occlusion intestinale (présence d'huile de ricin),
- **grossesse** (à partir du 4e mois).

Votre médecin est seul juge pour prescrire ce médicament en cas d'*hyperkaliémie* ou de rétrécissement des artères rénales.

Attention : En cas de gonflement du visage (lèvres, paupières...) ou d'une autre région du corps, consultez votre médecin avant toute nouvelle prise de ce médicament ; il peut s'agir d'un œdème de *Quincke*.

L'usage des *inhibiteurs de l'enzyme de conversion* est déconseillé en période de désensibilisation aux venins d'*hyménoptères* (abeille, guêpe, etc) : risque de *réaction allergique* grave.

La baisse de la tension artérielle peut être importante lors des premières prises du médicament, en particulier si vous suiviez auparavant un traitement prolongé par *diurétique* ou un régime sans *sel*. Dans ce cas, le traitement est généralement initié avec de faibles posologies, sous surveillance médicale plus étroite.

Les inhibiteurs de l'enzyme de conversion sont parfois responsables d'une *hyperkaliémie* ; un contrôle régulier de la *créatinine* et du taux de *potassium* dans le sang peut être nécessaire, notamment en cas d'*insuffisance rénale*, de *diabète* et chez la personne âgée.

Les sels de régime contiennent souvent du potassium ; ils ne doivent pas être utilisés sans avis médical.

Si vous êtes dialysé, prévenez votre centre de *dialyse* de la prise de ce médicament.

Conducteur : ce médicament peut être responsable de *vertiges* lors des premières prises.

Interactions avec d'autres substances

Ce médicament peut interagir avec les *diurétiques* et les médicaments qui contiennent du potassium ou du lithium.

Informez par ailleurs votre médecin ou votre pharmacien si vous prenez un *antidiabétique*, un *AINS* ou de l'aspirine à forte dose (plus de 3 g par jour).

En outre, l'effet *antihypertenseur* de ce médicament peut être augmenté par certains médicaments tels que les *neuroleptiques*, les *antidépresseurs imipraminiques*, les *alphabloquants* utilisés dans certains troubles urinaires, les médicaments contenant du baclofène ; il peut être diminué par les *corticoïdes*. Votre médecin doit être informé si vous êtes traité par l'un ou l'autre de ces médicaments.

Grossesse et allaitement

L'effet de ce médicament pendant les 3 premiers mois de la grossesse est mal connu. Par prudence, son usage est déconseillé.

Au cours des 6 derniers mois de la grossesse, la prise prolongée d'un *inhibiteur de l'enzyme de conversion* peut endommager les reins du fœtus. L'utilisation de ce médicament est contre-indiquée à partir du 4e mois de la grossesse.

En conséquence, un désir de grossesse nécessite le remplacement de ce médicament par un autre antihypertenseur. Si une grossesse survient alors que vous prenez ce médicament, consultez rapidement votre médecin pour qu'il modifie votre traitement. Des *échographies* régulières sont parfois nécessaires pour s'assurer de l'absence d'anomalie.

Les données disponibles ne permettent pas de savoir si ce médicament passe dans le lait maternel ; un choix est donc nécessaire entre l'allaitement et la prise du médicament. Cette décision devra être prise en accord avec votre médecin.

Mode d'emploi et posologie

Ce médicament est pris indifféremment au cours ou en dehors des repas, en 1 prise quotidienne.

Posologie usuelle :

- Adulte : 10 mg par jour.

En cas d'*insuffisance rénale*, d'*athérosclérose*, de traitement par des *diurétiques* ou de régime sans *sel*, en particulier chez la personne âgée, la *posologie* initiale est faible ; elle est augmentée progressivement par le médecin en fonction des effets du médicament.

Conseils : Votre tension artérielle doit être contrôlée régulièrement. Les appareils permettant une mesure automatique de la tension à domicile utilisent souvent un procédé de mesure différent de celui qu'emploie votre médecin. Si vous avez un tel appareil, apportez-le en consultation pour vous assurer que la mesure obtenue est bien conforme à celle du tensiomètre de votre médecin.

Le traitement médicamenteux ne dispense pas de mesures simples pouvant faire baisser la tension artérielle : activité physique régulière, modération de la consommation de boissons alcoolisées et de *sel*, lutte contre l'excès de poids.

Effets indésirables possibles

Comme pour tous les *inhibiteurs de l'enzyme de conversion* :
- toux sèche ;
- baisse excessive de la tension artérielle (voir Attention), *hypotension orthostatique* ;
- maux de tête, fatigue, étourdissement ;
- *troubles digestifs* ;
- *réactions allergiques* : *éruption cutanée*, œdème de *Quincke* (exceptionnel) ;
- anomalie de la *numération formule sanguine*, en particulier chez les patients sous *traitement immunodépresseur*, hépatite (exceptionnelle).

Laboratoires Meda Pharma

CIBADREX

Association d'antihypertenseurs — sur ordonnance

Présentation

CIBADREX 10 mg/12,5 mg : comprimé sécable (rose) ; boîte de 30. Liste I - Remb 65 % - **20,89 €**.
CIBADREX 10 mg/12,5 mg : comprimé sécable (rose) ; boîte de 90. Liste I - Remb 65 % - **57,28 €**.

Composition

	p cp
Bénazépril chlorhydrate	10 mg
Hydrochlorothiazide	12,5 mg
Lactose	+

Dans quel cas ce médicament est-il prescrit ?

Cet *antihypertenseur* contient deux substances :
- le bénazépril, un *inhibiteur de l'enzyme de conversion*. il empêche la formation d'une substance responsable d'une contraction des artères, qui augmente la tension artérielle et fatigue le cœur ;
- l'hydrochlorothiazide, un *diurétique* dont la structure chimique est proche de celle des *sulfamides*. Son action renforce celle du bénazépril.

Ce médicament est utilisé dans le traitement de l'*hypertension artérielle*.

Contre-indications

Ce médicament ne doit pas être utilisé dans les cas suivants :
- *allergie* aux médicaments de la famille des *inhibiteurs de l'enzyme de conversion* ou à celle des *sulfamides*,
- prédisposition à l'œdème de *Quincke*,
- *insuffisance rénale* grave,
- *encéphalopathie hépatique*,
- **grossesse** (à partir du 4e mois).

Attention : Des précautions s'imposent chez les personnes souffrant d'*hypertension artérielle* due à un rétrécissement des artères rénales.

En cas de gonflement du visage (lèvres, paupières...) ou d'une autre région du corps, consultez votre médecin avant toute nouvelle prise de ce médicament ; il peut s'agir d'un œdème de *Quincke*.

L'usage des *inhibiteurs de l'enzyme de conversion* est déconseillé en période de désensibilisation aux venins d'*hyménoptères* (abeille, guêpe, etc) : risque de *réaction allergique* grave.

La baisse de la tension artérielle peut être importante lors des premières prises du médicament, en particulier si vous suiviez auparavant un traitement prolongé par *diurétique* ou un régime sans *sel*. Dans ce cas, le traitement est généralement initié avec de faibles posologies, sous surveillance médicale plus étroite.

Chez les personnes atteintes d'une *insuffisance hépatique*, l'apparition de troubles de la conscience peut annoncer une complication. Ne poursuivez pas le traitement sans l'avis de votre médecin.

Faites pratiquer régulièrement les analyses de sang prescrites par votre médecin ; elles sont notamment destinées à vérifier le bon fonctionnement de vos reins (dosage de la *créatinine*) et les taux de *potassium* et de *sodium* sanguins.

Le diurétique contenu dans ce médicament peut faire baisser la *kaliémie* : évitez d'utiliser des *laxatifs stimulants* dont l'usage régulier contribue à la baisse du taux de potassium dans le sang. Il peut par ailleurs augmenter le taux sanguin d'*acide urique* (possibilité de crise de *goutte*).

L'hydrochlorothiazide peut entraîner une sensibilité accrue de la peau au soleil (*photosensibilisation*) et provoquer des réactions cutanées (coup de soleil, brûlures) en cas d'exposition même faible aux rayons ultraviolets. Il est important de se protéger efficacement du soleil, notamment en cas d'*antécédent* de photosensibisation lors du traitement.

Conducteur : ce médicament peut être responsable de *vertiges* lors des premières prises.

Sportif : ce médicament contient une substance susceptible de rendre positifs certains *tests antidopage*.

Interactions avec d'autres substances

Ce médicament peut interagir avec les médicaments susceptibles de provoquer une *hyperkaliémie* (*diurétique*, sel de *potassium*...), avec les médicaments donnant des *torsades de pointes* et avec les médicaments contenant du lithium.

Informez par ailleurs votre médecin si vous prenez un *digitalique*, un *laxatif stimulant*, un *AINS*, ou un médicament contenant de la metformine, de la carbamazépine, de la ciclosporine ou un sel de calcium.

En outre, l'effet *antihypertenseur* de ce médicament peut être augmenté par certains médicaments tels que les *neuroleptiques*, les *antidépresseurs imipraminiques*, les médicaments contenant du baclofène ; il peut être diminué par les *corticoïdes*. Votre médecin doit être informé si vous êtes traité par l'un ou par l'autre.

Chez le diabétique traité par l'*insuline*, une adaptation de la *posologie* de l'insuline peut être nécessaire.

Grossesse et allaitement

L'effet de ce médicament pendant les 3 premiers mois de la grossesse est mal connu. Par prudence, son usage est déconseillé.

Au cours des 6 derniers mois de la grossesse, la prise prolongée d'un *inhibiteur de l'enzyme de conversion* peut endommager les reins du fœtus. L'utilisation de ce médicament est contre-indiquée à partir du 4e mois de la grossesse.

En conséquence, un désir de grossesse nécessite le remplacement de ce médicament par un autre antihypertenseur. Si une grossesse survient alors que vous prenez ce médicament, consultez rapidement votre médecin pour qu'il modifie votre traitement. Des *échographies* régulières sont parfois nécessaires pour s'assurer de l'absence d'anomalie.

Ce médicament passe dans le lait maternel ; un choix est donc nécessaire entre l'allaitement et la prise du médicament. Cette décision devra être prise en accord avec votre médecin.

Mode d'emploi et posologie

Ce médicament est pris indifféremment au cours ou en dehors des repas, en 1 prise quotidienne.

Posologie usuelle :

- Adulte : 1 comprimé par jour.

En cas d'*insuffisance rénale*, d'*athérosclérose*, de traitement préalable par des *diurétiques* ou de régime sans *sel*, en particulier chez la personne âgée, la *posologie* initiale est faible ; elle est augmentée progressivement par le médecin en fonction des effets du médicament.

Conseils : Votre tension artérielle doit être contrôlée régulièrement. Les appareils permettant une mesure automatique de la tension à domicile utilisent souvent un procédé de mesure différent de celui qu'emploie votre médecin. Si vous avez un tel appareil, apportez-le en consultation pour vous assurer que la mesure obtenue est bien conforme à celle du tensiomètre de votre médecin.

Le traitement médicamenteux ne dispense pas de mesures simples pouvant faire baisser la tension artérielle : activité physique régulière, modération de la consommation de boissons alcoolisées et de *sel*, lutte contre l'excès de poids.

Effets indésirables possibles

Toux sèche.

Baisse excessive de la tension artérielle (voir Attention) ; *hypotension orthostatique.*

Maux de tête, fatigue, étourdissement, fourmillement des extrémités.

Troubles digestifs.

Éruption cutanée.

Augmentation du taux de *créatinine*, d'*acide urique* ou de glucose dans le sang et exceptionnellement du calcium.

Baisse du taux de *potassium* dans le sang, associée ou non à des crampes.

Rarement : baisse de taux de sodium dans le sang (natrémie) et risque de troubles du comportement, anomalie de la *numération formule sanguine.*

Exceptionnellement : œdème de *Quincke*, *pancréatite*, troubles de la vue.

Laboratoires Meda Pharma

CIBLOR

Antibiotiques : pénicilline
+ inhibiteur de bêtalactamase

sur ordonnance

Présentation

CIBLOR Nourrisson 100 mg/12,5 mg par ml : poudre pour suspension buvable (arôme fraise) ; flacon de 30 ml (112 doses-graduation) avec pipette-seringue graduée de 0 à 15 kg. Liste I - Remb 65 % - **3,85 €**.

CIBLOR Enfant 100 mg/12,5 mg par ml : poudre pour suspension buvable (arôme fraise) ; flacon de 60 ml (224 doses-graduation) avec pipette-seringue graduéee de 0 à 30 kg. Liste I - Remb 65 % - **6,58 €**.

CIBLOR 500 mg/62,5 mg : comprimé ; boîte de 16. Liste I - Remb 65 % - **7,44 €**.

CIBLOR 500 mg/62,5 mg : comprimé ; boîte de 24. Liste I - Remb 65 % - **9,24 €**.

CIBLOR 1 g/125 mg : poudre pour suspension buvable (arômes : citron, pêche, fraise) ; boîte de 8 sachets. Liste I - Remb 65 % - **7,44 €**.

CIBLOR 1 g/125 mg : poudre pour suspension buvable (arômes : citron, pêche, fraise) ; boîte de 12 sachets. Liste I - Remb 65 % - **9,24 €**.

Composition

	susp Nour p ml	susp Enf p ml
Amoxicilline	100 mg	100 mg
Acide clavulanique	12,5 mg	12,5 mg
Potassium	2,45 mg	2,45 mg
Aspartam	+	+

	p cp	p sachet
Amoxicilline	500 mg	1 g
Acide clavulanique	62,5 mg	125 mg
Potassium	12,27 mg	24,54 mg
Aspartam		+

Dans quel cas ce médicament est-il prescrit ?

Ce médicament contient un *antibiotique* qui appartient à la famille des *pénicillines* à spectre élargi, c'est-à-dire actives sur un plus grand nombre de *germes* que la pénicilline simple. L'adjonction d'acide clavulanique permet d'empêcher la destruction de l'amoxicilline par certaines *bactéries.*

Il est utilisé dans le traitement de diverses maladies infectieuses, notamment des poumons, des bronches, du nez, de la gorge ou des oreilles, de l'appareil urinaire, des *voies* génitales, des gencives et des dents.

Contre-indications

Ce médicament ne doit pas être utilisé dans les cas suivants :

- *allergie* aux *pénicillines* ou aux *céphalosporines*,
- *mononucléose infectieuse*,
- *antécédent* d'*hépatite* lors de la prise d'un médicament contenant amoxicilline + acide clavulanique (AUGMENTIN, CIBLOR...),
- *phénylcétonurie* (poudres pour suspension buvable : présence d'aspartam).

Attention : La survenue de toute *réaction allergique* (boutons, *œdème*, malaise) impose l'arrêt du traitement. Consultez rapidement votre médecin. Pensez à signaler tout *antécédent* d'allergie aux *antibiotiques* de la famille des *bêtalactamines* (*pénicillines* et *céphalosporines*). Il contre-indique l'usage de ce médicament.

Une diminution de la fièvre ou une disparition des *symptômes* ne sont pas synonymes de guérison : la durée du traitement doit absolument être

respectée pour éviter les rechutes ou l'apparition d'une *résistance* du *germe* à l'*antibiotique*.
Des précautions sont nécessaires en cas d'*insuffisance rénale* ou *hépatique*.
De nombreux *antibiotiques* peuvent provoquer des selles liquides ou une *diarrhée*, généralement bénigne. En revanche, une diarrhée importante survenant pendant ou dans les jours qui suivent le traitement antibiotique doit être signalée à votre médecin.

Interactions avec d'autres substances

Ce médicament peut interagir avec les médicaments contenant du méthotrexate.
Informez par ailleurs votre médecin si vous prenez un médicament contenant de l'allopurinol.

Grossesse et allaitement

Aucun effet néfaste pour l'enfant à naître n'a été établi avec ce médicament. Il peut être prescrit pendant la grossesse.
Ce médicament passe dans le lait maternel ; la poursuite de l'allaitement est possible, mais tout *symptôme* survenant chez le nourrisson devra être signalé au médecin : *muguet*, éruption de boutons... pouvant traduire une *intolérance* ou une *allergie*.

Mode d'emploi et posologie

Les repas ne modifient pas l'absorption du médicament, qui peut donc être pris à n'importe quel moment de la journée. Néanmoins, la prise du médicament au début du repas diminue le risque d'*intolérance*.
Suspension buvable Nourrisson et enfant :
- elle est préparée en dissolvant la poudre avec de l'eau en quantité suffisante pour que la solution obtenue atteigne le trait gravé sur le flacon ;
- la dose par prise est indiquée, en fonction du poids de l'enfant, sur le piston de la pipette graduée en kg. 3 prises par jour sont nécessaires. Par exemple, la graduation n° 10 correspond à la dose à administrer pour un enfant de 10 kg, 3 fois par jour.

Le contenu du sachet doit être dissous dans de l'eau.

Posologie usuelle :
Elle est exprimée en quantité d'amoxicilline.
Elle varie en fonction des indications. À titre indicatif et pour des infections courantes :
- Adulte : 1 g d'amoxicilline (soit 2 comprimés à 500 mg/62,5mg ou 1 sachet à 1g/125 mg), 2 ou 3 fois par jour.
- Enfant et nourrisson : 80 mg par kg et par jour, répartis en 3 prises. Soit, par exemple, pour un enfant de 20 kg : 1 pipette de suspension buvable enfant jusqu'à la graduation 20 kg, 3 fois par jour. Ne pas dépasser 3 g d'amoxicilline par jour.

Conseils : Le médecin prescrit parfois un prélèvement pour identifier le *germe* responsable de l'infection et tester sa sensibilité aux *antibiotiques*. Le résultat de cet examen peut être faussé en cas d'automédication préalable : ne prenez pas et ne donnez pas d'antibiotiques sans avis médical.
L'éventuelle fatigue n'est pas due à l'*antibiotique*, mais à l'infection elle-même.
L'odeur particulière des urines est normale et traduit l'élimination de l'antibiotique.
Les selles rendues liquides par cet antibiotique ne justifient généralement aucune mesure particulière, sauf chez les jeunes enfants portant des couches, qui risquent de présenter une irritation de la peau des fesses ; demandez conseil à votre médecin ou à votre pharmacien.
La suspension buvable reconstituée se conserve une semaine au réfrigérateur ; il est préférable de l'agiter avant chaque prise.

Effets indésirables possibles

Nausées, vomissements, *diarrhée*, douleurs abdominales, digestion difficile, *candidose*.
Rarement :
- *réactions allergiques* : *éruption cutanée*, œdème de *Quincke*, *choc* allergique (exceptionnel)... ;
- *hépatite* (jaunisse), augmentation des *transaminases*, *insuffisance rénale*, anomalie de la *numération formule sanguine*.

Laboratoires Pierre Fabre Médicament

CICADERMA

Informations détaillées sur www.monvidal.com

CICATRYL

Protecteur cutané

Présentation

CICATRYL : pommade ; boîte de 14 sachets de 2 g. Non remb.

Composition

	p 100 g
Allantoïne	1 g
Parachlorométacrésol	120 mg
Gaïazulène	7 mg
Alpha-tocophérol acétate (vitamine E)	10 mg

Dans quel cas ce médicament est-il prescrit ?

Cette pommade associe des substances *antiseptiques* et cicatrisantes.
Elle est utilisée dans le traitement des brûlures et des plaies superficielles peu étendues.

Grossesse et allaitement

Ce médicament ne contient que des substances présumées sans danger pendant la grossesse ou l'allaitement. Néanmoins, ne l'utilisez pas de façon prolongée sans l'avis de votre pharmacien ou de votre médecin.

Mode d'emploi et posologie

Nettoyer la région à traiter avant l'application d'une couche mince. Masser légèrement pour faire pénétrer la pommade.

Posologie usuelle :
1 ou 2 applications par jour.

Effets indésirables possibles

Eczéma de contact.

Laboratoires Pierre Fabre Santé

CIDERMEX

Anti-inflammatoire et antibiotique à usage ophtalmique — **sur ordonnance**

Présentation

CIDERMEX : pommade ophtalmique ; tube de 3 g. Liste I - Non remb.

Composition

	p 100 g
Triamcinolone acétonide	100 mg
Néomycine sulfate	350 000 UI

Dans quel cas ce médicament est-il prescrit ?

Cette pommade ophtalmique contient un *anti-inflammatoire* de la famille des *corticoïdes* et un *antibiotique* de la famille des *aminosides*.

Elle est utilisée dans la prévention des complications d'opération de l'œil et dans le traitement de certaines infections oculaires.

Contre-indications

Ce médicament ne doit pas être utilisé dans les cas suivants :

- *allergie* aux *antibiotiques* de la famille des *aminosides*,
- *kératite* virale à son début,
- *tuberculose* ou *mycose* de l'œil,
- *antécédent* de *glaucome*.

Attention : L'usage de ce médicament impose un examen ophtalmologique préalable. En effet, certaines infections oculaires peuvent être aggravées par les dérivés de la *cortisone*.

Une irritation oculaire importante peut être due à une infection non contrôlée par le traitement : en cas de doute, n'hésitez pas à consulter votre médecin.

Une utilisation prolongée nécessite une surveillance ophtalmologique.

L'usage de ce médicament est déconseillé chez le *nourrisson*.

Grossesse et allaitement

L'effet de ce médicament pendant la grossesse ou l'allaitement est mal connu : seul votre médecin peut évaluer le risque éventuel de son utilisation dans votre cas.

Mode d'emploi et posologie

Tirer la paupière inférieure vers le bas tout en regardant vers le haut et déposer l'équivalent d'un grain de riz de pommade entre la paupière et le globe oculaire (*cul-de-sac conjonctival*), ou directement sur la paupière, en fonction des indications de votre médecin.

Posologie usuelle :

1 ou 2 applications par jour, pendant 7 jours.

Conseils : Le port de *lentilles de contact* doit être évité pendant le traitement.

L'application correcte du produit peut nécessiter une aide.

Ne conservez pas inutilement cette pommade après une première utilisation.

Effets indésirables possibles

Réaction allergique ou irritation locales (gêne, larmoiement, brûlure).

En cas d'utilisation prolongée : *cataracte*, augmentation de la *tension intraoculaire* (*glaucome*), *kératite* superficielle.

Laboratoires UCB Pharma

CIFLOX

Antibiotique : quinolone — **sur ordonnance**

Présentation

CIFLOX 250 mg : comprimé (blanc) ; boîte de 12. Liste I - Remb 65 % - **8,31 €**.
CIFLOX 500 mg : comprimé sécable (blanc) ; boîte de 12. Liste I - Remb 65 % - **21,60 €**.
CIFLOX 500 mg/ml : granulé et solution pour suspension buvable (arôme fraise) ; flacon de 15,9 g de granulé et flacon de 100 ml de solution avec cuillère-mesure de 5 ml. Liste I - Remb 65 % - **42,37 €**.

Composition

	p cp	p cp	p c mes
Ciprofloxacine	250 mg	500 mg	500 mg
Saccharose			1,3 g

Dans quel cas ce médicament est-il prescrit ?

C'est un *antibiotique* qui appartient à la famille des *quinolones*.

Il est utilisé dans le traitement de diverses maladies infectieuses, notamment des infections génitales à *gonocoque* chez l'homme, des infections urinaires, intestinales, des os et des articulations, de certaines infections *ORL* et de certaines surinfections des bronches chez les personnes fragiles.

Contre-indications

Ce médicament ne doit pas être utilisé dans les cas suivants :

- *allergie* aux *antibiotiques* de la famille des *quinolones*,
- *antécédent* de *tendinite* lors de l'utilisation d'une quinolone,
- enfant jusqu'à la fin de la croissance (sauf cas exceptionnel),
- **allaitement**.

Attention : Les antibiotiques de la famille des *quinolones* peuvent provoquer des lésions des tendons, parfois graves : toute douleur évoquant une *tendinite* doit vous conduire à arrêter immédiatement le traitement et à consulter rapidement votre médecin.

Cet médicament est photosensibilisant : une exposition aux rayons *ultraviolets* (soleil, lampe à bronzer) peut provoquer des réactions cutanées. Évitez toute exposition au soleil et n'omettez pas de signaler à votre médecin vos projets de vacances au soleil pendant la durée du traitement.

Des précautions sont nécessaires en cas d'*insuffisance rénale*, de *myasthénie* ou d'*antécédent* de *convulsions*.

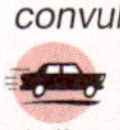
Conducteur : ce médicament peut provoquer des troubles nerveux susceptibles d'altérer la vigilance.

Interactions avec d'autres substances

Il est préférable de respecter un délai de 4 heures entre la prise de ce médicament et celle des pansements digestifs (contenant des sels d'aluminium, de magnésium ou de calcium) et un délai de 2 heures avec les médicaments contenant du fer, du zinc, du sucralfate ou de la didanosine.

Informez par ailleurs votre médecin si vous prenez un *anticoagulant* oral ou un médicament contenant du ropinirole, de la théophylline ou de la caféine.

Grossesse et allaitement

L'effet de ce médicament pendant la grossesse est mal connu : seul votre médecin peut évaluer le risque éventuel de son utilisation dans votre cas.

Ce médicament passe dans le lait maternel : l'allaitement est contre-indiqué.

Mode d'emploi et posologie

Ce médicament est pris de préférence au cours des repas.

Posologie usuelle :

- Adulte : 250 mg à 750 mg, matin et soir.

En cas d'infection génitale à *gonocoque* : 250 mg, en une prise unique.

> **Conseils :** Le médecin prescrit parfois un prélèvement pour identifier le *germe* responsable de l'infection et tester sa sensibilité aux *antibiotiques*. Le résultat de cet examen peut être faussé en cas d'automédication préalable : ne prenez pas d'antibiotiques sans avis médical.
>
> En cas d'infection génitale, votre partenaire peut être contaminé sans présenter de *symptôme*. En l'absence de traitement conjoint, une recontamination est possible.
>
> Évitez d'absorber des quantités importantes de café ou de thé : ce médicament peut en augmenter ou en prolonger les effets.

Effets indésirables possibles

Nausées, vomissements, *diarrhée*, douleurs abdominales, ballonnements, manque d'appétit.

Éruption cutanée, *photosensibilisation* (voir Attention).

Douleurs musculaires ou articulaires, *tendinite* (voir Attention).

Maux de tête, étourdissements, troubles du sommeil, troubles de la vision, confusion des idées, *convulsions*, troubles psychiques.

Rarement : anomalies de la *numération formule sanguine*, élévation des *transaminases*.

Exceptionnellement : état dépressif, *réaction allergique* (urticaire, œdème de *Quincke*, *choc anaphylactique*), *insuffisance rénale* grave, *hépatite*.

Laboratoires Bayer Santé

CILEST

Contraceptif oral — sur ordonnance

Présentation

CILEST : comprimé (bleu) ; boîte de 1 plaquette de 21. Liste I - Non remb.

CILEST : comprimé (bleu) ; boîte de 3 plaquettes de 21. Liste I - Non remb.

Composition

	p cp
Éthinylestradiol	0,035 mg
Norgestimate	0,250 mg

Dans quel cas ce médicament est-il prescrit ?

C'est un *contraceptif* oral (pilule) qui contient un *estrogène* et un *progestatif*. Il est minidosé (moins de 0,04 mg d'estrogène) et monophasique (tous les comprimés contiennent la même quantité d'hormones et sont donc de la même couleur).

Contre-indications

Ce médicament ne doit pas être utilisé dans les cas suivants :

- *accident thromboembolique* (*phlébite*, *embolie* pulmonaire...) ancien ou survenant au cours de la contraception ;
- maladie cardiovasculaire (*hypertension artérielle*, *angine de poitrine*, lésion des valves cardiaques, anomalie de la circulation sanguine cérébrale ou rétinienne) ;
- *cancer hormonodépendant* (même guéri), *tumeur de l'hypophyse* ;
- saignement génital intermittent (l'origine de ce saignement doit être déterminée par des examens avant la mise en route du traitement) ;
- maladie du foie, grave ou récente ;
- certaines maladies rares : *connectivite*, *porphyrie*.

Dans d'autres situations, votre médecin est seul juge pour prescrire ce médicament, notamment en cas de *diabète*, d'obésité, d'*otosclérose*, d'excès de *cholestérol*, de *triglycérides* ou de *prolactine* dans le sang, d'affection bénigne du sein ou de l'utérus, d'ictère (jaunisse) chronique ou survenu lors d'une grossesse, d'*insuffisance rénale*, d'**allaitement**.

> **Attention :** Un examen médical est nécessaire avant de débuter la contraception. Il est suivi d'une surveillance annuelle pendant la contraception. Cette surveillance est particulièrement importante si vous souffrez d'*épilepsie*, de *migraine*, d'*asthme*, de *dépression*, ou si des membres de votre famille ont des *antécédents* de cancer du sein ou d'*accidents thromboemboliques*.
>
> Si vous avez plus de 35 ans, si vous fumez, le risque d'effets indésirables cardiovasculaires liés à la prise d'*hormones* augmente fortement. Un autre mode de contraception est souvent préconisé.
>
> Arrêtez la prise du *contraceptif* et consultez votre médecin en cas d'apparition de l'un des *symptômes* suivants : maux de tête violents et inhabituels, troubles de la vision, élévation importante de la tension artérielle, douleur inhabituelle à la jambe.
>
> La survenue d'un léger saignement entre les règles (spotting) est fréquente chez les femmes pendant les premiers mois d'utilisation de la pilule. Vous devez informer votre médecin si les saignements se prolongent ou s'ils apparaissent en cours de contraception.
>
> L'oubli d'un comprimé ou sa mauvaise absorption, du fait de vomissements par exemple, peuvent rendre la contraception inefficace.
>
> En cas d'intervention chirurgicale programmée ou d'alitement prolongé, votre médecin jugera de l'opportunité d'interrompre votre contraception orale.

Interactions avec d'autres substances

L'efficacité contraceptive de ce médicament peut être diminuée par les *anticonvulsivants*, certains traitements du *sida*, les produits de phytothérapie contenant du millepertuis et les médicaments contenant l'une des

substances suivantes : griséofulvine, rifampicine, rifabutine, modafinil.

Informez par ailleurs votre médecin si vous prenez des médicaments contenant de la flunarizine.

Grossesse et allaitement

Ce médicament n'a pas de raison d'être utilisé pendant la grossesse. Néanmoins, si une grossesse survient malgré le traitement, du fait d'un oubli ou d'un retard de prise, celle-ci pourra être poursuivie normalement si vous le désirez.

Les *hormones* contenues dans ce *contraceptif* passent dans le lait maternel : ne l'utilisez pas pendant l'allaitement sans avis médical.

Mode d'emploi et posologie

Prendre régulièrement, et sans oubli, 1 comprimé par jour pendant 21 jours consécutifs. Il est recommandé de ne pas trop faire varier l'heure de prise (choisir le petit déjeuner ou le coucher de préférence).

L'interruption du traitement déclenche les règles. La nouvelle plaquette est reprise après les 7 jours d'arrêt, que les règles soient terminées ou non. Pour éviter un retard dans la reprise de la pilule, préjudiciable à l'efficacité de la contraception, il est utile de noter le jour de la prise de la première plaquette : une nouvelle plaquette est toujours commencée le même jour de la semaine.

En cas de première contraception orale ou de reprise d'une contraception interrompue temporairement, prendre le premier comprimé le premier jour des règles.

En cas de changement de *contraceptif*, prendre le premier comprimé :

- après un arrêt de 7 jours, si le précédent contraceptif comportait 21 comprimés par plaquette ;
- après un arrêt de 6 jours, si le précédent contraceptif comportait 22 comprimés par plaquette ;
- sans interruption, si le précédent contraceptif comportait 28 comprimés par plaquette.

Après un accouchement ou une interruption de grossesse, suivre les indications du médecin.

Le respect de ces délais est important : une prise trop tardive du premier comprimé peut nuire à l'efficacité de la contraception pour le nouveau cycle.

Conseils : Les dernières recommandations en cas d'oubli d'un comprimé pour ce type de pilule sont les suivantes : prendre immédiatement le comprimé oublié et continuer à l'heure habituelle pour les comprimés suivants (ce qui peut correspondre à la prise de 2 comprimés si l'oubli est découvert lors de la prise suivante). Si le retard est supérieur à 12 heures, la sécurité contraceptive n'est plus assurée et une autre méthode complémentaire (spermicide, préservatif, diaphragme) doit être employée pendant les 7 jours suivants. Si cette période de 7 jours s'étend au-delà du dernier comprimé de la plaquette en cours, la plaquette suivante doit être débutée sans interruption entre les deux plaquettes. Dans ce cas, il n'y aura pas de saignement avant la fin de la seconde plaquette. Des saignements de faible importance (spottings) sont cependant possibles.

En cas de vomissements ou de diarrhée sévère survenant dans les 4 heures suivant la prise d'un comprimé, reprendre dès que possible un autre comprimé. Si le délai est de plus de 12 heures ou si les troubles se répètent, la sécurité contraceptive n'est plus assurée et une méthode complémentaire doit être employée jusqu'à la prise de la plaquette suivante.

Il n'y a pas de danger à débuter une grossesse au cours du cycle qui suit l'arrêt volontaire du contraceptif oral.

Effets indésirables possibles

Peu graves et n'empêchant pas la poursuite du traitement : nausées, maux de tête banals, prise de poids, tension modérée des seins, *acné*, jambes lourdes, irritation oculaire par les lentilles de contact, saignement entre les règles, diminution ou disparition des règles, irritabilité, pousse excessive des poils.

Rares mais devant faire interrompre la prise de ce *contraceptif* : *hypertension artérielle*, accident cardiaque ou *vasculaire*, *phlébite*, jaunisse, taches sombres sur le visage, augmentation importante des lipides dans le sang, *diabète*, *nodule* ou tension douloureuse des seins, *migraine*, *vertiges*, troubles de la vision, aggravation d'une *épilepsie*, écoulement de lait, *tumeur* bénigne du foie, calcul de la vésicule biliaire.

Laboratoires Codepharma

CILOXAN collyre

Antibiotique à usage ophtalmique — sur ordonnance

Présentation

CILOXAN 0,3 % : collyre ; flacon compte-gouttes de 5 ml.
Liste I - Remb 65 % - **5,06 €**.

Composition

	p 100 ml
Ciprofloxacine	300 mg
Benzalkonium chlorure	+

Dans quel cas ce médicament est-il prescrit ?

Ce collyre contient un *antibiotique* de la famille des quinolones.

Il est utilisé pour traiter les infections de l'œil, des paupières et les abcès et *ulcères* de la *cornée*.

Contre-indications

Ce médicament ne doit pas être utilisé en cas d'*allergie* aux *antibiotiques* de la famille des quinolones.

Attention : Une rougeur ou une douleur de l'œil ne correspondent pas toujours à une infection. Des soins urgents peuvent être nécessaires, notamment en cas de vision floue. N'utilisez pas ce médicament sans avis médical.

Le collyre peut être contaminé par l'œil infecté : évitez de mettre en contact l'extrémité du flacon avec l'œil ; ne conservez pas ce médicament plus de 15 jours après une première utilisation.

Interactions avec d'autres substances

Si plusieurs collyres vous ont été prescrits, respectez un intervalle de 15 minutes entre l'instillation des différents produits.

Grossesse et allaitement

L'effet de ce médicament pendant la grossesse ou l'allaitement est mal connu : seul votre médecin peut évaluer le risque éventuel de son utilisation dans votre cas.

Mode d'emploi et posologie

Tirer la paupière inférieure vers le bas tout en regardant vers le haut. Déposer les gouttes de collyre entre la paupière et le globe oculaire (*cul-de-sac conjonctival*).

Posologie usuelle :

Infections de l'œil et des paupières : 1 ou 2 gouttes, toutes les 2 heures, au cours de la journée, pendant les 2 premiers jours, puis 1 ou 2 gouttes, toutes les 4 heures, les jours suivants.

Abcès et ulcère de la cornée ; le collyre est instillé dans l'œil malade jour et nuit :

- 2 gouttes toutes les 15 minutes, pendant 6 heures, puis 2 gouttes toutes les 30 minutes, pendant le reste de la première journée ;
- 2 gouttes toutes les heures, le deuxième jour ;
- 2 gouttes toutes les 4 heures, les jours suivants.

Conseils : Une application correcte du produit peut nécessiter une aide, notamment chez l'enfant ou la personne handicapée ou âgée.
Ce collyre ne doit pas être instillé pendant le port de *lentilles de contact* hydrophiles : il risque de s'y fixer.

Effets indésirables possibles

Irritation locale, sensation de brûlure, formation de croûtes sur les paupières, œil rouge, goût amer après l'instillation (il existe un fin canal qui draine les larmes vers le nez).

Plus rarement : *réaction allergique*, œdème des paupières, larmoiement, baisse de la vision, nausées.

Laboratoires Alcon

CILOXAN pommade ophtalmique

Antibiotique à usage ophtalmique — sur ordonnance

Présentation

CILOXAN 0,3 % : pommade ophtalmique ; tube de 3,5 g. Liste I - Remb 65 % - **5,26 €**.

Composition

	p 100 g
Ciprofloxacine	300 mg

Dans quel cas ce médicament est-il prescrit ?

Cette pommade ophtalmique contient un *antibiotique* de la famille des quinolones.

Elle est utilisée pour traiter les infections de l'œil, des paupières et les abcès et *ulcères* de la *cornée*.

Contre-indications

Ce médicament ne doit pas être utilisé dans les cas suivants :

- *allergie* aux *antibiotiques* de la famille des quinolones,
- **allaitement**.

Attention : Une rougeur ou une douleur de l'œil ne correspondent pas toujours à une infection. Des soins urgents peuvent être nécessaires, notamment en cas de vision floue. N'utilisez pas ce médicament sans avis médical.
La pommade peut être contaminée par l'œil infecté : évitez de mettre en contact l'extrémité du tube avec l'œil ; ne conservez pas ce médicament plus de 1 mois après une première utilisation.

Interactions avec d'autres substances

Si plusieurs collyres ou pommades vous ont été prescrits, respectez un intervalle de 15 minutes entre l'instillation des différents produits.

Grossesse et allaitement

L'effet de ce médicament pendant la grossesse est mal connu : seul votre médecin peut évaluer le risque éventuel de son utilisation dans votre cas.

Ce médicament passe dans le lait maternel. Il est contre-indiqué pendant l'allaitement.

Mode d'emploi et posologie

Tirer la paupière inférieure vers le bas tout en regardant vers le haut. Déposer les gouttes de pommade entre la paupière et le globe oculaire (*cul-de-sac conjonctival*).

Posologie usuelle :

- Adulte et enfant de plus de 1 an :
  - Infections de l'œil : appliquer l'équivalent d'un grain de blé 3 fois par jour pendant 2 jours, puis 2 fois par jour les 5 jours suivants.
  - Abcès et ulcère de la cornée : la pommade est appliquée dans l'œil malade jour et nuit.

Appliquer l'équivalent d'un grain de blé toutes les 1 ou 2 heures pendant 2 jours, puis toutes les 4 heures les 12 jours suivants.

Conseils : Une application correcte du produit peut nécessiter une aide, notamment chez l'enfant ou la personne handicapée ou âgée.
Cette pommade ne doit pas être appliquée pendant le port de *lentilles de contact* hydrophiles : elle risque de s'y fixer.

Effets indésirables possibles

Irritation locale, brûlure transitoire.

Plus rarement : vision floue, démangeaisons, larmoiement, baisse de la vision, modification du goût après l'instillation (il existe un fin canal qui draine les larmes vers le nez).

Laboratoires Alcon

CIMÉTIDINE 200 mg Génériques

Antiulcéreux — sur ordonnance

Les médicaments ci-dessous sont des génériques de TAGAMET (voir p. 1206).

CIMETIDINE ARROW 200 mg : comprimé effervescent *(sodium, sorbitol)* boîte de 60. Liste II - Remb 35 % - 11,83 €.
CIMETIDINE MERCK 200 mg : comprimé effervescent *(sodium, sorbitol)* boîte de 60. Liste II - Remb 35 % - 11,83 €.
CIMETIDINE MERCK 200 mg : comprimé boîte de 30. Liste II - Remb 35 % - 5,94 €.
CIMETIDINE TEVA 200 mg : comprimé effervescent *(aspartam, lactose, sodium)* boîte de 60. Liste II - Remb 35 % - 11,83 €.
CIMETIDINE TEVA 200 mg : comprimé boîte de 30. Liste II - Remb 35 % - 5,93 €.

CIMÉTIDINE 400 mg
Génériques
Antiulcéreux — sur ordonnance

Les médicaments ci-dessous sont des génériques de TAGAMET (voir p. 1206).

CIMETIDINE G GAM 400 mg : comprimé boîte de 30. Liste II - Remb 35 % - 12,54 €.
CIMETIDINE MERCK 400 mg : comprimé boîte de 30. Liste II - Remb 35 % - 12,54 €.
CIMETIDINE TEVA 400 mg : comprimé boîte de 30. Liste II - Remb 35 % - 12,54 €.

CIMÉTIDINE 800 mg
Génériques
Antiulcéreux — sur ordonnance

Les médicaments ci-dessous sont des génériques de TAGAMET (voir p. 1206).

CIMETIDINE G GAM 400 mg : comprimé boîte de 30. Liste II - Remb 35 % - 12,54 €.
CIMETIDINE G GAM 800 mg : comprimé boîte de 15. Liste II - Remb 35 % - 12,54 €.
CIMETIDINE MERCK 400 mg : comprimé boîte de 30. Liste II - Remb 35 % - 12,54 €.
CIMETIDINE MERCK 800 mg : comprimé boîte de 15. Liste II - Remb 35 % - 12,54 €.
CIMETIDINE TEVA 800 mg : comprimé effervescent *(aspartam, lactose, sodium)* boîte de 15. Liste II - Remb 35 % - 14,19 €.

CIMICIFUGA COMPLEXE N° 21
Informations détaillées sur www.monvidal.com

CIMIPAX
Informations détaillées sur www.monvidal.com

CINA COMPLEXE N° 55
Informations détaillées sur www.monvidal.com

CINA COMPOSÉ BOIRON
Informations détaillées sur www.monvidal.com

CIPRALAN
Antiarythmique — sur ordonnance

Présentation
CIPRALAN 130 mg : comprimé sécable (gris) ; boîte de 30. Liste I - Remb 65 % - **16,28 €**.
CIPRALAN 130 mg : comprimé sécable (gris) ; boîte de 90. Liste I - Remb 65 % - **43,21 €**.

Composition

	p cp
Cibenzoline	130 mg

Dans quel cas ce médicament est-il prescrit ?
Ce médicament appartient à la classe I de la famille des *antiarythmiques*. Il modifie la vitesse de transmission de l'influx nerveux au sein du muscle cardiaque et lutte contre ses contractions anarchiques.

Il est utilisé dans le traitement de certains *troubles du rythme cardiaque*.

Contre-indications
Ce médicament ne doit pas être utilisé dans les cas suivants :
- certaines formes de *bloc auriculoventriculaire*,
- *insuffisance cardiaque* grave,
- en association avec le sultopride.

Attention : Des précautions sont nécessaires en cas de maladie cardiaque, d'*insuffisance hépatique* ou *rénale* et chez la personne âgée.
Ce médicament peut rendre faussement positive la recherche de protéines dans les urines.

Interactions avec d'autres substances
Ce médicament ne doit pas être associé au sultopride (uniquement disponible à l'hôpital) : risque de troubles graves du rythme cardiaque.

Informez par ailleurs votre médecin si vous prenez un autre *antiarythmique*.

Grossesse et allaitement
L'effet de ce médicament pendant la grossesse ou l'allaitement est mal connu : seul votre médecin peut évaluer le risque éventuel de son utilisation dans votre cas.

Mode d'emploi et posologie
Les comprimés doivent être avalés avec un peu d'eau.

Posologie usuelle :
1 comprimé, 2 ou 3 fois par jour.

Effets indésirables possibles
Vertiges, tremblements, fatigue, troubles de la vision.
Aggravation d'une *insuffisance cardiaque* préexistante, aggravation paradoxale de l'*arythmie* ou apparition de nouveaux *troubles du rythme cardiaque*.
Troubles digestifs.

Laboratoires Bristol-Myers Squibb

CIPROFIBRATE 100 mg
Génériques
Hypolipémiant — sur ordonnance

Les médicaments ci-dessous sont des génériques de LIPANOR (voir p. 731).

CIPROFIBRATE ALMUS 100 mg : gélule boîte de 30. Liste II - Remb 65 % - 5,69 €.
CIPROFIBRATE ARROW 100 mg : gélule *(lactose)* boîte de 30. Liste II - Remb 65 % - 5,69 €.
CIPROFIBRATE BIOGARAN 100 mg : gélule *(lactose)* boîte de 30. Liste II - Remb 65 % - 5,69 €.
CIPROFIBRATE MERCK 100 mg : gélule *(lactose)* boîte de 30. Liste II - Remb 65 % - 5,69 €.
CIPROFIBRATE QUALIMED 100 mg : gélule *(lactose)* boîte de 30. Liste II - Remb 65 % - 5,69 €.
CIPROFIBRATE RATIOPHARM 100 mg : gélule *(lactose)* boîte de 30. Liste II - Remb 65 % - 5,69 €.
CIPROFIBRATE RPG 100 mg : gélule *(lactose)* boîte de 30. Liste II - Remb 65 % - 5,69 €.
CIPROFIBRATE SANDOZ 100 mg : gélule *(lactose)* boîte de 30. Liste II - Remb 65 % - 5,69 €.
CIPROFIBRATE TEVA 100 mg : gélule *(lactose)* boîte de 30. Liste II - Remb 65 % - 5,69 €.
CIPROFIBRATE WINTHROP 100 mg : gélule *(lactose)* boîte de 30. Liste II - Remb 65 % - 5,69 €.

CIPROFLOXACINE 250 mg Génériques

Antibiotique : quinolone

sur ordonnance

Les médicaments ci-dessous sont des génériques de CIFLOX (voir p. 289).

CIPROFLOXACINE BIOGARAN 250 mg : comprimé boîte de 12. Liste I - Remb 65 % - 8,31 €.
CIPROFLOXACINE EG 250 mg : comprimé boîte de 12. Liste I - Remb 65 % - 8,31 €.
CIPROFLOXACINE G GAM 250 mg : comprimé sécable *(sodium)* boîte de 12. Liste I - Remb 65 % - 8,31 €.
CIPROFLOXACINE MERCK 250 mg : comprimé *(polydextrose)* boîte de 12. Liste I - Remb 65 % - 8,31 €.
CIPROFLOXACINE QUALIMED 250 mg : comprimé *(polydextrose)* boîte de 12. Liste I - Remb 65 % - 8,31 €.
CIPROFLOXACINE RATIOPHARM 250 mg : comprimé boîte de 12. Liste I - Remb 65 % - 8,31 €.
CIPROFLOXACINE RPG 250 mg : comprimé boîte de 12. Liste I - Remb 65 % - 8,31 €.
CIPROFLOXACINE SANDOZ 250 mg : comprimé boîte de 12. Liste I - Remb 65 % - 8,31 €.
CIPROFLOXACINE TEVA 250 mg : comprimé sécable boîte de 12. Liste I - Remb 65 % - 8,31 €.
CIPROFLOXACINE WINTHROP 250 mg : comprimé boîte de 12. Liste I - Remb 65 % - 8,31 €.
CIPROFLOXACINE ZYDUS 250 mg : comprimé boîte de 12. Liste I - Remb 65 % - 8,31 €.

CIPROFLOXACINE 500 mg Génériques

Antibiotique : quinolone

sur ordonnance

Les médicaments ci-dessous sont des génériques de CIFLOX (voir p. 289).

CIPROFLOXACINE ALMUS 250 mg : comprimé boîte de 12. Liste I - Remb 65 % - 8,31 €.
CIPROFLOXACINE ALMUS 500 mg : comprimé boîte de 12. Liste I - Remb 65 % - 15,48 €.
CIPROFLOXACINE ALTER 250 mg : comprimé boîte de 12. Liste I - Remb 65 % - 8,31 €.
CIPROFLOXACINE ALTER 500 mg : comprimé boîte de 12. Liste I - Remb 65 % - 15,48 €.
CIPROFLOXACINE ARROW 250 mg : comprimé boîte de 12. Liste I - Remb 65 % - 8,31 €.
CIPROFLOXACINE ARROW 500 mg : comprimé boîte de 12. Liste I - Remb 65 % - 15,48 €.
CIPROFLOXACINE BIOGARAN 500 mg : comprimé sécable boîte de 12. Liste I - Remb 65 % - 15,48 €.
CIPROFLOXACINE EG 500 mg : comprimé boîte de 12. Liste I - Remb 65 % - 15,48 €.
CIPROFLOXACINE G GAM 500 mg : comprimé sécable *(sodium)* boîte de 12. Liste I - Remb 65 % - 15,48 €.
CIPROFLOXACINE MERCK 500 mg : comprimé sécable *(polydextrose)* boîte de 12. Liste I - Remb 65 % - 15,48 €.
CIPROFLOXACINE QUALIMED 500 mg : comprimé sécable *(polydextrose)* boîte de 12. Liste I - Remb 65 % - 15,48 €.
CIPROFLOXACINE RANBAXY 500 mg : comprimé boîte de 12. Liste I - Remb 65 % - 15,48 €.
CIPROFLOXACINE RATIOPHARM 500 mg : comprimé sécable boîte de 12. Liste I - Remb 65 % - 15,48 €.
CIPROFLOXACINE SANDOZ 500 mg : comprimé sécable boîte de 12. Liste I - Remb 65 % - 15,48 €.
CIPROFLOXACINE TEVA 500 mg : comprimé sécable boîte de 12. Liste I - Remb 65 % - 15,48 €.
CIPROFLOXACINE WINTHROP 500 mg : comprimé sécable boîte de 12. Liste I - Remb 65 % - 15,48 €.
CIPROFLOXACINE ZYDUS 500 mg : comprimé sécable boîte de 12. Liste I - Remb 65 % - 15,48 €.

CIRCADIN

Mélatonine

sur ordonnance

Présentation

CIRCADIN 2 mg : comprimé à *libération prolongée* (blanc) ; boîte de 21. Liste I - Non remb.

Composition

	p cp
Mélatonine	2 mg
Lactose	+

Dans quel cas ce médicament est-il prescrit ?

Ce médicament contient de la mélatonine. Cette substance est naturellement produite par la cerveau à la tombée du jour et pendant la nuit. La production de mélatonine diminue chez la personne âgée et cette diminution pourrait être à l'origine de troubles du sommeil. L'apport médicamenteux de mélatonine pourrait alors favoriser le sommeil.

Il est utilisé dans le traitement de l'insomnie chez les personnes de plus de 55 ans pour améliorer la qualité du sommeil.

Attention : Certaines insomnies peuvent traduire une *dépression* masquée et justifier un traitement spécifique.
Un trouble du sommeil persistant ne doit pas vous conduire à augmenter les doses, mais à consulter votre médecin.
Évitez la prise de boissons alcoolisées : risque de diminution de l'effet du médicament.
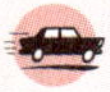
Si vous devez conduire ou utiliser une machine dangereuse, assurez-vous préalablement que ce médicament n'altère pas votre vigilance.

Interactions avec d'autres substances

Informez votre médecin si vous prenez une *benzodiazépine* hypnotique, un *antibiotique* de la famille des quinolones ou un médicament contenant l'une des substances suivantes : estrogène, fluvoxamine, cimétidine, carbamazépine, rifampicine, imipramine, thioridazine.

Grossesse et allaitement

L'effet de ce médicament pendant la grossesse ou l'allaitement est mal connu : seul votre médecin peut évaluer le risque éventuel de son utilisation dans votre cas.

Mode d'emploi et posologie

Les comprimés doivent être avalés après le dîner, 1 à 2 heures avant le coucher.

Posologie usuelle :

- Adulte de plus de 18 ans : 1 comprimé le soir, pendant 3 semaines.

Conseils : Ce médicament vous a été prescrit dans une situation précise. Ne le conseillez pas à une autre personne et ne le réutilisez pas ultérieurement sans avis médical.

Effets indésirables possibles

Irritabilisé, nervosité, agitation, rêves anormaux, migraine, vertiges, somnolence, douleurs abdominales, constipation, bouche sèche.

Laboratoires Lundbeck SA

CIRKAN

Antihémorroïdaire — sur ordonnance

Présentation

CIRKAN à la prednacinolone : suppositoire ; boîte de 12. Liste I - Non remb.

Composition

	p suppos
Désonide ou prednacinolone	0,5 mg
Lidocaïne chlorhydrate	10 mg
Rétinol (vitamine A)	5 000 UI
Ruscosides	20 mg
Acétate de tocophérol	3 mg
Héparine sel de sodium	500 UI

Dans quel cas ce médicament est-il prescrit ?

Ce suppositoire associe un *corticoïde* anti-inflammatoire, un *anesthésique de contact* et des substances cicatrisantes et décongestionnantes.

Il est utilisé dans le *traitement symptomatique* des douleurs et des démangeaisons de l'anus, en particulier dues aux *hémorroïdes.*

Contre-indications

Ce médicament ne doit pas être utilisé en cas d'*allergie* aux *anesthésiques* locaux.

Attention : Des douleurs, un saignement anal qui persistent malgré le traitement peuvent être dus à une maladie autre que des *hémorroïdes* : consultez votre médecin. De même, tout saignement anal survenant chez une personne de plus de 50 ans doit faire l'objet d'une consultation médicale.

Si la lésion est infectée, un traitement anti-infectieux doit précéder l'usage de ce médicament ou lui être associé.

Sportif : ce médicament contient une substance susceptible de rendre positifs certains *tests antidopage.*

Grossesse et allaitement

L'effet de ce médicament pendant la grossesse ou l'allaitement est mal connu : seul votre médecin peut évaluer le risque éventuel de son utilisation dans votre cas.

Mode d'emploi et posologie

1 suppositoire, matin et soir.

Conseils : La constipation chronique et les efforts excessifs de poussée sont les principaux facteurs déclenchants des crises d'*hémorroïdes.* Un régime riche en fibres alimentaires, des boissons abondantes et un exercice physique régulier en limitent le risque.

Les suppositoires doivent être conservés à l'abri de la chaleur.

Laboratoires Pierre Fabre Médicament

CISPLATINE DAKOTA PHARM

Informations détaillées sur www.monvidal.com

CISPLATINE MERCK

Informations détaillées sur www.monvidal.com

CISPLATINE QUALIMED

Informations détaillées sur www.monvidal.com

CISPLATINE TEVA

Informations détaillées sur www.monvidal.com

CISPLATYL

Informations détaillées sur www.monvidal.com

CISTUS CANADENSIS COMPLEXE N° 86

Informations détaillées sur www.monvidal.com

CITALOPRAM 20 mg Génériques

Antidépresseur inhibiteur de la recapture de la sérotonine — sur ordonnance

Les médicaments ci-dessous sont des génériques de SEROPRAM (voir p. 1145).

CITALOPRAM ALMUS 20 mg : comprimé sécable *(lactose)* boîte de 28. Liste I - Remb 65 % - 12,73 €.
CITALOPRAM ARROW 20 mg : comprimé sécable boîte de 28. Liste I - Remb 65 % - 12,73 €.
CITALOPRAM ARROW 20 mg : comprimé sécable boîte de 30. Liste I - Remb 65 % - 13,60 €.
CITALOPRAM BIOGARAN 20 mg : comprimé sécable *(lactose)* boîte de 28. Liste I - Remb 65 % - 12,73 €.
CITALOPRAM EG 20 mg : comprimé sécable boîte de 28. Liste I - Remb 65 % - 12,73 €.
CITALOPRAM G GAM 20 mg : comprimé sécable *(lactose)* boîte de 28. Liste I - Remb 65 % - 12,73 €.
CITALOPRAM MERCK 20 mg : comprimé sécable *(lactose)* boîte de 28. Liste I - Remb 65 % - 12,73 €.
CITALOPRAM QUALIMED 20 mg : comprimé sécable *(lactose)* boîte de 28. Liste I - Remb 65 % - 12,73 €.
CITALOPRAM RATIOPHARM 20 mg : comprimé sécable boîte de 28. Liste I - Remb 65 % - 12,73 €.
CITALOPRAM RPG 20 mg : comprimé sécable *(lactose)* boîte de 28. Liste I - Remb 65 % - 12,73 €.
CITALOPRAM SANDOZ 20 mg : comprimé sécable *(lactose)* boîte de 28. Liste I - Remb 65 % - 12,73 €.
CITALOPRAM TEVA 20 mg : comprimé sécable *(lactose)* boîte de 28. Liste I - Remb 65 % - 12,73 €.
CITALOPRAM WINTHROP 20 mg : comprimé sécable boîte de 28. Liste I - Remb 65 % - 12,73 €.

CITRARGININE

Informations détaillées sur www.monvidal.com

CITRATE DE BÉTAÏNE ARROW

Hépatotrope

Présentation

CITRATE DE BÉTAÏNE ARROW 1,89 g : comprimé effervescent (arômes : orange, citron) ; boîte de 20. Non remb.

Composition

	p cp efferv
Citrate de bétaïne	1,89 g
Saccharose	+
Sodium	118,6 mg

Dans quel cas ce médicament est-il prescrit ?

Ce médicament agit sur le *métabolisme* hépatique.

Il est utilisé dans le *traitement d'appoint* des digestions difficiles et de l'excès des *triglycérides* dans le sang, en complément d'un régime adapté.

Attention : N'utilisez pas ce médicament de façon prolongée sans l'avis de votre médecin : des examens peuvent être nécessaires si les *symptômes* persistent.

Grossesse et allaitement
Ce médicament ne contient que des substances présumées sans danger pendant la grossesse ou l'allaitement. Néanmoins, ne l'utilisez pas de façon prolongée sans l'avis de votre pharmacien ou de votre médecin.

Mode d'emploi et posologie
Ce médicament doit être pris avant ou après les repas.
Les comprimés effervescents doivent être dissous dans un demi-verre d'eau.

Posologie usuelle :
1 à 3 comprimés par jour.

Conseils : Une alimentation équilibrée, une mastication lente, la suppression des aliments difficiles à digérer et des boissons alcoolisées permettent souvent d'atténuer les troubles de la digestion.

Laboratoires Arrow Génériques

CITRATE DE BÉTAÏNE CRISTERS
Hépatotrope

Présentation
CITRATE DE BÉTAÏNE CRISTERS 10 % : granulé pour solution buvable (arômes : orange, citron) ; boîte de 250 g. Non remb.
CITRATE DE BÉTAÏNE CRISTERS 2 g : poudre pour solution buvable (arômes : orange, citron) ; boîte de 10 sachets-dose de 3,6 g. Non remb.
CITRATE DE BÉTAÏNE CRISTERS 2 g : solution buvable ; boîte de 20 ampoules de 5 ml (arômes : orange, citron). Non remb.

Composition

	p c à c	p sachet	p amp
Citrate de bétaïne monohydraté	308 mg		
Citrate de bétaïne anhydre		2 g	2 g
Saccharose	2 g		
Lactose	1 g		
Aspartam		10 mg	
Sorbitol		700 mg	+

Dans quel cas ce médicament est-il prescrit ?
Ce médicament agit sur le *métabolisme* hépatique.
Il est utilisé dans le *traitement d'appoint* des digestions difficiles et de l'excès des *triglycérides* dans le sang, en complément d'un régime adapté.

Contre-indications
La poudre pour solution buvable ne doit pas être utilisée dans les cas suivants :
- *allergie* aux *ammoniums quaternaires*,
- *phénylcétonurie* (sachet : présence d'aspartam).

Attention : N'utilisez pas ce médicament de façon prolongée sans l'avis de votre médecin : des examens peuvent être nécessaires si les *symptômes* persistent.
Les granulés contiennent du *sucre* (saccharose, lactose) en quantité notable.

Grossesse et allaitement
Ce médicament ne contient que des substances présumées sans danger pendant la grossesse ou l'allaitement. Néanmoins, ne l'utilisez pas de façon prolongée sans l'avis de votre pharmacien ou de votre médecin.

Mode d'emploi et posologie
Les granulés et le contenu des sachets et des ampoules doivent être dissous dans un demi-verre d'eau et pris avant les repas.

Posologie usuelle :
- Adulte : 1 ou 2 cuillères à café de granulés, 3 fois par jour ou 2 à 3 sachets par jour ou 3 ampoules par jour.
- Enfant : 1 à 1 sachet ½ par jour.

Conseils : Une alimentation équilibrée, une mastication lente, la suppression des aliments difficiles à digérer et des boissons alcoolisées permettent souvent d'atténuer les troubles de la digestion.

Laboratoires Cristers

CITRATE DE BÉTAÏNE EG
Hépatotrope

Présentation
CITRATE DE BÉTAÏNE EG 1,89 g : comprimé effervescent (arômes : orange, citron) ; boîte de 20. Non remb.

Composition

	p cp efferv
Citrate de bétaïne	1,89 g
Saccharose	+
Sodium	118,6 mg

Dans quel cas ce médicament est-il prescrit ?
Ce médicament agit sur le *métabolisme* hépatique.
Il est utilisé dans le *traitement d'appoint* des digestions difficiles et de l'excès des *triglycérides* dans le sang, en complément d'un régime adapté.

Attention : N'utilisez pas ce médicament de façon prolongée sans l'avis de votre médecin : des examens peuvent être nécessaires si les *symptômes* persistent.

Grossesse et allaitement
Ce médicament ne contient que des substances présumées sans danger pendant la grossesse ou l'allaitement. Néanmoins, ne l'utilisez pas de façon prolongée sans l'avis de votre pharmacien ou de votre médecin.

Mode d'emploi et posologie
Ce médicament doit être pris avant ou après les repas.
Les comprimés effervescents doivent être dissous dans un demi-verre d'eau.

Posologie usuelle :
1 à 3 comprimés par jour.

Conseils : Une alimentation équilibrée, une mastication lente, la suppression des aliments difficiles à digérer et des boissons alcoolisées permettent souvent d'atténuer les troubles de la digestion.

Laboratoires EG Labo

CITRATE DE BÉTAÏNE SANDOZ CONSEIL

Hépatotrope

Présentation

CITRATE DE BÉTAÏNE SANDOZ CONSEIL **1,89 g :** comprimé effervescent (arômes : orange, citron) ; boîte de 20. Non remb.

Composition

	p cp efferv
Citrate de bétaïne	1,89 g
Saccharose	+
Sodium	118,6 mg

Dans quel cas ce médicament est-il prescrit ?

Ce médicament agit sur le *métabolisme* hépatique.

Il est utilisé dans le *traitement d'appoint* des digestions difficiles et de l'excès des *triglycérides* dans le sang, en complément d'un régime adapté.

Attention : N'utilisez pas ce médicament de façon prolongée sans l'avis de votre médecin : des examens peuvent être nécessaires si les *symptômes* persistent.

Grossesse et allaitement

Ce médicament ne contient que des substances présumées sans danger pendant la grossesse ou l'allaitement. Néanmoins, ne l'utilisez pas de façon prolongée sans l'avis de votre pharmacien ou de votre médecin.

Mode d'emploi et posologie

Ce médicament doit être pris avant ou après les repas. Les comprimés effervescents doivent être dissous dans un demi-verre d'eau.

Posologie usuelle :

1 à 3 comprimés par jour.

Conseils : Une alimentation équilibrée, une mastication lente, la suppression des aliments difficiles à digérer et des boissons alcoolisées permettent souvent d'atténuer les troubles de la digestion.

Laboratoires Sandoz

CITRATE DE BÉTAÏNE TEVA CONSEIL

Hépatotrope

Présentation

CITRATE DE BÉTAÏNE TEVA CONSEIL **1,89 g :** comprimé effervescent (arômes : orange, citron) ; boîte de 20. Non remb.

Composition

	p cp efferv
Citrate de bétaïne	1,89 g
Saccharose	+
Sodium	118,6 mg

Dans quel cas ce médicament est-il prescrit ?

Ce médicament agit sur le *métabolisme* hépatique.

Il est utilisé dans le *traitement d'appoint* des digestions difficiles et de l'excès des *triglycérides* dans le sang, en complément d'un régime adapté.

Attention : N'utilisez pas ce médicament de façon prolongée sans l'avis de votre médecin : des examens peuvent être nécessaires si les *symptômes* persistent.

Grossesse et allaitement

Ce médicament ne contient que des substances présumées sans danger pendant la grossesse ou l'allaitement. Néanmoins, ne l'utilisez pas de façon prolongée sans l'avis de votre pharmacien ou de votre médecin.

Mode d'emploi et posologie

Ce médicament doit être pris avant ou après les repas. Les comprimés effervescents doivent être dissous dans un demi-verre d'eau.

Posologie usuelle :

1 à 3 comprimés par jour.

Conseils : Une alimentation équilibrée, une mastication lente, la suppression des aliments difficiles à digérer et des boissons alcoolisées permettent souvent d'atténuer les troubles de la digestion.

Laboratoires Teva Classics

CITRATE DE BÉTAÏNE UPSA

Hépatotrope

Présentation

CITRATE DE BÉTAÏNE UPSA **:** comprimé effervescent (blanc ; arôme citron) ; boîte de 20. Non remb.

Composition

	p cp
Citrate de bétaïne	2 g
Bicarbonate de sodium	+
dont Sodium	450 mg

Dans quel cas ce médicament est-il prescrit ?

Ce médicament agit sur le *métabolisme* hépatique.

Il est utilisé dans le *traitement d'appoint* des digestions difficiles et de l'excès de *triglycérides* dans le sang, en complément d'un régime adapté.

Attention : N'utilisez pas ce médicament de façon prolongée sans l'avis de votre médecin : des examens peuvent être nécessaires si les *symptômes* persistent.
Ce médicament contient du *sel* (sodium) en quantité notable.

Grossesse et allaitement

Ce médicament ne contient que des substances présumées sans danger pendant la grossesse ou l'allaitement. Néanmoins, ne l'utilisez pas de façon prolongée sans l'avis de votre pharmacien ou de votre médecin.

Mode d'emploi et posologie

Dissoudre le comprimé dans un verre d'eau.

Posologie usuelle :

1 à 3 comprimés par jour, avant ou après les repas.

Conseils : Une alimentation équilibrée, une mastication lente, la suppression des aliments difficiles à digérer et des boissons alcoolisées permettent souvent d'atténuer les troubles de la digestion.

Laboratoires UPSA Conseil

CIVIGEL
Suppléance lacrymale

Présentation
CIVIGEL : gel ophtalmique ; tube de 10 g avec canule. Remb 65 % - **3,24 €**.

Composition

	p 100 g
Carbomère 980 NF	200 mg
Cétrimide	+

Dans quel cas ce médicament est-il prescrit ?
C'est un gel de suppléance lacrymale : il compense une insuffisance de sécrétion naturelle de larmes.

Il est utilisé dans le traitement de la sécheresse oculaire due à une insuffisance lacrymale (œil sec).

Contre-indications
Ce gel ne doit pas être utilisé en cas d'*allergie* aux *ammoniums quaternaires* (présence de cétrimide).

Attention : Une irritation oculaire peut être due à une infection : en cas de doute, n'hésitez pas à consulter votre médecin.

N'utilisez pas ce gel ophtalmique de façon prolongée sans prendre un avis médical.

Si vous portez des lentilles de contact, n'utilisez pas ce produit sans prendre l'avis de votre ophtalmologiste.

Interactions avec d'autres substances
Ce gel ophtalmique peut interagir avec des collyres : respectez un intervalle de 15 minutes entre deux applications.

Grossesse et allaitement
Ce gel ophtalmique contient des conservateurs dont l'effet est mal connu pendant la grossesse ou l'allaitement. L'évaluation du risque éventuel lié à son utilisation est individuelle : demandez conseil à votre pharmacien ou à votre médecin.

Mode d'emploi et posologie
Tirer la paupière inférieure vers le bas tout en regardant vers le haut et déposer une goutte de gel entre la paupière et le globe oculaire (*cul-de-sac conjonctival*).

Posologie usuelle :
1 goutte, 3 ou 4 fois par jour.

Conseils : L'application correcte du produit peut nécessiter une aide, notamment chez une personne handicapée ou âgée.

Ne conservez pas ce gel plus de 4 semaines après une première utilisation.

Effets indésirables possibles
Un trouble visuel bref peut survenir après instillation du produit, jusqu'à ce que le gel se répartisse uniformément à la surface de l'œil.

Irritation.

Laboratoires Novartis Pharma SAS

CLAIRODERMYL
Informations détaillées sur www.monvidal.com

CLAMOXYL injectable
Antibiotique : pénicilline

sur ordonnance

Présentation
CLAMOXYL 500 mg : préparation injectable *IM* ; flacon de poudre et ampoule de solvant de 5 ml. Liste I - Remb 65 % - **1,44 €**.

CLAMOXYL 1 g : préparation injectable *IM* ; flacon de poudre, ampoule de solvant de 5 ml, 1 seringue et 2 aiguilles stériles. Liste I - Remb 65 % - **1,58 €**.

Composition

	p flacon	p flacon
Amoxicilline	500 mg	1 g
Alcool benzylique	+	+

Dans quel cas ce médicament est-il prescrit ?
C'est un *antibiotique* qui appartient à la famille des *pénicillines* à spectre élargi, c'est-à-dire actives sur un plus grand nombre de *germes* que la pénicilline simple.

Il est utilisé dans le traitement de diverses maladies infectieuses, notamment des poumons, des bronches, du nez, de la gorge ou des oreilles, de l'appareil digestif ou urinaire, des *voies* génitales, des *méninges*, des gencives et des dents.

Il est également utilisé dans la *maladie de Lyme*.

Contre-indications
Ce médicament ne doit pas être utilisé dans les cas suivants :
- *allergie* aux *pénicillines*,
- *mononucléose infectieuse*.

Votre médecin est seul juge pour prescrire ce médicament en cas d'allergie aux *céphalosporines*.

Attention : Des précautions sont nécessaires en cas d'*insuffisance rénale*.

L'ampoule de solvant ne doit pas être utilisée chez l'enfant de moins de 3 ans en raison de la présence d'alcool benzylique.

La survenue de toute *réaction allergique* (boutons, *œdème*, malaise) impose l'arrêt du traitement. Consultez rapidement votre médecin. Pensez à signaler tout *antécédent* d'allergie aux *antibiotiques* de la famille des *bêtalactamines* (*pénicillines* et *céphalosporines*). Il contre-indique l'usage de ce médicament.

De nombreux *antibiotiques* peuvent provoquer des selles liquides ou une *diarrhée*, généralement bénigne. En revanche, une diarrhée importante survenant pendant ou dans les jours qui suivent le traitement antibiotique doit être signalée à votre médecin.

Une diminution de la fièvre ou une disparition des *symptômes* ne sont pas synonymes de guérison : la durée du traitement doit absolument être respectée pour éviter les rechutes ou l'apparition d'une *résistance* du *germe* à l'*antibiotique*.

Interactions avec d'autres substances
Ce médicament peut interagir avec les médicaments contenant du méthotrexate.

Informez par ailleurs votre médecin si vous prenez un médicament contenant de l'allopurinol.

Grossesse et allaitement
Aucun effet néfaste pour l'enfant à naître n'a été établi avec ce médicament. Il peut être prescrit pendant la grossesse.

Ce médicament passe dans le lait maternel ; la poursuite de l'allaitement est possible, mais tout *symptôme* survenant chez le nourrisson devra être signalé au médecin : *muguet*, éruption de boutons... pouvant traduire une *intolérance* ou une *allergie*.

Mode d'emploi et posologie

La solution injectable est obtenue en mélangeant la poudre avec le solvant fourni. Une légère coloration de la solution est normale.

La solution ainsi obtenue doit être injectée par *voie intramusculaire*, jamais par voie *intraveineuse*.

Aucun autre produit ne doit être mélangé au contenu du flacon.

Posologie usuelle :

Elle est variable en fonction des indications. À titre indicatif et pour des infections courantes :

- Adulte et enfant de plus de 15 ans : 1 g, matin et soir.
- Enfant et nourrisson : 50 mg par kg et par jour.

Conseils : La solution doit être injectée dans l'heure qui suit sa préparation.

L'éventuelle impression de fatigue n'est pas due à l'*antibiotique*, mais à l'infection elle-même.

L'odeur particulière des urines est normale et traduit l'élimination de l'antibiotique.

Effets indésirables possibles

Nausées, vomissements, *diarrhée*, *candidose*.

Rarement :

- *réactions allergiques* : *éruption cutanée*, œdème de *Quincke*, *choc* allergique (exceptionnel) ;
- *insuffisance rénale*, anomalie de la *numération formule sanguine*, augmentation des *transaminases*.

Laboratoires GlaxoSmithKline

CLAMOXYL oral

Antibiotique : pénicilline

sur ordonnance

Présentation

CLAMOXYL 125 mg : poudre pour suspension buvable (arômes : citron, pêche, fraise) ; flacon de 60 ml (12 cuillères-mesure de 5 ml). Liste I - Remb 65 % - **1,60 €**.

CLAMOXYL 250 mg : poudre pour suspension buvable (arômes : citron, pêche, fraise) ; flacon de 60 ml (12 cuillères-mesure de 5 ml). Liste I - Remb 65 % - **2,00 €**.

CLAMOXYL 500 mg : poudre pour suspension buvable (arômes : citron, pêche, fraise) ; flacon de 60 ml (12 cuillères-mesure de 5 ml). Liste I - Remb 65 % - **2,47 €**.

CLAMOXYL 500 mg : gélule (jaune et rouge) ; boîte de 12. Liste I - Remb 65 % - **2,06 €**.

CLAMOXYL 1 g : poudre pour suspension buvable (arômes : citron, pêche, fraise) ; boîte de 6 sachets. Liste I - Remb 65 % - **2,68 €**.

CLAMOXYL 1 g : comprimé *dispersible* (blanc ; arôme menthe) ; boîte de 3. Liste I - Remb 65 % - **1,75 €**.

CLAMOXYL 1 g : comprimé *dispersible* (blanc ; arôme menthe) ; boîte de 6. Liste I - Remb 65 % - **2,62 €**.

CLAMOXYL 1 g : comprimé *dispersible* (blanc ; arôme menthe) ; boîte de 14. Liste I - Remb 65 % - **5,28 €**.

Composition

	p c mes	p c mes	p c mes
Amoxicilline	125 mg	250 mg	500 mg
Aspartam	+	+	+

	p gél	p sachet	p cp
Amoxicilline	500 mg	1 g	1 g
Aspartam		+	+

Dans quel cas ce médicament est-il prescrit ?

C'est un *antibiotique* qui appartient à la famille des *pénicillines* à spectre élargi, c'est-à-dire actives sur un plus grand nombre de *germes* que la pénicilline simple.

Il est utilisé dans le traitement de diverses maladies infectieuses, notamment celles des poumons, des bronches, du nez, de la gorge ou des oreilles, du sang, de l'appareil digestif ou urinaire, des *voies* génitales, des gencives et des dents.

Il est également utilisé dans le cadre de l'éradication d'*Helicobacter pylori* (responsable d'*ulcères* gastroduodénaux récidivants), dans la maladie de *Lyme* et dans la prévention de l'*endocardite bactérienne*.

Contre-indications

Ce médicament ne doit pas être utilisé dans les cas suivants :

- *allergie* aux *bêtalactamines*,
- *phénylcétonurie* (poudres pour suspension buvable et comprimé *dispersible* : présence d'aspartam).

Attention : La survenue de toute *réaction allergique* (boutons, *œdème*, malaise) impose l'arrêt du traitement. Consultez rapidement votre médecin. Pensez à signaler tout *antécédent* d'allergie aux *antibiotiques* de la famille des *bêtalactamines* (*pénicillines* et *céphalosporines*). Il contre-indique l'usage de ce médicament.

De nombreux *antibiotiques* peuvent provoquer des selles liquides ou une *diarrhée*, généralement bénigne. En revanche, une diarrhée importante survenant pendant ou dans les jours qui suivent le traitement antibiotique doit être signalée à votre médecin.

Une diminution de la fièvre ou une disparition des *symptômes* ne sont pas synonymes de guérison : la durée du traitement doit absolument être respectée pour éviter les rechutes ou l'apparition d'une *résistance* du *germe* à l'*antibiotique*.

En cas d'*insuffisance rénale*, une diminution de la posologie peut être nécessaire.

Interactions avec d'autres substances

Ce médicament peut interagir avec les médicaments contenant du méthotrexate.

Informez par ailleurs votre médecin si vous prenez un médicament contenant de l'allopurinol.

Grossesse et allaitement

Aucun effet néfaste pour l'enfant à naître n'a été établi avec ce médicament. Il peut être prescrit pendant la grossesse.

Ce médicament passe dans le lait maternel ; la poursuite de l'allaitement est possible, mais tout *symptôme* survenant chez le nourrisson devra être signalé au médecin : *muguet*, éruption de boutons... pouvant traduire une *intolérance* ou une *allergie*.

Mode d'emploi et posologie

Les repas ne modifient pas l'absorption du médicament, qui peut donc être pris à n'importe quel moment de la journée.

Les suspensions buvables sont préparées en dissolvant la poudre avec de l'eau en quantité suffisante pour que la solution obtenue atteigne le trait gravé sur le flacon.

Les gélules doivent être avalées, sans être ouvertes, avec de l'eau. Elles ne sont pas adaptées à l'enfant de moins de 6 ans ; en effet, elles risquent d'obstruer les voies respiratoires si l'enfant déglutit mal et que la gélule passe dans la trachée (fausse route).

Les comprimés *dispersibles* peuvent être soit avalés directement avec un verre d'eau, soit dissous dans un demi-verre d'eau avant d'être absorbés.

Posologie usuelle :

Elle varie en fonction des indications.

- Adulte : 1 à 2 g par jour, répartis en 2 ou 3 prises.

Dans certaines infections (pneumopathie, maladie de *Lyme* par exemple), la *posologie* peut être augmentée jusqu'à 6 g par jour.

Dans l'éradication d'*Helicobacter pylori* chez l'adulte : 1 g, matin et soir, en association avec un autre *antibiotique* et un antiulcéreux.

- Enfant de plus de 30 mois : 25 à 50 mg par kg et par jour, répartis en 2 ou 3 prises, sans dépasser 3 g par jour. Soit, par exemple, pour un enfant de 20 kg : 1 cuillère-mesure de suspension buvable à 500 mg, matin et soir.
- Nourrisson : 50 à 100 mg par kg et par jour, répartis en 3 prises.

Dans certaines infections, la posologie peut être augmentée. A titre d'exemple :

- Dans le traitement des otites : 150 mg par kg et par jour, en 3 prises pendant 10 jours.
- Dans le traitement des pneumonies : 80 à 100 mg par kg et par jour, en 3 prises.

Conseils : Le médecin prescrit parfois un prélèvement pour identifier le *germe* responsable de l'infection et tester sa sensibilité aux *antibiotiques*. Le résultat de cet examen peut être faussé en cas d'automédication préalable : ne prenez pas et ne donnez pas d'antibiotiques sans avis médical.

L'éventuelle fatigue n'est pas due à l'*antibiotique*, mais à l'infection elle-même.

Les suspensions buvables reconstituées en flacon se conservent une semaine à température ambiante ; il est préférable de les agiter avant chaque prise.

Effets indésirables possibles

Nausées, vomissements, *diarrhée*, *candidose*.

Rarement :

- *réactions allergiques* : urticaire, œdème de *Quincke*, *choc* allergique (exceptionnel) ;
- *insuffisance rénale*, anomalie de la *numération formule sanguine*, augmentation des *transaminases*.

L'apparition en début de traitement d'une réaction de la peau généralisée (rougeur cutanée, formation de cloques) associée à de la fièvre nécessite l'arrêt immédiat du médicament et contre-indique toute nouvelle utilisation.

Laboratoires GlaxoSmithKline

CLARADOL

Antalgique et antipyrétique

Présentation

CLARADOL 500 : comprimé sécable (blanc) ; boîte de 16. Remb 65 % - **1,60 €**.

CLARADOL 500 : comprimé effervescent sécable (blanc ; arôme cassis) ; boîte de 16. Remb 65 % - **1,80 €**.

Composition

	p cp	p cp efferv
Paracétamol	500 mg	500 mg
Sodium		422 mg

Dans quel cas ce médicament est-il prescrit ?

Ce médicament est un *antalgique* et un *antipyrétique* qui contient du paracétamol.

Il est utilisé pour faire baisser la fièvre et dans le traitement des affections douloureuses.

Contre-indications

Ce médicament ne doit pas être utilisé en cas de maladie grave du foie.

Attention : Le paracétamol est présent seul ou en association avec d'autres substances dans de nombreux médicaments : assurez-vous de ne pas prendre simultanément plusieurs médicaments contenant du paracétamol, car une prise conjointe entraîne un risque de *surdosage* qui peut être toxique pour le foie.

Les comprimés effervescents contiennent du *sel* (*sodium*) en quantité notable.

Interactions avec d'autres substances

En cas de traitement par un *anticoagulant* oral et par du paracétamol aux doses maximales (4 g par jour) pendant au moins 4 jours, une surveillance accrue du traitement anticoagulant sera éventuellement nécessaire.

Grossesse et allaitement

Les études scientifiques actuellement disponibles n'ont pas mis en évidence de problème particulier lors de l'utilisation du paracétamol chez la femme enceinte.

Aux doses usuelles, l'usage de ce médicament est possible pendant l'allaitement.

Mode d'emploi et posologie

Ce médicament peut être pris indifféremment pendant ou entre les repas, en respectant un intervalle de 4 à 6 heures entre 2 prises. En cas d'*insuffisance rénale*, l'intervalle entre 2 prises doit être de 8 heures minimum.

Les comprimés doivent être avalés avec une boisson (eau, lait ou jus de fruits). Ils ne sont pas adaptés à l'enfant de moins de 6 ans car ils risquent d'obstruer les voies respiratoires si l'enfant déglutit mal et que le comprimé passe dans la trachée (fausse route).

Les comprimés effervescents doivent être dissous dans un verre d'eau ; ils peuvent être utilisés chez l'enfant de moins de 6 ans.

Posologie usuelle :

- Adulte : 1 ou 2 comprimés, 1 à 3 fois par jour. Ne pas dépasser 3 g de paracétamol (6 comprimés) par jour.

Dans les douleurs sévères de l'adulte et notamment dans l'*arthrose*, la *posologie* maximale peut être portée à 1 g de paracétamol, 4 fois par jour, uniquement sur prescription médicale.

- Enfant : 60 mg par kg et par jour, soit 15 mg par kg toutes les 6 heures ou 10 mg par kg toutes les 4 heures. Il est nécessaire de suivre les recommandations de votre pharmacien ou de votre médecin ou de suivre les posologies suivantes données à titre indicatif :
  - enfant de 13 à 20 kg (environ 2 à 6 ans) : ½ comprimé effervescent, 1 à 4 fois par jour ;
  - enfant de 21 à 26 kg (environ 6 à 8 ans) : ½ comprimé, effervescent ou non, 1 à 6 fois par jour ;
  - enfant de 27 à 40 kg (environ 8 à 13 ans) : 1 comprimé, effervescent ou non, 1 à 4 fois par jour ;

– enfant de 41 à 50 kg (environ 13 à 15 ans) : 1 comprimé, effervescent ou non, 1 à 6 fois par jour.

La dose quotidienne maximale de paracétamol chez l'enfant est de 80 mg par kg, en 4 prises minimum, sans dépasser 3 g par jour.

Conseils : Dans le traitement de la fièvre chez l'enfant, lorsque le paracétamol est utilisé à la dose de 60 mg par kg et par jour, l'adjonction d'aspirine ou son usage en alternance avec le paracétamol est inutile, car l'aspirine ne permet pas d'obtenir une baisse supplémentaire de la fièvre.
Des sueurs abondantes accompagnent généralement la baisse de température lors du traitement des fièvres élevées. Ce phénomène est normal.
Les comprimés effervescents doivent être conservés à l'abri de l'humidité et de la chaleur.

Effets indésirables possibles

Exceptionnellement : *réaction allergique*.

Laboratoires Bayer Santé Familiale

CLARADOL CAFÉINE

Association antalgique et antipyrétique

Présentation

CLARADOL CAFÉINE : comprimé (blanc) ; boîte de 16. Remb 65 % - **1,97 €**.
CLARADOL CAFÉINE : comprimé effervescent (arôme citron) ; boîte de 16. Remb 65 % - **2,06 €**.

Composition

	p cp	p cp efferv
Paracétamol	500 mg	500 mg
Caféine	50 mg	50 mg
Sodium		422 mg

Dans quel cas ce médicament est-il prescrit ?

Ce médicament, *antalgique* et *antipyrétique*, contient du paracétamol et de la *caféine*.

Il est utilisé dans le *traitement symptomatique* de la douleur ou de la fièvre.

Contre-indications

Ce médicament ne doit pas être utilisé dans les cas suivants :
– maladie grave du foie,
– enfant de moins de 15 ans (présence de caféine).

Attention : Le paracétamol est présent seul ou en association avec d'autres substances dans de nombreux médicaments : assurez-vous de ne pas prendre simultanément plusieurs médicaments contenant du paracétamol, car une prise conjointe entraîne un risque de *surdosage* qui peut être toxique pour le foie.
Les comprimés effervescents contiennent du *sel* (sodium) en quantité notable.
Ce médicament contient de la *caféine* qui peut être recherchée dans les urines des sportifs pour déceler un éventuel mésusage. Néanmoins, à la *posologie* préconisée, la quantité de caféine contenue dans ce médicament est insuffisante à elle seule pour que la réponse au test soit positive.

Interactions avec d'autres substances

En cas de traitement par un *anticoagulant* oral et par du paracétamol aux doses maximales (4 g par jour) pendant au moins 4 jours, une surveillance accrue du traitement anticoagulant sera éventuellement nécessaire.

Grossesse et allaitement

En raison de la présence de *caféine*, ce médicament ne doit pas être utilisé de façon prolongée ou à forte dose pendant la grossesse ou l'allaitement, sans l'avis de votre pharmacien ou de votre médecin.

Mode d'emploi et posologie

Ce médicament peut être pris indifféremment pendant ou entre les repas, en respectant un intervalle minimal de 4 heures entre 2 prises. En cas d'*insuffisance rénale* grave, l'intervalle entre 2 prises doit être de 8 heures minimum.

Les comprimés effervescents doivent être dissous dans un verre d'eau.

Posologie usuelle :
- Adulte : 1 ou 2 comprimés, à renouveler si nécessaire, sans dépasser 6 comprimés par jour.

Dans les douleurs sévères de l'adulte et notamment dans l'*arthrose*, la *posologie* maximale peut être portée à 1 g de paracétamol, 4 fois par jour, uniquement sur prescription médicale.

Conseils : Ce médicament contient de la *caféine*. On considère qu'une tasse de café contient de 60 à 100 mg de cette substance. Ainsi, pour limiter les effets indésirables de la caféine (excitation, tremblements, insomnie, *palpitations*), il est préférable de limiter la consommation de boissons qui en renferment (café, thé...). Il est également recommandé de prendre ce médicament avant 17 heures.

Effets indésirables possibles

Liés à la caféine : insomnie, excitation, *palpitations*.

Liés au paracétamol : *réaction allergique* (exceptionnelle).

Laboratoires Bayer Santé Familiale

CLARADOL CODÉINE

Informations détaillées sur www.monvidal.com

CLARAMID

Antibiotique : macrolide — sur ordonnance

Présentation

CLARAMID 100 mg : comprimé (blanc) ; boîte de 10. Liste I - Remb 65 % - **9,97 €**.
CLARAMID 150 mg : comprimé (blanc) ; boîte de 10. Liste I - Remb 65 % - **10,65 €**.
CLARAMID 150 mg : comprimé (blanc) ; boîte de 16. Liste I - Remb 65 % - **16,69 €**.

Composition

	p cp	p cp
Roxithromycine	100 mg	150 mg

Dans quel cas ce médicament est-il prescrit ?

C'est un *antibiotique* qui appartient à la famille des *macrolides*.

Il est utilisé dans le traitement de diverses maladies infectieuses, notamment celles de la gorge, des sinus, des poumons, des bronches, de la peau, de l'appareil génital.

Contre-indications

Ce médicament ne doit pas être utilisé dans les cas suivants :
- *allergie* aux *macrolides*,
- en association avec les médicaments contenant du cisapride, de l'ergotamine ou de la dihydroergotamine.

Attention : Une diminution de la fièvre ou une disparition des *symptômes* ne sont pas synonymes de guérison : la durée du traitement doit absolument être respectée pour éviter les rechutes ou l'apparition d'une *résistance* du *germe* à l'*antibiotique*.

Des précautions sont nécessaires en cas d'*insuffisance hépatique* grave.

Conducteur : ce médicament peut être responsable de *vertiges*.

Interactions avec d'autres substances

Ce médicament ne doit pas être associé aux médicaments contenant :
- de l'ergotamine ou de la dihydroergotamine : risque d'*ergotisme* ;
- du cisapride : risque de *torsades de pointes*.

Il peut interagir avec les substances suivantes : colchicine, bromocriptine, cabergoline, lisuride ou pergolide.

Informez par ailleurs votre médecin si vous prenez des médicaments contenant de la ciclosporine, de la théophylline ou de l'aminophylline.

Grossesse et allaitement

L'effet de ce médicament pendant la grossesse est mal connu : seul votre médecin peut évaluer le risque éventuel de son utilisation dans votre cas.

Ce médicament passe faiblement dans le lait maternel. Ne l'utilisez pas pendant l'allaitement sans prendre l'avis de votre médecin.

Mode d'emploi et posologie

Ce médicament est pris de préférence juste avant les repas.

Posologie usuelle :
- Adulte : 150 mg, matin et soir.
- Enfant : 5 à 8 mg par kg et par jour ; soit pour un enfant de 30 kg : 1 comprimé à 100 mg, matin et soir.

Conseils : Le médecin prescrit parfois un prélèvement pour identifier le *germe* responsable de l'infection et tester sa sensibilité aux *antibiotiques*. Le résultat de cet examen peut être faussé en cas d'automédication préalable : ne prenez pas et ne donnez pas d'antibiotiques sans avis médical.

L'éventuelle fatigue n'est pas due à l'antibiotique, mais à l'infection elle-même.

Effets indésirables possibles

Nausées, vomissements, *diarrhée*, douleurs d'estomac.

Sensation de vertige, maux de tête, fourmillements des extrémités.

Réaction allergique (rare).

Augmentation des *transaminases* ; *hépatite* (exceptionnelle).

Laboratoires Pfizer

CLARINASE REPETABS

Informations détaillées sur www.monvidal.com

CLARITHROMYCINE 25 mg/ml
Génériques
Antibiotique : macrolide — sur ordonnance

Les médicaments ci-dessous sont des génériques de NAXY (voir p. 863) et ZECLAR (voir p. 1357).

CLARITHROMYCINE ARROW 25 mg/ml : granulés pour suspension buvable *(saccharose)* flacon de 100 ml. Liste I - Remb 65 % - 7,47 €.
CLARITHROMYCINE MERCK 25 mg/ml : granulés pour suspension buvable *(saccharose)* flacon de 100 ml. Liste I - Remb 65 % - 7,47 €.
CLARITHROMYCINE SANDOZ 25 mg/ml : granulés pour suspension buvable flacon de 100 ml. Liste I - Remb 65 % - 7,47 €.

CLARITHROMYCINE 50 mg/ml
Génériques
Antibiotique : macrolide — sur ordonnance

Les médicaments ci-dessous sont des génériques de NAXY (voir p. 863) et ZECLAR (voir p. 1357).

CLARITHROMYCINE ARROW 50 mg/ml : granulés pour suspension buvable *(saccharose)* flacon de 60 ml. Liste I - Remb 65 % - 8,40 €.
CLARITHROMYCINE MERCK 50 mg/ml : granulés pour suspension buvable *(saccharose)* flacon de 60 ml. Liste I - Remb 65 % - 8,40 €.
CLARITHROMYCINE SANDOZ 50 mg/ml : granulés pour suspension buvable flacon de 60 ml. Liste I - Remb 65 % - 8,40 €.

CLARITHROMYCINE 250 mg
Génériques
Antibiotique : macrolide — sur ordonnance

Les médicaments ci-dessous sont des génériques de NAXY (voir p. 863) et ZECLAR (voir p. 1357).

CLARITHROMYCINE ALMUS 250 mg : comprimé boîte de 10. Liste I - Remb 65 % - 7,14 €.
CLARITHROMYCINE ARROW 250 mg : comprimé boîte de 10. Liste I - Remb 65 % - 6,92 €.
CLARITHROMYCINE BIOGARAN 250 mg : comprimé boîte de 10. Liste I - Remb 65 % - 7,14 €.
CLARITHROMYCINE EG 250 mg : comprimé boîte de 10. Liste I - Remb 65 % - 7,14 €.
CLARITHROMYCINE MERCK 250 mg : comprimé boîte de 10. Liste I - Remb 65 % - 7,14 €.
CLARITHROMYCINE RANBAXY 250 mg : comprimé boîte de 10. Liste I - Remb 65 % - 7,14 €.
CLARITHROMYCINE RATIOPHARM 250 mg : comprimé boîte de 10. Liste I - Remb 65 % - 7,14 €.
CLARITHROMYCINE SANDOZ 250 mg : comprimé boîte de 10. Liste I - Remb 65 % - 7,14 €.
CLARITHROMYCINE TEVA 250 mg : comprimé boîte de 10. Liste I - Remb 65 % - 7,14 €.
CLARITHROMYCINE ZYDUS 250 mg : comprimé boîte de 10. Liste I - Remb 65 % - 6,92 €.

CLARITHROMYCINE 500 mg Génériques

Antibiotique : macrolide — sur ordonnance

Les médicaments ci-dessous sont des génériques de NAXY (voir p. 863) et ZECLAR (voir p. 1357).

CLARITHROMYCINE ALMUS 500 mg : comprimé boîte de 10. Liste I - Remb 65 % - 13,25 €.
CLARITHROMYCINE ALMUS 500 mg : comprimé boîte de 14. Liste I - Remb 65 % - 18,34 €.
CLARITHROMYCINE ARROW 500 mg : comprimé boîte de 10. Liste I - Remb 65 % - 12,83 €.
CLARITHROMYCINE ARROW 500 mg : comprimé boîte de 14. Liste I - Remb 65 % - 17,74 €.
CLARITHROMYCINE BIOGARAN 500 mg : comprimé boîte de 10. Liste I - Remb 65 % - 13,25 €.
CLARITHROMYCINE BIOGARAN 500 mg : comprimé boîte de 14. Liste I - Remb 65 % - 18,34 €.
CLARITHROMYCINE EG 500 mg : comprimé boîte de 10. Liste I - Remb 65 % - 13,25 €.
CLARITHROMYCINE EG 500 mg : comprimé boîte de 14. Liste I - Remb 65 % - 18,34 €.
CLARITHROMYCINE MERCK 500 mg : comprimé boîte de 10. Liste I - Remb 65 % - 13,25 €.
CLARITHROMYCINE MERCK 500 mg : comprimé boîte de 14. Liste I - Remb 65 % - 18,34 €.
CLARITHROMYCINE RANBAXY 500 mg : comprimé boîte de 10. Liste I - Remb 65 % - 13,25 €.
CLARITHROMYCINE RANBAXY 500 mg : comprimé boîte de 14. Liste I - Remb 65 % - 18,34 €.
CLARITHROMYCINE RATIOPHARM 500 mg : comprimé boîte de 10. Liste I - Remb 65 % - 13,25 €.
CLARITHROMYCINE RATIOPHARM 500 mg : comprimé boîte de 14. Liste I - Remb 65 % - 18,34 €.
CLARITHROMYCINE SANDOZ 500 mg : comprimé boîte de 10. Liste I - Remb 65 % - 13,25 €.
CLARITHROMYCINE SANDOZ 500 mg : comprimé boîte de 14. Liste I - Remb 65 % - 18,34 €.
CLARITHROMYCINE TEVA 500 mg : comprimé boîte de 10. Liste I - Remb 65 % - 13,25 €.
CLARITHROMYCINE TEVA 500 mg : comprimé boîte de 14. Liste I - Remb 65 % - 18,34 €.
CLARITHROMYCINE TEVA 500 mg : comprimé boîte de 30. Liste I - Remb 65 % - 34,18 €.
CLARITHROMYCINE ZYDUS 500 mg : comprimé boîte de 10. Liste I - Remb 65 % - 12,83 €.
CLARITHROMYCINE ZYDUS 500 mg : comprimé boîte de 14. Remb 65 % - 17,74 €.

CLARITYNE

Antiallergique : antihistaminque H1 — sur ordonnance

Présentation

CLARITYNE : comprimé (blanc) ; boîte de 15. Liste II - Remb 35 % - **5,54 €**.
CLARITYNE : comprimé effervescent (arôme orange, mandarine) ; boîte de 15. Liste II - Remb 35 % - **6,43 €**.
CLARITYNE : sirop (arôme pêche) ; flacon de 60 ml avec cuillère-mesure de 5 ml. Liste II - Remb 35 % - **2,36 €**.
CLARITYNE : sirop (arôme pêche) ; flacon de 120 ml avec cuillère-mesure de 5 ml. Liste II - Remb 35 % - **3,87 €**.

Composition

	p cp	p cp efferv	p c mes
Loratadine	10 mg	10 mg	5 mg
Lactose	+		
Sodium		94 mg	
Saccharose			3 g

Dans quel cas ce médicament est-il prescrit ?

Ce médicament est un *antihistaminique* antiallergique ; il n'a pas d'effets *sédatifs* ni *atropiniques*.

Il est utilisé dans le *traitement symptomatique* de l'*allergie* : *rhinite* allergique, *urticaire*.

Contre-indications

Ce médicament ne doit pas être utilisé :
- chez l'enfant de moins de 12 ans (comprimé),
- chez le *nourrisson* de moins de 2 ans (sirop).

Attention : Des précautions sont nécessaires en cas d'*insuffisance hépatique* grave.

Le traitement doit être interrompu en cas de tests cutanés pour diagnostiquer l'allergie : il peut fausser les résultats des tests.

Le sirop contient du *sucre* (saccharose) en quantité notable.

Ce médicament peut, dans de rares cas, entraîner une baisse de la vigilance. Assurez-vous à l'occasion des premières prises que vous le supportez bien, avant de conduire ou d'utiliser une machine dangereuse.

Grossesse et allaitement

Ce médicament est déconseillé pendant la grossesse et l'allaitement.

Mode d'emploi et posologie

Ce médicament peut être pris indifféremment au cours ou en dehors des repas.

Posologie usuelle :
- Adulte et enfant de plus de 12 ans (ou de plus de 30 kg) : 1 comprimé par jour ou 2 cuillères-mesure de sirop, 1 fois par jour.
- Enfant de 2 à 12 ans (de moins de 30 kg) : 1 cuillère-mesure de sirop par jour.

Conseils : Ce médicament agit sur les manifestations de l'*allergie* mais n'en supprime pas la cause. Si les *symptômes* persistent ou s'aggravent, n'hésitez pas à consulter votre médecin.

Effets indésirables possibles

Somnolence, maux de tête, augmentation de l'appétit, insomnie.

Très rarement : *vertiges*, *palpitations*, bouche sèche, nausées, douleur d'estomac, fatigue, éruption cutanée, *réaction allergique*.

Laboratoires Schering-Plough

CLARIX

Antitussif opiacé

Présentation

CLARIX : sirop (arôme orange, rhum, menthe, anis) ; flacon de 250 ml avec cuillère-mesure de 5 ml. Non remb.
CLARIX sans sucre : sirop (arôme orange, rhum, menthe, anis) ; flacon de 250 ml avec cuillère-mesure de 5 ml. Non remb.

Composition

	p c mes	p c mes
Pholcodine	5 mg	5 mg
Érysimum, extrait	7,5 mg	7,5 mg
Saccharose	2,8 g	
Alcool	37,5 mg	46,6 mg

Dans quel cas ce médicament est-il prescrit ?

Ce sirop contient un un antitussif *opiacé* (la pholcodine), qui agit sur les centres de la toux et un extrait de plante.

Il est utilisé dans le *traitement symptomatique* des toux sèches.

Contre-indications

Ce médicament ne doit pas être utilisé dans les cas suivants :
- *asthme*,
- *insuffisance respiratoire*,
- **allaitement**.

Attention : Ce médicament n'est pas adapté au traitement de la toux grasse, qui est un mécanisme de défense normal de l'organisme permettant l'évacuation des mucosités présentes dans les bronches.

La toux est un *symptôme* qui peut révéler de nombreuses maladies : consultez votre médecin si elle persiste plus de quelques jours.

Évitez la prise de boissons alcoolisées pendant le traitement.

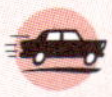

Ce médicament peut induire une somnolence, parfois intense chez certaines personnes. Cette somnolence peut être augmentée par la prise d'*alcool* ou d'autres médicaments *sédatifs*. La conduite et l'utilisation de machines dangereuses sont déconseillées, surtout dans les heures qui suivent la prise du médicament.

Interactions avec d'autres substances

Informez votre médecin ou votre pharmacien si vous prenez d'autres médicaments *sédatifs* (tranquillisants, somnifères, certains médicaments contre la douleur contenant des *opiacés*, *antidépresseurs*, *neuroleptiques*...).

Grossesse et allaitement

L'utilisation de la *codéine* et de ses dérivés (codéthyline, pholcodine) ne doit être envisagée chez la femme enceinte qu'en cas de nécessité, en effet :
- une *insuffisance respiratoire* peut survenir chez le nouveau-né d'une mère traitée par des doses élevées, même si le traitement est ponctuel mais précède de peu l'accouchement ;
- un *syndrome de sevrage*, à l'inverse, peut concerner des nouveau-nés si leur mère reçoit un traitement régulier, même à faible dose.

Il est donc important de signaler à l'obstétricien la prise éventuelle de codéine ou d'un de ses dérivés, afin que ces risques puissent être prévenus par une surveillance et un éventuel traitement adapté.

Ce médicament passe dans le lait maternel. Il est contre-indiqué pendant l'allaitement.

Mode d'emploi et posologie

Ce médicament est pris de préférence au moment où survient la toux, en respectant un intervalle de 4 heures entre les prises.

Posologie usuelle :
- Adulte : 1 à 3 cuillères-mesure de 5 ml ou 1 cuillère à soupe, 1 à 6 fois par jour. En cas d'*insuffisance hépatique* et chez la personne âgée, la *posologie* initiale est généralement réduite de moitié.
- Enfant de 30 à 50 kg (environ 10 à 15 ans) : 1 cuillère-mesure de 5 ml, 1 à 6 fois par jour.

Conseils : Une toux nocturne aggravée par ce médicament peut être une toux allergique : demandez conseil à votre médecin.

La cigarette est irritante pour les bronches et entretient la toux : évitez de fumer ou d'être exposé à la fumée des autres.

Des mesures simples permettent de calmer les toux sèches : boissons chaudes et humidification de l'air ambiant.

Effets indésirables possibles

Liés à la pholcodine : constipation, somnolence et, plus rarement, sensation de vertige, nausées, vomissements, *bronchospasme*, *réaction allergique* cutanée.

Laboratoires Coopération Pharmaceutique Française

CLASTOBAN

Informations détaillées sur www.monvidal.com

CLÉRÉGIL

Informations détaillées sur www.monvidal.com

CLÉRIDIUM

Informations détaillées sur www.monvidal.com

CLIMARA

Informations détaillées sur www.monvidal.com

CLIMASTON

Estroprogestatif — sur ordonnance

Présentation

CLIMASTON 1 mg/5 mg : comprimé (saumon) ; plaquette de 28. Liste I - Remb 65 % - **7,57 €**.
CLIMASTON 1 mg/10 mg : comprimé (blanc : 14, gris : 14) ; plaquette de 28. Liste I - Remb 65 % - **7,57 €**.
CLIMASTON 2 mg/10 mg : comprimé (rose : 14, jaune : 14) ; plaquette de 28. Liste I - Remb 65 % - **7,57 €**.

Composition

	p cp
Estradiol	1 mg
Dydrogestérone	5 mg
Lactose	+

	p cp blanc	p cp gris
Estradiol	1 mg	1 mg
Dydrogestérone		10 mg
Lactose	+	+

	p cp rose	p cp jaune
Estradiol	2 mg	2 mg
Dydrogestérone		10 mg
Lactose	+	+

Dans quel cas ce médicament est-il prescrit ?

Ce médicament contient de l'estradiol, destiné à corriger une *carence* en *estrogènes*, et de la dydrogestérone, *progestatif* qui a un effet protecteur sur l'utérus.

Il est utilisé pour traiter certains *symptômes* de la *ménopause* (bouffées de chaleur, sécheresse vaginale...) et pour prévenir l'*ostéoporose* chez la femme ménopausée ayant un risque accru de fracture.

Contre-indications

Ce médicament ne doit pas être utilisé dans les cas suivants :
- *accident thromboembolique* (*phlébite*, *embolie* pulmonaire, etc.) ancien ou survenant pendant le traitement ;
- *cancer hormonodépendant* (même guéri) ;

- saignement génital intermittent (l'origine de ce saignement doit être déterminée par des examens appropriés avant la mise en route du traitement) ;
- *hyperplasie* de l'utérus non traitée ;
- maladie du foie, grave ou récente ;
- *porphyrie*.

Attention : De récentes études ont montré une augmentation du risque de survenue d'un cancer du sein chez les femmes ayant reçu un traitement prolongé des *symptômes* de la *ménopause*. Le traitement doit par conséquent être prescrit à la dose minimale efficace et pour une durée la plus courte possible. En l'absence de troubles, sa prescription ne doit pas être systématique.
Un bilan initial suivi d'une surveillance médicale régulière sont nécessaires, surtout dans les cas suivants : *hypertension artérielle*, *diabète*, tumeur bénigne du foie ou de l'utérus, *endométriose*, *lithiase* biliaire, *migraine*, *épilepsie*, *asthme*, *otospongiose*, *insuffisance rénale* ou *cardiaque*, *hypertriglycéridémie*, *lupus érythémateux* disséminé, obésité, *antécédents* familiaux de cancer du sein ou d'*accident thromboembolique*.
Arrêtez la prise de ce médicament et consultez votre médecin en cas d'apparition de l'un des symptômes suivants : maux de tête violents et inhabituels, ictère (jaunisse), élévation importante de la tension artérielle, gonflement douloureux d'une jambe, essoufflemment brutal.
Si vous devez subir une intervention chirurgicale, il est préférable d'interrompre le traitement un mois à l'avance. De même, un alitement prolongé doit vous conduire à arrêter le traitement.

Interactions avec d'autres substances

L'efficacité du traitement peut être diminuée par la prise conjointe d'un médicament *inducteur enzymatique*.

Grossesse et allaitement

Ce médicament n'a pas d'indication chez la femme enceinte. Si une grossesse survient sous traitement, éventualité rare mais possible en début de pré-ménopause, consultez votre médecin et arrêtez le traitement. Aucune malformation imputable à ce médicament n'a été observée à ce jour.
Lorsque la *ménopause* est confirmée, une grossesse est impossible, y compris en cas de réapparition des règles.

Mode d'emploi et posologie

Ce médicament peut être pris indifféremment au cours ou en dehors des repas.

Posologie usuelle :
- CLIMASTON 1 mg/5 mg : 1 comprimé par jour ;
- CLIMASTON 1 mg/10 mg : 1 comprimé blanc les 14 premiers jours, puis 1 comprimé gris les 14 jours suivants ;
- CLIMASTON 2 mg/10 mg : 1 comprimé rose pendant 14 jours, puis 1 comprimé jaune pendant 14 jours.

Réentamer une nouvelle plaquette dès la fin de la précédente (pas d'interruption entre 2 cycles).

Conseils : En cas d'oubli d'un comprimé, le prendre dès que possible ; le comprimé suivant sera pris à l'heure habituelle. Si l'oubli date de plus de 12 heures, ne pas prendre le comprimé oublié et poursuivre le traitement normalement. L'oubli d'un comprimé peut provoquer des légers saignements (spottings).
La réapparition des règles est fréquente (mais pas obligatoire) à chaque fin de plaquette. Des saignements génitaux irréguliers peuvent aussi survenir au cours des 2 ou 3 premiers mois de traitement ; si ces saignements persitent plus longtemps, consultez votre médecin.

Effets indésirables possibles

Maux de tête, tension des seins, *candidose* vaginale, fatigue, *dépression*, augmentation de la tension artérielle, douleurs abdominales, ballonnements, nausées, démangeaisons, *œdème*, modification du poids.
Saignement génital intermittent (à signaler à votre médecin).
Des essais cliniques portant sur la prise de traitements prolongés combinant un *estrogène* et un *progestatif* ont mis en évidence des risques accrus de tumeur bénigne ou maligne du sein ou de l'utérus, d'*accident thromboembolique*, de calculs de la vésicule biliaire, de taches sombres sur le visage.

Laboratoires Solvay Pharma

CLIMAXOL

Phytothérapie à visée vasculoprotectrice

Présentation

CLIMAXOL : solution buvable ; flacon compte-gouttes de 60 ml (2400 gouttes). Non remb.

Composition

	p 10 ml
Hamamélis, teinture	2,8 ml
Fragon épineux, teinture	2,8 ml
Marron d'Inde, teinture	2,8 ml
Hydrastis, teinture	0,8 ml
Viburnum, teinture	0,8 ml

Dans quel cas ce médicament est-il prescrit ?

Ce médicament contient des extraits de plantes qui ont un effet protecteur sur les vaisseaux sanguins.
Il est traditionnellement utilisé dans le *traitement symptomatique* :
- des troubles en rapport avec une mauvaise circulation veineuse ou *lymphatique* (jambes lourdes, *impatiences*) ;
- des petites *hémorragies* sous-cutanées se traduisant par des taches rouges ou violacées.

Attention : L'*insuffisance veineuse* peut requérir des mesures spécifiques telles que la *contention élastique*.

Grossesse et allaitement

L'effet de ce médicament pendant la grossesse ou l'allaitement est mal connu. L'évaluation du risque éventuel lié à son utilisation est individuelle : demandez conseil à votre pharmacien ou à votre médecin.

Mode d'emploi et posologie

Ce médicament doit être pris dans un peu d'eau avant les repas.

Posologie usuelle :
40 à 60 gouttes par jour, réparties en 2 ou 3 prises.

Conseils : Une activité physique régulière et la surélévation du pied du lit permettent de faciliter la circulation veineuse et *lymphatique*.

Laboratoires Lehning

CLIMÈNE
Estroprogestatif — sur ordonnance

Présentation
CLIMÈNE : comprimé (blanc : 11, rose : 10) ; plaquette de 21. Liste I - Remb 65 % - **7,93 €**.

Composition

	p cp blanc	p cp rose
Estradiol valérate	2 mg	2 mg
Cyprotérone acétate		1 mg
Lactose	+	+
Saccharose	+	+

Dans quel cas ce médicament est-il prescrit ?
Ce médicament contient de l'estradiol, destiné à corriger une *carence* en *estrogènes*, et de la cyprotérone, *progestatif* qui a un effet protecteur sur l'utérus.

Il est utilisé pour traiter certains *symptômes* de la *ménopause* (bouffées de chaleur, sécheresse vaginale...) et pour prévenir l'*ostéoporose* chez la femme ménopausée ayant un risque accru de fracture.

Contre-indications
Ce médicament ne doit pas être utilisé dans les cas suivants :
- *accident thromboembolique* (*phlébite*, *embolie* pulmonaire, etc.) ancien ou survenant pendant le traitement ;
- *cancer hormonodépendant* ;
- saignement génital intermittent (l'origine de ce saignement doit être déterminée par des examens avant la mise en route du traitement) ;
- maladie grave du foie.

Votre médecin est seul juge pour prescrire ce médicament en cas de maladies cardiovasculaires prédisposant aux embolies.

> **Attention :** De récentes études ont montré une augmentation du risque de survenue d'un cancer du sein chez les femmes ayant reçu un traitement prolongé des *symptômes* de la *ménopause*. Le traitement doit par conséquent être prescrit à la dose minimale efficace et pour une durée la plus courte possible. En l'absence de troubles, sa prescription ne doit pas être systématique.
> Un bilan initial suivi d'une surveillance médicale régulière sont nécessaires, surtout dans les cas suivants : anomalie de la circulation sanguine cérébrale et rétinienne, obésité, *diabète*, *hypertension artérielle*, affection bénigne du sein et de l'utérus, *tumeur de l'hypophyse*, *lupus érythémateux* disséminé, certaines maladies rares (*porphyrie, otospongiose*), ictère (jaunisse) chronique ou survenu lors d'une grossesse, *insuffisance rénale*, *épilepsie*, *asthme*, *antécédents* familiaux de cancer du sein.
> Si vous devez subir une intervention chirurgicale, il est préférable d'interrompre le traitement un mois à l'avance. De même, un alitement prolongé doit vous conduire à arrêter le traitement.

Interactions avec d'autres substances
L'efficacité du traitement peut être diminuée par la prise conjointe d'un médicament *inducteur enzymatique*.

Grossesse et allaitement
Ce médicament n'a pas d'indication chez la femme enceinte. Si une grossesse survient sous traitement, éventualité rare mais possible en début de pré-ménopause, consultez votre médecin et arrêtez le traitement. Aucune malformation imputable à ce médicament n'a été observée à ce jour.

Lorsque la *ménopause* est confirmée, une grossesse est impossible, y compris en cas de réapparition des règles.

Mode d'emploi et posologie
Prendre 1 comprimé blanc pendant 11 jours, puis 1 comprimé rose pendant 10 jours ; entre 2 plaquettes, interrompre le traitement pendant 7 jours.

En cas de persistance des bouffées de chaleur ou de sécheresse vaginale, qui traduisent en général un sous-dosage, n'hésitez pas à recontacter votre médecin pour qu'il adapte le traitement.

> **Conseils :** En cas d'oubli d'un comprimé, le prendre dès que possible ; le comprimé suivant sera pris à l'heure habituelle. Si l'oubli date de plus de 24 heures, ne pas prendre le comprimé oublié. L'oubli d'un comprimé peut provoquer des saignements génitaux.
> La réapparition des règles est fréquente (mais pas obligatoire) à chaque interruption de traitement ; en revanche, tout saignement en cours de traitement doit être signalé à votre médecin.

Effets indésirables possibles
Nausées, tension des seins, irritabilité, jambes lourdes (qui traduisent généralement un *surdosage*).

Saignement génital intermittent (à signaler à votre médecin).

Ce médicament contient un *estrogène* naturel, identique à celui secrété par les ovaires. Il ne semble pas exposer aux effets indésirables qui peuvent être (rarement) rencontrés avec les estrogènes de synthèse contenus dans les pilules *contraceptives* ; il serait néanmoins souhaitable d'interrompre le traitement en cas :
- d'*accident thromboembolique* en évolution ou autre accident cardiovasculaire ;
- de jaunisse ;
- de *tumeur* bénigne ou maligne du foie, du sein ou de l'utérus ;
- de crise d'*épilepsie* ;
- d'écoulement de lait par le mamelon.

Laboratoires Bayer Santé

CLIMODIÈNE
Informations détaillées sur www.monvidal.com

CLIPTOL
Anti-inflammatoire d'action locale

Présentation
CLIPTOL : gel pour application locale ; tube de 50 g. Non remb.

Composition

	p 100 g
Ibuprofène	5 g
Lévomenthol	3 g

Dans quel cas ce médicament est-il prescrit ?
Ce gel contient un *anti-inflammatoire* non stéroïdien (*AINS*) et du menthol qui a un effet *révulsif*. Il lutte localement contre l'*inflammation* et la douleur.

Il est utilisé dans le traitement des entorses et contusions.

Contre-indications

Ce médicament ne doit pas être utilisé dans les cas suivants :
- *allergie* à l'aspirine ou aux *AINS* ;
- en application sur une peau lésée (*eczéma*, brûlure, plaie...) ou sur les *muqueuses* ;
- **grossesse** (à partir du 6e mois).

Grossesse et allaitement

Les *AINS* pris par voie orale peuvent être toxiques pour le fœtus ; leur utilisation est contre-indiquée pendant les 4 derniers mois de la grossesse. Les AINS destinés à une application locale peuvent traverser la peau, passer dans le sang et exposer le fœtus au même risque, lorsqu'ils sont appliqués sur une large surface de peau ou sous un pansement occlusif. N'utilisez pas ce médicament pendant la grossesse sans avis médical.

N'utilisez pas ce gel pendant l'allaitement sans avis médical.

Mode d'emploi et posologie

Appliquer un ruban de 1 à 4 cm de gel en massage doux et prolongé.

Posologie usuelle :
- Adulte : 1 à 3 applications par jour.

Conseils : Pensez à vous laver les mains après l'application. En cas de contact accidentel avec les yeux, rincez abondamment.

Effets indésirables possibles

Réaction allergique cutanée (éruption de boutons, démangeaisons...) imposant l'arrêt du traitement ; à ne pas confondre avec une rougeur au point d'application due au médicament.

Laboratoires Pierre Fabre Médicament

CLIVARINE

Informations détaillées sur www.monvidal.com

CLOBEX

Dermocorticoïde — sur ordonnance

Présentation

CLOBEX : shampooing ; flacon de 125 ml. Liste I - Remb 65 % - **19,29 €**.

Composition

	p ml
Clobétasol propionate	500 µg
Alcool	+

Dans quel cas ce médicament est-il prescrit ?

C'est un *dermocorticoïde* d'activité très forte. Comme les autres dérivés de la *cortisone* à usage local, il freine le renouvellement et la multiplication des cellules de la peau.

Il est utilisé pour le traitement du *psoriasis* du cuir chevelu.

Contre-indications

Ce médicament ne doit pas être utilisé dans les cas suivants :
- infection ou parasitose non traitées de la peau (ce médicament n'a pas d'effet anti-infectieux),
- lésion ulcérée,
- en application dans les yeux (risque de glaucome),
- enfant de moins de 2 ans.

Attention : Ce shampooing ne convient pas au traitement du psoriasis de la peau : il expose à un risque accru d'effets indésirables cutanés.
Comme les autres dermocorticoïdes, ce médicament a souvent une action efficace et rapide ; il peut être tentant de le réutiliser, mais l'automédication expose à des risques importants : aggravation de certaines lésions, installation d'une *dépendance* (amélioration de moins en moins visible des lésions et recrudescence des *symptômes* à chaque arrêt de traitement).
En cas de contact accidentel avec les yeux, rincez abondamment.

Grossesse et allaitement

Aucun effet néfaste pour l'enfant à naître n'a été établi avec ce médicament ; néanmoins, son usage sans prescription médicale est déconseillé.

L'utilisation de ce médicament est possible pendant l'allaitement.

Mode d'emploi et posologie

Ce shampooing doit être appliqué sur le cuir chevelu sec, en veillant à bien masser les lésions. Laisser agir 15 minutes, puis rincer à l'eau ou bien laver les cheveux avec un shampooing normal.

Posologie usuelle :
- Adulte de plus de 18 ans : 1 application d'environ 7,5 ml (soit une demi-cuillère à soupe) de shampooing par jour.

La durée du traitement ne doit pas dépasser 4 semaines, sauf avis médical contraire.

Conseils : Ne conseillez pas, ne donnez pas ce médicament à un proche.
Pensez à vous laver les mains après l'application.

Effets indésirables possibles

Le plus fréquemment : inconfort cutané.

En cas d'usage prolongé des dermocorticoïdes, les effets à craindre sont : *atrophie* cutanée, *télangiectasies* (dilatation des petits vaisseaux), vergetures, *purpura* (microhémorragies de la peau), fragilisation et sécheresse de la peau.

Appliqué sur le visage, les dermocorticoïdes peuvent provoquer une *dermite périorale* ou provoquer ou aggraver une *rosacée*.

Laboratoires Galderma International

CLOMID

Traitement de la stérilité — sur ordonnance

Présentation

CLOMID : comprimé sécable (jaune) ; boîte de 5. Liste I - Remb 65 % - **4,51 €**.

Composition

	p cp
Clomifène citrate	50 mg

Dans quel cas ce médicament est-il prescrit ?

Ce médicament est un inducteur de l'ovulation : il provoque la formation de l'ovule par l'ovaire. Il agit sur l'*hypothalamus*, qui sécrète les *hormones* indispensables au déclenchement de l'ovulation.

Il est utilisé dans :

- le traitement des stérilités dues à un dérèglement hormonal ;
- le diagnostic et le traitement de certaines *aménorrhées*, notamment celles qui peuvent suivre l'arrêt d'une contraception orale (pilule).

Contre-indications

Ce médicament ne doit pas être utilisé dans les cas suivants :

- maladie grave ou récente du foie,
- certaines causes de saignements entre les règles,
- cancer des organes génitaux,
- certains kystes de l'ovaire,
- troubles de la vue pendant le traitement ou lors de traitements précédents,
- **grossesse**.

Attention : Ce médicament peut provoquer une stimulation excessive des ovaires : en cas de douleurs dans le bas-ventre, de sensation de gonflement ou de prise de poids, prévenez votre médecin.

Grossesse et allaitement

Ce médicament est contre-indiqué pendant la grossesse : le médecin s'assurera de l'absence de grossesse avant le début du traitement.

Mode d'emploi et posologie

Stérilité : 1 ou 2 comprimés, selon les cas, pendant 5 jours. La date de début du traitement ainsi que la *posologie* lors des cycles ultérieurs sont fixées par votre médecin.

Aménorrhée : 2 comprimés par jour pendant 5 jours.

Conseils : L'usage de ce médicament dans le traitement de la stérilité nécessite des examens fréquents (*échographie*...). N'hésitez pas à questionner votre médecin pour mieux comprendre le traitement et à vous faire préciser la période la plus favorable à la fécondation ainsi que la fréquence optimale des rapports sexuels.

Ce médicament doit être conservé à l'abri de la lumière.

Effets indésirables possibles

Troubles de la vision.

Bouffées de chaleur, maux de tête, étourdissement, *vertiges*.

Troubles digestifs.

Règles plus abondantes, saignement entre les règles.

Nervosité, insomnie, *état dépressif*.

Envie d'uriner fréquente.

Réaction allergique cutanée.

Augmentation de la probabilité d'une grossesse multiple.

Laboratoires sanofi-aventis France

CLOMIPRAMINE 10 mg Génériques

Antidépresseur imipraminique — sur ordonnance

Les médicaments ci-dessous sont des génériques de ANAFRANIL (voir p. 123).

CLOMIPRAMINE SANDOZ 10 mg : comprimé *(lactose)* boîte de 60. Liste I - Remb 65 % - 3,01 €.
CLOMIPRAMINE TEVA 10 mg : gélule *(lactose)* boîte de 60. Liste I - Remb 65 % - 3,01 €.

CLOMIPRAMINE 25 mg Génériques

Antidépresseur imipraminique — sur ordonnance

Les médicaments ci-dessous sont des génériques de ANAFRANIL (voir p. 123).

CLOMIPRAMINE MERCK 25 mg : comprimé *(lactose)* boîte de 50. Liste I - Remb 65 % - 5,42 €.
CLOMIPRAMINE RPG 25 mg : gélule *(lactose)* boîte de 50. Liste I - Remb 65 % - 5,42 €.
CLOMIPRAMINE SANDOZ 25 mg : comprimé *(lactose)* boîte de 50. Liste I - Remb 65 % - 5,42 €.
CLOMIPRAMINE TEVA 25 mg : gélule *(lactose)* boîte de 60. Liste I - Remb 65 % - 6,40 €.

CLOMIPRAMINE 75 mg Génériques

Antidépresseur imipraminique — sur ordonnance

Les médicaments ci-dessous sont des génériques de ANAFRANIL (voir p. 123).

CLOMIPRAMINE MERCK 75 mg : comprimé sécable *(huile de ricin hydrogénée et polyoxyéthylénée)* boîte de 20. Liste I - Remb 65 % - 6,40 €.
CLOMIPRAMINE SANDOZ 75 mg : comprimé sécable *(huile de ricin hydrogénée et polyoxyéthylénée)* boîte de 20. Liste I - Remb 65 % - 6,39 €.

CLONAZONE

Informations détaillées sur www.monvidal.com

CLOPIXOL

Neuroleptique — sur ordonnance

Présentation

CLOPIXOL 10 mg : comprimé (rose clair) ; boîte de 30. Liste I - Remb 65 % - **5,26 €**.
CLOPIXOL 25 mg : comprimé (rose foncé) ; boîte de 30. Liste I - Remb 65 % - **11,36 €**.
CLOPIXOL 2 % : solution buvable ; flacon compte-gouttes de 20 ml (400 gouttes). Liste I - Remb 65 % - **9,94 €**.
CLOPIXOL action prolongée 200 mg/ml : solution injectable huileuse *IM* ; ampoule de 1 ml. Liste I - Remb 65 % - **7,83 €**.

Composition

	p cp	p cp
Zuclopenthixol	10 mg	25 mg
Lactose	+	+
Huile de ricin	+	+

	p gte	p amp inj
Zuclopenthixol	1 mg	
Zuclopenthixol décanoate		200 mg
Alcool	+	

Dans quel cas ce médicament est-il prescrit ?

Ce médicament est un *neuroleptique*. Il a des propriétés antipsychotiques et *sédatives*. La solution injectable a une action prolongée de plusieurs semaines.

Il est utilisé dans le traitement de certains troubles psychiques (*schizophrénie*, certains types de *psychoses*, état d'agitation...).

Contre-indications

Ce médicament ne doit pas être utilisé dans les cas suivants :
- risque de *glaucome* à angle fermé,
- risque de rétention urinaire (*adénome de la prostate*...),
- *insuffisance hépatique* ou *insuffisance rénale* graves,
- en association avec les médicaments *dopaminergiques*.

Attention : En cas de survenue d'une fièvre inexpliquée associée à une raideur musculaire (qui pourraient être dues au médicament), ne poursuivez pas le traitement sans avis médical : risque de *syndrome malin des neuroleptiques*.

Des précautions sont nécessaires en cas d'*épilepsie*, de *diabète*, de maladie cardiaque, de maladie de *Parkinson* et chez la personne âgée, notamment en cas de tendance aux *vertiges* ou aux baisses de tension.

Évitez les boissons alcoolisées : augmentation du risque de somnolence.

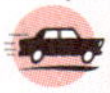
Ce médicament peut induire une somnolence, parfois intense chez certaines personnes. Cette somnolence peut être augmentée par la prise d'*alcool* ou d'autres médicaments *sédatifs*. La conduite et l'utilisation de machines dangereuses sont déconseillées, surtout dans les heures qui suivent la prise du médicament.

Interactions avec d'autres substances

La prise conjointe de *neuroleptiques* et de médicaments *dopaminergiques* est généralement contre-indiquée (risque d'annulation de leurs effets) ; cette association peut néanmoins être nécessaire chez certaines personnes atteintes de la maladie de *Parkinson*.

Informez par ailleurs votre médecin si vous prenez un *antihypertenseur* ou un médicament *sédatif*.

Grossesse et allaitement

Si une grossesse survient pendant le traitement, consultez votre médecin. Il appréciera le risque éventuel lié à l'utilisation de ce médicament dans votre cas.

Si le traitement est poursuivi jusqu'à l'accouchement, une surveillance médicale du *nouveau-né* est nécessaire.

Ce médicament passe dans le lait maternel : l'allaitement est déconseillé.

Mode d'emploi et posologie

Les comprimés doivent être avalés avec de l'eau.

Les gouttes doivent être diluées dans un peu d'eau.

La solution injectable doit être injectée par *voie* intramusculaire profonde, en utilisant une seringue en verre.

Posologie usuelle :
Elle est variable selon les cas.

Conseils : Dans le traitement de la *schizophrénie* et autres *psychoses*, les *neuroleptiques* permettent de contrôler efficacement la maladie, mais une modification ou un arrêt intempestif du traitement expose à une rechute grave.

Une prise de poids peut être observée au cours du traitement. Une alimentation équilibrée, et si nécessaire les conseils d'un nutritionniste, peuvent prévenir et limiter ce phénomène.

Effets indésirables possibles

Somnolence.

Mouvements involontaires ou inadaptés, tics, pouvant survenir lors de la première prise (notamment en cas de *surdosage*) ou plus tardivement, lors d'un traitement prolongé.

Raideur musculaire et difficulté à coordonner les mouvements.

Hypotension orthostatique.

Constipation, bouche sèche, troubles de l'*accommodation*, blocage des urines.

Augmentation de la sécrétion de *prolactine* pouvant se traduire par : absence de règles, augmentation du volume des seins, écoulement de lait par le mamelon. Troubles sexuels.

Prise de poids.

Exceptionnellement : *syndrome malin des neuroleptiques*

Laboratoires Lundbeck SA

CLOZAPINE 25 mg
Génériques
Neuroleptique atypique — sur ordonnance

Les médicaments ci-dessous sont des génériques de LEPONEX (voir p. 720).

CLOZAPINE MERCK 25 mg : comprimé sécable *(lactose)* boîte de 14. Liste I - Remb 65 % - 2,59 €.
CLOZAPINE MERCK 25 mg : comprimé sécable *(lactose)* boîte de 28. Liste I - Remb 65 % - 4,65 €.
CLOZAPINE MERCK 25 mg : comprimé sécable *(lactose)* boîte de 7. Liste I - Remb 65 % - 1,58 €.
CLOZAPINE PANPHARMA 25 mg : comprimé sécable *(lactose)* boîte de 14. Liste I - Remb 65 % - 2,58 €.
CLOZAPINE PANPHARMA 25 mg : comprimé sécable *(lactose)* boîte de 28. Liste I - Remb 65 % - 4,65 €.
CLOZAPINE PANPHARMA 25 mg : comprimé sécable *(lactose)* boîte de 7. Liste I - Remb 65 % - 1,58 €.

CLOZAPINE 100 mg
Génériques
Neuroleptique atypique — sur ordonnance

Les médicaments ci-dessous sont des génériques de LEPONEX (voir p. 720).

CLOZAPINE MERCK 100 mg : comprimé sécable *(lactose)* boîte de 14. Liste I - Remb 65 % - 8,99 €.
CLOZAPINE MERCK 100 mg : comprimé sécable *(lactose)* boîte de 28. Liste I - Remb 65 % - 17,30 €.
CLOZAPINE PANPHARMA 100 mg : comprimé sécable *(lactose)* boîte de 14. Liste I - Remb 65 % - 8,99 €.
CLOZAPINE PANPHARMA 100 mg : comprimé sécable *(lactose)* boîte de 28. Liste I - Remb 65 % - 17,30 €.

COAPROVEL

Association d'antihypertenseurs — sur ordonnance

Présentation

COAPROVEL 150 mg/12,5 mg : comprimé (pêche) ; boîte de 30. Liste I - Remb 65 % - **23,74 €**.
COAPROVEL 150 mg/12,5 mg : comprimé (pêche) ; boîte de 90. Liste I - Remb 65 % - **64,56 €**.
COAPROVEL 300 mg/12,5 mg : comprimé (pêche) ; boîte de 30. Liste I - Remb 65 % - **31,86 €**.
COAPROVEL 300 mg/12,5 mg : comprimé (pêche) ; boîte de 90. Liste I - Remb 65 % - **85,35 €**.
COAPROVEL 300 mg/25 mg : comprimé (rose) ; boîte de 30. Liste I - Remb 65 % - **31,86 €**.
COAPROVEL 300 mg/25 mg : comprimé (rose) ; boîte de 90. Liste I - Remb 65 % - **85,35 €**.

Composition

	p cp	p cp	p cp
Irbésartan	150 mg	300 mg	300 mg
Hydrochlorothiazide	12,5 mg	12,5 mg	25 mg
Lactose	+	+	+

Dans quel cas ce médicament est-il prescrit ?

Cet *antihypertenseur* contient deux substances :
- l'irbésartan, de la famille des *inhibiteurs de l'angiotensine II*. Il bloque l'action de l'angiotensine II, substance naturellement présente dans l'organisme. Celle-ci est responsable d'une contraction des artères qui augmente la pression artérielle et fatigue le cœur ;
- l'hydrochlorothiazide, un *diurétique* dont la structure chimique est proche de celles des *sulfamides*. Son action renforce celle de l'irbésartan.

Il est utilisé dans le traitement de l'*hypertension artérielle*.

Contre-indications

Ce médicament ne doit pas être utilisé dans les cas suivants :
- *allergie* aux *sulfamides*,
- *insuffisance hépatique* grave ou obstruction des voies biliaires,
- *insuffisance rénale* grave,
- *hypokaliémie* grave,
- **grossesse** (à partir du 4e mois),
- **allaitement**.

Attention : Des précautions sont nécessaires chez les personnes souffrant d'*hypertension artérielle* due à un rétrécissement des artères rénales, d'*insuffisance coronarienne* ou de troubles de la circulation cérébrale.

Chez les personnes atteintes d'une *insuffisance hépatique*, l'apparition de troubles de la conscience peut annoncer une complication. Ne poursuivez pas le traitement sans l'avis de votre médecin.

La baisse de la tension artérielle peut être importante lors des premières prises du médicament, en particulier si vous suiviez auparavant un traitement prolongé par *diurétique* ou un régime sans *sel*. Dans ce cas, le traitement est généralement initié avec de faibles posologies, sous surveillance médicale plus étroite.

Faites pratiquer régulièrement les analyses de sang prescrites par votre médecin ; elles sont notamment destinées à vérifier le bon fonctionnement de vos reins (dosage de la *créatinine*) et les taux de *potassium* et de *sodium* sanguins.

Le diurétique contenu dans ce médicament peut faire baisser la *kaliémie* : évitez d'utiliser des *laxatifs stimulants* dont l'usage régulier contribue à la baisse du taux de potassium dans le sang. Il peut par ailleurs augmenter le taux sanguin d'*acide urique* (possibilité de crise de *goutte*).

L'hydrochlorothiazide peut entraîner une sensibilité accrue de la peau au soleil (*photosensibilisation*) et provoquer des réactions cutanées (coup de soleil, brûlures) en cas d'exposition même faible aux rayons ultraviolets. Il est important de se protéger efficacement du soleil, notamment en cas d'*antécédent* de photosensibisation lors du traitement.

Sportif : ce médicament contient une substance susceptible de rendre positifs certains *tests antidopage*.

Conducteur : ce médicament peut être responsable de *vertiges*.

Interactions avec d'autres substances

Ce médicament peut interagir avec les médicaments susceptibles de provoquer une *hyperkaliémie* (*diurétique*, sel de *potassium*...), avec les médicaments donnant des *torsades de pointes* et avec les médicaments contenant du lithium.

Informez par ailleurs votre médecin si vous prenez un *digitalique*, un *laxatif stimulant*, un *AINS*, ou un médicament contenant de la metformine, de la carbamazépine, de la ciclosporine ou un sel de calcium.

En outre, l'effet *antihypertenseur* de ce médicament peut être augmenté par certains médicaments tels que les *neuroleptiques*, les *antidépresseurs imipraminiques*, les médicaments contenant du baclofène ; il peut être diminué par les *corticoïdes*. Votre médecin doit être informé si vous êtes traité par l'un ou par l'autre.

Chez le diabétique traité par l'*insuline*, une adaptation de la *posologie* de l'insuline peut être nécessaire.

Grossesse et allaitement

L'effet de ce médicament sur l'enfant à naître pendant les 3 premiers mois de la grossesse est mal connu. Par prudence, son usage est déconseillé. Au cours des 6 derniers mois de la grossesse, une prise prolongée de ce médicament peut altérer les reins du fœtus. Son utilisation est contre-indiquée à partir du 4e mois de la grossesse.

En conséquence, un désir de grossesse nécessite le remplacement de ce médicament par un autre antihypertenseur. Si une grossesse survient alors que vous prenez ce médicament, consultez rapidement votre médecin pour qu'il modifie votre traitement.

Les données disponibles ne permettent pas de savoir si ce médicament passe dans le lait maternel. L'allaitement est contre-indiqué pendant le traitement.

Mode d'emploi et posologie

Ce médicament peut être pris indifféremment au cours ou en dehors des repas.

Posologie usuelle :
- Adulte : 1 comprimé par jour.

Conseils : Votre tension artérielle doit être contrôlée régulièrement. Les appareils permettant une mesure automatique de la tension à domicile utilisent souvent un procédé de mesure différent de celui qu'emploie votre médecin. Si vous avez un tel appareil, apportez-le en consultation pour vous

assurer que la mesure obtenue est bien conforme à celle du tensiomètre de votre médecin.
Le traitement médicamenteux ne dispense pas de mesures simples pouvant faire baisser la tension artérielle : activité physique régulière, modération de la consommation de boissons alcoolisées et de *sel*, lutte contre l'excès de poids.
Les *diurétiques* exposent au risque de déshydratation : les personnes âgées devront boire abondamment, notamment pendant les fortes chaleurs.

Effets indésirables possibles

Étourdissements dus à une *hypotension orthostatique*, fatigue, *réaction allergique*.
Aggravation réversible d'une *insuffisance rénale*.
Augmentation du taux d'*acide urique* ou de glucose dans le sang et exceptionnellement du calcium.
Baisse du taux de *potassium*, associée ou non à des crampes.
Rarement :
- *troubles digestifs*, fourmillement des extrémités, maux de tête ;
- baisse du taux de *sodium* dans le sang (natrémie) et risque de troubles du comportement ;
- anomalie de la *numération formule sanguine*.

Exceptionnellement : *pancréatite*.

Laboratoires sanofi-aventis France

COCCULINE
Homéopathie

Présentation

COCCULINE : comprimé (blanc) ; boîte de 30. Non remb.
COCCULINE : globule ; boîte de 3 doses. Non remb.
COCCULINE : globule ; boîte de 6 doses. Non remb.

Composition

Cocculus 4 CH, Tabacum 4 CH, Nux vomica 4 CH, Petroleum 4 CH, aa ; lactose, saccharose.

Dans quel cas ce médicament est-il prescrit ?

Ce médicament est un *complexe* (association) de composants homéopathiques.
Il est utilisé dans le *traitement homéopathique* du mal des transports.

Grossesse et allaitement

Aux *dilutions homéopathiques*, les substances contenues dans ce médicament ne sont pas connues pour être toxiques pendant la grossesse ou l'allaitement.

Mode d'emploi et posologie

Les comprimés peuvent être absorbés avec un peu d'eau.
Les doses de globules doivent être placées sous la langue.

Posologie usuelle :
◆ Comprimé :
Traitement préventif : 2 comprimés 3 fois par jour, la veille et le jour du voyage.
Traitement curatif : 2 comprimés toutes les heures dès l'apparition des symptômes.
◆ Globules :
Traitement préventif : 1 dose de globules la veille du voyage et juste avant le départ.
Traitement curatif : 1 dose de globules dès l'apparition des symptômes.

Conseils : Abstenez-vous de manger dans le quart d'heure qui précède ou suit la prise.
Il existe une série de mesures simples et souvent efficaces pour prévenir le mal des transports :
- bien dormir la veille de votre voyage ;
- manger légèrement mais régulièrement pendant le trajet, en privilégiant les aliments solides ;
- ne pas consommer de café, ni de boissons alcoolisées ou gazeuses ;
- éviter les odeurs de cuisine ou de tabac ;
- s'abstenir de lire ;
- privilégier certaines places : passager avant en voiture, au niveau des ailes en avion, sur le pont au centre en bateau.

Laboratoires Boiron

COCCULUS COMPLEXE N° 73
Informations détaillées sur www.monvidal.com

CODEDRILL
Antitussif opiacé

Présentation

CODEDRILL sans sucre : solution buvable (arôme eau de laurier cerise) ; flacon de 200 ml. Non remb.

Composition

	p c à s
Codéine phosphate	19,2 mg
soit Codéine	15 mg

Dans quel cas ce médicament est-il prescrit ?

Ce médicament contient un antitussif *opiacé*, la *codéine*, qui a une action *sédative* sur le *système nerveux central* et notamment sur les centres de la toux.
Il est utilisé dans le *traitement symptomatique* des toux sèches.

Contre-indications

Ce médicament ne doit pas être utilisé dans les cas suivants :
- *asthme*,
- *insuffisance respiratoire*.

Attention : Ce médicament n'est pas adapté au traitement de la toux grasse, qui est un mécanisme de défense normal de l'organisme permettant l'évacuation des mucosités présentes dans les bronches.
La toux est un *symptôme* qui peut révéler de nombreuses maladies : consultez votre médecin si elle persiste plus de quelques jours.
Du fait de la présence de codéine, n'utilisez pas ce médicament à forte dose et de façon prolongée (risque de *dépendance*) et évitez son emploi en cas d'*hypertension intracrânienne*, qu'il pourrait aggraver.
De nombreux médicaments contiennent de la codéine, notamment certains *antitussifs* et *antalgiques*. Leur prise conjointe expose à un risque de *surdosage* et à une augmentation des effets indésirables.
Évitez la prise de boissons alcoolisées pendant le traitement.

Ce médicament peut induire une somnolence, parfois intense chez certaines personnes. Cette somnolence peut être augmentée par la prise d'*alcool* ou d'autres médicaments *sédatifs*. La conduite et l'utilisation de machines dangereuses sont déconseillées, surtout dans les heures qui suivent la prise du médicament.

Interactions avec d'autres substances

Informez votre médecin ou votre pharmacien si vous prenez d'autres médicaments *sédatifs* (tranquillisants, somnifères, certains médicaments contre la douleur contenant des *opiacés*, *antidépresseurs*, *neuroleptiques*...).

Grossesse et allaitement

L'utilisation de la *codéine* et de ses dérivés (codéthyline, pholcodine) ne doit être envisagée chez la femme enceinte qu'en cas de nécessité, en effet :

- une *insuffisance respiratoire* peut survenir chez le nouveau-né d'une mère traitée par des doses élevées, même si le traitement est ponctuel mais précède de peu l'accouchement ;
- un *syndrome de sevrage*, à l'inverse, peut concerner des nouveau-nés si leur mère reçoit un traitement régulier, même à faible dose.

Il est donc important de signaler à l'obstétricien la prise éventuelle de codéine ou d'un de ses dérivés, afin que ces risques puissent être prévenus par une surveillance et un éventuel traitement adapté.

Ce médicament passe dans le lait maternel. Il est contre-indiqué pendant l'allaitement.

Mode d'emploi et posologie

Ce médicament est pris de préférence au moment où survient la toux, en espaçant les prises d'au moins 6 heures.

Posologie usuelle :

- Adulte : 1 cuillère à soupe, 1 à 4 fois par jour. En cas d'*insuffisance hépatique* et chez la personne âgée, la *posologie* initiale est généralement réduite de moitié.

Conseils : Une toux nocturne aggravée par ce médicament peut être une toux allergique : demandez conseil à votre médecin.

La cigarette est irritante pour les bronches et entretient la toux : évitez de fumer ou d'être exposé à la fumée des autres.

Des mesures simples permettent de calmer les toux sèches : boissons chaudes et humidification de l'air ambiant.

Effets indésirables possibles

Constipation, somnolence, nausées, vomissements, sensation de vertige et, plus rarement, *bronchospasme*, *réaction allergique* cutanée, ralentissement de la respiration. Ces effets indésirables sont ceux de la famille des *opiacés* ; ils sont généralement modérés aux doses recommandées.

Laboratoires Pierre Fabre Médicament

CODENFAN

Antalgique opiacé — sur ordonnance

Présentation

CODENFAN 1 mg/ml : sirop (arômes : fruits rouges, vanille) ; flacon de 200 ml avec dispositif doseur gradué en mg. Liste I - Remb 65 % - **3,43 €**.

Composition

	p 100 ml
Codéine	100 mg
Saccharose	60 g
Alcool	50 mg

Dans quel cas ce médicament est-il prescrit ?

Ce médicament contient un *antalgique*, la *codéine* qui appartient à la famille des *opiacés*.

Il est utilisé chez l'enfant dans le traitement des douleurs.

Contre-indications

Ce médicament ne doit pas être utilisé dans les cas suivants :

- enfant de moins de 1 an (en l'absence de données),
- crise d'*asthme*,
- *insuffisance respiratoire* grave ;
- en association avec les médicaments contenant de la nalbuphine, de la buprénorphine ou de la pentazocine.

Attention : Ce médicament ne doit être utilisé que sur prescription : ne l'utilisez pas sans avis médical chez un autre enfant.

Rangez le sirop sous clé hors de portée des enfants : une intoxication par surdosage accidentel peut être grave et nécessite de prendre l'avis du centre antipoison (voir Annexes) ou du centre 15.

Des précautions sont nécessaires chez les enfants qui souffrent d'*hypertension intracrânienne*, d'*insuffisance respiratoire*, de tendance à la somnolence, de toux grasse, d'*insuffisance rénale* ou *hépatique*.

Ce médicament contient un *opiacé* : son usage prolongé, à dose élevée, expose à un risque de *dépendance*. Ne dépassez pas la dose ni la durée de traitement recommandées.

Ce médicament contient du sucre (saccharose) en quantité notable.

La codéine peut induire une somnolence. La conduite et l'utilisation de machines dangereuses sont déconseillées, surtout dans les heures qui suivent la prise du médicament.

Interactions avec d'autres substances

Ce médicament ne doit pas être associé à ceux qui contiennent de la nalbuphine, de la buprénorphine ou de la pentazocine, qui annuleraient son action.

Attention à ne pas associer ce médicament à d'autres *sédatifs* sans avis médical : augmentation du risque d'*insuffisance respiratoire*.

De nombreux sirops contre la toux contiennent de la *codéine* ou d'autres *opiacés*, ne les utilisez pas pendant le traitement.

Grossesse et allaitement

Dans l'éventualité d'une grossesse ou d'un allaitement chez une adolescente, il faut signaler que la prise de codéine serait déconseillée.

Mode d'emploi et posologie

Ce médicament peut être pris pendant ou entre les repas, à la cuillère ou dilué dans un verre de boisson quelconque.

Respecter un intervalle minimal de 4 à 6 heures entre 2 prises.

Posologie usuelle :

- Enfant de plus de 1 an : 0,5 mg par kg, 4 fois par jour ; soit, par exemple, pour un enfant de 14 kg : une dose de 7 mg à chaque prise.

La dose par prise peut être portée à 0,75 mg par kg, voire 1 mg par kg.

Conseils : Comme pour la majorité des traitements *antalgiques*, il est préférable d'administrer le produit régulièrement, sans attendre la réapparition de la douleur.

Cet *antalgique* contenant de la codéine est destiné à être utilisé en deuxième intention, lorsque l'aspirine, l'ibuprofène ou le paracétamol, utilisés seuls, sont insuffisamment efficaces. Il peut néanmoins être utilisé d'emblée dans le traitement des douleurs fortes.

Ce médicament peut retarder un diagnostic en masquant la douleur ; ne le donnez pas à l'enfant sans avis médical.

Le sirop se conserve 30 jours maximum après ouverture du flacon.

Effets indésirables possibles

Constipation, somnolence, *vertiges*, nausées, vomissements.

Rarement : *bronchospasme*, *éruption cutanée*, *insuffisance respiratoire*.

Laboratoires Bouchara-Recordati

CODOLIPRANE Adulte

Association d'antalgiques contenant un opiacé

Présentation

CODOLIPRANE Adulte : comprimé sécable (blanc) ; boîte de 16. Remb 65 % - **2,67 €**.

Composition

	p cp
Paracétamol	400 mg
Codéine phosphate	20 mg

Dans quel cas ce médicament est-il prescrit ?

Ce médicament contient deux *antalgiques* : le paracétamol, qui empêche la transmisssion de la douleur, et un *opiacé* (la codéine), qui renforce l'action du paracétamol en agissant sur la perception de la douleur par le cerveau. Le faible dosage en codéine lui permet d'être disponible sans ordonnance.

Il est utilisé dans le traitement de la douleur.

Contre-indications

Ce médicament ne doit pas être utilisé dans les cas suivants :

- maladie grave du foie ;
- *asthme* et *insuffisance respiratoire* ;
- en association avec les médicaments contenant de la nalbuphine, de la buprénorphine ou de la pentazocine ;
- **allaitement**.

Attention : De nombreux médicaments contiennent du paracétamol : vous devez en tenir compte en cas de prise conjointe car le *surdosage* en paracétamol peut être toxique pour le foie.

Du fait de la présence de codéine, n'utilisez pas ce médicament à forte dose et de façon prolongée (risque de *dépendance*) et évitez son emploi en cas d'*hypertension intracrânienne*, qu'il pourrait aggraver.

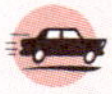

Ce médicament peut induire une somnolence, parfois intense chez certaines personnes. Cette somnolence peut être augmentée par la prise d'*alcool* ou d'autres médicaments *sédatifs*. La conduite et l'utilisation de machines dangereuses sont déconseillées, surtout dans les heures qui suivent la prise du médicament.

Interactions avec d'autres substances

Ce médicament ne doit pas être associé à ceux qui contiennent de la nalbuphine, de la buprénorphine ou de la pentazocine : risque de diminution de l'effet *antalgique*.

Informez par ailleurs votre médecin ou votre pharmacien si vous prenez des *sédatifs*.

Grossesse et allaitement

L'utilisation de la *codéine* et de ses dérivés (codéthyline, pholcodine) ne doit être envisagée chez la femme enceinte qu'en cas de nécessité, en effet :

- une *insuffisance respiratoire* peut survenir chez le nouveau-né d'une mère traitée par des doses élevées, même si le traitement est ponctuel mais précède de peu l'accouchement ;
- un *syndrome de sevrage*, à l'inverse, peut concerner des nouveau-nés si leur mère reçoit un traitement régulier, même à faible dose.

Il est donc important de signaler à l'obstétricien la prise éventuelle de codéine ou d'un de ses dérivés, afin que ces risques puissent être prévenus par une surveillance et un éventuel traitement adapté.

Ce médicament passe dans le lait maternel. Il est contre-indiqué pendant l'allaitement.

Mode d'emploi et posologie

Ce médicament peut être pris indifféremment au cours ou en dehors des repas. Les comprimés doivent être avalés avec un verre d'eau.

Respecter un intervalle de 4 à 6 heures entre 2 prises.

En cas d'*insuffisance rénale*, l'intervalle entre 2 prises doit être au minimum de 8 heures.

Posologie usuelle :

- Adulte : 1 ou 2 comprimés par prise, sans dépasser 6 comprimés par jour.

Chez la personne âgée, la *posologie* initiale est généralement réduite de moitié.

Conseils : Comme tous les *antalgiques*, ce médicament est généralement plus efficace pour prévenir la douleur que pour la calmer : dans le traitement des douleurs chroniques, il est préférable de prendre ce médicament à intervalles réguliers sans attendre que la douleur s'installe.

Cet *antalgique* contenant de la codéine est destiné à être utilisé en deuxième intention, lorsque l'aspirine, l'ibuprofène ou le paracétamol, utilisés seuls, sont insuffisamment efficaces. Il peut néanmoins être utilisé d'emblée dans le traitement des douleurs fortes.

Effets indésirables possibles

Liés à la *codéine* :

Constipation, somnolence, nausées, vomissements, sensation de vertige et, plus rarement, *bronchospasme*, *réaction allergique* cutanée, ralentissement de la respiration. Ces effets indésirables sont ceux de la famille des *opiacés* ; ils sont généralement modérés aux doses recommandées.

Liés au paracétamol : *réaction allergique* (rare).

Laboratoires sanofi-aventis France

CODOLIPRANE Enfant

Association d'antalgiques contenant un opiacé

sur ordonnance

Présentation

CODOLIPRANE Enfant : comprimé sécable (blanc) ; boîte de 16. Liste I - Remb 65 % - **2,89 €**.

Composition

	p cp
Paracétamol	400 mg
Codéine phosphate	20 mg

Dans quel cas ce médicament est-il prescrit ?

Ce médicament contient deux *antalgiques* : le paracétamol, qui empêche la transmisssion de la douleur, et un *opiacé* (la *codéine*), qui renforce son action en agissant sur la perception de la douleur par le cerveau. Il est utilisé chez l'enfant dans le traitement des douleurs, notamment celles qui sont mal soulagées par les antalgiques usuels.

Contre-indications

Ce médicament ne doit pas être utilisé dans les cas suivants :

- enfant de moins de 6 ans ou de moins de 14 kg ;
- maladie grave du foie ;
- *asthme* et *insuffisance respiratoire* ;
- en association avec les médicaments contenant de la nalbuphine, de la buprénorphine ou de la pentazocine ;
- **allaitement**.

Attention : Ce médicament ne doit être utilisé que sur prescription : ne l'utilisez pas sans avis médical chez un autre enfant.

De nombreux médicaments contiennent du paracétamol et de la codéine : vous devez en tenir compte en cas de prise conjointe (risque de *surdosage*).

Des précautions sont nécessaires chez les enfants qui souffrent d'*hypertension intracrânienne*, d'*insuffisance respiratoire*, de tendance à la somnolence, de toux grasse, d'*insuffisance rénale*.

Ce médicament contient un *opiacé* : son usage prolongé, à dose élevée, expose à un risque de *dépendance*. Ne dépassez pas la dose ni la durée de traitement recommandées.

La codéine peut induire une somnolence. La conduite et l'utilisation de machines dangereuses sont déconseillées, surtout dans les heures qui suivent la prise du médicament.

Interactions avec d'autres substances

Ce médicament ne doit pas être associé à ceux qui contiennent de la nalbuphine, de la buprénorphine ou de la pentazocine, qui annuleraient son action.

Attention à ne pas associer ce médicament à d'autres *sédatifs* sans avis médical : augmentation du risque d'*insuffisance respiratoire*.

De nombreux sirops contre la toux contiennent de la *codéine* ou d'autres *opiacés*, ne les utilisez pas pendant le traitement.

Grossesse et allaitement

Dans l'éventualité d'une grossesse ou d'un allaitement chez une adolescente, il faut signaler que la prise de codéine serait déconseillée.

Mode d'emploi et posologie

Ce médicament peut être pris indifféremment au cours ou en dehors des repas. Les comprimés doivent être avalés avec un verre d'eau.

Respecter un intervalle minimal de 4 à 6 heures entre 2 prises.

Posologie usuelle :

- Enfant de 14 à 15 kg (à partir de 6 ans) : ½ comprimé, 1 à 4 fois par jour.
- Enfant de 16 à 20 kg : ½ comprimé, 1 à 6 fois par jour.
- Enfant de 21 à 30 kg : 1 comprimé, 1 à 4 fois par jour.
- Enfant de 31 à 40 kg : 1 comprimé, 1 à 6 fois par jour.
- Enfant de plus de 41 kg : 1 ou 2 comprimés, à renouveler si nécessaire au bout de 4 heures, sans dépasser 6 comprimés par jour.

Conseils : Comme pour la majorité des traitements *antalgiques*, il est préférable d'administrer le produit régulièrement, sans attendre la réapparition de la douleur.

Cet *antalgique* contenant de la codéine est destiné à être utilisé en deuxième intention, lorsque l'aspirine, l'ibuprofène ou le paracétamol, utilisés seuls, sont insuffisamment efficaces. Il peut néanmoins être utilisé d'emblée dans le traitement des douleurs fortes.

Effets indésirables possibles

Liés à la *codéine* :

- Constipation, somnolence, *vertiges*, nausées, vomissements.
- Rarement : *bronchospasme*, *éruption cutanée*, *insuffisance respiratoire*.

Liés au paracétamol : *réaction allergique* (rare).

Laboratoires sanofi-aventis France

CODOTUSSYL MAUX DE GORGE

Préparation pour la bouche et la gorge : antiseptique et antalgique

Présentation

CODOTUSSYL MAUX DE GORGE SANS SUCRE : pastille (arôme mandarine) ; boîte de 24. Non remb.

Composition

	p pastille
Lidocaïne chlorhydrate	2 mg
Cétylpyridinium chlorure	1,5 mg
Acide ascorbique (vitamine C)	80 mg

Dans quel cas ce médicament est-il prescrit ?

Ce médicament contient un *anesthésique* local (lidocaïne) qui a un effet antalgique et un *antiseptique* qui a un effet antibactérien.

Il est utilisé dans le traitement des maux de gorge peu intenses et sans fièvre, des *aphtes* et des petites plaies de la bouche, chez l'adulte et l'enfant de plus de 6 ans.

Contre-indications

Ce médicament ne doit pas être utilisé en cas d'*allergie* aux *anesthésiques* locaux.

Attention : En l'absence d'amélioration au bout de 5 jours, de douleur en avalant ou en cas d'apparition de fièvre, consultez votre médecin. Il pourra faire la différence entre une *pharyngite* et une angine. En cas d'angine bactérienne, un traitement *antibiotique* est nécessaire afin d'éviter des complications ultérieures, cardiaques ou rénales.

L'usage prolongé des traitements antiseptiques locaux (*gargarisme*, *collutoire*, pastille) n'est pas souhaitable ; il peut modifier l'équilibre microbien naturel de la gorge.

Une surconsommation pourrait entraîner le passage de l'anesthésique local dans le sang et provoquer des troubles nerveux et cardiaques : respectez la *posologie*.

Sportif : les *anesthésiques* locaux ont été retirés de la liste des substances dopantes publiée dans les arrêtés du 20 avril et du 16 août 2004 par le ministère de la Jeunesse et des Sports.

Interactions avec d'autres substances

Il est généralement inutile d'associer des *antiseptiques* différents. Ceux-ci peuvent être contenus dans de nombreux produits disponibles en automédication : pastille, *collutoire* et solution nasale ; demandez conseil à votre pharmacien.

Grossesse et allaitement

L'effet de ce médicament pendant la grossesse ou l'allaitement est mal connu. L'évaluation du risque éventuel lié à son utilisation est individuelle : demandez conseil à votre pharmacien ou à votre médecin.

Mode d'emploi et posologie

Les pastilles doivent être sucées lentement sans être croquées, à distance des repas, en espaçant les prises d'au moins 2 heures.

Posologie usuelle :

- Adulte : 6 pastilles par jour.
- Enfant de 6 à 15 ans : 4 pastilles par jour.

Conseils : Évitez l'usage de ce médicament avant les repas : l'*anesthésique* local est susceptible de provoquer des troubles de la déglutition ; ceux-ci pourraient être à l'origine du passage d'aliments dans les *voies* respiratoires.

Effets indésirables possibles

Réaction allergique.

Engourdissement passager de la langue.

Laboratoires Wyeth Santé Familiale

COKENZEN

Association d'antihypertenseurs — **sur ordonnance**

Présentation

COKENZEN 8 mg/12,5 mg : comprimé ; boîte de 30. Liste I - Remb 65 % - **24,01 €**.
COKENZEN 8 mg/12,5 mg : comprimé ; boîte de 90. Liste I - Remb 65 % - **65,27 €**.
COKENZEN 16 mg/12,5 mg : comprimé ; boîte de 30. Liste I - Remb 65 % - **25,21 €**.
COKENZEN 16 mg/12,5 mg : comprimé ; boîte de 90. Liste I - Remb 65 % - **68,33 €**.

Composition

	p cp	p cp
Candésartan cilexetil	8 mg	16 mg
Hydrochlorothiazide	12,5 mg	12,5 mg
Lactose	+	+

Dans quel cas ce médicament est-il prescrit ?

Cet *antihypertenseur* contient deux substances :

- le candésartan, de la famille des *inhibiteurs de l'angiotensine II*. Il bloque l'action de l'angiotensine II, substance naturellement présente dans l'organisme. Celle-ci est responsable d'une contraction des artères qui augmente la pression artérielle et fatigue le cœur ;
- l'hydrochlorothiazide, un *diurétique* dont la structure chimique est proche de celles des *sulfamides*. Son action renforce celle du candésartan.

Il est utilisé dans le traitement de l'*hypertension artérielle*.

Contre-indications

Ce médicament ne doit pas être utilisé dans les cas suivants :

- *allergie* au candésartan ou aux *sulfamides*,
- *encéphalopathie hépatique*,
- *insuffisance rénale* grave,
- **grossesse** (à partir du 4e mois),
- **allaitement**.

Attention : Des précautions sont nécessaires en cas d'*insuffisance cardiaque* grave ou chez les personnes souffrant d'*hypertension artérielle* due à un rétrécissement des artères rénales, de rétrécissement des valves cardiaques ou de *cardiomyopathie* obstructive.

Chez les personnes atteintes d'une *insuffisance hépatique*, l'apparition de troubles de la conscience peut annoncer une complication. Ne poursuivez pas le traitement sans l'avis de votre médecin.

Si vous suiviez auparavant un traitement par *diurétique* ou un régime sans *sel*, la baisse de la tension artérielle peut être importante lors des premières prises du médicament : risque de malaise ou d'étourdissement pouvant entraîner une chute. Il est donc recommandé de prendre un régime normalement salé ou d'interrompre le traitement diurétique avant la première prise de ce médicament. Votre médecin vous donnera toutes les informations utiles à ce sujet.

Faites pratiquer régulièrement les analyses de sang prescrites par votre médecin ; elles sont notamment destinées à vérifier le bon fonctionnement de vos reins (dosage de la *créatinine*) et les taux de *potassium* et de *sodium* sanguins.

Le diurétique contenu dans ce médicament peut faire baisser la *kaliémie* : évitez d'utiliser des *laxatifs stimulants* dont l'usage régulier contribue à la baisse du taux de potassium dans le sang. Il peut par ailleurs augmenter le taux sanguin d'*acide urique* (possibilité de crise de *goutte*).

L'hydrochlorothiazide peut entraîner une sensibilité accrue de la peau au soleil (*photosensibilisation*) et provoquer des réactions cutanées (coup de soleil, brûlures) en cas d'exposition même faible aux rayons ultraviolets. Il est important de se protéger efficacement du soleil, notamment en cas d'*antécédent* de photosensibisation lors du traitement.

Sportif : ce médicament contient une substance susceptible de rendre positifs certains *tests antidopage*.

Conducteur : ce médicament peut être responsable de *vertiges*.

Interactions avec d'autres substances

Ce médicament peut interagir avec les médicaments susceptibles de provoquer une *hyperkaliémie* (*diurétique*, sel de *potassium*...), avec les médicaments donnant des *torsades de pointes* et avec les médicaments contenant du lithium.

Informez par ailleurs votre médecin si vous prenez un *digitalique*, un *laxatif stimulant*, un *AINS*, ou un médicament contenant de la metformine, de la carbamazépine, de la ciclosporine ou un sel de calcium.

En outre, l'effet *antihypertenseur* de ce médicament peut être augmenté par certains médicaments tels que les *neuroleptiques*, les *antidépresseurs imipraminiques*, les médicaments contenant du baclofène ; il peut être diminué par les *corticoïdes*. Votre médecin doit être informé si vous êtes traité par l'un ou par l'autre.

Chez le diabétique traité par l'*insuline*, une adaptation de la *posologie* de l'insuline peut être nécessaire.

Grossesse et allaitement

L'effet de ce médicament sur l'enfant à naître pendant les 3 premiers mois de la grossesse est mal connu. Par prudence, son usage est déconseillé. Au cours des 6 derniers mois de la grossesse, une prise prolongée de ce médicament peut altérer les reins du fœtus. Son utilisation est contre-indiquée à partir du 4e mois de la grossesse.

En conséquence, un désir de grossesse nécessite le remplacement de ce médicament par un autre antihypertenseur. Si une grossesse survient alors que vous prenez ce médicament, consultez rapidement votre médecin pour qu'il modifie votre traitement.

Ce médicament passe dans le lait maternel ; un choix est donc nécessaire entre l'allaitement et la prise du médicament. Cette décision devra être prise en accord avec votre médecin.

Mode d'emploi et posologie

Les comprimés doivent être avalés avec un verre d'eau. Ils peuvent être pris indifféremment au cours ou en dehors des repas.

Posologie usuelle :

- Adulte : 1 comprimé par jour.

Conseils : Votre tension artérielle doit être contrôlée régulièrement. Les appareils permettant une mesure automatique de la tension à domicile utilisent souvent un procédé de mesure différent de celui qu'emploie votre médecin. Si vous avez un tel appareil, apportez-le en consultation pour vous assurer que la mesure obtenue est bien conforme à celle du tensiomètre de votre médecin.

Le traitement médicamenteux ne dispense pas de mesures simples pouvant faire baisser la tension artérielle : activité physique régulière, modération de la consommation de boissons alcoolisées et de *sel*, lutte contre l'excès de poids.

Les *diurétiques* exposent au risque de déshydratation : les personnes âgées devront boire abondamment, notamment pendant les fortes chaleurs.

Effets indésirables possibles

Étourdissements dus à une *hypotension orthostatique*, *réaction allergique*.

Aggravation réversible d'une *insuffisance rénale*.

Augmentation du taux d'*acide urique* ou de glucose dans le sang et exceptionnellement du calcium.

Baisse du taux de *potassium*, associée ou non à des crampes.

Rarement :

- baisse du taux de *sodium* dans le sang (natrémie) et risque de troubles du comportement,
- anomalie de la *numération formule sanguine*,
- *œdème*, *troubles digestifs*, *vertiges*, fatigue, maux de tête, fourmillement des extrémités, infections des voies respiratoires, douleurs dorsales.

Exceptionnellement : *pancréatite*, troubles visuels.

Laboratoires Takeda

COLCHICINE OPOCALCIUM

Traitement de l'accès aigu de goutte

sur ordonnance

Présentation

COLCHICINE OPOCALCIUM : comprimé (rose) ; boîte de 20.
Liste I - Remb 65 % - **2,90 €**.

Composition

	p cp
Colchicine cristallisée	1 mg
Lactose	+
Saccharose	+

Dans quel cas ce médicament est-il prescrit ?

Ce médicament aux propriétés multiples agit principalement sur l'*inflammation* due à la présence de cristaux microscopiques dans les articulations (*acide urique*, calcium...).

Il est utilisé dans le traitement de la *goutte*, de la *chondrocalcinose* et de certaines maladies rares.

Contre-indications

Ce médicament ne doit pas être utilisé en cas d'*insuffisance hépatique* ou *rénale* graves.

Attention : L'apparition d'une diarrhée, fréquente avec ce médicament, n'impose pas l'arrêt du traitement mais peut justifier la prise d'un antidiarrhéique : demandez conseil à votre pharmacien ou à votre médecin.

En revanche, la survenue de vomissements traduit un *surdosage* : ne dépassez pas la *posologie* recommandée.

Des analyses de sang peuvent être nécessaires en cas de traitement prolongé.

Interactions avec d'autres substances

Ce médicament peut interagir avec certains *antibiotiques* de la famille des macrolides ou avec la pristinamycine : risque d'augmentation des effets indésirables de la colchicine.

Informez votre médecin si vous prenez de la ciclosporine.

Grossesse et allaitement

Seul votre médecin peut apprécier la nécessité du traitement pendant la grossesse et l'allaitement.

Mode d'emploi et posologie

Les comprimés doivent être avalés au cours des repas afin de réduire l'*intolérance* digestive.

Posologie usuelle :

Traitement de la crise de *goutte* : 1 comprimé 3 fois par jour le 1er jour, puis 1 comprimé matin et soir les 2 jours suivants, ensuite 1 comprimé le soir.

Traitement préventif de la crise de goutte et traitement des autres maladies : 1 comprimé par jour, le soir.

Conseils : Une crise de *goutte* peut être provoquée par un excès alimentaire mais aussi par un jeûne prolongé, une fatigue excessive, un stress ou un traumatisme.

Effets indésirables possibles

Diarrhée, nausées, vomissements dont l'intensité dépend de la *posologie*.

Éruption cutanée.

Exceptionnellement : anomalies de la *numération formule sanguine*.

Azoospermie.

Laboratoires Opocalcium

COLCHIMAX

Traitement de l'accès aigu de goutte

sur ordonnance

Présentation

COLCHIMAX : comprimé (bleu) ; boîte de 20. Liste I - Remb 65 % - **4,74 €**.

Composition

	p cp
Colchicine cristallisée	1 mg
Tiémonium méthylsulfate	50 mg
Poudre d'opium	12,5 mg
Lactose	+
Glucose	+

Dans quel cas ce médicament est-il prescrit ?

Ce médicament contient une association de substances :

- la colchicine, qui agit principalement sur l'*inflammation* due à la présence de cristaux microscopiques dans les articulations (*acide urique*, calcium...) ;
- un *antispasmodique* (tiémonium) et de la poudre d'opium, qui ont des propriétés *atropiniques* et luttent contre la diarrhée induite par la colchicine.

Il est utilisé dans le traitement de la *goutte*, de la *chondrocalcinose* et de certaines maladies rares.

Contre-indications

Ce médicament ne doit pas être utilisé dans les cas suivants :

- risque de *glaucome* à angle fermé,
- risque de blocage des urines (*adénome de la prostate*...),
- *insuffisance hépatique* ou *rénale* graves,
- **allaitement**.

Attention : Ce médicament présente des effets *atropiniques*. Il peut provoquer un *glaucome* aigu chez les personnes prédisposées : œil rouge, dur et douloureux, avec vision floue. Une consultation d'extrême urgence auprès d'un ophtalmologiste est nécessaire.

Des précautions sont nécessaires en cas de *troubles du rythme cardiaque*, d'*insuffisance coronarienne*, d'*hyperthyroïdie*, de *bronchite chronique*, de constipation grave.

La survenue de vomissements ou de diarrhée traduit un *surdosage* : ne dépassez pas la *posologie* recommandée.

Des analyses de sang peuvent être nécessaires en cas de traitement prolongé.

Interactions avec d'autres substances

Ce médicament peut interagir avec certains *antibiotiques* de la famille des macrolides ou avec la pristinamycine : risque d'augmentation des effets indésirables de la colchicine.

Informez par ailleurs votre médecin si vous prenez d'autres médicaments *atropiniques* ou de la ciclosporine.

Grossesse et allaitement

Seul votre médecin peut apprécier la nécessité du traitement pendant la grossesse.

Ce médicament passe dans le lait maternel. Il est contre-indiqué pendant l'allaitement.

Mode d'emploi et posologie

Les comprimés doivent être avalés au cours des repas afin de réduire l'*intolérance* digestive.

Posologie usuelle :

Traitement de la crise de *goutte* : 1 comprimé 3 fois par jour le 1er jour, puis 1 comprimé matin et soir les 2 jours suivants, ensuite 1 comprimé le soir.

Traitement préventif de la crise de goutte et traitement des autres maladies : 1 comprimé par jour, le soir.

Conseils : Une crise de *goutte* peut être provoquée par un excès alimentaire mais aussi par un jeûne prolongé, une fatigue excessive, un stress ou un traumatisme.

Effets indésirables possibles

Liés à la colchicine :

Diarrhée, nausées, vomissements, pouvant justifier une réduction de la *posologie*.

Éruption cutanée.

Exceptionnellement : anomalies de la *numération formule sanguine*.

Azoospermie.

Liés au tiémonium : effets *atropiniques*.

Laboratoires Opocalcium

COLIMYCINE injectable

Antibiotique : polymyxine — sur ordonnance

Présentation

COLIMYCINE 500 000 UI : préparation injectable ; flacon de poudre et ampoule de solvant de 3 ml. Liste I - Remb 65 %.
COLIMYCINE 1 000 000 UI : préparation injectable ; flacon de poudre et ampoule de solvant de 3 ml. Liste I - Remb 65 %.

Composition

	p flacon	p flacon
Colistine méthane sulfonate de sodium	500 000 UI	1 million UI
soit Colistine	16,66 mg	33,33 mg

Dans quel cas ce médicament est-il prescrit ?

C'est un *antibiotique* qui appartient à la famille des polymyxines.
Il est utilisé par *voie* injectable dans le traitement de diverses maladies infectieuses, notamment des voies urinaires et de l'appareil génital.
Il peut également être utilisé en application locale dans le traitement des surinfections d'ulcères de jambes, de plaies ou de brûlures superficielles.

Contre-indications

Ce médicament ne doit pas être utilisé en cas de *myasthénie*.

> **Attention :** Ce médicament peut provoquer des lésions des reins, surtout en cas de surdosage ou d'*insuffisance rénale* préexistante.
> L'usage répété sur la peau de ce médicament accroît le risque de développer une allergie à cette famille d'*antibiotique*. La durée du traitement ne doit pas dépasser 8 jours.
> En cas d'intervention chirurgicale, informez l'anesthésiste de la prise de ce médicament.

Interactions avec d'autres substances

Ce médicament peut interagir avec les *aminosides*.

Grossesse et allaitement

L'effet de ce médicament pendant la grossesse ou l'allaitement est mal connu : seul votre médecin peut évaluer le risque éventuel de son utilisation dans votre cas.

Mode d'emploi et posologie

Voie injectable : la poudre doit être dissoute à l'aide du solvant fourni. La solution injectable ne peut être conservée et doit être injectée rapidement par *voie* intramusculaire ou en *perfusion*.
Voie locale : la poudre est dissoute dans 5 à 50 ml de sérum physiologique. Elle est ensuite employée en compresse ou en pulvérisation.

Posologie usuelle :
Voie injectable : 50 000 *UI* par kg et par jour, soit 3 millions d'UI pour un adulte de 60 kg. Cette dose est habituellement répartie en 2 ou 3 injections.

Effets indésirables possibles

Douleur au point d'injection.
Insuffisance rénale, rare dans les conditions normales d'utilisation.
Fourmillements autour de la bouche et au bout des doigts, confusion des idées.
Réaction allergique.
En cas d'application locale : eczéma de contact.

Laboratoires sanofi-aventis France

COLIMYCINE oral

Antidiarrhéique — sur ordonnance

Présentation

COLIMYCINE 1 500 000 UI : comprimé (blanc) ; boîte de 10. Liste I - Remb 35 % - **3,43 €**.

Composition

	p cp
Colistine sulfate	1 500 000 UI
Amidon de blé (gluten)	+

Dans quel cas ce médicament est-il prescrit ?

C'est un *antibiotique* qui appartient à la famille des polymyxines.
Il est utilisé comme *antiseptique* intestinal pour traiter les *diarrhées* aiguës bénignes.

Contre-indications

Ce médicament ne doit pas être utilisé en cas d'*antécédent* d'*allergie* aux polymyxines.

> **Attention :** Ce médicament est destiné au traitement des diarrhées bénignes. En cas de diarrhée persistante, de fièvre élevée, de sang ou de glaires dans les selles, des examens peuvent être nécessaires : consultez votre médecin.
> Des précautions sont nécessaires en cas d'*insuffisance rénale* grave.
> En cas d'opération, prévenez l'anesthésiste de la prise de ce médicament.

Grossesse et allaitement

L'effet de ce médicament pendant la grossesse ou l'allaitement est mal connu : seul votre médecin peut évaluer le risque éventuel de son utilisation dans votre cas.

Mode d'emploi et posologie

Les comprimés peuvent être avalés tels que ou dissous dans un peu d'eau.

Posologie usuelle :
- Adulte : 1 comprimé par 10 kg et par jour, à répartir en 3 ou 4 prises.
- Enfant de 18 à 24 kg (à partir de 6 ans) : 1 comprimé, 3 fois par jour.
- Enfant de plus de 24 kg : 1 comprimé, 4 fois par jour.

La durée du traitement ne dépasse pas 7 jours habituellement.

> **Conseils :** Une diarrhée peut provoquer une déshydratation, notamment chez le jeune enfant ou la personne âgée. Cette perte d'eau par l'organisme doit être compensée par des boissons abondantes (bouillon salé, boissons sucrées) car elle peut être à l'origine d'une fatigue, de malaise ou de confusion des idées.
> Chez le *nourrisson*, deux situations se présentent :
> – l'enfant est allaité : l'allaitement sera poursuivi pendant toute la période diarrhéique ;

– l'enfant n'est pas allaité : des solutions de réhydratation particulièrement adaptées sont disponibles en pharmacie. Elles doivent être employées pendant les 3 à 4 premières heures qui suivent le début de la diarrhée et être proposées au nourrisson très régulièrement pendant cette période. Après cette phase initiale, l'alimentation habituelle, et notamment le lait, sera reprise même si la diarrhée persiste. L'exclusion du lait, avec ou sans lactose, ne fait plus partie des recommandations officielles. Au cas improbable où il vous serait impossible d'obtenir une solution de réhydratation du commerce, vous pouvez préparer une solution avec 1 litre d'eau additionné de 4 cuillères à café arasées de sucre et ½ cuillère à café de sel de table.
Les solutions de réhydratation ne doivent pas être utilisées plus d'une demi-journée car elles sont trop pauvres en nutriments.

Beaucoup de *diarrhées* sont dues à des *virus* et ne justifient pas de traitement par un *antiseptique* intestinal. Elles guérissent spontanément et ne demandent que des mesures diététiques simples : alimentation légère et de préférence liquide (en excluant les jus de fruits, les crudités et les légumes verts).

Effets indésirables possibles

Nausées, vomissements, *diarrhée*.

Rarement : *réaction allergique* cutanée.

Ce médicament contient des substances susceptibles d'être toxiques pour l'oreille et pour le rein, particulièrement en cas de déshydratation, d'*insuffisance rénale* ou de lésion du tube digestif. Néanmoins, aux doses et à la durée préconisées, ces risques sont très réduits.

Laboratoires sanofi-aventis France

COLITISANE

Informations détaillées sur www.monvidal.com

COLLUDOL

Préparation pour la bouche et la gorge : antiseptique et antalgique

Présentation

COLLUDOL : solution pour pulvérisation buccale (arômes : fruits de la passion, pêche) ; flacon pressurisé de 30 ml. Non remb.

Composition

	p 100 ml
Hexamidine di-isétionate	100 mg
Lidocaïne chlorhydrate	200 mg
Menthe, essence	+

Dans quel cas ce médicament est-il prescrit ?

Ce *collutoire* contient un *antiseptique* (hexétidine) qui un effet antibactérien et un *anesthésique* local (lidocaïne) qui a un effet antalgique.

Il est utilisé dans le *traitement d'appoint* des affections de la gorge et de la bouche (maux de gorge peu intenses et sans fièvre, *aphtes*...).

Contre-indications

Ce médicament ne doit pas être utilisé dans les cas suivants :
– *allergie* aux *anesthésiques* locaux,
– enfant de moins de 6 ans.

Attention : En l'absence d'amélioration au bout de 5 jours, de douleur en avalant ou en cas d'apparition de fièvre, consultez votre médecin. Il pourra faire la différence entre une *pharyngite* et une angine. En cas d'angine bactérienne, un traitement *antibiotique* est nécessaire afin d'éviter des complications ultérieures, cardiaques ou rénales.
L'usage prolongé des traitements antiseptiques locaux (*gargarisme*, *collutoire*, pastille) n'est pas souhaitable ; il peut modifier l'équilibre microbien naturel de la gorge.
Une surconsommation pourrait entraîner le passage de l'anesthésique local dans le sang et provoquer des troubles nerveux et cardiaques : respectez la *posologie*.
Sportif : les *anesthésiques* locaux ont été retirés de la liste des substances dopantes publiée dans les arrêtés du 20 avril et du 16 août 2004 par le ministère de la Jeunesse et des Sports.

Interactions avec d'autres substances

Il est généralement inutile d'associer des *antiseptiques* différents. Ceux-ci peuvent être contenus dans de nombreux produits disponibles en automédication : pastille, *collutoire* et solution nasale ; demandez conseil à votre pharmacien.

Grossesse et allaitement

L'effet de ce médicament pendant la grossesse ou l'allaitement est mal connu. L'évaluation du risque éventuel lié à son utilisation est individuelle : demandez conseil à votre pharmacien ou à votre médecin.

Mode d'emploi et posologie

Les prises doivent être réparties au cours de la journée et espacées d'au moins 4 heures.

Posologie usuelle :
- Adulte : 1 ou 2 pulvérisations, 3 fois par jour.
- Enfant de 6 à 15 ans : 1 à 3 pulvérisations par jour.

Conseils : Chez le jeune enfant, la pulvérisation peut provoquer un spasme du larynx : n'introduisez pas trop profondément l'embout dans sa bouche.
Évitez l'usage de ce médicament avant les repas : l'*anesthésique* local est susceptible de provoquer des troubles de la déglutition ; ceux-ci pourraient être à l'origine du passage d'aliments dans les *voies respiratoires*.

Effets indésirables possibles

Réaction allergique.

Engourdissement passager de la langue.

Laboratoires Coopération Pharmaceutique Française

COLLU-HEXTRIL

Préparation pour la bouche et la gorge : antiseptique

Présentation

COLLU-HEXTRIL : *collutoire* (arôme spearmint) ; flacon pressurisé à l'azote de 40 ml. Non remb.

Composition

	p 100 ml
Hexétidine	200 mg
Menthe	+

Dans quel cas ce médicament est-il prescrit ?

Ce *collutoire* contient un *antiseptique*.

Il est utilisé dans le *traitement d'appoint* des affections de la gorge et de la bouche (maux de gorge peu intenses et sans fièvre, *aphtes*...).

Contre-indications

Ce médicament ne doit pas être utilisé chez l'enfant de moins de 30 mois.

Attention : En l'absence d'amélioration au bout de 5 jours, de douleur en avalant ou en cas d'apparition de fièvre, consultez votre médecin. Il pourra faire la différence entre une *pharyngite* et une angine. En cas d'angine bactérienne, un traitement *antibiotique* est nécessaire afin d'éviter des complications ultérieures, cardiaques ou rénales.
L'usage prolongé des traitements antiseptiques locaux (*gargarisme*, *collutoire*, pastille) n'est pas souhaitable ; il peut modifier l'équilibre microbien naturel de la gorge.

Interactions avec d'autres substances

Il est généralement inutile d'associer des *antiseptiques* différents. Ceux-ci peuvent être contenus dans de nombreux produits disponibles en automédication : pastille, *collutoire* et solution nasale ; demandez conseil à votre pharmacien.

Grossesse et allaitement

L'effet de ce médicament pendant la grossesse ou l'allaitement est mal connu. L'évaluation du risque éventuel lié à son utilisation est individuelle : demandez conseil à votre pharmacien ou à votre médecin.

Mode d'emploi et posologie

- Adulte et enfant de plus de 30 mois : 1 ou 2 pulvérisations, 3 fois par jour.

Conseils : Chez le jeune enfant, la pulvérisation peut provoquer un spasme du larynx : n'introduisez pas trop profondément l'embout dans sa bouche.

Laboratoires Mc Neil Santé Grand Public

COLLUNOVAR

Préparation pour la bouche et la gorge : antiseptique

Présentation

COLLUNOVAR atomiseur : *collutoire* (arôme orange) ; flacon pressurisé à l'azote de 40 ml. Non remb.
COLLUNOVAR : *collutoire* (arôme orange) ; flacon de 25 ml. Non remb.
COLLUNOVAR : *bain de bouche* et *gargarisme* (arôme menthe) ; flacon de 150 ml. Non remb.

Composition

	p 100 ml	p 100 ml	p 100 ml
Chlorhexidine gluconate	110 mg	110 mg	150 mg
Menthe, essence			+

Dans quel cas ce médicament est-il prescrit ?

Ce médicament contient un *antiseptique*.

Il est utilisé dans le *traitement d'appoint* des affections de la gorge et de la bouche (maux de gorge peu intenses et sans fièvre, *aphtes*...).

Contre-indications

Le *collutoire* ne doit pas être utilisé chez l'enfant de moins de 3 ans.

Attention : En l'absence d'amélioration au bout de 5 jours, de douleur en avalant ou en cas d'apparition de fièvre, consultez votre médecin. Il pourra faire la différence entre une *pharyngite* et une angine. En cas d'angine bactérienne, un traitement *antibiotique* est nécessaire afin d'éviter des complications ultérieures, cardiaques ou rénales.
L'usage prolongé des traitements antiseptiques locaux (*gargarisme*, *collutoire*, pastille) n'est pas souhaitable ; il peut modifier l'équilibre microbien naturel de la gorge.
La solution réservée aux *bains de bouche* et *gargarismes* ne doit pas être utilisée sans avis médical chez l'enfant de moins de 7 ans.

Interactions avec d'autres substances

Il est généralement inutile d'associer des *antiseptiques* différents. Ceux-ci peuvent être contenus dans de nombreux produits disponibles en automédication : pastille, *collutoire* et solution nasale ; demandez conseil à votre pharmacien.

Grossesse et allaitement

L'effet de ce médicament pendant la grossesse ou l'allaitement est mal connu. L'évaluation du risque éventuel lié à son utilisation est individuelle : demandez conseil à votre pharmacien ou à votre médecin.

Mode d'emploi et posologie

Les prises doivent être espacées d'au moins 4 heures.
Le collutoire en flacon est appliqué à l'aide d'un coton ou d'une compresse.
La solution pour bain de bouche et gargarisme est utilisée pure ou diluée de moitié.

Posologie usuelle :

Collutoire :
- Adulte : 1 pulvérisation ou 1 application, 4 à 6 fois par jour.
- Enfant de 3 à 15 ans : 1 pulvérisation ou 1 application, 2 ou 3 fois par jour.

Bain de bouche et gargarisme : 2 ou 3 bains de bouche ou gargarismes par jour.

Conseils : Chez le jeune enfant, la pulvérisation peut provoquer un spasme du larynx : n'introduisez pas trop profondément l'embout du collutoire dans sa bouche.

Effets indésirables possibles

Réaction allergique.
Coloration brune de la langue et des dents disparaissant à l'arrêt du traitement.

Laboratoires Dexo

COLLUVOXYL

Informations détaillées sur www.monvidal.com

COLLYRE BLEU LAITER

Informations détaillées sur www.monvidal.com

COLOCARB

Informations détaillées sur www.monvidal.com

COLOFOAM

Informations détaillées sur www.monvidal.com

COLOPEG

Préparation aux examens du côlon

Présentation

COLOPEG : poudre pour solution buvable ; boîte de 1 sachet. Remb 65 % - **3,24 €**.

COLOPEG : poudre pour solution buvable ; boîte de 4 sachets avec un gobelet. Remb 65 % - **10,54 €**.

Composition

	p sachet
Macrogol (polyéthylèneglycol) 3 350	59 g
Sodium chlorure	1,46 g
Sulfate de sodium anhydre	5,68 g
Potassium chlorure	0,75 g
Bicarbonate de sodium	1,68 g

Dans quel cas ce médicament est-il prescrit ?

Ce médicament contient un *laxatif osmotique*. Il retient l'eau dans l'intestin et provoque une diarrhée qui vide le tube digestif.

Il est utilisé pour purger l'intestin avant une intervention chirurgicale ou un examen endoscopique (coloscopie) ou radiologique (lavement baryté).

Contre-indications

Ce traitement ne doit pas être utilisé dans les cas suivants :

- maladie responsable d'un état de fatigue extrême,
- maladie grave, responsable d'une fragilité ou d'une obstruction de l'intestin,
- enfant de moins de 15 ans.

Attention : Chez la personne âgée ou fragilisée, il est parfois préférable de réaliser la préparation de l'intestin à l'hôpital ou en clinique, la veille de l'examen.

Interactions avec d'autres substances

La diarrhée provoquée par l'administration de cette préparation peut diminuer l'absorption de nombreux médicaments. Demandez conseil à votre médecin si vous suivez, par ailleurs, un autre traitement : un décalage de l'horaire des prises peut être nécessaire.

Grossesse et allaitement

Ce médicament ne contient que des substances présumées sans danger pendant la grossesse ou l'allaitement.

Mode d'emploi et posologie

Le contenu d'un sachet doit être dilué dans 1 litre d'eau (minérale ou du robinet). La présentation en boîte de 4 sachets comporte un gobelet doseur qui facilite cette opération : verser la poudre d'un sachet dans le gobelet et compléter avec de l'eau jusqu'à la graduation indiquant 1 litre.

Dans tous les cas, la solution doit être agitée jusqu'à dissolution complète de la poudre.

Posologie usuelle :

- Adulte : 1 litre de solution par 15 à 20 kg ; soit en moyenne 3 à 4 litres à boire :
  - soit en 1 fois, dans la soirée précédant l'examen ;
  - soit en 2 fois, à raison de 2 litres la veille au soir et 2 litres le matin avant l'examen. Dans ce cas, la dernière prise devra avoir lieu au moins 3 heures avant l'examen.

Conseils : L'absorption du volume prescrit n'est généralement ni simple, ni agréable, mais une préparation intestinale correcte conditionne la qualité de l'examen qui sera réalisé par le médecin.
Un régime léger et pauvre en fibres (évitez les fruits et les légumes) est généralement suivi les jours précédant l'examen.

Effets indésirables possibles

Nausées, vomissements, ballonnements.

La diarrhée, intense, correspond à l'effet recherché et n'est pas un effet indésirable.

Très rarement : *réaction allergique* (*urticaire, œdème*...).

Laboratoires Bayer Santé Familiale

COLOPRIV

Antispasmodique à visée digestive — sur ordonnance

Ce médicament est un générique de DUSPATALIN (voir p. 437).

COLPOSEPTINE

Estrogène — sur ordonnance

Présentation

COLPOSEPTINE : comprimé gynécologique ; boîte de 18. Liste II - Remb 35 % - **4,28 €**.

Composition

	p cp gyn
Chlorquinaldol	200 mg
Promestriène	10 mg

Dans quel cas ce médicament est-il prescrit ?

Ce médicament permet l'apport local d'une *hormone* de la famille des *estrogènes*. Il contient par ailleurs un *antiseptique* local.

Il est utilisé pour corriger les *symptômes* génitaux dus à une *carence* en estrogènes (*atrophie* ou sécheresse de la vulve ou du vagin) en cas d'infection locale.

Contre-indications

Ce médicament ne doit pas être utilisé chez les personnes ayant des *antécédents* de certains cancers gynécologiques.

Grossesse et allaitement

L'effet du traitement local par les *estrogènes* pendant la grossesse et l'allaitement est mal connu. Seul votre médecin peut apprécier le risque éventuel de son utilisation dans votre cas.

Mode d'emploi et posologie

Les comprimés sont destinés à être introduits dans le vagin.

Posologie usuelle :
1 comprimé gynécologique par jour, de préférence le soir, 18 jours par mois.
Le traitement peut être poursuivi pendant les règles.

Laboratoires Théramex

COLPOTROPHINE
Estrogène
sur ordonnance

Présentation
COLPOTROPHINE : capsule vaginale ; boîte de 20. Liste II - Remb 35 % - **5,47 €**.
COLPOTROPHINE : crème gynécologique ; tube de 30 g. Liste II - Remb 35 % - **5,53 €**.

Composition

	p caps	p 100 g
Promestriène	10 mg	1 g

Dans quel cas ce médicament est-il prescrit ?
Ce médicament permet l'apport local d'une *hormone* de la famille des *estrogènes*.
Il est utilisé pour corriger les *symptômes* génitaux dus à une *carence* en estrogènes : *atrophie* ou sécheresse de la vulve ou du vagin.

Contre-indications
Ce médicament ne doit pas être utilisé en cas de *cancer hormonodépendant*.

Attention : En cas de saignement génital survenant en dehors des règles, consultez votre médecin.
Les capsules contiennent de la vaseline, qui risque de fragiliser les préservatifs : n'employez pas ce mode de contraception pendant le traitement.

Interactions avec d'autres substances
Comme tout traitement vaginal, ce médicament peut diminuer l'efficacité contraceptive des crèmes et des ovules spermicides.

Grossesse et allaitement
Ce médicament n'a pas lieu d'être utilisé pendant la grossesse.
Par mesure de prudence, ce médicament est déconseillé pendant l'allaitement.

Mode d'emploi et posologie
Les capsules sont destinées à être introduites dans le vagin.
La crème est destinée à traiter la vulve.

Posologie usuelle :
Capsule : 1 capsule par jour, de préférence le soir, 20 jours par mois.
Crème : 1 ou 2 applications externes par jour.

Conseils : En fondant dans le vagin, la capsule peut être à l'origine d'un écoulement gênant : une protection peut se révéler nécessaire.

Effets indésirables possibles
Irritation, démangeaisons locales, *réaction allergique*.

Laboratoires Théramex

COLPRONE
Progestatif
sur ordonnance

Présentation
COLPRONE 5 : comprimé (blanc) ; boîte de 20. Liste I - Remb 65 % - **4,39 €**.

Composition

	p cp
Médrogestone	5 mg

Dans quel cas ce médicament est-il prescrit ?
Ce médicament contient une *hormone* proche de la *progestérone*.
Il est utilisé pour compenser une insuffisance de progestérone dans le traitement :
- des troubles des règles, du *syndrome prémenstruel*, de la tension des seins ;
- de la *ménopause* (en complément des *estrogènes*) ;
- des saignements dus à un *fibrome* ;
- de l'*endométriose*.

Contre-indications
Ce médicament ne doit pas être utilisé dans les cas suivants :
- *accident thromboembolique* (*phlébite*, *embolie* pulmonaire...) en évolution,
- saignement génital intermittent (l'origine de ce saignement doit être déterminée par des examens avant la mise en route du traitement),
- *insuffisance hépatique* grave.

Attention : De récentes études ont montré une augmentation du risque de survenue d'un cancer du sein chez les femmes ayant reçu un traitement prolongé des *symptômes* de la *ménopause*. Le traitement doit par conséquent être prescrit à la dose minimale efficace et pour une durée la plus courte possible. En l'absence de troubles, sa prescription ne doit pas être systématique.
Des précautions sont nécessaires en cas d'*antécédent* d'*infarctus du myocarde* ou d'*accident thromboembolique*, de mauvaise circulation du sang, d'*hypertension artérielle* ou de *diabète*.
Lorsque ce médicament a été prescrit pour des saignements génitaux intermittents, l'origine de ces saignements doit être déterminée par des examens appropriés avant la mise en route du traitement. Si ces saignements surviennent pendant le traitement, signalez-les à votre médecin.
Arrêtez la prise de ce médicament et consultez votre médecin en cas d'apparition de l'un des troubles suivants : maux de tête violents et inhabituels, troubles de la vision, *phlébite*.

Interactions avec d'autres substances
Les médicaments contenant les substances suivantes sont susceptibles de diminuer l'efficacité des traitements hormonaux : carbamazépine, phénobarbital, phénytoïne, primidone, griséofulvine, rifabutine, rifampicine.

Grossesse et allaitement
Ce médicament n'a pas d'indication pendant la grossesse, mais une prise intempestive ne doit pas susciter d'inquiétude particulière.
Ce médicament passe dans le lait maternel : il est déconseillé pendant l'allaitement (sauf avis médical).

Mode d'emploi et posologie

Ce médicament est pris indifféremment au cours ou en dehors des repas.

Posologie usuelle :

- Adulte : 1 ou 2 comprimés par jour, pendant les 10 à 14 derniers jours du cycle.

Dans le traitement de l'*endométriose* : 1 à 3 comprimés par jour, du 5e au 25e jour du cycle ou en continu.

Effets indésirables possibles

Arrêt des règles, saignement génital intermittent (à signaler à votre médecin).

Aggravation d'une insuffisance veineuse, jaunisse, démangeaisons.

Exceptionnellement : insomnie, *troubles digestifs*, prise de poids.

Laboratoires Biodim

COLTRAMYL

Relaxant musculaire

sur ordonnance

Présentation

COLTRAMYL : comprimé (jaune) ; boîte de 12. Liste I - Remb 35 % - **4,03 €**.

Composition

	p cp
Thiocolchicoside	4 mg
Lactose	+
Saccharose	+

Dans quel cas ce médicament est-il prescrit ?

Ce médicament est un myorelaxant (relaxant musculaire).

Il est utilisé dans le *traitement d'appoint* des contractures musculaires douloureuses.

Contre-indications

Ce médicament ne doit pas être utilisé en cas d'**allaitement**.

> **Attention :** Des précautions sont nécessaires chez les personnes souffrant d'*épilepsie*.
> L'apparition possible d'une diarrhée impose la diminution de la *posologie*.
> En cas de douleur de l'estomac, il peut être utile de prendre le comprimé avec un médicament qui protège l'estomac : demandez l'avis de votre médecin.

Grossesse et allaitement

L'effet de ce médicament sur l'enfant à naître est mal connu. Son usage est déconseillé pendant la grossesse, notamment pendant les 3 premiers mois. Si une grossesse survient au cours du traitement, consultez votre médecin. Il est nécessaire d'arrêter la prise du médicament et de surveiller plus étroitement le développement du fœtus.

Ce médicament passe dans le lait maternel. Il est contre-indiqué pendant l'allaitement.

Mode d'emploi et posologie

Les comprimés doivent être avalés avec un verre d'eau.

Posologie usuelle :

- Adulte : 2 comprimés, 2 fois par jour.

Effets indésirables possibles

Allergie cutanée.

Rarement : douleurs d'estomac, diarrhée.

Laboratoires sanofi-aventis France

COMBANTRIN

Antihelminthique

Présentation

COMBANTRIN : comprimé (orangé) ; boîte de 6. Remb 65 % - **2,57 €**.

COMBANTRIN : suspension buvable (arômes : caramel, cassis) ; flacon de 15 ml (3 cuillères-mesure de 5 ml). Remb 65 % - **2,89 €**.

Composition

	p cp	p c mes
Pyrantel	125 mg	250 mg

Dans quel cas ce médicament est-il prescrit ?

Ce médicament est un vermifuge, actif sur certains vers parasites de l'intestin. Il paralyse les vers à l'intérieur du tube digestif, permettant ainsi leur élimination.

Il est utilisé pour éliminer les oxyures, les ascaris ou les *ankylostomes*.

> **Attention :** Des précautions sont nécessaires en cas d'*insuffisance hépatique*.

Grossesse et allaitement

L'effet de ce médicament pendant la grossesse ou l'allaitement est mal connu. L'évaluation du risque éventuel lié à son utilisation est individuelle : demandez conseil à votre pharmacien ou à votre médecin.

Mode d'emploi et posologie

Ce médicament peut être pris à n'importe quel moment de la journée.

Les comprimés ne sont pas adaptés à l'enfant de moins de 6 ans. En effet, ils risquent d'obstruer les voies respiratoires si l'enfant déglutit mal et que le comprimé passe dans la trachée (fausse route).

La suspension buvable est particulièrement adaptée aux enfants.

Posologie usuelle :

En cas d'oxyures ou d'ascaris : une seule prise, à renouveler au bout de 15 à 20 jours pour éviter une réinfestation par les œufs qui ne sont pas détruits par le médicament.

- Adulte de plus de 75 kg : 8 comprimés ou 4 cuillères-mesure (5 ml) de solution buvable, en une seule prise.
- Adulte de moins de 75 kg : 6 comprimés ou 3 cuillères-mesure (5 ml) de solution buvable, en une seule prise.
- Enfant de plus de 12 kg : 10 à 12 mg/kg en une seule prise (2,5 ml) ; soit environ 1 comprimé ou ½ cuillère-mesure par 10 kg de poids, en une seule prise.

En cas d'*ankylostomiase* : la posologie est fonction de la gravité de l'infestation. En cas d'infestation grave, 20 mg par kg et par jour pendant 2 ou 3 jours.

- Adulte de plus de 75 kg : 16 comprimés ou 8 cuillères-mesure de solution buvable.
- Adulte de moins de 75 kg : 12 comprimés ou 6 cuillères-mesure de solution buvable.
- Enfant : 2 comprimés ou 1 cuillère-mesure de solution buvable par 10 kg de poids.

Dans les cas moins graves, une prise de 10 mg par kg est suffisante.

Conseils : Les oxyures se transmettant par les mains, pour éviter la réinfestation, il est recommandé :
- de se laver les mains et de se brosser les ongles plusieurs fois par jour,
- de couper très court les ongles des enfants,
- de traiter tous les membres de la famille en même temps car il est fréquent que l'infestation ne donne aucun *symptôme*.

Pour éviter l'infestation par les ascaris, laver les fruits et les légumes.

Effets indésirables possibles

Rarement : *troubles digestifs*, notamment douleurs abdominales, nausées ou diarrhée.

Exceptionnellement : maux de tête, *vertiges*, somnolence ou insomnie.

Laboratoires Téofarma SRL

COMBIGAN

Antiglaucomateux

sur ordonnance

Présentation

COMBIGAN : collyre ; flacon compte-gouttes de 5 ml. Liste I - Remb 65 % - **18,60 €**.

Composition

	p 1 ml
Brimonidine	1,3 mg
Timolol	5 mg
Chlorure de benzalkonium	+

Dans quel cas ce médicament est-il prescrit ?

Ce collyre associe deux substances :
- la brimonidine, substance proche de l'adrénaline mais, à la différence de celle-ci, elle n'a quasiment pas d'effet sur le système cardiovasculaire ;
- un *bêtabloquant* (timolol).

Cette association a la propriété de diminuer la pression des liquides contenus dans l'œil (*tension intraoculaire*).

Il est utilisé dans le traitement des maladies dues à un excès de tension intraoculaire, et notamment du *glaucome* à angle ouvert, en cas d'efficacité insuffisante des collyres bêtabloquants.

Contre-indications

Compte tenu de l'absorption par l'œil du collyre et du passage du *bêtabloquant* dans le sang, ce médicament ne doit pas être utilisé dans les cas suivants :
- *asthme* et *bronchite chronique*,
- *insuffisance cardiaque* grave (sauf si elle est stabilisée par un traitement spécifique),
- *bloc auriculoventriculaire* grave,
- nouveau-né.

Attention : Des précautions sont nécessaires chez les personnes souffrant de maladies cardiovasculaires, de phénomène de *Raynaud*, d'*hypotension orthostatique*, d'*insuffisance rénale*, d'*insuffisance hépatique* ou de *dépression*.

Ce collyre contient un conservateur qui est susceptible d'être absorbé par les lentilles de contact souples. Il est nécessaire de les enlever avant l'instillation du collyre, et de ne les remettre en place qu'après un délai de 15 minutes.

En cas de *réaction allergique* oculaire (conjonctivite) survenant au cours du traitement, consultez votre médecin. Le traitement devra éventuellement être interrompu.

Chez les diabétiques, les *bêtabloquants* peuvent masquer certains *symptômes* de l'*hypoglycémie* (*palpitations* et accélération du cœur essentiellement).

Les bêtabloquants aggravent les symptômes des *chocs* allergiques et nuisent à l'efficacité de l'*adrénaline* utilisée pour les traiter en urgence. Signalez à votre médecin tout *antécédent* de choc allergique, même ancien.

Les personnes souffrant d'*angine de poitrine* ou d'*insuffisance coronarienne* ne doivent pas arrêter brutalement le traitement. Un avis médical est nécessaire.

En cas d'intervention chirurgicale, prévenez l'anesthésiste que vous suivez ce traitement.

Conducteur : l'instillation de ce collyre peut provoquer une gêne visuelle transitoire.

Sportif : ce médicament contient une substance susceptible de rendre positifs certains *tests antidopage*.

Interactions avec d'autres substances

Ce collyre peut interagir avec d'autres collyres, notamment ceux qui contiennent de l'*adrénaline* : respectez un intervalle de 15 minutes entre deux instillations, sauf indication contraire de votre ophtalmologiste.

◆ Avec les médicaments par *voie* orale ou injectable :

Ce collyre ne doit pas être associé :
- à la floctafénine (IDARAC) : risque d'augmentation de la gravité d'un éventuel *choc* allergique ;
- au sultopride (uniquement disponible à l'hôpital) : risque de ralentissement cardiaque important.

Il peut également interagir avec l'amiodarone ou avec un *bêtabloquant* pris par voie orale.

Informez votre médecin si vous prenez des *antidiabétiques*, des *AINS*, des *antidépresseurs* tricycliques, des *neuroleptiques*, des *corticoïdes*, des *inhibiteurs calciques*, ou des médicaments contenant l'une des substances suivantes : quinidine, hydroquinidine, disopyramide, propafénone, baclofène, clonidine, lidocaïne injectable, méfloquine.

Grossesse et allaitement

L'effet de ce médicament pendant la grossesse ou l'allaitement est mal connu. Par prudence, son usage est déconseillé chez la femme enceinte ou chez celle qui allaite.

Mode d'emploi et posologie

Tirer la paupière inférieure vers le bas tout en regardant vers le haut et déposer une goutte de collyre entre la paupière et le globe oculaire (*cul-de-sac conjonctival*).

Veiller à ne pas mettre en contact l'embout du flacon avec l'œil ou les doigts pour éviter de contaminer le collyre avec les germes présents sur les paupières ou la peau.

Posologie usuelle :
- Adulte : 1 goutte, 2 fois par jour.

Conseils : Afin de diminuer le passage de la substance dans le sang et d'augmenter l'action locale du médicament, il est recommandé de comprimer les voies lacrymales (angle interne de l'œil) après l'instillation : demander conseil à votre ophtalmologiste.

Ne conservez pas ce collyre plus de 4 semaines après ouverture du flacon et gardez-le dans son emballage d'origine, à l'abri de la lumière.

Effets indésirables possibles

Dus à la brimonidine :

- irritation ou allergie avec rougeur de l'oeil, démangeaisons, larmoiement, œdème des paupières, baisse de l'acuité visuelle ;
- sécheresse de la bouche, maux de tête, fatigue, somnolence ;
- plus rarement : difficultés respiratoires, *vertiges*, troubles digestifs, modification du goût, dépression, *réaction allergique* générale, sécheresse du nez, *palpitations*

Dus au timolol :

Irritation locale, sécheresse de l'œil, troubles visuels à signaler à votre ophtalmologiste

Exceptionnellement, en cas de passage du *bêtabloquant* dans le sang :

- fatigue, sensation de mains et de pieds froids, insomnie, douleurs d'estomac, nausées, vomissements ;
- *bloc auriculoventriculaire*, ralentissement excessif du cœur, chute de tension, *insuffisance cardiaque*, *bronchospasme*, *hypoglycémie*, phénomène de *Raynaud*.

Laboratoires Allergan France

COMBIVIR

Informations détaillées sur www.monvidal.com

COMPETACT

Antidiabétique oral

sur ordonnance

Présentation

COMPETACT 15 mg/850 mg : comprimé (blanc) ; boîte de 60. Liste I - Remb 65 % - **37,46 €**.

Composition

	p cp
Pioglitazone	15 mg
Metformine chlorhydrate	850 mg

Dans quel cas ce médicament est-il prescrit ?

Cet *antidiabétique* oral contient deux substances :

- la metformine qui appartient à la famille des biguanides ; elle permet de diminuer l'excès de sucre dans le sang sans pour autant favoriser la sécrétion d'*insuline*, contrairement aux *sulfamides hypoglycémiants* ;
- la pioglitazone qui complète l'action de la metformine. Elle semble agir en augmentant la sensibilité de l'organisme à l'*insuline* sécrétée par le pancréas.

Il est utilisé dans le traitement du *diabète* de type 2.

Contre-indications

Ce médicament ne doit pas être utilisé dans les cas suivants :

- *insuffisance cardiaque* ou *respiratoire* ;
- *infarctus du myocarde* récent ;
- *insuffisance hépatique* grave, état d'ivresse ;
- *insuffisance rénale*, maladie aiguë pouvant provoquer une insuffisance rénale (voir Attention) ;
- en association avec un traitement par *insuline* ;
- **allaitement**.

Attention : La metformine expose à un risque de complication exceptionnelle et grave : l'*acidose lactique*. Celle-ci est favorisée par la présence d'une insuffisance rénale, même modérée, ou d'une *insuffisance hépatique* grave. Toute *insuffisance rénale* préexistante ou apparaissant sous traitement (notamment chez la personne âgée qui se déshydrate) contre-indique l'utilisation ou la poursuite de la prise de ce médicament. Une autre circonstance peut favoriser l'acidose lactique : l'intoxication alcoolique aiguë, surtout si elle survient à jeun.

Un dosage initial des *transaminases* est nécessaire. Des analyses de sang régulières sont ensuite pratiquées pendant le traitement.

La pioglitazone peut favoriser une rétention d'eau. Il est donc contre-indiqué en cas d'*insuffisance cardiaque*, et des symptômes pouvant faire suspecter une défaillance cardiaque doivent être signalés au médecin : fatigabilité ou essoufflement anormal à l'effort, gonflement des jambes. Le risque d'insuffisance cardiaque est majoré par l'utilisation concomitante d'insuline ou d'*anti-inflammatoires non stéroïdiens*.

Ce médicament pouvant être responsable d'une prise de poids (environ 5 % du poids initial), celle-ci devra être signalée au médecin et les recommandations diététiques habituelles pour lutter contre le surpoids devront être suivies avec une vigilance particulière.

Chez les femmes souffrant d'un trouble de la fertilité due à la maladie des ovaires polykystiques, l'amélioration de la sensibilité à l'insuline apportée par ce médicament peut augmenter la probabilité d'une grossesse. En tenir compte en cas de non désir de grossesse.

Certaines situations peuvent contribuer à augmenter la *glycémie* : infection, prise de médicaments, stress. En cas d'apparition d'une sensation de malaise général, consultez rapidement votre médecin.

En cas d'examen radiologique nécessitant l'administration de produits de contraste par voie intraveineuse ou en cas d'intervention chirurgicale, le traitement doit être interrompu puis repris au minimum 48 heures après.

Interactions avec d'autres substances

Certains médicaments sont susceptibles de faire varier le taux de sucre dans le sang et de déséquilibrer la *glycémie*. Ainsi, l'association de ce médicament avec les *corticoïdes*, les antiasmathiques bronchodilatateurs, les *diurétiques* ou les *inhibiteurs de l'enzyme de conversion* peut nécessiter un contrôle plus fréquent de la glycémie, voire une modification de la posologie de l'*antidiabétique* oral.

Grossesse et allaitement

Le diabète de la femme enceinte nécessite un traitement par insuline. L'usage de ce médicament est déconseillé pendant la grossesse.

Ce médicament ne doit pas être utilisé pendant l'allaitement.

Mode d'emploi et posologie

Les comprimés doivent être pris de préférence au cours ou à la fin des repas pour limiter les troubles digestifs.

Posologie usuelle :

- Adulte de plus de 18 ans : 1 comprimé, 2 fois par jour. L'adaptation de la posologie est faite ensuite, en fonction de la *glycémie*.

Suivre attentivement la prescription de votre médecin. Le régime alimentaire reste nécessaire pendant le traitement.

Conseils : Le régime du diabétique ne consiste pas en une simple interdiction des *glucides* (*sucres*, pain, pâtes...) ; demandez conseil à votre médecin.

Effets indésirables possibles

Les problèmes suivants ont été constatés avec cette association de substances : *anémie*, *hypoglycémie*, maux de tête, *œdèmes*, prise de poids, troubles visuels, douleurs articulaires, anomalie du goût, sang dans les urines, troubles de l'érection.

La metformine est également responsable de : flatulences, nausées, vomissements, douleurs abdominales.

Le diabète à lui seul peut être responsable de certains troubles signalés.

Laboratoires Takeda

COMPRALGYL

Informations détaillées sur www.monvidal.com

COMTAN

Antiparkinsonien — **sur ordonnance**

Présentation

COMTAN 200 mg : comprimé (brun) ; boîte de 60. Liste I - Remb 65 % - **58,64 €**.
COMTAN 200 mg : comprimé (brun) ; boîte de 100. Liste I - Remb 65 % - **94,24 €**.

Composition

	p cp
Entacapone	200 mg

Dans quel cas ce médicament est-il prescrit ?

Ce médicament est un adjuvant de la lévodopa, médicament utilisé dans le traitement de la maladie de *Parkinson*. L'entacapone stabilise l'effet de la lévodopa en empêchant sa dégradation par une *enzyme* de l'organisme (la COMT). Cet effet stabilisant s'ajoute à celui d'autres médicaments associés habituellement à la lévodopa : bensérazide contenu dans le MODOPAR et carbidopa contenue dans le SINEMET.

Il est utilisé dans le traitement de la maladie de *Parkinson*, en complément du traitement par la lévodopa (MODOPAR, SINEMET...), chez les malades qui ne peuvent être stabilisés par ces seuls médicaments, particulièrement ceux qui souffrent de fluctuations de fin de doses (effet on-off).

Contre-indications

Ce médicament ne doit pas être utilisé dans les cas suivants :

- *antécédent* de *syndrome malin des neuroleptiques* ou de *rhabdomyolyse*,
- *insuffisance hépatique*,
- *phéochromocytome*,
- en association avec certains *IMAO*,
- **grossesse**,
- **allaitement**.

Attention : Des précautions sont nécessaires en cas d'*hypotension orthostatique*.
Une augmentation des mouvements anormaux ou des troubles digestifs peut être constatée en début de traitement. Elle est généralement due à la lévodopa prescrite conjointement, dont l'activité se trouve renforcée. Une adaptation de la posologie de la lévodopa par le médecin permet souvent de la faire disparaître.
Certains troubles peuvent apparaître à l'arrêt du traitement et nécessitent une consultation médicale : une rigidité musculaire importante associée à une fièvre et à des troubles psychiques.
Ce médicament est utilisé en association avec la lévodopa, qui est susceptible de provoquer un endormissement soudain au cours de la journée sans signe annonciateur. La conduite automobile et l'utilisation de machines dangereuses sont déconseillées pendant le traitement.

Interactions avec d'autres substances

Ce médicament ne doit pas être associé à certains *IMAO*, notamment la phénelzine ou la tranylcypromine (non commercialisés en France).

Respectez un intervalle minimal de 2 heures entre la prise de ce médicament et celle de médicament contenant du fer.

Toutes les interactions potentielles de ce médicament sont mal connues. Il est préférable de demander l'avis de votre médecin ou de votre pharmacien qui disposent des données les plus actualisées.

Grossesse et allaitement

L'effet de ce médicament pendant la grossesse ou l'allaitement est mal connu. Par mesure de prudence, son usage est contre-indiqué chez la femme enceinte ou chez celle qui allaite.

Mode d'emploi et posologie

Les comprimés peuvent être pris pendant ou en dehors des repas.

Posologie usuelle :
1 comprimé à chaque prise de lévodopa.

Conseils : Dans le traitement de la maladie de *Parkinson*, il est important de respecter la *posologie*, notamment les horaires de prises préconisés par votre médecin : un pilulier peut être utile.

Effets indésirables possibles

Ce médicament étant toujours prescrit conjointement à la lévodopa, il est difficile d'isoler ses effets indésirables potentiels.

Les effets indésirables constatés au cours de traitement associant entacapone et lévodopa ont été : mouvements anormaux, *troubles digestifs* (nausées, diarrhée, douleurs abdominales...), sécheresse de la bouche.

Une coloration brun-rouge des urines peut être observée. Elle est normale et ne prête pas à conséquence.

Rarement : éruption cutanée.

Laboratoires Novartis Pharma SAS

CONCERTA LP

Informations détaillées sur www.monvidal.com

CONDYLINE

Informations détaillées sur www.monvidal.com

CONIUM COMPLEXE N° 36

Informations détaillées sur www.monvidal.com

CONTALAX
Laxatif stimulant

Présentation
CONTALAX : comprimé *gastrorésistant* (blanc) ; boîte de 30. Non remb.

Composition
	p cp
Bisacodyl	5 mg

Dans quel cas ce médicament est-il prescrit ?
Ce médicament contient un *laxatif stimulant*. Il augmente les sécrétions et la motricité de l'intestin.

Il est utilisé dans le *traitement symptomatique* de la constipation.

Contre-indications
Ce médicament ne doit pas être utilisé dans les cas suivants :
- maladies inflammatoires du côlon,
- constipation ou douleurs abdominales dues à une obstruction du tube digestif : rétrécissement intestinal, *fécalome* (bouchon de selles),
- déshydratation importante, surtout si elle est associée à une perte en sels minéraux (*sodium*, *potassium*).

Attention : Ce médicament doit être utilisé de façon épisodique et en cure très brève : pas plus de 8 à 10 jours.
Son usage régulier peut entraîner :
- une *dépendance*,
- des troubles intestinaux graves,
- une perte de sels minéraux, notamment de *potassium*, pouvant être à l'origine de *troubles du rythme cardiaque* graves.

Il ne doit être utilisé qu'à titre exceptionnel chez l'enfant.
Arrêtez le traitement en cas de diarrhée ou de douleurs abdominales.

Interactions avec d'autres substances
Ce médicament peut interagir avec les médicaments susceptibles de provoquer des *torsades de pointes*.

Informez par ailleurs votre pharmacien ou votre médecin si vous prenez des *corticoïdes* (sauf traitement local), des *diurétiques* ou des médicaments contenant de la digoxine, de la digitoxine ou de l'amphotéricine B (par *voie* intraveineuse).

Grossesse et allaitement
Ce médicament est déconseillé pendant la grossesse ou l'allaitement.

Mode d'emploi et posologie
Ce médicament est pris de préférence le soir au coucher. Avaler les comprimés sans les croquer avec un grand verre d'eau.

L'effet laxatif n'est pas immédiat. Il se manifeste généralement environ 10 heures après la prise du médicament.

Posologie usuelle :
- Adulte : 1 ou 2 comprimés par jour.
- Enfant de 6 à 15 ans : ne jamais dépasser 1 comprimé par jour. Le traitement ne doit pas être poursuivi plus de quelques jours sans avis médical.

Conseils : Évitez la prise simultanée de substances alcalines (eau de Vichy, par exemple).
Le traitement de la constipation chronique repose essentiellement sur des boissons abondantes, une alimentation riche en fibres et une activité physique régulière.

Effets indésirables possibles
Diarrhée, douleurs abdominales.

Laboratoires Omega Pharma France

CONTRACNÉ
Informations détaillées sur www.monvidal.com

CONTRAMAL
Antalgique opiacé — **sur ordonnance**

Présentation
CONTRAMAL 50 mg : gélule ; boîte de 30. Liste I - Remb 65 % - **5,35 €**.

Composition
	p gél
Tramadol chlorhydrate	50 mg

Dans quel cas ce médicament est-il prescrit ?
Ce médicament est un *antalgique* de la famille des *opiacés*. Il combat la douleur en agissant directement sur la perception de la douleur par le cerveau.

Il est utilisé dans le traitement de la douleur.

Contre-indications
Ce médicament ne doit pas être utilisé dans les cas suivants :
- *antécédent* d'*intolérance* aux *opiacés* ;
- intoxication ou *surdosage* avec des *sédatifs*, ivresse aiguë ;
- *insuffisance respiratoire* ou *hépatique* grave ;
- *épilepsie* (sauf si elle est traitée) ;
- enfant de moins de 15 ans ;
- en association avec les *IMAO* ou les médicaments contenant de la nalbuphine, de la buprénorphine ou de la pentazocine ;
- **allaitement**.

Attention : Des précautions sont nécessaires chez les personnes qui souffrent d'*hypertension intracrânienne*.
Ce médicament contient un *opiacé* : son usage prolongé, à dose élevée, expose à un risque de *dépendance*. Ne dépassez pas la dose ni la durée de traitement recommandées.
Évitez les boissons alcoolisées : augmentation du risque de somnolence.
Conducteur : ce médicament peut être responsable de *vertiges* ou d'une baisse de la vigilance.

Interactions avec d'autres substances
Ce médicament ne doit pas être associé :
- aux médicaments contenant de la nalbuphine, de la buprénorphine ou de la pentazocine : risque de diminution de l'effet *antalgique* ;

- aux *IMAO* sélectifs ou non : risque d'accident grave. Un délai de 15 jours doit séparer un traitement antérieur par IMAO de la mise en route du traitement *antalgique*.

Il peut interagir avec les médicaments contenant de la carbamazépine.

Signalez à votre médecin la prise éventuelle de *sédatifs* et d'autres antalgiques ou antitussifs *opiacés*.

Grossesse et allaitement

L'effet de ce médicament pendant la grossesse et l'allaitement est mal connu. Par mesure de prudence, son usage est déconseillé chez la femme enceinte et contre-indiqué chez celle qui allaite.

Mode d'emploi et posologie

Les gélules doivent être avalées avec un verre d'eau, pendant ou en dehors des repas.

Posologie usuelle :

- Adulte :
  - douleur aiguë : 100 mg (soit 2 gélules) puis 50 à 100 mg (soit 1 ou 2 gélules), à renouveler si nécessaire toutes les 4 à 6 heures ;
  - douleur chronique : 50 à 100 mg, soit 1 ou 2 gélules, toutes les 4 à 6 heures.

Dans tous les cas, il ne faut pas dépasser 8 gélules par jour.

Chez la personne âgée ou en cas d'*insuffisance hépatique* ou *rénale*, le médecin peut prévoir un espacement des prises plus important.

Conseils : Comme tous les *antalgiques*, ce médicament est généralement plus efficace pour prévenir la douleur que pour la calmer : dans le traitement des douleurs chroniques, il est préférable de prendre ce médicament à intervalles réguliers sans attendre que la douleur s'installe.

Cet antalgique *opiacé* est destiné à être utilisé en deuxième intention, lorsque l'aspirine, l'ibuprofène ou le paracétamol, utilisés seuls, sont insuffisamment efficaces. Il peut néanmoins être utilisé d'emblée dans le traitement des douleurs fortes.

Effets indésirables possibles

Nausées et *vertiges* le plus fréquemment.

Occasionnellement (1 à 10 % des utilisateurs) : vomissements, constipation, bouche sèche, sueurs, maux de tête, confusion.

Plus rarement (moins de 1 % des utilisateurs) : douleurs abdominales, *éruption cutanée*, *palpitations*, *hypotension orthostatique*.

Exceptionnellement (moins de 1 cas sur 1000) : faiblesse musculaire, modification de l'appétit, vision floue, difficulté à uriner, euphorie, *réaction allergique*, ralentissement du rythme cardiaque, augmentation de la tension artérielle.

Laboratoires Laboratoires Grünenthal

CONTRAMAL LP

Antalgique opiacé

sur ordonnance

Présentation

CONTRAMAL LP 100 mg : comprimé à *libération prolongée* ; boîte de 30. Liste I - Remb 65 % - **13,40 €**.
CONTRAMAL LP 150 mg : comprimé à *libération prolongée* ; boîte de 30. Liste I - Remb 65 % - **18,99 €**.
CONTRAMAL LP 200 mg : comprimé à *libération prolongée* ; boîte de 30. Liste I - Remb 65 % - **22,29 €**.

Composition

	p cp LP	p cp LP	p cp LP
Tramadol chlorhydrate	100 mg	150 mg	200 mg
Lactose	+	+	+

Dans quel cas ce médicament est-il prescrit ?

Ce médicament est un *antalgique* de la famille des *opiacés*. Il combat la douleur en agissant directement sur la perception de la douleur par le cerveau.

Il est utilisé dans le traitement de la douleur.

Contre-indications

Ce médicament ne doit pas être utilisé dans les cas suivants :

- intoxication ou *surdosage* avec des *sédatifs*, ivresse aiguë ;
- en association avec les *IMAO* ou les médicaments contenant de la nalbuphine, de la buprénorphine ou de la pentazocine ;
- **allaitement**.

Attention : Des précautions sont nécessaires en cas d'*antécédent* d'*intolérance* aux *opiacés* et chez les personnes qui souffrent d'*hypertension intracrânienne*, d'*épilepsie*, d'*insuffisance rénale* ou *hépatique*.

Ce médicament contient un *opiacé* : son usage prolongé, à dose élevée, expose à un risque de *dépendance*. Ne dépassez pas la dose ni la durée de traitement recommandées.

Évitez les boissons alcoolisées : augmentation du risque de somnolence.

Conducteur : ce médicament peut être responsable de *vertiges* ou d'une baisse de la vigilance.

Interactions avec d'autres substances

Ce médicament ne doit pas être associé :

- aux médicaments contenant de la nalbuphine, de la buprénorphine ou de la pentazocine : risque de diminution de l'effet *antalgique* ;
- aux *IMAO* sélectifs ou non : risque d'accident grave. Un délai de 15 jours doit séparer un traitement antérieur par IMAO de la mise en route du traitement *antalgique*.

Il peut interagir avec les médicaments contenant de la carbamazépine.

Signalez à votre médecin la prise éventuelle de *sédatifs* et d'autres antalgiques ou antitussifs *opiacés*.

Grossesse et allaitement

L'effet de ce médicament pendant la grossesse et l'allaitement est mal connu. Par mesure de prudence, son usage est déconseillé chez la femme enceinte et contre-indiqué chez celle qui allaite.

Mode d'emploi et posologie

Les comprimés doivent être avalés sans être croqués, avec un verre d'eau, pendant ou en dehors des repas.

Posologie usuelle :

- Adulte et enfant de plus de 12 ans : 100 à 200 mg, matin et soir.

Chez la personne âgée ou en cas d'*insuffisance hépatique* ou *rénale*, le médecin peut prévoir un espacement des prises plus important.

Conseils : Comme tous les *antalgiques*, ce médicament est généralement plus efficace pour prévenir la douleur que pour la calmer : dans le traitement des douleurs chroniques, il est préférable de prendre ce médicament à intervalles réguliers sans attendre que la douleur s'installe.

Cet antalgique *opiacé* est destiné à être utilisé en deuxième intention, lorsque l'aspirine, l'ibuprofène ou le paracétamol, utilisés seuls, sont insuffisamment efficaces. Il peut néanmoins être utilisé d'emblée dans le traitement des douleurs fortes.

Effets indésirables possibles

Nausées et *vertiges* le plus fréquemment.

Occasionnellement (1 à 10 % des utilisateurs) : vomissements, constipation, bouche sèche, sueurs, maux de tête, confusion.

Plus rarement (moins de 1 % des utilisateurs) : douleurs abdominales, *éruption cutanée*, *palpitations*, *hypotension orthostatique*.

Exceptionnellement (moins de 1 cas sur 1000) : faiblesse musculaire, modification de l'appétit, vision floue, difficulté à uriner, euphorie, *réaction allergique*, ralentissement du rythme cardiaque, augmentation de la tension artérielle.

Laboratoires Laboratoires Grünenthal

CONTRATHION

Informations détaillées sur www.monvidal.com

CONTRE-COUPS DE L'ABBÉ PERDRIGEON

Informations détaillées sur www.monvidal.com

COOLMETEC

Association d'antihypertenseurs — sur ordonnance

Présentation

CoOLMETEC 20 mg/12,5 mg : comprimé (jaune orangé) ; boîte de 30. Liste I - Remb 65 % - **24,28 €**.

CoOLMETEC 20 mg/12,5 mg : comprimé (jaune orangé) ; boîte de 90. Liste I - Remb 65 % - **65,95 €**.

CoOLMETEC 20 mg/25 mg : comprimé (rose) ; boîte de 30. Liste I - Remb 65 % - **24,28 €**.

CoOLMETEC 20 mg/25 mg : comprimé (rose) ; boîte de 90. Liste I - Remb 65 % - **65,95 €**.

Composition

	p cp	p cp
Olmésartan médoxomil	20 mg	20 mg
Hydrochlorothiazide	12,5 mg	25 mg
Lactose	+	+

Dans quel cas ce médicament est-il prescrit ?

Cet *antihypertenseur* contient deux substances :

- l'olmésartan, de la famille des *inhibiteurs de l'angiotensine II*. Il bloque l'action de l'angiotensine II, substance naturellement présente dans l'organisme. Celle-ci est responsable d'une contraction des artères qui augmente la pression artérielle et fatigue le cœur ;
- l'hydrochlorothiazide, un *diurétique* dont la structure chimique est proche de celles des *sulfamides*. Son action renforce celle de l'olmésartan.

Il est utilisé dans le traitement de l'*hypertension artérielle*.

Contre-indications

Ce médicament ne doit pas être utilisé dans les cas suivants :

- *allergie* à l'olmésartan ou aux *sulfamides*,
- *insuffisance hépatique* grave ou obstruction des *voies biliaires*,
- *insuffisance rénale* grave,
- *hypokaliémie* grave,
- **grossesse** (à partir du 4e mois),
- **allaitement**.

Attention : Des précautions sont nécessaires en cas d'*insuffisance hépatique*, d'*insuffisance cardiaque* grave ou chez les personnes souffrant d'*hypertension artérielle* due à un rétrécissement des artères rénales, de rétrécissement des valves cardiaques, de *cardiomyopathie* obstructive, d'*insuffisance coronarienne* ou de troubles de la circulation cérébrale.

Si vous suiviez auparavant un traitement par *diurétique* ou un régime sans *sel*, la baisse de la tension artérielle peut être importante lors des premières prises du médicament : risque de malaise ou d'étourdissement pouvant entraîner une chute. Il est donc recommandé de prendre un régime normalement salé ou d'interrompre le traitement diurétique au moins 3 jours avant la première prise de ce médicament. Votre médecin vous donnera toutes les informations utiles à ce sujet.

Faites pratiquer régulièrement les analyses de sang prescrites par votre médecin ; elles sont notamment destinées à vérifier le bon fonctionnement de vos reins (dosage de la *créatinine*) et les taux de *potassium* et de *sodium* sanguins.

Le diurétique contenu dans ce médicament peut faire baisser la *kaliémie* : évitez d'utiliser des *laxatifs stimulants* dont l'usage régulier contribue à la baisse du taux de potassium dans le sang. Il peut par ailleurs augmenter taux sanguin de *cholestérol*, de *triglycérides* et d'*acide urique* (possibilité de crise de *goutte*).

Sportif : ce médicament contient une substance susceptible de rendre positifs certains *tests antidopage*.

Conducteur : ce médicament peut être responsable de *vertiges*.

Interactions avec d'autres substances

Ce médicament peut interagir avec les médicaments susceptibles de provoquer une *hyperkaliémie* (*diurétique*, sel de *potassium*...), avec les médicaments donnant des *torsades de pointes* et avec les médicaments contenant du lithium.

Informez par ailleurs votre médecin si vous prenez un *digitalique*, un *laxatif stimulant*, un *AINS*, ou un médicament contenant de la metformine, de la carbamazépine, de la ciclosporine ou un sel de calcium.

En outre, l'effet *antihypertenseur* de ce médicament peut être augmenté par certains médicaments tels que les *neuroleptiques*, les *antidépresseurs imipraminiques*, les médicaments contenant du baclofène ; il peut être diminué par les *corticoïdes*. Votre médecin doit être informé si vous êtes traité par l'un ou par l'autre.

Chez le diabétique traité par l'*insuline*, une adaptation de la *posologie* de l'insuline peut être nécessaire.

Grossesse et allaitement

L'effet de ce médicament sur l'enfant à naître pendant les 3 premiers mois de la grossesse est mal connu. Par prudence, son usage est déconseillé. Au cours des 6 derniers mois de la grossesse, une prise prolongée de ce médicament peut altérer les reins du fœtus. Son utilisation est contre-indiquée à partir du 4e mois de la grossesse.

En conséquence, un désir de grossesse nécessite le remplacement de ce médicament par un autre antihypertenseur. Si une grossesse survient alors que vous prenez ce médicament, consultez rapidement votre médecin pour qu'il modifie votre traitement.

Les données disponibles ne permettent pas de savoir si ce médicament passe dans le lait maternel. L'allaitement est contre-indiqué pendant le traitement.

Mode d'emploi et posologie

Ce médicament peut être pris indifféremment au cours ou en dehors des repas.

Posologie usuelle :

- Adulte de plus de 18 ans : 1 comprimé par jour.

Conseils : Votre tension artérielle doit être contrôlée régulièrement. Les appareils permettant une mesure automatique de la tension à domicile utilisent souvent un procédé de mesure différent de celui qu'emploie votre médecin. Si vous avez un tel appareil, apportez-le en consultation pour vous assurer que la mesure obtenue est bien conforme à celle du tensiomètre de votre médecin.

Le traitement médicamenteux ne dispense pas de mesures simples pouvant faire baisser la tension artérielle : activité physique régulière, modération de la consommation de boissons alcoolisées et de *sel*, lutte contre l'excès de poids.

Les *diurétiques* exposent au risque de déshydratation : les personnes âgées devront boire abondamment, notamment pendant les fortes chaleurs.

Effets indésirables possibles

Sensations vertigineuses, *hypotension orthostatique*.

Éruption cutanée, *réaction allergique*.

Fatigue, maux de tête.

Aggravation réversible d'une *insuffisance rénale*.

Augmentation du taux d'*acide urique* ou de glucose dans le sang et exceptionnellement du calcium.

Baisse du taux de *potassium*, associée ou non à des crampes.

Troubles digestifs.

Douleur dorsale, douleurs des articulations.

Rarement :

- fourmillement des extrémités ;
- baisse du taux de *sodium* dans le sang (natrémie) et risque de troubles du comportement ;
- anomalie de la *numération formule sanguine*,
- exacerbation d'un *lupus érythémateux* disséminé.

Exceptionnellement : *pancréatite*.

Laboratoires DAIICHI SANKYO France SAS

COPAXONE

Immunomodulateur — sur ordonnance

Présentation

COPAXONE : solution injectable *SC* ; boîte de 28 seringues préremplies de 1 ml. Liste I, *médicament d'exception*, *médicament à prescription restreinte* - Remb 65 % - **904,47 €**.

Composition

	p seringue
Glatiramère acétate	20 mg

Dans quel cas ce médicament est-il prescrit ?

Ce médicament contient une petite protéine qui module l'action du système immunitaire, l'acétate de glatiramère. Des études chez des patients atteints de *sclérose en plaques* ont montré qu'il permet de diminuer le nombre de poussées. En revanche, il n'a pas été démontré que le traitement ait un effet bénéfique sur la durée ou la gravité des poussées, ni sur la progression éventuelle du handicap.

Il est utilisé pour réduire la fréquence des poussées de sclérose en plaques chez les patients qui peuvent marcher seuls et ayant présenté au moins deux poussées de troubles neurologiques (rechutes) au cours des deux précédentes années.

Attention : Ce médicament n'est pas adapté au traitement des formes progressives d'emblée ou secondairement progressives de *sclérose en plaques*.

L'injection du produit peut être suivie de bouffées de chaleur, d'une oppression thoracique, d'un essoufflement, de *palpitations* ou de *tachycardie*. Si ces effets durent ou sont particulièrement importants, prévenez votre médecin et ne pratiquez pas de nouvelles injections sans son avis.

Une surveillance particulière est recommandée chez les patients ayant des *antécédents* de troubles cardiaques.

Des *convulsions* et/ou des *réactions allergiques*, parfois graves, ont été rarement observés. Elles peuvent nécessiter l'arrêt du traitement.

Des analyses de sang sont nécessaires pour contrôler le taux de *transaminases*.

Interactions avec d'autres substances

Les interactions de ce médicament avec les autres médicaments sont mal connues.

Grossesse et allaitement

L'effet de ce médicament chez la femme enceinte ou qui allaite est mal connu. Son utilisation est déconseillée pendant la grossesse ou l'allaitement.

Mode d'emploi et posologie

La solution est injectée sous la peau de l'abdomen, des bras, des hanches ou des cuisses. Un site d'injection différent doit être choisi chaque jour, afin de réduire les risques d'irritation ou de douleur au point d'injection. Les patients peuvent être formés à la technique d'auto-injection. La première injection doit être réalisée sous la surveillance d'un personnel de santé, pendant au moins 30 minutes.

La seringue est prête à l'emploi.

Posologie usuelle :

- Adulte de plus de 18 ans : 1 injection de 20 mg par jour.

La durée du traitement est fixée par le médecin, en fonction de l'évaluation clinique individuelle.

Conseils : Les seringues doivent être conservées au réfrigérateur entre + 2 °C et + 8 °C (mais ne doit jamais être congelées). En cas de nécessité, elles peuvent être conservées à température ambiante entre 15 °C et 25 °C pendant 1 mois maximum (mais au delà de ce délai, elles ne peuvent plus être utilisées).

Conditions particulières de délivrance :
Ce médicament est un *médicament à prescription restreinte* : la prescription initiale ainsi que les renouvellements d'ordonnance ne peuvent être faits que par un neurologue. Une ordonnance d'un modèle particulier (ordonnance des *médicaments d'exceptions*) est nécessaire pour obtenir le remboursement.

Effets indésirables possibles

Réactions au point d'injection : rougeur, douleur, induration, démangeaisons, œdème. De rares cas de *nécrose* ont été observés.

Des réactions peuvent survenir dans les minutes suivant l'injection : vasodilatation (rougeur, chaleur), oppression thoracique, essoufflement, *palpitations* ou tachycardie.

Douleur articulaire, *éruption cutanée*, sueurs, ganglions, tremblements, œdèmes périphériques, œdème de la face, malaise.

Fatigue, nausées, maux de tête ont également été rapportés.

Très rarement : *réaction allergique*, *convulsions*, modification de la *numération formule sanguine*, augmentation des *transaminases*.

Laboratoires Teva Pharma

COQUELUSÉDAL

Traitement des affections bronchopulmonaires

Présentation

COQUELUSÉDAL Adulte : suppositoire ; boîte de 10. Non remb.
COQUELUSÉDAL Enfant : suppositoire ; boîte de 10. Non remb.
COQUELUSÉDAL Nourrisson : suppositoire ; boîte de 10. Non remb.

Composition

	p suppos Ad	p suppos Enf	p suppos Nour
Niaouli, huile essentielle	40 mg	20 mg	
Grindélia, extrait	40 mg	20 mg	10 mg
Gelsémium, extrait	20 mg	10 mg	5 mg

Dans quel cas ce médicament est-il prescrit ?

Ce médicament associe des extraits de plantes à visée antitussive. Les suppositoires Adulte et Enfant contiennent également de l'essence de niaouli, *antiseptique* des voies respiratoires.

Il est utilisé dans le *traitement d'appoint* des bronchites aiguës bénignes.

Contre-indications

Ce médicament ne doit pas être utilisé en cas de lésion anale ou rectale récente.

Attention : La toux est un *symptôme* qui peut révéler de nombreuses maladies : consultez votre médecin si elle persiste plus de quelques jours.

L'essence de niaouli contient un *terpène* qui peut, en cas de dépassement des *posologies*, avoir des effets indésirables graves : respectez les doses préconisées, plus particulièrement chez l'enfant ou en cas d'*antécédent* d'*épilepsie*.

Grossesse et allaitement

L'effet de ce médicament pendant la grossesse est mal connu. L'évaluation du risque éventuel lié à son utilisation est individuelle : demandez conseil à votre pharmacien ou à votre médecin.

Les *terpènes* peuvent donner un goût particulier au lait. Leur absorption par le *nourrisson* n'est pas souhaitable : évitez d'employer ce médicament pendant l'allaitement.

Mode d'emploi et posologie

- Adulte : 1 ou 2 suppositoires Adulte par jour.
- Enfant de 30 mois à 15 ans : 1 ou 2 suppositoires Enfant par jour.
- Nourrisson jusqu'à 30 mois : 1 ou 2 suppositoires Nourrisson par jour.

Conseils : La cigarette est irritante pour les bronches et entretient la toux : évitez de fumer ou d'être exposé à la fumée des autres.
Des mesures simples permettent de calmer la toux : boissons chaudes et humidification de l'air ambiant.

Effets indésirables possibles

En cas de dépassement de la *posologie* usuelle, les *terpènes* peuvent provoquer :
- des *convulsions* chez l'enfant,
- agitation, confusion des idées (notamment chez la personne âgée).

Laboratoires Elerté

COQUELUSÉDAL PARACÉTAMOL Adulte et Enfant

Informations détaillées sur www.monvidal.com

COQUELUSÉDAL PARACÉTAMOL Nourrisson

Informations détaillées sur www.monvidal.com

CORAMINE GLUCOSE

Informations détaillées sur www.monvidal.com

CORBIONAX

Antiarythmique — sur ordonnance

Ce médicament est un générique de CORDARONE (voir p. 331).

CORDARONE

Antiarythmique — sur ordonnance

Présentation

CORDARONE 200 mg : comprimé sécable (blanc) ; boîte de 30. Liste I - Remb 65 % - **12,94 €**.

Composition

	p cp
Amiodarone chlorhydrate	200 mg
Lactose	+

Dans quel cas ce médicament est-il prescrit ?

Ce médicament appartient à la classe III de la famille des *antiarythmiques*. Il contient de l'iode.

Il est utilisé dans le traitement des *troubles du rythme cardiaque*, notamment lorsque existe en même temps une *angine de poitrine*.

Contre-indications

Ce médicament ne doit pas être utilisé dans les cas suivants :
- ralentissement anormal du cœur préexistant au traitement,
- *hyperthyroïdie*,
- *allergie* à l'iode,
- en association avec les médicaments donnant des *torsades de pointes*,
- **grossesse** (à partir du 4e mois),
- **allaitement**.

> **Attention :** Ce médicament est susceptible de provoquer une *photosensibilisation* : une exposition minime aux rayons *ultraviolets* peut provoquer des réactions cutanées. Évitez toute exposition au soleil ou appliquez un écran total.
> Ce médicament peut provoquer divers troubles : anomalies du fonctionnement de la glande *thyroïde*, inflammation du foie, altération pulmonaire. Des prises de sang régulières (bilan thyroïdien, *transaminases*) et une éventuelle radiographie des poumons permettent de dépister ces anomalies.
> Pensez à signaler à votre médecin, lors des consultations pour le suivi du traitement, tout trouble nouvellement apparu.

Interactions avec d'autres substances

Ce médicament ne doit pas être associé aux autres médicaments susceptibles de donner des *torsades de pointes* : risque de *troubles du rythme cardiaque*, parfois mortels.

Il peut interagir avec les médicaments contenant de l'halofantrine ou de la pentamidine.

Informez par ailleurs votre médecin si vous prenez un *anticoagulant* oral, un *digitalique*, un *bêtabloquant*, un médicament susceptible de provoquer une *hypokaliémie* (*diurétique* hypokaliémiant, *laxatifs stimulants*, *corticoïde*, amphotéricine B) ou un médicament contenant une des substances suivantes : diltiazem, vérapamil, orlistat, ciclosporine, phénytoïne, simvastatine, lidocaïne ou tacrine.

Grossesse et allaitement

Ce médicament est contre-indiqué à partir du 2e trimestre de la grossesse : risque d'anomalie de la glande *thyroïde* chez le *nouveau-né*.

Ce médicament passe dans le lait maternel : l'allaitement est contre-indiqué.

Mode d'emploi et posologie

Ce médicament présente une caractéristique particulière : son effet est long à apparaître (une semaine) et à disparaître (plusieurs semaines après un traitement prolongé). Il est donc fréquent que le médecin prescrive au début des *posologies* élevées pour obtenir un effet plus rapide. De même, un traitement discontinu est possible : pas de prise le samedi ni le dimanche par exemple.

Posologie usuelle :
Traitement d'entretien : ½ à 2 comprimés par jour, en 1 seule prise.

Effets indésirables possibles

L'accumulation d'amiodarone dans la *cornée* peut, rarement, provoquer un dépôt susceptible d'entraîner des troubles visuels : halo coloré en lumière vive, brouillard visuel. Tous ces troubles disparaissent progressivement et complètement à l'arrêt du traitement. Très rarement, baisse de la vision, nécessitant l'arrêt du traitement.

Rougeurs par *photosensibilisation* (voir Attention) ; plus rarement, coloration grisâtre réversible de la peau, *réaction allergique* cutanée.

Anomalies du fonctionnement de la glande *thyroïde* (voir Attention).

Ralentissement du cœur.

Troubles digestifs bénins, en début de traitement.

Tremblements, troubles du sommeil.

Laboratoires sanofi-aventis France

CORDIPATCH

Dérivé nitré

sur ordonnance

Présentation

CORDIPATCH 5 mg/24 h : *dispositif transdermique* de 16 cm² (transparent) ; boîte de 30. Liste II - Remb 65 % - **14,68 €**.
CORDIPATCH 10 mg/24 h : *dispositif transdermique* de 32 cm² (transparent) ; boîte de 30. Liste II - Remb 65 % - **15,93 €**.

Composition

	p 16 cm²	p 32 cm²
Trinitrine	16 mg	32 mg
soit Trinitrine libérée/24 h	5 mg	10 mg
Lactose	+	+

Dans quel cas ce médicament est-il prescrit ?

Ce médicament *vasodilatateur* appartient à la famille des dérivés nitrés. Il possède de nombreuses propriétés qui facilitent le travail du cœur : dilatation des veines, dilatation des artères à forte dose, prévention des spasmes des *artères coronaires*. Le *dispositif transdermique* (timbre) contient la substance active qui traverse la peau, gagne le sang, et peut ainsi agir sur le cœur et les vaisseaux.

Il est utilisé dans le *traitement préventif* des crises d'*angine de poitrine*.

Contre-indications

Ce médicament ne doit pas être utilisé dans les cas suivants :
- hypotension grave,
- en association avec le sildénafil (VIAGRA).

> **Attention :** Des précautions particulières s'imposent en cas de *cardiomyopathie* obstructive, d'*hypertension intracrânienne*.
> Ce médicament n'est pas adapté au *traitement de la crise* aiguë d'*angine de poitrine* : son action est trop lente à apparaître. C'est un *traitement préventif* qui lutte contre l'apparition des crises et qui ne doit pas être arrêté sans avis médical.
> En cas de malaise apparemment sérieux, retirez le timbre.
> Ne laissez pas le timbre neuf ou usagé à la portée des enfants.

Les boissons alcoolisées peuvent accentuer les effets hypotenseurs de ce médicament ; les excès sont déconseillés.

Compte-tenu de ses effets indésirables potentiels, ce médicament peut, chez certaines personnes, ne pas être compatible avec la conduite automobile ou le maniement de machines dangereuses. Assurez-vous à l'occasion des premières prises que vous supportez bien ce médicament avant de conduire ou d'utiliser une machine.

Interactions avec d'autres substances

Les *vasodilatateurs* de la famille des dérivés de la trinitrine ne doivent pas être associés au VIAGRA : risque de baisse de tension grave.

Informez votre médecin ou votre pharmacien si vous prenez d'autres médicaments susceptibles d'abaisser la tension artérielle.

Grossesse et allaitement

L'effet de ce médicament pendant la grossesse ou l'allaitement est mal connu : seul votre médecin peut évaluer le risque éventuel de son utilisation dans votre cas.

Mode d'emploi et posologie

Il existe 2 dosages correspondant à 2 surfaces différentes : la quantité de trinitrine qui passe dans le sang est proportionnelle à la surface du *dispositif transdermique*. Choisir une région sèche, pauvre en poils, et dépourvue de grains de beauté ou autres lésions cutanées. Libérer la surface adhésive et appliquer soigneusement le timbre en effectuant une pression sur toute sa surface. Changer d'emplacement tous les jours.

Posologie usuelle :

- Adulte : 1 dispositif transdermique par jour, à garder pendant le nombre d'heures prescrit par votre médecin.

Conseils : Le port de ce dispositif ne contre-indique pas le bain, la douche, les activités sportives.

Si le timbre se décolle accidentellement, remplacez-le par un timbre neuf placé à un autre endroit.

Effets indésirables possibles

Réactions locales : rougeur et démangeaisons au point d'application.

Maux de tête, parfois violents, qui disparaissent habituellement après quelques jours de traitement.

Baisse de la tension artérielle ou *hypotension orthostatique*, plus fréquente chez la personne âgée et pouvant se traduire par des malaises ou des *vertiges*.

Bouffées de chaleur, rougeur cutanée.

Laboratoires Schwarz Pharma

CO-RENITEC

Association d'antihypertenseurs — sur ordonnance

Présentation

CO-RENITEC : comprimé sécable (jaune) ; boîte de 28. Liste I - Remb 65 % - **11,93 €**.

CO-RENITEC : comprimé sécable (jaune) ; boîte de 90. Liste I - Remb 65 % - **36,46 €**.

Composition

	p cp
Énalapril maléate	20 mg
Hydrochlorothiazide	12,5 mg
Lactose	+

Dans quel cas ce médicament est-il prescrit ?

Cet *antihypertenseur* contient deux substances :

- l'énalapril, un *inhibiteur de l'enzyme de conversion*. Cette *enzyme*, naturellement présente dans l'organisme et responsable d'une contraction des artères, augmente la tension artérielle et fatigue le cœur ;
- l'hydrochlorothiazide, un *diurétique* dont la structure chimique est proche de celle des *sulfamides*. Son action renforce celle de l'énalapril.

Ce médicament est utilisé dans le traitement de l'*hypertension artérielle*.

Contre-indications

Ce médicament ne doit pas être utilisé dans les cas suivants :

- *allergie* aux médicaments de la famille des *inhibiteurs de l'enzyme de conversion* ou à celle des *sulfamides*,
- prédisposition à l'œdème de *Quincke*,
- *insuffisance rénale* grave,
- *encéphalopathie hépatique*,
- **grossesse** (à partir du 4e mois),
- **allaitement**.

Attention : Des précautions s'imposent chez les personnes souffrant d'*hypertension artérielle* due à un rétrécissement des artères rénales.

En cas de gonflement du visage (lèvres, paupières...) ou d'une autre région du corps, consultez votre médecin avant toute nouvelle prise de ce médicament ; il peut s'agir d'un œdème de *Quincke*.

L'usage des *inhibiteurs de l'enzyme de conversion* est déconseillé en période de désensibilisation aux venins d'*hyménoptères* (abeille, guêpe, etc) : risque de *réaction allergique* grave.

La baisse de la tension artérielle peut être importante lors des premières prises du médicament, en particulier si vous suiviez auparavant un traitement prolongé par *diurétique* ou un régime sans *sel*. Dans ce cas, le traitement est généralement initié avec de faibles posologies, sous surveillance médicale plus étroite.

Chez les personnes atteintes d'une *insuffisance hépatique*, l'apparition de troubles de la conscience peut annoncer une complication. Ne poursuivez pas le traitement sans l'avis de votre médecin.

Faites pratiquer régulièrement les analyses de sang prescrites par votre médecin ; elles sont notamment destinées à vérifier le bon fonctionnement de vos reins (dosage de la *créatinine*) et les taux de *potassium* et de *sodium* sanguins.

Le diurétique contenu dans ce médicament peut faire baisser la *kaliémie* : évitez d'utiliser des *laxatifs stimulants* dont l'usage régulier contribue à la baisse du taux de potassium dans le sang. Il peut par ailleurs augmenter le taux sanguin d'*acide urique* (possibilité de crise de *goutte*).

Conducteur : ce médicament peut être responsable de *vertiges* lors des premières prises.

Sportif : ce médicament contient une substance susceptible de rendre positifs certains *tests antidopage*.

Interactions avec d'autres substances

Ce médicament peut interagir avec les médicaments susceptibles de provoquer une *hyperkaliémie* (*diurétique*, sel de *potassium*...), avec les médicaments donnant des *torsades de pointes* et avec les médicaments contenant du lithium.

Informez par ailleurs votre médecin si vous prenez un *digitalique*, un *laxatif stimulant*, un *AINS*, ou un médicament contenant de la metformine, de la carbamazépine, de la ciclosporine ou un sel de calcium.

En outre, l'effet *antihypertenseur* de ce médicament peut être augmenté par certains médicaments tels que les *neuroleptiques*, les *antidépresseurs imipraminiques*, les médicaments contenant du baclofène ; il peut être diminué par les *corticoïdes*. Votre médecin doit être informé si vous êtes traité par l'un ou par l'autre.

Chez le diabétique traité par l'*insuline*, une adaptation de la *posologie* de l'insuline peut être nécessaire.

Grossesse et allaitement

L'effet de ce médicament pendant les 3 premiers mois de la grossesse est mal connu. Par prudence, son usage est déconseillé.

Au cours des 6 derniers mois de la grossesse, la prise prolongée d'un *inhibiteur de l'enzyme de conversion* peut endommager les reins du fœtus. L'utilisation de ce médicament est contre-indiquée à partir du 4e mois de la grossesse.

En conséquence, un désir de grossesse nécessite le remplacement de ce médicament par un autre antihypertenseur. Si une grossesse survient alors que vous prenez ce médicament, consultez rapidement votre médecin pour qu'il modifie votre traitement. Des *échographies* régulières sont parfois nécessaires pour s'assurer de l'absence d'anomalie.

Ce médicament passe dans le lait maternel ; un choix est donc nécessaire entre l'allaitement et la prise du médicament. Cette décision devra être prise en accord avec votre médecin.

Mode d'emploi et posologie

Ce médicament est pris indifféremment au cours ou en dehors des repas, en 1 prise quotidienne.

Posologie usuelle :

- Adulte : 1 comprimé par jour.

En cas d'*insuffisance rénale*, d'*athérosclérose*, de traitement préalable par des *diurétiques* ou de régime sans *sel*, en particulier chez la personne âgée, la *posologie* initiale est faible ; elle est augmentée progressivement par le médecin en fonction des effets du médicament.

Conseils : Votre tension artérielle doit être contrôlée régulièrement. Les appareils permettant une mesure automatique de la tension à domicile utilisent souvent un procédé de mesure différent de celui qu'emploie votre médecin. Si vous avez un tel appareil, apportez-le en consultation pour vous assurer que la mesure obtenue est bien conforme à celle du tensiomètre de votre médecin.

Le traitement médicamenteux ne dispense pas de mesures simples pouvant faire baisser la tension artérielle : activité physique régulière, modération de la consommation de boissons alcoolisées et de *sel*, lutte contre l'excès de poids.

Effets indésirables possibles

Toux sèche.

Baisse excessive de la tension artérielle (voir Attention) ; *hypotension orthostatique*.

Maux de tête, fatigue, étourdissement, fourmillement des extrémités.

Troubles digestifs.

Éruption cutanée.

Augmentation du taux de *créatinine*, d'*acide urique* ou de glucose dans le sang et exceptionnellement du calcium.

Baisse du taux de *potassium* dans le sang, associée ou non à des crampes.

Rarement : baisse de taux de sodium dans le sang (natrémie) et risque de troubles du comportement, anomalie de la *numération formule sanguine*.

Exceptionnellement : œdème de *Quincke*, *pancréatite*, troubles de la vue.

Laboratoires Merck Sharp et Dohme-Chibret

CORGARD

Bêtabloquant — sur ordonnance

Présentation

CORGARD 80 mg : comprimé sécable (blanc) ; boîte de 28. Liste I - Remb 65 % - **5,75 €**.

Composition

	p cp
Nadolol	80 mg

Dans quel cas ce médicament est-il prescrit ?

Ce médicament appartient à la famille des *bêtabloquants*. Ceux-ci agissent en bloquant l'action de l'*adrénaline* (et d'autres *hormones* apparentées) sur de nombreux organes, notamment le cœur, les vaisseaux et les bronches.

Il est utilisé dans :

- le traitement de l'*hypertension artérielle*,
- la prévention des crises d'*angine de poitrine*,
- certains *troubles du rythme cardiaque*,
- les manifestations cardiovasculaires des excès d'*hormones thyroïdiennes*,
- les *cardiomyopathies* obstructives.

Contre-indications

Ce médicament ne doit pas être utilisé dans les cas suivants :

- *asthme* et *bronchite chronique* ;
- *insuffisance cardiaque* non contrôlée par un traitement spécifique ;
- *bloc auriculoventriculaire* grave ;
- angor de *Printzmétal* ;
- *artérite*, phénomène de *Raynaud* ;
- rythme cardiaque inférieur à 50 battements par minute ;
- *phéochromocytome* non traité ;
- hypotension ;
- *antécédent* de *choc anaphylactique* ;
- en association avec les médicaments contenant de la floctafénine ou du sultopride.

Attention : Ce médicament n'est pas un *traitement de la crise* d'*angine de poitrine*.

Des précautions sont nécessaires en cas d'*insuffisance rénale* et chez la personne âgée.

N'interrompez jamais brutalement le traitement prescrit. Espacez progressivement les prises. Un avis médical est toujours préférable.

Chez les diabétiques, les *bêtabloquants* peuvent masquer certains *symptômes* de l'*hypoglycémie* (*palpitations* et accélération du cœur essentiellement).

Les bêtabloquants peuvent aggraver les *réactions allergiques* et empêcher l'action de l'*adrénaline* utilisée dans le traitement d'urgence du *choc anaphylactique*. Lors d'examens radiologiques nécessitant l'injection de produits de contraste iodés (susceptibles de provoquer des *chocs* allergiques), le traitement doit, si possible, être suspendu avec l'accord de votre médecin.

En cas d'intervention chirurgicale, l'anesthésiste doit être prévenu de la prise de ce médicament. C'est lui qui décidera si le traitement doit être poursuivi ou arrêté avant l'intervention.

Sportif : ce médicament contient une substance susceptible de rendre positifs certains *tests antidopage*.

Interactions avec d'autres substances

Ce médicament ne doit pas être associé :
- à la floctafénine (IDARAC...) : risque d'augmentation de la gravité d'un éventuel *choc* allergique,
- au sultopride (disponible uniquement à l'hôpital) : risque de *torsades de pointes*.

Il peut interagir avec les médicaments contenant de l'amiodarone.

Informez votre médecin si vous prenez des *antidiabétiques*, des *AINS*, des *inhibiteurs calciques*, des *antidépresseurs imipraminiques*, des *neuroleptiques*, des *corticoïdes*, ou des médicaments contenant l'une des substances suivantes : quinidine, hydroquinidine, disopyramide, propafénone, baclofène, lidocaïne injectable, méfloquine.

Grossesse et allaitement

Les études scientifiques disponibles n'ont pas mis en évidence de problème particulier lors de l'utilisation de *bêtabloquant* chez la femme enceinte.

L'effet bêtabloquant persiste quelques jours chez le nouveau-né et justifie une surveillance médicale renforcée pendant les premiers jours de la vie.

Ce médicament passe dans le lait maternel ; un choix est donc nécessaire entre l'allaitement et la prise du médicament. Cette décision devra être prise en accord avec votre médecin.

Mode d'emploi et posologie

Ce médicament peut être pris indifféremment au cours ou en dehors des repas.

Posologie usuelle :

1 comprimé par jour, le matin.

Conseils : Veillez à toujours disposer d'une réserve de médicament : une plaquette dans la trousse de toilette, par exemple.

Votre tension artérielle doit être contrôlée régulièrement. Les appareils permettant une mesure automatique de la tension à domicile utilisent souvent un procédé de mesure différent de celui qu'emploie votre médecin. Si vous avez un tel appareil, apportez-le en consultation pour vous assurer que la mesure obtenue est bien conforme à celle du tensiomètre de votre médecin.

Le traitement médicamenteux ne dispense pas de mesures simples pouvant faire baisser la tension artérielle : activité physique régulière, modération de la consommation de boissons alcoolisées et de *sel*, lutte contre l'excès de poids.

Il est normal que le rythme cardiaque ralentisse sous l'effet du traitement ; néanmoins, en cas de fatigue anormale et de pouls inférieur à 50 battements par minute, consultez votre médecin.

Effets indésirables possibles

Le plus fréquemment : douleur d'estomac, nausées, vomissements, fatigue en début de traitement, sensation de mains et de pieds froids, troubles de l'érection, ralentissement important du cœur.

Plus rarement : *bloc auriculoventriculaire*, baisse excessive de la tension artérielle, phénomène de *Raynaud*, *insuffisance cardiaque*, *bronchospasme*, *hypoglycémie*, *éruption cutanée*, aggravation d'un *psoriasis*.

Laboratoires sanofi-aventis France

CORICIDE LE DIABLE

Informations détaillées sur www.monvidal.com

CORRECTOL

Tonique oculaire

Présentation

CORRECTOL : collyre ; flacon compte-gouttes de 10 ml. Non remb.

Composition

	p 100 ml
Inosine phosphate disodique dihydraté	100 mg
Chlorhexidine gluconate	+

Dans quel cas ce médicament est-il prescrit ?

Ce collyre contient une substance qui agit sur l'accommodation et la convergence oculaire.

Il est utilisé dans le *traitement d'appoint* des troubles de la vision binoculaire en complément de la rééducation oculaire.

Interactions avec d'autres substances

Ce collyre peut interagir avec d'autres collyres : respectez un intervalle de 15 minutes entre deux instillations.

Grossesse et allaitement

Le flacon contient des conservateurs dont l'effet est mal connu pendant la grossesse ou l'allaitement. L'évaluation du risque éventuel lié à son utilisation est individuelle : demandez conseil à votre pharmacien ou à votre médecin.

Mode d'emploi et posologie

Tirer la paupière inférieure vers le bas tout en regardant vers le haut et déposer les gouttes de collyre entre la paupière et le globe oculaire (*cul-de-sac conjonctival*).

Posologie usuelle :

1 goutte, 2 fois par jour pendant 15 jours, puis 1 jour sur 2.

Conseils : L'application correcte du produit peut nécessiter une aide, notamment chez une personne handicapée ou âgée.

Evitez de mettre l'embout du flacon en contact avec l'œil. Ne le conservez pas plus de 15 jours après une première utilisation.

Laboratoires Alcon

CORSODYL

Informations détaillées sur www.monvidal.com

CORTANCYL

Dérivé de la cortisone

sur ordonnance

Présentation

CORTANCYL 1 mg : comprimé (blanc) ; boîte de 30. Liste I - Remb 65 % - **1,97 €**.
CORTANCYL 5 mg : comprimé sécable (blanc) ; boîte de 30. Liste I - Remb 65 % - **2,44 €**.
CORTANCYL 20 mg : comprimé sécable (blanc) ; boîte de 20. Liste I - Remb 65 % - **3,92 €**.

Composition

	p cp	p cp	p cp
Prednisone	1 mg	5 mg	20 mg
Lactose	+	+	+

Dans quel cas ce médicament est-il prescrit ?

C'est un *anti-inflammatoire* stéroïdien qui appartient à la famille des *corticoïdes* de synthèse (dérivés chimiques de la cortisone naturelle). Les propriétés de la *cortisone* sont nombreuses, mais ce produit est surtout utilisé pour son effet anti-inflammatoire puissant. Il présente, à efficacité égale, moins d'effets indésirables que la cortisone naturelle. Ces propriétés sont utiles dans le traitement de nombreuses affections comportant une composante inflammatoire ou allergique, mais aussi de certains cancers où ce médicament permet de lutter contre la prolifération cellulaire. Il diminue les réactions immunitaires et est donc utilisé pour prévenir le rejet des greffes d'organes.

Il est utilisé dans le traitement de certaines maladies graves (cancer, *sclérose en plaques*, *rhumatisme articulaire aigu*, par exemple), mais également de maladies plus bénignes (*allergie*, crise d'*asthme*, *sinusite* aiguë, *otite*). Dans ces derniers cas, le traitement est souvent court.

Contre-indications

Ce médicament ne doit pas être utilisé dans les cas suivants :
- infection ou *mycose* non contrôlées par un traitement adapté,
- maladie virale en évolution (*herpès* ou *zona*),
- *psychose* non contrôlée par un traitement.

Attention : Ce médicament ne doit jamais être employé ou réemployé en dehors d'une prescription médicale.

Si vous avez un *diabète*, vous risquez de le déséquilibrer si vous modifiez la quantité ou le rythme de la prise de *corticoïdes* sans avis médical.

Les personnes ayant des *antécédents* de *tuberculose*, d'*ulcère* de l'estomac ou du duodénum, les personnes souffrant d'*insuffisance rénale*, de *colite* ulcéreuse, d'*hypertension artérielle*, d'*ostéoporose*, de *myasthénie* grave doivent faire l'objet d'une prise en charge médicale particulière.

La prise prolongée d'un *corticoïde* diminue les défenses immunitaires : la vaccination avec un *vaccin* contenant des *germes* vivants atténués ne peut être pratiquée qu'avec l'accord de votre médecin. Vous devez également éviter le contact avec des personnes atteintes de varicelle ou de rougeole.

L'arrêt du traitement doit être progressif pour permettre aux glandes *surrénales* de reprendre la synthèse de *cortisone* naturelle. Un arrêt brutal expose par ailleurs à une rechute de la maladie traitée. Cette précaution n'est utile que lorsque la durée du traitement dépasse une semaine.

Sportif : ce médicament contient une substance susceptible de rendre positifs certains *tests antidopage*.

Interactions avec d'autres substances

Ce médicament peut interagir avec les médicaments qui donnent des *torsades de pointes*.

Informez par ailleurs votre médecin si vous prenez :
- un médicament susceptible de faire baisser la *kaliémie* (amphotéricine B, certains *diurétiques*, *laxatifs stimulants*) ;
- un *antihypertenseur* ;
- un *antidiabétique* ;
- un *digitalique* ;
- un *anticoagulant* ;
- de l'aspirine ou un *AINS* ;
- un médicament *inducteur enzymatique* ou un médicament contenant de l'isoniazide.

En cas de vaccination, l'utilisation d'un *vaccin* vivant est déconseillée.

Grossesse et allaitement

Les études scientifiques actuellement disponibles n'ont pas mis en évidence de problème particulier lors de l'utilisation ponctuelle de ce médicament chez la femme enceinte. Seul votre médecin peut évaluer le risque éventuel de son utilisation dans votre cas.

Lorsqu'une maladie grave impose un traitement prolongé chez la mère, une surveillance médicale du *nouveau-né* est nécessaire.

En cas de traitement prolongé, il peut être nécessaire d'interrompre l'allaitement : prenez l'avis de votre médecin.

Mode d'emploi et posologie

Ce médicament doit être absorbé au cours d'un repas, de préférence en une fois, le matin.

Les comprimés ne sont pas adaptés à l'enfant de moins de 6 ans. En effet, ils risquent d'obstruer les voies respiratoires si l'enfant déglutit mal et que le comprimé passe dans la trachée (fausse route).

Lors des traitements prolongés, et dès que le contrôle de la maladie le permet, une prise alternée un jour sur deux est préférable, notamment chez l'enfant.

Posologie usuelle :
- Adulte et enfant de plus de 6 ans : fréquemment, la *posologie* initiale est élevée (*traitement d'attaque*) ; elle est ensuite diminuée jusqu'à la posologie minimale efficace (*traitement d'entretien*).

Tout traitement prolongé à forte dose doit être arrêté progressivement : suivre les indications du médecin.

Conseils : Un traitement prolongé de plus de quelques jours peut nécessiter :
- la diminution de la consommation de *sel*,
- la prise de *potassium* (prescrite par le médecin),
- un régime riche en protéines et en calcium, pauvre en *glucides*.

Effets indésirables possibles

Surtout lors d'un traitement prolongé et à forte dose :
- rétention d'eau et de sel, *hypertension artérielle* ;
- baisse du taux de *potassium*, à prévenir par un apport systématique ;
- modifications physiques fréquentes : gonflement du visage et du buste, apparition de poils, taches cutanées violacées, *acné* ;
- surexcitation, euphorie, troubles du sommeil, *état dépressif* (à l'arrêt du traitement) ;
- faiblesse puis fonte musculaires, lentement réversibles ;
- *ostéoporose* (décalcification des os), parfois définitive ;
- troubles hormonaux et métaboliques : *diabète* (réversible), arrêt de la croissance chez l'enfant, troubles des règles ;
- troubles digestifs : *gastrite*, *ulcère* ;
- certaines formes de *cataracte* et de *glaucome*.

Laboratoires sanofi-aventis France

CORTAPAISYL

Dermocorticoïde

Présentation

CORTAPAISYL 0,5 % : crème ; tube de 15 g. Non remb.

Composition

	p 100 g
Hydrocortisone	500 mg

Dans quel cas ce médicament est-il prescrit ?

C'est un *dermocorticoïde* d'activité faible. Comme les autres dérivés de la *cortisone* à usage local, il a un puissant effet anti-inflammatoire.

Il est utilisé pour traiter les symptômes dus aux piqûres d'insectes ou d'orties, et pour soulager les coups de soleil, lorsque ceux-ci sont peu étendus. Il ne doit pas être utilisé sans avis médical pour traiter d'autres affections.

Contre-indications

Ce médicament ne doit pas être utilisé dans les cas suivants :
- lésions ulcérées, plaies ;
- *acné, rosacée* ;
- boutons de fièvre, infection cutanée.

Attention : La *cortisone* (et ses dérivés) est un médicament sûr et efficace quand elle est utilisée à bon escient. Ce médicament en vente libre ne doit pas être employé pour traiter des lésions cutanées autres que celles mentionnées.

L'utilisation de cette crème sur des lésions étendues ou au-delà des 3 jours recommandés peut conduire à une absorption cutanée importante et à un effet de la cortisone dans tout l'organisme.

Lors du traitement des coups de soleil, le soulagement apporté par ce médicament ne doit pas conduire à de nouvelles expositions intempestives sans protection adaptée.

Grossesse et allaitement

Ce médicament peut être utilisé pendant la grossesse.

En raison du risque d'ingestion par le nouveau-né, ce médicament ne doit pas être appliqué sur le mamelon chez la femme qui allaite.

Mode d'emploi et posologie

Appliquer la crème par touches espacées, puis l'étaler par un léger massage jusqu'à absorption complète.

Posologie usuelle :
- Adulte et enfant de plus de 6 ans : 2 applications par jour.

Compte-tenu des indications limitées de ce produit, la durée du traitement ne doit pas excéder 3 jours.

Conseils : Se laver les mains après l'application. Ce médicament peut être en accès libre dans certaines pharmacies ; néanmoins, n'hésitez pas à demander conseil à votre pharmacien.

Effets indésirables possibles

Les effets indésirables susceptibles de survenir concernent essentiellement une utilisation inadaptée ou un non respect des précautions d'emploi :
- développement anormal des poils, dessèchement, fragilisation et décoloration irrégulière de la peau ;
- *dermite périorale*, *acné* ;
- retard de cicatrisation des plaies ;
- très rarement : *atrophie* cutanée, *télangiectasies* (dilatation des petits vaisseaux), *purpura* (microhémorragies de la peau), vergetures.

Laboratoires Merck Médication Familiale

CORTICÉTINE

Informations détaillées sur www.monvidal.com

CORTISAL

Anti-inflammatoire d'action locale — **sur ordonnance**

Présentation

CORTISAL : crème ; tube de 30 g. Liste I - Remb 35 % - **2,54 €**.

Composition

	p 100 g
Prednisolone	500 mg
Dipropylèneglycol salicylate	10 g

Dans quel cas ce médicament est-il prescrit ?

Cette crème contient un *corticoïde* et un *salicylé*. Elle lutte localement contre l'*inflammation* et la douleur.

Elle est utilisée dans le *traitement d'appoint* des entorses et des *tendinites*.

Contre-indications

Ce médicament ne doit pas être utilisé dans les cas suivants :
- *allergie* aux *salicylés* ;
- infections de la peau non traitées ;
- en application les *muqueuses*, la peau lésée (*eczéma*, brûlure, plaie...) ou sous un pansement étanche (occlusif).

Attention : N'utilisez pas cette crème de façon prolongée sans avis médical.

Grossesse et allaitement

Les substances contenues dans ce médicament sont peu absorbées par la peau. Néanmoins, ne l'utilisez pas de façon prolongée pendant la grossesse ou l'allaitement sans l'avis de votre médecin ou de votre pharmacien.

Mode d'emploi et posologie

La crème doit être appliquée en massage doux et prolongé.

Posologie usuelle :

- Adulte et enfant de plus de 7 ans : 2 ou 3 applications par jour.

Ne multipliez pas les applications quotidiennes au-delà de 3 par jour, au risque d'augmenter les effets indésirables sans effets positifs supplémentaires.

> **Conseils :** Pensez à vous laver les mains après l'application. En cas de contact accidentel avec les yeux, rincez abondamment.

Effets indésirables possibles

Imposant l'arrêt immédiat du traitement : *réaction allergique* cutanée (*eczéma* de contact), à ne pas confondre avec une rougeur normale au point d'application.

Compte tenu de la brièveté du traitement, les effets dus aux corticoïdes par voie locale sont peu fréquents : éruption de boutons, fragilisation et décoloration de la peau, développement anormal des poils, dessèchement.

Laboratoires Dexo

CORTISÉDERMYL

Dermocorticoïde

Présentation

CORTISÉDERMYL 0,5 % : crème ; tube de 15 g. Non remb.

Composition

	p 100 g
Hydrocortisone	500 mg

Dans quel cas ce médicament est-il prescrit ?

C'est un *dermocorticoïde* d'activité faible. Comme les autres dérivés de la *cortisone* à usage local, il a un puissant effet anti-inflammatoire.

Il est utilisé pour traiter les symptômes dus aux piqûres d'insectes ou d'orties, et pour soulager les coups de soleil, lorsque ceux-ci sont peu étendus. Il ne doit pas être utilisé sans avis médical pour traiter d'autres affections.

Contre-indications

Ce médicament ne doit pas être utilisé dans les cas suivants :

- lésions ulcérées, plaies ;
- *acné, rosacée* ;
- boutons de fièvre, infection cutanée.

> **Attention :** La *cortisone* (et ses dérivés) est un médicament sûr et efficace quand elle est utilisée à bon escient. Ce médicament en vente libre ne doit pas être employé pour traiter des lésions cutanées autres que celles mentionnées.
> L'utilisation de cette crème sur des lésions étendues ou au-delà des 3 jours recommandés peut conduire à une absorption cutanée importante et à un effet de la cortisone dans tout l'organisme.
> Lors du traitement des coups de soleil, le soulagement apporté par ce médicament ne doit pas conduire à de nouvelles expositions intempestives sans protection adaptée.

Grossesse et allaitement

Ce médicament peut être utilisé pendant la grossesse.

En raison du risque d'ingestion par le nouveau-né, ce médicament ne doit pas être appliqué sur le mamelon chez la femme qui allaite.

Mode d'emploi et posologie

Appliquer la crème par touches espacées, puis l'étaler par un léger massage jusqu'à absorption complète.

Posologie usuelle :

- Adulte et enfant de plus de 6 ans : 2 applications par jour.

Compte-tenu des indications limitées de ce produit, la durée du traitement ne doit pas excéder 3 jours.

> **Conseils :** Se laver les mains après l'application.
> Ce médicament peut être en accès libre dans certaines pharmacies ; néanmoins, n'hésitez pas à demander conseil à votre pharmacien.

Effets indésirables possibles

Les effets indésirables susceptibles de survenir concernent essentiellement une utilisation inadaptée ou un non respect des précautions d'emploi :

- développement anormal des poils, dessèchement, fragilisation et décoloration irrégulière de la peau ;
- *dermite périorale, acné* ;
- retard de cicatrisation des plaies ;
- très rarement : *atrophie* cutanée, *télangiectasies* (dilatation des petits vaisseaux), *purpura* (microhémorragies de la peau), vergetures.

Laboratoires Coopération Pharmaceutique Française

CORVASAL

Antiangoreux — sur ordonnance

Présentation

CORVASAL 2 mg : comprimé sécable (blanc) ; boîte de 30. Liste I - Remb 65 % - **4,81 €**.
CORVASAL 2 mg : comprimé sécable (blanc) ; boîte de 90. Liste I - Remb 65 % - **12,35 €**.
CORVASAL 4 mg : comprimé sécable (blanc) ; boîte de 30. Liste I - Remb 65 % - **7,64 €**.

Composition

	p cp	p cp
Molsidomine	2 mg	4 mg

Dans quel cas ce médicament est-il prescrit ?

Ce médicament *vasodilatateur*, qui possède des propriétés multiples, appartient à la famille des antiangoreux.

Il est utilisé dans le *traitement préventif* des crises d'*angine de poitrine*.

Contre-indications

Ce médicament ne doit pas être utilisé en association avec le sildénafil (VIAGRA).

> **Attention :** Des précautions sont nécessaires chez les personnes atteintes d'hypotension artérielle et chez les personnes âgées, notamment si elles sont hypotendues.

Interactions avec d'autres substances

Ce médicament *vasodilatateur* ne doit pas être associé au VIAGRA : risque de baisse de tension grave.

Grossesse et allaitement

L'effet de ce médicament pendant la grossesse ou l'allaitement est mal connu : seul votre médecin peut évaluer le risque éventuel de son utilisation dans votre cas.

Mode d'emploi et posologie

Les comprimés doivent être pris avec un verre d'eau au moment des repas.

Posologie usuelle :
Elle varie selon la gravité de la maladie : de ½ comprimé à 2 mg, 3 fois par jour, jusqu'à 1 comprimé à 4 mg, 4 fois par jour.

> **Conseils :** Chez la personne âgée, surtout en période de forte chaleur, il est utile de boire suffisamment pour éviter une baisse de la tension artérielle.

Effets indésirables possibles

Maux de tête, fréquents en début de traitement, limités par une augmentation progressive de la *posologie*.

Baisse de la tension artérielle, le plus souvent modérée.

Exceptionnellement : *troubles digestifs*, *vertiges*, démangeaisons.

Laboratoires sanofi-aventis France

CORYZALIA
Homéopathie

Présentation

CORYZALIA : comprimé (blanc) ; boîte de 40. Non remb.

Composition

Allium cepa 3 CH, Belladonna 3 CH, Sabadilla 3 CH, Kalium bichromicum 3 CH, Gelsemium 3 CH, Pulsatilla 3 CH, aa.

Dans quel cas ce médicament est-il prescrit ?

Ce médicament est un *complexe* (association) de composants homéopathiques.

Il est utilisé dans le *traitement homéopathique* des *sinusites*, rhinopharyngites, *rhinites* allergiques.

Grossesse et allaitement

Aux *dilutions homéopathiques*, les substances contenues dans ce médicament ne sont pas connues pour être toxiques pendant la grossesse ou l'allaitement.

Mode d'emploi et posologie

Les comprimés doivent être sucés lentement.

Posologie usuelle :
1 comprimé toutes les heures
Espacer les prises dès amélioration.

Laboratoires Boiron

COSOPT
Antiglaucomateux — sur ordonnance

Présentation

COSOPT : collyre ; flacon compte-gouttes de 5 ml. Liste I - Remb 65 % - **18,90 €**.

Composition

	p 100 ml
Dorzolamide	2 g
Timolol	500 mg
Benzalkonium chlorure	+

Dans quel cas ce médicament est-il prescrit ?

Ce collyre associe deux substances :
- un inhibiteur de l'anhydrase carbonique (dorzolamide), qui bloque une *enzyme* active sur la sécrétion des liquides contenus dans l'œil ;
- un *bêtabloquant* (timolol).

Cette association a la propriété de diminuer la *tension intraoculaire*.

Il est utilisé dans le traitement des maladies dues à un excès de tension intraoculaire, et notamment du *glaucome* à angle ouvert.

Contre-indications

Compte tenu de l'absorption du collyre par l'œil et du passage du médicament dans le sang, ce collyre ne doit pas être utilisé dans les cas suivants :
- *asthme* et *bronchite chronique* grave,
- *bloc auriculoventriculaire* grave,
- *insuffisance cardiaque* grave (sauf si elle est stabilisée par un traitement spécifique),
- *insuffisance rénale* grave.

> **Attention :** Des précautions sont nécessaires en cas d'*insuffisance hépatique*, d'*antécédent* de calculs rénaux, d'*allergie* aux *sulfamides* (auxquels le dorzolamide est apparenté) ou aux *ammoniums quaternaires* (présence de benzalkonium).
>
> En cas de *réaction allergique*, ne poursuivez pas le traitement avant d'avoir pris l'avis de votre médecin.
>
> Chez les diabétiques, les *bêtabloquants* peuvent masquer certains *symptômes* de l'*hypoglycémie* (*palpitations* et accélération du cœur essentiellement).
>
> Les bêtabloquants aggravent les symptômes des *chocs* allergiques et nuisent à l'efficacité de l'*adrénaline* utilisée pour les traiter en urgence. Signalez à votre médecin tout antécédent de choc allergique, même ancien.
>
> Les personnes souffrant d'*angine de poitrine* ou d'*insuffisance coronarienne* ne doivent pas arrêter brutalement le traitement. Un avis médical est nécessaire.
>
> En cas d'intervention chirurgicale, prévenez l'anesthésiste que vous suivez ce traitement.
>
> Compte-tenu de la possibilité d'effets indésirables visuels, ce collyre peut, chez certaines personnes, constituer un risque pour la conduite automobile ou le maniement de machines dangereuses. Assurez-vous à l'occasion des premières utilisations que vous supportez bien ce collyre avant de reprendre la pratique d'une activité à risque.
>
> Sportif : ce médicament contient une substance susceptible de rendre positifs certains *tests antidopage*.

Interactions avec d'autres substances

Autres collyres : ce collyre peut interagir avec d'autres collyres, notamment ceux qui contiennent de l'*adrénaline* : respectez un intervalle de 10 minutes entre deux instillations, sauf indication contraire de votre ophtalmologiste.

Ce médicament ne doit pas être associé à des médicaments pris par *voie* orale (ou injectable) :
- à la floctafénine (IDARAC...) : risque de majoration de la gravité d'un éventuel *choc* allergique ;

– au sultopride (uniquement disponible à l'hôpital) : risque de ralentissement cardiaque important.

Il peut également interagir avec l'amiodarone ou avec un *bêtabloquant* pris par voie orale.

Informez votre médecin si vous prenez des *antidiabétiques*, des *AINS*, des *antidépresseurs* tricycliques, des *neuroleptiques*, des *corticoïdes*, des *inhibiteurs calciques*, ou des médicaments contenant l'une des substances suivantes : quinidine, hydroquinidine, disopyramide, propafénone, baclofène, cimétidine, clonidine, lidocaïne injectable, méfloquine.

Grossesse et allaitement

L'effet de ce médicament pendant la grossesse ou l'allaitement est mal connu. Par prudence, son usage est déconseillé chez la femme enceinte ou chez celle qui allaite.

Mode d'emploi et posologie

Tirer la paupière inférieure vers le bas tout en regardant vers le haut et déposer une goutte de collyre entre la paupière et le globe oculaire (*cul-de-sac conjonctival*).

Veiller à ne pas mettre en contact l'embout du flacon avec l'œil ou les doigts pour éviter de contaminer le collyre avec les *germes* présents sur les paupières ou la peau.

Posologie usuelle :

- Adulte : 1 goutte, 2 fois par jour (matin et soir).

> **Conseils :** Les *lentilles de contact* souples doivent être ôtées avant l'instillation du collyre : elles ne pourront être replacées que 15 minutes après l'instillation.
>
> L'application correcte du produit peut nécessiter une aide, notamment chez une personne handicapée ou âgée.
>
> Ne conservez pas ce collyre plus de 4 semaines après ouverture du flacon et gardez-le dans son emballage d'origine, à l'abri de la lumière.

Effets indésirables possibles

Dûs au timolol :

Irritation locale, sécheresse de l'œil, troubles visuels à signaler à votre ophtalmologiste.

Exceptionnellement, en cas de passage du *bêtabloquant* dans le sang :

- fatigue, sensation de mains et de pieds froids, insomnie, douleurs d'estomac, nausées, vomissements ;
- *bloc auriculoventriculaire*, ralentissement excessif du cœur, chute de tension, *insuffisance cardiaque*, *bronchospasme*, *hypoglycémie*, phénomène de *Raynaud* ;
- *éruption cutanée*, aggravation d'un *psoriasis*.

Dûs au dorzolamide :

Irritation locale, *conjonctivite*, gonflement des paupières, vision floue, formation de croûtes sur le bord des paupières, larmoiement, altération du goût, irritation de la gorge.

Du fait du passage de la substance dans le sang : nausées, fatigue, maux de tête, *réaction allergique*, *lithiase* urinaire.

Laboratoires Merck Sharp et Dohme-Chibret

COTAREG

Association d'antihypertenseurs — **sur ordonnance**

Présentation

COTAREG 80 mg/12,5 mg : comprimé ; boîte de 30. Liste I - Remb 65 % - **24,65 €**.
COTAREG 80 mg/12,5 mg : comprimé ; boîte de 90. Liste I - Remb 65 % - **66,81 €**.
COTAREG 160 mg/12,5 mg : comprimé ; boîte de 30. Liste I - Remb 65 % - **30,58 €**.
COTAREG 160 mg/12,5 mg : comprimé ; boîte de 90. Liste I - Remb 65 % - **82,16 €**.
COTAREG 160 mg/25 mg : comprimé ; boîte de 30. Liste I - Remb 65 % - **30,58 €**.
COTAREG 160 mg/25 mg : comprimé ; boîte de 90. Liste I - Remb 65 % - **82,08 €**.

Composition

	p cp	p cp	p cp
Valsartan	80 mg	160 mg	160 mg
Hydrochlorothiazide	12,5 mg	12,5 mg	25 mg

Dans quel cas ce médicament est-il prescrit ?

Cet *antihypertenseur* contient deux substances :

- le valsartan, de la famille des anti-angiotensine II. Il bloque l'action de l'angiotensine II, substance naturellement présente dans l'organisme. Celle-ci est responsable d'une contraction des artères qui augmente la pression artérielle et fatigue le cœur ;
- l'hydrochlorothiazide, un *diurétique* dont la structure chimique est proche de celles des *sulfamides*. Son action renforce celle du valsartan.

Il est utilisé dans le traitement de l'*hypertension artérielle*.

Contre-indications

Ce médicament ne doit pas être utilisé dans les cas suivants :

- *allergie* au valsartan ou aux *sulfamides*,
- *insuffisance hépatique* grave ou obstruction des *voies biliaires*,
- *insuffisance rénale* grave,
- **grossesse** (à partir du 4e mois),
- **allaitement**.

> **Attention :** Des précautions sont nécessaires chez les personnes souffrant d'*hypertension artérielle* due à un rétrécissement des artères rénales, d'*insuffisance coronarienne* ou de troubles de la circulation cérébrale.
>
> Chez les personnes atteintes d'une *insuffisance hépatique*, l'apparition de troubles de la conscience peut annoncer une complication. Ne poursuivez pas le traitement sans l'avis de votre médecin.
>
> Si vous suiviez auparavant un traitement par *diurétique* ou un régime sans *sel*, la baisse de la tension artérielle peut être importante lors des premières prises du médicament : risque de malaise ou d'étourdissement pouvant entraîner une chute. Il est donc recommandé de prendre un régime normalement salé ou d'interrompre le traitement diurétique au moins 3 jours avant la première prise de ce médicament. Votre médecin vous donnera toutes les informations utiles à ce sujet.
>
> Faites pratiquer régulièrement les analyses de sang prescrites par votre médecin ; elles sont notamment destinées à vérifier le bon fonctionnement de vos reins (dosage de la *créatinine*) et les taux de *potassium* et de *sodium* sanguins.

Le diurétique contenu dans ce médicament peut faire baisser la *kaliémie* : évitez d'utiliser des *laxatifs stimulants* dont l'usage régulier contribue à la baisse du taux de potassium dans le sang. Il peut par ailleurs augmenter le taux sanguin d'*acide urique* (possibilité de crise de *goutte*).

L'hydrochlorothiazide peut entraîner une sensibilité accrue de la peau au soleil (*photosensibilisation*) et provoquer des réactions cutanées (coup de soleil, brûlures) en cas d'exposition même faible aux rayons ultraviolets. Il est important de se protéger efficacement du soleil, notamment en cas d'*antécédent* de photosensibisation lors du traitement.

Sportif : ce médicament contient une substance susceptible de rendre positifs certains *tests antidopage*.

Conducteur : ce médicament peut être responsable de *vertiges*.

Interactions avec d'autres substances

Ce médicament peut interagir avec les médicaments susceptibles de provoquer une *hyperkaliémie* (*diurétique*, sel de *potassium*...), avec les médicaments donnant des *torsades de pointes* et avec les médicaments contenant du lithium.

Informez par ailleurs votre médecin si vous prenez un *digitalique*, un *laxatif stimulant*, un *AINS*, ou un médicament contenant de la metformine, de la carbamazépine, de la ciclosporine ou un sel de calcium.

En outre, l'effet *antihypertenseur* de ce médicament peut être augmenté par certains médicaments tels que les *neuroleptiques*, les *antidépresseurs imipraminiques*, les médicaments contenant du baclofène ; il peut être diminué par les *corticoïdes*. Votre médecin doit être informé si vous êtes traité par l'un ou par l'autre.

Chez le diabétique traité par l'*insuline*, une adaptation de la *posologie* de l'insuline peut être nécessaire.

Grossesse et allaitement

L'effet de ce médicament sur l'enfant à naître pendant les 3 premiers mois de la grossesse est mal connu. Par prudence, son usage est déconseillé. Au cours des 6 derniers mois de la grossesse, une prise prolongée de ce médicament peut altérer les reins du fœtus. Son utilisation est contre-indiquée à partir du 4e mois de la grossesse.

En conséquence, un désir de grossesse nécessite le remplacement de ce médicament par un autre antihypertenseur. Si une grossesse survient alors que vous prenez ce médicament, consultez rapidement votre médecin pour qu'il modifie votre traitement.

Ce médicament est contre-indiqué chez la femme qui allaite.

Mode d'emploi et posologie

Les comprimés doivent être avalés avec un verre d'eau. Ils peuvent être pris indifféremment au cours ou en dehors des repas.

Posologie usuelle :

- Adulte : 1 comprimé par jour.

Conseils : Votre tension artérielle doit être contrôlée régulièrement. Les appareils permettant une mesure automatique de la tension à domicile utilisent souvent un procédé de mesure différent de celui qu'emploie votre médecin. Si vous avez un tel appareil, apportez-le en consultation pour vous assurer que la mesure obtenue est bien conforme à celle du tensiomètre de votre médecin.

Le traitement médicamenteux ne dispense pas de mesures simples pouvant faire baisser la tension artérielle : activité physique régulière, modération de la consommation de boissons alcoolisées et de *sel*, lutte contre l'excès de poids.

Les *diurétiques* exposent au risque de déshydratation : les personnes âgées devront boire abondamment, notamment pendant les fortes chaleurs.

Effets indésirables possibles

Étourdissements dus à une *hypotension orthostatique*, *réaction allergique*.

Aggravation réversible d'une *insuffisance rénale*.

Augmentation du taux d'*acide urique* ou de glucose dans le sang et exceptionnellement du calcium.

Baisse du taux de *potassium*, associée ou non à des crampes.

Rarement :

- baisse du taux de *sodium* dans le sang (natrémie) et risque de troubles du comportement,
- anomalie de la *numération formule sanguine*,
- *œdème*, nausées, constipation, *vertiges*, fatigue, maux de tête, fourmillement des extrémités.

Exceptionnellement : *pancréatite*, troubles visuels.

Laboratoires Novartis Pharma SAS

COTEVETEN

Informations détaillées sur www.monvidal.com

COTRIATEC

Association d'antihypertenseurs — sur ordonnance

Présentation

COTRIATEC : comprimé (rose) ; boîte de 30. Liste I - Remb 65 % - **23,87 €**.

Composition

	p cp
Ramipril	5 mg
Hydrochlorothiazide	12,5 mg

Dans quel cas ce médicament est-il prescrit ?

Cet *antihypertenseur* contient deux substances :

- le ramipril, un *inhibiteur de l'enzyme de conversion*. Cette *enzyme*, naturellement présente dans l'organisme et responsable d'une contraction des artères, augmente la tension artérielle et fatigue le cœur ;
- l'hydrochlorothiazide, un *diurétique* dont la structure chimique est proche de celle des *sulfamides*. Son action renforce celle du ramipril.

Ce médicament est utilisé dans le traitement de l'*hypertension artérielle*.

Contre-indications

Ce médicament ne doit pas être utilisé dans les cas suivants :

- *allergie* aux médicaments de la famille des *inhibiteurs de l'enzyme de conversion* ou à celle des *sulfamides*,
- prédisposition à l'œdème de *Quincke*,
- *insuffisance rénale* grave,
- *encéphalopathie hépatique*,
- **grossesse** (à partir du 4e mois),
- **allaitement**.

Attention : Des précautions s'imposent chez les personnes souffrant d'*hypertension artérielle* due à un rétrécissement des artères rénales.

En cas de gonflement du visage (lèvres, paupières...) ou d'une autre région du corps, consultez votre médecin avant toute nouvelle prise de ce médicament ; il peut s'agir d'un œdème de *Quincke*.

L'usage des *inhibiteurs de l'enzyme de conversion* est déconseillé en période de désensibilisation aux venins d'*hyménoptères* (abeille, guêpe, etc) : risque de *réaction allergique* grave.

La baisse de la tension artérielle peut être importante lors des premières prises du médicament, en particulier si vous suiviez auparavant un traitement prolongé par *diurétique* ou un régime sans *sel*. Dans ce cas, le traitement est généralement initié avec de faibles posologies, sous surveillance médicale plus étroite.

Chez les personnes atteintes d'une *insuffisance hépatique*, l'apparition de troubles de la conscience peut annoncer une complication. Ne poursuivez pas le traitement sans l'avis de votre médecin.

Faites pratiquer régulièrement les analyses de sang prescrites par votre médecin ; elles sont notamment destinées à vérifier le bon fonctionnement de vos reins (dosage de la *créatinine*) et les taux de *potassium* et de *sodium* sanguins.

Le diurétique contenu dans ce médicament peut faire baisser la *kaliémie* : évitez d'utiliser des *laxatifs stimulants* dont l'usage régulier contribue à la baisse du taux de potassium dans le sang. Il peut par ailleurs augmenter le taux sanguin d'*acide urique* (possibilité de crise de *goutte*).

Conducteur : ce médicament peut être responsable de *vertiges* lors des premières prises.

Sportif : ce médicament contient une substance susceptible de rendre positifs certains *tests antidopage*.

Interactions avec d'autres substances

Ce médicament peut interagir avec les médicaments susceptibles de provoquer une *hyperkaliémie* (*diurétique*, sel de *potassium*...), avec les médicaments donnant des *torsades de pointes* et avec les médicaments contenant du lithium.

Informez par ailleurs votre médecin si vous prenez un *digitalique*, un *laxatif stimulant*, un *AINS*, ou un médicament contenant de la metformine, de la carbamazépine, de la ciclosporine ou un sel de calcium.

En outre, l'effet *antihypertenseur* de ce médicament peut être augmenté par certains médicaments tels que les *neuroleptiques*, les *antidépresseurs imipraminiques*, les médicaments contenant du baclofène ; il peut être diminué par les *corticoïdes*. Votre médecin doit être informé si vous êtes traité par l'un ou par l'autre.

Chez le diabétique traité par l'*insuline*, une adaptation de la *posologie* de l'insuline peut être nécessaire.

Grossesse et allaitement

L'effet de ce médicament pendant les 3 premiers mois de la grossesse est mal connu. Par prudence, son usage est déconseillé.

Au cours des 6 derniers mois de la grossesse, la prise prolongée d'un *inhibiteur de l'enzyme de conversion* peut endommager les reins du fœtus. L'utilisation de ce médicament est contre-indiquée à partir du 4e mois de la grossesse.

En conséquence, un désir de grossesse nécessite le remplacement de ce médicament par un autre antihypertenseur. Si une grossesse survient alors que vous prenez ce médicament, consultez rapidement votre médecin pour qu'il modifie votre traitement. Des *échographies* régulières sont parfois nécessaires pour s'assurer de l'absence d'anomalie.

Ce médicament passe dans le lait maternel ; un choix est donc nécessaire entre l'allaitement et la prise du médicament. Cette décision devra être prise en accord avec votre médecin.

Mode d'emploi et posologie

Ce médicament est pris indifféremment au cours ou en dehors des repas, en 1 prise quotidienne, de préférence la matin.

Posologie usuelle :

- Adulte : 1 comprimé par jour.

En cas d'*insuffisance rénale*, d'*athérosclérose*, de traitement préalable par des *diurétiques* ou de régime sans *sel*, en particulier chez la personne âgée, la *posologie* initiale est faible ; elle est augmentée progressivement par le médecin en fonction des effets du médicament.

Conseils : Votre tension artérielle doit être contrôlée régulièrement. Les appareils permettant une mesure automatique de la tension à domicile utilisent souvent un procédé de mesure différent de celui qu'emploie votre médecin. Si vous avez un tel appareil, apportez-le en consultation pour vous assurer que la mesure obtenue est bien conforme à celle du tensiomètre de votre médecin.

Le traitement médicamenteux ne dispense pas de mesures simples pouvant faire baisser la tension artérielle : activité physique régulière, modération de la consommation de boissons alcoolisées et de *sel*, lutte contre l'excès de poids.

Effets indésirables possibles

Toux sèche.

Baisse excessive de la tension artérielle (voir Attention) ; *hypotension orthostatique*.

Maux de tête, fatigue, étourdissement, fourmillement des extrémités.

Troubles digestifs.

Éruption cutanée.

Augmentation du taux de *créatinine*, d'*acide urique* ou de glucose dans le sang et exceptionnellement du calcium.

Baisse du taux de *potassium* dans le sang, associée ou non à des crampes.

Rarement : baisse de taux de sodium dans le sang (natrémie) et risque de troubles du comportement, anomalie de la *numération formule sanguine*.

Exceptionnellement : œdème de *Quincke*, *pancréatite*, troubles de la vue.

Laboratoires sanofi-aventis France

COUMADINE

Anticoagulant oral — sur ordonnance

Présentation

COUMADINE 2 mg : comprimé sécable (rose) ; boîte de 20. Liste I - Remb 65 % - **2,25 €**.
COUMADINE 5 mg : comprimé sécable (blanc) ; boîte de 30. Liste I - Remb 65 % - **6,90 €**.

Composition

	p cp	p cp
Warfarine sodique	2 mg	5 mg
Lactose	+	+

Dans quel cas ce médicament est-il prescrit ?

Ce médicament est un *anticoagulant* oral qui appartient à la famille des *antivitamines K*. Il empêche la formation des caillots en se substituant à la *vitamine* K. Celle-ci est indispensable à la synthèse par le foie des facteurs de la coagulation. L'effet anticoagulant se manifeste après plusieurs jours de traitement et, de même, persiste plusieurs jours après l'arrêt.

Il est utilisé dans le *traitement préventif* et *curatif* des *accidents thromboemboliques*.

Contre-indications

Ce médicament ne doit pas être utilisé dans les cas suivants :

- *allergie* aux *anticoagulants* oraux,
- *insuffisance hépatique* grave,
- association aux médicaments contenant de l'aspirine à forte dose, de la phénylbutazone, du miconazole (sauf formes à usage cutané) ou du millepertuis.

Attention : Des précautions sont nécessaires chez la personne âgée et en cas d'*insuffisance rénale* grave, de maladie ou situation exposant à un risque hémorragique.

La *posologie* de ce médicament est adaptée avec précision par votre médecin en fonction du résultat d'analyses de sang régulières : un *INR* trop bas traduit une action insuffisante et un risque de caillot sanguin ; un INR trop élevé traduit un surdosage et un risque d'*hémorragie*. Dans la majorité des cas, l'INR recherché doit être compris entre 2 et 3. Il est préférable (mais non indispensable) de pratiquer ces analyses successives dans le même laboratoire pour pouvoir comparer les résultats.

Tout signe pouvant faire penser à une hémorragie (urines rouges, selles rouges ou noires, taches anormales de la peau ou bleus multiples, saignements du nez ou des gencives...) doit vous conduire à prévenir immédiatement votre médecin ou un service médical d'urgence. Il en est de même si votre INR dépasse 5.

Pendant la durée du traitement, les injections intramusculaires ne peuvent être pratiquées qu'après avis médical, du fait d'un risque de saignement local. Les injections par *voie* sous-cutanée ou intraveineuse ne posent pas de problème, de même que les prises de sang.

L'automédication est particulièrement dangereuse chez les personnes sous anticoagulants oraux : n'utilisez aucun médicament sans l'avis de votre médecin ou de votre pharmacien, signalez toujours que vous prenez un anticoagulant oral.

En cas d'intervention chirurgicale ou d'extraction dentaire, signalez à l'anesthésiste ou à votre dentiste la prise de ce médicament : une modification de votre traitement pourra éventuellement être décidée.

Les interactions de ce médicament, susceptibles de modifier son effet, ne concernent pas que les médicaments : l'alcool et certains aliments peuvent faire varier votre INR (voir Interactions).

Interactions avec d'autres substances

Ce médicament ne doit pas être associé :

- aux médicaments contenant de l'aspirine à forte dose, de la phénylbutazone ou du miconazole (l'utilisation de formes à usage cutané est possible) : risque d'*hémorragie* ;
- aux produits de phytothérapie contenant du millepertuis : diminution de l'effet anticoagulant (risque de *thrombose*).

Les anticoagulants oraux peuvent interagir avec de très nombreux autres médicaments qu'il n'est pas possible de citer. Ces interactions sont d'une intensité très variable. En dehors du paracétamol pour traiter la fièvre et la douleur, ne prenez aucun autre médicament sans prendre l'avis de votre médecin ou de votre pharmacien. Vous pouvez également consulter la fiche du médicament que vous souhaitez prendre pour vérifier qu'il n'interagit pas avec les anticoagulants.

Par ailleurs, il existe aussi des interactions alimentaires : évitez des apports importants d'aliments réputés riches en *vitamine* K comme les abats, avocat, brocolis, carotte, choucroute, choux, choux-fleurs, choux de Bruxelles, épinards, fenouil, foie, laitue, tomate... ou au contraire un jeûne prolongé qui diminuerait vos apports. Une prise excessive de boissons alcoolisées peut modifier l'effet du traitement, mais une consommation raisonnable est possible.

Grossesse et allaitement

Ce médicament ne doit pas être utilisé pendant la grossesse, sauf sur prescription médicale. Une contraception efficace est recommandée pendant le traitement. Le port d'un stérilet expose à des saignements et doit être évité.

Ce médicament passe dans le lait maternel : l'allaitement est déconseillé.

Mode d'emploi et posologie

Les comprimés sont avalés avec un verre d'eau, en une prise par jour. Pour un effet constant de ce médicament, la prise doit être régulière, toujours à la même heure, le soir de préférence.

Posologie usuelle :

Elle est adaptée par le médecin en fonction des résultats des analyses de sang (*INR*). Néanmoins, compte tenu de l'action retardée du produit, les variations de l'INR n'apparaissent que plusieurs jours après les modifications de traitement.

Lorsque ce médicament remplace un *anticoagulant* injectable, ce dernier est poursuivi jusqu'à ce que l'INR soit situé dans la fourchette souhaitée.

En cas d'oubli d'une prise, le médicament peut être pris si le retard ne dépasse pas 8 heures. Au delà de ce délai, ne pas prendre la dose oubliée et prendre le lendemain la dose habituelle et non une double dose.

Conseils : Veillez à ne pas manquer de ce médicament ; lors de vos déplacements, munissez-vous d'une réserve ou de votre ordonnance en cours de validité. Pensez également à porter sur vous une carte indiquant que vous suivez un traitement anti-coagulant.

Certaines activités ou sports violents pouvant entraîner des blessures ou des coupures (risque d'*hémorragie*), leur pratique est déconseillée pendant la durée du traitement.

En cas de saignement bénin, il est nécessaire de comprimer la plaie pendant plusieurs minutes.

Pour faciliter le suivi du traitement, il est utile de tenir à jour un carnet indiquant les doses prises et le résultat des *INR* successifs.

Effets indésirables possibles

Hémorragies de gravité variable.

Plus rarement : diarrhée, douleurs des articulations, chute de cheveux, *réaction allergique*.

Laboratoires Bristol-Myers Squibb

COVATINE

Informations détaillées sur www.monvidal.com

COVERSYL

Inhibiteur de l'enzyme de conversion

sur ordonnance

Présentation

COVERSYL 2 mg : comprimé (blanc) ; boîte de 30. Liste I - Remb 65 % - **19,39 €**.

COVERSYL 2 mg : comprimé (blanc) ; boîte de 90. Liste I - Remb 65 % - **53,44 €**.

COVERSYL 4 mg : comprimé sécable (vert pâle) ; boîte de 30. Liste I - Remb 65 % - **27,37 €**.

COVERSYL 4 mg : comprimé sécable (vert pâle) ; boîte de 90. Liste I - Remb 65 % - **73,87 €**.

COVERSYL 8 mg : comprimé (vert) ; boîte de 30. Liste I - Remb 65 % - **42,98 €**.

COVERSYL 8 mg : comprimé (vert) ; boîte de 90. Liste I - Remb 65 % - **118,50 €**.

Composition

	p cp	p cp	p cp
Perindopril tert-butylamine	2 mg	4 mg	8 mg
Lactose	+	+	+

Dans quel cas ce médicament est-il prescrit ?

Ce médicament appartient à la famille des *inhibiteurs de l'enzyme de conversion* (IEC). Il bloque l'enzyme de conversion, une enzyme rénale nécessaire à la formation de l'angiotensine II ; cette substance est responsable d'une contraction des artères qui augmente la tension artérielle et fatigue le cœur. Le blocage de l'enzyme de conversion permet ainsi une baisse de la tension artérielle.

Il est utilisé dans le traitement de l'*hypertension artérielle*, de l'*insuffisance cardiaque* et pour prévenir les évènements cardiovasculaires chez les patients ayant une maladie coronnarienne (*antécédent* d'*infarctus de myocarde*).

Contre-indications

Ce médicament ne doit pas être utilisé dans les cas suivants :

- *allergie* aux médicaments de la famille des *inhibiteurs de l'enzyme de conversion*,
- prédisposition à l'œdème de *Quincke*,
- **grossesse** (à partir du 4e mois).

Attention : En cas de gonflement du visage (lèvres, paupières...) ou d'une autre région du corps, consultez votre médecin avant toute nouvelle prise de ce médicament ; il peut s'agir d'un œdème de *Quincke*.

L'usage des *inhibiteurs de l'enzyme de conversion* est déconseillé en période de désensibilisation aux venins d'*hyménoptères* (abeille, guêpe, etc) : risque de *réaction allergique* grave.

La baisse de la tension artérielle peut être importante lors des premières prises du médicament, en particulier si vous suiviez auparavant un traitement prolongé par *diurétique* ou un régime sans *sel*. Dans ce cas, le traitement est généralement initié avec de faibles posologies, sous surveillance médicale plus étroite.

Les inhibiteurs de l'enzyme de conversion sont parfois responsables d'une *hyperkaliémie* ; un contrôle régulier de la *créatinine* et du taux de *potassium* dans le sang peut être nécessaire, notamment en cas d'*insuffisance rénale*, de *diabète* et chez la personne âgée.

Les sels de régime contiennent souvent du potassium ; ils ne doivent pas être utilisés sans avis médical.

Si vous êtes dialysé, prévenez votre centre de *dialyse* de la prise de ce médicament.

Conducteur : ce médicament peut être responsable de *vertiges* lors des premières prises.

Interactions avec d'autres substances

Ce médicament peut interagir avec les *diurétiques* et les médicaments qui contiennent du potassium ou du lithium.

Informez par ailleurs votre médecin ou votre pharmacien si vous prenez un *antidiabétique*, un *AINS* ou de l'aspirine à forte dose (plus de 3 g par jour).

En outre, l'effet *antihypertenseur* de ce médicament peut être augmenté par certains médicaments tels que les *neuroleptiques*, les *antidépresseurs imipraminiques*, les *alphabloquants* utilisés dans certains troubles urinaires, les médicaments contenant du baclofène ; il peut être diminué par les *corticoïdes*. Votre médecin doit être informé si vous êtes traité par l'un ou l'autre de ces médicaments.

Grossesse et allaitement

L'effet de ce médicament pendant les 3 premiers mois de la grossesse est mal connu. Par prudence, son usage est déconseillé.

Au cours des 6 derniers mois de la grossesse, la prise prolongée d'un *inhibiteur de l'enzyme de conversion* peut endommager les reins du fœtus. L'utilisation de ce médicament est contre-indiquée à partir du 4e mois de la grossesse.

En conséquence, un désir de grossesse nécessite le remplacement de ce médicament par un autre antihypertenseur. Si une grossesse survient alors que vous prenez ce médicament, consultez rapidement votre médecin pour qu'il modifie votre traitement. Des *échographies* régulières sont parfois nécessaires pour s'assurer de l'absence d'anomalie.

Les données disponibles ne permettent pas de savoir si ce médicament passe dans le lait maternel. L'allaitement est déconseillé pendant le traitement

Mode d'emploi et posologie

La dose quotidienne doit être prise en une fois, de préférence le matin, avant le repas.

Posologie usuelle :

- Adulte : la *posologie* est variable en fonction des cas :
- *Hypertension artérielle* : 4 ou 8 mg par jour .

En cas d'*insuffisance rénale*, de traitement préalable par des *diurétiques* ou de régime sans *sel*, en particulier chez la personne âgée, la posologie initiale est faible ; elle est augmentée progressivement par le médecin en fonction des effets du médicament.

- *Insuffisance cardiaque* : 2 à 4 mg par jour.
- Maladie coronarienne : 8 mg par jour.

Conseils : Votre tension artérielle doit être contrôlée régulièrement. Les appareils permettant une mesure automatique de la tension à domicile utilisent souvent un procédé de mesure différent de celui qu'emploie votre médecin. Si vous avez un tel appareil, apportez-le en consultation pour vous assurer que la mesure obtenue est bien conforme à celle du tensiomètre de votre médecin.

Le traitement médicamenteux ne dispense pas de mesures simples pouvant faire baisser la tension artérielle : activité physique régulière, modération de la consommation de boissons alcoolisées et de *sel*, lutte contre l'excès de poids.

Effets indésirables possibles

Comme pour tous les *inhibiteurs de l'enzyme de conversion* :

- toux sèche ;
- baisse excessive de la tension artérielle (voir Attention), *hypotension orthostatique* ;
- maux de tête, fatigue, étourdissement ;
- *troubles digestifs* ;
- *réactions allergiques* : *éruption cutanée*, œdème de *Quincke* (exceptionnel) ;
- anomalie de la *numération formule sanguine*, en particulier chez les patients sous *traitement immunodépresseur*, hépatite (exceptionnelle).

Laboratoires Servier

COZAAR

Antihypertenseur — sur ordonnance

Présentation

COZAAR 50 mg : comprimé sécable (blanc) ; boîte de 28. Liste I - Remb 65 % - **21,74 €**.
COZAAR 50 mg : comprimé sécable (blanc) ; boîte de 90. Liste I - Remb 65 % - **63,32 €**.
COZAAR 100 mg : comprimé (blanc) ; boîte de 28. Liste I - Remb 65 % - **36,41 €**.
COZAAR 100 mg : comprimé (blanc) ; boîte de 90. Liste I - Remb 65 % - **105,46 €**.

Composition

	p cp	p cp
Losartan potassique	50 mg	100 mg
Lactose	+	+

Dans quel cas ce médicament est-il prescrit ?

Ce médicament est un *antihypertenseur* qui appartient à la famille des *inhibiteurs de l'angiotensine II*. Il bloque l'action de l'angiotensine II. Cette substance, naturellement présente dans l'organisme, provoque une contraction des artères qui augmente la pression artérielle et fatigue le cœur. Il a également montré son aptitude à réduire le risque d'*accident vasculaire cérébral* chez certaines personnes hypertendues.

Il est utilisé dans le traitement de l'*hypertension artérielle* et de l'*insuffisance rénale* chez le diabétique hypertendu.

Contre-indications

Ce médicament ne doit pas être utilisé en cas de **grossesse** (à partir du 4e mois).

Attention : Si vous suiviez auparavant un traitement par *diurétique* ou un régime sans *sel*, la baisse de la tension artérielle peut être importante lors des premières prises du médicament et expose à un risque de malaise ou d'étourdissement. Il est donc recommandé de commencer le traitement avec de faibles posologies, sous surveillance médicale plus étroite.

Des précautions sont nécessaires en cas d'*insuffisance cardiaque* grave, d'*insuffisance hépatique* ou chez les personnes souffrant d'*hypertension artérielle* due à un rétrécissement des artères rénales.

Les *inhibiteurs de l'angiotensine II* peuvent être responsables d'une augmentation de la *kaliémie*, notamment en cas d'*insuffisance rénale* ou de *diabète*. Faites pratiquer les analyses de sang prescrites par votre médecin ; elles sont notamment destinées à vérifier le bon fonctionnement de vos reins (dosage de la *créatinine*) et le taux de *potassium*.

Les sels de régime contiennent souvent du potassium, ne les utilisez pas sans avis médical pendant le traitement.

Interactions avec d'autres substances

Ce médicament peut interagir avec les *diurétiques* et les médicaments qui contiennent du *potassium* ou du *lithium*.

En outre, l'effet *antihypertenseur* de ce médicament peut être augmenté par les *antidépresseurs imipraminiques*, les *neuroleptiques*, les *alphabloquants* utilisés dans les troubles prostatiques et les médicaments contenant du baclofène ; il peut être diminué par les *corticoïdes* et les *AINS*. Votre médecin doit être informé si vous êtes traité par l'un ou l'autre de ces médicaments.

Grossesse et allaitement

L'effet de ce médicament sur l'enfant à naître pendant les 3 premiers mois de la grossesse est mal connu. Par prudence, son usage est déconseillé. Au cours des 6 derniers mois de la grossesse, une prise prolongée de ce médicament peut altérer les reins du fœtus. Son utilisation est contre-indiquée à partir du 4e mois de la grossesse.

En conséquence, un désir de grossesse nécessite le remplacement de ce médicament par un autre antihypertenseur. Si une grossesse survient alors que vous prenez ce médicament, consultez rapidement votre médecin pour qu'il modifie votre traitement.

Les données disponibles ne permettent pas de savoir si ce médicament passe dans le lait maternel : l'allaitement est déconseillé au cours du traitement.

Mode d'emploi et posologie

Les comprimés doivent être avalés avec un verre d'eau. Ils peuvent être pris indifféremment au cours ou en dehors des repas.

Posologie usuelle :

- Adulte : 1 comprimé à 50 mg ou à 100 mg par jour.

Conseils : Votre tension artérielle doit être contrôlée régulièrement. Les appareils permettant une mesure automatique de la tension à domicile utilisent souvent un procédé de mesure différent de celui qu'emploie votre médecin. Si vous avez un tel appareil, apportez-le en consultation pour vous assurer que la mesure obtenue est bien conforme à celle du tensiomètre de votre médecin.
Le traitement médicamenteux ne dispense pas de mesures simples pouvant faire baisser la tension artérielle : activité physique régulière, modération de la consommation de boissons alcoolisées et de *sel*, lutte contre l'excès de poids.

Effets indésirables possibles

Les études qui ont comparé ce médicament au *placebo* n'ont pas montré plus d'effet indésirable imputable au médicament, à l'exception d'étourdissements dus à une *hypotension orthostatique*.
Depuis sa commercialisation, les effets suivants ont été rarement observés :
- diarrhée, *anémie*, douleurs musculaires, *migraine*, toux, éruption cutanée, *réaction allergique* (œdème de *Quincke*) ;
- augmentation des *transaminases*, *hépatite* ;
- augmentation du taux de *créatinine* et de *potassium* dans le sang.

Laboratoires Merck Sharp et Dohme-Chibret

CRATAEGUS COMPLEXE N° 15

Informations détaillées sur www.monvidal.com

CRÈME AU CALENDULA

Informations détaillées sur www.monvidal.com

CRÈME DE DALIBOUR COOPER

Informations détaillées sur www.monvidal.com

CRÈME DES 3 FLEURS D'ORIENT

Informations détaillées sur www.monvidal.com

CRÈME IBIS

Informations détaillées sur www.monvidal.com

CRÉON

Extrait pancréatique

Présentation

CRÉON 12 000 U : gélule à microgranules *gastrorésistants* (marron et jaune) ; boîte de 60. Remb 65 % - **13,79 €**.
CRÉON 12 000 U : gélule à microgranules *gastrorésistants* (marron et jaune) ; boîte de 120. Remb 65 % - **24,65 €**.
CRÉON 25 000 U : gélule à microgranules *gastrorésistants* (orange et jaune) ; flacon de 60. Remb 65 % - **22,24 €**.

Composition

	p gél	p gél
Pancréatine obtenue à partir de poudre de pancréas de porc	150 mg	300 mg
soit activité lipolytique	12 000 U Ph Eur	25 000 U Ph Eur
soit activité amylolytique	8 000 U Ph Eur	18 000 U Ph Eur
soit activité protéolytique	600 U Ph Eur	1 000 U Ph Eur

Dans quel cas ce médicament est-il prescrit ?

Ce médicament contient des extraits de pancréas. Ceux-ci remplacent ou complètent une production insuffisante d'*enzymes pancréatiques*, nécessaires à la digestion.
Il est utilisé après une opération du pancréas ou de l'estomac et dans le traitement de certaines maladies pancréatiques, notamment la *mucoviscidose*.

Grossesse et allaitement

L'effet de ce médicament pendant la grossesse ou l'allaitement est mal connu. L'évaluation du risque éventuel lié à son utilisation est individuelle : demandez conseil à votre pharmacien ou à votre médecin.

Mode d'emploi et posologie

Ce médicament doit être pris au cours des repas, avec un verre d'eau.

Posologie usuelle :
Elle est strictement individuelle, en fonction de l'âge et de l'importance des troubles.
La *posologie* prescrite ne doit pas être dépassée.

Conseils : Les gélules peuvent être ouvertes, notamment pour le *nourrisson*, et leur contenu (microgranules) sera mélangé à un aliment semi-liquide ou du lait. Les microgranules, *gastrorésistants*, ne doivent être ni croqués ni mâchés.

Effets indésirables possibles

Très rarement : nausées, vomissement, diarrhée, constipation, *réaction allergique* cutanée.

Laboratoires Solvay Pharma

CRESTOR

Hypolipémiant — sur ordonnance

Présentation

CRESTOR 5 mg : comprimé (jaune) ; boîte de 28. Liste I - Remb 65 % - **18,82 €**.
CRESTOR 5 mg : comprimé (jaune) ; boîte de 84. Liste I - Remb 65 % - **51,98 €**.
CRESTOR 10 mg : comprimé (rose) ; boîte de 28. Liste I - Remb 65 % - **27,37 €**.
CRESTOR 20 mg : comprimé (rose) ; boîte de 28. Liste I - Remb 65 % - **41,37 €**.

Composition

	p cp	p cp	p cp
Rosuvastatine	5 mg	10 mg	20 mg
Lactose	+	+	+

Dans quel cas ce médicament est-il prescrit ?

Ce médicament est un *hypocholestérolémiant* de la famille des statines. Il permet d'abaisser fortement le taux de mauvais *cholestérol* (LDL-cholestérol) circulant dans le sang.
Il est utilisé dans le traitement des excès de cholestérol en complément d'un régime adapté.

Contre-indications

Ce médicament ne doit pas être utilisé dans les cas suivants :
- *insuffisance hépatique* ou *transaminases* élevées,
- *insuffisance rénale* grave,
- *myopathie*,
- en association avec la ciclosporine,

– femme en âge de procréer sans contraception,
– **grossesse**,
– **allaitement**.

> **Attention :** Ce médicament peut être toxique pour le foie ou les muscles. Signalez à votre médecin toute fatigue anormale, perte d'appétit, douleur ou faiblesse musculaire. Des analyses de sang régulières permettent de vérifier que le médicament est bien supporté.
> Des précautions (dose maximale quotidienne limitée à 20 mg) sont nécessaires dans les situations favorisant le risque de toxicité musculaire de ce médicament :
> – *insuffisance rénale*,
> – *hypothyroïdie*,
> – *antécédent* de maladie musculaire d'origine génétique ou liée à la prise de fibrate ou de statine,
> – abus d'alcool,
> – personne de plus de 70 ans,
> – personne d'origine asiatique,
> – en association aux *hypolipidémiants* de la famille des fibrates.

Interactions avec d'autres substances

Ce médicament ne doit pas être associé avec les médicaments contenant de la ciclosporine : risque accru d'atteintes musculaires.

Il peut interagir avec les *hypolipidémiants* de la famille des fibrates.

Informez par ailleurs votre médecin si vous prenez des *anticoagulants* oraux, des *antiacides*, un estroprogestatif (pilule, traitement de la ménopause) ou un médicament contenant de l'érythromycine.

Grossesse et allaitement

Ce médicament est contre-indiqué chez la femme enceinte et il doit être interrompu en cas de désir de grossesse.

Si une grossesse survient sous traitement, arrêtez la prise de ce médicament et consultez votre médecin.

Les données disponibles ne permettent pas de savoir si ce médicament passe dans le lait maternel ; un choix est donc nécessaire entre l'allaitement et la prise du médicament. Cette décision devra être prise en accord avec votre médecin.

Mode d'emploi et posologie

Les comprimés doivent être avalés avec un verre d'eau, en une prise quotidienne, indifféremment au cours ou en dehors des repas.

Posologie usuelle :

- Adulte : la posologie initiale est de 5 ou 10 mg par jour. Elle peut être augmentée à 20 mg par jour. Dans certains cas, la dose maximale est de 40 mg par jour.

Le régime reste indispensable pendant toute la durée du traitement.

> **Conseils :** Un régime pauvre en *cholestérol* et en graisses animales n'est pas simple à suivre : les erreurs sont fréquentes. Demandez conseil à votre médecin, à votre pharmacien ou à un professionnel de la nutrition.

Effets indésirables possibles

Fréquents : maux de tête, *vertiges*, fatigue, constipation, nausées, douleurs abdominales, douleurs musculaires.

Rarement : *éruption cutanée*, *réaction allergique*, élévation des *transaminases* et atteintes graves des muscles (voir Attention).

Laboratoires AstraZeneca

CRISTAL

Laxatif par voie rectale

Présentation

CRISTAL : suppositoire Adulte ; boîte de 10. Non remb.
CRISTAL : suppositoire Enfant ; boîte de 10. Non remb.
CRISTAL : suppositoire Nourrisson ; boîte de 10. Non remb.

Composition

	p suppos Ad	p suppos Enf	p suppos Nour
Glycérine	2,1 g	1,29 g	690 mg

Dans quel cas ce médicament est-il prescrit ?

C'est un laxatif administré par *voie* rectale. Il ramollit les selles et déclenche une contraction du rectum qui permet leur évacuation.

Il est utilisé dans le *traitement symptomatique* de la constipation.

> **Attention :** Comme tous les laxatifs, ce médicament ne doit pas être utilisé de façon prolongée sans avis médical.
> Des précautions sont nécessaires chez la personne atteinte d'*hémorroïdes*, de *fissure anale* ou de *rectocolite hémorragique*.
> Chez le *nourrisson*, son usage doit rester exceptionnel ; il risque d'empêcher le réflexe d'expulsion des selles.

Grossesse et allaitement

Ce médicament peut être utilisé de façon ponctuelle pour traiter la constipation de la femme enceinte ou qui allaite.

Mode d'emploi et posologie

L'effet laxatif se manifeste après un délai de 5 à 30 minutes.

Posologie usuelle :

- Adulte : 1 suppositoire Adulte par jour, à renouveler dans l'heure qui suit en cas de constipation rebelle.
- Enfant de plus de 6 ans : 1 suppositoire Enfant par jour, à renouveler dans l'heure qui suit en cas de constipation rebelle.
- Enfant de 2 à 6 ans : 1 suppositoire Enfant par jour.
- Nourrisson : 1 suppositoire Nourrisson par jour, 1 jour sur 3.

> **Conseils :** Le traitement de la constipation chronique repose essentiellement sur des boissons abondantes, une alimentation riche en fibres et une activité physique régulière.

Effets indésirables possibles

Un usage prolongé peut occasionner des sensations de brûlure anale et, exceptionnellement, des *inflammations* du rectum.

Laboratoires Coopération Pharmaceutique Française

CRIXIVAN

Informations détaillées sur www.monvidal.com

CROMABAK
Collyre antiallergique

Présentation
CROMABAK : collyre ; flacon de 10 ml avec stilligoutte. Remb 35 % - **7,78 €**.

Composition

	p 100 ml
Cromoglycate de sodium	2 g

Dans quel cas ce médicament est-il prescrit ?
C'est un collyre antiallergique. Il ne contient pas de conservateur : une membrane située dans le flacon retient d'éventuelles bactéries qui pourraient contaminer le collyre.
Il est utilisé dans le traitement des *allergies* oculaires.

Interactions avec d'autres substances
Ce collyre peut interagir avec d'autres collyres : respectez un intervalle de 15 minutes entre deux instillations.

Grossesse et allaitement
L'effet de ce médicament pendant la grossesse ou l'allaitement est mal connu : seul votre médecin peut évaluer le risque éventuel de son utilisation dans votre cas.

Mode d'emploi et posologie
Tirer la paupière inférieure vers le bas tout en regardant vers le haut et déposer une goutte de collyre entre la paupière et le globe oculaire (*cul-de-sac conjonctival*).
Veiller à ne pas mettre en contact l'embout du flacon avec l'œil ou les doigts pour éviter de contaminer le collyre avec les *germes* présents sur les paupières ou la peau.

Posologie usuelle :
- Adulte et enfant : 1 goutte, 2 à 6 fois par jour.

Conseils : Compte tenu de son absence de toxicité, ce médicament peut être obtenu sans ordonnance, néanmoins un avis médical est nécessaire avant de l'utiliser chez l'enfant.
L'application correcte du produit peut nécessiter une aide, notamment chez une personne handicapée ou âgée.
Ne conservez pas ce collyre plus de 4 semaines après ouverture du flacon.
Le flacon doit être gardé à l'abri de la lumière.

Effets indésirables possibles
Réaction allergique.

Laboratoires Théa

CROMADOSES
Collyre antiallergique

Présentation
CROMADOSES 2 % : collyre ; boîte de 30 récipients unidoses de 0,3 ml. Remb 35 % - **4,36 €**.

Composition

	p 100 ml
Cromoglycate de sodium	2 g

Dans quel cas ce médicament est-il prescrit ?
Ce médicament est un antiallergique.
Il est utilisé dans le traitement des *allergies* oculaires.

Interactions avec d'autres substances
Ce collyre peut interagir avec d'autres collyres : respectez un intervalle de 15 minutes entre deux instillations.

Grossesse et allaitement
L'effet de ce médicament pendant la grossesse ou l'allaitement est mal connu : seul votre médecin peut évaluer le risque éventuel de son utilisation dans votre cas.

Mode d'emploi et posologie
Tirer la paupière inférieure vers le bas tout en regardant vers le haut et déposer une goutte de collyre entre la paupière et le globe oculaire (*cul-de-sac conjonctival*).
Veiller à ne pas mettre en contact l'embout du flacon avec les doigts pour éviter de contaminer le collyre avec les germes présents sur la peau.

Posologie usuelle :
- Adulte et enfant : 1 goutte, 2 à 6 fois par jour.

Conseils : Compte tenu de son absence de toxicité, ce médicament peut être obtenu sans ordonnance, néanmoins un avis médical est nécessaire avant de l'utiliser chez l'enfant.
L'application correcte du produit peut nécessiter une aide, notamment chez une personne handicapée ou âgée.
Une unidose permet une instillation dans les deux yeux et doit être jetée après usage.

Effets indésirables possibles
Réaction allergique.

Laboratoires Théa

CROMEDIL
Collyre antiallergique

Présentation
CROMEDIL 2 % : collyre ; flacon de 5 ml. Remb 35 % - **3,50 €**.
CROMEDIL 2 % : collyre ; boîte de 30 unidoses de 0,3 ml. Remb 35 % - **4,36 €**.

Composition

	flacon p 100 ml	unidose p 100 ml
Cromoglycate de sodium	2 g	2 g
Benzalkonium chlorure	+	

Dans quel cas ce médicament est-il prescrit ?
Ce médicament est un antiallergique.
Il est utilisé dans le traitement des *allergies* oculaires.

Attention : En cas d'*allergie* aux *antiseptiques* de la famille des *ammoniums quaternaires*, n'utilisez pas le collyre en flacon de 5 ml du fait de la présence de benzalkonium.
Le port de lentilles de contact souples est déconseillé pendant le traitement (sauf collyre en unidose).

Interactions avec d'autres substances
Ce collyre peut interagir avec d'autres collyres : respectez un intervalle de 15 minutes entre deux instillations.

Grossesse et allaitement

L'effet de ce médicament pendant la grossesse ou l'allaitement est mal connu : seul votre médecin peut évaluer le risque éventuel de son utilisation dans votre cas.

Mode d'emploi et posologie

Tirer la paupière inférieure vers le bas tout en regardant vers le haut et déposer une goutte de collyre entre la paupière et le globe oculaire (*cul-de-sac conjonctival*). Veiller à ne pas mettre en contact l'embout du flacon avec l'œil ou les doigts pour éviter de contaminer le collyre avec les germes présents sur les paupières ou la peau.

Posologie usuelle :

- Adulte et enfant : 1 goutte, 2 à 6 fois par jour.

Conseils : Compte tenu de son absence de toxicité, ce médicament peut être obtenu sans ordonnance, néanmoins un avis médical est nécessaire avant de l'utiliser chez l'enfant.
L'application correcte du produit peut nécessiter une aide, notamment chez un enfant ou une personne handicapée ou âgée.
Ne conservez pas le flacon de 5 ml plus de 15 jours après ouverture. Une unidose permet une instillation dans les deux yeux et doit être jetée après usage.

Effets indésirables possibles

Réaction allergique.

Laboratoires Europhta

CROMOGLICATE ARROW

Collyre antiallergique

Présentation

CROMOGLICATE ARROW 2 % : collyre ; flacon de 5 ml. Non remb.

Composition

	p 100 ml
Cromoglicate de sodium	2 g
Chlorure de benzalkonium	+

Dans quel cas ce médicament est-il prescrit ?

C'est un collyre antiallergique.
Il est utilisé dans le traitement des *allergies* oculaires.

Attention : En cas d'*allergie* aux *antiseptiques* de la famille des *ammoniums quaternaires*, n'utilisez pas ce collyre du fait de la présence de benzalkonium.
Le port de lentilles de contact souples est déconseillé pendant le traitement.
Conducteur : l'instillation de ce collyre peut provoquer une gêne visuelle transitoire.

Interactions avec d'autres substances

Ce collyre peut interagir avec d'autres collyres : respectez un intervalle de 15 minutes entre deux instillations.

Grossesse et allaitement

L'effet de ce médicament pendant la grossesse ou l'allaitement est mal connu : seul votre médecin peut évaluer le risque éventuel de son utilisation dans votre cas.

Mode d'emploi et posologie

Tirer la paupière inférieure vers le bas tout en regardant vers le haut et déposer une goutte de collyre entre la paupière et le globe oculaire (*cul-de-sac conjonctival*). Veiller à ne pas mettre en contact l'embout du flacon avec l'œil ou les doigts pour éviter de contaminer le collyre avec les *germes* présents sur les paupières ou la peau.

Posologie usuelle :

- Adulte et enfant : 1 goutte, 2 à 6 fois par jour.

Conseils : Compte tenu de son absence de toxicité, ce médicament peut être obtenu sans ordonnance, néanmoins un avis médical est nécessaire avant de l'utiliser chez l'enfant.
L'application correcte du produit peut nécessiter une aide.
Ne conservez pas ce collyre plus de 4 semaines après ouverture du flacon.

Effets indésirables possibles

Irritation locale, *réaction allergique.*

Laboratoires Arrow Génériques

CROMOPTIC

Collyre antiallergique

Présentation

CROMOPTIC : collyre ; flacon de 10 ml. Remb 35 % - **7,19 €**.
CROMOPTIC : collyre ; boîte de 30 unidoses de 0,35 ml. Remb 35 % - **4,36 €**.

Composition

	flacon p 100 ml	unidose p 100 ml
Cromoglycate de sodium	2 g	2 g
Benzalkonium chlorure	+	

Dans quel cas ce médicament est-il prescrit ?

C'est un collyre antiallergique.
Il est utilisé dans le traitement des *allergies* oculaires.

Attention : Le flacon de 10 ml, contrairement aux unidoses, contient un conservateur (benzalkonium) de la famille des *ammoniums quaternaires* :
- signalez à votre médecin ou à votre pharmacien tout *antécédent* d'*allergie* à cette famille d'*antiseptiques* ;
- il est recommandé d'ôter les lentilles de contact souples avant l'instillation et d'attendre 15 minutes avant de les replacer.

Interactions avec d'autres substances

Ce collyre peut interagir avec d'autres collyres : respectez un intervalle de 15 minutes entre deux instillations.

Grossesse et allaitement

L'effet de ce médicament pendant la grossesse ou l'allaitement est mal connu : seul votre médecin peut évaluer le risque éventuel de son utilisation dans votre cas.

Mode d'emploi et posologie

Tirer la paupière inférieure vers le bas tout en regardant vers le haut et déposer une goutte de collyre entre la paupière et le globe oculaire (*cul-de-sac conjonctival*).

Posologie usuelle :
- Adulte et enfant : 1 goutte, 2 à 6 fois par jour.

Conseils : Compte tenu de son absence de toxicité, ce médicament peut être obtenu sans ordonnance, néanmoins un avis médical est nécessaire avant de l'utiliser chez l'enfant.
Évitez de mettre l'embout du flacon en contact avec l'œil.
L'application correcte du produit peut nécessiter une aide, notamment chez une personne handicapée ou âgée.
Conservez le flacon de 10 ml à l'abri de la lumière, pendant 1 mois maximum après ouverture. Les unidoses, sans conservateurs, doivent être jetées après l'instillation.

Effets indésirables possibles

Réaction allergique.

Laboratoires Chauvin Bausch & Lomb

CROMORHINOL

Informations détaillées sur www.monvidal.com

CROMOSOFT

Informations détaillées sur www.monvidal.com

CURACNÉ

Antiacnéique

sur ordonnance

Ce médicament est un générique de ROACCUTANE qui n'est plus commercialisé.

CURASTEN

Informations détaillées sur www.monvidal.com

CUROMAL BAUME

Informations détaillées sur www.monvidal.com

CUTACNYL 2,5 mg et 5 mg

Antiacnéique local : peroxyde de benzoyle

Présentation

CUTACNYL 2,5 : gel pour application locale ; tube de 40 g. Remb 35 % - **2,72 €**.
CUTACNYL 5 : gel pour application locale ; tube de 40 g. Remb 35 % - **2,81 €**.

Composition

	p 100 g	p 100 g
Peroxyde de benzoyle	2,5 g	5 g

Dans quel cas ce médicament est-il prescrit ?

C'est un antiacnéique local qui contient du peroxyde de benzoyle. Il agit essentiellement en détruisant les *germes* responsables de l'*inflammation* du comédon et de la formation de pustules.
Il est utilisé dans le traitement de l'*acné*.

Contre-indications

Ce médicament ne doit pas être utilisé par les personnes sensibles aux peroxydes (eau oxygénée).

Attention : N'appliquez aucun autre produit ou cosmétique (eau de Cologne, lotion après-rasage, crème...) sans l'accord de votre médecin.
Cet antiacnéique peut être acheté sans ordonnance, sur les conseils de votre pharmacien. Un avis médical peut néanmoins être nécessaire pour exclure certaines causes d'acné.
Ce médicament expose à un risque de *photosensibilisation* : une exposition aux rayons *ultraviolets* (soleil, lampe à bronzer) peut provoquer des brûlures. De plus, le soleil, même s'il peut donner l'impression d'une amélioration temporaire des lésions, aggrave l'acné. Une protection avec une crème d'indice solaire élevé est recommandée.

Grossesse et allaitement

L'effet de ce médicament pendant la grossesse ou l'allaitement est mal connu : seul votre médecin peut évaluer le risque éventuel de son utilisation dans votre cas.

Mode d'emploi et posologie

L'application est faite après la toilette, sur la peau bien sèche.
Faire pénétrer complètement le gel par de légers massages. Se laver les mains ensuite.

Posologie usuelle :
1 application, 1 ou 2 fois par jour.
En cure d'entretien : 1 application tous les 2 ou 3 jours.

Conseils : L'effet du peroxyde de benzoyle n'apparaît généralement qu'après 1 à 2 mois de traitement quotidien. Les applications doivent être poursuivies de façon régulière pendant au moins 6 mois.
Une irritation est fréquente et normale en début de traitement : ne vous découragez pas, mais n'hésitez pas à prendre l'avis de votre pharmacien. Pour limiter les risques d'irritation, n'appliquez pas ce produit sur une peau déjà irritée ou lésée, utilisez des savons de toilette doux et n'appliquez pas de lotion ou parfum alcoolisés.
Si vous mettez accidentellement cette substance en contact avec les yeux, les paupières, la bouche, les narines, les *muqueuses* ou une plaie, rincez abondamment à l'eau tiède.
Vous devez tenir compte du risque de décoloration de vos vêtements ou de votre literie par le produit.

Effets indésirables possibles

Photosensibilisation, irritation de la peau.
Décoloration de certains textiles.

Laboratoires Galderma International

CUTACNYL 10 mg

Antiacnéique local : peroxyde de benzoyle

sur ordonnance

Présentation

CUTACNYL 10 : gel pour application locale ; tube de 40 g. Liste II - Remb 35 % - **2,81 €**.

Composition

	p 100 g
Peroxyde de benzoyle	10 g

Dans quel cas ce médicament est-il prescrit ?

C'est un antiacnéique local qui contient du peroxyde de benzoyle. Il agit essentiellement en détruisant les *germes* responsables de l'*inflammation* du comédon et de la formation de pustules.

Il est utilisé dans le traitement de l'*acné*.

Contre-indications

Ce médicament ne doit pas être utilisé par les personnes sensibles aux peroxydes (eau oxygénée).

> **Attention :** N'appliquez aucun autre produit ou cosmétique (eau de Cologne, lotion après-rasage, crème...) sans l'accord de votre médecin.
>
> Ce médicament expose à un risque de *photosensibilisation* : une exposition aux rayons *ultraviolets* (soleil, lampe à bronzer) peut provoquer des brûlures. De plus, le soleil, même s'il peut donner l'impression d'une amélioration temporaire des lésions, aggrave l'acné. Une protection avec une crème d'indice solaire élevé est recommandée.

Grossesse et allaitement

L'effet de ce médicament pendant la grossesse ou l'allaitement est mal connu : seul votre médecin peut évaluer le risque éventuel de son utilisation dans votre cas.

Mode d'emploi et posologie

L'application est faite après la toilette, sur la peau bien sèche.

Faire pénétrer complètement le gel par de légers massages. Se laver les mains ensuite.

Posologie usuelle :

Au début du traitement : 1 application, 1 ou 2 fois par jour.

En cure d'entretien : 1 application tous les 2 ou 3 jours.

> **Conseils :** Une irritation est fréquente et normale en début de traitement : ne vous découragez pas, mais n'hésitez pas à prendre l'avis de votre médecin. Pour limiter les risques d'irritation, n'appliquez pas ce produit sur une peau déjà irritée ou lésée, utilisez des savons de toilette doux et n'appliquez pas de lotion ou parfum alcoolisés.
>
> Si vous mettez accidentellement cette substance en contact avec les yeux, les paupières, la bouche, les narines, les *muqueuses* ou une plaie, rincez abondamment à l'eau tiède.
>
> Vous devez tenir compte du risque de décoloration de vos vêtements ou de votre literie par le produit.

Effets indésirables possibles

Photosensibilisation, irritation de la peau.

Décoloration de certains textiles.

Laboratoires Galderma International

CUTERPÈS

Informations détaillées sur www.monvidal.com

CUTIPHILE

Informations détaillées sur www.monvidal.com

CUTISAN

Informations détaillées sur www.monvidal.com

CYANOCOBALAMINE RENAUDIN

Informations détaillées sur www.monvidal.com

CYCLADOL

Anti-inflammatoire non stéroïdien — **sur ordonnance**

Présentation

CYCLADOL 20 mg : comprimé sécable (jaune pâle) ; boîte de 14. Liste I - Remb 65 % - **7,65 €**.

CYCLADOL 20 mg : comprimé effervescent (arôme citron) ; boîte de 14. Liste I - Remb 65 % - **7,65 €**.

Composition

	p cp	p cp efferv
Piroxicam		
bêta-cyclodextrine	191,2 mg	191,2 mg
soit Piroxicam	20 mg	20 mg
Aspartam		+

Dans quel cas ce médicament est-il prescrit ?

Ce médicament est un *anti-inflammatoire* non stéroïdien (*AINS*). Il lutte contre l'*inflammation* et la douleur, fait baisser la fièvre et fluidifie le sang.

Il est utilisé dans le *traitement symptomatique* de l'*arthrose*, de la *polyarthrite rhumatoïde* et de la *spondylarthrite ankylosante*, lorsqu'au moins un autre AINS ne s'est pas révélé efficace.

Contre-indications

Ce médicament ne doit pas être utilisé dans les cas suivants :

- *antécédent* d'*allergie* ou d'*asthme* provoqué par la prise d'*AINS*, y compris l'aspirine ;
- *ulcère* de l'estomac ou du *duodénum*, ancien ou récent ;
- maladie digestive prédisposant à un risque hémorragique digestif (maladie de *Crohn*, *rectocolite hémorragique*) ;
- *insuffisance hépatique* ou *insuffisance rénale* grave ;
- *insuffisance cardiaque* non contrôlée par un traitement spécifique ;
- *phénylcétonurie* (comprimé effervescent : présence d'aspartam) ;
- enfant de moins de 15 ans ;
- **grossesse** (à partir du 6e mois).

> **Attention :** Tout traitement prolongé ou *surdosage* d'*AINS* expose à des effets indésirables graves.
>
> Certaines situations doivent conduire à arrêter immédiatement le traitement et prendre un avis médical :
>
> - brûlures d'estomac pouvant traduire une irritation ou un saignement du tube digestif ;
> - éruption cutanée ;
> - crise d'*asthme* ;
> - fatigue inhabituelle et intense, ou baisse brutale et importante du volume des urines chez une personne souffrant d'*insuffisance cardiaque*, déshydratée ou traitée par *diurétique*.
>
> Certains médecins considèrent que les anti-inflammatoires peuvent diminuer l'efficacité des stérilets et exposer à un risque de grossesse non désirée. Ce risque est actuellement très controversé.
>
> Conducteur : ce médicament peut provoquer des étourdissements ou une baisse de la vigilance.

Interactions avec d'autres substances

Ce médicament peut interagir avec d'autres médicaments, notamment :
- l'aspirine et les autres *anti-inflammatoires* non stéroïdiens (*AINS*) : risque d'augmentation des effets indésirables ;
- les *anticoagulants* et les *antiagrégants plaquettaires* : augmentation du risque hémorragique ;
- le lithium (TÉRALITHE, NEUROLITHIUM...) : augmentation du taux de lithium dans le sang ;
- le méthotrexate.

Informez par ailleurs votre médecin ou votre pharmacien en cas de traitement par un *diurétique*, un *inhibiteur de l'enzyme de conversion*, un *inhibiteur de l'angiotensine II*, un *bêtabloquant* ou un médicament contenant de la ciclosporine.

Grossesse et allaitement

Des effets néfastes pour l'enfant à naître ont été mis en évidence lorsque les *AINS* sont utilisés au cours des 4 derniers mois de la grossesse ; le risque existe même avec une seule prise et même si la grossesse est à terme. L'usage de ce médicament est contre-indiqué pendant cette période.

Pendant les 5 premiers mois, l'effet de ce médicament est mal connu : seul votre médecin peut évaluer le risque éventuel de son utilisation dans votre cas.

Ce médicament passe dans le lait maternel ; un choix est donc nécessaire entre l'allaitement et la prise du médicament. Cette décision devra être prise en accord avec votre médecin.

Mode d'emploi et posologie

Ce médicament doit être pris au cours des repas.

Les comprimés doivent être avalés tels quels avec un grand verre d'eau. Les comprimés effervescents doivent être dissous dans un verre d'eau.

Posologie usuelle :

- Adulte : la dose maximale est de 20 mg par jour.

Ne dépassez pas la *posologie* ni la durée de traitement prescrites par votre médecin

> **Conseils :** Les anti-inflammatoires non stéroïdiens (*AINS*) ne sont pas des médicaments anodins. Du fait de la possibilité d'effets indésirables digestifs et cutanés graves, le piroxicam est désormais réservé à certaines affections rhumatismales douloureuses. Ce médicament vous a été prescrit dans une situation précise : ne le conseillez pas à un proche et ne le réutilisez pas sans avis médical.

Effets indésirables possibles

Troubles digestifs, *gastrite*, voire *ulcère* de l'estomac ou du *duodénum*, le plus souvent lors d'un traitement prolongé à des doses supérieures à 20 mg par jour. Exceptionnellement : *hémorragie* du tube digestif (vomissements sanglants, selles noires, ou plus souvent pertes de sang imperceptibles, responsables de l'apparition progressive d'une *anémie*).

Réaction allergique nécessitant l'arrêt immédiat du traitement :
- *éruption cutanée*, démangeaisons, aphte, *conjonctivite* (pouvant correspondre à la phase initiale d'une réaction allergique plus grave) ;
- *asthme* ;
- malaise avec baisse de la tension artérielle.

Étourdissement, maux de tête, bourdonnement d'oreille, somnolence.

Exceptionnellement : baisse de l'audition, *photosensibilisation*, *œdème*, augmentation des *transaminases*, *hépatite*.

Laboratoires Chiesi

CYCLÉANE

Contraceptif oral — sur ordonnance

CYCLÉANE 20 : Ce médicament est un générique de MERCILON (voir p. 786).
CYCLÉANE 30 : Ce médicament est un générique de VARNOLINE (voir p. 1305).

CYCLO 3

Vasculoprotecteur cutané

Présentation

CYCLO 3 : crème ; tube de 40 g. Non remb.
CYCLO 3 : crème ; tube de 100 g. Non remb.

Composition

	p 100 g
Ruscus aculeatus, extrait sec	1,6 g
Mélilot, extrait fluide	2 g

Dans quel cas ce médicament est-il prescrit ?

C'est une crème qui, appliquée localement, facilite la circulation sanguine superficielle.

Elle est utilisée dans le traitement des troubles dus à une *insuffisance veineuse* : jambes lourdes...

> **Attention :** Cette crème ne doit pas être appliquée sur un *eczéma*, un *ulcère* ou une plaie.

Grossesse et allaitement

Ce médicament contient des plantes présumées sans danger pendant la grossesse ou l'allaitement. Néanmoins, par mesure de prudence, ne l'utilisez pas sans prendre l'avis de votre pharmacien ou de votre médecin.

Mode d'emploi et posologie

Faire pénétrer la crème par un léger massage de bas en haut.

Posologie usuelle :

2 applications par jour.

> **Conseils :** Pensez à vous laver les mains après l'application pour éviter tout contact avec les yeux et les *muqueuses*.
> L'*insuffisance veineuse* peut requérir des mesures spécifiques telles que la *contention élastique*.
> Une activité physique régulière et la surélévation du pied du lit permettent de faciliter la circulation veineuse et *lymphatique*.

Effets indésirables possibles

Rarement (moins de 1 % des utilisateurs) : *éruption cutanée*.

Laboratoires Pierre Fabre Médicament

CYCLO 3 FORT

Informations détaillées sur www.monvidal.com

CYMBALTA

Antidépresseur inhibiteur de la recapture de la sérotonine

sur ordonnance

Présentation

CYMBALTA 30 mg : gélule (blanc et bleu) ; boîte de 7. Liste I - Remb 65 % - **6,28 €**.
CYMBALTA 30 mg : gélule (blanc et bleu) ; boîte de 28. Liste I - Remb 65 % - **23,49 €**.
CYMBALTA 60 mg : gélule (vert et bleu) ; boîte de 28. Liste I - Remb 65 % - **35,07 €**.

Composition

	p gél	p gél
Duloxétine	30 mg	60 mg
Saccharose	+	+

Dans quel cas ce médicament est-il prescrit ?

Ce médicament est un *antidépresseur* de la famille des *inhibiteurs de la recapture de la sérotonine*.

Il est utilisé dans le traitement :
- des *états dépressifs*,
- de certaines manifestations de l'anxiété (*anxiété généralisée*),
- des *douleurs neuropathiques* chez le diabétique.

Contre-indications

Ce médicament ne doit pas être utilisé dans les cas suivants :
- *insuffisance hépatique*,
- *insuffisance rénale* grave,
- en association avec les *IMAO* non sélectifs.

Attention : L'utilisation des *antidépresseurs* est déconseillée avant l'âge de 18 ans. Des études ont en effet montré que l'utilisation d'un antidépresseur peut augmenter le risque de suicide chez les adolescents souffrant de dépression. Chez les enfants et adolescents de moins de 18 ans, ce traitement est par conséquent réservé à certains cas graves et nécessite une surveillance médicale particulière et la vigilance de l'entourage.

Tous les traitements antidépresseurs sont susceptibles d'induire un *épisode maniaque* chez les personnes prédisposées : en cas d'euphorie, d'excitation inhabituelle ou de comportement anormal survenant sous traitement, une consultation médicale rapide est nécessaire.

Des précautions sont nécessaires en cas d'*épilepsie* (même ancienne), de *glaucome* à angle fermé, d'*hypertension artérielle*, de prédisposition aux *hémorragies*.

Bien qu'aucune interaction nette n'ait été constatée avec l'*alcool*, évitez la prise de boissons alcoolisées, comme avec tout médicament *psychotrope*.

Si vous devez conduire ou utiliser une machine dangereuse, assurez-vous préalablement que ce médicament n'altère pas votre vigilance.

Interactions avec d'autres substances

Ce médicament ne doit pas être associé aux *IMAO* non sélectifs (MARSILID) : des délais précis doivent être respectés entre l'arrêt de l'IMAO et le début de ce traitement, et inversement.

Il peut également interagir avec les IMAO sélectifs A.

Informez par ailleurs votre médecin si vous prenez un IMAO sélectif B, un antimigraineux de la famille des *triptans*, un *anticoagulant* oral, un *antidépresseur imipraminique* ou un médicament contenant du lithium, de la carbamazépine, de la phénytoïne ou un produit de phytothérapie contenant du millepertuis.

Grossesse et allaitement

L'effet de ce médicament pendant la grossesse est mal connu : seul votre médecin peut évaluer le risque éventuel de son utilisation dans votre cas.

Ce médicament passe très faiblement dans le lait maternel : l'allaitement est néanmoins déconseillé.

Mode d'emploi et posologie

Les gélules doivent être avalées avec un grand verre d'eau, pendant ou en dehors des repas.

Posologie usuelle :
- Adulte : 30 à 120 mg par jour ; en moyenne 60 mg par jour.

Conseils : L'efficacité des *antidépresseurs* n'est généralement pas immédiate. Un délai pouvant atteindre plusieurs semaines est parfois nécessaire pour que les effets bénéfiques se fassent sentir. Les effets indésirables éventuels apparaissant en début de traitement ne doivent pas vous conduire à l'arrêter prématurément.

Chez la personne souffrant de dépression, un état anxieux peut apparaître ou s'aggraver en début de traitement ; un *anxiolytique* est parfois prescrit de manière temporaire par le médecin pour prévenir ou traiter ces manifestations.

Lorsque les *symptômes* de la *dépression* ont disparu, le traitement doit absolument être poursuivi pendant la durée prescrite afin de consolider la guérison. Un arrêt prématuré exposerait à une rechute. La durée d'un traitement antidépresseur est rarement inférieure à 6 mois.

Les antidépresseurs ne créent pas de dépendance. Néanmoins, il est préférable d'arrêter le traitement progressivement en diminuant la posologie ou en espaçant les prises pour éviter les effets indésirables transitoires observés en cas d'interruption brutale.

Effets indésirables possibles

Les effets indésirables surviennent surtout au cours des premières semaines de traitement et s'estompent le plus souvent ensuite.

Très fréquents : Maux de tête, somnolence ou au contraire insomnie, nausées, sécheresse de la bouche, diarrhée.

Fréquents : manque d'appétit, troubles sexuels, sensation de vertiges, tremblements, nervosité, fourmillements des extrémités, vision floue, palpitations, bouffées de chaleur, bâillements, constipation, vomissements, digestion difficile, transpiration excessive, douleur musculaire, fatigue, perte de poids (ou plus rarement prise de poids).

Divers troubles ont également été constatés, tels que : modification du goût, troubles de l'attention, mouvements anormaux, rétention d'urine ou envie fréquente d'uriner, *hypotension orthostatique*, sensation de froid ou de chaud.

Rarement : saignements, baisse du taux de *sodium* dans le sang, atteintes hépatiques, *réaction allergique* imposant l'arrêt du traitement.

Laboratoires Lilly France

Les mots en *italique* dans les textes sont expliqués dans le lexique p. 1427.

CYNOMEL

Hormone thyroïdienne

sur ordonnance

Présentation

CYNOMEL : comprimé sécable (blanc) ; boîte de 30. Liste II - Remb 65 % - **2,87 €**.

Composition

	p cp
Liothyronine sodique (L-T3)	25 µg
Amidon de blé (gluten)	+

Dans quel cas ce médicament est-il prescrit ?

Ce médicament contient une *hormone* de la famille des *hormones thyroïdiennes*, qui se caractérise par une action rapide et brève.

Il est utilisé dans le traitement d'urgence ou de courte durée de l'*hypothyroïdie* ou dans le *traitement d'appoint* de certaines autres affections de la *thyroïde*.

Contre-indications

Ce médicament ne doit pas être utilisé en cas d'*hyperthyroïdie* (sauf si celle-ci est l'objet d'un traitement spécifique).

Votre médecin est seul juge pour prescrire ce médicament en cas d'*insuffisance coronarienne* ou *cardiaque* grave, ou de *troubles du rythme cardiaque*.

Attention : L'utilisation de ce médicament dans le traitement de l'obésité sans *hypothyroïdie* est dangereuse et illégale.
Des précautions sont nécessaires chez les personnes âgées et chez les personnes souffrant d'*ostéoporose* grave.

Interactions avec d'autres substances

Les médicaments qui contiennent de la colestyramine (QUESTRAN, etc.) peuvent diminuer l'absorption de ce médicament : respecter un délai de 2 heures entre la prise de ces médicaments.

Informez par ailleurs votre médecin si vous prenez des *anticoagulants* oraux, des antiépileptiques, des médicaments contenant un *barbiturique*, de la griséofulvine, de la rifabutine ou de la rifampicine.

Grossesse et allaitement

La prise de ce médicament peut être poursuivie pendant la grossesse ou l'allaitement, sous contrôle médical.

Mode d'emploi et posologie

Ce médicament est pris une fois par jour, le matin à jeun.

Les comprimés ne sont pas adaptés à l'enfant de moins de 6 ans. En effet, ils risquent d'obstruer les voies respiratoires si l'enfant déglutit mal et que le comprimé passe dans la trachée (fausse route).

Posologie usuelle :

La *posologie* dépend de l'intensité de l'*hypothyroïdie*, de l'âge et de la tolérance individuelle.

Des analyses de sang permettent d'adapter la posologie : suivez-la strictement et ne la modifiez pas de vous-même.

Conseils : L'*hypothyroïdie* est une maladie qui nécessite un traitement à vie.

Effets indésirables possibles

Aggravation possible de troubles cardiaques.

Rarement : *réaction allergique* cutanée.

Certains signes doivent faire penser à un *surdosage* : *tachycardie*, insomnie, excitabilité, fièvre, sueurs, amaigrissement rapide, diarrhée. Le traitement sera alors interrompu quelques jours et repris ensuite à dose plus faible.

Laboratoires sanofi-aventis France

CYPROTÉRONE 50 mg
Génériques

Antiandrogène

sur ordonnance

Les médicaments ci-dessous sont des génériques de ANDROCUR (voir p. 125).

ACETATE DE CYPROTERONE EG 50 mg : comprimé sécable *(lactose)* boîte de 20. Liste I - Remb 65 % - 13,69 €.
ACETATE DE CYPROTERONE SANDOZ 50 mg : comprimé sécable *(lactose)* boîte de 20. Liste I - Remb 65 % - 13,69 €.
ACETATE DE CYPROTERONE TEVA 50 mg : comprimé *(lactose)* boîte de 20. Liste I - Remb 65 % - 13,69 €.
CYPROTERONE BIOGARAN 50 mg : comprimé sécable *(lactose)* boîte de 20. Liste I - Remb 65 % - 13,69 €.
CYPROTERONE MERCK 50 mg : comprimé *(lactose)* boîte de 20. Liste I - Remb 65 % - 13,69 €.
KALIALE 50 mg : comprimé sécable *(lactose)* boîte de 20. Liste I - Remb 65 % - 13,69 €.

CYPROTÉRONE 100 mg
Génériques

Antiandrogène

sur ordonnance

Les médicaments ci-dessous sont des génériques de ANDROCUR (voir p. 125).

ACETATE DE CYPROTERONE EG 100 mg : comprimé sécable *(lactose)* boîte de 60. Liste I - Remb 100 % - 78,15 €.
ACETATE DE CYPROTERONE SANDOZ 100 mg : comprimé sécable *(lactose)* boîte de 60. Liste I - Remb 100 % - 78,15 €.
CYPROTERONE BIOGARAN 100 mg : comprimé sécable *(lactose)* boîte de 60. Liste I - Remb 100 % - 78,15 €.
CYPROTERONE MYLAN 100 mg : comprimé sécable *(lactose)* boîte de 60. Liste I - Remb 100 % - 78,15 €.

CYPROTÉRONE 2 mg ÉTHINYLESTRADIOL 0,035 mg
Génériques

Antiacnéique

sur ordonnance

Les médicaments ci-dessous sont des génériques de DIANE 35 (voir p. 391).

CYPROTERONE ETHINYLESTRADIOL RATIOPHARM 2 mg/0,035 mg : comprimé *(lactose, saccharose)* boîte de 3 plaquettes de 21. Liste I - Non remb.

CYPROTERONE ETHINYLESTRADIOL RATIOPHARM 2 mg/0,035 mg : comprimé *(lactose, saccharose)* boîte de 21. Liste I - Non remb.

CYPROTERONE/ETHINYLESTRADIOL EG 2 mg/0,035 mg : comprimé *(lactose, saccharose)* boîte de 3 plaquettes de 21. Liste I - Non remb.

CYPROTERONE/ETHINYLESTRADIOL EG 2 mg/0,035 mg : comprimé *(lactose, saccharose)* boîte de 21. Liste I - Non remb.
CYPROTERONE/ETHINYLESTRADIOL SANDOZ 2 mg/0,035 mg : comprimé *(lactose, saccharose)* boîte de 3 plaquettes de 21. Liste I - Non remb.
CYPROTERONE/ETHINYLESTRADIOL SANDOZ 2 mg/0,035 mg : comprimé *(lactose, saccharose)* boîte de 21. Liste I - Non remb.
CYPROTERONE/ETHINYLESTRADIOL SCHERING 2 mg/0,035 mg : comprimé *(lactose, saccharose)* boîte de 3 plaquettes de 21. Liste I - Non remb.
CYPROTERONE/ETHINYLESTRADIOL SCHERING 2 mg/0,035 mg : comprimé *(lactose, saccharose)* boîte de 21. Liste I - Non remb.
CYPROTERONE/ETHINYLESTRADIOL TEVA 2 mg/0,035 mg : comprimé *(lactose, saccharose)* boîte de 1 plaquette de 21. Liste I - Non remb.
CYPROTERONE/ETHINYLESTRADIOL TEVA 2 mg/0,035 mg : comprimé *(lactose, saccharose)* boîte de 3 plaquettes de 21. Liste I - Non remb.
CYPROTERONE/ETHINYLESTRADIOL WINTHROP 2 mg/0,035 mg : comprimé *(lactose, saccharose)* boîte de 1 plaquette de 21. Liste I - Non remb.
CYPROTERONE/ETHINYLESTRADIOL WINTHROP 2 mg/0,035 mg : comprimé *(lactose, saccharose)* boîte de 3 plaquettes de 21. Liste I - Non remb.
CYPROTERONE/ETHINYLESTRADIOL ZYDUS 2 mg/0,035 mg : comprimé *(lactose, saccharose)* boîte de 1 plaquette de 21. Liste I - Non remb.
CYPROTERONE/ETHINYLESTRADIOL ZYDUS 2 mg/0,035 mg : comprimé *(lactose, saccharose)* boîte de 3 plaquettes de 21. Liste I - Non remb.
EVEPAR 2 mg/0,035 mg : comprimé *(lactose, saccharose)* boîte de 3 plaquettes de 21. Liste I - Non remb.
EVEPAR 2 mg/0,035 mg : comprimé *(lactose, saccharose)* boîte de 21. Liste I - Non remb.
HOLGYEME 2 mg/0,035 mg : comprimé *(lactose, saccharose)* boîte de 1 plaquette de 21. Liste I - Non remb.
HOLGYEME 2 mg/0,035 mg : comprimé *(lactose, saccharose)* boîte de 3 plaquettes de 21. Liste I - Non remb.
LUMALIA : comprimé *(lactose, saccharose)* boîte de 3 plaquettes de 21. Liste I - Non remb.
LUMALIA : comprimé *(lactose, saccharose)* boîte de 21. Liste I - Non remb.
MINERVA 35 µg : comprimé *(lactose, saccharose)* boîte de 3 plaquettes de 21. Liste I - Non remb.
MINERVA 35 µg : comprimé *(lactose, saccharose)* boîte de 21. Liste I - Non remb.

CYSTICHOL

Informations détaillées sur www.monvidal.com

CYSTINE B6 BAILLEUL

Traitement pour cheveux et ongles

Présentation

CYSTINE B6 BAILLEUL : comprimé (jaune) ; boîte de 20. Non remb.
CYSTINE B6 BAILLEUL : comprimé (jaune) ; boîte de 60. Non remb.
CYSTINE B6 BAILLEUL : comprimé (jaune) ; boîte de 120. Non remb.

Composition

	p cp
Cystine	500 mg
Pyridoxine chlorhydrate (vitamine B6)	50 mg

Dans quel cas ce médicament est-il prescrit ?

Ce médicament contient un *acide aminé* soufré et de la *vitamine* B6.

Il est utilisé pour renforcer les cheveux et les ongles fragiles, et dans le *traitement d'appoint* de la cicatrisation de la *cornée*.

Contre-indications

Ce médicament ne doit pas être utilisé en cas de cystinurie (élimination anormale de cystine dans l'urine).

Grossesse et allaitement

Ce médicament ne contient que des substances présumées sans danger pendant la grossesse ou l'allaitement. Néanmoins, ne l'utilisez pas de façon prolongée sans l'avis de votre pharmacien ou de votre médecin.

Mode d'emploi et posologie

Les comprimés doivent être avalés avec un peu d'eau, au cours des repas.

Posologie usuelle :
4 comprimés par jour.

Laboratoires Bailleul Biorga

CYTÉAL

Antiseptique local

Présentation

CYTÉAL antiseptique : solution moussante pour application locale ; flacon de 250 ml. Remb 35 % - **3,76 €**.
CYTÉAL antiseptique : solution moussante pour application locale ; flacon de 500 ml. Non remb.

Composition

	p 100 ml
Hexamidine di-isétionate	100 mg
Chlorhexidine gluconate (solution à 20 %)	0,5 ml
Chlorocrésol	300 mg
Agent moussant	+

Dans quel cas ce médicament est-il prescrit ?

Ce médicament contient des *antiseptiques* locaux associés à un agent moussant détergent.

Il est utilisé pour le nettoyage des lésions de la peau et des *muqueuses*, infectées ou exposées à un risque d'infection.

Contre-indications

Cette solution ne doit pas être utilisée :
- pour le nettoyage des yeux ou du conduit auditif (risque de toxicité en cas de perforation du tympan),
- pour l'*antisepsie* de la peau avant une piqûre,
- pour la désinfection du matériel médicochirurgical (voir Attention).

Attention : Évitez l'usage prolongé de ce médicament, notamment chez l'enfant, sur les *muqueuses* et sur des surfaces étendues ou profondément lésées, sans l'avis de votre médecin : risque de passage du médicament dans le sang.
Cet *antiseptique* ne convient pas pour la désinfection des ciseaux, rasoirs et autres objets potentiellement contaminants. De même, il ne doit pas être utilisé pour désinfecter la peau avant une piqûre.

Interactions avec d'autres substances

L'association à d'autres *antiseptiques* est déconseillée car leurs effets risquent de s'annuler.

Grossesse et allaitement

L'effet de ce médicament pendant la grossesse ou l'allaitement est mal connu. L'évaluation du risque éventuel lié à son utilisation est individuelle : demandez conseil à votre pharmacien ou à votre médecin.

Cet *antiseptique* ne doit pas être appliqué sur le mamelon sans avis médical. Un rinçage soigneux avant la tétée est indispensable.

Mode d'emploi et posologie

Dans tous les cas, et particulièrement quand la solution est utilisée pure, le lavage doit être suivi d'un rinçage soigneux.

Posologie usuelle :
La solution s'emploie comme un savon liquide en savonnage, pure ou diluée (1 volume de solution moussante pour 9 volumes d'eau).

> **Conseils :** Le simple lavage à l'eau et au savon permet d'éliminer la majorité des *germes* : il doit être suivi d'un rinçage soigneux car le savon peut inactiver certains *antiseptiques*.
> Tous les antiseptiques peuvent être contaminés par des germes : une fois ouvert, le flacon ne doit pas être conservé trop longtemps.

Effets indésirables possibles

Démangeaisons, picotements, sensation de brûlure, sécheresse de la peau (notamment en cas d'utilisation prolongée).
Réaction allergique.

Laboratoires Pierre Fabre Dermatologie

CYTOTEC

Antiulcéreux — **sur ordonnance**

Présentation

CYTOTEC 200 microgrammes : comprimé sécable (hexagonal ; blanc) ; boîte de 60. Liste I - Remb 65 % - **19,08 €**.

Composition

	p cp
Misoprostol	200 µg

Dans quel cas ce médicament est-il prescrit ?

Ce médicament est un antiulcéreux de la famille des *prostaglandines*, qui agit en diminuant la sécrétion acide de l'estomac et en protégeant son revêtement interne.
Il est utilisé dans le traitement des *ulcères* de l'estomac ou du *duodénum*, et pour prévenir ou traiter les *gastrites* dues aux traitements *anti-inflammatoires* par *AINS*.

Contre-indications

Ce médicament ne doit pas être utilisé dans les cas suivants :
- *allergie* aux *prostaglandines*,
- femme susceptible d'être enceinte n'utilisant pas de contraception efficace,
- **grossesse**.

> **Attention :**
> 
> Conducteur : ce médicament peut être responsable de *vertiges*.

Grossesse et allaitement

Ce médicament est contre-indiqué pendant la grossesse : la contraception est obligatoire pendant toute la durée du traitement.

Les données actuellement disponibles ne permettent pas de savoir si ce médicament passe dans le lait maternel. Ne poursuivez pas l'allaitement sans avis médical.

Mode d'emploi et posologie

Les comprimés sont pris après les repas et, si nécessaire, au coucher.
Ils sont avalés tels quels avec un grand verre d'eau.

Posologie usuelle :
Elle varie selon les cas : 1 comprimé, 2 fois par jour ou ½ à 1 comprimé, 4 fois par jour.
La durée du traitement est le plus souvent de plusieurs semaines.

> **Conseils :** Si vous êtes fumeur, la poursuite du tabagisme nuit à l'efficacité du traitement.
> La prise de ce médicament ne dispense pas des mesures diététiques que peut vous conseiller votre médecin.

Effets indésirables possibles

Le plus fréquemment : diarrhée.
Rarement : nausées, maux de tête, *vertiges*, gêne abdominale, troubles des règles.

Laboratoires Pfizer

D

DACRYOBORALINE

Informations détaillées sur www.monvidal.com

DACRYOSÉRUM
Solution de lavage oculaire

Présentation

DACRYOSÉRUM : solution pour lavage ophtalmique ; flacon de 100 ml avec embout. Non remb.
DACRYOSÉRUM : solution pour lavage ophtalmique ; flacon de 150 ml avec embout. Remb 35 % - **2,89 €**.
DACRYOSÉRUM : solution pour lavage ophtalmique ; boîte de 20 récipients unidoses de 5 ml. Remb 35 % - **2,83 €**.

Composition

	flacon p 100 ml	unidose p 100 ml
Acide borique	1,8 g	1,8 g
Borate de sodium	1,2 g	1,2 g
Benzododécinium bromure	+	

Dans quel cas ce médicament est-il prescrit ?

C'est une solution pour lavage ophtalmique *antiseptique* et légèrement astringente.
Elle est utilisée en cas d'irritation de l'œil.

Attention : Les flacons de 100 ml et de 150 ml, contrairement aux unidoses, contiennent un conservateur (benzododécinium) ; ils ne doivent pas être utilisés avec les *lentilles de contact* souples hydrophiles.
Une irritation oculaire peut être due à une infection : en cas de doute, n'hésitez pas à consulter votre médecin. N'utilisez pas ce médicament de façon prolongée sans prendre un avis médical.

Interactions avec d'autres substances

En cas de traitement avec un collyre, respectez un intervalle de 15 minutes entre les deux instillations.

Grossesse et allaitement

Ce médicament peut être utilisé pendant la grossesse ou l'allaitement.

Mode d'emploi et posologie

Retourner le flacon ou le récipient unidose puis presser légèrement dessus tout en dirigeant le jet vers l'œil. Essuyer l'excédent de solution avec une compresse.

Posologie usuelle :
1 à 3 lavages oculaires par jour.

Conseils : Cette solution ne doit pas être utilisée pour l'entretien des *lentilles de contact*.
L'application correcte du produit peut nécessiter une aide, notamment chez une personne handicapée ou âgée.
Évitez de mettre l'embout du flacon en contact avec l'œil.
Après ouverture, ne conservez pas les flacons de 100 ml et de 150 ml plus de 1 mois. Les récipients unidoses ne doivent pas être réutilisés : jetez-les immédiatement après utilisation.

Laboratoires Mc Neil Santé Grand Public

DACRYUM
Solution de lavage oculaire

Présentation

DACRYUM : solution pour lavage ophtalmique ; 15 unidoses de 5 ml. Non remb.
DACRYUM : solution pour lavage ophtalmique ; 30 unidoses de 5 ml. Non remb.

Composition

	p 100 ml
Acide borique	1,8 g
Borate de sodium	1,2 g

Dans quel cas ce médicament est-il prescrit ?

C'est une solution pour lavage ophtalmique *antiseptique* et légèrement astringente.
Elle est utilisée en cas d'irritation de l'œil.

Attention : Une irritation oculaire peut être due à une infection : en cas de doute, n'hésitez pas à consulter votre médecin. N'utilisez pas ce médicament plus de 2 jours sans prendre un avis médical.

Interactions avec d'autres substances

En cas de traitement avec un collyre, respecter un intervalle de 15 minutes entre deux instillations.

Grossesse et allaitement

Ce médicament peut être utilisé pendant la grossesse ou l'allaitement.

Mode d'emploi et posologie

Retourner le récipient unidose puis presser légèrement dessus tout en dirigeant le jet vers l'œil. Essuyer l'excédent de solution avec une compresse.

Posologie usuelle :
1 à 3 lavages oculaires par jour.

Conseils : Ce médicament peut être en accès libre dans certaines pharmacies ; néanmoins, n'hésitez pas à demander conseil à votre pharmacien.
Cette solution ne doit pas être utilisée pour l'entretien des *lentilles de contact*.
L'application correcte du produit peut nécessiter une aide, notamment chez une personne handicapée ou âgée.
Un récipient unidose permet une instillation dans les deux yeux et doit être jeté après utilisation.

Laboratoires Mc Neil Santé Grand Public

DACUDOSES
Solution de lavage oculaire

Présentation
DACUDOSES : solution pour lavage ophtalmique ; boîte de 16 récipients unidoses de 10 ml. Non remb.
DACUDOSES : solution pour lavage ophtalmique ; boîte de 24 récipients unidoses de 10 ml. Remb 35 % - **3,29 €**.

Composition

	p 100 ml
Acide borique	1,8 g
Borate de sodium	1,2 g

Dans quel cas ce médicament est-il prescrit ?
C'est une solution pour lavage ophtalmique *antiseptique* et légèrement astringente.
Elle est utilisée en cas d'irritation de l'œil.

Attention : Une irritation oculaire peut être due à une infection : en cas de doute, n'hésitez pas à consulter votre médecin. N'utilisez pas ce médicament de façon prolongée sans prendre un avis médical.

Interactions avec d'autres substances
En cas de traitement avec un collyre, respectez un intervalle de 15 minutes entre les deux instillations.

Grossesse et allaitement
Ce médicament peut être utilisé chez la femme enceinte ou qui allaite.

Mode d'emploi et posologie
Presser légèrement sur le récipient unidose tout en dirigeant le jet vers l'œil. Essuyer l'excédent de solution avec une compresse.
Posologie usuelle :
1 à 4 lavages oculaires par jour.

Conseils : Cette solution ne doit pas être utilisée pour l'entretien des *lentilles de contact*.
L'application correcte du produit peut nécessiter une aide, notamment chez une personne handicapée ou âgée.
Un récipient unidose permet une instillation dans les deux yeux et doit être jeté après utilisation.

Effets indésirables possibles
Gêne visuelle transitoire après l'instillation.

Laboratoires Gifrer Barbezat

DAFALGAN
Antalgique et antipyrétique

Présentation
DAFALGAN 500 mg : gélule (rouge et blanc) ; boîte de 16. Remb 65 % - **1,74 €**.
DAFALGAN Adulte : suppositoire (blanc) ; boîte de 10. Remb 65 % - **1,97 €**.
DAFALGAN 1 g : comprimé (blanc) ; boîte de 8. Remb 65 % - **1,74 €**.

Composition

	p gél	p suppos	p cp
Paracétamol	500 mg	600 mg	1 g

Dans quel cas ce médicament est-il prescrit ?
Ce médicament est un *antalgique* et un *antipyrétique* qui contient du paracétamol.
Il est utilisé pour faire baisser la fièvre et dans le traitement des affections douloureuses.

Contre-indications
Ce médicament ne doit pas être utilisé dans les cas suivants :
- maladie grave du foie,
- *inflammation* ou saignement du rectum (pour les suppositoires).

Attention : Le paracétamol est présent seul ou en association avec d'autres substances dans de nombreux médicaments : assurez-vous de ne pas prendre simultanément plusieurs médicaments contenant du paracétamol, car une prise conjointe entraîne un risque de *surdosage* qui peut être toxique pour le foie.

Interactions avec d'autres substances
En cas de traitement par un *anticoagulant* oral et par du paracétamol aux doses maximales (4 g par jour) pendant au moins 4 jours, une surveillance accrue du traitement anticoagulant sera éventuellement nécessaire.

Grossesse et allaitement
Les études scientifiques actuellement disponibles n'ont pas mis en évidence de problème particulier lors de l'utilisation du paracétamol chez la femme enceinte.
Aux doses usuelles, l'usage de ce médicament est possible pendant l'allaitement.

Mode d'emploi et posologie
Ce médicament peut être pris indifféremment pendant ou entre les repas. Respecter un intervalle de 4 à 6 heures entre 2 prises. En cas d'*insuffisance rénale*, l'intervalle entre 2 prises doit être de 8 heures minimum.
Les comprimés à 1 g sont réservés à l'adulte.
Les gélules ne sont pas adaptées à l'enfant de moins de 6 ans. En effet, elles risquent d'obstruer les voies respiratoires si l'enfant déglutit mal et que la gélule passe dans la trachée (fausse route).
Compte tenu du risque d'écoulement anal, il est déconseillé d'utiliser plus de 4 suppositoires par jour.
Posologie usuelle :
- Adulte : 1 ou 2 gélules à 500 mg ou 1 comprimé à 1 g, 1 à 3 fois par jour, ou 1 suppositoire, 1 à 4 fois par jour. Ne pas dépasser 3 g de paracétamol (6 gélules ou 5 suppositoires ou 3 comprimés) par jour.

Dans les douleurs sévères de l'adulte et notamment dans l'*arthrose*, la *posologie* maximale peut être portée à 1 g de paracétamol, 4 fois par jour, uniquement sur avis médical.
- Enfant : 60 mg par kg et par jour, soit 15 mg par kg toutes les 6 heures ou 10 mg par kg toutes les 4 heures. Il est nécessaire de suivre les recommandations de votre pharmacien ou de votre médecin ou de suivre les posologies suivantes données à titre indicatif :
  - Enfant de 27 à 40 kg : 1 gélule, à renouveler au bout de 6 heures, sans dépasser 4 gélules par jour.
  - Enfant de 41 à 50 kg : 1 gélule, à renouveler au bout de 4 heures, sans dépasser 6 gélules par jour.

La dose quotidienne maximale de paracétamol chez l'enfant est de 80 mg par kg, en 4 prises minimum, sans dépasser 3 g par jour.

Conseils : Dans le traitement de la fièvre chez l'enfant, lorsque le paracétamol est utilisé à la dose de 60 mg par kg et par jour, l'adjonction d'aspirine ou son usage en alternance avec le paracétamol est inutile, car l'aspirine ne permet pas d'obtenir une baisse supplémentaire de la fièvre.

Des sueurs abondantes accompagnent généralement la baisse de température lors du traitement des fièvres élevées. Ce phénomène est normal.

Effets indésirables possibles

Irritation anale (suppositoires).

Exceptionnellement : *réaction allergique*.

Laboratoires Bristol-Myers Squibb

DAFALGAN CODÉINE

Association d'antalgiques contenant un opiacé

sur ordonnance

Présentation

DAFALGAN CODÉINE : comprimé (blanc) ; boîte de 16. Liste I - Remb 65 % - **2,54 €**.

Composition

	p cp
Paracétamol	500 mg
Codéine phosphate	30 mg

Dans quel cas ce médicament est-il prescrit ?

Ce médicament contient deux *antalgiques* : le paracétamol, qui empêche la transmisssion de la douleur, et un *opiacé* (la codéine), qui renforce l'action du paracétamol en agissant sur la perception de la douleur par le cerveau.

Il est utilisé dans le traitement de la douleur.

Contre-indications

Ce médicament ne doit pas être utilisé dans les cas suivants :

- maladie grave du foie,
- *asthme* et *insuffisance respiratoire*,
- enfant de moins de 15 ans.

Attention : De nombreux médicaments contiennent du paracétamol : vous devez en tenir compte en cas de prise conjointe car le *surdosage* en paracétamol peut être toxique pour le foie.

Du fait de la présence de codéine, n'utilisez pas ce médicament à forte dose et de façon prolongée (risque de *dépendance*) et évitez son emploi en cas d'*hypertension intracrânienne*, qu'il pourrait aggraver.

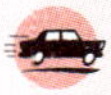

Ce médicament peut induire une somnolence, parfois intense chez certaines personnes. Cette somnolence peut être augmentée par la prise d'*alcool* ou d'autres médicaments *sédatifs*. La conduite et l'utilisation de machines dangereuses sont déconseillées, surtout dans les heures qui suivent la prise du médicament.

Interactions avec d'autres substances

Ce médicament ne doit pas être associé à ceux qui contiennent de la nalbuphine, de la buprénorphine ou de la pentazocine : risque de diminution de l'effet *antalgique*.

Informez par ailleurs votre médecin ou votre pharmacien si vous prenez des *sédatifs*.

Grossesse et allaitement

L'utilisation de la *codéine* et de ses dérivés (codéthyline, pholcodine) ne doit être envisagée chez la femme enceinte qu'en cas de nécessité, en effet :

- une *insuffisance respiratoire* peut survenir chez le nouveau-né d'une mère traitée par des doses élevées, même si le traitement est ponctuel mais précède de peu l'accouchement ;
- un *syndrome de sevrage*, à l'inverse, peut concerner des nouveau-nés si leur mère reçoit un traitement régulier, même à faible dose.

Il est donc important de signaler à l'obstétricien la prise éventuelle de codéine ou d'un de ses dérivés, afin que ces risques puissent être prévenus par une surveillance et un éventuel traitement adapté.

Ce médicament passe dans le lait maternel. Il est contre-indiqué pendant l'allaitement.

Mode d'emploi et posologie

Ce médicament peut être pris indifféremment au cours ou en dehors des repas. Les comprimés doivent être avalés avec un grand verre d'eau.

Respecter un intervalle minimal de 4 heures entre 2 prises. En cas d'*insuffisance rénale*, l'intervalle entre 2 prises doit être au minimum de 8 heures.

Posologie usuelle :

- Adulte : 1 ou 2 comprimés, 1 à 3 fois par jour.

Chez la personne âgée, la *posologie* initiale est généralement réduite de moitié.

Conseils : Comme tous les *antalgiques*, ce médicament est généralement plus efficace pour prévenir la douleur que pour la calmer : dans le traitement des douleurs chroniques, il est préférable de prendre ce médicament à intervalles réguliers sans attendre que la douleur s'installe.

Cet *antalgique* contenant de la codéine est destiné à être utilisé en deuxième intention, lorsque l'aspirine, l'ibuprofène ou le paracétamol, utilisés seuls, sont insuffisamment efficaces. Il peut néanmoins être utilisé d'emblée dans le traitement des douleurs fortes.

Ce médicament peut retarder un diagnostic en masquant la douleur ; ne le prenez pas sans l'avis de votre médecin, ne le conseillez pas à un proche.

Effets indésirables possibles

Liés à la *codéine* :

Constipation, somnolence, nausées, vomissements, sensation de vertige et, plus rarement, *bronchospasme*, *réaction allergique* cutanée, ralentissement de la respiration. Ces effets indésirables sont ceux de la famille des *opiacés* ; ils sont généralement modérés aux doses recommandées.

Liés au paracétamol : *réaction allergique* (rare).

Laboratoires Bristol-Myers Squibb

DAFLON
Vasculoprotecteur et veinotonique

Présentation
DAFLON 375 mg : comprimé (blanc) ; boîte de 30. Non remb.
DAFLON 500 mg : comprimé (saumon) ; boîte de 30. Non remb.
DAFLON 500 mg : comprimé (saumon) ; boîte de 60. Non remb.

Composition

	p cp	p cp
Flavonoïdes, extraits de rutacées (aurantiées)	375 mg	
Fractions flavonoïques purifiées		500 mg
soit Diosmine	150 mg	450 mg
soit Hespéridine	150 mg	50 mg

Dans quel cas ce médicament est-il prescrit ?
C'est un *veinotonique* et un protecteur *vasculaire*. Il stimule la circulation du sang dans les veines et lutte contre l'altération des *vaisseaux capillaires*.

Il est utilisé dans le *traitement symptomatique* :
- des jambes lourdes, *impatiences* et autres troubles en rapport avec une mauvaise circulation veineuse ou *lymphatique* ;
- des crises d'*hémorroïdes*.

Les comprimés à 375 mg sont également utilisés dans le traitement :
- des saignements entre les règles dus au port d'un stérilet, uniquement après examen médical ;
- des petites *hémorragies* sous-cutanées se traduisant par des taches rouges ou violacées ;
- de l'insuffisance d'irrigation de la *rétine*.

Attention : Ce médicament est insuffisant pour prévenir le risque de *phlébite* chez les malades alités ou plâtrés.
L'*insuffisance veineuse* peut requérir des mesures spécifiques telles que la *contention élastique*.
Des douleurs, un saignement anal qui persistent malgré le traitement peuvent être dus à une maladie autre que des *hémorroïdes* : consultez votre médecin. De même, tout saignement anal survenant chez une personne de plus de 50 ans doit faire l'objet d'une consultation médicale.

Grossesse et allaitement
L'effet de ce médicament pendant la grossesse ou l'allaitement est mal connu. L'évaluation du risque éventuel lié à son utilisation est individuelle : demandez conseil à votre pharmacien ou à votre médecin.

Mode d'emploi et posologie
Ce médicament doit être pris avec un verre d'eau au cours des repas.

Posologie usuelle :
2 comprimés à 375 mg ou 1 comprimé à 500 mg, midi et soir.
Traitement des *hémorroïdes* : 8 à 12 comprimés à 375 mg ou 4 à 6 comprimés à 500 mg par jour.

Conseils : Une activité physique régulière et la surélévation du pied du lit permettent de faciliter la circulation veineuse et *lymphatique*.
La constipation chronique et les efforts excessifs de poussée sont les principaux facteurs déclenchants des crises d'*hémorroïdes*. Un régime riche en fibres alimentaires, des boissons abondantes et un exercice physique régulier en limitent le risque.

Effets indésirables possibles
Rarement : *troubles digestifs*.

Laboratoires Servier

DAILY
Contraceptif oral — sur ordonnance

Ce médicament est un générique de TRINORDIOL (voir p. 1275).

DAIVOBET
Antipsoriasique — sur ordonnance

Présentation
DAIVOBET : pommade ; tube de 60 g. Liste I - Remb 65 % - **55,68 €**.

Composition

	p 100 g
Calcipotriol	5 mg
Bétaméthasone	50 mg

Dans quel cas ce médicament est-il prescrit ?
Ce médicament d'usage local associe une substance proche de la *vitamine* D et un *dermocorticoïde* d'activité forte. Il freine le renouvellement anormal de certaines cellules de la peau.
Il est utilisé dans le traitement de certaines formes de *psoriasis*.

Contre-indications
Ce médicament ne doit pas être utilisé dans les cas suivants :
- excès de calcium dans le sang,
- infection et parasitose non traitées de la peau,
- lésion ulcérée,
- *acné* et *rosacée*,
- *insuffisance hépatique* ou *rénale* grave.

Attention : Ce médicament ne doit pas être appliqué sur le visage ni sur le cuir chevelu : risque majoré d'effets indésirables locaux, notamment de *dermite périorale* (rougeur autour de la bouche). Il ne doit pas non plus être appliqué sur les muqueuses ou dans les plis.
En cas de contact de la pommade avec la bouche ou les yeux, rincer abondamment.

Grossesse et allaitement
En l'absence de données suffisantes, ce médicament est déconseillé pendant la grossesse ou l'allaitement.

Mode d'emploi et posologie
Appliquer la pommade en massant légèrement pour la faire pénétrer.

Posologie usuelle :
- Adulte de plus de 18 ans : 1 application par jour. Ne pas utiliser plus de 15 g par jour et plus de 100 g de pommade par semaine.

La durée du traitement ne doit pas dépasser 4 semaines, sauf avis médical contraire.

Conseils : Pensez à vous laver les mains après l'application.
Le tube ne doit pas être conservé plus de 1 an après ouverture.

Effets indésirables possibles

Fréquents : démangeaisons, éruption cutanée, sensation de brûlure.
Peu fréquents : irritation locale, rougeur, aggravation du psoriasis, photosensibilité.
Très rarement : *réaction allergique*, psoriasis pustuleux généralisé.
En raison de la présence de bétaméthasone, d'autres effets peuvent être observés en cas d'usage prolongé : *atrophie* cutanée, *télangiectasies* (dilatation des petits vaisseaux), vergetures, *purpura* (microhémorragies de la peau), fragilisation de la peau, *dermite périorale*, développement anormal des poils, dépigmentation localisée de la peau, augmentation de la pression intra-oculaire, cataracte.

Laboratoires LEO Pharma

DAIVONEX

Antipsoriasique — sur ordonnance

Présentation

DAIVONEX : crème ; tube de 30 g. Liste II - Remb 65 % - **13,32 €**.
DAIVONEX : crème ; tube de 120 g. Liste II - Remb 65 % - **41,06 €**.
DAIVONEX 50 µg/ml : solution pour cuir chevelu ; flacon de 60 ml. Liste II - Remb 65 % - **24,79 €**.
DAIVONEX 50 µg/ml : solution pour cuir chevelu ; flacon de 120 ml. Liste II - Remb 65 % - **42,45 €**.

Composition

	p 100 g	p 100 ml
Calcipotriol	5 mg	5 mg

Dans quel cas ce médicament est-il prescrit ?

Ce médicament d'usage local contient une substance proche de la *vitamine* D. Elle freine le renouvellement anormal de certaines cellules de la peau.
Il est utilisé dans le traitement du *psoriasis*, seul ou en association avec un *dermocorticoïde*, la *puvathérapie* ou un traitement par la ciclosporine ou l'acitrétine.

Contre-indications

Ce médicament ne doit pas être utilisé dans les cas suivants :
- excès de calcium dans le sang,
- maladie hépatique ou rénale grave (solution).

Attention : Ce médicament ne doit pas être appliqué sur le visage : risque de rougeur.

Grossesse et allaitement

En l'absence de données suffisantes, ce médicament est déconseillé pendant la grossesse ou l'allaitement.

Mode d'emploi et posologie

Appliquer la crème sur les plaques, en massant légèrement pour la faire pénétrer. En cas d'association avec un *dermocorticoïde*, il est conseillé d'appliquer l'un des traitements le matin et l'autre le soir.
La solution est destinée au traitement des lésions du cuir chevelu.

Posologie usuelle :
- Adulte : 1 application, matin et soir. Ne pas utiliser plus de 5 g de calcipotriol par semaine, soit 100 g de crème ou 30 g de crème et 60 ml de solution par semaine par exemple.

La durée du traitement avec la solution ne doit pas dépasser 5 mois, sauf avis médical contraire.

Conseils : Pensez à vous laver les mains après l'application.

Effets indésirables possibles

Irritation locale, démangeaisons, photosensibilité.
Très rarement : *réaction allergique*.

Laboratoires LEO Pharma

DAKIN COOPER STABILISÉ

Antiseptique local

Présentation

DAKIN COOPER STABILISÉ : solution pour application locale ; flacon de 60 ml. Non remb.
DAKIN COOPER STABILISÉ : solution pour application locale ; flacon de 250 ml. Remb 35 % - **2,67 €**.
DAKIN COOPER STABILISÉ : solution pour application locale ; flacon de 500 ml. Remb 35 % - **3,18 €**.
DAKIN COOPER STABILISÉ : solution pour application locale ; flacon de 1 000 ml. Non remb.

Composition

	p 100 ml
Hypochlorite de sodium, soit Chlore actif	500 mg

Dans quel cas ce médicament est-il prescrit ?

Ce médicament est un *antiseptique* local qui contient du chlore.
Il est utilisé pour l'*antisepsie* de la peau, des *muqueuses* et des plaies superficielles.

Attention : Cet *antiseptique* ne convient pas pour la désinfection des ciseaux, rasoirs et autres objets potentiellement contaminants.

Interactions avec d'autres substances

L'association à d'autres *antiseptiques* est déconseillée car leurs effets risquent de s'annuler.

Grossesse et allaitement

Cet *antiseptique* peut être utilisé chez la femme enceinte ou qui allaite.
Il peut être appliqué sur le mamelon qui doit être rincé avant la tétée.

Mode d'emploi et posologie

Cette solution s'emploie pure. Elle peut être utilisée en lavage, bain local, compresse imbibée, pansement humide...

Conseils : Ce médicament contient du chlore et peut décolorer les vêtements.
Le simple lavage à l'eau et au savon permet d'éliminer la majorité des *germes* : il doit être suivi d'un rinçage soigneux car le savon peut inactiver certains *antiseptiques*.

Tous les antiseptiques peuvent être contaminés par des germes : une fois ouvert, le flacon ne doit pas être conservé trop longtemps.
Ce produit doit être conservé à l'abri de la lumière et de la chaleur.

Effets indésirables possibles

Légère sensation de brûlure lorsque ce produit est appliqué sur une plaie.

Laboratoires Coopération Pharmaceutique Française

DAKTARIN application locale

Antifongique local : imidazolé

Présentation

DAKTARIN : poudre pour application locale ; flacon de 30 g. Remb 35 % - **2,92 €**.

Composition

	p 100 g
Miconazole nitrate	2 g

Dans quel cas ce médicament est-il prescrit ?

Ce médicament d'action locale contient un *antifongique* de la famille des *imidazolés*.
Il est utilisé dans le traitement de certaines maladies de la peau, des ongles et des *muqueuses*, dues à des champignons microscopiques (*mycoses*) : *candidose*, *pityriasis versicolor*, *dermatophytie*...

Contre-indications

Ce médicament ne doit pas être utilisé en cas d'*allergie* aux *antifongiques* de la famille des *imidazolés*.

Attention : Évitez d'utiliser ce médicament, notamment chez l'enfant, de manière prolongée et sur des surfaces étendues ou profondément lésées, sans l'avis de votre pharmacien ou de votre médecin.

Grossesse et allaitement

L'effet de ce médicament pendant la grossesse ou l'allaitement est mal connu. L'évaluation du risque éventuel lié à son utilisation est individuelle : demandez conseil à votre pharmacien ou à votre médecin.

Mode d'emploi et posologie

Dans tous les cas, le médicament doit être appliqué après lavage et séchage soigneux de la zone à traiter.
Saupoudrer les régions lésées en répartissant la poudre de façon homogène.
La poudre peut être utilisée dans les chaussures, source fréquente de recontamination en cas de *mycose* des pieds.

Posologie usuelle :
2 applications par jour.
La durée du traitement varie selon les cas. Suivre la prescription de votre médecin ou les conseils de votre pharmacien.

Conseils : En cas de *candidose*, évitez d'utiliser des savons acides : ils favorisent la multiplication des champignons.
En cas de lésion importante des ongles des orteils, un meulage préalable par un pédicure facilite l'action du médicament.
Une transpiration excessive contribue au développement des lésions dues à des champignons. Le port de chaussettes en fibre naturelle (coton, laine) est recommandé. La même paire de chaussures ne doit pas être portée deux jours de suite.

Effets indésirables possibles

Irritation locale (rougeur cutanée, démangeaisons, sensation de brûlure).

Laboratoires Janssen-Cilag

DAKTARIN gel buccal

Antifongique à usage buccal — sur ordonnance

Présentation

DAKTARIN : gel buccal (arômes : orange, cacao) ; tube de 40 g (12 cuillères-mesure de 2,5 ml). Liste I - Remb 65 % - **5,32 €**.

Composition

	p c mes
Miconazole	62,5 mg
Alcool à 95°	+

Dans quel cas ce médicament est-il prescrit ?

Ce gel buccal contient un *antifongique* de la famille des *imidazolés*.
Il est utilisé dans le traitement des *candidoses* buccales.

Contre-indications

Ce médicament ne doit pas être utilisé dans les cas suivants :
- *insuffisance hépatique*,
- en association avec certains *anticoagulants*, les *sulfamides hypoglycémiants* et les médicaments contenant du pimozide ou du cisapride.

Interactions avec d'autres substances

Ce médicament ne doit pas être associé :
- aux *anticoagulants* oraux : risque d'*hémorragie* grave ;
- aux *sulfamides hypoglycémiants* : risque d'*hypoglycémie* ;
- à un médicament contenant du pimozide (ORAP) ou du cisapride (PRÉPULSID) : risque de *troubles du rythme cardiaque*.

Informez par ailleurs votre médecin si vous prenez un médicament contenant de la phénytoïne.

Grossesse et allaitement

L'effet de ce médicament pendant la grossesse est mal connu : seul votre médecin peut évaluer le risque éventuel de son utilisation dans votre cas.
Du fait d'un risque d'interaction médicamenteuse, le médicament passant dans le lait maternel, l'allaitement sous traitement est contre-indiqué si le nourrisson reçoit du cisapride (PRÉPULSID).

Mode d'emploi et posologie

Ce médicament doit être pris à distance des repas et conservé dans la bouche 2 à 3 minutes avant d'être avalé.

Posologie usuelle :
- Adulte : 2 cuillères-mesure, 4 fois par jour.
- Enfant et nourrisson : 1 cuillère-mesure, 4 fois par jour.

La durée habituelle du traitement est de 7 à 15 jours.

Effets indésirables possibles

Nausées, diarrhée, vomissements.

Rarement : *réaction allergique*, augmentation des *transaminases*.

Laboratoires Janssen-Cilag

DALACINE

Antibiotique : lincosanide — sur ordonnance

Présentation

DALACINE 75 mg : gélule (violet) ; boîte de 12. Liste I - Remb 65 % - **3,74 €**.
DALACINE 150 mg : gélule (violet et rouge) ; boîte de 12. Liste I - Remb 65 % - **3,74 €**.
DALACINE 300 mg : gélule (lavande) ; boîte de 16. Liste I - Remb 65 % - **8,61 €**.

Composition

	p gél	p gél	p. gél
Clindamycine	75 mg	150 mg	300 mg
Lactose	+	+	+

Dans quel cas ce médicament est-il prescrit ?

Ce médicament est un *antibiotique* qui appartient à la famille des lincosanides.

Il est utilisé dans le traitement de diverses maladies infectieuses graves, notamment les infections génitales, les infections des bronches, des oreilles, de la bouche et des dents, de la peau et des os.

Il est également utilisé dans la prévention de l'*endocardite bactérienne*.

Contre-indications

Ce médicament ne doit pas être utilisé dans les cas suivants :

- *allergie* aux lincosanides (clindamycine, lincomycine),
- enfant de moins de 6 ans,
- **allaitement**.

> **Attention :** En cas de diarrhée importante, consultez votre médecin et ne poursuivez le traitement qu'avec son accord. Une diarrhée peut également survenir dans les semaines qui suivent le traitement : un avis médical urgent est là encore nécessaire. Évitez toute automédication par un antidiarrhéique, qui pourrait se révéler dangereuse.
> Des précautions sont nécessaires en cas d'*asthme* ou d'autres *allergies*.

Interactions avec d'autres substances

Un délai de 2 heures doit être respecté entre la prise de ce médicament et celle des antiacides contenant de l'aluminium.

Grossesse et allaitement

L'effet de ce médicament pendant la grossesse est mal connu. Seul votre médecin peut évaluer le risque éventuel lié à son utilisation dans votre cas.

Ce médicament passe dans le lait maternel ; un choix est donc nécessaire entre l'allaitement et la prise du médicament. Cette décision devra être prise en accord avec votre médecin.

Mode d'emploi et posologie

Les gélules doivent être avalées avec un peu d'eau, indifféremment pendant ou en dehors des repas.

Posologie usuelle :

- Adulte : 600 mg à 2,4 g par jour, répartis en plusieurs prises.
- Enfant de plus de 6 ans : 8 à 25 mg par kg et par jour, en 3 ou 4 prises ; soit par exemple pour un enfant de 20 kg : une gélule à 75 mg, 4 fois par jour.

> **Conseils :** Une diminution de la fièvre ou une disparition des *symptômes* ne sont pas synonymes de guérison : la durée du traitement doit absolument être respectée pour éviter les rechutes ou l'apparition d'une *résistance* du *germe* à l'*antibiotique*.
> L'éventuelle fatigue n'est pas due à l'*antibiotique*, mais à l'infection elle-même.

Effets indésirables possibles

Œsophagite, nausées, vomissements et diarrhée (voir Attention).

Réaction allergique cutanée, œdème de *Quincke*.

Rares anomalies de la *numération formule sanguine*.

Laboratoires Pfizer

DALACINE T TOPIC

Informations détaillées sur www.monvidal.com

DANATROL

Informations détaillées sur www.monvidal.com

DANTRIUM

Myorelaxant — sur ordonnance

Présentation

DANTRIUM 25 mg : gélule (orange et beige) ; boîte de 50. Liste I - Remb 35 % - **6,74 €**.
DANTRIUM 100 mg : gélule (orange) ; boîte de 30. Liste I - Remb 35 % - **13,32 €**.

Composition

	p gél	p gél
Dantrolène, sel de sodium	25 mg	100 mg
Amidon de blé (gluten)	+	+
Lactose	+	+

Dans quel cas ce médicament est-il prescrit ?

Ce médicament est un *myorelaxant* (relaxant musculaire) qui n'agit que sur les muscles rattachés au squelette.

Il est principalement utilisé dans le traitement des contractures douloureuses qui accompagnent la *sclérose en plaques* et certaines paralysies.

Contre-indications

Ce médicament ne doit pas être utilisé en cas d'*insuffisance hépatique* grave.

> **Attention :** Ce médicament peut être toxique pour le foie (notamment à forte dose) et certains signes imposent l'arrêt du traitement ainsi qu'un avis médical : perte d'appétit, fatigue anormale, démangeaisons diffuses.
> En cas de traitement prolongé, votre médecin peut être amené à vous prescrire des analyses de sang régulières.
> Des précautions sont nécessaires en cas d'*insuffisance respiratoire* ou d'*insuffisance cardiaque* grave.

Conducteur : ce médicament peut être responsable d'une baisse de la vigilance, particulièrement en début de traitement.

Grossesse et allaitement

L'effet de ce médicament pendant la grossesse ou l'allaitement est mal connu : seul votre médecin peut évaluer le risque éventuel de son utilisation dans votre cas.

Mode d'emploi et posologie

Les gélules doivent être avalées avec un peu d'eau, au cours des repas.

Posologie usuelle :

La *posologie* est strictement individuelle et adaptée progressivement par votre médecin.

Effets indésirables possibles

Somnolence, *vertiges*, fatigue, confusion des idées, incontinence par relâchement des sphincters, *éruption cutanée*.

Troubles digestifs.

Une éventuelle coloration orangée des urines peut apparaître en cours de traitement.

Laboratoires Merck Lipha Santé SAS

DAONIL

Antidiabétique oral

sur ordonnance

Présentation

DAONIL FAIBLE 1,25 mg : comprimé (orange) ; boîte de 60. Liste I - Remb 65 % - **3,18 €**.

DAONIL 5 mg : comprimé sécable (blanc) ; boîte de 20. Liste I - Remb 65 % - **2,47 €**.

DAONIL 5 mg : comprimé sécable (blanc) ; boîte de 100. Liste I - Remb 65 % - **9,00 €**.

DAONIL 5 mg : comprimé sécable (blanc) ; boîte de 180. Liste I - Remb 65 % - **15,76 €**.

Composition

	p cp	p cp
Glibenclamide	1,25 mg	5 mg
Lactose	+	+

Dans quel cas ce médicament est-il prescrit ?

Ce médicament est un *antidiabétique* oral qui appartient à la famille des *sulfamides hypoglycémiants*. Il permet de diminuer l'excès de *sucre* dans le sang en favorisant la sécrétion de l'*insuline*.

Il est utilisé dans le traitement du *diabète* de type 2 lorsque le régime alimentaire seul est insuffisant.

Contre-indications

Ce médicament ne doit pas être utilisé dans les cas suivants :

- *allergie* aux *sulfamides*,
- *insuffisance rénale* ou *hépatique* grave,
- *porphyrie*,
- en association avec les médicaments contenant du miconazole,
- **allaitement**.

Attention : Ce médicament n'est pas adapté au traitement du *diabète* de type 1 : celui-ci requiert un traitement par injections d'*insuline*.

Un sentiment de malaise associé à des sueurs froides, une fringale, une accélération du cœur sont les signes habituels d'une *hypoglycémie* due à un effet excessif du médicament. Cette hypoglycémie peut également se traduire par des troubles du comportement, qui doivent alerter votre entourage, voire des *convulsions* ou un *coma*. En présence de ces signes ou en cas de simple doute, buvez une boisson sucrée ou mangez du *sucre*. Si le diabétique est inconscient, surtout ne lui donnez rien à boire et appelez votre médecin ou à défaut le 15 ou un service d'urgence.

Consultez rapidement votre médecin en cas de malaises hypoglycémiques répétés.

Certaines situations peuvent contribuer à augmenter la *glycémie* : infections, prise de médicaments, stress. En cas de soif intense, de grande fatigue, de sensation de malaise général, consultez rapidement votre médecin.

Des analyses de sang régulières permettent à votre médecin d'adapter la *posologie*. Dans certains cas, il peut être nécessaire de pratiquer vous-même des contrôles, à l'aide de bandelettes et d'un appareil lecteur de glycémie.

Évitez la prise de boissons alcoolisées pendant le traitement : risque accru d'hypoglycémie et risque d'*effet antabuse*.

Conducteur : une *hypoglycémie* peut entraîner un malaise pendant la conduite ou l'utilisation de machines.

Interactions avec d'autres substances

Ce médicament ne doit pas être associé avec les médicaments oraux contenant du miconazole (DAKTARIN gel buccal, LORAMYC...) : risque d'*hypoglycémie*.

Il peut interagir avec les médicaments contenant de la phénylbutazone ou du danazol.

Informez par ailleurs votre médecin ou votre pharmacien si vous prenez un *bêtabloquant*, un *inhibiteur de l'enzyme de conversion*, un *corticoïde*, ou un médicament contenant du fluconazole, de la desmopressine, de la ritodrine, du salbutamol, de la terbutaline ou de la chlorpromazine.

Grossesse et allaitement

Un *diabète* mal équilibré peut être néfaste pour l'enfant à naître. Un désir de grossesse nécessite le remplacement de ce médicament par de l'*insuline* et une surveillance médicale renforcée. Si une grossesse survient alors que vous êtes encore sous traitement *antidiabétique* oral, consultez rapidement votre médecin pour un passage à l'insuline injectable.

Les données disponibles ne permettent pas de savoir si ce médicament passe dans le lait maternel : il est contre-indiqué en cas d'allaitement.

Mode d'emploi et posologie

Les comprimés doivent être avalés avec un verre d'eau, avant les repas.

Posologie usuelle :

- Adulte de moins de 65 ans : ½ à 3 comprimés à 5 mg par jour ; la dose et la répartition des prises sont adaptées en fonction de la *glycémie*.
- Personne âgée de plus de 65 ans ou fragilisée : la dose initiale est de 1 comprimé à 1,25 mg par jour ; l'adaptation de la *posologie* est faite ensuite, en fonction de la glycémie, en respectant des paliers d'au moins 7 jours.

Suivre attentivement la prescription de votre médecin. Le régime alimentaire reste nécessaire pendant le traitement.

Conseils : Le respect de certaines règles simples permet de diminuer le risque d'*hypoglycémie* :
- toute prise de ce médicament doit être suivie d'un repas (ne prenez pas de comprimé si vous devez sauter le repas suivant) ;
- si vous envisagez un effort physique intense et prolongé, il peut être nécessaire de diminuer la dose du médicament (demandez conseil à votre médecin) ;
- informez votre médecin si vous devez travailler la nuit ou si votre religion vous impose un jeûne prolongé ;
- évitez la prise de boissons alcoolisées à jeun ou à distance des repas.

Le *diabète* peut diminuer la sensibilité des pieds à la douleur et favoriser les infections. Des plaies profondes peuvent se développer : une hygiène rigoureuse et des chaussures confortables limitent ce risque.

Le régime du diabétique ne consiste pas en une simple interdiction des *glucides* (*sucres*, pain, pâtes...) : demandez conseil à votre médecin.

Pesez-vous régulièrement et signalez toute variation rapide de poids à votre médecin.

Effets indésirables possibles

Hypoglycémie (voir Attention).

Troubles digestifs, démangeaisons, *éruption cutanée*.

Exceptionnellement : anomalie de la *numération formule sanguine*, augmentation des *transaminases*, jaunisse.

Laboratoires sanofi-aventis France

DEBRICALM

Modificateur
de la motricité digestive

sur ordonnance

Ce médicament est un générique de DÉBRIDAT (voir p. 365).

DÉBRIDAT

Modificateur
de la motricité digestive

sur ordonnance

Présentation

DÉBRIDAT Enfant et Nourrisson : granulé pour suspension buvable (arôme orange) ; flacon de 125 ml avec mesurette graduée en kg. Liste II - Remb 35 % - **2,67 €**.

DÉBRIDAT : granulé pour suspension buvable (arôme orange) ; flacon de 250 ml avec doseur gradué. Liste II - Remb 35 % - **3,96 €**.

DÉBRIDAT : granulé pour suspension buvable (arôme orange) ; boîte de 30 sachets. Liste II - Remb 35 % - **6,65 €**.

DÉBRIDAT 100 mg : comprimé (blanc) ; boîte de 30. Liste II - Remb 35 % - **4,58 €**.

DÉBRIDAT 200 mg : comprimé ; boîte de 30. Liste II - Remb 35 % - **7,65 €**.

DÉBRIDAT : suppositoire ; boîte de 10. Liste II - Remb 35 % - **2,19 €**.

Composition

	susp buv p grad	susp buv p 5 ml	susp buv p sachet
Trimébutine	1,6 mg	24 mg	74,4 mg
Saccharose	200 mg	3 g	3,7 g
Aspartam			+

	p cp	p cp	p suppos
Trimébutine maléate	100 mg	200 mg	100 mg
Lactose	+	+	

Dans quel cas ce médicament est-il prescrit ?

Ce médicament régularise la motricité de l'intestin.

Il est utilisé dans le *traitement symptomatique* des douleurs liées aux troubles du *transit intestinal* et de la vésicule biliaire.

Contre-indications

Les sachets ne doivent pas être utilisés en cas de *phénylcétonurie* (présence d'aspartam).

Attention : La suspension buvable contient du *sucre* (saccharose) en quantité notable.

Grossesse et allaitement

L'effet de ce médicament pendant la grossesse est mal connu : seul votre médecin peut évaluer le risque éventuel de son utilisation dans votre cas.

Ce médicament peut être utilisé chez la femme qui allaite.

Mode d'emploi et posologie

La suspension Enfant et Nourrisson à 4,8 mg/ml est la mieux adaptée à l'enfant de moins de 5 ans. Elle doit être reconstituée avec de l'eau minérale non gazeuse. La dose par prise est indiquée, en fonction du poids de l'enfant, sur le piston de la mesurette graduée en kg. Elle peut être avalée telle quelle ou diluée dans un peu de liquide. Pour le nourrisson, elle peut être ajoutée à un biberon de lait ou d'eau.

Les comprimés et les suppositoires sont réservés à l'adulte.

Le contenu des sachets doit être dissous dans un verre d'eau.

Posologie usuelle :
- Adulte : 300 mg par jour, soit : 1 dose de 15 ml de suspension buvable ou 1 sachet ou 1 comprimé à 100 mg, 3 fois par jour, ou 1 suppositoire, 1 ou 2 fois par jour.

Dans certains cas, la *posologie* peut être augmentée jusqu'à 600 mg par jour, soit : 6 doses de 15 ml ou 6 sachets ou 6 comprimés à 100 mg ou 3 comprimés à 200 mg par jour.
- Enfant de plus de 5 ans : 1 dose de 10 ml de suspension buvable, 3 fois par jour, ou 1 sachet, 2 fois par jour.
- Enfant de 1 à 5 ans : 1 dose de 5 ml de suspension buvable, 3 fois par jour.
- Nourrisson de 6 mois à 1 an : 1 dose de 5 ml de suspension buvable, 2 fois par jour.
- Nourrisson jusqu'à 6 mois : 1 dose de 2,5 ml de suspension buvable, 2 à 3 fois par jour.

Conseils : Le doseur gradué et la mesurette doivent être rincés à l'eau avant d'être remis dans le flacon.

Les mesures permettant de limiter le stress ont généralement un effet favorable sur les troubles liés à un dérèglement de l'intestin.

La prise de ce médicament ne dispense pas des mesures diététiques que peut vous conseiller votre médecin.

La suspension buvable reconstituée se conserve 4 semaines à température ambiante ; il est préférable de l'agiter avant chaque utilisation.

Effets indésirables possibles

Rarement : *réaction allergique* cutanée.

Laboratoires Pfizer

DÉBRUMYL

Informations détaillées sur www.monvidal.com

DÉCALOGIFLOX

Informations détaillées sur www.monvidal.com

DÉCAPEPTYL

Hormone de synthèse

sur ordonnance

Présentation

DÉCAPEPTYL 0,1 mg : préparation injectable *SC* ; boîte de 7 flacons de *lyophilisat* et 7 ampoules de solvant de 1 ml. Liste I - Remb 100 % - **41,61 €**.

DÉCAPEPTYL LP 3 mg : préparation injectable *IM* à *libération prolongée* ; 1 flacon de poudre et 1 ampoule de solution de mise en suspension de 2 ml avec seringue et 2 aiguilles. Liste I - Remb 65 % - **134,61 €**.

DÉCAPEPTYL LP 11,25 mg : préparation injectable *IM* à *libération prolongée* ; 1 flacon de poudre et 1 ampoule de solvant de 2 ml avec seringue et 2 aiguilles. Liste I - Remb 65 % - **378,84 €**.

Composition

	p flacon	p flacon	p flacon
Triptoréline	0,1 mg	3 mg	11,25 mg

Dans quel cas ce médicament est-il prescrit ?

Ce médicament contient une *hormone* de synthèse qui agit sur les organes de la reproduction.

Il est utilisé :
- dans le traitement de l'*endométriose* et des stérilités chez la femme,
- pour empêcher le développement anormal de la prostate chez l'homme,
- dans le traitement des pubertés précoces chez l'enfant.

Attention : Chez la femme :
- l'absence de grossesse doit être confirmée par un test avant de commencer le traitement ;
- des douleurs abdominales associées à des nausées peuvent traduire une stimulation excessive des ovaires : prenez l'avis de votre médecin avant de faire pratiquer l'injection suivante ;
- une surveillance médicale régulière, comportant des *échographies* et des analyses sanguines, est nécessaire pendant toute la durée du traitement ;
- la survenue de saignements vaginaux doit vous conduire à consulter rapidement votre médecin.

Lors des premiers jours du traitement chez l'homme, une aggravation des *symptômes* peut survenir, due à une période initiale de stimulation des organes de la reproduction.

Grossesse et allaitement

Ce médicament n'a pas lieu d'être utilisé pendant la grossesse ou l'allaitement. Si le traitement est démarré par erreur pendant une grossesse, il doit être arrêté dès que l'état de grossesse est connu.

La grossesse éventuelle qui survient après le traitement n'est pas affectée par celui-ci.

Mode d'emploi et posologie

Selon les dosages, ce médicament est injecté par *voie* sous-cutanée ou intramusculaire.

Posologie usuelle :

Elle est strictement individuelle.

Conseils : L'arrêt des règles chez la femme et l'*impuissance* chez l'homme sont une conséquence inévitable du traitement, mais réversible à son arrêt.

Effets indésirables possibles

Douleur au point d'injection.

Bouffées de chaleur, sécheresse vaginale, instabilité émotionnelle, prise de poids.

Maux de tête, douleurs des muscles et des articulations.

Stimulation ovarienne excessive : nausées, vomissements, douleurs abdominales (voir Attention).

Risque de décalcification, notamment lors des traitements prolongés.

Réaction allergique.

Laboratoires Beaufour Ipsen Pharma

DÉCONTRACTYL comprimé

Relaxant musculaire

Présentation

DÉCONTRACTYL 500 mg : comprimé ; boîte de 24. Non remb.

Composition

	p cp
Méphénésine	500 mg

Dans quel cas ce médicament est-il prescrit ?

Ce médicament est un myorelaxant (relaxant musculaire). Il possède également un léger effet *sédatif.*

Il est utilisé dans le *traitement d'appoint* des contractures musculaires douloureuses.

Contre-indications

Ce médicament ne doit pas être utilisé en cas de *porphyrie.*

Attention : Évitez les boissons alcoolisées : augmentation du risque de somnolence.

Si vous devez conduire ou utiliser une machine dangereuse, assurez-vous préalablement que ce médicament n'altère pas votre vigilance.

Grossesse et allaitement

L'effet de ce médicament pendant la grossesse ou l'allaitement est mal connu. L'évaluation du risque éventuel lié à son utilisation est individuelle : demandez conseil à votre pharmacien ou à votre médecin.

Mode d'emploi et posologie

Les comprimés doivent être avalés avec un verre d'eau, indifféremment pendant ou en dehors des repas.

Posologie usuelle :
- Adulte : 1 à 2 comprimés à 500 mg, 3 fois par jour.

Effets indésirables possibles

Rarement : somnolence, nausées, vomissement, *éruption cutanée*.
Exceptionnellement : *choc anaphylactique*.

Laboratoires sanofi-aventis France

DÉCONTRACTYL pommade

Relaxant musculaire local

Présentation

DÉCONTRACTYL : pommade ; tube de 80 g. Non remb.

Composition

	p 100 g
Méphénésine	10 g
Nicotinate de méthyle	1 g

Dans quel cas ce médicament est-il prescrit ?

Cette pommade contient un myorelaxant (relaxant musculaire) et un *révulsif*.
Elle est utilisée en massage dans le traitement local des contractures musculaires douloureuses (torticolis, *lombalgies*, *dorsalgies*...).

Contre-indications

Ce médicament ne doit pas être utilisé sur les *muqueuses*, la peau lésée ou sous pansement étanche (occlusif).

Grossesse et allaitement

L'effet de ce médicament pendant la grossesse ou l'allaitement est mal connu. L'évaluation du risque éventuel lié à son utilisation est individuelle : demandez conseil à votre pharmacien ou à votre médecin.

Mode d'emploi et posologie

La pommade est appliquée en frictions douces et massages.

Posologie usuelle :
- Adulte : plusieurs applications par jour.

> **Conseils :** Pensez à vous laver les mains après l'application pour éviter tout contact avec les yeux et les *muqueuses*.

Effets indésirables possibles

Réaction allergique locale.

Laboratoires sanofi-aventis France

DECTANCYL

Informations détaillées sur www.monvidal.com

DÉDROGYL

Vitamine D — sur ordonnance

Présentation

DÉDROGYL : solution buvable ; flacon compte-gouttes de 10 ml (300 gouttes). Liste II - Remb 35 % - **8,29 €**.

Composition

	p gte
Calcifédiol (vitamine D3 hydroxylée)	5 µg

Dans quel cas ce médicament est-il prescrit ?

Ce médicament contient un dérivé de la *vitamine* D. Il permet la fixation osseuse du calcium.
Il est utilisé dans :
- la prévention des *carences* en vitamine D lors de l'*insuffisance rénale*,
- la prévention de l'*hypocalcémie* lors des traitements par les *corticoïdes* ou les *anticonvulsivants*,
- le traitement du *rachitisme* chez l'enfant ou de l'*ostéomalacie* chez l'adulte.

Contre-indications

Ce médicament ne doit pas être utilisé dans les cas suivants :
- excès de calcium dans le sang et dans les urines,
- *antécédent* de calculs rénaux contenant du calcium.

> **Attention :** Un traitement prolongé peut nécessiter des analyses régulières de sang et d'urine.
> Un *surdosage* en *vitamine* D expose à des effets indésirables graves. La vitamine D est présente dans de nombreux médicaments disponibles sans ordonnance : prenez l'avis de votre médecin ou de votre pharmacien pour éviter tout risque de surdosage.

Grossesse et allaitement

Ce médicament peut être utilisé chez la femme enceinte ou chez celle qui allaite, mais la *posologie* prescrite par le médecin ne doit pas être dépassée.
Une *hypercalcémie* pendant la grossesse pourrait être néfaste pour l'enfant à naître. Veillez à ne pas absorber plusieurs médicaments contenant de la *vitamine* D pendant la grossesse.

Mode d'emploi et posologie

La solution peut être diluée dans de l'eau, du lait ou du jus de fruits.

Posologie usuelle :
Elle varie selon les cas.

Laboratoires DB Pharma

DÉFANYL

Informations détaillées sur www.monvidal.com

DÉFILTRAN

Informations détaillées sur www.monvidal.com

DÉFLAMOL

Informations détaillées sur www.monvidal.com

DÉLIDOSE

Informations détaillées sur www.monvidal.com

DÉLIPROCT

Antihémorroïdaire — sur ordonnance

Présentation

DÉLIPROCT : suppositoire ; boîte de 6. Liste I - Non remb.
DÉLIPROCT : pommade ; tube de 10 g. Liste I - Non remb.

Composition

	p suppos	p tube
Prednisolone caproate	1,3 mg	19 mg
Cinchocaïne	1 mg	50 mg

Dans quel cas ce médicament est-il prescrit ?

Ce médicament d'usage local associe un *corticoïde anti-inflammatoire* et un *anesthésique de contact*.

Il est utilisé dans le *traitement symptomatique* des douleurs et des démangeaisons de l'anus, en particulier dues aux *hémorroïdes*.

Contre-indications

Ce médicament ne doit pas être utilisé dans le cas d'*allergie* aux *anesthésiques* locaux.

Attention : Des douleurs, un saignement anal qui persistent malgré le traitement peuvent être dus à une maladie autre que des *hémorroïdes* : consultez votre médecin. De même, tout saignement anal survenant chez une personne de plus de 50 ans doit faire l'objet d'une consultation médicale.

Si la lésion est infectée, un traitement anti-infectieux doit précéder l'usage de ce médicament ou lui être associé.

Sportif : ce médicament contient une substance susceptible de rendre positifs certains *tests antidopage*.

Grossesse et allaitement

L'effet de ce médicament pendant la grossesse ou l'allaitement est mal connu : seul votre médecin peut évaluer le risque éventuel de son utilisation dans votre cas.

Mode d'emploi et posologie

- *Traitement d'attaque* : en cas de crise aiguë, 2 ou 3 suppositoires ou 3 ou 4 applications de pommade, le premier jour.
- *Traitement d'entretien* : 1 suppositoire ou 1 application de pommade par jour pendant quelques jours.

Conseils : La constipation chronique et les efforts excessifs de poussée sont les principaux facteurs déclenchants des crises d'*hémorroïdes*. Un régime riche en fibres alimentaires, des boissons abondantes et un exercice physique régulier en limitent le risque.

Les suppositoires doivent être conservés à l'abri de la chaleur.

Laboratoires Intendis SAS

DELLOVA

Informations détaillées sur www.monvidal.com

DELTAZEN

Inhibiteur calcique — sur ordonnance

Ce médicament est un générique de DILRÈNE 300 mg (voir p. 404).

DELURSAN

Dissolvant des calculs biliaires — sur ordonnance

Présentation

DELURSAN 250 mg : comprimé sécable (blanc) ; boîte de 20. Liste I - Remb 65 % - **12,97 €**.

Composition

	p cp
Acide ursodésoxycholique	250 mg

Dans quel cas ce médicament est-il prescrit ?

Ce médicament appartient à la famille des dissolvants des calculs de la vésicule biliaire. Il contient une substance qui se trouve normalement en petite quantité dans la bile.

Il est utilisé pour dissoudre les calculs biliaires formés de *cholestérol* et dans le traitement de certaines maladies chroniques du foie.

Contre-indications

Ce médicament ne doit pas être utilisé au cours de la **grossesse**.

Attention : L'action de ce médicament est lente ; la taille du calcul peut être surveillée par *échographie*.

Interactions avec d'autres substances

Ce médicament peut interagir avec un médicament contenant de la colestyramine (QUESTRAN). Un délai de 5 heures doit être respecté entre la prise de ces deux médicaments.

Grossesse et allaitement

En dehors de certaines situations très particulières, ce médicament est contre-indiqué pendant la grossesse.

Les données actuellement disponibles ne permettent pas de savoir si ce médicament passe dans le lait maternel. Ne poursuivez pas l'allaitement sans avis médical.

Mode d'emploi et posologie

Ce médicament doit être pris au cours d'un repas.

Posologie usuelle :

- Calculs biliaires : 1 comprimé matin et soir ou une prise unique de 2 comprimés le soir.

Ce traitement dure habituellement 6 mois et peut être poursuivi plus longtemps si le calcul est volumineux.

- Maladie chronique du foie : la *posologie* est individuelle. Suivre strictement la prescription du médecin.

Effets indésirables possibles

Rarement : diarrhée.

Laboratoires Axcan Pharma SA

DENSICAL

Informations détaillées sur www.monvidal.com

DENSICAL VITAMINE D3

Vitamine D avec calcium

Présentation

DENSICAL vitamine D3 : comprimé à croquer et à sucer (arôme citron) ; boîte de 60. Remb 65 % - **7,62 €**.
DENSICAL vitamine D3 : comprimé à croquer et à sucer (arôme citron) ; boîte de 180. Remb 65 % - **21,79 €**.

Composition

	p cp
Calcium carbonate	1,38 g
soit Calcium	500 mg
Colécalciférol (vitamine D3)	400 UI
Aspartam	+

Dans quel cas ce médicament est-il prescrit ?

Ce médicament contient du calcium et de la *vitamine* D qui facilite l'absorption du calcium par l'intestin et sa fixation sur les os.

Il est utilisé :
- dans le traitement des *carences* en calcium et en vitamine D chez la personne âgée,
- dans le *traitement d'appoint* de l'*ostéoporose* lorsque l'apport conjoint de calcium et de vitamine D est nécessaire.

Contre-indications

Ce médicament ne doit pas être utilisé dans les cas suivants :
- excès de calcium dans le sang ou dans les urines,
- calculs des *voies* urinaires contenant du calcium,
- immobilisation prolongée (attendre la reprise de la marche pour débuter le traitement),
- *phénylcétonurie* (présence d'aspartam).

Attention : Ce médicament contient de la *vitamine* D : son *surdosage* expose à des effets indésirables graves. Elle est présente dans de nombreux médicaments dont certains sont disponibles en automédication : évitez de les associer sans avis médical.
Des précautions sont nécessaires en cas d'*insuffisance rénale.*
Ne prolongez pas le traitement au-delà de la durée prescrite ; une prise de sang peut être nécessaire pour vérifier l'absence d'accumulation anormale de calcium dans l'organisme.
Lorsque ce médicament est destiné à traiter la décalcification due à un alitement prolongé, le traitement ne doit pas être commencé avant la reprise de la marche.

Interactions avec d'autres substances

En raison de la présence de calcium, respectez un intervalle d'au moins 2 heures entre la prise de ce médicament et celle des *cyclines*, des biphosphonates ou des médicaments contenant du fer.
Informez par ailleurs votre pharmacien ou votre médecin si vous prenez des *digitaliques* ou des *diurétiques*.
Il existe également des interactions alimentaires : les aliments réputés riches en acide oxalique (épinards, rhubarbe, oseille, cacao, thé) ou en acide phytique (chocolat, céréales complètes, légumes secs) peuvent diminuer l'absorption du calcium. Il est donc recommandé de prendre ce médicament à distance de repas contenant ces aliments.

Grossesse et allaitement

Ce médicament peut être utilisé chez la femme enceinte ou chez celle qui allaite, mais la *posologie* prescrite par le médecin ne doit pas être dépassée.
Une *hypercalcémie* pendant la grossesse pourrait être néfaste pour l'enfant à naître. Veillez à ne pas absorber plusieurs médicaments contenant de la *vitamine* D pendant la grossesse.

Mode d'emploi et posologie

Ce médicament doit être pris à distance de certains aliments (voir Interactions).
Les comprimés peuvent être sucés ou croqués.

Posologie usuelle :
- Adulte : 1 comprimé, matin et soir.

Conseils : La prise de ce médicament ne dispense pas de la consommation régulière de laitages, naturellement riches en calcium.

Effets indésirables possibles

Constipation, nausées, ballonnements, diarrhée, douleur d'estomac.
En cas de traitement prolongé à forte dose : *hypercalcémie, hypercalciurie* (excès de calcium dans les urines pouvant favoriser les calculs rénaux).

Laboratoires Zambon France

DENTEX

Informations détaillées sur www.monvidal.com

DENTOBAUME

Informations détaillées sur www.monvidal.com

DÉPAKINE

Antiépileptique — sur ordonnance

Présentation

DÉPAKINE 200 mg/ml : solution buvable ; flacon de 40 ml avec seringue doseuse (graduée en mg et ml). Liste II - Remb 65 % - **6,22 €**.
DÉPAKINE 57,64 mg/ml : sirop (arôme cerise) ; flacon de 150 ml avec seringue doseuse graduée en mg. Liste II - Remb 65 % - **8,58 €**.
DÉPAKINE 200 mg : comprimé *gastrorésistant* (blanc) ; boîte de 40. Liste II - Remb 65 % - **3,86 €**.
DÉPAKINE 500 mg : comprimé *gastrorésistant* (ivoire) ; boîte de 40. Liste II - Remb 65 % - **8,85 €**.

Composition

	sol buv p ml	sirop p ml
Valproate de sodium	200 mg	57,6 mg
Saccharose		+

	p cp	p cp
Valproate de sodium	200 mg	500 mg

Dans quel cas ce médicament est-il prescrit ?

Ce médicament est un antiépileptique qui appartient à la famille des *anticonvulsivants* non *barbituriques*.
Il est utilisé dans :
- le traitement de l'*épilepsie*, seul ou en association avec un autre antiépileptique ;
- le *traitement préventif* des *convulsions* liées à la fièvre chez l'enfant.

Contre-indications

Ce médicament ne doit pas être utilisé dans les cas suivants :
- *hépatite* ou *antécédent* d'hépatite,
- *antécédent* familial d'hépatite grave (due notamment à un médicament),
- *porphyrie* hépatique,
- en association avec la méfloquine ou le millepertuis.

Attention : Une *hépatite* peut exceptionnellement survenir pendant le traitement. Le *nourrisson* et les enfants de moins de 3 ans sont particulièrement exposés dans les 6 premiers mois de traitement. Certains signes évocateurs doivent vous amener à consulter votre médecin : une perte de l'appétit, une fatigue anormale avec nausées et parfois vomissements et douleurs abdominales, voire la réapparition des crises d'*épilepsie.*
Des analyses de sang régulières sont pratiquées pour la surveillance du traitement.

Des précautions sont nécessaires en cas d'*insuffisance rénale* ou de *lupus érythémateux* disséminé.
Ne modifiez ni n'interrompez jamais le traitement sans l'avis de votre médecin : risque de réapparition des *convulsions* même si aucune crise n'est survenue depuis une longue période.
La conduite automobile et l'utilisation de machines dangereuses sont contre-indiquées chez les épileptiques lorsque les crises persistent malgré un *traitement préventif*. Par ailleurs, ce médicament peut être à l'origine d'une somnolence ou d'une baisse de la vigilance.

Interactions avec d'autres substances

Ce médicament ne doit pas être utilisé en association avec la méfloquine (LARIAM) ou avec les produits de phytothérapie contenant du millepertuis : risque de crise d'*épilepsie* par diminution de l'effet anticonvulsivant.
Il peut interagir avec les médicaments contenant de la lamotrigine (LAMICTAL...) : le médecin en tient compte dans sa prescription.
Informez votre médecin si vous prenez un *antidépresseur imipraminique*, un médicament contenant de la carbamazépine, de la phénytoïne, du phénobarbital, de la primidone ou de la zidovudine.

Grossesse et allaitement

Si une grossesse survient sous traitement, consultez votre médecin. L'arrêt brutal de ce médicament expose à la réapparition de crises préjudiciables à la mère et à l'enfant à naître. Le médecin appréciera le risque éventuel lié à l'utilisation de ce médicament dans votre cas. Des examens particuliers permettent de vérifier l'absence d'anomalie chez l'enfant à naître.
Si le traitement est poursuivi jusqu'à l'accouchement, une surveillance médicale du *nouveau-né* est nécessaire.
Ce médicament passe faiblement dans le lait maternel.

Mode d'emploi et posologie

Ce médicament doit être pris de préférence au cours des repas pour limiter les troubles digestifs.
Afin d'éviter les oublis, il est recommandé de prendre ce médicament à heure fixe.
Les comprimés ne sont pas adaptés à l'enfant de moins de 6 ans. En effet, ils risquent d'obstruer les voies respiratoires si l'enfant déglutit mal et que le comprimé passe dans la trachée (fausse route).

Posologie usuelle :
20 à 30 mg par kg et par jour, répartis en 2 ou 3 prises. Cette posologie est atteinte progressivement, puis adaptée par le médecin en fonction de l'efficacité du traitement.

Conseils : Veillez à ne pas manquer de ce médicament ; lors de vos déplacements, munissez-vous d'une réserve ou de votre ordonnance en cours de validité.
Une prise de poids peut être observée au cours du traitement. Une alimentation équilibrée, et si nécessaire les conseils d'un nutritionniste, peuvent prévenir ou limiter ce phénomène.
La consommation d'alcool et le manque de sommeil favorisent les crises d'épilepsie ; ils doivent être évités.

Effets indésirables possibles

Maux d'estomac et nausées en début de traitement ; ils s'estompent généralement à la poursuite du traitement.
Prise de poids.
Absence de règles, règles irrégulières.
Tremblements, chute de cheveux souvent passagère et toujours réversible à l'arrêt du traitement.
Confusion des idées, surtout en cas d'association à d'autres *anticonvulsivants*.
Réaction allergique cutanée.
Anomalies de la *numération formule sanguine*.
Exceptionnellement : *hépatite* (voir Attention), *pancréatite*.

Laboratoires sanofi-aventis France

DÉPAKINE CHRONO
Antiépileptique — sur ordonnance

Présentation

DÉPAKINE CHRONO 500 mg : comprimé sécable à *libération prolongée* (oblong ; blanc) ; boîte de 30. Liste II - Remb 65 % - **13,12 €**.

Composition

	p cp LP
Valproate de sodium	500 mg
dont Acide valproïque	145 mg

Dans quel cas ce médicament est-il prescrit ?

Ce médicament est un antiépileptique qui appartient à la famille des *anticonvulsivants* non *barbituriques*. Ces comprimés sont à libération prolongée, c'est-à-dire qu'ils libèrent de façon régulière et prolongée le médicament dans l'organisme.
Il est utilisé, seul ou en association avec un autre antiépileptique, dans le traitement de l'*épilepsie*.

Contre-indications

Ce médicament ne doit pas être utilisé dans les cas suivants :
- *hépatite* ou *antécédent* d'hépatite,
- antécédent familial d'hépatite grave (due notamment à un médicament),
- *porphyrie* hépatique,
- en association avec la méfloquine ou le millepertuis.

Attention : Une *hépatite* peut exceptionnellement survenir pendant le traitement. Le nourrisson et l'enfant jusqu'à 3 ans sont particulièrement exposés dans les 6 premiers mois de traitement. Les signes qui doivent vous amener à consulter votre médecin sont une perte de l'appétit, une fatigue anormale avec nausées, et parfois vomissements et douleurs abdominales, voire la réapparition des crises d'*épilepsie*.
Des analyses de sang régulières sont pratiquées pour la surveillance du traitement.
Des précautions sont nécessaires en cas d'*insuffisance rénale* ou de *lupus érythémateux* disséminé.
Ne modifiez ni n'interrompez jamais votre traitement sans l'avis de votre médecin : risque de réapparition des convulsions, même si aucune crise n'est survenue depuis une longue période.
La conduite automobile et l'utilisation de machines dangereuses sont contre-indiquées

chez les épileptiques lorsque les crises persistent malgré un *traitement préventif*. Par ailleurs, ce médicament peut être à l'origine d'une somnolence ou d'une baisse de la vigilance.

Interactions avec d'autres substances

Ce médicament ne doit pas être utilisé en association avec la méfloquine (LARIAM) ou avec les produits de phytothérapie contenant du millepertuis : risque de crise d'*épilepsie* par diminution de l'effet anticonvulsivant.

Il peut interagir avec les médicaments contenant de la lamotrigine (LAMICTAL...) : le médecin en tient compte dans sa prescription.

Informez votre médecin si vous prenez un *antidépresseur imipraminique*, un médicament contenant de la carbamazépine, de la phénytoïne, du phénobarbital, de la primidone ou de la zidovudine.

Grossesse et allaitement

Si une grossesse survient sous traitement, consultez votre médecin. L'arrêt brutal de ce médicament expose à la réapparition de crises préjudiciables à la mère et à l'enfant à naître. Le médecin appréciera le risque éventuel lié à l'utilisation de ce médicament dans votre cas. Des examens particuliers permettent de vérifier l'absence d'anomalie chez l'enfant à naître.

Si le traitement est poursuivi jusqu'à l'accouchement, une surveillance médicale du *nouveau-né* est nécessaire.

Ce médicament passe faiblement dans le lait maternel.

Mode d'emploi et posologie

Les comprimés doivent être avalés sans être écrasés ni croqués et pris de préférence au cours des repas pour limiter les troubles digestifs.

Afin d'éviter les oublis, il est recommandé de prendre ce médicament à heure fixe.

Les comprimés ne sont pas adaptés à l'enfant de moins de 6 ans. En effet, ils risquent d'obstruer les voies respiratoires si l'enfant déglutit mal et que le comprimé passe dans la trachée (fausse route).

Posologie usuelle :

- Adulte et enfant de plus 17 kg : 20 à 30 mg par kg et par jour, répartis en 1 ou 2 prises. Cette posologie est atteinte progressivement, puis adaptée par le médecin en fonction de l'efficacité du traitement.

Conseils : Veillez à ne pas en manquer de ce médicament ; lors de vos déplacements, munissez-vous d'une réserve ou de votre ordonnance en cours de validité.

Une prise de poids peut être observée au cours du traitement. Une alimentation équilibrée, et si nécessaire les conseils d'un nutritionniste, peuvent prévenir ou limiter ce phénomène.

La consommation d'alcool et le manque de sommeil favorisent les crises d'épilepsie ; ils doivent être évités.

Effets indésirables possibles

Maux d'estomac et nausées en début de traitement ; ils s'estompent généralement à la poursuite du traitement.

Prise de poids.

Absence de règles, règles irrégulières.

Tremblements, chute de cheveux souvent passagère et toujours réversible à l'arrêt du traitement.

Confusion des idées, surtout en cas d'association à d'autres *anticonvulsivants*.

Réaction allergique cutanée.

Anomalies de la *numération formule sanguine*.

Exceptionnellement : *hépatite* (voir Attention), *pancréatite*.

Laboratoires sanofi-aventis France

DEPAKOTE

Régulateur de l'humeur — **sur ordonnance**

Présentation

DEPAKOTE 250 mg : comprimé *gastrorésistant* ; boîte de 30.
Liste II - Remb 65 % - **7,75 €**.
DEPAKOTE 500 mg : comprimé *gastrorésistant* ; boîte de 90.
Liste II - Remb 65 % - **42,02 €**.

Composition

	p cp	p cp
Acide valproïque	250 mg	500 mg

Dans quel cas ce médicament est-il prescrit ?

Ce médicament est un régulateur de l'*humeur* (thymorégulateur). Il a également des propriétés *anticonvulsivantes*.

Il est utilisé dans le traitement des phases maniaques chez les personnes souffrant de *troubles bipolaires*, en cas de contre-indication ou d'*intolérance* au *lithium*.

Contre-indications

Ce médicament ne doit pas être utilisé dans les cas suivants :
- *hépatite* ou *antécédent* d'hépatite,
- antécédent familial d'hépatite grave, notamment due à un médicament,
- *porphyrie*,
- en association avec la méfloquine.

Attention : Une *hépatite* peut exceptionnellement survenir pendant le traitement. Les signes qui doivent vous amener à consulter votre médecin sont une perte de l'appétit, une fatigue anormale avec nausées, et parfois vomissements et douleurs abdominales, voire apparition de *convulsions*.

Des analyses de sang régulières sont pratiquées pour la surveillance du traitement.

Des précautions sont nécessaires en cas d'*insuffisance rénale* ou de *lupus érythémateux* disséminé.

Si vous devez conduire ou utiliser une machine dangereuse, assurez-vous préalablement que ce médicament n'altère pas votre vigilance.

Interactions avec d'autres substances

Ce médicament ne doit pas être utilisé en association avec la méfloquine (LARIAM) : risque de crise d'*épilepsie*.

Il peut interagir avec le lamotrigine (LAMICTAL...).

Informez votre médecin si vous prenez un *antidépresseur imipraminique*, un médicament contenant de la carbamazépine, de la phénytoïne, du phénobarbital, de la primidone ou du topiramate.

Grossesse et allaitement

L'utilisation de ce médicament est déconseillée au cours du premier trimestre de la grossesse. Si une grossesse survient pendant le traitement, consultez votre médecin. Il appréciera le risque éventuel lié à l'utilisation de ce médicament dans votre cas. Des examens particuliers permettent de vérifier l'absence d'anomalie chez l'enfant à naître.

Ce médicament passe dans le lait maternel : l'allaitement est déconseillé.

Mode d'emploi et posologie

Ce médicament est pris de préférence au cours des repas.

Posologie usuelle :

- Adulte de plus de 18 ans : 1000 mg à 2000 mg par jour, à répartir en 2 ou 3 prises. Cette *posologie* est atteinte progressivement, puis adaptée par le médecin en fonction de l'efficacité du traitement.

Effets indésirables possibles

Maux d'estomac et nausées en début de traitement, disparaissant généralement au bout de quelques jours.

Prise de poids, absence de règles, règles irrégulières.

Tremblements, chute de cheveux souvent passagère et toujours réversible à l'arrêt du traitement.

Maux de tête.

Confusion des idées, surtout en cas d'association à d'autres *anticonvulsivants.*

Réaction allergique cutanée.

Anomalies de la *numération formule sanguine.*

Exceptionnellement : *hépatite* (voir Attention), *pancréatite.*

Laboratoires sanofi-aventis France

DÉPAMIDE

Régulateur de l'humeur — sur ordonnance

Présentation

DÉPAMIDE : comprimé *gastrorésistant* (ivoire) ; boîte de 30.
Liste II - Remb 65 % - **6,56 €**.

Composition

	p cp
Valpromide	300 mg

Dans quel cas ce médicament est-il prescrit ?

Ce médicament est un régulateur de l'*humeur* (thymorégulateur). Il a également des propriétés *anticonvulsivantes.*

Il est utilisé dans le traitement des *troubles bipolaires,* en cas de contre-indication ou d'*intolérance* au *lithium* ou à la carbamazépine.

Contre-indications

Ce médicament ne doit pas être utilisé dans les cas suivants :
- *hépatite* ou *antécédent* d'hépatite,
- antécédent familial d'hépatite grave, notamment due à un médicament,
- *porphyrie,*
- en association avec la méfloquine ou le millepertuis.

Attention : Une *hépatite* peut exceptionnellement survenir pendant le traitement. Certains signes évocateurs doivent vous amener à consulter votre médecin : une perte de l'appétit, une fatigue anormale avec nausées et parfois vomissements et douleurs abdominales, voire apparition de *convulsions.*

Des analyses de sang régulières sont pratiquées pour la surveillance du traitement.

Des précautions sont nécessaires en cas d'*insuffisance rénale* ou de *lupus érythémateux* disséminé.

Évitez les boissons alcoolisées : ce médicament risque d'augmenter les effets de l'alcool.

Si vous devez conduire ou utiliser une machine dangereuse, assurez-vous préalablement que ce médicament n'altère pas votre vigilance.

Interactions avec d'autres substances

Ce médicament ne doit pas être utilisé en association avec :
- la méfloquine (LARIAM) : risque de crise d'*épilepsie.*
- les produits de phytothérapie contenant du millepertuis : risque de diminution de son effet.

Il peut interagir avec les médicaments contenant de la carbamazépine ou de la lamotrigine.

Informez par ailleurs votre médecin si vous prenez un *antidépresseur imipraminique* ou un médicament contenant l'une des substances suivantes : phénobarbital, primidone, phénytoïne ou topiramate.

Grossesse et allaitement

L'utilisation de ce médicament est déconseillée au cours de la grossesse. Si vous envisagez une grossesse ou si une grossesse survient pendant le traitement, consultez votre médecin. Il appréciera le risque éventuel lié à l'utilisation de ce médicament dans votre cas. Des examens particuliers permettent de vérifier l'absence d'anomalie chez l'enfant à naître.

Ce médicament passe dans le lait maternel : l'allaitement est déconseillé.

Mode d'emploi et posologie

La dose quotidienne est répartie en 2 prises, matin et soir, de préférence au cours des repas.

Posologie usuelle :

- Adulte : la *posologie* est strictement individuelle et adaptée progressivement par votre médecin.

Conseils : Une prise de poids peut être observée au cours du traitement. Une alimentation équilibrée, et si nécessaire les conseils d'un nutritionniste, peuvent prévenir et limiter ce phénomène.

Effets indésirables possibles

Maux d'estomac et nausées en début de traitement, disparaissant généralement au bout de quelques jours.

Prise de poids.

Absence de règles, règles irrégulières.

Tremblements, chute de cheveux réversible à l'arrêt du traitement.

Maux de tête.

Confusion des idées, surtout en cas d'association à d'autres *anticonvulsivants.*

Réaction allergique cutanée.

Anomalies de la *numération formule sanguine.*

Exceptionnellement : perte d'audition, *hépatite* (voir Attention), *pancréatite.*

Laboratoires sanofi-aventis France

DÉPO-MÉDROL

Informations détaillées sur www.monvidal.com

DÉPO-PRODASONE

Informations détaillées sur www.monvidal.com

DÉPO-PROVERA

Informations détaillées sur www.monvidal.com

DÉPRÉNYL

Antiparkinsonien

sur ordonnance

Présentation

DÉPRÉNYL : comprimé sécable (blanc) ; boîte de 30. Liste I - Remb 65 % - **19,85 €**.

Composition

	p cp
Sélégiline chlorhydrate	5 mg

Dans quel cas ce médicament est-il prescrit ?

Ce médicament appartient à la famille des *IMAO* sélectifs B.

Il est utilisé dans le traitement de la maladie de *Parkinson*, seul ou en association avec la lévodopa (MODOPAR, SINEMET...) dont il renforce l'action.

Contre-indications

Ce médicament ne doit pas être utilisé en association avec certains antimigraineux de la famille des *triptans* et les médicaments contenant du bupropion, de l'hydromorphone, du tramadol ou de la péthidine.

Attention : Une surveillance médicale stricte est nécessaire en début de traitement, notamment chez les personnes souffrant :
- d'*hypotension orthostatique*,
- d'*hypertension artérielle*,
- de *troubles du rythme cardiaque*,
- de troubles psychiques,
- d'*ulcères* de l'estomac ou du *duodénum*,
- d'*insuffisance rénale* ou *hépatique* grave.

Conducteur : ce médicament peut parfois provoquer des étourdissements.

Interactions avec d'autres substances

Ce médicament ne doit pas être associé :
- aux antimigraineux de la famille des *triptans* : risque d'élévation brutale de la tension artérielle ou de troubles de la circulation sanguine ;
- aux médicaments contenant de la péthidine, de l'hydromorphone ou du tramadol : risque d'accident grave ;
- au bupropion (ZYBAN).

Informez par ailleurs votre médecin si vous prenez un *antidépresseur sérotoninergique*.

Mode d'emploi et posologie

Ce médicament est pris au moment des repas, soit en 1 prise le matin, soit en 2 prises, le matin et à midi.

Posologie usuelle :

1 à 2 comprimés par jour.

Effets indésirables possibles

Troubles du rythme cardiaque.

Sécheresse de la bouche, étourdissement, insomnie.

Augmentation des *transaminases.*

Ce médicament renforce l'activité de la lévodopa ; il peut en augmenter les effets indésirables.

Laboratoires HRA Pharma

DÉPURATIF PARNEL

Informations détaillées sur www.monvidal.com

DEPURATUM

Informations détaillées sur www.monvidal.com

DÉRINOX

Décongestionnant nasal

sur ordonnance

Présentation

DÉRINOX : solution pour pulvérisation nasale ; flacon de 15 ml et pompe doseuse. Liste II - Remb 35 % - **2,64 €**.

Composition

	p pulv
Prednisolone	0,02 mg
Naphazoline nitrate	0,025 mg
Cétrimide	+
Alcool	+

Dans quel cas ce médicament est-il prescrit ?

Cette solution nasale contient un *anti-inflammatoire* de la famille des *corticoïdes* et un *vasoconstricteur* qui dégage le nez.

Elle est utilisée dans le traitement de courte durée des congestions nasales aiguës et inflammatoires (nez bouché) au cours des *rhinites* de l'adulte.

Contre-indications

Ce médicament ne doit pas être utilisé dans les cas suivants :
- risque de *glaucome* à angle fermé,
- risque de blocage des urines (*adénome de la prostate*),
- *hypertension artérielle* non contrôlée par un traitement spécifique ;
- *insuffisance coronarienne* grave ;
- *antécédent* de *convulsions*,
- antécédent d'*accident vasculaire cérébral*,
- *herpès* buccal ou ophtalmique,
- saignement de nez,
- en association avec un autre *vasoconstricteur* décongestionnant,
- enfant de moins de 15 ans.

Attention : L'utilisation répétée ou prolongée des *vasoconstricteurs* par voie nasale expose à un risque de *rhinite* grave, parfois irréversible. La brièveté de l'effet décongestionnant ne doit pas vous conduire à dépasser la *posologie* prescrite par votre médecin.

De plus, des pulvérisations répétées peuvent entraîner un passage plus important du vasoconstricteur dans le sang et provoquer des *palpitations*, des nausées ou des maux de tête. Si ces effets deviennent trop marqués, le traitement doit être interrompu.

Des précautions sont nécessaires en cas d'*hypertension artérielle*, de troubles cardiaques, d'*hyperthyroïdie*, de *diabète*, de troubles psychiques, de *tuberculose* ou de *mycose* pulmonaire.

Sportif : ce médicament contient une substance susceptible de rendre positifs certains *tests antidopage*.

Interactions avec d'autres substances

Ce médicament ne doit pas être associé à un autre *vasoconstricteur* décongestionnant : risque de crise hypertensive.

Il peut interagir avec les *antidépresseurs* de type *IMAO* non sélectifs (MARSILID) et avec un vasoconstricteur utilisé dans la maladie de Parkinson (bromocriptine, pergolide, lisuride, cabergoline) ou dans la migraine (ergotamine ou dihydroergotamine).

Grossesse et allaitement

L'effet de ce médicament pendant la grossesse ou l'allaitement est mal connu : seul votre médecin peut évaluer le risque éventuel de son utilisation dans votre cas.

Mode d'emploi et posologie

Les pulvérisations doivent être faites au cours d'une brève inspiration, la tête légèrement penchée en avant, en tenant le flacon verticalement.

Posologie usuelle :

- Adulte : 1 pulvérisation dans chaque narine, 3 à 6 fois par jour.

La durée du traitement ne doit pas dépasser 3 à 5 jours, sauf avis médical contraire.

Conseils : Ce médicament peut provoquer des effets secondaires graves chez l'enfant : ne le laissez pas à sa portée.
Avant la première utilisation, ce médicament doit être conservé au réfrigérateur. Après ouverture, il peut être gardé à température ambiante mais doit être utilisé dans les 15 jours.

Effets indésirables possibles

Irritation ou sécheresse nasale, saignement de nez, troubles du goût ou de l'odorat.
Candidose du nez ou du pharynx, nécessitant l'interruption du traitement.
Plus rarement, en cas de passage dans le sang :
- sécheresse de la bouche, insomnie, maux de tête, anxiété, rétention urinaire, sueurs ;
- accélération du cœur, *palpitations*, nausées, vomissements.

Laboratoires Thérabel Lucien Pharma

DERMACIDE

Informations détaillées sur www.monvidal.com

DERMASPRAID ANTISEPTIQUE

Antiseptique local

Présentation

DERMASPRAID antiseptique : solution pour application locale ; flacon pulvérisateur de 50 ml. Non remb.
DERMASPRAID antiseptique : solution pour application locale ; flacon de 125 ml. Non remb.

Composition

	p 100 ml
Chlorhexidine gluconate	250 mg
Benzalkonium chlorure	25 mg
Alcool benzylique	4 ml

Dans quel cas ce médicament est-il prescrit ?

Ce médicament est un *antiseptique* local.
Il est utilisé pour l'*antisepsie* des plaies superficielles infectées ou exposées à un risque d'infection telles que coupure, écorchure, brûlure, piqûre d'insectes.

Contre-indications

Ce médicament ne doit pas être utilisé dans les cas suivants :
- *allergie* aux *ammoniums quaternaires* ;
- en application sur les *muqueuses*, notamment génitales ;
- dans les yeux ou dans le conduit auditif (risque de toxicité en cas de perforation du tympan) ;
- pour la désinfection du matériel médicochirurgical (voir Attention).

Attention : Cet *antiseptique* ne convient pas pour la désinfection des ciseaux, rasoirs et autres objets potentiellement contaminants.
Évitez l'usage prolongé de ce médicament, notamment chez l'enfant, sur des surfaces étendues ou profondément lésées, sans l'avis de votre médecin : risque de passage du médicament dans le sang.

Interactions avec d'autres substances

L'association à d'autres *antiseptiques* ou aux savons est déconseillée car leurs effets risquent de s'annuler.

Grossesse et allaitement

L'utilisation ponctuelle de ce médicament pendant la grossesse ou l'allaitement ne semble pas poser de problème particulier.
Cet *antiseptique* ne doit pas être appliqué sur le mamelon sans avis médical. Un rinçage soigneux avant la tétée est indispensable.

Mode d'emploi et posologie

La solution est appliquée pure et ne doit pas être rincée.

Posologie usuelle :

1 à 2 applications par jour.

Conseils : Le simple lavage à l'eau et au savon permet d'éliminer la majorité des *germes* : il doit être suivi d'un rinçage soigneux car le savon peut inactiver certains *antiseptiques*.
Tous les antiseptiques peuvent être contaminés par des germes : une fois ouvert, le flacon ne doit pas être conservé inutilement.
Ce médicament peut être en accès libre dans certaines pharmacies ; néanmoins, n'hésitez pas à demander conseil à votre pharmacien.

Effets indésirables possibles

Eczéma de contact.
Exceptionnellement : *réaction allergique.*

Laboratoires Bayer Santé Familiale

DERMASPRAID DÉMANGEAISON

Informations détaillées sur www.monvidal.com

DERMAZOL

Antifongique local : imidazolé

Ce médicament est un générique de PEVARYL (voir p. 1013).

DERMÉOL

Informations détaillées sur www.monvidal.com

DERMESTRIL
Informations détaillées sur www.monvidal.com

DERMESTRIL SEPTEM
Informations détaillées sur www.monvidal.com

DERMO 6
Informations détaillées sur www.monvidal.com

DERMOBACTER
Informations détaillées sur www.monvidal.com

DERMOCUIVRE
Protecteur cutané

Présentation
DERMOCUIVRE : pommade ; tube de 25 g. Non remb.
DERMOCUIVRE : pommade ; tube de 100 g. Non remb.

Composition

	p 100 g
Oxyde de zinc	10 g
Sulfate de cuivre	200 mg
Lanoline	+

Dans quel cas ce médicament est-il prescrit ?
C'est une pommade protectrice qui contient de l'oxyde de zinc.
Elle est utilisée pour traiter les irritations de la peau.

Contre-indications
Ce médicament ne doit pas être utilisé dans les cas suivants :
– *allergie* à la lanoline,
– sur des lésions suintantes ou infectées.

Grossesse et allaitement
Ce médicament ne contient que des substances présumées sans danger pendant la grossesse ou l'allaitement. Néanmoins, ne l'utilisez pas de façon prolongée sans l'avis de votre pharmacien ou de votre médecin.

Mode d'emploi et posologie
2 ou 3 applications par jour.

Effets indésirables possibles
Eczéma (présence de lanoline).

Laboratoires Chauvin Bausch & Lomb

DERMODRAINOL
Informations détaillées sur www.monvidal.com

DERMOFENAC démangeaisons
Dermocorticoïde

Présentation
DERMOFENAC démangeaisons : crème ; tube de 15 g. Non remb.

Composition

	p 100 g
Hydrocortisone	500 mg
Lanoline	+

Dans quel cas ce médicament est-il prescrit ?
C'est un *dermocorticoïde* d'activité faible. Comme les autres dérivés de la *cortisone* à usage local, il a un puissant effet anti-inflammatoire.

Il est utilisé pour traiter les symptômes dus aux piqûres d'insectes ou d'orties, et pour soulager les coups de soleil, lorsque ceux-ci sont peu étendus. Il ne doit pas être utilisé sans avis médical pour traiter d'autres affections.

Contre-indications
Ce médicament ne doit pas être utilisé dans les cas suivants :
– lésions ulcérées, plaies ;
– *acné*, *rosacée* ;
– boutons de fièvre, infection cutanée.

> **Attention :** La *cortisone* (et ses dérivés) est un médicament sûr et efficace quand elle est utilisée à bon escient. Ce médicament en vente libre ne doit pas être employé pour traiter des lésions cutanées autres que celles mentionnées.
> L'utilisation de la crème sur des lésions étendues ou au-delà des 3 jours recommandés peut conduire à une absorption cutanée importante et à un effet de la cortisone dans tout l'organisme.
> Lors du traitement des coups de soleil, le soulagement apporté par ce médicament ne doit pas conduire à de nouvelles expositions intempestives sans protection adaptée.

Grossesse et allaitement
Ce médicament peut être utilisé pendant la grossesse.
En raison du risque d'ingestion par le nouveau-né, ce médicament ne doit pas être appliqué sur le mamelon chez la femme qui allaite.

Mode d'emploi et posologie
Appliquer la crème par touches espacées, puis l'étaler par un léger massage jusqu'à absorption complète.

Posologie usuelle :
• Adulte et enfant de plus de 6 ans : 2 applications par jour.

Compte-tenu des indications limitées de ce produit, la durée du traitement ne doit pas excéder 3 jours.

> **Conseils :** Se laver les mains après l'application.
> Ce médicament peut être en accès libre dans certaines pharmacies ; néanmoins, n'hésitez pas à demander conseil à votre pharmacien.

Effets indésirables possibles
En dehors d'une *allergie* éventuelle à un excipient (lanoline notamment) contenu dans ce médicament, les effets indésirables susceptibles de survenir concernent essentiellement une utilisation inadaptée ou un non respect des précautions d'emploi :
– développement anormal des poils, dessèchement, fragilisation et décoloration irrégulière de la peau ;
– *dermite périorale*, *acné* ;
– retard de cicatrisation des plaies ;
– très rarement : *atrophie* cutanée, *télangiectasies* (dilatation des petits vaisseaux), *purpura* (microhémorragies de la peau), vergetures.

Laboratoires Wyeth Santé Familiale

DERMORELLE
Vitamine E

Présentation
DERMORELLE : capsule ; boîte de 20. Remb 65 % - **2,49 €**.

Composition
	p capsule
Alpha-tocophérol acétate (vitamine E)	200 mg

Dans quel cas ce médicament est-il prescrit ?
Ce médicament contient de la *vitamine* E, substance protectrice de la membrane des cellules.
Il est utilisé dans le traitement et la prévention des *carences* en vitamine E.

Grossesse et allaitement
Ce médicament ne contient aucune substance connue pour être toxique pendant la grossesse ou l'allaitement. Néanmoins, ne l'utilisez pas de façon prolongée sans avis médical.

Mode d'emploi et posologie
Les capsules doivent être avalées sans être croquées, avec un verre d'eau, au petit déjeuner.

Posologie usuelle :
1 capsule par jour.

Conseils : Une alimentation équilibrée et diversifiée apporte habituellement des quantités suffisantes de *vitamine* E, présente essentiellement dans les corps gras.

Laboratoires IPRAD

DERMO-SULFURYL
Informations détaillées sur www.monvidal.com

DERMOVAL crème
Dermocorticoïde — sur ordonnance

Présentation
DERMOVAL : crème ; tube de 10 g. Liste I - Remb 65 % - **2,22 €**.

Composition
	p 100 g
Clobétasol propionate	50 mg

Dans quel cas ce médicament est-il prescrit ?
C'est un *dermocorticoïde* d'activité très forte. Comme les autres dérivés de la *cortisone* à usage local, il freine le renouvellement et la multiplication des cellules de la peau et limite le suintement.
Il est utilisé pour le traitement des plaques limitées et résistantes de *psoriasis*, de *lupus érythémateux* discoïde, de *lichénification* et des *cicatrices hypertrophiques*. Il est également utilisé dans le traitement d'autres affections cutanées ayant résisté au traitement habituel.

Contre-indications
Ce médicament ne doit pas être utilisé dans les cas suivants :
- infection ou parasitose non traitées de la peau (ce médicament n'a pas d'effet anti-infectieux),
- lésion ulcérée,
- *acné* et *rosacée*,
- en application sur les paupières (risque d'augmentation de la *tension intraoculaire*),
- *nourrisson*.

Attention : Sauf indication contraire de votre médecin, n'appliquez pas ce *dermocorticoïde* d'activité très forte sur le visage : risque majoré d'effets indésirables locaux, notamment de *dermite périorale* (rougeur autour de la bouche).
Comme les autres dermocorticoïdes, ce médicament a souvent une action efficace et rapide sur les lésions de la peau ; il peut être tentant de le réutiliser, mais l'automédication expose à des risques importants : aggravation de certaines lésions, installation d'une *dépendance* (amélioration de moins en moins visible des lésions et recrudescence des *symptômes* à chaque arrêt de traitement) et altération durable de la peau.
Suivez attentivement la prescription de votre médecin et n'hésitez pas à lui demander des explications.

Grossesse et allaitement
Aucun effet néfaste pour l'enfant à naître n'a été établi avec ce médicament. Il peut être prescrit pendant la grossesse.
En raison du risque d'ingestion par le nouveau-né, ce médicament ne doit pas être appliqué sur le mamelon chez la femme qui allaite.

Mode d'emploi et posologie
Étaler la crème sur les lésions et la faire pénétrer par un léger massage. Pour traiter de grandes surfaces de peau : appliquer en touches espacées, puis étaler jusqu'à complète absorption.

Posologie usuelle :
1 ou 2 applications par jour.
Le médecin prescrit fréquemment un arrêt progressif du traitement : espacement des applications ou diminution de la quantité appliquée.

Conseils : Ne conseillez pas, ne donnez pas ce médicament à un proche.
Pensez à vous laver les mains après l'application. En cas d'utilisation sur une grande surface de peau, le port d'un gant en plastique est recommandé.

Effets indésirables possibles
Sont à craindre en cas d'usage prolongé : *atrophie* cutanée, *télangiectasies* (dilatation des petits vaisseaux), vergetures, *purpura* (microhémorragies de la peau), fragilisation de la peau.
Appliqué sur le visage, ce médicament peut provoquer une *dermite périorale* ou provoquer ou aggraver une *rosacée*.
Sont possibles également : retard de cicatrisation, *acné*, développement anormal des poils, dépigmentation localisée de la peau.
L'utilisation des *dermocorticoïdes* sous un pansement étanche ou dans les plis peut favoriser la prolifération des bactéries ou une allergie cutanée. Consulter votre médecin en cas de rougeur ou de douleur apparue après le début du traitement.

Laboratoires GlaxoSmithKline

DERMOVAL gel
Dermocorticoïde
sur ordonnance

Présentation
DERMOVAL : gel pour application locale ; flacon de 20 ml. Liste I - Remb 65 % - **3,18 €**.

Composition

	p 100 g
Clobétasol propionate	46,5 mg
Alcool	+

Dans quel cas ce médicament est-il prescrit ?
C'est un *dermocorticoïde* d'activité très forte. Comme les autres dérivés de la *cortisone* à usage local, il freine le renouvellement et la multiplication des cellules de la peau et limite le suintement.

Il est utilisé pour le traitement de la *dermite séborrhéique* et du *psoriasis* du cuir chevelu.

Contre-indications
Ce médicament ne doit pas être utilisé dans les cas suivants :
- infection ou parasitose non traitées de la peau (ce médicament n'a pas d'effet anti-infectieux),
- lésion ulcérée.

Attention : Sauf indication contraire de votre médecin, n'appliquez jamais de *dermocorticoïdes* d'activité forte ou très forte :
- sur le visage : risque augmenté d'effets indésirables locaux, notamment de *dermite périorale* (rougeur autour de la bouche) ;
- chez le *nourrisson*.

Comme les autres dermocorticoïdes, ce médicament a souvent une action efficace et rapide sur les lésions de la peau ; il peut être tentant de le réutiliser, mais l'automédication expose à des risques importants : aggravation de certaines lésions, installation d'une *dépendance* (amélioration de moins en moins visible des lésions et recrudescence des *symptômes* à chaque arrêt de traitement) et altération durable de la peau.

Suivez attentivement la prescription de votre médecin et n'hésitez pas à lui demander des explications.

Grossesse et allaitement
Aucun effet néfaste pour l'enfant à naître n'a été établi avec ce médicament ; néanmoins, son usage sans prescription médicale est déconseillé.

L'utilisation de ce médicament est possible pendant l'allaitement.

Mode d'emploi et posologie
Le gel est appliqué en petites quantités directement sur le cuir chevelu, raie par raie.

Posologie usuelle :
1 ou 2 applications par jour.

Le médecin prescrit fréquemment un arrêt progressif du traitement : espacement des applications ou diminution de la quantité appliquée.

Conseils : Ne conseillez pas, ne donnez pas ce médicament à un proche.

Pensez à vous laver les mains après l'application.

En cas de contact accidentel avec les yeux, rincez abondamment.

Effets indésirables possibles
Sont à craindre en cas d'usage prolongé : *atrophie* cutanée, *télangiectasies* (dilatation des petits vaisseaux), vergetures, *purpura* (microhémorragies de la peau), fragilisation et sécheresse de la peau.

Appliqué sur le visage, ce médicament peut provoquer une *dermite périorale* ou provoquer ou aggraver une *rosacée*.

Sont possibles également : retard de cicatrisation, *acné*, développement anormal des poils, dépigmentation localisée de la peau.

Laboratoires GlaxoSmithKline

DEROXAT
Antidépresseur inhibiteur de la recapture de la sérotonine
sur ordonnance

Présentation
DEROXAT 20 mg : comprimé sécable (blanc) ; boîte de 14. Liste I - Remb 65 % - **9,86 €**.

DEROXAT 20 mg/10 ml : suspension buvable (arômes : orange, citron) ; flacon de 150 ml avec gobelet-doseur gradué à 5 ml, 10 ml, 15 ml et 20 ml. Liste I - Remb 65 % - **13,58 €**.

Composition

	p cp	p 5 ml
Paroxétine	20 mg	10 mg
Sorbitol		2 g

Dans quel cas ce médicament est-il prescrit ?
Ce médicament est un *antidépresseur* qui appartient à la famille des *inhibiteurs de la recapture de la sérotonine*.

Il est utilisé dans le traitement :
- des *états dépressifs*,
- des *troubles obsessionnels compulsifs*,
- des *attaques de panique* (traitement préventif),
- de certaines manifestations de l'anxiété (*anxiété généralisée*, *phobie* sociale).

Contre-indications
Ce médicament ne doit pas être utilisé en association avec les *IMAO* non sélectifs (MARSILID), les IMAO sélectifs A (MOCLAMINE) ou avec le pimozide.

Attention : L'utilisation des *antidépresseurs* est déconseillée avant l'âge de 18 ans. Des études ont en effet montré que l'utilisation d'un antidépresseur peut augmenter le risque de suicide chez les adolescents souffrant de dépression. Chez les enfants et adolescents de moins de 18 ans, ce traitement est par conséquent réservé à certains cas graves et nécessite une surveillance médicale particulière et la vigilance de l'entourage.

Tous les traitements antidépresseurs sont susceptibles d'induire un *épisode maniaque* chez les personnes prédisposées : en cas d'euphorie, d'excitation inhabituelle ou de comportement anormal survenant sous traitement, une consultation médicale rapide est nécessaire.

Des précautions sont nécessaires chez la personne âgée et en cas d'*épilepsie* (même ancienne), de *glaucome* à angle fermé, de *diabète*, d'*insuffisance hépatique* ou *rénale*, de prédisposition aux *hémorragies*.

Bien qu'aucune interaction nette n'ait été constatée avec l'*alcool*, évitez la prise de boissons alcoolisées, comme avec tout médicament *psychotrope*.

Si vous devez conduire ou utiliser une machine dangereuse, assurez-vous préalablement que ce médicament n'altère pas votre vigilance.

Interactions avec d'autres substances

Ce médicament ne doit pas être associé :
- aux *IMAO* non sélectifs (MARSILID) et les IMAO sélectifs A (MOCLAMINE) : des délais précis doivent être respectés entre la fin d'un traitement par IMAO et le début de ce traitement, et inversement ;
- aux médicaments contenant du pimozide (ORAP) : risque de troubles du rythme cardiaque.

Il peut également interagir avec les médicaments contenant du métoprolol.

Informez par ailleurs votre médecin si vous prenez un antimigraineux de la famille des *triptans*, un *anticoagulant* oral, un *antidépresseur imipraminique*, un IMAO sélectif B, un médicament contenant du lithium, du tramadol, de la carbamazépine, de la risperdone ou un produit de phytothérapie contenant du millepertuis.

Grossesse et allaitement

Les données actuellement disponibles suggèrent un effet malformatif de la paroxétine au cours de la grossesse. L'utilisation de ce médicament est donc déconseillée chez la femme enceinte. Un désir de grossesse peut nécessiter le remplacement de ce médicament par un autre antidépresseur.

Ce médicament passe très faiblement dans le lait maternel : l'allaitement est possible pendant le traitement.

Mode d'emploi et posologie

La dose quotidienne est généralement absorbée en une prise, le matin au cours du petit déjeuner.

Les comprimés doivent être avalés plutôt que croqués.

Le flacon de suspension buvable doit être agité avant chaque prise.

Posologie usuelle :

- Adulte de plus de 18 ans :
- État dépressif, manifestations de l'anxiété : 20 mg à 50 mg par jour.
- Troubles obsessionnels compulsifs, attaque de panique : 40 mg par jour.

Conseils : L'efficacité des *antidépresseurs* n'est généralement pas immédiate. Un délai pouvant atteindre plusieurs semaines est parfois nécessaire pour que les effets bénéfiques se fassent sentir. Les effets indésirables éventuels apparaissant en début de traitement ne doivent pas vous conduire à l'arrêter prématurément.

Chez la personne souffrant de dépression, un état anxieux peut apparaître ou s'aggraver en début de traitement ; un *anxiolytique* est parfois prescrit de manière temporaire par le médecin pour prévenir ou traiter ces manifestations.

Lorsque les *symptômes* de la *dépression* ont disparu, le traitement doit absolument être poursuivi pendant la durée prescrite afin de consolider la guérison. Un arrêt prématuré exposerait à une rechute. La durée d'un traitement antidépresseur est rarement inférieure à 6 mois.

Les antidépresseurs ne créent pas de dépendance. Néanmoins, il est préférable d'arrêter le traitement progressivement en diminuant la posologie ou en espaçant les prises pour éviter les effets indésirables transitoires observés en cas d'interruption brutale.

La suspension buvable se conserve 1 mois après ouverture.

Effets indésirables possibles

La survenue des effets indésirables est plus fréquente au cours des 2 premières semaines de traitement. Ceux-ci s'estompent le plus souvent ensuite.

Nausées, bâillements, constipation, diarrhée, sécheresse de la bouche, diminution de l'appétit, vision trouble.

Somnolence ou au contraire insomnie, *vertiges*, tremblements, fatigue, prise de poids, troubles sexuels, transpiration excessive.

Rarement : confusion des idées, hallucinations, *convulsions*, rétention urinaire, *réaction allergique*, saignements, ecchymoses, modification de la tension artérielle, éruption cutanée, démangeaisons, douleurs musculaires ou articulaires, écoulement de lait par le mamelon, élévation des *transaminases*, baisse du taux de *sodium* dans le sang.

Les antidépresseurs *inhibiteurs de la recapture de la sérotonine* peuvent, très rarement, être responsables d'une agitation désagréable et d'un besoin de bouger (impossibilité à rester assis ou debout tranquillement). Si ces troubles surviennent, contactez rapidement votre médecin.

Laboratoires GlaxoSmithKline

DÉSERNIL

Informations détaillées sur www.monvidal.com

DESFERAL

Bloqueur d'absorption — sur ordonnance

Présentation

DESFERAL 500 mg : préparation injectable ; boîte de 1 flacon de poudre et 1 ampoule de solvant 5 ml (eau). Liste I - Remb 100 % - **6,78 €**.

Composition

	p fl
Déféroxamine	500 mg

Dans quel cas ce médicament est-il prescrit ?

Ce médicament est un *chélateur* du fer et de l'aluminium, c'est-à-dire qu'il forme avec eux un *complexe* chimique non utilisable par l'organisme. Il permet donc de capter le fer ou l'aluminium circulant dans le sang ou présent dans l'intestin. Le *complexe* chimique formé sera éliminé dans les selles ou les urines.

Il est utilisé dans le traitement ou le diagnostic des maladies en rapport avec un excès de fer ou d'aluminium dans le sang :
- traitement de l'*hémochromatose* ;
- traitement de l'intoxication aiguë par une substance contenant du fer ;
- traitement de la surcharge en aluminium chez l'*insuffisant rénal* en l'absence de *dialyse* ;
- diagnostic des surcharges en fer ou en aluminium.

Contre-indications

Ce médicament ne doit pas être utilisé dans les cas suivants :
- *insuffisance rénale* grave non *dialysée* ;
- infection bactérienne non traitée ;
- **grossesse**.

Attention : Ce médicament peut provoquer des troubles visuels et auditifs qui justifient une surveillance particulière de la vue et de l'audition.
Du fait d'un effet néfaste potentiel sur la croissance, ce médicament ne doit pas être utilisé chez l'enfant de moins de 3 ans. Chez l'enfant plus grand, une surveillance étroite de la croissance est nécessaire.
La survenue d'une fièvre accompagnée de douleur abdominale ou d'un mal de gorge pendant le traitement impose une consultation médicale : une interruption du traitement peut être nécessaire.
Le traitement des surcharges en fer graves peut nécessiter l'association de déféroxamine et de vitamine C. Cette association peut provoquer ou aggraver une insuffisance cardiaque. Consultez votre médecin en cas d'essoufflement anormal.

Interactions avec d'autres substances

Ce médicament peut interagir avec la vitamine C, n'absorbez pas de médicament contenant cette vitamine sans prendre l'avis de votre médecin.
Ce médicament modifie l'excrétion du Gallium 67, substance utilisée pour réaliser les scintigraphies. Si cet examen doit être réalisé, le traitement par la déféroxamine doit être interrompu 48 heures auparavant.

Grossesse et allaitement

Les données concernant des femmes enceintes ayant utilisé ce médicament sont rassurantes, mais limitées. Il ne doit donc être utilisé qu'en cas de nécessité absolue.
Les données disponibles ne permettent pas de savoir si ce médicament passe dans le lait maternel ; un choix est donc nécessaire entre l'allaitement et la prise du médicament. Cette décision devra être prise en accord avec votre médecin.

Mode d'emploi et posologie

Ce médicament est utilisé par voie injectable (*intramusculaire*, *intraveineuse*, *sous-cutanée*).

Posologie usuelle :
La posologie de ce médicament est extrêmement variable en fonction des indications et de la situation personnelle de chaque malade. Il est impossible d'indiquer une posologie moyenne.

Conseils : Le traitement de référence de l'*hémochromatose* reste la pratique des saignées. Le prélèvement régulier de sang est la technique la plus sûre et la plus efficace pour éliminer des quantités importantes de fer de l'organisme.
La coloration rouille des urines et noire des selles est normale (mais pas obligatoire), elle traduit l'élimination du fer.

Effets indésirables possibles

Réaction locale au point d'injection : douleur, tuméfaction, induration, rougeur, sensation de brûlure, démangeaison.
Réaction allergique.
Troubles de la vue, altération de la vision des couleurs.
Insuffisance rénale, hypotension, anomalies de la *numération formule sanguine*, retard de croissance chez l'enfant, problèmes respiratoires, *vertiges*, *convulsions*, *troubles digestifs*.

Laboratoires Novartis Pharma SAS

DÉSINTEX

Informations détaillées sur www.monvidal.com

DÉSINTEX-CHOLINE

Informations détaillées sur www.monvidal.com

DÉSINTEX INFANTILE

Informations détaillées sur www.monvidal.com

DÉSOGESTREL 150 µg ÉTHINYLESTRADIOL 20 µg
Génériques
Contraceptif oral — sur ordonnance

Les médicaments ci-dessous sont des génériques de MERCILON (voir p. 786).

CYCLEANE 20 µg : comprimé *(lactose)* boîte de 3 plaquettes de 21. Liste I - Non remb.
CYCLEANE 20 µg : comprimé *(lactose)* boîte de 21. Liste I - Non remb.
DESOGESTREL/ETHINYLESTRADIOL BIOGARAN 150 µg/20 µg : comprimé *(lactose)* boîte de 3 plaquettes de 21. Liste I - Non remb.
DESOGESTREL/ETHINYLESTRADIOL BIOGARAN 150 µg/20 µg : comprimé *(lactose)* boîte de 21. Liste I - Non remb.

DÉSOGESTREL 150 µg ÉTHINYLESTRADIOL 30 µg
Génériques
Contraceptif oral — sur ordonnance

Les médicaments ci-dessous sont des génériques de VARNOLINE (voir p. 1305).

CYCLEANE 30 µg : comprimé *(lactose)* boîte de 3 plaquettes de 21. Liste I - Non remb.
CYCLEANE 30 µg : comprimé *(lactose)* boîte de 21. Liste I - Non remb.
DESOGESTREL/ETHINYLESTRADIOL BIOGARAN 150 µg/30 µg : comprimé *(lactose)* boîte de 3 plaquettes de 21. Liste I - Non remb.
DESOGESTREL/ETHINYLESTRADIOL BIOGARAN 150 µg/30 µg : comprimé *(lactose)* boîte de 21. Liste I - Non remb.

DÉSOMÉDINE collutoire

Préparation pour la bouche et la gorge : antiseptique et antalgique

Présentation

DÉSOMÉDINE : *collutoire* ; flacon pressurisé de 30 ml. Non remb.

Composition

	p 100 ml
Chlorhexidine gluconate	50 mg
Oxybuprocaïne chlorhydrate	10 mg
Menthe poivrée, huile essentielle	+

Dans quel cas ce médicament est-il prescrit ?

Ce *collutoire* contient un *antiseptique* (chlorhexidine) qui a un effet antibactérien et un *anesthésique* local (oxybuprocaïne) qui a un effet *antalgique*.

Il est utilisé dans le *traitement d'appoint* des affections de la bouche et de la gorge (maux de gorge peu intenses, *aphtes*...).

Contre-indications

Ce médicament ne doit pas être utilisé dans les cas suivants :
- *allergie* aux *anesthésiques* locaux,
- enfant de moins de 6 ans.

Attention : En l'absence d'amélioration au bout de 5 jours, de douleur en avalant ou en cas d'apparition de fièvre, consultez votre médecin. Il pourra faire la différence entre une *pharyngite* et une angine. En cas d'angine bactérienne, un traitement *antibiotique* est nécessaire afin d'éviter des complications ultérieures, cardiaques ou rénales.

L'usage prolongé des traitements antiseptiques locaux (*gargarisme*, *collutoire*, pastille) n'est pas souhaitable ; il peut modifier l'équilibre microbien naturel de la gorge.

Une surconsommation pourrait entraîner le passage de l'anesthésique local dans le sang et provoquer des troubles nerveux et cardiaques : respectez la *posologie*.

Sportif : les *anesthésiques* locaux ont été retirés de la liste des substances dopantes publiée dans les arrêtés du 20 avril et du 16 août 2004 par le ministère de la Jeunesse et des Sports.

Interactions avec d'autres substances

Il est généralement inutile d'associer des *antiseptiques* différents. Ceux-ci peuvent être contenus dans de nombreux produits disponibles en automédication : pastille, *collutoire* et solution nasale ; demandez conseil à votre pharmacien.

Grossesse et allaitement

L'effet de ce médicament pendant la grossesse ou l'allaitement est mal connu. L'évaluation du risque éventuel lié à son utilisation est individuelle : demandez conseil à votre pharmacien ou à votre médecin.

Mode d'emploi et posologie

Les pulvérisations doivent être espacées d'au moins 4 heures.

Posologie usuelle :
- Adulte : 5 ou 6 pulvérisations par jour.
- Enfant de 6 à 15 ans : 2 ou 3 pulvérisations par jour.

Conseils : Chez le jeune enfant, la pulvérisation peut provoquer un spasme du larynx : n'introduisez pas trop profondément l'embout dans sa bouche.

Évitez l'usage de ce médicament avant les repas : l'*anesthésique* local est susceptible de provoquer des troubles de la déglutition ; ceux-ci pourraient être à l'origine du passage d'aliments dans les *voies respiratoires*.

Effets indésirables possibles

Réaction allergique.

Engourdissement passager de la langue.

Coloration brune de la langue et des dents disparaissant à l'arrêt du traitement.

Laboratoires Chauvin SA

DÉSOMÉDINE collyre

Collyre antiseptique

Présentation

DÉSOMÉDINE : collyre ; flacon de 10 ml. Non remb.
DÉSOMÉDINE : collyre ; boîte de 10 flacons unidoses de 0,6 ml. Non remb.

Composition

	p 10 ml	p unidose
Hexamidine di-isétionate	10 mg	0,6 mg

Dans quel cas ce médicament est-il prescrit ?

Ce collyre contient un *antiseptique*.

Il est utilisé dans le traitement de certaines infections oculaires.

Contre-indications

Ce médicament ne doit pas être utilisé en cas d'*allergie* à l'hexamidine.

Attention : Une rougeur ou une douleur oculaires ne sont pas obligatoirement les signes d'une infection. Des soins urgents peuvent être nécessaires, notamment en cas de vision floue.

Ce traitement peut être insuffisant à lui seul pour guérir une infection de l'œil : ne l'utilisez pas plus de quelques jours sans avis médical.

Le collyre peut être contaminé par l'œil infecté : évitez de mettre en contact l'extrémité du flacon avec l'œil. Ne conservez pas le flacon de 10 ml plus de 30 jours après une première utilisation. Les flacons unidoses doivent être jetés immédiatement après utilisation.

Interactions avec d'autres substances

Ce collyre peut interagir avec d'autres collyres. Respectez un intervalle minimal de 15 minutes entre deux instillations.

Grossesse et allaitement

L'effet de ce médicament pendant la grossesse ou l'allaitement est mal connu. L'évaluation du risque éventuel lié à son utilisation est individuelle : demandez conseil à votre pharmacien ou à votre médecin.

Mode d'emploi et posologie

Tirer la paupière inférieure vers le bas tout en regardant vers le haut et déposer les gouttes de collyre entre la paupière et le globe oculaire (*cul-de-sac conjonctival*).

Posologie usuelle :
2 gouttes, 4 à 6 fois par jour.

> **Conseils :** Les *lentilles de contact* ne doivent pas être portées en cas d'infection oculaire ni réutilisées avant l'arrêt complet du traitement.
> L'application correcte du produit peut nécessiter une aide, notamment chez l'enfant ou la personne handicapée ou âgée.

Effets indésirables possibles

Irritation ou *réaction allergique*.

Laboratoires Chauvin Bausch & Lomb

DÉSOMÉDINE solution nasale

Préparation nasale antiseptique

Présentation

DÉSOMÉDINE : solution nasale ; flacon de 10 ml. Non remb.

Composition

	p 100 ml
Hexamidine di-isétionate	100 mg

Dans quel cas ce médicament est-il prescrit ?

Cette solution nasale contient un *antiseptique*.
Elle est utilisée dans le *traitement d'appoint* des *rhinites* et des *rhinopharyngites*.

Contre-indications

Ce médicament ne doit pas être utilisé en cas d'*allergie* à l'hexamidine.

> **Attention :** Si votre état ne s'améliore pas après quelques jours de traitement, consultez votre médecin.
> L'usage prolongé de ce médicament n'est pas souhaitable : il peut modifier l'équilibre microbien du nez ou de la gorge.

Grossesse et allaitement

L'effet de ce médicament pendant la grossesse ou l'allaitement est mal connu. L'évaluation du risque éventuel lié à son utilisation est individuelle : demandez conseil à votre pharmacien ou à votre médecin.

Mode d'emploi et posologie

Les pulvérisations sont faites après un mouchage soigneux.

Posologie usuelle :
4 à 6 pulvérisations par jour dans chaque narine.
Sauf avis médical, la durée du traitement ne doit pas dépasser 10 jours.

> **Conseils :** Les solutions nasales *antiseptiques* ou *antibiotiques* peuvent être contaminées par des *germes* : ne les conservez pas au-delà de la durée du traitement.

Effets indésirables possibles

Irritation locale.
Réaction allergique.

Laboratoires Chauvin Bausch & Lomb

DETENSIEL

Bêtabloquant — sur ordonnance

Présentation

DETENSIEL 10 mg : comprimé sécable (gris orangé) ; boîte de 30. Liste I - Remb 65 % - **6,49 €**.
DETENSIEL 10 mg : comprimé sécable (gris orangé) ; boîte de 90. Liste I - Remb 65 % - **18,37 €**.

Composition

	p cp
Bisoprolol hémifumarate	10 mg

Dans quel cas ce médicament est-il prescrit ?

Ce médicament appartient à la famille des *bêtabloquants*. Ceux-ci agissent en bloquant l'action de l'*adrénaline* (et d'autres *hormones* apparentées) sur de nombreux organes, notamment sur le cœur, les vaisseaux et plus faiblement sur les bronches.
Il est utilisé dans :
- le traitement de l'*hypertension artérielle*,
- la prévention des crises d'*angine de poitrine*.

Contre-indications

Ce médicament ne doit pas être utilisé dans les cas suivants :
- formes graves de certaines affections : *asthme*, *bronchite chronique*, *artérite*, phénomène de *Raynaud* ;
- *insuffisance cardiaque* non contrôlée par un traitement spécifique ;
- *bloc auriculoventriculaire* grave ;
- rythme cardiaque inférieur à 50 battements par minute ;
- *phéochromocytome* non traité ;
- hypotension ;
- *antécédent* de *choc anaphylactique* ;
- en association avec les médicaments contenant de la floctafénine ou du sultopride.

> **Attention :** Ce médicament n'est pas un *traitement de la crise* d'*angine de poitrine*.
> Ce médicament n'est pas adapté au traitement d'une forme particulière d'*angine de poitrine* appelée angor de *Printzmétal* qui relève d'un traitement *vasodilatateur*. Il peut néanmoins être associé à celui-ci lorsqu'une angine de poitrine « classique » coexiste avec un angor de Printzmétal.
> Des précautions sont nécessaires en cas d'*insuffisance rénale* grave et chez la personne âgée.
> N'interrompez jamais brutalement le traitement prescrit. Espacez progressivement les prises. Un avis médical est toujours préférable.
> Chez les diabétiques, les *bêtabloquants* peuvent masquer certains *symptômes* de l'*hypoglycémie* (*palpitations* et accélération du cœur essentiellement).
> Les bêtabloquants peuvent aggraver les *réactions allergiques* et empêcher l'action de l'*adrénaline* utilisée dans le traitement d'urgence du *choc anaphylactique*. Lors d'examens radiologiques nécessitant l'injection de produits de contraste iodés (susceptibles de provoquer des *chocs* allergiques), le traitement doit, si possible, être suspendu avec l'accord de votre médecin.
> En cas d'intervention chirurgicale, l'anesthésiste doit être prévenu de la prise de ce médicament. C'est lui qui décidera si le traitement doit être poursuivi ou arrêté avant l'intervention.

Sportif : ce médicament contient une substance susceptible de rendre positifs certains *tests antidopage*.

Interactions avec d'autres substances

Ce médicament ne doit pas être associé :
- à la floctafénine (IDARAC) : risque d'augmentation de la gravité d'un éventuel *choc* allergique,
- au sultopride (disponible uniquement à l'hôpital) : risque de *torsades de pointes*.

Il peut interagir avec les médicaments contenant de l'amiodarone.

Informez votre médecin si vous prenez des *antidiabétiques*, des *AINS*, des *inhibiteurs calciques*, des *antidépresseurs imipraminiques*, des *neuroleptiques*, des *corticoïdes*, ou des médicaments contenant l'une des substances suivantes : quinidine, hydroquinidine, disopyramide, propafénone, baclofène, lidocaïne injectable, méfloquine.

Grossesse et allaitement

Les études scientifiques disponibles n'ont pas mis en évidence de problème particulier lors de l'utilisation de *bêtabloquant* chez la femme enceinte.

L'effet bêtabloquant persiste quelques jours chez le nouveau-né et justifie une surveillance médicale renforcée pendant les premiers jours de la vie.

Ce médicament passe dans le lait maternel ; un choix est donc nécessaire entre l'allaitement et la prise du médicament. Cette décision devra être prise en accord avec votre médecin.

Mode d'emploi et posologie

Ce médicament est pris de préférence le matin, indifféremment au cours ou en dehors du repas.

Posologie usuelle :

1 comprimé par jour.

Conseils : Veillez à toujours disposer d'une réserve de médicament : une plaquette dans la trousse de toilette, par exemple.

Votre tension artérielle doit être contrôlée régulièrement. Les appareils permettant une mesure automatique de la tension à domicile utilisent souvent un procédé de mesure différent de celui qu'emploie votre médecin. Si vous avez un tel appareil, apportez-le en consultation pour vous assurer que la mesure obtenue est bien conforme à celle du tensiomètre de votre médecin.

Le traitement médicamenteux ne dispense pas de mesures simples pouvant faire baisser la tension artérielle : activité physique régulière, modération de la consommation de boissons alcoolisées et de *sel*, lutte contre l'excès de poids.

Il est normal que le rythme cardiaque ralentisse sous l'effet du traitement ; néanmoins, en cas de fatigue anormale et de pouls inférieur à 50 battements par minute, consultez votre médecin.

Effets indésirables possibles

Le plus fréquemment : douleur d'estomac, nausées, vomissements, fatigue en début de traitement, sensation de mains et de pieds froids, troubles de l'érection, ralentissement important du cœur, insomnie, cauchemar.

Plus rarement : *bloc auriculoventriculaire*, baisse excessive de la tension artérielle, phénomène de *Raynaud*, *insuffisance cardiaque*, *bronchospasme*, *hypoglycémie*, *éruption cutanée*, aggravation d'un *psoriasis*.

Laboratoires Merck Lipha Santé SAS

DÉTRUSITOL

Informations détaillées sur www.monvidal.com

DÉTURGYLONE

Décongestionnant nasal — sur ordonnance

Présentation

DÉTURGYLONE : solution pour pulvérisation nasale ; flacon de poudre et flacon pulvérisateur de 10 ml. Liste I - Remb 35 % - **3,39 €**.

Composition

	p 100 ml
Prednisolone phosphate	178 mg
Oxymétazoline chlorhydrate	25 mg
Benzalkonium chlorure	+

Dans quel cas ce médicament est-il prescrit ?

Cette solution nasale contient un *anti-inflammatoire* de la famille des *corticoïdes* et un *vasoconstricteur* qui dégage le nez.

Elle est utilisée dans le traitement de courte durée des congestions nasales aiguës et inflammatoires (nez bouché) au cours des *rhinites* de l'adulte.

Contre-indications

Ce médicament ne doit pas être utilisé dans les cas suivants :
- risque de *glaucome* à angle fermé,
- risque de blocage des urines (*adénome de la prostate*),
- *hypertension artérielle* ou *insuffisance coronarienne* grave,
- *antécédent* de *convulsions*,
- antécédent d'*accident vasculaire cérébral*,
- *herpès* buccal ou ophtalmique,
- saignement de nez,
- en association avec un autre *vasoconstricteur* décongestionnant,
- enfant de moins de 15 ans.

Attention : L'utilisation répétée ou prolongée des *vasoconstricteurs* par voie nasale expose à un risque de *rhinite* grave, parfois irréversible. La brièveté de l'effet décongestionnant ne doit pas vous conduire à dépasser la *posologie* prescrite par votre médecin.

De plus, des pulvérisations répétées peuvent entraîner un passage plus important du vasoconstricteur dans le sang et provoquer des *palpitations*, des nausées ou des maux de tête. Si ces effets deviennent trop marqués, le traitement doit être interrompu.

Des précautions sont nécessaires en cas d'*hypertension artérielle*, de troubles cardiaques, d'*hyperthyroïdie*, de *diabète*, de troubles psychiques, de *tuberculose* ou de *mycose* pulmonaire.

Interactions avec d'autres substances

Ce médicament ne doit pas être associé à un autre *vasoconstricteur* décongestionnant : risque de crise hypertensive.

Il peut interagir avec les *antidépresseurs* de type *IMAO* non sélectifs (MARSILID) et avec un vasoconstricteur utilisé dans la maladie de Parkinson (bromocriptine, pergolide, lisuride, cabergoline) ou dans la migraine (ergotamine ou dihydroergotamine).

Grossesse et allaitement

L'effet de ce médicament pendant la grossesse ou l'allaitement est mal connu : seul votre médecin peut évaluer le risque éventuel de son utilisation dans votre cas.

Mode d'emploi et posologie

Les pulvérisations doivent être faites au cours d'une brève inspiration, la tête légèrement penchée en avant, en tenant le flacon verticalement.

Posologie usuelle :

- Adulte : 1 pulvérisation dans chaque narine, 3 fois par jour.

La durée du traitement ne doit pas dépasser 3 à 5 jours, sauf avis médical contraire.

Conseils : Ce médicament peut provoquer des effets secondaires graves chez l'enfant : ne le laissez pas à sa portée.
Avant la première utilisation, ce médicament ne doit pas être conservé plus de 8 jours.

Effets indésirables possibles

Irritation ou sécheresse nasale, saignement de nez, troubles du goût ou de l'odorat.

Candidose du nez ou du pharynx, nécessitant l'interruption du traitement.

Plus rarement, en cas de passage dans le sang :

- sécheresse de la bouche, insomnie, maux de tête, anxiété, rétention urinaire, sueurs ;
- accélération du cœur, *palpitations*, nausées, vomissements.

Laboratoires sanofi-aventis France

DEXAFREE

Collyre anti-inflammatoire — sur ordonnance

Présentation

DEXAFREE 1 mg/ml : collyre ; 30 récipients-unidose de 0,4 ml. Liste I - Remb 65 % - **5,50 €**.

Composition

	p 100 ml
Dexaméthasone phosphate	100 mg

Dans quel cas ce médicament est-il prescrit ?

C'est un collyre *anti-inflammatoire* qui contient un dérivé de la *cortisone*.

Il est utilisé dans le traitement des *conjonctivites* allergiques et de certaines maladies inflammatoires de l'œil.

Contre-indications

Ce médicament ne doit pas être utilisé dans les cas suivants :

- *kératite* virale à son début,
- autre infection oculaire non contrôlée par un traitement spécifique.

Attention : L'usage de ce médicament impose un examen ophtalmologique préalable. En effet, certaines infections oculaires peuvent être aggravées par les dérivés de la *cortisone*.
En cas de traitement prolongé, une surveillance ophtalmologique régulière est nécessaire.
Ce médicament contenant un *corticoïde* doit être utilisé avec précaution en cas de *glaucome* à angle ouvert.
Le port de lentilles de contact est déconseillé en cas d'irritation oculaire. Les lentilles souples ne devront être réutilisées qu'après l'arrêt complet du traitement car elles peuvent s'imprégner des substances actives contenues dans le collyre.
Sportif : ce médicament contient une substance susceptible de rendre positifs certains *tests antidopage*.

Interactions avec d'autres substances

Ce collyre peut interagir avec d'autres collyres. Respectez un intervalle de 15 minutes entre deux instillations.

Grossesse et allaitement

L'effet de ce médicament pendant la grossesse ou l'allaitement est mal connu : seul votre médecin peut évaluer le risque éventuel de son utilisation dans votre cas.

Mode d'emploi et posologie

Tirer la paupière inférieure vers le bas et déposer une goutte de collyre entre la paupière et le globe oculaire (*cul-de-sac conjonctival*).

Posologie usuelle :

1 goutte, 3 à 6 fois par jour pendant 7 jours.

Dans les affections aiguës, les instillations peuvent être plus fréquentes. Une durée de traitement supérieure à 7 jours nécessite un contrôle oculaire par votre ophtalmologiste.

Conseils : Une application correcte du produit peut nécessiter une aide, notamment chez l'enfant ou la personne handicapée ou âgée.
Les unidoses doivent être jetées après l'instillation.

Effets indésirables possibles

Irritation ou *réaction allergique* locale.

En cas d'utilisation prolongée : *cataracte*, augmentation de la tension oculaire (*glaucome*), *inflammation* de la *cornée* (*kératite* superficielle).

Laboratoires Théa

DEXAGRANE

Collyre anti-inflammatoire et antibiotique — sur ordonnance

Présentation

DEXAGRANE : collyre ; flacon compte-gouttes de 5 ml. Liste I - Remb 35 % - **2,37 €**.

Composition

	p 100 ml
Dexaméthasone phosphate	100 mg
Néomycine sulfate	340 000 UI
Benzododécinium bromure	+

Dans quel cas ce médicament est-il prescrit ?

Ce collyre contient un *anti-inflammatoire* de la famille des *corticoïdes* et un *antibiotique* de la famille des *aminosides*.

Il est utilisé dans la prévention des complications d'opération de l'œil et dans le traitement de certaines infections oculaires.

Contre-indications

Ce médicament ne doit pas être utilisé dans les cas suivants :
- *allergie* aux *antibiotiques* de la famille des *aminosides* ou aux *ammoniums quaternaires* (présence de benzo-dodécinium),
- *kératite* virale à son début,
- *mycose* de l'œil.

Attention : L'usage de ce médicament impose un examen ophtalmologique préalable. En effet, certaines infections oculaires peuvent être aggravées par les dérivés de la *cortisone*.
Une irritation oculaire importante peut être due à une infection non contrôlée par le traitement : en cas de doute, n'hésitez pas à consulter votre médecin.
Une utilisation prolongée nécessite une surveillance ophtalmologique.
L'usage de ce médicament est déconseillé chez le *nourrisson*.

Interactions avec d'autres substances

Ce collyre peut interagir avec d'autres collyres : respectez un intervalle de 15 minutes entre deux installations.

Grossesse et allaitement

L'effet de ce médicament pendant la grossesse ou l'allaitement est mal connu : seul votre médecin peut évaluer le risque éventuel de son utilisation dans votre cas.

Mode d'emploi et posologie

Tirer la paupière inférieure vers le bas tout en regardant vers le haut et déposer une goutte de collyre entre la paupière et le globe oculaire (*cul-de-sac conjonctival*).

Posologie usuelle :
1 goutte, 4 à 6 fois par jour.
La durée du traitement est limitée à 7 jours sans suivi ophtalmologique.

Conseils : Le port de *lentilles de contact* doit être évité pendant le traitement.
L'application correcte du produit peut nécessiter une aide.
Ne conservez pas ce collyre plus de 15 jours après une première utilisation.

Effets indésirables possibles

Irritation ou *réaction allergique* locales.
En cas d'utilisation prolongée : *cataracte*, augmentation de la *tension intraoculaire* (*glaucome*), *kératite* superficielle.

Laboratoires Carl Zeiss Meditec SAS

DEXAMBUTOL

Informations détaillées sur www.monvidal.com

DEXAMBUTOL I-N-H

Informations détaillées sur www.monvidal.com

DEXAMÉTHASONE CHAUVIN

Informations détaillées sur www.monvidal.com

DEXEF

Informations détaillées sur www.monvidal.com

DEXERYL

Protecteur cutané

Présentation

DEXERYL : crème ; tube de 50 g. Non remb.
DEXERYL : crème ; tube de 250 g. Remb 35 % - **4,36 €**.

Composition

	p 100 g
Glycérol	15 g
Vaseline	8 g
Paraffine liquide	2 g

Dans quel cas ce médicament est-il prescrit ?

C'est une crème émolliente et hydratante.
Elle est utilisée dans le *traitement d'appoint* de la sécheresse de la peau (notamment en cas de dermatite atopique, d'ichtyose ou de psoriasis) et des brûlures superficielles peu étendues.

Grossesse et allaitement

Ce médicament ne contient que des substances présumées sans danger pendant la grossesse ou l'allaitement. Néanmoins, ne l'utilisez pas de façon prolongée sans l'avis de votre pharmacien ou de votre médecin.

Mode d'emploi et posologie

Appliquer la crème en couche mince.

Posologie usuelle :
1 ou 2 applications par jour.

Laboratoires Pierre Fabre Médicament

DEXIR

Antitussif opiacé

Présentation

DEXIR Adulte : sirop (arôme caramel vanille) ; flacon de 125 ml. Non remb.
DEXIR Enfant : sirop (arôme caramel vanille) ; flacon de 125 ml. Non remb.

Composition

	sirop Ad p c à c	sirop Enf p c à c
Dextrométhorphane bromhydrate	15 mg	7,6 mg
Saccharose	3,5 g	3,5 g

Dans quel cas ce médicament est-il prescrit ?

Ce sirop contient un antitussif *opiacé*, le dextrométhorphane, qui agit sur les centres de la toux.
Il est utilisé dans le *traitement symptomatique* des toux sèches.

Contre-indications

Ce médicament ne doit pas être utilisé dans les cas suivants :
- *insuffisance respiratoire*,
- *asthme*,
- en association avec un *antidépresseur* de type *IMAO*,

- enfant de moins de 15 ans (sirop Adulte),
- enfant de moins de 30 mois (sirop Enfant),
- **allaitement**.

Attention : Ce médicament n'est pas adapté au traitement de la toux grasse, qui est un mécanisme de défense normal de l'organisme permettant l'évacuation des mucosités présentes dans les bronches.

La toux est un *symptôme* qui peut révéler de nombreuses maladies : consultez votre médecin si elle persiste plus de quelques jours.

Ce médicament contient du *sucre* (saccharose) en quantité notable.

Évitez la prise de boissons alcoolisées pendant le traitement.

Ce médicament peut induire une somnolence, parfois intense chez certaines personnes. Cette somnolence peut être augmentée par la prise d'*alcool* ou d'autres médicaments *sédatifs*. La conduite et l'utilisation de machines dangereuses sont déconseillées, surtout dans les heures qui suivent la prise du médicament.

Interactions avec d'autres substances

Ce médicament ne doit pas être associé aux *antidépresseurs* de type *IMAO* non sélectifs (MARSILID) ou sélectifs A (MOCLAMINE...) : risque d'élévation de la température, d'agitation, de chute brutale de la tension artérielle.

Informez par ailleurs votre médecin ou votre pharmacien si vous prenez un médicament *sédatif* (tranquillisants, somnifères, certains médicaments contre la douleur contenant des *opiacés*, *antidépresseurs*, *neuroleptiques*...).

Grossesse et allaitement

L'utilisation ponctuelle de ce médicament pendant la grossesse est possible, à condition de respecter la *posologie* recommandée. Néanmoins, son utilisation dans les jours qui ont précédé l'accouchement doit être signalée au médecin ; en effet, une surveillance particulière du *nouveau-né* peut être nécessaire.

Certains antitussifs pris à doses excessives par des mères allaitant leurs enfants ont provoqué chez ces derniers des pauses respiratoires. Ce risque n'a pas été constaté avec le dextrométhorphane aux doses recommandées ; mais ce médicament est néanmoins, par sécurité, contre-indiqué pendant l'allaitement.

Mode d'emploi et posologie

Ce médicament doit être pris de préférence au moment où survient la toux, en espaçant les prises d'au moins 4 heures.

Posologie usuelle :

- Adulte : 1 ou 2 cuillères à café de sirop Adulte, 3 ou 4 fois par jour. En cas d'*insuffisance hépatique* et chez la personne âgée, la *posologie* initiale est généralement réduite de moitié.
- Enfant de 12 à 15 ans : 4 à 6 cuillères à café de sirop Enfant par jour, à répartir en 3 ou 4 prises.
- Enfant de 6 à 12 ans : 3 ou 4 cuillères à café de sirop Enfant par jour, à répartir en 3 ou 4 prises.
- Enfant de 30 mois à 6 ans : 2 ou 3 cuillères à café de sirop Enfant par jour, à répartir en 3 ou 4 prises.

Conseils : Ce médicament n'entraîne pas de risque de *dépendance* ni de *dépression respiratoire*, aux doses usuelles.

Une toux nocturne aggravée par ce médicament peut être une toux allergique : demandez conseil à votre médecin.

La cigarette est irritante pour les bronches et entretient la toux : évitez de fumer ou d'être exposé à la fumée des autres.

Des mesures simples permettent de calmer les toux sèches : boissons chaudes et humidification de l'air ambiant.

Effets indésirables possibles

Constipation, somnolence, état vertigineux, nausées, vomissements, *réaction allergique* cutanée, exceptionnellement *bronchospasme*.

Laboratoires UPSA Conseil

DEXTRARINE PHÉNYLBUTAZONE

Anti-inflammatoire d'action locale — sur ordonnance

Présentation

DEXTRARINE PHÉNYLBUTAZONE : pommade ; tube de 60 g.
Liste II - Remb 35 % - **2,57 €**.

Composition

	p 100 g
Phénylbutazone	4 g
Dextran sulfate	2 g

Dans quel cas ce médicament est-il prescrit ?

Cette pommade contient un *anti-inflammatoire* non stéroïdien (*AINS*).

Elle est utilisée dans le traitement local des *tendinites*.

Contre-indications

Ce médicament ne doit pas être utilisé dans les cas suivants :

- *allergie* à l'aspirine ou aux *AINS*,
- en application sur un *eczéma*, des *muqueuses*, des plaies ou de la peau lésée,
- sous pansement étanche (occlusif).

Attention : Ce médicament contient de la phénylbutazone qui peut provoquer des effets indésirables graves. Certains signes imposent l'arrêt du traitement : *éruption cutanée*, *urticaire*, fièvre, angine, ulcération de la bouche, hématome (bleu).

Grossesse et allaitement

Les *AINS* pris par voie orale peuvent être toxiques pour le fœtus ; leur utilisation est contre-indiquée pendant les 4 derniers mois de la grossesse. Les AINS destinés à une application locale peuvent traverser la peau, passer dans le sang et exposer le fœtus au même risque, lorsqu'ils sont appliqués sur une large surface de peau ou sous un pansement occlusif. N'utilisez pas ce médicament pendant la grossesse sans avis médical.

Les données disponibles ne permettent pas de savoir si ce médicament passe dans le lait maternel : ne l'utilisez pas pendant l'allaitement sans avis médical.

Mode d'emploi et posologie

La pommade doit être appliquée en massage doux et prolongé.

Posologie usuelle :

- Adulte et enfant de plus de 7 ans : 2 ou 3 applications par jour.

La durée du traitement ne doit pas dépasser 8 jours sans avis médical.

Conseils : Pensez à vous laver les mains après l'application. En cas de contact accidentel avec les yeux, rincez abondamment.

Effets indésirables possibles

Imposant l'arrêt du traitement : *réaction allergique* cutanée (éruption de boutons, démangeaisons...).

Laboratoires sanofi-aventis France

DEXTROCIDINE

Informations détaillées sur www.monvidal.com

DEXTROMÉTHORPHANE ARROW

Informations détaillées sur www.monvidal.com

DEXTROPROPOXYPHÈNE PARACÉTAMOL 30 mg/400 mg Génériques

Association antalgique opiacée

sur ordonnance

Les médicaments ci-dessous sont des génériques de DI-ANTALVIC (voir p. 392).

DEXTROPROPOXYPHENE PARACETAMOL ALMUS 30 mg/400 mg : gélule boîte de 20. Liste I - Remb 65 % - 2,06 €.
DEXTROPROPOXYPHENE PARACETAMOL ALTER 30 mg/400 mg : gélule boîte de 20. Liste I - Remb 65 % - 2,06 €.
DEXTROPROPOXYPHENE PARACETAMOL ARROW 30 mg/400 mg : gélule boîte de 20. Liste I - Remb 65 % - 2,06 €.
DEXTROPROPOXYPHENE PARACETAMOL BIOGARAN 30 mg/400 mg : gélule boîte de 20. Liste I - Remb 65 % - 2,06 €.
DEXTROPROPOXYPHENE PARACETAMOL EG 30 mg/400 mg : gélule boîte de 20. Liste I - Remb 65 % - 2,06 €.
DEXTROPROPOXYPHENE PARACETAMOL G GAM 30 mg/400 mg : gélule boîte de 20. Liste I - Remb 65 % - 2,06 €.
DEXTROPROPOXYPHENE PARACETAMOL ISOMED 30 mg/400 mg : gélule boîte de 20. Liste I - Remb 65 % - 2,06 €.
DEXTROPROPOXYPHENE PARACETAMOL MERCK 30 mg/400 mg : gélule boîte de 20. Liste I - Remb 65 % - 2,06 €.
DEXTROPROPOXYPHENE PARACETAMOL QUALIMED 30 mg/400 mg : gélule boîte de 20. Liste I - Remb 65 % - 2,06 €.
DEXTROPROPOXYPHENE PARACETAMOL RATIOPHARM 30 mg/400 mg : gélule boîte de 20. Liste I - Remb 65 % - 2,06 €.
DEXTROPROPOXYPHENE/PARACETAMOL RPG 30 mg/400 mg : gélule boîte de 20. Liste I - Remb 65 % - 2,06 €.
DEXTROPROPOXYPHENE PARACETAMOL SANDOZ 30 mg/400 mg : gélule boîte de 20. Liste I - Remb 65 % - 2,06 €.
DEXTROPROPOXYPHENE PARACETAMOL TEVA 30 mg/400 mg : gélule boîte de 20. Liste I - Remb 65 % - 2,06 €.
DEXTROPROPOXYPHENE PARACETAMOL TORLAN 30 mg/400 mg : gélule boîte de 20. Liste I - Remb 65 % - 2,06 €.
DEXTROPROPOXYPHENE PARACETAMOL ZYDUS 30 mg/400 mg : gélule boîte de 20. Liste I - Remb 65 % - 2,06 €.
DI DOLKO 30 mg/400 mg : gélule boîte de 20. Liste I - Remb 65 % - 2,06 €.
DIALGIREX : gélule boîte de 20. Liste I - Remb 65 % - 2,06 €.
DIOALGO : gélule boîte de 20. Liste I - Remb 65 % - 2,06 €.

DEXTROPROPOXYPHÈNE PARACÉTAMOL CAFÉINE 27mg/400mg/30mg Génériques

Association antalgique opiacée

sur ordonnance

Les médicaments ci-dessous sont des génériques de PROPOFAN (voir p. 1059).

DEXTROPROPOXYPHENE/PARACETAMOL/CAFEINE ALMUS 27 mg/400 mg/30 mg : comprimé boîte de 20. Liste I - Remb 65 % - 2,01 €.
DEXTROPROPOXYPHENE/PARACETAMOL/CAFEINE ALTER 27 mg/400 mg/30 mg : comprimé boîte de 20. Liste I - Remb 65 % - 2,01 €.
DEXTROPROPOXYPHENE/PARACETAMOL/CAFEINE ARROW 27 mg/400 mg/30 mg : comprimé boîte de 20. Liste I - Remb 65 % - 2,01 €.
DEXTROPROPOXYPHENE/PARACETAMOL/CAFEINE BIOGARAN 27 mg/400 mg/30 mg : comprimé boîte de 20. Liste I - Remb 65 % - 2,01 €.
DEXTROPROPOXYPHENE/PARACETAMOL/CAFEINE EG 27 mg/400 mg/30 mg : comprimé boîte de 20. Liste I - Remb 65 % - 2,01 €.
DEXTROPROPOXYPHENE/PARACETAMOL/CAFEINE G GAM 27 mg/400 mg/30 mg : comprimé boîte de 20. Liste I - Remb 65 % - 2,01 €.
DEXTROPROPOXYPHENE/PARACETAMOL/CAFEINE ISOMED 27 mg/400 mg/30 mg : comprimé boîte de 20. Liste I - Remb 65 % - 2,01 €.
DEXTROPROPOXYPHENE/PARACETAMOL/CAFEINE MERCK GENERIQUES 27 mg/400 mg/30 mg : comprimé boîte de 20. Liste I - Remb 65 % - 2,01 €.
DEXTROPROPOXYPHENE/PARACETAMOL/CAFEINE QUALIMED 27 mg/400 mg/30 mg : comprimé boîte de 20. Liste I - Remb 65 % - 2,01 €.
DEXTROPROPOXYPHENE/PARACETAMOL/CAFEINE RATIOPHARM 27 mg/400 mg/30 mg : comprimé boîte de 20. Liste I - Remb 65 % - 2,01 €.
DEXTROPROPOXYPHENE/PARACETAMOL/CAFEINE RPG 27 mg/400 mg/30 mg : comprimé boîte de 20. Liste I - Remb 65 % - 2,01 €.
DEXTROPROPOXYPHENE/PARACETAMOL/CAFEINE SANDOZ 27 mg/400 mg/30 mg : comprimé boîte de 20. Liste I - Remb 65 % - 2,01 €.
DEXTROPROPOXYPHENE/PARACETAMOL/CAFEINE TEVA 27 mg/400 mg/30 mg : comprimé boîte de 20. Liste I - Remb 65 % - 2,01 €.
DEXTROPROPOXYPHENE/PARACETAMOL/CAFEINE WINTHROP 27 mg/400 mg/30 mg : comprimé boîte de 20. Liste I - Remb 65 % - 2,01 €.
DEXTROPROPOXYPHENE/PARACETAMOL/CAFEINE ZYDUS 27 mg/400 mg/30 mg : comprimé boîte de 20. Liste I - Remb 65 % - 2,01 €.

DEXTROREF

Informations détaillées sur www.monvidal.com

DIABAMYL

Antidiabétique oral

sur ordonnance

Ce médicament est un générique de GLUCOPHAGE (voir p. 571).

DIABÈNE

Informations détaillées sur www.monvidal.com

DIACOR 90 et 120 mg

Inhibiteur calcique

sur ordonnance

Présentation

DIACOR LP 90 mg : gélule à *libération prolongée* (blanc et bleu) ; boîte de 56. Liste I - Remb 65 % - **12,97 €**.
DIACOR LP 120 mg : gélule à *libération prolongée* (blanc et rouge) ; boîte de 56. Liste I - Remb 65 % - **16,78 €**.

Composition

	p gél LP	p gél LP
Diltiazem chlorhydrate	90 mg	120 mg

Dans quel cas ce médicament est-il prescrit ?

Ce médicament est un *vasodilatateur* qui appartient à la famille des *inhibiteurs calciques*.

Il est utilisé dans le *traitement préventif* des crises d'*angine de poitrine*.

Contre-indications

Ce médicament ne doit pas être utilisé dans les cas suivants :
- *insuffisance cardiaque* grave,
- rythme cardiaque inférieur à 40 battements par minute,
- *bloc auriculoventriculaire* grave et certaines maladies de l'automatisme cardiaque.

Attention : Des précautions sont nécessaires en cas d'*insuffisance rénale* ou *hépatique* et chez la personne âgée.
Signalez la prise de ce médicament à l'anesthésiste en cas d'intervention chirurgicale.

Interactions avec d'autres substances

Ce médicament peut interagir avec les *antiarythmiques*.

Informez par ailleurs votre médecin si vous prenez un *bêtabloquant* ou un médicament contenant de la ciclosporine, de la carbamazépine, de la rifampicine, de l'amiodarone, un *alphabloquant* ou un autre médicament susceptible de faire baisser la tension artérielle.

Grossesse et allaitement

Ce médicament est déconseillé chez la femme enceinte ou susceptible de l'être. Si une grossesse survient au cours du traitement, prévenez votre médecin.

Ce médicament passe faiblement dans le lait maternel : l'allaitement est déconseillé sans avis médical.

Mode d'emploi et posologie

Les gélules doivent être avalées avec un verre d'eau, sans être ouvertes ni croquées.

Posologie usuelle :
1 gélule à 90 mg ou à 120 mg, matin et soir.

Effets indésirables possibles

Ralentissement important du cœur, *bloc auriculoventriculaire*, *réaction allergique* cutanée, gonflement des gencives. Ces effets nécessitent parfois l'arrêt du traitement.

Rarement :
- bouffées de chaleur, maux de tête, jambes lourdes ou enflées, *palpitations* ;
- fatigue, *troubles digestifs*, bouche sèche.

Exceptionnellement : *gynécomastie*, *syndrome extrapyramidal*, augmentation des *transaminases*, *hépatite*.

Laboratoires Dexo

DIACOR 300 mg

Informations détaillées sur www.monvidal.com

DI-ACTANE

Vasodilatateur

sur ordonnance

Ce médicament est un générique de PRAXILÈNE (voir p. 1037).

DIACURE

Informations détaillées sur www.monvidal.com

DIAFURYL

Antidiarrhéique : antiseptique intestinal

Présentation

DIAFURYL : gélule ; boîte de 12. Non remb.

Composition

	p gél
Nifuroxazide	200 mg
Saccharose	+

Dans quel cas ce médicament est-il prescrit ?

Ce médicament est un *antiseptique* intestinal qui appartient à la famille des nitrofuranes. Il agit localement sur les *bactéries* responsables d'infections de l'intestin.

Il est utilisé dans le traitement des diarrhées aiguës bénignes.

Contre-indications

Ce médicament ne doit pas être utilisé en cas d'*antécédent* d'*allergie* à un *antiseptique* de la famille des nitrofuranes.

Attention : Ce médicament est destiné au traitement des diarrhées bénignes. En cas de diarrhée persistante, de fièvre élevée, de sang ou de glaires dans les selles, des examens peuvent être nécessaires : consultez votre médecin.

Grossesse et allaitement

L'effet de ce médicament pendant la grossesse est mal connu. L'évaluation du risque éventuel lié à son utilisation est individuelle : demandez conseil à votre pharmacien ou à votre médecin.

L'allaitement demeure possible en cas de traitement bref par ce médicament.

Mode d'emploi et posologie

Les gélules doivent être avalées avec un verre d'eau.

Posologie usuelle :
- Adulte : 1 gélule, 4 fois par jour.

La durée du traitement est limitée à 3 jours en l'absence d'avis médical. Si les symptômes persistent au delà de cette période, une consultation est nécessaire pour déterminer si ce traitement est suffisant.

Conseils : Une diarrhée peut provoquer une déshydratation, notamment chez la personne âgée. Cette perte d'eau par l'organisme doit être compensée par des boissons abondantes (bouillon salé, boissons sucrées) car elle peut être à l'origine d'une fatigue, de malaise ou de confusion des idées.
Beaucoup de *diarrhées* sont dues à des *virus* et ne justifient pas de traitement par un *antiseptique*

intestinal. Elles guérissent spontanément et ne demandent que des mesures diététiques simples : alimentation légère et de préférence liquide (en excluant les jus de fruits, les crudités et les légumes verts).

Effets indésirables possibles

Réaction allergique.

Laboratoires Coopération Pharmaceutique Française

DIAFUSOR

Dérivé nitré — sur ordonnance

Présentation

DIAFUSOR 5 mg/24 h : *dispositif transdermique* de 10 cm² ; boîte de 30. Liste II - Remb 65 % - **14,68 €**.
DIAFUSOR 10 mg/24 h : *dispositif transdermique* de 20 cm² ; boîte de 30. Liste II - Remb 65 % - **15,93 €**.
DIAFUSOR 15 mg/24 h : *dispositif transdermique* de 30 cm² ; boîte de 30. Liste II - Remb 65 % - **17,19 €**.

Composition

	p 10 cm²	p 20 cm²	p 30 cm²
Trinitrine	40 mg	80 mg	120 mg
soit Trinitrine libérée/24 h	5 mg	10 mg	15 mg

Dans quel cas ce médicament est-il prescrit ?

Ce médicament *vasodilatateur* appartient à la famille des dérivés nitrés. Il possède de nombreuses propriétés qui facilitent le travail du cœur : dilatation des veines, dilatation des artères à forte dose, prévention des spasmes des *artères coronaires*. Le *dispositif transdermique* (timbre) contient la substance active qui traverse la peau, gagne le sang, et peut ainsi agir sur le cœur et les vaisseaux.

Il est utilisé dans le *traitement préventif* des crises d'*angine de poitrine*.

Contre-indications

Ce médicament ne doit pas être utilisé dans les cas suivants :
- hypotension grave,
- en association avec le sildénafil (VIAGRA).

Attention : Des précautions particulières s'imposent en cas de *cardiomyopathie* obstructive, d'*hypertension intracrânienne*.

Ce médicament n'est pas adapté au *traitement de la crise* aiguë d'*angine de poitrine* : son action est trop lente à apparaître. C'est un *traitement préventif* qui lutte contre l'apparition des crises et qui ne doit pas être arrêté sans avis médical.

En cas de malaise apparemment sérieux, retirez le timbre.

Ne laissez pas le timbre neuf ou usagé à la portée des enfants.

Les boissons alcoolisées peuvent augmenter les effets hypotenseurs de ce médicament ; les excès sont déconseillés.

Compte-tenu de ses effets indésirables potentiels, ce médicament peut, chez certaines personnes, ne pas être compatible avec la conduite automobile ou le maniement de machines dangereuses. Assurez-vous à l'occasion des premières prises que vous supportez bien ce médicament avant de conduire ou d'utiliser une machine.

Interactions avec d'autres substances

Les *vasodilatateurs* de la famille des dérivés de la trinitrine ne doivent pas être associés au VIAGRA : risque de baisse de tension grave.

Informez votre médecin ou votre pharmacien si vous prenez d'autres médicaments susceptibles d'abaisser la tension artérielle.

Grossesse et allaitement

L'effet de ce médicament pendant la grossesse ou l'allaitement est mal connu : seul votre médecin peut évaluer le risque éventuel de son utilisation dans votre cas.

Mode d'emploi et posologie

Il existe 3 dosages correspondant à 3 surfaces différentes : la quantité de trinitrine qui passe dans le sang est proportionnelle à la surface du *dispositif transdermique*. Utiliser exclusivement le modèle qui a été prescrit. Choisir une région sèche, pauvre en poils, et dépourvue de grains de beauté ou autres lésions cutanées. Libérer la surface adhésive et appliquer soigneusement le timbre en effectuant une pression sur toute sa surface. Changer d'emplacement tous les jours.

Posologie usuelle :
- Adulte : 1 dispositif transdermique par jour, à garder pendant le nombre d'heures prescrit par votre médecin.

Conseils : Le port de ce dispositif ne contre-indique pas le bain, la douche, les activités sportives.
Si le timbre se décolle accidentellement, remplacez-le par un timbre neuf placé à un autre endroit.

Effets indésirables possibles

Réactions locales : rougeur et démangeaisons au point d'application.

Maux de tête, parfois violents, qui disparaissent habituellement après quelques jours de traitement.

Baisse de la tension artérielle ou *hypotension orthostatique*, plus fréquente chez la personne âgée et pouvant se traduire par des malaises ou des *vertiges*.

Bouffées de chaleur, rougeur cutanée.

Laboratoires Pierre Fabre Médicament

DIALGIREX

Association antalgique opiacée — sur ordonnance

Ce médicament est un générique de DI-ANTALVIC (voir p. 392).

DIAMICRON 30

Antidiabétique oral — sur ordonnance

Présentation

DIAMICRON 30 mg : comprimé à libération modifiée (blanc) ; boîte de 30. Liste I - Remb 65 % - **8,33 €**.
DIAMICRON 30 mg : comprimé à libération modifiée (blanc) ; boîte de 60. Liste I - Remb 65 % - **15,32 €**.
DIAMICRON 30 mg : comprimé à libération modifiée (blanc) ; boîte de 180. Liste I - Remb 65 % - **45,09 €**.

Composition

	p cp
Gliclazide	30 mg

Dans quel cas ce médicament est-il prescrit ?

Ce médicament est un *antidiabétique* oral qui appartient à la famille des *sulfamides hypoglycémiants*. Il permet de diminuer l'excès de *sucre* dans le sang en favorisant la sécrétion de l'*insuline*.

Il est utilisé dans le traitement du *diabète* de type 2 lorsque le régime alimentaire seul est insuffisant.

Contre-indications

Ce médicament ne doit pas être utilisé dans les cas suivants :
- *allergie* aux *sulfamides*,
- *insuffisance rénale* ou *hépatique* grave,
- en association avec les médicaments contenant du miconazole,
- **allaitement**.

Attention : Ce médicament n'est pas adapté au traitement du *diabète* de type 1 : celui-ci requiert un traitement par injections d'*insuline*.

Un sentiment de malaise associé à des sueurs froides, une fringale, une accélération du cœur sont les signes habituels d'une *hypoglycémie* due à un effet excessif du médicament. Cette hypoglycémie peut également se traduire par des troubles du comportement qui doivent alerter votre entourage, voire des *convulsions* ou un *coma*. En présence de ces signes ou en cas de simple doute, buvez une boisson sucrée ou mangez du *sucre*. Si le diabétique est inconscient, surtout ne lui donnez rien à boire et appelez votre médecin ou à défaut le 15 ou un service d'urgence.

Consultez rapidement votre médecin en cas de malaises hypoglycémiques répétés.

Certaines situations peuvent contribuer à augmenter la *glycémie* : infections, prise de médicaments, stress. En cas de soif intense, de grande fatigue, de sensation de malaise général, consultez rapidement votre médecin.

Des analyses de sang régulières permettent à votre médecin d'adapter la *posologie*. Dans certains cas, il peut être nécessaire que vous pratiquiez vous-même des contrôles, à l'aide de bandelettes et d'un appareil lecteur de glycémie.

Évitez les boissons alcoolisées à jeun ou à distance des repas : augmentation du risque d'*hypoglycémie*.

Conducteur : une *hypoglycémie* peut entraîner un malaise pendant la conduite ou l'utilisation de machines.

Interactions avec d'autres substances

Ce médicament ne doit pas être associé avec les médicaments oraux contenant du miconazole (DAKTARIN gel buccal, LORAMYC, etc.) : risque d'*hypoglycémie*.

Il peut interagir avec les médicaments contenant de la phénylbutazone ou du danazol.

Informez par ailleurs votre médecin ou votre pharmacien si vous prenez un *bêtabloquant*, un *inhibiteur de l'enzyme de conversion*, un *corticoïde*, ou un médicament contenant du fluconazole, de la ritodrine, du salbutamol, de la terbutaline ou de la chlorpromazine.

Grossesse et allaitement

Un *diabète* mal équilibré peut être néfaste pour l'enfant à naître. Un désir de grossesse nécessite le remplacement de ce médicament par de l'*insuline* et une surveillance médicale renforcée. Si une grossesse survient alors que vous êtes encore sous traitement *antidiabétique* oral, consultez rapidement votre médecin pour un passage à l'insuline injectable.

Les données actuellement disponibles ne permettent pas de savoir si ce médicament passe dans le lait maternel : il est contre-indiqué en cas d'allaitement.

Mode d'emploi et posologie

Ces comprimés sont à libération modifiée, c'est-à-dire qu'ils libèrent d'une façon régulière et prolongée le médicament dans l'organisme. Ils doivent être avalés entiers,avec un verre d'eau et de préférence au début du petit déjeuner (ou du repas de midi si vous ne mangez pas ou que très peu le matin).

Posologie usuelle :
- Adulte : la dose initiale est de 1 comprimé par jour. L'adaptation de la *posologie* est faite ensuite, en fonction de la *glycémie*, en respectant des paliers d'au moins 1 mois. La dose maximale est de 4 comprimés par jour, en une seule prise.

Suivre attentivement la prescription de votre médecin. Le régime alimentaire reste nécessaire pendant le traitement.

Conseils : Le respect de certaines règles simples permet de diminuer le risque d'*hypoglycémie* :
- toute prise de ce médicament doit être suivie d'un repas (ne prenez pas de comprimé si vous devez sauter le repas suivant) ;
- si vous envisagez un effort physique intense et prolongé, il peut être nécessaire de diminuer la dose du médicament (demandez conseil à votre médecin) ;
- informez votre médecin si vous devez travailler la nuit ou si votre religion vous impose un jeûne prolongé ;
- évitez la prise de boissons alcoolisées à jeun ou à distance des repas.

Le *diabète* peut diminuer la sensibilité des pieds à la douleur et favoriser les infections. Des plaies profondes peuvent se développer : une hygiène rigoureuse et des chaussures confortables limitent ce risque.

Le régime du diabétique ne consiste pas en une simple interdiction des *glucides* (*sucres*, pain, pâtes...) : demandez conseil à votre médecin.

Pesez-vous régulièrement et signalez toute variation rapide de poids à votre médecin.

Effets indésirables possibles

Hypoglycémie (voir Attention).

Troubles digestifs, démangeaisons, *éruption cutanée*.

Exceptionnellement : anomalie de la *numération formule sanguine*, augmentation des *transaminases*, jaunisse.

Laboratoires Servier

DIAMICRON 80

Antidiabétique oral

sur ordonnance

Présentation

DIAMICRON 80 mg : comprimé sécable (blanc) ; boîte de 20.
Liste I - Remb 65 % - **5,12 €**.

DIAMICRON 80 mg : comprimé sécable (blanc) ; boîte de 60.
Liste I - Remb 65 % - **13,58 €**.

DIAMICRON 80 mg : comprimé sécable (blanc) ; boîte de 180.
Liste I - Remb 65 % - **38,59 €**.

Composition

	p cp
Gliclazide	80 mg
Lactose	+

Dans quel cas ce médicament est-il prescrit ?

Ce médicament est un *antidiabétique* oral qui appartient à la famille des *sulfamides hypoglycémiants*. Il permet de diminuer l'excès de *sucre* dans le sang en favorisant la sécrétion de l'*insuline*.

Il est utilisé dans le traitement du *diabète* de type 2 lorsque le régime alimentaire seul est insuffisant.

Contre-indications

Ce médicament ne doit pas être utilisé dans les cas suivants :
- *allergie* aux *sulfamides*,
- *insuffisance rénale* ou *hépatique* grave,
- en association avec les médicaments contenant du miconazole,
- **allaitement**.

Attention : Ce médicament n'est pas adapté au traitement du *diabète* de type 1 : celui-ci requiert un traitement par injections d'*insuline*.

Un sentiment de malaise associé à des sueurs froides, une fringale, une accélération du cœur sont les signes habituels d'une *hypoglycémie* due à un effet excessif du médicament. Cette hypoglycémie peut également se traduire par des troubles du comportement qui doivent alerter votre entourage, voire des *convulsions* ou un *coma*. En présence de ces signes ou en cas de simple doute, buvez une boisson sucrée ou mangez du *sucre*. Si le diabétique est inconscient, surtout ne lui donnez rien à boire et appelez votre médecin ou à défaut le 15 ou un service d'urgence.

Consultez rapidement votre médecin en cas de malaises hypoglycémiques répétés.

Certaines situations peuvent contribuer à augmenter la *glycémie* : infections, prise de médicaments, stress. En cas de soif intense, de grande fatigue, de sensation de malaise général, consultez rapidement votre médecin.

Des analyses de sang régulières permettent à votre médecin d'adapter la *posologie*. Dans certains cas, il peut être nécessaire de pratiquer vous-même des contrôles, à l'aide de bandelettes et d'un appareil lecteur de glycémie.

Évitez les boissons alcoolisées à jeun ou à distance des repas : augmentation du risque d'*hypoglycémie*.

Conducteur : une *hypoglycémie* peut entraîner un malaise pendant la conduite ou l'utilisation de machines.

Interactions avec d'autres substances

Ce médicament ne doit pas être associé avec les médicaments oraux contenant du miconazole (DAKTARIN gel buccal, LORAMYC, etc.) : risque d'*hypoglycémie*.

Il peut interagir avec les médicaments contenant de la phénylbutazone ou du danazol.

Informez par ailleurs votre médecin ou votre pharmacien si vous prenez un *bêtabloquant*, un *inhibiteur de l'enzyme de conversion*, un *corticoïde*, ou un médicament contenant du fluconazole, de la ritodrine, du salbutamol, de la terbutaline ou de la chlorpromazine.

Grossesse et allaitement

Un *diabète* mal équilibré peut être néfaste pour l'enfant à naître. Un désir de grossesse nécessite le remplacement de ce médicament par de l'*insuline* et une surveillance médicale renforcée. Si une grossesse survient alors que vous êtes encore sous traitement *antidiabétique* oral, consultez rapidement votre médecin pour un passage à l'insuline injectable.

Les données actuellement disponibles ne permettent pas de savoir si ce médicament passe dans le lait maternel : il est contre-indiqué en cas d'allaitement.

Mode d'emploi et posologie

Les comprimés doivent être avalés avec un verre d'eau, de préférence au cours des repas (afin de diminuer le risque de *troubles digestifs*).

Posologie usuelle :
- Adulte de moins de 65 ans : 1 à 4 comprimés par jour ; la dose et la répartition des prises sont adaptées en fonction de la *glycémie*.
- Personne âgée de plus de 65 ans ou fragilisée : la dose initiale est de ½ comprimé par jour. L'adaptation de la *posologie* est faite ensuite, en fonction de la *glycémie*, en respectant des paliers d'au moins 2 semaines.

Suivre attentivement la prescription de votre médecin. Le régime alimentaire reste nécessaire pendant le traitement.

Conseils : Le respect de certaines règles simples permet de diminuer le risque d'*hypoglycémie* :
- toute prise de ce médicament doit être suivie d'un repas (ne prenez pas de comprimé si vous devez sauter le repas suivant) ;
- si vous envisagez un effort physique intense et prolongé, il peut être nécessaire de diminuer la dose du médicament (demandez conseil à votre médecin) ;
- informez votre médecin si vous devez travailler la nuit ou si votre religion vous impose un jeûne prolongé ;
- évitez la prise de boissons alcoolisées à jeun ou à distance des repas.

Le *diabète* peut diminuer la sensibilité des pieds à la douleur et favoriser les infections. Des plaies profondes peuvent se développer : une hygiène rigoureuse et des chaussures confortables limitent ce risque.

Le régime du diabétique ne consiste pas en une simple interdiction des *glucides* (*sucres*, pain, pâtes...) : demandez conseil à votre médecin.

Pesez-vous régulièrement et signalez toute variation rapide de poids à votre médecin.

Effets indésirables possibles

Hypoglycémie (voir Attention).

Troubles digestifs, démangeaisons, *éruption cutanée*.

Exceptionnellement : anomalie de la *numération formule sanguine*, augmentation des *transaminases*, jaunisse.

Laboratoires Servier

DIAMOX

Inhibiteur de l'anhydrase carbonique

sur ordonnance

Présentation

DIAMOX : comprimé sécable (blanc) ; boîte de 24. Liste I - Remb 65 % - **5,26 €**.

Composition

	p cp
Acétazolamide	250 mg
Amidon de blé (gluten)	+

Dans quel cas ce médicament est-il prescrit ?

Ce médicament contient un inhibiteur d'une *enzyme* particulière : l'anhydrase carbonique. Le blocage de cette enzyme a pour effet :
- d'augmenter l'élimination d'eau et de bicarbonate par les reins (effet *diurétique*) ;
- de faire baisser la pression des liquides contenus dans le cerveau ou dans l'œil (baisse de la *tension intraoculaire*).

Il est utilisé dans le traitement du *glaucome* aigu et dans le *traitement symptomatique* du *mal des montagnes*.

Contre-indications

Ce médicament ne doit pas être utilisé dans les cas suivants :
- *allergie* aux *sulfamides* (auxquels ce médicament est apparenté) ;
- *insuffisance hépatique*, *rénale* ou *surrénale* grave ;
- *antécédent* de *colique néphrétique*.

> **Attention :** Des précautions sont nécessaires chez les personnes âgées, les diabétiques et les personnes présentant un excès d'acide dans le sang. En cas d'utilisation prolongée, des analyses de sang régulières peuvent être nécessaires.
>
> Sportif : ce médicament contient une substance susceptible de rendre positifs certains *tests antidopage*.

Interactions avec d'autres substances

Informez votre médecin ou votre pharmacien si vous prenez un médicament contenant de la carbamazépine, de l'hydroquinidine ou de la quinidine.

Grossesse et allaitement

L'effet de ce médicament pendant la grossesse ou l'allaitement est mal connu. Par prudence, son usage est déconseillé chez la femme enceinte ou chez celle qui allaite.

Mode d'emploi et posologie

Ce médicament doit être pris avec un verre d'eau, de préférence au cours des repas.

Posologie usuelle :
- Adulte : 1 à 4 comprimés par jour.
- Enfant de plus de 6 ans : 5 à 10 mg par kg et par jour ; soit, pour un enfant de 25 kg : ½ comprimé, 1 ou 2 fois par jour.

> **Conseils :** La meilleure prévention du mal aigu des montagnes reste le plan d'ascension progressif pour les altitudes supérieures à 3 000 m. Les paliers observés permettent à l'organisme de s'adapter au manque d'oxygène. Si une crise survient (nausées, maux de tête, léthargie), la descente rapide reste le meilleur traitement.

Effets indésirables possibles

Fourmillement des membres disparaissant généralement après quelques jours, urines plus abondantes.

Plus rarement :
- fatigue ;
- *réaction allergique* ;
- baisse du taux de potassium dans le sang, élévation anormale de la glycémie ;
- excès d'*acide urique* dans le sang, crise de *goutte* ;
- calcul rénal ;
- myopie transitoire ;
- *troubles digestifs*.

Laboratoires sanofi-aventis France

DIANE 35

Antiacnéique — **sur ordonnance**

Présentation

DIANE 35 : comprimé (beige) ; boîte de 1 plaquette de 21. Liste I - Non remb.
DIANE 35 : comprimé (beige) ; boîte de 3 plaquettes de 21. Liste I - Non remb.

Composition

	p cp
Cyprotérone acétate	2 mg
Éthinylestradiol, micronisé	0,035 mg

Dans quel cas ce médicament est-il prescrit ?

C'est un traitement hormonal antiacnéique réservé aux femmes. Il contient un *estrogène* et un dérivé de la *progestérone*, qui s'oppose à l'action des *hormones androgènes* (hormones mâles). Il possède également des propriétés *contraceptives*.

Il est utilisé dans le traitement de l'*acné* chez la femme.

Contre-indications

Ce médicament ne doit pas être utilisé dans les cas suivants :
- *antécédent* d'*accident tromboembolique* (*phlébite*, *embolie* pulmonaire...) ;
- maladie cardiovasculaire (*hypertension artérielle*, *angine de poitrine*, lésion des valves cardiaques, anomalie de la circulation sanguine cérébrale ou rétinienne) ;
- *diabète* avec lésions vasculaires ;
- *cancer hormonodépendant* (même guéri), *tumeur de l'hypophyse* ;
- saignement génital intermittent (l'origine de ce saignement doit être déterminée par des examens avant la mise en route du traitement) ;
- maladie du foie, grave ou récente ;
- certaines maladies rares : *connectivite*, *porphyrie* ;
- en association avec le millepertuis.

Dans d'autres situations, votre médecin est seul juge pour prescrire ce médicament, notamment en cas de *diabète*, d'obésité, d'*otosclérose*, d'excès de *cholestérol*, de *triglycérides* ou de *prolactine* dans le sang, d'affection bénigne du sein ou de l'utérus, d'ictère (jaunisse) chronique ou survenu lors d'une grossesse, d'*insuffisance rénale*, d'**allaitement**.

> **Attention :** Chez les femmes de plus de 35 ans, chez les femmes qui fument, le risque de complications cardiovasculaires liées aux *estrogènes* augmente nettement.
>
> Tout *symptôme* pouvant faire craindre une complication impose l'arrêt du traitement : maux de tête importants et inhabituels, troubles de la vision, élévation franche de la tension artérielle.
>
> Une surveillance médicale et des analyses sont nécessaires avant et pendant le traitement. Cette surveillance sera renforcée chez les femmes souffrant d'*épilepsie*, de *migraine*, d'*asthme*, ou ayant des *antécédents* familiaux de maladie vasculaire.

La survenue d'un léger saignement entre les règles (spotting) est fréquente pendant le traitement. Vous devez néanmoins en informer votre médecin.
En cas d'intervention chirurgicale, interrompez si possible le traitement un mois avant l'opération.
En cas d'immobilisation prolongée, interrompez le traitement.

Interactions avec d'autres substances

L'effet *contraceptif* de ce médicament peut être diminué par les *anticonvulsivants*, certains traitements du *sida*, les produits de *phytothérapie* contenant du millepertuis et les médicaments contenant l'une des substances suivantes : griséofulvine, rifampicine, rifabutine, modafinil, topiramate.
Informez par ailleurs votre médecin si vous prenez un médicament contenant de la flunarizine.

Grossesse et allaitement

Ce médicament n'a pas de raison d'être utilisé chez la femme enceinte. Un test de grossesse peut être justifié en cas de doute. Néanmoins, si le traitement est entrepris lors d'une grossesse méconnue, l'interruption de cette grossesse n'est pas justifiée.
Les données disponibles ne permettent pas de savoir si ce médicament passe dans le lait maternel ; un choix est donc nécessaire entre l'allaitement et la prise du médicament. Cette décision devra être prise en accord avec votre médecin.

Mode d'emploi et posologie

Prendre, sans oublier, 1 comprimé par jour à la même heure pendant 21 jours consécutifs, avec un arrêt de 7 jours entre chaque plaquette de 21 comprimés. L'efficacité du traitement sur l'*acné* n'apparaît qu'après plusieurs mois de traitement.
Commencer le traitement le premier jour des règles, que vous preniez ou non un *contraceptif* oral auparavant.

Conseils : Lorsque, outre l'effet sur l'acné, un effet contraceptif est recherché, et en cas d'oubli d'un comprimé :
- retard de moins de 12 heures : prenez le comprimé oublié et continuez ensuite à l'heure habituelle ;
- retard de plus de 12 heures : prenez le comprimé oublié et continuez à l'heure habituelle, mais la sécurité contraceptive n'est plus assurée et une autre méthode contraceptive doit être employée pour le cycle en cours (spermicide, préservatif).

En cas de vomissement ou de diarrhée importante après la prise du comprimé (sans rapport avec la prise du médicament), prenez un comprimé supplémentaire. Si ces troubles durent plus de 12 heures, la sécurité contraceptive n'est plus assurée et une méthode complémentaire doit être employée pour le cycle en cours.

Effets indésirables possibles

Peu graves et n'empêchant pas la poursuite du traitement : nausées, maux de tête banals, prise de poids, tension modérée des seins, irritabilité, jambes lourdes, saignement entre les règles, diminution ou disparition des règles, modification de la libido, irritation oculaire par les *lentilles de contact*.
Rares, mais devant faire interrompre le traitement : *hypertension artérielle*, accidents cardiaques ou vasculaires, *phlébite*, jaunisse, taches sombres sur le visage, augmentation importante des lipides dans le sang, *diabète*, *nodule* ou tension douloureuse des seins, *migraine*, *vertiges*, troubles de la vision, aggravation d'une *épilepsie*, taches sombres sur le visage, *tumeur* bénigne du foie, calcul de la vésicule biliaire, écoulement de lait, *mastopathie*.

Laboratoires Bayer Santé

DI-ANTALVIC

Association antalgique opiacée — **sur ordonnance**

Présentation

DI-ANTALVIC : gélule (blanc et vert) ; boîte de 20. Liste I - Remb 65 % - **2,36 €**.

Composition

	p gél
Dextropropoxyphène chlorhydrate	30 mg
Paracétamol	400 mg

Dans quel cas ce médicament est-il prescrit ?

Ce médicament contient deux *antalgiques* dont le mode d'action est complémentaire : un *opiacé*, qui agit directement sur la perception de la douleur par le cerveau, et du paracétamol, qui empêche la transmission de la douleur.
Il est utilisé dans le traitement de la douleur.

Contre-indications

Ce médicament ne doit pas être utilisé dans les cas suivants :
- *insuffisance hépatique*,
- *insuffisance rénale* grave,
- enfant de moins de 15 ans,
- en association avec les médicaments contenant de la nalbuphine, de la buprénorphine ou de la pentazocine,
- **allaitement**.

Attention : Ce médicament contient un *opiacé* : son usage prolongé, à dose élevée, expose à un risque de *dépendance*. Ne dépassez pas la dose ni la durée de traitement recommandées.
Des précautions sont nécessaires chez les personnes à tendance suicidaire ou traitées par un antidépresseur, un *tranquillisant* ou un *sédatif* puissant.
De nombreux médicaments contiennent du paracétamol : vous devez en tenir compte en cas de prise conjointe car le *surdosage* en paracétamol peut être toxique pour le foie.
Évitez les boissons alcoolisées : augmentation du risque de somnolence.
Conducteur : ce médicament peut être responsable de *vertiges* ou d'une baisse de la vigilance.

Interactions avec d'autres substances

Ce médicament ne doit pas être associé à ceux qui contiennent de la nalbuphine, de la buprénorphine ou de la pentazocine : risque de diminution de l'effet *antalgique*.
Il peut interagir avec les médicaments contenant de la carbamazépine.
Informez par ailleurs votre médecin si vous prenez un autre *sédatif*.

Grossesse et allaitement

Ce médicament peut être utilisé de façon ponctuelle chez la femme enceinte, mais la posologie prescrite par votre médecin doit être respectée.

Ce médicament passe dans le lait maternel : son usage est contre-indiqué chez la femme qui allaite.

Mode d'emploi et posologie

Les gélules doivent être avalées avec un verre d'eau, de préférence au cours des repas, en respectant un intervalle minimal de 4 heures entre 2 prises.

Posologie usuelle :

- Adulte : 1 ou 2 gélules par prise, sans dépasser 6 gélules par jour.

En cas d'*insuffisance rénale*, respectez un intervalle minimal de 8 heures entre 2 prises.

> **Conseils :** Comme tous les *antalgiques*, ce médicament est généralement plus efficace pour prévenir la douleur que pour la calmer : dans le traitement des douleurs chroniques, il est préférable de prendre ce médicament à intervalles réguliers sans attendre que la douleur s'installe.
> Cet antalgique *opiacé* est destiné à être utilisé en deuxième intention, lorsque l'aspirine, l'ibuprofène ou le paracétamol, utilisés seuls, sont insuffisamment efficaces. Il peut néanmoins être utilisé d'emblée dans le traitement des douleurs fortes.
> Ce médicament peut retarder un diagnostic en masquant la douleur ; ne le prenez pas sans l'avis de votre médecin, ne le conseillez pas à un proche.

Effets indésirables possibles

Liés au paracétamol : *réaction allergique* (exceptionnelle).

Liés au dextropropoxyphène :

- le plus fréquemment : nausées, vomissements ;
- plus rarement : constipation, maux de tête, *éruption cutanée*, somnolence, fatigue, *vertiges*, euphorie, légers troubles de la vision, *hépatite*, *hypoglycémie* parfois grave, notamment chez la personne âgée, le diabétique et l'insuffisant rénal.

Laboratoires sanofi-aventis France

DIARALIA

Informations détaillées sur www.monvidal.com

DIARÉTYL

Antidiarrhéique : ralentisseur du transit

Présentation

DIARÉTYL : gélule (vert foncé et vert clair) ; boîte de 12. Non remb.

Composition

	p gél
Lopéramide chlorhydrate	2 mg

Dans quel cas ce médicament est-il prescrit ?

C'est un antidiarrhéique qui agit en ralentissant le *transit intestinal* et en réduisant les sécrétions intestinales.

Il est utilisé dans le *traitement symptomatique* des diarrhées aiguës de l'adulte, en complément des mesures diététiques.

Contre-indications

Ce médicament ne doit pas être utilisé en cas de crise aiguë de *rectocolite hémorragique*.

> **Attention :** Cet antidiarrhéique ne convient pas au traitement des diarrhées dues à certains *antibiotiques*.
> Une diarrhée s'accompagnant de torpeur, de soif, de fièvre, ou de sang dans les selles nécessite rapidement un avis médical.
> Ce médicament peut être obtenu sans ordonnance. Néanmoins, il ne doit pas être employé chez l'enfant de moins de 15 ans ou en cas d'*insuffisance hépatique* sans avis médical.
> Le traitement doit être arrêté dès que les selles recommencent à être formées. L'usage trop prolongé du médicament expose à un risque de constipation important.
> Si vous devez conduire ou utiliser une machine dangereuse, assurez-vous préalablement que ce médicament n'altère pas votre vigilance.

Grossesse et allaitement

Les études actuellement disponibles n'ont pas mis en évidence de problème particulier lors de l'utilisation ponctuelle de ce médicament chez la femme enceinte. Néanmoins, il est déconseillé pendant la grossesse sans avis médical.

Ce médicament passe faiblement dans le lait maternel ; son utilisation ponctuelle est possible pendant l'allaitement.

Mode d'emploi et posologie

Les gélules doivent être avalées avec un verre d'eau.

Posologie usuelle :

- Adulte : commencer par 2 gélules, puis 1 gélule supplémentaire après chaque selle liquide, sans dépasser 6 gélules par jour et 2 jours de traitement ; au-delà, si les troubles persistent, consulter votre médecin.

Respectez rigoureusement la *posologie* recommandée par votre pharmacien.

> **Conseils :** Ce médicament peut être en accès libre dans certaines pharmacies ; néanmoins, n'hésitez pas à demander conseil à votre pharmacien.
> Une diarrhée peut provoquer une déshydratation, notamment chez la personne âgée. Cette perte d'eau par l'organisme doit être compensée par des boissons abondantes (bouillon salé, boissons sucrées) car elle peut être à l'origine d'une fatigue, de malaise ou de confusion des idées.
> Le régime à suivre en cas de *diarrhée* repose sur une alimentation légère, à base de :
> - carotte, pomme de terre, en soupe ou en purée ;
> - pâtes, riz ou tapioca bien cuits, eau de cuisson du riz ;
> - compote de pommes ou de coings, gelée de coings ou de myrtilles ;
> - biscuits salés ou sucrés.
>
> Doivent être évités : les jus de fruits et les fruits crus, les légumes riches en fibres, les sources de protéines animales et les boissons glacées.

Effets indésirables possibles

Constipation, ballonnement, douleur abdominale, nausées, vomissements, bouche sèche, fatigue, somnolence, *vertige*, *réaction allergique*.

Exceptionnellement : constipation grave, surtout en cas de *posologie* excessive.

Laboratoires Coopération Pharmaceutique Française

DIASEPTYL

Antiseptique local

Présentation

DIASEPTYL 0,5 % : gel ; tube de 30 g. Non remb.
DIASEPTYL 0,5 % : solution pour application cutanée ; flacon pulvérisateur de 125 ml. Remb 35 % - **3,64 €**.
DIASEPTYL 0,5 % : solution pour application cutanée ; flacon de 250 ml. Non remb.

Composition

Composition	p 100 g
Chlorhexidine digluconate	0,5 g

Dans quel cas ce médicament est-il prescrit ?

Ce médicament est un *antiseptique* local.

Il est utilisé pour l'*antisepsie* des plaies superficielles peu étendues.

Contre-indications

Ce médicament ne doit pas être appliqué sur les *muqueuses*, dans les yeux ou dans le conduit auditif (risque de toxicité en cas de perforation du tympan).

Attention : Évitez l'usage prolongé de ce médicament, notamment chez l'enfant, sur des surfaces étendues ou profondément lésées, sans l'avis de votre médecin : risque de passage du médicament dans le sang.
Cet *antiseptique* détruit les *germes* en moins de 5 minutes. Néanmoins, son action n'est pas immédiate et il ne convient pas pour la désinfection des ciseaux, rasoirs et autres objets potentiellement contaminants. De même, il ne doit pas être utilisé pour désinfecter la peau avant une piqûre.

Interactions avec d'autres substances

L'association à d'autres *antiseptiques* ou aux savons est déconseillée car leurs effets risquent de s'annuler.

Grossesse et allaitement

L'utilisation ponctuelle de ce médicament pendant la grossesse ou l'allaitement ne semble pas poser de problème particulier.

Cet *antiseptique* ne doit pas être appliqué sur le mamelon sans avis médical. Un rinçage soigneux avant la tétée est indispensable.

Mode d'emploi et posologie

Ce médicament est prêt à l'emploi : il est appliqué directement sur les plaies et ne doit pas être rincé.

Posologie usuelle :

2 applications par jour.

Conseils : Le simple lavage à l'eau et au savon permet d'éliminer la majorité des *germes* : il doit être suivi d'un rinçage soigneux car le savon peut inactiver certains *antiseptiques*.
Tous les antiseptiques peuvent être contaminés par des germes : veillez à ne pas mettre l'orifice du flacon en contact avec une compresse souillée et à bien le refermer après utilisation.

Effets indésirables possibles

Eczéma de contact, *réaction allergique*.

Laboratoires Ducray

DIASTABOL

Antidiabétique oral — sur ordonnance

Présentation

DIASTABOL 50 mg : comprimé (blanc) ; boîte de 90. Liste I - Remb 65 % - **15,89 €**.
DIASTABOL 100 mg : comprimé (blanc) ; boîte de 90. Liste I - Remb 65 % - **21,42 €**.

Composition	p cp 50 mg	p cp 100 mg
Miglitol		

Dans quel cas ce médicament est-il prescrit ?

Ce médicament est un *antidiabétique*. Il agit localement dans l'intestin en retardant et en diminuant l'absorption des *glucides* formés de plusieurs molécules, comme le sucre ordinaire (saccharose) ou l'amidon. Il est sans effet sur les *sucres* simples tels que le glucose.

Il est utilisé dans le traitement du *diabète* non insulino-dépendant, en complément du régime, et peut être associé aux autres antidiabétiques.

Contre-indications

Ce médicament ne doit pas être utilisé dans les cas suivants :
- *troubles digestifs* graves,
- *insuffisance rénale* grave,
- enfant de moins de 18 ans,
- **allaitement**.

Attention : En cas d'*hypoglycémie* provoquée par un autre médicament *antidiabétique*, la prise de sucre ordinaire (saccharose) risque d'être inefficace. Il est préférable d'absorber du glucose : demandez conseil à votre médecin ou à votre pharmacien.

Interactions avec d'autres substances

Informez votre médecin si vous prenez un médicament contenant du propranolol.

Il est préférable de respecter un délai entre la prise de ce médicament et celle des médicaments contenant du charbon ou des enzymes digestives (amylase, pancréatine).

Grossesse et allaitement

Le *diabète* de la femme enceinte nécessite un traitement par insuline.

L'effet de ce médicament pendant la grossesse est mal connu : seul votre médecin peut évaluer le risque éventuel de son utilisation dans votre cas.

Ce médicament passe dans le lait maternel : il ne doit pas être utilisé pendant l'allaitement.

Mode d'emploi et posologie

Les comprimés doivent être avalés en début de repas avec un verre d'eau, ou croqués avec les premières bouchées.

Posologie usuelle :
- Adulte : 50 à 100 mg, 3 fois par jour.

Conseils : Ce médicament n'expose pas à lui seul au risque d'*hypoglycémie*.
Le régime du diabétique ne consiste pas en une simple interdiction des *glucides* (*sucres*, pain, pâtes...) ; demandez conseil à votre médecin.

Effets indésirables possibles

Flatulences, ballonnements, diarrhée. Ces effets ont tendance à s'atténuer au cours du traitement.
Rarement : nausées, constipation, douleur d'estomac.

Laboratoires sanofi-aventis France

DIATISAN

Informations détaillées sur www.monvidal.com

DIAZÉPAM Génériques

Anxiolytique : benzodiazépine — sur ordonnance

Les médicaments ci-dessous sont des génériques de VALIUM (voir p. 1303).

DIAZEPAM RATIOPHARM 2 mg : comprimé *(lactose)* boîte de 40. Liste I - Remb 65 % - 1,27 €.

DIAZEPAM RATIOPHARM 5 mg : comprimé *(lactose)* boîte de 40. Liste I - Remb 65 % - 1,33 €.

DIAZEPAM RATIOPHARM 10 mg : comprimé *(lactose)* boîte de 30. Liste I - Remb 65 % - 1,67 €.

DICETEL

Antispasmodique à visée digestive — sur ordonnance

Présentation

DICETEL 50 mg : comprimé (orange) ; boîte de 20. Liste II - Remb 35 % - **4,28 €**.
DICETEL 100 mg : comprimé (orange) ; boîte de 30. Liste II - Remb 35 % - **8,24 €**.

Composition

	p cp	p cp
Pinavérium bromure	50 mg	100 mg

Dans quel cas ce médicament est-il prescrit ?

Ce médicament est un *antispasmodique*. Il relâche les muscles du tube digestif et des *voies biliaires*.
Il est utilisé dans le traitement des douleurs dues à des spasmes du tube digestif et des voies biliaires.
Il peut aussi être utilisé pour la préparation à l'examen radiologique de l'intestin (lavement baryté).

Grossesse et allaitement

L'effet de ce médicament pendant la grossesse ou l'allaitement est mal connu : seul votre médecin peut évaluer le risque éventuel de son utilisation dans votre cas.

Mode d'emploi et posologie

Les comprimés doivent être pris au milieu des repas. Ils doivent être avalés avec un peu d'eau, sans être croqués ni sucés. Ils ne sont jamais absorbés en position allongée ni juste avant l'heure du coucher.

Posologie usuelle :
- Adulte : 1 comprimé à 50 mg, 3 ou 4 fois par jour, ou 1 comprimé à 100 mg, matin et soir. Dans certains cas, la *posologie* peut être portée à 6 comprimés à 50 mg ou 3 comprimés à 100 mg par jour.

Pour la préparation au lavement baryté : 4 comprimés à 50 mg ou 2 comprimés à 100 mg par jour durant les 3 jours précédant l'examen.

Conseils : Une vie calme, des horaires de repas réguliers et une adaptation du régime alimentaire sont recommandés.

Effets indésirables possibles

Rarement : *troubles digestifs*, *réaction allergique* cutanée.

Laboratoires Solvay Pharma

DICLOCED

Collyre anti-inflammatoire — sur ordonnance

Présentation

DICLOCED : collyre ; flacon de 10 ml avec stilligoutte. Liste II - Remb 65 % - **5,96 €**.

Composition

	p 10 ml
Diclofénac sodique	10 mg

Dans quel cas ce médicament est-il prescrit ?

Ce collyre contient un *anti-inflammatoire* non stéroïdien (*AINS*). Il lutte contre l'*œdème* qui peut survenir après une chirurgie de l'œil.
Il est utilisé dans la prévention et le traitement des complications d'opération du cristallin ou de la cornée.

Contre-indications

Ce médicament ne doit pas être utilisé dans les cas suivants :
- *antécédent* d'*allergie* ou d'*asthme* provoqué par la prise d'*AINS*, y compris l'aspirine ;
- **grossesse** (à partir du 6e mois).

Attention : Une irritation oculaire importante peut être due à une infection : en cas de doute, n'hésitez pas à consulter votre médecin. N'utilisez pas ce collyre de façon prolongée sans prendre un avis médical.
Le port de lentilles de contact est déconseillé pendant toute la durée du traitement.
Conducteurs : dans les suites immédiates d'une opération de la *cataracte*, la conduite automobile n'est pas recommandée. En effet, la vision avec un seul œil fonctionnel ne permet pas d'apprécier correctement les distances.

Interactions avec d'autres substances

Si plusieurs collyres vous ont été prescrits, respectez un intervalle de 15 minutes entre l'instillation des différents produits.
Les substances médicamenteuses contenues dans les collyres sont en parties absorbées et passent dans le sang. Elles pourraient donc, malgré les faibles doses utilisées, donner lieu à des interactions médicamenteuses avec les produits suivants : *anticoagulants*, *lithium*, méthotrexate, ticlopidine. Demandez conseil à votre médecin si vous prenez conjointement un de ces médicaments.

Grossesse et allaitement

Des effets néfastes graves pour la mère et l'enfant à naître ont été mis en évidence lorsque les *AINS* sont utilisés au cours des 4 derniers mois de la grossesse : l'usage de ce collyre est formellement contre-indiqué pendant cette période.

Pendant les 5 premiers mois de la grossesse, l'effet de ce médicament est mal connu : seul votre médecin peut évaluer le risque éventuel de son utilisation dans votre cas.

Ce médicament peut être utilisé pendant l'allaitement.

Mode d'emploi et posologie

Tirer la paupière inférieure vers le bas tout en regardant vers le haut et déposer une goutte de collyre entre la paupière et le globe oculaire (*cul-de-sac conjonctival*).

Posologie usuelle :

- Adulte :
  - opération du cristallin : 1 goutte dans l'œil à opérer, 5 fois au cours des 3 heures qui précèdent l'opération. Le traitement doit être poursuivi après l'intervention, à raison de 1 goutte, 3 à 5 fois par jour ;
  - opération de la cornée : 2 gouttes dans l'heure qui précède l'opération, puis 6 gouttes dans la journée qui suit.

Conseils : Évitez de mettre l'embout du flacon en contact avec l'œil.
Le flacon ne doit pas être conservé plus de 2 mois après l'ouverture.

Effets indésirables possibles

Irritation locale, troubles de la vision.

Eczéma de contact.

Rarement : *allergie* (rougeurs, démangeaisons) devant faire arrêter le traitement.

En cas de traitement prolongé, rares cas d'ulcère de la cornée.

Laboratoires Théa

DICLOFÉNAC 1 % gel flacon

Anti-inflammatoire d'action locale — sur ordonnance

Le médicament ci-dessous est un générique de VOLTARÈNE EMULGEL flacon (voir p. 1342).

DICLOFÉNAC 1 % gel tube

Anti-inflammatoire d'action locale — sur ordonnance

Les médicaments ci-dessous sont des génériques de VOLTARÈNE EMULGEL tube (voir p. 1343).

FLUVASTATINE SANDOZ 20 mg : gélule boîte de 30. Liste I - Remb 65 % - 10,20 €.
FLUVASTATINE TEVA 20 mg : gélule *(lactose)* boîte de 30. Liste I - Remb 65 % - 10,20 €.
FLUVASTATINE TEVA 20 mg : gélule *(lactose)* boîte de 90. Liste I - Remb 65 % - 28,11 €.

DICLOFÉNAC 25 mg Génériques

Anti-inflammatoire non stéroïdien — sur ordonnance

Les médicaments ci-dessous sont des génériques de VOLTARÈNE (voir p. 1341).

DICLOFENAC MERCK 25 mg : comprimé gastrorésistant *(lactose)* boîte de 30. Liste II - Remb 65 % - 2,12 €.
DICLOFENAC TEVA 25 mg : comprimé gastrorésistant *(lactose)* boîte de 30. Liste II - Remb 65 % - 2,12 €.

DICLOFÉNAC 50 mg Génériques

Anti-inflammatoire non stéroïdien — sur ordonnance

Les médicaments ci-dessous sont des génériques de VOLTARÈNE (voir p. 1341).

DICLOFENAC ARROW 50 mg : comprimé gastrorésistant *(lactose)* boîte de 30. Liste II - Remb 65 % - 3,87 €.
DICLOFENAC EG 50 mg : comprimé gastrorésistant *(jaune orangé S laque aluminique, lactose)* boîte de 30. Liste II - Remb 65 % - 3,87 €.
DICLOFENAC MERCK 50 mg : comprimé gastrorésistant *(lactose)* boîte de 30. Liste II - Remb 65 % - 3,87 €.
DICLOFENAC SANDOZ 50 mg : comprimé gastrorésistant *(lactose)* boîte de 30. Liste II - Remb 65 % - 3,87 €.
DICLOFENAC SODIQUE RPG 50 mg : comprimé gastrorésistant *(lactose)* boîte de 30. Liste II - Remb 65 % - 3,87 €.
DICLOFENAC TEVA 50 mg : comprimé gastrorésistant *(lactose)* boîte de 30. Liste II - Remb 65 % - 3,87 €.
XENID 50 mg : comprimé gastrorésistant *(lactose)* boîte de 30. Liste II - Remb 65 % - 3,87 €.

DICLOFÉNAC 75 mg Génériques

Anti-inflammatoire non stéroïdien — sur ordonnance

Le médicament ci-dessous est un générique de VOLTARÈNE injectable (voir p. 1340).

DICLOFENAC SANDOZ 75 mg/3 ml : solution injectable *(alcool benzylique, mannitol, propylèneglycol)* boîte de 2 ampoules de 3 ml. Liste II - Remb 35 % - 1,40 €.

DICLOFÉNAC RENAUDIN injectable

Informations détaillées sur www.monvidal.com

DICODIN

Antalgique opiacé — sur ordonnance

Présentation

DICODIN LP 60 mg : comprimé à *libération prolongée* (blanc) ; boîte de 20. Liste I - Remb 65 % - **6,36 €**.

Composition

	p cp
Dihydrocodéine tartrate	60 mg

Dans quel cas ce médicament est-il prescrit ?

Ce médicament contient un dérivé de la *codéine* qui possède des propriétés *antalgiques*.

Il est utilisé dans le traitement de la douleur.

Contre-indications

Ce médicament ne doit pas être utilisé dans les cas suivants :
- *allergie* à la *codéine* ou à ses dérivés,
- *insuffisance respiratoire*,
- *insuffisance hépatique* ou *rénale* grave,
- *asthme*,
- enfant de moins de 1 an,
- en association avec les *IMAO*,
- **grossesse** (3 premiers mois),
- **allaitement**.

Attention : Ce médicament contient un dérivé de la *codéine* : son usage prolongé à dose élevée expose à un risque de *dépendance*. Ne dépassez pas la *posologie* ni la durée de traitement prescrites par votre médecin.
Des précautions sont nécessaires chez les personnes souffrant d'*hypothyroïdie*, chez les personnes âgées et les enfants de moins de 15 ans.
Ce médicament peut induire une somnolence, parfois intense chez certaines personnes. Cette somnolence peut être augmentée par la prise d'*alcool* ou d'autres médicaments *sédatifs*. La conduite et l'utilisation de machines dangereuses sont déconseillées, surtout dans les heures qui suivent la prise du médicament.

Interactions avec d'autres substances

Ce médicament ne doit pas être associé aux *IMAO* sélectifs ou non : risque d'accident grave. Un délai de 15 jours doit séparer un traitement antérieur par IMAO de la mise en route du traitement *antalgique*.
Il peut interagir avec les médicaments contenant de la nalbuphine, de la buprénorphine ou de la pentazocine : risque de diminution de l'effet antalgique.
Informez par ailleurs votre médecin ou votre pharmacien si vous prenez des *sédatifs*.

Grossesse et allaitement

Ce médicament est contre-indiqué pendant les 3 premiers mois de la grossesse.
La prise de ce médicament dans les jours qui précèdent l'accouchement doit être signalée afin que le *nouveau-né* puisse bénéficier d'une surveillance renforcée : risque de difficultés respiratoires.
Ce médicament passe dans le lait maternel. Il est contre-indiqué pendant l'allaitement.

Mode d'emploi et posologie

Les comprimés doivent être avalés tels quels avec un verre d'eau, sans être écrasés ni croqués.

Posologie usuelle :
- Adulte : 1 comprimé toutes les 12 heures (soit 2 par jour).

Conseils : Cet antalgique *opiacé* est destiné à être utilisé en deuxième intention, lorsque l'aspirine, l'ibuprofène ou le paracétamol, utilisés seuls, sont insuffisamment efficaces. Il peut néanmoins être utilisé d'emblée dans le traitement des douleurs fortes.
Ce médicament peut retarder un diagnostic en masquant la douleur ; ne le prenez pas sans l'avis de votre médecin, ne le conseillez pas à un proche.

Effets indésirables possibles

Constipation, nausées, vomissements, maux de tête, somnolence, spasmes des bronches, état vertigineux, *réaction allergique* cutanée, *dépression respiratoire*.

Laboratoires Mundipharma

DICYNONE

Hémostatique

Présentation

DICYNONE 250 mg : comprimé (blanc) ; boîte de 20. Non remb.
DICYNONE 500 mg : comprimé (blanc) ; boîte de 20. Non remb.
DICYNONE : solution injectable ; boîte de 6 ampoules de 2 ml. Non remb.

Composition

	p cp	p cp	p amp inj
Étamsylate	250 mg	500 mg	250 mg
Sulfites	+	+	+
Amidon de blé (gluten)	+	+	

Dans quel cas ce médicament est-il prescrit ?

Ce médicament est un protecteur *vasculaire* et un antihémorragique.
Les comprimés à 250 mg et la solution injectable sont utilisés dans le *traitement d'appoint* :
- des petites *hémorragies* sous-cutanées se traduisant par des taches rouges ou violacées ;
- des saignements génitaux inhabituels (uniquement après examen médical) ;
- des microhémorragies lors de certaines interventions chirurgicales.

Les comprimés à 500 mg sont utilisés dans le *traitement d'appoint* :
- des jambes lourdes, *impatiences* et autres troubles en rapport avec une mauvaise circulation veineuse ou *lymphatique* ;
- des petites *hémorragies* sous-cutanées se traduisant par des taches rouges ou violacées ;
- des règles abondantes (uniquement après examen médical) ;
- des troubles de la vision d'origine vasculaire.

Attention : Un saignement génital inhabituel ou particulièrement abondant requiert un diagnostic médical.
L'apparition d'une fièvre en l'absence de symptômes pouvant l'expliquer peut être due au médicament ; elle doit vous conduire à arrêter le traitement et à prendre l'avis de votre médecin.
Ce médicament est insuffisant pour prévenir le risque de *phlébite* chez les malades alités ou plâtrés.
L'*insuffisance veineuse* peut requérir des mesures spécifiques telles que la *contention élastique*.
Ce médicament contient des *sulfites* qui peuvent provoquer des *réactions allergiques* chez les personnes prédisposées.

Grossesse et allaitement

L'effet de ce médicament pendant la grossesse ou l'allaitement est mal connu. L'évaluation du risque éventuel lié à son utilisation est individuelle : demandez conseil à votre pharmacien ou à votre médecin.

Mode d'emploi et posologie

Les comprimés doivent être pris avec un verre d'eau.

Les ampoules peuvent être injectées par *voie* intramusculaire ou intraveineuse ou diluées dans un verre d'eau et prises par voie orale. La solution de l'ampoule peut également être utilisée sur une compresse en tamponnements.

Posologie usuelle :

- Adulte : 2 comprimés à 250 mg ou 1 comprimé à 500 mg, 3 fois par jour. La *posologie* de la solution injectable dépend des indications.
- Enfant : 1 comprimé à 250 mg, 3 fois par jour.

Effets indésirables possibles

Nausées, vomissements, diarrhée, maux de tête, fièvre, *réaction allergique*.

Laboratoires IPRAD

DI DOLKO

Association antalgique opiacée

sur ordonnance

Ce médicament est un générique de DI-ANTALVIC (voir p. 392).

DIDRONEL 200 mg

Informations détaillées sur www.monvidal.com

DIDRONEL 400 mg

Informations détaillées sur www.monvidal.com

DIERGO-SPRAY

Informations détaillées sur www.monvidal.com

DIFFERINE

Antiacnéique local : rétinoïde

sur ordonnance

Présentation

DIFFERINE : crème ; tube de 30 g. Liste I - Remb 35 % - **6,46 €**.

DIFFERINE : gel pour application locale ; tube de 30 g. Liste I - Remb 35 % - **6,46 €**.

Composition

	p 100 g
Adapalène	100 mg
Parahydroxybenzoate de méthyle	+

Dans quel cas ce médicament est-il prescrit ?

C'est un antiacnéique local qui appartient à la famille des *rétinoïdes*. Il facilite l'évacuation du sébum en éliminant les bouchons qui obstruent les pores de la peau. Il a également une action *anti-inflammatoire*.

Il est utilisé dans le traitement de l'*acné*.

Attention : Évitez d'utiliser tout autre médicament ou cosmétique (eau de Cologne, lotion après-rasage, crème...) sans l'accord de votre médecin.
Une exposition aux rayons *ultraviolets* (soleil, lampe à bronzer) peut augmenter l'irritation cutanée provoquée par le médicament. N'omettez pas de signaler à votre médecin vos projets de vacances au soleil pendant la durée du traitement.
En cas d'irritation cutanée très importante, ou d'apparition de démangeaisons pouvant traduire une *allergie*, contactez votre médecin.

Grossesse et allaitement

L'effet de ce médicament chez la femme enceinte est mal connu. Par prudence, son usage est déconseillé pendant la grossesse.

Ce médicament ne doit pas être appliqué sur la poitrine pendant l'allaitement.

Mode d'emploi et posologie

Le produit est généralement appliqué après la toilette du soir, sur la peau bien sèche.

Étaler la valeur d'un pois de crème ou de gel en couche mince avec les doigts, en évitant les paupières et les lèvres.

Posologie usuelle :

1 application par jour avant le coucher.

Une amélioration est généralement constatée après 4 à 8 semaines de traitement. Le résultat devient net après 3 mois ; votre médecin décidera avec vous si le traitement doit être poursuivi 3 mois supplémentaires. Une irritation trop importante peut conduire votre médecin à vous conseiller d'arrêter momentanément ou d'espacer les applications (1 jour sur 2 par exemple).

Conseils : Une irritation de la peau et une aggravation de l'*acné* sont fréquentes et normales en début de traitement ; ne vous découragez pas : les boutons qui apparaissent traduisent une élimination du sébum. L'irritation peut éventuellement être atténuée par des crèmes calmantes prescrites par votre médecin. Dans le cas où cette irritation vous paraît excessive, consultez votre médecin qui décidera si la poursuite du traitement est possible.
Si vous vous exposez exceptionnellement au soleil, n'appliquez pas ce médicament la veille, le jour même, ni le lendemain. En cas de coup de soleil, attendez un complet rétablissement avant la reprise du traitement.
Si vous mettez accidentellement cette substance en contact avec les yeux, les paupières, la bouche, les narines, les *muqueuses* ou une plaie, rincez abondamment à l'eau tiède.

Effets indésirables possibles

Irritation cutanée traduisant l'effet du traitement, sensation de chaleur, picotements. Une irritation trop importante peut conduire votre médecin à diminuer la fréquence des applications.

Laboratoires Galderma International

DIFFU-K

Élément minéral : potassium

Présentation

DIFFU-K : gélule (jaune et blanc) ; boîte de 40. Remb 65 % - **2,61 €**.

Composition

	p gél
Chlorure de potassium (micro-encapsulé)	600 mg
soit Potassium	312 mg

Dans quel cas ce médicament est-il prescrit ?

Ce médicament contient du *potassium*, élément minéral indispensable aux cellules de l'organisme.

Il est utilisé dans le traitement des déficits en potassium (*hypokaliémie*), liés principalement à la prise de certains médicaments (*diurétiques*, *corticoïdes* et tous les *laxatifs stimulants*...).

Contre-indications

Ce médicament ne doit pas être utilisé en cas de risque d'excès de *potassium* dans le sang (*hyperkaliémie*) :
- maladies entraînant une hyperkaliémie,
- médicaments augmentant le taux de potassium dans le sang,
- *sels* de régime contenant du potassium.

Attention : Pour éviter une surcharge en *potassium*, une surveillance médicale et des analyses de sang régulières sont nécessaires avant et pendant le traitement afin d'adapter la *posologie*, notamment chez la personne âgée.

Interactions avec d'autres substances

Ce médicament ne doit pas être associé aux *diurétiques* qui augmentent le taux de *potassium* : risque de *troubles du rythme cardiaque* graves en cas d'*hyperkaliémie*.

Il peut, par ailleurs, interagir avec les *inhibiteurs de l'enzyme de conversion*.

Grossesse et allaitement

Ce médicament peut être utilisé en cas de déficit en *potassium* chez la femme enceinte ou qui allaite, mais uniquement sur prescription médicale.

Mode d'emploi et posologie

Les gélules doivent être avalées avec un grand verre d'eau. Les prises sont réparties au cours de la journée.

Posologie usuelle :
Elle est adaptée par votre médecin en fonction des résultats de l'analyse de sang (*kaliémie*).

Effets indésirables possibles

À forte dose : irritation du tube digestif.

Laboratoires Vedim Pharma

DIFRAREL 100
Phytothérapie à visée vasculoprotectrice

Présentation

DIFRAREL 100 : comprimé (bleu clair) ; boîte de 20. Non remb.

Composition

	p cp
Myrtille, extrait anthocyanosidique	100 mg
Bêta-carotène	5 mg
Saccharose	+

Dans quel cas ce médicament est-il prescrit ?

C'est un protecteur *vasculaire* et un *veinotonique*. Il facilite la circulation du sang dans les veines et lutte contre l'altération des *vaisseaux capillaires*.

Il est utilisé dans le *traitement symptomatique* :
- des troubles en rapport avec une mauvaise circulation veineuse ou *lymphatique* (jambes lourdes, *impatiences*) ;
- des petites *hémorragies* sous-cutanées se traduisant par des taches rouges ou violacées ;
- troubles de la vision présumés d'origine circulatoire.

Attention : L'*insuffisance veineuse* peut requérir des mesures spécifiques telles que la *contention élastique*.

Grossesse et allaitement

L'effet de ce médicament pendant la grossesse ou l'allaitement est mal connu. L'évaluation du risque éventuel lié à son utilisation est individuelle : demandez conseil à votre pharmacien ou à votre médecin.

Mode d'emploi et posologie

Les comprimés doivent être avalés avec un verre d'eau.

Posologie usuelle :
3 à 6 comprimés par jour, 20 jours par mois.

Conseils : Une activité physique régulière et la surélévation du pied du lit permettent de faciliter la circulation veineuse et *lymphatique*.

Effets indésirables possibles

Rarement : *troubles digestifs*.

Laboratoires Leurquin Mediolanum

DIFRAREL E
Médicament d'ophtalmologie

Présentation

DIFRAREL E : comprimé (blanc) ; boîte de 24. Non remb.
DIFRAREL E : comprimé (blanc) ; boîte de 60. Non remb.

Composition

	p cp
Myrtille, extrait anthocyanosidique	50 mg
Alpha-tocophérol (Vitamine E)	50 mg

Dans quel cas ce médicament est-il prescrit ?

Ce médicament associe un extrait de plante qui a un effet protecteur sur les vaisseaux sanguins et de la vitamine E.

Il est utilisé dans le *traitement d'appoint* de la myopie ou des troubles de la vision nocturne.

Grossesse et allaitement

L'effet de ce médicament pendant la grossesse ou l'allaitement est mal connu. L'évaluation du risque éventuel lié à son utilisation est individuelle : demandez conseil à votre pharmacien ou à votre médecin.

Mode d'emploi et posologie

Les comprimés doivent être avalés avec un verre d'eau.

Posologie usuelle :
3 à 6 comprimés par jour, 20 jours par mois.

Laboratoires Leurquin Mediolanum

DIGAOL
Informations détaillées sur www.monvidal.com

DIGÉDRYL
Traitement des troubles digestifs

Présentation

DIGÉDRYL : comprimé effervescent (blanc ; arôme anis) ; boîte de 30. Non remb.

Composition

	p cp
Sulfate de sodium	54 mg
Phosphate monosodique	132 mg
dont Sodium	470 mg

Dans quel cas ce médicament est-il prescrit ?

Ce médicament facilite la production de bile par le foie et sa sécrétion dans l'intestin.

Il est utilisé dans le *traitement d'appoint* des digestions difficiles.

Attention : Des précautions sont nécessaires en cas d'*insuffisance hépatique* grave ou de calculs susceptibles d'obstruer les *voies biliaires*.
N'utilisez pas ce médicament de façon prolongée sans l'avis de votre médecin : des examens peuvent être nécessaires si les *symptômes* persistent.
Ce médicament contient du *sel* (*sodium*) en quantité notable.

Grossesse et allaitement

Ce médicament ne contient que des substances présumées sans danger pendant la grossesse ou l'allaitement. Néanmoins, ne l'utilisez pas de façon prolongée sans l'avis de votre pharmacien ou de votre médecin.

Mode d'emploi et posologie

Les comprimés doivent être dissous dans un demi-verre d'eau.

Posologie usuelle :

- Adulte : 1 comprimé avant chacun des 3 repas ou au moment des douleurs.

Conseils : Une alimentation équilibrée, une mastication lente, la suppression des aliments difficiles à digérer et des boissons alcoolisées permettent souvent d'atténuer les troubles de la digestion.

Effets indésirables possibles

À forte dose : diarrhée nécessitant l'arrêt du traitement.

Laboratoires Merck Médication Familiale

DIGEODREN

Homéopathie

Présentation

DIGEODREN : granules ; boîte de 3 tubes de 4 g. Non remb.

Composition

	p tube
Taraxacum officinalis 4 DH	0,02 ml
Berberis vulgaris 5 DH	0,02 ml
Lappa major 4 DH	0,02 ml
Saccharose	+

Dans quel cas ce médicament est-il prescrit ?

Ce médicament est un *complexe* (association) de composants homéopathiques.

Il est utilisé comme *traitement d'appoint* pour faciliter la digestion.

Attention : N'utilisez pas ce médicament de façon prolongée sans l'avis de votre médecin : des examens peuvent être nécessaires si les *symptômes* persistent.

Grossesse et allaitement

Aux *dilutions homéopathiques*, les substances contenues dans ce médicament ne sont pas connues pour être toxiques pendant la grossesse ou l'allaitement.

Mode d'emploi et posologie

Les granules doivent être sucés lentement et pris de préférence à distance des repas.

Posologie usuelle :

- Adulte et enfant de plus de 12 ans : 3 granules, 3 fois par jour, pendant 4 semaines maximum. Espacer les prises dès amélioration des *symptômes*.

Laboratoires Sevene

DIGEOSLOR

Homéopathie

Présentation

DIGEOSLOR : granules ; boîte de 3 tubes. Non remb.

Composition

	p tube
Chelidonium majus 5 DH	0,02 ml
Raphanus sativus niger 7 DH	0,02 ml
Rhamnus frangula 7 DH	0,02 ml
Saccharose	+

Dans quel cas ce médicament est-il prescrit ?

Ce médicament est un *complexe* (association) de composants homéopathiques.

Il est utilisé dans le *traitement d'appoint* des troubles digestifs, notamment pour réguler le transit intestinal.

Attention : N'utilisez pas ce médicament de façon prolongée sans l'avis de votre médecin : des examens peuvent être nécessaires si les *symptômes* persistent.

Grossesse et allaitement

Aux *dilutions homéopathiques*, les substances contenues dans ce médicament ne sont pas connues pour être toxiques pendant la grossesse ou l'allaitement.

Mode d'emploi et posologie

Les granules doivent être sucés lentement et pris de préférence à distance des repas.

Posologie usuelle :

- Adulte et enfant de plus de 12 ans : 3 granules, 3 fois par jour, pendant 4 semaines maximum. Espacer les prises dès amélioration des *symptômes*.

Conseils : Une alimentation équilibrée, une mastication lente, la suppression des aliments difficiles à digérer et des boissons alcoolisées permettent souvent d'atténuer les troubles de la digestion.

Laboratoires Sevene

DIGESTODORON

Informations détaillées sur www.monvidal.com

DIGOXINE NATIVELLE

Digitalique — sur ordonnance

Présentation

DIGOXINE NATIVELLE 0,25 mg : comprimé sécable (blanc) ; boîte de 30. Liste I - Remb 65 % - **2,60 €**.
DIGOXINE NATIVELLE 5 µg/0,1 ml : solution buvable pédiatrique (gouttes) ; flacon de 60 ml avec pipette-doseuse graduée en vingtième de ml (0,05 ml). Liste I - Remb 65 % - **2,35 €**.

Composition

	p cp	p ml
Digoxine	0,25 mg	0,05 mg
Lactose	+	

Dans quel cas ce médicament est-il prescrit ?

Ce médicament aux propriétés multiples appartient à la famille des *digitaliques* : il agit sur le cœur en permettant essentiellement d'en renforcer les contractions et de ralentir son rythme lorsqu'il est excessif.

Il est utilisé dans le traitement de l'*insuffisance cardiaque* et de certaines *tachycardies*.

Contre-indications

Ce médicament ne doit pas être utilisé dans les cas suivants :
- certaines anomalies du fonctionnement cardiaque,
- en association avec le sultopride ou des injections intraveineuses de calcium.

Attention : Ce produit est très toxique en cas de *surdosage* : tenez-le hors de portée des enfants.

En cas de *palpitations* récentes survenues sous traitement, prévenez votre médecin.

Des précautions sont nécessaires en cas d'*insuffisance rénale* ou d'*hypothyroïdie* et chez la personne âgée.

Tout médicament susceptible de faire baisser la *kaliémie*, notamment les *diurétiques* ou les *laxatifs stimulants*, devra être utilisé sous contrôle médical strict.

En cas d'intervention chirurgicale, l'anesthésiste doit être prévenu de la prise de ce médicament.

Interactions avec d'autres substances

Ce médicament ne doit pas être associé au calcium injectable par *voie* intraveineuse (CALCIBRONAT notamment) ni au sultopride : risque de *troubles du rythme cardiaque* graves.

Informez par ailleurs votre médecin si vous prenez un médicament susceptible de favoriser une *hypokaliémie*, un *pansement digestif*, un médicament contenant l'une des substances suivantes : charbon, kaolin, colestyramine, hydroquinidine, quinidine, sucralfate, amiodarone, sulfasalazine, vérapamil, clarithromycine, érythromycine, carbamazépine, calcium (par voie orale).

Grossesse et allaitement

Il n'a pas été mis en évidence de problème particulier lors de l'utilisation de ce médicament chez la femme enceinte. Toutefois, au cours des 3 derniers mois de la grossesse, il peut être nécessaire d'adapter la *posologie*.

Ce médicament passe en très faible quantité dans le lait maternel. Demandez l'avis de votre médecin.

Mode d'emploi et posologie

La solution buvable est fournie avec une petite pipette graduée en vingtième de ml, ce qui représente à peu près 1 goutte. 1 comprimé équivaut à 5 ml (100 gouttes) de solution buvable.

Posologie usuelle :

Traitement d'attaque : une forte dose est parfois prescrite par le médecin pendant quelques jours, sous surveillance médicale.

Traitement d'entretien : la *posologie* est adaptée par le médecin en fonction de l'effet recherché ; une analyse de sang permet de connaître la concentration du médicament dans le sang : en effet, le risque de surdosage est important.

Conseils : En cas de mauvaise vue, l'utilisation de la pipette peut être délicate.

Effets indésirables possibles

Ils sont le plus souvent le signe d'un surdosage :
- nausées, vomissements, diarrhée, perte de l'appétit ;
- coloration en jaune de la vision ;
- *vertiges*, maux de tête ;
- troubles psychiques, notamment chez la personne âgée ;
- *troubles du rythme cardiaque* variés, *palpitations*.

Exceptionnellement : *gynécomastie*, *éruption cutanée*.

Laboratoires Procter et Gamble Pharmaceuticals France

DI-HYDAN

Antiépileptique

sur ordonnance

Présentation

DI-HYDAN 100 mg : comprimé sécable (blanc) ; boîte de 60.
Liste II - Remb 65 % - **3,32 €**.

Composition

	p cp
Phénytoïne	100 mg
Amidon de blé (gluten)	+

Dans quel cas ce médicament est-il prescrit ?

Ce médicament est un antiépileptique qui appartient à la famille des *anticonvulsivants* non barbituriques.

Il est utilisé dans le traitement de certaines formes d'*épilepsie* ainsi que dans le traitement de certaines *névralgies* rebelles de la face.

Contre-indications

Ce médicament ne doit pas être utilisé en cas d'*allergie* aux dérivés de l'hydantoïne.

Attention : En cas de nausées, *vertiges*, rougeur de la peau, prévenez votre médecin.

Des analyses de sang régulières sont pratiquées pour la surveillance du traitement.

Ne modifiez ni n'interrompez jamais votre traitement sans l'avis de votre médecin : risque de réapparition des *convulsions* même si aucune crise n'est survenue depuis une longue période.

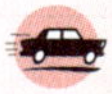

La conduite automobile et l'utilisation de machines dangereuses sont contre-indiquées chez les épileptiques lorsque les crises persistent malgré un *traitement préventif*. Par ailleurs, ce médicament peut être à l'origine de *vertiges* ou de troubles visuels.

Interactions avec d'autres substances

Ce médicament peut interagir avec d'autres médicaments, notamment les *contraceptifs* oraux (pilule) : risque d'inefficacité de la contraception.

Signalez tout autre traitement en cours à votre médecin ou à votre pharmacien.

Grossesse et allaitement

Grossesse et nouveau-né :

Si une grossesse survient sous traitement, consultez votre médecin. L'arrêt brutal de ce médicament expose à la réapparition de crises préjudiciables à la mère et à l'enfant à naître. Le médecin appréciera le risque éventuel lié à l'utilisation de ce médicament dans votre cas. Des examens particuliers permettent de vérifier l'absence d'anomalie chez l'enfant à naître.

Si le traitement est poursuivi jusqu'à l'accouchement, une supplémentation en vitamine K1 et D en fin de grossesse peut être nécessaire pour éviter des déficits chez le nouveau-né.

Ce médicament passe dans le lait maternel : l'allaitement est déconseillé.

Mode d'emploi et posologie

Ce médicament peut être pris avec un peu d'eau. Chez les enfants de moins de 6 ans, les comprimés doivent être écrasés et mélangés à un aliment.

Posologie usuelle :

- Adulte : 2 à 6 mg par kg et par jour, en 1 ou 2 prises, sans dépasser 5 à 6 comprimés par jour.
- Enfant : 3 à 8 mg par kg et par jour, soit :
  - enfant de 5 à 10 ans : 1 à 2 comprimés par jour,
  - enfant de moins de 5 ans : ½ comprimé, 2 fois par jour.

Cette dose est ensuite adaptée par la médecin en fonction de l'efficacité du traitement.

Conseils : Afin d'éviter les oublis, il est recommandé de prendre ce médicament à heure fixe.
Veillez à ne pas manquer de ce médicament ; lors de vos déplacements, munissez-vous d'une réserve ou de votre ordonnance en cours de validité.

Effets indésirables possibles

Gonflement des gencives fréquent.

Troubles digestifs.

Allergie cutanée, développement anormal des poils chez la femme.

Anomalie de la *numération formule sanguine*, ou du *métabolisme* du calcium justifiant des analyses de sang régulières ; certains de ces troubles peuvent être prévenus par la prise de *vitamine* D ou d'acide folique.

Rarement, en début de traitement : augmentation paradoxale de la fréquence des crises d'épilepsie ou modification de leurs caractéristiques.

Certains signes peuvent correspondre à un surdosage : troubles visuels, confusion des idées, *vertige*, mauvaise coordination des mouvements. Prenez contact avec votre médecin.

Laboratoires Genopharm

DIHYDROERGOTAMINE NOVARTIS PHARMA injectable

Antimigraineux — sur ordonnance

Présentation

DIHYDROERGOTAMINE NOVARTIS PHARMA 1 mg/ml : solution injectable ; boîte de 2 ampoules de 1 ml avec seringue. Liste II - Remb 35 % - **5,21 €**.

Composition

	p amp inj
Dihydroergotamine mésilate	1 mg

Dans quel cas ce médicament est-il prescrit ?

Cet antimigraineux appartient à la famille des dérivés de l'*ergot de seigle*.

Il est utilisé dans le *traitement de la crise* de la *migraine*.

Contre-indications

Ce médicament ne doit pas être utilisé dans les cas suivants :

- *hypertension artérielle* mal contrôlée par un traitement spécifique, *insuffisance coronarienne*, *artérite* ;
- en association avec les *antibiotiques* de la famille des *macrolides*, les *antiprotéases*, les médicaments contenant du diltiazem ou avec un *vasoconstricteur* de la famille des *triptans* ;
- **grossesse**.

Attention : Des précautions sont nécessaires en cas d'*insuffisance rénale* ou *hépatique* grave.

Interactions avec d'autres substances

Ce médicament ne doit pas être associé :

- aux *antibiotiques* de la famille des *macrolides* (à l'exception de la spiramycine), aux *antiprotéases* ou aux médicaments contenant du diltiazem : risque d'*ergotisme* ;
- aux *vasoconstricteurs* de la famille des *triptans* (naratriptan, sumatriptan, zolmitriptan...) : risque de crise d'*hypertension artérielle* ou de spasme des *artères coronaires*.

Il peut interagir avec les médicaments contenant de la bromocriptine ou de la cabergoline.

Grossesse et allaitement

Ce médicament est contre-indiqué pendant la grossesse.

Les données actuellement disponibles ne permettent pas de savoir si ce médicament passe dans le lait maternel. Par mesure de prudence, il est déconseillé pendant l'allaitement.

Mode d'emploi et posologie

La solution peut être injectée par *voie* intraveineuse, intramusculaire ou sous-cutanée.

Posologie usuelle :

1 ampoule, à renouveler éventuellement après 30 à 60 minutes si l'effet est insuffisant.

Conseils : La prise de ce médicament ne dispense pas des mesures habituelles permettant d'aider à faire céder la crise de migraine : s'allonger au calme dans une pièce sombre.
Ce médicament doit être conservé à l'abri de la lumière.

Effets indésirables possibles

Rarement : fourmillement et engourdissement des extrémités.

Laboratoires Novartis Pharma SAS

DIHYDROERGOTAMINE NOVARTIS PHARMA oral

Dérivé de l'ergot de seigle — sur ordonnance

Présentation

DIHYDROERGOTAMINE NOVARTIS PHARMA 3 mg : comprimé (blanc) ; boîte de 60. Liste II - Remb 35 % - **6,71 €**.
DIHYDROERGOTAMINE NOVARTIS PHARMA 2 mg/ml : solution buvable ; flacon de 50 ml avec mesurette graduée (30 gouttes = 1,5 ml). Liste II - Remb 35 % - **3,62 €**.

Composition

	p cp	p 30 gtes
Dihydroergotamine mésilate	3 mg	3 mg
Alcool à 95°		340 mg
Lactose	+	

Dans quel cas ce médicament est-il prescrit ?

Ce médicament est un *vasoconstricteur* de la famille des dérivés de l'*ergot de seigle*.

Il est utilisé dans le *traitement de fond* de la *migraine*. Il vise à espacer les crises et à diminuer leur intensité.

Il est également utilisé dans le traitement de l'*hypotension orthostatique* et des troubles en rapport avec une mauvaise circulation veineuse ou *lymphatique*.

Contre-indications

Ce médicament ne doit pas être utilisé dans les cas suivants :
- allergie aux dérivés de l'*ergot de seigle*,
- *hypertension artérielle* non contrôlée par un traitement spécifique, *insuffisance coronarienne*, certains troubles circulatoires,
- *insuffisance hépatique* grave,
- en association avec les *antibiotiques* de la famille des *macrolides* ou avec un *vasoconstricteur* de la famille des *triptans*.

Attention : Des précautions sont nécessaires en cas d'*insuffisance rénale* grave.
La solution buvable contient de l'alcool en quantité notable.

Interactions avec d'autres substances

Ce médicament ne doit pas être associé :
- aux *antibiotiques* de la famille des *macrolides* (à l'exception de la spiramycine), aux *antiprotéases* ou aux médicaments contenant du diltiazem : risque d'*ergotisme* ;
- aux *vasoconstricteurs* de la famille des *triptans* (naratriptan, sumatriptan, zolmitriptan...) : risque de crise d'*hypertension artérielle* ou de spasme des *artères coronaires*.

Il peut interagir avec les médicaments contenant de la bromocriptine ou de la cabergoline.

Grossesse et allaitement

L'effet de ce médicament sur l'enfant à naître est mal connu. Par mesure de prudence, son usage pendant la grossesse est déconseillé.

Les données disponibles ne permettent pas de savoir si ce médicament passe dans le lait maternel ; un choix est donc nécessaire entre l'allaitement et la prise du médicament. Cette décision devra être prise en accord avec votre médecin.

Mode d'emploi et posologie

Ce médicament est pris de préférence au milieu des repas.

La solution buvable doit être diluée dans un peu d'eau.

Posologie usuelle :
1 comprimé ou 30 gouttes de solution buvable, 3 fois par jour.

Conseils : L'efficacité de ce *traitement de fond* de la migraine dépend d'une prise régulière et prolongée du médicament.
La solution buvable doit être conservée à l'abri de la lumière.

Effets indésirables possibles

Rarement : fourmillement ou engourdissement des doigts et des orteils.

Laboratoires Novartis Pharma SAS

DILATRANE

Antiasthmatique

Présentation

DILATRANE ACTION PROLONGÉE 50 mg : gélule à *libération prolongée* (transparent et bleu) ; boîte de 30. Remb 35 % - **1,74 €**.
DILATRANE ACTION PROLONGÉE 100 mg : gélule à *libération prolongée* (transparent et bleu) ; boîte de 30. Remb 35 % - **2,22 €**.
DILATRANE ACTION PROLONGÉE 200 mg : gélule à *libération prolongée* (transparent et bleu) ; boîte de 30. Remb 35 % - **2,57 €**.
DILATRANE ACTION PROLONGÉE 300 mg : gélule à *libération prolongée* (transparent et bleu) ; boîte de 30. Remb 35 % - **2,94 €**.
DILATRANE : suppositoire ; boîte de 10. Non remb.
DILATRANE : sirop (arôme vanille) ; flacon de 200 ml avec cuillère-mesure graduée à 5 ml et 10 ml. Remb 65 % - **3,50 €**.

Composition

	p gél LP	p gél LP	p gél LP
Théophylline	50 mg	100 mg	200 mg
Saccharose	+	+	+

	p gél LP	p suppos	p 10 ml
Théophylline	300 mg	350 mg	100 mg
Benzoate de sodium			26 mg
Saccharose	+		7,8 g

Dans quel cas ce médicament est-il prescrit ?

Ce médicament est un bronchodilatateur qui contient de la théophylline. Il lutte contre la contraction anormale des muscles de la paroi des bronches et stimule la respiration.

Il est utilisé dans le *traitement symptomatique* de l'*asthme* et de certaines maladies des bronches.

Contre-indications

Ce médicament ne doit pas être utilisé dans les cas suivants :
- *porphyrie*,
- en association avec les médicaments contenant de l'énoxacine,
- enfant de moins de 15 ans (suppositoire),
- enfant de moins de 30 mois (gélule, sirop).

Attention : Ce médicament n'est pas adapté en cas de crise d'*asthme*.
Ce médicament contient de la théophylline : ne l'utilisez pas sans l'avis de votre médecin.
Officiellement, les gélules peuvent être utilisées chez l'enfant dès l'âge de 30 mois, néanmoins, elles exposent à un risque de fausse-route et ne devront être données au jeune enfant qu'avec l'accord du médecin.
Des précautions sont nécessaires en cas d'*insuffisance cardiaque*, *hépatique* ou *coronarienne*, d'*hyperthyroïdie*, d'*antécédent* de *convulsions*, d'obésité, de *reflux gastro-œsophagien*, d'*ulcère* de l'estomac ou du *duodénum*.
En cas de fièvre durant plus de 24 heures, il peut être nécessaire de diminuer la *posologie* pour éviter un *surdosage*. Demandez conseil à votre médecin.
Le tabac interagit avec la théophylline dont il diminue fortement l'efficacité, mais arrêter de fumer peut entraîner un *surdosage* en théophylline. Votre médecin adaptera la *posologie* en conséquence.
Le sirop contient du *sucre* (saccharose) en quantité notable.

Interactions avec d'autres substances

Ce médicament ne doit pas être associé aux médicaments contenant de l'énoxacine (ENOXOR) : risque de *surdosage* en théophylline.
Il peut interagir avec les médicaments contenant de l'érythromycine (l'utilisation de formes à usage local est possible) ou de la viloxazine.
Informez par ailleurs votre médecin si vous prenez des médicaments contenant l'une des substances suivantes : allopurinol, cimétidine, fluconazole, ciprofloxacine, norfloxacine, péfloxacine, fluvoxamine, carbamazépine, phénobarbital, phénytoïne, primidone, rifampicine, clarithromycine, josamycine, roxithromycine, pentoxifylline, ticlopidine, ritonavir ou tacrine.

Grossesse et allaitement

Ce médicament est déconseillé pendant la grossesse sans avis médical.
Lors de son utilisation en fin de grossesse, ce médicament peut provoquer une accélération du cœur et une agitation importante chez le *nouveau-né*.
Ce médicament passe dans le lait maternel ; un choix est donc nécessaire entre l'allaitement et la prise du médicament. Cette décision devra être prise en accord avec votre médecin.

Mode d'emploi et posologie

Les gélules doivent être avalées avec un verre d'eau, sans être ouvertes.
Les suppositoires sont utilisés le soir au coucher.

Posologie usuelle :
Elle est précise et strictement individuelle. Elle est adaptée progressivement par votre médecin en fonction des analyses de sang indiquant le taux de théophylline et de la tolérance au médicament.
La *posologie* efficace la plus faible possible est toujours recherchée. Suivez-la précisément car un *surdosage* expose à des effets indésirables graves.

Conseils : Toute modification de la *posologie* expose à la survenue d'une crise d'*asthme* : veillez à ne jamais manquer de ce médicament.
Fumer, ou être exposé à la fumée des autres, nuit à l'efficacité du traitement.
Les excitants, tels que le thé ou le café, peuvent accroître certains effets indésirables de la théophylline et doivent être consommés avec modération.

Effets indésirables possibles

Les effets indésirables varient d'une personne à l'autre. Leur intensité peut traduire un *surdosage* et nécessiter une adaptation de la *posologie* : consultez votre médecin.
Le plus fréquemment : maux de tête, agitation, insomnie, accélération du cœur, *troubles digestifs*.
Rarement : *hémorragie* du tube digestif, occlusion intestinale.

Laboratoires SERP

DILRÈNE 90 et 120 mg

Inhibiteur calcique — sur ordonnance

Ce médicament est un générique de DIACOR 90 et 120 mg (voir p. 387).

DILRÈNE 300 mg

Inhibiteur calcique — sur ordonnance

Présentation

DILRÈNE 300 mg LP : gélule à *libération prolongée* (orange et transparent) ; boîte de 28. Liste I - Remb 65 % - **12,29 €**.

Composition

	p gél LP
Diltiazem chlorhydrate	300 mg
Huile de ricin	+

Dans quel cas ce médicament est-il prescrit ?

Ce médicament est un *vasodilatateur* qui appartient à la famille des *inhibiteurs calciques*.
Il est utilisé dans le traitement de l'*hypertension artérielle*.

Contre-indications

Ce médicament ne doit pas être utilisé dans les cas suivants :
- *insuffisance cardiaque* grave,
- rythme cardiaque inférieur à 40 battements par minute,
- *bloc auriculoventriculaire* grave et certaines maladies de l'automatisme cardiaque,
- obstruction du tube digestif (présence d'huile de ricin).

Attention : Des précautions sont nécessaires en cas d'*insuffisance rénale* ou *hépatique* et chez la personne âgée.
Signalez la prise de ce médicament à l'anesthésiste en cas d'intervention chirurgicale.

Interactions avec d'autres substances

Par mesure de prudence, ce médicament ne doit pas être associé aux médicaments contenant du cisapride, de la dihydroergotamine, de l'ergotamine ou du pimozide.
Il peut interagir avec les *antiarythmiques*.
Informez par ailleurs votre médecin si vous prenez un *alphabloquant*, un *bêtabloquant* ou un médicament

contenant de la ciclosporine, de la carbamazépine, de la rifampicine ou de l'amiodarone.

En outre, l'effet *antihypertenseur* de ce médicament peut être augmenté par certains médicaments tels que les *neuroleptiques*, les *antidépresseurs imipraminiques*, les médicaments contenant du baclofène ; il peut être diminué par les *corticoïdes*. Votre médecin doit être informé si vous êtes traité par l'un ou l'autre de ces médicaments.

Grossesse et allaitement

Ce médicament est déconseillé chez la femme enceinte ou susceptible de l'être. Si une grossesse survient au cours du traitement, prévenez votre médecin.

Ce médicament passe faiblement dans le lait maternel : l'allaitement est déconseillé sans avis médical.

Mode d'emploi et posologie

Prendre les gélules, chaque jour au même moment, avant ou pendant un repas.

La gélule doit être avalée avec un verre d'eau sans être ouverte ni croquée.

Posologie usuelle :

1 gélule par jour.

Conseils : Votre tension artérielle doit être contrôlée régulièrement. Les appareils permettant une mesure automatique de la tension à domicile utilisent souvent un procédé de mesure différent de celui qu'emploie votre médecin. Si vous avez un tel appareil, apportez-le en consultation pour vous assurer que la mesure obtenue est bien conforme à celle du tensiomètre de votre médecin.

Le traitement médicamenteux ne dispense pas de mesures simples pouvant faire baisser la tension artérielle : activité physique régulière, modération de la consommation de boissons alcoolisées et de *sel*, lutte contre l'excès de poids.

Effets indésirables possibles

Ralentissement important du cœur, *bloc auriculoventriculaire, réaction allergique* cutanée, gonflement des gencives. Ces effets nécessitent parfois l'arrêt du traitement.

Rarement :

- bouffées de chaleur, maux de tête, jambes lourdes ou enflées, *palpitations* ;
- fatigue, *troubles digestifs*, bouche sèche.

Exceptionnellement : *gynécomastie*, *syndrome extrapyramidal*, augmentation des *transaminases*, *hépatite*.

Laboratoires sanofi-aventis France

DILTIAZEM 60 mg
Génériques
Inhibiteur calcique

sur ordonnance

Les médicaments ci-dessous sont des génériques de TILDIEM (voir p. 1242).

DILTIAZEM BIOGARAN 60 mg : comprimé *(huile de ricin hydrogénée, lactose)* boîte de 30. Liste I - Remb 65 % - 4,06 €.
DILTIAZEM MERCK 60 mg : comprimé *(lactose)* boîte de 30. Liste I - Remb 65 % - 4,06 €.
DILTIAZEM RATIOPHARM 60 mg : comprimé *(lactose)* boîte de 30. Liste I - Remb 65 % - 4,06 €.
DILTIAZEM RPG 60 mg : comprimé *(huile de ricin hydrogénée, lactose)* boîte de 30. Liste I - Remb 65 % - 4,06 €.
DILTIAZEM SANDOZ 60 mg : comprimé *(huile de ricin hydrogénée, lactose)* boîte de 30. Liste I - Remb 65 % - 4,06 €.
DILTIAZEM TEVA 60 mg : comprimé *(huile de ricin hydrogénée, lactose)* boîte de 30. Liste I - Remb 65 % - 4,06 €.

DILTIAZEM 90 mg
Génériques
Inhibiteur calcique

sur ordonnance

Les médicaments ci-dessous sont des génériques de DIACOR 90 et 120 mg (voir p. 387).

DILRENE 90 mg : gélule (microgranules à libération prolongée) *(saccharose)* boîte de 28. Liste I - Remb 65 % - 5,75 €.
DILTIAZEM BIOGARAN 90 mg : gélule à libération prolongée *(saccharose)* boîte de 28. Liste I - Remb 65 % - 5,75 €.
DILTIAZEM MERCK 90 mg : gélule à libération prolongée *(saccharose)* boîte de 30. Liste I - Remb 65 % - 5,84 €.
DILTIAZEM RATIOPHARM 90 mg : gélule à libération prolongée *(saccharose)* boîte de 28. Liste I - Remb 65 % - 5,75 €.
DILTIAZEM RPG 90 mg : gélule à libération prolongée *(saccharose)* boîte de 28. Liste I - Remb 65 % - 5,75 €.
DILTIAZEM SANDOZ LP 90 mg : gélule à libération prolongée *(saccharose)* boîte de 28. Liste I - Remb 65 % - 5,75 €.
DILTIAZEM TEVA 90 mg : gélule à libération prolongée *(saccharose)* boîte de 28. Liste I - Remb 65 % - 5,75 €.

DILTIAZEM 120 mg
Génériques
Inhibiteur calcique

sur ordonnance

Les médicaments ci-dessous sont des génériques de DIACOR 90 et 120 mg (voir p. 387).

DILRENE 120 mg : gélule (microgranules à libération prolongée) *(saccharose)* boîte de 28. Liste I - Remb 65 % - 7,22 €.
DILTIAZEM BIOGARAN 120 mg : gélule à libération prolongée *(saccharose)* boîte de 28. Liste I - Remb 65 % - 7,22 €.
DILTIAZEM IVAX 120 mg : gélule à libération prolongée *(saccharose)* boîte de 28. Liste I - Remb 65 % - 7,22 €.
DILTIAZEM MERCK 120 mg : gélule à libération prolongée *(saccharose)* boîte de 30. Liste I - Remb 65 % - 7,33 €.
DILTIAZEM RATIOPHARM 120 mg : gélule à libération prolongée *(saccharose)* boîte de 28. Liste I - Remb 65 % - 7,22 €.
DILTIAZEM RPG 120 mg : gélule à libération prolongée *(saccharose)* boîte de 28. Liste I - Remb 65 % - 7,22 €.
DILTIAZEM SANDOZ LP 120 mg : gélule à libération prolongée *(saccharose)* boîte de 28. Liste I - Remb 65 % - 7,22 €.
DILTIAZEM TEVA 120 mg : gélule à libération prolongée *(saccharose)* boîte de 28. Liste I - Remb 65 % - 7,22 €.

DILTIAZEM 300 mg Génériques

Inhibiteur calcique

sur ordonnance

Les médicaments ci-dessous sont des génériques de DILRÈNE 300 mg (voir p. 404).

DELTAZEN L.P. 300 mg : gélule à libération prolongée *(huile de ricin, saccharose)* boîte de 28. Liste I - Remb 65 % - 11,49 €.
DILTIAZEM BIOGARAN 300 mg : gélule à libération prolongée *(huile de ricin, saccharose)* boîte de 30. Liste I - Remb 65 % - 12,26 €.
DILTIAZEM EG 300 mg : gélule à libération prolongée *(huile de ricin, saccharose)* boîte de 30. Liste I - Remb 65 % - 12,26 €.
DILTIAZEM G GAM 300 mg : gélule à libération prolongée *(huile de ricin, saccharose)* boîte de 30. Liste I - Remb 65 % - 12,26 €.
DILTIAZEM MERCK 300 mg : gélule à libération prolongée *(huile de ricin, saccharose)* boîte de 30. Liste I - Remb 65 % - 12,26 €.
DILTIAZEM RPG 300 mg : gélule à libération prolongée *(huile de ricin, saccharose)* boîte de 30. Liste I - Remb 65 % - 12,26 €.
DILTIAZEM SANDOZ LP 300 mg : gélule à libération prolongée *(huile de ricin, saccharose)* boîte de 30. Liste I - Remb 65 % - 12,26 €.
DILTIAZEM TEVA 300 mg : gélule à libération prolongée *(huile de ricin, saccharose)* boîte de 28. Liste I - Remb 65 % - 11,49 €.

DIMÉGAN oral

Informations détaillées sur www.monvidal.com

DIMÉTANE

Antitussif opiacé

Présentation

DIMÉTANE sans sucre : sirop (arôme cerise) ; flacon de 200 ml avec cuillère-mesure bicéphale de 2,5 ml et 5 ml. Remb 35 % - **2,93 €**.

Composition

	p 2,5 ml	p 5 ml
Pholcodine	3,3 mg	6,6 mg
Alcool	46,5 mg	93 mg
Maltitol	+	+

Dans quel cas ce médicament est-il prescrit ?

Ce sirop contient un *antitussif* opiacé, la pholcodine. Il bloque le réflexe de la toux en agissant directement sur le cerveau.

Il est utilisé dans le *traitement symptomatique* des toux sèches.

Contre-indications

Ce médicament ne doit pas être utilisé dans les cas suivants :
- *insuffisance respiratoire*,
- *asthme*,
- enfant de moins de 30 mois,
- **allaitement**.

Attention : Ce médicament n'est pas adapté au traitement de la toux grasse, qui est un mécanisme de défense normal de l'organisme permettant l'évacuation des mucosités présentes dans les bronches. La toux est un *symptôme* qui peut révéler de nombreuses maladies (*allergie*, maladie cardiaque, pulmonaire, digestive...) : consultez votre médecin si elle persiste plus de quelques jours.

Ce médicament peut induire une somnolence, parfois intense chez certaines personnes. Cette somnolence peut être augmentée par la prise d'*alcool* ou d'autres médicaments *sédatifs*. La conduite et l'utilisation de machines dangereuses sont déconseillées, surtout dans les heures qui suivent la prise du médicament.

Interactions avec d'autres substances

Informez votre médecin ou votre pharmacien si vous prenez un autre médicament *sédatif*.

Grossesse et allaitement

L'utilisation de la *codéine* et de ses dérivés (codéthyline, pholcodine) ne doit être envisagée chez la femme enceinte qu'en cas de nécessité, en effet :
- une *insuffisance respiratoire* peut survenir chez le nouveau-né d'une mère traitée par des doses élevées, même si le traitement est ponctuel mais précède de peu l'accouchement ;
- un *syndrome de sevrage*, à l'inverse, peut concerner des nouveau-nés si leur mère reçoit un traitement régulier, même à faible dose.

Il est donc important de signaler à l'obstétricien la prise éventuelle de codéine ou d'un de ses dérivés, afin que ces risques puissent être prévenus par une surveillance et un éventuel traitement adapté.

Ce médicament passe dans le lait maternel. Il est contre-indiqué pendant l'allaitement.

Mode d'emploi et posologie

Ce médicament est pris de préférence au moment où survient la toux, en respectant un intervalle de 4 heures entre les prises.

Posologie usuelle :
- Adulte : 1 ou 2 cuillères-mesure de 5 ml par prise, à renouveler si nécessaire, sans dépasser 12 cuillères-mesure par jour.

Chez la personne âgée et l'*insuffisant hépatique*, la *posologie* initiale est généralement réduite de moitié (soit 1 à 2 cuillères-mesure de 2,5 ml par prise).
- Enfant de 35 à 50 kg (environ 12 ans à 15 ans) : 1 cuillère-mesure de 5 ml, 1 à 6 fois par jour.
- Enfant de 20 à 35 kg (environ 6 ans à 12 ans) : 1 cuillère-mesure de 2,5 ml, 1 à 6 fois par jour.
- Enfant de 15 à 20 kg (environ 30 mois à 6 ans) : 1 cuillère-mesure de 2,5 ml, 1 ou 2 fois par jour.

La durée du traitement ne doit pas dépasser quelques jours.

Conseils : La cigarette est irritante pour les bronches et entretient la toux : évitez de fumer ou d'être exposé à la fumée des autres.
Des mesures simples permettent de calmer les toux sèches : boissons chaudes et humidification de l'air ambiant.
Ce médicament ne doit pas être conservé plus de 6 mois après ouverture du flacon.

Effets indésirables possibles

Constipation, somnolence, et, plus rarement, état vertigineux, nausées, vomissements, *réaction allergique* cutanée, *bronchospasme*.

Laboratoires Leurquin Mediolanum

DINACODE crème

Informations détaillées sur www.monvidal.com

DINACODE sirops Adulte et Enfant

Informations détaillées sur www.monvidal.com

DINACODE sirop Nourrisson

Informations détaillées sur www.monvidal.com

DIO

Vasculoprotecteur et veinotonique

Ce médicament est un générique de DIOVENOR (voir p. 407).

DIOALGO

Association antalgique opiacée — sur ordonnance

Ce médicament est un générique de DI-ANTALVIC (voir p. 392).

DIOSMIL

Vasculoprotecteur et veinotonique

Ce médicament est un générique de DIOVENOR (voir p. 407).

DIOSMINE 300 mg Génériques

Vasculoprotecteur et veinotonique

Les médicaments ci-dessous sont des génériques de DIOVENOR (voir p. 407).

DIO 300 mg : comprimé boîte de 30. Non remb.
DIO 300 mg : comprimé boîte de 60. Non remb.
DIOSMINE ARROW 300 mg : comprimé *(lactose)* boîte de 30. Non remb.
DIOSMINE ARROW 300 mg : comprimé *(lactose)* boîte de 60. Non remb.
DIOSMINE BIOGARAN 300 mg : comprimé *(lactose)* boîte de 30. Non remb.
DIOSMINE EG 300 mg : comprimé *(lactose)* boîte de 30. Non remb.
DIOSMINE MERCK GENERIQUES 300 mg : comprimé *(lactose)* boîte de 30. Non remb.
DIOSMINE SANDOZ 300 mg : comprimé *(lactose)* boîte de 30. Non remb.
DIOSMINE TEVA 300 mg : comprimé *(lactose)* boîte de 30. Non remb.
DIOSMINE TEVA 300 mg : comprimé *(lactose)* boîte de 60. Non remb.
ENDIUM 300 mg : poudre pour solution buvable *(aspartam, fructose, jaune orangé S, maltodextrine, saccharose)* boîte de 30 sachets. Non remb.
MEDIVEINE 300 mg : comprimé *(lactose)* boîte de 30. Non remb.
MEDIVEINE 300 mg : comprimé *(lactose)* boîte de 60. Non remb.
SEDORRHOIDE VEINOTONIQUE 300 mg : comprimé *(lactose)* boîte de 30. Non remb.
VENIRENE 300 mg : comprimé *(lactose, rouge cochenille A)* boîte de 30. Non remb.
VENIRENE 300 mg : comprimé *(lactose, rouge cochenille A)* boîte de 60. Non remb.

DIOSMINE 600 mg Génériques

Vasculoprotecteur et veinotonique

Les médicaments ci-dessous sont des génériques de DIOVENOR (voir p. 407).

DIO 600 mg : comprimé dispersible boîte de 30. Non remb.
DIOSMINE ARROW 600 mg : comprimé *(lactose, rouge cochenille A)* boîte de 30. Non remb.
DIOSMINE BIOGARAN 600 mg : comprimé *(lactose, rouge cochenille A)* boîte de 30. Non remb.
DIOSMINE EG 600 mg : comprimé *(lactose, rouge cochenille A)* boîte de 30. Non remb.
DIOSMINE EG 600 mg : poudre pour suspension buvable *(glucose)* boîte de 30 sachets. Non remb.
DIOSMINE G GAM 600 mg : comprimé *(lactose, rouge cochenille A)* boîte de 30. Non remb.
DIOSMINE MERCK 600 mg : comprimé boîte de 30. Non remb.
DIOSMINE MERCK 600 mg : poudre pour suspension buvable *(glucose)* boîte de 30 sachets. Non remb.
DIOSMINE RATIOPHARM 600 mg : comprimé *(lactose, rouge cochenille A)* boîte de 30. Non remb.
DIOSMINE RPG 600 mg : comprimé *(lactose, rouge cochenille A)* boîte de 30. Non remb.
DIOSMINE SANDOZ 600 mg : comprimé *(lactose, rouge cochenille A)* boîte de 30. Non remb.
DIOSMINE SANDOZ CONSEIL 600 mg : comprimé *(lactose, laque aluminique de rouge cochenille)* boîte de 30. Non remb.
DIOSMINE TEVA 600 mg : comprimé *(lactose)* boîte de 30. Non remb.
DIOSMINE ZYDUS 600 mg : comprimé *(lactose, rouge cochenille A)* boîte de 30. Non remb.
ENDIUM 600 mg : comprimé *(lactose, rouge cochenille A)* boîte de 30. Non remb.
MEDIVEINE 600 mg : comprimé sécable *(lactose)* boîte de 30. Non remb.
MEDIVEINE 600 mg : poudre pour suspension buvable *(glucose)* boîte de 30 sachets. Non remb.
TITANORAL 600 mg : comprimé *(lactose, laque aluminique de rouge cochenille)* boîte de 30. Non remb.
VENIRENE 600 mg : comprimé *(rouge cochenille A)* boîte de 30. Non remb.

DIOSMINE HEXAL SANTÉ

Informations détaillées sur www.monvidal.com

DIOVENOR

Vasculoprotecteur et veinotonique

Présentation

DIOVENOR 300 mg : comprimé (rose) ; boîte de 30. Non remb.
DIOVENOR 600 mg : comprimé (rose) ; boîte de 30. Non remb.
DIOVENOR 600 mg : poudre pour suspension buvable (arôme citron) ; boîte de 30 sachets-dose. Non remb.

Composition

	p cp	p cp	p sachet
Diosmine	300 mg	600 mg	600 mg

Dans quel cas ce médicament est-il prescrit ?

C'est un *veinotonique* et un protecteur *vasculaire*. Il stimule la circulation du sang dans les veines et lutte contre l'altération des *vaisseaux capillaires*.

Il est utilisé dans le *traitement symptomatique* :

- des jambes lourdes, *impatiences* et autres troubles en rapport avec une mauvaise circulation veineuse ou *lymphatique* ;

- des petites *hémorragies* sous-cutanées se traduisant par des taches rouges ou violacées ;
- des crises d'*hémorroïdes*.

Attention : Ce médicament est insuffisant pour prévenir le risque de *phlébite* chez les malades alités ou plâtrés.
L'*insuffisance veineuse* peut requérir des mesures spécifiques telles que la *contention élastique*.
Des douleurs, un saignement anal qui persistent malgré le traitement peuvent être dus à une maladie autre que des *hémorroïdes* : consultez votre médecin. De même, tout saignement anal survenant chez une personne de plus de 50 ans doit faire l'objet d'une consultation médicale.

Grossesse et allaitement

L'effet de ce médicament pendant la grossesse ou l'allaitement est mal connu. L'évaluation du risque éventuel lié à son utilisation est individuelle : demandez conseil à votre pharmacien ou à votre médecin.

Mode d'emploi et posologie

Ce médicament doit être pris avec un verre d'eau, a u moment des repas.

Posologie usuelle :
600 mg par jour ; soit 1 comprimé à 300 mg midi et soir ou 1 comprimé ou 1 sachet à 600 mg le matin.
Traitement de la crise d'*hémorroïdes* : 1 200 à 1 800 mg par jour ; soit 4 à 6 comprimés à 300 mg ou 2 ou 3 comprimés ou sachets à 600 mg par jour.

Conseils : Une activité physique régulière et la surélévation du pied du lit permettent de faciliter la circulation veineuse et *lymphatique*.
La constipation chronique et les efforts excessifs de poussée sont les principaux facteurs déclenchants des crises d'*hémorroïdes*. Un régime riche en fibres alimentaires, des boissons abondantes et un exercice physique régulier en limitent le risque.

Effets indésirables possibles

Rarement : *troubles digestifs*.

Laboratoires Innotech International

DIPENTUM

Informations détaillées sur www.monvidal.com

DIPIPÉRON

Neuroleptique — sur ordonnance

Présentation

DIPIPÉRON : comprimé sécable (blanc) ; boîte de 20. Liste I - Remb 65 % - **1,90 €**.
DIPIPÉRON 40 mg/ml : solution buvable ; flacon compte-gouttes de 30 ml (1 ml = 20 gouttes). Liste I - Remb 65 % - **2,60 €**.

Composition

	p cp	p 20 gtes
Pipampérone	40 mg	40 mg
Lactose	+	

Dans quel cas ce médicament est-il prescrit ?

Ce médicament est un *neuroleptique* qui appartient à la famille chimique des butyrophénones.
Il est utilisé pour traiter certains troubles psychiques (*schizophrénie*, certains types de *psychose*...).

Contre-indications

Ce médicament ne doit pas être utilisé dans les cas suivants :
- ivresse aiguë, état précomateux ;
- en association avec les médicaments *dopaminergiques*.

Attention : En cas de survenue d'une fièvre inexpliquée associée à une raideur musculaire (qui pourraient être dues au médicament), ne poursuivez pas le traitement sans avis médical : risque de *syndrome malin des neuroleptiques*.
Sauf cas exceptionnel, ce médicament ne doit pas être utilisé en cas de maladie de *Parkinson*.
Les situations favorisant les *torsades de pointes* doivent être signalées au médecin.
Des précautions sont nécessaires en cas d'*épilepsie*, d'*insuffisance rénale*, d'*insuffisance hépatique* et chez la personne âgée.
Évitez les boissons alcoolisées : augmentation du risque de somnolence.
Ce médicament peut induire une somnolence, parfois intense chez certaines personnes. Cette somnolence peut être augmentée par la prise d'*alcool* ou d'autres médicaments *sédatifs*. La conduite et l'utilisation de machines dangereuses sont déconseillées, surtout dans les heures qui suivent la prise du médicament.

Interactions avec d'autres substances

La prise conjointe de neuroleptiques et de médicaments *dopaminergiques* est généralement contre-indiquée (risque d'annulation de leurs effets) ; cette association peut néanmoins être nécessaire chez certaines personnes atteintes de la maladie de *Parkinson*.
Ce médicament peut intéragir avec les médicaments contenant de la lévodopa.
Informez votre médecin ou votre pharmacien si vous prenez un *antihypertenseur* ou un *sédatif*.

Grossesse et allaitement

Si une grossesse survient pendant le traitement, consultez votre médecin. Il appréciera le risque éventuel lié à l'utilisation de ce médicament dans votre cas.
Si le traitement est poursuivi jusqu'à l'accouchement, une surveillance médicale du *nouveau-né* est nécessaire.
Ce médicament passe dans le lait maternel : l'allaitement est déconseillé.

Mode d'emploi et posologie

Ce médicament est pris de préférence le soir.
Les comprimés sont réservés à l'adulte.

Posologie usuelle :
Elle est strictement individuelle. La dose minimale efficace est toujours recherchée.

Conseils : Dans le traitement de la *schizophrénie* et autres *psychoses*, les *neuroleptiques* permettent de contrôler efficacement la maladie, mais une

modification ou un arrêt intempestif du traitement expose à une rechute grave.
Une prise de poids peut être observée au cours du traitement. Une alimentation équilibrée, et si nécessaire les conseils d'un nutritionniste, peuvent prévenir et limiter ce phénomène.

Effets indésirables possibles

Somnolence, surtout en début de traitement.

Indifférence, réaction anxieuse, variation de l'humeur.

Mouvements involontaires ou inadaptés, tics, pouvant survenir lors de la première prise (notamment en cas de *surdosage*) ou plus tardivement lors d'un traitement prolongé.

Raideur musculaire et difficulté à coordonner les mouvements.

Hypotension orthostatique.

Troubles digestifs.

Augmentation de la sécrétion de *prolactine* pouvant se traduire par : absence de règles, augmentation du volume des seins, écoulement de lait par le mamelon.

Troubles sexuels.

Prise de poids.

Rarement : troubles de la vision, rétention d'urine.

Exceptionnellement : *éruption cutanée*, troubles du rythme cardiaque (*torsades de pointes*), *syndrome malin des neuroptiques* (voir Attention).

Laboratoires Janssen-Cilag

DIPROLÈNE

Dermocorticoïde — sur ordonnance

Présentation

DIPROLÈNE : crème ; tube de 15 g. Liste I - Remb 65 % - **2,35 €**.
DIPROLÈNE : pommade ; tube de 15 g. Liste I - Remb 65 % - **2,35 €**.

Composition

	p 100 g	p 100 g
Bétaméthasone	50 mg	50 mg
Propylèneglycol	+	+

Dans quel cas ce médicament est-il prescrit ?

C'est un *dermocorticoïde* d'activité très forte. Comme les autres dérivés de la *cortisone* à usage local, il freine le renouvellement et la multiplication des cellules de la peau et limite le suintement.

Il est utilisé dans le traitement des plaques limitées et résistantes de *psoriasis*, de *lupus érythémateux* discoïde, de *lichénification* et des *cicatrices hypertrophiques*. Il est également utilisé dans le traitement d'autres affections cutanées ayant résisté au traitement habituel.

Contre-indications

Ce médicament ne doit pas être utilisé dans les cas suivants :
- infection et parasitose non traitées de la peau (ce médicament n'a pas d'effet anti-infectieux),
- lésion ulcérée,
- *acné* et *rosacée*,
- *nourrisson*.

Attention : Sauf indication contraire de votre médecin, n'appliquez pas ce *dermocorticoïde* d'activité très forte :
- sur le visage : risque majoré d'effets indésirables locaux, notamment de *dermite périorale* (rougeur autour de la bouche) ;
- sur les paupières, de façon prolongée : risque de fragilisation de la paupière et d'augmentation de la *tension intraoculaire* ;
- sur les muqueuses ;
- chez l'enfant de moins de 12 ans.

Comme les autres dermocorticoïdes, ce médicament a souvent une action efficace et rapide sur les lésions de la peau ; il peut être tentant de le réutiliser, mais l'automédication expose à des risques importants : aggravation de certaines lésions, installation d'une *dépendance* (amélioration de moins en moins visible des lésions et recrudescence des *symptômes* à chaque arrêt de traitement) et altération durable de la peau.

Suivez attentivement la prescription de votre médecin et n'hésitez pas à lui demander des explications.

Grossesse et allaitement

Aucun effet néfaste pour l'enfant à naître n'a été établi avec ce médicament ; néanmoins, son usage sans prescription médicale est déconseillé.

En raison du risque d'ingestion par le nouveau-né, ce médicament ne doit pas être appliqué sur le mamelon chez la femme qui allaite.

Mode d'emploi et posologie

Étaler le médicament sur les lésions et le faire pénétrer par un léger massage. Pour traiter les surfaces étendues : appliquer en touches espacées, puis étaler jusqu'à complète absorption.

Posologie usuelle :

1 ou 2 applications par jour.

Le médecin prescrit fréquemment un arrêt progressif du traitement : espacement des applications ou diminution de la quantité appliquée.

Conseils : Ne conseillez pas, ne donnez pas ce médicament à un proche.

Pensez à vous laver les mains après l'application. En cas d'utilisation sur une surface de peau étendue, le port d'un gant en plastique est recommandé.

Effets indésirables possibles

Sont à craindre en cas d'usage prolongé : *atrophie* cutanée, *télangiectasies* (dilatation des petits vaisseaux), vergetures, *purpura* (microhémorragies de la peau), fragilisation de la peau.

Appliqué sur le visage, ce médicament peut provoquer une *dermite périorale* ou provoquer ou aggraver une *rosacée*.

Sont possibles également : retard de cicatrisation, *acné*, développement anormal des poils, dépigmentation localisée de la peau.

L'utilisation des *dermocorticoïdes* sous un pansement étanche ou dans les plis peut favoriser la prolifération des bactéries ou une allergie cutanée. Consulter votre médecin en cas de rougeur ou de douleur apparue après le début du traitement.

Laboratoires Schering-Plough

DIPROSALIC

Dermocorticoïde
et acide salicylique

sur ordonnance

Présentation

DIPROSALIC : pommade ; tube de 30 g. Liste I - Remb 35 % - **3,50 €**.
DIPROSALIC : lotion ; flacon de 30 g. Liste I - Remb 35 % - **3,50 €**.

Composition

	pom p 100 g	lotion p 100 g
Bétaméthasone	50 mg	50 mg
Acide salicylique	3 g	2 g

Dans quel cas ce médicament est-il prescrit ?

Ce médicament d'usage local contient deux substances :
- un *dermocorticoïde* d'activité forte, qui freine le renouvellement et la multiplication des cellules de la peau et limite le suintement ;
- l'acide salicylique, qui réduit l'épaisseur de la couche cornée superficielle de la peau et facilite ainsi l'activité du dermocorticoïde qui lui est associé.

Il est utilisé dans le traitement des *dermatoses* comportant un épaississement de la peau, notamment les *lichénifications*, les *dermites séborrhéiques* (sauf au visage), le *psoriasis*.

Contre-indications

Ce médicament ne doit pas être utilisé dans les cas suivants :
- *allergie* aux *salicylés* ;
- infections et parasitoses non traitées de la peau (ce médicament n'a pas d'effet anti-infectieux) ;
- plaie, *ulcère* de jambe, *escarre* ;
- *acné* et *rosacée* ;
- *dermatose* suintante (pommade).

Le médecin est seul juge pour prescrire ce médicament chez le *nourrisson* et le jeune enfant.

Attention : Sauf indication contraire de votre médecin, n'appliquez jamais de *dermocorticoïdes* d'activité forte ou très forte :
- sur le visage : risque augmenté d'effets indésirables locaux, notamment de *dermite périorale* (rougeur autour de la bouche) ;
- chez le *nourrisson*.

Comme les autres *dermocorticoïdes*, ce médicament a souvent une action efficace et rapide sur les lésions de la peau ; il peut être tentant de le réutiliser, mais l'automédication expose à des risques importants : aggravation de certaines lésions, installation d'une *dépendance* (amélioration de moins en moins visible des lésions et recrudescence des *symptômes* à chaque arrêt de traitement) et altération durable de la peau.
Suivez attentivement la prescription de votre médecin et n'hésitez pas à lui demander des explications.

Grossesse et allaitement

L'effet de ce médicament pendant la grossesse ou l'allaitement est mal connu : seul votre médecin peut évaluer le risque éventuel de son utilisation dans votre cas.

Mode d'emploi et posologie

La pommade est adaptée au traitement des lésions sèches, la lotion à celui des lésions des régions pileuses et des plis de la peau.
Étaler la pommade sur les lésions et faire pénétrer par un léger massage. Dans les affections du cuir chevelu, la lotion sera appliquée raie par raie en dépassant largement la surface à traiter.

Posologie usuelle :
1 ou 2 applications par jour, chez l'adulte comme chez l'enfant.
Le médecin prescrit fréquemment un arrêt progressif du traitement : espacement des applications ou diminution de la quantité appliquée.

Conseils : Ne conseillez pas, ne donnez pas ce médicament à un proche.
Pensez à vous laver les mains après l'application pour éviter tout contact avec les yeux et les *muqueuses*.
En cas d'utilisation sur une grande surface de peau, le port d'un gant en plastique est recommandé.

Effets indésirables possibles

Sont à craindre en cas d'usage prolongé : *atrophie* cutanée, *télangiectasies* (dilatation des petits vaisseaux), vergetures, *purpura* (microhémorragies de la peau), fragilisation de la peau.
Sur le visage, ce médicament peut provoquer une *dermite périorale* ou provoquer ou aggraver une *rosacée*.
Sont possibles également : retard de cicatrisation, *acné*, développement anormal des poils, dépigmentation localisée de la peau.

Laboratoires Schering-Plough

DIPROSONE

Dermocorticoïde

sur ordonnance

Présentation

DIPROSONE : crème ; tube de 30 g. Liste I - Remb 65 % - **3,72 €**.
DIPROSONE : pommade ; tube de 30 g. Liste I - Remb 65 % - **3,72 €**.
DIPROSONE : lotion ; flacon de 30 g. Liste I - Remb 65 % - **3,72 €**.

Composition

	p 100 g
Bétaméthasone	50 mg

Dans quel cas ce médicament est-il prescrit ?

C'est un *dermocorticoïde* d'activité forte. Comme les autres dérivés de la *cortisone* à usage local, il freine le renouvellement et la multiplication des cellules de la peau et limite le suintement.
Il est utilisé pour traiter les *eczémas* de contact ou *atopiques*, les *lichénifications*, les *dermites séborrhéiques* (sauf celles du visage), le *psoriasis*, le *prurigo*, la *dyshidrose*, et pour soulager les démangeaisons dues aux piqûres d'insectes ou à la présence de parasites sous la peau.
Il est également utilisé dans le traitement de certaines maladies rares : *granulome annulaire*, *lupus érythémateux* discoïde, *mycosis fongoïde*.

Contre-indications

Ce médicament ne doit pas être utilisé dans les cas suivants :
- infection et parasitose non traitées de la peau (ce médicament n'a pas d'effet anti-infectieux),
- lésion ulcérée,
- *acné* et *rosacée*,
- en application sur les paupières (risque d'augmentation de la *tension intraoculaire*).

Attention : Sauf indication contraire de votre médecin, n'appliquez jamais de *dermocorticoïdes* d'activité forte ou très forte :
- sur le visage : risque augmenté d'effets indésirables locaux, notamment de *dermite périorale* (rougeur autour de la bouche) ;
- chez le *nourrisson*.

Comme les autres dermocorticoïdes, ce médicament a souvent une action efficace et rapide sur les lésions de la peau ; il peut être tentant de le réutiliser, mais l'automédication expose à des risques importants : aggravation de certaines lésions, installation d'une *dépendance* (amélioration de moins en moins visible des lésions et recrudescence des *symptômes* à chaque arrêt de traitement) et altération durable de la peau.
Suivez attentivement la prescription de votre médecin et n'hésitez pas à lui demander des explications.

Grossesse et allaitement

Aucun effet néfaste pour l'enfant à naître n'a été établi avec ce médicament. Il peut être prescrit pendant la grossesse.
En raison du risque d'ingestion par le nouveau-né, ce médicament ne doit pas être appliqué sur le mamelon chez la femme qui allaite.

Mode d'emploi et posologie

La crème est adaptée au traitement des lésions suintantes, la pommade à celui des lésions sèches. La lotion est destinée au traitement des lésions des régions poilues et des plis de la peau.
Étaler le médicament sur les lésions et le faire pénétrer par un léger massage. Pour traiter de grandes surfaces de peau : appliquer en touches espacées, puis étaler jusqu'à complète absorption.
Dans les affections du cuir chevelu, la lotion sera appliquée raie par raie en dépassant largement la surface à traiter.

Posologie usuelle :
1 ou 2 applications par jour.
Le médecin prescrit fréquemment un arrêt progressif du traitement : espacement des applications ou diminution de la quantité appliquée.

Conseils : Ne conseillez pas, ne donnez pas ce médicament à un proche.
Pensez à vous laver les mains après l'application.
En cas d'utilisation sur une grande surface de peau, le port d'un gant en plastique est recommandé.

Effets indésirables possibles

Sont à craindre en cas d'usage prolongé : *atrophie* cutanée, *télangiectasies* (dilatation des petits vaisseaux), vergetures, *purpura* (microhémorragies de la peau), fragilisation de la peau.
Appliqué sur le visage, ce médicament peut provoquer une *dermite périorale* ou provoquer ou aggraver une *rosacée*.
Sont possibles également : retard de cicatrisation, *acné*, développement anormal des poils, dépigmentation localisée de la peau.
L'utilisation des *dermocorticoïdes* sous un pansement étanche ou dans les plis peut favoriser la prolifération des bactéries ou une allergie cutanée. Consulter votre médecin en cas de rougeur ou de douleur apparue après le début du traitement.

Laboratoires Schering-Plough

DIPROSTÈNE

Dérivé de la cortisone — sur ordonnance

Présentation

DIPROSTÈNE : suspension injectable ; seringue préremplie de 1 ml avec 2 aiguilles. Liste I - Remb 65 % - **5,53 €**.

Composition

	p seringue
Bétaméthasone dipropionate	6,43 mg
Bétaméthasone phosphate disodique	2,63 mg
Alcool benzylique	+

Dans quel cas ce médicament est-il prescrit ?

C'est un *anti-inflammatoire* stéroïdien qui appartient à la famille des *corticoïdes* de synthèse (dérivés chimiques de la *cortisone* naturelle). Les propriétés de la cortisone sont nombreuses, mais ce produit est surtout utilisé pour son effet anti-inflammatoire puissant et prolongé. Il présente, à efficacité égale, moins d'effets indésirables que la cortisone naturelle. Ce médicament a une action immédiate et un effet qui dure environ 3 semaines.
Il est utilisé dans le traitement de la *rhinite* allergique saisonnière, en dernier recours en cas d'échec des traitements habituels.
Il est également utilisé en traitement local (irrigation ou *infiltrations*) dans les cas suivants :
- *inflammation* des articulations, des tendons et des ligaments, poussées douloureuses d'*arthrose* ;
- maladie de *Dupuytren*, *syndrome du canal carpien* ;
- certaines *sinusites* ;
- cicatrice *chéloïde*.

Contre-indications

Ce médicament ne doit pas être utilisé dans les cas suivants :
- infection non contrôlée par un traitement adapté,
- maladies virales en évolution (*hépatite*, *zona* ou *herpès*),
- *psychose* non contrôlée par un traitement,
- prédisposition aux *hémorragies* (traitement anticoagulant, hémophilie).

Ces contre-indications peuvent s'appliquer ou ne pas s'appliquer en fonction de la façon dont le médicament est utilisé (injection IM, *infiltration*, injection unique ou répétée).

Attention : L'injection de ce médicament ne doit être pratiquée que sous contrôle médical.
En fonction du type d'injection (intramusculaire, *infiltrations*, injection unique ou répétée...), les personnes ayant des *antécédents* de *tuberculose*, d'*ulcère* de l'estomac ou du duodénum, les personnes souffrant d'*insuffisance rénale* ou *hépatique*,

de *colite* ulcéreuse, de *diabète*, d'*hypertension artérielle*, d'*ostéoporose*, de *myasthénie* grave peuvent faire l'objet d'une prise en charge médicale particulière.

La prise prolongée d'un *corticoïde* diminue les défenses immunitaires : la vaccination avec un *vaccin* contenant des *germes* vivants atténués ne peut être pratiquée qu'avec l'accord de votre médecin. Vous devez également éviter le contact avec des personnes atteintes de varicelle ou de rougeole.

Sportif : ce médicament contient une substance susceptible de rendre positifs certains *tests antidopage*.

Interactions avec d'autres substances

Ce médicament peut interagir avec les médicaments qui donnent des *torsades de pointes*.

Informez par ailleurs votre médecin si vous prenez :
- un médicament susceptible de faire baisser la *kaliémie* (amphotéricine B, certains *diurétiques*, *laxatifs stimulants*) ;
- un *antihypertenseur* ;
- un *antidiabétique* ;
- un *digitalique* ;
- un *anticoagulant* ;
- de l'aspirine ou un *AINS* ;
- un médicament *inducteur enzymatique* ou un médicament contenant de l'isoniazide.

En cas de vaccination, l'utilisation d'un *vaccin* vivant est déconseillée.

En cas d'injection locale unique ou répétée à faible dose, le risque d'interactions médicamenteuses est nul.

Grossesse et allaitement

Les études scientifiques actuellement disponibles n'ont pas mis en évidence de problème particulier lors de l'utilisation ponctuelle de ce médicament chez la femme enceinte. Seul votre médecin peut évaluer le risque éventuel en cas d'utilisation prolongée.

En cas d'injections multiples ou répétées, il peut être nécessaire d'interrompre l'allaitement : prenez l'avis de votre médecin.

Mode d'emploi et posologie

L'injection est réalisée par *voie* intramusculaire.

Les *infiltrations* sont réalisées par le médecin dans la zone à traiter ou à proximité.

Posologie usuelle :

Rhinite allergique : 1 injection pendant la période où se manifeste l'allergie, à renouveler 1 fois.

En infiltration : 0,25 à 2 ml selon l'affection à traiter ; l'injection peut être renouvelée selon l'évolution.

Conseils : Afin de compenser une baisse du taux de *potassium* dans le sang lors d'un traitement prolongé, le médecin peut être amené à prescrire du potassium.

Effets indésirables possibles

Liés à la voie d'administration : infection, calcification, atrophie cutanée, maux de tête, bouffées de chaleur, *réaction allergique*, douleur articulaire au site d'injection liée à l'effet irritant initial des microcristaux de médicament contenus dans la suspension injectable.

En cas d'injections répétées à court terme, les effets indésirables suivants pourraient être observés :
- baisse du taux de *potassium*, rétention d'eau et de sel, *hypertension artérielle* ;
- gonflement du visage et du buste, apparition de poils, taches cutanées violacées, *acné* ;
- surexcitation, euphorie, troubles du sommeil, *état dépressif* (à l'arrêt du traitement) ;
- *ostéoporose* ;
- *diabète*, arrêt de la croissance chez l'enfant, troubles des règles ;
- *ulcère* de l'estomac ou du *duodénum* ;
- certaines formes de *cataracte* et de *glaucome*.

Laboratoires Schering-Plough

DISCOTRINE

Dérivé nitré — **sur ordonnance**

Présentation

DISCOTRINE 5 mg/24 h : *dispositif transdermique* de 6,7 cm² ; boîte de 30. Liste II - Remb 65 % - **14,68 €**.
DISCOTRINE 10 mg/24 h : *dispositif transdermique* de 13,3 cm² ; boîte de 30. Liste II - Remb 65 % - **15,93 €**.
DISCOTRINE 15 mg/24 h : *dispositif transdermique* de 20 cm² ; boîte de 30. Liste II - Remb 65 % - **17,19 €**.

Composition

	p 6,7 cm²	p 13,3 cm²	p 20 cm²
Trinitrine	18 mg	36 mg	54 mg
soit Trinitrine libérée/24 h	5 mg	10 mg	15 mg

Dans quel cas ce médicament est-il prescrit ?

Ce médicament *vasodilatateur* appartient à la famille des dérivés nitrés. Il possède de nombreuses propriétés qui facilitent le travail du cœur : dilatation des veines, dilatation des artères à forte dose, prévention des spasmes des *artères coronaires*. Le *dispositif transdermique* (timbre) contient la substance active qui traverse la peau, gagne le sang, et peut ainsi agir sur le cœur et les vaisseaux.

Il est utilisé dans le *traitement préventif* des crises d'*angine de poitrine*.

Contre-indications

Ce médicament ne doit pas être utilisé dans les cas suivants :
- hypotension grave,
- en association avec le sildénafil (VIAGRA).

Attention : Des précautions particulières s'imposent en cas de *cardiomyopathie* obstructive, d'*hypertension intracrânienne*.

Ce médicament n'est pas adapté au *traitement de la crise* aiguë d'*angine de poitrine* : son action est trop lente à apparaître. C'est un *traitement préventif* qui lutte contre l'apparition des crises et qui ne doit pas être arrêté sans avis médical.

En cas de malaise apparemment sérieux, retirez le timbre.

Ne laissez pas le timbre neuf ou usagé à la portée des enfants.

Les boissons alcoolisées peuvent augmenter les effets hypotenseurs de ce médicament ; les excès sont déconseillés.

Compte-tenu de ses effets indésirables potentiels, ce médicament peut, chez certaines personnes, ne pas être compatible avec la conduite automobile ou le maniement de machines dangereuses. Assurez-vous à l'occasion des premières prises que vous supportez bien ce médicament avant de conduire ou d'utiliser une machine.

Interactions avec d'autres substances

Les *vasodilatateurs* de la famille des dérivés de la trinitrine ne doivent pas être associés au VIAGRA : risque de baisse de tension grave.

Informez votre médecin ou votre pharmacien si vous prenez d'autres médicaments susceptibles d'abaisser la tension artérielle.

Grossesse et allaitement

L'effet de ce médicament pendant la grossesse ou l'allaitement est mal connu : seul votre médecin peut évaluer le risque éventuel de son utilisation dans votre cas.

Mode d'emploi et posologie

Il existe 3 dosages correspondant à 3 surfaces différentes : la quantité de trinitrine qui passe dans le sang est proportionnelle à la surface du *dispositif transdermique*. Choisir une région sèche, pauvre en poils, et dépourvue de grains de beauté ou autres lésions cutanées. Libérer la surface adhésive et appliquer soigneusement le timbre en effectuant une pression sur toute sa surface. Changer d'emplacement tous les jours.

Posologie usuelle :

- Adulte : 1 dispositif transdermique par jour, à garder pendant le nombre d'heures prescrit par votre médecin.

Conseils : Le port de ce dispositif ne contre-indique pas le bain, la douche, les activités sportives.
Si le timbre se décolle accidentellement, remplacez-le par un timbre neuf placé à un autre endroit.

Effets indésirables possibles

Réactions locales : rougeur et démangeaisons au point d'application.

Maux de tête, parfois violents, qui disparaissent habituellement après quelques jours de traitement.

Baisse de la tension artérielle ou *hypotension orthostatique*, plus fréquente chez la personne âgée et pouvant se traduire par des malaises ou des *vertiges*.

Bouffées de chaleur, rougeur cutanée.

Laboratoires Meda Pharma

DISSOLVUROL

Oligo-élément

Présentation

DISSOLVUROL 0,25 % : solution buvable ; flacon de 45 ml avec pipette-doseuse graduée à 10, 20 et 30 gouttes. Non remb.

Composition

	p 20 gtes
Silice	2,5 mg

Dans quel cas ce médicament est-il prescrit ?

Ce médicament contient une substance minérale.

Il est utilisé comme *modificateur de terrain*, en particulier au cours des affections rhumatismales inflammatoires.

Grossesse et allaitement

Ce médicament ne contient que des substances présumées sans danger pendant la grossesse ou l'allaitement. Néanmoins, ne l'utilisez pas de façon prolongée sans l'avis de votre pharmacien ou de votre médecin.

Mode d'emploi et posologie

Ce médicament doit être dilué dans un peu d'eau et pris en dehors des repas.

Agiter le flacon avant utilisation.

Posologie usuelle :

- Adulte : 30 à 60 gouttes, 2 fois par jour.

Effets indésirables possibles

Douleurs d'estomac, nausées.

Laboratoires Dissolvurol

DISTILBÈNE

Informations détaillées sur www.monvidal.com

DISULONE

Informations détaillées sur www.monvidal.com

DITROPAN

Antispasmodique urinaire — sur ordonnance

Présentation

DITROPAN : comprimé sécable (bleu) ; boîte de 60. Liste II - Remb 35 % - **4,92 €**.

Composition

	p cp
Oxybutynine chlorhydrate	5 mg
Lactose	+

Dans quel cas ce médicament est-il prescrit ?

C'est un *antispasmodique* qui lutte contre la contraction anormale de la vessie. Il a également des propriétés *atropiniques*.

Il est utilisé dans le traitement des envies impérieuses d'uriner ou des incontinences urinaires dues à une instabilité de la vessie.

Ce médicament n'est pas indiqué dans le traitement des fuites d'urine dues à la toux, au stress ou aux efforts.

Contre-indications

Ce médicament ne doit pas être utilisé dans les cas suivants :

- risque de *glaucome* à angle fermé,
- risque de blocage des urines (*adénome de la prostate*...),
- *myasthénie*,
- prédisposition à une constipation grave.

Attention : Une infection urinaire peut provoquer à elle seule des envies impérieuses d'uriner. Ce traitement serait alors inadapté. En cas de doute, consultez votre médecin.

Ce médicament présente des effets *atropiniques*. Il peut provoquer un *glaucome* aigu chez les personnes prédisposées : œil rouge, dur et douloureux, avec vision floue. Une consultation d'extrême urgence auprès d'un ophtalmologiste est nécessaire.

La sécheresse de la bouche provoquée par ce médicament peut favoriser le survenue de caries,

de *mycose* buccale ou d'altération des gencives. Une visite régulière chez le dentiste peut être nécessaire.
Des précautions sont nécessaires chez les personnes présentant une *hypotension orthostatique*, une *hernie hiatale*, une maladie du foie ou des reins, des *troubles du rythme cardiaque*, des troubles de la circulation sanguine cérébrale et chez la personne âgée.
Compte-tenu de ses effets indésirables potentiels, ce médicament peut, chez certaines personnes, ne pas être compatible avec la conduite automobile ou le maniement de machines dangereuses. Assurez-vous à l'occasion des premières prises que vous supportez bien ce médicament avant de conduire ou d'utiliser une machine.

Interactions avec d'autres substances

Informez votre médecin ou votre pharmacien si vous prenez d'autres médicaments ayant des effets *atropiniques* ou un médicament contenant du lisuride.

Grossesse et allaitement

L'effet de ce médicament pendant la grossesse ou l'allaitement est mal connu : seul votre médecin peut évaluer le risque éventuel de son utilisation dans votre cas.

Mode d'emploi et posologie

Ce médicament doit être pris avec un verre d'eau.

Posologie usuelle :

La *posologie* doit être atteinte progressivement.
- Adulte : 1 comprimé, 2 ou 3 fois par jour.
- Enfant de plus de 5 ans : 0,3 à 0,4 mg par kg et par jour, sans dépasser :
  - pour un enfant de 12 à 15 ans : 1 comprimé, 3 fois par jour ;
  - pour un enfant de 9 à 12 ans : 1 comprimé, 2 fois par jour ;
  - pour un enfant de 5 à 9 ans : ½ comprimé, 3 fois par jour.

Effets indésirables possibles

Le plus fréquemment : sécheresse de la bouche avec ses conséquences possibles sur les dents et les gencives, troubles de la vision, constipation, nausées, agitation, augmentation du rythme cardiaque, rougeur du visage, notamment chez l'enfant.
Plus rarement : maux de tête, difficulté à uriner, étourdissements, somnolence, troubles psychiques chez la personne âgée, peau sèche, diarrhée, *troubles du rythme cardiaque*.
Exceptionnellement : *réaction allergique* cutanée, *glaucome* (voir Attention)

Laboratoires sanofi-aventis France

DIVARIUS

Antidépresseur inhibiteur de la recapture de la sérotonine — sur ordonnance

Présentation

DIVARIUS 20 mg : comprimé sécable (jaune orangé) ; boîte de 14. Liste I - Remb 65 % - **8,56 €**.
DIVARIUS 20 mg : comprimé sécable (jaune orangé) ; boîte de 28. Liste I - Remb 65 % - **17,10 €**.

Composition

	p cp
Paroxétine	20 mg

Dans quel cas ce médicament est-il prescrit ?

Ce médicament est un *antidépresseur* de la famille des *inhibiteurs de la recapture de la sérotonine*.
Il est utilisé dans le traitement :
- des *états dépressifs*,
- des *attaques de panique* (*traitement préventif*),
- des *troubles obsessionnels compulsifs*,
- de certaines manifestations de l'anxiété.

Contre-indications

Ce médicament ne doit pas être utilisé en association avec les *IMAO* non sélectifs et, en dehors de cas exceptionnels, en association avec les IMAO sélectifs A ou avec le pimozide.

Attention : L'utilisation des *antidépresseurs* est déconseillée avant l'âge de 18 ans. Des études ont en effet montré que l'utilisation d'un antidépresseur peut augmenter le risque de suicide chez les adolescents souffrant de dépression. Chez les enfants et adolescents de moins de 18 ans, ce traitement est par conséquent réservé à certains cas graves et nécessite une surveillance médicale particulière et la vigilance de l'entourage.
Tous les traitements antidépresseurs sont susceptibles d'induire un *épisode maniaque* chez les personnes prédisposées : en cas d'euphorie, d'excitation inhabituelle ou de comportement anormal survenant sous traitement, une consultation médicale rapide est nécessaire.
Des précautions sont requises chez la personne âgée et en cas d'*épilepsie* (même ancienne), de *glaucome* à angle fermé, de *diabète*, d'*insuffisance hépatique*, d'*insuffisance rénale* ou de prédisposition aux *hémorragies*.
Bien qu'aucune interaction nette n'ait été constatée avec l'*alcool*, évitez la prise de boissons alcoolisées, comme avec tout médicament *psychotrope*.
Si vous devez conduire ou utiliser une machine dangereuse, assurez-vous préalablement que ce médicament n'altère pas votre vigilance.

Interactions avec d'autres substances

Ce médicament ne doit pas être associé :
- aux *IMAO* non sélectifs (MARSILID) et les IMAO sélectifs A (MOCLAMINE) : des délais précis doivent être respectés entre la fin d'un traitement par IMAO et le début de ce traitement, et inversement ;
- aux médicaments contenant du pimozide : risque de troubles du rythme cardiaque.

Il peut également interagir avec les médicaments contenant du métoprolol.
Informez par ailleurs votre médecin si vous prenez un antimigraineux de la famille des *triptans*, un *anticoagulant* oral, un *antidépresseur imipraminique*, un IMAO sélectif B, un médicament contenant du lithium, du tramadol, de la carbamazépine, de la risperdone ou un produit de phytothérapie contenant du millepertuis.

Grossesse et allaitement

Les données actuellement disponibles suggèrent un effet malformatif de la paroxétine au cours de la grossesse. L'utilisation de ce médicament est donc déconseillée chez la femme enceinte. Un désir de grossesse peut nécessiter le remplacement de ce médicament par un autre antidépresseur.

Ce médicament passe faiblement dans le lait maternel : l'allaitement est déconseillé.

Mode d'emploi et posologie

La dose quotidienne est généralement absorbée en une prise, le matin au cours du petit déjeuner.

Les comprimés doivent être avalés sans être croqués.

Posologie usuelle :

- Adulte de plus de 18 ans :
- État dépressif, manifestations de l'anxiété : 20 mg à 50 mg par jour.
- Troubles obsessionnels compulsifs, attaques de panique : 40 mg par jour.

Conseils : L'efficacité des *antidépresseurs* n'est généralement pas immédiate. Un délai pouvant atteindre plusieurs semaines est parfois nécessaire pour que les effets bénéfiques se fassent sentir. Les effets indésirables éventuels apparaissant en début de traitement ne doivent pas vous conduire à l'arrêter prématurément.

Chez la personne souffrant de dépression, un état anxieux peut apparaître ou s'aggraver en début de traitement ; un *anxiolytique* est parfois prescrit de manière temporaire par le médecin pour prévenir ou traiter ces manifestations.

Lorsque les *symptômes* de la *dépression* ont disparu, le traitement doit absolument être poursuivi pendant la durée prescrite afin de consolider la guérison. Un arrêt prématuré exposerait à une rechute. La durée d'un traitement antidépresseur est rarement inférieure à 6 mois.

Les antidépresseurs ne créent pas de dépendance. Néanmoins, il est préférable d'arrêter le traitement progressivement en diminuant la posologie ou en espaçant les prises pour éviter les effets indésirables transitoires observés en cas d'interruption brutale.

Effets indésirables possibles

La survenue des effets indésirables est plus fréquente au cours des 2 premières semaines de traitement. Ceux-ci s'estompent le plus souvent ensuite.

Nausées, bâillements, constipation, diarrhée, sécheresse de la bouche, diminution de l'appétit, vision trouble.

Somnolence ou au contraire insomnie, *vertiges*, tremblements, fatigue, prise de poids, troubles sexuels, transpiration excessive.

Rarement : confusion des idées, hallucinations, *convulsions*, rétention urinaire, *réaction allergique*, saignements, ecchymoses, modification de la tension artérielle, éruption cutanée, démangeaisons, douleurs musculaires ou articulaires, écoulement de lait par le mamelon, élévation des *transaminases*, baisse du taux de *sodium* dans le sang.

Les antidépresseurs *inhibiteurs de la recapture de la sérotonine* peuvent, très rarement, être responsables d'une agitation désagréable et d'un besoin de bouger (impossibilité à rester assis ou debout tranquillement). Si ces troubles surviennent, contactez rapidement votre médecin.

Laboratoires Chiesi

DIVINA

Estroprogestatif — sur ordonnance

Présentation

DIVINA : comprimé (blanc : 11, bleu : 10) ; plaquette de 21. Liste I - Remb 65 % - **7,93 €**.

Composition

	p cp blanc	p cp bleu
Estradiol valérate	2 mg	2 mg
Médroxyprogestérone acétate		10 mg

Dans quel cas ce médicament est-il prescrit ?

Ce médicament contient de l'estradiol, destiné à corriger un déficit en *estrogènes*, et de la médroxyprogestérone, *progestatif* qui a un effet protecteur sur l'utérus.

Il est utilisé pour traiter certains *symptômes* de la *ménopause* (bouffées de chaleur, sécheresse vaginale...) et pour prévenir l'*ostéoporose* chez la femme ménopausée ayant un risque accru de fracture.

Contre-indications

Ce médicament ne doit pas être utilisé dans les cas suivants :

- *accident thromboembolique* (*phlébite*, *embolie* pulmonaire, etc.) ancien ou survenant pendant le traitement ;
- *cancer hormonodépendant* ;
- saignement génital intermittent (l'origine de ce saignement doit être déterminée par des examens appropriés avant la mise en route du traitement) ;
- *hyperplasie* de l'utérus non traitée ;
- maladie du foie, grave ou récente ;
- *porphyrie*.

Attention : De récentes études ont montré une augmentation du risque de survenue d'un cancer du sein chez les femmes ayant reçu un traitement prolongé des *symptômes* de la *ménopause*. Le traitement doit par conséquent être prescrit à la dose minimale efficace et pour une durée la plus courte possible. En l'absence de troubles, sa prescription ne doit pas être systématique.

Un bilan initial suivi d'une surveillance médicale régulière sont nécessaires, surtout dans les cas suivants : *hypertension artérielle*, *diabète*, tumeur bénigne du foie ou de l'utérus, *endométriose*, *lithiase* biliaire, *migraines*, *épilepsie*, *asthme*, *otospongiose*, *insuffisance rénale* ou *cardiaque*, *hypertriglycéridémie*, *lupus érythémateux* disséminé, obésité, *antécédents* familiaux de cancer du sein ou d'*accident thromboembolique*.

Arrêtez la prise de ce médicament et consultez votre médecin en cas d'apparition de l'un des symptômes suivants : maux de tête violents et inhabituels, ictère (jaunisse), élévation importante de la tension artérielle, gonflement douloureux d'une jambe, essoufflement brutal.

Si vous devez subir une intervention chirurgicale, il est préférable d'interrompre le traitement un mois à l'avance. De même, un alitement prolongé doit vous conduire à arrêter le traitement.

Interactions avec d'autres substances

L'efficacité du traitement peut être diminuée par la prise conjointe d'un médicament *inducteur enzymatique*.

Grossesse et allaitement

Ce médicament n'a pas d'indication chez la femme enceinte. Si une grossesse survient sous traitement, éventualité rare mais possible en début de pré-ménopause, consultez votre médecin et arrêtez le traitement. Aucune malformation imputable à ce médicament n'a été observée à ce jour.

Lorsque la *ménopause* est confirmée, une grossesse est impossible, y compris en cas de réapparition des règles.

Mode d'emploi et posologie

Prendre 1 comprimé blanc pendant 11 jours, puis 1 comprimé bleu pendant 10 jours ; entre 2 plaquettes, interrompre le traitement pendant 7 jours.

Conseils : En cas d'oubli d'un comprimé, le prendre dès que possible ; le comprimé suivant sera pris à l'heure habituelle. Si l'oubli date de plus de 12 heures, ne pas prendre le comprimé oublié. L'oubli d'un comprimé peut provoquer des saignements génitaux.

La réapparition des règles est fréquente (mais pas obligatoire) après chaque interruption de traitement ; des saignements génitaux irréguliers peuvent aussi survenir au cours des 2 ou 3 premiers mois de traitement ; si ces saignements persistent plus longtemps, consultez votre médecin.

Effets indésirables possibles

Nausées, maux de tête, tension des seins, prise de poids, tension des seins, jambes lourdes, irritation oculaire par les lentilles de contact.

Saignement génital intermittent (à signaler à votre médecin).

Des essais cliniques portant sur la prise de traitements prolongés combinant un *estrogène* et un *progestatif* ont mis en évidence des risques accrus de tumeur bénigne ou maligne du sein ou de l'utérus, d'*accident thromboembolique*, de calculs de la vésicule biliaire, de taches sombres sur le visage.

Laboratoires HRA Pharma

DODÉCAVIT

Informations détaillées sur www.monvidal.com

DOGMATIL

Neuroleptique

sur ordonnance

Présentation

DOGMATIL 50 mg : gélule (blanc) ; boîte de 30. Liste I - Remb 35 % - **3,85 €**.

DOGMATIL 0,5 g/100 ml sans sucre : solution buvable (arôme citron) ; flacon de 200 ml (40 cuillères à café ou 4 000 gouttes). Liste I - Remb 35 % - **2,35 €**.

DOGMATIL 200 mg : comprimé sécable (blanc) ; boîte de 12. Liste I - Remb 65 % - **5,22 €**.

DOGMATIL 100 mg/2 ml : solution injectable *IM* ; boîte de 6 ampoules de 2 ml. Liste I - Remb 65 % - **1,96 €**.

Composition

	p gél	p c à c
Sulpiride	50 mg	25 mg
Lactose	+	

	p cp	p amp inj
Sulpiride	200 mg	100 mg
Lactose	+	

Dans quel cas ce médicament est-il prescrit ?

C'est un *neuroleptique* qui appartient à la famille chimique des benzamides.

Il est utilisé dans :
- le traitement de certains troubles psychiques (*schizophrénie*, certains types de *psychoses*, troubles graves du comportement chez l'enfant),
- le traitement de courte durée de l'anxiété lorsque les traitements habituels sont insuffisants ou inefficaces.

Contre-indications

Ce médicament ne doit pas être utilisé dans les cas suivants :
- *phéochromocytome* ;
- *tumeur* stimulée par la sécrétion de *prolactine* (*tumeur de l'hypophyse*, cancer du sein...),
- en association avec le sultopride ou les médicaments *dopaminergiques*.

Attention : En cas de survenue d'une fièvre inexpliquée associée à une raideur musculaire (qui pourraient être dues au médicament), ne poursuivez pas le traitement sans avis médical : risque de *syndrome malin des neuroleptiques*.

Sauf cas exceptionnel, ce médicament ne doit pas être utilisé en cas de maladie de *Parkinson*.

Les situations favorisant les *torsades de pointes* doivent être signalées au médecin.

Des précautions sont nécessaires en cas d'*épilepsie*, d'*insuffisance rénale* et chez la personne âgée, notamment en cas de tendance aux vertiges ou aux baisses de tension.

Évitez les boissons alcoolisées : augmentation du risque de somnolence.

Ce médicament peut induire une somnolence, parfois intense chez certaines personnes. Cette somnolence peut être augmentée par la prise d'*alcool* ou d'autres médicaments *sédatifs*. La conduite et l'utilisation de machines dangereuses sont déconseillées, surtout dans les heures qui suivent la prise du médicament.

Interactions avec d'autres substances

Ce médicament ne doit pas être associé :
- aux médicaments *dopaminergiques* (risque d'annulation de leurs effets) ; cette association peut néanmoins être nécessaire chez certaines personnes atteintes de maladie de *Parkinson* ;
- au sultopride (disponible uniquement à l'hôpital) : risque de *troubles du rythme cardiaque* graves.

Il peut interagir avec les médicaments susceptibles de provoquer des *torsades de pointes*.

Informez par ailleurs votre médecin ou votre pharmacien si vous prenez un *antihypertenseur* ou un *sédatif*.

Grossesse et allaitement

Si une grossesse survient pendant le traitement, consultez votre médecin : il appréciera le risque éventuel lié à l'utilisation de ce médicament dans votre cas.

Si le traitement est poursuivi jusqu'à l'accouchement, une surveillance médicale du *nouveau-né* est nécessaire.

Ce médicament passe dans le lait maternel : l'allaitement est déconseillé.

Mode d'emploi et posologie

La solution buvable est adaptée à l'enfant.

Les comprimés et la solution injectable sont réservés à l'adulte.

La solution injectable doit être administrée exclusivement par *voie* intramusculaire, sous surveillance médicale.

Posologie usuelle :

Elle est strictement individuelle.

> **Conseils :** Dans le traitement de la *schizophrénie* et autres *psychoses*, les *neuroleptiques* permettent de contrôler efficacement la maladie, mais une modification ou un arrêt intempestif du traitement expose à une rechute grave.
>
> Une prise de poids peut être observée au cours du traitement. Une alimentation équilibrée, et si nécessaire les conseils d'un nutritionniste, peuvent prévenir et limiter ce phénomène.

Effets indésirables possibles

Somnolence.

Mouvements involontaires ou inadaptés, tics, pouvant survenir lors de la première prise (notamment en cas de *surdosage*) ou, plus tardivement, lors d'un traitement prolongé.

Raideur musculaire et difficultés à coordonner les mouvements.

Augmentation de la sécrétion de *prolactine* pouvant se traduire par : absence des règles, augmentation du volume des seins, écoulement de lait par le mamelon.

Troubles sexuels.

Prise de poids.

Hypotension orthostatique.

Rarement : troubles du rythme cardiaque (*torsades de pointes*), *syndrome malin des neuroleptiques* (voir Attention).

Laboratoires sanofi-aventis France

DOLAL

Informations détaillées sur www.monvidal.com

DOLGIT

Anti-inflammatoire d'action locale

Présentation

DOLGIT 5 % : crème ; tube de 50 g. Remb 35 % - **3,26 €**.

Composition

	p 100 g
Ibuprofène	5 g

Dans quel cas ce médicament est-il prescrit ?

Cette crème contient un *anti-inflammatoire* non stéroïdien (*AINS*). Elle lutte localement contre l'*inflammation* et la douleur.

Elle est utilisée dans le traitement local des douleurs des petites articulations dues à l'*arthrose*, des *tendinites*, des entorses et contusions.

Contre-indications

Ce médicament ne doit pas être utilisé dans les cas suivants :

- *allergie* à l'aspirine ou aux *AINS* ;
- en application sur la peau lésée (*eczéma*, brûlure, plaie...) ou sur les *muqueuses* ;
- **grossesse** (à partir du 6e mois).

Grossesse et allaitement

Les *AINS* pris par voie orale peuvent être toxiques pour le fœtus ; leur utilisation est contre-indiquée pendant les 4 derniers mois de la grossesse. Les AINS destinés à une application locale peuvent traverser la peau, passer dans le sang et exposer le fœtus au même risque, lorsqu'ils sont appliqués sur une large surface de peau ou sous un pansement occlusif. N'utilisez pas ce médicament pendant la grossesse sans avis médical.

N'utilisez pas cette crème pendant l'allaitement sans avis médical.

Mode d'emploi et posologie

Appliquer un ruban de crème de 4 à 10 cm (selon la surface à traiter) en massage doux et prolongé.

Posologie usuelle :

- Adulte : 3 applications par jour.

> **Conseils :** Pensez à vous laver les mains après l'application. En cas de contact accidentel avec les yeux, rincez abondamment.

Effets indésirables possibles

Imposant l'arrêt immédiat du traitement : *allergie* cutanée (éruption de boutons, démangeaisons...).

Laboratoires Merck Lipha Santé SAS

DOLIDON

Informations détaillées sur www.monvidal.com

DOLIPRANE

Antalgique et antipyrétique

Présentation

DOLIPRANE 2,4 % SANS SUCRE : suspension buvable (arôme fraise) ; flacon de 100 ml avec seringue graduée par demi-kilo de poids corporel. Remb 65 % - **1,87 €**.
DOLIPRANE 100 mg : poudre pour solution buvable (arôme orange) ; boîte de 12 sachets. Remb 65 % - **1,93 €**.
DOLIPRANE 100 mg : suppositoire sécable ; boîte de 10. Remb 65 % - **1,80 €**.
DOLIPRANE 150 mg : poudre pour solution buvable (arôme orange) ; boîte de 12 sachets. Remb 65 % - **1,93 €**.
DOLIPRANE 150 mg : suppositoire ; boîte de 10. Remb 65 % - **1,80 €**.
DOLIPRANE 200 mg : poudre pour solution buvable (arôme orange) ; boîte de 12 sachets. Remb 65 % - **1,93 €**.
DOLIPRANE 200 mg : suppositoire ; boîte de 10. Remb 65 % - **1,80 €**.
DOLIPRANE 300 mg : poudre pour solution buvable (arôme orange) ; boîte de 12 sachets. Remb 65 % - **1,93 €**.
DOLIPRANE 300 mg : suppositoire ; boîte de 10. Remb 65 % - **1,80 €**.
DOLIPRANE 500 mg : comprimé sécable (blanc) ; boîte de 16. Remb 65 % - **1,74 €**.
DOLIPRANE 500 mg : comprimé effervescent (blanc) ; boîte de 16. Remb 65 % - **1,80 €**.
DOLIPRANE 500 mg : gélule (jaune et bleu) ; boîte de 16. Remb 65 % - **1,74 €**.
DOLIPRANE 500 mg : poudre pour solution buvable (arôme orange) ; boîte de 12 sachets. Remb 65 % - **1,74 €**.
DOLIPRANE Adulte 1 000 mg : comprimé ; boîte de 8. Remb 65 % - **1,74 €**.
DOLIPRANE Adulte 1 000 mg : comprimé effervescent sécable (arôme orange) ; boîte de 8. Remb 65 % - **1,80 €**.
DOLIPRANE Adulte 1 000 mg : poudre pour solution buvable (arôme orange) ; boîte de 8 sachets. Remb 65 % - **1,80 €**.

DOLIPRANE Adulte 1 000 mg : suppositoire ; boîte de 8. Remb 65 % - **1,97 €**.

Composition

	p grad 1 kg	p sachet	p suppos
Paracétamol	15 mg	100 mg	100 mg
Sorbitol	71,25 mg		
Maltitol	+		
Sucres		400 mg	
Sodium		0,11 mg	

	p sachet	p suppos	p sachet
Paracétamol	150 mg	150 mg	200 mg
Sucres	600 mg		800 mg
Sodium	0,17 mg		0,22 mg

	p suppos	p sachet	p suppos
Paracétamol	200 mg	300 mg	300 mg
Sucres		1,2 g	
Sodium		0,33 mg	

	p cp	p cp efferv	p gél
Paracétamol	500 mg	500 mg	500 mg
Sodium	0,56 mg	408 mg	
Gluten (amidon de blé)	+		

	p sachet	p cp	p cp efferv
Paracétamol	500 mg	1 000 mg	1 000 mg
Saccharose	2 g		408 mg
Sodium	0,56 mg		

	p sachet	p suppos
Paracétamol	1 000 mg	1 000 mg
Saccharose	4 g	
Sodium	2,6 mg	

Dans quel cas ce médicament est-il prescrit ?

Ce médicament est un *antalgique* et un *antipyrétique* qui contient du paracétamol.

Il est utilisé pour faire baisser la fièvre et dans le traitement des affections douloureuses.

Contre-indications

Ce médicament ne doit pas être utilisé dans les cas suivants :
- maladie grave du foie,
- *inflammation* ou saignement du rectum (suppositoires),
- intolérance au *gluten* (comprimé sécable à 500 mg).

> **Attention :** Le paracétamol est présent seul ou en association avec d'autres substances dans de nombreux médicaments : assurez-vous de ne pas prendre simultanément plusieurs médicaments contenant du paracétamol, car une prise conjointe entraîne un risque de *surdosage* qui peut être toxique pour le foie.
>
> Les sachets contiennent du *sucre* (saccharose) en quantité notable.
>
> Les comprimés effervescents et les sachets contiennent du *sel* (*sodium*) en quantité notable.

Interactions avec d'autres substances

En cas de traitement par un *anticoagulant* oral et par du paracétamol aux doses maximales (4 g par jour) pendant au moins 4 jours, une surveillance accrue du traitement anticoagulant sera éventuellement nécessaire.

Grossesse et allaitement

Les études scientifiques actuellement disponibles n'ont pas mis en évidence de problème particulier lors de l'utilisation du paracétamol chez la femme enceinte.

Aux doses usuelles, l'usage de ce médicament est possible pendant l'allaitement.

Mode d'emploi et posologie

Ce médicament peut être pris indifféremment pendant ou entre les repas, en respectant un intervalle de 4 à 6 heures entre 2 prises. En cas d'insuffisance rénale, l'intervalle entre 2 prises doit être d'au moins 8 heures.

Les formes dosées à 1 g sont réservées à l'adulte.

Les comprimés et les gélules ne sont pas adaptés à l'enfant de moins de 6 ans. En effet, ils risquent d'obstruer les voies respiratoires si l'enfant déglutit mal et que le comprimé ou la gélule passe dans la trachée (fausse route).

La suspension buvable peut être absorbée pure ou diluée dans de l'eau, du lait ou du jus de fruit.

Le contenu des sachets doit être mélangé à une boisson (eau, lait, jus de fruits) et les comprimés effervescents doivent être dissous dans un verre d'eau.

Posologie usuelle :

- Adulte : 500 mg à 1 g, 1 à 3 fois par jour.

Dans les douleurs sévères de l'adulte et notamment dans l'*arthrose*, la *posologie* maximale peut être portée à 1 g de paracétamol, 4 fois par jour, uniquement sur avis médical.

- Enfant : 60 mg par kg et par jour, soit 15 mg par kg toutes les 6 heures ou 10 mg par kg toutes les 4 heures. Il est nécessaire de suivre les recommandations de votre pharmacien ou de votre médecin ou de suivre les posologies suivantes données à titre indicatif :
  - enfant de 3 à 5 kg : ½ suppositoire à 100 mg, 1 à 4 fois par jour ;
  - enfant de 6 à 8 kg : 100 mg, 1 à 4 fois par jour ;
  - enfant de 8 à 12 kg : 150 mg, 1 à 4 fois par jour ;
  - enfant de 12 à 16 kg : 200 mg, 1 à 4 fois par jour ;
  - enfant de 16 à 24 kg : 300 mg, 1 à 4 fois par jour ;
  - enfant de 25 à 30 kg : 300 mg, 1 à 6 fois par jour ;
  - enfant de 30 à 40 kg : 500 mg, 1 à 4 fois par jour ;
  - enfant de plus de 40 kg : 500 mg, 1 à 6 fois par jour.

La dose quotidienne maximale de paracétamol chez l'enfant est de 80 mg par kg, en 4 prises minimum, sans dépasser 3 g par jour.

> **Conseils :** Compte tenu du risque d'écoulement anal, il est déconseillé d'utiliser plus de 4 suppositoires par jour.
>
> Dans le traitement de la fièvre chez l'enfant, lorsque le paracétamol est utilisé à la dose de 60 mg par kg et par jour, l'adjonction d'aspirine ou son usage en alternance avec le paracétamol est inutile, car l'aspirine ne permet pas d'obtenir une baisse supplémentaire de la fièvre.
>
> Des sueurs abondantes accompagnent généralement la baisse de température lors du traitement des fièvres élevées. Ce phénomène est normal.
>
> Les comprimés effervescents doivent être conservés à l'abri de l'humidité et de la chaleur.

Effets indésirables possibles

Irritation anale (suppositoire).

Exceptionnellement : *réaction allergique* cutanée.

Laboratoires sanofi-aventis France

DOLIPRANEORO

Antalgique et antipyrétique

Présentation

DOLIPRANEORO : comprimé orodispersible (arôme menthe) ; boîte de 12. Non remb.

Composition

	p cp
Paracétamol	500 mg
Aspartam	+
Sorbitol	+

Dans quel cas ce médicament est-il prescrit ?

Ce médicament est un *antalgique* et un *antipyrétique* qui contient du paracétamol.

Il est utilisé pour faire baisser la fièvre et dans le traitement des affections douloureuses.

Contre-indications

Ce médicament ne doit pas être utilisé dans les cas suivants :
- maladie grave du foie,
- *phénylcétonurie* (présence d'aspartam).

Attention : Le paracétamol est présent seul ou en association avec d'autres substances dans de nombreux médicaments : assurez-vous de ne pas prendre simultanément plusieurs médicaments contenant du paracétamol, car une prise conjointe entraîne un risque de *surdosage* qui peut être toxique pour le foie.

Interactions avec d'autres substances

En cas de traitement par un *anticoagulant* oral et par du paracétamol aux doses maximales (4 g par jour) pendant au moins 4 jours, une surveillance accrue du traitement anticoagulant sera éventuellement nécessaire.

Grossesse et allaitement

Les études scientifiques actuellement disponibles n'ont pas mis en évidence de problème particulier lors de l'utilisation du paracétamol chez la femme enceinte.

Aux doses usuelles, l'usage de ce médicament est possible pendant l'allaitement.

Mode d'emploi et posologie

Ce médicament peut être pris indifféremment pendant ou entre les repas. Respecter un intervalle de 4 à 6 heures entre 2 prises. En cas d'*insuffisance rénale*, l'intervalle entre 2 prises doit être de 8 heures minimum.

Laisser fondre les comprimés peuvent être sucés (sans être croqués) ou dissous un demi-verre d'eau (notamment pour les jeunes enfants ou les personnes ayant du mal à déglutir).

Posologie usuelle :
- Adulte : 1 ou 2 comprimés, à renouveler si besoin après un délai de 4 heures. Ne pas dépasser 6 comprimés par jour.

Dans les douleurs sévères de l'adulte et notamment dans l'*arthrose*, la *posologie* maximale peut être portée à 1 g de paracétamol, 4 fois par jour, uniquement sur prescription médicale.

- Enfant : 60 mg par kg et par jour, soit de préférence 15 mg par kg toutes les 6 heures ou éventuellement 10 mg par kg toutes les 4 heures. À titre indicatif :
  - enfant de 27 à 40 kg (environ 8 à 13 ans) : 1 comprimé, 1 à 4 fois par jour ;
  - enfant de 41 à 50 kg (environ 13 à 15 ans) : 1 comprimé, 1 à 6 fois par jour.

La dose quotidienne maximale de paracétamol chez l'enfant est de 80 mg par kg, en 4 prises minimum, sans dépasser 3 g par jour.

Conseils : Dans le traitement de la fièvre chez l'enfant, lorsque le paracétamol est utilisé à la dose de 60 mg par kg et par jour, l'adjonction d'aspirine ou son usage en alternance avec le paracétamol est inutile, car l'aspirine ne permet pas d'obtenir une baisse supplémentaire de la fièvre.

Des sueurs abondantes accompagnent généralement la baisse de température lors du traitement des fièvres élevées. Ce phénomène est normal.

Effets indésirables possibles

Exceptionnellement : *réaction allergique.*

Laboratoires sanofi-aventis France

DOLIRELAX

Informations détaillées sur www.monvidal.com

DOLIRHUME

Décongestionnant oral : vasoconstricteur et paracétamol

Présentation

DOLI Rhume : comprimé (blanc) ; boîte de 16. Non remb.

Composition

	p cp
Paracétamol	500 mg
Pseudoéphédrine chlorhydrate	30 mg
Amidon de blé (gluten)	+
Lactose	+

Dans quel cas ce médicament est-il prescrit ?

Ce médicament contient du paracétamol, *antipyrétique* et *antalgique*, et un *vasoconstricteur* décongestionnant (pseudoéphédrine).

Il est utilisé dans le *traitement symptomatique* des rhumes avec congestion nasale (sensation de nez bouché), maux de tête ou fièvre.

Contre-indications

Ce médicament ne doit pas être utilisé dans les cas suivants :
- risque de *glaucome* à angle fermé ;
- risque de blocage des urines (*adénome de la prostate*) ;
- *antécédent* de *convulsions* ;
- antécédent d'*accident vasculaire cérébral* ;
- *insuffisance hépatique* ;
- *hypertension artérielle* non contrôlée par un traitement spécifique ;
- *insuffisance coronarienne* grave ;
- en association avec un *antidépresseur* de type *IMAO* non sélectif ou pendant au moins 15 jours après la prise de celui-ci ;
- en association avec un autre *vasoconstricteur* décongestionnant ou un vasoconstricteur contenant l'une des substances suivantes : bromocriptine, pergolide, lisuride, cabergoline, ergotamine ou dihydroergotamine ;

- enfant de moins de 15 ans ;
- *intolérance* au gluten ;
- **allaitement**.

Attention : La pseudoéphédrine peut provoquer un *glaucome* aigu chez les personnes prédisposées : œil rouge, dur et douloureux, avec vision floue. Une consultation d'extrême urgence auprès d'un ophtalmologiste est nécessaire.

Les *vasoconstricteurs* décongestionnants peuvent augmenter la fréquence cardiaque (*tachycardie*) et provoquer des *palpitations* et des nausées. Si ces effets indésirables sont trop marqués, le traitement doit être interrompu.

Ils peuvent également être responsables de complications rares (*convulsions*, hallucinations, agitation anormale), notamment en cas de *posologie* excessive. Respectez la dose préconisée.

Il est préférable de prendre un avis médical avant d'utiliser ce médicament en cas d'*hyperthyroïdie*, de maladie cardiaque, de *diabète* ou de troubles psychiques.

Le paracétamol est présent seul ou en association avec d'autres substances dans de nombreux médicaments : assurez-vous de ne pas prendre simultanément plusieurs médicaments contenant du paracétamol, car une prise conjointe entraîne un risque de *surdosage* qui peut être toxique pour le foie.

Sportif : ce médicament contient une substance considérée comme stimulante (phényléphrine, pseudoéphédrine ou synéphrine) qui figure dans le programme de surveillance 2004 du ministère de la Jeunesse et des Sports. Elle peut être recherchée dans les urines des sportifs afin de déceler un éventuel mésusage.

Interactions avec d'autres substances

Ce médicament ne doit pas être associé aux *antidépresseurs* de type *IMAO* non sélectif (MARSILID), à un autre *vasoconstricteur* décongestionnant ou à un vasoconstricteur utilisé dans la maladie de Parkinson (bromocriptine, pergolide, lisuride, cabergoline) ou dans la migraine (ergotamine, dihydroergotamine). L'association à ces médicaments risque de provoquer une crise hypertensive.

En cas de traitement par un *anticoagulant* oral et par du paracétamol aux doses maximales (4 g par jour) pendant au moins 4 jours, une surveillance accrue du traitement anticoagulant sera éventuellement nécessaire.

Grossesse et allaitement

En raison de la présence de pseudoéphédrine, l'usage de ce médicament est déconseillé chez la femme enceinte.

Ce médicament passe dans le lait maternel. Il est contre-indiqué pendant l'allaitement.

Mode d'emploi et posologie

Les comprimés doivent être avalés sans être croqués avec un verre d'eau, en respectant un intervalle minimal de 4 heures entre les prises. En cas d'*insuffisance rénale* grave, il est nécessaire d'espacer les prises d'au moins 8 heures.

Posologie usuelle :

- Adulte et enfant de plus de 15 ans : 1 ou 2 comprimés, 3 fois par jour.

Conseils : Ce médicament n'a pas d'effet anti-infectieux. Si les troubles persistent plus de 5 jours, consulter votre médecin.

Effets indésirables possibles

Sécheresse de la bouche, insomnie, maux de tête, anxiété, agitation, sueurs.

Accélération du cœur, *palpitations*, nausées, vomissements.

Rarement : *réaction allergique* cutanée.

Laboratoires sanofi-aventis France

DOLIRHUMEPRO

Décongestionnant oral : vasoconstricteur, antihistaminique et paracétamol

Présentation

DOLIRHUMEPRO : comprimé ; boîte de 12 comprimés jour et 4 comprimés nuit. Non remb.

Composition

	p cp jour	p cp nuit
Paracétamol	500 mg	500 mg
Pseudoéphédrine chlorhydrate	30 mg	
Doxylamine succinate		7,5 mg
Amidon de blé (gluten)	+	
Lactose		+

Dans quel cas ce médicament est-il prescrit ?

Ce médicament se présente sous forme de comprimés jour et de comprimés nuit : les comprimés jour contiennent du paracétamol (*antipyrétique* et *antalgique*) et un *vasoconstricteur* décongestionnant ; les comprimés nuit, destinés à être pris le soir, contiennent du paracétamol et un *antihistaminique* qui a un effet asséchant sur les sécrétions nasales.

Il est utilisé dans le *traitement symptomatique* des rhumes avec congestion nasale (sensation de nez bouché), maux de tête ou fièvre.

Contre-indications

Ce médicament ne doit pas être utilisé dans les cas suivants :

- risque de *glaucome* à angle fermé ;
- risque de blocage des urines (*adénome de la prostate*) ;
- *insuffisance hépatique* ;
- *hypertension artérielle* non contrôlée par un traitement spécifique ;
- *insuffisance coronarienne* grave ;
- *antécédent* de *convulsions* ;
- antécédent d'*accident vasculaire cérébral* ;
- en association avec un *antidépresseur* de type *IMAO* non sélectif ou pendant au moins 15 jours après la prise de celui-ci ;
- en association avec un autre *vasoconstricteur* décongestionnant ou un vasoconstricteur contenant l'une des substances suivantes : bromocriptine, pergolide, lisuride, cabergoline, ergotamine ou dihydroergotamine ;
- enfant de moins de 15 ans ;
- **allaitement**.

Attention : La pseudoéphédrine peut provoquer un *glaucome* aigu chez les personnes prédisposées : œil rouge, dur et douloureux, avec vision floue. Une consultation d'extrême urgence auprès d'un ophtalmologiste est nécessaire.

Les *vasoconstricteurs* décongestionnants peuvent augmenter la fréquence cardiaque (*tachycardie*) et provoquer des *palpitations* et des nausées. Si ces effets indésirables sont trop marqués, le traitement doit être interrompu.

Ils peuvent également être responsables de complications rares (*convulsions*, hallucinations, agitation anormale), notamment en cas de *posologie* excessive. Respectez la dose préconisée.

Il est préférable de prendre un avis médical avant d'utiliser ce médicament en cas d'*hyperthyroïdie*, de maladie cardiaque, de *diabète*, de troubles psychiques, d'*insuffisance rénale* et chez la personne âgée, notamment en cas de constipation chronique, de tendance aux *vertiges* ou aux baisses de tension.

Le paracétamol est présent seul ou en association avec d'autres substances dans de nombreux médicaments : assurez-vous de ne pas prendre simultanément plusieurs médicaments contenant du paracétamol, car une prise conjointe entraîne un risque de *surdosage* qui peut être toxique pour le foie.

Évitez les boissons alcoolisées : augmentation du risque de somnolence.

Ce médicament contient un *antihistaminique* qui peut induire une somnolence, parfois intense chez certaines personnes. Cette somnolence peut être augmentée par la prise d'*alcool* ou d'autres médicaments *sédatifs*. Assurez-vous à l'occasion des premières prises que vous le supportez bien, avant de conduire ou d'utiliser une machine dangereuse.

Sportif : ce médicament contient une substance considérée comme stimulante (phényléphrine, pseudoéphédrine ou synéphrine) qui figure dans le programme de surveillance 2004 du ministère de la Jeunesse et des Sports. Elle peut être recherchée dans les urines des sportifs afin de déceler un éventuel mésusage.

Interactions avec d'autres substances

Ce médicament ne doit pas être associé aux *antidépresseurs* de type *IMAO* non sélectif (MARSILID), à un autre *vasoconstricteur* décongestionnant ou à un vasoconstricteur utilisé dans la maladie de Parkinson (bromocriptine, pergolide, lisuride, cabergoline) ou dans la migraine (ergotamine, dihydroergotamine). L'association à ces médicaments risque de provoquer une crise hypertensive.

Informez par ailleurs votre pharmacien ou votre médecin si vous prenez des médicaments *sédatifs* ou *atropiniques*.

En cas de traitement par un *anticoagulant* oral et par du paracétamol aux doses maximales (4 g par jour) pendant au moins 4 jours, une surveillance accrue du traitement anticoagulant sera éventuellement nécessaire.

Grossesse et allaitement

L'effet de ce médicament pendant la grossesse est mal connu. Par prudence, son usage est déconseillé chez la femme enceinte.

Ce médicament passe dans le lait maternel. Il est contre-indiqué pendant l'allaitement.

Mode d'emploi et posologie

Les comprimés doivent être avalés avec un verre d'eau, en espaçant les prises d'au moins 4 heures. En cas d'*insuffisance rénale* grave, il est nécessaire d'espacer les prises d'au moins 8 heures.

Posologie usuelle :

- Adulte : 1 comprimé jour, 1 à 3 fois dans la journée (matin, midi, dîner) et 1 comprimé nuit le soir au coucher.

Conseils : Ce médicament n'a pas d'effet anti-infectieux. Si les troubles persistent plus de 4 jours, consulter votre médecin.

Effets indésirables possibles

Somnolence ou insomnie : l'*antihistaminique* est *sédatif* alors que le *vasoconstricteur* peut présenter un effet excitant. Suivant les personnes, l'un ou l'autre de ces effets peut prédominer.

Sécheresse de la bouche, constipation, troubles de l'*accommodation*, rétention des urines.

Hypotension orthostatique, troubles de l'équilibre, *vertiges*, tremblements, agitation, confusion des idées notamment chez la personne âgée.

Palpitations, anxiété, maux de tête, sueurs, nausées, vomissements.

Rarement : *réaction allergique*, anomalie de la *numération formule sanguine*.

Laboratoires sanofi-aventis France

DOLISÉDAL

Informations détaillées sur www.monvidal.com

DOLITRAVEL

Informations détaillées sur www.monvidal.com

DOLKO

Antalgique et antipyrétique

Présentation

DOLKO 60 mg/2 ml : solution buvable (arôme caramel) ; flacon de 90 ml avec seringue graduée en kg. Remb 65 % - **1,87 €**.
DOLKO 80 mg : suppositoire ; boîte de 10. Remb 65 % - **1,65 €**.
DOLKO 170 mg : suppositoire ; boîte de 10. Remb 65 % - **1,65 €**.
DOLKO 500 mg : comprimé sécable (blanc) ; boîte de 16. Remb 65 % - **1,74 €**.
DOLKO 500 mg : poudre pour solution buvable (arôme orange) ; boîte de 12 sachets. Remb 65 % - **1,74 €**.
DOLKO 1 g : comprimé (blanc) ; boîte de 8. Remb 65 % - **1,68 €**.

Composition

	p grad kg	p suppos	p suppos
Paracétamol	15 mg	80 mg	170 mg
Saccharose	200 mg		
	p cp	p sachet	p cp
Paracétamol	500 mg	500 mg	1000 mg
Aspartam		+	

Dans quel cas ce médicament est-il prescrit ?

Ce médicament est un *antalgique* et un *antipyrétique* qui contient du paracétamol.

Il est utilisé pour faire baisser la fièvre et dans le traitement des affections douloureuses.

Contre-indications

Ce médicament ne doit pas être utilisé dans les cas suivants :
- maladie grave du foie,
- *inflammation* ou saignement du rectum (suppositoire),
- *phénylcétonurie* (sachet à 500 mg : présence d'aspartam).

Attention : Le paracétamol est présent seul ou en association avec d'autres substances dans de nombreux médicaments : assurez-vous de ne pas prendre simultanément plusieurs médicaments contenant du paracétamol, car une prise conjointe entraîne un risque de *surdosage* qui peut être toxique pour le foie.
La solution buvable contient du sucre (saccharose) en quantité notable.

Interactions avec d'autres substances

En cas de traitement par un *anticoagulant* oral et par du paracétamol aux doses maximales (4 g par jour) pendant au moins 4 jours, une surveillance accrue du traitement anticoagulant sera éventuellement nécessaire.

Grossesse et allaitement

Les études scientifiques actuellement disponibles n'ont pas mis en évidence de problème particulier lors de l'utilisation du paracétamol chez la femme enceinte.
Aux doses usuelles, l'usage de ce médicament est possible pendant l'allaitement.

Mode d'emploi et posologie

Ce médicament peut être pris indifféremment pendant ou entre les repas. Respecter un intervalle de 4 à 6 heures entre 2 prises. En cas d'*insuffisance rénale*, l'intervalle entre 2 prises doit être de 8 heures minimum.
Les comprimés à 1 g sont réservés à l'adulte.
Les comprimés à 500 mg sont destinés à l'adulte et à l'enfant de plus de 21 kg, les sachets à l'adulte et à l'enfant de plus de 27 kg. Le contenu du sachet doit être dilué dans un verre d'eau.
La solution buvable est adaptée aux enfants de 3,5 à 12 kg. Elle peut être prise pure ou diluée dans un verre d'eau ou de lait. La dose par prise est indiquée en fonction du poids de l'enfant, sur le piston de la seringue graduée en kg.
Compte tenu du risque d'écoulement anal, il est déconseillé d'utiliser plus de 4 suppositoires par jour.

Posologie usuelle :
- Adulte : 500 mg ou 1 g (soit 1 à 2 comprimés ou sachets à 500 mg ou 1 comprimé à 1 g), 1 à 3 fois par jour. Ne pas dépasser 3 g de paracétamol par jour sans avis médical.

Dans les douleurs sévères de l'adulte et notamment dans l'*arthrose*, la *posologie* maximale peut être portée à 1 g de paracétamol, 4 fois par jour, uniquement sur prescription médicale.
- Enfant : 60 mg par kg et par jour, soit 15 mg par kg toutes les 6 heures ou 10 mg par kg toutes les 4 heures. Il est nécessaire de suivre les recommandations de votre pharmacien ou de votre médecin ou de suivre les posologies suivantes données à titre indicatif :
  - enfant de 5 kg : 1 suppositoire à 80 mg, 4 fois par jour ;
  - enfant de 10 kg : 1 suppositoire à 170 mg, 4 fois par jour ;
  - enfant de 12 kg : 1 dose 12 kg de solution buvable, 4 fois par jour ;
  - enfant de 25 kg : ½ comprimé à 500 mg, 6 fois par jour ;
  - enfant de 35 kg : 1 comprimé à 500 mg, 4 fois par jour.

La dose quotidienne maximale de paracétamol chez l'enfant est de 80 mg par kg, en 4 prises minimum, sans dépasser 3 g par jour.

Conseils : Dans le traitement de la fièvre chez l'enfant, lorsque le paracétamol est utilisé à la dose de 60 mg par kg et par jour, l'adjonction d'aspirine ou son usage en alternance avec le paracétamol est inutile, car l'aspirine ne permet pas d'obtenir une baisse supplémentaire de la fièvre.
Des sueurs abondantes accompagnent généralement la baisse de température lors du traitement des fièvres élevées. Ce phénomène est normal.

Effets indésirables possibles

Exceptionnellement : *réaction allergique* cutanée essentiellement.

Laboratoires Thérabel Lucien Pharma

DOLODENT

Préparation buccale antalgique

Présentation

DOLODENT : solution gingivale ; flacon de 36 g. Non remb.

Composition

	p 100 g
Amyléine chlorhydrate	0,75 g
Menthe, huile essentielle	+

Dans quel cas ce médicament est-il prescrit ?

Cette solution gingivale contient un *anesthésique* local.
Il est utilisé dans le *traitement symptomatique* des poussées dentaires chez le jeune enfant.

Contre-indications

Ce médicament ne doit pas être utilisé en cas d'*allergie* aux *anesthésiques* locaux.

Attention : Certains *symptômes* sont fréquemment attribués à une poussée dentaire : rougeurs des fesses ou des joues, selles molles, fièvre. Cependant, si la fièvre est élevée ou si la douleur est importante, une autre affection est possible, notamment une *otite* ou une angine : n'hésitez pas à consulter votre médecin.

Mode d'emploi et posologie

Mettre un peu de solution sur un doigt et masser doucement les gencives pendant 2 à 3 minutes.

Posologie usuelle :
2 ou 3 applications par jour.

Conseils : Les premières dents sortent habituellement aux environs du 6e mois ; cependant, les poussées peuvent être plus précoces ou plus tardives (entre le 3e et le 15e mois) sans que cela soit anormal.

Lors des poussées dentaires, certains enfants peuvent refuser les aliments solides, ce phénomène est passager et ne doit pas vous inquiéter. D'autres enfants sont soulagés par le fait de mordre : une tétine ou un bâton de guimauve peuvent les apaiser.

Effets indésirables possibles

Réaction allergique.

Laboratoires Gilbert

DOLOGYNE

Informations détaillées sur www.monvidal.com

DOLOTEC

Informations détaillées sur www.monvidal.com

DOLTAQUE

Informations détaillées sur www.monvidal.com

DOMPÉRIDONE 1 mg/ml Génériques

Antiémétique, stimulant de la motricité digestive

sur ordonnance

Le médicament ci-dessous est un générique de MOTILIUM (voir p. 841) et de PERIDYS (voir p. 1010).

DOMPERIDONE ARROW 1 mg/ml : suspension buvable *(saccharose, sodium)* flacon de 200 ml. Liste II - Remb 35 % - 2,09 €.

DOMPÉRIDONE 10 mg Génériques

Antiémétique, stimulant de la motricité digestive

sur ordonnance

Les médicaments ci-dessous sont des génériques de MOTILIUM (voir p. 841) et de PERIDYS (voir p. 1010).

DOMPERIDONE ALMUS 10 mg : comprimé *(lactose)* boîte de 40. Liste II - Remb 35 % - 3,04 €.
DOMPERIDONE ALTER 10 mg : comprimé *(lactose)* boîte de 40. Liste II - Remb 35 % - 3,04 €.
DOMPERIDONE ARROW 10 mg : comprimé *(lactose)* boîte de 40. Liste II - Remb 35 % - 2,97 €.
DOMPERIDONE BIOGARAN 10 mg : comprimé *(lactose)* boîte de 40. Liste II - Remb 35 % - 3,04 €.
DOMPERIDONE EG 10 mg : comprimé *(huile de ricin, lactose)* boîte de 40. Liste II - Remb 35 % - 3,04 €.
DOMPERIDONE MERCK 10 mg : comprimé *(lactose)* boîte de 40. Liste II - Remb 35 % - 3,04 €.
DOMPERIDONE QUALIMED 10 mg : comprimé *(lactose)* boîte de 40. Liste II - Remb 35 % - 3,04 €.
DOMPERIDONE RATIOPHARM 10 mg : comprimé *(lactose)* boîte de 40. Liste II - Remb 35 % - 3,04 €.
DOMPERIDONE RPG 10 mg : comprimé *(lactose)* boîte de 40. Liste II - Remb 35 % - 3,04 €.
DOMPERIDONE SANDOZ 10 mg : comprimé *(huile de ricin, lactose)* boîte de 40. Liste II - Remb 35 % - 3,04 €.
DOMPERIDONE TEVA 10 mg : comprimé *(lactose)* boîte de 40. Liste II - Remb 35 % - 3,04 €.
DOMPERIDONE TORLAN 10 mg : comprimé *(lactose)* boîte de 40. Liste II - Remb 35 % - 3,04 €.
DOMPERIDONE WINTHROP 10 mg : comprimé *(lactose)* boîte de 40. Liste II - Remb 35 % - 3,04 €.
DOMPERIDONE ZYDUS 10 mg : comprimé *(lactose)* boîte de 40. Liste II - Remb 35 % - 3,04 €.

DONORMYL

Hypnotique : antihistaminique H1

Présentation

DONORMYL 15 mg : comprimé effervescent sécable (blanc) ; boîte de 10. Non remb.
DONORMYL 15 mg : comprimé sécable (blanc) ; boîte de 10. Non remb.

Composition

	p cp efferv	p cp
Doxylamine succinate	15 mg	15 mg
Sodium	484 mg	
Lactose		+

Dans quel cas ce médicament est-il prescrit ?

Ce médicament est un *hypnotique* (somnifère). Il contient un *antihistaminique* qui a un effet *sédatif*. Il possède également des propriétés *atropiniques* qui expliquent certaines contre-indications et certains effets indésirables.

Il est utilisé dans le traitement de l'insomnie.

Contre-indications

Ce médicament ne doit pas être utilisé dans les cas suivants :

- *glaucome* à angle fermé,
- risque de rétention des urines (*adénome de la prostate*...),
- enfant de moins de 15 ans.

Attention : Certaines insomnies peuvent traduire une *dépression* masquée et justifier un traitement spécifique.

Ce médicament présente des effets *atropiniques*. Il peut provoquer un *glaucome* aigu chez les personnes prédisposées : œil rouge, dur et douloureux, avec vision floue. Une consultation d'extrême urgence auprès d'un ophtalmologiste est nécessaire.

Ce médicament expose à un risque de chute nocturne chez la personne âgée ayant l'habitude de se lever la nuit.

Les comprimés effervescents contiennent du sel (sodium) en quantité notable.

Évitez les boissons alcoolisées : augmentation du risque de somnolence.

Ce médicament est un somnifère. Conduire ou utiliser une machine dangereuse dans les heures qui suivent sa prise est bien sûr contre-indiqué.

La durée de l'effet sédatif, ainsi que son intensité, est très variable d'une personne à l'autre. Il vous appartient de vérifier, après les premières prises, que la persistance éventuelle d'une somnolence au réveil est compatible avec la poursuite de vos activités habituelles.

Interactions avec d'autres substances

Informez votre médecin ou votre pharmacien si vous prenez un autre médicament ayant des effets *atropiniques* ou *sédatifs* (tranquillisants, somnifères, certains médicaments contre la toux ou contre la douleur contenant des *opiacés*, *antidépresseurs*, *neuroleptiques*...).

Grossesse et allaitement

Ce médicament peut être utilisé pendant la grossesse, après avis médical.

En cas de prise en fin de grossesse, une surveillance du nouveau-né peut être nécessaire.

Les données disponibles ne permettent pas de savoir si ce médicament passe dans le lait maternel : il est déconseillé pendant l'allaitement.

Mode d'emploi et posologie

Ce médicament doit être pris 15 à 30 minutes avant le coucher.

Les comprimés doivent être avalés avec un peu d'eau et les comprimés effervescents dissous dans un demi-verre d'eau.

Posologie usuelle :

- Adulte : ½ à 2 comprimés par jour selon la sensibilité individuelle.

La durée du traitement est limitée à 2 à 5 jours sans avis médical.

Conseils : Les somnifères ne sont pas la seule réponse aux troubles du sommeil. Une meilleure hygiène de vie, une consommation modérée d'excitants (y compris les boissons alcoolisées) permettent aussi de lutter efficacement contre les insomnies.

Effets indésirables possibles

Somnolence pendant la journée.

Rarement, effets *atropiniques* : troubles de l'*accommodation*, constipation, bouche sèche.

Laboratoires UPSA Conseil

DOPERGINE

Informations détaillées sur www.monvidal.com

DOPS

Informations détaillées sur www.monvidal.com

DOSISEPTINE

Antiseptique local

Présentation

DOSISEPTINE 0,05 % : solution stérile pour application cutanée ; boîte de 10 flacons unidoses de 5 ml. Non remb.

DOSISEPTINE 0,05 % : solution stérile pour application cutanée ; boîte de 20 flacons unidoses de 5 ml. Remb 35 % - **2,58 €**.

DOSISEPTINE 0,05 % : solution stérile pour application cutanée ; boîte de 32 flacons unidoses de 15 ml. Non remb.

DOSISEPTINE 0,05 % : solution stérile pour application cutanée ; flacon pressurisé de 50 ml. Non remb.

Composition

	p 100 ml
Chlorhexidine gluconate	50 mg

Dans quel cas ce médicament est-il prescrit ?

Ce médicament est un *antiseptique* local.

Il est utilisé pour le nettoyage et l'*antisepsie* des plaies superficielles peu étendues.

Contre-indications

Ce médicament ne doit pas être appliqué sur les *muqueuses*, dans les yeux et dans le conduit auditif (risque de toxicité en cas de perforation du tympan).

Attention : Évitez l'usage prolongé de ce médicament, notamment chez l'enfant, sur des surfaces étendues ou profondément lésées, sans l'avis de votre médecin : risque de passage du médicament dans le sang.

Cet *antiseptique* détruit les *germes* en moins de 5 minutes. Néanmoins, son action n'est pas immédiate et il ne convient pas pour la désinfection des ciseaux, rasoirs et autres objets potentiellement contaminants. De même, il ne doit pas être utilisé pour désinfecter la peau avant une piqûre.

Interactions avec d'autres substances

L'association à d'autres *antiseptiques* ou aux savons est déconseillée car leurs effets risquent de s'annuler.

Grossesse et allaitement

L'utilisation ponctuelle de ce médicament pendant la grossesse ou l'allaitement ne semble pas poser de problème particulier.

Cet *antiseptique* ne doit pas être appliqué sur le mamelon sans avis médical. Un rinçage soigneux avant la tétée est indispensable.

Mode d'emploi et posologie

Cette solution est prête à l'emploi : elle peut être appliquée directement sur les plaies et ne doit pas être rincée.

Posologie usuelle :

2 applications par jour.

Conseils : Le simple lavage à l'eau et au savon permet d'éliminer la majorité des *germes* : il doit être suivi d'un rinçage soigneux car le savon peut inactiver certains *antiseptiques*.

Tous les antiseptiques peuvent être contaminés par des germes : utilisez une nouvelle unidose à chaque application.

Effets indésirables possibles

Eczéma de contact.

Laboratoires Gifrer Barbezat

DOSOXYGÉNÉE

Informations détaillées sur www.monvidal.com

DOSTINEX

Inhibiteur de la prolactine — sur ordonnance

Présentation

DOSTINEX 0,5 mg : comprimé (blanc) ; boîte de 8. Liste I - Remb 65 % - **42,62 €**.

Composition

	p cp
Cabergoline	0,5 mg
Lactose	+

Dans quel cas ce médicament est-il prescrit ?

Ce médicament appartient à la famille des *dopaminergiques*, dérivés de l'*ergot de seigle*. Il a la propriété de freiner les cellules de l'*hypophyse* qui sécrètent l'*hormone* de la lactation : la *prolactine*.

Il est utilisé dans le traitement des troubles dus à un excès de prolactine dans le sang (hyperprolactinémie), associé ou non à une tumeur bénigne de l'hypophyse.

Contre-indications

Ce médicament ne doit pas être utilisé dans les cas suivants :

- *allergie* aux dérivés de l'*ergot de seigle*,
- en association avec les *neuroleptiques*.

Attention : Un contrôle de la tension artérielle est recommandé les premiers jours de traitement, car ce médicament peut provoquer des baisses de tension (*hypotension orthostatique*).

Des précautions sont nécessaires en cas d'*insuffisance hépatique* grave, d'*antécédents* de troubles psychiques (confusion, hallucinations) et chez les personnes souffrant de certaines maladies cardio-vasculaires (*artérite*, *angine de poitrine*, maladie de *Raynaud*).

Signalez à votre médecin toute somnolence marquée survenant au cours de la journée : une adaptation des doses, voire un arrêt du traitement peut être nécessaire.

Ce médicament peut restaurer la fécondité chez les femmes stériles par excès de *prolactine*. Si une grossesse n'est pas souhaitée, une contraception est nécessaire. La pilule ne peut être employée car elle est contre-indiquée en cas d'excès de prolactine.

Conducteur : ce médicament peut être responsable de *vertiges* ou d'une baisse de la vigilance.

De plus, les médicaments *dopaminergiques* peuvent, dans de rares cas, provoquer un endormissement soudain au cours de la journée sans signe annonciateur. La conduite automobile et l'utilisation de machines dangereuses sont déconseillées pendant le traitement. Elles sont contre-indiquées chez les personnes ayant eu une envie impérieuse de dormir sous traitement.

Interactions avec d'autres substances

Ce médicament ne doit pas être associé aux *neuroleptiques* : risque d'annulation de leurs effets.

Il peut également interagir avec les antibiotiques de la famille des *macrolides* et avec les *vasoconstricteurs*, notamment ceux dérivés de l'*ergot de seigle*.

Grossesse et allaitement

L'effet de ce médicament pendant la grossesse est mal connu : seul votre médecin peut évaluer le risque éventuel de son utilisation dans votre cas.

L'action de ce médicament rend l'allaitement impossible.

Mode d'emploi et posologie

Ce médicament doit être pris le soir au milieu du repas, afin d'améliorer la tolérance digestive.

Posologie usuelle :

La posologie initiale est de 1 comprimé par **semaine** (ce médicament a une longue durée d'action). Après 4 semaines de traitement, un dosage de la *prolactine* dans le sang permettra au médecin d'adapter la posologie.

Conseils : Conservez ce médicament dans son emballage d'origine à l'abri de la lumière vive.

Effets indésirables possibles

Surtout en début de traitement : nausées, vomissements, douleurs abdominales, constipation, maux de tête, étourdissements, *vertiges*, fatigue, *hypotension orthostatique* avec ou sans malaises.

Rarement : tension des seins, bouffées de chaleur, *dépression*, fourmillement des extrémités.

Ont également été observés : somnolence excessive au cours de la journée, et plus rarement, envie impérieuse de dormir.

Des cas d'addiction aux jeux d'argent, d'achats compulsifs et d'hypersexualité ont également été rapportés sous traitement *dopaminergique*, notamment chez les personnes atteintes de la maladie de *Parkinson*.

Laboratoires Pfizer Holding France

DOXIUM

Vasculoprotecteur

Présentation

DOXIUM 250 mg : comprimé (blanc) ; boîte de 30. Non remb.

Composition

	p cp
Calcium dobésilate	250 mg
Sulfites	+

Dans quel cas ce médicament est-il prescrit ?

C'est un protecteur *vasculaire*. Il stimule la circulation du sang dans les veines et lutte contre l'altération des *vaisseaux capillaires*.

Il est utilisé dans le *traitement symptomatique* :

- des jambes lourdes, *impatiences* et autres troubles en rapport avec une mauvaise circulation veineuse ou *lymphatique* ;
- de l'insuffisance d'irrigation de la *rétine*.

Attention : Ce médicament contient des *sulfites* qui peuvent provoquer des *réactions allergiques* chez les personnes prédisposées.

Il est insuffisant pour prévenir le risque de *phlébite* chez les malades alités ou plâtrés.

L'*insuffisance veineuse* peut requérir des mesures spécifiques telles que la *contention élastique*.

Grossesse et allaitement

L'effet de ce médicament pendant la grossesse ou l'allaitement est mal connu. L'évaluation du risque éventuel lié à son utilisation est individuelle : demandez conseil à votre pharmacien ou à votre médecin.

Mode d'emploi et posologie

Ce médicament doit être pris au cours des repas.

Posologie usuelle :

3 à 6 comprimés par jour.

Conseils : Une activité physique régulière et la surélévation du pied du lit permettent de faciliter la circulation veineuse et *lymphatique*.

Effets indésirables possibles

Rarement : nausées et diarrhées pouvant nécessiter une réduction de la posologie, douleur des articulations.

Réaction allergique : signalez à votre médecin la survenue éventuelle d'une *éruption cutanée* ou d'une fièvre (prolongée survenant sans raison).

Exceptionnelllement : baisse du nombre de *globules blancs* dans le sang.

Laboratoires Europhta

DOXY

Antibiotique : cycline

sur ordonnance

Ce médicament est un générique de VIBRAMYCINE (voir p. 1319).

DOXYCYCLINE 100 mg Génériques

Antibiotique : cycline

sur ordonnance

Les médicaments ci-dessous sont des génériques de VIBRAMYCINE (voir p. 1319).

DOXY 100 mg : comprimé boîte de 15. Liste I - Remb 65 % - 4,22 €.
DOXY 100 mg : comprimé boîte de 30. Liste I - Remb 65 % - 7,76 €.
DOXY 100 mg : comprimé boîte de 5. Liste I - Remb 65 % - 2,39 €.
DOXY 50 mg : comprimé boîte de 14. Liste I - Remb 65 % - 3,08 €.
DOXY 50 mg : comprimé boîte de 28. Liste I - Remb 65 % - 4,82 €.
DOXYCYCLINE BIOGARAN 100 mg : comprimé sécable *(jaune orangé S laque aluminique)* boîte de 15. Liste I - Remb 65 % - 4,22 €.
DOXYCYCLINE BIOGARAN 100 mg : comprimé sécable *(jaune orangé S laque aluminique)* boîte de 5. Liste I - Remb 65 % - 2,39 €.
DOXYCYCLINE MERCK 100 mg : comprimé sécable *(huile de ricin hydrogénée, sodium)* boîte de 15. Liste I - Remb 65 % - 4,23 €.
DOXYCYCLINE MERCK 100 mg : comprimé sécable *(huile de ricin hydrogénée, sodium)* boîte de 30. Liste I - Remb 65 % - 7,77 €.
DOXYCYCLINE MERCK 100 mg : comprimé sécable *(huile de ricin hydrogénée, sodium)* boîte de 5. Liste I - Remb 65 % - 2,39 €.
DOXYCYCLINE RATIOPHARM 100 mg : comprimé sécable *(huile de ricin hydrogénée, sodium)* boîte de 5. Liste I - Remb 65 % - 2,38 €.
DOXYCYCLINE RATIOPHARM 100 mg : comprimé sécable *(huile de ricin hydrogénée, sodium)* boîte de 15. Liste I - Remb 65 % - 4,23 €.
DOXYCYCLINE RATIOPHARM 100 mg : comprimé sécable *(huile de ricin hydrogénée, sodium)* boîte de 30. Liste I - Remb 65 % - 7,77 €.
DOXYCYCLINE SANDOZ 100 mg : comprimé sécable boîte de 15. Liste I - Remb 65 % - 4,23 €.
DOXYCYCLINE SANDOZ 100 mg : comprimé sécable boîte de 5. Liste I - Remb 65 % - 2,38 €.
DOXYLIS 100 mg : comprimé sécable *(huile de ricin hydrogénée, sodium)* boîte de 30. Liste I - Remb 65 % - 7,77 €.
GRANUDOXY 100 mg : comprimé sécable *(lactose, sodium)* boîte de 15. Liste I - Remb 65 % - 4,23 €.
GRANUDOXY 100 mg : comprimé sécable *(lactose, sodium)* boîte de 28. Liste I - Remb 65 % - 7,54 €.
GRANUDOXY 100 mg : comprimé sécable *(lactose, sodium)* boîte de 5. Liste I - Remb 65 % - 2,38 €.
SPANOR 100 mg : comprimé sécable boîte de 15. Liste I - Remb 65 % - 4,22 €.
SPANOR 100 mg : comprimé sécable boîte de 30. Liste I - Remb 65 % - 7,76 €.
SPANOR 100 mg : comprimé sécable boîte de 5. Liste I - Remb 65 % - 2,39 €.
TOLEXINE 100 mg : comprimé (microgranules) boîte de 15. Liste I - Remb 65 % - 4,23 €.
TOLEXINE 100 mg : comprimé (microgranules) boîte de 28. Liste I - Remb 65 % - 7,54 €.
TOLEXINE 50 mg : comprimé (microgranules) boîte de 14. Liste I - Remb 65 % - 2,27 €.
TOLEXINE 50 mg : comprimé (microgranules) boîte de 28. Liste I - Remb 65 % - 4,06 €.

DOXYCYCLINE ARROW

Informations détaillées sur www.monvidal.com

DOXYLIS

Antibiotique : cycline

sur ordonnance

Ce médicament est un générique de VIBRAMYCINE (voir p. 1319).

DOXYPALU

Informations détaillées sur www.monvidal.com

DRAGÉES FUCA

Laxatif stimulant

Présentation

DRAGÉES FUCA : comprimé (marron) ; boîte de 45. Non remb.

Composition

	p cp
Bourdaine, extrait d'écorce	100 mg
soit Glucofranguline A	6,25 mg
Cascara, extrait d'écorce	100 mg
soit Cascaroside A	6,25 mg
Fucus, extrait	50 mg

Dans quel cas ce médicament est-il prescrit ?

Ce médicament contient des *laxatifs stimulants* (bourdaine, cascara). Il augmente les sécrétions et la motricité de l'intestin.

Il est utilisé dans le *traitement symptomatique* de la constipation.

Contre-indications

Ce médicament ne doit pas être utilisé dans les cas suivants :

- maladies inflammatoires du côlon ;
- constipation ou douleurs abdominales dues à une obstruction du tube digestif : rétrécissement intestinal, *fécalome* (bouchon de selles) ;
- déshydratation importante, surtout si elle est associée à une perte en sels minéraux (*sodium*, *potassium*) ;
- enfant de moins de 10 ans.

Attention : Ce médicament doit être utilisé de façon épisodique et en cure très brève : pas plus de 8 à 10 jours.

Son usage régulier peut entraîner :
- une *dépendance*,
- des troubles intestinaux graves,
- une perte de sels minéraux, notamment de *potassium*, pouvant être à l'origine de *troubles du rythme cardiaque* graves.

Chez l'enfant de plus de 10 ans, ce médicament ne peut être utilisé que de façon exceptionnelle et uniquement sur prescription médicale.

Arrêtez le traitement en cas de diarrhée ou de douleurs abdominales.

Interactions avec d'autres substances

Ce médicament peut interagir avec les médicaments susceptibles de provoquer des *torsades de pointes*.

Informez par ailleurs votre pharmacien ou votre médecin si vous prenez des *corticoïdes* (sauf traitement local), des *diurétiques* ou des médicaments contenant de la digoxine, de la digitoxine ou de l'amphotéricine B (par *voie* intraveineuse).

Grossesse et allaitement

Ce médicament est déconseillé pendant la grossesse ou l'allaitement.

Mode d'emploi et posologie

Avaler les comprimés sans les croquer avec un grand verre d'eau.

Posologie usuelle :
- Adulte : 1 ou 2 comprimés par jour.

Conseils : Le traitement de la constipation chronique repose essentiellement sur des boissons abondantes, une alimentation riche en fibres et une activité physique régulière.

Ce médicament peut colorer les urines (de jaune-brun à rouge-brun), ce qui ne doit pas vous inquiéter.

Effets indésirables possibles

Diarrhée, douleurs abdominales.

Laboratoires Hepatoum

DRAGÉES VÉGÉTALES REX

Informations détaillées sur www.monvidal.com

DRAINACTIL

Informations détaillées sur www.monvidal.com

DRILL collutoire

Préparation pour la bouche et la gorge : antiseptique et antalgique

Présentation

DRILL maux de gorge : *collutoire* ; flacon de 40 ml avec embout buccal. Non remb.

Composition

	p 100 ml
Chlorhexidine digluconate	50 mg
Tétracaïne chlorhydrate	15 mg
Alcool	+

Dans quel cas ce médicament est-il prescrit ?

Ce *collutoire* contient un *antiseptique* (chlorhexidine) qui a un effet antibactérien et un *anesthésique* local (tétracaïne) qui a un effet *antalgique*.

Il est utilisé dans le *traitement d'appoint* des affections de la bouche et de la gorge (maux de gorge peu intenses, *aphtes*...).

Contre-indications

Ce médicament ne doit pas être utilisé dans les cas suivants :
- *allergie* aux *anesthésiques* locaux,
- enfant de moins de 12 ans.

Attention : En l'absence d'amélioration au bout de 5 jours, de douleur en avalant ou en cas d'apparition de fièvre, consultez votre médecin. Il pourra faire la différence entre une *pharyngite* et une angine. En cas d'angine bactérienne, un traitement *antibiotique* est nécessaire afin d'éviter des complications ultérieures, cardiaques ou rénales.

L'usage prolongé des traitements antiseptiques locaux (*gargarisme*, *collutoire*, pastille) n'est pas souhaitable ; il peut modifier l'équilibre microbien naturel de la gorge.

Une surconsommation pourrait entraîner le passage de l'anesthésique local dans le sang et provoquer des troubles nerveux et cardiaques : respectez la *posologie*.

Sportif : les *anesthésiques* locaux ont été retirés de la liste des substances dopantes publiée dans les arrêtés du 20 avril et du 16 août 2004 par le ministère de la Jeunesse et des Sports.

Interactions avec d'autres substances

Il est généralement inutile d'associer des *antiseptiques* différents. Ceux-ci peuvent être contenus dans de nombreux produits disponibles en automédication : pastille, *collutoire* et solution nasale ; demandez conseil à votre pharmacien.

Grossesse et allaitement

L'effet de ce médicament pendant la grossesse ou l'allaitement est mal connu. L'évaluation du risque éventuel lié à son utilisation est individuelle : demandez conseil à votre pharmacien ou à votre médecin.

Mode d'emploi et posologie

Les pulvérisations doivent être espacées d'au moins 4 heures.

Posologie usuelle :
- Adulte : 1 à 6 pulvérisations par jour.
- Enfant de 12 à 15 ans : 1 à 3 pulvérisations par jour.

Conseils : Ce médicament peut être en accès libre dans certaines pharmacies ; néanmoins, n'hésitez pas à demander conseil à votre pharmacien.

Évitez l'usage de ce médicament avant les repas : l'*anesthésique* local est susceptible de provoquer des troubles de la déglutition ; ceux-ci pourraient être à l'origine du passage d'aliments dans les *voies* respiratoires.

Effets indésirables possibles

Réaction allergique.

Engourdissement passager de la langue.

Coloration brune de la langue et des dents disparaissant à l'arrêt du traitement.

Laboratoires Pierre Fabre Médicament

DRILL pastille

Préparation pour la bouche et la gorge : antiseptique et antalgique

Présentation

DRILL : pastille (rouge ; arômes coquelicot, pulmoral) ; boîte de 24. Non remb.
DRILL sans sucre : pastille (incolore ; arômes coquelicot, pulmoral) ; boîte de 24. Non remb.
DRILL miel rosat : pastille (jaune ; arôme rose) ; boîte de 24. Non remb.
DRILL citron menthe : pastille (arômes : citron, menthe) ; boîte de 24. Non remb.

Composition

	p past	p past sans sucre
Chlorhexidine digluconate	3 mg	3 mg
Tétracaïne chlorhydrate	0,2 mg	0,2 mg
Aspartam		+
Sucre	2,5 g	

	p past miel	p past citron
Chlorhexidine digluconate	3 mg	3 mg
Tétracaïne chlorhydrate	0,2 mg	0,2 mg
Sucres	2,5 g	2,2 g

Dans quel cas ce médicament est-il prescrit ?

Ce médicament contient un *antiseptique* (chlorhexidine) qui un effet antibactérien et un *anesthésique* local (tétracaïne) qui a un effet antalgique.
Il est utilisé dans le *traitement d'appoint* des affections de la gorge et de la bouche (maux de gorge peu intenses et sans fièvre, *aphtes*...).

Contre-indications

Ce médicament ne doit pas être utilisé dans les cas suivants :
- *allergie* aux *anesthésiques* locaux,
- *phénylcétonurie* (pastille sans sucre : présence d'aspartam),
- enfant de moins de 6 ans.

Attention : En l'absence d'amélioration au bout de 5 jours, de douleur en avalant ou en cas d'apparition de fièvre, consultez votre médecin. Il pourra faire la différence entre une *pharyngite* et une angine. En cas d'angine bactérienne, un traitement *antibiotique* est nécessaire afin d'éviter des complications ultérieures, cardiaques ou rénales.
L'usage prolongé des traitements antiseptiques locaux (*gargarisme*, *collutoire*, pastille) n'est pas souhaitable ; il peut modifier l'équilibre microbien naturel de la gorge.
Une surconsommation pourrait entraîner le passage de l'anesthésique local dans le sang et provoquer des troubles nerveux et cardiaques : respectez la *posologie*.
Les pastilles simples, miel rosat et citron menthe contiennent du *sucre* en quantité notable.
Sportif : les *anesthésiques* locaux ont été retirés de la liste des substances dopantes publiée dans les arrêtés du 20 avril et du 16 août 2004 par le ministère de la Jeunesse et des Sports.

Interactions avec d'autres substances

Il est généralement inutile d'associer des *antiseptiques* différents. Ceux-ci peuvent être contenus dans de nombreux produits disponibles en automédication : pastille, *collutoire* et solution nasale ; demandez conseil à votre pharmacien.

Grossesse et allaitement

L'effet de ce médicament pendant la grossesse ou l'allaitement est mal connu. L'évaluation du risque éventuel lié à son utilisation est individuelle : demandez conseil à votre pharmacien ou à votre médecin.

Mode d'emploi et posologie

Les pastilles doivent être sucées lentement, sans être croquées.
Les prises doivent être réparties au cours de la journée et espacées d'au moins 2 heures.

Posologie usuelle :
- Adulte et enfant de plus de 15 ans : 1 pastille, 4 fois par jour.
- Enfant de 6 à 15 ans : 1 pastille, 2 à 3 fois par jour.

La durée du traitement est limitée à 5 jours sans avis médical.

Conseils : Ce médicament peut être en accès libre dans certaines pharmacies ; néanmoins, n'hésitez pas à demander conseil à votre pharmacien.
Évitez l'usage de ce médicament avant les repas : l'*anesthésique* local est susceptible de provoquer des troubles de la déglutition ; ceux-ci pourraient être à l'origine du passage d'aliments dans les *voies* respiratoires.
Les pastilles sont sensibles à l'humidité : elles sont à conserver dans leur emballage d'origine.

Effets indésirables possibles

En cas de *réaction allergique* cutanée, arrêtez le traitement.
Engourdissement passager de la langue.
Coloration brune de la langue et des dents disparaissant à l'arrêt du traitement.

Laboratoires Pierre Fabre Médicament

DRILL ENROUEMENT

Phytothérapie

Présentation

DRILL ENROUEMENT : pastille à sucer (arômes : mûre, miel) ; boîte de 24. Non remb.
DRILL ENROUEMENT sans sucre : pastille à sucer (arômes : mûre, miel) ; boîte de 24. Non remb.

Composition

	p past	p past
Érysimum, extrait sec	15 mg	15 mg
Sucres	2,5 g	
Aspartam		+

Dans quel cas ce médicament est-il prescrit ?

Ce médicament contient un extrait de plante à visée adoucissante.
Il est traditionnellement utilisé en cas de maux de gorge ou d'enrouement.

Contre-indications

Les pastilles sans sucre ne doivent pas être utilisées en cas de *phénylcétonurie* (présence d'aspartam).

Attention : En l'absence d'amélioration au bout de 5 jours, de douleur en avalant ou en cas d'apparition de fièvre, consultez votre médecin. Il pourra faire la différence entre une *pharyngite* et une angine. En cas d'angine bactérienne, un traitement *antibiotique* est nécessaire afin d'éviter des complications ultérieures, cardiaques ou rénales.

Grossesse et allaitement

Ce médicament contient une plante présumée sans danger pendant la grossesse ou l'allaitement. Néanmoins, par mesure de prudence, ne l'utilisez pas sans prendre l'avis de votre pharmacien ou de votre médecin.

Mode d'emploi et posologie

Les pastilles doivent être sucées lentement sans être croquées.

Posologie usuelle :

- Adulte : 4 à 6 pastilles par jour.
- Enfant de 6 à 15 ans : 2 à 3 pastilles par jour.

La durée du traitement est limitée à 5 jours sans avis médical.

Laboratoires Pierre Fabre Médicament

DRILL EXPECTORANT

Fluidifiant bronchique

Présentation

DRILL EXPECTORANT 5 % Adulte : sirop (arôme caramel) ; flacon de 200 ml. Non remb.
DRILL EXPECTORANT 5 % Adulte sans sucre : solution buvable ; flacon de 200 ml. Non remb.

Composition

	p c à s	p c à s
Carbocistéine	750 mg	750 mg
Saccharose	6 g	

Dans quel cas ce médicament est-il prescrit ?

Ce médicament fluidifie les sécrétions (mucosités) présentes dans les bronches. Il facilite leur évacuation par la toux.

Il est utilisé en cas de toux grasse avec difficulté à cracher, notamment au cours des bronchites aiguës.

Attention : Ce médicament ne peut être utilisé en cas de *bronchite chronique* que sur avis médical.
Des précautions sont nécessaires en cas d'*ulcère* de l'estomac ou du *duodénum*.
N'utilisez pas d'*antitussif* en plus de ce médicament sans l'avis de votre médecin ou de votre pharmacien.
Si les sécrétions persistent au-delà de quelques jours, si elles se colorent ou si vous avez de la fièvre, consultez votre médecin.
Le sirop contient du *sucre* (saccharose) en quantité notable.

Grossesse et allaitement

Ce médicament ne contient que des substances présumées sans danger pendant la grossesse ou l'allaitement. Néanmoins, ne l'utilisez pas de façon prolongée sans l'avis de votre pharmacien ou de votre médecin.

Mode d'emploi et posologie

Ce médicament est pris indifféremment au cours ou en dehors des repas.

Posologie usuelle :

- Adulte : 1 cuillère à soupe, 3 fois par jour.

Le traitement peut être interrompu dès l'amélioration des symptômes. Sa durée ne doit pas dépasser 8 à 10 jours sans avis médical.

Conseils : Ce médicament peut être en accès libre dans certaines pharmacies ; néanmoins, n'hésitez pas à demander conseil à votre pharmacien.
Fumer, ou être exposé à la fumée des autres, est un frein important à l'évacuation des mucosités.
Il est important de lutter contre la sécheresse de l'air ambiant (humidificateur...) pour éviter le dessèchement des sécrétions. Il est également recommandé de boire beaucoup.
Chez la personne âgée, l'incapacité à évacuer les crachats peut justifier l'aide d'un kinésithérapeute, sur prescription de votre médecin.

Effets indésirables possibles

Douleurs d'estomac, nausées, diarrhée.

Laboratoires Pierre Fabre Médicament

DRILL TOUX SÈCHE

Antitussif opiacé

Présentation

DRILL TOUX SÈCHE Adulte sans sucre : sirop (arôme punch) ; flacon de 125 ml avec cuillère-mesure de 5 ml. Non remb.
DRILL TOUX SÈCHE Enfant sans sucre : sirop (arôme caramel) ; flacon de 125 ml avec cuillère-mesure de 5 ml. Non remb.

Composition

	p c mes	p c mes
Dextrométhorphane bromhydrate	15 mg	5 mg
Maltitol	+	+
Alcool	50 mg	

Dans quel cas ce médicament est-il prescrit ?

Ce médicament contient un antitussif *opiacé*, le dextrométhorphane. Il bloque le réflexe de la toux en agissant directement sur le cerveau.

Il est utilisé dans le *traitement symptomatique* des toux sèches et des toux d'irritation.

Contre-indications

Ce médicament ne doit pas être utilisé dans les cas suivants :

- *insuffisance respiratoire*,
- *asthme*,
- en association avec un *antidépresseur* de type *IMAO*,
- **allaitement**.

Attention : Ce médicament n'est pas adapté au traitement de la toux grasse, qui est un mécanisme de défense normal de l'organisme, permettant l'évacuation des mucosités présentes dans les bronches.
La toux est un *symptôme* qui peut révéler de nombreuses maladies ; consultez votre médecin si elle persiste plus de quelques jours.
Évitez la prise de boissons alcoolisées pendant le traitement.
Ce médicament peut induire une somnolence, parfois intense chez certaines personnes. Cette somnolence peut être augmentée par

la prise d'*alcool* ou d'autres médicaments *sédatifs*. La conduite et l'utilisation de machines dangereuses sont déconseillées, surtout dans les heures qui suivent la prise du médicament.

Interactions avec d'autres substances

Ce médicament ne doit pas être associé aux *antidépresseurs* de type *IMAO* non sélectifs (MARSILID) ou sélectifs A (MOCLAMINE...) : risque d'élévation de la température, d'agitation, de chute brutale de la tension artérielle.

Informez par ailleurs votre médecin ou votre pharmacien si vous prenez un médicament *sédatif* (tranquillisants, somnifères, certains médicaments contre la douleur contenant des *opiacés*, *antidépresseurs*, *neuroleptiques*...).

Grossesse et allaitement

L'utilisation ponctuelle de ce médicament pendant la grossesse est possible, à condition de respecter la *posologie* recommandée. Néanmoins, son utilisation dans les jours qui ont précédé l'accouchement doit être signalée au médecin ; en effet, une surveillance particulière du *nouveau-né* peut être nécessaire.

Certains antitussifs pris à doses excessives par des mères allaitant leurs enfants ont provoqué chez ces derniers des pauses respiratoires. Ce risque n'a pas été constaté avec le dextrométhorphane aux doses recommandées ; mais ce médicament est néanmoins, par sécurité, contre-indiqué pendant l'allaitement.

Mode d'emploi et posologie

Ce médicament est pris de préférence au moment où survient la toux. Les prises doivent être espacées d'au moins 4 heures.

Posologie usuelle :

- Adulte : 1 ou 2 cuillères-mesure de sirop Adulte par prise, sans dépasser 8 cuillères-mesure par jour. En cas d'*insuffisance hépatique* et chez la personne âgée, la *posologie* initiale est généralement réduite de moitié.
- Enfant de plus de 6 ans et de plus de 20 kg : 1 mg par kg et par jour, réparti en 4 prises, soit :
  - enfant de 20 à 30 kg : 1 cuillère-mesure de sirop Enfant, 1 à 4 fois par jour ;
  - enfant de 30 à 40 kg : 1 cuillère-mesure + ½ cuillère-mesure de sirop Enfant, 1 à 4 fois par jour ;
  - enfant de 40 à 50 kg : 2 cuillères-mesure de sirop Enfant, 1 à 4 fois par jour.

La durée du traitement est limitée à 5 jours sans avis médical.

Conseils : Ce médicament peut être en accès libre dans certaines pharmacies ; néanmoins, n'hésitez pas à demander conseil à votre pharmacien.

Ce médicament n'entraîne pas de risque de *dépendance* ni de *dépression respiratoire*, aux doses usuelles.

Une toux nocturne aggravée par ce médicament peut être une toux allergique : demandez conseil à votre médecin.

La cigarette est irritante pour les bronches et entretient la toux : évitez de fumer ou d'être exposé à la fumée des autres.

Des mesures simples permettent de calmer les toux sèches : boissons chaudes et humidification de l'air ambiant.

Effets indésirables possibles

Constipation, somnolence, état vertigineux, nausées, vomissements, *réaction allergique* cutanée, exceptionnellement *bronchospasme*.

Comme tous les médicaments et confiseries contenant des sucres non absorbables (sorbitol, maltitol...), possibilité de *diarrhée* en cas d'apport important.

Laboratoires Pierre Fabre Médicament

DRIPTANE

Antispasmodique urinaire — **sur ordonnance**

Ce médicament est un générique de DITROPAN (voir p. 413).

DROSERA COMPLEXE N° 64

Informations détaillées sur www.monvidal.com

DROSERA COMPOSÉ BOIRON

Homéopathie

Présentation

DROSERA COMPOSÉ BOIRON : comprimé ; boîte de 50. Remb 35 % - **1,46 €**.
DROSERA COMPOSÉ BOIRON : granule ; tube de 80. Remb 35 % - **1,80 €**.
DROSERA COMPOSÉ BOIRON : solution buvable ; flacon de 30 ml (gouttes). Remb 35 % - **2,28 €**.

Composition

Drosera rotundifolia 3 CH, Arnica montana 3 CH, Belladonna 3 CH, Artemisia cina 3 CH, Coccus cacti 3 CH, Corallium rubrum 3 CH, Cuprum metallicum 3 CH, Ferrum phosphoricum 3 CH, Ipeca 3 CH, Solidago virga aurea 1 CH, aa, lactose, saccharose (comprimés et granules), alcool (solution).

Dans quel cas ce médicament est-il prescrit ?

Ce médicament est un *complexe* (association) de composants homéopathiques.

Il est utilisé dans le *traitement homéopathique* des toux sèches.

Attention : La toux est un symptôme qui peut révéler de nombreuses maladies : consultez votre médecin si elle persiste plus de quelques jours.

Grossesse et allaitement

Aux *dilutions homéopathiques*, les substances contenues dans ce médicament ne sont pas connues pour être toxiques pendant la grossesse ou l'allaitement.

Mode d'emploi et posologie

Les comprimés et les granules doivent être sucés lentement. Les gouttes doivent être diluées dans un peu d'eau.

Posologie usuelle :

2 comprimés ou 5 granules 2 fois par jour, ou 10 gouttes 3 fois par jour.

Conseils : Des mesures simples permettent de calmer les toux sèches : boissons chaudes et humidification de l'air ambiant.

Laboratoires Boiron

DROSETUX
Homéopathie

Présentation
DROSETUX : sirop ; flacon de 150 ml. Non remb.

Composition
Drosera rotundifolia 3 CH, Arnica montana 3 CH, Belladonna 3 CH, Artemisia cina 3 CH, Coccus cacti 3 CH, Corallium rubrum 3 CH, Cuprum 3 CH, Ferrosi phosphas 3 CH, Uragoga ipecacuanha 3 CH, Solidago virga aurea 1 CH, aa ; saccharose.

Dans quel cas ce médicament est-il prescrit ?
Ce médicament est un *complexe* (association) de composants homéopathiques.
Il est utilisé dans le *traitement homéopathique* des toux sèches.

Attention : La toux est un *symptôme* qui peut révéler de nombreuses maladies : consultez votre médecin si elle persiste au-delà de quelques jours.
Ce médicament contient du *sucre* (saccharose) en quantité notable.

Grossesse et allaitement
Aux *dilutions homéopathiques*, les substances contenues dans ce médicament ne sont pas connues pour être toxiques pendant la grossesse ou l'allaitement.

Mode d'emploi et posologie
Ce médicament est pris de préférence en dehors des repas, et au coucher pour calmer la toux nocturne.

Posologie usuelle :
- Adulte : 1 cuillère à soupe, 2 ou 3 fois par jour.
- Enfant de plus de 5 ans : 1 cuillère à café, 3 à 5 fois par jour.
- Enfant de moins de 5 ans : ½ cuillère à café, 3 ou 4 fois par jour.

Conseils : Des mesures simples permettent de calmer les toux sèches : boissons chaudes et humidification de l'air ambiant.

Laboratoires Boiron

D.T. POLIO
Vaccins associés

Présentation
D.T. POLIO : suspension injectable ; seringue préremplie de 0,5 ml. Remb 65 % - **6,68 €**.

Composition

	p seringue
Anatoxine diphtérique purifiée	1 dose
Anatoxine tétanique purifiée	1 dose
Vaccins poliomyélitiques inactivés de types 1, 2 et 3	1 dose

Dans quel cas ce médicament est-il prescrit ?
C'est une association de *vaccins* composée de toxines inactivées, ou *anatoxines*, (diphtérie et tétanos) et de *germes* tués (polio). Elle ne contient aucun germe vivant.
Elle est utilisée dans la prévention de la diphtérie, du tétanos et de la poliomyélite.
L'immunité apparaît dès la deuxième injection et persiste au moins 5 ans après le premier rappel.

Attention : En cas de fièvre élevée, de maladie aiguë, il est préférable de différer la vaccination. Néanmoins, de banales *rhinopharyngites* ne justifient pas la prise de retard dans le programme de vaccination infantile.

Grossesse et allaitement
Cette vaccination peut être pratiquée pendant la grossesse ou l'allaitement.

Mode d'emploi et posologie
Bien agiter la seringue avant l'emploi, la réchauffer à température ambiante si nécessaire. L'injection doit être réalisée par *voie* sous-cutanée ou intramusculaire.

Posologie usuelle :
Les 3 premières injections sont réalisées à 1 mois d'intervalle dès l'âge de 2 mois. Le premier rappel a lieu 1 an après la troisième injection, puis tous les 5 à 10 ans.

Conseils : Les réactions fébriles dues aux *vaccins* peuvent être combattues en prenant de l'aspirine ou du paracétamol.
Pour garder son efficacité, ce médicament doit être conservé entre + 2 °C et + 8 °C (partie la plus froide du réfrigérateur). Toutefois, une rupture de la chaîne du froid pendant une durée limitée (quelques heures à température ambiante inférieure à 25 °C) ne devrait pas prêter à conséquence. En pratique, en cas de nécessité, un délai de quelques heures peut séparer l'achat du vaccin en pharmacie de son stockage au réfrigérateur ou de la vaccination.
Ce vaccin ne doit pas être congelé.

Effets indésirables possibles
Réactions douloureuses, *nodule* au point d'injection.
Fièvre (38 ° à 39 °C) pendant 1 ou 2 jours.

Laboratoires Sanofi Pasteur MSD SNC

DUKORAL
Informations détaillées sur www.monvidal.com

DULCILARMES
Suppléance lacrymale

Présentation
DULCILARMES : collyre ; flacon compte-gouttes de 10 ml. Remb 65 % - **1,87 €**.

Composition

	p flacon
Povidone	150 mg
Cétrimide	+

Dans quel cas ce médicament est-il prescrit ?
C'est une solution de suppléance lacrymale : elle compense une insuffisance de sécrétion naturelle de larmes.
Elle est utilisée dans le traitement de la sécheresse oculaire due à une insuffisance lacrymale (œil sec).

Attention : Une irritation oculaire peut être due à une infection : en cas de doute, n'hésitez pas à consulter votre médecin.
N'utilisez pas ce collyre de façon prolongée sans prendre un avis médical.

Interactions avec d'autres substances

Ce collyre peut interagir avec d'autres collyres : respectez un intervalle de 15 minutes entre deux instillations.

Grossesse et allaitement

Ce collyre contient des conservateurs dont l'effet est mal connu pendant la grossesse ou l'allaitement. L'évaluation du risque éventuel lié à son utilisation est individuelle : demandez conseil à votre pharmacien ou à votre médecin.

Mode d'emploi et posologie

Tirer la paupière inférieure vers le bas tout en regardant vers le haut et déposer les gouttes entre la paupière et le globe oculaire (*cul-de-sac conjonctival*).

Posologie usuelle :

1 goutte, 4 à 6 fois par jour.

> **Conseils :** Ce collyre ne doit pas être instillé pendant le port de *lentilles de contact* hydrophiles : il risque de s'y fixer.
> L'application correcte du produit peut nécessiter une aide, notamment chez une personne handicapée ou âgée.
> Ne conservez pas ce collyre plus de 4 semaines après une première utilisation.

Effets indésirables possibles

Sensation de brûlure transitoire.

Irritation.

Laboratoires Horus Pharma

DULCIPHAK

Traitement de la cataracte

Présentation

DULCIPHAK : collyre ; flacon compte-gouttes de 10 ml. Non remb.

Composition

	p 100 ml
Solution de méthylsilanétriol et de salicylate de sodium	5 ml
Acide parahydroxycinnamique	0,05 g

Dans quel cas ce médicament est-il prescrit ?

Ce collyre contient un dérivé du silicium.

Il est utilisé dans le *traitement d'appoint* de la *cataracte*.

Interactions avec d'autres substances

Ce collyre peut interagir avec d'autres collyres : respectez un intervalle de 15 minutes entre deux instillations.

Mode d'emploi et posologie

Tirer la paupière inférieure vers le bas tout en regardant vers le haut et déposer une goutte de collyre entre la paupière et le globe oculaire (*cul-de-sac conjonctival*).

Posologie usuelle :

2 gouttes, 3 fois par jour.

> **Conseils :** L'application correcte du produit peut nécessiter une aide, notamment chez une personne handicapée ou âgée.
> Évitez de mettre l'embout du flacon en contact avec l'œil.
> Ne conservez pas ce collyre plus de 4 semaines après une première utilisation.

Laboratoires Allergan France

DULCOLAX comprimé

Laxatif stimulant

Présentation

DULCOLAX : comprimé *gastrorésistant* (jaune) ; boîte de 20. Non remb.

Composition

	p cp
Bisacodyl	5 mg

Dans quel cas ce médicament est-il prescrit ?

Ce médicament contient un *laxatif stimulant*. Il augmente les sécrétions et la motricité de l'intestin.

Il est utilisé dans le *traitement symptomatique* de la constipation.

Contre-indications

Ce médicament ne doit pas être utilisé dans les cas suivants :

- maladies inflammatoires du côlon,
- douleurs abdominales de cause non déterminée,
- constipation ou douleurs abdominales dues à une obstruction du tube digestif : rétrécissement intestinal, *fécalome* (bouchon de selles),
- enfant de moins de 6 ans.

> **Attention :** Ce médicament doit être utilisé de façon épisodique et en cure très brève : pas plus de 8 à 10 jours.
> Son usage régulier peut entraîner :
> - une *dépendance*,
> - des troubles intestinaux graves,
> - une perte de sels minéraux, notamment de *potassium*, pouvant être à l'origine de *troubles du rythme cardiaque* graves.
>
> Il ne doit être utilisé qu'à titre exceptionnel chez l'enfant.
> Arrêtez le traitement en cas de diarrhée ou de douleurs abdominales.

Interactions avec d'autres substances

Ce médicament peut interagir avec les médicaments susceptibles de provoquer des *torsades de pointes*.

Informez par ailleurs votre pharmacien ou votre médecin si vous prenez des *corticoïdes* (sauf traitement local), des *diurétiques* ou des médicaments contenant de la digoxine, de la digitoxine ou de l'amphotéricine B (par *voie* intraveineuse).

Grossesse et allaitement

Ce médicament est déconseillé pendant la grossesse ou l'allaitement.

Mode d'emploi et posologie

Les comprimés doivent être avalés sans être croqués soit le matin à jeun (effet 5 heures après), soit le soir (effet 10 heures après).

Posologie usuelle :

- Adulte et enfant de plus de 12 ans : 1 ou 2 comprimés par jour.

- Enfant de 6 à 12 ans : 1 comprimé par jour. Le traitement ne doit pas être poursuivi plus de quelques jours sans avis médical.

Conseils : Évitez la prise simultanée de substances alcalines (eau de Vichy, par exemple).
Le traitement de la constipation chronique repose essentiellement sur des boissons abondantes, une alimentation riche en fibres et une activité physique régulière.

Effets indésirables possibles

Diarrhée, douleurs abdominales.

Laboratoires Boehringer Ingelheim France

DULCOLAX suppositoire

Laxatif par voie rectale

Présentation

DULCOLAX : suppositoire Adulte ; boîte de 6. Non remb.

Composition

	p suppos
Bisacodyl	10 mg

Dans quel cas ce médicament est-il prescrit ?

C'est un laxatif administré par *voie* rectale. Il déclenche une contraction du rectum qui permet l'évacuation des selles.

Il est utilisé dans le *traitement symptomatique* de la constipation.

Attention : Comme tous les laxatifs, ce médicament ne doit pas être utilisé de façon prolongée sans avis médical.
Des précautions sont nécessaires chez la personne atteinte d'*hémorroïdes*, de *fissure anale* ou de *recto-colite hémorragique*.

Grossesse et allaitement

L'effet de ce médicament pendant la grossesse ou l'allaitement est mal connu. L'évaluation du risque éventuel lié à son utilisation est individuelle : demandez conseil à votre pharmacien ou à votre médecin.

Mode d'emploi et posologie

L'effet laxatif se manifeste après un délai d'une demi-heure à une heure.

Posologie usuelle :

- Adulte : 1 suppositoire par jour.

Conseils : Le traitement de la constipation chronique repose essentiellement sur des boissons abondantes, une alimentation riche en fibres et une activité physique régulière.

Effets indésirables possibles

Diarrhée, douleurs abdominales.

Un usage prolongé peut occasionner des sensations de brûlure anale et exceptionnellement des *inflammations* du rectum.

Laboratoires Boehringer Ingelheim France

DUOFILM

Verrucide

Présentation

DUOFILM : solution pour application locale ; flacon de 15 ml avec pinceau. Non remb.

Composition

	p 100 g
Acide salicylique	16,7 g
Acide lactique	16,7 g
Collodion	+

Dans quel cas ce médicament est-il prescrit ?

Ce médicament contient des substances destinées à dissoudre la kératine, couche la plus externe de la peau. Le collodion contenu dans la solution forme, après séchage, une pellicule incolore et adhérente.

Il est utilisé dans le traitement local des verrues.

Contre-indications

Ce médicament ne doit pas être utilisé en cas d'*allergie* aux *salicylés*.

Attention : La solution ne doit pas être appliquée sur les verrues du visage ou des organes génitaux. Un avis médical est nécessaire en cas d'*artérite* ou de *diabète* (cicatrisation plus lente).

Grossesse et allaitement

L'effet de ce médicament pendant la grossesse ou l'allaitement est mal connu. L'évaluation du risque éventuel lié à son utilisation est individuelle : demandez conseil à votre pharmacien ou à votre médecin.

Mode d'emploi et posologie

Appliquer la solution avec le pinceau, sans déborder sur la peau saine.

En complément de cette application, tous les 2 ou 3 jours, frotter doucement la zone traitée avec une lime en carton ou une pierre ponce en évitant de faire saigner. En cas de saignement, arrêter le traitement pendant 3 jours.

Posologie usuelle :

1 application quotidienne, de préférence le soir, pendant 6 à 12 semaines.

Conseils : Pour éviter toute irritation, ne mettez pas cette solution caustique en contact avec la peau saine qui entoure la zone à traiter.
Les verrues, dues à un *virus*, sont contagieuses. L'apparition de verrues plantaires peut être prévenue par le port de chaussons souples dans les piscines publiques.
Ce produit étant inflammable, il doit être conservé à l'abri de la chaleur.

Effets indésirables possibles

Sensation de brûlure et apparition de croûtes, nécessitant l'arrêt du traitement.

Laboratoires Stiefel

DUOTRAV
Antiglaucomateux

sur ordonnance

Présentation
DUOTRAV : collyre ; flacon de 2,5 ml. Liste I - Remb 65 % - **23,18 €**.

Composition

	p 100 ml
Travoprost	4 mg
Timolol	500 mg
Benzalkonium chlorure	+
Huile de ricin	+

Dans quel cas ce médicament est-il prescrit ?
Ce collyre associe du travoprost de la famille des prostaglandines et un *bêtabloquant*. Il a la propriété de diminuer la *tension intraoculaire*.

Il est utilisé dans le traitement des maladies dues à un excès de tension intraoculaire, notamment du *glaucome* à angle ouvert, en cas d'efficacité insuffisante des collyres bêtabloquants.

Contre-indications
Compte tenu de l'absorption du collyre par l'œil et du passage du *bêtabloquant* dans le sang, ce médicament ne doit pas être utilisé dans les cas suivants :
- *asthme* et *bronchite chronique* grave,
- *insuffisance cardiaque* grave (sauf si elle est stabilisée par un traitement spécifique),
- *bloc auriculoventriculaire* grave,
- rythme cardiaque au repos inférieur à 50 battements par minute.

Attention : Ce collyre contient un conservateur (benzalkonium) qui appartient à la famille des *ammoniums quaternaires*. Signalez à votre médecin tout *antécédent* d'*allergie* à ces substances.

Les lentilles de contact souples doivent être ôtées avant l'instillation du collyre. Elles pourront éventuellement être replacées après un délai de 15 minutes : demandez conseil à votre ophtalmologiste.

Le traitement du glaucome nécessite des contrôles réguliers de la pression intraoculaire et de l'état de la cornée afin de dépister d'éventuelles complications.

Chez les diabétiques, les *bêtabloquants* peuvent masquer certains *symptômes* de l'*hypoglycémie* (*palpitations* et accélération du cœur essentiellement).

Les bêtabloquants aggravent les symptômes des *chocs* allergiques et nuisent à l'efficacité de l'*adrénaline* utilisée pour les traiter en urgence. Signalez à votre médecin tout antécédent de choc allergique, même ancien.

Le travoprost peut modifier de façon définitive la couleur des yeux (qui deviennent plus foncés). Cette modification touche essentiellement les personnes dont la couleur des yeux n'est pas uniforme : vert marron, jaune marron. Elle est rare chez celles dont les yeux ont une couleur uniforme : bleu, gris, vert ou marron. Le préjudice est uniquement esthétique, sans conséquence connue sur la santé de l'œil. Il peut être gênant lorsque la coloration induite par le collyre n'est pas uniforme, ou lorsqu'un seul œil est traité.

Compte-tenu de la possibilité d'effets indésirables visuels, ce collyre peut, chez certaines personnes, constituer un risque pour la conduite automobile ou le maniement de machines dangereuses. Assurez-vous à l'occasion des premières utilisations que vous supportez bien ce collyre avant de reprendre la pratique d'une activité à risque.

Interactions avec d'autres substances
Certaines substances contenues dans des collyres différents peuvent donner lieu à des interactions médicamenteuses : dans le doute, et sauf indication contraire de votre médecin, respectez un intervalle minimal de 15 minutes entre deux instillations dans le même œil.

Il peut également interagir avec l'amiodarone ou avec un *bêtabloquant* pris par voie orale.

Informez votre médecin si vous prenez des *antidiabétiques*, des *AINS*, des *antidépresseurs* tricycliques, des *neuroleptiques*, des *corticoïdes*, des *inhibiteurs calciques*, ou des médicaments contenant l'une des substances suivantes : quinidine, hydroquinidine, disopyramide, propafénone, baclofène, cimétidine, clonidine, lidocaïne injectable, méfloquine.

Grossesse et allaitement
Les *prostaglandines* possèdent des effets potentiellement dangereux pendant la grossesse. Ce collyre ne doit pas être utilisé chez la femme enceinte.

Ce médicament passe dans le lait maternel. Son usage est incompatible avec l'allaitement.

Mode d'emploi et posologie
Tirer la paupière inférieure vers le bas tout en regardant vers le haut et déposer une goutte de collyre entre la paupière et le globe oculaire (*cul-de-sac conjonctival*). Veiller à ne pas mettre en contact l'embout du flacon avec l'œil ou les doigts pour éviter de contaminer le collyre avec les *germes* présents sur les paupières ou la peau.

Posologie usuelle :
- Adulte : 1 goutte par jour, si possible tous les jours à la même heure.

Conseils : Afin de diminuer le passage des substances dans le sang et d'augmenter l'action locale du médicament, il est recommandé après l'instillation d'appuyer avec votre doigt entre l'œil traité et le nez (pour obstruer le canal lacrymal) ou de fermer les paupières pendant quelques minutes.

Le tabac et l'excès d'alcool sont toxiques pour le nerf optique ; ils doivent être évités.

Le flacon ne doit pas être conservé plus de 4 semaines après une première utilisation.

Effets indésirables possibles
Liés au travoprost :

Modification de la couleur des yeux (voir Attention), plus particulièrement en cas de couleur vert marron ou jaune marron.

Allongement, épaississement et coloration foncée des cils.

Sensation de corps étranger, rougeur de la *conjonctive*, *kératite* transitoire, *œdème* de la rétine, coloration plus foncée des paupières.

Liées au timolol :

Irritation locale, sécheresse de l'œil, troubles visuels à signaler à votre ophtalmologiste.

Exceptionnellement, en cas de passage du *bêtabloquant* dans le sang :
- fatigue, sensation de mains et de pieds froids, insomnie, douleurs d'estomac, nausées, vomissements ;
- *bloc auriculoventriculaire*, ralentissement excessif du cœur, chute de tension, *insuffisance cardiaque*, *bronchospasme*, *hypoglycémie*, phénomène de *Raynaud* ;
- *éruption cutanée*, aggravation d'un *psoriasis*.

Laboratoires Alcon

DUOVA

Informations détaillées sur www.monvidal.com

DUPHALAC

Laxatif osmotique

Présentation

DUPHALAC : solution buvable ; flacon de 200 ml avec godet doseur gradué de 2,5 ml à 30 ml. Remb 35 % - **2,37 €**.
DUPHALAC : solution buvable ; boîte de 20 sachets de 15 ml. Remb 35 % - **3,49 €**.

Composition

	p 15 ml	p sachet
Lactulose (fructose + galactose)	10 g	10 g

Dans quel cas ce médicament est-il prescrit ?

Ce médicament est un *laxatif osmotique*. Il attire l'eau dans l'intestin et augmente le volume des selles.

Il est utilisé dans le *traitement symptomatique* de la constipation. Son action laxative peut également être utile dans le traitement de l'*encéphalopathie hépatique*.

Contre-indications

Ce médicament ne doit pas être utilisé dans les cas suivants :
- maladie inflammatoire du côlon,
- occlusion intestinale ou affection prédisposant à une occlusion,
- douleurs abdominales de cause inconnue,
- personne ne devant pas absorber de galactose.

Attention : En cas de douleurs abdominales répétitives ou prolongées, ce médicament ne doit pas être pris sans avis médical.
L'usage des laxatifs doit rester exceptionnel chez l'enfant.

Grossesse et allaitement

Ce médicament ne contient que des substances présumées sans danger pendant la grossesse ou l'allaitement. Néanmoins, ne l'utilisez pas de façon prolongée sans l'avis de votre pharmacien ou de votre médecin.

Mode d'emploi et posologie

La solution peut être prise pure ou diluée dans une boisson.

Posologie usuelle :

Constipation :
- Adulte :
  - *traitement d'attaque* : 1 à 3 fois 15 ml ou 1 à 3 sachets par jour ;
  - *traitement d'entretien* : 10 ml à 25 ml ou 1 à 2 sachets par jour.
- Enfant de 7 à 14 ans :
  - *traitement d'attaque* : 15 ml ou 1 sachet par jour ;
  - *traitement d'entretien* : 10 ml par jour.
- Enfant de 1 à 6 ans : 5 ml à 10 ml par jour.
- Nourrisson jusqu'à 1 an : 5 ml par jour.

Dans le traitement de l'*encéphalopathie hépatique* : 15 ml à 30 ml ou 1 à 2 sachets, 3 fois par jour.

Conseils : Le traitement de la constipation chronique repose essentiellement sur des boissons abondantes, une alimentation riche en fibres et une activité physique régulière.
La solution ne doit pas être mise au réfrigérateur ni être exposée à une température inférieure à 10 °C : le sucre présent dans la solution risque de cristalliser.
Le godet doseur doit être rincé après chaque utilisation.

Effets indésirables possibles

Sensation de ballonnement, diarrhée devant inciter à arrêter le traitement ou à diminuer la *posologie*.
Rarement : démangeaisons, douleur anale.

Laboratoires Solvay Pharma

DUPHASTON

Progestatif — sur ordonnance

Présentation

DUPHASTON 10 : comprimé (blanc) ; boîte de 10. Liste I - Remb 65 % - **3,58 €**.

Composition

	p cp
Dydrogestérone	10 mg
Lactose	+

Dans quel cas ce médicament est-il prescrit ?

Ce médicament contient une *hormone* dont l'action est proche de celle de la *progestérone*.
Il est utilisé :
- pour corriger une insuffisance de sécrétion de progestérone dans le traitement de certains troubles des règles, du *syndrome prémenstruel*, de la tension des seins et de certaines stérilités ;
- en complément des *estrogènes* dans le traitement de la *ménopause* ;
- pour traiter l'*endométriose*.

Attention : De récentes études ont montré une augmentation du risque de survenue d'un cancer du sein chez les femmes ayant reçu un traitement prolongé des *symptômes* de la *ménopause*. Le traitement doit par conséquent être prescrit à la dose minimale efficace et pour une durée la plus courte possible. En l'absence de troubles, sa prescription ne doit pas être systématique.
Des précautions sont nécessaires en cas *insuffisance hépatique* grave ou d'*antécédent* d'*accident thromboembolique*.
Arrêtez la prise de ce médicament et consultez votre médecin en cas d'apparition de maux de tête violents et inhabituels ou de troubles de la vision.

Interactions avec d'autres substances

Les médicaments contenant les substances suivantes sont susceptibles de diminuer l'efficacité des traitements hormonaux : carbamazépine, phénobarbital, phénytoïne, primidone, griséofulvine, rifabutine, rifampicine.

Grossesse et allaitement

Ce médicament n'a pas d'indication pendant la grossesse, mais une prise intempestive ne doit pas susciter d'inquiétude particulière.

Ce médicament passe dans le lait maternel : son usage est déconseillé pendant l'allaitement.

Mode d'emploi et posologie

Les comprimés peuvent être pris en continu ou durant certaines périodes du cycle.

Posologie usuelle :

1 à 3 comprimés par jour, selon les cas.

Effets indésirables possibles

Saignements entre les règles.

Très rarement : *hépatite*, *accident thromboembolique*, *éruption cutanée*.

Laboratoires Solvay Pharma

DUROGESIC

Antalgique : analogue de la morphine

sur ordonnance

Présentation

DUROGESIC 12 µg/h : *dispositif transdermique* de 5,25 cm² ; boîte de 5. Stupéfiants - Remb 65 % - **31,10 €**.
DUROGESIC 25 µg/h : *dispositif transdermique* de 10,5 cm² ; boîte de 5. Stupéfiants - Remb 65 % - **42,38 €**.
DUROGESIC 50 µg/h : *dispositif transdermique* de 21 cm² ; boîte de 5. Stupéfiants - Remb 65 % - **70,40 €**.
DUROGESIC 75 µg/h : *dispositif transdermique* de 31 5 cm² ; boîte de 5. Stupéfiants - Remb 65 % - **95,61 €**.
DUROGESIC 100 µg/h : *dispositif transdermique* de 42 cm² ; boîte de 5. Stupéfiants - Remb 65 % - **116,18 €**.

Composition

	p disp	p disp	p disp
Fentanyl	2,1 mg	4,2 mg	8,4 mg

	p disp	p disp
Fentanyl	12,6 mg	16,8 mg

Dans quel cas ce médicament est-il prescrit ?

C'est un *antalgique* puissant qui contient un dérivé de la *morphine*. Il combat la douleur en agissant directement sur le cerveau. Le dispositif transdermique permet une diffusion progressive et constante du médicament pendant 72 heures.

Il est utilisé dans le traitement des douleurs chroniques sévères, qui ne sont soulagées que par les antalgiques dérivés de l'opium.

Contre-indications

Ce médicament ne doit pas être utilisé dans les cas suivants :

- perturbation du *système nerveux central*,
- douleurs post-opératoires,
- enfant n'ayant jamais pris d'antagique dérivé de la morphine.

Attention : Ce médicament n'est pas destiné au traitement des douleurs aiguës qui relèvent d'antalgiques d'action rapide, ni aux douleurs instables, fluctuantes, qui peuvent nécessiter une adaptation rapide de la posologie, impossible avec cette présentation.

En cas d'utilisation prolongée, un arrêt brutal du traitement expose à des troubles : douleurs diffuses, anxiété, irritabilité, troubles digestifs. Une diminution progressive des doses est recommandée pour éviter ce *syndrome de sevrage*.

Ce médicament doit être conservé hors de portée des enfants avant et après utilisation.

Des précautions sont nécessaires en cas de maladie pulmonaire chronique, d'*arythmie* cardiaque lente, d'*insuffisance hépatique*, d'*insuffisance rénale*, d'*adénome de la prostate*, d'*hypertension intracrânienne* et chez les personnes âgées.

La chaleur peut accélérer la diffusion du médicament au travers de la peau et conduire à un surdosage (malaise, somnolence, ralentissement de la respiration) : en tenir compte en cas de fièvre supérieure à 39 °C, ou d'exposition intempestive et prolongée du dispositif en place à une source de chaleur (radiateur, couverture chauffante, bouillote, bains très chauds, soleil fort).

Ce médicament peut induire une somnolence parfois intense chez certaines personnes. Cette somnolence peut être augmentée par la prise d'*alcool* ou d'autres médicaments *sédatifs*. La conduite ou l'utilisation de machines dangereuses sont déconseillées.

Sportif : ce médicament contient une substance susceptible de rendre positifs certains *tests antidopage*.

Interactions avec d'autres substances

Ce médicament ne doit pas être associé à un *antalgique* contenant de la buprénorphine (TEMGÉSIC...), de la pentazocine ou de la nalbuphine : diminution de l'effet du fentanyl.

Informez votre médecin si vous prenez des médicaments *sédatifs*.

Grossesse et allaitement

L'absence d'effets nocifs de ce médicament n'a pas été établie ; seul votre médecin peut apprécier la nécessité du traitement et son risque pendant la grossesse.

Une surveillance particulière est nécessaire pour l'enfant né d'une mère sous traitement afin de parer à l'éventualité d'un *syndrome de sevrage*.

Ce médicament passe dans le lait maternel ; un choix est donc nécessaire entre l'allaitement et la prise du médicament. Cette décision devra être prise en accord avec votre médecin.

Mode d'emploi et posologie

Le dispositif doit être appliqué sur une région cutanée sèche, exempte de lésions et de préférence non pileuse (bras, torse...). Éviter les régions cutanées éventuellement situées dans le champ d'une radiothérapie.

Immédiatement après ouverture du sachet scellé, ôter le feuillet de protection et appliquer fermement le dispositif avec la paume de la main pendant 30 secondes, en insistant d'abord sur le centre, puis sur la périphérie pour assurer une bonne adhérence.

Changer de site d'application à chaque renouvellement du dispositif, qui doit normalement être pratiqué tous les 3 jours. En cas de décollement prématuré, un nouveau dispositif peut être appliqué avant ce délai sans risque de surdosage.

Posologie usuelle :

- Adulte : la *posologie*, strictement individuelle, est adaptée progressivement par votre médecin en fonction de l'intensité de la douleur. Ce médicament remplace généralement la morphine par voie orale lorsque la douleur est stabilisée. Des tables de conversion permettent de calculer la posologie en fonction de la dose de morphine totale quotidienne qui était utilisée. À titre indicatif : un dispositif à 25 µg pour une dose de morphine quotidienne de 60 à 90 mg, un dispositif à 50 µg pour une dose de morphine comprise entre 90 et 150 mg.

Lorsque la douleur augmente ponctuellement, la prise d'autres antalgiques d'action rapide est possible. Lorsque la douleur augmente durablement, la posologie de DUROGESIC doit être augmentée.

Lors de l'arrêt du traitement, un relais par d'autres dérivés de la morphine doit être mis en place progressivement pour éviter un *syndrome de sevrage*. Consultez votre médecin.

Conseils : La durée de validité de l'ordonnance est limitée à 28 jours. La délivrance du médicament s'effectue en deux fois (tous les 14 jours).
Respectez la *posologie* et la durée de traitement prescrites par votre médecin. Cependant, si le traitement paraît insuffisant, n'hésitez pas à reprendre contact avec lui.

Effets indésirables possibles

Les plus fréquents : somnolence, nausées, vomissements, constipation. Ils sont généralement transitoires, à l'exception de la constipation ; des médicaments peuvent être prescrits pour la limiter.

Sueurs, démangeaisons, irritation cutanée au site d'application, maux de tête, vertiges.

Peu fréquents : essoufflement, confusion des idées, excitation (notamment chez la personne âgée), difficultés à uriner, troubles du rythme cardiaque, bouche sèche, digestion difficile, tremblements, dépression respiratoire.

Ce médicament contient un dérivé morphinique et expose à un risque de *dépendance*. Ce risque est très faible par *voie* cutanée, dans les conditions d'utilisation médicale.

Laboratoires Janssen-Cilag

DUSPATALIN

Antispasmodique à visée digestive — sur ordonnance

Présentation

DUSPATALIN 200 mg : gélule contenant des microgranules (blanc) ; boîte de 30. Liste II - Remb 35 % - **4,42 €**.

Composition

	p gél
Mébévérine chlorhydrate	200 mg

Dans quel cas ce médicament est-il prescrit ?

Ce médicament est un *antispasmodique*. Il relâche les muscles du tube digestif et des *voies biliaires*.

Il est utilisé dans le traitement des douleurs ou de l'inconfort liés au dérèglement de l'intestin ou des voies biliaires.

Grossesse et allaitement

L'effet de ce médicament pendant la grossesse ou l'allaitement est mal connu : seul votre médecin peut évaluer le risque éventuel de son utilisation dans votre cas.

Mode d'emploi et posologie

Les gélules ne sont pas adaptées à l'enfant de moins de 6 ans. En effet, elles risquent d'obstruer les voies respiratoires si l'enfant déglutit mal et que la gélule passe dans la trachée (fausse route).

Ce médicament est pris de préférence avant les repas avec un grand verre d'eau.

Posologie usuelle :

- Adulte et enfant de plus de 6 ans : 1 gélule, 2 à 3 fois par jour.

Conseils : Une vie calme, des horaires de repas réguliers, une adaptation du régime alimentaire sont recommandés.

Effets indésirables possibles

Rarement : nausées, maux de tête.

Exceptionnellement : *éruption cutanée* avec ou sans démangeaisons, *réaction allergique*.

Laboratoires Solvay Pharma

DYNABAC

Informations détaillées sur www.monvidal.com

DYNAMISAN

Antiasthénique

Présentation

DYNAMISAN : poudre pour solution buvable (arômes : orange, pamplemousse) ; boîte de 20 sachets. Non remb.
DYNAMISAN : solution buvable (arôme fruit de la Passion) ; boîte de 20 ampoules de 10 ml. Non remb.

Composition

	p sachet	p amp buv
Arginine glutamate	3 g	3 g
Aspartam	+	
Sorbitol	+	+

Dans quel cas ce médicament est-il prescrit ?

Ce médicament contient deux *acides aminés*.

Il est utilisé dans le *traitement d'appoint* de la fatigue lorsque celle-ci n'est pas due à une maladie (*asthénie fonctionnelle*).

Contre-indications

Les sachets ne doivent pas être utilisés en cas de *phénylcétonurie* (présence d'aspartam).

Attention : Une fatigue persistante ne doit pas vous conduire à augmenter les prises de ce médicament : consultez votre médecin.

Grossesse et allaitement

Ce médicament ne contient que des substances présumées sans danger pendant la grossesse ou l'allaitement. Néanmoins, ne l'utilisez pas de façon prolongée sans l'avis de votre pharmacien ou de votre médecin.

Mode d'emploi et posologie

Le contenu des sachets et des ampoules doit être dilué dans un verre d'eau, et pris de préférence avant un repas.

Posologie usuelle :

- Adulte et enfant de plus de 12 ans : 1 sachet ou 1 ampoule par jour.

La durée du traitement ne doit pas dépasser 15 jours sans avis médical.

Conseils : Les sachets peuvent être en accès libre dans certaines pharmacies ; néanmoins, n'hésitez pas à demander conseil à votre pharmacien.
Le traitement de l'*asthénie fonctionnelle* repose sur des mesures simples : un temps de sommeil suffisant, une consommation modérée d'*alcool*, de café et de thé, l'arrêt du tabagisme, la pratique d'un sport, la suppression, lorsque cela est possible, des expositions au stress.
Ce médicament n'est qu'un *traitement d'appoint* qui complète l'action de ces mesures indispensables.

Laboratoires Novartis Santé Familiale SAS

DYNEPO

Antianémique

sur ordonnance

Présentation

DYNEPO 1 000 UI/0,5 ml : solution injectable IV et SC ; boîte de 6 seringues préremplies de 0,5 ml avec aiguille. Liste I, *médicament d'exception* et *médicament à prescription restreinte* - Remb 65 % - **54,97 €**.
DYNEPO 2 000 UI/0,5 ml : solution injectable IV et SC ; boîte de 6 seringues préremplies de 0,5 ml avec aiguille. Liste I, *médicament d'exception* et *médicament à prescription restreinte* - Remb 65 % - **104,71 €**.
DYNEPO 3 000 UI/0,3 ml : solution injectable IV et SC ; boîte de 6 seringues préremplies de 0,3 ml avec aiguille. Liste I, *médicament d'exception* et *médicament à prescription restreinte* - Remb 65 % - **154,46 €**.
DYNEPO 4 000 UI/0,4 ml : solution injectable IV et SC ; boîte de 6 seringues préremplies de 0,4 ml avec aiguille. Liste I, *médicament d'exception* et *médicament à prescription restreinte* - Remb 65 % - **202,73 €**.
DYNEPO 5 000 UI/0,5 ml : solution injectable IV et SC ; boîte de 6 seringues préremplies de 0,5 ml avec aiguille. Liste I, *médicament d'exception* et *médicament à prescription restreinte* - Remb 65 % - **54,97 €**.
DYNEPO 5 000 UI/0,5 ml : solution injectable IV et SC ; boîte de 6 seringues préremplies de 0,5 ml avec aiguille. Liste I, *médicament d'exception* et *médicament à prescription restreinte* - Remb 65 % - **249,04 €**.
DYNEPO 6 000 UI/0,3 ml : solution injectable IV et SC ; boîte de 6 seringues préremplies de 0,3 ml avec aiguille. Liste I, *médicament d'exception* et *médicament à prescription restreinte* - Remb 65 % - **295,36 €**.
DYNEPO 8 000 UI/0,4 ml : solution injectable IV et SC ; boîte de 6 seringues préremplies de 0,4 ml avec aiguille. Liste I, *médicament d'exception* et *médicament à prescription restreinte* - Remb 65 % - **387,98 €**.
DYNEPO 10 000 UI/0,5 ml : solution injectable IV et SC ; boîte de 6 seringues préremplies de 0,5 ml avec aiguille. Liste I, *médicament d'exception* et *médicament à prescription restreinte* - Remb 65 % - **480,21 €**.

Composition

	p ser	p ser	p ser
Époïétine delta	1 000 UI	2 000 IU	3 000 UI
	p ser	p ser	p ser
Époïétine delta	4 000 UI	5 000 IU	6 000 UI
		p ser	p ser
Époïétine delta		8 000 UI	10 000 UI

Dans quel cas ce médicament est-il prescrit ?

Ce médicament contient de l'époïétine delta, une protéine proche de l'*érythropoïétine* (EPO) humaine. L'administration de cette substance entraîne une augmentation de la production des globules rouges. Elle permet de corriger certaines *anémies* et de limiter ainsi le recours aux transfusions de sang lorsque l'anémie est mal supportée.
Il est utilisé dans le traitement de l'*anémie* chez les patients atteints d'*insuffisance rénale chronique*.

Contre-indications

Ce médicament ne doit pas être utilisé en cas d'*hypertension artérielle* non contrôlée par un traitement spécifique.

Attention : L'utilisation de ce médicament en dehors de ses indications officielles est dangereuse. Elle peut conduire à un épaississement du sang qui risque d'entraîner la formation de caillots responsables d'accidents cardiovasculaires mortels.
Ce médicament peut favoriser une augmentation de la *pression artérielle* ou une aggravation d'une hypertension existante. Un traitement antihypertenseur peut être mis en place pour contrôler la tension artérielle. Une surveillance régulière de la tension artérielle est nécessaire. Signalez d'urgence à votre médecin des maux de tête violents et soudains, semblables à des migraines : ils peuvent être le signe précurseur d'une crise hypertensive.
Les causes d'anémie autres que l'*insuffisance rénale* (infection, *inflammation*, pertes de sang dans les selles, déficit en vitamine B9 ou vitamine B12, malnutrition...) doivent être traitées avant de débuter le traitement.
Le taux d'*hémoglobine* et le nombre de *plaquettes* sanguines doivent être contrôlés régulièrement.
Sportif : ce médicament contient une substance susceptible de rendre positifs certains *tests antidopage*.

Grossesse et allaitement

Les effets de ce médicament pendant la grossesse sont mal connus. En cas d'utilisation pendant la grossesse, une supplémentation en fer doit être envisagée chez la mère.
Les études actuellement disponibles ne permettent pas de savoir si ce médicament passe dans le lait maternel. Son utilisation doit être prudente chez la femme qui allaite.

Mode d'emploi et posologie

Ce médicament peut être injecté par voie *intraveineuse* ou par voie *sous-cutanée*.

Posologie usuelle :

La dose initiale est de 50 UI par kg de poids, trois fois par semaine en cas d'injection intraveineuse et de 50 UI par kg de poids, deux fois par semaine en cas d'injection sous-cutanée. La dose est ensuite adaptée en fonction des résultats des prises de sang (taux d'hémoglobine).

Conseils : Des traitements complémentaires peuvent être nécessaires : apport médicamenteux en fer, en vitamines (vitamine C, B12, acide folique) et en L-carnitine.
Les seringues doit être conservées au réfrigérateur entre + 2° et + 8° C (mais elles ne doivent jamais être congelées). Les seringues sont sorties du réfrigérateur 15 à 30 minutes avant l'injection.

Jetez toute seringue suspecte d'avoir été exposée à la congélation ou à une chaleur excessive, notamment celles dont le liquide n'est pas limpide et incolore.

Conditions particulière de délivrance :

Ce médicament est un *médicament à prescription restreinte* : il doit obligatoirement être prescrit pour la première fois par un médecin hospitalier spécialiste en néphrologie, en hématologie ou en médecine interne. Les ordonnances de renouvellements peuvent être rédigées par un médecin de ville, mais chaque ordonnance de renouvellement doit être présentée au pharmacien, accompagnée de la prescription hospitalière initiale, valable 1 an. Il s'agit aussi d'un *médicament d'exception* : la prescription est rédigée sur une ordonnance d'un modèle particulier pour obtenir son remboursement.

Effets indésirables possibles

Le plus fréquemment : *hypertension artérielle*, maux de tête et risque de caillots de sang (thrombose) chez les personnes dialysées.

Peu fréquents : douleur, réaction au point d'injection (douleur, hémorragie), syndrome grippal, diarrhées, nausées, démangeaisons, polyglobulie, thrombocytose.

Rarement : convulsions, *réaction allergique*.

Laboratoires Shire France

DYNEXAN

Anesthésique local — sur ordonnance

Présentation

DYNEXAN 2 % : crème buccale ; tube de 10 g. Liste II - Remb 35 % - **4,57 €**.

Composition

	p 100 g
Lidocaïne chlorhydrate	2 g
Menthol	+

Dans quel cas ce médicament est-il prescrit ?

Cette crème buccale contient un *anesthésique* local. Elle est efficace contre la douleur mais n'agit pas sur sa cause. Son effet apparait très rapidement et persiste environ 1 heure après application.

Elle est utilisée pour :

- l'*anesthésie* locale qui précède les examens dentaires,
- le traitement des douleurs de la bouche.

Contre-indications

Ce médicament ne doit pas être utilisé en cas d'*allergie* aux *anesthésiques* locaux.

Attention : Ce médicament n'est pas adapté à l'enfant de moins de 6 ans.

Cette crème buccale provoque une *anesthésie* de la *muqueuse* buccale et peut favoriser les morsures (lèvres, joues ou langue).

En l'absence d'amélioration après 5 jours de traitement, consultez votre médecin.

Sportif : les *anesthésiques* locaux ont été retirés de la liste des substances dopantes publiée dans les arrêtés du 20 avril et du 16 août 2004 par le ministère de la Jeunesse et des Sports.

Grossesse et allaitement

L'effet de ce médicament pendant la grossesse est mal connu : seul votre médecin peut évaluer le risque éventuel de son utilisation dans votre cas.

L'utilisation de ce médicament est possible pendant l'allaitement.

Mode d'emploi et posologie

Mettre un peu de crème sur un doigt et masser doucement les gencives. Éviter de boire ou de manger dans les 2 heures qui suivent l'application.

Posologie usuelle :

- Adulte et enfant de plus de 6 ans : 1 application, 1 à 4 fois par jour.

Conseils : En cas d'irritation des gencives par une prothèse (dentier), n'hésitez pas à consulter votre dentiste.

Ce médicament doit être tenu hors de la portée des enfants.

Effets indésirables possibles

Réaction allergique.

Laboratoires Kreussler Pharma

DYSALFA

Informations détaillées sur www.monvidal.com

DYSPAGON

Informations détaillées sur www.monvidal.com

E

EAU OXYGÉNÉE COOPER

Antiseptique local et antihémorragique

Présentation

EAU OXYGÉNÉE 10 volumes COOPER : solution pour application cutanée ; flacon de 125 ml. Non remb.
EAU OXYGÉNÉE 10 volumes COOPER : solution pour application cutanée ; flacon de 250 ml. Non remb.

Composition

	p 100 ml
Peroxyde d'hydrogène (eau oxygénée).........	3 g

Dans quel cas ce médicament est-il prescrit ?

Ce médicament est un *antiseptique* léger et un *hémostatique*. Le terme « 10 volumes » signifie qu'un litre de solution peut dégager 10 litres d'oxygène actif.

Il est utilisé pour :
- le nettoyage des écorchures et autres petites plaies,
- arrêter les saignements des plaies superficielles.

Attention : L'eau oxygénée vendue en pharmacie existe en différentes valeurs de dilution (10, 20 ou 30 volumes). Seule la dilution à 10 volumes peut être utilisée comme antiseptique et *hémostatique*. Les solutions à 20 ou 30 volumes sont employées comme décolorant ou détachant, mais en aucun cas pour désinfecter une plaie.
Ne mettez pas la solution en contact avec les yeux.
Cet *antiseptique* ne convient pas pour la désinfection des ciseaux, rasoirs et autres objets potentiellement contaminants. De même, il ne doit pas être utilisé pour désinfecter la peau avant une piqûre.

Interactions avec d'autres substances

L'association à d'autres *antiseptiques* est déconseillée car leurs effets risquent de s'annuler.

Grossesse et allaitement

Cet *antiseptique* peut être utilisé chez la femme enceinte ou qui allaite.
Il peut être appliqué sur le mamelon, qui doit être rincé avant la tétée.

Mode d'emploi et posologie

Appliquer la solution pure à l'aide d'une compresse ou d'un morceau de coton.

Conseils : Le simple lavage à l'eau et au savon permet d'éliminer la majorité des *germes* : il doit être suivi d'un rinçage soigneux car le savon peut inactiver certains *antiseptiques*.
Il est normal que l'eau oxygénée mousse au contact du sang et des sérosités : cette effervescence est due à une libération d'oxygène et facilite le nettoyage de la plaie.
Tous les antiseptiques peuvent être contaminés par des germes : une fois ouvert, le flacon doit être conservé très peu de temps.
Ce produit doit être mis à l'abri de la lumière et de la chaleur, flacon bien bouché pour conserver son efficacité.

Effets indésirables possibles

Sensation de picotement sur les plaies.

Laboratoires Coopération Pharmaceutique Française

EAU OXYGÉNÉE GIFRER

Antiseptique local et antihémorragique

Présentation

EAU OXYGÉNÉE GIFRER 10 volumes : solution pour application locale ; flacon de 100 ml. Non remb.
EAU OXYGÉNÉE GIFRER 10 volumes : solution pour application locale ; flacon plastique de 125 ml. Non remb.
EAU OXYGÉNÉE GIFRER 10 volumes : solution pour application locale ; flacon plastique de 250 ml. Non remb.

Composition

	p 100 ml
Peroxyde d'hydrogène (eau oxygénée).........	3 g

Dans quel cas ce médicament est-il prescrit ?

Ce médicament est un *antiseptique* léger et un *hémostatique*. Le terme « 10 volumes » signifie qu'un litre de solution peut dégager 10 litres d'oxygène actif.
Il est utilisé pour l'*antisepsie* des plaies et des brûlures superficielles peu étendues.

Contre-indications

Ce médicament ne doit pas être utilisé dans les cas suivants :
- en application dans les yeux,
- pour l'*antisepsie* de la peau avant une piqûre,
- pour la désinfection du matériel médicochirurgical (voir Attention).

Attention : L'eau oxygénée vendue en pharmacie existe en différentes valeurs de dilution (10, 20 ou 30 volumes). Seule la dilution à 10 volumes peut être utilisée comme *antiseptique* et *hémostatique*. Les solutions à 20 ou 30 volumes sont employées comme décolorant ou détachant, mais en aucun cas pour désinfecter une plaie.
Ne mettez pas la solution en contact avec les *muqueuses*, notamment génitales.
Cet *antiseptique* ne convient pas pour la désinfection des ciseaux, rasoirs et autres objets potentiellement contaminants. De même, il ne doit pas être utilisé pour désinfecter la peau avant une piqûre.

Interactions avec d'autres substances

L'association à d'autres *antiseptiques* est déconseillée car leurs effets risquent de s'annuler.

Grossesse et allaitement

Cet *antiseptique* peut être utilisé chez la femme enceinte ou qui allaite.

Il peut être appliqué sur le mamelon, qui doit être rincé avant la tétée.

Mode d'emploi et posologie

Appliquer la solution pure à l'aide d'une compresse ou d'un morceau de coton.

> **Conseils :** Le simple lavage à l'eau et au savon permet d'éliminer la majorité des *germes* : il doit être suivi d'un rinçage soigneux car le savon peut inactiver certains *antiseptiques*.
>
> Il est normal que l'eau oxygénée mousse au contact du sang et des sérosités : cette effervescence est due à une libération d'oxygène et facilite le nettoyage de la plaie.
>
> Tous les antiseptiques peuvent être contaminés par des germes : une fois ouvert, le flacon doit être conservé très peu de temps.
>
> Ce produit doit être mis à l'abri de la lumière et de la chaleur, flacon bien bouché pour conserver son efficacité.

Effets indésirables possibles

Sensation de picotement sur les plaies.

Laboratoires Gifrer Barbezat

EAU OXYGÉNÉE GILBERT

Antiseptique local et antihémorragique

Présentation

EAU OXYGÉNÉE GILBERT 10 volumes : solution pour application locale ; flacon pulvérisateur de 120 ml. Non remb.
EAU OXYGÉNÉE GILBERT 10 volumes : solution pour application locale ; flacon de 120 ml. Non remb.
EAU OXYGÉNÉE GILBERT 10 volumes : solution pour application locale ; flacon de 250 ml. Non remb.
EAU OXYGÉNÉE GILBERT 10 volumes : solution pour application locale ; 10 récipients unidoses de 10 ml. Non remb.

Composition

	p 100 ml
Peroxyde d'hydrogène (eau oxygénée)	3 g

Dans quel cas ce médicament est-il prescrit ?

Ce médicament est un *antiseptique* léger et un *hémostatique*. Le terme « 10 volumes » signifie qu'un litre de solution peut dégager 10 litres d'oxygène actif.

Il est utilisé pour :
- le nettoyage des écorchures et autres petites plaies,
- arrêter les saignements des plaies superficielles.

> **Attention :** L'eau oxygénée vendue en pharmacie existe en différentes valeurs de dilution (10, 20 ou 30 volumes). Seule la dilution à 10 volumes peut être utilisée comme antiseptique et *hémostatique*. Les solutions à 20 ou 30 volumes sont employées comme décolorant ou détachant, mais en aucun cas pour désinfecter une plaie.
>
> Ne mettez pas la solution en contact avec les yeux.
>
> Cet *antiseptique* ne convient pas pour la désinfection des ciseaux, rasoirs et autres objets potentiellement contaminants. De même, il ne doit pas être utilisé pour désinfecter la peau avant une piqûre.

Interactions avec d'autres substances

L'association à d'autres *antiseptiques* est déconseillée car leurs effets risquent de s'annuler.

Grossesse et allaitement

Cet *antiseptique* peut être utilisé chez la femme enceinte ou qui allaite.

Il peut être appliqué sur le mamelon qui doit être rincé avant la tétée.

Mode d'emploi et posologie

Appliquer la solution pure à l'aide d'une compresse ou d'un morceau de coton, ou bien directement avec le flacon pulvérisateur.

> **Conseils :** Le simple lavage à l'eau et au savon permet d'éliminer la majorité des *germes* : il doit être suivi d'un rinçage soigneux car le savon peut inactiver certains *antiseptiques*.
>
> Il est normal que l'eau oxygénée mousse au contact du sang et des sérosités : cette effervescence est due à une libération d'oxygène et facilite le nettoyage de la plaie.
>
> Tous les antiseptiques peuvent être contaminés par des germes : une fois ouvert, le flacon doit être conservé très peu de temps. L'unidose doit être jetée immédiatement après utilisation.
>
> Ce produit doit être mis à l'abri de la lumière et de la chaleur, flacon bien bouché pour conserver son efficacité.

Effets indésirables possibles

Sensation de picotement sur les plaies.

Laboratoires Gilbert

EBIXA

Médicament de la démence — sur ordonnance

Présentation

EBIXA 10 mg : comprimé avec barre de sécabilité (blanc) ; boîte de 56. Liste I, *médicament à prescription restreinte* - Remb 65 % - **88,80 €**.
EBIXA 10 mg/g : solution buvable ; flacon de 50 g avec compte-gouttes. Liste I, *médicament à prescription restreinte* - Remb 65 % - **79,84 €**.

Composition

	p cp	p gte
Mémantine chlorhydrate	10 mg	0,5 mg
Lactose	166 mg	
Sorbitol		100 mg

Dans quel cas ce médicament est-il prescrit ?

Ce médicament contient de la mémantine qui diminue la concentration du glutamate, un *neurotransmetteur* impliqué dans la survenue et la progression de certains *symptômes* de la maladie d'*Alzheimer*.

Il est utilisé dans le traitement des formes modérées à sévères de la maladie d'*Alzheimer*.

> **Attention :** Comme pour tous les médicaments utilisés chez les personnes souffrant de troubles importants de la mémoire ou du jugement, il est nécessaire qu'une aide à domicile surveille le traitement pour éviter les risques d'erreur.
>
> Des précautions sont nécessaires en cas d'*insuffisance rénale* grave, d'*épilepsie*, d'*infarctus du*

myocarde récent, d'*hypertension artérielle* ou d'*insuffisance cardiaque*.

Conduite automobile : la maladie d'*Alzheimer* contre-indique généralement la conduite automobile et le maniement des machines dangereuses.

Interactions avec d'autres substances

Ce médicament peut interagir avec certains traitements de la maladie de *Parkinson*, notamment la lévodopa et les anticholinergiques.

L'association à un médicament contenant de l'amantadine, de la kétamine, du dextrométhorphane ou de la phénytoïne doit être évitée.

Informez par ailleurs votre médecin si vous prenez des *barbituriques*, des *neuroleptiques* ou un médicament contenant l'une des substances suivantes : baclofène, cimétidine, ranitidine, quinidine ou quinine.

Grossesse et allaitement

Dans le cas improbable d'une grossesse ou d'un allaitement, ce médicament serait déconseillé.

Mode d'emploi et posologie

Ce médicament doit être pris une fois par jour, à la même heure chaque jour, pendant ou en dehors des repas.

Posologie usuelle :

- Adulte : La dose initiale est de 5 mg par jour, le matin, pendant une semaine. Chaque semaine, le médecin peut l'augmenter de 5 mg si nécessaire jusqu'à atteindre la dose maximale généralement recommandée de 20 mg par jour.

Conseils :

Conditions particulières de délivrance

Ce médicament est un *médicament à prescription restreinte* : la prescription initiale ne peut être réalisée que par un médecin neurologue, psychiatre ou gériatre. Cette ordonnance initiale annuelle doit être présentée avec celles destinées aux renouvellements qui peuvent être rédigées par un autre médecin.

La solution buvable se conserve 3 mois après ouverture du flacon.

Effets indésirables possibles

Vertiges, maux de tête, constipation, somnolence, *hypertension artérielle*.

Plus rarement : hallucinations, confusion des idées, fatigue, troubles de la marche, vomissements.

Laboratoires Lundbeck SA

ECAZIDE

Association d'antihypertenseurs — sur ordonnance

Présentation

ECAZIDE : comprimé sécable (orangé) ; boîte de 28. Liste I - Remb 65 % - **10,33 €**.

ECAZIDE : comprimé sécable (orangé) ; boîte de 84. Liste I - Remb 65 % - **29,92 €**.

Composition

	p cp
Captopril	50 mg
Hydrochlorothiazide	25 mg
Lactose	+

Dans quel cas ce médicament est-il prescrit ?

Cet *antihypertenseur* contient deux substances :

- le captopril, un *inhibiteur de l'enzyme de conversion*. Cette *enzyme* est une substance naturellement présente dans l'organisme, responsable d'une contraction des artères qui augmente la tension artérielle et fatigue le cœur ;
- l'hydrochlorothiazide, un *diurétique* dont la structure chimique est proche de celle des *sulfamides*. Son action renforce celle du captopril.

Ce médicament est utilisé dans le traitement de l'*hypertension artérielle*.

Contre-indications

Ce médicament ne doit pas être utilisé dans les cas suivants :

- *allergie* aux médicaments de la famille des *inhibiteurs de l'enzyme de conversion* ou à celle des *sulfamides*,
- prédisposition à l'œdème de *Quincke*,
- *insuffisance rénale* grave,
- *insuffisance hépatique* grave,
- **grossesse** (à partir du 4e mois).

Attention : Des précautions s'imposent chez les personnes souffrant d'*hypertension artérielle* due à un rétrécissement des artères rénales.

En cas de gonflement du visage (lèvres, paupières...) ou d'une autre région du corps, consultez votre médecin avant toute nouvelle prise de ce médicament ; il peut s'agir d'un œdème de *Quincke*.

L'usage des *inhibiteurs de l'enzyme de conversion* est déconseillé en période de désensibilisation aux venins d'*hyménoptères* (abeille, guêpe, etc) : risque de *réaction allergique* grave.

Chez les personnes atteintes d'une *insuffisance hépatique*, l'apparition de troubles de la conscience peut annoncer une complication. Ne poursuivez pas le traitement sans l'avis de votre médecin.

La baisse de la tension artérielle peut être importante lors des premières prises du médicament, en particulier si vous suiviez auparavant un traitement prolongé par *diurétique* ou un régime sans *sel*. Dans ce cas, le traitement est généralement initié avec de faibles posologies, sous surveillance médicale plus étroite.

Faites pratiquer régulièrement les analyses de sang prescrites par votre médecin ; elles sont notamment destinées à vérifier le bon fonctionnement de vos reins (dosage de la *créatinine*) et les taux de *potassium* et de *sodium* sanguins.

Le diurétique contenu dans ce médicament peut faire baisser la *kaliémie* : évitez d'utiliser des *laxatifs stimulants* dont l'usage régulier contribue à la baisse du taux de potassium dans le sang. Il peut par ailleurs augmenter le taux sanguin d'*acide urique* (possibilité de crise de *goutte*).

L'hydrochlorothiazide peut entraîner une sensibilité accrue de la peau au soleil (*photosensibilisation*) et provoquer des réactions cutanées (coup de soleil, brûlures) en cas d'exposition même faible aux rayons ultraviolets. Il est important de se protéger efficacement du soleil, notamment en cas d'*antécédent* de photosensibisation lors du traitement.

Conducteur : ce médicament peut être responsable de *vertiges* lors des premières prises.

Sportif : ce médicament contient une substance susceptible de rendre positifs certains *tests antidopage*.

Interactions avec d'autres substances

Ce médicament peut interagir avec les médicaments susceptibles de provoquer une *hyperkaliémie* (*diurétique*, sel de *potassium*...), avec les médicaments donnant des *torsades de pointes* et avec les médicaments contenant du lithium.

Informez par ailleurs votre médecin si vous prenez un *digitalique*, un *laxatif stimulant*, un *AINS*, ou un médicament contenant de la metformine, de la carbamazépine, de la ciclosporine ou un sel de calcium.

En outre, l'effet *antihypertenseur* de ce médicament peut être augmenté par certains médicaments tels que les *neuroleptiques*, les *antidépresseurs imipraminiques*, les médicaments contenant du baclofène ; il peut être diminué par les *corticoïdes*. Votre médecin doit être informé si vous êtes traité par l'un ou par l'autre.

Chez le diabétique traité par l'*insuline*, une adaptation de la *posologie* de l'insuline peut être nécessaire.

Grossesse et allaitement

L'effet de ce médicament pendant les 3 premiers mois de la grossesse est mal connu. Par prudence, son usage est déconseillé.

Au cours des 6 derniers mois de la grossesse, la prise prolongée d'un *inhibiteur de l'enzyme de conversion* peut endommager les reins du fœtus. L'utilisation de ce médicament est contre-indiquée à partir du 4e mois de la grossesse.

En conséquence, un désir de grossesse nécessite le remplacement de ce médicament par un autre antihypertenseur. Si une grossesse survient alors que vous prenez ce médicament, consultez rapidement votre médecin pour qu'il modifie votre traitement. Des *échographies* régulières sont parfois nécessaires pour s'assurer de l'absence d'anomalie.

Ce médicament passe dans le lait maternel ; un choix est donc nécessaire entre l'allaitement et la prise du médicament. Cette décision devra être prise en accord avec votre médecin.

Mode d'emploi et posologie

Ce médicament doit être pris avec le petit déjeuner.

Posologie usuelle :

- Adulte : 1 comprimé par jour, le matin.

En cas d'*insuffisance rénale*, d'*athérosclérose*, de traitement préalable par des *diurétiques* ou de régime sans *sel*, notamment chez la personne âgée, la *posologie* initiale est faible ; elle est augmentée progressivement par le médecin en fonction des effets du médicament.

Conseils : Votre tension artérielle doit être contrôlée régulièrement. Les appareils permettant une mesure automatique de la tension à domicile utilisent souvent un procédé de mesure différent de celui qu'emploie votre médecin. Si vous avez un tel appareil, apportez-le en consultation pour vous assurer que la mesure obtenue est bien conforme à celle du tensiomètre de votre médecin.

Le traitement médicamenteux ne dispense pas de mesures simples pouvant faire baisser la tension artérielle : activité physique régulière, modération de la consommation de boissons alcoolisées et de *sel*, lutte contre l'excès de poids.

Effets indésirables possibles

Toux sèche.

Baisse excessive de la tension artérielle (voir Attention) ; *hypotension orthostatique*.

Maux de tête, fatigue, étourdissement, fourmillement des extrémités.

Troubles digestifs.

Éruption cutanée.

Augmentation du taux de *créatinine*, d'*acide urique* ou de glucose dans le sang et exceptionnellement du calcium.

Baisse du taux de *potassium* dans le sang, associée ou non à des crampes.

Rarement : baisse de taux de sodium dans le sang (natrémie) et risque de troubles du comportement, anomalie de la *numération formule sanguine*.

Exceptionnellement : œdème de *Quincke*, *pancréatite*, troubles de la vue.

Laboratoires Bristol-Myers Squibb

ECHINACEA COMPLEXE N° 40

Informations détaillées sur www.monvidal.com

ECLARAN 5 mg

Antiacnéique local : peroxyde de benzoyle

Présentation

ECLARAN 5 : gel pour application locale ; tube de 45 g. Remb 35 % - **2,94 €**.

Composition

	p 100 g
Peroxyde de benzoyle	5 g

Dans quel cas ce médicament est-il prescrit ?

C'est un antiacnéique local qui contient du peroxyde de benzoyle. Il agit essentiellement en détruisant les *germes* responsables de l'*inflammation* du comédon et de la formation de pustules.

Il est utilisé dans le traitement de l'*acné*.

Contre-indications

Ce médicament ne doit pas être utilisé par les personnes sensibles aux peroxydes (eau oxygénée).

Attention : L'application d'autres produits ou cosmétiques (eau de Cologne, lotion après-rasage, crème...) est déconseillée sans l'accord de votre médecin.

Cet antiacnéique peut être acheté sans ordonnance, sur les conseils de votre pharmacien. Un avis médical peut néanmoins être nécessaire pour exclure certaines causes d'acné.

Ce médicament expose à un risque de *photosensibilisation* : une exposition aux rayons *ultraviolets* (soleil, lampe à bronzer) peut provoquer des brûlures. De plus, le soleil, même s'il peut donner l'impression d'une amélioration temporaire des lésions, aggrave l'acné. Une protection avec une crème d'indice solaire élevé est recommandée.

Grossesse et allaitement

L'effet de ce médicament pendant la grossesse ou l'allaitement est mal connu : seul votre médecin peut évaluer le risque éventuel de son utilisation dans votre cas.

Mode d'emploi et posologie

L'application est faite après la toilette, sur la peau bien sèche.
Faire pénétrer complètement le gel par de légers massages. Se laver les mains ensuite.

Posologie usuelle :
1 application, 1 ou 2 fois par jour, au début du traitement. Puis, en *traitement d'entretien*, 1 application, tous les 2 ou 3 jours.

Conseils : L'effet du peroxyde de benzoyle n'apparaît généralement qu'après 1 à 2 mois de traitement quotidien. Les applications doivent être poursuivies de façon régulière pendant au moins 6 mois.
Une irritation est fréquente en début de traitement : ne vous découragez pas, mais n'hésitez pas à prendre l'avis de votre pharmacien ou de votre médecin. Pour limiter les risques d'irritation, n'appliquez pas ce produit sur une peau déjà irritée ou lésée, utilisez des savons de toilette doux et n'appliquez pas de lotion ou de parfum alcoolisés.
Si vous mettez accidentellement cette substance en contact avec les yeux, les paupières, la bouche, les narines, les *muqueuses* ou une plaie, rincez abondamment à l'eau tiède.
Vous devez tenir compte du risque de décoloration de vos vêtements ou de votre literie par le produit.

Effets indésirables possibles

Photosensibilisation, irritation de la peau.
Décoloration de certains textiles.

Laboratoires Pierre Fabre Dermatologie

ECLARAN 10 mg

Antiacnéique local :
peroxyde de benzoyle

sur ordonnance

Présentation

ECLARAN 10 : gel pour application locale ; tube de 45 g. Liste II - Remb 35 % - **2,94 €**.

Composition

	p 100 g
Peroxyde de benzoyle	10 g

Dans quel cas ce médicament est-il prescrit ?

C'est un antiacnéique local qui contient du peroxyde de benzoyle. Il agit essentiellement en détruisant les *germes* responsables de l'*inflammation* du comédon et de la formation de pustules.
Il est utilisé dans le traitement de l'*acné*.

Contre-indications

Ce médicament ne doit pas être utilisé par les personnes sensibles aux peroxydes (eau oxygénée).

Attention : N'appliquez aucun autre produit ou cosmétique (eau de Cologne, lotion après-rasage, crème...) sans l'accord de votre médecin.
Ce médicament expose à une *photosensibilisation* : une exposition aux rayons *ultraviolets* (soleil, lampe à bronzer) peut provoquer des réactions cutanées. N'omettez pas de signaler à votre médecin vos projets de vacances au soleil pendant la durée du traitement.

Grossesse et allaitement

L'effet de ce médicament pendant la grossesse ou l'allaitement est mal connu : seul votre médecin peut évaluer le risque éventuel de son utilisation dans votre cas.

Mode d'emploi et posologie

L'application est faite après la toilette, sur la peau bien sèche.
Faire pénétrer complètement le gel par de légers massages. Se laver les mains ensuite.

Posologie usuelle :
1 application, 1 ou 2 fois par jour.
En *traitement d'entretien*, la posologie peut être réduite à 1 application, tous les 2 ou 3 jours.

Conseils : L'effet du peroxyde de benzoyle n'apparaît généralement qu'après 1 à 2 mois de traitement quotidien. Les applications doivent être poursuivies de façon régulière pendant au moins 6 mois.
Une irritation est fréquente en début de traitement : ne vous découragez pas, mais n'hésitez pas à prendre l'avis de votre médecin. Pour limiter les risques d'irritation, n'appliquez pas ce produit sur une peau déjà irritée ou lésée, utilisez des savons de toilette doux et n'appliquez pas de lotion ou de parfum alcoolisés.
Si vous mettez accidentellement cette substance en contact avec les yeux, les paupières, la bouche, les narines, les *muqueuses* ou une plaie, rincez abondamment à l'eau tiède.
Vous devez tenir compte du risque de décoloration de vos vêtements ou de votre literie par le produit.

Effets indésirables possibles

Photosensibilisation, irritation de la peau.
Décoloration de certains textiles.

Laboratoires Pierre Fabre Dermatologie

ECOBEC

Informations détaillées sur www.monvidal.com

ÉCONAZOLE 1 % crème
Génériques

Antifongique

Les médicaments ci-dessous sont des génériques de PEVARYL (voir p. 1013).

DERMAZOL 1 % : crème *(acide benzoïque, butylhydroxyanisol, butylhydroxytoluène, dipropylèneglycol)* tube de 30 g. Remb 35 % - 2,83 €.
ECONAZOLE ARROW 1 % : crème *(acide benzoïque, butylhydroxyanisol, butylhydroxytoluène, dipropylèneglycol)* tube de 30 g. Remb 35 % - 2,49 €.
ECONAZOLE EG 1 % : crème *(acide benzoïque, butylhydroxyanisol, butylhydroxytoluène, dipropylèneglycol)* tube de 30 g. Remb 35 % - 2,49 €.
ECONAZOLE G GAM 1 % : crème *(acide benzoïque, butylhydroxyanisol, butylhydroxytoluène, dipropylèneglycol)* tube de 30 g. Remb 35 % - 2,49 €.
ECONAZOLE MERCK 1 % : crème *(acide benzoïque, butylhydroxyanisol, butylhydroxytoluène)* tube de 30 g. Remb 35 % - 2,49 €.
ECONAZOLE RATIOPHARM 1 % : crème *(acide benzoïque, butylhydroxyanisol, butylhydroxytoluène, dipropylèneglycol)* tube de 30 g. Remb 35 % - 2,49 €.

ECONAZOLE RPG 1 % : crème *(acide benzoïque, butylhydroxyanisol, butylhydroxytoluène, dipropylèneglycol)* tube de 30 g. Remb 35 % - 2,49 €.
ECONAZOLE SANDOZ 1 % : crème *(acide benzoïque, butylhydroxyanisol, butylhydroxytoluène, dipropylèneglycol)* tube de 30 g. Remb 35 % - 2,49 €.
ECONAZOLE TEVA 1 % : crème *(acide benzoïque, butylhydroxyanisol, butylhydroxytoluène, dipropylèneglycol)* tube de 30 g. Remb 35 % - 2,49 €.

ÉCONAZOLE 1 % émulsion
Génériques
Antifongique

Les médicaments ci-dessous sont des génériques de PEVARYL (voir p. 1013).

DERMAZOL 1 % : émulsion pour application locale *(acide benzoïque, butylhydroxyanisol, butylhydroxytoluène, dipropylèneglycol)* flacon de 30 g. Remb 35 % - 3,11 €.
ECONAZOLE ARROW 1 % : émulsion pour application cutanée *(acide benzoïque, butylhydroxyanisol, butylhydroxytoluène)* flacon de 30 g. Remb 35 % - 2,72 €.
ECONAZOLE EG 1 % : émulsion pour application cutanée *(acide benzoïque, butylhydroxyanisol, butylhydroxytoluène, dipropylèneglycol)* flacon de 30 g. Remb 35 % - 2,72 €.
ECONAZOLE G GAM 1 % : émulsion pour application cutanée *(acide benzoïque, butylhydroxyanisol, butylhydroxytoluène, dipropylèneglycol)* flacon de 30 g. Remb 35 % - 2,72 €.
ECONAZOLE MERCK 1 % : émulsion pour application cutanée *(acide benzoïque, butylhydroxyanisol, butylhydroxytoluène)* flacon de 30 g. Remb 35 % - 2,73 €.
ECONAZOLE RATIOPHARM 1 % : émulsion pour application cutanée *(acide benzoïque, butylhydroxyanisol, butylhydroxytoluène, dipropylèneglycol)* flacon de 30 g. Remb 35 % - 2,72 €.
ECONAZOLE RPG 1 % : émulsion pour application cutanée *(acide benzoïque, butylhydroxyanisol, butylhydroxytoluène, dipropylèneglycol)* flacon de 30 g. Remb 35 % - 2,72 €.
ECONAZOLE SANDOZ 1 % : émulsion pour application locale *(acide benzoïque, butylhydroxyanisol, butylhydroxytoluène, dipropylèneglycol)* flacon de 30 g. Remb 35 % - 2,72 €.
ECONAZOLE TEVA 1 % : émulsion pour application cutanée *(acide benzoïque, butylhydroxyanisol, butylhydroxytoluène, dipropylèneglycol)* flacon de 30 g. Remb 35 % - 2,72 €.

ÉCONAZOLE 1 % poudre
Génériques
Antifongique

Les médicaments ci-dessous sont des génériques de PEVARYL (voir p. 1013).

DERMAZOL 1 % : poudre pour application locale flacon de 30 g. Remb 35 % - 4,65 €.
ECONAZOLE ARROW 1 % : poudre pour application cutanée flacon de 30 g. Remb 35 % - 4,04 €.
ECONAZOLE EG 1 % : poudre pour application cutanée flacon de 30 g. Remb 35 % - 4,04 €.
ECONAZOLE G GAM 1 % : poudre pour application cutanée flacon de 30 g. Remb 35 % - 4,04 €.
ECONAZOLE MERCK 1 % : poudre pour application cutanée flacon de 30 g. Remb 35 % - 4,04 €.
ECONAZOLE RATIOPHARM 1 % : poudre pour application cutanée flacon de 30 g. Remb 35 % - 4,04 €.
ECONAZOLE RPG 1 % : poudre pour application cutanée flacon poudreur de 30 g. Remb 35 % - 4,04 €.
ECONAZOLE SANDOZ 1 % : poudre pour application cutanée flacon poudreur de 30 g. Remb 35 % - 4,04 €.
ECONAZOLE TEVA 1 % : poudre pour application cutanée flacon poudreur de 30 g. Remb 35 % - 4,04 €.

ÉCONAZOLE 1 % solution
Génériques
Antifongique

Les médicaments ci-dessous sont des génériques de PEVARYL (voir p. 1013).

DERMAZOL 1 % : solution pour application locale *(alcool éthylique, butylhydroxytoluène, dipropylèneglycol, propylèneglycol)* flacon pressurisé de 30 g. Remb 35 % - 3,62 €.
ECONAZOLE ARROW 1 % : solution pour application cutanée *(alcool éthylique, butylhydroxytoluène, propylèneglycol)* flacon de 30 g. Remb 35 % - 3,17 €.
ECONAZOLE EG 1 % : solution pour application cutanée *(alcool éthylique, butylhydroxytoluène, dipropylèneglycol, propylèneglycol)* flacon pressurisé de 30 g. Remb 35 % - 3,17 €.
ECONAZOLE G GAM 1 % : solution pour application cutanée *(alcool éthylique, butylhydroxytoluène, dipropylèneglycol, propylèneglycol)* flacon pulvérisateur de 30 g. Remb 35 % - 3,17 €.
ECONAZOLE MERCK 1 % : solution pour application locale *(alcool éthylique à 96°, butylhydroxytoluène, propylèneglycol)* flacon de 30 g. Remb 35 % - 3,17 €.
ECONAZOLE RATIOPHARM 1 % : solution pour application cutanée *(alcool éthylique, butylhydroxytoluène, dipropylèneglycol, propylèneglycol)* flacon pressurisé de 30 g. Remb 35 % - 3,17 €.
ECONAZOLE RPG 1 % : solution pour application cutanée *(alcool éthylique, butylhydroxytoluène, dipropylèneglycol, propylèneglycol)* flacon pressurisé de 30 g. Remb 35 % - 3,17 €.
ECONAZOLE SANDOZ 1 % : solution pour application locale *(alcool éthylique, butylhydroxytoluène, dipropylèneglycol, propylèneglycol)* flacon pressurisé de 30 g. Remb 35 % - 3,17 €.
ECONAZOLE TEVA 1 % : solution pour application cutanée *(alcool éthylique, butylhydroxytoluène, dipropylèneglycol, propylèneglycol)* spray de 30 g. Remb 35 % - 3,17 €.

ÉCONAZOLE 150 mg ovule
Génériques
Antifongique

Les médicaments ci-dessous sont des génériques de GYNO-PEVARYL LP 150 mg (voir p. 583).

ECONAZOLE ARROW LP 150 mg : ovule à libération prolongée boîte de 1. Remb 35 % - 3,33 €.
ECONAZOLE EG LP 150 mg : ovule à libération prolongée boîte de 1. Remb 35 % - 3,33 €.
ECONAZOLE MERCK 150 mg : ovule à libération prolongée boîte de 1. Remb 35 % - 3,33 €.
ECONAZOLE QUALIMED LP 150 mg : ovule à libération prolongée boîte de 1. Remb 35 % - 3,33 €.
ECONAZOLE RANBAXY L.P. 150 mg : ovule à libération prolongée boîte de 1. Remb 35 % - 3,33 €.
ECONAZOLE RATIOPHARM 150 mg : ovule à libération prolongée boîte de 1. Remb 35 % - 3,33 €.
ECONAZOLE SANDOZ 150 mg : ovule à libération prolongée boîte de 1. Remb 35 % - 3,33 €.
ECONAZOLE TEVA 150 mg : ovule à libération prolongée boîte de 1. Remb 35 % - 3,33 €.

ECONAZOLE WINTHROP L.P. 150 mg : ovule à libération prolongée boîte de 1. Remb 35 % - 3,33 €.
MYLEUGYN LP 150 mg : ovule à libération prolongée boîte de 1. Non remb.

ECOVITAMINE B12

Informations détaillées sur www.monvidal.com

EDEX

Médicament de l'impuissance — sur ordonnance

Présentation

EDEX 10 µg/ml : préparation injectable ; boîte de 2 cartouches bicompartimentées de 1 ml avec aiguilles. Liste I, *médicament d'exception* - Remb 35 % - **24,37 €**.
EDEX 20 µg/ml : préparation injectable ; boîte de 2 cartouches bicompartimentées de 1 ml avec aiguilles. Liste I, *médicament d'exception* - Remb 35 % - **24,37 €**.

Composition

	p cartouche	p cartouche
Alprostadil	10 µg	20 µg

Dans quel cas ce médicament est-il prescrit ?

Ce médicament contient une substance de la famille des *prostaglandines*. Injecté dans la verge, il provoque une érection après un délai de 5 à 10 minutes.

Il est utilisé chez l'homme dans certains cas d'*impuissance* pour permettre une érection avant un rapport sexuel.

Contre-indications

Ce médicament ne doit pas être utilisé dans les cas suivants :
- *allergie* aux *prostaglandines*,
- chez les hommes souffrant d'une maladie qui les prédispose au *priapisme* (drépanocytose, myélome multiple, leucémie).

Attention : Ce médicament peut provoquer une érection anormalement prolongée et douloureuse (*priapisme*). La durée de l'érection induite par l'injection ne doit normalement pas dépasser une heure. Dans le cas contraire, il est possible que la dose injectée soit trop forte. Si l'érection dépasse trois heures, le médecin doit être joint en urgence pour qu'un traitement adapté puisse être mis en œuvre. Conservez en permanence sur vous le numéro de téléphone qui vous a été donné par le médecin en charge du traitement.

Des précautions sont nécessaires en cas de maladie cardiovasculaire récente, de maladie ou de traitement prédisposant aux *hémorragies*, de séquelles de lésions de la verge.

La première injection doit être pratiquée au cabinet du médecin ; elle permet de vérifier que le médicament est bien supporté, et d'apprendre la technique d'auto-injection. Ne conseillez pas, ne donnez pas ce médicament à un ami souffrant du même problème : la consultation préalable est indispensable.

N'augmentez pas de vous-même la dose prescrite. Si le traitement ne vous semble pas assez efficace, consultez votre médecin.

Ne dépassez en aucun cas 1 injection par 24 heures et 2 injections par semaine.

Interactions avec d'autres substances

Informez votre médecin si vous prenez un médicament *anticoagulant*, *vasodilatateur* ou *antihypertenseur*.

Grossesse et allaitement

Ce médicament passe dans le sperme : ce traitement doit être évité lorsque la partenaire est enceinte ou susceptible de l'être.

Mode d'emploi et posologie

Les cartouches sont à utiliser avec le stylo injecteur Duoject uniquement.

Ce médicament doit être injecté dans la verge, en suivant la méthode apprise au cabinet médical. Il ne doit en aucun cas être injecté dans une veine ou une artère.

Posologie usuelle :
La dose à injecter varie entre 5 et 20 µg. Elle est déterminée par le médecin. Une érection qui dure plus d'une heure peut être un signe de *surdosage* : consultez votre médecin.

La quantité de solution qui n'a pas été injectée doit être jetée ; elle ne peut être utilisée pour une injection ultérieure.

Conseils :
Conditions particulières de délivrance
Une ordonnance d'un modèle particulier (*médicament d'exception*) est nécessaire pour se faire rembourser ce médicament.

Effets indésirables possibles

Érection anormalement prolongée, douloureuse ou non (voir Attention).
Douleur testiculaire.
Hématome au point d'injection.
Apparition de *nodules*, déviation du pénis.
Hypotension orthostatique, *troubles du rythme cardiaque*, malaises, maux de tête.

Laboratoires UCB Pharma

EDISTON

Informations détaillées sur www.monvidal.com

ÉDUCTYL

Laxatif par voie rectale

Présentation

ÉDUCTYL : suppositoire Adulte ; boîte de 12. Remb 35 % - **2,17 €**.
ÉDUCTYL : suppositoire Enfant ; boîte de 12. Remb 35 % - **1,97 €**.

Composition

	p suppos Ad	p suppos Enf
Tartrate acide de potassium	1,15 g	575 mg
Bicarbonate de sodium	0,70 g	350 mg

Dans quel cas ce médicament est-il prescrit ?

C'est un laxatif administré par *voie* rectale. Il provoque l'évacuation rapide des selles en augmentant la pression dans le rectum.

Il est utilisé dans le *traitement symptomatique* de la constipation.

Attention : Comme tous les laxatifs, ce médicament ne doit pas être utilisé de façon prolongée sans avis médical.
Des précautions sont nécessaires chez la personne atteinte d'*hémorroïdes*, de *fissure anale* ou de *recto-colite hémorragique*.

Chez le jeune enfant, l'usage des laxatifs administrés par *voie* rectale doit rester exceptionnel : il risque d'empêcher le réflexe d'expulsion des selles.

Grossesse et allaitement

Ce médicament peut être utilisé de façon ponctuelle pour traiter la constipation de la femme enceinte ou qui allaite.

Mode d'emploi et posologie

L'effet de ce laxatif peut se manifester en moins de 10 minutes.

Posologie usuelle :

- Adulte : 1 suppositoire Adulte par jour.
- Enfant : 1 suppositoire Enfant par jour.

Conseils : Le traitement de la constipation chronique repose essentiellement sur des boissons abondantes, une alimentation riche en fibres et une activité physique régulière.

Effets indésirables possibles

Un usage prolongé peut occasionner des sensations de brûlure anale et exceptionnellement des *inflammations* du rectum.

Laboratoires Techni-Pharma

EFEZIAL

Contraceptif oral — sur ordonnance

EFEZIAL 20 µg : Ce médicament est un générique de MÉLIANE (voir p. 779).
EFEZIAL 30 µg : Ce médicament est un générique de MINULET (voir p. 817).

EFFACNÉ

Informations détaillées sur www.monvidal.com

EFFEDERM

Antiacnéique local : rétinoïde — sur ordonnance

Présentation

EFFEDERM : crème ; tube de 30 g. Liste I - Remb 35 % - **3,10 €**.
EFFEDERM : solution pour application cutanée ; flacon doseur de 50 ml (1 dose = 0,14 ml). Liste I - Remb 35 % - **4,81 €**.

Composition

	p 100 g	p 100 ml
Trétinoïne	50 mg	50 mg
Alcool à 95°		50 g

Dans quel cas ce médicament est-il prescrit ?

Ce médicament contient un dérivé de la *vitamine* A acide (*rétinoïde*). Il diminue l'épaisseur de la couche cornée en facilitant la desquamation superficielle de l'*épiderme*.

Il est utilisé pour traiter l'*acné* et l'épaississement anormal de la peau (*hyperkératinisation*).

Attention : Évitez d'utiliser tout autre médicament ou cosmétique (eau de Cologne, lotion après-rasage, crème...) sans l'accord de votre médecin.
Une exposition aux rayons *ultraviolets* (soleil, lampe à bronzer) peut augmenter l'irritation cutanée provoquée par le médicament. N'omettez pas de signaler à votre médecin vos projets de vacances au soleil pendant la durée du traitement.

Grossesse et allaitement

Ce médicament est déconseillé par prudence pendant la grossesse. Toutefois, une grossesse survenant sous traitement ne justifie pas d'inquiétude particulière, mais doit vous conduire à consulter votre médecin.

Mode d'emploi et posologie

Laver la peau avec un savon doux puis rincer et sécher soigneusement avant d'appliquer le produit.

Posologie usuelle :

- *Acné* : 1 application par jour, avant le coucher. La fréquence des applications peut être adaptée par le médecin en fonction de la réaction de la peau.

Une amélioration est généralement constatée après 4 à 8 semaines de traitement. Le résultat devient net après 3 mois ; un *traitement d'entretien* est souvent nécessaire pour éviter les rechutes.

- Épaississement de la peau : 1 ou 2 applications par jour.

Conseils : Une irritation de la peau et une aggravation de l'*acné* sont fréquentes et normales en début de traitement ; ne vous découragez pas : les boutons qui apparaissent traduisent une élimination du sébum. L'irritation peut éventuellement être atténuée par des crèmes calmantes prescrites par votre médecin. Dans le cas où cette irritation vous paraît excessive, consultez votre médecin qui décidera si la poursuite du traitement est possible.
Si vous vous exposez exceptionnellement au soleil, n'appliquez pas ce médicament la veille, le jour même ni le lendemain et protégez-vous avec un écran total. En cas de coup de soleil, attendez un complet rétablissement avant la reprise du traitement.
Si vous mettez accidentellement cette substance en contact avec les yeux, les paupières, la bouche, les narines, les *muqueuses* ou une plaie, rincez abondamment à l'eau tiède.

Effets indésirables possibles

Rougeur sèche et parfois cuisante de la peau, surtout autour de la bouche et du cou : ce phénomène régresse ou disparaît dès que l'on espace les applications.

Laboratoires Sinclair Pharma France

EFFERALGAN

Antalgique et antipyrétique

Présentation

EFFERALGAN 80 mg : poudre effervescente pour solution buvable ; boîte de 12 sachets. Remb 65 % - **1,60 €**.
EFFERALGAN 80 mg : suppositoire ; boîte (rose) de 10. Remb 65 % - **1,65 €**.
EFFERALGAN pédiatrique : solution buvable (arôme caramel, vanille) ; flacon de 90 ml avec système doseur gradué en kg. Remb 65 % - **1,87 €**.
EFFERALGAN 150 mg : poudre effervescente pour solution buvable (arôme orange) ; boîte de 12 sachets. Remb 65 % - **1,68 €**.
EFFERALGAN 150 mg : suppositoire ; boîte (bleu) de 10. Remb 65 % - **1,76 €**.

EFFERALGAN 250 mg : poudre effervescente pour solution buvable (arôme orange) ; boîte de 12 sachets. Remb 65 % - **1,78 €**.
EFFERALGAN 300 mg : suppositoire ; boîte (violet) de 10. Remb 65 % - **1,82 €**.
EFFERALGAN 500 mg : comprimé effervescent sécable (blanc) ; boîte de 16. Remb 65 % - **1,80 €**.
EFFERALGAN 500 mg : comprimé (blanc) ; boîte de 16. Remb 65 % - **1,74 €**.
EFFERALGAN 1 g : comprimé effervescent ; boîte de 8. Remb 65 % - **1,80 €**.

Composition

	p sachet	p suppos	p dose de 4 kg
Paracétamol	80 mg	80 mg	60 mg
Sodium	66 mg		
Sorbitol	+		
Saccharose			0,67 g

	p sachet	p suppos	p sachet
Paracétamol	150 mg	150 mg	250 mg
Aspartam	+		+
Sodium	55,7 mg		93 mg
Sorbitol	+		+

	p suppos	p cp efferv
Paracétamol	300 mg	500 mg
Sodium		412,4 mg
Sorbitol		+

	p cp	p cp efferv
Paracétamol	500 mg	1 g
Sodium		548 mg
Sorbitol		+
Potassium		29,20 mg

Dans quel cas ce médicament est-il prescrit ?

Ce médicament est un *antalgique* et un *antipyrétique* qui contient du paracétamol.

Il est utilisé pour faire baisser la fièvre et dans le traitement des affections douloureuses.

Contre-indications

Ce médicament ne doit pas être utilisé dans les cas suivants :
- maladie grave du foie,
- *inflammation* ou saignement du rectum (pour les suppositoires),
- *phénylcétonurie* (sachet à 150 mg et 250 mg : présence d'aspartam).

Attention : Le paracétamol est présent seul ou en association avec d'autres substances dans de nombreux médicaments : assurez-vous de ne pas prendre simultanément plusieurs médicaments contenant du paracétamol, car une prise conjointe entraîne un risque de *surdosage* qui peut être toxique pour le foie.

Les comprimés effervescents contiennent du *sel* (*sodium*) en quantité notable.

La solution pédiatrique contient du *sucre* (saccharose) en quantité notable.

Interactions avec d'autres substances

En cas de traitement par un *anticoagulant* oral et par du paracétamol aux doses maximales (4 g par jour) pendant au moins 4 jours, une surveillance accrue du traitement anticoagulant sera éventuellement nécessaire.

Grossesse et allaitement

Les études scientifiques actuellement disponibles n'ont pas mis en évidence de problème particulier lors de l'utilisation du paracétamol chez la femme enceinte.

Aux doses usuelles, l'usage de ce médicament est possible pendant l'allaitement.

Mode d'emploi et posologie

Ce médicament peut être pris indifféremment pendant ou entre les repas, en respectant un intervalle de 4 à 6 heures entre 2 prises. En cas d'*insuffisance rénale*, l'intervalle entre 2 prises doit être au minimum de 8 heures.

Les comprimés à 1 g sont réservés à l'adulte.

Le flacon de solution buvable est accompagné d'un doseur portant les graduations 4, 8, 12, 16 kg ; celui-ci permet d'administrer à chaque prise la dose correspondant au poids de l'enfant. Pour remplir le doseur, le tenir légèrement incliné afin que les traits gravés soient à l'horizontale. La solution buvable peut être absorbée pure ou diluée dans de l'eau, du lait ou du jus de fruit.

Le contenu des sachets peut être dissous dans de l'eau, du lait ou du jus de fruits.

Les comprimés effervescents doivent être dissous dans un verre d'eau.

Compte tenu du risque d'écoulement anal, il est déconseillé d'utiliser plus de 4 suppositoires par jour.

Posologie usuelle :
- Adulte : 500 mg à 1 g, 1 à 3 fois par jour. Ne pas dépasser 3 g de paracétamol par jour sans avis médical.

Dans les douleurs sévères de l'adulte et notamment dans l'*arthrose*, la *posologie* maximale peut être portée à 1 g de paracétamol, 4 fois par jour, uniquement sur prescription médicale.
- Enfant : 60 mg par kg et par jour, soit 15 mg par kg toutes les 6 heures, ou 10 mg par kg toutes les 4 heures. Il est nécessaire de choisir une présentation adaptée et de suivre les recommandations de votre pharmacien ou de votre médecin. Les posologies suivantes sont données à titre indicatif :
  - Enfant de 4 à 6 kg (environ 2 à 4 mois) : 1 sachet à 80 mg ou 1 suppositoire à 80 mg, 4 fois par jour ;
  - Enfant de 8 à 12 kg (environ 6 à 24 mois) : 1 sachet à 150 mg ou 1 suppositoire à 150 mg, 4 fois par jour ;
  - Enfant de 15 à 24 kg (environ 4 à 9 ans) : 1 suppositoire à 300 mg, 4 fois par jour ;
  - Enfant de 30 kg et plus : 2 sachets à 250 mg ou 1 comprimé à 500 mg, 4 fois par jour.

La dose quotidienne maximale de paracétamol chez l'enfant est de 80 mg par kg, en 4 prises minimum, sans dépasser 3 g par jour.

Conseils : Dans le traitement de la fièvre chez l'enfant, lorsque le paracétamol est utilisé à la dose de 60 mg par kg et par jour, l'adjonction d'aspirine ou son usage en alternance avec le paracétamol est inutile, car l'aspirine ne permet pas d'obtenir une baisse supplémentaire de la fièvre.

Des sueurs abondantes accompagnent généralement la baisse de température lors du traitement des fièvres élevées. Ce phénomène est normal.

Les comprimés effervescents doivent être conservés à l'abri de l'humidité et de la chaleur.

Effets indésirables possibles

Irritation anale (suppositoires).
Exceptionnellement : *réaction allergique* cutanée.
Sachets :
Comme tous les médicaments et confiseries contenant des sucres non absorbables (sorbitol, maltitol...), possibilité de *diarrhée* en cas d'apport important.

Laboratoires Bristol-Myers Squibb

EFFERALGAN CODÉINE

Association d'antalgiques contenant un opiacé

sur ordonnance

Présentation

EFFERALGAN CODÉINE : comprimé effervescent sécable (blanc ; arôme pamplemousse) ; boîte de 16. Liste I - Remb 65 % - **2,72 €**.

Composition

	p cp
Paracétamol	500 mg
Codéine phosphate	30 mg
Sodium	380 mg
Aspartam	+
Sorbitol	+

Dans quel cas ce médicament est-il prescrit ?

Ce médicament contient deux *antalgiques* : le paracétamol, qui empêche la transmisssion de la douleur, et un *opiacé* (la codéine), qui renforce l'action du paracétamol en agissant sur la perception de la douleur par le cerveau.
Il est utilisé dans le traitement de la douleur.

Contre-indications

Ce médicament ne doit pas être utilisé dans les cas suivants :
- maladie grave du foie ;
- *asthme* et *insuffisance respiratoire* ;
- *phénylcétonurie* (présence d'aspartam) ;
- enfant de moins de 15 kg ;
- en association avec les médicaments contenant de la nalbuphine, de la buprénorphine ou de la pentazocine ;
- **allaitement**.

Attention : Ce médicament ne doit être utilisé que sur prescription chez l'enfant ; ne le réutilisez pas ou ne le donnez pas à un autre enfant sans avis médical.
De nombreux médicaments contiennent du paracétamol : vous devez en tenir compte en cas de prise conjointe car le *surdosage* en paracétamol peut être toxique pour le foie.
Du fait de la présence de codéine, n'utilisez pas ce médicament à forte dose et de façon prolongée (risque de *dépendance*) et évitez son emploi en cas d'*hypertension intracrânienne*, qu'il pourrait aggraver.
Ce médicament contient du *sel* (*sodium*) en quantité notable.
Ce médicament peut induire une somnolence, parfois intense chez certaines personnes. Cette somnolence peut être augmentée par la prise d'*alcool* ou d'autres médicaments *sédatifs*. La conduite et l'utilisation de machines dangereuses sont déconseillées, surtout dans les heures qui suivent la prise du médicament.

Interactions avec d'autres substances

Ce médicament ne doit pas être associé à ceux qui contiennent de la nalbuphine, de la buprénorphine ou de la pentazocine : risque de diminution de l'effet *antalgique*.
Informez par ailleurs votre médecin ou votre pharmacien si vous prenez des *sédatifs*.

Grossesse et allaitement

L'utilisation de la *codéine* et de ses dérivés (codéthyline, pholcodine) ne doit être envisagée chez la femme enceinte qu'en cas de nécessité, en effet :
- une *insuffisance respiratoire* peut survenir chez le nouveau-né d'une mère traitée par des doses élevées, même si le traitement est ponctuel mais précède de peu l'accouchement ;
- un *syndrome de sevrage*, à l'inverse, peut concerner des nouveau-nés si leur mère reçoit un traitement régulier, même à faible dose.

Il est donc important de signaler à l'obstétricien la prise éventuelle de codéine ou d'un de ses dérivés, afin que ces risques puissent être prévenus par une surveillance et un éventuel traitement adapté.
Ce médicament passe dans le lait maternel. Il est contre-indiqué pendant l'allaitement.

Mode d'emploi et posologie

Ce médicament peut être pris indifféremment avant, pendant ou après les repas. Les comprimés doivent être dissous dans un verre d'eau.
Respecter un intervalle minimal de 4 heures entre 2 prises. En cas d'*insuffisance rénale*, l'intervalle entre 2 prises doit être au minimum de 8 heures.

Posologie usuelle :
- Adulte : 1 ou 2 comprimés, à renouveler si nécessaire après 6 heures, sans dépasser 6 comprimés par jour

Chez la personne âgée, la *posologie* initiale est généralement réduite de moitié.
- Enfant de plus de 15 kg : 60 mg de paracétamol et 3 mg de codéine par kg et par jour, à répartir en 4 ou 6 prises. Il est nécessaire de suivre la prescription de votre médecin. À titre indicatif :
  - enfant de 15 à 22 kg (environ 3 à 6 ans) : ½ comprimé, à renouveler si nécessaire après 6 heures, sans dépasser 4 demi-comprimés par jour ;
  - enfant de 23 à 30 kg (environ 7 à 10 ans) : ½ comprimé, à renouveler si nécessaire après 4 heures, sans dépasser 6 demi-comprimés par jour ;
  - enfant de 31 à 44 kg (environ 11 à 14 ans) : 1 comprimé, à renouveler si nécessaire après 6 heures, sans dépasser 4 comprimés par jour ;
  - enfant de 45 à 50 kg (environ 14 à 15 ans) : 1 comprimé, à renouveler si nécessaire après 4 heures, sans dépasser 6 comprimés par jour.

Conseils : Comme tous les *antalgiques*, ce médicament est généralement plus efficace pour prévenir la douleur que pour la calmer : dans le traitement des douleurs chroniques, il est préférable de prendre ce médicament à intervalles réguliers sans attendre que la douleur s'installe.
Cet *antalgique* contenant de la codéine est destiné à être utilisé en deuxième intention, lorsque l'aspirine, l'ibuprofène ou le paracétamol, utilisés seuls, sont insuffisamment efficaces. Il peut néanmoins

être utilisé d'emblée dans le traitement des douleurs fortes.
Ce médicament peut retarder un diagnostic en masquant la douleur ; ne le prenez pas sans l'avis de votre médecin, ne le conseillez pas à un proche.

Effets indésirables possibles

Liés à la *codéine* :
Constipation, somnolence, nausées, vomissements, sensation de vertige et, plus rarement, *bronchospasme*, *réaction allergique* cutanée, ralentissement de la respiration. Ces effets indésirables sont ceux de la famille des *opiacés* ; ils sont généralement modérés aux doses recommandées.
Liés au paracétamol : *réaction allergique* (rare).

Laboratoires Bristol-Myers Squibb

EFFERALGANODIS
Antalgique et antipyrétique

Présentation

EFFERALGANODIS : comprimé *orodispersible* (blanc ; arôme orange) ; boîte de 16. Non remb.

Composition

	p cp
Paracétamol	500 mg
Aspartam	+
Sorbitol	+
Sodium	39 mg

Dans quel cas ce médicament est-il prescrit ?

Ce médicament est un *antalgique* et un *antipyrétique* qui contient du paracétamol.
Il est utilisé pour faire baisser la fièvre et dans le traitement des affections douloureuses.

Contre-indications

Ce médicament ne doit pas être utilisé dans les cas suivants :
- maladie grave du foie,
- *phénylcétonurie* (présence d'aspartam).

Attention : Le paracétamol est présent seul ou en association avec d'autres substances dans de nombreux médicaments : assurez-vous de ne pas prendre simultanément plusieurs médicaments contenant du paracétamol, car une prise conjointe entraîne un risque de *surdosage* qui peut être toxique pour le foie.

Interactions avec d'autres substances

En cas de traitement par un *anticoagulant* oral et par du paracétamol aux doses maximales (4 g par jour) pendant au moins 4 jours, une surveillance accrue du traitement anticoagulant sera éventuellement nécessaire.

Grossesse et allaitement

Les études scientifiques actuellement disponibles n'ont pas mis en évidence de problème particulier lors de l'utilisation du paracétamol chez la femme enceinte.
Aux doses usuelles, l'usage de ce médicament est possible pendant l'allaitement.

Mode d'emploi et posologie

Ce médicament peut être pris indifféremment pendant ou entre les repas, en respectant un intervalle de 4 à 6 heures entre 2 prises. En cas d'*insuffisance rénale*, les prises doivent être espacées d'au moins 8 heures. Laisser fondre le comprimé sur la langue.

Posologie usuelle :
- Adulte : 1 ou 2 comprimés par prise, à renouveler si besoin, sans dépasser 6 comprimés par jour.

Conseils : Des sueurs abondantes accompagnent généralement la baisse de température lors du traitement des fièvres élevées. Ce phénomène est normal.

Effets indésirables possibles

Exceptionnellement : *réaction allergique* cutanée.

Laboratoires UPSA Conseil

EFFERALGANVITAMINEC
Association antalgique et antipyrétique

Présentation

EFFERALGANVITAMINEC : comprimé effervescent (arôme citron) ; boîte de 16. Non remb.

Composition

	p cp
Paracétamol	500 mg
Acide ascorbique (vitamine C)	200 mg
Sodium	388 mg

Dans quel cas ce médicament est-il prescrit ?

Ce médicament, *antalgique* et *antipyrétique*, associe du paracétamol et de la *vitamine* C.
Il est utilisé dans le *traitement symptomatique* des affections douloureuses ou fébriles.

Contre-indications

Ce médicament ne doit pas être utilisé dans les cas suivants :
- maladie grave du foie,
- *antécédent* de calculs des *voies* urinaires (pour des doses de *vitamine* C supérieures à 1 g par jour).

Attention : Ce médicament n'est pas adapté à l'enfant de moins de 27 kg.
De nombreux médicaments contiennent du paracétamol : vous devez en tenir compte en cas de prise conjointe, car le *surdosage* en paracétamol peut être toxique pour le foie.
Ce médicament contient du *sel* (*sodium*) en quantité notable.

Grossesse et allaitement

Les études scientifiques actuellement disponibles n'ont pas mis en évidence de problème particulier lors de l'utilisation du paracétamol chez la femme enceinte.
Aux doses usuelles, l'usage de ce médicament est possible pendant l'allaitement.

Mode d'emploi et posologie

Les comprimés doivent être dissous dans un verre d'eau. Respecter un intervalle de 4 à 6 heures entre 2 prises. En cas d'*insuffisance rénale*, l'intervalle entre 2 prises doit être d'au moins 8 heures.

Posologie usuelle :
- Adulte : 1 à 2 comprimés, à renouveler si nécessaire au bout de 4 heures, sans dépasser 6 comprimés par jour.

- Enfant de 27 à 40 kg (environ 8 à 13 ans) : 1 comprimé, à renouveler si nécessaire au bout de 6 heures, sans dépasser 4 comprimés par jour.
- Enfant de 41 à 50 kg (environ 13 à 15 ans) : 1 comprimé, à renouveler si nécessaire au bout de 4 heures, sans dépasser 6 comprimés par jour.

Effets indésirables possibles

Liés au paracétamol : *réaction allergique* cutanée (rare).

Liés à la *vitamine C* à forte dose (supérieure à 1 g par jour) : calculs des *voies* urinaires chez les personnes prédisposées.

Laboratoires UPSA Conseil

EFFEXOR

Antidépresseur inhibiteur de la recapture de la sérotonine et de la noradrénaline

sur ordonnance

Présentation

EFFEXOR LP 37,5 mg : gélule à *libération prolongée* (gris, pêche) ; boîte de 30. Liste I - Remb 65 % - **11,28 €**.
EFFEXOR LP 75 mg : gélule à *libération prolongée* ; boîte de 30. Liste I - Remb 65 % - **22,01 €**.

Composition

	p gél LP	p gél LP
Venlafaxine	37,5 mg	75 mg

Dans quel cas ce médicament est-il prescrit ?

Ce médicament est un *antidépresseur* de la famille des *inhibiteurs de la recapture de la sérotonine* et de la noradrénaline.

Il est utilisé dans le traitement des *états dépressifs* et pour prévenir les récidives dépressives chez les personnes ayant déjà présenté 3 épisodes de dépression.

il est également utilisé dans le traitement de certaines manifestations de l'anxiété (*anxiété généralisée*, phobie sociale) et dans le *traitement préventif* des *attaques de panique*.

Contre-indications

Ce médicament ne doit pas être utilisé dans les cas suivants :
- en association avec les *IMAO* non sélectifs,
- **allaitement**.

Attention : L'utilisation des *antidépresseurs* est déconseillée avant l'âge de 18 ans. Des études ont en effet montré que l'utilisation d'un antidépresseur peut augmenter le risque de suicide chez les adolescents souffrant de dépression. Chez les enfants et adolescents de moins de 18 ans, ce traitement est par conséquent réservé à certains cas graves et nécessite une surveillance médicale particulière et la vigilance de l'entourage.

Tous les traitements antidépresseurs sont susceptibles d'induire un *épisode maniaque* chez les personnes prédisposées : en cas d'euphorie, d'excitation inhabituelle ou de comportement anormal survenant sous traitement, une consultation médicale rapide est nécessaire.

Ce médicament peut être responsable d'une augmentation de la pression artérielle : un contrôle de la tension artérielle est parfois nécessaire, notamment au cours de traitement à forte dose.

Des précautions sont requises en cas d'*épilepsie* (même ancienne), de prédisposition aux *hémorragies*, de *glaucome* à angle fermé.

Avant une anesthésie locale, notamment chez le dentiste, signalez la prise de ce médicament.

Bien qu'aucune interaction nette n'ait été constatée avec l'*alcool*, évitez la prise de boissons alcoolisées, comme avec tout médicament *psychotrope*.

Si vous devez conduire ou utiliser une machine dangereuse, assurez-vous préalablement que ce médicament n'altère pas votre vigilance.

Interactions avec d'autres substances

Ce médicament ne doit pas être associé aux *IMAO* non sélectifs (MARSILID) : risque de syndrome sérotoninergique (pouvant se traduire par une agitation, une confusion mentale, des tremblements, une hypotension ou une hypertension artérielle, une tachycardie, une fièvre, des frissons, des sueurs) ; des délais précis doivent être respectés entre la fin d'un traitement par IMAO et le début de ce traitement, et inversement.

Il peut également interagir avec les *IMAO* sélectifs A ou avec les médicaments contenant de l'adrénaline, de la noradrénaline ou du lithium.

Grossesse et allaitement

L'effet de ce médicament pendant la grossesse est mal connu : seul votre médecin peut évaluer le risque éventuel de son utilisation dans votre cas.

Ce médicament passe dans le lait maternel. Il est contre-indiqué pendant l'allaitement.

Mode d'emploi et posologie

Ce médicament doit être pris au cours du repas.

Les gélules à *libération prolongée* doivent être avalées sans être ouvertes, en une prise quotidienne, à heure régulière.

Posologie usuelle :
- Adulte de plus de 18 ans :
  - *état dépressif* : 75 mg à 150 mg par jour ;
  - *anxiété généralisée*, phobie sociale, *attaques de panique* : 1 gélule LP à 75 mg par jour. Dans certains cas, la posologie peut être plus élevée.

En cas d'*insuffisance rénale*, d'*insuffisance hépatique* et chez la personne âgée de plus de 65 ans, la posologie est généralement plus faible.

Conseils : L'efficacité des *antidépresseurs* n'est généralement pas immédiate. Un délai pouvant atteindre plusieurs semaines est parfois nécessaire pour que les effets bénéfiques se fassent sentir. Les effets indésirables éventuels apparaissant en début de traitement ne doivent pas vous conduire à l'arrêter prématurément.

Chez la personne souffrant de dépression, un état anxieux peut apparaître ou s'aggraver en début de traitement ; un *anxiolytique* est parfois prescrit de manière temporaire par le médecin pour prévenir ou traiter ces manifestations.

Lorsque les *symptômes* de la *dépression* ont disparu, le traitement doit absolument être poursuivi pendant la durée prescrite afin de consolider la guérison. Un arrêt prématuré exposerait à une rechute. La durée d'un traitement antidépresseur est rarement inférieure à 6 mois.

Les antidépresseurs ne créent pas de dépendance. Néanmoins, il est préférable d'arrêter le traitement progressivement en diminuant la posologie ou en espaçant les prises pour éviter les effets indésirables transitoires observés en cas d'interruption brutale.

Effets indésirables possibles

Les plus fréquents : nausée, constipation, manque d'appétit, étourdissements, sécheresse de la bouche, insomnie, fatigue, somnolence, nervosité, sueurs, troubles sexuels.

Hypertension artérielle.

Moins souvent : *troubles digestifs*, perte ou prise de poids, *convulsions*, maux de tête, anxiété, agitation, tremblements, fourmillements, rêves étranges, troubles de la vue, diminution de la libido, *impuissance*, envie fréquente d'uriner ou difficulté à uriner, *hypotension orthostatique*, *palpitations*, bouffées de chaleur, *éruption cutanée*, démangeaisons, chute de cheveux, bourdonnements d'oreille.

Rarement : augmentation du taux de cholestérol ou des *transaminases*, diminution du taux de *sodium* dans le sang, anomalies de la *numération formule sanguine*.

Laboratoires Wyeth Pharmaceuticals France

EFFICORT

Dermocorticoïde

sur ordonnance

Présentation

EFFICORT : crème hydrophile ; tube de 30 g. Liste I - Remb 65 % - **3,21 €**.

EFFICORT : crème lipophile ; tube de 30 g. Liste I - Remb 65 % - **3,21 €**.

Composition

	p 100 g
Hydrocortisone acéponate	127 mg

Dans quel cas ce médicament est-il prescrit ?

C'est un *dermocorticoïde* d'activité forte. Comme les autres dérivés de la *cortisone* à usage local, il freine le renouvellement et la multiplication des cellules de la peau et limite le suintement.

Il est utilisé pour traiter les *eczémas* de contact ou *atopiques*, les *lichénifications*, les *dermites séborrhéiques* (sauf celles du visage), le *psoriasis*, le *prurigo*, la *dyshidrose*, et pour soulager les démangeaisons dues aux piqûres d'insectes ou à la présence de parasites sous la peau.

Il est également utilisé dans le traitement de certaines maladies rares : *granulome annulaire*, *lupus érythémateux* discoïde, *mycosis fongoïde*.

Contre-indications

Ce médicament ne doit pas être utilisé dans les cas suivants :
- infection et parasitose non traitées de la peau (ce médicament n'a pas d'effet anti-infectieux),
- lésion ulcérée,
- *acné* et *rosacée*.

Attention : Sauf indication contraire de votre médecin, n'appliquez jamais de *dermocorticoïdes* d'activité forte ou très forte :
- sur le visage : risque augmenté d'effets indésirables locaux, notamment de *dermite périorale* (rougeur autour de la bouche) ;
- chez le *nourrisson*.

N'utilisez pas ce produit de façon prolongée sur les paupières (risque de fragilisation de la paupière et d'augmentation de la *tension intraoculaire*).

Comme les autres dermocorticoïdes, ce médicament a souvent une action efficace et rapide sur les lésions de la peau ; il peut être tentant de le réutiliser, mais l'automédication expose à des risques importants : aggravation de certaines lésions, installation d'une *dépendance* (amélioration de moins en moins visible des lésions et recrudescence des *symptômes* à chaque arrêt de traitement) et altération durable de la peau.

Suivez attentivement la prescription de votre médecin et n'hésitez pas à lui demander des explications.

Grossesse et allaitement

Aucun effet néfaste pour l'enfant à naître n'a été établi avec ce médicament. Il peut être prescrit pendant la grossesse.

En raison du risque d'ingestion par le nouveau-né, ce médicament ne doit pas être appliqué sur le mamelon chez la femme qui allaite.

Mode d'emploi et posologie

La crème hydrophile est adaptée au traitement des lésions suintantes, la crème lipophile à celui des lésions sèches.

Étaler la crème sur les lésions et la faire pénétrer par un léger massage. Pour traiter de grandes surfaces de peau : appliquer en touches espacées, puis étaler jusqu'à complète absorption.

Posologie usuelle :

1 ou 2 applications par jour.

Le médecin prescrit fréquemment un arrêt progressif du traitement : espacement des applications ou diminution de la quantité appliquée.

Conseils : Ne conseillez pas, ne donnez pas ce médicament à un proche.

Pensez à vous laver les mains après l'application. En cas d'utilisation sur une grande surface de peau, le port d'un gant en plastique est recommandé.

Effets indésirables possibles

Sont à craindre en cas d'usage prolongé : *atrophie* cutanée, *télangiectasies* (dilatation des petits vaisseaux), vergetures, *purpura* (microhémorragies de la peau), fragilisation de la peau.

Appliqué sur le visage, ce médicament peut provoquer une *dermite périorale* ou provoquer ou aggraver une *rosacée*.

Sont possibles également : retard de cicatrisation, *acné*, développement anormal des poils, dépigmentation localisée de la peau.

L'utilisation des *dermocorticoïdes* sous un pansement étanche ou dans les plis peut favoriser la prolifération des bactéries ou une allergie cutanée. Consulter votre médecin en cas de rougeur ou de douleur apparue après le début du traitement.

Laboratoires Galderma International

EFFIPREV

Informations détaillées sur www.monvidal.com

EFFIZINC
Antiacnéique

Présentation
EFFIZINC : gélule ; boîte de 30. Remb 35 % - **4,85 €**.
EFFIZINC : gélule ; boîte de 60. Remb 35 % - **8,49 €**.

Composition

	p gél
Zinc gluconate	104,55 mg
soit Zinc	15 mg

Dans quel cas ce médicament est-il prescrit ?
Ce médicament contient du zinc, actif sur l'*inflammation* des lésions de l'*acné*.
Il est utilisé dans le traitement de l'acné et de certaines maladies héréditaires rares liées à une *carence* en zinc.

Interactions avec d'autres substances
Ce médicament gêne l'absorption des *antibiotiques* de la famille des *cyclines* ou des quinolones, qui ne doivent pas lui être associés.
La prise de médicaments contenant du calcium ou du fer, ainsi que les *pansements digestifs*, diminue l'absorption de ce produit.

Grossesse et allaitement
L'effet de ce médicament pendant la grossesse ou l'allaitement est mal connu. Par prudence, son usage est déconseillé chez la femme enceinte ou chez celle qui allaite.

Mode d'emploi et posologie
Ce médicament doit être pris en une seule fois, à jeun, avec un grand verre d'eau.

Posologie usuelle :
Traitement de l'*acné* : 2 gélules, 1 fois par jour, pendant 3 mois ; puis 1 seule gélule par jour selon la prescription du médecin.

Conseils : Le repas qui suit immédiatement la prise de ce médicament ne doit pas comporter certains aliments comme le pain complet, les germes de soja, le maïs : ceux-ci peuvent gêner son absorption.

Effets indésirables possibles
Troubles digestifs.

Laboratoires Expanscience

EFFORTIL
Informations détaillées sur www.monvidal.com

EFIMAG
Informations détaillées sur www.monvidal.com

EFUDIX
Informations détaillées sur www.monvidal.com

EGATEN
Informations détaillées sur www.monvidal.com

ÉGÉRY
Informations détaillées sur www.monvidal.com

ÉLASE
Informations détaillées sur www.monvidal.com

ÉLAVIL
Informations détaillées sur www.monvidal.com

ÉLÉVIT VITAMINE B9
Vitamines et éléments minéraux

Présentation
ÉLÉVIT VITAMINE B9 : comprimé (jaune) ; boîte de 30. Non remb.
ÉLÉVIT VITAMINE B9 : comprimé (jaune) ; boîte de 100. Non remb.

Composition

	p cp
Rétinol (vitamine A)	4 000 UI
Thiamine (vitamine B1)	1,6 mg
Riboflavine (vitamine B2)	1,8 mg
Pyridoxine (vitamine B6)	2,6 mg
Cyanocobalamine (vitamine B12)	4 µg
Acide ascorbique (vitamine C)	100 mg
Colécalciférol (vitamine D3)	500 UI
Tocophérol (vitamine E)	15 mg
Pantothénate de calcium (vitamine B5)	10 mg
Biotine (vitamine B8)	0,2 mg
Acide folique (vitamine B9)	0,8 mg
Nicotinamide (vitamine PP)	19 mg
Calcium	125 mg
Magnésium	100 mg
Phosphore	125 mg
Fer	60 mg
Manganèse	1 mg
Cuivre	1 mg
Zinc	7,5 mg
Lactose	+

Dans quel cas ce médicament est-il prescrit ?
Ce médicament contient des *vitamines* et des sels minéraux.
Il est utilisé dans la prévention ou la correction des troubles dus à une alimentation carencée ou déséquilibrée, au cours de la grossesse ou de l'allaitement.

Contre-indications
Ce médicament ne doit pas être utilisé dans les cas suivants :
- *insuffisance rénale* grave,
- excès de calcium dans le sang ou dans les urines, avec ou sans *lithiase*.

Attention : Ce médicament contient des *vitamines* A et D : leur *surdosage* expose à des effets indésirables graves ; ne dépassez pas les *posologies* préconisées et n'utilisez pas d'autres médicaments contenant ces vitamines sans avis médical.

Interactions avec d'autres substances
Respectez un intervalle d'au moins 2 heures entre la prise de ce médicament et celle des *cyclines*, des diphosphonates, des quinolones, des *pansements digestifs*, ou des médicaments contenant de la pénicillamine ou de la thyroxine.
Informez votre médecin ou votre pharmacien si vous prenez des *digitaliques* ou des *diurétiques*.

Grossesse et allaitement
Chez la femme enceinte ou qui allaite, les apports quotidiens en *vitamine* A, sous forme de médicament, ne doivent pas dépasser 5 000 *UI* par jour.

Mode d'emploi et posologie

Les comprimés sont pris de préférence le matin avec un verre d'eau.

Posologie usuelle :
1 comprimé par jour.

Conseils : Une alimentation équilibrée et diversifiée apporte habituellement des quantités suffisantes de *vitamines* et de sels minéraux. L'usage prolongé de vitamines ne se justifie pas sans avis médical.
1 000 *UI* de *vitamine* A sont contenues dans 2 kg de myrtilles, 100 g de beurre, 50 g de melon, 20 g de carottes, 10 g d'huile de foie de morue ou 10 g de foie de veau.
La coloration noire des selles est normale pendant le traitement : elle est liée à la présence de fer.

Effets indésirables possibles

Rarement : nausées, constipation, diarrhée.

Laboratoires Bayer Santé Familiale

ELGYDIUM

Hygiène buccodentaire

Présentation

ELGYDIUM : pâte dentifrice ; tube de 8 g. Non remb.
ELGYDIUM : pâte dentifrice ; tube de 100 g. Non remb.
ELGYDIUM : pâte dentifrice ; tube de 150 g. Non remb.

Composition

	p 100 g
Chlorhexidine digluconate	4 mg
Calcium carbonate	25 g
Lauryl sulfate de sodium	+
Glycérol	+
Silice	+
Carboxyméthylcellulose sodique	+
Oxyde de titane	+

Dans quel cas ce médicament est-il prescrit ?

Ce *dentifrice* contient un *antiseptique*, la chlorhexidine, qui renforce l'action du brossage sur les dents. La chlorhexidine détruit les *germes* qui élaborent la *plaque dentaire*.
Il est utilisé dans le traitement de l'*inflammation* des gencives, avec ou sans déchaussement des dents, et dans le *traitement préventif* de la carie dentaire.

Grossesse et allaitement

Ce dentifrice peut être utilisé pendant la grossesse ou l'allaitement.

Mode d'emploi et posologie

L'action du *dentifrice* ne fait que compléter l'action fondamentale du brossage des dents. Un bon brossage dure 2 à 3 minutes ; il concerne la surface des dents et leurs faces latérales.

Posologie usuelle :
Le brossage des dents doit être pratiqué 3 fois par jour, après chaque repas.
Déposer l'équivalent d'une noisette de dentifrice sur la brosse préalablement mouillée.

Conseils : Comme tout *dentifrice*, ce produit ne doit pas être avalé.
Pour permettre une action prolongée des substances protectrices contenues dans le dentifrice, ne multipliez pas les rinçages.

Laboratoires Pierre Fabre Oral Care

ELISOR

Hypolipémiant — sur ordonnance

Présentation

ELISOR 10 mg : comprimé sécable (jaune) ; boîte de 28. Liste I - Remb 65 % - **9,99 €**.
ELISOR 20 mg : comprimé sécable (jaune) ; boîte de 28. Liste I - Remb 65 % - **19,42 €**.
ELISOR 20 mg : comprimé sécable (jaune) ; boîte de 84. Liste I - Remb 65 % - **53,51 €**.
ELISOR 40 mg : comprimé (jaune) ; boîte de 28. Liste I - Remb 65 % - **36,78 €**.
ELISOR 40 mg : comprimé (jaune) ; boîte de 84. Liste I - Remb 65 % - **99,88 €**.

Composition

	p cp	p cp	p cp
Pravastatine sodique	10 mg	20 mg	40 mg
Lactose	+	+	+

Dans quel cas ce médicament est-il prescrit ?

Ce médicament est un *hypocholestérolémiant* de la famille des statines. Il permet d'abaisser fortement le taux de *cholestérol* circulant dans le sang. Des études cliniques ont également montré son aptitude à prévenir l'*infarctus du myocarde* ou sa récidive ainsi qu'à réduire le risque d'*accident vasculaire cérébral*.
Il est utilisé dans le traitement des excès de cholestérol en complément d'un régime adapté et dans la prévention des complications des accidents cardiovasculaires (infarctus du myocarde, accident vasculaire cérébral).

Contre-indications

Ce médicament ne doit pas être utilisé dans les cas suivants :
- *insuffisance hépatique* ou *transaminases* élevées,
- **grossesse**,
- **allaitement**.

Attention : Ce médicament peut être toxique pour le foie ou les muscles. Signalez à votre médecin toute fatigue anormale, perte d'appétit, douleur ou faiblesse musculaire. Des analyses de sang peuvent être pratiquées afin de vérifier que le médicament est bien supporté.
Une attention particulière s'impose dans certaines situations : personnes de plus de 70 ans, *insuffisance rénale*, *hypothyroïdie* non contrôlée par un traitement, *antécédent* personnel ou familial de maladie musculaire, abus d'alcool.
Conducteur : ce médicament peut parfois provoquer des étourdissements.

Interactions avec d'autres substances

Ce médicament peut interagir avec les *hypolipidémiants* de la famille des fibrates.
Informez par ailleurs votre médecin si vous prenez un médicament par voie orale contenant de la clarithromycine, de l'érythromycine ou de la ciclosporine.

Grossesse et allaitement

Ce médicament n'a pas d'indication chez la femme enceinte et il doit être interrompu en cas de désir de grossesse.

Si une grossesse survient sous traitement, consultez votre médecin et arrêtez la prise de ce médicament.

Aucune malformation imputable à ce médicament n'a été observée à ce jour.

Les données disponibles ne permettent pas de savoir si ce médicament passe dans le lait maternel ; un choix est donc nécessaire entre l'allaitement et la prise du médicament. Cette décision devra être prise en accord avec votre médecin.

Mode d'emploi et posologie

Les comprimés peuvent être pris au cours ou en dehors du repas.

Posologie usuelle :

- Adulte de plus de 18 ans : 10 mg à 40 mg par jour, en une prise unique, de préférence le soir.
- Enfant de 8 à 18 ans : la posologie varie selon l'âge.

Le régime reste indispensable pendant toute la durée du traitement.

> **Conseils :** Un régime pauvre en *cholestérol* et en graisses animales n'est pas simple à suivre : les erreurs sont fréquentes. Demandez conseil à votre médecin, à votre pharmacien, ou à un professionnel de la nutrition.

Effets indésirables possibles

Peu fréquents (moins de 1 % des utilisateurs) : étourdissements, maux de tête, troubles du sommeil, troubles de la vision (vision double ou trouble), anémie, *troubles digestifs*, *éruption cutanée*, chute de cheveux, troubles sexuels ou urinaires, fatigue, crampes, douleurs musculaires, élévation des *transaminases* (voir Attention).

Très rarement (moins de 0,01 % des utilisateurs) : fourmillements des extrémités, *pancréatite*, jaunisse, *réaction allergique*, atteinte musculaire (voir Attention), tendinite.

Laboratoires Bristol-Myers Squibb

ÉLIXIR BONJEAN

Informations détaillées sur www.monvidal.com

ÉLIXIR SPARK

Informations détaillées sur www.monvidal.com

ELSEP

Immunosuppresseur — **sur ordonnance**

Présentation

ELSEP : solution pour perfusion ; flacon de 10 ml. Liste I, *médicament à prescription restreinte*, réservé à l'usage hospitalier - Remb 65 %.

Composition

	p ml
Mitoxantrone	2 mg

Dans quel cas ce médicament est-il prescrit ?

Ce médicament contient une substance, la mitoxantrone, qui possède un puissant effet *immunosuppresseur*. Il présente un risque de toxicité sur le cœur et les cellules sanguines qui limite son utilisation.

Il est réservé au traitement des formes agressives de *sclérose en plaques*, répondant aux critères suivants :

- deux poussées avec séquelles au cours de l'année écoulée et présence d'au moins une lésion inflammatoire active sur l'IRM,
- ou progression rapide du handicap et présence d'au moins une lésion inflammatoire active sur l'*IRM*.

Contre-indications

Ce médicament ne doit pas être utilisé dans les cas suivants :

- précédent traitement par la mitoxantrone ou par un anticancéreux de la famille des anthracyclines,
- maladies cardiaques,
- atteinte de la moelle osseuse,
- *antécédent* de *leucémie* ou de *lymphome*,
- anomalies de la *numération formule sanguine*,
- *insuffisance hépatique*,
- en association avec le *vaccin* contre la fièvre jaune,
- **grossesse**,
- **allaitement**.

> **Attention :** Ce traitement fait l'objet d'un accord de soins : avant la mise en route du traitement, votre médecin doit vous informer des risques potentiels liés à son utilisation.
>
> Une surveillance régulière de la fonction cardiaque (électrocardiogramme), de la *numération formule sanguine* et du taux de *plaquettes* (prise de sang) est nécessaire pendant toute la durée du traitement et les cinq années qui suivent son arrêt.
>
> Ce médicament peut être toxique pour la moelle osseuse et exposer à une baisse des *globules blancs* ou des plaquettes et, sur une longue période, à certaines *leucémies* : en cas de fatigue inexpliquée ou d'infections à répétition, notamment au cours des deux ans qui suivent l'arrêt du traitement, consultez rapidement votre médecin.
>
> Les patients traités par ce médicament (femme ou homme) doivent utiliser une contraception efficace (pilule, stérilet, préservatif...) ou s'abstenir de rapports sexuels non protégés durant la durée du traitement et au cours des trois à six mois suivant son arrêt.
>
> Un test de grossesse négatif doit être fourni avant de débuter le traitement, tous les mois pendant le traitement, puis 3 mois après son l'arrêt.
>
> Ce produit contient des *sulfites* ; prévenez votre médecin en cas d'*allergie* à ces substances.

Interactions avec d'autres substances

En cas de vaccination, l'utilisation d'un *vaccin* vivant est déconseillée (contre-indiquée dans le cas du vaccin contre la fièvre jaune) pendant le traitement.

Ce médicament peut interagir avec les médicaments contenant l'une des substances suivantes : phénytoïne, ciclosporine ou tacrolimus.

Grossesse et allaitement

Une grossesse est contre-indiquée lorsque l'un des partenaires (femme ou homme) est traité par ce médicament : voir la rubrique Attention.

L'utilisation de ce médicament contre-indique l'allaitement.

Mode d'emploi et posologie

La solution est injectée par voie *intraveineuse* en perfusion.

Posologie usuelle :

La *posologie* est strictement individuelle ; pour l'établir, le médecin tient compte de votre surface corporelle, calculée à partir de votre taille et de votre poids. La dose maximale par perfusion est de 20 mg.

Le traitement est impérativement limité à 6 perfusions.

> **Conseils :** Ce médicament, réservé à l'usage hospitalier, ne peut être prescrit que par un neurologue. Une surveillance particulière (voir la rubrique Attention) est obligatoire pendant et après le traitement.

Effets indésirables possibles

Après chaque injection, ce médicament peut entraîner une diminution transitoire des *plaquettes* ou des *globules blancs*. En cas d'*hémorragie* ou de fièvre, consultez rapidement votre médecin.

Des *leucémies*, potentiellement mortelles, peuvent également survenir tardivement (entre 2 et 5 ans après l'arrêt du traitement).

Insuffisance cardiaque.

Troubles des règles, notamment arrêt des règles pouvant être définitif chez les femmes de plus de 35 ans.

Nausées et vomissements, de faible intensité et transitoires.

Perte de cheveux, généralement modérée et réversible à l'arrêt du traitement.

Anorexie, diarrhée, essoufflement, infections dont infections urinaires, fatigue, fièvre, *réaction allergique*, *hémorragie* gastro-intestinale, stomatite.

Risque de stérilité masculine.

Rare augmentation des *transaminases*, de la *créatinine* et de l'urée dans le sang.

Coloration bleu-vert des urines et/ou de l'œil en cours de traitement.

Laboratoires Meda Pharma

ELUDRIL collutoire

Préparation pour la bouche et la gorge : antiseptique et antalgique

Présentation

ELUDRIL : *collutoire* (arôme menthe) ; flacon de 55 ml (135 pulvérisations) avec embout buccal. Non remb.

Composition

	p 100 ml
Chlorhexidine digluconate	50 mg
Tétracaïne chlorhydrate	15 mg
Alcool	+

Dans quel cas ce médicament est-il prescrit ?

Ce *collutoire* contient un *antiseptique* (chlorhexidine) qui un effet antibactérien et un *anesthésique* local (tétracaïne) qui a un effet antalgique.

Il est utilisé dans le *traitement d'appoint* des affections de la gorge et de la bouche (maux de gorge peu intenses et sans fièvre, *aphtes*...).

Contre-indications

Ce médicament ne doit pas être utilisé dans les cas suivants :

– *allergie* aux *anesthésiques* locaux,
– enfant de moins de 6 ans.

> **Attention :** En l'absence d'amélioration au bout de 5 jours, de douleur en avalant ou en cas d'apparition de fièvre, consultez votre médecin. Il pourra faire la différence entre une *pharyngite* et une angine. En cas d'angine bactérienne, un traitement *antibiotique* est nécessaire afin d'éviter des complications ultérieures, cardiaques ou rénales.
>
> L'usage prolongé des traitements antiseptiques locaux (*gargarisme*, *collutoire*, pastille) n'est pas souhaitable ; il peut modifier l'équilibre microbien naturel de la gorge.
>
> Une surconsommation pourrait entraîner le passage de l'anesthésique local dans le sang et provoquer des troubles nerveux et cardiaques : respectez la *posologie*.
>
> Sportif : les *anesthésiques* locaux ont été retirés de la liste des substances dopantes publiée dans les arrêtés du 20 avril et du 16 août 2004 par le ministère de la Jeunesse et des Sports.

Interactions avec d'autres substances

Il est généralement inutile d'associer des *antiseptiques* différents. Ceux-ci peuvent être contenus dans de nombreux produits disponibles en automédication : pastille, *collutoire* et solution nasale ; demandez conseil à votre pharmacien.

Grossesse et allaitement

L'effet de ce médicament pendant la grossesse ou l'allaitement est mal connu. L'évaluation du risque éventuel lié à son utilisation est individuelle : demandez conseil à votre pharmacien ou à votre médecin.

Mode d'emploi et posologie

Les pulvérisations doivent être espacées d'au moins 4 heures.

Posologie usuelle :

- Adulte et enfant de plus de 12 ans : 1 pulvérisation, 3 à 5 fois par jour.
- Enfant de 6 à 12 ans : 1 pulvérisation, 2 ou 3 fois par jour.

> **Conseils :** Chez le jeune enfant, la pulvérisation peut provoquer un spasme du larynx : n'introduisez pas trop profondément l'embout dans sa bouche.
>
> Évitez l'usage de ce médicament avant les repas : l'*anesthésique* local est susceptible de provoquer des troubles de la déglutition ; ceux-ci pourraient être à l'origine du passage d'aliments dans les *voies* respiratoires.

Effets indésirables possibles

Réaction allergique.

Engourdissement passager de la langue.

Coloration brune de la langue et des dents disparaissant à l'arrêt du traitement.

Laboratoires Pierre Fabre Oral Care

ELUDRIL solution
Préparation buccale antibactérienne

Présentation
ELUDRIL : solution pour *bain de bouche* (arôme menthe) ; flacon de 90 ml avec gobelet doseur. Remb 35 % - **2,81 €**.
ELUDRIL : solution pour *bain de bouche* (arôme menthe) ; flacon de 200 ml avec gobelet doseur. Non remb.
ELUDRIL : solution pour *bain de bouche* (arôme menthe) ; flacon de 500 ml avec gobelet doseur. Non remb.

Composition

	p 100 ml
Chlorhexidine digluconate, solution	0,5 ml
Chlorobutanol	500 mg
Lévomenthol	+
Alcool à 95°	+

Dans quel cas ce médicament est-il prescrit ?
Cette solution pour *bain de bouche* contient des *antiseptiques*.
Elle est utilisée dans le *traitement d'appoint* des affections de la bouche ou après une opération des dents ou des gencives.

Attention : L'usage prolongé des traitements antiseptiques locaux (*gargarisme*, *collutoire*, pastille) n'est pas souhaitable ; il peut modifier l'équilibre microbien naturel de la gorge.
En l'absence d'amélioration au bout de 5 jours, en cas d'apparition de fièvre, consultez votre médecin.

Interactions avec d'autres substances
Il est généralement inutile d'associer des *antiseptiques* différents. Ceux-ci peuvent être contenus dans de nombreux produits disponibles en automédication : pastille, *collutoire* et solution nasale ; demandez conseil à votre pharmacien.

Grossesse et allaitement
L'effet de ce médicament pendant la grossesse ou l'allaitement est mal connu. L'évaluation du risque éventuel lié à son utilisation est individuelle : demandez conseil à votre pharmacien ou à votre médecin.

Mode d'emploi et posologie
Verser 10 à 20 ml dans le gobelet doseur et compléter avec de l'eau jusqu'au trait supérieur. Utiliser en *bain de bouche* la totalité du contenu du gobelet doseur. Conserver la solution en bouche 30 secondes avant de la recracher.
La solution ne doit pas être avalée.

Posologie usuelle :
- Adulte et enfant de plus de 6 ans : 1 bain de bouche, 2 ou 3 fois par jour.

Conseils : Il est généralement conseillé de ne pas s'alimenter ou de ne pas boire immédiatement après un *bain de bouche*, afin de permettre aux substances actives d'agir.
Certains dentistes et stomatologistes recommandent de ne pas pratiquer de bain de bouche dans les heures qui suivent une extraction dentaire, afin d'éviter de faire saigner la plaie.

Laboratoires Pierre Fabre Oral Care

ÉLUSANES AIL
Informations détaillées sur www.monvidal.com

ÉLUSANES ALGUES BRUNES ALOÈS
Informations détaillées sur www.monvidal.com

ÉLUSANES ARTICHAUT
Informations détaillées sur www.monvidal.com

ÉLUSANES AUBÉPINE
Informations détaillées sur www.monvidal.com

ÉLUSANES BARDANE
Informations détaillées sur www.monvidal.com

ÉLUSANES BOLDO
Informations détaillées sur www.monvidal.com

ÉLUSANES BUSSEROLE
Informations détaillées sur www.monvidal.com

ÉLUSANES CALMODIGER
Informations détaillées sur www.monvidal.com

ÉLUSANES CASSIS
Informations détaillées sur www.monvidal.com

ÉLUSANES ESCHSCHOLTZIA
Informations détaillées sur www.monvidal.com

ÉLUSANES FÉNUGREC
Informations détaillées sur www.monvidal.com

ÉLUSANES FRAGON
Informations détaillées sur www.monvidal.com

ÉLUSANES FRÊNE
Informations détaillées sur www.monvidal.com

ÉLUSANES FUCUS
Informations détaillées sur www.monvidal.com

ÉLUSANES FUMETERRE
Informations détaillées sur www.monvidal.com

ÉLUSANES GATTILIER
Informations détaillées sur www.monvidal.com

ÉLUSANES GINSENG
Informations détaillées sur www.monvidal.com

ÉLUSANES GRANDE CAMOMILLE
Informations détaillées sur www.monvidal.com

ÉLUSANES HAMAMÉLIS
Informations détaillées sur www.monvidal.com

ÉLUSANES HARPAGÉSIC
Phytothérapie

Présentation
ÉLUSANES HARPAGÉSIC : gélule ; boîte de 30. Non remb.
ÉLUSANES HARPAGÉSIC : gélule ; boîte de 60. Non remb.

Composition

	p gél
Harpagophytum, extrait	200 mg

Dans quel cas ce médicament est-il prescrit ?
Ce médicament contient un extrait de plante.

Il est traditionnellement utilisé dans les douleurs articulaires.

Grossesse et allaitement
Ce médicament contient une plante présumée sans danger pendant la grossesse ou l'allaitement. Néanmoins, par mesure de prudence, ne l'utilisez pas sans prendre l'avis de votre pharmacien ou de votre médecin.

Mode d'emploi et posologie
Les gélules doivent être avalées avec un verre d'eau.

Posologie usuelle :
- Adulte : 1 gélule, matin et soir.

Laboratoires Plantes et Médecines

ÉLUSANES MARRONNIER D'INDE
Informations détaillées sur www.monvidal.com

ÉLUSANES MATÉ
Informations détaillées sur www.monvidal.com

ÉLUSANES MÉLILOT
Informations détaillées sur www.monvidal.com

ÉLUSANES MILLEPERTUIS
Informations détaillées sur www.monvidal.com

ÉLUSANES NATUDOR
Informations détaillées sur www.monvidal.com

ÉLUSANES ORTHOSIPHON
Informations détaillées sur www.monvidal.com

ÉLUSANES ORTIE
Informations détaillées sur www.monvidal.com

ÉLUSANES PASSIFLORE
Informations détaillées sur www.monvidal.com

ÉLUSANES PENSÉE SAUVAGE
Informations détaillées sur www.monvidal.com

ÉLUSANES PHYTOFIBRE
Informations détaillées sur www.monvidal.com

ÉLUSANES PILOSELLE
Informations détaillées sur www.monvidal.com

ÉLUSANES PRÊLE
Informations détaillées sur www.monvidal.com

ÉLUSANES QUINQUINA
Phytothérapie

Présentation
ÉLUSANES QUINQUINA : gélule ; boîte de 30. Non remb.

Composition

	p gél
Quinquina, extrait sec	200 mg
Lactose	+

Dans quel cas ce médicament est-il prescrit ?
Ce médicament contient un extrait de plante.

Il est traditionnellement utilisé dans les états fébriles et grippaux et pour stimuler l'appétit.

> **Attention :** Une perte de l'appétit ou une perte de poids involontaire et durable, rapide ou progressive, ne doivent pas vous conduire à augmenter les doses ni à prolonger le traitement, mais au contraire doivent vous conduire à consulter votre médecin afin d'en rechercher la cause.

Grossesse et allaitement
L'effet de ce médicament pendant la grossesse ou l'allaitement est mal connu. L'évaluation du risque éventuel lié à son utilisation est individuelle : demandez conseil à votre pharmacien ou à votre médecin.

Mode d'emploi et posologie
Les gélules doivent être avalées avec un grand verre d'eau.

Posologie usuelle :
- Adulte : 1 gélule, matin et soir.

Laboratoires Plantes et Médecines

ÉLUSANES REINE-DES-PRÉS
Informations détaillées sur www.monvidal.com

ÉLUSANES SALICAIRE
Informations détaillées sur www.monvidal.com

ÉLUSANES SAULE
Informations détaillées sur www.monvidal.com

ÉLUSANES STARPHYT
Informations détaillées sur www.monvidal.com

ÉLUSANES THÉ VERT
Informations détaillées sur www.monvidal.com

ÉLUSANES VALÉRIANE
Informations détaillées sur www.monvidal.com

ÉLUSANES VIGNE ROUGE
Informations détaillées sur www.monvidal.com

ÉMADINE
Informations détaillées sur www.monvidal.com

EMEND
Antiémétique
sur ordonnance

Présentation
EMEND : gélule (blanc) ; boîte de 2. Liste I, *médicament d'exception* - Remb 65 % - **52,60 €**.
EMEND : gélule ; boîte de 2 gélules blanches et 1 gélule blanche et rose. Liste I, *médicament d'exception* - Remb 65 % - **76,29 €**.

Composition

	p gél blanc	p blanc et rose
Aprépitant	80 mg	125 mg

Dans quel cas ce médicament est-il prescrit ?
Ce médicament est un antinauséeux puissant.
Il est utilisé pour prévenir les nausées ou les vomissements provoqués par les chimiothérapies anticancéreuses.

Contre-indications
Ce médicament ne doit pas être utilisé en association avec un médicament contenant du pimozide ou du cisapride.

Attention : Des précautions sont nécessaires en cas d'*insuffisance hépatique*.

Interactions avec d'autres substances
Ce médicament ne doit pas être associé avec un médicament contenant du pimozide ou du cisapride : risque d'effets indésirables graves.
Il peut également donner des interactions avec de nombreux autres médicaments.

Grossesse et allaitement
L'effet de ce médicament pendant la grossesse ou l'allaitement est mal connu : seul votre médecin peut évaluer le risque éventuel de son utilisation dans votre cas.

Mode d'emploi et posologie
Ce médicament est administré avec un *corticoïde* et un autre antinauséeux.
Les gélules peuvent être prises indifféremment pendant ou entre les repas

Posologie usuelle :
- Adulte de plus de 18 ans : 1 gélule à 125 mg dans l'heure qui précède la chimiothérapie, puis 1 gélule à 80 mg les 2 jours suivants.

Conseils : Une ordonnance d'un modèle particulier (*médicament d'exception*) est nécessaire pour se procurer ce médicament.

Effets indésirables possibles
Le plus fréquemment : hoquet, fatigue, augmentation des *transaminases*, constipation, maux de tête, perte d'appétit.
Rarement : *anémie*, prise de poids, désorientation, étourdissements, rêves anormaux, *conjonctivite*, bourdonnements d'oreille, ralentissement du cœur, éternuement, *troubles digestifs*, *éruption cutanée*, *photosensibilisation*, envie fréquente d'urines, *œdèmes*, bouffée de chaleur.

Laboratoires Merck Sharp et Dohme-Chibret

EMLA
Anesthésique local
sur ordonnance

Présentation
EMLA : crème à 5 % ; tube de 5 g et 2 pansements adhésifs. Liste II - Remb 65 % - **5,08 €**.

Composition

	p 100 g
Lidocaïne	2,5 g
Prilocaïne	2,5 g
Huile de ricin	+

Dans quel cas ce médicament est-il prescrit ?
Cette crème contient des *anesthésiques* locaux.
Elle est utilisée pour insensibiliser la peau avant un acte médical douloureux (petite intervention chirurgicale, piqûre, prise de sang, soins d'*ulcères* de jambes...).
Elle peut être aussi utilisée chez l'adulte pour insensibiliser les muqueuses génitales avant une *biopsie* ou une *infiltration*.

Contre-indications
Ce médicament ne doit pas être utilisé dans les cas suivants :
- *antécédent* d'*allergie* à des *anesthésiques* locaux de la même famille chimique,
- *méthémoglobinémie* congénitale (anomalie rare de l'*hémoglobine*),
- *porphyrie*.

Attention : Cette crème doit être appliquée sur une peau saine : ne l'utilisez pas pour atténuer la douleur en cas de plaie ou de tout autre lésion de la peau. La crème peut être utilisée comme anesthésique avant le traitement d'un *ulcère* de jambe par l'infirmier ; en revanche, elle ne doit pas être utilisée dans un but *antalgique* entre deux pansements.
Une application intempestive dans le conduit auditif peut provoquer des lésions de l'*oreille interne*.
Un contact accidentel avec les yeux peut provoquer une irritation importante ; dans ce cas, rincez abondamment. Pensez à vous laver les mains après l'application et ne laissez pas le tube à la portée des enfants.
Chez les enfants en bas âge, vérifiez que le pansement reste bien en place pour éviter tout risque de manipulation ou d'ingestion.
Chez l'*atopique*, le pansement peut donner des réactions cutanées marquées, mais réversibles.
N'utilisez pas ce mode d'anesthésie pour la vaccination BCG ou l'intradermoréaction à la tuberculine sans l'accord de votre médecin.
Sportif : les *anesthésiques* locaux ont été retirés de la liste des substances dopantes publiée dans les arrêtés du 20 avril et du 16 août 2004 par le ministère de la Jeunesse et des Sports.

Interactions avec d'autres substances
Informez votre médecin en cas de traitement par un médicament contenant un *sulfamide* ou l'une des substances suivantes : dapsone, métoclopramide, flutamide (en particulier chez le *nourrisson* de moins de 3 mois).

Grossesse et allaitement
Un avis médical est nécessaire avant d'utiliser ce médicament pendant la grossesse ou l'allaitement.

Mode d'emploi et posologie

- Anesthésie de la peau : appliquer une couche épaisse de crème sur la région de peau à traiter, puis la recouvrir à l'aide de l'un des pansements fournis, au moins une heure avant la piqûre ou l'intervention. Ce délai est nécessaire pour que la crème pénètre suffisamment. Après retrait du pansement, la crème doit être soigneusement retirée avec une compresse. L'anesthésie persiste alors une à deux heures. Dans tous les cas, suivre scrupuleusement les recommandations de votre médecin.
- Anesthésie des muqueuses génitales chez l'adulte : appliquer la crème durant 5 à 10 minutes, puis l'essuyer. L'effet persiste pendant environ 15 à 20 minutes.

Posologie usuelle :

La dose nécessaire dépend de la surface de la région à traiter et de l'âge.

Les *posologies* suivantes sont données à titre d'exemple pour une anesthésie localisée portant sur une petite surface :

- Adulte : 2 à 3 g (1/2 tube) sur la peau, 5 à 10 g (1 à 2 tubes) sur les muqueuses génitales.
- Enfant de 12 mois à 12 ans : 1 à 2 g (1/4 de tube).
- Nourrisson de 3 à 12 mois : 0,5 g (1/10 de tube).

Conseils : Lorsque la taille du pansement fourni ne convient pas à la région cutanée à traiter, il est possible d'acheter un pansement plus adapté : demandez conseil à votre pharmacien.

La crème devant être appliquée au moins une heure avant la piqûre ou l'intervention, il est très important que le médecin vous montre l'endroit précis où l'*anesthésie* doit être réalisée (au moment de la prescription de la crème, par exemple).

Effets indésirables possibles

Rougeur ou pâleur locales, ces réactions sont sans gravité et ne signifient pas un échec ou une moindre efficacité de l'*anesthésie* locale.

Exceptionnellement : démangeaisons ou sensation de brûlure, *réaction allergique* locale ; bleuissement des lèvres et des ongles chez le nourrisson (à signaler au médecin).

Laboratoires AstraZeneca

EMLAPATCH
Anesthésique local

sur ordonnance

Présentation

EMLAPATCH : pansement adhésif ; boîte de 1. Liste II - Remb 65 % - **3,65 €**.

Composition

	p pansement
Lidocaïne	25 mg
Prilocaïne	25 mg
Huile de ricin	+

Dans quel cas ce médicament est-il prescrit ?

Ce pansement contient des *anesthésiques* locaux.

Il est utilisé pour insensibiliser la peau avant un acte médical douloureux (petite intervention chirurgicale, piqûre, prise de sang...).

Contre-indications

Ce médicament ne doit pas être utilisé dans les cas suivants :

- *antécédent* d'*allergie* à des *anesthésiques* locaux de la même famille chimique,
- *méthémoglobinémie* congénitale (anomalie rare de l'*hémoglobine*),
- *porphyrie*.

Attention : Ce pansement doit être appliqué sur une peau saine : ne l'utilisez pas pour atténuer la douleur en cas de plaie, d'*ulcère* ou de tout autre lésion de la peau.

Évitez l'application à proximité des yeux. Un contact accidentel du pansement avec les yeux peut provoquer une irritation importante ; dans ce cas, rincez abondamment. Pensez à vous laver les mains après la mise en place ou le retrait du pansement et ne le laissez pas à la portée des enfants.

Chez les enfants en bas âge, vérifiez que le pansement reste bien en place pour éviter tout risque de manipulation ou d'ingestion.

Chez l'*atopique*, le pansement peut donner des réactions cutanées marquées, mais réversibles.

N'utilisez pas ce mode d'anesthésie pour la vaccination BCG ou l'*intradermoréaction* à la tuberculine sans l'accord de votre médecin.

Sportif : les *anesthésiques* locaux ont été retirés de la liste des substances dopantes publiée dans les arrêtés du 20 avril et du 16 août 2004 par le ministère de la Jeunesse et des Sports.

Interactions avec d'autres substances

Informez votre médecin ou votre pharmacien si vous prenez un médicament contenant un *sulfamide* ou l'une des substances suivantes : dapsone, métoclopramide (en particulier chez le *nourrisson* de 0 à 3 mois).

Grossesse et allaitement

Un avis médical est nécessaire avant d'utiliser ce médicamnent pendant la grossesse ou l'allaitement.

Mode d'emploi et posologie

Appliquer le pansement au moins une heure avant la piqûre ou l'intervention. Ce délai est nécessaire pour que le pansement agisse suffisamment ; il peut être porté à deux heures sans inconvénient (sauf chez le *nourrisson* de moins de 3 mois).

Après retrait du pansement, le résidu de médicament doit être soigneusement essuyé avec une compresse. L'anesthésie persiste alors une à deux heures. Dans tous les cas, suivre scrupuleusement les recommandations de votre médecin.

Pour mettre en place le pansement :

- il n'est pas nécessaire de désinfecter la peau ; en revanche, il peut être utile de nettoyer au savon puis de rincer et sécher une peau trop grasse qui pourrait nuire à l'adhésion du pansement ;
- ouvrir le pansement à l'aide du coin en aluminium ;
- jeter la protection en aluminium et éviter de toucher la partie blanche du pansement qui contient l'anesthésique ;
- appliquer le pansement sans pression sur son centre (risque de fuite du produit sur la partie adhésive), mais appuyer fermement sur son pourtour pour assurer une bonne adhésion.

Posologie usuelle :
Le nombre de pansements nécessaires dépend de la surface de la région à traiter. Un pansement permet d'anesthésier une surface de 10 cm^2 (soit un disque de peau d'un diamètre de 3,5 cm). Chez le *nourrisson* de moins de 3 mois, un seul patch doit être utilisé. Si nécessaire, un délai de 12 heures doit être respecté avant d'appliquer un nouveau patch. Il existe une limite théorique au nombre de pansements applicables en une seule fois en fonction de l'âge : 50 chez l'adulte, 20 chez l'enfant de 6 à 12 ans, 10 chez l'enfant de 12 mois à 6 ans, 2 chez le nourrisson de 3 à 12 mois.

Conseils : Le pansement devant être appliqué au moins une heure avant la piqûre ou l'intervention, il est très important que le médecin vous montre l'endroit précis où l'*anesthésie* doit être réalisée (au moment de la prescription du pansement, par exemple). Pensez à noter l'heure à laquelle le pansement a été posé.

Effets indésirables possibles
Rougeur ou pâleur locales. Ces réactions sont sans gravité et ne signifient pas un échec ou une moindre efficacité de l'*anesthésie* locale.
Exceptionnellement : démangeaisons ou sensation de brûlure, *réaction allergique* locale, bleuissement des lèvres et des ongles chez le nourrisson (à signaler au médecin), *eczéma* de contact.

Laboratoires AstraZeneca

EMTRIVA
Informations détaillées sur www.monvidal.com

ÉNALAPRIL 5 mg Génériques
Inhibiteur de l'enzyme de conversion

sur ordonnance

Les médicaments ci-dessous sont des génériques de RENITEC (voir p. 1088).

ENALAPRIL ARROW 5 mg : comprimé sécable *(lactose)* boîte de 28. Liste I - Remb 65 % - 4,99 €.
ENALAPRIL BIOGARAN 5 mg : comprimé sécable *(lactose)* boîte de 28. Liste I - Remb 65 % - 4,99 €.
ENALAPRIL EG 5 mg : comprimé sécable *(lactose)* boîte de 28. Liste I - Remb 65 % - 4,99 €.
ENALAPRIL EG 5 mg : comprimé sécable *(lactose)* boîte de 90. Liste I - Remb 65 % - 14,83 €.
ENALAPRIL G GAM 5 mg : comprimé sécable *(lactose)* boîte de 28. Liste I - Remb 65 % - 4,99 €.
ENALAPRIL MERCK 5 mg : comprimé sécable *(lactose)* boîte de 28. Liste I - Remb 65 % - 4,99 €.
ENALAPRIL QUALIMED 5 mg : comprimé sécable *(lactose)* boîte de 28. Liste I - Remb 65 % - 4,99 €.
ENALAPRIL RATIO 5 mg : comprimé sécable *(lactose)* boîte de 28. Liste I - Remb 65 % - 4,99 €.
ENALAPRIL RPG 5 mg : comprimé sécable *(lactose)* boîte de 28. Liste I - Remb 65 % - 4,99 €.
ENALAPRIL SANDOZ 5 mg : comprimé sécable *(lactose)* boîte de 28. Liste I - Remb 65 % - 4,99 €.
ENALAPRIL TEVA 5 mg : comprimé sécable *(lactose)* boîte de 28. Liste I - Remb 65 % - 4,99 €.
ENALAPRIL TORLAN 5 mg : comprimé sécable *(lactose)* boîte de 28. Liste I - Remb 65 % - 4,99 €.
ENALAPRIL WINTHROP 5 mg : comprimé sécable *(lactose)* boîte de 28. Liste I - Remb 65 % - 4,99 €.

ÉNALAPRIL 20 mg Génériques
Inhibiteur de l'enzyme de conversion

sur ordonnance

Les médicaments ci-dessous sont des génériques de RENITEC (voir p. 1088).

ENALAPRIL ALMUS 20 mg : comprimé sécable *(lactose)* boîte de 28. Liste I - Remb 65 % - 13,26 €.
ENALAPRIL ARROW 20 mg : comprimé sécable *(lactose)* boîte de 28. Liste I - Remb 65 % - 13,26 €.
ENALAPRIL BIOGARAN 20 mg : comprimé sécable *(lactose)* boîte de 28. Liste I - Remb 65 % - 13,26 €.
ENALAPRIL EG 20 mg : comprimé sécable *(lactose)* boîte de 28. Liste I - Remb 65 % - 13,26 €.
ENALAPRIL EG 20 mg : comprimé sécable *(lactose)* boîte de 90. Liste I - Remb 65 % - 40,09 €.
ENALAPRIL G GAM 20 mg : comprimé sécable *(lactose)* boîte de 28. Liste I - Remb 65 % - 13,26 €.
ENALAPRIL MERCK 20 mg : comprimé sécable *(lactose)* boîte de 28. Liste I - Remb 65 % - 13,26 €.
ENALAPRIL QUALIMED 20 mg : comprimé sécable *(lactose)* boîte de 28. Liste I - Remb 65 % - 13,26 €.
ENALAPRIL RATIO 20 mg : comprimé sécable *(lactose)* boîte de 28. Liste I - Remb 65 % - 13,26 €.
ENALAPRIL RPG 20 mg : comprimé sécable *(lactose)* boîte de 28. Liste I - Remb 65 % - 13,26 €.
ENALAPRIL SANDOZ 20 mg : comprimé sécable *(lactose)* boîte de 28. Liste I - Remb 65 % - 13,26 €.
ENALAPRIL TEVA 20 mg : comprimé sécable *(lactose)* boîte de 28. Liste I - Remb 65 % - 13,26 €.
ENALAPRIL TORLAN 20 mg : comprimé sécable *(lactose)* boîte de 28. Liste I - Remb 65 % - 13,26 €.
ENALAPRIL WINTHROP 20 mg : comprimé sécable *(lactose)* boîte de 28. Liste I - Remb 65 % - 13,26 €.
ENALAPRIL ZYDUS 20 mg : comprimé sécable *(lactose)* boîte de 28. Liste I - Remb 65 % - 13,26 €.

ÉNALAPRIL 20mg HYDROCHLOROTHIAZIDE 12,5mg Génériques
Association d'antihypertenseurs

sur ordonnance

Les médicaments ci-dessous sont des génériques de CO-RENITEC (voir p. 333).

ENALAPRIL/HYDROCHLOROTHIAZIDE ACTAVIS 20 mg/12,5 mg : comprimé sécable *(lactose)* boîte de 28. Liste I - Remb 65 % - 11,93 €.
ENALAPRIL/HYDROCHLOROTHIAZIDE ACTAVIS 20 mg/12,5 mg : comprimé sécable *(lactose)* boîte de 84. Liste I - Remb 65 % - 34,36 €.
ENALAPRIL/HYDROCHLOROTHIAZIDE ARROW 20 mg/12,5 mg : comprimé sécable *(lactose)* boîte de 28. Liste I - Remb 65 % - 11,93 €.
ENALAPRIL/HYDROCHLOROTHIAZIDE BIOGARAN 20 mg/12,5 mg : comprimé sécable *(lactose)* boîte de 28. Liste I - Remb 65 % - 11,93 €.
ENALAPRIL/HYDROCHLOROTHIAZIDE EG 20 mg/12,5 mg : comprimé sécable *(lactose)* boîte de 28. Liste I - Remb 65 % - 11,93 €.
ENALAPRIL/HYDROCHLOROTHIAZIDE EG 20 mg/12,5 mg : comprimé sécable *(lactose)* boîte de 90. Liste I - Remb 65 % - 36,46 €.
ENALAPRIL/HYDROCHLOROTHIAZIDE MERCK 20 mg/12,5 mg : comprimé sécable *(lactose)* boîte de 28. Liste I - Remb 65 % - 11,93 €.

ENALAPRIL/HYDROCHLOROTHIAZIDE QUALIMED 20 mg/12,5 mg : comprimé sécable *(lactose)* boîte de 28. Liste I - Remb 65 % - 11,93 €.
ENALAPRIL/HYDROCHLOROTHIAZIDE RATIOPHARM 20 mg/12,5 mg : comprimé sécable *(lactose)* boîte de 28. Liste I - Remb 65 % - 11,93 €.
ENALAPRIL/HYDROCHLOROTHIAZIDE RPG 20 mg/12,5 mg : comprimé sécable *(lactose)* boîte de 28. Liste I - Remb 65 % - 11,93 €.
ENALAPRIL/HYDROCHLOROTHIAZIDE SANDOZ 20 mg/12,5 mg : comprimé sécable *(lactose)* boîte de 28. Liste I - Remb 65 % - 11,93 €.
ENALAPRIL/HYDROCHLOROTHIAZIDE TEVA 20 mg/12,5 mg : comprimé sécable *(lactose)* boîte de 28. Liste I - Remb 65 % - 11,93 €.
ENALAPRIL/HYDROCHLOROTHIAZIDE WINTHROP 20 mg/12,5 mg : comprimé sécable *(lactose)* boîte de 28. Liste I - Remb 65 % - 11,93 €.

ENANTONE

Hormone de synthèse — sur ordonnance

Présentation

ENANTONE LP 3,75 mg : préparation injectable *SC* et *IM* à *libération prolongée* ; boîte de 1 flacon de poudre et 1 ampoule de solvant de 2 ml. Liste I - Remb 65 % - **137,32 €**.
ENANTONE LP 11,25 mg : préparation injectable *SC* et *IM* à *libération prolongée* ; boîte de 1 flacon de microsphères et 1 ampoule de solvant de 2 ml. Liste I - Remb 65 % - **368,01 €**.
ENANTONE LP 30 mg : préparation injectable *SC* à *libération prolongée* ; boîte de 1 flacon de poudre et 1 seringue de solvant. Liste I - Remb 100 % - **699,98 €**.

Composition

	p fl	p fl	p fl
Leuproréline	3,75 mg	11,25 mg	30 mg

Dans quel cas ce médicament est-il prescrit ?

Ce médicament contient une *hormone* de synthèse qui agit sur les organes de la reproduction.
Il est utilisé dans le traitement :
- du cancer de la prostate,
- du cancer du sein,
- de l'*endométriose* chez la femme,
- des pubertés précoces chez l'enfant,
- de certains fibromes utérins pour en diminuer la taille (solution LP à 3,75 mg).

Contre-indications

Ce médicament ne doit pas être utilisé chez la femme en cas de saignements vaginaux de cause non déterminée.

Attention : Lorsque ce médicament est utilisé chez la femme :
- l'absence de grossesse doit être confirmée par un test avant de commencer le traitement ;
- la survenue de saignements vaginaux après le premier mois de traitement doit conduire à consulter rapidement votre médecin.

Dans le cas du cancer de la prostate et du sein, lors des premiers jours du traitement, une aggravation des *symptômes* peut survenir, due à une période initiale de stimulation des organes de la reproduction.

Grossesse et allaitement

Il n'y a pas de raison d'utiliser ce médicament pendant la grossesse.
Les données disponibles ne permettent pas de savoir si ce médicament passe dans le lait maternel ; un choix est donc nécessaire entre l'allaitement et la prise du médicament. Cette décision devra être prise en accord avec votre médecin.

Mode d'emploi et posologie

Ce médicament peut être injecté par *voie* sous-cutanée ou intramusculaire.

Posologie usuelle :
1 injection à 3,75 mg toutes les 4 semaines ou 1 injection à 11,25 mg tous les 3 mois ou 1 injection à 30 mg tous les 6 mois, suivant des modalités précisées par le médecin.

Conseils : L'arrêt des règles chez la femme et l'*impuissance* chez l'homme sont une conséquence inévitable du traitement, mais réversible à son arrêt.

Effets indésirables possibles

Réaction au site d'injection : rougeur, douleur, œdème.
Bouffées de chaleur, maux de tête, sécheresse vaginale, instabilité émotionnelle, douleurs osseuses, douleurs musculaires, diminution du volume des seins, *impuissance*, diminution de la taille des testicules, œdèmes des membres inférieurs.
Risque de décalcification (ostéoporose), notamment lors des traitements prolongés.

Laboratoires Takeda

ENBREL

Immunosuppresseur — sur ordonnance

Présentation

ENBREL 25 mg/ml pour usage pédiatrique : solution injectable *SC* ; boîte de 4 flacons de poudre + 4 seringues préremplies + 24 tampons. Liste I, *médicament d'exception*, *médicament à prescription restreinte* - Remb 65 % - **571,47 €**.
ENBREL 25 mg/ml : solution injectable *SC* ; boîte de 4 flacons de poudre + 4 seringues de solvant + 8 aiguilles + 8 tampons. Liste I, *médicament d'exception*, *médicament à prescription restreinte* - Remb 65 % - **571,47 €**.
ENBREL 25 mg/ml : solution injectable *SC* ; boîte de 4 seringues préremplies + 8 tampons. Liste I, *médicament d'exception*, *médicament à prescription restreinte* - Remb 65 % - **571,47 €**.
ENBREL 50 mg/ml : solution injectable *SC* ; boîte de 4 flacons de poudre + 4 seringues de solvant + 8 aiguilles + 8 tampons. Liste I, *médicament d'exception*, *médicament à prescription restreinte* - Remb 65 % - **1117,30 €**.
ENBREL 50 mg/ml : solution injectable *SC* ; boîte de 4 seringues préremplies + 8 tampons. Liste I, *médicament d'exception*, *médicament à prescription restreinte* - Remb 65 % - **1117,30 €**.

Composition

	p fl	p fl	p ser
Etanercept	25 mg	25 mg	25 mg

	p fl	p ser
Etanercept	50 mg	50 mg

Dans quel cas ce médicament est-il prescrit ?

Ce médicament contient une protéine produite par génie génétique. Il a un effet immunosuppresseur.

Il est utilisé dans le traitement :
- de la *polyarthrite rhumatoïde* de l'adulte en cas de réponse insuffisante à un traitement par le méthotrexate, ou d'emblée dans les formes sévères de la maladie ;
- d'autres rhumatismes inflammatoires (rhumatisme psoriasique, *spondylarthrite ankylosante*, arthrite juvénile polyarticulaire)
- du *psoriasis* en cas d'échec des autres traitements.

Contre-indications

Ce médicament ne doit pas être utilisé dans les cas suivants :
- *septicémie* ou risque de septicémie,
- infection en évolution.

Attention : Des précautions sont nécessaires en cas d'*antécédents* d'infections fréquentes ou chroniques, de prédisposition aux infections (*diabète*), d'*insuffisance cardiaque* congestive ou de *sclérose en plaques*.
Le traitement doit être interrompu en cas de :
- *réaction allergique* grave,
- fièvre persistante, douleurs à la déglutition, saignements, pâleur.

Interactions avec d'autres substances

L'association d'ENBREL avec KINERET n'est pas recommandée.
Aucun *vaccin* vivant ne doit être administré pendant le traitement.

Grossesse et allaitement

L'effet de ce médicament pendant la grossesse est mal connu : son usage est déconseillé chez la femme enceinte.
Les données disponibles ne permettent pas de savoir si ce médicament passe dans le lait maternel ; un choix est donc nécessaire entre l'allaitement et la prise du médicament. Cette décision devra être prise en accord avec votre médecin.

Mode d'emploi et posologie

La solution est injectée par *voie sous-cutanée.*
- Adulte : 25 mg, 2 fois par semaine ou 50 mg, 1 fois par semaine.
- Enfant de 4 à 18 ans : 0,4 mg par kg (au maximum 25 mg par injection) 2 fois par semaine, avec un intervalle de 3 à 4 jours entre 2 injections.

Conseils :

Conditions particulières de délivrance

Ce médicament est un *médicament à prescription restreinte* : il doit obligatoirement est prescrit pour la première fois à l'hôpital par un médecin spécialisé en rhumatologie, en pédiatrie ou en médecine interne. La prescription doit être rédigée sur une ordonnance d'un modèle particulier (*médicament d'exception*) pour être remboursée.
Ce médicament doit être conservé entre + 2 °C et + 8 °C (au réfrigérateur). Il ne doit pas être congelé.
Après reconstitution, la solution doit être utilisée immédiatement ou dans les 6 heures si elle est conservée entre + 2 °C et + 8 °C.

Effets indésirables possibles

Fréquemment : infections des *voies* respiratoires supérieures, bronchites, *cystites*, infections cutanées, réactions au point d'injection (saignement, douleur, rougeur, démangeaisons, gonflement...).
Plus rarement : pneumonies, infections articulaires, *septicémies*, anomalies de la *numération formule sanguine*, *réactions allergiques*, démangeaisons, aggravation d'une *insuffisance cardiaque* congestive, *convulsions*, *sclérose en plaques*, *lupus érythémateux* disséminé.

Laboratoires Wyeth Pharmaceuticals France

ENDHOMETROL

Informations détaillées sur www.monvidal.com

ENDIUM

Vasculoprotecteur et veinotonique

Ce médicament est un générique de DIOVENOR (voir p. 407).

ENDOTÉLON

Vasculoprotecteur et veinotonique

Présentation

ENDOTÉLON 150 mg : comprimé *gastrorésistant* (jaune) ; boîte de 20. Non remb.
ENDOTÉLON 150 mg : comprimé *gastrorésistant* (jaune) ; boîte de 40. Non remb.
ENDOTÉLON 150 mg : comprimé *gastrorésistant* (jaune) ; boîte de 60. Non remb.

Composition

	p cp
Pépins de raisin, extrait purifié standardisé en oligomères procyanidoliques	150 mg
Saccharose	+

Dans quel cas ce médicament est-il prescrit ?

C'est un protecteur *vasculaire* et un *veinotonique.* Il stimule la circulation du sang dans les veines et lutte contre l'altération des *vaisseaux capillaires.*
Il est utilisé dans le *traitement symptomatique* :
- des jambes lourdes, douleurs, *impatiences* et autres troubles en rapport avec une mauvaise circulation veineuse ou *lymphatique* ;
- de l'*œdème* du bras après traitement chirurgical et/ou radiothérapie pour un cancer du sein, généralement en complément du drainage lymphatique.

Attention : Ce médicament est insuffisant pour prévenir le risque de *phlébite* chez les malades alités ou plâtrés.
L'*insuffisance veineuse* peut requérir des mesures spécifiques telles que la *contention élastique.*

Grossesse et allaitement

L'effet de ce médicament pendant la grossesse ou l'allaitement est mal connu. L'évaluation du risque éventuel lié à son utilisation est individuelle : demandez conseil à votre pharmacien ou à votre médecin.

Mode d'emploi et posologie

Ce médicament doit être pris avec un verre d'eau en dehors des repas.

Posologie usuelle :
1 comprimé à 150 mg, matin et soir.

> **Conseils :** Une activité physique régulière et la surélévation du pied du lit permettent de faciliter la circulation veineuse et *lymphatique*.

Effets indésirables possibles

Rarement : *réaction allergique*, nausées, diarrhée, douleurs de l'estomac.
Exceptionnellement : maux de tête.

Laboratoires sanofi-aventis France

ENDOXAN

Informations détaillées sur www.monvidal.com

ENERGITUM

Informations détaillées sur www.monvidal.com

ENGERIX B

Vaccin : hépatite B

Présentation

ENGERIX B Adulte : suspension injectable *IM* ; seringue préremplie de 1 ml. Remb 65 % - **18,56 €**.
ENGERIX B Enfant Nourrisson : suspension injectable *IM* ; seringue préremplie de 0,5 ml. Remb 65 % - **10,67 €**.

Composition

	p seringue Ad	p seringue Enf Nour
Antigène HBs	20 µg	10 µg

Dans quel cas ce médicament est-il prescrit ?

C'est un *vaccin recombinant* qui contient un *antigène* du *virus* de l'*hépatite* B (antigène HBs). Il ne contient aucun *germe* vivant.
Il est utilisé dans la prévention de l'hépatite B.

Contre-indications

Ce *vaccin* ne doit pas être utilisé en cas d'*allergie* connue à l'un des constituants du vaccin, ou de *réaction allergique* apparue lors d'une injection précédente du même vaccin.

> **Attention :** En cas de fièvre élevée, de maladie aiguë, il est préférable de différer la vaccination.
> Avant la 3e injection, le taux d'*anticorps* peut être insuffisant et les mesures de prévention (préservatifs notamment) doivent être utilisées en cas de contact avec des sujets porteurs du *virus* de l'*hépatite* B.
> Cette vaccination ne protège pas contre les hépatites à virus A, C ou E ni contre d'autres virus susceptibles de provoquer des hépatites.
> Chez les personnes en dialyse ou souffrant d'un *déficit immunitaire*, des injections de rappel supplémentaires peuvent être nécessaires.
> Comme pour tous les *vaccins*, des cas exceptionnels de *réactions allergiques* graves ont été constatés ; ce risque justifie la nécessité de réaliser la vaccination en milieu médical où un traitement d'urgence pourra être entrepris sans délai.

Interactions avec d'autres substances

Ce *vaccin* peut être injecté le même jour que d'autres vaccins, mais il ne doit pas être mélangé avec un autre produit injectable dans une même seringue.

Grossesse et allaitement

Cette vaccination ne présente qu'exceptionnellement un caractère d'urgence. Elle peut être pratiquée pendant la grossesse, mais il est préférable de réaliser la première injection ou les rappels après l'accouchement.

Mode d'emploi et posologie

Bien agiter la seringue avant l'emploi, la réchauffer à température ambiante si nécessaire. L'injection doit être réalisée par *voie intramusculaire* (dans le muscle deltoïde chez l'adulte et chez l'enfant, dans la cuisse chez le nourrisson).
Dans certains cas (hémophilie, faible taux de *plaquettes* sanguines) l'injection peut être réalisée par voie *sous-cutanée*.

Posologie usuelle :
- Adulte à partir de 16 ans : 1 dose de 10 µg/ml par injection.
- Enfant jusqu'à 15 ans : 1 dose de 5 µg/0,5 ml par injection.

La vaccination peut être faite généralement selon 2 modalités :
- 2 injections à 1 mois d'intervalle, suivies d'une troisième 6 mois après la première ;
- 3 injections à 1 mois d'intervalle, suivies d'une quatrième dose 1 an après la première. Cette deuxième modalité de vaccination est proposée lorsque l'immunité doit être obtenue rapidement (professionnels de santé, départ à l'étranger ...). L'immunité n'est en effet acquise qu'après la troisième injection.

Injections de **rappel** : aucun rappel n'est nécessaire après les injections initiales, sauf dans quelques cas particuliers : professionnels de santé, autres professions exposant à des blessures, séjours en zone endémique ou séjours dans certaines collectivités (psychiatrique notamment), par exemple. Dans ces cas, un dosage des anticorps contre l'hépatite B (*anticorps* anti-HBs) permet de vérifier l'immunité. Si le taux est supérieur à 10 mUI/ml, l'immunité est considérée comme définitive. Si le taux est inférieur à 10 mUI/ml, une injection de rappel du vaccin est pratiquée, suivie d'un nouveau contrôle sanguin. Le médecin évaluera l'intérêt de renouveler les injections sans dépasser un total de 6 (premières injections incluses).

> **Conseils :** Il est préférable de respecter les délais indiqués pour les injections successives ; néanmoins, un retard ne prête généralement pas à conséquence. Votre médecin déterminera le nombre d'injections nécessaires pour le maintien ou la restauration d'une bonne immunité.
> Les réactions fébriles dues aux *vaccins* peuvent être combattues en prenant de l'aspirine ou du paracétamol.
> Pour garder son efficacité, ce médicament doit être conservé entre + 2 °C et + 8 °C (partie la plus froide du réfrigérateur). Toutefois, une rupture de la chaîne du froid pendant une durée limitée (quelques heures à température ambiante inférieure à 25 °C) ne devrait pas prêter à conséquence. En pratique, en cas de nécessité, un délai de quelques heures peut séparer l'achat du vaccin en pharmacie de son stockage au réfrigérateur ou de la vaccination.
> Ce vaccin ne doit pas être congelé.

Effets indésirables possibles

Réaction douloureuse, rougeur, *nodule* au point d'injection.

Rarement : fièvre modérée pendant 1 ou 2 jours, maux de tête, *vertiges*, fatigue, malaise, fourmillement des extrémités, douleurs musculaires ou articulaires, *troubles digestifs*, démangeaisons, *éruption cutanée*.

Exceptionnellement : *réaction allergique*.

Des troubles neurologiques (dont la *sclérose en plaques*) ont été très exceptionnellement observés après la vaccination contre l'hépatite B. La responsabilité du vaccin dans la survenue de ces troubles n'est pas établie à ce jour ; par précaution, la vaccination ne sera envisagée chez les personnes souffrant de sclérose en plaques que lorsque le risque d'hépatite B est important. En effet, la stimulation du système immunitaire représentée par ce vaccin pourrait interférer avec cette *maladie auto-immune*.

Laboratoires GlaxoSmithKline

ENOXOR

Antibiotique urinaire — sur ordonnance

Présentation

ENOXOR 200 mg : comprimé (bleu) ; boîte de 10. Liste I - Remb 65 % - **8,64 €**.

Composition

	p cp
Énoxacine	200 mg

Dans quel cas ce médicament est-il prescrit ?

C'est un *antibiotique* qui appartient à la famille des quinolones.

Il est utilisé dans le traitement des infections urinaires, des infections génitales à *gonocoque* et des *prostatites*.

Contre-indications

Ce médicament ne doit pas être utilisé dans les cas suivants :

- *allergie* aux *antibiotiques* de la famille des quinolones,
- enfant jusqu'à la fin de la croissance,
- déficit en *G6PD*,
- *épilepsie*,
- *antécédent* de *tendinite* lors de l'utilisation d'une quinolone,
- en association avec les médicaments contenant de la théophylline,
- **allaitement**.

Attention : Des précautions sont nécessaires chez les personnes ayant des *antécédents* de *convulsions*, ou souffrant de *myasthénie*.

Ce médicament est photosensibilisant : une exposition aux rayons *ultraviolets* (soleil, lampe à bronzer) peut provoquer des réactions cutanées. N'omettez pas de signaler à votre médecin vos projets de vacances au soleil pendant la durée du traitement.

Ce médicament peut provoquer des lésions des tendons : toute douleur faisant penser à une *tendinite* doit vous conduire à consulter rapidement votre médecin.

Conducteur : ce médicament peut provoquer des troubles nerveux susceptibles d'altérer la vigilance.

Interactions avec d'autres substances

Ce médicament ne doit pas être associé avec les médicaments contenant de la théophylline : risque de *surdosage* en théophylline.

Il peut interagir avec d'autres médicaments, notamment ceux qui contiennent de la caféine.

Il est préférable de respecter un délai de 2 heures entre la prise de ce médicament et celle de fer et un délai de 4 heures avec la prise de pansements digestifs (contenant des sels d'aluminium, de magnésium et de calcium).

Grossesse et allaitement

En l'absence de données suffisantes, ce médicament est déconseillé pendant la grossesse.

Ce médicament passe dans le lait maternel : l'allaitement est contre-indiqué.

Mode d'emploi et posologie

Ce médicament est pris de préférence au cours des repas.

Posologie usuelle :

- Adulte : 1 comprimé, matin et soir.

Dans le traitement de la *cystite* aiguë chez la femme de moins de 65 ans : 2 comprimés par jour en une prise, pendant 5 jours.

Conseils : Le médecin prescrit parfois un prélèvement pour identifier le *germe* responsable de l'infection et tester sa sensibilité aux *antibiotiques*. Le résultat de cet examen peut être faussé en cas d'automédication préalable : ne prenez pas d'antibiotiques sans avis médical.

En cas d'infection génitale, votre partenaire peut être contaminé alors qu'il ne présente aucun *symptôme*. S'il n'est pas traité conjointement, une recontamination est possible.

Évitez d'absorber des quantités importantes de café ou de thé : ce médicament peut en augmenter ou en prolonger les effets.

Effets indésirables possibles

Photosensibilisation (voir Attention), *réaction allergique* cutanée.

Douleurs musculaires ou articulaires, *tendinite* (voir Attention).

Maux de tête, *convulsions*, troubles de la vigilance.

Laboratoires Pierre Fabre Médicament

ENTECET

Informations détaillées sur www.monvidal.com

ENTEROKINASUM COMPOSÉ BOIRON

Informations détaillées sur www.monvidal.com

ENTÉROPATHYL

Informations détaillées sur www.monvidal.com

ENTOCORT 3 mg

Informations détaillées sur www.monvidal.com

ÉOSINE AQUEUSE GIFRER

Antiseptique local

Présentation

ÉOSINE AQUEUSE GIFRER : solution pour application locale (rouge) ; flacon de 45 ml. Non remb.
ÉOSINE AQUEUSE GIFRER : solution pour application locale (rouge) ; flacon de 100 ml. Non remb.
ÉOSINE AQUEUSE GIFRER : solution pour application locale (rouge) ; boîte de 10 flacons unidoses de 2 ml. Non remb.
ÉOSINE AQUEUSE GIFRER : solution pour application locale (rouge) ; boîte de 20 flacons unidoses de 5 ml. Non remb.

Composition

	p 100 ml
Éosine disodique	2 g

Dans quel cas ce médicament est-il prescrit ?

Cette solution contient un *antiseptique* local léger à visée asséchante.

Elle est utilisée dans le *traitement d'appoint* des lésions cutanées susceptibles de s'infecter, notamment de la rougeur des fesses du nourrisson.

Interactions avec d'autres substances

L'association de ce médicament à d'autres *antiseptiques* est déconseillée car leurs effets risquent de s'annuler.

Grossesse et allaitement

Ce médicament peut être utilisé pendant la grossesse.

Chez la femme qui allaite, l'application de cet *antiseptique* sur le mamelon est déconseillée sans avis médical.

Mode d'emploi et posologie

La solution s'applique pure, à l'aide d'une compresse ou en la versant directement sur la lésion.

Posologie usuelle :
1 ou 2 applications par jour.

Conseils : Le simple lavage à l'eau et au savon permet d'éliminer la majorité des *germes* : il doit être suivi d'un rinçage soigneux car le savon peut inactiver certains *antiseptiques*.

La rougeur des fesses du nourrisson est souvent due à l'imprégnation de la peau par l'urine, sous la couche. Il est donc nécessaire de nettoyer et de rincer abondamment la peau avec de l'eau avant d'appliquer le médicament.

Les taches que provoque ce produit coloré sur le linge disparaissent après plusieurs lavages.

Tous les antiseptiques peuvent être contaminés par des germes : une fois ouvert, le flacon ne doit pas être conservé trop longtemps et les unidoses doivent être utilisées dans les 48 heures.

Effets indésirables possibles

Photosensibilisation, éruption cutanée.

Laboratoires Gifrer Barbezat

ÉOSINE AQUEUSE GILBERT

Antiseptique local

Présentation

ÉOSINE AQUEUSE GILBERT : solution pour application locale (rouge) ; boîte de 10 flacons unidoses de 2 ml. Non remb.
ÉOSINE AQUEUSE GILBERT : solution pour application locale (rouge) ; boîte de 10 flacons unidoses de 5 ml. Non remb.
ÉOSINE AQUEUSE GILBERT : solution pour application locale (rouge) ; flacon de 50 ml. Non remb.
ÉOSINE AQUEUSE GILBERT : solution pour application locale (rouge) ; flacon de 100 ml. Non remb.

Composition

	p 100 ml
Éosine disodique	2 g

Dans quel cas ce médicament est-il prescrit ?

Cette solution contient un *antiseptique* local léger à visée asséchante.

Elle est utilisée dans le *traitement d'appoint* des lésions cutanées susceptibles de s'infecter, notamment de la rougeur des fesses du nourrisson.

Interactions avec d'autres substances

L'association de ce médicament à d'autres *antiseptiques* est déconseillée car leurs effets risquent de s'annuler.

Grossesse et allaitement

Ce médicament peut être utilisé pendant la grossesse.

Chez la femme qui allaite, l'application de cet *antiseptique* sur le mamelon est déconseillée sans avis médical.

Mode d'emploi et posologie

La solution s'applique pure, à l'aide d'une compresse ou en la versant directement sur la lésion.

Posologie usuelle :
1 ou 2 applications par jour.

Conseils : Le simple lavage à l'eau et au savon permet d'éliminer la majorité des *germes* : il doit être suivi d'un rinçage soigneux car le savon peut inactiver certains *antiseptiques*.

La rougeur des fesses du nourrisson est souvent due à l'imprégnation de la peau par l'urine, sous la couche. Il est donc nécessaire de nettoyer et de rincer abondamment la peau avec de l'eau avant d'appliquer le médicament.

Les taches que provoque ce produit coloré sur le linge disparaissent après plusieurs lavages.

Tous les antiseptiques peuvent être contaminés par des germes : une fois ouvert, ne conservez pas les unidoses plus de 48 heures et les flacons de 50 et 100 ml plus de 30 jours.

Effets indésirables possibles

Photosensibilisation, éruption cutanée.

Laboratoires Gilbert

ÉOSINE COOPER

Antiseptique local

Présentation

ÉOSINE COOPER : solution pour application locale ; boîte de 10 unidoses de 2 ml. Non remb.

Composition

	p 100 ml
Éosine disodique	2 g
Mercurothiolate sodique	+

Dans quel cas ce médicament est-il prescrit ?

Cette solution contient un *antiseptique* local léger à visée asséchante.

Elle est utilisée dans le *traitement d'appoint* des lésions cutanées susceptibles de s'infecter, notamment de la rougeur des fesses du nourrisson.

Interactions avec d'autres substances

L'association de ce médicament à d'autres *antiseptiques* est déconseillée car leurs effets risquent de s'annuler.

Grossesse et allaitement

Ce médicament peut être utilisé pendant la grossesse ou l'allaitement.

Chez la femme qui allaite, l'application de cet *antiseptique* sur le mamelon est déconseillée sans avis médical.

Mode d'emploi et posologie

La solution s'applique pure, à l'aide d'une compresse ou en la versant directement sur la lésion.

Posologie usuelle :
1 ou 2 applications par jour.

> **Conseils :** Le simple lavage à l'eau et au savon permet d'éliminer la majorité des *germes* : il doit être suivi d'un rinçage soigneux car le savon peut inactiver certains *antiseptiques*.
> La rougeur des fesses du nourrisson est souvent due à l'imprégnation de la peau par l'urine, sous la couche. Il est donc nécessaire de nettoyer et de rincer abondamment la peau avec de l'eau avant d'appliquer le médicament.
> Les taches que provoque ce produit coloré sur le linge disparaissent après plusieurs lavages.
> Tous les antiseptiques peuvent être contaminés par des germes : une fois ouverte, l'unidose ne doit pas être conservée plus de 48 heures.

Effets indésirables possibles

Photosensibilisation, éruption cutanée.

Laboratoires Coopération Pharmaceutique Française

ÉPHYDION comprimé, sirop

Informations détaillées sur www.monvidal.com

ÉPHYDION goutte

Informations détaillées sur www.monvidal.com

ÉPHYDROL

Informations détaillées sur www.monvidal.com

EPIDERMINE

Informations détaillées sur www.monvidal.com

EPIDUO

Antiacnéique local :
rétinoïde et peroxyde de benzoyle — sur ordonnance

Présentation

EPIDUO : gel ; tube de 30 g. Liste I - Non remb.

Composition

	p 1 g
Adapalène	1 mg
Peroxyde de benzoyle	25 mg

Dans quel cas ce médicament est-il prescrit ?

Ce médicament est un antiacnéique local qui associe deux substances :

- de l'adapalène, de la famille des *rétinoïdes*. Il facilite l'évacuation du sébum en éliminant les bouchons qui obstruent les pores de la peau. Il a également une action *anti-inflammatoire* ;
- du peroxyde de benzoyle, qui agit essentiellement en détruisant les *germes* responsables de l'*inflammation* du comédon et de la formation de pustules.

Il est utilisé dans le traitement de l'*acné*, en présence de comédons, papules et pustules.

Contre-indications

Ce médicament ne doit pas être utilisé par les personnes sensibles aux peroxydes (eau oxygénée).

> **Attention :** N'appliquez aucun autre produit ou cosmétique (eau de Cologne, lotion après-rasage, crème...) sans l'accord de votre médecin.
> Une exposition aux rayons *ultraviolets* (soleil, lampe à bronzer) peut augmenter l'irritation cutanée provoquée par le médicament. N'omettez pas de signaler à votre médecin vos projets de vacances au soleil pendant la durée du traitement. En cas de coup de soleil, attendez un complet rétablissement avant la reprise du traitement.
> En cas d'irritation cutanée très importante, ou d'apparition de démangeaisons pouvant traduire une *allergie*, contactez votre médecin.

Grossesse et allaitement

L'effet de ce médicament chez la femme enceinte est mal connu. Par prudence, son usage est déconseillé pendant la grossesse.

Ce médicament ne doit pas être appliqué sur la poitrine pendant l'allaitement.

Mode d'emploi et posologie

Le produit est généralement appliqué après la toilette du soir, sur la peau bien sèche.

Étaler le gel en couche mince avec les doigts, en évitant les paupières et les lèvres.

Posologie usuelle :
1 application par jour avant le coucher.

Une irritation trop importante peut conduire votre médecin à vous conseiller d'arrêter momentanément ou d'espacer les applications (1 jour sur 2 par exemple).

> **Conseils :** Une irritation de la peau et une aggravation de l'*acné* sont fréquentes et normales en début de traitement ; ne vous découragez pas : les boutons qui apparaissent traduisent une élimination du sébum. L'irritation peut éventuellement être atténuée par des crèmes calmantes prescrites par votre médecin. Dans le cas où cette irritation vous paraît excessive, consultez votre médecin qui décidera si la poursuite du traitement est possible.
> Une amélioration est généralement constatée après 1 à 4 semaines de traitement. Votre médecin décidera de la durée du traitement en fonction des résultats.
> Si vous mettez accidentellement cette substance en contact avec les yeux, les paupières, la bouche, les narines, les *muqueuses* ou une plaie, rincez abondamment à l'eau tiède.

Vous devez tenir compte du risque de décoloration de vos vêtements ou de votre literie par le peroxyde de benzoyle.

Effets indésirables possibles

Irritation de la peau traduisant l'effet du traitement, sensation de chaleur, picotements.
Photosensibilisation.
Décoloration de certains textiles.

Laboratoires Galderma International

EPINITRIL

Dérivé nitré

sur ordonnance

Présentation

EPINITRIL 5 mg/24 h : *dispositif transdermique* de 6,38 cm^2 ; boîte de 30. Liste II - Remb 65 % - **14,68 €**.
EPINITRIL 10 mg/24 h : *dispositif transdermique* de 12,75 cm^2 ; boîte de 30. Liste II - Remb 65 % - **15,93 €**.
EPINITRIL 15 mg/24 h : *dispositif transdermique* de 19,12 cm^2 ; boîte de 30. Liste II - Remb 65 % - **17,19 €**.

Composition

	p 6,38 cm^2	p 12,75 cm^2	p 19,12 cm^2
Trinitrine	15,7 mg	31,37 mg	47,04 mg
soit Trinitrine libérée / 24 h	5 mg	10 mg	15 mg

Dans quel cas ce médicament est-il prescrit ?

Ce médicament *vasodilatateur* appartient à la famille des dérivés nitrés. Il possède de nombreuses propriétés qui facilitent le travail du cœur : dilatation des veines, dilatation des artères à forte dose, prévention des spasmes des *artères coronaires*. Le *dispositif transdermique* (timbre) contient la substance active qui traverse la peau, gagne le sang, et peut ainsi agir sur le cœur et les vaisseaux.
Il est utilisé dans le *traitement préventif* des crises d'*angine de poitrine*.

Contre-indications

Ce médicament ne doit pas être utilisé dans les cas suivants :
- hypotension grave,
- en association avec le sildénafil (VIAGRA).

Attention : Des précautions particulières s'imposent en cas de *cardiomyopathie* obstructive ou d'*hypertension intracrânienne*.
Ce médicament n'est pas adapté au *traitement de la crise* aiguë d'*angine de poitrine* : son action est trop lente à apparaître. C'est un *traitement préventif* qui lutte contre l'apparition des crises et qui ne doit pas être arrêté sans avis médical.
En cas de malaise apparemment sérieux, retirez le timbre.
Ne laissez pas le timbre neuf ou usagé à la portée des enfants.
Les boissons alcoolisées peuvent augmenter des effets hypotenseurs de ce médicament ; les excès sont déconseillés.
Compte-tenu de ses effets indésirables potentiels, ce médicament peut, chez certaines personnes, ne pas être compatible avec la conduite automobile ou le maniement de machines dangereuses. Assurez-vous à l'occasion des premières prises que vous supportez bien ce médicament avant de conduire ou d'utiliser une machine.

Interactions avec d'autres substances

Les *vasodilatateurs* de la famille des dérivés de la trinitrine ne doivent pas être associés au VIAGRA : risque de baisse de tension grave.
Informez votre médecin ou votre pharmacien si vous prenez d'autres médicaments susceptibles d'abaisser la tension artérielle.

Grossesse et allaitement

L'effet de ce médicament pendant la grossesse ou l'allaitement est mal connu : seul votre médecin peut évaluer le risque éventuel de son utilisation dans votre cas.

Mode d'emploi et posologie

Il existe 3 dosages correspondant à 3 surfaces différentes : la quantité de trinitrine qui passe dans le sang est proportionnelle à la surface du *dispositif transdermique*.
Choisir une région sèche, pauvre en poils, et dépourvue de grains de beauté ou autres lésions cutanées. Libérer la surface adhésive et appliquer soigneusement le timbre en effectuant une pression sur toute sa surface.
Changer d'emplacement tous les jours.

Posologie usuelle :

- Adulte : 1 dispositif transdermique par jour, à garder pendant le nombre d'heures prescrit par votre médecin.

Conseils : Le port de ce dispositif ne contre-indique pas le bain, la douche, les activités sportives.
Si le timbre se décolle accidentellement, remplacez-le par un timbre neuf placé à un autre endroit.

Effets indésirables possibles

Réactions locales : rougeur et démangeaisons au point d'application.
Maux de tête, parfois violents, qui disparaissent habituellement après quelques jours de traitement.
Baisse de la tension artérielle ou *hypotension orthostatique*, plus fréquente chez la personne âgée et pouvant se traduire par des malaises ou des *vertiges*.
Bouffées de chaleur, rougeur cutanée.

Laboratoires Bouchara-Recordati

EPITOMAX

Antiépileptique

sur ordonnance

Présentation

EPITOMAX 15 mg : gélule ; boîte de 28. Liste I - Remb 65 % - **13,50 €**.
EPITOMAX 25 mg : gélule ; boîte de 28. Liste I - Remb 65 % - **14,06 €**.
EPITOMAX 50 mg : comprimé (jaune clair) ; boîte de 28. Liste I - Remb 65 % - **18,61 €**.
EPITOMAX 50 mg : gélule ; boîte de 28. Liste I - Remb 65 % - **18,61 €**.
EPITOMAX 100 mg : comprimé (jaune) ; boîte de 28. Liste I - Remb 65 % - **36,02 €**.
EPITOMAX 200 mg : comprimé (saumon) ; boîte de 28. Liste I - Remb 65 % - **66,84 €**.

Composition

	p gél	p gél	p cp
Topiramate	15 mg	25 mg	50 mg
Lactose			+
Saccharose	+	+	

	p gél 50 mg	p cp 100 mg	p cp 200 mg
Topiramate	50 mg	100 mg	200 mg
Lactose		+	+
Saccharose	+		

Dans quel cas ce médicament est-il prescrit ?

Ce médicament est un antiépileptique. Il possède diverses propriétés pouvant expliquer son effet préventif sur les crises d'*épilepsie* : diminution de l'excitabilité des neurones soumis à une stimulation intensive ; augmentation de l'activité d'une substance présente dans le cerveau : l'acide gamma-aminobutyrique (GABA) ; diminution de l'activité excitatrice du glutamate sur les récepteurs cérébraux. Chez les migraineux, il a également la propriété d'espacer les crises de migraine, sans que le mécanisme d'action ne soit clairement établi.

Il est utilisé dans le traitement de certaines formes d'*épilepsie*, seul ou en complément des traitements classiques lorsque ceux-ci ne parviennent pas à prévenir la survenue des crises.

Les dosages à 25 mg et 50 mg sont aussi utilisés dans le *traitement de fond* de la *migraine* chez l'adulte.

Contre-indications

Ce médicament ne doit pas être utilisé dans les cas suivants :
- *allergie* aux *sulfamides*,
- en association avec le millepertuis.

Attention : Des précautions sont nécessaires chez les personnes souffrant d'*insuffisance hépatique*, d'*insuffisance rénale* ou prédisposées aux calculs rénaux.

Ce médicament peut être responsable d'un excès d'acide dans le sang ; des analyses de sang sont généralement pratiquées pour surveiller le traitement.

En cas de baisse brutale de la vision et/ou de forte douleur oculaire, consultez d'urgence un ophtalmologiste. Il peut s'agir d'un *glaucome*.

Ne modifiez ni n'interrompez jamais votre traitement antiépileptique sans l'accord de votre médecin : risque de réapparition des *convulsions*, même si aucune crise n'est survenue depuis une longue période.

Une perte de poids régulière sous traitement doit être signalée au médecin.

La conduite automobile et l'utilisation de machines dangereuses sont contre-indiquées chez les épileptiques lorsque les crises persistent malgré un *traitement préventif*. Par ailleurs, ce médicament peut être à l'origine d'une somnolence ou d'une baisse de la vigilance.

Interactions avec d'autres substances

Le topiramate ne doit pas être associé aux produits de phytothérapie contenant du millepertuis : risque de diminution de l'effet antiépileptique.

Ce médicament peut diminuer l'efficacité des *contraceptifs* oraux, un autre mode de contraception est recommandé.

La prise conjointe de médicaments augmentant le risque de calculs rénaux est déconseillée (essentiellement ceux qui contiennent de la méthénamine).

La carbamazépine ou la phénytoïne peuvent interagir avec ce médicament : le médecin en tient compte dans sa prescription.

Grossesse et allaitement

Si une grossesse survient pendant le traitement, consultez votre médecin. L'arrêt brutal d'un traitement antiépileptique expose à la réapparition de crises préjudiciables à la mère et à l'enfant à naître. Votre médecin appréciera le risque éventuel lié à la poursuite du traitement dans votre cas.

Lorsque ce médicament est utilisé pour prévenir les crises de migraine, son usage est déconseillé pendant le grossesse.

Les données disponibles ne permettent pas de savoir si ce médicament passe dans le lait maternel. L'allaitement est déconseillé pendant le traitement.

Mode d'emploi et posologie

Les comprimés et les gélules peuvent être pris pendant ou en dehors des repas.

Les comprimés ne sont pas adaptés à l'enfant de moins de 6 ans. En effet, ils risquent d'obstruer les voies respiratoires si l'enfant déglutit mal et que le comprimé passe dans la trachée (fausse route).

Les gélules peuvent être ouvertes et mélangées à la nourriture pour l'enfant de moins de 6 ans et les personnes qui ont des difficultés à avaler ; demandez conseil à votre pédiatre ou à votre neurologue.

Posologie usuelle :

Utilisé seul dans le traitement de l'épilepsie :
- Adulte : la dose minimale efficace de 100 mg est atteinte progressivement. La posologie initiale est de 25 ou 50 mg le soir pendant une semaine, puis de 50 mg matin et soir la semaine suivante. La posologie atteinte finalement est toujours répartie en 2 prises quotidiennes ; elle est généralement de 500 mg par jour, mais peut atteindre 1000 mg.
- Enfant de 2 à 15 ans : 3 à 6 mg par kg et par jour, répartis en 2 prises. La dose efficace est atteinte progressivement, par paliers de 1 ou 2 semaines, en fonction de l'efficacité du traitement.

En association à d'autres antiépileptiques lorsque ceux-ci ne sont pas suffisamment efficaces :
- Adulte : la dose minimale efficace de 200 mg est atteinte progressivement. La posologie initiale est de 25 ou 50 mg le soir pendant une semaine, puis de 50 mg matin et soir la semaine suivante. La posologie atteinte finalement est toujours répartie en 2 prises quotidiennes ; elle est généralement comprise entre 200 et 600 mg par jour, mais peut atteindre 1000 mg.
- Enfant de 2 à 15 ans : 5 à 9 mg par kg et par jour, répartis en 2 prises. La dose efficace est atteinte progressivement, par paliers de 1 ou 2 semaines, en fonction de l'efficacité du traitement.

Utilisé dans le traitement de fond de la migraine :
- Adulte : la posologie initiale est de 25 mg le soir pendant une semaine, puis de 50 mg par jour la semaine suivante. La dose habituellement recommandée est de 100 mg par jour, répartie en 2 prises.

Conseils : Dans le traitement de l'épilepsie :
- afin d'éviter les oublis, il est préférable de prendre ce médicament à heure fixe ;
- veillez à ne pas manquer de médicament. Lors de vos déplacements, munissez-vous d'une réserve et d'une ordonnance en cours de validité.

Pensez à boire suffisamment, surtout avant et au cours d'un effort physique ou lors de fortes chaleurs.

La déshydratation favorise certains effets indésirables (excès d'acide dans le sang, calcul des voies urinaires).

Effets indésirables possibles

Étourdissement, confusion des idées, difficulté de coordination des mouvements (ataxie), troubles de l'élocution et du comportement, hallucinations, *dépression*, somnolence, difficulté de concentration et de mémorisation, fourmillement des extrémités.

Nausées, fatigue, perte de poids ou ralentissement de la prise de poids chez l'enfant.

Rarement, en début de traitement : augmentation paradoxale de la fréquence des crises d'épilepsie ou modification de leurs caractéristiques.

Plus rarement : agressivité, troubles psychiques, agitation, diminution du nombre de *globules blancs* dans le sang.

Chez l'adulte, les troubles suivants ont également été observés : troubles du langage, mouvements anormaux des yeux (nystagmus), vision dédoublé, modification du goût, calculs des *voies* urinaires.

Laboratoires Janssen-Cilag

EPITOPIC 0,02

Informations détaillées sur www.monvidal.com

EPITOPIC 0,05

Informations détaillées sur www.monvidal.com

EPIVIR

Informations détaillées sur www.monvidal.com

EPREX

Antianémique

sur ordonnance

Présentation

EPREX 2 000 UI/ml : solution injectable IV et SC ; boîte de 6 seringues préremplies de 0,5 ml avec aiguille. Liste I, *médicament d'exception* et *médicament à prescription restreinte* - Remb 65 % - **63,43 €**.

EPREX 4 000 UI/ml : solution injectable IV et SC ; boîte de 6 seringues préremplies de 0,5 ml avec aiguille. Liste I, *médicament d'exception* et *médicament à prescription restreinte* - Remb 65 % - **121,63 €**.

EPREX 10 000 UI/ml : solution injectable IV et SC ; boîte de 6 seringues préremplies de 0,3 ml avec aiguille. Liste I, *médicament d'exception* et *médicament à prescription restreinte* - Remb 65 % - **179,83 €**.

EPREX 10 000 UI/ml : solution injectable IV et SC ; boîte de 6 seringues préremplies de 0,4 ml avec aiguille. Liste I, *médicament d'exception* et *médicament à prescription restreinte* - Remb 65 % - **234,22 €**.

EPREX 10 000 UI/ml : solution injectable IV et SC ; boîte de 6 seringues préremplies de 0,5 ml avec aiguille. Liste I, *médicament d'exception* et *médicament à prescription restreinte* - Remb 65 % - **288,41 €**.

EPREX 10 000 UI/ml : solution injectable IV et SC ; boîte de 6 seringues préremplies de 0,6 ml avec aiguille. Liste I, *médicament d'exception* et *médicament à prescription restreinte* - Remb 65 % - **342,60 €**.

EPREX 10 000 UI/ml : solution injectable IV et SC ; boîte de 6 seringues préremplies de 0,8 ml avec aiguille. Liste I, *médicament d'exception* et *médicament à prescription restreinte* - Remb 65 % - **450,97 €**.

EPREX 10 000 UI/ml : solution injectable IV et SC ; boîte de 6 seringues préremplies de 1 ml avec aiguille. Liste I, *médicament d'exception* et *médicament à prescription restreinte* - Remb 65 % - **557,49 €**.

Composition

Époïétine alfa	p ser 1 000 UI	p ser 2 000 IU	p ser 3 000 UI
Époïétine alfa	p ser 4 000 UI	p ser 5 000 IU	p ser 6 000 UI
Époïétine alfa		p ser 8 000 UI	p ser 10 000 UI

Dans quel cas ce médicament est-il prescrit ?

Ce médicament contient de l'époïétine alfa, une protéine proche de l'*érythropoïétine* (EPO) humaine. L'administration de cette substance entraîne une augmentation de la production des globules rouges. Elle permet de corriger certaines *anémies* et de limiter ainsi le recours aux transfusions de sang lorsque l'anémie est mal supportée.

Il est utilisé dans le traitement de :

- l'*anémie* chez les patients atteints d'*insuffisance rénale chronique*, mis sous dialyse,
- l'anémie grave chez l'insuffisant rénal,
- l'anémie due à une *chimiothérapie anticancéreuse*.

Il est également utilisé pour stimuler la fabrication de globules rouges avant une chirurgie orthopédique programmée ou avant des prélèvements de sang destinés à une *autotransfusion*.

Contre-indications

Ce médicament ne doit pas être utilisé dans les cas suivants :

- *antécédent* d'*anémie* grave et soudaine liée à la prise d'*érythropoïétine*,
- *hypertension artérielle* non contrôlée par un traitement spécifique.
- patient ayant une maladie grave des artères, notamment en cas d'antécédent récent d'*infarctus du myocarde* ou d'*accident vasculaire cérébral*.

Cette dernière contre-indication ne concerne que l'utilisation du médicament chez les patients devant subir une intervention orthopédique.

Attention : L'utilisation de ce médicament en dehors de ses indications officielles est dangereuse. Elle peut conduire à un épaississement du sang qui risque d'entraîner la formation de caillots responsables d'accidents cardiovasculaires mortels.

Ce médicament peut favoriser une augmentation de la *pression artérielle* ou une aggravation d'une hypertension existante. Un traitement antihypertenseur peut être mis en place pour contrôler la tension artérielle. Une surveillance régulière de la tension artérielle est nécessaire. Signalez d'urgence à votre médecin des maux de tête violents et soudains, semblables à des migraines : ils peuvent être le signe précurseur d'une crise hypertensive.

Les causes d'anémie autres que l'*insuffisance rénale* (infection, *inflammation*, pertes de sang dans les selles, déficit en vitamine B9 ou vitamine B12, malnutrition...) doivent être traitées avant de débuter le traitement.

Le taux d'*hémoglobine* et le nombre de *plaquettes* sanguines doivent être contrôlés régulièrement.

Sportif : ce médicament contient une substance susceptible de rendre positifs certains *tests antidopage*.

Grossesse et allaitement

Les effets de ce médicament pendant la grossesse sont mal connus. En cas d'utilisation pendant la grossesse, une supplémentation en fer doit être envisagée chez la mère.

Les études actuellement disponibles ne permettent pas de savoir si ce médicament passe dans le lait maternel. Son utilisation doit être prudente chez la femme qui allaite.

Mode d'emploi et posologie

Ce médicament doit être injecté de préférence par voie *intraveineuse* chez l'insuffisant rénal. Il doit être injecté par voie sous-cutanée lors de son utilisation avant une intervention chirurgicale.

Posologie usuelle :

La dose est adaptée en fonction des résultats des prises de sang (taux d'hémoglobine).

Conseils : Des traitements complémentaires peuvent être nécessaires : apport médicamenteux en fer, en vitamines (vitamine C, B12, acide folique) et en L-carnitine.

Les seringues doit être conservées au réfrigérateur entre + 2° et + 8° C (mais elles ne doivent jamais être congelées). Les seringues sont sorties du réfrigérateur 15 à 30 minutes avant l'injection.

Jetez toute seringue suspecte d'avoir été exposée à la congélation ou à une chaleur excessive, notamment celles dont le liquide n'est pas limpide et incolore.

Conditions particulière de délivrance :

Ce médicament est un *médicament à prescription restreinte* : il doit obligatoirement être prescrit pour la première fois par un médecin hospitalier spécialiste en néphrologie, en hématologie ou en médecine interne. Les ordonnances de renouvellements peuvent être rédigées par un médecin de ville, mais chaque ordonnance de renouvellement doit être présentée au pharmacien, accompagnée de la prescription hospitalière initiale, valable 1 an. Il s'agit aussi d'un *médicament d'exception* : la prescription est rédigée sur une ordonnance d'un modèle particulier pour obtenir son remboursement.

Effets indésirables possibles

Le plus fréquemment : *hypertension artérielle*, maux de tête et risque de caillots de sang (thrombose) chez les personnes dialysées.

Peu fréquents : douleur, réaction au point d'injection (douleur, hémorragie), syndrome grippal, diarrhées, nausées, démangeaisons, polyglobulie, thrombocytose.

Rarement : convulsions, *réaction allergique*.

Laboratoires Janssen-Cilag

EPTAVIT

Vitamine D avec calcium

Présentation

EPTAVIT : comprimé effervescent (arôme orange) ; boîte de 30. Remb 65 % - **7,62 €**.

EPTAVIT : comprimé effervescent (arôme orange) ; boîte de 90. Remb 65 % - **21,79 €**.

Composition

	p cp
Calcium carbonate	2500 mg
soit Calcium	1000 mg
Colécalciférol (vitamine D3)	880 UI
Lactose	+

Dans quel cas ce médicament est-il prescrit ?

Ce médicament contient du calcium et de la *vitamine* D, qui facilite l'absorption du calcium par l'intestin et sa fixation sur les os.

Il est utilisé :
- dans le traitement des *carences* en calcium et en vitamine D chez la personne âgée,
- dans le *traitement d'appoint* de l'*ostéoporose* lorsque l'apport conjoint de calcium et de vitamine D est nécessaire.

Contre-indications

Ce médicament ne doit pas être utilisé dans les cas suivants :
- excès de calcium dans le sang ou dans les urines,
- calculs des *voies* urinaires contenant du calcium,
- immobilisation prolongée (attendre la reprise de la marche pour débuter le traitement).

Attention : Ce médicament contient de la *vitamine* D : son *surdosage* expose à des effets indésirables graves. Elle est présente dans de nombreux médicaments dont certains sont disponibles en automédication : évitez de les associer sans avis médical.

Des précautions sont nécessaires en cas d'*insuffisance rénale*.

Ne prolongez pas le traitement au-delà de la durée prescrite : une prise de sang peut être nécessaire pour vérifier l'absence d'accumulation anormale de calcium dans l'organisme.

Lorsque ce médicament est destiné à traiter la décalcification due à un alitement prolongé, le traitement ne doit pas être commencé avant la reprise de la marche.

Interactions avec d'autres substances

En raison de la présence de calcium, respectez un intervalle d'au moins 2 heures (voire 3 heures) entre la prise de ce médicament et celle des *cyclines* ou des biphosphonates.

Informez par ailleurs votre pharmacien ou votre médecin si vous prenez des *digitaliques* ou des *diurétiques*.

Il existe également des interactions alimentaires : les aliments réputés riches en acide oxalique (épinards, rhubarbe, oseille, cacao, thé) ou en acide phytique (chocolat, céréales complètes, légumes secs) peuvent diminuer l'absorption du calcium. Il est donc recommandé de prendre ce médicament à distance de repas contenant ces aliments.

Grossesse et allaitement

Compte tenu de la teneur élevée en vitamine D, ce médicament n'est pas adpaté à la femme enceinte ou qui allaite.

Mode d'emploi et posologie

Ce médicament doit être pris à distance de certains aliments (voir Interactions).
Les comprimés doivent être dissous dans un grand verre d'eau.

Posologie usuelle :
- Adulte : 1 comprimé par jour.

Conseils : La prise de ce médicament ne dispense pas de la consommation régulière de laitages, naturellement riches en calcium.

Effets indésirables possibles

Constipation, nausées, ballonnements, diarrhée, douleur d'estomac.
En cas de traitement prolongé à forte dose : *hypercalcémie, hypercalciurie* (excès de calcium dans les urines pouvant favoriser les calculs rénaux).
Rarement : réaction allergique cutanée (démangeaisons, urticaire, éruption de boutons).

Laboratoires Leurquin Mediolanum

ÉQUANIL
Anxiolytique : méprobamate — sur ordonnance

Présentation

ÉQUANIL 250 mg : comprimé (blanc) ; boîte de 30. Liste I, prescription limitée à 12 semaines - Remb 35 % - **2,06 €**.
ÉQUANIL 400 mg : comprimé sécable (bleu) ; boîte de 30. Liste I, prescription limitée à 12 semaines - Remb 35 % - **2,72 €**.
ÉQUANIL 400 mg/5 ml : solution injectable huileuse ; boîte de 10 ampoules de 5 ml. Liste I, prescription limitée à 12 semaines - Remb 35 % - **8,33 €**.

Composition

	p cp	p cp	p amp inj
Méprobamate	250 mg	400 mg	400 mg
Huile de ricin	+	+	

Dans quel cas ce médicament est-il prescrit ?

Ce médicament est un *anxiolytique* (tranquillisant). Il possède également des propriétés myorelaxantes (relâchement musculaire).
Les comprimés sont utilisés dans le cadre d'un sevrage alcoolique, lorsque les *benzodiazépines* ne conviennent pas.
La solution injectable est réservée au traitement de courte durée de certains états d'anxiété et d'agitation.

Contre-indications

Ce médicament ne doit pas être utilisé dans les cas suivants :
- *insuffisance respiratoire*,
- *insuffisance hépatique* grave,
- administration par *voie* intraveineuse (solution injectable).

Attention : Des précautions sont nécessaires en cas de *myasthénie*, de *porphyrie* et chez la personne âgée.
L'arrêt brutal de ce médicament expose à un *syndrome de sevrage* : réapparition de l'anxiété ou de l'insomnie, troubles digestifs, désorientation, tremblements, convulsions. Il faut donc s'entourer de conseils médicaux pour diminuer progressivement les doses et espacer les prises, sur une période d'autant plus longue que le traitement a été prolongé.
Ce médicament peut induire une somnolence, parfois intense chez certaines personnes. Cette somnolence peut être augmentée par la prise d'*alcool* ou d'autres médicaments *sédatifs*. La conduite et l'utilisation de machines dangereuses sont déconseillées, surtout dans les heures qui suivent la prise du médicament.

Interactions avec d'autres substances

Informez votre médecin ou votre pharmacien si vous prenez d'autres *sédatifs* (tranquillisants, somnifères, certains médicaments contre la toux ou contre la douleur contenant des *opiacés*, *antidépresseurs*, *neuroleptiques*...).

Grossesse et allaitement

Ce médicament est habituellement déconseillé pendant la grossesse. Toutefois, une grossesse survenant sous traitement ne justifie pas d'inquiétude particulière. Seul votre médecin peut apprécier le risque éventuel lié à l'utilisation de ce médicament dans votre cas.
Ce médicament passe dans le lait maternel : l'allaitement est déconseillé.

Mode d'emploi et posologie

Les comprimés peuvent être pris pendant ou entre les repas.
La solution injectable est huileuse : une seringue en verre doit être utilisée. Elle doit être injectée par *voie* intramusculaire.

Posologie usuelle :
- Adulte : elle est strictement individuelle.

Conseils : Ce médicament vous a été prescrit dans une situation précise : ne le réutilisez pas ultérieurement sans avis médical et ne le conseillez pas à une autre personne.
La durée de prescription des *anxiolytiques* doit être la plus courte possible. Dans certaines situations, le traitement doit toutefois être prolongé. Il appartient alors au médecin de réévaluer périodiquement la nécessité de le poursuivre ou de l'interrompre.

Effets indésirables possibles

Le plus fréquemment : somnolence pendant la journée.
Rarement : *troubles digestifs*, mauvaise coordination des mouvements, *vertiges*, excitation, maux de tête, troubles de l'*accommodation*, *réaction allergique*, *agranulocytose* (exceptionnelle).
En solution injectable : douleur au point d'injection.

Laboratoires sanofi-aventis France

ERCÉFURYL
Antidiarrhéique : antiseptique intestinal

Présentation
ERCÉFURYL 200 mg : gélule ; boîte de 12. Non remb.

Composition

	p gél
Nifuroxazide	200 mg
Saccharose	72 mg

Dans quel cas ce médicament est-il prescrit ?
Ce médicament est un *antiseptique* intestinal qui appartient à la famille des nitrofuranes. Il agit localement sur les *bactéries* responsables d'infections de l'intestin.

Il est utilisé dans le traitement des diarrhées aiguës bénignes.

Contre-indications
Ce médicament ne doit pas être utilisé en cas d'*antécédent* d'*allergie* à un *antiseptique* de la famille des nitrofuranes.

Attention : Ce médicament est destiné au traitement des diarrhées bénignes. En cas de diarrhée persistante, de fièvre élevée, de sang ou de glaires dans les selles, des examens peuvent être nécessaires : consultez votre médecin.

Grossesse et allaitement
L'effet de ce médicament pendant la grossesse est mal connu : seul votre médecin peut évaluer le risque éventuel de son utilisation dans votre cas.

L'allaitement demeure possible en cas de traitement bref par ce médicament.

Mode d'emploi et posologie
Les gélules doivent être avalées avec un verre d'eau.

Posologie usuelle :
- Adulte : 1 gélule, 4 fois par jour.

La durée du traitement est limitée à 3 jours en l'absence d'avis médical. Si les symptômes persistent au delà de cette période, une consultation est nécessaire pour déterminer si ce traitement est suffisant.

Conseils : Une diarrhée peut provoquer une déshydratation, notamment chez la personne âgée. Cette perte d'eau par l'organisme doit être compensée par des boissons abondantes (bouillon salé, boissons sucrées) car elle peut être à l'origine d'une fatigue, de malaise ou de confusion des idées.

Beaucoup de *diarrhées* sont dues à des *virus* et ne justifient pas de traitement par un *antiseptique* intestinal. Elles guérissent spontanément et ne demandent que des mesures diététiques simples : alimentation légère et de préférence liquide (en excluant les jus de fruits, les crudités et les légumes verts).

Effets indésirables possibles
Réaction allergique.

Laboratoires sanofi-aventis France

ERCESTOP
Informations détaillées sur www.monvidal.com

ERGIX DOULEUR ET FIÈVRE
Informations détaillées sur www.monvidal.com

ERGIX EXPECTORANT
Informations détaillées sur www.monvidal.com

ERGIX MAL DE GORGE
Informations détaillées sur www.monvidal.com

ERGIX TOUX SÈCHE
Informations détaillées sur www.monvidal.com

ÉRY
Antibiotique : macrolide — sur ordonnance

Ce médicament est un générique de ERYTHROCINE (voir p. 475).

ERYACNÉ
Antiacnéique local : antibiotique — sur ordonnance

Présentation
ERYACNÉ : solution pour application locale ; flacon de 100 ml. Liste I - Remb 35 % - **4,19 €**.

Composition

	p 100 ml
Érythromycine	4 g
Alcool à 95°	66 ml

Dans quel cas ce médicament est-il prescrit ?
Cette solution contient un *antibiotique* d'action locale qui appartient à la famille des *macrolides*. Il agit en détruisant certains *germes* responsables de l'*inflammation* du comédon et de la formation de pustules.

Elle est utilisée dans le traitement de l'*acné*.

Contre-indications
Ce médicament ne doit pas être utilisé en cas d'*allergie* aux *antibiotiques* de la famille des *macrolides*.

Attention : En raison de la présence d'*alcool*, évitez le contact de ce médicament avec les *muqueuses* et les zones de peau fragile (pourtour des yeux, cou).

Grossesse et allaitement
Les études actuellement disponibles n'ont pas mis en évidence de problèmes particuliers lors de l'utilisation de l'érythromycine chez la femme enceinte.

Les données actuellement disponibles ne permettent pas de savoir si ce médicament passe dans le lait maternel.

Mode d'emploi et posologie
Ce produit est appliqué après la toilette, sur la peau bien sèche.

Posologie usuelle :
1 application, 1 ou 2 fois par jour, pendant 3 mois.

Conseils : Pensez à vous laver les mains après l'application pour éviter tout contact avec les yeux et les *muqueuses*.

Une irritation est fréquente et normale en début de traitement : ne vous découragez pas, mais n'hésitez pas à prendre l'avis de votre pharmacien. Pour limiter les risques d'irritation, n'appliquez pas ce produit sur une peau déjà irritée ou lésée, utilisez des savons de toilette doux et n'appliquez pas de lotion ou parfum alcoolisés.

Une amélioration est généralement constatée après 4 à 6 semaines de traitement. Votre médecin décidera de la durée du traitement en fonction des résultats.

Effets indésirables possibles

Sécheresse de la peau en début de traitement.

Laboratoires Galderma International

ERYFLUID

Antiacnéique local : antiotique — sur ordonnance

Présentation

ERYFLUID : solution pour application locale ; flacon de 30 ml. Liste I - Remb 35 % - **2,35 €**.
ERYFLUID : solution pour application locale ; flacon de 100 ml. Liste I - Remb 35 % - **5,35 €**.

Composition

	p 100 ml
Érythromycine	4 g
Alcool à 95°	66 ml

Dans quel cas ce médicament est-il prescrit ?

Cette solution contient un *antibiotique* d'action locale qui appartient à la famille des *macrolides*. Il agit en détruisant certains *germes* responsables de l'*inflammation* du comédon et de la formation de pustules.
Elle est utilisée dans le traitement de l'*acné*.

Contre-indications

Ce médicament ne doit pas être utilisé en cas d'*allergie* aux *antibiotiques* de la famille des *macrolides*.

Attention : En raison de la présence d'*alcool*, évitez le contact de ce médicament avec les *muqueuses* et les zones de peau fragile (pourtour des yeux, cou).

Grossesse et allaitement

Les études actuellement disponibles n'ont pas mis en évidence de problèmes particuliers lors de l'utilisation de l'érythromycine chez la femme enceinte.
N'utilisez pas ce médicament pendant l'allaitement sans l'avis de votre médecin.

Mode d'emploi et posologie

Ce produit est généralement appliqué après la toilette sur la peau bien sèche.

Posologie usuelle :
1 application, 1 ou 2 fois par jour, pendant 1 à 3 mois.

Conseils : Pensez à vous laver les mains après l'application pour éviter tout contact avec les yeux et les *muqueuses*.
Une irritation est fréquente et normale en début de traitement : ne vous découragez pas, mais n'hésitez pas à prendre l'avis de votre pharmacien. Pour limiter les risques d'irritation, n'appliquez pas ce produit sur une peau déjà irritée ou lésée, utilisez des savons de toilette doux et n'appliquez pas de lotion ou parfum alcoolisés.
Une amélioration est généralement constatée après 4 à 6 semaines de traitement. Votre médecin décidera de la durée du traitement en fonction des résultats.

Effets indésirables possibles

Irritation, démangeaisons, rougeur.
Sécheresse de la peau en début de traitement.

Laboratoires Pierre Fabre Dermatologie

ÉRYLIK

Antiacnéique local : rétinoïde et antibiotique — sur ordonnance

Présentation

ÉRYLIK : gel pour application cutanée ; tube de 30 g. Liste I - Remb 35 % - **3,81 €**.

Composition

	p 100 g
Trétinoïne	25 mg
Érythromycine	4 g
Alcool	+

Dans quel cas ce médicament est-il prescrit ?

C'est un antiacnéique local qui contient un dérivé de la famille des *rétinoïdes* (trétinoïne) et un *antibiotique* de la famille des *macrolides*. Le rétinoïde diminue l'épaisseur de la couche cornée en facilitant la desquamation superficielle de l'*épiderme* ; l'antibiotique agit en détruisant les *germes* responsables de l'*inflammation* du comédon et de la formation de pustules.
Il est utilisé dans le traitement de l'*acné*.

Contre-indications

Ce médicament ne doit pas être utilisé en cas d'*allergie* aux *antibiotiques* de la famille des *macrolides*.

Attention : Évitez d'utiliser tout autre médicament ou cosmétique (eau de Cologne, lotion après-rasage, crème...) sans l'accord de votre médecin.
Une exposition aux rayons *ultraviolets* (soleil, lampe à bronzer) peut augmenter l'irritation cutanée provoquée par le médicament. N'omettez pas de signaler à votre médecin vos projets de vacances au soleil pendant la durée du traitement.

Grossesse et allaitement

Ce médicament est déconseillé par prudence pendant la grossesse. Toutefois, une grossesse survenant sous traitement ne justifie pas d'inquiétude particulière, mais doit vous conduire à consulter votre médecin.

Mode d'emploi et posologie

Laver la peau avec un savon doux, puis rincer et sécher soigneusement avant d'appliquer le produit.

Posologie usuelle :
1 application par jour, avant le coucher. La fréquence des applications peut être adaptée par le médecin en fonction de la réaction de la peau.
Une amélioration est généralement constatée après 4 à 8 semaines de traitement. Le résultat devient net après 3 mois ; un *traitement d'entretien* est souvent nécessaire pour éviter les rechutes.

Conseils : Une irritation de la peau et une aggravation de l'*acné* sont fréquentes et normales en début de traitement ; ne vous découragez pas : les boutons qui apparaissent traduisent une élimination du sébum. L'irritation peut éventuellement être atténuée par des crèmes calmantes prescrites par votre médecin. Dans le cas où cette irritation vous paraît

excessive, consultez votre médecin qui décidera si la poursuite du traitement est possible.
Si vous vous exposez exceptionnellement au soleil, n'appliquez pas ce médicament la veille, le jour même ni le lendemain et protégez-vous avec un écran total. En cas de coup de soleil, attendez un complet rétablissement avant la reprise du traitement.
Si vous mettez accidentellement cette substance en contact avec les yeux, les paupières, la bouche, les narines, les *muqueuses* ou une plaie, rincez abondamment à l'eau tiède.

Effets indésirables possibles

Rougeur sèche et parfois cuisante de la peau, surtout autour de la bouche et du cou : ce phénomène régresse ou disparaît dès que l'on espace les applications.

Laboratoires Bailleul Biorga

ÉRYTHROCINE

Antibiotique : macrolide — sur ordonnance

Présentation

ÉRYTHROCINE 250 mg/5 ml : granulé pour sirop (arôme banane) ; flacon de 60 ml (12 cuillères-mesure de 5 ml). Liste I - Remb 65 % - **2,58 €**.
ÉRYTHROCINE 500 mg/5 ml : granulé pour sirop (arôme banane) ; flacon de 60 ml (12 cuillères-mesure de 5 ml). Liste I - Remb 65 % - **3,75 €**.
ÉRYTHROCINE 500 : granulé pour solution buvable (arôme orange) ; boîte de 12 sachets. Liste I - Non remb.
ÉRYTHROCINE 500 : comprimé (blanc) ; boîte de 20. Liste I - Remb 65 % - **7,58 €**.

Composition

	p c mes	p c mes
Érythromycine	250 mg	500 mg
Saccharose	1,9 g	2,2 g

	p sachet	p cp
Érythromycine	500 mg	500 mg
Saccharose	3,7 g	

Dans quel cas ce médicament est-il prescrit ?

C'est un *antibiotique* qui appartient à la famille des *macrolides*.
Il est utilisé dans le traitement de diverses maladies infectieuses, notamment celles des poumons, des bronches, de la peau, du nez, de la gorge, de la bouche et des dents, de l'appareil génital.

Contre-indications

Ce médicament ne doit pas être utilisé dans les cas suivants :
- *allergie* aux *macrolides*,
- en association avec des médicaments contenant du cisapride, du pimozide, du bépridil, de la mizolastine, de l'ergotamine ou de la dihydroergotamine.

Attention : Des précautions sont nécessaires en cas d'*insuffisance hépatique*.
Une diminution de la fièvre ou une disparition des *symptômes* ne sont pas synonymes de guérison : la durée du traitement doit absolument être respectée pour éviter les rechutes ou l'apparition d'une *résistance* du *germe* à l'*antibiotique*.
Les granulés contiennent du *sucre* (saccharose) en quantité notable.

Interactions avec d'autres substances

Ce médicament ne doit pas être associé aux médicaments contenant :
- de l'ergotamine ou de la dihydroergotamine : risque d'*ergotisme* ;
- du cisapride, du pimozide, du bépridil ou de la mizolastine : risque de *torsades de pointes*.

Il peut interagir avec les médicaments qui contiennent l'une des substances suivantes : bromocriptine, cabergoline, buspirone, carbamazépine, ciclosporine, ébastine, théophylline, aminophylline, toltérodine ou triazolam.
Informez par ailleurs votre médecin si vous prenez un *hypolipidémiant* de la famille des statines, un *anticoagulant* oral ou un médicament contenant de la digoxine, du lisuride ou du sildénafil.

Grossesse et allaitement

Ce médicament peut être utilisé chez la femme enceinte.
Ce médicament passe dans le lait maternel. Ne l'utilisez pas pendant l'allaitement sans prendre l'avis de votre médecin.

Mode d'emploi et posologie

Ce médicament est pris de préférence juste avant les repas.
Le sirop est reconstitué par addition d'eau jusqu'au trait.
Les formes à 500 mg sont adaptées à l'adulte et à l'enfant de plus de 25 kg.
Le sirop à 250 mg/5 ml est adapté à l'enfant de 10 à 25 kg.

Posologie usuelle :
- Adulte : 1 g, 2 ou 3 fois par jour.

Dans le traitement de l'acné : 1 g par jour pendant au moins 3 mois.
- Enfant et nourrisson : 30 à 50 mg par kg et par jour, soit, à titre indicatif :
  - enfant de 10 à 15 kg (soit environ 1 à 4 ans) : 250 mg, matin et soir ;
  - enfant de 15 à 25 kg (soit environ 4 à 8 ans) : 250 mg, 3 fois par jour ;
  - enfant de 25 à 35 kg (soit environ 8 à 12 ans) : 500 mg, 2 fois par jour ;
  - enfant de 35 à 50 kg (soit environ 12 à 15 ans) : 500 mg, 3 fois par jour.

Conseils : Le médecin prescrit parfois un prélèvement pour identifier le *germe* responsable de l'infection et tester sa sensibilité aux *antibiotiques*. Le résultat de cet examen peut être faussé en cas d'automédication préalable : ne prenez pas et ne donnez pas d'antibiotiques sans avis médical.
L'éventuelle impression de fatigue n'est pas due à l'antibiotique, mais à l'infection elle-même.
Le sirop reconstitué se conserve une semaine au réfrigérateur.

Effets indésirables possibles

Nausées, vomissements, *diarrhée*, douleurs d'estomac.
Réaction allergique cutanée.
Augmentation des *transaminases*, *hépatite* (exceptionnelle).

Laboratoires Centre Spécialités Pharmaceutiques

ERYTHROGEL

Antiacnéique local : antibiotique — sur ordonnance

Présentation

ERYTHROGEL 4 % : gel liquide pour application locale ; tube de 30 g. Liste I - Remb 35 % - **2,92 €**.

Composition

	p tube
Érythromycine	1,2 g
Alcool à 95°	+

Dans quel cas ce médicament est-il prescrit ?

Ce gel contient un *antibiotique* d'action locale qui appartient à la famille des *macrolides*. Il agit en détruisant certains *germes* responsables de l'*inflammation* du comédon et de la formation de pustules.

Il est utilisé dans le traitement de l'*acné*.

Contre-indications

Ce médicament ne doit pas être utilisé en cas d'*allergie* aux *antibiotiques* de la famille des *macrolides*.

Attention : En raison de la présence d'*alcool*, évitez l'application de ce médicament sur les *muqueuses* et les zones de peau fragile (pourtour des yeux, cou).

Grossesse et allaitement

Les études actuellement disponibles n'ont pas mis en évidence de problèmes particuliers lors de l'utilisation de l'érythromycine chez la femme enceinte.

Les données actuellement disponibles ne permettent pas de savoir si ce médicament passe dans le lait maternel.

Mode d'emploi et posologie

Le produit est généralement appliqué sur la peau bien sèche, après la toilette avec un savon doux suivie d'un rinçage soigneux.

Posologie usuelle :

1 application, 1 ou 2 fois par jour, pendant 3 mois.

Conseils : Pensez à vous laver les mains après l'application pour éviter tout contact avec les yeux et les *muqueuses*.

Une irritation est fréquente et normale en début de traitement : ne vous découragez pas, mais n'hésitez pas à prendre l'avis de votre pharmacien. Pour limiter les risques d'irritation, n'appliquez pas ce produit sur une peau déjà irritée ou lésée, utilisez des savons de toilette doux et n'appliquez pas de lotion ou parfum alcoolisés.

Une amélioration est généralement constatée après 4 à 6 semaines de traitement. Votre médecin décidera de la durée du traitement en fonction des résultats.

Effets indésirables possibles

Irritation, démangeaisons, rougeur.

Sécheresse de la peau en début de traitement.

Laboratoires Bailleul Biorga

ÉRYTHROMYCINE BAILLEUL

Antiacnéique local : antibiotique — sur ordonnance

Présentation

ÉRYTHROMYCINE BAILLEUL : solution pour application locale ; flacon de 100 ml. Liste I - Remb 35 % - **5,08 €**.

Composition

	p 100 ml
Érythromycine	4,13 g
Alcool à 96°	53,66 g

Dans quel cas ce médicament est-il prescrit ?

Cette solution contient un *antibiotique* d'action locale qui appartient à la famille des *macrolides*. Il agit en détruisant certains *germes* responsables de l'*inflammation* du comédon et de la formation de pustules.

Elle est utilisée dans le traitement de l'*acné*.

Contre-indications

Ce médicament ne doit pas être utilisé en cas d'*allergie* aux *antibiotiques* de la famille des *macrolides*.

Attention : En raison de la présence d'*alcool*, évitez le contact de ce médicament avec les *muqueuses* et les zones de peau fragile (pourtour des yeux, cou).

Grossesse et allaitement

Les études actuellement disponibles n'ont pas mis en évidence de problèmes particuliers lors de l'utilisation de l'érythromycine chez la femme enceinte.

Les données actuellement disponibles ne permettent pas de savoir si ce médicament passe dans le lait maternel.

Mode d'emploi et posologie

Ce produit est appliqué après la toilette sur la peau bien sèche.

Le flacon doit être bien refermé après l'utilisation.

Posologie usuelle :

1 application, 1 ou 2 fois par jour.

Conseils : Pensez à vous laver les mains après l'application pour éviter tout contact avec les yeux et les *muqueuses*.

Une irritation est fréquente et normale en début de traitement : ne vous découragez pas, mais n'hésitez pas à prendre l'avis de votre pharmacien. Pour limiter les risques d'irritation, n'appliquez pas ce produit sur une peau déjà irritée ou lésée, utilisez des savons de toilette doux et n'appliquez pas de lotion ou parfum alcoolisés.

Une amélioration est généralement constatée après 4 à 6 semaines de traitement. Votre médecin décidera de la durée du traitement en fonction des résultats.

Effets indésirables possibles

Sécheresse de la peau en début de traitement.

Laboratoires Bailleul

ESBERIVEN
Vasculoprotecteur et veinotonique

Présentation
ESBERIVEN FORT : comprimé (blanc) ; boîte de 30. Non remb.
ESBERIVEN FORT : solution buvable ; boîte de 20 ampoules de 4 ml. Non remb.

Composition

	p cp	p amp buv
Mélilot, extrait	30 mg	1 g
soit Coumarine et dérivés coumariniques	5 mg	5 mg
Rutoside	250 mg	250 mg
Lactose	+	
Saccharose	+	
Alcool		0,8 g

Dans quel cas ce médicament est-il prescrit ?
C'est un protecteur *vasculaire* et un *veinotonique*. Il stimule la circulation du sang dans les veines et lutte contre l'altération des *vaisseaux capillaires*.
Il est utilisé dans le *traitement symptomatique* :
- des jambes lourdes, *impatiences* et autres troubles en rapport avec une mauvaise circulation veineuse ou *lymphatique* ;
- des crises d'*hémorroïdes*.

Attention : Ce médicament est insuffisant pour prévenir le risque de *phlébite* chez les malades alités ou plâtrés.
L'*insuffisance veineuse* peut requérir des mesures spécifiques telles que la *contention élastique*.
Des douleurs, un saignement anal qui persistent malgré le traitement peuvent être dus à une maladie autre que des *hémorroïdes* : consultez votre médecin. De même, tout saignement anal survenant chez une personne de plus de 50 ans doit faire l'objet d'une consultation médicale.

Grossesse et allaitement
L'effet de ce médicament pendant la grossesse ou l'allaitement est mal connu. L'évaluation du risque éventuel lié à son utilisation est individuelle : demandez conseil à votre pharmacien ou à votre médecin.

Mode d'emploi et posologie
1 comprimé ou 1 ampoule buvable, 2 fois par jour.

Conseils : Une activité physique régulière et la surélévation du pied du lit permettent de faciliter la circulation veineuse et *lymphatique*.
La constipation chronique et les efforts excessifs de poussée sont les principaux facteurs déclenchants des crises d'*hémorroïdes*. Un régime riche en fibres alimentaires, des boissons abondantes et un exercice physique régulier en limitent le risque.

Effets indésirables possibles
Rarement : nausées, vomissements, *réaction allergique* cutanée, malaise, maux de tête, légère augmentation des règles.

Laboratoires Centre Spécialités Pharmaceutiques

ESBERIVEN crème
Vasculoprotecteur cutané

Présentation
ESBERIVEN : crème ; tube de 100 g. Non remb.

Composition

	p 100 g
Mélilot, extrait soit Coumarine	100mg
Héparine sodique	5 000 UI

Dans quel cas ce médicament est-il prescrit ?
C'est une crème apaisante qui stimule la circulation sanguine et lutte contre les *œdèmes*.
Elle est utilisée dans le traitement des troubles dus à une *insuffisance veineuse* :
- jambes lourdes et *œdèmes*,
- *inflammations* localisées : *phlébite* superficielle, suites de sclérose de varices.

Interactions avec d'autres substances
Malgré la présence d'un *anticoagulant* (héparine) dans sa composition, ce médicament n'influe pas sur la durée ou l'abondance des saignements et ne donne lieu à aucune interaction médicamenteuse.

Grossesse et allaitement
L'effet de ce médicament pendant la grossesse ou l'allaitement est mal connu. L'évaluation du risque éventuel lié à son utilisation est individuelle : demandez conseil à votre pharmacien ou à votre médecin.

Mode d'emploi et posologie
Faire pénétrer la crème par un léger massage.
Posologie usuelle :
2 à 4 applications par jour.

Conseils : L'*insuffisance veineuse* peut requérir des mesures spécifiques telles que la *contention élastique*.
Une activité physique régulière et la surélévation du pied du lit permettent de faciliter la circulation veineuse et *lymphatique*.

Laboratoires Centre Spécialités Pharmaceutiques

ESCINOGEL
Informations détaillées sur www.monvidal.com

ESIDREX
Diurétique — sur ordonnance

Présentation
ESIDREX : comprimé sécable (blanc) ; boîte de 30. Liste II - Remb 65 % - **2,62 €**.
ESIDREX : comprimé sécable (blanc) ; boîte de 90. Liste II - Remb 65 % - **6,79 €**.

Composition

	p cp
Hydrochlorothiazide	25 mg
Amidon de blé (gluten)	+
Lactose	+

Dans quel cas ce médicament est-il prescrit ?
Ce médicament est un *diurétique* dont la structure est proche de celle des *sulfamides*.

Il est utilisé dans le traitement :
- de l'*hypertension artérielle*,
- des *œdèmes* liés à une *insuffisance hépatique*, à une *insuffisance cardiaque* ou à un *syndrome néphrotique*.

Contre-indications

Ce médicament ne doit pas être utilisé dans les cas suivants :
- *allergie* aux *sulfamides*,
- *insuffisance rénale* grave,
- *encéphalopathie hépatique*.

Attention : Ce médicament peut être responsable d'une baisse de la *kaliémie* (taux du *potassium* dans le sang), qui peut être aggravée par l'usage prolongé de *laxatifs stimulants*. Un contrôle par des analyses de sang est souvent prescrit par le médecin.

Chez les personnes souffrant d'une *insuffisance hépatique* grave, l'apparition de troubles de la conscience peut annoncer une complication. Ne poursuivez pas le traitement sans l'avis de votre médecin.

Les *diurétiques* peuvent augmenter le taux d'*acide urique* (uricémie) ou de *sucre* dans le sang (*glycémie*) : des précautions sont nécessaires en cas de *diabète* ou d'*antécédent* de crise de *goutte*.

L'hydrochlorothiazide peut entraîner une sensibilité accrue de la peau au soleil (*photosensibilisation*) et provoquer des réactions cutanées (coup de soleil, brûlures) en cas d'exposition même faible aux rayons ultraviolets. Il est important de se protéger efficacement du soleil, notamment en cas d'*antécédent* de photosensibilisation lors du traitement.

Sportif : ce médicament contient une substance susceptible de rendre positifs certains *tests antidopage*.

Interactions avec d'autres substances

Ce médicament peut interagir avec les médicaments susceptibles de provoquer des *torsades de pointes* ou ceux qui contiennent du lithium.

Informez par ailleurs votre médecin si vous prenez l'un des médicaments suivants : *AINS*, *inhibiteur de l'enzyme de conversion*, *inhibiteur de l'angiotensine II*, médicament qui abaisse la *kaliémie* (*laxatif stimulant*, *corticoïde*, amphotéricine B...), *digitalique*, *antidépresseur imipraminique*, *neuroleptique*, *alphabloquant*, médicament contenant de la metformine, du calcium ou de la ciclosporine.

Grossesse et allaitement

Les études scientifiques actuellement disponibles n'ont pas mis en évidence de problème particulier lors de l'utilisation courante chez la femme enceinte. Néanmoins, les *diurétiques* ne sont pas adaptés au traitement de l'*hypertension artérielle* et des *œdèmes* pendant la grossesse.

Ce médicament passe dans le lait maternel : l'allaitement est déconseillé.

Mode d'emploi et posologie

Ce médicament doit être pris avec un verre d'eau, indifféremment au cours ou en dehors des repas.

Posologie usuelle :

Selon la nature de l'affection, la posologie varie entre 1 à 4 comprimés par jour.

Conseils : Ce médicament augmente le volume des urines, surtout en début de traitement. Une prise le soir peut occasionner des envies d'uriner nocturnes.

Les *diurétiques* exposent au risque de déshydratation : les personnes âgées devront boire abondamment, notamment pendant les fortes chaleurs.

Effets indésirables possibles

Baisse de la *kaliémie*, associée éventuellement à des crampes.

Déshydratation possible chez la personne âgée.

Augmentation de la *glycémie* ou de l'*uricémie*.

Hypotension orthostatique.

Rarement :
- baisse du taux de sodium dans le sang (natrémie) et risque de troubles du comportement ;
- anomalie de la *numération formule sanguine* ;
- nausées, constipation, *vertiges*, fatigue, maux de tête, fourmillement des extrémités.

Exceptionnellement : *pancréatite*, troubles visuels, *réaction allergique*.

Laboratoires Novartis Pharma SAS

ESPÉRAL

Médicament du sevrage alcoolique — sur ordonnance

Présentation

ESPÉRAL : comprimé (beige) ; boîte de 20. Liste I - Remb 65 % - **2,39 €**.

Composition

	p cp
Disulfirame	500 mg

Dans quel cas ce médicament est-il prescrit ?

C'est un médicament qui diminue la *dépendance* à l'alcool. Il provoque des troubles pénibles lors de la prise d'*alcool* (*effet antabuse*) : bouffées de chaleur, nausées, vomissements, accélération du rythme cardiaque, sensation de malaise.

Il est utilisé dans l'aide à la désintoxication alcoolique : l'association alcool-troubles pénibles entraîne un dégoût de l'alcool chez le grand buveur, qui est ainsi amené à modifier son comportement.

Contre-indications

Ce médicament ne doit pas être utilisé dans les cas suivants :
- *insuffisance hépatique* ou *respiratoire* grave,
- *insuffisance rénale*,
- *diabète*,
- troubles nerveux,
- maladie cardiovasculaire,
- prise de boissons alcoolisées depuis moins de 24 heures.

Attention : L'absorption de tout produit contenant de l'*alcool* (y compris médicament ou aliment) doit être évitée pendant le traitement : risque de déclenchement intempestif de troubles pénibles (*effet antabuse*). Cet effet peut survenir jusqu'à 2 semaines après l'arrêt du traitement.

Compte-tenu de ses effets indésirables potentiels, ce médicament peut, chez certaines personnes, ne pas être compatible avec la conduite automobile ou le maniement de machines dangereuses. Assurez-vous à l'occasion des premières prises que vous supportez bien ce médicament avant de conduire ou d'utiliser une machine.

Interactions avec d'autres substances

Ce médicament peut interagir avec d'autres médicaments, notamment :
- l'isoniazide : risque de troubles du comportement et de la coordination ;
- la phénytoïne : risque d'intoxication ;
- le métronidazole : risque de confusion des idées ;
- les *anticoagulants* oraux : risque d'*hémorragie*.

Signalez tout autre traitement en cours à votre médecin ou à votre pharmacien.

Grossesse et allaitement

Ce médicament est déconseillé pendant la grossesse ou l'allaitement, sauf avis médical contraire.

Mode d'emploi et posologie

Les comprimés doivent être avalés avec un peu d'eau.

Posologie usuelle :

1 comprimé, le matin au petit déjeuner.

Conseils : Ce médicament n'est qu'un élément de l'aide que peut recevoir le grand buveur : le rôle du médecin ou des associations d'anciens buveurs est capital.

Effets indésirables possibles

Somnolence, fatigue en début de traitement.

Goût métallique dans la bouche, mauvaise haleine.

Troubles digestifs.

Polynévrite des membres inférieurs, atteinte de la vision, troubles du comportement et de la mémoire, maux de tête, *allergie* cutanée.

Rarement : *hépatite*.

En cas d'association à l'alcool : *collapsus cardiovasculaire*, *troubles du rythme cardiaque*, *angine de poitrine*, *infarctus du myocarde*.

Laboratoires sanofi-aventis France

ESSENCE ALGÉRIENNE

Décongestionnant : inhalation

Présentation

ESSENCE ALGÉRIENNE : solution pour *inhalation* ; flacon de 20 ml. Non remb.

Composition

	p 100 ml
Cinéole (eucalyptol)	90 g
Menthol	1,1 g
Gaïacol	0,92 g

Dans quel cas ce médicament est-il prescrit ?

Cette solution pour *inhalation* est une association de substances végétales qui possède une action locale décongestionnante et *antiseptique* sur les *muqueuses* des *voies* respiratoires.

Elle est utilisée dans le *traitement d'appoint* des affections des voies respiratoires.

Contre-indications

Ce médicament ne doit pas être utilisé dans les cas suivants :
- enfant ayant des *antécédents* de *convulsions*,
- enfant de moins de 12 ans.

Attention : Ce médicament contient des *terpènes* qui peuvent, en cas de dépassement des *posologies*, avoir des effets indésirables graves ; des précautions sont nécessaires chez l'enfant et la personne âgée.

Des précautions sont nécessaires en cas d'*épilepsie*.

Ce médicament ne doit pas être avalé ; ne le laissez pas à la portée des enfants.

Grossesse et allaitement

L'effet de ce médicament pendant la grossesse ou l'allaitement est mal connu. L'évaluation du risque éventuel lié à son utilisation est individuelle : demandez conseil à votre pharmacien ou à votre médecin.

Mode d'emploi et posologie

La solution s'utilise en *inhalation* : mettre quelques gouttes dans un bol d'eau très chaude ou dans un inhalateur.

Posologie usuelle :
- Adulte et enfant de plus de 12 ans : 3 inhalations par jour.

Conseils : Il est important de lutter contre la sécheresse de l'air ambiant (humidificateur...) pour éviter le dessèchement des sécrétions nasales et bronchiques.

Effets indésirables possibles

En cas de dépassement de la *posologie* usuelle, les *terpènes* peuvent provoquer :
- des *convulsions* chez l'enfant,
- agitation, confusion des idées (notamment chez la personne âgée).

Laboratoires Toulade

ESTIMA

Progestatif — sur ordonnance

Ce médicament est un générique de UTROGESTAN (voir p. 1297).

ESTRADERM TTS

Estrogène — sur ordonnance

Présentation

ESTRADERM TTS 25 µg/24 h : *dispositif transdermique* adhésif à libération continue de 5 cm² ; boîte de 8. Liste II - Remb 65 % - **7,49 €**.
ESTRADERM TTS 50 µg/24 h : *dispositif transdermique* adhésif à libération continue de 10 cm² ; boîte de 8. Liste II - Remb 65 % - **7,49 €**.
ESTRADERM TTS 100 µg/24 h : *dispositif transdermique* adhésif à libération continue de 20 cm² ; boîte de 8. Liste II - Remb 65 % - **7,49 €**.

Composition

	p disp	p disp	p disp
Estradiol	2 mg	4 mg	8 mg
soit estradiol libéré/24 h	25 µg	50 µg	100 µg
Éthanol à 95 %	+	+	+

Dans quel cas ce médicament est-il prescrit ?

Ce dispositif transdermique contient une *hormone* naturelle de la famille des *estrogènes*. Elle traverse la peau et passe progressivement dans le sang.

Il est utilisé pour soulager les *symptômes* dus au déficit en estrogènes lors de la *ménopause* (bouffées de chaleur, sécheresse vaginale...).

Les dispositifs dosés à 50 µg/24 h et 100 µg/24 h sont également utilisés pour prévenir l'*ostéoporose* chez la femme ménopausée ayant un risque accru de fracture.

Contre-indications

Ce médicament ne doit pas être utilisé dans les cas suivants :
- *accident thromboembolique* en cours ;
- *cancer hormonodépendant* ;
- saignement génital intermittent (l'origine de ce saignement doit être déterminée par des examens avant la mise en route du traitement) ;
- maladie grave du foie.

Votre médecin est seul juge pour prescrire ce médicament en cas d'*antécédent* d'*accident thromboembolique* ou de troubles cardiaques susceptibles de les favoriser.

Attention : De récentes études ont montré une augmentation du risque de survenue d'un cancer du sein chez les femmes ayant reçu un traitement prolongé des *symptômes* de la *ménopause*. Le traitement doit par conséquent être prescrit à la dose minimale efficace et pour une durée la plus courte possible. En l'absence de troubles, sa prescription ne doit pas être systématique.

Un bilan initial suivi d'une surveillance médicale régulière sont nécessaires, surtout dans les cas suivants : anomalie de la circulation sanguine cérébrale et rétinienne, obésité, *diabète*, *hypertension artérielle*, affection bénigne du sein et de l'utérus, *tumeur de l'hypophyse*, *lupus érythémateux* disséminé, certaines maladies rares (*porphyrie*, *otospongiose*), ictère (jaunisse) chronique ou survenu lors d'une grossesse, *insuffisance rénale*, *épilepsie*, *asthme*, *antécédents* familiaux de cancer du sein.

Si vous devez subir une intervention chirurgicale, il est préférable d'interrompre le traitement un mois à l'avance. De même, un alitement prolongé doit vous conduire à arrêter le traitement.

Interactions avec d'autres substances

L'efficacité du traitement peut être diminuée par la prise conjointe d'un médicament *inducteur enzymatique*.

Grossesse et allaitement

Ce médicament n'a pas d'indication chez la femme enceinte. Si une grossesse survient sous traitement, éventualité rare mais possible en début de pré-ménopause, consultez votre médecin et arrêtez le traitement. Aucune malformation imputable à ce médicament n'a été observée à ce jour.

Lorsque la *ménopause* est confirmée, une grossesse est impossible, y compris en cas de réapparition des règles.

Mode d'emploi et posologie

Détacher le feuillet de protection qui recouvre la face adhésive et appliquer le dispositif sur la peau (zone non exposée au soleil) : thorax, abdomen, fesse, haut de la cuisse ou du bras.

Ne pas coller le dispositif sur :
- les seins ;
- la peau mouillée ou graissée par l'application préalable d'une crème ou d'une huile ;
- une lésion cutanée : plaie, grain de beauté... ;
- une région soumise aux frottements des vêtements : ceinture, bretelle de soutien-gorge... ;
- l'emplacement du précédent dispositif : utiliser alternativement 2 ou 3 régions cutanées différentes.

En cas de décollement intempestif du dispositif, tenter de le recoller à un autre endroit ou utiliser un dispositif neuf qui sera enlevé à la date prévue pour le retrait de celui qui s'est décollé.

Posologie usuelle :

Elle est strictement individuelle ; votre médecin l'adapte en fonction des signes de sous ou *surdosage* :
- sous-dosage : persistance de bouffées de chaleur, de sécheresse vaginale, irritation oculaire par les lentilles de contact... ;
- surdosage : tension douloureuse des seins, sensation de gonflement, irritabilité...

Le dispositif est généralement renouvelé tous les 3 ou 4 jours. Il peut être utilisé en continu sans période d'arrêt, ou en discontinu pendant 24 à 28 jours par mois suivi d'un arrêt de traitement de 2 à 7 jours

Conseils : Un *progestatif* est généralement associé aux *estrogènes* au moins 12 jours par mois pour éviter une stimulation excessive de l'utérus. N'arrêtez pas la prise du progestatif sans l'avis de votre médecin.

La réapparition de règles est fréquente (mais pas obligatoire) après chaque interruption de cycle ou à l'arrêt du progestatif. En revanche, tout saignement en cours de traitement doit être signalé à votre médecin.

Effets indésirables possibles

Nausées, tension des seins, irritabilité, jambes lourdes (qui traduisent généralement un *surdosage*).

Irritation et rougeur transitoires au lieu d'application du dispositif.

Saignement génital intermittent (à signaler à votre médecin).

Ce médicament contient un *estrogène* naturel, identique à celui sécrété par les ovaires. Il ne semble pas exposer aux effets indésirables qui peuvent être (rarement) rencontrés avec les estrogènes de synthèse contenus dans les pilules *contraceptives* ; il serait néanmoins souhaitable d'interrompre le traitement en cas :
- d'*accident thromboembolique* ou autre accident cardiovasculaire ;
- de *tumeur* bénigne ou maligne du foie, du sein ou de l'utérus ;
- de crise d'*épilepsie* ;
- d'écoulement de lait par le mamelon.

Laboratoires Novartis Pharma SAS

ESTRADIOL G GAM

Informations détaillées sur www.monvidal.com

ESTRAPATCH
Estrogène

sur ordonnance

Présentation

ESTRAPATCH 40 µg/24 h : *dispositif transdermique* ; boîte de 4. Liste II - Remb 65 % - **7,49 €**.
ESTRAPATCH 60 µg/24 h : *dispositif transdermique* ; boîte de 4. Liste II - Remb 65 % - **7,49 €**.
ESTRAPATCH 80 µg/24 h : *dispositif transdermique* ; boîte de 4. Liste II - Remb 65 % - **7,49 €**.

Composition

	p disp	p disp	p disp
Estradiol	1,25 mg	1,9 mg	2,5 mg

Dans quel cas ce médicament est-il prescrit ?

Ce dispositif transdermique contient une *hormone* naturelle de la famille des *estrogènes*, qui traverse la peau et passe progressivement dans le sang.

Il est utilisé chez la femme dans le traitement des carences en estrogènes, notamment lors de la *ménopause*.

Contre-indications

Ce médicament ne doit pas être utilisé dans les cas suivants :
- *accident thromboembolique* (*phlébite*, *embolie* pulmonaire...) récent ou survenant pendant le traitement ;
- *cancer hormonodépendant* (y compris un *antécédent* de cancer du sein) ;
- saignement génital intermittent (l'origine de ce saignement doit être déterminée par des examens avant la mise en route du traitement) ;
- *hyperplasie* de l'utérus non traitée ;
- maladie du foie, grave ou récente ;
- *porphyrie*.

Attention : De récentes études ont montré une augmentation du risque de survenue d'un cancer du sein chez les femmes ayant reçu un traitement prolongé des *symptômes* de la *ménopause*. Le traitement doit par conséquent être prescrit à la dose minimale efficace et pour une durée la plus courte possible. En l'absence de troubles, sa prescription ne doit pas être systématique.

Un bilan initial suivi d'une surveillance médicale régulière sont nécessaires, surtout dans les cas suivants :*diabète*, *hypertriglycéridémie*, *hypertension artérielle*, affection bénigne de l'utérus, *lupus érythémateux* disséminé, *otospongiose*, ictère (jaunisse) chronique ou survenu lors d'une grossesse, *lithiase* biliaire, *migraine*, *insuffisance rénale* ou *cardiaque*, *épilepsie*, *asthme*, antécédents familiaux de *cancer hormonodépendant* ou d'*accident thromboembolique*.

Des maux de tête importants ou inhabituels, des troubles de la vision, une élévation franche de la tension artérielle imposent l'arrêt immédiat du traitement et la consultation d'un médecin.

Si vous devez subir une intervention chirurgicale, il est préférable d'interrompre le traitement un mois à l'avance. De même, un alitement prolongé doit vous conduire à arrêter le traitement.

Interactions avec d'autres substances

L'efficacité du traitement peut être diminuée par la prise conjointe d'un médicament *inducteur enzymatique*.

Grossesse et allaitement

Ce médicament n'a pas d'indication chez la femme enceinte. Si une grossesse survient sous traitement, éventualité rare mais possible en début de pré-ménopause, consultez votre médecin et arrêtez le traitement. Aucune malformation imputable à ce médicament n'a été observée à ce jour.

Lorsque la *ménopause* est confirmée, une grossesse est impossible, y compris en cas de réapparition des règles.

Mode d'emploi et posologie

Détacher le feuillet de protection qui recouvre la face adhésive et appliquer le dispositif sur la peau (zone non exposée au soleil) : thorax, abdomen, fesse, haut de la cuisse ou du bras.

Ne pas coller le dispositif :
- sur les seins ;
- sur de la peau mouillée ou graissée par l'application préalable d'une crème ou d'une huile ;
- sur une lésion cutanée : plaie, grain de beauté... ;
- sur une région soumise aux frottements des vêtements : ceinture, bretelle de soutien-gorge... ;
- sur l'emplacement du précédent dispositif : utiliser alternativement 2 ou 3 régions cutanées différentes.

En cas de décollement intempestif du dispositif, tenter de le recoller à un autre endroit ou utiliser un dispositif neuf qui sera enlevé à la date prévue pour le retrait de celui qui s'est décollé.

Posologie usuelle :

Elle est strictement individuelle. Votre médecin l'adapte en fonction des signes de sous ou *surdosage* :
- sous-dosage : persistance de bouffées de chaleur, de sécheresse vaginale... ;
- surdosage : tension douloureuse des seins, sensation de gonflement, irritabilité...

Le dispositif est généralement renouvelé tous les 7 jours. Il peut être utilisé en continu sans période d'arrêt, ou en discontinu pendant 21 jours par mois suivi d'un arrêt de traitement de 2 à 7 jours.

Conseils : Un *progestatif* est généralement associé aux *estrogènes* au moins 12 jours par mois pour éviter une stimulation excessive de l'utérus. N'arrêtez pas la prise du progestatif sans l'avis de votre médecin.

La réapparition de règles est fréquente (mais pas obligatoire) après chaque interruption de cycle ou à l'arrêt du progestatif. En revanche, tout saignement en cours de traitement doit être signalé à votre médecin.

Effets indésirables possibles

Irritation et rougeur transitoires au lieu d'application du dispositif.

Nausées, maux de tête, prise de poids, tension des seins, irritabilité.

Saignement génital intermittent (à signaler à votre médecin).

Des essais cliniques portant sur la prise d'*estrogènes* pendant plusieurs années ont mis en évidence des risques accrus :
- de *tumeur* bénigne ou maligne du sein ou de l'utérus,
- d'*accident thromboembolique* ou autre accident cardiovasculaire.

D'autres effets ont été observé lors de traitements combinant un estrogène et un progestatif : calculs de la vésicule biliaire, taches sombres sur le visage, *éruption cutanée.*

Laboratoires Pierre Fabre Médicament

ESTRÉVA comprimé

Estrogène

sur ordonnance

Présentation

ESTRÉVA : comprimé sécable (rose) ; boîte de 28. Liste II - Remb 65 % - **2,32 €**.

Composition

	p cp
Estradiol	1,5 mg
Lactose	+

Dans quel cas ce médicament est-il prescrit ?

Ce médicament contient une *hormone* naturelle de la famille des *estrogènes.*

Il est utilisé pour :

- soulager les *symptômes* dus au déficit en estrogènes lors de la *ménopause* (bouffées de chaleur, sécheresse vaginale...) ;
- prévenir l'*ostéoporose* chez la femme ménopausée ayant un risque accru de fracture.

Contre-indications

Ce médicament ne doit pas être utilisé dans les cas suivants :

- *accident thromboembolique* (*phlébite*, *embolie* pulmonaire...) récent (moins de 2 ans) ou survenant pendant le traitement ;
- *cancer hormonodépendant* (y compris un *antécédent* de cancer du sein) ;
- saignement génital intermittent (l'origine de ce saignement doit être déterminée par des examens appropriés avant la mise en route du traitement) ;
- maladie grave du foie ;
- *porphyrie.*

Attention : De récentes études ont montré une augmentation du risque de survenue d'un cancer du sein chez les femmes ayant reçu un traitement prolongé des *symptômes* de la *ménopause.* Le traitement doit par conséquent être prescrit à la dose minimale efficace et pour une durée la plus courte possible. En l'absence de troubles, sa prescription ne doit pas être systématique.

Un bilan initial suivi d'une surveillance médicale régulière sont nécessaires, surtout dans les cas suivants : anomalie de la circulation sanguine cérébrale et rétinienne, obésité, *diabète, hypertriglycéridémie, hypertension artérielle,* affection bénigne du sein et de l'utérus, *tumeur de l'hypophyse, lupus érythémateux* disséminé, *otospongiose,* ictère (jaunisse) chronique ou survenu lors d'une grossesse, *insuffisance rénale, épilepsie, asthme, antécédent* familial de cancer du sein, calcul de la vésicule biliaire.

Des maux de tête importants ou inhabituels, des troubles de la vision, une élévation franche de la tension artérielle imposent l'arrêt immédiat du traitement et la consultation d'un médecin.

Si vous devez subir une intervention chirurgicale, il est préférable d'interrompre le traitement un mois à l'avance. De même, un alitement prolongé doit vous conduire à arrêter le traitement.

Interactions avec d'autres substances

L'efficacité du traitement peut être diminuée par la prise conjointe d'un médicament *inducteur enzymatique.*

Grossesse et allaitement

Ce médicament n'a pas d'indication chez la femme enceinte. Si une grossesse survient sous traitement, éventualité rare mais possible en début de pré-ménopause, consultez votre médecin et arrêtez le traitement. Aucune malformation imputable à ce médicament n'a été observée à ce jour.

Lorsque la *ménopause* est confirmée, une grossesse est impossible, y compris en cas de réapparition des règles.

Mode d'emploi et posologie

Les comprimés doivent être avalés avec un verre d'eau.

Posologie usuelle :

Elle est strictement individuelle. Votre médecin l'adapte en fonction des signes de sous ou *surdosage* :

- sous-dosage : persistance de bouffées de chaleur, de sécheresse vaginale, irritation oculaire par les lentilles de contact, etc. ;
- surdosage : tension douloureuse des seins, sensation de gonflement, irritabilité, etc.

En général, 1 comprimé par jour, par cycle de 21 à 28 jours par mois.

Conseils : En cas d'oubli d'un comprimé, prendre le comprimé dans les 12 heures suivant l'heure habituelle de la prise. Si l'oubli est découvert après ces 12 heures, ne pas prendre le comprimé oublié. L'oubli d'un comprimé peut provoquer de légers saignements.

Un *progestatif* est généralement associé aux *estrogènes* au moins 12 jours par mois pour éviter une stimulation excessive de l'utérus. N'arrêtez pas la prise du progestatif sans l'avis de votre médecin.

La réapparition de règles est fréquente (mais pas obligatoire) après chaque interruption de traitement par le progestatif. En revanche, tout saignement en cours de traitement doit être signalé à votre médecin.

Effets indésirables possibles

Fréquents, mais peu graves : nausées, maux de tête, prise de poids, tension des seins, irritabilité. Ils traduisent généralement un *surdosage.*

Saignement génital intermittent (à signaler à votre médecin).

Des essais cliniques portant sur la prise d'*estrogènes* pendant plusieurs années ont mis en évidence des risques accrus :

- de *tumeur* bénigne ou maligne du sein ou de l'utérus,
- de cancer de l'ovaire,
- d'*accident thromboembolique* ou autre accident cardiovasculaire, en particulier au cours de la première année de traitement.

D'autres effets ont été observé lors de traitements combinant un estrogène et un progestatif : calculs de la vésicule biliaire, taches sombres sur le visage, *éruption cutanée.*

Laboratoires Théramex

ESTRÉVA gel
Estrogène

sur ordonnance

Présentation

ESTRÉVA : gel transdermique ; tube de 50 g avec pompe doseuse (100 pressions). Liste II - Remb 65 % - **5,61 €.**

Composition

	p pression
Estradiol	0,5 mg
Alcool	+

Dans quel cas ce médicament est-il prescrit ?

Ce gel contient une *hormone* naturelle de la famille des *estrogènes*. Elle traverse la peau et passe progressivement dans le sang.

Il est utilisé pour soulager les *symptômes* dus au déficit en estrogènes lors de la *ménopause* (bouffées de chaleur, sécheresse vaginale...).

Contre-indications

Ce médicament ne doit pas être utilisé dans les cas suivants :
- *accident tromboembolique* en cours ;
- *cancer hormonodépendant* ;
- saignement génital intermittent (l'origine de ce saignement doit être déterminée par des examens appropriés avant la mise en route du traitement) ;
- maladie grave du foie.

Votre médecin est seul juge pour prescrire ce médicament en cas d'*antécédent* d'accident thromboembolique ou de troubles cardiaques susceptibles de les favoriser.

Attention : De récentes études ont montré une augmentation du risque de survenue d'un cancer du sein chez les femmes ayant reçu un traitement prolongé des *symptômes* de la *ménopause*. Le traitement doit par conséquent être prescrit à la dose minimale efficace et pour une durée la plus courte possible. En l'absence de troubles, sa prescription ne doit pas être systématique.

Un bilan initial suivi d'une surveillance médicale régulière sont nécessaires, surtout dans les cas suivants : anomalie de la circulation sanguine cérébrale et rétinienne, obésité, *diabète*, *hypertension artérielle*, affection bénigne du sein et de l'utérus, *tumeur de l'hypophyse*, *lupus érythémateux* disséminé, certaines maladies rares (*porphyrie*, *otospongiose*), ictère (jaunisse) chronique ou survenu lors d'une grossesse, *insuffisance rénale*, *épilepsie*, *asthme*, *antécédents* familiaux de cancer du sein.

Si vous devez subir une intervention chirurgicale, il est préférable d'interrompre le traitement un mois à l'avance. De même, un alitement prolongé doit vous conduire à arrêter le traitement.

Interactions avec d'autres substances

L'efficacité du traitement peut être diminuée par la prise conjointe d'un médicament *inducteur enzymatique*.

Grossesse et allaitement

Ce médicament n'a pas d'indication chez la femme enceinte. Si une grossesse survient sous traitement, éventualité rare mais possible en début de pré-ménopause, consultez votre médecin et arrêtez le traitement. Aucune malformation imputable à ce médicament n'a été observée à ce jour.

Lorsque la *ménopause* est confirmée, une grossesse est impossible, y compris en cas de réapparition des règles.

Mode d'emploi et posologie

Étaler le gel, de préférence après la toilette, sur une grande surface de peau (environ 2 fois la taille d'une main), sauf sur les seins. Il n'est pas nécessaire de masser ou de frotter. Laisser sécher 1 ou 2 minutes avant de remettre un vêtement. Ce gel ne tache pas.

Posologie usuelle :

Elle est strictement individuelle ; votre médecin l'adapte en fonction des signes de sous ou *surdosage* :
- sous-dosage : persistance des bouffées de chaleur, de la sécheresse vaginale... ;
- surdosage : tension douloureuse des seins, sensation de gonflement, irritabilité...

Conseils : Chez les femmes ménopausées, un *progestatif* est souvent associé aux *estrogènes* pour éviter une stimulation excessive de l'utérus ou des glandes mammaires. Ne modifiez pas la prise du progestatif sans l'avis de votre médecin.

La réapparition de règles est fréquente (mais pas obligatoire) après chaque interruption de traitement ; en revanche, tout saignement en cours de traitement doit être signalé à votre médecin.

Ce gel ne doit pas être appliqué sur les *muqueuses* en raison de la présence d'*alcool*.

Effets indésirables possibles

Démangeaisons, rougeur au site d'application, réaction allergique locale.

Nausées, tension des seins, irritabilité, jambes lourdes (qui traduisent généralement un *surdosage*).

Saignement génital intermittent (à signaler à votre médecin).

Ce médicament contient un *estrogène* naturel, identique à celui secrété par les ovaires. Il ne semble pas exposer aux effets indésirables qui peuvent être (rarement) rencontrés avec les estrogènes de synthèse contenus dans les pilules *contraceptives* ; il serait néanmoins souhaitable d'interrompre le traitement en cas :
- d'*accident thromboembolique* en évolution ou autre accident cardiovasculaire ;
- de jaunisse ;
- de *tumeur* bénigne ou maligne du foie, du sein ou de l'utérus ;
- de crise d'*épilepsie* ;
- d'écoulement de lait par le mamelon.

Laboratoires Théramex

ESTROFEM
Informations détaillées sur www.monvidal.com

ESTULIC
Informations détaillées sur www.monvidal.com

ÉTHINYL-ŒSTRADIOL EFFIK
Informations détaillées sur www.monvidal.com

ETIOVEN
Vasculoprotecteur et veinotonique

Présentation
ETIOVEN 30 mg : comprimé (orangé) ; boîte de 30. Non remb.

Composition

	p cp
Naftazone	30 mg

Dans quel cas ce médicament est-il prescrit ?
C'est un *veinotonique* et un protecteur *vasculaire*. Il stimule la circulation du sang dans les veines et lutte contre l'altération des *vaisseaux capillaires*.

Il est utilisé dans le *traitement symptomatique* des jambes lourdes, *impatiences* et autres troubles en rapport avec une mauvaise circulation veineuse ou *lymphatique*.

Attention : Ce médicament est insuffisant pour prévenir le risque de *phlébite* chez les malades alités ou plâtrés.
L'*insuffisance veineuse* peut requérir des mesures spécifiques telles que la *contention élastique*.

Grossesse et allaitement
L'effet de ce médicament sur l'enfant à naître est mal connu. Seul votre médecin peut apprécier la nécessité du traitement et son risque pendant la grossesse.

Les données disponibles ne permettent pas de savoir si ce médicament passe dans le lait maternel. Son usage est déconseillé pendant l'allaitement.

Mode d'emploi et posologie
1 comprimé, à midi.

Conseils : Une activité physique régulière et la surélévation du pied du lit permettent de faciliter la circulation veineuse et *lymphatique*.

Effets indésirables possibles
Rarement : *troubles digestifs*.

Laboratoires sanofi-aventis France

EUCALCIC
Informations détaillées sur www.monvidal.com

EUCALYPTINE
Traitement des affections bronchopulmonaires

Présentation
EUCALYPTINE Adulte : suppositoire ; boîte de 10. Non remb.
EUCALYPTINE Enfant : suppositoire ; boîte de 10. Non remb.

Composition

	p suppos Ad	p suppos Enf
Guaifénésine	150 mg	60 mg
Cinéole (eucalyptol)	150 mg	75 mg
Camphre	50 mg	

Dans quel cas ce médicament est-il prescrit ?
Ce médicament contient un fluidifiant des sécrétions bronchiques et des *terpènes*, antiseptiques des voies respiratoires (eucalyptol, camphre).

Il est utilisé dans le *traitement d'appoint* des bronchites aiguës bénignes.

Contre-indications
Ce médicament ne doit pas être utilisé dans les cas suivants :
- enfant de moins de 15 ans (suppositoire Adulte),
- enfant de moins de 30 mois (suppositoire Enfant).

Attention : Ce médicament contient des *terpènes* (eucalyptol, camphre) : respectez la *posologie* prescrite.
Des précautions sont nécessaires en cas d'*antécédents* d'*épilepsie*.
La toux est un *symptôme* qui peut révéler de nombreuses maladies (*allergie*, maladie cardiaque, pulmonaire, digestive...) : consultez votre médecin si elle persiste plus de quelques jours.

Grossesse et allaitement
L'effet de ce médicament pendant la grossesse est mal connu. L'évaluation du risque éventuel lié à son utilisation est individuelle : demandez conseil à votre pharmacien ou à votre médecin.

Les *terpènes* peuvent donner un goût particulier au lait. Leur absorption par le *nourrisson* n'est pas souhaitable : évitez d'employer ce médicament pendant l'allaitement.

Mode d'emploi et posologie
Les prises de ce médicament doivent être réparties au cours de la journée.

Posologie usuelle :
- Adulte : 1 à 3 suppositoires Adulte par jour.
- Enfant de 20 à 50 kg (6 à 15 ans) : 2 ou 3 suppositoires Enfant par jour.
- Enfant de 12 à 20 kg (30 mois à 6 ans) : 1 ou 2 suppositoires Enfant par jour.

Conseils : Des mesures simples permettent de calmer les toux sèches : boissons chaudes et humidification de l'air ambiant.
Pour une meilleure conservation, gardez les suppositoires au frais.

Effets indésirables possibles
Irritation locale, nausées, vomissements.

En cas de dépassement de la *posologie* usuelle, les *terpènes* peuvent provoquer :
- des *convulsions* chez l'enfant,
- agitation, confusion des idées notamment chez la personne âgée.

Laboratoires Tonipharm

EUCALYPTINE LE BRUN sirop
Informations détaillées sur www.monvidal.com

EUCOL
Informations détaillées sur www.monvidal.com

EUDYNE
Informations détaillées sur www.monvidal.com

EULEXINE
Antiandrogène
sur ordonnance

Présentation
EULEXINE : comprimé (jaune) ; boîte de 30. Liste I - Remb 100 % - **29,01 €**.

Composition

	p cp
Flutamide	250 mg
Lactose	+

Dans quel cas ce médicament est-il prescrit ?
Ce médicament a une action antihormonale : il empêche les *hormones* mâles (essentiellement un *stéroïde androgène*, la testostérone) de stimuler la glande prostatique et les tissus sensibles aux androgènes.

Il est utilisé chez l'homme dans le traitement des *cancers* de la prostate.

Contre-indications
Ce médicament ne doit pas être utilisé dans les cas suivants :
- *antécédent* d'*hépatite* lors de la prise de flutamide ;
- *insuffisance hépatique* grave.

Attention : L'apparition des *symptômes* suivants doit être signalée à votre médecin : nausées, vomissements, douleurs abdominales, fatigue anormale, jaunisse. Il peut s'agir d'une *hépatite* due au médicament. Dans la majorité des cas, nausées et vomissements traduisent une simple *intolérance* au médicament.

Des analyses de sang régulières (dosage des *transaminases*) sont généralement prescrites afin de vérifier que le médicament est bien supporté.

Interactions avec d'autres substances
Informez votre médecin si vous prenez par ailleurs des *anticoagulants* oraux.

Mode d'emploi et posologie
Les comprimés peuvent être pris indifféremment pendant ou en dehors des repas.

Posologie usuelle :

1 comprimé, 3 fois par jour, en essayant de respecter un intervalle entre les prises le plus proche de 8 heures afin d'assurer la stabilité de l'action du médicament.

Effets indésirables possibles
Troubles digestifs.

Gynécomastie.

Rarement :
- *photosensibilisation* ;
- élévation des *transaminases*, *hépatite* (voir Attention), principalement au cours des 6 premiers mois de traitement.

Exceptionnellement : bleuissement des lèvres et des ongles nécessitant un avis médical.

Conséquences fréquentes du blocage de l'action des *hormones* mâles : *impuissance*, diminution du désir sexuel, bouffées de chaleur. Ces phénomènes sont réversibles à l'arrêt du traitement.

Laboratoires Schering-Plough

EUPANTOL
Antiulcéreux
sur ordonnance

Présentation
EUPANTOL 20 mg : comprimé *gastrorésistant* ; boîte de 14. Liste II - Remb 65 % - **11,01 €**.
EUPANTOL 20 mg : comprimé *gastrorésistant* ; boîte de 28. Liste II - Remb 65 % - **21,50 €**.
EUPANTOL 40 mg : comprimé *gastrorésistant* (beige) ; boîte de 7. Liste II - Remb 65 % - **10,79 €**.
EUPANTOL 40 mg : comprimé *gastrorésistant* (beige) ; boîte de 14. Liste II - Remb 65 % - **21,06 €**.
EUPANTOL 40 mg : comprimé *gastrorésistant* (beige) ; boîte de 28. Liste II - Remb 65 % - **40,20 €**.

Composition

	p cp	p cp
Pantoprazole	20 mg	40 mg

Dans quel cas ce médicament est-il prescrit ?
C'est un antiulcéreux qui agit en diminuant la sécrétion acide de l'estomac, indépendamment de la cause qui peut provoquer cette sécrétion.

Il est utilisé pour :
- traiter les *ulcères* de l'estomac ou du *duodénum*, les *inflammations* de l'œsophage dues aux reflux des acides de l'estomac vers l'œsophage et le syndrome de *Zollinger-Ellison* ;
- prévenir les *ulcères* de l'estomac ou du *duodénum* liés à la prise d'anti-inflammatoires (*AINS*) chez les patients à risque (notamment patient de plus de 65 ans ou ayant des antécédents d'ulcères digestifs).

En association avec un traitement *antibiotique* spécifique, ce médicament permet l'éradication d'un germe appelé *Helicobacter pylori*, très fréquemment responsable des récidives de l'ulcère.

Attention : Des précautions sont nécessaires en cas d'*insuffisance hépatique*.

La disparition des douleurs ne signifie pas que l'*ulcère* est cicatrisé : la durée du traitement doit être respectée.

Grossesse et allaitement
Aucun effet néfaste pour l'enfant à naître n'a été établi avec ce médicament. Néanmoins, par précaution, son usage pendant la grossesse est réservé aux situations pour lesquelles il n'existe pas d'alternative thérapeutique.

Les données actuellement disponibles ne permettent pas de savoir si ce médicament passe dans le lait maternel : son usage est déconseillé pendant l'allaitement.

Mode d'emploi et posologie
Ce médicament est pris de préférence avant un repas. Il doit être avalé avec un peu d'eau sans être croqué ni écrasé.

Posologie usuelle :
- Adulte :
- traitement des *symptômes* du *reflux gastro-œsophagien* (lorsque les règles hygiènodiététiques sont insuffisantes) : 20 mg par jour ;
- traitement de l'*inflammation* de l'œsophage et des *ulcères* de l'estomac ou du *duodénum* : 20 à 40 mg par jour ;
- éradication d'*Helicobacter pylori* : 40 mg 2 fois par jour, associé à un traitement *antibiotique* pendant 7 jours ; puis 40 mg par jour pendant au moins

3 semaines. Le succès du traitement est étroitement lié au strict respect de la *posologie* de l'antiulcéreux et des antibiotiques pendant la première semaine ;
- syndrome de *Zollinger-Ellison* : la posologie est individuelle et beaucoup plus élevée. La durée du traitement est généralement de plusieurs semaines ;
- *traitement préventif* des ulcères gastroduodénaux induits par les anti-inflammatoires (*AINS*) : 20 mg par jour.

• Enfant de 12 à 15 ans :
- traitement du *reflux gastro-œsophagien* : 20 mg par jour ;
- traitement de l'*inflammation* de l'œsophage : 20 à 40 mg par jour.

Conseils : Si vous êtes fumeur, la poursuite du tabagisme est un frein important au traitement : la nicotine augmente l'acidité gastrique et réduit l'efficacité du muscle qui ferme la jonction entre l'œsophage et l'estomac.
La prise de ce médicament ne dispense pas des mesures diététiques que peut vous conseiller votre médecin.
L'aspirine et les *anti-inflammatoires* peuvent être agressifs pour l'estomac : n'en prenez pas sans l'avis de votre médecin.

Effets indésirables possibles

Rarement : gêne ou ballonnement abdominal, *diarrhée* ou constipation, nausées, maux de tête, *vertiges*, vision floue, *réaction allergique* (démangeaisons, *éruption cutanée*...).
Très rarement : augmentation des *transaminases* ou des *triglycérides*, douleurs musculaires, fièvre, *état dépressif*, disparaissant après l'arrêt du traitement.

Laboratoires Nycomed France

EUPHON gélule et sirop

Antitussif opiacé

Présentation

EUPHON : gélule (turquoise) ; boîte de 20. Remb 35 % - **1,83 €**.
EUPHON : sirop (arôme framboise) ; flacon de 150 ml avec godet doseur de 15 ml. Remb 35 % - **2,43 €**.
EUPHON : sirop (arôme framboise) ; flacon de 300 ml avec godet doseur de 15 ml. Remb 35 % - **4,14 €**.

Composition

	p gél	p 15 ml
Codéine	15 mg	15 mg
Érysimum, extrait sec	45 mg	45 mg
Saccharose		10,28 g
Alcool		320 mg

Dans quel cas ce médicament est-il prescrit ?

Ce médicament antitussif contient un dérivé *opiacé* (la *codéine*) et un extrait de plante. La codéine bloque le réflexe de la toux en agissant directement sur le cerveau.
Il est utilisé dans le *traitement symptomatique* des toux sèches.

Contre-indications

Ce médicament ne doit pas être utilisé dans les cas suivants :
- *asthme*,
- *insuffisance respiratoire*,
- enfant de moins de 15 ans (gélule),
- enfant de moins de 30 mois (sirop),
- **allaitement**.

Attention : Ce médicament n'est pas adapté au traitement de la toux grasse, qui est un mécanisme de défense normal de l'organisme permettant l'évacuation des mucosités présentes dans les bronches.
La toux est un *symptôme* qui peut révéler de nombreuses maladies (*allergie*, maladie cardiaque, pulmonaire, digestive...) : consultez votre médecin si elle persiste plus de quelques jours.
Du fait de la présence de codéine, n'utilisez pas ce médicament à forte dose et de façon prolongée (risque de *dépendance*) et évitez son emploi en cas d'*hypertension intracrânienne*, qu'il pourrait aggraver.
De nombreux médicaments *antitussifs* et *antalgiques* contiennent de la codéine, seule ou en association avec d'autres substances. Évitez d'associer plusieurs médicaments contenant de la codéine : leur prise conjointe expose à une augmentation des effets indésirables.
Le sirop contient du *sucre* (saccharose) en quantité notable.
Évitez la prise de boissons alcoolisées pendant le traitement.
Ce médicament peut induire une somnolence, parfois intense chez certaines personnes. Cette somnolence peut être augmentée par la prise d'*alcool* ou d'autres médicaments *sédatifs*. La conduite et l'utilisation de machines dangereuses sont déconseillées, surtout dans les heures qui suivent la prise du médicament.

Interactions avec d'autres substances

Informez votre médecin ou votre pharmacien si vous prenez un médicament *sédatif* (tranquillisants, somnifères, certains médicaments contre la douleur contenant des *opiacés*, *antidépresseurs*, *neuroleptiques*...).

Grossesse et allaitement

L'utilisation de la *codéine* et de ses dérivés (codéthyline, pholcodine) ne doit être envisagée chez la femme enceinte qu'en cas de nécessité, en effet :
- une *insuffisance respiratoire* peut survenir chez le nouveau-né d'une mère traitée par des doses élevées, même si le traitement est ponctuel mais précède de peu l'accouchement ;
- un *syndrome de sevrage*, à l'inverse, peut concerner des nouveau-nés si leur mère reçoit un traitement régulier, même à faible dose.

Il est donc important de signaler à l'obstétricien la prise éventuelle de codéine ou d'un de ses dérivés, afin que ces risques puissent être prévenus par une surveillance et un éventuel traitement adapté.
Ce médicament passe dans le lait maternel. Il est contre-indiqué pendant l'allaitement.

Mode d'emploi et posologie

Ce médicament est pris de préférence au moment où survient la toux, en respectant un intervalle de 6 heures entre les prises.

Posologie usuelle :

• Adulte : 1 à 2 cuillères à soupe (ou godet gradué à 15 ml) de sirop ou 1 à 2 gélules, 1 à 4 fois par jour. En cas d'*insuffisance hépatique* et chez la personne âgée, la *posologie* initiale est généralement réduite de moitié.

- Enfant de 40 à 50 kg (environ de 12 à 15 ans) : 1 godet gradué à 15 ml ou 1 cuillère à soupe de sirop, 1 à 4 fois par jour

Conseils : Une toux nocturne aggravée par ce médicament peut être une toux allergique : demandez conseil à votre médecin.
La cigarette est irritante pour les bronches et entretient la toux : évitez de fumer ou d'être exposé à la fumée des autres.
Des mesures simples permettent de calmer les toux sèches : boissons chaudes et humidification de l'air ambiant en cas d'atmosphère sèche.
Ne conservez pas le sirop plus de 30 jours après ouverture du flacon.

Effets indésirables possibles

Constipation, somnolence, nausées, vomissements, sensation de vertige et, plus rarement, *bronchospasme*, *réaction allergique* cutanée, ralentissement de la respiration. Ces effets indésirables sont ceux de la famille des *opiacés* ; ils sont généralement modérés aux doses recommandées.

Laboratoires Mayoly-Spindler

EUPHON pastille
Phytothérapie

Présentation

EUPHON : pastille (orange ; arôme orange, mandarine) ; boîte de 70. Non remb.
EUPHON sans sucre : pastille (marron ; arôme orange, mandarine) ; boîte de 70. Non remb.
EUPHON menthol : pastille (marron) ; boîte de 70. Non remb.

Composition

	p past	p past sans sucre	p past menthol
Érysimum, extrait sec	10 mg	10 mg	10 mg
Lévomenthol			+
Saccharose	425 mg		600 mg

Dans quel cas ce médicament est-il prescrit ?

Ce médicament contient un extrait de plante à visée adoucissante.

Il est traditionnellement utilisé dans le traitement des maux de gorge et des petites plaies de la bouche (*aphtes* par exemple).

Contre-indications

Ce médicament ne doit pas être utilisé chez l'enfant de moins de 6 ans.

Attention : En l'absence d'amélioration au bout de 5 jours, de douleur en avalant ou en cas d'apparition de fièvre, consultez votre médecin. Il pourra faire la différence entre une *pharyngite* et une angine. En cas d'angine bactérienne, un traitement *antibiotique* est nécessaire afin d'éviter des complications ultérieures, cardiaques ou rénales.

Grossesse et allaitement

Ce médicament contient une plante présumée sans danger pendant la grossesse ou l'allaitement. Néanmoins, par mesure de prudence, ne l'utilisez pas sans prendre l'avis de votre pharmacien ou de votre médecin.

Mode d'emploi et posologie

Les pastilles doivent être sucées lentement sans être croquées.

Posologie usuelle :
- Adulte : 10 à 12 pastilles par jour.
- Enfant de 6 à 15 ans : 5 ou 6 pastilles par jour.

La durée du traitement est limitée à 5 jours sans avis médical.

Effets indésirables possibles

Réaction allergique.

Laboratoires Mayoly-Spindler

EUPHORBIUM COMPLEXE N° 88

Informations détaillées sur www.monvidal.com

EUPHRASIA COMPLEXE N° 115

Informations détaillées sur www.monvidal.com

EUPHYLLINE
Antiasthmatique

Présentation

EUPHYLLINE LA 50 mg : gélule à *libération prolongée* (blanc) ; boîte de 30. Remb 35 % - **1,96 €**.
EUPHYLLINE LA 100 mg : gélule à *libération prolongée* (bleu et blanc) ; boîte de 30. Remb 35 % - **2,06 €**.
EUPHYLLINE LA 200 mg : gélule à *libération prolongée* (transparent et blanc) ; boîte de 30. Remb 35 % - **2,15 €**.
EUPHYLLINE LA 300 mg : gélule à *libération prolongée* (vert et blanc) ; boîte de 30. Remb 35 % - **3,07 €**.
EUPHYLLINE LA 400 mg : gélule à *libération prolongée* (vert) ; boîte de 30. Remb 35 % - **3,44 €**.

Composition

	p gél LP	p gél LP	p gél LP
Théophylline	50 mg	100 mg	200 mg
Lactose	+	+	+

	p gél LP	p gél LP
Théophylline	300 mg	400 mg
Lactose	+	+

Dans quel cas ce médicament est-il prescrit ?

Ce médicament est un bronchodilatateur qui contient de la théophylline. Il lutte contre la contraction anormale des muscles de la paroi des bronches et stimule la respiration.

Il est utilisé dans le *traitement symptomatique* de l'*asthme* et de certaines maladies respiratoires.

Contre-indications

Ce médicament ne doit pas être utilisé dans les cas suivants :
- *porphyrie* ;
- en association avec les médicaments contenant de l'énoxacine ;
- enfant de moins de 30 mois.

Attention : Ce médicament n'est pas adapté en cas de crise d'*asthme*.
Ce médicament contient de la théophylline : ne l'utilisez pas sans l'avis de votre médecin.
Des précautions sont nécessaires en cas d'*insuffisance cardiaque*, *hépatique* ou *coronarienne*, d'*hyperthyroïdie*, d'*antécédent* de *convulsions*, d'obésité, de *reflux gastro-œsophagien*, d'*ulcère* de l'estomac ou du *duodénum*.

En cas de fièvre durant plus de 24 heures, il peut être nécessaire de diminuer la *posologie* pour éviter un *surdosage*. Demandez conseil à votre médecin.
Le tabac interagit avec la théophylline, dont il diminue fortement l'efficacité, mais son arrêt peut conduire à un surdosage. Votre médecin adaptera la *posologie* en conséquence.

Interactions avec d'autres substances

Ce médicament ne doit pas être associé aux médicaments contenant de l'énoxacine (ENOXOR) : risque de *surdosage* en théophylline.

Il peut interagir avec les médicaments contenant de l'érythromycine (l'utilisation de formes à usage local est possible) ou de la viloxazine.

Informez par ailleurs votre médecin si vous prenez des médicaments contenant de l'allopurinol, de la cimétidine, du fluconazole, de la ciprofloxacine, de la norfloxacine, de la péfloxacine, de la fluvoxamine, de la carbamazépine, du phénobarbital, de la phénytoïne, de la primidone, de la rifampicine, de la clarithromycine, de la josamycine, de la roxithromycine, de la pentoxifylline, de la ticlopidine, du ritonavir ou de la tacrine.

Grossesse et allaitement

Grossesse et nouveau-né :
Ce médicament est déconseillé pendant la grossesse sans avis médical.

Lors de son utilisation en fin de grossesse, ce médicament peut provoquer une accélération du cœur et une agitation importante chez le *nouveau-né*.

Ce médicament passe dans le lait maternel ; un choix est donc nécessaire entre l'allaitement et la prise du médicament. Cette décision devra être prise en accord avec votre médecin.

Mode d'emploi et posologie

Les gélules doivent être avalées avec un verre d'eau.

Posologie usuelle :
Elle est précise et strictement individuelle. Elle est adaptée progressivement par votre médecin en fonction des analyses de sang indiquant le taux de théophylline et de la tolérance au médicament.

La *posologie* efficace la plus faible possible est toujours recherchée. Suivez-la précisément car un *surdosage* expose à des effets indésirables graves.

Conseils : Toute modification de la *posologie* expose à la survenue d'une crise d'*asthme* : veillez à ne jamais manquer de ce médicament.
Fumer, ou être exposé à la fumée des autres, nuit à l'efficacité du traitement.
Les excitants, tels que le thé ou le café, peuvent accroître certains effets indésirables de la théophylline et doivent être consommés avec modération.

Effets indésirables possibles

Les effets indésirables varient d'une personne à l'autre. Leur intensité peut traduire un *surdosage* et nécessiter une adaptation de la *posologie* : consultez votre médecin.

Le plus fréquemment : maux de tête, agitation, insomnie, accélération du cœur, *troubles digestifs*.

Rarement : *hémorragie* du tube digestif, occlusion intestinale.

Laboratoires Nycomed

EUPHYTOSE

Phytothérapie

Présentation

EUPHYTOSE : comprimé (brun) ; boîte de 40. Non remb.
EUPHYTOSE : comprimé (brun) ; boîte de 120. Non remb.

Composition

	p cp
Valériane, extrait	50 mg
Passiflore, extrait	40 mg
Aubépine, extrait	10 mg
Ballote, extrait	10 mg

Dans quel cas ce médicament est-il prescrit ?

Ce médicament contient des extraits de plantes à visée *sédative*.

Il est traditionnellement utilisé dans le *traitement symptomatique* des états anxieux et troubles du sommeil mineurs.

Contre-indications

Les comprimés ne doivent pas être utilisés chez l'enfant de moins de 6 ans (risque de fausse route).

Grossesse et allaitement

Ce médicament contient des plantes présumées sans danger pendant la grossesse ou l'allaitement. Néanmoins, par mesure de prudence, ne l'utilisez pas sans prendre l'avis de votre pharmacien ou de votre médecin.

Mode d'emploi et posologie

Les comprimés doivent être avalés sans être croqués avec un verre d'eau ou une boisson chaude.

Posologie usuelle :
États anxieux :
- Adulte : 1 ou 2 comprimés, 3 fois par jour.
- Enfant de 6 à 15 ans : 1 comprimé, 3 fois par jour.

Troubles du sommeil :
- Adulte : 1 comprimé au dîner et 1 comprimé au coucher.
- Enfant de 6 à 15 ans : 1 comprimé au dîner.

Conseils : Les médicaments ne sont pas la seule réponse au stress : une meilleure hygiène de vie, une consommation modérée d'excitants (café, thé, boissons alcoolisées...) permettent aussi de lutter contre l'excès de nervosité et ses manifestations (*palpitations*, troubles du sommeil).

Effets indésirables possibles

Rarement : *troubles digestifs*.

Exceptionnellement : *hépatite*, *réaction allergique* cutanée (urticaire, démangeaisons).

Laboratoires Bayer Santé Familiale

EUPNÉRON

Informations détaillées sur www.monvidal.com

EUPRESSYL
Antihypertenseur — sur ordonnance

Présentation
EUPRESSYL 30 mg : gélule (jaune et blanc) ; boîte de 30. Liste I - Remb 65 % - **7,28 €**.
EUPRESSYL 60 mg : gélule (bleu clair et blanc) ; boîte de 30. Liste I - Remb 65 % - **14,01 €**.

Composition
	p gél	p gél
Urapidil	30 mg	60 mg
Saccharose	+	+

Dans quel cas ce médicament est-il prescrit ?
Ce médicament est un *antihypertenseur* qui appartient à la famille des *alphabloquants*.
Il est utilisé dans le traitement de l'*hypertension artérielle*.

Attention : Ce médicament peut être responsable de troubles de l'équilibre et parfois de malaises avec chutes. Faites contrôler votre tension artérielle si vous êtes sujet à des étourdissements en vous levant brusquement.
Des précautions sont nécessaires chez la personne âgée et en cas d'*insuffisance hépatique* grave.

Interactions avec d'autres substances
Informez votre médecin si vous prenez un *inhibiteur calcique*.
En outre, l'effet *antihypertenseur* de ce médicament peut être augmenté par certains médicaments tels que les *neuroleptiques*, les *antidépresseurs imipraminiques*, les médicaments contenant du baclofène ; il peut être diminué par les *corticoïdes*. Votre médecin doit être informé si vous êtes traité par l'un ou l'autre de ces médicaments.

Grossesse et allaitement
L'effet de ce médicament pendant la grossesse ou l'allaitement est mal connu : seul votre médecin peut évaluer le risque éventuel de son utilisation dans votre cas.

Mode d'emploi et posologie
Ce médicament peut être pris indifféremment au cours ou en dehors des repas.
Posologie usuelle :
- Adulte : 60 à 120 mg par jour, répartis en 2 prises.

Conseils : Le traitement médicamenteux ne dispense pas des mesures simples pouvant faire baisser la tension artérielle : activité physique régulière, modération de la consommation de boissons alcoolisées, lutte contre l'excès de poids.

Effets indésirables possibles
Vertiges, nausées, maux de tête, fatigue, douleur d'estomac.
Exceptionnellement : *hypotension orthostatique*, *allergie* cutanée.

Laboratoires Nycomed France

EURAX
Antiprurigineux local

Présentation
EURAX : crème ; tube de 40 g. Non remb.

Composition
	p 100 g
Crotamiton	10 g

Dans quel cas ce médicament est-il prescrit ?
C'est une crème calmante.
Elle est utilisée pour apaiser les démangeaisons, notamment celles dues aux piqûres d'insectes.

Contre-indications
Ce médicament ne doit pas être utilisé pour traiter les lésions suintantes.

Attention : Ne traitez pas de grandes surfaces de peau chez le jeune enfant sans avis médical.
N'appliquez pas cette crème au voisinage des yeux.

Grossesse et allaitement
L'effet de ce médicament pendant la grossesse ou l'allaitement est mal connu : demandez conseil à votre pharmacien ou à votre médecin.

Mode d'emploi et posologie
Appliquez la crème en massant légèrement.
Posologie usuelle :
1 application, 1 à 3 fois par jour selon l'âge.

Laboratoires Novartis Santé Familiale SAS

EURAXSEPTI
Informations détaillées sur www.monvidal.com

EURELIX
Diurétique de l'anse — sur ordonnance

Présentation
EURELIX : gélule *gastrorésistante* (orange et vert) ; boîte de 30. Liste II - Remb 65 % - **7,86 €**.

Composition
	p gél
Pirétanide	6 mg
Saccharose	119 mg

Dans quel cas ce médicament est-il prescrit ?
C'est un *diurétique* qui appartient à la famille des *diurétiques de l'anse*, dont l'action est puissante et rapide. Il appartient par ailleurs à la famille chimique des *sulfamides*.
Il est utilisé dans le traitement de l'*hypertension artérielle*.

Contre-indications
Ce médicament ne doit pas être utilisé dans les cas suivants :
- *allergie* aux *sulfamides*,
- rétention d'urine par obstruction importante des *voies urinaires*,
- déshydratation (surtout chez la personne âgée),
- *insuffisance rénale* grave,
- *encéphalopathie hépatique*,

- enfant de moins de 15 ans,
- **grossesse**,
- **allaitement**.

Attention : Ce médicament peut faire baisser la *kaliémie* (taux de *potassium* dans le sang). Ce risque justifie la prescription par votre médecin d'analyses de sang régulières. L'usage prolongé de *laxatifs stimulants* est déconseillé pendant le traitement car il contribue à faire baisser le taux de potassium sanguin.
L'effet diurétique est parfois brutal, notamment lors des premiers jours de traitement. Prévoyez une étape aux toilettes dans l'heure qui suit la prise.
Les *diurétiques* peuvent augmenter le taux d'*acide urique* (uricémie) ou de *sucre* dans le sang (*glycémie*) : des précautions sont nécessaires en cas de *diabète* ou d'*antécédent* de crise de *goutte*.
Sportif : ce médicament contient une substance susceptible de rendre positifs certains *tests antidopage*.

Interactions avec d'autres substances

Ce médicament peut interagir avec ceux qui contiennent du lithium ou du sultopride (disponible uniquement à l'hôpital).
Informez par ailleurs votre médecin si vous prenez :
- un *AINS*, un *digitalique*, un *inhibiteur de l'enzyme de conversion* ou de l'angiotensine II ;
- un *antibiotique* de la famille des *aminosides* ;
- un médicament susceptible de provoquer des *torsades de pointes* ou de faire baisser la *kaliémie* (amphotéricine B, *corticoïde*, *laxatif stimulant*) ;
- un médicament contenant de la metformine ou de la phénytoïne ;
- un médicament susceptible de contribuer à la baisse de la tension artérielle (*neuroleptique*, *antidépresseur imipraminique*, baclofène).

Grossesse et allaitement

En l'absence de données suffisantes, ce médicament est contre-indiqué pendant la grossesse et l'allaitement.

Mode d'emploi et posologie

Les gélules doivent être avalées avec un verre d'eau.

Posologie usuelle :
- Adulte : 1 gélule par jour.

Conseils : Ce médicament augmente le volume des urines, surtout en début de traitement. Une prise le soir peut occasionner des envies d'uriner nocturnes.
Les *diurétiques* exposent au risque de déshydratation : veillez à proposer des boissons abondantes aux personnes âgées, notamment pendant les fortes chaleurs.

Effets indésirables possibles

Troubles digestifs, fatigue, maux de tête.
Baisse de la *kaliémie*, associée éventuellement à des crampes.
Augmentation de la *glycémie* ou de l'uricémie.
Étourdissements dus à une forte *hypotension orthostatique*.
À forte dose : baisse du taux de sodium dans le sang (natrémie) pouvant provoquer des troubles du comportement.
Rarement : *réaction allergique*, *photosensibilisation*.
Une *hépatite* peut exceptionnellement survenir pendant le traitement. Certains signes évocateurs doivent vous amener à consulter votre médecin : douleurs abdominales, perte de l'appétit, nausées, douleurs articulaires ou musculaires, fatigue anormale, fièvre inexpliquée, jaunisse.

Laboratoires sanofi-aventis France

EUROBIOL

Extrait pancréatique

Présentation

EUROBIOL 12 500 U : granulés ; flacon de 20 g avec cuillère doseuse. Remb 65 % - **19,99 €**.
EUROBIOL 25 000 U : gélule à microgranules *gastrorésistants* (brun opaque et incolore) ; boîte de 90. Remb 65 % - **33,66 €**.

Composition

	p dose	p gél
Pancréas de porc, poudre	152,25 mg	278 mg
soit activité lipolytique	12 500 U	25 000 U
soit activité amylolytique	11 250 U	22 500 U
soit activité protéolytique.........	625 U	1 250 U

Dans quel cas ce médicament est-il prescrit ?

Ce médicament contient des extraits de pancréas. Ceux-ci remplacent ou complètent une production insuffisante d'*enzymes pancréatiques*, nécessaires à la digestion.
Il est utilisé après une opération du pancréas ou de l'estomac et dans le traitement de certaines maladies pancréatiques, notamment la *mucoviscidose*.

Grossesse et allaitement

L'effet de ce médicament pendant la grossesse ou l'allaitement est mal connu. L'évaluation du risque éventuel lié à son utilisation est individuelle : demandez conseil à votre pharmacien ou à votre médecin.

Mode d'emploi et posologie

Ce médicament doit être pris au cours des repas (après les premières bouchées).
Les granulés peuvent être incorporés dans un aliment tiède ou froid ; ils peuvent être délayés dans de l'eau, éventuellement gazeuse.

Posologie usuelle :
Elle est strictement individuelle, en fonction de l'âge et de l'importance des troubles. La *posologie* prescrite ne doit pas être dépassée.

Conseils : Les gélules peuvent être ouvertes, notamment pour le *nourrisson*, et leur contenu (microgranules) sera mélangé à un aliment semi-liquide ou du jus d'orange. Les microgranules, *gastrorésistants*, ne doivent être ni croqués ni mâchés.

Effets indésirables possibles

Constipation.

Laboratoires Mayoly-Spindler

EURONAC
Cicatrisant oculaire

Présentation
EURONAC 5 % : collyre ; flacon de 5 ml (100 gouttes). Remb 35 % - **4,65 €**.

Composition

	p 5 ml
Acétylcystéine	250 mg
Chlorure de benzalkonium	+

Dans quel cas ce médicament est-il prescrit ?
C'est un collyre cicatrisant.

Il est utilisé pour favoriser la cicatrisation des *ulcères* de la *cornée* dus à un traumatisme.

Attention : Toute plaie oculaire, même minime, peut avoir des conséquences graves et doit faire l'objet d'un examen spécialisé.
En l'absence d'amélioration après quelques jours de traitement, reconsultez votre médecin.

Grossesse et allaitement
L'effet de ce médicament pendant la grossesse ou l'allaitement est mal connu. L'évaluation du risque éventuel lié à son utilisation est individuelle : demandez conseil à votre pharmacien ou à votre médecin.

Mode d'emploi et posologie
Tirer la paupière inférieure vers le bas tout en regardant vers le haut et déposer une goutte de collyre entre la paupière et le globe oculaire (*cul-de-sac conjonctival*).

Posologie usuelle :
1 goutte, 4 ou 5 fois par jour.

La durée du traitement ne doit pas dépasser 8 jours, sauf avis médical.

Conseils : Ce collyre ne doit pas être instillé pendant le port de *lentilles de contact* souples hydrophiles : elles risquent de s'imprégner du conservateur (chlorure de benzalkonium) contenu dans le collyre.
L'application correcte du produit peut nécessiter une aide, notamment chez une personne handicapée ou âgée.
Ne conservez pas ce collyre plus de 15 jours après une première utilisation.

Laboratoires Tonipharm

EUTHYRAL
Hormone thyroïdienne — sur ordonnance

Présentation
EUTHYRAL : comprimé sécable (blanc) ; boîte de 50. Liste II - Remb 35 % - **3,21 €**.

Composition

	p cp
Liothyronine sodique (L-T3)	20 µg
Lévothyroxine sodique (L-T4)	100 µg
Lactose	+

Dans quel cas ce médicament est-il prescrit ?
Ce médicament contient des *hormones* qui appartiennent à la famille des *hormones thyroïdiennes*.

Il est principalement utilisé comme *traitement substitutif* pour remplacer la thyroxine naturelle lorsque celle-ci n'est plus sécrétée en quantité suffisante par la *thyroïde*. Cette insuffisance de sécrétion, ou *hypothyroïdie*, peut être due à la thyroïde elle-même ou à l'insuffisance d'une autre glande qui commande la sécrétion thyroïdienne (maladie ou ablation de l'*hypophyse*). Il est également utilisé lorsque l'on veut freiner l'action excitatrice de l'hypophyse sur la thyroïde, notamment dans certains goitres.

Contre-indications
Ce médicament ne doit pas être utilisé en cas d'*hyperthyroïdie* (sauf si elle est l'objet d'un traitement spécifique).

Votre médecin est seul juge pour prescrire ce médicament en cas d'*insuffisance coronarienne*, d'*insuffisance cardiaque* grave ou de *troubles du rythme cardiaque*.

Attention : L'utilisation de ce médicament dans le traitement de l'obésité sans *hypothyroïdie* est dangereuse et illégale.
Des précautions sont nécessaires chez les personnes souffrant d'*ostéoporose* grave et chez les personnes âgées.

Interactions avec d'autres substances
Les médicaments qui contiennent des sels de fer, de la colestyramine (QUESTRAN, etc.), du kayexalate, du sucralfate et les pansements digestifs peuvent diminuer l'absorption de ce médicament : respecter un délai de 2 heures entre la prise de ces médicaments.

Informez par ailleurs votre médecin si vous prenez des *anticoagulants* oraux, des anti-épileptiques, des médicaments contenant un *barbiturique*, de la griséofulvine, de la rifabutine ou de la rifampicine.

Grossesse et allaitement
La prise de ce médicament peut être poursuivie pendant la grossesse ou l'allaitement, sous contrôle médical.

Mode d'emploi et posologie
Ce médicament est pris une fois par jour, le matin à jeun.

Les comprimés ne sont pas adaptés à l'enfant de moins de 6 ans. En effet, ils risquent d'obstruer les voies respiratoires si l'enfant déglutit mal et que le comprimé passe dans la trachée (fausse route).

Posologie usuelle :
La *posologie* dépend de l'intensité de l'*hypothyroïdie*, de l'âge et de la tolérance individuelle.

Des analyses de sang permettent d'adapter la posologie : suivez-la strictement et ne la modifiez pas de vous-même.

Conseils : L'*hypothyroïdie* est une maladie qui nécessite un traitement à vie.

Effets indésirables possibles
Aggravation possible de troubles cardiaques.

Certains signes doivent faire penser à un *surdosage* : *tachycardie*, insomnie, excitabilité, fièvre, sueurs, amaigrissement rapide, diarrhée. Le traitement sera alors interrompu quelques jours et repris ensuite à dose plus faible.

Laboratoires Merck Lipha Santé SAS

EUVANOL INHALATION
Informations détaillées sur www.monvidal.com

EUVANOL SPRAY
Préparation nasale antiseptique

Présentation
EUVANOL : solution nasale ; flacon pressurisé de 15 ml. Non remb.

Composition

	p 100 ml
Géranium, huile essentielle déterpénée	300 mg
Niaouli, huile essentielle purifiée	300 mg
Camphre synthétique	500 mg
Benzalkonium bromure	250 mg

Dans quel cas ce médicament est-il prescrit ?
Cette solution nasale est une association de substances *antiseptiques*.
Elle est utilisée dans le *traitement d'appoint* des *rhinites* et des *rhinopharyngites*.

Contre-indications
Ce médicament ne doit pas être utilisé dans les cas suivants :
- *antécédent* de *convulsions* ou d'*épilepsie*,
- enfant de moins de 30 mois.

Attention : Ce médicament contient des *terpènes* qui peuvent, en cas de dépassement des *posologies*, avoir des effets indésirables graves ; des précautions sont nécessaires chez l'enfant et la personne âgée.
Si votre état ne s'améliore pas après quelques jours de traitement, consultez votre médecin.

Grossesse et allaitement
L'effet de ce médicament pendant la grossesse est mal connu. L'évaluation du risque éventuel lié à son utilisation est individuelle : demandez conseil à votre pharmacien ou à votre médecin.
Les *terpènes* peuvent donner un goût particulier au lait. Leur absorption par le *nourrisson* n'est pas souhaitable : évitez d'employer ce médicament pendant l'allaitement.

Mode d'emploi et posologie
Les pulvérisations sont faites au cours d'une brève inspiration, après un mouchage soigneux, en tenant l'embout verticalement. Respecter un intervalle de 2 à 3 heures entre 2 prises.

Posologie usuelle :
1 pulvérisation dans chaque narine, 4 à 6 fois par jour.
Sauf avis médical, la durée du traitement ne doit pas dépasser quelques jours.

Conseils : Les solutions nasales *antiseptiques* ou *antibiotiques* peuvent être contaminées par des *germes* : ne les conservez pas au-delà de la durée du traitement.
Ce médicament doit être conservé à l'abri de la chaleur et de la lumière.

Effets indésirables possibles
Réaction allergique.
En cas de dépassement de la *posologie* usuelle, les *terpènes* peuvent provoquer :
- des *convulsions* chez l'enfant,
- agitation, confusion des idées (notamment chez la personne âgée).

Laboratoires Merck Médication Familiale

EVAPAUSE
Progestatif
sur ordonnance

Ce médicament est un générique de UTROGESTAN (voir p. 1297).

EVEPAR
Antiacnéique
sur ordonnance

Ce médicament est un générique de DIANE 35 (voir p. 391).

EVISTA
Estrogène de synthèse
sur ordonnance

Présentation
EVISTA 60 mg : comprimé (ovale ; blanc) ; boîte de 28. Liste I - Remb 65 % - **31,28 €**.
EVISTA 60 mg : comprimé (ovale ; blanc) ; boîte de 84. Liste I - Remb 65 % - **83,86 €**.

Composition

	p cp
Raloxifène chlorhydrate	60 mg
Lactose	+

Dans quel cas ce médicament est-il prescrit ?
Ce médicament est une *hormone* de synthèse qui reproduit les effets protecteurs des *estrogènes* sur l'os. Des études ont montré qu'il diminue le risque de fractures des vertèbres dues à l'*ostéoporose*. Contrairement aux estrogènes, il n'a pas d'effet stimulant sur la glande mammaire et sur l'utérus.
Il est utilisé pour traiter et prévenir l'ostéoporose chez la femme ménopausée.

Contre-indications
Ce médicament ne doit pas être utilisé dans les cas suivants :
- *antécédent* d'*accident thromboembolique* (*phlébite*, *embolie* pulmonaire...) ;
- *insuffisance hépatique*, ictère (jaunisse) chronique ;
- *insuffisance rénale* grave ;
- saignement génital intermittent (l'origine de ce saignement doit être déterminée par des examens appropriés avant la mise en route du traitement) ;
- cancer du corps de l'utérus (l'effet de ce médicament n'est pas connu dans cette situation) ;
- femme non ménopausée.

Attention : Ce médicament n'agit que sur l'os et n'a pas d'effet sur les *symptômes* de la *ménopause* (bouffées de chaleur...).
Comme les *estrogènes*, ce médicament augmente légèrement le risque de *thrombose*. Les situations qui exposent à un risque de *phlébite*, comme une intervention chirurgicale ou un alitement prolongé, peuvent nécessiter l'arrêt du traitement.
En l'absence de données, ce médicament ne peut être utilisé en cas de cancer du sein en cours de traitement.
Tout saignement génital inexpliqué doit être signalé à votre médecin.

Interactions avec d'autres substances

Ce médicament ne doit pas être associé avec ceux qui contiennent de la colestyramine, qui modifie son absorption et son élimination.

Il peut interagir avec les *anticoagulants* oraux : le *taux de prothrombine* doit être surveillé régulièrement dans le mois qui suit la mise en route ou l'arrêt du traitement.

Grossesse et allaitement

Ce médicament n'a pas d'indication chez la femme non ménopausée.

Mode d'emploi et posologie

Le comprimé est pris indifféremment pendant ou entre les repas.

Posologie usuelle :
1 comprimé par jour.

> **Conseils :** Pendant toute la durée du traitement, des apports de calcium sont nécessaires, soit par l'alimentation (produits laitiers), soit par un traitement conjoint spécifique.
> Des exercices physiques réguliers contribuent à limiter l'évolution de l'*ostéoporose*.

Effets indésirables possibles

Syndrome grippal, bouffées de chaleur, le plus souvent au cours des 6 premiers mois.

Œdèmes des jambes, crampes.

Rarement : *accident thromboembolique* veineux (*phlébite*, *embolie* pulmonaire...).

Très rarement : *éruption cutanée*, nausées, vomissements, douleur abdominale, digestion difficile, maux de tête, gonflements des seins, augmentation de la tension artérielle.

Laboratoires DAIICHI SANKYO France SAS

EVRA

Contraceptif transdermique — sur ordonnance

Présentation

EVRA : *dispositif transdermique* ; boîte de 3. Liste I - Non remb.
EVRA : *dispositif transdermique* ; boîte de 9. Liste I - Non remb.

Composition

	p disp
Norelgestromine	6 mg
Éthinylestradiol	600 µg

Dans quel cas ce médicament est-il prescrit ?

Ce *dispositif transdermique* est un *contraceptif*. Il contient un estrogène et un progestatif, qui traversent la peau et passent progressivement dans la circulation sanguine. Il est minidosé (le dispositif délivre moins de 0,04 mg d'estrogène par 24 heures). Ce contraceptif doit rester appliqué sur la peau pendant 7 jours consécutifs, trois semaines par mois.

Contre-indications

Ce médicament ne doit pas être utilisé dans les cas suivants :

- *accident thromboembolique* (*phlébite*, *embolie* pulmonaire...) ancien ou survenant au cours de la contraception, prédisposition connue aux *thromboses* veineuses ou artérielles ;
- *cancer hormonodépendant* (même guéri) ;
- saignement génital intermittent (l'origine de ce saignement doit être déterminée par des examens avant la mise en route du traitement) ;
- maladie du foie, grave ou récente, y compris les tumeurs bénignes ou malignes ;
- *hypertension artérielle* grave ;
- *diabète* avec lésions vasculaires ;
- antécédent de migraine graves accompagnée de signes neurologiques (paralysies...).

> **Attention :** Un examen médical est nécessaire avant de débuter la contraception. Il est suivi d'une surveillance annuelle pendant la contraception. Cette surveillance est particulièrement importante si vous souffrez d'*épilepsie*, de *migraine*, d'*asthme*, de *dépression*, ou si des membres de votre famille ont des *antécédents* de cancer du sein ou d'*accidents thromboemboliques*.
> Si vous avez plus de 35 ans, si vous fumez, le risque d'effets indésirables cardiovasculaires liés à la prise d'*hormones* augmente fortement. Un autre mode de contraception est souvent préconisé.
> Arrêtez la prise du *contraceptif* et consultez votre médecin en cas d'apparition de l'un des *symptômes* suivants : maux de tête violents et inhabituels, troubles de la vision, élévation importante de la tension artérielle, douleur inhabituelle à la jambe.
> Si vous devez subir une intervention chirurgicale, il est préférable d'interrompre le traitement un mois à l'avance. De même, un alitement prolongé doit vous conduire à arrêter le traitement.

Interactions avec d'autres substances

L'efficacité contraceptive de ce médicament peut être diminuée par les *barbituriques*, les *anticonvulsivants*, certains traitements du sida, les produits de phytothérapie contenant du millepertuis et les médicaments contenant l'une des substances suivantes : griséofulvine, rifampicine, rifabutine.

Certains *antibiotiques* comme l'ampicilline et les *tétracyclines* peuvent également diminuer son efficacité contraceptive.

Grossesse et allaitement

Ce médicament n'a pas de raison d'être utilisé pendant la grossesse. Néanmoins, si une grossesse survient malgré le traitement, du fait d'un oubli ou d'un retard d'application du dispositif, les données disponibles ne justifient pas d'inquiétude particulière.

Il est nécessaire d'arrêter le contraceptif et d'informer le médecin.

Les *hormones* contenues dans ce *contraceptif* passent dans le lait maternel : ne l'utilisez pas pendant l'allaitement sans avis médical.

Mode d'emploi et posologie

Appliquer le dispositif sur une zone de la peau non exposée au soleil : thorax, abdomen, fesse, haut de la cuisse ou du bras.

Ne pas coller le dispositif :

- sur les seins ;
- sur de la peau mouillée ou graissée par l'application préalable d'une crème ou d'une huile ;
- sur une lésion cutanée : plaie, grain de beauté... ;
- sur une région soumise aux frottements des vêtements : ceinture, bretelle de soutien-gorge... ;
- sur l'emplacement du précédent dispositif : utiliser alternativement 2 ou 3 régions de la peau différentes.

Le dispositif doit rester en place 7 jours consécutifs. Usagé, il doit être retiré et remplacé immédiatement par un nouveau dispositif à un jour fixe de la semaine, aux 8e et 15e jours du cycle. Le changement de dispositif peut avoir lieu à tout moment du jour de changement prévu.

L'interruption du traitement déclenche les règles. L'application d'un nouveau dispositif est reprise après les 7 jours d'arrêt, que les règles soient terminées ou non. Pour éviter un retard dans la reprise du traitement, préjudiciable à l'efficacité de la contraception, il est utile de noter le jour de l'application du premier dispositif : un nouveau dispositif est toujours appliqué le même jour de la semaine.

En cas de première contraception ou de reprise d'une contraception interrompue temporairement, appliquer le dispositif le premier jour des règles.

Après un accouchement ou une interruption de grossesse, suivre les indications du médecin.

Le respect de ces délais est important : une application trop tardive du dispositif peut nuire à l'efficacité de la contraception pour le nouveau cycle.

Conseils :

En cas de décollement du dispositif

- Si le dispositif est partiellement décollé pendant moins de 24 heures, tenter de le recoller à un autre endroit, ou utiliser un nouveau dispositif qui sera enlevé à la date prévue pour le retrait de celui qui s'est décollé.
- Si le dispositif est décollé depuis plus de 24 heures, appliquer un nouveau dispositif pour une nouvelle période de 7 jours. Le jour de l'application de ce nouveau dispositif sera alors considéré comme le premier jour d'un nouveau cycle de 3 patchs. Un autre moyen de contraception (préservatif...) devra toutefois être utilisé jusqu'à la pose du deuxième dispositif de ce nouveau cycle.

En cas de retard dans la mise en place d'un dispositif

- Si le dispositif n'est pas mis en place le premier jour d'un cycle, la date de mise en place effective du dispositif sera considérée comme étant le nouveau « premier jour » du cycle. Un autre moyen de contraception (préservatif...) devra toutefois être utilisé jusqu'à la pose du deuxième dispositif.
- Si le deuxième ou le troisième dispositif n'est pas mis en place au 8e ou au 15e jour du cycle, et que le retard est inférieur à 48 heures, appliquer un nouveau dispositif. Le dispositif suivant devra alors être mis en place à la date de changement initialement prévue. Aucun moyen contraceptif supplémentaire n'est nécessaire dans ce cas. Si le retard est supérieur à 48 heures, il est nécessaire de débuter un nouveau cycle de 3 dispositifs. Un autre moyen contraceptif devra alors être utilisé pendant la première semaine de ce nouveau cycle.

Effets indésirables possibles

Irritation et rougeur transitoires au lieu d'application du dispositif.

Tension des seins, maux de tête, nausées, vomissements, *diarrhée*, douleurs abdominales, prise de poids, saignement génital intermittent (à signaler à votre médecin).

Laboratoires Janssen-Cilag

EXACOR

Informations détaillées sur www.monvidal.com

EXACYL

Antifibrinolytique — sur ordonnance

Présentation

EXACYL 500 mg : comprimé (blanc) ; boîte de 20. Liste I - Remb 35 % - **3,62 €**.
EXACYL : solution buvable (arôme cerise) ; boîte de 5 ampoules de 10 ml. Liste I - Remb 35 % - **2,79 €**.
EXACYL : solution injectable *IV* ; boîte de 5 ampoules de 5 ml. Liste I - Remb 35 % - **4,06 €**.

Composition

	p cp	p amp buv	p amp inj
Acide tranexamique....	500 mg	1 g	500 mg

Dans quel cas ce médicament est-il prescrit ?

Ce médicament empêche la destruction des caillots qui se forment naturellement lors d'une *hémorragie*.

Il est utilisé dans le traitement de certaines hémorragies.

Contre-indications

Ce médicament ne doit pas être utilisé dans les cas suivants :

- *accident thromboembolique*,
- *insuffisance rénale* grave,
- *antécédent* de *convulsions*,
- *coagulation intravasculaire disséminée*.

Attention :

Conducteur : ce médicament peut être responsable de *vertiges*.

Grossesse et allaitement

L'effet de ce médicament pendant la grossesse est mal connu : seul votre médecin peut évaluer le risque éventuel de son utilisation dans votre cas.

Ce médicament passe dans le lait maternel : l'allaitement est déconseillé.

Mode d'emploi et posologie

Les comprimés doivent être avalés avec un peu d'eau.

La solution injectable doit être administrée exclusivement par *voie* intraveineuse lente.

Posologie usuelle :

- Adulte : 4 à 8 comprimés ou 2 à 4 ampoules buvables par jour, à répartir en 2 ou 3 prises.
- Enfant : la posologie est fonction du poids.

Effets indésirables possibles

Rarement : *vertiges*, malaise, nausées, vomissements, diarrhée, *convulsions*, *réaction allergique* cutanée.

Laboratoires sanofi-aventis France

EXELON dispositif transdermique

Médicament contre la démence — **sur ordonnance**

Présentation

EXELON 4,6 mg/24 h : *dispositif transdermique* de 5 cm² ; boîte de 30. Liste I, *médicament à prescription restreinte* - Remb 65 % - **89,15 €**.
EXELON 9,5 mg/24 h : *dispositif transdermique* de 10 cm² ; boîte de 30. Liste I, *médicament à prescription restreinte* - Remb 65 % - **89,15 €**.

Composition

	p disp	p disp
Rivastigmine libérée/24 h	4,6 mg	9,5 mg

Dans quel cas ce médicament est-il prescrit ?

Le *dispositif transdermique* (timbre) contient de la rivastigmine qui appartient à la famille des *anticholinestérasiques* ; celle-ci traverse la peau, gagne le sang et inhibe le fonctionnement d'une *enzyme*, la cholinestérase, qui elle-même dégrade l'acétylcholine. L'effet positif de ce médicament dans la maladie d'*Alzheimer* repose sur l'hypothèse d'un déficit cérébral en acétylcholine chez certains malades atteints de cette maladie, et sur des travaux scientifiques qui montrent que la rivastigmine améliore certaines fonctions cérébrales chez les malades.
Ce médicament est utilisé dans le traitement des formes légères à modérément sévères de la maladie d'*Alzheimer*.

Contre-indications

Ce médicament ne doit pas être utilisé en cas d'*intolérance* antérieure à ce médicament ou à une substance de la même famille (carbamates).

Attention : Comme pour tous les médicaments utilisés chez les personnes souffrant de troubles importants de la mémoire ou du jugement, il est nécessaire qu'une aide à domicile surveille le traitement pour éviter les risques d'erreur.
Une perte de poids régulière sous traitement doit être signalée au médecin.
Des précautions sont nécessaires chez les personnes qui souffrent d'*épilepsie*, de *troubles du rythme cardiaque*, d'*ulcère* de l'estomac ou du *duodénum*, de difficultés à uriner, d'*asthme*, de *bronchite chronique* ou d'*insuffisance hépatique*. Ces *antécédents* doivent être signalés au médecin avant la prescription.
Conduite automobile : la maladie d'*Alzheimer* contre-indique généralement la conduite automobile et le maniement des machines dangereuses.

Interactions avec d'autres substances

Ce médicament peut interagir avec les autres *anticholinestérasiques*.

Grossesse et allaitement

Dans le cas improbable d'une grossesse, ce médicament serait déconseillé et contre-indiquerait l'allaitement.

Mode d'emploi et posologie

Appliquer le timbre sur une région sèche, pauvre en poils (dos, haut du bras ou du torse) et dépourvue de lésions cutanées. Libérer la surface adhésive et appliquer soigneusement le timbre en effectuant une pression sur toute sa surface. Changer d'emplacement régulièrement.
Il existe 2 dosages correspondant à 2 surfaces de timbre différentes : la quantité de rivastigmine qui passe dans le sang est proportionnelle à la surface du *dispositif transdermique*.
Le traitement est débuté avec le dosage le plus faible. Si le médicament est bien toléré après une période de 4 semaines, il convient de passer au timbre le plus dosé.

Posologie usuelle :

- Adulte : le dispositif transdermique doit être changé tous les jours.

Conseils : Ne laissez pas le dispositif transdermique neuf ou usagé à la portée des enfants. Pliez le timbre avant de le jeter.
Ce médicament est un *médicament à prescription restreinte* : la prescription initiale ne peut être réalisée que par un médecin neurologue, psychiatre ou gériatre. Cette ordonnance initiale annuelle doit être présentée avec celles destinées aux renouvellements qui peuvent être rédigées par un autre médecin.

Effets indésirables possibles

Réactions locales : rougeur et démangeaisons au niveau de l'application.
Fréquemment : fatigue, manque d'appétit, perte de poids, digestion difficile, nausées, vomissements, infection urinaire, *éruption cutanée*, maux de tête, malaise, anxiété, dépression, confusion des idées.
Très rarement (moins de 1 utilisateur sur 10 000) : ralentissement du cœur, *ulcère* de l'estomac.

Laboratoires Novartis Pharma SAS

EXELON gélules et solution buvable

Médicament contre la démence — **sur ordonnance**

Présentation

EXELON 1,5 mg : gélule (jaune) ; boîte de 28. Liste I, *médicament à prescription restreinte* - Remb 65 % - **43,76 €**.
EXELON 1,5 mg : gélule (jaune) ; boîte de 56. Liste I, *médicament à prescription restreinte* - Remb 65 % - **83,74 €**.
EXELON 2 mg/ml : solution buvable (jaune) ; flacon de 50 ml avec seringue graduée en mg. Liste I, *médicament à prescription restreinte* - Remb 65 % - **43,30 €**.
EXELON 3 mg : gélule (orange) ; boîte de 28. Liste I, *médicament à prescription restreinte* - Remb 65 % - **43,76 €**.
EXELON 3 mg : gélule (orange) ; boîte de 56. Liste I, *médicament à prescription restreinte* - Remb 65 % - **83,74 €**.
EXELON 4,5 mg : gélule (rouge) ; boîte de 28. Liste I, *médicament à prescription restreinte* - Remb 65 % - **43,76 €**.
EXELON 4,5 mg : gélule (rouge) ; boîte de 56. Liste I, *médicament à prescription restreinte* - Remb 65 % - **83,74 €**.
EXELON 6 mg : gélule (rouge et orange) ; boîte de 28. Liste I, *médicament à prescription restreinte* - Remb 65 % - **43,76 €**.
EXELON 6 mg : gélule (rouge et orange) ; boîte de 56. Liste I, *médicament à prescription restreinte* - Remb 65 % - **83,74 €**.

Composition

	p gél	p ml	p gél
Rivastigmine	1,5 mg	2 mg	3 mg

	p gél	p gél
Rivastigmine	4,5 mg	6 mg

Dans quel cas ce médicament est-il prescrit ?

La rivastigmine appartient à la famille des *anticholinestérasiques* ; il inhibe le fonctionnement d'une *enzyme*, la cholinestérase, qui elle-même dégrade l'acétylcholine. L'effet positif de ce médicament dans la maladie d'*Alzheimer* repose sur l'hypothèse d'un déficit cérébral en acétylcholine chez certains malades atteints de cette maladie, et sur des travaux scientifiques qui montrent que la rivastigmine améliore certaines fonctions cérébrales chez les malades.

Ce médicament est utilisé dans le traitement des formes légères à modérément sévères de la maladie d'*Alzheimer* et de certaines formes de démence associée à la maladie de *Parkinson*

Contre-indications

Ce médicament ne doit pas être utilisé dans les cas suivants :

- *intolérance* antérieure à ce médicament ou à une substance de la même famille (carbamates),
- *insuffisance hépatique* grave (en l'absence de données).

Attention : Ce médicament n'a pas été étudié dans le traitement des formes graves de la maladie d'*Alzheimer* ou d'autres formes de troubles de la mémoire.

Une perte de poids régulière sous traitement doit être signalée au médecin.

Comme pour tous les médicaments utilisés chez les personnes souffrant de troubles importants de la mémoire ou du jugement, il est nécessaire qu'une aide à domicile surveille la prise du traitement pour éviter les risques d'erreur.

Des précautions sont nécessaires chez les personnes qui vont être opérées ou qui souffrent d'*épilepsie*, de *troubles du rythme cardiaque*, d'*ulcère* de l'estomac ou du *duodénum*, de difficultés à uriner, d'*asthme* ou de *bronchite chronique*. Ces *antécédents* doivent être signalés au médecin avant la prescription.

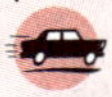
Conduite automobile : la maladie d'*Alzheimer* contre-indique généralement la conduite automobile et le maniement des machines dangereuses.

Interactions avec d'autres substances

Ce médicament peut interagir avec les autres *anticholinestérasiques*.

Grossesse et allaitement

Dans le cas improbable d'une grossesse, ce médicament serait déconseillé et contre-indiquerait l'allaitement.

Mode d'emploi et posologie

Ce médicament est pris le matin et le soir au cours des repas.

Les gélules doivent être avalées entières, sans être ouvertes.

La solution buvable peut être avalée telle quelle à partir de la seringue. La dose par prise est indiquée sur le piston de la seringue graduée en mg.

Posologie usuelle :

La dose initiale est de 1,5 mg deux fois par jour. Après 15 jours de traitement, le médecin peut l'augmenter progressivement jusqu'à 6 mg deux fois par jour si nécessaire.

Conseils : Après ouverture, la solution buvable se conserve 1 mois.

Ce médicament est un *médicament à prescription restreinte* : la prescription initiale ne peut être réalisée que par un médecin neurologue, psychiatre ou gériatre. Cette ordonnance initiale annuelle doit être présentée avec celles destinées aux renouvellements qui peuvent être rédigées par un autre médecin.

Effets indésirables possibles

Fréquemment : fatigue, somnolence, manque d'appétit, perte de poids, digestion difficile, nausées, vomissements, étourdissements, agitation, sueur, maux de tête, augmentation des tremblements chez les patients atteints de maladie de Parkinson.

Rarement : insomnie, dépression, malaise, *convulsions*, *éruption cutanée*, chute.

Très rarement (moins de 1 utilisateur sur 10 000) : infection urinaire, hallucinations, troubles du rythme cardiaque, hypertension, *ulcère* de l'estomac ou du *duodénum*, *pancréatite*, augmentation des *transaminases*.

Laboratoires Novartis Pharma SAS

EXFORGE

Association d'antihypertenseurs — sur ordonnance

Présentation

EXFORGE 5 mg/80 mg : comprimé ; boîte de 30. Liste I - Remb 65 % - **28,46 €**.
EXFORGE 5 mg/80 mg : comprimé ; boîte de 90. Liste I - Remb 65 % - **76,64 €**.
EXFORGE 5 mg/160 mg : comprimé ; boîte de 30. Liste I - Remb 65 % - **34,72 €**.
EXFORGE 5 mg/160 mg : comprimé ; boîte de 90. Liste I - Remb 65 % - **93,70 €**.
EXFORGE 10 mg/160 mg : comprimé ; boîte de 30. Liste I - Remb 65 % - **34,72 €**.
EXFORGE 10 mg/160 mg : comprimé ; boîte de 90. Liste I - Remb 65 % - **93,70 €**.

Composition

	p cp	p cp	p cp
Amlodipine	5 mg	5 mg	10 mg
Valsartan	80 mg	160 mg	160 mg

Dans quel cas ce médicament est-il prescrit ?

Cet *antihypertenseur* contient deux substances :

- le valsartan, de la famille des *inhibiteurs de l'angiotensine II*. Il bloque l'action de l'angiotensine II. Cette substance, naturellement présente dans l'organisme, provoque une contraction des artères qui augmente la pression artérielle et fatigue le cœur ;
- l'amlodipine, un vasodilatateur de la famille des *inhibiteurs calciques*. Son action renforce celle du valsartan.

Il est utilisé dans le traitement de l'*hypertension artérielle*.

Contre-indications

Ce médicament ne doit pas être utilisé dans les cas suivants :

- *insuffisance hépatique* grave ou obstruction des *voies biliaires*,
- *insuffisance rénale* grave,
- **grossesse**.

Attention : Si vous suiviez auparavant un traitement par *diurétique* ou un régime sans *sel*, la baisse de la tension artérielle peut être importante lors des premières prises du médicament : risque de malaise ou d'étourdissement pouvant entraîner une chute. Il peut être recommandé de prendre un régime normalement salé ou d'interrompre le traitement diurétique avant la première prise de ce médicament. Votre médecin vous donnera toutes les informations utiles à ce sujet.

Des précautions sont nécessaires en cas d'*insuffisance cardiaque* grave ou chez les personnes souffrant d'*hypertension artérielle* due à un rétrécissement des artères rénales, de rétrécissement des valves cardiaques ou de *cardiomyopathie* obstructive.

Les *inhibiteurs de l'angiotensine II* peuvent être responsables d'une augmentation de la *kaliémie*, notamment en cas d'*insuffisance rénale* ou de *diabète*. Faites pratiquer les analyses de sang prescrites par votre médecin ; elles sont notamment destinées à vérifier le bon fonctionnement de vos reins (dosage de la *créatinine*) et le taux de *potassium*.

Les sels de régime contiennent souvent du potassium, ne les utilisez pas sans avis médical pendant le traitement.

Conducteur : ce médicament peut être responsable de *vertiges*.

Interactions avec d'autres substances

Ce médicament peut interagir avec les *diurétiques* et les médicaments qui contiennent du potassium ou du lithium.

Informez votre médecin si vous prenez un *anticonvulsivant* (carbamazépine, phénobarbital, phénytoïne, primidone) ou un médicament contenant de la rifampicine.

En outre, l'effet *antihypertenseur* de ce médicament peut être augmenté par certains médicaments tels que les *neuroleptiques*, les *antidépresseurs imipraminiques*, les *alphabloquants* utilisés dans les troubles prostatiques et les médicaments contenant du baclofène ; il peut être diminué par les *corticoïdes* et les *AINS*. Votre médecin doit être informé si vous êtes traité par l'un ou l'autre de ces médicaments.

Grossesse et allaitement

L'effet de ce médicament sur l'enfant à naître pendant les 3 premiers mois de la grossesse est mal connu. Par prudence, son usage est déconseillé. Au cours des 6 derniers mois de la grossesse, une prise prolongée de ce médicament peut altérer les reins du fœtus. Son utilisation est contre-indiquée à partir du 4e mois de la grossesse.

En conséquence, un désir de grossesse nécessite le remplacement de ce médicament par un autre antihypertenseur. Si une grossesse survient alors que vous prenez ce médicament, consultez rapidement votre médecin pour qu'il modifie votre traitement.

Les données actuellement disponibles ne permettent pas de savoir si ce médicament passe dans le lait maternel : l'allaitement est déconseillé pendant le traitement.

Mode d'emploi et posologie

Les comprimés doivent être avalés avec un verre d'eau. Ils peuvent être pris indifféremment au cours ou en dehors des repas.

Posologie usuelle :

- Adulte : 1 comprimé par jour.

Conseils : Votre tension artérielle doit être contrôlée régulièrement. Les appareils permettant une mesure automatique de la tension à domicile utilisent souvent un procédé de mesure différent de celui qu'emploie votre médecin. Si vous avez un tel appareil, apportez-le en consultation pour vous assurer que la mesure obtenue est bien conforme à celle du tensiomètre de votre médecin.

Le traitement médicamenteux ne dispense pas de mesures simples pouvant faire baisser la tension artérielle : activité physique régulière, modération de la consommation de boissons alcoolisées et de *sel*, lutte contre l'excès de poids.

Effets indésirables possibles

Les plus fréquents :

- Rougeur du visage, bouffées de chaleur, maux de tête ;
- jambes lourdes ou enflées.

Plus rarement :

- accélération du cœur, *palpitations* ;
- démangeaisons, gonflement des gencives ;
- douleurs abdominales, altération du goût, bouche sèche, nausées, diarrhée, constipation, perte de l'appétit ;
- crampes musculaires, douleurs musculaires ou articulaires ;
- essoufflement, fatigue anormale, *vertiges*, troubles du sommeil, fourmillements des extrémités, tremblements ;
- augmentation du volume des seins chez l'homme (gynécomastie) ;
- *réaction allergique* (œdème de *Quincke*).
- maux de tête, *vertiges* ;
- augmentation du taux de *créatinine* et de *potassium* dans le sang ;
- étourdissements dus à une *hypotension orthostatique*.

Laboratoires Novartis Pharma SAS

EXIDOL

Informations détaillées sur www.monvidal.com

EXOCINE

Antibiotique à usage ophtalmique — sur ordonnance

Présentation

EXOCINE 0,3 % : collyre ; flacon de 5 ml. Liste I - Remb 65 % - **3,56 €**.

Composition

	p 100 ml
Ofloxacine	300 mg
Benzalkonium chlorure	+

Dans quel cas ce médicament est-il prescrit ?

Ce collyre contient un *antibiotique* de la famille des quinolones.

Il est utilisé pour traiter les infections de l'œil.

Contre-indications

Ce médicament ne doit pas être utilisé en cas d'*allergie* aux *antibiotiques* de la famille des quinolones ou aux *antiseptiques* de la famille des *ammoniums quaternaires* (présence de benzalkonium).

Attention : Une rougeur ou une douleur de l'œil ne correspondent pas toujours à une infection. Des soins urgents peuvent être nécessaires, notamment en cas de vision floue. N'utilisez pas ce médicament sans avis médical.
Le collyre peut être contaminé par l'œil infecté : évitez de mettre en contact l'extrémité du flacon avec l'œil ; ne conservez pas ce collyre plus de 15 jours après une première utilisation.

Grossesse et allaitement

L'effet de ce médicament pendant la grossesse ou l'allaitement est mal connu : seul votre médecin peut évaluer le risque éventuel de son utilisation dans votre cas.

Mode d'emploi et posologie

Tirer la paupière inférieure vers le bas tout en regardant vers le haut. Déposer les gouttes de collyre entre la paupière et le globe oculaire (*cul-de-sac conjonctival*).

Posologie usuelle :
2 gouttes, 4 fois par jour.

Conseils : Une application correcte du produit peut nécessiter une aide, notamment chez l'enfant ou la personne handicapée ou âgée.
Les lentilles de contact ne doivent pas être portées en cas d'infection oculaire ni réutilisées avant guérison complète.
Le collyre doit être conservé à l'abri de la lumière.

Effets indésirables possibles

Irritation locale.

Laboratoires Allergan France

EXOMUC
Fluidifiant bronchique

Présentation

EXOMUC 100 mg : granulé pour solution buvable (arôme orange) ; boîte de 10 sachets. Non remb.
EXOMUC 200 mg : granulé pour solution buvable (arôme orange) ; boîte de 24 sachets. Non remb.

Composition

	p sachet	p sachet
Acétylcystéine	100 mg	200 mg
Aspartam	+	+

Dans quel cas ce médicament est-il prescrit ?

Ce médicament fluidifie les sécrétions (mucosités) présentes dans les bronches. Il facilite leur évacuation par la toux.
Il est utilisé en cas de toux grasse avec difficulté à cracher, notamment au cours des bronchites aiguës.

Contre-indications

Ce médicament ne doit pas être utilisé en cas de *phénylcétonurie* (présence d'aspartam).

Attention : Ce médicament ne peut être utilisé en cas de *bronchite chronique* que sur avis médical.
Des précautions sont nécessaires en cas d'*ulcère* de l'estomac ou du *duodénum*.
N'utilisez pas d'*antitussif* en plus de ce médicament sans l'avis de votre médecin ou de votre pharmacien.
Si les sécrétions persistent au-delà de quelques jours, si elles se colorent ou si vous avez de la fièvre, consultez votre médecin.

Grossesse et allaitement

L'effet de ce médicament pendant la grossesse ou l'allaitement est mal connu. L'évaluation du risque éventuel lié à son utilisation est individuelle : demandez conseil à votre pharmacien ou à votre médecin.

Mode d'emploi et posologie

Ce médicament peut être pris indifféremment au moment ou en dehors des repas.
Le contenu du sachet doit être dissous dans un demi-verre d'eau.

Posologie usuelle :
- Adulte et enfant de plus de 7 ans : 1 sachet à 200 mg, 3 fois par jour.
- Enfant de 2 à 7 ans : 1 sachet à 200 mg, 2 fois par jour.
- Nourrisson de 1 mois à 2 ans : 1 sachet à 100 mg, 2 fois par jour.

Le traitement peut être interrompu dès l'amélioration des symptômes. Sa durée ne doit pas dépasser 8 à 10 jours sans avis médical.

Conseils : Fumer, ou être exposé à la fumée des autres, est un frein important à l'évacuation des mucosités.
Il est nécessaire de lutter contre la sécheresse de l'air ambiant (humidificateur...) pour éviter le dessèchement des sécrétions. Il est également recommandé de boire beaucoup.
Chez la personne âgée ou le jeune enfant, l'incapacité à évacuer les crachats peut justifier l'aide d'un kinésithérapeute, sur prescription médicale.

Effets indésirables possibles

Douleurs d'estomac, nausées, diarrhée.

Laboratoires Bouchara-Recordati

EXOSEPTOPLIX
Informations détaillées sur www.monvidal.com

EXOTOUX
Fluidifiant bronchique

Ce médicament est un générique de RHINATHIOL (voir p. 1098).

EXPANDOX
Informations détaillées sur www.monvidal.com

EXPANFEN
Anti-inflammatoire non stéroïdien

Ce médicament est un générique de NUREFLEX 200 mg (voir p. 918).

EXTENCILLINE
Informations détaillées sur www.monvidal.com

EXTOVYL
Informations détaillées sur www.monvidal.com

EXTRANASE
Enzyme à visée anti-œdémateuse

Présentation
EXTRANASE : comprimé *gastrorésistant* (beige) ; boîte de 40. Non remb.
EXTRANASE : comprimé *gastrorésistant* (beige) ; boîte de 80. Non remb.

Composition
	p cp
Bromélaïnes	900 nkat

Dans quel cas ce médicament est-il prescrit ?
Ce médicament contient une association d'*enzymes protéolytiques* extraites de l'ananas, destinées à lutter contre l'*œdème* et l'*inflammation*.
Il est utilisé dans le traitement des œdèmes survenant après un traumatisme ou une opération.

Contre-indications
Ce médicament ne doit pas être utilisé chez l'enfant de moins de 6 ans.

Attention : Les *enzymes protéolytiques* peuvent provoquer des *réactions allergiques*. Informez votre médecin en cas d'*antécédent* d'*allergie* à cette famille de médicament. Cessez le traitement si une réaction allergique survient.

Grossesse et allaitement
L'effet de ce médicament pendant la grossesse ou l'allaitement est mal connu. L'évaluation du risque éventuel lié à son utilisation est individuelle : demandez conseil à votre pharmacien ou à votre médecin.

Mode d'emploi et posologie
Les comprimés doivent être avalés avec un peu d'eau.

Posologie usuelle :
- Adulte : 3 comprimés, 3 fois par jour.
- Enfant de 6 à 15 ans : 1 comprimé, 3 fois par jour.

Effets indésirables possibles
Réaction allergique cutanée.

Laboratoires Rottapharm Madaus

EZETROL
Hypolipémiant — sur ordonnance

Présentation
EZETROL 10 mg : comprimé ; boîte de 28. Liste I - Remb 65 % - **45,02 €**.

Composition
	p cp
Ézétimibe	10 mg

Dans quel cas ce médicament est-il prescrit ?
Ce médicament est un *hypocholestérolémiant*. Il permet d'abaisser fortement le taux de *cholestérol* circulant dans le sang.
Il est utilisé, seul ou en association avec un hypocholestérolémiant de la famille des statines, dans le traitement des excès de cholestérol en complément d'un régime adapté et assidu.

Attention : Des précautions sont nécessaires en cas d'*insuffisance hépatique*.

Interactions avec d'autres substances
En l'absence d'études, l'association aux *hypolipidémiants* de la famille des fibrates n'est pas recommandée.

Grossesse et allaitement
L'effet de ce médicament pendant la grossesse est mal connu. Son usage est déconseillé sauf en cas de nécessité absolue.
Les données disponibles ne permettent pas de savoir si ce médicament passe dans le lait maternel ; un choix est donc nécessaire entre l'allaitement et la prise du médicament. Cette décision devra être prise en accord avec votre médecin.

Mode d'emploi et posologie
Les comprimés doivent être avalés avec un verre d'eau, indifféremment avant, pendant ou après le repas.

Posologie usuelle :
- Adulte : 1 comprimé par jour.

Conseils : Le régime reste indispensable pendant toute la durée du traitement.
Un régime pauvre en *cholestérol* et en graisses animales n'est pas simple à suivre : les erreurs sont fréquentes. Demandez conseil à votre médecin, à votre pharmacien ou à un professionnel de la nutrition.

Effets indésirables possibles
Maux de tête, douleur abdominale, diarrhée.

Laboratoires Merck Sharp et Dohme-Chibret

F

FAMOTIDINE 20 mg Génériques
Antiulcéreux — sur ordonnance

Les médicaments ci-dessous sont des génériques de PEPDINE (voir p. 1006).

FAMOTIDINE EG 20 mg : comprimé boîte de 30. Liste II - Remb 35 % - 9,81 €.
FAMOTIDINE MERCK 20 mg : comprimé *(lactose)* boîte de 30. Liste II - Remb 35 % - 9,81 €.

FAMOTIDINE 40 mg Génériques
Antiulcéreux — sur ordonnance

Les médicaments ci-dessous sont des génériques de PEPDINE (voir p. 1006).

FAMOTIDINE EG 40 mg : comprimé boîte de 15. Liste II - Remb 35 % - 9,81 €.
FAMOTIDINE G GAM 40 mg : comprimé sécable *(lactose)* boîte de 15. Liste II - Remb 35 % - 9,81 €.
FAMOTIDINE MERCK 40 mg : comprimé *(lactose)* boîte de 15. Liste II - Remb 35 % - 9,81 €.

FANSIDAR
Informations détaillées sur www.monvidal.com

FARESTON
Informations détaillées sur www.monvidal.com

FASIGYNE
Antibiotique et antiparasitaire — sur ordonnance

Présentation
FASIGYNE 500 mg : comprimé (blanc) ; boîte de 4. Liste I - Remb 65 % - **4,04 €**.

Composition

	p cp
Tinidazole	500 mg

Dans quel cas ce médicament est-il prescrit ?
C'est un *antibiotique* et un antiparasitaire qui appartient à la famille des *imidazolés*.

Il est utilisé dans le traitement de certaines maladies infectieuses ou parasitaires de l'intestin ou de l'appareil génital.

Contre-indications
Ce médicament ne doit pas être utilisé en cas d'*allergie* aux *imidazolés*.

Attention : Évitez l'absorption de boissons alcoolisées ou de médicaments contenant de l'alcool pendant le traitement, ainsi que pendant les jours qui suivent : risque d'*effet antabuse*.

En cas d'*urticaire* ou de troubles nerveux, prévenir votre médecin avant de poursuivre le traitement.

Conducteur : ce médicament peut être responsable de *vertiges*.

Interactions avec d'autres substances
Ce médicament peut interagir avec les médicaments contenant du disulfirame (ESPÉRAL). Informez par ailleurs votre médecin ou votre pharmacien si vous prenez un *anticoagulant* oral.

Grossesse et allaitement
L'effet de ce médicament pendant la grossesse ou l'allaitement est mal connu : seul votre médecin peut évaluer le risque éventuel de son utilisation dans votre cas.

Mode d'emploi et posologie
Ce médicament est pris de préférence en dehors des repas.

Posologie usuelle :
Elle est très variable, en fonction de la maladie, mais un *traitement minute* est souvent possible en une seule prise.

Conseils : Le médecin peut prescrire un prélèvement pour identifier le *germe* ou le parasite responsable de l'infection et tester sa sensibilité aux *antibiotiques*. Le résultat de cet examen peut être faussé en cas d'automédication préalable : ne prenez pas d'antibiotique sans avis médical.
En cas d'infection génitale, votre partenaire peut être contaminé sans présenter de *symptôme*. En l'absence de traitement conjoint, une recontamination est possible.
La coloration foncée des urines est normale.

Effets indésirables possibles
Troubles digestifs : nausées, vomissements, diarrhée, douleurs abdominales, goût métallique dans la bouche.
Réaction allergique, *urticaire*.
Maux de tête, *vertiges*, fatigue.

Laboratoires Téofarma SRL

FASTENYL
Informations détaillées sur www.monvidal.com

FAZOL

Antifongique local : imidazolé

Présentation

FAZOL 2 % : crème ; tube de 30 g. Remb 35 % - **4,57 €**.
FAZOL 2 % : émulsion fluide pour application locale ; flacon de 30 g. Remb 35 % - **4,36 €**.
FAZOL 2 % : poudre pour application locale ; flacon poudreur de 30 g. Remb 35 % - **4,76 €**.

Composition

	p 100 g
Isoconazole nitrate	2 g

Dans quel cas ce médicament est-il prescrit ?

Ce médicament d'action locale contient un *antifongique* de la famille des *imidazolés*.

Il est utilisé dans le traitement de certaines maladies de la peau et des *muqueuses*, dues à des champignons microscopiques (*mycoses*) : *candidose*, *pityriasis versicolor*, *dermatophyties*...

Contre-indications

Ce médicament ne doit pas être utilisé en cas d'*allergie* aux *antifongiques* de la famille des *imidazolés*.

Attention : Évitez d'utiliser ce médicament, notamment chez l'enfant, de manière prolongée et sur des surfaces étendues ou profondément lésées, sans l'avis de votre pharmacien ou de votre médecin.
Rincez abondamment en cas de contact accidentel avec les yeux.

Grossesse et allaitement

L'effet de ce médicament pendant la grossesse ou l'allaitement est mal connu. L'évaluation du risque éventuel lié à son utilisation est individuelle : demandez conseil à votre pharmacien ou à votre médecin.

Mode d'emploi et posologie

Le médicament doit être appliqué après lavage et séchage soigneux de la zone à traiter.

Appliquer directement sur les lésions à traiter et masser pour faire pénétrer. Dans les plis de la peau, la crème doit être appliquée en petite quantité pour limiter le risque de macération.

Posologie usuelle :
2 applications par jour.
La forme utilisée et la durée du traitement varient selon les cas.

Conseils : En cas de *candidose*, évitez d'utiliser des savons acides : ils favorisent la multiplication des champignons.
En cas de lésion importante des ongles des orteils, un meulage préalable par un pédicure facilite l'action du médicament.
Une transpiration excessive contribue au développement des lésions dues à des champignons. Le port de chaussettes en fibre naturelle (coton, laine) est recommandé. La même paire de chaussures ne doit pas être portée deux jours de suite.

Effets indésirables possibles

Rarement : irritation cutanée, *réaction allergique*.

Laboratoires Sinclair Pharma France

FAZOL G

Antifongique

Présentation

FAZOL G : ovule ; boîte de 3. Remb 35 % - **4,94 €**.

Composition

	p ovule
Isoconazole nitrate micronisé	300 mg

Dans quel cas ce médicament est-il prescrit ?

Cet ovule gynécologique contient un *antifongique* de la famille des *imidazolés*.

Il est utilisé dans le traitement des *mycoses* du vagin et de la vulve, notamment des *candidoses*.

Contre-indications

Ce médicament ne doit pas être utilisé en cas d'*allergie* aux *imidazolés*.

Attention : N'utilisez pas de préservatif pendant le traitement : risque de rupture par altération du latex.
Si l'infection ne disparaît pas après quelques jours, consultez votre médecin.

Interactions avec d'autres substances

L'utilisation d'un préservatif est contre-indiquée pendant le traitement (voir Attention).

Comme tout traitement vaginal, ce médicament peut diminuer l'efficacité contraceptive des crèmes et des ovules spermicides.

Grossesse et allaitement

L'effet de ce médicament pendant la grossesse ou l'allaitement est mal connu : seul votre médecin peut évaluer le risque éventuel de son utilisation dans votre cas.

Mode d'emploi et posologie

L'ovule doit être introduit profondément dans le vagin, de préférence le soir au coucher.

Posologie usuelle :
1 ovule par jour pendant 3 jours.

Conseils : Introduisez l'ovule en position couchée, puis restez allongée pendant 5 à 10 minutes. En fondant dans le vagin, l'ovule peut être à l'origine d'un écoulement gênant : il est conseillé de porter une protection.
Pendant les règles, n'interrompez pas le traitement et évitez de porter des tampons.
En cas de *mycoses* gynécologiques (*candidoses*) récidivantes, il est utile de respecter les conseils habituels permettant de prévenir le développement anormal des candida albicans et autres champignons microscopiques :
- limiter la prise d'*antibiotiques* aux affections nécessitant absolument leur usage. En effet, les champignons sont détruits par certaines *bactéries*, elles-mêmes tuées par les antibiotiques ;
- lutter contre l'humidité, propice au développement des champignons : bien se sécher avant de mettre ses sous-vêtements, privilégier les culottes en coton qui absorbent mieux la transpiration, ne pas garder son maillot de bain après avoir nagé en piscine, éviter le port de vêtements trop serrés ;
- changer souvent les protections internes ou externes pendant les règles ;

- éviter d'utiliser des savons acides : ils favorisent la multiplication des champignons.

Votre partenaire peut être contaminé alors qu'il ne présente aucun *symptôme*. S'il n'est pas traité conjointement, une recontamination est possible.

Effets indésirables possibles

Aggravation des brûlures et démangeaisons en début de traitement : ces *symptômes* traduisent la destruction des champignons microscopiques qui libèrent une substance irritante. Ces manifestations ne se reproduisent généralement pas lors des applications ultérieures. Dans le cas contraire, il peut s'agir d'une *intolérance* ou d'une *allergie* au médicament : contactez votre médecin.

Laboratoires Sinclair Pharma France

FÉBRECTOL

Informations détaillées sur www.monvidal.com

FEGENOR 140 mg

Informations détaillées sur www.monvidal.com

FEGENOR 67 mg et 200 mg

Hypolipémiant — sur ordonnance

Ce médicament est un générique de LIPANTHYL gélules à 67 et 200 mg (voir p. 731).

FELDÈNE injectable

Anti-inflammatoire non stéroïdien — sur ordonnance

Présentation

FELDÈNE 20 mg : solution injectable *IM* ; boîte de 1 ampoule de 1 ml. Liste I - Remb 35 % - **1,58 €**.
FELDÈNE 20 mg : solution injectable *IM* ; boîte de 2 ampoules de 1 ml. Liste I - Remb 35 % - **2,61 €**.

Composition

	p amp inj
Piroxicam	20 mg
Alcool benzylique	20 mg
Alcool éthylique	100 mg

Dans quel cas ce médicament est-il prescrit ?

Ce médicament est un *anti-inflammatoire* non stéroïdien (*AINS*). Il lutte contre l'*inflammation* et la douleur, fait baisser la fièvre et fluidifie le sang.

Il est utilisé dans le *traitement symptomatique* de la *polyarthrite rhumatoïde* et de la *spondylarthrite ankylosante*.

Contre-indications

Ce médicament ne doit pas être utilisé dans les cas suivants :

- *antécédent* d'*allergie* ou d'*asthme* provoqué par la prise d'*AINS*, y compris l'aspirine ;
- *antécédent* de réaction cutanée due à un traitement médicamenteux ;
- *ulcère* de l'estomac ou du *duodénum*, ancien ou récent ;
- maladie digestive prédisposant à un risque hémorragique digestif (maladie de *Crohn*, *rectocolite hémorragique*) ;
- *insuffisance hépatique* ou *insuffisance rénale* grave ;
- *insuffisance cardiaque* non contrôlée par un traitement spécifique ;
- traitement *anticoagulant* en cours : risque d'hématome au point d'injection ;
- enfant de moins de 15 ans ;
- **grossesse** (à partir du 6e mois).

Attention : Tout traitement prolongé ou *surdosage* d'*AINS* expose à des effets indésirables graves.

Certaines situations doivent conduire à arrêter immédiatement le traitement et prendre un avis médical :

- brûlures d'estomac pouvant traduire une irritation ou un saignement du tube digestif ;
- éruption cutanée ;
- crise d'*asthme* ;
- fatigue inhabituelle et intense, ou baisse brutale et importante du volume des urines chez une personne souffrant d'*insuffisance cardiaque*, déshydratée ou traitée par *diurétique*.

Certains médecins considèrent que les anti-inflammatoires peuvent diminuer l'efficacité des stérilets et exposer à un risque de grossesse non désirée. Ce risque est actuellement très controversé.

Conducteur : ce médicament peut provoquer des étourdissements ou une baisse de la vigilance.

Interactions avec d'autres substances

Ce médicament peut interagir avec d'autres médicaments, notamment :

- l'aspirine et les autres *anti-inflammatoires* non stéroïdiens (*AINS*) : risque d'augmentation des effets indésirables ;
- les *anticoagulants* et les *antiagrégants plaquettaires* : augmentation du risque hémorragique ;
- le lithium (TÉRALITHE, NEUROLITHIUM...) : augmentation du taux de lithium dans le sang ;
- le méthotrexate.

Informez par ailleurs votre médecin ou votre pharmacien en cas de traitement par un *diurétique*, un *inhibiteur de l'enzyme de conversion*, un *inhibiteur de l'angiotensine II*, un *bêtabloquant* ou un médicament contenant de la ciclosporine.

Grossesse et allaitement

Des effets néfastes pour l'enfant à naître ont été mis en évidence lorsque les *AINS* sont utilisés au cours des 4 derniers mois de la grossesse ; le risque existe même avec une seule prise et même si la grossesse est à terme. L'usage de ce médicament est contre-indiqué pendant cette période.

Pendant les 5 premiers mois, l'effet de ce médicament est mal connu : seul votre médecin peut évaluer le risque éventuel de son utilisation dans votre cas.

Ce médicament passe dans le lait maternel ; un choix est donc nécessaire entre l'allaitement et la prise du médicament. Cette décision devra être prise en accord avec votre médecin.

Mode d'emploi et posologie

Les injections doivent être faites exclusivement par la *voie* intramusculaire et, en cas de prothèse de hanche, du côté opposé à celle-ci.

Posologie usuelle :

- Adulte : 1 ampoule *IM* par jour, pendant 2 ou 3 jours.

Conseils : Les anti-inflammatoires non stéroïdiens (*AINS*) ne sont pas des médicaments anodins. Du fait de la possibilité d'effets indésirables digestifs et cutanés graves, le piroxicam est désormais réservé à certaines affections rhumatismales douloureuses. Ce médicament vous a été prescrit dans une situation précise : ne le conseillez pas à un proche et ne le réutilisez pas sans avis médical.

Les effets indésirables de ce médicament sur l'estomac peuvent survenir aussi bien avec la solution injectable qu'avec les comprimés ou les gélules.

Ce médicament doit être conservé à l'abri de la lumière.

Effets indésirables possibles

Troubles digestifs, *gastrite*, voire *ulcère* de l'estomac ou du *duodénum*, le plus souvent lors d'un traitement prolongé à des doses supérieures à 30 mg par jour. Exceptionnellement : *hémorragie* du tube digestif (vomissements sanglants, selles noires, ou plus souvent pertes de sang imperceptibles, responsables de l'apparition progressive d'une *anémie*).

Réaction allergique nécessitant l'arrêt immédiat du traitement :
- *éruption cutanée*, démangeaisons, aphte, *conjonctivite* (pouvant correspondre à la phase initiale d'une réaction allergique plus grave) ;
- *asthme* ;
- malaise avec baisse de la tension artérielle.

Étourdissement, maux de tête, bourdonnement d'oreille, somnolence.

Exceptionnellement : baisse de l'audition, *photosensibilisation*, *œdème*, augmentation des *transaminases*, *hépatite*.

Laboratoires Pfizer

FELDÈNE oral, rectal

Anti-inflammatoire non stéroïdien — sur ordonnance

Présentation

FELDÈNE 10 mg : gélule (blanc) ; boîte de 30. Liste I - Remb 65 % - **3,67 €**.
FELDÈNE 20 mg : gélule (blanc et bleu) ; boîte de 15. Liste I - Remb 65 % - **3,97 €**.
FELDÈNE DISPERSIBLE 20 mg : comprimé sécable (blanc) ; boîte de 15. Liste I - Remb 65 % - **3,97 €**.
FELDÈNE 20 mg : suppositoire ; boîte de 15. Liste I - Remb 35 % - **6,96 €**.

Composition

	p gél	p gél
Piroxicam	10 mg	20 mg
Lactose	+	+
Sulfites	+	+

	p cp	p suppos
Piroxicam	20 mg	20 mg
Lactose	+	

Dans quel cas ce médicament est-il prescrit ?

Ce médicament est un *anti-inflammatoire* non stéroïdien (*AINS*). Il lutte contre l'*inflammation* et la douleur, fait baisser la fièvre et fluidifie le sang.

Il est utilisé dans le *traitement symptomatique* de l'*arthrose*, de la *polyarthrite rhumatoïde* et de la *spondylarthrite ankylosante*, lorsqu'au moins un autre AINS ne s'est pas révélé efficace.

Contre-indications

Ce médicament ne doit pas être utilisé dans les cas suivants :
- *antécédent* d'*allergie* ou d'*asthme* provoqué par la prise d'*AINS*, y compris l'aspirine ;
- *ulcère* de l'estomac ou du *duodénum*, ancien ou récent ;
- maladie digestive prédisposant à un risque hémorragique digestif (maladie de *Crohn*, *rectocolite hémorragique*) ;
- *insuffisance hépatique* ou *insuffisance rénale* grave ;
- *insuffisance cardiaque* non contrôlée par un traitement spécifique ;
- *inflammation* ou saignement récent du rectum (suppositoire) ;
- enfant de moins de 15 ans ;
- **grossesse** (à partir du 6e mois).

Attention : Tout traitement prolongé ou *surdosage* d'*AINS* expose à des effets indésirables graves.

Certaines situations doivent conduire à arrêter immédiatement le traitement et prendre un avis médical :
- brûlures d'estomac pouvant traduire une irritation ou un saignement du tube digestif ;
- éruption cutanée ;
- crise d'*asthme* ;
- fatigue inhabituelle et intense, ou baisse brutale et importante du volume des urines chez une personne souffrant d'*insuffisance cardiaque*, déshydratée ou traitée par *diurétique*.

Certains médecins considèrent que les anti-inflammatoires peuvent diminuer l'efficacité des stérilets et exposer à un risque de grossesse non désirée. Ce risque est actuellement très controversé.

Conducteur : ce médicament peut provoquer des étourdissements ou une baisse de la vigilance.

Interactions avec d'autres substances

Ce médicament peut interagir avec d'autres médicaments, notamment :
- l'aspirine et les autres *anti-inflammatoires* non stéroïdiens (*AINS*) : risque d'augmentation des effets indésirables ;
- les *anticoagulants* et les *antiagrégants plaquettaires* : augmentation du risque hémorragique ;
- le lithium (TÉRALITHE, NEUROLITHIUM...) : augmentation du taux de lithium dans le sang ;
- le méthotrexate.

Informez par ailleurs votre médecin ou votre pharmacien en cas de traitement par un *diurétique*, un *inhibiteur de l'enzyme de conversion*, un *inhibiteur de l'angiotensine II*, un *bêtabloquant* ou un médicament contenant de la ciclosporine.

Grossesse et allaitement

Des effets néfastes pour l'enfant à naître ont été mis en évidence lorsque les *AINS* sont utilisés au cours des 4 derniers mois de la grossesse ; le risque existe même avec une seule prise et même si la grossesse est à terme. L'usage de ce médicament est contre-indiqué pendant cette période.

Pendant les 5 premiers mois, l'effet de ce médicament est mal connu : seul votre médecin peut évaluer le risque éventuel de son utilisation dans votre cas.

Ce médicament passe dans le lait maternel ; un choix est donc nécessaire entre l'allaitement et la prise du médicament. Cette décision devra être prise en accord avec votre médecin.

Mode d'emploi et posologie

Les gélules doivent être avalées sans être ouvertes, avec un grand verre d'eau, au cours des repas.

Les comprimés peuvent être avalés avec un verre d'eau ou préalablement dissous.

Les suppositoires sont utilisés de préférence le soir au coucher.

Posologie usuelle :

- Adulte : la dose maximale est de 20 mg par jour.

Ne dépassez pas la *posologie* ni la durée de traitement prescrites par votre médecin

Conseils : Les anti-inflammatoires non stéroïdiens (*AINS*) ne sont pas des médicaments anodins. Du fait de la possibilité d'effets indésirables digestifs et cutanés graves, le piroxicam est désormais réservé à certaines affections rhumatismales douloureuses. Ce médicament vous a été prescrit dans une situation précise : ne le conseillez pas à un proche et ne le réutilisez pas sans avis médical.

Les effets indésirables de ce médicament sur l'estomac peuvent survenir aussi bien avec les suppositoires qu'avec les comprimés ou les gélules.

Effets indésirables possibles

Troubles digestifs, *gastrite*, voire *ulcère* de l'estomac ou du *duodénum*, le plus souvent lors d'un traitement prolongé à des doses supérieures à 20 mg par jour. Exceptionnellement : *hémorragie* du tube digestif (vomissements sanglants, selles noires, ou plus souvent pertes de sang imperceptibles, responsables de l'apparition progressive d'une *anémie*).

Réaction allergique nécessitant l'arrêt immédiat du traitement :

- *éruption cutanée*, démangeaisons, aphte, *conjonctivite* (pouvant correspondre à la phase initiale d'une réaction allergique plus grave) ;
- *asthme* ;
- malaise avec baisse de la tension artérielle.

Étourdissement, maux de tête, bourdonnement d'oreille, somnolence.

Exceptionnellement : baisse de l'audition, *photosensibilisation*, *œdème*, augmentation des *transaminases*, *hépatite*.

Irritation du rectum (suppositoire).

Laboratoires Pfizer

FELIXITA

Contraceptif oral — sur ordonnance

FELIXITA 75 µg/20 µg : Ce médicament est un générique de MÉLIANE (voir p. 779).

FELIXITA 75 µg/30 µg : Ce médicament est un générique de MINULET (voir p. 817).

FÉLODIPINE 5 mg Génériques

Inhibiteur calcique — sur ordonnance

Les médicaments ci-dessous sont des génériques de FLODIL (voir p. 519).

FELODIPINE SANDOZ L.P. 5 mg : comprimé à libération prolongée *(lactose)* boîte de 30. Liste I - Remb 65 % - 7,93 €.

FELODIPINE WINTHROP L.P. 5 mg : comprimé à libération prolongée *(lactose)* boîte de 28. Liste I - Remb 65 % - 7,44 €.

FÉMARA

Antiestrogène — sur ordonnance

Présentation

FÉMARA 2,5 mg : comprimé (jaune) ; boîte de 30. Liste I - Remb 100 % - **136,85 €.**

Composition

	p cp
Létrozole	2,5 mg
Lactose	+

Dans quel cas ce médicament est-il prescrit ?

Ce médicament bloque la synthèse des *estrogènes* dans l'organisme.

Il est utilisé dans le traitement de certains *cancers* du sein chez la femme en *ménopause* naturelle ou artificielle.

Contre-indications

Ce médicament ne doit pas être utilisé dans les cas suivants :

- préménopause,
- **grossesse**,
- **allaitement**.

Attention : Compte tenu des effets possibles de ce médicament sur la densité osseuse, une surveillance particulière est nécessaire chez les femmes souffrant d'*ostéoporose* ou à risque.

Des précautions sont nécessaires en cas d'*insuffisance rénale* ou d'*insuffisance hépatique*.

Si vous devez conduire ou utiliser une machine dangereuse, assurez-vous préalablement que ce médicament n'altère pas votre vigilance.

Grossesse et allaitement

Ce médicament est contre-indiqué chez la femme enceinte et chez celle qui allaite.

Mode d'emploi et posologie

Ce médicament peut être pris indifféremment au cours ou en dehors des repas.

Posologie usuelle :

- Femme adulte : 1 comprimé par jour.

Conseils : Ce médicament ne convient pas au traitement de tous les cancers du sein. Il ne sera efficace que si votre *tumeur* possède des récepteurs aux *estrogènes*.

Effets indésirables possibles

Résultant de la privation en *estrogènes* : bouffées de chaleur, perte de cheveux.

Fréquents : maux de tête, étourdissements, nausées, vomissements, digestion difficile, constipation, *phlébite*, *œdèmes*, fatigue, *éruption cutanée*, prise de poids ou au contraire perte de poids, douleurs osseuses ou musculaires, saignement génital, pertes vaginales, manque d'appétit.

Rares : essoufflement, baisse du nombre des *globules blancs* ou augmentation des *transaminases*.

Laboratoires Novartis Pharma SAS

FEMSEPT

Informations détaillées sur www.monvidal.com

FEMSEPT COMBI

Estroprogestatif

sur ordonnance

Présentation

FEMSEPT COMBI : *dispositif transdermique* de 15 cm² ; boîte de 4 (2 Phase I et 2 Phase II). Liste I - Remb 65 % - **11,56 €**.

Composition

	p disp Phase 1	p disp Phase 2
Estradiol	1,5 mg	1,5 mg
soit Estradiol libéré/24 h	50 µg	50 µg
Lévonorgestrel		1,5 mg
soit Lévonorgestrel libéré/24 h		10 µg

Dans quel cas ce médicament est-il prescrit ?

Ce *dispositif transdermique* contient des *hormones* qui traversent la peau et passent progressivement dans le sang.

Ce médicament est dit séquentiel car les dispositifs transdermiques sont de composition différente :
- les patchs de phase 1 ne contiennent qu'un *estrogène* naturel (estradiol), hormone déficiente chez la femme ménopausée ;
- les patchs de phase 2 contiennent de l'estradiol et un *progestatif* (lévonorgestrel). Cette association a pour but d'éviter une stimulation excessive de l'utérus par l'estradiol.

Il est utilisé pour traiter certains *symptômes* de la *ménopause* (bouffées de chaleur, sécheresse vaginale...) dus à un déficit en *estrogènes*.

Contre-indications

Ce médicament ne doit pas être utilisé dans les cas suivants :
- *accident thromboembolique* (*phlébite*, *embolie* pulmonaire, etc.) ancien ou survenant pendant le traitement ;
- *cancer hormonodépendant* (même guéri) ;
- saignement génital intermittent (l'origine de ce saignement doit être déterminée par des examens appropriés avant la mise en route du traitement) ;
- *hyperplasie* de l'utérus non traitée ;
- maladie du foie, grave ou récente ;
- *porphyrie*.

Attention : De récentes études ont montré une augmentation du risque de survenue d'un cancer du sein chez les femmes ayant reçu un traitement prolongé des *symptômes* de la *ménopause*. Le traitement doit par conséquent être prescrit à la dose minimale efficace et pour une durée la plus courte possible. En l'absence de troubles, sa prescription ne doit pas être systématique.

Un bilan initial suivi d'une surveillance médicale régulière sont nécessaires, surtout dans les cas suivants : *hypertension artérielle*, *diabète*, tumeur bénigne du foie ou de l'utérus, *endométriose*, *lithiase* biliaire, *migraine*, *épilepsie*, *asthme*, *otospongiose*, *insuffisance rénale* ou *cardiaque*, *hypertriglycéridémie*, *lupus érythémateux* disséminé, obésité, *antécédents* familiaux de cancer du sein ou d'*accident thromboembolique*.

Arrêtez la prise de ce médicament et consultez votre médecin en cas d'apparition de l'un des symptômes suivants : maux de tête violents et inhabituels, ictère (jaunisse), élévation importante de la tension artérielle, gonflement douloureux d'une jambe, essoufflement brutal.

Si vous devez subir une intervention chirurgicale, il est préférable d'interrompre le traitement un mois à l'avance. De même, un alitement prolongé doit vous conduire à arrêter le traitement.

Interactions avec d'autres substances

L'efficacité du traitement peut être diminuée par la prise conjointe d'un médicament *inducteur enzymatique*.

Grossesse et allaitement

Ce médicament n'a pas d'indication chez la femme enceinte. Si une grossesse survient sous traitement, éventualité rare mais possible en début de pré-ménopause, consultez votre médecin et arrêtez le traitement. Aucune malformation imputable à ce médicament n'a été observée à ce jour.

Lorsque la *ménopause* est confirmée, une grossesse est impossible, y compris en cas de réapparition des règles.

Mode d'emploi et posologie

Détacher le feuillet de protection qui recouvre la face adhésive et appliquer le dispositif sur la peau : thorax, abdomen, fesse, haut de la cuisse ou du bras. Recouvrir le dispositif de la paume de la main et le chauffer pendant 30 secondes pour assurer une bonne adhésion.

Ne pas coller le dispositif :
- sur les seins ;
- sur de la peau mouillée ou graissée par l'application préalable d'une crème ou d'une huile ;
- sur une lésion cutanée : plaie, grain de beauté... ;
- sur une région soumise aux frottements des vêtements : ceinture, bretelle de soutien-gorge... ;
- sur l'emplacement du précédent dispositif : utiliser alternativement 2 ou 3 régions cutanées différentes.

Posologie usuelle :

Renouveler le patch chaque semaine.

Ce traitement est pris en continu et alterne 2 cycles de 14 jours chacuns.

Appliquer les patchs de la façon suivante :
- un dispositif de phase 1, une fois par semaine pendant les 2 premières semaines ;
- un dispositif de phase 2, une fois par semaine pendant les 2 semaines suivantes ;
- revenir au dispositif de phase 1 pour les 2 semaines suivantes et ainsi de suite.

Conseils : En cas de décollement intempestif du dispositif, remplacez-le par un dispositif neuf de la même phase qui sera enlevé à la date prévue pour le retrait de celui qui s'est décollé.
Le dispositif ne doit être exposé au soleil.
Des saignements génitaux irréguliers peuvent survenir au cours des 2 ou 3 premiers mois de traitement ; si ces saignements persitent plus longtemps, consultez votre médecin.

Effets indésirables possibles

Maux de tête, tension des seins, fatigue, vertiges, *dépression*, augmentation de la tension artérielle, douleurs abdominales, ballonnements, nausées, *œdème*.
Saignement génital intermittent (à signaler à votre médecin).
Des essais cliniques portant sur la prise de traitements prolongés combinant un *estrogène* et un *progestatif* ont mis en évidence des risques accrus de tumeur bénigne ou maligne du sein ou de l'utérus, d'*accident thromboembolique*, de calculs de la vésicule biliaire, de taches sombres sur le visage.

Laboratoires Théramex

FEMSEPTEVO

Informations détaillées sur www.monvidal.com

FÉNOFIBRATE 67 mg
Génériques
Hypolipémiant — sur ordonnance

Les médicaments ci-dessous sont des génériques de LIPANTHYL (voir p. 731).

FEGENOR 67 mg : gélule *(lactose)* boîte de 60. Liste II - Remb 65 % - 6,85 €.
FENOFIBRATE ALMUS 67 mg : gélule *(saccharose)* boîte de 60. Liste II - Remb 65 % - 6,17 €.
FENOFIBRATE ARROW 67 mg : gélule *(saccharose)* boîte de 60. Liste II - Remb 65 % - 6,17 €.
FENOFIBRATE BIOGARAN 67 mg : gélule *(amidon prégélatinisé, lactose)* boîte de 60. Liste II - Remb 65 % - 6,17 €.
FENOFIBRATE EG 67 mg : gélule *(lactose)* boîte de 60. Liste II - Remb 65 % - 6,17 €.
FENOFIBRATE FOURNIER MICRONISE 67 mg : gélule *(amidon prégélatinisé, lactose)* boîte de 60. Liste II - Remb 65 % - 6,17 €.
FENOFIBRATE FOURNIER MICRONISE 67 mg : gélule *(amidon prégélatinisé, lactose)* boîte de 90. Liste II - Remb 65 % - 8,99 €.
FENOFIBRATE G GAM 67 mg : gélule *(saccharose)* boîte de 60. Liste II - Remb 65 % - 6,17 €.
FENOFIBRATE MERCK 67 mg : gélule *(lactose)* boîte de 60. Liste II - Remb 65 % - 6,17 €.
FENOFIBRATE QUALIMED 67 mg : gélule *(lactose)* boîte de 60. Liste II - Remb 65 % - 6,17 €.
FENOFIBRATE RATIOPHARM 67 mg : gélule *(amidon prégélatinisé, lactose)* boîte de 60. Liste II - Remb 65 % - 6,17 €.
FENOFIBRATE RPG 67 mg : gélule *(lactose)* boîte de 60. Liste II - Remb 65 % - 6,17 €.
FENOFIBRATE SANDOZ 67 mg : gélule *(saccharose)* boîte de 60. Liste II - Remb 65 % - 6,17 €.
FENOFIBRATE TEVA 67 mg : gélule *(saccharose)* boîte de 60. Liste II - Remb 65 % - 6,17 €.
FENOFIBRATE TEVA 67 mg : gélule *(saccharose)* boîte de 90. Liste II - Remb 65 % - 8,99 €.
FENOFIBRATE WINTHROP 67 mg : gélule boîte de 60. Liste II - Remb 65 % - 6,17 €.
FENOFIBRATE ZYDUS 67 mg : gélule *(jaune orangé S, lactose, sodium)* boîte de 60. Liste II - Remb 65 % - 6,17 €.

FÉNOFIBRATE 100 mg
Génériques
Hypolipémiant — sur ordonnance

Les médicaments ci-dessous sont des génériques de FENOX qui n'est plus commercialisé.

FENOFIBRATE BIOGARAN 100 mg : gélule *(lactose)* boîte de 30. Liste II - Remb 65 % - 2,07 €.
FENOFIBRATE FOURNIER 100 mg : gélule *(lactose)* boîte de 30. Liste II - Remb 65 % - 2,07 €.
FENOFIBRATE MERCK 100 mg : gélule *(lactose)* boîte de 30. Liste II - Remb 65 % - 2,07 €.
FENOFIBRATE RPG 100 mg : gélule *(lactose)* boîte de 30. Liste II - Remb 65 % - 2,07 €.
FENOFIBRATE SANDOZ 100 mg : gélule *(lactose)* boîte de 30. Liste II - Remb 65 % - 2,07 €.
FENOFIBRATE SANDOZ 100 mg : gélule *(lactose)* boîte de 90. Liste II - Remb 65 % - 5,12 €.
FENOFIBRATE TEVA 100 mg : gélule *(lactose)* boîte de 30. Liste II - Remb 65 % - 2,07 €.
SECALIP 100 mg : gélule *(lactose)* boîte de 48. Liste II - Remb 65 % - 2,99 €.

FÉNOFIBRATE 160 mg
Génériques
Hypolipémiant — sur ordonnance

Les médicaments ci-dessous sont des génériques de LIPANTHYL 160 mg (voir p. 732).

FENOFIBRATE ALMUS 160 mg : comprimé *(lactose)* boîte de 30. Liste II - Remb 65 % - 8,25 €.
FENOFIBRATE ALTER 160 mg : comprimé *(lactose)* boîte de 30. Liste II - Remb 65 % - 8,25 €.
FENOFIBRATE ARROW 160 mg : comprimé *(lactose)* boîte de 30. Liste II - Remb 65 % - 8,25 €.
FENOFIBRATE ARROW 160 mg : comprimé *(lactose)* boîte de 90. Liste II - Remb 65 % - 23,67 €.
FENOFIBRATE BIOGARAN 160 mg : comprimé *(lactose)* boîte de 30. Liste II - Remb 65 % - 8,25 €.
FENOFIBRATE BIOGARAN 160 mg : comprimé *(lactose)* boîte de 90. Liste II - Remb 65 % - 23,67 €.
FENOFIBRATE EG 160 mg : comprimé *(lactose)* boîte de 30. Liste II - Remb 65 % - 8,25 €.
FENOFIBRATE FOURNIER 160 mg : comprimé *(lactose)* boîte de 30. Liste II - Remb 65 % - 8,25 €.
FENOFIBRATE FOURNIER 160 mg : comprimé *(lactose)* boîte de 90. Liste II - Remb 65 % - 23,67 €.
FENOFIBRATE MERCK 160 mg : comprimé *(lactose)* boîte de 30. Liste II - Remb 65 % - 8,25 €.
FENOFIBRATE MERCK 160 mg : comprimé *(lactose)* boîte de 90. Liste II - Remb 65 % - 23,67 €.
FENOFIBRATE QUALIMED 160 mg : comprimé *(lactose)* boîte de 30. Liste II - Remb 65 % - 8,25 €.
FENOFIBRATE QUALIMED 160 mg : comprimé *(lactose)* boîte de 90. Liste II - Remb 65 % - 23,67 €.
FENOFIBRATE RANBAXY 160 mg : comprimé *(lactose)* boîte de 30. Liste II - Remb 65 % - 8,25 €.
FENOFIBRATE RATIOPHARM 160 mg : comprimé *(lactose)* boîte de 30. Liste II - Remb 65 % - 8,25 €.
FENOFIBRATE RATIOPHARM 160 mg : comprimé *(lactose)* boîte de 90. Liste II - Remb 65 % - 23,67 €.
FENOFIBRATE SANDOZ 160 mg : comprimé *(lactose)* boîte de 30. Liste II - Remb 65 % - 8,25 €.
FENOFIBRATE SANDOZ 160 mg : comprimé *(lactose)* boîte de 90. Liste II - Remb 65 % - 23,67 €.

FENOFIBRATE TEVA 160 mg : comprimé *(lactose)* boîte de 30. Liste II - Remb 65 % - 8,25 €.
FENOFIBRATE TEVA 160 mg : comprimé *(lactose)* boîte de 90. Liste II - Remb 65 % - 23,67 €.
FENOFIBRATE TORLAN 160 mg : comprimé *(lactose)* boîte de 30. Liste II - Remb 65 % - 8,25 €.
FENOFIBRATE WINTHROP 160 mg : comprimé *(lactose)* boîte de 30. Liste II - Remb 65 % - 8,25 €.
FENOFIBRATE ZYDUS 160 mg : comprimé *(lactose)* boîte de 30. Liste II - Remb 65 % - 8,25 €.
FENOFIBRATE ZYDUS 160 mg : comprimé *(lactose)* boîte de 90. Liste II - Remb 65 % - 23,67 €.

FÉNOFIBRATE 200 mg
Génériques
Hypolipémiant

sur ordonnance

Les médicaments ci-dessous sont des génériques de LIPANTHYL (voir p. 731).

FEGENOR 200 mg : gélule *(lactose)* boîte de 30. Liste II - Remb 65 % - 8,27 €.
FENOFIBRATE ALMUS 200 mg : gélule *(saccharose)* boîte de 30. Liste II - Remb 65 % - 8,27 €.
FENOFIBRATE ARROW 200 mg : gélule *(saccharose)* boîte de 30. Liste II - Remb 65 % - 8,27 €.
FENOFIBRATE ARROW 200 mg : gélule *(saccharose)* boîte de 90. Liste II - Remb 65 % - 23,72 €.
FENOFIBRATE BIOGARAN 200 mg : gélule *(lactose)* boîte de 30. Liste II - Remb 65 % - 8,27 €.
FENOFIBRATE BIOGARAN 200 mg : gélule *(lactose)* boîte de 90. Liste I - Remb 65 % - 23,72 €.
FENOFIBRATE EG 200 mg : gélule *(lactose)* boîte de 30. Liste II - Remb 65 % - 8,27 €.
FENOFIBRATE EG 200 mg : gélule *(lactose)* boîte de 90. Liste II - Remb 65 % - 22,54 €.
FENOFIBRATE FOURNIER MICRONISE 200 mg : gélule *(lactose)* boîte de 30. Liste II - Remb 65 % - 8,27 €.
FENOFIBRATE FOURNIER MICRONISE 200 mg : gélule *(lactose)* boîte de 90. Liste II - Remb 65 % - 23,72 €.
FENOFIBRATE G GAM 200 mg : gélule *(saccharose)* boîte de 30. Liste II - Remb 65 % - 8,27 €.
FENOFIBRATE MERCK 200 mg : gélule *(lactose)* boîte de 30. Liste II - Remb 65 % - 8,27 €.
FENOFIBRATE MERCK 200 mg : gélule *(lactose)* boîte de 90. Liste II - Remb 65 % - 23,72 €.
FENOFIBRATE QUALIMED 200 mg : gélule *(lactose)* boîte de 30. Liste II - Remb 65 % - 8,27 €.
FENOFIBRATE QUALIMED 200 mg : gélule *(lactose)* boîte de 90. Liste II - Remb 65 % - 23,72 €.
FENOFIBRATE RATIOPHARM 200 mg : gélule *(lactose)* boîte de 30. Liste II - Remb 65 % - 8,27 €.
FENOFIBRATE RATIOPHARM 200 mg : gélule *(lactose)* boîte de 90. Liste II - Remb 65 % - 23,72 €.
FENOFIBRATE RPG 200 mg : gélule *(lactose)* boîte de 30. Liste II - Remb 65 % - 8,27 €.
FENOFIBRATE SANDOZ 200 mg : gélule *(saccharose)* boîte de 30. Liste II - Remb 65 % - 8,27 €.
FENOFIBRATE SANDOZ 200 mg : gélule *(saccharose)* boîte de 90. Liste II - Remb 65 % - 22,54 €.
FENOFIBRATE TEVA 200 mg : gélule *(saccharose)* boîte de 30. Liste II - Remb 65 % - 8,27 €.
FENOFIBRATE TEVA 200 mg : gélule *(saccharose)* boîte de 90. Liste II - Remb 65 % - 22,54 €.
FENOFIBRATE WINTHROP 200 mg : gélule boîte de 30. Liste II - Remb 65 % - 8,27 €.
FENOFIBRATE ZYDUS 200 mg : gélule *(lactose, rouge cochenille A)* boîte de 30. Liste II - Remb 65 % - 8,27 €.
FENOFIBRATE ZYDUS 200 mg : gélule *(lactose, rouge cochenille A)* boîte de 90. Liste II - Remb 65 % - 23,72 €.

FÉNOFIBRATE 300 mg
Génériques
Hypolipémiant

sur ordonnance

Les médicaments ci-dessous sont des génériques de FENOX qui n'est plus commercialisé.

FENOFIBRATE ALTER 300 mg : gélule *(lactose)* boîte de 30. Liste II - Remb 65 % - 4,92 €.
FENOFIBRATE BIOGARAN 300 mg : gélule *(lactose)* boîte de 30. Liste II - Remb 65 % - 4,92 €.
FENOFIBRATE FOURNIER 300 mg : gélule *(lactose)* boîte de 30. Liste II - Remb 65 % - 4,92 €.
FENOFIBRATE MERCK 300 mg : gélule *(lactose)* boîte de 30. Liste II - Remb 65 % - 4,92 €.
FENOFIBRATE RATIOPHARM 300 mg : gélule *(lactose)* boîte de 30. Liste II - Remb 65 % - 4,92 €.
FENOFIBRATE RPG 300 mg : gélule *(lactose)* boîte de 30. Liste II - Remb 65 % - 4,92 €.
FENOFIBRATE SANDOZ 300 mg : gélule *(lactose)* boîte de 30. Liste II - Remb 65 % - 4,92 €.
FENOFIBRATE SANDOZ 300 mg : gélule *(lactose)* boîte de 90. Liste II - Remb 65 % - 13,67 €.
FENOFIBRATE TEVA 300 mg : gélule *(lactose)* boîte de 30. Liste II - Remb 65 % - 4,92 €.
FENOFIBRATE ZYDUS 300 mg : gélule *(lactose)* boîte de 30. Liste II - Remb 65 % - 4,92 €.
FENOFIBRATE ZYDUS 300 mg : gélule *(lactose)* boîte de 90. Liste II - Remb 65 % - 13,70 €.
SECALIP 300 mg : gélule *(lactose)* boîte de 30. Liste II - Remb 65 % - 4,92 €.

FÉNUGRÈNE
Informations détaillées sur www.monvidal.com

FERO-GRAD
Élément minéral : fer

Présentation
FERO-GRAD LP vitaminé C 500 : comprimé (jaune) ; boîte de 30. Remb 65 % - **3,04 €**.

Composition

	p cp
Sulfate ferreux exprimé en fer	105 mg
Acide ascorbique (vitamine C)	500 mg

Dans quel cas ce médicament est-il prescrit ?
Ce médicament contient du fer et de la *vitamine* C. Le fer est nécessaire à la formation de l'*hémoglobine*, contenue dans les *globules rouges*, qui assure le transport de l'oxygène dans le sang.
Il est utilisé dans le traitement des *carences* en fer responsables de certaines formes d'*anémies*. Il est également utilisé pour prévenir cette carence chez la femme enceinte lorsque les apports alimentaires sont insuffisants.

Contre-indications
Ce médicament ne doit pas être utilisé en cas d'excès de fer dans l'organisme.

Attention : Un apport en fer sous forme de médicament ne peut être décidé que par votre médecin. La quantité de fer contenue dans une alimentation diversifiée est généralement suffisante.

Interactions avec d'autres substances

Ce médicament peut interagir avec les médicaments injectables contenant du fer.

Par ailleurs, respectez un intervalle de 2 heures entre la prise de ce médicament et celle des *cyclines*, des diphosphonates, des quinolones, des *pansements digestifs* ou des médicaments contenant de la pénicillamine ou de la thyroxine.

Grossesse et allaitement

Ce médicament peut être utilisé pendant la grossesse ou l'allaitement uniquement s'il vous a été prescrit par votre médecin.

Mode d'emploi et posologie

Ce médicament doit être pris de préférence à jeun le matin ou avant le déjeuner. En cas d'*intolérance*, il est possible de le prendre au cours des repas.

Posologie usuelle :

- Adulte : 1 ou 2 comprimés par jour.
- Femme enceinte : 1 comprimé par jour à partir du 4e mois de la grossesse (sur prescription médicale).

Conseils : En raison de son effet légèrement stimulant (présence de vitamine C), il est préférable de ne pas prendre ce médicament en fin de journée.

La coloration noire des selles est habituelle et ne doit pas vous conduire à interrompre le traitement.

La reconstitution du stock en fer de l'organisme nécessite un traitement de longue durée (plusieurs mois) ; respectez la durée prescrite par votre médecin.

Les aliments les plus riches en fer sont d'origine animale : viande, poisson, volaille, abats.

Une consommation importante de thé peut diminuer l'absorption du fer par l'organisme.

Effets indésirables possibles

Nausées, constipation, diarrhée.

Réaction allergique.

Laboratoires Teofarma

FERROSTRANE

Élément minéral : fer

sur ordonnance

Présentation

FERROSTRANE : sirop (arôme cerise) ; flacon de 125 ml.
Liste II - Remb 65 % - **2,46 €**.

Composition

	p c à c
Ferédétate de sodium	237 mg
soit Fer	34 mg
Sorbitol	1,4 g
Alcool	5 mg

Dans quel cas ce médicament est-il prescrit ?

Ce médicament contient du fer, élément minéral essentiel au fonctionnement de l'organisme. Le fer est nécessaire à la formation de l'*hémoglobine*, contenue dans les *globules rouges*, qui assure le transport de l'oxygène dans le sang.

Il est utilisé dans le traitement des *carences* en fer responsables de certaines formes d'*anémies*. Il est également utilisé pour prévenir cette carence chez la femme enceinte, le *nouveau-né* ou le *nourrisson*, lorsque les apports alimentaires sont insuffisants.

Contre-indications

Ce médicament ne doit pas être utilisé en cas d'excès de fer dans l'organisme.

Attention : Un apport en fer sous forme de médicament ne peut être décidé que par votre médecin. La quantité de fer contenue dans une alimentation diversifiée est généralement suffisante.

Interactions avec d'autres substances

En raison de la présence de fer, ce médicament peut interagir avec les médicaments injectables contenant du fer.

Par ailleurs, respectez un intervalle de 2 heures entre la prise de ce médicament et celle des *cyclines*, des diphosphonates, des quinolones, des *pansements digestifs* ou des médicaments contenant de la pénicillamine ou de la thyroxine.

Grossesse et allaitement

Ce médicament peut être utilisé pendant la grossesse ou l'allaitement uniquement s'il vous a été prescrit par votre médecin.

Mode d'emploi et posologie

Ce médicament est mieux absorbé s'il est pris avec un verre d'eau avant les repas. En cas d'*intolérance*, il est possible de le prendre en plusieurs fois au cours des repas.

Posologie usuelle :

- Adulte et enfant de plus de 30 kg (environ 10 ans) : 3 à 6 cuillères à café de sirop par jour.
- Femme enceinte : 1 ou 2 cuillères à café de sirop à partir du 4e mois de la grossesse (sur prescription médicale).
- Enfant de 20 à 30 kg (environ 6 à 10 ans) : 4 à 5 cuillères à café de sirop par jour.
- Enfant de 12 à 20 kg (environ 30 mois à 6 ans) : 3 à 4 cuillères à café de sirop par jour.
- Nourrisson de 8 à 12 kg (environ 6 à 30 mois) : 2 à 3 cuillères à café de sirop par jour.
- Nourrisson de 5 à 8 kg (environ 1 à 6 mois) : 1 à 2 cuillères à café de sirop par jour.

Conseils : La coloration noire des selles est habituelle et ne doit pas vous conduire à interrompre le traitement.

Si vous ne supportez pas ce médicament (*troubles digestifs*), prévenez votre médecin : il pourra vous proposer un autre traitement.

La reconstitution du stock en fer de l'organisme nécessite un traitement de longue durée (plusieurs mois) ; respectez la durée prescrite par votre médecin.

Les aliments les plus riches en fer sont d'origine animale : viande, poisson, volaille, abats.

Une consommation importante de thé peut diminuer l'absorption du fer par l'organisme.

Effets indésirables possibles

Nausées, diarrhée.

Réaction allergique.

Laboratoires Téofarma SRL

FERRUM COMPLEXE N° 29

Informations détaillées sur www.monvidal.com

FER UCB

Informations détaillées sur www.monvidal.com

FERVEX

Décongestionnant oral :
antihistaminique et paracétamol

Présentation

FERVEX Adulte : granulés (arôme naturel antillais) ; boîte de 8 sachets. Non remb.
FERVEX Adulte sans sucre : granulés (arôme antillais) ; boîte de 8 sachets. Non remb.
FERVEX Enfant : granulés (arômes : banane, caramel) ; boîte de 8 sachets. Non remb.

Composition

	p sachet avec sucre	p sachet sans sucre	p sachet Enfant
Phéniramine maléate	25 mg	25 mg	10 mg
Paracétamol	500 mg	500 mg	280 mg
Acide ascorbique (vitamine C)	200 mg	200 mg	100 mg
Saccharose	11,5 g		2,4 g
Aspartam		+	+

Dans quel cas ce médicament est-il prescrit ?

Ce médicament associe un *antihistaminique* qui a un effet asséchant sur les sécrétions nasales et du paracétamol, *antipyrétique* et *antalgique*, et de la *vitamine* C.
Les granulés Adulte sont utilisés dans le *traitement symptomatique* du rhume, de l'état grippal et de la *rhinite* allergique.
Les granulés Enfant sont utilisés dans le traitement du rhume avec écoulement nasal et fièvre.

Contre-indications

Ce médicament ne doit pas être utilisé dans les cas suivants :
- *insuffisance hépatique*,
- risque de *glaucome* à angle fermé,
- risque de blocage des urines (*adénome de la prostate*),
- *phénylcétonurie* (sachet Adulte sans sucre et sachet Enfant : présence d'aspartam),
- enfant de moins de 15 ans (sachet Adulte),
- enfant de moins de 6 ans (sachet Enfant).

Attention : Ce médicament peut provoquer un *glaucome* aigu chez les personnes prédisposées : œil rouge, dur et douloureux, avec vision floue. Une consultation d'extrême urgence auprès d'un ophtalmologiste est nécessaire.
Du fait de la présence d'un *antihistaminique* ayant des propriétés *sédatives* et *atropiniques*, des précautions sont nécessaires chez la personne âgée, notamment en cas de constipation chronique, d'*adénome de la prostate*, de tendance aux *vertiges* ou aux baisses de tension.
Le paracétamol est présent seul ou en association avec d'autres substances dans de nombreux médicaments : assurez-vous de ne pas prendre simultanément plusieurs médicaments contenant du paracétamol, car une prise conjointe entraîne un risque de *surdosage* qui peut être toxique pour le foie.
Évitez les boissons alcoolisées : augmentation du risque de somnolence.

Ce médicament peut induire une somnolence, parfois intense chez certaines personnes. Cette somnolence peut être augmentée par la prise d'*alcool* ou d'autres médicaments *sédatifs*. La conduite et l'utilisation de machines dangereuses sont déconseillées, surtout dans les heures qui suivent la prise du médicament.

Interactions avec d'autres substances

Informez votre médecin ou votre pharmacien si vous prenez un autre médicament ayant des effets *atropiniques* ou *sédatifs* (tranquillisants, somnifères, certains médicaments contre la toux ou contre la douleur contenant des *opiacés*, *antidépresseurs*, *neuroleptiques*...).
En cas de traitement par un *anticoagulant* oral et par du paracétamol aux doses maximales (4 g par jour) pendant au moins 4 jours, une surveillance accrue du traitement anticoagulant sera éventuellement nécessaire.

Grossesse et allaitement

L'effet de ce médicament pendant la grossesse ou l'allaitement est mal connu. Par prudence, son usage est déconseillé chez la femme enceinte ou chez celle qui allaite.

Mode d'emploi et posologie

Les granulés doivent être avalés après dissolution dans un demi-verre d'eau, chaude ou froide. Un intervalle de 4 heures doit être respecté entre les prises. En cas d'*insuffisance rénale*, respecter un intervalle de 8 heures entre les prises.

Posologie usuelle :
- Adulte et enfant de plus de 15 ans : 1 sachet Adulte, 2 ou 3 fois par jour.
- Enfant de 12 à 15 ans : 1 sachet Enfant, 4 fois par jour.
- Enfant de 10 à 12 ans : 1 sachet Enfant, 3 fois par jour.
- Enfant de 6 à 10 ans : 1 sachet Enfant, 2 fois par jour.

Conseils : Ce médicament n'a pas d'effet anti-infectieux. Si les troubles persistent plus de 5 jours, consulter votre médecin.

Effets indésirables possibles

Somnolence, particulièrement en début de traitement.
Effets *atropiniques* : constipation, bouche sèche, troubles de l'*accommodation*, rétention urinaire, *palpitations*.
Hypotension orthostatique, vertiges, tremblements, confusion des idées notamment chez la personne âgée
Rarement : agitation, nervosité, insomnie, *réaction allergique*, anomalie de la *numération formule sanguine*.

Laboratoires UPSA Conseil

FEUILLE DE SAULE CORICIDE VERRUCIDE LIQUIDE

Informations détaillées sur www.monvidal.com

FEUILLE DE SAULE GILBERT

Informations détaillées sur www.monvidal.com

FEUILLE DE SAULE TOUT PRÊT
Coricide

Présentation
FEUILLE DE SAULE emplâtre tout prêt cor : emplâtre adhésif ; étui de 9. Non remb.
FEUILLE DE SAULE emplâtre tout prêt durillon : emplâtre adhésif ; étui de 5. Non remb.

Composition

	p 100 g
Acide salicylique	40 mg
Lanoline	+

Dans quel cas ce médicament est-il prescrit ?
Ce médicament contient une substance destinée à dissoudre la kératine, couche la plus externe de la peau, dont l'épaississement localisé est à l'origine des cors et des durillons.

Il est utilisé dans le traitement local des cors au pied, des durillons et des œils-de-perdrix.

Contre-indications
Ce médicament ne doit pas être utilisé dans les cas suivants :
- *allergie* aux *salicylés*,
- cor infecté.

Attention : Un avis médical est nécessaire en cas d'*artérite* ou de *diabète* (cicatrisation plus lente).

Grossesse et allaitement
L'effet de ce médicament pendant la grossesse ou l'allaitement est mal connu. L'évaluation du risque éventuel lié à son utilisation est individuelle : demandez conseil à votre pharmacien ou à votre médecin.

Mode d'emploi et posologie
Renouveler l'emplâtre tous les soirs, après la toilette du pied.

Posologie usuelle :
1 emplâtre par jour, pendant 3 à 5 jours.

Conseils : Pour éviter toute irritation, ne mettez pas cet emplâtre en contact avec la peau saine qui entoure la zone à traiter.
Les cors et les durillons sont dus à des traumatismes répétés provoqués par les chaussures. Le recours à un podologue peut être utile pour éviter leur récidive.

Effets indésirables possibles
Eczéma de contact (présence de lanoline).

Laboratoires Gilbert

FEXOFÉNADINE 120 mg Génériques
Antiallergique — sur ordonnance

Les médicaments ci-dessous sont des génériques de TELFAST (voir p. 1218).

FEXOFENADINE TEVA 120 mg : comprimé boîte de 15. Liste II - Remb 35 % - 4,12 €.
FEXOFENADINE WINTHROP 120 mg : comprimé boîte de 15. Liste II - Remb 35 % - 4,12 €.

FEXOFÉNADINE 180 mg Génériques
Antiallergique — sur ordonnance

Les médicaments ci-dessous sont des génériques de TELFAST (voir p. 1218).

FEXOFENADINE TEVA 180 mg : comprimé boîte de 15. Liste II - Remb 35 % - 4,12 €.
FEXOFENADINE WINTHROP 180 mg : comprimé boîte de 15. Liste II - Remb 35 % - 4,12 €.

FINACEA
Informations détaillées sur www.monvidal.com

FIVASA
Anti-inflammatoire intestinal

Présentation
FIVASA 400 mg : comprimé *gastrorésistant* ; boîte de 100. Remb 65 % - **39,94 €**.
FIVASA 500 mg : suppositoire ; boîte de 30. Remb 65 % - **22,57 €**.
FIVASA 800 mg : comprimé *gastrorésistant* (rouge-brun) ; boîte de 90. Remb 65 % - **67,70 €**.

Composition

	p cp	p suppo	p cp
Mésalazine	400 mg	500 mg	800 mg
Lactose	+		+

Dans quel cas ce médicament est-il prescrit ?
Ce médicament contient un *salicylé*. Il a une action *anti-inflammatoire* sur la *muqueuse* intestinale.

Il est utilisé pour traiter la *rectocolite hémorragique*.

Les comprimés sont également utilisés pour prévenir les poussées de la maladie de *Crohn*.

Contre-indications
Ce médicament ne doit pas être utilisé en cas d'*allergie* aux *salicylés*.

Attention : Dans certaines circonstances rares et particulières, déshydratation notamment, ce médicament peut être responsable d'une altération des reins. Votre médecin peut vous prescrire des analyses de sang et d'urine pour vérifier le bon fonctionnement de vos reins (dosage de la *créatinine*, recherche d'albumine).
Des précautions sont nécessaires en cas d'*insuffisance hépatique*.

Grossesse et allaitement
Ce médicament peut être utilisé pendant la grossesse à condition de ne pas dépasser 2 g par jour.

Ce médicament passe dans le lait maternel ; ne l'utilisez pas ou ne le réutilisez pas sans avis médical.

Mode d'emploi et posologie
Les comprimés doivent être avalés sans être croqués, au cours des repas. La dose journalière doit être répartie en 3 ou 4 prises pour les comprimés à 400 mg et en 2 prises pour les comprimés à 800 mg.

Posologie usuelle :
- Adulte :
  - *Rectocolite hémorragique* :
    - *traitement d'attaque* : 4 à 8 comprimés à 400 mg ou 2 à 4 comprimés à 800 mg par jour ou 2 à 3 suppositoires par jour ;
    - *traitement d'entretien* : 2 à 4 comprimés à 400 mg ou 1 à 2 comprimés à 800 mg par jour.
  - Maladie de *Crohn* :
    - *traitement d'entretien* : 6 comprimés à 400 mg ou 3 comprimés à 800 mg par jour.

Effets indésirables possibles

Certains effets indésirables de mécanisme *allergique* ont été exceptionnellement observés. Ils peuvent toucher les reins, le cœur, les poumons, le foie, le pancréas ou la moelle osseuse.

Signalez à votre médecin tout symptôme anormal, notamment s'il s'accompagne de fièvre.

Laboratoires Norgine Pharma

FIXICAL

Informations détaillées sur www.monvidal.com

FIXICAL VITAMINE D3

Vitamine D avec calcium

Présentation

FIXICAL VITAMINE D3 500 mg/400 UI : comprimé à croquer ou à sucer (arôme citron) ; boîte de 60. Remb 65 % - **7,62 €**.
FIXICAL VITAMINE D3 500 mg/400 UI : comprimé à croquer ou à sucer (arôme citron) ; boîte de 180. Remb 65 % - **21,79 €**.
FIXICAL VITAMINE D3 1000 mg/800 UI : comprimé à sucer (blanc ; arôme menthe) ; boîte de 30. Remb 65 % - **7,62 €**.
FIXICAL VITAMINE D3 1000 mg/800 UI : comprimé à sucer (blanc ; arôme menthe) ; boîte de 90. Remb 65 % - **21,79 €**.

Composition

	p cp	p cp
Calcium carbonate	1,39 g	2,78 g
soit Calcium	500 mg	1000 mg
Colécalciférol (vitamine D3)	400 UI	800 UI
Aspartam	+	+
Lactose		+

Dans quel cas ce médicament est-il prescrit ?

Ce médicament contient du calcium et de la *vitamine* D qui facilite l'absorption du calcium par l'intestin et sa fixation sur les os.

Il est utilisé :
- dans le traitement des *carences* en calcium et en vitamine D chez la personne âgée,
- dans le *traitement d'appoint* de l'*ostéoporose* lorsque l'apport conjoint de calcium et de vitamine D est nécessaire.

Contre-indications

Ce médicament ne doit pas être utilisé dans les cas suivants :
- excès de calcium dans le sang ou dans les urines,
- calculs des *voies* urinaires contenant du calcium,
- immobilisation prolongée (attendre la reprise de la marche pour débuter le traitement),
- *phénylcétonurie* (présence d'aspartam),
- enfant de moins de 15 ans (comprimé à 1000 mg/800 UI).

Attention : Ce médicament contient de la *vitamine* D : son *surdosage* expose à des effets indésirables graves. Elle est présente dans de nombreux médicaments dont certains sont disponibles en automédication : évitez de les associer sans avis médical.
Des précautions sont nécessaires en cas d'*insuffisance rénale*.
Ne prolongez pas le traitement au-delà de la durée prescrite ; une prise de sang peut être nécessaire pour vérifier l'absence d'accumulation anormale de calcium dans l'organisme.
Lorsque ce médicament est destiné à traiter la décalcification due à un alitement prolongé, le traitement ne doit pas être commencé avant la reprise de la marche.

Interactions avec d'autres substances

En raison de la présence de calcium, respectez un intervalle de 2 heures entre la prise de ce médicament et celle des *cyclines*, des biphosphonates ou des médicaments contenant du fer.

Informez par ailleurs votre pharmacien ou votre médecin si vous prenez des *digitaliques* ou des *diurétiques*.

Il existe également des interactions alimentaires : les aliments réputés riches en acide oxalique (épinards, rhubarbe, oseille, cacao, thé) ou en acide phytique (chocolat, céréales complètes, légumes secs) peuvent diminuer l'absorption du calcium. Il est donc recommandé de prendre ce médicament à distance de repas contenant ces aliments.

Grossesse et allaitement

Les comprimés à 500 mg/400 UI peuvent être utilisés chez la femme enceinte ou chez celle qui allaite, mais la *posologie* prescrite par le médecin ne doit pas être dépassée. Une *hypercalcémie* pendant la grossesse pourrait être néfaste pour l'enfant à naître. Veillez à ne pas absorber plusieurs médicaments contenant de la *vitamine* D pendant la grossesse.

Compte tenu de leur teneur élevée en vitamine D, les comprimés à 1000 mg/800 UI ne sont pas adaptés à la femme enceinte ou qui allaite.

Mode d'emploi et posologie

Ce médicament doit être pris à distance de certains aliments (voir Interactions).

Les comprimés à 500 mg/400 UI peuvent être croqués, puis avalés avec un verre d'eau, ou bien sucés.

Sucer les comprimés à 1000 mg/800 UI et boire ensuite un verre d'eau.

Posologie usuelle :
- Adulte : 1 comprimé à 500 mg/400 UI, matin et soir ou 1 comprimé à 1000 mg/800 UI par jour.

Conseils : La prise de ce médicament ne dispense pas de la consommation régulière de laitages, naturellement riches en calcium.

Effets indésirables possibles

Constipation, nausées, ballonnements, diarrhée.

En cas de traitement prolongé à forte dose : *hypercalcémie*, *hypercalciurie* (excès de calcium dans les urines pouvant favoriser les calculs rénaux).

Rarement : réaction allergique cutanée (démangeaisons, urticaire, éruption de boutons).

Laboratoires Expanscience

FLAGYL oral

Antibiotique et antiparasitaire — sur ordonnance

Présentation

FLAGYL 250 mg : comprimé (blanc) ; boîte de 20. Liste I - Remb 65 % - **3,62 €**.
FLAGYL 500 mg : comprimé (blanc) ; boîte de 4. Liste I - Remb 65 % - **3,11 €**.
FLAGYL 500 mg : comprimé (blanc) ; boîte de 14. Liste I - Remb 65 % - **5,11 €**.
FLAGYL : suspension buvable (arômes : orange, citron) ; flacon de 120 ml avec cuillère-mesure de 5 ml. Liste I - Remb 65 % - **4,65 €**.

Composition

	p cp	p cp	p c mes
Métronidazole	250 mg	500 mg	125 mg
Saccharose			3 g
Amidon de blé (gluten)	+	+	

Dans quel cas ce médicament est-il prescrit ?

C'est un *antibiotique* et un antiparasitaire qui appartient à la famille des *imidazolés*.

Il est utilisé dans le traitement de certaines maladies infectieuses ou parasitaires de l'intestin et de l'appareil génital.

Contre-indications

Ce médicament ne doit pas être utilisé en cas d'*allergie* aux *imidazolés*.

Attention : En cas d'*urticaire* ou de troubles nerveux, prévenez votre médecin avant de poursuivre le traitement.

Des précautions sont nécessaires chez les personnes ayant des *antécédents* d'anomalie de la *numération formule sanguine*.

Évitez l'absorption de boissons alcoolisées ou de médicaments contenant de l'*alcool* pendant le traitement : risque d'*effet antabuse*.

La suspension buvable contient du *sucre* (saccharose) en quantité notable.

Interactions avec d'autres substances

Ce médicament peut interagir avec les médicaments contenant du disulfirame (ESPÉRAL).

Informez par ailleurs votre médecin ou votre pharmacien si vous prenez un *anticoagulant* oral.

Grossesse et allaitement

Ce médicament peut être utilisé pendant la grossesse. Un avis médical est bien sûr indispensable.

Ce médicament passe dans le lait maternel : l'allaitement est déconseillé.

Mode d'emploi et posologie

Ce médicament peut être pris au cours ou en dehors des repas.

Posologie usuelle :

- Adulte : 500 mg à 1,5 g par jour, répartis en 2 ou 3 prises, selon la maladie.
- Enfant : la *posologie* varie en fonction de l'âge et du poids.

Conseils : Le médecin peut prescrire un prélèvement pour identifier le *germe* ou le parasite responsable de l'infection et tester sa sensibilité aux *antibiotiques*. Le résultat de cet examen peut être faussé en cas d'automédication préalable : ne prenez pas d'antibiotiques sans avis médical.

En cas d'infection génitale, votre partenaire peut être contaminé alors qu'il ne présente aucun *symptôme*. S'il n'est pas traité conjointement, une recontamination est possible.

La coloration brun-rouge des urines est normale.

Effets indésirables possibles

Nausées, vomissements, *diarrhée*. Goût métallique dans la bouche, manque d'appétit.

Exceptionnellement :
- *urticaire*, *inflammation* de la bouche ;
- maux de tête, *vertiges*, confusion des idées, *convulsions* ;
- *pancréatite* réversible à l'arrêt du traitement.

Laboratoires sanofi-aventis France

FLAGYL ovule

Antibiotique et antiparasitaire — sur ordonnance

Présentation

FLAGYL : ovule ; boîte de 10. Liste I - Remb 35 % - **3,10 €**.

Composition

	p ovule
Métronidazole	500 mg

Dans quel cas ce médicament est-il prescrit ?

Cet ovule gynécologique contient une substance *antibiotique* et antiparasitaire de la famille des *imidazolés*.

Il est utilisé dans le traitement des infections génitales, notamment les infections à *trichomonas*.

Contre-indications

Ce médicament ne doit pas être utilisé en cas d'*allergie* aux *imidazolés*.

Attention : Le médecin prescrit parfois un prélèvement pour identifier le *germe* responsable de l'infection et tester sa sensibilité aux *antibiotiques*. Le résultat de cet examen peut être faussé en cas d'automédication : prévenez votre médecin si vous avez pris ce médicament.

Évitez l'absorption de boissons alcoolisées ou de médicaments contenant de l'alcool pendant le traitement : risque d'*effet antabuse*.

Interactions avec d'autres substances

Ce médicament peut interagir avec les médicaments qui contiennent du disulfirame (ESPÉRAL).

Informez par ailleurs votre médecin ou votre pharmacien si vous prenez un *anticoagulant* oral ou un médicament contenant du fluorouracile.

Grossesse et allaitement

Par mesure de prudence, ce médicament est déconseillé pendant la grossesse et l'allaitement, sans avis médical.

Mode d'emploi et posologie

L'ovule doit être mis en place au fond du vagin, de préférence le soir au coucher.

Posologie usuelle :

- Adulte : 1 ovule par jour, généralement en complément d'un traitement par *voie* orale.

La durée du traitement ne doit pas dépasser 10 jours (sauf avis médical).

Conseils : Introduisez l'ovule en position couchée, puis restez allongée pendant 5 à 10 minutes. En fondant dans le vagin, l'ovule peut être à l'origine d'un écoulement gênant : il est conseillé de mettre une protection.
Pendant les règles, n'interrompez pas le traitement et évitez de porter des tampons.
En cas d'infection génitale, votre partenaire peut être contaminé sans présenter de *symptôme*. En l'absence de traitement conjoint, une recontamination est possible.
La coloration brun-rouge des urines est normale sous traitement.

Effets indésirables possibles

Rarement : *troubles digestifs*.
Exceptionnellement : *urticaire*, prurit, sécheresse de la bouche, bouffées de chaleur, maux de tête, *vertiges*.

Laboratoires sanofi-aventis France

FLAMMAZINE

Antibactérien à usage local — sur ordonnance

Présentation

FLAMMAZINE : crème ; tube de 50 g. Liste I - Remb 35 % - **3,85 €**.

Composition

	p 100 g
Sulfadiazine argentique	1 g

Dans quel cas ce médicament est-il prescrit ?

Cette crème contient un *antibiotique* de la famille des *sulfamides*, associé à un sel d'argent *antiseptique*.
Elle est utilisée dans le *traitement d'appoint* des plaies et des brûlures ou des lésions infectées de la peau.

Contre-indications

Ce médicament ne doit pas être utilisé dans les cas suivants :
- *allergie* aux *antibiotiques* de la famille des *sulfamides*,
- *nouveau-né*,
- **grossesse** (dernier mois),
- **allaitement**.

Attention : Évitez d'utiliser cette crème, notamment chez l'enfant, de manière prolongée et sur des surfaces étendues ou profondément lésées sans l'avis de votre médecin.

Grossesse et allaitement

Ce médicament est contre-indiqué en fin de grossesse et pendant l'allaitement.

Mode d'emploi et posologie

Avant chaque application, nettoyer la lésion à traiter à l'eau ou au *sérum physiologique*.
Étaler la crème en couche de 2 à 3 mm d'épaisseur soit directement sur la zone à traiter, soit préalablement sur une compresse stérile.

Posologie usuelle :
1 application par jour.

Conseils : Pensez à vous laver les mains après l'application.
Cette crème antiseptique peut être contaminée par des germes : ne la conservez pas inutilement après une première utilisation.
Les taches occasionnées par l'emploi de cette crème sur le linge ou la literie disparaissent au lavage.

Effets indésirables possibles

Eczéma de contact, *photosensibilisation*.

Laboratoires Solvay Pharma

FLANID

Anti-inflammatoire non stéroïdien — sur ordonnance

Ce médicament est un générique de SURGAM (voir p. 1197).

FLAVAN

Informations détaillées sur www.monvidal.com

FLAVIASTASE

Informations détaillées sur www.monvidal.com

FLÉCAÏNE

Antiarythmique — sur ordonnance

Présentation

FLÉCAÏNE 100 mg : comprimé sécable (blanc) ; boîte de 30. Liste I - Remb 65 % - **9,07 €**.
FLÉCAÏNE LP 50 mg : gélule à *libération prolongée* ; boîte de 30. Liste I - Remb 65 % - **21,21 €**.
FLÉCAÏNE LP 100 mg : gélule à *libération prolongée* ; boîte de 30. Liste I - Remb 65 % - **21,21 €**.
FLÉCAÏNE LP 150 mg : gélule à *libération prolongée* ; boîte de 30. Liste I - Remb 65 % - **21,21 €**.
FLÉCAÏNE LP 200 mg : gélule à *libération prolongée* ; boîte de 30. Liste I - Remb 65 % - **21,21 €**.

Composition

	p cp	p gél LP
Flécaïnide acétate	100 mg	50 mg

	p gél LP	p gél LP	p gél LP
Flécaïnide acétate	100 mg	150 mg	200 mg

Dans quel cas ce médicament est-il prescrit ?

Ce médicament appartient à la classe I de la famille des *antiarythmiques*. Il modifie la vitesse de transmission de l'influx nerveux au sein du muscle cardiaque et lutte contre ses contractions anarchiques.
Il est utilisé dans certains *troubles du rythme cardiaque*.

Contre-indications

Ce médicament ne doit pas être utilisé dans les cas suivants :
- certains *blocs auriculoventriculaires*,
- *insuffisance cardiaque*,
- *infarctus du myocarde* récent ou ancien,
- en association avec le sultopride.

Attention : Des précautions sont nécessaires chez les personnes souffrant ou ayant déjà souffert d'*insuffisance cardiaque*, chez la personne âgée et en cas d'*insuffisance rénale*.

Interactions avec d'autres substances

Ce médicament ne doit pas être associé au sultopride (disponible uniquement à l'hôpital) : risque de troubles graves du rythme cardiaque.

Informez par ailleurs votre médecin si vous prenez un autre *antiarythmique*, un *bêtabloquant* ou un médicament susceptible de donner des *torsades de pointe*.

Grossesse et allaitement

L'effet de ce médicament pendant la grossesse est mal connu : seul votre médecin peut évaluer le risque éventuel de son utilisation dans votre cas.

Ce médicament passe dans le lait maternel. L'allaitement est déconseillé en cas de traitement.

Mode d'emploi et posologie

Les gélules et les comprimés doivent être avalés avec un peu d'eau.

Posologie usuelle :

Elle est strictement individuelle et habituellement répartie en 2 prises pour les comprimés et 1 prise pour les gélules.

Effets indésirables possibles

Vertiges, tremblements, troubles de la vision.

Fatigue, maux de tête.

Nausées, *troubles digestifs*.

Aggravation d'une *insuffisance cardiaque* préexistante, aggravation paradoxale de l'*arythmie* ou apparition de nouveaux *troubles du rythme cardiaque*.

Laboratoires Meda Pharma

FLÉCAÏNIDE 100 mg Génériques

Antiarythmique — sur ordonnance

Les médicaments ci-dessous sont des génériques de FLÉCAÏNE (voir p. 513).

FLECAINIDE BIOGARAN 100 mg : comprimé sécable boîte de 30. Liste I - Remb 65 % - 9,07 €.
FLECAINIDE EG 100 mg : comprimé sécable boîte de 30. Liste I - Remb 65 % - 9,07 €.
FLECAINIDE MERCK 100 mg : comprimé sécable boîte de 30. Liste I - Remb 65 % - 9,07 €.
FLECAINIDE QUALIMED 100 mg : comprimé sécable boîte de 30. Liste I - Remb 65 % - 9,07 €.
FLECAINIDE RPG 100 mg : comprimé sécable boîte de 30. Liste I - Remb 65 % - 9,07 €.
FLECAINIDE SANDOZ 100 mg : comprimé sécable boîte de 30. Liste I - Remb 65 % - 9,07 €.
FLECAINIDE TEVA 100 mg : comprimé sécable boîte de 30. Liste I - Remb 65 % - 9,07 €.

FLECTOR gel

Anti-inflammatoire d'action locale

Présentation

FLECTOR : gel pour application locale ; tube de 60 g. Remb 35 % - **2,72 €**.

Composition

	p 100 g
Diclofénac épolamine	1,29 g

Dans quel cas ce médicament est-il prescrit ?

Ce gel contient un *anti-inflammatoire* non stéroïdien (*AINS*). Il lutte localement contre l'*inflammation* et la douleur.

Il est utilisé dans le traitement des *tendinites* et des *œdèmes* survenant après un traumatisme ou une intervention chirurgicale.

Contre-indications

Ce médicament ne doit pas être utilisé dans les cas suivants :

- *allergie* à l'aspirine ou aux *AINS* ;
- en application sur la peau lésée (*eczéma*, brûlure, plaie...) ;
- **grossesse** (à partir du 6e mois).

Attention : En cas d'éruption cutanée, ne renouvelez pas les applications avant d'avoir pris l'avis de votre médecin.

Grossesse et allaitement

Les *AINS* pris par voie orale peuvent être toxiques pour le fœtus ; leur utilisation est contre-indiquée pendant les 4 derniers mois de la grossesse. Les AINS destinés à une application locale peuvent traverser la peau, passer dans le sang et exposer le fœtus au même risque, lorsqu'ils sont appliqués sur une large surface de peau ou sous un pansement occlusif. N'utilisez pas ce médicament pendant la grossesse sans avis médical.

N'utilisez pas ce médicament pendant l'allaitement sans avis médical.

Mode d'emploi et posologie

Le gel doit être appliqué en massage doux et prolongé sur la région douloureuse.

Posologie usuelle :

- Adulte : 2 à 4 applications par jour.

Conseils : Pensez à vous laver les mains après l'application. En cas de contact accidentel avec les yeux, rincez abondamment.

Effets indésirables possibles

Réaction allergique cutanée : démangeaisons, rougeur localisée.

Laboratoires Genévrier SA

FLECTOR oral

Anti-inflammatoire non stéroïdien — sur ordonnance

Présentation

FLECTOR 50 mg : granulés pour solution buvable (arômes pêche, menthe) ; boîte de 21 sachets. Liste II - Remb 65 % - **4,14 €**.

Composition

	p sachet
Diclofénac, sel de sodium	50 mg
Aspartam	+
Sorbitol	+

Dans quel cas ce médicament est-il prescrit ?

Ce médicament est un *anti-inflammatoire* non stéroïdien (*AINS*). Il lutte contre l'*inflammation* et la douleur, fait baisser la fièvre et fluidifie le sang.

Il est utilisé dans le *traitement symptomatique* :
- de la *goutte*, des *arthroses*, *tendinites*... ;
- des *lombalgies*, *sciatiques* et *cruralgies*.

Contre-indications

Ce médicament ne doit pas être utilisé dans les cas suivants :
- *antécédent* d'*allergie* ou d'*asthme* provoqué par la prise d'*AINS*, y compris l'aspirine ;
- *ulcère* de l'estomac ou du *duodénum* ;
- *insuffisance hépatique* ou *rénale* grave ;
- *phénylcétonurie* (présence d'aspartam) ;
- enfant de moins de 15 ans ;
- **grossesse** (à partir du 6e mois).

Attention : Tout traitement prolongé ou *surdosage* d'*AINS* expose à des effets indésirables graves.
Certaines situations doivent conduire à ne poursuivre le traitement qu'après un avis médical :
- brûlures d'estomac importantes ou selles noires et nauséabondes pouvant traduire une irritation ou un saignement du tube digestif ;
- *éruption cutanée*, crise d'*asthme* ;
- fatigue inhabituelle et intense, ou baisse brutale et importante du volume des urines chez une personne souffrant d'*insuffisance cardiaque*, déshydratée ou traitée par *diurétique*.

Des précautions sont nécessaires chez la personne âgée ou en cas d'*antécédent* d'*ulcère* de l'estomac ou du *duodénum* ou de risque hémorragique, notamment digestif (maladie de *Crohn*, *rectocolite hémorragique*).
Certains médecins considèrent que les anti-inflammatoires peuvent diminuer l'efficacité des stérilets et exposer à un risque de grossesse non désirée. Ce risque est actuellement très controversé.
Conducteur : ce médicament peut provoquer parfois des étourdissements et des troubles de la vue.

Interactions avec d'autres substances

Ce médicament peut interagir avec d'autres médicaments, notamment :
- l'aspirine et les autres *anti-inflammatoires* non stéroïdiens (*AINS*) : risque d'augmentation des effets indésirables ;
- les *anticoagulants* et les *antiagrégants plaquettaires* : augmentation du risque hémorragique ;
- le lithium (TÉRALITHE, NEUROLITHIUM...) : augmentation du taux de lithium dans le sang ;
- le méthotrexate.

Informez par ailleurs votre médecin ou votre pharmacien en cas de traitement par un *diurétique*, un *inhibiteur de l'enzyme de conversion*, un *inhibiteur de l'angiotensine II*, un *bêtabloquant* ou un médicament contenant de la ciclosporine.

Grossesse et allaitement

Des effets néfastes pour l'enfant à naître ont été mis en évidence lorsque les *AINS* sont utilisés au cours des 4 derniers mois de la grossesse ; le risque existe même avec une seule prise et même si la grossesse est à terme. L'usage de ce médicament est contre-indiqué pendant cette période.
Pendant les 5 premiers mois, l'effet de ce médicament est mal connu : seul votre médecin peut évaluer le risque éventuel de son utilisation dans votre cas.
Ce médicament passe dans le lait maternel ; un choix est donc nécessaire entre l'allaitement et la prise du médicament. Cette décision devra être prise en accord avec votre médecin.

Mode d'emploi et posologie

Ce médicament est pris de préférence au milieu des repas afin de limiter les effets digestifs indésirables. Le contenu des sachets doit être dissous dans un verre d'eau.

Posologie usuelle :
- Adulte : 1 sachet, 3 fois par jour.

La durée du traitement ne dépasse pas habituellement 7 jours.

Conseils : Les anti-inflammatoires ne sont pas des médicaments anodins. Du fait de la possibilité d'effets indésirables graves, ils ne doivent être utilisés que lorsqu'ils sont nécessaires, ce qui n'est pas le cas pour les affections rhumatismales peu douloureuses et les traumatismes bénins. Ce médicament vous a été prescrit dans une situation précise : ne le conseillez pas à un proche et ne le réutilisez pas sans avis médical.
Ne dépassez pas la *posologie* ni la durée de traitement prescrites par votre médecin.

Effets indésirables possibles

Troubles digestifs, *gastrite*, voire *ulcère* de l'estomac ou du *duodénum*, le plus souvent lors d'un traitement de longue durée ou à forte dose. Exceptionnellement, *hémorragie* du tube digestif (vomissements sanglants, selles noires ou, plus souvent, pertes de sang imperceptibles, responsables de l'apparition progressive d'une *anémie*).
Réaction allergique cutanée, *asthme*.
Irritabilité, sensation de vertige, bourdonnements d'oreille, troubles de la vision, maux de tête, augmentation des *transaminases*.

Laboratoires Genévrier SA

FLECTOR TISSUGEL EP

Anti-inflammatoire d'action locale

Présentation

FlectorTissugel EP 1 % : compresse imprégnée ; boîte de 5. Non remb.

Composition

	p compresse
Diclofénac de sodium	140 mg

Dans quel cas ce médicament est-il prescrit ?

C'est une compresse imprégnée d'un gel qui contient un *anti-inflammatoire* non stéroïdien (*AINS*). Il lutte localement contre l'*inflammation* et la douleur.
Elle est utilisée dans le traitement :
- des entorses et des contusions,
- des *tendinites*,
- des poussées douloureuses de l'*arthrose* du genou (après un avis médical).

Contre-indications

Ce médicament ne doit pas être utilisé dans les cas suivants :
- *allergie* à l'aspirine ou aux *AINS* ;
- en application sur la peau lésée (brûlure, *eczéma*, plaie...) ;
- **grossesse** (à partir du 6e mois).

Attention : En cas d'entorse, de contusions ou de *tendinite*, ce médicament peut être utilisé sur les conseils de votre pharmacien. Néanmoins, un avis médical est préférable en cas de douleur violente, d'œdème important ou si la mobilité du membre ou de l'articulation est limitée.

En cas d'*éruption cutanée*, ne renouvelez pas les applications avant d'avoir pris l'avis de votre médecin.

Grossesse et allaitement

Les *AINS* pris par voie orale peuvent être toxiques pour le fœtus ; leur utilisation est contre-indiquée pendant les 4 derniers mois de la grossesse. Les AINS destinés à une application locale peuvent traverser la peau, passer dans le sang et exposer le fœtus au même risque, lorsqu'ils sont appliqués sur une large surface de peau ou sous un pansement occlusif. N'utilisez pas ce médicament pendant la grossesse sans avis médical.

N'utilisez pas ce médicament pendant l'allaitement sans avis médical.

Mode d'emploi et posologie

Nettoyer la peau et appliquer la partie adhésive de la compresse sur l'articulation ou la zone douloureuse. Un filet élastique vendu en pharmacie peut aider à la maintenir.

Posologie usuelle :

- Adulte :
- entorse et contusions : 1 application par jour, pendant 3 à 7 jours. Si les symptômes persistent au delà de 3 jours, une consultation est nécessaire pour déterminer si le traitement est suffisant ;
- tendinite : 1 application matin et soir, pendant 7 jours ;
- arthrose du genou : 1 application matin et soir, pendant 7 à 14 jours maximum.

Conseils : Ce médicament peut être irritant pour les yeux ou les *muqueuses* : lavez-vous les mains après avoir appliqué ou retiré la compresse. En cas de contact accidentel avec les yeux, rincez abondamment avec de l'eau tiède.

Les compresses se conservent 3 mois après ouverture du sachet.

Effets indésirables possibles

Réaction allergique cutanée : démangeaisons, rougeur localisée.

Laboratoires Genévrier SA

FLEET PHOSPHO-SODA

Préparation aux examens du côlon

Présentation

FLEET PHOSPHO-SODA : solution buvable (arômes : citron, gingembre) ; boîte de 2 flacons de 45 ml. Remb 65 % - **10,03 €**.

Composition

	p flacon
Hydrogénophosphate de sodium	10,8 g
Dihydrogénophosphate de sodium	24 g

Dans quel cas ce médicament est-il prescrit ?

Ce médicament contient un *laxatif osmotique*. Il retient l'eau dans l'intestin et provoque une diarrhée qui vide le tube digestif.

Il est utilisé pour purger l'intestin avant une intervention chirurgicale ou un examen endoscopique (coloscopie) ou radiologique (lavement baryté).

Contre-indications

Ce traitement ne doit pas être utilisé dans les cas suivants :
- *insuffisance cardiaque* grave ;
- *insuffisance rénale* ;
- maladie inflammatoire de l'intestin, *mégacôlon* ;
- maladie responsable d'une obstruction de l'intestin ;
- enfant de moins de 15 ans.

Attention : Chez la personne âgée ou fragilisée, il est parfois préférable de réaliser la préparation de l'intestin à l'hôpital ou en clinique, la veille de l'examen.

Ne laissez pas ce médicament à la portée des enfants.

Interactions avec d'autres substances

La diarrhée provoquée par l'administration de cette préparation peut diminuer l'absorption de nombreux médicaments. Demandez conseil à votre médecin si vous prenez, par ailleurs, un *inhibiteur calcique*, un *diurétique* ou un médicament contenant du lithium.

Grossesse et allaitement

L'effet de ce médicament pendant la grossesse ou l'allaitement est mal connu : seul votre médecin peut évaluer le risque éventuel de son utilisation dans votre cas.

Mode d'emploi et posologie

Le contenu d'un flacon doit être dilué dans un demi-verre d'eau.

La prise du médicament se fait la veille de l'examen ou de l'intervention : le principe consiste à prendre aux repas uniquement une boisson (eau, bouillon, jus de fruits sans pulpe, thé, café, sodas) et le contenu d'un flacon.

Posologie usuelle :

- Adulte :

  2 cas se présentent :
  - pour un rendez-vous le matin : la veille, pour le petit déjeuner, boire un verre de boisson, puis le contenu d'un flacon dilué dans un demi-verre d'eau suivi d'au moins un grand verre d'eau ; à la place du déjeuner, boire au moins 3 grands verres d'une boisson (720 ml) ; pour le dîner, boire un verre de boisson, puis le contenu du 2e flacon dilué dans un demi-verre d'eau suivi d'au moins un grand verre d'eau.
  - pour un rendez-vous l'après-midi : la veille, prendre un repas léger au déjeuner ; à la place du dîner, boire un verre de boisson, puis le contenu d'un flacon dilué dans un demi-verre d'eau suivi d'au moins un grand verre d'eau ; boire au minimum 3 verres supplémentaires d'une boisson au cours de la soirée ; pour le petit déjeuner (avant 8 heures), boire un verre de boisson, puis le contenu du 2e flacon dilué dans un demi-verre d'eau suivi d'au moins un grand verre d'eau.

Conseils : Une préparation intestinale correcte conditionne la qualité de l'examen qui sera réalisé par le médecin.

Effets indésirables possibles

Nausées, vomissements, ballonnements, fatigue.
Réaction allergique.
La diarrhée, intense, correspond à l'effet recherché et n'est pas un effet indésirable.

Laboratoires Ferring

FLETAGEX

Informations détaillées sur www.monvidal.com

FLIXONASE

Corticoïde nasal — sur ordonnance

Présentation

FLIXONASE 50 µg/dose : suspension pour pulvérisation nasale ; flacon pulvérisateur (120 doses). Liste I - Remb 35 % - **9,86 €**.

Composition

	p pulv
Fluticasone propionate	50 µg
Benzalkonium chlorure	+

Dans quel cas ce médicament est-il prescrit ?

Ce médicament d'usage local contient un *corticoïde* qui possède une activité *anti-inflammatoire* marquée sur les *muqueuses*, notamment celles du nez.

Il est utilisé dans le traitement des *rhinites* d'origine allergique de l'adulte et de l'enfant de plus de 4 ans.

Il est également utilisé chez l'adulte dans le *traitement symptomatique* de la *polypose nasale*.

Contre-indications

Ce médicament ne doit pas être utilisé dans les cas suivants :
- saignement de nez,
- *herpès* buccal ou ophtalmique,
- enfant de moins de 4 ans (en l'absence d'étude).

Attention : Ce médicament contient un *corticoïde* qui peut, en cas de traitement prolongé, conduire à une fragilisation de la *muqueuse* nasale. Il doit donc être employé avec précaution chez les personnes souffrant d'*ulcérations* nasales ou récemment opérées du nez ou des *sinus*.

Lors du renouvellement du traitement, le médecin peut vérifier l'état de la muqueuse nasale, notamment en cas d'irritation ou de sentiment de sécheresse anormale. Dans de rares cas, des perforations de la cloison nasale ont été observées sous traitement.

En cas de signes d'infection nasale (fièvre, coloration des sécrétions nasales), consultez votre médecin.

Des précautions sont nécessaires en cas de *tuberculose* pulmonaire en évolution ou de *mycose* pulmonaire.

Grossesse et allaitement

Les études scientifiques actuellement disponibles n'ont pas mis en évidence de risque de malformation lors de l'utilisation de corticoïdes par voie nasale pendant la grossesse. Seul votre médecin peut apprécier la nécessité du traitement dans votre cas.

Par mesure de prudence, l'usage de ce médicament est déconseillé sans avis médical pendant l'allaitement.

Mode d'emploi et posologie

Les pulvérisations sont faites après un mouchage soigneux.

Posologie usuelle :

Rhinite allergique :
- Adulte et enfant de plus de 12 ans : 2 pulvérisations dans chaque narine 1 fois par jour, le matin.
- Enfant de 4 à 12 ans : 1 pulvérisation dans chaque narine, 1 fois par jour.

La *posologie* et la durée du traitement sont adaptées par votre médecin en fonction de l'exposition à l'allergène.

Polypose nasale :
- Adulte : le traitement débute par 2 pulvérisations dans chaque narine, matin et soir ; puis 2 pulvérisations dans chaque narine, le matin seulement, en traitement d'entretien.

Conseils : Ce médicament d'action lente n'est pas adapté au traitement des *rhinites* aiguës. Un délai de quelques jours est nécessaire pour qu'il soit actif. Seules les prises régulières et prolongées permettent d'obtenir l'amélioration recherchée.

Effets indésirables possibles

Irritation et assèchement du nez et de la gorge.
Saignement de nez.
Maux de tête, odeur et goût désagréables.
Rarement : *réaction allergique*, augmentation de la *tension intraoculaire*, *candidose* du nez ou du *pharynx*, nécessitant l'arrêt du traitement.
Exceptionnellement : perforation de la cloison nasale.

Laboratoires GlaxoSmithKline

FLIXOTIDE

Antiasthmatique — sur ordonnance

Présentation

FLIXOTIDE 50 : suspension pour *inhalation* ; flacon pressurisé avec valve doseuse et embout buccal (120 doses). Liste I - Remb 65 % - **12,06 €**.
FLIXOTIDE 125 : suspension pour *inhalation* ; flacon pressurisé avec valve doseuse et embout buccal (120 doses). Liste I - Remb 65 % - **23,47 €**.
FLIXOTIDE 250 : suspension pour *inhalation* ; flacon pressurisé avec valve doseuse et embout buccal (120 doses). Liste I - Remb 65 % - **42,79 €**.
FLIXOTIDE 100 : poudre pour *inhalation* ; distributeur de 60 doses. Liste I - Remb 65 % - **12,06 €**.
FLIXOTIDE Diskus 250 : poudre pour *inhalation* ; distributeur de 60 doses. Liste I - Remb 65 % - **22,57 €**.
FLIXOTIDE Diskus 500 : poudre pour *inhalation* ; distributeur de 60 doses. Liste I - Remb 65 % - **42,79 €**.

Composition

	p dose	p dose	p dose
Fluticasone propionate	50 µg	125 µg	250 µg
	p dose	p dose	p dose
Fluticasone propionate	100 µg	250 µg	500 µg

Dans quel cas ce médicament est-il prescrit ?

Ce médicament d'action locale contient un *corticoïde* qui possède une activité *anti-inflammatoire* marquée sur les *muqueuses*, notamment celles des bronches.

Il est utilisé dans le *traitement de fond* de l'*asthme*.
Le Diskus est adapté aux personnes ayant des difficultés à utiliser les aérosols.

Attention : Ce médicament d'action lente n'est pas adapté au *traitement de la crise* d'*asthme*.
Une aggravation de l'asthme peut traduire une infection : consultez votre médecin.
Sportif : ce médicament contient une substance susceptible de rendre positifs certains *tests antidopage*.

Grossesse et allaitement

Les données scientifiques actuellement disponibles n'ont pas mis en évidence de problème particulier lors de l'utilisation de ce médicament pendant la grossesse à la dose préconisée. Néanmoins, ne l'utilisez pas sans avis médical.

La possibilité d'un effet du médicament chez le *nourrisson* est très improbable ; néanmoins, par mesure de prudence, l'allaitement est déconseillé sans avis médical.

Mode d'emploi et posologie

Aérosol en flacon pressurisé : retirer le capuchon protecteur pour dégager l'embout buccal. Agiter vigoureusement l'appareil. Vider complètement les poumons. Introduire l'embout dans la bouche. Appuyer sur le fond de la cartouche et aspirer à fond. Essayer de garder l'air dans les poumons quelques secondes avant de les vider.

Diskus : charger l'appareil. Vider complètement les poumons puis placer l'embout de l'appareil entre les lèvres. Aspirer à fond puis retenir brièvement sa respiration.

Posologie usuelle :

Elle est strictement individuelle ; elle varie selon le stade de la maladie. La dose efficace la plus faible est toujours recherchée ; elle est habituellement répartie en 2 prises au cours de la journée.

Conseils : N'hésitez pas à demander une démonstration du maniement de cet appareil à votre médecin ou à votre pharmacien.
L'utilisation de l'*aérosol* doseur chez les enfants et les personnes maîtrisant mal la technique d'inhalation peut être facilitée par l'emploi d'un réservoir en matière plastique (chambre d'inhalation) qui s'interpose entre l'aérosol doseur et la bouche. Demandez conseil à votre pharmacien.
Rincez régulièrement l'embout à l'eau, séchez-le et remettez la cartouche.
Lorsque ce médicament est utilisé conjointement avec un bronchodilatateur, le bronchodilatateur devra être inhalé en premier.
Il est conseillé de se rincer la bouche avec un verre d'eau après chaque inhalation pour limiter le risque de *candidose* ou d'enrouement lié à l'utilisation de ce médicament.

Effets indésirables possibles

Irritation de la bouche et de la gorge, toux, voix rauque.
Candidose de la bouche et de la gorge.
Éruption cutanée.
Pour la suspension pour inhalation en flacon pressurisé : comme tout produit inhalé, la prise du médicament peut provoquer une aggravation paradoxale des difficultés respiratoires ; dans ce cas, ne poursuivez pas le traitement sans avoir pris l'avis de votre médecin.

Laboratoires GlaxoSmithKline

FLIXOVATE

Dermocorticoïde

sur ordonnance

Présentation

FLIXOVATE 0,05 % : crème ; tube de 30 g. Liste I - Remb 65 % - **4,04 €**.
FLIXOVATE 0,005 % : pommade ; tube de 30 g. Liste I - Remb 65 % - **4,04 €**.

Composition

	crème p 100 g	pommade p 100 g
Fluticasone propionate.........	50 mg	5 mg

Dans quel cas ce médicament est-il prescrit ?

C'est un *dermocorticoïde* d'activité forte. Comme les autres dérivés de la *cortisone* à usage local, il freine le renouvellement et la multiplication des cellules de la peau et limite le suintement.

Il est utilisé pour traiter les *eczémas* de contact ou *atopiques*, les *lichénifications*, les *dermites séborrhéiques* (sauf celles du visage), le *psoriasis*, le *prurigo*, la *dyshidrose*, et pour soulager les démangeaisons dues aux piqûres d'insectes ou à la présence de parasites sous la peau.

Il est également utilisé dans le traitement de certaines maladies rares : *granulome annulaire*, *lupus érythémateux* discoïde, *mycosis fongoïde*.

Contre-indications

Ce médicament ne doit pas être utilisé dans les cas suivants :
- infection et parasitose non traitées de la peau (ce médicament n'a pas d'effet anti-infectieux),
- lésion ulcérée,
- *acné* et *rosacée*,
- en application sur les paupières (risque d'augmentation de la *tension intraoculaire*).

Attention : Sauf indication contraire de votre médecin, n'appliquez jamais de *dermocorticoïdes* d'activité forte ou très forte :
- sur le visage : risque augmenté d'effets indésirables locaux, notamment de *dermite périorale* (rougeur autour de la bouche) ;
- chez le *nourrisson*.

Comme les autres dermocorticoïdes, ce médicament a souvent une action efficace et rapide sur les lésions de la peau ; il peut être tentant de le réutiliser, mais l'automédication expose à des risques importants : aggravation de certaines lésions, installation d'une *dépendance* (amélioration de moins en moins visible des lésions et recrudescence des *symptômes* à chaque arrêt de traitement) et altération durable de la peau.
Suivez attentivement la prescription de votre médecin et n'hésitez pas à lui demander des explications.

Grossesse et allaitement

Aucun effet néfaste pour l'enfant à naître n'a été établi avec ce médicament. Il peut être prescrit pendant la grossesse.

En raison du risque d'ingestion par le nouveau-né, ce médicament ne doit pas être appliqué sur le mamelon chez la femme qui allaite.

Mode d'emploi et posologie

La crème est adaptée au traitement des lésions suintantes, la pommade à celui des lésions sèches.

Étaler la crème ou la pommade sur les lésions et la faire pénétrer par un léger massage. Pour traiter des surfaces étendues : appliquer en touches espacées, puis étaler jusqu'à complète absorption.

Posologie usuelle :

- Adulte et enfant à partir de 1 an : 1 ou 2 applications par jour.

Le médecin prescrit fréquemment un arrêt progressif du traitement : espacement des applications ou diminution de la quantité appliquée.

Conseils : Ne conseillez pas, ne donnez pas ce médicament à un proche.
Pensez à vous laver les mains après l'application. En cas d'utilisation sur une grande surface de peau, le port d'un gant en plastique est recommandé.

Effets indésirables possibles

Sont à craindre en cas d'usage prolongé : *atrophie* cutanée, *télangiectasies* (dilatation des petits vaisseaux), vergetures, *purpura* (microhémorragies de la peau), fragilisation de la peau.

Appliqué sur le visage, ce médicament peut provoquer une *dermite périorale* ou provoquer ou aggraver une *rosacée*.

Sont possibles également : retard de cicatrisation, *acné*, développement anormal des poils, dépigmentation localisée de la peau.

L'utilisation des *dermocorticoïdes* sous un pansement étanche ou dans les plis peut favoriser la prolifération des bactéries ou une allergie cutanée. Consulter votre médecin en cas de rougeur ou de douleur apparue après le début du traitement.

Laboratoires GlaxoSmithKline

FLODIL

Inhibiteur calcique — **sur ordonnance**

Présentation

FLODIL LP 5 mg : comprimé à *libération prolongée* (rose) ; boîte de 30. Liste I - Remb 65 % - **10,60 €**.
FLODIL LP 5 mg : comprimé à *libération prolongée* (rose) ; boîte de 90. Liste I - Remb 65 % - **30,69 €**.

Composition

	p cp LP
Félodipine	5 mg
Lactose	+

Dans quel cas ce médicament est-il prescrit ?

Ce médicament est un *vasodilatateur* qui appartient à la famille des *inhibiteurs calciques*.

Il est utilisé dans :
- le traitement de l'*hypertension artérielle*,
- le *traitement préventif* des crises d'*angine de poitrine*.

Contre-indications

Ce médicament ne doit pas être utilisé dans les cas suivants :
- *infarctus du myocarde* récent,
- *insuffisance cardiaque* grave,
- *angine de poitrine* grave.

Attention : En cas de douleur thoracique survenant systématiquement dans la demi-heure qui suit la prise du médicament, consultez votre médecin avant de poursuivre le traitement.
Des précautions sont nécessaires en cas d'*insuffisance hépatique* grave et chez la personne âgée.

Interactions avec d'autres substances

Informez votre médecin si vous prenez un *bêtabloquant*, un *anticonvulsivant* (carbamazépine, phénobarbital, phénytoïne, primidone) ou de la rifampicine.

En outre, l'effet *antihypertenseur* de ce médicament peut être augmenté par certains médicaments tels que les *neuroleptiques*, les *antidépresseurs imipraminiques*, les médicaments contenant du baclofène ; il peut être diminué par les *corticoïdes*. Votre médecin doit être informé si vous êtes traité par l'un ou l'autre de ces médicaments.

Grossesse et allaitement

Ce médicament est déconseillé chez la femme enceinte ou susceptible de l'être. Si une grossesse survient au cours du traitement, prévenez votre médecin.

Ce médicament passe dans le lait maternel. L'allaitement est déconseillé pendant le traitement.

Mode d'emploi et posologie

Les comprimés doivent être avalés tels quels avec un verre d'eau, sans être croqués, le matin.

Ce médicament peut être avalé indifféremment au cours ou en dehors des repas.

Posologie usuelle :

- Adulte : 1 ou 2 comprimés par jour, en 1 prise.

Conseils : Votre tension artérielle doit être contrôlée régulièrement. Les appareils permettant une mesure automatique de la tension à domicile utilisent souvent un procédé de mesure différent de celui qu'emploie votre médecin. Si vous avez un tel appareil, apportez-le en consultation pour vous assurer que la mesure obtenue est bien conforme à celle du tensiomètre de votre médecin.
Le traitement médicamenteux ne dispense pas de mesures simples pouvant faire baisser la tension artérielle : activité physique régulière, modération de la consommation de boissons alcoolisées et de *sel*, lutte contre l'excès de poids.

Effets indésirables possibles

Les plus fréquents sont la conséquence de la dilatation des vaisseaux sanguins :
- rougeur du visage, bouffées de chaleur, maux de tête ;
- jambes lourdes ou enflées.

Plus rarement : nausées, étourdissements, fatigue, accélération du cœur, *palpitations*, *éruption cutanée*, démangeaisons, gonflement des gencives.

Laboratoires AstraZeneca

FLOGENCYL

Informations détaillées sur www.monvidal.com

FLORGYNAL

Estrogène et progestérone — sur ordonnance

Présentation

FLORGYNAL : gélule vaginale ; boîte de 14. Liste I - Remb 35 % - **4,14 €**.

Composition

	p gél
Lactobacillus casei, variété rhamnosus	
Döderleini (culture lyophilisée)	341 mg
Estriol	0,2 mg
Progestérone	2 mg

Dans quel cas ce médicament est-il prescrit ?

Ce médicament permet un apport d'*hormones* (*estrogène* et *progestérone*). La présence de bacilles de Döderlein est destinée à restaurer la *flore vaginale* qui protège le vagin des infections.

Il est utilisé pour corriger les *symptômes* vaginaux dus à une *carence* hormonale (*atrophie* vaginale). Il est également utilisé en chirurgie gynécologique.

Contre-indications

Ce médicament ne doit pas être utilisé chez les personnes ayant des *antécédents* d'*accident thromboembolique*.

Votre médecin est seul juge pour prescrire ce médicament en cas d'*antécédents* de *cancer hormonodépendant*.

Interactions avec d'autres substances

L'association à un *contraceptif* local (spermicide) est déconseillée car leurs effets risquent de s'annuler.

Grossesse et allaitement

Ce médicament ne contient que des substances présumées sans danger pendant la grossesse ou l'allaitement.

Mode d'emploi et posologie

Humecter la gélule avec un peu d'eau, puis l'introduire profondément dans le vagin.

Posologie usuelle :

- Adulte : 1 gélule, matin et soir, pendant 3 semaines, puis 1 gélule par jour.

La durée du traitement est fixée par le médecin.

Effets indésirables possibles

Rarement : irritation, démangeaisons locales, pertes vaginales, *allergie*.

Exceptionnellement : tension des seins.

Laboratoires IPRAD

FLOXYFRAL

Antidépresseur inhibiteur de la recapture de la sérotonine — sur ordonnance

Présentation

FLOXYFRAL 50 mg : comprimé sécable (blanc) ; boîte de 30. Liste I - Remb 65 % - **10,44 €**.

FLOXYFRAL 100 mg : comprimé sécable (blanc) ; boîte de 15. Liste I - Remb 65 % - **9,44 €**.

Composition

	p cp	p cp
Fluvoxamine maléate	50 mg	100 mg

Dans quel cas ce médicament est-il prescrit ?

Ce médicament est un *antidépresseur* de la famille des *inhibiteurs de la recapture de la sérotonine*.

Il est utilisé dans le traitement des *états dépressifs* et des *troubles obsessionnels compulsifs*.

Contre-indications

Ce médicament ne doit pas être utilisé en association avec les *IMAO*.

> **Attention :** L'utilisation des *antidépresseurs* est déconseillée avant l'âge de 18 ans. Des études ont en effet montré que l'utilisation d'un antidépresseur peut augmenter le risque de suicide chez les adolescents souffrant de dépression. Chez les enfants et adolescents de moins de 18 ans, ce traitement est par conséquent réservé à certains cas graves et nécessite une surveillance médicale particulière et la vigilance de l'entourage.
>
> Tous les traitements antidépresseurs sont susceptibles d'induire un *épisode maniaque* chez les personnes prédisposées : en cas d'euphorie, d'excitation inhabituelle ou de comportement anormal survenant sous traitement, une consultation médicale rapide est nécessaire.
>
> Des précautions sont requises chez la personne âgée et en cas d'*épilepsie* (même ancienne), d'*insuffisance hépatique* ou d'*insuffisance rénale*, de *diabète* ou de prédisposition aux *hémorragies*.
>
> Bien qu'aucune interaction nette n'ait été constatée avec l'*alcool*, évitez la prise de boissons alcoolisées, comme avec tout médicament *psychotrope*.
>
> Conducteur : ce médicament peut être responsable d'une baisse de la vigilance, particulièrement en début de traitement.

Interactions avec d'autres substances

Ce médicament ne doit pas être associé aux *IMAO* : des délais précis doivent être respectés entre la fin d'un traitement par IMAO et le début du traitement par ce médicament, et inversement.

Informez par ailleurs votre médecin si vous prenez un médicament de la famille des *triptans*, un *anticoagulant* oral, un *antidépresseur imipraminique*, une *benzodiazépine* ou un médicament contenant une des substances suivantes : lithium, carbamazépine, phénytoïne, clozapine, olanzapine, mexilétine, caféine, thioridazine, cisapride, ciclosporine, tramadol, méthadone, propranolol, ropinirole, théophylline, millepertuis.

Grossesse et allaitement

L'effet de ce médicament pendant la grossesse est mal connu : seul votre médecin peut évaluer le risque éventuel de son utilisation dans votre cas.

Ce médicament passe dans le lait maternel ; un choix est donc nécessaire entre l'allaitement et la prise du médicament. Cette décision devra être prise en accord avec votre médecin.

Mode d'emploi et posologie

La dose quotidienne est généralement absorbée en 1 prise, le soir de préférence.

Les comprimés peuvent être pris indifféremment au cours ou en dehors des repas. Ils doivent être avalés avec de l'eau sans être croqués.

Posologie usuelle :

- Adulte : 100 mg à 300 mg par jour.

Conseils : L'efficacité des *antidépresseurs* n'est généralement pas immédiate. Un délai pouvant atteindre plusieurs semaines est parfois nécessaire pour que les effets bénéfiques se fassent sentir. Les effets indésirables éventuels apparaissant en début de traitement ne doivent pas vous conduire à l'arrêter prématurément.

Chez la personne souffrant de dépression, un état anxieux peut apparaître ou s'aggraver en début de traitement ; un *anxiolytique* est parfois prescrit de manière temporaire par le médecin pour prévenir ou traiter ces manifestations.

Lorsque les *symptômes* de la *dépression* ont disparu, le traitement doit absolument être poursuivi pendant la durée prescrite afin de consolider la guérison. Un arrêt prématuré exposerait à une rechute. La durée d'un traitement antidépresseur est rarement inférieure à 6 mois.

Les antidépresseurs ne créent pas de dépendance. Néanmoins, il est préférable d'arrêter le traitement progressivement en diminuant la posologie ou en espaçant les prises pour éviter les effets indésirables transitoires observés en cas d'interruption brutale.

Effets indésirables possibles

Les effets indésirables surviennent surtout au cours des premières semaines de traitement et s'estompent le plus souvent ensuite.

Fréquents : nausées, vomissements, douleur abdominale, manque d'appétit, diarrhée, constipation, sécheresse de la bouche, digestion difficile, fatigue, maux de tête, agitation, anxiété, étourdissements, somnolence ou au contraire insomnie, tremblements, sueur, *palpitations*, accélération du rythme cardiaque.

Peu fréquents (moins de 1 % des patients) : *hypotension orthostatique*, douleurs articulaires ou musculaires, confusion des idées, troubles sexuels, *réaction allergique* cutanée.

Rares (moins de 0,1 % des patients) : *convulsions*, écoulement de lait par le mamelon, *photosensibilisation*, variations de poids, baisse du taux de *sodium* dans le sang, saignements, augmentation des *transaminases*.

Les antidépresseurs *inhibiteurs de la recapture de la sérotonine* peuvent, très rarement, être responsables d'une agitation désagréable et d'un besoin de bouger (impossibilité à rester assis ou debout tranquillement). Si ces troubles surviennent, contactez rapidement votre médecin.

Laboratoires Solvay Pharma

FLUANXOL

Neuroleptique — sur ordonnance

Présentation

FLUANXOL 4 % : solution buvable ; flacon de 10 ml avec mesurette-graduée en gouttes. Liste I - Remb 65 % - **6,85 €**.
FLUANXOL LP 20 mg/ml : solution injectable huileuse *IM* ; boîte de 4 ampoules de 1 ml. Liste I - Remb 65 % - **7,67 €**.
FLUANXOL LP 100 mg/ml : solution injectable huileuse *IM* ; ampoule de 1 ml. Liste I - Remb 65 % - **7,83 €**.

Composition

	p gte	p ml	p ml
Flupentixol	1 mg		
Flupentixol décanoate		20 mg	100 mg

Dans quel cas ce médicament est-il prescrit ?

Ce médicament est un *neuroleptique*. Il possède des effets *atropiniques*, qui ne participent pas à son activité, mais qui expliquent certaines contre-indications et certains effets indésirables.

Il est utilisé pour traiter certains troubles psychiques (*schizophrénie*, certains types de *psychose*).

Contre-indications

Ce médicament ne doit pas être utilisé dans les cas suivants :
- risque de *glaucome* à angle fermé ;
- risque de rétention urinaire (*adénome de la prostate*...) ;
- ivresse aiguë, état précomateux ;
- en association avec les médicaments *dopaminergiques*.

Attention : En cas de survenue d'une fièvre inexpliquée associée à une raideur musculaire (qui pourraient être dues au médicament), ne poursuivez pas le traitement sans avis médical : risque de *syndrome malin des neuroleptiques*.

Des précautions sont nécessaires chez la personne âgée et en cas d'*épilepsie*, d'*insuffisance rénale*, d'*insuffisance hépatique*, de *diabète*, de maladie cardiaque ou de maladie de *Parkinson*.

Évitez les boissons alcoolisées : augmentation du risque de somnolence.

Ce médicament peut induire une somnolence, parfois intense chez certaines personnes. Cette somnolence peut être augmentée par la prise d'*alcool* ou d'autres médicaments *sédatifs*. La conduite et l'utilisation de machines dangereuses sont déconseillées, surtout dans les heures qui suivent la prise du médicament.

Interactions avec d'autres substances

La prise conjointe de neuroleptiques et de médicaments *dopaminergiques* est généralement contre-indiquée (risque d'annulation de leurs effets) ; cette association peut néanmoins être nécessaire chez certaines personnes atteintes de la maladie de *Parkinson*.

Ce médicament peut interagir avec la lévodopa.

Informez votre médecin si vous prenez un *antihypertenseur* ou un *sédatif*.

Grossesse et allaitement

Si une grossesse survient pendant le traitement, consultez votre médecin. Il appréciera le risque éventuel lié à l'utilisation de ce médicament dans votre cas.

Si le traitement est poursuivi jusqu'à l'accouchement, une surveillance médicale du *nouveau-né* est nécessaire.

En l'absence de données sur le passage de ce médicament dans le lait maternel, l'allaitement est déconseillé.

Mode d'emploi et posologie

La solution injectable a une action prolongée. Elle doit être injectée par *voie* intramusculaire profonde, en utilisant une seringue en verre.

Elle est utilisée en relais de la solution buvable.

Posologie usuelle :

La *posologie* est strictement individuelle.

Les injections sont faites toutes les 2 semaines.

Conseils : Dans le traitement de la *schizophrénie* et autres *psychoses*, les *neuroleptiques* permettent de contrôler efficacement la maladie, mais une modification ou un arrêt intempestif du traitement expose à une rechute grave.
Une prise de poids peut être observée au cours du traitement. Une alimentation équilibrée, et si nécessaire les conseils d'un nutritionniste, peuvent prévenir et limiter ce phénomène.

Effets indésirables possibles

Somnolence.
Mouvements involontaires ou inadaptés, tics pouvant survenir lors de la première prise ou plus tardivement lors d'un traitement prolongé, tremblements, raideur anormale.
Hypotension orthostatique.
Augmentation de la sécrétion de *prolactine* pouvant se traduire par : absence de règles, augmentation du volume des seins, écoulement de lait par le mamelon.
Troubles sexuels.
Prise de poids.
Effets *atropiniques* : constipation, bouche sèche, troubles de l'*accommodation*, blocage des urines.

Laboratoires Lundbeck SA

FLUARIX
Vaccin : grippe

Présentation

FLUARIX : suspension injectable *IM* ou *SC* ; seringue préremplie de 0,5 ml. Remb 65 % - **6,25 €**.

Composition

	p seringue
Virus grippaux inactivés	1 dose
Thiomersal	+

Dans quel cas ce médicament est-il prescrit ?

C'est un *vaccin* composé de *virus* grippaux tués. Il ne contient aucun *germe* vivant.
Il est utilisé dans la prévention de la grippe. L'immunité apparaît 15 jours après l'injection et dure environ 1 an.

Contre-indications

Ce médicament ne doit pas être utilisé en cas d'*allergie* aux protéines de l'œuf.

Attention : De la gentamicine et du formaldéhyde sont utilisés pour fabriquer ce vaccin. Ces substances persistent en infime quantité dans la solution injectable. Des précautions sont nécessaires chez les personnes qui y sont allergiques.
En cas de fièvre élevée, de maladie aiguë, il est préférable de différer la vaccination.
Le *vaccin* antigrippal ne protège que contre la vraie grippe, maladie grave, potentiellement mortelle chez les personnes fragiles. Il est incapable de prévenir les bronchites banales et autres affections virales saisonnières.
Dans les suites de la vaccination antigrippale, certains tests de dépistage (sida, *hépatite* C...) peuvent être exceptionnellement rendus faussement positifs. Pour éviter toute inquiétude injustifiée, ne pratiquez pas ces tests pendant le mois qui suit la vaccination.
Comme pour tous les *vaccins*, des cas exceptionnels de *réactions allergiques* graves ont été constatés ; ce risque justifie la nécessité de réaliser la vaccination en milieu médical où un traitement d'urgence pourra être entrepris sans délai.

Grossesse et allaitement

L'effet de ce *vaccin* pendant la grossesse est mal connu : seul votre médecin peut évaluer le risque éventuel de son utilisation dans votre cas.
Cette vaccination peut être pratiquée pendant l'allaitement.

Mode d'emploi et posologie

Bien agiter la seringue avant l'emploi, la réchauffer à température ambiante si nécessaire. L'injection doit être réalisée par *voie* sous-cutanée ou intramusculaire.

Posologie usuelle :

- Adulte et enfant de plus de 36 mois : 1 injection de 0,5 ml.
- Enfant de 6 à 36 mois : 1 injection de 0,25 ml ou de 0,5 ml. Cette injection peut être renouvelée 1 mois après.

La prévention de la grippe repose sur une injection annuelle : le *vaccin* est différent tous les ans car il est adapté aux caractéristiques du *virus* attendu.

Conseils : Les réactions fébriles dues aux *vaccins* peuvent être combattues en prenant de l'aspirine ou du paracétamol.
Pour garder son efficacité, ce médicament doit être conservé entre + 2 °C et + 8 °C (partie la plus froide du réfrigérateur). Toutefois, une rupture de la chaîne du froid pendant une durée limitée (quelques heures à température ambiante inférieure à 25 °C) ne devrait pas prêter à conséquence. En pratique, en cas de nécessité, un délai de quelques heures peut séparer l'achat du vaccin en pharmacie de son stockage au réfrigérateur ou de la vaccination.
Ce vaccin ne doit pas être congelé.

Effets indésirables possibles

Réaction douloureuse, *nodule* au point d'injection.
Fièvre modérée, maux de tête, fatigue, malaise, douleur musculaire ou articulaire.
Exceptionnellement : *réaction allergique.*

Laboratoires GlaxoSmithKline

FLUBILAR

Informations détaillées sur www.monvidal.com

FLUCON
Collyre anti-inflammatoire — sur ordonnance

Présentation

FLUCON : collyre ; flacon compte-gouttes de 3 ml. Liste I - Remb 65 % - **1,94 €**.

Composition

	p 100 ml
Fluorométholone	0,10 g
Benzalkonium chlorure	+

Dans quel cas ce médicament est-il prescrit ?

C'est un collyre *anti-inflammatoire* qui contient un dérivé de la *cortisone*.

Il est utilisé dans le traitement des *conjonctivites* allergiques et de certaines maladies inflammatoires de l'œil.

Contre-indications

Ce médicament ne doit pas être utilisé dans les cas suivants :
- *kératite* virale à son début,
- autre infection oculaire non contrôlée par un traitement spécifique.

> **Attention :** L'usage de ce médicament impose un examen ophtalmologique préalable. En effet, certaines infections oculaires peuvent être aggravées par les dérivés de la *cortisone*.
>
> En cas de traitement prolongé, une surveillance ophtalmologique régulière est nécessaire.
>
> Ce médicament contenant un *corticoïde* doit être utilisé avec précaution en cas de *glaucome* à angle ouvert.
>
> Pour éviter de contaminer le collyre, ne mettez pas en contact l'extrémité du flacon avec l'œil et ne conservez pas ce médicament plus de 15 jours après une première utilisation.
>
> Le port de lentilles de contact est déconseillé en cas d'irritation oculaire. Les lentilles souples ne devront être réutilisées qu'après l'arrêt complet du traitement car elles peuvent s'imprégner des substances actives contenues dans le collyre.
>
> Sportif : ce médicament contient une substance susceptible de rendre positifs certains *tests antidopage*.

Interactions avec d'autres substances

Ce collyre peut interagir avec d'autres collyres. Respectez un intervalle de 15 minutes entre deux instillations.

Grossesse et allaitement

L'effet de ce médicament pendant la grossesse ou l'allaitement est mal connu : seul votre médecin peut évaluer le risque éventuel de son utilisation dans votre cas.

Mode d'emploi et posologie

Tirer la paupière inférieure vers le bas et déposer une goutte de collyre entre la paupière et le globe oculaire (*cul-de-sac conjonctival*).

Posologie usuelle :

1 goutte, 3 fois par jour.

> **Conseils :** Une application correcte du produit peut nécessiter une aide, notamment chez l'enfant ou la personne handicapée ou âgée.

Laboratoires Alcon

FLUCONAZOLE 50 mg
Génériques
Antifongique — sur ordonnance

Les médicaments ci-dessous sont des génériques de TRIFLUCAN (voir p. 1268).

FLUCONAZOLE ARROW 50 mg : gélule *(lactose)* boîte de 7. Liste I - Remb 65 % - 16,61 €.

FLUCONAZOLE BIOGARAN 50 mg : gélule *(lactose)* boîte de 7. Liste I - Remb 65 % - 16,61 €.

FLUCONAZOLE EG 50 mg : gélule *(lactose)* boîte de 7. Liste I - Remb 65 % - 16,61 €.

FLUCONAZOLE MERCK 50 mg : gélule *(lactose)* boîte de 7. Liste I - Remb 65 % - 16,61 €.

FLUCONAZOLE QUALIMED 50 mg : gélule *(lactose)* boîte de 7. Liste I - Remb 65 % - 16,61 €.

FLUCONAZOLE RANBAXY 50 mg : gélule *(lactose)* boîte de 7. Liste I - Remb 65 % - 16,61 €.

FLUCONAZOLE RATIOPHARM 50 mg : gélule *(lactose)* boîte de 7. Liste I - Remb 65 % - 16,61 €.

FLUCONAZOLE SANDOZ 50 mg : gélule *(lactose)* boîte de 7. Liste I - Remb 65 % - 16,61 €.

FLUCONAZOLE TEVA 50 mg : gélule *(lactose)* boîte de 7. Liste I - Remb 65 % - 16,61 €.

FLUCONAZOLE ZYDUS 50 mg : gélule *(lactose)* boîte de 7. Liste I - Remb 65 % - 16,61 €.

FLUCONAZOLE 100 mg
Génériques
Antifongique — sur ordonnance

Les médicaments ci-dessous sont des génériques de TRIFLUCAN (voir p. 1268).

FLUCONAZOLE ARROW 100 mg : gélule *(lactose)* boîte de 7. Liste I - Remb 65 % - 29,58 €.

FLUCONAZOLE BIOGARAN 100 mg : gélule *(lactose)* boîte de 7. Liste I - Remb 65 % - 29,58 €.

FLUCONAZOLE EG 100 mg : gélule *(lactose)* boîte de 7. Liste I - Remb 65 % - 29,58 €.

FLUCONAZOLE MERCK 100 mg : gélule *(lactose)* boîte de 7. Liste I - Remb 65 % - 29,58 €.

FLUCONAZOLE QUALIMED 100 mg : gélule *(lactose)* boîte de 7. Liste I - Remb 65 % - 29,58 €.

FLUCONAZOLE RANBAXY 100 mg : gélule *(lactose)* boîte de 7. Liste I - Remb 65 % - 29,58 €.

FLUCONAZOLE RATIOPHARM 100 mg : gélule *(lactose)* boîte de 7. Liste I - Remb 65 % - 29,58 €.

FLUCONAZOLE SANDOZ 100 mg : gélule *(lactose)* boîte de 7. Liste I - Remb 65 % - 29,58 €.

FLUCONAZOLE TEVA 100 mg : gélule *(lactose)* boîte de 7. Liste I - Remb 65 % - 29,58 €.

FLUCONAZOLE ZYDUS 100 mg : gélule *(lactose)* boîte de 7. Liste I - Remb 65 % - 29,58 €.

FLUCONAZOLE 150 mg
Génériques
Antifongique — sur ordonnance

Les médicaments ci-dessous sont des génériques de BÉAGYNE (voir p. 186).

FLUCONAZOLE SANDOZ 150 mg : gélule *(amidon de maïs, lactose, laurylsulfate de sodium)* boîte de 1. Liste I - Non remb.

FLUCONAZOLE 200 mg Génériques

Antifongique — sur ordonnance

Les médicaments ci-dessous sont des génériques de TRIFLUCAN (voir p. 1268).

FLUCONAZOLE ARROW 200 mg : gélule *(lactose)* boîte de 30. Liste I - Remb 65 % - 194,32 €.
FLUCONAZOLE ARROW 200 mg : gélule *(lactose)* boîte de 7. Liste I - Remb 65 % - 52,15 €.
FLUCONAZOLE BIOGARAN 200 mg : gélule *(lactose)* boîte de 30. Liste I - Remb 65 % - 194,32 €.
FLUCONAZOLE BIOGARAN 200 mg : gélule *(lactose)* boîte de 7. Liste I - Remb 65 % - 52,15 €.
FLUCONAZOLE EG 200 mg : gélule *(lactose)* boîte de 30. Liste I - Remb 65 % - 194,32 €.
FLUCONAZOLE EG 200 mg : gélule *(lactose)* boîte de 7. Liste I - Remb 65 % - 52,15 €.
FLUCONAZOLE MERCK 200 mg : gélule *(lactose)* boîte de 30. Liste I - Remb 65 % - 194,32 €.
FLUCONAZOLE MERCK 200 mg : gélule *(lactose)* boîte de 7. Liste I - Remb 65 % - 52,15 €.
FLUCONAZOLE QUALIMED 200 mg : gélule *(lactose)* boîte de 30. Liste I - Remb 65 % - 194,32 €.
FLUCONAZOLE QUALIMED 200 mg : gélule *(lactose)* boîte de 7. Liste I - Remb 65 % - 52,15 €.
FLUCONAZOLE RANBAXY 200 mg : gélule *(lactose)* boîte de 30. Liste I - Remb 65 % - 194,32 €.
FLUCONAZOLE RANBAXY 200 mg : gélule *(lactose)* boîte de 7. Liste I - Remb 65 % - 52,15 €.
FLUCONAZOLE RATIOPHARM 200 mg : gélule *(lactose)* boîte de 30. Liste I - Remb 65 % - 194,32 €.
FLUCONAZOLE RATIOPHARM 200 mg : gélule *(lactose)* boîte de 7. Liste I - Remb 65 % - 52,15 €.
FLUCONAZOLE SANDOZ 200 mg : gélule *(lactose)* boîte de 30. Liste I - Remb 65 % - 194,32 €.
FLUCONAZOLE SANDOZ 200 mg : gélule *(lactose)* boîte de 7. Liste I - Remb 65 % - 52,15 €.
FLUCONAZOLE TEVA 200 mg : gélule *(azorubine, lactose)* boîte de 30. Liste I - Remb 65 % - 194,32 €.
FLUCONAZOLE TEVA 200 mg : gélule *(azorubine, lactose)* boîte de 7. Liste I - Remb 65 % - 52,15 €.
FLUCONAZOLE ZYDUS 200 mg : gélule *(lactose)* boîte de 30. Liste I - Remb 65 % - 194,32 €.
FLUCONAZOLE ZYDUS 200 mg : gélule *(lactose)* boîte de 7. Liste I - Remb 65 % - 52,15 €.

FLUDEX

Antihypertenseur — sur ordonnance

Présentation

FLUDEX 1,5 mg : comprimé à libération prolongée (blanc) ; boîte de 30. Liste II - Remb 65 % - **10,76 €**.
FLUDEX 1,5 mg : comprimé à libération prolongée (blanc) ; boîte de 90. Liste II - Remb 65 % - **31,21 €**.
FLUDEX 2,5 mg : comprimé (blanc) ; boîte de 30. Liste II - Remb 65 % - **12,57 €**.

Composition

	p cp LP	p cp
Indapamide	1,5 mg	2,5 mg
Lactose	+	

Dans quel cas ce médicament est-il prescrit ?

C'est un *antihypertenseur* qui appartient à la famille des *sulfamides diurétiques*. Il agit directement sur les vaisseaux sanguins et n'augmente quasiment pas le volume des urines.

Il est utilisé dans le traitement de l'*hypertension artérielle*.

Contre-indications

Ce médicament ne doit pas être utilisé dans les cas suivants :
- *allergie* aux *sulfamides*,
- *insuffisance rénale* grave,
- *encéphalopathie hépatique*,
- *hypokaliémie*.

Attention : Ce médicament peut être responsable d'une baisse de la *kaliémie* (taux de *potassium* dans le sang) susceptible d'être aggravée par l'usage prolongé de *laxatifs stimulants*. Un contrôle par des analyses de sang est souvent prescrit par le médecin.

Les *diurétiques* peuvent augmenter le taux d'*acide urique* (uricémie) ou de *sucre* dans le sang (*glycémie*) : des précautions sont nécessaires en cas de *diabète* ou d'*antécédent* de crise de *goutte*.

Sportif : ce médicament contient une substance susceptible de rendre positifs certains *tests antidopage*.

Interactions avec d'autres substances

Ce médicament peut interagir avec les médicaments susceptibles de provoquer des *torsades de pointes* ou ceux qui contiennent du lithium.

Informez par ailleurs votre médecin si vous prenez des *anti-inflammatoires* non stéroïdiens, des *inhibiteurs de l'enzyme de conversion*, des médicaments qui abaissent la *kaliémie* (*laxatifs stimulants*, *corticoïdes*, amphotéricine B...), des *digitaliques*, des *antidépresseurs*, des médicaments qui contiennent de la metformine, du calcium ou de la ciclosporine.

Grossesse et allaitement

Les *diurétiques* ne sont pas indiqués dans l'*hypertension artérielle* de la femme enceinte. Un autre médicament sera choisi par le médecin si une grossesse survient pendant le traitement.

Les données actuellement disponibles ne permettent pas de savoir si ce médicament passe dans le lait maternel. L'allaitement est déconseillé pendant la durée du traitement.

Mode d'emploi et posologie

Ce médicament doit être pris avec un verre d'eau, de préférence le matin.

Posologie usuelle :

1 comprimé par jour.

Conseils : Votre tension artérielle doit être contrôlée régulièrement. Les appareils permettant une mesure automatique de la tension à domicile utilisent souvent un procédé de mesure différent de celui qu'emploie votre médecin. Si vous avez un tel appareil, apportez-le en consultation pour vous assurer que la mesure obtenue est bien conforme à celle du tensiomètre de votre médecin.

Le traitement médicamenteux ne dispense pas de mesures simples pouvant faire baisser la tension artérielle : activité physique régulière, modération de la consommation de boissons alcoolisées et de *sel*, lutte contre l'excès de poids.

Effets indésirables possibles

Réaction allergique.
Augmentation du taux de *créatinine* ou d'*acide urique* dans le sang et exceptionnellement du calcium.
Baisse du taux de *potassium*, associée ou non à des crampes.
Rarement : *troubles digestifs*, fourmillement des extrémités, vertiges, fatigue, maux de tête, bouche sèche.
Exceptionnellement : *pancréatite*.

Laboratoires Servier

FLUDITEC EXPECTORANT

Informations détaillées sur www.monvidal.com

FLUDITEC TOUX SÈCHE

Informations détaillées sur www.monvidal.com

FLUIDABAK

Suppléance lacrymale

Présentation

FLUIDABAK : collyre ; flacon compte-gouttes de 10 ml. Remb 65 % - **4,51 €**.

Composition

	p 100 ml
Povidone	1,5 g

Dans quel cas ce médicament est-il prescrit ?

C'est une solution de suppléance lacrymale : elle compense une insuffisance de sécrétion naturelle de larmes. Elle ne contient pas de conservateur : une membrane située dans le flacon retient d'éventuelles bactéries qui pourraient contaminer le collyre.
Elle est utilisée dans le traitement de la sécheresse oculaire due à une insuffisance lacrymale (œil sec).

Attention : Une irritation oculaire peut être due à une infection : en cas de doute, n'hésitez pas à consulter votre médecin.
N'utilisez pas ce collyre de façon prolongée sans prendre un avis médical.

Interactions avec d'autres substances

Ce collyre peut interagir avec d'autres collyres : respectez un intervalle de 15 minutes entre deux instillations.

Grossesse et allaitement

Ce médicament ne contient que des substances présumées sans danger pendant la grossesse ou l'allaitement. Néanmoins, ne l'utilisez pas de façon prolongée sans l'avis de votre pharmacien ou de votre médecin.

Mode d'emploi et posologie

Tirer la paupière inférieure vers le bas tout en regardant vers le haut et déposer les gouttes entre la paupière et le globe oculaire (*cul-de-sac conjonctival*).

Posologie usuelle :
1 goutte, 4 à 6 fois par jour.

Conseils : Evitez de mettre l'embout du flacon en contact avec l'œil.
L'application correcte du produit peut nécessiter une aide, notamment chez une personne handicapée ou âgée.
Ne conservez pas ce collyre plus de 8 semaines après une première utilisation.

Effets indésirables possibles

Sensation de brûlure transitoire, d'œil collé.
Irritation.

Laboratoires Théa

FLUIMUCIL

Fluidifiant bronchique

Présentation

FLUIMUCIL 100 mg : granulé pour solution buvable (arôme orange) ; boîte de 10 sachets. Non remb.
FLUIMUCIL 200 mg : granulé pour solution buvable (arôme orange) ; boîte de 30 sachets. Non remb.
FLUIMUCIL 200 mg : comprimé effervescent (arôme citron) ; boîte de 20. Non remb.
FLUIMUCIL 2 % Enfant Nourrisson : solution buvable (arôme framboise) ; flacon de 100 ml avec godet doseur gradué à 5 ml et 10 ml. Non remb.
FLUIMUCIL 2 % Adulte : solution buvable (arôme framboise) ; flacon de 200 ml avec godet doseur de 10 ml. Non remb.

Composition

	p sachet	p sachet
N-acétylcystéine	100 mg	200 mg
Aspartam	+	+

	p cp	p 10 ml	p 10 ml
N-acétylcystéine	200 mg	200 mg	200 mg
Aspartam	+		
Sodium	+	37,5 mg	37,5 mg

Dans quel cas ce médicament est-il prescrit ?

Ce médicament fluidifie les sécrétions (mucosités) présentes dans les bronches. Il facilite leur évacuation par la toux.
Il est utilisé en cas de toux grasse avec difficulté à cracher, notamment au cours des bronchites aiguës.

Contre-indications

Les sachets et les comprimés ne doivent pas être utilisés en cas de *phénylcétonurie* (présence d'aspartam).

Attention : Ce médicament ne peut être utilisé en cas de *bronchite chronique* que sur avis médical.
Des précautions sont nécessaires en cas d'*ulcère* de l'estomac ou du *duodénum*.
N'utilisez pas d'*antitussif* en plus de ce médicament sans l'avis de votre médecin ou de votre pharmacien.
Si les sécrétions persistent au-delà de quelques jours, si elles se colorent ou si vous avez de la fièvre, consultez votre médecin.
Les comprimés et les solutions buvables contiennent du *sel* (*sodium*) en quantité notable.

Grossesse et allaitement

L'effet de ce médicament pendant la grossesse ou l'allaitement est mal connu. L'évaluation du risque éventuel lié à son utilisation est individuelle : demandez conseil à votre pharmacien ou à votre médecin.

Mode d'emploi et posologie

Ce médicament peut être pris indifféremment au moment ou en dehors des repas.
Le contenu du sachet ou le comprimé doivent être dissous dans un demi-verre d'eau.
Rincer le godet doseur après utilisation.

Posologie usuelle :
- Adulte : 1 sachet ou 1 comprimé à 200 mg ou 1 godet doseur de solution buvable Adulte, 3 fois par jour.

- Enfant de plus de 7 ans : 1 sachet ou 1 comprimé à 200 mg ou 1 godet doseur de 10 ml de solution buvable Enfant Nourrisson, 3 fois par jour.
- Enfant de 2 à 7 ans : 1 sachet ou 1 comprimé à 200 mg ou 1 godet doseur de 10 ml de solution buvable Enfant Nourrisson, 2 fois par jour.
- Nourrisson de 1 mois à 2 ans : 1 sachet à 100 mg ou 1 godet doseur de 5 ml de solution buvable Enfant Nourrisson, 2 fois par jour.

Le traitement peut être interrompu dès l'amélioration des symptômes. Sa durée ne doit pas dépasser 8 à 10 jours sans avis médical.

Conseils : Fumer, ou être exposé à la fumée des autres, est un frein important à l'évacuation des mucosités.
Il est nécessaire de lutter contre la sécheresse de l'air ambiant (humidificateur...) pour éviter le dessèchement des sécrétions. Il est également recommandé de boire beaucoup.
Chez la personne âgée ou le jeune enfant, l'incapacité à évacuer les crachats peut justifier l'aide d'un kinésithérapeute, sur prescription médicale.
Après ouverture du flacon, les solutions buvables se conservent 15 jours à température ambiante.

Effets indésirables possibles

Douleurs d'estomac, nausées, diarrhée.
Réaction allergique cutanée.

Laboratoires Zambon France

FLUISÉDAL

Antitussif antihistaminique

Présentation

FLUISÉDAL : sirop (arôme caramel) ; flacon de 125 ml avec cuillère-mesure de 5 ml. Non remb.
FLUISÉDAL : sirop (arôme caramel) ; flacon de 250 ml avec cuillère-mesure de 5 ml. Non remb.

Composition

	p c mes	p c à s
Prométhazine chlorhydrate	2,5 mg	7,5 mg
Benzoate de méglumine	130 mg	390 mg
Polysorbate 20	15 mg	45 mg
Saccharose	3,6 g	10,8 g
Sulfites	+	+

Dans quel cas ce médicament est-il prescrit ?

Ce médicament contient un *antihistaminique* antitussif et *sédatif* (prométhazine) et un fluidifiant des sécrétions bronchiques.
Il est utilisé dans le *traitement symptomatique* des toux sèches, notamment celles qui surviennent la nuit.

Contre-indications

Ce médicament ne doit pas être utilisé dans les cas suivants :
- *antécédent* d'*agranulocytose*,
- risque de *glaucome* à angle fermé,
- risque de blocage des urines (*adénome de la prostate*...).

Attention : N'utilisez pas ce médicament chez l'enfant de moins de 1 an sans avis médical.
Du fait de la présence d'un *antihistaminique* ayant des propriétés sédatives et atropiniques, des précautions sont nécessaires chez l'*insuffisant hépatique* ou *rénal* et chez la personne âgée, notamment en cas de constipation chronique, d'*adénome de la prostate*, de tendance aux *vertiges* ou aux baisses de tension.
Ce médicament n'est pas adapté au traitement de la toux grasse, qui est un mécanisme normal de l'organisme permettant l'évacuation des mucosités présentes dans les bronches.
La toux est un *symptôme* qui peut révéler de nombreuses maladies (*allergie*, maladie cardiaque, pulmonaire, digestive...) : consultez votre médecin si elle persiste plus de quelques jours.
Ce sirop contient du *sucre* (saccharose) en quantité notable.
Évitez les boissons alcoolisées : augmentation du risque de somnolence.
Ce médicament peut induire une somnolence, parfois intense chez certaines personnes. Cette somnolence peut être augmentée par la prise d'*alcool* ou d'autres médicaments *sédatifs*. La conduite et l'utilisation de machines dangereuses sont déconseillées, surtout dans les heures qui suivent la prise du médicament.

Interactions avec d'autres substances

Ce médicament peut interagir avec le sultopride.
Informez votre médecin ou votre pharmacien si vous prenez un autre médicament ayant des effets *atropiniques* ou *sédatifs* (tranquillisants, somnifères, certains médicaments contre la toux ou contre la douleur contenant des *opiacés*, *antidépresseurs*, *neuroleptiques*...).

Grossesse et allaitement

L'effet de ce médicament pendant la grossesse est mal connu : seul votre médecin peut évaluer le risque éventuel de son utilisation dans votre cas.
Ce médicament passe faiblement dans le lait maternel : il est déconseillé pendant l'allaitement.

Mode d'emploi et posologie

Les prises du médicament doivent être réparties au cours de la journée. Elles seront plus importantes le soir au coucher.

Posologie usuelle :
- Adulte : 3 ou 4 cuillères à soupe par jour.
- Enfant de 12 à 15 ans : 6 à 9 cuillères-mesure par jour.
- Enfant de 30 mois à 12 ans : 4 à 6 cuillères-mesure par jour.
- Nourrisson de 12 à 30 mois : 3 ou 4 cuillères-mesure par jour.

Conseils : Si vous êtes fumeur, la poursuite du tabagisme nuit à l'efficacité du traitement.
Des mesures simples permettent de calmer les toux sèches : boissons chaudes et humidification de l'air ambiant.
L'effet *sédatif* de ce médicament expose à des risques de chute chez la personne âgée.

Effets indésirables possibles

Somnolence.
Effets *atropiniques* : sécheresse de la bouche, troubles de l'*accommodation*, blocage des urines, constipation, *palpitations*.

Hypotension orthostatique, vertiges.
Tremblements, mauvaise coordination des mouvements.
Agitation, confusion des idées.
Réaction allergique, photosensibilisation.
Anomalie de la *numération formule sanguine.*

Laboratoires Elerté

FLUISÉDAL SANS PROMÉTHAZINE

Fluidifiant bronchique

Présentation

FLUISÉDAL SANS PROMÉTHAZINE : sirop (arôme caramel) ; flacon de 125 ml. Non remb.
FLUISÉDAL SANS PROMÉTHAZINE : sirop (arôme caramel) ; flacon de 250 ml. Non remb.

Composition

	p c à c	p c à s
Benzoate de méglumine	130 mg	390 mg
Polysorbate 20	15 mg	45 mg
Saccharose	3,6 g	10,8 g

Dans quel cas ce médicament est-il prescrit ?

Ce médicament fluidifie les sécrétions (mucosités) présentes dans les bronches. Il facilite leur évacuation par la toux.

Il est utilisé en cas de toux grasse avec difficulté à cracher, notamment au cours des bronchites aiguës.

Attention : Ce médicament ne peut être utilisé en cas de *bronchite chronique* que sur avis médical.
N'utilisez pas d'*antitussif* en plus de ce médicament sans l'avis de votre médecin ou de votre pharmacien.
En cas de fièvre, de sécrétions qui persistent au-delà de quelques jours ou qui se colorent, consultez votre médecin.
Ce médicament contient du *sucre* (saccharose) en quantité notable.

Grossesse et allaitement

L'effet de ce médicament pendant la grossesse ou l'allaitement est mal connu. L'évaluation du risque éventuel lié à son utilisation est individuelle : demandez conseil à votre pharmacien ou à votre médecin.

Mode d'emploi et posologie

Ce médicament peut être pris indifféremment au moment ou en dehors des repas.

Posologie usuelle :

- Adulte et enfant de plus de 12 ans : 2 à 4 cuillères à soupe par jour.
- Enfant de 6 à 12 ans : 4 à 8 cuillères à café par jour.
- Enfant de 30 mois à 6 ans : 3 à 4 cuillères à café par jour.
- Nourrisson : 1 à 3 cuillères à café par jour.

Le traitement peut être interrompu dès l'amélioration des symptômes. Sa durée ne doit pas dépasser 8 à 10 jours sans avis médical.

Conseils : Fumer, ou être exposé à la fumée des autres, est un frein important à l'évacuation des mucosités.
Il est nécessaire de lutter contre la sécheresse de l'air ambiant (humidificateur...) pour éviter le dessèchement des sécrétions. Il est également recommandé de boire beaucoup.
Chez la personne âgée ou le jeune enfant, l'incapacité à évacuer les crachats peut justifier l'aide d'un kinésithérapeute, sur prescription médicale.

Laboratoires Elerté

FLUMACH

Informations détaillées sur www.monvidal.com

FLUOCARIL BI-FLUORÉ 250

Prévention des caries dentaires

Présentation

FLUOCARIL bi-fluoré : pâte dentifrice (arôme menthe) ; tube de 50 ml. Non remb.
FLUOCARIL bi-fluoré : pâte dentifrice (arôme menthe) ; tube de 75 ml. Non remb.
FLUOCARIL bi-fluoré : pâte dentifrice (arôme menthe) ; 2 tubes de 75 ml. Non remb.
FLUOCARIL bi-fluoré : pâte dentifrice (arôme menthe) ; tube de 125 ml. Non remb.
FLUOCARIL bi-fluoré : pâte dentifrice (arôme menthe) ; 2 tubes de 125 ml. Non remb.
FLUOCARIL bi-fluoré : pâte dentifrice (arôme menthe) ; flacon doseur de 100 ml. Non remb.
FLUOCARIL bi-fluoré : pâte dentifrice (arôme anis) ; tube de 75 ml. Non remb.
FLUOCARIL bi-fluoré : pâte dentifrice (arôme menthe forte) ; tube de 75 ml. Non remb.
FLUOCARIL bi-fluoré : gel dentifrice (arôme menthe) ; tube de 75 ml. Non remb.
FLUOCARIL bi-fluoré : gel dentifrice (arôme menthe) ; tube de 125 ml. Non remb.

Composition

	pâte p 100 g	gel p 100 g
Monofluorophosphate de sodium	0,76 g	0,76 g
Fluorure de sodium	331 mg	331 mg
soit Fluor	250 mg	250 mg
Phosphate disodique	+	+
Silice	+	+
Oxyde de titane	+	
Laurylsulfate de Sodium	+	+

Dans quel cas ce médicament est-il prescrit ?

Ce *dentifrice* existe sous forme de pâte et de gel. Outre les composants habituels d'un dentifrice, il contient du *fluor* en quantité importante ; cette substance renforce l'action du brossage sur les dents. Le fluor s'incorpore peu à l'émail et combat les fermentations dans la *plaque dentaire* ; il protège ainsi les dents des *enzymes* et des acides sécrétés par les *bactéries*.

Il est utilisé dans le *traitement préventif* de la carie dentaire.

Attention : Ce *dentifrice* à haute teneur en *fluor* n'est pas destiné à être utilisé chez l'enfant de moins de 10 ans ; pendant la période de maturation des dents, un apport de fluor par *voie* orale est préférable (comprimés, sel fluoré, eau de boisson riche en fluor). Demandez conseil à votre médecin ou à votre dentiste.

Grossesse et allaitement

Ce dentifrice peut être utilisé pendant la grossesse ou l'allaitement.

Mode d'emploi et posologie

L'action du *dentifrice* ne fait que compléter l'action fondamentale du brossage des dents. Un bon brossage dure 2 à 3 minutes ; il concerne la surface des dents et leurs faces latérales.

Posologie usuelle :

- Adulte et enfant de plus de 10 ans : le brossage des dents doit être pratiqué 3 fois par jour, après chaque repas.

Conseils : Comme tout *dentifrice*, ce produit ne doit pas être avalé.
Pour permettre une action prolongée des substances protectrices contenues dans le dentifrice, ne multipliez pas les rinçages.
N'hésitez pas à changer de brosse à dents tous les 3 mois ou dès que les poils commencent à se déformer : une brosse à dents usée nettoie mal et peut blesser la gencive.

Effets indésirables possibles

Irritation locale, *réaction allergique*.

Laboratoires Procter et Gamble Pharmaceuticals France

FLUODONTYL

Prévention des caries dentaires

Présentation

FLUODONTYL : pâte dentifrice (arôme menthe) ; tube de 75 ml. Non remb.

Composition

	p 100 g
Fluorure de sodium	3 g
soit Fluor	1,35 g
Phosphate disodique	+
Silice	+
Oxyde de titane	+
Laurylsulfate de sodium	+

Dans quel cas ce médicament est-il prescrit ?

Ce *dentifrice* contient une forte dose de *fluor* ; cette substance renforce l'action du brossage sur les dents. Le fluor s'incorpore peu à l'émail et combat les fermentations dans la *plaque dentaire* ; il protège ainsi les dents des *enzymes* et des acides sécrétés par les *bactéries*.
Il est utilisé dans le *traitement préventif* de la carie dentaire, notamment chez les personnes à risque de caries multiples.

Attention : Compte tenu de sa haute teneur en *fluor*, ce *dentifrice* est réservé à l'adulte et ne doit pas être utilisé sans l'avis de votre dentiste : l'ingestion de fluor fortement dosé expose au risque de fluorose, maladie grave fragilisant les os.

Grossesse et allaitement

Ce dentifrice peut être utilisé pendant la grossesse ou l'allaitement.

Mode d'emploi et posologie

L'action du *dentifrice* ne fait que compléter l'action fondamentale du brossage des dents. Un bon brossage dure 2 à 3 minutes ; il concerne la surface des dents et leurs faces latérales.

Posologie usuelle :

- Adulte : le brossage des dents doit être pratiqué 3 fois par jour, après chaque repas.

Conseils : Comme tout *dentifrice*, ce produit ne doit pas être avalé.
Pour permettre une action prolongée des substances protectrices contenues dans le dentifrice, ne multipliez pas les rinçages.
N'hésitez pas à changer de brosse à dents tous les 3 mois ou dès que les poils commencent à se déformer : une brosse à dents usée nettoie mal et peut blesser la gencive.

Effets indésirables possibles

Rares réactions allergiques locales.

Laboratoires Procter et Gamble Pharmaceuticals France

FLUON

Informations détaillées sur www.monvidal.com

FLUOR CRINEX

Informations détaillées sur www.monvidal.com

FLUOREX

Prévention des caries dentaires

Présentation

FLUOREX : solution buvable ; flacon de 30 ml avec mesurette graduée en doses. Remb 35 % - **1,82 €**.

Composition

	p 100 ml
Fluorure de sodium	220 mg
soit Fluor	100 mg

Dans quel cas ce médicament est-il prescrit ?

Ce médicament contient du *fluor*, qui s'incorpore à l'émail des dents et augmente leur résistance aux caries.
Il est utilisé dans le *traitement préventif* de la carie dentaire.

Contre-indications

Ce médicament ne doit pas être utilisé si l'eau de boisson de votre région est fortement fluorée (voir Attention).

Attention : L'apport total en fluor ne doit pas dépasser 1 mg par jour pour éviter tout risque de coloration de l'émail dentaire (fluorose). Certaines eaux ou certains sels de table sont riches en fluor ; votre médecin ou votre dentiste évaluera l'utilité de ce médicament pour votre enfant.
Les enfants de moins de 6 ans doivent utiliser des dentifrices adaptés (de concentration inférieure ou égale à 50 mg de fluor pour 100 g). Les jeunes enfants ont tendance à avaler une partie du dentifrice : il faut leur apprendre à ne pas utiliser trop de dentifrice (la grosseur d'un pois suffit).
Le dosage de ce médicament est seulement adapté au *traitement préventif* de la carie dentaire ; ne le confondez pas avec d'autres médicaments plus fortement dosés en fluor (25 à 100 fois plus), destinés à traiter l'*ostéoporose*.

Grossesse et allaitement

Ce médicament n'a pas d'indication pendant la grossesse ou l'allaitement ; il n'y a pas de preuve que l'administration de fluor chez la mère pendant la grossesse ou l'allaitement comporte un bénéfice supplémentaire pour les dents de son enfant.

Mode d'emploi et posologie

La solution peut être prise pure ou diluée dans un peu d'eau ou de jus de fruits.

La mesurette graduée en doses permet de déterminer la dose nécessaire.

Posologie usuelle :

- Enfant de 3 à 9 kg (environ jusqu'à 18 mois) : ¼ ml (dose n° 1) par jour.
- Enfant de 10 à 15 kg (environ de 18 mois à 4 ans) : ½ ml (dose n° 2) par jour.
- Enfant de 16 à 20 kg (environ de 4 à 6 ans) : ¾ ml (dose n° 3) par jour.
- Enfant de 20 kg et plus : 1 ml (dose n° 4) par jour.

Conseils : Un apport médicamenteux de fluor ne dispense pas d'une bonne hygiène buccodentaire et alimentaire : limitation de la consommation de sucres entre les repas, tout particulièrement sous forme de biscuits, de bonbons et de boissons sucrées (sodas...), éducation précoce au brossage des dents après les repas avec un dentifrice fluoré adapté à l'âge, consultation annuelle chez le dentiste.

Laboratoires Crinex

FLUOROURACILE DAKOTA

Informations détaillées sur www.monvidal.com

FLUORO-URACILE ICN

Informations détaillées sur www.monvidal.com

FLUOROURACILE MERAM

Informations détaillées sur www.monvidal.com

FLUOROURACILE MERCK

Informations détaillées sur www.monvidal.com

FLUOROURACILE TEVA

Informations détaillées sur www.monvidal.com

FLUORURE DE CALCIUM CRINEX

Informations détaillées sur www.monvidal.com

FLUOSELGINE

Informations détaillées sur www.monvidal.com

FLUOSTÉROL

Vitamine D avec fluor

Présentation

FLUOSTÉROL : solution buvable (arôme fruits rouges) ; flacon de 22,5 ml avec pipette doseuse. Remb 35 % - **3,31 €**.

Composition

	p dose (0,25 ml)
Fluorure de sodium	0,553 mg
soit Fluor	0,25 mg
Colécalciférol (vitamine D3)	800 UI
Maltitol	+
Huile de ricin	+

Dans quel cas ce médicament est-il prescrit ?

Ce médicament associe deux substances :
- du *fluor*, qui s'incorpore à l'émail des dents et augmente leur résistance aux caries ;
- de la *vitamine* D, qui permet la fixation osseuse du calcium et dont la *carence* provoque le *rachitisme*.

Il est utilisé chez le *nourrisson* de moins de 18 mois dans le *traitement préventif* de la carie dentaire et des carences en vitamine D.

Contre-indications

Ce médicament ne doit pas être utilisé dans les cas suivants :
- excès de calcium dans le sang et dans les urines,
- calculs des *voies* urinaires contenant du calcium.

Attention : Ce médicament ne doit pas être utilisé sans avis médical préalable, en raison d'un risque de *surdosage* en *vitamine* D ou en *fluor* qui expose à des effets indésirables graves. Le médecin tient compte de l'utilisation éventuelle d'un lait pour bébé enrichi en vitamine D et de la teneur en fluor de l'eau consommée.

Interactions avec d'autres substances

Ce médicament ne doit pas être associé à d'autres médicaments contenant du fluor : risque de coloration de l'émail dentaire.

Mode d'emploi et posologie

La solution peut être diluée dans un peu d'eau ou de jus de fruits.

Posologie usuelle :

- Nourrisson de 0 à 18 mois : une dose (0,25 ml) par jour.

Conseils : Les *carences* en *vitamine* D sont particulièrement fréquentes chez les jeunes enfants à peau sombre ou peu exposée au soleil ; en effet, la vitamine D est fabriquée par la peau sous l'influence des rayons *ultraviolets*. La prévention du *rachitisme* par la vitamine D est systématique chez les *nourrissons* et les jeunes enfants.

Laboratoires Crinex

FLUOXÉTINE 20 mg comprimé Génériques

Antidépresseur inhibiteur de la recapture de la sérotonine

sur ordonnance

Les médicaments ci-dessous sont des génériques de PROZAC (voir p. 1066).

FLUOXETINE ALTER 20 mg : comprimé dispersible sécable boîte de 28. Liste I - Remb 65 % - 10,49 €.
FLUOXETINE ARROW 20 mg : comprimé dispersible sécable boîte de 28. Liste I - Remb 65 % - 10,49 €.
FLUOXETINE BIOGARAN 20 mg : comprimé dispersible sécable *(dioxyde de soufre, lactose, sorbitol)* boîte de 28. Liste I - Remb 65 % - 10,49 €.
FLUOXETINE EG 20 mg : comprimé dispersible sécable boîte de 28. Liste I - Remb 65 % - 10,49 €.
FLUOXETINE MERCK 20 mg : comprimé dispersible sécable boîte de 28. Liste I - Remb 65 % - 10,49 €.
FLUOXETINE QUALIMED 20 mg : comprimé dispersible sécable boîte de 28. Liste I - Remb 65 % - 10,49 €.
FLUOXETINE RANBAXY 20 mg : comprimé dispersible sécable *(glucose)* boîte de 28. Liste I - Remb 65 % - 10,49 €.

FLUOXETINE RATIOPHARM 20 mg : comprimé dispersible sécable boîte de 28. Liste I - Remb 65 % - 10,49 €.
FLUOXETINE SANDOZ 20 mg : comprimé dispersible sécable *(lactose)* boîte de 28. Liste I - Remb 65 % - 10,49 €.
FLUOXETINE WINTHROP 20 mg : comprimé dispersible sécable boîte de 28. Liste I - Remb 65 % - 10,49 €.
FLUOXETINE ZYDUS 20 mg : comprimé dispersible sécable boîte de 28. Liste I - Remb 65 % - 10,49 €.

FLUOXÉTINE 20 mg gélule Génériques

Antidépresseur inhibiteur de la recapture de la sérotonine

sur ordonnance

Les médicaments ci-dessous sont des génériques de PROZAC (voir p. 1066).

FLUOXETINE ALMUS 20 mg : gélule *(lactose)* boîte de 14. Liste I - Remb 65 % - 5,58 €.
FLUOXETINE ALTER 20 mg : gélule *(lactose)* boîte de 14. Liste I - Remb 65 % - 5,88 €.
FLUOXETINE ARROW 20 mg : gélule *(lactose)* boîte de 14. Liste I - Remb 65 % - 5,58 €.
FLUOXETINE BIOGARAN 20 mg : gélule *(lactose)* boîte de 14. Liste I - Remb 65 % - 5,58 €.
FLUOXETINE BOUCHARA RECORDATI 20 mg : gélule boîte de 14. Liste I - Remb 65 % - 5,58 €.
FLUOXETINE EG 20 mg : gélule boîte de 14. Liste I - Remb 65 % - 5,58 €.
FLUOXETINE G GAM 20 mg : gélule boîte de 14. Liste I - Remb 65 % - 5,58 €.
FLUOXETINE MERCK 20 mg : gélule *(lactose)* boîte de 14. Liste I - Remb 65 % - 5,58 €.
FLUOXETINE QUALIMED 20 mg : gélule *(hydroxyde de potassium, lactose)* boîte de 14. Liste I - Remb 65 % - 5,58 €.
FLUOXETINE RANBAXY 20 mg : gélule boîte de 14. Liste I - Remb 65 % - 5,58 €.
FLUOXETINE RATIOPHARM 20 mg : gélule *(lactose)* boîte de 14. Liste I - Remb 65 % - 5,58 €.
FLUOXETINE SANDOZ 20 mg : gélule *(lactose)* boîte de 14. Liste I - Remb 65 % - 5,58 €.
FLUOXETINE TEVA 20 mg : gélule boîte de 14. Liste I - Remb 65 % - 5,58 €.
FLUOXETINE TORLAN 20 mg : gélule boîte de 14. Liste I - Remb 65 % - 5,58 €.
FLUOXETINE WINTHROP 20 mg : gélule boîte de 14. Liste I - Remb 65 % - 5,58 €.
FLUOXETINE ZYDUS 20 mg : gélule boîte de 14. Liste I - Remb 65 % - 5,58 €.

FLUOXÉTINE 20 mg/ml solution buvable Génériques

Antidépresseur inhibiteur de la recapture de la sérotonine

sur ordonnance

Les médicaments ci-dessous sont des génériques de PROZAC (voir p. 1066).

FLUOXETINE ARROW 20 mg/5 ml : solution buvable flacon de 70 ml. Liste I - Remb 65 % - 6,14 €.
FLUOXETINE BIOGARAN SANS SUCRE 20 mg/5 ml : solution buvable flacon de 70 ml. Liste I - Remb 65 % - 6,14 €.
FLUOXETINE G GAM 20 mg/5 ml : solution buvable *(maltitol liquide)* flacon de 70 ml. Liste I - Remb 65 % - 6,14 €.
FLUOXETINE RATIOPHARM 20 mg/5 ml : solution buvable flacon de 70 ml avec seringue. Liste I - Remb 65 % - 6,14 €.
FLUOXETINE TEVA 20 mg/5 ml : solution buvable *(saccharose)* flacon de 70 ml avec pipette. Liste I - Remb 65 % - 6,14 €.

FLUTAMIDE 250 mg Génériques

Antiandrogène

sur ordonnance

Les médicaments ci-dessous sont des génériques de EULEXINE (voir p. 485).

FLUTAMIDE ARROW 250 mg : comprimé *(lactose)* boîte de 30. Liste I - Remb 100 % - 29,01 €.
FLUTAMIDE BIOGARAN 250 mg : comprimé *(lactose)* boîte de 30. Liste I - Remb 100 % - 29,01 €.
FLUTAMIDE EG 250 mg : comprimé *(lactose)* boîte de 30. Liste I - Remb 100 % - 29,01 €.
FLUTAMIDE MERCK 250 mg : comprimé *(lactose)* boîte de 30. Liste I - Remb 100 % - 29,01 €.
FLUTAMIDE TEVA 250 mg : comprimé *(lactose)* boîte de 30. Liste I - Remb 100 % - 29,01 €.
PROSTADIREX 250 mg : comprimé *(lactose)* boîte de 30. Liste I - Remb 100 % - 29,01 €.

FLUVASTATINE 20 et 40 mg Génériques

Hypolipémiant

sur ordonnance

Les médicaments ci-dessous sont des génériques de LESCOL (voir p. 722).

FLUVASTATINE SANDOZ 20 mg : gélule boîte de 30. Liste I - Remb 65 % - 10,20 €.
FLUVASTATINE SANDOZ 40 mg : gélule boîte de 30. Liste I - Remb 65 % - 13,32 €.
FLUVASTATINE TEVA 20 mg : gélule *(lactose)* boîte de 30. Liste I - Remb 65 % - 10,20 €.
FLUVASTATINE TEVA 20 mg : gélule *(lactose)* boîte de 90. Liste I - Remb 65 % - 28,11 €.
FLUVASTATINE TEVA 40 mg : gélule *(lactose)* boîte de 30. Liste I - Remb 65 % - 13,32 €.
FLUVASTATINE TEVA 40 mg : gélule *(lactose)* boîte de 90. Liste I - Remb 65 % - 35,78 €.

FLUVERMAL

Antihelminthique

Présentation

FLUVERMAL : comprimé (blanc) ; boîte de 6. Remb 65 % - **3,18 €**.
FLUVERMAL : suspension buvable (arôme banane) ; flacon de 30 ml. Remb 65 % - **3,50 €**.

Composition

	p cp	p c à c
Flubendazole	100 mg	100 mg
Saccharose		1,4 g

Dans quel cas ce médicament est-il prescrit ?

Ce médicament est un vermifuge, actif sur un grand nombre de vers parasites de l'intestin.

Il est utilisé pour éliminer les oxyures, les ascaris, les trichocéphales ou les *ankylostomes*.

Contre-indications

Ce médicament ne doit pas être utilisé en cas de **grossesse**.

Grossesse et allaitement

Du fait de malformations observées lors de l'utilisation dans une espèce animale, ce médicament est contre-indiqué chez la femme enceinte ou susceptible de l'être.

Les données actuellement disponibles ne permettent pas de savoir si ce médicament passe dans le lait maternel.

Mode d'emploi et posologie

Les comprimés peuvent être pris avec un peu d'eau ou croqués pendant les repas.

Posologie usuelle :

- Adulte et enfant :
  - en cas d'oxyures : 1 comprimé ou 1 cuillère à café, en 1 seule prise, à renouveler 15 jours après pour éviter une réinfestation par les œufs qui ne sont pas détruits par le médicament ;
  - pour les autres parasites : 1 comprimé ou 1 cuillère à café, matin et soir, pendant 3 jours.

Conseils : Les oxyures se transmettant par les mains, pour éviter la réinfestation, il est recommandé :
- de se laver les mains et de se brosser les ongles plusieurs fois par jour,
- de couper très court les ongles des enfants,
- de traiter tous les membres de la famille en même temps car il est fréquent que l'infestation ne donne aucun *symptôme*.

Pour éviter l'infestation par les ascaris, laver les fruits et les légumes.

Effets indésirables possibles

Rarement : *troubles digestifs*, notamment douleurs abdominales, nausées ou diarrhée.

Laboratoires Mc Neil Santé Grand Public

FLUVIC

Informations détaillées sur www.monvidal.com

FLUVIRINE

Informations détaillées sur www.monvidal.com

FLUVOXAMINE 50 mg Génériques

Antidépresseur inhibiteur de la recapture de la sérotonine — sur ordonnance

Les médicaments ci-dessous sont des génériques de FLOXYFRAL (voir p. 520).

FLUVOXAMINE EG 50 mg : comprimé sécable boîte de 30. Liste I - Remb 65 % - 5,60 €.
FLUVOXAMINE MERCK 50 mg : comprimé sécable boîte de 30. Liste I - Remb 65 % - 5,61 €.
FLUVOXAMINE SANDOZ 50 mg : comprimé sécable *(lactose)* boîte de 30. Liste I - Remb 65 % - 5,60 €.
FLUVOXAMINE TEVA 50 mg : comprimé sécable *(sodium)* boîte de 30. Liste I - Remb 65 % - 5,60 €.

FLUVOXAMINE 100 mg Génériques

Antidépresseur inhibiteur de la recapture de la sérotonine — sur ordonnance

Les médicaments ci-dessous sont des génériques de FLOXYFRAL (voir p. 520).

FLUVOXAMINE EG 100 mg : comprimé sécable boîte de 15. Liste I - Remb 65 % - 5,08 €.
FLUVOXAMINE MERCK 100 mg : comprimé sécable boîte de 15. Liste I - Remb 65 % - 5,09 €.
FLUVOXAMINE SANDOZ 100 mg : comprimé sécable *(lactose)* boîte de 15. Liste I - Remb 65 % - 5,08 €.
FLUVOXAMINE TEVA 100 mg : comprimé sécable *(sodium)* boîte de 15. Liste I - Remb 65 % - 5,08 €.

FOLINORAL

Informations détaillées sur www.monvidal.com

FONCITRIL

Informations détaillées sur www.monvidal.com

FONGAMIL

Antifongique local : imidazolé — sur ordonnance

Présentation

FONGAMIL : crème ; tube de 15 g. Liste I - Remb 35 % - **3,68 €**.
FONGAMIL : poudre pour application locale ; flacon de 20 g. Liste I - Non remb.
FONGAMIL : solution pour application locale ; flacon pressurisé de 30 g. Liste I - Remb 35 % - **4,32 €**.

Composition

	p 100 g
Omoconazole nitrate	1 g

Dans quel cas ce médicament est-il prescrit ?

Ce médicament d'action locale contient un *antifongique* de la famille des *imidazolés*.

Il est utilisé dans le traitement de certaines maladies de la peau et des *muqueuses*, dues à des champignons microscopiques (*mycoses*) : *candidose*, *pityriasis versicolor*, *dermatophyties*...

Contre-indications

Ce médicament ne doit pas être utilisé en cas d'*allergie* aux *antifongiques* de la famille des *imidazolés*.

Attention : Évitez d'utiliser ce médicament, notamment chez l'enfant, de manière prolongée et sur des surfaces étendues ou profondément lésées, sans l'avis de votre pharmacien ou de votre médecin.
Rincez abondamment en cas de contact accidentel avec les yeux.

Grossesse et allaitement

L'effet de ce médicament pendant la grossesse ou l'allaitement est mal connu : seul votre médecin peut évaluer le risque éventuel de son utilisation dans votre cas.

Mode d'emploi et posologie

Dans tous les cas, le médicament doit être appliqué après lavage et séchage soigneux de la zone à traiter.
Crème : appliquer directement sur les lésions et masser pour faire pénétrer. Dans les plis de la peau, la crème

doit être appliquée en petite quantité pour limiter le risque de macération.
Poudre : à saupoudrer sur les lésions.
Solution : après avoir agiter le flacon, pulvériser sur les lésions en respectant une distance d'au moins 10 cm, puis masser pour faire pénétrer.

Posologie usuelle :
1 application par jour (crème) ou 2 applications par jour (poudre, solution).
La forme utilisée (crème, poudre, solution) et la durée du traitement varient selon les cas.

Conseils : En cas de *candidose*, évitez d'utiliser des savons acides : ils favorisent la multiplication des champignons.

Effets indésirables possibles

Irritation cutanée.

Laboratoires Bailleul Biorga

FONGAREX

Informations détaillées sur www.monvidal.com

FONGÉRYL

Informations détaillées sur www.monvidal.com

FONGILÉINE

Informations détaillées sur www.monvidal.com

FONLIPOL

Informations détaillées sur www.monvidal.com

FONX

Antifongique local : imidazolé — sur ordonnance

Présentation

FONX : poudre pour application locale ; flacon de 15 g. Liste I - Remb 35 % - **3,82 €**.
FONX : crème ; tube de 15 g. Liste I - Remb 35 % - **3,82 €**.
FONX : solution pour application locale ; flacon pulvérisateur de 15 ml. Liste I - Remb 35 % - **3,82 €**.

Composition

	p 100 g	p 100 g	p 100 g
Oxiconazole	1 g	1 g	1 g
Alcool			+

Dans quel cas ce médicament est-il prescrit ?

Ce médicament d'action locale contient un *antifongique* de la famille des *imidazolés*.
Il est utilisé dans le traitement de certaines maladies de la peau et des *muqueuses* dues à des champignons microscopiques (*mycoses*) : *candidose*, *pityriasis versicolor*, *dermatophyties*.

Contre-indications

Ce médicament ne doit pas être utilisé en cas d'*allergie* aux *antifongiques* de la famille des *imidazolés*.

Attention : La solution contient de l'*alcool* : elle ne doit pas être utilisée chez le *nourrisson*, ni appliquée sur des *muqueuses*.
Évitez d'utiliser ce médicament, notamment chez l'enfant, de manière prolongée et sur des surfaces étendues ou profondément lésées sans l'avis de votre pharmacien ou de votre médecin.

Grossesse et allaitement

L'effet de ce médicament pendant la grossesse ou l'allaitement est mal connu : seul votre médecin peut évaluer le risque éventuel de son utilisation dans votre cas.

Mode d'emploi et posologie

Appliquer le produit après une toilette avec un savon non acide, suivie d'un séchage soigneux.

Posologie usuelle :
1 application par jour.
La forme utilisée (poudre, crème, solution) et la durée du traitement varient selon les cas.

Conseils : En cas de *candidose*, évitez d'utiliser des savons acides : ils favorisent la multiplication des champignons.

Effets indésirables possibles

Irritation locale (rougeur cutanée, démangeaisons, sensation de brûlure).

Laboratoires Astellas Pharma

FONZYLANE

Vasodilatateur — sur ordonnance

Présentation

FONZYLANE 150 mg : comprimé (blanc) ; boîte de 20. Liste I - Remb 35 % - **3,58 €**.

Composition

	p cp
Buflomédil chlorhydrate	150 mg
Saccharose	+

Dans quel cas ce médicament est-il prescrit ?

Ce médicament est un *vasodilatateur*. Il augmente le calibre des petits vaisseaux et facilite ainsi la circulation sanguine.
Il est utilisé dans le traitement des manifestations douloureuses de l'*artérite* au cours de la marche.

Contre-indications

Ce médicament ne doit pas être utilisé dans les cas suivants :
– *épilepsie*,
– *insuffisance rénale* grave.

Attention : Une adaptation de la *posologie* est nécessaire en cas d'*insuffisance rénale* : un contrôle de la *créatinine* dans le sang est pratiqué avant de débuter le traitement et au cours du traitement.
Des précautions sont également recommandées en cas d'*insuffisance hépatique*.

Grossesse et allaitement

L'effet de ce médicament pendant la grossesse ou l'allaitement est mal connu. Par prudence, son usage est déconseillé chez la femme enceinte ou chez celle qui allaite.

Mode d'emploi et posologie

Les comprimés doivent être avalés avec un verre d'eau.

Posologie usuelle :

2 à 4 comprimés par jour, à répartir en 2 ou 3 prises.

En cas d'*insuffisance rénale*, la *posologie* est plus faible et ne doit pas dépasser 2 comprimés par jour.

Conseils : Ce médicament ne fait que soulager les *symptômes* de l'*artérite* ; l'arrêt total et définitif du tabac et la pratique régulière de la marche sont des éléments fondamentaux pour retarder l'évolution de la maladie.

Effets indésirables possibles

Rarement : nausées, vomissements, maux de tête, *vertiges*, tremblements, picotements dans les doigts et les orteils avec sensation de chaleur cutanée, *éruption cutanée*.

Laboratoires Cephalon

FORADIL

Antiasthmatique — sur ordonnance

Présentation

FORADIL : poudre pour *inhalation* buccale ; boîte de 30 gélules avec inhalateur. Liste I - Remb 65 % - **16,17 €**.
FORADIL : poudre pour *inhalation* buccale ; boîte de 60 gélules avec inhalateur. Liste I - Remb 65 % - **30,29 €**.

Composition

	p gél
Formotérol fumarate	12 µg

Dans quel cas ce médicament est-il prescrit ?

Ce médicament est un bronchodilatateur qui lutte contre la contraction des muscles de la paroi des bronches. Il est apparenté à une substance naturelle, l'*adrénaline*, mais contrairement à cette substance, il a peu d'effet sur le cœur. Son action apparaît au bout de 3 minutes et persiste 12 heures.

Il est utilisé dans :

- le *traitement de fond* de l'*asthme* (en association avec un traitement anti-inflammatoire, par exemple un *corticoïde* en *aérosol*) et de la *bronchite chronique* de type obstructif, c'est-à-dire associée à un rétrécissement du diamètre des bronches.,
- le *traitement préventif* de la crise d'asthme déclenchée par l'effort.

Attention : Ce médicament n'est pas destiné au *traitement de la crise* d'*asthme* : son effet est prolongé mais lent à apparaître. Si une crise survient sous traitement, un médicament d'action rapide doit être utilisé.

Ce médicament ne convient pas à l'enfant de moins de 5 ans.

Sportif : ce médicament contient une substance susceptible de rendre positifs certains *tests antidopage*.

Grossesse et allaitement

L'effet de ce médicament pendant la grossesse ou l'allaitement est mal connu : seul votre médecin peut évaluer le risque éventuel de son utilisation dans votre cas.

Mode d'emploi et posologie

Les gélules ne doivent en aucun cas être avalées.

La prise du médicament doit se faire au cours d'une inspiration profonde, précédée si possible d'une expiration forcée. Il est ensuite nécessaire de retenir sa respiration pendant quelques instants.

Placer la gélule dans l'appareil au moment de l'*inhalation*. En tenant l'appareil verticalement, appuyer sur les 2 boutons-poussoir (ce qui permet de percer la gélule), puis relâcher. Expirer à fond. Placer l'embout de l'appareil entre les lèvres. Incliner la tête en arrière. L'inspiration doit être rapide et profonde. Ouvrir ensuite l'appareil afin de vérifier qu'il ne reste pas de poudre. S'il en reste, renouveler l'inhalation. Après usage, retirer la gélule vide.

Posologie usuelle :

- Adulte et enfant de plus de 5 ans :
  - *Traitement de fond* de l'*asthme* : 1 inhalation de 1 gélule, matin et soir.
  - *Traitement préventif* de l'asthme d'effort : 1 inhalation de 1 ou 2 gélules, 15 à 30 minutes avant l'exercice.

Conseils : Lisez attentivement la notice du médicament avant son emploi.

N'hésitez pas à demander une démonstration du maniement de ces appareils à votre médecin ou à votre pharmacien.

Nettoyez régulièrement l'embout buccal et l'emplacement pour la gélule avec un linge sec.

En cas d'irritation de la gorge due à la poudre, rincez-vous la bouche après l'inhalation.

Effets indésirables possibles

Les effets indésirables sont rares et bénins avec les formes inhalées.

Leur survenue est favorisée par une augmentation de la *posologie*.

À forte dose : tremblement des extrémités, maux de tête, accélération du cœur, crampes musculaires.

Exceptionnellement : *réaction allergique*.

Laboratoires Novartis Pharma SAS

FORCICAL VITAMINE D3

Informations détaillées sur www.monvidal.com

FORLAX

Laxatif osmotique

Présentation

FORLAX 4 g : poudre pour solution buvable (arômes : orange, pamplemousse) ; boîte de 20 sachets. Remb 35 % - **3,32 €**.
FORLAX 10 g : poudre pour solution buvable (arômes : orange, pamplemousse) ; boîte de 20 sachets. Remb 35 % - **4,43 €**.

Composition

	p sachet	p sachet
Macrogol (polyéthylèneglycol) 4000	4 g	10 g

Dans quel cas ce médicament est-il prescrit ?

Ce médicament contient un *laxatif osmotique*. Il attire l'eau dans l'intestin et augmente le volume des selles.

Il est utilisé dans le *traitement symptomatique* de la constipation.

Contre-indications

Ce médicament ne doit pas être utilisé dans les cas suivants :
- maladies inflammatoires du côlon,
- occlusion intestinale ou affection prédisposant à une occlusion,
- douleurs abdominales de cause inconnue.

Attention : L'usage des laxatifs doit rester exceptionnel chez l'enfant.
En cas de douleurs abdominales répétitives ou prolongées, ce médicament ne doit pas être pris sans avis médical.

Grossesse et allaitement

Ce médicament ne contient que des substances présumées sans danger pendant la grossesse ou l'allaitement. Néanmoins, ne l'utilisez pas de façon prolongée sans l'avis de votre pharmacien ou de votre médecin.

Mode d'emploi et posologie

Le contenu du sachet à 10 g doit être dilué dans un verre d'eau (environ 200 ml) ; le contenu du sachet à 4 g doit être dilué dans environ 50 ml d'eau.

L'effet laxatif se manifeste 24 à 48 heures après la prise du médicament.

Posologie usuelle :
- Adulte et enfant de plus de 8 ans : 1 à 2 sachets à 10 g par jour, en une prise, de préférence le matin.
- Enfant de 4 à 8 ans : 2 à 4 sachets à 4 g par jour, en 2 prises (matin et soir).
- Enfant de 1 et 4 ans : 1 sachet à 4 g par jour, en 1 prise le matin, ou 2 sachets à 4 g par jour, en 2 prises (matin et soir).
- Enfant de 6 mois à 1 an : 1 sachet à 4 g par jour, le matin.

Conseils : Le traitement de la constipation chronique repose essentiellement sur des boissons abondantes, une alimentation riche en fibres et une activité physique régulière.

Effets indésirables possibles

Douleurs abdominales.

Diarrhée en cas de *surdosage*.

Rarement : *réaction allergique* (*urticaire*, *œdème*).

Laboratoires Beaufour Ipsen Pharma

FORMICA RUFA COMPOSÉ BOIRON

Informations détaillées sur www.monvidal.com

FORMOAIR

Antiasthmatique

sur ordonnance

Présentation

FORMOAIR : solution pour *inhalation* ; flacon pressurisé (100 doses). Liste I - Remb 65 % - **42,45 €**.

Composition

	p dose
Formotérol fumarate	12 µg

Dans quel cas ce médicament est-il prescrit ?

Ce médicament est un bronchodilatateur qui lutte contre la contraction des muscles de la paroi des bronches. Il est apparenté à une substance naturelle, l'*adrénaline*, mais contrairement à cette substance, il a peu d'effet sur le cœur. Son action apparaît au bout de 3 minutes et persiste 12 heures après l'inhalation.

Il est utilisé dans le *traitement de fond* de l'*asthme* (en association avec un traitement anti-inflammatoire, par exemple un *corticoïde* en *aérosol*) et de la *bronchite chronique* de type obstructif, c'est-à-dire associée à un rétrécissement du diamètre des bronches .

Attention : Ce médicament a un effet prolongé et n'est pas destiné au traitement de la crise d'*asthme*. Si une crise survient sous traitement, un médicament d'action rapide et de courte durée doit être utilisé.
Le traitement corticoïde associé, prescrit par votre médecin, ne doit en aucune façon être arrêté.
Sportif : ce médicament contient une substance susceptible de rendre positifs certains *tests antidopage*.

Grossesse et allaitement

L'effet de ce médicament pendant la grossesse ou l'allaitement est mal connu : seul votre médecin peut évaluer le risque éventuel de son utilisation dans votre cas.

Mode d'emploi et posologie

Tenir le fond de la cartouche dirigé vers le haut et expirer à fond. Serrer l'embout buccal entre les lèvres puis inspirer profondément tout en appuyant sur le fond de la cartouche.

L'*inhalation* du médicament doit se faire au cours d'une inspiration profonde, précédée d'une expiration forcée. Il est ensuite nécessaire de retenir sa respiration pendant quelques instants.

Posologie usuelle :

Asthme :
- Adulte et enfant de plus de 12 ans : 1 inhalation, matin et soir. Dans les cas graves, la posologie peut être augmentée à 2 inhalations matin et soir. Ne pas dépasser 4 inhalations par jour.

Bronchite chronique :
- Adulte et enfant de plus de 18 ans : 1 inhalation, matin et soir. Si besoin, des inhalations supplémentaires peuvent être prises occasionnellement pour soulager les difficultés respiratoires, sans dépasser la dose totale maximum de 4 inhalations par jour.

Conseils : N'hésitez pas à demander une démonstration du maniement de cet appareil à votre médecin ou à votre pharmacien.
Ce médicament ne doit pas être conservé plus de 3 mois après l'achat en pharmacie.

Effets indésirables possibles

Les effets indésirables sont souvent rares avec les formes inhalées. Leur survenue est favorisée par une augmentation de la *posologie*.

Fréquents : palpitations, nausées, trouble du goût, tremblement des extrémités, maux de tête, toux.

Plus rarement : accélération du cœur, *hypokaliémie*, augmention du taux de sucre dans le sang, crampes, douleurs musculaires, agitation, *vertiges*, irritation de la gorge, démangeaisons, sueurs, urticaire.

Exceptionnellement : *troubles du rythme cardiaque*, *réaction allergique*, anomalie de la *numération formule sanguine*.

L'utilisation de ce médicament peut également provoquer une aggravation paradoxale des difficultés respiratoires ; ne le réutilisez pas sans avoir pris l'avis de votre médecin

Laboratoires Chiesi

FORMOCARBINE

Traitement des troubles digestifs

Présentation

FORMOCARBINE : granulé (noir) ; boîte de 100 g (20 cuillères à café). Non remb.

Composition

	p c à c
Charbon activé	750 mg
Saccharose	4,24 g

Dans quel cas ce médicament est-il prescrit ?

Ce médicament contient du charbon activé. Il absorbe les gaz présents dans le tube digestif.

Il est utilisé dans le *traitement symptomatique* des troubles du *transit intestinal*, notamment avec ballonnements.

Attention : N'utilisez pas ce médicament de façon prolongée sans l'avis de votre médecin : des examens peuvent être nécessaires si les *symptômes* persistent.

Les granulés contiennent du *sucre* (saccharose) en quantité notable.

Interactions avec d'autres substances

Ce médicament peut diminuer l'absorption d'autres médicaments, en particulier ceux qui contiennent de la digitoxine ou de la digoxine (*digitaliques*). Un délai d'au moins 2 heures doit être respecté entre la prise de ce médicament et celle des autres traitements. Demandez conseil à votre médecin ou à votre pharmacien.

Grossesse et allaitement

Ce médicament ne contient que des substances présumées sans danger pendant la grossesse ou l'allaitement.

Mode d'emploi et posologie

Ce médicament peut être pris après les repas ou au moment des crises.

Posologie usuelle :

- Adulte : 1 à 2 cuillères à café par prise.

Conseils : Une alimentation riche en fibres, si elle facilite le transit, peut également augmenter les fermentations intestinales et favoriser les ballonnements. Demandez conseil à votre médecin pour équilibrer votre alimentation.

En cas de diarrhée, le traitement consiste à compenser la perte d'eau par des boissons abondantes pour éviter la déshydratation. Chez le nourrisson ou la personne âgée fragile, un avis médical peut être nécessaire si la diarrhée est importante ou durable.

Effets indésirables possibles

Coloration plus foncée des selles.

Laboratoires GlaxoSmithKline Santé Grand Public

FORSTEO

Informations détaillées sur www.monvidal.com

FORTIGEL

Informations détaillées sur www.monvidal.com

FORTRANS

Préparation aux investigations coliques

Présentation

FORTRANS : poudre pour solution buvable ; boîte de 4 sachets. Remb 65 % - **11,24 €**.

Composition

	p sachet
Macrogol (polyéthylèneglycol) 4 000	64 g
Sulfate de sodium anhydre	5,7 g
Bicarbonate de sodium	1,68 g
Sodium chlorure	1,46 g
Potassium chlorure	0,75 g

Dans quel cas ce médicament est-il prescrit ?

Ce médicament contient un *laxatif osmotique*. Il retient l'eau dans l'intestin et provoque une diarrhée qui vide le tube digestif.

Il est utilisé pour purger l'intestin avant une intervention chirurgicale ou un examen endoscopique (coloscopie) ou radiologique (lavement baryté).

Contre-indications

Ce traitement, fatigant, ne doit pas être utilisé dans les cas suivants :

- maladie responsable d'un état de fatigue extrême,
- maladie grave responsable d'une fragilité ou d'une obstruction de l'intestin,
- enfant de moins de 15 ans.

Attention : Chez la personne âgée ou fragilisée, il est parfois préférable de réaliser la préparation de l'intestin à l'hôpital ou en clinique, la veille de l'examen.

Interactions avec d'autres substances

La diarrhée provoquée par l'administration de cette préparation peut diminuer l'absorption de nombreux médicaments. Demandez conseil à votre médecin si vous suivez, par ailleurs, un autre traitement : un décalage de l'heure des prises peut être nécessaire.

Grossesse et allaitement

Ce médicament ne contient que des substances présumées sans danger pendant la grossesse ou l'allaitement.

Mode d'emploi et posologie

Le contenu d'un sachet doit être dilué dans de l'eau (minérale ou du robinet) pour obtenir 1 litre de solution.

Posologie usuelle :

- Adulte : 1 litre de solution par 15 à 20 kg ; soit en moyenne 3 à 4 litres à boire :
  - soit en 1 fois, dans la soirée précédant l'examen ;
  - soit en 2 fois, à raison de 2 litres la veille au soir et 2 litres le matin avant l'examen. Dans ce cas, la dernière prise devra avoir lieu au moins 3 heures avant l'examen.

Conseils : L'absorption du volume prescrit n'est généralement ni simple ni agréable, mais une préparation intestinale correcte conditionne la qualité de l'examen qui sera réalisé par le médecin.
Un régime léger et pauvre en fibres (évitez les fruits et les légumes) est généralement suivi les jours précédant l'examen.

Effets indésirables possibles

Nausées, vomissements, ballonnements.
La diarrhée, intense, correspond à l'effet recherché et n'est pas un effet indésirable.
Très rarement : *réaction allergique* (*urticaire*, *œdème*...).

Laboratoires Beaufour Ipsen Pharma

FORTZAAR

Association d'antihypertenseurs — **sur ordonnance**

Présentation

FORTZAAR 100 mg/12,5 mg : comprimé (blanc) ; boîte de 28. Liste I - Remb 65 % - **36,41 €**.
FORTZAAR 100 mg/12,5 mg : comprimé (blanc) ; boîte de 90. Liste I - Remb 65 % - **105,46 €**.
FORTZAAR 100 mg/25 mg : comprimé ; boîte de 28. Liste I - Remb 65 % - **36,41 €**.
FORTZAAR 100 mg/25 mg : comprimé ; boîte de 90. Liste I - Remb 65 % - **105,46 €**.

Composition

	p cp	p cp
Losartan potassique	100 mg	100 mg
Hydrochlorothiazide	12,5 mg	25 mg
Lactose	+	+

Dans quel cas ce médicament est-il prescrit ?

Cet *antihypertenseur* contient deux substances :
- le losartan, de la famille des *inhibiteurs de l'angiotensine II*. Il bloque l'action de l'angiotensine II, substance naturellement présente dans l'organisme. Celle-ci est responsable d'une contraction des artères qui augmente la pression artérielle et fatigue le cœur ;
- l'hydrochlorothiazide, un *diurétique* dont la structure chimique est proche de celles des *sulfamides*. Son action renforce celle du losartan.

Il est utilisé dans le traitement de l'*hypertension artérielle*.

Contre-indications

Ce médicament ne doit pas être utilisé dans les cas suivants :
- *allergie* au losartan ou aux *sulfamides*,
- *insuffisance rénale* ou *insuffisance hépatique* graves,
- *hypertension artérielle* due à un rétrécissement des artères rénales,
- **grossesse** (à partir du 4e mois),
- **allaitement**.

Attention : Si vous suiviez auparavant un traitement par *diurétique* ou un régime sans *sel*, la baisse de la tension artérielle peut être importante lors des premières prises du médicament : risque de malaise ou d'étourdissement pouvant entraîner une chute. Il est donc recommandé de prendre un régime normalement salé ou d'interrompre le traitement diurétique au moins 3 jours avant la première prise de ce médicament. Votre médecin vous donnera toutes les informations utiles à ce sujet.
Chez les personnes atteintes d'une *insuffisance hépatique*, l'apparition de troubles de la conscience peut annoncer une complication. Ne poursuivez pas le traitement sans l'avis de votre médecin.
Des précautions sont nécessaires en cas d'*insuffisance coronarienne* ou de troubles de la circulation cérébrale.
Faites pratiquer régulièrement les analyses de sang prescrites par votre médecin ; elles sont notamment destinées à vérifier le bon fonctionnement de vos reins (dosage de la *créatinine*) et les taux de *potassium* et de *sodium* sanguins.
Le diurétique contenu dans ce médicament peut faire baisser la *kaliémie* : évitez d'utiliser des *laxatifs stimulants* dont l'usage régulier contribue à la baisse du taux de potassium dans le sang. Il peut par ailleurs augmenter le taux sanguin d'*acide urique* (possibilité de crise de *goutte*).
Sportif : ce médicament contient une substance susceptible de rendre positifs certains *tests antidopage*.

Interactions avec d'autres substances

Ce médicament peut interagir avec les médicaments susceptibles de provoquer une *hyperkaliémie* (*diurétique*, sel de *potassium*...), avec les médicaments donnant des *torsades de pointes* et avec les médicaments contenant du lithium.
Informez par ailleurs votre médecin si vous prenez un *digitalique*, un *laxatif stimulant*, un *AINS*, ou un médicament contenant de la metformine, de la carbamazépine, de la ciclosporine ou un sel de calcium.
En outre, l'effet *antihypertenseur* de ce médicament peut être augmenté par certains médicaments tels que les *neuroleptiques*, les *antidépresseurs imipraminiques*, les médicaments contenant du baclofène ; il peut être diminué par les *corticoïdes*. Votre médecin doit être informé si vous êtes traité par l'un ou par l'autre.
Chez le diabétique traité par l'*insuline*, une adaptation de la *posologie* de l'insuline peut être nécessaire.

Grossesse et allaitement

L'effet de ce médicament sur l'enfant à naître pendant les 3 premiers mois de la grossesse est mal connu. Par prudence, son usage est déconseillé. Au cours des 6 derniers mois de la grossesse, une prise prolongée de ce médicament peut altérer les reins du fœtus. Son utilisation est contre-indiquée à partir du 4e mois de la grossesse.
En conséquence, un désir de grossesse nécessite le remplacement de ce médicament par un autre antihypertenseur. Si une grossesse survient alors que vous prenez ce médicament, consultez rapidement votre médecin pour qu'il modifie votre traitement.
Ce médicament est contre-indiqué chez la femme qui allaite.

Mode d'emploi et posologie

Les comprimés doivent être avalés avec un verre d'eau. Ils peuvent être pris indifféremment au cours ou en dehors des repas.

Posologie usuelle :
- Adulte : 1 comprimé par jour.

Conseils : Votre tension artérielle doit être contrôlée régulièrement. Les appareils permettant une mesure automatique de la tension à domicile utilisent souvent un procédé de mesure différent de celui qu'emploie votre médecin. Si vous avez un tel appareil, apportez-le en consultation pour vous assurer que la mesure obtenue est bien conforme à celle du tensiomètre de votre médecin.

Le traitement médicamenteux ne dispense pas de mesures simples pouvant faire baisser la tension artérielle : activité physique régulière, modération de la consommation de boissons alcoolisées et de *sel*, lutte contre l'excès de poids.

Les *diurétiques* exposent au risque de déshydratation : les personnes âgées devront boire abondamment, notamment pendant les fortes chaleurs.

Effets indésirables possibles

Étourdissements dus à une *hypotension orthostatique*, fatigue, *réaction allergique*.

Aggravation réversible d'une *insuffisance rénale*.

Augmentation du taux d'*acide urique* ou de glucose dans le sang et exceptionnellement du calcium.

Baisse du taux de *potassium*, associée ou non à des crampes.

Rarement :
- nausées, constipation ou *diarrhée*, fourmillement des extrémités, maux de tête, *hépatite* ;
- baisse du taux de *sodium* dans le sang (natrémie) et risque de troubles du comportement ;
- anomalie de la *numération formule sanguine*.

Exceptionnellement : *pancréatite*.

Laboratoires Merck Sharp et Dohme-Chibret

FOSAMAX

Biphosphonate

sur ordonnance

Présentation

FOSAMAX 10 mg : comprimé (blanc) ; boîte de 28. Liste I - Remb 65 % - **32,51 €**.
FOSAMAX 70 mg : comprimé (blanc) ; boîte de 4. Liste I - Remb 65 % - **34,08 €**.
FOSAMAX 70 mg : comprimé (blanc) ; boîte de 12. Liste I - Remb 65 % - **91,78 €**.

Composition

	p cp	p cp
Acide alendronique	10 mg	70 mg
Lactose	+	+

Dans quel cas ce médicament est-il prescrit ?

Ce médicament appartient à la famille des biphosphonates. Il agit en bloquant les cellules qui détruisent l'os et en luttant contre la déminéralisation. Des études ont montré qu'il diminue le risque de fractures vertébrales et de la hanche dues à l'*ostéoporose*.

Il est utilisé dans le traitement de l'ostéoporose qui survient chez la femme ménopausée.

Dosé à 10 mg, il est utilisé également dans le traitement de l'ostéoporose masculine.

Contre-indications

Ce médicament ne doit pas être utilisé dans les cas suivants :
- maladie de l'œsophage susceptible de provoquer un blocage du comprimé avant sa descente dans l'estomac,
- *insuffisance rénale* grave,
- *hypocalcémie*,
- **allaitement**.

Attention : Ce médicament peut être irritant pour la bouche ou l'œsophage, il est important :
- de ne pas croquer ou sucer le comprimé ;
- de prendre le comprimé en position assise ou debout, avec un grand verre d'eau ;
- de ne pas s'allonger dans la demi-heure qui suit la prise.

Son utilisation est contre-indiquée chez les personnes qui ne peuvent pas suivre ces recommandations.

Signalez au médecin l'apparition de *troubles digestifs* comme des brûlures d'estomac, des acidités, ou des brûlures derrière le sternum.

Une atteinte des os de la mâchoire pouvant entraîner la perte des dents a été rapportée chez certaines personnes prenant des biphosphonates. Un examen dentaire et des soins préventifs peuvent être nécessaires avant de débuter le traitement, notamment en cas d'*antécédent* de *chimiothérapie anticancéreuse*, de *radiothérapie*, ou de prise de *corticoïdes*.

Interactions avec d'autres substances

Ce médicament peut aggraver les troubles gastriques provoqués par l'aspirine, l'ibuprofène ou les autres *AINS*.

Les autres médicaments (surtout les *pansements digestifs* ou ceux contenant du calcium) doivent être absorbés au moins une demi-heure après la prise de ce médicament.

Grossesse et allaitement

Ce médicament n'a pas d'indication chez la femme non ménopausée.

Mode d'emploi et posologie

Le comprimé doit être pris avec un grand verre d'eau (eau du robinet ou eau minérale pauvre en calcium et en magnésium), en position assise ou debout, au moins une demi-heure avant l'absorption du petit-déjeuner (ou du déjeuner chez les femmes qui ne mangent pas le matin).

Posologie usuelle :
- Adulte : 1 comprimé à 10 mg par jour ou 1 comprimé à 70 mg 1 fois par semaine, à prendre toujours le même jour de la semaine.

En cas d'oubli (comprimé à 70 mg uniquement) : prendre 1 comprimé le jour du constat de l'oubli, et prendre le comprimé suivant le jour de la prise initialement choisi. Ne pas prendre 2 comprimés le même jour.

Conseils : Pendant toute la durée du traitement, des apports de calcium sont nécessaires, soit par l'alimentation (produits laitiers), soit par un traitement conjoint spécifique.

Des exercices physiques réguliers, adaptés à l'âge et à la condition physique, contribuent à limiter l'évolution de l'*ostéoporose*.

Une consommation modérée d'alcool et l'arrêt du tabac sont également recommandés, car alcool et tabac favorisent la perte osseuse.

Effets indésirables possibles

Nausées, vomissements, aérophagie, douleurs abdominales, brûlures d'estomac, ballonnements, flatulences, diarrhée ou constipation.

Douleurs osseuses, articulaires ou musculaires, maux de tête, *vertiges*.
Éruption cutanée, *réaction allergique*.
Rarement : *ulcère* de l'estomac ou du duodénum, fragilisation des os de la mâchoire (voir Attention), *uvéite*.

Laboratoires Merck Sharp et Dohme-Chibret

FOSAVANCE
Biphosphonate et vitamine D — sur ordonnance

Présentation
FOSAVANCE 70 mg/2800 UI : comprimé (blanc) ; boîte de 4. Liste I - Remb 65 % - **34,08 €**.
FOSAVANCE 70 mg/2800 UI : comprimé (blanc) ; boîte de 12. Liste I - Remb 65 % - **91,78 €**.
FOSAVANCE 70 mg/5600 UI : comprimé (blanc) ; boîte de 4. Liste I - Remb 65 % - **34,08 €**.
FOSAVANCE 70 mg/5600 UI : comprimé (blanc) ; boîte de 12. Liste I - Remb 65 % - **91,78 €**.

Composition
	p cp	p cp
Acide alendronique	70 mg	70 mg
Colécalciférol (vitamine D3)	2 800 UI	5 600 UI
Lactose	+	+

Dans quel cas ce médicament est-il prescrit ?
Ce médicament contient de l'acide alendronique, de la famille des biphosphonates, et de la *vitamine* D. L'acide alendronique agit en bloquant les cellules qui détruisent l'os et en luttant contre la déminéralisation. Des études ont montré qu'il diminue le risque de fractures des vertèbres et de la hanche dues à l'ostéoporose. La vitamine D permet la fixation osseuse du calcium. La *carence* en vitamine D est particulièrement fréquente chez les personnes âgées peu exposées au soleil ; en effet, la vitamine D est fabriquée par la peau sous l'influence des rayons ultraviolets.
Il est utilisé dans le traitement de l'*ostéoporose* qui survient chez la femme ménopausée présentant un risque de carence en vitamine D.

Contre-indications
Ce médicament ne doit pas être utilisé dans les cas suivants :
- maladie de l'œsophage susceptible de provoquer un blocage du comprimé avant sa descente dans l'estomac,
- *insuffisance rénale* grave,
- *hypocalcémie*.

Attention : Ce médicament peut être irritant pour la bouche ou l'œsophage, il est important :
- de ne pas croquer ou sucer le comprimé ;
- de prendre le comprimé en position assise ou debout, avec un grand verre d'eau ;
- de ne pas s'allonger dans la demi-heure qui suit la prise.

Son utilisation est contre-indiquée chez les femmes qui ne peuvent pas suivre ces recommandations.
Signalez au médecin l'apparition de troubles digestifs comme des brûlures d'estomac, des brûlures derrière le sternum ou des remontées acides.
Une atteinte des os de la mâchoire pouvant entraîner la perte des dents a été rapportée chez certaines personnes prenant des biphosphonates. Un examen dentaire et des soins préventifs peuvent être nécessaires avant de débuter le traitement, notamment en cas d'*antécédent* de *chimiothérapie anticancéreuse*, de *radiothérapie*, ou de prise de *corticoïdes*.

Interactions avec d'autres substances
Ce médicament peut aggraver les troubles gastriques provoqués par l'aspirine, l'ibuprofène ou les autres *AINS*.
Les autres médicaments (surtout les *pansements digestifs* ou ceux contenant du calcium) doivent être absorbés au moins une demi-heure après la prise de ce médicament.

Grossesse et allaitement
Ce médicament n'a pas d'indication chez la femme non ménopausée.

Mode d'emploi et posologie
Le comprimé doit être pris au lever avec un grand verre d'eau (eau du robinet ou eau minérale pauvre en sels minéraux), en position assise ou debout, au moins une demi-heure avant l'absorption du petit-déjeuner.

Posologie usuelle :
- Adulte : 1 comprimé par **semaine**, à prendre toujours le même jour de la semaine.

En cas d'oubli d'un comprimé, celui-ci doit être pris le lendemain matin du jour où l'oubli est constaté, sans prendre deux comprimés le même jour. Le comprimé suivant devra être repris le jour de la semaine choisi initialement.

Conseils : Pendant toute la durée du traitement, des apports de calcium sont nécessaires, soit par l'alimentation (produits laitiers), soit par un traitement conjoint spécifique.
Des exercices physiques réguliers, adaptés à l'âge et à la condition physique, contribuent à limiter l'évolution de l'*ostéoporose*.
Une consommation modérée d'alcool et l'arrêt du tabac sont également recommandés, car alcool et tabac favorisent la perte osseuse.

Effets indésirables possibles
Nausées, vomissements, aérophagie, douleurs abdominales, brûlures d'estomac, ballonnements, flatulences, diarrhée ou constipation.
Douleurs osseuses, articulaires ou musculaires, maux de tête, *vertiges*.
Éruption cutanée, *réaction allergique*.
Rarement : *ulcère* gastroduodénal, fragilisation des os de la mâchoire (voir Attention), *uvéite*.

Laboratoires Merck Sharp et Dohme-Chibret

FOSTIMON
Informations détaillées sur www.monvidal.com

FOZIRETIC

Association d'antihypertenseurs — **sur ordonnance**

Présentation

FOZIRETIC : comprimé sécable (pêche) ; boîte de 28. Liste I - Remb 65 % - **18,57 €**.
FOZIRETIC : comprimé sécable (pêche) ; boîte de 30. Liste I - Remb 65 % - **19,86 €**.
FOZIRETIC : comprimé sécable (pêche) ; boîte de 90. Liste I - Remb 65 % - **54,64 €**.

Composition

	p cp
Fosinopril	20 mg
Hydrochlorothiazide	12,5 mg
Lactose	+

Dans quel cas ce médicament est-il prescrit ?

Cet *antihypertenseur* contient deux substances :
- le fosinopril, un *inhibiteur de l'enzyme de conversion*. Il bloque la formation d'une substance responsable d'une contraction des artères, qui augmente la tension artérielle et fatigue le cœur ;
- l'hydrochlorothiazide, un *diurétique* dont la structure chimique est proche de celle des *sulfamides*. Son action renforce celle du fosinopril.

Ce médicament est utilisé dans le traitement de l'*hypertension artérielle*.

Contre-indications

Ce médicament ne doit pas être utilisé dans les cas suivants :
- *allergie* aux médicaments de la famille des *inhibiteurs de l'enzyme de conversion* ou à celle des *sulfamides*,
- prédisposition à l'œdème de *Quincke*,
- *insuffisance rénale* grave,
- *encéphalopathie hépatique*,
- **grossesse** (à partir du 4e mois),
- **allaitement**.

Attention : Des précautions s'imposent chez les personnes souffrant d'*hypertension artérielle* due à un rétrécissement des artères rénales.

En cas de gonflement du visage (lèvres, paupières...) ou d'une autre région du corps, consultez votre médecin avant toute nouvelle prise de ce médicament ; il peut s'agir d'un œdème de *Quincke*.

L'usage des *inhibiteurs de l'enzyme de conversion* est déconseillé en période de désensibilisation aux venins d'*hyménoptères* (abeille, guêpe, etc) : risque de *réaction allergique* grave.

Si vous suiviez auparavant un traitement par *diurétique* ou un régime sans *sel*, la baisse de la tension artérielle peut être importante lors des premières prises du médicament et expose à un risque de malaise ou d'étourdissement. Il est donc recommandé de commencer le traitement avec de faibles posologies, sous surveillance médicale plus étroite.

Chez les personnes atteintes d'une *insuffisance hépatique*, l'apparition de troubles de la conscience peut annoncer une complication. Ne poursuivez pas le traitement sans l'avis de votre médecin.

Faites pratiquer régulièrement les analyses de sang prescrites par votre médecin ; elles sont notamment destinées à vérifier le bon fonctionnement de vos reins (dosage de la *créatinine*) et les taux de *potassium* et de *sodium* sanguins.

Le diurétique contenu dans ce médicament peut faire baisser la *kaliémie* : évitez d'utiliser des *laxatifs stimulants* dont l'usage régulier contribue à la baisse du taux de potassium dans le sang. Il peut par ailleurs augmenter le taux sanguin d'*acide urique* (possibilité de crise de *goutte*).

L'hydrochlorothiazide peut entraîner une sensibilité accrue de la peau au soleil (*photosensibilisation*) et provoquer des réactions cutanées (coup de soleil, brûlures) en cas d'exposition même faible aux rayons ultraviolets. Il est important de se protéger efficacement du soleil, notamment en cas d'*antécédent* de photosensibisation lors du traitement.

Conducteur : ce médicament peut être responsable de *vertiges* lors des premières prises.

Sportif : ce médicament contient une substance susceptible de rendre positifs certains *tests antidopage*.

Interactions avec d'autres substances

Ce médicament peut interagir avec les médicaments susceptibles de provoquer une *hyperkaliémie* (*diurétique*, sel de *potassium*...), avec les médicaments donnant des *torsades de pointes* et avec les médicaments contenant du lithium.

Informez par ailleurs votre médecin si vous prenez un *digitalique*, un *laxatif stimulant*, un *AINS*, ou un médicament contenant de la metformine, de la carbamazépine, de la ciclosporine ou un sel de calcium.

En outre, l'effet *antihypertenseur* de ce médicament peut être augmenté par certains médicaments tels que les *neuroleptiques*, les *antidépresseurs imipraminiques*, les médicaments contenant du baclofène ; il peut être diminué par les *corticoïdes*. Votre médecin doit être informé si vous êtes traité par l'un ou par l'autre.

Chez le diabétique traité par l'*insuline*, une adaptation de la *posologie* de l'insuline peut être nécessaire.

Grossesse et allaitement

L'effet de ce médicament pendant les 3 premiers mois de la grossesse est mal connu. Par prudence, son usage est déconseillé.

Au cours des 6 derniers mois de la grossesse, la prise prolongée d'un *inhibiteur de l'enzyme de conversion* peut endommager les reins du fœtus. L'utilisation de ce médicament est contre-indiquée à partir du 4e mois de la grossesse.

En conséquence, un désir de grossesse nécessite le remplacement de ce médicament par un autre antihypertenseur. Si une grossesse survient alors que vous prenez ce médicament, consultez rapidement votre médecin pour qu'il modifie votre traitement. Des *échographies* régulières sont parfois nécessaires pour s'assurer de l'absence d'anomalie.

Ce médicament passe dans le lait maternel ; un choix est donc nécessaire entre l'allaitement et la prise du médicament. Cette décision devra être prise en accord avec votre médecin.

Mode d'emploi et posologie

Ce médicament doit être pris avec un verre d'eau.

Posologie usuelle :
- Adulte : 1 comprimé par jour.

En cas d'*athérosclérose*, de traitement préalable par des *diurétiques* ou de régime sans *sel*, notamment chez la personne âgée, la *posologie* initiale est faible ; elle est augmentée progressivement par le médecin en fonction des effets du médicament.

Conseils : Votre tension artérielle doit être contrôlée régulièrement. Les appareils permettant une mesure automatique de la tension à domicile utilisent souvent un procédé de mesure différent de celui qu'emploie votre médecin. Si vous avez un tel appareil, apportez-le en consultation pour vous assurer que la mesure obtenue est bien conforme à celle du tensiomètre de votre médecin.
Le traitement médicamenteux ne dispense pas de mesures simples pouvant faire baisser la tension artérielle : activité physique régulière, modération de la consommation de boissons alcoolisées et de *sel*, lutte contre l'excès de poids.

Effets indésirables possibles

Toux sèche.
Baisse excessive de la tension artérielle (voir Attention) ; *hypotension orthostatique*.
Maux de tête, fatigue, étourdissement, fourmillement des extrémités.
Troubles digestifs.
Éruption cutanée.
Augmentation du taux de *créatinine*, d'*acide urique* ou de glucose dans le sang et exceptionnellement du calcium.
Baisse du taux de *potassium* dans le sang, associée ou non à des crampes.
Rarement : baisse de taux de sodium dans le sang (natrémie) et risque de troubles du comportement, anomalie de la *numération formule sanguine*.
Exceptionnellement : œdème de *Quincke*, *pancréatite*, troubles de la vue.

Laboratoires Merck Lipha Santé SAS

FOZITEC

Inhibiteur de l'enzyme de conversion — **sur ordonnance**

Présentation

FOZITEC 10 mg : comprimé sécable (blanc) ; boîte de 28. Liste I - Remb 65 % - **16,90 €**.
FOZITEC 10 mg : comprimé sécable (blanc) ; boîte de 30. Liste I - Remb 65 % - **18,07 €**.
FOZITEC 10 mg : comprimé sécable (blanc) ; boîte de 90. Liste I - Remb 65 % - **50,07 €**.
FOZITEC 20 mg : comprimé (blanc) ; boîte de 28. Liste I - Remb 65 % - **21,26 €**.
FOZITEC 20 mg : comprimé (blanc) ; boîte de 30. Liste I - Remb 65 % - **22,75 €**.
FOZITEC 20 mg : comprimé (blanc) ; boîte de 90. Liste I - Remb 65 % - **62,03 €**.

Composition

	p cp	p cp
Fosinopril	10 mg	20 mg
Lactose	+	+

Dans quel cas ce médicament est-il prescrit ?

Ce médicament appartient à la famille des *inhibiteurs de l'enzyme de conversion* (IEC). Il bloque l'enzyme de conversion, une enzyme rénale nécessaire à la formation de l'angiotensine II ; cette substance est responsable d'une contraction des artères qui augmente la tension artérielle et fatigue le cœur. Le blocage de l'enzyme de conversion permet ainsi une baisse de la tension artérielle.
Il est utilisé dans le traitement de l'*hypertension artérielle* et de l'*insuffisance cardiaque*.

Contre-indications

Ce médicament ne doit pas être utilisé dans les cas suivants :
- *allergie* aux médicaments de la famille des *inhibiteurs de l'enzyme de conversion*,
- prédisposition à l'œdème de *Quincke*,
- **grossesse** (à partir du 4e mois).

Votre médecin est seul juge pour prescrire ce médicament en cas d'*hyperkaliémie* ou de rétrécissement des artères rénales.

Attention : En cas de gonflement du visage (lèvres, paupières...) ou d'une autre région du corps, consultez votre médecin avant toute nouvelle prise de ce médicament ; il peut s'agir d'un œdème de *Quincke*.
L'usage des *inhibiteurs de l'enzyme de conversion* est déconseillé en période de désensibilisation aux venins d'*hyménoptères* (abeille, guêpe, etc) : risque de *réaction allergique* grave.
La baisse de la tension artérielle peut être importante lors des premières prises du médicament, en particulier si vous suiviez auparavant un traitement prolongé par *diurétique* ou un régime sans *sel*. Dans ce cas, le traitement est généralement initié avec de faibles posologies, sous surveillance médicale plus étroite.
Les inhibiteurs de l'enzyme de conversion sont parfois responsables d'une *hyperkaliémie* ; un contrôle régulier de la *créatinine* et du taux de *potassium* dans le sang peut être nécessaire, notamment en cas d'*insuffisance rénale*, de *diabète* et chez la personne âgée.
Les sels de régime contiennent souvent du potassium ; ils ne doivent pas être utilisés sans avis médical.
Si vous êtes dialysé, prévenez votre centre de *dialyse* de la prise de ce médicament.
Conducteur : ce médicament peut être responsable de *vertiges* lors des premières prises.

Interactions avec d'autres substances

Ce médicament peut interagir avec les *diurétiques* et les médicaments qui contiennent du potassium ou du lithium.
Informez par ailleurs votre médecin ou votre pharmacien si vous prenez un *antidiabétique*, un *AINS* ou de l'aspirine à forte dose (plus de 3 g par jour).
En outre, l'effet *antihypertenseur* de ce médicament peut être augmenté par certains médicaments tels que les *neuroleptiques*, les *antidépresseurs imipraminiques*, les *alphabloquants* utilisés dans certains troubles urinaires, les médicaments contenant du baclofène ; il peut être diminué par les *corticoïdes*. Votre médecin doit être informé si vous êtes traité par l'un ou l'autre de ces médicaments.

Grossesse et allaitement

L'effet de ce médicament pendant les 3 premiers mois de la grossesse est mal connu. Par prudence, son usage est déconseillé.

Au cours des 6 derniers mois de la grossesse, la prise prolongée d'un *inhibiteur de l'enzyme de conversion* peut endommager les reins du fœtus. L'utilisation de ce médicament est contre-indiquée à partir du 4e mois de la grossesse.

En conséquence, un désir de grossesse nécessite le remplacement de ce médicament par un autre antihypertenseur. Si une grossesse survient alors que vous prenez ce médicament, consultez rapidement votre médecin pour qu'il modifie votre traitement. Des *échographies* régulières sont parfois nécessaires pour s'assurer de l'absence d'anomalie.

Les données disponibles ne permettent pas de savoir si ce médicament passe dans le lait maternel ; un choix est donc nécessaire entre l'allaitement et la prise du médicament. Cette décision devra être prise en accord avec votre médecin.

Mode d'emploi et posologie

Ce médicament est pris indifféremment au cours ou en dehors des repas, en 1 prise quotidienne.

Posologie usuelle :

- Adulte :
  - *Hypertension artérielle* : 10 mg par jour.
  - *Insuffisance cardiaque* : 10 mg à 20 mg par jour, atteints progressivement.

En cas d'*insuffisance rénale*, d'*athérosclérose*, de traitement préalable par des *diurétiques* ou de régime sans *sel*, en particulier chez la personne âgée, la *posologie* initiale est faible ; elle est augmentée progressivement par le médecin en fonction des effets du médicament.

Conseils : Votre tension artérielle doit être contrôlée régulièrement. Les appareils permettant une mesure automatique de la tension à domicile utilisent souvent un procédé de mesure différent de celui qu'emploie votre médecin. Si vous avez un tel appareil, apportez-le en consultation pour vous assurer que la mesure obtenue est bien conforme à celle du tensiomètre de votre médecin.

Le traitement médicamenteux ne dispense pas de mesures simples pouvant faire baisser la tension artérielle : activité physique régulière, modération de la consommation de boissons alcoolisées et de *sel*, lutte contre l'excès de poids.

Effets indésirables possibles

Toux sèche.

Baisse excessive de la tension artérielle (voir Attention) ; *hypotension orthostatique*.

Maux de tête, fatigue, étourdissement.

Troubles digestifs.

Bouche sèche.

Réaction allergique : *éruption cutanée*, œdème de *Quincke* (exceptionnel).

Comme pour tous les *inhibiteurs de l'enzyme de conversion* : anomalie de la *numération formule sanguine*, en particulier chez les patients sous *traitement immunodépresseur*, hépatite (exceptionnelle)

Laboratoires Merck Lipha Santé SAS

FRACTAL

Hypolipémiant — sur ordonnance

Présentation

FRACTAL 20 mg : gélule (brique et orange) ; boîte de 30. Liste I - Remb 65 % - **15,00 €**.
FRACTAL 20 mg : gélule (brique et orange) ; boîte de 90. Liste I - Remb 65 % - **42,21 €**.
FRACTAL 40 mg : gélule (brique et jaune) ; boîte de 30. Liste I - Remb 65 % - **19,69 €**.
FRACTAL 40 mg : gélule (brique et jaune) ; boîte de 90. Liste I - Remb 65 % - **54,21 €**.
FRACTAL LP 80 mg : comprimé à *libération prolongée* ; boîte de 30. Liste I - Remb 65 % - **32,89 €**.
FRACTAL LP 80 mg : comprimé à *libération prolongée* ; boîte de 30. Liste I - Remb 65 % - **88,22 €**.

Composition

	p gél	p gél	p cp LP
Fluvastatine	20 mg	40 mg	80 mg

Dans quel cas ce médicament est-il prescrit ?

Ce médicament est un *hypocholestérolémiant* de la famille des statines. Il permet d'abaisser fortement le taux de *cholestérol* circulant dans le sang.

Il est utilisé dans le traitement des excès de cholestérol persistant en complément d'un régime adapté.

Il est également utilisé dans le *traitement préventif* de l'*infarctus du myocarde* chez les patients ayant bénéficié d'une dilatation des *artères coronaires* (angioplastie).

Contre-indications

Ce médicament ne doit pas être utilisé dans les cas suivants :

- *insuffisance hépatique* ou *transaminases* élevées,
- **allaitement**.

Attention : Ce médicament peut être toxique pour le foie ou les muscles. Signalez à votre médecin toute fatigue anormale, perte d'appétit, douleur ou faiblesse musculaire. Des analyses de sang peuvent être pratiquées afin de vérifier que le médicament est bien supporté.

Interactions avec d'autres substances

Ce médicament peut interagir avec d'autres *hypocholestérolémiants* de la famille des fibrates.

Informez par ailleurs votre médecin ou votre pharmacien si vous prenez des *anticoagulants* oraux ou un médicament contenant de la rifampicine.

Grossesse et allaitement

Ce médicament n'a pas d'indication chez la femme enceinte et il doit être interrompu en cas de désir de grossesse.

Si une grossesse survient sous traitement, consultez votre médecin et arrêtez la prise de ce médicament.

Aucune malformation imputable à ce médicament n'a été observée à ce jour.

Les données disponibles ne permettent pas de savoir si ce médicament passe dans le lait maternel ; un choix est donc nécessaire entre l'allaitement et la prise du médicament. Cette décision devra être prise en accord avec votre médecin.

Mode d'emploi et posologie

Les comprimés et les gélules doivent être avalés tels quels avec un verre d'eau, indifféremment au cours ou en dehors du repas.

Posologie usuelle :

- Adulte : 20 à 80 mg par jour, en une prise unique, de préférence le soir. La dose maximale de 80 mg par jour est réservée aux formes sévères de la maladie.

Le régime reste indispensable pendant toute la durée du traitement.

Conseils : Un régime pauvre en *cholestérol* et en graisses animales n'est pas simple à suivre : les erreurs sont fréquentes. Demandez conseil à votre médecin, à votre pharmacien ou à un professionnel de la nutrition.

Effets indésirables possibles

Digestion difficile, nausées, douleurs abdominales, maux de tête, insomnie.

Augmentation des *transaminases*.

Très rarement : fourmillement des extrémités, éruption cutanée, *réaction allergique*, atteinte musculaire (voir Attention), *tendinite*, *hépatite*, *pancréatite*.

Laboratoires Pierre Fabre Médicament

FRAGMINE

Anticoagulant injectable

sur ordonnance

Présentation

FRAGMINE 2 500 UI anti-Xa/0,2 ml : solution injectable ; boîte de 2 seringues préremplies. Liste I - Remb 65 % - **6,87 €**.
FRAGMINE 2 500 UI anti-Xa/0,2 ml : solution injectable ; boîte de 6 seringues préremplies. Liste I - Remb 65 % - **19,53 €**.
FRAGMINE 5 000 UI anti-Xa/0,2 ml : solution injectable ; boîte de 2 seringues préremplies. Liste I - Remb 65 % - **13,21 €**.
FRAGMINE 5 000 UI anti-Xa/0,2 ml : solution injectable ; boîte de 6 seringues préremplies. Liste I - Remb 65 % - **37,57 €**.
FRAGMINE 7 500 UI anti-Xa/0,75 ml : solution injectable ; boîte de 2 seringues préremplies graduées. Liste I - Remb 65 % - **15,03 €**.
FRAGMINE 7 500 UI anti-Xa/0,75 ml : solution injectable ; boîte de 10 seringues préremplies graduées. Liste I - Remb 65 % - **66,98 €**.
FRAGMINE 10 000 UI anti-Xa/1 ml : solution injectable ; boîte de 2 seringues préremplies graduées. Liste I - Remb 65 % - **18,93 €**.
FRAGMINE 10 000 UI anti-Xa/1 ml : solution injectable ; boîte de 10 seringues préremplies graduées. Liste I - Remb 65 % - **83,63 €**.

Composition

	p ml
Daltéparine sodique en UI anti-Xa	10 000

Dans quel cas ce médicament est-il prescrit ?

Ce médicament est un *anticoagulant* de la famille des héparines de bas poids moléculaire. Il empêche la formation ou l'extension des caillots dans les vaisseaux sanguins.

Il est utilisé :

- à faible dose, dans le *traitement préventif* des *accidents thromboemboliques* chez les opérés récents ou chez les malades alités ou immobilisés ;
- à forte dose, dans le traitement des *thromboses* veineuses (*phlébite*...) et, en association avec l'aspirine, dans le traitement initial du *syndrome coronarien aigu* et de l'*infarctus du myocarde*.

Contre-indications

Ce médicament ne doit pas être utilisé dans les cas suivants :

- baisse des *plaquettes* sanguines lors d'une précédente utilisation de ce médicament ou d'un autre médicament de la famille des héparines,
- *hémophilie* et maladies apparentées,
- risque de saignement d'un organe (*ulcère* de l'estomac ou du *duodénum*).

Ce médicament ne doit pas être utilisé à forte dose en cas d'*insuffisance rénale* grave ou d'*hémorragie* cérébrale.

Attention : Des analyses de sang sont préconisées en début et en cours de traitement pour contrôler notamment le taux de *plaquettes* dans le sang.

Une surveillance particulière est nécessaire chez les personnes de plus de 65 ans, chez celles pesant moins de 40 kg ou présentant une *insuffisance rénale*, une *insuffisance hépatique* ou un *antécédent* d'*ulcère* de l'estomac ou du duodénum et en cas de traitement de plus de 10 jours.

L'aspirine augmente le risque hémorragique lié à l'usage de ce médicament. De nombreux produits utilisés pour traiter la fièvre ou la douleur contiennent de l'aspirine et sont vendus sans ordonnance. Ne prenez aucun médicament sans l'avis de votre médecin ou de votre pharmacien. Prévenez votre dentiste de la prise de ce médicament.

Ce médicament expose au risque d'*hémorragies* internes. Les sports violents ou les activités dangereuses sont déconseillés au cours du traitement.

Interactions avec d'autres substances

Ce médicament peut interagir avec les médicaments contenant de l'aspirine ou des *anti-inflammatoires* non stéroïdiens : augmentation du risque d'*hémorragie*.

Informez par ailleurs votre médecin si vous prenez un *antiagrégant plaquettaire* ou un médicament susceptible d'augmenter le taux de potassium dans la sang (notamment certains *diurétiques* et les médicaments contenant du potassium).

Grossesse et allaitement

Seul votre médecin peut apprécier la nécessité de ce traitement et son risque pendant la grossesse.

La possibilité d'un effet du médicament chez le *nourrisson* est très improbable ; l'allaitement est possible.

Mode d'emploi et posologie

La solution injectable est administrée par *voie* sous-cutanée dans un pli de la peau pincé entre deux doigts. L'injection se fait habituellement dans la paroi abdominale.

Posologie usuelle :

- Adulte : la posologie est strictement individuelle. Elle varie selon la maladie à traiter et le poids de la personne.
  - *Traitement préventif* : 1 injection par jour. En cas d'immobilisation, le traitement durera au moins jusqu'à la reprise normale de la marche.
  - *Traitement curatif* : 2 injections par jour, espacées de 12 heures.

Conseils : Lorsque ce médicament est remplacé par un *anticoagulant* oral, les deux traitements doivent être pris simultanément pendant quelques jours, le temps que le traitement oral devienne efficace.

Effets indésirables possibles

Des hématomes (bleus) peuvent apparaître au point d'injection. Ils disparaîtront spontanément.

Hémorragies de gravité variable.
Baisse des *plaquettes* sanguines, justifiant des analyses de sang avant et pendant le traitement.
Rarement : *réaction allergique*, douleur durable au point d'injection pouvant traduire une lésion de la peau ; consultez votre médecin.
Élévation transitoire des *transaminases*, *hyperkaliémie*.

Laboratoires Pfizer

FRAKIDEX
Antibiotique à usage ophtalmique — sur ordonnance

Présentation
FRAKIDEX : collyre ; flacon de 5 ml. Liste I - Remb 35 % - **2,19 €**.
FRAKIDEX : pommade ophtalmique ; tube de 5 g. Liste I - Remb 35 % - **1,83 €**.

Composition

	p 100 ml	p 100 g
Dexaméthasone phosphate sodique	100 mg	100 mg
Framycétine sulfate	630 000 UI	315 000 UI
Benzalkonium chlorure	+	

Dans quel cas ce médicament est-il prescrit ?
Ce médicament d'usage local contient un *anti-inflammatoire* de la famille des *corticoïdes* et un *antibiotique* de la famille des *aminosides*.
Il est utilisé dans la prévention des complications d'opération de l'œil et dans le traitement de certaines infections oculaires.

Contre-indications
Ce médicament ne doit pas être utilisé dans les cas suivants :
- *allergie* aux *antibiotiques* de la famille des *aminosides*,
- *kératite* virale à son début,
- *mycose* de l'œil.

Attention : L'usage de ce médicament impose un examen ophtalmologique préalable. En effet, certaines infections oculaires peuvent être aggravées par les dérivés de la *cortisone*.
Une irritation oculaire importante peut être due à une infection non contrôlée par le traitement : en cas de doute, n'hésitez pas à consulter votre médecin.
Une utilisation prolongée nécessite une surveillance ophtalmologique.
L'usage de ce médicament est déconseillé chez le *nourrisson*.

Interactions avec d'autres substances
Ce médicament peut interagir avec d'autres collyres ou pommades ophtalmiques : respectez un intervalle de 15 minutes entre deux instillations.

Grossesse et allaitement
L'effet de ce médicament pendant la grossesse ou l'allaitement est mal connu : seul votre médecin peut évaluer le risque éventuel de son utilisation dans votre cas.

Mode d'emploi et posologie
Tirer la paupière inférieure vers le bas tout en regardant vers le haut et déposer une goutte de collyre ou la pommade entre la paupière et le globe oculaire (*cul-de-sac conjonctival*).

Posologie usuelle :
Collyre : 1 goutte, 3 à 6 fois par jour.
Pommade ophtalmique : appliquer l'équivalent d'un grain de riz, 1 à 3 fois par jour.
La durée du traitement est limitée à 7 jours sans suivi ophtalmologique.

Conseils : Le port de *lentilles de contact* doit être évité pendant le traitement.
L'application correcte du produit peut nécessiter une aide.
La vision peut être troublée par l'application de la pommade. Ce trouble disparaît en quelques minutes.

Effets indésirables possibles
Irritation ou *réaction allergique* locales.
En cas d'utilisation prolongée : *cataracte*, augmentation de la *tension intraoculaire* (*glaucome*), *kératite* superficielle.

Laboratoires Chauvin Bausch & Lomb

FRAMYXONE
Informations détaillées sur www.monvidal.com

FRAXIPARINE
Anticoagulant injectable — sur ordonnance

Présentation
FRAXIPARINE 0,3 ml : solution injectable *SC* ; boîte de 2 seringues préremplies. Liste I - Remb 65 % - **8,31 €**.
FRAXIPARINE 0,3 ml : solution injectable *SC* ; boîte de 6 seringues préremplies. Liste I - Remb 65 % - **23,82 €**.
FRAXIPARINE 0,6 ml : solution injectable *SC* ; boîte de 2 seringues préremplies. Liste I - Remb 65 % - **16,04 €**.
FRAXIPARINE 0,6 ml : solution injectable *SC* ; boîte de 6 seringues préremplies. Liste I - Remb 65 % - **44,90 €**.
FRAXIPARINE 0,8 ml : solution injectable *SC* ; boîte de 2 seringues préremplies. Liste I - Remb 65 % - **20,21 €**.
FRAXIPARINE 0,8 ml : solution injectable *SC* ; boîte de 10 seringues préremplies. Liste I - Remb 65 % - **89,07 €**.
FRAXIPARINE 1 ml : solution injectable *SC* ; boîte de 2 seringues préremplies. Liste I - Remb 65 % - **20,21 €**.

Composition

	p ml
Nadroparine calcique, exprimée en UI anti-Xa	9 500

Dans quel cas ce médicament est-il prescrit ?
Ce médicament est un *anticoagulant* de la famille des héparines de bas poids moléculaire. Il empêche la formation ou l'extension des caillots dans les vaisseaux sanguins.
Il est utilisé :
- à faible dose, dans le *traitement préventif* des *accidents thromboemboliques* chez les opérés récents ou chez les malades alités ou immobilisés ;
- à forte dose, dans le traitement des *thromboses* veineuses (*phlébite*...) et, en association avec l'aspirine, dans le traitement initial du *syndrome coronarien aigu* et de l'*infarctus du myocarde*.

Contre-indications

Ce médicament ne doit pas être utilisé dans les cas suivants :
- baisse des *plaquettes* sanguines lors d'une précédente utilisation de ce médicament ou d'un autre médicament de la famille des héparines,
- *hémophilie* et maladies apparentées,
- risque de saignement d'un organe (*ulcère* de l'estomac ou du *duodénum*).

Ce médicament ne doit pas être utilisé à forte dose en cas d'*insuffisance rénale* grave ou d'*hémorragie* cérébrale.

Attention : Des analyses de sang sont préconisées en début et en cours de traitement pour contrôler notamment le taux de *plaquettes* dans le sang.

Une surveillance particulière est nécessaire chez les personnes de plus de 65 ans, chez celles pesant moins de 40 kg ou présentant une *insuffisance rénale*, une *insuffisance hépatique* ou un *antécédent* d'*ulcère* de l'estomac ou du duodénum et en cas de traitement de plus de 10 jours.

L'aspirine augmente le risque hémorragique lié à l'usage de ce médicament. De nombreux produits utilisés pour traiter la fièvre ou la douleur contiennent de l'aspirine et sont vendus sans ordonnance. Ne prenez aucun médicament sans l'avis de votre médecin ou de votre pharmacien. Prévenez votre dentiste de la prise de ce médicament.

Ce médicament expose au risque d'*hémorragies* internes. Les sports violents ou les activités dangereuses sont déconseillés au cours du traitement.

Interactions avec d'autres substances

Ce médicament peut interagir avec les médicaments contenant de l'aspirine ou des *anti-inflammatoires* non stéroïdiens : augmentation du risque d'*hémorragie*.

Informez par ailleurs votre médecin si vous prenez un *antiagrégant plaquettaire* ou un médicament susceptible d'augmenter le taux de potassium dans le sang (notamment certains *diurétiques* et les médicaments contenant du potassium).

Grossesse et allaitement

Seul votre médecin peut apprécier la nécessité de ce traitement et son risque pendant la grossesse.

La possibilité d'un effet du médicament chez le *nourrisson* est très improbable ; l'allaitement est possible.

Mode d'emploi et posologie

La solution injectable est administrée par *voie* sous-cutanée dans un pli de la peau pincé entre deux doigts. L'injection se fait habituellement dans la paroi abdominale.

Posologie usuelle :
- Adulte : la posologie est strictement individuelle. Elle varie selon la maladie à traiter et le poids de la personne.
- *Traitement préventif* : 1 injection par jour. En cas d'immobilisation, le traitement durera au moins jusqu'à la reprise normale de la marche.
- *Traitement curatif* : 2 injections par jour, espacées de 12 heures.

Conseils : Lorsque ce médicament est remplacé par un *anticoagulant* oral, les deux traitements doivent être pris simultanément pendant quelques jours, le temps que le traitement oral devienne efficace.

Effets indésirables possibles

Des hématomes (bleus) peuvent apparaître au point d'injection. Ils disparaîtront spontanément.

Hémorragies de gravité variable.

Baisse des *plaquettes* sanguines, justifiant des analyses de sang avant et pendant le traitement.

Rarement : *réaction allergique*, douleur durable au point d'injection pouvant traduire une lésion de la peau ; consultez votre médecin.

Élévation transitoire des *transaminases*, *hyperkaliémie*.

Laboratoires GlaxoSmithKline

FRAXODI

Anticoagulant injectable — sur ordonnance

Présentation

FRAXODI 0,6 ml : solution injectable *SC* ; boîte de 2 seringues préremplies. Liste I - Remb 65 % - **30,03 €**.
FRAXODI 0,6 ml : solution injectable *SC* ; boîte de 10 seringues préremplies. Liste I - Remb 65 % - **130,89 €**.
FRAXODI 0,8 ml : solution injectable *SC* ; boîte de 2 seringues préremplies. Liste I - Remb 65 % - **37,08 €**.
FRAXODI 0,8 ml : solution injectable *SC* ; boîte de 10 seringues préremplies. Liste I - Remb 65 % - **164,55 €**.
FRAXODI 1 ml : solution injectable *SC* ; boîte de 2 seringues préremplies. Liste I - Remb 65 % - **37,08 €**.
FRAXODI 1 ml : solution injectable *SC* ; boîte de 10 seringues préremplies. Liste I - Remb 65 % - **164,55 €**.

Composition

	p ml
Nadroparine calcique, exprimée en UI anti-Xa	19 000

Dans quel cas ce médicament est-il prescrit ?

Ce médicament est un *anticoagulant* de la famille des héparines de bas poids moléculaire. Il empêche la formation ou l'extension des caillots dans les vaisseaux sanguins.

Il est utilisé dans le traitement des *thromboses* veineuses (*phlébite*...).

Contre-indications

Ce médicament ne doit pas être utilisé dans les cas suivants :
- baisse des *plaquettes* sanguines lors d'une précédente utilisation de ce médicament ou d'un autre médicament de la famille des héparines,
- *hémophilie* et maladies apparentées,
- risque de saignement d'un organe (*ulcère* de l'estomac ou du *duodénum*),
- *insuffisance rénale* grave,
- *hémorragie* cérébrale.

Attention : Des analyses de sang sont préconisées en début et en cours de traitement pour contrôler notamment le taux de *plaquettes* dans le sang.

Le suivi du traitement est renforcé chez les personnes de plus de 65 ans, chez les personnes pesant moins de 40 kg ou présentant une *insuffisance rénale*, une *insuffisance hépatique* ou un *antécédent* d'*ulcère* de l'estomac ou du duodénum, ainsi qu'en cas de traitement de plus de 10 jours.

L'aspirine augmente le risque hémorragique lié à l'usage de ce médicament. De nombreux produits utilisés pour traiter la fièvre ou la douleur contiennent de l'aspirine et sont vendus sans ordonnance. Ne prenez aucun médicament sans l'avis de votre médecin ou de votre pharmacien. Prévenez votre dentiste de la prise de ce médicament.

Ce médicament expose au risque d'*hémorragies* internes. Les sports violents ou les activités dangereuses sont déconseillés au cours du traitement.

Interactions avec d'autres substances

Ce médicament peut interagir avec les médicaments contenant de l'aspirine ou des *anti-inflammatoires* non stéroïdiens : augmentation du risque d'*hémorragie*.

Informez par ailleurs votre médecin si vous prenez un *antiagrégant plaquettaire* ou un médicament susceptible d'augmenter le taux de *potassium* dans la sang (notamment certains *diurétiques* et les médicaments contenant du potassium).

Grossesse et allaitement

Seul votre médecin peut apprécier la nécessité de ce traitement et son risque pendant la grossesse.

La possibilité d'un effet du médicament chez le *nourrisson* est très improbable ; l'allaitement est possible.

Mode d'emploi et posologie

La solution injectable est administrée par *voie* sous-cutanée dans un pli de la peau pincé entre deux doigts. L'injection se fait habituellement dans la paroi abdominale.

Posologie usuelle :

- Adulte : la posologie est strictement individuelle. Elle varie selon la maladie à traiter et le poids de la personne. À titre indicatif, la dose administrée est de 0,1 ml par 10 kg et par jour. 1 injection par jour.

La durée du traitement ne doit pas dépasser 10 jours en général.

Conseils : Lorsque ce médicament est remplacé par un *anticoagulant* oral, les deux traitements doivent être pris simultanément pendant quelques jours, le temps que le traitement oral devienne efficace.

Effets indésirables possibles

Des hématomes (bleus) peuvent apparaître au point d'injection. Ils disparaîtront spontanément.

Hémorragies de gravité variable.

Baisse des *plaquettes* sanguines, justifiant des analyses de sang avant et pendant le traitement.

Rarement : *réaction allergique*, douleur durable au point d'injection pouvant traduire une lésion de la peau ; consultez votre médecin.

Élévation transitoire des *transaminases*, *hyperkaliémie*.

Laboratoires GlaxoSmithKline

FRÊNE BOIRON

Informations détaillées sur www.monvidal.com

FRUBIOSE VITAMINE D

Informations détaillées sur www.monvidal.com

FRUCTINES au picosulfate de sodium

Informations détaillées sur www.monvidal.com

FUCIDINE oral

Antibiotique : fusidanine — sur ordonnance

Présentation

FUCIDINE Nourrisson 100 mg/2 ml : suspension buvable (arôme banane, orange) ; flacon de 50 ml (25 cuillères-mesure de 2 ml). Liste I - Remb 65 % - **11,58 €**.
FUCIDINE Enfant 250 mg/5 ml : suspension buvable (arôme banane, orange) ; flacon de 90 ml (18 cuillères-mesure de 5 ml). Liste I - Remb 65 % - **18,43 €**.
FUCIDINE 250 mg : comprimé (blanc) ; boîte de 10. Liste I - Remb 65 % - **11,56 €**.

Composition

	p c mes Nour	p c mes Enf	p cp
Acide fusidique, sel de sodium			250 mg
Acide fusidique	100 mg	250 mg	

Dans quel cas ce médicament est-il prescrit ?

Ce médicament contient un *antibiotique* de la famille des fusidanines, particulièrement actif sur les *staphylocoques*.

Il est utilisé pour traiter les infections des poumons, des bronches, de la gorge, du nez, des oreilles, de la peau, des os ou des articulations dues aux staphylocoques.

Contre-indications

Ce médicament ne doit pas être utilisés en cas d'*insuffisance hépatique* chez le nourrisson.

Attention : Des précautions sont nécessaires en cas d'*insuffisance hépatique* chez l'enfant comme chez l'adulte.

Une diminution de la fièvre ou une disparition des *symptômes* ne sont pas synonymes de guérison : la durée du traitement doit absolument être respectée pour éviter les rechutes ou l'apparition d'une *résistance* du *germe* à l'*antibiotique*.

Interactions avec d'autres substances

Informez votre médecin si vous prenez de la ciclosporine.

Grossesse et allaitement

L'effet de ce médicament sur l'enfant à naître est mal connu : seul votre médecin peut apprécier la nécessité du traitement et son risque pendant la grossesse.

Ce médicament passe faiblement dans le lait maternel.

Mode d'emploi et posologie

Ce médicament peut être pris indifféremment au cours ou en dehors des repas.

Les comprimés ne sont pas adaptés à l'enfant de moins de 6 ans. En effet, ils risquent d'obstruer les voies respiratoires si l'enfant déglutit mal et que le comprimé passe dans la trachée (fausse route).

Posologie usuelle :
- Adulte : 2 comprimés, 2 à 3 fois par jour.
- Enfant et nourrisson : 40 à 60 mg par kg et par jour, à répartir en 2 ou 3 prises. Soit, pour un enfant de 10 kg : 250 mg, matin et soir.

Conseils : Le médecin peut prescrire un prélèvement pour identifier le *germe* responsable de l'infection et tester sa sensibilité aux *antibiotiques*. Le résultat de cet examen peut être faussé en cas d'automédication préalable : ne prenez pas d'antibiotiques sans avis médical.

Effets indésirables possibles

Intolérance digestive (douleur d'estomac, vomissements, diarrhée).

Rarement : jaunisse.

Exceptionnellement : *réaction allergique* cutanée, anomalie de la *numération formule sanguine.*

Laboratoires LEO Pharma

FUCIDINE pommade et crème

Antibiotique à usage local — sur ordonnance

Présentation

FUCIDINE : pommade ; tube de 15 g. Liste I - Remb 35 % - **3,75 €**.
FUCIDINE : crème ; tube de 15 g. Liste I - Remb 35 % - **3,75 €**.

Composition

	pommade p 100 g	crème p 100 g
Acide fusidique, sel de sodium	2 g	
Acide fusidique anhydre		2 g

Dans quel cas ce médicament est-il prescrit ?

Ce médicament contient un *antibiotique* de la famille des fusidanines, particulièrement actif sur les *staphylocoques.*

Il est essentiellement utilisé pour traiter les infections de la peau dues à ce *germe.*

Contre-indications

Ce médicament ne doit pas être utilisé en cas d'infection du mamelon au cours de l'allaitement.

Attention : Si l'infection ne régresse pas après quelques jours, consultez votre médecin.
Évitez d'utiliser ce médicament, notamment chez l'enfant, de manière prolongée et sur des surfaces étendues ou profondément lésées sans l'avis de votre médecin.

Grossesse et allaitement

L'effet de ce médicament pendant la grossesse est mal connu : seul votre médecin peut évaluer le risque éventuel de son utilisation dans votre cas.

En raison du risque d'ingestion par le *nouveau-né*, ce médicament ne doit pas être appliqué sur le mamelon de la femme qui allaite.

Mode d'emploi et posologie

La pommade n'est pas adaptée au traitement des lésions suintantes, des *ulcères* de jambe, ou dans les plis.

Nettoyer la lésion à traiter avant l'application.

Posologie usuelle :
1 ou 2 applications par jour.
Le traitement ne doit pas dépasser 8 jours, sauf avis médical contraire.

Effets indésirables possibles

Réaction allergique (*eczéma*) au point d'application du médicament ou à distance de celui-ci.

Laboratoires LEO Pharma

FUCITHALMIC

Antibiotique à usage ophtalmique — sur ordonnance

Présentation

FUCITHALMIC 1 p 100 : gel ophtalmique ; tube 3 g. Liste I - Remb 65 % - **3,36 €**.

Composition

	p 100 g
Acide fusidique	1 g

Dans quel cas ce médicament est-il prescrit ?

Ce gel ophtalmique contient un *antibiotique*, l'acide fusidique.

Il est utilisé pour traiter les infections de l'œil.

Attention : Une rougeur ou une douleur de l'œil ne correspondent pas toujours à une infection. Des soins urgents peuvent être nécessaires, particulièrement en cas de vision floue. N'utilisez pas ce médicament sans avis médical.
Le gel peut être contaminé par l'œil infecté : évitez de mettre en contact l'extrémité du tube avec l'œil ; ne conservez pas ce médicament plus de 15 jours après une première utilisation.

Grossesse et allaitement

L'effet de ce médicament pendant la grossesse ou l'allaitement est mal connu : seul votre médecin peut évaluer le risque éventuel de son utilisation dans votre cas.

Mode d'emploi et posologie

Tirer la paupière inférieure vers le bas tout en regardant vers le haut. Déposer les gouttes de gel entre la paupière et le globe oculaire (*cul-de-sac conjonctival*).

Posologie usuelle :
1 goutte, 2 fois par jour.

Conseils : La vision est légèrement troublée par l'application du gel. Ce trouble disparaît en quelques secondes.
Une application correcte du produit peut nécessiter une aide, notamment chez l'enfant ou la personne handicapée ou âgée.
Les lentilles de contact ne doivent pas être portées en cas d'infection oculaire ni réutilisées avant guérison complète.

Laboratoires LEO Pharma

FUCUS COMPLEXE N° 111

Informations détaillées sur www.monvidal.com

FUMAFER

Élément minéral : fer

Présentation

FUMAFER : comprimé (brun) ; boîte de 100. Remb 65 % - **2,62 €**.
FUMAFER : poudre orale chocolatée ; boîte de 50 g avec cuillère-dose (1 g). Non remb.

Composition

	p cp	p c dose
Fumarate ferreux	200 mg	100 mg
soit Fer	66 mg	33 mg
Saccharose		0,79 g
Poudre de cacao		+

Dans quel cas ce médicament est-il prescrit ?

Ce médicament contient du fer, élément minéral essentiel au fonctionnement de l'organisme. Le fer est nécessaire à la formation de l'*hémoglobine*, contenue dans les *globules rouges*, qui assure le transport de l'oxygène dans le sang.
Il est utilisé dans le traitement des *carences* en fer responsables de certaines formes d'*anémies*. Il est également utilisé pour prévenir cette carence chez la femme enceinte, le *nouveau-né* ou le *nourrisson*, lorsque les apports alimentaires sont insuffisants.

Contre-indications

Ce médicament ne doit pas être utilisé en cas d'excès de fer dans l'organisme.

Attention : Un apport en fer sous forme de médicament ne peut être décidé que par votre médecin. La quantité de fer contenue dans une alimentation diversifiée est généralement suffisante.
La poudre chocolatée, attrayante pour les enfants, doit être maintenue hors de leur portée.

Interactions avec d'autres substances

En raison de la présence de fer, ce médicament peut interagir avec les médicaments injectables contenant du fer.
Par ailleurs, respectez un intervalle de 2 heures entre la prise de ce médicament et celle des *cyclines*, des diphosphonates, des quinolones, des *pansements digestifs* ou des médicaments contenant de la pénicillamine ou de la thyroxine.

Grossesse et allaitement

Ce médicament peut être utilisé pendant la grossesse ou l'allaitement uniquement s'il vous a été prescrit par votre médecin.

Mode d'emploi et posologie

Ce médicament est mieux absorbé s'il est pris avec un verre d'eau avant les repas. En cas d'*intolérance*, il est possible de le prendre en plusieurs fois.
La poudre chocolatée peut être diluée dans un peu d'eau ou de lait et prise en dehors des repas.

Posologie usuelle :

- Adulte et enfant de plus de 30 kg (environ 10 ans) : 2 ou 3 comprimés par jour.
- Femme enceinte : 1 comprimé par jour, à partir du 4e mois de la grossesse (sur prescription médicale).
- Nourrisson : 1 à 4 cuillères-dose (selon l'âge) de poudre chocolatée par jour.

Conseils : La coloration noire des selles est habituelle et ne doit pas vous conduire à interrompre le traitement.
Si vous ne supportez pas ce médicament (*troubles digestifs*), prévenez votre médecin : il pourra vous proposer un autre traitement.
La reconstitution du stock en fer de l'organisme nécessite un traitement de longue durée (plusieurs mois) ; respectez la durée prescrite par votre médecin.
Les aliments les plus riches en fer sont d'origine animale : viande, poisson, volaille, abats.
Une consommation importante de thé peut diminuer l'absorption du fer par l'organisme.

Effets indésirables possibles

Nausées, constipation, diarrhée.
Réaction allergique.

Laboratoires sanofi-aventis France

FUNGIZONE

Antifongique à visée digestive — sur ordonnance

Présentation

FUNGIZONE : gélule (vert et bleu) ; boîte de 40. Liste I - Remb 65 % - **8,78 €**.
FUNGIZONE : suspension buvable (orangé) ; flacon de 40 ml. Liste I - Remb 65 % - **5,72 €**.
FUNGIZONE Nourrisson et Enfant : suspension buvable ; flacon de 40 ml avec pipette doseuse de 1 ml. Liste I - Remb 65 % - **5,72 €**.

Composition

	p gél	p c à c	p ml
Amphotéricine B	250 mg	500 mg	100 mg
Sulfites		+	+

Dans quel cas ce médicament est-il prescrit ?

C'est un *antifongique*. Il permet d'éliminer certains champignons microscopiques présents dans le tube digestif (bouche et intestin). Ces champignons peuvent être à l'origine de la contamination d'autres organes : peau, vagin...
Il est utilisé dans :

- le traitement des *candidoses* de la bouche (muguet, *stomatite*) et du tube digestif ;
- le traitement des candidoses de la peau ou du vagin, en complément d'un traitement local ;
- la prévention des candidoses chez les personnes à haut risque d'infection.

Attention : L'action du médicament dans le tube digestif peut être diminuée par les *pansements digestifs* ou d'autres médicaments qui font écran entre le médicament et la paroi interne du tube digestif : ne prenez aucun médicament de ce type sans demander conseil à votre médecin ou à votre pharmacien.

Grossesse et allaitement

Ce médicament agit localement dans la bouche et le tube digestif et son absorption est quasi nulle. Il peut être utilisé pendant la grossesse ou l'allaitement.

Mode d'emploi et posologie

Ce médicament est pris de préférence en dehors des repas.

Candidoses de la bouche : utiliser la suspension buvable comme bain de bouche, 3 ou 4 fois par jour. Il est également possible de verser le contenu d'une gélule sur la langue, 3 fois par jour.

Posologie usuelle :

- Adulte : 6 à 8 gélules par jour, réparties en 2 ou 3 prises, ou 1 cuillère à café de suspension buvable, 3 ou 4 fois par jour.
- Enfant de plus de 30 kg (plus de 10 ans) : 3 cuillères à café de suspension buvable par jour.
- Enfant et nourrisson : 1 pipette de 1 ml de suspension Nourrisson et Enfant pour 2 kg de poids et par jour, à répartir en 2 ou 3 prises ; soit, pour un enfant de 12 kg : 6 pipettes de 1 ml par jour.

La durée du traitement est habituellement de 2 à 3 semaines, même si les *symptômes* ont disparu.

Effets indésirables possibles

Allergie.

Laboratoires Bristol-Myers Squibb

FUNGSTER

Antifongique

sur ordonnance

Ce médicament est un générique de LAMISIL comprimé (voir p. 706).

FURADANTINE

Antibiotique urinaire

sur ordonnance

Présentation

FURADANTINE : gélule (ocre) ; boîte de 21. Liste I - Remb 65 % - **3,21 €**.

Composition

	p gél
Nitrofurantoïne	50 mg
Amidon de blé (gluten)	+
Lactose	+

Dans quel cas ce médicament est-il prescrit ?

Ce médicament est un *antibiotique* qui appartient à la famille des nitrofuranes.

Il est utilisé, chez la femme, dans le traitement de la *cystite* aiguë.

Il est également utilisé chez l'enfant de plus de 6 ans dans le *traitement préventif* :

- des cystites récidivantes,
- des infections urinaires en cas de maladie prédisposant à une pyélonéphrite aiguë.

Contre-indications

Ce médicament ne doit pas être utilisé dans les cas suivants :

- *insuffisance rénale* grave,
- déficit en *G6PD*,
- *intolérance* au gluten (présence d'amidon de blé).

Attention : En cas d'infection urinaire accompagnée de fièvre ou en l'absence d'amélioration rapide, n'hésitez pas à rappeler votre médecin.
Une surveillance particulière est recommandée en cas de traitement prolongé.

Grossesse et allaitement

L'effet de ce médicament pendant la grossesse ou l'allaitement est mal connu : seul votre médecin peut évaluer le risque éventuel de son utilisation dans votre cas.

Mode d'emploi et posologie

Ce médicament est pris de préférence au cours des repas.

Posologie usuelle :

- Adulte : 3 à 6 gélules par jour, à répartir en 3 prises.
- Enfant de plus de 6 ans : 1 à 2 mg/kg/jour, le soir au coucher, en traitement préventif.

Conseils : Le médecin prescrit parfois une analyse d'urine pour identifier le *germe* responsable de l'infection et tester sa sensibilité aux *antibiotiques*. Le résultat de cet examen peut être faussé en cas d'automédication préalable : ne prenez pas d'antibiotiques sans avis médical.
Une coloration brunâtre des urines est possible pendant le traitement.

Effets indésirables possibles

Nausées, vomissements, diarrhée.

Névrite.

Rarement : *réaction allergique* (éruption cutanée, jaunisse, hépatite, toux sèche avec fièvre, anomalie de la *numération formule sanguine*).

En cas de traitement prolongé : atteinte pulmonaire (pneumopathie interstitielle, fibrose) imposant l'arrêt du traitement.

Laboratoires Merck Lipha Santé SAS

FURADOÏNE

Informations détaillées sur www.monvidal.com

FUROSÉMIDE 20 mg Génériques

Diurétique de l'anse

sur ordonnance

Les médicaments ci-dessous sont des génériques de LASILIX (voir p. 716).

FUROSEMIDE ARROW 20 mg : comprimé sécable *(lactose)* boîte de 30. Liste II - Remb 65 % - 1,82 €.
FUROSEMIDE BIOGARAN 20 mg : comprimé *(lactose)* boîte de 30. Liste II - Remb 65 % - 1,82 €.
FUROSEMIDE EG 20 mg : comprimé sécable *(lactose)* boîte de 30. Liste II - Remb 65 % - 1,82 €.
FUROSEMIDE MERCK 20 mg : comprimé sécable *(lactose)* boîte de 30. Liste II - Remb 65 % - 1,83 €.
FUROSEMIDE RPG 20 mg : comprimé sécable *(lactose)* boîte de 30. Liste II - Remb 65 % - 1,82 €.
FUROSEMIDE SANDOZ 20 mg : comprimé sécable *(lactose)* boîte de 30. Liste II - Remb 65 % - 1,82 €.
FUROSEMIDE WINTHROP 20 mg : comprimé sécable *(lactose)* boîte de 30. Liste II - Remb 65 % - 1,82 €.

FUROSÉMIDE 40 mg
Génériques
Diurétique de l'anse

sur ordonnance

Les médicaments ci-dessous sont des génériques de LASILIX (voir p. 716).

FUROSEMIDE ARROW 40 mg : comprimé sécable *(lactose)* boîte de 30. Liste II - Remb 65 % - 2,60 €.
FUROSEMIDE BIOGARAN 40 mg : comprimé sécable *(lactose)* boîte de 30. Liste II - Remb 65 % - 2,60 €.
FUROSEMIDE EG 40 mg : comprimé sécable *(lactose)* boîte de 30. Liste II - Remb 65 % - 2,60 €.
FUROSEMIDE MERCK 40 mg : comprimé sécable *(lactose)* boîte de 30. Liste II - Remb 65 % - 2,60 €.
FUROSEMIDE RATIOPHARM 40 mg : comprimé sécable boîte de 30. Liste II - Remb 65 % - 2,60 €.
FUROSEMIDE RPG 40 mg : comprimé sécable *(lactose)* boîte de 30. Liste II - Remb 65 % - 2,60 €.
FUROSEMIDE SANDOZ 40 mg : comprimé sécable *(lactose)* boîte de 30. Liste II - Remb 65 % - 2,60 €.
FUROSEMIDE TEVA 40 mg : comprimé sécable *(lactose)* boîte de 30. Liste II - Remb 65 % - 2,60 €.
FUROSEMIDE WINTHROP 40 mg : comprimé sécable *(lactose)* boîte de 30. Liste II - Remb 65 % - 2,60 €.

FUZEON
Informations détaillées sur www.monvidal.com

G

GABACET
Psychotonique

sur ordonnance

Présentation
GABACET 400 mg : gélule (blanc) ; boîte de 60. Liste II - Remb 35 % - **4,15 €**.
GABACET 1,25 g/10 ml : solution buvable (arôme framboise) ; boîte de 20 ampoules de 10 ml. Liste II - Remb 35 % - **4,42 €**.

Composition

	p gél	p amp buv
Piracétam	400 mg	1,25 g
Lactose	+	
Glycérol		+

Dans quel cas ce médicament est-il prescrit ?
Ce médicament est destiné à améliorer le fonctionnement du cerveau.
Chez l'adulte, il est utilisé dans le *traitement symptomatique* de certains troubles de l'équilibre (*vertiges*) et des troubles du comportement et de la mémoire liés au vieillissement.
Chez l'enfant de plus de 30 kg, il est utilisé dans le *traitement d'appoint* de la *dyslexie*.

Contre-indications
Ce médicament ne doit pas être utilisé dans les cas suivants :
– *insuffisance rénale* grave,
– *hémorragie* cérébrale.

Attention : Chez la personne âgée, des troubles attribués au vieillissement peuvent être dus à une dépression ; ils nécessitent alors un traitement spécifique.
Des précautions sont nécessaires en cas d'*hémorragie* ou de prédisposition aux hémorragies (intervention chirurgicale, troubles de la coagulation).

Grossesse et allaitement
L'effet de ce médicament pendant la grossesse ou l'allaitement est mal connu : seul votre médecin peut évaluer le risque éventuel de son utilisation dans votre cas.

Mode d'emploi et posologie
Les gélules doivent être avalées avec un verre d'eau, sans être ouvertes ou croquées.
La solution buvable doit être diluée dans un peu d'eau.

Posologie usuelle :
- Adulte : 2 gélules avant chacun des 3 repas ou 1 ampoule buvable avant les 2 repas principaux.
- Enfant de plus de 30 kg (soit à partir de 9 ans environ) : 50 mg par kg et par jour, répartis en 3 prises ; soit, par exemple, pour un enfant de 30 kg : 1 gélule, 3 fois par jour.

Effets indésirables possibles
Nervosité, agitation, troubles du sommeil.
Nausées, vomissements, diarrhée, douleurs d'estomac.
Diarrhée (en particulier avec la solution buvable qui contient du sorbitol).

Laboratoires sanofi-aventis France

GABAPENTINE 100 mg Génériques
Antiépileptique

sur ordonnance

Les médicaments ci-dessous sont des génériques de NEURONTIN (voir p. 872).

GABAPENTINE ALTER 100 mg : gélule *(lactose anhydre)* boîte de 90. Liste I - Remb 65 % - 11,10 €.
GABAPENTINE BIOGARAN 100 mg : gélule *(lactose anhydre)* boîte de 90. Liste I - Remb 65 % - 11,10 €.
GABAPENTINE EG 100 mg : gélule boîte de 90. Liste I - Remb 65 % - 11,10 €.
GABAPENTINE MERCK 100 mg : gélule *(lactose anhydre)* boîte de 90. Liste I - Remb 65 % - 11,10 €.
GABAPENTINE QUALIMED 100 mg : gélule *(lactose anhydre)* boîte de 90. Liste I - Remb 65 % - 11,10 €.
GABAPENTINE RATIOPHARM 100 mg : gélule *(lactose anhydre)* boîte de 90. Liste I - Remb 65 % - 11,10 €.
GABAPENTINE RPG 100 mg : gélule boîte de 90. Liste I - Remb 65 % - 11,10 €.
GABAPENTINE SANDOZ 100 mg : gélule boîte de 90. Liste I - Remb 65 % - 11,10 €.
GABAPENTINE TEVA 100 mg : gélule boîte de 90. Liste I - Remb 65 % - 11,10 €.
GABAPENTINE WINTHROP 100 mg : gélule *(lactose anhydre)* boîte de 90. Liste I - Remb 65 % - 11,10 €.

GABAPENTINE 300 mg Génériques
Antiépileptique

sur ordonnance

Les médicaments ci-dessous sont des génériques de NEURONTIN (voir p. 872).

GABAPENTINE ALTER 300 mg : gélule *(lactose anhydre)* boîte de 90. Liste I - Remb 65 % - 32,31 €.
GABAPENTINE BIOGARAN 300 mg : gélule *(lactose anhydre)* boîte de 90. Liste I - Remb 65 % - 32,31 €.
GABAPENTINE EG 300 mg : gélule *(jaune orangé S)* boîte de 90. Liste I - Remb 65 % - 32,31 €.
GABAPENTINE MERCK 300 mg : gélule *(lactose anhydre)* boîte de 90. Liste I - Remb 65 % - 32,31 €.
GABAPENTINE QUALIMED 300 mg : gélule *(lactose anhydre)* boîte de 90. Liste I - Remb 65 % - 32,31 €.
GABAPENTINE RATIOPHARM 300 mg : gélule *(lactose anhydre)* boîte de 90. Liste I - Remb 65 % - 32,31 €.
GABAPENTINE RPG 300 mg : gélule *(jaune orangé S)* boîte de 90. Liste I - Remb 65 % - 32,31 €.
GABAPENTINE SANDOZ 300 mg : gélule boîte de 90. Liste I - Remb 65 % - 32,39 €.
GABAPENTINE TEVA 300 mg : gélule *(jaune orangé S)* boîte de 90. Liste I - Remb 65 % - 32,31 €.
GABAPENTINE WINTHROP 300 mg : gélule *(lactose anhydre)* boîte de 90. Liste I - Remb 65 % - 32,31 €.

GABAPENTINE 400 mg
Génériques
Antiépileptique — sur ordonnance

Les médicaments ci-dessous sont des génériques de NEURONTIN (voir p. 872).

GABAPENTINE ALTER 400 mg : gélule *(lactose anhydre)* boîte de 90. Liste I - Remb 65 % - 37,71 €.
GABAPENTINE ARROW 400 mg : gélule *(lactose)* boîte de 90. Liste I - Remb 65 % - 37,71 €.
GABAPENTINE BIOGARAN 400 mg : gélule *(lactose anhydre)* boîte de 90. Liste I - Remb 65 % - 37,71 €.
GABAPENTINE MERCK 400 mg : gélule *(lactose anhydre)* boîte de 90. Liste I - Remb 65 % - 37,71 €.
GABAPENTINE QUALIMED 400 mg : gélule *(lactose anhydre)* boîte de 90. Liste I - Remb 65 % - 37,71 €.
GABAPENTINE RATIOPHARM 400 mg : gélule *(lactose anhydre)* boîte de 90. Liste I - Remb 65 % - 37,71 €.
GABAPENTINE RPG 400 mg : gélule boîte de 90. Liste I - Remb 65 % - 37,71 €.
GABAPENTINE SANDOZ 400 mg : gélule boîte de 90. Liste I - Remb 65 % - 37,71 €.
GABAPENTINE TEVA 400 mg : gélule boîte de 90. Liste I - Remb 65 % - 37,71 €.
GABAPENTINE WINTHROP 400 mg : gélule *(lactose anhydre)* boîte de 90. Liste I - Remb 65 % - 37,71 €.
GABAPENTINE ZYDUS 400 mg : gélule *(lactose)* boîte de 90. Liste I - Remb 65 % - 37,71 €.

GABAPENTINE 600 mg
Génériques
Antiépileptique — sur ordonnance

Les médicaments ci-dessous sont des génériques de NEURONTIN (voir p. 872).

GABAPENTINE ALTER 600 mg : comprimé boîte de 90. Liste I - Remb 65 % - 51,24 €.
GABAPENTINE ARROW 600 mg : comprimé boîte de 90. Liste I - Remb 65 % - 51,24 €.
GABAPENTINE BIOGARAN 600 mg : comprimé boîte de 90. Liste I - Remb 65 % - 51,24 €.
GABAPENTINE EG 600 mg : comprimé boîte de 90. Liste I - Remb 65 % - 51,24 €.
GABAPENTINE MERCK 600 mg : comprimé *(huile de ricin hydrogénée, maltodextrine)* boîte de 90. Liste I - Remb 65 % - 51,24 €.
GABAPENTINE QUALIMED 600 mg : comprimé *(huile de ricin hydrogénée, maltodextrine)* boîte de 90. Liste I - Remb 65 % - 51,24 €.
GABAPENTINE RATIOPHARM 600 mg : comprimé *(glucose, huile de ricin hydrogénée)* boîte de 90. Liste I - Remb 65 % - 51,24 €.
GABAPENTINE RPG 600 mg : comprimé boîte de 90. Liste I - Remb 65 % - 51,24 €.
GABAPENTINE SANDOZ 600 mg : comprimé *(huile de ricin hydrogénée)* boîte de 90. Liste I - Remb 65 % - 51,24 €.
GABAPENTINE TEVA 600 mg : comprimé boîte de 90. Liste I - Remb 65 % - 51,24 €.
GABAPENTINE WINTHROP 600 mg : comprimé boîte de 90. Liste I - Remb 65 % - 51,24 €.

GABAPENTINE 800 mg
Génériques
Antiépileptique — sur ordonnance

Les médicaments ci-dessous sont des génériques de NEURONTIN (voir p. 872).

GABAPENTINE ALTER 800 mg : comprimé boîte de 90. Liste I - Remb 65 % - 62,98 €.
GABAPENTINE ARROW 800 mg : comprimé boîte de 90. Liste I - Remb 65 % - 62,98 €.
GABAPENTINE BIOGARAN 800 mg : comprimé boîte de 90. Liste I - Remb 65 % - 62,98 €.
GABAPENTINE EG 800 mg : comprimé boîte de 90. Liste I - Remb 65 % - 62,98 €.
GABAPENTINE G GAM 800 mg : comprimé *(glucose, huile de ricin hydrogénée)* boîte de 90. Liste I - Remb 65 % - 62,98 €.
GABAPENTINE MERCK 800 mg : comprimé *(huile de ricin hydrogénée, maltodextrine)* boîte de 90. Liste I - Remb 65 % - 62,98 €.
GABAPENTINE QUALIMED 800 mg : comprimé *(huile de ricin hydrogénée, maltodextrine)* boîte de 90. Liste I - Remb 65 % - 62,98 €.
GABAPENTINE RANBAXY 800 mg : comprimé boîte de 90. Liste I - Remb 65 % - 62,98 €.
GABAPENTINE RATIOPHARM 800 mg : comprimé *(glucose, huile de ricin hydrogénée)* boîte de 90. Liste I - Remb 65 % - 62,98 €.
GABAPENTINE SANDOZ 800 mg : comprimé *(huile de ricin hydrogénée)* boîte de 90. Liste I - Remb 65 % - 62,98 €.
GABAPENTINE TEVA 800 mg : comprimé boîte de 90. Liste I - Remb 65 % - 62,98 €.
GABAPENTINE WINTHROP 800 mg : comprimé boîte de 90. Liste I - Remb 65 % - 62,98 €.

GABITRIL
Informations détaillées sur www.monvidal.com

GALACTOGIL
Informations détaillées sur www.monvidal.com

GALIRÈNE
Informations détaillées sur www.monvidal.com

GANFORT
Antiglaucomateux — sur ordonnance

Présentation
GANFORT : collyre ; flacon. Liste I - Remb 65 % - **23,18 €.**

Composition

	p ml
Bimatoprost	0,3 mg
Timolol	5 mg
Benzalkonium chlorure	+

Dans quel cas ce médicament est-il prescrit ?
Ce collyre associe du bimatoprost de la famille des prostaglandines et un *bêtabloquant*. Il a la propriété de diminuer la *tension intraoculaire*.

Il est utilisé dans le traitement des maladies dues à un excès de tension intraoculaire, notamment du *glaucome* à angle ouvert, en cas d'efficacité insuffisante des collyres bêtabloquants.

Contre-indications

Compte tenu de l'absorption du collyre par l'œil et du passage du *bêtabloquant* dans le sang, ce médicament ne doit pas être utilisé dans les cas suivants :
- *allergie* aux antiseptiques de la famille des *ammoniums quaternaires* (présence de benzalkonium),
- *asthme* et *bronchite chronique* grave,
- *insuffisance cardiaque* grave (sauf si elle est stabilisée par un traitement spécifique),
- *bloc auriculoventriculaire* grave,
- rythme cardiaque au repos inférieur à 50 battements par minute.

Attention : Des précautions sont nécessaires en cas d'*insuffisance hépatique*, d'*insuffisance rénale* ou d'*insuffisance respiratoire*.
Les lentilles de contact souples doivent être ôtées avant l'instillation du collyre. Elles pourront éventuellement être replacées après un délai de 15 minutes : demandez conseil à votre ophtalmologiste.
Le traitement du glaucome nécessite des contrôles réguliers de la pression intraoculaire et de l'état de la cornée afin de dépister d'éventuelles complications.
Chez les diabétiques, les *bêtabloquants* peuvent masquer certains *symptômes* de l'*hypoglycémie* (*palpitations* et accélération du cœur essentiellement).
Les bêtabloquants aggravent les symptômes des *chocs* allergiques et nuisent à l'efficacité de l'*adrénaline* utilisée pour les traiter en urgence. Signalez à votre médecin tout antécédent de choc allergique, même ancien.
Le bimatoprost peut modifier de façon définitive la couleur des yeux, de la peau des paupières ou des cils (qui deviennent plus foncés). Le préjudice est uniquement esthétique, sans conséquence connue sur la santé de l'œil. Il peut être gênant lorsque la coloration induite par le collyre n'est pas uniforme, ou lorsqu'un seul œil est traité.
Compte-tenu de la possibilité d'effets indésirables visuels, ce collyre peut, chez certaines personnes, constituer un risque pour la conduite automobile ou le maniement de machines dangereuses. Assurez-vous à l'occasion des premières utilisations que vous supportez bien ce collyre avant de reprendre la pratique d'une activité à risque.

Interactions avec d'autres substances

Certaines substances contenues dans des collyres différents peuvent donner lieu à des interactions médicamenteuses : dans le doute, et sauf indication contraire de votre médecin, respectez un intervalle minimal de 15 minutes entre deux instillations dans le même œil.
Il peut également interagir avec l'amiodarone ou avec un *bêtabloquant* pris par voie orale.
Informez votre médecin si vous prenez des *antidiabétiques*, des *AINS*, des *antidépresseurs* tricycliques, des *neuroleptiques*, des *corticoïdes*, des *inhibiteurs calciques*, ou des médicaments contenant l'une des substances suivantes : quinidine, hydroquinidine, disopyramide, propafénone, baclofène, cimétidine, clonidine, lidocaïne injectable, méfloquine.

Grossesse et allaitement

Les *prostaglandines* possèdent des effets potentiellement dangereux pendant la grossesse. Ce collyre ne doit être utilisé chez la femme enceinte qu'en cas d'absolue nécessité.
Ce médicament passe dans le lait maternel. Son usage est incompatible avec l'allaitement.

Mode d'emploi et posologie

Tirer la paupière inférieure vers le bas tout en regardant vers le haut et déposer une goutte de collyre entre la paupière et le globe oculaire (*cul-de-sac conjonctival*).
Veiller à ne pas mettre en contact l'embout du flacon avec l'œil ou les doigts pour éviter de contaminer le collyre avec les *germes* présents sur les paupières ou la peau.

Posologie usuelle :
- Adulte : 1 goutte par jour, le matin.

Conseils : Afin de diminuer le passage des substances dans le sang et d'augmenter l'action locale du médicament, il est recommandé après l'instillation d'appuyer avec votre doigt entre l'œil traité et le nez (pour obstruer le canal lacrymal) ou de fermer les paupières pendant quelques minutes.
Le tabac et l'excès d'alcool sont toxiques pour le nerf optique ; ils doivent être évités.
Le flacon ne doit pas être conservé plus de 4 semaines après une première utilisation.

Effets indésirables possibles

Réactions locales :
- le plus fréquemment : rougeur de l'œil, croissance des cils ;
- *allergie* ou *œdème* oculaire, démangeaisons oculaires, modification de la couleur des cils, de l'iris ou de la peau des paupières, larmoiement ou au contraire sécheresse oculaire, sensation de corps étranger, troubles de la vue, rougeur ou démangeaisons des paupières.

Autres troubles observés :
- maux de tête, hypertension, augmentation des *transaminases* ;
- plus rarement : fatigue, *vertiges*, rhume, *œdèmes*, augmentation de la pilosité.

Exceptionnellement, en cas de passage du *bêtabloquant* dans le sang :
- fatigue, sensation de mains et de pieds froids, insomnie, douleurs d'estomac, nausées, vomissements ;
- *bloc auriculoventriculaire*, ralentissement excessif du cœur, chute de tension, *insuffisance cardiaque*, *bronchospasme*, *hypoglycémie*, phénomène de *Raynaud* ;
- *éruption cutanée*, aggravation d'un *psoriasis*.

Laboratoires Allergan France

GAOPTOL

Informations détaillées sur www.monvidal.com

GAOSÉDAL CODÉINE

Informations détaillées sur www.monvidal.com

GARDASIL

Vaccin : papillomavirus humain — **sur ordonnance**

Présentation

GARDASIL : suspension injectable *IM* ; seringue préremplie de 0,5 ml avec 2 aiguilles. Liste I - Remb 65 % - **123,66 €**.

Composition

	p seringue
Protéine L1 de Papillomavirus humain de types 6, 11, 16 et 18	1 dose

Dans quel cas ce médicament est-il prescrit ?

C'est un *vaccin* composé de fragments de Papillomavirus humains. Ces virus sont responsables d'infections impliquées dans le développement de lésions génitales précancéreuses pouvant mener à un cancer du col de l'utérus. Ce vaccin ne contient aucun *germe* vivant. Sa durée de protection au delà de 5 ans est mal connue.

Il est utilisé dans la prévention du cancer du col de l'utérus et d'autres maladies génitales (condylomes) dues aux Papillomavirus humains de types 6, 11, 16 et 18.

Dans le calendrier vaccinal 2008, la vaccination est recommandée aux jeunes filles de 14 ans et aux jeunes femmes âgées de 15 à 23 ans qui n'auraient pas encore eu de rapports sexuels, ou au plus tard durant l'année suivant le début de leur activité sexuelle.

Attention : En cas de fièvre élevée, de maladie aiguë, il est préférable de différer la vaccination.

Comme pour tous les *vaccins*, des cas exceptionnels de *réactions allergiques* graves ont été constatés ; ce risque justifie la nécessité de réaliser la vaccination en milieu médical où un traitement d'urgence pourra être entrepris sans délai.

Ce vaccin n'élimine pas le risque de transmission d'autres infections génitales lors de rapports sexuels : il faut éventuellement envisager des mesures de protections appropriées (préservatifs).

Ce vaccin ne protège pas contre tous les types de Papillomavirus humains pouvant causer un cancer du col de l'utérus, ni les jeunes femmes déjà infectées lors des injections : la vaccination ne dispense donc en aucun cas d'effectuer régulièrement les frottis cervicaux permettant le dépistage du cancer du col de l'utérus.

Grossesse et allaitement

Il est préférable d'effectuer cette vaccination en dehors de la grossesse.

Les injections peuvent être pratiquées au cours de l'allaitement.

Mode d'emploi et posologie

L'injection doit être réalisée par *voie intramusculaire*, de préférence dans la partie supérieure du bras ou dans la cuisse.

Posologie usuelle :

2 injections à 2 mois d'intervalle, suivies d'une troisième 6 mois après la première injection.

Conseils : Les réactions fébriles dues aux *vaccins* peuvent être combattues en prenant de l'aspirine ou du paracétamol.

Pour garder son efficacité, ce médicament doit être conservé entre + 2 °C et + 8 °C (partie la plus froide du réfrigérateur). Toutefois, une rupture de la chaîne du froid pendant une durée limitée (quelques heures à température ambiante inférieure à 25 °C) ne devrait pas prêter à conséquence. En pratique, en cas de nécessité, un délai de quelques heures peut séparer l'achat du vaccin en pharmacie de son stockage au réfrigérateur ou de la vaccination.

Ce vaccin ne doit pas être congelé.

Effets indésirables possibles

Rougeur, douleur, démangeaisons, gonflement, au point d'injection.

Fièvre.

Nausées, vomissements, vertiges, malaise, *réaction allergique*.

Laboratoires Sanofi Pasteur MSD SNC

GARDÉNAL

Antiépileptique barbiturique — **sur ordonnance**

Présentation

GARDÉNAL 10 mg : comprimé (blanc) ; boîte de 80. Liste II - Remb 65 % - **2,25 €**.
GARDÉNAL 50 mg : comprimé (blanc) ; boîte de 30. Liste II - Remb 65 % - **1,61 €**.
GARDÉNAL 100 mg : comprimé (blanc) ; boîte de 20. Liste II - Remb 65 % - **2,29 €**.
GARDÉNAL : préparation injectable à 40 mg ; flacon de *lyophilisat* et ampoule de solvant de 2 ml. Liste II - Remb 65 % - **2,81 €**.

Composition

	p cp	p cp	p cp
Phénobarbital	10 mg	50 mg	100 mg
Amidon de blé (gluten)	+	+	+

	p flacon
Phénobarbital	40 mg

Dans quel cas ce médicament est-il prescrit ?

Ce médicament est un *anticonvulsivant* qui appartient à la famille des *barbituriques*.

Il est utilisé dans le traitement de certaines formes d'*épilepsie*.

Contre-indications

Ce médicament ne doit pas être utilisé dans les cas suivants :
- *porphyrie*,
- *insuffisance respiratoire* grave,
- *allergie* aux *barbituriques*.

Attention : Ne modifiez, ni n'interrompez jamais votre traitement sans l'avis de votre médecin : risque de réapparition des *convulsions*, même si aucune crise n'est survenue depuis une longue période.

Des précautions sont nécessaires en cas d'*insuffisance hépatique* ou *rénale*.

Un traitement prolongé chez l'enfant peut nécessiter la prise conjointe de *vitamine* D.

Évitez les boissons alcoolisées : augmentation du risque de somnolence.

Ce médicament peut induire une somnolence, parfois intense chez certaines personnes. Cette somnolence peut être augmentée par la prise d'*alcool* ou d'autres médicaments *sédatifs*. La conduite et l'utilisation de machines dangereuses sont déconseillées, surtout dans les heures qui suivent la prise du médicament.

Interactions avec d'autres substances

Ce médicament peut interagir avec les *contraceptifs* oraux (pilule) : risque d'inefficacité de la contraception.

Informez par ailleurs votre médecin ou votre pharmacien si vous prenez un *anticoagulant oral*, un *antidépresseur imipraminique*, un *corticoïde*, un *digitalique*, un *anti-arythmique*, un *bêtabloquant*, un *sédatif*, un médicament contenant de la doxycycline, de la carbamazépine ou de la théophylline.

Grossesse et allaitement

Si une grossesse survient sous traitement, consultez votre médecin. L'arrêt brutal de ce médicament expose à la réapparition de crises préjudiciables à la mère et à l'enfant à naître. Le médecin appréciera le risque éventuel lié à l'utilisation de ce médicament dans votre cas. Des examens particuliers permettent de vérifier l'absence d'anomalie chez l'enfant à naître.

Si le traitement est poursuivi jusqu'à l'accouchement, une supplémentation en *vitamine* K1 en fin de grossesse peut être nécessaire pour éviter un déficit en cette vitamine chez le nouveau-né.

Ce médicament passe dans le lait maternel : l'allaitement est déconseillé.

Mode d'emploi et posologie

Une seule prise par jour, au coucher.

Les comprimés peuvent être écrasés et mélangés aux aliments pour les enfants de moins de 6 ans.

La solution injectable est administrée par *voie* sous-cutanée ou intramusculaire.

Posologie usuelle :

Comprimé :
- Adulte : 2 à 3 mg par kg et par jour.
- Enfant : 2 à 5 mg par kg et par jour, selon le poids.

Voie injectable :
- Adulte : 200 à 600 mg par jour.
- Enfant de 12 à 30 mois : 10 à 20 mg par jour.
- Enfant de 30 mois à 15 ans : 20 à 40 mg par jour.

Conseils : Veillez à ne jamais manquer de ce médicament ; lors de vos déplacements, munissez-vous d'une réserve ou de votre ordonnance en cours de validité.

Effets indésirables possibles

Somnolence, réveil difficile.
Troubles de la coordination, *vertiges*.
Éruption cutanée.
Réaction allergique.
Douleurs articulaires, notamment à l'épaule.
Troubles de l'*humeur*.
Anémie.
Rarement, en début de traitement : augmentation paradoxale de la fréquence des crises d'épilepsie ou modification de leurs caractéristiques.

Laboratoires sanofi-aventis France

GASTROCYNÉSINE

Informations détaillées sur www.monvidal.com

GASTRODRAINOL

Informations détaillées sur www.monvidal.com

GASTROPAX

Informations détaillées sur www.monvidal.com

GASTROPULGITE

Informations détaillées sur www.monvidal.com

GASTROTISANE

Informations détaillées sur www.monvidal.com

GAVISCON

Antireflux, antiacide

Présentation

GAVISCON MENTHE : comprimé à croquer (crème ; arôme menthe) ; boîte de 20. Remb 35 % - **2,26 €**.
GAVISCON : suspension buvable (crème ; arôme menthe) ; boîte de 24 sachets de 10 ml. Remb 35 % - **3,04 €**.
GAVISCON : suspension buvable (rose ; arôme fenouil) ; flacon de 250 ml. Remb 35 % - **2,29 €**.
GAVISCON Nourrisson : suspension buvable (crème ; arômes : banane, fenouil) ; flacon de 150 ml avec pipette graduée en ml. Remb 65 % - **2,67 €**.

Composition

	p cp	p sachet
Alginate de sodium	500 mg	500 mg
Bicarbonate de sodium	267 mg	267 mg
soit Sodium	123 mg	145 mg
Carbonate de calcium	160 mg	160 mg
Aspartam	+	

	p c à c	p ml
Alginate de sodium	250 mg	50 mg
Bicarbonate de sodium	133,5 mg	26 mg
soit Sodium	72,5 mg	14 mg
Carbonate de calcium	80 mg	+

Dans quel cas ce médicament est-il prescrit ?

Ce médicament appartient à la famille des *antiacides* d'action locale. Il forme un gel visqueux qui surnage dans l'estomac et protège l'œsophage en cas de reflux du contenu de l'estomac.

Il est utilisé dans le traitement du *reflux gastro-œsophagien*.

Contre-indications

Ce médicament ne doit pas être utilisé chez l'enfant qui suit un régime sans *sel* strict.

Attention : Il est préférable de consulter un médecin dans les situations suivantes :
- troubles de la digestion apparaissant pour la première fois, ou si les troubles ont changé récemment ;
- troubles associés à une perte de poids ;
- difficulté à avaler ou gêne abdominale persistante.

Ce médicament contient du *sel* (*sodium*) en quantité notable.

Interactions avec d'autres substances

Ce médicament peut diminuer l'absorption de nombreux médicaments. Un délai d'au moins 2 heures (voire 4 heures avec les *antibiotiques* de la famille des quinolones) doit être respecté entre la prise de ce médicament et celle des autres traitements. Demandez conseil à votre médecin ou à votre pharmacien.

Grossesse et allaitement

Ce médicament ne contient que des substances présumées sans danger pendant la grossesse ou l'allaitement. Néanmoins, ne l'utilisez pas de façon prolongée sans l'avis de votre pharmacien ou de votre médecin.

Mode d'emploi et posologie

Prendre ce médicament dans tous les cas après les repas et éventuellement au coucher, ou le donner après les biberons. Il ne doit pas être mélangé aux aliments ou au lait.

Les comprimés doivent être très soigneusement croqués.

Le sachet doit être malaxé avant son ouverture, et le flacon agité vigoureusement avant chaque emploi.

Posologie usuelle :

Comprimé :

- Adulte et enfant de plus de 12 ans : 1 comprimé, 3 ou 4 fois par jour.

Suspensions buvables :

- Adulte : 1 sachet ou 2 cuillères à café de suspension buvable, 3 ou 4 fois par jour.
- Enfant de 18 mois à 15 ans : 1 cuillère à café après chacun des 4 repas.
- Nourrisson de 4 à 18 mois : 2,5 ml ou ½ cuillère à café après chacun des 4 repas.
- Nourrisson de 2 à 4 mois : 2 ml après chacun des 5 repas.
- Nourrisson de 1 à 2 mois : 1,5 ml après chacun des 5 repas.
- Nouveau-né de 0 à 1 mois : 1 ml après chacun des 6 repas.

Chez l'enfant, la suspension buvable Nourrisson (fournie avec une pipette) est plus adaptée, mais les autres suspensions buvables peuvent également être utilisées car leurs concentrations sont identiques.

Conseils : Il est bon de fractionner les repas, d'éviter la position penchée, d'éviter de s'allonger après les repas et de porter des vêtements trop serrés. La surélévation de la tête du lit est recommandée.

Si vous êtes fumeur, la poursuite du tabagisme est un frein important au traitement : la nicotine augmente l'acidité gastrique et réduit l'efficacité du muscle qui ferme la jonction entre l'œsophage et l'estomac.

La suspension buvable doit être conservée à l'abri de la chaleur mais elle ne doit pas être mise au réfrigérateur.

La suspension Nourrisson ne doit pas être gardée plus de 30 jours après ouverture du flacon.

Effets indésirables possibles

Constipation.

En cas d'usage prolongé de la solution buvable ou des sachets, à forte dose : excès de calcium dans le sang, *insuffisance rénale*.

Laboratoires Reckitt Benckiser Healthcare France

GAVISCONELL

Antiacide d'action locale

Présentation

GAVISCONELL sans sucre CITRON : comprimé à croquer (arôme citron) ; boîte de 32. Non remb.
GAVISCONELL sans sucre MENTHE : comprimé à croquer (arôme menthe) ; boîte de 32. Non remb.
GAVISCONELL sans sucre MENTHE : suspension buvable (arôme menthe) ; boîte de 12 sachets. Non remb.

Composition

	p cp citron	p cp menthe	p sachet
Alginate de sodium	250 mg	250 mg	500 mg
Bicarbonate de sodium	133 mg	133 mg	267 mg
Carbonate de calcium	80 mg	80 mg	+
Aspartam	+	+	
Sodium	61,5 mg	61,5 mg	145 mg

Dans quel cas ce médicament est-il prescrit ?

Ce médicament appartient à la famille des *antiacides* d'action locale. Il forme un gel visqueux qui surnage dans l'estomac et protège l'œsophage en cas de reflux du contenu de l'estomac.

Il est utilisé dans le traitement des *symptômes* du *reflux gastro-œsophagien* (brûlures d'estomac, remontées acides).

Attention : N'utilisez pas ce médicament plus de 7 jours sans l'avis de votre médecin : des examens peuvent être nécessaires si les symptômes persistent.

Il est préférable de consulter un médecin dans les situations suivantes :

- troubles de la digestion apparaissant pour la première fois, ou si les troubles ont changé récemment ;
- troubles associés à une perte de poids ;
- difficulté à avaler ou gêne abdominale persistante.

Des précautions sont nécessaires en cas d'excès de calcium dans le sang, de *lithiase* calcique récidivante ou de *phénylcétonurie*.

Les personnes souffrant de douleurs d'estomac doivent éviter d'utiliser des médicaments contenant de l'aspirine ou des *AINS* qui fragilisent la *muqueuse* de l'estomac. Le paracétamol est en revanche sans danger pour traiter les douleurs ou la fièvre.

Ce médicament contient du *sel* (*sodium*) en quantité notable.

Interactions avec d'autres substances

Ce médicament peut diminuer l'absorption de nombreux médicaments. Un délai d'au moins 2 heures (voire 4 heures avec les *antibiotiques* de la famille des quinolones) doit être respecté entre la prise de ce médicament et celle des autres traitements. Demandez conseil à votre médecin ou à votre pharmacien.

Grossesse et allaitement

Ce médicament ne contient que des substances présumées sans danger pendant la grossesse ou l'allaitement. Néanmoins, ne l'utilisez pas de façon prolongée sans l'avis de votre pharmacien ou de votre médecin.

Mode d'emploi et posologie

Ce médicament doit être pris après les repas et éventuellement au coucher.

Les comprimés doivent être avalés après avoir été soigneusement mâchés.

Posologie usuelle :

- Adulte et enfant de plus de 12 ans : 2 à 4 comprimés ou 1 à 2 sachets, 3 fois par jour.

Conseils : Ce médicament peut être en accès libre dans certaines pharmacies ; néanmoins, n'hésitez pas à demander conseil à votre pharmacien.
Il est bon de fractionner les repas, d'éviter la position penchée, d'éviter de s'allonger après les repas et de ne pas porter de vêtements trop serrés. La surélévation de la tête du lit est recommandée.
Si vous êtes fumeur, la poursuite du tabagisme est un frein important au traitement : la nicotine augmente l'acidité gastrique et réduit l'efficacité du muscle qui ferme la jonction entre l'œsophage et l'estomac.

Effets indésirables possibles

Réaction allergique.

Laboratoires Reckitt Benckiser Healthcare

GEL DE CALAMINE THERICA

Informations détaillées sur www.monvidal.com

GEL RECTOPANBILINE

Informations détaillées sur www.monvidal.com

GELDÈNE

Anti-inflammatoire d'action locale — sur ordonnance

Présentation

GELDÈNE 0,5 % : gel pour application locale ; tube de 50 g. Liste I - Remb 35 % - **3,04 €**.

Composition

	p 100 g
Piroxicam	0,5 g
Alcool à 95°	+

Dans quel cas ce médicament est-il prescrit ?

Ce gel contient un *anti-inflammatoire* non stéroïdien (*AINS*). Il lutte localement contre l'*inflammation* et la douleur.
Il est utilisé dans le traitement des *tendinites*, des entorses et des contusions.

Contre-indications

Ce médicament ne doit pas être utilisé dans les cas suivants :

- *allergie* à l'aspirine ou aux *AINS* ;
- en application sur un *eczéma*, des *muqueuses*, des plaies ou de la peau lésée ;
- **grossesse** (à partir du 6e mois).

Grossesse et allaitement

Les *AINS* pris par voie orale peuvent être toxiques pour le fœtus ; leur utilisation est contre-indiquée pendant les 4 derniers mois de la grossesse. Les AINS destinés à une application locale peuvent traverser la peau, passer dans le sang et exposer le fœtus au même risque, lorsqu'ils sont appliqués sur une large surface de peau ou sous un pansement occlusif. N'utilisez pas ce médicament pendant la grossesse sans avis médical.
Les données disponibles ne permettent pas de savoir si ce médicament passe dans le lait maternel : ne l'utilisez pas pendant l'allaitement sans avis médical.

Mode d'emploi et posologie

Le gel doit être appliqué en massage doux et prolongé. Ne pas utiliser de pansement étanche (occlusif).

Posologie usuelle :

- Adulte : 2 à 4 applications par jour.

Conseils : Pensez à vous laver les mains après l'application. En cas de contact accidentel avec les yeux ou les muqueuses, rincez abondamment.

Effets indésirables possibles

Imposant l'arrêt du traitement : *réaction allergique* cutanée (éruption de boutons, démangeaisons...).

Laboratoires Pfizer

GELDOLOR

Informations détaillées sur www.monvidal.com

GEL-LARMES

Suppléance lacrymale

Présentation

GEL-LARMES : gel ophtalmique ; tube de 5 g. Remb 65 % - **2,75 €**.
GEL-LARMES : gel ophtalmique ; tube de 10 g. Remb 65 % - **3,87 €**.
GEL-LARMES : gel ophtalmique ; boîte de 30 unidoses. Remb 65 % - **4,36 €**.

Composition

	p 5 g	p unidose
Carbomère 974 P	15 mg	1,5 mg
Benzalkonium chlorure	+	

Dans quel cas ce médicament est-il prescrit ?

C'est un gel de suppléance lacrymale : il compense une insuffisance de sécrétion naturelle de larmes.
Il est utilisé dans le traitement de la sécheresse oculaire due à une insuffisance lacrymale (œil sec).

Contre-indications

Ce gel en tubes de 5 et 10 g ne doit pas être utilisé dans les cas suivants :

- *allergie* aux *ammoniums quaternaires* (présence de benzalkonium),
- port de lentilles de contact.

Attention : Une irritation oculaire peut être due à une infection : en cas de doute, n'hésitez pas à consulter votre médecin.
N'utilisez pas ce gel ophtalmique de façon prolongée sans prendre un avis médical.

Interactions avec d'autres substances

Ce gel ophtalmique peut interagir avec des collyres : respectez un intervalle de 15 minutes entre deux applications.

Grossesse et allaitement

Les tubes de 5 et 10 g contiennent des conservateurs dont l'effet est mal connu pendant la grossesse ou l'allaitement. L'évaluation du risque éventuel lié à leur utilisation est individuelle : demandez conseil à votre pharmacien ou à votre médecin.

Mode d'emploi et posologie

Tirer la paupière inférieure vers le bas tout en regardant vers le haut et déposer une goutte de gel entre la paupière et le globe oculaire (*cul-de-sac conjonctival*).

Posologie usuelle :

1 goutte 2 à 4 fois par jour et chaque fois que la sécheresse de l'œil se fait sentir.

> **Conseils :** L'application correcte du produit peut nécessiter une aide, notamment chez une personne handicapée ou âgée.
> Ne conservez pas un tube ouvert plus de 4 semaines. Les unidoses doivent être jetées immédiatement après utilisation.

Effets indésirables possibles

Un trouble visuel bref peut survenir après instillation du produit, jusqu'à ce que le gel se répartisse uniformément à la surface de l'œil.

Laboratoires Théa

GÉLOPECTOSE

Informations détaillées sur www.monvidal.com

GELOX

Antiacide et pansement digestif

Présentation

GELOX : suspension buvable (arômes : mirabelle, menthe) ; boîte de 30 sachets. Remb 35 % - **5,37 €**.

Composition

	p sachet
Aluminium hydroxyde	425 mg
Magnésium hydroxyde	450 mg
Montmorillonite beidellitique	2,5 g
Saccharose	2,5 g
Sorbitol	0,5 g
Alcool à 95°	230 mg

Dans quel cas ce médicament est-il prescrit ?

Ce médicament contient des *antiacides* d'action locale et de l'argile. Les antiacides agissent en neutralisant les acides sécrétés par l'estomac. L'argile protège le tube digestif.

Il est utilisé dans le traitement des douleurs, brûlures, aigreurs dues à des affections de l'œsophage, de l'estomac ou du *duodénum*.

Contre-indications

Ce médicament ne doit pas être utilisé dans les cas suivants :

- *insuffisance rénale* grave,
- maladie comportant un risque d'obstruction du tube digestif.

> **Attention :** Compte tenu de la teneur en aluminium de ce médicament, des précautions sont nécessaires chez les *insuffisants rénaux* traités par *dialyse*.
> N'utilisez pas ce médicament de façon prolongée sans l'avis de votre médecin : des examens peuvent être nécessaires si les *symptômes* persistent.
> Ce médicament contient du *sucre* (saccharose) en quantité notable.

Interactions avec d'autres substances

Ce médicament peut diminuer l'absorption de nombreux médicaments. Un délai d'au moins 2 heures (voire 4 heures avec les *antibiotiques* de la famille des quinolones) doit être respecté entre la prise de ce médicament et celle des autres traitements. Demandez conseil à votre médecin ou à votre pharmacien.

Grossesse et allaitement

Les substances contenues dans ce médicament sont peu absorbées. Néanmoins, ne l'utilisez pas de façon prolongée pendant la grossesse ou l'allaitement sans l'avis de votre médecin ou de votre pharmacien.

Mode d'emploi et posologie

Ce médicament est pris au moment des douleurs.

Le contenu du sachet peut être délayé dans un demi-verre d'eau ou absorbé pur.

Posologie usuelle :

1 sachet par prise, sans dépasser 6 prises par jour.

> **Conseils :** Une alimentation équilibrée, une mastication lente, la suppression des aliments difficiles à digérer et des boissons alcoolisées permettent souvent d'atténuer les *symptômes* dus aux remontées acides ou à une *inflammation* de l'estomac.
> Si vous êtes fumeur, la poursuite du tabagisme nuit à l'efficacité du traitement.

Effets indésirables possibles

Comme tous les médicaments et confiseries contenant des sucres non absorbables (sorbitol, maltitol...), possibilité de *diarrhée* en cas d'apport important.

Laboratoires Beaufour Ipsen Pharma

GEL-PHAN

Informations détaillées sur www.monvidal.com

GELSEMIUM COMPLEXE N° 70

Informations détaillées sur www.monvidal.com

GELTIM

Antiglaucomateux — sur ordonnance

Présentation

GELTIM LP : gel ophtalmique ; boîte de 30 récipients unidose. Liste I - Remb 65 % - **8,99 €**.

Composition

	p 1 g de gel
Timolol	1 mg

Dans quel cas ce médicament est-il prescrit ?

Ce gel ophtalmique contient un *bêtabloquant* ; il a la propriété de diminuer la pression des liquides contenus dans l'œil (*tension intraoculaire*).

Il est utilisé dans le traitement des maladies dues à un excès de tension intraoculaire, et notamment du *glaucome* à angle ouvert.

Contre-indications

Compte tenu de l'absorption du gel par l'œil et du passage du *bêtabloquant* dans le sang, ce médicament ne doit pas être utilisé dans les cas suivants :

- *asthme* et *bronchite chronique*,
- *insuffisance cardiaque* grave (sauf si elle est stabilisée par un traitement spécifique),

- *bloc auriculoventriculaire* grave,
- angor de *Prinzmetal*,
- rythme cardiaque au repos inférieur à 50 battements par minute,
- maladie ou syndrome de *Raynaud*,
- *phéochromocytome* non traité,
- hypotension,
- *antécédent* de *choc anaphylactique*,
- *rhinite* allergique grave,
- en association avec la floctafénine ou le sultopride (voir Interactions).

Attention : Le port de *lentilles de contact* est déconseillé pendant le traitement, en raison du risque de sécheresse de l'œil.
Le traitement du glaucome nécessite des contrôles réguliers de la pression intraoculaire et de l'état de la cornée afin de dépister d'éventuelles complications.
Chez les diabétiques, les *bêtabloquants* peuvent masquer certains *symptômes* de l'*hypoglycémie* (*palpitations* et accélération du cœur essentiellement).
Les bêtabloquants aggravent les symptômes des *chocs* allergiques et nuisent à l'efficacité de l'*adrénaline* utilisée pour les traiter en urgence. Signalez à votre médecin tout antécédent de choc allergique, même ancien.
Les personnes souffrant d'*angine de poitrine* ou d'*insuffisance coronarienne* ne doivent pas arrêter brutalement le traitement.
En cas d'intervention chirurgicale, prévenez l'anesthésiste que vous suivez ce traitement.
Conducteur : ce médicament peut être responsable de troubles visuels.
Sportif : ce médicament contient une substance susceptible de rendre positifs certains *tests antidopage*.

Interactions avec d'autres substances

Ce gel peut interagir avec d'autres collyres, notamment ceux qui contiennent de l'*adrénaline* : respectez un intervalle de 15 minutes entre deux instillations, sauf indication contraire de votre ophtalmologiste et utilisez GELTIM en dernier.

Bien que la passage du bêtabloquant dans le sang soit faible, ce gel ophtalmique pourrait interagir avec des médicaments pris par *voie* orale (ou injectable).

Il ne doit pas être associé aux médicaments contenant :
- de la floctafénine (IDARAC) : risque de majoration de la gravité d'un éventuel *choc* allergique ;
- du sultopride (uniquement disponible à l'hôpital) : risque de ralentissement cardiaque important.

Il peut également interagir avec les médicaments contenant du bépridil, du diltiazem ou du vérapamil.

Informez votre médecin si vous prenez un antihypertenseur, un *antidiabétique*, un *AINS*, un *antidépresseur* imipraminique, un *neuroleptique*, un *corticoïde*, un alphabloquant, un *inhibiteur calcique*, ou des médicaments contenant l'une des substances suivantes : amiodarone, quinidine, hydroquinidine, disopyramide, propafénone, baclofène, lidocaïne injectable, méfloquine.

Grossesse et allaitement

Les études scientifiques disponibles n'ont pas mis en évidence de problème particulier lors de l'utilisation de *bêtabloquant* chez la femme enceinte.
L'effet bêtabloquant persiste quelques jours chez le nouveau-né et justifie une surveillance médicale renforcée pendant les premiers jours de la vie.
Ce médicament passe dans le lait maternel. L'allaitement est déconseillé pendant le traitement.

Mode d'emploi et posologie

Tirer la paupière inférieure vers le bas tout en regardant vers le haut et déposer une goutte de gel entre la paupière et le globe oculaire (*cul-de-sac conjonctival*).

Posologie usuelle :
- Adulte : 1 goutte par jour, le matin.

Conseils : Afin de diminuer le passage du *bêtabloquant* dans le sang et d'augmenter l'action locale du médicament, il est recommandé après l'instillation d'appuyer avec votre doigt entre l'œil traité et le nez (pour obstruer le canal lacrymal) ou de fermer les paupières pendant quelques minutes.
Le tabac et l'excès d'alcool sont toxiques pour le nerf optique ; ils doivent être évités.
Une unidose permet de traiter les deux yeux. Elle ne doit pas être conservée après l'instillation du gel.

Effets indésirables possibles

Irritation locale, sécheresse de l'œil, troubles visuels à signaler à votre ophtalmologiste.
Exceptionnellement, en cas de passage du *bêtabloquant* dans le sang :
- fatigue, sensation de mains et de pieds froids, insomnie, douleurs d'estomac, nausées, vomissements ;
- *bloc auriculoventriculaire*, ralentissement excessif du cœur, chute de tension, *insuffisance cardiaque*, *bronchospasme*, *hypoglycémie*, phénomène de *Raynaud* ;
- *éruption cutanée*, aggravation d'un *psoriasis*.

Laboratoires Théa

GÉLUCYSTINE

Informations détaillées sur www.monvidal.com

GÉLUFÈNE

Anti-inflammatoire non stéroïdien

Présentation

GÉLUFÈNE 200 mg : gélule (brique et jaune) ; boîte de 20.
Non remb.

Composition

	p gél
Ibuprofène	200 mg

Dans quel cas ce médicament est-il prescrit ?

Ce médicament est un *anti-inflammatoire* non stéroïdien (*AINS*). Il lutte contre la douleur et fait baisser la fièvre. Ses propriétés anti-inflammatoires se manifestent à forte dose.
Il est utilisé dans le traitement de la fièvre et de la douleur (maux de tête, douleurs dentaires, courbatures, règles douloureuses...).

Contre-indications

Ce médicament ne doit pas être utilisé dans les cas suivants :

- *antécédent* d'*allergie* ou d'*asthme* provoqué par la prise d'*AINS*, y compris l'aspirine ;
- *ulcère* de l'estomac ou du *duodénum* ;
- *insuffisance hépatique* grave ;
- *insuffisance rénale* grave ;
- *insuffisance cardiaque* grave ;
- *lupus érythémateux* disséminé ;
- **grossesse** (à partir du 6e mois).

Attention : Tout traitement prolongé ou *surdosage* d'*AINS* expose à des effets indésirables graves.

Certaines situations doivent conduire à ne poursuivre le traitement qu'après un avis médical :

- brûlures d'estomac importantes ou selles noires et nauséabondes pouvant traduire une irritation ou un saignement du tube digestif ;
- *éruption cutanée*, crise d'*asthme* ;
- fatigue inhabituelle et intense, ou baisse brutale et importante du volume des urines chez une personne souffrant d'*insuffisance cardiaque*, déshydratée ou traitée par *diurétique*.

L'utilisation des AINS est déconseillée chez l'enfant en cas de varicelle : ils pourraient augmenter le risque de complications infectieuses, exceptionnelles mais potentiellement graves.

Des précautions sont nécessaires en cas d'*antécédent* d'*ulcère* de l'estomac ou du *duodénum* ou de risque hémorragique, notamment digestif (maladie de *Crohn*, *rectocolite hémorragique*).

Certains médecins considèrent que les anti-inflammatoires peuvent diminuer l'efficacité des stérilets et exposer à un risque de grossesse non désirée. Ce risque est actuellement très controversé.

Conducteur : ce médicament peut être responsable, dans de rares cas, de vertiges ou de troubles de la vue.

Interactions avec d'autres substances

Ce médicament peut interagir avec d'autres médicaments, notamment :

- l'aspirine et les autres *anti-inflammatoires* non stéroïdiens (*AINS*) : risque d'augmentation des effets indésirables ;
- les *anticoagulants* et les *antiagrégants plaquettaires* : augmentation du risque hémorragique ;
- le lithium (TÉRALITHE, NEUROLITHIUM...) : augmentation du taux de lithium dans le sang ;
- le méthotrexate.

Informez par ailleurs votre médecin ou votre pharmacien en cas de traitement par un *diurétique*, un *inhibiteur de l'enzyme de conversion*, un *inhibiteur de l'angiotensine II*, un *bêtabloquant* ou un médicament contenant de la ciclosporine.

Grossesse et allaitement

Des effets néfastes pour l'enfant à naître ont été mis en évidence lorsque les *AINS* sont utilisés au cours des 4 derniers mois de la grossesse ; le risque existe même avec une seule prise et même si la grossesse est à terme. L'usage de ce médicament est contre-indiqué pendant cette période.

Pendant les 5 premiers mois, l'effet de ce médicament est mal connu : seul votre médecin peut évaluer le risque éventuel de son utilisation dans votre cas.

L'ibuprofène passe en quantité très faible dans le lait maternel : son utilisation ponctuelle, aux doses recommandées, est possible pendant l'allaitement.

Mode d'emploi et posologie

Afin de limiter la survenue de *troubles digestifs*, les gélules peuvent être prises au cours des repas avec un grand verre d'eau. Toutefois, en cas de douleurs aiguës, la prise à jeun assure un effet plus rapide.

Posologie usuelle :

- Adulte et enfant de plus de 40 kg (soit environ 12 ans) : 1 ou 2 gélules, à renouveler si nécessaire toutes les 6 heures. Ne pas dépasser 6 gélules par jour.

Conseils : Ne dépassez pas la *posologie* ni la durée de traitement préconisées par votre médecin ou votre pharmacien, afin de limiter les effets indésirables.

Ce médicament peut être en accès libre dans certaines pharmacies ; néanmoins, n'hésitez pas à demander conseil à votre pharmacien.

Effets indésirables possibles

Nausées, vomissements, *gastrite*.

Rarement :

- *ulcère* de l'estomac ou du *duodénum*, *hémorragie* du tube digestif (vomissements sanglants, selles noires, ou le plus souvent pertes de sang imperceptibles, responsables de l'apparition progressive d'une *anémie*) le plus souvent lors d'un traitement de longue durée ou à forte dose ;
- *réaction allergique* : *éruption cutanée*, démangeaisons, *œdème*, crise d'*asthme*, malaise avec chute brutale de la tension artérielle ;
- *vertiges*, maux de tête ;
- troubles de la vision nécessitant un examen ophtalmologique ;
- anomalie de la *numération formule sanguine*, augmentation des *transaminases*.

Laboratoires Coopération Pharmaceutique Française

GÉLULE PROVENÇALE N° 2

Informations détaillées sur www.monvidal.com

GÉLULE PROVENÇALE N° 4

Informations détaillées sur www.monvidal.com

GÉLUPRANE

Antalgique et antipyrétique

Présentation

GÉLUPRANE : gélule (jaune et bleu) ; boîte de 16. Remb 65 % - **1,74 €**.

Composition

	p gél
Paracétamol	500 mg

Dans quel cas ce médicament est-il prescrit ?

Ce médicament est un *antalgique* et un *antipyrétique* qui contient du paracétamol.

Il est utilisé pour faire baisser la fièvre et dans le traitement des affections douloureuses.

Contre-indications

Ce médicament ne doit pas être utilisé en cas de maladie grave du foie.

Attention : Le paracétamol est présent seul ou en association avec d'autres substances dans de nombreux médicaments : assurez-vous de ne pas prendre simultanément plusieurs médicaments contenant du paracétamol, car une prise conjointe entraîne un risque de *surdosage* qui peut être toxique pour le foie.

Interactions avec d'autres substances

En cas de traitement par un *anticoagulant* oral et par du paracétamol aux doses maximales (4 g par jour) pendant au moins 4 jours, une surveillance accrue du traitement anticoagulant sera éventuellement nécessaire.

Grossesse et allaitement

Les études scientifiques actuellement disponibles n'ont pas mis en évidence de problème particulier lors de l'utilisation du paracétamol chez la femme enceinte.

Aux doses usuelles, l'usage de ce médicament est possible pendant l'allaitement.

Mode d'emploi et posologie

Ce médicament peut être pris indifféremment pendant ou entre les repas. Respecter un intervalle de 4 à 6 heures entre 2 prises. En cas d'*insuffisance rénale*, l'intervalle entre 2 prises doit être de 8 heures minimum.

Les gélules ne sont pas adaptées à l'enfant de moins de 6 ans. En effet, elles risquent d'obstruer les voies respiratoires si l'enfant déglutit mal et que la gélule passe dans la trachée (fausse route).

Posologie usuelle :

- Adulte : 1 ou 2 gélules, 1 à 3 fois par jour. Ne pas dépasser 3 g de paracétamol (6 gélules) par jour. Respecter un intervalle de 4 à 6 heures entre 2 prises.

Dans les douleurs sévères de l'adulte et notamment dans l'*arthrose*, la *posologie* maximale peut être portée à 1 g de paracétamol, 4 fois par jour, uniquement sur prescription médicale.

- Enfant : 60 mg par kg et par jour, soit 15 mg par kg toutes les 6 heures ou 10 mg par kg toutes les 4 heures. Il est nécessaire de suivre les recommandations de votre pharmacien ou de votre médecin ou de suivre les posologies suivantes données à titre indicatif :
  - enfant de 27 à 40 kg : 1 gélule, à renouveler au bout de 6 heures, sans dépasser 4 gélules par jour ;
  - enfant de 41 à 50 kg : 1 gélule à renouveler au bout de 4 heures, sans dépasser 6 gélules par jour.

La dose quotidienne maximale de paracétamol chez l'enfant est de 80 mg par kg, en 4 prises minimum, sans dépasser 3 g par jour.

Conseils : Dans le traitement de la fièvre chez l'enfant, lorsque le paracétamol est utilisé à la dose de 60 mg par kg et par jour, l'adjonction d'aspirine ou son usage en alternance avec le paracétamol est inutile, car l'aspirine ne permet pas d'obtenir une baisse supplémentaire de la fièvre.

Des sueurs abondantes accompagnent généralement la baisse de température lors du traitement des fièvres élevées. Ce phénomène est normal.

Effets indésirables possibles

Exceptionnellement : *réaction allergique.*

Laboratoires sanofi-aventis France

GEMZAR

Informations détaillées sur www.monvidal.com

GÉNAC

Informations détaillées sur www.monvidal.com

GENCYDO

Informations détaillées sur www.monvidal.com

GÉNÉSÉRINE

Informations détaillées sur www.monvidal.com

GENHEVAC B PASTEUR

Vaccin : hépatite B

Présentation

GENHEVAC B PASTEUR : suspension injectable *IM* ; seringue préremplie de 0,5 ml. Remb 65 % - **18,56 €.**

Composition

	p seringue
Antigène HBs	20 µg

Dans quel cas ce médicament est-il prescrit ?

C'est un *vaccin recombinant* qui contient un *antigène* du *virus* de l'*hépatite* B (antigène HBs). Il ne contient aucun *germe* vivant.

Il est utilisé dans la prévention de l'hépatite B.

Contre-indications

Ce *vaccin* ne doit pas être utilisé en cas d'*allergie* connue à l'un des constituants du vaccin, ou de *réaction allergique* apparue lors d'une injection précédente du même vaccin.

Attention : En cas de fièvre élevée, de maladie aiguë, il est préférable de différer la vaccination.

Avant la troisième injection, le taux d'*anticorps* peut être insuffisant et des mesures de prévention (préservatifs notamment) doivent être utilisées en cas de contact avec des sujets porteurs du *virus* de l'*hépatite* B.

Cette vaccination ne protège pas contre les hépatites à virus A, C ou E ni contre d'autres virus susceptibles de provoquer des hépatites.

Chez les personnes en dialyse ou souffrant d'un *déficit imumunitaire*, des injections de rappel supplémentaires peuvent être nécessaires.

Comme pour tous les *vaccins*, des cas exceptionnels de *réactions allergiques* graves ont été constatés ; ce risque justifie la nécessité de réaliser la vaccination en milieu médical où un traitement d'urgence pourra être entrepris sans délai.

Interactions avec d'autres substances

Ce *vaccin* peut être injecté le même jour que d'autres vaccins, mais il ne doit pas être mélangé avec un autre produit injectable dans une même seringue.

Grossesse et allaitement

Cette vaccination ne présente qu'exceptionnellement un caractère d'urgence. Elle peut être pratiquée pendant la grossesse, mais il est préférable de réaliser la première injection ou les rappels après l'accouchement.

Mode d'emploi et posologie

Bien agiter la seringue avant l'emploi, la réchauffer à température ambiante si nécessaire. L'injection doit être réalisée par *voie intramusculaire* (dans le muscle deltoïde chez l'adulte et chez l'enfant, dans la cuisse chez le nourrisson).

Dans certains cas (hémophilie, faible taux de *plaquettes* sanguines), l'injection peut être réalisée par voie *sous-cutanée*.

Posologie usuelle :

- adulte et enfant de plus de 2 mois : 2 injections à 1 mois d'intervalle, suivies d'une troisième 5 à 12 mois après la deuxième.

Une autre modalité de vaccination peut être proposée à l'adulte lorsque l'immunité doit être obtenue rapidement : 3 injections à 1 mois d'intervalle, suivies d'une quatrième dose un an après.

Injections de **rappel** : au-delà des injections initiales, les rappels de vaccin contre l'hépatite B sont réservés à des situations à risque : professionnels de santé, professions exposant à des blessures, séjour en zone endémique ou dans certaines collectivités (psychiatrique notamment) par exemple. Dans ces cas, un dosage des anticorps contre l'hépatite B (*anticorps* anti-HBs) est réalisé. Si le taux est supérieur à 10 mUI/ml, l'immunité est considérée comme définitive. Si le taux est inférieur à 10 mUI/ml, une injection de rappel du vaccin est pratiquée, suivie d'un nouveau contrôle sanguin. Le médecin évaluera l'intérêt de renouveler les injections sans dépasser un total de 6 (premières injections incluses).

Conseils : Il est préférable de respecter les délais indiqués pour les injections successives ; néanmoins, un retard ne prête généralement pas à conséquence. Votre médecin déterminera le nombre d'injections nécessaires pour le maintien ou la restauration d'une bonne immunité.

Les réactions fébriles dues aux *vaccins* peuvent être combattues en prenant de l'aspirine ou du paracétamol.

Pour garder son efficacité, ce médicament doit être conservé entre + 2 °C et + 8 °C (partie la plus froide du réfrigérateur). Toutefois, une rupture de la chaîne du froid pendant une durée limitée (quelques heures à température ambiante inférieure à 25 °C) ne devrait pas prêter à conséquence. En pratique, en cas de nécessité, un délai de quelques heures peut séparer l'achat du vaccin en pharmacie de son stockage au réfrigérateur ou de la vaccination.

Ce vaccin ne doit pas être congelé.

Effets indésirables possibles

Réaction douloureuse, rougeur, *nodule* au point d'injection.

Rarement : fièvre modérée pendant 1 ou 2 jours, maux de tête, *vertiges*, fatigue, malaise, fourmillement des extrémités, douleurs musculaires ou articulaires, *troubles digestifs*, démangeaisons, *éruption cutanée*.

Exceptionnellement : *réaction allergique*.

Des troubles neurologiques (dont la *sclérose en plaques*) ont été très exceptionnellement observés après la vaccination contre l'hépatite B. La responsabilité du vaccin dans la survenue de ces troubles n'est pas établie à ce jour ; par précaution, la vaccination ne sera envisagée chez les personnes souffrant de sclérose en plaques que lorsque le risque d'hépatite B est important. En effet, la stimulation du système immunitaire représentée par ce vaccin pourrait interférer avec cette *maladie auto-immune*.

Laboratoires Sanofi Pasteur MSD SNC

GÉNOTONORM

Hormone de croissance

sur ordonnance

Présentation

GÉNOTONORM 5,3 mg/ml avec conservateur : poudre et solvant pour solution injectable *SC* ; boîte de 1 cartouche bicompartimentée. Liste I, *médicament d'exception*, *médicament à prescription restreinte* - Remb 100 % - **180,61 €**.

GÉNOTONORM 12 mg/ml avec conservateur : poudre et solvant pour solution injectable *SC* ; boîte de 1 cartouche bicompartimentée. Liste I, *médicament d'exception*, *médicament à prescription restreinte* - Remb 100 % - **385,04 €**.

Composition

	p ml	p ml
Somatropine (hormone de croissance humaine) recombinante	5,3 mg	12 mg

Dans quel cas ce médicament est-il prescrit ?

Ce médicament contient de l'*hormone* de croissance humaine obtenue par *biotechnologie*. Cette hormone permet de stimuler la croissance chez les enfants atteints de certaines maladies rares.

Elle est utilisée pour traiter le retard de croissance chez les enfants souffrant d'un déficit prouvé en hormone de croissance, ou dont la croissance est compromise par une *insuffisance rénale* chronique. Elle est également utilisée pour traiter la petite taille des filles atteintes d'une anomalie chromosomique, le syndrome de Turner et pour améliorer la croissance d'enfants atteints par une maladie rare, le syndrome de Prader-Willi.

Dans certains cas exceptionnels, ce médicament peut être utilisé chez l'adulte souffrant d'un déficit en hormone de croissance.

Contre-indications

Ce médicament ne doit pas être utilisé dans les cas suivants :

- certaines *tumeurs* dont le développement est susceptible d'être stimulé par l'*hormone* de croissance,
- enfant dont la croissance osseuse est achevée.

Attention : Toute utilisation de ce médicament chez l'adulte, ou chez l'enfant en dehors des indications officielles, expose à des risques graves.

Des précautions sont nécessaires chez les diabétiques sous *insuline* (surveillance renforcée de la *glycémie*).

Consultez le médecin si votre enfant présente des maux de tête violents ou répétés, des troubles visuels, des nausées ou des vomissements, une boiterie.

Effectuez régulièrement les prises de sang prescrites par le médecin spécialiste qui suit l'enfant.

Sportif : ce médicament contient une substance susceptible de rendre positifs certains *tests antidopage*.

Grossesse et allaitement

L'effet de ce médicament pendant la grossesse ou l'allaitement est mal connu. Par mesure de prudence, son usage est contre-indiqué chez la femme enceinte ou chez celle qui allaite.

Mode d'emploi et posologie

Après reconstitution, la solution doit être injectée par *voie sous-cutanée*, en changeant tous les jours de site d'injection afin d'éviter l'apparition d'un *nodule* local. La solution ne doit pas être agitée trop vigoureusement, ce qui pourrait dénaturer le principe actif. N'utiliser que le dispositif d'injection adapté au conditionnement.

N'hésitez pas à demander à votre médecin des explications si vous avez des doutes sur la technique de préparation ou d'injection.

Posologie usuelle :

La *posologie* est adaptée très précisément par le médecin en fonction de l'indication, de la taille et du poids de l'enfant.

Conseils :

Conditions particulières de délivrance

Ce médicament est à la fois un *médicament d'exception* et un *médicament à prescription restreinte* : il doit obligatoirement être prescrit pour la première fois à l'hôpital par un médecin spécialisé en pédiatrie ou en endocrinologie. Les ordonnances de renouvellement peuvent être rédigées par un médecin de ville, mais chaque ordonnance de renouvellement (d'un modèle particulier) doit être présentée au pharmacien, accompagnée de la prescription hospitalière initiale, valable 1 an.

Ce médicament doit être conservé à une température comprise entre + 2 °C et + 8 °C (au réfrigérateur). Ne pas le congeler.

La solution reconstituée se conserve 21 jours (GÉNOTONORM 12 mg/ml) ou 28 jours (GÉNOTONORM 5,3 mg/ml) au réfrigérateur.

Effets indésirables possibles

Douleur ou rougeur au point d'injection.

Rétention d'eau se traduisant par des *œdèmes*, douleurs articulaires ou musculaires, fourmillement des extrémités. Ces troubles s'estompent progressivement.

Rarement : *hypertension intracrânienne* bénigne, variation de la *glycémie*, *syndrome du canal carpien*.

Laboratoires Pfizer

GENTALLINE collyre

Collyre antibiotique — sur ordonnance

Présentation

GENTALLINE : collyre ; flacon de 5 ml. Liste I - Non remb.

Composition

	p 100 ml
Gentamicine	300 mg
Benzalkonium chlorure	+

Dans quel cas ce médicament est-il prescrit ?

Ce collyre contient un *antibiotique* de la famille des *aminosides*.

Il est utilisé pour traiter les infections de l'œil.

Contre-indications

Ce médicament ne doit pas être utilisé en cas d'*allergie* aux *antibiotiques* de la famille des *aminosides* (néomycine notamment).

Attention : Une rougeur ou une douleur de l'œil ne correspondent pas toujours à une infection. Des soins urgents peuvent être nécessaires, particulièrement en cas de vision floue. N'utilisez pas ce médicament sans avis médical.

Les *lentilles de contact* ne doivent pas être portées en cas d'infection oculaire ni réutilisées avant guérison complète.

Grossesse et allaitement

L'effet de ce médicament pendant la grossesse ou l'allaitement est mal connu : seul votre médecin peut évaluer le risque éventuel de son utilisation dans votre cas.

Mode d'emploi et posologie

Tirer la paupière inférieure vers le bas tout en regardant vers le haut. Déposer les gouttes de collyre entre la paupière et le globe oculaire (*cul-de-sac conjonctival*).

Posologie usuelle :

1 ou 2 gouttes, 3 à 8 fois par jour.

Conseils : Le collyre peut être contaminé par l'œil infecté : évitez de mettre en contact l'extrémité du flacon avec l'œil ; ne le conservez pas plus de 15 jours après une première utilisation.

Effets indésirables possibles

Irritation ou *réaction allergique* locale.

Laboratoires Schering-Plough

GENTALLINE solution injectable

Antibiotique : aminoside — sur ordonnance

Présentation

GENTALLINE 10 mg/1 ml : solution injectable *IM-IV* ; ampoule de 1 ml. Liste I - Remb 65 % - **1,22 €**.
GENTALLINE 40 mg/2 ml : solution injectable *IM-IV* ; ampoule de 2 ml. Liste I - Remb 65 % - **1,78 €**.
GENTALLINE 80 mg/2 ml : solution injectable *IM-IV* ; ampoule de 2 ml. Liste I - Remb 65 % - **2,51 €**.
GENTALLINE 160 mg/2 ml : solution injectable *IM-IV* ; ampoule de 2 ml. Liste I - Remb 65 % - **3,65 €**.

Composition

	p amp inj	p amp inj
Gentamicine	10 mg	40 mg
Sulfites	+	+

	p amp inj	p amp inj
Gentamicine	80 mg	160 mg
Sulfites	+	+

Dans quel cas ce médicament est-il prescrit ?

C'est un *antibiotique* qui appartient à la famille des *aminosides*.

Il est utilisé dans le traitement de diverses maladies infectieuses, notamment des *voies* urinaires.

Contre-indications

Ce médicament ne doit pas être utilisé dans les cas suivants :
- *allergie* aux médicaments de la famille des *aminosides* ou aux *sulfites*,
- *insuffisance rénale* (forme à 160 mg),
- troubles de l'audition préexistants (forme à 160 mg),
- *myasthénie*,
- en association avec un autre aminoside.

Attention : Ce médicament peut être toxique pour l'*oreille interne* : signalez à votre médecin tout trouble de l'équilibre ou de l'audition, ancien ou survenant pendant le traitement. Il peut également provoquer des lésions des reins, en cas de *surdosage* ou d'*insuffisance rénale* préexistante.

Ne prenez aucun *diurétique* sans avis médical pendant le traitement.

En cas d'intervention chirurgicale, informez l'anesthésiste de la prise de ce médicament.

Interactions avec d'autres substances

Ce médicament ne doit pas être associé aux médicaments contenant un autre *aminoside* : augmentation du risque de toxicité pour le rein ou l'oreille interne.

Informez votre médecin si vous prenez un médicament contenant de l'amphotéricine B, de la ciclosporine, du bumétanide ou du furosémide.

Grossesse et allaitement

L'absence d'effet toxique de ce médicament pour l'enfant à naître n'a pas été établie. Seul votre médecin peut évaluer le risque éventuel de son utilisation dans votre cas.

Ce médicament ne passe que très faiblement dans le lait maternel.

Mode d'emploi et posologie

Les ampoules sont prêtes à l'emploi et doivent être injectées exclusivement par *voie intramusculaire* ou en *perfusion*.

Posologie usuelle :

3 mg par kg et par jour, soit 180 mg pour un adulte de 60 kg, ou 90 mg pour un enfant de 30 kg.

Le médecin répartit cette dose en 2 ou 3 injections.

Conseils : L'éventuelle impression de fatigue n'est pas due à l'*antibiotique*, mais à l'infection elle-même.

Effets indésirables possibles

Douleur au point d'injection.

Insuffisance rénale et troubles de l'audition, rares aux *posologies* recommandées (voir Attention).

Allergie cutanée peu fréquente.

Laboratoires Schering-Plough

GENTAMICINE CHAUVIN

Informations détaillées sur www.monvidal.com

GENTIANA COMPLEXE N° 33

Informations détaillées sur www.monvidal.com

GERANIUM COMPLEXE N° 108

Informations détaillées sur www.monvidal.com

GESTODÈNE 0,075 mg ÉTHINYLESTRADIOL 0,02 mg Génériques

Pilule estroprogestative — sur ordonnance

Les médicaments ci-dessous sont des génériques de MÉLIANE (voir p. 779).

CARLIN 75 µg/20 µg : comprimé *(lactose, saccharose)* boîte de 3 plaquettes de 21. Liste I - Non remb.

CARLIN 75 µg/20 µg : comprimé *(lactose, saccharose)* boîte de 21. Liste I - Non remb.

EFEZIAL 75 µg/20 µg : comprimé *(lactose, saccharose)* boîte de 3 plaquettes de 21. Liste I - Non remb.

EFEZIAL 75 µg/20 µg : comprimé *(lactose, saccharose)* boîte de 21. Liste I - Non remb.

FELIXITA 75 µg/20 µg : comprimé *(lactose, saccharose)* boîte de 3 plaquettes de 21. Liste I - Non remb.

FELIXITA 75 µg/20 µg : comprimé *(lactose, saccharose)* boîte de 21. Liste I - Non remb.

GESTODENE/ETHINYLESTRADIOL ACTAVIS 75 µg/20 µg : comprimé *(lactose, saccharose)* boîte de 1 plaquette de 21. Liste I - Non remb.

GESTODENE/ETHINYLESTRADIOL ACTAVIS 75 µg/20 µg : comprimé *(lactose, saccharose)* boîte de 3 plaquettes de 21. Liste I - Non remb.

GESTODENE/ETHINYLESTRADIOL ARROW 75 µg/20 µg : comprimé *(lactose, saccharose)* boîte de 1 plaquette de 21. Liste I - Non remb.

GESTODENE/ETHINYLESTRADIOL ARROW 75 µg/20 µg : comprimé *(lactose, saccharose)* boîte de 3 plaquettes de 21. Liste I - Non remb.

GESTODENE/ETHINYLESTRADIOL BIOGARAN 75 µg/20 µg : comprimé *(lactose, saccharose)* boîte de 3 plaquettes de 21. Liste I - Non remb.

GESTODENE/ETHINYLESTRADIOL BIOGARAN 75 µg/20 µg : comprimé *(lactose, saccharose)* boîte de 21. Liste I - Non remb.

GESTODENE/ETHINYLESTRADIOL EG 75 µg/20 µg : comprimé *(lactose, saccharose)* boîte de 3 plaquettes de 21. Liste I - Non remb.

GESTODENE/ETHINYLESTRADIOL EG 75 µg/20 µg : comprimé *(lactose, saccharose)* boîte de 21. Liste I - Non remb.

GESTODENE/ETHINYLESTRADIOL RANBAXY 75 µg/20 µg : comprimé boîte de 1 plaquette de 21. Liste I - Non remb.

GESTODENE/ETHINYLESTRADIOL RANBAXY 75 µg/20 µg : comprimé boîte de 3 plaquettes de 21. Liste I - Non remb.

GESTODENE/ETHINYLESTRADIOL RATIOPHARM 75 µg/20 µg : comprimé *(lactose, saccharose)* boîte de 1 plaquette de 21. Liste I - Non remb.

GESTODENE/ETHINYLESTRADIOL RATIOPHARM 75 µg/20 µg : comprimé *(lactose, saccharose)* boîte de 3 plaquettes de 21. Liste I - Non remb.

GESTODENE/ETHINYLESTRADIOL SANDOZ 75 µg/20 µg : comprimé *(lactose, saccharose)* boîte de 3 plaquettes de 21. Liste I - Non remb.

GESTODENE/ETHINYLESTRADIOL SANDOZ 75 µg/20 µg : comprimé *(lactose, saccharose)* boîte de 21. Liste I - Non remb.

GESTODENE ETHINYLESTRADIOL TEVA 75 µg/20 µg : comprimé *(lactose, saccharose)* boîte de 1 plaquette de 21. Liste I - Non remb.

GESTODENE ETHINYLESTRADIOL TEVA 75 µg/20 µg : comprimé *(lactose, saccharose)* boîte de 3 plaquettes de 21. Liste I - Non remb.

GESTODENE/ETHINYLESTRADIOL WINTHROP 75 µg/20 µg : comprimé *(lactose, saccharose)* boîte de 1 plaquette de 21. Liste I - Non remb.

GESTODENE/ETHINYLESTRADIOL WINTHROP 75 µg/20 µg : comprimé *(lactose, saccharose)* boîte de 3 plaquettes de 21. Liste I - Non remb.

GESTODENE/ETHINYLESTRADIOL ZYDUS 75 µg/20 µg : comprimé *(lactose, saccharose)* boîte de 1. Liste I - Non remb.
GESTODENE/ETHINYLESTRADIOL ZYDUS 75 µg/20 µg : comprimé *(lactose, saccharose)* boîte de 3. Liste I - Non remb.

GESTODÈNE 0,075 mg ÉTHINYLESTRADIOL 0,03 mg

Génériques

Pilule estroprogestative

sur ordonnance

Les médicaments ci-dessous sont des génériques de MINULET (voir p. 817).

CARLIN 75 µg/30 µg : comprimé *(lactose, saccharose)* boîte de 3 plaquettes de 21. Liste I - Non remb.
CARLIN 75 µg/30 µg : comprimé *(lactose, saccharose)* boîte de 21. Liste I - Non remb.
EFEZIAL 75 µg/30 µg : comprimé *(lactose, saccharose)* boîte de 3 plaquettes de 21. Liste I - Non remb.
EFEZIAL 75 µg/30 µg : comprimé *(lactose, saccharose)* boîte de 21. Liste I - Non remb.
FELIXITA 75 µg/30 µg : comprimé *(lactose, saccharose)* boîte de 1 plaquette de 21. Liste I - Non remb.
FELIXITA 75 µg/30 µg : comprimé *(lactose, saccharose)* boîte de 3 plaquettes de 21. Liste I - Non remb.
GESTODENE/ETHINYLESTRADIOL ACTAVIS 75 µg/30 µg : comprimé *(lactose, saccharose)* boîte de 1 plaquette de 21. Liste I - Non remb.
GESTODENE/ETHINYLESTRADIOL ACTAVIS 75 µg/30 µg : comprimé *(lactose, saccharose)* boîte de 3 plaquettes de 21. Liste I - Non remb.
GESTODENE/ETHINYLESTRADIOL ARROW 75 µg/30 µg : comprimé *(lactose, saccharose)* boîte de 1 plaquette de 21. Liste I - Non remb.
GESTODENE/ETHINYLESTRADIOL ARROW 75 µg/30 µg : comprimé *(lactose, saccharose)* boîte de 3 plaquettes de 21. Liste I - Non remb.
GESTODENE/ETHINYLESTRADIOL BIOGARAN 75 µg/30 µg : comprimé *(lactose, saccharose)* boîte de 3 plaquettes de 21. Liste I - Non remb.
GESTODENE/ETHINYLESTRADIOL BIOGARAN 75 µg/30 µg : comprimé *(lactose, saccharose)* boîte de 21. Liste I - Non remb.
GESTODENE/ETHINYLESTRADIOL EG 75 µg/30 µg : comprimé *(lactose, saccharose)* boîte de 3 plaquettes de 21. Liste I - Non remb.
GESTODENE/ETHINYLESTRADIOL EG 75 µg/30 µg : comprimé *(lactose, saccharose)* boîte de 21. Liste I - Non remb.
GESTODENE/ETHINYLESTRADIOL RANBAXY 75 µg/30 µg : comprimé boîte de 1 plaquette de 21. Liste I - Non remb.
GESTODENE/ETHINYLESTRADIOL RANBAXY 75 µg/30 µg : comprimé boîte de 3 plaquettes de 21. Liste I - Non remb.
GESTODENE/ETHINYLESTRADIOL RATIOPHARM 75 µg/30 µg : comprimé *(lactose, saccharose)* boîte de 1 plaquette de 21. Liste I - Non remb.
GESTODENE/ETHINYLESTRADIOL RATIOPHARM 75 µg/30 µg : comprimé *(lactose, saccharose)* boîte de 3 plaquettes de 21. Liste I - Non remb.
GESTODENE/ETHINYLESTRADIOL SANDOZ 75 µg/30 µg : comprimé *(lactose, saccharose)* boîte de 3 plaquettes de 21. Liste I - Non remb.
GESTODENE/ETHINYLESTRADIOL SANDOZ 75 µg/30 µg : comprimé *(lactose, saccharose)* boîte de 21. Liste I - Non remb.
GESTODENE ETHINYLESTRADIOL TEVA 75 µg/30 µg : comprimé *(lactose, saccharose)* boîte de 1 plaquette de 21. Liste I - Non remb.
GESTODENE ETHINYLESTRADIOL TEVA 75 µg/30 µg : comprimé *(lactose, saccharose)* boîte de 3 plaquettes de 21. Liste I - Non remb.
GESTODENE/ETHINYLESTRADIOL WINTHROP 75 µg/30 µg : comprimé *(lactose, saccharose)* boîte de 1 plaquette de 21. Liste I - Non remb.
GESTODENE/ETHINYLESTRADIOL WINTHROP 75 µg/30 µg : comprimé *(lactose, saccharose)* boîte de 3 plaquettes de 21. Liste I - Non remb.
GESTODENE/ETHINYLESTRADIOL ZYDUS 75 µg/30 µg : comprimé *(lactose, saccharose)* boîte de 1 plaquette de 21. Liste I - Non remb.
GESTODENE/ETHINYLESTRADIOL ZYDUS 75 µg/30 µg : comprimé *(lactose, saccharose)* boîte de 3 plaquettes de 21. Liste I - Non remb.

GÉVATRAN

Informations détaillées sur www.monvidal.com

GINKOGINK

Vasodilatateur

Présentation

GINKOGINK : solution buvable (arômes : orange, citron) ; flacon de 30 ml (30 doses) avec mesurette graduée. Remb 35 % - **5,24 €**.

Composition

	p dose
Ginkgo biloba, extrait	40 mg
Alcool	450 mg

Dans quel cas ce médicament est-il prescrit ?

C'est un médicament qui facilite la circulation sanguine.
Il est utilisé dans le *traitement symptomatique* des troubles du comportement et de la mémoire liés au vieillissement.

> **Attention :** Chez une personne âgée, des troubles attribués au vieillissement peuvent être dus à une dépression ; ils nécessitent alors un traitement spécifique.
> Ce médicament contient de l'alcool en quantité notable.

Interactions avec d'autres substances

Compte tenu de la présence d'*alcool*, ce médicament peut interagir avec ceux qui ont un *effet antabuse* (ESPÉRAL...).

Grossesse et allaitement

L'effet de ce médicament pendant la grossesse ou l'allaitement est mal connu : seul votre médecin peut évaluer le risque éventuel de son utilisation dans votre cas.

Mode d'emploi et posologie

Ce médicament doit être dilué dans un demi-verre d'eau et pris pendant les repas.

Posologie usuelle :
1 dose (1 ml), 3 fois par jour.

Effets indésirables possibles

Rarement : *troubles digestifs*, maux de tête, *éruption cutanée*.

Laboratoires Beaufour Ipsen Pharma

GINKOR FORT
Vasculoprotecteur et veinotonique

Présentation
GINKOR FORT : gélule (jaune et vert) ; boîte de 30. Non remb.
GINKOR FORT : gélule (jaune et vert) ; boîte de 60. Non remb.

Composition

	p gél
Ginkgo biloba, extrait	14 mg
Heptaminol chlorhydrate	300 mg
Troxérutine	300 mg

Dans quel cas ce médicament est-il prescrit ?
C'est un protecteur *vasculaire* et un *veinotonique*. Il stimule la circulation du sang dans les veines et lutte contre l'altération des *vaisseaux capillaires*. Il a également un effet *antalgique*.
Il est utilisé dans le *traitement symptomatique* :
- des jambes lourdes, douleurs, *impatiences* et autres troubles pouvant être en rapport avec une mauvaise circulation veineuse ou *lymphatique* ;
- des crises d'*hémorroïdes*.

Contre-indications
Ce médicament ne doit pas être utilisé dans les cas suivants :
- excès d'*hormones thyroïdiennes*,
- en association aux médicaments de la famille des *IMAO* non sélectifs.

Attention : Des précautions sont nécessaires en cas d'*hypertension artérielle*.
Ce médicament est insuffisant pour prévenir le risque de *phlébite* chez les malades alités ou plâtrés.
L'*insuffisance veineuse* peut requérir des mesures spécifiques telles que la *contention élastique*.
Des douleurs, un saignement anal qui persistent malgré le traitement peuvent être dus à une maladie autre que des *hémorroïdes* : consultez votre médecin. De même, tout saignement anal survenant chez une personne de plus de 50 ans doit faire l'objet d'une consultation médicale.
Sportif : ce médicament contient une substance susceptible de rendre positifs certains *tests antidopage*.

Interactions avec d'autres substances
Ce médicament ne doit pas être associé aux médicaments de la famille des *IMAO* non sélectifs : risque d'*hypertension artérielle* grave.

Grossesse et allaitement
L'effet de ce médicament pendant la grossesse ou l'allaitement est mal connu. L'évaluation du risque éventuel lié à son utilisation est individuelle : demandez conseil à votre pharmacien ou à votre médecin.

Mode d'emploi et posologie
Ce médicament est pris de préférence pendant les repas.

Posologie usuelle :
Traitement de l'insuffisance veineuse : 1 gélule, matin et soir.
Traitement des crises d'hémorroïdes : 3 ou 4 gélules par jour.

Conseils : Une activité physique régulière et la surélévation du pied du lit permettent de faciliter la circulation veineuse et *lymphatique*.
La constipation chronique et les efforts excessifs de poussée sont les principaux facteurs déclenchants des crises d'*hémorroïdes*. Un régime riche en fibres alimentaires, des boissons abondantes et un exercice physique régulier en limitent le risque.

Laboratoires Tonipharm

GINKOR gel
Vasculoprotecteur cutané

Présentation
GINKOR : gel pour application locale ; tube de 100 g. Non remb.

Composition

	p 100 g
Ginkgo biloba, extrait	140 mg
Troxérutine	3 g

Dans quel cas ce médicament est-il prescrit ?
C'est un gel qui, appliqué localement, stimule la circulation sanguine superficielle.
Il est utilisé dans le traitement :
- des troubles dus à l'*insuffisance veineuse* : jambes lourdes et *œdèmes*,
- *inflammations* localisées : *phlébites* superficielles, suites de sclérose de varices.

Attention : Ce gel ne doit pas être appliqué sur des *muqueuses*, un *eczéma* ou une plaie.
Après l'application, évitez d'exposer au soleil les régions traitées.

Grossesse et allaitement
Ce médicament ne contient que des substances présumées sans danger pendant la grossesse ou l'allaitement. Néanmoins, ne l'utilisez pas de façon prolongée sans l'avis de votre pharmacien ou de votre médecin.

Mode d'emploi et posologie
Faire pénétrer le gel par un léger massage de bas en haut.

Posologie usuelle :
2 à 4 applications par jour.

Conseils : Pensez à vous laver les mains après l'application pour éviter tout contact avec les yeux et les *muqueuses*.
L'*insuffisance veineuse* peut requérir des mesures spécifiques telles que la *contention élastique*.
Une activité physique régulière et la surélévation du pied du lit permettent de faciliter la circulation veineuse et *lymphatique*.

Laboratoires Beaufour Ipsen Pharma

GINKORGEL
Informations détaillées sur www.monvidal.com

GINSENG BOIRON
Informations détaillées sur www.monvidal.com

GIVALEX bain de bouche

Préparation buccale
antiseptique et antalgique

Présentation

GIVALEX : solution pour *bain de bouche* (arômes : citron, menthe, anis) ; flacon de 125 ml avec gobelet-doseur. Remb 35 % - **2,15 €**.

Composition

	p 100 ml
Hexétidine	100 mg
Choline salicylate	500 mg
Chlorobutanol	250 mg
Alcool	60 ml

Dans quel cas ce médicament est-il prescrit ?

Cette solution pour *bain de bouche* contient un *antiseptique*, un *anti-inflammatoire* et un *antalgique*.

Elle est utilisée dans le *traitement d'appoint* des infections de la bouche ou après une opération des dents ou des gencives.

Contre-indications

Ce médicament ne doit pas être utilisé en cas d'*allergie* aux *salicylés*.

Attention : L'usage prolongé des traitements antiseptiques locaux (*gargarisme*, *collutoire*, pastille) n'est pas souhaitable ; il peut modifier l'équilibre microbien naturel de la gorge.
En l'absence d'amélioration au bout de 5 jours, en cas d'apparition de fièvre, consultez votre médecin.

Grossesse et allaitement

L'effet de ce médicament pendant la grossesse ou l'allaitement est mal connu. L'évaluation du risque éventuel lié à son utilisation est individuelle : demandez conseil à votre pharmacien ou à votre médecin.

Mode d'emploi et posologie

Diluer, dans le gobelet-doseur, 10 ml de solution avec 40 ml d'eau.

La solution ne doit pas être avalée.

Posologie usuelle :

- Adulte et enfant de plus de 6 ans : 1 bain de bouche, 2 à 4 fois par jour.

Conseils : Il est généralement conseillé de ne pas s'alimenter ou de ne pas boire immédiatement après un *bain de bouche* ou un *gargarisme*, afin de permettre aux substances actives d'agir.
Certains dentistes et stomatologistes recommandent de ne pas pratiquer de bain de bouche dans les heures qui suivent une extraction dentaire, afin d'éviter de faire saigner la plaie.

Laboratoires Norgine Pharma

GIVALEX collutoire

Informations détaillées sur www.monvidal.com

GLIBENCLAMIDE 2,5 mg Génériques

Antidiabétique oral — sur ordonnance

Les médicaments ci-dessous sont des génériques de HÉMI-DAONIL (voir p. 592).

GLIBENCLAMIDE BIOGARAN 2,5 mg : comprimé sécable *(lactose)* boîte de 60. Liste I - Remb 65 % - 3,26 €.
GLIBENCLAMIDE MERCK 2,5 mg : comprimé sécable *(lactose)* boîte de 180. Liste I - Remb 65 % - 8,71 €.
GLIBENCLAMIDE MERCK 2,5 mg : comprimé sécable *(lactose)* boîte de 60. Liste I - Remb 65 % - 3,26 €.
GLIBENCLAMIDE RANBAXY 2,5 mg : comprimé sécable boîte de 60. Liste I - Remb 65 % - 3,26 €.
GLIBENCLAMIDE SANDOZ 2,5 mg : comprimé sécable *(lactose)* boîte de 60. Liste I - Remb 65 % - 3,26 €.
GLIBENCLAMIDE TEVA 2,5 mg : comprimé sécable *(lactose)* boîte de 180. Liste I - Remb 65 % - 9,10 €.
GLIBENCLAMIDE TEVA 2,5 mg : comprimé sécable *(lactose)* boîte de 60. Liste I - Remb 65 % - 3,26 €.

GLIBENCLAMIDE 5 mg Génériques

Antidiabétique oral — sur ordonnance

Les médicaments ci-dessous sont des génériques de DAONIL (voir p. 364).

GLIBENCLAMIDE BIOGARAN 5 mg : comprimé sécable *(lactose)* boîte de 20. Liste I - Remb 65 % - 2,16 €.
GLIBENCLAMIDE BIOGARAN 5 mg : comprimé sécable *(lactose)* boîte de 90. Liste I - Remb 65 % - 6,93 €.
GLIBENCLAMIDE EG 5 mg : comprimé sécable *(lactose)* boîte de 100. Liste I - Remb 65 % - 7,63 €.
GLIBENCLAMIDE EG 5 mg : comprimé sécable *(lactose)* boîte de 20. Liste I - Remb 65 % - 2,16 €.
GLIBENCLAMIDE MERCK 5 mg : comprimé sécable *(lactose)* boîte de 180. Liste I - Remb 65 % - 13,31 €.
GLIBENCLAMIDE MERCK 5 mg : comprimé sécable *(lactose)* boîte de 20. Liste I - Remb 65 % - 2,16 €.
GLIBENCLAMIDE MERCK 5 mg : comprimé sécable *(lactose)* boîte de 90. Liste I - Remb 65 % - 6,93 €.
GLIBENCLAMIDE RANBAXY 5 mg : comprimé sécable boîte de 100. Liste I - Remb 65 % - 7,63 €.
GLIBENCLAMIDE RANBAXY 5 mg : comprimé sécable boîte de 180. Liste I - Remb 65 % - 13,31 €.
GLIBENCLAMIDE RANBAXY 5 mg : comprimé sécable boîte de 20. Liste I - Remb 65 % - 2,16 €.
GLIBENCLAMIDE RATIOPHARM 5 mg : comprimé sécable *(lactose)* boîte de 180. Liste I - Remb 65 % - 13,31 €.
GLIBENCLAMIDE RATIOPHARM 5 mg : comprimé sécable *(lactose)* boîte de 100. Liste I - Remb 65 % - 7,63 €.
GLIBENCLAMIDE RATIOPHARM 5 mg : comprimé sécable *(lactose)* boîte de 20. Liste I - Remb 65 % - 2,16 €.
GLIBENCLAMIDE SANDOZ 5 mg : comprimé sécable boîte de 100. Liste I - Remb 65 % - 7,63 €.
GLIBENCLAMIDE SANDOZ 5 mg : comprimé sécable boîte de 20. Liste I - Remb 65 % - 2,16 €.
GLIBENCLAMIDE TEVA 5 mg : comprimé sécable *(lactose)* boîte de 180. Liste I - Remb 65 % - 13,31 €.
GLIBENCLAMIDE TEVA 5 mg : comprimé sécable *(lactose)* boîte de 20. Liste I - Remb 65 % - 2,16 €.
GLIBENCLAMIDE TEVA 5 mg : comprimé sécable *(lactose)* boîte de 90. Liste I - Remb 65 % - 6,93 €.

GLIBÉNÈSE
Antidiabétique oral — sur ordonnance

Présentation
GLIBÉNÈSE 5 mg : comprimé sécable (blanc) ; boîte de 20. Liste I - Remb 65 % - **2,90 €**.
GLIBÉNÈSE 5 mg : comprimé sécable (blanc) ; boîte de 100. Liste I - Remb 65 % - **9,99 €**.

Composition

	p cp
Glipizide	5 mg
Lactose	+

Dans quel cas ce médicament est-il prescrit ?
Ce médicament est un *antidiabétique* oral qui appartient à la famille des *sulfamides hypoglycémiants*. Il permet de diminuer l'excès de *sucre* dans le sang en favorisant la sécrétion de l'*insuline*.

Il est utilisé dans le traitement du *diabète* de type 2 lorsque le régime alimentaire seul est insuffisant.

Contre-indications
Ce médicament ne doit pas être utilisé dans les cas suivants :
- *allergie* aux *sulfamides*,
- *insuffisance rénale* ou *hépatique* grave,
- en association avec les médicaments contenant du miconazole,
- **allaitement**.

Attention : Ce médicament n'est pas adapté au traitement du *diabète* de type 1 : celui-ci requiert un traitement par injections d'*insuline*.

Un sentiment de malaise associé à des sueurs froides, une fringale, une accélération du cœur sont les signes habituels d'une *hypoglycémie* due à un effet excessif du médicament. Cette hypoglycémie peut également se traduire par des troubles du comportement, qui doivent alerter votre entourage, voire des *convulsions* ou un *coma*. En présence de ces signes ou en cas de simple doute, buvez une boisson sucrée ou mangez du *sucre*. Si le diabétique est inconscient, surtout ne lui donnez rien à boire et appelez votre médecin ou à défaut le 15 ou un service d'urgence.

Consultez rapidement votre médecin en cas de malaises hypoglycémiques répétés.

Certaines situations peuvent contribuer à augmenter la *glycémie* : infections, prise de médicaments, stress. En cas de soif intense, de grande fatigue, de sensation de malaise général, consultez rapidement votre médecin.

Des analyses de sang régulières permettent à votre médecin d'adapter la *posologie*. Dans certains cas, il peut être nécessaire de pratiquer vous-même des contrôles, à l'aide de bandelettes et d'un appareil lecteur de glycémie.

Évitez la prise de boissons alcoolisées pendant le traitement : risque accru d'hypoglycémie et risque d'*effet antabuse*.

Conducteur : une *hypoglycémie* peut entraîner un malaise pendant la conduite ou l'utilisation de machines.

Interactions avec d'autres substances
Ce médicament ne doit pas être associé avec les médicaments oraux contenant du miconazole (DAKTARIN gel buccal, LORAMYC, etc.) : risque d'*hypoglycémie*.

Il peut interagir avec les médicaments contenant de la phénylbutazone ou du danazol.

Informez par ailleurs votre médecin ou votre pharmacien si vous prenez un *bêtabloquant*, un *inhibiteur de l'enzyme de conversion*, un *corticoïde*, ou un médicament contenant du fluconazole, de la ritodrine, du salbutamol, de la terbutaline ou de la chlorpromazine.

Grossesse et allaitement
Un *diabète* mal équilibré peut être néfaste pour l'enfant à naître. Un désir de grossesse nécessite le remplacement de ce médicament par de l'*insuline* et une surveillance médicale renforcée. Si une grossesse survient alors que vous êtes encore sous traitement *antidiabétique* oral, consultez rapidement votre médecin pour un passage à l'insuline injectable.

Les données disponibles ne permettent pas de savoir si ce médicament passe dans le lait maternel : il est contre-indiqué en cas d'allaitement.

Mode d'emploi et posologie
Les comprimés doivent être avalés avec un verre d'eau au début des repas.

Posologie usuelle :
- Adulte de moins de 65 ans : ½ à 4 comprimés par jour. La dose et la répartition des prises sont adaptées en fonction de la *glycémie*.
- Personne âgée de plus de 65 ans ou fragilisée : la dose initiale est de ½ comprimé par jour. L'adaptation de la *posologie* en fonction de la glycémie est faite ensuite en respectant des paliers d'au moins 7 jours.

Suivre attentivement la prescription de votre médecin. Le régime alimentaire reste nécessaire pendant le traitement.

Conseils : Le respect de certaines règles simples permet de diminuer le risque d'*hypoglycémie* :
- toute prise de ce médicament doit être suivie d'un repas (ne prenez pas de comprimé si vous devez sauter le repas suivant) ;
- si vous envisagez un effort physique intense et prolongé, il peut être nécessaire de diminuer la dose du médicament (demandez conseil à votre médecin) ;
- informez votre médecin si vous devez travailler la nuit ou si votre religion vous impose un jeûne prolongé ;
- évitez la prise de boissons alcoolisées à jeun ou à distance des repas.

Le *diabète* peut diminuer la sensibilité des pieds à la douleur et favoriser les infections. Des plaies profondes peuvent se développer : une hygiène rigoureuse et des chaussures confortables limitent ce risque.

Le régime du diabétique ne consiste pas en une simple interdiction des *glucides* (*sucres*, pain, pâtes...) : demandez conseil à votre médecin.

Pesez-vous régulièrement et signalez toute variation rapide de poids à votre médecin.

Effets indésirables possibles
Hypoglycémie (voir Attention).

Troubles digestifs, démangeaisons, *éruption cutanée*.

Exceptionnellement : anomalie de la *numération formule sanguine*, augmentation des *transaminases*, jaunisse.

Laboratoires Dexo

GLICLAZIDE 80 mg
Génériques
Antidiabétique oral — sur ordonnance

Les médicaments ci-dessous sont des génériques de DIAMICRON 80 (voir p. 389).

GLICLAZIDE ACTAVIS 80 mg : comprimé sécable *(lactose)* boîte de 20. Liste I - Remb 65 % - 4,41 €.
GLICLAZIDE ACTAVIS 80 mg : comprimé sécable *(lactose)* boîte de 60. Liste I - Remb 65 % - 11,56 €.
GLICLAZIDE ALMUS 80 mg : comprimé sécable *(lactose)* boîte de 20. Liste I - Remb 65 % - 4,41 €.
GLICLAZIDE ALMUS 80 mg : comprimé sécable *(lactose)* boîte de 60. Liste I - Remb 65 % - 11,56 €.
GLICLAZIDE ALTER 80 mg : comprimé sécable *(lactose)* boîte de 20. Liste I - Remb 65 % - 4,41 €.
GLICLAZIDE ALTER 80 mg : comprimé sécable *(lactose)* boîte de 60. Liste I - Remb 65 % - 11,56 €.
GLICLAZIDE ARROW 80 mg : comprimé sécable *(lactose)* boîte de 20. Liste I - Remb 65 % - 4,41 €.
GLICLAZIDE ARROW 80 mg : comprimé sécable *(lactose)* boîte de 60. Liste I - Remb 65 % - 11,56 €.
GLICLAZIDE BIOGARAN 80 mg : comprimé sécable *(lactose)* boîte de 20. Liste I - Remb 65 % - 4,41 €.
GLICLAZIDE BIOGARAN 80 mg : comprimé sécable *(lactose)* boîte de 60. Liste I - Remb 65 % - 11,56 €.
GLICLAZIDE BIOGARAN 80 mg : comprimé sécable *(lactose)* boîte de 180. Liste I - Remb 65 % - 32,74 €.
GLICLAZIDE EG 80 mg : comprimé sécable *(lactose)* boîte de 20. Liste I - Remb 65 % - 4,41 €.
GLICLAZIDE EG 80 mg : comprimé sécable *(lactose)* boîte de 60. Liste I - Remb 65 % - 11,56 €.
GLICLAZIDE G GAM 80 mg : comprimé sécable *(lactose)* boîte de 20. Liste I - Remb 65 % - 4,41 €.
GLICLAZIDE G GAM 80 mg : comprimé sécable *(lactose)* boîte de 60. Liste I - Remb 65 % - 11,56 €.
GLICLAZIDE MERCK 80 mg : comprimé sécable *(lactose)* boîte de 20. Liste I - Remb 65 % - 4,42 €.
GLICLAZIDE MERCK 80 mg : comprimé sécable *(lactose)* boîte de 60. Liste I - Remb 65 % - 11,56 €.
GLICLAZIDE MERCK 80 mg : comprimé sécable *(lactose)* boîte de 180. Liste I - Remb 65 % - 32,74 €.
GLICLAZIDE QUALIMED 80 mg : comprimé sécable *(lactose)* boîte de 20. Liste I - Remb 65 % - 4,41 €.
GLICLAZIDE QUALIMED 80 mg : comprimé sécable *(lactose)* boîte de 60. Liste I - Remb 65 % - 11,56 €.
GLICLAZIDE RATIOPHARM 80 mg : comprimé sécable *(lactose)* boîte de 20. Liste I - Remb 65 % - 4,41 €.
GLICLAZIDE RATIOPHARM 80 mg : comprimé sécable *(lactose)* boîte de 60. Liste I - Remb 65 % - 11,56 €.
GLICLAZIDE RPG 80 mg : comprimé sécable *(lactose)* boîte de 20. Liste I - Remb 65 % - 4,41 €.
GLICLAZIDE RPG 80 mg : comprimé sécable *(lactose)* boîte de 60. Liste I - Remb 65 % - 11,56 €.
GLICLAZIDE SANDOZ 80 mg : comprimé sécable *(lactose)* boîte de 20. Liste I - Remb 65 % - 4,41 €.
GLICLAZIDE SANDOZ 80 mg : comprimé sécable *(lactose)* boîte de 60. Liste I - Remb 65 % - 11,56 €.
GLICLAZIDE TEVA 80 mg : comprimé sécable *(lactose)* boîte de 180. Liste I - Remb 65 % - 32,74 €.
GLICLAZIDE TEVA 80 mg : comprimé sécable *(lactose)* boîte de 20. Liste I - Remb 65 % - 4,41 €.
GLICLAZIDE TEVA 80 mg : comprimé sécable *(lactose)* boîte de 60. Liste I - Remb 65 % - 11,56 €.
GLICLAZIDE WINTHROP 80 mg : comprimé sécable *(lactose)* boîte de 20. Liste I - Remb 65 % - 4,41 €.
GLICLAZIDE WINTHROP 80 mg : comprimé sécable *(lactose)* boîte de 60. Liste I - Remb 65 % - 11,56 €.
GLICLAZIDE ZYDUS 80 mg : comprimé sécable *(lactose)* boîte de 20. Liste I - Remb 65 % - 4,41 €.
GLICLAZIDE ZYDUS 80 mg : comprimé sécable *(lactose)* boîte de 60. Liste I - Remb 65 % - 11,56 €.

GLIMÉPIRIDE 1 mg
Génériques
Antidiabétique oral — sur ordonnance

Les médicaments ci-dessous sont des génériques de AMAREL (voir p. 110).

GLIMEPIRIDE ALTER 1 mg : comprimé *(lactose)* boîte de 30. Liste I - Remb 65 % - 4,36 €.
GLIMEPIRIDE ARROW 1 mg : comprimé *(lactose)* boîte de 30. Liste I - Remb 65 % - 4,36 €.
GLIMEPIRIDE ARROW 1 mg : comprimé *(lactose)* boîte de 90. Liste I - Remb 65 % - 11,98 €.
GLIMEPIRIDE BGR 1 mg : comprimé *(lactose)* boîte de 30. Liste I - Remb 65 % - 4,36 €.
GLIMEPIRIDE BGR 1 mg : comprimé *(lactose)* boîte de 90. Liste I - Remb 65 % - 11,98 €.
GLIMEPIRIDE EG 1 mg : comprimé *(lactose)* boîte de 30. Liste I - Remb 65 % - 4,36 €.
GLIMEPIRIDE EG 1 mg : comprimé *(lactose)* boîte de 90. Liste I - Remb 65 % - 11,98 €.
GLIMEPIRIDE MERCK 1 mg : comprimé *(lactose)* boîte de 30. Liste I - Remb 65 % - 4,36 €.
GLIMEPIRIDE MERCK 1 mg : comprimé *(lactose)* boîte de 90. Liste I - Remb 65 % - 11,98 €.
GLIMEPIRIDE QUALIMED 1 mg : comprimé *(lactose)* boîte de 30. Liste I - Remb 65 % - 4,36 €.
GLIMEPIRIDE RANBAXY 1 mg : comprimé *(lactose)* boîte de 30. Liste I - Remb 65 % - 4,36 €.
GLIMEPIRIDE RATIOPHARM 1 mg : comprimé *(lactose)* boîte de 30. Liste I - Remb 65 % - 4,36 €.
GLIMEPIRIDE SANDOZ 1 mg : comprimé *(lactose)* boîte de 30. Liste I - Remb 65 % - 4,36 €.
GLIMEPIRIDE TEVA 1 mg : comprimé *(lactose)* boîte de 30. Liste I - Remb 65 % - 4,36 €.
GLIMEPIRIDE TEVA 1 mg : comprimé *(lactose)* boîte de 90. Liste I - Remb 65 % - 11,98 €.
GLIMEPIRIDE WINTHROP 1 mg : comprimé *(lactose)* boîte de 30. Liste I - Remb 65 % - 4,36 €.
GLIMEPIRIDE WINTHROP 1 mg : comprimé *(lactose)* boîte de 90. Liste I - Remb 65 % - 11,98 €.
GLIMEPIRIDE ZYDUS 1 mg : comprimé *(lactose)* boîte de 30. Liste I - Remb 65 % - 4,36 €.
GLIMEPIRIDE ZYDUS 1 mg : comprimé *(lactose)* boîte de 90. Liste I - Remb 65 % - 11,98 €.

GLIMÉPIRIDE 2 mg
Génériques
Antidiabétique oral — sur ordonnance

Les médicaments ci-dessous sont des génériques de AMAREL (voir p. 110).

GLIMEPIRIDE ALTER 2 mg : comprimé *(lactose)* boîte de 30. Liste I - Remb 65 % - 6,81 €.
GLIMEPIRIDE ARROW 2 mg : comprimé *(lactose)* boîte de 30. Liste I - Remb 65 % - 6,81 €.
GLIMEPIRIDE ARROW 2 mg : comprimé *(lactose)* boîte de 90. Liste I - Remb 65 % - 19,34 €.
GLIMEPIRIDE BGR 2 mg : comprimé *(lactose)* boîte de 30. Liste I - Remb 65 % - 6,81 €.
GLIMEPIRIDE BGR 2 mg : comprimé *(lactose)* boîte de 90. Liste I - Remb 65 % - 19,34 €.
GLIMEPIRIDE EG 2 mg : comprimé *(jaune orangé S laque aluminique, lactose, tartrazine)* boîte de 30. Liste I - Remb 65 % - 6,81 €.
GLIMEPIRIDE EG 2 mg : comprimé *(jaune orangé S laque aluminique, lactose, tartrazine)* boîte de 90. Liste I - Remb 65 % - 19,34 €.
GLIMEPIRIDE MERCK 2 mg : comprimé *(lactose)* boîte de 30. Liste I - Remb 65 % - 6,81 €.

GLIMEPIRIDE MERCK 2 mg : comprimé *(lactose)* boîte de 90. Liste I - Remb 65 % - 19,34 €.
GLIMEPIRIDE QUALIMED 2 mg : comprimé *(lactose)* boîte de 30. Liste I - Remb 65 % - 6,81 €.
GLIMEPIRIDE RANBAXY 2 mg : comprimé *(jaune orangé S laque aluminique, lactose, tartrazine)* boîte de 30. Liste I - Remb 65 % - 6,81 €.
GLIMEPIRIDE RATIOPHARM 2 mg : comprimé *(lactose)* boîte de 30. Liste I - Remb 65 % - 6,81 €.
GLIMEPIRIDE SANDOZ 2 mg : comprimé *(lactose)* boîte de 30. Liste I - Remb 65 % - 6,81 €.
GLIMEPIRIDE TEVA 2 mg : comprimé *(lactose)* boîte de 30. Liste I - Remb 65 % - 6,81 €.
GLIMEPIRIDE TEVA 2 mg : comprimé *(lactose)* boîte de 90. Liste I - Remb 65 % - 19,34 €.
GLIMEPIRIDE WINTHROP 2 mg : comprimé *(lactose)* boîte de 30. Liste I - Remb 65 % - 6,81 €.
GLIMEPIRIDE WINTHROP 2 mg : comprimé *(lactose)* boîte de 90. Liste I - Remb 65 % - 19,34 €.
GLIMEPIRIDE ZYDUS 2 mg : comprimé *(lactose)* boîte de 30. Liste I - Remb 65 % - 6,81 €.
GLIMEPIRIDE ZYDUS 2 mg : comprimé *(lactose)* boîte de 90. Liste I - Remb 65 % - 19,34 €.

GLIMÉPIRIDE 3 mg
Génériques
Antidiabétique oral — sur ordonnance

Les médicaments ci-dessous sont des génériques de AMAREL (voir p. 110).

GLIMEPIRIDE ALTER 3 mg : comprimé *(lactose)* boîte de 30. Liste I - Remb 65 % - 8,74 €.
GLIMEPIRIDE ARROW 3 mg : comprimé *(lactose)* boîte de 30. Liste I - Remb 65 % - 8,74 €.
GLIMEPIRIDE ARROW 3 mg : comprimé *(lactose)* boîte de 90. Liste I - Remb 65 % - 24,74 €.
GLIMEPIRIDE BGR 3 mg : comprimé *(lactose)* boîte de 30. Liste I - Remb 65 % - 8,74 €.
GLIMEPIRIDE BGR 3 mg : comprimé *(lactose)* boîte de 90. Liste I - Remb 65 % - 24,74 €.
GLIMEPIRIDE EG 3 mg : comprimé *(lactose)* boîte de 30. Liste I - Remb 65 % - 8,74 €.
GLIMEPIRIDE EG 3 mg : comprimé *(lactose)* boîte de 90. Liste I - Remb 65 % - 24,74 €.
GLIMEPIRIDE MERCK 3 mg : comprimé *(lactose)* boîte de 30. Liste I - Remb 65 % - 8,74 €.
GLIMEPIRIDE MERCK 3 mg : comprimé *(lactose)* boîte de 90. Liste I - Remb 65 % - 24,74 €.
GLIMEPIRIDE QUALIMED 3 mg : comprimé *(lactose)* boîte de 30. Liste I - Remb 65 % - 8,74 €.
GLIMEPIRIDE RANBAXY 3 mg : comprimé *(lactose)* boîte de 30. Liste I - Remb 65 % - 8,74 €.
GLIMEPIRIDE RATIOPHARM 3 mg : comprimé *(lactose)* boîte de 30. Liste I - Remb 65 % - 8,74 €.
GLIMEPIRIDE SANDOZ 3 mg : comprimé *(lactose)* boîte de 30. Liste I - Remb 65 % - 8,74 €.
GLIMEPIRIDE TEVA 3 mg : comprimé *(lactose)* boîte de 30. Liste I - Remb 65 % - 8,74 €.
GLIMEPIRIDE TEVA 3 mg : comprimé *(lactose)* boîte de 90. Liste I - Remb 65 % - 24,74 €.
GLIMEPIRIDE WINTHROP 3 mg : comprimé *(lactose)* boîte de 30. Liste I - Remb 65 % - 8,74 €.
GLIMEPIRIDE WINTHROP 3 mg : comprimé *(lactose)* boîte de 90. Liste I - Remb 65 % - 24,74 €.
GLIMEPIRIDE ZYDUS 3 mg : comprimé *(lactose)* boîte de 30. Liste I - Remb 65 % - 8,74 €.
GLIMEPIRIDE ZYDUS 3 mg : comprimé *(lactose)* boîte de 90. Liste I - Remb 65 % - 24,74 €.

GLIMÉPIRIDE 4 mg
Génériques
Antidiabétique oral — sur ordonnance

Les médicaments ci-dessous sont des génériques de AMAREL (voir p. 110).

GLIMEPIRIDE ALTER 4 mg : comprimé *(lactose)* boîte de 30. Liste I - Remb 65 % - 10,01 €.
GLIMEPIRIDE ARROW 4 mg : comprimé *(lactose)* boîte de 30. Liste I - Remb 65 % - 10,01 €.
GLIMEPIRIDE ARROW 4 mg : comprimé *(lactose)* boîte de 90. Liste I - Remb 65 % - 27,89 €.
GLIMEPIRIDE BGR 4 mg : comprimé *(lactose)* boîte de 30. Liste I - Remb 65 % - 10,01 €.
GLIMEPIRIDE BGR 4 mg : comprimé *(lactose)* boîte de 90. Liste I - Remb 65 % - 27,89 €.
GLIMEPIRIDE EG 4 mg : comprimé *(lactose)* boîte de 30. Liste I - Remb 65 % - 10,01 €.
GLIMEPIRIDE EG 4 mg : comprimé *(lactose)* boîte de 90. Liste I - Remb 65 % - 27,89 €.
GLIMEPIRIDE MERCK 4 mg : comprimé *(lactose)* boîte de 30. Liste I - Remb 65 % - 10,01 €.
GLIMEPIRIDE MERCK 4 mg : comprimé *(lactose)* boîte de 90. Liste I - Remb 65 % - 27,89 €.
GLIMEPIRIDE QUALIMED 4 mg : comprimé *(lactose)* boîte de 30. Liste I - Remb 65 % - 10,01 €.
GLIMEPIRIDE RANBAXY 4 mg : comprimé *(lactose)* boîte de 30. Liste I - Remb 65 % - 10,01 €.
GLIMEPIRIDE RATIOPHARM 4 mg : comprimé *(lactose)* boîte de 30. Liste I - Remb 65 % - 10,01 €.
GLIMEPIRIDE SANDOZ 4 mg : comprimé *(lactose)* boîte de 30. Liste I - Remb 65 % - 10,01 €.
GLIMEPIRIDE TEVA 4 mg : comprimé *(lactose)* boîte de 30. Liste I - Remb 65 % - 10,01 €.
GLIMEPIRIDE TEVA 4 mg : comprimé *(lactose)* boîte de 90. Liste I - Remb 65 % - 27,89 €.
GLIMEPIRIDE WINTHROP 4 mg : comprimé *(lactose)* boîte de 30. Liste I - Remb 65 % - 10,01 €.
GLIMEPIRIDE WINTHROP 4 mg : comprimé *(lactose)* boîte de 90. Liste I - Remb 65 % - 27,89 €.
GLIMEPIRIDE ZYDUS 4 mg : comprimé *(lactose)* boîte de 30. Liste I - Remb 65 % - 10,01 €.
GLIMEPIRIDE ZYDUS 4 mg : comprimé *(lactose)* boîte de 90. Liste I - Remb 65 % - 27,89 €.

GLIPIZIDE 5 mg
Génériques
Antidiabétique oral — sur ordonnance

Le médicament ci-dessous est un générique de GLIBÉNÈSE (voir p. 567) et de MINIDIAB (voir p. 808).

GLIPIZIDE MERCK 5 mg : comprimé sécable *(lactose)* boîte de 30. Liste I - Remb 65 % - 4,09 €.

GLOSSITHIASE
Informations détaillées sur www.monvidal.com

GLUCAGEN
Hyperglycémiant

Présentation
GLUCAGEN 1 mg : préparation injectable ; flacon de *lyophilisat* et ampoule de solvant de 1 ml. Remb 65 % - **19,07 €**.
GLUCAGEN KIT 1 mg : préparation injectable ; flacon de *lyophilisat* et seringue préremplie de 1 ml de solvant. Remb 65 % - **23,46 €**.

Composition

	p flacon	p flacon
Glucagon humain	1 mg	1 mg
Lactose	107 mg	107 mg

Dans quel cas ce médicament est-il prescrit ?
C'est une *hormone* d'action brève qui permet d'augmenter rapidement la *glycémie*, corrigeant ainsi les effets d'un excès d'*insuline*. Ce glucagon est obtenu par *biotechnologie*.
Ce médicament est utilisé dans le traitement d'urgence des malaises hypoglycémiques chez les diabétiques traités par l'insuline. Chez les personnes non diabétiques, il peut être également utilisé lors de la préparation aux examens du tube digestif, ou comme test dans le diagnostic de certaines maladies.

Contre-indications
Ce médicament ne doit pas être utilisé en cas de *phéochromocytome*.

Attention : Une *hypoglycémie* doit être suspectée chez un diabétique traité par l'*insuline*, devant les signes suivants : sueurs, tremblements, troubles de la vue, fatigue soudaine, fringale, *vertiges*, difficulté de concentration, troubles du comportement (comparables notamment à l'ébriété), pâleur, *convulsions*, perte de connaissance.
Si le diabétique est conscient, faites-lui absorber 3 à 6 morceaux de sucre ou une boisson sucrée. Si le diabétique est inconscient, injectez un flacon de glucagon par voie *sous-cutanée* ou *intramusculaire*, même à travers les vêtements en cas d'agitation.
Dès que le diabétique a repris conscience, il doit prendre un repas. Prévenez éventuellement un service d'urgence car l'action du glucagon s'estompe après 20 minutes.

Grossesse et allaitement
Ce médicament peut être utilisé sans risque pendant la grossesse et l'allaitement.

Mode d'emploi et posologie
Ce médicament peut être injecté par *voie sous-cutanée* ou *intramusculaire*. Il peut être injecté par voie *intraveineuse*, sous le contrôle d'un médecin.
Glucagen 1 mg : le *lyophilisat* contenu dans le flacon doit être dilué par le solvant contenu dans l'ampoule autocassable ; pour cela, aspirer le solvant à l'aide d'une seringue, piquer l'aiguille adaptée à celle-ci dans le bouchon du flacon de lyophilisat et y injecter le solvant ; agiter le flacon, puis aspirer la solution à l'aide de la seringue.
Glucagen Kit : injecter directement le solvant contenu dans la seringue préremplie, dans le flacon de lyophilisat ; agiter le flacon, puis aspirer la solution à l'aide de la seringue.
Après désinfection, pincer la peau et enfoncer l'aiguille dans l'épaisseur de ce pli.
Si l'effet obtenu est insuffisant après 10 min, contacter un service d'urgence.

Posologie usuelle :
Traitement d'urgence des malaises hypoglycémiques :
- Adulte et enfant de plus de 25 kg : 1 flacon.
- Enfant de moins de 25 kg : ½ flacon.

Conseils : Votre entourage doit savoir reconnaître les signes d'une *hypoglycémie* et pouvoir vous injecter une ampoule de glucagon en cas de perte de connaissance. Dans le doute, il n'y a pas de danger à injecter du glucagon.
Ce médicament doit être conservé à une température comprise entre +2°C et +8°C (au réfrigérateur). En cas de nécessité, Glucagen Kit peut être conservé à température ambiante (inférieure à 25 °C) pendant 18 mois. Après reconstitution, la solution doit être utilisée immédiatement. Si la solution présente des traces de poudre non dissoute, des filaments, ou si son aspect est gélatineux, il est préférable de ne pas l'utiliser (perte d'activité), sauf si l'hypoglycémie paraît grave et qu'aucun autre flacon n'est disponible à bref délai.

Effets indésirables possibles
Aux doses recommandées, ce médicament n'entraîne aucun effet indésirable et son injection est dénuée de risque, même si le malaise n'est pas réellement une hypoglycémie. Nausées et vomissements sont possibles pour des doses supérieures à 1 flacon.

Laboratoires Novo Nordisk Pharmaceutique SAS

GLUCANTIME
Informations détaillées sur www.monvidal.com

GLUCIDORAL
Informations détaillées sur www.monvidal.com

GLUCONATE DE CALCIUM LAVOISIER
Informations détaillées sur www.monvidal.com

GLUCONATE DE POTASSIUM H3 SANTÉ
Élément minéral : potassium

Présentation
GLUCONATE DE POTASSIUM H3 SANTÉ : sirop (arômes : framboise, mûre) ; flacon de 250 ml. Remb 65 % - **2,24 €**.

Composition

	p 15 ml
Gluconate de potassium	900 mg
Saccharose	+

Dans quel cas ce médicament est-il prescrit ?
Ce médicament contient du *potassium*, élément minéral indispensable aux cellules de l'organisme.
Il est utilisé dans le traitement des déficits en potassium (*hypokaliémie*), liés principalement à la prise de certains médicaments (*diurétiques*, *corticoïdes*, et tous les *laxatifs stimulants*...).

Contre-indications

Ce médicament ne doit pas être utilisé en cas de risque d'excès de *potassium* dans le sang (*hyperkaliémie*) :
- maladies entraînant une hyperkaliémie,
- médicaments augmentant le taux de *potassium* dans le sang,
- *sels* de régime contenant du potassium.

> **Attention :** Pour éviter une surcharge en *potassium*, une surveillance médicale et des analyses de sang régulières sont nécessaires avant et pendant le traitement afin d'adapter la *posologie*, notamment chez la personne âgée.
> Ce médicament contient du *sucre* (saccharose) en quantité notable.

Interactions avec d'autres substances

Ce médicament ne doit pas être associé aux *diurétiques* qui augmentent le taux de *potassium* : risque de *trouble du rythme cardiaque* grave en cas d'*hyperkaliémie*.
Il peut, par ailleurs, interagir avec les *inhibiteurs de l'enzyme de conversion*.

Grossesse et allaitement

Ce médicament peut être utilisé en cas de déficit en *potassium* chez la femme enceinte ou qui allaite, mais uniquement sur prescription médicale.

Mode d'emploi et posologie

Le sirop est pris pur ou dilué dans de l'eau, de préférence à la fin du repas.

Posologie usuelle :
Elle est adaptée par votre médecin en fonction des résultats de l'analyse de sang (*kaliémie*).

Effets indésirables possibles

Irritation du tube digestif.

Laboratoires H2 Pharma

GLUCOPHAGE

Antidiabétique oral

sur ordonnance

Présentation

GLUCOPHAGE 500 mg : comprimé (blanc) ; boîte de 30. Liste I - Remb 65 % - **2,79 €**.
GLUCOPHAGE 500 mg : comprimé (blanc) ; boîte de 90. Liste I - Remb 65 % - **7,29 €**.
GLUCOPHAGE 850 mg : comprimé (blanc) ; boîte de 30. Liste I - Remb 65 % - **4,60 €**.
GLUCOPHAGE 850 mg : comprimé (blanc) ; boîte de 90. Liste I - Remb 65 % - **12,71 €**.
GLUCOPHAGE 1 000 mg : comprimé sécable (blanc) ; boîte de 30. Liste I - Remb 65 % - **5,12 €**.
GLUCOPHAGE 1 000 mg : comprimé sécable (blanc) ; boîte de 90. Liste I - Remb 65 % - **14,28 €**.

Composition

	p cp	p cp	p cp
Metformine chlorhydrate	500 mg	850 mg	1 000 mg
soit Metformine	390 mg	663 mg	780 mg

Dans quel cas ce médicament est-il prescrit ?

Cet *antidiabétique* oral appartient à la famille des biguanides. Il permet de diminuer l'excès de *sucre* dans le sang sans pour autant favoriser la sécrétion d'*insuline*, contrairement aux *sulfamides hypoglycémiants*.
Il est utilisé dans le traitement du *diabète* de type 2 lorsque le régime alimentaire et l'exercice physique sont insuffisants pour contrôler le diabète.
Il peut être utilisé seul ou en association avec d'autres antidiabétiques oraux ou avec l'insuline.

Contre-indications

Ce médicament ne doit pas être utilisé dans les cas suivants :
- *acidocétose* ;
- *insuffisance rénale*, maladie aiguë pouvant provoquer une insuffisance rénale (voir Attention) ;
- *insuffisance hépatique* grave, état d'ivresse ;
- *insuffisance cardiaque* ou *respiratoire* ;
- *infarctus du myocarde* récent ;
- **allaitement**.

> **Attention :** Ce médicament expose à un risque de complication exceptionnelle et grave : l'*acidose lactique*. Celle-ci est favorisée par la présence d'une *insuffisance rénale*, même modérée, ou d'une *insuffisance hépatique* grave. Toute insuffisance rénale préexistante ou apparaissant sous traitement (notamment chez la personne âgée qui se déshydrate) contre-indique l'utilisation ou la poursuite de la prise de ce médicament. Une autre circonstance peut favoriser l'acidose lactique chez le diabétique : la consommation excessive d'alcool, surtout si elle survient à jeun.
> Certaines situations peuvent contribuer à augmenter la *glycémie* : infection, prise de médicaments, stress. En cas d'apparition d'une sensation de malaise général, consultez rapidement votre médecin.
> Des analyses de sang régulières sont nécessaires pendant le traitement.
> En cas d'examen radiologique nécessitant l'administration de produits de contraste par *voie* intraveineuse ou en cas d'intervention chirurgicale, le traitement doit être interrompu puis repris au minimum 48 heures après.

Interactions avec d'autres substances

Certains médicaments sont susceptibles de faire varier le taux de sucre dans le sang et de déséquilibrer la *glycémie*. Ainsi, l'association de ce médicament avec les *corticoïdes*, les antiasmathiques bronchodilatateurs, les *diurétiques* ou les *inhibiteurs de l'enzyme de conversion* peut nécessiter un contrôle plus fréquent de la glycémie, voire une modification de la *posologie* de la metformine.

Grossesse et allaitement

Un *diabète* mal équilibré peut être néfaste pour l'enfant à naître. Un désir de grossesse nécessite le remplacement de ce médicament par de l'*insuline* et une surveillance médicale renforcée. Si une grossesse survient alors que vous êtes encore sous traitement *antidiabétique* oral, consultez rapidement votre médecin pour un passage à l'insuline injectable.
Les données disponibles ne permettent pas de savoir si ce médicament passe dans le lait maternel ; un choix est donc nécessaire entre l'allaitement et la prise du médicament. Cette décision devra être prise en accord avec votre médecin.

Mode d'emploi et posologie

Les prises sont réparties dans la journée, au cours ou à la fin des repas.

Posologie usuelle :
- Adulte : la dose initiale est de 1 comprimé à 500 mg ou à 850 mg, 2 ou 3 fois par jour ; la *posologie* est ensuite adaptée par votre médecin en fonction des résultats des analyses de sang.
- Enfant de plus de 10 ans : la dose initiale est de 1 comprimé à 500 mg ou à 850 mg par jour ; elle est ensuite adaptée par votre médecin en fonction de la *glycémie*.

Conseils : Ce médicament, utilisé seul, n'expose pas au risque d'*hypoglycémie*.
Le *diabète* peut diminuer la sensibilité des pieds à la douleur et favoriser les infections. Des plaies profondes peuvent se développer : une hygiène rigoureuse, un examen régulier des pieds et des chaussures confortables limitent ce risque.
Le régime du diabétique ne consiste pas seulement à contrôler la prise de *glucides* (*sucres*, pain, pâtes...) : demandez conseil à votre médecin.
Une activité physique régulière a une place importante dans le traitement du diabète : 30 à 60 minutes, trois fois par semaine sont recommandés, en privilégiant les activités d'endurance (marche, jogging, natation, vélo...).
Pesez-vous régulièrement et signalez toute variation rapide de poids à votre médecin.

Effets indésirables possibles

Fréquemment en début de traitement : nausées, vomissements, diarrhées, douleurs abdominales, perte de l'appétit. Ces troubles disparaissent généralement avec la poursuite du traitement.
Sensation de goût métallique dans la bouche, rougeur cutanée.
Exceptionnellement : *acidose lactique* (voir Attention).

Laboratoires Merck Lipha Santé SAS

GLUCOR
Antidiabétique oral — sur ordonnance

Présentation

GLUCOR 50 mg : comprimé (blanc) ; boîte de 90. Liste I - Remb 65 % - **16,68 €**.
GLUCOR 50 mg : comprimé (blanc) ; boîte de 270. Liste I - Remb 65 % - **46,51 €**.
GLUCOR 100 mg : comprimé sécable (blanc) ; boîte de 90. Liste I - Remb 65 % - **22,51 €**.
GLUCOR 100 mg : comprimé sécable (blanc) ; boîte de 270. Liste I - Remb 65 % - **61,44 €**.

Composition

	p cp	p cp
Acarbose	50 mg	100 mg

Dans quel cas ce médicament est-il prescrit ?

Ce médicament est un *antidiabétique*. Il agit localement dans l'intestin en retardant et en diminuant l'absorption des *glucides* formés de plusieurs molécules, comme le sucre ordinaire (saccharose) ou l'amidon. Il est sans effet sur les *sucres* simples tels que le glucose.
Il est utilisé dans le traitement du *diabète* de type 2, en complément du régime, seul ou en association aux autres antidiabétiques.

Contre-indications

Ce médicament ne doit pas être utilisé dans les cas suivants :
- trouble de la digestion et de l'absorption, maladie inflammatoire du côlon, hernie intestinale, *antécédent* de syndrome subocclusif ;
- *insuffisance rénale* grave ;
- enfant de moins de 15 ans ;
- **allaitement**.

Attention : Un dosage régulier des *transaminases* est nécessaire chez les personnes souffrant d'*insuffisance hépatique*.
En cas d'*hypoglycémie* provoquée par un autre médicament *antidiabétique*, la prise de sucre ordinaire (saccharose) risque d'être inefficace. Il est préférable d'absorber du glucose : demandez conseil à votre médecin ou à votre pharmacien.
En cas de suspicion d'occlusion intestinale (violente douleur abdominale chez une personne ayant des *antécédents* d'opération de l'abdomen), le traitement doit être interrompu.

Grossesse et allaitement

Le diabète de la femme enceinte nécessite un traitement par insuline. Si une grossesse survient alors que vous prenez ce médicament, consultez rapidement votre médecin pour qu'il modifie votre traitement.
Ce médicament est contre-indiqué pendant l'allaitement.

Mode d'emploi et posologie

Les comprimés doivent être avalés en début de repas avec un verre d'eau, ou croqués avec les premières bouchées.

Posologie usuelle :
- Adulte : 50 à 200 mg, 3 fois par jour.

Conseils : Ce médicament n'expose pas à lui seul au risque d'*hypoglycémie*.
Le régime du diabétique ne consiste pas en une simple interdiction des *glucides* (*sucres*, pain, pâtes...) ; demandez conseil à votre médecin.

Effets indésirables possibles

Flatulence, ballonnements, diarrhée. Ces effets ont tendance à s'atténuer au cours du traitement.
Augmentation des *transaminases* et, plus rarement, jaunisse.
Éruption cutanée.

Laboratoires Bayer Santé

GLUCOVANCE

Antidiabétique oral **sur ordonnance**

Présentation

GLUCOVANCE 500 mg/2,5 mg : comprimé (orange) ; boîte de 30. Liste I - Remb 65 % - **5,07 €**.
GLUCOVANCE 500 mg/2,5 mg : comprimé (orange) ; boîte de 90. Liste I - Remb 65 % - **14,12 €**.
GLUCOVANCE 500 mg/5 mg : comprimé (jaune) ; boîte de 30. Liste I - Remb 65 % - **5,07 €**.
GLUCOVANCE 500 mg/5 mg : comprimé (jaune) ; boîte de 90. Liste I - Remb 65 % - **14,12 €**.

Composition

	p cp	p cp
Metformine chlorhydrate......	500 mg	500 mg
soit Metformine........................	390 mg	390 mg
Glibenclamide	2,5 mg	5 mg

Dans quel cas ce médicament est-il prescrit ?

Ce médicament associe 2 *antidiabétiques* oraux :
- le glibenclamide de la famille des *sulfamides hypoglycémiants*. Il stimule la sécrétion d'*insuline* par le pancréas ;
- la metformine de la famille des biguanides. Elle permet de baisser le taux de *sucre* dans le sang en améliorant notamment la sensibilité à l'insuline au niveau des muscles.

Il est utilisé dans le traitement du *diabète* de type 2.

Contre-indications

Ce médicament ne doit pas être utilisé dans les cas suivants :
- *allergie* aux *sulfamides*,
- *acidocétose*,
- *insuffisance rénale*, maladie aiguë pouvant provoquer une insuffisance rénale (voir Attention) ;
- *insuffisance hépatique* grave, état d'ivresse ;
- *insuffisance cardiaque* ou *respiratoire* ;
- *infarctus du myocarde* récent ;
- *porphyrie*,
- en association avec les médicaments contenant du miconazole,
- **allaitement**.

Attention : Ce médicament n'est pas adapté au traitement du *diabète* de type 1 : celui-ci requiert un traitement par injections d'*insuline*.

La metformine expose à un risque de complication exceptionnelle et grave : l'*acidose lactique*. Celle-ci est favorisée par la présence d'une *insuffisance rénale*, même modérée, ou d'une *insuffisance hépatique* grave. Toute insuffisance rénale préexistante ou apparaissant sous traitement (notamment chez la personne âgée qui se déshydrate) contre-indique l'utilisation ou la poursuite de la prise de ce médicament. Une autre circonstance peut favoriser l'acidose lactique : l'intoxication alcoolique aiguë, surtout si elle survient à jeun.

Un sentiment de malaise associé à des sueurs froides, une fringale, une accélération du cœur sont les signes habituels d'une *hypoglycémie* due à un effet excessif du médicament. Cette hypoglycémie peut également se traduire par des troubles du comportement qui doivent alerter votre entourage, voire des *convulsions* ou un *coma*. En présence de ces signes ou en cas de simple doute, buvez une boisson sucrée ou mangez du *sucre*. Si le diabétique est inconscient, surtout ne lui donnez rien à boire et appelez votre médecin, ou à défaut le 15 ou un service d'urgence.

Certaines situations peuvent contribuer à augmenter la *glycémie* : infection, prise de médicaments, stress. En cas d'apparition d'une sensation de malaise général, consultez rapidement votre médecin.

Des analyses de sang régulières sont nécessaires pendant le traitement.

En cas d'examen radiologique nécessitant l'administration de produits de contraste par *voie* intraveineuse ou en cas d'intervention chirurgicale, le traitement doit être interrompu puis repris au minimum 48 heures après.

Évitez la prise de boissons alcoolisées pendant le traitement : risque accru d'hypoglycémie et risque d'*effet antabuse*.

Conducteur : une *hypoglycémie* peut entraîner un malaise pendant la conduite ou l'utilisation de machines.

Interactions avec d'autres substances

Ce médicament ne doit pas être associé avec les médicaments oraux contenant du miconazole (DAKTARIN gel buccal, LORAMYC, etc.) : risque d'*hypoglycémie*.

Il peut interagir avec les médicaments contenant de la phénylbutazone ou du danazol.

Certains médicaments sont susceptibles de faire varier le taux de sucre dans le sang et de déséquilibrer la *glycémie*. Ainsi, l'association de ce médicament avec les *corticoïdes*, les antiasmathiques bronchodilatateurs, les *diurétiques* ou les *inhibiteurs de l'enzyme de conversion* peut nécessiter un contrôle plus fréquent de la glycémie, voire une modification de la *posologie* de l'antidiabétique.

Grossesse et allaitement

Un *diabète* mal équilibré peut être néfaste pour l'enfant à naître. Un désir de grossesse nécessite le remplacement de ce médicament par de l'*insuline* et une surveillance médicale renforcée. Si une grossesse survient alors que vous êtes encore sous traitement *antidiabétique* oral, consultez rapidement votre médecin pour un passage à l'insuline injectable.

Les données disponibles ne permettent pas de savoir si ce médicament passe dans le lait maternel : il est contre-indiqué pendant l'allaitement.

Mode d'emploi et posologie

Ce médicament doit être pris au moment des repas.

Posologie usuelle :
- Adulte : 1 à 6 comprimés à 500 mg/2,5 mg par jour ou 1 à 3 comprimés à 500 mg/5 mg par jour. La dose et la répartition des prises sont adaptées par le médecin en fonction de la *glycémie*.

Conseils : Le respect de certaines règles simples permet de diminuer le risque d'*hypoglycémie* :
- toute prise de ce médicament doit être suivie d'un repas (ne prenez pas de comprimé si vous devez sauter le repas suivant) ;
- si vous envisagez un effort physique intense et prolongé, il peut être nécessaire de diminuer la dose du médicament (demandez conseil à votre médecin) ;

- informez votre médecin si vous devez travailler la nuit ou si votre religion vous impose un jeûne prolongé ;
- évitez la prise de boissons alcoolisées à jeun ou à distance des repas.

Le *diabète* peut diminuer la sensibilité des pieds à la douleur et favoriser les infections. Des plaies profondes peuvent se développer : une hygiène rigoureuse et des chaussures confortables limitent ce risque.

Le régime du diabétique ne consiste pas en une simple interdiction des *glucides* (*sucres*, pain, pâtes...) : demandez conseil à votre médecin.

Pesez-vous régulièrement et signalez toute variation rapide de poids à votre médecin.

Effets indésirables possibles

Fréquemment en début de traitement : nausées, vomissements, diarrhées, douleurs abdominales, perte de l'appétit. Ces troubles disparaissent généralement avec la poursuite du traitement.

Sensation de goût métallique dans la bouche, rougeur cutanée, démangeaisons, *éruption cutanée*.

Hypoglycémie (voir Attention).

Exceptionnellement : *acidose lactique* (voir Attention), anomalie de la *numération formule sanguine*, augmentation des *transaminases*, jaunisse.

Laboratoires Merck Lipha Santé SAS

GLUTRIL

Informations détaillées sur www.monvidal.com

GLYCO-THYMOLINE

Préparation buccale antiseptique

Présentation

GLYCO-THYMOLINE 55 : solution buccale ; flacon de 250 ml. Remb 35 % - **2,57 €**.

Composition

	p 100 g
Benzoate de sodium	2,04 g
Salicylate de sodium	90 mg
Borate de sodium	2 g
Thymol	37 mg
Cinéole (eucalyptol)	75 mg
Lévomenthol	37 mg

Dans quel cas ce médicament est-il prescrit ?

Cette solution à usage local contient des substances *antiseptiques*.

Il est utilisé dans le *traitement d'appoint* des affections de la bouche.

Contre-indications

Ce médicament ne doit pas être utilisé dans les cas suivants :
- *allergie* aux *salicylés*,
- enfant de moins de 6 ans.

Attention : Ce médicament contient des *terpènes qui peuvent, en cas de dépassement des posologies*, avoir des effets indésirables graves : respectez les doses préconisées, plus particulièrement chez l'enfant ou en cas d'*épilepsie*.

N'appliquez pas ce médicament sur la peau ou les muqueuses autres que la muqueuse buccale.

L'usage prolongé des traitements antiseptiques locaux (*gargarisme*, *collutoire*, pastille) n'est pas souhaitable ; il peut modifier l'équilibre microbien naturel de la gorge.

En l'absence d'amélioration au bout de 5 jours, en cas d'apparition de fièvre, consultez votre médecin.

Le *bain de bouche* n'est pas facilement utilisable chez le jeune enfant qui risque d'avaler la solution, c'est pourquoi il est destiné à l'enfant de plus de 6 ans.

Grossesse et allaitement

L'effet de ce médicament pendant la grossesse ou l'allaitement est mal connu. L'évaluation du risque éventuel lié à son utilisation est individuelle : demandez conseil à votre pharmacien ou à votre médecin.

Mode d'emploi et posologie

La solution peut être utilisée pure à l'aide d'un tampon de coton hydrophile ou d'une compresse, ou en *bain de bouche*, diluée à moitié avec de l'eau chaude.

Posologie usuelle :
- Adulte et enfant de plus de 6 ans : 2 ou 3 applications par jour.

Conseils : Il est généralement conseillé de ne pas s'alimenter ou de ne pas boire immédiatement après un bain de bouche, afin de permettre aux substances actives d'agir.

Effets indésirables possibles

Irritation locale.

En cas de dépassement de la *posologie* usuelle, les *terpènes* peuvent provoquer :
- des *convulsions* chez l'enfant,
- agitation, confusion des idées (notamment chez la personne âgée).

Laboratoires SERP

GOMENOL

Traitement des affections bronchopulmonaires

Présentation

GOMENOL RECTAL Adultes : suppositoire ; boîte de 6. Non remb.
GOMENOL : huile essentielle pour inhalation (jaune pâle) ; tube de 50 ml (compte-gouttes). Non remb.
GOMENOL SOLUBLE : solution pour aérosol ; boîte de 5 ampoules de 5 ml. Non remb.

Composition

	p suppos Ad	p tube	p amp
Melaleuca viridiflora, huile essentielle (gomenol)	600 mg	50 ml	82,5 mg

Dans quel cas ce médicament est-il prescrit ?

Ce médicament contient une huile essentielle végétale ayant des propriétés *antiseptiques* et décongestionnantes, notamment sur les *voies* respiratoires.

Il est utilisé dans le *traitement d'appoint* des affections bronchiques aiguës bénignes.

Contre-indications

Les suppositoires ne doivent pas être utilisés en cas d'*inflammation* rectale récente ou d'*hémorroïdes*.

Attention : Ce médicament contient des *terpènes* qui peuvent, en cas de dépassement des *posologies*, avoir des effets indésirables graves : respectez les doses préconisées, plus particulièrement chez l'enfant ou en cas d'*épilepsie*.

GOMENOL SOLUBLE pour aérosol doit être dilué dans de l'eau distillée ou du *sérum physiologique* lorsqu'il est utilisé par des personnes souffrant d'*asthme* ou de *rhinite* allergique.

Les ampoules ne sont pas injectables.

Grossesse et allaitement

L'effet de ce médicament pendant la grossesse est mal connu. L'évaluation du risque éventuel lié à son utilisation est individuelle : demandez conseil à votre pharmacien ou à votre médecin.

Les *terpènes* peuvent donner un goût particulier au lait. Leur absorption par le *nourrisson* n'est pas souhaitable : évitez d'employer ce médicament pendant l'allaitement.

Mode d'emploi et posologie

La solution pour *aérosol* est nébulisée à l'aide d'un générateur d'aérosol.

Posologie usuelle :

Suppositoire :

- Adulte : 1 suppositoire, matin et soir.

Huile essentielle pour inhalation :

- Adulte et enfant de plus de 12 ans : 1 inhalation de quelques gouttes dans un bol d'eau chaude, 1 à 3 fois par jour.

Solution pour aérosol :

- Adulte et enfant de plus de 12 ans : 1 ou 2 séances de 15 à 20 minutes par jour.

Conseils : Les suppositoires doivent être conservés dans un endroit frais.

Effets indésirables possibles

En cas de dépassement de la *posologie* usuelle, les *terpènes* peuvent provoquer :
- des *convulsions* chez l'enfant,
- agitation, confusion des idées (notamment chez la personne âgée).

Laboratoires Laboratoire du Gomenol

GOMENOLÉO ampoule

Informations détaillées sur www.monvidal.com

GONADOTROPHINE CHORIONIQUE ENDO

Traitement de la stérilité

sur ordonnance

Présentation

GONADOTROPHINE CHORIONIQUE ENDO : préparation injectable *IM* à 1 500 *UI* ; boîte de 6 ampoules de poudre et 6 flacons de solvant de 1 ml. Liste I - Remb 65 % - **10,96 €**.

GONADOTROPHINE CHORIONIQUE ENDO : préparation injectable *IM* à 5 000 *UI* ; boîte de 1 ampoule de poudre et 1 flacon de solvant de 1 ml. Liste I - Remb 65 % - **6,04 €**.

Composition

	p amp	p amp
Gonadotrophine chorionique	1 500 UI	5 000 UI

Dans quel cas ce médicament est-il prescrit ?

Ce médicament contient une *hormone* qui stimule les organes de la reproduction. Chez la femme, il favorise le développement des ovules, et chez l'homme, la formation des spermatozoïdes.

Il est utilisé dans le traitement :
- de certains cas de stérilité féminine ou masculine,
- de la cryptorchidie (absence de descente des testicules de l'abdomen vers les bourses).

Contre-indications

Ce médicament ne doit pas être utilisé dans les cas suivants :
- *tumeur de l'hypophyse*, de l'ovaire, des testicules,
- cancer du sein,
- jeune fille de moins de 18 ans.

Attention : Ce médicament doit être utilisé sous contrôle médical et biologique strict.

Sportif : ce médicament contient une substance susceptible de rendre positifs certains *tests antidopage*.

Grossesse et allaitement

Ce médicament est contre-indiqué pendant la grossesse, situation pendant laquelle il n'a aucune indication. Si le traitement est démarré par erreur pendant une grossesse, il doit être arrêté dès que l'état de grossesse est connu. Les données disponibles ne permettent pas de suspecter un risque de malformation lié à la prise de ce médicament.

Mode d'emploi et posologie

Ce médicament doit être injecté exclusivement par *voie* intramusculaire.

Posologie usuelle :
- Chez la femme : la *posologie* est adaptée à chaque cas en fonction de l'effet éventuel sur le volume des ovaires (*échographie*) et du taux de certaines *hormones*. La dose efficace la plus faible possible est toujours recherchée.
- Chez l'homme : la posologie est fonction des indications.

Effets indésirables possibles

À forte dose, rétention d'eau et de *sel*.

Laboratoires Organon SA

GONAL-F
Traitement de la stérilité — **sur ordonnance**

Présentation

GONAL-F 75 UI : solution injectable *SC* ; 1 flacon de *lyophilisat* et 1 seringue de solvant de 1 ml. Liste I, *médicament à prescription restreinte* - Remb 100 % - **36,11 €**.
GONAL-F 75 UI : solution injectable *SC* ; boîte de 5 flacons de *lyophilisat* et 5 seringues de solvant de 1 ml. Liste I, *médicament à prescription restreinte* - Remb 100 % - **159,72 €**.
GONAL-F 300 UI/0,5 ml : solution injectable *SC* ; 1 cartouche en stylo prérempli avec 5 aiguilles. Liste I, *médicament à prescription restreinte* - Remb 100 % - **128,83 €**.
GONAL-F 450 UI : solution injectable *SC* ; 1 flacon de *lyophilisat* avec 1 seringue de solvant de 1 ml et 6 seringues graduées en unités FSH. Liste I, *médicament à prescription restreinte* - Remb 100 % - **190,10 €**.
GONAL-F 450 UI/0,75 ml : solution injectable *SC* ; 1 cartouche en stylo prérempli avec 7 aiguilles. Liste I, *médicament à prescription restreinte* - Remb 100 % - **190,10 €**.
GONAL-F 900 UI/1,5 ml : solution injectable *SC* ; 1 cartouche en stylo prérempli avec 15 aiguilles. Liste I, *médicament à prescription restreinte* - Remb 100 % - **362,72 €**.
GONAL-F 1050 UI/1,75 ml : solution injectable *SC* ; boîte de 1 flacon de *lyophilisat* avec 1 seringue de solvant de 2 ml et 15 seringues graduées en unités FSH. Liste I, *médicament à prescription restreinte* - Remb 100 % - **420,20 €**.

Composition

	p flacon	p cart	p flacon
Follitropine alfa (FSH)	75 UI	300 UI	450 UI
Alcool benzylique............			+
	p cart	p cart	p flacon
Follitropine alfa (FSH)	450 UI	900 UI	1050 UI
Alcool benzylique............			+

Dans quel cas ce médicament est-il prescrit ?

Ce médicament contient une *hormone* qui stimule les organes de la reproduction. Il facilite l'ovulation et favorise le développement des follicules contenant les ovules.

Il est utilisé chez la femme dans le traitement de la stérilité, seul, ou en complément des techniques de procréation assistée.

Il est également utilisé chez l'homme dans le traitement des troubles de la fertilité dus à un déficit hormonal.

Contre-indications

Ce médicament ne doit pas être utilisé chez la femme dans les cas suivants :
- saignement génital intermittent (l'origine de ce saignement doit être déterminé par des examens appropriés avant la mise en route du traitement) ;
- *tumeur de l'hypophyse*, de l'*hypothalamus*, de l'ovaire, de l'utérus, du sein ;
- hypertrophie ou kystes des ovaires (sauf la dystrophie ovarienne polykystique qui est une indication à ce médicament) ;
- maladie des ovaires ne leur permettant pas de réagir à une stimulation.

Il ne doit pas être utilisé chez l'homme en cas de maladie des testicules ne leur permettant pas de réagir à une stimulation.

Attention : Des douleurs abdominales associées à des nausées peuvent traduire une stimulation excessive des ovaires. Prenez l'avis de votre médecin avant de faire pratiquer l'injection suivante.

Une surveillance médicale régulière, comportant des *échographies* et des analyses sanguines, est nécessaire pendant tout le traitement.

Le médecin peut vous proposer de pratiquer vous-même les injections. Dans ce cas, des explications précises et une première auto-injection, réalisée en présence du médecin ou de l'infirmière, sont nécessaires.

Interactions avec d'autres substances

Ce médicament peut interagir avec d'autres stimulants de l'ovulation, ou certains traitements qui diminuent la sécrétion des *hormones* hypophysaires. Votre médecin en tient compte dans le calcul de la *posologie*.

Grossesse et allaitement

Ce médicament n'a pas lieu d'être utilisé pendant la grossesse ou l'allaitement. La grossesse éventuelle qui survient après le traitement n'est pas affectée par celui-ci. Mais, chez les patientes non réglées, il est recommandé de s'assurer de l'absence de grossesse avant de démarrer la cure suivante.

Mode d'emploi et posologie

Ce médicament doit être injecté par *voie sous-cutanée*.
Préparation en flacon avec solvant : le *lyophilisat* doit être dissous dans le solvant fourni avec le conditionnement. Lorsque la *posologie* dépasse un flacon, plusieurs flacons de lyophilisat peuvent être dissous avec la même seringue de solvant, sans dépasser 3 flacons de lyophilisat pour 1 seringue de solvant : injecter le solvant dans le premier flacon de poudre, mélanger, aspirer le contenu dans la seringue, injecter la solution obtenue dans le deuxième flacon de poudre, mélanger, aspirer, etc. La solution doit être utilisée immédiatement après reconstitution.

Les solutions qui ne sont pas limpides ne doivent pas être utilisées.

Posologie usuelle :
Chez la femme :
- induction d'une ovulation unique : 75 UI à 225 UI par jour pendant un maximum de 4 semaines ;
- induction d'ovulations multiples dans le cadre d'une procréation médicalement assistée : 150 UI à 450 UI par jour pendant un maximum de 20 jours.

Dans tous les cas, un traitement hormonal complémentaire est nécessaire pour obtenir la maturation du follicule qui libèrera l'ovule.

Chez l'homme : 150 UI, 3 fois par semaine, en association avec la gonadotropine. Ce traitement sera poursuivi pendant 4 mois minimum.

Conseils : Conserver les cartouches en stylo entamées au réfrigérateur pendant une durée maximale de 4 semaines.

Conditions particulières de délivrance :
Ce médicament doit obligatoirement être prescrit par un médecin spécialiste en gynécologie ou en endocrinologie.

Effets indésirables possibles

Douleur au point d'injection.

Chez la femme : stimulation ovarienne excessive : nausées, vomissements, douleurs abdominales, prise de poids (voir Attention).

Comme tous les traitements qui stimulent l'ovulation, ce médicament augmente la fréquence des grossesses multiples (il s'agit alors de jumeaux dans la majorité des cas).

Exceptionnellement : *phlébite*, *embolie* pulmonaire.

Chez l'homme : augmentation du volume des seins, *acné* et prise de poids.

Laboratoires Merck Lipha Santé SAS

GOUTTES AUX ESSENCES

Traitement des affections bronchopulmonaires

Présentation

GOUTTES AUX ESSENCES : solution buvable ; flacon compte-gouttes de 45 ml (2000 gouttes). Non remb.
GOUTTES AUX ESSENCES : solution buvable ; flacon compte-gouttes de 90 ml (4000 gouttes). Non remb.

Composition

	p 5 gtes
Menthe, huile essentielle	1,4 mg
Girofle, huile essentielle	0,465 mg
Thym, huile essentielle	0,465 mg
Cannelle, huile essentielle	0,465 mg
Lavande, huile essentielle	0,465 mg
Titre alcoolique	94°

Dans quel cas ce médicament est-il prescrit ?

Ce médicament est une association d'huiles essentielles végétales qui possède une action locale *antiseptique* sur les *muqueuses* des *voies* respiratoires.

Il est utilisé dans le *traitement d'appoint* des bronchites aiguës bénignes.

Contre-indications

Ce médicament ne doit pas être utilisé chez le *nourrisson.*

Attention : La solution pure est très alcoolisée. Ne jamais l'absorber sans dilution préalable.
Ce médicament contient des *terpènes* qui peuvent, en cas de dépassement des *posologies*, avoir des effets indésirables graves : respectez les doses préconisées, plus particulièrement chez l'enfant ou en cas d'*épilepsie*.
La toux est un symptôme qui peut révéler de nombreuses maladies : consultez votre médecin si elle persiste plus de quelques jours.

Grossesse et allaitement

Par mesure de prudence, l'usage de ce médicament est déconseillé pendant la grossesse ou l'allaitement sans avis médical.

Mode d'emploi et posologie

Les gouttes doivent être versées dans un grand verre d'eau ou de boisson chaude ; il est possible d'ajouter du sucre, du jus de citron ou du jus de fruits.

Posologie usuelle :

- Adulte : 25 gouttes, 3 ou 4 fois par jour.
- Enfant de 6 à 15 ans (20 à 50 kg) : 10 gouttes, 3 ou 4 fois par jour.
- Enfant de 30 mois à 6 ans (12 à 20 kg) : 5 gouttes, 3 ou 4 fois par jour.

Conseils : Des mesures simples permettent de calmer les toux sèches : boissons chaudes et humidification de l'air ambiant.

Effets indésirables possibles

En raison de la présence d'*alcool* et si la solution n'est pas suffisamment diluée : douleurs d'estomac.

En cas de dépassement de la *posologie* usuelle, les *terpènes* peuvent provoquer :
- des *convulsions* chez l'enfant,
- agitation, confusion des idées (notamment chez la personne âgée).

Laboratoires Plantes et Médecines

GRAINS DE VALS

Informations détaillées sur www.monvidal.com

GRANIONS D'ARGENT

Oligo-élément

Présentation

GRANIONS D'ARGENT : solution buvable ; boîte de 10 ampoules de 2 ml. Non remb.

Composition

	p amp
Argent	0,64 mg

Dans quel cas ce médicament est-il prescrit ?

Ce médicament appartient à la famille des éléments minéraux traces (*oligo-éléments*).

Il est utilisé comme *modificateur de terrain*, en particulier dans les infections virales de la gorge, du nez et des oreilles, les états grippaux et les *aphtes*.

Attention : Les *oligo-éléments* aident l'organisme à combattre les maladies, mais leur action n'est généralement pas suffisante pour permettre la guérison d'affections graves ; un traitement spécifique est alors nécessaire.

Grossesse et allaitement

Aux doses préconisées, les *oligo-éléments* sont présumés sans danger pendant la grossesse ou l'allaitement. Néanmoins, par mesure de prudence, ne les utilisez pas sans prendre l'avis de votre pharmacien ou de votre médecin.

Mode d'emploi et posologie

Le contenu de l'ampoule doit être dilué dans un verre d'eau et avalé en dehors des repas.

Posologie usuelle :

- Adulte : 2 ou 3 ampoules par jour.

Laboratoires des Granions EA Pharma

GRANIONS DE BISMUTH

Informations détaillées sur www.monvidal.com

GRANIONS DE CUIVRE
Oligo-élément

Présentation
GRANIONS DE CUIVRE : solution buvable ; boîte de 30 ampoules de 2 ml. Non remb.

Composition

	p amp
Cuivre	0,3 mg
Sulfites	+

Dans quel cas ce médicament est-il prescrit ?
Ce médicament appartient à la famille des éléments minéraux traces (*oligo-éléments*).

Il est utilisé comme *modificateur de terrain*, en particulier dans les états grippaux, les infections virales et les manifestations rhumatismales inflammatoires.

> **Attention :** Les *oligo-éléments* aident l'organisme à combattre les maladies, mais leur action n'est généralement pas suffisante pour permettre la guérison d'affections graves ; un traitement spécifique est alors nécessaire.

Grossesse et allaitement
Aux doses préconisées, les *oligo-éléments* sont présumés sans danger pendant la grossesse ou l'allaitement. Néanmoins, par mesure de prudence, ne les utilisez pas sans prendre l'avis de votre pharmacien ou de votre médecin.

Mode d'emploi et posologie
Le contenu de l'ampoule doit être dilué dans un verre d'eau et avalé en dehors des repas.

Posologie usuelle :
- Adulte : 2 ou 3 ampoules par jour.

Laboratoires des Granions EA Pharma

GRANIONS DE LITHIUM
Oligo-élément

Présentation
GRANIONS DE LITHIUM : solution buvable ; boîte de 30 ampoules de 2 ml. Non remb.

Composition

	p amp
Lithium	1 mg

Dans quel cas ce médicament est-il prescrit ?
Ce médicament appartient à la famille des éléments minéraux traces (*oligo-éléments*).

Il est utilisé comme *modificateur de terrain*, en particulier en cas d'irritabilité ou de troubles légers du sommeil, chez l'adulte comme chez l'enfant de plus de 6 ans.

Grossesse et allaitement
Le lithium utilisé à forte dose dans le traitement de certains troubles nerveux peut provoquer des malformations chez l'enfant à naître. Le risque lié à l'utilisation de lithium sous forme d'*oligo-éléments* n'est pas connu ; par mesure de prudence, son utilisation est à éviter pendant la grossesse et l'allaitement, sauf avis médical contraire.

Mode d'emploi et posologie
Le contenu de l'ampoule doit être dilué dans un verre d'eau et avalé le matin à jeun ou à distance des repas.

Posologie usuelle :
- Adulte et enfant de plus de 6 ans : 1 ou 2 ampoules par jour.

Laboratoires des Granions EA Pharma

GRANIONS DE MAGNÉSIUM
Oligo-élément

Présentation
GRANIONS DE MAGNÉSIUM : solution buvable ; boîte de 30 ampoules de 2 ml. Non remb.

Composition

	p amp
Magnésium	3,8 mg

Dans quel cas ce médicament est-il prescrit ?
Ce médicament appartient à la famille des éléments minéraux traces (*oligo-éléments*).

Il est utilisé comme *modificateur de terrain*, en particulier dans certains dérèglements du système *neurovégétatif* et dans les troubles regroupés sous le terme de *spasmophilie*.

Grossesse et allaitement
Aux doses préconisées, les *oligo-éléments* sont présumés sans danger pendant la grossesse ou l'allaitement. Néanmoins, par mesure de prudence, ne les utilisez pas sans prendre l'avis de votre pharmacien ou de votre médecin.

Mode d'emploi et posologie
Le contenu de l'ampoule doit être dilué dans un verre d'eau et avalé en dehors des repas.

Posologie usuelle :
- Adulte : 2 ou 3 ampoules par jour.

Laboratoires des Granions EA Pharma

GRANIONS DE MANGANÈSE
Informations détaillées sur www.monvidal.com

GRANIONS D'OR
Informations détaillées sur www.monvidal.com

GRANIONS DE SÉLÉNIUM
Oligo-élément

Présentation
GRANIONS DE SÉLÉNIUM : solution buvable ; boîte de 30 ampoules de 2 ml. Non remb.

Composition

	p amp
Sélénium	0,96 mg
Sulfites	+

Dans quel cas ce médicament est-il prescrit ?
Ce médicament appartient à la famille des éléments minéraux traces (*oligo-éléments*).

Il est utilisé comme *modificateur de terrain*, en particulier dans les cas d'affections musculaires et cutanées.

Grossesse et allaitement
L'effet de ce médicament pendant la grossesse ou l'allaitement est mal connu. L'évaluation du risque éventuel lié à son utilisation est individuelle : demandez conseil à votre pharmacien ou à votre médecin.

Mode d'emploi et posologie

Le contenu de l'ampoule doit être dilué dans un verre d'eau et avalé en dehors des repas.

Posologie usuelle :

- Adulte : 1 ampoule par jour.

Laboratoires des Granions EA Pharma

GRANIONS DE SOUFRE

Informations détaillées sur www.monvidal.com

GRANIONS DE ZINC

Oligo-élément

Présentation

GRANIONS DE ZINC : solution buvable ; boîte de 30 ampoules de 2 ml. Remb 35 % - **4,51 €**.

Composition

	p amp
Zinc	15 mg

Dans quel cas ce médicament est-il prescrit ?

Ce médicament contient du zinc, actif sur l'*inflammation* des lésions de l'*acné*.

Il est utilisé dans le traitement de l'acné.

Interactions avec d'autres substances

Ce médicament gêne l'absorption des *antibiotiques* de la famille des *tétracyclines* : ils ne doivent pas lui être associés.

La prise de médicaments contenant du calcium ou du fer, ainsi que les *pansements digestifs*, diminue l'absorption de ce produit.

Grossesse et allaitement

Ce médicament ne contient que des substances présumées sans danger pendant la grossesse ou l'allaitement.

Mode d'emploi et posologie

Le contenu des ampoules doit être dilué dans un verre d'eau et pris en dehors des repas.

Posologie usuelle :

2 ampoules par jour, en une seule prise, pendant 3 mois ; puis 1 ampoule par jour selon la prescription du médecin.

Conseils : Le repas qui suit la prise de ce médicament ne doit pas comporter certains aliments tels que le pain complet, les germes de soja ou le maïs : ceux-ci peuvent gêner son absorption.

Effets indésirables possibles

Troubles digestifs.

Laboratoires des Granions EA Pharma

GRANUDOXY

Antibiotique : cycline — sur ordonnance

Ce médicament est un générique de VIBRAMYCINE (voir p. 1319).

GRINDELIA COMPLEXE N° 58

Informations détaillées sur www.monvidal.com

GRIPGUARD

Vaccin : grippe

Présentation

GRIPGUARD : suspension injectable *IM* ; seringue préremplie de 0,5 ml. Remb 65 % - **6,79 €**.

Composition

	p seringue
Virus grippaux inactivés avec adjuvant	1 dose

Dans quel cas ce médicament est-il prescrit ?

C'est un *vaccin* composé d'*antigènes* de *virus* grippaux. Il ne contient aucun *germe* vivant. L'immunité apparaît 15 jours après l'injection et dure environ 6 mois à 1 an.

Il est utilisé dans la prévention de la grippe chez la personne de plus de 65 ans.

Contre-indications

Ce médicament ne doit pas être utilisé en cas d'*allergie* aux protéines de l'œuf ou de poulet.

Attention : De la néomycine et du formaldéhyde sont utilisés pour fabriquer ce vaccin. Ces substances persistent en infime quantité dans la solution injectable. Des précautions sont nécessaires chez les personnes qui y sont allergiques.

En cas de fièvre élevée, de maladie aiguë, il est préférable de différer la vaccination.

Le *vaccin* antigrippal ne protège que contre la vraie grippe, maladie grave, potentiellement mortelle chez les personnes fragiles. Il est incapable de prévenir les bronchites banales et autres affections virales saisonnières.

Dans les suites de la vaccination antigrippale, certains tests de dépistage (sida, *hépatite* C...) peuvent être exceptionnellement rendus faussement positifs. Pour éviter toute inquiétude injustifiée, ne pratiquez pas ces tests pendant le mois qui suit la vaccination.

Comme pour tous les *vaccins*, des cas exceptionnels de *réactions allergiques* graves ont été constatés ; ce risque justifie la nécessité de réaliser la vaccination en milieu médical où un traitement d'urgence pourra être entrepris sans délai.

Mode d'emploi et posologie

Bien agiter la seringue avant l'emploi, la réchauffer à température ambiante si nécessaire. L'injection doit être réalisée uniquement par voie *intramusculaire*.

Posologie usuelle :

- Adulte de plus de 65 ans : 1 injection de 0,5 ml.

La prévention de la grippe repose sur une injection annuelle : le *vaccin* est différent tous les ans car il est adapté aux caractéristiques du *virus* attendu.

Conseils : Les réactions fébriles dues aux *vaccins* peuvent être combattues en prenant de l'aspirine ou du paracétamol.

Pour garder son efficacité, ce médicament doit être conservé entre + 2 °C et + 8 °C (partie la plus froide du réfrigérateur). Toutefois, une rupture de la chaîne du froid pendant une durée limitée (quelques heures à température ambiante inférieure à 25 °C) ne devrait pas prêter à conséquence. En pratique, en cas de nécessité, un délai de quelques heures peut séparer

l'achat du vaccin en pharmacie de son stockage au réfrigérateur ou de la vaccination.
Ce vaccin ne doit pas être congelé.

Effets indésirables possibles

Réaction douloureuse, *nodule* au point d'injection.
Fièvre modérée, maux de tête, fatigue, malaise, douleur musculaire ou articulaire.
Exceptionnellement : *réaction allergique.*

Laboratoires Chiron Healthcare SAS

GRIPPONYL

Informations détaillées sur www.monvidal.com

GRISÉFULINE

Antifongique

sur ordonnance

Présentation

GRISÉFULINE 250 mg : comprimé sécable (blanc) ; boîte de 30. Liste I - Remb 65 % - **4,03 €**.
GRISÉFULINE 500 mg : comprimé sécable (blanc) ; boîte de 20. Liste I - Remb 65 % - **4,65 €**.

Composition

	p cp	p cp
Griséofulvine	250 mg	500 mg

Dans quel cas ce médicament est-il prescrit ?

Ce médicament est un *antifongique* dont l'action est limitée à une famille de champignons microscopiques appelés *dermatophytes.* Il fait partie des antifongiques qui sont absorbés par l'intestin.
Il est utilisé sous strict contrôle médical pour traiter certaines *mycoses* de la peau, du cuir chevelu et des ongles.

Contre-indications

Ce médicament ne doit pas être utilisé dans les cas suivants :
- *porphyries,*
- *lupus érythémateux.*

Attention : Des précautions sont nécessaires en cas d'*insuffisance hépatique.*
Ce médicament est photosensibilisant : une exposition aux rayons *ultraviolets* (soleil, lampe à bronzer) peut provoquer des réactions cutanées. N'omettez pas de signaler à votre médecin vos projets de vacances au soleil pendant la durée du traitement.
Évitez les boissons alcoolisées pendant le traitement : risque d'*effet antabuse.*

Interactions avec d'autres substances

Ce médicament peut annuler l'effet des *contraceptifs* oraux (pilule). Un autre mode de contraception doit être envisagé pendant la durée du traitement.
Informez par ailleurs votre médecin si vous prenez un *anticoagulant* oral ou un médicament contenant de l'isoniazide ou de la ciclosporine.

Grossesse et allaitement

L'effet de ce médicament sur l'enfant à naître est mal connu. Son usage est contre-indiqué pendant la grossesse. Si une grossesse survient en cours de traitement, consultez votre médecin. Il est nécessaire d'arrêter la prise du médicament et de surveiller plus étroitement le développement du fœtus.
Les données disponibles ne permettent pas de savoir si ce médicament passe dans le lait maternel ; un choix est donc nécessaire entre l'allaitement et la prise du médicament. Cette décision devra être prise en accord avec votre médecin.

Mode d'emploi et posologie

Ce médicament est mieux absorbé par l'organisme lorsqu'il est pris au cours d'un repas.
Les comprimés doivent être avalés tels quels avec un grand verre d'eau ou, pour les jeunes enfants, écrasés au préalable.

Posologie usuelle :
- Adulte et enfant : elle est adaptée par le médecin en fonction de l'indication, du poids et de l'âge du malade.

Conseils : Le respect de la durée du traitement est un élément capital de son efficacité.

Effets indésirables possibles

Maux de tête, *vertiges*, somnolence, insomnie (ces troubles sont augmentés par l'alcool).
Manque d'appétit, nausées, diarrhée, perturbation du goût, soif anormale.
Neuropathie périphérique.
Réaction allergique ou de *photosensibilisation.*
Exceptionnellement : jaunisse, *hépatite* ou baisse des globules.

Laboratoires sanofi-aventis France

GUARAMATÉ

Phytothérapie

Présentation

GUARAMATÉ : gélule ; boîte de 180. Non remb.

Composition

	p gél
Guarana, graine extrait sec	125 mg
Maté, extrait sec	125 mg

Dans quel cas ce médicament est-il prescrit ?

Ce médicament contient des extraits de plantes qui renferment de la *caféine.*
Il est traditionnellement utilisé dans le traitement de la fatigue lorsque celle-ci n'est pas due à une maladie (*asthénie fonctionnelle*) et en complément des régimes amaigrissants.

Attention : Une fatigue persistante ne doit pas vous conduire à augmenter ou à prolonger les prises de ce médicament : demandez conseil à votre médecin ou à votre pharmacien.

Grossesse et allaitement

L'effet de ce médicament pendant la grossesse ou l'allaitement est mal connu : seul votre médecin peut évaluer le risque éventuel de son utilisation dans votre cas.

Mode d'emploi et posologie

Les gélules doivent être avalées avec un grand verre d'eau, au moment des repas.

Posologie usuelle :
- Adulte : 2 ou 3 gélules, matin et midi.

Conseils : La prise de ce médicament ne dispense pas des mesures diététiques que peut vous conseiller votre médecin.

Laboratoires Arkopharma

GUÉTHURAL 300

Informations détaillées sur www.monvidal.com

GURONSAN

Antiasthénique

Présentation

GURONSAN : comprimé effervescent (blanc ; arôme gin-fizz) ; boîte de 2 tubes de 15. Non remb.

Composition

	p cp
Glucuronamide	400 mg
Acide ascorbique (vitamine C)	500 mg
Caféine	50 mg
Sodium	616 mg
Saccharose	158 mg

Dans quel cas ce médicament est-il prescrit ?

Ce médicament est un *antiasthénique*. Il contient notamment de la *vitamine* C et de la *caféine*.

Il est utilisé dans le *traitement d'appoint* de la fatigue lorsque celle-ci n'est pas due à une maladie (*asthénie fonctionnelle*).

Attention : Une fatigue persistante ne doit pas vous conduire à augmenter les prises de ce médicament : consultez votre médecin.

Ce médicament contient du *sel* (*sodium*) en quantité notable.

Ce médicament contient de la *caféine* qui peut être recherchée dans les urines des sportifs pour déceler un éventuel mésusage. Néanmoins, à la *posologie* préconisée, la quantité de caféine contenue dans ce médicament est insuffisante à elle seule pour que la réponse au test soit positive.

Grossesse et allaitement

Ce médicament ne contient que des substances présumées sans danger pendant la grossesse ou l'allaitement. Néanmoins, ne l'utilisez pas de façon prolongée sans l'avis de votre pharmacien ou de votre médecin.

Mode d'emploi et posologie

Les comprimés effervescents doivent être dissous dans un verre d'eau et pris de préférence en début de journée.

Posologie usuelle :

- Adulte : 1 comprimé, le matin et à midi.

La durée du traitement ne doit pas dépasser 4 semaines sans avis médical.

Conseils : Ce médicament contient de la *caféine*. On considère qu'une tasse de café contient de 60 à 100 mg de cette substance. Ainsi, pour limiter les effets indésirables de la caféine (excitation, tremblements, insomnie, *palpitations*), il est préférable de limiter la consommation de boissons qui en renferment (café, thé...). Il est également recommandé de prendre ce médicament avant 17 heures.

Le traitement de l'*asthénie fonctionnelle* repose sur des mesures simples : un temps de sommeil suffisant, une consommation modérée d'*alcool*, de café et de thé, l'arrêt du tabagisme, la pratique d'un sport, la suppression, lorsque cela est possible, des expositions au stress.

Ce médicament n'est qu'un *traitement d'appoint* qui complète l'action de ces mesures indispensables.

Une prise quotidienne et supérieure à 2 g de *vitamine* C peut modifier certaines analyses de sang.

Effets indésirables possibles

La caféine, à forte dose, peut provoquer des *palpitations* ou une irritabilité anormale.

Laboratoires Organon SA

GYDRELLE

Estrogène — sur ordonnance

Présentation

GYDRELLE : crème vaginale ; tube de 30 g et applicateur doseur. Liste II - Remb 35 % - **4,12 €**.

Composition

	p 100 g
Estriol	100 mg

Dans quel cas ce médicament est-il prescrit ?

Ce médicament permet l'apport local d'une *hormone* de la famille des *estrogènes*.

Il est utilisé pour corriger les *symptômes* vaginaux dus à une *carence* en estrogènes lors de la *ménopause* (*atrophie* vaginale...).

Contre-indications

Ce médicament ne doit pas être utilisé dans les cas suivants :

- *cancer hormonodépendant* ;
- *accident thromboembolique* (*phlébite*, *embolie* pulmonaire...) ancien ou survenant pendant le traitement ;
- saignement génital intermittent (l'origine de ce saignement doit être déterminée par des examens avant la mise en route du traitement).

Grossesse et allaitement

Il n'y a aucune raison d'utiliser ce médicament pendant la grossesse ou l'allaitement.

Mode d'emploi et posologie

La crème doit être introduite profondément dans le vagin grâce à l'applicateur.

Posologie usuelle :

1 application de 1 g de crème par jour, pendant 1 semaine, puis 1 application tous les 2 jours jusqu'à la disparition des *symptômes*. Ce traitement peut être renouvelé.

Effets indésirables possibles

En début de traitement : irritation, démangeaisons locales, douleur dans les seins.

Laboratoires IPRAD

GYNELLE

Informations détaillées sur www.monvidal.com

GYNERGÈNE CAFÉINÉ

Antimigraineux

sur ordonnance

Présentation

GYNERGÈNE CAFÉINÉ : comprimé (jaune clair) ; boîte de 20. Liste I - Remb 35 % - **3,15 €**.

Composition

	p cp
Ergotamine tartrate	1 mg
Caféine	100 mg

Dans quel cas ce médicament est-il prescrit ?

C'est un antimigraineux qui appartient à la famille des dérivés de l'*ergot de seigle* ; la présence de caféine est destinée à accélérer l'absorption du médicament.

Il est utilisé dans le *traitement de la crise* de *migraine*.

Contre-indications

Ce médicament ne doit pas être utilisé dans les cas suivants :

- *hypertension artérielle*, *insuffisance coronarienne*, *artérite* ;
- *insuffisance hépatique* ou *rénale* grave ;
- infection grave ;
- en association avec les *antibiotiques* de la famille des *macrolides* ou avec les *vasoconstricteurs* de la famille des *triptans* ;
- **grossesse** ;
- **allaitement**.

Attention : La prise quotidienne répétée de cet antimigraineux peut conduire paradoxalement à une céphalée entretenue par le médicament. Celle-ci ne peut guérir qu'avec l'arrêt du médicament sous contrôle médical.

Ce médicament contenant un dérivé de l'*ergot de seigle* expose, en cas de *surdosage*, à une intoxication appelée *ergotisme*. Cette intoxication est à suspecter si des symptômes tels que des fourmillements des mains ou des orteils, des nausées inhabituelles surviennent après des prises répétées du médicament.

Ce médicament contient de la *caféine* qui peut être recherchée dans les urines des sportifs pour déceler un éventuel mésusage. Néanmoins, à la *posologie* préconisée, la quantité de caféine contenue dans ce médicament est insuffisante à elle seule pour que la réponse au test soit positive.

Interactions avec d'autres substances

Ce médicament ne doit pas être associé :

- aux *antibiotiques* de la famille des *macrolides* (à l'exception de la spiramycine) : risque d'*ergotisme* ;
- aux *vasoconstricteurs* de la famille des *triptans* (naratriptan, sumatriptan, zolmitriptan...) : risque de crise d'*hypertension artérielle* ou de spasme des *artères coronaires*.

Il peut interagir avec les médicaments contenant de la bromocriptine ou de la cabergoline.

Informez par ailleurs votre médecin si vous prenez des médicaments contenant du propranolol ou de l'oxprénolol.

Grossesse et allaitement

Par mesure de prudence, ce médicament est contre-indiqué pendant la grossesse et l'allaitement.

Mode d'emploi et posologie

Les comprimés doivent être avalés avec un verre d'eau.

Posologie usuelle :

- Adulte : 2 comprimés dès les premiers signes de la crise. Si la douleur persiste, il est possible de reprendre 2 comprimés après un intervalle d'une demi-heure, sans jamais dépasser 6 comprimés par jour.
- Enfant de 10 à 15 ans : la *posologie* usuelle est la moitié de celle de l'adulte.

Conseils : Ne dépassez pas 10 comprimés par semaine. Si les crises se répètent, n'augmentez pas les doses et consultez votre médecin.

Ce médicament contient de la *caféine*. On considère qu'une tasse de café contient de 60 à 100 mg de cette substance. Ainsi, pour limiter les effets indésirables de la caféine (excitation, tremblements, insomnie, *palpitations*), il est préférable de limiter la consommation de boissons qui en renferment (café, thé...).

La prise de ce médicament ne dispense pas des mesures habituelles permettant d'aider à faire céder la crise de migraine : s'allonger au calme dans une pièce sombre.

Effets indésirables possibles

Nausées, vomissements.

Fourmillement et engourdissement des extrémités.

Laboratoires Centre Spécialités Pharmaceutiques

GYN HYDRALIN

Soin gynécologique

Présentation

GYN HYDRALIN : solution pour application locale ; flacon de 200 ml. Non remb.

GYN HYDRALIN : solution pour application locale ; flacon de 400 ml. Non remb.

Composition

	p 100 ml
Glycine (glycocolle)	1,44 g
pH de la solution	8,5

Dans quel cas ce médicament est-il prescrit ?

C'est une solution alcaline et calmante.

Elle est utilisée dans le traitement des démangeaisons génitales externes, dans l'attente d'un traitement spécifique.

Attention : Le médecin prescrit parfois un prélèvement pour identifier le *germe* responsable de l'infection. Le résultat de cet examen peut être faussé si vous utilisez cette solution avant le prélèvement.

Interactions avec d'autres substances

Les produits d'hygiène intime ne doivent pas être utilisés dans les 2 heures qui suivent un rapport sexuel protégé par un spermicide local (risque d'inactivation de l'effet contraceptif).

Grossesse et allaitement

L'utilisation ponctuelle de ce médicament pendant la grossesse ou l'allaitement ne semble pas poser de problème particulier.

Mode d'emploi et posologie

Cette solution, destinée au lavage externe, s'utilise pure, comme un savon. Rincer abondamment après chaque lavage.

Posologie usuelle :
1 lavage matin et soir, pendant 10 à 14 jours.

Effets indésirables possibles

Irritation, *réaction allergique*.

Laboratoires Bayer Santé Familiale

GYNO-DAKTARIN 400 mg

Informations détaillées sur www.monvidal.com

GYNOMYK

Informations détaillées sur www.monvidal.com

GYNO-PEVARYL

Antifongique

Présentation

GYNO-PEVARYL 150 mg : ovule ; boîte de 3. Remb 35 % - **4,64 €**.
GYNO-PEVARYL LP 150 mg : ovule à *libération prolongée* ; boîte unitaire. Remb 35 % - **4,53 €**.

Composition

	p ovule	p ovule LP
Éconazole nitrate	150 mg	150 mg

Dans quel cas ce médicament est-il prescrit ?

Cet ovule gynécologique contient un *antifongique* de la famille des *imidazolés*.
Il est utilisé dans le traitement local des *mycoses* du vagin et de la vulve, notamment des *candidoses*.

Contre-indications

Ce médicament ne doit pas être utilisé en cas d'*allergie* aux *imidazolés*.

Attention : Si l'infection ne disparaît pas après quelques jours, consultez votre médecin.

Interactions avec d'autres substances

L'utilisation d'un diaphragme en latex est contre-indiquée pendant le traitement : risque de rupture du diaphragme par altération du latex.
Comme tout traitement vaginal, ce médicament peut également diminuer l'efficacité contraceptive des crèmes et des ovules spermicides.

Grossesse et allaitement

Aucun effet néfaste pour l'enfant à naître n'a été établi avec ce médicament. Il peut être prescrit pendant la grossesse
La possibilité d'un effet du médicament chez le nourrisson est très improbable. Il peut être utilisé chez la femme qui allaite.

Mode d'emploi et posologie

L'ovule doit être introduit profondément dans le vagin, de préférence le soir au coucher.

Posologie usuelle :
GYNO-PEVARYL 150 mg : 1 ovule par jour, pendant 3 jours. Ce traitement peut être prolongé pendant 3 autres jours ou être renouvelé 10 jours après.
GYNO-PEVARYL LP 150 mg : prise unique de 1 ovule ; dans certains cas, ce traitement peut être renouvelé le lendemain matin. Cet ovule a une composition spécifique qui lui permet de rester actif plusieurs jours après sa mise en place (libération prolongée du principe actif).

Conseils : Introduisez l'ovule en position couchée puis restez allongée pendant 5 à 10 minutes. En fondant dans le vagin, l'ovule peut être à l'origine d'un écoulement gênant : il est conseillé de porter une protection.
Pendant les règles, n'interrompez pas le traitement et évitez de porter des tampons.
En cas de *mycoses* gynécologiques (*candidoses*) récidivantes, il est utile de respecter les conseils habituels permettant de prévenir le développement anormal des candida albicans et autres champignons microscopiques :
- limiter la prise d'*antibiotiques* aux affections nécessitant absolument leur usage. En effet, les champignons sont détruits par certaines *bactéries*, elles-mêmes tuées par les antibiotiques ;
- lutter contre l'humidité, propice au développement des champignons : bien se sécher avant de mettre ses sous-vêtements, privilégier les culottes en coton qui absorbent mieux la transpiration, ne pas garder son maillot de bain après avoir nagé en piscine, éviter le port de vêtements trop serrés ;
- changer souvent les protections internes ou externes pendant les règles ;
- éviter d'utiliser des savons acides : ils favorisent la multiplication des champignons.

Votre partenaire peut être contaminé alors qu'il ne présente aucun *symptôme*. Une consultation médicale est nécessaire pour discuter de l'intérêt d'un traitement.

Effets indésirables possibles

Aggravation des brûlures et démangeaisons en début de traitement : ces symptômes traduisent la destruction des champignons microscopiques qui libèrent une substance irritante. Ces manifestations ne se reproduisent généralement pas lors des applications ultérieures. Dans le cas contraire, il peut s'agir d'une intolérance ou d'une *allergie* au médicament : contactez votre médecin.

Laboratoires Janssen-Cilag

GYNO-TROSYD

Informations détaillées sur www.monvidal.com

H

HALDOL injectable

Informations détaillées sur www.monvidal.com

HALDOL oral

Neuroleptique

sur ordonnance

Présentation

HALDOL 1 mg : comprimé (blanc) ; boîte de 40. Liste I - Remb 35 % - **1,76 €**.
HALDOL 5 mg : comprimé (rose) ; boîte de 30. Liste I - Remb 65 % - **3,26 €**.
HALDOL 2 mg/ml : solution buvable ; flacon de 15 ml (300 gouttes). Liste I - Remb 65 % - **1,51 €**.

Composition

	p cp	p cp	p 20 gtes
Halopéridol	1 mg	5 mg	2 mg
Lactose	+		

Dans quel cas ce médicament est-il prescrit ?

C'est un *neuroleptique* qui appartient à la famille chimique des butyrophénones.
Il est utilisé dans le traitement :
- de certains troubles psychiques (*schizophrénie*, certains types de *psychoses*, troubles graves du comportement chez l'enfant...),
- de certains mouvements anormaux,
- de certaines manifestations d'anxiété (à faible *posologie*),
- des vomissements dus aux *chimiothérapies anticancéreuses*.

Contre-indications

Ce médicament ne doit pas être utilisé dans les cas suivants :
- ivresse aiguë, état précomateux ;
- en association avec les médicaments *dopaminergiques* ou avec le sultopride.

Attention : En cas de survenue d'une fièvre inexpliquée associée à une raideur musculaire (qui pourraient être dues au médicament), ne poursuivez pas le traitement sans avis médical : risque de *syndrome malin des neuroleptiques*.
Sauf cas exceptionnel, ce médicament ne doit pas être utilisé en cas de maladie de *Parkinson*.
Les situations favorisant les *torsades de pointes* doivent être signalées au médecin.
Des précautions sont nécessaires en cas d'*épilepsie*, d'*hyperthyroïdie*, d'*insuffisance rénale*, d'*insuffisance hépatique* et la personne âgée.
Évitez les boissons alcoolisées : augmentation du risque de somnolence.
Ce médicament peut induire une somnolence, parfois intense chez certaines personnes. Cette somnolence peut être augmentée par la prise d'*alcool* ou d'autres médicaments *sédatifs*. La conduite et l'utilisation de machines dangereuses sont déconseillées, surtout dans les heures qui suivent la prise du médicament.

Interactions avec d'autres substances

Ce médicament ne doit pas être associé :
- aux médicaments *dopaminergiques* (risque d'annulation de leurs effets) ; cette association peut néanmoins être nécessaire chez certaines personnes atteintes de la maladie de *Parkinson* ;
- au sultopride (substance uniquement disponible à l'hôpital) : risque de *troubles du rythme cardiaque* graves.

Il peut interagir avec les médicaments qui contiennent du *lithium* ou de la lévodopa et les médicaments susceptibles de provoquer des *torsades de pointes*.
Informez par ailleurs votre médecin si vous prenez un *antihypertenseur*, un *sédatif* ou un médicament contenant de la carbamazépine.

Grossesse et allaitement

Si une grossesse survient pendant le traitement, consultez votre médecin. Il appréciera le risque éventuel lié à l'utilisation de ce médicament dans votre cas.
Si le traitement est poursuivi jusqu'à l'accouchement, une surveillance médicale du *nouveau-né* est nécessaire.
Ce médicament passe dans le lait maternel : l'allaitement est déconseillé.

Mode d'emploi et posologie

La *posologie* est strictement individuelle et varie selon les indications.

Conseils : Dans le traitement de la *schizophrénie* et autres *psychoses*, les *neuroleptiques* permettent de contrôler efficacement la maladie, mais une modification ou un arrêt intempestif du traitement expose à une rechute grave.
Une prise de poids peut être observée au cours du traitement. Une alimentation équilibrée, et si nécessaire les conseils d'un nutritionniste, peuvent prévenir et limiter ce phénomène.

Effets indésirables possibles

Somnolence, surtout en début de traitement.
Indifférence, réaction anxieuse, variation de l'humeur.
Mouvements involontaires ou inadaptés, tics, pouvant survenir lors de la première prise (notamment en cas de *surdosage*) ou, plus tardivement, lors d'un traitement prolongé.
Raideur musculaire et difficulté à coordonner les mouvements.
Hypotension orthostatique.
Troubles digestifs.
Augmentation de la sécrétion de *prolactine* pouvant se traduire par : absence des règles, augmentation du volume des seins, écoulement de lait par le mamelon.
Prise de poids, augmentation du taux de *sucre* dans le sang.

Troubles sexuels.

Rarement : troubles de la vision, bouche sèche ou au contraire hypersalivation, sueur, rétention d'urine, œdèmes.

Exceptionnellement : *réaction allergique*, troubles du rythme cardiaque (*torsades de pointes*), *syndrome malin des neuroleptiques* (voir Attention).

Laboratoires Janssen-Cilag

HALDOL DECANOAS

Neuroleptique — sur ordonnance

Présentation

HALDOL DECANOAS 50 mg/ml : solution injectable *IM* huileuse ; ampoule de 1 ml. Liste I - Remb 65 % - **4,36 €**.
HALDOL DECANOAS 50 mg/ml : solution injectable *IM* huileuse ; boîte de 5 ampoules de 1 ml. Liste I - Remb 65 % - **17,78 €**.

Composition

	p amp inj
Halopéridol	50 mg

Dans quel cas ce médicament est-il prescrit ?

C'est un *neuroleptique* qui appartient à la famille chimique des butyrophénones. Il a une action prolongée.

Il est utilisé en *traitement d'entretien* dans certains troubles psychiques (*schizophrénie*, certains types de *psychoses*...).

Contre-indications

Ce médicament ne doit pas être utilisé dans les cas suivants :
- ivresse aiguë, état précomateux ;
- en association avec les médicaments *dopaminergiques* ou avec le sultopride.

Attention : En cas de survenue d'une fièvre inexpliquée associée à une raideur musculaire (qui pourraient être dues au médicament), ne poursuivez pas le traitement sans avis médical : risque de *syndrome malin des neuroleptiques*.

Sauf cas exceptionnel, ce médicament ne doit pas être utilisé en cas de maladie de *Parkinson*.

Les situations favorisant les *torsades de pointes* doivent être signalées au médecin.

Des précautions sont nécessaires chez la personne âgée, en cas d'*épilepsie*, d'*hyperthyroïdie*, d'*insuffisance rénale* ou d'*insuffisance hépatique*.

Évitez les boissons alcoolisées : augmentation du risque de somnolence.

Ce médicament peut induire une somnolence parfois intense chez certaines personnes. Cette somnolence peut être augmentée par la prise d'*alcool* ou d'autres médicaments *sédatifs*. La conduite ou l'utilisation de machines dangereuses sont déconseillées.

Interactions avec d'autres substances

Ce médicament ne doit pas être associé :
- aux médicaments *dopaminergiques* (risque d'annulation de leurs effets) ; cette association peut néanmoins être nécessaire chez certaines personnes atteintes de la maladie de *Parkinson* ;
- au sultopride (uniquement disponible à l'hôpital) : risque de *troubles du rythme cardiaque* graves.

Il peut interagir avec les médicaments qui contiennent du *lithium* ou de la lévodopa et les médicaments susceptibles de provoquer des *torsades de pointes*.

Informez par ailleurs votre médecin ou votre pharmacien si vous prenez un *antihypertenseur*, un *sédatif* ou un médicament contenant de la carbamazépine.

Grossesse et allaitement

Si une grossesse survient pendant le traitement, consultez votre médecin. Il appréciera le risque éventuel lié à l'utilisation de ce médicament dans votre cas.

Si le traitement est poursuivi jusqu'à l'accouchement, une surveillance médicale du nouveau-né est nécessaire.

Ce médicament passe dans le lait maternel : l'allaitement est déconseillé.

Mode d'emploi et posologie

Ce médicament doit être injecté exclusivement par *voie* intramusculaire profonde, de préférence à l'aide d'une seringue de verre.

Posologie usuelle :
- Adulte : la *posologie* est strictement individuelle. L'intervalle entre 2 injections est de 4 semaines environ.

Conseils : Dans le traitement de la *schizophrénie* et autres *psychoses*, les *neuroleptiques* permettent de contrôler efficacement la maladie, mais une modification ou un arrêt intempestif du traitement expose à une rechute grave.

Une prise de poids peut être observée au cours du traitement. Une alimentation équilibrée, et si nécessaire les conseils d'un nutritionniste, peuvent prévenir et limiter ce phénomène.

Effets indésirables possibles

Somnolence, surtout en début de traitement.

Indifférence, réaction anxieuse, variation de l'humeur.

Mouvements involontaires ou inadaptés, tics, pouvant survenir lors de la première prise (notamment en cas de *surdosage*) ou, plus tardivement, lors d'un traitement prolongé.

Raideur musculaire et difficulté à coordonner les mouvements.

Hypotension orthostatique.

Troubles digestifs.

Augmentation de la sécrétion de *prolactine* pouvant se traduire par : absence des règles, augmentation du volume des seins, écoulement de lait par le mamelon.

Prise de poids, augmentation du taux de *sucre* dans le sang.

Troubles sexuels.

Rarement : troubles de la vision, bouche sèche ou au contraire hypersalivation, sueur, rétention d'urine, œdèmes.

Exceptionnellement : *réaction allergique*, troubles du rythme cardiaque (*torsades de pointes*), *syndrome malin des neuroleptiques* (voir Attention).

Laboratoires Janssen-Cilag

HALFAN

Informations détaillées sur www.monvidal.com

HAMAMÉLIS COMPOSÉ BOIRON
Homéopathie

Présentation
HAMAMÉLIS COMPOSÉ BOIRON : comprimé ; boîte de 50. Remb 35 % - **1,46 €**.
HAMAMÉLIS COMPOSÉ BOIRON : granule ; tube de 80. Remb 35 % - **1,80 €**.
HAMAMÉLIS COMPOSÉ BOIRON : solution buvable ; flacon de 30 ml. Remb 35 % - **2,28 €**.

Composition
Hamamelis virginiana 3 CH, Anemone pulsatilla 3 CH, Echinacea angustifolia 3 CH, Fluoricum acidum 3 CH, Viburnum prunifolium 3 CH, Tussilago farfara 3 CH, Corylus avellana 3 DH, Aesculus hippocastanum 3 DH, lactose (comprimé, granules), alcool (solution buvable).

Dans quel cas ce médicament est-il prescrit ?
Ce médicament est un *complexe* (association) de composants homéopathiques.
Il est utilisé dans le *traitement homéopathique* des troubles de la circulation veineuse (jambes lourdes).

Attention : L'*insuffisance veineuse* peut requérir des mesures spécifiques telles que la *contention élastique*.

Grossesse et allaitement
Aux *dilutions homéopathiques*, les substances contenues dans ce médicament ne sont pas connues pour être toxiques pendant la grossesse ou l'allaitement.

Mode d'emploi et posologie
Ce médicament doit être pris de préférence à distance des repas.
Les comprimés sont à sucer ; les granules doivent être placés sous la langue ; la solution buvable est diluée dans un peu d'eau.

Posologie usuelle :
2 comprimés ou 5 granules, 2 fois par jour, ou 10 gouttes de solution buvable, 3 fois par jour.

Conseils : Une activité physique régulière et la surélévation du pied du lit permettent de faciliter la circulation veineuse et *lymphatique*.

Laboratoires Boiron

HARMONET
Pilule estroprogestative — sur ordonnance

Présentation
HARMONET : comprimé (blanc) ; boîte de 1 plaquette de 21. Liste I - Non remb.
HARMONET : comprimé (blanc) ; boîte de 3 plaquettes de 21. Liste I - Non remb.

Composition

	p cp
Éthinylestradiol	0,02 mg
Gestodène	0,075 mg

Dans quel cas ce médicament est-il prescrit ?
C'est un *contraceptif* oral (pilule) qui contient un *estrogène* et un *progestatif.* Il est minidosé (moins de 0,04 mg d'estrogène) et monophasique (tous les comprimés contiennent la même quantité d'*hormones* et sont donc de la même couleur).

Contre-indications
Ce médicament ne doit pas être utilisé dans les cas suivants :
- *accident thromboembolique* artériel (*infarctus du myocarde, accident vasculaire cérébral*...) ou veineux (*phlébite, embolie* pulmonaire...) ancien ou survenant au cours de la contraception ;
- maladie cardiovasculaire (*hypertension artérielle, angine de poitrine,* lésion des valves cardiaques, anomalie de la circulation sanguine cérébrale ou rétinienne) ;
- *cancer hormonodépendant* ;
- *diabète* compliqué de lésions vasculaires ;
- saignement génital intermittent (l'origine de ce saignement doit être déterminée par des examens avant la mise en route du traitement) ;
- maladie du foie, grave ou récente.

Attention : Un examen médical est nécessaire avant de débuter la contraception. Il est suivi d'une surveillance annuelle pendant la contraception. Cette surveillance est particulièrement importante si vous souffrez de *diabète*, d'obésité, d'excès de cholestérol, de *triglycérides* ou de *prolactine* dans le sang, d'affection bénigne du sein ou de l'utérus, d'ictère (jaunisse) chronique ou survenu lors d'une grossesse, d'*épilepsie*, de *migraine*, d'*otosclérose*, d'*asthme*, de varices, de dépression, de calcul biliaire, d'herpès gestationis, ou si des membres de votre famille ont des *antécédents* de cancer du sein ou d'*accidents thromboemboliques*.
Si vous avez plus de 35 ans, si vous fumez, le risque d'effets indésirables cardiovasculaires liés à la prise d'hormones augmente fortement. Un autre mode de contraception est souvent préconisé.
Arrêtez la prise de ce contraceptif et consultez votre médecin en cas d'apparition de l'un des *symptômes* suivants : maux de tête violents et inhabituels, troubles de la vision, élévation importante de la tension artérielle, douleur inhabituelle à la jambe.
La survenue d'un léger saignement entre les règles (spotting) est fréquente chez les femmes pendant les premiers mois d'utilisation de la pilule. Vous devez informer votre médecin si les saignements se prolongent ou s'ils apparaissent en cours de contraception.
L'oubli d'un comprimé ou sa mauvaise absorption, du fait de vomissements par exemple, peuvent rendre la contraception inefficace.
En cas d'intervention chirurgicale programmée ou d'alitement prolongé, votre médecin jugera de l'opportunité d'interrompre votre contraception orale.

Interactions avec d'autres substances
L'efficacité contraceptive de ce médicament peut être diminuée par les *anticonvulsivants*, certains traitements du *sida*, les produits de phytothérapie contenant du millepertuis et les médicaments contenant l'une des substances suivantes : griséofulvine, rifampicine, rifabutine, modafinil.
Informez par ailleurs votre médecin si vous prenez des médicaments contenant de la flunarizine.

Grossesse et allaitement

Ce médicament n'a pas de raison d'être utilisé pendant la grossesse. Néanmoins, si une grossesse survient malgré le traitement, du fait d'un oubli ou d'un retard de prise, celle-ci pourra être poursuivie normalement si vous le désirez.

Les *hormones* contenues dans ce *contraceptif* passent dans le lait maternel : ne l'utilisez pas pendant l'allaitement sans avis médical.

Mode d'emploi et posologie

Prendre régulièrement, et sans oubli, 1 comprimé par jour pendant 21 jours consécutifs. Il est recommandé de ne pas trop faire varier l'heure de prise (choisir le petit déjeuner ou le coucher de préférence).

L'interruption du traitement déclenche les règles au bout de 2 ou 3 jours. La nouvelle plaquette est reprise après les 7 jours d'arrêt, que les règles soient terminées ou non.

Pour éviter un retard dans la reprise de la pilule, préjudiciable à l'efficacité de la contraception, il est utile de noter le jour de la prise du premier comprimé : une nouvelle plaquette est toujours commencée le même jour de la semaine. Le respect de ces délais est important : une reprise trop tardive du premier comprimé peut nuire à l'efficacité de la contraception pour le nouveau cycle. En revanche, une reprise un ou deux jours plus tôt ne pose pas de problème et décale d'autant la survenue des règles. Il est également possible d'enchaîner deux plaquettes. Dans ce cas, les règles surviendront à la fin de la deuxième plaquette.

En cas de première contraception orale ou de reprise d'une contraception interrompue temporairement, prendre le premier comprimé le premier jour des règles. La sécurité contraceptive n'est assurée qu'après un délai d'une semaine. Une méthode contraceptive complémentaire (préservatif, etc.) est nécessaire pendant cette période

En cas de changement de contraceptif, prendre le premier comprimé de la plaquette :

- le jour suivant la prise du dernier comprimé actif, si le précédent contraceptif était une autre pilule estroprogestative ;
- sans interruption et à n'importe quel moment du cycle, si le précédent contraceptif était un contraceptif progestatif microdosé ;
- le jour du retrait, si le précédent mode de contraception était un implant contraceptif ;
- le jour prévu pour l'injection, dans le cas du relais d'une contraception par progestatif injectable.

Après un accouchement ou une interruption de grossesse, suivre les indications du médecin.

Conseils : Les dernières recommandations en cas d'oubli d'un comprimé pour ce type de pilule sont les suivantes : prendre immédiatement le comprimé oublié et continuer à l'heure habituelle pour les comprimés suivants (ce qui peut correspondre à la prise de 2 comprimés si l'oubli est découvert lors de la prise suivante). Si le retard est supérieur à 12 heures, la sécurité contraceptive n'est plus assurée et une autre méthode complémentaire (spermicide, préservatif, diaphragme) doit être employée pendant les 7 jours suivants. Si cette période de 7 jours s'étend au-delà du dernier comprimé de la plaquette en cours, la plaquette suivante doit être débutée sans interruption entre les deux plaquettes. Dans ce cas, il n'y aura pas de saignement avant la fin de la seconde plaquette. Des saignements de faible importance (spottings) sont cependant possibles.

En cas de vomissements ou de diarrhée sévère survenant dans les 4 heures suivant la prise d'un comprimé, reprendre dès que possible un autre comprimé. Si le délai est de plus de 12 heures ou si les troubles se répètent, la sécurité contraceptive n'est plus assurée et une méthode complémentaire doit être employée jusqu'à la prise de la plaquette suivante.

Il n'y a pas de danger à débuter une grossesse au cours du cycle qui suit l'arrêt volontaire du contraceptif oral.

Effets indésirables possibles

Effets, plus ou moins fréquents, n'empêchant pas la poursuite de la contraception : troubles digestifs, tension modérée des seins, jambes lourdes, diminution ou disparition des règles, règles douloureuses, prise de poids, *acné*, pousse excessive des poils, irritation oculaire par les lentilles de contact, inflammation ou *candidose* vaginale, modification de l'humeur ou de la libido, irritabilité, maux de tête banals.

Effets rares, mais nécessitant l'arrêt de cette contraception : *accident thromboembolique* (accident cardiaque, *phlébite*, *embolie* pulmonaire, etc.), taches sombres sur le visage, tension douloureuse des seins, *migraine*, troubles de la vision, augmentation importante des lipides dans le sang, *réaction allergique*, exacerbation d'un *lupus érythémateux* disséminé, d'une *porphyrie* ou d'une chorée, pancréatite, tumeur bénigne du foie, jaunisse, calcul de la vésicule biliaire.

Laboratoires Wyeth Pharmaceuticals France

HARPAGOPHYTUM BOIRON

Informations détaillées sur www.monvidal.com

HAVLANE

Hypnotique : benzodiazépine — **sur ordonnance**

Présentation

HAVLANE : comprimé sécable (jaune clair) ; boîte de 20. Liste I, durée de prescription limitée à 4 semaines - Remb 65 % - **3,15 €**.

Composition

	p cp
Loprazolam	1 mg
Lactose	+

Dans quel cas ce médicament est-il prescrit ?

Ce médicament est un *hypnotique* (somnifère) qui appartient à la famille des *benzodiazépines*.

Il est utilisé dans le traitement de l'insomnie.

Contre-indications

Ce médicament ne doit pas être utilisé dans les cas suivants :

- *insuffisance respiratoire* ou *hépatique* graves,
- *syndrome d'apnée du sommeil*,
- *myasthénie*.

Attention : Certaines insomnies peuvent traduire une *dépression* masquée et justifier un traitement spécifique.

Des précautions sont à prendre en cas d'*insuffisance rénale* et chez la personne âgée.

Une prise prolongée, surtout à doses importantes, de somnifères de la famille des *benzodiazépines* peut provoquer une *dépendance*. Ce risque de dépendance est accru chez les personnes ayant déjà présenté une dépendance à d'autres médicaments, substances ou à l'alcool.

L'arrêt brutal de ce médicament expose à un *syndrome de sevrage* : réapparition de l'insomnie, anxiété, agitation, irritabilité, maux de tête, douleurs musculaires, tremblements, hallucinations. Il faut donc s'entourer de conseils médicaux : diminution progressive des doses, espacement des prises sur une période d'autant plus longue que le traitement a été prolongé.

Ce médicament expose à un risque de chute nocturne chez la personne âgée ayant l'habitude de se lever la nuit.

Un réveil nocturne après la prise du médicament peut entraîner des troubles de la mémoire parfois angoissants.

Évitez les boissons alcoolisées : augmentation du risque de somnolence.

Ce médicament est un somnifère. Conduire ou utiliser une machine dangereuse dans les heures qui suivent sa prise est bien sûr contre-indiqué.

La durée de l'effet sédatif, ainsi que son intensité, est très variable d'une personne à l'autre. Il vous appartient de vérifier, après les premières prises, que la persistance éventuelle d'une somnolence au réveil est compatible avec la poursuite de vos activités habituelles.

Interactions avec d'autres substances

Informez votre médecin ou votre pharmacien si vous prenez d'autres *sédatifs* (tranquillisants, somnifères, certains médicaments contre la toux ou contre la douleur contenant des *opiacés*, *antidépresseurs*, *neuroleptiques*...).

Grossesse et allaitement

Ce médicament ne doit pas être utilisé sans avis médical pendant la grossesse. Les fortes doses au cours des 6 derniers mois sont déconseillées. En fin de grossesse, un traitement par benzodiazépine, même à faible dose, peut être responsable d'effets indésirables chez le *nouveau-né* : une surveillance médicale du nouveau-né est alors nécessaire pendant 1 à 3 semaines selon les cas.

Ce médicament passe dans le lait maternel : l'allaitement est déconseillé.

Mode d'emploi et posologie

Les comprimés doivent être avalés avec un verre d'eau.

Posologie usuelle :

- Adulte : 1 comprimé, le soir au coucher.

Conseils : Ce médicament vous a été prescrit dans une situation précise : ne le réutilisez pas ultérieurement sans avis médical et ne le conseillez pas à une autre personne.

La durée de prescription des *hypnotiques* doit être la plus courte possible. Dans certaines situations, le traitement doit toutefois être prolongé. Il appartient alors au médecin de réévaluer périodiquement la nécessité de le poursuivre ou de l'interrompre.

Les somnifères ne sont pas la seule réponse aux troubles du sommeil. Une meilleure hygiène de vie, une consommation modérée d'excitants (y compris les boissons alcoolisées) permettent aussi de lutter efficacement contre les insomnies.

Effets indésirables possibles

Sensation d'ivresse, maux de tête, fatigue, somnolence pendant la journée en particulier chez la personne âgée, troubles de la coordination des mouvements, confusion des idées.

Faiblesse musculaire, baisse de la libido, *éruption cutanée* avec ou sans démangeaisons, vision double.

Dans certaines circonstances et chez certaines personnes :

- réactions paradoxales avec augmentation de l'anxiété, agitation, agressivité, confusion des idées, hallucinations ;
- *amnésie antérograde*.

Ces troubles nécessitent l'arrêt du traitement.

Laboratoires sanofi-aventis France

HAVRIX

Vaccin : hépatite A

Présentation

HAVRIX Enfant et Nourrisson : suspension injectable *IM* ; seringue préremplie de 0,5 ml. Non remb.

HAVRIX Adulte : suspension injectable *IM* ; seringue préremplie de 1 ml. Non remb.

Composition

	p dose	p dose
Virus de l'hépatite A inactivé	720 U Elisa	1 440 U Elisa

Dans quel cas ce médicament est-il prescrit ?

C'est un *vaccin* composé de fragments de virus inactivé de l'*hépatite* A. Il ne contient aucun *germe* vivant.

Il est utilisé dans la prévention de l'hépatite A. Après l'injection, l'immunité est obtenue après un délai de 15 jours (pour 90 % des personnes) à 30 jours (pour 100 % des personnes) ; elle dure au moins 1 an.

Contre-indications

Ce médicament ne doit pas être utilisé en cas d'*allergie* connue à l'un des constituants du vaccin, ou de *réaction allergique* apparue lors d'une injection précédente du même vaccin.

Attention : Cette vaccination ne protège pas contre les *hépatites* à *virus* B, C ou E ni contre d'autres virus susceptibles de provoquer des hépatites.

De la néomycine est utilisée pour fabriquer ce vaccin. Cette substance persiste en infime quantité dans la solution injectable. Des précautions sont nécessaires chez les personnes qui y sont allergiques.

En cas de fièvre élevée, de maladie aiguë, il est préférable de différer la vaccination.

Comme pour tous les *vaccins*, des cas exceptionnels de *réactions allergiques* graves ont été constatés ; ce risque justifie la nécessité de réaliser la vaccination en milieu médical où un traitement d'urgence pourra être entrepris sans délai.

Interactions avec d'autres substances

Ce vaccin peut être injecté le même jour que d'autres vaccins, mais il ne doit pas être mélangé avec un autre produit injectable dans une même seringue.

Grossesse et allaitement

Cette vaccination ne présente qu'exceptionnellement un caractère d'urgence. Elle peut être pratiquée pendant la grossesse, mais il est préférable de réaliser la première injection ou les rappels après l'accouchement.

Mode d'emploi et posologie

Bien agiter la seringue avant l'emploi, la réchauffer à température ambiante si nécessaire. L'injection doit être réalisée par *voie* intramusculaire dans le muscle deltoïde ou, chez l'enfant de moins de 2 ans, dans la partie antérolatérale de la cuisse.

Dans certains cas (hémophilie, faible taux de *plaquettes* sanguines) l'injection peut être réalisée par voie sous-cutanée.

Posologie usuelle :

- Adulte : 1 injection du vaccin Adulte, suivie d'un rappel 6 mois à 1 an après.
- Enfant de plus de 1 an : 1 injection du vaccin Enfant et Nourrisson, suivie d'un rappel 6 mois à 1 an après.

En cas d'oubli du rappel, celui-ci peut être fait jusqu'à 5 ans après le première injection. Il permet d'obtenir une protection durable d'au moins 10 ans.

Conseils : Les réactions fébriles dues aux *vaccins* peuvent être combattues en prenant de l'aspirine ou du paracétamol.

Pour garder son efficacité, ce médicament doit être conservé entre + 2 °C et + 8 °C (partie la plus froide du réfrigérateur). Toutefois, une rupture de la chaîne du froid pendant une durée limitée (quelques heures à température ambiante inférieure à 25 °C) ne devrait pas prêter à conséquence. En pratique, en cas de nécessité, un délai de quelques heures peut séparer l'achat du vaccin en pharmacie de son stockage au réfrigérateur ou de la vaccination.

Ce vaccin ne doit pas être congelé.

Effets indésirables possibles

Réaction douloureuse, *nodule* au point d'injection.

Fièvre modérée pendant 1 ou 2 jours, maux de tête, nausées, *vertiges*.

Laboratoires GlaxoSmithKline

HAXIFAL

Informations détaillées sur www.monvidal.com

HB VAX PRO

Vaccin : hépatite B — sur ordonnance

Présentation

HB VAX PRO 5 µg/0,5 ml enfant et adolescent : suspension injectable *IM* ; flacon de 0,5 ml. Liste I - Remb 65 % - **10,15 €**.

HB VAX PRO 5 µg/0,5 ml enfant et adolescent : suspension injectable *IM* ; 1 seringue préremplie de 0,5 ml. Liste I - Remb 65 % - **10,15 €**.

HB VAX PRO 10 µg/ml adulte et adolescent : suspension injectable *IM* ; 1 seringue préremplie de 1 ml. Liste I - Remb 65 % - **17,65 €**.

Composition

	p dose	p dose
Antigène recombinant du virus de l'hépatite B (AgHBs)	5 µg	10 µg

Dans quel cas ce médicament est-il prescrit ?

C'est un *vaccin recombinant* qui contient un *antigène* du *virus* de l'*hépatite* B (antigène HBs). Il ne contient aucun *germe* vivant.

Il est utilisé dans la prévention de l'hépatite B.

Contre-indications

Ce *vaccin* ne doit pas être utilisé en cas d'*allergie* connue à l'un des constituants du vaccin, ou de *réaction allergique* apparue lors d'une injection précédente du même vaccin.

Attention : En cas de fièvre élevée, de maladie aiguë, il est préférable de différer la vaccination.

Avant la troisième injection, le taux d'*anticorps* peut être insuffisant et des mesures de prévention (préservatifs notamment) doivent être utilisées en cas de contact avec des sujets porteurs du *virus* de l'*hépatite* B.

Cette vaccination ne protège pas contre les hépatites à virus A, C ou E ni contre d'autres virus susceptibles de provoquer des hépatites.

Chez les personnes en dialyse ou souffrant d'un déficit immunitaire, des injections de rappel supplémentaires peuvent être nécessaires.

Comme pour tous les *vaccins*, des cas exceptionnels de *réactions allergiques* graves ont été constatés ; ce risque justifie la nécessité de réaliser la vaccination en milieu médical où un traitement d'urgence pourra être entrepris sans délai.

Interactions avec d'autres substances

Ce *vaccin* peut être injecté le même jour que d'autres vaccins, mais il ne doit pas être mélangé avec un autre produit injectable dans une même seringue.

Grossesse et allaitement

Cette vaccination ne présente qu'exceptionnellement un caractère d'urgence. Elle peut être pratiquée pendant la grossesse, mais il est préférable de réaliser la première injection ou les rappels après l'accouchement.

Mode d'emploi et posologie

Bien agiter la seringue avant l'emploi, la réchauffer à température ambiante si nécessaire. L'injection doit être réalisée par *voie intramusculaire* (dans le muscle deltoïde chez l'adulte et l'enfant, dans la cuisse chez le nourrisson).

Dans certains cas (hémophilie, faible taux de *plaquettes* sanguines), l'injection peut être réalisée par voie *sous-cutanée*.

Posologie usuelle :

- Adulte à partir de 16 ans : 1 dose de 10 µg/ml par injection.
- Enfant jusqu'à 15 ans : 1 dose de 5 µg/0,5 ml par injection.

La vaccination peut être faite généralement selon 2 modalités :

- 2 injections à 1 mois d'intervalle, suivies d'une troisième 6 mois après la première ;

– 3 injections à 1 mois d'intervalle, suivies d'une quatrième dose 1 an après la première. Cette deuxième modalité de vaccination est proposée lorsque l'immunité doit être obtenue rapidement (professionnels de santé, départ à l'étranger ...). L'immunité n'est en effet acquise qu'après la troisième injection.

Injections de **rappel** : aucun rappel n'est nécessaire après les injections initiales, sauf dans quelques cas particuliers : professionnels de santé, autres professions exposant à des blessures, séjours en zone endémique ou séjours dans certaines collectivités (psychiatrique notamment), par exemple. Dans ces cas, un dosage des anticorps contre l'hépatite B (*anticorps* anti-HBs) permet de vérifier l'immunité. Si le taux est supérieur à 10 mUI/ml, l'immunité est considérée comme définitive. Si le taux est inférieur à 10 mUI/ml, une injection de rappel du vaccin est pratiquée, suivie d'un nouveau contrôle sanguin. Le médecin évaluera l'intérêt de renouveler les injections sans dépasser un total de 6 (premières injections incluses).

Conseils : Il est préférable de respecter les délais indiqués pour les injections successives ; néanmoins, un retard ne prête généralement pas à conséquence. Votre médecin déterminera le nombre d'injections nécessaires pour le maintien ou la restauration d'une bonne immunité.

Les réactions fébriles dues aux vaccins peuvent être combattues en prenant de l'aspirine ou du paracétamol.

Pour garder son efficacité, ce médicament doit être conservé entre + 2 °C et + 8 °C (partie la plus froide du réfrigérateur). Toutefois, une rupture de la chaîne du froid pendant une durée limitée (quelques heures à température ambiante inférieure à 25 °C) ne devrait pas prêter à conséquence. En pratique, en cas de nécessité, un délai de quelques heures peut séparer l'achat du vaccin en pharmacie de son stockage au réfrigérateur ou de la vaccination.

Ce vaccin ne doit pas être congelé.

Effets indésirables possibles

Réaction douloureuse, rougeur, *nodule* au point d'injection.

Rarement : fièvre modérée pendant 1 ou 2 jours, fatigue, malaise, *vertiges*, maux de tête, fourmillement des extrémités, douleurs articulaires ou musculaires, *troubles digestifs*, démangeaisons, *éruption cutanée*.

Exceptionnellement : *réaction allergique*.

Des troubles neurologiques (dont la *sclérose en plaques*) ont été très exceptionnellement observés après la vaccination contre l'hépatite B. La responsabilité du vaccin dans la survenue de ces troubles n'est pas établie à ce jour ; par précaution, la vaccination ne sera envisagée chez les personnes souffrant de sclérose en plaques que lorsque le risque d'hépatite B est important. En effet, la stimulation du système immunitaire représentée par ce vaccin pourrait interférer avec cette *maladie auto-immune*.

Laboratoires Sanofi Pasteur MSD SNC

H.E.C. dermique et nasale

Protecteur cutané

Présentation

H.E.C. : pommade pour application cutanée et nasale ; tube de 25 g. Non remb.

Composition

	p 100 g
Tanin officinal	12,50 g
Hamamélis, extrait fluide	0,75 g
Phénazone	0,75 g
Lanoline	+
Baume du Pérou	+

Dans quel cas ce médicament est-il prescrit ?

C'est une pommade aux multiples propriétés : elle est *hémostatique*, protectrice et calmante.

Elle est utilisée dans le *traitement d'appoint* des brûlures superficielles et des saignements de nez.

Contre-indications

Ce médicament ne doit pas être utilisé dans les cas suivants :
- *allergie* aux pyrazolés, au baume du Pérou ou à la lanoline ;
- lésion infectée.

Attention : Évitez l'usage prolongé de ce médicament, notamment chez l'enfant, sur des surfaces étendues ou profondément lésées, sans l'avis de votre médecin : risque de passage du médicament dans le sang.

La peau ou la *muqueuse* doit être bien nettoyée avant l'application.

Grossesse et allaitement

L'effet de ce médicament pendant la grossesse ou l'allaitement est mal connu. L'évaluation du risque éventuel lié à son utilisation est individuelle : demandez conseil à votre pharmacien ou à votre médecin.

Mode d'emploi et posologie

La pommade peut être appliquée soit directement sur la surface à traiter, soit à l'aide d'une mèche de gaze à l'intérieur du nez.

Effets indésirables possibles

Eczéma de contact (lanoline, baume du Pérou).

Laboratoires Chauvin Bausch & Lomb

H.E.C. rectale

Antihémorroïdaire

Présentation

H.E.C. : pommade rectale ; tube de 25 g avec 5 canules à usage unique. Non remb.

Composition

	p 100 g
Tanin officinal	12,50 g
Hamamélis, extrait fluide	0,75 g
Phénazone	0,75 g
Lanoline	+
Baume du Pérou	+

Dans quel cas ce médicament est-il prescrit ?

Ce médicament d'usage local contient des substances *hémostatiques* et protectrices.

Il est utilisé dans le *traitement symptomatique* des douleurs, des sensations de brûlures et des démangeaisons de l'anus, en particulier dues aux *hémorroïdes*.

Contre-indications

Ce médicament ne doit pas être utilisé dans les cas suivants :
- *allergie* aux pyrazolés, au baume du Pérou ou à la lanoline ;
- lésion infectée.

Attention : Des douleurs, un saignement anal qui persistent malgré le traitement peuvent être dus à une maladie autre que des *hémorroïdes* : consultez votre médecin. De même, tout saignement anal survenant chez une personne de plus de 50 ans doit faire l'objet d'une consultation médicale.

Grossesse et allaitement

L'effet de ce médicament pendant la grossesse ou l'allaitement est mal connu. L'évaluation du risque éventuel lié à son utilisation est individuelle : demandez conseil à votre pharmacien ou à votre médecin.

Mode d'emploi et posologie

Appliquer la pommade à l'aide de la canule qui se visse sur le tube. La canule doit être jetée après utilisation.

Posologie usuelle :

1 ou 2 applications par jour.

Le traitement doit être de courte durée (pas plus de quelques jours).

Conseils : La constipation chronique et les efforts excessifs de poussée sont les principaux facteurs déclenchants des crises d'hémorroïdes. Un régime riche en fibres alimentaires (fruits, légumes, céréales complètes), des boissons abondantes et un exercice physique régulier en limitent le risque.
En cas de crise, la consommation d'alcool ou de mets épicés peut accentuer les douleurs et la gêne. Une attention particulière doit être portée au nettoyage de la région anale afin de limiter les phénomènes d'irritation. Il est également conseillé de limiter les positions assises prolongées, qui peuvent avoir un effet aggravant sur la douleur.

Effets indésirables possibles

Eczéma de contact (lanoline, baume du Pérou).

Laboratoires Chauvin Bausch & Lomb

HEDERA COMPLEXE N° 120

Informations détaillées sur www.monvidal.com

HÉGOR ANTI-POUX

Informations détaillées sur www.monvidal.com

HÉLICIDINE

Antitussif

Présentation

HÉLICIDINE : sirop (arôme framboise) ; flacon de 125 ml. Remb 35 % - **2,64 €**.
HÉLICIDINE : sirop (arôme framboise) ; flacon de 250 ml. Remb 35 % - **4,14 €**.

Composition

	p c à c	p c à s
Hélicidine	0,5 ml	1,5 ml
Saccharose	3,4 g	10,2 g

Dans quel cas ce médicament est-il prescrit ?

Ce médicament a une action sédative sur la toux.
Il est utilisé dans le *traitement symptomatique* des toux sèches.

Attention : La toux est un *symptôme* qui peut révéler de nombreuses maladies : consultez votre médecin si elle persiste plus de quelques jours.
Ce médicament contient du *sucre* (saccharose) en quantité notable.

Grossesse et allaitement

L'effet de ce médicament pendant la grossesse ou l'allaitement est mal connu : demandez conseil à votre pharmacien ou à votre médecin.

Mode d'emploi et posologie

Les prises de ce médicament doivent être réparties au cours de la journée, au moment où survient la toux.

Posologie usuelle :
- Adulte : 2 cuillères à soupe, 3 fois par jour.
- Enfant de 8 à 15 ans (25 à 50 kg) : 3 à 5 cuillères à soupe par jour.
- Enfant de 4 à 8 ans (15 à 25 kg) : 1 cuillère à soupe, 3 fois par jour.
- Enfant de 30 mois à 4 ans (12 à 15 kg) : 2 cuillères à café, 3 fois par jour.
- Nourrisson de moins de 12 kg : 1 cuillère à café, 3 fois par jour.

Conseils : Des mesures simples permettent de calmer les toux sèches : boissons chaudes et humidification de l'air ambiant.

Effets indésirables possibles

Réaction allergique.

Laboratoires Thérabel Lucien Pharma

HELMINTOX

Antihelminthique

Ce médicament est un générique de COMBANTRIN (voir p. 323).

HELONIAS COMPOSÉ BOIRON

Informations détaillées sur www.monvidal.com

HÉMAGÈNE TAILLEUR

Informations détaillées sur www.monvidal.com

HÉMÉDONINE

Informations détaillées sur www.monvidal.com

HÉMI-DAONIL

Antidiabétique oral — sur ordonnance

Présentation

HÉMI-DAONIL 2,5 mg : comprimé sécable (blanc) ; boîte de 60. Liste I - Remb 65 % - **3,26 €**.
HÉMI-DAONIL 2,5 mg : comprimé sécable (blanc) ; boîte de 180. Liste I - Remb 65 % - **8,71 €**.

Composition

	p cp
Glibenclamide	2,5 mg
Lactose	+

Dans quel cas ce médicament est-il prescrit ?

Ce médicament est un *antidiabétique* oral qui appartient à la famille des *sulfamides hypoglycémiants*. Il permet de diminuer l'excès de *sucre* dans le sang en favorisant la sécrétion de l'*insuline*.

Il est utilisé dans le traitement du *diabète* de type 2 lorsque le régime alimentaire seul est insuffisant.

Contre-indications

Ce médicament ne doit pas être utilisé dans les cas suivants :
- *allergie* aux *sulfamides*,
- *insuffisance rénale* ou *hépatique* grave,
- *porphyrie*,
- en association avec les médicaments contenant du miconazole,
- **allaitement**.

Attention : Ce médicament n'est pas adapté au traitement du *diabète* de type 1 : celui-ci requiert un traitement par injections d'*insuline*.

Un sentiment de malaise associé à des sueurs froides, une fringale, une accélération du cœur sont les signes habituels d'une *hypoglycémie* due à un effet excessif du médicament. Cette hypoglycémie peut également se traduire par des troubles du comportement, qui doivent alerter votre entourage, voire des *convulsions* ou un *coma*. En présence de ces signes ou en cas de simple doute, buvez une boisson sucrée ou mangez du *sucre*. Si le diabétique est inconscient, surtout ne lui donnez rien à boire et appelez votre médecin ou à défaut le 15 ou un service d'urgence.

Consultez rapidement votre médecin en cas de malaises hypoglycémiques répétés.

Certaines situations peuvent contribuer à augmenter la *glycémie* : infections, prise de médicaments, stress. En cas de soif intense, de grande fatigue, de sensation de malaise général, consultez rapidement votre médecin.

Des analyses de sang régulières permettent à votre médecin d'adapter la *posologie*. Dans certains cas, il peut être nécessaire de pratiquer vous-même des contrôles, à l'aide de bandelettes et d'un appareil lecteur de glycémie.

Évitez la prise de boissons alcoolisées pendant le traitement : risque accru d'hypoglycémie et risque d'*effet antabuse*.

Conducteur : une *hypoglycémie* peut entraîner un malaise pendant la conduite ou l'utilisation de machines.

Interactions avec d'autres substances

Ce médicament ne doit pas être associé avec les médicaments oraux contenant du miconazole (DAKTARIN gel buccal, LORAMYC, etc.) : risque d'*hypoglycémie*.

Il peut interagir avec les médicaments contenant de la phénylbutazone ou du danazol.

Informez par ailleurs votre médecin ou votre pharmacien si vous prenez un *bêtabloquant*, un *inhibiteur de l'enzyme de conversion*, un *corticoïde*, ou un médicament contenant du fluconazole, de la desmopressine, de la ritodrine, du salbutamol, de la terbutaline ou de la chlorpromazine.

Grossesse et allaitement

Un *diabète* mal équilibré peut être néfaste pour l'enfant à naître. Un désir de grossesse nécessite le remplacement de ce médicament par de l'*insuline* et une surveillance médicale renforcée. Si une grossesse survient alors que vous êtes encore sous traitement *antidiabétique* oral, consultez rapidement votre médecin pour un passage à l'insuline injectable.

Les données disponibles ne permettent pas de savoir si ce médicament passe dans le lait maternel : il est contre-indiqué en cas d'allaitement.

Mode d'emploi et posologie

Les comprimés doivent être avalés avec un verre d'eau, avant les repas.

Posologie usuelle :
- Adulte de moins de 65 ans : la dose initiale est de ½ comprimé par jour (le matin au petit déjeuner). Elle est ensuite adaptée en fonction de la *glycémie*.
- Personne âgée de plus de 65 ans ou fragilisée : l'emploi de DAONIL FAIBLE est préférable au début du traitement pour l'adaptation de la *posologie*.

Suivre attentivement la prescription de votre médecin. Le régime alimentaire reste nécessaire pendant le traitement.

Conseils : Le respect de certaines règles simples permet de diminuer le risque d'*hypoglycémie* :
- toute prise de ce médicament doit être suivie d'un repas (ne prenez pas de comprimé si vous devez sauter le repas suivant) ;
- si vous envisagez un effort physique et prolongé, il peut être nécessaire de diminuer la dose du médicament (demandez conseil à votre médecin) ;
- informez votre médecin si vous devez travailler la nuit ou si votre religion vous impose un jeûne prolongé ;
- évitez la prise de boissons alcoolisées à jeun ou à distance des repas.

Le *diabète* peut diminuer la sensibilité des pieds à la douleur et favoriser les infections. Des plaies profondes peuvent se développer : une hygiène rigoureuse et des chaussures confortables limitent ce risque.

Le régime du diabétique ne consiste pas en une simple interdiction des *glucides* (*sucres*, pain, pâtes...) : demandez conseil à votre médecin.

Pesez-vous régulièrement et signalez toute variation rapide de poids à votre médecin.

Effets indésirables possibles

Hypoglycémie (voir Attention).
Troubles digestifs, démangeaisons, *éruption cutanée*.
Exceptionnellement : anomalie de la *numération formule sanguine*, augmentation des *transaminases*, jaunisse.

Laboratoires sanofi-aventis France

HEMIDIGOXINE NATIVELLE

Digitalique

sur ordonnance

Présentation

HEMIDIGOXINE NATIVELLE 0,125 mg : comprimé (blanc) ; boîte de 30. Liste I - Remb 65 % - **2,60 €**.

Composition

	p cp
Digoxine	0,125 mg
Lactose	+

Dans quel cas ce médicament est-il prescrit ?

Ce médicament aux propriétés multiples appartient à la famille des *digitaliques* : il agit sur le cœur en permettant essentiellement d'en renforcer les contractions et de ralentir son rythme lorsqu'il est excessif.

Il est utilisé dans le traitement de l'*insuffisance cardiaque* et de certaines *tachycardies*.

Contre-indications

Ce médicament ne doit pas être utilisé dans les cas suivants :
- certaines anomalies du fonctionnement cardiaque,
- en association avec le sultopride ou des injections intraveineuses de calcium.

Attention : Ce produit est très toxique en cas de *surdosage* : tenez-le hors de portée des enfants.

En cas de *palpitations* récentes survenues sous traitement, prévenez votre médecin.

Des précautions sont nécessaires en cas d'*insuffisance rénale* ou d'*hypothyroïdie* et chez la personne âgée.

Tout médicament susceptible de faire baisser la *kaliémie*, notamment les *diurétiques* ou les *laxatifs stimulants*, devra être utilisé sous contrôle médical strict.

En cas d'intervention chirurgicale, l'anesthésiste doit être prévenu de la prise de ce médicament.

Interactions avec d'autres substances

Ce médicament ne doit pas être associé au calcium injectable par *voie* intraveineuse (CALCIBRONAT notamment) ou au sultopride : risque de *troubles du rythme cardiaque* graves.

Informez par ailleurs votre médecin si vous prenez un médicament susceptible de favoriser une *hypokaliémie*, un *pansement digestif*, un médicament contenant l'une des substances suivantes : charbon, kaolin, colestyramine, hydroquinidine, quinidine, sucralfate, amiodarone, sulfasalazine, vérapamil, clarithromycine, érythromycine, carbamazépine, calcium (par voie orale).

Grossesse et allaitement

Il n'a pas été mis en évidence de problème particulier lors de l'utilisation de ce médicament chez la femme enceinte. Toutefois, au cours des 3 derniers mois de la grossesse, il peut être nécessaire d'adapter la *posologie*.

Ce médicament passe en très faible quantité dans le lait maternel. Demandez l'avis de votre médecin.

Mode d'emploi et posologie

Les comprimés doivent être avalés avec un peu d'eau.

Posologie usuelle :
1 comprimé par jour.

Effets indésirables possibles

Ils sont le plus souvent le signe d'un surdosage :
- nausées, vomissements, diarrhée, perte de l'appétit ;
- coloration de la vision en jaune ;
- *vertiges*, maux de tête ;
- troubles psychiques, notamment chez la personne âgée ;
- *troubles du rythme cardiaque* variés, *palpitations*.

Exceptionnellement : *gynécomastie*, *éruption cutanée*.

Laboratoires Procter et Gamble Pharmaceuticals France

HÉMOCLAR

Anti-œdémateux local

Présentation

HÉMOCLAR : crème ; tube de 30 g. Non remb.

Composition

	p 100 g
Polyester sulfurique de pentosane	500 mg
Parahydroxybenzoate de méthyle	+
Propylèneglycol	+

Dans quel cas ce médicament est-il prescrit ?

Cette crème contient une substance proche des héparines. Elle vise à lutter contre l'*inflammation* et la *thrombose* des vaisseaux superficiels.

Elle est utilisée dans :
- le traitement local des contusions et des hématomes,
- le *traitement d'appoint* des *inflammations* veineuses localisées (*phlébite* superficielle, suites de sclérose de varices).

Contre-indications

Ce médicament ne doit pas être utilisé en cas d'*allergie* ou de baisse des *plaquettes* sanguines lors d'une précédente utilisation d'héparine.

Attention : Cette crème ne doit pas être appliquée au voisinage des yeux, ni sur les *muqueuses*, les plaies ou les lésions infectées.

Mode d'emploi et posologie

La crème est appliquée en massage doux et prolongé afin de faciliter la pénétration.

Posologie usuelle :
2 à 4 applications par jour.

Effets indésirables possibles

Réaction allergique locale nécessitant l'arrêt du traitement.

Irritation cutanée (présence de propylèneglycol).

Laboratoires sanofi-aventis France

HÉPACLEM
Informations détaillées sur www.monvidal.com

HÉPADIAL
Informations détaillées sur www.monvidal.com

HÉPAGRUME
Informations détaillées sur www.monvidal.com

HÉPANÉPHROL
Phytothérapie

Présentation
HÉPANÉPHROL : solution buvable (arôme orange amère) ; boîte de 20 ampoules de 10 ml. Non remb.

Composition

	p amp buv
Artichaut, extrait	2 g
Saccharose	5 g
Alcool	0,16 g

Dans quel cas ce médicament est-il prescrit ?
Ce médicament contient un extrait de plantes.

Il est traditionnellement utilisé pour favoriser la production de bile par le foie et sa sécrétion dans l'intestin et pour faciliter les fonctions d'élimination digestive et rénale.

Attention : Des précautions sont nécessaires chez les personnes souffrant d'*insuffisance hépatique* grave ou de calculs susceptibles d'obstruer les *voies biliaires*.

Ce médicament contient du *sucre* (saccharose) en quantité notable.

Conducteur : en raison de la présence d'*alcool*, ce médicament peut être responsable d'une somnolence ou d'une baisse de la vigilance.

Interactions avec d'autres substances
Compte tenu de la présence d'*alcool*, ce médicament peut interagir avec ceux qui ont un *effet antabuse* (ESPÉRAL...).

Grossesse et allaitement
Ce médicament contient une plante présumée sans danger pendant la grossesse ou l'allaitement. Néanmoins, par mesure de prudence, ne l'utilisez pas sans prendre l'avis de votre pharmacien ou de votre médecin.

Mode d'emploi et posologie
Ce médicament doit être pris dans un verre d'eau, avant les repas ou au moment des troubles.

Posologie usuelle :
- Adulte : 1 ampoule, 3 fois par jour.

Conseils : Une alimentation équilibrée, une mastication lente, la suppression des aliments difficiles à digérer et des boissons alcoolisées permettent souvent d'atténuer les troubles de la digestion.

Effets indésirables possibles
À forte dose : diarrhée.

Laboratoires Zambon France

HÉPARGITOL
Informations détaillées sur www.monvidal.com

HÉPARINE CHOAY
Informations détaillées sur www.monvidal.com

HÉPATOCYNÉSINE
Informations détaillées sur www.monvidal.com

HÉPATODRAINOL
Informations détaillées sur www.monvidal.com

HÉPATOFLORINE
Informations détaillées sur www.monvidal.com

HÉPATOPAN
Informations détaillées sur www.monvidal.com

HÉPATO SOLUTINES
Informations détaillées sur www.monvidal.com

HEPATOUM
Phytothérapie à visée digestive

Présentation
HEPATOUM : solution buvable ; flacon de 550 ml. Non remb.

Composition

	p c à s
Anémone et curcuma, macéré hydroalcoolique	22, 5 mg
Alvérine citrate	2,1 mg
Menthe, huile essentielle	+
Alcool	190 mg

Dans quel cas ce médicament est-il prescrit ?
Ce médicament est utilisé pour faciliter la sécrétion de bile dans l'intestin.

Attention : Des précautions sont nécessaires chez les personnes souffrant d'*insuffisance hépatique* grave ou d'une obstruction des *voies biliaires* notamment due à la présence de calculs.

N'utilisez pas ce médicament de façon prolongée sans l'avis de votre médecin : des examens peuvent être nécessaires si les *symptômes* persistent.

Interactions avec d'autres substances
Compte tenu de la présence d'*alcool*, ce médicament peut interagir avec ceux qui ont un *effet antabuse* (ESPÉRAL...).

Grossesse et allaitement
L'effet de ce médicament pendant la grossesse ou l'allaitement est mal connu. L'évaluation du risque éventuel lié à son utilisation est individuelle : demandez conseil à votre pharmacien ou à votre médecin.

Mode d'emploi et posologie
- Adulte : 2 à 3 cuillères à soupe, 6 à 8 fois par jour.
- Enfant de 12 à 15 ans : 1 à 2 cuillères à soupe, 6 à 8 fois par jour.

Ne pas utiliser cette solution de façon prolongée.

Conseils : Une alimentation équilibrée, une mastication lente, la suppression des aliments difficiles à digérer et des boissons alcoolisées permettent souvent d'atténuer les troubles de la digestion.

Laboratoires Hepatoum

HEPATOUM BRÛLURES D'ESTOMAC

Informations détaillées sur www.monvidal.com

HEPSERA

Informations détaillées sur www.monvidal.com

HEPT-A-MYL

Stimulant du système cardiovasculaire

Présentation

HEPT-A-MYL : comprimé (blanc) ; boîte de 20. Non remb.
HEPT-A-MYL : solution buvable ; flacon compte-gouttes de 20 ml (480 gouttes). Non remb.

Composition

	p cp	p 20 gtes
Heptaminol chlorhydrate	187,8 mg	254 mg
Amidon de blé (gluten)	+	

Dans quel cas ce médicament est-il prescrit ?

Ce médicament est un stimulant du système cardiovasculaire.
Il est utilisé dans le traitement de l'*hypotension orthostatique*.

Contre-indications

Ce médicament ne doit pas être utilisé dans les cas suivants :
- *hypertension artérielle* grave,
- *hyperthyroïdie*.

Attention : Les baisses de tension artérielle survenant lors des états de fatigue en sont souvent la conséquence mais non la cause. Consultez votre médecin.
Sportif : ce médicament contient une substance susceptible de rendre positifs certains *tests antidopage*.

Grossesse et allaitement

L'effet de ce médicament pendant la grossesse ou l'allaitement est mal connu : seul votre médecin peut évaluer le risque éventuel de son utilisation dans votre cas.

Mode d'emploi et posologie

Les comprimés ou les gouttes doivent être pris avec un peu d'eau.

Posologie usuelle :
- Adulte : 30 à 50 gouttes ou 1 ou 2 comprimés, 3 fois par jour.
- Enfant : 20 à 40 gouttes par jour, selon l'âge.

Conseils : Les manifestations de l'*hypotension orthostatique* peuvent être réduites en évitant les changements brusques de position.

Effets indésirables possibles

Éruption cutanée, *réaction allergique*.
Tachycardie, *mydriase*.

Laboratoires sanofi-aventis France

HERBESAN

Laxatif stimulant

Présentation

HERBESAN : tisane ; boîte de 10 sachets-dose. Non remb.

Composition

	p sachet
Séné, foliole	800 mg
Chiendent, rhizome	770 mg
Menthe, poivrée feuille	330 mg
Anis, fruit	100 mg

Dans quel cas ce médicament est-il prescrit ?

Cette tisane contient un *laxatif stimulant* (séné). Elle augmente les sécrétions et la motricité de l'intestin.
Elle est utilisée dans le *traitement symptomatique* de la constipation.

Contre-indications

Ce médicament ne doit pas être utilisé dans les cas suivants :
- maladies inflammatoires du côlon ;
- constipation ou douleurs abdominales dues à une obstruction du tube digestif : rétrécissement intestinal, *fécalome* (bouchon de selles) ;
- enfant de moins de 12 ans, sauf sur prescription médicale.

Attention : Ce médicament doit être utilisé de façon épisodique et en cure très brève : pas plus de 8 à 10 jours.
Son usage régulier peut entraîner :
- une *dépendance*,
- des troubles intestinaux graves,
- une perte de sels minéraux, notamment de *potassium*, pouvant être à l'origine de *troubles du rythme cardiaque* graves.

L'usage des laxatifs doit rester exceptionnel chez l'enfant.
Arrêtez le traitement en cas de diarrhée ou de douleurs abdominales.

Interactions avec d'autres substances

Ce médicament peut interagir avec les médicaments susceptibles de provoquer des *torsades de pointes*.
Informez par ailleurs votre pharmacien ou votre médecin si vous prenez des *corticoïdes* (sauf traitement local), des *diurétiques* ou des médicaments contenant de la digoxine, de la digitoxine ou de l'amphotéricine B (par *voie* intraveineuse).

Grossesse et allaitement

Ce médicament est déconseillé pendant la grossesse ou l'allaitement.

Mode d'emploi et posologie

Préparer une *infusion* avec 1 sachet-dose et 1 tasse d'eau bouillante. Laisser infuser 5 minutes.
L'effet laxatif n'est pas immédiat. Il se manifeste généralement environ 10 heures après la prise du médicament.

Posologie usuelle :
1 tasse, le soir au coucher.

Conseils : Le traitement de la constipation chronique repose essentiellement sur des boissons abondantes, une alimentation riche en fibres et une activité physique régulière.

Effets indésirables possibles

Diarrhée, douleurs abdominales.

Laboratoires Vie et Santé

HERPEVIR

Informations détaillées sur www.monvidal.com

HEXALYSE

Préparation pour la bouche et la gorge : antiseptique

Présentation

HEXALYSE : comprimé à sucer (orangé) ; boîte de 24. Non remb.

Composition

	p cp
Biclotymol	5 mg
Lysozyme	5 mg
Énoxolone	5 mg
Sucre glace	1,1 g

Dans quel cas ce médicament est-il prescrit ?

Ce médicament d'usage local contient un *antiseptique* (biclotymol) et des substances à visée anti-inflammatoire.

Il est utilisé dans le *traitement d'appoint* des maux de gorge.

Contre-indications

Ce médicament ne doit pas être utilisé chez l'enfant de moins de 6 ans.

Attention : En l'absence d'amélioration au bout de 5 jours, de douleur en avalant ou en cas d'apparition de fièvre, consultez votre médecin. Il pourra faire la différence entre une *pharyngite* et une angine. En cas d'angine bactérienne, un traitement *antibiotique* est nécessaire afin d'éviter des complications ultérieures, cardiaques ou rénales.

L'usage prolongé des traitements antiseptiques locaux (*gargarisme*, *collutoire*, pastille) n'est pas souhaitable ; il peut modifier l'équilibre microbien naturel de la gorge.

Ce médicament contient du *sucre* en quantité notable.

Interactions avec d'autres substances

Il est généralement inutile d'associer des *antiseptiques* différents. Ceux-ci peuvent être contenus dans de nombreux produits disponibles en automédication : pastille, *collutoire* et solution nasale ; demandez conseil à votre pharmacien.

Grossesse et allaitement

L'utilisation ponctuelle de ce médicament pendant la grossesse ou l'allaitement ne semble pas poser de problème particulier.

Mode d'emploi et posologie

Les comprimés doivent être sucés lentement sans être croqués. Les prises doivent réparties au cours de la journée.

Posologie usuelle :

6 à 8 comprimés par jour.

Effets indésirables possibles

Rarement : *réaction allergique*.

Laboratoires Bouchara-Recordati

HEXAMIDINE GILBERT

Informations détaillées sur www.monvidal.com

HEXAPNEUMINE sirop Adulte et Enfant

Antitussif opiacé

Présentation

HEXAPNEUMINE Adulte : sirop (arôme orange) ; flacon de 200 ml. Non remb.

HEXAPNEUMINE Enfant : sirop (arôme orange) ; flacon de 200 ml avec cuillère-mesure de 5 ml. Non remb.

Composition

	sirop Ad p c à c	sirop Enf p c mes
Pholcodine	6 mg	5 mg
Chlorphénamine maléate	0,6 mg	0,5 mg
Biclotymol	10 mg	7,5 mg
Saccharose	3,75 g	3,75 g
Alcool	270 mg	203 mg

Dans quel cas ce médicament est-il prescrit ?

Ce médicament contient un antitussif *opiacé* (la pholcodine), qui a un effet *sédatif* sur les centres de la toux et un *antihistaminique* (la chlorphénamine).

Il est utilisé dans le *traitement symptomatique* des toux sèches, notamment celles qui surviennent la nuit.

Contre-indications

Ce médicament ne doit pas être utilisé dans les cas suivants :
- *asthme*,
- *insuffisance respiratoire*,
- risque de *glaucome* à angle fermé,
- risque de rétention des urines (*adénome de la prostate*...),
- enfant de moins de 15 ans (sirop Adulte),
- **allaitement**.

Attention : Ce médicament n'est pas adapté au traitement de la toux grasse, qui est un mécanisme de défense normal de l'organisme permettant l'évacuation des mucosités présentes dans les bronches.

La toux est un *symptôme* qui peut révéler de nombreuses maladies. Consultez votre médecin si elle persiste plus de quelques jours.

Du fait de la présence d'un *antihistaminique* ayant des propriétés sédatives et atropiniques, des précautions sont nécessaires chez l'*insuffisant hépatique* ou *rénal* et chez la personne âgée, notamment en cas de constipation chronique, d'*adénome de la prostate*, de tendance aux *vertiges* ou aux baisses de tension.

Ce médicament peut provoquer un *glaucome* aigu chez les personnes prédisposées : œil rouge, dur et douloureux, avec vision floue. Une consultation d'extrême urgence auprès d'un ophtalmologiste est nécessaire.

Ces sirops contiennent du *sucre* (saccharose) et de l'alcool en quantité notable.

Évitez la prise de boissons alcoolisées pendant le traitement.

Ce médicament peut induire une somnolence, parfois intense chez certaines personnes. Cette somnolence peut être augmentée par la prise d'*alcool* ou d'autres médicaments *sédatifs*. La conduite et l'utilisation de machines dangereuses sont déconseillées, surtout dans les heures qui suivent la prise du médicament.

Interactions avec d'autres substances

Informez votre médecin ou votre pharmacien si vous prenez d'autres médicaments *sédatifs* (tranquillisants, somnifères, certains médicaments contre la douleur contenant des *opiacés*, *antidépresseurs*, *neuroleptiques*...).

Grossesse et allaitement

L'utilisation de la *codéine* et de ses dérivés (codéthyline, pholcodine) ne doit être envisagée chez la femme enceinte qu'en cas de nécessité, en effet :

- une *insuffisance respiratoire* peut survenir chez le nouveau-né d'une mère traitée par des doses élevées, même si le traitement est ponctuel mais précède de peu l'accouchement ;
- un *syndrome de sevrage*, à l'inverse, peut concerner des nouveau-nés si leur mère reçoit un traitement régulier, même à faible dose.

Il est donc important de signaler à l'obstétricien la prise éventuelle de codéine ou d'un de ses dérivés, afin que ces risques puissent être prévenus par une surveillance et un éventuel traitement adapté.

Ce médicament passe dans le lait maternel. Il est contre-indiqué pendant l'allaitement.

Mode d'emploi et posologie

Ce médicament est pris de préférence au moment où survient la toux. Les prises doivent être espacées d'au moins 4 heures.

Agiter le flacon avant emploi.

Posologie usuelle :

- Adulte : 2 cuillères à café de sirop Adulte, 1 à 6 fois par jour. En cas d'*insuffisance hépatique* et chez la personne âgée, la *posologie* initiale est généralement réduite de moitié.
- Enfant de 30 à 50 kg (environ 10 à 15 ans) : 1 cuillère-mesure (5 ml) de sirop Enfant, 1 à 6 fois par jour.
- Enfant de 15 à 30 kg (environ 30 mois à 10 ans) : ½ cuillère-mesure (2,5 ml) de sirop Enfant, 1 à 6 fois par jour.

Conseils : La cigarette est irritante pour les bronches et entretient la toux : évitez de fumer ou d'être exposé à la fumée des autres.

Des mesures simples permettent de calmer les toux sèches : boissons chaudes et humidification de l'air ambiant.

Effets indésirables possibles

Liés à la pholcodine :

Constipation, et plus rarement : somnolence, nausées, sensation de vertige, *bronchospasme*, *allergie* cutanée.

Liés à la chlorphénamine :

Somnolence.

Effets *atropiniques* : sécheresse de la bouche, troubles de l'*accommodation*, blocage des urines, constipation, *palpitations*.

Hypotension orthostatique, *vertiges*, tremblements, agitation.

Réaction allergique.

Anomalie de la *numération formule sanguine*.

Laboratoires Bouchara-Recordati

HEXAPNEUMINE sirop Nourrisson

Antitussif antihistaminique

Présentation

HEXAPNEUMINE Nourrisson : sirop (arôme orange) ; flacon de 100 ml avec cuillère-mesure de 2,5 ml. Non remb.

Composition

	p c mes
Chlorphénamine maléate	0,125 mg
Biclotymol	2,5 mg
Alcool	49,5 mg
Saccharose	1,87 g

Dans quel cas ce médicament est-il prescrit ?

Ce sirop contient un *antihistaminique* antitussif et *sédatif* (chlorphénamine).

Il est utilisé dans le *traitement symptomatique* des toux sèches, notamment celles qui surviennent la nuit.

Contre-indications

Ce médicament ne doit pas être utilisé dans les cas suivants :

- risque de *glaucome* à angle fermé,
- risque de blocage des urines (*adénome de la prostate*).

Attention : Des précautions sont nécessaires en cas d'*insuffisance hépatique* ou *rénale*.

Ce médicament n'est pas adapté au traitement de la toux grasse, qui est un mécanisme de défense normal de l'organisme permettant l'évacuation des mucosités présentes dans les bronches.

La toux est un *symptôme* qui peut révéler de nombreuses maladies (*allergie*, maladie cardiaque, pulmonaire, digestive...) : consultez votre médecin si elle persiste plus de quelques jours.

Ce sirop contient du *sucre* (saccharose) et de l'alcool en quantité notable.

Interactions avec d'autres substances

Informez votre médecin ou votre pharmacien si vous prenez un autre médicament ayant des effets *atropiniques* ou *sédatifs* (tranquillisants, somnifères, certains médicaments contre la toux ou contre la douleur contenant des *opiacés*, *antidépresseurs*, *neuroleptiques*...).

Mode d'emploi et posologie

Les prises du médicament doivent être espacées d'au moins 4 heures.

Posologie usuelle :

- Nourrisson : 2 à 6 cuillères-mesure par jour.

Conseils : Des mesures simples permettent de calmer les toux sèches : boissons chaudes et humidification de l'air ambiant.

Effets indésirables possibles

Somnolence.

Effets *atropiniques* : sécheresse de la bouche, troubles de l'*accommodation*, blocage des urines, constipation, *palpitations*.

Hypotension orthostatique, *vertiges*, tremblements, agitation.

Réaction allergique.

Anomalie de la *numération formule sanguine*.

Laboratoires Bouchara-Recordati

HEXAPNEUMINE suppositoire Adulte et Enfant

Antitussif opiacé

Présentation

HEXAPNEUMINE Adulte : suppositoire ; boîte de 6. Remb 35 % - **1,65 €**.
HEXAPNEUMINE Enfant : suppositoire ; boîte de 6. Remb 35 % - **1,74 €**.

Composition

	p suppos Ad	p suppos Enf
Pholcodine	15 mg	5 mg
Biclotymol	160 mg	80 mg
Cinéole (eucalyptol)	140 mg	70 mg

Dans quel cas ce médicament est-il prescrit ?

Ce médicament contient un antitussif *opiacé*, la pholcodine, qui a un effet *sédatif* sur les centres de la toux.

Il est utilisé dans le *traitement symptomatique* des toux sèches.

Contre-indications

Ce médicament ne doit pas être utilisé dans les cas suivants :
- *asthme*,
- *insuffisance respiratoire*,
- inflammation ou saignement récent du rectum,
- enfant de moins de 15 ans (suppositoire Adulte),
- enfant de moins de 35 kg (suppositoire Enfant),
- **allaitement**.

Attention : Ce médicament n'est pas adapté au traitement de la toux grasse, qui est un mécanisme de défense normal de l'organisme permettant l'évacuation des mucosités présentes dans les bronches.

La toux est un *symptôme* qui peut révéler de nombreuses maladies. Consultez votre médecin si elle persiste plus de quelques jours.

Ce médicament contient un *terpène* (eucalyptol) ; des précautions sont nécessaires en cas d'*antécédents* de *convulsions* ou d'*épilepsie*.

Évitez la prise de boissons alcoolisées pendant le traitement.

Ce médicament peut induire une somnolence, parfois intense chez certaines personnes. Cette somnolence peut être augmentée par la prise d'*alcool* ou d'autres médicaments *sédatifs*. La conduite et l'utilisation de machines dangereuses sont déconseillées, surtout dans les heures qui suivent la prise du médicament.

Interactions avec d'autres substances

Informez votre médecin ou votre pharmacien si vous prenez d'autres médicaments *sédatifs* (tranquillisants, somnifères, certains médicaments contre la douleur contenant des *opiacés*, *antidépresseurs*, *neuroleptiques*...).

Grossesse et allaitement

L'utilisation de la *codéine* et de ses dérivés (codéthyline, pholcodine) ne doit être envisagée chez la femme enceinte qu'en cas de nécessité, en effet :
- une *insuffisance respiratoire* peut survenir chez le nouveau-né d'une mère traitée par des doses élevées, même si le traitement est ponctuel mais précède de peu l'accouchement ;
- un *syndrome de sevrage*, à l'inverse, peut concerner des nouveau-nés si leur mère reçoit un traitement régulier, même à faible dose.

Il est donc important de signaler à l'obstétricien la prise éventuelle de codéine ou d'un de ses dérivés, afin que ces risques puissent être prévenus par une surveillance et un éventuel traitement adapté.

Ce médicament passe dans le lait maternel. Il est contre-indiqué pendant l'allaitement.

Mode d'emploi et posologie

Ce médicament doit être pris au moment où survient la toux, en respectant un intervalle d'au moins 4 heures entre 2 prises.

Posologie usuelle :
- Adulte : 1 suppositoire Adulte, 1 à 4 fois par jour. En cas d'*insuffisance hépatique* et chez la personne âgée, la *posologie* initiale est généralement réduite de moitié.
- Enfant de 35 à 50 kg (environ 12 à 15 ans) : 1 suppositoire Enfant, 1 à 4 fois par jour.

Conseils : Une toux nocturne aggravée par ce médicament peut être une toux allergique : demandez conseil à votre médecin.

La cigarette est irritante pour les bronches et entretient la toux : évitez de fumer ou d'être exposé à la fumée des autres.

Des mesures simples permettent de calmer les toux sèches : boissons chaudes et humidification de l'air ambiant.

Effets indésirables possibles

Constipation.

Plus rarement : somnolence, nausées, vomissements, sensation de vertige, *bronchospasme*, *allergie* cutanée.

En cas de dépassement de la *posologie* usuelle, les *terpènes* (cinéole) peuvent provoquer :
- des *convulsions* chez l'enfant,
- agitation, confusion des idées (notamment chez la personne âgée).

Laboratoires Bouchara-Recordati

HEXAQUINE
Relaxant musculaire
sur ordonnance

Présentation
HEXAQUINE : suppositoire ; boîte de 6. Liste I - Remb 35 % - **2,43 €**.
HEXAQUINE : comprimé (orange foncé) ; boîte de 18. Liste I - Remb 35 % - **2,31 €**.

Composition

	p suppos	p cp
Benzoate de quinine	300 mg	120 mg
Thiamine chlorhydrate (vitamine B1)	90 mg	32 mg

Dans quel cas ce médicament est-il prescrit ?
Ce médicament contient de la quinine, qui a la propriété de détendre les muscles et de réduire leur aptitude à se contracter.
Il est utilisé dans le *traitement d'appoint* des crampes musculaires.

Contre-indications
Ce médicament ne doit pas être utilisé dans les cas suivants :
- *myasthénie*,
- certains *troubles du rythme cardiaque*,
- *inflammation* ou saignement récent du rectum (suppositoire),
- en association avec les médicaments contenant de l'astémizole.

Attention : Exceptionnellement, la quinine peut être responsable de *réaction allergique* grave (baisse du nombre des *plaquettes*, *hépatite*, *choc*) ; le traitement doit être définitivement interrompu et l'absorption de boissons contenant de l'écorce de quinquina devra être évitée.
Les crampes survenant après un effort physique sont banales. En revanche, celles qui surviennent au repos ou pendant la nuit peuvent traduire un déséquilibre du *métabolisme* : consultez votre médecin si les crampes durent plus de quelques jours.

Interactions avec d'autres substances
Ce médicament ne doit pas être associé aux médicaments contenant de l'astémizole : risque de *torsades de pointes*.

Grossesse et allaitement
L'effet de ce médicament pendant la grossesse ou l'allaitement est mal connu. L'évaluation du risque éventuel lié à son utilisation est individuelle : demandez conseil à votre pharmacien ou à votre médecin.

Mode d'emploi et posologie
Les comprimés doivent être avalés avec un verre d'eau.
Posologie usuelle :
- Adulte : 1 comprimé, 2 à 3 fois par jour ou 1 suppositoire par jour.

Conseils : Les suppositoires doivent être conservés à l'abri de la chaleur.

Effets indésirables possibles
Réaction allergique.
À forte dose : bourdonnements d'oreille, vertiges, troubles de la vue et de l'audition.

Laboratoires Laboratoire du Gomenol

HEXARHUME
Informations détaillées sur www.monvidal.com

HEXASEPTINE
Informations détaillées sur www.monvidal.com

HEXASPRAY
Préparation pour la bouche et la gorge : antiseptique

Présentation
HEXASPRAY : *collutoire* (arôme anis) ; flacon pressurisé à l'azote de 30 g. Non remb.

Composition

	p flacon
Biclotymol	750 mg
Alcool à 95°	+

Dans quel cas ce médicament est-il prescrit ?
Ce *collutoire* a une action *antiseptique*, *antalgique* et légèrement *anti-inflammatoire*.
Il est utilisé dans le *traitement d'appoint* des maux de gorge.

Contre-indications
Ce médicament ne doit pas être utilisé chez l'enfant de moins de 30 mois.

Attention : En l'absence d'amélioration au bout de 5 jours, de douleur en avalant ou en cas d'apparition de fièvre, consultez votre médecin. Il pourra faire la différence entre une *pharyngite* et une angine. En cas d'angine bactérienne, un traitement *antibiotique* est nécessaire afin d'éviter des complications ultérieures, cardiaques ou rénales.
L'usage prolongé des traitements antiseptiques locaux (*gargarisme*, *collutoire*, pastille) n'est pas souhaitable ; il peut modifier l'équilibre microbien naturel de la gorge.

Interactions avec d'autres substances
Il est généralement inutile d'associer des *antiseptiques* différents. Ceux-ci peuvent être contenus dans de nombreux produits disponibles en automédication : pastille, *collutoire* et solution nasale ; demandez conseil à votre pharmacien.

Grossesse et allaitement
L'effet de ce médicament pendant la grossesse ou l'allaitement est mal connu. L'évaluation du risque éventuel lié à son utilisation est individuelle : demandez conseil à votre pharmacien ou à votre médecin.

Mode d'emploi et posologie
Agiter le flacon avant utilisation.
Posologie usuelle :
- Adulte et enfant de plus de 30 mois : 2 pulvérisations, 3 fois par jour.

Conseils : Chez le jeune enfant, la pulvérisation peut provoquer un spasme du larynx : n'introduisez pas trop profondément l'embout dans sa bouche.
Ce médicament doit être conservé à l'abri de la chaleur.

Laboratoires Bouchara-Recordati

HEXATRIONE

Dérivé de la cortisone — sur ordonnance

Présentation

HEXATRIONE : suspension injectable ; ampoule de 2 ml. Liste I - Remb 65 % - **11,65 €**.

Composition

	p amp inj
Triamcinolone hexacétonide	40 mg
Alcool benzylique	+

Dans quel cas ce médicament est-il prescrit ?

C'est un *anti-inflammatoire* stéroïdien qui appartient à la famille des *corticoïdes* de synthèse (dérivés chimiques de la *cortisone* naturelle). Les propriétés de la cortisone sont nombreuses, mais ce produit est surtout utilisé pour son effet anti-inflammatoire puissant et prolongé. Il présente, à efficacité égale, moins d'effets indésirables que la cortisone naturelle. L'effet de ce médicament dure environ 65 jours.

Il est utilisé dans le traitement local (*infiltration*) des *rhumatismes inflammatoires* et des poussées douloureuses d'*arthrose*.

Contre-indications

Ce médicament ne doit pas être utilisé dans les cas suivants :

- infection locale ou générale non contrôlée par un traitement adapté,
- prédisposition aux *hémorragies* (traitement *anticoagulant*, hémophilie...).

Attention : L'injection de ce médicament ne doit être pratiquée que sous contrôle médical : l'asepsie doit être rigoureuse et l'injection ne doit pas être faite dans les tendons.
En cas d'injections répétées ou multiples, l'effet de ce médicament peut se manifester à distance du site d'injection par diffusion du *corticoïde* dans le sang. Certaines précautions peuvent alors être nécessaires en cas de maladies virales, de troubles nerveux graves, de vaccination récente ou à venir par un *vaccin* vivant, de *diabète*, d'*hypertension artérielle* grave.
Sportif : ce médicament contient une substance susceptible de rendre positifs certains *tests antidopage*.

Interactions avec d'autres substances

En cas d'injection locale unique ou répétée à faible dose, le risque d'interactions médicamenteuses est limité ou nul.

Grossesse et allaitement

Les études scientifiques actuellement disponibles n'ont pas mis en évidence de problème particulier lors de l'utilisation ponctuelle de ce médicament chez la femme enceinte. Seul votre médecin peut évaluer le risque éventuel en cas d'utilisation prolongée.

En cas d'injections multiples ou répétées, il peut être nécessaire d'interrompre l'allaitement : prenez l'avis de votre médecin.

Mode d'emploi et posologie

L'injection (*infiltration*) est faite dans la zone à traiter ou à proximité.

Posologie usuelle :

1 injection de 0,5 à 2 ml. 1 injection suffit généralement.

Effets indésirables possibles

Liés à la *voie* d'administration : infection, calcification, *atrophie* cutanée, maux de tête, bouffées de chaleur, *réaction allergique*, douleur articulaire au site d'injection liée à l'effet irritant initial des microcristaux de médicament contenus dans la suspension injectable.

Laboratoires DAIICHI SANKYO France SAS

HEXOMÉDINE gel

Informations détaillées sur www.monvidal.com

HEXOMÉDINE solution

Antiseptique local

Présentation

HEXOMÉDINE : solution hydroalcoolique à 1 pour 1 000 ; flacon de 45 ml. Remb 35 % - **2,35 €**.
HEXOMÉDINE : solution hydroalcoolique à 1 pour 1 000 ; flacon de 250 ml. Remb 35 % - **3,87 €**.
HEXOMÉDINE : solution hydroalcoolique à 1 pour 1 000 ; flacon pressurisé de 75 ml. Remb 35 % - **2,97 €**.

Composition

	p 100 ml
Hexamidine di-isétionate	0,1 g
Alcool	30 ml

Dans quel cas ce médicament est-il prescrit ?

Ce médicament est un *antiseptique* local.

Il est utilisé pour assurer l'*antisepsie* des lésions de la peau infectées ou exposées à un risque d'infection.

Contre-indications

Ce médicament ne doit pas être utilisé :

- sur les muqueuses,
- pour l'*antisepsie* de la peau avant une piqûre,
- pour désinfecter le matériel médicochirurgical (voir Attention).

Attention : Évitez l'usage prolongé de ce médicament, notamment chez l'enfant, sur des surfaces étendues ou profondément lésées, sans l'avis de votre médecin : risque de passage du médicament dans le sang.
Cet *antiseptique* ne convient pas pour la désinfection des ciseaux, rasoirs et autres objets potentiellement contaminants. De même, il ne doit pas être utilisé pour désinfecter la peau avant une piqûre.

Interactions avec d'autres substances

L'association à d'autres *antiseptiques* est déconseillée car leurs effets risquent de s'annuler.

Grossesse et allaitement

L'utilisation ponctuelle de ce médicament pendant la grossesse ou l'allaitement ne semble pas poser de problème particulier.

Cet *antiseptique* ne doit pas être appliqué sur le mamelon sans avis médical. Un rinçage soigneux avant la tétée est indispensable.

Mode d'emploi et posologie

La solution ne doit pas être appliquée sur les *muqueuses* (bouche, vagin...) en raison de la présence d'*alcool*.

La solution est prête à l'emploi et ne doit pas être rincée.

Posologie usuelle :

1 application ou 1 pansement humide ou 1 bain local, 2 ou 3 fois par jour.

> **Conseils :** Le simple lavage à l'eau et au savon permet d'éliminer la majorité des *germes* : il doit être suivi d'un rinçage soigneux car le savon peut inactiver certains *antiseptiques*.
> Tous les antiseptiques peuvent être contaminés par des germes : une fois ouvert, le flacon ne doit pas être conservé trop longtemps.

Effets indésirables possibles

Démangeaisons, picotements, sensation de brûlure, sécheresse de la peau.

Réaction allergique cutanée.

Laboratoires sanofi-aventis France

HEXOMÉDINE transcutanée

Antiseptique local

Présentation

HEXOMÉDINE transcutanée : solution pour application locale ; flacon de 45 ml. Remb 35 % - **2,94 €**.

Composition

	p 100 ml
Hexamidine di-iséthionate	0,15 g
Alcool	42,75 ml

Dans quel cas ce médicament est-il prescrit ?

Ce médicament est un *antiseptique* local.

Il est utilisé dans le *traitement d'appoint* des infections de la peau et des ongles.

Contre-indications

Ce médicament ne doit pas être utilisé dans les cas suivants :

- sur les *muqueuses*,
- sur les plaies ouvertes,
- pour l'*antisepsie* de la peau avant une piqûre,
- pour la désinfection du matériel médicochirurgical (voir Attention).

> **Attention :** Évitez l'usage prolongé de ce médicament, notamment chez l'enfant, sur des surfaces étendues ou profondément lésées, sans l'avis de votre médecin : risque de passage du médicament dans le sang.
> Cet *antiseptique* ne convient pas pour la désinfection des ciseaux, rasoirs et autres objets potentiellement contaminants. De même, il ne doit pas être utilisé pour désinfecter la peau avant une piqûre.

Interactions avec d'autres substances

L'association à d'autres *antiseptiques* est déconseillée car leurs effets risquent de s'annuler.

Grossesse et allaitement

L'utilisation ponctuelle de ce médicament pendant la grossesse ou l'allaitement ne semble pas poser de problème particulier.

Mode d'emploi et posologie

Cette solution doit être utilisée pure. Elle est très volatile : refermer soigneusement le flacon après usage.

Posologie usuelle :

Infections de la peau : 1 application, 2 fois par jour.

Infections de l'ongle : appliquer des pansements préalablement imprégnés de solution pendant 30 à 45 minutes ou tremper le doigt dans le flacon pendant 1 à 3 minutes. Au-delà de ces durées : risque de décollement local de la peau.

> **Conseils :** Le simple lavage à l'eau et au savon permet d'éliminer la majorité des *germes* : il doit être suivi d'un rinçage soigneux car le savon peut inactiver certains *antiseptiques*.
> L'application ne doit pas être suivie d'un rinçage.
> Le flacon entamé peut se conserver 15 jours mais seulement 5 jours si la solution est utilisée pour les bains de doigt.

Effets indésirables possibles

Démangeaisons, picotements, sensation de brûlure, sécheresse de la peau.

Réaction allergique cutanée.

Laboratoires sanofi-aventis France

HEXTRIL bain de bouche

Préparation buccale antiseptique

Présentation

HEXTRIL 0,1 % : solution pour *bain de bouche* ; flacon de 200 ml avec godet doseur de 15 ml. Non remb.
HEXTRIL 0,1 % : solution pour *bain de bouche* ; flacon de 400 ml avec godet doseur de 15 ml. Non remb.
HEXTRIL 0,1 % : solution pour *bain de bouche* ; flacon de 30 ml avec godet doseur gradué à 15 ml. Non remb.
HEXTRIL MENTHE 0,1 % : solution pour *bain de bouche* ; flacon de 200 ml avec godet doseur gradué à 15 ml. Non remb.
HEXTRIL MENTHE 0,1 % : solution pour *bain de bouche* ; flacon de 400 ml avec godet doseur gradué à 15 ml. Non remb.

Composition

	p 100 ml
Hexétidine	100 mg
Alcool à 96°	+
Menthol, essence de menthe	+

Dans quel cas ce médicament est-il prescrit ?

Cette solution pour *bain de bouche* contient un *antiseptique*.

Elle est utilisée dans le *traitement d'appoint* des affections de la bouche ou des suites d'opération des gencives ou des dents.

Contre-indications

Ce médicament ne doit pas être utilisé chez l'enfant de moins de 6 ans.

Attention : L'usage prolongé des traitements antiseptiques locaux (*gargarisme*, *collutoire*, pastille) n'est pas souhaitable ; il peut modifier l'équilibre microbien naturel de la gorge.
En l'absence d'amélioration au bout de 5 jours ou en cas de fièvre, consultez votre médecin.

Grossesse et allaitement

L'effet de ce médicament pendant la grossesse ou l'allaitement est mal connu. L'évaluation du risque éventuel lié à son utilisation est individuelle : demandez conseil à votre pharmacien ou à votre médecin.

Mode d'emploi et posologie

La solution peut être utilisée pure ou diluée au demi s'il apparaît une sensation douloureuse. Pour obtenir une dilution au demi, verser la solution jusqu'au premier trait du godet et compléter avec de l'eau jusqu'en haut.
Ce médicament ne doit en aucun cas être avalé.

Posologie usuelle :

- Adulte et enfant de plus de 6 ans : 1 dose de 15 ml de solution pure ou diluée, en *bain de bouche*, 2 ou 3 fois par jour.

La durée du traitement ne doit pas dépasser 10 jours sans avis médical.

Conseils : Ce médicament peut être en accès libre dans certaines pharmacies ; néanmoins, n'hésitez pas à demander conseil à votre pharmacien.
Évitez de manger ou de boire dans l'heure qui suit le *bain de bouche*.
Certains dentistes et stomatologistes recommandent de ne pas pratiquer de bain de bouche dans les heures qui suivent une extraction dentaire afin d'éviter de faire saigner la plaie.

Laboratoires Mc Neil Santé Grand Public

HEXTRIL gel gingival
Préparation buccale antiseptique

Présentation

HEXTRIL 0,5 % : gel gingival ; tube-canule de 10 g. Non remb.

Composition

	p 100 g
Hexétidine	500 mg
Menthe, essence	+

Dans quel cas ce médicament est-il prescrit ?

Ce gel à usage local contient un *antiseptique*.
Il est utilisé pour les soins des gencives et des lésions peu étendues de la bouche.

Attention : N'utilisez pas ce médicament sans avis médical chez l'enfant de moins de 30 mois (présence de menthol).
L'usage prolongé des traitements antiseptiques locaux (*gargarisme*, *collutoire*, pastille) n'est pas souhaitable ; il peut modifier l'équilibre microbien naturel de la gorge.
En l'absence d'amélioration au bout de 5 jours, consultez votre médecin.

Grossesse et allaitement

L'effet de ce médicament pendant la grossesse ou l'allaitement est mal connu. Seul votre médecin peut apprécier la nécessité du traitement et son risque.

Mode d'emploi et posologie

Appliquer le gel en massant les gencives avec le doigt ou un morceau de coton.

Posologie usuelle :
3 ou 4 applications par jour, pendant 5 jours.

Laboratoires Mc Neil Santé Grand Public

HEXTRIL pâte dentifrice
Hygiène buccodentaire

Présentation

HEXTRIL : pâte dentifrice ; tube de 100 g. Non remb.

Composition

	p 100 g
Hexétidine	100 mg
Sorbitol	+
Glycérol	+
Silice	+
Dioxyde de titane	+
Laurylsulfate de magnésium	+
Saccharine sodique	+

Dans quel cas ce médicament est-il prescrit ?

Ce *dentifrice* contient un *antiseptique*, l'hexétidine, qui renforce l'action du brossage sur les dents. L'hexétidine détruit les *germes* qui élaborent la *plaque dentaire*.
Il est utilisé dans le traitement de l'*inflammation* des gencives avec ou sans déchaussement des dents.

Grossesse et allaitement

Ce *dentifrice* peut être employé pendant la grossesse ou l'allaitement.

Mode d'emploi et posologie

L'action du *dentifrice* ne fait que compléter l'action fondamentale du brossage des dents. Un bon brossage dure 2 à 3 minutes ; il concerne la surface des dents et leurs faces latérales.
Ce dentifrice peut également être utilisé pour masser les gencives douloureuses.

Posologie usuelle :
Le brossage des dents doit être pratiqué après chaque repas, 3 fois par jour.
Déposer l'équivalent d'une noisette de dentifrice sur la brosse préalablement mouillée.

Conseils : Comme tout *dentifrice*, ce produit ne doit pas être avalé.
Pour permettre une action prolongée des substances protectrices contenues dans le dentifrice, ne multipliez pas les rinçages.

Laboratoires Mc Neil Santé Grand Public

HIBIDIL

Informations détaillées sur www.monvidal.com

HIBISCRUB

Antiseptique local

Présentation

HIBISCRUB : solution moussante pour application locale ; flacon de 125 ml. Non remb.
HIBISCRUB : solution moussante pour application locale ; flacon de 500 ml. Non remb.

Composition

	p 100 ml
Chlorhexidine digluconate	4 g
Agent moussant	+

Dans quel cas ce médicament est-il prescrit ?

Ce médicament contient un *antiseptique* local associé à un agent moussant.
Il est utilisé pour nettoyer la peau (notamment des mains) et pour assurer l'*antisepsie* des lésions infectées ou exposées à un risque d'infection.

Contre-indications

Ce médicament ne doit pas être appliqué dans les yeux ni dans le conduit auditif (risque de toxicité en cas de perforation du tympan).

Attention : L'usage répété de cet *antiseptique* sur les *muqueuses* génitales est déconseillé.
Évitez l'usage prolongé de ce médicament, notamment chez l'enfant, sur des surfaces étendues ou profondément lésées, sans l'avis de votre médecin : risque de passage du médicament dans le sang.
Cet *antiseptique* ne convient pas pour la désinfection des ciseaux, rasoirs et autres objets potentiellement contaminants.

Interactions avec d'autres substances

L'association à d'autres *antiseptiques* ou aux savons est déconseillée car leurs effets risquent de s'annuler.

Grossesse et allaitement

L'utilisation ponctuelle de ce médicament pendant la grossesse ou l'allaitement ne semble pas poser de problème particulier.
Cet *antiseptique* ne doit pas être appliqué sur le mamelon sans avis médical. Un rinçage soigneux avant la tétée est indispensable.

Mode d'emploi et posologie

Cette solution s'utilise pure comme un savon liquide.
Rincer soigneusement à l'eau.

Conseils : Le simple lavage à l'eau et au savon permet d'éliminer la majorité des *germes* : il doit être suivi d'un rinçage soigneux car le savon peut inactiver certains *antiseptiques*.
Tous les antiseptiques peuvent être contaminés par des germes : une fois ouvert, ne les conservez pas inutilement.

Effets indésirables possibles

Réaction allergique locale (*eczéma* de contact) ou générale.

Laboratoires Centre Spécialités Pharmaceutiques

HIBITANE 5 %

Informations détaillées sur www.monvidal.com

HICONCIL

Antibiotique : pénicilline — sur ordonnance

Présentation

HICONCIL 250 mg/5 ml : poudre pour suspension buvable (arômes : framboise, fraise) ; flacon de 60 ml (12 cuillères-mesure de 5 ml). Liste I - Remb 65 % - **2,00 €**.
HICONCIL 500 mg/5 ml : poudre pour suspension buvable (arômes : banane, caramel, crème aux œufs) ; flacon de 60 ml (12 cuillères-mesure de 5 ml). Liste I - Remb 65 % - **2,47 €**.

Composition

	p c mes	p c mes
Amoxicilline	250 mg	500 mg
Saccharose	2 g	2 g

Dans quel cas ce médicament est-il prescrit ?

C'est un *antibiotique* qui appartient à la famille des *pénicillines* à spectre élargi, c'est-à-dire actives sur un plus grand nombre de *germes* que la pénicilline simple.
Il est utilisé dans le traitement de diverses maladies infectieuses, notamment des poumons, des bronches, du nez, de la gorge ou des oreilles, du sang, de l'appareil digestif ou urinaire, des *voies* génitales, des gencives et des dents.
Il est également utilisé dans le cadre de l'éradication d'*Helicobacter pylori* (responsable d'*ulcères* gastroduodénaux récidivants), dans la maladie de *Lyme* et dans la prévention de l'*endocardite bactérienne*.

Contre-indications

Ce médicament ne doit pas être utilisé en cas d'*allergie* aux *bêtalactamines*.

Attention : La survenue de toute *réaction allergique* (boutons, *œdème*, malaise) impose l'arrêt du traitement. Consultez rapidement votre médecin. Pensez à signaler tout *antécédent* d'allergie aux *antibiotiques* de la famille des *bêtalactamines* (*pénicillines* et *céphalosporines*). Il contre-indique l'usage de ce médicament.
De nombreux *antibiotiques* peuvent provoquer des selles liquides ou une *diarrhée*, généralement bénigne. En revanche, une diarrhée importante survenant pendant ou dans les jours qui suivent le traitement antibiotique doit être signalée à votre médecin.
Une diminution de la fièvre ou une disparition des *symptômes* ne sont pas synonymes de guérison : la durée du traitement doit absolument être respectée pour éviter les rechutes ou l'apparition d'une *résistance* du *germe* à l'*antibiotique*.
En cas d'*insuffisance rénale*, une diminution de la posologie peut être nécessaire.
Les suspensions buvables reconstituées contiennent du *sucre* (saccharose) en quantité notable.

Interactions avec d'autres substances

Ce médicament peut interagir avec les médicaments contenant du méthotrexate.
Informez par ailleurs votre médecin si vous prenez un médicament contenant de l'allopurinol.

Grossesse et allaitement

Aucun effet néfaste pour l'enfant à naître n'a été établi avec ce médicament. Il peut être prescrit pendant la grossesse.

Ce médicament passe dans le lait maternel ; la poursuite de l'allaitement est possible, mais tout *symptôme* survenant chez le nourrisson devra être signalé au médecin : *muguet*, éruption de boutons... pouvant traduire une *intolérance* ou une *allergie*.

Mode d'emploi et posologie

Les repas ne modifient pas l'absorption du médicament, qui peut donc être pris à n'importe quel moment de la journée.

Les suspensions buvables sont préparées en dissolvant la poudre avec de l'eau en quantité suffisante pour que la solution obtenue atteigne le trait gravé sur le flacon.

Posologie usuelle :

- Adulte : 1 à 2 g par jour, répartis en 2 ou 3 prises.

Dans certaines infections (pneumopathie, maladie de *Lyme* par exemple), la *posologie* peut être augmentée jusqu'à 6 g par jour.

Dans l'éradication d'*Helicobacter pylori* : 1 g, matin et soir, en association avec un autre *antibiotique* et un antiulcéreux.

- Enfant de plus de 30 mois : 25 à 50 mg par kg et par jour, répartis en 2 ou 3 prises, sans dépasser 3 g par jour. Soit, par exemple, pour un enfant de 20 kg : 1 cuillère-mesure de suspension buvable à 500 mg, matin et soir.
- Nourrisson : 50 à 100 mg par kg et par jour, répartis en 3 prises.

Dans certaines infections, la posologie peut être augmentée. A titre d'exemple :

- Dans le traitement des otites : 150 mg par kg et par jour, en 3 prises pendant 10 jours.
- Dans le traitement des pneumonies : 80 à 100 mg par kg et par jour, en 3 prises.

Conseils : Le médecin prescrit parfois un prélèvement pour identifier le *germe* responsable de l'infection et tester sa sensibilité aux *antibiotiques*. Le résultat de cet examen peut être faussé en cas d'automédication préalable : ne prenez pas et ne donnez pas d'antibiotiques sans avis médical.

L'éventuelle fatigue n'est pas due à l'*antibiotique*, mais à l'infection elle-même.

Les suspensions buvables reconstituées se conservent une semaine à température ambiante ; il est préférable de les agiter avant chaque prise.

Effets indésirables possibles

Nausées, vomissements, *diarrhée*, *candidose*.

Rarement :

- *réactions allergiques* : urticaire, œdème de *Quincke*, *choc* allergique (exceptionnel) ;
- *insuffisance rénale*, anomalie de la *numération formule sanguine*, augmentation des *transaminases*.

L'apparition en début de traitement d'une réaction de la peau généralisée (rougeur cutanée, formation de cloques) associée à de la fièvre nécessite l'arrêt immédiat du médicament et contre-indique toute nouvelle utilisation.

Laboratoires Bristol-Myers Squibb

HIRUCRÈME

Antihémorroïdaire et vasculoprotecteur cutané

Présentation

HIRUCRÈME : crème ; tube de 30 g. Non remb.
HIRUCRÈME : crème ; tube de 100 g. Non remb.

Composition

	p 100 g
Hirudo medicinalis (sangsue), extrait	500 UAT
Lanoline	+

Dans quel cas ce médicament est-il prescrit ?

Cette crème contient une substance décongestionnante.

Elle est utilisée dans le traitement local des jambes lourdes, des *œdèmes* et de l'*inflammation* des veines superficielles ainsi que des douleurs et des démangeaisons de l'anus, en particulier dues aux *hémorroïdes*.

Attention : N'appliquez pas cette crème directement sur une plaie ulcérée.

Des douleurs, un saignement anal qui persistent malgré le traitement peuvent être dus à une maladie autre que des *hémorroïdes* : consultez votre médecin. De même, tout saignement anal survenant chez une personne de plus de 50 ans doit faire l'objet d'une consultation médicale.

Grossesse et allaitement

L'utilisation ponctuelle de ce médicament pendant la grossesse ou l'allaitement ne semble pas poser de problème particulier.

Mode d'emploi et posologie

Étaler doucement la crème sur les régions à traiter et faire pénétrer par un léger massage.

Posologie usuelle :

2 ou 3 applications par jour.

Traitement des *hémorroïdes* : 1 application, matin et soir.

Conseils : La constipation chronique et les efforts excessifs de poussée sont les principaux facteurs déclenchants des crises d'hémorroïdes. Un régime riche en fibres alimentaires (fruits, légumes, céréales complètes), des boissons abondantes et un exercice physique régulier en limitent le risque.

En cas de crise, la consommation d'alcool ou de mets épicés peut accentuer les douleurs et la gêne.

Une attention particulière doit être portée au nettoyage de la région anale afin de limiter les phénomènes d'irritation. Il est également conseillé de limiter les positions assises prolongées, qui peuvent avoir un effet aggravant sur la douleur.

Ce médicament doit être conservé au réfrigérateur (entre + 2 et + 8 °C). Après ouverture, il peut se conserver 6 semaines à température ambiante (ne dépassant pas 25 °C).

Effets indésirables possibles

Réaction allergique locale, notamment liée à la présence de lanoline.

Laboratoires Bayer Santé Familiale

HISTO-FLUINE P

Informations détaillées sur www.monvidal.com

HIVERNUM
Informations détaillées sur www.monvidal.com

HOLGYEME
Antiacnéique
sur ordonnance

Ce médicament est un générique de DIANE 35 (voir p. 391).

HOLOXAN
Informations détaillées sur www.monvidal.com

HOMÉOAFTYL
Homéopathie

Présentation
HOMÉOAFTYL : comprimé à sucer ; boîte de 60. Non remb.

Composition
Borax 5 CH, Kalium bichromicum 5 CH, Sulfuricum acidum 5 CH, aa ; lactose.

Dans quel cas ce médicament est-il prescrit ?
Ce médicament est un *complexe* (association) de composants homéopathiques.
Il est utilisé dans le *traitement homéopathique* des *aphtes*.

Grossesse et allaitement
Aux *dilutions homéopathiques*, les substances contenues dans ce médicament ne sont pas connues pour être toxiques pendant la grossesse ou l'allaitement.

Mode d'emploi et posologie
Les comprimés ne sont pas adaptés à l'enfant de moins de 6 ans. En effet, ils risquent d'obstruer les voies respiratoires si l'enfant déglutit mal et que le comprimé passe dans la trachée (fausse route).
Les comprimés doivent être sucés lentement, à distance des repas.

Posologie usuelle :
- Adulte et enfant de plus de 6 ans : 1 comprimé, 4 à 5 fois par jour.

La durée habituelle du traitement est limitée à 5 jours sans avis médical.

Laboratoires Boiron

HOMÉODOSE 8
Informations détaillées sur www.monvidal.com

HOMÉODOSE 20
Informations détaillées sur www.monvidal.com

HOMÉODOSE 24
Informations détaillées sur www.monvidal.com

HOMÉOFORTIL
Informations détaillées sur www.monvidal.com

HOMÉOGÈNE 9
Homéopathie

Présentation
HOMÉOGÈNE 9 : comprimé (blanc) ; boîte de 60. Non remb.

Composition
Mercurius solubilis 3 CH, Anemone pulsatilla 3 CH, Spongia tosta 3 CH, Bryonia 3 CH, Bromum 3 CH, Belladonna 3 CH, Phytolacca 3 CH, Arum triphyllum 3 CH, Arnica 3 CH, aa.

Dans quel cas ce médicament est-il prescrit ?
Ce médicament est un *complexe* (association) de composants homéopathiques.
Il est utilisé dans le *traitement homéopathique* des maux de gorge, des enrouements et des laryngites.

Attention : En l'absence d'amélioration ou en cas d'apparition de fièvre, consultez votre médecin.

Grossesse et allaitement
Aux *dilutions homéopathiques*, les substances contenues dans ce médicament ne sont pas connues pour être toxiques pendant la grossesse ou l'allaitement.

Mode d'emploi et posologie
Les comprimés doivent être sucés lentement et de préférence à distance des repas.

Posologie usuelle :
1 comprimé toutes les heures ; espacer les prises dès amélioration.

Laboratoires Boiron

HOMÉOGÈNE 14
Informations détaillées sur www.monvidal.com

HOMÉOGÈNE 21
Informations détaillées sur www.monvidal.com

HOMÉOGÈNE 22
Informations détaillées sur www.monvidal.com

HOMÉOGÈNE 41
Informations détaillées sur www.monvidal.com

HOMÉOGÈNE 46
Informations détaillées sur www.monvidal.com

HOMÉOMUNIL
Homéopathie

Présentation
HOMÉOMUNIL : granules ; boîte de 4 tubes-doses. Non remb.

Composition

	p dose
Influenzinum 9 CH	0,01 ml
Lactose	+

Dans quel cas ce médicament est-il prescrit ?
C'est un médicament homéopathique utilisé dans la prévention des états grippaux.

Attention : Ce traitement ne remplace pas la vaccination antigrippale.

Grossesse et allaitement

Aux *dilutions homéopathiques*, les substances contenues dans ce médicament ne sont pas connues pour être toxiques pendant la grossesse ou l'allaitement.

Mode d'emploi et posologie

Le traitement doit être pris au début de l'automne.

Laisser fondre le contenu entier du tube-dose sous la langue, le matin à jeun ou à distance des repas.

Posologie usuelle :

- Adulte et enfant de plus de 6 ans : 1 dose par semaine pendant 3 semaines, puis une 4e dose, 1 mois après.

Laboratoires Boiron

HOMÉOPLASMINE

Protecteur cutané

Présentation

HOMÉOPLASMINE : pommade ; tube de 18 g avec canule. Non remb.

HOMÉOPLASMINE : pommade ; tube de 40 g. Non remb.

Composition

	p 100 g
Souci des jardins, teinture	100 mg
Phytolaque, teinture	300 mg
Bryone dioïque, teinture	100 mg
Benjoin, teinture	100 mg
Acide borique	4 g
Vaseline	+

Dans quel cas ce médicament est-il prescrit ?

Cette pommade contient des extraits de plantes et un *antiseptique*.

Elle est utilisée pour apaiser les irritations de la peau et des *muqueuses* (gerçure, brûlure de faible étendue, irritation du nez au cours des *rhinites*).

Contre-indications

Ce médicament ne doit pas être utilisé :
- sur des lésions infectées ou suintantes,
- chez l'enfant de moins de 30 mois.

Attention : Évitez d'utiliser cette pommade, notamment chez l'enfant, de manière prolongée et sur des surfaces étendues ou profondément lésées : risque de passage de l'acide borique dans le sang et d'effets indésirables graves.

Grossesse et allaitement

Ce médicament ne contient que des substances présumées sans danger pendant la grossesse ou l'allaitement. Néanmoins, ne l'utilisez pas de façon prolongée sans l'avis de votre pharmacien ou de votre médecin.

Mode d'emploi et posologie

1 ou 2 applications par jour.

Effets indésirables possibles

En cas de dépassement de la *posologie* usuelle : rougeur intense et persistante, desquamation qui doivent faire arrêter l'application du médicament.

Laboratoires Boiron

HOMÉOPTIC

Homéopathie

Présentation

HOMÉOPTIC : collyre ; boîte de 10 flacons unidoses de 0,4 ml. Non remb.

Composition

Euphrasia officinalis 3 DH, Calendula officinalis 3 DH, Magnesia carbonica 5 CH.

Dans quel cas ce médicament est-il prescrit ?

C'est un collyre apaisant contenant des composants homéopathiques.

Il est utilisé dans le *traitement homéopathique* des irritations de l'œil ou d'une gêne oculaire (fatigue oculaire, atmosphère enfumée, piscine, etc.).

Contre-indications

Ce collyre ne doit pas être utilisé chez l'enfant de moins de 1 an.

Attention : Une irritation oculaire peut être due à une infection : en cas de doute, n'hésitez pas à consulter votre médecin.
Le port de lentilles de contact est déconseillé pendant toute la durée du traitement.

Interactions avec d'autres substances

Ce collyre peut interagir avec d'autres collyres : respectez un intervalle de 15 minutes entre deux instillations.

Grossesse et allaitement

Aux *dilutions homéopathiques*, les substances contenues dans ce collyre ne sont pas connues pour être toxiques pendant la grossesse ou l'allaitement.

Mode d'emploi et posologie

Tirer la paupière inférieure vers le bas tout en regardant vers le haut et déposer les gouttes de collyre entre la paupière et le globe oculaire (*cul-de-sac conjonctival*).

Posologie usuelle :

- Adulte et enfant à partir de 1 an : 1 à 2 gouttes, 2 à 6 fois par jour.

Conseils : Une ampoule unidose permet une instillation dans les deux yeux et doit être jetée après usage.

Laboratoires Boiron

HOMÉOVOX

Homéopathie

Présentation

HOMÉOVOX : comprimé ; boîte de 60. Non remb.

Composition

Aconitum napellus 3 CH, Arum triphyllum 3 CH, Ferrum phosphoricum 6 CH, Calendula 6 CH, Spongia tosta 6 CH, Belladonna 6 CH, Mercurius solubilis 6 CH, Hepar sulfur 6 CH, Kalium bichromicum 6 CH, Populus candicans 6 CH, Bryonia dioica 3 CH, aa ; lactose.

Dans quel cas ce médicament est-il prescrit ?

Ce médicament est un *complexe* (association) de composants homéopathiques.

Il est utilisé dans le *traitement homéopathique* des cas d'enrouement, d'extinction de voix ou de laryngite.

> **Attention :** En l'absence d'amélioration ou en cas d'apparition de fièvre, consultez votre médecin.

Grossesse et allaitement

Aux *dilutions homéopathiques*, les substances contenues dans ce médicament ne sont pas connues pour être toxiques pendant la grossesse ou l'allaitement.

Mode d'emploi et posologie

Les comprimés doivent être sucés lentement, à distance des repas.

Posologie usuelle :

Prévention : 2 comprimés, 5 fois par jour.

Traitement : 2 comprimés toutes les heures environ, jusqu'à amélioration des symptômes.

Laboratoires Boiron

HUILE DE FOIE DE MORUE COOPER

Informations détaillées sur www.monvidal.com

HUILE DE PARAFFINE COOPER

Informations détaillées sur www.monvidal.com

HUILE DE PARAFFINE GIFRER

Informations détaillées sur www.monvidal.com

HUILE DE PARAFFINE GILBERT

Informations détaillées sur www.monvidal.com

HUILE DE RICIN COOPER

Informations détaillées sur www.monvidal.com

HUILE GOMENOLÉE

Préparation nasale antiseptique — sur ordonnance

Présentation

HUILE GOMENOLÉE 2 % : solution huileuse pour instillation nasale ; flacon de 22 ml avec pipette nasale. Liste I - Non remb.

HUILE GOMENOLÉE 5 % : solution huileuse pour instillation nasale ; flacon de 22 ml avec pipette nasale. Liste I - Non remb.

Composition

	p 100 g	p 100 g
Melaleuca viridiflora, huile essentielle (gomenol)	2 g	5 g
Huile d'olive	+	+

Dans quel cas ce médicament est-il prescrit ?

Cette solution nasale possède une action *antiseptique*.

Elle est utilisée comme cicatrisant pour les plaies ou les soins postopératoires du nez.

Contre-indications

Ce médicament ne doit pas être utilisé en cas d'*antécédent* de *convulsions*.

> **Attention :** Il existe un risque de dépôt huileux dans les poumons en cas d'usage répété et prolongé (supérieur à 1 mois) : n'utilisez ce médicament que dans les conditions prescrites par votre médecin.
> Ce médicament contient des *terpènes* qui peuvent, en cas de dépassement des *posologies*, avoir des effets indésirables graves : respectez les doses préconisées, plus particulièrement chez l'enfant ou en cas d'*épilepsie*.
> En l'absence d'amélioration après quelques jours de traitement, consultez votre médecin.

Grossesse et allaitement

L'effet de ce médicament pendant la grossesse est mal connu. L'évaluation du risque éventuel lié à son utilisation est individuelle : demandez conseil à votre pharmacien ou à votre médecin.

Les *terpènes* peuvent donner un goût particulier au lait. Leur absorption par le *nourrisson* n'est pas souhaitable : évitez d'employer ce médicament pendant l'allaitement.

Mode d'emploi et posologie

La solution dosée à 5 % est réservée à l'adulte.

Les instillations sont faites après un mouchage soigneux ; les gouttes sont instillées la tête penchée en arrière.

Posologie usuelle :

- Adulte : 2 à 4 gouttes de solution à 5 % dans chaque narine, 3 fois par jour.
- Enfant de plus de 6 ans : 2 à 4 gouttes de solution à 2 % dans chaque narine, 3 fois par jour.

Sauf avis médical, la durée du traitement ne doit pas dépasser quelques jours.

Effets indésirables possibles

En cas de dépassement de la *posologie* usuelle, les *terpènes* peuvent provoquer :

- des *convulsions* chez l'enfant,
- agitation, confusion des idées (notamment chez la personne âgée).

Laboratoires Laboratoire du Gomenol

HUMALOG 100 UI/ml cartouche

Insuline — sur ordonnance

Présentation

HUMALOG 100 UI/ml : solution injectable *SC* ; boîte de 5 cartouches de 3 ml. Liste II - Remb 65 % - **39,74 €**.

HUMALOG-PEN 100 UI/ml : solution injectable *SC* ; boîte de 5 cartouches de 3 ml en stylo prérempli jetable. Liste II - Remb 65 % - **43,18 €**.

Composition

	p ml
Insuline Lispro (analogue à l'insuline humaine)	100 UI

Dans quel cas ce médicament est-il prescrit ?

C'est une *insuline* comparable à l'insuline humaine, obtenue par *biotechnologie*. Son action est rapide et très brève : son effet apparaît environ 15 minutes après l'injection et s'estompe au bout de 2 à 5 heures.

Elle est utilisée dans le traitement du *diabète*.

> **Attention :** La mise en route du traitement suppose un apprentissage correct pour injecter l'*insuline*, contrôler la *glycémie* au doigt, rechercher le *sucre*

et l'acétone dans les urines et tenir un carnet de surveillance.

L'hypoglycémie est la principale complication des traitements par l'insuline. Il s'agit le plus souvent de malaises hypoglycémiques sans gravité dont les principaux signes sont : sueurs, tremblements, troubles visuels, vision double, fatigue soudaine, fringale, *vertiges*, difficulté de concentration. En ce cas, le diabétique doit aussitôt absorber 3 à 6 morceaux de sucre ou un sirop sucré.

Beaucoup plus rarement, l'hypoglycémie peut être grave et entraîner des troubles du comportement (comparables notamment à l'ébriété), des *convulsions,* voire une perte de connaissance : 1 ampoule de GLUCAGEN doit être injectée immédiatement par *voie* sous-cutanée ou intramusculaire, même à travers les vêtements en cas d'agitation. Si le diabétique ne reprend pas conscience dans les minutes qui suivent, prévenez un service d'urgence. Dans le doute, il n'y a pas de danger à injecter du GLUCAGEN à un diabétique traité par l'insuline. Dans tous les cas, la prise d'une collation ou d'un repas reste nécessaire.

L'autre complication possible chez le diabétique est la survenue d'une *acidocétose* due à un manque important d'insuline. Elle peut être déclenchée par une infection (qui augmente les besoins en insuline) : grippe, rhume, *cystite*, abcès, etc. Elle se manifeste par une grande fatigue, une soif intense et des *troubles digestifs*. Il faut alors rechercher la présence de sucre et d'acétone dans les urines : la présence des deux en quantité importante confirme le diagnostic. Le traitement par l'insuline ne doit pas être arrêté ; le diabétique doit suivre les consignes de son médecin et, si besoin, le joindre d'urgence.

Évitez la prise de boissons alcoolisées à jeun ou à distance des repas : augmentation du risque d'hypoglycémie.

Conducteur : une *hypoglycémie* peut entraîner un malaise pendant la conduite ou l'utilisation de machines.

Interactions avec d'autres substances

Certains médicaments peuvent déséquilibrer la *glycémie.* Informez votre médecin ou votre pharmacien si vous prenez un *corticoïde*, un *progestatif* à forte dose, un *bêtabloquant*, un *inhibiteur de l'enzyme de conversion* ou un médicament contenant du danazol, de la chlorpromazine, du salbutamol, de la terbutaline, du lanréotide, de l'octréotide ou de l'aspirine à forte dose.

Grossesse et allaitement

L'*insuline* est adaptée au *diabète* de la femme enceinte ou aux troubles passagers de la *glycémie* pendant la durée de la grossesse.

Le traitement par l'insuline n'est pas une contre-indication à l'allaitement.

Mode d'emploi et posologie

Les cartouches sont à utiliser avec les stylos rechargeables BD Pen Ultra ; Humalog-Pen est un stylo prêt à l'emploi qui doit être jeté lorsque la cartouche est vide.

Cette *insuline* doit être injectée par *voie* sous-cutanée dans les zones recommandées par votre médecin, en essayant de varier les sites d'injection pour éviter l'apparition de lipodystrophies (*nodules* et épaississement de la peau).

Avant injection, purger l'air éventuellement contenu dans la cartouche.

L'aiguille doit être changée après chaque injection.

Posologie usuelle :

Elle est adaptée en fonction des résultats des analyses réalisées par le diabétique ou par son entourage (carnet de surveillance) et des conseils de son médecin.

Conseils : Il est prudent de disposer d'une *insuline* équivalente pour seringue afin de faire face à une perte ou à un défaut de fonctionnement du stylo.

Si vous utilisez deux stylos destinés à injecter deux insulines, veillez à pouvoir les distinguer facilement.

Pour le maniement précis du stylo, conformez-vous à la notice fournie par le fabricant et veillez à ne pas l'égarer.

La sécurité d'une injection d'insuline au travers des vêtements, sans désinfection préalable, est maintenant établie avec certitude.

En cas d'activité sportive, il est préférable d'injecter l'insuline à distance des muscles qui travaillent pour éviter une absorption trop rapide de l'insuline. De plus, une adaptation des doses d'insuline est habituellement nécessaire selon les conseils du médecin.

Votre entourage doit savoir reconnaître les signes d'une *hypoglycémie* et pouvoir vous administrer, en cas de perte de connaissance, une ampoule de GLUCAGEN. Celle-ci est conservée de préférence au réfrigérateur ou, en cas de nécessité, à température ambiante (inférieure à 25 °C) pendant 2 ans.

Veillez à ne pas manquer d'insuline, notamment pendant les week-ends et jours fériés ; lors de vos déplacements, munissez-vous d'une réserve ou de votre ordonnance en cours de validité. Un certificat de traitement par insuline peut être nécessaire pour franchir certaines frontières.

L'insuline se conserve sans problème 4 à 6 semaines à une température inférieure à 25 °C et plusieurs mois à une température proche de 0 °C (mais elle ne doit jamais être congelée). Elle se dégrade d'autant plus vite que la température est élevée.

En pratique :

- conservez les cartouches non entamées dans la partie basse du réfrigérateur. Si c'est impossible, ne les conservez pas plus de 1 ou 2 mois (selon que vous êtes dans une région chaude ou froide) ;
- conservez les cartouches entamées hors du réfrigérateur pendant une durée maximale de 4 semaines, dans un endroit propre et sec de préférence, à l'abri de la lumière et des hausses de température (pas plus de 25 °C) ;
- une exposition accidentelle ou inévitable à une température de l'ordre de 30 °C à 35 °C est possible sans dommage pendant 2 ou 3 jours ;
- jetez toute cartouche suspecte d'avoir été exposée à la congélation ou à une chaleur excessive, et notamment celles qui ne sont pas limpides et incolores ;
- lors des voyages long-courriers, conservez votre insuline dans vos bagages de cabine pour éviter une exposition au froid excessif dans la soute à bagages.

Effets indésirables possibles

Hypoglycémie (voir Attention), légers troubles de la vision en début de traitement, *nodules* graisseux sous-cutanés (lipodystrophies).

Rarement : *réaction allergique* essentiellement cutanée.

Laboratoires Lilly France

HUMALOG 100 UI/ml flacon

Insuline

sur ordonnance

Présentation

HUMALOG : solution injectable *SC* ; flacon de 10 ml. Liste II - Remb 65 % - **21,65 €**.

Composition

	p ml
Insuline Lispro (analogue à l'insuline humaine)	100 UI

Dans quel cas ce médicament est-il prescrit ?

C'est une *insuline* comparable à l'insuline humaine, obtenue par *biotechnologie*. Son action est rapide et très brève : son effet apparaît environ 15 minutes après l'injection et s'estompe au bout de 2 à 5 heures.

Elle est utilisée dans le traitement du *diabète*.

Attention : Cette insuline est dosée à 100 UI/ml et doit toujours être utilisée avec une seringue à insuline graduée à 100 UI ; les seringues commercialisées avant le 30 mars 2000 doivent être détruites car leurs graduations sont inadaptées à ce dosage.

La mise en route du traitement suppose un apprentissage correct pour injecter l'*insuline*, contrôler la *glycémie* au doigt, rechercher le *sucre* et l'acétone dans les urines et tenir un carnet de surveillance.

L'*hypoglycémie* est la principale complication des traitements par l'insuline. Il s'agit le plus souvent de malaises hypoglycémiques sans gravité dont les principaux signes sont : sueurs, tremblements, troubles visuels, vision double, fatigue soudaine, fringale, *vertiges*, difficulté de concentration. Dans ce cas, le diabétique doit aussitôt absorber 3 à 6 morceaux de sucre ou un sirop sucré.

Beaucoup plus rarement, l'hypoglycémie peut être grave et peut entraîner des troubles du comportement (comparables notamment à l'ébriété), des *convulsions*, voire une perte de connaissance : 1 ampoule de GLUCAGEN doit être injectée immédiatement par *voie* sous-cutanée ou intramusculaire, même à travers les vêtements en cas d'agitation. Si le diabétique ne reprend pas conscience dans les minutes qui suivent, prévenez un service d'urgence. Dans le doute, il n'y a pas de danger à injecter du GLUCAGEN à un diabétique traité par l'insuline. Dans tous les cas, la prise d'une collation ou d'un repas reste nécessaire.

L'autre complication possible chez le diabétique est la survenue d'une *acidocétose* due à un manque important d'insuline. Elle peut être déclenchée par une infection (qui augmente les besoins en insuline) : grippe, rhume, *cystite*, abcès, etc. Elle se manifeste par une grande fatigue, une soif intense et des *troubles digestifs*. Il faut alors rechercher la présence de sucre et d'acétone dans les urines : la présence des deux en quantité importante confirme le diagnostic. Le traitement par insuline ne doit pas être arrêté ; le diabétique doit suivre les consignes de son médecin et, si besoin, le joindre d'urgence.

Évitez les boissons alcoolisées à jeun ou à distance des repas : augmentation du risque d'hypoglycémie.

Conducteur : une *hypoglycémie* peut entraîner un malaise pendant la conduite ou l'utilisation de machines.

Interactions avec d'autres substances

Certains médicaments peuvent déséquilibrer la *glycémie*. Informez votre médecin ou votre pharmacien si vous prenez un *corticoïde*, un *progestatif* à forte dose, un *bêtabloquant*, un *inhibiteur de l'enzyme de conversion* ou un médicament contenant du danazol, de la chlorpromazine, du salbutamol, de la terbutaline, du lanréotide, de l'octréotide ou de l'aspirine à forte dose.

Grossesse et allaitement

L'*insuline* est adaptée au *diabète* de la femme enceinte ou aux troubles passagers de la *glycémie* pendant la durée de la grossesse.

Le traitement par l'insuline n'est pas une contre-indication à l'allaitement.

Mode d'emploi et posologie

Cette *insuline* est habituellement injectée par *voie* sous-cutanée, dans les zones recommandées par votre médecin, en essayant de varier les sites d'injection pour éviter l'apparition de lipodystrophies (*nodules* et épaississement de la peau). Elle ne doit être injectée par voie intramusculaire ou par voie intraveineuse qu'en milieu hospitalier ou sous surveillance médicale.

Pour un meilleur confort, l'insuline peut être sortie du réfrigérateur une heure avant l'injection ou réchauffée dans les mains pendant quelques minutes, puis injectée à température ambiante.

Utilisez exclusivement les seringues à insuline commercialisées après le 30 mars 2000.

Posologie usuelle :

Elle est adaptée en fonction des résultats des analyses réalisées par le diabétique ou par son entourage (carnet de surveillance) et des conseils de son médecin.

Conseils : La sécurité d'une injection d'insuline au travers des vêtements, sans désinfection préalable, est maintenant établie avec certitude.

En cas d'activité sportive, il est préférable d'injecter l'*insuline* à distance des muscles qui travaillent pour éviter une absorption trop rapide. De plus, il est habituellement nécessaire d'adapter les doses d'insuline selon les recommandations du médecin.

Prenez contact avec les associations pour diabétiques : elles diffusent une information utile sur le traitement et la surveillance du *diabète*.

Votre entourage doit savoir reconnaître les signes d'une *hypoglycémie* et pouvoir vous administrer, en cas de perte de connaissance, une ampoule de GLUCAGEN. Celle-ci est conservée de préférence au réfrigérateur ou, en cas de nécessité, à température ambiante (inférieure à 25 °C) pendant 2 ans.

Veillez à ne pas manquer d'insuline, notamment pendant les week-ends et jours fériés ; lors de vos déplacements, munissez-vous d'une réserve ou de votre ordonnance en cours de validité. Un certificat de traitement par insuline peut être nécessaire pour franchir certaines frontières.

L'insuline se conserve sans problème 4 à 6 semaines à une température inférieure à 25 °C et plusieurs mois à une température proche de 0 °C (mais elle

ne doit jamais être congelée). Elle se dégrade d'autant plus vite que la température est élevée.
En pratique :
- conservez les flacons non entamés dans la partie basse du réfrigérateur. Si c'est impossible, ne les conservez pas plus de 1 ou 2 mois (selon que vous êtes dans une région chaude ou froide) ;
- conservez les flacons entamés hors du réfrigérateur pendant une durée maximale de 6 semaines, dans un endroit propre et sec de préférence, à l'abri de la lumière et des hausses de température (pas plus de 25 °C) ;
- une exposition accidentelle ou inévitable à une température de l'ordre de 30 °C à 35 °C est possible sans dommage pendant 2 ou 3 jours ;
- jetez tout flacon suspect d'avoir été exposé à la congélation ou à une chaleur excessive, et notamment ceux qui ne sont pas limpides et incolores ;
- lors des voyages long-courriers, conservez votre insuline dans vos bagages de cabine pour éviter leur exposition au froid excessif dans la soute à bagages.

Effets indésirables possibles

Hypoglycémie (voir Attention), légers troubles de la vision en début de traitement, *nodules* graisseux sous-cutanés (lipodystrophies).
Rarement : *réaction allergique* essentiellement cutanée.

Laboratoires Lilly France

HUMALOG MIX 100 UI/ml

Insuline

sur ordonnance

Présentation

HUMALOG MIX 25 : suspension injectable *SC* ; boîte de 5 cartouches de 3 ml. Liste II - Remb 65 % - **41,40 €**.
HUMALOG MIX 25 PEN : suspension injectable *SC* ; boîte de 5 cartouches de 3 ml en stylo prérempli jetable. Liste II - Remb 65 % - **43,18 €**.
HUMALOG MIX 50 : suspension injectable *SC* ; boîte de 5 cartouches de 3 ml. Liste II - Remb 65 % - **41,40 €**.
HUMALOG MIX 50 PEN : suspension injectable *SC* ; boîte de 5 cartouches de 3 ml en stylo prérempli jetable. Liste II - Remb 65 % - **43,18 €**.

Composition

	Mix 25 p ml	Mix 50 p ml
Insuline Lispro	100 UI	100 UI
soit Insuline d'action rapide	25 UI	50 UI
soit Insuline d'action retardée (combinée à la protamine)	75 UI	50 UI

Dans quel cas ce médicament est-il prescrit ?

C'est une *insuline* comparable à l'insuline humaine, obtenue par *biotechnologie*. Elle comprend un mélange d'insuline d'action rapide, active dès la 15e minute et d'insuline d'action intermédiaire dont l'action est retardée et prolongée pendant 15 heures. Suivant la proportion d'insuline rapide (25 ou 50 %), l'action initiale du médicament est plus ou moins marquée.
Elle est utilisée dans le traitement du *diabète*.

Attention : La mise en route du traitement suppose un apprentissage correct pour injecter l'*insuline*, contrôler la *glycémie* au doigt, rechercher le *sucre* et l'acétone dans les urines et tenir un carnet de surveillance.
L'hypoglycémie est la principale complication des traitements par l'insuline. Il s'agit le plus souvent de malaises hypoglycémiques sans gravité dont les principaux signes sont : sueurs, tremblements, troubles visuels, vision double, fatigue soudaine, fringale, *vertiges*, difficulté de concentration. En ce cas, le diabétique doit aussitôt absorber 3 à 6 morceaux de sucre ou un sirop sucré.
Beaucoup plus rarement, l'hypoglycémie peut être grave et entraîner des troubles du comportement (comparables notamment à l'ébriété), des *convulsions*, voire une perte de connaissance : 1 ampoule de GLUCAGEN doit être injectée immédiatement par *voie* sous-cutanée ou intramusculaire, même à travers les vêtements en cas d'agitation. Si le diabétique ne reprend pas conscience dans les minutes qui suivent, prévenez un service d'urgence. Dans le doute, il n'y a pas de danger à injecter du GLUCAGEN à un diabétique traité par l'insuline. Dans tous les cas, la prise d'une collation ou d'un repas reste nécessaire.
L'autre complication possible chez le diabétique est la survenue d'une *acidocétose* due à un manque important d'insuline. Elle peut être déclenchée par une infection (qui augmente les besoins en insuline) : grippe, rhume, *cystite*, abcès, etc. Elle se manifeste par une grande fatigue, une soif intense et des *troubles digestifs*. Il faut alors rechercher la présence de sucre et d'acétone dans les urines : la présence des deux en quantité importante confirme le diagnostic. Le traitement par l'insuline ne doit pas être arrêté ; le diabétique doit suivre les consignes de son médecin et, si besoin, le joindre d'urgence.
Évitez la prise de boissons alcoolisées à jeun ou à distance des repas : augmentation du risque d'hypoglycémie.
Conducteur : une *hypoglycémie* peut entraîner un malaise pendant la conduite ou l'utilisation de machines.

Interactions avec d'autres substances

Certains médicaments peuvent déséquilibrer la *glycémie*. Informez votre médecin ou votre pharmacien si vous prenez un *corticoïde*, un *progestatif* à forte dose, un *bêtabloquant*, un *inhibiteur de l'enzyme de conversion* ou un médicament contenant du danazol, de la chlorpromazine, du salbutamol, de la terbutaline, du lanréotide, de l'octréotide ou de l'aspirine à forte dose.

Grossesse et allaitement

L'*insuline* est adaptée au *diabète* de la femme enceinte ou aux troubles passagers de la *glycémie* pendant la durée de la grossesse.
Le traitement par l'insuline n'est pas une contre-indication à l'allaitement.

Mode d'emploi et posologie

Les cartouches sont à utiliser avec le stylo rechargeable BD Pen Ultra uniquement ; Humalog-Pen est un stylo prêt à l'emploi qui doit être jeté lorsque la cartouche est vide.
Cette *insuline* doit être uniquement injectée par *voie* sous-cutanée dans les zones recommandées par votre médecin, en essayant de varier les sites d'injection pour éviter l'apparition de lipodystrophies (*nodules* et épaississement de la peau).

Agiter par lents retournements le stylo afin d'homogénéiser la suspension avant injection ; purger ensuite l'air éventuellement contenu dans la cartouche.

L'aiguille doit être changée après chaque injection.

Posologie usuelle :

Elle est adaptée en fonction des résultats des analyses réalisées par le diabétique ou son entourage (carnet de surveillance) et des conseils de son médecin.

Conseils : Il est prudent de disposer d'une *insuline* équivalente pour seringue afin de faire face à une perte ou à un défaut de fonctionnement du stylo.

Si vous utilisez deux stylos destinés à injecter deux insulines, veillez à pouvoir les distinguer facilement.

Pour le maniement précis du stylo, conformez-vous à la notice fournie par le fabricant et veillez à ne pas l'égarer.

La sécurité d'une injection d'insuline au travers des vêtements, sans désinfection préalable, est maintenant établie avec certitude.

En cas d'activité sportive, il est préférable d'injecter l'insuline à distance des muscles qui travaillent pour éviter une absorption trop rapide de l'insuline. De plus, une adaptation des doses d'insuline est habituellement nécessaire selon les conseils du médecin.

Prenez contact avec les associations pour diabétiques : elles diffusent une information utile sur le traitement et la surveillance du *diabète*.

Votre entourage doit savoir reconnaître les signes d'une *hypoglycémie* et pouvoir vous administrer, en cas de perte de connaissance, une ampoule de GLUCAGEN. Celle-ci est conservée de préférence au réfrigérateur ou, en cas de nécessité, à température ambiante (inférieure à 25 °C) pendant 2 ans.

Veillez à ne pas manquer d'insuline, notamment pendant les week-ends et jours fériés ; lors de vos déplacements, munissez-vous d'une réserve ou de votre ordonnance en cours de validité. Un certificat de traitement par insuline peut être nécessaire pour franchir certaines frontières.

L'insuline se conserve sans problème 4 à 6 semaines à une température inférieure à 25 °C et plusieurs mois à une température proche de 0 °C (mais elle ne doit jamais être congelée). Elle se dégrade d'autant plus vite que la température est élevée.

En pratique :
- conservez les cartouches non entamées dans la partie basse du réfrigérateur. Si c'est impossible, ne les conservez pas plus de 1 ou 2 mois (selon que vous êtes dans une région chaude ou froide) ;
- conservez les cartouches entamées hors du réfrigérateur pendant une durée maximale de 4 semaines, dans un endroit propre et sec de préférence, à l'abri de la lumière et des hausses de température (pas plus de 25 °C) ;
- une exposition accidentelle ou inévitable à une température de l'ordre de 30 °C à 35 °C est possible sans dommage pendant 2 ou 3 jours ;
- jetez toute cartouche suspecte d'avoir été exposée à la congélation ou à une chaleur excessive, et notamment celles qui ne présentent pas un aspect uniformément blanc et opaque après agitation ;
- lors des voyages long-courriers, conservez votre insuline dans vos bagages de cabine pour éviter une exposition au froid excessif dans la soute à bagages.

Effets indésirables possibles

Hypoglycémie (voir Attention), légers troubles de la vision en début de traitement, *nodules* graisseux sous-cutanés (lipodystrophies).

Rarement : *réaction allergique* essentiellement cutanée.

Laboratoires Lilly France

HUMEX ALLERGIE

Antiallergique

Ce médicament est un générique de RÉACTINE (voir p. 1084), de VIRLIX (voir p. 1324) et de ZYRTECSET (voir p. 1381).

HUMEX ANTITUSSIF

Antitussif opiacé

Présentation

HUMEX ANTITUSSIF Adulte : sirop (arôme cerise) ; flacon de 250 ml avec godet doseur gradué de 15 ml. Non remb.
HUMEX ANTITUSSIF Enfant : sirop (arôme framboise) ; flacon de 125 ml avec cuillère-mesure graduée à 2 ml et 4 ml. Non remb.

Composition

	sirop Ad p 7,5 ml	sirop Enf p 4 ml
Pholcodine	15 mg	5 mg
Saccharose	3,4 g	2,5 g
Titre alcoolique	9°	3,5°

Dans quel cas ce médicament est-il prescrit ?

Ce médicament contient un antitussif *opiacé*, la pholcodine. Il bloque le réflexe de la toux en agissant directement sur le cerveau.

Il est utilisé dans le *traitement symptomatique* des toux sèches et des toux d'irritation.

Contre-indications

Ce médicament ne doit pas être utilisé dans les cas suivants :
- *asthme*,
- *insuffisance respiratoire*,
- enfant de moins de 15 ans (sirop Adulte),
- **allaitement**.

Attention : Ce médicament n'est pas adapté au traitement de la toux grasse, qui est un mécanisme de défense normal de l'organisme permettant l'évacuation des mucosités présentes dans les bronches.

La toux est un *symptôme* qui peut révéler de nombreuses maladies : consultez votre médecin si elle persiste plus de quelques jours.

Ce médicament contient du *sucre* (saccharose) en quantité notable.

Évitez la prise de boissons alcoolisées pendant le traitement.

Ce médicament peut induire une somnolence, parfois intense chez certaines personnes. Cette somnolence peut être augmentée par la prise d'*alcool* ou d'autres médicaments *sédatifs*. La conduite et l'utilisation de machines dangereuses sont déconseillées, surtout dans les heures qui suivent la prise du médicament.

Interactions avec d'autres substances

Informez votre médecin ou votre pharmacien si vous prenez d'autres médicaments *sédatifs* (tranquillisants, somnifères, certains médicaments contre la douleur contenant des *opiacés*, *antidépresseurs*, *neuroleptiques*...).

Grossesse et allaitement

L'utilisation de la *codéine* et de ses dérivés (codéthyline, pholcodine) ne doit être envisagée chez la femme enceinte qu'en cas de nécessité, en effet :

- une *insuffisance respiratoire* peut survenir chez le nouveau-né d'une mère traitée par des doses élevées, même si le traitement est ponctuel mais précède de peu l'accouchement ;
- un *syndrome de sevrage*, à l'inverse, peut concerner des nouveau-nés si leur mère reçoit un traitement régulier, même à faible dose.

Il est donc important de signaler à l'obstétricien la prise éventuelle de codéine ou d'un de ses dérivés, afin que ces risques puissent être prévenus par une surveillance et un éventuel traitement adapté.

Ce médicament passe dans le lait maternel. Il est contre-indiqué pendant l'allaitement.

Mode d'emploi et posologie

Ce médicament doit être pris de préférence au moment où survient la toux, en espaçant les prises d'au moins 4 heures.

Posologie usuelle :

- Adulte : 1 godet de 7,5 ml de sirop Adulte, 1 à 6 fois par jour. En cas d'*insuffisance hépatique* et chez la personne âgée, la *posologie* initiale est généralement réduite de moitié.
- Enfant de 35 à 50 kg (de 12 à 15 ans) : 1 cuillère-mesure de 4 ml, 1 à 6 fois par jour.
- Enfant de 20 à 35 kg (de 6 à 12 ans) : 1 cuillère-mesure de 2 ml, 1 à 6 fois par jour.

Conseils : Ce médicament peut être en accès libre dans certaines pharmacies ; néanmoins, n'hésitez pas à demander conseil à votre pharmacien.

Une toux nocturne aggravée par ce médicament peut être une toux allergique : demandez à votre médecin.

La cigarette est irritante pour les bronches et entretient la toux : évitez de fumer ou d'être exposé à la fumée des autres.

Des mesures simples permettent de calmer les toux sèches : boissons chaudes et humidification de l'air ambiant.

Effets indésirables possibles

Constipation et, plus rarement, somnolence, sensation de vertige, nausées, vomissements, *bronchospasme*, *réaction allergique* cutanée.

Laboratoires Urgo

HUMEX EXPECTORANT comprimé

Fluidifiant bronchique

Présentation

HUMEX EXPECTORANT 100 mg : comprimé à sucer (arôme orange) ; boîte de 20. Non remb.

Composition

	p cp
Acétylcystéine	100 mg
Sorbitol	+

Dans quel cas ce médicament est-il prescrit ?

Ce médicament fluidifie les sécrétions (mucosités) présentes dans les bronches. Il facilite leur évacuation par la toux.

Il est utilisé en cas de toux grasse avec difficulté à cracher, notamment au cours des bronchites aiguës.

Attention : Ce médicament ne peut être utilisé en cas de *bronchite chronique* que sur avis médical.

Des précautions sont nécessaires en cas d'*ulcère* de l'estomac ou du *duodénum*.

N'utilisez pas d'*antitussif* en plus de ce médicament sans l'avis de votre médecin ou de votre pharmacien.

En cas de fièvre, de sécrétions qui persistent au-delà de quelques jours ou qui se colorent, consultez votre médecin.

Grossesse et allaitement

L'effet de ce médicament pendant la grossesse est mal connu. L'évaluation du risque éventuel lié à son utilisation est individuelle : demandez conseil à votre pharmacien ou à votre médecin.

L'utilisation de ce médicament est possible pendant l'allaitement.

Mode d'emploi et posologie

Ce médicament doit être pris de préférence avant les repas.

Posologie usuelle :

- Adulte : 2 comprimés, 2 à 3 fois par jour.

Le traitement peut être interrompu dès l'amélioration des symptômes. Sa durée ne doit pas dépasser 5 jours sans avis médical.

Conseils : Ce médicament peut être en accès libre dans certaines pharmacies ; néanmoins, n'hésitez pas à demander conseil à votre pharmacien.

Fumer, ou être exposé à la fumée des autres, est un frein important à l'évacuation des mucosités.

Il est nécessaire de lutter contre la sécheresse de l'air ambiant (humidificateur...) pour éviter le dessèchement des sécrétions. Il est également recommandé de boire beaucoup.

Chez la personne âgée, l'incapacité à évacuer les crachats peut justifier l'aide d'un kinésithérapeute, sur prescription médicale.

Effets indésirables possibles

Douleurs d'estomac, nausées, diarrhée.

Laboratoires Urgo

HUMEX EXPECTORANT sirop

Informations détaillées sur www.monvidal.com

HUMEX MAL DE GORGE collutoire

Préparation pour la bouche et la gorge : antiseptique et antalgique

Présentation

HUMEX MAL DE GORGE : *collutoire* (arôme citron) ; flacon de 35 ml. Non remb.

Composition

	p 100 ml
Benzalkonium chlorure	30 mg
Lidocaïne chlorhydrate	300 mg

Dans quel cas ce médicament est-il prescrit ?

Ce *collutoire* contient un *antiseptique* (benzalkonium) qui a un effet antibactérien et un *anesthésique* local (lidocaïne) qui a une action *antalgique*.

Il est utilisé dans le *traitement d'appoint* des affections de la bouche et de la gorge (maux de gorge peu intenses, *aphtes*...).

Contre-indications

Ce médicament ne doit pas être utilisé dans les cas suivants :

- *allergie* aux *anesthésiques* locaux ou aux *antiseptiques* de la famille des *ammoniums quaternaires*,
- enfant de moins de 6 ans.

Attention : En l'absence d'amélioration au bout de 5 jours, de douleur en avalant ou en cas d'apparition de fièvre, consultez votre médecin. Il pourra faire la différence entre une *pharyngite* et une angine. En cas d'angine bactérienne, un traitement *antibiotique* est nécessaire afin d'éviter des complications ultérieures, cardiaques ou rénales.

L'usage prolongé des traitements antiseptiques locaux (*gargarisme*, *collutoire*, pastille) n'est pas souhaitable ; il peut modifier l'équilibre microbien naturel de la gorge.

Une surconsommation pourrait favoriser le passage de l'*anesthésique* local dans le sang et provoquer des troubles nerveux et cardiaques : respectez la *posologie*.

Sportif : les *anesthésiques* locaux ont été retirés de la liste des substances dopantes publiée dans les arrêtés du 20 avril et du 16 août 2004 par le ministère de la Jeunesse et des Sports.

Interactions avec d'autres substances

Il est généralement inutile d'associer des *antiseptiques* différents. Ceux-ci peuvent être contenus dans de nombreux produits disponibles en automédication : pastille, *collutoire* et solution nasale ; demandez conseil à votre pharmacien.

Grossesse et allaitement

L'effet de ce médicament pendant la grossesse ou l'allaitement est mal connu. L'évaluation du risque éventuel lié à son utilisation est individuelle : demandez conseil à votre pharmacien ou à votre médecin.

Mode d'emploi et posologie

Les pulvérisations doivent être espacées d'au moins 4 heures.

Posologie usuelle :

- Adulte : 2 pulvérisations, 4 à 6 fois par jour.
- Enfant de 6 à 15 ans : 2 pulvérisations, 2 ou 3 par jour.

Conseils : Chez l'enfant, la pulvérisation peut provoquer un spasme du larynx : n'introduisez pas trop profondément l'embout dans sa bouche.

Évitez l'usage de ce médicament avant les repas ou la prise de boisssons : l'*anesthésique* local est susceptible de provoquer des troubles de la déglutition ; ceux-ci pourraient être à l'origine du passage d'aliments dans les *voies* respiratoires.

Effets indésirables possibles

Réaction allergique

Engourdissement passager de la langue.

Laboratoires Urgo

HUMEX MAL DE GORGE pastilles

Préparation pour la bouche et la gorge : antiseptique

Présentation

HUMEX MAL DE GORGE ORANGE 20 mg : pastille à sucer (arôme orange) ; boîte de 24. Non remb.
HUMEX MAL DE GORGE MIEL CITRON 20 mg : pastille à sucer (arôme miel citron) ; boîte de 24. Non remb.
HUMEX MAL DE GORGE MENTHE 20 mg Sans Sucre : pastille à sucer (arôme menthe) ; boîte de 24. Non remb.
HUMEX MAL DE GORGE FRUITS ROUGES 20 mg Sans Sucre : pastille à sucer (arôme fruits rouges) ; boîte de 24. Non remb.

Composition

	p past	p past sans sucre
Biclotymol	20 mg	20 mg
Saccharose	1,3 g	

Dans quel cas ce médicament est-il prescrit ?

Ce médicament contient du biclotymol qui a un effet *antiseptique*, *antalgique* et légèrement *anti-inflammatoire*.

Il est utilisé dans le traitement des maux de gorge et des petites plaies de la bouche (*aphtes* par exemple).

Attention : En l'absence d'amélioration au bout de 5 jours, de douleur en avalant ou en cas d'apparition de fièvre, consultez votre médecin. Il pourra faire la différence entre une *pharyngite* et une angine. En cas d'angine bactérienne, un traitement *antibiotique* est nécessaire afin d'éviter des complications ultérieures, cardiaques ou rénales.

L'usage prolongé des traitements antiseptiques locaux (*gargarisme*, *collutoire*, pastille) n'est pas souhaitable ; il peut modifier l'équilibre microbien naturel de la gorge.

Interactions avec d'autres substances

Il est généralement inutile d'associer des *antiseptiques* différents. Ceux-ci peuvent être contenus dans de nombreux produits disponibles en automédication : pastille, *collutoire* et solution nasale ; demandez conseil à votre pharmacien.

Grossesse et allaitement

L'utilisation ponctuelle de ce médicament pendant la grossesse ou l'allaitement ne semble pas poser de problème particulier.

Mode d'emploi et posologie

Les pastilles doivent être sucées lentement sans être croquées. Les prises doivent être réparties au cours de la journée.

Posologie usuelle :

- Adulte : 1 pastille, 4 à 6 fois par jour.
- Enfant de 6 à 15 ans : 1 à 3 pastilles par jour.

La durée du traitement est limitée à 5 jours sans avis médical.

Conseils : Ce médicament peut être en accès libre dans certaines pharmacies ; néanmoins, n'hésitez pas à demander conseil à votre pharmacien.

Laboratoires Urgo

HUMEX RHINITE ALLERGIQUE

Antiallergique : antihistaminique et vasoconstricteur

Présentation

HUMEX RHINITE ALLERGIQUE : comprimé ; boîte de 15 comprimés Jour et 5 comprimés Nuit. Non remb.

Composition

	p cp Jour	p cp Nuit
Pseudoéphédrine chlorhydrate	60 mg	
Cétirizine dichlorhydrate		10 mg
Lactose		+

Dans quel cas ce médicament est-il prescrit ?

Ce médicament se présente sous forme de comprimé Jour contenant un *vasoconstricteur* décongestionnant et sous forme de comprimé Nuit contenant un *antihistaminique* antiallergique.

Il est utilisé dans le *traitement symptomatique* de la *rhinite* d'origine allergique avec congestion nasale (nez bouché).

Contre-indications

Ce médicament ne doit pas être utilisé dans les cas suivants :
- risque de *glaucome* à angle fermé ;
- risque de blocage des urines lié à un *adénome de la prostate* ;
- *hypertension artérielle* non contrôlée par un traitement spécifique ;
- *insuffisance coronarienne* grave ;
- *antécédent* de *convulsions* ;
- antécédent d'*accident vasculaire cérébral* ;
- *insuffisance rénale* ;
- en association avec un *antidépresseur* de type *IMAO* non sélectif ou pendant au moins 15 jours après la prise de celui-ci ;
- en association avec un autre *vasoconstricteur* décongestionnant ou un vasoconstricteur contenant l'une des substances suivantes : bromocriptine, pergolide, lisuride, cabergoline, ergotamine ou dihydroergotamine ;
- enfant de moins de 15 ans ;
- **allaitement.**

Attention : Ce médicament est en vente sans ordonnance. En l'absence d'avis médical, il ne doit toutefois être utilisé qu'en cas de réapparition de symptômes déjà diagnostiqués par un médecin.

La pseudoéphédrine peut provoquer un *glaucome* aigu chez les personnes prédisposées : œil rouge, dur et douloureux, avec vision floue. Une consultation d'extrême urgence auprès d'un ophtalmologiste est nécessaire.

Les *vasoconstricteurs* décongestionnants peuvent augmenter la fréquence cardiaque (*tachycardie*) et provoquer des *palpitations* et des nausées. Si ces effets indésirables sont trop marqués, le traitement doit être interrompu.

Ils peuvent également être responsables de complications rares (*convulsions*, hallucinations, agitation anormale), notamment en cas de *posologie* excessive. Respectez la dose préconisée.

Il est préférable de prendre un avis médical avant d'utiliser ce médicament en cas d'*hyperthyroïdie*, de maladie cardiaque, de *diabète* ou de troubles psychiques.

Ce médicament peut, dans de rares cas, entraîner une baisse de la vigilance. Assurez-vous à l'occasion des premières prises que vous le supportez bien, avant de conduire ou d'utiliser une machine dangereuse.

Sportif : ce médicament contient une substance considérée comme stimulante (phényléphrine, pseudoéphédrine ou synéphrine) qui figure dans le programme de surveillance 2004 du ministère de la Jeunesse et des Sports. Elle peut être recherchée dans les urines des sportifs afin de déceler un éventuel mésusage.

Interactions avec d'autres substances

Ce médicament ne doit pas être associé aux *antidépresseurs* de type *IMAO* non sélectif (MARSILID), à un autre *vasoconstricteur* décongestionnant ou à un vasoconstricteur utilisé dans la maladie de *Parkinson* (bromocriptine, pergolide, lisuride, cabergoline) ou dans la migraine (ergotamine, dihydroergotamine). L'association à ces médicaments risque de provoquer une crise hypertensive.

Grossesse et allaitement

En raison de la présence de pseudoéphédrine, l'usage de ce médicament est déconseillé chez la femme enceinte.

Ce médicament passe dans le lait maternel. Il est contre-indiqué pendant l'allaitement.

Mode d'emploi et posologie

Les comprimés doivent être avalés avec un verre d'eau.

Posologie usuelle :
- Adulte et enfant de plus de 15 ans : 1 comprimé Jour le matin, à renouveler éventuellement à midi et au dîner et 1 comprimé Nuit à prendre au coucher.

La durée du traitement est limitée à 5 jours sans avis médical.

Conseils : Ce médicament agit sur les manifestations de l'*allergie* mais n'en supprime pas la cause. Si les *symptômes* persistent ou s'aggravent, consultez votre médecin.

Effets indésirables possibles

Liés à la pseudoéphédrine : sécheresse de la bouche, nausées, vomissements, *palpitations*, maux de tête, anxiété, insomnie, sueurs, rétention urinaire, *accident vasculaire cérébral* (exceptionnel).

Liés à la cétirizine : troubles digestifs, bouche sèche, *vertiges*, somnolence.

Laboratoires Urgo

HUMEX RHUME comprimé et gélule

Décongestionnant oral : vasoconstricteur, antihistaminique et paracétamol

Présentation

HUMEX RHUME : comprimé et gélule ; boîte de 12 comprimés (blanc) et 4 gélules (blanc et bleu). Non remb.

Composition

	p cp	p gél
Paracétamol	500 mg	500 mg
Pseudoéphédrine chlorhydrate	60 mg	
Chlorphénamine maléate		4 mg

Dans quel cas ce médicament est-il prescrit ?

Ce médicament se présente sous forme de comprimés et de gélules : les comprimés contiennent du paracétamol (*antipyrétique* et *antalgique*) et un *vasoconstricteur* décongestionnant ; les gélules, destinées à être prises le soir, contiennent du paracétamol et un *antihistaminique* ayant un effet asséchant sur les sécrétions nasales.

Il est utilisé dans le *traitement symptomatique* des rhumes avec congestion nasale (sensation de nez bouché), maux de tête ou fièvre.

Contre-indications

Ce médicament ne doit pas être utilisé dans les cas suivants :
- risque de *glaucome* à angle fermé ;
- risque de blocage des urines (*adénome de la prostate*) ;
- *insuffisance hépatique* ;
- *hypertension artérielle* non contrôlée par un traitement spécifique ;
- *insuffisance coronarienne* grave ;
- *antécédent* de *convulsions* ;
- antécédent d'*accident vasculaire cérébral* ;
- en association avec un *antidépresseur* de type *IMAO* non sélectif ou pendant au moins 15 jours après la prise de celui-ci ;
- en association avec un autre *vasoconstricteur* décongestionnant ou un vasoconstricteur contenant l'une des substances suivantes : bromocriptine, pergolide, lisuride, cabergoline, ergotamine ou dihydroergotamine ;
- enfant de moins de 15 ans ;
- **allaitement**.

Attention : La pseudoéphédrine peut provoquer un *glaucome* aigu chez les personnes prédisposées : œil rouge, dur et douloureux, avec vision floue. Une consultation d'extrême urgence auprès d'un ophtalmologiste est nécessaire.

Les *vasoconstricteurs* décongestionnants peuvent augmenter la fréquence cardiaque (*tachycardie*) et provoquer des *palpitations* et des nausées. Si ces effets indésirables sont trop marqués, le traitement doit être interrompu.

Ils peuvent également être responsables de complications rares (*convulsions*, hallucinations, agitation anormale), notamment en cas de *posologie* excessive. Respectez la dose préconisée.

Il est préférable de prendre un avis médical avant d'utiliser ce médicament en cas d'*hyperthyroïdie*, de maladie cardiaque, de *diabète*, de troubles psychiques, d'*insuffisance rénale* et chez la personne âgée, notamment en cas de constipation chronique, de tendance aux *vertiges* ou aux baisses de tension.

Le paracétamol est présent seul ou en association avec d'autres substances dans de nombreux médicaments : assurez-vous de ne pas prendre simultanément plusieurs médicaments contenant du paracétamol, car une prise conjointe entraîne un risque de *surdosage* qui peut être toxique pour le foie.

Évitez les boissons alcoolisées : augmentation du risque de somnolence.

Ce médicament contient un *antihistaminique* qui peut induire une somnolence, parfois intense chez certaines personnes. Cette somnolence peut être augmentée par la prise d'*alcool* ou d'autres médicaments *sédatifs*. Assurez-vous à l'occasion des premières prises que vous le supportez bien, avant de conduire ou d'utiliser une machine dangereuse.

Sportif : ce médicament contient une substance considérée comme stimulante (phényléphrine, pseudoéphédrine ou synéphrine) qui figure dans le programme de surveillance 2004 du ministère de la Jeunesse et des Sports. Elle peut être recherchée dans les urines des sportifs afin de déceler un éventuel mésusage.

Interactions avec d'autres substances

Ce médicament ne doit pas être associé aux *antidépresseurs* de type *IMAO* non sélectif (MARSILID), à un autre *vasoconstricteur* décongestionnant ou à un vasoconstricteur utilisé dans la maladie de Parkinson (bromocriptine, pergolide, lisuride, cabergoline) ou dans la migraine (ergotamine, dihydroergotamine). L'association à ces médicaments risque de provoquer une crise hypertensive.

En cas de traitement par un *anticoagulant* oral et par du paracétamol aux doses maximales (4 g par jour) pendant au moins 4 jours, une surveillance accrue du traitement anticoagulant sera éventuellement nécessaire.

Grossesse et allaitement

L'effet de ce médicament pendant la grossesse est mal connu. Par prudence, son usage est déconseillé chez la femme enceinte.

Ce médicament passe dans le lait maternel. Il est contre-indiqué pendant l'allaitement.

Mode d'emploi et posologie

Les comprimés et les gélules doivent être avalés avec un verre d'eau, en espaçant les prises d'au moins 4 heures. En cas d'*insuffisance rénale* grave, il est nécessaire d'espacer les prises d'au moins 8 heures.

Posologie usuelle :
- Adulte : 1 comprimé le matin, à renouveler éventuellement à midi et au dîner, et 1 gélule le soir au coucher.

Conseils : Ce médicament n'a pas d'effet anti-infectieux. Si les troubles persistent plus de 4 jours, consulter votre médecin.

Effets indésirables possibles

Somnolence ou insomnie : l'*antihistaminique* est *sédatif* alors que le *vasoconstricteur* peut présenter un effet excitant. Suivant les personnes, l'un ou l'autre de ces effets peut prédominer.

Sécheresse de la bouche, constipation, troubles de l'*accommodation*, rétention des urines.

Hypotension orthostatique, troubles de l'équilibre, *vertiges*, tremblements, agitation, confusion des idées notamment chez la personne âgée.

Palpitations, anxiété, maux de tête, sueurs, nausées, vomissements.

Rarement : *réaction allergique*, anomalie de la *numération formule sanguine*.

Laboratoires Urgo

HUMEX RHUME solution nasale

Préparation nasale antiseptique

Présentation

HUMEX RHUME : solution nasale ; flacon pulvérisateur de 15 ml. Non remb.

Composition

	p 100 ml
Benzalkonium chlorure	40 mg
Eucalyptol	+

Dans quel cas ce médicament est-il prescrit ?

Cette solution nasale contient un *antiseptique*.

Elle est utilisée dans le *traitement d'appoint* des *rhinites* et des *rhinopharyngites*.

Contre-indications

Ce médicament ne doit pas être utilisé dans les cas suivants :

- *allergie* aux *antiseptiques* de la famille des *ammoniums quaternaires*,
- enfant ayant des *antécédents* de *convulsions* (présence d'eucalyptol).

Attention : Si votre état ne s'améliore pas après quelques jours de traitement, consultez votre médecin.

L'usage prolongé de ce médicament n'est pas souhaitable : il peut modifier l'équilibre microbien du nez ou de la gorge.

Grossesse et allaitement

L'effet de ce médicament pendant la grossesse ou l'allaitement est mal connu. L'évaluation du risque éventuel lié à son utilisation est individuelle : demandez conseil à votre pharmacien ou à votre médecin.

Mode d'emploi et posologie

Les pulvérisations sont faites au cours d'une brève inspiration, après un mouchage soigneux, en tenant le flacon verticalement.

Posologie usuelle :

- Adulte : 1 ou 2 pulvérisations dans chaque narine, 4 à 5 fois par jour.
- Enfant de plus de 30 mois : 1 pulvérisation dans chaque narine, 3 ou 4 fois par jour.

Sauf avis médical, la durée du traitement ne doit pas dépasser 5 jours.

Conseils : Les solutions nasales *antiseptiques* ou *antibiotiques* peuvent être contaminées par des *germes* : ne les conservez pas au-delà de la durée du traitement.

Effets indésirables possibles

Irritation locale, *réaction allergique*.

Laboratoires Urgo

HUMEX RHUME DES FOINS

Corticoïde nasal

Présentation

HUMEX RHUME DES FOINS Adulte : suspension pour pulvérisation nasale ; flacon pulvérisateur de 20 ml (100 doses). Non remb.

Composition

	p dose
Béclométasone dipropionate	50 µg
Benzalkonium chlorure	+

Dans quel cas ce médicament est-il prescrit ?

Ce médicament d'usage local contient un *corticoïde* qui possède une activité *anti-inflammatoire* marquée sur les *muqueuses*, notamment celles du nez.

Il est utilisé dans le traitement des *rhinites* d'origine allergique (rhume des foins) lors de l'exposition aux pollens au moment de la floraison.

Contre-indications

Ce médicament ne doit pas être utilisé dans les cas suivants :

- saignement de nez,
- *tuberculose* pulmonaire en évolution,
- *ulcère* du duodénum non traité,
- *herpès* buccal ou ophtalmique.

Attention : Ce médicament est en vente sans ordonnance. Il ne doit toutefois être utilisé sans avis médical qu'en cas de réapparition de symptômes déjà diagnostiqués par un médecin et déjà traités par un médicament contenant la même substance.

La béclométasone, administrée par voie nasale, peut en cas de traitement prolongé conduire à une fragilisation de la *muqueuse* nasale.

Des précautions sont nécessaires chez les personnes souffrant d'*ulcérations* nasales ou récemment opérées du nez ou des *sinus*.

En cas d'irritation, de sensation de sécheresse anormale, de rhinite prolongée ou d'autres manifestations allergiques (*conjonctivite*, *asthme*), consultez votre médecin.

Grossesse et allaitement

Les études scientifiques actuellement disponibles n'ont pas mis en évidence de risque de malformation lors de l'utilisation de corticoïdes par voie nasale pendant la grossesse. Seul votre médecin peut apprécier la nécessité du traitement dans votre cas.

Par mesure de prudence, l'usage de ce médicament est déconseillé sans avis médical pendant l'allaitement.

Mode d'emploi et posologie

Les pulvérisations doivent être faites après un mouchage soigneux.

Agiter le flacon avant utilisation.

Posologie usuelle :

- Adulte : 1 pulvérisation dans chaque narine, 4 fois par jour.

La durée du traitement est fonction de l'exposition aux pollens.

Conseils : Ce médicament d'action lente n'est pas adapté au traitement des *rhinites* aiguës. Un délai de quelques jours est nécessaire pour qu'il soit actif. Seules les prises régulières et prolongées permettent d'obtenir l'amélioration recherchée.

L'exposition aux pollens doit être limitée au maximum : éviter les balades à la campagne durant la floraison, n'aérer que brièvement le logement, dormir la fenêtre fermée.

Ce médicament peut être en accès libre dans certaines pharmacies ; néanmoins, n'hésitez pas à demander conseil à votre pharmacien.

Effets indésirables possibles

Irritation et assèchement du nez.

Saignements de nez, maux de tête, goût désagréable. *Réaction allergique*.

Rarement : augmentation de la *tension intraoculaire*, *candidoses* du nez ou du *pharynx*, nécessitant l'arrêt du traitement.

Exceptionnellement : perforation de la cloison nasale.

Laboratoires Urgo

HUMEX TOUX SÈCHE

Antitussif opiacé

Présentation

HUMEX TOUX SÈCHE dextrométhorphane Adulte : sirop (arôme abricot) ; flacon de 200 ml avec godet doseur de 15 ml. Non remb.

HUMEX TOUX SÈCHE dextrométhorphane Enfant : sirop (arôme banane) ; flacon de 125 ml avec godet doseur gradué à 5 et 10 ml. Non remb.

Composition

	Sirop Ad p 15 ml	Sirop Enf p 5 ml
Dextrométhorphane bromhydrate	20 mg	5 mg
Saccharose	11,5 g	4 g

Dans quel cas ce médicament est-il prescrit ?

Ce sirop contient un antitussif *opiacé*. Il bloque le réflexe de la toux en agissant directement sur le cerveau.

Il est utilisé dans le *traitement symptomatique* des toux sèches.

Contre-indications

Ce médicament ne doit pas être utilisé dans les cas suivants :
- *asthme*,
- *insuffisance respiratoire*,
- en association avec un *antidépresseur* de type *IMAO*,
- **allaitement**.

Attention : Ce médicament n'est pas adapté au traitement de la toux grasse, qui est un mécanisme de défense normal de l'organisme permettant l'évacuation des mucosités présentes dans les bronches.

La toux est un *symptôme* qui peut révéler de nombreuses maladies : consultez votre médecin si elle persiste plus de quelques jours.

Ces sirops contient du *sucre* (saccharose) en quantité notable.

Évitez la prise de boissons alcoolisées pendant le traitement.

Ce médicament peut induire une somnolence, parfois intense chez certaines personnes. Cette somnolence peut être augmentée par la prise d'*alcool* ou d'autres médicaments *sédatifs*. La conduite et l'utilisation de machines dangereuses sont déconseillées, surtout dans les heures qui suivent la prise du médicament.

Interactions avec d'autres substances

Ce médicament ne doit pas être associé aux *antidépresseurs* de type *IMAO* non sélectifs (MARSILID) ou sélectifs A (MOCLAMINE) : risque d'élévation de la température, d'agitation, de chute brutale de la tension artérielle.

Informez par ailleurs votre médecin ou votre pharmacien si vous prenez un médicament *sédatif* (tranquillisants, somnifères, certains médicaments contre la douleur contenant des *opiacés*, *antidépresseurs*, *neuroleptiques*...).

Grossesse et allaitement

L'utilisation ponctuelle de ce médicament pendant la grossesse est possible, à condition de respecter la *posologie* recommandée. Néanmoins, son utilisation dans les jours qui ont précédé l'accouchement doit être signalée au médecin ; en effet, une surveillance particulière du *nouveau-né* peut être nécessaire.

Ce médicament passe dans le lait maternel. Il est contre-indiqué pendant l'allaitement.

Mode d'emploi et posologie

Ce médicament est pris de préférence au moment où survient la toux, en espaçant les prises d'au moins 4 heures.

Posologie usuelle :
- Adulte : 1 godet de sirop Adulte, 1 à 6 fois par jour. En cas d'*insuffisance hépatique* et chez la personne âgée, la *posologie* initiale est généralement réduite de moitié.
- Enfant de 20 à 40 kg (soit environ 6 à 13 ans) : 1 godet de 5 ml de sirop Enfant, 1 à 4 fois par jour.
- Enfant de 40 à 50 kg (soit environ 13 à 15 ans) : 1 godet de 10 ml de sirop Enfant, 1 à 4 fois par jour.

Conseils : Ce médicament peut être en accès libre dans certaines pharmacies ; néanmoins, n'hésitez pas à demander conseil à votre pharmacien.

Ce médicament n'entraîne pas de risque de *dépendance* ni de *dépression respiratoire*, aux doses usuelles.

Une toux nocturne aggravée par ce médicament peut être une toux allergique : demandez conseil à votre médecin.

La cigarette est irritante pour les bronches et entretient la toux : évitez de fumer ou d'être exposé à la fumée des autres.

Des mesures simples permettent de calmer les toux sèches : boissons chaudes et humidification de l'air ambiant.

Effets indésirables possibles

Constipation, somnolence, état vertigineux, nausées, vomissements, *réaction allergique* cutanée, exceptionnellement *bronchospasme*.

Laboratoires Urgo

HUMEX tampon pour inhalation

Décongestionnant : inhalation

Présentation

HUMEX : tampon imprégné pour *inhalation* par fulmigation ; 1 tube inhalateur. Non remb.

Composition

	p 100 g
Camphre	42,11 g
Lévomenthol	42,11 g
Salicylate de méthyle	11,58 g

Dans quel cas ce médicament est-il prescrit ?

Ce tube inhalateur contient un tampon imprégné de substances qui possèdent une action locale décongestionnante sur les *muqueuses* des *voies* respiratoires.

Il est utilisé pour faciliter la respiration au cours des affections des voies respiratoires.

Contre-indications

Ce médicament ne doit pas être utilisé chez les enfants ayant des *antécédents* de *convulsions*.

Attention : Ce médicament contient des *terpènes* (camphre, lévomenthol) qui peuvent, dans de très rares cas, provoquer des accidents graves chez le nourrisson et l'enfant : *convulsions*, troubles de conscience, arrêt respiratoire : respectez la *posologie* et les conditions d'utilisation, notamment en cas d'antécédent d'*épilepsie*.
En l'absence d'amélioration au bout de 5 jours, en cas d'apparition de fièvre, consultez votre médecin.

Grossesse et allaitement

L'effet de ce médicament pendant la grossesse ou l'allaitement est mal connu. L'évaluation du risque éventuel lié à son utilisation est individuelle : demandez conseil à votre pharmacien ou à votre médecin.

Mode d'emploi et posologie

Introduire le tube dans la narine et inspirer profondément 2 ou 3 fois.

Posologie usuelle :

- Adulte et enfant de plus de 12 ans : 3 *inhalations* par jour.

Conseils : Il est important de lutter contre la sécheresse de l'air ambiant (humidificateur...) pour éviter le dessèchement des sécrétions nasales et bronchiques.

Effets indésirables possibles

Irritation locale, *réaction allergique*.

En cas de dépassement de la *posologie* usuelle, les *terpènes* peuvent provoquer :
- des *convulsions* chez l'enfant,
- agitation, confusion des idées (notamment chez la personne âgée).

Laboratoires Urgo

HUMEXORAL

Décongestionnant oral : antihistaminique et paracétamol

Présentation

HUMEXORAL : gélule ; boîte de 16. Non remb.

Composition

	p gél
Chlorphénamine maléate	4 mg
Paracétamol	500 mg

Dans quel cas ce médicament est-il prescrit ?

Ce médicament associe un *antihistaminique* ayant un effet asséchant sur les sécrétions nasales et du paracétamol, *antipyrétique* et *antalgique*.

Il est utilisé dans le *traitement symptomatique* des rhumes avec écoulement nasal, maux de tête et/ou fièvre.

Contre-indications

Ce médicament ne doit pas être utilisé dans les cas suivants :
- *insuffisance hépatique*,
- risque de *glaucome* à angle fermé,
- risque de blocage des urines (*adénome de la prostate*).

Attention : Ce médicament peut provoquer un *glaucome* aigu chez les personnes prédisposées : œil rouge, dur et douloureux, avec vision floue. Une consultation d'extrême urgence auprès d'un ophtalmologiste est nécessaire.
Du fait de la présence d'un *antihistaminique* ayant des propriétés *sédatives* et *atropiniques*, des précautions sont nécessaires en cas d'*insuffisance rénale* grave et chez la personne âgée, notamment en cas de constipation chronique, d'*adénome de la prostate*, de tendance aux *vertiges* ou aux baisses de tension.
Le paracétamol est présent seul ou en association avec d'autres substances dans de nombreux médicaments : assurez-vous de ne pas prendre simultanément plusieurs médicaments contenant du paracétamol, car une prise conjointe entraîne un risque de *surdosage* qui peut être toxique pour le foie.
Évitez les boissons alcoolisées : augmentation du risque de somnolence.
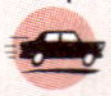
Ce médicament peut induire une somnolence, parfois intense chez certaines personnes. Cette somnolence peut être augmentée par la prise d'*alcool* ou d'autres médicaments *sédatifs*. La conduite et l'utilisation de machines dangereuses sont déconseillées, surtout dans les heures qui suivent la prise du médicament.

Interactions avec d'autres substances

Informez votre médecin ou votre pharmacien si vous prenez un autre médicament ayant des effets *atropiniques* ou *sédatifs* (tranquillisants, somnifères, certains médicaments contre la toux ou contre la douleur contenant des *opiacés*, *antidépresseurs*, *neuroleptiques*...).

En cas de traitement par un *anticoagulant* oral et par du paracétamol aux doses maximales (4 g par jour) pendant au moins 4 jours, une surveillance accrue du traitement anticoagulant sera éventuellement nécessaire.

Grossesse et allaitement

L'utilisation ponctuelle de ce médicament pendant la grossesse est possible, à condition de respecter la *posologie* recommandée. Néanmoins, son utilisation dans les jours qui ont précédé l'accouchement doit être signalée au médecin ; en effet, une surveillance particulière du *nouveau-né* peut être nécessaire.

Ce médicament passe faiblement dans le lait maternel ; par mesure de prudence, son usage est déconseillé chez la femme qui allaite.

Mode d'emploi et posologie

Les gélules doivent être avalées avec un verre d'eau, en respectant un intervalle d'au moins 4 heures entre les prises. En cas d'*insuffisance rénale* grave, il est nécessaire d'espacer les prises d'au moins 8 heures.

Posologie usuelle :

- Adulte : 1 gélule, 1 à 4 fois par jour.

Conseils : Ce médicament n'a pas d'effet anti-infectieux. Si les troubles persistent plus de 5 jours, consulter votre médecin.

Effets indésirables possibles

Somnolence.

Sécheresse de la bouche, constipation, troubles de l'*accommodation*, rétention urinaire.

Hypotension orthostatique, *vertiges*, tremblements, agitation, confusion des idées notamment chez la personne âgée.

Rarement : *réaction allergique*, anomalie de la *numération formule sanguine*.

Laboratoires Urgo

HUMIRA

Informations détaillées sur www.monvidal.com

HUMOXAL

Informations détaillées sur www.monvidal.com

HYALGAN

Traitement de l'arthrose — sur ordonnance

Présentation

HYALGAN : solution injectable ; seringue préremplie de 2 ml. Liste I - Remb 65 % - **30,46 €**.

Composition

	p seringue
Hyaluronate de sodium	20 mg

Dans quel cas ce médicament est-il prescrit ?

Ce médicament contient un dérivé de l'acide hyaluronique, substance présente dans le cartilage et dans la synovie (liquide visqueux qui baigne et lubrifie les articulations).

Il est utilisé dans le *traitement symptomatique* de l'*arthrose* du genou avec douleur et épanchement de synovie.

Contre-indications

Ce médicament ne doit pas être utilisé dans les cas suivants :

- *allergie* aux dérivés de l'acide hyaluronique,
- en association avec un traitement *anticoagulant*,
- enfant de moins de 16 ans.

Attention : Des précautions sont nécessaires chez les personnes souffrant d'*insuffisance rénale* grave. L'injection doit être pratiquée exclusivement par un médecin.

Interactions avec d'autres substances

Ce médicament ne doit pas être utilisé chez les personnes sous traitement *anticoagulant* : risque de saignement dans l'articulation traitée.

Grossesse et allaitement

L'effet de ce médicament pendant la grossesse ou l'allaitement est mal connu : seul votre médecin peut évaluer le risque éventuel de son utilisation dans votre cas.

Mode d'emploi et posologie

La solution doit être injectée directement dans le genou douloureux.

Posologie usuelle :

- Adulte : 1 injection intra-articulaire par semaine, pendant 5 semaines au maximum.

Effets indésirables possibles

Douleur ou *inflammation* locales.

Fièvre, *réaction allergique*.

Laboratoires Expanscience

HYDERGINE

Vasodilatateur — sur ordonnance

Présentation

HYDERGINE 1 mg/ml : solution buvable ; flacon de 50 ml (1 ml = 20 gouttes) avec mesurette graduée. Liste II - Remb 35 % - **3,49 €**.

HYDERGINE 4,5 mg : comprimé sécable (blanc) ; boîte de 30. Liste II - Remb 35 % - **8,69 €**.

Composition

	p 30 gtes	p cp
Dihydroergotoxine mésilate	1,5 mg	4,5 mg
Titre alcoolique	29,2°	

Dans quel cas ce médicament est-il prescrit ?

Ce médicament est un *vasodilatateur* qui appartient à la famille des dérivés de l'*ergot de seigle*. Il augmente le débit sanguin cérébral.

Il est utilisé dans le traitement :

- des troubles du comportement et de la mémoire liés au vieillissement,
- des maladies des yeux dues à un défaut de vascularisation.

Attention : Chez une personne âgée, des troubles attribués au vieillissement peuvent être dus à une *dépression* ; ils nécessitent alors un traitement spécifique.

Grossesse et allaitement

L'effet de ce médicament pendant la grossesse ou l'allaitement est mal connu : seul votre médecin peut évaluer le risque éventuel de son utilisation dans votre cas.

Mode d'emploi et posologie

Ce médicament doit être pris juste avant les repas.

Les gouttes doivent être diluées dans un verre d'eau.

Posologie usuelle :
30 gouttes de solution buvable, 3 fois par jour, ou 1 comprimé à 4,5 mg avant le repas principal.

Conseils : Ne prenez pas ce médicament à jeun afin d'éviter d'éventuels *troubles digestifs*.

Effets indésirables possibles

Nausées en cas de prise à jeun.
Rarement : congestion nasale.

Laboratoires Sigma-Tau France

HYDRACORT

Dermocorticoïde — sur ordonnance

Présentation

HYDRACORT : crème ; tube de 30 g. Liste I - Non remb.

Composition

	p 100 g
Hydrocortisone	500 mg
Acide sorbique	+

Dans quel cas ce médicament est-il prescrit ?

C'est un *dermocorticoïde* d'activité faible. Comme les autres dérivés de la *cortisone* à usage local, il freine le renouvellement et la multiplication des cellules de la peau et limite le suintement.
Il est utilisé pour traiter la *dermite séborrhéique* du visage, les *eczémas* de contact ou *atopiques* du visage et des paupières, d'autres *dermatoses* en relais d'un traitement par un dermocorticoïde plus puissant, et pour soulager les démangeaisons des piqûres d'insectes.

Contre-indications

Ce médicament ne doit pas être utilisé dans les cas suivants :
- infection et parasitose non traitées de la peau (ce médicament n'a pas d'effet anti-infectieux),
- lésion ulcérée,
- *acné* et *rosacée*.

Attention : Cette crème ne doit pas être appliquée chez le *nourrisson* sans avis médical.
N'utilisez pas ce produit de façon prolongée sur les paupières : risque de fragilisation de la paupière et d'augmentation de la *tension intraoculaire*.
Suivez attentivement la prescription de votre médecin et n'hésitez pas à lui demander des explications.

Grossesse et allaitement

Aucun effet néfaste pour l'enfant à naître n'a été établi avec ce médicament. Il peut être prescrit pendant la grossesse.
En raison du risque d'ingestion par le nouveau-né, ce médicament ne doit pas être appliqué sur le mamelon chez la femme qui allaite.

Mode d'emploi et posologie

Étaler la crème sur les lésions et la faire pénétrer par un léger massage. Pour traiter de grandes surfaces de peau : appliquer en touches espacées, puis étaler jusqu'à complète absorption.

Posologie usuelle :
1 ou 2 applications par jour.

Conseils : Ne conseillez pas, ne donnez pas ce médicament à un proche.
Pensez à vous laver les mains après l'application. En cas de contact accidentel avec les yeux, rincez abondamment.

Effets indésirables possibles

Les effets indésirables sont surtout observés avec les *dermocorticoïdes* plus puissants (activité forte ou très forte).
Sont à craindre en cas d'usage prolongé : *atrophie* cutanée, *télangiectasies* (dilatation des petits vaisseaux), vergetures, *purpura* (microhémorragies de la peau), fragilisation de la peau.
Appliqué sur le visage, ils peuvent provoquer une *dermite périorale* ou provoquer ou aggraver une *rosacée*.
Sont possibles également : retard de cicatrisation, *acné*, développement anormal des poils, dépigmentation localisée de la peau.
L'utilisation des *dermocorticoïdes* sous un pansement étanche ou dans les plis peut favoriser la prolifération des bactéries ou une allergie cutanée. Consulter votre médecin en cas de rougeur ou de douleur apparue après le début du traitement.

Laboratoires Galderma International

HYDRASTIS COMPOSÉ BOIRON

Informations détaillées sur www.monvidal.com

HYDRÉA

Chimiothérapie anticancéreuse — sur ordonnance

Présentation

HYDRÉA : gélule (rose et vert) ; boîte de 20. Liste I - Remb 100 % - **6,17 €**.

Composition

	p gél
Hydroxycarbamide (ou hydroxyurée)	500 mg

Dans quel cas ce médicament est-il prescrit ?

Ce médicament est une *chimiothérapie anticancéreuse*, dont le mécanisme d'action n'est pas totalement connu. Il agit essentiellement sur la synthèse des cellules du sang.
Il est utilisé dans le traitement de différents *cancers* et de certaines maladies rares (*thrombocytémie essentielle*).

Contre-indications

Ce médicament ne doit pas être utilisé dans les cas suivants :
- **grossesse**,
- **allaitement**.

Attention : Le risque de toxicité sur la moelle osseuse est important, entraînant une baisse des *globules rouges*, des *globules blancs* et des *plaquettes* : des examens sanguins vous seront régulièrement demandés, notamment avant chaque traitement.
Des précautions sont nécessaires en cas d'insuffisance rénale.
Les patients traités par ce médicament (femme ou homme) doivent suivre une contraception ou s'abstenir de rapports sexuels non protégés durant la durée du traitement et au cours des 3 à 6 mois suivant son arrêt.

Interactions avec d'autres substances

En cas de vaccination, l'utilisation d'un *vaccin* vivant est déconseillée (contre-indiquée dans le cas du vaccin contre la *fièvre jaune*).

Ce médicament ne doit pas être associé à la phénytoïne : risque de *convulsions*.

Grossesse et allaitement

Une grossesse est contre-indiquée lorsque l'un des partenaires (femme ou homme) est traité par ce médicament : voir Attention.

L'utilisation de ce médicament contre-indique l'allaitement.

Mode d'emploi et posologie

La dose quotidienne peut être avalée en 1 à 3 prises par jour selon les cas.

Posologie usuelle :

La *posologie* est strictement individuelle ; pour l'établir, le médecin tient compte de vos *antécédents*, de votre *surface corporelle*, calculée à partir de votre taille et de votre poids, du type de *tumeur*.

> **Conseils :** Lorsque ce médicament est utilisé pour traiter des tumeurs rapidement évolutives, comme par exemple les *leucémies* aigües, il est recommandé de boire des eaux riches en bicarbonates (Eau de Vichy) pendant le traitement pour éviter des troubles urinaires.

Effets indésirables possibles

Ce médicament peut entraîner une baisse des *globules rouges* (*anémie*), des *globules blancs* et des *plaquettes* liée à la toxicité du produit sur la moelle osseuse (voir Attention). En cas d'essoufflement, de fièvre ou de saignements, consultez rapidement votre médecin.

Nausées, vomissements. A domicile, si ces troubles persistent et vous empêchent de boire en quantité suffisante, vous devez rapidement contacter votre médecin.

Inflammation des muqueuses buccales (*stomatite*), que l'on peut soulager par des traitements adaptés.

Une perte de cheveux est rare.

Ce médicament peut être responsable d'une toxicité pour les glandes sexuelles, avec risque d'arrêt plus ou moins définitif des règles chez la femme et diminution de la fertilité chez l'homme (une congélation préventive du sperme peut être proposée).

Laboratoires Bristol-Myers Squibb

HYDROCLONAZONE

Informations détaillées sur www.monvidal.com

HYDROCORTANCYL

Dérivé de la cortisone — **sur ordonnance**

Présentation

HYDROCORTANCYL 2,5 % **:** suspension injectable ; flacon de 5 ml. Liste I - Remb 65 % - **3,74 €**.

Composition

	p flacon
Prednisolone acétate	125 mg
Alcool benzylique	+

Dans quel cas ce médicament est-il prescrit ?

C'est un *anti-inflammatoire* stéroïdien qui appartient à la famille des *corticoïdes* de synthèse (dérivés chimiques de la *cortisone* naturelle). Les propriétés de la cortisone sont nombreuses, mais ce médicament est surtout utilisé pour son effet anti-inflammatoire puissant et prolongé. Il présente, à efficacité égale, moins d'effets indésirables que la cortisone naturelle.

Il est utilisé en traitement local (irrigation ou *infiltration*) dans les cas suivants :

- *inflammation* des articulations, des tendons et des ligaments, poussées douloureuses d'*arthrose* ;
- maladie de *Dupuytren*, *syndrome du canal carpien* ;
- inflammation des nerfs, des yeux ou des *sinus* ;
- cicatrice *chéloïde*.

Contre-indications

Ce médicament ne doit pas être utilisé dans les cas suivants :

- infection locale ou générale non contrôlée par un traitement adapté,
- prédisposition aux *hémorragies* (traitement anticoagulant, hémophilie...).

> **Attention :** L'injection de ce médicament ne doit être pratiquée que sous contrôle médical : l'asepsie doit être rigoureuse et l'injection ne doit pas être faite dans les tendons.
>
> En cas d'injections répétées ou multiples, l'effet de ce médicament peut se manifester à distance du site d'injection par diffusion du *corticoïde* dans le sang. Certaines précautions peuvent alors être nécessaires en cas de maladies virales, de troubles nerveux graves, de vaccination récente ou à venir par un *vaccin* vivant, de *diabète*, d'*hypertension artérielle* grave.
>
> Sportif : ce médicament contient une substance susceptible de rendre positifs certains *tests antidopage*.

Interactions avec d'autres substances

En cas d'injection locale unique ou répétée à faible dose, le risque d'interactions médicamenteuses est limité ou nul.

Grossesse et allaitement

Les études scientifiques actuellement disponibles n'ont pas mis en évidence de problème particulier lors de l'utilisation ponctuelle de ce médicament chez la femme enceinte. Seul votre médecin peut évaluer le risque éventuel en cas d'utilisation prolongée.

En cas d'injections multiples ou répétées, il peut être nécessaire d'interrompre l'allaitement : prenez l'avis de votre médecin.

Mode d'emploi et posologie

L'injection (*infiltration*) est faite dans la zone à traiter ou à proximité.

Posologie usuelle :

1 injection de 0,5 à 2 ml. Elle peut être renouvelée, selon l'évolution.

Effets indésirables possibles

Liés à la *voie* d'administration : infection, calcification, *atrophie* cutanée, maux de tête, bouffées de chaleur, *réaction allergique*, douleur articulaire au site d'injection liée à l'effet irritant initial des microcristaux de médicament contenus dans la suspension injectable.

Laboratoires sanofi-aventis France

HYDROCORTISONE KERAPHARM

Informations détaillées sur www.monvidal.com

HYDROCORTISONE ROUSSEL

Informations détaillées sur www.monvidal.com

HYDROSOL POLYVITAMINÉ PHARMADÉVELOPPEMENT

Informations détaillées sur www.monvidal.com

HYDROXYDE ALUMINIUM MAGNÉSIUM SANDOZ CONSEIL

Informations détaillées sur www.monvidal.com

HYDROXYZINE RENAUDIN

Informations détaillées sur www.monvidal.com

HYPERICUM COMPLEXE N° 26

Informations détaillées sur www.monvidal.com

HYPERIUM

Antihypertenseur — sur ordonnance

Présentation

HYPERIUM 1 mg : comprimé (blanc) ; boîte de 30. Liste I - Remb 65 % - **11,71 €**.
HYPERIUM 1 mg : comprimé (blanc) ; boîte de 90. Liste I - Remb 65 % - **33,79 €**.

Composition

	p cp
Rilmenidine	1 mg
Lactose	+

Dans quel cas ce médicament est-il prescrit ?

Ce médicament est un *antihypertenseur*. Il agit sur les centres nerveux qui interviennent dans la régulation de la tension artérielle.

Il est utilisé dans le traitement de l'*hypertension artérielle*.

Contre-indications

Ce médicament ne doit pas être utilisé dans les cas suivants :
- *état dépressif* grave,
- *insuffisance rénale* grave,
- en association avec le sultopride.

Attention : N'interrompez jamais brutalement le traitement prescrit. Espacez progressivement les prises. Un avis médical est toujours préférable.
Évitez la prise de boissons alcoolisées pendant le traitement.
Conducteur : à forte dose, ce médicament peut être responsable d'une somnolence ou d'une baisse de la vigilance.

Interactions avec d'autres substances

Ce médicament ne doit pas être associé avec le sultopride : risque de *torsades de pointes*.

Informez votre médecin ou votre pharmacien si vous prenez un *bêtabloquant* ou un *sédatif*.

En outre, l'effet *antihypertenseur* de ce médicament peut être augmenté par certains médicaments tels que les *neuroleptiques*, les *antidépresseurs imipraminiques*, les *alphabloquants* utilisés dans certains troubles urinaires, les médicaments contenant du baclofène ; il peut être diminué par les *corticoïdes*. Votre médecin doit être informé si vous êtes traité par l'un ou l'autre de ces médicaments.

Grossesse et allaitement

L'effet de ce médicament sur l'enfant à naître est mal connu. Par mesure de prudence, son usage est déconseillé pendant la grossesse.

Ce médicament passe dans le lait maternel : il est déconseillé pendant l'allaitement.

Mode d'emploi et posologie

Les comprimés doivent être avalés avec un peu d'eau, au début des repas.

Posologie usuelle :
- Adulte : 1 comprimé par jour, le matin.

Si le traitement n'est pas suffisament efficace, le médecin peut augmenter la posologie à 1 comprimé matin et soir.

Conseils : Votre tension artérielle doit être contrôlée régulièrement. Les appareils permettant une mesure automatique de la tension à domicile utilisent souvent un procédé de mesure différent de celui qu'emploie votre médecin. Si vous avez un tel appareil, apportez-le en consultation pour vous assurer que la mesure obtenue est bien conforme à celle du tensiomètre de votre médecin.
Le traitement médicamenteux ne dispense pas de mesures simples pouvant faire baisser la tension artérielle : activité physique régulière, modération de la consommation de boissons alcoolisées et de *sel*, lutte contre l'excès de poids.

Effets indésirables possibles

Rarement : fatigue, *palpitations*, insomnie ou somnolence, douleurs d'estomac, diarrhée, sécheresse de la bouche, *éruption cutanée*.

Exceptionnellement : *hypotension orthostatique*, *œdèmes*, crampes, nausées, constipation, bouffées de chaleur, troubles sexuels, anxiété, état dépressif, pieds et mains froids.

Laboratoires Servier

HYPOSTAMINE

Informations détaillées sur www.monvidal.com

HYTACAND

Association d'antihypertenseurs — sur ordonnance

Présentation

HYTACAND 8 mg/12,5 mg : comprimé ; boîte de 30. Liste I - Remb 65 % - **24,01 €**.
HYTACAND 8 mg/12,5 mg : comprimé ; boîte de 90. Liste I - Remb 65 % - **65,27 €**.
HYTACAND 16 mg/12,5 mg : comprimé ; boîte de 30. Liste I - Remb 65 % - **25,21 €**.
HYTACAND 16 mg/12,5 mg : comprimé ; boîte de 90. Liste I - Remb 65 % - **68,33 €**.

Composition

	p cp	p cp
Candésartan cilexetil	8 mg	16 mg
Hydrochlorothiazide	12,5 mg	12,5 mg
Lactose	+	+

Dans quel cas ce médicament est-il prescrit ?

Cet *antihypertenseur* contient deux substances :
- le candésartan, de la famille des *inhibiteurs de l'angiotensine II*. Il bloque l'action de l'angiotensine II, substance naturellement présente dans l'organisme. Celle-ci est responsable d'une contraction des artères qui augmente la pression artérielle et fatigue le cœur ;
- l'hydrochlorothiazide, un *diurétique* dont la structure chimique est proche de celles des *sulfamides*. Son action renforce celle du candésartan.

Il est utilisé dans le traitement de l'*hypertension artérielle*.

Contre-indications

Ce médicament ne doit pas être utilisé dans les cas suivants :
- *allergie* au candésartan ou aux *sulfamides*,
- *encéphalopathie hépatique*,
- *insuffisance rénale* grave,
- **grossesse** (à partir du 4e mois),
- **allaitement**.

Attention : Si vous suiviez auparavant un traitement par *diurétique* ou un régime sans *sel*, la baisse de la tension artérielle peut être importante lors des premières prises du médicament : risque de malaise ou d'étourdissement pouvant entraîner une chute. Il est donc recommandé de prendre un régime normalement salé ou d'interrompre le traitement diurétique avant la première prise de ce médicament. Votre médecin vous donnera toutes les informations utiles à ce sujet.

Chez les personnes atteintes d'une *insuffisance hépatique*, l'apparition de troubles de la conscience peut annoncer une complication. Ne poursuivez pas le traitement sans l'avis de votre médecin.

Des précautions sont nécessaires en cas d'*insuffisance cardiaque* grave ou chez les personnes souffrant d'*hypertension artérielle* due à un rétrécissement des artères rénales, de rétrécissement des valves cardiaques ou de *cardiomyopathie* obstructive.

Faites pratiquer régulièrement les analyses de sang prescrites par votre médecin ; elles sont notamment destinées à vérifier le bon fonctionnement de vos reins (dosage de la *créatinine*) et les taux de *potassium* et de *sodium* sanguins.

Le diurétique contenu dans ce médicament peut faire baisser la *kaliémie* : évitez d'utiliser des *laxatifs stimulants* dont l'usage régulier contribue à la baisse du taux de potassium dans le sang. Il peut par ailleurs augmenter le taux sanguin d'*acide urique* (possibilité de crise de *goutte*).

Sportif : ce médicament contient une substance susceptible de rendre positifs certains *tests antidopage*.

Conducteur : ce médicament peut être responsable de *vertiges*.

Interactions avec d'autres substances

Ce médicament peut interagir avec les médicaments susceptibles de provoquer une *hyperkaliémie* (*diurétique*, sel de *potassium*...), avec les médicaments donnant des *torsades de pointes* et avec les médicaments contenant du lithium.

Informez par ailleurs votre médecin si vous prenez un *digitalique*, un *laxatif stimulant*, un *AINS*, ou un médicament contenant de la metformine, de la carbamazépine, de la ciclosporine ou un sel de calcium.

En outre, l'effet *antihypertenseur* de ce médicament peut être augmenté par certains médicaments tels que les *neuroleptiques*, les *antidépresseurs imipraminiques*, les médicaments contenant du baclofène ; il peut être diminué par les *corticoïdes*. Votre médecin doit être informé si vous êtes traité par l'un ou par l'autre.

Chez le diabétique traité par l'*insuline*, une adaptation de la *posologie* de l'insuline peut être nécessaire.

Grossesse et allaitement

L'effet de ce médicament sur l'enfant à naître pendant les 3 premiers mois de la grossesse est mal connu. Par prudence, son usage est déconseillé. Au cours des 6 derniers mois de la grossesse, une prise prolongée de ce médicament peut altérer les reins du fœtus. Son utilisation est contre-indiquée à partir du 4e mois de la grossesse.

En conséquence, un désir de grossesse nécessite le remplacement de ce médicament par un autre antihypertenseur. Si une grossesse survient alors que vous prenez ce médicament, consultez rapidement votre médecin pour qu'il modifie votre traitement.

Ce médicament passe dans le lait maternel ; un choix est donc nécessaire entre l'allaitement et la prise du médicament. Cette décision devra être prise en accord avec votre médecin.

Mode d'emploi et posologie

Les comprimés doivent être avalés avec un verre d'eau. Ils peuvent être pris indifféremment au cours ou en dehors des repas.

Posologie usuelle :
- Adulte : 1 comprimé par jour.

Conseils : Votre tension artérielle doit être contrôlée régulièrement. Les appareils permettant une mesure automatique de la tension à domicile utilisent souvent un procédé de mesure différent de celui qu'emploie votre médecin. Si vous avez un tel appareil, apportez-le en consultation pour vous assurer que la mesure obtenue est bien conforme à celle du tensiomètre de votre médecin.

Le traitement médicamenteux ne dispense pas de mesures simples pouvant faire baisser la tension artérielle : activité physique régulière, modération de la consommation de boissons alcoolisées et de *sel*, lutte contre l'excès de poids.

Les *diurétiques* exposent au risque de déshydratation : les personnes âgées devront boire abondamment, notamment pendant les fortes chaleurs.

Effets indésirables possibles

Étourdissements dus à une *hypotension orthostatique*, *réaction allergique*.

Aggravation réversible d'une *insuffisance rénale*.

Augmentation du taux d'*acide urique* ou de glucose dans le sang et exceptionnellement du calcium.

Baisse du taux de *potassium*, associée ou non à des crampes.

Rarement :
- baisse du taux de *sodium* dans le sang (natrémie) et risque de troubles du comportement,

- anomalie de la *numération formule sanguine*,
- *œdème*, *troubles digestifs*, *vertiges*, fatigue, maux de tête, fourmillement des extrémités, infections des voies respiratoires, douleurs dorsales.

Exceptionnellement : *pancréatite*, troubles visuels.

Laboratoires AstraZeneca

HYTRINE
Alphabloquant

sur ordonnance

Présentation

HYTRINE 1 mg : comprimé (blanc) ; boîte de 15. Liste I - Remb 35 % - **8,18 €**.
HYTRINE 5 mg : comprimé (saumon) ; boîte de 28. Liste I - Remb 35 % - **19,28 €**.

Composition

	p cp	p cp
Térazosine	1 mg	5 mg

Dans quel cas ce médicament est-il prescrit ?

Ce médicament appartient à la famille des *alphabloquants*. Il lutte contre la contraction des *voies* urinaires.
Il est utilisé dans le traitement des troubles urinaires dus à un *adénome de la prostate*.

Contre-indications

Ce médicament ne doit pas être utilisé en cas d'*antécédent* d'*hypotension orthostatique*.

Attention : Une *hypotension orthostatique*, due à la dilatation des vaisseaux sanguins, peut survenir dans les heures qui suivent la prise du médicament. Ce malaise, souvent précédé de *vertiges* et de sueurs, est favorisé par un passage trop brutal en position verticale (en se levant d'une chaise ou d'un lit). Les risques sont surtout importants les premiers jours du traitement pendant lesquels il convient d'éviter les activités dangereuses. Ensuite, l'organisme s'adapte au médicament. En cas de sensation d'étourdissement, allongez-vous quelques minutes et relevez-vous progressivement.
Conducteur : ce médicament peut être responsable de *vertiges*.

Interactions avec d'autres substances

Ce médicament peut interagir avec les *antihypertenseurs*, surtout les autres *alphabloquants*. Votre médecin adaptera la *posologie* pour limiter le risque d'*hypotension orthostatique*, mais il doit être parfaitement informé des médicaments que vous prenez conjointement.
En cas d'intervention chirurgicale, informez l'anesthésiste de la prise de ce médicament.

Grossesse et allaitement

Ce médicament n'a pas d'indication chez la femme.

Mode d'emploi et posologie

Ce médicament doit être pris le soir au coucher.

Posologie usuelle :
1 comprimé à 5 mg par jour.

Conseils : Ce médicament ne permet pas de faire régresser la taille de l'adénome. C'est un *traitement symptomatique* qui facilite l'ouverture du *sphincter* urinaire. Il est utilisé lorsque l'ablation de l'adénome n'est pas justifiée (troubles modérés) ou doit être retardée pour une raison quelconque.

Effets indésirables possibles

Hypotension orthostatique, sensations vertigineuses, malaises.
Maux de tête.
Troubles digestifs.
Bouche sèche, congestion nasale.
Réaction allergique cutanée.

Laboratoires Centre Spécialités Pharmaceutiques

HYZAAR
Association d'antihypertenseurs

sur ordonnance

Présentation

HYZAAR : comprimé (jaune) ; boîte de 28. Liste I - Remb 65 % - **21,74 €**.
HYZAAR : comprimé (jaune) ; boîte de 90. Liste I - Remb 65 % - **63,32 €**.

Composition

	p cp
Losartan potassique	50 mg
Hydrochlorothiazide	12,5 mg
Lactose	+

Dans quel cas ce médicament est-il prescrit ?

Cet *antihypertenseur* contient deux substances :
- le losartan, de la famille des *inhibiteurs de l'angiotensine II*. Il bloque l'action de l'angiotensine II, substance naturellement présente dans l'organisme. Celle-ci est responsable d'une contraction des artères qui augmente la pression artérielle et fatigue le cœur ;
- l'hydrochlorothiazide, un *diurétique* dont la structure chimique est proche de celles des *sulfamides*. Son action renforce celle du losartan.

Il est utilisé dans le traitement de l'*hypertension artérielle*.

Contre-indications

Ce médicament ne doit pas être utilisé dans les cas suivants :
- *allergie* au losartan ou aux *sulfamides*,
- *insuffisance rénale* ou *insuffisance hépatique* graves,
- *hypertension artérielle* due à un rétrécissement des artères rénales,
- **grossesse** (à partir du 4e mois),
- **allaitement**.

Attention : Si vous suiviez auparavant un traitement par *diurétique* ou un régime sans *sel*, la baisse de la tension artérielle peut être importante lors des premières prises du médicament : risque de malaise ou d'étourdissement pouvant entraîner une chute. Il est donc recommandé de prendre un régime normalement salé ou d'interrompre le traitement diurétique au moins 3 jours avant la première prise de ce médicament. Votre médecin vous donnera toutes les informations utiles à ce sujet.
Chez les personnes atteintes d'une *insuffisance hépatique*, l'apparition de troubles de la conscience peut annoncer une complication. Ne poursuivez pas le traitement sans l'avis de votre médecin.
Des précautions sont nécessaires chez les personnes souffrant d'*insuffisance coronarienne* ou de troubles de la circulation cérébrale.
Faites pratiquer régulièrement les analyses de sang prescrites par votre médecin ; elles sont notamment

destinées à vérifier le bon fonctionnement de vos reins (dosage de la *créatinine*) et les taux de *potassium* et de *sodium* sanguins.

Le diurétique contenu dans ce médicament peut faire baisser la *kaliémie* : évitez d'utiliser des *laxatifs stimulants* dont l'usage régulier contribue à la baisse du taux de potassium dans le sang. Il peut par ailleurs augmenter le taux sanguin d'*acide urique* (possibilité de crise de *goutte*).

Sportif : ce médicament contient une substance susceptible de rendre positifs certains *tests antidopage*.

Interactions avec d'autres substances

Ce médicament peut interagir avec les médicaments susceptibles de provoquer une *hyperkaliémie* (*diurétique*, sel de *potassium*...), avec les médicaments donnant des *torsades de pointes* et avec les médicaments contenant du lithium.

Informez par ailleurs votre médecin si vous prenez un *digitalique*, un *laxatif stimulant*, un *AINS*, ou un médicament contenant de la metformine, de la carbamazépine, de la ciclosporine ou un sel de calcium.

En outre, l'effet *antihypertenseur* de ce médicament peut être augmenté par certains médicaments tels que les *neuroleptiques*, les *antidépresseurs imipraminiques*, les médicaments contenant du baclofène ; il peut être diminué par les *corticoïdes*. Votre médecin doit être informé si vous êtes traité par l'un ou par l'autre.

Chez le diabétique traité par l'*insuline*, une adaptation de la *posologie* de l'insuline peut être nécessaire.

Grossesse et allaitement

L'effet de ce médicament sur l'enfant à naître pendant les 3 premiers mois de la grossesse est mal connu. Par prudence, son usage est déconseillé. Au cours des 6 derniers mois de la grossesse, une prise prolongée de ce médicament peut altérer les reins du fœtus. Son utilisation est contre-indiquée à partir du 4e mois de la grossesse.

En conséquence, un désir de grossesse nécessite le remplacement de ce médicament par un autre antihypertenseur. Si une grossesse survient alors que vous prenez ce médicament, consultez rapidement votre médecin pour qu'il modifie votre traitement.

Ce médicament est contre-indiqué chez la femme qui allaite.

Mode d'emploi et posologie

Les comprimés doivent être avalés avec un verre d'eau. Ils peuvent être pris indifféremment au cours ou en dehors des repas.

Posologie usuelle :

- Adulte : 1 comprimé par jour.

Conseils : Votre tension artérielle doit être contrôlée régulièrement. Les appareils permettant une mesure automatique de la tension à domicile utilisent souvent un procédé de mesure différent de celui qu'emploie votre médecin. Si vous avez un tel appareil, apportez-le en consultation pour vous assurer que la mesure obtenue est bien conforme à celle du tensiomètre de votre médecin.

Le traitement médicamenteux ne dispense pas de mesures simples pouvant faire baisser la tension artérielle : activité physique régulière, modération de la consommation de boissons alcoolisées et de *sel*, lutte contre l'excès de poids.

Les *diurétiques* exposent au risque de déshydratation : les personnes âgées devront boire abondamment, notamment pendant les fortes chaleurs.

Effets indésirables possibles

Étourdissements dus à une *hypotension orthostatique*, fatigue, *réaction allergique*.

Aggravation réversible d'une *insuffisance rénale*.

Augmentation du taux d'*acide urique* ou de glucose dans le sang et exceptionnellement du calcium.

Baisse du taux de *potassium*, associée ou non à des crampes.

Rarement :

- nausées, constipation ou *diarrhée*, fourmillement des extrémités, maux de tête, *hépatite* ;
- baisse du taux de *sodium* dans le sang (natrémie) et risque de troubles du comportement ;
- anomalie de la *numération formule sanguine*.

Exceptionnellement : *pancréatite*.

Laboratoires Merck Sharp et Dohme-Chibret

IBUPROFÈNE 200 mg Génériques

Anti-inflammatoire non stéroïdien

Les médicaments ci-dessous sont des génériques de NUREFLEX 200 mg (voir p. 918).

ANTARENE 200 mg : comprimé boîte de 30. Remb 65 % - 1,91 €.
DOLTAQUE 200 mg : comprimé *(lactose)* boîte de 20. Non remb.
EXPANFEN 200 mg : comprimé *(saccharose)* boîte de 20. Non remb.
EXPANFEN 200 mg : comprimé *(saccharose)* boîte de 30. Remb 65 % - 1,91 €.
IBUPROFENE ALMUS 200 mg : comprimé boîte de 30. Remb 65 % - 1,91 €.
IBUPROFENE ARROW 200 mg : comprimé *(saccharose)* boîte de 30. Remb 65 % - 1,91 €.
IBUPROFENE ARROW 200 mg : comprimé *(saccharose)* boîte de 20. Non remb.
IBUPROFENE BIOGARAN 200 mg : comprimé boîte de 30. Remb 65 % - 1,91 €.
IBUPROFENE CRISTERS 200 mg : comprimé *(lactose)* boîte de 20. Non remb.
IBUPROFENE EG 200 mg : comprimé *(lactose)* boîte de 30. Remb 65 % - 1,91 €.
IBUPROFENE G GAM 200 mg : comprimé *(saccharose)* boîte de 30. Remb 65 % - 1,91 €.
IBUPROFENE MERCK 200 mg : comprimé *(saccharose)* boîte de 30. Remb 65 % - 1,91 €.
IBUPROFENE MERCK 200 mg : comprimé *(saccharose)* boîte de 20. Non remb.
IBUPROFENE QUALIMED 200 mg : comprimé *(saccharose)* boîte de 30. Remb 65 % - 1,91 €.
IBUPROFENE RATIOPHARM 200 mg : comprimé *(saccharose)* boîte de 30. Remb 65 % - 1,91 €.
IBUPROFENE RATIOPHARM 200 mg : comprimé *(saccharose)* boîte de 20. Non remb.
IBUPROFENE RPG 200 mg : comprimé boîte de 30. Remb 65 % - 1,91 €.
IBUPROFENE SANDOZ 200 mg : comprimé *(saccharose)* boîte de 30. Remb 65 % - 1,91 €.
IBUPROFENE SANDOZ CONSEIL 200 mg : comprimé *(saccharose)* boîte de 20. Non remb.
IBUPROFENE TEVA 200 mg : comprimé *(saccharose)* boîte de 30. Remb 65 % - 1,91 €.
IBUPROFENE ZYDUS 200 mg : comprimé *(saccharose)* boîte de 30. Remb 65 % - 1,91 €.
SOLUFEN 200 mg : gélule boîte de 30. Remb 65 % - 1,91 €.

IBUPROFÈNE 400 mg Génériques (groupe Advil)

Anti-inflammatoire non stéroïdien — sur ordonnance

Les médicaments ci-dessous sont des génériques de ADVIL 400 mg (voir p. 81).

IBUPROFENE ALMUS 400 mg : comprimé boîte de 20. Liste II - Remb 65 % - 2,17 €.
IBUPROFENE ARROW 400 mg : comprimé boîte de 20. Liste II - Remb 65 % - 2,12 €.
IBUPROFENE ARROW 400 mg : comprimé boîte de 30. Liste II - Remb 65 % - 2,80 €.
IBUPROFENE BIOGARAN 400 mg : comprimé boîte de 20. Liste II - Remb 65 % - 2,17 €.
IBUPROFENE RATIOPHARM 400 mg : comprimé boîte de 20. Liste II - Remb 65 % - 2,12 €.
IBUPROFENE SANDOZ 400 mg : comprimé boîte de 20. Liste II - Remb 65 % - 2,17 €.

IBUPROFÈNE 400 mg Génériques (groupe Brufen)

Anti-inflammatoire non stéroïdien — sur ordonnance

Les médicaments ci-dessous sont des génériques de BRUFEN (voir p. 227).

ANTARENE 400 mg : comprimé *(lactose)* boîte de 30. Liste II - Remb 65 % - 2,67 €.
IBUPROFENE EG 400 mg : comprimé boîte de 30. Liste II - Remb 65 % - 2,67 €.
IBUPROFENE MERCK 400 mg : comprimé *(lactose)* boîte de 20. Liste II - Remb 65 % - 1,96 €.
IBUPROFENE MERCK 400 mg : comprimé *(lactose)* boîte de 30. Liste II - Remb 65 % - 2,67 €.
IBUPROFENE RPG 400 mg : comprimé boîte de 30. Liste II - Remb 65 % - 2,67 €.
IBUPROFENE SANDOZ 400 mg : comprimé *(saccharose)* boîte de 30. Liste II - Remb 65 % - 2,67 €.
IBUPROFENE ZYDUS 400 mg : comprimé *(lactose)* boîte de 30. Liste II - Remb 65 % - 2,67 €.

IBUPROFÈNE ARROW gel

Anti-inflammatoire d'action locale

Présentation

IBUPROFÈNE ARROW 5 % : gel pour application locale ; tube de 60 g. Non remb.

Composition

	p 100 g
Ibuprofène	5 g

Dans quel cas ce médicament est-il prescrit ?

Ce gel contient un *anti-inflammatoire* non stéroïdien (*AINS*). Il lutte localement contre l'*inflammation* et la douleur.

Il est utilisé dans le traitement des entorses et des contusions.

Contre-indications

Ce médicament ne doit pas être utilisé dans les cas suivants :

- *allergie* à l'aspirine ou aux *AINS* ;
- en application sur la peau lésée (*eczéma*, brûlure, plaie...) ou sur les *muqueuses* ;
- **grossesse** (à partir du 6e mois).

Attention : Ce médicament peut être utilisé sur les conseils de votre pharmacien. Néanmoins, un avis médical est préférable en cas de douleur violente,

d'œdème important ou si la mobilité du membre ou de l'articulation est limitée.
En cas d'*éruption cutanée*, ne renouvelez pas les applications avant d'avoir pris l'avis de votre médecin.

Grossesse et allaitement

Les *AINS* pris par voie orale peuvent être toxiques pour le fœtus ; leur utilisation est contre-indiquée pendant les 4 derniers mois de la grossesse. Les AINS destinés à une application locale peuvent traverser la peau, passer dans le sang et exposer le fœtus au même risque, lorsqu'ils sont appliqués sur une large surface de peau ou sous un pansement occlusif. N'utilisez pas ce médicament pendant la grossesse sans avis médical.

N'utilisez pas ce gel pendant l'allaitement sans avis médical.

Mode d'emploi et posologie

Le gel doit être appliqué en massage doux et prolongé.

Posologie usuelle :

- Adulte : 1 application, 3 fois par jour.

La durée du traitement est limitée à 5 jours en l'absence d'avis médical. Si les *symptômes* persistent au delà de cette période, une consultation est nécessaire pour déterminer si ce traitement est suffisant.

Conseils : Ce médicament peut être en accès libre dans certaines pharmacies ; néanmoins, n'hésitez pas à demander conseil à votre pharmacien.
Ce gel peut être irritant pour les yeux ou les *muqueuses* : lavez-vous les mains après l'application. En cas de contact accidentel avec les yeux, rincez abondamment.

Effets indésirables possibles

Imposant l'arrêt du traitement : *allergie* cutanée (éruption de boutons, démangeaisons...), *asthme*, *choc anaphylactique*.

Laboratoires Arrow Génériques

IBUPROFÈNE RATIOPHARM CONSEIL gel

Anti-inflammatoire d'action locale

Présentation

IBUPROFÈNE RATIOPHARM CONSEIL 5 % : gel pour application locale ; tube de 50 g. Non remb.

Composition

	p 100 g
Ibuprofène	5 g

Dans quel cas ce médicament est-il prescrit ?

Ce gel contient un *anti-inflammatoire* non stéroïdien (*AINS*). Il lutte localement contre l'*inflammation* et la douleur.

Il est utilisé dans le traitement des entorses et des contusions.

Contre-indications

Ce médicament ne doit pas être utilisé dans les cas suivants :

- *allergie* à l'aspirine ou aux *AINS* ;
- en application sur la peau lésée (*eczéma*, brûlure, plaie...) ou sur les *muqueuses* ;
- **grossesse** (à partir du 6e mois).

Attention : Ce médicament peut être utilisé sur les conseils de votre pharmacien. Néanmoins, un avis médical est préférable en cas de douleur violente, d'œdème important ou si la mobilité du membre ou de l'articulation est limitée.
En cas d'*éruption cutanée*, ne renouvelez pas les applications avant d'avoir pris l'avis de votre médecin.

Grossesse et allaitement

Les *AINS* pris par voie orale peuvent être toxiques pour le fœtus ; leur utilisation est contre-indiquée pendant les 4 derniers mois de la grossesse. Les AINS destinés à une application locale peuvent traverser la peau, passer dans le sang et exposer le fœtus au même risque, lorsqu'ils sont appliqués sur une large surface de peau ou sous un pansement occlusif. N'utilisez pas ce médicament pendant la grossesse sans avis médical.

N'utilisez pas ce gel pendant l'allaitement sans avis médical.

Mode d'emploi et posologie

Le gel doit être appliqué en massage doux et prolongé.

Posologie usuelle :

- Adulte : 1 application, 3 fois par jour.

Conseils : Ce médicament peut être irritant pour les yeux ou les *muqueuses* : lavez-vous les mains après l'application. En cas de contact accidentel avec les yeux, rincez abondamment.

Effets indésirables possibles

Imposant l'arrêt du traitement : *allergie* cutanée (éruption de boutons, démangeaisons...), *asthme*, *choc anaphylactique*.

Laboratoires Ratiopharm

IBUTOP

Informations détaillées sur www.monvidal.com

ICAZ

Inhibiteur calcique — sur ordonnance

Présentation

ICAZ LP 2,5 mg : gélule à *libération prolongée* (vert et jaune) ; boîte de 30. Liste I - Remb 65 % - **13,67 €.**
ICAZ LP 2,5 mg : gélule à *libération prolongée* (vert et jaune) ; boîte de 90. Liste I - Remb 65 % - **38,80 €.**
ICAZ LP 5 mg : gélule à *libération prolongée* (vert et jaune) ; boîte de 30. Liste I - Remb 65 % - **17,86 €.**
ICAZ LP 5 mg : gélule à *libération prolongée* (vert et jaune) ; boîte de 90. Liste I - Remb 65 % - **49,53 €.**

Composition

	p gél LP	p gél LP
Isradipine	2,5 mg	5 mg

Dans quel cas ce médicament est-il prescrit ?

Ce médicament est un *vasodilatateur* qui appartient à la famille des *inhibiteurs calciques*.

Il est utilisé dans le traitement de l'*hypertension artérielle*.

Contre-indications

Ce médicament ne doit pas être utilisé dans les cas suivants :
- *bloc auriculoventriculaire*,
- *infarctus du myocarde* récent (1 mois),
- *insuffisance cardiaque* non contrôlée par un traitement,
- enfant.

Attention : Des précautions sont nécessaires en cas de *troubles du rythme cardiaque*.
Compte-tenu de ses effets indésirables potentiels, ce médicament peut, chez certaines personnes, ne pas être compatible avec la conduite automobile ou le maniement de machines dangereuses. Assurez-vous à l'occasion des premières prises que vous supportez bien ce médicament avant de conduire ou d'utiliser une machine.

Interactions avec d'autres substances

Informez votre médecin si vous prenez un *alphabloquant* (alfuzosine, prazosine), un *bêtabloquant*, un *anticonvulsivant* (carbamazépine, phénobarbital, phénytoïne, primidone) ou un médicament contenant de la rifampicine.

En outre, l'effet *antihypertenseur* de ce médicament peut être augmenté par certains médicaments tels que les *neuroleptiques*, les *antidépresseurs imipraminiques*, les médicaments contenant du baclofène ; il peut être diminué par les *corticoïdes*. Votre médecin doit être informé si vous êtes traité par l'un ou l'autre de ces médicaments.

Grossesse et allaitement

L'effet de ce médicament pendant la grossesse ou l'allaitement est mal connu : seul votre médecin peut évaluer le risque éventuel de son utilisation dans votre cas.

Mode d'emploi et posologie

Les gélules doivent être avalées avec un verre d'eau, sans être ouvertes.

Posologie usuelle :
- Adulte : 5 mg en 1 prise, le matin.

En cas d'*insuffisance rénale* ou *hépatique* et chez la personne âgée, la posologie initiale est réduite de moitié.

Conseils : Votre tension artérielle doit être contrôlée régulièrement. Les appareils permettant une mesure automatique de la tension à domicile utilisent souvent un procédé de mesure différent de celui qu'emploie votre médecin. Si vous avez un tel appareil, apportez-le en consultation pour vous assurer que la mesure obtenue est bien conforme à celle du tensiomètre de votre médecin.
Le traitement médicamenteux ne dispense pas de mesures simples pouvant faire baisser la tension artérielle : activité physique régulière, modération de la consommation de boissons alcoolisées et de *sel*, lutte contre l'excès de poids.

Effets indésirables possibles

Les plus fréquents sont la conséquence de la dilatation des vaisseaux sanguins :
- rougeur du visage, bouffées de chaleur ;
- jambes lourdes ou enflées.

Plus rarement : *troubles digestifs*, maux de tête, somnolence, *vertiges*, gonflement des gencives, éruption cutanée, démangeaisons, *réaction allergique*, augmentation des *transaminases*.

Laboratoires DAIICHI SANKYO France SAS

IDARAC
Antalgique — sur ordonnance

Présentation

IDARAC : comprimé sécable (blanc) ; boîte de 20. Liste II - Remb 35 % - **3,36 €**.

Composition

	p cp
Floctafénine	200 mg

Dans quel cas ce médicament est-il prescrit ?

Ce médicament est un *antalgique* qui agit en empêchant la transmission de la douleur au cerveau.

Il est utilisé dans le *traitement symptomatique* de la douleur.

Contre-indications

Ce médicament ne doit pas être utilisé dans les cas suivants :
- *allergie* à la floctafénine, à la glafénine (GLIFANAN) ou à l'antrafénine,
- *angine de poitrine*, *insuffisance cardiaque* grave,
- en association avec les *bêtabloquants*.

Attention : Des précautions sont nécessaires en cas d'*insuffisance rénale*.
Certains signes peuvent évoquer une *allergie* : fourmillements dans la paume des mains ou la plante des pieds, *éruptions cutanées*, picotements dans la gorge, malaise. Arrêtez le traitement et prévenez d'urgence votre médecin : une allergie peut survenir même chez une personne habituée à prendre ce médicament.
Si vous devez conduire ou utiliser une machine dangereuse, assurez-vous préalablement que ce médicament n'altère pas votre vigilance.

Interactions avec d'autres substances

Ce médicament ne doit pas être associé aux *bêtabloquants*, qui risquent d'empêcher l'organisme de réagir en cas de *choc anaphylactique*.

Grossesse et allaitement

Ce médicament n'a pas été, à ce jour, responsable de malformation chez l'enfant à naître. Cependant le risque de *choc* allergique doit être pris en compte.

Ce médicament passe dans le lait maternel : il est déconseillé pendant l'allaitement.

Mode d'emploi et posologie

Les comprimés peuvent être avalés avec un verre d'eau ou délayés dans une boisson.

Respecter un intervalle de 4 à 6 heures entre les prises.

Posologie usuelle :
- Adulte : 1 ou 2 comprimés, puis 1 comprimé, à renouveler si nécessaire, sans dépasser 4 comprimés par jour.

Conseils : Ce médicament, en masquant la douleur, peut retarder un diagnostic : ne le prenez pas sans l'avis de votre médecin ; ne le conseillez pas à un proche.

Effets indésirables possibles

Réaction allergique (*urticaire*, œdème de *Quincke*...) pouvant aller jusqu'au *choc anaphylactique*.
Difficultés respiratoires.
Somnolence chez certaines personnes.

Laboratoires sanofi-aventis France

IDÉOLAXYL

Laxatif stimulant

Présentation

IDÉOLAXYL : comprimé (beige) ; boîte de 20. Non remb.

Composition

	p cp
Aloès, extrait	32 mg
Séné, extrait de feuille	14 mg
soit Sennoside B	6,3 mg

Dans quel cas ce médicament est-il prescrit ?

Ce médicament contient des *laxatifs stimulants* qui augmentent les sécrétions et la motricité de l'intestin.
Il est utilisé dans le *traitement symptomatique* de la constipation.

Contre-indications

Ce médicament ne doit pas être utilisé dans les cas suivants :
- maladies inflammatoires du côlon ;
- constipation ou douleurs abdominales dues à une obstruction du tube digestif : rétrécissement intestinal, *fécalome* (bouchon de selles) ;
- déshydratation importante surtout si elle est associée à une perte en sels minéraux (*sodium*, *potassium*) ;
- enfant de moins de 10 ans.

Attention : Ce médicament doit être utilisé de façon épisodique et en cure très brève : pas plus de 8 à 10 jours.
Son usage régulier peut entraîner :
- une *dépendance*,
- des troubles intestinaux graves,
- une perte de sels minéraux, notamment de *potassium*, pouvant être à l'origine de *troubles du rythme cardiaque* graves.

Chez l'enfant de plus de 10 ans, ce médicament ne peut être utilisé que de façon exceptionnelle et uniquement sur prescription médicale.
Arrêtez le traitement en cas de diarrhée ou de douleurs abdominales.

Interactions avec d'autres substances

Ce médicament peut interagir avec les médicaments susceptibles de provoquer des *torsades de pointes*.
Informez par ailleurs votre pharmacien ou votre médecin si vous prenez des *corticoïdes* (sauf traitement local), des *diurétiques* ou des médicaments contenant de la digoxine, de la digitoxine ou de l'amphotéricine B (par *voie* intraveineuse).

Grossesse et allaitement

Ce médicament est déconseillé pendant la grossesse ou l'allaitement.

Mode d'emploi et posologie

Les comprimés doivent être avalés avec un verre d'eau, le soir après le dîner.
L'effet laxatif n'est pas immédiat. Il se manifeste généralement environ 10 heures après la prise du médicament.

Posologie usuelle :
- Adulte : 1 ou 2 comprimés par jour.

Conseils : Le traitement de la constipation chronique repose essentiellement sur des boissons abondantes, une alimentation riche en fibres et une activité physique régulière.
Ce médicament peut colorer les urines (de jaune-brun à rouge-brun), ce qui ne doit pas vous inquiéter.

Effets indésirables possibles

Diarrhée, douleurs abdominales.

Laboratoires GlaxoSmithKline Santé Grand Public

IDÉOS

Vitamine D avec calcium

Présentation

IDÉOS : comprimé à croquer ou à sucer (blanc ; arôme citron) ; boîte de 4 tubes de 15. Remb 65 % - **7,62 €**.

Composition

	p cp
Calcium carbonate	1,25 g
soit Calcium	500 mg
Colécalciférol (vitamine D3)	400 UI

Dans quel cas ce médicament est-il prescrit ?

Ce médicament contient du calcium et de la *vitamine* D qui facilite l'absorption du calcium par l'intestin et sa fixation sur les os.
Il est utilisé :
- dans le traitement des *carences* en vitamine D et en calcium chez la personne âgée,
- dans le *traitement d'appoint* de l'*ostéoporose* lorsque l'apport conjoint de calcium et de vitamine D est nécessaire.

Contre-indications

Ce médicament ne doit pas être utilisé dans les cas suivants :
- excès de calcium dans le sang ou dans les urines,
- calculs des *voies* urinaires contenant du calcium,
- immobilisation prolongée (attendre la reprise de la marche pour débuter le traitement).

Attention : Ce médicament contient de la *vitamine* D : son *surdosage* expose à des effets indésirables graves. Elle est présente dans de nombreux médicaments dont certains sont disponibles en automédication : évitez de les associer sans avis médical.
Des précautions sont nécessaires en cas d'*insuffisance rénale*.
Ne prolongez pas le traitement au-delà de la durée prescrite : une prise de sang peut être nécessaire pour vérifier l'absence d'accumulation anormale de calcium dans l'organisme.

Lorsque ce médicament est destiné à traiter la décalcification due à un alitement prolongé, le traitement ne doit pas être commencé avant la reprise de la marche.

Interactions avec d'autres substances

En raison de la présence de calcium, respectez un intervalle d'au moins 2 heures entre la prise de ce médicament et celle des *cyclines*, des biphosphonates ou des médicaments contenant du fer.

Informez par ailleurs votre pharmacien ou votre médecin si vous prenez des *digitaliques* ou des *diurétiques*.

Il existe également des interactions alimentaires : les aliments réputés riches en acide oxalique (épinards, rhubarbe, oseille, cacao, thé) ou en acide phytique (chocolat, céréales complètes, légumes secs) peuvent diminuer l'absorption du calcium. Il est donc recommandé de prendre ce médicament à distance de repas contenant ces aliments.

Grossesse et allaitement

Ce médicament peut être utilisé chez la femme enceinte ou chez celle qui allaite, mais la *posologie* prescrite par le médecin ne doit pas être dépassée.

Une *hypercalcémie* pendant la grossesse pourrait être néfaste pour l'enfant à naître. Veillez à ne pas absorber plusieurs médicaments contenant de la *vitamine* D pendant la grossesse.

Mode d'emploi et posologie

Ce médicament doit être pris à distance de certains aliments (voir Interactions).

Les comprimés peuvent être sucés ou croqués.

Posologie usuelle :

- Adulte : 1 comprimé, matin et soir.

Conseils : La prise de ce médicament ne dispense pas de la consommation régulière de laitages, naturellement riches en calcium.

Effets indésirables possibles

Constipation, nausées, ballonnements, diarrhée, douleur d'estomac.

En cas de traitement prolongé à forte dose : *hypercalcémie*, hypercalciurie (excès de calcium dans les urines pouvant favoriser les calculs rénaux).

Laboratoires Innotech International

IKARAN comprimé

Dérivé de l'ergot de seigle — sur ordonnance

Présentation

IKARAN LP 5 mg : comprimé à *libération prolongée* ; boîte de 30. Liste II - Remb 35 % - **8,78 €**.

Composition

	p cp
Dihydroergotamine mésilate	5 mg
Lactose	+

Dans quel cas ce médicament est-il prescrit ?

Ce médicament est un *vasoconstricteur* de la famille des dérivés de l'*ergot de seigle*.

Il est utilisé dans le *traitement de fond* de la *migraine*. Il vise à espacer les crises et à diminuer leur intensité.

Il est également utilisé dans le traitement de l'*hypotension orthostatique* et des troubles en rapport avec une mauvaise circulation veineuse ou *lymphatique*.

Contre-indications

Ce médicament ne doit pas être utilisé dans les cas suivants :

- allergie aux dérivés de l'*ergot de seigle*,
- *hypertension artérielle* non contrôlée par un traitement spécifique, *insuffisance coronarienne*, certains troubles circulatoires ;
- *insuffisance hépatique* grave,
- en association avec les *antibiotiques* de la famille des *macrolides* ou avec un *vasoconstricteur* de la famille des *triptans*.

Attention : Des précautions sont nécessaires en cas d'*insuffisance rénale* grave.

Interactions avec d'autres substances

Ce médicament ne doit pas être associé :

- aux *antibiotiques* de la famille des *macrolides* (à l'exception de la spiramycine) : risque d'*ergotisme* ;
- aux *vasoconstricteurs* de la famille des *triptans* (naratriptan, sumatriptan, zolmitriptan...) : risque de crise d'*hypertension artérielle* ou de spasme des *artères coronaires*.

Il peut interagir avec les médicaments contenant de la bromocriptine ou de la cabergoline.

Grossesse et allaitement

L'effet de ce médicament sur l'enfant à naître est mal connu. Par mesure de prudence, son usage pendant la grossesse est déconseillé.

Les données disponibles ne permettent pas de savoir si ce médicament passe dans le lait maternel ; un choix est donc nécessaire entre l'allaitement et la prise du médicament. Cette décision devra être prise en accord avec votre médecin.

Mode d'emploi et posologie

Ce médicament doit être pris au milieu des repas.

Posologie usuelle :

1 comprimé, 2 fois par jour.

Conseils : L'efficacité de ce *traitement de fond* dépend d'une prise régulière et prolongée du médicament.

Effets indésirables possibles

Nausées, surtout en cas de prise à jeun.

Rarement : fourmillement ou bleuissement des doigts et des orteils.

Exceptionnellement : épaississement fibreux de la *plèvre* ou du *péritoine* après plusieurs années de traitement.

Laboratoires Pierre Fabre Médicament

IKARAN solution buvable

Dérivé de l'ergot de seigle — sur ordonnance

Ce médicament est un générique de DIHYDROERGOTAMINE NOVARTIS PHARMA oral (voir p. 403).

IKOREL

Antiangoreux — sur ordonnance

Présentation

IKOREL 10 mg : comprimé sécable (blanc cassé) ; boîte de 30. Liste I - Remb 65 % - **8,15 €**.
IKOREL 20 mg : comprimé (blanc cassé) ; boîte de 30. Liste I - Remb 65 % - **15,03 €**.

Composition

	p cp	p cp
Nicorandil	10 mg	20 mg

Dans quel cas ce médicament est-il prescrit ?

Ce médicament est un *vasodilatateur.* Il dilate les artères, améliore l'oxygénation du cœur et lutte contre les spasmes des *artères coronaires.*

Il est utilisé dans le *traitement préventif* des crises d'*angine de poitrine.*

Contre-indications

Ce médicament ne doit pas être utilisé dans les cas suivants :
- *choc* cardiovasculaire,
- baisse de la tension artérielle,
- certains cas d'*insuffisance cardiaque*,
- en association avec le sildénafil (VIAGRA), le tadalafil (CIALIS) ou le vardenafil (LEVITRA).

Attention : Ce médicament peut provoquer une *hypotension orthostatique*, notamment s'il est associé à d'autres médicaments qui font baisser la tension artérielle.

En cas d'apparition d'*aphtes* buccaux, interrompez le traitement et consultez votre médecin.

Interactions avec d'autres substances

Ce médicament *vasodilatateur* ne doit pas être associé aux médicaments de l'impuissance contenant du sildénafil (VIAGRA), du tadalafil (CIALIS) ou du vardenafil (LEVITRA) : risque de baisse de tension grave.

Grossesse et allaitement

L'effet de ce médicament pendant la grossesse ou l'allaitement est mal connu : seul votre médecin peut évaluer le risque éventuel de son utilisation dans votre cas.

Mode d'emploi et posologie

Les comprimés doivent être avalés avec un verre d'eau.

Posologie usuelle :
- Adulte : la *posologie* initiale est de ½ comprimé à 10 mg, 2 fois par jour pendant 2 à 7 jours ; puis 1 comprimé à 10 mg ou, si nécessaire, 1 comprimé à 20 mg, 2 fois par jour.

Conseils : Chez la personne âgée, surtout en période de forte chaleur, il est utile de boire suffisamment pour éviter une baisse de la tension artérielle.

Effets indésirables possibles

Maux de tête, fréquents en début de traitement, limités par une augmentation progressive de la *posologie.*

Baisse de la tension artérielle ou augmentation du rythme cardiaque, à forte dose.

Exceptionnellement : nausées, vomissements, *vertiges*, rougeur ou éruption cutanée, démangeaisons, *ulcération* anale, *aphtes* buccaux (voir Attention).

Laboratoires sanofi-aventis France

IMEGUL

Informations détaillées sur www.monvidal.com

IMIGRANE comprimé et solution nasale

Antimigraineux — sur ordonnance

Présentation

IMIGRANE 50 mg : comprimé ; boîte de 6. Liste I - Remb 65 % - **27,37 €**.
IMIGRANE 10 mg/0,1 ml : solution pour pulvérisation nasale ; boîte de 2 ampoules de 0,1 ml avec embout nasal. Liste I - Remb 65 % - **11,92 €**.
IMIGRANE 20 mg/0,1 ml : solution pour pulvérisation nasale ; boîte de 6 ampoules de 0,1 ml avec embout nasal. Liste I - Remb 65 % - **32,82 €**.

Composition

	p cp	p amp	p amp
Sumatriptan	50 mg	10 mg	20 mg
Lactose	+		

Dans quel cas ce médicament est-il prescrit ?

Ce médicament est un *vasoconstricteur* puissant, qui agit essentiellement sur les vaisseaux crâniens. Il appartient à la famille des *triptans.* Son action se manifeste environ 30 minutes après la prise du médicament.

Il est utilisé dans le *traitement de la crise* de *migraine.*

La solution pour pulvérisation nasale est adaptée aux personnes ayant des nausées ou des vomissements au cours de la crise de migraine.

Contre-indications

Ce médicament ne doit pas être utilisé dans les cas suivants :
- antécédent d'*infarctus du myocarde* ou d'*accident vasculaire cérébral* et, plus généralement, toute maladie liée à un spasme ou à un rétrécissement des artères ;
- *insuffisance hépatique* grave ;
- *hypertension artérielle* (sauf si elle est stabilisée par un traitement spécifique) ;
- en association avec un autre antimigraineux *vasoconstricteur* ou un *IMAO.*

Attention : Ce médicament ne doit pas être utilisé pour traiter des maux de tête non migraineux. Il ne convient pas non plus au traitement de certaines *migraines* associées à des paralysies musculaires ou oculaires.

Dans de très rares cas, une douleur dans la poitrine peut suivre la prise du médicament. Elle peut être intense et ressembler à une crise d'*angine de poitrine*, mais elle n'est que très rarement due à un spasme des artères coronaires. Si elle dure plus de quelques minutes, prévenez votre médecin et ne prenez pas de nouveau comprimé sans son avis.

Des précautions sont nécessaires en cas d'*antécédent* d'*allergie* aux *sulfamides* (risque accru de réaction allergique au sumatriptan), d'*insuffisance rénale*, de tabagisme, de désintoxication tabagique par la nicotine ou en présence d'autres facteurs de risque cardiovasculaire.

Compte-tenu de ses effets indésirables potentiels, ce médicament peut, chez certaines personnes, ne pas être compatible avec la conduite automobile ou le maniement de machines dangereuses. Assurez-vous à l'occasion des premières prises que vous supportez bien ce médicament avant de conduire ou d'utiliser une machine.

Interactions avec d'autres substances

Ce médicament ne doit pas être associé aux autres antimigraineux de la famille des *triptans*, aux dérivés de l'*ergot de seigle*, aux *IMAO* : risque accru d'effets indésirables.

En cas de traitement par un dérivé de l'ergot de seigle, attendre 24 heures avant de prendre ce médicament. Après la prise de ce médicament, respecter un intervalle de 6 heures avant de prendre des dérivés de l'ergot de seigle.

Informez votre médecin si vous prenez un *antidépresseur sérotoninergique* ou un médicament contenant du millepertuis.

Grossesse et allaitement

En l'absence de données suffisantes, ce médicament est déconseillé pendant la grossesse.

Ce médicament passe dans le lait maternel. Le risque d'une action délétère chez le nourrisson n'est pas connu et peut être minimisé en tirant et en jetant le lait dans les 24 heures qui suivent la prise du médicament.

Mode d'emploi et posologie

Les comprimés doivent être avalés sans être croqués avec un grand verre d'eau.

Solution pour pulvérisation nasale : se moucher en cas de rhume ; se boucher une narine et expirer lentement par la bouche ; introduire l'embout du pulvérisateur dans l'autre narine et inspirer lentement tout en pressant le poussoir bleu. Après avoir retiré le pulvérisateur, inspirer doucement pour laisser le produit dans la narine.

Posologie usuelle :

Comprimé :

- Adulte de plus de 18 ans et de moins de 65 ans : 1 comprimé par crise de migraine.

Solution pour pulvérisation nasale :

- Adulte de moins de 65 ans et enfant de plus de 12 ans : 1 pulvérisation par crise de migraine.

Il est inutile de reprendre un comprimé ou de refaire une pulvérisation si l'effet a été insuffisant. En revanche, si une deuxième crise apparaît dans les 24 heures, il est possible de prendre un autre comprimé ou de faire une autre pulvérisation, en respectant un délai minimal de 2 heures entre les 2 prises.

Ne jamais dépasser 3 comprimés ou 2 pulvérisations par jour.

Conseils : La prise de ce médicament ne dispense pas des mesures habituelles permettant d'aider à faire céder la crise de migraine : s'allonger au calme dans une pièce sombre.

Effets indésirables possibles

Irritation ou sensation de brûlure du nez ou de la gorge, saignements de nez (solution pour pulvérisation nasale).

Nausées et vomissements, qui sont également des *symptômes* de la crise.

Fourmillements, sensation de lourdeur ou d'oppression, bouffées de chaleur, *vertiges*, lassitude, somnolence.

Troubles visuels.

Augmentation transitoire de la tension artérielle, accélération ou ralentissement du cœur, *palpitations*.

Comme pour tous les antimigraineux, risque de maux de tête chroniques en cas d'abus du traitement.

Réaction allergique.

Exceptionnellement : spasme des artères coronaires (voir Attention), *convulsions*.

Laboratoires GlaxoSmithKline

IMIGRANE injectable

Antimigraineux — sur ordonnance

Présentation

IMIGRANE 6 mg/0,5 ml : solution injectable *SC* ; boîte de 2 seringues préremplies de 0,5 ml. Liste I - Non remb.
IMIGRANE 6 mg/0,5 ml : solution injectable *SC* ; boîte de 2 seringues préremplies de 0,5 ml avec injecteur automatique. Liste I - Non remb.

Composition

	p seringue
Sumatriptan	6 mg

Dans quel cas ce médicament est-il prescrit ?

Ce médicament est un *vasoconstricteur* puissant qui agit essentiellement sur les vaisseaux crâniens. Il appartient à la famille des *triptan*s. Son action se manifeste 10 à 15 minutes après l'injection.

Il est utilisé dans le *traitement de la crise* de *migraine* (lorsque les autres médicaments n'ont pas été efficaces au cours des crises précédentes) et de l'*algie vasculaire de la face*.

Contre-indications

Ce médicament ne doit pas être utilisé dans les cas suivants :

- antécédent d'*infarctus du myocarde* ou d'*accident vasculaire cérébral* et plus généralement, toute maladie liée à un spasme ou à un rétrécissement des artères ;
- *insuffisance hépatique* grave ;
- *hypertension artérielle* (sauf si elle est stabilisée par un traitement spécifique) ;
- en association avec un autre antimigraineux *vasoconstricteur* ou les *IMAO*.

Attention : La solution ne doit jamais être injectée par *voie* intraveineuse.

Ce médicament ne doit pas être utilisé pour traiter des maux de tête non migraineux. Il ne convient pas non plus au traitement de certaines migraines associées à des paralysies musculaires ou oculaires.

Dans de très rares cas, une douleur dans la poitrine peut suivre l'injection du médicament. Elle peut être intense et ressembler à une crise d'*angine de poitrine*, mais elle n'est que très rarement due à un spasme des artères coronaires. Si elle dure plus de quelques minutes, prévenez votre médecin et ne pratiquez pas de nouvelles injections sans son avis.

Ne dépassez en aucun cas 2 injections par jour et respectez un intervalle de 1 heure entre ces 2 injections.

Des précautions sont nécessaires en cas d'*allergie* aux *sulfamides*, d'*insuffisance rénale*, de tabagisme ou de désintoxication tabagique par la nicotine, ou en présence d'autres facteurs de risque cardiovasculaire.

Compte-tenu de ses effets indésirables potentiels, ce médicament peut, chez certaines personnes, ne pas être compatible avec la conduite automobile ou le maniement de machines dangereuses. Assurez-vous à l'occasion des premières prises que vous supportez bien ce médicament avant de conduire ou d'utiliser une machine.

Interactions avec d'autres substances

Ce médicament ne doit pas être associé aux autres antimigraineux de la famille des *triptans*, aux dérivés de l'*ergot de seigle* et aux *IMAO* : risque accru d'effets indésirables.

En cas de traitement par un dérivé de l'ergot de seigle, attendre 24 heures avant de pratiquer l'injection de ce médicament. Après l'injection, respecter un intervalle de 6 heures avant de prendre des dérivés de l'ergot de seigle.

Informez par ailleurs votre médecin si vous suivez un traitement par un *antidépresseur sérotoninergique* ou si vous prenez un produit de *phytothérapie* contenant du millepertuis.

Grossesse et allaitement

En l'absence de données suffisantes, ce médicament est déconseillé pendant la grossesse.

Ce médicament passe dans le lait maternel. Le risque d'une action délétère chez le nourrisson n'est pas connu et peut être minimisé en tirant et en jetant le lait dans les 24 heures qui suivent la prise du médicament.

Mode d'emploi et posologie

La solution est injectée exclusivement par *voie* sous-cutanée.

N'hésitez pas à demander à votre médecin de vous expliquer le mode d'emploi de l'injecteur automatique.

Posologie usuelle :

- Adulte de plus de 18 ans et de moins de 65 ans : 1 injection.

Il est inutile de renouveler une injection si celle-ci est restée sans effet.

Ne pas dépasser 2 injections par jour en respectant un délai d'au moins 1 heure entre ces 2 injections.

Conseils : Pour être certain que la solution ne sera pas malencontreusement injectée dans une veine sous-cutanée, il est nécessaire de tirer légèrement le piston de la seringue après avoir enfoncé l'aiguille, de façon à vérifier l'absence de reflux de sang.

Ce médicament est exclusivement destiné à traiter les crises de *migraine* rebelles aux traitements usuels.

Effets indésirables possibles

Douleur au point d'injection.

Nausées et vomissements, qui sont également des *symptômes* de la crise.

Fourmillements, sensation de lourdeur ou d'oppression, bouffées de chaleur, *vertiges*, lassitude, somnolence.

Troubles visuels.

Augmentation transitoire de la tension artérielle, accélération ou ralentissement du cœur, *palpitations*.

Réaction allergique.

Exceptionnellement : spasme des *artères coronaires* (voir Attention), *convulsions*.

Laboratoires GlaxoSmithKline

IMIJECT

Traitement de l'algie vasculaire de la face

sur ordonnance

Présentation

IMIJECT : solution injectable *SC* ; boîte de 2 seringues préremplies de 0,5 ml. Liste I, *médicament d'exception* - Remb 65 % - **56,67 €**.

IMIJECT : solution injectable *SC* ; boîte de 2 seringues préremplies de 0,5 ml avec auto-injecteur. Liste I, *médicament d'exception* - Remb 65 % - **59,39 €**.

Composition

	p seringue
Sumatriptan	6 mg

Dans quel cas ce médicament est-il prescrit ?

Ce médicament est un *vasoconstricteur* puissant qui agit essentiellement sur les vaisseaux crâniens. Il appartient à la famille des *triptans*. Son action se manifeste 10 à 15 minutes après l'injection.

Il est utilisé dans le *traitement de la crise* d'*algie vasculaire de la face*.

Contre-indications

Ce médicament ne doit pas être utilisé dans les cas suivants :

- *antécédent* d'*allergie* aux *sulfamides* ;
- antécédent d'*infarctus du myocarde* ou d'*accident vasculaire cérébral* et plus généralement toute maladie liée à un spasme ou à un rétrécissement des artères ;
- *hypertension artérielle* (sauf si elle est stabilisée par un traitement spécifique) ;
- *insuffisance hépatique* grave ;
- en association avec un autre antimigraineux *vasoconstricteur* ou les *IMAO*.

Attention : La solution ne doit jamais être injectée par *voie* intraveineuse.

Dans de très rares cas, une douleur dans la poitrine peut suivre l'injection du médicament. Elle peut être intense et ressembler à une crise d'*angine de poitrine*, mais elle n'est que très rarement due à un spasme des artères coronaires. Si elle dure plus de quelques minutes, prévenez votre médecin et ne pratiquez pas de nouvelles injections sans son avis.

Ne dépassez en aucun cas 2 injections par jour et respectez un intervalle de 1 heure entre ces 2 injections.

Des précautions sont nécessaires en cas d'*insuffisance rénale*, de tabagisme ou de désintoxication tabagique par la nicotine ou en présence d'autres facteurs de risque cardiovasculaire.

Compte-tenu de ses effets indésirables potentiels, ce médicament peut, chez certaines personnes, ne pas être compatible avec la conduite automobile ou le maniement de machines dangereuses. Assurez-vous à l'occasion des premières prises que vous supportez bien ce médicament avant de conduire ou d'utiliser une machine.

Interactions avec d'autres substances

Ce médicament ne doit pas être associé aux autres antimigraineux de la famille des *triptans*, aux dérivés de l'*ergot de seigle*, aux *IMAO* : risque accru d'effets indésirables.

En cas de traitement par un dérivé de l'ergot de seigle, attendre 24 heures avant de pratiquer l'injection. Après l'injection de ce médicament, respecter un intervalle de 6 heures avant de prendre des dérivés de l'ergot de seigle.

Informez par ailleurs votre médecin si vous suivez un traitement par un *antidépresseur sérotoninergique*.

Grossesse et allaitement

En l'absence de données suffisantes, ce médicament est déconseillé pendant la grossesse.

Ce médicament passe dans le lait maternel. Le risque d'une action délétère chez le nourrisson n'est pas connu et peut être minimisé en tirant et en jetant le lait dans les 24 heures qui suivent la prise du médicament.

Mode d'emploi et posologie

La solution est injectée exclusivement par *voie* sous-cutanée. Lire attentivement la notice avant d'utiliser l'injecteur.

Posologie usuelle :

- Adulte de plus de 18 ans et de moins de 65 ans : 1 injection.

Il est inutile de renouveler une injection si celle-ci est restée sans effet.

Ne pas dépasser 2 injections par jour en respectant un délai d'au moins 1 heure entre ces 2 injections.

Conseils : Ce médicament est destiné au *traitement de la crise* d'*algie vasculaire de la face* et non à celui des crises de *migraine*.

Pour être certain que la solution ne sera pas malencontreusement injectée dans une veine sous-cutanée, il est nécessaire de tirer légèrement le piston de la seringue après avoir enfoncé l'aiguille, de façon à vérifier l'absence de reflux de sang.

Conditions particulières de délivrance :

Une ordonnance d'un modèle particulier (*médicament d'exception*) est nécessaire pour se procurer ce médicament.

Effets indésirables possibles

Douleur au point d'injection.

Nausées et vomissements, qui sont également des symptômes de la crise.

Fourmillements, sensation de lourdeur ou d'oppression, bouffées de chaleur, *vertiges*, lassitude, somnolence.

Troubles visuels.

Augmentation transitoire de la tension artérielle, accélération ou ralentissement du cœur, *palpitations*.

Réaction allergique.

Exceptionnellement : spasme des artères coronaires (voir Attention), *convulsions*.

Laboratoires GlaxoSmithKline

IMMUGRIP

Vaccin : grippe

Présentation

IMMUGRIP : suspension injectable *IM* ou *SC* ; seringue préremplie de 0,5 ml. Remb 65 % - **6,25 €**.

Composition

	p seringue
Virus grippaux inactivés	1 dose

Dans quel cas ce médicament est-il prescrit ?

C'est un *vaccin* composé de *virus* grippaux tués. Il ne contient aucun *germe* vivant.

Il est utilisé dans la prévention de la grippe. L'immunité apparaît 15 jours après l'injection et dure environ 1 an.

Contre-indications

Ce médicament ne doit pas être utilisé en cas d'*allergie* aux protéines de l'œuf.

Attention : De la néomycine et du formaldéhyde sont utilisés pour fabriquer ce vaccin. Ces substances persistent en infime quantité dans la solution injectable. Des précautions sont nécessaires chez les personnes qui y sont allergiques.

En cas de fièvre élevée, de maladie aiguë, il est préférable de différer la vaccination.

Le *vaccin* antigrippal ne protège que contre la vraie grippe, maladie grave, potentiellement mortelle chez les personnes fragiles. Il est incapable de prévenir les bronchites banales et autres affections virales saisonnières.

Dans les suites de la vaccination antigrippale, certains tests de dépistage (sida, *hépatite* C...) peuvent être exceptionnellement rendus faussement positifs. Pour éviter toute inquiétude injustifiée, ne pratiquez pas ces tests pendant le mois qui suit la vaccination.

Comme pour tous les *vaccins*, des cas exceptionnels de *réactions allergiques* graves ont été constatés ; ce risque justifie la nécessité de réaliser la vaccination en milieu médical où un traitement d'urgence pourra être entrepris sans délai.

Grossesse et allaitement

L'effet de ce *vaccin* pendant la grossesse est mal connu : seul votre médecin peut évaluer le risque éventuel de son utilisation dans votre cas.

Cette vaccination peut être pratiquée pendant l'allaitement.

Mode d'emploi et posologie

Bien agiter la seringue avant l'emploi, la réchauffer à température ambiante si nécessaire. L'injection doit être réalisée par *voie sous-cutanée* ou *intramusculaire*.

Posologie usuelle :

- Adulte et enfant de plus de 36 mois : 1 injection de 0,5 ml.
- Enfant de 6 à 36 mois : 1 injection de 0,25 ml ou 0,5 ml. Cette injection pourra être renouvelée 1 mois après.

La prévention de la grippe repose sur une injection annuelle : le *vaccin* est différent tous les ans car il est adapté aux caractéristiques du *virus* attendu.

Conseils : Les réactions fébriles dues aux *vaccins* peuvent être combattues en prenant de l'aspirine ou du paracétamol.

Pour garder son efficacité, ce médicament doit être conservé entre + 2 °C et + 8 °C (partie la plus froide du réfrigérateur). Toutefois, une rupture de la chaîne du froid pendant une durée limitée (quelques heures à température ambiante inférieure à 25 °C) ne devrait pas prêter à conséquence. En pratique, en cas de nécessité, un délai de quelques heures peut séparer l'achat du vaccin en pharmacie de son stockage au réfrigérateur ou de la vaccination.

Ce vaccin ne doit pas être congelé.

Effets indésirables possibles

Réaction douloureuse, *nodule* au point d'injection.

Fièvre modérée, maux de tête, fatigue, malaise, douleur musculaire ou articulaire.

Exceptionnellement : *réaction allergique*.

Laboratoires Pierre Fabre Médicament

IMMUNOGLOBULINES ÉQUINES TÉTANIQUES PASTEUR

Informations détaillées sur www.monvidal.com

IMODIUM

Antidiarrhéique : ralentisseur du transit

sur ordonnance

Présentation

IMODIUM : gélule (vert foncé et vert clair) ; boîte de 20. Liste II - Remb 35 % - **3,26 €**.

IMODIUM : solution buvable ; flacon de 90 ml avec mesurette graduée. Liste II - Remb 35 % - **2,75 €**.

Composition

	p gél	p ml	p grad
Lopéramide	1,86 mg	0,2 mg	0,03 mg
Lactose	+		

Dans quel cas ce médicament est-il prescrit ?

C'est un antidiarrhéique qui agit en ralentissant le *transit intestinal* et en réduisant les sécrétions intestinales.

Il est utilisé dans le *traitement symptomatique* des diarrhées, en complément des mesures diététiques.

Contre-indications

Ce médicament ne doit pas être utilisé dans les cas suivants :

- crise aiguë de *rectocolite hémorragique*,
- enfant de moins de 8 ans (gélules),
- *nourrisson* de moins de 2 ans (solution buvable).

Attention : Des précautions sont nécessaires en cas d'*insuffisance hépatique*.

Ce médicament n'est pas adapté au traitement des diarrhées dues à certains *antibiotiques*.

Une diarrhée qui s'accompagne de torpeur, de soif, de fièvre, ou de sang dans les selles nécessite rapidement un avis médical. De même, chez le *nourrisson*, une diarrhée qui s'accompagne d'une perte de poids de plus de 5 % (signe de déshydratation) peut nécessiter des soins urgents.

Le traitement doit être arrêté dès que les selles recommencent à être formées. L'usage trop prolongé du médicament expose à un risque de constipation important.

Si vous devez conduire ou utiliser une machine dangereuse, assurez-vous préalablement que ce médicament n'altère pas votre vigilance.

Grossesse et allaitement

Les études actuellement disponibles n'ont pas mis en évidence de problème particulier lors de l'utilisation ponctuelle de ce médicament chez la femme enceinte. Néanmoins, il est déconseillé pendant la grossesse sans avis médical.

Ce médicament passe faiblement dans le lait maternel ; son utilisation ponctuelle est possible pendant l'allaitement.

Mode d'emploi et posologie

Les gélules sont réservées à l'adulte et à l'enfant de plus de 8 ans ; elles doivent être avalées avec un verre d'eau.

La suspension buvable est destinée à l'enfant ; elle peut être donnée soit dans le biberon, soit à la cuillère.

Posologie usuelle :

- Adulte :
  - diarrhée aiguë : commencer par 2 gélules, puis 1 gélule supplémentaire après chaque selle liquide, sans dépasser 8 gélules par jour ;
  - diarrhée chronique : 1 à 3 gélules par jour.
- Enfant de 8 à 15 ans :
  - diarrhée aiguë : commencer par 1 gélule, puis 1 gélule supplémentaire après chaque selle liquide, sans dépasser 6 gélules par jour ;
  - diarrhée chronique : 1 ou 2 gélules par jour.
- Enfant de 2 à 8 ans (suspension buvable seulement) :
  - diarrhée aiguë : la posologie est calculée en fonction du poids : 1 graduation par kg et par prise (par exemple pour un enfant de 12 kg, remplir la mesurette jusqu'à la graduation 12). Cette dose peut être répétée après chaque selle molle, sans dépasser 5 prises par jour ;
  - diarrhée chronique : La dose est adaptée en fonction des résultats obtenus.

Conseils : Une diarrhée peut provoquer une déshydratation, notamment chez l'enfant ou la personne âgée. Cette perte d'eau par l'organisme doit être compensée par des boissons abondantes (bouillon salé, boissons sucrées) car elle peut être à l'origine d'une fatigue, de malaise ou de confusion des idées.

Le régime à suivre en cas de *diarrhée* repose sur une alimentation légère, à base de :

- carotte, pomme de terre, en soupe ou en purée ;
- pâtes, riz ou tapioca bien cuits, eau de cuisson du riz ;
- compote de pommes ou de coings, gelée de coings ou de myrtilles ;
- biscuits salés ou sucrés.

Doivent être évités : les jus de fruits et les fruits crus, les légumes riches en fibres, les sources de protéines animales et les boissons glacées.

Laver soigneusement la mesurette à l'eau tiède après chaque utilisation.

Effets indésirables possibles

Constipation, ballonnement, douleur abdominale, nausées, vomissements, bouche sèche, fatigue, somnolence, *vertige*, *réaction allergique*.

Exceptionnellement : constipation grave, surtout en cas de *posologie* excessive.

Laboratoires Janssen-Cilag

IMODIUMCAPS

Antidiarrhéique : ralentisseur du transit

Présentation

IMODIUMCAPS : gélule ; boîte de 12. Non remb.

Composition

	p gél
Lopéramide chlorhydrate	2 mg
Lactose	+

Dans quel cas ce médicament est-il prescrit ?

C'est un antidiarrhéique qui agit en ralentissant le *transit intestinal* et en réduisant les sécrétions intestinales.

Il est utilisé dans le *traitement symptomatique* des diarrhées aiguës de l'adulte, en complément des mesures diététiques.

Contre-indications

Ce médicament ne doit pas être utilisé en cas de crise aiguë de *rectocolite hémorragique*.

Attention : Cet antidiarrhéique ne convient pas au traitement des diarrhées dues à certains *antibiotiques*.

Une diarrhée s'accompagnant de torpeur, de soif, de fièvre, ou de sang dans les selles nécessite rapidement un avis médical.

Ce médicament peut être obtenu sans ordonnance. Néanmoins, il ne doit pas être employé chez l'enfant de moins de 15 ans ou en cas d'*insuffisance hépatique* sans avis médical.

Le traitement doit être arrêté dès que les selles recommencent à être formées. L'usage trop prolongé du médicament expose à un risque de constipation important.

Si vous devez conduire ou utiliser une machine dangereuse, assurez-vous préalablement que ce médicament n'altère pas votre vigilance.

Grossesse et allaitement

Les études actuellement disponibles n'ont pas mis en évidence de problème particulier lors de l'utilisation ponctuelle de ce médicament chez la femme enceinte. Néanmoins, il est déconseillé pendant la grossesse sans avis médical.

Ce médicament passe faiblement dans le lait maternel ; son utilisation ponctuelle est possible pendant l'allaitement.

Mode d'emploi et posologie

Les gélules doivent être avalées avec un verre d'eau.

Posologie usuelle :

- Adulte : commencer par 2 gélules, puis 1 gélule supplémentaire après chaque selle liquide, sans dépasser 6 gélules par jour et 2 jours de traitement ; au-delà, si les troubles persistent, consulter le médecin.

Respectez rigoureusement la posologie recommandée par votre pharmacien.

Conseils : Ce médicament peut être en accès libre dans certaines pharmacies ; néanmoins, n'hésitez pas à demander conseil à votre pharmacien.

Une diarrhée peut provoquer une déshydratation, notamment chez la personne âgée. Cette perte d'eau par l'organisme doit être compensée par des boissons abondantes (bouillon salé, boissons sucrées) car elle peut être à l'origine d'une fatigue, de malaise ou de confusion des idées.

Le régime à suivre en cas de *diarrhée* repose sur une alimentation légère, à base de :

- carotte, pomme de terre, en soupe ou en purée ;
- pâtes, riz ou tapioca bien cuits, eau de cuisson du riz ;
- compote de pommes ou de coings, gelée de coings ou de myrtilles ;
- biscuits salés ou sucrés.

Doivent être évités : les jus de fruits et les fruits crus, les légumes riches en fibres, les sources de protéines animales et les boissons glacées.

Effets indésirables possibles

Constipation, ballonnement, douleur abdominale, nausées, vomissements, bouche sèche, fatigue, somnolence, *vertige*, *réaction allergique*.

Exceptionnellement : constipation grave, surtout en cas de *posologie* excessive.

Laboratoires Mc Neil Santé Grand Public

IMODIUMDUO

Antidiarrhéique et pansement digestif

Présentation

IMODIUMDUO : comprimé (arôme vanille) ; boîte de 8. Non remb.

Composition

	p cp
Lopéramide chlorhydrate	2 mg
Siméticone (exprimé en diméticone)	125 mg

Dans quel cas ce médicament est-il prescrit ?

Ce médicament contient un antidiarrhéique et un *pansement digestif* au silicone. L'antidiarrhéique agit en ralentissant le *transit intestinal* et en réduisant les sécrétions intestinales.

Il est utilisé dans le *traitement symptomatique* des diarrhées aiguës associées à un ballonnement abdominal, en complément des mesures diététiques.

Contre-indications

Ce médicament ne doit pas être utilisé dans les cas suivants :

- crise aiguë de *rectocolite hémorragique*,
- *diarrhée* s'accompagnant de forte fièvre ou de sang dans les selles,
- *diarrhée* due à certains *antibiotiques*,
- enfant de moins de 12 ans.

Attention : Des précautions sont nécessaires en cas d'*insuffisance hépatique* : consultez votre médecin.

Ce médicament n'est pas adapté au traitement des *diarrhées* dues à certains *antibiotiques*.

Une diarrhée s'accompagnant de torpeur, de soif, de fièvre, ou de sang dans les selles nécessite rapidement un avis médical.

Le traitement doit être arrêté dès que les selles recommencent à être formées. L'usage trop prolongé du médicament expose à un risque de constipation important.

Si vous devez conduire ou utiliser une machine dangereuse, assurez-vous préalablement que ce médicament n'altère pas votre vigilance.

Grossesse et allaitement

Les études actuellement disponibles n'ont pas mis en évidence de problème particulier lors de l'utilisation ponctuelle de ce médicament chez la femme enceinte. Néanmoins, il est déconseillé pendant la grossesse sans avis médical.

Ce médicament passe faiblement dans le lait maternel ; son utilisation ponctuelle est possible pendant l'allaitement.

Mode d'emploi et posologie

Les comprimés sont à croquer.

Posologie usuelle :

- Adulte de plus de 18 ans : commencer par 2 comprimés, puis 1 comprimé supplémentaire après chaque selle liquide, sans dépasser 4 comprimés par jour.
- Adolescent de 12 à 18 ans : commencer par 1 comprimé, puis 1 comprimé supplémentaire après chaque selle liquide, sans dépasser 4 comprimés par jour.

La durée du traitement est limitée à 2 jours ; au-delà, si les troubles persistent, consulter un médecin.

Respectez rigoureusement la *posologie* recommandée par votre pharmacien.

Conseils : Une diarrhée peut provoquer une déshydratation, notamment chez la personne âgée. Cette perte d'eau par l'organisme doit être compensée par des boissons abondantes (bouillon salé, boissons sucrées) car elle peut être à l'origine d'une fatigue, de malaise ou de confusion des idées.

Le régime à suivre en cas de *diarrhée* repose sur une alimentation légère, à base de :
- carotte, pomme de terre, en soupe ou en purée ;
- pâtes, riz ou tapioca bien cuits, eau de cuisson du riz ;
- compote de pommes ou de coings, gelée de coings ou de myrtilles ;
- biscuits salés ou sucrés.

Doivent être évités : les jus de fruits et les fruits crus, les légumes riches en fibres, les sources de protéines animales et les boissons glacées.

Effets indésirables possibles

Liés à la présence de lopéramide :

Constipation, ballonnement, douleur abdominale, nausées, vomissements, bouche sèche, fatigue, somnolence, *vertige*, *réaction allergique*.

Exceptionnellement : constipation grave, surtout en cas de *posologie* excessive.

Laboratoires Mc Neil Santé Grand Public

IMODIUMLINGUAL

Antidiarrhéique : ralentisseur du transit

Présentation

IMODIUMLINGUAL : *lyophilisat* oral (arôme menthe) ; boîte de 12. Non remb.

Composition

	p lyoph
Lopéramide chlorhydrate	2 mg
Aspartam	+

Dans quel cas ce médicament est-il prescrit ?

C'est un antidiarrhéique qui agit en ralentissant le *transit intestinal* et en réduisant les sécrétions intestinales.

Il est utilisé dans le *traitement symptomatique* des diarrhées aiguës de l'adulte, en complément des mesures diététiques.

Contre-indications

Ce médicament ne doit pas être utilisé dans les cas suivants :
- crise aiguë de *rectocolite hémorragique*,
- *phénylcétonurie* (présence d'aspartam).

Attention : Cet antidiarrhéique ne convient pas au traitement des diarrhées dues à certains *antibiotiques*.

Une diarrhée s'accompagnant de torpeur, de soif, de fièvre, ou de sang dans les selles nécessite rapidement un avis médical.

Ce médicament peut être obtenu sans ordonnance. Néanmoins, il ne doit pas être employé chez l'enfant de moins de 15 ans ou en cas d'*insuffisance hépatique* sans avis médical.

Le traitement doit être arrêté dès que les selles recommencent à être formées. L'usage trop prolongé du médicament expose à un risque de constipation important.

Si vous devez conduire ou utiliser une machine dangereuse, assurez-vous préalablement que ce médicament n'altère pas votre vigilance.

Grossesse et allaitement

Les études actuellement disponibles n'ont pas mis en évidence de problème particulier lors de l'utilisation ponctuelle de ce médicament chez la femme enceinte. Néanmoins, il est déconseillé pendant la grossesse sans avis médical.

Ce médicament passe faiblement dans le lait maternel ; son utilisation ponctuelle est possible pendant l'allaitement.

Mode d'emploi et posologie

Le *lyophilisat* peut être dissous dans un verre d'eau ou placé directement sur la langue pour obtenir un effet rapide.

Posologie usuelle :

- Adulte : commencer par 2 lyophilisats, puis 1 lyophilisat supplémentaire après chaque selle liquide, sans dépasser 6 lyophilisats par jour et 2 jours de traitement ; au-delà, si les troubles persistent, consulter le médecin.

Respectez rigoureusement la posologie recommandée par votre pharmacien.

Conseils : Ce médicament peut être en accès libre dans certaines pharmacies ; néanmoins, n'hésitez pas à demander conseil à votre pharmacien.

Une diarrhée peut provoquer une déshydratation, notamment chez la personne âgée. Cette perte d'eau par l'organisme doit être compensée par des boissons abondantes (bouillon salé, boissons sucrées) car elle peut être à l'origine d'une fatigue, de malaise ou de confusion des idées.

Le régime à suivre en cas de *diarrhée* repose sur une alimentation légère, à base de :
- carotte, pomme de terre, en soupe ou en purée ;
- pâtes, riz ou tapioca bien cuits, eau de cuisson du riz ;
- compote de pommes ou de coings, gelée de coings ou de myrtilles ;
- biscuits salés ou sucrés.

Doivent être évités : les jus de fruits et les fruits crus, les légumes riches en fibres, les sources de protéines animales et les boissons glacées.

Effets indésirables possibles

Constipation, ballonnement, douleur abdominale, nausées, vomissements, bouche sèche, fatigue, somnolence, *vertige*, *réaction allergique*.

Exceptionnellement : constipation grave, surtout en cas de *posologie* excessive.

Laboratoires Mc Neil Santé Grand Public

IMONOGAS

Informations détaillées sur www.monvidal.com

IMOSEPTYL

Antidiarrhéique : antiseptique intestinal

Présentation

IMOSEPTYL : gélule (jaune) ; boîte de 12. Non remb.

Composition

	p gél
Nifuroxazide	200 mg
Saccharose	+

Dans quel cas ce médicament est-il prescrit ?

Ce médicament est un *antiseptique* intestinal qui appartient à la famille des nitrofuranes. Il agit localement sur les *bactéries* responsables d'infections de l'intestin.

Il est utilisé dans le traitement des diarrhées aiguës bénignes.

Contre-indications

Ce médicament ne doit pas être utilisé en cas d'*antécédent* d'*allergie* à un *antiseptique* de la famille des nitrofuranes.

Attention : Ce médicament est destiné au traitement des diarrhées bénignes. En cas de diarrhée persistante, de fièvre élevée, de sang ou de glaires dans les selles, des examens peuvent être nécessaires : consultez votre médecin.

Grossesse et allaitement

L'effet de ce médicament pendant la grossesse est mal connu. L'évaluation du risque éventuel lié à son utilisation est individuelle : demandez conseil à votre pharmacien ou à votre médecin.

L'allaitement demeure possible en cas de traitement bref par ce médicament.

Mode d'emploi et posologie

Les gélules doivent être avalées avec un verre d'eau.

Posologie usuelle :

- Adulte : 1 gélule, 4 fois par jour.

La durée du traitement est limitée à 3 jours en l'absence d'avis médical. Si les symptômes persistent au-delà de cette période, une consultation est nécessaire pour déterminer si ce traitement est suffisant.

Conseils : Une diarrhée peut provoquer une déshydratation, notamment chez la personne âgée. Cette perte d'eau par l'organisme doit être compensée par des boissons abondantes (bouillon salé, boissons sucrées) car elle peut être à l'origine d'une fatigue, de malaise ou de confusion des idées.

Beaucoup de *diarrhées* sont dues à des *virus* et ne justifient pas de traitement par un *antiseptique* intestinal. Elles guérissent spontanément et ne demandent que des mesures diététiques simples : alimentation légère et de préférence liquide (en excluant les jus de fruits, les crudités et les légumes verts).

Effets indésirables possibles

Réaction allergique.

Laboratoires Mc Neil Santé Grand Public

IMOSSELDUO

Informations détaillées sur www.monvidal.com

IMOVANE

Hypnotique : apparenté aux benzodiazépines

sur ordonnance

Présentation

IMOVANE 3,75 mg : comprimé ; boîte de 5. Liste I, durée de prescription limitée à 4 semaines - Remb 65 % - **1,57 €**.

IMOVANE 3,75 mg : comprimé ; boîte de 14. Liste I, durée de prescription limitée à 4 semaines - Remb 65 % - **2,90 €**.

IMOVANE 7,5 mg : comprimé sécable (blanc) ; boîte de 5. Liste I, durée de prescription limitée à 4 semaines - Remb 65 % - **1,65 €**.

IMOVANE 7,5 mg : comprimé sécable (blanc) ; boîte de 14. Liste I, durée de prescription limitée à 4 semaines - Remb 65 % - **3,07 €**.

Composition

	p cp	p cp
Zopiclone	3,75 mg	7,5 mg
Amidon de blé (gluten)	+	+
Lactose	+	+

Dans quel cas ce médicament est-il prescrit ?

Ce médicament est un *hypnotique* (somnifère) dont les propriétés sont proches de celles des *benzodiazépines*.

Il est utilisé dans le traitement de l'insomnie.

Contre-indications

Ce médicament ne doit pas être utilisé dans les cas suivants :

- *insuffisance hépatique* grave,
- *insuffisance respiratoire* grave,
- *syndrome d'apnée du sommeil*,
- *myasthénie*,
- *intolérance* au gluten.

Attention : Certaines insomnies peuvent traduire une *dépression* masquée et justifier un traitement spécifique.

Une prise prolongée de somnifère, surtout à doses importantes, peut provoquer une *dépendance*. Ce risque de dépendance est accru chez les personnes ayant déjà présenté une dépendance à d'autres médicaments, substances ou à l'alcool.

L'arrêt brutal de ce médicament expose à un *syndrome de sevrage* : réapparition de l'insomnie, anxiété, maux de tête, douleurs musculaires. Il faut donc s'entourer de conseils médicaux pour diminuer progressivement les doses et espacer les prises, sur une période d'autant plus longue que le traitement a été prolongé.

Un trouble du sommeil persistant ne doit pas vous conduire à augmenter les doses, mais à consulter votre médecin.

Ce médicament expose à un risque de chute chez la personne âgée ayant l'habitude de se lever la nuit.
Un réveil nocturne après la prise du médicament peut entraîner des troubles de la mémoire, parfois angoissants.
Évitez les boissons alcoolisées : augmentation du risque de somnolence.
Ce médicament est un somnifère. Conduire ou utiliser une machine dangereuse dans les heures qui suivent sa prise est bien sûr contre-indiqué.
La durée de l'effet sédatif, ainsi que son intensité, est très variable d'une personne à l'autre. Il vous appartient de vérifier, après les premières prises, que la persistance éventuelle d'une somnolence au réveil est compatible avec la poursuite de vos activités habituelles.

Interactions avec d'autres substances

Informez votre médecin ou votre pharmacien si vous prenez d'autres *sédatifs* (tranquillisants, somnifères, certains médicaments contre la toux ou contre la douleur contenant des *opiacés*, *antidépresseurs*, *neuroleptiques*...) ou en cas de traitement par la buprénorphine.

Grossesse et allaitement

Ce médicament ne doit pas être utilisé sans avis médical pendant la grossesse. Les fortes doses au cours des 6 derniers mois sont déconseillées. En fin de grossesse, un traitement par benzodiazépine, même à faible dose, peut être responsable d'effets indésirables chez le *nouveau-né* : une surveillance médicale du nouveau-né est alors nécessaire pendant 1 à 3 semaines selon les cas.
Ce médicament passe dans le lait maternel : l'allaitement est déconseillé.

Mode d'emploi et posologie

Les comprimés doivent être avalés avec un verre d'eau, juste avant le coucher.

Posologie usuelle :

- Adulte : 1 comprimé à 7,5 mg, le soir au coucher.
- Personne de plus de 65 ans, insuffisant hépatique, rénal ou respiratoire : 1 comprimé à 3,75 mg ou ½ comprimé à 7,5 mg, le soir au coucher.

Conseils : Ce médicament vous a été prescrit dans une situation précise. Ne le conseillez pas à une autre personne et ne le réutilisez pas ultérieurement sans avis médical.
La durée de prescription des *hypnotiques* doit être la plus courte possible. Dans certaines situations, le traitement doit toutefois être prolongé. Il appartient alors au médecin de réévaluer périodiquement la nécessité de le poursuivre ou de l'interrompre.
Les somnifères ne sont pas la seule réponse aux troubles du sommeil. Une meilleure hygiène de vie, une consommation modérée d'excitants (y compris les boissons alcoolisées) permettent aussi de lutter efficacement contre les insomnies.

Effets indésirables possibles

Le plus fréquent : pertubation du goût (goût amer, métallique).
Sensation d'ivresse, maux de tête, troubles de la coordination des mouvements, confusion des idées, somnolence (en particulier chez la personne âgée), troubles du sommeil.
Modification de la libido, *éruption cutanée* avec ou sans démangeaisons, vision double, *troubles digestifs*, faiblesse musculaire, fatigue.
Exceptionnellement : élévation des *transaminases*.
Dans certaines circonstances et chez certaines personnes :
- réactions paradoxales avec augmentation de l'anxiété, agitation, agressivité, confusion des idées, hallucinations ;
- *amnésie antérograde*.

Ces troubles nécessitent l'arrêt du traitement.

Laboratoires sanofi-aventis France

IMOVAX POLIO

Informations détaillées sur www.monvidal.com

IMPLANON

Contraceptif

sur ordonnance

Présentation

IMPLANON : implant ; boîte unitaire, avec applicateur et aiguille. Liste I - Remb 65 % - **124,68 €**.

Composition

	p implant
Étonogestrel	68 mg

Dans quel cas ce médicament est-il prescrit ?

Ce médicament est un implant (petit bâtonnet non biodégradable inséré sous la peau) et renferme une *hormone* proche de la progestérone.
Il est utilisé comme *contraceptif* d'action prolongée : le *progestatif* est libéré progressivement dans le sang et permet de bloquer l'ovulation tant que l'implant est présent dans l'organisme. Les études disponibles montrent une efficacité contraceptive de 100 %.

Contre-indications

Certaines situations ne permettent pas la pose de cet implant :
- *accident thromboembolique* (*phlébite*, *embolie* pulmonaire...) en évolution,
- certains cancers du sein ou de l'utérus,
- saignement génital (l'origine de ce saignement doit être déterminée par des examens avant la mise en route du traitement),
- maladie grave du foie,
- **grossesse**.

Attention : Un examen médical est nécessaire avant et 3 mois après la mise en place de cet implant, particulièrement en cas d'*antécédents* d'*accidents thromboemboliques*, de *diabète*, d'augmentation de la tension artérielle.
Comme pour les autres *contraceptifs progestatifs*, les troubles des règles sont fréquents : cycles irréguliers, saignements prolongés. Cet inconvénient possible doit être pris en compte avant d'envisager ce mode de contraception.
L'arrêt d'un tabagisme éventuel est recommandé chez les femmes qui suivent un traitement hormonal, du fait d'une augmentation possible du risque cardiovasculaire.
Un alitement prolongé peut nécessiter un retrait prématuré de l'implant.

Interactions avec d'autres substances

L'efficacité contraceptive de ce médicament peut être diminuée par la prise conjointe d'un médicament *inducteur enzymatique*.

Grossesse et allaitement

Ce médicament n'a pas de raison d'être utilisé pendant la grossesse. Néanmoins, en cas d'implantation chez une femme dont la grossesse était méconnue, les données disponibles ne justifient pas d'inquiétude particulière. Le retrait de l'implant est bien sûr indispensable.

La quantité d'*hormone* qui passe dans le sang, et donc dans le lait maternel, est très faible ; néanmoins, la pose de cet implant ne se justifie que si une autre contraception locale est impossible.

Mode d'emploi et posologie

Cet implant ne peut être posé ou retiré que par un médecin ; il est inséré dans la face interne du bras de la patiente après application d'un *anesthésique* local.

La période propice à la mise en place est à déterminer avec votre médecin.

Après une période de 3 ans, l'implant doit être obligatoirement changé car la quantité d'étonogestrel résiduelle est insuffisante pour assurer une contraception efficace.

Effets indésirables possibles

Le plus fréquemment (plus de 5 % utilisatrices) : *acné*, maux de tête, prise de poids, tension des seins.

Perte de cheveux, troubles de l'*humeur*, douleurs abdominales, diminution de l'importance ou de la durée des règles, saignement intermittent.

Rarement : *hypertension artérielle*.

Manifestations locales lors de la mise en place ou du retrait de l'implant : *ecchymose*, irritation, démangeaisons.

Laboratoires Organon SA

IMPORTAL

Laxatif osmotique

Présentation

IMPORTAL Jeune Enfant 2,5 g : poudre pour solution buvable ; boîte de 10 sachets. Remb 35 % - **2,25 €**.
IMPORTAL Enfant 5 g : poudre pour solution buvable ; boîte de 10 sachets. Remb 35 % - **2,25 €**.
IMPORTAL 10 g : poudre pour solution buvable ; boîte de 20 sachets. Remb 35 % - **4,00 €**.

Composition

	p sachet	p sachet	p sachet
Lactitol	2,5 g	5 g	10 g

Dans quel cas ce médicament est-il prescrit ?

Ce médicament est un *laxatif osmotique*. Il attire l'eau dans l'intestin et augmente le volume des selles.

Il est utilisé dans le *traitement symptomatique* de la constipation. Son action laxative peut également être utile dans le traitement de l'*encéphalopathie hépatique*.

Contre-indications

Ce médicament ne doit pas être utilisé dans les cas suivants :
- maladie inflammatoire du côlon,
- occlusion intestinale ou affection prédisposant à une occlusion,
- douleurs abdominales de cause inconnue,
- personne ne devant pas absorber de galactose.

Attention : En cas de douleurs abdominales répétitives ou prolongées, ce médicament ne doit pas être pris sans avis médical.
L'usage des laxatifs doit rester exceptionnel chez l'enfant.

Grossesse et allaitement

L'utilisation ponctuelle de ce médicament pendant la grossesse ou l'allaitement ne semble pas poser de problème particulier.

Mode d'emploi et posologie

Dissoudre la poudre dans un grand verre d'eau ou la mélanger à l'alimentation (yaourt, par exemple).

Posologie usuelle :

En cas de constipation, elle sera adaptée selon les résultats obtenus. Si une diarrhée apparaît, il faut réduire la posologie.
- Adulte : 20 g par jour, en 1 prise, soit 2 sachets à 10 g par jour.
- Enfant de 7 à 15 ans : 10 g par jour, en 1 prise, soit 2 sachets Enfant à 5 g ou 1 sachet à 10 g par jour.
- Enfant de 1 à 7 ans : 5 g par jour, en 1 prise, soit 2 sachets Jeune Enfant à 2,5 g ou 1 sachet Enfant à 5 g par jour.
- Nourrisson de moins de 1 ans : 1 sachet Jeune Enfant à 2,5 g par jour.

Conseils : Le traitement de la constipation chronique repose essentiellement sur des boissons abondantes, une alimentation riche en fibres et une activité physique régulière.
Ce médicament doit être conservé à l'abri de l'humidité.

Effets indésirables possibles

Diarrhée, sensation de ballonnement.

Laboratoires Novartis Santé Familiale SAS

IMUREL

Immunosuppresseur — sur ordonnance

Présentation

IMUREL 25 mg : comprimé ; boîte de 50. Liste I - Remb 100 % - **10,54 €**.
IMUREL 50 mg : comprimé ; boîte de 100. Liste I - Remb 100 % - **30,53 €**.

Composition

	p cp	p cp
Azathioprine	25 mg	50 mg
Lactose	+	+

Dans quel cas ce médicament est-il prescrit ?

Ce médicament appartient à la famille des immunosuppresseurs. Il diminue les réactions de défense et de rejet de l'organisme vis-à-vis des corps étrangers.

Il est utilisé :
- dans la prévention du rejet de la greffe chez les personnes ayant bénéficié d'une transplantation d'organe,
- dans le traitement des maladies dues à une anomalie du fonctionnement du système immunitaire (maladies auto-immunes).

Contre-indications

Ce médicament ne doit pas être utilisé en cas d'**allaitement**.

> **Attention :** Des précautions sont nécessaires chez les personnes souffrant d'*insuffisance rénale* ou d'*insuffisance hépatique*.
> En début de traitement, des analyses de sang fréquentes sont indispensables pour dépister d'éventuelles anomalies de la *numération formule sanguine* ; suivez scrupuleusement les prescriptions de votre médecin.
> Une contraception efficace est recommandée chez la femme pendant toute la durée du traitement.

Interactions avec d'autres substances

En cas de vaccination, l'utilisation d'un *vaccin* vivant est déconseillée (contre-indiquée dans le cas du vaccin contre la *fièvre jaune*).

Informez votre médecin si vous prenez un médicament contenant de l'allopurinol ou de la ciclosporine.

Grossesse et allaitement

Les études disponibles n'ont pas mis en évidence de malformation chez les enfants nés de femme enceinte sous traitement. Néanmoins, il est déconseillé de commencer un traitement chez la femme enceinte. Si une grossesse survient sous traitement, votre médecin appréciera le bien-fondé d'un arrêt ou d'une poursuite de celui-ci dans votre cas. Ce médicament n'influe pas sur la fertilité, aussi bien chez la femme que chez l'homme.

En cas de traitement par ce médicament, l'allaitement est contre-indiqué.

Mode d'emploi et posologie

Ce médicament doit être pris de préférence au cours d'un repas pour limiter les troubles digestifs.

La *posologie* est strictement individuelle.

> **Conseils :** Veiller autant que possible à garder intact le pelliculage des comprimés pour éviter le contact du produit avec les mains. Pour la même raison, les comprimés ne sont pas sécables.
> Ce médicament doit être conservé à l'abri de la lumière.

Effets indésirables possibles

Anomalies réversibles de la *numération formule sanguine* : baisse du taux des globules ou des *plaquettes* dans le sang.

Troubles digestifs.

Réactions dues à une sensibilité excessive au médicament : fièvre associée à un ou plusieurs symptômes (*vertiges*, douleurs articulaires, vomissements, frissons, douleurs musculaires, éruption de boutons, *pancréatite* ou *hépatite*, *trouble du rythme cardiaque*, baisse de la tension artérielle, troubles respiratoires).

Chute de cheveux, réversible dans la majorité des cas.

Diminution de la résistance aux infections, surtout chez les patients traités conjointement par de la *cortisone*.

Laboratoires GlaxoSmithKline

INDAPAMIDE 1,5 mg
Génériques
Diurétique — **sur ordonnance**

Les médicaments ci-dessous sont des génériques de FLUDEX (voir p. 524).

INDAPAMIDE BIOGARAN 1,5 mg : comprimé à libération prolongée *(lactose)* boîte de 30. Liste II - Remb 65 % - 8,63 €.
INDAPAMIDE BIOGARAN 1,5 mg : comprimé à libération prolongée *(lactose)* boîte de 90. Liste II - Remb 65 % - 24,30 €.
INDAPAMIDE EG LP 1,5 mg : comprimé à libération prolongée *(lactose)* boîte de 30. Liste II - Remb 65 % - 8,63 €.
INDAPAMIDE EG LP 1,5 mg : comprimé à libération prolongée *(lactose)* boîte de 90. Liste II - Remb 65 % - 24,30 €.
INDAPAMIDE MYLAN LP 1,5 mg : comprimé à libération prolongée *(lactose)* boîte de 30. Liste II - Remb 65 % - 8,63 €.
INDAPAMIDE MYLAN LP 1,5 mg : comprimé à libération prolongée *(lactose)* boîte de 90. Liste II - Remb 65 % - 24,30 €.
INDAPAMIDE RANBAXY LP 1,5 mg : comprimé à libération prolongée *(lactose)* boîte de 30. Liste II - Remb 65 % - 8,63 €.
INDAPAMIDE RANBAXY LP 1,5 mg : comprimé à libération prolongée *(lactose)* boîte de 90. Liste II - Remb 65 % - 24,30 €.
INDAPAMIDE TEVA LP 1,5 mg : comprimé à libération prolongée *(lactose)* boîte de 30. Liste II - Remb 65 % - 8,63 €.
INDAPAMIDE TEVA LP 1,5 mg : comprimé à libération prolongée *(lactose)* boîte de 90. Liste II - Remb 65 % - 24,30 €.

INDAPAMIDE 2,5 mg
Génériques
Diurétique — **sur ordonnance**

Les médicaments ci-dessous sont des génériques de FLUDEX (voir p. 524).

INDAPAMIDE BIOGARAN 2,5 mg : comprimé *(lactose)* boîte de 30. Liste II - Remb 65 % - 7,69 €.
INDAPAMIDE MERCK 2,5 mg : comprimé *(lactose)* boîte de 30. Liste II - Remb 65 % - 7,69 €.

INDIARAL
Antidiarrhéique : ralentisseur du transit

Présentation

INDIARAL : gélule ; boîte de 12. Non remb.

Composition

	p gél
Lopéramide chlorhydrate	2 mg
Lactose	+

Dans quel cas ce médicament est-il prescrit ?

C'est un antidiarrhéique qui agit en ralentissant le *transit intestinal* et en réduisant les sécrétions intestinales.

Il est utilisé dans le *traitement symptomatique* des diarrhées aiguës de l'adulte, en complément des mesures diététiques.

Contre-indications

Ce médicament ne doit pas être utilisé en cas de crise aiguë de *rectocolite hémorragique*.

> **Attention :** Cet antidiarrhéique ne convient pas au traitement des diarrhées dues à certains *antibiotiques*.

Une diarrhée s'accompagnant de torpeur, de soif, de fièvre, ou de sang dans les selles nécessite rapidement un avis médical.

Ce médicament peut être obtenu sans ordonnance. Néanmoins, il ne doit pas être employé chez l'enfant de moins de 15 ans ou en cas d'*insuffisance hépatique* sans avis médical.

Le traitement doit être arrêté dès que les selles recommencent à être formées. L'usage trop prolongé du médicament expose à un risque de constipation important.

Si vous devez conduire ou utiliser une machine dangereuse, assurez-vous préalablement que ce médicament n'altère pas votre vigilance.

Grossesse et allaitement

Les études actuellement disponibles n'ont pas mis en évidence de problème particulier lors de l'utilisation ponctuelle de ce médicament chez la femme enceinte. Néanmoins, il est déconseillé pendant la grossesse sans avis médical.

Ce médicament passe faiblement dans le lait maternel ; son utilisation ponctuelle est possible pendant l'allaitement.

Mode d'emploi et posologie

Les gélules doivent être avalées avec un verre d'eau.

Posologie usuelle :

- Adulte : commencer par 2 gélules, puis 1 gélule supplémentaire après chaque selle liquide, sans dépasser 6 gélules par jour et 2 jours de traitement ; au-delà, si les troubles persistent, consulter le médecin.

Respectez rigoureusement la *posologie* recommandée par votre pharmacien.

Conseils : Ce médicament peut être en accès libre dans certaines pharmacies ; néanmoins, n'hésitez pas à demander conseil à votre pharmacien.

Une diarrhée peut provoquer une déshydratation, notamment chez la personne âgée. Cette perte d'eau par l'organisme doit être compensée par des boissons abondantes (bouillon salé, boissons sucrées) car elle peut être à l'origine d'une fatigue, de malaise ou de confusion des idées.

Le régime à suivre en cas de *diarrhée* repose sur une alimentation légère, à base de :

- carotte, pomme de terre, en soupe ou en purée ;
- pâtes, riz ou tapioca bien cuits, eau de cuisson du riz ;
- compote de pommes ou de coings, gelée de coings ou de myrtilles ;
- biscuits salés ou sucrés.

Doivent être évités : les jus de fruits et les fruits crus, les légumes riches en fibres, les sources de protéines animales et les boissons glacées.

Effets indésirables possibles

Constipation, ballonnement, douleur abdominale, nausées, vomissements, bouche sèche, fatigue, somnolence, *vertige*, *réaction allergique*.

Exceptionnellement : constipation grave, surtout en cas de *posologie* excessive.

Laboratoires Gifrer Barbezat

INDOBIOTIC

Collyre anti-inflammatoire

sur ordonnance

Présentation

INDOBIOTIC : collyre ; flacon compte-gouttes de 5 ml. Liste I - Remb 65 % - **3,74 €**.

INDOBIOTIC : collyre ; boîte de 20 récipients-unidoses de 0,35 ml. Liste I - Remb 65 % - **3,65 €**.

Composition

	flacon p 100 ml	unidose p 100 ml
Indométacine	100 mg	100 mg
Gentamicine	300 000 UI	300 000 UI
Thiomersal (mercurothiolate de sodium)	+	

Dans quel cas ce médicament est-il prescrit ?

Ce collyre contient un *anti-inflammatoire* non stéroïdien (*AINS*) et un antibiotique de la famille des *aminosides*. L'anti-inflammatoire est destiné à lutter contre l'*œdème* qui peut survenir après une chirurgie de l'œil, l'*antibiotique* vise à prévenir le risque d'infection.

Il est utilisé dans la prévention et le traitement des complications d'opération de la *cataracte*.

Contre-indications

Ce médicament ne doit pas être utilisé dans les cas suivants :

- *allergie* aux *aminosides* ;
- *antécédent* d'*allergie* ou d'*asthme* provoqué par la prise d'*AINS*, y compris l'aspirine ;
- *insuffisance hépatique* ou *rénale* graves ;
- *ulcère* de l'estomac ou du *duodénum* non traité ;
- **grossesse** (à partir du 6e mois).

Attention : Le collyre en flacon de 5 ml contient un conservateur (thiomersal) qui appartient à la famille des *antiseptiques* mercuriels. Signalez à votre médecin tout *antécédent* d'*allergie* à ces substances.

Une irritation oculaire importante peut être due à une infection non contrôlée par le traitement : en cas de doute, n'hésitez pas à consulter votre médecin. N'utilisez pas ce collyre de façon prolongée sans prendre un avis médical.

Le port de lentilles de contact est déconseillé pendant le traitement.

Conducteurs : dans les suites immédiates d'une opération de la *cataracte*, la conduite automobile n'est pas recommandée. En effet, la vision avec un seul œil fonctionnel ne permet pas d'apprécier correctement les distances.

Interactions avec d'autres substances

Si plusieurs collyres vous ont été prescrits, respectez un intervalle de 15 minutes entre l'instillation des différents produits.

Les substances médicamenteuses contenues dans les collyres sont en parties absorbées et passent dans le sang. Elles pourraient donc, malgré les faibles doses utilisées, donner lieu à des interactions médicamenteuses avec les produits suivants : *anticoagulants*, *lithium*, méthotrexate, ticlopidine, diflunisal. Demandez conseil à votre médecin si vous prenez conjointement un de ces médicaments.

Grossesse et allaitement

Des effets néfastes graves pour la mère et l'enfant à naître ont été mis en évidence lorsque les *AINS* sont utilisés au cours des 4 derniers mois de la grossesse : l'usage de ce collyre est formellement contre-indiqué pendant cette période.

Pendant les 5 premiers mois de la grossesse, l'effet de ce médicament est mal connu : seul votre médecin peut évaluer le risque éventuel de son utilisation dans votre cas.

Ce médicament est susceptible de passer faiblement dans le lait maternel : l'allaitement est déconseillé sans avis médical.

Mode d'emploi et posologie

Tirer la paupière inférieure vers le bas tout en regardant vers le haut et déposer une goutte de collyre entre la paupière et le globe oculaire (*cul-de-sac conjonctival*).

Posologie usuelle :

- Adulte : 1 goutte, 4 fois par jour.

La durée habituelle du traitement est de 14 jours.

Conseils : L'application correcte du produit peut nécessiter une aide, notamment chez une personne handicapée ou âgée.

Ne conservez pas le flacon de 5 ml plus de 15 jours après une première utilisation. Les unidoses doivent être jetées immédiatement après utilisation.

Effets indésirables possibles

Irritation locale.

Laboratoires Chauvin Bausch & Lomb

INDOCID

Anti-inflammatoire non stéroïdien — sur ordonnance

Présentation

INDOCID 25 : gélule (ivoire) ; boîte de 30. Liste I - Remb 65 % - **2,58 €**.

INDOCID 50 : suppositoire ; boîte de 10. Liste I - Remb 35 % - **2,40 €**.

INDOCID 100 : suppositoire ; boîte de 10. Liste I - Remb 35 % - **3,14 €**.

Composition

	p gél	p suppos	p suppos
Indométacine	25 mg	50 mg	100 mg
Lactose	+		

Dans quel cas ce médicament est-il prescrit ?

Ce médicament est un *anti-inflammatoire* non stéroïdien (*AINS*). Il lutte contre l'*inflammation* et la douleur, fait baisser la fièvre et fluidifie le sang.

Il est utilisé chez l'adulte dans le *traitement symptomatique* :
- des *rhumatismes inflammatoires* ;
- des *tendinites*, *arthrites*, *arthroses*, *lombalgies*.

Contre-indications

Ce médicament ne doit pas être utilisé dans les cas suivants :
- *antécédent* d'*allergie* ou d'*asthme* provoqué par la prise d'*AINS*, y compris l'aspirine ;
- *ulcère* de l'estomac ou du *duodénum*, *hémorragie* digestive ;
- *insuffisance hépatique* ou *rénale* grave ;
- *insuffisance cardiaque* grave ;
- *inflammation* ou saignement récent du rectum (suppositoire) ;
- **grossesse** (à partir du 6e mois).

Attention : Tout traitement prolongé ou *surdosage* d'*AINS* expose à des effets indésirables graves.

Certaines situations doivent conduire à ne poursuivre le traitement qu'après un avis médical :
- brûlures d'estomac importantes ou selles noires et nauséabondes pouvant traduire une irritation ou un saignement du tube digestif ;
- *éruption cutanée*, crise d'*asthme* ;
- fatigue inhabituelle et intense, ou baisse brutale et importante du volume des urines chez une personne souffrant d'*insuffisance cardiaque*, déshydratée ou traitée par *diurétique*.

Des précautions sont nécessaires en cas de troubles nerveux, d'*épilepsie*, de maladie de *Parkinson*, d'*antécédent* d'*ulcère* de l'estomac ou du *duodénum*, de risque hémorragique, et chez la personne âgée.

Certains médecins considèrent que les anti-inflammatoires peuvent diminuer l'efficacité des stérilets et exposer à un risque de grossesse non désirée. Ce risque est actuellement très controversé.

Conducteur : ce médicament peut provoquer parfois des étourdissements et des troubles de la vue.

Interactions avec d'autres substances

Ce médicament peut interagir avec d'autres médicaments, notamment :
- l'aspirine et les autres *anti-inflammatoires* non stéroïdiens : risque d'accroissement des effets indésirables ;
- les *anticoagulants* et les *antiagrégants plaquettaires* (PLAVIX) : augmentation du risque hémorragique ;
- le lithium (TÉRALITHE, NEUROLITHIUM...) : augmentation du taux de lithium dans le sang ;
- le méthotrexate.

Informez par ailleurs votre médecin ou votre pharmacien si vous prenez un *diurétique*, un *inhibiteur de l'enzyme de conversion*, un *inhibiteur de l'angiotensine II*, un *bêtabloquant* ou un médicament contenant de la desmopressine ou de la ciclosporine.

Grossesse et allaitement

Des effets néfastes pour l'enfant à naître ont été mis en évidence lorsque les *AINS* sont utilisés au cours des 4 derniers mois de la grossesse ; le risque existe même avec une seule prise et même si la grossesse est à terme. L'usage de ce médicament est contre-indiqué pendant cette période.

Pendant les 5 premiers mois, l'effet de ce médicament est mal connu : seul votre médecin peut évaluer le risque éventuel de son utilisation dans votre cas.

Ce médicament passe dans le lait maternel ; un choix est donc nécessaire entre l'allaitement et la prise du médicament. Cette décision devra être prise en accord avec votre médecin.

Mode d'emploi et posologie

Les gélules doivent être avalées, sans être ouvertes, avec un verre d'eau, de préférence au cours des repas.

Les suppositoires sont pris de préférence le soir au coucher.

Posologie usuelle :

- Adulte : 50 à 150 mg par jour, répartis en plusieurs prises.

Conseils : Les anti-inflammatoires ne sont pas des médicaments anodins. Du fait de la possibilité d'effets indésirables graves, ils ne doivent être utilisés que lorsqu'ils sont nécessaires, ce qui n'est pas le cas pour les affections rhumatismales peu douloureuses et les traumatismes bénins. Ce médicament vous a été prescrit dans une situation précise : ne le conseillez pas à un proche et ne le réutilisez pas sans avis médical.
Ne dépassez pas la *posologie* ni la durée de traitement prescrites par votre médecin, afin de limiter les effets indésirables.
Ces suppositoires contenant des substances irritantes pour la peau, les yeux, les muqueuses, il est particulièrement important de se laver les mains après les avoir manipulés.
Les effets indésirables de ce médicament sur l'estomac peuvent survenir aussi bien avec les suppositoires qu'avec les gélules.

Effets indésirables possibles

Nausées, vomissements, douleurs abdominales.
Maux de tête (pouvant nécessiter l'arrêt du traitement), *vertiges*, fatigue.
Rarement :
- *ulcère* de l'estomac ou du *duodénum*, *hémorragie* du tube digestif, le plus souvent lors de traitement à forte dose ;
- *réaction allergique* : *éruption cutanée*, démangeaison, *œdème*, *asthme* ;
- confusion mentale, troubles du sommeil, troubles nerveux, fourmillement des extrémités, aggravation d'une *épilepsie* ou d'une maladie de *Parkinson* ;
- troubles de la vision (un examen ophtalmologique est recommandé lors d'un traitement prolongé) ou de l'audition ;
- modification de la tension artérielle, *palpitations*, douleur thoracique... ;
- anomalie de la *numération formule sanguine*, augmentation des *transaminases*, *hyperkaliémie*.

Les suppositoires peuvent aussi provoquer une irritation locale : démangeaisons, sensation de brûlure, saignement.

Laboratoires Merck Sharp et Dohme-Chibret

INDOCOLLYRE

Collyre anti-inflammatoire — **sur ordonnance**

Présentation

INDOCOLLYRE 0,1 % : collyre ; flacon de 5 ml. Liste I - Remb 65 % - **3,97 €**.
INDOCOLLYRE 0,1 % : collyre ; boîte de 20 récipients unidoses de 0,35 ml. Liste I - Remb 65 % - **3,85 €**.

Composition

	flacon p 100 ml	unidose p 100 ml
Indométacine	100 mg	100 mg
Thiomersal (mercurothiolate de sodium)	+	

Dans quel cas ce médicament est-il prescrit ?

Ce collyre contient un *anti-inflammatoire* non stéroïdien (*AINS*). Il lutte contre l'*œdème* qui peut survenir après une chirurgie de l'œil.
Il est utilisé dans la prévention et le traitement des complications d'opération du cristallin ou de la cornée.

Contre-indications

Ce médicament ne doit pas être utilisé dans les cas suivants :
- *antécédent* d'*allergie* ou d'*asthme* provoqué par la prise d'*AINS*, y compris l'aspirine ;
- *ulcère* de l'estomac ou du *duodénum*,
- *insuffisance hépatique* ou *rénale* graves,
- **grossesse** (à partir du 6e mois).

Attention : Le collyre en flacon de 5 ml contient un conservateur (thiomersal) qui appartient à la famille des dérivés mercuriels. Signalez à votre médecin tout *antécédent* d'*allergie* à ces substances.
Une irritation oculaire peut être due à une infection : en cas de doute, n'hésitez pas à consulter votre médecin. N'utilisez pas ce collyre de façon prolongée sans prendre un avis médical.
Le port de lentilles de contact est déconseillé pendant toute la durée du traitement.
Conducteurs : dans les suites immédiates d'une opération de la *cataracte*, la conduite automobile n'est pas recommandée. En effet, la vision avec un seul œil fonctionnel ne permet pas d'apprécier correctement les distances.

Interactions avec d'autres substances

Si plusieurs collyres vous ont été prescrits, respectez un intervalle de 15 minutes entre l'instillation des différents produits.
Les substances médicamenteuses contenues dans les collyres sont en parties absorbées et passent dans le sang. Elles pourraient donc, malgré les faibles doses utilisées, donner lieu à des interactions médicamenteuses avec les produits suivants : *anticoagulants*, *lithium*, méthotrexate, ticlopidine. Demandez conseil à votre médecin si vous prenez conjointement un de ces médicaments.

Grossesse et allaitement

Des effets néfastes graves pour la mère et l'enfant à naître ont été mis en évidence lorsque les *AINS* sont utilisés au cours des 4 derniers mois de la grossesse : l'usage de ce collyre est formellement contre-indiqué pendant cette période.
Pendant les 5 premiers mois de la grossesse, l'effet de ce médicament est mal connu : seul votre médecin peut évaluer le risque éventuel de son utilisation dans votre cas.
Ce médicament est susceptible de passer faiblement dans le lait maternel : l'allaitement est déconseillé sans avis médical.

Mode d'emploi et posologie

Tirer la paupière inférieure vers le bas tout en regardant vers le haut et déposer une goutte de collyre entre la paupière et le globe oculaire (*cul-de-sac conjonctival*).

Posologie usuelle :
- Adulte : 1 goutte, 4 à 6 fois par jour selon les cas, en commençant le traitement 24 heures avant l'intervention chirurgicale.

Conseils : L'application correcte du produit peut nécessiter une aide, notamment chez une personne handicapée ou âgée.

Ne conservez pas ce collyre en flacon de 5 ml plus de 15 jours après une première utilisation. Les unidoses doivent être jetées immédiatement après utilisation.

Effets indésirables possibles

Irritation locale.

Rarement : *allergie* (rougeurs, démangeaisons) devant faire arrêter le traitement.

Laboratoires Chauvin Bausch & Lomb

INEGY

Hypolipémiant — sur ordonnance

Présentation

INEGY 10mg/20 mg : comprimé (blanc) ; boîte de 30. Liste I - Remb 65 % - **60,65 €**.

INEGY 10 mg/40 mg : comprimé (blanc) ; boîte de 30. Liste I - Remb 65 % - **70,96 €**.

Composition

	p cp	p cp
Ézétimibe	10 mg	10 mg
Simvastatine	20 mg	40 mg
Lactose	+	+

Dans quel cas ce médicament est-il prescrit ?

Ce médicament associe deux *hypocholestérolémiants* avec des mécanismes d'action complémentaires. Il permet d'abaisser fortement le taux de *cholestérol* circulant dans le sang. Des études cliniques ont également montré que la simvastatine permet également de diminuer le risque d'accident cardiovasculaire (*infarctus du myocarde*, *accident vasculaire cérébral*...)

Il est utilisé dans le traitement des excès de cholestérol en complément d'un régime adapté et assidu.

Contre-indications

Ce médicament ne doit pas être utilisé dans les cas suivants :

- *insuffisance hépatique* ou *transaminases* élevées ;
- en association avec les *antiprotéases* et les médicaments contenant du kétoconazole, de l'itraconazole, de la clarithromycine, de l'érythromycine ou de la télithromycine ;
- **grossesse** ;
- **allaitement**.

Attention : Ce médicament peut être toxique pour le foie ou les muscles. Signalez à votre médecin toute fatigue anormale, perte d'appétit, douleur ou faiblesse musculaire. Des analyses de sang peuvent être pratiquées afin de vérifier que le médicament est bien supporté.

Une prudence particulière s'impose dans certaines situations : personnes de plus de 70 ans, *insuffisance rénale*, *hypothyroïdie* non contrôlée par un traitement, *antécédent* personnel ou familial de maladie musculaire, abus d'alcool.

Conducteur : ce médicament peut parfois provoquer des étourdissements.

Interactions avec d'autres substances

Ce médicament ne doit pas être associé avec les *antiprotéases* (amprénavir, indinavir, nelfinavir, ritonavir, saquinavir...) et les médicaments pris par voie orale contenant du kétoconazole, de l'itraconazole, de la clarithromycine, de l'érythromycine ou de la télithromycine : risque fortement accru de douleurs musculaires.

Le risque d'atteinte musculaire peut aussi être augmenté avec les *hypolipidémiants* de la famille des fibrates ou un médicament contenant de l'amiodarone, du vérapamil, du diltiazem ou de la ciclosporine : une diminution de la *posologie* de la simvastatine peut être nécessaire.

Les effets toxiques de la simvastatine peuvent également être augmentés par le jus de pamplemousse : évitez d'en boire pendant le traitement.

Informez par ailleurs votre médecin si vous prenez des *anticoagulants* oraux.

Grossesse et allaitement

Ce médicament n'a pas d'indication chez la femme enceinte et il doit être interrompu en cas de désir de grossesse.

Si une grossesse survient sous traitement, consultez votre médecin et arrêtez la prise de ce médicament.

Aucune malformation imputable à ce médicament n'a été observée à ce jour.

Les données disponibles ne permettent pas de savoir si ce médicament passe dans le lait maternel ; un choix est donc nécessaire entre l'allaitement et la prise du médicament. Cette décision devra être prise en accord avec votre médecin.

Mode d'emploi et posologie

Les comprimés doivent être avalés avec un verre d'eau, au cours ou en dehors des repas.

Posologie usuelle :

- Adulte : 1 comprimé à 10 mg/20 mg ou à 10 mg/40 mg par jour, en une prise le soir.

Le régime reste indispensable pendant toute la durée du traitement.

Conseils : Un régime pauvre en *cholestérol* et en graisses animales n'est pas simple à suivre : les erreurs sont fréquentes. Demandez conseil à votre médecin, à votre pharmacien ou à un professionnel de la nutrition.

Effets indésirables possibles

Rarement (moins de 0,1 % des utilisateurs) : anémie, maux de tête, étourdissements, fourmillements des extrémités, *troubles digestifs*, *pancréatite*, jaunisse, *éruption cutanée*, chute de cheveux, fatigue, *réaction allergique*, douleurs musculaires, élévation des *transaminases* (voir Attention).

Laboratoires Merck Sharp et Dohme-Chibret

INEXIUM

Antiulcéreux — sur ordonnance

Présentation

INEXIUM 20 mg : comprimé *gastrorésistant* (rose pâle) ; boîte de 7. Liste II - Remb 65 % - **6,46 €**.

INEXIUM 20 mg : comprimé *gastrorésistant* (rose pâle) ; boîte de 14. Liste II - Remb 65 % - **12,36 €**.

INEXIUM 20 mg : comprimé *gastrorésistant* (rose pâle) ; boîte de 28. Liste II - Remb 65 % - **24,18 €**.

INEXIUM 40 mg : comprimé *gastrorésistant* (rose) ; boîte de 14. Liste II - Remb 65 % - **17,22 €**.

INEXIUM 40 mg : comprimé *gastrorésistant* (rose) ; boîte de 28. Liste II - Remb 65 % - **33,67 €**.

Composition

	p cp	p cp
Ésoméprazole	20 mg	40 mg

Dans quel cas ce médicament est-il prescrit ?

Ce médicament est un antiulcéreux qui agit en diminuant la sécrétion acide de l'estomac, indépendamment de la cause qui peut provoquer cette sécrétion.

Il est utilisé pour :
- traiter les *inflammations* de l'œsophage dues aux reflux des acides de l'estomac vers l'œsophage et prévenir les récidives après cicatrisation ;
- traiter et prévenir les gastrites liées aux anti-inflammatoires (*AINS*).

En association avec un traitement *antibiotique* spécifique, ce médicament dosé à 20 mg permet l'éradication d'un germe appelé *Helicobacter pylori*, très fréquemment responsable de l'*ulcère* du *duodénum* et prévient les récidives.

> **Attention :** La disparition des douleurs ne signifie pas que l'*ulcère* est cicatrisé : la durée du traitement doit être respectée.
> Des précautions sont nécessaires en cas d'*insuffisance hépatique* grave.

Grossesse et allaitement

Aucun effet néfaste pour l'enfant à naître n'a été établi avec ce médicament. Néanmoins, par précaution, son usage pendant la grossesse est réservé aux situations pour lesquelles il n'existe pas d'alternative thérapeutique.

Les données actuellement disponibles ne permettent pas de savoir si ce médicament passe dans le lait maternel : son usage est déconseillé pendant l'allaitement.

Mode d'emploi et posologie

Ce médicament peut être pris indifféremment au cours ou en dehors des repas. Il doit être avalé entier avec un verre d'eau, sans être croqué ni écrasé.

Pour les personnes ne pouvant avaler les comprimés, ceux-ci peuvent être dissous dans un verre d'eau non gazeuse. La solution obtenue doit être bue dans les 30 minutes suivantes. Pour récupérer les éventuelles granules déposées sur les parois, rincer le verre avec un peu d'eau et la boire.

Posologie usuelle :
- Adulte : 20 mg à 40 mg par jour, selon les indications.

La durée du traitement est habituellement de plusieurs semaines.

Dans l'éradication d'*Helicobaster pylori* : 1 comprimé à 20 mg, 2 fois par jour (matin et soir), en association à un traitement *antibiotique* pendant 7 jours. Le succès du traitement est étroitement lié au strict respect des *posologies*.

> **Conseils :** Si vous êtes fumeur, la poursuite du tabagisme est un frein important au traitement : la nicotine augmente l'acidité gastrique et réduit l'efficacité du muscle qui ferme la jonction entre l'œsophage et l'estomac.
> La prise de ce médicament ne dispense pas des mesures diététiques que peut vous conseiller votre médecin.
> L'aspirine et les *anti-inflammatoires* peuvent être agressifs pour l'estomac : n'en prenez pas sans l'avis de votre médecin.

Effets indésirables possibles

Maux de tête, douleurs abdominales, diarrhée ou constipation, nausées, vomissements, flatulence.

Plus rarement : *éruption cutanée*, sensation de vertige, bouche sèche.

Laboratoires AstraZeneca

INFANRIXHEXA

Vaccins associés — sur ordonnance

Présentation

INFANRIXHEXA : poudre et suspension injectable ; flacon de poudre et seringue préremplie de 0,5 ml. Liste I - Remb 65 % - **40,76 €**.

Composition

	p seringue
Anatoxine diphtérique purifiée	⩾ 30 UI
Anatoxine tétanique purifiée	⩾ 40 UI
Antigènes coquelucheux	58 µg
Antigène protéique HBs	10 µg
Virus poliomyélitiques inactivés de types 1, 2 et 3	80 UD
Polyoside Haemophilus influenzae type b conjugué à la protéine tétanique	10 µg

Dans quel cas ce médicament est-il prescrit ?

C'est une association de 6 *vaccins* composée de fragments de *germes* (Haemophilus), d'*anatoxines* (diphtérie et tétanos), de *virus* tués (polio) et d'*antigènes* immunisants (coqueluche, hépatite B). Ce vaccin ne contenant pas de bacille coquelucheux est dit « acellulaire ». Il ne contient par ailleurs aucun germe vivant.

Elle est utilisée dans la prévention de la diphtérie, du tétanos, de la coqueluche, de l'*hépatite* B, de la poliomyélite et des infections graves dues aux Haemophilus (*méningites* et *épiglottites* notamment) chez les *nourrissons*.

Contre-indications

Ce médicament ne doit pas être utilisé dans les cas suivants :
- forte réaction lors de la première vaccination anticoquelucheuse : fièvre élevée, *convulsions*...,
- *réaction allergique* grave apparue immédiatement après une précédente injection du même vaccin.

> **Attention :** En cas de fièvre élevée, de maladie aiguë, il est préférable de différer la vaccination. Néanmoins, de banales *rhinopharyngites* ne justifient pas la prise de retard dans le programme de vaccination infantile.
> Les enfants ayant souffert de *convulsions* lors d'accès de fièvre non liés à une vaccination peuvent recevoir ce *vaccin*. Il convient néanmoins de leur administrer un traitement *antipyrétique* (aspirine ou paracétamol) pendant 48 heures.
> Cette vaccination ne protège pas contre les *hépatites* à *virus* A, C ou E ni contre d'autres virus susceptibles de provoquer des hépatites.
> Comme pour tous les *vaccins*, des cas exceptionnels de *réactions allergiques* graves ont été constatés ; ce risque justifie la nécessité de réaliser la vaccination en milieu médical où un traitement d'urgence pourra être entrepris sans délai.

De la néomycine et de la polymyxine B sont utilisées pour fabriquer ce vaccin. Ces substances persistent en infime quantité dans la solution injectable. Des précautions sont nécessaires chez les personnes qui y sont allergiques.

Grossesse et allaitement

Ce *vaccin* est destiné au nourrisson et n'est pas utilisé pendant la grossesse ou l'allaitement.

Mode d'emploi et posologie

L'injection doit être réalisée par voie *intramusculaire*.

Posologie usuelle :

2 ou 3 injections réalisées à au moins 1 mois d'intervalle, dès l'âge de 2 mois (par exemple à 3 et 5 mois ou 2, 3, 4 mois ou 3, 4, 5 mois ou 2, 4, 6 mois). Un rappel est nécessaire 6 mois après la troisième injection. Les rappels ultérieurs (tous les 5 ans) sont pratiqués avec un autre vaccin.

Conseils : Les réactions fébriles dues aux *vaccins* peuvent être combattues en prenant de l'aspirine ou du paracétamol.
Pour garder son efficacité, ce médicament doit être conservé entre + 2 °C et + 8 °C (partie la plus froide du réfrigérateur). Toutefois, une rupture de la chaîne du froid pendant une durée limitée (quelques heures à température ambiante inférieure à 25 °C) ne devrait pas prêter à conséquence. En pratique, en cas de nécessité, un délai de quelques heures peut séparer l'achat du vaccin en pharmacie de son stockage au réfrigérateur ou de la vaccination.
Ce vaccin ne doit pas être congelé.

Effets indésirables possibles

Réaction douloureuse, rougeur ou œdème au point d'injection.

Réaction fébrile (38 °C à 39 °C) pendant 1 ou 2 jours, somnolence, irritabilité, insomnie, manque d'appétit, vomissements, diarrhée.

Rarement : fièvre (supérieure à 40 °C), *réaction allergique*, cris inhabituels et persistants, *convulsions* liées à la présence de l'antigène coquelucheux. Compte tenu de la gravité potentielle de la coqueluche, la crainte de ces réactions rares ne remet pas en cause l'intérêt de cette vaccination.

Exceptionnellement, la vaccination peut être suivie par le gonflement du membre où l'injection a été pratiquée. Cet *œdème* disparait spontanément en quelques heures et ne laisse pas de séquelles.

Des troubles neurologiques (dont la *sclérose en plaques*) ont été très exceptionnellement observés après la vaccination contre l'hépatite B. La responsabilité du vaccin dans la survenue de ces troubles n'est pas établie à ce jour

Laboratoires GlaxoSmithKline

INFANRIXQUINTA
Vaccins associés

Présentation

INFANRIXQUINTA : poudre et suspension injectable ; flacon de poudre et seringue préremplie de 0,5 ml. Remb 65 % - **27,86 €**.

Composition

	p flacon
Polyoside Haemophilus influenzae type b conjugué à la protéine tétanique	10 µg
	p seringue
Anatoxine diphtérique purifiée	⩾ 30 UI
Anatoxine tétanique purifiée	⩾ 40 UI
Antigènes coquelucheux	58 µg
Virus poliomyélitiques inactivés de types 1, 2 et 3	80 UD

Dans quel cas ce médicament est-il prescrit ?

C'est une association de *vaccins* composée de fragments de *germes* (Haemophilus), d'*anatoxines* (diphtérie et tétanos), de *virus* tués (polio) et d'*antigènes* immunisants (coqueluche). Ce vaccin ne contenant pas de bacille coquelucheux est dit « acellulaire ». Il ne contient par ailleurs aucun germe vivant.

Elle est utilisée dans la prévention de la diphtérie, du tétanos, de la coqueluche, de la poliomyélite et des infections graves dues aux Haemophilus (*méningites* et *épiglottites* notamment) chez les *nourrissons* et les enfants en bas âge.

Contre-indications

Ce médicament ne doit pas être utilisé dans les cas suivants :
- certaines maladies graves du cerveau,
- forte réaction lors de la première vaccination anticoquelucheuse : fièvre élevée, *convulsions*...,
- *réaction allergique* grave apparue immédiatement après une précédente injection du même vaccin.

Attention : En cas de fièvre élevée, de maladie aiguë, il est préférable de différer la vaccination. Néanmoins, de banales *rhinopharyngites* ne justifient pas la prise de retard dans le programme de vaccination infantile.
Les enfants ayant souffert de *convulsions* lors d'accès de fièvre non liés à une vaccination peuvent recevoir ce *vaccin*. Il convient néanmoins de leur administrer un traitement *antipyrétique* (aspirine ou paracétamol) pendant 48 heures.
Comme pour tous les *vaccins*, des cas exceptionnels de *réactions allergiques* graves ont été constatés ; ce risque justifie la nécessité de réaliser la vaccination en milieu médical où un traitement d'urgence pourra être entrepris sans délai.
De la néomycine, du formaldéhyde et de la polymyxine B sont utilisés pour fabriquer ce vaccin. Ces substances persistent en infime quantité dans la solution injectable. Des précautions sont nécessaires chez les personnes qui y sont allergiques.

Grossesse et allaitement

Ce *vaccin* est destiné au jeune enfant et n'est pas utilisé pendant la grossesse.

Mode d'emploi et posologie

Avant l'injection, dissoudre la poudre avec la suspension. Agiter jusqu'à dissolution complète. L'aspect trouble et blanchâtre après reconstitution est normal. L'injection doit être réalisée par *voie* intramusculaire. Dans certains cas (hémophilie, faible taux de *plaquettes* sanguines) l'injection peut être réalisée par *voie* sous-cutanée.

Posologie usuelle :

Les 3 premières injections sont réalisées à 1 mois d'intervalle, dès l'âge de 2 mois. Un rappel est nécessaire 1 an après la troisième injection. Les rappels ultérieurs (tous les 5 ans) sont généralement pratiqués avec un autre *vaccin*, la protection contre les infections à Haemophilus étant alors suffisante.

> **Conseils :** Les réactions fébriles dues aux *vaccins* peuvent être combattues en prenant de l'aspirine ou du paracétamol.
> Pour garder son efficacité, ce médicament doit être conservé entre + 2 °C et + 8 °C (partie la plus froide du réfrigérateur). Toutefois, une rupture de la chaîne du froid pendant une durée limitée (quelques heures à température ambiante inférieure à 25 °C) ne devrait pas prêter à conséquence. En pratique, en cas de nécessité, un délai de quelques heures peut séparer l'achat du vaccin en pharmacie de son stockage au réfrigérateur ou de la vaccination.
> Ce vaccin ne doit pas être congelé.

Effets indésirables possibles

Réaction douloureuse, rougeur ou œdème au point d'injection.

Réaction fébrile (38 ° à 39 °C) pendant 1 ou 2 jours, agitation, manque d'appétit, vomissements, diarrhée.

Rarement : fièvre (supérieure à 40 °C), *réaction allergique*, cris inhabituels et persistants, *convulsions* liées à la présence de l'antigène coquelucheux. Compte tenu de la gravité potentielle de la coqueluche, la crainte de ces réactions rares ne remet pas en cause l'intérêt de cette vaccination.

Dans de rares cas, la vaccination peut être suivie par le gonflement du membre où l'injection a été pratiquée. Cet œdème peut s'accompagner de l'apparition de petites taches violacées sur la peau. Ces troubles disparaissent spontanément en quelques heures et ne laissent pas de séquelles ; leur apparition semble liée à l'injection conjointe du vaccin antihaemophilus avec le vaccin DTCP. Par prudence, il convient de ne pas réaliser ces 2 vaccinations en une seule injection lors des rappels ultérieurs (utiliser un vaccin antihaemophilus d'une part et un vaccin associant diphtérie, tétanos, coqueluche et polio d'autre part).

Laboratoires GlaxoSmithKline

INFANRIXTETRA

Vaccins associés

Présentation

INFANRIXTETRA : suspension injectable ; seringue préremplie de 0,5 ml. Remb 65 % - **15,24 €**.

Composition

	p seringue
Anatoxine diphtérique purifiée	≥ 30 UI
Anatoxine tétanique purifiée	≥ 40 UI
Antigènes coquelucheux	58 µg
Virus poliomyélitiques inactivés de types 1, 2 et 3	80 UD

Dans quel cas ce médicament est-il prescrit ?

C'est une association de *vaccins* composée d'*anatoxines* (diphtérie, tétanos et coqueluche), de *virus* tués (polio) et d'*antigènes* immunisants (coqueluche). Ce vaccin ne contenant pas de bacille coquelucheux est dit « acellulaire ». Il ne contient par ailleurs aucun germe vivant.

Elle est utilisée dans la prévention de la diphtérie, du tétanos, de la coqueluche et de la poliomyélite, lors du rappel chez les enfants âgés de 16 mois à 13 ans.

Contre-indications

Ce médicament ne doit pas être utilisé en cas de *réaction allergique* ou de troubles graves, notamment neurologiques, apparus après une précédente injection de la même association de vaccins.

> **Attention :** En cas de fièvre élevée, de maladie aiguë, il est préférable de différer la vaccination.
> Comme pour tous les *vaccins*, des cas exceptionnels de *réactions allergiques* graves ont été constatés ; ce risque justifie la nécessité de réaliser la vaccination en milieu médical où un traitement d'urgence pourra être entrepris sans délai.
> De la néomycine, de la polymyxine B et du formaldéhyde sont utilisés pour fabriquer ce vaccin. Ces substances persistent en infime quantité dans la solution injectable. Par prudence, ce médicament ne doit pas être administré chez les personnes qui y sont allergiques.

Grossesse et allaitement

Ce *vaccin* est destiné à l'enfant et n'est pas utilisé pendant la grossesse.

Mode d'emploi et posologie

Bien agiter la seringue avant l'emploi, la réchauffer à température ambiante si nécessaire. L'injection est généralement réalisée par *voie* intramusculaire dans le muscle deltoïde.

Posologie usuelle :

Ce vaccin est utilisé pour le rappel réalisé chez les enfants âgés de 16 mois à 13 ans.

> **Conseils :** Les réactions fébriles dues aux *vaccins* peuvent être combattues en prenant de l'aspirine ou du paracétamol.
> Pour garder son efficacité, ce médicament doit être conservé entre + 2 °C et + 8 °C (partie la plus froide du réfrigérateur). Toutefois, une rupture de la chaîne du froid pendant une durée limitée (quelques heures à température ambiante inférieure à 25 °C) ne devrait pas prêter à conséquence. En pratique, en cas de nécessité, un délai de quelques heures peut séparer l'achat du vaccin en pharmacie de son stockage au réfrigérateur ou de la vaccination.
> Ce vaccin ne doit pas être congelé.

Effets indésirables possibles

Réaction douloureuse, rougeur ou œdème au point d'injection.

Réaction fébrile (38 ° à 39 °C) pendant 1 ou 2 jours.

Maux de tête, malaises, somnolence, irritabilité, perte d'appétit, agitation, cris inhabituels.

Laboratoires GlaxoSmithKline

INFIBRAN

Informations détaillées sur www.monvidal.com

INFLACED

Informations détaillées sur www.monvidal.com

INFLUDO

Informations détaillées sur www.monvidal.com

INFLUVAC

Vaccin : grippe

Présentation

INFLUVAC : suspension injectable ; seringue préremplie de 0,5 ml. Remb 65 % - **6,25 €**.

Composition

	p seringue
Virus grippaux inactivés	1 dose
Thiomersal	+

Dans quel cas ce médicament est-il prescrit ?

C'est un *vaccin* composé de *virus* grippaux tués. Il ne contient aucun germe vivant.

Il est utilisé dans la prévention de la grippe. L'immunité apparaît 15 jours après l'injection et dure 1 an.

Contre-indications

Ce médicament ne doit pas être utilisé en cas d'*allergie* aux protéines de l'œuf.

Attention : De la gentamicine et du formaldéhyde sont utilisés pour fabriquer ce vaccin. Ces substances persistent en infime quantité dans la solution injectable. Des précautions sont nécessaires chez les personnes qui y sont allergiques.

En cas de fièvre élevée, de maladie aiguë, il est préférable de différer la vaccination.

Le *vaccin* antigrippal ne protège que contre la vraie grippe, maladie grave, potentiellement mortelle chez les personnes fragiles. Il est incapable de prévenir les bronchites banales et autres affections virales saisonnières.

Dans les suites de la vaccination antigrippale, certains tests de dépistage (sida, *hépatite* C...) peuvent être exceptionnellement rendus positifs. Pour éviter toute inquiétude injustifiée, ne pratiquez pas ces tests pendant le mois qui suit la vaccination.

Comme pour tous les *vaccins*, des cas exceptionnels de *réactions allergiques* graves ont été constatés ; ce risque justifie la nécessité de réaliser la vaccination en milieu médical où un traitement d'urgence pourra être entrepris sans délai.

Grossesse et allaitement

L'effet de ce *vaccin* pendant la grossesse est mal connu : seul votre médecin peut évaluer le risque éventuel de son utilisation dans votre cas.

Cette vaccination peut être pratiquée pendant l'allaitement.

Mode d'emploi et posologie

Bien agiter la seringue avant l'emploi, la réchauffer à température ambiante si nécessaire. L'injection doit être réalisée par *voie* sous-cutanée ou intramusculaire.

Posologie usuelle :

- Adulte et enfant de plus de 36 mois : 1 injection de 0,5 ml.
- Enfant de 6 à 35 mois : 1 injection de 0,25 ml ou 0,5 ml. Cette injection pourra être renouvelée 1 mois après.

La prévention de la grippe repose sur une injection annuelle : le vaccin est différent tous les ans car il est adapté aux caractéristiques du *virus* attendu.

Conseils : Les réactions fébriles dues aux *vaccins* peuvent être combattues en donnant de l'aspirine ou du paracétamol.

Pour garder son efficacité, ce médicament doit être conservé entre + 2 °C et + 8 °C (partie la plus froide du réfrigérateur). Toutefois, une rupture de la chaîne du froid pendant une durée limitée (quelques heures à température ambiante inférieure à 25 °C) ne devrait pas prêter à conséquence. En pratique, en cas de nécessité, un délai de quelques heures peut séparer l'achat du vaccin en pharmacie de son stockage au réfrigérateur ou de la vaccination.

Ce vaccin ne doit pas être congelé.

Effets indésirables possibles

Réaction douloureuse, *nodule* au point d'injection.

Fièvre modérée, maux de tête, fatigue, malaise, douleur musculaire ou articulaire.

Exceptionnellement : *réaction allergique.*

Laboratoires Solvay Pharma

INIPOMP

Antiulcéreux **sur ordonnance**

Présentation

INIPOMP 20 mg : comprimé *gastrorésistant* (jaune) ; boîte de 14. Liste II - Remb 65 % - **11,01 €**.
INIPOMP 20 mg : comprimé *gastrorésistant* (jaune) ; boîte de 28. Liste II - Remb 65 % - **21,50 €**.
INIPOMP 40 mg : comprimé *gastrorésistant* (beige) ; boîte de 7. Liste II - Remb 65 % - **10,79 €**.
INIPOMP 40 mg : comprimé *gastrorésistant* (beige) ; boîte de 14. Liste II - Remb 65 % - **21,06 €**.
INIPOMP 40 mg : comprimé *gastrorésistant* (beige) ; boîte de 28. Liste II - Remb 65 % - **40,20 €**.

Composition

	p cp	p cp
Pantoprazole	20 mg	40 mg

Dans quel cas ce médicament est-il prescrit ?

C'est un antiulcéreux qui agit en diminuant la sécrétion acide de l'estomac, indépendamment de la cause qui peut provoquer cette sécrétion.

Il est utilisé pour :

- traiter les *ulcères* de l'estomac ou du *duodénum*, les *inflammations* de l'œsophage dues aux reflux des acides de l'estomac vers l'œsophage et le syndrome de *Zollinger-Ellison* ;
- prévenir les *ulcères* de l'estomac ou du *duodénum* liés à la prise d'anti-inflammatoires (*AINS*) chez les patients à risque (notamment patient de plus de 65 ans ou ayant des antécédents d'ulcères digestifs).

En association avec un traitement *antibiotique* spécifique, ce médicament permet l'éradication d'un germe appelé *Helicobacter pylori*, très fréquemment responsable des récidives de l'ulcère.

Attention : Des précautions sont nécessaires en cas d'*insuffisance hépatique* grave.
La disparition des douleurs ne signifie pas que l'*ulcère* est cicatrisé : la durée du traitement doit être respectée.

Grossesse et allaitement

Aucun effet néfaste pour l'enfant à naître n'a été établi avec ce médicament. Néanmoins, par précaution, son usage pendant la grossesse est réservé aux situations pour lesquelles il n'existe pas d'alternative thérapeutique.
Les données actuellement disponibles ne permettent pas de savoir si ce médicament passe dans le lait maternel : son usage est déconseillé pendant l'allaitement.

Mode d'emploi et posologie

Ce médicament est pris de préférence avant un repas. Il doit être avalé avec un peu d'eau sans être croqué ni écrasé.

Posologie usuelle :

- Adulte :
  - traitement des *symptômes* du *reflux gastro-œsophagien* (lorsque les règles hygiènodiététiques sont insuffisantes) : 20 mg par jour ;
  - traitement de l'*inflammation* de l'œsophage : 20 à 40 mg par jour ;
  - traitement des *ulcères* de l'estomac ou du *duodénum* : 40 mg par jour ;
  - éradication d'*Helicobacter pylori* : 40 mg 2 fois par jour, associé à un traitement *antibiotique* pendant 7 jours ; puis 40 mg par jour pendant au moins 3 semaines. Le succès du traitement est étroitement lié au strict respect de la *posologie* de l'antiulcéreux et des antibiotiques pendant la première semaine ;
  - syndrome de *Zollinger-Ellison* : la posologie est individuelle et beaucoup plus élevée. La durée du traitement est généralement de plusieurs semaines ;
  - *traitement préventif* des ulcères gastroduodénaux induits par les anti-inflammatoires (*AINS*) : 20 mg par jour.
- Enfant de 12 à 15 ans :
  - traitement du *reflux gastro-œsophagien* : 20 mg par jour ;
  - traitement de l'*inflammation* de l'œsophage : 20 à 40 mg par jour.

Conseils : Si vous êtes fumeur, la poursuite du tabagisme est un frein important au traitement : la nicotine augmente l'acidité gastrique et réduit l'efficacité du muscle qui ferme la jonction entre l'œsophage et l'estomac.
La prise de ce médicament ne dispense pas des mesures diététiques que peut vous conseiller votre médecin.
L'aspirine et les *anti-inflammatoires* peuvent être agressifs pour l'estomac : n'en prenez pas sans l'avis de votre médecin.

Effets indésirables possibles

Rarement : gêne ou ballonnement abdominal, *diarrhée* ou constipation, nausées, maux de tête, *vertiges*, vision floue, *réaction allergique* (démangeaisons, *éruption cutanée*...).
Très rarement : augmentation des *transaminases* ou des *triglycérides*, douleurs musculaires, fièvre, *état dépressif*, disparaissant après l'arrêt du traitement.

Laboratoires sanofi-aventis France

INNOHEP

Anticoagulant injectable

sur ordonnance

Présentation

INNOHEP 2 500 UI anti-Xa/0,25 ml : solution injectable *SC* ; boîte de 2 seringues préremplies. Liste I - Remb 65 % - **6,65 €**.
INNOHEP 2 500 UI anti-Xa/0,25 ml : solution injectable *SC* ; boîte de 6 seringues préremplies. Liste I - Remb 65 % - **18,86 €**.
INNOHEP 3 500 UI anti-Xa/0,35 ml : solution injectable *SC* ; boîte de 2 seringues préremplies. Liste I - Remb 65 % - **9,71 €**.
INNOHEP 3 500 UI anti-Xa/0,35 ml : solution injectable *SC* ; boîte de 6 seringues préremplies. Liste I - Remb 65 % - **28,04 €**.
INNOHEP 4 500 UI anti-Xa/0,45 ml : solution injectable *SC* ; boîte de 2 seringues préremplies. Liste I - Remb 65 % - **12,76 €**.
INNOHEP 4 500 UI anti-Xa/0,45 ml : solution injectable *SC* ; boîte de 6 seringues préremplies. Liste I - Remb 65 % - **36,48 €**.
INNOHEP 10 000 UI anti-Xa/0,5 ml : solution injectable *SC* ; boîte de 2 seringues préremplies. Liste I - Remb 65 % - **24,90 €**.
INNOHEP 10 000 UI anti-Xa/0,5 ml : solution injectable *SC* ; boîte de 10 seringues préremplies. Liste I - Remb 65 % - **109,07 €**.
INNOHEP 14 000 UI anti-Xa/0,7 ml : solution injectable *SC* ; boîte de 2 seringues préremplies. Liste I - Remb 65 % - **30,81 €**.
INNOHEP 14 000 UI anti-Xa/0,7 ml : solution injectable *SC* ; boîte de 10 seringues préremplies. Liste I - Remb 65 % - **134,29 €**.
INNOHEP 18 000 UI anti-Xa/0,9 ml : solution injectable *SC* ; boîte de 2 seringues préremplies. Liste I - Remb 65 % - **38,00 €**.
INNOHEP 18 000 UI anti-Xa/0,9 ml : solution injectable *SC* ; boîte de 10 seringues préremplies. Liste I - Remb 65 % - **169,07 €**.

Composition

	p ml
Tinzaparine sodique exprimé en UI anti-Xa	20 000

Dans quel cas ce médicament est-il prescrit ?

Ce médicament est un *anticoagulant* de la famille des héparines de bas poids moléculaire. Il empêche la formation ou l'extension des caillots dans les vaisseaux sanguins.
Il est utilisé :

- à faible dose, dans le *traitement préventif* des *accidents thromboemboliques* chez les opérés récents ;
- à forte dose, dans le traitement des *thromboses* veineuses (*phlébite*...) et des *embolies* pulmonaires.

Contre-indications

Ce médicament ne doit pas être utilisé dans les cas suivants :

- baisse des *plaquettes* sanguines lors d'une précédente utilisation de ce médicament ou d'un autre médicament de la famille des héparines,
- *hémophilie* et maladies apparentées,
- risque de saignement d'un organe (*ulcère* de l'estomac ou du *duodénum*).

Ce médicament ne doit pas être utilisé à forte dose en cas d'*insuffisance rénale* grave ou d'*hémorragie* cérébrale.

Attention : Des analyses de sang sont préconisées en début et en cours de traitement pour contrôler notamment le taux de *plaquettes* dans le sang.

Une surveillance particulière est nécessaire chez les personnes de plus de 65 ans, chez celles pesant moins de 40 kg ou présentant une *insuffisance rénale*, une *insuffisance hépatique* ou un *antécédent* d'*ulcère* de l'estomac ou du duodénum et en cas de traitement de plus de 10 jours.

L'aspirine augmente le risque hémorragique lié à l'usage de ce médicament. De nombreux produits utilisés pour traiter la fièvre ou la douleur contiennent de l'aspirine et sont vendus sans ordonnance. Ne prenez aucun médicament sans l'avis de votre médecin ou de votre pharmacien. Prévenez votre dentiste de la prise de ce médicament.

Ce médicament expose au risque d'*hémorragies* internes. Les sports violents ou les activités dangereuses sont déconseillés au cours du traitement.

Interactions avec d'autres substances

Ce médicament peut interagir avec les médicaments contenant de l'aspirine ou des *anti-inflammatoires* non stéroïdiens : augmentation du risque d'*hémorragie*.

Informez par ailleurs votre médecin si vous prenez un *antiagrégant plaquettaire* ou un médicament susceptible d'augmenter le taux de potassium dans la sang (notamment certains *diurétiques* et les médicaments contenant du potassium).

Grossesse et allaitement

Seul votre médecin peut apprécier la nécessité de ce traitement et son risque pendant la grossesse.

La possibilité d'un effet du médicament chez le *nourrisson* est très improbable ; l'allaitement est possible.

Mode d'emploi et posologie

La solution injectable est administrée par *voie* sous-cutanée dans un pli de la peau pincé entre deux doigts. L'injection se fait habituellement dans la paroi abdominale.

Posologie usuelle :

- Adulte : la posologie est strictement individuelle. Elle varie selon la maladie à traiter et le poids de la personne.

1 injection par jour. En cas d'immobilisation, le traitement durera au moins jusqu'à la reprise normale de la marche.

Conseils : Lorsque ce médicament est remplacé par un *anticoagulant* oral, les deux traitements doivent être pris simultanément pendant quelques jours, le temps que le traitement oral devienne efficace.

Effets indésirables possibles

Des hématomes (bleus) peuvent apparaître au point d'injection. Ils disparaîtront spontanément.

Hémorragies de gravité variable.

Baisse des *plaquettes* sanguines, justifiant des analyses de sang avant et pendant le traitement.

Rarement : *réaction allergique*, douleur durable au point d'injection pouvant traduire une lésion de la peau ; consultez votre médecin.

Élévation transitoire des *transaminases*, *hyperkaliémie*.

Laboratoires LEO Pharma

INNOVAIR

Antiasthmatique

sur ordonnance

Présentation

INNOVAIR : solution pour *inhalation* ; flacon pressurisé avec valve doseuse et embout buccal (120 doses). Liste I - Remb 65 % - **45,32 €**.

Composition

	p dose
Béclométasone dipropionate	100 µg
Formotérol fumarate dihydraté	6 µg

Dans quel cas ce médicament est-il prescrit ?

Ce médicament associe :

- un *corticoïde* qui possède une activité *anti-inflammatoire* marquée sur les *muqueuses*, notamment celles des bronches ;
- un bronchodilatateur qui lutte contre la contraction anormale des muscles de la paroi des bronches ; il est apparenté à une substance naturelle, l'*adrénaline*, mais, contrairement à cette substance, il a peu d'effet sur le cœur. Son action persiste au moins 12 heures.

Il est utilisé dans le *traitement de fond* de l'*asthme*.

Attention : Ce médicament n'est pas destiné au traitement de la crise d'*asthme* : son effet est prolongé mais lent à apparaître. Si une crise survient sous traitement, un médicament d'action rapide et de courte durée d'action doit être utilisé.

Une aggravation de l'asthme peut traduire une infection : consultez votre médecin.

Sportif : ce médicament contient une substance susceptible de rendre positifs certains *tests antidopage*.

Grossesse et allaitement

Aucun effet néfaste pour l'enfant à naître n'a été établi avec ce médicament. Néanmoins, par précaution, son usage pendant la grossesse est réservé aux situations pour lesquelles il n'existe pas d'alternative thérapeutique.

Ce médicament passe dans le lait maternel : l'allaitement est déconseillé pendant le traitement.

Mode d'emploi et posologie

Tenir le fond de la cartouche dirigé vers le haut et expirer à fond. Serrer l'embout buccal entre les dents puis inspirer profondément tout en appuyant sur le fond de la cartouche. Retirer l'embout buccal de la bouche en essayant de garder l'air dans les poumons quelques secondes avant de les vider.

Posologie usuelle :

- Adulte de plus de 18 ans : 1 à 2 inhalations, 2 fois par jour. La dose efficace la plus faible possible est toujours recherchée.

Conseils : Lisez attentivement la notice du médicament avant son emploi.
N'hésitez pas à demander une démonstration du maniement de cet appareil à votre médecin ou à votre pharmacien.
Il est conseillé de se rincer la bouche à l'eau après l'inhalation pour limiter le risque de *candidose* ou d'enrouement lié à l'utilisation de ce médicament.
Ce médicament ne doit pas être conservé plus de 3 mois après l'achat en pharmacie.

Effets indésirables possibles

Voix rauque, *candidose* de la bouche et de la gorge.
Maux de tête.
Peu fréquents : tremblement, palpitations, accélération du cœur, irritation de la gorge, toux, *hypokaliémie*, augmentation du taux de sucre dans le sang, bouche sèche, troubles digestifs, nausées, trouble du goût, crampes, douleurs musculaires, *vertiges*, démangeaisons, sueurs, urticaire.
Exceptionnellement : *troubles du rythme cardiaque*, *réaction allergique*, anomalie de la *numération formule sanguine*.
L'utilisation de ce médicament peut également provoquer une aggravation paradoxale des difficultés respiratoires ; ne le réutilisez pas sans avoir pris l'avis de votre médecin

Laboratoires Chiesi

INOD'AIL

Informations détaillées sur www.monvidal.com

INOFER

Informations détaillées sur www.monvidal.com

INONGAN

Antalgique d'action locale

Présentation

INONGAN : crème ; tube de 55 g. Non remb.

Composition

	p 100 g
Salicylate de méthyle	12,5 g
Camphre	1 g
Eucalyptus, huile essentielle	+

Dans quel cas ce médicament est-il prescrit ?

Cette crème *antalgique* contient un *salicylé* et du camphre, qui appliqué sur la peau, a un effet *révulsif*.
Elle est utilisée dans le traitement local des *tendinites* et des douleurs musculaires et ligamentaires.

Contre-indications

Ce médicament ne doit pas être utilisé dans les cas suivants :
- *allergie* aux *salicylés* ;
- sur les *muqueuses*, les plaies ou la peau lésée, sous un pansement étanche (occlusif).

Attention : Ce médicament est réservé à l'adulte. En effet le camphre peut être responsable d'effets indésirables graves chez l'enfant : *convulsions*, troubles de la conscience, arrêt respiratoire...
Des précautions sont nécessaires en cas d'*antécédent* d'*épilepsie*.

Grossesse et allaitement

L'effet de ce médicament pendant la grossesse est mal connu. L'évaluation du risque éventuel lié à son utilisation est individuelle : demandez conseil à votre pharmacien ou à votre médecin.
Les *terpènes* peuvent donner un goût particulier au lait. Leur absorption par le *nourrisson* n'est pas souhaitable : évitez d'employer ce médicament pendant l'allaitement.

Mode d'emploi et posologie

Appliquer par un massage doux et prolongé.

Posologie usuelle :

- Adulte : 1 à plusieurs applications par jour.

Conseils : Pensez à vous laver soigneusement les mains après l'application.

Effets indésirables possibles

Réaction allergique cutanée (éruption de boutons, démangeaisons...) imposant l'arrêt du traitement ; à ne pas confondre avec une rougeur au point d'application due au médicament.
En cas de dépassement de la *posologie* usuelle, les *terpènes* peuvent provoquer : agitation, confusion des idées (notamment chez la personne âgée).

Laboratoires Sofibel SAS

INOTYOL

Informations détaillées sur www.monvidal.com

INSADOL

Informations détaillées sur www.monvidal.com

INSULATARD 100 UI/ml cartouche et stylo prérempli

Insuline

sur ordonnance

Présentation

INSULATARD InnoLet : suspension injectable *SC* ; boîte de 5 cartouches de 3 ml en stylo prérempli jetable. Liste II - Remb 65 % - **41,79 €.**
INSULATARD FlexPen : suspension injectable *SC* ; boîte de 5 cartouches de 3 ml en stylo prérempli jetable. Liste II - Remb 65 % - **41,79 €.**
INSULATARD Penfill : suspension injectable *SC* ; boîte de 5 cartouches de 3 ml. Liste II - Remb 65 % - **36,17 €.**

Composition

	p ml
Insuline humaine biogénétique combinée à la protamine	100 UI

Dans quel cas ce médicament est-il prescrit ?

C'est une *insuline* identique à l'insuline humaine, obtenue par *biotechnologie*. Sa durée d'action est longue : son effet apparaît environ 1 heure 30 après l'injection et s'estompe au bout de 24 heures.
Elle est utilisée dans le traitement du *diabète*.

Attention : La mise en route du traitement suppose un apprentissage correct pour injecter l'*insuline*, contrôler la *glycémie* au doigt, rechercher le *sucre* et l'acétone dans les urines et tenir un carnet de surveillance.

L'hypoglycémie est la principale complication des traitements par l'insuline. Il s'agit le plus souvent de malaises hypoglycémiques sans gravité dont les principaux signes sont : sueurs, tremblements, troubles visuels, vision double, fatigue soudaine, fringale, *vertiges*, difficulté de concentration. En ce cas, le diabétique doit aussitôt absorber 3 à 6 morceaux de sucre ou un sirop sucré.

Beaucoup plus rarement, l'hypoglycémie peut être grave et entraîner des troubles du comportement (comparables notamment à l'ébriété), des *convulsions*, voire une perte de connaissance : 1 ampoule de GLUCAGEN doit être injectée immédiatement par *voie* sous-cutanée ou intramusculaire, même à travers les vêtements en cas d'agitation. Si le diabétique ne reprend pas conscience dans les minutes qui suivent, prévenez un service d'urgence. Dans le doute, il n'y a pas de danger à injecter du GLUCAGEN à un diabétique traité par l'insuline. Dans tous les cas, la prise d'une collation ou d'un repas reste nécessaire.

L'autre complication possible chez le diabétique est la survenue d'une *acidocétose*, due à un manque important d'insuline. Elle peut être déclenchée par une infection (qui augmente les besoins en insuline) : grippe, rhume, *cystite*, abcès, etc. Elle se manifeste par une grande fatigue, une soif intense et des *troubles digestifs*. Il faut alors rechercher la présence de sucre et d'acétone dans les urines : la présence des deux en quantité importante confirme le diagnostic. Le traitement par l'insuline ne doit pas être arrêté ; le diabétique doit suivre les consignes de son médecin et, si besoin, le joindre d'urgence.

Évitez la prise de boissons alcoolisées à jeun ou à distance des repas : augmentation du risque d'hypoglycémie.

Conducteur : une *hypoglycémie* peut entraîner un malaise pendant la conduite ou l'utilisation de machines.

Interactions avec d'autres substances

Certains médicaments peuvent déséquilibrer la *glycémie*. Informez votre médecin ou votre pharmacien si vous prenez un *corticoïde*, un *progestatif* à forte dose, un *bêtabloquant*, un *inhibiteur de l'enzyme de conversion* ou un médicament contenant du danazol, de la chlorpromazine, du salbutamol, de la terbutaline, du lanréotide, de l'octréotide ou de l'aspirine à forte dose.

Grossesse et allaitement

L'*insuline* est adaptée au diabète de la femme enceinte ou aux troubles passagers de la *glycémie* pendant la durée de la grossesse.

Le traitement par insuline n'est pas une contre-indication à l'allaitement.

Mode d'emploi et posologie

Les cartouches Penfill sont à utiliser avec les stylos rechargeables NovoPen et Innovo ; FlexPen et InnoLet sont des stylos prêts à l'emploi qui doivent être jetés lorsque la cartouche est vide.

Cette *insuline* doit être uniquement injectée par *voie* sous-cutanée dans les zones recommandées par votre médecin, en essayant de varier les sites d'injection pour éviter l'apparition de lipodystrophies (*nodules* et épaississement de la peau).

Agiter par lents retournements le stylo afin d'homogénéiser la suspension avant injection ; purger ensuite l'air éventuellement contenu dans la cartouche.

L'aiguille doit être changée après chaque injection.

Posologie usuelle :

Elle est adaptée en fonction des résultats des analyses réalisées par le diabétique ou son entourage (carnet de surveillance) et des conseils de son médecin.

Conseils : Il est prudent de disposer d'une *insuline* équivalente pour seringue afin de faire face à une perte ou à un défaut de fonctionnement du stylo.

Si vous utilisez deux stylos destinés à injecter deux insulines, veillez à pouvoir les distinguer facilement.

Pour le maniement précis du stylo, conformez-vous à la notice fournie par le fabricant et veillez à ne pas l'égarer.

La sécurité d'une injection d'insuline au travers des vêtements, sans désinfection préalable, est maintenant établie avec certitude.

En cas d'activité sportive, il est préférable d'injecter l'insuline à distance des muscles qui travaillent pour éviter une absorption trop rapide de l'insuline. De plus, une adaptation des doses d'insuline est habituellement nécessaire selon les conseils du médecin.

Prenez contact avec les associations pour diabétiques : elles diffusent une information utile sur le traitement et la surveillance du *diabète*.

Votre entourage doit savoir reconnaître les signes d'une *hypoglycémie* et pouvoir vous administrer, en cas de perte de connaissance, une ampoule de GLUCAGEN. Celle-ci est conservée de préférence au réfrigérateur ou à température ambiante, inférieure à 25 °C, pendant 2 ans.

Veillez à ne pas manquer d'insuline, notamment pendant les week-ends et jours fériés ; lors de vos déplacements, munissez-vous d'une réserve ou de votre ordonnance en cours de validité. Un certificat de traitement par insuline peut être nécessaire pour franchir certaines frontières.

L'insuline se conserve sans problème 4 à 6 semaines à une température inférieure à 25° C et plusieurs mois à une température proche de 0° C (mais elle ne doit jamais être congelée). Elle se dégrade d'autant plus vite que la température est élevée.

En pratique :

- conservez les cartouches non entamées dans la partie basse du réfrigérateur. Si c'est impossible, ne les conservez pas plus de 1 ou 2 mois (selon que vous êtes dans une région chaude ou froide) ;
- conservez les cartouches entamées hors du réfrigérateur pendant une durée maximale de 4 semaines, dans un endroit propre et sec de préférence, à l'abri de la lumière et des hausses de température (pas plus de 25° C) ;
- une exposition accidentelle ou inévitable à une température de l'ordre de 30° C à 35° C est possible sans dommage pendant 2 ou 3 jours ;
- jetez toute cartouche suspecte d'avoir été exposée à la congélation ou à une chaleur excessive, et notamment celles qui ne présentent pas un aspect uniformément blanc et opaque après agitation ;

– lors des voyages long-courriers, conservez votre insuline dans vos bagages de cabine pour éviter une exposition au froid excessif dans la soute à bagages.

Effets indésirables possibles

Hypoglycémie (voir Attention), légers troubles de la vision en début de traitement, *nodules* graisseux sous-cutanés (lipodystrophies).

Rarement : *réaction allergique* essentiellement cutanée.

Laboratoires Novo Nordisk Pharmaceutique SAS

INSULATARD 100 UI/ml flacon

Informations détaillées sur www.monvidal.com

INSULINE APIDRA cartouche et stylo prérempli

Insuline glulisine

sur ordonnance

Présentation

APIDRA 100 UI/ml pour Opticlick : solution injectable *SC* ; boîte de 5 cartouches de 3 ml. Liste II - Remb 65 % - **39,74 €.**

APIDRA 100 UI/ml Solostar : solution injectable *SC* ; boîte de 5 stylos préremplis jetables. Liste II - Remb 65 % - **43,18 €.**

Composition

	p ml
Insuline glulisine	100 UI

Dans quel cas ce médicament est-il prescrit ?

C'est une *insuline* proche de l'insuline humaine, obtenue par *biotechnologie*. Son action est plus rapide et plus courte que celle des insulines humaines d'action rapide : son effet apparaît environ 15 minutes après l'injection et s'estompe au bout de 2 à 4 heures. Elle peut être associée selon les cas à une insuline d'action prolongée, à une insuline d'action intermédiaire ou à un antidiabétique oral.

Elle est utilisée dans le traitement du *diabète* chez l'adulte et l'enfant de plus de 6 ans.

Attention : La mise en route du traitement suppose un apprentissage correct pour injecter l'*insuline*, contrôler la *glycémie* au doigt, rechercher le *sucre* et l'acétone dans les urines et tenir un carnet de surveillance.

L'hypoglycémie est la principale complication des traitements par l'insuline. Il s'agit le plus souvent de malaises hypoglycémiques sans gravité dont les principaux signes sont : sueurs, tremblements, troubles visuels, vision double, fatigue soudaine, fringale, *vertiges*, difficulté de concentration. En ce cas, le diabétique doit aussitôt absorber 3 à 6 morceaux de sucre ou un sirop sucré.

Beaucoup plus rarement, l'hypoglycémie peut être grave et entraîner des troubles du comportement (comparables notamment à l'ébriété), des *convulsions*, voire une perte de connaissance : 1 ampoule de GLUCAGEN doit être injectée immédiatement par *voie* sous-cutanée ou intramusculaire, même à travers les vêtements en cas d'agitation. Si le diabétique ne reprend pas conscience dans les minutes qui suivent, prévenez un service d'urgence. Dans le doute, il n'y a pas de danger à injecter du GLUCAGEN à un diabétique traité par l'insuline. Dans tous les cas, la prise d'une collation ou d'un repas reste nécessaire.

L'autre complication possible chez le diabétique est la survenue d'une *acidocétose* due à un manque important d'insuline. Elle peut être déclenchée par une infection (qui augmente les besoins en insuline) : grippe, rhume, *cystite*, abcès, etc. Elle se manifeste par une grande fatigue, une soif intense et des *troubles digestifs*. Il faut alors rechercher la présence de sucre et d'acétone dans les urines : la présence des deux en quantité importante confirme le diagnostic. Le traitement par l'insuline ne doit pas être arrêté ; le diabétique doit suivre les consignes de son médecin et, si besoin, le joindre d'urgence.

Évitez la prise de boissons alcoolisées à jeun ou à distance des repas : augmentation du risque d'hypoglycémie.

Conducteur : une *hypoglycémie* peut entraîner un malaise pendant la conduite ou l'utilisation de machines.

Interactions avec d'autres substances

Certains médicaments peuvent déséquilibrer la *glycémie*. Informez votre médecin ou votre pharmacien si vous prenez un *corticoïde*, un *progestatif* à forte dose, un *bêtabloquant*, un *inhibiteur de l'enzyme de conversion* ou un médicament contenant du danazol, de la chlorpromazine, du salbutamol, de la terbutaline, du lanréotide, de l'octréotide ou de l'aspirine à forte dose.

Grossesse et allaitement

L'*insuline* est adaptée au *diabète* de la femme enceinte ou aux troubles passagers de la *glycémie* pendant la durée de la grossesse.

Le traitement par l'insuline n'est pas une contre-indication à l'allaitement.

Mode d'emploi et posologie

Cette *insuline* doit être injectée par *voie* sous-cutanée dans les zones recommandées par votre médecin, en essayant de varier les sites d'injection pour éviter l'apparition de lipodystrophies (*nodules* et épaississement de la peau).

L'injection doit être faite dans le quart d'heure qui précède le repas ou juste après le repas.

Les cartouches sont à utiliser avec les stylos OptiClik.

Solostar est un stylo prérempli prêt à l'emploi qui doit être jeté lorsque la cartouche est vide.

Avant injection, purger l'air éventuellement contenu dans la cartouche.

L'aiguille doit être changée après chaque injection.

Posologie usuelle :

Elle est adaptée en fonction des résultats des analyses réalisées par le diabétique ou par son entourage (carnet de surveillance) et des conseils de son médecin.

Conseils : Il est prudent de disposer d'une *insuline* équivalente pour seringue afin de faire face à une perte ou à un défaut de fonctionnement du stylo.

Si vous utilisez deux stylos destinés à injecter deux insulines, veillez à pouvoir les distinguer facilement.

Pour le maniement précis du stylo, conformez-vous à la notice fournie par le fabricant et veillez à ne pas l'égarer.

La sécurité d'une injection d'insuline au travers des vêtements, sans désinfection préalable, est maintenant établie avec certitude.

En cas d'activité sportive, il est préférable d'injecter l'insuline à distance des muscles qui travaillent pour éviter une absorption trop rapide de l'insuline. De plus, une adaptation des doses d'insuline est habituellement nécessaire selon les conseils du médecin.

Votre entourage doit savoir reconnaître les signes d'une *hypoglycémie* et pouvoir vous administrer, en cas de perte de connaissance, une ampoule de GLUCAGEN. Celle-ci est conservée de préférence au réfrigérateur ou, en cas de nécessité, à température ambiante (inférieure à 25 °C) pendant 2 ans.

Veillez à ne pas manquer d'insuline, notamment pendant les week-ends et jours fériés ; lors de vos déplacements, munissez-vous d'une réserve ou de votre ordonnance en cours de validité. Un certificat de traitement par insuline peut être nécessaire pour franchir certaines frontières.

L'insuline se conserve sans problème 4 à 6 semaines à une température inférieure à 25 °C et plusieurs mois à une température proche de 0 °C (mais elle ne doit jamais être congelée). Elle se dégrade d'autant plus vite que la température est élevée.

En pratique :

- conservez les cartouches non entamées dans la partie basse du réfrigérateur. Si c'est impossible, ne les conservez pas plus de 1 ou 2 mois (selon que vous êtes dans une région chaude ou froide) ;
- conservez les cartouches entamées hors du réfrigérateur pendant une durée maximale de 4 semaines, dans un endroit propre et sec de préférence, à l'abri de la lumière et des hausses de température (pas plus de 25 °C) ;
- une exposition accidentelle ou inévitable à une température de l'ordre de 30 °C à 35 °C est possible sans dommage pendant 2 ou 3 jours ;
- jetez toute cartouche suspecte d'avoir été exposée à la congélation ou à une chaleur excessive, et notamment celles qui ne sont pas limpides et incolores ;
- lors des voyages long-courriers, conservez votre insuline dans vos bagages de cabine pour éviter une exposition au froid excessif dans la soute à bagages.

Effets indésirables possibles

Hypoglycémie (voir Attention), légers troubles de la vision en début de traitement, *nodules* graisseux sous-cutanés (lipodystrophies).

Rarement : *réaction allergique* essentiellement cutanée.

Laboratoires sanofi-aventis France

INSULINE APIDRA flacon

Insuline — sur ordonnance

Présentation

APIDRA 100 UI/ml : solution injectable *SC* ; flacon de 10 ml.
Liste II - Remb 65 % - **21,65 €**.

Composition

	p ml
Insuline glulisine	100 UI

Dans quel cas ce médicament est-il prescrit ?

C'est une *insuline* proche de l'insuline humaine, obtenue par *biotechnologie*. Son action est rapide et très brève : son effet apparaît environ 15 minutes après l'injection et s'estompe au bout de 2 à 4 heures. Les études ont montré que son absorption est environ deux fois plus rapide et sa concentration deux fois plus élevée que celles des insulines humaines d'action rapide.

Elle est utilisée dans le traitement du *diabète*.

Attention : La mise en route du traitement suppose un apprentissage correct pour injecter l'*insuline*, contrôler la *glycémie* au doigt, rechercher le *sucre* et l'acétone dans les urines et tenir un carnet de surveillance.

L'*hypoglycémie* est la principale complication des traitements par l'insuline. Il s'agit le plus souvent de malaises hypoglycémiques sans gravité dont les principaux signes sont : sueurs, tremblements, troubles visuels, vision double, fatigue soudaine, fringale, *vertiges*, difficulté de concentration. Dans ce cas, le diabétique doit aussitôt absorber 3 à 6 morceaux de sucre ou un sirop sucré.

Beaucoup plus rarement, l'hypoglycémie peut être grave et peut entraîner des troubles du comportement (comparables notamment à l'ébriété), des *convulsions*, voire une perte de connaissance : 1 ampoule de GLUCAGEN doit être injectée immédiatement par *voie* sous-cutanée ou intramusculaire, même à travers les vêtements en cas d'agitation. Si le diabétique ne reprend pas conscience dans les minutes qui suivent, prévenez un service d'urgence. Dans le doute, il n'y a pas de danger à injecter du GLUCAGEN à un diabétique traité par l'insuline. Dans tous les cas, la prise d'une collation ou d'un repas reste nécessaire.

L'autre complication possible chez le diabétique est la survenue d'une *acidocétose* due à un manque important d'insuline. Elle peut être déclenchée par une infection (qui augmente les besoins en insuline) : grippe, rhume, *cystite*, abcès, etc. Elle se manifeste par une grande fatigue, une soif intense et des *troubles digestifs*. Il faut alors rechercher la présence de sucre et d'acétone dans les urines : la présence des deux en quantité importante confirme le diagnostic. Le traitement par insuline ne doit pas être arrêté ; le diabétique doit suivre les consignes de son médecin et, si besoin, le joindre d'urgence.

Évitez les boissons alcoolisées à jeun ou à distance des repas : augmentation du risque d'hypoglycémie.

Conducteur : une *hypoglycémie* peut entraîner un malaise pendant la conduite ou l'utilisation de machines.

Interactions avec d'autres substances

Certains médicaments peuvent déséquilibrer la *glycémie*. Informez votre médecin ou votre pharmacien si vous prenez un *corticoïde*, un *progestatif* à forte dose, un *bêtabloquant*, un *inhibiteur de l'enzyme de conversion* ou un médicament contenant du danazol, de la chlorpromazine, du salbutamol, de la terbutaline, du lanréotide, de l'octréotide ou de l'aspirine à forte dose.

Grossesse et allaitement

L'*insuline* est adaptée au *diabète* de la femme enceinte ou aux troubles passagers de la *glycémie* pendant la durée de la grossesse.

Le traitement par l'insuline n'est pas une contre-indication à l'allaitement.

Mode d'emploi et posologie

Cette *insuline* est habituellement injectée par *voie* sous-cutanée, dans les zones recommandées par votre médecin, en essayant de varier les sites d'injection pour éviter l'apparition de lipodystrophies (*nodules* et épaississement de la peau). Elle ne doit être injectée par voie intramusculaire ou par voie intraveineuse qu'en milieu hospitalier ou sous surveillance médicale.

Pour un meilleur confort, l'insuline peut être sortie du réfrigérateur une heure avant l'injection ou réchauffée dans les mains pendant quelques minutes, puis injectée à température ambiante.

Posologie usuelle :
Elle est adaptée en fonction des résultats des analyses réalisées par le diabétique ou par son entourage (carnet de surveillance) et des conseils de son médecin.

Conseils : La sécurité d'une injection d'insuline au travers des vêtements, sans désinfection préalable, est maintenant établie avec certitude.

En cas d'activité sportive, il est préférable d'injecter l'*insuline* à distance des muscles qui travaillent pour éviter une absorption trop rapide. De plus, il est habituellement nécessaire d'adapter les doses d'insuline selon les recommandations du médecin.

Prenez contact avec les associations pour diabétiques : elles diffusent une information utile sur le traitement et la surveillance du *diabète*.

Votre entourage doit savoir reconnaître les signes d'une *hypoglycémie* et pouvoir vous administrer, en cas de perte de connaissance, une ampoule de GLUCAGEN. Celle-ci est conservée de préférence au réfrigérateur ou, en cas de nécessité, à température ambiante (inférieure à 25 °C) pendant 2 ans.

Veillez à ne pas manquer d'insuline, notamment pendant les week-ends et jours fériés ; lors de vos déplacements, munissez-vous d'une réserve ou de votre ordonnance en cours de validité. Un certificat de traitement par insuline peut être nécessaire pour franchir certaines frontières.

L'insuline se conserve sans problème 4 à 6 semaines à une température inférieure à 25 °C et plusieurs mois à une température proche de 0 °C (mais elle ne doit jamais être congelée). Elle se dégrade d'autant plus vite que la température est élevée.

En pratique :
- conservez les flacons non entamés dans la partie basse du réfrigérateur. Si c'est impossible, ne les conservez pas plus de 1 ou 2 mois (selon que vous êtes dans une région chaude ou froide) ;
- conservez les flacons entamés hors du réfrigérateur pendant une durée maximale de 6 semaines, dans un endroit propre et sec de préférence, à l'abri de la lumière et des hausses de température (pas plus de 25 °C) ;
- une exposition accidentelle ou inévitable à une température de l'ordre de 30 °C à 35 °C est possible sans dommage pendant 2 ou 3 jours ;
- jetez tout flacon suspect d'avoir été exposé à la congélation ou à une chaleur excessive, et notamment ceux qui ne sont pas limpides et incolores ;
- lors des voyages long-courriers, conservez votre insuline dans vos bagages de cabine pour éviter leur exposition au froid excessif dans la soute à bagages.

Effets indésirables possibles

Hypoglycémie (voir Attention), légers troubles de la vision en début de traitement, *nodules* graisseux sous-cutanés (lipodystrophies).

Rarement : *réaction allergique* essentiellement cutanée.

Laboratoires sanofi-aventis France

INSULINE LANTUS cartouche et stylo prérempli

Insuline — sur ordonnance

Présentation

INSULINE LANTUS 100 UI/ml : solution injectable *SC* ; boîte de 5 cartouches de 3 ml. Liste II - Remb 65 % - **67,41 €.**
INSULINE LANTUS 100 UI/ml pour OptiClik : solution injectable *SC* ; boîte de 5 cartouches de 3 ml. Liste II - Remb 65 % - **67,41 €.**
INSULINE LANTUS 100 UI/ml Optiset : solution injectable *SC* ; boîte de 5 stylos préremplis jetables. Liste II - Remb 65 % - **67,41 €.**
INSULINE LANTUS 100 UI/ml Solostar : solution injectable *SC* ; boîte de 5 stylos préremplis jetables. Liste II - Remb 65 % - **67,41 €.**

Composition

	p ml
Insuline glargine	100 UI

Dans quel cas ce médicament est-il prescrit ?

C'est une *insuline* identique à l'insuline humaine, obtenue par *biotechnologie*. Son action est de longue durée : elle doit être injectée une seule fois par jour, à heure fixe, et sa durée d'action est de 24 heures.

Elle est utilisée dans le traitement du *diabète*.

Attention : La mise en route du traitement suppose un apprentissage correct pour injecter l'*insuline*, contrôler la *glycémie* au doigt, rechercher le *sucre* et l'acétone dans les urines et tenir un carnet de surveillance.

L'hypoglycémie est la principale complication des traitements par l'insuline. Il s'agit le plus souvent de malaises hypoglycémiques sans gravité dont les principaux signes sont : sueurs, tremblements, troubles visuels, vision double, fatigue soudaine, fringale, *vertiges*, difficulté de concentration. En ce cas, le diabétique doit aussitôt absorber 3 à 6 morceaux de sucre ou un sirop sucré.

Beaucoup plus rarement, l'hypoglycémie peut être grave et entraîner des troubles du comportement (comparables notamment à l'ébriété), des *convulsions*, voire une perte de connaissance : 1 ampoule de GLUCAGEN doit être injectée immédiatement par *voie* sous-cutanée ou intramusculaire, même à travers les vêtements en cas d'agitation. Si le diabétique ne reprend pas conscience dans les minutes qui suivent, prévenez un service d'urgence. Dans le doute, il n'y a pas de danger à injecter du GLUCAGEN à un diabétique traité par l'insuline. Dans tous les cas, la prise d'une collation ou d'un repas reste nécessaire.

L'autre complication possible chez le diabétique est la survenue d'une *acidocétose* due à un manque important d'insuline. Elle peut être déclenchée par une infection (qui augmente les besoins en insuline) : grippe, rhume, *cystite*, abcès, etc. Elle se manifeste par une grande fatigue, une soif intense et des *troubles digestifs*. Il faut alors rechercher la présence de sucre et d'acétone dans les urines : la présence des deux en quantité importante confirme le diagnostic. Le traitement par l'insuline ne doit pas être arrêté ; le diabétique doit suivre les consignes de son médecin et, si besoin, le joindre d'urgence.

Évitez la prise de boissons alcoolisées à jeun ou à distance des repas : augmentation du risque d'hypoglycémie.

Conducteur : une *hypoglycémie* peut entraîner un malaise pendant la conduite ou l'utilisation de machines.

Interactions avec d'autres substances

Certains médicaments peuvent déséquilibrer la *glycémie*. Informez votre médecin ou votre pharmacien si vous prenez un *corticoïde*, un *progestatif* à forte dose, un *bêtabloquant*, un *inhibiteur de l'enzyme de conversion* ou un médicament contenant du danazol, de la chlorpromazine, du salbutamol, de la terbutaline, du lanréotide, de l'octréotide ou de l'aspirine à forte dose.

Grossesse et allaitement

L'*insuline* est adaptée au *diabète* de la femme enceinte ou aux troubles passagers de la *glycémie* pendant la durée de la grossesse.

Le traitement par l'insuline n'est pas une contre-indication à l'allaitement.

Mode d'emploi et posologie

Cette insuline à durée d'action prolongée doit être injectée une fois par jour, à n'importe quel moment de la journée mais à heure fixe.

Les cartouches doivent être utilisées avec un stylo à insuline tel qu'OptiPen ou avec d'autres stylos compatibles. Les cartouches pour OptiClick sont à utiliser uniquement avec le stylo à insuline OptiClik.

OptiSet et Solostar sont des stylos préremplis prêts à l'emploi qui doivent être jetés lorsque la cartouche est vide.

Cette *insuline* doit être uniquement injectée par *voie* sous-cutanée dans les zones recommandées par votre médecin, en essayant de varier les sites d'injection pour éviter l'apparition de lipodystrophies (*nodules* et épaississement de la peau).

La cartouche d'insuline doit être sortie du réfrigérateur 1 à 2 heures avant insertion dans le stylo ; purger ensuite l'air éventuellement contenu dans la cartouche.

L'aiguille doit être changée après chaque injection.

Posologie usuelle :

Elle est adaptée en fonction des résultats des analyses réalisées par le diabétique ou son entourage (carnet de surveillance) et des conseils de son médecin.

Conseils : Il est prudent de disposer d'une *insuline* équivalente pour seringue afin de faire face à une perte ou à un défaut de fonctionnement du stylo.

Si vous utilisez deux stylos destinés à injecter deux insulines, veillez à pouvoir les distinguer facilement.

Pour le maniement précis du stylo, conformez-vous à la notice fournie par le fabricant et veiller à ne pas l'égarer.

La sécurité d'une injection d'insuline au travers des vêtements, sans désinfection préalable, est maintenant établie avec certitude.

En cas d'activité sportive, il est préférable d'injecter l'insuline à distance des muscles qui travaillent pour éviter une absorption trop rapide de l'insuline. De plus, une adaptation des doses d'insuline est habituellement nécessaire selon les conseils du médecin.

Prenez contact avec les associations pour diabétiques : elles diffusent une information utile sur le traitement et la surveillance du *diabète*.

Votre entourage doit savoir reconnaître les signes d'une *hypoglycémie* et pouvoir vous administrer, en cas de perte de connaissance, une ampoule de GLUCAGEN. Celle-ci est conservée de préférence au réfrigérateur ou, en cas de nécessité, à température ambiante (inférieure à 25 °C) pendant 2 ans.

Veillez à ne pas manquer d'insuline, notamment pendant les week-ends et jours fériés ; lors de vos déplacements, munissez-vous d'une réserve ou de votre ordonnance en cours de validité. Un certificat de traitement par insuline peut être nécessaire pour franchir certaines frontières.

L'insuline se conserve sans problème 4 à 6 semaines à une température inférieure à 25° C et plusieurs mois à une température proche de 0° C (mais elle ne doit jamais être congelée). Elle se dégrade d'autant plus vite que la température est élevée.

En pratique :
- conservez les cartouches non entamées dans la partie basse du réfrigérateur. Si c'est impossible, ne les conservez pas plus de 1 mois ;
- conservez les cartouches entamées hors du réfrigérateur pendant une durée maximale de 4 semaines, dans un endroit propre et sec de préférence, à l'abri de la lumière et des hausses de température (pas plus de 25° C) ;
- une exposition accidentelle ou inévitable à une température de l'ordre de 30° C à 35° C est possible sans dommage pendant 2 ou 3 jours ;
- jetez toute cartouche suspecte d'avoir été exposée à la congélation ou à une chaleur excessive ;
- lors des voyages long-courriers, conservez votre insuline dans vos bagages de cabine pour éviter une exposition au froid excessif dans la soute à bagages.

Effets indésirables possibles

Hypoglycémie (voir Attention), légers troubles de la vision en début de traitement, *nodules* graisseux sous-cutanés (lipodystrophies).

Rarement : *réaction allergique* essentiellement cutanée.

Laboratoires sanofi-aventis France

INSULINE LANTUS flacon

Insuline

sur ordonnance

Présentation

INSULINE LANTUS 100 UI/ml : solution injectable *SC* ; flacon de 10 ml. Liste II - Remb 65 % - **46,68 €**.

Composition

	p ml
Insuline glargine	100 UI

Dans quel cas ce médicament est-il prescrit ?

C'est une *insuline* identique à l'insuline humaine, obtenue par *biotechnologie*. Son action est de longue durée : elle doit être injectée une seule fois par jour, à heure fixe, et sa durée d'action est de 24 heures.

Elle est utilisée dans le traitement du *diabète*.

Attention : Cette insuline est dosée à 100 UI/ml ; elle est à utiliser avec une seringue à insuline graduée à 100 UI ou avec une pompe à insuline.

La mise en route du traitement suppose un apprentissage correct pour injecter l'*insuline*, contrôler la *glycémie* au doigt, rechercher le *sucre* et l'acétone dans les urines et tenir un carnet de surveillance.

L'*hypoglycémie* est la principale complication des traitements par l'insuline. Il s'agit le plus souvent de malaises hypoglycémiques sans gravité dont les principaux signes sont : sueurs, tremblements, troubles visuels, vision double, fatigue soudaine, fringale, *vertiges*, difficulté de concentration. En ce cas, le diabétique doit aussitôt absorber 3 à 6 morceaux de sucre ou un sirop sucré.

Beaucoup plus rarement, l'hypoglycémie peut être grave et peut entraîner des troubles du comportement (comparables notamment à l'ébriété), des *convulsions*, voire une perte de connaissance : 1 ampoule de GLUCAGEN doit être injectée immédiatement par *voie* sous-cutanée ou intramusculaire, même à travers les vêtements en cas d'agitation. Si le diabétique ne reprend pas conscience dans les minutes qui suivent, prévenez un service d'urgence. Dans le doute, il n'y a pas de danger à injecter du GLUCAGEN à un diabétique traité par l'insuline. Dans tous les cas, la prise d'une collation ou d'un repas reste nécessaire.

L'autre complication possible chez le diabétique est la survenue d'une *acidocétose* due à un manque important d'insuline. Elle peut être déclenchée par une infection (qui augmente les besoins en insuline) : grippe, rhume, *cystite*, abcès, etc. Elle se manifeste par une grande fatigue, une soif intense et des *troubles digestifs*. Il faut alors rechercher la présence de sucre et d'acétone dans les urines : la présence des deux en quantité importante confirme le diagnostic. Le traitement par l'insuline ne doit pas être arrêté ; le diabétique doit suivre les consignes de son médecin et, si besoin, le joindre d'urgence.

Évitez les boissons alcoolisées à jeun ou à distance des repas : augmentation du risque d'hypoglycémie.

Conducteur : une *hypoglycémie* peut entraîner un malaise pendant la conduite ou l'utilisation de machines.

Interactions avec d'autres substances

Certains médicaments peuvent déséquilibrer la *glycémie*. Informez votre médecin ou votre pharmacien si vous prenez un *corticoïde*, un *progestatif* à forte dose, un *bêtabloquant*, un *inhibiteur de l'enzyme de conversion* ou un médicament contenant du danazol, de la chlorpromazine, du salbutamol, de la terbutaline, du lanréotide, de l'octréotide ou de l'aspirine à forte dose.

Grossesse et allaitement

L'*insuline* est adaptée au *diabète* de la femme enceinte ou aux troubles passagers de la *glycémie* pendant la durée de la grossesse.

Le traitement par l'insuline n'est pas une contre-indication à l'allaitement.

Mode d'emploi et posologie

Cette *insuline* à durée d'action prolongée doit être injectée une fois par jour, à n'importe quel moment de la journée mais à heure fixe.

Cette insuline doit être uniquement injectée par *voie* sous-cutanée dans les zones recommandées par votre médecin, en essayant de varier les sites d'injection pour éviter l'apparition de lipodystrophies (*nodules* et épaississement de la peau).

Pour un meilleur confort, l'insuline peut être sortie du réfrigérateur une heure avant l'injection ou réchauffée dans les mains pendant quelques minutes, puis injectée à température ambiante.

Posologie usuelle :
Elle est adaptée en fonction des résultats des analyses réalisées par le diabétique ou par son entourage (carnet de surveillance) et des conseils de son médecin.

Conseils : La sécurité d'une injection d'insuline au travers des vêtements, sans désinfection préalable, est maintenant établie avec certitude.

En cas d'activité sportive, il est préférable d'injecter l'*insuline* à distance des muscles qui travaillent pour éviter une absorption trop rapide. De plus, il est habituellement nécessaire d'adapter les doses d'insuline selon les recommandations du médecin.

Prenez contact avec les associations pour diabétiques : elles diffusent une information utile sur le traitement et la surveillance du *diabète*.

Votre entourage doit savoir reconnaître les signes d'une *hypoglycémie* et pouvoir vous administrer, en cas de perte de connaissance, une ampoule de GLUCAGEN. Celle-ci est conservée de préférence au réfrigérateur ou, en cas de nécessité, à température ambiante (inférieure à 25 °C) pendant 2 ans.

Veillez à ne pas manquer d'insuline, notamment pendant les week-ends et jours fériés ; lors de vos déplacements, munissez-vous d'une réserve ou de votre ordonnance en cours de validité. Un certificat de traitement par insuline peut être nécessaire pour franchir certaines frontières.

L'insuline se conserve sans problème 4 à 6 semaines à une température inférieure à 25 °C et plusieurs mois à une température proche de 0 °C (mais elle ne doit jamais être congelée). Elle se dégrade d'autant plus vite que la température est élevée.

En pratique :

- conservez les flacons non entamés dans la partie basse du réfrigérateur. Si c'est impossible, ne les conservez pas plus de 1 ou 2 mois (selon que vous êtes dans une région chaude ou froide) ;
- conservez les flacons entamés hors du réfrigérateur pendant une durée maximale de 4 semaines, dans un endroit propre et sec de préférence, à l'abri de la lumière et des hausses de température (pas plus de 25 °C) ;
- une exposition accidentelle ou inévitable à une température de l'ordre de 30 °C à 35 °C est possible sans dommage pendant 2 ou 3 jours ;
- jetez tout flacon suspect d'avoir été exposé à la congélation ou à une chaleur excessive ;
- lors des voyages long-courriers, conservez votre insuline dans vos bagages de cabine pour éviter leur exposition au froid excessif dans la soute à bagages.

Effets indésirables possibles

Hypoglycémie (voir Attention), légers troubles de la vision en début de traitement, *nodules* graisseux sous-cutanés (lipodystrophies).

Rarement : *réaction allergique* essentiellement cutanée.

Laboratoires sanofi-aventis France

INSUMAN BASAL 100 UI/ml cartouche
Informations détaillées sur www.monvidal.com

INSUMAN BASAL 100 UI/ml flacon
Informations détaillées sur www.monvidal.com

INSUMAN COMB 100 UI/ml cartouche
Informations détaillées sur www.monvidal.com

INSUMAN COMB 100 UI/ml flacon
Informations détaillées sur www.monvidal.com

INSUMAN RAPID 100 UI/ml cartouche
Informations détaillées sur www.monvidal.com

INSUMAN RAPID 100 UI/ml flacon
Informations détaillées sur www.monvidal.com

INTERCRON
Antiallergique

sur ordonnance

Ce médicament est un générique de NALCRON qui n'est plus commercialisé.

INTERCYTON
Informations détaillées sur www.monvidal.com

INTÉTRIX
Antiamibien

sur ordonnance

Présentation
INTÉTRIX : gélule (rouge et blanc) ; boîte de 20. Liste I - Remb 65 % - **3,32 €**.

Composition

	p gél
Tiliquinol	50 mg
Tiliquinol-Laurylsulfate	50 mg
Tilbroquinol	200 mg
Lactose	+

Dans quel cas ce médicament est-il prescrit ?
C'est un antiparasitaire qui appartient à la famille des quinoléines.
Il est utilisé pour traiter certaines formes d'infection dues aux *amibes*.

Attention : Ce médicament a longtemps été utilisé pour traiter les *diarrhées* aiguës bénignes, mais la découverte d'un risque d'*hépatite* ou de lésion nerveuse dus à ce médicament a conduit l'Agence du médicament à en réserver l'usage au seul traitement des amibiases : il suppose donc d'avoir établi un diagnostic précis avec recherche des parasites (amibes) dans les selles.
En cas d'apparition d'une jaunisse, le traitement doit être arrêté : consultez votre médecin.

Grossesse et allaitement
L'effet de ce médicament pendant la grossesse ou l'allaitement est mal connu : seul votre médecin peut évaluer le risque éventuel de son utilisation dans votre cas.

Mode d'emploi et posologie
Le médicament est pris de préférence au début du repas.

Posologie usuelle :
- Adulte : 2 gélules, matin et soir pendant 10 jours.

Effets indésirables possibles
Élévation des *transaminases*.
Réaction allergique.
Exceptionnellement : *hépatite*, troubles neurologiques et, notamment, atteinte du nerf optique lors d'un traitement prolongé.

Laboratoires Beaufour Ipsen Pharma

INTRAIT DE MARRON D'INDE
Vasculoprotecteur

Présentation
INTRAIT DE MARRON D'INDE P : solution buvable ; flacon de 60 ml avec mesurette graduée (2 500 gouttes). Non remb.

Composition

	p 100 gtes
Marronnier d'Inde, extrait titré à 2 % en aesculoside	135 mg
Méthesculétol sodique	27 mg
Saccharose	678 mg
Alcool	+

Dans quel cas ce médicament est-il prescrit ?
Ce médicament associe du méthesculétol et un extrait de plante qui a un effet protecteur sur les vaisseaux sanguins.
Il est utilisé dans le *traitement symptomatique* des crises d'*hémorroïdes*.

Attention : Des douleurs, un saignement anal qui persistent malgré le traitement peuvent être dus à une maladie autre que des *hémorroïdes* : consultez votre médecin. De même, tout saignement anal survenant chez une personne de plus de 50 ans doit faire l'objet d'une consultation médicale.
Ce médicament contient du sucre (saccharose) et de l'alcool.
Conducteur : en raison de la présence d'*alcool*, ce médicament peut être responsable d'une somnolence ou d'une baisse de la vigilance.

Interactions avec d'autres substances
Compte tenu de la présence d'*alcool*, ce médicament peut interagir avec ceux qui ont un *effet antabuse* (ESPÉRAL...).

Grossesse et allaitement
L'effet de ce médicament pendant la grossesse ou l'allaitement est mal connu. L'évaluation du risque éventuel lié à son utilisation est individuelle : demandez conseil à votre pharmacien ou à votre médecin.

Mode d'emploi et posologie
Ce médicament doit être dilué dans un peu d'eau et pris au cours des repas.

Posologie usuelle :
100 à 500 gouttes par jour, en 3 à 6 prises, suivant l'intensité des troubles.

Conseils : La constipation chronique et les efforts excessifs de poussée sont les principaux facteurs déclenchants des crises d'*hémorroïdes*. Un régime riche en fibres alimentaires, des boissons abondantes et un exercice physique régulier en limitent le risque.

Laboratoires H2 Pharma

INTRALGIS comprimé

Anti-inflammatoire non stéroïdien

Présentation

INTRALGIS : comprimé (blanc) ; boîte de 20. Non remb.
INTRALGIS : comprimé (blanc) ; boîte de 30. Non remb.

Composition

	p cp
Ibuprofène	200 mg

Dans quel cas ce médicament est-il prescrit ?

Ce médicament est un *anti-inflammatoire* non stéroïdien (*AINS*). Il lutte contre la douleur et fait baisser la fièvre. Ses propriétés anti-inflammatoires se manifestent à forte dose.

Il est utilisé dans le traitement de la fièvre et de la douleur (maux de tête, douleurs dentaires, courbatures, règles douloureuses...).

Contre-indications

Ce médicament ne doit pas être utilisé dans les cas suivants :

- *antécédent* d'*allergie* ou d'*asthme* provoqué par la prise d'*AINS*, y compris l'aspirine ;
- *ulcère* de l'estomac ou du *duodénum* ;
- *insuffisance hépatique* grave ;
- *insuffisance rénale* grave ;
- *insuffisance cardiaque* grave ;
- *lupus érythémateux* disséminé ;
- **grossesse** (à partir du 6e mois).

Attention : Tout traitement prolongé ou *surdosage* d'*AINS* expose à des effets indésirables graves.

Certaines situations doivent conduire à ne poursuivre le traitement qu'après un avis médical :

- brûlures d'estomac importantes ou selles noires et nauséabondes pouvant traduire une irritation ou un saignement du tube digestif ;
- *éruption cutanée*, crise d'*asthme* ;
- fatigue inhabituelle et intense, ou baisse brutale et importante du volume des urines chez une personne souffrant d'*insuffisance cardiaque*, déshydratée ou traitée par *diurétique*.

L'utilisation des AINS est déconseillée chez l'enfant en cas de varicelle : ils pourraient augmenter le risque de complications infectieuses, exceptionnelles mais potentiellement graves.

Des précautions sont nécessaires en cas d'*antécédent* d'*ulcère* de l'estomac ou du *duodénum* ou de risque hémorragique, notamment digestif (maladie de *Crohn*, *rectocolite hémorragique*).

Certains médecins considèrent que les anti-inflammatoires peuvent diminuer l'efficacité des stérilets et exposer à un risque de grossesse non désirée. Ce risque est actuellement très controversé.

Conducteur : ce médicament peut provoquer parfois des étourdissements et des troubles de la vue.

Interactions avec d'autres substances

Ce médicament peut interagir avec d'autres médicaments, notamment :

- l'aspirine et les autres *anti-inflammatoires* non stéroïdiens (*AINS*) : risque d'augmentation des effets indésirables ;
- les *anticoagulants* et les *antiagrégants plaquettaires* : augmentation du risque hémorragique ;
- le lithium (TÉRALITHE, NEUROLITHIUM...) : augmentation du taux de lithium dans le sang ;
- le méthotrexate.

Informez par ailleurs votre médecin ou votre pharmacien en cas de traitement par un *diurétique*, un *inhibiteur de l'enzyme de conversion*, un *inhibiteur de l'angiotensine II*, un *bêtabloquant* ou un médicament contenant de la ciclosporine.

Grossesse et allaitement

Des effets néfastes pour l'enfant à naître ont été mis en évidence lorsque les *AINS* sont utilisés au cours des 4 derniers mois de la grossesse ; le risque existe même avec une seule prise et même si la grossesse est à terme. L'usage de ce médicament est contre-indiqué pendant cette période.

Pendant les 5 premiers mois, l'effet de ce médicament est mal connu : seul votre médecin peut évaluer le risque éventuel de son utilisation dans votre cas.

L'ibuprofène passe en quantité très faible dans le lait maternel : son utilisation ponctuelle, aux doses recommandées, est possible pendant l'allaitement.

Mode d'emploi et posologie

Afin de limiter la survenue de *troubles digestifs*, ce médicament peut être pris au cours des repas. Toutefois, en cas de douleurs aiguës, la prise à jeun assure un effet plus rapide.

Les comprimés doivent être avalés tels quels avec un grand verre d'eau, sans être croqués.

Posologie usuelle :

- Adulte et enfant de plus de 40 kg (soit environ 12 ans) : 1 ou 2 comprimés, à renouveler si nécessaire toutes les 6 heures. Ne pas dépasser 6 comprimés par jour.

Conseils : Ne dépassez pas la *posologie* ni la durée de traitement préconisées par votre médecin ou votre pharmacien, afin de limiter les effets indésirables.

Ce médicament peut être en accès libre dans certaines pharmacies ; néanmoins, n'hésitez pas à demander conseil à votre pharmacien.

Effets indésirables possibles

Nausées, vomissements, *gastrite*.

Rarement :

- *ulcère* de l'estomac ou du *duodénum*, *hémorragie* du tube digestif (vomissements sanglants, selles noires, ou le plus souvent pertes de sang imperceptibles, responsables de l'apparition progressive d'une *ané-*

mie) le plus souvent lors d'un traitement de longue durée ou à forte dose ;
- *réaction allergique* : *éruption cutanée*, démangeaisons, *œdème*, crise d'*asthme*, malaise avec chute brutale de la tension artérielle ;
- *vertiges*, maux de tête ;
- troubles de la vision nécessitant un examen ophtalmologique ;
- anomalie de la *numération formule sanguine*, augmentation des *transaminases*.

Laboratoires Urgo

INTRALGIS gel
Anti-inflammatoire d'action locale

Présentation
INTRALGIS 5 % : gel pour application locale ; tube de 60 g. Non remb.

Composition

	p 100 g
Ibuprofène	5 g

Dans quel cas ce médicament est-il prescrit ?
Ce gel contient un *anti-inflammatoire* non stéroïdien (*AINS*). Il lutte localement contre l'*inflammation* et la douleur.

Il est utilisé dans le traitement des entorses, des contusions et des *tendinites*.

Contre-indications
Ce médicament ne doit pas être utilisé dans les cas suivants :
- *allergie* à l'aspirine ou aux *AINS* ;
- en application sur la peau lésée (*eczéma*, brûlure, plaie...) ou sur les *muqueuses* ;
- **grossesse** (à partir du 6e mois).

Attention : Ce médicament peut être utilisé sur les conseils de votre pharmacien. Néanmoins, un avis médical est préférable en cas de douleur violente, d'œdème important ou si la mobilité du membre ou de l'articulation est limitée.
En cas d'*éruption cutanée*, ne renouvelez pas les applications avant d'avoir pris l'avis de votre médecin.

Grossesse et allaitement
Les *AINS* pris par voie orale peuvent être toxiques pour le fœtus ; leur utilisation est contre-indiquée pendant les 4 derniers mois de la grossesse. Les AINS destinés à une application locale peuvent traverser la peau, passer dans le sang et exposer le fœtus au même risque, lorsqu'ils sont appliqués sur une large surface de peau ou sous un pansement occlusif. N'utilisez pas ce médicament pendant la grossesse sans avis médical.

N'utilisez pas ce gel pendant l'allaitement sans avis médical.

Mode d'emploi et posologie
Le gel doit être appliqué en massage doux et prolongé.

Posologie usuelle :
- Adulte : 1 application, 3 fois par jour.

La durée du traitement est limitée à 5 jours en l'absence d'avis médical. Si les *symptômes* persistent au delà de cette période, une consultation est nécessaire pour déterminer si ce traitement est suffisant.

Conseils : Ce médicament peut être irritant pour les yeux ou les *muqueuses* : lavez-vous les mains après l'application. En cas de contact accidentel avec les yeux, rincez abondamment.

Effets indésirables possibles
Imposant l'arrêt du traitement : *allergie* cutanée (éruption de boutons, démangeaisons...), *asthme*, *choc anaphylactique*.

Laboratoires Urgo

INTRINSA
Informations détaillées sur www.monvidal.com

INTRONA
Interféron — sur ordonnance

Présentation
INTRONA 10 M UI/1 ml : solution injectable *SC* ou pour perfusion ; 1 flacon à usage unique avec seringue et aiguille. Liste I, *médicament à prescription restreinte* - Remb 65 % - **79,12 €**.
INTRONA 18 M UI/3 ml : solution injectable *SC* ; flacon multidose. Liste I, *médicament à prescription restreinte* - Remb 65 % - **138,24 €**.
INTRONA 18 M UI/1,2 ml : solution injectable *SC* ; cartouche en stylo multidose avec 12 aiguilles et 12 tampons nettoyants. Liste I, *médicament à prescription restreinte* - Remb 65 % - **138,24 €**.
INTRONA 30 M UI/1,2 ml : solution injectable *SC* ; cartouche en stylo multidose avec 12 aiguilles et 12 tampons nettoyants. Liste I, *médicament à prescription restreinte* - Remb 65 % - **223,90 €**.
INTRONA 60 M UI/1,2 ml : solution injectable *SC* ; cartouche en stylo multidose avec 12 aiguilles et 12 tampons nettoyants. Liste I, *médicament à prescription restreinte* - Remb 65 % - **430,32 €**.

Composition

	p fl	p fl
Interféron alfa-2b	12 M UI	18 M UI

	p cart	p cart	p cart
Interféron alfa-2b	18 M UI	30 M UI	60 M UI

Dans quel cas ce médicament est-il prescrit ?
Ce médicament contient une substance proche de l'interféron naturel humain, fabriquée par des bactéries modifiées spécifiquement pour cet usage. L'interféron est une protéine qui intervient dans la réponse immunitaire ; il renforce les défenses des cellules de l'organisme contre les infections virales. Son mode d'action anticancéreux est encore mal connu.

Il est utilisé dans le traitement de :
- l'*hépatite* B chronique ;
- l'hépatite C chronique active, généralement en association avec la vidarabine ;
- certains cancers des globules blancs, de la moelle osseuse, du tissu lymphatique, de la peau et du système endocrinien (organes qui produisent les hormones).

Contre-indications
Ce médicament ne doit pas être utilisé dans les cas suivants :
- affection cardiaque grave ;
- *insuffisance rénale* grave ;
- *insuffisance hépatique* grave ou *cirrhose* du foie ;

- anomalies non corrigées du fonctionnement de la glande *thyroïde* ;
- *antécédent* d'*épilepsie*, de maladie du cerveau ou de la moelle épinière ;
- enfant ayant des antécédents de troubles psychiques graves, notamment dépression ;
- antécédent de *maladie auto-immune* ;
- traitement *immunodépresseur* actuel ou récent.

Attention : Des précautions sont nécessaires chez les personnes souffrant d'*insuffisance respiratoire*, de *diabète* mal équilibré, d'*hypertriglycéridémie*, de prédisposition aux *hémorragies*, de maladie du cœur, de *psoriasis* ou de sarcoïdose.

Des *symptômes* ressemblant la grippe sont fréquents en début de traitement : fièvre, maux de tête, sueurs, courbatures, douleurs articulaires ; ces troubles peuvent être atténués par la prise de paracétamol et ne justifient pas l'interruption du traitement. En revanche, d'autres effets indésirables (voir ci-dessous) peuvent nécessiter une interruption momentanée ou un arrêt définitif du traitement.

Signalez à votre médecin la survenue éventuelle d'un ou plusieurs des symptômes suivants :
- *réactions allergiques* : *urticaire*, œdème de *Quincke*, *asthme*, malaise survenant après l'injection ;
- *palpitations* ;
- baisse importante de la tension artérielle (vertiges, faiblesse...) ;
- essoufflement anormal ;
- *état dépressif*, idées suicidaires ;
- confusion des idées (surtout chez la personne âgée) ;
- perte de connaissance brutale pouvant correspondre à une crise d'*épilepsie* ;
- troubles de la vision ;
- fièvre persistante.

Pendant la durée du traitement, des examens sanguins réguliers sont indispensables.

Boire en quantité suffisante est nécessaire pour éviter tout risque de déshydratation, notamment en cas de forte chaleur.

Si vous devez conduire ou utiliser une machine dangereuse, assurez-vous préalablement que ce médicament n'altère pas votre vigilance.

Interactions avec d'autres substances

Informez votre médecin si vous prenez un *sédatif* ou une chimiothérapie.

Grossesse et allaitement

L'effet de ce médicament pendant la grossesse ou l'allaitement est mal connu. Par mesure de prudence, une contraception efficace est nécessaire pendant toute la durée du traitement et l'allaitement est déconseillé. Néanmoins, la mise en route ou la poursuite du traitement chez la femme enceinte sont possibles en cas de nécessité.

Mode d'emploi et posologie

Ce médicament est injecté par *voie* sous-cutanée ou par voie intraveineuse en perfusion.

Posologie usuelle :

Hépatite B chronique : 5 à 10 M UI, 3 fois par semaine, pendant 4 à 6 mois.

Hépatite C chronique :
- Adulte : 3 M UI, 3 fois par semaine pendant 12 mois, seul ou en association avec la ribavirine ;
- Enfant : la posologie est individuelle.

Cancers : la dose est calculée en fonction du poids et de la taille du patient

Conseils : Ce médicament doit être conservé à une température comprise entre + 2° et + 8 °C (au réfrigérateur). Il ne doit pas être congelé.

Après une première utilisation, le flacon multidose et les stylos se conservent 27 jours entre + 2° et + 8 °C. Le stylo doit être sorti du réfrigérateur une demie heure avant l'injection et être remis au froid immédiatement après. L'aiguille doit être jetée après chaque utilisation. Le stylo peut être conservé à température ambiante (inférieure à 25 °C) pendant 2 jours maximum au cours de la période d'utilisation du produit.

Conditions particulières de délivrance :

Ce médicament est un *médicament à prescription restreinte* : la prescription initiale de ce médicament ne peut être faite que par un service hospitalier spécialisé en maladies de l'appareil digestif ou en médecine interne.

Effets indésirables possibles

Le plus fréquemment, *syndrome* pseudogrippal : fièvre, frissons, perte d'appétit, maux de tête, sueurs, courbatures ; ces troubles sont généralement atténués par la prise de paracétamol et tendent à disparaître progressivement.

Douleur au point d'injection.

Perte d'appétit, nausées, diarrhée, douleur abdominale, *pharyngite*, essoufflement anormal, toux, *état dépressif*, insomnies, anxiété, troubles de la concentration, étourdissements, démangeaisons, sécheresse de la peau, *éruption cutanée*, perte de cheveux, douleurs articulaires ou musculaires.

Rarement :
- diabète, augmentation des triglycérides ;
- idées suicidaires, psychose ;
- pneumonie, troubles de la vision, troubles de l'audition, saignement des gencives, altération du goût ;
- hypotension, *arythmie*, *insuffisance cardiaque*, *infarctus du myocarde* (exceptionnel) ;
- *insuffisance rénale* ;
- *nodule* au point d'injection.

En cas d'association à la vidarabine, d'autres effets peuvent également être observés : aggravation d'un *herpès*, anomalies de la *numération formule sanguine*, anomalies du fonctionnement de la glande *thyroïde*, agitation, *impuissance*, confusion, bouche sèche, fourmillements de extrémités, tremblements, bouffées de chaleur, *hypertension artérielle*, *palpitations*, apparition ou aggravation d'un *psoriasis*, troubles de règles, douleurs thoraciques.

Laboratoires Schering-Plough

INVIRASE

Informations détaillées sur www.monvidal.com

IODURE DE POTASSIUM

Informations détaillées sur www.monvidal.com

IOPIDINE
Antiglaucomateux

sur ordonnance

Présentation
IOPIDINE 0,5 % : collyre ; flacon compte-gouttes de 5 ml. Liste I - Remb 65 % - **14,74 €**.
IOPIDINE 1 % : collyre ; boîte de 2 unidoses de 0,25 ml. Liste I - Remb 65 % - **14,10 €**.

Composition

	flacon p 100 ml	unidose p 100 ml
Apraclonidine	500 mg	1 g
Benzalkonium chlorure	+	

Dans quel cas ce médicament est-il prescrit ?
Ce collyre contient une substance qui diminue la pression des liquides contenus dans l'œil (*tension intraoculaire*).
Le collyre à 0,5 % est utilisé dans le traitement du *glaucome* à angle ouvert, en complément du traitement habituel, lorsque celui-ci est insuffisant pour abaisser la tension intraoculaire.
Le collyre à 1 % n'est utilisé que dans le cadre d'une chirurgie de l'œil.

Contre-indications
Compte tenu de l'absorption du collyre par l'œil et du passage du médicament dans le sang, ce collyre ne doit pas être utilisé dans les cas suivants :
- *allergie* à l'apraclonidine ou à la clonidine,
- maladie cardiovasculaire grave,
- enfant de moins de 15 ans,
- port de *lentilles de contact* souples (collyre à 0,5 %).

Attention : Des précautions sont nécessaires chez les personnes souffrant d'*insuffisance rénale* ou *hépatique* grave, ou de *dépression*.
Si l'instillation du collyre est suivie d'une baisse de l'acuité visuelle, il ne doit pas être réutilisé sans avis médical.
Ce traitement nécessite des consultations régulières chez l'ophtalmologiste, afin notamment de détecter une diminution de son efficacité (fréquente et imprévisible).
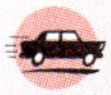
Si vous devez conduire ou utiliser une machine dangereuse, assurez-vous préalablement que ce médicament n'altère pas votre vigilance.

Interactions avec d'autres substances
– Autres collyres :
Respectez un intervalle d'au moins 5 minutes entre les instillations de collyres différents : ce délai est nécessaire pour que chaque collyre soit correctement absorbé par l'œil.
– Médicaments par *voie* orale :
Ce médicament peut interagir avec les *IMAO*, les *vasoconstricteurs*, les *antidépresseurs imipraminiques* et les *neuroleptiques*.

Grossesse et allaitement
L'effet de ce médicament pendant la grossesse ou l'allaitement est mal connu : seul votre médecin peut évaluer le risque éventuel de son utilisation dans votre cas.

Mode d'emploi et posologie
Tirer la paupière inférieure vers le bas tout en regardant vers le haut et déposer une goutte de collyre entre la paupière et le globe oculaire (*cul-de-sac conjonctival*).
Posologie usuelle :
Collyre à 0,5 % :
- Adulte : 1 goutte dans l'œil malade, 3 fois par jour.

Collyre à 1 % :
- Adulte : 1 goutte 1 heure avant l'intervention et 1 goutte immédiatement après.

Conseils : L'application correcte du collyre peut nécessiter une aide, notamment chez une personne handicapée ou âgée.
Veiller à ne pas mettre en contact l'embout du flacon avec l'œil ou les doigts pour éviter de contaminer le collyre avec les *germes* présents sur les paupières ou la peau.
Ne conservez pas le collyre à 0,5 % plus d'un mois après une première utilisation ; ne le mettez pas au réfrigérateur. Les unidoses doivent être jetées immédiatement après utilisation.
Conservez ce médicament à l'abri de la lumière.

Effets indésirables possibles
Réactions locales :
- irritation ou *allergie* avec rougeur de l'œil, démangeaisons, larmoiement, *œdème* des paupières ;
- baisse de l'acuité visuelle : cessez le traitement et consultez votre médecin.

Autres réactions :
- sécheresse de la bouche ou du nez, constipation, modification du goût, maux de tête, fatigue ;
- exceptionnellement : douleur thoracique, coordination anormale des mouvements, malaise, œdème de la face ou des jambes, *arythmie*, somnolence, *vertiges*, nervosité, *dépression*, insomnie, fourmillement des extrémités, nausées, douleurs musculaires, irritation nasale, *pharyngite*, essoufflement, *asthme*, allergie cutanée, mauvaise perception des odeurs.

Laboratoires Alcon

IPECA COMPLEXE N° 65
Informations détaillées sur www.monvidal.com

IPECA COMPOSÉ BOIRON
Homéopathie

Présentation
IPECA COMPOSÉ BOIRON : comprimé ; boîte de 50. Remb 35 % - **1,46 €**.
IPECA COMPOSÉ BOIRON : granules ; tube de 4 g. Remb 35 % - **1,80 €**.
IPECA COMPOSÉ BOIRON : solution buvable ; flacon de 30 ml. Remb 35 % - **2,28 €**.

Composition
Ipéca 3 CH, Antimonium tartaricum 3 CH, Drosera rotundifolia 3 CH, Anemone pulsatilla 3 CH, Phellandrium aquaticum 3 CH, Ferrum phosphoricum 3 CH, Antimonium sulfuratum aureum 3 CH, Bryonia 3 CH, lactose (comprimé, granules), alcool (solution buvable).

Dans quel cas ce médicament est-il prescrit ?

Ce médicament est un *complexe* (association) de composants homéopathiques.

Il est utilisé dans le *traitement homéopathique* de la toux grasse.

Grossesse et allaitement

Aux *dilutions homéopathiques*, les substances contenues dans ce médicament ne sont pas connues pour être toxiques pendant la grossesse ou l'allaitement.

Mode d'emploi et posologie

Ce médicament doit être pris de préférence à distance des repas.

Les comprimés sont à sucer ; les granules doivent être placés sous la langue ; la solution buvable est diluée dans un peu d'eau.

Posologie usuelle :

2 comprimés ou 5 granules, 2 fois par jour, ou 10 gouttes de solution buvable, 3 fois par jour.

Laboratoires Boiron

IPERTEN

Inhibiteur calcique — sur ordonnance

Présentation

IPERTEN 10 mg : comprimé (jaune pâle) ; boîte de 30. Liste I - Remb 65 % - **17,01 €**.
IPERTEN 10 mg : comprimé (jaune pâle) ; boîte de 90. Liste I - Remb 65 % - **47,37 €**.
IPERTEN 20 mg : comprimé (jaune orangé) ; boîte de 30. Liste I - Remb 65 % - **17,01 €**.
IPERTEN 20 mg : comprimé (jaune orangé) ; boîte de 90. Liste I - Remb 65 % - **47,37 €**.

Composition

	p cp	p cp
Manidipine	10 mg	20 mg
Lactose	+	+

Dans quel cas ce médicament est-il prescrit ?

Ce médicament est un *vasodilatateur* qui appartient à la famille des *inhibiteurs calciques*.

Il est utilisé dans le traitement de l'*hypertension artérielle*.

Contre-indications

Ce médicament ne doit pas être utilisé dans les cas suivants :
- *angine de poitrine* grave,
- *infarctus du myocarde* récent (1 mois),
- *insuffisance cardiaque* non contrôlée par un traitement,
- *insuffisance hépatique*,
- *insuffisance rénale* grave.

Attention : En cas de douleur thoracique survenant systématiquement dans la demi-heure qui suit la prise du médicament, consultez votre médecin avant de poursuivre le traitement.

Conducteur : ce médicament peut être responsable de *vertiges*.

Interactions avec d'autres substances

Ce médicament ne doit pas être associé avec les *antiprotéases* et les médicaments contenant l'une des substances suivantes : kétoconazole, itraconazole, cimétidine, érythromycine, clarithromycine, carbamazépine, phénytoïne, phénobarbital, rifampicine.

Informez par ailleurs votre médecin si vous prenez un diurétique ou un *bêtabloquant*.

En outre, l'effet *antihypertenseur* de ce médicament peut être augmenté par certains médicaments tels que les *neuroleptiques*, les *antidépresseurs imipraminiques*, les médicaments contenant du baclofène ; il peut être diminué par les *corticoïdes*. Votre médecin doit être informé si vous êtes traité par l'un ou l'autre de ces médicaments.

Grossesse et allaitement

L'effet de ce médicament pendant la grossesse est mal connu : seul votre médecin peut évaluer le risque éventuel de son utilisation dans votre cas.

Les données disponibles ne permettent pas de savoir si ce médicament passe dans le lait maternel ; un choix est donc nécessaire entre l'allaitement et la prise du médicament. Cette décision devra être prise en accord avec votre médecin.

Mode d'emploi et posologie

Les comprimés doivent être avalés avec un peu de liquide, le matin, après le petit déjeuner.

Ce médicament ne doit pas être pris avec du jus de pamplemousse.

Posologie usuelle :
- Adulte : 10 mg par jour. Cette dose peut être augmentée jusqu'à 20 mg si nécessaire.

Conseils : Votre tension artérielle doit être contrôlée régulièrement. Les appareils permettant une mesure automatique de la tension à domicile utilisent souvent un procédé de mesure différent de celui qu'emploie votre médecin. Si vous avez un tel appareil, apportez-le en consultation pour vous assurer que la mesure obtenue est bien conforme à celle du tensiomètre de votre médecin.

Le traitement médicamenteux ne dispense pas de mesures simples pouvant faire baisser la tension artérielle : activité physique régulière, modération de la consommation de boissons alcoolisées et de *sel*, lutte contre l'excès de poids.

Effets indésirables possibles

Les plus fréquents sont la conséquence de la dilatation des vaisseaux sanguins :
- palpitations, rougeur du visage, bouffées de chaleur ;
- jambes lourdes ou enflées ;
- maux de tête, étourdissements, vertiges.

Plus rarement : baisse excessive de la tension artérielle, fatigue, fourmillements des extrémités, sécheresse de la bouche, constipation, nausées, vomissements, digestion difficile, éruption cutanée.

Exceptionnellement : augmentation des *transaminases*.

Laboratoires Chiesi

IPRATROPIUM 0,25 mg Génériques

Antiasthmatique — sur ordonnance

Les médicaments ci-dessous sont des génériques de ATROVENT solution pour nébulisation (voir p. 165).

IPRATROPIUM AGUETTANT 0,25 mg/1 ml : solution pour inhalation boîte de 10 récipients-unidose de 1 ml. Liste I - Remb 65 % - 4,13 €.

IPRATROPIUM ARROW 0,25 mg/ml : solution pour inhalation par nébuliseur boîte de 30 unidoses. Liste I - Remb 65 % - 11,31 €.
IPRATROPIUM MERCK 0,25 mg/ml : solution pour inhalation par nébuliseur boîte de 10 unidoses de 1 ml. Liste I - Remb 65 % - 4,13 €.
IPRATROPIUM TEVA ENFANTS 0,25 mg/1 ml : solution pour inhalation par nébuliseur boîte de 30. Liste I - Remb 65 % - 11,31 €.

IPRATROPIUM 0,5 mg Génériques

Antiasthmatique

sur ordonnance

Les médicaments ci-dessous sont des génériques de ATROVENT solution pour nébulisation (voir p. 165).

IPRATROPIUM AGUETTANT 0,5 mg/2 ml : solution pour inhalation boîte de 10 récipients-unidose de 2 ml. Liste I - Remb 65 % - 5,67 €.
IPRATROPIUM ARROW 0,5 mg/2 ml : solution pour inhalation boîte de 10 récipients-unidose de 2 ml. Liste I - Remb 65 % - 5,67 €.
IPRATROPIUM MERCK 0,5 mg/2 ml : solution pour inhalation par nébuliseur boîte de 10 unidoses de 2 ml. Liste I - Remb 65 % - 5,67 €.
IPRATROPIUM TEVA ADULTES 0,5 mg/2 ml : solution pour inhalation par nébuliseur boîte de 10. Liste I - Remb 65 % - 5,67 €.

ISKÉDYL injectable

Vasodilatateur

sur ordonnance

Présentation

ISKÉDYL : solution injectable ; boîte de 6 ampoules de 2,5 ml. Liste II - Non remb.

Composition

	p amp inj
Dihydroergocristine mésilate	0,312 mg
Raubasine	6,25 mg

Dans quel cas ce médicament est-il prescrit ?

Ce médicament est un *vasodilatateur* de la famille des dérivés de l'*ergot de seigle*. Il augmente le débit sanguin cérébral.

Il est utilisé dans le traitement :
- des suites de certains *accidents vasculaires cérébraux*,
- des troubles liés au vieillissement de la *rétine*.

Contre-indications

Ce médicament ne doit pas être utilisé en association avec les *antidépresseurs* de la famille des *IMAO*.

Interactions avec d'autres substances

Ce médicament ne doit pas être associé aux *antidépresseurs* de la famille des *IMAO* : risque de crise convulsive et hypertensive.

Grossesse et allaitement

L'effet de ce médicament pendant la grossesse ou l'allaitement est mal connu : seul votre médecin peut évaluer le risque éventuel de son utilisation dans votre cas.

Mode d'emploi et posologie

La solution doit être injectée par *voie* intramusculaire ou intraveineuse lente.

Posologie usuelle :
3 à 6 ampoules par jour.

Laboratoires Pierre Fabre Médicament

ISKÉDYL oral

Vasodilatateur

sur ordonnance

Présentation

ISKÉDYL : solution buvable ; flacon de 30 ml (1 500 gouttes) avec doseur. Liste II - Remb 35 % - **2,53 €**.
ISKÉDYL : solution buvable ; flacon de 70 ml (3 500 gouttes) avec doseur. Liste II - Remb 35 % - **4,50 €**.
ISKÉDYL : comprimé (rose) ; boîte de 100. Liste II - Remb 35 % - **6,49 €**.
ISKÉDYL FORT : comprimé (rose) ; boîte de 28. Liste II - Remb 35 % - **4,76 €**.
ISKÉDYL FORT : comprimé (rose) ; boîte de 56. Liste II - Remb 35 % - **8,99 €**.

Composition

	p 30 gtes	p cp	p cp Fort
Dihydroergocristine mésilate	0,6 mg	0,6 mg	2,4 mg
Raubasine	4,8 mg	4,8 mg	19,2 mg
Alcool	346 mg		

Dans quel cas ce médicament est-il prescrit ?

Ce médicament est un *vasodilatateur* qui appartient à la famille des dérivés de l'*ergot de seigle*. Il augmente le débit sanguin cérébral.

Il est utilisé dans le traitement :
- des troubles du comportement et de la mémoire liés au vieillissement,
- des troubles de la vue liés au vieillissement de la *rétine*.

Attention : Chez une personne âgée, des troubles attribués au vieillissement peuvent être dus à une *dépression* ; ils nécessitent un traitement spécifique.
La solution buvable contient de l'alcool en quantité notable.

Interactions avec d'autres substances

Solution buvable :
Compte tenu de la présence d'*alcool*, ce médicament peut interagir avec ceux qui ont un *effet antabuse* (ESPÉRAL...).

Grossesse et allaitement

L'effet de ce médicament pendant la grossesse ou l'allaitement est mal connu : seul votre médecin peut évaluer le risque éventuel de son utilisation dans votre cas.

Mode d'emploi et posologie

Les comprimés doivent être avalés avec un peu d'eau, sans être croqués. Les gouttes doivent être diluées dans un verre d'eau.

Ce médicament est pris de préférence au moment des repas.

Posologie usuelle :
Solution buvable :
- troubles du comportement et de la mémoire : 80 gouttes, 3 fois par jour ;
- troubles de la vue : 30 à 40 gouttes, 3 fois par jour.

Comprimé : 1 comprimé 3 fois par jour, ou 2 comprimés 2 fois par jour.
Comprimé Fort : 1 comprimé, 2 fois par jour.

> **Conseils :** Ne prenez pas ce médicament à jeun afin d'éviter d'éventuels *troubles digestifs*.

Effets indésirables possibles

Nausées, en cas de prise à jeun.
À forte dose (plus de 240 gouttes ou 4 comprimés par jour) : baisse de la tension artérielle.

Laboratoires Pierre Fabre Médicament

ISOBAR

Diurétiques associés — sur ordonnance

Présentation

ISOBAR : comprimé sécable (jaune) ; boîte de 30. Liste II - Remb 65 % - **6,42 €**.

Composition

	p cp
Méthyclothiazide	5 mg
Triamtérène	150 mg
Lactose	+

Dans quel cas ce médicament est-il prescrit ?

Ce médicament est une association de deux *diurétiques* : le méthyclothiazide, dont la structure est proche de celle des *sulfamides*, et le triamtérène, qui a pour caractéristique d'empêcher la perte du *potassium* dans les urines, habituelle avec le méthyclothiazide.
Il est utilisé dans le traitement de l'*hypertension artérielle*.

Contre-indications

Ce médicament ne doit pas être utilisé dans les cas suivants :
- *allergie* aux *sulfamides*,
- *insuffisance rénale*,
- *encéphalopathie hépatique*,
- *hyperkaliémie* (excès de *potassium* dans le sang).

> **Attention :** Ce médicament peut être responsable d'une augmentation ou au contraire d'une baisse de la *kaliémie* (taux de *potassium* dans le sang), qui peut être aggravée par l'usage prolongé de *laxatifs stimulants*. Un contrôle par des analyses de sang est souvent prescrit par le médecin.
> Chez les personnes atteintes d'une *insuffisance hépatique*, l'apparition de troubles de la conscience peut annoncer une complication. Ne poursuivez pas le traitement sans l'avis de votre médecin.
> N'utilisez des *sels* de régime, souvent riches en potassium, qu'avec l'accord de votre médecin.
> Les *diurétiques* peuvent augmenter le taux d'*acide urique* ou de *sucre* dans le sang.
> Sportif : ce médicament contient une substance susceptible de rendre positifs certains *tests antidopage*.

Interactions avec d'autres substances

Ce médicament ne doit pas être associé aux *diurétiques* élevant le taux de *potassium* dans le sang ou aux médicaments qui en contiennent.
Il peut interagir avec les *inhibiteurs de l'enzyme de conversion*, les *inhibiteurs de l'angiotensine II*, les médicaments susceptibles de provoquer des *torsades de pointes* et ceux contenant du lithium.
Informez par ailleurs votre médecin si vous prenez l'un des médicaments suivants : *AINS*, *digitalique*, médicament susceptible de faire baisser la *kaliémie* (*corticoïde*, *laxatif stimulant*), *neuroleptique*, *antidépresseur* imipraminique, médicament contenant du baclofène ou de la metformine.

Grossesse et allaitement

Les études scientifiques actuellement disponibles n'ont pas mis en évidence de problème particulier lors de l'utilisation chez la femme enceinte. Néanmoins, les *diurétiques* ne sont pas adaptés au traitement de l'*hypertension artérielle* et des *œdèmes* pendant la grossesse. Seul votre médecin peut apprécier la nécessité du traitement et le risque éventuel de son utilisation dans votre cas.
Ce médicament passe dans le lait maternel : l'allaitement est déconseillé.

Mode d'emploi et posologie

Ce médicament doit être pris le matin.

Posologie usuelle :
½ ou 1 comprimé par jour.

> **Conseils :** Ce médicament augmente le volume des urines, surtout en début de traitement. Évitez une prise le soir, source de gêne nocturne.
> Les *diurétiques* exposent au risque de déshydratation : veillez à proposer des boissons abondantes aux personnes âgées, notamment pendant les fortes chaleurs.
> Une éventuelle coloration bleuâtre des urines est normale.

Effets indésirables possibles

Baisse de la *kaliémie*, associée éventuellement à des crampes.
Déshydratation possible chez la personne âgée.
Augmentation de la *glycémie* ou de l'*uricémie*.
Hypotension orthostatique.
Rarement :
- baisse du taux de sodium dans le sang (natrémie) et risque de troubles du comportement,
- anomalie de la *numération formule sanguine*,
- troubles digestifs, éruption cutanée.

Exceptionnellement : *réaction allergique*, pancréatite.

Laboratoires Chiesi

ISOCARD

Informations détaillées sur www.monvidal.com

ISODRIL

Informations détaillées sur www.monvidal.com

ISOPRINOSINE

Informations détaillées sur www.monvidal.com

ISOPTINE
Inhibiteur calcique — sur ordonnance

Présentation
ISOPTINE 40 mg : comprimé (jaune) ; boîte de 75. Liste I - Remb 65 % - **4,07 €**.
ISOPTINE 120 mg : gélule (jaune) ; boîte de 30. Liste I - Remb 65 % - **4,39 €**.

Composition

	p cp	p gél
Vérapamil chlorhydrate	40 mg	120 mg
Lactose	+	+
Sulfites		+

Dans quel cas ce médicament est-il prescrit ?
Ce médicament appartient à la famille des *inhibiteurs calciques*. C'est un *vasodilatateur* qui lutte contre la contraction des artères, et un *antiarythmique* qui modifie la vitesse de transmission de l'influx nerveux au sein du muscle cardiaque, inhibant ainsi les contractions anarchiques.
Il est utilisé dans :
- le *traitement préventif* et le *traitement curatif* de certains *troubles du rythme cardiaque*,
- le traitement de l'*angine de poitrine*,
- le traitement de l'*hypertension artérielle* (gélule à 120 mg),
- la prévention des récidives d'*infarctus du myocarde* chez certains malades (gélule à 120 mg).

Contre-indications
Ce médicament ne doit pas être utilisé dans les cas suivants :
- *bloc auriculoventriculaire* grave et certaines maladies de l'automatisme cardiaque,
- *insuffisance cardiaque* mal équilibrée malgré un traitement spécifique,
- hypotension artérielle grave,
- enfant de moins de 15 ans (gélule à 120 mg).

Attention : Des précautions sont nécessaires en cas d'*insuffisance hépatique* et chez la personne âgée.

Interactions avec d'autres substances
Ce médicament peut interagir avec les *antiarythmiques*.
Informez par ailleurs votre médecin si vous prenez un *bêtabloquant* ou un médicament contenant de la ciclosporine, de la carbamazépine, de la rifampicine ou de la digoxine.
En outre, l'effet *antihypertenseur* de ce médicament peut être augmenté par certains médicaments tels que les *neuroleptiques*, les *antidépresseurs imipraminiques*, les médicaments contenant du baclofène ; il peut être diminué par les *corticoïdes*. Votre médecin doit être informé si vous êtes traité par l'un ou l'autre de ces médicaments.

Grossesse et allaitement
L'effet de ce médicament pendant la grossesse est mal connu : seul votre médecin peut évaluer le risque éventuel de son utilisation dans votre cas.
Ce médicament passe dans le lait maternel en quantité infime. Par prudence, il est préférable de le prendre après la tétée et d'informer le médecin qui suit l'enfant.

Mode d'emploi et posologie
Les comprimés ou gélules sont pris de préférence au cours des repas.
Posologie usuelle :
Elle dépend des indications ; elle est habituellement répartie en 3 prises par jour.

Conseils : Le traitement médicamenteux ne dispense pas des mesures simples pouvant faire baisser la tension artérielle : activité physique régulière, modération de la consommation de boissons alcoolisées, lutte contre l'excès de poids.
En cas de constipation sévère préexistante, susceptible d'être aggravée par ce médicament, le médecin pourra éventuellement prescrire un *laxatif lubrifiant*.

Effets indésirables possibles
Constipation.
Baisse de la tension artérielle, *insuffisance cardiaque*, *œdème*, *bloc auriculoventriculaire*, ralentissement important du cœur.
Une *hépatite* peut exceptionnellement survenir pendant le traitement. Certains signes évocateurs doivent vous amener à consulter votre médecin : douleurs abdominales, perte de l'appétit, nausées, douleurs articulaires ou musculaires, fatigue anormale, fièvre inexpliquée, jaunisse.

Laboratoires Abbott France

ISOPTINE LP
Inhibiteur calcique — sur ordonnance

Présentation
ISOPTINE LP 240 mg : comprimé sécable à *libération prolongée* (vert pâle) ; boîte de 30. Liste I - Remb 65 % - **7,29 €**.
ISOPTINE LP 240 mg : comprimé sécable à *libération prolongée* (vert pâle) ; boîte de 90. Liste I - Remb 65 % - **20,79 €**.

Composition

	p cp LP
Vérapamil chlorhydrate	240 mg

Dans quel cas ce médicament est-il prescrit ?
Ce médicament est un *vasodilatateur* qui appartient à la famille des *inhibiteurs calciques*.
Il est utilisé dans le traitement de l'*hypertension artérielle* et de l'*angine de poitrine*.

Contre-indications
Ce médicament ne doit pas être utilisé dans les cas suivants :
- *bloc auriculoventriculaire* grave et certaines maladies de l'automatisme cardiaque ;
- *insuffisance cardiaque* mal équilibrée malgré un traitement spécifique ;
- hypotension artérielle grave ;
- enfant de moins de 15 ans (en l'absence d'étude).

Attention : Des précautions sont nécessaires en cas d'*insuffisance hépatique* et chez la personne âgée.

Interactions avec d'autres substances
Ce médicament peut interagir avec les *antiarythmiques* et les médicaments contenant du triazolam.

Informez par ailleurs votre médecin si vous prenez un *bêtabloquant*, un *hypocholestérolémiant* de la famille des statines ou un médicament contenant de la ciclosporine, de la carbamazépine, de la rifampicine ou de la digoxine.
En outre, l'effet *antihypertenseur* de ce médicament peut être augmenté par certains médicaments tels que les *neuroleptiques*, les *antidépresseurs imipraminiques*, les médicaments contenant du baclofène ; il peut être diminué par les *corticoïdes*. Votre médecin doit être informé si vous êtes traité par l'un ou l'autre de ces médicaments.

Grossesse et allaitement

L'effet de ce médicament pendant la grossesse est mal connu : seul votre médecin peut évaluer le risque éventuel de son utilisation dans votre cas.
Ce médicament passe dans le lait maternel en quantité infime. Par prudence, il est préférable de le prendre après la tétée et d'informer le médecin qui suit l'enfant.

Mode d'emploi et posologie

Les comprimés peuvent être pris indifféremment pendant ou en dehors des repas.

Posologie usuelle :

- Adulte :
  - *hypertension artérielle* : 1 comprimé le matin ;
  - *angine de poitrine* : 1 ou 2 comprimés par jour.

Conseils : Le traitement médicamenteux ne dispense pas des mesures simples pouvant faire baisser la tension artérielle : activité physique régulière, modération de la consommation de boissons alcoolisées et de sel, lutte contre l'excès de poids.
En cas de constipation sévère préexistante, susceptible d'être aggravée par ce médicament, le médecin pourra éventuellement prescrire un *laxatif lubrifiant*.

Effets indésirables possibles

Constipation.
Baisse de la tension artérielle, ralentissement important du cœur, *bloc auriculoventriculaire*, *insuffisance cardiaque*.
Rarement : gonflement des gencives, nécessitant une hygiène buccale soigneuse.
Une *hépatite* peut exceptionnellement survenir pendant le traitement. Certains signes évocateurs doivent vous amener à consulter votre médecin : douleurs abdominales, perte de l'appétit, nausées, douleurs articulaires ou musculaires, fatigue anormale, fièvre inexpliquée, jaunisse.

Laboratoires Abbott France

ISOPTO-HOMATROPINE

Informations détaillées sur www.monvidal.com

ISOPTO-PILOCARPINE

Informations détaillées sur www.monvidal.com

ISORYTHM

Antiarythmique — sur ordonnance

Ce médicament est un générique de RYTHMODAN (voir p. 1124).

ISOSORBIDE 20 mg
Génériques

Dérivé nitré — sur ordonnance

Les médicaments ci-dessous sont des génériques de LANGORAN (voir p. 709).

DINITRATE D'ISOSORBIDE MERCK 20 mg : gélule à libération prolongée *(lactose, saccharose)* boîte de 60. Liste II - Remb 65 % - 2,60 €.
ISOSORBIDE TEVA 20 mg : gélule à libération prolongée *(lactose, saccharose)* boîte de 60. Liste II - Remb 65 % - 2,60 €.

ISOSORBIDE 40 mg
Génériques

Dérivé nitré — sur ordonnance

Les médicaments ci-dessous sont des génériques de LANGORAN (voir p. 709).

DINITRATE D'ISOSORBIDE MERCK 40 mg : gélule à libération prolongée *(lactose, saccharose)* boîte de 60. Liste II - Remb 65 % - 3,95 €.
ISOSORBIDE TEVA 40 mg : gélule à libération prolongée *(lactose, saccharose)* boîte de 60. Liste II - Remb 65 % - 3,95 €.

ISOSORBIDE 80 mg
Génériques

Dérivé nitré — sur ordonnance

Le médicament ci-dessous est un générique de LANGORAN (voir p. 709).

ISOSORBIDE TEVA 80 mg : gélule à libération prolongée *(lactose, saccharose)* boîte de 30. Liste II - Remb 65 % - 4,28 €.

ISOTRÉTINOÏNE 5 mg
Génériques

Antiacnéique — sur ordonnance

Les médicaments ci-dessous sont des génériques de ROACCUTANE qui n'est plus commercialisé.

CONTRACNE 5 mg : capsule molle *(, sorbitol)* boîte de 30. Liste I - Remb 65 % - 9,50 €.
CURACNE 5 mg : capsule molle *(huile de soja)* boîte de 30. Liste I - Remb 65 % - 9,50 €.
PROCUTA 5 mg : capsule molle *(huile de soja, huile de soja partiellement hydrogénée)* boîte de 30. Liste I - Remb 65 % - 9,50 €.

ISOTRÉTINOÏNE 10 mg
Génériques

Antiacnéique — sur ordonnance

Les médicaments ci-dessous sont des génériques de ROACCUTANE qui n'est plus commercialisé.

CONTRACNE 10 mg : capsule molle *(huile de soja, rouge cochenille A, sorbitol)* boîte de 30. Liste I - Remb 65 % - 15,69 €.

CURACNE 10 mg : capsule molle *(huile de soja)* boîte de 30. Liste I - Remb 65 % - 15,69 €.
ISOTRETINOINE TEVA 10 mg : capsule molle *(huile de soja, huile de soja partiellement hydrogénée, rouge cochenille A, sorbitol)* boîte de 30. Liste I - Remb 65 % - 15,69 €.
PROCUTA 10 mg : capsule molle *(huile de soja, huile de soja partiellement hydrogénée)* boîte de 30. Liste I - Remb 65 % - 15,69 €.

ISOTRÉTINOÏNE 20 mg
Génériques
Antiacnéique

sur ordonnance

Les médicaments ci-dessous sont des génériques de ROACCUTANE qui n'est plus commercialisé.

CONTRACNE 5 mg : capsule molle *(, sorbitol)* boîte de 30. Liste I - Remb 65 % - 9,50 €.
CURACNE 5 mg : capsule molle *(huile de soja)* boîte de 30. Liste I - Remb 65 % - 9,50 €.
PROCUTA 5 mg : capsule molle *(huile de soja, huile de soja partiellement hydrogénée)* boîte de 30. Liste I - Remb 65 % - 9,50 €.

ISUDRINE
Informations détaillées sur www.monvidal.com

ITAX
Informations détaillées sur www.monvidal.com

ITEM ANTIPOUX
Informations détaillées sur www.monvidal.com

ITRACONAZOLE 100 mg
Génériques
Antifongique

sur ordonnance

Les médicaments ci-dessous sont des génériques de SPORANOX (voir p. 1178).

ITRACONAZOLE MERCK 100 mg : gélule *(saccharose)* boîte de 30. Liste I - Remb 65 % - 48,46 €.
ITRACONAZOLE SANDOZ 100 mg : gélule *(saccharose)* boîte de 30. Liste I - Remb 65 % - 48,46 €.
ITRACONAZOLE TEVA 100 mg : gélule *(saccharose)* boîte de 30. Liste I - Remb 65 % - 48,46 €.

IXEL
Antidépresseur inhibiteur de la recapture de la sérotonine et de la noradrénaline

sur ordonnance

Présentation
IXEL 25 mg : gélule (rose) ; boîte de 56. Liste I - Remb 65 % - **15,85 €**.
IXEL 50 mg : gélule (rose et rouille) ; boîte de 56. Liste I - Remb 65 % - **28,08 €**.

Composition

	p gél 25 mg	p gél 50 mg
Milnacipran chlorhydrate		

Dans quel cas ce médicament est-il prescrit ?
Ce médicament est un *antidépresseur* qui appartient à la famille des inhibiteurs de la recapture de la sérotonine et de la noradrénaline.
Il est utilisé dans le traitement des *états dépressifs.*

Contre-indications
Ce médicament ne doit pas être utilisé dans les cas suivants :
- en association avec un médicament de la famille des *triptans*, des *digitaliques* ou des *IMAO* ;
- enfant de moins de 15 ans (en l'absence d'études) ;
- **allaitement**.

Attention : Tous les traitements antidépresseurs sont susceptibles d'induire un *épisode maniaque* chez les personnes prédisposées : en cas d'euphorie, d'excitation inhabituelle ou de comportement anormal survenant sous traitement, une consultation médicale rapide est nécessaire.
Des précautions sont nécessaires en cas d'*insuffisance rénale*, d'*épilepsie* (même ancienne), de prédisposition aux *hémorragies*, de difficulté à uriner (*adénome de la prostate*), de *glaucome* à angle fermé, d'*hypertension artérielle* ou de maladie cardiaque, et chez la personne âgée.
Avant une anesthésie locale, notamment chez le dentiste, signalez la prise de ce médicament.
Bien qu'aucune interaction nette n'ait été constatée avec l'*alcool*, évitez la prise de boissons alcoolisées, comme avec tout médicament *psychotrope.*
Si vous devez conduire ou utiliser une machine dangereuse, assurez-vous préalablement que ce médicament n'altère pas votre vigilance.

Interactions avec d'autres substances
Ce médicament ne doit pas être associé aux médicaments suivants :
- *IMAO* non sélectifs (MARSILID) ou sélectifs B (DÉPRÉNYL...), médicaments de la famille des *triptans* : des délais précis doivent être respectés entre la fin d'un traitement par ces médicaments et le début du traitement par IXEL, et inversement.
- *digitaliques* : augmentation du risque d'effets indésirables.

Informez par ailleurs votre médecin si vous prenez un IMAO sélectif A ou des médicaments contenant du lithium, de l'adrénaline, de la noradrénaline ou de la clonidine.

Grossesse et allaitement
L'effet de ce médicament pendant la grossesse est mal connu : seul votre médecin peut évaluer le risque éventuel de son utilisation dans votre cas.
Ce médicament passe faiblement dans le lait maternel. Il est contre-indiqué pendant l'allaitement.

Mode d'emploi et posologie
Les gélules sont prises de préférence au cours d'un repas.

Posologie usuelle :
- Adulte : 1 gélule à 50 mg, matin et soir.

Conseils : L'efficacité des *antidépresseurs* n'est généralement pas immédiate. Un délai pouvant atteindre plusieurs semaines est parfois nécessaire pour que les effets bénéfiques se fassent sentir. Les

effets indésirables éventuels apparaissant en début de traitement ne doivent pas vous conduire à l'arrêter prématurément.
Chez la personne souffrant de dépression, un état anxieux peut apparaître ou s'aggraver en début de traitement ; un *anxiolytique* est parfois prescrit de manière temporaire par le médecin pour prévenir ou traiter ces manifestations.
Lorsque les *symptômes* de la *dépression* ont disparu, le traitement doit absolument être poursuivi pendant la durée prescrite afin de consolider la guérison. Un arrêt prématuré exposerait à une rechute. La durée d'un traitement antidépresseur est rarement inférieure à 6 mois.
Les antidépresseurs ne créent pas de dépendance. Néanmoins, il est préférable d'arrêter le traitement progressivement en diminuant la posologie ou en espaçant les prises pour éviter les effets indésirables transitoires observés en cas d'interruption brutale.

Effets indésirables possibles

Les effets indésirables surviennent surtout au cours des premières semaines de traitement et s'estompent le plus souvent ensuite.
Vertiges, sueurs, anxiété, bouffées de chaleur, difficulté à uriner.
Plus rarement : bouche sèche, nausées, vomissements, constipation, tremblements, *palpitations*, agitation, maux de tête, *éruption cutanée*, démangeaisons, élévation des *transaminases*.
Exceptionnellement : troubles sexuels, *convulsions*, rétention urinaire, saignements, baisse du taux de *sodium* dans le sang.

Laboratoires Pierre Fabre Médicament

IXPRIM

Antalgique contenant un opiacé — sur ordonnance

Présentation

IXPRIM : comprimé (jaune) ; boîte de 20. Liste I - Remb 65 % - **6,79 €**.

Composition

	p cp
Paracétamol	325 mg
Tramadol chlorhydrate	37,5 mg

Dans quel cas ce médicament est-il prescrit ?

Ce médicament contient deux *antalgiques* dont le mode d'action est complémentaire : un *opiacé*, qui agit directement sur la perception de la douleur par le cerveau, et du paracétamol, qui empêche la transmission de la douleur.
Il est utilisé dans le traitement de la douleur.

Contre-indications

Ce médicament ne doit pas être utilisé dans les cas suivants :
- *antécédent* d'intolérance aux *opiacés* ;
- intoxication ou *surdosage* avec des *sédatifs*, ivresse aiguë ;
- *insuffisance hépatique* grave ;
- *épilepsie* (sauf si elle est traitée) ;
- en association avec les *IMAO*.

Attention : Ce médicament contient un *opiacé* : son usage prolongé, à dose élevée, expose à un risque de *dépendance*. Ne dépassez pas la dose ni la durée de traitement recommandées.
Des précautions sont nécessaires en cas d'*insuffisance rénale* et *respiratoire* graves et chez les personnes à tendance suicidaire ou traitées par un antidépresseur, un *tranquillisant* ou un *sédatif* puissant.
De nombreux médicaments contiennent du paracétamol : vous devez en tenir compte en cas de prise conjointe car le *surdosage* en paracétamol peut être toxique pour le foie.
Évitez les boissons alcoolisées : augmentation du risque de somnolence.
Conducteur : ce médicament peut être responsable de *vertiges* ou d'une baisse de la vigilance.

Interactions avec d'autres substances

Ce médicament ne doit pas être associé aux *IMAO* sélectifs ou non : risque d'accident grave. Un délai de 15 jours doit séparer un traitement antérieur par IMAO de la mise en route du traitement *antalgique*.
Il peut interagir avec les *inducteurs enzymatiques* et les médicaments contenant de la nalbuphine, de la buprénorphine ou de la pentazocine.
Signalez à votre médecin la prise éventuelle de *sédatifs* et d'autres antalgiques ou antitussifs *opiacés*.

Grossesse et allaitement

L'effet de ce médicament pendant la grossesse et l'allaitement est mal connu. Par mesure de prudence, son usage est déconseillé chez la femme enceinte et chez celle qui allaite.

Mode d'emploi et posologie

Les comprimés doivent être avalés tels quels avec un verre d'eau, sans être croqués ni écrasés. Respecter un intervalle minimal de 6 heures entre 2 prises.

Posologie usuelle :
- Adulte et enfant de plus de 12 ans : 2 comprimés par prise, sans dépasser 8 comprimés par jour.

Chez l'*insuffisant rénal* ou *hépatique*, le médecin peut prévoir un espacement des prises plus important.

Conseils : Comme tous les *antalgiques*, ce médicament est généralement plus efficace pour prévenir la douleur que pour la calmer : dans le traitement des douleurs chroniques, il est préférable de prendre ce médicament à intervalles réguliers sans attendre que la douleur s'installe.
Cette association contenant un *opiacé* est destinée à être utilisée lorsque la douleur est mal soulagée par les *antalgiques* usuels.
Ce médicament peut retarder un diagnostic en masquant la douleur ; ne le prenez pas sans l'avis de votre médecin, ne le conseillez pas à un proche.

Effets indésirables possibles

Fréquemment : *vertiges*, somnolence, maux de tête, tremblements, confusion des idées, modification de l'humeur, troubles du sommeil, nausées, vomissements, constipation, *diarrhée*, toux sèche, douleurs abdominales, digestion difficile, ballonnement, sueurs, démangeaisons.

Plus rarement : *hypertension artérielle*, *palpitations*, fourmillement des extrémités, bourdonnements d'oreille, *dépression*, hallucinations, cauchemars, difficultés respiratoires, élévation des *transaminases*, *éruption cutanée*, frissons, bouffées de chaleur.

Laboratoires sanofi-aventis France

IZILOX

Antibiotique : quinolone **sur ordonnance**

Présentation

IZILOX 400 mg : comprimé (rouge) ; boîte de 5. Liste I - Remb 65 % - **23,18 €**.
IZILOX 400 mg : comprimé (rouge) ; boîte de 7. Liste I - Remb 65 % - **32,24 €**.

Composition

	p cp
Moxifloxacine	400 mg
Lactose	+

Dans quel cas ce médicament est-il prescrit ?

C'est un *antibiotique* qui appartient à la famille des *quinolones*.
Il est utilisé dans le traitement de certaines infections des poumons, des bronches et des *sinus*.

Contre-indications

Ce médicament ne doit pas être utilisé dans les cas suivants :
- *allergie* aux *antibiotiques* de la famille des *quinolones*,
- *antécédent* de *tendinite* lors de l'utilisation d'une quinolone,
- enfant jusqu'à la fin de la croissance,
- *insuffisance hépatique* grave,
- situations favorisant les *torsades de pointes* : certains *troubles du rythme cardiaque*, *hypokaliémie* ou anomalies de l'électrocardiogramme,
- en association avec les médicaments susceptibles de provoquer des torsades de pointes,
- **allaitement**,
- **grossesse**.

Attention : Les antibiotiques de la famille des *quinolones* peuvent provoquer des lésions des tendons, parfois graves : toute douleur évoquant une *tendinite* doit vous conduire à arrêter immédiatement le traitement et à consulter rapidement votre médecin.
Ce médicament est photosensibilisant : toute exposition aux rayons *ultraviolets* (soleil, lampe à bronzer) doit être évitée pendant le traitement, en raison du risque de réaction cutanée. N'omettez pas de signaler à votre médecin vos projets de vacances au soleil pendant la durée du traitement.
Consultez rapidement un ophtalmologiste en cas de survenue de troubles de la vision.
Des précautions sont nécessaires en cas de déficit en *G6PD* ou d'*antécédent* de *convulsions*.
Conducteur : ce médicament peut provoquer des troubles nerveux susceptibles d'altérer la vigilance.

Interactions avec d'autres substances

Ce médicament ne doit pas être associé à d'autres médicaments favorisant les *torsades de pointes* : risque de *troubles du rythme cardiaque*, parfois mortels.
Il est préférable de respecter un délai de 6 heures entre la prise de ce médicament et celle des pansements digestifs (contenant des sels d'aluminium, de calcium ou de magnésium) ainsi que celle des médicaments contenant du fer, du zinc ou du sucralfate.

Grossesse et allaitement

Ce médicament est contre-indiqué pendant la grossesse.
Ce médicament passe dans le lait maternel : l'allaitement est contre-indiqué.

Mode d'emploi et posologie

Ce médicament est pris indifféremment au cours ou en dehors des repas.

Posologie usuelle :
- Adulte : 1 comprimé par jour.

Conseils : Le médecin prescrit parfois un prélèvement pour identifier le *germe* responsable de l'infection et tester sa sensibilité aux *antibiotiques*. Le résultat de cet examen peut être faussé en cas d'automédication préalable : ne prenez pas d'antibiotiques sans avis médical.

Effets indésirables possibles

Nausées, vomissements, *diarrhée*, constipation, douleurs abdominales, ballonnements, manque d'appétit, sécheresse buccale.
Photosensibilisation (voir Attention).
Réaction allergique.
Douleurs musculaires ou articulaires, *tendinite* (voir Attention).
Maux de tête, vertiges, fatigue, somnolence ou au contraire insomnie, troubles de la vision, confusion des idées, *convulsions*, état anxieux, dépressif.
Démangeaisons, *éruption cutanée*, sueur, troubles du goût, *candidose* vaginale.
Troubles du rythme cardiaque, élévation des *transaminases*, anomalies de la *numération formule sanguine*.

Laboratoires Bayer Santé

J

JAMYLÈNE

Informations détaillées sur www.monvidal.com

JANUVIA

Antidiabétique oral

sur ordonnance

Présentation

JANUVIA 100 mg : comprimé (beige) ; boîte de 28. Liste I - Remb 65 % - **49,99 €**.

Composition

	p cp
Sitagliptine	100 mg

Dans quel cas ce médicament est-il prescrit ?

Ce médicament appartient à une nouvelle famille d'*antidiabétiques* oraux, les inhibiteurs de la dipeptidylpeptidase-4. Il bloque la dégradation dans l'organisme d'hormones favorisant la sécrétion d'*insuline* par le pancréas, lorsque les taux de sucres dans le sang sont élevés. Parallèlement, il diminue la sécrétion de glucagon. Des études cliniques ont ainsi montré qu'il permet d'améliorer les taux d'insuline après les repas et de diminuer la quantité de sucre produite par le corps. Le risque d'hypoglycémie est limité, car il n'agit pas lorsque le taux de sucre dans le sang est faible.

Il est utilisé dans le traitement du *diabète* de type 2, en complément d'un autre antidiabétique oral, lorsque celui-ci associé au régime alimentaire seul et à l'exercice physique se sont montrés insuffisants pour contrôler le diabète.

Attention : Ce médicament n'est pas adapté au traitement du *diabète* de type 1 : celui-ci requiert un traitement par injections d'insuline.

Certaines situations peuvent contribuer à augmenter la *glycémie* : infection, prise de médicaments, stress. En cas d'apparition d'une sensation de malaise général, consultez rapidement votre médecin.

Des analyses de sang permettent à votre médecin d'adapter la *posologie*. Dans certains cas, il peut être nécessaire de pratiquer vous-même des contrôles, à l'aide de bandelettes et d'un appareil lecteur de glycémie.

Évitez les boissons alcoolisées à jeun ou à distance des repas : augmentation du risque d'*hypoglycémie*.

Conducteur : une *hypoglycémie* peut entraîner un malaise pendant la conduite ou l'utilisation de machines.

Interactions avec d'autres substances

Certains médicaments sont susceptibles de faire varier le taux de sucre dans le sang et de déséquilibrer la *glycémie*. Ainsi, l'association de ce médicament avec les *corticoïdes*, les antiasthmatiques bronchodilatateurs, les *diurétiques* ou les *inhibiteurs de l'enzyme de conversion* peut nécessiter un contrôle plus fréquent de la glycémie, voire une modification de la *posologie*.

Grossesse et allaitement

Un *diabète* mal équilibré peut être néfaste pour l'enfant à naître. Un désir de grossesse nécessite le remplacement de ce médicament par de l'*insuline* et une surveillance médicale renforcée. Si une grossesse survient alors que vous êtes encore sous traitement *antidiabétique* oral, consultez rapidement votre médecin pour un passage à l'insuline injectable.

Les données disponibles ne permettent pas de savoir si ce médicament passe dans le lait maternel ; un choix est donc nécessaire entre l'allaitement et la prise du médicament. Cette décision devra être prise en accord avec votre médecin.

Mode d'emploi et posologie

Les comprimés peuvent être pris au cours ou en dehors des repas.

Posologie usuelle :

- Adulte : 1 comprimé par jour ; En cas d'association avec un antidiabétique de la famille de sulfamides hypoglycémiants, la *posologie* de celui-ci doit être diminuée.

Conseils : Le *diabète* peut diminuer la sensibilité des pieds à la douleur et favoriser les infections. Des plaies profondes peuvent se développer : une hygiène rigoureuse, un examen régulier des pieds et des chaussures confortables limitent ce risque.

Le régime du diabétique ne consiste pas seulement à contrôler la prise de *glucides* (*sucres*, pain, pâtes...) : demandez conseil à votre médecin.

Une activité physique régulière a une place importante dans le traitement du diabète : 30 à 60 minutes, trois fois par semaine sont recommandés, en privilégiant les activités d'endurance (marche, jogging, natation, vélo...).

Pesez-vous régulièrement et signalez toute variation rapide de poids à votre médecin.

Effets indésirables possibles

En association à la metformine :
- Fréquents : nausées.
- Peu fréquents : perte de poids, perte d'appétit, douleurs abdominales, diarrhée, hypoglycémie, somnolence.

En association à la pioglitazone :
- Fréquents : hypoglycémie, maux de tête.
- Peu fréquents : étourdissements, constipation, rhume, mal de gorge, arthrose, douleur dans les bras ou les jambes.

Laboratoires Merck Sharp et Dohme-Chibret

JASMINE
Contraceptif oral **sur ordonnance**

Présentation
JASMINE : comprimé (jaune pâle) ; boîte de 1 plaquette de 21. Liste I - Non remb.
JASMINE : comprimé (jaune pâle) ; boîte de 3 plaquettes de 21. Liste I - Non remb.

Composition
	p cp
Éthinylestradiol	0,03 mg
Drospirénone	3 mg

Dans quel cas ce médicament est-il prescrit ?
C'est un *contraceptif* oral (pilule) qui contient un *estrogène* et un *progestatif*. Il est minidosé (moins de 0,04 mg d'estrogène) et monophasique (tous les comprimés contiennent la même quantité d'*hormones* et sont donc de la même couleur). La particularité de ce contraceptif est que son progestatif possède un léger effet *diurétique*. Cette propriété explique sans doute une tendance minime, par rapport à d'autres contraceptifs, à lutter contre la rétention d'eau. Par ailleurs, cette propriété expose théoriquement à un risque d'augmentation du taux de potassium dans le sang (kaliémie), d'où certaines précautions d'emploi spécifiques à ce médicament.

Contre-indications
Ce médicament ne doit pas être utilisé dans les cas suivants :
- *accident thromboembolique* (*phlébite*, *embolie* pulmonaire...) ancien ou survenant au cours de la contraception, prédisposition connue aux *thromboses* veineuses ;
- maladie cardiovasculaire (*hypertension artérielle* grave, *angine de poitrine*, lésion des valves cardiaques, anomalie de la circulation sanguine cérébrale ou rétinienne), *diabète* avec lésions vasculaires, excès de *cholestérol* important, autre prédisposition connue aux accidents artériels ;
- *cancer hormonodépendant* (même guéri) ;
- saignement génital intermittent (l'origine de ce saignement doit être déterminée par des examens avant la mise en route du traitement) ;
- maladie du foie, grave ou récente, y compris les tumeurs bénignes ou malignes ;
- *insuffisance rénale* grave ;
- antécédent de migraine graves accompagnée de signes neurologiques (paralysies...).

Attention : Un examen médical est nécessaire avant de débuter la contraception. Il est suivi d'une surveillance annuelle pendant la contraception. Cette surveillance est particulièrement importante si vous souffrez d'*épilepsie*, de *migraine*, d'*asthme*, de *dépression*, ou si des membres de votre famille ont des *antécédents* de cancer du sein ou d'*accidents thromboemboliques*.

Si vous avez plus de 35 ans, si vous fumez, le risque d'effets indésirables cardiovasculaires liés à la prise d'*hormones* augmente fortement. Un autre mode de contraception est souvent préconisé.

Arrêtez la prise du *contraceptif* et consultez votre médecin en cas d'apparition de l'un des *symptômes* suivants : maux de tête violents et inhabituels, troubles de la vision, élévation importante de la tension artérielle, douleur inhabituelle à la jambe.

La survenue d'un léger saignement entre les règles (spotting) est fréquente chez les femmes pendant les premiers mois d'utilisation de la pilule. Vous devez informer votre médecin si les saignements se prolongent ou s'ils apparaissent en cours de contraception.

L'oubli d'un comprimé ou sa mauvaise absorption, du fait de vomissements par exemple, peuvent rendre la contraception inefficace.

En cas d'intervention chirurgicale programmée ou d'alitement prolongé, votre médecin jugera de l'opportunité d'interrompre votre contraception orale.

Interactions avec d'autres substances
L'efficacité contraceptive de ce médicament peut être diminuée par les *anticonvulsivants*, certains traitements du *sida*, les produits de phytothérapie contenant du millepertuis et les médicaments contenant l'une des substances suivantes : griséofulvine, rifampicine, rifabutine, modafinil.

Informez par ailleurs votre médecin si vous prenez des médicaments contenant de la flunarizine.

Ce contraceptif pouvant en théorie augmenter le taux de *potassium* dans le sang, il est nécessaire de doser la *kaliémie* après le premier cycle de traitement lorsque d'autres médicaments ayant le même effet sont pris conjointement.

Grossesse et allaitement
Ce médicament n'a pas de raison d'être utilisé pendant la grossesse. Néanmoins, si une grossesse survient malgré le traitement, du fait d'un oubli ou d'un retard de prise, celle-ci pourra être poursuivie normalement si vous le désirez.

Il est nécessaire d'arrêter le contraceptif et d'informer le médecin.

Les *hormones* contenues dans ce *contraceptif* passent dans le lait maternel : ne l'utilisez pas pendant l'allaitement sans avis médical.

Mode d'emploi et posologie
Prendre régulièrement, et sans oubli, 1 comprimé par jour pendant 21 jours consécutifs. Il est recommandé de ne pas trop faire varier l'heure de prise (choisir le petit déjeuner ou le coucher de préférence).

L'interruption du traitement déclenche les règles. La nouvelle plaquette est reprise après les 7 jours d'arrêt, que les règles soient terminées ou non. Pour éviter un retard dans la reprise de la pilule, préjudiciable à l'efficacité de la contraception, il est utile de noter le jour de la prise de la première plaquette : une nouvelle plaquette est toujours commencée le même jour de la semaine.

En cas de première contraception orale ou de reprise d'une contraception interrompue temporairement, prendre le premier comprimé le premier jour des règles.

En cas de changement de *contraceptif*, prendre le premier comprimé :
- après un arrêt de 7 jours, si le précédent contraceptif comportait 21 comprimés par plaquette ;
- sans interruption, si le précédent contraceptif comportait 28 comprimés par plaquette.

Après un accouchement ou une interruption de grossesse, suivre les indications du médecin.

Le respect de ces délais est important : une prise trop tardive du premier comprimé peut nuire à l'efficacité de la contraception pour le nouveau cycle.

Conseils : En cas d'oubli d'un comprimé de moins de 12 heures, prendre immédiatement le comprimé oublié ; le comprimé suivant sera pris à l'heure habituelle. La sécurité contraceptive n'est pas altérée.

Si l'oubli date de plus de 12 heures, prendre immédiatement le comprimé oublié (ce qui peut correspondre à la prise de deux comprimés en même temps). Trois situations différentes peuvent alors se présenter :

- cet oubli a lieu pendant la 1re semaine de la plaquette : utiliser une contraception complémentaire (préservatif) pendant les 7 jours qui suivent. La sécurité contraceptive n'est pas altérée pour ce cycle, sauf dans le cas où un rapport sexuel a eu lieu pendant les 7 jours qui précédaient l'oubli ;
- oubli pendant la 2e semaine de la plaquette : aucune méthode contraceptive complémentaire n'est nécessaire ; la sécurité contraceptive n'est pas altérée par cet oubli ;
- oubli pendant la 3e semaine de la plaquette : prendre les comprimés restants aux jours prévus et enchaîner directement avec la plaquette suivante sans période d'interruption. Des saignements irréguliers peuvent survenir pendant la deuxième plaquette. Il est également possible d'arrêter prématurément la plaquette à la date de l'oubli pendant 7 jours, ce qui aura comme conséquence de provoquer des règles.

En cas d'oublis multiples, une contraception complémentaire est nécessaire pour les rapports survenus dans les 7 jours qui suivent le dernier oubli.

Dans tous les cas, les oublis les plus gênants sont ceux qui surviennent en début de cycle.

En cas d'oubli(s) et d'absence de règles à l'arrêt d'une plaquette, il existe un risque de grossesse et un test est nécessaire avant de commencer une nouvelle plaquette.

En cas de vomissements ou de *diarrhée* importante survenant juste après la prise du comprimé (sans rapport avec la prise du *contraceptif*), prendre un autre comprimé. Si ces troubles durent plus de 12 heures, la sécurité contraceptive n'est plus assurée et une méthode complémentaire doit être employée.

Il n'y a pas de danger à débuter une grossesse au cours du cycle qui suit l'arrêt volontaire du contraceptif oral.

Effets indésirables possibles

Certains effets indésirables ont été rapportés chez les utilisatrices de *contraceptifs* oraux en général : *accident thromboembolique* veineux (*phlébite*, *embolie* pulmonaire...) ou artériel (infarctus, accident vasculaire cérébral...), hypertension artérielle, tumeurs du foie.

Certaines maladies sont apparues ou se sont aggravées sans que la responsabilité du contraceptif ne puisse être prouvée : maladies inflammatoires de l'intestin, *épilepsie*, *migraine*, *endométriose*, fibrome utérin, *porphyrie*, *lupus érythémateux disséminé*, herpès gestationis, chorée, syndrome urémique hémolytique, jaunisse.

Chez les femmes prenant JASMINE, les effets suivants ont été constatés :

Plus d'une fois sur cent utilisatrices : Troubles des règles, saignements entre les règles, seins douloureux, maux de tête, état dépressif, nausée, *candidose* vaginale, pertes.

Chez moins d'une femme sur cent : modification de la libido, *hypertension* ou hypotension artérielle, vomissements, *acné*, eczéma, démangeaisons, inflammation du vagin, rétention d'eau, modification du poids.

Chez moins d'une femme sur mille : *asthme*, écoulement de lait par le mamelon, baisse de l'audition, *accident thromboembolique*.

Laboratoires Bayer Santé

JASMINELLE
Contraceptif oral — sur ordonnance

Présentation

JASMINELLE : comprimé (rose) ; boîte de 1 plaquette de 21. Liste I - Non remb.
JASMINELLE : comprimé (rose) ; boîte de 3 plaquettes de 21. Liste I - Non remb.

Composition

	p cp
Éthinylestradiol	0,02 mg
Drospirénone	3 mg
Lactose	+

Dans quel cas ce médicament est-il prescrit ?

C'est un *contraceptif* oral (pilule) qui contient un *estrogène* et un *progestatif*. Il est minidosé (moins de 0,04 mg d'estrogène) et monophasique (tous les comprimés contiennent la même quantité d'*hormones* et sont donc de la même couleur). La particularité de ce contraceptif est que son progestatif possède un léger effet *diurétique*. Cette propriété explique sans doute une tendance minime, par rapport à d'autres contraceptifs, à lutter contre la rétention d'eau. Par ailleurs, cette propriété expose théoriquement à un risque d'augmentation du taux de potassium dans le sang (kaliémie), d'où certaines précautions d'emploi spécifiques à ce médicament.

Contre-indications

Ce médicament ne doit pas être utilisé dans les cas suivants :

- *accident thromboembolique* (*phlébite*, *embolie* pulmonaire...) ancien ou survenant au cours de la contraception, prédisposition connue aux *thromboses* veineuses ;
- maladie cardiovasculaire (*hypertension artérielle* grave, *angine de poitrine*, lésion des valves cardiaques, anomalie de la circulation sanguine cérébrale ou rétinienne), *diabète* avec lésions vasculaires, excès de *cholestérol* important, autre prédisposition connue aux accidents artériels ;
- *cancer hormonodépendant* (même guéri) ;
- saignement génital intermittent (l'origine de ce saignement doit être déterminée par des examens avant la mise en route du traitement) ;
- maladie du foie, grave ou récente, y compris les tumeurs bénignes ou malignes ;
- *pancréatite* associée à un excès important de triglycérides dans le sang ;
- *insuffisance rénale* grave ;
- antécédent de migraine grave accompagnée de signes neurologiques (paralysies...).

Attention : Un examen médical est nécessaire avant de débuter la contraception. Il est suivi d'une surveillance annuelle pendant la contraception. Cette surveillance est particulièrement importante si vous souffrez d'*épilepsie*, de *migraine*, d'*asthme*, de *dépression*, ou si des membres de votre famille ont des *antécédents* de cancer du sein ou d'*accidents thromboemboliques*.

Si vous avez plus de 35 ans, si vous fumez, le risque d'effets indésirables cardiovasculaires liés à la prise d'*hormones* augmente fortement. Un autre mode de contraception est souvent préconisé.

Arrêtez la prise du *contraceptif* et consultez votre médecin en cas d'apparition de l'un des *symptômes* suivants : maux de tête violents et inhabituels, troubles de la vision, élévation importante de la tension artérielle, douleur inhabituelle à la jambe.

La survenue d'un léger saignement entre les règles (spotting) est fréquente chez les femmes pendant les premiers mois d'utilisation de la pilule. Vous devez informer votre médecin si les saignements se prolongent ou s'ils apparaissent en cours de contraception.

L'oubli d'un comprimé ou sa mauvaise absorption, du fait de vomissements par exemple, peuvent rendre la contraception inefficace.

En cas d'intervention chirurgicale programmée ou d'alitement prolongé, votre médecin jugera de l'opportunité d'interrompre votre contraception orale.

Interactions avec d'autres substances

L'efficacité contraceptive de ce médicament peut être diminuée par les *anticonvulsivants*, certains traitements du *sida*, les produits de phytothérapie contenant du millepertuis et les médicaments contenant l'une des substances suivantes : griséofulvine, rifampicine, rifabutine, modafinil.

Informez par ailleurs votre médecin si vous prenez des médicaments contenant de la flunarizine.

Ce contraceptif pouvant en théorie augmenter le taux de *potassium* dans le sang, il est nécessaire de doser la *kaliémie* après le premier cycle de traitement lorsque d'autres médicaments ayant le même effet sont pris conjointement.

Grossesse et allaitement

Ce médicament n'a pas de raison d'être utilisé pendant la grossesse. Néanmoins, si une grossesse survient malgré le traitement, du fait d'un oubli ou d'un retard de prise, celle-ci pourra être poursuivie normalement si vous le désirez.

Il est nécessaire d'arrêter le contraceptif et d'informer le médecin.

Les *hormones* contenues dans ce *contraceptif* passent dans le lait maternel : ne l'utilisez pas pendant l'allaitement sans avis médical.

Mode d'emploi et posologie

Prendre régulièrement, et sans oubli, 1 comprimé par jour pendant 21 jours consécutifs. Il est recommandé de ne pas trop faire varier l'heure de prise (choisir le petit déjeuner ou le coucher de préférence).

L'interruption du traitement déclenche les règles au bout de 2 ou 3 jours. La nouvelle plaquette est reprise après les 7 jours d'arrêt, que les règles soient terminées ou non.

Pour éviter un retard dans la reprise de la pilule, préjudiciable à l'efficacité de la contraception, il est utile de noter le jour de la prise du premier comprimé : une nouvelle plaquette est toujours commencée le même jour de la semaine. Le respect de ces délais est important : une reprise trop tardive du premier comprimé peut nuire à l'efficacité de la contraception pour le nouveau cycle. En revanche, une reprise un ou deux jours plus tôt ne pose pas de problème et décale d'autant la survenue des règles. Il est également possible d'enchaîner deux plaquettes. Dans ce cas, les règles surviendront à la fin de la deuxième plaquette.

En cas de première contraception orale ou de reprise d'une contraception interrompue temporairement, prendre le premier comprimé le premier jour des règles. La sécurité contraceptive n'est assurée qu'après un délai d'une semaine. Une méthode contraceptive complémentaire (préservatif, etc.) est nécessaire pendant cette période

En cas de changement de contraceptif, prendre le premier comprimé de la plaquette :

- le jour suivant la prise du dernier comprimé actif, si le précédent contraceptif était une autre pilule estroprogestative ;
- sans interruption et à n'importe quel moment du cycle, si le précédent contraceptif était un contraceptif progestatif microdosé ;
- le jour du retrait, si le précédent mode de contraception était un implant contraceptif ;
- le jour prévu pour l'injection, dans le cas du relais d'une contraception par progestatif injectable.

Après un accouchement ou une interruption de grossesse, suivre les indications du médecin.

Conseils : En cas d'oubli d'un comprimé

- Si l'oubli date de moins de 12 heures, prendre immédiatement le comprimé oublié ; le comprimé suivant sera pris à l'heure habituelle. La sécurité contraceptive n'est pas altérée.
- Si l'oubli date de plus de 12 heures, prendre immédiatement le comprimé oublié (ce qui peut correspondre à la prise de deux comprimés en même temps). Trois situations différentes peuvent alors se présenter :
  - Cet oubli a lieu pendant la 1re semaine de la plaquette : utiliser une contraception complémentaire (préservatif) pendant les 7 jours qui suivent. La sécurité contraceptive n'est pas altérée pour ce cycle, sauf dans le cas où un rapport sexuel a eu lieu pendant les 7 jours qui précédaient l'oubli.
  - Oubli pendant la 2e semaine de la plaquette : aucune méthode contraceptive complémentaire n'est nécessaire ; la sécurité contraceptive n'est pas altérée par cet oubli.
  - Oubli pendant la 3e semaine de la plaquette : prendre les comprimés restants aux jours prévus et enchaîner directement avec la plaquette suivante sans période d'interruption. Des saignements irréguliers peuvent survenir pendant la deuxième plaquette. Il est également possible d'arrêter prématurément la plaquette à la date de l'oubli pendant 7 jours, ce qui aura comme conséquence de provoquer des règles.

En cas d'oublis multiples, une contraception complémentaire est nécessaire pour les rapports survenus dans les 7 jours qui suivent le dernier oubli.

Dans tous les cas, les oublis les plus gênants sont ceux qui surviennent en début de cycle.

En cas d'oubli(s) et d'absence de règles à l'arrêt d'une plaquette, il existe un risque de grossesse et un test est nécessaire avant de commencer une nouvelle plaquette.

En cas de vomissements ou de *diarrhée* importante survenant juste après la prise du comprimé (sans rapport avec la prise du *contraceptif*), prendre un autre comprimé. Si ces troubles durent plus de 12 heures, la sécurité contraceptive n'est plus assurée et une méthode complémentaire doit être employée.
Il n'y a pas de danger à débuter une grossesse au cours du cycle qui suit l'arrêt volontaire du contraceptif oral.

Effets indésirables possibles

Chez les femmes prenant cette pilule, les effets suivants ont été constatés :
Fréquents : troubles des règles, saignements entre les règles, seins douloureux, maux de tête, acné, douleurs abdominales, prise de poids.
Peu fréquents : réaction allergique, augmentation de l'appétit, nervosité, troubles du sommeil, modification de la libido, fourmillements, vertiges, troubles digestifs, éruption cutanée, inflammation ou sécheresse vaginale, perte de poids.
D'autres effets indésirables ont été rapportés chez les utilisatrices de *contraceptifs* oraux en général : *accident thromboembolique* veineux (*phlébite*, *embolie* pulmonaire...) ou artériel (infarctus, accident vasculaire cérébral...), hypertension artérielle, tumeurs du foie.
Certaines maladies sont apparues ou se sont aggravées sans que la responsabilité du contraceptif ne puisse être prouvée : maladies inflammatoires de l'intestin, *épilepsie*, *migraine*, *endométriose*, fibrome utérin, *porphyrie*, *lupus érythémateux disséminé*, herpès gestationis, chorée, syndrome urémique hémolytique, jaunisse.

Laboratoires Bayer Santé

JÉCOPEPTOL

Informations détaillées sur www.monvidal.com

JÉNOVÉRINE

Informations détaillées sur www.monvidal.com

JONCTUM crème

Protecteur cutané

Présentation

JONCTUM : crème ; tube de 30 g. Non remb.

Composition

	p 100 g
Oxacéprol	10 g

Dans quel cas ce médicament est-il prescrit ?

C'est crème protectrice qui contient un dérivé du *collagène*.
Elle est utilisée dans le *traitement d'appoint* des brûlures superficielles peu étendues.

Contre-indications

Ce médicament ne doit pas être utilisé sur des lésions infectées.

Grossesse et allaitement

L'effet de ce médicament pendant la grossesse ou l'allaitement est mal connu. L'évaluation du risque éventuel lié à son utilisation est individuelle : demandez conseil à votre pharmacien ou à votre médecin.

Mode d'emploi et posologie

Nettoyer la région à traiter avant l'application.

Posologie usuelle :

1 application par jour.

Effets indésirables possibles

Eczéma, urticaire.

Laboratoires Sinclair Pharma France

JONCTUM gélule

Traitement des affections rhumatismales

Présentation

JONCTUM : gélule (blanc et jaune) ; boîte de 45. Non remb.

Composition

	p gél
Oxacéprol	200 mg

Dans quel cas ce médicament est-il prescrit ?

Ce médicament contient un dérivé du *collagène*.
Il est utilisé dans le *traitement d'appoint* des douleurs de l'*arthrose*.

Grossesse et allaitement

L'effet de ce médicament pendant la grossesse ou l'allaitement est mal connu. L'évaluation du risque éventuel lié à son utilisation est individuelle : demandez conseil à votre pharmacien ou à votre médecin.

Mode d'emploi et posologie

Les gélules sont avalées de préférence au début des repas, avec un grand verre d'eau.

Posologie usuelle :

- Adulte : 1 gélule, 3 fois par jour.

Laboratoires Sinclair Pharma France

JOSACINE

Antibiotique : macrolide — sur ordonnance

Présentation

JOSACINE 125 mg : granulé pour suspension buvable (arôme fraise) ; flacon de 60 ml avec seringue graduée. Liste I - Remb 65 % - **4,32 €**.
JOSACINE 250 mg : granulé pour suspension buvable (arôme fraise) ; flacon de 60 ml avec seringue graduée. Liste I - Remb 65 % - **6,58 €**.
JOSACINE 250 : poudre pour suspension buvable (arôme fraise) ; boîte de 12 sachets. Liste I - Remb 65 % - **6,58 €**.
JOSACINE 500 mg : granulé pour suspension buvable (arôme fraise) ; flacon de 60 ml avec seringue graduée. Liste I - Remb 65 % - **10,08 €**.
JOSACINE 500 : poudre pour suspension buvable (arôme fraise) ; boîte de 12 sachets. Liste I - Remb 65 % - **10,08 €**.
JOSACINE 500 : comprimé (blanc) ; boîte de 20. Liste I - Remb 65 % - **13,58 €**.
JOSACINE 1 000 : comprimé *dispersible* (blanc ; arôme fraise) ; boîte de 10. Liste I - Remb 65 % - **13,58 €**.

Composition

	p 5 ml	p 5 ml	p sachet
Josamycine	125 mg	250 mg	250 mg
Saccharose	0,82 g	0,63 g	
Aspartam			+
Amidon de blé (gluten)	+	+	

	p 5 ml	p sachet	p cp
Josamycine	500 mg	500 mg	500 mg
Saccharose	0,82 g		
Aspartam		+	
Amidon de blé (gluten)	+		

	p cp
Josamycine	1 g
Aspartam	+

Dans quel cas ce médicament est-il prescrit ?

C'est un *antibiotique* qui appartient à la famille des *macrolides.*

Il est utilisé dans le traitement de diverses maladies infectieuses, notamment celles des poumons et des bronches, de la peau, du nez, de la gorge, de la bouche et des dents, de l'appareil génital.

Contre-indications

Ce médicament ne doit pas être utilisé dans les cas suivants :
- *allergie* aux *macrolides*,
- *phénylcétonurie* (sachet et comprimé *dispersible* : présence d'aspartam),
- en association avec des médicaments contenant du pimozide, du cisapride, de l'ergotamine ou de la dihydroergotamine.

Attention : Des précautions sont nécessaires en cas d'*insuffisance hépatique.*
Une diminution de la fièvre ou une disparition des *symptômes* ne sont pas synonymes de guérison : la durée du traitement doit absolument être respectée pour éviter les rechutes ou l'apparition d'une *résistance* du *germe* à l'*antibiotique.*

Interactions avec d'autres substances

Ce médicament ne doit pas être associé aux médicaments contenant :
- du pimozide (ORAP), du cisapride (PRÉPULSID) : risque de *troubles du rythme cardiaque* graves ;
- de l'ergotamine ou de la dihydroergotamine : risque d'*ergotisme.*

Il peut interagir avec les médicaments qui contiennent de l'ébastine, de la bromocriptine, de la cabergoline ou du triazolam.

Informez par ailleurs votre médecin si vous prenez des médicaments contenant de la carbamazépine, de la ciclosporine, de la théophylline ou de l'aminophylline.

Grossesse et allaitement

Ce médicament peut être utilisé chez la femme enceinte.

Ce médicament passe faiblement dans le lait maternel.

Mode d'emploi et posologie

Ce médicament peut être pris indifféremment au cours ou en dehors des repas.

Le contenu des sachets doit être dissous dans un peu d'eau.

La suspension buvable doit être préparée en ajoutant de l'eau (minérale de préférence) dans le flacon de granulés, jusqu'au repère. La dose par prise est indiquée, en fonction du poids de l'enfant, sur le piston de la seringue graduée en kg. 2 prises par jour sont nécessaires.

Les comprimés dispersibles peuvent être avalés tels quels avec un verre d'eau, ou préalablement dissous dans un verre d'eau.

La suspension buvable à 125 mg est adaptée à l'enfant de moins de 5 kg.

La suspension buvable à 250 mg est adaptée à l'enfant de 5 à 20 kg.

La suspension buvable à 500 mg est adaptée à l'enfant de 10 à 40 kg.

Les comprimés à 500 mg et à 1000 mg sont réservés à l'adulte.

Posologie usuelle :
- Adulte : 500 mg à 1 g, matin et soir.
- Enfant et nourrisson : 50 mg par kg et par jour, répartis en 2 prises ; soit, pour un enfant de 10 kg : 1 sachet à 250 mg, ou 1 seringue remplie jusqu'à la graduation 10 kg de suspension buvable à 250 mg, matin et soir.

Conseils : Le médecin prescrit parfois un prélèvement pour identifier le *germe* responsable de l'infection et tester sa sensibilité aux *antibiotiques.* Le résultat de cet examen peut être faussé en cas d'automédication préalable : ne prenez pas et ne donnez pas d'antibiotiques sans avis médical.
L'éventuelle fatigue n'est pas due à l'antibiotique, mais à l'infection elle-même.
La suspension buvable reconstituée se conserve une semaine à température ambiante.

Effets indésirables possibles

Nausées, vomissements, *diarrhée*, douleurs d'estomac.

Réaction allergique cutanée.

Augmentation des *transaminases, hépatite* (exceptionnelle).

Laboratoires Bayer Santé

JOSIR
Alphabloquant — sur ordonnance

Présentation

JOSIR LP 0,4 mg : gélule contenant des microgranules à *libération prolongée* (orange et vert) ; boîte de 30. Liste I - Remb 35 % - **22,47 €**.

Composition

	p gél LP
Tamsulosine chlorhydrate	0,4 mg

Dans quel cas ce médicament est-il prescrit ?

Ce médicament appartient à la famille des *alphabloquants.* Il lutte contre la contraction des *voies* urinaires.

Il est utilisé dans le traitement des troubles urinaires dus à un *adénome de la prostate.*

Contre-indications

Ce médicament ne doit pas être utilisé dans les cas suivants :
- *antécédent* d'œdème de *Quincke* lié à la prise de tamsulosine,
- antécédent d'*hypotension orthostatique*,
- *insuffisance hépatique* grave.

Attention : Des précautions sont nécessaires en cas d'*insuffisance rénale* grave ou d'*insuffisance coronarienne.*
Une *hypotension orthostatique*, due à la dilatation des vaisseaux sanguins, peut survenir dans les heures qui suivent la prise du médicament. Ce malaise, souvent précédé de *vertiges* et de sueurs,

est favorisé par un passage trop brutal en position verticale (en se levant d'une chaise ou d'un lit). Les risques sont surtout importants les premiers jours du traitement, pendant lesquels il convient d'éviter les activités dangereuses. Ensuite, l'organisme s'adapte au médicament. En cas de sensation d'étourdissement, allongez-vous quelques minutes et relevez-vous progressivement.

Conducteur : ce médicament peut parfois provoquer des étourdissements.

Interactions avec d'autres substances

Ce médicament peut interagir avec les *antihypertenseurs*, surtout les autres *alphabloquants*. Votre médecin adaptera la *posologie* pour limiter le risque d'*hypotension orthostatique*, mais il doit être parfaitement informé des médicaments que vous prenez conjointement.

En cas d'intervention chirurgicale, informez l'anesthésiste de la prise de ce médicament.

Grossesse et allaitement

Ce médicament n'a pas d'indication chez la femme.

Mode d'emploi et posologie

Ce médicament est pris de préférence à la fin du petit déjeuner. Une prise à jeun risque d'en augmenter l'effet hypotenseur.

Posologie usuelle :

1 gélule par jour.

Conseils : Ce médicament ne permet pas de faire régresser la taille de l'adénome. C'est un *traitement symptomatique* qui facilite l'ouverture du *sphincter* urinaire. Il est utilisé lorsque l'ablation de l'adénome n'est pas justifiée (troubles modérés) ou doit être retardée pour une raison quelconque.

Effets indésirables possibles

Étourdissement, maux de tête, fatigue, *hypotension orthostatique*, *palpitations*, troubles de l'éjaculation, *priapisme*, nausées, diarrhée, constipation, éruption cutanée, démangeaisons.

Rarement : nez bouché, *rhinite*.

Très rarement : œdème de *Quincke* nécessitant l'arrêt définitif du traitement.

Laboratoires Boehringer Ingelheim France

JOUVENCE DE L'ABBÉ SOURY

Phytothérapie à visée vasculoprotectrice

Présentation

JOUVENCE DE L'ABBÉ SOURY : comprimé (marron) ; boîte de 180. Non remb.

JOUVENCE DE L'ABBÉ SOURY : solution buvable ; flacon de 210 ml. Non remb.

Composition

	p cp	p c à c
Hamamélis, feuille	64 mg	
Hamamélis, extrait fluide		191 mg
Viburnum, écorce	14 mg	
Viburnum, extrait fluide		42 mg
Calamus, rhizome	7 mg	
Calamus, extrait fluide		21 mg
Piscidia, écorce	4,5 mg	
Piscidia, extrait fluide		13,5 mg
Alcool		+

Dans quel cas ce médicament est-il prescrit ?

Ce médicament contient des extraits de plantes qui ont un effet protecteur sur les vaisseaux sanguins.

Il est utilisé dans le *traitement symptomatique* des troubles en rapport avec une mauvaise circulation veineuse.

Attention : L'*insuffisance veineuse* peut requérir des mesures spécifiques telles que la *contention élastique*.

Grossesse et allaitement

Ce médicament contient des plantes présumées sans danger pendant la grossesse ou l'allaitement. Néanmoins, par mesure de prudence, ne l'utilisez pas sans prendre l'avis de votre pharmacien ou de votre médecin.

Mode d'emploi et posologie

Ce médicament doit être pris au moment des repas. La solution buvable doit être diluée dans un demi-verre d'eau.

Posologie usuelle :

2 comprimés, 3 fois par jour ou 1 à 2 cuillères à café de solution buvable, 2 fois par jour.

Conseils : Une activité physique régulière et la surélévation du pied du lit permettent de faciliter la circulation veineuse et *lymphatique*.

Laboratoires Omega Pharma France

JOUVENCE DE L'ABBÉ SOURY gel

Vasculoprotecteur cutané

Présentation

JOUVENCE DE L'ABBÉ SOURY : gel ; tube de 100 g. Non remb.

Composition

	p 100 g
Hamamélis, extrait fluide	4 g
Viburnum, extrait fluide	1 g
Alcool	+
Menthol	+

Dans quel cas ce médicament est-il prescrit ?

C'est un gel qui, appliqué localement, facilite la circulation sanguine superficielle.

Il est utilisé dans le *traitement symptomatique* :

- des troubles dus à une *insuffisance veineuse* : jambes lourdes... ;
- des petites *hémorragies* sous-cutanées se traduisant par des taches rouges ou violacées.

Contre-indications

Ce médicament ne doit pas être appliqué sur de la peau lésée (*eczéma*, brûlure, plaie...).

Attention : Ce médicament contient des *terpènes* (menthol) : des précautions sont nécessaires en cas d'*antécédent* d'*épilepsie*.

Grossesse et allaitement

L'effet de ce médicament pendant la grossesse ou l'allaitement est mal connu. L'évaluation du risque éventuel lié à son utilisation est individuelle : demandez conseil à votre pharmacien ou à votre médecin.

Mode d'emploi et posologie

Appliquer le gel toujours de bas en haut sur les jambes. Faire pénétrer le gel par un léger massage.

Posologie usuelle :

- Adulte : 1 application de l'équivalent d'une noisette de gel, 2 ou 3 fois par jour.

Conseils : L'*insuffisance veineuse* peut requérir des mesures spécifiques telles que la *contention élastique*.
Une activité physique régulière et la surélévation du pied du lit permettent de faciliter la circulation veineuse et *lymphatique*.
Pensez à vous laver les mains après l'application pour éviter tout contact avec les yeux et les *muqueuses*.

Effets indésirables possibles

En raison de la présence de *terpènes*, en cas de dépassement des *posologies* usuelles : agitation, confusion des idées, notamment chez la personne âgée.

Laboratoires Omega Pharma France

JUNIPERUS COMPLEXE N° 6

Informations détaillées sur www.monvidal.com

JUSTOR

Informations détaillées sur www.monvidal.com

K

KALEORID
Élément minéral : potassium

Présentation
KALEORID LP 600 mg : comprimé à *libération prolongée* (blanc) ; boîte de 30. Remb 65 % - **1,96 €**.
KALEORID LP 1 000 mg : comprimé à *libération prolongée* (blanc) ; boîte de 30. Remb 65 % - **2,57 €**.

Composition

	p cp LP	p cp LP
Chlorure de potassium	600 mg	1 000 mg
soit Potassium	312 mg	520 mg

Dans quel cas ce médicament est-il prescrit ?
Ce médicament contient du *potassium*, élément minéral indispensable aux cellules de l'organisme.

Il est utilisé dans le traitement des déficits en potassium (*hypokaliémie*), liés principalement à la prise de certains médicaments (*diurétiques*, *corticoïdes*, et tous les *laxatifs stimulants*...).

Contre-indications
Ce médicament ne doit pas être utilisé en cas de risque d'excès de *potassium* dans le sang (*hyperkaliémie*) :
- maladies entraînant une hyperkaliémie,
- médicaments augmentant le taux de potassium dans le sang,
- *sels* de régime contenant du potassium.

Attention : Pour éviter une surcharge en *potassium*, une surveillance médicale et des analyses de sang régulières sont nécessaires avant et pendant le traitement afin d'adapter la *posologie*, notamment chez la personne âgée.

Interactions avec d'autres substances
Ce médicament ne doit pas être associé aux *diurétiques* qui augmentent le taux de *potassium* : risque de *trouble du rythme cardiaque* grave en cas d'*hyperkaliémie*.

Il peut, par ailleurs, interagir avec les *inhibiteurs de l'enzyme de conversion*.

Grossesse et allaitement
Ce médicament peut être utilisé en cas de déficit en *potassium* chez la femme enceinte ou qui allaite, mais uniquement sur prescription médicale.

Mode d'emploi et posologie
Les comprimés doivent être avalés avec un grand verre d'eau, de préférence à la fin des repas. Les prises sont réparties au cours de la journée.

Posologie usuelle :
Elle est adaptée par votre médecin en fonction des résultats de l'analyse de sang (*kaliémie*).

Effets indésirables possibles
À forte dose : irritation du tube digestif.

Laboratoires LEO Pharma

KALETRA
Antiviral

sur ordonnance

Présentation
KALETRA 100 mg/25 mg : comprimé (jaune pâle) ; boîte de 60. Liste I, *médicament à prescription restreinte* - Remb 100 % - **138,52 €**.
KALETRA 200 mg/50 mg : comprimé (jaune) ; boîte de 120. Liste I, *médicament à prescription restreinte* - Remb 100 % - **138,52 €**.
KALETRA : solution buvable (jaune) ; 5 flacons de 60 ml avec 5 seringues pour administration orale de 5 ml (graduations de 0,1 ml). Liste I, *médicament à prescription restreinte* - Remb 100 % - **512,86 €**.

Composition

	p cp	p cp	p 5 ml
Lopinavir	100 mg	200 mg	400 mg
Ritonavir	25 mg	50 mg	100 mg
Propylène glycol			+

Dans quel cas ce médicament est-il prescrit ?
Ce médicament est un *antirétroviral* actif sur le *virus* de l'immunodéficience humaine (*VIH*). Le composant actif est le lopinavir, qui appartient à la famille des inhibiteurs de la protéase du VIH (*antiprotéases*). En bloquant cette *enzyme*, il empêche la reproduction du virus dans les cellules infectées, sans toutefois permettre son élimination. L'autre composant est le ritonavir, qui est également une antiprotéase, mais qui n'est pas utilisée dans cette association à une dose antivirale, mais à une dose permettant d'augmenter les concentrations du lopinavir dans l'organisme (effet dit de « booster »).

Il est utilisé chez les patients infectés par le VIH en association avec d'autres médicaments antirétroviraux. Il peut être utilisé chez l'adulte et l'enfant de plus de 2 ans.

Contre-indications
Ce médicament ne doit pas être utilisé dans les cas suivants :
- *insuffisance hépatique* grave ;
- en association avec les médicaments contenant l'une des substances suivantes : astémizole, terfénadine, midazolam, triazolam, cisapride, pimozide, amiodarone, dérivés de l'*ergot de seigle* (ergotamine, diergotamine), flécaïnide, propafénone, rifampicine ;
- en association avec les produits de *phytothérapie* contenant du millepertuis.
- la solution buvable est contre-indiquée chez les enfants de moins de 2 ans, les femmes enceintes, les patients présentant une *insuffisance hépatique* ou une *insuffisance rénale* et ceux traités par disulfirame ou métronidazole, en raison du risque potentiel de toxicité de l'excipient propylène glycol (voir Attention).

Attention : Des *troubles digestifs* (nausées, vomissements, douleurs abdominales, *diarrhées*...) surviennent fréquemment en début de traitement. Ces signes régressent le plus souvent spontanément en quelques semaines. Si ces troubles persistent et empêchent une hydratation correcte, vous devez rapidement contacter votre médecin.

Des précautions sont nécessaires en cas d'hémophilie (risque accru d'hématomes et de saignements : les patients doivent signaler à leur médecin l'apparition de bleus sans cause apparente).

Une surveillance accrue des *transaminases* est nécessaire lors de l'administration de Kaletra en cas d'*hépatite* B ou C.

Une *inflammation* du pancréas (*pancréatite*) peut survenir au cours du traitement. Ce risque est plus important si vous avez des *antécédents* de pancréatite ou une élévation des *triglycérides* ; dans ce cas une surveillance plus étroite clinique et biologique est nécessaire. Si elle n'est pas diagnostiquée à temps, elle peut provoquer d'importantes douleurs au ventre et dans le dos, des nausées, des vomissements, et impose une hospitalisation. Contactez rapidement votre médecin si vous ressentez de telles manifestations. Eviter la consommation régulière et excessive d'*alcool* qui augmente ces risques de pancréatite.

La solution buvable contient de l'alcool et du propylène glycol en quantité notable et doit être évitée en cas d'*insuffisance hépatique*. Elle ne doit pas être associée à des boissons alcoolisées, à d'autres médicaments en solutions alcoolisées (par exemple l'amprénavir en solution buvable) ou à des médicaments tels que le métronidazole ou le disulfiram (risque de malaise).

Une vérification du taux de *cholestérol* et de triglycérides est conseillée avant la prise du Kaletra et à intervalles réguliers pendant le traitement. Une attention particulière est nécessaire en cas de valeurs initiales élevées ou en cas d'*antécédents* de troubles du *métabolisme* des graisses.

Le traitement antiviral n'élimine pas le risque de transmission du VIH à d'autres personnes lors de rapports sexuels : vous devez continuer à prendre les mesures de protections appropriées (préservatifs).

Interactions avec d'autres substances

Médicaments *antirétroviraux* :
- névirapine, éfavirenz : une augmentation de la *posologie* de Kaletra doit être envisagée en cas d'association avec la névirapine.
- Inhibiteurs de protéase : Kaletra est susceptible d'augmenter les concentrations dans le sang d'autres inhibiteurs de protéase : amprénavir, indinavir, nelfinavir et saquinavir.

Des dosages des médicaments dans le sang sont conseillés pour adapter au mieux les doses d'antiviraux lorsque de telles associations sont utilisées.

Autres médicaments :
- Ce médicament est contre-indiqué avec les médicaments contenant l'une des substances suivantes : astémizole, terfénadine, midazolam, triazolam, cisapride, pimozide, amiodarone, dérivés de l'*ergot de seigle* (ergotamine, diergotamine), flécaïnide, propafénone, rifampicine, millepertuis.
- Le Kaletra peut interagir avec de nombreux autres médicaments. Cette liste n'est pas exhaustive et il est préférable de demander conseil à votre médecin traitant ou à votre pharmacien :
  - Médicaments à visée cardiaque : bépridil, lidocaïne (voie *intraveineuse*), quinidine, félodipine, nifédipine, nicardipine : les concentrations de ces médicaments peuvent être augmentées en cas d'association avec Kaletra. Des précautions d'emploi doivent être observées et la surveillance des concentrations thérapeutiques est recommandée, si possible.
  - *Anticoagulants* : les concentrations de warfarine peuvent être modifiées en cas de coadministration avec Kaletra.
  - Antiépileptiques (phénobarbital, phénytoïne, carbamazépine) : ces médicaments peuvent entraîner des diminutions des concentrations plasmatiques du lopinavir.
  - Disulfirame, métronidazole : la solution buvable de Kaletra contient de l'alcool, de ce fait l'association à ces médicaments qui réduisent le *métabolisme* de l'*alcool* peut provoquer des malaises.
  - Certains *hypocholestérolémiants* de la famille des statines : l'association de la lovastatine et de la simvastatine est déconseillée car le Kaletra augmente fortement leur concentration dans le sang avec un risque de toxicité musculaire. Si un traitement par une statine est nécessaire, il est préférable d'utiliser la pravastatine ou la fluvastatine.
  - Dexaméthasone : elle peut diminuer les concentrations plasmatiques de lopinavir.
  - Sildénafil : l'association au Kaletra n'est pas recommandée, sinon la dose prescrite de sildénafil ne doit pas dépasser 25 mg toutes les 48 heures.
  - Kétoconazole, itraconazole, clarithromycine : leurs concentrations plasmatiques peuvent être augmentées en cas d'association à Kaletra.
  - Méthadone, *contraceptifs* oraux (éthinylestradiol) : le Kaletra peut diminuer les concentrations plasmatiques de ces médicaments. Un autre mode de contraception doit être envisagé pendant la durée du traitement.
  - Rifabutine : une diminution de la dose de la rifabutine (150 mg un jour sur 2 ou 3 fois par semaine) est recommandée en cas d'association avec Kaletra. Une réduction supplémentaire peut être nécessaire.

Ces recommandations vis-à-vis de l'association à certains médicaments doivent être modulées selon les situations et l'importance de ce traitement associé. Hormis certaines contre-indications formelles, une adaptation des doses est envisageable dans certains cas.

Des dosages sanguins pour certains médicaments et les *antirétroviraux* associés peuvent être très utiles pour adapter les doses.

Grossesse et allaitement

L'effet de ce médicament pendant la grossesse est mal connu. Si une grossesse survient au cours du traitement, prévenez votre médecin.

L'infection par le *VIH* contre-indique l'allaitement.

Mode d'emploi et posologie

Les comprimés peuvent être pris au cours ou en dehors d'un repas. Ils doivent être avalés en entier sans être ni mâchés, ni coupés, ni broyés.

La solution buvable est recommandée pour les patients présentant des difficultés à avaler et pour les enfants.

Posologie usuelle :
- Adulte et adolescent : la *posologie* recommandée est de 400 mg de Lopinavir et 100 mg de Ritonavir, 2 fois par jour.

Les doses doivent être adaptées en cas d'*insuffisance rénale*.

- Enfant âgé de 2 ans et plus : la *posologie* est calculée en fonction de la *surface corporelle*. L'usage de Kaletra n'est pas recommandé chez l'enfant de moins de 2 ans.

Conseils : Ce traitement doit être pris tous les jours : veillez à toujours disposer d'une réserve de médicament.

Ce médicament doit être conservé au réfrigérateur entre + 2 °C et + 8 °C. S'il est placé en dehors du réfrigérateur, ne pas le conserver au-dessus de 25 °C et ne plus l'utiliser après 42 jours (6 semaines). Il est conseillé d'inscrire la date de sortie du réfrigérateur sur le conditionnement. Éviter l'exposition à une chaleur excessive.

L'activité d'un traitement *antirétroviral* est maximale si vous respectez strictement les doses et les modalités de prise. Dans le cas contraire, il existe un risque d'apparition de résistances virales qui peut compromettre l'efficacité des traitements ultérieurs.

Le traitement nécessite un suivi régulier pour s'assurer du bon contrôle de l'infection et prévenir la survenue de complications évolutives (notamment des *infections opportunistes*). Il est important de garder un contact régulier avec votre médecin traitant.

Conditions particulières de délivrance :

Ce médicament est disponible en ville et à l'hôpital.

Ce médicament est un *médicament à prescription restreinte* : il doit être obligatoirement prescrit pour la première fois à l'hôpital (prescription initiale hospitalière annuelle).

La prescription peut être renouvelée par le médecin traitant (pour une durée maximale d'un an, si les examens sont satisfaisants) mais toute modification nécessite une nouvelle prescription hospitalière. Elle doit être renouvelée après 12 mois obligatoirement à l'hôpital.

La délivrance des antirétroviraux se fait sur la présentation des 2 ordonnances : la prescription initiale hospitalière datant de moins de 1 an et l'ordonnance de renouvellement du médecin de ville identique à cette dernière.

Effets indésirables possibles

Les *effets indésirables* les plus fréquents sont : *diarrhées*, nausées, vomissements, douleurs abdominales, maux de tête, *éruption cutanée*, *acné*, sueurs, selles anormales, *troubles digestifs* et insomnie.

Le traitement peut entraîner des perturbations du *métabolisme* des *sucres* et des graisses. Il peut également avoir une toxicité pour le foie (augmentation des *transaminases*) et le pancréas. Des prises de sang régulières sont nécessaires pendant la durée du traitement.

Une redistribution anormale des graisses peut être observée après plusieurs mois de traitement (lipodystrophie) avec les associations d'antirétroviraux, dont celles comportant des antiprotéases. Elle peut entraîner une augmentation de la taille de la poitrine, de l'abdomen, et de la nuque (bosse de bison), et une diminution de la graisse périphérique des membres, des fesses et des joues.

Les risques de saignement peuvent être majorés chez les hémophiles.

Beaucoup d'autre effets indésirables ont été plus rarement observés, et il souhaitable de demander conseil à votre médecin traitant en cas de survenue de manifestations cliniques inhabituelles, afin de rechercher un lien éventuel avec la prise de ce médicament.

Laboratoires Abbott France

KALI PHOS COMPLEXE N° 100

Informations détaillées sur www.monvidal.com

KALIALE

Antiandrogène — sur ordonnance

Ce médicament est un générique de ANDROCUR (voir p. 125).

KALIUM MURIATICUM COMPLEXE N° 41

Informations détaillées sur www.monvidal.com

KANEURON

Informations détaillées sur www.monvidal.com

KAOBROL

Informations détaillées sur www.monvidal.com

KAOLOGEAIS

Informations détaillées sur www.monvidal.com

KAOMUTH

Informations détaillées sur www.monvidal.com

KAPANOL

Informations détaillées sur www.monvidal.com

KARAYAL

Informations détaillées sur www.monvidal.com

KARDÉGIC

Antiagrégant plaquettaire

Présentation

KARDÉGIC 75 : poudre pour solution buvable (arôme mandarine) ; boîte de 30 sachets. Remb 65 % - **2,81 €**.
KARDÉGIC 160 : poudre pour solution buvable (arôme mandarine) ; boîte de 30 sachets. Remb 65 % - **2,81 €**.
KARDÉGIC 300 : poudre pour solution buvable (arôme mandarine) ; boîte de 30 sachets. Remb 65 % - **2,81 €**.

Composition

	p sachet	p sachet	p sachet
Acétylsalicylate de lysine	135 mg	288 mg	540 mg
soit Acide acétylsalicylique (aspirine)	75 mg	160 mg	300 mg

Dans quel cas ce médicament est-il prescrit ?

Ce médicament contient de l'aspirine, qui possède, entre autres propriétés, celle de fluidifier le sang. Cet effet persiste 4 à 8 jours après l'arrêt du traitement.

Il est utilisé pour prévenir les récidives des maladies cardiovasculaires provoquées par un caillot de sang dans une artère (*infarctus du myocarde*, *accident vasculaire cérébral*).

Contre-indications

Ce médicament ne doit pas être utilisé dans les cas suivants :
- *allergie* aux *salicylés* ou aux *AINS*,
- *ulcère* de l'estomac ou du *duodénum*,
- *hémorragie* ou risque hémorragique,
- **grossesse :** à partir du 6e mois ou, en prise prolongée, à toute période de la grossesse.

Attention : L'aspirine n'est pas un médicament anodin. Seul votre médecin peut décider si la prise prolongée de ce médicament est justifiée par votre état de santé.
Des précautions sont nécessaires en cas d'*antécédent* d'*ulcère* de l'estomac ou du *duodénum*, même ancien, d'*asthme*, de *goutte*, d'*insuffisance rénale*, et chez le femme qui porte un stérilet.
L'aspirine peut augmenter la durée ou l'abondance des saignements pendant les règles.
Évitez de prendre ce médicament pendant la semaine qui précède une extraction dentaire ou une opération : augmentation du risque d'*hémorragie*.

Interactions avec d'autres substances

Ce médicament peut interagir avec d'autres médicaments, notamment :
- les *anticoagulants* et les *antiagrégants plaquettaires* (PLAVIX...) : augmentation du risque hémorragique ;
- les médicaments contenant de la benzbromarone ou du méthotrexate.

Informez par ailleurs votre médecin ou votre pharmacien si vous prenez un *corticoïde* ou un médicament contenant de la pentoxifylline ou de l'interféron alfa.

Grossesse et allaitement

Des effets néfastes pour la mère et l'enfant à naître ont été mis en évidence lorsque l'aspirine, comme les autres *AINS*, est utilisée au cours des 4 derniers mois de la grossesse ; le risque existe même avec une seule prise et même si la grossesse est à terme.
En conséquence, en dehors de certaines situations médicales très particulières, l'aspirine ne peut être utilisée que de façon ponctuelle pendant les 5 premiers mois, et son usage est contre-indiqué à partir du 6e mois.
Ce médicament passe dans le lait maternel. L'allaitement est déconseillé pendant le traitement.

Mode d'emploi et posologie

Le contenu du sachet doit être dissous dans un verre d'eau.
Ce médicament peut être pris avant, pendant, ou entre les repas, en 1 prise quotidienne.

Posologie usuelle :
- Adulte :
  - Traitement de la phase aiguë de l'*infarctus du myocarde* ou de l'*accident vasculaire cérébral* : 1 sachet de KARDÉGIC 160 mg ou 300 mg par jour.
  - Prévention en cardiologie : 1 sachet de KARDÉGIC 75 mg ou 160 mg ou 300 mg par jour.
  - Prévention des accidents vasculaires cérébraux : 1 sachet de KARDÉGIC 160 mg ou 300 mg par jour. Des dose plus fortes sont dans certains cas nécessaires.

Conseils : L'emploi régulier de ce médicament ne contre-indique pas la prise ponctuelle d'aspirine plus fortement dosée, lors d'un mal de tête ou d'une fièvre par exemple.

Effets indésirables possibles

Gastrite, douleurs abdominales, saignement du nez ou des gencives.
Rares et parfois graves :
- *hémorragie* du tube digestif : vomissements sanglants, selles noires, ou plus souvent pertes de sang imperceptibles, responsables de l'apparition progressive d'une *anémie* ;
- accidents allergiques : *urticaire*, *œdème*, *asthme*.

Laboratoires sanofi-aventis France

KAYEXALATE

Médicament de l'hyperkaliémie — sur ordonnance

Présentation

KAYEXALATE : poudre pour suspension orale et rectale ; boîte de 454 g avec cuillère-mesure de 15 g (30 cuillères-mesure). Liste II - Remb 100 % - **36,14 €**.

Composition

	p mesurette
Polystyrène sulfonate de sodium	15 g
dont Sodium	345 mg

Dans quel cas ce médicament est-il prescrit ?

Ce médicament contient des microbilles de polystyrène (résine échangeuse d'ions), qui ont la propriété, à leur passage dans l'intestin, de libérer du sodium et de fixer à sa place du *potassium*. Après avoir piégé le potassium, les microbilles sont évacuées dans les selles et éliminent donc le potassium de l'organisme.
Il est utilisé pour traiter les *hyperkaliémies* (excès de potassium dans le sang).

Contre-indications

Ce médicament ne doit pas être utilisé dans les cas suivants :
- taux de *potassium* sanguin inférieur ou égal à 5 *mEq* par litre,
- obstruction de l'intestin.

Ce médicament doit toujours être utilisé en lavement chez le *nouveau-né* (jamais par voie orale).

Attention : Un contrôle du taux sanguin de *potassium* est nécessaire en cas de traitement prolongé à forte dose.
Ce médicament libère une quantité notable de *sel* (*sodium*) qui peut être absorbé par l'intestin.
Évitez de mélanger ce médicament avec du jus de fruit car son efficacité en serait réduite.

Interactions avec d'autres substances

Au cours du traitement par ce médicament, la prise d'un médicament contenant du sorbitol est formellement déconseillée.
Informez par ailleurs votre médecin ou votre pharmacien si vous prenez un *pansement digestif* ou un médicament contenant de la thyroxine.

Grossesse et allaitement

Ce médicament n'est pas absorbé (action locale dans l'intestin et élimination dans les selles). Il peut être utilisé chez la femme enceinte ou chez celle qui allaite, après avis médical.

Mode d'emploi et posologie

Ce médicament peut être pris de 2 façons :
- avalé, après avoir dissout la poudre dans de l'eau (nature ou sucrée avec du sirop) ;
- en lavement : la poudre est alors mélangée avec une solution prescrite par le médecin.

Posologie usuelle :
La *posologie* est adaptée par le médecin en fonction de la quantité de *potassium* à éliminer et de l'âge du malade.

Conseils : Ce médicament doit être conservé à l'abri de l'humidité.

Effets indésirables possibles

Constipation, qui ne doit pas être combattue par la prise conjointe de sorbitol (voir Interactions).
Troubles digestifs mineurs (douleurs d'estomac, nausées), en cas de prise orale.

Laboratoires sanofi-aventis France

KÉAL
Antiulcéreux

Ce médicament est un générique de ULCAR (voir p. 1287).

KEFORAL
Antibiotique : céphalosporine — sur ordonnance

Présentation

KEFORAL 125 mg/ml : poudre pour solution buvable ; flacon de 60 ml. Liste I - Remb 65 % - **2,60 €**.
KEFORAL 250 mg/ml : poudre pour solution buvable ; flacon de 60 ml. Liste I - Remb 65 % - **4,06 €**.
KEFORAL 500 mg : comprimé (orangé) ; boîte de 10. Liste I - Remb 65 % - **4,85 €**.
KEFORAL 1 g : comprimé (orangé) ; boîte de 6. Liste I - Remb 65 % - **5,89 €**.

Composition

	p c mes	p c mes
Céfalexine	125 mg	250 mg
Saccharose	3 g	3 g
	p cp	p cp
Céfalexine	500 mg	1 g

Dans quel cas ce médicament est-il prescrit ?

Cet *antibiotique* appartient à la famille des *céphalosporines*, antibiotiques proches des *pénicillines*, qui sont actives sur un plus grand nombre de *germes* que la pénicilline simple.
Il est utilisé dans le traitement de diverses maladies infectieuses, notamment des poumons, des bronches, du nez, de la gorge ou des oreilles, de l'appareil urinaire.

Contre-indications

Ce médicament ne doit pas être utilisé en cas d'*allergie* aux *céphalosporines*.

Attention : Des précautions sont nécessaires en cas d'*insuffisance rénale*.
La survenue de toute *réaction allergique* (boutons, *œdème*, malaise) impose l'arrêt du traitement : consultez rapidement votre médecin. Pensez à toujours signaler vos *antécédents* d'allergie à une *céphalosporine* ou à une *pénicilline*.
De nombreux *antibiotiques* peuvent provoquer des selles liquides ou une *diarrhée*, généralement bénigne. En revanche, une diarrhée importante survenant pendant ou dans les jours qui suivent le traitement antibiotique doit être signalée à votre médecin.
Une diminution de la fièvre ou une disparition des *symptômes* ne sont pas synonymes de guérison : la durée du traitement doit absolument être respectée pour éviter les rechutes ou l'apparition d'une *résistance* du *germe* à l'*antibiotique*.
Les solutions buvables contiennent du sucre en quantité notable.

Grossesse et allaitement

Aucun effet néfaste pour l'enfant à naître n'a été établi avec ce médicament. Il peut être prescrit pendant la grossesse.
Ce médicament passe dans le lait maternel ; la poursuite de l'allaitement est possible, mais tout *symptôme* survenant chez le nourrisson devra être signalé au médecin : *muguet*, éruption de boutons... pouvant traduire une *intolérance* ou une *allergie*.

Mode d'emploi et posologie

Les repas ne modifient pas l'absorption du médicament, qui peut donc être pris à n'importe quel moment de la journée.
Les comprimés ne sont pas adaptés à l'enfant de moins de 6 ans. En effet, ils risquent d'obstruer les voies respiratoires si l'enfant déglutit mal et que le comprimé passe dans la trachée (fausse route).

Posologie usuelle :
- Adulte : 2 g par jour, répartis en 2 ou 3 prises.
- Enfant : 25 à 50 mg par kg et par jour, répartis en 2 ou 3 prises ; soit, par exemple, pour un enfant de 25 kg : 1 comprimé à 500 mg, 2 fois par jour.

Conseils : Le médecin prescrit parfois un prélèvement pour identifier le *germe* responsable de l'infection et tester sa sensibilité aux *antibiotiques*. Le résultat de cet examen peut être faussé en cas d'automédication préalable : ne prenez pas et ne donnez pas d'antibiotiques sans avis médical.
L'éventuelle fatigue n'est pas due à l'*antibiotique*, mais à l'infection elle-même.
Les solutions buvables se conservent 14 jours au réfrigérateur (entre + 2° C et + 8° C).

Effets indésirables possibles

Nausées, *diarrhée*, vomissements.
Démangeaisons anales ou génitales associées ou non à la présence d'une *candidose*.
Réactions allergiques : *éruption cutanée*, œdème de *Quincke*, *choc anaphylactique* (exceptionnel)...
Anomalie de la *numération formule sanguine*, élévation des *transaminases*.

Laboratoires Sciencex

KELSEF

Informations détaillées sur www.monvidal.com

KENACORT RETARD

Dérivé de la cortisone — sur ordonnance

Présentation

KENACORT RETARD 40 : suspension injectable ; boîte de 1 ampoule de 1 ml et 1 seringue avec 2 aiguilles. Liste I - Remb 65 % - **2,69 €**.

KENACORT RETARD 80 : suspension injectable ; boîte de 1 ampoule de 2 ml et 1 seringue avec 2 aiguilles. Liste I - Remb 65 % - **4,79 €**.

Composition

	p amp inj 40 mg	p amp inj 80 mg
Triamcinolone acétonide	40 mg	80 mg
Alcool benzylique	+	+

Dans quel cas ce médicament est-il prescrit ?

C'est un *anti-inflammatoire* stéroïdien qui appartient à la famille des *corticoïdes* de synthèse (dérivés chimiques de la *cortisone* naturelle). Les propriétés de la cortisone sont nombreuses, mais ce produit est surtout utilisé pour son effet anti-inflammatoire puissant et prolongé. Il présente, à efficacité égale, moins d'effets indésirables que la cortisone naturelle. L'effet de ce médicament dure de 3 à 6 semaines.

Il est utilisé dans le traitement de la *rhinite* allergique saisonnière, en dernier recours, en cas d'échec des traitements habituels.

Il est également utilisé en traitement local (*infiltrations*) dans les cas suivants :

- *inflammation* des articulations, poussées douloureuses d'*arthrose* ;
- cicatrice *chéloïde*.

Contre-indications

Ce médicament ne doit pas être utilisé dans les cas suivants :

- infection non contrôlée par un traitement adapté,
- maladies virales en évolution (*hépatite*, *zona*, *herpès*),
- *psychose* non contrôlée par un traitement,
- prédisposition aux *hémorragies* (traitement anticoagulant, hémophilie...).

Ces contre-indications peuvent s'appliquer ou ne pas s'appliquer en fonction de la façon dont le médicament est utilisé (injection IM, *infiltration*, injection unique ou répétée).

Attention : L'injection de ce médicament ne doit être pratiquée que sous contrôle médical.

En fonction du type d'injection (intramusculaire, *infiltrations*, injection unique ou répétée...), les personnes ayant des *antécédents* de *tuberculose*, d'*ulcère* de l'estomac ou du duodénum, les personnes souffrant d'*insuffisance rénale* ou *hépatique*, de *colite* ulcéreuse, de *diabète*, d'*hypertension artérielle*, d'*ostéoporose*, de *myasthénie* grave peuvent faire l'objet d'une prise en charge médicale particulière.

La prise prolongée d'un *corticoïde* diminue les défenses immunitaires : la vaccination avec un *vaccin* contenant des *germes* vivants atténués ne peut être pratiquée qu'avec l'accord de votre médecin. Vous devez également éviter le contact avec des personnes atteintes de varicelle ou de rougeole.

Sportif : ce médicament contient une substance susceptible de rendre positifs certains *tests antidopage*.

Interactions avec d'autres substances

Ce médicament peut interagir avec les médicaments qui donnent des *torsades de pointes*.

Informez par ailleurs votre médecin si vous prenez :

- un médicament susceptible de faire baisser la *kaliémie* (amphotéricine B, certains *diurétiques*, *laxatifs stimulants*) ;
- un *antihypertenseur* ;
- un *antidiabétique* ;
- un *digitalique* ;
- un *anticoagulant* ;
- de l'aspirine ou un *AINS* ;
- un médicament *inducteur enzymatique* ou un médicament contenant de l'isoniazide.

En cas de vaccination, l'utilisation d'un *vaccin* vivant est déconseillée.

En cas d'injection locale unique ou répétée à faible dose, le risque d'interactions médicamenteuses est limité ou nul.

Grossesse et allaitement

Les études scientifiques actuellement disponibles n'ont pas mis en évidence de problème particulier lors de l'utilisation ponctuelle de ce médicament chez la femme enceinte. Seul votre médecin peut évaluer le risque éventuel en cas d'utilisation prolongée.

En cas d'injections multiples ou répétées, il peut être nécessaire d'interrompre l'allaitement : prenez l'avis de votre médecin.

Mode d'emploi et posologie

L'injection est réalisée par *voie* intramusculaire profonde.

Les *infiltrations* sont réalisées par le médecin dans ou à proximité de la zone à traiter.

Posologie usuelle :

Rhinite allergique : 1 injection à renouveler une fois.

En infiltration : 0,25 à 3 ml selon l'affection à traiter, à renouveler toutes les 3 à 4 semaines.

Conseils : Afin de compenser une baisse du taux de *potassium* dans le sang lors d'un traitement prolongé, le médecin peut être amené à prescrire du potassium.

Effets indésirables possibles

Liés à la voie d'administration : infection, calcification, atrophie cutanée, maux de tête, bouffées de chaleur, *réaction allergique*, douleur articulaire au site d'injection liée à l'effet irritant initial des microcristaux de médicament contenus dans la suspension injectable.

En cas d'injections répétées à court terme, les effets indésirables suivants pourraient être observés :

- baisse du taux de *potassium*, rétention d'eau et de sel, *hypertension artérielle* ;
- gonflement du visage et du buste, apparition de poils, taches cutanées violacées, *acné* ;
- surexcitation, euphorie, troubles du sommeil, *état dépressif* (à l'arrêt du traitement) ;
- *ostéoporose* ;

- *diabète*, arrêt de la croissance chez l'enfant, troubles des règles ;
- *ulcère* de l'estomac ou du *duodénum* ;
- certaines formes de *cataracte* et de *glaucome*.

Laboratoires Bristol-Myers Squibb

KENDIX

Informations détaillées sur www.monvidal.com

KENZEN

Antihypertenseur

sur ordonnance

Présentation

KENZEN 4 mg : comprimé sécable (blanc) ; boîte de 30. Liste I - Remb 65 % - **17,83 €**.
KENZEN 8 mg : comprimé sécable (rose) ; boîte de 30. Liste I - Remb 65 % - **23,43 €**.
KENZEN 8 mg : comprimé sécable (rose) ; boîte de 90. Liste I - Remb 65 % - **63,78 €**.
KENZEN 16 mg : comprimé sécable (rose clair) ; boîte de 30. Liste I - Remb 65 % - **25,21 €**.
KENZEN 16 mg : comprimé sécable (rose clair) ; boîte de 90. Liste I - Remb 65 % - **68,33 €**.
KENZEN 32 mg : comprimé sécable (rose) ; boîte de 30. Liste I - Remb 65 % - **40,76 €**.

Composition

	p cp	p cp
Candésartan cilexetil	4 mg	8 mg
Lactose	+	+

	p cp	p cp
Candésartan cilexetil	16 mg	32 mg
Lactose	+	+

Dans quel cas ce médicament est-il prescrit ?

Ce médicament est un *antihypertenseur* qui appartient à la famille des *inhibiteurs de l'angiotensine II*. Il bloque l'action de l'angiotensine II. Cette substance, naturellement présente dans l'organisme, provoque une contraction des artères qui augmente la pression artérielle et fatigue le cœur.

Il est utilisé dans le traitement de :
- l'*hypertension artérielle*,
- l'*insuffisance cardiaque* (en cas d'*intolérance* aux *inhibiteurs de l'enzyme de conversion* ou en association avec ceux-ci).

Contre-indications

Ce médicament ne doit pas être utilisé en cas de **grossesse** (à partir du 4e mois).

Attention : Si vous suiviez auparavant un traitement par *diurétique* ou un régime sans *sel*, la baisse de la tension artérielle peut être importante lors des premières prises du médicament et expose à un risque de malaise ou d'étourdissement. Il est donc recommandé de commencer le traitement avec de faibles posologies, sous surveillance médicale plus étroite.
Des précautions sont nécessaires en cas d'*insuffisance cardiaque* grave ou chez les personnes souffrant d'*hypertension artérielle* due à un rétrécissement des artères rénales, de rétrécissement des valves cardiaques ou de *cardiomyopathie* obstructive.
Les *inhibiteurs de l'angiotensine II* peuvent être responsables d'une augmentation de la *kaliémie*, notamment en cas d'*insuffisance rénale* ou de *diabète*. Faites pratiquer les analyses de sang prescrites par votre médecin ; elles sont notamment destinées à vérifier le bon fonctionnement de vos reins (dosage de la *créatinine*) et le taux de *potassium*.
Les sels de régime contiennent souvent du potassium ; ne les utilisez pas sans avis médical pendant le traitement.

Interactions avec d'autres substances

Ce médicament peut interagir avec les *diurétiques* et les médicaments qui contiennent du *potassium* ou du *lithium*.
En outre, l'effet des *antihypertenseurs* peut être augmenté par certains médicaments tels que les *neuroleptiques*, les *antidépresseurs imipraminiques*, les *alphabloquants* utilisés dans les troubles urinaires, les médicaments contenant du baclofène ; il peut être diminué par les *AINS* ou les *corticoïdes*. Votre médecin doit être informé si vous êtes traité par l'un ou l'autre de ces médicaments.

Grossesse et allaitement

L'effet de ce médicament sur l'enfant à naître pendant les 3 premiers mois de la grossesse est mal connu. Par prudence, son usage est déconseillé. Au cours des 6 derniers mois de la grossesse, une prise prolongée de ce médicament peut altérer les reins du fœtus. Son utilisation est contre-indiquée à partir du 4e mois de la grossesse.
En conséquence, un désir de grossesse nécessite le remplacement de ce médicament par un autre antihypertenseur. Si une grossesse survient alors que vous prenez ce médicament, consultez rapidement votre médecin pour qu'il modifie votre traitement.
Les données actuellement disponibles ne permettent pas de savoir si ce médicament passe dans le lait maternel : l'allaitement est déconseillé pendant le traitement.

Mode d'emploi et posologie

Les comprimés peuvent être pris indifféremment au cours ou en dehors des repas.

Posologie usuelle :
- Adulte :
- *hypertension artérielle* : 4 mg à 16 mg par jour, en 1 prise ;
- *insuffisance cardiaque* : la dose initiale est de 4 mg par jour. Elle peut être ensuite progressivement augmentée jusqu'à la dose de 32 mg par jour.

Conseils : Votre tension artérielle doit être contrôlée régulièrement. Les appareils permettant une mesure automatique de la tension à domicile utilisent souvent un procédé de mesure différent de celui qu'emploie votre médecin. Si vous avez un tel appareil, apportez-le en consultation pour vous assurer que la mesure obtenue est bien conforme à celle du tensiomètre de votre médecin.
Le traitement médicamenteux ne dispense pas de mesures simples pouvant faire baisser la tension artérielle : activité physique régulière, modération de la consommation de boissons alcoolisées et de *sel*, lutte contre l'excès de poids.

Effets indésirables possibles

Les études qui ont comparé ce médicament au *placebo* n'ont pas montré plus d'effets indésirables imputables au médicament.

Depuis sa commercialisation dans la traitement de l'hypertension artérielle, les effets suivants ont été rarement observés :
- maux de tête, *vertiges*, douleurs dorsales, nausées, *réaction allergique* (œdème de *Quincke*) ;
- augmentation du taux de *créatinine* et de *potassium* dans le sang.

Dans le traitement de l'insuffisance cardiaque, les effets indésirables les plus fréquemment observés sont : augmentation du taux de créatinine et de potassium dans le sang, hypotension artérielle.

Laboratoires Takeda

KEPPRA
Antiépileptique
sur ordonnance

Présentation

KEPPRA 250 mg : comprimé sécable (bleu) ; boîte de 60. Liste I - Remb 65 % - **39,75 €**.
KEPPRA 500 mg : comprimé sécable (jaune) ; boîte de 60. Liste I - Remb 65 % - **74,25 €**.
KEPPRA 100 mg/ml : solution buvable (arôme raisin) ; flacon de 300 ml avec seringue doseuse. Liste I - Remb 65 % - **99,69 €**.

Composition

	p cp	p cp	p ml
Lévétiracétam	250 mg	500 mg	100 ml

Dans quel cas ce médicament est-il prescrit ?

Ce médicament est un antiépileptique qui appartient à la famille des *anticonvulsivants* non *barbituriques*.

Il est utilisé dans le traitement de l'*épilepsie*, seul ou en association avec un autre antiépileptique.

Attention : Une adaptation des doses peut être nécessaire en cas d'*insuffisance rénale*.
Ne modifiez ni n'interrompez jamais le traitement antiépileptique sans l'avis de votre médecin : risque de réapparition des *convulsions* même si aucune crise n'est survenue depuis une longue période. Dans tous les cas l'arrêt du médicament doit être progressif s'il n'est pas remplacé par un autre antiépileptique.
La conduite automobile et l'utilisation de machines dangereuses sont contre-indiquées chez les épileptiques lorsque les crises persistent malgré un *traitement préventif*. Par ailleurs, ce médicament peut être à l'origine d'une somnolence ou d'une baisse de la vigilance.

Grossesse et allaitement

Si une grossesse survient sous traitement, consultez votre médecin. L'arrêt brutal des antiépileptiques expose à la réapparition de crises préjudiciables à la mère et à l'enfant à naître. Le médecin appréciera le risque éventuel lié à l'utilisation de ce médicament dans votre cas, à mettre en balance avec le risque de crises pendant la grossesse en l'absence de traitement.

Ce médicament passe dans le lait maternel. L'allaitement est déconseillé pendant le traitement.

Mode d'emploi et posologie

Ce médicament peut être pris pendant ou entre les repas. Afin d'éviter les oublis, il est recommandé de le prendre à heure fixe.

Les comprimés doivent être avalés sans être croqués ni écrasés.

La solution buvable peut être diluée dans un peu d'eau.

Posologie usuelle :
- Adulte et enfant de plus de 50 kg : la dose initiale est de 250 à 500 mg, 2 fois par jour. Le médecin pourra l'augmenter progessivement jusqu'à 1500 mg, 2 fois par jour.
- Enfant de plus de 4 ans et pesant moins de 50 kg : la dose initiale est de 10 mg/kg, 2 fois par jour. Elle peut être augmentée jusqu'à 30 mg/kg, 2 fois par jour.

Conseils : Il est recommandé aux patients épileptiques :
- de prendre leur médicament à heure fixe pour éviter les oublis ;
- de ne pas manquer de médicaments (se munir d'une réserve ou d'une ordonnance en cours de validité lors des déplacements) ;
- d'éviter les boissons alcoolisées ;
- de respecter un temps de sommeil suffisant.

Effets indésirables possibles

Fatigue, somnolence.

Plus rarement : maux de tête, traumatismes accidentels, *troubles digestifs*, troubles de la mémoire, de la vue ou de la coordination des mouvements, étourdissements, *vertiges*, aggravation paradoxale de l'épilepsie, *dépression*, instabilité émotionnelle, hostilité, nervosité, insomnies, *éruption cutanée*.

Laboratoires UCB Pharma

KÉRAFILM
Coricide, verrucide

Présentation

KÉRAFILM : solution pour application locale ; flacon de 10 ml avec bouchon applicateur + 6 rondelles protectrices. Non remb.

Composition

	p 100 ml
Acide salicylique	15 g
Acide lactique	15 g
Collodion	+

Dans quel cas ce médicament est-il prescrit ?

Ce médicament contient des substances destinées à dissoudre la kératine, couche la plus externe de la peau. Il contient également du collodion qui forme, après séchage, une pellicule incolore et adhérente.

Il est utilisé dans le traitement local des verrues, cors au pied, durillons et œils-de-perdrix.

Contre-indications

Ce médicament ne doit pas être utilisé dans les cas suivants :
- *allergie* aux *salicylés*,
- cors infectés.

Attention : La solution ne doit pas être appliquée sur les verrues du visage ou des organes génitaux. Un avis médical est nécessaire en cas d'*artérite* ou de *diabète* (cicatrisation plus lente).

Grossesse et allaitement

L'effet de ce médicament pendant la grossesse ou l'allaitement est mal connu. L'évaluation du risque éventuel lié à son utilisation est individuelle : demandez conseil à votre pharmacien ou à votre médecin.

Mode d'emploi et posologie

Coller une rondelle protectrice sur la zone à traiter, puis appliquer la solution avec la spatule.

Posologie usuelle :
1 application matin et soir.

Conseils : Pour éviter toute irritation, ne mettez pas cette solution caustique en contact avec la peau saine qui entoure la zone à traiter.
Les cors et les durillons sont dus à des traumatismes répétés provoqués par les chaussures. Le recours à un podologue peut être utile pour éviter leur récidive.
Les verrues, dues à un *virus*, sont contagieuses. L'apparition de verrues plantaires peut être prévenue par le port de chaussons souples dans les piscines publiques.
Refermez soigneusement le flacon après usage.

Effets indésirables possibles

Irritation locale.

Laboratoires Ducray

KÉRATYL

Informations détaillées sur www.monvidal.com

KERLONE

Bêtabloquant — sur ordonnance

Présentation

KERLONE 20 mg : comprimé sécable (blanc) ; boîte de 28. Liste I - Remb 65 % - **12,86 €**.
KERLONE 20 mg : comprimé sécable (blanc) ; boîte de 84. Liste I - Remb 65 % - **36,74 €**.

Composition

	p cp
Bétaxolol chlorhydrate	20 mg

Dans quel cas ce médicament est-il prescrit ?

Ce médicament appartient à la famille des *bêtabloquants*. Ceux-ci agissent en bloquant l'action de l'*adrénaline* (et d'autres *hormones* apparentées) sur de nombreux organes, notamment sur le cœur, les vaisseaux et plus faiblement sur les bronches.

Il est utilisé dans :
- le traitement de l'*hypertension artérielle*,
- la prévention des crises d'*angine de poitrine*.

Contre-indications

Ce médicament ne doit pas être utilisé dans les cas suivants :
- formes graves de certaines affections : *asthme*, *bronchite chronique*, *artérite*, phénomène de *Raynaud* ;
- *insuffisance cardiaque* non contrôlée par un traitement spécifique ;
- *bloc auriculoventriculaire* grave ;
- rythme cardiaque inférieur à 50 battements par minute ;
- *phéochromocytome* non traité ;
- hypotension ;
- *antécédent* de *choc anaphylactique* ;
- en association avec les médicaments contenant de la floctafénine ou du sultopride.

Attention : Ce médicament n'est pas un *traitement de la crise* d'*angine de poitrine*.
Ce médicament n'est pas adapté au traitement d'une forme particulière d'*angine de poitrine* appelée angor de *Printzmétal* qui relève d'un traitement *vasodilatateur*. Il peut néanmoins être associé à celui-ci lorsqu'une angine de poitrine « classique » coexiste avec un angor de Printzmétal.
Des précautions sont nécessaires en cas d'*insuffisance rénale* et chez la personne âgée.
N'interrompez jamais brutalement le traitement prescrit. Espacez progressivement les prises. Un avis médical est toujours préférable.
Chez les diabétiques, les *bêtabloquants* peuvent masquer certains *symptômes* de l'*hypoglycémie* (*palpitations* et accélération du cœur essentiellement).
Les bêtabloquants peuvent aggraver les *réactions allergiques* et empêcher l'action de l'*adrénaline* utilisée dans le traitement d'urgence du *choc anaphylactique*. Lors d'examens radiologiques nécessitant l'injection de produits de contraste iodés (susceptibles de provoquer des *chocs* allergiques), le traitement doit, si possible, être suspendu avec l'accord de votre médecin.
En cas d'intervention chirurgicale, l'anesthésiste doit être prévenu de la prise de ce médicament. C'est lui qui décidera si le traitement doit être poursuivi ou arrêté avant l'intervention.
Sportif : ce médicament contient une substance susceptible de rendre positifs certains *tests antidopage*.

Interactions avec d'autres substances

Ce médicament ne doit pas être associé :
- à la floctafénine (IDARAC) : risque d'augmentation de la gravité d'un éventuel *choc* allergique,
- au sultopride (disponible uniquement à l'hôpital) : risque de *torsades de pointes*.

Il peut interagir avec les médicaments contenant de l'amiodarone.

Informez votre médecin si vous prenez des *antidiabétiques*, des *AINS*, des *inhibiteurs calciques*, des *antidépresseurs imipraminiques*, des *neuroleptiques*, des *corticoïdes*, ou des médicaments contenant l'une des substances suivantes : quinidine, hydroquinidine, disopyramide, propafénone, baclofène, lidocaïne injectable, méfloquine.

Grossesse et allaitement

Les études scientifiques disponibles n'ont pas mis en évidence de problème particulier lors de l'utilisation de *bêtabloquant* chez la femme enceinte.

L'effet bêtabloquant persiste quelques jours chez le nouveau-né et justifie une surveillance médicale renforcée pendant les premiers jours de la vie.

Ce médicament passe dans le lait maternel ; un choix est donc nécessaire entre l'allaitement et la prise du médicament. Cette décision devra être prise en accord avec votre médecin.

Mode d'emploi et posologie

Ce médicament peut être pris indifféremment au cours ou en dehors des repas.

Posologie usuelle :
1 comprimé par jour.

> **Conseils :** Veillez à toujours disposer d'une réserve de médicament : une plaquette dans la trousse de toilette, par exemple.
> Votre tension artérielle doit être contrôlée régulièrement. Les appareils permettant une mesure automatique de la tension à domicile utilisent souvent un procédé de mesure différent de celui qu'emploie votre médecin. Si vous avez un tel appareil, apportez-le en consultation pour vous assurer que la mesure obtenue est bien conforme à celle du tensiomètre de votre médecin.
> Le traitement médicamenteux ne dispense pas de mesures simples pouvant faire baisser la tension artérielle : activité physique régulière, modération de la consommation de boissons alcoolisées et de *sel*, lutte contre l'excès de poids.
> Il est normal que le rythme cardiaque ralentisse sous l'effet du traitement ; néanmoins, en cas de fatigue anormale et de pouls inférieur à 50 battements par minute, consultez votre médecin.

Effets indésirables possibles

Le plus fréquemment : douleur d'estomac, nausées, vomissements, fatigue en début de traitement, sensation de mains et de pieds froids, troubles de l'érection, ralentissement important du cœur.
Plus rarement : *bloc auriculoventriculaire*, baisse excessive de la tension artérielle, phénomène de *Raynaud*, *insuffisance cardiaque*, *bronchospasme*, *hypoglycémie*, *éruption cutanée*, aggravation d'un *psoriasis*.

Laboratoires sanofi-aventis France

KESTIN
Antiallergique — sur ordonnance

Présentation

KESTIN 10 mg : comprimé ; boîte de 15. Liste II - Remb 35 % - **6,08 €**.
KESTIN 10 mg : comprimé ; boîte de 30. Liste II - Remb 35 % - **11,62 €**.

Composition

	p cp
Ébastine	10 mg
Lactose	+

Dans quel cas ce médicament est-il prescrit ?

Ce médicament est un *antihistaminique* antiallergique. Contrairement aux antihistaminiques plus anciens, il n'a pas d'effets *sédatifs* ni *atropiniques* à la posologie recommandée.
Il est utilisé dans le traitement des manifestations allergiques diverses : *rhinite* allergique et *urticaire*.

Contre-indications

Ce médicament ne doit pas être utilisé dans les cas suivants :
- *insuffisance hépatique* grave,
- chez l'enfant de moins de 12 ans (en l'absence d'étude).

> **Attention :** Des précautions sont nécessaires en cas d'*insuffisance rénale*, d'*hypokaliémie* ou d'anomalie de l'électrocardiogramme favorisant les *torsades de pointes*.

Interactions avec d'autres substances

Ce médicament peut interagir avec des *antibiotiques* de la famille des *macrolides* (érythromycine, clarithromycine, josamycine) ou avec certains *antifongiques* (kétoconazole, itraconazole) : risque de *troubles du rythme cardiaque*.

Grossesse et allaitement

L'effet de ce médicament pendant la grossesse ou l'allaitement est mal connu. Par prudence, son usage est déconseillé chez la femme enceinte ou chez celle qui allaite.

Mode d'emploi et posologie

Ce médicament est pris en dehors des repas.
Les comprimés doivent être avalés avec un peu d'eau.

Posologie usuelle :
- Adulte et enfant de plus de 12 ans :
  - *rhinite* : 1 à 2 comprimés par jour en une prise ;
  - *urticaire* : 1 comprimé par jour.

> **Conseils :** Ce médicament agit sur les manifestations de l'*allergie* mais n'en supprime pas la cause. Si les *symptômes* persistent ou s'aggravent, n'hésitez pas à consulter votre médecin.

Effets indésirables possibles

Rarement : douleurs abdominales, digestion difficile, fatigue, insomnie.

Laboratoires Almirall SAS

KESTINLYO
Antiallergique — sur ordonnance

Présentation

KESTINLYO 10 mg : *lyophilisat* oral (arôme menthe) ; boîte de 30. Liste II - Remb 35 % - **11,62 €**.

Composition

	p lyoph
Ébastine	10 mg
Aspartam	+

Dans quel cas ce médicament est-il prescrit ?

Ce médicament est un *antihistaminique* antiallergique. Contrairement aux antihistaminiques plus anciens, il n'a pas d'effets *sédatifs* ni *atropiniques* à la posologie recommandée.
Il est utilisé dans le traitement des manifestations allergiques diverses : *rhinite* allergique et *urticaire*.

Contre-indications

Ce médicament ne doit pas être utilisé dans les cas suivants :
- *insuffisance hépatique* grave,
- chez l'enfant de moins de 12 ans (en l'absence d'étude),
- *phénylcétonurie* (présence d'aspartam).

> **Attention :** Des précautions sont nécessaires en cas d'*insuffisance rénale*, d'*hypokaliémie* ou d'anomalie de l'électrocardiogramme favorisant les *torsades de pointes*.

Interactions avec d'autres substances

Ce médicament peut interagir avec des *antibiotiques* de la famille des *macrolides* (érythromycine, clarithromycine, josamycine) ou avec certains *antifongiques* (kétoconazole, itraconazole) : risque de *troubles du rythme cardiaque*.

Grossesse et allaitement

L'effet de ce médicament pendant la grossesse ou l'allaitement est mal connu. Par prudence, son usage est déconseillé chez la femme enceinte ou chez celle qui allaite.

Mode d'emploi et posologie

Ce médicament doit être pris en dehors des repas.
Le *lyophilisat* doit être placé sur la langue.

Posologie usuelle :

- Adulte et enfant de plus de 12 ans :
  - *rhinite* : 1 à 2 lyophilisats par jour en une prise ;
  - *urticaire* : 1 lyophilisat par jour.

Conseils : Ce médicament agit sur les manifestations de l'*allergie* mais n'en supprime pas la cause. Si les *symptômes* persistent ou s'aggravent, n'hésitez pas à consulter votre médecin.

Effets indésirables possibles

Rarement : douleurs abdominales, digestion difficile, fatigue, insomnie.

Laboratoires Almirall SAS

KETEK

Antibiotique : macrolide — **sur ordonnance**

Présentation

KETEK : comprimé (orange) ; boîte de 10. Liste I - Remb 65 % - **34,83 €**.

Composition

	p cp
Téléthromycine	400 mg
Lactose	+

Dans quel cas ce médicament est-il prescrit ?

Cet *antibiotique* appartient à la famille des *macrolides*.
Il est utilisé dans le traitement :

- des infections du nez, de la gorge, des bronches et des poumons chez l'adulte ;
- des angines chez l'enfant à partir de 12 ans.

Contre-indications

Ce médicament ne doit pas être utilisé dans les cas suivants :

- *allergie* aux *macrolides*,
- anomalie de l'électrocardiogramme ou prise de médicaments favorisant les *torsades de pointes*,
- en association avec certains *hypolipidémiants* de la famille des statines, les médicaments contenant de l'ergotamine ou de la dihydroergotamine.

Attention : Des précautions sont nécessaires en cas d'*insuffisance rénale, hépatique* grave, de *myasthénie* ou d'affection prédisposant à des *troubles du rythme cardiaque* graves.
Une diminution de la fièvre ou une disparition des *symptômes* ne sont pas synonymes de guérison : la durée du traitement doit absolument être respectée pour éviter les rechutes ou l'apparition d'une *résistance* du *germe* à l'*antibiotique*.

Si vous devez conduire ou utiliser une machine dangereuse, assurez-vous préalablement que ce médicament n'altère pas votre vigilance.

Interactions avec d'autres substances

Ce médicament ne doit pas être associé aux médicaments contenant :

- de l'ergotamine ou de la dihydroergotamine : risque d'*ergotisme* ;
- du cisapride (PRÉPULSID), du pimozide : risque de *torsades de pointes* ;
- de la simvastatine, de la lovastatine ou de l'atorvastatine : risque accru de lésions musculaires.

Il peut interagir avec les *inducteurs enzymatiques*.
Informez par ailleurs votre médecin ou votre pharmacien si vous prenez un *anticoagulant* oral et un médicament contenant de la digoxine, du midazolam ou de la ciclosporine.

Grossesse et allaitement

L'effet de ce médicament pendant la grossesse ou l'allaitement est mal connu : seul votre médecin peut évaluer le risque éventuel de son utilisation dans votre cas.

Mode d'emploi et posologie

Ce médicament peut être pris indifféremment pendant ou entre les repas.
Les comprimés doivent être avalés avec un grand verre d'eau.

Posologie usuelle :

- Adulte de plus de 18 ans : 2 comprimés par jour en 1 prise, pendant 5 jours.

Dans le traitement des pneumonies, la durée du traitement est comprise entre 7 et 10 jours.

- Enfant de 12 à 18 ans : 2 comprimés par jour en 1 prise, pendant 5 jours.

Conseils : Le médecin prescrit parfois un prélèvement pour identifier le *germe* responsable de l'infection et tester sa sensibilité aux *antibiotiques*. Le résultat de cet examen peut être faussé en cas d'automédication préalable : ne prenez pas d'antibiotiques sans avis médical.
L'éventuelle impression de fatigue n'est pas due à l'antibiotique, mais à l'infection elle-même.

Effets indésirables possibles

Très fréquent (plus de 1 personne sur 10) : *diarrhée*.
Fréquents : nausées, vomissements, douleurs abdominales, augmentation des *transaminases*, *vertiges*, maux de tête, troubles du goût, *candidose* vaginale.
Peu fréquents (moins de 1 personne sur 100) : *constipation*, perte d'appétit, *inflammation* ou candidose buccale, somnolence ou au contraire insomnie, nervosité, troubles de la vision, *éruption cutanée*, *palpitations*, rougeurs du visage.
Rarement (moins de 1 cas sur 1000) : fourmillement des extrémités, *hépatite*, baisse de la tension, ralentissement du cœur.

Laboratoires sanofi-aventis France

KÉTODERM crème

Antifongique local : imidazolé — sur ordonnance

Présentation

KÉTODERM : crème ; tube de 15 g. Liste I - Remb 35 % - **4,68 €**.

Composition

	p 100 g
Kétoconazole	2 g
Sulfites	+

Dans quel cas ce médicament est-il prescrit ?

Ce médicament d'action locale contient un *antifongique* de la famille des *imidazolés*.

Il est utilisé dans le traitement de certaines maladies de la peau dues à des champignons microscopiques (*mycoses*) : *candidose*, *pityriasis versicolor*, *dermatophyties*.

Contre-indications

Ce médicament ne doit pas être utilisé en cas d'*allergie* aux *antifongiques* de la famille des *imidazolés*.

> **Attention :** Évitez d'utiliser ce médicament, notamment chez l'enfant, de manière prolongée et sur des surfaces étendues ou profondément lésées, sans l'avis de votre pharmacien ou de votre médecin.
> Rincez abondamment en cas de contact accidentel avec les yeux.

Grossesse et allaitement

L'effet de ce médicament pendant la grossesse ou l'allaitement est mal connu : seul votre médecin peut évaluer le risque éventuel de son utilisation dans votre cas.

Mode d'emploi et posologie

Après lavage et séchage de la zone à traiter, appliquer directement la crème sur les lésions et masser pour faire pénétrer. Dans les plis de la peau, la crème doit être appliquée en petite quantité pour limiter le risque de *macération*.

Posologie usuelle :

1 ou 2 applications par jour.

La durée du traitement prescrit doit être respectée pour éviter les rechutes ; elle varie de 2 à 6 semaines suivant les cas.

> **Conseils :** En cas de *candidose*, évitez d'utiliser des savons acides : ils favorisent la multiplication des champignons.

Effets indésirables possibles

Irritation cutanée.

Laboratoires Janssen-Cilag

KÉTODERM sachet

Antifongique local : imidazolé — sur ordonnance

Présentation

KÉTODERM : gel moussant pour application locale ; boîte de 8 sachets-dose. Liste I - Remb 35 % - **12,64 €**.

Composition

	p sachet
Kétoconazole	120 mg

Dans quel cas ce médicament est-il prescrit ?

Ce médicament d'action locale contient un *antifongique* de la famille des *imidazolés*.

Il est utilisé dans le traitement de la *dermite séborrhéique* de l'adulte.

Contre-indications

Ce médicament ne doit pas être utilisé en cas d'*allergie* aux *antifongiques* de la famille des *imidazolés*.

> **Attention :** Rincez abondamment en cas de contact accidentel avec les yeux.

Grossesse et allaitement

Les substances contenues dans ce gel ne sont pas absorbées par la peau. Néanmoins, son utilisation est déconseillée pendant les 3 premiers mois de la grossesse sans avis médical.

L'utilisation de ce médicament est possible pendant l'allaitement.

Mode d'emploi et posologie

Appliquer le gel sur la zone à traiter, préalablement bien mouillée. Masser pour faire mousser. Pour une bonne efficacité du produit, laisser agir 5 minutes minimum, puis rincer abondamment.

Posologie usuelle :

- Adulte : 2 applications par semaine pendant 1 mois. Selon les résultats obtenus, le médecin peut prescrire un *traitement d'entretien*, à raison de 1 application par semaine ou tous les 15 jours.

Effets indésirables possibles

Rarement : irritation, rougeurs, démangeaisons, sécheresse de la peau, chute de cheveux ou changement de leur aspect (gras, sec).

Une modification de la couleur des cheveux peut parfois être observée, surtout en cas de permanente ou de coloration préalables et chez les personnes ayant des cheveux gris.

Laboratoires Janssen-Cilag

KÉTODERM tube unidose

Antifongique local : imidazolé — sur ordonnance

Présentation

KÉTODERM : gel moussant pour application locale ; tube unidose de 20 g. Liste I - Remb 35 % - **6,04 €**.

Composition

	p tube
Kétoconazole	400 mg

Dans quel cas ce médicament est-il prescrit ?

Ce médicament d'action locale contient un *antifongique* de la famille des *imidazolés*.

Il est utilisé dans le traitement d'une maladie de la peau (*pityriasis versicolor*) due à un champignon microscopique.

Contre-indications

Ce médicament ne doit pas être utilisé en cas d'*allergie* aux *antifongiques* de la famille des *imidazolés*.

> **Attention :** Rincez abondamment en cas de contact accidentel avec les yeux.

Grossesse et allaitement

Les substances contenues dans ce gel sont peu absorbées par la peau. Néanmoins, son utilisation est déconseillée pendant les 3 premiers mois de la grossesse sans avis médical.

L'utilisation de ce médicament est possible pendant l'allaitement.

Mode d'emploi et posologie

Appliquer la totalité du tube de gel sur le corps et le cuir chevelu préalablement mouillés. Masser pour faire mousser en insistant sur les régions atteintes. Pour une bonne efficacité du produit, laisser agir 5 minutes minimum, puis rincer abondamment.

Posologie usuelle :

1 application unique de la totalité du tube.

Effets indésirables possibles

Rarement : irritation, rougeurs, démangeaisons, sécheresse de la peau, chute de cheveux ou changement de leur aspect (gras, sec).

Une modification de la couleur des cheveux peut parfois être observée, surtout en cas de permanente ou de coloration préalables et chez les personnes ayant des cheveux gris.

Laboratoires Janssen-Cilag

KETOLIUM

Informations détaillées sur www.monvidal.com

KÉTOPROFÈNE 50 mg Génériques

Anti-inflammatoire non stéroïdien — sur ordonnance

Le médicament ci-dessous est un générique de PROFÉNID comprimé, gélule (voir p. 1055).

KETOPROFENE RPG 50 mg : gélule *(lactose)* boîte de 24. Liste II - Remb 65 % - 2,18 €.

KÉTOPROFÈNE 100 mg Génériques

Anti-inflammatoire non stéroïdien — sur ordonnance

Les médicaments ci-dessous sont des génériques de PROFÉNID comprimé, gélule (voir p. 1055).

KETOPROFENE RPG 100 mg : comprimé *(lactose)* boîte de 30. Liste II - Remb 65 % - 4,43 €.
KETUM 100 mg : comprimé *(lactose)* boîte de 30. Liste II - Remb 65 % - 4,43 €.

KÉTOPROFÈNE 200 mg Génériques

Anti-inflammatoire non stéroïdien — sur ordonnance

Les médicaments ci-dessous sont des génériques de PROFÉNID comprimé, gélule (voir p. 1055).

KETOPROFENE ARROW 200 mg : gélule à libération prolongée *(saccharose)* boîte de 14. Liste II - Remb 65 % - 5,24 €.
KETOPROFENE MERCK 200 mg : gélule à libération prolongée *(saccharose)* boîte de 14. Liste II - Remb 65 % - 5,24 €.
KETOPROFENE RPG 200 mg : comprimé à libération prolongée boîte de 14. Liste II - Remb 65 % - 5,24 €.
KETOPROFENE RPG 200 mg : gélule à libération prolongée *(saccharose)* boîte de 14. Liste II - Remb 65 % - 5,24 €.
KETOPROFENE SANDOZ 200 mg : gélule à libération prolongée *(saccharose)* boîte de 14. Liste II - Remb 65 % - 5,24 €.
KETOPROFENE TEVA 200 mg : gélule à libération prolongée *(saccharose)* boîte de 14. Liste II - Remb 65 % - 5,24 €.
KETUM 200 mg : gélule à libération prolongée *(saccharose)* boîte de 14. Liste II - Remb 65 % - 5,24 €.
TOPFENA 200 mg : gélule (microgranules à libération prolongée) *(saccharose, sulfites)* boîte de 14. Liste II - Remb 65 % - 5,24 €.

KÉTOPROFÈNE gel Génériques (groupe KÉTUM)

Anti-inflammatoire d'action locale — sur ordonnance

Les médicaments ci-dessous sont des génériques de KÉTUM gel (voir p. 693).

KETOPROFENE BIOGARAN 2,5 % : gel pour application cutanée *(alcool éthylique)* tube de 60 g. Liste II - Remb 35 % - 2,29 €.
KETOPROFENE EG 2,5 % : gel *(alcool éthylique à 96°)* tube doseur de 120 g. Liste II - Remb 35 % - 3,71 €.
KETOPROFENE EG 2,5 % : gel *(alcool éthylique à 96°)* tube de 120 g. Liste II - Remb 35 % - 3,71 €.
KETOPROFENE EG 2,5 % : gel *(alcool éthylique à 96°)* tube de 60 g. Liste II - Remb 35 % - 2,29 €.
KETOPROFENE MERCK GENERIQUES 2,5 % : gel *(alcool éthylique à 96°)* pompe de 120 g. Liste II - Remb 35 % - 3,71 €.
KETOPROFENE QUALIMED 2,5 % : gel *(alcool éthylique à 96°)* tube de 60 g. Liste II - Remb 35 % - 2,29 €.
KETOPROFENE QUALIMED 2,5 % : gel *(alcool éthylique à 96°)* pompe de 120 g. Liste II - Remb 35 % - 3,71 €.
KETOPROFENE RATIO 2,5 % : gel *(alcool éthylique à 96°)* pompe de 120 g. Liste II - Remb 35 % - 3,71 €.
KETOPROFENE SANDOZ 2,5 % : gel *(alcool éthylique à 96°)* tube de 60 g. Liste II - Remb 35 % - 2,29 €.
KETOPROFENE SANDOZ 2,5 % : gel *(alcool éthylique à 96°)* tube de 120 g. Liste II - Remb 35 % - 3,71 €.

KÉTOPROFÈNE gel Génériques (groupe PROFÉNID)

Anti-inflammatoire d'action locale — sur ordonnance

Les médicaments ci-dessous sont des génériques de PROFÉNID gel (voir p. 1053).

KETOPROFENE BIOGARAN 2,5 % : gel pour application cutanée *(alcool éthylique)* tube de 60 g. Liste II - Remb 35 % - 2,29 €.
KETOPROFENE EG 2,5 % : gel *(alcool éthylique à 96°)* tube doseur de 120 g. Liste II - Remb 35 % - 3,71 €.
KETOPROFENE EG 2,5 % : gel *(alcool éthylique à 96°)* tube de 120 g. Liste II - Remb 35 % - 3,71 €.
KETOPROFENE EG 2,5 % : gel *(alcool éthylique à 96°)* tube de 60 g. Liste II - Remb 35 % - 2,29 €.
KETOPROFENE MERCK GENERIQUES 2,5 % : gel *(alcool éthylique à 96°)* pompe de 120 g. Liste II - Remb 35 % - 3,71 €.
KETOPROFENE QUALIMED 2,5 % : gel *(alcool éthylique à 96°)* tube de 60 g. Liste II - Remb 35 % - 2,29 €.
KETOPROFENE QUALIMED 2,5 % : gel *(alcool éthylique à 96°)* pompe de 120 g. Liste II - Remb 35 % - 3,71 €.
KETOPROFENE RATIO 2,5 % : gel *(alcool éthylique à 96°)* pompe de 120 g. Liste II - Remb 35 % - 3,71 €.

KETOPROFENE SANDOZ 2,5 % : gel *(alcool éthylique à 96°)* tube de 60 g. Liste II - Remb 35 % - 2,29 €.
KETOPROFENE SANDOZ 2,5 % : gel *(alcool éthylique à 96°)* tube de 120 g. Liste II - Remb 35 % - 3,71 €.

KÉTREL

Antiacnéique local : rétinoïde — sur ordonnance

Présentation

KÉTREL : crème ; tube de 30 g. Liste I - Remb 35 % - **2,72 €**.

Composition

	p 100 g
Trétinoïne	50 mg

Dans quel cas ce médicament est-il prescrit ?

Ce médicament contient un dérivé de la *vitamine* A acide (*rétinoïde*). Il diminue l'épaisseur de la couche cornée en facilitant la desquamation superficielle de l'*épiderme*.

Il est utilisé pour traiter l'*acné*.

Attention : Évitez d'utiliser tout autre médicament ou cosmétique (eau de Cologne, lotion après-rasage, crème...) sans l'accord de votre médecin.
Une exposition aux rayons *ultraviolets* (soleil, lampe à bronzer) peut augmenter l'irritation cutanée provoquée par le médicament. N'omettez pas de signaler à votre médecin vos projets de vacances au soleil pendant la durée du traitement.

Grossesse et allaitement

Ce médicament est déconseillé par prudence pendant la grossesse. Toutefois, une grossesse survenant sous traitement ne justifie pas d'inquiétude particulière, mais doit vous conduire à consulter votre médecin.

Mode d'emploi et posologie

Laver la peau avec un savon doux, puis rincer et sécher soigneusement avant d'appliquer le produit.

Étendre un pois de crème sur les lésions à traiter et masser légèrement du bout des doigts.

Posologie usuelle :

1 application par jour, avant le coucher. La fréquence des applications peut être adaptée par le médecin en fonction de la réaction de la peau.

Une amélioration est généralement constatée après 4 à 8 semaines de traitement. Le résultat devient net après 3 mois ; un *traitement d'entretien* est souvent nécessaire pour éviter les rechutes.

Conseils : Une irritation de la peau et une aggravation de l'*acné* sont fréquentes et normales en début de traitement ; ne vous découragez pas : les boutons qui apparaissent traduisent une élimination du sébum. L'irritation peut éventuellement être atténuée par des crèmes calmantes prescrites par votre médecin. Dans le cas où cette irritation vous paraît excessive, consultez votre médecin qui décidera si la poursuite du traitement est possible.
Si vous vous exposez exceptionnellement au soleil, n'appliquez pas ce médicament la veille, le jour même ni le lendemain et protégez-vous avec un écran total. En cas de coup de soleil, attendez un complet rétablissement avant la reprise du traitement.
Si vous mettez accidentellement cette substance en contact avec les yeux, les paupières, la bouche, les narines, les *muqueuses* ou une plaie, rincez abondamment à l'eau tiède.

Effets indésirables possibles

Rougeur sèche et parfois cuisante de la peau, surtout autour de la bouche et du cou : ce phénomène régresse ou disparaît dès que l'on espace les applications.

Laboratoires Bailleul Biorga

KÉTUM gel

Anti-inflammatoire d'action locale — sur ordonnance

Présentation

KÉTUM : gel pour application locale ; tube de 60 g. Liste II - Remb 35 % - **2,29 €**.
KÉTUM : gel pour application locale ; tube doseur de 120 g. Liste II - Remb 35 % - **3,71 €**.

Composition

	p 100 g
Kétoprofène	2,5 g
Alcool	+

Dans quel cas ce médicament est-il prescrit ?

Ce gel contient un *anti-inflammatoire* non stéroïdien (*AINS*). Il lutte localement contre l'*inflammation* et la douleur.

Il est utilisé dans le traitement local des douleurs des petites articulations dues à l'*arthrose*, des *tendinites*, des entorses et contusions, des *lombalgies*.

Il est également utilisé pour traiter les inflammations localisées des suites de sclérose de varices.

Contre-indications

Ce médicament ne doit pas être utilisé dans les cas suivants :

- *antécédent* d'*asthme* provoqué par la prise d'*AINS*, y compris l'aspirine ;
- antécédent de *réaction allergique* cutanée avec un médicament contenant du kétoprofène, de l'acide tiaprofénique ou du fénofibrate, avec un produit solaire ou un parfum ;
- en application sur la peau lésée (*eczéma*, plaie, brûlure...) ;
- exposition des régions traitées au soleil (même voilé) ou aux *ultraviolets* pendant le traitement et les 2 semaines qui suivent ;
- **grossesse** (à partir du 6e mois).

Attention : Ce médicament est susceptible de provoquer une *photosensibilisation* : afin d'éviter tout risque de réaction cutanée, il est nécessaire de couvrir à l'aide d'un vêtement les zones d'application du gel pendant le traitement et les 15 jours qui suivent son arrêt.
N'appliquez pas ce médicament sur une *muqueuse* ou sous un pansement étanche (occlusif) sans un avis médical.

Grossesse et allaitement

Les *AINS* pris par voie orale peuvent être toxiques pour le fœtus ; leur utilisation est contre-indiquée pendant les 4 derniers mois de la grossesse. Les AINS destinés à une application locale peuvent traverser la peau, passer dans le sang et exposer le fœtus au même risque, lorsqu'ils sont appliqués sur une large surface de peau ou sous un pansement occlusif. N'utilisez pas ce médicament pendant la grossesse sans avis médical.

Les données disponibles ne permettent pas de savoir si ce médicament passe dans le lait maternel : ne l'utilisez pas pendant l'allaitement sans avis médical.

Mode d'emploi et posologie

Appliquer en massage doux et prolongé la quantité prescrite par votre médecin (tube simple) ou le nombre de doses indiquées (tube doseur).

Posologie usuelle :

- Adulte : 2 ou 3 applications par jour.

Conseils : Pensez à vous laver soigneusement les mains après l'application. En cas de contact accidentel avec les yeux, rincez abondamment.

Effets indésirables possibles

Imposant l'arrêt du traitement : *réaction allergique* cutanée (éruption de boutons, démangeaisons...) ou générale, *photosensibilisation* (voir Attention).

La présence d'alcool peut favoriser le dessèchement et l'irritation de la peau, surtout en cas d'applications répétées.

Laboratoires Menarini France

KÉTUM oral

Anti-inflammatoire non stéroïdien — sur ordonnance

Ce médicament est un générique de PROFÉNID comprimé, gélule (voir p. 1055).

KLEAN-PREP

Préparation aux examens du côlon

Présentation

KLEAN-PREP : poudre pour solution buvable (arôme vanille) ; boîte de 2 sachets n° 1 et 2 sachets n° 2. Remb 65 % - **5,99 €**.

KLEAN-PREP : poudre pour solution buvable (arôme vanille) ; boîte de 4 sachets n° 1 et 4 sachets n° 2. Remb 65 % - **10,54 €**.

Composition

	p sachet n° 1	p sachet n° 2
Macrogol (polyéthylèneglycol) 3 350	59 g	+
Sulfate de sodium anhydre	5,68 g	
Bicarbonate de sodium	1,68 g	
Sodium chlorure	1,46 g	
Potassium chlorure	0,74 g	
Aspartam		+

Dans quel cas ce médicament est-il prescrit ?

Ce médicament contient un *laxatif osmotique*. Il retient l'eau dans l'intestin et provoque une diarrhée qui vide le tube digestif.

Il est utilisé pour purger l'intestin avant une intervention chirurgicale ou un examen endoscopique (coloscopie) ou radiologique (lavement baryté).

Contre-indications

Ce traitement ne doit pas être utilisé dans les cas suivants :

- maladie responsable d'un état de fatigue extrême,
- maladie grave responsable d'une fragilité ou d'une obstruction de l'intestin,
- *phénylcétonurie* (présence d'aspartam),
- enfant de moins de 3 ans.

Attention : Chez la personne âgée ou fragilisée, ou chez l'enfant, il est préférable de réaliser la préparation de l'intestin à l'hôpital ou en clinique, la veille de l'examen.

Interactions avec d'autres substances

La diarrhée provoquée par l'administration de cette préparation peut diminuer l'absorption de nombreux médicaments. Demandez conseil à votre médecin si vous suivez, par ailleurs, un autre traitement : un décalage de l'heure des prises peut être nécessaire.

Grossesse et allaitement

Ce médicament ne contient que des substances présumées sans danger pendant la grossesse ou l'allaitement.

Mode d'emploi et posologie

Le contenu du sachet n° 1 doit être dilué dans de l'eau (minérale ou du robinet) pour obtenir 1 litre de solution. Ajouter ensuite le contenu du sachet n° 2 dans la solution.

Posologie usuelle :

- Adulte : 1 litre de solution par 15 à 20 kg ; soit en moyenne 3 à 4 litres à boire :
  - soit en 1 fois, dans la soirée précédant l'examen ;
  - soit en 2 fois, à raison de 2 litres la veille au soir et 2 litres le matin avant l'examen. Dans ce cas, la dernière prise devra avoir lieu au moins 3 heures avant l'examen.
- Enfant de plus de 3 ans : environ 80 ml par kg à boire la veille, en deux fois. Les doses doivent être espacées d'au moins 2 heures.

Conseils : L'absorption du volume prescrit n'est généralement ni simple ni agréable, mais une préparation intestinale correcte conditionne la qualité de l'examen qui sera réalisé par le médecin.

Un régime léger et pauvre en fibres (évitez les fruits et les légumes) est généralement suivi les jours précédant l'examen.

La solution reconstituée doit être placée au réfrigérateur. Elle ne peut pas être conservée plus de 48 heures.

Effets indésirables possibles

Nausées, vomissements, ballonnements.

Très rarement : *réaction allergique* (*urticaire*, *œdème*...).

La diarrhée, intense, correspond à l'effet recherché et n'est pas un effet indésirable.

Laboratoires Norgine Pharma

KLIOGEST

Estroprogestatif

sur ordonnance

Présentation

KLIOGEST : comprimé (blanc) ; boîte de 28. Liste I - Remb 65 % - **7,93 €**.

Composition

	p cp
Estradiol 17-bêta	2 mg
Noréthistérone acétate	1 mg
Lactose	+

Dans quel cas ce médicament est-il prescrit ?

Ce médicament contient de l'estradiol, destiné à corriger une *carence* en *estrogènes*, et de la noréthistérone, *progestatif* qui a un effet protecteur sur l'utérus et les glandes mammaires.

Il est utilisé pour traiter certains *symptômes* de la *ménopause* (bouffées de chaleur, sécheresse vaginale...) et pour prévenir l'*ostéoporose* chez la femme ménopausée ayant un risque accru de fracture.

Contre-indications

Ce médicament ne doit pas être utilisé dans les cas suivants :

- *accident thromboembolique* (*phlébite*, *embolie* pulmonaire...) ancien ou survenant pendant le traitement ;
- *cancer hormonodépendant* ;
- saignement génital intermittent (l'origine de ce saignement doit être déterminée par des examens appropriés avant la mise en route du traitement) ;
- anomalie de la circulation sanguine cérébrale et rétinienne ;
- *tumeur de l'hypophyse* ;
- *connectivites* ;
- *porphyrie* ;
- maladie du foie, grave ou récente ;
- **grossesse**.

Attention : De récentes études ont montré une augmentation du risque de survenue d'un cancer du sein chez les femmes ayant reçu un traitement prolongé des *symptômes* de la *ménopause*. Le traitement doit par conséquent être prescrit à la dose minimale efficace et pour une durée la plus courte possible. En l'absence de troubles, sa prescription ne doit pas être systématique.

Un bilan initial suivi d'une surveillance médicale régulière sont nécessaires, surtout dans les cas suivants : anomalie de la circulation sanguine cérébrale et rétinienne, *hypertension artérielle*, *diabète*, affection bénigne de l'utérus, *endométriose*, *lithiase* biliaire, *migraine*, *épilepsie*, *asthme*, *otospongiose*, *insuffisance rénale* ou *cardiaque*, *hypertriglycéridémie*, *lupus érythémateux* disséminé, obésité, *antécédents* familiaux de cancer du sein ou d'*accident thromboembolique*.

Arrêtez la prise de ce médicament et consultez votre médecin en cas d'apparition de l'un des symptômes suivants : maux de tête violents et inhabituels, ictère (jaunisse), élévation importante de la tension artérielle, gonflement douloureux d'une jambe, essoufflement brutal.

Si vous devez subir une intervention chirurgicale, il est préférable d'interrompre le traitement un mois à l'avance. De même, un alitement prolongé doit vous conduire à arrêter le traitement.

Interactions avec d'autres substances

L'efficacité du traitement peut être diminuée par la prise conjointe d'un médicament *inducteur enzymatique*.

Grossesse et allaitement

Ce médicament n'a pas d'indication chez la femme enceinte. Si une grossesse survient sous traitement, éventualité rare mais possible en début de pré-ménopause, consultez votre médecin et arrêtez le traitement. Aucune malformation imputable à ce médicament n'a été observée à ce jour.

Lorsque la *ménopause* est confirmée, une grossesse est impossible, y compris en cas de réapparition des règles.

Mode d'emploi et posologie

Prendre 1 comprimé par jour, sans interruption entre 2 plaquettes.

Conseils : Des saignements génitaux irréguliers peuvent survenir au cours des 3 ou 4 premiers mois de traitement ; si ces saignements persitent plus longtemps, consultez votre médecin

Effets indésirables possibles

Nausées, tension des seins, irritabilité, jambes lourdes (qui traduisent généralement un *surdosage*).

Saignement génital intermittent (à signaler à votre médecin).

Ce médicament contient un *estrogène* naturel, identique à celui secrété par les ovaires. Il ne semble pas exposer aux effets indésirables qui peuvent être (rarement) rencontrés avec les estrogènes de synthèse contenus dans les pilules *contraceptives* ; il serait néanmoins souhaitable d'interrompre le traitement en cas :

- d'*accident thromboembolique* en évolution ou autre accident cardiovasculaire ;
- de jaunisse ;
- de *tumeur* bénigne ou maligne du foie, du sein ou de l'utérus ;
- de crise d'*épilepsie* ;
- d'écoulement de lait par le mamelon.

Laboratoires Novo Nordisk Pharmaceutique SAS

KLIPAL CODÉINE 300 mg/25 mg

Association d'antalgiques contenant un opiacé

Présentation

KLIPAL CODÉINE 300 mg/25 mg : comprimé (orange clair) ; boîte de 16. Remb 65 % - **2,17 €**.

Composition

	p cp
Paracétamol	300 mg
Codéine phosphate	25 mg
Sulfites	+

Dans quel cas ce médicament est-il prescrit ?

Ce médicament contient deux *antalgiques* : le paracétamol, qui empêche la transmisssion de la douleur, et un *opiacé* (la codéine), qui renforce l'action du paracétamol en agissant sur la perception de la douleur par le cerveau. Le faible dosage en codéine lui permet d'être disponible sans ordonnance.

Il est utilisé dans le traitement de la douleur.

Contre-indications

Ce médicament ne doit pas être utilisé dans les cas suivants :
- maladie grave du foie ;
- *asthme* et *insuffisance respiratoire* ;
- en association avec les médicaments contenant de la nalbuphine, de la buprénorphine ou de la pentazocine ;
- **allaitement**.

Attention : De nombreux médicaments contiennent du paracétamol : vous devez en tenir compte en cas de prise conjointe car le *surdosage* en paracétamol peut être toxique pour le foie.

Du fait de la présence de codéine, n'utilisez pas ce médicament à forte dose et de façon prolongée (risque de *dépendance*) et évitez son emploi en cas d'*hypertension intracrânienne*, qu'il pourrait aggraver.

Ce médicament peut induire une somnolence, parfois intense chez certaines personnes. Cette somnolence peut être augmentée par la prise d'*alcool* ou d'autres médicaments *sédatifs*. La conduite et l'utilisation de machines dangereuses sont déconseillées, surtout dans les heures qui suivent la prise du médicament.

Interactions avec d'autres substances

Ce médicament ne doit pas être associé à ceux qui contiennent de la nalbuphine, de la buprénorphine ou de la pentazocine : risque de diminution de l'effet *antalgique*.

Informez par ailleurs votre médecin ou votre pharmacien si vous prenez des *sédatifs*.

Grossesse et allaitement

L'utilisation de la *codéine* et de ses dérivés (codéthyline, pholcodine) ne doit être envisagée chez la femme enceinte qu'en cas de nécessité, en effet :
- une *insuffisance respiratoire* peut survenir chez le nouveau-né d'une mère traitée par des doses élevées, même si le traitement est ponctuel mais précède de peu l'accouchement ;
- un *syndrome de sevrage*, à l'inverse, peut concerner des nouveau-nés si leur mère reçoit un traitement régulier, même à faible dose.

Il est donc important de signaler à l'obstétricien la prise éventuelle de codéine ou d'un de ses dérivés, afin que ces risques puissent être prévenus par une surveillance et un éventuel traitement adapté.

Ce médicament passe dans le lait maternel. Il est contre-indiqué pendant l'allaitement.

Mode d'emploi et posologie

Ce médicament peut être pris indifféremment au cours ou en dehors des repas. Les comprimés doivent être avalés avec un verre d'eau.

Respecter un intervalle de 4 à 6 heures entre 2 prises. En cas d'*insuffisance rénale*, l'intervalle entre 2 prises doit être au minimum de 8 heures.

Posologie usuelle :
- Adulte : 1 ou 2 comprimés par prise, à renouveler si nécessaire, sans dépasser 10 comprimés par jour.

Chez la personne âgée, la *posologie* initiale est généralement réduite de moitié.

Conseils : Comme tous les *antalgiques*, ce médicament est généralement plus efficace pour prévenir la douleur que pour la calmer : dans le traitement des douleurs chroniques, il est préférable de prendre ce médicament à intervalles réguliers sans attendre que la douleur s'installe.

Cet *antalgique* contenant de la codéine est destiné à être utilisé en deuxième intention, lorsque l'aspirine, l'ibuprofène ou le paracétamol, utilisés seuls, sont insuffisamment efficaces. Il peut néanmoins être utilisé d'emblée dans le traitement des douleurs fortes.

Effets indésirables possibles

Liés à la *codéine* :

Constipation, somnolence, nausées, vomissements, sensation de vertige et, plus rarement, *bronchospasme*, *réaction allergique* cutanée, ralentissement de la respiration. Ces effets indésirables sont ceux de la famille des *opiacés* ; ils sont généralement modérés aux doses recommandées.

Liés au paracétamol : *réaction allergique* (rare).

Laboratoires Pierre Fabre Médicament

KLIPAL CODÉINE 600 mg/50 mg

Association d'antalgiques contenant un opiacé

sur ordonnance

Présentation

KLIPAL CODÉINE 600 mg/50 mg : comprimé (orange) ; boîte de 12. Liste I - Remb 65 % - **2,86 €**.

Composition

	p cp
Paracétamol	600 mg
Codéine phosphate	50 mg
Sulfites	+

Dans quel cas ce médicament est-il prescrit ?

Ce médicament contient deux *antalgiques* : le paracétamol, qui empêche la transmisssion de la douleur, et un *opiacé* (la codéine), qui renforce l'action du paracétamol en agissant sur la perception de la douleur par le cerveau.

Il est utilisé dans le traitement de la douleur.

Contre-indications

Ce médicament ne doit pas être utilisé dans les cas suivants :
- maladie grave du foie ;
- *asthme* et *insuffisance respiratoire* ;
- en association avec les médicaments contenant de la nalbuphine, de la buprénorphine ou de la pentazocine ;
- **allaitement**.

Attention : De nombreux médicaments contiennent du paracétamol : vous devez en tenir compte en cas de prise conjointe car le *surdosage* en paracétamol peut être toxique pour le foie.

Du fait de la présence de codéine, n'utilisez pas ce médicament à forte dose et de façon prolongée (risque de *dépendance*) et évitez son emploi en cas d'*hypertension intracrânienne*, qu'il pourrait aggraver.

Ce médicament peut induire une somnolence, parfois intense chez certaines personnes. Cette somnolence peut être augmentée par la prise d'*alcool* ou d'autres médicaments *sédatifs*. La conduite et l'utilisation de machines dangereuses sont déconseillées, surtout dans les heures qui suivent la prise du médicament.

Interactions avec d'autres substances

Ce médicament ne doit pas être associé à ceux qui contiennent de la nalbuphine, de la buprénorphine ou de la pentazocine : risque de diminution de l'effet *antalgique*.

Informez par ailleurs votre médecin ou votre pharmacien si vous prenez des *sédatifs*.

Grossesse et allaitement

L'utilisation de la *codéine* et de ses dérivés (codéthyline, pholcodine) ne doit être envisagée chez la femme enceinte qu'en cas de nécessité, en effet :

- une *insuffisance respiratoire* peut survenir chez le nouveau-né d'une mère traitée par des doses élevées, même si le traitement est ponctuel mais précède de peu l'accouchement ;
- un *syndrome de sevrage*, à l'inverse, peut concerner des nouveau-nés si leur mère reçoit un traitement régulier, même à faible dose.

Il est donc important de signaler à l'obstétricien la prise éventuelle de codéine ou d'un de ses dérivés, afin que ces risques puissent être prévenus par une surveillance et un éventuel traitement adapté.

Ce médicament passe dans le lait maternel. Il est contre-indiqué pendant l'allaitement.

Mode d'emploi et posologie

Ce médicament peut être pris indifféremment au cours ou en dehors des repas. Les comprimés doivent être avalés avec un verre d'eau.

Respecter un intervalle de 4 à 6 heures entre 2 prises. En cas d'*insuffisance rénale*, l'intervalle entre 2 prises doit être au minimum de 8 heures.

Posologie usuelle :

- Adulte : 1 comprimé, à renouveler si nécessaire toutes les 6 heures.

Chez la personne âgée, la *posologie* initiale est généralement réduite de moitié.

Conseils : Comme tous les *antalgiques*, ce médicament est généralement plus efficace pour prévenir la douleur que pour la calmer : dans le traitement des douleurs chroniques, il est préférable de prendre ce médicament à intervalles réguliers sans attendre que la douleur s'installe.

Cet *antalgique* contenant de la codéine est destiné à être utilisé en deuxième intention, lorsque l'aspirine, l'ibuprofène ou le paracétamol, utilisés seuls, sont insuffisamment efficaces. Il peut néanmoins être utilisé d'emblée dans le traitement des douleurs fortes.

Ce médicament peut retarder un diagnostic en masquant la douleur ; ne le prenez pas sans l'avis de votre médecin, ne le conseillez pas à un proche.

Effets indésirables possibles

Liés à la *codéine* :

Constipation, somnolence, nausées, vomissements, sensation de vertige et, plus rarement, *bronchospasme*, *réaction allergique* cutanée, ralentissement de la respiration. Ces effets indésirables sont ceux de la famille des *opiacés* ; ils sont généralement modérés aux doses recommandées.

Liés au paracétamol : *réaction allergique* (rare).

Laboratoires Pierre Fabre Médicament

KOLA BOIRON

Informations détaillées sur www.monvidal.com

KOREC

Informations détaillées sur www.monvidal.com

KORETIC

Informations détaillées sur www.monvidal.com

KREDEX

Bêtabloquant — sur ordonnance

Présentation

KREDEX **25 mg :** comprimé (blanc) ; boîte de 28. Liste I, *médicament à prescription restreinte* - Remb 65 % - **8,21 €**.
KREDEX **12,5 mg :** comprimé (pêche) ; boîte de 28. Liste I, *médicament à prescription restreinte* - Remb 65 % - **8,21 €**.
KREDEX **6,25 mg :** comprimé (jaune) ; boîte de 14. Liste I, *médicament à prescription restreinte* - Remb 65 % - **4,37 €**.
KREDEX **6,25 mg :** comprimé (jaune) ; boîte de 28. Liste I, *médicament à prescription restreinte* - Remb 65 % - **8,21 €**.

Composition

	p cp	p cp	p cp
Carvédilol	25 mg	12,5 mg	6,25 mg
Lactose	+	+	+

Dans quel cas ce médicament est-il prescrit ?

Ce médicament possède les propriétés d'un *bêtabloquant* et d'un *alphabloquant*.

Il est utilisé dans le traitement de l'*insuffisance cardiaque* modérée à forte.

Contre-indications

Ce médicament ne doit pas être utilisé dans les cas suivants :

- *insuffisance cardiaque* grave, ne permettant plus une vie normale ;
- *insuffisance hépatique* ;
- *antécédent* de *choc anaphylactique* ;
- *bloc auriculoventriculaire* grave ;
- rythme cardiaque inférieur à 50 battements par minute ;
- *asthme* et bronchite chronique ;
- hypotension ;
- phénomène de *Raynaud*, *artérite* ;
- en association avec des médicaments contenant de la floctafénine, du vérapamil, du diltiazem, du bépridil, de la clonidine, du sultopride ou de la cimétidine.

Attention : Des précautions sont nécessaires chez les personnes atteintes de *psoriasis*, de baisse du nombre des *plaquettes*, d'angor de *Prinzmetal*, de *phéochromocytome*, d'*hyperthyroïdie*.

N'interrompez jamais brutalement le traitement. Espacez progressivement les prises. Un avis médical est toujours préférable.

Après l'adaptation de la posologie en milieu hospitalier, des consultations régulières sont nécessaires. En cas de malaises pouvant faire évoquer une baisse de tension, de ralentissement du cœur à moins de 50 battements par minute, ou d'un aggravation de l'essoufflement, contactez votre cardiologue.

Chez les diabétiques, les *bêtabloquants* peuvent masquer certains symptômes de l'*hypoglycémie* (palpitations et accélération du cœur essentiellement).

Les bêtabloquants peuvent aggraver les réactions allergiques et empêcher l'action de l'*adrénaline* utilisée dans le traitement d'urgence du *choc anaphylactique*. Lors d'examens radiologiques nécessitant l'injection de produits de contraste iodés (susceptibles de provoquer des *chocs* allergiques), le traitement doit si possible être suspendu avec l'accord du cardiologue.

En cas d'intervention chirurgicale, l'anesthésiste doit être prévenu de la prise de ce médicament. Il décidera en accord avec le cardiologue si le traitement doit être poursuivi ou arrêté avant l'intervention.

Ce médicament peut réduire la sécrétion de larmes et gêner les porteurs de lentilles de contact.

Conducteur : ce médicament peut parfois provoquer des étourdissements.

Interactions avec d'autres substances

Ce médicament ne doit pas être associé aux médicaments qui contiennent du vérapamil, du diltiazem, du bépridil, de la clonidine, de la cimétidine, du sultopride ou de la floctafénine : risque de malaise cardiovasculaire grave.

Il peut interagir avec les médicaments contenant de la digoxine ou de l'amiodarone.

Signalez à votre médecin la prise de médicament de la famille des *inhibiteurs calciques*, des *antiarythmiques*, ou contenant de la rifampicine ou de la méfloquine.

Grossesse et allaitement

Ce médicament peut être employé chez la femme enceinte, en cas d'absolue nécessité.

Ce médicament passe dans le lait maternel. L'allaitement est déconseillé pendant le traitement.

Mode d'emploi et posologie

Les comprimés doivent être pris avec un verre d'eau, au cours des repas.

Posologie usuelle :
La posologie est adaptée progressivement par le cardiologue ; elle est répartie en 2 prises quotidiennes (matin et soir).

Conseils :
Conditions particulières de délivrance
Ce médicament est un *médicament à prescription restreinte* : la prescription initiale ne peut être faite que dans un service hospitalier spécialisé en cardiologie ou en médecine interne. Une surveillance particulière est nécessaire pendant le traitement.

Effets indésirables possibles

Étourdissements, *hypotension orthostatique*, ralentissement du cœur, syncope (rarement).

Œdèmes, aggravation de l'*insuffisance cardiaque* pendant la période d'augmentation de la posologie.

Troubles digestifs : nausées, diarrhée, vomissements.

Baisse du nombre des *plaquettes* dans le sang.

Augmentation de la *glycémie*, prise de poids, trouble de la vue, *insuffisance rénale*.

Laboratoires Roche

KREOSOTUM COMPLEXE N° 62

Informations détaillées sur www.monvidal.com

KYTRIL

Antiémétique — sur ordonnance

Présentation

KYTRIL 1 mg : comprimé (blanc) ; boîte de 2. Liste I, *médicament d'exception* - Remb 65 % - **14,36 €**.
KYTRIL 2 mg : comprimé (blanc) ; boîte de 1. Liste I, *médicament d'exception* - Remb 65 % - **14,36 €**.
KYTRIL 3 mg/3 ml : solution injectable ; 1 ampoule de 3 ml. Liste I, *médicament d'exception* - Remb 65 % - **21,35 €**.

Composition

	p cp	p cp	p amp
Granisétron	1 mg	2 mg	3 mg
Lactose	+	+	

Dans quel cas ce médicament est-il prescrit ?

Ce médicament est un antinauséeux puissant.

Il est utilisé pour prévenir les nausées ou les vomissements provoqués par les chimiothérapies anticancéreuses ou par la radiothérapie.

Attention : Des précautions sont nécessaires en cas de risque de constipation (prise conjointe de médicaments qui ralentissent le transit, chirurgie digestive récente).

Grossesse et allaitement

L'effet de ce médicament pendant la grossesse ou l'allaitement est mal connu : seul votre médecin peut évaluer le risque éventuel de son utilisation dans votre cas.

Mode d'emploi et posologie

La solution est injectée par voie intraveineuse directe en 30 secondes environ ou en perfusion de 5 minutes dans une solution compatible.

Posologie usuelle :

- Adulte :
  - soit 1 comprimé à 1 mg dans l'heure qui précède la chimiothérapie, puis 1 autre comprimé 12 heures après la première prise ;
  - soit 1 comprimé à 2 mg dans l'heure qui précède la chimiothérapie ou la radiothérapie ;
  - soit 1 ampoule injectable de 3 mg avant la chimiothérapie ou la radiothérapie. L'injection peut être renouvelée 2 fois dans la journée si nécessaire. Ne pas dépasser la dose de 9 mg par 24 heures.

Conseils :

Conditions particulières de délivrance

Une ordonnance d'un modèle particulier (*médicament d'exception*) est nécessaire pour se procurer ce médicament.

Effets indésirables possibles

Maux de tête, constipation.

Baisse de la tension artérielle.

Rarement : *éruption cutanée*, augmentation des *transaminases*, *réaction allergique*.

Laboratoires Roche

L

L 8
Informations détaillées sur www.monvidal.com

L 25
Informations détaillées sur www.monvidal.com

L 28
Informations détaillées sur www.monvidal.com

L 52
Homéopathie

Présentation
L 52 : solution buvable ; flacon de 30 ml (gouttes). Non remb.

Composition
Eupatorium perfoliatum D3, Aconitum D4, Bryonia D3, Arnica napellus D4, Gelsemium D6, China D4, Belladonna D4, Drosera D3, Polygala D3, aa p 80 % ; Eucalyptus D1 20 % ; alcool.

Dans quel cas ce médicament est-il prescrit ?
Ce médicament est un *complexe* (association) de composants homéopathiques.
Il est utilisé dans le *traitement homéopathique* des états grippaux (courbatures, toux sèche) et fatigue post-grippale.

Grossesse et allaitement
Aux *dilutions homéopathiques*, les substances contenues dans ce médicament ne sont pas connues pour être toxiques pendant la grossesse ou l'allaitement.

Mode d'emploi et posologie
Ce médicament est pris de préférence en dehors des repas.
Les gouttes doivent être diluées dans un peu d'eau et gardées quelques secondes sous la langue.

Posologie usuelle :
- Adulte :
  - prévention : 20 gouttes, 2 fois par jour ;
  - état grippal : 20 gouttes, 5 à 8 fois par jour ;
  - état post-grippal : 20 gouttes, 3 fois par jour.
- Enfant de plus de 2 ans :
  - prévention : 5 à 10 gouttes, 2 fois par jour, selon l'âge ;
  - état grippal : 5 à 10 gouttes, 5 à 8 fois par jour, selon l'âge ;
  - état post-grippal : 5 à 10 gouttes, 3 fois par jour, selon l'âge.

Laboratoires Lehning

L 72
Homéopathie

Présentation
L 72 : solution buvable ; flacon de 30 ml (1200 gouttes). Non remb.

Composition
Sumbulus D3, Oleum gaultheriae D4, Cicuta virosa D4, Asa foetida D3, Corydalis formosa D3, Ignatia D4, Valeriana D3, Staphysagria D4, Avena sativa TM, Hyoscyamus D2, aa ; alcool.

Dans quel cas ce médicament est-il prescrit ?
Ce médicament est un *complexe* (association) de composants homéopathiques.
Il est utilisé dans le *traitement homéopathique* des troubles légers liés à l'anxiété et à l'hyperexcitabilité (émotivité, nervosité, troubles du sommeil).

Grossesse et allaitement
Aux *dilutions homéopathiques*, les substances contenues dans ce médicament ne sont pas connues pour être toxiques pendant la grossesse ou l'allaitement.

Mode d'emploi et posologie
Les gouttes doivent être diluées dans un peu d'eau et gardées quelques secondes sous la langue.

Posologie usuelle :
Troubles du sommeil :
- Adulte : 30 gouttes avant le dîner et 60 gouttes au coucher.
- Enfant de 2 à 15 ans : 8à 15 gouttes avant le dîner et 15 à 30 gouttes au coucher.

Nervosité :
- Adulte : 30 gouttes, 3 fois par jour.
- Enfant de 2 à 15 ans : 8 à 15 gouttes, 3 fois par jour, selon l'âge.

Laboratoires Lehning

L 107
Informations détaillées sur www.monvidal.com

L 114
Informations détaillées sur www.monvidal.com

LACCODERME
Informations détaillées sur www.monvidal.com

LACHESIS COMPLEXE N° 122
Informations détaillées sur www.monvidal.com

LACRIFLUID
Suppléance lacrymale

Présentation
LACRIFLUID : collyre ; flacon compte-gouttes de 10 g. Remb 65 % - **3,53 €**.
LACRIFLUID : collyre ; boîte de 10 récipients unidoses. Non remb.
LACRIFLUID : collyre ; boîte de 60 récipients unidoses. Remb 65 % - **7,04 €**.

Composition

	p 100 g	p 100 g
Carbomère 980	130 mg	130 mg
Cétrimide	+	

Dans quel cas ce médicament est-il prescrit ?
C'est un collyre de suppléance lacrymale : il compense une insuffisance de sécrétion naturelle de larmes.
Il est utilisé dans le traitement de la sécheresse oculaire due à une insuffisance lacrymale (œil sec).

Attention : Une irritation oculaire peut être due à une infection : en cas de doute, n'hésitez pas à consulter votre médecin.
N'utilisez pas ce collyre de façon prolongée ou en cas de port de lentilles de contact sans prendre un avis médical.

Interactions avec d'autres substances
Ce collyre peut interagir avec d'autres collyres : respectez un intervalle de 15 minutes entre deux instillations.

Grossesse et allaitement
Ce collyre peut être utilisé pendant la grossesse ou l'allaitement.

Mode d'emploi et posologie
Tirer la paupière inférieure vers le bas tout en regardant vers le haut et déposer les gouttes entre la paupière et le globe oculaire (*cul-de-sac conjonctival*).

Posologie usuelle :
- Adulte : 1 goutte, 1 à 3 fois par jour.

Conseils : L'application correcte du produit peut nécessiter une aide, notamment chez une personne handicapée ou âgée.
Ne conservez pas le flacon compte-gouttes plus de 1 mois après ouverture. Les récipients unidoses ne contiennent pas de conservateur ; ils doivent être jetés juste après utilisation.

Effets indésirables possibles
Rarement : irritation de l'œil.
Un trouble visuel bref peut survenir après instillation du produit, jusqu'à ce que la solution se répartisse uniformément sur l'œil.

Laboratoires Europhta

LACRIGEL
Suppléance lacrymale

Présentation
LACRIGEL : gel ophtalmique ; tube de 5 g. Remb 65 % - **2,75 €**.
LACRIGEL : gel ophtalmique ; tube de 10 g. Remb 65 % - **3,87 €**.

Composition

	p 100 g
Carbomère 980	200 mg
Cétrimide	1 mg

Dans quel cas ce médicament est-il prescrit ?
C'est un gel de suppléance lacrymale : il compense une insuffisance de sécrétion naturelle de larmes.
Il est utilisé dans le traitement de la sécheresse oculaire due à une insuffisance lacrymale (œil sec).

Attention : Une irritation oculaire peut être due à une infection : en cas de doute, n'hésitez pas à consulter votre médecin.
N'utilisez pas ce gel ophtalmique de façon prolongée sans prendre un avis médical.
Si vous portez des lentilles de contact, n'utilisez pas ce produit sans prendre l'avis de votre ophtalmologiste.

Interactions avec d'autres substances
Ce gel ophtalmique peut interagir avec des collyres : respectez un intervalle de 15 minutes entre deux applications.

Grossesse et allaitement
Ce gel contient un conservateur dont l'effet est mal connu pendant la grossesse ou l'allaitement. L'évaluation du risque éventuel lié à son utilisation est individuelle : demandez conseil à votre pharmacien ou à votre médecin.

Mode d'emploi et posologie
Tirer la paupière inférieure vers le bas tout en regardant vers le haut et déposer une goutte de gel entre la paupière et le globe oculaire (*cul-de-sac conjonctival*).

Posologie usuelle :
1 goutte, 3 ou 4 fois par jour.

Conseils : L'application correcte du produit peut nécessiter une aide, notamment chez une personne handicapée ou âgée.
Ne conservez pas le tube de gel plus de 1 mois après une première utilisation.

Effets indésirables possibles
Un trouble visuel bref peut survenir après instillation du produit jusqu'à ce que le gel se répartisse uniformément à la surface de l'œil.

Laboratoires Europhta

LACRINORM
Informations détaillées sur www.monvidal.com

LACRISERT
Informations détaillées sur www.monvidal.com

LACRYPOS
Suppléance lacrymale

Présentation
LACRYPOS : collyre ; flacon de 10 ml. Non remb.

Composition

	p 100 ml
Chondroïtine sulfate (sel sodique)	3 g
Borate phénylmercurique	+

Dans quel cas ce médicament est-il prescrit ?
C'est une solution de suppléance lacrymale qui contient un constituant de la *cornée* ; elle compense une insuffisance de sécrétion naturelle de larmes.
Elle est utilisée dans le traitement de la sécheresse oculaire due à une insuffisance lacrymale (œil sec).

Attention : Une irritation oculaire peut être due à une infection : en cas de doute, n'hésitez pas à consulter votre médecin.
N'utilisez pas ce collyre de façon prolongée sans prendre un avis médical.
Si vous portez des lentilles de contact, n'utilisez pas ce produit sans prendre l'avis de votre ophtalmologiste.

Interactions avec d'autres substances
Ce collyre peut interagir avec d'autres collyres : respectez un intervalle de 15 minutes entre deux instillations.

Grossesse et allaitement
Ce collyre contient des conservateurs dont l'effet est mal connu pendant la grossesse ou l'allaitement. L'évaluation du risque éventuel lié à son utilisation est individuelle : demandez conseil à votre pharmacien ou à votre médecin.

Mode d'emploi et posologie
Tirer la paupière inférieure vers le bas tout en regardant vers le haut et déposer les gouttes de collyre entre la paupière et le globe oculaire (*cul-de-sac conjonctival*).
Posologie usuelle :
1 ou 2 gouttes, 4 ou 5 fois par jour.

Conseils : Une application correcte du produit peut nécessiter une aide, notamment chez un enfant ou une personne handicapée ou âgée.
Ne conservez pas ce collyre plus de 15 jours après une première utilisation.

Effets indésirables possibles
Irritation locale.

Laboratoires Alcon

LACRYVISC
Suppléance lacrymale

Présentation
LACRYVISC : gel ophtalmique ; tube de 5 g. Remb 65 % - **2,67 €**.
LACRYVISC : gel ophtalmique ; tube de 15 g. Remb 65 % - **5,28 €**.
LACRYVISC : gel ophtalmique ; 30 unidoses de 0,5 g. Remb 65 % - **4,36 €**.

Composition

	tube p 100 g	unidose p 100 g
Carbomère 974 P	300 mg	300 mg
Benzalkonium chlorure	+	

Dans quel cas ce médicament est-il prescrit ?
C'est un gel de suppléance lacrymale : il compense une insuffisance de sécrétion naturelle de larmes.
Il est utilisé dans le traitement de la sécheresse oculaire due à une insuffisance lacrymale (œil sec).

Attention : Une irritation oculaire peut être due à une infection : en cas de doute, n'hésitez pas à consulter votre médecin.
N'utilisez pas ce gel ophtalmique de façon prolongée sans prendre un avis médical.
Si vous portez des *lentilles de contact*, n'utilisez pas ce produit sans prendre l'avis de votre ophtalmologiste.

Interactions avec d'autres substances
Ce gel ophtalmique peut interagir avec d'autres collyres : respectez un intervalle de 15 minutes entre deux applications.

Grossesse et allaitement
Le gel en tube contient un conservateur dont l'effet est mal connu pendant la grossesse ou l'allaitement. L'évaluation du risque éventuel lié à son utilisation est individuelle : demandez conseil à votre pharmacien ou à votre médecin.

Mode d'emploi et posologie
Tirer la paupière inférieure vers le bas tout en regardant vers le haut et déposer une goutte de gel entre la paupière et le globe oculaire (*cul-de-sac conjonctival*).
Posologie usuelle :
1 goutte, 2 à 4 fois par jour, ou plus, si nécessaire.

Conseils : L'application correcte du produit peut nécessiter une aide, notamment chez une personne handicapée ou âgée.
Ne conservez pas le tube de gel plus de 4 semaines après une première utilisation. Les unidoses ne contiennent pas de conservateur, elles doivent être jetées immédiatement après utilisation.

Effets indésirables possibles
Un trouble visuel bref peut survenir après l'instillation du produit, jusqu'à ce que le gel se répartisse uniformément sur la surface de l'œil.

Laboratoires Alcon

LACTÉOL
Antidiarrhéique

Présentation
LACTÉOL 170 mg : gélule (blanc) ; boîte de 20. Non remb.
LACTÉOL 340 mg : gélule (blanc) ; boîte de 10. Non remb.
LACTÉOL 340 mg : poudre pour suspension buvable (arômes : banane, orange) ; boîte de 10 sachets-dose. Non remb.

Composition

	p gél	p gél	p sachet
Lactobacillus inactivés, nombre de germes	5 milliards	10 milliards	10 milliards
Lactose	+	+	+
Saccharose			+

Dans quel cas ce médicament est-il prescrit ?

Ce médicament appartient à la famille des antidiarrhéiques d'origine microbienne. Il favorise la restauration de la flore intestinale.

Il est utilisé dans le *traitement d'appoint* des *diarrhées*, en complément des mesures diététiques.

> **Attention :** En l'absence d'amélioration après 2 jours de traitement, contactez votre médecin.

Grossesse et allaitement

Ce médicament ne contient que des substances présumées sans danger pendant la grossesse ou l'allaitement. Néanmoins, ne l'utilisez pas de façon prolongée sans l'avis de votre pharmacien ou de votre médecin.

Mode d'emploi et posologie

Le contenu des sachets doit être dissous dans un verre d'eau ou dans un biberon d'eau.

Posologie usuelle :

Gélules :

- Adulte et enfant de plus de 6 ans : 2 à 4 gélules de LACTÉOL 170 mg par jour ou 1 à 2 gélules de LACTÉOL 340 mg par jour, en fonction de l'intensité des troubles. La *posologie* peut être portée à 6 gélules de LACTÉOL 170 mg ou 3 gélules de LACTÉOL 340 mg le premier jour.

Sachets : 1 à 2 sachets par jour, jusqu'à 3 sachets le premier jour. La posologie est identique pour l'adulte, l'enfant et le nourrisson.

> **Conseils :** Une diarrhée peut provoquer une déshydratation, notamment chez le jeune enfant ou la personne âgée. Cette perte d'eau par l'organisme doit être compensée par des boissons abondantes (bouillon salé, boissons sucrées) car elle peut être à l'origine d'une fatigue, de malaise ou de confusion des idées.
>
> Chez le *nourrisson*, deux situations se présentent :
> - l'enfant est allaité : l'allaitement sera poursuivi pendant toute la période diarrhéique ;
> - l'enfant n'est pas allaité : des solutions de réhydratation particulièrement adaptées sont disponibles en pharmacie. Elles doivent être employées pendant les 3 à 4 premières heures qui suivent le début de la diarrhée et être proposées au nourrisson très régulièrement pendant cette période. Après cette phase initiale, l'alimentation habituelle, et notamment le lait, sera reprise même si la diarrhée persiste. L'exclusion du lait, avec ou sans lactose, ne fait plus partie des recommandations officielles. Au cas improbable où il vous serait impossible d'obtenir une solution de réhydratation du commerce, vous pouvez préparer une solution avec 1 litre d'eau additionné de 4 cuillères à café arasées de sucre et ½ cuillère à café de sel de table.
>
>   Les solutions de réhydratation ne doivent pas être utilisées plus d'une demi-journée car elles sont trop pauvres en nutriments.
>
> Le régime à suivre en cas de *diarrhée* repose sur une alimentation légère, à base de :
> - carotte, pomme de terre, en soupe ou en purée ;
> - pâtes, riz ou tapioca bien cuits, eau de cuisson du riz ;
> - compote de pommes ou de coings, gelée de coings ou de myrtilles ;
> - biscuits salés ou sucrés.
>
> Doivent être évités : les jus de fruits et les fruits crus, les légumes riches en fibres, les sources de protéines animales et les boissons glacées.

Laboratoires Axcan Pharma SA

LACTOMORRHUOL

Vitamines associées

Présentation

LACTOMORRHUOL : poudre orale ; flacon de 100 g. Non remb.

Composition

	p 100 g
Huile de foie de morue, poudre enrichie en sels de calcium et de sodium, en phosphore, iode et fer	100 g

Dans quel cas ce médicament est-il prescrit ?

Ce médicament contient de l'huile de foie de morue, riche en *vitamines* A et D, et des éléments minéraux.

Il est utilisé complément de l'alimentation, notamment chez les nourrissons, les enfants et les femmes enceinte.

> **Attention :** Ce médicament contient des *vitamines* A et D : leur *surdosage* expose à des effets indésirables graves ; ne dépassez pas les *posologies* préconisées et n'utilisez pas d'autres médicaments contenant ces vitamines sans avis médical.

Grossesse et allaitement

Chez la femme enceinte ou qui allaite, les apports quotidiens en *vitamine* A, sous forme de médicament, ne doivent pas dépasser 5 000 *UI* par jour.

Mode d'emploi et posologie

- Adulte : 2 ou 3 doses par jour.
- Enfant : 1 ou 2 doses par jour.

La durée du traitement est limitée à 1 mois sans avis médical.

> **Conseils :** La *vitamine* A est apportée par les corps gras : essentiellement huile de foie de poissons, jaune d'œuf, beurre et autres laitages. Elle est également fabriquée par le foie à partir de certains aliments : légumes, fruits. Une alimentation équilibrée et diversifiée apporte habituellement des quantités suffisantes de vitamine A.

Laboratoires Delpech

LACTULOSE 66,5 % Génériques

Laxatif osmotique

Les médicaments ci-dessous sont des génériques de DUPHALAC (voir p. 435).

LACTULOSE BIOGARAN 66,5 % : solution buvable flacon de 200 ml. Remb 35 % - 2,37 €.
LACTULOSE EG 66 % : solution buvable *(potassium)* flacon de 200 ml. Remb 35 % - 2,37 €.
LACTULOSE RPG 66,5 % : solution buvable flacon de 200 ml. Remb 35 % - 2,37 €.
LACTULOSE SANDOZ 66,5 % : solution buvable *(alcool éthylique, potassium)* flacon de 200 ml. Remb 35 % - 2,37 €.

LACTULOSE 10 g/15 ml
Génériques
Laxatif osmotique

Les médicaments ci-dessous sont des génériques de DUPHALAC (voir p. 435).

LACTULOSE ALMUS 10 g : solution buvable *(potassium)* boîte de 20 sachets-dose. Remb 35 % - 3,27 €.
LACTULOSE BIOGARAN 10 g/15 ml : solution buvable boîte de 20 sachets de 15 ml. Remb 35 % - 3,27 €.
LACTULOSE BIPHAR 10 g/15 ml : solution buvable boîte de 20 sachets de 15 ml. Remb 35 % - 3,27 €.
LACTULOSE EG 10 g/15 ml : solution buvable *(potassium)* boîte de 20 sachets de 15 ml. Remb 35 % - 3,27 €.
LACTULOSE G GAM 10 g : solution buvable *(potassium)* boîte de 20 sachets de 15 ml. Remb 35 % - 3,27 €.
LACTULOSE MERCK 10 g/15 ml : solution buvable boîte de 20 sachets-doses de 15 ml. Remb 35 % - 3,28 €.
LACTULOSE MERCK GENERIQUES 10 g : solution buvable *(huile de soja)* boîte de 20 sachets. Remb 35 % - 3,27 €.
LACTULOSE MERCK GENERIQUES 10 g : solution buvable *(huile de soja)* boîte de 12. Non remb.
LACTULOSE QUALIMED 10 g/15 ml : solution buvable boîte de 20 sachets de 15 ml. Remb 35 % - 3,27 €.
LACTULOSE RATIOPHARM 10 g : solution buvable *(potassium)* boîte de 20 sachets-doses de 15 ml. Remb 35 % - 3,27 €.
LACTULOSE RPG 10 g/15 ml : solution buvable boîte de 20 sachets-doses de 15 ml. Remb 35 % - 3,27 €.
LACTULOSE SANDOZ 10 g : solution buvable *(potassium)* boîte de 20 sachets de 15 ml. Remb 35 % - 3,27 €.
LACTULOSE TEVA 10 g/15 ml : solution buvable boîte de 20 sachets. Remb 35 % - 3,27 €.
LACTULOSE ZYDUS 10 g : solution buvable *(potassium)* boîte de 20 sachets de 15 ml. Remb 35 % - 3,27 €.

LAMALINE
Association d'antalgiques contenant un opiacé

sur ordonnance

Présentation
LAMALINE : gélule (vert et blanc) ; boîte de 16. Liste II - Remb 35 % - **2,06 €**.
LAMALINE : suppositoire ; boîte de 10. Liste II - Remb 35 % - **3,24 €**.

Composition

	p gél	p suppos
Paracétamol	300 mg	500 mg
Opium, poudre	10 mg	
Opium, extrait		15 mg
Caféine	30 mg	50 mg

Dans quel cas ce médicament est-il prescrit ?
Ce médicament *antalgique* associe du paracétamol, qui empêche la transmission de la douleur, un *opiacé* (extrait d'opium), qui agit directement sur le cerveau, et de la *caféine*.

Il est utilisé dans le *traitement symptomatique* de la douleur (rhumatismes, douleurs dentaires, *migraine*, règles douloureuses...).

Contre-indications
Ce médicament ne doit pas être utilisé dans les cas suivants :
- maladie grave du foie ;
- enfant de moins de 15 ans ;
- en association avec les médicaments contenant de la nalbuphine, de la buprénorphine ou de la pentazocine ;
- **grossesse** ;
- **allaitement**.

Attention : De nombreux médicaments contiennent du paracétamol : vous devez en tenir compte en cas de prise conjointe car le *surdosage* en paracétamol peut être toxique pour le foie.
Des précautions sont nécessaires en cas d'*insuffisance respiratoire* et chez la personne âgée.
Évitez les boissons alcoolisées : augmentation du risque de somnolence.
Sportif : ce médicament contient une substance susceptible de rendre positifs certains *tests antidopage*.

Interactions avec d'autres substances
Ce médicament ne doit pas être associé à ceux qui contiennent de la nalbuphine, de la buprénorphine ou de la pentazocine : risque de diminution de l'effet *antalgique*.
Informez par ailleurs votre médecin ou votre pharmacien si vous prenez des *sédatifs*.

Grossesse et allaitement
Compte tenu de la présence d'opium, n'utilisez pas ce médicament pendant la grossesse ou l'allaitement.

Mode d'emploi et posologie
Ce médicament peut être pris indifféremment au cours ou en dehors des repas. Les gélules doivent être avalées, telles quelles, avec un grand verre d'eau.
Respecter un intervalle minimal de 4 heures entre 2 prises.

Posologie usuelle :
- Adulte : 1 ou 2 gélules ou 1 suppositoire, 2 ou 3 fois par jour. Ne pas dépasser 10 gélules ou 6 suppositoires par jour.

Conseils : Cette association contenant un *opiacé* est destinée à être utilisée lorsque la douleur est mal soulagée par les *antalgiques* usuels.
Ce médicament contient de la *caféine*. On considère qu'une tasse de café contient de 60 à 100 mg de cette substance. Ainsi, pour limiter les effets indésirables de la caféine (excitation, tremblements, insomnie, *palpitations*), il est préférable de limiter la consommation de boissons qui en renferment (café, thé...). Il est également recommandé de prendre ce médicament avant 17 heures.

Effets indésirables possibles
Lié à l'opium : constipation.
Lié au paracétamol : réaction *allergique* (rare).
Risque d'insomnie liée à la *caféine*.

Laboratoires Solvay Pharma

LAMICSTART
Informations détaillées sur www.monvidal.com

LAMICTAL

Antiépileptique — **sur ordonnance**

Présentation

LAMICTAL 2 mg : comprimé *dispersible* (blanc ; arôme cassis) ; boîte de 30. Liste I - Remb 65 % - **6,10 €**.
LAMICTAL 5 mg : comprimé *dispersible* ou à croquer (blanc ; arôme cassis) ; boîte de 30. Liste I - Remb 65 % - **7,14 €**.
LAMICTAL 25 mg : comprimé *dispersible* ou à croquer (blanc ; arôme cassis) ; boîte de 30. Liste I - Remb 65 % - **11,07 €**.
LAMICTAL 50 mg : comprimé *dispersible* ou à croquer (blanc ; arôme cassis) ; boîte de 30. Liste I - Remb 65 % - **17,93 €**.
LAMICTAL 100 mg : comprimé *dispersible* ou à croquer (blanc ; arôme cassis) ; boîte de 30. Liste I - Remb 65 % - **31,60 €**.
LAMICTAL 200 mg : comprimé *dispersible* ou à croquer (blanc ; arôme cassis) ; boîte de 30. Liste I - Remb 65 % - **55,03 €**.

Composition

	p cp	p cp	p cp
Lamotrigine	2 mg	5 mg	25 mg
	p cp	p cp	p cp
Lamotrigine	50 mg	100 mg	200 mg

Dans quel cas ce médicament est-il prescrit ?

Ce médicament est un antiépileptique ; comme tous les antiépileptiques, il diminue la fréquence des crises d'*épilepsie*.

Il est utilisé dans le traitement de l'épilepsie, seul ou en complément des traitements classiques lorsque ceux-ci ne parviennent pas à prévenir la survenue des crises.

Contre-indications

Ce médicament ne doit pas être utilisé dans les cas suivants :
- enfant de moins de 2 ans (en l'absence d'études),
- en association avec le millepertuis,
- **allaitement**.

Attention : Ce médicament peut provoquer des *éruptions cutanées* parfois graves. Ces éruptions sont plus fréquentes en cas de *posologie* initiale trop élevée ou d'augmentation trop rapide des doses. L'association (fréquente) de ce médicament à d'autres antiépileptiques peut augmenter sa concentration dans le sang et constitue un facteur de risque supplémentaire. Il est indispensable de respecter scrupuleusement la posologie prescrite.

Si malgré ces précautions, une éruption cutanée survient sans cause évidente (varicelle, moustiques, orties...), consultez immédiatement un médecin. De même, la survenue d'une *conjonctivite*, d'un gonflement du visage ou d'une fièvre inexpliquée peut nécessiter un avis médical rapide.

Des précautions sont nécessaires chez les personnes souffrant d'*insuffisance rénale*, *insuffisance hépatique* ou ayant présenté une éruption de boutons lors de la prise d'un autre antiépileptique.

Signalez à votre médecin d'éventuels *antécédents* de *réactions allergiques* aux médicaments.

Ne modifiez ni n'interrompez jamais votre traitement sans l'accord de votre médecin : risque de réapparition des *convulsions*, même si aucune crise n'est survenue depuis une longue période. L'arrêt du traitement doit être progressif par diminution de la *posologie* sur une durée de 15 jours.

La conduite automobile et l'utilisation de machines dangereuses sont contre-indiquées chez les épileptiques lorsque les crises persistent malgré un *traitement préventif*. Par ailleurs, ce médicament peut être à l'origine de *vertiges* ou de troubles visuels.

Interactions avec d'autres substances

Ce médicament ne doit pas être associé au millepertuis : risque de diminution de sa concentration dans le sang et de son efficacité.

Il peut interagir avec le valproate de sodium et les autres antiépileptiques : le médecin en tient compte dans sa prescription. Ne modifiez jamais votre traitement sans avis médical.

Grossesse et allaitement

L'effet de ce médicament pendant la grossesse est mal connu : seul votre médecin peut évaluer le risque éventuel de son utilisation dans votre cas.

Si une grossesse survient pendant le traitement, consultez votre médecin : l'arrêt brutal du traitement exposerait à la réapparition de crises préjudiciables à la mère et à l'enfant à naître.

Ce médicament passe dans le lait maternel. L'allaitement est contre-indiqué pendant le traitement.

Mode d'emploi et posologie

Les comprimés peuvent être avalés tels quels, mâchés ou dissous dans un peu d'eau (pour l'enfant de moins de 6 ans, ils doivent être dissous). Ils peuvent être pris indifféremment au cours ou en dehors des repas.

Posologie usuelle :
- Adulte et enfant de plus de 12 ans : 100 à 500 mg par jour, en 1 ou 2 prises, selon que le médicament est utilisé seul ou en association avec d'autres antiépileptiques. Cette posologie est atteinte en 4 semaines par augmentation progressive de la dose quotidienne.
- Enfant de 2 à 12 ans :
  - en association avec la phénytoïne, la carbamazépine, le phénobarbital ou la primidone : 5 à 15 mg par kg et par jour (sans dépasser 400 mg par jour) atteints progressivement, par paliers, et répartis en 2 prises ;
  - en association avec les autres antiépileptiques : 1 à 5 mg par kg et par jour (sans dépasser 200 mg par jour) atteints progressivement, par paliers, en 1 ou 2 prises.

Conseils : Afin d'éviter les oublis, il est préférable de prendre ce médicament à heure fixe.

Veillez à toujours disposer d'une réserve de médicament ; lors de vos déplacements, munissez-vous d'une ordonnance en cours de validité.

Effets indésirables possibles

Réactions allergiques ; les plus fréquentes sont des éruptions de boutons, le plus souvent bénignes, mais pouvant évoluer vers des lésions graves et exceptionnellement mortelles. La fréquence des réactions cutanées ayant conduit à un hospitalisation est de l'ordre de 1/1000 chez l'adulte et de 1/200 chez l'enfant.

Maux de tête, *vertiges*, troubles de la vision, tremblements, somnolence, agitation, fatigue, *troubles digestifs*, augmentation paradoxale de la fréquence des crises d'*épilepsie*.

Laboratoires GlaxoSmithKline

LAMIDERM

Informations détaillées sur www.monvidal.com

LAMISIL comprimé

Antifongique — sur ordonnance

Présentation

LAMISIL 250 mg : comprimé sécable (blanc) ; boîte de 14. Liste II - Remb 65 % - **27,22 €**.
LAMISIL 250 mg : comprimé sécable (blanc) ; boîte de 28. Liste II - Remb 65 % - **50,71 €**.

Composition

	p cp
Terbinafine	250 mg

Dans quel cas ce médicament est-il prescrit ?

Ce médicament contient un *antifongique* actif sur les champignons microscopiques appelés *dermatophytes* et sur les *levures*. Il fait partie des antifongiques qui sont absorbés par l'intestin.

Il est utilisé pour traiter certaines *mycoses* de la peau et des ongles.

Contre-indications

Ce médicament ne doit pas être utilisé en cas d'*insuffisance hépatique* ou d'*insuffisance rénale* grave.

Attention : Ce médicament peut provoquer une *allergie* ou plus rarement une *hépatite* ou une baisse importante des *globules blancs*. Vous devez arrêter votre traitement et prendre rapidement un avis médical en cas d'apparition d'un des symptômes suivants :
- angine ou fièvre inhabituelle ;
- éruption de boutons ou de cloques ;
- démangeaisons diffuses et importantes ;
- jaunisse avec selles décolorées et urines foncées ;
- fatigue intense inexpliquée.

Interactions avec d'autres substances

Informez votre médecin ou votre pharmacien si vous prenez un médicament contenant l'une des substances suivantes : propafénone, flécaïnide, métoprolol, rifampicine.

Grossesse et allaitement

L'effet de ce médicament pendant la grossesse est mal connu : seul votre médecin peut évaluer le risque éventuel de son utilisation dans votre cas.

Ce médicament passe dans le lait maternel : il est déconseillé pendant l'allaitement.

Mode d'emploi et posologie

Le comprimé doit être pris de préférence au cours d'un repas.

Posologie usuelle :
- Adulte : 1 comprimé par jour. La durée du traitement varie en fonction du type d'infection.

Conseils : Le respect de la durée du traitement est un élément capital de son efficacité.
Ce médicament doit être conservé à l'abri de la lumière.

Effets indésirables possibles

Altération du goût, *troubles digestifs*.

Rarement : douleurs des articulations et des muscles, *hépatite* (voir Attention).

Exceptionnellement : anomalie de la *numération formule sanguine*, *réaction allergique* cutanée (voir Attention).

Laboratoires Novartis Pharma SAS

LAMISIL crème et solution

Antifongique local — sur ordonnance

Présentation

LAMISIL : crème ; tube de 15 g. Liste II - Remb 35 % - **5,61 €**.
LAMISIL : solution pour pulvérisation cutanée ; flacon de 15 ml. Liste II - Remb 35 % - **5,37 €**.

Composition

	p 100 g
Terbinafine chlorhydrate	1 g

Dans quel cas ce médicament est-il prescrit ?

Ce médicament d'usage local contient un *antifongique*.
Il est utilisé dans le traitement de certaines maladies de la peau, des ongles et des muqueuses dues à des champignons microscopiques (*mycoses*) : *candidose*, *pityriasis versicolor*, *dermatophyties*...

Attention : La solution en flacon pressurisé contient de l'alcool qui peut être irritant sur une peau lésée. Elle ne doit pas être appliquée sur le visage.
Évitez d'utiliser ce médicament, notamment chez l'enfant, de manière prolongée et sur des surfaces étendues ou profondément lésées sans l'avis de votre pharmacien ou de votre médecin.
Rincez abondamment en cas de contact accidentel avec les yeux.

Grossesse et allaitement

L'effet de ce médicament pendant la grossesse est mal connu : seul votre médecin peut évaluer le risque éventuel de son utilisation dans votre cas.

Ce médicament passe dans le lait maternel ; ne l'utilisez pas ou ne le réutilisez pas sans avis médical.

Mode d'emploi et posologie

Dans tous les cas, le médicament doit être appliqué aprés lavage et séchage soigneux de la zone à traiter.
Crème : appliquer directement sur les lésions et masser pour faire pénétrer. Dans les plis de la peau, la crème doit être appliquée en petite quantité pour limiter le risque de macération.
Solution : aprés agitation du flacon, pulvériser sur les lésions en respectant une distance d'au moins 10 cm, puis masser pour faire pénétrer.

Posologie usuelle :
1 à 2 applications par jour.
La durée du traitement et la forme utilisée (crème, solution) varient selon les cas. Suivre la prescription de votre médecin ou les conseils de votre pharmacien.

Conseils : En cas de *candidose*, évitez d'utiliser des savons acides : ils favorisent la multiplication des champignons.
En cas de lésions importantes des ongles des orteils, un meulage préalable par un pédicure facilite l'action du médicament.
Une transpiration excessive contribue au développement des lésions dues à des champignons. Le port de chaussettes en fibre naturelle (coton, laine) est recommandé. La même paire de chaussures ne doit pas être portée deux jours de suite.

Effets indésirables possibles

Irritation cutanée.
Rarement : *réaction allergique* cutanée nécessitant l'arrêt du traitement (solution).

Laboratoires Novartis Santé Familiale SAS

LAMISILATE
Antifongique local

Présentation

LAMISILATE : crème ; tube de 10 g. Non remb.
LAMISILATE MONODOSE 1 % : solution pour application cutanée ; tube de 4 g. Non remb.

Composition

	p 100 g	p tube de 4 g
Terbinafine chlorhydrate	1 g	45 mg
Alcool	+	

Dans quel cas ce médicament est-il prescrit ?

Ce médicament d'usage local contient un *antifongique*.
Il est utilisé dans le traitement des *mycoses* du pied (« pied d'athlète ») dues à des champignons microscopiques.

Attention : Ce médicament peut être utilisé sur le conseil de votre pharmacien si vous ressentez des démangeaisons ou des brûlures entre les orteils, associées ou non à des fissures.
En l'absence d'amélioration une semaine après la fin du traitement, contactez votre médecin ; un prélèvement peut être nécessaire pour déterminer la cause des lésions.
La crème ne doit pas être appliquée sur des lésions étendues sans avis médical.
Rincez abondamment en cas de contact accidentel avec les yeux.

Grossesse et allaitement

L'effet de ce médicament pendant la grossesse est mal connu : seul votre médecin peut évaluer le risque éventuel de son utilisation dans votre cas.

Après application cutanée, ce médicament ne passe que faiblement dans le sang ; néanmoins, ne l'utilisez pas pendant l'allaitement sans avis médical

Mode d'emploi et posologie

La crème doit être appliquée après un lavage et un séchage soigneux de la zone à traiter.
La solution doit être appliquée en fine couche, sur les orteils, sur la voûte plantaire et sur les côtés latéraux du pied, en commençant par les espaces entre les orteils. Laisser ensuite sécher la solution, sans masser, pendant 1 à 2 minutes jusqu'à formation d'un film. Il est recommandé d'appliquer la solution après avoir nettoyé et séché les pieds et d'attendre 24 heures avant de se laver à nouveau les pieds, afin de permettre une pénétration maximale du produit. Un tube permet de traiter les 2 pieds.

Posologie usuelle :
Crème :
- Adulte et enfant de plus de 12 ans : 1 application par jour, pendant 7 jours.

Solution pour application cutanée :
- Adulte et enfant de plus de 18 ans : 1 application unique, sur les 2 pieds, même si un seul pied semble présenter des lésions.

Conseils : Ce médicament peut être en accès libre dans certaines pharmacies ; néanmoins, n'hésitez pas à demander conseil à votre pharmacien.
En cas de pied d'athlète, il est recommandé d'utiliser un savon acide : votre pharmacien pourra vous aider pour son choix.
La fréquentation répétée de lieux publics chauds et humides (sauna, etc.) doit être évitée.
Une transpiration excessive contribue au développement des mycoses. Le port de chaussettes en fibre naturelle (coton, laine) est recommandé. Une même paire de chaussures ne devrait pas être portée deux jours de suite.

Effets indésirables possibles

Irritation cutanée.
Rarement : *réaction allergique* cutanée nécessitant l'arrêt des applications de crème ou le retrait du film formé par la solution (enlever le film à l'aide d'un solvant comme de l'alcool dénaturé).

Laboratoires Novartis Santé Familiale SAS

LAMISILDERMGEL
Antifongique local — sur ordonnance

Présentation

LAMISILDERMGEL : gel ; tube de 15 g. Liste II - Remb 35 % - **5,37 €**.

Composition

	p 100 g
Terbinafine	1 g
Alcool	+

Dans quel cas ce médicament est-il prescrit ?

Ce médicament d'usage local contient un *antifongique*.
Il est utilisé dans le traitement de certaines maladies de la peau, des ongles et des muqueuses dues à des champignons microscopiques (*mycoses*) : *pityriasis versicolor*, *dermatophyties*...

Attention : Le gel contient de l'*alcool* qui peut être irritant sur une peau lésée.
Évitez d'utiliser ce médicament de manière prolongée et sur des surfaces étendues sans l'avis de votre pharmacien ou de votre médecin.
Rincez abondamment en cas de contact accidentel avec les yeux.

Grossesse et allaitement

L'effet de ce médicament pendant la grossesse est mal connu : seul votre médecin peut évaluer le risque éventuel de son utilisation dans votre cas.

Ce médicament passe dans le lait maternel ; ne l'utilisez pas ou ne le réutilisez pas sans avis médical.

Mode d'emploi et posologie

Dans tous les cas, le médicament doit être appliqué aprés lavage et séchage soigneux de la zone à traiter. Appliquer directement le gel sur les lésions et masser pour faire pénétrer. Dans les plis de la peau, le gel doit être appliqué en petite quantité pour limiter le risque de macération.

Posologie usuelle :

- Adulte : 1 application par jour, pendant 7 jours.

Conseils : Une transpiration excessive contribue au développement des lésions dues à des champignons. Le port de chaussettes en fibre naturelle (coton, laine) est recommandé. La même paire de chaussures ne doit pas être portée deux jours de suite.

Effets indésirables possibles

Irritation cutanée.

Rarement : *réaction allergique* cutanée nécessitant l'arrêt du traitement.

Laboratoires Novartis Santé Familiale SAS

LAMOTRIGINE 25 mg
Génériques
Antiépileptique — sur ordonnance

Les médicaments ci-dessous sont des génériques de LAMICTAL (voir p. 705).

LAMOTRIGINE ALMUS 25 mg : comprimé dispersible *(glucose, saccharose)* boîte de 30. Liste I - Remb 65 % - 7,90 €.
LAMOTRIGINE ARROW 25 mg : comprimé dispersible *(glucose, saccharose)* boîte de 30. Liste I - Remb 65 % - 7,90 €.
LAMOTRIGINE BIOGARAN 25 mg : comprimé dispersible *(glucose, sorbitol)* boîte de 30. Liste I - Remb 65 % - 7,90 €.
LAMOTRIGINE EG 25 mg : comprimé à croquer ou dispersible *(aspartam, maltodextrine)* boîte de 30. Liste I - Remb 65 % - 7,90 €.
LAMOTRIGINE MERCK 25 mg : comprimé dispersible boîte de 30. Liste I - Remb 65 % - 7,90 €.
LAMOTRIGINE QUALIMED 25 mg : comprimé dispersible boîte de 30. Liste I - Remb 65 % - 7,90 €.
LAMOTRIGINE RATIOPHARM 25 mg : comprimé dispersible *(sorbitol)* boîte de 30. Liste I - Remb 65 % - 7,90 €.
LAMOTRIGINE SANDOZ 25 mg : comprimé dispersible *(glucose)* boîte de 30. Liste I - Remb 65 % - 7,90 €.

LAMOTRIGINE 50 mg
Génériques
Antiépileptique — sur ordonnance

Les médicaments ci-dessous sont des génériques de LAMICTAL (voir p. 705).

LAMOTRIGINE ALMUS 50 mg : comprimé dispersible *(glucose, saccharose)* boîte de 30. Liste I - Remb 65 % - 12,69 €.
LAMOTRIGINE ARROW 50 mg : comprimé dispersible *(glucose, saccharose)* boîte de 30. Liste I - Remb 65 % - 12,69 €.
LAMOTRIGINE BIOGARAN 50 mg : comprimé dispersible *(glucose, sorbitol)* boîte de 30. Liste I - Remb 65 % - 12,69 €.
LAMOTRIGINE MERCK 50 mg : comprimé dispersible boîte de 30. Liste I - Remb 65 % - 12,69 €.
LAMOTRIGINE QUALIMED 50 mg : comprimé dispersible boîte de 30. Liste I - Remb 65 % - 12,69 €.
LAMOTRIGINE RATIOPHARM 50 mg : comprimé dispersible *(sorbitol)* boîte de 30. Liste I - Remb 65 % - 12,69 €.
LAMOTRIGINE SANDOZ 50 mg : comprimé dispersible *(maltodextrine)* boîte de 30. Liste I - Remb 65 % - 12,69 €.

LAMOTRIGINE 100 mg
Génériques
Antiépileptique — sur ordonnance

Les médicaments ci-dessous sont des génériques de LAMICTAL (voir p. 705).

LAMOTRIGINE ALMUS 100 mg : comprimé dispersible *(glucose, saccharose)* boîte de 30. Liste I - Remb 65 % - 22,25 €.
LAMOTRIGINE ARROW 100 mg : comprimé dispersible *(glucose, saccharose)* boîte de 30. Liste I - Remb 65 % - 22,25 €.
LAMOTRIGINE BIOGARAN 100 mg : comprimé dispersible *(glucose, sorbitol)* boîte de 30. Liste I - Remb 65 % - 22,25 €.
LAMOTRIGINE EG 100 mg : comprimé à croquer ou dispersible *(aspartam, maltodextrine)* boîte de 30. Liste I - Remb 65 % - 22,25 €.
LAMOTRIGINE MERCK 100 mg : comprimé dispersible boîte de 30. Liste I - Remb 65 % - 22,25 €.
LAMOTRIGINE QUALIMED 100 mg : comprimé dispersible boîte de 30. Liste I - Remb 65 % - 22,25 €.
LAMOTRIGINE RATIOPHARM 100 mg : comprimé dispersible *(sorbitol)* boîte de 30. Liste I - Remb 65 % - 22,25 €.
LAMOTRIGINE SANDOZ 100 mg : comprimé dispersible *(glucose)* boîte de 30. Liste I - Remb 65 % - 22,25 €.

LAMOTRIGINE 200 mg
Génériques
Antiépileptique — sur ordonnance

Les médicaments ci-dessous sont des génériques de LAMICTAL (voir p. 705).

LAMOTRIGINE ALMUS 200 mg : comprimé dispersible *(glucose, saccharose)* boîte de 30. Liste I - Remb 65 % - 38,08 €.
LAMOTRIGINE ARROW 200 mg : comprimé dispersible *(maltodextrine, saccharose)* boîte de 30. Liste I - Remb 65 % - 38,08 €.
LAMOTRIGINE BIOGARAN 200 mg : comprimé dispersible *(glucose, sorbitol)* boîte de 30. Liste I - Remb 65 % - 38,08 €.
LAMOTRIGINE EG 200 mg : comprimé à croquer ou dispersible *(aspartam, maltodextrine)* boîte de 30. Liste I - Remb 65 % - 38,08 €.
LAMOTRIGINE MERCK 200 mg : comprimé dispersible boîte de 30. Liste I - Remb 65 % - 38,08 €.
LAMOTRIGINE QUALIMED 200 mg : comprimé dispersible boîte de 30. Liste I - Remb 65 % - 38,08 €.
LAMOTRIGINE RATIOPHARM 200 mg : comprimé dispersible *(sorbitol)* boîte de 30. Liste I - Remb 65 % - 38,08 €.
LAMOTRIGINE SANDOZ 200 mg : comprimé dispersible *(glucose)* boîte de 30. Liste I - Remb 65 % - 38,08 €.

LANGORAN

Dérivé nitré

sur ordonnance

Présentation

LANGORAN LP 20 mg : gélule à *libération prolongée* (rose et blanc) ; boîte de 60. Liste II - Remb 65 % - **3,14 €**.
LANGORAN LP 40 mg : gélule à *libération prolongée* (rouge et blanc) ; boîte de 60. Liste II - Remb 65 % - **5,14 €**.
LANGORAN LP 80 mg : gélule à *libération prolongée* (blanc) ; boîte de 30. Liste II - Remb 65 % - **5,25 €**.

Composition

	p gél LP	p gél LP	p gél LP
Isosorbide dinitrate.....	20 mg	40 mg	80 mg

Dans quel cas ce médicament est-il prescrit ?

Ce médicament *vasodilatateur* appartient à la famille des dérivés nitrés. Il possède de nombreuses propriétés qui facilitent le travail du cœur : dilatation des veines, dilatation des artères à forte dose, prévention des spasmes des *artères coronaires*.

Il est utilisé dans :
- le *traitement préventif* des crises d'*angine de poitrine*,
- le traitement de l'*insuffisance cardiaque*.

Contre-indications

Ce médicament ne doit pas être utilisé dans les cas suivants :
- hypotension grave,
- en association au sildénafil (VIAGRA).

Attention : Des précautions particulières s'imposent en cas de *cardiomyopathie* obstructive et d'*hypertension intracrânienne*.

Ce médicament peut être responsable de maux de tête, parfois violents, surtout lors des premières prises.

Des baisses de la tension artérielle ont également été constatées. La mise en route progressive du traitement prescrit par le médecin doit être respectée, notamment pour les *posologies* élevées ; de même, le traitement ne doit pas être arrêté brutalement.

Les boissons alcoolisées peuvent augmenter les effets hypotenseurs de ce médicament : les excès sont déconseillés.

Compte-tenu de ses effets indésirables potentiels, ce médicament peut, chez certaines personnes, ne pas être compatible avec la conduite automobile ou le maniement de machines dangereuses. Assurez-vous à l'occasion des premières prises que vous supportez bien ce médicament avant de conduire ou d'utiliser une machine.

Interactions avec d'autres substances

Les *vasodilatateurs* de la famille des dérivés de la trinitrine ne doivent pas être associés au VIAGRA : risque de baisse de tension grave.

Informez votre médecin ou votre pharmacien si vous prenez d'autres médicaments susceptibles d'abaisser la tension artérielle.

Grossesse et allaitement

L'effet de ce médicament pendant la grossesse ou l'allaitement est mal connu : seul votre médecin peut évaluer le risque éventuel de son utilisation dans votre cas.

Mode d'emploi et posologie

Les gélules doivent être avalées avec un peu d'eau sans être ouvertes.

Posologie usuelle :

Elle est variable en fonction des indications, et adaptée par votre médecin en fonction de l'effet thérapeutique.

Effets indésirables possibles

Maux de tête, fréquents en début de traitement, bouffées de chaleur, rougeur cutanée.

Baisse de la tension artérielle pouvant se traduire par des malaises, surtout chez la personne âgée.

Nausées, vomissements.

Laboratoires sanofi-aventis France

LANSOPRAZOLE 15 mg Génériques

Antiulcéreux : antisécrétoire gastrique

sur ordonnance

Les médicaments ci-dessous sont des génériques de LANZOR (voir p. 711) et OGAST (voir p. 935).

LANSOPRAZOLE ALMUS 15 mg : gélule gastrorésistante *(saccharose)* boîte de 15. Liste II - Remb 65 % - 6,17 €.
LANSOPRAZOLE ALMUS 15 mg : gélule gastrorésistante *(saccharose)* boîte de 30. Liste II - Remb 65 % - 11,80 €.
LANSOPRAZOLE ARROW 15 mg : gélule gastrorésistante *(saccharose)* boîte de 15. Liste II - Remb 65 % - 6,17 €.
LANSOPRAZOLE ARROW 15 mg : gélule gastrorésistante *(saccharose)* boîte de 30. Liste II - Remb 65 % - 11,80 €.
LANSOPRAZOLE BIOGARAN 15 mg : gélule gastrorésistante *(saccharose)* boîte de 15. Liste II - Remb 65 % - 6,17 €.
LANSOPRAZOLE BIOGARAN 15 mg : gélule gastrorésistante *(saccharose)* boîte de 30. Liste II - Remb 65 % - 11,80 €.
LANSOPRAZOLE EG 15 mg : gélule gastrorésistante *(saccharose)* boîte de 15. Liste II - Remb 65 % - 6,17 €.
LANSOPRAZOLE EG 15 mg : gélule gastrorésistante *(saccharose)* boîte de 30. Liste II - Remb 65 % - 11,80 €.
LANSOPRAZOLE MERCK 15 mg : gélule gastrorésistante *(jaune orangé S, saccharose)* boîte de 15. Liste II - Remb 65 % - 6,17 €.
LANSOPRAZOLE MERCK 15 mg : gélule gastrorésistante *(jaune orangé S, saccharose)* boîte de 30. Liste II - Remb 65 % - 11,80 €.
LANSOPRAZOLE QUALIMED 15 mg : gélule gastrorésistante *(jaune orangé S, saccharose, sucre)* boîte de 15. Liste II - Remb 65 % - 6,17 €.
LANSOPRAZOLE QUALIMED 15 mg : gélule gastrorésistante *(jaune orangé S, saccharose, sucre)* boîte de 30. Liste II - Remb 65 % - 11,80 €.
LANSOPRAZOLE RANBAXY 15 mg : gélule gastrorésistante *(saccharose)* boîte de 15. Liste II - Remb 65 % - 6,17 €.
LANSOPRAZOLE RANBAXY 15 mg : gélule gastrorésistante *(saccharose)* boîte de 30. Liste II - Remb 65 % - 11,80 €.
LANSOPRAZOLE RATIOPHARM 15 mg : gélule gastrorésistante *(saccharose)* boîte de 15. Liste II - Remb 65 % - 6,17 €.
LANSOPRAZOLE RATIOPHARM 15 mg : gélule gastrorésistante *(saccharose)* boîte de 30. Liste II - Remb 65 % - 11,80 €.
LANSOPRAZOLE SANDOZ 15 mg : gélule gastrorésistante *(saccharose)* boîte de 15. Liste II - Remb 65 % - 6,17 €.
LANSOPRAZOLE SANDOZ 15 mg : gélule gastrorésistante *(saccharose)* boîte de 30. Liste II - Remb 65 % - 11,80 €.
LANSOPRAZOLE TEVA 15 mg : gélule gastrorésistante *(saccharose)* boîte de 15. Liste II - Remb 65 % - 6,17 €.
LANSOPRAZOLE TEVA 15 mg : gélule gastrorésistante *(saccharose)* boîte de 30. Liste II - Remb 65 % - 11,80 €.

LANSOPRAZOLE WINTHROP 15 mg : gélule gastrorésistante *(saccharose)* boîte de 15. Liste II - Remb 65 % - 6,17 €.
LANSOPRAZOLE WINTHROP 15 mg : gélule gastrorésistante *(saccharose)* boîte de 30. Liste II - Remb 65 % - 11,80 €.
LANSOPRAZOLE ZYDUS 15 mg : gélule gastrorésistante *(saccharose)* boîte de 15. Liste II - Remb 65 % - 6,17 €.
LANSOPRAZOLE ZYDUS 15 mg : gélule gastrorésistante *(saccharose)* boîte de 30. Liste II - Remb 65 % - 11,80 €.

LANSOPRAZOLE 30 mg Génériques

Antiulcéreux : antisécrétoire gastrique

sur ordonnance

Les médicaments ci-dessous sont des génériques de LANZOR (voir p. 711) et OGAST (voir p. 935).

LANSOPRAZOLE ALMUS 30 mg : gélule gastrorésistante *(saccharose)* boîte de 14. Liste II - Remb 65 % - 10,66 €.
LANSOPRAZOLE ALMUS 30 mg : gélule gastrorésistante *(saccharose)* boîte de 28. Liste II - Remb 65 % - 20,52 €.
LANSOPRAZOLE ALMUS 30 mg : gélule gastrorésistante *(saccharose)* boîte de 7. Liste II - Remb 65 % - 5,84 €.
LANSOPRAZOLE ARROW 30 mg : gélule gastrorésistante *(saccharose)* boîte de 14. Liste II - Remb 65 % - 10,66 €.
LANSOPRAZOLE ARROW 30 mg : gélule gastrorésistante *(saccharose)* boîte de 28. Liste II - Remb 65 % - 20,52 €.
LANSOPRAZOLE ARROW 30 mg : gélule gastrorésistante *(saccharose)* boîte de 7. Liste II - Remb 65 % - 5,84 €.
LANSOPRAZOLE BIOGARAN 30 mg : gélule gastrorésistante boîte de 14. Liste II - Remb 65 % - 10,66 €.
LANSOPRAZOLE BIOGARAN 30 mg : gélule gastrorésistante boîte de 28. Liste II - Remb 65 % - 20,52 €.
LANSOPRAZOLE BIOGARAN 30 mg : gélule gastrorésistante boîte de 7. Liste II - Remb 65 % - 5,84 €.
LANSOPRAZOLE EG 30 mg : gélule gastrorésistante *(saccharose)* boîte de 14. Liste II - Remb 65 % - 10,66 €.
LANSOPRAZOLE EG 30 mg : gélule gastrorésistante *(saccharose)* boîte de 28. Liste II - Remb 65 % - 20,52 €.
LANSOPRAZOLE EG 30 mg : gélule gastrorésistante *(saccharose)* boîte de 7. Liste II - Remb 65 % - 5,84 €.
LANSOPRAZOLE MERCK 30 mg : gélule gastrorésistante *(saccharose, sucre)* boîte de 14. Liste II - Remb 65 % - 10,66 €.
LANSOPRAZOLE MERCK 30 mg : gélule gastrorésistante *(saccharose, sucre)* boîte de 28. Liste II - Remb 65 % - 20,52 €.
LANSOPRAZOLE MERCK 30 mg : gélule gastrorésistante *(saccharose, sucre)* boîte de 7. Liste II - Remb 65 % - 5,84 €.
LANSOPRAZOLE QUALIMED 30 mg : gélule gastrorésistante *(, jaune orangé S, saccharose)* boîte de 14. Liste II - Remb 65 % - 10,66 €.
LANSOPRAZOLE QUALIMED 30 mg : gélule gastrorésistante *(, jaune orangé S, saccharose)* boîte de 28. Liste II - Remb 65 % - 20,52 €.
LANSOPRAZOLE QUALIMED 30 mg : gélule gastrorésistante *(, jaune orangé S, saccharose)* boîte de 7. Liste II - Remb 65 % - 5,84 €.
LANSOPRAZOLE RANBAXY 30 mg : gélule gastrorésistante *(saccharose)* boîte de 14. Liste II - Remb 65 % - 10,66 €.
LANSOPRAZOLE RANBAXY 30 mg : gélule gastrorésistante *(saccharose)* boîte de 28. Liste II - Remb 65 % - 20,52 €.
LANSOPRAZOLE RANBAXY 30 mg : gélule gastrorésistante *(saccharose)* boîte de 7. Liste II - Remb 65 % - 5,84 €.
LANSOPRAZOLE RATIOPHARM 30 mg : gélule gastrorésistante *(saccharose)* boîte de 14. Liste II - Remb 65 % - 10,66 €.
LANSOPRAZOLE RATIOPHARM 30 mg : gélule gastrorésistante *(saccharose)* boîte de 28. Liste II - Remb 65 % - 20,52 €.
LANSOPRAZOLE RATIOPHARM 30 mg : gélule gastrorésistante *(saccharose)* boîte de 7. Liste II - Remb 65 % - 5,84 €.
LANSOPRAZOLE SANDOZ 30 mg : gélule gastrorésistante *(saccharose)* boîte de 14. Liste II - Remb 65 % - 10,66 €.
LANSOPRAZOLE SANDOZ 30 mg : gélule gastrorésistante *(saccharose)* boîte de 28. Liste II - Remb 65 % - 20,52 €.
LANSOPRAZOLE SANDOZ 30 mg : gélule gastrorésistante *(saccharose)* boîte de 7. Liste II - Remb 65 % - 5,84 €.
LANSOPRAZOLE TEVA 30 mg : gélule gastrorésistante *(saccharose)* boîte de 14. Liste II - Remb 65 % - 10,66 €.
LANSOPRAZOLE TEVA 30 mg : gélule gastrorésistante *(saccharose)* boîte de 28. Liste II - Remb 65 % - 20,52 €.
LANSOPRAZOLE TEVA 30 mg : gélule gastrorésistante *(saccharose)* boîte de 7. Liste II - Remb 65 % - 5,84 €.
LANSOPRAZOLE WINTHROP 30 mg : gélule gastrorésistante *(saccharose)* boîte de 14. Liste II - Remb 65 % - 10,66 €.
LANSOPRAZOLE WINTHROP 30 mg : gélule gastrorésistante *(saccharose)* boîte de 28. Liste II - Remb 65 % - 20,52 €.
LANSOPRAZOLE WINTHROP 30 mg : gélule gastrorésistante *(saccharose)* boîte de 7. Liste II - Remb 65 % - 5,84 €.
LANSOPRAZOLE ZYDUS 30 mg : gélule gastrorésistante *(saccharose)* boîte de 14. Liste II - Remb 65 % - 10,66 €.
LANSOPRAZOLE ZYDUS 30 mg : gélule gastrorésistante *(saccharose)* boîte de 28. Liste II - Remb 65 % - 20,52 €.
LANSOPRAZOLE ZYDUS 30 mg : gélule gastrorésistante *(saccharose)* boîte de 7. Liste II - Remb 65 % - 5,84 €.

LANSOŸL

Laxatif lubrifiant

Présentation

LANSOŸL Orange : gel oral (arôme orange) ; pot de 225 g (15 cuillères à soupe). Non remb.
LANSOŸL Framboise : gel oral (rouge ; arôme framboise) ; pot de 225 g (15 cuillères à soupe). Non remb.
LANSOŸL Framboise : gel oral (rouge ; arôme framboise) ; boîte de 9 récipients-unidoses de 15 g. Non remb.

Composition

	p c à c	p c à s	p unidose
Paraffine liquide	3,91 g	11,73 g	11,73 g
Saccharose	765 mg	2,12 g	2,12 g

Dans quel cas ce médicament est-il prescrit ?

Ce médicament est un *laxatif lubrifiant*. Il agit en ramollissant les selles et en facilitant leur progression dans l'intestin.

Il est utilisé dans le *traitement symptomatique* de la constipation.

Attention : Ce médicament peut réduire l'absorption de certaines *vitamines* (A, D, E, K) en cas d'utilisation prolongée.

Les *laxatifs lubrifiants* contiennent des huiles qui, en cas de passage accidentel dans les bronches (troubles de la déglutition, vomissements, *reflux gastro-œsophagien*...), exposent à des complications pulmonaires sérieuses. Ce médicament doit donc être pris au moins 2 heures avant le coucher ; il doit être utilisé avec prudence chez la personne âgée ayant des difficultés à avaler et chez le *nourrisson*.

L'usage des laxatifs doit rester exceptionnel chez l'enfant.

Ce médicament contient du *sucre* (saccharose) en quantité notable.

Grossesse et allaitement

Ce médicament ne contient aucune substance connue pour être toxique pendant la grossesse ou l'allaitement ; néanmoins, il peut réduire l'absorption de certaines *vitamines* : son usage doit être ponctuel.

Mode d'emploi et posologie

Ce médicament peut être pris soit le matin à jeun, soit à distance des repas.

L'effet laxatif se manifeste dans un délai de 6 à 8 heures.

Posologie usuelle :

- Adulte : 1 à 3 cuillères à soupe ou 1 à 3 unidoses par jour.
- Enfant de 2 à 15 ans : 1 à 3 cuillères à café par jour. Chez l'enfant de plus de 12 ans, il est également possible d'utiliser les unidoses à la posologie de 1 ou 2 unidoses par jour.
- Nourrisson de moins de 2 ans : ½ cuillère à café, 1 ou 2 fois par jour.

La durée du traitement ne doit pas dépasser 15 jours.

Conseils : Le traitement de la constipation chronique repose essentiellement sur des boissons abondantes, une alimentation riche en fibres et une activité physique régulière.

Effets indésirables possibles

Suintement anal.

Laboratoires Mc Neil Santé Grand Public

LANSOŸL sans sucre

Laxatif lubrifiant

Présentation

LANSOŸL sans sucre : gel oral (rouge ; arômes : framboise, prune) ; pot de 215 g (14 cuillères à soupe). Non remb.

Composition

	p c à c	p c à s
Paraffine liquide	3,91 g	11,73 g
Sorbitol	+	+

Dans quel cas ce médicament est-il prescrit ?

Ce médicament est un *laxatif lubrifiant*. Il agit en ramollissant les selles et en facilitant leur progression dans l'intestin.

Il est utilisé comme *traitement symptomatique* de la constipation.

Attention : Ce médicament peut réduire l'absorption de certaines *vitamines* (A, D, E, K) en cas d'utilisation prolongée.

Les *laxatifs lubrifiants* contiennent des huiles qui, en cas de passage accidentel dans les bronches (troubles de la déglutition, vomissements, *reflux gastro-œsophagien*...), exposent à des complications pulmonaires sérieuses. Ce médicament doit donc être pris au moins 2 heures avant le coucher ; il doit être utilisé avec prudence chez la personne âgée ayant des difficultés à avaler et chez le *nourrisson*.

L'usage des laxatifs doit rester exceptionnel chez l'enfant.

Grossesse et allaitement

Ce médicament ne contient aucune substance connue pour être toxique pendant la grossesse ou l'allaitement ; néanmoins, il peut réduire l'absorption de certaines *vitamines* : son usage doit être ponctuel.

Mode d'emploi et posologie

Ce médicament peut être pris soit le matin à jeun, soit à distance des repas.

L'effet laxatif se manifeste dans un délai de 6 à 8 heures.

Posologie usuelle :

- Adulte : 1 à 3 cuillères à soupe par jour.
- Enfant de 2 à 15 ans : 1 à 3 cuillères à café par jour.
- Nourrisson de moins de 2 ans : ½ cuillère à café, 1 ou 2 fois par jour.

La durée du traitement ne doit pas dépasser 15 jours.

Conseils : Le traitement de la constipation chronique repose essentiellement sur des boissons abondantes, une alimentation riche en fibres et une activité physique régulière.

Effets indésirables possibles

Suintement anal.

Laboratoires Mc Neil Santé Grand Public

LANVIS

Informations détaillées sur www.monvidal.com

LANZOR

Antiulcéreux : antisécrétoire gastrique

sur ordonnance

Présentation

LANZOR 15 mg : gélule *gastrorésistante* (bleu et orange) ; boîte de 15. Liste II - Remb 65 % - **9,99 €**.
LANZOR 15 mg : gélule *gastrorésistante* (bleu et orange) ; boîte de 30. Liste II - Remb 65 % - **19,43 €**.
LANZOR 30 mg : gélule *gastrorésistante* (blanc et orange) ; boîte de 7. Liste II - Remb 65 % - **9,44 €**.
LANZOR 30 mg : gélule *gastrorésistante* (blanc et orange) ; boîte de 14. Liste II - Remb 65 % - **17,51 €**.
LANZOR 30 mg : gélule *gastrorésistante* (blanc et orange) ; boîte de 28. Liste II - Remb 65 % - **34,17 €**.

Composition

	p gél	p gél
Lansoprazole	15 mg	30 mg
Saccharose	+	+

Dans quel cas ce médicament est-il prescrit ?

Ce médicament est un antiulcéreux qui agit en diminuant la sécrétion acide de l'estomac, indépendamment de la cause qui peut provoquer cette sécrétion.

Il est utilisé dans :

- le *traitement symptomatique* du *reflux gastro-œsophagien*,
- le traitement et la prévention des *inflammations* de l'œsophage dues au reflux des acides de l'estomac vers l'œsophage,
- le traitement des *ulcères* de l'estomac ou du *duodénum*,
- le traitement et la prévention des *ulcères* gastroduodénaux liés à la prise d'anti-inflammatoires non stéroïdiens (*AINS*),
- le traitement du syndrome de *Zollinger-Ellison*.

En association avec un traitement *antibiotique* spécifique, ce médicament permet l'éradication d'un *germe* appelé *Helicobacter pylori*, très fréquemment responsable des récidives de l'ulcère.

> **Attention :** Des précautions sont nécessaires en cas d'*insuffisance hépatique*.
> La disparition des douleurs ne signifie pas que l'*ulcère* est cicatrisé : la durée du traitement doit être respectée.

Interactions avec d'autres substances

Si vous prenez des *pansements digestifs*, respectez un intervalle d'au moins 2 heures entre leur prise et la prise de ce médicament.

Informez par ailleurs votre médecin ou votre pharmacien si vous prenez des médicaments contenant de l'itraconazole ou du kétoconazole.

Grossesse et allaitement

Aucun effet néfaste pour l'enfant à naître n'a été établi avec ce médicament. Néanmoins, par précaution, son usage pendant la grossesse est réservé aux situations pour lesquelles il n'existe pas d'alternative thérapeutique.

Les données actuellement disponibles ne permettent pas de savoir si ce médicament passe dans le lait maternel : son usage est déconseillé pendant l'allaitement.

Mode d'emploi et posologie

Les gélules doivent être avalées au moins 30 minutes avant les repas, avec un verre d'eau. Pour les patients qui ont des difficultés à avaler, les gélules peuvent être ouvertes et leur contenu mélangé à une petite quantité d'eau, de jus de pomme, de jus de tomate, de yaourt ou de compote de pomme.

Posologie usuelle :

Symptômes du *reflux gastro-œsophagien*, *inflammation* de l'œsophage, *ulcère* de l'estomac ou du *duodénum*, lésion de l'estomac et du duodénum induite par les anti-inflammatoires (*AINS*) : 15 à 30 mg par jour, en une prise le matin. La durée du traitement est généralement de plusieurs semaines.

Éradication d'*Helicobacter pylori* : 1 comprimé à 30 mg, 2 fois par jour, associé à un traitement *antibiotique* pendant 7 jours ; puis 1 comprimé à 30 mg par jour pendant au moins 3 semaines. Le succès du traitement est étroitement lié au strict respect de la *posologie* de l'antiulcéreux et des antibiotiques pendant la première semaine.

Syndrome de *Zollinger-Ellison* : la posologie est individuelle et beaucoup plus élevée.

> **Conseils :** Si vous êtes fumeur, la poursuite du tabagisme est un frein important au traitement : la nicotine augmente l'acidité gastrique et réduit l'efficacité du muscle qui ferme la jonction entre l'œsophage et l'estomac.
> La prise de ce médicament ne dispense pas des mesures diététiques que peut vous conseiller votre médecin.
> L'aspirine et les *anti-inflammatoires* peuvent être agressifs pour l'estomac : n'en prenez pas sans l'avis de votre médecin.

Effets indésirables possibles

Rarement : diarrhée ou constipation, nausées, vomissements, douleurs abdominales, maux de tête, *vertiges*.

Exceptionnellement : augmentation du volume des seins chez l'homme (gynécomastie), *réaction allergique* cutanée, anomalies de la *numération formule sanguine*, augmentation des *transaminases*, voire *hépatite*.

Laboratoires sanofi-aventis France

LARGACTIL

Neuroleptique — sur ordonnance

Présentation

LARGACTIL 25 mg : comprimé sécable (orange) ; boîte de 50. Liste I - Remb 65 % - **3,39 €**.
LARGACTIL 100 mg : comprimé sécable (orange) ; boîte de 30. Liste I - Remb 65 % - **5,82 €**.
LARGACTIL 4 % : solution buvable ; flacon compte-gouttes de 30 ml (1 200 gouttes). Liste I - Remb 65 % - **3,76 €**.
LARGACTIL 125 mg/5 ml : solution injectable ; boîte de 5 ampoules de 5 ml. Liste I - Remb 65 % - **3,85 €**.

Composition

	p cp	p cp
Chlorpromazine	25 mg	100 mg
Amidon de blé (gluten)	+	+
Lactose	+	+
Saccharose	+	+

	p gte	p amp inj
Chlorpromazine	1 mg	25 mg
Alcool	+	
Saccharose	+	
Sulfites		+

Dans quel cas ce médicament est-il prescrit ?

C'est un *neuroleptique* qui appartient à la famille chimique des phénothiazines. Il possède des effets *atropiniques* marqués, qui ne participent pas à son activité, mais qui expliquent certaines contre-indications et certains effets indésirables.

Il est utilisé dans le traitement de certains troubles psychiques (*schizophrénie*, différents types de *psychoses* et les troubles graves du comportement chez l'enfant...).

Contre-indications

Ce médicament ne doit pas être utilisé dans les cas suivants :
- risque de *glaucome* à angle fermé,
- risque de blocage des urines (*adénome de la prostate*),
- *antécédent* d'*agranulocytose*,
- en association avec les médicaments *dopaminergiques* ou avec le sultopride,
- *allergie* aux *sulfites* (solution injectable).

> **Attention :** Ce médicament peut être responsable d'une baisse du nombre des *globules blancs* dans le sang. Des analyses doivent être réalisées rapidement en cas d'angine, d'ulcérations de la bouche ou de fièvre anormale, qui peuvent traduire cette anomalie sanguine.
> En cas de survenue d'une fièvre inexpliquée associée à une raideur musculaire (qui pourraient être dues au médicament), ne poursuivez pas le traitement sans avis médical : risque de *syndrome malin des neuroleptiques*.

Ce médicament présente des effets *atropiniques*. Il peut provoquer un *glaucome* aigu chez les personnes prédisposées : œil rouge, dur et douloureux, avec vision floue. Une consultation d'extrême urgence auprès d'un ophtalmologiste est nécessaire.

Sauf cas exceptionnel, ce médicament ne doit pas être utilisé en cas de maladie de *Parkinson*.

Les situations favorisant les *torsades de pointes* doivent être signalées au médecin.

Un examen des yeux et des analyses de sang régulières sont recommandés en cas de traitement prolongé.

Des précautions sont requises en cas d'*épilepsie*, de maladie cardiaque, d'*insuffisance hépatique*, d'*insuffisance rénale* et chez la personne âgée, notamment en cas de constipation chronique, de tendance aux *vertiges* ou aux baisses de tension.

Évitez les boissons alcoolisées : augmentation du risque de somnolence.

Ce médicament peut induire une somnolence, parfois intense chez certaines personnes. Cette somnolence peut être augmentée par la prise d'*alcool* ou d'autres médicaments *sédatifs*. La conduite et l'utilisation de machines dangereuses sont déconseillées, surtout dans les heures qui suivent la prise du médicament.

Interactions avec d'autres substances

Ce médicament ne doit pas être associé :
- aux médicaments *dopaminergiques* (risque d'annulation de leurs effets) ; cette association peut néanmoins être nécessaire chez certaines personnes atteintes de la maladie de *Parkinson* ;
- au sultopride (uniquement disponible à l'hôpital) : risque de *troubles du rythme cardiaque* graves.

Il peut interagir avec les médicaments contenant du *lithium* ou avec les médicaments susceptibles de provoquer des *torsades de pointes*.

Informez par ailleurs votre médecin si vous prenez un *antihypertenseur* ou un médicament *atropinique*, un *sédatif* (tranquillisants, somnifères, certains médicaments contre la toux ou contre la douleur contenant des *opiacés*, *antidépresseurs*, *neuroleptiques*...), un *antidiabétique* ou certains pansements gastriques.

Grossesse et allaitement

Si une grossesse survient pendant le traitement, consultez votre médecin. Il appréciera le risque éventuel lié à l'utilisation de ce médicament dans votre cas.

Si le traitement est poursuivi jusqu'à l'accouchement, une surveillance médicale du *nouveau-né* est nécessaire.

Ce médicament passe dans le lait maternel : l'allaitement est déconseillé.

Mode d'emploi et posologie

La dose quotidienne est répartie en 2 ou 3 prises.

Les comprimés ne sont pas adaptés à l'enfant de moins de 6 ans. En effet, ils risquent d'obstruer les voies respiratoires si l'enfant déglutit mal et que le comprimé passe dans la trachée (fausse route).

Posologie usuelle :

La posologie est strictement individuelle.

Conseils : Dans le traitement de la *schizophrénie* et autres *psychoses*, les *neuroleptiques* permettent de contrôler efficacement la maladie, mais une modification ou un arrêt intempestif du traitement expose à une rechute grave.

Une prise de poids peut être observée au cours du traitement. Une alimentation équilibrée, et si nécessaire les conseils d'un nutritionniste, peuvent prévenir et limiter ce phénomène.

Effets indésirables possibles

Somnolence, surtout en début de traitement.

Indifférence, réaction anxieuse, variation de l'humeur.

Effets *atropiniques* : sécheresse de la bouche, constipation, troubles de l'*accommodation*, rétention d'urine.

Hypotension orthostatique.

Mouvements involontaires ou inadaptés, tics, pouvant survenir lors de la première prise (notamment en cas de *surdosage*) ou, plus tardivement, lors d'un traitement prolongé.

Raideur musculaire et difficultés à coordonner les mouvements.

Augmentation de la sécrétion de *prolactine* pouvant se traduire par : absence des règles, augmentation du volume des seins, écoulement de lait par le mamelon. Troubles sexuels.

Prise de poids, *hyperglycémie*.

Rarement : *réaction allergique* cutanée, *photosensibilisation*, troubles du rythme cardiaque (*torsades de pointes*), *syndrome malin des neuroleptiques* (voir Attention), *agranulocytose* (exceptionnelle).

Laboratoires sanofi-aventis France

LARIAM

Informations détaillées sur www.monvidal.com

LARMABAK

Suppléance lacrymale

Présentation

LARMABAK : collyre ; flacon de 10 ml avec stilligoutte. Remb 65 % - **4,51 €**.

Composition

	p 100 ml
Chlorure de sodium	0,9 g

Dans quel cas ce médicament est-il prescrit ?

C'est une solution de suppléance lacrymale : elle compense une insuffisance de sécrétion naturelle de larmes. Elle ne contient pas de conservateur : une membrane située dans le flacon retient d'éventuelles bactéries qui pourraient contaminer la solution.

Elle est utilisée dans le traitement de la sécheresse oculaire due à une insuffisance lacrymale (œil sec).

Attention : Une irritation oculaire peut être due à une infection : en cas de doute, n'hésitez pas à consulter votre médecin.

N'utilisez pas ce collyre de façon prolongée sans prendre un avis médical.

Grossesse et allaitement

Ce collyre peut être utilisé pendant la grossesse ou l'allaitement.

Mode d'emploi et posologie

Lire attentivement les modalités d'utilisation du flacon.
Tirer la paupière inférieure vers le bas tout en regardant vers le haut et déposer les gouttes de collyre entre la paupière et le globe oculaire (*cul-de-sac conjonctival*).

Posologie usuelle :
1 goutte, 3 à 8 fois par jour.

> **Conseils :** L'application correcte du produit peut nécessiter une aide, notamment chez une personne handicapée ou âgée.
> Évitez de mettre l'embout du flacon en contact avec l'œil.
> Ne conservez pas ce collyre plus de 4 semaines après une première utilisation.

Effets indésirables possibles

Légère irritation de l'œil.

Laboratoires Théa

LARMES ARTIFICIELLES MARTINET

Suppléance lacrymale

Présentation

LARMES ARTIFICIELLES MARTINET : collyre ; flacon de 10 ml. Remb 65 % - **1,83 €**.
LARMES ARTIFICIELLES MARTINET : collyre ; boîte de 20 récipients unidoses de 0,4 ml. Non remb.
LARMES ARTIFICIELLES MARTINET : collyre ; boîte de 100 récipients unidoses de 0,4 ml. Non remb.

Composition	p 100 ml	p unidose
Chlorure de sodium	1,4 g	5,6 mg
Chlorure de benzalkonium	+	

Dans quel cas ce médicament est-il prescrit ?

C'est une solution de suppléance lacrymale : elle compense une insuffisance de sécrétion naturelle de larmes.
Elle est utilisée dans le traitement de la sécheresse oculaire due à une insuffisance lacrymale (œil sec).

> **Attention :** Une irritation oculaire peut être due à une infection : en cas de doute, n'hésitez pas à consulter votre médecin.
> N'utilisez pas ce collyre de façon prolongée sans prendre un avis médical.

Interactions avec d'autres substances

Ce collyre peut interagir avec d'autres collyres : respectez un intervalle de 15 minutes entre deux instillations.

Grossesse et allaitement

Le flacon de 10 ml contient un conservateur dont l'effet est mal connu pendant la grossesse ou l'allaitement. L'évaluation du risque éventuel lié à son utilisation est individuelle : demandez conseil à votre pharmacien ou à votre médecin.

Mode d'emploi et posologie

Tirer la paupière inférieure vers le bas tout en regardant vers le haut et déposer les gouttes de collyre entre la paupière et le globe oculaire (*cul-de-sac conjonctival*).

Posologie usuelle :
1 goutte, 3 à 8 fois par jour.

> **Conseils :** L'application correcte du produit peut nécessiter une aide, notamment chez une personne handicapée ou âgée.
> En raison de la présence d'un conservateur, le collyre en flacon de 10 ml ne doit pas être instillé pendant le port de *lentilles de contact* hydrophiles.
> Ne conservez pas le flacon de 10 ml plus de 15 jours après une première utilisation. Les unidoses doivent jetées après l'instillation. Elles ne doivent pas être gardées en vue d'une utilisation ultérieure.

Laboratoires Teofarma

LAROSCORBINE comprimé

Vitamine C

Présentation

LAROSCORBINE 500 mg sans sucre : comprimé à croquer (arôme orange) ; boîte de 30. Non remb.
LAROSCORBINE 1 g : comprimé effervescent (orangé ; arômes orange, mandarine) ; boîte de 30. Non remb.
LAROSCORBINE 1 g sans sucre : comprimé effervescent (orangé ; arômes orange, mandarine) ; boîte de 15. Non remb.
LAROSCORBINE 1 g sans sucre : comprimé effervescent (orangé ; arômes orange, mandarine) ; boîte de 30. Non remb.

Composition	p cp	p cp efferv	p cp efferv sans sucre
Acide ascorbique (vitamine C)	500 mg	1 g	1 g
Aspartam	+	+	+
Sorbitol	+		
Sodium		257 mg	312 mg
Saccharose		1,137 g	+

Dans quel cas ce médicament est-il prescrit ?

Ce médicament contient de l'acide ascorbique (*vitamine* C), indispensable au *métabolisme*. Sa *carence* était autrefois responsable du scorbut chez les navigateurs.
Il est utilisé :
- dans le traitement de la carence en vitamine C (scorbut exceptionnel en France),
- dans le *traitement d'appoint* de l'*asthénie fonctionnelle*.

Contre-indications

Ce médicament ne doit pas être utilisé dans les cas suivants :
- à une dose supérieure à 1 g par jour en cas d'*antécédent* de calculs des *voies* urinaires,
- *phénylcétonurie* (présence d'aspartam).

> **Attention :** La *vitamine* C est dégradée dans l'organisme en acide oxalique pouvant favoriser la formation de calculs dans les *voies* urinaires. Ne prenez pas de dose importante de vitamine C pendant une longue durée sans avis médical.
> Des précautions sont nécessaires en cas de déficit en *G6PD*.
> Une prise quotidienne (supérieure à 2 g) de *vitamine* C peut modifier certaines analyses de sang.
> Les comprimés effervescents contiennent du *sel* (*sodium*) en quantité notable.

Grossesse et allaitement

La *vitamine* C, à faible dose, n'est pas toxique chez la femme enceinte ou qui allaite.

Mode d'emploi et posologie

Il est préférable de ne pas prendre ce médicament en fin de journée à cause de son effet légèrement stimulant.

Les comprimés à croquer peuvent être croqués ou sucés.

Les comprimés effervescents doivent être dissous dans un verre d'eau.

Posologie usuelle :

- Adulte : 1 ou 2 comprimés à croquer par jour ou 1 comprimé effervescent par jour.

La durée du traitement est limitée à 1 mois sans avis médical contraire.

Conseils : Les comprimés à 500 mg peuvent être placés en accès libre dans certaines pharmacies ; néanmoins, n'hésitez pas à demander conseil à votre pharmacien

La vitamine C est présente dans les légumes, y compris la pomme de terre, et les fruits ; elle est dégradée en partie par la chaleur et la lumière. Elle est largement utilisée comme conservateur dans les produits alimentaires.

Une alimentation équilibrée et diversifiée apporte habituellement des quantités suffisantes de vitamine C. Il est inutile d'augmenter les doses ou la durée du traitement conseillées par votre médecin ou votre pharmacien : un excès d'apport est éliminé par les urines.

Le traitement de l'*asthénie fonctionnelle* repose sur des mesures simples : un temps de sommeil suffisant, une consommation modérée d'*alcool*, de café et de thé, l'arrêt du tabagisme, la pratique d'un sport, la suppression, lorsque cela est possible, des expositions au stress.

Ce médicament n'est qu'un *traitement d'appoint* qui complète l'action de ces mesures indispensables.

Les comprimés effervescents doivent être conservés à l'abri de l'humidité.

Effets indésirables possibles

À forte dose (supérieure à 1 g) : troubles digestifs (brûlures d'estomac, diarrhée), calculs des *voies* urinaires.

Laboratoires Bayer Santé Familiale

LAROSCORBINE injectable

Informations détaillées sur www.monvidal.com

LAROXYL

Antidépresseur imipraminique — sur ordonnance

Présentation

LAROXYL 25 mg : comprimé (rose) ; boîte de 60. Liste I - Remb 65 % - **4,39 €**.

LAROXYL 40 mg/ml : solution buvable ; flacon compte-gouttes de 20 ml (800 gouttes). Liste I - Remb 65 % - **3,47 €**.

LAROXYL 50 mg : comprimé (ocre) ; boîte de 20. Liste I - Remb 65 % - **3,46 €**.

LAROXYL 50 mg/2 ml : solution injectable *IM* ou *IV* ; boîte de 12 ampoules de 2 ml. Liste I - Remb 65 % - **5,54 €**.

Composition

	p cp	p gte
Amitriptyline	25 mg	1 mg
Alcool à 95°		2,5 mg
Lactose	+	

	p cp	p amp inj
Amitriptyline	50 mg	50 mg
Lactose	+	

Dans quel cas ce médicament est-il prescrit ?

Ce médicament appartient à la famille des *antidépresseurs imipraminiques*. Il possède également des effets *atropiniques* et des propriétés *antalgiques* indépendantes de son effet *antidépresseur*.

Il est utilisé dans le traitement :

- des *états dépressifs*,
- des *douleurs neuropathiques*,
- de l'*énurésie* nocturne de l'enfant, en l'absence de lésions des voies urinaires (comprimé à 25 mg et solution buvable).

Contre-indications

Ce médicament ne doit pas être utilisé dans les cas suivants :

- risque de *glaucome* à angle fermé,
- risque de rétention des urines (*adénome de la prostate*...),
- *infarctus du myocarde* récent (moins de 3 mois),
- en association avec les *IMAO* non sélectifs ou avec les médicaments contenant du sultopride.

Attention : Tous les traitements antidépresseurs sont susceptibles d'induire un *épisode maniaque* chez les personnes prédisposées : en cas d'euphorie, d'excitation inhabituelle ou de comportement anormal survenant sous traitement, une consultation médicale rapide est nécessaire.

Ce médicament présente des effets *atropiniques*. Il peut provoquer un *glaucome* aigu chez les personnes prédisposées : œil rouge, dur et douloureux, avec vision floue. Une consultation d'extrême urgence auprès d'un ophtalmologiste est nécessaire.

Des précautions sont requises en cas d'*épilepsie*, de maladie cardiaque, d'*insuffisance hépatique*, d'*insuffisance rénale* et chez la personne âgée, notamment en cas de constipation chronique, de tendance aux *vertiges* ou aux baisses de tension.

Avant une anesthésie locale, notamment chez le dentiste, signalez la prise de ce médicament.

Évitez les boissons alcoolisées : augmentation du risque de somnolence.

Si vous devez conduire ou utiliser une machine dangereuse, assurez-vous préalablement que ce médicament n'altère pas votre vigilance.

Interactions avec d'autres substances

Ce médicament ne doit pas être associé aux médicaments suivants :

- *IMAO* non sélectifs (MARSILID) : des délais précis doivent être respectés entre l'arrêt de l'IMAO et le début du traitement par ce médicament, et inversement.
- sultopride (uniquement disponible à l'hôpital) : risque de *troubles du rythme cardiaque* graves.

Il peut également interagir avec les IMAO sélectifs A et avec les médicaments contenant l'une des substances

suivantes : adrénaline, noradrénaline, clonidine, guanfacine.
Informez par ailleurs votre médecin ou votre pharmacien si vous prenez un antidépresseur *inhibiteur de la recapture de la sérotonine*, un *anticonvulsivant*, un *antihypertenseur*, un médicament *atropinique*, *sédatif* ou contenant de la carbamazépine, de la thioridazine ou du baclofène.

Grossesse et allaitement

Si une grossesse survient pendant le traitement, consultez votre médecin. Il appréciera le risque éventuel lié à l'utilisation de ce médicament dans votre cas.
Si le traitement est poursuivi jusqu'à l'accouchement, une surveillance médicale du *nouveau-né* est nécessaire.
Ce médicament est susceptible de passer faiblement dans le lait maternel : l'allaitement est déconseillé sans avis médical.

Mode d'emploi et posologie

La dose quotidienne est généralement absorbée en une prise, le plus souvent le soir, pendant ou en dehors des repas.
La solution injectable est administrée par voie intraveineuse ou intramusculaire.

Posologie usuelle :

Dépression :
- Adulte : 75 mg à 150 mg par jour.

Douleurs neuropathiques :
- Adulte : 50 mg à 150 mg par jour.

Énurésie :
- Enfant de 6 à 10 ans : 10 à 20 mg par jour, soit 10 à 20 gouttes de solution buvable, le soir au coucher.
- Enfant de 11 à 16 ans : 25 à 50 mg par jour, soit 1 à 2 comprimés à 25 mg, le soir au coucher.

Conseils : L'efficacité des *antidépresseurs* n'est généralement pas immédiate. Un délai pouvant atteindre plusieurs semaines est parfois nécessaire pour que les effets bénéfiques se fassent sentir. Les effets indésirables éventuels apparaissant en début de traitement ne doivent pas vous conduire à l'arrêter prématurément.
Chez la personne souffrant de dépression, un état anxieux peut apparaître ou s'aggraver en début de traitement ; un *anxiolytique* est parfois prescrit de manière temporaire par le médecin pour prévenir ou traiter ces manifestations.
Lorsque les *symptômes* de la *dépression* ont disparu, le traitement doit absolument être poursuivi pendant la durée prescrite afin de consolider la guérison. Un arrêt prématuré exposerait à une rechute. La durée d'un traitement antidépresseur est rarement inférieure à 6 mois.
Les antidépresseurs ne créent pas de dépendance. Néanmoins, il est préférable d'arrêter le traitement progressivement en diminuant la posologie ou en espaçant les prises pour éviter les effets indésirables transitoires observés en cas d'interruption brutale.
Une prise de poids peut être observée au cours du traitement. Une alimentation équilibrée, et si nécessaire les conseils d'un nutritionniste, peuvent prévenir et limiter ce phénomène.
L'utilisation de ce médicament dans les cas d'*énurésie* ne se conçoit que dans le cadre d'un traitement plus global : rééducation, prise en charge psychologique éventuelle.

Effets indésirables possibles

Comme tous les *antidépresseurs imipraminiques* :
- sécheresse de la bouche, constipation, troubles de l'*accommodation*, *tachycardie*, sueurs, difficulté à uriner, troubles sexuels, *hypotension orthostatique*, somnolence ;
- plus rarement : tremblements, convulsions chez les personnes prédisposées, confusion des idées, prise de poids, tension anormale des seins, écoulement de lait par le mamelon, bouffées de chaleur, *réaction allergique*, *hépatite*, anomalie de la *numération formule sanguine*, troubles cardiaques, excitation anormale.

Laboratoires Roche

LASILIX

Diurétique de l'anse — sur ordonnance

Présentation

LASILIX 10 mg/ml : solution buvable (arôme orange) ; flacon de 60 ml avec pipette doseuse graduée en ml. Liste II - Remb 65 % - **10,08 €**.
LASILIX FAIBLE : comprimé (blanc) ; boîte de 30. Liste II - Remb 65 % - **2,31 €**.
LASILIX 40 mg : comprimé sécable (blanc) ; boîte de 30. Liste II - Remb 65 % - **3,31 €**.
LASILIX RETARD : gélule à *libération prolongée* (jaune et vert) ; boîte de 30. Liste II - Remb 65 % - **4,79 €**.

Composition

	p ml	p cp
Furosémide	10 mg	20 mg
Lactose		+
Alcool	+	

	p cp	p gél LP
Furosémide	40 mg	60 mg
Lactose	+	

Dans quel cas ce médicament est-il prescrit ?

C'est un *diurétique* qui appartient à la famille des *diurétiques de l'anse*, dont l'action est puissante et rapide. Il appartient par ailleurs à la famille chimique des *sulfamides*.
Il est utilisé dans le traitement de l'*hypertension artérielle* et des *œdèmes* liés à une *insuffisance cardiaque*, *hépatique* ou *rénale*.

Contre-indications

Ce médicament ne doit pas être utilisé dans les cas suivants :
- *allergie* aux *sulfamides*,
- rétention d'urine par obstruction importante des *voies* urinaires,
- déshydratation (surtout chez la personne âgée),
- *encéphalopathie hépatique*,
- **allaitement**.

Attention : Ce médicament peut faire baisser la *kaliémie* (taux de *potassium* dans le sang). Ce risque justifie la prescription par votre médecin d'analyses de sang régulières. L'usage prolongé de *laxatifs stimulants* est déconseillé pendant le traitement car

il contribue à faire baisser le taux de potassium sanguin.
L'effet diurétique est parfois brutal, notamment lors des premiers jours de traitement. Prévoyez une étape aux toilettes dans l'heure qui suit la prise.
Les *diurétiques* peuvent augmenter le taux d'*acide urique* (uricémie) ou de *sucre* dans le sang (*glycémie*) : des précautions sont nécessaires en cas de *diabète* ou d'*antécédent* de crise de *goutte*.
Sportif : ce médicament contient une substance susceptible de rendre positifs certains *tests antidopage*.

Interactions avec d'autres substances

Ce médicament peut interagir avec ceux qui contiennent du lithium ou du sultopride (uniquement disponible à l'hôpital).
Informez par ailleurs votre médecin si vous prenez :
- un *AINS*, un *digitalique*, un *inhibiteur de l'enzyme de conversion* ou de l'angiotensine II ;
- un *antibiotique* de la famille des *aminosides* ;
- un médicament susceptible de provoquer des *torsades de pointes* ou de faire baisser la *kaliémie* (amphotéricine B, *corticoïde*, *laxatif stimulant*) ;
- un médicament contenant de la metformine ou de la phénytoïne ;
- un médicament susceptible de contribuer à la baisse de la tension artérielle (*neuroleptique*, *antidépresseur imipraminique*, baclofène).

Grossesse et allaitement

Les *diurétiques* ne sont pas indiqués dans les cas de rétention d'eau ou d'*hypertension artérielle* liés à la grossesse. Seul votre médecin peut apprécier la nécessité du traitement et son risque dans votre cas.
Une prise unique de 40 mg peut suffire à bloquer la lactation ; l'allaitement est donc incompatible avec ce traitement.

Mode d'emploi et posologie

Ce médicament peut être pris pendant ou en dehors des repas.
La solution buvable peut être diluée dans un demi-verre d'eau ou dans un petit biberon de lait.

Posologie usuelle :
- Adulte : 20 à 160 mg par jour, selon la nature ou la gravité de l'affection.
- Enfant : la *posologie* varie en fonction du poids.

Conseils : Ce médicament augmente le volume des urines, surtout en début de traitement. Une prise le soir peut occasionner des envies d'uriner nocturnes.
Les *diurétiques* exposent au risque de déshydratation : veillez à proposer des boissons abondantes aux personnes âgées, notamment pendant les fortes chaleurs.

Effets indésirables possibles

Baisse de la *kaliémie*, associée éventuellement à des crampes.
Déshydratation possible chez la personne âgée.
Augmentation de la *glycémie* ou de l'*uricémie*.
Hypotension orthostatique.
À forte dose : baisse du taux de sodium dans le sang (natrémie) et risque de troubles du comportement.
Rarement : *éruption cutanée*, *photosensibilisation*, anomalie de la *numération formule sanguine*.

Laboratoires sanofi-aventis France

LAXARON

Informations détaillées sur www.monvidal.com

LAXILO

Informations détaillées sur www.monvidal.com

LECTIL

Antivertigineux

sur ordonnance

LECTIL Gé 8 mg est un générique de SERC.

Présentation

LECTIL Gé 8 mg : comprimé (blanc) ; boîte de 30. Liste I - Remb 35 % - **2,78 €**.
LECTIL Gé 8 mg : comprimé (blanc) ; boîte de 90. Liste I - Remb 35 % - **7,14 €**.
LECTIL 16 mg : comprimé sécable (blanc) ; boîte de 45. Liste I - Remb 35 % - **7,94 €**.
LECTIL 24 mg : comprimé (blanc) ; boîte de 60. Liste I - Remb 35 % - **13,37 €**.

Composition

	p cp	p cp	p cp
Bétahistine dichlorhydrate	8 mg	16 mg	24 mg
Lactose	+	+	+

Dans quel cas ce médicament est-il prescrit ?

Ce médicament est un antivertigineux chimiquement proche de l'*histamine*.
Il est utilisé dans le *traitement symptomatique* des *vertiges*.

Contre-indications

Ce médicament ne doit pas être utilisé dans les cas suivants :
- *ulcère* de l'estomac ou du *duodénum*,
- *phéochromocytome*.

Attention : Des précautions sont nécessaires en cas d'*asthme*.

Grossesse et allaitement

L'effet de ce médicament sur l'enfant à naître est mal connu. Par mesure de prudence, son usage est déconseillé pendant la grossesse.
Les données actuellement disponibles ne permettent pas de savoir si ce médicament passe dans le lait maternel : ne l'utilisez pas pendant l'allaitement sans avis médical.

Mode d'emploi et posologie

Les comprimés doivent être avalés sans être croqués, avec un verre d'eau, de préférence au cours des repas.

Posologie usuelle :
8 mg à 16 mg, 3 fois par jour ou 24 mg, 2 fois par jour.

Effets indésirables possibles

Le plus fréquemment : douleurs d'estomac, nausées, vomissements, bouche sèche, diarrhée.

Rarement : maux de tête, fatigue, somnolence, *réaction allergique*.
Exceptionnellement : augmentation des *transaminases*, diminution du nombre de *plaquettes*.

Laboratoires Bouchara-Recordati

LEDERFOLINE
Antianémique

Présentation

LEDERFOLINE 5 mg : comprimé (jaune pâle) ; boîte de 30. Remb 65 % - **10,64 €.**
LEDERFOLINE 15 mg : comprimé sécable (jaune pâle) ; boîte de 30. Remb 65 % - **21,12 €.**
LEDERFOLINE 25 mg : comprimé (jaune pâle) ; boîte de 30. Remb 65 % - **31,61 €.**

Composition

	p cp	p cp	p cp
Acide folinique	5 mg	15 mg	25 mg
Lactose	+	+	+

Dans quel cas ce médicament est-il prescrit ?

Ce médicament contient de l'acide folinique, substance dérivée de l'acide folique (vitamine B9). Certains médicaments cytotoxiques peuvent altérer l'action de l'acide folique, provoquant une *anémie mégaloblastique* ou une *insuffisance médullaire*. L'apport d'acide folinique permet de diminuer la toxicité de ces médicaments.
Il est utilisé pour :
- corriger les anémies mégaloblastiques dues aux médicaments contenant de la pyriméthamine, du triméthoprime ou de la sulfasalazine ;
- prévenir et corriger les effets toxiques du trimétrexate ou du méthotrexate.

Attention : Lorsque ce médicament est pris pour prévenir les effets toxiques du méthotrexate, il ne doit généralement pas être pris en même temps ; dans le doute, demandez conseil à votre médecin. Si des vomissements surviennent après la prise de ce médicament (vomissements dus au méthotrexate), l'administration d'acide folinique doit être réalisée par voie injectable.

Interactions avec d'autres substances

Prévenez votre médecin si vous suivez un traitement contenant du phénobarbital, de la primidone ou de la phénytoïne.

Grossesse et allaitement

Ce médicament contient une substance présumée sans danger pendant la grossesse ou l'allaitement
En revanche, les médicaments associés à l'acide folinique sont contre-indiqués pendant la grossesse (médicaments contenant du triméthoprime, de la pyriméthamine, de la sulfasalazine, du méthotrexate).

Mode d'emploi et posologie

Ce médicament peut être pris au cours ou en dehors des repas.

Posologie usuelle :
Correction des *anémies mégaloblastiques* induites par le triméthoprime ou la salazopyrine :
- Adulte : 5 mg par jour pendant la durée du traitement par le triméthoprime ou la salazopyrine.
- Enfant : 5 mg tous les 2 à 4 jours.

Prévention et correction des anémies mégaloblastiques induites par la pyriméthamine :
- Adulte : 10 et 25 mg par jour en cas de fortes doses de pyriméthamine ou 30 à 75 mg par semaine en cas de traitement au long cours de pyriméthamine.
- Enfant : 5 à 10 mg tous les 2 à 4 jours.

Prévention des accidents toxiques dus au trimétrexate ou au méthotrexate : les doses varient en fonction des doses de trimétrexate ou de méthotrexate administrées.

Conseils : Le taux de remboursement de ce médicament est subordonné à l'indication pour laquelle il est prescrit.

Effets indésirables possibles

Très rares *réactions allergiques*.

Laboratoires Wyeth Pharmaceuticals France

LEDERTREXATE
Chimiothérapie anticancéreuse — sur ordonnance

Présentation

LEDERTREXATE 5 mg/2 ml : solution injectable ; ampoule de 2 ml. Liste I, réservé à l'usage hospitalier - Remb 100 % - **2,19 €.**
LEDERTREXATE 25 mg/ml : solution injectable ; ampoule de 1 ml. Liste I, réservé à l'usage hospitalier - Remb 100 % - **3,53 €.**
LEDERTREXATE 50 mg/2 ml : solution injectable ; ampoule de 2 ml. Liste I, réservé à l'usage hospitalier - Remb 100 % - **5,28 €.**
LEDERTREXATE 100 mg/4 ml : solution injectable ; ampoule de 4 ml. Liste I, réservé à l'usage hospitalier - Remb 100 %.
LEDERTREXATE 1 g : poudre pour solution injectable ; flacon de poudre. Liste I, réservé à l'usage hospitalier - Remb 100 %.
LEDERTREXATE 5 g/200 ml : solution injectable ; flacon de 200 ml. Liste I, réservé à l'usage hospitalier - Remb 100 %.

Composition

	p amp	p amp	p amp
Méthotrexate	5 mg	25 mg	50 mg

	p amp	p fl	p fl
Méthotrexate	100 mg	1 g	5 g

Dans quel cas ce médicament est-il prescrit ?

Ce médicament est une *chimiothérapie anticancéreuse* de la famille des *antimétabolites*.
Il est utilisé seul ou en association avec d'autres chimiothérapies dans le traitement de nombreux *cancers*.

Contre-indications

Ce médicament ne doit pas être utilisé dans les cas suivants :
- *insuffisance respiratoire*,
- *insuffisance rénale* ou *hépatique* grave,
- en association aux *salicylés*, aux médicaments contenant de la phénytoïne, du probénécide, du triméthoprime et de la phénylbutazone (lorsque la *posologie* du méthotrexate est supérieure à 15 mg par semaine),
- vaccination contre la *fièvre jaune*,
- **grossesse**,
- **allaitement**.

Attention : Le risque de toxicité sur la moelle osseuse est important, entraînant une baisse des *globules rouges*, des *globules blancs* et des *plaquettes* : des examens sanguins vous seront régulièrement demandés, notamment avant chaque cure.

Les patients traités par ce médicament (femme ou homme) doivent suivre une contraception ou s'abstenir de rapports sexuels non protégés durant la durée du traitement et au cours des 3 à 6 mois suivant son arrêt.

Des précautions sont nécessaires en cas de tabagisme, de troubles respiratoires ou d'*ulcère* de l'estomac ou du *duodénum*.

Interactions avec d'autres substances

Ce médicament ne doit pas être associé :
- aux *salicylés*, aux médicaments contenant du probénécide, de la phénylbutazone, du sulfaméthoxazole et du triméthoprime : augmentation du risque d'anomalie de la *numération formule sanguine*,
- à la phénytoïne : risque de *convulsions*.

Ce médicament peut interagir avec les *AINS* et les *pénicillines*.

Informez votre médecin de la prise éventuelle de médicaments contenant de la ciclosporine, du tacrolimus, et des *sulfamides* antibactériens.

En cas de vaccination, l'utilisation d'un *vaccin* vivant est déconseillée (contre-indiquée dans le cas du vaccin contre la *fièvre jaune*).

Grossesse et allaitement

Une grossesse est contre-indiquée lorsque l'un des partenaires (femme ou homme) est traité par ce médicament : voir Attention.

L'utilisation de ce médicament contre-indique l'allaitement.

Mode d'emploi et posologie

La solution est injectée par voie *intraveineuse* en *perfusion*. La pose d'un *cathéter* ou d'une *chambre implantable* est souvent nécessaire.

Le traitement peut être réalisé soit pendant une hospitalisation classique, soit en *hôpital de jour*, soit à domicile par une infirmière spécialisée.

Le méthotrexate peut également être administré par voie *intramusculaire* ou par *ponction lombaire*.

Posologie usuelle :

La *posologie* est strictement individuelle et peut être très variable ; pour l'établir, le médecin tient compte de vos *antécédents*, de votre *surface corporelle*, calculée à partir de votre taille et de votre poids, du type de *tumeur*, de sa localisation, de l'atteinte ou non de plusieurs organes, de l'association éventuelle avec un autre traitement.

Conseils : Le traitement peut provoquer des nausées et des vomissements. Pour contribuer à limiter ces désagréments, vous pouvez :
- tenter de vous distraire pendant la *perfusion* : radio, télévision, conversations ;
- sucer des bonbons à la menthe ;
- faire après la perfusion des repas fréquents et peu abondants ;
- éviter la friture et les aliments gras ou fortement odorants ;
- prendre des boissons gazeuses ou du thé glacé qui en cas de vomissements aident l'estomac à se rétablir.

Ce médicament peut entraîner une perte de cheveux, toujours réversible après l'arrêt du traitement. Dans certains cas, cette perte de cheveux peut être limitée par le port d'un casque réfrigérant pendant la perfusion. Si nécessaire, vous pouvez également envisager la confection d'une perruque, remboursée en partie par la Sécurité Sociale sur présentation d'une ordonnance après une demande d'*entente préalable*. Demandez conseil à votre médecin.

Effets indésirables possibles

Ce médicament peut entraîner une baisse des *globules rouges* (*anémie*), des *globules blancs* et des *plaquettes* liée à la toxicité du produit sur la moelle osseuse (voir Attention).

Le méthotrexate peut être toxique pour les reins, surtout en cas d'utilisation de fortes doses. Dans ce cas, une hospitalisation de quelques jours pourra être organisée pour assurer un apport important d'eau et de sel de bicarbonate par *perfusion*. Vous devrez par conséquence uriner abondamment. Une antidote (l'acide folinique) vous sera généralement administrée par voie veineuse ou par voie orale pendant 24 à 48 heures, 12 à 24 heures après la perfusion du produit.

Ce médicament peut provoquer des nausées, des vomissements ou de la *diarrhée* dans les heures, voire dans les jours qui suivent la perfusion (voir Conseils). Votre médecin vous prescrira un *traitement préventif* pour les effets immédiats et retardés. À domicile, si ces troubles persistent et vous empêchent de boire en quantité suffisante, vous devez rapidement le contacter.

En cas d'essoufflement, de toux sèche, de fièvre ou de saignements dans les jours qui suivent le traitement, consultez rapidement votre médecin.

Ce médicament peut entraîner une *inflammation* des *muqueuses* buccales (*stomatite*) que l'on peut soulager par des traitements adaptés ; en l'absence d'amélioration, vous devez impérativement prévenir votre médecin.

Ce médicament peut être responsable d'une toxicité pour les glandes sexuelles, avec risque d'arrêt plus ou moins définitif des règles chez la femme et diminution de la fertilité chez l'homme (une congélation préventive du sperme peut être proposée).

Ce médicament peut entraîner enfin des troubles neurologiques. En cas de difficultés d'élocution ou de sensations vertigineuses, consultez rapidement votre médecin.

Une perte de cheveux est possible, mais toujours réversible après l'arrêt du traitement (voir Conseils).

Laboratoires Biodim

LEDUM COMPLEXE N° 81

Informations détaillées sur www.monvidal.com

LEGALON

Traitement des troubles digestifs

Présentation

LEGALON : comprimé (marron) ; boîte de 40. Non remb.

Composition

	p cp
Silymarine	70 mg

Dans quel cas ce médicament est-il prescrit ?

Ce médicament contient une substance qui protège le foie.
Il est utilisé dans le traitement des *troubles digestifs* attribués à un mauvais fonctionnement du foie.

Attention : N'utilisez pas ce médicament de façon prolongée sans l'avis de votre médecin : des examens peuvent être nécessaires si les *symptômes* persistent.

Grossesse et allaitement

L'effet de ce médicament pendant la grossesse ou l'allaitement est mal connu. L'évaluation du risque éventuel lié à son utilisation est individuelle : demandez conseil à votre pharmacien ou à votre médecin.

Mode d'emploi et posologie

Les comprimés doivent être avalés avec un verre d'eau.

Posologie usuelle :
2 comprimés, 2 ou 3 fois par jour.

Conseils : Une alimentation équilibrée, une mastication lente, la suppression des aliments difficiles à digérer et des boissons alcoolisées permettent souvent d'atténuer les troubles de la digestion.

Effets indésirables possibles

Rarement : douleurs d'estomac, diarrhée.

Laboratoires ROTTAPHARM

LENICALM

Informations détaillées sur www.monvidal.com

LEPONEX

Neuroleptique atypique

sur ordonnance

Présentation

LEPONEX 25 mg : comprimé sécable (jaune) ; boîte de 7. Liste I, *médicament à prescription restreinte* - Remb 65 % - **1,78 €**.
LEPONEX 25 mg : comprimé sécable (jaune) ; boîte de 14. Liste I, *médicament à prescription restreinte* - Remb 65 % - **3,00 €**.
LEPONEX 25 mg : comprimé sécable (jaune) ; boîte de 28. Liste I, *médicament à prescription restreinte* - Remb 65 % - **5,49 €**.
LEPONEX 100 mg : comprimé sécable (jaune) ; boîte de 14. Liste I, *médicament à prescription restreinte* - Remb 65 % - **10,61 €**.
LEPONEX 100 mg : comprimé sécable (jaune) ; boîte de 28. Liste I, *médicament à prescription restreinte* - Remb 65 % - **20,69 €**.

Composition

	p cp	p cp
Clozapine	25 mg	100 mg
Lactose	+	+

Dans quel cas ce médicament est-il prescrit ?

Ce médicament est un *neuroleptique* dit atypique : certains de ses effets indésirables sont moins marqués que ceux des neuroleptiques classiques. Il a des propriétés antipsychotiques. Compte tenu du risque d'*agranulocytose*, ce médicament est réservé à certains patients.

Il est utilisé dans le traitement :
- de la *schizophrénie*, lorsque les autres traitements antipsychotiques sont restés inefficaces ou ont présenté des effets indésirables difficiles à supporter ;
- de certains troubles psychiques au cours de la maladie de *Parkinson*, en cas d'échec des autres traitements.

Contre-indications

Ce médicament ne doit pas être utilisé dans les cas suivants :
- *antécédent* de baisse anormale des *globules blancs*, quelle qu'en soit la cause, ou de maladie susceptible de provoquer une telle baisse ;
- maladie grave du foie, des reins ou du cœur ;
- *épilepsie* non contrôlée par un traitement spécifique ;
- arrêt du transit intestinal.

Attention : Ce médicament peut provoquer une baisse importante des *globules blancs* qui survient dans 5 cas pour 1000 ; ce risque justifie la nécessité d'une prise de sang avant le traitement, puis toutes les semaines pendant toute la durée de celui-ci. Le médecin mentionne sur l'ordonnance la date de la dernière prise de sang. Toute fièvre ou angine survenant sous traitement nécessite une prise de sang en urgence et un avis médical ; néanmoins, il est possible qu'une fièvre transitoire et sans conséquence survienne pendant les 3 premières semaines de traitement. Le médecin jugera alors de la conduite à tenir.
Une *hypotension orthostatique* peut survenir lors du traitement. Dans de très rares cas, elle peut entraîner une défaillance cardiaque ou respiratoire. Le risque est surtout important dans la période d'adaptation de la posologie ou en cas d'association avec une *benzodiazépine*.
Une vigilance particulière est nécessaire chez les personnes souffrant de constipation, de *diabète*, d'*adénome de la prostate* ou présentant une prédisposition au *glaucome* à angle fermé.
Prévenez votre médecin en cas d'alitement prolongé qui pourrait augmenter le risque de formation de caillots sanguins (*embolie* pulmonaire, *phlébite*).
Évitez les boissons alcoolisées : augmentation du risque de somnolence.
Ce médicament peut induire une somnolence, parfois intense chez certaines personnes. Cette somnolence peut être augmentée par la prise d'*alcool* ou d'autres médicaments *sédatifs*. La conduite et l'utilisation de machines dangereuses sont déconseillées, surtout dans les heures qui suivent la prise du médicament.

Interactions avec d'autres substances

Ce médicament ne doit pas être associé avec les médicaments contenant de la carbamazépine (TÉGRÉTOL...) : augmentation du risque de toxicité sur les cellules sanguines.
Il peut interagir avec les médicaments *inducteurs enzymatiques*, le lithium ou la fluvoxamine.
Informez par ailleurs votre médecin ou votre pharmacien si la personne traitée prend un médicament *antihypertenseur*, *sédatif* ou *atropinique*.

Grossesse et allaitement

L'effet de ce médicament pendant la grossesse est mal connu : seul votre médecin peut évaluer le risque éventuel de son utilisation dans votre cas.

Si ce médicament est pris en fin de grossesse, le nouveau-né devra faire l'objet d'une surveillance particulière.

Ce médicament passe dans le lait maternel, l'allaitement est déconseillé pendant le traitement.

Mode d'emploi et posologie

La dose quotidienne est généralement prise en plusieurs fois ; les comprimés peuvent être pris pendant ou entre les repas.

Posologie usuelle :

Le traitement est instauré progressivement, débuté par ½ comprimé à 25 mg. Il est augmenté progressivement par paliers de 25 à 50 mg. La *posologie* usuelle est de 300 mg par jour, mais elle peut atteindre 600 mg dans les cas les plus résistants.

Une fois la maladie stabilisée, le traitement est diminué progressivement en recherchant une dose quotidienne comprise entre 150 et 300 mg, compatible avec le maintien de l'efficacité du traitement.

Lorsque la dose quotidienne ne dépasse pas 200 mg, le traitement peut être pris en une seule fois, le soir.

Lorsque la dose est répartie dans la journée, la prise du soir peut être plus importante pour atténuer la somnolence dans la journée.

En dehors des cas d'effets indésirables graves, qui imposent un arrêt rapide du traitement, il est conseillé de diminuer progressivement la posologie si le traitement doit être interrompu.

Conseils : Dans le traitement de la *schizophrénie* et autres *psychoses*, les *neuroleptiques* permettent de contrôler efficacement la maladie, mais une modification ou un arrêt intempestif du traitement expose à une rechute grave.

Une prise de poids peut être observée au cours du traitement. Une alimentation équilibrée, et si nécessaire les conseils d'un nutritionniste, peuvent prévenir et limiter ce phénomène.

Conditions de prescription :

Ce médicament est un *médicament à prescription restreinte* : la prescription initiale ne peut être réalisée que par un médecin hospitalier neurologue, psychiatre ou gériatre. Cette ordonnance hospitalière, valable 12 mois, doit être présentée avec celle destinée aux renouvellements, rédigée elle aussi par un médecin spécialiste (mais pas obligatoirement à l'hôpital). Une surveillance particulière est obligatoire pendant le traitement : chaque ordonnance doit mentionner qu'une *numération formule sanguine* a été pratiquée et que son résultat a été pris en compte lors de la prescription.

Effets indésirables possibles

Baisse du nombre des *globules blancs*, généralement réversible (voir Attention), mais parfois aussi augmentation du nombre des globules blancs avec ou sans fièvre, modification du nombre de *plaquettes* sanguines.

Somnolence, fatigue, *vertiges*, maux de tête, *convulsions*, confusion des idées, agitation, délire, tremblement, rigidité musculaire, mouvements incessants des jambes, sécheresse de la bouche (ou au contraire hypersalivation), troubles de la vision, sudation excessive, *hypotension orthostatique* (ou plus rarement hypertension), accélération du cœur, malaises, arythmie, maladies cardiaques, ralentissement de la respiration, *troubles digestifs*, constipation (exceptionnellement occlusion intestinale), prise de poids parfois importante, incontinence ou rétention urinaire, érection douloureuse et prolongée, révélation d'un *diabète* ou aggravation de celui-ci, *réaction allergique*, *hépatite*, augmentation des *enzymes* musculaires dans le sang (CPK).

Laboratoires Novartis Pharma SAS

LEPTICUR

Antiparkinsonien — sur ordonnance

Présentation

LEPTICUR PARK 5 mg : comprimé sécable (blanc) ; boîte de 30. Liste I - Remb 65 % - **3,83 €**.
LEPTICUR 10 mg : comprimé (blanc) ; boîte de 30. Liste I - Remb 65 % - **4,68 €**.
LEPTICUR 10 mg/2 ml : solution injectable *IM* ou *IV* lente ; ampoule de 2 ml. Liste I - Remb 65 % - **2,22 €**.

Composition

	p cp	p cp	p amp inj
Tropatépine chlorhydrate	5 mg	10 mg	10 mg
Lactose	+	+	

Dans quel cas ce médicament est-il prescrit ?

C'est un *antiparkinsonien* qui appartient à la famille des anticholinergiques (*atropiniques*).

Il est utilisé dans le traitement de la maladie de *Parkinson* et des *syndromes* parkinsoniens induits par les *neuroleptiques*.

Contre-indications

Ce médicament ne doit pas être utilisé dans les cas suivants :
- risque de *glaucome* à angle fermé,
- risque de rétention des urines (*adénome de la prostate*),
- maladies cardiaques graves.

Attention : Ce médicament présente des effets *atropiniques*. Il peut provoquer un *glaucome* aigu chez les personnes prédisposées : œil rouge, dur et douloureux, avec vision floue. Une consultation d'extrême urgence auprès d'un ophtalmologiste est nécessaire.

Vous ne devez pas interrompre brutalement votre traitement.

Conducteur : ce médicament peut être responsable de troubles visuels et d'une sensibilité anormale à la lumière.

Interactions avec d'autres substances

Informez votre médecin si vous prenez un autre médicament *atropinique* ou un médicament contenant du lisuride.

Grossesse et allaitement

L'effet de ce médicament pendant la grossesse ou l'allaitement est mal connu. Par prudence, son usage est déconseillé chez la femme enceinte ou chez celle qui allaite.

Mode d'emploi et posologie

Les comprimés doivent être pris avec un peu d'eau.

La solution injectable doit être administrée par *voie intramusculaire* ou *intraveineuse* lente.

Posologie usuelle :

Maladie de *Parkinson* : 2 à 4 comprimés à 5 mg par jour.

Syndromes parkinsoniens induits par les *neuroleptiques* : 2 à 3 comprimés à 10 mg ou 1 à 2 ampoules injectables par jour.

Effets indésirables possibles

Effets *atropiniques* : troubles de l'*accommodation*, bouche sèche, constipation, difficultés à uriner.

Laboratoires sanofi-aventis France

LERCAN

Inhibiteur calcique

sur ordonnance

Présentation

LERCAN 10 mg : comprimé sécable ; boîte de 28. Liste I - Remb 65 % - **16,72 €**.
LERCAN 10 mg : comprimé sécable ; boîte de 30. Liste I - Remb 65 % - **17,87 €**.
LERCAN 10 mg : comprimé sécable ; boîte de 90. Liste I - Remb 65 % - **49,58 €**.
LERCAN 20 mg : comprimé ; boîte de 28. Liste I - Remb 65 % - **16,72 €**.
LERCAN 20 mg : comprimé ; boîte de 30. Liste I - Remb 65 % - **17,87 €**.
LERCAN 20 mg : comprimé ; boîte de 90. Liste I - Remb 65 % - **49,58 €**.

Composition

	p cp	p cp
Lercanidipine chlorhydrate	10 mg	20 mg
Lactose	+	+

Dans quel cas ce médicament est-il prescrit ?

Ce médicament est un *vasodilatateur* qui appartient à la famille des *inhibiteurs calciques*.

Il est utilisé dans le traitement de l'*hypertension artérielle*.

Contre-indications

Ce médicament ne doit pas être utilisé dans les cas suivants :
- *angine de poitrine* grave,
- *infarctus du myocarde* récent (1 mois),
- *insuffisance hépatique* grave,
- *insuffisance rénale* grave.

Attention : En cas de douleur thoracique survenant systématiquement dans la demi-heure qui suit la prise du médicament, consultez votre médecin avant de poursuivre le traitement.

Des précautions sont nécessaires en cas d'*insuffisance cardiaque*.

Interactions avec d'autres substances

Ce médicament peut interagir avec les médicaments contenant du kétoconazole ou de l'itraconazole.

Informez par ailleurs votre médecin si vous prenez un *alphabloquant*, un *bêtabloquant*, un *anticonvulsivant* (carbamazépine, phénytoïne, phénobarbital, primidone) ou un médicament contenant de la rifampicine ou de la ciclosporine.

En outre, l'effet *antihypertenseur* de ce médicament peut être augmenté par certains médicaments tels que les *neuroleptiques*, les *antidépresseurs imipraminiques*, les médicaments contenant du baclofène ; il peut être diminué par les *corticoïdes*. Votre médecin doit être informé si vous êtes traité par l'un ou l'autre de ces médicaments.

Grossesse et allaitement

L'effet de ce médicament pendant la grossesse est mal connu : seul votre médecin peut évaluer le risque éventuel de son utilisation dans votre cas.

Les données disponibles ne permettent pas de savoir si ce médicament passe dans le lait maternel ; un choix est donc nécessaire entre l'allaitement et la prise du médicament. Cette décision devra être prise en accord avec votre médecin.

Mode d'emploi et posologie

Les comprimés doivent être avalés avec un verre d'eau, le matin, avant le petit déjeuner.

Ce médicament ne doit pas être pris avec du jus de pamplemousse.

Posologie usuelle :
- Adulte : 5 à 20 mg par jour.

Conseils : Votre tension artérielle doit être contrôlée régulièrement. Les appareils permettant une mesure automatique de la tension à domicile utilisent souvent un procédé de mesure différent de celui qu'emploie votre médecin. Si vous avez un tel appareil, apportez-le en consultation pour vous assurer que la mesure obtenue est bien conforme à celle du tensiomètre de votre médecin.

Le traitement médicamenteux ne dispense pas de mesures simples pouvant faire baisser la tension artérielle : activité physique régulière, modération de la consommation de boissons alcoolisées et de *sel*, lutte contre l'excès de poids.

Effets indésirables possibles

Les plus fréquents sont la conséquence de la dilatation des vaisseaux sanguins :
- rougeur du visage, bouffées de chaleur, maux de tête ;
- jambes lourdes ou enflées.

Plus rarement : palpitations, baisse excessive de la tension artérielle, étourdissements, fatigue, crampes, diarrhée, éruption cutanée, urines plus abondantes.

Exceptionnellement : augmentation des *transaminases*.

Laboratoires Pierre Fabre Médicament

LESCOL

Hypolipémiant

sur ordonnance

Présentation

LESCOL 20 mg : gélule (jaune et marron) ; boîte de 30. Liste I - Remb 65 % - **15,00 €**.
LESCOL 20 mg : gélule (jaune et marron) ; boîte de 90. Liste I - Remb 65 % - **42,21 €**.
LESCOL 40 mg : gélule (orange et marron) ; boîte de 30. Liste I - Remb 65 % - **19,69 €**.
LESCOL 40 mg : gélule (orange et marron) ; boîte de 90. Liste I - Remb 65 % - **54,21 €**.
LESCOL LP 80 mg : comprimé à *libération prolongée* ; boîte de 30. Liste I - Remb 65 % - **32,89 €**.
LESCOL LP 80 mg : comprimé à *libération prolongée* ; boîte de 90. Liste I - Remb 65 % - **88,22 €**.

Composition

	p gél	p gél	p cp
Fluvastatine	20 mg	40 mg	80 mg

Dans quel cas ce médicament est-il prescrit ?

Ce médicament est un *hypocholestérolémiant* de la famille des statines. Il permet d'abaisser fortement le taux de *cholestérol* circulant dans le sang.

Il est utilisé dans le traitement des excès de cholestérol en complément d'un régime adapté.

Il est également utilisé dans le *traitement préventif* de l'*infarctus du myocarde* chez les patients ayant bénéficié d'une dilatation des *artères coronaires* (angioplastie).

Contre-indications

Ce médicament ne doit pas être utilisé dans les cas suivants :
- *insuffisance hépatique* ou *transaminases* élevées,
- **allaitement**.

> **Attention :** Ce médicament peut être toxique pour le foie ou les muscles. Signalez à votre médecin toute fatigue anormale, perte d'appétit, douleur ou faiblesse musculaire. Des analyses de sang peuvent être pratiquées afin de vérifier que le médicament est bien supporté.

Interactions avec d'autres substances

Ce médicament peut interagir avec d'autres *hypolipidémiants* de la famille des fibrates.

Informez par ailleurs votre médecin ou votre pharmacien si vous prenez des *anticoagulants* oraux ou un médicament contenant de la rifampicine.

Grossesse et allaitement

Ce médicament n'a pas d'indication chez la femme enceinte et il doit être interrompu en cas de désir de grossesse.

Si une grossesse survient sous traitement, consultez votre médecin et arrêtez la prise de ce médicament.

Aucune malformation imputable à ce médicament n'a été observée à ce jour.

Les données disponibles ne permettent pas de savoir si ce médicament passe dans le lait maternel ; un choix est donc nécessaire entre l'allaitement et la prise du médicament. Cette décision devra être prise en accord avec votre médecin.

Mode d'emploi et posologie

Les comprimés et les gélules doivent être avalés tels quels avec un verre d'eau, indifféremment au cours ou en dehors du repas.

Posologie usuelle :
- Adulte : 20 à 80 mg par jour, en une prise unique, de préférence le soir. La dose maximale de 80 mg par jour est réservée aux formes sévères de la maladie.

Le régime reste indispensable pendant toute la durée du traitement.

> **Conseils :** Un régime pauvre en *cholestérol* et en graisses animales n'est pas simple à suivre : les erreurs sont fréquentes. Demandez conseil à votre médecin, à votre pharmacien ou à un professionnel de la nutrition.

Effets indésirables possibles

Digestion difficile, nausées, douleurs abdominales, maux de tête, insomnie.

Augmentation des *transaminases*.

Très rarement : fourmillement des extrémités, éruption cutanée, *réaction allergique*, atteinte musculaire (voir Attention), *tendinite*, *hépatite*, *pancréatite*.

Laboratoires Novartis Pharma SAS

LEUCO-4

Informations détaillées sur www.monvidal.com

LEUCODININE B

Informations détaillées sur www.monvidal.com

LEVEMIR

Insuline

sur ordonnance

Présentation

LEVEMIR FlexPen 100 UI/ml : suspension injectable *SC* ; boîte de 5 cartouches de 3 ml en stylo prérempli jetable. Liste II - Remb 65 % - **67,41 €**.

LEVEMIR Penfill 100 UI/ml : suspension injectable *SC* ; boîte de 5 cartouches de 3 ml. Liste II - Remb 65 % - **67,41 €**.

Composition

	p ml
Insuline détémir	100 UI

Dans quel cas ce médicament est-il prescrit ?

C'est une *insuline* similaire à l'insuline humaine, obtenue par *biotechnologie*. Sa durée d'action est longue : son effet s'estompe au bout de 14 à 24 heures.

Elle est utilisée dans le traitement du *diabète*.

> **Attention :** La mise en route du traitement suppose un apprentissage correct pour injecter l'*insuline*, contrôler la *glycémie* au doigt, rechercher le *sucre* et l'acétone dans les urines et tenir un carnet de surveillance.
>
> L'hypoglycémie est la principale complication des traitements par l'insuline. Il s'agit le plus souvent de malaises hypoglycémiques sans gravité dont les principaux signes sont : sueurs, tremblements, troubles visuels, vision double, fatigue soudaine, fringale, *vertiges*, difficulté de concentration. Dans ce cas, le diabétique doit aussitôt absorber 3 à 6 morceaux de sucre ou un sirop sucré.
>
> Beaucoup plus rarement, l'hypoglycémie peut être grave et entraîner des troubles du comportement (comparables notamment à l'ébriété), des *convulsions*, voire une perte de connaissance : 1 ampoule de GLUCAGEN doit être injectée immédiatement par *voie* sous-cutanée ou intramusculaire, même à travers les vêtements en cas d'agitation. Si le diabétique ne reprend pas conscience dans les minutes qui suivent, prévenez un service d'urgence. Dans le doute, il n'y a pas de danger à injecter du GLUCAGEN à un diabétique traité par l'insuline. Dans tous les cas, la prise d'une collation ou d'un repas reste nécessaire.
>
> L'autre complication possible chez le diabétique est la survenue d'une *acidocétose*, due à un manque important d'insuline. Elle peut être déclenchée par une infection (qui augmente les besoins en insuline) : grippe, rhume, *cystite*, abcès, etc. Elle se manifeste par une grande fatigue, une soif intense et des *troubles digestifs*. Il faut alors rechercher la présence de sucre et d'acétone dans les urines : la présence des deux en quantité importante confirme le dia-

gnostic. Le traitement par l'insuline ne doit pas être arrêté ; le diabétique doit suivre les consignes de son médecin et, si besoin, le joindre d'urgence.

Évitez la prise de boissons alcoolisées à jeun ou à distance des repas : augmentation du risque d'hypoglycémie.

Conducteur : une *hypoglycémie* peut entraîner un malaise pendant la conduite ou l'utilisation de machines.

Interactions avec d'autres substances

Certains médicaments peuvent déséquilibrer la *glycémie*. Informez votre médecin ou votre pharmacien si vous prenez un *corticoïde*, un *progestatif* à forte dose, un *bêtabloquant*, un *inhibiteur de l'enzyme de conversion* ou un médicament contenant du danazol, de la chlorpromazine, du salbutamol, de la terbutaline, du lanréotide, de l'octréotide ou de l'aspirine à forte dose.

Grossesse et allaitement

L'*insuline* est adaptée au diabète de la femme enceinte ou aux troubles passagers de la *glycémie* pendant la durée de la grossesse.

Le traitement par insuline n'est pas une contre-indication à l'allaitement.

Mode d'emploi et posologie

Les cartouches Penfill sont à utiliser avec les stylos rechargeables Novo Nordisk ; FlexPen est un stylo prêt à l'emploi qui doivent être jetés lorsque la cartouche est vide.

Cette *insuline* doit être uniquement injectée par *voie* sous-cutanée dans les zones recommandées par votre médecin, en essayant de varier les sites d'injection pour éviter l'apparition de lipodystrophies (*nodules* et épaississement de la peau).

Agiter par lents retournements le stylo afin d'homogénéiser la suspension avant injection ; purger ensuite l'air éventuellement contenu dans la cartouche.

L'aiguille doit être changée après chaque injection.

Posologie usuelle :

Elle est adaptée en fonction des résultats des analyses réalisées par le diabétique ou son entourage (carnet de surveillance) et des conseils de son médecin.

Conseils : Si vous utilisez deux stylos destinés à injecter deux insulines, veillez à pouvoir les distinguer facilement.

Pour le maniement précis du stylo, conformez-vous à la notice fournie par le fabricant et veillez à ne pas l'égarer.

La sécurité d'une injection d'insuline au travers des vêtements, sans désinfection préalable, est maintenant établie avec certitude.

En cas d'activité sportive, il est préférable d'injecter l'insuline à distance des muscles qui travaillent pour éviter une absorption trop rapide de l'insuline. De plus, une adaptation des doses d'insuline est habituellement nécessaire selon les conseils du médecin.

Prenez contact avec les associations pour diabétiques : elles diffusent une information utile sur le traitement et la surveillance du *diabète*.

Votre entourage doit savoir reconnaître les signes d'une *hypoglycémie* et pouvoir vous administrer, en cas de perte de connaissance, une ampoule de GLUCAGEN. Celle-ci est conservée de préférence au réfrigérateur ou à température ambiante, inférieure à 25 °C, pendant 2 ans.

Veillez à ne pas manquer d'insuline, notamment pendant les week-ends et jours fériés ; lors de vos déplacements, munissez-vous d'une réserve ou de votre ordonnance en cours de validité. Un certificat de traitement par insuline peut être nécessaire pour franchir certaines frontières.

L'insuline se conserve sans problème 4 à 6 semaines à une température inférieure à 25° C et plusieurs mois à une température proche de 0° C (mais elle ne doit jamais être congelée). Elle se dégrade d'autant plus vite que la température est élevée.

En pratique :
- conservez les cartouches non entamées dans la partie basse du réfrigérateur. Si c'est impossible, ne les conservez pas plus de 1 ou 2 mois (selon que vous êtes dans une région chaude ou froide) ;
- conservez les cartouches entamées hors du réfrigérateur pendant une durée maximale de 4 semaines, dans un endroit propre et sec de préférence, à l'abri de la lumière et des hausses de température (pas plus de 25° C) ;
- une exposition accidentelle ou inévitable à une température de l'ordre de 30° C à 35° C est possible sans dommage pendant 2 ou 3 jours ;
- jetez toute cartouche suspecte d'avoir été exposée à la congélation ou à une chaleur excessive, et notamment celles qui ne présentent pas un aspect uniformément blanc et opaque après agitation ;
- lors des voyages long-courriers, conservez votre insuline dans vos bagages de cabine pour éviter une exposition au froid excessif dans la soute à bagages.

Effets indésirables possibles

Hypoglycémie (voir Attention), légers troubles de la vision en début de traitement, *nodules* graisseux sous-cutanés (lipodystrophies).

Rarement : *réaction allergique* essentiellement cutanée.

Laboratoires Novo Nordisk Pharmaceutique SAS

LEVITRA

Médicament de l'impuissance — sur ordonnance

Présentation

LEVITRA 5 mg : comprimé (rond ; orange) ; boîte de 4. Liste I - Non remb.
LEVITRA 10 mg : comprimé (rond ; orange) ; boîte de 4. Liste I - Non remb.
LEVITRA 10 mg : comprimé (rond ; orange) ; boîte de 8. Liste I - Non remb.
LEVITRA 20 mg : comprimé (rond ; orange) ; boîte de 4. Liste I - Non remb.
LEVITRA 20 mg : comprimé (rond ; orange) ; boîte de 8. Liste I - Non remb.
LEVITRA 20 mg : comprimé (rond ; orange) ; boîte de 12. Liste I - Non remb.

Composition

	p cp	p cp	p cp
Vardénafil	5 mg	10 mg	20 mg

Dans quel cas ce médicament est-il prescrit ?

Ce médicament est un *vasodilatateur* qui agit spécifiquement sur la verge. Son action sur le reste du système cardiovasculaire est minime et ne prête à conséquence qu'en cas de prise conjointe de médicaments vasodilatateurs nitrés (voir Interactions). Il ne peut fonctionner qu'en cas de situation de désir sexuel et ne déclenche généralement pas l'érection à lui seul. Son effet se manifeste au plus tard une heure après la prise et dure 4 à 5 heures. L'érection est améliorée ou restaurée chez 60 à 80 % des utilisateurs, toutes causes d'impuissance confondues (sauf radiothérapie locale et certains actes chirurgicaux)

Il est utilisé dans le traitement des troubles de l'érection.

Contre-indications

Ce médicament ne doit pas être utilisé dans les cas suivants :

- fragilité cardiovasculaire contre-indiquant l'effort que représente l'acte sexuel (*angine de poitrine* grave, *insuffisance cardiaque* grave...) ;
- situations dans lesquelles l'effet du médicament n'a pas été étudié : *insuffisance hépatique* grave, hypotension grave, *antécédent* récent d'*accident vasculaire cérébral* ou d'*infarctus du myocarde*, maladie grave de la *rétine* (rétinite pigmentaire) ;
- en association avec des *vasodilatateurs* nitrés et les médicaments contenant du ritonavir ou du indanavir (voir Interactions avec d'autres substances).

Attention : La reprise d'une activité sexuelle chez un homme fragilisé par l'âge ou une maladie chronique peut être à l'origine d'un accident cardiovasculaire. Un bilan médical préalable est nécessaire.

Des précautions sont nécessaires chez les hommes présentant une malformation du pénis ou souffrant d'une maladie les prédisposant au *priapisme* (drépanocytose, myélome multiple, leucémie).

Le traitement médicamenteux des troubles de l'érection ne se conçoit que lorsque les causes curables de l'impuissance ont été recherchées. Les impuissances d'origines psychologiques peuvent être améliorées ou guéries par des thérapies spécifiques.

Compte-tenu de ses effets indésirables potentiels, ce médicament peut, chez certaines personnes, ne pas être compatible avec la conduite automobile ou le maniement de machines dangereuses. Assurez-vous à l'occasion des premières prises que vous supportez bien ce médicament avant de conduire ou d'utiliser une machine.

Interactions avec d'autres substances

L'association du vardénafil avec des *vasodilatateurs* nitrés peut provoquer des hypotensions graves. Ces vasodilatateurs peuvent être des médicaments pour le cœur : nitroprussiate, nitrite, nitrates, trinitrine, linsidomine, molsidomine, nicorandil. Il peut également s'agir de produits vendus en sex-shops : « poppers », « boosts », « snappers », qui contiennent des nitrites et sont utilisés comme amplificateurs d'orgasme ou pour dilater l'anus.

L'effet du vardénafil peut être fortement augmenté par les *antiprotéases* (ritonavir, indanavir...) et les médicaments contenant de l'itraconazole ou du kétoconazole (à l'exception des formes locales) : leur association est contre-indiquée chez l'homme de plus de 75 ans et déconseillée dans les autres cas.

En cas de traitement avec un médicament contenant de l'érythromycine, une diminution de la *posologie* du vardénafil peut être nécessaire.

Le vardénafil peut également interagir avec les *alphabloquants*, notamment ceux utilisés dans le traitement des troubles urinaires dus à un *adénome de la prostate* : des délais précis doivent être respectés entre les prises de ces médicaments.

Grossesse et allaitement

Ce médicament n'a pas d'indication chez la femme.

Mode d'emploi et posologie

Ce médicament peut être pris avec ou sans nourriture. Son délai d'action peut être retardé s'il est pris au cours d'un repas riche en graisse.

Posologie usuelle :

- Homme de plus de 18 ans : 1 comprimé à 10 mg, environ 25 à 60 minutes avant le rapport sexuel. En fonction de son efficacité et de sa tolérance, cette dose peut être portée à 20 mg ou réduite à 5 mg. Il est recommandé de ne pas dépasser une prise par jour.

Conseils : Ce médicament n'est pas un aphrodisiaque, il ne crée pas le désir sexuel, mais permet de le concrétiser.

Effets indésirables possibles

Très fréquemment (plus de 10 % des utilisateurs) : maux de tête, rougeur du visage.

Fréquemment : nausées, digestion difficile, *vertiges*, nez bouché.

Ont également été observés : somnolence, *réaction allergique*, douleur dorsale ou musculaire, troubles de la vision (des couleurs essentiellement), yeux rouges, éruption cutanée, essoufflement, accidents cardiovasculaires.

Le risque de *priapisme* est faible. Si l'érection est anormalement prolongée et douloureuse, le médecin doit être joint en urgence pour qu'un traitement adapté puisse être mis en œuvre.

Laboratoires Bayer Santé

LÉVOPHTA

Collyre antiallergique — sur ordonnance

Présentation

LÉVOPHTA : collyre ; flacon de 5 ml. Liste II - Remb 35 % - **7,58 €**.

Composition

	p 100 ml
Lévocabastine	50 mg
Benzalkonium chlorure	+

Dans quel cas ce médicament est-il prescrit ?

Ce collyre contient un *antihistaminique* antiallergique.

Il est utilisé pour traiter les *conjonctivites* allergiques.

Contre-indications

Ce collyre ne doit pas être utilisé en cas d'*allergie* aux *ammoniums quaternaires* (présence de benzalkonium).

Interactions avec d'autres substances

Ce collyre peut interagir avec d'autres collyres : respectez un intervalle de 15 minutes entre deux instillations.

Grossesse et allaitement

L'effet de ce médicament pendant la grossesse ou l'allaitement est mal connu : seul votre médecin peut évaluer le risque éventuel de son utilisation dans votre cas.

Mode d'emploi et posologie

Le flacon doit être agité avant l'emploi.

Tirer la paupière inférieure vers le bas tout en regardant vers le haut. Déposer les gouttes de collyre entre la paupière et le globe oculaire (*cul-de-sac conjonctival*).

Posologie usuelle :

1 goutte, 2 à 4 fois par jour.

> **Conseils :** Le port de lentilles de contact est déconseillé en cas d'*allergie* oculaire. Les lentilles souples ne devront être réutilisées qu'après arrêt complet du traitement car elles peuvent s'imprégner des substances contenues dans le collyre.
>
> L'application correcte du produit peut nécessiter une aide, notamment chez une personne handicapée ou âgée.
>
> Ne conservez pas ce collyre plus de 15 jours après une première utilisation.

Effets indésirables possibles

Irritation oculaire transitoire.

Laboratoires Chauvin Bausch & Lomb

LÉVOTHYROX

Hormone thyroïdienne — sur ordonnance

Présentation

LÉVOTHYROX 25 µg : comprimé sécable (blanc) ; boîte de 28. Liste II - Remb 65 % - **1,07 €**.
LÉVOTHYROX 50 µg : comprimé sécable (blanc) ; boîte de 28. Liste II - Remb 65 % - **1,57 €**.
LÉVOTHYROX 75 µg : comprimé sécable (blanc) ; boîte de 28. Liste II - Remb 65 % - **2,08 €**.
LÉVOTHYROX 100 µg : comprimé sécable (blanc) ; boîte de 28. Liste II - Remb 65 % - **2,58 €**.
LÉVOTHYROX 125 µg : comprimé sécable (blanc) ; boîte de 28. Liste II - Remb 65 % - **3,10 €**.
LÉVOTHYROX 150 µg : comprimé sécable (blanc) ; boîte de 28. Liste II - Remb 65 % - **3,61 €**.
LÉVOTHYROX 175 µg : comprimé sécable (blanc) ; boîte de 28. Liste II - Remb 65 % - **4,11 €**.
LÉVOTHYROX 200 µg : comprimé sécable (blanc) ; boîte de 28. Liste II - Remb 65 % - **4,62 €**.

Composition

	p cp	p cp	p cp
Lévothyroxine sodique (L-T4)	25 µg	50 µg	75 µg
	p cp	p cp	p cp
Lévothyroxine sodique (L-T4)	100 µg	125 µg	150 µg
		p cp	p cp
Lévothyroxine sodique (L-T4)		175 µg	200 µg

Dans quel cas ce médicament est-il prescrit ?

Ce médicament contient une *hormone* qui appartient à la famille des *hormones thyroïdiennes*.

Il est principalement utilisé comme *traitement substitutif* pour remplacer la thyroxine naturelle lorsque celle-ci n'est plus sécrétée en quantité suffisante par la *thyroïde*. Cette insuffisance de sécrétion, ou *hypothyroïdie*, peut être due à la thyroïde elle-même ou à l'insuffisance d'une autre glande qui commande la sécrétion thyroïdienne (maladie ou ablation de l'*hypophyse*). Il est également utilisé lorsque l'on veut freiner l'action excitatrice de l'hypophyse sur la thyroïde, notamment dans certains *goitres*.

Contre-indications

Ce médicament ne doit pas être utilisé en cas d'*hyperthyroïdie* (sauf si celle-ci est l'objet d'un traitement spécifique).

Dans tous les autres cas, le médecin est seul juge pour prescrire ce médicament, notamment en cas d'*insuffisance coronarienne* ou *cardiaque* grave, ou de *troubles du rythme cardiaque*.

> **Attention :** L'utilisation de ce médicament dans le traitement de l'obésité sans *hypothyroïdie* est dangereuse et illégale.
>
> Ce médicament ne convient pas aux enfants ne sachant pas avaler les comprimés.

Interactions avec d'autres substances

Les médicaments qui contiennent des sels de fer, de la colestyramine (QUESTRAN), du kayexalate, du sucralfate et les pansements digestifs peuvent diminuer l'absorption de ce médicament ; il est nécessaire de respecter un délai de 2 heures entre la prise de ces médicaments.

Informez par ailleurs votre médecin si vous prenez un *anticoagulant* oral, un antiépileptique ou un médicament contenant un *barbiturique*, de la griséofulvine, de la rifabutine ou de la rifampicine.

Grossesse et allaitement

La prise de ce médicament peut être poursuivie pendant la grossesse et l'allaitement, sous contrôle médical.

Mode d'emploi et posologie

La *posologie* dépend de l'intensité de l'*hypothyroïdie*, de l'âge et de la tolérance individuelle.

Des analyses de sang régulières permettent d'adapter la posologie : suivez-la strictement et ne l'augmentez pas de vous-même.

Ce médicament est pris en 1 seule fois, le matin à jeun.

Le traitement est habituellement installé par paliers successifs.

> **Conseils :** L'*hypothyroïdie* est une maladie qui nécessite un traitement à vie.
>
> Les effets attendus du traitement ou les signes d'une éventuelle *intolérance* n'apparaissent pas avant un délai de 15 jours à 1 mois.

Effets indésirables possibles

Aggravation possible de troubles cardiaques.

Certains signes doivent faire penser à un *surdosage* : *tachycardie*, tremblements, insomnie, excitabilité, fièvre, sueurs, amaigrissement rapide, diarrhée. Le traitement sera alors interrompu quelques jours et repris ensuite.

Laboratoires Merck Lipha Santé SAS

LÉVOTONINE

Informations détaillées sur www.monvidal.com

LEXOMIL

Anxiolytique : benzodiazépine — **sur ordonnance**

Présentation

LEXOMIL : comprimé-baguette quadrisécable (blanc) ; boîte de 30. Liste I, durée de prescription limitée à 12 semaines - Remb 65 % - **2,65 €.**

Composition

	p cp
Bromazépam	6 mg
Lactose	+

Dans quel cas ce médicament est-il prescrit ?

Ce médicament est un *anxiolytique* (tranquillisant) de la famille des *benzodiazépines*.

Il est utilisé dans le traitement de l'anxiété lorsque celle-ci s'accompagne de troubles gênants (*anxiété généralisée*, crise d'angoisse...) et dans le cadre d'un sevrage alcoolique.

Contre-indications

Ce médicament ne doit pas être utilisé dans les cas suivants :
- *insuffisance hépatique* grave,
- *insuffisance respiratoire* grave,
- *syndrome d'apnée du sommeil*,
- *myasthénie*.

Attention : Utilisé seul, ce médicament n'est pas adapté au traitement des *états dépressifs*.

Une prise prolongée, surtout à doses importantes, de *tranquillisants* de la famille des *benzodiazépines* peut provoquer une *dépendance*. Ce risque de dépendance est accru chez les personnes ayant déjà présenté une dépendance à d'autres médicaments, substances ou à l'alcool.

L'arrêt brutal de ce médicament expose à un *syndrome de sevrage* : réapparition de l'anxiété, agitation, irritabilité, insomnie, maux de tête, douleurs musculaires, tremblements, hallucinations. Il faut donc s'entourer de conseils médicaux pour diminuer progressivement les doses et espacer les prises, sur une période d'autant plus longue que le traitement a été prolongé.

Une adaptation de la *posologie* peut être nécessaire chez les personnes âgées ou souffrant d'*insuffisance hépatique* ou d'*insuffisance rénale*.

Évitez les boissons alcoolisées : augmentation du risque de somnolence.

Ce médicament peut induire une somnolence, parfois intense chez certaines personnes. Cette somnolence peut être augmentée par la prise d'*alcool* ou d'autres médicaments *sédatifs*. La conduite et l'utilisation de machines dangereuses sont déconseillées, surtout dans les heures qui suivent la prise du médicament.

Interactions avec d'autres substances

Informez votre médecin ou votre pharmacien si vous prenez d'autres *sédatifs* (tranquillisants, somnifères, certains médicaments contre la toux ou contre la douleur contenant des *opiacés*, *antidépresseurs*, *neuroleptiques*...) ou en cas de traitement par la buprénorphine.

Grossesse et allaitement

Ce médicament ne doit pas être utilisé sans avis médical pendant la grossesse. Les fortes doses au cours des 6 derniers mois sont déconseillées. En fin de grossesse, un traitement par benzodiazépine, même à faible dose, peut être responsable d'effets indésirables chez le *nouveau-né* : une surveillance médicale du nouveau-né est alors nécessaire pendant 1 à 3 semaines selon les cas.

Ce médicament passe dans le lait maternel : l'allaitement est déconseillé.

Mode d'emploi et posologie

Ce médicament peut être pris pendant ou en dehors des repas.

Les comprimés sont divisibles en 4 et permettent de répartir la dose quotidienne en plusieurs prises. Les fractions restantes non utilisées peuvent être conservées dans le couvercle de la boîte.

Posologie usuelle :
- Adulte : 6 mg par jour, habituellement répartis en ¼ de comprimé le matin, ¼ de comprimé le midi et ½ comprimé le soir. La *posologie* peut être portée à 18 mg par jour dans certains cas graves. La dose minimale efficace est toujours recherchée.

Conseils : Ce médicament vous a été prescrit dans une situation précise : ne le réutilisez pas ultérieurement sans avis médical et ne le conseillez pas à une autre personne.

La durée de prescription des *anxiolytiques* doit être la plus courte possible. Dans certaines situations, le traitement doit toutefois être prolongé. Il appartient alors au médecin de réévaluer périodiquement la nécessité de le poursuivre ou de l'interrompre.

Les *tranquillisants* ne sont pas la seule réponse à l'anxiété : une meilleure hygiène de vie, une consommation modérée d'excitants (y compris les boissons alcoolisées) permettent aussi de lutter efficacement contre l'excès de stress. Dans certains cas, une psychothérapie peut aider à lutter durablement contre l'anxiété.

Effets indésirables possibles

Sensation d'ivresse, maux de tête, somnolence (en particulier chez la personne âgée), ralentissement des idées, fatigue, sensation de faiblesse musculaire, baisse de la libido, *éruption cutanée* avec ou sans démangeaisons, vision double.

Dans certaines circonstances et chez certaines personnes :
- réactions paradoxales avec augmentation de l'anxiété, agitation, agressivité, confusion des idées, hallucinations ;
- *amnésie antérograde*.

Ces troubles nécessitent l'arrêt du traitement.

Laboratoires Roche

LIBRAX

Anxiolytique avec antispasmodique — **sur ordonnance**

Présentation

LIBRAX : comprimé (vert) ; boîte de 30. Liste I, durée de prescription limitée à 12 semaines - Non remb.

Composition

	p cp
Clidinium bromure	2,5 mg
Chlordiazépoxide	5 mg

Dans quel cas ce médicament est-il prescrit ?

Ce médicament contient un *antispasmodique* de la famille des *atropiniques* et un *tranquillisant* de la famille des *benzodiazépines*.

Il est utilisé dans le traitement de l'anxiété lorsque celle-ci s'accompagne de spasmes du tube digestif, des *voies biliaires* et du côlon.

Contre-indications

Ce médicament ne doit pas être utilisé dans les cas suivants :
- risque de *glaucome* à angle fermé,
- risque de blocage des urines (*adénome de la prostate*...),
- *insuffisance respiratoire* ou *insuffisance hépatique* graves,
- *syndrome d'apnée du sommeil*,
- *myasthénie*,
- enfant de moins de 6 ans,
- personne de plus de 65 ans présentant plusieurs maladies,
- personne de plus de 75 ans,
- **allaitement**.

Attention : Ce médicament présente des effets *atropiniques*. Il peut provoquer un *glaucome* aigu chez les personnes prédisposées : œil rouge, dur et douloureux, avec vision floue. Une consultation d'extrême urgence auprès d'un ophtalmologiste est nécessaire.

Des précautions sont nécessaires en cas d'*insuffisance hépatique* ou *rénale*, d'*insuffisance coronarienne*, de *troubles du rythme cardiaque*, de *bronchite chronique*, d'*hyperthyroïdie* et chez la personne âgée, notamment en cas de constipation chronique.

Une prise prolongée, surtout à doses importantes, de *tranquillisants* de la famille des *benzodiazépines* peut provoquer une *dépendance*. Ce risque de dépendance est accru chez les personnes ayant déjà présenté une dépendance à d'autres médicaments, substances ou à l'alcool.

L'arrêt brutal des benzodiazépines expose à un *syndrome de sevrage* : réapparition de l'anxiété, agitation, irritabilité, insomnie, maux de tête, douleurs musculaires, tremblements, hallucinations. Il faut donc s'entourer de conseils médicaux pour diminuer progressivement les doses et espacer les prises, sur une période d'autant plus longue que le traitement a été prolongé.

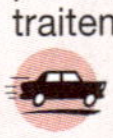
Ce médicament peut induire une somnolence, parfois intense chez certaines personnes. Cette somnolence peut être augmentée par la prise d'*alcool* ou d'autres médicaments *sédatifs*. La conduite et l'utilisation de machines dangereuses sont déconseillées, surtout dans les heures qui suivent la prise du médicament.

Interactions avec d'autres substances

Informez votre médecin si vous prenez des médicaments contenant de la cimétidine ou d'autres médicaments *atropiniques* ou *sédatifs* (tranquillisants, somnifères, certains médicaments contre la toux ou contre la douleur contenant des *opiacés*, *antidépresseurs*, *neuroleptiques*...).

Grossesse et allaitement

Ce médicament ne doit pas être utilisé sans avis médical pendant la grossesse. Les fortes doses au cours des 6 derniers mois sont déconseillées. En fin de grossesse, un traitement par benzodiazépine, même à faible dose, peut être responsable d'effets indésirables chez le *nouveau-né* : une surveillance médicale du nouveau-né est alors nécessaire pendant 1 à 3 semaines selon les cas.

Ce médicament passe dans le lait maternel : son usage est contre-indiqué pendant l'allaitement.

Mode d'emploi et posologie

Les comprimés doivent être avalés avec un peu d'eau et peuvent être pris au moment des repas, au coucher ou au moment des crises douloureuses.

Posologie usuelle :
- Adulte : 2 à 4 comprimés par jour.

Conseils : Ce médicament vous a été prescrit dans une situation précise : ne le réutilisez pas ultérieurement sans avis médical et ne le conseillez pas à une autre personne.

La durée de prescription des tranquillisants doit être la plus courte possible. Dans certaines situations, le traitement doit toutefois être prolongé. Il appartient alors au médecin de réévaluer périodiquement la nécessité de le poursuivre ou de l'interrompre.

Effets indésirables possibles

- Liés au bromure de clidinium : sécheresse de la bouche, troubles de l'*accommodation*, constipation, palpitations, rétention urinaire, irritabilité, confusion mentale.
- Liés au chlordiazépoxide :

Sensation d'ivresse, maux de tête, fatigue, somnolence pendant la journée en particulier chez la personne âgée, troubles de la coordination des mouvements, confusion des idées.

Faiblesse musculaire, baisse de la libido, *éruption cutanée* avec ou sans démangeaisons, vision double.

Dans certaines circonstances et chez certaines personnes :
- réactions paradoxales avec augmentation de l'anxiété, agitation, agressivité, confusion des idées, hallucinations ;
- *amnésie antérograde*.

Ces troubles nécessitent l'arrêt du traitement.

Laboratoires Centre Spécialités Pharmaceutiques

LIDÈNE

Hypnotique : antihistaminique H1

Présentation

LIDÈNE 15 mg : comprimé sécable (bleu) ; boîte de 10. Non remb.

Composition

	p cp
Doxylamine succinate	15 mg
Lactose	+

Dans quel cas ce médicament est-il prescrit ?

Ce médicament est un *hypnotique* (somnifère). Il contient un *antihistaminique* qui a un effet *sédatif*. Il possède également des propriétés *atropiniques* qui expliquent certaines contre-indications et certains effets indésirables.

Il est utilisé dans le traitement de l'insomnie.

Contre-indications

Ce médicament ne doit pas être utilisé dans les cas suivants :

- *glaucome* à angle fermé,
- risque de rétention des urines (*adénome de la prostate*...),
- enfant de moins de 15 ans.

Attention : Certaines insomnies peuvent traduire une *dépression* masquée et justifier un traitement spécifique.

Ce médicament présente des effets *atropiniques*. Il peut provoquer un *glaucome* aigu chez les personnes prédisposées : œil rouge, dur et douloureux, avec vision floue. Une consultation d'extrême urgence auprès d'un ophtalmologiste est nécessaire.

Ce médicament expose à un risque de chute nocturne chez la personne âgée ayant l'habitude de se lever la nuit.

Évitez les boissons alcoolisées : augmentation du risque de somnolence.

Ce médicament est un somnifère. Conduire ou utiliser une machine dangereuse dans les heures qui suivent sa prise est bien sûr contre-indiqué.

La durée de l'effet sédatif, ainsi que son intensité, est très variable d'une personne à l'autre. Il vous appartient de vérifier, après les premières prises, que la persistance éventuelle d'une somnolence au réveil est compatible avec la poursuite de vos activités habituelles.

Interactions avec d'autres substances

Informez votre médecin ou votre pharmacien si vous prenez un autre médicament ayant des effets *atropiniques* ou *sédatifs* (tranquillisants, somnifères, certains médicaments contre la toux ou contre la douleur contenant des *opiacés*, *antidépresseurs*, *neuroleptiques*...).

Grossesse et allaitement

Ce médicament peut être utilisé pendant la grossesse, après avis médical. En cas de prise en fin de grossesse, une surveillance du nouveau-né peut être nécessaire.

Les données disponibles ne permettent pas de savoir si ce médicament passe dans le lait maternel : il est déconseillé pendant l'allaitement.

Mode d'emploi et posologie

Ce médicament doit être pris 15 à 30 minutes avant le coucher.

Posologie usuelle :

- Adulte : ½ à 2 comprimés par jour selon la sensibilité individuelle.

La durée du traitement est limitée à 2 à 5 jours sans avis médical.

Conseils : Les somnifères ne sont pas la seule réponse aux troubles du sommeil. Une meilleure hygiène de vie, une consommation modérée d'excitants (y compris les boissons alcoolisées) permettent aussi de lutter efficacement contre les insomnies.

Effets indésirables possibles

Somnolence pendant la journée.

Rarement, effets *atropiniques* : troubles de l'*accommodation*, constipation, bouche sèche.

Laboratoires Coopération Pharmaceutique Française

LINCOCINE

Informations détaillées sur www.monvidal.com

LINDILANE

Association d'antalgiques contenant un opiacé

Présentation

LINDILANE : comprimé (blanc) ; boîte de 16. Remb 65 % - **2,54 €**.

Composition

	p cp
Paracétamol	400 mg
Codéine phosphate	25 mg

Dans quel cas ce médicament est-il prescrit ?

Ce médicament contient deux *antalgiques* : le paracétamol, qui empêche la transmisssion de la douleur, et un *opiacé* (la codéine), qui renforce l'action du paracétamol en agissant sur la perception de la douleur par le cerveau. Le faible dosage en codéine lui permet d'être disponible sans ordonnance.

Il est utilisé dans le traitement de la douleur.

Contre-indications

Ce médicament ne doit pas être utilisé dans les cas suivants :

- maladie grave du foie ;
- *insuffisance respiratoire* ;
- enfant de moins de 15 ans ;
- en association avec les médicaments contenant de la nalbuphine, de la buprénorphine ou de la pentazocine ;
- **allaitement.**

Attention : De nombreux médicaments contiennent du paracétamol : vous devez en tenir compte en cas de prise conjointe car le *surdosage* en paracétamol peut être toxique pour le foie.

Du fait de la présence de codéine, n'utilisez pas ce médicament à forte dose et de façon prolongée (risque de *dépendance*) et évitez son emploi en cas d'*hypertension intracrânienne*, qu'il pourrait aggraver.

Ce médicament peut induire une somnolence, parfois intense chez certaines personnes. Cette somnolence peut être augmentée par la prise d'*alcool* ou d'autres médicaments *sédatifs*. La conduite et l'utilisation de machines dangereuses sont déconseillées, surtout dans les heures qui suivent la prise du médicament.

Interactions avec d'autres substances

Ce médicament ne doit pas être associé à ceux qui contiennent de la nalbuphine, de la buprénorphine ou de la pentazocine : risque de diminution de l'effet *antalgique*.

Informez par ailleurs votre médecin ou votre pharmacien si vous prenez des *sédatifs*.

Grossesse et allaitement

L'utilisation de la *codéine* et de ses dérivés (codéthyline, pholcodine) ne doit être envisagée chez la femme enceinte qu'en cas de nécessité, en effet :
- une *insuffisance respiratoire* peut survenir chez le nouveau-né d'une mère traitée par des doses élevées, même si le traitement est ponctuel mais précède de peu l'accouchement ;
- un *syndrome de sevrage*, à l'inverse, peut concerner des nouveau-nés si leur mère reçoit un traitement régulier, même à faible dose.

Il est donc important de signaler à l'obstétricien la prise éventuelle de codéine ou d'un de ses dérivés, afin que ces risques puissent être prévenus par une surveillance et un éventuel traitement adapté.

Ce médicament passe dans le lait maternel. Il est contre-indiqué pendant l'allaitement.

Mode d'emploi et posologie

Ce médicament peut être pris indifféremment au cours ou en dehors des repas. Les comprimés doivent être avalés avec un verre d'eau.

Respecter un intervalle de minimal de 4 heures entre 2 prises. En cas d'*insuffisance rénale*, l'intervalle entre 2 prises doit être au minimum de 8 heures.

Posologie usuelle :
- Adulte : 1 ou 2 comprimés par prise, sans dépasser 6 comprimés par jour.

Chez la personne âgée, la *posologie* initiale est généralement réduite de moitié.

> **Conseils :** Comme tous les *antalgiques*, ce médicament est généralement plus efficace pour prévenir la douleur que pour la calmer : dans le traitement des douleurs chroniques, il est préférable de prendre ce médicament à intervalles réguliers sans attendre que la douleur s'installe.
>
> Cet *antalgique* contenant de la codéine est destiné à être utilisé en deuxième intention, lorsque l'aspirine, l'ibuprofène ou le paracétamol, utilisés seuls, sont insuffisamment efficaces. Il peut néanmoins être utilisé d'emblée dans le traitement des douleurs fortes.

Effets indésirables possibles

Liés à la *codéine* :

Constipation, somnolence, nausées, vomissements, sensation de vertige et, plus rarement, *bronchospasme*, *réaction allergique* cutanée, ralentissement de la respiration. Ces effets indésirables sont ceux de la famille des *opiacés* ; ils sont généralement modérés aux doses recommandées.

Liés au paracétamol : *réaction allergique* (rare).

Laboratoires Laboratoires Grünenthal

LIORÉSAL
Myorelaxant — sur ordonnance

Présentation

LIORÉSAL 10 mg : comprimé sécable (blanc) ; boîte de 50. Liste I - Remb 35 % - **6,96 €**.
LIORÉSAL 0,05 mg/ml : solution injectable ; 1 ampoule de 1 ml. Liste I, réservé à l'usage hospitalier - Remb 100 %.
LIORÉSAL 10 mg/5 ml : solution injectable ; 1 ampoule de 5 ml. Liste I, réservé à l'usage hospitalier - Remb 100 %.
LIORÉSAL 10 mg/20 ml : solution injectable ; 1 ampoule de 20 ml. Liste I, réservé à l'usage hospitalier - Remb 100 %.

Composition

	p cp	p amp de 1 ml	p amp de 5 ml	p amp de 10 ml
Baclofène	10 mg	0,05 mg	10 mg	10 mg
Amidon de blé (gluten)	+			

Dans quel cas ce médicament est-il prescrit ?

Ce médicament est un *myorelaxant* qui exerce une action décontractante sur les muscles.

Il est utilisé dans le traitement des contractures douloureuses qui accompagnent la *sclérose en plaques* et certaines paralysies.

Contre-indications

Les médicaments qui se présentent sous forme de comprimés ne doivent pas être utilisés chez l'enfant de moins de 6 ans.

> **Attention :** Le traitement ne doit jamais être interrompu brutalement : risque de troubles neurologiques ou psychiques graves.
>
> Des précautions sont nécessaires en cas d'*insuffisance rénale*, d'*insuffisance hépatique*, d'*insuffisance respiratoire*, d'*antécédents* d'*ulcère* de l'estomac ou du *duodénum*, d'*épilepsie*, de troubles psychiques, de *dépression* ou de troubles vasculaires cérébraux.
>
> Des contrôles plus réguliers de la *glycémie* sont recommandés en cas de *diabète*.
>
> Conducteur : ce médicament peut être responsable d'une baisse de la vigilance, particulièrement en début de traitement.

Interactions avec d'autres substances

Informez votre médecin si vous prenez un *antihypertenseur*, un *antidépresseur imipraminique* ou un médicament *sédatif*.

Grossesse et allaitement

L'effet de ce médicament pendant la grossesse ou l'allaitement est mal connu : seul votre médecin peut évaluer le risque éventuel de son utilisation dans votre cas.

Mode d'emploi et posologie

Les comprimés doivent être avalés au cours des repas avec un verre d'eau. La dose quotidienne est généralement répartie en 3 prises.

Les solutions injectables sont administrées à l'aide d'une perfusion ou d'une pompe implantable dans le *liquide céphalorachidien*.

Posologie usuelle :

Elle est strictement individuelle et adaptée progressivement par votre médecin.

> **Conseils :** Pour éviter toute interruption brutale du traitement, il est conseillé de s'assurer régulièrement du bon fonctionnement de la pompe implantable et de respecter les rendez-vous destinés à son remplissage.

Effets indésirables possibles

Le plus fréquemment rapportés : somnolence, nausées, fatigue, baisse de la *tension artérielle*.

Parfois : confusion des idées, *vertiges*, maux de tête, *troubles digestifs*, bouche sèche, modification du goût, démangeaisons, *urticaire*, ralentissement du rythme cardiaque, troubles urinaires, augmentation des *transaminases*.

Laboratoires Novartis Pharma SAS

LIPANOR
Hypolipémiant
sur ordonnance

Présentation
LIPANOR : gélule (beige et marron) ; boîte de 30. Liste II - Remb 65 % - **5,69 €**.

Composition

	p gél
Ciprofibrate	100 mg
Lactose	+
Sulfites	+

Dans quel cas ce médicament est-il prescrit ?
C'est un *hypolipidémiant* qui appartient à la famille des fibrates. Il permet d'abaisser le taux des graisses circulant dans le sang, *cholestérol* et *triglycérides* essentiellement.

Il est utilisé dans le traitement des excès de cholestérol ou de triglycérides, lorsqu'un régime adapté et assidu n'est pas suffisant.

Contre-indications
Ce médicament ne doit pas être utilisé dans les cas suivants :
- *insuffisance hépatique* ou *rénale*,
- en association avec un autre médicament de la même famille (fibrates).

Attention : Ce médicament peut être toxique pour le foie ou les muscles. Signalez à votre médecin toute fatigue anormale, perte d'appétit, douleur ou faiblesse musculaire. Des analyses de sang régulières permettent de vérifier que le médicament est bien supporté.

Interactions avec d'autres substances
Ce médicament ne doit pas être associé à un autre fibrate : risque accru de douleurs musculaires.

Il peut interagir avec les *hypocholestérolémiants* de la famille des statines.

Informez par ailleurs votre médecin ou votre pharmacien si vous prenez un *anticoagulant* oral.

Grossesse et allaitement
Ce médicament n'a pas lieu d'être utilisé pendant la grossesse en dehors de situations exceptionnelles (*triglycérides* supérieurs à 10 g/l).

En l'absence de données, l'allaitement est déconseillé.

Mode d'emploi et posologie
Ce médicament est pris de préférence au cours du repas.

Posologie usuelle :
- Adulte : la *posologie* est adaptée par le médecin en fonction des résultats de la prise de sang. Elle est habituellement de 1 gélule par jour.

Le régime reste indispensable pendant toute la durée du traitement.

Conseils : Un régime pauvre en *cholestérol* et en graisses animales n'est pas simple à suivre : les erreurs sont fréquentes. Demandez conseil à votre médecin, à votre pharmacien ou à un professionnel de la nutrition.

Effets indésirables possibles
Nausées, vomissements, digestion difficile, diarrhée, maux de tête, *vertiges*, somnolence : ces effets surviennent plus fréquemment en début de traitement.

Rarement : douleurs musculaires (voir Attention), élévation des *transaminases*, *réaction allergique* cutanée, *photosensibilisation*, chute de cheveux, troubles de l'érection.

Laboratoires sanofi-aventis France

LIPANTHYL gélules à 67 et 200 mg
Hypolipémiant
sur ordonnance

Présentation
LIPANTHYL 67 micronisé : gélule (ivoire) ; boîte de 60. Liste II - Remb 65 % - **6,17 €**.
LIPANTHYL 67 micronisé : gélule (ivoire) ; boîte de 90. Liste II - Remb 65 % - **8,99 €**.
LIPANTHYL 200 micronisé : gélule (orange) ; boîte de 30. Liste II - Remb 65 % - **9,92 €**.
LIPANTHYL 200 micronisé : gélule (orange) ; boîte de 90. Liste II - Remb 65 % - **28,67 €**.

Composition

	p gél	p gél
Fénofibrate	67 mg	200 mg
Lactose	+	+

Dans quel cas ce médicament est-il prescrit ?
C'est un *hypolipidémiant* qui appartient à la famille des fibrates. Il permet d'abaisser le taux des graisses circulant dans le sang, *cholestérol* et *triglycérides* essentiellement.

Il est utilisé dans le traitement des excès de cholestérol ou de triglycérides, lorsqu'un régime adapté et assidu n'est pas suffisant.

Contre-indications
Ce médicament ne doit pas être utilisé dans les cas suivants :
- *antécédent* de réaction allergique au soleil pendant l'utilisation de fénofibrate ou de kétoprofène (*photosensibilisation*),
- *insuffisance hépatique* ou *rénale*,
- en association avec un autre médicament de la même famille (fibrates),
- enfant de moins de 15 ans (gélule à 200 mg).

Attention : Ce médicament peut être toxique pour le foie ou les muscles. Signalez à votre médecin toute fatigue anormale, perte d'appétit, douleur ou faiblesse musculaire. Des analyses de sang régulières permettent de vérifier que le médicament est bien supporté.

Interactions avec d'autres substances
Ce médicament ne doit pas être associé à un autre fibrate : risque accru de douleurs musculaires.

Il peut interagir avec les *hypocholestérolémiants* de la famille des statines.

Informez par ailleurs votre médecin ou votre pharmacien si vous prenez un *anticoagulant* oral.

Grossesse et allaitement

Ce médicament n'a pas lieu d'être utilisé pendant la grossesse en dehors de situations exceptionnelles (*triglycérides* supérieurs à 10 g/l).

En l'absence de données, l'allaitement est déconseillé.

Mode d'emploi et posologie

Ce médicament est pris de préférence au cours des repas.

Posologie usuelle :

- Adulte : la *posologie* est adaptée par le médecin en fonction des résultats de la prise de sang. Elle est habituellement de 3 gélules à 67 mg ou 1 gélule à 200 mg par jour.

Le régime reste indispensable pendant toute la durée du traitement.

> **Conseils :** Un régime pauvre en *cholestérol* et en graisses animales n'est pas simple à suivre : les erreurs sont fréquentes. Demandez conseil à votre médecin, à votre pharmacien ou à un professionnel de la nutrition.

Effets indésirables possibles

Troubles digestifs : digestion difficile.

Rarement : douleurs musculaires (voir Attention), élévation des *transaminases*, *réaction allergique* cutanée, *photosensibilisation*.

Laboratoires Solvay Pharma

LIPANTHYL 145 mg

Hypolipémiant

sur ordonnance

Présentation

LIPANTHYL 145 mg : comprimé (blanc) ; boîte de 30. Liste II - Remb 65 % - **7,87 €**.

LIPANTHYL 145 mg : comprimé (blanc) ; boîte de 90. Liste II - Remb 65 % - **22,54 €**.

Composition

	p cp
Fénofibrate	145 mg
Lactose	+

Dans quel cas ce médicament est-il prescrit ?

C'est un *hypolipidémiant* qui appartient à la famille des fibrates. Il permet d'abaisser le taux des graisses circulant dans le sang, *cholestérol* et *triglycérides* essentiellement.

Il est utilisé dans le traitement des excès de cholestérol ou de triglycérides, lorsqu'un régime adapté et assidu n'est pas suffisant.

Contre-indications

Ce médicament ne doit pas être utilisé dans les cas suivants :

- *antécédent* de réaction allergique au soleil pendant l'utilisation de fénofibrate ou de kétoprofène (*photosensibilisation*),
- *insuffisance hépatique* ou *rénale*,
- en association avec un autre médicament de la même famille (fibrates),
- affection des *voies biliaires*,
- enfant de moins de 15 ans,
- **grossesse**,
- **allaitement.**

> **Attention :** Ce médicament peut être toxique pour le foie ou les muscles. Signalez à votre médecin toute fatigue anormale, perte d'appétit, douleur ou faiblesse musculaire. Des analyses de sang régulières permettent de vérifier que le médicament est bien supporté.

Interactions avec d'autres substances

Ce médicament ne doit pas être associé à un autre fibrate : risque accru de douleurs musculaires.

Il peut interagir avec les *hypocholestérolémiants* de la famille des statines.

Informez par ailleurs votre médecin ou votre pharmacien si vous prenez un *anticoagulant* oral.

Grossesse et allaitement

L'effet de ce médicament pendant la grossesse ou l'allaitement est mal connu. Par mesure de prudence, son usage est contre-indiqué chez la femme enceinte ou chez celle qui allaite.

Mode d'emploi et posologie

Le comprimé doit être avalé entier avec un verre d'eau ; il peut être pris indifféremment au cours ou en dehors d'un repas.

Posologie usuelle :

- Adulte : 1 comprimé par jour.

Le régime reste indispensable pendant toute la durée du traitement.

> **Conseils :** Un régime pauvre en *cholestérol* et en graisses animales n'est pas simple à suivre : les erreurs sont fréquentes. Demandez conseil à votre médecin, à votre pharmacien ou à un professionnel de la nutrition.

Effets indésirables possibles

Digestion difficile, nausées, vomissements, diarrhée, flatulence, élévation des *transaminases*.

Rarement : douleurs musculaires (voir Attention), *pancréatite*, *hépatite*, calculs biliaires, éruption cutanée, *photosensibilisation*.

Laboratoires Solvay Pharma

LIPANTHYL 160 mg

Hypolipémiant

sur ordonnance

Présentation

LIPANTHYL 160 mg : comprimé (blanc) ; boîte de 30. Liste II - Remb 65 % - **9,83 €**.

LIPANTHYL 160 mg : comprimé (blanc) ; boîte de 90. Liste II - Remb 65 % - **28,43 €**.

Composition

	p cp
Fénofibrate	160 mg
Lactose	+

Dans quel cas ce médicament est-il prescrit ?

C'est un *hypolipidémiant* qui appartient à la famille des fibrates. Il permet d'abaisser le taux des graisses circulant dans le sang, *cholestérol* et *triglycérides* essentiellement.

Il est utilisé dans le traitement des excès de cholestérol ou de triglycérides, lorsqu'un régime adapté et assidu n'est pas suffisant.

Contre-indications

Ce médicament ne doit pas être utilisé dans les cas suivants :
- *antécédent* de réaction allergique au soleil pendant l'utilisation de fénofibrate ou de kétoprofène (*photosensibilisation*),
- *insuffisance hépatique* ou *rénale*,
- en association avec un autre médicament de la même famille (fibrates),
- affection des *voies biliaires*,
- enfant de moins de 15 ans,
- **grossesse**,
- **allaitement.**

Attention : Ce médicament peut être toxique pour le foie ou les muscles. Signalez à votre médecin toute fatigue anormale, perte d'appétit, douleur ou faiblesse musculaire. Des analyses de sang régulières permettent de vérifier que le médicament est bien supporté.

Interactions avec d'autres substances

Ce médicament ne doit pas être associé à un autre fibrate : risque accru de douleurs musculaires.

Il peut interagir avec les *hypocholestérolémiants* de la famille des statines.

Informez par ailleurs votre médecin ou votre pharmacien si vous prenez un *anticoagulant* oral.

Grossesse et allaitement

L'effet de ce médicament pendant la grossesse ou l'allaitement est mal connu. Par mesure de prudence, son usage est contre-indiqué chez la femme enceinte ou chez celle qui allaite.

Mode d'emploi et posologie

Ces comprimés libèrent d'une façon régulière et prolongée le médicament dans l'organisme. Ils doivent être avalés entiers avec un verre d'eau, au cours d'un repas.

Posologie usuelle :
- Adulte : 1 comprimé par jour.

Le régime reste indispensable pendant toute la durée du traitement.

Conseils : Un régime pauvre en *cholestérol* et en graisses animales n'est pas simple à suivre : les erreurs sont fréquentes. Demandez conseil à votre médecin, à votre pharmacien ou à un professionnel de la nutrition.

Effets indésirables possibles

Digestion difficile, nausées, vomissements, diarrhée, flatulence, élévation des *transaminases*.

Rarement : douleurs musculaires (voir Attention), calcul biliaire, chute de cheveux, *réaction allergique* cutanée, *photosensibilisation*.

Laboratoires Solvay Pharma

LIPOFÉINE

Informations détaillées sur www.monvidal.com

LIPOSIC

Suppléance lacrymale

Présentation

LIPOSIC : gel ophtalmique ; tube de 10 g. Remb 65 % - **3,10 €**.

Composition

	p 100 g
Carbomère 980	200 mg
Cétrimide	+

Dans quel cas ce médicament est-il prescrit ?

C'est un gel de suppléance lacrymale : il compense une insuffisance de sécrétion naturelle de larmes.

Il est utilisé dans le traitement de la sécheresse oculaire due à une insuffisance lacrymale (œil sec).

Contre-indications

Ce gel ne doit pas être utilisé en cas d'*allergie* aux *ammoniums quaternaires* (présence de cétrimide).

Attention : Une irritation oculaire peut être due à une infection : en cas de doute, n'hésitez pas à consulter votre médecin.

N'utilisez pas ce gel ophtalmique de façon prolongée sans prendre un avis médical.

Si vous portez des *lentilles de contact*, n'utilisez pas ce produit sans prendre l'avis de votre ophtalmologiste.

Interactions avec d'autres substances

Ce gel ophtalmique peut interagir avec des collyres : respectez un intervalle de 15 minutes entre deux applications.

Grossesse et allaitement

Ce gel ophtalmique contient des conservateurs dont l'effet est mal connu pendant la grossesse ou l'allaitement. L'évaluation du risque éventuel lié à son utilisation est individuelle : demandez conseil à votre pharmacien ou à votre médecin.

Mode d'emploi et posologie

Tirer la paupière inférieure vers le bas tout en regardant vers le haut et déposer une goutte de gel entre la paupière et le globe oculaire (*cul-de-sac conjonctival*).

Posologie usuelle :

1 goutte, 3 à 5 fois par jour, la dernière 30 minutes avant le coucher.

Conseils : L'application correcte du produit peut nécessiter une aide, notamment chez une personne handicapée ou âgée.

Ne conservez pas ce gel plus de 4 semaines après une première utilisation.

Effets indésirables possibles

Un trouble visuel bref peut survenir après instillation du produit, jusqu'à ce que le gel se répartisse uniformément à la surface de l'œil.

Irritation locale.

Laboratoires Chauvin Bausch & Lomb

LIPUR
Hypolipémiant
sur ordonnance

Présentation
LIPUR : comprimé (blanc) ; boîte de 60. Liste II - Remb 65 % - **12,25 €**.

Composition
	p cp
Gemfibrozil	450 mg

Dans quel cas ce médicament est-il prescrit ?
C'est un *hypolipidémiant* qui appartient à la famille des fibrates. Il permet d'abaisser le taux des graisses circulant dans le sang, *cholestérol* et *triglycérides* essentiellement.

Il est utilisé dans le traitement des excès de cholestérol ou de triglycérides, lorsqu'un régime adapté et assidu n'est pas suffisant.

Contre-indications
Ce médicament ne doit pas être utilisé dans les cas suivants :
- *insuffisance hépatique* ou *rénale*,
- en association avec un autre fibrate ou un médicament contenant du répaglinide.

Attention : Ce médicament peut être toxique pour le foie ou les muscles. Signalez à votre médecin toute fatigue anormale, perte d'appétit, douleur ou faiblesse musculaire. Des analyses de sang régulières permettent de vérifier que le médicament est bien supporté.

Interactions avec d'autres substances
Ce médicament ne doit pas être associé :
- à un autre fibrate : risque accru de douleurs musculaires ;
- à un médicament contenant du répaglinide (NOVONORM) : risque d'*hypoglycémie* grave.

Il peut interagir avec les autres *hypocholestérolémiants* de la famille des statines.

Informez par ailleurs votre médecin ou votre pharmacien si vous prenez un *anticoagulant* oral.

Grossesse et allaitement
Ce médicament n'a pas lieu d'être utilisé pendant la grossesse en dehors de situations exceptionnelles (*triglycérides* supérieurs à 10 g/l).

En l'absence de données, l'allaitement est déconseillé.

Mode d'emploi et posologie
Ce médicament est pris de préférence une demi-heure avant le repas.

Posologie usuelle :
- Adulte : la *posologie* est adaptée par le médecin en fonction des résultats de la prise de sang. Elle est habituellement de 2 comprimés par jour, le soir, en 1 seule prise.

Conseils : Le régime reste indispensable pendant toute la durée du traitement.

Un régime pauvre en *cholestérol* et en graisses animales n'est pas simple à suivre : les erreurs sont fréquentes. Demandez conseil à votre médecin, à votre pharmacien ou à un professionnel de la nutrition.

Effets indésirables possibles
Troubles digestifs : digestion difficile.

Rarement : douleurs musculaires (voir Attention), élévation des *transaminases*, *réaction allergique* cutanée, *photosensibilisation*, chute de cheveux.

Laboratoires Pfizer

LISINOPRIL 5 mg Génériques
Inhibiteur de l'enzyme de conversion
sur ordonnance

Les médicaments ci-dessous sont des génériques de PRINIVIL (voir p. 1047) et de ZESTRIL (voir p. 1360).

LISINOPRIL BIOGARAN 5 mg : comprimé sécable boîte de 28. Liste I - Remb 65 % - 4,43 €.
LISINOPRIL EG 5 mg : comprimé sécable boîte de 28. Liste I - Remb 65 % - 4,43 €.
LISINOPRIL MERCK 5 mg : comprimé sécable boîte de 28. Liste I - Remb 65 % - 4,43 €.
LISINOPRIL RATIOPHARM 5 mg : comprimé sécable boîte de 28. Liste I - Remb 65 % - 4,43 €.
LISINOPRIL RPG 5 mg : comprimé sécable boîte de 28. Liste I - Remb 65 % - 4,43 €.
LISINOPRIL SANDOZ 5 mg : comprimé sécable boîte de 28. Liste I - Remb 65 % - 4,43 €.
LISINOPRIL TEVA 5 mg : comprimé sécable boîte de 28. Liste I - Remb 65 % - 4,43 €.

LISINOPRIL 20 mg Génériques
Inhibiteur de l'enzyme de conversion
sur ordonnance

Les médicaments ci-dessous sont des génériques de PRINIVIL (voir p. 1047) et de ZESTRIL (voir p. 1360).

LISINOPRIL ACTAVIS 20 mg : comprimé sécable boîte de 28. Liste I - Remb 65 % - 12,39 €.
LISINOPRIL ALMUS 20 mg : comprimé sécable boîte de 28. Liste I - Remb 65 % - 12,39 €.
LISINOPRIL ARROW 20 mg : comprimé sécable boîte de 28. Liste I - Remb 65 % - 12,39 €.
LISINOPRIL ARROW 20 mg : comprimé sécable boîte de 84. Liste I - Remb 65 % - 33,91 €.
LISINOPRIL BIOGARAN 20 mg : comprimé sécable boîte de 28. Liste I - Remb 65 % - 12,39 €.
LISINOPRIL EG 20 mg : comprimé sécable boîte de 28. Liste I - Remb 65 % - 12,39 €.
LISINOPRIL G GAM 20 mg : comprimé boîte de 28. Liste I - Remb 65 % - 12,39 €.
LISINOPRIL MERCK 20 mg : comprimé sécable boîte de 28. Liste I - Remb 65 % - 12,39 €.
LISINOPRIL QUALIMED 20 mg : comprimé sécable boîte de 28. Liste I - Remb 65 % - 12,39 €.
LISINOPRIL RATIOPHARM 20 mg : comprimé sécable boîte de 28. Liste I - Remb 65 % - 12,39 €.
LISINOPRIL RPG 20 mg : comprimé sécable boîte de 28. Liste I - Remb 65 % - 12,39 €.
LISINOPRIL SANDOZ 20 mg : comprimé sécable boîte de 28. Liste I - Remb 65 % - 12,39 €.
LISINOPRIL TEVA 20 mg : comprimé sécable boîte de 28. Liste I - Remb 65 % - 12,39 €.
LISINOPRIL WINTHROP 20 mg : comprimé sécable boîte de 30. Liste I - Remb 65 % - 13,25 €.

LISINOPRIL ZYDUS 20 mg : comprimé sécable boîte de 30. Liste I - Remb 65 % - 13,25 €.
LISINOPRIL ZYDUS 20 mg : comprimé sécable boîte de 90. Liste I - Remb 65 % - 35,98 €.

LISINOPRIL 20 mg HYDROCHLOROTHIAZIDE 12,5 mg Génériques

Association d'antihypertenseurs — sur ordonnance

Les médicaments ci-dessous sont des génériques de PRINZIDE (voir p. 1048) et de ZESTORETIC (voir p. 1359).

LISINOPRIL HYDROCHLOROTHIAZIDE ACTAVIS 20 mg/12,5 mg : comprimé sécable boîte de 28. Liste I - Remb 65 % - 10,96 €.
LISINOPRIL HYDROCHLOROTHIAZIDE ACTAVIS 20 mg/12,5 mg : comprimé sécable boîte de 84. Liste I - Remb 65 % - 30,33 €.
LISINOPRIL HYDROCHLOROTHIAZIDE ALTER 20 mg/12,5 mg : comprimé sécable boîte de 28. Liste I - Remb 65 % - 10,96 €.
LISINOPRIL/HYDROCHLOROTHIAZIDE ARROW 20 mg/12,5 mg : comprimé boîte de 28. Liste I - Remb 65 % - 10,96 €.
LISINOPRIL/HYDROCHLOROTHIAZIDE BIOGARAN 20 mg/12,5 mg : comprimé sécable boîte de 28. Liste I - Remb 65 % - 10,96 €.
LISINOPRIL/HYDROCHLOROTHIAZIDE EG 20 mg/12,5 mg : comprimé sécable boîte de 28. Liste I - Remb 65 % - 10,96 €.
LISINOPRIL/HYDROCHLOROTHIAZIDE MERCK 20 mg/12,5 mg : comprimé sécable boîte de 28. Liste I - Remb 65 % - 10,96 €.
LISINOPRIL/HYDROCHLOROTHIAZIDE MERCK 20 mg/12,5 mg : comprimé sécable boîte de 84. Liste I - Remb 65 % - 30,33 €.
LISINOPRIL/HYDROCHLOROTHIAZIDE QUALIMED 20 mg/12,5 mg : comprimé sécable boîte de 28. Liste I - Remb 65 % - 10,96 €.
LISINOPRIL/HYDROCHLOROTHIAZIDE RANBAXY 20 mg/12,5 mg : comprimé sécable boîte de 28. Liste I - Remb 65 % - 10,96 €.
LISINOPRIL/HYDROCHLOROTHIAZIDE RATIOPHARM 20 mg/12,5 mg : comprimé sécable boîte de 28. Liste I - Remb 65 % - 10,96 €.
LISINOPRIL/HYDROCHLOROTHIAZIDE SANDOZ 20 mg/12,5 mg : comprimé sécable boîte de 28. Liste I - Remb 65 % - 10,96 €.
LISINOPRIL/HYDROCHLOROTHIAZIDE TEVA 20 mg/12,5 mg : comprimé sécable boîte de 28. Liste I - Remb 65 % - 10,96 €.
LISINOPRIL/HYDROCHLOROTHIAZIDE WINTHROP 20 mg/12,5 mg : comprimé sécable boîte de 28. Liste I - Remb 65 % - 10,96 €.

LITHIAGEL

Informations détaillées sur www.monvidal.com

LITHIODERM

Antiséborrhéique local — sur ordonnance

Présentation

LITHIODERM 8 % : gel ; tube de 30 g. Liste II - Remb 35 % - **10,26 €**.

Composition

	p 100 g
Gluconate de lithium	8 g
soit Lithium	274,80 mg

Dans quel cas ce médicament est-il prescrit ?

Ce gel contient du lithium.

Il est utilisé dans le *traitement d'appoint* de la *dermite séborrhéique* du visage chez l'adulte.

> **Attention :** Pendant la durée du traitement, ne pas prendre d'autres médicaments contenant du lithium.

Grossesse et allaitement

L'effet de ce médicament pendant la grossesse est mal connu. L'évaluation du risque éventuel lié à son utilisation est individuelle : demandez conseil à votre pharmacien ou à votre médecin.

Ce médicament peut être utilisé chez la femme qui allaite, à condition de ne pas l'appliquer sur les seins.

Mode d'emploi et posologie

Étaler le gel en couche mince sur l'ensemble du visage et faire pénétrer par un léger massage.

Posologie usuelle :

- Adulte : 1 application matin et soir.

> **Conseils :** Avant l'application, les lésions doivent être lavées avec un savon doux : demander conseil à votre médecin ou à votre pharmacien.

Effets indésirables possibles

Réaction allergique locale.

Laboratoires Labcatal

LIVIAL

Progestatif — sur ordonnance

Présentation

LIVIAL : comprimé ; boîte de 1 plaquette de 28. Liste I - Non remb.

Composition

	p cp
Tibolone	2,5 mg
Lactose	+

Dans quel cas ce médicament est-il prescrit ?

Ce médicament est une *hormone stéroïde*, destinée à corriger les *carences* hormonales observées au cours de la *ménopause*.

Il possède une double action :

- effet *progestatif*, protecteur sur l'utérus et les glandes mammaires ;
- effet *estrogénique*, traitant les *symptômes* de la ménopause (bouffées de chaleur, sécheresse vaginale...).

Plus accessoirement, ce médicament possède une légère action *androgénique* à l'origine d'un effet positif sur la libido et sur l'humeur, mais qui peut favoriser la survenue d'une *acné* ou d'une augmentation de la pilosité.

Il est utilisé dans le *traitement symptomatique* de la ménopause.

Contre-indications

Ce médicament ne doit pas être utilisé dans les cas suivants :

- *accident thromboembolique* (*phlébite*, *embolie* pulmonaire...) en cours ;
- *cancer hormonodépendant* ;

- saignement génital intermittent (l'origine de ce saignement doit être déterminée par des examens appropriés avant la mise en route du traitement) ;
- maladie grave du foie.

Votre médecin est seul juge pour prescrire ce médicament en cas d'*antécédent* d'accident thromboembolique ou de troubles cardiaques susceptibles de les favoriser.

Attention : De récentes études ont montré une augmentation du risque de survenue d'un cancer du sein chez les femmes ayant reçu un traitement prolongé des *symptômes* de la *ménopause*. Le traitement doit par conséquent être prescrit à la dose minimale efficace et pour une durée la plus courte possible. En l'absence de troubles, sa prescription ne doit pas être systématique.
Un bilan initial suivi d'une surveillance médicale régulière sont nécessaires, surtout dans les cas suivants :
- anomalie de la circulation sanguine cérébrale et rétinienne,
- obésité,
- *diabète*,
- *hypertension artérielle*,
- affection bénigne du sein et de l'utérus,
- *tumeur de l'hypophyse*,
- *lupus érythémateux* disséminé,
- certaines maladies rares (*porphyrie*, *otospongiose*),
- *migraines* ou maux de tête importants,
- ictère (jaunisse) chronique ou survenu lors d'une grossesse,
- *insuffisance rénale*,
- *épilepsie*,
- *antécédents* familiaux de cancer du sein.

Si vous devez subir une intervention chirurgicale, il est préférable d'interrompre le traitement un mois à l'avance. De même, un alitement prolongé doit vous conduire à arrêter le traitement.

Interactions avec d'autres substances
Ce médicament peut interagir avec les *anticoagulants*.

Grossesse et allaitement
Ce médicament n'a pas d'indication chez la femme enceinte. Si une grossesse survient sous traitement, éventualité rare mais possible en début de pré-ménopause, consultez votre médecin et arrêtez le traitement.
Lorsque la *ménopause* est confirmée, aucune grossesse n'est possible, y compris en cas de réapparition des règles.

Mode d'emploi et posologie
Les comprimés peuvent être pris pendant ou entre les repas, de préférence chaque jour à la même heure.

Posologie usuelle :
1 comprimé par jour.

Conseils : Des saignements génitaux irréguliers peuvent survenir au cours des 2 ou 3 premiers mois de traitement ; si ces saignements persistent plus longtemps, consultez votre médecin.

Effets indésirables possibles
Principalement pendant les premiers mois de traitement : saignement génital, écoulements vaginaux, tension des seins et douleurs abdominales.
Occasionnellement : maux de tête, *migraines*, troubles de la vue, *troubles digestifs*, *œdème*, *vertige*, *éruption cutanée*, modification de la libido, *acné*, prise de poids, augmentation de la pilosité.
Rarement mais nécessitant l'arrêt du traitement : *accident thromboembolique* en évolution ou cardiovasculaire, jaunisse.

Laboratoires Organon SA

LOBAMINE-CYSTÉINE
Antiséborrhéique

Présentation
LOBAMINE-CYSTÉINE : gélule (blanc) ; boîte de 60. Non remb.
LOBAMINE-CYSTÉINE : gélule (blanc) ; boîte de 120. Non remb.

Composition

	p gél
Méthionine	350 mg
Cystéine chlorhydrate	150 mg

Dans quel cas ce médicament est-il prescrit ?
Ce médicament contient des acides aminés soufrés.
Il est utilisé dans le *traitement d'appoint* des chutes de cheveux dues à un excès de sébum.

Grossesse et allaitement
Ce médicament ne contient que des substances présumées sans danger pendant la grossesse ou l'allaitement. Néanmoins, ne l'utilisez pas de façon prolongée sans l'avis de votre pharmacien ou de votre médecin.

Mode d'emploi et posologie
Les gélules sont prises de préférence au cours des repas.

Posologie usuelle :
2 gélules, 2 ou 3 fois par jour.

Laboratoires Pierre Fabre Dermatologie

LOCABIOTAL
Préparation nasale et buccale antibactérienne

Présentation
LOCABIOTAL : solution pour pulvérisation buccale ou nasale ; flacon de 8 ml (160 doses) avec embout buccal, embout nasal adulte et embout nasal enfant. Non remb.

Composition

	p pulv
Menthe poivrée, huile essentielle	0,125 mg

Dans quel cas ce médicament est-il prescrit ?
Ce médicament contient un extrait de plante, qui possède une action locale décongestionnante sur les voies respiratoires.
Il est traditionnellement utilisé dans le traitement des maux de gorge peu intenses et sans fièvre et des congestions nasales (nez bouché au cours des rhumes).

Contre-indications

Ce médicament ne doit pas être utilisé dans les cas suivants :
- nourrisson de moins de 30 mois,
- enfant ayant des *antécédents* de *convulsions*.

Attention : En l'absence d'amélioration au bout de 5 jours, de douleur en avalant ou en cas d'apparition de fièvre, consultez votre médecin. Il pourra faire la différence entre une *pharyngite* et une angine. En cas d'angine bactérienne, un traitement *antibiotique* est nécessaire afin d'éviter des complications ultérieures, cardiaques ou rénales.
Ce médicament contient un *terpène* : respectez la posologie préconisée.

Grossesse et allaitement

Ce médicament contient une plante présumée sans danger pendant la grossesse ou l'allaitement. Néanmoins, par mesure de prudence, ne l'utilisez pas sans prendre l'avis de votre pharmacien ou de votre médecin.

Mode d'emploi et posologie

La solution peut être pulvérisée soit dans la bouche ou soit dans les narines, après un mouchage soigneux.

Posologie usuelle :
- Adulte et enfant de plus de 30 mois : 4 pulvérisations dans la bouche ou 2 pulvérisation dans chaque narine, 4 fois par jour.

Effets indésirables possibles

Spasme du larynx.
Réaction allergique.

Laboratoires Servier

LOCACID

Antiacnéique local : rétinoïde — sur ordonnance

Présentation

LOCACID : crème ; tube de 30 g. Liste I - Remb 35 % - **2,86 €**.
LOCACID : solution pour application locale ; flacon de 15 ml. Liste I - Remb 35 % - **2,86 €**.

Composition

	p 100 g	p 100 ml
Trétinoïne	50 mg	100 mg
Alcool à 95°	+	54 ml

Dans quel cas ce médicament est-il prescrit ?

Ce médicament contient un dérivé de la *vitamine* A acide (*rétinoïde*). Il diminue l'épaisseur de la couche cornée en facilitant la desquamation superficielle de l'*épiderme*.
Il est utilisé pour traiter l'*acné*.

Attention : Évitez d'utiliser tout autre médicament ou cosmétique (eau de Cologne, lotion après-rasage, crème...) sans l'accord de votre médecin.
Une exposition aux rayons *ultraviolets* (soleil, lampe à bronzer) peut augmenter l'irritation cutanée provoquée par le médicament. N'omettez pas de signaler à votre médecin vos projets de vacances au soleil pendant la durée du traitement.

Grossesse et allaitement

Ce médicament est déconseillé par prudence pendant la grossesse. Toutefois, une grossesse survenant sous traitement ne justifie pas d'inquiétude particulière, mais doit vous conduire à consulter votre médecin.

Mode d'emploi et posologie

Laver la peau avec un savon doux, puis rincer et sécher soigneusement avant d'appliquer le produit.

Posologie usuelle :

1 application par jour, avant le coucher. La fréquence des applications peut être adaptée par le médecin en fonction de la réaction de la peau.
Une amélioration est généralement constatée après 4 à 8 semaines de traitement. Le résultat devient net après 3 mois ; un *traitement d'entretien* est souvent nécessaire pour éviter les rechutes.

Conseils : Une irritation de la peau et une aggravation de l'*acné* sont fréquentes et normales en début de traitement ; ne vous découragez pas : les boutons qui apparaissent traduisent une élimination du sébum. L'irritation peut éventuellement être atténuée par des crèmes calmantes prescrites par votre médecin. Dans le cas où cette irritation vous paraît excessive, consultez votre médecin qui décidera si la poursuite du traitement est possible.
Si vous vous exposez exceptionnellement au soleil, n'appliquez pas ce médicament la veille, le jour même ni le lendemain et protégez-vous avec un écran total. En cas de coup de soleil, attendez un complet rétablissement avant la reprise du traitement.
Si vous mettez accidentellement cette substance en contact avec les yeux, les paupières, la bouche, les narines, les *muqueuses* ou une plaie, rincez abondamment à l'eau tiède.

Effets indésirables possibles

Rougeur sèche et parfois cuisante de la peau, surtout autour de la bouche et du cou : ce phénomène régresse ou disparaît dès que l'on espace les applications.

Laboratoires Pierre Fabre Dermatologie

LOCACORTÈNE VIOFORME

Informations détaillées sur www.monvidal.com

LOCALONE

Informations détaillées sur www.monvidal.com

LOCAPRED

Dermocorticoïde — sur ordonnance

Présentation

LOCAPRED : crème ; tube de 15 g. Liste I - Remb 65 % - **2,47 €**.

Composition

	p 100 g
Désonide	100 mg

Dans quel cas ce médicament est-il prescrit ?

C'est un *dermocorticoïde* d'activité modérée. Comme les autres dérivés de la *cortisone* à usage local, il freine le renouvellement et la multiplication des cellules de la peau et limite le suintement.

Il est utilisé pour traiter les *eczémas* de contact ou *atopiques*, le *psoriasis*, les *dermites séborrhéiques* (sauf celles du visage), et pour soulager les démangeaisons dues aux piqûres d'insectes ou à la présence de parasites sous la peau.

Contre-indications

Ce médicament ne doit pas être utilisé dans les cas suivants :
- infection et parasitose non traitées de la peau (ce médicament n'a pas d'effet anti-infectieux),
- lésion ulcérée,
- *acné* et *rosacée*,
- application sur les paupières (risque d'augmentation de la *tension intraoculaire*).

Attention : Cette crème ne doit pas être appliquée chez le *nourrisson* sans avis médical.
Comme les autres *dermocorticoïdes*, ce médicament a souvent une action efficace et rapide sur les lésions de la peau ; il peut être tentant de le réutiliser, mais l'automédication expose à des risques importants : aggravation de certaines lésions, installation d'une *dépendance* (amélioration de moins en moins visible des lésions et recrudescence des *symptômes* à chaque arrêt de traitement) et altération durable de la peau.
Suivez attentivement la prescription de votre médecin et n'hésitez pas à lui demander des explications.

Grossesse et allaitement

Aucun effet néfaste pour l'enfant à naître n'a été établi avec ce médicament. Il peut être prescrit pendant la grossesse.
En raison du risque d'ingestion par le nouveau-né, ce médicament ne doit pas être appliqué sur le mamelon chez la femme qui allaite.

Mode d'emploi et posologie

Étaler la crème sur les lésions et la faire pénétrer par un léger massage. Pour traiter de grandes surfaces de peau : appliquer en touches espacées, puis étaler jusqu'à complète absorption.

Posologie usuelle :
1 ou 2 applications par jour.
Le médecin prescrit fréquemment un arrêt progressif du traitement : espacement des applications ou diminution de la quantité appliquée.

Conseils : Ne conseillez pas, ne donnez pas ce médicament à un proche.
Pensez à vous laver les mains après l'application.
En cas d'utilisation sur une grande surface de peau, le port d'un gant en plastique est recommandé.

Effets indésirables possibles

Sont à craindre en cas d'usage prolongé : *atrophie* cutanée, *télangiectasies* (dilatation des petits vaisseaux), vergetures, *purpura* (microhémorragies de la peau), fragilisation de la peau.
Appliqué sur le visage, ce médicament peut provoquer une *dermite périorale* ou provoquer ou aggraver une *rosacée*.
Sont possibles également : retard de cicatrisation, *acné*, développement anormal des poils, dépigmentation localisée de la peau.
L'utilisation des *dermocorticoïdes* sous un pansement étanche ou dans les plis peut favoriser la prolifération des bactéries ou une allergie cutanée. Consulter votre médecin en cas de rougeur ou de douleur apparue après le début du traitement.

Laboratoires Pierre Fabre Dermatologie

LOCASALÈNE

Informations détaillées sur www.monvidal.com

LOCATOP

Dermocorticoïde

sur ordonnance

Présentation

LOCATOP : crème ; tube de 30 g. Liste I - Remb 65 % - **2,94 €**.

Composition

	p 100 g
Désonide	100 mg

Dans quel cas ce médicament est-il prescrit ?

C'est un *dermocorticoïde* d'activité forte. Comme les autres dérivés de la *cortisone* à usage local, il freine le renouvellement et la multiplication des cellules de la peau et limite le suintement.
Il est utilisé pour traiter les *eczémas* de contact ou *atopiques*, les *lichénifications*, les *dermites séborrhéiques* (sauf celles du visage), le *psoriasis*, le *prurigo*, la *dyshidrose*, et pour soulager les démangeaisons dues aux piqûres d'insectes ou à la présence de parasites sous la peau.
Il est également utilisé dans le traitement de certaines maladies rares : *granulome annulaire*, *lupus érythémateux* discoïde, *mycosis fongoïde*.

Contre-indications

Ce médicament ne doit pas être utilisé dans les cas suivants :
- infection et parasitose non traitées de la peau (ce médicament n'a pas d'effet anti-infectieux),
- lésion ulcérée,
- *acné* et *rosacée*.

Attention : Sauf indication contraire de votre médecin, n'appliquez jamais de *dermocorticoïdes* d'activité forte ou très forte :
- sur le visage : risque augmenté d'effets indésirables locaux, notamment de *dermite périorale* (rougeur autour de la bouche) ;
- chez le *nourrisson*.

N'utilisez pas ce produit de façon prolongée sur les paupières (risque de fragilisation de la paupière et d'augmentation de la *tension intraoculaire*).
Comme les autres dermocorticoïdes, ce médicament a souvent une action efficace et rapide sur les lésions de la peau ; il peut être tentant de le réutiliser, mais l'automédication expose à des risques importants : aggravation de certaines lésions, installation d'une *dépendance* (amélioration de moins en moins visible des lésions et recrudescence des *symptômes* à chaque arrêt de traitement) et altération durable de la peau.
Suivez attentivement la prescription de votre médecin et n'hésitez pas à lui demander des explications.

Grossesse et allaitement

Aucun effet néfaste pour l'enfant à naître n'a été établi avec ce médicament. Il peut être prescrit pendant la grossesse.

En raison du risque d'ingestion par le nouveau-né, ce médicament ne doit pas être appliqué sur le mamelon chez la femme qui allaite.

Mode d'emploi et posologie

Étaler la crème sur les lésions et la faire pénétrer par un léger massage. Pour traiter de grandes surfaces de peau : appliquer en touches espacées, puis étaler jusqu'à complète absorption.

Posologie usuelle :

1 ou 2 applications par jour.

Le médecin prescrit fréquemment un arrêt progressif du traitement : espacement des applications ou diminution de la quantité appliquée.

> **Conseils :** Ne conseillez pas, ne donnez pas ce médicament à un proche.
> Pensez à vous laver les mains après l'application. En cas d'utilisation sur une grande surface de peau, le port d'un gant en plastique est recommandé.

Effets indésirables possibles

Sont à craindre en cas d'usage prolongé : *atrophie* cutanée, *télangiectasies* (dilatation des petits vaisseaux), vergetures, *purpura* (microhémorragies de la peau), fragilisation de la peau.

Appliqué sur le visage, ce médicament peut provoquer une *dermite périorale* ou provoquer ou aggraver une *rosacée.*

Sont possibles également : retard de cicatrisation, *acné*, développement anormal des poils, dépigmentation localisée de la peau.

L'utilisation des *dermocorticoïdes* sous un pansement étanche ou dans les plis peut favoriser la prolifération des bactéries ou une allergie cutanée. Consulter votre médecin en cas de rougeur ou de douleur apparue après le début du traitement.

Laboratoires Pierre Fabre Dermatologie

LOCÉRYL
Antifongique local — sur ordonnance

Présentation

LOCÉRYL : solution filmogène pour application locale à 5 % ; flacon de 2,5 ml avec 10 spatules. Liste I - Remb 35 % - **29,87 €**.

Composition

	p 100 ml
Amorolfine	5 g

Dans quel cas ce médicament est-il prescrit ?

C'est un *antifongique* d'action locale.

Il est utilisé dans le traitement des infections des ongles dues à des champignons microscopiques (*mycoses*).

> **Attention :** Ce médicament est déconseillé chez l'enfant.
> Rincez abondamment en cas de contact accidentel avec les yeux.

Grossesse et allaitement

L'effet de ce médicament pendant la grossesse ou l'allaitement est mal connu. Il est déconseillé chez la femme enceinte ou chez celle qui allaite.

Mode d'emploi et posologie

Appliquer la solution après avoir lavé puis dégraissé, à l'aide d'un dissolvant, la zone à traiter. Nettoyer la spatule, à l'aide du dissolvant, après chaque ongle traité.

Posologie usuelle :

1 ou 2 applications par semaine.

La durée du traitement dépend des cas : 6 mois en moyenne pour les ongles des mains, 9 mois pour les ongles des pieds. Le traitement peut être arrêté lorsque l'ongle infecté a été totalement éliminé par la repousse de l'ongle sain.

> **Conseils :** En cas de lésion importante des ongles des orteils, un meulage préalable par un pédicure facilite l'action du médicament.
> Une transpiration excessive contribue au développement des lésions dues à des champignons. Le port de chaussettes en fibre naturelle (coton, laine) est recommandé. La même paire de chaussures ne doit pas être portée deux jours de suite.

Effets indésirables possibles

Irritation ou *réaction allergique* cutanées.

Laboratoires Galderma International

LOCOÏD
Dermocorticoïde — sur ordonnance

Présentation

LOCOÏD : crème ; tube de 30 g. Liste I - Remb 65 % - **3,39 €**.
LOCOÏD : crème épaisse ; tube de 30 g. Liste I - Remb 65 % - **3,39 €**.
LOCOÏD : émulsion fluide ; flacon de 30 g. Liste I - Remb 65 % - **3,39 €**.
LOCOÏD : lotion ; flacon de 30 ml. Liste I - Remb 65 % - **3,39 €**.
LOCOÏD : pommade ; tube de 30 g. Liste I - Remb 65 % - **3,39 €**.

Composition

	p 100 g
Hydrocortisone 17-butyrate	100 mg

Dans quel cas ce médicament est-il prescrit ?

C'est un *dermocorticoïde* d'activité forte. Comme les autres dérivés de la *cortisone* à usage local, il freine le renouvellement et la multiplication des cellules de la peau et limite le suintement.

Il est utilisé pour traiter les *eczémas* de contact ou *atopiques*, les *lichénifications*, les *dermites séborrhéiques* (sauf celles du visage), le *psoriasis*, le *prurigo*, la *dyshidrose*, et pour soulager les démangeaisons dues aux piqûres d'insectes ou à la présence de parasites sous la peau.

Il est également utilisé dans le traitement de certaines maladies rares : *granulome annulaire*, *lupus érythémateux* discoïde, *mycosis fongoïde*.

Contre-indications

Ce médicament ne doit pas être utilisé dans les cas suivants :
- infection et parasitose non traitées de la peau (ce médicament n'a pas d'effet anti-infectieux),
- lésion ulcérée,
- *acné* et *rosacée*.

Attention : Sauf indication contraire de votre médecin, n'appliquez jamais de *dermocorticoïdes* d'activité forte ou très forte :
- sur le visage : risque augmenté d'effets indésirables locaux, notamment de *dermite périorale* (rougeur autour de la bouche) ;
- chez le *nourrisson*.

N'utilisez pas ce produit de façon prolongée sur les paupières (risque de fragilisation de la paupière et d'augmentation de la *tension intraoculaire*).

Comme les autres dermocorticoïdes, ce médicament a souvent une action efficace et rapide sur les lésions de la peau ; il peut être tentant de le réutiliser, mais l'automédication expose à des risques importants : aggravation de certaines lésions, installation d'une *dépendance* (amélioration de moins en moins visible des lésions et recrudescence des *symptômes* à chaque arrêt de traitement) et altération durable de la peau.

Suivez attentivement la prescription de votre médecin et n'hésitez pas à lui demander des explications.

Grossesse et allaitement

Aucun effet néfaste pour l'enfant à naître n'a été établi avec ce médicament. Il peut être prescrit pendant la grossesse.

En raison du risque d'ingestion par le nouveau-né, ce médicament ne doit pas être appliqué sur le mamelon chez la femme qui allaite.

Mode d'emploi et posologie

Le médecin choisit la forme la plus adaptée à la lésion à traiter (crème, émulsion fluide, lotion, pommade).

Étaler le produit sur les lésions et le faire pénétrer par un léger massage. Pour traiter de grandes surfaces de peau : appliquer en touches espacées, puis étaler jusqu'à complète absorption.

Posologie usuelle :

2 applications par jour.

Le médecin prescrit fréquemment un arrêt progressif du traitement : espacement des applications ou diminution de la quantité appliquée.

Conseils : Ne conseillez pas, ne donnez pas ce médicament à un proche.

Pensez à vous laver les mains après l'application.

En cas d'utilisation sur une grande surface de peau, le port d'un gant en plastique est recommandé.

Effets indésirables possibles

Sont à craindre en cas d'usage prolongé : *atrophie* cutanée, *télangiectasies* (dilatation des petits vaisseaux), vergetures, *purpura* (microhémorragies de la peau), fragilisation de la peau.

Appliqué sur le visage, ce médicament peut provoquer une *dermite périorale* ou provoquer ou aggraver une *rosacée*.

Sont possibles également : retard de cicatrisation, *acné*, développement anormal des poils, dépigmentation localisée de la peau.

L'utilisation des *dermocorticoïdes* sous un pansement étanche ou dans les plis peut favoriser la prolifération des bactéries ou une allergie cutanée. Consulter votre médecin en cas de rougeur ou de douleur apparue après le début du traitement.

Laboratoires Astellas Pharma

LODALÈS

Hypolipémiant — sur ordonnance

Présentation

LODALÈS 20 mg : comprimé sécable (ocre) ; boîte de 28. Liste I - Remb 65 % - **21,10 €**.
LODALÈS 20 mg : comprimé sécable (ocre) ; boîte de 90. Liste I - Remb 65 % - **61,55 €**.
LODALÈS 40 mg : comprimé (rouge brique) ; boîte de 28. Liste I - Remb 65 % - **36,67 €**.
LODALÈS 40 mg : comprimé (rouge brique) ; boîte de 90. Liste I - Remb 65 % - **106,30 €**.

Composition

	p cp	p cp
Simvastatine	20 mg	40 mg
Lactose	+	+

Dans quel cas ce médicament est-il prescrit ?

Ce médicament est un *hypocholestérolémiant* de la famille des statines. Il permet d'abaisser fortement le taux de *cholestérol* circulant dans le sang. Des études cliniques ont également montré son aptitude à diminuer le risque d'accident cardiovasculaire (*infarctus du myocarde, accident vasculaire cérébral*...).

Il est utilisé dans le traitement des excès de cholestérol en complément d'un régime adapté et dans la prévention des complications cardiovasculaires de l'*athérosclérose* ou du *diabète*.

Contre-indications

Ce médicament ne doit pas être utilisé dans les cas suivants :
- *insuffisance hépatique* ou *transaminases* élevées ;
- en association avec les *antiprotéases* et les médicaments contenant du kétoconazole, de l'itraconazole, de la clarithromycine, de l'érythromycine ou de la télithromycine ;
- **grossesse** ;
- **allaitement**.

Attention : Ce médicament peut être toxique pour le foie ou les muscles. Signalez à votre médecin toute fatigue anormale, perte d'appétit, douleur ou faiblesse musculaire. Des analyses de sang peuvent être pratiquées afin de vérifier que le médicament est bien supporté.

Une surveillance médicale plus étroite est nécessaire dans certaines situations : personnes de plus de 70 ans, *insuffisance rénale*, *hypothyroïdie* non contrôlée par un traitement, *antécédent* personnel ou familial de maladie musculaire, abus d'alcool.

Conducteur : ce médicament peut parfois provoquer des étourdissements.

Interactions avec d'autres substances

Ce médicament ne doit pas être associé avec les *antiprotéases* (amprénavir, indinavir, nelfinavir, ritonavir, saquinavir...) et les médicaments pris par voie orale contenant du kétoconazole, de l'itraconazole, de la clarithromycine, de l'érythromycine ou de la télithromycine : risque fortement accru de douleurs musculaires.

Le risque d'atteinte musculaire peut aussi être augmenté avec les *hypolipidémiants* de la famille des fibrates ou un médicament contenant de l'amiodarone, du vérapamil, du diltiazem ou de la ciclosporine : une diminution de la *posologie* de la simvastatine peut être nécessaire.

Les effets toxiques de la simvastatine peuvent également être augmentés par le jus de pamplemousse : évitez d'en boire pendant le traitement.

Informez par ailleurs votre médecin si vous prenez des *anticoagulants* oraux.

Grossesse et allaitement

Ce médicament n'a pas d'indication chez la femme enceinte et il doit être interrompu en cas de désir de grossesse.

Si une grossesse survient sous traitement, consultez votre médecin et arrêtez la prise de ce médicament.

Aucune malformation imputable à ce médicament n'a été observée à ce jour.

Les données disponibles ne permettent pas de savoir si ce médicament passe dans le lait maternel ; un choix est donc nécessaire entre l'allaitement et la prise du médicament. Cette décision devra être prise en accord avec votre médecin.

Mode d'emploi et posologie

Les comprimés doivent être avalés avec un verre d'eau, au cours ou en dehors des repas.

Posologie usuelle :

- Adulte : 20 à 40 mg par jour, en une prise le soir. La dose maximale est de 80 mg par jour. Elle est réservée aux formes sévères de la maladie.

Le régime reste indispensable pendant toute la durée du traitement.

> **Conseils :** Un régime pauvre en *cholestérol* et en graisses animales n'est pas simple à suivre : les erreurs sont fréquentes. Demandez conseil à votre médecin, à votre pharmacien ou à un professionnel de la nutrition.

Effets indésirables possibles

Rarement (moins de 0,1 % des utilisateurs) : anémie, maux de tête, étourdissements, fourmillements des extrémités, *troubles digestifs*, *pancréatite*, jaunisse, *éruption cutanée*, chute de cheveux, fatigue, *réaction allergique*, douleurs musculaires, élévation des *transaminases* (voir Attention).

Laboratoires sanofi-aventis France

LODINE

Anti-inflammatoire non stéroïdien — sur ordonnance

Présentation

LODINE 200 mg : comprimé (rouge) ; boîte de 30. Liste II - Remb 65 % - **8,39 €**.
LODINE 300 mg : comprimé (saumon) ; boîte de 20. Liste II - Remb 65 % - **7,99 €**.

Composition

	p cp	p cp
Étodolac................................	200 mg	300 mg

Dans quel cas ce médicament est-il prescrit ?

Ce médicament est un *anti-inflammatoire* non stéroïdien (*AINS*). Il lutte contre l'*inflammation* et la douleur, fait baisser la fièvre et fluidifie le sang.

Il est utilisé chez l'adulte dans le *traitement symptomatique* :
- des *rhumatismes inflammatoires*,
- de certaines *arthroses*,
- des *tendinites* et des *lombalgies*.

Contre-indications

Ce médicament ne doit pas être utilisé dans les cas suivants :
- *antécédent* d'*allergie* ou d'*asthme* provoqué par la prise d'*AINS*, y compris l'aspirine ;
- *ulcère* de l'estomac ou du *duodénum* ;
- *insuffisance hépatique* ou *rénale* grave ;
- enfant de moins de 15 ans ;
- **grossesse** (à partir du 6e mois).

> **Attention :** Tout traitement prolongé ou *surdosage* d'*AINS* expose à des effets indésirables graves.
> Certaines situations doivent conduire à ne poursuivre le traitement qu'après un avis médical :
> - brûlures d'estomac importantes ou selles noires et nauséabondes pouvant traduire une irritation ou un saignement du tube digestif ;
> - *éruption cutanée*, crise d'*asthme* ;
> - fatigue inhabituelle et intense, ou baisse brutale et importante du volume des urines chez une personne souffrant d'*insuffisance cardiaque*, déshydratée ou traitée par *diurétique*.
>
> Des précautions sont nécessaires en cas d'*antécédent* d'*ulcère* de l'estomac ou du *duodénum* ou de risque hémorragique, notamment digestif (maladie de *Crohn*, *rectocolite hémorragique*).
> Certains médecins considèrent que les anti-inflammatoires peuvent diminuer l'efficacité des stérilets et exposer à un risque de grossesse non désirée. Ce risque est actuellement très controversé.

Interactions avec d'autres substances

Ce médicament peut interagir avec d'autres médicaments, notamment :
- l'aspirine et les autres *anti-inflammatoires* non stéroïdiens (*AINS*) : risque d'augmentation des effets indésirables ;
- les *anticoagulants* et les *antiagrégants plaquettaires* : augmentation du risque hémorragique ;
- le lithium (TÉRALITHE, NEUROLITHIUM...) : augmentation du taux de lithium dans le sang ;
- le méthotrexate.

Informez par ailleurs votre médecin ou votre pharmacien en cas de traitement par un *diurétique*, un *inhibiteur de l'enzyme de conversion*, un *inhibiteur de l'angiotensine II*, un *bêtabloquant* ou un médicament contenant de la ciclosporine.

Grossesse et allaitement

Des effets néfastes pour l'enfant à naître ont été mis en évidence lorsque les *AINS* sont utilisés au cours des 4 derniers mois de la grossesse ; le risque existe même avec une seule prise et même si la grossesse est à terme. L'usage de ce médicament est contre-indiqué pendant cette période.

Pendant les 5 premiers mois, l'effet de ce médicament est mal connu : seul votre médecin peut évaluer le risque éventuel de son utilisation dans votre cas.

Ce médicament passe dans le lait maternel ; un choix est donc nécessaire entre l'allaitement et la prise du médicament. Cette décision devra être prise en accord avec votre médecin.

Mode d'emploi et posologie

Les comprimés sont pris de préférence au milieu des repas afin de limiter les effets digestifs indésirables. Ils doivent être avalés avec un verre d'eau sans être croqués ni écrasés.

Posologie usuelle :

- Adulte :
  - *traitement d'attaque* : 600 mg par jour (soit 1 comprimé à 200 mg, 3 fois par jour ou 1 comprimé à 300 mg, 2 fois par jour) ;
  - *traitement d'entretien* : 400 mg par jour (soit 1 comprimé à 200 mg, 2 fois par jour.

Conseils : Les anti-inflammatoires ne sont pas des médicaments anodins. Du fait de la possibilité d'effets indésirables graves, ils ne doivent être utilisés que lorsqu'ils sont nécessaires, ce qui n'est pas le cas pour les affections rhumatismales peu douloureuses et les traumatismes bénins. Ce médicament vous a été prescrit dans une situation précise : ne le conseillez pas à un proche et ne le réutilisez pas sans avis médical.

Ne dépassez pas la *posologie* ni la durée de traitement prescrites par votre médecin.

Effets indésirables possibles

Troubles digestifs. Exceptionnellement : *hémorragie* du tube digestif.

Réaction allergique : éruption cutanée, crise d'*asthme*.

Maux de tête, *vertiges*.

Laboratoires DAIICHI SANKYO France SAS

LODOXAL

Informations détaillées sur www.monvidal.com

LODOZ

Association d'antihypertenseurs — sur ordonnance

Présentation

LODOZ 2,5 mg/ 6,25 mg : comprimé (jaune) ; boîte de 30. Liste I - Remb 65 % - **11,35 €**.
LODOZ 2,5 mg/ 6,25 mg : comprimé (jaune) ; boîte de 90. Liste I - Remb 65 % - **32,86 €**.
LODOZ 5 mg/ 6,25 mg : comprimé (rose) ; boîte de 30. Liste I - Remb 65 % - **11,35 €**.
LODOZ 5 mg/ 6,25 mg : comprimé (rose) ; boîte de 90. Liste I - Remb 65 % - **32,86 €**.
LODOZ 10 mg/ 6,25 mg : comprimé (blanc) ; boîte de 30. Liste I - Remb 65 % - **11,35 €**.
LODOZ 10 mg/ 6,25 mg : comprimé (blanc) ; boîte de 90. Liste I - Remb 65 % - **32,86 €**.

Composition

	p cp	p cp	p cp
Bisoprolol hémifumarate	2,5 mg	5 mg	10 mg
Hydrochlorothiazide	6,25 mg	6,25 mg	6,25 mg

Dans quel cas ce médicament est-il prescrit ?

Cet *antihypertenseur* contient deux substances :

- le bisoprolol, un *bêtabloquant* qui bloque l'action de l'*adrénaline* (et d'autres *hormones* apparentées) sur de nombreux organes, notamment sur le cœur, les vaisseaux et les bronches ;
- l'hydrochlorothiazide, un *diurétique* dont la structure chimique est proche de celle des *sulfamides*. Son action renforce celle du bisoprolol.

Ce médicament est utilisé dans le traitement de l'*hypertension artérielle*.

Contre-indications

Ce médicament ne doit pas être utilisé dans les cas suivants :

- *allergie* aux médicament de la famille des *sulfamides* ;
- formes graves de certaines affections : *asthme*, *bronchite chronique*, *artérite*, phénomène de *Raynaud* ;
- *insuffisance cardiaque* grave non contrôlée par un traitement spécifique,
- *bloc auriculoventriculaire* grave,
- rythme cardiaque inférieur à 50 battements par minute ;
- *phéochromocytome* non traité,
- hypotension,
- *antécédent* de *choc anaphylactique*,
- *insuffisance rénale* grave,
- *encéphalopathie hépatique* ;
- **allaitement**,
- en association avec les médicaments contenant de la floctafénine ou du sultopride.

Attention : N'interrompez jamais brutalement le traitement. Espacez progressivement les prises. Un avis médical est toujours préférable.

Chez les diabétiques, les *bêtabloquants* peuvent masquer certains *symptômes* de l'*hypoglycémie* (*palpitations* et accélération du cœur essentiellement).

Les bêtabloquants peuvent aggraver les *réactions allergiques* et empêcher l'action de l'*adrénaline* utilisée dans le traitement d'urgence du *choc anaphylactique*. Lors d'examens radiologiques nécessitant l'injection de produits de contraste iodés (susceptibles de provoquer des *chocs* allergiques), le traitement doit, si possible, être suspendu avec l'accord de votre médecin.

En cas d'intervention chirurgicale, l'anesthésiste doit être prévenu de la prise de ce médicament. C'est lui qui décidera si le traitement doit être poursuivi ou arrêté avant l'intervention.

Faites pratiquer régulièrement les analyses de sang prescrites par votre médecin ; elles sont notamment destinées à vérifier le bon fonctionnement de vos reins (dosage de la *créatinine*) et les taux de *potassium* et de *sodium* sanguins.

Le diurétique contenu dans ce médicament peut faire baisser la *kaliémie* : évitez d'utiliser des *laxatifs stimulants* dont l'usage régulier contribue à la baisse du taux de potassium dans le sang. Il peut par ailleurs augmenter le taux sanguin d'*acide urique* (possibilité de crise de *goutte*).

Chez les personnes atteintes d'une *insuffisance hépatique*, l'apparition de troubles de la conscience peut annoncer une complication. Ne poursuivez pas le traitement sans l'avis de votre médecin.

Sportif : ce médicament contient une substance susceptible de rendre positifs certains *tests antidopage*.

Interactions avec d'autres substances

Ce médicament ne doit pas être associé :
- à la floctafénine (IDARAC) : risque d'augmentation de la gravité d'un éventuel *choc anaphylactique* ;
- au sultopride (uniquement disponible à l'hôpital) : risque de ralentissement cardiaque important.

Ce médicament peut interagir avec les médicaments donnant des *torsades de pointes* et avec les médicaments contenant de l'amiodarone ou du lithium.

Informez par ailleurs votre médecin si vous prenez l'un des médicaments suivants : *AINS*, *inhibiteur calcique*, *antidiabétique*, *inhibiteur de l'enzyme de conversion*, médicament qui abaisse la *kaliémie* (*laxatif stimulant*, amphotéricine B...), médicament contenant de la propafénone, de la méfloquine, de la lidocaïne injectable, de la ciclosporine ou un sel de calcium.

En outre, l'effet *antihypertenseur* de ce médicament peut être augmenté par certains médicaments tels que les *neuroleptiques*, les *antidépresseurs imipraminiques*, les médicaments contenant du baclofène ; il peut être diminué par les *corticoïdes*. Votre médecin doit être informé si vous êtes traité par l'un ou par l'autre.

Grossesse et allaitement

Les études scientifiques actuellement disponibles n'ont pas mis en évidence de problème particulier lors de l'utilisation chez la femme enceinte. Néanmoins, ce médicament contient des *diurétiques* et n'est pas adapté au traitement de l'*hypertension artérielle* pendant la grossesse.

Ce médicament passe dans le lait maternel : l'allaitement est contre-indiqué.

Mode d'emploi et posologie

Ce médicament peut être pris indifféremment au cours ou en dehors des repas.

Posologie usuelle :

1 comprimé par jour.

Conseils : Veillez à toujours disposer d'une réserve de médicament : une plaquette dans la trousse de toilette, par exemple.

Il est normal que le rythme cardiaque se ralentisse sous l'effet du traitement ; néanmoins, en cas de fatigue anormale et de pouls inférieur à 50 battements par minute, consultez votre médecin.

Les *diurétiques* exposent au risque de déshydratation : veillez à proposer des boissons en quantité suffisante aux personnes âgées, notamment pendant les fortes chaleurs.

Le traitement médicamenteux ne dispense pas de mesures simples pouvant faire baisser la tension artérielle : activité physique régulière, modération de la consommation de boissons alcoolisées, lutte contre le surpoids.

Effets indésirables possibles

Troubles digestifs, fatigue en début de traitement, insomnie, troubles du sommeil, fourmillement des extrémités.

Crise d'*asthme*.

Bloc auriculoventriculaire, ralentissement important du cœur, chute de tension, *insuffisance cardiaque*.

Élévation du taux de *sucre* ou d'*acide urique* dans le sang, baisse du taux de potassium dans le sang, crampes.

Allergie cutanée.

Laboratoires Merck Lipha Santé SAS

LOGIFLOX

Antibiotique urinaire — **sur ordonnance**

Présentation

LOGIFLOX : comprimé sécable (blanc) ; boîte de 3. Liste I - Remb 65 % - **13,87 €**.

Composition

	p cp
Loméfloxacine	400 mg

Dans quel cas ce médicament est-il prescrit ?

Ce médicament est un *antibiotique* qui appartient à la famille des quinolones.

Il est utilisé dans le traitement des *cystites* de la femme.

Contre-indications

Ce médicament ne doit pas être utilisé dans les cas suivants :
- *allergie* aux *antibiotiques* de la famille des quinolones,
- *antécédent* de *tendinite* lors de l'utilisation d'une quinolone,
- enfant jusqu'à la fin de la croissance,
- **allaitement**.

Attention : Cet antibiotique est photosensibilisant : toute exposition aux rayons *ultraviolets* (soleil, lampe à bronzer) doit être évitée pendant le traitement et durant les 3 jours qui suivent son arrêt, en raison du risque de réaction cutanée.

Ce médicament peut provoquer des lésions des tendons : toute douleur faisant penser à une *tendinite* doit vous conduire à consulter un médecin.

Des précautions sont nécessaires chez les personnes ayant des *antécédents* de *convulsions*.

Conducteur : ce médicament peut provoquer des troubles nerveux susceptibles d'altérer la vigilance.

Interactions avec d'autres substances

Il est préférable de respecter un délai de 4 heures entre la prise de ce médicament et celle des *pansements digestifs* (contenant des sels d'aluminium et de magnésium), et un délai de 2 heures avec les médicaments contenant du sucralfate.

Informez par ailleurs votre médecin si vous prenez un *anticoagulant* oral.

Grossesse et allaitement

L'effet de ce médicament pendant la grossesse est mal connu : seul votre médecin peut évaluer le risque éventuel de son utilisation dans votre cas.

Ce médicament passe dans le lait maternel. Il est contre-indiqué pendant l'allaitement.

Mode d'emploi et posologie

Ce médicament est pris de préférence le soir, indifféremment au cours ou en dehors du repas.

Posologie usuelle :

- Adulte : 1 comprimé par jour pendant 3 jours.

Conseils : Le médecin prescrit parfois une analyse d'urine pour identifier le *germe* responsable de l'infection et tester sa sensibilité aux *antibiotiques*. Le résultat de cet examen peut être faussé en cas d'automédication préalable : ne prenez pas d'antibiotiques sans avis médical.

Effets indésirables possibles

Nausées, vomissements, *diarrhée*, douleurs abdominales.

Photosensibilisation (voir Attention), démangeaisons, rougeur cutanée.

Réaction allergique.

Douleurs musculaires ou articulaires, *tendinite* (voir Atttention).

Maux de tête, *vertiges*, confusion des idées, fourmillements des extrémités.

Rarement : *convulsions*.

Laboratoires Biocodex

LOGIMAX

Association d'antihypertenseurs — sur ordonnance

Présentation

LOGIMAX : comprimé à *libération prolongée* (saumon) ; boîte de 30. Liste I - Remb 65 % - **19,14 €**.
LOGIMAX : comprimé à *libération prolongée* (saumon) ; boîte de 90. Liste I - Remb 65 % - **52,80 €**.

Composition

	p cp
Félodipine	5 mg
Métoprolol succinate	47,5 mg
Lactose	+
Huile de ricin	+

Dans quel cas ce médicament est-il prescrit ?

Ce médicament est un *antihypertenseur* qui associe deux substances d'action complémentaire :
- la félodipine, un *vasodilatateur* de la famille des *inhibiteurs calciques* ;
- le métoprolol, un *bêtabloquant* qui diminue l'action de l'*adrénaline* (et d'autres *hormones* apparentées) sur de nombreux organes, notamment sur le cœur, les vaisseaux, et plus faiblement sur les bronches.

Il est utilisé dans le traitement de l'*hypertension artérielle*.

Contre-indications

Ce médicament ne doit pas être utilisé dans les cas suivants :
- formes graves de certaines affections : *bloc auriculoventriculaire*, angor de *Prinzmetal*, *asthme*, *bronchite chronique*, *artérite*, phénomène de *Raynaud* ;
- *insuffisance cardiaque* non contrôlée par un traitement spécifique ;
- rythme cardiaque inférieur à 50 battements par minute ;
- *phéochromocytome* non traité ;
- hypotension ;
- *antécédent* de *choc anaphylactique* ;
- *infarctus du myocarde* récent ;
- en association avec les médicaments contenant de la floctafénine ou du sultopride.

Attention : N'interrompez jamais brutalement le traitement. Espacez progressivement les prises. Un avis médical est toujours préférable.

Des précautions sont nécessaires en cas d'*insuffisance hépatique* et chez la personne âgée.

Les *bêtabloquants* peuvent favoriser une forme très particulière d'*angine de poitrine* (angor de *Prinzmetal*) : signalez à votre médecin la survenue éventuelle de douleurs thoraciques inhabituelles.

Chez les diabétiques, les bêtabloquants peuvent masquer certains *symptômes* de l'*hypoglycémie* (*palpitations* et accélération du cœur essentiellement).

Les bêtabloquants peuvent aggraver les *réactions allergiques* et empêcher l'action de l'*adrénaline* utilisée dans le traitement d'urgence du *choc anaphylactique*. Lors d'examens radiologiques nécessitant l'injection de produits de contraste iodés (susceptibles de provoquer des *chocs* allergiques), le traitement doit si possible être suspendu avec l'accord de votre médecin.

En cas d'intervention chirurgicale, l'anesthésiste doit être prévenu de la prise de ce médicament. C'est lui qui décidera si le traitement doit être poursuivi ou arrêté avant l'intervention.

Sportif : ce médicament contient une substance susceptible de rendre positifs certains *tests antidopage*.

Interactions avec d'autres substances

Ce médicament ne doit pas être associé :
- à la floctafénine (IDARAC) : risque de majoration de la gravité d'un éventuel *choc* allergique ;
- au sultopride (uniquement disponible à l'hôpital) : risque de ralentissement cardiaque important.

Il peut également interagir avec les médicaments contenant de l'amiodarone.

Informez par ailleurs votre médecin si vous prenez des *antidiabétiques*, des *AINS*, des *antidépresseurs imipraminiques*, des *neuroleptiques*, des *corticoïdes*, ou des médicaments contenant l'une des substances suivantes : bépridil, diltiazem, vérapamil, quinidine, hydroquinidine, disopyramide, propafénone, baclofène, cimétidine, clonidine, lidocaïne injectable, méfloquine, phénobarbital, rifampicine, alfuzosine, prazosine.

Grossesse et allaitement

Ce médicament ne doit pas être utilisé chez la femme enceinte ou qui allaite.

Mode d'emploi et posologie

Le comprimé doit être pris le matin avec un verre d'eau, sans être écrasé ni croqué.

Posologie usuelle :

1 comprimé par jour.

Conseils : Veillez à toujours disposer d'une réserve de ce médicament : une plaquette dans la trousse de toilette par exemple.

Il est normal que le rythme cardiaque se ralentisse sous l'effet du traitement ; néanmoins, en cas de fatigue anormale et de pouls inférieur à 50 battements par minute, consultez votre médecin.

Le traitement médicamenteux ne dispense pas de mesures simples pouvant faire baisser la tension artérielle : activité physique régulière, modération de la consommation de boissons alcoolisées, lutte contre l'excès de poids.

Effets indésirables possibles

Le plus fréquemment observés : maux de tête, *œdème* des jambes, rougeur du visage, étourdissements, fatigue.

Gonflement des gencives, nécessitant une hygiène bucco-dentaire soigneuse.

Plus rarement : éruption cutanée, démangeaisons, *réaction allergique*, ralentissement important du coeur, *bloc auriculoventriculaire*, chute de tension, *insuffisance cardiaque*, phénomène de *Raynaud*, fourmillements des extrémités, crampes musculaires, insomnie, cauchemars, nausées, essoufflement lors des efforts, *bronchospasme*, sensation de mains et de pieds froids, troubles de l'érection.

Exceptionnellement : bouche sèche, *photosensibilisation*, troubles visuels, prise de poids, *hypoglycémie*, baisse du taux de globules blancs, élévation des *transaminases*.

Laboratoires AstraZeneca

LOGIRÈNE

Diurétiques associés — sur ordonnance

Présentation

LOGIRÈNE : comprimé sécable (blanc) ; boîte de 30. Liste I - Remb 65 % - **6,62 €**.

Composition

	p cp
Furosémide	40 mg
Amiloride chlorhydrate	5 mg
Lactose	+

Dans quel cas ce médicament est-il prescrit ?

Ce médicament est une association de deux *diurétiques* : le furosémide, dont la structure est proche de celle des *sulfamides*, et l'amiloride, qui a pour caractéristique d'empêcher la perte du *potassium* dans les urines, habituelle avec le furosémide.

Il est utilisé dans le traitement des *œdèmes* liés à une *insuffisance cardiaque*.

Contre-indications

Ce médicament ne doit pas être utilisé dans les cas suivants :

- *allergie* aux *sulfamides*,
- *encéphalopathie hépatique*,
- déshydratation,
- rétention d'urine par obstruction des voies urinaires,
- *insuffisance rénale*,
- *hyperkaliémie* (excès de *potassium* dans le sang),
- en association avec les médicaments élevant le taux de *potassium* dans le sang.

Attention : Ce médicament peut être responsable d'une augmentation ou au contraire d'une baisse de la *kaliémie* (taux de *potassium* dans le sang), qui peut être aggravée par l'usage prolongé de *laxatifs stimulants*. Un contrôle par des analyses de sang est souvent prescrit par le médecin.

Chez les personnes atteintes d'une *insuffisance hépatique*, l'apparition de troubles de la conscience peut annoncer une complication. Ne poursuivez pas le traitement sans l'avis de votre médecin.

N'utilisez des *sels* de régime, souvent riches en potassium, qu'avec l'accord de votre médecin.

Les *diurétiques* peuvent augmenter le taux d'*acide urique* (uricémie) ou de *sucre* dans le sang (*glycémie*) : des précautions sont nécessaires en cas de *diabète* ou d'*antécédent* de crise de *goutte*.

Sportif : ce médicament contient une substance susceptible de rendre positifs certains *tests antidopage*.

Interactions avec d'autres substances

Ce médicament ne doit pas être associé aux *diurétiques* élevant le taux de *potassium* dans le sang ou aux médicaments qui en contiennent : risque d'*hyperkaliémie* entraînant des *troubles du rythme cardiaque* graves.

Il peut interagir avec les *inhibiteurs de l'enzyme de conversion* et les *inhibiteurs de l'angiotensine II*, les médicaments susceptibles de provoquer des *torsades de pointes* et ceux contenant du lithium.

Informez par ailleurs votre médecin si vous prenez :

- un *AINS*, un *digitalique* ;
- un *antibiotique* de la famille des *aminosides* ;
- un médicament susceptible de faire baisser la *kaliémie* (amphotéricine B, *corticoïde*, *laxatif stimulant*) ;
- un médicament contenant de la metformine, de la carbamazépine ou de la phénytoïne ;
- un médicament susceptible de contribuer à la baisse de la tension artérielle (*neuroleptique*, *antidépresseur imipraminique*, baclofène).

Grossesse et allaitement

Les *diurétiques* ne sont pas indiqués dans les cas de rétention d'eau ou d'*hypertension artérielle* liés à la grossesse. Seul votre médecin peut apprécier la nécessité du traitement et son risque dans votre cas.

Ce médicament passe dans le lait maternel : l'allaitement est déconseillé.

Mode d'emploi et posologie

Ce médicament doit être pris le matin.

Posologie usuelle :

1 ou 2 comprimés par jour.

Conseils : Ce médicament augmente le volume des urines, surtout en début de traitement. Évitez une prise le soir, source de gêne nocturne.

Les *diurétiques* exposent au risque de déshydratation : veillez à proposer des boissons abondantes aux personnes âgées, notamment pendant les fortes chaleurs.

Effets indésirables possibles

Liés à l'amiloride :

Rarement : *troubles digestifs*, *éruption cutanée*.

Liés au furosémide :

Baisse de la *kaliémie*, associée éventuellement à des crampes.

Déshydratation possible chez la personne âgée.

Augmentation de la *glycémie* ou de l'*uricémie*.

Hypotension orthostatique.

Rarement :

- baisse du taux de sodium dans le sang (natrémie) et risque de troubles du comportement ;

- anomalie de la *numération formule sanguine* ;
- nausées, constipation, *vertiges*, fatigue, maux de tête, fourmillement des extrémités.

Exceptionnellement : *réaction allergique*.

Laboratoires Erempharma

LOGROTON

Informations détaillées sur www.monvidal.com

LOMEXIN capsule

Antifongique

Présentation

LOMEXIN : capsule vaginale ; boîte unitaire. Remb 35 % - **4,74 €**.
LOMEXIN : capsule vaginale ; boîte de 2. Non remb.

Composition

	p caps
Fenticonazole nitrate	600 mg

Dans quel cas ce médicament est-il prescrit ?

Ce médicament d'action locale contient un *antifongique* de la famille des *imidazolés*.

Il est utilisé dans le traitement des *candidoses* du vagin et de la vulve.

Contre-indications

Ce médicament ne doit pas être utilisé en cas d'*allergie* aux *antifongiques* de la famille des *imidazolés*.

Attention : N'utilisez pas de préservatif pendant le traitement : risque de rupture par altération du latex.
Si l'infection ne disparaît pas après quelques jours, consultez votre médecin.

Interactions avec d'autres substances

L'utilisation d'un préservatif est contre-indiquée pendant le traitement (voir Attention).

Comme tout traitement vaginal, ce médicament peut diminuer l'efficacité contraceptive des crèmes et des ovules spermicides.

Grossesse et allaitement

L'effet de ce médicament pendant la grossesse ou l'allaitement est mal connu : seul votre médecin peut évaluer le risque éventuel de son utilisation dans votre cas.

Mode d'emploi et posologie

La capsule doit être introduite au fond du vagin.

Posologie usuelle :

1 capsule au coucher, à renouveler éventuellement 3 jours après.

Conseils : Introduisez la capsule en position allongée, puis restez allongée pendant 5 à 10 minutes. La capsule peut être à l'origine d'un écoulement gênant : il est conseillé de porter une protection.

Pendant les règles, n'interrompez pas le traitement et évitez de porter des tampons.

En cas de *mycoses* gynécologiques (*candidoses*) récidivantes, il est utile de respecter les conseils habituels permettant de prévenir le développement anormal des candida albicans et autres champignons microscopiques :

- limiter la prise d'*antibiotiques* aux affections nécessitant absolument leur usage. En effet, les champignons sont détruits par certaines *bactéries*, elles-mêmes tuées par les antibiotiques ;
- lutter contre l'humidité, propice au développement des champignons : bien se sécher avant de mettre ses sous-vêtements, privilégier les culottes en coton qui absorbent mieux la transpiration, ne pas garder son maillot de bain après avoir nagé en piscine, éviter le port de vêtements trop serrés ;
- changer souvent les protections internes ou externes pendant les règles ;
- éviter d'utiliser des savons acides : ils favorisent la multiplication des champignons.

Votre partenaire peut être contaminé alors qu'il ne présente aucun *symptôme*. S'il n'est pas traité conjointement, une recontamination est possible.

Effets indésirables possibles

Aggravation des brûlures et démangeaisons en début de traitement : ces *symptômes* traduisent la destruction des champignons microscopiques qui libèrent une substance irritante. Ces manifestations ne se reproduisent généralement pas lors des applications ultérieures. Dans le cas contraire, il peut s'agir d'une *intolérance* ou d'une *allergie* au médicament : contactez votre médecin.

Laboratoires Effik

LOMEXIN crème

Antifongique local : imidazolé

Présentation

LOMEXIN : crème ; tube de 15 g. Remb 35 % - **3,68 €**.

Composition

	p 100 g
Fenticonazole nitrate	2 g
Lanoline hydrogénée	+

Dans quel cas ce médicament est-il prescrit ?

Ce médicament d'action locale contient un *antifongique* de la famille des *imidazolés*.

Il est utilisé dans le traitement de certaines maladies de la peau, des ongles et des *muqueuses* dues à des champignons microscopiques (*mycoses*) : *candidose*, *pityriasis versicolor*, *dermatophyties*...

Contre-indications

Ce médicament ne doit pas être utilisé en cas d'*allergie* aux *antifongiques* de la famille des *imidazolés*.

Attention : Évitez d'utiliser ce médicament, notamment chez l'enfant, de manière prolongée et sur des surfaces étendues ou profondément lésées sans l'avis de votre pharmacien ou de votre médecin.
Rincez abondamment en cas de contact accidentel avec les yeux.

Grossesse et allaitement

L'effet de ce médicament pendant la grossesse est mal connu : seul votre médecin peut évaluer le risque éventuel de son utilisation dans votre cas.

Mode d'emploi et posologie

La crème est appliquée après lavage et séchage soigneux de la zone à traiter.

Posologie usuelle :
1 ou 2 applications par jour.
La durée du traitement varie selon les cas. Suivre la prescription de votre médecin ou les conseils de votre pharmacien.

Conseils : En cas de *candidose*, évitez d'utiliser des savons acides : ils favorisent la multiplication des champignons.
En cas de lésion importante des ongles des orteils, un meulage préalable par un pédicure facilite l'action du médicament. Une transpiration excessive contribue au développement des lésions dues à des champignons. Le port de chaussettes en fibre naturelle (coton, laine) est recommandé. La même paire de chaussures ne doit pas être portée deux jours de suite.

Effets indésirables possibles
Irritation cutanée.

Laboratoires Effik

LOMUDAL
Informations détaillées sur www.monvidal.com

LOMUSOL
Traitement local de la rhinite allergique
sur ordonnance

Présentation
LOMUSOL 4 % : solution nasale ; flacon pulvérisateur de 15 ml avec valve doseuse (100 pulvérisations). Liste II - Remb 35 % - **6,90 €**.

Composition

	p 100 ml
Acide cromoglicique sel de sodium	4 g

Dans quel cas ce médicament est-il prescrit ?
Cette solution nasale contient un antiallergique d'action locale.
Elle est utilisée dans le traitement des *rhinites* d'origine allergique.

Grossesse et allaitement
L'effet de ce médicament sur l'enfant à naître est mal connu. Par mesure de prudence, il est déconseillé pendant les 3 premiers mois de la grossesse.
Ce médicament ne passe pas dans le lait maternel.

Mode d'emploi et posologie
Les pulvérisations sont faites au cours d'une brève inspiration, après un mouchage soigneux, en tenant le flacon verticalement.

Posologie usuelle :
- Adulte et enfant : 1 pulvérisation dans chaque narine, 5 ou 6 fois par jour.

Effets indésirables possibles
Irritation nasale passagère.

Laboratoires sanofi-aventis France

LONOTEN
Informations détaillées sur www.monvidal.com

LOPÉRAMIDE 2 mg Génériques
Antidiarrhéique
sur ordonnance

Les médicaments ci-dessous sont des génériques de IMODIUM (voir p. 635).

ALTOCEL 2 mg : gélule *(lactose hydraté)* boîte de 20. Liste II - Remb 35 % - 2,81 €.
LOPERAMIDE ARROW 2 mg : gélule *(lactose)* boîte de 20. Liste II - Remb 35 % - 2,81 €.
LOPERAMIDE BIOGARAN 2 mg : gélule *(lactose)* boîte de 20. Liste II - Remb 35 % - 2,81 €.
LOPERAMIDE EG 2 mg : gélule *(lactose)* boîte de 20. Liste II - Remb 35 % - 2,81 €.
LOPERAMIDE G GAM 2 mg : gélule *(lactose)* boîte de 20. Liste II - Remb 35 % - 2,81 €.
LOPERAMIDE MERCK 2 mg : gélule *(lactose)* boîte de 20. Liste II - Remb 35 % - 2,81 €.
LOPERAMIDE QUALIMED 2 mg : gélule *(lactose)* boîte de 20. Liste II - Remb 35 % - 2,81 €.
LOPERAMIDE RATIOPHARM 2 mg : comprimé *(lactose)* boîte de 20. Liste II - Remb 35 % - 2,81 €.
LOPERAMIDE RATIOPHARM CONSEIL 2 mg : gélule *(lactose)* boîte de 12. Non remb.
LOPERAMIDE RPG 2 mg : gélule *(lactose)* boîte de 20. Liste II - Remb 35 % - 2,81 €.
LOPERAMIDE SANDOZ 2 mg : gélule *(lactose)* boîte de 20. Liste II - Remb 35 % - 2,81 €.
LOPERAMIDE TEVA 2 mg : gélule *(lactose)* boîte de 20. Liste II - Remb 35 % - 2,81 €.
LOPERAMIDE VIAREF 2 mg : gélule *(lactose)* boîte de 20. Liste II - Remb 35 % - 2,81 €.
LOPERAMIDE ZYDUS 2 mg : gélule *(lactose)* boîte de 20. Liste II - Remb 35 % - 2,81 €.

LOPÉRAMIDE LYOC
Informations détaillées sur www.monvidal.com

LOPÉRAMIDE SANDOZ CONSEIL
Antidiarrhéique : ralentisseur du transit

Présentation
LOPÉRAMIDE SANDOZ CONSEIL : gélule ; boîte de 12. Non remb.

Composition

	p gél
Lopéramide chlorhydrate	2 mg
Lactose	+

Dans quel cas ce médicament est-il prescrit ?
Ce médicament est un antidiarrhéique qui agit en ralentissant le *transit intestinal* et en réduisant les sécrétions intestinales.
Il est utilisé dans le *traitement symptomatique* des diarrhées aiguës de l'adulte, en complément des mesures diététiques.

Contre-indications
Ce médicament ne doit pas être utilisé en cas de crise aiguë de *rectocolite hémorragique*.

Attention : Cet antidiarrhéique ne convient pas au traitement des diarrhées dues à certains *antibiotiques*.
Une diarrhée s'accompagnant de torpeur, de soif, de fièvre, ou de sang dans les selles nécessite rapidement un avis médical.

Ce médicament peut être obtenu sans ordonnance. Néanmoins, il ne doit pas être employé chez l'enfant de moins de 15 ans ou en cas d'*insuffisance hépatique* sans avis médical.
Le traitement doit être arrêté dès que les selles recommencent à être formées. L'usage trop prolongé du médicament expose à un risque de constipation important.

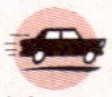
Si vous devez conduire ou utiliser une machine dangereuse, assurez-vous préalablement que ce médicament n'altère pas votre vigilance.

Grossesse et allaitement

Les études actuellement disponibles n'ont pas mis en évidence de problème particulier lors de l'utilisation ponctuelle de ce médicament chez la femme enceinte. Néanmoins, il est déconseillé pendant la grossesse sans avis médical.
Ce médicament passe faiblement dans le lait maternel ; son utilisation ponctuelle est possible pendant l'allaitement.

Mode d'emploi et posologie

Les gélules doivent être avalées avec un verre d'eau.

Posologie usuelle :

- Adulte : commencer par 2 gélules, puis 1 gélule supplémentaire après chaque selle liquide, sans dépasser 6 gélules par jour et 2 jours de traitement ; au-delà, si les troubles persistent, consulter le médecin.

Respectez rigoureusement la *posologie* recommandée par votre pharmacien.

Conseils : Ce médicament peut être en accès libre dans certaines pharmacies ; néanmoins, n'hésitez pas à demander conseil à votre pharmacien.
Une diarrhée peut provoquer une déshydratation, notamment chez la personne âgée. Cette perte d'eau par l'organisme doit être compensée par des boissons abondantes (bouillon salé, boissons sucrées) car elle peut être à l'origine d'une fatigue, de malaise ou de confusion des idées.
Le régime à suivre en cas de *diarrhée* repose sur une alimentation légère, à base de :
- carotte, pomme de terre, en soupe ou en purée ;
- pâtes, riz ou tapioca bien cuits, eau de cuisson du riz ;
- compote de pommes ou de coings, gelée de coings ou de myrtilles ;
- biscuits salés ou sucrés.

Doivent être évités : les jus de fruits et les fruits crus, les légumes riches en fibres, les sources de protéines animales et les boissons glacées.

Effets indésirables possibles

Constipation, ballonnement, douleur abdominale, nausées, vomissements, bouche sèche, fatigue, somnolence, *vertige*, *réaction allergique*.
Exceptionnellement : constipation grave, surtout en cas de *posologie* excessive.

Laboratoires Sandoz

LOPRESSOR

Bêtabloquant

sur ordonnance

Présentation

LOPRESSOR 100 mg : comprimé sécable (blanc) ; boîte de 30. Liste I - Remb 65 % - **2,94 €**.
LOPRESSOR 100 mg : comprimé sécable (blanc) ; boîte de 90. Liste I - Remb 65 % - **7,75 €**.
LOPRESSOR LP 200 mg : comprimé sécable à *libération prolongée* (jaune pâle) ; boîte de 30. Liste I - Remb 65 % - **7,92 €**.
LOPRESSOR LP 200 mg : comprimé sécable à *libération prolongée* (jaune pâle) ; boîte de 90. Liste I - Remb 65 % - **22,67 €**.

Composition

	p cp	p cp LP
Métoprolol tartrate	100 mg	200 mg
Huile de ricin	+	

Dans quel cas ce médicament est-il prescrit ?

Ce médicament appartient à la famille des *bêtabloquants*. Ceux-ci agissent en bloquant l'action de l'*adrénaline* (et d'autres *hormones* apparentées) sur de nombreux organes, notamment sur le cœur, les vaisseaux et plus faiblement sur les bronches.
Il est utilisé dans :
- le traitement de l'*hypertension artérielle*,
- la prévention des crises d'*angine de poitrine*,
- les suites d'*infarctus du myocarde*,
- le traitement de certains *troubles du rythme cardiaque*,
- les sensations intenses de battements cardiaques : *palpitations*.

La forme à 200 mg est également utilisée dans le *traitement de fond* de la *migraine*.

Contre-indications

Ce médicament ne doit pas être utilisé dans les cas suivants :
- formes graves de certaines affections : *asthme*, *bronchite chronique*, *artérite*, phénomène de *Raynaud* ;
- *insuffisance cardiaque* non contrôlée par un traitement spécifique ;
- *bloc auriculoventriculaire* grave ;
- rythme cardiaque inférieur à 50 battements par minute ;
- *phéochromocytome* non traité ;
- hypotension ;
- *antécédent* de *choc anaphylactique* ;
- en association avec les médicaments contenant de la floctafénine ou du sultopride.

Attention : N'interrompez jamais brutalement le traitement prescrit, particulièrement si vous souffrez d'angine de poitrine. Diminuez progressivement les doses, en suivant les conseils de votre médecin. Veillez à toujours disposer d'une réserve de médicament, notamment lors de vos déplacements.
Ce médicament n'est pas adapté au traitement d'une forme particulière d'*angine de poitrine* appelée angor de *Printzmétal* qui relève d'un traitement *vasodilatateur*. Il peut néanmoins être associé à celui-ci lorsqu'une angine de poitrine « classique » coexiste avec un angor de Printzmétal.
Des précautions sont nécessaires en cas d'*insuffisance hépatique* et chez la personne âgée.

Chez les diabétiques, les *bêtabloquants* peuvent masquer certains *symptômes* de l'*hypoglycémie* (*palpitations* et accélération du cœur essentiellement).

Les bêtabloquants peuvent aggraver les *réactions allergiques* et empêcher l'action de l'*adrénaline* utilisée dans le traitement d'urgence du *choc anaphylactique*. Lors d'examens radiologiques nécessitant l'injection de produits de contraste iodés (susceptibles de provoquer des *chocs* allergiques), le traitement doit, si possible, être suspendu avec l'accord de votre médecin.

En cas d'intervention chirurgicale, l'anesthésiste doit être prévenu de la prise de ce médicament. C'est lui qui décidera si le traitement doit être poursuivi ou arrêté avant l'intervention.

Sportif : ce médicament contient une substance susceptible de rendre positifs certains *tests antidopage*.

Interactions avec d'autres substances

Ce médicament ne doit pas être associé :

- à la floctafénine (IDARAC) : risque d'augmentation de la gravité d'un éventuel *choc* allergique,
- au sultopride (uniquement disponible à l'hôpital) : risque de *torsades de pointes*.

Il peut interagir avec les médicaments contenant de l'amiodarone.

Informez votre médecin si vous prenez des *antidiabétiques*, des *AINS*, des *inhibiteurs calciques*, des *antidépresseurs imipraminiques*, des *neuroleptiques*, des *corticoïdes*, un *anticholinestérasique*, ou des médicaments contenant l'une des substances suivantes : quinidine, hydroquinidine, disopyramide, propafénone, baclofène, cimétidine, lidocaïne injectable, méfloquine, phénobarbital, rifampicine.

Grossesse et allaitement

Les études scientifiques disponibles n'ont pas mis en évidence de problème particulier lors de l'utilisation de *bêtabloquant* chez la femme enceinte.

L'effet bêtabloquant persiste quelques jours chez le nouveau-né et justifie une surveillance médicale renforcée pendant les premiers jours de la vie.

Ce médicament passe dans le lait maternel ; un choix est donc nécessaire entre l'allaitement et la prise du médicament. Cette décision devra être prise en accord avec votre médecin.

Mode d'emploi et posologie

Ce médicament doit être pris pendant ou immédiatement après les repas. Avaler les comprimés sans les croquer avec un verre d'eau.

Posologie usuelle :

50 mg à 200 mg par jour, selon les indications.

Conseils : Votre tension artérielle doit être contrôlée régulièrement. Les appareils permettant une mesure automatique de la tension à domicile utilisent souvent un procédé de mesure différent de celui qu'emploie votre médecin. Si vous avez un tel appareil, apportez-le en consultation pour vous assurer que la mesure obtenue est bien conforme à celle du tensiomètre de votre médecin.

Le traitement médicamenteux ne dispense pas de mesures simples pouvant faire baisser la tension artérielle : activité physique régulière, modération de la consommation de boissons alcoolisées et de *sel*, lutte contre l'excès de poids.

Il est normal que le rythme cardiaque ralentisse sous l'effet du traitement ; néanmoins, en cas de fatigue anormale et de pouls inférieur à 50 battements par minute, consultez votre médecin.

Effets indésirables possibles

Le plus fréquemment : douleur d'estomac, nausées, vomissements, fatigue en début de traitement, sensation de mains et de pieds froids, troubles de l'érection, ralentissement important du cœur, insomnie.

Plus rarement : *bloc auriculoventriculaire*, baisse excessive de la tension artérielle, phénomène de *Raynaud*, *insuffisance cardiaque*, *bronchospasme*, *hypoglycémie*, *éruption cutanée*, aggravation d'un *psoriasis*.

Laboratoires DAIICHI SANKYO France SAS

LOPRIL

Inhibiteur de l'enzyme de conversion

sur ordonnance

Présentation

LOPRIL 25 mg : comprimé sécable (blanc) ; boîte de 30. Liste I - Remb 65 % - **8,04 €**.
LOPRIL 25 mg : comprimé sécable (blanc) ; boîte de 90. Liste I - Remb 65 % - **23,04 €**.
LOPRIL 50 mg : comprimé sécable (blanc) ; boîte de 30. Liste I - Remb 65 % - **13,90 €**.
LOPRIL 50 mg : comprimé sécable (blanc) ; boîte de 90. Liste I - Remb 65 % - **39,41 €**.

Composition

	p cp	p cp
Captopril	25 mg	50 mg
Lactose	+	+

Dans quel cas ce médicament est-il prescrit ?

Ce médicament appartient à la famille des *inhibiteurs de l'enzyme de conversion* (IEC). Il bloque l'enzyme de conversion, une enzyme rénale nécessaire à la formation de l'angiotensine II ; cette substance est responsable d'une contraction des artères qui augmente la tension artérielle et fatigue le cœur. Le blocage de l'enzyme de conversion permet ainsi une baisse de la tension artérielle.

Il est utilisé dans le traitement :

- de l'*hypertension artérielle*,
- de l'*insuffisance cardiaque*,
- des affections du rein chez le diabétique insulinodépendant,
- de l'*infarctus du myocarde* (traitement initial et prévention des récidives ou complications).

Contre-indications

Ce médicament ne doit pas être utilisé dans les cas suivants :

- *allergie* aux médicaments de la famille des *inhibiteurs de l'enzyme de conversion*,
- prédisposition à l'œdème de *Quincke*,
- **grossesse** (à partir du 4e mois).

Votre médecin est seul juge pour prescrire ce médicament en cas d'*hyperkaliémie* ou de rétrécissement des artères rénales.

Attention : En cas de gonflement du visage (lèvres, paupières...) ou d'une autre région du corps, consultez votre médecin avant toute nouvelle prise de ce médicament ; il peut s'agir d'un œdème de *Quincke*.

L'usage des *inhibiteurs de l'enzyme de conversion* est déconseillé en période de désensibilisation aux venins d'*hyménoptères* (abeille, guêpe, etc) : risque de *réaction allergique* grave.

La baisse de la tension artérielle peut être importante lors des premières prises du médicament, en particulier si vous suiviez auparavant un traitement prolongé par *diurétique* ou un régime sans *sel*. Dans ce cas, le traitement est généralement initié avec de faibles posologies, sous surveillance médicale plus étroite.

Les inhibiteurs de l'enzyme de conversion sont parfois responsables d'une *hyperkaliémie* ; un contrôle régulier de la *créatinine* et du taux de *potassium* dans le sang peut être nécessaire, notamment en cas d'*insuffisance rénale*, de *diabète* et chez la personne âgée.

Les sels de régime contiennent souvent du potassium ; ils ne doivent pas être utilisés sans avis médical.

Si vous êtes dialysé, prévenez votre centre de *dialyse* de la prise de ce médicament.

Conducteur : ce médicament peut être responsable de *vertiges* lors des premières prises.

Interactions avec d'autres substances

Ce médicament peut interagir avec les *diurétiques* et les médicaments qui contiennent du potassium ou du lithium.

Informez par ailleurs votre médecin ou votre pharmacien si vous prenez un *antidiabétique*, un *AINS* ou de l'aspirine à forte dose (plus de 3 g par jour).

En outre, l'effet *antihypertenseur* de ce médicament peut être augmenté par certains médicaments tels que les *neuroleptiques*, les *antidépresseurs imipraminiques*, les *alphabloquants* utilisés dans certains troubles urinaires, les médicaments contenant du baclofène ; il peut être diminué par les *corticoïdes*. Votre médecin doit être informé si vous êtes traité par l'un ou l'autre de ces médicaments.

Grossesse et allaitement

L'effet de ce médicament pendant les 3 premiers mois de la grossesse est mal connu. Par prudence, son usage est déconseillé.

Au cours des 6 derniers mois de la grossesse, la prise prolongée d'un *inhibiteur de l'enzyme de conversion* peut endommager les reins du fœtus. L'utilisation de ce médicament est contre-indiquée à partir du 4e mois de la grossesse.

En conséquence, un désir de grossesse nécessite le remplacement de ce médicament par un autre antihypertenseur. Si une grossesse survient alors que vous prenez ce médicament, consultez rapidement votre médecin pour qu'il modifie votre traitement. Des *échographies* régulières sont parfois nécessaires pour s'assurer de l'absence d'anomalie.

Ce médicament passe dans le lait maternel ; un choix est donc nécessaire entre l'allaitement et la prise du médicament. Cette décision devra être prise en accord avec votre médecin.

Mode d'emploi et posologie

Ce médicament est pris indifféremment au cours ou en dehors des repas.

Posologie usuelle :

- Adulte : la *posologie* varie en fonction des cas :
  - *Hypertension artérielle* : 1 comprimé à 25 mg, matin et soir.
  - *Insuffisance cardiaque*, affections du rein chez le diabétique : 50 à 100 mg par jour, atteints progressivement et répartis en 2 ou 3 prises.
  - Protection du cœur après un infarctus : 75 à 150 mg par jour, répartis en 2 ou 3 prises.

En cas d'*insuffisance rénale*, d'*athérosclérose*, de traitement préalable par des *diurétiques* ou de régime sans *sel*, en particulier chez la personne âgée, la posologie initiale est faible ; elle est augmentée progressivement par le médecin en fonction des effets du médicament.

Conseils : Votre tension artérielle doit être contrôlée régulièrement. Les appareils permettant une mesure automatique de la tension à domicile utilisent souvent un procédé de mesure différent de celui qu'emploie votre médecin. Si vous avez un tel appareil, apportez-le en consultation pour vous assurer que la mesure obtenue est bien conforme à celle du tensiomètre de votre médecin.

Le traitement médicamenteux ne dispense pas de mesures simples pouvant faire baisser la tension artérielle : activité physique régulière, modération de la consommation de boissons alcoolisées et de *sel*, lutte contre l'excès de poids.

Effets indésirables possibles

Comme pour tous les *inhibiteurs de l'enzyme de conversion* :

- toux sèche ;
- baisse excessive de la tension artérielle (voir Attention), *hypotension orthostatique* ;
- maux de tête, fatigue, étourdissement ;
- *troubles digestifs* ;
- *réactions allergiques* : *éruption cutanée*, œdème de *Quincke* (exceptionnel) ;
- anomalie de la *numération formule sanguine*, en particulier chez les patients sous *traitement immunodépresseur*, hépatite (exceptionnelle).

Laboratoires Bristol-Myers Squibb

LORAMYC

Antifongique à usage buccal — **sur ordonnance**

Présentation

LORAMYC : comprimé gingival mucoadhésif (blanc) ; boîte de 14. Liste I - Remb 65 % - **71,55 €**.

Composition

	p cp
Miconazole	50 mg
Protéines de lait	+
Lactose	+

Dans quel cas ce médicament est-il prescrit ?

Ce comprimé contient un *antifongique* de la famille des *imidazolés*. Cet antifongique a une action locale et ne passe que très faiblement dans le sang.

Il est utilisé dans le traitement des *candidoses* buccales chez les patients immunodéprimés.

Contre-indications

Ce médicament ne doit pas être utilisé dans les cas suivants :
- *insuffisance hépatique*,
- en association avec les *anticoagulants* oraux, les *sulfamides hypoglycémiants* et les médicaments contenant du pimozide ou du cisapride (voir Interactions).

Attention : Certaines situations qui pourraient favoriser le détachement du comprimé doivent être évitées : chewing-gum, brossage de dents en cours de journée, bouche sèche.
En cas d'ingestion accidentelle du comprimé, il est conseillé de boire un verre d'eau. Cette ingestion ne prête pas à conséquence.

Interactions avec d'autres substances

Bien que ce médicament ne passe que faiblement dans le sang, il ne doit pas être associé :
- aux *anticoagulants* oraux : risque d'*hémorragie* grave ;
- aux *sulfamides hypoglycémiants* : risque d'*hypoglycémie* ;
- à un médicament contenant du pimozide (ORAP) ou du cisapride (PRÉPULSID) : risque de *troubles du rythme cardiaque*.

Informez par ailleurs votre médecin si vous prenez un médicament contenant de la phénytoïne.

Grossesse et allaitement

L'effet de ce médicament pendant la grossesse est mal connu : seul votre médecin peut évaluer le risque éventuel de son utilisation dans votre cas.

Du fait d'un risque d'interaction médicamenteuse, le médicament passant dans le lait maternel, l'allaitement sous traitement est contre-indiqué si le nourrisson reçoit du cisapride (PRÉPULSID).

Mode d'emploi et posologie

Ce médicament doit être appliqué le matin, après le brossage des dents.

Placer la face bombée du comprimé sur la gencive supérieure, au-dessus d'une incisive. Maintenir le comprimé en place pendant 30 secondes en exerçant une pression sur la lèvre supérieure. Changer d'emplacement tous les jours, en plaçant le comprimé sur le coté opposé de la gencive.

Posologie usuelle :
- Adulte : 1 comprimé par jour.

La durée habituelle du traitement est de 7 à 14 jours.

Conseils : Si le comprimé se détache dans les 6 premières heures qui suivent l'application, il doit être remplacé par un autre comprimé.

Effets indésirables possibles

Troubles du goût, douleurs abdominales, gène dans la bouche, nausées, vomissements.

Démangeaisons.

Rarement : *réaction allergique*.

Laboratoires Bioalliance Pharma

LORATADINE 10 mg Génériques

Antiallergique : antihistaminique H1 — sur ordonnance

Les médicaments ci-dessous sont des génériques de CLARITYNE (voir p. 303).

LORATADINE ACTAVIS 10 mg : comprimé *(lactose)* boîte de 15. Liste II - Remb 35 % - 3,88 €.
LORATADINE ARROW 10 mg : comprimé *(lactose)* boîte de 15. Liste II - Remb 35 % - 3,88 €.
LORATADINE ARROW CONSEIL 10 mg : comprimé boîte de 7. Non remb.
LORATADINE BIOGARAN 10 mg : comprimé *(lactose)* boîte de 15. Liste II - Remb 35 % - 3,88 €.
LORATADINE EG 10 mg : comprimé *(lactose)* boîte de 15. Liste II - Remb 35 % - 3,88 €.
LORATADINE MERCK 10 mg : comprimé *(lactose)* boîte de 15. Liste II - Remb 35 % - 3,88 €.
LORATADINE QUALIMED 10 mg : comprimé *(lactose)* boîte de 15. Liste II - Remb 35 % - 3,88 €.
LORATADINE RANBAXY 10 mg : comprimé *(lactose)* boîte de 14. Liste II - Remb 35 % - 3,66 €.
LORATADINE RATIOPHARM 10 mg : comprimé sécable boîte de 15. Liste II - Remb 35 % - 3,88 €.
LORATADINE SANDOZ 10 mg : comprimé *(lactose)* boîte de 15. Liste II - Remb 35 % - 3,88 €.
LORATADINE WINTHROP 10 mg : comprimé *(lactose)* boîte de 15. Liste II - Remb 35 % - 3,88 €.

LORAZÉPAM Génériques

Anxiolytique : benzodiazépine — sur ordonnance

Les médicaments ci-dessous sont des génériques de TÉMESTA (voir p. 1219).

LORAZEPAM MERCK 1 mg : comprimé sécable *(lactose)* boîte de 30. Liste I - Remb 65 % - 1,48 €.

LORAZEPAM MERCK 2,5 mg : comprimé sécable *(lactose)* boîte de 30. Liste I - Remb 65 % - 2,62 €.

LOVENOX

Anticoagulant injectable — sur ordonnance

Présentation

LOVENOX 2000 UI anti-Xa/0,2 ml : solution injectable ; boîte de 2 seringues préremplies avec système de sécurité. Liste I - Remb 65 % - **8,11 €**.
LOVENOX 2000 UI anti-Xa/0,2 ml : solution injectable ; boîte de 6 seringues préremplies avec système de sécurité. Liste I - Remb 65 % - **23,26 €**.
LOVENOX 4000 UI anti-Xa/0,4 ml : solution injectable ; boîte de 2 seringues préremplies avec système de sécurité. Liste I - Remb 65 % - **15,69 €**.
LOVENOX 4000 UI anti-Xa/0,4 ml : solution injectable ; boîte de 6 seringues préremplies avec système de sécurité. Liste I - Remb 65 % - **43,94 €**.
LOVENOX 6000 UI anti-Xa/0,6 ml : solution injectable ; boîte de 2 seringues préremplies avec système de sécurité. Liste I - Remb 65 % - **18,00 €**.
LOVENOX 6000 UI anti-Xa/0,6 ml : solution injectable ; boîte de 10 seringues préremplies avec système de sécurité. Liste I - Remb 65 % - **79,59 €**.
LOVENOX 8000 UI anti-Xa/0,8 ml : solution injectable ; boîte de 2 seringues préremplies avec système de sécurité. Liste I - Remb 65 % - **20,07 €**.
LOVENOX 8000 UI anti-Xa/0,8 ml : solution injectable ; boîte de 10 seringues préremplies avec système de sécurité. Liste I - Remb 65 % - **88,49 €**.

LOVENOX 10000 UI anti-Xa/1 ml : solution injectable ; boîte de 2 seringues préremplies avec système de sécurité. Liste I - Remb 65 % - **24,86 €**.
LOVENOX 10000 UI anti-Xa/1 ml : solution injectable ; boîte de 10 seringues préremplies avec système de sécurité. Liste I - Remb 65 % - **108,86 €**.

Composition

	p seringue	p seringue	p seringue
Énoxaparine sodique	20 mg	40 mg	60 mg

	p seringue	p seringue
Énoxaparine sodique	80 mg	100 mg

Dans quel cas ce médicament est-il prescrit ?

Ce médicament est un *anticoagulant* de la famille des héparines de bas poids moléculaire. Il empêche la formation ou l'extension des caillots dans les vaisseaux sanguins.

Il est utilisé :

- à faible dose, dans le *traitement préventif* des *accidents thromboemboliques* ;
- à forte dose, dans le traitement des *thromboses* veineuses (*phlébite*...) et, en association avec l'aspirine, dans le traitement initial du *syndrome coronarien aigu* et de l'*infarctus du myocarde*.

Contre-indications

Ce médicament ne doit pas être utilisé dans les cas suivants :

- baisse des *plaquettes* sanguines lors d'une précédente utilisation de ce médicament ou d'un autre médicament de la famille des héparines,
- *hémophilie* et maladies apparentées,
- risque de saignement d'un organe (*ulcère* de l'estomac ou du *duodénum*).

Ce médicament ne doit pas être utilisé à forte dose en cas d'*insuffisance rénale* grave ou d'*hémorragie* cérébrale.

Attention : Des analyses de sang sont préconisées en début et en cours de traitement pour contrôler notamment le taux de *plaquettes* dans le sang.

Une surveillance particulière est nécessaire chez les personnes de plus de 65 ans, chez celles pesant moins de 40 kg ou présentant une *insuffisance rénale*, une *insuffisance hépatique* ou un *antécédent* d'*ulcère* de l'estomac ou du duodénum et en cas de traitement de plus de 10 jours.

L'aspirine augmente le risque hémorragique lié à l'usage de ce médicament. De nombreux produits utilisés pour traiter la fièvre ou la douleur contiennent de l'aspirine et sont vendus sans ordonnance. Ne prenez aucun médicament sans l'avis de votre médecin ou de votre pharmacien.

Prévenez votre dentiste de la prise de ce médicament.

Ce médicament expose au risque d'*hémorragies* internes : les sports violents ou activités dangereuses sont déconseillés au cours du traitement.

Interactions avec d'autres substances

Ce médicament peut interagir avec les médicaments contenant de l'aspirine, des *anti-inflammatoires* non stéroïdiens : augmentation du risque d'*hémorragie*.

Informez par ailleurs votre médecin si vous prenez un *antiagrégant plaquettaire* ou un médicament susceptible d'augmenter le taux de potassium dans la sang (notamment certains *diurétiques* et les médicaments contenant du potassium).

Grossesse et allaitement

Seul votre médecin peut apprécier la nécessité de ce traitement et son risque pendant la grossesse.

La possibilité d'un effet du médicament chez le *nourrisson* est très improbable ; l'allaitement est possible.

Mode d'emploi et posologie

La solution injectable est administrée par *voie* sous-cutanée dans un pli de la peau pincé entre deux doigts. L'injection se fait habituellement dans la paroi abdominale.

Posologie usuelle :
Elle est strictement individuelle. Elle varie selon la maladie à traiter et le poids de la personne.

- *Traitement préventif* : 1 injection par jour. En cas d'immobilisation, le traitement durera au moins jusqu'à la reprise normale de la marche.
- *Traitement curatif* : 2 injections par jour.

Conseils : Lorsque ce médicament est remplacé par un *anticoagulant* oral, les deux traitements doivent être pris simultanément pendant quelques jours, le temps que le traitement oral devienne efficace.

Effets indésirables possibles

Des hématomes (bleus) peuvent apparaître au point d'injection. Ils disparaîtront spontanément.

Hémorragies de gravité variable.

Baisse des *plaquettes* sanguines justifiant des analyses de sang avant et pendant le traitement.

Rarement : *réaction allergique*, douleur durable au point d'injection pouvant traduire une lésion de la peau ; consultez votre médecin.

Élévation transitoire des *transaminases*, *hyperkaliémie*.

Laboratoires sanofi-aventis France

LOXAPAC

Neuroleptique

sur ordonnance

Présentation

LOXAPAC 25 mg : comprimé (blanc) ; boîte de 30. Liste I - Remb 65 % - **6,31 €**.
LOXAPAC 25 mg/ml : solution buvable ; flacon compte-gouttes de 30 ml (750 gouttes). Liste I - Remb 65 % - **5,15 €**.
LOXAPAC 50 mg : comprimé (bleu) ; boîte de 30. Liste I - Remb 65 % - **12,19 €**.
LOXAPAC 100 mg : comprimé sécable (bleu) ; boîte de 30. Liste I - Remb 65 % - **21,50 €**.

Composition

	p cp	p ml
Loxapine	25 mg	25 mg

	p cp	p cp
Loxapine	50 mg	100 mg

Dans quel cas ce médicament est-il prescrit ?

Ce médicament est un *neuroleptique*.

Il est utilisé dans le traitement de certains troubles psychiques (*schizophrénie*, certains types de *psychoses*...).

Contre-indications

Ce médicament ne doit pas être utilisé dans les cas suivants :

- ivresse aiguë, état précomateux,

- enfant de moins de 15 ans (en l'absence d'études),
- en association avec les médicaments *dopaminergiques*.

Attention : En cas de survenue d'une fièvre inexpliquée associée à une raideur musculaire (qui pourraient être dues au médicament), ne poursuivez pas le traitement sans avis médical : risque de *syndrome malin des neuroleptiques*.
Des précautions sont nécessaires chez la personne âgée et en cas d'*épilepsie*, d'*insuffisance rénale* ou *hépatique*, de maladie de *Parkinson*, de maladie cardiaque, de *glaucome* à angle fermé ou de risque de rétention urinaire (*adénome de la prostate*...).
Un suivi ophtalmologique peut être nécessaire lors de traitement prolongé.
Évitez les boissons alcoolisées : augmentation du risque de somnolence.
Ce médicament peut induire une somnolence, parfois intense chez certaines personnes. Cette somnolence peut être augmentée par la prise d'*alcool* ou d'autres médicaments *sédatifs*. La conduite et l'utilisation de machines dangereuses sont déconseillées, surtout dans les heures qui suivent la prise du médicament.

Interactions avec d'autres substances

La prise conjointe de *neuroleptiques* et de médicaments *dopaminergiques* est généralement contre-indiquée (risque d'annulation de leurs effets) ; cette association peut néanmoins être nécessaire chez certaines personnes atteintes de la maladie de *Parkinson*.
Ce médicament peut interagir avec la lévodopa.
Informez votre médecin si vous prenez par ailleurs un *antihypertenseur* ou un *sédatif*.

Grossesse et allaitement

Si une grossesse survient pendant le traitement, consultez votre médecin. Il appréciera le risque éventuel lié à l'utilisation de ce médicament dans votre cas.
Si le traitement est poursuivi jusqu'à l'accouchement, une surveillance médicale du *nouveau-né* est nécessaire.
Les données disponibles ne permettent pas de savoir si ce médicament passe dans le lait maternel.

Mode d'emploi et posologie

La dose quotidienne peut être répartie dans la journée, ou absorbée en 1 prise le soir.
Les gouttes doivent être diluées dans un liquide sucré ou un jus de fruits.

Posologie usuelle :

- Adulte : la posologie est strictement individuelle.

Conseils : Dans le traitement de la *schizophrénie* et autres *psychoses*, les *neuroleptiques* permettent de contrôler efficacement la maladie, mais une modification ou un arrêt intempestif du traitement expose à une rechute grave.
Une prise de poids peut être observée au cours du traitement. Une alimentation équilibrée, et si nécessaire les conseils d'un nutritionniste, peuvent prévenir et limiter ce phénomène.
Ce médicament doit être conservé à l'abri de la lumière.

Effets indésirables possibles

Somnolence.
Mouvements involontaires ou inadaptés, tics, pouvant survenir lors de la première prise (notamment en cas de surdosage) ou plus tardivement, lors d'un traitement prolongé.
Raideur musculaire et difficulté à coordonner les mouvements.
Hypotension orthostatique.
Augmentation de la sécrétion de *prolactine* pouvant se traduire par : absence de règles, augmentation du volume des seins, écoulement de lait par le mamelon.
Troubles sexuels.
Prise de poids, *réaction allergique* cutanée.
Effets *atropiniques* : constipation, bouche sèche, troubles de l'*accommodation*, blocage des urines.
Exceptionnellement : *agranulocytose*.

Laboratoires Eisai

LOXEN

Inhibiteur calcique

sur ordonnance

Présentation

LOXEN 20 mg : comprimé sécable (jaune) ; boîte de 30. Liste I - Remb 65 % - **5,90 €**.
LOXEN 20 mg : comprimé sécable (jaune) ; boîte de 90. Liste I - Remb 65 % - **16,62 €**.
LOXEN 20 mg : comprimé sécable (jaune) ; boîte de 270. Liste I - Remb 65 % - **46,37 €**.
LOXEN LP 50 mg : gélule à *libération prolongée* (rose et vert) ; boîte de 60. Liste I - Remb 65 % - **17,40 €**.
LOXEN LP 50 mg : gélule à *libération prolongée* (rose et vert) ; boîte de 180. Liste I - Remb 65 % - **48,36 €**.

Composition

	p cp	p gél LP
Nicardipine chlorhydrate	20 mg	50 mg
Lactose	+	

Dans quel cas ce médicament est-il prescrit ?

Ce médicament est un *vasodilatateur* qui appartient à la famille des *inhibiteurs calciques*.
Il est utilisé dans le traitement de l'*hypertension artérielle*.

Interactions avec d'autres substances

Informez votre médecin si vous prenez un *alphabloquant* (alfuzosine, prazosine), un *bêtabloquant*, un *anticonvulsivant* (carbamazépine, phénytoïne, phénobarbital, primidone) ou un médicament contenant de la rifampicine ou de la ciclosporine.
En outre, l'effet *antihypertenseur* de ce médicament peut être augmenté par certains médicaments tels que les *neuroleptiques*, les *antidépresseurs imipraminiques*, les médicaments contenant du baclofène ; il peut être diminué par les *corticoïdes*. Votre médecin doit être informé si vous êtes traité par l'un ou l'autre de ces médicaments.

Grossesse et allaitement

L'effet de ce médicament pendant la grossesse est mal connu : par mesure de prudence, son usage est déconseillé.
Ce médicament passe dans le lait maternel ; un choix est donc nécessaire entre l'allaitement et la prise du médicament. Cette décision devra être prise en accord avec votre médecin.

Mode d'emploi et posologie

Les comprimés et les gélules doivent être avalés avec un verre d'eau avant les repas.

Posologie usuelle :

1 comprimé, 3 fois par jour, ou 1 gélule LP, 2 fois par jour.

> **Conseils :** Votre tension artérielle doit être contrôlée régulièrement. Les appareils permettant une mesure automatique de la tension à domicile utilisent souvent un procédé de mesure différent de celui qu'emploie votre médecin. Si vous avez un tel appareil, apportez-le en consultation pour vous assurer que la mesure obtenue est bien conforme à celle du tensiomètre de votre médecin.
>
> Le traitement médicamenteux ne dispense pas de mesures simples pouvant faire baisser la tension artérielle : activité physique régulière, modération de la consommation de boissons alcoolisées et de *sel*, lutte contre l'excès de poids.

Effets indésirables possibles

Ils sont la conséquence de la dilatation des vaisseaux sanguins :

- rougeur du visage, bouffées de chaleur, maux de tête ;
- jambes lourdes ou enflées.

Les comprimés à 20 mg peuvent également être responsables de *palpitations* et d'une baisse excessive de la tension artérielle.

Laboratoires Novartis Pharma SAS

L-THYROXINE

Hormone thyroïdienne — sur ordonnance

Présentation

L-THYROXINE ROCHE : solution buvable ; flacon compte-gouttes de 15 ml (450 gouttes). Liste II - Non remb.

Composition

	p gte
Lévothyroxine sodique (L-T4)	5 µg
Alcool	+

Dans quel cas ce médicament est-il prescrit ?

Ce médicament contient une *hormone* qui appartient à la famille des *hormones thyroïdiennes*.

Il est utilisé comme *traitement substitutif* pour remplacer la thyroxine naturelle lorsque celle-ci n'est plus sécrétée en quantité suffisante par la *thyroïde*. Cette insuffisance de sécrétion, ou *hypothyroïdie*, peut être due à la thyroïde elle-même ou à l'insuffisance d'une autre glande qui commande la sécrétion thyroïdienne (maladie ou ablation de l'*hypophyse*). Il est également utilisé lorsque l'on veut freiner l'action excitatrice de l'hypophyse sur la thyroïde, notamment dans certains *goitres*.

Contre-indications

Ce médicament ne doit pas être utilisé en cas d'*hyperthyroïdie* (sauf si celle-ci est l'objet d'un traitement spécifique).

Votre médecin est seul juge pour prescrire ce médicament en cas d'*insuffisance coronarienne* ou de *troubles du rythme cardiaque*.

> **Attention :** L'utilisation de ce médicament dans le traitement de l'obésité sans *hypothyroïdie* est dangereuse et illégale.
>
> Des précautions sont nécessaires en cas de *diabète*, de *tuberculose*, d'*anorexie* ou de d'*hypertension artérielle*.

Interactions avec d'autres substances

Les médicaments qui contiennent des sels de fer, de la colestyramine (QUESTRAN), du kayexalate, du sucralfate et les pansements digestifs peuvent diminuer l'absorption de ce médicament : respecter un délai de 2 heures entre les prises de ces médicaments.

Informez par ailleurs votre médecin si vous prenez des *anticoagulants* oraux, des antiépileptiques, des médicaments contenant un *barbiturique*, de la griséofulvine, de la rifabutine ou de la rifampicine.

Grossesse et allaitement

La prise de ce médicament peut être poursuivie pendant la grossesse et l'allaitement, sous contrôle médical.

Mode d'emploi et posologie

Ce médicament est pris en une fois par jour, le matin à jeun.

Posologie usuelle :

La *posologie* dépend de l'intensité de l'*hypothyroïdie*, de l'âge et de la tolérance individuelle. Elle est habituellement augmentée progressivement.

Des analyses de sang permettent d'adapter la posologie : suivez-la strictement et ne la modifiez pas de vous-même.

> **Conseils :** L'*hypothyroïdie* est une maladie qui nécessite un traitement à vie.
>
> Les effets attendus du traitement ou les signes d'une éventuelle *intolérance* n'apparaissent pas avant un délai de 15 jours à 1 mois.
>
> La solution doit être conservée au réfrigérateur entre + 2 °C et + 8 °C.

Effets indésirables possibles

Aggravation possible de troubles cardiaques.

Certains signes doivent faire penser à un *surdosage* : *tachycardie*, tremblements, insomnie, excitabilité, fièvre, sueurs, amaigrissement rapide, diarrhée. Le traitement sera alors interrompu quelques jours et repris ensuite à dose plus faible.

Laboratoires SERB

LUBENTYL

Laxatif lubrifiant

Présentation

LUBENTYL : gelée orale (arôme orange) ; pot de 250 g. Remb 35 % - **2,72 €**.

Composition

	p c à c
Paraffine liquide	2,89 g
Paraffine solide	365,75 mg
Cire paraffinique	66,5 mg
Saccharose	1,5 g

Dans quel cas ce médicament est-il prescrit ?

Ce médicament est un *laxatif lubrifiant*. Il agit en ramollissant les selles et en facilitant leur progression dans l'intestin.

Il est utilisé dans le *traitement symptomatique* de la constipation.

Attention : Ce médicament peut réduire l'absorption de certaines *vitamines* (A, D, E, K) en cas d'utilisation prolongée.
Les *laxatifs lubrifiants* contiennent des huiles qui, en cas de passage accidentel dans les bronches (troubles de la déglutition, vomissements, *reflux gastro-œsophagien*...), exposent à des complications pulmonaires sérieuses. Ce médicament doit donc être pris au moins 2 heures avant le coucher ; il doit être utilisé avec prudence chez la personne âgée ayant des difficultés à avaler et chez le *nourrisson*.
L'usage des laxatifs doit rester exceptionnel chez l'enfant.
Ce médicament contient du *sucre* (saccharose) en quantité notable.

Grossesse et allaitement

Ce médicament ne contient aucune substance connue pour être toxique pendant la grossesse ou l'allaitement ; néanmoins, il peut réduire l'absorption de certaines *vitamines* : son usage doit être ponctuel.

Mode d'emploi et posologie

Ce médicament peut être pris soit le matin à jeun, soit à distance des repas.
L'effet laxatif se manifeste après un délai de 6 à 8 heures.

Posologie usuelle :
- Adulte : 2 cuillères à café par jour.
- Enfant : ½ cuillère à café par jour.

Conseils : Le traitement de la constipation chronique repose essentiellement sur des boissons abondantes, une alimentation riche en fibres et une activité physique régulière.

Effets indésirables possibles

Suintement anal.

Laboratoires sanofi-aventis France

LUBENTYL à la magnésie
Laxatif lubrifiant et laxatif osmotique

Présentation

LUBENTYL à la magnésie : gelée orale (arômes : orange, cacao) ; pot de 260 g. Non remb.

Composition

	p c à c
Paraffine liquide	2,44 g
Paraffine solide	308 mg
Cire paraffinique	56 mg
Magnésium hydroxyde	750 mg
Saccharose	1,2 g

Dans quel cas ce médicament est-il prescrit ?

Ce médicament associe un *laxatif lubrifiant* et un *laxatif osmotique*. L'huile de paraffine agit en ramollissant les selles et en facilitant leur progression dans l'intestin. L'hydroxyde de magnésium attire l'eau dans l'intestin et augmente le volume des selles.
Il est utilisé comme *traitement symptomatique* de la constipation.

Contre-indications

Ce médicament ne doit pas être utilisé dans les cas suivants :
- *insuffisance rénale* grave,
- maladie inflammatoire du côlon,
- constipation ou douleurs abdominales dues à une obstruction du tube digestif : rétrécissement intestinal, *fécalome* (bouchon de selles).

Attention : Ce médicament peut réduire l'absorption de certaines *vitamines* (A, D, E, K) en cas d'utilisation prolongée.
Les *laxatifs lubrifiants* contiennent des huiles qui, en cas de passage accidentel dans les bronches (troubles de la déglutition, vomissements, *reflux gastro-œsophagien*...), exposent à des complications pulmonaires sérieuses. Ce médicament doit donc être pris au moins 2 heures avant le coucher ; il doit être utilisé avec prudence chez la personne âgée ayant des difficultés à avaler et chez le *nourrisson*.
Arrêtez le traitement en cas de diarrhée ou de douleurs abdominales.
Ce médicament contient du *sucre* (saccharose) en quantité notable.

Grossesse et allaitement

Ce médicament est déconseillé pendant la grossesse ou l'allaitement.

Mode d'emploi et posologie

Ce médicament doit être pris soit le matin à jeun, soit à distance des repas. L'effet laxatif se manifeste dans un délai de 6 à 8 heures.

Posologie usuelle :
- Adulte : 2 cuillères à café par jour.

Conseils : Le traitement de la constipation chronique repose essentiellement sur des boissons abondantes, une alimentation riche en fibres et une activité physique régulière.

Effets indésirables possibles

Suintement anal.
Diarrhée, douleurs abdominales, sensation de ballonnement.

Laboratoires sanofi-aventis France

LUDEAL
Contraceptif oral — sur ordonnance

Ce médicament est un générique de MINIDRIL (voir p. 809).

LUDIOMIL
Antidépresseur imipraminique — sur ordonnance

Présentation

LUDIOMIL 25 : comprimé sécable (beige) ; boîte de 50. Liste I - Remb 65 % - **5,72 €**.
LUDIOMIL 75 : comprimé (ocre) ; boîte de 28. Liste I - Remb 65 % - **9,44 €**.

Composition

	p cp	p cp
Maprotiline chlorhydrate	25 mg	75 mg
Lactose	+	+

Dans quel cas ce médicament est-il prescrit ?

Ce médicament est un *antidépresseur* qui appartient à la famille des *antidépresseurs imipraminiques*. Il possède des effets *atropiniques*, qui ne participent pas à son activité, mais qui expliquent certaines contre-indications et certains effets indésirables.

Il est utilisé dans le traitement des *états dépressifs*.

Contre-indications

Ce médicament ne doit pas être utilisé dans les cas suivants :

- risque de *glaucome* à angle fermé,
- risque de rétention des urines (*adénome de la prostate*...),
- *infarctus du myocarde* récent (moins de 3 mois),
- en association avec les médicaments contenant du sultopride.

Attention : Tous les traitements antidépresseurs sont susceptibles d'induire un *épisode maniaque* chez les personnes prédisposées : en cas d'euphorie, d'excitation inhabituelle ou de comportement anormal survenant sous traitement, une consultation médicale rapide est nécessaire.

Ce médicament présente des effets *atropiniques*. Il peut provoquer un *glaucome* aigu chez les personnes prédisposées : œil rouge, dur et douloureux, avec vision floue. Une consultation d'extrême urgence auprès d'un ophtalmologiste est nécessaire.

Des précautions sont requises en cas d'*épilepsie*, de maladie cardiaque, d'*insuffisance hépatique*, d'*insuffisance rénale* et chez la personne âgée, notamment en cas de constipation chronique, de tendance aux *vertiges* ou aux baisses de tension.

Avant une anesthésie locale, notamment chez le dentiste, signalez la prise de ce médicament.

Évitez les boissons alcoolisées : augmentation du risque de somnolence.

Si vous devez conduire ou utiliser une machine dangereuse, assurez-vous préalablement que ce médicament n'altère pas votre vigilance.

Interactions avec d'autres substances

Les *antidépresseurs imipraminiques* ne doivent pas, en général, être associés aux *IMAO* non sélectifs.

Ce médicament ne doit pas être associé au sultopride (uniquement disponible à l'hôpital) : risque de *troubles du rythme cardiaque* graves.

Il peut également interagir avec les médicaments contenant l'une des substances suivantes : adrénaline, noradrénaline, clonidine, guanfacine.

Informez par ailleurs votre médecin ou votre pharmacien si vous prenez un antidépresseur *inhibiteur de la recapture de la sérotonine*, un médicament *anticonvulsivant*, *antihypertenseur*, *atropinique*, *sédatif*, ou contenant de la carbamazépine, de la thioridazine ou du baclofène.

Grossesse et allaitement

Si une grossesse survient pendant le traitement, consultez votre médecin. Il appréciera le risque éventuel lié à l'utilisation de ce médicament dans votre cas.

Si le traitement est poursuivi jusqu'à l'accouchement, une surveillance médicale du *nouveau-né* est nécessaire.

Ce médicament est susceptible de passer faiblement dans le lait maternel : l'allaitement est déconseillé sans avis médical.

Mode d'emploi et posologie

La dose quotidienne est généralement absorbée en une prise, le plus souvent le soir.

Les comprimés peuvent être pris indifféremment au cours ou en dehors des repas.

Posologie usuelle :

75 à 150 mg par jour.

Conseils : L'efficacité des *antidépresseurs* n'est généralement pas immédiate. Un délai pouvant atteindre plusieurs semaines est parfois nécessaire pour que les effets bénéfiques se fassent sentir. Les effets indésirables éventuels apparaissant en début de traitement ne doivent pas vous conduire à l'arrêter prématurément.

Chez la personne souffrant de dépression, un état anxieux peut apparaître ou s'aggraver en début de traitement ; un *anxiolytique* est parfois prescrit de manière temporaire par le médecin pour prévenir ou traiter ces manifestations.

Lorsque les *symptômes* de la *dépression* ont disparu, le traitement doit absolument être poursuivi pendant la durée prescrite afin de consolider la guérison. Un arrêt prématuré exposerait à une rechute. La durée d'un traitement antidépresseur est rarement inférieure à 6 mois.

Les antidépresseurs ne créent pas de dépendance. Néanmoins, il est préférable d'arrêter le traitement progressivement en diminuant la posologie ou en espaçant les prises pour éviter les effets indésirables transitoires observés en cas d'interruption brutale.

Une prise de poids peut être observée au cours du traitement. Une alimentation équilibrée, et si nécessaire les conseils d'un nutritionniste, peuvent prévenir et limiter ce phénomène.

Effets indésirables possibles

Comme tous les *antidépresseurs imipraminiques* :

- sécheresse de la bouche, constipation, troubles de l'*accommodation*, *tachycardie*, sueurs, difficulté à uriner, troubles sexuels, *hypotension orthostatique*, somnolence ;
- plus rarement : tremblements, convulsions chez les personnes prédisposées, confusion des idées, prise de poids, tension anormale des seins, écoulement de lait par le mamelon, bouffées de chaleur, *réaction allergique*, *hépatite*, anomalie de la *numération formule sanguine*, troubles cardiaques, excitation anormale.

Laboratoires Novartis Pharma SAS

LUMALIA

Antiacnéique — sur ordonnance

Ce médicament est un générique de DIANE 35 (voir p. 391).

LUMBALGINE
Antalgique d'action locale

Présentation
LUMBALGINE : crème ; tube de 50 g. Non remb.
LUMBALGINE : crème ; tube de 90 g. Non remb.

Composition

	p 100 g
Salicylate de glycol	10 g
Camphre	3,5 g
Lévomenthol	1 g
Nicotinate de benzyle	1 g

Dans quel cas ce médicament est-il prescrit ?
Cette crème *antalgique* contient un *salicylé* et des substances qui ont un effet *révulsif* et relaxant.

Elle est utilisée dans le traitement local des douleurs des muscles, des tendons et des ligaments.

Contre-indications
Ce médicament ne doit pas être utilisé dans les cas suivants :
- *allergie* aux *salicylés* ;
- en application les *muqueuses*, la peau lésée (*eczéma*, brûlure, plaie...) ou sous un pansement étanche (occlusif) ;
- *antécédent* d'*épilepsie*.

Attention : Ce médicament contient du camphre qui peut être responsable d'effets indésirables graves chez le jeune enfant : *convulsions*, troubles de la conscience... Ces accidents rares justifient la contre-indication des médicaments contenant du camphre chez le *nourrisson* et des précautions d'emploi chez l'enfant, notamment en cas d'*antécédent* de *convulsions*.

Grossesse et allaitement
Les *salicylés* pris par voie orale peuvent être toxiques pour le fœtus ; leur utilisation est contre-indiquée pendant les 4 derniers mois de la grossesse. Les salicylés destinés à une application locale peuvent traverser la peau, passer dans le sang et exposer le fœtus au même risque, lorsqu'ils sont appliqués sur une large surface de peau ou sous un pansement occlusif. N'utilisez pas ce médicament pendant la grossesse sans avis médical.

Les données disponibles ne permettent pas de savoir si ce médicament passe dans le lait maternel : ne l'utilisez pas pendant l'allaitement sans avis médical.

Mode d'emploi et posologie
Appliquer par un massage doux et prolongé jusqu'à faire disparaître les traces de crème.

Posologie usuelle :
- Adulte : 1 application plusieurs fois par jour.

Conseils : Pensez à vous laver les mains après l'application. En cas de contact accidentel avec les yeux, rincez abondamment.

Effets indésirables possibles
Réaction allergique cutanée (éruption de boutons, démangeaisons...) imposant l'arrêt du traitement ; à ne pas confondre avec une rougeur normale au point d'application, due au médicament.

Liés à la présence de *terpènes*, en cas de dépassement de la *posologie* usuelle : agitation, confusion des idées (notamment chez la personne âgée).

Laboratoires Coopération Pharmaceutique Française

LUMIGAN
Antiglaucomateux — sur ordonnance

Présentation
LUMIGAN : collyre ; flacon de 3 ml. Liste I - Remb 65 % - **19,99 €**.

Composition

	p 100 ml
Bimatoprost	30 mg
Benzalkonium chlorure	+

Dans quel cas ce médicament est-il prescrit ?
Ce collyre a la propriété de diminuer la *tension intraoculaire*. Il appartient à la famille des *prostaglandines*.

Il est utilisé dans le traitement des maladies dues à un excès de tension intraoculaire, notamment du *glaucome* à angle ouvert.

Contre-indications
Ce médicament ne doit pas être utilisé en cas d'*allergie* aux *antiseptiques* de la famille des *ammoniums quaternaires* (présence de benzalkonium).

Attention : Ce collyre peut modifier de façon définitive la couleur des yeux, de la peau des paupières ou des cils (qui deviennent plus foncés). Le préjudice est uniquement esthétique, sans conséquence connue sur la santé de l'œil. Il peut être gênant lorsque la coloration induite par le collyre n'est pas uniforme, ou lorsqu'un seul œil est traité.

Des précautions sont nécessaires en cas d'*insuffisance hépatique*, *rénale* ou *respiratoire*.

Conducteur : l'instillation de ce collyre peut provoquer une gêne visuelle transitoire.

Interactions avec d'autres substances
Certaines substances contenues dans des collyres différents peuvent donner lieu à des interactions médicamenteuses : dans le doute, et sauf indication contraire de votre médecin, respectez un intervalle minimal de 5 minutes entre deux instillations dans le même œil.

Grossesse et allaitement
Les *prostaglandines* possèdent des effets potentiellement dangereux pendant la grossesse. Ce collyre ne doit être utilisé chez la femme enceinte qu'en cas d'absolue nécessité.

Les données disponibles ne permettent pas de savoir si ce médicament passe dans le lait maternel. L'allaitement est déconseillé pendant le traitement.

Mode d'emploi et posologie
Tirer la paupière inférieure vers le bas tout en regardant vers le haut et déposer une goutte de collyre entre la paupière et le globe oculaire (*cul-de-sac conjonctival*). Veiller à ne pas mettre en contact l'embout du flacon avec l'œil ou les doigts pour éviter de contaminer le collyre avec les *germes* présents sur les paupières ou la peau.

Posologie usuelle :
- Adulte de plus de 18 ans : 1 goutte par jour, le soir.

> **Conseils :** Il peut être nécessaire de comprimer les voies lacrymales (angle interne de l'œil) après l'instillation, pour éviter un passage excessif du produit dans le sang : demander conseil à votre ophtalmologiste.
> Les lentilles de contact souples doivent être ôtées avant l'instillation du collyre. Elles pourront être replacées après un délai de 15 minutes.
> Le flacon ne doit pas être conservé plus de 4 semaines après une première utilisation.

Effets indésirables possibles

Réactions locales :
- très fréquents (plus de 10 % des utilisateurs) : rougeur de l'œil, croissance des cils, démangeaisons oculaires ;
- fréquents (de 1 à 10 % des utilisateurs) : *allergie* ou *œdème* oculaire, modification de la couleur des cils, de l'iris ou de la peau des paupières, larmoiement ou au contraire sécheresse oculaire, sensation de corps étranger, troubles de la vue, rougeur ou démangeaisons des paupières.

Autres troubles observés (sans qu'il n'ait été démontré une responsabilité réelle du collyre dans leur survenue) :
- maux de tête, hypertension, augmentation des *transaminases* ;
- plus rarement : fatigue, *vertiges*, rhume, *œdèmes*, augmentation de la pilosité.

Laboratoires Allergan France

LUMIRELAX comprimé

Relaxant musculaire — sur ordonnance

Présentation

LUMIRELAX : comprimé (blanc) ; boîte de 20. Liste II - Remb 35 % - **2,26 €**.

Composition

	p cp
Méthocarbamol	500 mg

Dans quel cas ce médicament est-il prescrit ?

Ce médicament est un myorelaxant (relaxant musculaire). Il possède également un effet *antalgique* et *sédatif*.

Il est utilisé dans le *traitement d'appoint* des contractures musculaires douloureuses.

Contre-indications

Ce médicament ne doit pas être utilisé dans les cas suivants :
- *myasthénie*,
- *antécédent* de *convulsions*.

> **Attention :** Des précautions sont nécessaires en cas d'*insuffisance rénale* et chez la personne âgée.
> Évitez les boissons alcoolisées : augmentation du risque de somnolence.
> Conducteur : ce médicament peut être responsable de *vertiges* ou d'une baisse de la vigilance.

Interactions avec d'autres substances

Informez votre médecin si vous prenez des médicaments *sédatifs*.

Grossesse et allaitement

L'effet de ce médicament pendant la grossesse ou l'allaitement est mal connu : seul votre médecin peut évaluer le risque éventuel de son utilisation dans votre cas.

Mode d'emploi et posologie

Les comprimés sont pris de préférence au début des repas avec un verre d'eau.

Posologie usuelle :
- Adulte : 2 comprimés, 2 ou 3 fois par jour.

> **Conseils :** Ce médicament peut colorer les urines en marron ou en vert.

Effets indésirables possibles

À forte dose : somnolence.

Rarement : *éruption cutanée*, démangeaisons, fièvre, *conjonctivite* avec nez bouché.

Exceptionnellement : *vertiges*, nausées, maux de tête, vision trouble.

Laboratoires Tradiphar

LUMIRELAX crème

Relaxant musculaire local

Présentation

LUMIRELAX 10 % : crème ; tube de 80 g. Non remb.

Composition

	p 100 g
Méthocarbamol	10 g

Dans quel cas ce médicament est-il prescrit ?

Cette crème *antalgique* contient un myorelaxant (relaxant musculaire).

Elle est utilisée dans le traitement local des contractures musculaires douloureuses.

Contre-indications

Ce médicament ne doit pas être appliqué sur les *muqueuses*, les plaies, une peau lésée ou sous un pansement étanche (occlusif).

Grossesse et allaitement

L'effet de ce médicament pendant la grossesse ou l'allaitement est mal connu. L'évaluation du risque éventuel lié à son utilisation est individuelle : demandez conseil à votre pharmacien ou à votre médecin.

Mode d'emploi et posologie

Appliquer par un massage doux et prolongé.

Posologie usuelle :
- Adulte et enfant de plus de 7 ans : 2 à 5 applications par jour.

> **Conseils :** Pensez à vous laver les mains après l'application pour éviter tout contact avec les yeux et les *muqueuses*.

Effets indésirables possibles

Allergie cutanée (éruption de boutons, démangeaisons...) imposant l'arrêt du traitement ; à ne pas confondre avec une rougeur au point d'application due au médicament.

Laboratoires Tradiphar

LUTÉNYL 3,75 mg

Progestatif

sur ordonnance

Présentation

LUTÉNYL 3,75 mg : comprimé (blanc) ; boîte de 14. Liste I - Remb 65 % - **6,22 €**.

Composition

	p cp
Nomégestrol acétate	3,75 mg
Lactose	+

Dans quel cas ce médicament est-il prescrit ?

Ce médicament contient une *hormone* proche de la *progestérone*.

Il est utilisé dans le traitement de la *ménopause* en complément des *estrogènes*.

Contre-indications

Ce médicament ne doit pas être utilisé dans les cas suivants :

- *accident thromboembolique* (*infarctus du myocarde*, *phlébite*, *embolie* pulmonaire...) ancien ou survenant pendant le traitement ;
- *cancer hormonodépendant* (même guéri) ;
- saignement génital intermittent (l'origine de ce saignement doit être déterminée par des examens appropriés avant la mise en route du traitement) ;
- *hyperplasie* de l'utérus non traitée ;
- maladie du foie, grave ou récente ;
- *porphyrie* ;

Attention : De récentes études ont montré une augmentation du risque de survenue d'un cancer du sein chez les femmes ayant reçu un traitement prolongé des *symptômes* de la *ménopause*. Le traitement doit par conséquent être prescrit à la dose minimale efficace et pour une durée la plus courte possible. En l'absence de troubles, sa prescription ne doit pas être systématique.

Un bilan initial suivi d'une surveillance médicale régulière sont nécessaires, surtout dans les cas suivants : *hypertension artérielle*, *diabète*, tumeur bénigne du foie ou de l'utérus, *endométriose*, *lithiase* biliaire, *migraine*, *épilepsie*, *asthme*, *otospongiose*, *insuffisance rénale* ou *cardiaque*, *hypertriglycéridémie*, *lupus érythémateux* disséminé, obésité, *antécédents* familiaux de cancer du sein ou d'*accident thromboembolique*.

Arrêtez la prise de ce médicament et consultez votre médecin en cas d'apparition de l'un des symptômes suivants : maux de tête violents et inhabituels, ictère (jaunisse), élévation importante de la tension artérielle, gonflement douloureux d'une jambe, essoufflement brutal.

Interactions avec d'autres substances

Les médicaments contenant les substances suivantes sont susceptibles de diminuer l'efficacité des traitements hormonaux : carbamazépine, phénobarbital, phénytoïne, primidone, griséofulvine, rifabutine, rifampicine.

Grossesse et allaitement

Ce médicament n'a pas d'indication pendant la grossesse, mais une prise intempestive ne doit pas susciter d'inquiétude particulière.

Ce médicament passe dans le lait maternel : il est déconseillé pendant l'allaitement (sauf avis médical).

Mode d'emploi et posologie

Ce médicament est pris indifféremment au cours ou en dehors des repas.

Posologie usuelle :

1 comprimé par jour, 12 à 14 jours par mois.

Conseils : L'oubli d'un comprimé peut provoquer des saignements génitaux.

Des saignements génitaux irréguliers peuvent survenir au cours des 2 ou 3 premiers mois de traitement ; si ces saignements persitent plus longtemps, consultez votre médecin.

Effets indésirables possibles

Troubles des règles, saignement génital intermittent (à signaler à votre médecin).

Aggravation d'une insuffisance veineuse, crampes.

Douleurs abdominales, nausées, maux de tête, nervosité, état dépressif.

Vomissements, constipation, diarrhées, vertiges, douleurs articulaires, prise de poids, fatigue, éruption cutanée, démangeaisons, perte de cheveux.

Des essais cliniques portant sur la prise de traitements prolongés combinant un *estrogène* et un *progestatif* ont mis en évidence des risques accrus de tumeur bénigne ou maligne du sein ou de l'utérus et d'*accident thromboembolique*, de calcul de la vésicule biliaire, de tache sombre sur le visage.

Laboratoires Théramex

LUTÉNYL 5 mg

Progestatif

sur ordonnance

Présentation

LUTÉNYL 5 mg : comprimé sécable (blanc) ; boîte de 10. Liste I - Remb 65 % - **5,08 €**.

Composition

	p cp
Nomégestrol acétate	5 mg
Lactose	+

Dans quel cas ce médicament est-il prescrit ?

Ce médicament contient une *hormone* proche de la *progestérone*.

Il est utilisé pour compenser une insuffisance de progestérone dans le traitement :

- des troubles des règles, du *syndrome prémenstruel*, de la tension des seins ;
- des saignements dus à un *fibrome* ;
- de la *ménopause* (en complément des *estrogènes*).

Contre-indications

Ce médicament ne doit pas être utilisé dans les cas suivants :

- *antécédent* d'*accident thromboembolique* (*infarctus du myocarde*, *phlébite*, *embolie* pulmonaire...) ;

- saignement génital intermittent (l'origine de ce saignement doit être déterminée par des examens avant la mise en route du traitement) ;
- *insuffisance hépatique* grave.

Attention : De récentes études ont montré une augmentation du risque de survenue d'un cancer du sein chez les femmes ayant reçu un traitement prolongé des *symptômes* de la *ménopause*. Le traitement doit par conséquent être prescrit à la dose minimale efficace et pour une durée la plus courte possible. En l'absence de troubles, sa prescription ne doit pas être systématique.

Des précautions sont nécessaires en cas de troubles cardiovasculaires, d'*hypertension artérielle*, de *diabète* ou de *porphyrie*.

Lorsque ce médicament a été prescrit pour des saignements génitaux intermittents, l'origine de ces saignements doit être déterminée par des examens appropriés avant la mise en route du traitement. Si ces saignements surviennent pendant le traitement, signalez-les à votre médecin.

Arrêtez la prise de ce médicament et consultez votre médecin en cas d'apparition de l'un des troubles suivants : maux de tête violents et inhabituels, troubles de la vision, *phlébite*.

Interactions avec d'autres substances

Les médicaments contenant les substances suivantes sont susceptibles de diminuer l'efficacité des traitements hormonaux : carbamazépine, phénobarbital, phénytoïne, primidone, griséofulvine, rifabutine, rifampicine.

Grossesse et allaitement

Ce médicament n'a pas d'indication pendant la grossesse, mais une prise intempestive ne doit pas susciter d'inquiétude particulière.

Ce médicament passe dans le lait maternel : il est déconseillé pendant l'allaitement (sauf avis médical).

Mode d'emploi et posologie

Ce médicament est pris indifféremment au cours ou en dehors des repas.

Posologie usuelle :

1 comprimé par jour pendant les 10 à 14 derniers jours du cycle.

Effets indésirables possibles

Arrêt des règles, saignement génital intermittent (à signaler à votre médecin).

Aggravation d'une insuffisance veineuse.

Prise de poids, insomnie, augmentation de la pilosité, *troubles digestifs*.

Exceptionnellement : réaction allergique cutanée, troubles de la vision, phlébite.

Laboratoires Théramex

LUTÉRAN

Progestatif

sur ordonnance

Présentation

LUTÉRAN 2 : comprimé (blanc) ; boîte de 10. Liste I - Remb 65 % - **1,25 €**.
LUTÉRAN 5 : comprimé (rose) ; boîte de 10. Liste I - Remb 65 % - **2,25 €**.
LUTÉRAN 10 : comprimé ; boîte de 12. Liste I - Remb 65 % - **3,69 €**.

Composition

	p cp	p cp	p cp
Chlormadinone acétate	2 mg	5 mg	10 mg

Dans quel cas ce médicament est-il prescrit ?

Ce médicament contient une *hormone* proche de la *progestérone*.

Il est utilisé pour compenser une insuffisance de progestérone dans le traitement :
- des troubles des règles, du *syndrome prémenstruel*, de la tension des seins ;
- de la *ménopause* (en complément des *estrogènes*) ;
- des saignements dus à un *fibrome* ;
- de l'*endométriose*.

Contre-indications

Ce médicament ne doit pas être utilisé dans les cas suivants :
- *accident thromboembolique* (*phlébite*, *embolie* pulmonaire...) en évolution ;
- saignement génital intermittent (l'origine de ce saignement doit être déterminée par des examens avant la mise en route du traitement) ;
- *insuffisance hépatique* grave.

Attention : De récentes études ont montré une augmentation du risque de survenue d'un cancer du sein chez les femmes ayant reçu un traitement prolongé des *symptômes* de la *ménopause*. Le traitement doit par conséquent être prescrit à la dose minimale efficace et pour une durée la plus courte possible. En l'absence de troubles, sa prescription ne doit pas être systématique.

Des précautions sont nécessaires en cas d'*antécédent* d'*infarctus du myocarde* ou d'*accident thromboembolique*, de troubles cardiovasculaires, d'*hypertension artérielle* ou de *diabète*.

Lorsque ce médicament a été prescrit pour des saignements génitaux intermittents, l'origine de ces saignements doit être déterminée par des examens appropriés avant la mise en route du traitement. Si ces saignements surviennent pendant le traitement, signalez-les à votre médecin.

Arrêtez la prise du médicament et consultez votre médecin en cas d'apparition de l'un des troubles suivants : maux de tête violents et inhabituels, troubles de la vision, *phlébite*.

Interactions avec d'autres substances

Les médicaments contenant les substances suivantes sont susceptibles de diminuer l'efficacité des traitements hormonaux : carbamazépine, phénobarbital, phénytoïne, primidone, griséofulvine, rifabutine, rifampicine.

Grossesse et allaitement

Ce médicament n'a pas d'indication pendant la grossesse, mais une prise intempestive ne doit pas susciter d'inquiétude particulière.

Ce médicament passe dans le lait maternel : il est déconseillé (sauf avis médical) pendant l'allaitement.

Mode d'emploi et posologie

Ce médicament est pris indifféremment au cours ou en dehors des repas.

Posologie usuelle :

- Adulte : 4 à 10 mg par jour, pendant les 10 à 14 derniers jours du cycle.

Dans l'*endométriose* : 2 comprimés à 5 mg par jour.

Effets indésirables possibles

Arrêt des règles, saignement génital intermittent (à signaler à votre médecin).

Aggravation d'une *insuffisance veineuse*, jaunisse, démangeaisons.

Exceptionnellement : insomnie, *troubles digestifs*, prise de poids.

Laboratoires sanofi-aventis France

LYO-BIFIDUS

Informations détaillées sur www.monvidal.com

LYRICA

Antiépileptique

sur ordonnance

Présentation

LYRICA 25 mg : gélule ; boîte de 56. Liste I - Remb 65 % - **19,24 €**.
LYRICA 25 mg : gélule ; boîte de 84. Liste I - Remb 65 % - **28,58 €**.
LYRICA 50 mg : gélule ; boîte de 84. Liste I - Remb 65 % - **45,07 €**.
LYRICA 75 mg : gélule (blanc et orange) ; boîte de 56. Liste I - Remb 65 % - **44,77 €**.
LYRICA 100 mg : gélule (orange) ; boîte de 84. Liste I - Remb 65 % - **64,55 €**.
LYRICA 150 mg : gélule (blanc) ; boîte de 56. Liste I - Remb 65 % - **64,25 €**.
LYRICA 200 mg : gélule ; boîte de 84. Liste I - Remb 65 % - **93,77 €**.
LYRICA 300 mg : gélule ; boîte de 56. Liste I - Remb 65 % - **93,77 €**.

Composition

	p gél	p gél	p gél
Prégabaline	25 mg	50 mg	75 mg
Lactose	+	+	+

	p gél	p gél
Prégabaline	100 mg	150 mg
Lactose	+	+

	p gél	p gél
Prégabaline	200 mg	300 mg
Lactose	+	+

Dans quel cas ce médicament est-il prescrit ?

Ce médicament est un antiépileptique chimiquement apparenté à une substance présente dans le cerveau, l'acide gamma-amino-butyrique (GABA).

Il est utilisé chez l'adulte dans le traitement :

- de certaines formes d'*épilepsie* en association avec un autre antiépileptique,
- des *douleurs neuropathiques*,
- de certaines formes d'anxiété (trouble anxieux généralisé).

Attention : L'utilisation de ce médicament nécessite une suveillance particulière en cas de *diabète* ainsi que chez les personnes âgées.

Compte-tenu de ses effets indésirables potentiels, ce médicament peut, chez certaines personnes, ne pas être compatible avec la conduite automobile ou le maniement de machines dangereuses. Assurez-vous à l'occasion des premières prises que vous supportez bien ce médicament avant de conduire ou d'utiliser une machine.

Grossesse et allaitement

Une contraception efficace est recommandée pendant le traitement. Si une grossesse survient pendant le traitement, consultez rapidement votre médecin. Il appréciera le risque éventuel lié à l'utilisation de ce médicament dans votre cas.

Les données disponibles ne permettent pas de savoir si ce médicament passe dans le lait maternel : l'allaitement est déconseillé.

Mode d'emploi et posologie

Ce médicament peut être pris avec au cours ou en dehors des repas.

Posologie usuelle :

- Adulte de plus de 17 ans : 150 mg à 600 mg par jour, répartis en 2 ou 3 prises. La posologie est augmentée progressivement en fonction de l'efficacité du traitement.

En cas d'*insuffisance rénale*, une adaptation de la *posologie* est nécessaire.

Effets indésirables possibles

Le plus fréquemment : vertiges et somnolence pouvant être responsables de chute, notamment chez la personne âgée.

D'autres effets ont été observés plus ou moins fréquemment : augmentation ou au contraire diminution de l'appétit, euphorie, confusion, état dépressif, troubles sexuels, irritabilité, troubles de la vision, essouflement, nez bouché ou sec, bouche sèche, troubles digestifs, bouffées de chaleur, variation de la tension, sueurs, douleurs musculaires ou articulaires, fatigue, œdème, prise de poids.

Laboratoires Pfizer

LYSANXIA

Anxiolytique : benzodiazépine

sur ordonnance

Présentation

LYSANXIA 10 mg : comprimé (bleu) ; boîte de 40. Liste I, durée de prescription limitée à 12 semaines - Remb 65 % - **3,50 €**.
LYSANXIA 40 mg : comprimé sécable (rose) ; boîte de 20. Liste I, durée de prescription limitée à 12 semaines - Non remb.
LYSANXIA : solution buvable ; flacon de 20 ml (600 gouttes). Liste I, durée de prescription limitée à 12 semaines - Remb 65 % - **2,75 €**.

Composition

	p cp	p cp	p 30 gtes
Prazépam	10 mg	40 mg	15 mg
Lactose	+	+	

Dans quel cas ce médicament est-il prescrit ?

Ce médicament est un *anxiolytique* (tranquillisant) de la famille des *benzodiazépines*.

Il est utilisé dans le traitement de l'anxiété lorsque celle-ci s'accompagne de troubles gênants (*anxiété généralisée*, crise d'angoisse...) et dans le cadre d'un sevrage alcoolique.

Contre-indications

Ce médicament ne doit pas être utilisé dans les cas suivants :
- *insuffisance respiratoire* ou *insuffisance hépatique* graves,
- *syndrome d'apnée du sommeil*,
- *myasthénie*.

Attention : Utilisé seul, ce médicament n'est pas adapté au traitement des *états dépressifs*.

Une prise prolongée, surtout à doses importantes, de *tranquillisants* de la famille des *benzodiazépines* peut provoquer une *dépendance*. Ce risque de dépendance est accru chez les personnes ayant déjà présenté une dépendance à d'autres médicaments, substances ou à l'alcool.

L'arrêt brutal de ce médicament expose à un *syndrome de sevrage* : réapparition de l'anxiété, agitation, irritabilité, insomnie, maux de tête, douleurs musculaires, tremblements, hallucinations. Il faut donc s'entourer de conseils médicaux pour diminuer progressivement les doses et espacer les prises, sur une période d'autant plus longue que le traitement a été prolongé.

Une adaptation de la posologie peut être nécessaire en cas d'*insuffisance hépatique*, d'*insuffisance rénale* et chez la personne âgée.

Ce médicament peut induire une somnolence, parfois intense chez certaines personnes. Cette somnolence peut être augmentée par la prise d'*alcool* ou d'autres médicaments *sédatifs*. La conduite et l'utilisation de machines dangereuses sont déconseillées, surtout dans les heures qui suivent la prise du médicament.

Interactions avec d'autres substances

Informez votre médecin ou votre pharmacien si vous prenez d'autres *sédatifs* (tranquillisants, somnifères, certains médicaments contre la toux ou contre la douleur contenant des *opiacés*, *antidépresseurs*, *neuroleptiques*...) ou en cas de traitement par la buprénorphine.

Grossesse et allaitement

Ce médicament ne doit pas être utilisé sans avis médical pendant la grossesse. Les fortes doses au cours des 6 derniers mois sont déconseillées. En fin de grossesse, un traitement par benzodiazépine, même à faible dose, peut être responsable d'effets indésirables chez le *nouveau-né* : une surveillance médicale du nouveau-né est alors nécessaire pendant 1 à 3 semaines selon les cas.

Ce médicament passe dans le lait maternel : l'allaitement est déconseillé.

Mode d'emploi et posologie

Ce médicament peut être pris pendant ou entre les repas.

Posologie usuelle :
- Adulte : 10 à 40 mg par jour ; jusqu'à 60 mg par jour dans certains cas graves. La dose minimale efficace est toujours recherchée.

Conseils : Ce médicament vous a été prescrit dans une situation précise : ne le réutilisez pas ultérieurement sans avis médical et ne le conseillez pas à une autre personne.

La durée de prescription des *anxiolytiques* doit être la plus courte possible. Dans certaines situations, le traitement doit toutefois être prolongé. Il appartient alors au médecin de réévaluer périodiquement la nécessité de le poursuivre ou de l'interrompre.

Les *tranquillisants* ne sont pas la seule réponse à l'anxiété : une meilleure hygiène de vie, une consommation modérée d'excitants (y compris les boissons alcoolisées) permettent aussi de lutter efficacement contre l'excès de stress. Dans certains cas, une psychothérapie peut aider à lutter durablement contre l'anxiété.

Effets indésirables possibles

Sensation d'ivresse, maux de tête, fatigue, somnolence (en particulier chez la personne âgée), cauchemars, ralentissement des idées, faiblesse musculaire, vision double, baisse de la libido, *éruption cutanée* avec ou sans démangeaison.

Dans certaines circonstances et chez certaines personnes :
- réactions paradoxales avec augmentation de l'anxiété, agitation, agressivité, confusion des idées, hallucinations ;
- *amnésie antérograde*.

Ces troubles nécessitent l'arrêt du traitement.

Laboratoires Lynapharm

LYSO-6

Préparation pour la bouche et la gorge : antiseptique

Présentation

LYSO-6 : comprimé *sublingual* (blanc) ; boîte de 30. Non remb.

Composition

	p cp
Lysozyme chlorhydrate	20 mg
Pyridoxine chlorhydrate (vitamine B6)	10 mg
Lactose	+

Dans quel cas ce médicament est-il prescrit ?

Ce médicament d'usage local à visée *antiseptique* contient une *enzyme* et de la *vitamine* B6.

Il est utilisé dans le *traitement d'appoint* des affections de la gorge et de la bouche (maux de gorge peu intenses et sans fièvre, *aphtes*...).

Contre-indications

Ce médicament ne doit pas être utilisé chez l'enfant de moins de 6 ans.

Attention : En l'absence d'amélioration au bout de 5 jours, de douleur en avalant ou en cas d'apparition de fièvre, consultez votre médecin. Il pourra faire la différence entre une *pharyngite* et une angine. En

cas d'angine bactérienne, un traitement *antibiotique* est nécessaire afin d'éviter des complications ultérieures, cardiaques ou rénales.
L'usage prolongé des traitements antiseptiques locaux (*gargarisme*, *collutoire*, pastille) n'est pas souhaitable ; il peut modifier l'équilibre microbien naturel de la gorge.

Grossesse et allaitement

L'effet de ce médicament pendant la grossesse ou l'allaitement est mal connu. L'évaluation du risque éventuel lié à son utilisation est individuelle : demandez conseil à votre pharmacien ou à votre médecin.

Mode d'emploi et posologie

Laisser fondre les comprimés sous la langue.

Posologie usuelle :

6 à 8 comprimés par jour, en espaçant les prises d'au moins 1 heure.

Effets indésirables possibles

Rarement : *réaction allergique*.

Laboratoires Pierre Fabre Santé

LYSOCALMSPRAY

Informations détaillées sur www.monvidal.com

LYSOCLINE

Informations détaillées sur www.monvidal.com

LYSOPADOL

Préparation orobuccale antalgique

Présentation

LYSOPADOL : pastille (blanc, arôme menthe) ; boîte de 20. Non remb.

Composition

	p past
Ambroxol chlorhydrate	20 mg
Lactose	> 1 mg
Sorbitol	+

Dans quel cas ce médicament est-il prescrit ?

Ce médicament a un effet *anesthésique* local sur la muqueuse du pharynx.
Il est utilisé pour soulager les maux de gorge.

Attention : En l'absence d'amélioration au bout de 3 jours, de douleur en avalant ou en cas d'apparition de fièvre, consultez votre médecin. Il pourra faire la différence entre une *pharyngite* et une angine. En cas d'angine bactérienne, un traitement *antibiotique* est nécessaire afin d'éviter des complications ultérieures, cardiaques ou rénales.
L'action *anesthésique* locale est susceptible de provoquer des troubles de la déglutition.

Grossesse et allaitement

L'effet de ce médicament pendant la grossesse ou l'allaitement est mal connu. L'évaluation du risque éventuel lié à son utilisation est individuelle : demandez conseil à votre pharmacien ou à votre médecin.

Mode d'emploi et posologie

Les pastilles doivent être sucées de préférence à distance des repas.

Posologie usuelle :

- Adulte et enfant de plus de 12 ans : 1 à 6 pastilles par jour, à répartir dans la journée.

Effets indésirables possibles

Modification du goût, engourdissement passager de la langue.
Nausées, vomissements, douleurs d'estomac.
Rarement : *réaction allergique* : *urticaire*, œdème de *Quincke*.
Comme tous les médicaments et confiseries contenant des sucres non absorbables (sorbitol, maltitol...), possibilité de diarrhée en cas d'apport important.

Laboratoires Boehringer Ingelheim France

LYSOPAÏNE

Préparation pour la bouche et la gorge : antiseptique

Présentation

LYSOPAÏNE : comprimé à sucer (blanc ; arôme menthe) ; boîte de 20. Non remb.
LYSOPAÏNE : comprimé à sucer (blanc ; arôme menthe) ; boîte de 2 tubes de 20. Non remb.

Composition

	p cp
Cétylpyridinium chlorure	1,5 mg
Lysozyme chlorhydrate	20 mg

Dans quel cas ce médicament est-il prescrit ?

Ce médicament d'usage local contient un *antiseptique* de la famille des *ammoniums quaternaires* et une *enzyme*.
Il est utilisé dans le *traitement d'appoint* des affections de la gorge et de la bouche (maux de gorge peu intenses et sans fièvre, *aphtes*...).

Contre-indications

Ce médicament ne doit pas être utilisé chez l'enfant de moins de 6 ans.

Attention : En l'absence d'amélioration au bout de 5 jours, de douleur en avalant ou en cas d'apparition de fièvre, consultez votre médecin. Il pourra faire la différence entre une *pharyngite* et une angine. En cas d'angine bactérienne, un traitement *antibiotique* est nécessaire afin d'éviter des complications ultérieures, cardiaques ou rénales.
L'usage prolongé des traitements antiseptiques locaux (*gargarisme*, *collutoire*, pastille) n'est pas souhaitable ; il peut modifier l'équilibre microbien naturel de la gorge.

Grossesse et allaitement

L'effet de ce médicament pendant la grossesse ou l'allaitement est mal connu. L'évaluation du risque éventuel lié à son utilisation est individuelle : demandez conseil à votre pharmacien ou à votre médecin.

Mode d'emploi et posologie

Laisser fondre les comprimés dans la bouche.

Posologie usuelle :

3 à 6 comprimés par jour, régulièrement répartis dans la journée, en espaçant les prises d'au moins 2 heures.

Conseils : Ce médicament peut être en accès libre dans certaines pharmacies ; néanmoins, n'hésitez pas à demander conseil à votre pharmacien.

Laboratoires Boehringer Ingelheim France

LYTOS

Biphosphonate

sur ordonnance

Présentation

LYTOS 520 mg : comprimé (blanc) ; boîte de 30. Liste I - Remb 65 % - **115,73 €**.

Composition

	p cp
Acide clodronique sel disodique anhydre	520 mg
Lactose	+

Dans quel cas ce médicament est-il prescrit ?

Ce médicament appartient à la famille des biphosphonates. Il agit en bloquant les cellules qui détruisent l'os et en luttant contre la déminéralisation ; il s'oppose donc à la libération du calcium osseux dans le sang.

Il est utilisé dans le traitement des maladies qui provoquent une destruction de l'os ou une *hypercalcémie.*

Contre-indications

Ce médicament ne doit pas être utilisé dans les cas suivants :
- *insuffisance rénale* grave,
- **allaitement**.

Interactions avec d'autres substances

Les *antiacides* et les médicaments contenant du calcium ou du fer risquent de diminuer l'absorption intestinale de ce médicament. Un délai d'au moins deux heures doit séparer leur prise.

Grossesse et allaitement

L'usage de ce médicament est déconseillé pendant la grossesse.

L'allaitement est contre-indiqué pendant le traitement.

Mode d'emploi et posologie

Ce médicament doit être pris avec un verre d'eau, en dehors des repas, surtout s'ils comportent des aliments riches en calcium (lait, fromages, produits lactés).

Posologie usuelle :
- Adulte : 2 à 4 comprimés par jour.

En cas d'*insuffisance rénale*, la *posologie* initiale est généralement réduite de moitié.

Conseils : Veillez à une bonne hydratation, par des boissons abondantes, pendant le traitement.

Effets indésirables possibles

Troubles digestifs.

Exceptionnellement : *insuffisance rénale*, *réaction allergique.*

Laboratoires Roche

M

MAALOX BALLONNEMENTS

Informations détaillées sur www.monvidal.com

MAALOX DIGESTION DIFFICILE

Informations détaillées sur www.monvidal.com

MAALOX MAUX D'ESTOMAC

Antiacide d'action locale

Présentation

MAALOX MAUX D'ESTOMAC : comprimé à croquer (blanc ; arôme menthe) ; boîte de 40. Non remb.
MAALOX MAUX D'ESTOMAC SANS SUCRE : comprimé à croquer (arôme citron) ; boîte de 40. Non remb.
MAALOX MAUX D'ESTOMAC : suspension buvable (arôme citron) ; boîte de 20 sachets. Non remb.
MAALOX MAUX D'ESTOMAC : suspension buvable (arôme menthe) ; flacon de 250 ml. Non remb.

Composition

	p cp	p cp
Aluminium hydroxyde	400 mg	400 mg
Magnésium hydroxyde	400 mg	400 mg
Sorbitol	+	+
Maltitol		+

	p sachet	p c à s
Aluminium hydroxyde	460 mg	525 mg
Magnésium hydroxyde	400 mg	600 mg
Saccharose	3,15 g	
Sorbitol	+	+

Dans quel cas ce médicament est-il prescrit ?

Ce médicament contient des *antiacides* d'action locale. Ils agissent en neutralisant les acides sécrétés par l'estomac.

Il est utilisé dans le traitement des aigreurs, brûlures d'estomac et remontées acides.

Contre-indications

Ce médicament ne doit pas être utilisé en cas d'*insuffisance rénale* grave.

Attention : Il est préférable de consulter un médecin dans les situations suivantes :
- troubles de la digestion apparaissant pour la première fois, ou si les troubles ont changé récemment ;
- troubles associés à une perte de poids ;
- difficulté à avaler ou gêne abdominale persistante.

N'utilisez pas ce médicament de façon prolongée sans l'avis de votre médecin : des examens peuvent être nécessaires si les *symptômes* persistent.

Compte tenu de la teneur en aluminium de ce médicament, des précautions sont nécessaires chez les *insuffisants rénaux* traités par *dialyse*.

Les personnes souffrant de douleurs d'estomac doivent éviter d'utiliser des médicaments contenant de l'aspirine ou des *AINS* qui fragilisent la *muqueuse* de l'estomac. Le paracétamol est en revanche sans danger pour traiter les douleurs ou la fièvre.

Les sachets de suspension buvable contiennent du *sucre* (saccharose) en quantité notable.

Interactions avec d'autres substances

Ce médicament peut diminuer l'absorption de nombreux médicaments. Un délai d'au moins 2 heures (voire 4 heures avec les *antibiotiques* de la famille des quinolones) doit être respecté entre la prise de ce médicament et celle des autres traitements. Demandez conseil à votre médecin ou à votre pharmacien.

Grossesse et allaitement

Les substances contenues dans ce médicament sont peu absorbées. Néanmoins, ne l'utilisez pas de façon prolongée pendant la grossesse ou l'allaitement sans l'avis de votre médecin ou de votre pharmacien.

Mode d'emploi et posologie

Ce médicament doit être pris environ 1 heure et demie après les repas ou au moment des douleurs.

Suspension buvable : elle est avalée telle quelle, sans être diluée. Le sachet doit être malaxé avant ouverture et le flacon doit être agité vigoureusement avant l'emploi.

Posologie usuelle :
- Adulte :
  - comprimés : 1 ou 2 comprimés à croquer, 1 à 6 fois par jour ;
  - suspension buvable : 1 à 2 sachets ou 1 cuillère à soupe de suspension buvable, 1 à 6 fois par jour.

La durée du traitement ne doit pas dépasser 10 jours sans avis médical.

Conseils : Ce médicament peut être en accès libre dans certaines pharmacies ; néanmoins, n'hésitez pas à demander conseil à votre pharmacien.

Une alimentation équilibrée, une mastication lente, la suppression des aliments difficiles à digérer et des boissons alcoolisées permettent souvent d'atténuer les *symptômes* dus aux remontées acides ou à une *inflammation* de l'estomac.

Si vous êtes fumeur, la poursuite du tabagisme est un frein important au traitement : la nicotine augmente l'acidité gastrique et réduit l'efficacité du muscle qui ferme la jonction entre l'œsophage et l'estomac.

Effets indésirables possibles

Constipation ou *diarrhée* : les sels d'aluminium favorisent la constipation alors que le magnésium peut avoir un effet laxatif. Suivant les personnes, l'un ou l'autre de ces effets peut prédominer.

Laboratoires sanofi-aventis France

MADÉCASSOL comprimé
Vasculoprotecteur

Présentation
MADÉCASSOL 10 mg : comprimé sécable (blanc) ; boîte de 25. Non remb.

Composition
	p cp
Hydrocotyle (Centella asiatica), extrait	10 mg

Dans quel cas ce médicament est-il prescrit ?
Ce médicament est un protecteur *vasculaire*. Il stimule la formation du *collagène* dans la paroi des vaisseaux sanguins et dans la peau.
Il est utilisé dans le *traitement symptomatique* des jambes lourdes, *impatiences* et autres troubles en rapport avec une mauvaise circulation veineuse ou *lymphatique*.

> **Attention :** L'*insuffisance veineuse* peut requérir des mesures spécifiques telles que la *contention élastique*.

Grossesse et allaitement
L'effet de ce médicament pendant la grossesse ou l'allaitement est mal connu. L'évaluation du risque éventuel lié à son utilisation est individuelle : demandez conseil à votre pharmacien ou à votre médecin.

Mode d'emploi et posologie
Ce médicament doit être pris avec un verre d'eau au cours des repas.

Posologie usuelle :
- Adulte : 1 ou 2 comprimés, 3 fois par jour.
- Enfant : 1 à 3 comprimés par jour.

> **Conseils :** Une activité physique régulière et la surélévation du pied du lit permettent de faciliter la circulation veineuse et *lymphatique*.

Effets indésirables possibles
Rarement : nausées, douleurs d'estomac, *réactions allergiques*.

Laboratoires Bayer Santé Familiale

MADÉCASSOL crème
Protecteur cutané

Présentation
MADÉCASSOL 1 % : crème ; tube de 10 g. Non remb.
MADÉCASSOL 1 % : crème ; tube de 25 g. Non remb.

Composition
	p 100 g
Hydrocotyle (centella asiatica), extrait sec	1 g
Propylèneglycol	

Dans quel cas ce médicament est-il prescrit ?
Cette crème à visée protectrice et cicatrisante contient un extrait de plante.
Elle est utilisée dans le *traitement d'appoint* des *ulcérations* de la peau.

Contre-indications
Ce médicament ne doit pas être appliqué sur des plaies infectées.

> **Attention :** Rincez abondamment en cas de contact accidentel avec les yeux.

Grossesse et allaitement
Ce médicament ne contient que des substances présumées sans danger pendant la grossesse ou l'allaitement. Néanmoins, ne l'utilisez pas de façon prolongée sans l'avis de votre pharmacien ou de votre médecin.

Mode d'emploi et posologie
Nettoyer la région à traiter avant l'application.

Posologie usuelle :
1 ou 2 applications par jour.

Effets indésirables possibles
Réaction allergique locale.

Laboratoires Bayer Santé Familiale

MAG 2
Élément minéral : magnésium

Présentation
MAG 2 : comprimé ; boîte de 60. Remb 35 % - **4,83 €**.
MAG 2 : solution buvable (arômes : orange, mandarine) ; boîte de 30 ampoules de 10 ml. Remb 35 % - **4,50 €**.
MAG 2 : poudre pour solution buvable (arôme citron) ; boîte de 30 sachets. Remb 35 % - **3,97 €**.
MAG 2 : solution injectable ; boîte de 12 ampoules de 10 ml. Remb 35 % - **4,19 €**.

Composition
	p cp	p amp
Magnésium carbonate	395,85 mg	
Magnésium pidolate		1,5 g
soit Magnésium	100 mg	122 mg
Saccharose		3 g
	p sachet	**p amp inj**
Magnésium pidolate	2,25 mg	1 g
soit Magnésium	184 mg	81,4 mg

Dans quel cas ce médicament est-il prescrit ?
Ce médicament contient du magnésium, élément minéral indispensable au *métabolisme*.
Il est utilisé dans le traitement des *carences* en magnésium et en cas de symptômes pouvant évoquer un manque de magnésium : irritabilité, fatigue passagère, troubles mineurs du sommeil, *palpitations*, crampes musculaires, fourmillements.
La solution injectable n'est utilisée que pour traiter les carences en magnésium chez les malades alimentés par perfusion à l'hôpital.

Contre-indications
Ce médicament ne doit pas être utilisé dans les cas suivants :
- *insuffisance rénale* grave,
- enfant de moins de 6 ans (comprimé).

> **Attention :** En l'absence d'amélioration après un mois de traitement, consultez votre médecin.
> La solution buvable contient du *sucre* (saccharose) en quantité notable.

Interactions avec d'autres substances
Ce médicament peut interagir avec les médicaments contenant de la quinidine ou de l'hydroquinidine.

Grossesse et allaitement

Ce médicament ne contient que des substances présumées sans danger pendant la grossesse ou l'allaitement.

Mode d'emploi et posologie

Ce médicament peut être pris avant ou au cours des repas. La dose quotidienne est répartie de préférence en plusieurs prises.

Les comprimés ne sont pas adaptés à l'enfant de moins de 6 ans. En effet, ils risquent d'obstruer les voies respiratoires si l'enfant déglutit mal et que le comprimé passe dans la trachée (fausse route).

Le contenu des ampoules doit être dilué dans un demi-verre d'eau.

Le contenu des sachets doit être dissous dans un grand verre d'eau.

Posologie usuelle :

- Adulte : 3 à 4 comprimés ou ampoules buvables par jour, ou 2 sachets par jour.
- Enfant et nourrisson de plus de 12 kg (environ 2 ans) : 1 à 4 comprimés par jour ou 1 à 3 ampoules buvables par jour ou 1 à 2 sachets par jour, en fonction du poids.

Effets indésirables possibles

Diarrhée, douleurs abdominales.

Vasodilatation, goût métallique dans la bouche (solution injectable).

Laboratoires Coopération Pharmaceutique Française

MAGNÉ B6

Élément minéral : magnésium

Présentation

MAGNÉ B6 : comprimé (blanc) ; boîte de 50. Remb 35 % - **3,22 €**.

MAGNÉ B6 100 mg/10 mg : comprimé ; boîte de 60. Non remb.

Composition

	p cp	p cp
Citrate de magnésium		618,43 mg
Lactate de magnésium	470 mg	
soit Magnésium	48 mg	100 mg
Pyridoxine chlorhydrate (vitamine B6)	5 mg	10 mg
Lactose		+

Dans quel cas ce médicament est-il prescrit ?

Ce médicament contient du magnésium, élément minéral indispensable au *métabolisme*.

Il est utilisé dans le traitement des *carences* en magnésium et en cas de symptômes pouvant évoquer un manque de magnésium : irritabilité, fatigue passagère, troubles mineurs du sommeil, *palpitations*, crampes musculaires, fourmillements.

Contre-indications

Ce médicament ne doit pas être utilisé en cas d'*insuffisance rénale* grave.

Attention : En l'absence d'amélioration après un mois de traitement, consultez votre médecin.

Interactions avec d'autres substances

Ce médicament ne doit pas être associé à la lévodopa seule.

Il peut interagir avec les médicaments contenant de la quinidine ou de l'hydroquinidine.

Grossesse et allaitement

Ce médicament ne contient que des substances présumées sans danger pendant la grossesse ou l'allaitement.

Mode d'emploi et posologie

Ce médicament est pris de préférence pendant les repas. La dose quotidienne est répartie en 2 ou 3 prises.

Les comprimés ne sont pas adaptés à l'enfant de moins de 6 ans. En effet, ils risquent d'obstruer les voies respiratoires si l'enfant déglutit mal et que le comprimé passe dans la trachée (fausse route).

Posologie usuelle :

- Adulte : 6 à 8 comprimés à 48 mg/5 mg ou 3 à 4 comprimés à 100 mg/10 mg par jour.
- Enfant de 6 à 15 ans : 4 à 6 comprimés à 48 mg/5 mg ou 2 à 4 comprimés à 100 mg/10 mg par jour selon l'âge.

Effets indésirables possibles

Diarrhée, douleurs abdominales.

Réaction allergique.

Laboratoires sanofi-aventis France

MAGNÉSIE COMPOSÉE

Informations détaillées sur www.monvidal.com

MAGNESIE SAN PELLEGRINO

Informations détaillées sur www.monvidal.com

MAGNÉSIUM ARROW

Informations détaillées sur www.monvidal.com

MAGNÉSIUM GLYCOCOLLE LAFARGE

Informations détaillées sur www.monvidal.com

MAGNÉSIUM VITAMINE B6 BIOGARAN

Élément minéral : magnésium

Présentation

MAGNÉSIUM VITAMINE B6 BIOGARAN 470 mg/5 mg : comprimé ; boîte de 50. Remb 35 % - **2,68 €**.

Composition

	p cp
Lactate de magnésium	470 mg
soit Magnésium	48 mg
Pyridoxine chlorhydrate (vitamine B6)	5 mg
Lactose	

Dans quel cas ce médicament est-il prescrit ?

Ce médicament contient du magnésium, élément minéral indispensable au *métabolisme*.

Il est utilisé dans le traitement des *carences* en magnésium et en cas de symptômes pouvant évoquer un manque de magnésium : irritabilité, fatigue passagère, troubles mineurs du sommeil, *palpitations*, crampes musculaires, fourmillements.

Contre-indications

Ce médicament ne doit pas être utilisé en cas d'*insuffisance rénale* grave.

> **Attention :** En l'absence d'amélioration après un mois de traitement, consultez votre médecin.

Interactions avec d'autres substances

Ce médicament ne doit pas être associé à la lévodopa seule.

Il peut interagir avec les médicaments contenant de la quinidine ou de l'hydroquinidine.

Grossesse et allaitement

Ce médicament ne contient que des substances présumées sans danger pendant la grossesse ou l'allaitement.

Mode d'emploi et posologie

Ce médicament est pris de préférence pendant les repas. La dose quotidienne est répartie en 2 ou 3 prises.

Les comprimés ne sont pas adaptés à l'enfant de moins de 6 ans. En effet, ils risquent d'obstruer les voies respiratoires si l'enfant déglutit mal et que le comprimé passe dans la trachée (fausse route).

Posologie usuelle :
- Adulte : 6 à 8 comprimés par jour.
- Enfant de 6 à 15 ans : 4 à 6 comprimés par jour selon l'âge.

Effets indésirables possibles

Diarrhée, douleurs abdominales.

Réaction allergique.

Laboratoires Biogaran

MAGNÉSPASMYL

Informations détaillées sur www.monvidal.com

MAGNOGÈNE

Élément minéral : magnésium

Présentation

MAGNOGÈNE : gélule (blanc et vert) ; boîte de 60. Remb 35 % - **2,35 €**.

Composition

	p gél
Chlorure de magnésium	200 mg
soit Magnésium	55 mg

Dans quel cas ce médicament est-il prescrit ?

Ce médicament contient du magnésium, élément minéral indispensable au *métabolisme*.

Il est utilisé dans le traitement des *carences* en magnésium et en cas de symptômes pouvant évoquer un manque de magnésium : irritabilité, fatigue passagère, troubles mineurs du sommeil, *palpitations*, crampes musculaires, fourmillements.

Contre-indications

Ce médicament ne doit pas être utilisé en cas d'*insuffisance rénale* grave.

> **Attention :** En l'absence d'amélioration après un mois de traitement, consultez votre médecin.

Interactions avec d'autres substances

Ce médicament peut interagir avec les médicaments contenant de la quinidine ou de l'hydroquinidine.

Grossesse et allaitement

Ce médicament ne contient que des substances présumées sans danger pendant la grossesse ou l'allaitement.

Mode d'emploi et posologie

Ce médicament est pris de préférence au cours des repas.

Les gélules doivent être avalées avec un verre d'eau.

Posologie usuelle :
- Adulte : 5 à 8 gélules par jour, à répartir en 2 ou 3 prises.
- Enfant de 6 à 15 ans : 4 à 7 gélules par jour, à répartir en 2 ou 3 prises.

Effets indésirables possibles

Diarrhée, douleurs abdominales.

Laboratoires Novartis Santé Familiale SAS

MALARONE

Antipaludique

sur ordonnance

Présentation

MALARONE Enfant 62,5 mg/25 mg : comprimé (rose) ; boîte de 12. Liste I - Non remb.

MALARONE 250 mg/100 mg : comprimé ; boîte de 12. Liste I - Non remb.

Composition

	p cp	p cp
Atovaquone	62,5 mg	250 mg
Proguanil chlorhydrate	25 mg	100 mg

Dans quel cas ce médicament est-il prescrit ?

Ce médicament est un antipaludique : il inhibe la reproduction du parasite responsable du *paludisme*. Il associe deux substances qui ont un mode d'action complémentaire.

Il est utilisé dans le *traitement préventif* et dans le *traitement curatif* du paludisme.

Contre-indications

Ce médicament ne doit pas être utilisé en *traitement préventif* en cas d'*insuffisance rénale* grave.

> **Attention :** L'usage de ce médicament dans la prévention du *paludisme* est réservé à certaines régions du monde. La liste de ces pays est revue chaque année par l'OMS (Organisation mondiale de la santé). Même si vous avez déjà pris ce médicament pour un précédent voyage dans la même région ou une autre partie du monde, il est nécessaire de consulter votre médecin pour connaître la prévention la mieux adaptée à votre voyage. L'automédication en prévention du paludisme est fortement déconseillée.
>
> Ce médicament n'est pas destiné à traiter les formes graves de paludisme (accès pernicieux palustre) qui nécessitent une hospitalisation et un traitement par voie intraveineuse.

Interactions avec d'autres substances

Ce médicament peut interagir avec les médicaments contenant les substances suivantes : rifampicine, rifabutine, métoclopramide, tétracyclines ou indinavir.

Grossesse et allaitement

Le risque pendant la grossesse est lié au *paludisme* et non au médicament qui peut être pris par la femme enceinte aux doses préconisées si nécessaire.

Ce médicament passe dans le lait maternel ; ne l'utilisez pas ou ne le réutilisez pas sans avis médical.

Mode d'emploi et posologie

Les comprimés doivent être avalés de préférence avec un repas ou une boisson lactée, en une prise par jour.

Chez l'enfant de moins de 6 ans, ils doivent être écrasés avant administration.

Posologie usuelle :

Traitement préventif : débuter le traitement la veille ou le jour du départ et le poursuivre jusqu'à 7 jours après avoir quitté la zone à risque.

- Adulte et enfant de plus de 40 kg : 1 comprimé à 250 mg/100 mg ou 4 comprimés à 62,5 mg/25 mg par jour.
- Enfant de 31 à 40 kg : 3 comprimés à 62,5 mg/25 mg par jour.
- Enfant de 21 à 30 kg : 2 comprimés à 62,5 mg/25 mg par jour.
- Enfant de 11 à 20 kg : 1 comprimé à 62,5 mg/25 mg par jour.

Traitement curatif : la durée du traitement est de 3 jours.

- Adulte et enfant de plus de 12 ans : 4 comprimés à 250 mg/100 mg par jour.
- Enfant de 31 à 40 kg : 3 comprimés à 250 mg/100 mg par jour.
- Enfant de 21 à 30 kg : 2 comprimés à 250 mg/100 mg par jour.
- Enfant de 11 à 20 kg : 1 comprimé à 250 mg/100 mg par jour.
- Enfant de 9 à 11 kg : 3 comprimés à 62,5 mg/25 mg par jour.
- Enfant de 5 à 8 kg : 2 comprimés à 62,5 mg/25 mg par jour.

La posologie est la même chez la personne âgée et en cas d'*insuffisance hépatique* ou d'*insuffisance rénale* modérée.

> **Conseils :** En cas de vomissement survenant dans l'heure qui suit la prise, celle-ci doit être renouvelée à la même dose.
>
> La chimioprophylaxie ne dispense pas des mesures destinées à empêcher les piqûres de moustiques : port de vêtements longs après le coucher du soleil, répulsifs sur les zones découvertes, insecticides, moustiquaire...
>
> L'utilisation de moyens de prévention n'exclut pas totalement le risque de paludisme. Toute fièvre importante au cours d'un séjour en zone impaludée ou dans les 4 semaines qui suivent le retour peut traduire un accès palustre et nécessite une consultation médicale d'urgence pour rechercher le *parasite* dans le sang.
>
> Une rechute après une crise de paludisme peut toujours survenir, même si le traitement a été bien suivi.

Effets indésirables possibles

Fréquemment : *troubles digestifs*, manque d'appétit, toux, maux de tête.

Rarement : augmentation réversible des *transaminases*, anomalie de la *numération formule sanguine*, *apthes*, anomalies de la coloration de la peau, perte de cheveux, *réaction allergique*, démangeaisons, fièvre, baisse du taux de sodium dans le sang, augmentation des enzymes pancréatiques dans le sang.

Laboratoires GlaxoSmithKline

MALOCIDE

Informations détaillées sur www.monvidal.com

MANTADIX

Antiparkinsonien et antiviral — **sur ordonnance**

Présentation

MANTADIX : capsule ; boîte de 50. Liste I - Remb 65 % - **5,56 €**.

Composition

	p caps
Amantadine chlorhydrate	100 mg

Dans quel cas ce médicament est-il prescrit ?

Ce médicament possède 2 effets totalement indépendants :

- il est actif sur la maladie de *Parkinson*, mais son mécanisme d'action sur cette maladie n'est pas connu ;
- c'est un *antiviral* efficace contre le *virus* de la grippe de type A.

Il est utilisé dans le traitement de la maladie de Parkinson et des syndromes *parkinsoniens* induits par les *neuroleptiques*, et dans la prévention de la grippe A chez les personnes en contact avec un malade contagieux. Il complète éventuellement, mais ne remplace pas la vaccination contre la grippe. Chez les patients fragiles, il peut être utilisé dans le traitement de la grippe déclarée pour en diminuer la gravité.

Contre-indications

Ce médicament ne doit pas être utilisé dans les cas suivants :

- enfant de moins de 1 an (en l'absence d'étude),
- en association avec les *neuroleptiques* utilisés pour lutter contre les vomissements,
- **grossesse**.

> **Attention :** Des précautions sont nécessaires en cas d'*insuffisance rénale* ou *cardiaque*, d'*œdèmes* des membres inférieurs, d'*hypotension orthostatique*, d'*épilepsie*, d'*eczéma* ou de troubles psychiques.
>
> Conducteur : ce médicament peut provoquer des troubles du comportement (nervosité essentiellement).

Interactions avec d'autres substances

Ce médicament ne doit pas être associé aux *neuroleptiques* utilisés pour lutter contre les vomissements : risque d'annulation réciproque de leurs effets.

Il peut également interagir avec les autres neuroleptiques.

Grossesse et allaitement

L'effet de ce médicament pendant la grossesse est mal connu. Par mesure de prudence, son usage est contre-indiqué chez la femme enceinte ou susceptible de l'être.

Ce médicament passe dans le lait maternel : l'allaitement est déconseillé pendant le traitement.

Mode d'emploi et posologie

Les capsules peuvent être prises au cours ou en dehors des repas.

Posologie usuelle :

- Traitement de la maladie de *Parkinson* : 1 capsule, 2 fois par jour. Dans certains cas, la posologie peut être augmentée jusqu'à 4 capsules par jour.
- Prévention et traitement de la grippe A :
  - Adulte et enfant de plus de 15 ans : 2 capsules par jour, en 1 ou 2 prises.
  - Personne de plus de 65 ans : 1 capsule par jour.
  - Enfant : 5 mg par kg et par jour ; soit, pour un enfant de 20 kg, 1 capsule par jour.

Une *insuffisance rénale*, même modérée, impose une adaptation de *posologie*.

Conseils : Ce médicament doit être conservé à l'abri de l'humidité.

Effets indésirables possibles

Fréquemment : *vertiges*, insomnie, nervosité.

Plus rarement : *dépression*, anxiété, confusion des idées, nausées, perte de l'appétit, constipation, sécheresse de la bouche, troubles de la coordination des mouvements, *hypotension orthostatique*, maux de tête. En cas de traitement prolongé, contraction des petites artères responsables de marbrures violettes sur la peau et d'*œdèmes* des membres inférieurs.

Exceptionnellement : rétention urinaire, essoufflement, fatigue, éruption de boutons, vomissements, faiblesse musculaire, troubles de l'élocution, troubles de la vision, convulsions, eczéma, anomalie de la *numération formule sanguine*.

Laboratoires Bristol-Myers Squibb

MARGA

Antiacide d'action locale

Présentation

MARGA : comprimé à sucer (arôme menthe) ; boîte de 48. Non remb.

Composition

	p cp
Aluminium hydroxyde	100 mg
Magnésium hydroxyde	60 mg
Calcium carbonate	50 mg
Saccharose	1,17 g

Dans quel cas ce médicament est-il prescrit ?

Ce médicament contient des *antiacides* d'action locale. Ils agissent en neutralisant les acides sécrétés par l'estomac.

Il est utilisé dans le traitement des aigreurs, brûlures d'estomac et remontées acides.

Contre-indications

Ce médicament ne doit pas être utilisé en cas d'*insuffisance rénale* grave.

Attention : Il est préférable de consulter un médecin dans les situations suivantes :

- troubles de la digestion apparaissant pour la première fois, ou si les troubles ont changé récemment ;
- troubles associés à une perte de poids ;
- difficulté à avaler ou gêne abdominale persistante.

N'utilisez pas ce médicament de façon prolongée sans l'avis de votre médecin : des examens peuvent être nécessaires si les *symptômes* persistent.

Compte tenu de la teneur en aluminium de ce médicament, des précautions sont nécessaires chez les *insuffisants rénaux* traités par *dialyse*.

Les personnes souffrant de douleurs d'estomac doivent éviter d'utiliser des médicaments contenant de l'aspirine ou des *AINS* qui fragilisent la *muqueuse* de l'estomac. Le paracétamol est en revanche sans danger pour traiter les douleurs ou la fièvre.

Ce médicament contient du *sucre* (saccharose) en quantité notable.

Interactions avec d'autres substances

Ce médicament peut diminuer l'absorption de nombreux médicaments. Un délai d'au moins 2 heures (voire 4 heures avec les *antibiotiques* de la famille des quinolones) doit être respecté entre la prise de ce médicament et celle des autres traitements. Demandez conseil à votre médecin ou à votre pharmacien.

Grossesse et allaitement

Les substances contenues dans ce médicament sont peu absorbées. Néanmoins, ne l'utilisez pas de façon prolongée pendant la grossesse ou l'allaitement sans l'avis de votre médecin ou de votre pharmacien.

Mode d'emploi et posologie

Les comprimés doivent être sucés après les repas ou au moment des douleurs.

Posologie usuelle :

6 comprimés par jour.

Conseils : Une alimentation équilibrée, une mastication lente, la suppression des aliments difficiles à digérer et des boissons alcoolisées permettent souvent d'atténuer les *symptômes* dus aux remontées acides ou à une *inflammation* de l'estomac.

Si vous êtes fumeur, la poursuite du tabagisme est un frein important au traitement : la nicotine augmente l'acidité gastrique et réduit l'efficacité du muscle qui ferme la jonction entre l'œsophage et l'estomac.

Effets indésirables possibles

Constipation ou *diarrhée* : les sels d'aluminium favorisent la constipation alors que le magnésium peut avoir un effet laxatif. Suivant les personnes, l'un ou l'autre de ces effets peut prédominer.

Laboratoires Coopération Pharmaceutique Française

MARRON D'INDE BOIRON

Informations détaillées sur www.monvidal.com

MARSILID

Informations détaillées sur www.monvidal.com

MAXALT
Antimigraineux

sur ordonnance

Présentation

MAXALT 5 mg : comprimé (rose pâle) ; boîte de 6. Liste I - Remb 65 % - **26,04 €**.
MAXALT 5 mg : comprimé (rose pâle) ; boîte de 12. Liste I - Remb 65 % - **48,72 €**.
MAXALT 10 mg : comprimé (rose pâle) ; boîte de 6. Liste I - Remb 65 % - **26,04 €**.
MAXALT 10 mg : comprimé (rose pâle) ; boîte de 12. Liste I - Remb 65 % - **48,72 €**.

Composition

	p cp	p cp
Rizatriptan	5 mg	10 mg
Lactose	30,25 mg	60,5 mg

Dans quel cas ce médicament est-il prescrit ?

Ce médicament est un *vasoconstricteur* puissant qui agit essentiellement sur les vaisseaux crâniens. Il appartient à la famille des antimigraineux communément appelés *triptans*.

Il est utilisé dans le *traitement de la crise* de *migraine*.

Contre-indications

Ce médicament ne doit pas être utilisé dans les cas suivants :
- antécédent d'*infarctus du myocarde* ou d'*accident vasculaire cérébral*, et plus généralement toute maladie liée à un spasme ou à un rétrécissement des artères ;
- *hypertension artérielle* (sauf si elle est stabilisée par un traitement spécifique) ;
- *insuffisance hépatique* grave ;
- *insuffisance rénale* grave ;
- en association avec un *IMAO* ou un autre antimigraineux *vasoconstricteur*.

Attention : Ce médicament doit être pris lors de l'apparition du mal de tête, et non, comme d'autres antimigraineux, dès les premiers symptômes annonciateurs (aura migraineuse). Il ne doit pas être utilisé pour traiter des maux de tête non migraineux. Il ne convient pas non plus au traitement de certaines *migraines* associées à des paralysies musculaires ou oculaires.

Dans de très rares cas, une douleur dans la poitrine peut suivre la prise du médicament. Elle peut être intense et ressembler à une crise d'*angine de poitrine*, mais elle n'est que très rarement due à un spasme des artères coronaires. Si elle dure plus de quelques minutes, prévenez votre médecin et ne prenez pas de nouveau comprimé sans son avis.

Des précautions sont nécessaires en cas de tabagisme (y compris chez les anciens fumeurs utilisant des médicaments de substitution contenant de la nicotine) ou en présence d'autres facteurs de risque cardiovasculaire.

En cas d'inefficacité du premier comprimé, il est inutile et dangereux de multiplier les prises.

Compte-tenu de ses effets indésirables potentiels, ce médicament peut, chez certaines personnes, ne pas être compatible avec la conduite automobile ou le maniement de machines dangereuses. Assurez-vous à l'occasion des premières prises que vous supportez bien ce médicament avant de conduire ou d'utiliser une machine.

Interactions avec d'autres substances

Ce médicament ne doit pas être associé aux *IMAO*, aux dérivés de l'*ergot de seigle* ou aux autres triptants : risque accru d'effets indésirables.

En cas de traitement par un antimigraineux contenant de l'ergotamine (GYNERGÈNE), de la dihydroergotamine ou du méthysergide, attendre 24 heures avant de prendre ce médicament. Après la prise de ce médicament, respecter un délai de 6 heures avant de prendre un antimigraineux contenant de l'ergotamine (GYNERGÈNE), de la dihydroergotamine ou du méthysergide.

Informez par ailleurs votre médecin ou votre pharmacien si vous prenez un médicament contenant du propranolol, un antidépresseur *inhibiteur de la recapture de la sérotonine* ou un produit de phytothérapie contenant du millepertuis.

Grossesse et allaitement

L'effet de ce médicament pendant la grossesse est mal connu : seul votre médecin peut évaluer le risque éventuel de son utilisation dans votre cas.

Ce médicament passe dans le lait maternel. Le risque d'une action délétère chez le nourrisson n'est pas connu et peut être minimisé en tirant et en jetant le lait dans les 24 heures qui suivent la prise du médicament.

Mode d'emploi et posologie

Ce médicament doit être avalé entier avec un verre d'eau. Lorsque le comprimé est pris avec des aliments, son effet peut être retardé.

Posologie usuelle :
- Adulte de plus de 18 ans et de moins de 65 ans : 1 comprimé à 10 mg lors de l'apparition du mal de tête ; l'effet apparaît après 30 minutes et est maximal après 2 heures.

Il est déconseillé de reprendre un comprimé lors de la crise si le premier n'a pas permis le soulagement. En revanche, un deuxième comprimé peut être pris après un délai minimal de 2 heures si l'effet du premier s'estompe et que la migraine réapparaît. La dose maximale est de 2 comprimés par 24 heures.

La prise du médicament lors des signes annonciateurs de la migraine, avant le mal de tête, est déconseillée. Le rizatriptan n'a pas d'effet préventif.

Conseils : La prise de ce médicament ne dispense pas des mesures habituelles permettant d'aider à faire céder la crise de migraine : s'allonger au calme dans une pièce sombre.

Effets indésirables possibles

Le plus fréquemment : fourmillements, étourdissement, fatigue, somnolence, bouffées de chaleur.

Nausées, digestion difficile, sensation de lourdeur ou d'oppression, *palpitations*, sécheresse de la bouche, gorge serrée, sueurs, trouble de la vision.

Certains des effets observés sont difficiles à dissocier des symptômes de la migraine.

Œdème de *Quincke*.

Exceptionnellement : spasmes des *artères coronaires* (voir Attention).

Laboratoires Merck Sharp et Dohme-Chibret

MAXIDEX

Informations détaillées sur www.monvidal.com

MAXIDROL

Anti-inflammatoire et antibiotique à usage ophtalmique

sur ordonnance

Présentation

MAXIDROL : collyre ; flacon compte-gouttes de 3 ml. Liste I - Remb 35 % - **2,43 €**.
MAXIDROL : pommade ophtalmique ; tube de 3,5 g. Liste I - Remb 35 % - **1,94 €**.

Composition

	p 100 ml	p 100 g
Dexaméthasone	0,1 g	0,1 g
Néomycine sulfate	350 000 UI	350 000 UI
Polymyxine B sulfate	600 000 UI	600 000 UI
Benzalkonium chlorure	+	

Dans quel cas ce médicament est-il prescrit ?

Ce médicament d'usage local contient un *anti-inflammatoire* (*corticoïde*) et des *antibiotiques*, dont l'un appartient à la famille des *aminosides*.

Il est utilisé dans la prévention des complications d'opération de l'œil et dans le traitement de certaines infections oculaires.

Contre-indications

Ce médicament ne doit pas être utilisé dans les cas suivants :
- *allergie* aux *antibiotiques* de la famille des *aminosides* ou à la polymyxine B,
- *kératite* virale à son début,
- *mycose* de l'œil.

Attention : L'usage de ce médicament impose un examen ophtalmologique préalable. En effet, certaines infections oculaires peuvent être aggravées par les dérivés de la *cortisone*.
Une irritation oculaire importante peut être due à une infection non contrôlée par le traitement : en cas de doute, n'hésitez pas à consulter votre médecin.
Une utilisation prolongée nécessite une surveillance ophtalmologique.
L'usage de ce médicament est déconseillé chez le *nourrisson*.

Interactions avec d'autres substances

Ce médicament peut interagir avec d'autres collyres : respectez un intervalle de 15 minutes entre deux instillations.

Grossesse et allaitement

L'effet de ce médicament pendant la grossesse ou l'allaitement est mal connu : seul votre médecin peut évaluer le risque éventuel de son utilisation dans votre cas.

Mode d'emploi et posologie

Tirer la paupière inférieure vers le bas tout en regardant vers le haut et déposer une goutte de collyre ou la pommade entre la paupière et le globe oculaire (*cul-de-sac conjonctival*).

Posologie usuelle :
Collyre : 1 goutte, 3 à 6 fois par jour.
Pommade ophtalmique : appliquer l'équivalent d'un grain de riz, 1 ou 2 fois par jour.
La durée du traitement est limitée à 7 jours sans suivi ophtalmologique.

Conseils : Le port de *lentilles de contact* doit être évité pendant le traitement.
L'application correcte du produit peut nécessiter une aide.
La vision est troublée par l'application de la pommade. Ce trouble disparaît en quelques minutes.
Ne conservez pas le collyre ou la pommade plus de 15 jours après une première utilisation.

Effets indésirables possibles

Irritation ou *réaction allergique* locales.
En cas d'utilisation prolongée : *cataracte*, augmentation de la *tension intraoculaire* (*glaucome*), *kératite* superficielle.

Laboratoires Alcon

MAXILASE

Enzyme à visée anti-inflammatoire

Présentation

MAXILASE 3 000 : comprimé (orange pâle) ; boîte de 30. Non remb.
MAXILASE 200 U/ml : sirop (arôme mandarine) ; flacon de 125 ml. Non remb.
MAXILASE 200 U/ml : sirop (arôme mandarine) ; flacon de 200 ml. Non remb.

Composition

	p cp	p c à c
Alpha-amylase (en U Ph Eur)	2 143	714,3
Saccharose		3,2 g

Dans quel cas ce médicament est-il prescrit ?

Ce médicament contient une *enzyme* destinée à lutter contre l'*œdème* et l'*inflammation*.
Il est utilisé dans le *traitement d'appoint* de l'inflammation aiguë de la gorge.

Attention : En l'absence d'amélioration au bout de quelques jours, en cas d'apparition de fièvre, consultez votre médecin.
Le sirop contient du *sucre* (saccharose) en quantité notable.

Grossesse et allaitement

L'effet de ce médicament pendant la grossesse ou l'allaitement est mal connu. L'évaluation du risque éventuel lié à son utilisation est individuelle : demandez conseil à votre pharmacien ou à votre médecin.

Mode d'emploi et posologie

Les comprimés doivent être avalés sans être croqués avec un verre d'eau au moment des repas.

Posologie usuelle :
- Adulte : 1 cuillère à soupe de sirop ou 1 comprimé, 3 fois par jour.
- Enfant de plus de 3 ans (plus de 15 kg) : 2 cuillères à café de sirop, 3 fois par jour.
- Nourrisson et enfant de 6 mois à 3 ans (de 7 à 15 kg) : 1 cuillère à café de sirop, 3 fois par jour.

Effets indésirables possibles

Rarement : *réaction allergique*.

Laboratoires sanofi-aventis France

MAXOMAT
Informations détaillées sur www.monvidal.com

MÉBÉVÉRINE 100 mg
Génériques
Antispasmodique à visée digestive — sur ordonnance

Les médicaments ci-dessous sont des génériques de DUSPATALIN (voir p. 437).

MEBEVERINE BIOGARAN 100 mg : capsule *(huile d'arachide, huile de soja hydrogénée, lécithine de soja)* boîte de 30. Liste II - Remb 35 % - 2,47 €.
MEBEVERINE TEVA 100 mg : capsule molle *(huile d'arachide, huile de soja hydrogénée, lécithine de soja)* boîte de 30. Liste II - Remb 35 % - 2,47 €.
SPASMOPRIV 100 mg : gélule *(lactose)* boîte de 20. Liste II - Non remb.
SPASMOPRIV 100 mg : gélule *(lactose)* boîte de 30. Liste II - Remb 35 % - 2,47 €.

MÉBÉVÉRINE 200 mg
Génériques
Antispasmodique à visée digestive — sur ordonnance

Les médicaments ci-dessous sont des génériques de DUSPATALIN (voir p. 437).

COLOPRIV 200 mg : gélule *(huile d'arachide, huile de soja hydrogénée, lécithine de soja)* boîte de 30. Liste II - Remb 35 % - 4,42 €.
MEBEVERINE BIOGARAN 200 mg : gélule *(huile d'arachide, huile de soja hydrogénée, lécithine de soja)* boîte de 30. Liste II - Remb 35 % - 4,42 €.
MEBEVERINE BIOGARAN 200 mg : gélule *(huile d'arachide, huile de soja hydrogénée, lécithine de soja)* boîte de 60. Liste II - Remb 35 % - 7,51 €.
MEBEVERINE EG 200 mg : gélule *(huile d'arachide, huile de soja hydrogénée, lécithine de soja)* boîte de 30. Liste II - Remb 35 % - 4,42 €.
MEBEVERINE MERCK 200 mg : gélule *(huile d'arachide, huile de soja hydrogénée, lécithine de soja)* boîte de 30. Liste II - Remb 35 % - 4,42 €.
MEBEVERINE QUALIMED 200 mg : gélule *(huile d'arachide, huile de soja, lécithine de soja)* boîte de 30. Liste II - Remb 35 % - 4,42 €.
MEBEVERINE TEVA 200 mg : gélule *(huile d'arachide, huile de soja hydrogénée, lécithine de soja)* boîte de 30. Liste II - Remb 35 % - 4,42 €.
MEBEVERINE TEVA 200 mg : gélule *(huile d'arachide, huile de soja hydrogénée, lécithine de soja)* boîte de 60. Liste II - Remb 35 % - 7,51 €.

MECIR
Alphabloquant — sur ordonnance

Présentation
MECIR LP 0,4 mg : comprimé à *libération prolongée* (jaune) ; boîte de 30. Liste I - Remb 35 % - **16,79 €**.

Composition

	p cp
Tamsulosine chlorhydrate	0,4 mg

Dans quel cas ce médicament est-il prescrit ?
Ce médicament appartient à la famille des *alphabloquants*. Il lutte contre la contraction des *voies* urinaires.
Il est utilisé dans le traitement des troubles urinaires dus à un *adénome de la prostate*.

Contre-indications
Ce médicament ne doit pas être utilisé dans les cas suivants :
- *antécédent* d'œdème de *Quincke* lié à la prise de tamsulosine,
- antécédent d'*hypotension orthostatique*,
- *insuffisance hépatique* grave.

Attention : Des précautions sont nécessaires en cas d'*insuffisance rénale* grave ou d'*insuffisance coronarienne*.
Une *hypotension orthostatique*, due à la dilatation des vaisseaux sanguins, peut survenir dans les heures qui suivent la prise du médicament. Ce malaise, souvent précédé de *vertiges* et de sueurs, est favorisé par un passage trop brutal en position verticale (en se levant d'une chaise ou d'un lit). Les risques sont surtout importants les premiers jours du traitement, pendant lesquels il convient d'éviter les activités dangereuses. Ensuite, l'organisme s'adapte au médicament. En cas de sensation d'étourdissement, allongez-vous quelques minutes et relevez-vous progressivement.
Conducteur : ce médicament peut parfois provoquer des étourdissements.

Interactions avec d'autres substances
Ce médicament peut interagir avec les *antihypertenseurs*, surtout les autres *alphabloquants*. Votre médecin adaptera la *posologie* pour limiter le risque d'*hypotension orthostatique*, mais il doit être parfaitement informé des médicaments que vous prenez conjointement.
En cas d'intervention chirurgicale, informez l'anesthésiste de la prise de ce médicament.

Grossesse et allaitement
Ce médicament n'a pas d'indication chez la femme.

Mode d'emploi et posologie
Ce médicament peut être pris indifféremment pendant ou en dehors des repas.
Ces comprimés libèrent d'une façon régulière et prolongée le médicament dans l'organisme ; ils doivent être avalés entiers avec un verre d'eau.
Posologie usuelle :
1 comprimé par jour.

Conseils : Ce médicament ne permet pas de faire régresser la taille de l'adénome. C'est un *traitement symptomatique* qui facilite l'ouverture du *sphincter* urinaire. Il est utilisé lorsque l'ablation de l'adénome n'est pas justifiée (troubles modérés) ou doit être retardée pour une raison quelconque.

Effets indésirables possibles
Étourdissement, troubles de l'éjaculation.
Rarement (moins de 1 % des utilisateurs) : maux de tête, fatigue, *hypotension orthostatique*, *palpitations*, nausées, diarrhée, constipation, éruption cutanée, démangeaisons, nez bouché, *rhinite*.
Très rarement (moins de 0,1 % des utilisateurs) : œdème de *Quincke* nécessitant l'arrêt définitif du traitement, *priapisme*.

Laboratoires Boehringer Ingelheim France

MÉDIATENSYL
Antihypertenseur — sur ordonnance

Présentation
MÉDIATENSYL 30 mg : gélule (blanc et jaune) ; boîte de 30. Liste I - Remb 65 % - **7,28 €**.
MÉDIATENSYL 60 mg : gélule (blanc et bleu clair) ; boîte de 30. Liste I - Remb 65 % - **14,01 €**.

Composition

	p gél 30 mg	p gél 60 mg
Urapidil		
Saccharose	+	+

Dans quel cas ce médicament est-il prescrit ?
Ce médicament est un *antihypertenseur* qui appartient à la famille des *vasodilatateurs alphabloquants*.
Il est utilisé dans le traitement de l'*hypertension artérielle*.

Attention : Ce médicament peut être responsable de troubles de l'équilibre et parfois de malaises avec chutes. Faites contrôler votre tension artérielle si vous êtes sujet à des étourdissements en vous levant brusquement.
Des précautions sont nécessaires en cas d'*insuffisance hépatique* grave et chez la personne âgée.

Interactions avec d'autres substances
Informez votre médecin si vous prenez un *inhibiteur calcique*.
En outre, l'effet *antihypertenseur* de ce médicament peut être augmenté par certains médicaments tels que les *neuroleptiques*, les *antidépresseurs imipraminiques*, les médicaments contenant du baclofène ; il peut être diminué par les *corticoïdes*. Votre médecin doit être informé si vous êtes traité par l'un ou l'autre de ces médicaments.

Grossesse et allaitement
L'effet de ce médicament pendant la grossesse ou l'allaitement est mal connu : seul votre médecin peut évaluer le risque éventuel de son utilisation dans votre cas.

Mode d'emploi et posologie
Ce médicament peut être pris indifféremment au cours ou en dehors des repas.

Posologie usuelle :
60 à 120 mg par jour, répartis en 2 prises.

Conseils : Le traitement médicamenteux ne dispense pas des mesures simples pouvant faire baisser la tension artérielle : activité physique régulière, modération de la consommation de boissons alcoolisées, lutte contre le surpoids.

Effets indésirables possibles
Vertiges, nausées, maux de tête, fatigue, douleur d'estomac.
Exceptionnellement : *hypotension orthostatique*, *allergie* cutanée.

Laboratoires Nycomed France

MEDIATOR
Hypoglycémiant — sur ordonnance

Présentation
MEDIATOR : comprimé (blanc) ; boîte de 30. Liste I - Remb 65 % - **5,04 €**.

Composition

	p cp
Benfluorex chlorhydrate	150 mg

Dans quel cas ce médicament est-il prescrit ?
Ce médicament permet de lutter contre les *glycémies* excessives chez les diabétiques. Il n'a pas d'action sur la sécrétion d'insuline.
Il est utilisé en complément du régime dans le *diabète* avec surpoids.

Contre-indications
Ce médicament ne doit pas être utilisé en cas de *pancréatite* chronique.

Attention :
Si vous devez conduire ou utiliser une machine dangereuse, assurez-vous préalablement que ce médicament n'altère pas votre vigilance.
Sportif : ce médicament contient une substance susceptible de rendre positifs certains *tests antidopage*.

Grossesse et allaitement
L'effet de ce médicament pendant la grossesse ou l'allaitement est mal connu : seul votre médecin peut évaluer le risque éventuel de son utilisation dans votre cas.

Mode d'emploi et posologie
Ce médicament est pris au cours des repas.

Posologie usuelle :
- Adulte : 3 comprimés par jour.

Un régime adapté pendant le traitement reste nécessaire.

Conseils : Le régime du diabétique ne consiste pas en une simple interdiction des *glucides* (*sucres*, pain, pâtes...) ; demandez conseil à votre médecin.

Effets indésirables possibles
Troubles digestifs (nausée, vomissement, douleur d'estomac, diarrhée), fatigue, somnolence, *vertiges*.
Rarement :
- confusion, désorientation, agitation, délire, hallucinations ;
- élévation des *transaminases*, *hépatite* ;
- *réaction allergique*.

Laboratoires Servier

MÉDIBRONC
Fluidifiant bronchique

Présentation
MÉDIBRONC Adulte : sirop (arôme caramel) ; flacon de 250 ml. Non remb.
MÉDIBRONC Enfant : sirop (arôme banane) ; flacon de 150 ml. Non remb.

Composition

	Sirop Ad p c à s	Sirop Enf p c à c
Carbocistéine	750 mg	100 mg
Saccharose	5,25 g	3,5 g

Dans quel cas ce médicament est-il prescrit ?
Ce médicament fluidifie les sécrétions (mucosités) présentes dans les bronches. Il facilite leur évacuation par la toux.
Il est utilisé en cas de toux grasse avec difficulté à cracher, notamment au cours des bronchites aiguës.

Attention : Ce médicament ne peut être utilisé en cas de *bronchite chronique* que sur avis médical.
Des précautions sont nécessaires en cas d'*ulcère* de l'estomac ou du *duodénum*.
N'utilisez pas d'*antitussif* en plus de ce médicament sans l'avis de votre médecin ou de votre pharmacien.
Si les sécrétions persistent au-delà de quelques jours, si elles se colorent ou en cas de fièvre, consultez votre médecin.
Ce médicament contient du *sucre* (saccharose) en quantité notable.

Grossesse et allaitement
Ce médicament ne contient que des substances présumées sans danger pendant la grossesse ou l'allaitement. Néanmoins, ne l'utilisez pas de façon prolongée sans l'avis de votre pharmacien ou de votre médecin.

Mode d'emploi et posologie
Ce médicament est pris de préférence en dehors des repas.
Posologie usuelle :
- Adulte : 1 cuillère à soupe de sirop Adulte, 3 fois par jour.
- Enfant de 5 à 15 ans : 1 cuillère à café de sirop Enfant, 3 fois par jour.
- Enfant de 1 mois à 5 ans : 1 cuillère à café de sirop Enfant, 1 ou 2 fois par jour selon l'âge.

Le traitement peut être interrompu dès l'amélioration des symptômes. Sa durée ne doit pas dépasser 8 à 10 jours sans avis médical.

Conseils : Fumer, ou être exposé à la fumée des autres, est un frein important à l'évacuation des mucosités.
Il est important de lutter contre la sécheresse de l'air ambiant (humidificateur...) pour éviter le dessèchement des sécrétions. Il est également recommandé de boire beaucoup.
Chez la personne âgée ou le jeune enfant, l'incapacité à évacuer les crachats peut justifier l'aide d'un kinésithérapeute, sur prescription médicale.

Effets indésirables possibles
Douleurs d'estomac, nausées, diarrhée.

Laboratoires Merck Médication Familiale

MÉDIFLOR calmante, troubles du sommeil n° 14
Phytothérapie

Présentation
MÉDIFLOR calmante, troubles du sommeil n° 14 : tisane ; boîte de 24 sachets-dose. Non remb.

Composition

	p 100 g
Valériane, racine	20 g
Passiflore, partie aérienne	20 g
Aubépine, sommité fleurie	15 g
Mélisse, feuille	10 g
Tilleul, inflorescence	10 g
Bigaradier, feuille	25 g

Dans quel cas ce médicament est-il prescrit ?
Cette tisane est un mélange de plantes à visée *sédative.*
Elle est traditionnellement utilisée dans le *traitement symptomatique* de la nervosité, notamment en cas de troubles légers du sommeil.

Grossesse et allaitement
Ce médicament contient des plantes présumées sans danger pendant la grossesse ou l'allaitement. Néanmoins, par mesure de prudence, ne l'utilisez pas sans prendre l'avis de votre pharmacien ou de votre médecin.

Mode d'emploi et posologie
Préparer une *infusion* avec 1 sachet-dose dans une tasse d'eau bouillante, à laisser infuser pendant 5 minutes.
Posologie usuelle :
En cas de nervosité : 1 tasse, 3 à 5 fois par jour (au lever, aux repas et au coucher).
Dans les troubles du sommeil : 1 tasse à la fin du dîner et 1 tasse au coucher.

Conseils : Les médicaments ne sont pas la seule réponse aux troubles du sommeil : une meilleure hygiène de vie, une consommation modérée d'excitants (y compris les boissons alcoolisées...), l'insonorisation de la chambre ou le port de bouchons auriculaires (type boules Quies) permettent aussi d'améliorer la qualité du sommeil.

Laboratoires Merck Médication Familiale

MÉDIFLOR circulation du sang n° 12
Informations détaillées sur www.monvidal.com

MÉDIFLOR constipation passagère n° 7
Laxatif stimulant

Présentation
MÉDIFLOR tisane contre la constipation passagère n° 7 : tisane ; boîte de 24 sachets-dose. Non remb.

Composition

	p sachet
Séné, foliole	720 mg

Dans quel cas ce médicament est-il prescrit ?

Cette tisane contient un *laxatif stimulant* (séné). Elle augmente les sécrétions et la motricité de l'intestin.

Elle est utilisée dans le *traitement symptomatique* de la constipation.

Contre-indications

Ce médicament ne doit pas être utilisé dans les cas suivants :
- maladies inflammatoires du côlon ;
- constipation ou douleurs abdominales dues à une obstruction du tube digestif : rétrécissement intestinal, *fécalome* (bouchon de selles) ;
- enfant de moins de 12 ans, sauf sur prescription médicale.

Attention : Ce médicament doit être utilisé de façon épisodique et en cure très brève : pas plus de 8 à 10 jours.
Son usage régulier peut entraîner :
- une *dépendance*,
- des troubles intestinaux graves,
- une perte de sels minéraux, notamment de *potassium*, pouvant être à l'origine de *troubles du rythme cardiaque* graves.

L'usage des laxatifs doit rester exceptionnel chez l'enfant.
Arrêtez le traitement en cas de diarrhée ou de douleurs abdominales.

Interactions avec d'autres substances

Ce médicament peut interagir avec les médicaments susceptibles de provoquer des *torsades de pointes*.

Informez par ailleurs votre pharmacien ou votre médecin si vous prenez des *corticoïdes* (sauf traitement local), des *diurétiques* ou des médicaments contenant de la digoxine, de la digitoxine ou de l'amphotéricine B (par *voie* intraveineuse).

Grossesse et allaitement

Ce médicament est déconseillé sans avis médical pendant la grossesse ou l'allaitement.

Mode d'emploi et posologie

Préparer une *infusion* avec 1 sachet-dose et une tasse d'eau bouillante. Laisser infuser pendant 10 à 15 minutes.

L'effet laxatif n'est pas immédiat. Il se manifeste généralement environ 10 heures après la prise du médicament.

Posologie usuelle :
- Adulte : 1 tasse par jour.

Conseils : Le traitement de la constipation chronique repose essentiellement sur des boissons abondantes, une alimentation riche en fibres et une activité physique régulière.

Effets indésirables possibles

Diarrhée, douleurs abdominales.

Laboratoires Merck Médication Familiale

MÉDIFLOR digestive n° 3

Informations détaillées sur www.monvidal.com

MÉDIFLOR DIURÉTIQUE n° 4

Informations détaillées sur www.monvidal.com

MÉDIFLOR DOULEURS ARTICULAIRES n° 2

Informations détaillées sur www.monvidal.com

MÉDIFLOR hépatique n° 5

Informations détaillées sur www.monvidal.com

MÉDIFLOR MINCEUR n° 1

Informations détaillées sur www.monvidal.com

MÉDIFLOR PECTORALE D'ALSACE n° 8

Informations détaillées sur www.monvidal.com

MÉDIVEINE

Vasculoprotecteur et veinotonique

Ce médicament est un générique de DIOVENOR (voir p. 407).

MÉDROL

Dérivé de la cortisone — sur ordonnance

Présentation

MÉDROL 4 mg : comprimé sécable (blanc) ; boîte de 30. Liste I - Remb 65 % - **3,28 €**.
MÉDROL 16 mg : comprimé sécable (blanc) ; boîte de 20. Liste I - Remb 65 % - **5,81 €**.

Composition

	p cp	p cp
Méthylprednisolone	4 mg	16 mg

Dans quel cas ce médicament est-il prescrit ?

C'est un *anti-inflammatoire* stéroïdien qui appartient à la famille des *corticoïdes* de synthèse (dérivés chimiques de la cortisone naturelle). Les propriétés de la *cortisone* sont nombreuses, mais ce produit est surtout utilisé pour son effet anti-inflammatoire puissant. Il présente, à efficacité égale, moins d'effets indésirables que la cortisone naturelle. Ces propriétés sont utiles dans le traitement de nombreuses affections comportant une composante inflammatoire ou allergique, mais aussi de certains cancers où ce médicament permet de lutter contre la prolifération cellulaire. Il diminue les réactions immunitaires et est donc utilisé pour prévenir le rejet des greffes d'organes.

Il est utilisé dans le traitement de certaines maladies graves (cancer, *sclérose en plaques*, *rhumatisme articulaire aigu* par exemple), mais également de maladies plus bénignes (*allergie*, crise d'*asthme*, *sinusite* aiguë, *otite*). Dans ces derniers cas, le traitement est souvent court.

Contre-indications

Ce médicament ne doit pas être utilisé dans les cas suivants :
- infection ou *mycose* non contrôlée par un traitement adapté,
- maladie virale en évolution (*hépatite*, *herpès* ou *zona*),
- *psychose* non contrôlée par un traitement.

Attention : Ce médicament ne doit jamais être employé ou réemployé en dehors d'une prescription médicale.

Si vous avez un *diabète*, vous risquez de le déséquilibrer si vous modifiez la quantité ou le rythme de la prise de *cortisone* sans avis médical.

Les personnes ayant des *antécédents* de *tuberculose*, d'*ulcère* de l'estomac ou du duodénum, les personnes souffrant d'*insuffisance rénale*, de *colite* ulcéreuse, d'*hypertension artérielle*, d'*ostéoporose*, de *myasthénie* grave doivent faire l'objet d'une prise en charge médicale particulière.

La prise prolongée d'un *corticoïde* diminue les défenses immunitaires : la vaccination avec un *vaccin* contenant des *germes* vivants atténués ne peut être pratiquée qu'avec l'accord de votre médecin. Vous devez également éviter le contact avec des personnes atteintes de varicelle ou de rougeole.

L'arrêt du traitement doit être progressif pour permettre aux glandes *surrénales* de reprendre la synthèse de cortisone naturelle. Un arrêt brutal expose par ailleurs à une rechute de la maladie traitée. Cette précaution n'est utile que lorsque la durée du traitement dépasse une semaine.

Sportif : ce médicament contient une substance susceptible de rendre positifs certains *tests antidopage*.

Interactions avec d'autres substances

Ce médicament peut interagir avec les médicaments qui donnent des *torsades de pointes*.

Informez par ailleurs votre médecin si vous prenez :

- un médicament susceptible de faire baisser la *kaliémie* (amphotéricine B administrée par voie *intraveineuse*, certains *diurétiques*, *laxatifs stimulants*) ;
- un *antihypertenseur* ;
- un *antidiabétique* ;
- un *digitalique* ;
- un *anticoagulant* ;
- de l'aspirine ou un *AINS* ;
- un médicament contenant de la carbamazépine, du phénobarbital, de la phénytoïne, de la primidone, de la rifampicine, de la ciclosporine, de l'interféron alfa ou de l'isoniazide.

En cas de vaccination, l'utilisation d'un *vaccin* vivant est déconseillée.

Grossesse et allaitement

Les études scientifiques actuellement disponibles n'ont pas mis en évidence de risque de malformation lors de l'utilisation de ce produit pendant la grossesse. Seul votre médecin peut apprécier la nécessité du traitement et son risque pendant la grossesse.

Lorsqu'une maladie grave impose un traitement prolongé chez la mère, une surveillance médicale du *nouveau-né* est nécessaire.

En cas de traitement prolongé, il peut être nécessaire d'interrompre l'allaitement : prenez l'avis de votre médecin.

Mode d'emploi et posologie

Ce médicament doit être absorbé au cours d'un repas, de préférence en une fois, le matin.

Les comprimés ne sont pas adaptés à l'enfant de moins de 6 ans. En effet, ils risquent d'obstruer les voies respiratoires si l'enfant déglutit mal et que le comprimé passe dans la trachée (fausse route).

Lors des traitements prolongés, et dès que le contrôle de la maladie le permet, une prise alternée un jour sur deux est préférable, notamment chez l'enfant.

Posologie usuelle :

- Adulte et enfant de plus de 6 ans : fréquemment, la *posologie* initiale est élevée (*traitement d'attaque*) ; elle est ensuite diminuée jusqu'à la posologie minimale efficace (*traitement d'entretien*).

Tout traitement prolongé à forte dose doit être arrêté progressivement : suivre les indications du médecin.

Conseils : Un traitement prolongé de plus de quelques jours peut nécessiter :
- la diminution de la consommation de *sel*,
- la prise de *potassium* (prescrit par le médecin),
- un régime riche en protéines et en calcium, pauvre en *glucides*.

Effets indésirables possibles

Ils sont à craindre surtout lors d'un traitement prolongé et à forte dose :

- rétention d'eau et de sel, *hypertension artérielle* ;
- baisse du taux de *potassium*, à prévenir par un apport systématique ;
- modifications physiques fréquentes : gonflement du visage et du buste, apparition de poils, taches cutanées violacées, *acné* ;
- surexcitation, euphorie, troubles du sommeil, *état dépressif* (à l'arrêt du traitement) ;
- faiblesse puis fonte musculaires, lentement réversibles ;
- *ostéoporose* (décalcification des os), parfois définitive ;
- troubles hormonaux et métaboliques : *diabète* (réversible), arrêt de la croissance chez l'enfant, troubles des règles ;
- troubles digestifs : *gastrite*, *ulcère* ;
- certaines formes de *cataracte* et de *glaucome*.

Laboratoires Pfizer

MÉGAMAG

Élément minéral : magnésium

Présentation

MÉGAMAG 45 mg : gélule (bleu et blanc) ; boîte de 40. Remb 35 % - **3,28 €**.

Composition

	p gél
Magnésium aspartate	400 mg
soit Magnésium	45 mg

Dans quel cas ce médicament est-il prescrit ?

Ce médicament contient du magnésium, substance indispensable au *métabolisme*.

Il est utilisé dans le traitement des *carences* en magnésium et en cas de symptômes pouvant évoquer un manque de magnésium : irritabilité, fatigue passagère, troubles mineurs du sommeil, *palpitations*, crampes musculaires, fourmillements.

Contre-indications

Ce médicament ne doit pas être utilisé en cas d'*insuffisance rénale* grave.

Attention : En l'absence d'amélioration après un mois de traitement, consultez votre médecin.

Interactions avec d'autres substances
Ce médicament peut interagir avec les médicaments contenant de la quinidine ou de l'hydroquinidine.

Grossesse et allaitement
Ce médicament ne contient que des substances présumées sans danger pendant la grossesse ou l'allaitement.

Mode d'emploi et posologie
Les gélules doivent être avalées avec un verre d'eau, en plusieurs prises réparties au cours de la journée.

Posologie usuelle :
- Adulte : 6 à 10 gélules par jour.
- Enfant de 6 à 15 ans : 4 à 6 gélules par jour.

Effets indésirables possibles
Diarrhée, douleurs abdominales.

Laboratoires Mayoly-Spindler

MÉGAMYLASE
Enzyme à visée anti-inflammatoire

Présentation
MÉGAMYLASE : comprimé ; boîte de 24. Non remb.
MÉGAMYLASE : sirop (arôme mandarine) ; flacon de 125 ml avec gobelet doseur. Non remb.
MÉGAMYLASE : sirop (arôme mandarine) ; flacon de 250 ml avec gobelet doseur. Non remb.

Composition

	p cp	p 5 ml
Alpha-amylase (en U Ph Eur)	2 143	714,3
Saccharose		3,2 g

Dans quel cas ce médicament est-il prescrit ?
Ce médicament contient une *enzyme* destinée à lutter contre l'*œdème* et l'*inflammation*.
Il est utilisé dans le *traitement d'appoint* de l'inflammation aiguë de la gorge.

Attention : En l'absence d'amélioration au bout de quelques jours, en cas d'apparition de fièvre, consultez votre médecin.
Le sirop contient du *sucre* (saccharose) en quantité notable.

Grossesse et allaitement
L'effet de ce médicament pendant la grossesse ou l'allaitement est mal connu. L'évaluation du risque éventuel lié à son utilisation est individuelle : demandez conseil à votre pharmacien ou à votre médecin.

Mode d'emploi et posologie
Les comprimés doivent être avalés (sans être croqués) avec un verre d'eau, au cours des repas.

Posologie usuelle :
- Adulte : 1 dose de 15 ml ou 1 cuillère à soupe de sirop ou 1 comprimé, 3 fois par jour.
- Enfant de plus de 3 ans (plus de 15 kg) : 1 dose de 10 ml ou 2 cuillères à café de sirop, 3 fois par jour.
- Enfant de 6 mois à 3 ans (7 à 15 kg) : 1 dose de 5 ml ou 1 cuillère à café de sirop, 3 fois par jour.

Effets indésirables possibles
Rarement : *réaction allergique*.

Laboratoires Leurquin Mediolanum

MÉLADININE
Informations détaillées sur www.monvidal.com

MELAXOSE
Laxatif lubrifiant et osmotique

Présentation
MELAXOSE : gelée orale (arômes : mandarine, citron, orange) ; pot de 150 g. Remb 35 % - **5,12 €**.

Composition

	p c à c
Lactulose (fructose + galactose)	1,75 g
Huile de paraffine solidifiée	3,2 g
soit Vaseline	1,07 g
soit Paraffine liquide	2,15 g
Aspartam	+

Dans quel cas ce médicament est-il prescrit ?
Ce médicament contient un *laxatif osmotique* et un *laxatif lubrifiant*. Le laxatif osmotique attire l'eau dans l'intestin et augmente le volume des selles. Le laxatif lubrifiant agit en ramollissant les selles et en facilitant leur progression dans l'intestin.
Il est utilisé dans le *traitement symptomatique* de la constipation.

Contre-indications
Ce médicament ne doit pas être utilisé dans les cas suivants :
- maladie inflammatoire du côlon,
- occlusion intestinale ou affection prédisposant à une occlusion,
- douleurs abdominales de cause inconnue,
- *phénylcétonurie* (présence d'aspartam).

Attention : Ce médicament peut réduire l'absorption de certaines *vitamines* (A, D, E, K) en cas d'utilisation prolongée.
Les *laxatifs lubrifiants* contiennent des huiles qui, en cas de passage accidentel dans les bronches (troubles de la déglutition, vomissements, *reflux gastro-œsophagien*...), exposent à des complications pulmonaires sérieuses. Ce médicament doit donc être pris au moins 2 heures avant le coucher ; il doit être utilisé avec prudence chez la personne âgée ayant des difficultés à avaler et chez le *nourrisson*.

Grossesse et allaitement
Ce médicament ne contient aucune substance connue pour être toxique pendant la grossesse ou l'allaitement ; néanmoins, il peut réduire l'absorption de certaines *vitamines* : son usage doit être ponctuel.

Mode d'emploi et posologie
La *posologie* est adaptée selon les résultats obtenus. Si une diarrhée apparaît, il faut réduire les doses.

Posologie usuelle :
- Adulte :
  - *traitement d'attaque* : 2 à 3 cuillères à café par jour ;
  - *traitement d'entretien* : 1 à 3 cuillères à café par jour.

Conseils : Le traitement de la constipation chronique repose essentiellement sur des boissons abondantes, une alimentation riche en fibres et une activité physique régulière.

Effets indésirables possibles

Sensation de ballonnement, diarrhée devant inciter à diminuer la *posologie*.

Suintement anal.

Rarement : démangeaisons, douleur anale.

Laboratoires UCB Pharma

MELIANE

Contraceptif oral

sur ordonnance

Présentation

MELIANE : comprimé (blanc) ; boîte de 1 plaquette de 21. Liste I - Non remb.
MELIANE : comprimé (blanc) ; boîte de 3 plaquettes de 21. Liste I - Non remb.

Composition

	p cp
Éthinylestradiol	0,02 mg
Gestodène	0,075 mg

Dans quel cas ce médicament est-il prescrit ?

C'est un *contraceptif* oral (pilule) qui contient un *estrogène* et un *progestatif*. Il est minidosé (moins de 0,04 mg d'estrogène) et monophasique (tous les comprimés contiennent la même quantité d'*hormones* et sont donc de la même couleur).

Contre-indications

Ce médicament ne doit pas être utilisé dans les cas suivants :

- *accident thromboembolique* (*phlébite*, *embolie* pulmonaire...) ancien ou survenant au cours de la contraception ;
- maladie cardiovasculaire (*hypertension artérielle*, *angine de poitrine*, lésion des valves cardiaques, anomalie de la circulation sanguine cérébrale ou rétinienne) ;
- *cancer hormonodépendant* (même guéri), *tumeur de l'hypophyse* ;
- saignement génital intermittent (l'origine de ce saignement doit être déterminée par des examens avant la mise en route du traitement) ;
- maladie du foie, grave ou récente ;
- certaines maladies rares : *connectivite*, *porphyrie*.

Dans d'autres situations, votre médecin est seul juge pour prescrire ce médicament, notamment en cas de *diabète*, d'obésité, d'*otosclérose*, d'excès de *cholestérol*, de *triglycérides* ou de *prolactine* dans le sang, d'affection bénigne du sein ou de l'utérus, d'ictère (jaunisse) chronique ou survenu lors d'une grossesse, d'*insuffisance rénale*, d'**allaitement**.

Attention : Un examen médical est nécessaire avant de débuter la contraception. Il est suivi d'une surveillance annuelle pendant la contraception. Cette surveillance est particulièrement importante si vous souffrez d'*épilepsie*, de *migraine*, d'*asthme*, de *dépression*, ou si des membres de votre famille ont des *antécédents* de cancer du sein ou d'*accidents thromboemboliques*.

Si vous avez plus de 35 ans, si vous fumez, le risque d'effets indésirables cardiovasculaires liés à la prise d'*hormones* augmente fortement. Un autre mode de contraception est souvent préconisé.

Arrêtez la prise du *contraceptif* et consultez votre médecin en cas d'apparition de l'un des *symptômes* suivants : maux de tête violents et inhabituels, troubles de la vision, élévation importante de la tension artérielle, douleur inhabituelle à la jambe.

La survenue d'un léger saignement entre les règles (spotting) est fréquente chez les femmes pendant les premiers mois d'utilisation de la pilule. Vous devez informer votre médecin si les saignements se prolongent ou s'ils apparaissent en cours de contraception.

L'oubli d'un comprimé ou sa mauvaise absorption, du fait de vomissements par exemple, peuvent rendre la contraception inefficace.

En cas d'intervention chirurgicale programmée ou d'alitement prolongé, votre médecin jugera de l'opportunité d'interrompre votre contraception orale.

Interactions avec d'autres substances

L'efficacité contraceptive de ce médicament peut être diminuée par les *anticonvulsivants*, certains traitements du *sida*, les produits de phytothérapie contenant du millepertuis et les médicaments contenant l'une des substances suivantes : griséofulvine, rifampicine, rifabutine, modafinil.

Informez par ailleurs votre médecin si vous prenez des médicaments contenant de la flunarizine.

Grossesse et allaitement

Ce médicament n'a pas de raison d'être utilisé pendant la grossesse. Néanmoins, si une grossesse survient malgré le traitement, du fait d'un oubli ou d'un retard de prise, celle-ci pourra être poursuivie normalement si vous le désirez.

Les *hormones* contenues dans ce *contraceptif* passent dans le lait maternel : ne l'utilisez pas pendant l'allaitement sans avis médical.

Mode d'emploi et posologie

Prendre régulièrement, et sans oubli, 1 comprimé par jour pendant 21 jours consécutifs. Il est recommandé de ne pas trop faire varier l'heure de prise (choisir le petit déjeuner ou le coucher de préférence).

L'interruption du traitement déclenche les règles. La nouvelle plaquette est reprise après les 7 jours d'arrêt, que les règles soient terminées ou non. Pour éviter un retard dans la reprise de la pilule, préjudiciable à l'efficacité de la contraception, il est utile de noter le jour de la prise de la première plaquette : une nouvelle plaquette est toujours commencée le même jour de la semaine.

En cas de première contraception orale ou de reprise d'une contraception interrompue temporairement, prendre le premier comprimé le premier jour des règles.

En cas de changement de *contraceptif* oral, prendre le premier comprimé :

- après un arrêt de 7 jours, si le précédent contraceptif comportait 21 comprimés par plaquette ;
- après un arrêt de 6 jours, si le précédent contraceptif comportait 22 comprimés par plaquette ;
- sans interruption, le lendemain de la prise du dernier comprimé, si le précédent contraceptif comportait 28 comprimés par plaquette.

Après un accouchement ou une interruption de grossesse, suivre les indications du médecin.

Le respect de ces délais est important : une prise trop tardive du premier comprimé peut nuire à l'efficacité de la contraception pour le nouveau cycle.

Conseils : Les dernières recommandations en cas d'oubli d'un comprimé pour ce type de pilule sont les suivantes : prendre immédiatement le comprimé oublié et continuer à l'heure habituelle pour les comprimés suivants (ce qui peut correspondre à la prise de 2 comprimés si l'oubli est découvert lors de la prise suivante). Si le retard est supérieur à 12 heures, la sécurité contraceptive n'est plus assurée et une autre méthode complémentaire (spermicide, préservatif, diaphragme) doit être employée pendant les 7 jours suivants. Si cette période de 7 jours s'étend au-delà du dernier comprimé de la plaquette en cours, la plaquette suivante doit être débutée sans interruption entre les deux plaquettes. Dans ce cas, il n'y aura pas de saignement avant la fin de la seconde plaquette. Des saignements de faible importance (spottings) sont cependant possibles.

En cas de vomissements ou de diarrhée sévère survenant dans les 4 heures suivant la prise d'un comprimé, reprendre dès que possible un autre comprimé. Si le délai est de plus de 12 heures ou si les troubles se répètent, la sécurité contraceptive n'est plus assurée et une méthode complémentaire doit être employée jusqu'à la prise de la plaquette suivante.

Il n'y a pas de danger à débuter une grossesse au cours du cycle qui suit l'arrêt volontaire du contraceptif oral.

Effets indésirables possibles

Peu graves et n'empêchant pas la poursuite du traitement : nausées, maux de tête banals, prise de poids, tension modérée des seins, *acné*, jambes lourdes, irritation oculaire par les *lentilles de contact*, saignement entre les règles, diminution ou disparition des règles, irritabilité, pousse excessive des poils.

Rarement, mais devant faire interrompre le traitement : *hypertension artérielle*, accident cardiaque ou vasculaire, *phlébite*, jaunisse, taches sombres sur le visage, augmentation importante des lipides dans le sang, *diabète*, *nodule* ou tension douloureuse des seins, *migraine*, *vertiges*, troubles de la vision, aggravation d'une *épilepsie*, écoulement de lait par le mamelon, *tumeur* bénigne du foie, calcul de la vésicule biliaire.

Laboratoires Bayer Santé

MELODIA

Contraceptif oral — sur ordonnance

Présentation

MELODIA : comprimé (jaune : 24, blanc : 4) ; boîte de 1 plaquette de 28. Liste I - Non remb.

MELODIA : comprimé (jaune : 24, blanc : 4) ; boîte de 3 plaquettes de 28. Liste I - Non remb.

Composition

	p cp jaune
Gestodène	0,06 mg
Éthinylestradiol	0,015 mg

Dans quel cas ce médicament est-il prescrit ?

C'est un *contraceptif* oral (pilule) qui contient un *estrogène* et un *progestatif*. Il est minidosé (moins de 0,04 mg d'estrogène) et monophasique (tous les comprimés contiennent la même quantité d'*hormones* et sont donc de la même couleur). Pour limiter les risques d'oubli, chaque plaquette contient 4 comprimés blancs dépourvus de toute substance active, destinés à être pris pendant les règles.

Contre-indications

Ce médicament ne doit pas être utilisé dans les cas suivants :

- *accident thromboembolique* (*phlébite*, *embolie* pulmonaire...) ancien ou survenant au cours de la contraception ;
- maladie cardiovasculaire (*hypertension artérielle*, *angine de poitrine*, lésion des valves cardiaques, anomalie de la circulation sanguine cérébrale ou rétinienne) ;
- *cancer hormonodépendant* (même guéri), *tumeur de l'hypophyse* ;
- saignement génital intermittent (l'origine de ce saignement doit être déterminée par des examens avant la mise en route du traitement) ;
- maladie du foie, grave ou récente ;
- certaines maladies rares : *connectivite*, *porphyrie*.

Dans d'autres situations, votre médecin est seul juge pour prescrire ce médicament, notamment en cas de *diabète*, d'obésité, d'*otosclérose*, d'excès de *cholestérol*, de *triglycérides* ou de *prolactine* dans le sang, d'affection bénigne du sein ou de l'utérus, d'ictère (jaunisse) chronique ou survenu lors d'une grossesse, d'*insuffisance rénale*, d'**allaitement**.

Attention : Un examen médical est nécessaire avant de débuter la contraception. Il est suivi d'une surveillance annuelle pendant la contraception. Cette surveillance est particulièrement importante si vous souffrez d'*épilepsie*, de *migraine*, d'*asthme*, de *dépression*, ou si des membres de votre famille ont des *antécédents* de cancer du sein ou d'*accidents thromboemboliques*.

Si vous avez plus de 35 ans, si vous fumez, le risque d'effets indésirables cardiovasculaires liés à la prise d'*hormones* augmente fortement. Un autre mode de contraception est souvent préconisé.

Arrêtez la prise du *contraceptif* et consultez votre médecin en cas d'apparition de l'un des *symptômes* suivants : maux de tête violents et inhabituels, troubles de la vision, élévation importante de la tension artérielle, douleur inhabituelle à la jambe.

L'oubli d'un comprimé jaune ou sa mauvaise absorption, du fait de vomissements par exemple, peuvent rendre la contraception inefficace.

La survenue d'un léger saignement entre les règles (spotting) est fréquente chez les femmes prenant la pilule. Vous devez néanmoins en informer votre médecin.

Si vous devez subir une intervention chirurgicale, il est préférable d'interrompre la contraception orale un mois à l'avance. De même, un alitement prolongé doit vous conduire à arrêter la contraception.

Interactions avec d'autres substances

L'efficacité contraceptive de ce médicament peut être diminuée par les *anticonvulsivants*, certains traitements du *sida*, les produits de phytothérapie contenant du millepertuis et les médicaments contenant l'une des substances suivantes : griséofulvine, rifampicine, rifabutine, modafinil.

Informez par ailleurs votre médecin si vous prenez des médicaments contenant de la flunarizine.

Grossesse et allaitement

Ce médicament n'a pas de raison d'être utilisé pendant la grossesse. Néanmoins, si une grossesse survient malgré le traitement, du fait d'un oubli ou d'un retard de prise, celle-ci pourra être poursuivie normalement si vous le désirez.

Les *hormones* contenues dans ce *contraceptif* passent dans le lait maternel : ne l'utilisez pas pendant l'allaitement sans avis médical.

Mode d'emploi et posologie

Prendre régulièrement, et sans oubli, 1 comprimé jaune par jour pendant 24 jours consécutifs, puis 1 comprimé blanc pendant 4 jours. Il est recommandé de ne pas trop faire varier l'heure de prise (choisir le petit déjeuner ou le coucher de préférence). La nouvelle plaquette est reprise à la suite de la précédente, que les règles soient terminées ou non.

En cas de première contraception orale ou de reprise d'une contraception interrompue temporairement, prendre le premier comprimé le premier jour des règles.

En cas de changement de *contraceptif* oral, prendre le premier comprimé :

- après un arrêt de 7 jours, si le précédent contraceptif comportait 21 comprimés par plaquette ;
- après un arrêt de 6 jours, si le précédent contraceptif comportait 22 comprimés par plaquette ;
- sans interruption, le lendemain de la prise du dernier comprimé, si le précédent contraceptif comportait 28 comprimés par plaquette.

Après un accouchement ou une interruption de grossesse, suivre les indications du médecin.

Le respect de ces délais est important : une prise trop tardive du premier comprimé peut nuire à l'efficacité de la contraception pour le nouveau cycle.

Conseils : En cas d'oubli d'un comprimé jaune, prendre immédiatement le comprimé oublié et continuer à l'heure habituelle (ce qui peut correspondre à la prise de 2 comprimés si l'oubli est découvert lors de la prise suivante). Si le retard est supérieur à 12 heures, la sécurité contraceptive n'est plus assurée et une autre méthode complémentaire doit être employée pour le cycle en cours : spermicide, préservatif, diaphragme... L'oubli d'un comprimé blanc (inactif) ne prête pas à conséquence. Jeter le comprimé blanc non pris.

En cas de vomissements ou de diarrhée importante survenant juste après la prise d'un comprimé jaune (sans rapport avec la prise du contraceptif), prendre un autre comprimé. Si ces troubles durent plus de 12 heures, la sécurité contraceptive n'est plus assurée et une méthode complémentaire doit être employée.

Il n'y a pas de danger à débuter une grossesse au cours du cycle qui suit l'arrêt volontaire du contraceptif oral.

Pour éviter une interruption de la contraception et un risque de grossesse, il est préférable de toujours disposer d'une plaquette d'avance.

Il est possible de retarder de quelques jours la date de survenue des règles en prolongeant la prise de comprimés jaunes provenant d'une autre plaquette au-delà du 24e jour. Cette modulation de la durée du cycle doit être exceptionnelle et motivée (compétitions sportives, mariage...) ; elle nécessite toujours un avis médical.

Effets indésirables possibles

Peu graves et n'empêchant pas la poursuite du traitement : nausées, maux de tête banals, prise de poids, tension modérée des seins, *acné*, jambes lourdes, irritation oculaire par les *lentilles de contact*, saignement entre les règles, diminution ou disparition des règles, irritabilité, pousse excessive des poils.

Rarement, mais devant faire interrompre le traitement : *hypertension artérielle*, accident cardiaque ou vasculaire, *phlébite*, jaunisse, taches sombres sur le visage, augmentation importante des lipides dans le sang, *diabète*, *nodule* ou tension douloureuse des seins, *migraine*, *vertiges*, troubles de la vision, aggravation d'une *épilepsie*, écoulement de lait par le mamelon, *tumeur* bénigne du foie, calcul de la vésicule biliaire.

Laboratoires Bayer Santé

MENAELLE

Progestatif — sur ordonnance

Présentation

MENAELLE 100 mg : capsule molle ; boîte de 30. Liste I - Remb 65 % - **5,06 €**.

Composition

	p caps
Progestérone	100 mg
Lécithine de soja	+
Huile d'arachide	+

Dans quel cas ce médicament est-il prescrit ?

Ce médicament contient une *hormone*, la *progestérone*.

Il est utilisé :

- pour corriger une insuffisance de sécrétion de progestérone dans le traitement du *syndrome prémenstruel*, de certains troubles des règles et de la tension des seins ;
- en complément des *estrogènes* dans le traitement de la *ménopause*.

Contre-indications

Ce médicament ne doit pas être utilisé en cas de maladie grave du foie.

Attention : De récentes études ont montré une augmentation du risque de survenue d'un cancer du sein chez les femmes ayant reçu un traitement prolongé des *symptômes* de la *ménopause*. Le traitement doit par conséquent être prescrit à la dose minimale efficace et pour une durée la plus courte possible. En l'absence de troubles, sa prescription ne doit pas être systématique.

N'utilisez en aucun cas ce médicament sans avis médical.

Conductrice : ce médicament peut être responsable de *vertiges* ou d'une baisse de la vigilance.

Grossesse et allaitement

Ce médicament n'a pas d'indication pendant la grossesse, mais une prise intempestive ne doit pas susciter d'inquiétude particulière.

Mode d'emploi et posologie

Prendre les capsules à distance des repas, de préférence le soir au coucher.

Posologie usuelle :

La *posologie* est individuelle et variable selon les cas.

Effets indésirables possibles

Certains signes peuvent faire penser à un *surdosage* : somnolence, *vertiges* 1 à 3 heures après la prise du médicament, léger saignement, règles plus fréquentes. Une adaptation de la *posologie* est nécessaire : consultez votre médecin.

Réaction allergique (liée à la présence d'huile d'arachide et de lécithine de soja).

Laboratoires Théramex

MENINGITEC

Vaccin : méningites à méningocoques

sur ordonnance

Présentation

MENINGITEC : suspension injectable *IM* ; flacon de 0,5 ml avec seringue et 2 aiguilles. Liste I - Non remb.
MENINGITEC : suspension injectable *IM* ; seringue préremplie de 0,5 ml avec aiguille. Liste I - Non remb.

Composition

	p dose
Oligoside de Neisseria meningitidis (groupe C)	10 µg
Protéine diphtérique	+

Dans quel cas ce médicament est-il prescrit ?

C'est un *vaccin* composé de fragments de méningocoques du groupe C. Il ne contient aucun *germe* vivant. Il est utilisé dans la prévention des infections à méningocoques C (méningite essentiellement). Il ne protège pas contre les méningites dues à d'autres germes.

Contre-indications

Ce médicament ne doit pas être utilisé en cas de *réaction allergique* apparue lors d'une injection précédente d'un vaccin à base d'anatoxine diphtérique (utilisée comme adjuvant dans ce vaccin).

Attention : En cas de fièvre élevée, de maladie aiguë, il est préférable de différer la vaccination.
Comme pour tous les *vaccins*, des cas exceptionnels de *réactions allergiques* graves ont été constatés ; ce risque justifie la nécessité de réaliser la vaccination en milieu médical où un traitement d'urgence pourra être entrepris sans délai.
Une « fausse *méningite* » fait partie des effets indésirables possibles de ce médicament : fièvre, maux de tête, intolérance à la lumière, raideur de la nuque. Cette notion doit être connue pour éviter des inquiétudes inutiles ; néanmoins, un examen médical est toujours nécessaire pour ne pas méconnaître une véritable méningite survenant par coïncidence et indépendamment du vaccin.
La présence d'une protéine diphtérique dans la composition du vaccin n'entraîne pas de protection contre la diphtérie ; elle est destinée à favoriser l'action du vaccin antiméningocoque.
Comme pour tous les produits injectés par voie intramusculaire, des précautions sont nécessaires en cas de traitement *anticoagulant* ou de baisse importante des plaquettes sanguines (risque d'hématome au point d'injection).
Conducteur : ce médicament peut être responsable de *vertiges*.

Interactions avec d'autres substances

Ce *vaccin* peut être injecté le même jour que d'autres vaccins, mais en changeant de site d'injection. Il ne doit pas être mélangé avec un autre produit injectable dans une même seringue.

Grossesse et allaitement

Ce *vaccin* peut être pratiqué chez la femme enceinte ou allaitante en cas de nécessité immédiate liée à une exposition à la maladie.

Mode d'emploi et posologie

Bien agiter la suspension avant l'emploi, la réchauffer à température ambiante si nécessaire. L'injection doit être réalisée par voie *intramusculaire* (dans le muscle deltoïde chez l'enfant ou l'adulte, dans la cuisse chez le nourrisson).

Posologie usuelle :

- Nourrisson de 2 à 12 mois : 2 injections à au moins 2 mois d'intervalle. Une dose de rappel est nécessaire pour assurer une protection prolongée.
- Enfant de plus de 1 an et adulte : 1 injection unique.

Conseils : Les réactions fébriles dues aux *vaccins* peuvent être combattues en prenant de l'aspirine ou du paracétamol.
Pour garder son efficacité, ce médicament doit être conservé entre + 2 °C et + 8 °C (partie la plus froide du réfrigérateur). Toutefois, une rupture de la chaîne du froid pendant une durée limitée (quelques heures à température ambiante inférieure à 25 °C) ne devrait pas prêter à conséquence. En pratique, en cas de nécessité, un délai de quelques heures peut séparer l'achat du vaccin en pharmacie de son stockage au réfrigérateur ou de la vaccination.
Ce vaccin ne doit pas être congelé.

Effets indésirables possibles

Réaction au point d'injection : douleur, rougeur, *œdème* ou sensibilité à la pression.

Fièvre supérieure à 38°C.

Chez les nourrissons et les jeunes enfants : pleurs, somnolence, troubles du sommeil ou de l'appétit, diarrhée, vomissements, irritabilité. Pour beaucoup de ces troubles, il est difficile de préciser un lien de certitude avec ce vaccin, notamment du fait de l'injection concomitante d'un autre vaccin (DTcoq) dans de nombreux cas. Ces troubles disparaissent en quelques jours.

Chez les enfants et les adultes : douleurs musculaires, maux de tête, somnolence.

Très rarement : ganglions, douleurs articulaires, troubles digestifs, *réaction allergique*, *vertiges*, malaise, *convulsions*. Le taux de *convulsions* observées n'était pas supérieur à celui observé généralement chez les enfants hors vaccination, dans un contexte de fièvre.

Laboratoires Wyeth Pharmaceuticals France

MENJUGATEKIT

Vaccin : méningites à méningocoques

sur ordonnance

Présentation

MENJUGATEKIT : préparation pour suspension injectable *IM* ; flacon de poudre et seringue de solvant préremplie de 0,6 ml. Liste I - Non remb.

Composition

	p dose
Oligoside de Neisseria meningitidis (groupe C)	10 µg
Protéine diphtérique	+

Dans quel cas ce médicament est-il prescrit ?

C'est un *vaccin* composé de fragments de méningocoques du groupe C. Il ne contient aucun *germe* vivant.

Il est utilisé dans la prévention des infections à méningocoques C (*méningite* essentiellement). Il ne protège pas contre les méningites dues à d'autres germes.

Contre-indications

Ce médicament ne doit pas être utilisé en cas de maladie infectieuse grave ou de *réaction allergique* apparue lors d'une injection précédente d'un vaccin à base d'anatoxine diphtérique (utilisée comme adjuvant dans ce vaccin).

Attention : En cas de fièvre élevée, de maladie aiguë, il est préférable de différer la vaccination.

Comme pour tous les *vaccins*, des cas exceptionnels de *réactions allergiques* graves ont été constatés ; ce risque justifie la nécessité de réaliser la vaccination en milieu médical où un traitement d'urgence pourra être entrepris sans délai.

Une « fausse *méningite* » fait partie des effets indésirables possibles de ce médicament : fièvre, maux de tête, intolérance à la lumière, raideur de la nuque. Cette notion doit être connue pour éviter des inquiétudes inutiles ; néanmoins, un examen médical est toujours nécessaire pour ne pas méconnaître une véritable méningite survenant par coïncidence et indépendamment du vaccin.

La présence d'une protéine diphtérique dans la composition du vaccin n'entraîne pas de protection contre la diphtérie ; elle est destinée à favoriser l'action du vaccin antiméningocoque.

Comme pour tous les produits injectables par voie intramusculaire, des précautions sont nécessaires en cas de traitement *anticoagulant* ou de baisse importante des plaquettes sanguines (risque d'hématome au point d'injection).

Conducteur : ce médicament peut être responsable de *vertiges*.

Interactions avec d'autres substances

Ce *vaccin* peut être injecté le même jour que d'autres vaccins, mais en changeant de site d'injection. Il ne doit pas être mélangé avec un autre produit injectable dans une même seringue. L'injection concomitante avec un vaccin antipneumococcique ou un vaccin contre l'hépatite B ne se justifie néanmoins qu'en cas de nécessité médicale car l'interaction entre ces vaccins, même injectés séparément, n'a pas été étudiée.

Grossesse et allaitement

Ce *vaccin* peut être pratiqué chez la femme enceinte ou allaitante en cas de nécessité immédiate liée à une exposition à la maladie.

Mode d'emploi et posologie

L'injection doit être réalisée par *voie intramusculaire* (dans le muscle deltoïde chez l'enfant ou l'adulte, dans la cuisse chez le *nourrisson*).

Posologie usuelle :

- Nourrisson de 2 à 12 mois : 2 injections à au moins 2 mois d'intervalle. Une dose de rappel est nécessaire pour assurer une protection prolongée.
- Enfant de plus de 1 an et adulte : 1 injection unique.

Conseils : Les réactions fébriles dues aux *vaccins* peuvent être combattues en prenant de l'aspirine ou du paracétamol.

Pour garder son efficacité, ce médicament doit être conservé entre + 2 °C et + 8 °C (partie la plus froide du réfrigérateur). Toutefois, une rupture de la chaîne du froid pendant une durée limitée (quelques heures à température ambiante inférieure à 25 °C) ne devrait pas prêter à conséquence. En pratique, en cas de nécessité, un délai de quelques heures peut séparer l'achat du vaccin en pharmacie de son stockage au réfrigérateur ou de la vaccination.

Ce vaccin ne doit pas être congelé.

Effets indésirables possibles

Réaction au point d'injection : douleur, rougeur, *œdème* ou sensibilité à la pression.

Fièvre supérieure à 38°C.

Chez les nourrissons : pleurs, somnolence, troubles du sommeil ou de l'appétit, diarrhée, vomissements, irritabilité. Pour beaucoup de ces troubles, il est difficile de préciser un lien de certitude avec ce vaccin, notamment du fait de l'injection concomitante d'un autre vaccin (DTcoq) dans de nombreux cas. Ces troubles disparaissent en quelques jours.

Chez les enfants et les adultes : douleurs musculaires, maux de tête.

Très rarement : ganglions, douleurs articulaires, réaction allergique, *vertiges*, *convulsions*, malaise, troubles de la sensibilité cutanée, fourmillements des extrémités, faiblesse musculaire, troubles visuels, sensibilité anormale à la lumière.

Le taux de *convulsions* observées chez les enfants vaccinés n'était pas supérieur à celui observé généralement (hors vaccination), dans un contexte de fièvre et à cet âge.

Laboratoires Chiron Healthcare SAS

MENOCYNÉSINE

Homéopathie

Présentation

MENOCYNÉSINE : comprimé ; boîte de 60. Non remb.

Composition

Cimicifuga racemosa 4 CH, Arnica montana 4 CH, Glonoinum 4 CH, Lycopus virginicus 4 CH, Sanguinaria canadensis 4 CH, Lachesis mutus 5 CH, aa ; lactose.

Dans quel cas ce médicament est-il prescrit ?

Ce médicament est un *complexe* (association) de composants homéopathiques.

Il est utilisé dans le *traitement homéopathique* des troubles de la ménopause (bouffées de chaleur...) et des jambes lourdes.

Attention : L'*insuffisance veineuse* peut requérir des mesures spécifiques telles que la *contention élastique.*

Grossesse et allaitement

Aux *dilutions homéopathiques*, les substances contenues dans ce médicament ne sont pas connues pour être toxiques pendant la grossesse ou l'allaitement.

Mode d'emploi et posologie

Les comprimés doivent être sucés à distance des repas.

Posologie usuelle :

2 comprimés, matin et soir.

Conseils : Une activité physique régulière et la surélévation du pied du lit permettent de faciliter la circulation veineuse et *lymphatique.*

Laboratoires Boiron

MENOPUR

Traitement de la stérilité — sur ordonnance

Présentation

MENOPUR 75 UI/ 75 UI : poudre et solvant pour solution injectable *IM* ou *SC* ; boîte de 5 ampoules de poudre et 5 flacons de solvant de 1 ml. Liste I - Remb 100 % - **110,86 €**.

Composition

	p amp inj
Ménotropine exprimée en :	
Hormone folliculostimulante (FSH)	75 UI
Hormone lutéinisante (LH)	75 UI

Dans quel cas ce médicament est-il prescrit ?

Ce médicament contient une *hormone* qui stimule les organes de la reproduction. Chez la femme, il favorise le développement des ovules, et chez l'homme, la formation des spermatozoïdes.

Il est utilisé dans certains cas de stérilité féminine ou masculine.

Contre-indications

Ce médicament ne doit pas être utilisé dans les cas suivants :

- *tumeur de l'hypophyse* ou de l'*hypothalamus*,
- tumeur de l'ovaire,
- cancer du sein,
- saignement génital intermittent (l'origine de ce saignement doit être déterminée par des examens appropriés avant la mise en route du traitement),
- tumeur du testicule.

Attention : Des douleurs abdominales associées à des nausées peuvent traduire une stimulation excessive des ovaires. Prenez l'avis de votre médecin avant de faire pratiquer l'injection suivante. Une surveillance médicale régulière, comportant des *échographies* et des analyses sanguines, est nécessaire pendant tout le traitement.

Grossesse et allaitement

Ce médicament n'a pas lieu d'être utilisé pendant la grossesse ou l'allaitement. La grossesse éventuelle qui survient après le traitement n'est pas affectée par celui-ci. Mais, chez les patientes non réglées, il est recommandé de s'assurer de l'absence de grossesse avant de démarrer la cure suivante.

Mode d'emploi et posologie

Ce médicament doit être injecté par *voie intramusculaire* ou éventuellement *sous-cutanée.*

Posologie usuelle :

- Stérilité féminine : la *posologie* est adaptée à chaque cas en fonction de l'effet éventuel sur le volume des ovaires (*échographie*) et du taux de certaines *hormones.* La dose efficace la plus faible possible est toujours recherchée.
- Stérilité masculine : la posologie habituelle est de 1 ou 2 ampoules, 2 à 3 fois par semaine, en association avec 1 injection de GONADOTROPHINE CHORIONIQUE.

Conseils : Ce médicament doit être conservé entre + 2 °C et + 8 °C (au réfrigérateur).

Effets indésirables possibles

Stimulation ovarienne excessive.

Comme tous les traitements qui stimulent l'ovulation, ce médicament augmente la fréquence des grossesses multiples (il s'agit alors de jumeaux dans la majorité des cas).

Choc allergique.

Exceptionnellement : *accident thromboembolique.*

Laboratoires Ferring

MÉPROBAMATE RICHARD

Informations détaillées sur www.monvidal.com

MÉPRONIZINE

Hypnotique : tranquillisant et antihistaminique — sur ordonnance

Présentation

MÉPRONIZINE : comprimé sécable (jaune) ; boîte de 30. Liste I, prescription limitée à 4 semaines - Remb 35 % - **3,50 €**.

Composition

	p cp
Méprobamate	400 mg
Acéprométazine	10 mg

Dans quel cas ce médicament est-il prescrit ?

Ce médicament est un *hypnotique* (somnifère). Il associe un *anxiolytique* (tranquillisant) et un *antihistaminique* de la famille des phénothiazines qui a un effet *sédatif.*

Il est utilisé dans le traitement de l'insomnie.

Contre-indications

Ce médicament ne doit pas être utilisé dans les cas suivants :

- *insuffisance respiratoire*,
- risque de *glaucome* à angle fermé,
- risque de rétention des urines (*adénome de la prostate*...),
- enfant de moins de 15 ans.

Attention : Certaines insomnies peuvent traduire une *dépression* masquée et justifier un traitement spécifique.

En cas de survenue d'une fièvre inexpliquée associée à une raideur musculaire (qui pourraient être dues au médicament), ne poursuivez pas le traitement sans avis médical : risque de *syndrome malin des neuroleptiques*.

Ce médicament présente des effets *atropiniques*. Il peut provoquer un *glaucome* aigu chez les personnes prédisposées : œil rouge, dur et douloureux, avec vision floue. Une consultation d'extrême urgence auprès d'un ophtalmologiste est nécessaire.

Des précautions sont nécessaires en cas de *myasthénie*, de *porphyrie*, d'*insuffisance hépatique*, d'*insuffisance cardiaque*, de maladie de *Parkinson*, d'*épilepsie* et chez les personnes âgées.

Une prise prolongée ou des doses importantes de ce médicament favorisent une *dépendance*. Son arrêt brutal expose à un *syndrome de sevrage* : réapparition de l'anxiété, agitation, irritabilité, insomnie, maux de tête, douleurs musculaires, tremblements, hallucinations. Il faut donc s'entourer de conseils médicaux pour diminuer progressivement les doses et espacer les prises, sur une période d'autant plus longue que le traitement a été prolongé.

Ce médicament peut être responsable d'une somnolence persistant pendant la journée, éventuellement aggravée par la prise de boissons alcoolisées.

Ce médicament est un somnifère. Conduire ou utiliser une machine dangereuse dans les heures qui suivent sa prise est bien sûr contre-indiqué.

La durée de l'effet sédatif, ainsi que son intensité, est très variable d'une personne à l'autre. Il vous appartient de vérifier, après les premières prises, que la persistance éventuelle d'une somnolence au réveil est compatible avec la poursuite de vos activités habituelles.

Interactions avec d'autres substances

Informez votre médecin ou votre pharmacien si vous prenez un autre médicament ayant des effets hypotenseurs, *atropiniques* ou *sédatifs*.

Grossesse et allaitement

Par mesure de prudence, ce médicament est habituellement déconseillé pendant la grossesse. Seul votre médecin peut apprécier le risque éventuel lié à l'utilisation de ce médicament dans votre cas.

Ce médicament passe dans le lait maternel : il est déconseillé pendant l'allaitement.

Mode d'emploi et posologie

Les comprimés doivent être avalés avec un peu d'eau, de préférence 15 à 30 minutes avant le coucher.

Posologie usuelle :

- Adulte : 1 comprimé par jour.

Conseils : Ce médicament vous a été prescrit dans une situation précise : ne le réutilisez pas ultérieurement sans avis médical et ne le conseillez pas à une autre personne.

La durée de prescription des *hypnotiques* doit être la plus courte possible. Dans certaines situations, le traitement doit toutefois être prolongé. Il appartient alors au médecin de réévaluer périodiquement la nécessité de le poursuivre ou de l'interrompre.

Les somnifères ne sont pas la seule réponse aux troubles du sommeil. Une meilleure hygiène de vie, une consommation modérée d'excitants (y compris les boissons alcoolisées) permettent aussi de lutter efficacement contre les insomnies.

Effets indésirables possibles

Le plus fréquent : somnolence pendant la journée.

Liés au méprobamate : nausées, vomissements, diarrhée, *vertiges*, maux de tête, troubles de l'*accommodation*, *réaction allergique* cutanée, spasmes des bronches, *anurie*, *agranulocytose* (exceptionnelle).

Liés à l'acéprométazine :

- Effets *atropiniques* : sécheresse de la bouche, constipation, rétention des urines, confusion des idées.
- *Hypotension orthostatique*, tremblements, mauvaise coordination des mouvements, écoulement de lait par le mamelon, absence de règles, troubles sexuels, *photosensibilisation*, anomalie de la *numération formule sanguine*.

Laboratoires sanofi-aventis France

MERCALM

Antiémétique

Présentation

MERCALM : comprimé sécable (blanc) ; boîte de 15. Non remb.

Composition

	p cp
Diménhydrinate	50 mg
Caféine	10 mg
Lactose	+

Dans quel cas ce médicament est-il prescrit ?

Ce médicament appartient à la famille des *antihistaminiques* de type H1. La caféine compense l'effet *sédatif* de la substance active.

Il est utilisé pour prévenir et traiter le mal des transports.

Contre-indications

Ce médicament ne doit pas être utilisé dans les cas suivants :

- risque de *glaucome* à angle fermé,
- risque de rétention des urines (*adénome de la prostate* essentiellement),
- enfant de moins de 6 ans.

Attention : Du fait de la présence d'un *antihistaminique* ayant des propriétés sédatives et atropiniques, des précautions sont nécessaires chez l'*insuffisant hépatique* ou *rénal* et chez la personne âgée, notamment en cas de constipation chronique, d'*adénome de la prostate*, de tendance aux *vertiges* ou aux baisses de tension.

Évitez les boissons alcoolisées : augmentation du risque de somnolence.

Ce médicament peut induire une somnolence, parfois intense chez certaines personnes. Cette somnolence peut être augmentée par la prise d'*alcool* ou d'autres médicaments *sédatifs*. La conduite et l'utilisation de machines dangereuses sont déconseillées, surtout dans les heures qui suivent la prise du médicament.

Ce médicament contient de la *caféine* qui peut être recherchée dans les urines des sportifs pour déceler un éventuel mésusage. Néanmoins, à la *posologie* préconisée, la quantité de caféine contenue dans ce médicament est insuffisante à elle seule pour que la réponse au test soit positive.

Interactions avec d'autres substances

Informez votre médecin ou votre pharmacien si vous prenez un autre médicament ayant des effets *atropiniques* ou *sédatifs* (tranquillisants, somnifères, certains médicaments contre la toux ou contre la douleur contenant des *opiacés*, *antidépresseurs*, *neuroleptiques*...).

Grossesse et allaitement

L'utilisation ponctuelle de ce médicament pendant la grossesse est possible, à condition de respecter la *posologie* recommandée. Néanmoins, son utilisation dans les jours qui ont précédé l'accouchement doit être signalée au médecin ; en effet, une surveillance particulière du *nouveau-né* peut être nécessaire.

Ce médicament passe dans le lait maternel ; ne l'utilisez pas ou ne le réutilisez pas sans avis médical.

Mode d'emploi et posologie

Ce médicament doit être pris avec un peu d'eau, une demi-heure avant le départ. La prise peut éventuellement être renouvelée au cours du voyage, en respectant un intervalle de 6 heures.

Pour les enfants, il est possible d'écraser les comprimés et de les mélanger à un peu d'eau sucrée.

Posologie usuelle :

- Adulte : 1 à 2 comprimés par prise, sans dépasser 6 comprimés par 24 heures.
- Enfant de 6 à 15 ans : ½ à 1 comprimé par prise, sans dépasser 3 comprimés par 24 heures.

Effets indésirables possibles

Somnolence.

Effets *atropiniques* : sécheresse de la bouche, troubles de l'*accommodation*, blocage des urines, constipation, *palpitations*.

Hypotension orthostatique, *vertiges*, tremblements, agitation.

Réaction allergique.

Anomalie de la *numération formule sanguine*.

Laboratoires Tonipharm

MERCILON

Contraceptif oral

sur ordonnance

Présentation

MERCILON : comprimé (blanc) ; boîte de 1 plaquette de 21. Liste I - Non remb.

MERCILON : comprimé (blanc) ; boîte de 3 plaquettes de 21. Liste I - Non remb.

Composition

	p cp
Éthinylestradiol	0,02 mg
Désogestrel	0,15 mg

Dans quel cas ce médicament est-il prescrit ?

C'est un *contraceptif* oral (pilule) qui contient un *estrogène* et un *progestatif*. Il est minidosé (moins de 0,04 mg d'estrogène) et monophasique (tous les comprimés contiennent la même quantité d'*hormones* et sont donc de la même couleur).

Contre-indications

Ce médicament ne doit pas être utilisé dans les cas suivants :

- *accident thromboembolique* (*phlébite*, *embolie* pulmonaire...) ancien ou survenant au cours de la contraception ;
- maladie cardiovasculaire (*hypertension artérielle*, *angine de poitrine*, lésion des valves cardiaques, anomalie de la circulation sanguine cérébrale ou rétinienne) ;
- *cancer hormonodépendant* (même guéri), *tumeur de l'hypophyse* ;
- saignement génital intermittent (l'origine de ce saignement doit être déterminée par des examens avant la mise en route du traitement) ;
- maladie du foie, grave ou récente ;
- certaines maladies rares : *connectivite*, *porphyrie*.

Dans d'autres situations, votre médecin est seul juge pour prescrire ce médicament, notamment en cas de *diabète*, d'obésité, d'*otosclérose*, d'excès de *cholestérol*, de *triglycérides* ou de *prolactine* dans le sang, d'affection bénigne du sein ou de l'utérus, d'ictère (jaunisse) chronique ou survenu lors d'une grossesse, d'*insuffisance rénale*, d'**allaitement**.

Attention : Un examen médical est nécessaire avant de débuter la contraception. Il est suivi d'une surveillance annuelle pendant la contraception. Cette surveillance est particulièrement importante si vous souffrez d'*épilepsie*, de *migraine*, d'*asthme*, de *dépression*, ou si des membres de votre famille ont des *antécédents* de cancer du sein ou d'*accidents thromboemboliques*.

Si vous avez plus de 35 ans, si vous fumez, le risque d'effets indésirables cardiovasculaires liés à la prise d'*hormones* augmente fortement. Un autre mode de contraception est souvent préconisé.

Arrêtez la prise du *contraceptif* et consultez votre médecin en cas d'apparition de l'un des *symptômes* suivants : maux de tête violents et inhabituels, troubles de la vision, élévation importante de la tension artérielle, douleur inhabituelle à la jambe.

La survenue d'un léger saignement entre les règles (spotting) est fréquente chez les femmes pendant les premiers mois d'utilisation de la pilule. Vous devez informer votre médecin si les saignements se prolongent ou s'ils apparaissent en cours de contraception.

L'oubli d'un comprimé ou sa mauvaise absorption, du fait de vomissements par exemple, peuvent rendre la contraception inefficace.

En cas d'intervention chirurgicale programmée ou d'alitement prolongé, votre médecin jugera de l'opportunité d'interrompre votre contraception orale.

Interactions avec d'autres substances

L'efficacité contraceptive de ce médicament peut être diminuée par les *anticonvulsivants*, certains traitements du *sida*, les produits de phytothérapie contenant du millepertuis et les médicaments contenant l'une des substances suivantes : griséofulvine, rifampicine, rifabutine, modafinil.

Informez par ailleurs votre médecin si vous prenez des médicaments contenant de la flunarizine.

Grossesse et allaitement

Ce médicament n'a pas de raison d'être utilisé pendant la grossesse. Néanmoins, si une grossesse survient malgré le traitement, du fait d'un oubli ou d'un retard de prise, celle-ci pourra être poursuivie normalement si vous le désirez.

Les *hormones* contenues dans ce *contraceptif* passent dans le lait maternel : ne l'utilisez pas pendant l'allaitement sans avis médical.

Mode d'emploi et posologie

Prendre régulièrement, et sans oubli, 1 comprimé par jour pendant 21 jours consécutifs. Il est recommandé de ne pas trop faire varier l'heure de prise (choisir le petit déjeuner ou le coucher de préférence).

L'interruption du traitement déclenche les règles. La nouvelle plaquette est reprise après les 7 jours d'arrêt, que les règles soient terminées ou non. Pour éviter un retard dans la reprise de la pilule, préjudiciable à l'efficacité de la contraception, il est utile de noter le jour de la prise de la première plaquette : une nouvelle plaquette est toujours commencée le même jour de la semaine.

En cas de première contraception orale ou de reprise d'une contraception interrompue temporairement, prendre le premier comprimé le premier jour des règles.

En cas de changement de *contraceptif*, prendre le premier comprimé :

- après un arrêt de 7 jours, si le précédent contraceptif comportait 21 comprimés par plaquette ;
- après un arrêt de 6 jours, si le précédent contraceptif comportait 22 comprimés par plaquette ;
- sans interruption, si le précédent contraceptif comportait 28 comprimés par plaquette.

Après un accouchement ou une interruption de grossesse, suivre les indications du médecin.

Le respect de ces délais est important : une prise trop tardive du premier comprimé peut nuire à l'efficacité de la contraception pour le nouveau cycle.

Conseils : Les dernières recommandations en cas d'oubli d'un comprimé pour ce type de pilule sont les suivantes : prendre immédiatement le comprimé oublié et continuer à l'heure habituelle pour les comprimés suivants (ce qui peut correspondre à la prise de 2 comprimés si l'oubli est découvert lors de la prise suivante). Si le retard est supérieur à 12 heures, la sécurité contraceptive n'est plus assurée et une autre méthode complémentaire (spermicide, préservatif, diaphragme) doit être employée pendant les 7 jours suivants. Si cette période de 7 jours s'étend au-delà du dernier comprimé de la plaquette en cours, la plaquette suivante doit être débutée sans interruption entre les deux plaquettes. Dans ce cas, il n'y aura pas de saignement avant la fin de la seconde plaquette. Des saignements de faible importance (spottings) sont cependant possibles.

En cas de vomissements ou de diarrhée sévère survenant dans les 4 heures suivant la prise d'un comprimé, reprendre dès que possible un autre comprimé. Si le délai est de plus de 12 heures ou si les troubles se répètent, la sécurité contraceptive n'est plus assurée et une méthode complémentaire doit être employée jusqu'à la prise de la plaquette suivante.

Il n'y a pas de danger à débuter une grossesse au cours du cycle qui suit l'arrêt volontaire du contraceptif oral.

Effets indésirables possibles

Peu graves et n'empêchant pas la poursuite du traitement : nausées, maux de tête banals, prise de poids, tension modérée des seins, *acné*, jambes lourdes, irritation oculaire par les *lentilles de contact*, saignement entre les règles, diminution ou disparition des règles, irritabilité, pousse excessive des poils.

Rarement, mais devant faire interrompre le traitement : *hypertension artérielle*, accident cardiaque ou vasculaire, *phlébite*, jaunisse, taches sombres sur le visage, augmentation importante des lipides dans le sang, *diabète*, *nodule* ou tension douloureuse des seins, *migraine*, *vertiges*, troubles de la vision, aggravation d'une *épilepsie*, écoulement de lait par le mamelon, *tumeur* bénigne du foie, calcul de la vésicule biliaire.

Laboratoires Organon SA

MERCRYL

Antiseptique local

Présentation

MERCRYL : solution pour application cutanée ; flacon de 125 ml. Non remb.

Composition

	p 100 ml
Benzalkonium chlorure	500 mg
Chlorhexidine digluconate	200 mg

Dans quel cas ce médicament est-il prescrit ?

Ce médicament contient des *antiseptiques* locaux.

Il est utilisé pour assurer l'*antiseptie* des lésions infectées ou exposées à un risque d'infection.

Contre-indications

Ce médicament ne doit pas être utilisé dans les cas suivants :

- *allergie* aux *ammoniums quaternaires*,
- en application dans les yeux ou dans le conduit auditif (risque de toxicité en cas de perforation du tympan),
- pour la désinfection du matériel médicochirurgical (voir Attention).

Attention : Évitez l'usage prolongé de ce médicament, notamment chez l'enfant, sur les *muqueuses* et sur des surfaces étendues ou profondément lésées, sans l'avis de votre médecin : risque de passage du médicament dans le sang.

Cet *antiseptique* ne convient pas pour la désinfection des ciseaux, rasoirs et autres objets potentiellement contaminants. De même, il ne doit pas être utilisé pour désinfecter la peau avant une piqûre.

Interactions avec d'autres substances

L'association à d'autres *antiseptiques* ou aux savons est déconseillée car leurs effets risquent de s'annuler.

Grossesse et allaitement

L'utilisation ponctuelle de ce médicament pendant la grossesse ou l'allaitement ne semble pas poser de problème particulier.

Cet *antiseptique* ne doit pas être appliqué sur le mamelon sans avis médical. Un rinçage soigneux avant la tétée est indispensable.

Mode d'emploi et posologie

La solution s'emploie pure sur la peau et diluée au 1/10e (mélanger 1 volume de solution avec 9 volumes d'eau) sur les *muqueuses*.

La solution diluée ne doit pas être conservée.

Posologie usuelle :

1 ou 2 applications par jour.

Conseils : Le simple lavage à l'eau et au savon permet d'éliminer la majorité des *germes* : il doit être suivi d'un rinçage soigneux car le savon peut inactiver certains *antiseptiques*.
Tous les *antiseptiques* peuvent être contaminés par des *germes* : ne les conservez pas inutilement.

Effets indésirables possibles

Eczéma de contact.

Laboratoires Menarini France

MERCRYL solution moussante

Antiseptique local

Présentation

MERCRYL solution moussante : solution pour application cutanée ; flacon de 300 ml. Non remb.
MERCRYL solution moussante : solution pour application cutanée ; flacon de 1 litre. Non remb.

Composition

	p 100 ml
Benzalkonium chlorure	500 mg
Chlorhexidine digluconate	200 mg
Agent moussant	+

Dans quel cas ce médicament est-il prescrit ?

Ce médicament contient des *antiseptiques* locaux associés à un agent moussant.

Il est utilisé pour nettoyer la peau et les *muqueuses* et pour assurer l'*antiseptie* des lésions infectées ou exposées à un risque d'infection.

Contre-indications

Ce médicament ne doit pas être utilisé dans les cas suivants :
- *allergie* aux *ammoniums quaternaires*,
- en application dans les yeux ou dans le conduit auditif (risque de toxicité en cas de perforation du tympan),
- pour la désinfection du matériel médicochirurgical (voir Attention).

Attention : Évitez l'usage prolongé de ce médicament, notamment chez l'enfant, sur les *muqueuses* et sur des surfaces étendues ou profondément lésées, sans l'avis de votre médecin : risque de passage du médicament dans le sang.
Cet *antiseptique* ne convient pas pour la désinfection des ciseaux, rasoirs et autres objets potentiellement contaminants. De même, il ne doit pas être utilisé pour désinfecter la peau avant une piqûre.

Interactions avec d'autres substances

L'association à d'autres *antiseptiques* ou aux savons est déconseillée car leurs effets risquent de s'annuler.

Grossesse et allaitement

L'utilisation ponctuelle de ce médicament pendant la grossesse ou l'allaitement ne semble pas poser de problème particulier.

Cet *antiseptique* ne doit pas être appliqué sur le mamelon sans avis médical. Un rinçage soigneux avant la tétée est indispensable.

Mode d'emploi et posologie

La solution s'emploie pure sur la peau et diluée au 1/10 sur les *muqueuses*. L'utilisation de la solution (pure ou diluée) doit toujours être suivie d'un rinçage à l'eau.

Posologie usuelle :
1 ou 2 applications par jour.

Conseils : Le simple lavage à l'eau et au savon permet d'éliminer la majorité des *germes* : il doit être suivi d'un rinçage soigneux car le savon peut inactiver certains *antiseptiques*.
La solution diluée ne doit pas être conservée.
Tous les *antiseptiques* peuvent être contaminés par des *germes* : ne les conservez pas inutilement.

Effets indésirables possibles

Irritation locale, sensation de sécheresse de la peau et des muqueuses, *eczéma* de contact.

Laboratoires Menarini France

MERCRYLSPRAY

Antiseptique local

Présentation

MERCRYLSPRAY : solution pour application cutanée ; flacon pulvérisateur de 50 ml. Non remb.

Composition

	p 100 ml
Benzalkonium chlorure	500 mg
Chlorhexidine digluconate	200 mg

Dans quel cas ce médicament est-il prescrit ?

Ce médicament contient des *antiseptiques* locaux.

Il est utilisé pour assurer l'*antiseptie* des lésions infectées ou exposées à un risque d'infection.

Contre-indications

Ce médicament ne doit pas être utilisé dans les cas suivants :
- *allergie* aux *ammoniums quaternaires*,
- dans l'œil ou dans le conduit auditif (risque de toxicité en cas de perforation du tympan),
- pour la désinfection du matériel médicochirurgical (voir Attention).

Attention : Évitez l'usage prolongé de ce médicament, notamment chez l'enfant, sur des surfaces étendues ou profondément lésées, sans l'avis de votre médecin : risque de passage du médicament dans le sang.
Cet *antiseptique* ne convient pas pour la désinfection des ciseaux, rasoirs et autres objets potentiellement contaminants. De même, il ne doit pas être utilisé pour désinfecter la peau avant une piqûre.

Interactions avec d'autres substances

L'association à d'autres *antiseptiques* ou aux savons est déconseillée car leurs effets risquent de s'annuler.

Grossesse et allaitement

L'utilisation ponctuelle de ce médicament pendant la grossesse ou l'allaitement ne semble pas poser de problème particulier.

Cet *antiseptique* ne doit pas être appliqué sur le mamelon sans avis médical. Un rinçage soigneux avant la tétée est indispensable.

Mode d'emploi et posologie

Cette solution est pulvérisée directement sur la zone à traiter et ne doit pas être rincée.

Posologie usuelle :
1 à 2 pulvérisations par jour.

Conseils : Le simple lavage à l'eau et au savon permet d'éliminer la majorité des *germes* : il doit être suivi d'un rinçage soigneux car le savon peut inactiver certains *antiseptiques*.
Tous les antiseptiques peuvent être contaminés par des germes : ne les conservez pas inutilement.

Effets indésirables possibles

Eczéma de contact.

Laboratoires Menarini France

MERCUR SOL COMPLEXE N° 39

Informations détaillées sur www.monvidal.com

MERCURESCÉINE GIFRER

Informations détaillées sur www.monvidal.com

MERCURIUS CYANATUS COMPLEXE N° 43

Informations détaillées sur www.monvidal.com

MERFÈNE

Informations détaillées sur www.monvidal.com

MESTACINE

Antibiotique : cycline — sur ordonnance

Présentation

MESTACINE 100 mg : comprimé sécable (orange) ; boîte de 6. Liste I - Remb 65 % - **4,82 €**.
MESTACINE 100 mg : comprimé sécable (orange) ; boîte de 15. Liste I - Remb 65 % - **9,19 €**.

Composition

	p cp
Minocycline	100 mg

Dans quel cas ce médicament est-il prescrit ?

C'est un *antibiotique* qui appartient à la famille des *cyclines*.
Il est utilisé dans le traitement de diverses maladies infectieuses, notamment respiratoires et génitales. Il est également utilisé dans le traitement de l'*acné*.

Contre-indications

Ce médicament ne doit pas être utilisé dans les cas suivants :
- *allergie* aux *cyclines*,
- enfant de moins de 8 ans (risque de coloration définitive des dents),
- en association avec les *rétinoïdes* par *voie* orale,
- **grossesse** (à partir du 4e mois).

Attention : Ce médicament peut être photosensibilisant : une exposition aux rayons *ultraviolets* peut provoquer des réactions cutanées. Évitez toute exposition au soleil et n'omettez pas de signaler à votre médecin vos projets de vacances pendant la durée du traitement.
Des précautions sont nécessaires en cas d'*insuffisance hépatique*.
Conducteur : ce médicament peut être responsable de *vertiges*.

Interactions avec d'autres substances

Ce médicament ne doit pas être associé aux *rétinoïdes* (contenant de l'isotrétinoïne ou de l'acitrétine) à prendre par *voie* orale : risque d'*hypertension intracrânienne*.
Informez par ailleurs votre médecin si vous prenez un *anticoagulant* oral, un *pansement digestif* ou un médicament contenant du fer.

Grossesse et allaitement

Ce médicament peut provoquer des anomalies dentaires chez l'enfant à naître : son usage est contre-indiqué pendant les 2 derniers trimestres de la grossesse.
Du fait du risque de coloration des dents chez le nourrisson, un choix peut être nécessaire entre l'allaitement et la prise du médicament. Consultez votre médecin.

Mode d'emploi et posologie

Pour éviter les *troubles digestifs*, ce médicament sera pris au milieu d'un repas et au moins 1 heure avant le coucher.
Les comprimés doivent être avalés avec un grand verre d'eau. Ils ne doivent pas être absorbés en position allongée.

Posologie usuelle :
- Adulte : 1 comprimé, 1 ou 2 fois par jour.

Dans le traitement prolongé de l'*acné* : 100 mg par jour ; la *posologie* peut être réduite à 50 mg par jour après 10 à 15 jours de traitement.
- Enfant de plus de 8 ans : 4 mg par kg et par jour, en 2 prises ; soit, par exemple, pour un enfant de 37 kg : 1 comprimé le matin et ½ comprimé le soir.

Conseils : Le médecin prescrit parfois un prélèvement pour identifier le *germe* responsable de l'infection et tester sa sensibilité aux *antibiotiques*. Le résultat de cet examen peut être faussé en cas d'automédication préalable : ne prenez pas et ne donnez pas d'antibiotiques sans avis médical.
Une diminution de la fièvre ou une disparition des *symptômes* ne sont pas synonymes de guérison : la durée du traitement doit absolument être respectée pour éviter les rechutes.
Si vous digérez le lait, la prise de ce médicament avec un verre de lait peut diminuer les *troubles digestifs* éventuels.

Effets indésirables possibles

Rarement : nausées, vomissements, *diarrhée*, manque d'appétit.
Réaction allergique : signalez à votre médecin la survenue éventuelle d'une *éruption cutanée* ou d'une fièvre (prolongée ou survenant sans raison).
Vertiges avec ralentissement des idées.
Exceptionnellement : réaction de *photosensibilisation* ; coloration brune ou bleutée de la peau, réversible à l'arrêt du traitement ; inflammation pulmonaire avec essouflement ; *insuffisance rénale* aiguë ; *hépatite*.

Laboratoires Tonipharm

MESTINON
Antimyasthénique

Présentation
MESTINON : comprimé ; boîte de 20. Remb 65 % - **5,82 €**.

Composition

	p cp
Pyridostigmine bromure	60 mg

Dans quel cas ce médicament est-il prescrit ?
Ce médicament favorise la transmission de l'influx nerveux aux muscles et en renforce les contractions.

Il est utilisé dans le traitement de la *myasthénie* et de l'*atonie intestinale*.

Contre-indications
Ce médicament ne doit pas être utilisé dans les cas suivants :
- *asthme*,
- maladies exposant au risque d'occlusion de l'intestin ou de rétention urinaire,
- maladie de *Parkinson*.

Attention : Des précautions sont nécessaires en cas de bronchite asthmatiforme, d'*insuffisance cardiaque* ou d'*insuffisance rénale* grave : prévenez votre médecin.

Interactions avec d'autres substances
Ce médicament peut interagir avec d'autres médicaments. Signalez tout autre traitement en cours à votre médecin ou à votre pharmacien.

Grossesse et allaitement
Les études scientifiques actuellement disponibles n'ont pas mis en évidence de problème particulier lors de l'utilisation chez la femme enceinte.

Les données actuellement disponibles ne permettent pas de savoir si ce médicament passe dans le lait maternel. Ne l'utilisez pas pendant l'allaitement sans avis médical.

Mode d'emploi et posologie
Les comprimés doivent être avalés avec un peu d'eau.

Posologie usuelle :
Elle est strictement individuelle et varie selon les indications :
- *myasthénie* : 4 à 8 comprimés par jour, répartis en 3 ou 4 prises ;
- *atonie intestinale* : 1 comprimé, matin et soir.

Effets indésirables possibles
Troubles digestifs, salivation excessive, crachats abondants, larmoiement, *myosis*, crampes et soubresauts musculaires.

Laboratoires Centre Spécialités Pharmaceutiques

MÉTACUPROL
Informations détaillées sur www.monvidal.com

MÉTASPIRINE
Informations détaillées sur www.monvidal.com

MÉTÉOSPASMYL
Antispasmodique à visée digestive

Présentation
MÉTÉOSPASMYL : capsule (vert) ; boîte de 20. Remb 35 % - **3,61 €**.

Composition

	p caps
Alvérine citrate	60 mg
Siméticone	300 mg

Dans quel cas ce médicament est-il prescrit ?
Ce médicament contient un *antispasmodique* et un pansement au silicone. L'antispasmodique relâche les muscles du tube digestif et des *voies biliaires* ; le pansement au silicone protège le tube digestif en le couvrant d'un film qui l'isole de son contenu.

Il est utilisé dans le *traitement symptomatique* des dérèglements chroniques de l'intestin, notamment avec ballonnement abdominal.

Grossesse et allaitement
L'effet de ce médicament pendant la grossesse ou l'allaitement est mal connu : par mesure de prudence, son usage est déconseillé.

Mode d'emploi et posologie
- Adulte : 1 capsule, 2 ou 3 fois par jour au début des repas.

Conseils : Une vie calme, des horaires de repas réguliers, une adaptation du régime alimentaire sont recommandés.

Effets indésirables possibles
Rarement : *réaction allergique*, atteinte hépatique.

Laboratoires Mayoly-Spindler

MÉTÉOXANE
Antispasmodique à visée digestive

Présentation
MÉTÉOXANE : gélule (blanc) ; boîte de 60. Remb 35 % - **4,15 €**.

Composition

	p gél
Siméticone	125 mg
Phloroglucinol hydraté	80 mg

Dans quel cas ce médicament est-il prescrit ?
Ce médicament contient un pansement au silicone et un *antispasmodique*. Le pansement protège le tube digestif en le couvrant d'un film qui l'isole de son contenu ; l'antispasmodique relâche les muscles du tube digestif et des *voies biliaires*.

Il est utilisé dans le *traitement d'appoint* des dérèglements chroniques de l'intestin, notamment avec ballonnement abdominal ou diarrhée.

Grossesse et allaitement
L'effet de ce médicament pendant la grossesse ou l'allaitement est mal connu ; par mesure de prudence, son usage est déconseillé pendant les 3 premiers mois de la grossesse et chez la femme qui allaite.

Mode d'emploi et posologie

Ce médicament est pris avec un peu d'eau, de préférence avant les repas ou au moment des douleurs.

Posologie usuelle :
2 gélules 3 fois par jour.

Conseils : Une vie calme, des horaires de repas réguliers, une adaptation du régime alimentaire sont recommandés.

Effets indésirables possibles

Réaction allergique.

Laboratoires IPRAD

METFORMINE 500 mg
Génériques
Antidiabétique oral — sur ordonnance

Les médicaments ci-dessous sont des génériques de GLUCOPHAGE (voir p. 571).

METFORMINE ACTAVIS 500 mg : comprimé boîte de 30. Liste I - Remb 65 % - 2,40 €.
METFORMINE ARROW 500 mg : comprimé boîte de 30. Liste I - Remb 65 % - 2,40 €.
METFORMINE ARROW 500 mg : comprimé boîte de 90. Liste I - Remb 65 % - 6,11 €.
METFORMINE BIOGARAN 500 mg : comprimé boîte de 30. Liste I - Remb 65 % - 2,40 €.
METFORMINE EG 500 mg : comprimé boîte de 30. Liste I - Remb 65 % - 2,40 €.
METFORMINE EG 500 mg : comprimé boîte de 90. Liste I - Remb 65 % - 6,11 €.
METFORMINE ISOMED 500 mg : comprimé boîte de 30. Liste I - Remb 65 % - 2,40 €.
METFORMINE ISOMED 500 mg : comprimé boîte de 90. Liste I - Remb 65 % - 6,11 €.
METFORMINE MERCK 500 mg : comprimé dispersible ou orodispersible *(dioxyde de soufre, glucose)* boîte de 30. Liste I - Remb 65 % - 2,40 €.
METFORMINE MERCK 500 mg : comprimé boîte de 30. Liste I - Remb 65 % - 2,40 €.
METFORMINE MERCK 500 mg : comprimé boîte de 90. Liste I - Remb 65 % - 6,11 €.
METFORMINE QUALIMED 500 mg : comprimé boîte de 30. Liste I - Remb 65 % - 2,40 €.
METFORMINE RANBAXY 500 mg : comprimé boîte de 30. Liste I - Remb 65 % - 2,40 €.
METFORMINE RANBAXY 500 mg : comprimé boîte de 90. Liste I - Remb 65 % - 6,11 €.
METFORMINE RATIOPHARM 500 mg : comprimé boîte de 30. Liste I - Remb 65 % - 2,40 €.
METFORMINE RATIOPHARM 500 mg : comprimé boîte de 90. Liste I - Remb 65 % - 6,11 €.
METFORMINE SANDOZ 500 mg : comprimé boîte de 30. Liste I - Remb 65 % - 2,40 €.
METFORMINE TEVA 500 mg : comprimé boîte de 30. Liste I - Remb 65 % - 2,40 €.
METFORMINE TEVA 500 mg : comprimé boîte de 90. Liste I - Remb 65 % - 6,11 €.

METFORMINE 850 mg
Génériques
Antidiabétique oral — sur ordonnance

Les médicaments ci-dessous sont des génériques de GLUCOPHAGE (voir p. 571).

DIABAMYL 850 mg : comprimé boîte de 30. Liste I - Remb 65 % - 3,82 €.
METFORMINE ACTAVIS 850 mg : comprimé boîte de 30. Liste I - Remb 65 % - 3,82 €.
METFORMINE ALTER 850 mg : comprimé boîte de 30. Liste I - Remb 65 % - 3,82 €.
METFORMINE ARROW 850 mg : comprimé sécable boîte de 30. Liste I - Remb 65 % - 3,82 €.
METFORMINE ARROW 850 mg : comprimé sécable boîte de 90. Liste I - Remb 65 % - 10,38 €.
METFORMINE BIOGARAN 850 mg : comprimé boîte de 30. Liste I - Remb 65 % - 3,82 €.
METFORMINE BIOGARAN 850 mg : comprimé boîte de 90. Liste I - Remb 65 % - 10,38 €.
METFORMINE EG 850 mg : comprimé boîte de 30. Liste I - Remb 65 % - 3,82 €.
METFORMINE EG 850 mg : comprimé boîte de 90. Liste I - Remb 65 % - 10,38 €.
METFORMINE G GAM 850 mg : comprimé *(lactose)* boîte de 30. Liste I - Remb 65 % - 3,82 €.
METFORMINE ISOMED 850 mg : comprimé boîte de 30. Liste I - Remb 65 % - 3,82 €.
METFORMINE ISOMED 850 mg : comprimé boîte de 90. Liste I - Remb 65 % - 10,38 €.
METFORMINE MERCK 850 mg : comprimé boîte de 30. Liste I - Remb 65 % - 3,83 €.
METFORMINE MERCK 850 mg : comprimé boîte de 90. Liste I - Remb 65 % - 10,38 €.
METFORMINE QUALIMED 850 mg : comprimé boîte de 30. Liste I - Remb 65 % - 3,82 €.
METFORMINE QUALIMED 850 mg : comprimé boîte de 90. Liste I - Remb 65 % - 10,38 €.
METFORMINE RANBAXY 850 mg : comprimé boîte de 30. Liste I - Remb 65 % - 3,82 €.
METFORMINE RANBAXY 850 mg : comprimé boîte de 90. Liste I - Remb 65 % - 10,38 €.
METFORMINE RATIOPHARM 850 mg : comprimé boîte de 30. Liste I - Remb 65 % - 3,82 €.
METFORMINE RATIOPHARM 850 mg : comprimé boîte de 90. Liste I - Remb 65 % - 10,38 €.
METFORMINE SANDOZ 850 mg : comprimé boîte de 30. Liste I - Remb 65 % - 3,82 €.
METFORMINE SANDOZ 850 mg : comprimé boîte de 90. Liste I - Remb 65 % - 9,83 €.
METFORMINE TEVA 850 mg : comprimé boîte de 30. Liste I - Remb 65 % - 3,82 €.
METFORMINE TEVA 850 mg : comprimé boîte de 90. Liste I - Remb 65 % - 10,38 €.
METFORMINE WINTHROP 850 mg : comprimé boîte de 30. Liste I - Remb 65 % - 3,82 €.
METFORMINE WINTHROP 850 mg : comprimé boîte de 90. Liste I - Remb 65 % - 10,38 €.

METFORMINE 1000 mg
Génériques
Antidiabétique oral — sur ordonnance

Les médicaments ci-dessous sont des génériques de GLUCOPHAGE (voir p. 571).

METFORMINE ALTER 1000 mg : comprimé boîte de 30. Liste I - Remb 65 % - 4,04 €.
METFORMINE ARROW 1000 mg : comprimé sécable boîte de 30. Liste I - Remb 65 % - 4,04 €.
METFORMINE ARROW 1000 mg : comprimé sécable boîte de 90. Liste I - Remb 65 % - 11,03 €.
METFORMINE BIOGARAN 1000 mg : comprimé boîte de 90. Liste I - Remb 65 % - 11,03 €.
METFORMINE BIOGARAN 1000 mg : comprimé boîte de 30. Liste I - Remb 65 % - 4,04 €.
METFORMINE EG 1000 mg : comprimé sécable boîte de 30. Liste I - Remb 65 % - 4,04 €.
METFORMINE EG 1000 mg : comprimé sécable boîte de 90. Liste I - Remb 65 % - 11,03 €.

METFORMINE G GAM 1000 mg : comprimé sécable *(lactose)* boîte de 30. Liste I - Remb 65 % - 4,04 €.
METFORMINE ISOMED 1000 mg : comprimé boîte de 30. Liste I - Remb 65 % - 4,04 €.
METFORMINE ISOMED 1000 mg : comprimé boîte de 90. Liste I - Remb 65 % - 11,03 €.
METFORMINE MERCK 1000 mg : comprimé sécable boîte de 30. Liste I - Remb 65 % - 4,04 €.
METFORMINE MERCK 1000 mg : comprimé sécable boîte de 90. Liste I - Remb 65 % - 11,03 €.
METFORMINE QUALIMED 1000 mg : comprimé boîte de 30. Liste I - Remb 65 % - 4,04 €.
METFORMINE QUALIMED 1000 mg : comprimé boîte de 90. Liste I - Remb 65 % - 11,03 €.
METFORMINE RATIOPHARM 1000 mg : comprimé sécable boîte de 30. Liste I - Remb 65 % - 4,04 €.
METFORMINE RATIOPHARM 1000 mg : comprimé sécable boîte de 90. Liste I - Remb 65 % - 11,03 €.
METFORMINE RPG 1000 mg : comprimé sécable boîte de 30. Liste I - Remb 65 % - 4,04 €.
METFORMINE SANDOZ 1000 mg : comprimé sécable boîte de 30. Liste I - Remb 65 % - 4,04 €.
METFORMINE SANDOZ 1000 mg : comprimé sécable boîte de 90. Liste I - Remb 65 % - 11,03 €.
METFORMINE TEVA 1000 mg : comprimé boîte de 90. Liste I - Remb 65 % - 11,03 €.
METFORMINE TEVA 1000 mg : comprimé boîte de 30. Liste I - Remb 65 % - 4,04 €.
METFORMINE WINTHROP 1000 mg : comprimé boîte de 30. Liste I - Remb 65 % - 4,04 €.
METFORMINE WINTHROP 1000 mg : comprimé boîte de 90. Liste I - Remb 65 % - 11,03 €.
METFORMINE ZYDUS 1000 mg : comprimé sécable boîte de 30. Liste I - Remb 65 % - 4,04 €.
METFORMINE ZYDUS 1000 mg : comprimé sécable boîte de 90. Liste I - Remb 65 % - 11,03 €.

MÉTHADONE CHLORHYDRATE

Substitution aux opiacés — sur ordonnance

Présentation

MÉTHADONE CHLORHYDRATE AP-HP 5 mg/3,75 ml : sirop ; récipient unidose. Stupéfiants - Remb 65 % - **1,14 €**.
MÉTHADONE CHLORHYDRATE AP-HP 10 mg/7,5 ml : sirop ; récipient unidose. Stupéfiants - Remb 65 % - **1,24 €**.
MÉTHADONE CHLORHYDRATE AP-HP 20 mg/15 ml : sirop ; récipient unidose. Stupéfiants - Remb 65 % - **1,43 €**.
MÉTHADONE CHLORHYDRATE AP-HP 40 mg/15 ml : sirop ; récipient unidose. Stupéfiants - Remb 65 % - **1,51 €**.
MÉTHADONE CHLORHYDRATE AP-HP 60 mg/15 ml : sirop ; récipient unidose. Stupéfiants - Remb 65 % - **1,61 €**.

Composition

	p unidose	p unidose	p unidose
Méthadone chlorhydrate	5 mg	10 mg	20 mg
Alcool	53 mg	105 mg	210 mg
Saccharose	2,1 g	4,2 g	8,5 g

	p unidose	p unidose
Méthadone chlorhydrate	40 mg	60 mg
Alcool	210 mg	210 mg
Saccharose	8,5 g	8,5 g

Dans quel cas ce médicament est-il prescrit ?

Ce médicament contient une substance proche de la *morphine*. Chez le toxicomane à l'*héroïne* ou aux autres *opiacés*, il permet de supprimer les *symptômes* du manque qui surviennent lors de la privation de drogue, et qui sont en grande partie à l'origine de la *dépendance*.

Il est utilisé chez les toxicomanes comme produit de substitution aux *opiacés*. Sa prescription complète une prise en charge médicale, sociale et psychologique, indispensable pour limiter le risque de rechute.

Contre-indications

Ce médicament ne doit pas être utilisé dans les cas suivants :
- *insuffisance respiratoire* grave,
- enfant de moins de 15 ans,
- en association avec les *antalgiques* contenant de la buprénorphine, de la nalbuphine ou de la pentazocine.

Attention : Ce médicament est réservé aux adultes et aux adolescents volontaires : le succès d'un programme de désintoxication est étroitement lié à la motivation personnelle du toxicomane. Il n'est efficace que chez les toxicomanes aux *opiacés* ; son administration à des personnes dépendantes à d'autres drogues exposerait à des effets indésirables graves.

Des précautions sont nécessaires en cas d'*insuffisance rénale*, *hépatique*, ou *surrénale*, d'*hypothyroïdie*, d'*épilepsie*, d'*adénome de la prostate* ou d'*asthme*.

L'arrêt brutal du traitement doit être évité : risque d'apparition de *symptômes* de manque. Si le traitement est interrompu temporairement, la *posologie* doit généralement être diminuée lors de la reprise du traitement. En effet, le toxicomane développe progressivement une tolérance aux opiacés, c'est-à-dire qu'il s'habitue à des doses fortes de drogue (ou de méthadone). Lorsque le traitement est interrompu, cette tolérance diminue et il existe un risque de *surdosage* lors de la reprise du *traitement substitutif* sans modification de posologie.

Ce médicament contient du *sucre* (saccharose) et de l'*alcool* en quantités notables.

Évitez la conduite automobile et les activités dangereuses en début de traitement : une somnolence notable peut apparaître. Ce risque est majoré par la prise conjointe d'*alcool* ou de *sédatifs*.

Sportif : ce médicament contient une substance susceptible de rendre positifs certains *tests antidopage*.

Interactions avec d'autres substances

Ce médicament peut interagir avec les médicaments contenant de la buprénorphine, de la nalbuphine ou de la pentazocine (apparition de *symptômes* de manque) et avec les *antidépresseurs IMAO*.

Informez par ailleurs votre médecin si vous prenez un *antalgique* ou un *antitussif* dérivé de la morphine, un *sédatif*, un antidépresseur de la famille des *inhibiteurs de la recapture de la sérotonine*, un médicament contenant de la cimétidine ou un traitement contre le sida.

Grossesse et allaitement

Grossesse et nouveau-né :

L'utilisation de ce médicament n'est pas recommandée pendant la grossesse ; en cas de prise dans les jours précédant l'accouchement, une surveillance médicale du *nouveau-né* serait nécessaire.

Ce médicament passe dans le lait maternel ; outre ses effets sur le *nourrisson*, il peut réduire la sécrétion de lait chez la mère. L'allaitement est déconseillé.

Mode d'emploi et posologie

Ce médicament doit être pris par *voie* orale. Son utilisation en injection exposerait à des effets indésirables graves.

Posologie usuelle :

La dose quotidienne est prise en une fois ; elle reste active pendant 24 heures.

Initialement, le médecin prescrit entre 20 et 30 mg ; il adapte ensuite le dosage en fonction du résultat.

Un délai de 10 heures est nécessaire entre la première prise de méthadone et la dernière prise d'*opiacés*.

Lorsque l'état du toxicomane est stabilisé, le médecin diminue progressivement la *posologie* jusqu'à l'arrêt du traitement.

Conseils : L'arrêt du traitement de substitution correspond à une période critique pour le toxicomane et à un risque de rechute important. Le succès du sevrage dépend beaucoup du contexte psychologique et social qui entoure ce moment difficile.

Le *traitement substitutif* ne peut être initié que par des centres spécialisés dans la prise en charge des toxicomanes. Après stabilisation, le toxicomane pourra être suivi par un médecin de ville, choisi en accord avec le centre.

Ce médicament est prescrit sur une ordonn ance sécurisée mentionnant le nom de la pharmacie où il pourra être obtenu, pharmacie choisie en accord avec le toxicomane. La durée maximale de chaque prescription est de 14 jours. Le médecin peut préciser que la délivrance du médicament par le pharmacien sera fractionnée : quotidienne en début de traitement, puis hebdomadaire, après la stabilisation par exemple.

Des analyses d'urine régulières seront pratiquées. Elles permettent de diagnostiquer la prise de méthadone, d'*opiacés*, de cocaïne, d'*alcool*, de cannabis, etc.

Comme tous les dérivés de la *morphine*, ce médicament est un *antalgique* puissant, susceptible de masquer la douleur en cas de maladie ou de traumatisme grave : appendicite, fracture... Il convient d'en tenir compte dans de telles circonstances.

Effets indésirables possibles

Lors de la mise en route du traitement chez le toxicomane aux *opiacés* : euphorie, *vertiges*, somnolence, nausées, vomissements, constipation, sueurs abondantes, difficulté à uriner, *œdème*.

Lorsque le toxicomane est stabilisé, les seuls effets indésirables qui persistent éventuellement sont : sueurs abondantes, nausées, constipation.

En cas de prise intempestive chez un non-toxicomane, les effets sont ceux des opiacés en général, avec un risque d'« overdose » pouvant conduire au décès. Contactez le centre 15 pour des secours urgents.

Ne laissez jamais ce médicament à portée des enfants.

Laboratoires Bouchara-Recordati

MÉTHERGIN

Stimulant
des contractions utérines

sur ordonnance

Présentation

MÉTHERGIN : comprimé (jaune pâle) ; boîte de 20. Liste I - Remb 35 % - **3,26 €**.
MÉTHERGIN : solution buvable ; flacon de 10 ml avec mesurette graduée (1 ml = 20 gouttes). Liste I - Remb 35 % - **3,12 €**.
MÉTHERGIN : solution injectable ; boîte de 3 ampoules. Liste I - Remb 65 % - **2,03 €**.

Composition

	p cp	p 20 gtes	p amp inj
Méthylergométrine maléate	0,125 mg	0,25 mg	0,2 mg
Alcool		50 mg	
Lactose	+		

Dans quel cas ce médicament est-il prescrit ?

C'est un utérotonique (il provoque des contractions de l'utérus) qui appartient à la famille des dérivés de l'*ergot de seigle*.

Il est utilisé pour lutter contre les *hémorragies* de l'utérus, après un accouchement, une césarienne ou une interruption de grossesse.

Contre-indications

Ce médicament ne doit pas être utilisé dans les cas suivants :
- *allergie* aux dérivés de l'*ergot de seigle* ;
- *hypertension artérielle* grave, *insuffisance coronarienne*, *artérite* ;
- infection grave ;
- **grossesse**.

La solution injectable ne doit jamais être administrée par *voie intraveineuse*.

Attention : La solution injectable ne doit être utilisée qu'en présence d'un médecin.

Interactions avec d'autres substances

Ce médicament peut interagir avec les médicaments contenant de la bromocriptine ou de la cabergoline.

Informez par ailleurs votre médecin si vous prenez un antimigraineux de la famille des *triptans*.

Grossesse et allaitement

Ce médicament est contre-indiqué pendant la grossesse.

Compte tenu de l'existence de rares cas d'intoxication constatés chez le *nourrisson*, seul votre médecin peut établir la nécessité d'utiliser ce médicament pendant l'allaitement. La durée du traitement ne doit pas, alors, excéder 3 jours.

Par ailleurs, ce médicament réduit la sécrétion lactée.

Mode d'emploi et posologie

Les comprimés doivent être avalés avec un peu d'eau.

Les gouttes buvables peuvent être diluées dans un verre d'eau.

La solution injectable doit être administrée par *voie intramusculaire*.

Posologie usuelle :

1 ou 2 comprimés ou 10 à 20 gouttes de solution buvable, 3 fois par jour.

1 ampoule injectable après la délivrance.

Conseils : La solution buvable doit être conservée à l'abri de la lumière.

Effets indésirables possibles

Nausées, vomissements, douleurs abdominales.

Troubles dus à l'effet *vasoconstricteur* du médicament, apparaissant surtout à fortes doses : augmentation de la tension artérielle, ralentissement ou accélération du cœur, douleurs d'*angine de poitrine*, fourmillements, engourdissement des extrémités.

Éruption cutanée, maux de tête, *vertiges*.

Exceptionnellement : *choc anaphylactique*.

Laboratoires Novartis Pharma SAS

MÉTHOTREXATE BELLON

Informations détaillées sur www.monvidal.com

MÉTHOTREXATE MERCK

Informations détaillées sur www.monvidal.com

MÉTHOTREXATE TEVA

Informations détaillées sur www.monvidal.com

MÉTHYLPREDNISOLONE DAKOTA PHARM 500 mg

Dérivé de la cortisone

sur ordonnance

Présentation

MÉTHYLPREDNISOLONE DAKOTA PHARM 500 mg : poudre pour solution injectable ; boîte de 5 flacons. Liste I, réservé à l'usage hospitalier - Remb 65 %.

Composition

	p fl
Méthylprednisolone	500 mg

Dans quel cas ce médicament est-il prescrit ?

Ce médicament est un *anti-inflammatoire* stéroïdien qui appartient à la famille des *corticoïdes* de synthèse (dérivés chimiques de la *cortisone* naturelle). Les propriétés de la cortisone sont nombreuses, mais ce médicament est surtout utilisé pour son effet anti-inflammatoire puissant et rapide. Il présente, à efficacité égale, moins d'effets indésirables que la cortisone naturelle. À forte dose, il permet de diminuer la réponse immunitaire excessive de l'organisme observée dans certaines affections.

Ces forts dosages sont utilisés dans le traitement :

- de la *sclérose en plaques* pour diminuer la durée et la gravité des poussées,
- du rejet de greffe dans le cadre d'une transplantation d'organe,
- de la *polyarthrite rhumatoïde* dans ses formes graves,
- de certains *purpuras* thrombopéniques,
- de certaines affections rénales.

Contre-indications

Ce médicament ne doit pas être utilisé dans les cas suivants :

- maladies virales en évolution (*hépatite*, *zona*, *herpès*),
- infection ou *mycose* non contrôlée par un traitement adapté,
- *psychose* non contrôlée par un traitement,
- en association avec les *vaccins* vivants atténués.

Ces contre-indications peuvent s'appliquer ou ne pas s'appliquer en fonction de la façon dont le médicament est utilisé.

Attention : L'injection de ce médicament ne doit être pratiquée que sous contrôle médical.

Des précautions sont nécessaires chez les personnes ayant une prédisposition aux *allergies*, des *antécédents* de *tuberculose*, d'*ulcère* de l'estomac ou du *duodénum* et chez les personnes souffrant d'*insuffisance rénale*, d'*insuffisance hépatique*, de *colite* ulcéreuse, de *diabète*, d'*hypertension artérielle*, d'*ostéoporose* ou de *myasthénie* grave.

La prise d'un *corticoïde* diminue les défenses immunitaires : la vaccination avec un *vaccin* contenant des *germes* vivants atténués ne peut être pratiquée qu'avec l'accord de votre médecin. Vous devez également éviter le contact avec des personnes atteintes de varicelle ou de rougeole.

Sportif : ce médicament contient une substance susceptible de rendre positifs certains *tests antidopage*.

Interactions avec d'autres substances

Ce médicament peut interagir avec les médicaments qui donnent des *torsades de pointes*.

Informez par ailleurs votre médecin si vous prenez :

- un médicament susceptible de faire baisser la *kaliémie* (amphotéricine B administrée par voie *intraveineuse*, certains *diurétiques*, *laxatifs stimulants*) ;
- un *antihypertenseur* ;
- un *antidiabétique* ;
- un *digitalique* ;
- un *anticoagulant* ;
- de l'aspirine ou un *AINS* ;
- un médicament contenant de la carbamazépine, du phénobarbital, de la phénytoïne, de la primidone, de la rifampicine, de la ciclosporine, de l'interféron alfa ou de l'isoniazide.

En cas de vaccination, l'utilisation d'un *vaccin* vivant est déconseillée.

Grossesse et allaitement

Les études scientifiques actuellement disponibles n'ont pas mis en évidence de problème particulier lors de l'utilisation ponctuelle de *corticoïdes* chez la femme enceinte. Seul votre médecin peut évaluer le risque éventuel en cas d'utilisation prolongée.

En cas de traitement prolongé, il peut être nécessaire d'interrompre l'allaitement : prenez l'avis de votre médecin.

Mode d'emploi et posologie

L'injection doit être réalisée soit par *voie* intraveineuse directe en injection lente de 20 à 30 minutes, soit en *perfusion*.

Posologie usuelle :

Elle dépend de la maladie traitée. À titre indicatif :

- poussées de sclérose en plaques : 1 g par jour, en *bolus*, pendant 3 à 5 jours ;
- polyarthrite rhumatoïde, maladies rénales : 500 mg à 1 g par jour ;
- rejet de greffe : 10 à 20 mg par kg de poids et par jour.

La durée du traitement est en général limitée à 3 à 5 jours.

Conseils : Dans la sclérose en plaques, les premiers effets du traitement sont généralement ressentis après 8 à 10 jours. Le rétablissement peut néanmoins prendre plusieurs semaines.
Ce médicament doit être prescrit par un médecin hospitalier. Les injections sont le plus souvent effectuées à l'hôpital.
Les traitements *corticoïdes* peuvent dans certains cas nécessiter :
- la diminution de la consommation de *sel*,
- la prise de *potassium* (prescrit par le médecin),
- un régime riche en protéines et en calcium, pauvre en *glucides*.

Effets indésirables possibles

Effets liés à l'injection IV du produit :
- rares cas de *réaction allergique* ;
- une augmentation, ou au contraire, un ralentissement du rythme cardiaque ont été constatés lors de l'administration intraveineuse de fortes doses de *corticoïdes*. Avant chaque perfusion, un électrocardiogramme est recommandé en raison du risque de ces modifications de rythme cardiaque.

D'autres effets indésirables peuvent être observés avec les traitements corticoïdes :
- baisse du taux de *potassium*, rétention d'eau et de sel, *hypertension artérielle* ;
- surexcitation, euphorie, troubles du sommeil, *état dépressif* (à l'arrêt du traitement) ;
- rougeur du visage ;
- *ulcère* de l'estomac ou du *duodénum* ;
- *tendinite*, notamment en cas d'association avec un *antibiotique* de la famille des *quinolones* ;
- *diabète*.

Certains effets surviennent avec les traitements corticoïdes à long terme :
- gonflement du visage et du buste, apparition de poils, taches cutanées violacées, *acné* ;
- *ostéoporose* ;
- arrêt de la croissance chez l'enfant, troubles des règles ;
- certaines formes de *cataracte* et de *glaucome*.

Laboratoires sanofi-aventis France

MÉTHYLPREDNISOLONE MERCK 500 mg et 1 g

Dérivé de la cortisone — sur ordonnance

Présentation

MÉTHYLPREDNISOLONE MERCK 500 mg : poudre pour solution injectable ; boîte de 10 flacons. Liste I, réservé à l'usage hospitalier - Remb 65 %.
MÉTHYLPREDNISOLONE MERCK 500 mg : poudre pour solution injectable ; boîte de 20 flacons. Liste I, réservé à l'usage hospitalier - Remb 65 %.
MÉTHYLPREDNISOLONE MERCK 1 g : poudre pour solution injectable ; boîte de 10 flacons. Liste I, réservé à l'usage hospitalier - Remb 65 %.

Composition

	p fl	p fl
Méthylprednisolone	500 mg	1 g

Dans quel cas ce médicament est-il prescrit ?

Ce médicament est un *anti-inflammatoire* stéroïdien qui appartient à la famille des *corticoïdes* de synthèse (dérivés chimiques de la *cortisone* naturelle). Les propriétés de la cortisone sont nombreuses, mais ce médicament est surtout utilisé pour son effet anti-inflammatoire puissant et rapide. Il présente, à efficacité égale, moins d'effets indésirables que la cortisone naturelle. À forte dose, il permet de diminuer la réponse immunitaire excessive de l'organisme observée dans certaines affections.

Ces forts dosages sont utilisés dans le traitement :
- de la *sclérose en plaques* pour diminuer la durée et la gravité des poussées,
- du rejet de greffe dans le cadre d'une transplantation d'organe,
- de la *polyarthrite rhumatoïde* dans ses formes graves,
- de certains *purpuras* thrombopéniques,
- de certaines affections rénales.

Contre-indications

Ce médicament ne doit pas être utilisé dans les cas suivants :
- maladies virales en évolution (*hépatite*, *zona*, *herpès*),
- infection ou *mycose* non contrôlée par un traitement adapté,
- *psychose* non contrôlée par un traitement,
- en association avec les *vaccins* vivants atténués.

Ces contre-indications peuvent s'appliquer ou ne pas s'appliquer en fonction de la façon dont le médicament est utilisé.

Attention : L'injection de ce médicament ne doit être pratiquée que sous contrôle médical.
Des précautions sont nécessaires chez les personnes ayant une prédisposition aux *allergies*, des *antécédents* de *tuberculose*, d'*ulcère* de l'estomac ou du *duodénum* et chez les personnes souffrant d'*insuffisance rénale*, d'*insuffisance hépatique*, de *colite* ulcéreuse, de *diabète*, d'*hypertension artérielle*, d'*ostéoporose* ou de *myasthénie* grave.
La prise d'un *corticoïde* diminue les défenses immunitaires : la vaccination avec un *vaccin* contenant des *germes* vivants atténués ne peut être pratiquée qu'avec l'accord de votre médecin. Vous devez également éviter le contact avec des personnes atteintes de varicelle ou de rougeole.
Sportif : ce médicament contient une substance susceptible de rendre positifs certains *tests antidopage*.

Interactions avec d'autres substances

Ce médicament peut interagir avec les médicaments qui donnent des *torsades de pointes*.
Informez par ailleurs votre médecin si vous prenez :
- un médicament susceptible de faire baisser la *kaliémie* (amphotéricine B administrée par voie *intraveineuse*, certains *diurétiques*, *laxatifs stimulants*) ;
- un *antihypertenseur* ;
- un *antidiabétique* ;
- un *digitalique* ;
- un *anticoagulant* ;
- de l'aspirine ou un *AINS* ;
- un médicament contenant de la carbamazépine, du phénobarbital, de la phénytoïne, de la primidone, de la rifampicine, de la ciclosporine, de l'interféron alfa ou de l'isoniazide.

En cas de vaccination, l'utilisation d'un *vaccin* vivant est déconseillée.

Grossesse et allaitement

Les études scientifiques actuellement disponibles n'ont pas mis en évidence de problème particulier lors de l'utilisation ponctuelle de *corticoïdes* chez la femme enceinte. Seul votre médecin peut évaluer le risque éventuel en cas d'utilisation prolongée.

En cas de traitement prolongé, il peut être nécessaire d'interrompre l'allaitement : prenez l'avis de votre médecin.

Mode d'emploi et posologie

L'injection doit être réalisée soit par *voie* intraveineuse directe en injection lente de 20 à 30 minutes, soit en *perfusion*.

Posologie usuelle :

Elle dépend de la maladie traitée. À titre indicatif :
- poussées de *sclérose en plaques* : 1 g par jour, en *bolus*, pendant 3 à 5 jours ;
- polyarthrite rhumatoïde, maladies rénales : 500 mg à 1 g par jour ;
- rejet de greffe : 10 à 20 mg par kg de poids et par jour.

La durée du traitement est en général limitée à 3 à 5 jours.

Conseils : Dans la sclérose en plaques, les premiers effets du traitement sont généralement ressentis après 8 à 10 jours. Le rétablissement peut néanmoins prendre plusieurs semaines.

Ce médicament doit être prescrit par un médecin hospitalier. Les injections sont le plus souvent effectuées à l'hôpital.

Les traitements *corticoïdes* peuvent dans certains cas nécessiter :
- la diminution de la consommation de *sel*,
- la prise de *potassium* (prescrit par le médecin),
- un régime riche en protéines et en calcium, pauvre en *glucides*.

Effets indésirables possibles

Effets liés à l'injection intraveineuse du produit :
- rares cas de *réaction allergique* ;
- une augmentation, ou au contraire, un ralentissement du rythme cardiaque ont été constatés lors de l'administration intraveineuse de fortes doses de *corticoïdes*. Avant chaque perfusion, un électrocardiogramme est recommandé en raison du risque de ces modifications de rythme cardiaque.

D'autres effets indésirables peuvent être observés avec les traitements corticoïdes :
- baisse du taux de *potassium*, rétention d'eau et de sel, *hypertension artérielle* ;
- surexcitation, euphorie, troubles du sommeil, *état dépressif* (à l'arrêt du traitement) ;
- rougeur du visage ;
- *ulcère* de l'estomac ou du *duodénum* ;
- *tendinite*, notamment en cas d'association avec un *antibiotique* de la famille des *quinolones* ;
- *diabète*.

Certains effets surviennent avec les traitements corticoïdes à long terme :
- gonflement du visage et du buste, apparition de poils, taches cutanées violacées, *acné* ;
- *ostéoporose* ;
- arrêt de la croissance chez l'enfant, troubles des règles ;
- certaines formes de *cataracte* et de *glaucome*.

Laboratoires Mylan

METOCALCIUM

Informations détaillées sur www.monvidal.com

MÉTOCLOPRAMIDE 10 mg Génériques

Antiémétique — sur ordonnance

Les médicaments ci-dessous sont des génériques de PRIMPÉRAN (voir p. 1046).

METOCLOPRAMIDE MERCK 10 mg : comprimé sécable *(lactose)* boîte de 40. Liste I - Remb 35 % - 3,81 €.
METOCLOPRAMIDE SANDOZ 10 mg : comprimé sécable *(lactose)* boîte de 40. Liste I - Remb 35 % - 3,81 €.

METOJECT

Méthotrexate — sur ordonnance

Présentation

METOJECT 10 mg/ml : solution injectable ; seringue préremplie de 0,75 ml. Liste I - Remb 65 % - **17,90 €**.
METOJECT 10 mg/ml : solution injectable ; seringue préremplie de 1 ml. Liste I - Remb 65 % - **19,12 €**.
METOJECT 10 mg/ml : solution injectable ; seringue préremplie de 1,5 ml. Liste I - Remb 65 % - **21,93 €**.
METOJECT 10 mg/ml : solution injectable ; seringue préremplie de 2 ml. Liste I - Remb 65 % - **24,36 €**.
METOJECT 10 mg/ml : solution injectable ; seringue préremplie de 2,5 ml. Liste I - Remb 65 % - **28,32 €**.

Composition

	p ml
Méthotrexate	10 mg

Dans quel cas ce médicament est-il prescrit ?

Ce médicament contient une substance qui bloque l'action de l'acide folique, *vitamine* du groupe B. Cette vitamine étant indispensable à la synthèse de l'ADN, il en résulte une inhibition de la réplication des cellules de l'organisme. Cet effet est recherché dans le traitement de maladies comportant une prolifération cellulaire anormale, notamment cutanée (*psoriasis*) ou immunitaire (*polyarthrite rhumatoïde*).

Il est indiqué dans le traitement de fond de la polyarthrite rhumatoïde et du psoriasis grave de l'adulte et dans le traitement de certaines maladies inflammatoires articulaires de l'enfant.

Contre-indications

Ce médicament ne doit pas être utilisé dans les cas suivants :
- *insuffisance rénale* grave,
- *insuffisance hépatique* grave,
- insuffisance médullaire,
- baisse des *globules rouges*, des *globules blancs* et des *plaquettes*,
- alcoolisme chronique,
- infection grave,
- vaccination contre la *fièvre jaune*,
- **grossesse**,
- **allaitement**.

Attention : Des précautions sont nécessaires en cas de tabagisme, de troubles respiratoires ou d'*ulcère* de l'estomac ou du *duodénum*.
Des analyses de sang régulières sont nécessaires pour vérifier que le traitement est bien toléré par l'organisme.

Interactions avec d'autres substances

Ce médicament ne doit pas être associé :
- aux *salicylés*, aux médicaments contenant du probénécide, de la phénylbutazone, du sulfaméthoxazole et du triméthoprime : augmentation du risque d'anomalie de la *numération formule sanguine*,
- à la phénytoïne : risque de *convulsions*.

Ce médicament peut interagir avec les *AINS* et les *pénicillines*.

Informez votre médecin de la prise éventuelle de médicaments contenant de la ciclosporine, du tacrolimus, et des *sulfamides* antibactériens.

En cas de vaccination, l'utilisation d'un *vaccin* vivant est déconseillée (contre-indiquée dans le cas du vaccin contre la *fièvre jaune*).

Grossesse et allaitement

Une grossesse est contre-indiquée lorsque l'un des partenaires (femme ou homme) est traité par ce médicament : voir Attention.

L'utilisation de ce médicament contre-indique l'allaitement.

Mode d'emploi et posologie

La solution est injectée par voie *intraveineuse*, *intramusculaire* ou sous-cutanée.

Posologie usuelle :
1 injection par semaine. La dose à injecter est strictement individuelle.

Effets indésirables possibles

Hépatite, pneumonie médicamenteuse qui peut être révélée par une toux, anomalie de la *numération formule sanguine*, rougeur cutanée, chute des cheveux, plaies apparaissant sur les plaques de psoriasis, *troubles digestifs*, troubles psychiques.

Rarement : fièvre, arrêt des règles, troubles sexuels, stérilité chez l'homme.

Laboratoires Nordic Pharma

MÉTOPROLOL 100 mg
Génériques
Bêtabloquant

sur ordonnance

Les médicaments ci-dessous sont des génériques de LOPRESSOR (voir p. 748) et de SELOKEN (voir p. 1136).

METOPROLOL RANBAXY 100 mg : comprimé sécable *(lactose)* boîte de 90. Liste I - Remb 65 % - 7,75 €.
METOPROLOL RPG 100 mg : comprimé sécable *(lactose)* boîte de 30. Liste I - Remb 65 % - 2,94 €.
METOPROLOL SANDOZ 100 mg : comprimé *(lactose)* boîte de 30. Liste I - Remb 65 % - 2,94 €.
METOPROLOL SANDOZ 50 mg : comprimé *(lactose)* boîte de 30. Liste I - Non remb.
METOPROLOL SANDOZ 50 mg : comprimé *(lactose)* boîte de 28. Liste I - Remb 65 % - 1,85 €.

MIACALCIC
Informations détaillées sur www.monvidal.com

MIANSÉRINE 10 mg
Génériques
Antidépresseur

sur ordonnance

Les médicaments ci-dessous sont des génériques de ATHYMIL (voir p. 163).

MIANSERINE ALMUS 10 mg : comprimé boîte de 30. Liste I - Remb 65 % - 3,57 €.
MIANSERINE ARROW 10 mg : comprimé boîte de 30. Liste I - Remb 65 % - 3,57 €.
MIANSERINE BIOGARAN 10 mg : comprimé boîte de 30. Liste I - Remb 65 % - 3,57 €.
MIANSERINE EG 10 mg : comprimé boîte de 30. Liste I - Remb 65 % - 3,57 €.
MIANSERINE MERCK 10 mg : comprimé boîte de 30. Liste I - Remb 65 % - 3,58 €.
MIANSERINE QUALIMED 10 mg : comprimé boîte de 30. Liste I - Remb 65 % - 3,57 €.
MIANSERINE RATIOPHARM 10 mg : comprimé boîte de 30. Liste I - Remb 65 % - 3,57 €.
MIANSERINE RPG 10 mg : comprimé boîte de 30. Liste I - Remb 65 % - 3,57 €.
MIANSERINE SANDOZ 10 mg : comprimé boîte de 30. Liste I - Remb 65 % - 3,57 €.
MIANSERINE TEVA 10 mg : comprimé boîte de 30. Liste I - Remb 65 % - 3,57 €.
MIANSERINE WINTHROP 10 mg : comprimé boîte de 30. Liste I - Remb 65 % - 3,57 €.

MIANSÉRINE 30 mg
Génériques
Antidépresseur

sur ordonnance

Les médicaments ci-dessous sont des génériques de ATHYMIL (voir p. 163).

MIANSERINE ALMUS 30 mg : comprimé sécable boîte de 30. Liste I - Remb 65 % - 7,12 €.
MIANSERINE ARROW 30 mg : comprimé sécable boîte de 30. Liste I - Remb 65 % - 7,12 €.
MIANSERINE BIOGARAN 30 mg : comprimé boîte de 30. Liste I - Remb 65 % - 7,12 €.
MIANSERINE EG 30 mg : comprimé sécable boîte de 30. Liste I - Remb 65 % - 7,12 €.
MIANSERINE MERCK 30 mg : comprimé boîte de 30. Liste I - Remb 65 % - 7,12 €.
MIANSERINE QUALIMED 30 mg : comprimé sécable boîte de 30. Liste I - Remb 65 % - 7,12 €.
MIANSERINE RATIOPHARM 30 mg : comprimé sécable boîte de 30. Liste I - Remb 65 % - 7,12 €.
MIANSERINE RPG 30 mg : comprimé sécable boîte de 30. Liste I - Remb 65 % - 7,12 €.
MIANSERINE SANDOZ 30 mg : comprimé sécable boîte de 30. Liste I - Remb 65 % - 7,12 €.
MIANSERINE TEVA 30 mg : comprimé sécable boîte de 30. Liste I - Remb 65 % - 7,12 €.
MIANSERINE WINTHROP 30 mg : comprimé sécable boîte de 30. Liste I - Remb 65 % - 7,12 €.

MIANSÉRINE 60 mg
Génériques
Antidépresseur

sur ordonnance

Les médicaments ci-dessous sont des génériques de ATHYMIL (voir p. 163).

MIANSERINE ALMUS 60 mg : comprimé sécable boîte de 14. Liste I - Remb 65 % - 6,43 €.
MIANSERINE ARROW 60 mg : comprimé sécable boîte de 14. Liste I - Remb 65 % - 6,43 €.

MIANSERINE BIOGARAN 60 mg : comprimé sécable boîte de 14. Liste I - Remb 65 % - 6,43 €.
MIANSERINE EG 60 mg : comprimé sécable boîte de 14. Liste I - Remb 65 % - 6,43 €.
MIANSERINE MERCK 60 mg : comprimé sécable boîte de 14. Liste I - Remb 65 % - 6,43 €.
MIANSERINE QUALIMED 60 mg : comprimé sécable boîte de 14. Liste I - Remb 65 % - 6,43 €.
MIANSERINE RATIOPHARM 60 mg : comprimé sécable boîte de 14. Liste I - Remb 65 % - 6,43 €.
MIANSERINE RPG 60 mg : comprimé sécable boîte de 14. Liste I - Remb 65 % - 6,43 €.
MIANSERINE SANDOZ 60 mg : comprimé sécable boîte de 14. Liste I - Remb 65 % - 6,43 €.
MIANSERINE TEVA 60 mg : comprimé sécable boîte de 14. Liste I - Remb 65 % - 6,43 €.
MIANSERINE WINTHROP 60 mg : comprimé sécable boîte de 14. Liste I - Remb 65 % - 6,43 €.

MICARDIS

Antihypertenseur

sur ordonnance

Présentation

MICARDIS 20 mg : comprimé ; boîte de 28. Liste I - Non remb.
MICARDIS 40 mg : comprimé (blanc) ; boîte de 30. Liste I - Remb 65 % - **22,11 €**.
MICARDIS 40 mg : comprimé (blanc) ; boîte de 84. Liste I - Remb 65 % - **56,71 €**.
MICARDIS 40 mg : comprimé (blanc) ; boîte de 90. Liste I - Remb 65 % - **60,39 €**.
MICARDIS 80 mg : comprimé (blanc) ; boîte de 30. Liste I - Remb 65 % - **26,79 €**.
MICARDIS 80 mg : comprimé (blanc) ; boîte de 84. Liste I - Remb 65 % - **67,90 €**.
MICARDIS 80 mg : comprimé (blanc) ; boîte de 90. Liste I - Remb 65 % - **72,38 €**.

Composition

	p cp	p cp	p cp
Telmisartan	20 mg	40 mg	80 mg
Sorbitol	+	169 mg	338 mg

Dans quel cas ce médicament est-il prescrit ?

Ce médicament est un *antihypertenseur* qui appartient à la famille des *inhibiteurs de l'angiotensine II*. Il bloque l'action de l'angiotensine II. Cette substance, naturellement présente dans l'organisme, provoque une contraction des artères qui augmente la pression artérielle et fatigue le cœur.

Il est utilisé dans le traitement de l'*hypertension artérielle*.

Contre-indications

Ce médicament ne doit pas être utilisé dans les cas suivants :
- obstruction des *voies biliaires*,
- *insuffisance hépatique* grave,
- **grossesse** (à partir du 4e mois),
- **allaitement**.

Attention : Si vous suiviez auparavant un traitement par *diurétique* ou un régime sans *sel*, la baisse de la tension artérielle peut être importante lors des premières prises du médicament et expose à un risque de malaise ou d'étourdissement. Il est donc recommandé de commencer le traitement avec de faibles posologies, sous surveillance médicale plus étroite. Des précautions sont nécessaires en cas d'*insuffisance cardiaque* grave ou chez les personnes souffrant d'*hypertension artérielle* due à un rétrécissement des artères rénales, de rétrécissement des valves cardiaques ou de *cardiomyopathie* obstructive.

Les *inhibiteurs de l'angiotensine II* peuvent être responsables d'une augmentation de la *kaliémie*, notamment en cas d'*insuffisance rénale* ou de *diabète*. Faites pratiquer les analyses de sang prescrites par votre médecin ; elles sont notamment destinées à vérifier le bon fonctionnement de vos reins (dosage de la *créatinine*) et le taux de *potassium*.

Les sels de régime contiennent souvent du potassium, ne les utilisez pas sans avis médical pendant le traitement.

Interactions avec d'autres substances

Ce médicament peut interagir avec les *diurétiques* et les médicaments qui contiennent du *potassium* ou du *lithium*.

En outre, l'effet des *antihypertenseurs* peut être augmenté par certains médicaments tels que les *neuroleptiques*, les *antidépresseurs imipraminiques*, les *alphabloquants* utilisés dans les troubles urinaires, les médicaments contenant du baclofène ; il peut être diminué par les *AINS* ou les *corticoïdes*. Votre médecin doit être informé si vous êtes traité par l'un ou l'autre de ces médicaments.

Grossesse et allaitement

L'effet de ce médicament sur l'enfant à naître pendant les 3 premiers mois de la grossesse est mal connu. Par prudence, son usage est déconseillé. Au cours des 6 derniers mois de la grossesse, une prise prolongée de ce médicament peut altérer les reins du fœtus. Son utilisation est contre-indiquée à partir du 4e mois de la grossesse.

En conséquence, un désir de grossesse nécessite le remplacement de ce médicament par un autre antihypertenseur. Si une grossesse survient alors que vous prenez ce médicament, consultez rapidement votre médecin pour qu'il modifie votre traitement.

Les données actuellement disponibles ne permettent pas de savoir si ce médicament passe dans le lait maternel. Il est contre-indiqué chez la femme qui allaite.

Mode d'emploi et posologie

Le comprimé doit être avalé avec un verre d'eau, indifféremment pendant ou entre les repas.

Posologie usuelle :
- Adulte de plus de 18 ans : 20 mg à 80 mg par jour, en 1 prise.

Conseils : Votre tension artérielle doit être contrôlée régulièrement. Les appareils permettant une mesure automatique de la tension à domicile utilisent souvent un procédé de mesure différent de celui qu'emploie votre médecin. Si vous avez un tel appareil, apportez-le en consultation pour vous assurer que la mesure obtenue est bien conforme à celle du tensiomètre de votre médecin.

Le traitement médicamenteux ne dispense pas de mesures simples pouvant faire baisser la tension artérielle : activité physique régulière, modération de la consommation de boissons alcoolisées et de *sel*, lutte contre l'excès de poids.

Effets indésirables possibles

Les études qui ont comparé ce médicament au *placebo* n'ont pas montré plus d'effets indésirables imputables au médicament.

Depuis sa commercialisation, les effets suivants ont été observés :
- *éruption cutanée*, malaise, insomnie, *état dépressif*, vomissements, *hypotension orthostatique*, essoufflement, *réaction allergique* (urticaire, œdème de *Quincke*) ;
- anomalie de la *numération formule sanguine*, augmentation du taux d'*acide urique* et de *potassium* dans le sang.

Laboratoires Boehringer Ingelheim France

MICARDISPLUS

Association d'antihypertenseurs — sur ordonnance

Présentation

MICARDISPLUS 40 mg/12,5 mg : comprimé (bicouche rouge et blanc) ; boîte de 30. Liste I - Remb 65 % - **22,11 €**.
MICARDISPLUS 40 mg/12,5 mg : comprimé (bicouche rouge et blanc) ; boîte de 84. Liste I - Remb 65 % - **56,71 €**.
MICARDISPLUS 40 mg/12,5 mg : comprimé (bicouche rouge et blanc) ; boîte de 90. Liste I - Remb 65 % - **60,39 €**.
MICARDISPLUS 80 mg/12,5 mg : comprimé (bicouche rouge et blanc) ; boîte de 30. Liste I - Remb 65 % - **26,79 €**.
MICARDISPLUS 80 mg/12,5 mg : comprimé (bicouche rouge et blanc) ; boîte de 84. Liste I - Remb 65 % - **67,90 €**.
MICARDISPLUS 80 mg/12,5 mg : comprimé (bicouche rouge et blanc) ; boîte de 90. Liste I - Remb 65 % - **72,38 €**.

Composition

	p cp	p cp
Telmisartan	40 mg	80 mg
Hydrochlorothiazide	12,5 mg	12,5 mg
Sorbitol	+	+

Dans quel cas ce médicament est-il prescrit ?

Cet *antihypertenseur* contient deux substances :
- le telmisartan, de la famille des anti-angiotensine II. Il bloque l'action de l'angiotensine II, substance naturellement présente dans l'organisme. Celle-ci est responsable d'une contraction des artères qui augmente la pression artérielle et fatigue le cœur ;
- l'hydrochlorothiazide, un *diurétique* dont la structure chimique est proche de celles des *sulfamides*. Son action renforce celle du telmisartan.

Il est utilisé dans le traitement de l'*hypertension artérielle*.

Contre-indications

Ce médicament ne doit pas être utilisé dans les cas suivants :
- *allergie* au telmisartan ou aux *sulfamides*,
- obstruction des *voies biliaires*,
- *insuffisance rénale* ou *hépatique* grave,
- excès de calcium dans le sang,
- **grossesse** (à partir du 4e mois),
- **allaitement**.

Attention : Des précautions sont nécessaires en cas d'*insuffisance cardiaque* grave ou chez les personnes souffrant d'*hypertension artérielle* due à un rétrécissement des artères rénales, de rétrécissement des valves cardiaques ou de *cardiomyopathie* obstructive.

Si vous suiviez auparavant un traitement par *diurétique* ou un régime sans *sel*, la baisse de la tension artérielle peut être importante lors des premières prises du médicament : risque de malaise ou d'étourdissement pouvant entraîner une chute. Il est donc recommandé de prendre un régime normalement salé ou d'interrompre le traitement diurétique au moins 3 jours avant la première prise de ce médicament. Votre médecin vous donnera toutes les informations utiles à ce sujet.

Faites pratiquer régulièrement les analyses de sang prescrites par votre médecin ; elles sont notamment destinées à vérifier le bon fonctionnement de vos reins (dosage de la *créatinine*) et les taux de *potassium* et de *sodium* sanguins.

Le diurétique contenu dans ce médicament peut faire baisser la *kaliémie* : évitez d'utiliser des *laxatifs stimulants* dont l'usage régulier contribue à la baisse du taux de potassium dans le sang. Il peut par ailleurs augmenter le taux sanguin d'*acide urique* (possibilité de crise de *goutte*).

Sportif : ce médicament contient une substance susceptible de rendre positifs certains *tests antidopage*.

Conducteur : ce médicament peut être responsable de *vertiges*.

Interactions avec d'autres substances

Ce médicament peut interagir avec les médicaments susceptibles de provoquer une *hyperkaliémie* (*diurétique*, sel de *potassium*...), avec les médicaments donnant des *torsades de pointes* et avec les médicaments contenant du lithium.

Informez par ailleurs votre médecin si vous prenez un *digitalique*, un *laxatif stimulant*, un *AINS*, ou un médicament contenant de la metformine, de la carbamazépine, de la ciclosporine ou un sel de calcium.

En outre, l'effet *antihypertenseur* de ce médicament peut être augmenté par certains médicaments tels que les *neuroleptiques*, les *antidépresseurs imipraminiques*, les médicaments contenant du baclofène ; il peut être diminué par les *corticoïdes*. Votre médecin doit être informé si vous êtes traité par l'un ou par l'autre.

Chez le diabétique traité par l'*insuline*, une adaptation de la *posologie* de l'insuline peut être nécessaire.

Grossesse et allaitement

L'effet de ce médicament sur l'enfant à naître pendant les 3 premiers mois de la grossesse est mal connu. Par prudence, son usage est déconseillé. Au cours des 6 derniers mois de la grossesse, une prise prolongée de ce médicament peut altérer les reins du fœtus. Son utilisation est contre-indiquée à partir du 4e mois de la grossesse.

En conséquence, un désir de grossesse nécessite le remplacement de ce médicament par un autre antihypertenseur. Si une grossesse survient alors que vous prenez ce médicament, consultez rapidement votre médecin pour qu'il modifie votre traitement.

Ce médicament est contre-indiqué chez la femme qui allaite.

Mode d'emploi et posologie

Les comprimés doivent être avalés avec un verre d'eau. Ils peuvent être pris indifféremment au cours ou en dehors des repas.

Posologie usuelle :
- Adulte : 1 comprimé par jour.

Conseils : Votre tension artérielle doit être contrôlée régulièrement. Les appareils permettant une mesure automatique de la tension à domicile utilisent souvent un procédé de mesure différent de celui qu'emploie votre médecin. Si vous avez un tel appareil, apportez-le en consultation pour vous assurer que la mesure obtenue est bien conforme à celle du tensiomètre de votre médecin.
Le traitement médicamenteux ne dispense pas de mesures simples pouvant faire baisser la tension artérielle : activité physique régulière, modération de la consommation de boissons alcoolisées et de *sel*, lutte contre l'excès de poids.
Les *diurétiques* exposent au risque de déshydratation : les personnes âgées devront boire abondamment, notamment pendant les fortes chaleurs.

Effets indésirables possibles

Étourdissements dus à une *hypotension orthostatique*, fatigue, troubles de l'érection, douleurs dorsales, *troubles digestifs*, anxiété, *sinusite*, *pharyngite*, infection urinaire, éruption cutanée.
Aggravation réversible d'une *insuffisance rénale*.
Augmentation du taux de lipides, d'*acide urique* ou de glucose dans le sang et exceptionnellement du calcium.
Baisse du taux de *potassium*, associée ou non à des crampes.
Rarement :
- fourmillement des extrémités, maux de tête, *hépatite*, troubles de la vue, sueurs, sécheresse de la bouche ;
- *réaction allergique* ;
- baisse du taux de *sodium* dans le sang (natrémie) et risque de troubles du comportement ;
- anomalie de la *numération formule sanguine*.

Exceptionnellement : *pancréatite*.

Laboratoires Boehringer Ingelheim France

MICRODOÏNE

Informations détaillées sur www.monvidal.com

MICROLAX

Laxatif par voie rectale

Présentation

MICROLAX : solution rectale ; boîte de 4 récipients unidoses de 5 ml avec canules. Non remb.
MICROLAX : solution rectale ; boîte de 12 récipients unidoses de 5 ml avec canules. Non remb.
MICROLAX Bébé : gel rectal ; boîte de 4 récipients unidoses de 3 ml avec canules. Non remb.

Composition

	p unidose	p unidose Bébé
Laurylsulfoacétate de sodium	64,5 mg	38,7 mg
Citrate de sodium	450 mg	270 mg
Sorbitol (solution à 70 %)	4,465 g	2,679 g

Dans quel cas ce médicament est-il prescrit ?

Ce médicament est un laxatif administré par *voie* rectale. Il ramollit les selles et déclenche une contraction du rectum qui permet leur évacuation.
Il est utilisé dans le *traitement symptomatique* de la *constipation* et pour préparer le rectum avant certains examens.

Attention : Comme tous les laxatifs, ce médicament ne doit pas être utilisé de façon prolongée sans avis médical.
Des précautions sont nécessaires chez la personne atteinte d'*hémorroïdes*, de *fissure anale* ou de *recto-colite hémorragique*.
Chez l'enfant, l'usage de ce médicament doit rester exceptionnel : il risque d'empêcher le réflexe d'expulsion des selles.

Grossesse et allaitement

Ce médicament peut être utilisé de façon ponctuelle pour traiter la constipation de la femme enceinte ou qui allaite.

Mode d'emploi et posologie

Introduire la canule dans le rectum et vider le contenu de l'unidose par pression. Retirer la canule sans relâcher la pression sur le tube.
L'effet laxatif se manifeste après un délai de 5 à 20 minutes.

Posologie usuelle :
- Adulte : 1 unidose de MICROLAX par jour en cas de constipation ou 1 unidose 5 à 20 minutes avant l'heure choisie pour la selle en cas de préparation à un examen du rectum.
- Enfant et nourrisson : 1 unidose de MICROLAX Bébé par jour en cas de constipation ou 1 unidose 5 à 20 minutes avant l'heure choisie pour la selle en cas de préparation à un examen du rectum.

Conseils : Le traitement de la constipation chronique repose essentiellement sur des boissons abondantes, une alimentation riche en fibres et une activité physique régulière.

Effets indésirables possibles

Un usage prolongé peut occasionner des sensations de brûlure anale et exceptionnellement des *inflammations* du rectum.

Laboratoires Mc Neil Santé Grand Public

MICROPAKINE LP

Antiépileptique — sur ordonnance

Présentation

MICROPAKINE LP 100 mg : granulés à *libération prolongée* ; boîte de 30 sachets-dose. Liste II - Remb 65 % - **3,94 €.**
MICROPAKINE LP 250 mg : granulés à *libération prolongée* ; boîte de 30 sachets-dose. Liste II - Remb 65 % - **9,04 €.**
MICROPAKINE LP 500 mg : granulés à *libération prolongée* ; boîte de 30 sachets-dose. Liste II - Remb 65 % - **17,53 €.**
MICROPAKINE LP 750 mg : granulés à *libération prolongée* ; boîte de 30 sachets-dose. Liste II - Remb 65 % - **26,03 €.**
MICROPAKINE LP 1000 mg : granulés à *libération prolongée* ; boîte de 30 sachets-dose. Liste II - Remb 65 % - **34,19 €.**

Composition

	p sachet	p sachet	p sachet
Valproate de sodium	100 mg	250 mg	500 mg
dont Acide valproïque	29 mg	72 mg	145 mg

	p sachet	p sachet
Valproate de sodium	750 mg	1000 mg
dont Acide valproïque	217 mg	290 mg

Dans quel cas ce médicament est-il prescrit ?

Ce médicament est un antiépileptique qui appartient à la famille des *anticonvulsivants* non *barbituriques*.

Il est utilisé dans :
- le traitement de l'*épilepsie*,
- le *traitement préventif* des *convulsions* liées à la fièvre chez l'enfant.

Cette présentation est particulièrement adaptée à l'enfant et à l'adulte ayant des difficultés à avaler.

Contre-indications

Ce médicament ne doit pas être utilisé dans les cas suivants :
- *hépatite* ou *antécédent* d'*hépatite*,
- *antécédent* familial d'*hépatite* grave, notamment due à un médicament,
- *porphyrie*,
- en association avec la méfloquine ou le millepertuis.

Attention : Une *hépatite* peut exceptionnellement survenir pendant le traitement. Le *nourrisson* et les enfants de moins de 3 ans sont particulièrement exposés dans les 6 premiers mois de traitement. Certains signes évocateurs doivent vous amener à consulter votre médecin : une perte de l'appétit, une fatigue anormale avec nausées et parfois vomissements et douleurs abdominales, voire la réapparition des crises d'*épilepsie*.

Des analyses de sang régulières sont pratiquées pour la surveillance du traitement.

Des précautions sont nécessaires en cas d'*insuffisance rénale* ou de *lupus érythémateux* disséminé.

Ne modifiez ni n'interrompez jamais le traitement antiépileptique sans l'avis de votre médecin : risque de réapparition des *convulsions* même si aucune crise n'est survenue depuis une longue période.

La conduite automobile et l'utilisation de machines dangereuses sont contre-indiquées chez les épileptiques lorsque les crises persistent malgré un *traitement préventif*. Par ailleurs, ce médicament peut être à l'origine d'une somnolence ou d'une baisse de la vigilance.

Interactions avec d'autres substances

Ce médicament ne doit pas être associée avec :
- la méfloquine (LARIAM) : risque de crise d'*épilepsie*,
- les produits de phytothérapie contenant du millepertuis : risque de diminution de l'effet de l'antiépileptique.

Il peut interagir avec le lamotrigine (LAMICTAL...) : le médecin en tient compte dans sa prescription.

Informez votre médecin si vous prenez un *antidépresseur imipraminique* ou un médicament contenant l'une des substances suivantes : carbamazépine, phénobarbital, primidone, phénytoïne ou topiramate.

Grossesse et allaitement

Si une grossesse survient sous traitement, consultez votre médecin. L'arrêt brutal de ce médicament expose à la réapparition de crises préjudiciables à la mère et à l'enfant à naître. Le médecin appréciera le risque éventuel lié à l'utilisation de ce médicament dans votre cas. Des examens particuliers permettent de vérifier l'absence d'anomalie chez l'enfant à naître.

Si le traitement est poursuivi jusqu'à l'accouchement, une surveillance médicale du *nouveau-né* est nécessaire.

Ce médicament passe faiblement dans le lait maternel.

Mode d'emploi et posologie

Les granulés sont saupoudrés sur un aliment mou ou une boisson, froids ou à température ambiante (yaourt, jus d'orange, compote...). Le mélange doit être avalé immédiatement, sans être mâché.

Les granulés ne doivent pas être saupoudrés dans un biberon car ils peuvent boucher la tétine. Ils ne doivent pas être pris avec des repas chauds ou des boissons chaudes.

Les sachets à 1000 mg sont réservés à l'adolescent et l'adulte.

Posologie usuelle :

20 à 30 mg par kg et par jour. Cette posologie est atteinte progressivement, puis adaptée par le médecin en fonction de l'efficacité du traitement.

La dose quotidienne est répartie en 1 ou 2 prises.

Conseils : Afin d'éviter les oublis, il est recommandé de prendre ce médicament à heure fixe.

Veillez à ne pas manquer de ce médicament ; lors de vos déplacements, munissez-vous d'une réserve ou de votre ordonnance en cours de validité.

Effets indésirables possibles

Maux d'estomac et nausées en début de traitement, disparaissant généralement au cours de celui-ci.

Prise de poids, absence de règles, règles irrégulières.

Tremblements, somnolence, chute de cheveux souvent passagère et toujours réversible à l'arrêt du traitement.

Confusion des idées, surtout en cas d'association à d'autres *anticonvulsivants*.

Réaction allergique cutanée.

Anomalies de la *numération formule sanguine*.

Exceptionnellement : *pancréatite*, *hépatite* (voir Attention).

Laboratoires sanofi-aventis France

MICROSOL CUIVRE

Informations détaillées sur www.monvidal.com

MICROSOL LITHIUM

Informations détaillées sur www.monvidal.com

MICROSOL MAGNÉSIUM

Informations détaillées sur www.monvidal.com

MICROSOL MANGANÈSE-CUIVRE

Informations détaillées sur www.monvidal.com

MICROSOL SÉLÉNIUM

Informations détaillées sur www.monvidal.com

MICROVAL

Contraceptif oral

sur ordonnance

Présentation

MICROVAL : comprimé (blanc) ; boîte de 1 plaquette de 28.
Liste I - Remb 65 % - **1,68 €**.

MICROVAL : comprimé (blanc) ; boîte de 3 plaquettes de 28.
Liste I - Remb 65 % - **3,82 €**.

Composition

	p cp
Lévonorgestrel	0,03 mg
Lactose	+

Dans quel cas ce médicament est-il prescrit ?

C'est un *contraceptif* oral. Il contient un *progestatif* seul (sans *estrogène* associé). Tous les comprimés ont une composition identique. Ce contraceptif est dit microdosé car il contient une très faible dose d'*hormone*.

Contre-indications

Ce médicament ne doit pas être utilisé dans les cas suivants :
- *hépatite* ou *antécédent* récent d'*hépatite*,
- *insuffisance hépatique*,
- certains cancers du sein ou de l'utérus,
- **grossesse**.

Attention : Ce mode de contraception n'est pas adapté aux femmes qui souffrent de kystes des ovaires ou de *mastopathies*.
Une surveillance médicale et des analyses sont nécessaires avant et pendant la contraception orale. Cette surveillance sera renforcée en cas d'antécédent d'infection des trompes ou de *grossesse extra-utérine*.
L'efficacité contraceptive des *progestatifs* microdosés n'est pas absolue. Il est d'autant plus important de veiller à la régularité de la prise.
En cas d'arrêt des règles pendant plus de deux cycles consécutifs, l'absence de grossesse doit être vérifiée avant de poursuivre la contraception.

Interactions avec d'autres substances

L'efficacité contraceptive de ce médicament peut être diminuée par la prise conjointe d'un médicament *inducteur enzymatique*.

Grossesse et allaitement

Ce médicament n'a pas de raison d'être utilisé pendant la grossesse. Néanmoins, si une grossesse survient malgré le traitement, du fait d'un oubli ou d'un retard de prise, celle-ci pourra être poursuivie normalement si vous le désirez.
Ce médicament passe dans le lait maternel mais son usage est possible pendant l'allaitement après avis médical.

Mode d'emploi et posologie

Prendre régulièrement, et sans oubli, 1 comprimé par jour à la même heure pendant 28 jours consécutifs, sans interruption entre 2 plaquettes. Cette pilule doit être impérativement prise chaque jour à la même heure. La contraception n'est pas assurée pendant la durée de la première plaquette : une contraception complémentaire est nécessaire (préservatif, diaphragme, spermicide...).
En cas de première contraception orale ou de reprise d'une contraception interrompue temporairement, prendre le premier comprimé le premier jour des règles.
En cas de changement de *contraceptif*, prendre le premier comprimé le lendemain et à la même heure que le dernier comprimé de la plaquette du précédent contraceptif.
Après un accouchement ou une interruption de grossesse : suivre les indications du médecin.

Conseils : En cas d'oubli d'un comprimé, 2 situations sont possibles :
- retard de moins de 3 heures : prendre le comprimé oublié et continuer à l'heure habituelle ;
- retard de plus de 3 heures : prendre le comprimé oublié et continuer à l'heure habituelle, mais la sécurité contraceptive n'est plus assurée et une méthode complémentaire doit être employée pendant 15 jours (spermicide, préservatif, diaphragme...).

En cas de vomissements ou de diarrhée survenant juste après la prise du comprimé (sans rapport avec la prise du *contraceptif*), prendre un autre comprimé. Si ces troubles durent plus de 3 heures, la sécurité contraceptive n'est plus assurée et une méthode complémentaire doit être employée pour le cycle en cours.

Effets indésirables possibles

Irrégularité des cycles en début de traitement.
Saignement entre les règles, *œdèmes* périodiques, douleur ou tension des seins.
En cas d'*antécédent* de jaunisse ou de démangeaisons au cours d'une grossesse : risque de récidive lors de la prise de ce *contraceptif*.

Laboratoires Codepharma

MIFLASONE

Antiasthmatique

sur ordonnance

Présentation

MIFLASONE 100 µg : poudre pour *inhalation* buccale ; boîte de 60 gélules avec inhalateur. Liste I - Remb 65 % - **4,19 €**.
MIFLASONE 200 µg : poudre pour *inhalation* buccale ; boîte de 60 gélules avec inhalateur. Liste I - Remb 65 % - **7,49 €**.
MIFLASONE 400 µg : poudre pour *inhalation* buccale ; boîte de 60 gélules avec inhalateur. Liste I - Remb 65 % - **14,42 €**.

Composition

	p gél	p gél	p gél
Béclométasone dipropionate	100 µg	200 µg	400 µg

Dans quel cas ce médicament est-il prescrit ?

Ce médicament d'action locale contient un *corticoïde* qui possède une activité *anti-inflammatoire* marquée sur les *muqueuses*, notamment celles des bronches.
Il est utilisé dans le *traitement de fond* de l'*asthme*.
Le système d'administration est adapté aux personnes ayant des difficultés à utiliser les aérosols.

Attention : Ce médicament d'action lente n'est pas adapté au *traitement de la crise* d'*asthme*. Une aggravation de l'asthme peut traduire une infection : consultez votre médecin.
Sportif : ce médicament contient une substance susceptible de rendre positifs certains *tests antidopage*.

Grossesse et allaitement

Les données scientifiques actuellement disponibles n'ont pas mis en évidence de problème particulier lors de l'utilisation de ce médicament pendant la grossesse à la dose préconisée. Néanmoins, ne l'utilisez pas sans avis médical.
La possibilité d'un effet du médicament chez le *nourrisson* est très improbable ; néanmoins, par mesure de prudence, l'allaitement est déconseillé sans avis médical.

Mode d'emploi et posologie

Les gélules ne doivent en aucun cas être avalées.

La prise du médicament doit se faire au cours d'une inspiration profonde, précédée si possible d'une expiration forcée. Il est ensuite nécessaire de retenir sa respiration pendant quelques instants.

Placer la gélule dans l'appareil au moment de l'*inhalation*. En tenant l'appareil verticalement, appuyer sur les 2 boutons-poussoir (ce qui permet de percer la gélule), puis relâcher. Expirer à fond. Placer l'embout de l'appareil entre les lèvres. Incliner la tête en arrière. L'inspiration doit être rapide et profonde. Ouvrir ensuite l'appareil afin de vérifier qu'il ne reste pas de poudre (la partie transparente de la gélule permet de s'assurer que son contenu est vide). S'il en reste, renouveler l'inhalation. Après usage, retirer la gélule vide.

Lire attentivement la notice du médicament avant son emploi.

Posologie usuelle :

Elle est strictement individuelle ; elle varie selon l'âge et le stade de la maladie. La dose efficace la plus faible est toujours recherchée ; elle est répartie régulièrement en 2 à 4 prises au cours de la journée.

Conseils : N'hésitez pas à demander une démonstration du maniement de cet appareil à votre médecin ou à votre pharmacien.

Nettoyez régulièrement l'embout buccal et l'emplacement pour la gélule avec un linge sec.

Lorsque ce médicament est utilisé conjointement avec un bronchodilatateur, le bronchodilatateur devra être inhalé en premier.

Il est conseillé de se rincer la bouche avec un verre d'eau après chaque inhalation pour limiter le risque de *candidose* ou d'enrouement lié à l'utilisation de ce médicament.

Effets indésirables possibles

Irritation de la bouche et de la gorge, toux, voix rauque.

Par ailleurs, une *candidose* de la bouche et de la gorge peut apparaître.

Laboratoires Novartis Pharma SAS

MIFLONIL

Antiasthmatique — sur ordonnance

Présentation

MIFLONIL 200 µg : poudre pour inhalation en gélule ; boîte de 60 gélules avec inhalateur. Liste I - Remb 65 % - **9,71 €**.

MIFLONIL 400 µg : poudre pour inhalation en gélule ; boîte de 60 gélules avec inhalateur. Liste I - Remb 65 % - **18,87 €**.

Composition

	p dose	p dose
Budésonide	200 µg	400 µg

Dans quel cas ce médicament est-il prescrit ?

Ce médicament d'action locale contient un *corticoïde* qui possède une activité *anti-inflammatoire* marquée sur les *muqueuses*, notamment celle des bronches.

Il est utilisé dans le *traitement de fond* de l'*asthme*.

Attention : Ce médicament d'action lente n'est pas adapté au *traitement de la crise* d'*asthme*.

Une aggravation de l'asthme peut traduire une infection : consultez votre médecin.

Sportif : ce médicament contient une substance susceptible de rendre positifs certains *tests antidopage*.

Grossesse et allaitement

Les études actuellement disponibles n'ont pas mis en évidence de problème particulier lors de l'utilisation ponctuelle de ce médicament chez la femme enceinte. Néanmoins, il est déconseillé pendant la grossesse sans avis médical.

La possibilité d'un effet du médicament chez le *nourrisson* est très improbable ; néanmoins, par mesure de prudence, l'allaitement est déconseillé sans avis médical.

Mode d'emploi et posologie

Charger l'inhalateur. Vider complètement les poumons puis placer l'embout de l'appareil entre les lèvres. Aspirer à fond. L'inspiration doit être rapide et profonde. Essayer de garder l'air dans les poumons quelques secondes avant de les vider. Replacer le capuchon après usage.

Posologie usuelle :

Elle est strictement individuelle. La dose efficace la plus faible est toujours recherchée ; elle est répartie régulièrement en 1 à 4 prises au cours de la journée.

Conseils : Lisez attentivement la notice jointe au médicament.

N'hésitez pas à demander une démonstration du maniement de cet appareil à votre médecin ou à votre pharmacien.

Lorsque ce médicament est utilisé conjointement avec un bronchodilatateur, le bronchodilatateur devra être inhalé en premier.

Il est conseillé de se rincer la bouche avec un verre d'eau après chaque *inhalation* pour limiter le risque de *candidose* ou d'enrouement lié à l'utilisation de ce médicament.

Effets indésirables possibles

Irritation de la bouche et de la gorge, toux, voix rauque.

Par ailleurs, une *candidose* de la bouche et de la gorge peut apparaître.

Laboratoires Novartis Pharma SAS

MIGLUCAN

Informations détaillées sur www.monvidal.com

MIGPRIV

Antimigraineux — sur ordonnance

Présentation

MIGPRIV : poudre pour solution buvable (arôme citron) ; boîte de 6 sachets. Liste I - Remb 65 % - **8,01 €**.

Composition

	p sachet
Acétylsalicylate de lysine	1,62 g
soit Acide acétylsalicylique (aspirine)	900 mg
Métoclopramide	10 mg
Aspartam	+

Dans quel cas ce médicament est-il prescrit ?

Cet antimigraineux associe un dérivé de l'aspirine, qui a une action *antalgique*, à un modificateur de la motricité digestive qui régularise les contractions de l'estomac et de l'intestin.

Il est utilisé dans le *traitement de la crise* de *migraine*, notamment lorsque celle-ci s'accompagne de nausées et de vomissements.

Contre-indications

Ce médicament ne doit pas être utilisé dans les cas suivants :

- *allergie* à l'aspirine et aux *anti-inflammatoires* non stéroïdiens (*AINS*) ;
- *ulcère* de l'estomac ou du *duodénum* ;
- *hémorragie* et risque hémorragique ;
- risque d'obstruction du tube digestif ;
- mouvements involontaires liés à la prise de *neuroleptiques* ;
- *phéochromocytome* ;
- en association avec les médicaments *dopaminergiques* et ceux contenant de la lévodopa ;
- *phénylcétonurie* (présence d'aspartam) ;
- enfant de moins de 15 ans ;
- **grossesse** : à partir du 6e mois, ou en prise prolongée à toute période de la grossesse.

Attention : Tout *surdosage* ou prise prolongée expose à des complications sérieuses liées à la présence d'un dérivé de l'aspirine. Ne laissez pas ce médicament à la portée des enfants. En cas d'intoxication accidentelle, appelez un service d'urgence ou un centre antipoison.

Des précautions sont nécessaires en cas d'*antécédent* d'*ulcère* de l'estomac ou du *duodénum*, même ancien, d'*épilepsie*, d'*asthme*, d'*insuffisance rénale*, et chez les femmes qui portent un stérilet.

De même, l'aspirine est déconseillée chez les personnes atteintes de *goutte* et chez les femmes pendant les règles.

Évitez de prendre ce médicament pendant la semaine qui précède une extraction dentaire ou une opération : augmentation du risque d'*hémorragie*.

Évitez les boissons alcoolisées : augmentation du risque de somnolence.

Ce médicament peut induire une somnolence, parfois intense chez certaines personnes. Cette somnolence peut être augmentée par la prise d'*alcool* ou d'autres médicaments *sédatifs*. La conduite et l'utilisation de machines dangereuses sont déconseillées, surtout dans les heures qui suivent la prise du médicament.

Interactions avec d'autres substances

Ce médicament ne doit pas être associé aux médicaments *dopaminergiques* et à ceux qui contiennent de la lévodopa (MODOPAR, SINEMET...) : risque d'annulation de leurs effets.

Il peut interagir avec les *anti-inflammatoires* non stéroïdiens (*AINS*), les *anticoagulants*, les médicaments hypo-uricémiants contenant de la benzbromarone.

Informez par ailleurs votre médecin ou votre pharmacien si vous prenez un *antidiabétique* oral, un *corticoïde*, un *diurétique*, un *antihypertenseur*, un *sédatif* ou un médicament contenant du méthotrexate.

Grossesse et allaitement

Compte tenu de la présence d'aspirine, seule la prise ponctuelle de ce médicament est admise durant les 5 premiers mois de la grossesse ; au cours des 4 derniers mois, ce médicament est contre-indiqué.

Ce médicament passe dans le lait maternel : il est déconseillé pendant l'allaitement.

Mode d'emploi et posologie

Les sachets doivent être dissous dans un grand verre d'eau.

Posologie usuelle :

- Adulte : 1 sachet, dès les premiers signes de la crise. Renouveler 1 fois si nécessaire dans les heures qui suivent.

Conseils : La prise de ce médicament ne dispense pas des mesures habituelles permettant d'aider à faire céder la crise de migraine : s'allonger au calme dans une pièce sombre.

Attention, de nombreux médicaments contiennent de l'aspirine. Le *surdosage* expose à une augmentation des effets indésirables.

Effets indésirables possibles

Liés à l'aspirine :

- *gastrite*, douleurs abdominales, saignement du nez ou des gencives ;
- rares et parfois graves : *hémorragie* du tube digestif (vomissements sanglants, selles noires, ou plus souvent pertes de sang imperceptibles, responsables de l'apparition progressive d'une *anémie*) ; accidents allergiques (*urticaire*, œdème de *Quincke*, *asthme*, *chocs*) ;
- en cas de *surdosage* : bourdonnements d'oreille, sensation de baisse de l'audition, maux de tête.

Liés au métoclopramide :

- somnolence, fatigue, *vertiges* ;
- exceptionnellement : insomnie, maux de tête, diarrhée, spasmes de la face, mouvements inadaptés, arrêt des règles, augmentation du volume des seins.

Laboratoires sanofi-aventis France

MIGRALGINE

Association d'antalgiques contenant un opiacé

Présentation

MIGRALGINE : gélule (vert et blanc) ; boîte de 12. Non remb.
MIGRALGINE : gélule (vert et blanc) ; boîte de 18. Non remb.
MIGRALGINE : solution buvable (arôme orange) ; flacon de 125 ml. Non remb.

Composition

	p gél	p c à s
Paracétamol	400 mg	400,5 mg
Codéine phosphate	20 mg	19,5 mg
Caféine	62,5 mg	62,25 mg

Dans quel cas ce médicament est-il prescrit ?

Ce médicament contient deux *antalgiques* : le paracétamol, qui empêche la transmisssion de la douleur, et un *opiacé* (la codéine), qui renforce l'action du paracétamol en agissant sur la perception de la douleur par le cerveau. Le faible dosage en codéine lui permet d'être disponible sans ordonnance.

Il est utilisé dans le traitement de la douleur.

Contre-indications

Ce médicament ne doit pas être utilisé dans les cas suivants :
- maladie grave du foie ;
- *asthme* et *insuffisance respiratoire* ;
- enfant de moins de 15 ans ;
- en association avec les médicaments contenant de la nalbuphine, de la buprénorphine ou de la pentazocine ;
- **allaitement**.

Attention : De nombreux médicaments contiennent du paracétamol : vous devez en tenir compte en cas de prise conjointe car le *surdosage* en paracétamol peut être toxique pour le foie.

Du fait de la présence de codéine, n'utilisez pas ce médicament à forte dose et de façon prolongée (risque de *dépendance*) et évitez son emploi en cas d'*hypertension intracrânienne*, qu'il pourrait aggraver.

Ce médicament peut induire une somnolence, parfois intense chez certaines personnes. Cette somnolence peut être augmentée par la prise d'*alcool* ou d'autres médicaments *sédatifs*. La conduite et l'utilisation de machines dangereuses sont déconseillées, surtout dans les heures qui suivent la prise du médicament.

Ce médicament contient de la *caféine* qui peut être recherchée dans les urines des sportifs pour déceler un éventuel mésusage. Néanmoins, à la *posologie* préconisée, la quantité de caféine contenue dans ce médicament est insuffisante à elle seule pour que la réponse au test soit positive.

Interactions avec d'autres substances

Ce médicament ne doit pas être associé à ceux qui contiennent de la nalbuphine, de la buprénorphine ou de la pentazocine : risque de diminution de l'effet *antalgique*.

Informez par ailleurs votre médecin ou votre pharmacien si vous prenez des *sédatifs*.

Grossesse et allaitement

L'utilisation de la *codéine* et de ses dérivés (codéthyline, pholcodine) ne doit être envisagée chez la femme enceinte qu'en cas de nécessité, en effet :
- une *insuffisance respiratoire* peut survenir chez le nouveau-né d'une mère traitée par des doses élevées, même si le traitement est ponctuel mais précède de peu l'accouchement ;
- un *syndrome de sevrage*, à l'inverse, peut concerner des nouveau-nés si leur mère reçoit un traitement régulier, même à faible dose.

Il est donc important de signaler à l'obstétricien la prise éventuelle de codéine ou d'un de ses dérivés, afin que ces risques puissent être prévenus par une surveillance et un éventuel traitement adapté.

Ce médicament passe dans le lait maternel. Il est contre-indiqué pendant l'allaitement.

Mode d'emploi et posologie

Ce médicament peut être pris indifféremment au cours ou en dehors des repas. Les gélules doivent être avalées avec un verre d'eau.

Respectez un intervalle minimal de 4 heures entre 2 prises. En cas d'*insuffisance rénale*, l'intervalle entre 2 prises doit être au minimum de 8 heures.

Posologie usuelle :
- Adulte : 1 ou 2 gélules ou 1 ou 2 cuillères à soupe de solution buvable, 1 à 3 fois par jour. Ne pas dépasser 6 gélules ou 6 cuillères à soupe par jour.

Chez la personne âgée, la *posologie* initiale est généralement réduite de moitié.

Conseils : Comme tous les *antalgiques*, ce médicament est généralement plus efficace pour prévenir la douleur que pour la calmer : dans le traitement des douleurs chroniques, il est préférable de prendre ce médicament à intervalles réguliers sans attendre que la douleur s'installe.

Cet *antalgique* contenant de la codéine est destiné à être utilisé en deuxième intention, lorsque l'aspirine, l'ibuprofène ou le paracétamol, utilisés seuls, sont insuffisamment efficaces. Il peut néanmoins être utilisé d'emblée dans le traitement des douleurs fortes.

Ce médicament contient de la *caféine*. On considère qu'une tasse de café contient de 60 à 100 mg de cette substance. Ainsi, pour limiter les effets indésirables de la caféine (excitation, tremblements, insomnie, *palpitations*), il est préférable de limiter la consommation de boissons qui en renferment (café, thé...). Il est également recommandé de prendre ce médicament avant 17 heures.

Effets indésirables possibles

Lié au paracétamol : *réaction allergique* (rare).

Liés à la *codéine* :

Constipation, somnolence, nausées, vomissements, sensation de vertige et, plus rarement, *bronchospasme*, *réaction allergique* cutanée, ralentissement de la respiration. Ces effets indésirables sont ceux de la famille des *opiacés* ; ils sont généralement modérés aux doses recommandées.

Lié à la *caféine* : insomnie.

Laboratoires Mc Neil Santé Grand Public

MIKELAN

Informations détaillées sur www.monvidal.com

MILDAC

Phytothérapie

Présentation

MILDAC 300 mg : comprimé ; boîte de 40. Non remb.

Composition

	p cp
Millepertuis, extrait	300 mg
Lactose	+

Dans quel cas ce médicament est-il prescrit ?

Ce médicament contient un extrait de millepertuis, plante qui a été l'objet de nombreux travaux scientifiques dans le traitement des *états dépressifs*. Les données qui ressortent de ces études laissent penser que le millepertuis possède une activité dans le traitement des dépressions légères. Ces études ayant porté sur des prises limitées dans le temps, ce médicament ne peut être actuellement considéré comme un véritable antidépresseur et il n'est recommandé que dans le traitement des états dépressifs transitoires.

Il est traditionnellement utilisé dans le traitement des manifestations dépressives et transitoires.

Contre-indications

Ce médicament ne doit pas être associé aux *anticoagulants* oraux, aux *antiprotéases* et aux médicaments contenant de la ciclosporine.

> **Attention :** La dépression est une maladie sérieuse qui justifie un avis médical lorsque l'état de tristesse n'est pas justifié par un événement majeur ou lorsqu'il se prolonge longtemps après un éventuel événement déclenchant.
> Bien que ce médicament soit en vente libre et ne contienne qu'un extrait de plante, il peut être à l'origine d'interactions médicamenteuses, notamment avec les *contraceptifs* oraux. Son efficacité ne doit pas être surestimée et la prise d'un *antidépresseur* « classique », prescrit par un médecin, associé à un soutien psychologique, peuvent être nécessaires.

Interactions avec d'autres substances

Ce médicament ne doit pas être associé aux *anticoagulants* oraux, aux *antiprotéases*, à certains *anticonvulsivants* ni à la ciclosporine : diminution de leur efficacité par le millepertuis, ou au contraire augmentation de leur taux sanguin et du risque de *surdosage* en cas d'arrêt du médicament.

Il peut interagir avec les *contraceptifs* oraux, les antidépresseurs *inhibiteurs de la recapture de la sérotonine*, les *triptans* et les médicaments contenant de la digoxine, de la théophylline et de la phénytoïne.

Grossesse et allaitement

L'effet de ce médicament pendant la grossesse ou l'allaitement est mal connu : seul votre médecin peut évaluer le risque éventuel de son utilisation dans votre cas.

Mode d'emploi et posologie

Les comprimés doivent être avalés avec un verre d'eau, de préférence à heure régulière.

Posologie usuelle :

- Adulte : 1 comprimé, 1 à 3 fois par jour.

> **Conseils :** Le traitement d'un *état dépressif*, même léger, ne se résume pas à la prise de médicaments. Le soutien d'un professionnel est souvent d'une aide précieuse pour franchir un cap difficile ou réfléchir sur les causes conscientes ou inconscientes qui sont à l'origine de cet état.

Effets indésirables possibles

Troubles digestifs, photosensibilisation.

Laboratoires Merck Médication Familiale

MILLIGYNON

Informations détaillées sur www.monvidal.com

MINALFÈNE

Informations détaillées sur www.monvidal.com

MINCIFIT solution buvable

Informations détaillées sur www.monvidal.com

MINERVA

Antiacnéique — **sur ordonnance**

Ce médicament est un générique de DIANE 35 (voir p. 391).

MINESSE

Pilule estroprogestative — **sur ordonnance**

Présentation

MINESSE : comprimé (jaune : 24, blanc : 4) ; boîte de 1 plaquette de 28. Liste I - Non remb.
MINESSE : comprimé (jaune : 24, blanc : 4) ; boîte de 3 plaquettes de 28. Liste I - Non remb.

Composition

	p cp jaune
Éthinylestradiol	0,015 mg
Gestodène	0,06 mg

Dans quel cas ce médicament est-il prescrit ?

C'est un *contraceptif* oral (pilule) qui contient un *estrogène* et un *progestatif*. Il est minidosé (moins de 0,04 mg d'estrogène) et monophasique (tous les comprimés contiennent la même quantité d'*hormones* et sont donc de la même couleur). Pour limiter les risques d'oubli, chaque plaquette contient 4 comprimés blancs dépourvus de toute substance active, destinés à être pris pendant les règles.

Contre-indications

Ce médicament ne doit pas être utilisé dans les cas suivants :

- *accident thromboembolique* artériel (*infarctus du myocarde, accident vasculaire cérébral*...) ou veineux (*phlébite, embolie* pulmonaire...) ancien ou survenant au cours de la contraception ;
- maladie cardiovasculaire (*hypertension artérielle, angine de poitrine*, lésion des valves cardiaques, anomalie de la circulation sanguine cérébrale ou rétinienne) ;
- *cancer hormonodépendant* ;
- *diabète* compliqué de lésions vasculaires ;
- saignement génital intermittent (l'origine de ce saignement doit être déterminée par des examens avant la mise en route du traitement) ;
- maladie du foie, grave ou récente.

> **Attention :** Un examen médical est nécessaire avant de débuter la contraception. Il est suivi d'une surveillance annuelle pendant la contraception. Cette surveillance est particulièrement importante si vous souffrez de *diabète*, d'obésité, d'excès de cholestérol, de *triglycérides* ou de *prolactine* dans le sang, d'affection bénigne du sein ou de l'utérus, d'ictère (jaunisse) chronique ou survenu lors d'une grossesse, d'*épilepsie*, de *migraine*, d'*otosclérose*, d'*asthme*, de varices, de dépression, de calcul biliaire, d'herpès gestationis, ou si des membres de votre famille ont des *antécédents* de cancer du sein ou d'*accidents thromboemboliques*.
> Si vous avez plus de 35 ans, si vous fumez, le risque d'effets indésirables cardiovasculaires liés à la prise d'hormones augmente fortement. Un autre mode de contraception est souvent préconisé.
> Arrêtez la prise de ce contraceptif et consultez votre médecin en cas d'apparition de l'un des *symptômes*

suivants : maux de tête violents et inhabituels, troubles de la vision, élévation importante de la tension artérielle, douleur inhabituelle à la jambe.

L'oubli d'un comprimé jaune (comprimé actif) ou sa mauvaise absorption, du fait de vomissements par exemple, peuvent rendre la contraception inefficace.

La survenue d'un léger saignement entre les règles (spotting) est fréquente chez les femmes prenant la pilule. Vous devez néanmoins en informer votre médecin

Si vous devez subir une intervention chirurgicale, il est préférable d'interrompre la contraception orale un mois à l'avance. De même, un alitement prolongé doit vous conduire à arrêter la contraception.

Interactions avec d'autres substances

L'efficacité contraceptive de ce médicament peut être diminuée par les *anticonvulsivants*, certains traitements du *sida*, les produits de phytothérapie contenant du millepertuis et les médicaments contenant l'une des substances suivantes : griséofulvine, rifampicine, rifabutine, modafinil.

Informez par ailleurs votre médecin si vous prenez des médicaments contenant de la flunarizine.

Grossesse et allaitement

Ce médicament n'a pas de raison d'être utilisé pendant la grossesse. Néanmoins, si une grossesse survient malgré le traitement, du fait d'un oubli ou d'un retard de prise, celle-ci pourra être poursuivie normalement si vous le désirez.

Les *hormones* contenues dans ce *contraceptif* passent dans le lait maternel : ne l'utilisez pas pendant l'allaitement sans avis médical.

Mode d'emploi et posologie

Prendre régulièrement, et sans oubli, 1 comprimé jaune par jour pendant 24 jours consécutifs, puis 1 comprimé blanc pendant 4 jours. Il est recommandé de ne pas trop faire varier l'heure de prise (choisir le petit déjeuner ou le coucher de préférence). La nouvelle plaquette est reprise à la suite de la précédente, que les règles soient terminées ou non.

L'interruption du traitement déclenche les règles au bout de 2 ou 3 jours. La nouvelle plaquette est reprise après les 7 jours d'arrêt, que les règles soient terminées ou non.

Pour éviter un retard dans la reprise de la pilule, préjudiciable à l'efficacité de la contraception, il est utile de noter le jour de la prise du premier comprimé : une nouvelle plaquette est toujours commencée le même jour de la semaine. Le respect de ces délais est important : une reprise trop tardive du premier comprimé peut nuire à l'efficacité de la contraception pour le nouveau cycle. En revanche, une reprise un ou deux jours plus tôt ne pose pas de problème et décale d'autant la survenue des règles. Il est également possible d'enchaîner deux plaquettes. Dans ce cas, les règles surviendront à la fin de la deuxième plaquette.

En cas de première contraception orale ou de reprise d'une contraception interrompue temporairement, prendre le premier comprimé le premier jour des règles. La sécurité contraceptive n'est assurée qu'après un délai d'une semaine. Une méthode contraceptive complémentaire (préservatif, etc.) est nécessaire pendant cette période

En cas de changement de contraceptif, prendre le premier comprimé de la plaquette :

- le jour suivant la prise du dernier comprimé actif, si le précédent contraceptif était une autre pilule estroprogestative ;
- sans interruption et à n'importe quel moment du cycle, si le précédent contraceptif était un contraceptif progestatif microdosé ;
- le jour du retrait, si le précédent mode de contraception était un implant contraceptif ;
- le jour prévu pour l'injection, dans le cas du relais d'une contraception par progestatif injectable.

Après un accouchement ou une interruption de grossesse, suivre les indications du médecin.

Conseils : En cas d'oubli d'un comprimé jaune, prendre immédiatement le comprimé oublié et continuer à l'heure habituelle (ce qui peut correspondre à la prise de 2 comprimés si l'oubli est découvert lors de la prise suivante). Si le retard est supérieur à 12 heures, la sécurité contraceptive n'est plus assurée et une autre méthode complémentaire doit être employée pour le cycle en cours : spermicide, préservatif, diaphragme... L'oubli d'un comprimé blanc (inactif) ne prête pas à conséquence. Jeter le comprimé blanc non pris.

En cas de vomissements ou de diarrhée importante survenant juste après la prise d'un comprimé jaune (sans rapport avec la prise du contraceptif), prendre un autre comprimé. Si ces troubles durent plus de 12 heures, la sécurité contraceptive n'est plus assurée et une méthode complémentaire doit être employée.

Il n'y a pas de danger à débuter une grossesse au cours du cycle qui suit l'arrêt volontaire du contraceptif oral.

Pour éviter une interruption de la contraception et un risque de grossesse, il est préférable de toujours disposer d'une plaquette d'avance.

Effets indésirables possibles

Effets, plus ou moins fréquents, n'empêchant pas la poursuite de la contraception : troubles digestifs, tension modérée des seins, jambes lourdes, diminution ou disparition des règles, règles douloureuses, prise de poids, *acné*, pousse excessive des poils, irritation oculaire par les lentilles de contact, inflammation ou *candidose* vaginale, modification de l'humeur ou de la libido, irritabilité, maux de tête banals.

Effets rares, mais nécessitant l'arrêt de cette contraception : *accident thromboembolique* (accident cardiaque, *phlébite*, *embolie* pulmonaire, etc.), taches sombres sur le visage, tension douloureuse des seins, *migraine*, troubles de la vision, augmentation importante des lipides dans le sang, *réaction allergique*, exacerbation d'un *lupus érythémateux* disséminé, d'une *porphyrie* ou d'une chorée, pancréatite, tumeur bénigne du foie, jaunisse, calcul de la vésicule biliaire.

Laboratoires Wyeth Pharmaceuticals France

MINIDIAB

Antidiabétique oral

sur ordonnance

Présentation

MINIDIAB : comprimé sécable (blanc) ; boîte de 20. Liste I - Remb 65 % - **2,90 €**.
MINIDIAB : comprimé sécable (blanc) ; boîte de 100. Liste I - Remb 65 % - **9,99 €**.

Composition

	p cp
Glipizide	5 mg
Lactose	+

Dans quel cas ce médicament est-il prescrit ?

Ce médicament est un *antidiabétique* oral qui appartient à la famille des *sulfamides hypoglycémiants*. Il permet de diminuer l'excès de *sucre* dans le sang en favorisant la sécrétion de l'*insuline*.

Il est utilisé dans le traitement du *diabète* de type 2 lorsque le régime alimentaire seul est insuffisant.

Contre-indications

Ce médicament ne doit pas être utilisé dans les cas suivants :
- *allergie* aux *sulfamides*,
- *insuffisance rénale* ou *hépatique* grave,
- en association avec les médicaments contenant du miconazole,
- **allaitement**.

Attention : Ce médicament n'est pas adapté au traitement du *diabète* de type 1 : celui-ci requiert un traitement par injections d'*insuline*.

Un sentiment de malaise associé à des sueurs froides, une fringale, une accélération du cœur sont les signes habituels d'une *hypoglycémie* due à un effet excessif du médicament. Cette hypoglycémie peut également se traduire par des troubles du comportement, qui doivent alerter votre entourage, voire des *convulsions* ou un *coma*. En présence de ces signes ou en cas de simple doute, buvez une boisson sucrée ou mangez du *sucre*. Si le diabétique est inconscient, surtout ne lui donnez rien à boire et appelez votre médecin ou à défaut le 15 ou un service d'urgence.

Consultez rapidement votre médecin en cas de malaises hypoglycémiques répétés.

Certaines situations peuvent contribuer à augmenter la *glycémie* : infections, prise de médicaments, stress. En cas de soif intense, de grande fatigue, de sensation de malaise général, consultez rapidement votre médecin.

Des analyses de sang régulières permettent à votre médecin d'adapter la *posologie*. Dans certains cas, il peut être nécessaire de pratiquer vous-même des contrôles, à l'aide de bandelettes et d'un appareil lecteur de glycémie.

Évitez la prise de boissons alcoolisées pendant le traitement : risque accru d'hypoglycémie et risque d'*effet antabuse*.

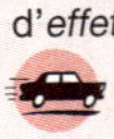
Conducteur : une *hypoglycémie* peut entraîner un malaise pendant la conduite ou l'utilisation de machines.

Interactions avec d'autres substances

Ce médicament ne doit pas être associé avec les médicaments oraux contenant du miconazole (DAKTARIN gel buccal, LORAMYC, etc.) : risque d'*hypoglycémie*.

Il peut interagir avec les médicaments contenant de la phénylbutazone ou du danazol.

Informez par ailleurs votre médecin ou votre pharmacien si vous prenez un *bêtabloquant*, un *inhibiteur de l'enzyme de conversion*, un *corticoïde*, ou un médicament contenant du fluconazole, de la ritodrine, du salbutamol, de la terbutaline ou de la chlorpromazine.

Grossesse et allaitement

Un *diabète* mal équilibré peut être néfaste pour l'enfant à naître. Un désir de grossesse nécessite le remplacement de ce médicament par de l'*insuline* et une surveillance médicale renforcée. Si une grossesse survient alors que vous êtes encore sous traitement *antidiabétique* oral, consultez rapidement votre médecin pour un passage à l'insuline injectable.

Les données disponibles ne permettent pas de savoir si ce médicament passe dans le lait maternel : il est contre-indiqué en cas d'allaitement.

Mode d'emploi et posologie

Les comprimés doivent être avalés avec un verre d'eau, 15 à 20 minutes avant un repas.

Posologie usuelle :
- Adulte de moins de 65 ans : ½ à 4 comprimés par jour. La dose et la répartition des prises sont adaptées en fonction de la *glycémie*.
- Personne âgée de plus de 65 ans ou fragilisée : la dose initiale est de ½ comprimé par jour. L'adaptation de la *posologie* en fonction de la glycémie est faite ensuite en respectant des paliers d'au moins 7 jours.

Suivre attentivement la prescription de votre médecin. Le régime alimentaire reste nécessaire pendant le traitement.

Conseils : Le respect de certaines règles simples permet de diminuer le risque d'*hypoglycémie* :
- toute prise de ce médicament doit être suivie d'un repas (ne prenez pas de comprimé si vous devez sauter le repas suivant) ;
- si vous envisagez un effort physique intense et prolongé, il peut être nécessaire de diminuer la dose du médicament (demandez conseil à votre médecin) ;
- informez votre médecin si vous devez travailler la nuit ou si votre religion vous impose un jeûne prolongé ;
- évitez la prise de boissons alcoolisées à jeun ou à distance des repas.

Le *diabète* peut diminuer la sensibilité des pieds à la douleur et favoriser les infections. Des plaies profondes peuvent se développer : une hygiène rigoureuse et des chaussures confortables limitent ce risque.

Le régime du diabétique ne consiste pas en une simple interdiction des *glucides* (*sucres*, pain, pâtes...) : demandez conseil à votre médecin.

Pesez-vous régulièrement et signalez toute variation rapide de poids à votre médecin.

Effets indésirables possibles

Hypoglycémie (voir Attention).
Troubles digestifs, démangeaisons, *éruption cutanée*.
Exceptionnellement : anomalie de la *numération formule sanguine*, augmentation des *transaminases*, jaunisse.

Laboratoires Dexo

MINIDRIL
Contraceptif oral
sur ordonnance

Présentation
MINIDRIL : comprimé (blanc) ; boîte de 1 plaquette de 21. Liste I - Remb 65 % - **2,21 €**.
MINIDRIL : comprimé (blanc) ; boîte de 3 plaquettes de 21. Liste I - Remb 65 % - **5,08 €**.

Composition
	p cp
Éthinylestradiol	0,03 mg
Lévonorgestrel	0,15 mg

Dans quel cas ce médicament est-il prescrit ?
C'est un *contraceptif* oral (pilule) qui contient un *estrogène* et un *progestatif*. Il est minidosé (moins de 0,04 mg d'estrogène) et monophasique (tous les comprimés contiennent la même quantité d'*hormones* et sont donc de la même couleur).

Contre-indications
Ce médicament ne doit pas être utilisé dans les cas suivants :
- *accident thromboembolique* artériel (*infarctus du myocarde*, *accident vasculaire cérébral*...) ou veineux (*phlébite*, *embolie* pulmonaire...) ancien ou survenant au cours de la contraception ;
- maladie cardiovasculaire (*hypertension artérielle*, *angine de poitrine*, lésion des valves cardiaques, anomalie de la circulation sanguine cérébrale ou rétinienne) ;
- *cancer hormonodépendant* ;
- *diabète* compliqué de lésions vasculaires ;
- saignement génital intermittent (l'origine de ce saignement doit être déterminée par des examens avant la mise en route du traitement) ;
- maladie du foie, grave ou récente.

Attention : Un examen médical est nécessaire avant de débuter la contraception. Il est suivi d'une surveillance annuelle pendant la contraception. Cette surveillance est particulièrement importante si vous souffrez de *diabète*, d'obésité, d'excès de cholestérol, de *triglycérides* ou de *prolactine* dans le sang, d'affection bénigne du sein ou de l'utérus, d'ictère (jaunisse) chronique ou survenu lors d'une grossesse, d'*épilepsie*, de *migraine*, d'*otosclérose*, d'*asthme*, de varices, de dépression, de calcul biliaire, d'herpès gestationis, ou si des membres de votre famille ont des *antécédents* de cancer du sein ou d'*accidents thromboemboliques*.

Si vous avez plus de 35 ans, si vous fumez, le risque d'effets indésirables cardiovasculaires liés à la prise d'hormones augmente fortement. Un autre mode de contraception est souvent préconisé.

Arrêtez la prise de ce contraceptif et consultez votre médecin en cas d'apparition de l'un des *symptômes* suivants : maux de tête violents et inhabituels, troubles de la vision, élévation importante de la tension artérielle, douleur inhabituelle à la jambe.

La survenue d'un léger saignement entre les règles (spotting) est fréquente chez les femmes pendant les premiers mois d'utilisation de la pilule. Vous devez informer votre médecin si les saignements se prolongent ou s'ils apparaissent en cours de contraception.

L'oubli d'un comprimé ou sa mauvaise absorption, du fait de vomissements par exemple, peuvent rendre la contraception inefficace.

En cas d'intervention chirurgicale programmée ou d'alitement prolongé, votre médecin jugera de l'opportunité d'interrompre votre contraception orale.

Interactions avec d'autres substances
L'efficacité contraceptive de ce médicament peut être diminuée par les *anticonvulsivants*, certains traitements du *sida*, les produits de phytothérapie contenant du millepertuis et les médicaments contenant l'une des substances suivantes : griséofulvine, rifampicine, rifabutine, modafinil.

Informez par ailleurs votre médecin si vous prenez des médicaments contenant de la flunarizine.

Grossesse et allaitement
Ce médicament n'a pas de raison d'être utilisé pendant la grossesse. Néanmoins, si une grossesse survient malgré le traitement, du fait d'un oubli ou d'un retard de prise, celle-ci pourra être poursuivie normalement si vous le désirez.

Les *hormones* contenues dans ce *contraceptif* passent dans le lait maternel : ne l'utilisez pas pendant l'allaitement sans avis médical.

Mode d'emploi et posologie
Prendre régulièrement, et sans oubli, 1 comprimé par jour pendant 21 jours consécutifs. Il est recommandé de ne pas trop faire varier l'heure de prise (choisir le petit déjeuner ou le coucher de préférence).

L'interruption du traitement déclenche les règles au bout de 2 ou 3 jours. La nouvelle plaquette est reprise après les 7 jours d'arrêt, que les règles soient terminées ou non.

Pour éviter un retard dans la reprise de la pilule, préjudiciable à l'efficacité de la contraception, il est utile de noter le jour de la prise du premier comprimé : une nouvelle plaquette est toujours commencée le même jour de la semaine. Le respect de ces délais est important : une reprise trop tardive du premier comprimé peut nuire à l'efficacité de la contraception pour le nouveau cycle. En revanche, une reprise un ou deux jours plus tôt ne pose pas de problème et décale d'autant la survenue des règles. Il est également possible d'enchaîner deux plaquettes. Dans ce cas, les règles surviendront à la fin de la deuxième plaquette.

En cas de première contraception orale ou de reprise d'une contraception interrompue temporairement, prendre le premier comprimé le premier jour des règles. La sécurité contraceptive n'est assurée qu'après un délai d'une semaine. Une méthode contraceptive complémentaire (préservatif, etc.) est nécessaire pendant cette période

En cas de changement de contraceptif, prendre le premier comprimé de la plaquette :
- le jour suivant la prise du dernier comprimé actif, si le précédent contraceptif était une autre pilule estroprogestative ;
- sans interruption et à n'importe quel moment du cycle, si le précédent contraceptif était un contraceptif progestatif microdosé ;
- le jour du retrait, si le précédent mode de contraception était un implant contraceptif ;
- le jour prévu pour l'injection, dans le cas du relais d'une contraception par progestatif injectable.

Après un accouchement ou une interruption de grossesse, suivre les indications du médecin.

Conseils : Les dernières recommandations en cas d'oubli d'un comprimé pour ce type de pilule sont les suivantes : prendre immédiatement le comprimé oublié et continuer à l'heure habituelle pour les comprimés suivants (ce qui peut correspondre à la prise de 2 comprimés si l'oubli est découvert lors de la prise suivante). Si le retard est supérieur à 12 heures, la sécurité contraceptive n'est plus assurée et une autre méthode complémentaire (spermicide, préservatif, diaphragme) doit être employée pendant les 7 jours suivants. Si cette période de 7 jours s'étend au-delà du dernier comprimé de la plaquette en cours, la plaquette suivante doit être débutée sans interruption entre les deux plaquettes. Dans ce cas, il n'y aura pas de saignement avant la fin de la seconde plaquette. Des saignements de faible importance (spottings) sont cependant possibles.

En cas de vomissements ou de diarrhée sévère survenant dans les 4 heures suivant la prise d'un comprimé, reprendre dès que possible un autre comprimé. Si le délai est de plus de 12 heures ou si les troubles se répètent, la sécurité contraceptive n'est plus assurée et une méthode complémentaire doit être employée jusqu'à la prise de la plaquette suivante.

Il n'y a pas de danger à débuter une grossesse au cours du cycle qui suit l'arrêt volontaire du contraceptif oral.

Effets indésirables possibles

Effets, plus ou moins fréquents, n'empêchant pas la poursuite de la contraception : troubles digestifs, tension modérée des seins, jambes lourdes, diminution ou disparition des règles, règles douloureuses, prise de poids, *acné*, pousse excessive des poils, irritation oculaire par les lentilles de contact, inflammation ou *candidose* vaginale, modification de l'humeur ou de la libido, irritabilité, maux de tête banals.

Effets rares, mais nécessitant l'arrêt de cette contraception : *accident thromboembolique* (accident cardiaque, *phlébite*, *embolie* pulmonaire, etc.), taches sombres sur le visage, tension douloureuse des seins, *migraine*, troubles de la vision, augmentation importante des lipides dans le sang, *réaction allergique*, exacerbation d'un *lupus érythémateux* disséminé, d'une *porphyrie* ou d'une chorée, pancréatite, tumeur bénigne du foie, jaunisse, calcul de la vésicule biliaire.

Laboratoires Codepharma

MINIPHASE

Contraceptif oral

sur ordonnance

Présentation

MINIPHASE : comprimé (blanc : 11, vert : 10) ; boîte de 1 plaquette de 21. Liste I - Remb 65 % - **2,50 €**.
MINIPHASE : comprimé (blanc : 11, vert : 10) ; boîte de 3 plaquettes de 21. Liste I - Remb 65 % - **5,89 €**.

Composition

	p cp blanc	p cp vert
Éthinylestradiol	0,03 mg	0,04 mg
Noréthistérone acétate	1 mg	2 mg

Dans quel cas ce médicament est-il prescrit ?

C'est un *contraceptif* oral (pilule) qui contient un *estrogène* et un *progestatif*. Il est minidosé (moins de 0,04 mg d'estrogène) et biphasique (tous les comprimés ne contiennent pas la même quantité d'*hormones* et sont de deux couleurs différentes).

Contre-indications

Ce médicament ne doit pas être utilisé dans les cas suivants :
- *accident thromboembolique* (*phlébite*, *embolie* pulmonaire...) ancien ou survenant au cours de la contraception ;
- maladie cardiovasculaire (*hypertension artérielle*, *angine de poitrine*, lésion des valves cardiaques, anomalie de la circulation sanguine cérébrale ou rétinienne) ;
- *cancer hormonodépendant* (même guéri), *tumeur de l'hypophyse* ;
- saignement génital intermittent (l'origine de ce saignement doit être déterminée par des examens avant la mise en route du traitement) ;
- maladie du foie, grave ou récente ;
- certaines maladies rares : *connectivite*, *porphyrie*.

Dans d'autres situations, votre médecin est seul juge pour prescrire ce médicament, notamment en cas de *diabète*, d'obésité, d'*otosclérose*, d'excès de *cholestérol*, de *triglycérides* ou de *prolactine* dans le sang, d'affection bénigne du sein ou de l'utérus, d'ictère (jaunisse) chronique ou survenu lors d'une grossesse, d'*insuffisance rénale*, d'**allaitement**.

Attention : Un examen médical est nécessaire avant de débuter la contraception. Il est suivi d'une surveillance annuelle pendant la contraception. Cette surveillance est particulièrement importante si vous souffrez d'*épilepsie*, de *migraine*, d'*asthme*, de *dépression*, ou si des membres de votre famille ont des *antécédents* de cancer du sein ou d'*accidents thromboemboliques*.

Si vous avez plus de 35 ans, si vous fumez, le risque d'effets indésirables cardiovasculaires liés à la prise d'*hormones* augmente fortement. Un autre mode de contraception est souvent préconisé.

Arrêtez la prise du *contraceptif* et consultez votre médecin en cas d'apparition de l'un des *symptômes* suivants : maux de tête violents et inhabituels, troubles de la vision, élévation importante de la tension artérielle, douleur inhabituelle à la jambe.

La survenue d'un léger saignement entre les règles (spotting) est fréquente chez les femmes pendant les premiers mois d'utilisation de la pilule. Vous devez informer votre médecin si les saignements se prolongent ou s'ils apparaissent en cours de contraception.

L'oubli d'un comprimé ou sa mauvaise absorption, du fait de vomissements par exemple, peuvent rendre la contraception inefficace.

En cas d'intervention chirurgicale programmée ou d'alitement prolongé, votre médecin jugera de l'opportunité d'interrompre votre contraception orale.

Interactions avec d'autres substances

L'efficacité contraceptive de ce médicament peut être diminuée par les *anticonvulsivants*, certains traitements du *sida*, les produits de phytothérapie contenant du millepertuis et les médicaments contenant l'une des

substances suivantes : griséofulvine, rifampicine, rifabutine, modafinil.

Informez par ailleurs votre médecin si vous prenez des médicaments contenant de la flunarizine.

Grossesse et allaitement

Ce médicament n'a pas de raison d'être utilisé pendant la grossesse. Néanmoins, si une grossesse survient malgré le traitement, du fait d'un oubli ou d'un retard de prise, celle-ci pourra être poursuivie normalement si vous le désirez.

Les *hormones* contenues dans ce *contraceptif* passent dans le lait maternel : ne l'utilisez pas pendant l'allaitement sans avis médical.

Mode d'emploi et posologie

Prendre régulièrement, et sans oubli, 1 comprimé par jour pendant 21 jours consécutifs (1 comprimé blanc pendant les 11 premiers jours, 1 comprimé vert ensuite). Il est recommandé de ne pas trop faire varier l'heure de prise (choisir le petit déjeuner ou le coucher de préférence).

L'interruption du traitement déclenche les règles. La nouvelle plaquette est reprise après les 7 jours d'arrêt, que les règles soient terminées ou non. Pour éviter un retard dans la reprise de la pilule, préjudiciable à l'efficacité de la contraception, il est utile de noter le jour de la prise de la première plaquette : une nouvelle plaquette est toujours commencée le même jour de la semaine.

En cas de première contraception orale ou de reprise d'une contraception interrompue temporairement, prendre le premier comprimé le premier jour des règles.

En cas de changement de *contraceptif*, prendre le premier comprimé :
- après un arrêt de 7 jours, si le précédent contraceptif comportait 21 comprimés par plaquette ;
- après un arrêt de 6 jours, si le précédent contraceptif comportait 22 comprimés par plaquette ;
- sans interruption, si le précédent contraceptif comportait 28 comprimés par plaquette.

Après un accouchement ou une interruption de grossesse, suivre les indications du médecin.

Le respect de ces délais est important : une prise trop tardive du premier comprimé peut nuire à l'efficacité de la contraception pour le nouveau cycle.

Conseils : Les dernières recommandations en cas d'oubli d'un comprimé pour ce type de pilule sont les suivantes : prendre immédiatement le comprimé oublié et continuer à l'heure habituelle pour les comprimés suivants (ce qui peut correspondre à la prise de 2 comprimés si l'oubli est découvert lors de la prise suivante). Si le retard est supérieur à 12 heures, la sécurité contraceptive n'est plus assurée et une autre méthode complémentaire (spermicide, préservatif, diaphragme) doit être employée pendant les 7 jours suivants. Si cette période de 7 jours s'étend au-delà du dernier comprimé de la plaquette en cours, la plaquette suivante doit être débutée sans interruption entre les deux plaquettes. Dans ce cas, il n'y aura pas de saignement avant la fin de la seconde plaquette. Des saignements de faible importance (spottings) sont cependant possibles.

En cas de vomissements ou de diarrhée sévère survenant dans les 4 heures suivant la prise d'un comprimé, reprendre dès que possible un autre comprimé. Si le délai est de plus de 12 heures ou si les troubles se répètent, la sécurité contraceptive n'est plus assurée et une méthode complémentaire doit être employée jusqu'à la prise de la plaquette suivante.

Il n'y a pas de danger à débuter une grossesse au cours du cycle qui suit l'arrêt volontaire du contraceptif oral.

Effets indésirables possibles

Peu graves et n'empêchant pas la poursuite du traitement : nausées, maux de tête banals, prise de poids, tension modérée des seins, *acné*, jambes lourdes, irritation oculaire par les *lentilles de contact*, saignement entre les règles, diminution ou disparition des règles, irritabilité, pousse excessive des poils.

Rarement, mais devant faire interrompre le traitement : *hypertension artérielle*, accident cardiaque ou vasculaire, *phlébite*, jaunisse, taches sombres sur le visage, augmentation importante des lipides dans le sang, *diabète*, *nodule* ou tension douloureuse des seins, *migraine*, *vertiges*, troubles de la vision, aggravation d'une *épilepsie*, écoulement de lait par le mamelon, *tumeur* bénigne du foie, calcul de la vésicule biliaire.

Laboratoires Bayer Santé

MINIPRESS

Informations détaillées sur www.monvidal.com

MINIRIN comprimé

Hormone antidiurétique

sur ordonnance

Présentation

MINIRIN 0,1 mg : comprimé ; boîte de 90. Liste II - Remb 65 % - **70,45 €**.

MINIRIN 0,2 mg : comprimé (blanc) ; boîte de 30. Liste II - Remb 65 % - **48,72 €**.

MINIRIN 0,2 mg : comprimé (blanc) ; boîte de 90. Liste II - Remb 65 % - **135,66 €**.

Composition

	p cp	p cp
Desmopressine acétate	0,1 mg	0,2 mg
Lactose	+	+

Dans quel cas ce médicament est-il prescrit ?

Ce médicament contient une substance analogue à l'*hormone* antidiurétique qui intervient dans la régulation de l'eau du corps.

Il est utilisé dans :
- le *traitement substitutif* du *diabète insipide*,
- le *traitement symptomatique* de certaines *énurésies* chez l'enfant de plus de 6 ans et des émissions d'urines abondantes plusieurs fois dans la nuit chez l'adulte de moins de 65 ans.

Contre-indications

Ce médicament ne doit pas être utilisé dans les cas suivants :
- *insuffisance cardiaque*,
- *insuffisance rénale*,
- baisse du taux de sodium dans le sang,
- maladie nécessitant un traitement *diurétique*,
- *potomanie*.

Attention : Des précautions sont nécessaires en cas d'*hypertension artérielle* ou d'*insuffisance coronarienne*.

Un suivi médical régulier est particulièrement recommandé chez le jeune enfant ou la personne âgée pour détecter un *surdosage* entraînant une intoxication par l'eau (baisse du *sodium* dans le sang), qui pourrait se traduire par des troubles du comportement. En cas de mal de tête qui pourrait correspondre à un surdosage passager, il est préférable de sauter la prise du comprimé suivant.

Dans le traitement de l'*énurésie* nocturne de l'enfant et des émissions d'urines abondantes pendant la nuit chez l'adulte, l'apport de boissons doit être restreint dans l'heure précédant la prise du médicament et pendant les 8 heures qui suivent.

En cas de vomissements ou des diarrhées répétés pouvant entraîner une perte en eau et en sels minéraux importante, contactez votre médecin ; le traitement devra éventuellement être interrompu pendant quelques jours.

Interactions avec d'autres substances

Informez votre médecin en cas de prise d'un *antidépresseur*, d'un *AINS* ou d'un médicament contenant l'une des substances suivantes : carbamazépine, chlorpromazine, lopéramide.

Grossesse et allaitement

Aucun effet néfaste pour l'enfant à naître n'a été établi avec ce médicament. Néanmoins, par précaution, son usage pendant la grossesse est réservé aux situations pour lesquelles il n'existe pas d'alternative thérapeutique.

La possibilité d'un effet du médicament chez le *nourrisson* est très improbable ; néanmoins, par mesure de prudence, l'allaitement est déconseillé sans avis médical.

Mode d'emploi et posologie

Dans tous les cas, la posologie est strictement individuelle et augmentée progressivement.

- *Diabète insipide* : en moyenne 0,1 mg à 0,2 mg, 3 fois par jour.
- *Énurésie* nocturne de l'enfant de plus de 6 ans : la dose minimale efficace est recherchée. Elle est comprise entre 0,2 mg et 0,6 mg par jour, en une prise le soir. La durée du traitement est limitée à 3 mois, éventuellement renouvelable.
- Urines nocturnes fréquentes chez l'adulte de moins de 65 ans : 0,1 à 0,4 mg, en une prise le soir au coucher.

Conseils : L'utilisation de ce médicament dans les cas d'*énurésie* de l'enfant ne se conçoit que dans le cadre d'un traitement plus global : rééducation, prise en charge psychologique éventuelle.

Effets indésirables possibles

Maux de tête, nausées, douleurs abdominales ; ces signes peuvent traduire un *surdosage*. N'hésitez pas à contacter votre médecin.

Rarement : rétention excessive d'eau responsable d'une baisse du taux de sodium dans le sang.

Laboratoires Ferring

MINIRIN solution endonasale

Hormone antidiurétique — sur ordonnance

Présentation

MINIRIN 0,1 mg/ml : solution endonasale ; flacon de 2,5 ml avec 2 *cathéters* gradués (rhinyle). Liste II - Remb 65 % - **20,32 €**.

MINIRIN SPRAY 10 µg : solution endonasale ; flacon pulvérisateur de 2,5 ml avec embout nasal (25 pulvérisations). Liste II - Remb 65 % - **23,08 €**.

Composition

	p ml	p pulv
Desmopressine acétate	100 µg	10 µg

Dans quel cas ce médicament est-il prescrit ?

Ce médicament contient une substance analogue à l'*hormone* antidiurétique qui intervient dans la régulation de l'eau du corps.

Il est utilisé dans :

- le *traitement substitutif* du *diabète insipide*,
- le diagnostic de certaines affections du rein.

Contre-indications

Ce médicament ne doit pas être utilisé dans les cas suivants :

- *insuffisance cardiaque*,
- *insuffisance rénale*,
- baisse du taux de sodium dans le sang,
- maladie nécessitant un traitement *diurétique*,
- *potomanie*.

Attention : Dans le traitement du *diabète insipide* des jeunes enfants et des personnes âgées, un suivi médical régulier est particulièrement recommandé pour détecter un *surdosage* entraînant une intoxication par l'eau (baisse du *sodium* dans le sang) qui pourrait se traduire par des troubles du comportement.

Interactions avec d'autres substances

Informez votre médecin en cas de prise d'un *antidépresseur*, d'un *AINS* ou d'un médicament contenant l'une des substances suivantes : carbamazépine, chlorpromazine, lopéramide.

Grossesse et allaitement

Aucun effet néfaste pour l'enfant à naître n'a été établi avec ce médicament. Néanmoins, par précaution, son usage pendant la grossesse est réservé aux situations pour lesquelles il n'existe pas d'alternative thérapeutique.

La possibilité d'un effet du médicament chez le *nourrisson* est très improbable ; néanmoins, par mesure de prudence, l'allaitement est déconseillé sans avis médical.

Mode d'emploi et posologie

En cas de rhume, il est nécessaire de se moucher avant d'utiliser la solution endonasale pour faciliter l'absorption du médicament par la *muqueuse* nasale.

La solution endonasale en flacon pulvérisateur (spray) est plus commode ; elle est particulièrement adaptée à l'enfant mais elle n'est utilisable que pour une *posologie* d'au moins 0,1 ml.

Lorsque plusieurs pulvérisations sont prescrites, introduire successivement la solution dans une narine puis dans l'autre. Attendre 5 minutes sans se moucher entre 2 applications successives dans la même narine.

Posologie usuelle :
- *Diabète insipide* : la posologie est strictement individuelle ; en moyenne 0,1 à 0,2 ml chez l'adulte et 0,05 à 0,1 ml chez l'enfant, 1 ou 2 fois par jour.
- Étude du pouvoir de concentration des urines par les reins : 0,1 à 0,4 ml (ou 1 à 4 pulvérisations) en fonction du poids.

Conseils : Lire attentivement la notice d'emploi pour le mode d'utilisation précis du spray ou du rhinyle.
Le flacon (rhinyle) doit être conservé au réfrigérateur (entre + 2 °C et + 8 °C). Le spray est conservé à température ambiante ne dépassant pas 25 °C.

Effets indésirables possibles

Fréquents : maux de tête, nausées, crampes abdominales, nez bouché.

Très rarement : rétention excessive d'eau, le plus souvent en cas de *surdosage*.

Réaction allergique (présence de chlorobutanol).

Laboratoires Ferring

MINIRINMELT

Hormone antidiurétique — sur ordonnance

Présentation

MINIRINMELT 60 µg : *lyophilisat* oral (blanc) ; boîte de 30. Liste II - Remb 65 % - **26,04 €**.
MINIRINMELT 60 µg : *lyophilisat* oral (blanc) ; boîte de 100. Liste II - Remb 65 % - **77,71 €**.
MINIRINMELT 120 µg : *lyophilisat* oral (blanc) ; boîte de 30. Liste II - Remb 65 % - **48,72 €**.
MINIRINMELT 120 µg : *lyophilisat* oral (blanc) ; boîte de 100. Liste II - Remb 65 % - **150,19 €**.
MINIRINMELT 240 µg : *lyophilisat* oral (blanc) ; boîte de 30. Liste II - Remb 65 % - **92,21 €**.

Composition

	p lyoph	p lyoph	p lyoph
Desmopressine	60 µg	120 µg	240 µg
Lactose	+	+	+

Dans quel cas ce médicament est-il prescrit ?

Ce médicament contient une substance analogue à l'*hormone* antidiurétique qui intervient dans la régulation de l'eau du corps.

Il est utilisé dans :
- le *traitement substitutif* du *diabète insipide*,
- le *traitement symptomatique* de certaines *énurésies* chez l'enfant de plus de 6 ans et des émissions d'urines abondantes plusieurs fois dans la nuit chez l'adulte de moins de 65 ans.

Contre-indications

Ce médicament ne doit pas être utilisé dans les cas suivants :
- *insuffisance cardiaque*,
- *insuffisance rénale*,
- baisse du taux de sodium dans le sang,
- maladie nécessitant un traitement *diurétique*,
- *potomanie*.

Attention : Des précautions sont nécessaires en cas d'*hypertension artérielle* ou d'*insuffisance coronarienne*.
Un suivi médical régulier est particulièrement recommandé chez le jeune enfant ou la personne âgée pour détecter un *surdosage* entraînant une intoxication par l'eau (baisse du *sodium* dans le sang), qui pourrait se traduire par des troubles du comportement. En cas de mal de tête qui pourrait correspondre à un surdosage passager, il est préférable de sauter la prise du comprimé suivant.
Dans le traitement de l'*énurésie* nocturne de l'enfant et des émissions d'urines abondantes pendant la nuit chez l'adulte, l'apport de boissons doit être restreint dans l'heure précédant la prise du médicament et pendant les 8 heures qui suivent.
En cas de vomissements ou des diarrhées répétés pouvant entraîner une perte en eau et en sels minéraux importante, contactez votre médecin ; le traitement devra éventuellement être interrompu pendant quelques jours.

Interactions avec d'autres substances

Informez votre médecin en cas de prise d'un *antidépresseur*, d'un *AINS* ou d'un médicament contenant l'une des substances suivantes : carbamazépine, chlorpromazine, lopéramide.

Grossesse et allaitement

Aucun effet néfaste pour l'enfant à naître n'a été établi avec ce médicament. Néanmoins, par précaution, son usage pendant la grossesse est réservé aux situations pour lesquelles il n'existe pas d'alternative thérapeutique.

La possibilité d'un effet du médicament chez le *nourrisson* est très improbable ; néanmoins, par mesure de prudence, l'allaitement est déconseillé sans avis médical.

Mode d'emploi et posologie

Dans tous les cas, la posologie est strictement individuelle et augmentée progressivement.
- *Diabète insipide* : en moyenne 1 lyophilisat à 60 µg ou à 120 µg, 3 fois par jour.
- *Énurésie* nocturne de l'enfant de plus de 6 ans : la dose minimale efficace est recherchée. Elle est comprise entre 120 µg à 240 µg, en une prise le soir. La durée du traitement est limitée à 3 mois, éventuellement renouvelable.
- Urines nocturnes fréquentes chez l'adulte de moins de 65 ans : 60 µg à 240 µg, en une prise le soir au coucher.

Conseils : L'utilisation de ce médicament dans les cas d'énurésie ne se conçoit que dans le cadre d'un traitement plus global : rééducation, prise en charge psychologique éventuelle.

Effets indésirables possibles

Maux de tête, nausées, douleurs abdominales ; ces signes peuvent traduire un *surdosage*. N'hésitez pas à contacter votre médecin.

Rarement : rétention excessive d'eau responsable d'une baisse du taux de sodium dans le sang.

Laboratoires Ferring

MINI-SINTROM

Anticoagulant oral

sur ordonnance

Présentation

MINI-SINTROM : comprimé (blanc) ; boîte de 20. Liste I - Remb 65 % - **1,72 €**.

Composition

	p cp
Acénocoumarol	1 mg
Lactose	+

Dans quel cas ce médicament est-il prescrit ?

Ce médicament est un *anticoagulant* oral qui appartient à la famille des *antivitamines K*. Il empêche la formation des caillots en se substituant à la *vitamine* K. Celle-ci est indispensable à la synthèse par le foie des facteurs de la coagulation. L'effet anticoagulant se manifeste après plusieurs jours de traitement et, de même, persiste plusieurs jours après l'arrêt.

Il est utilisé dans le *traitement préventif* et *curatif* des *accidents thromboemboliques*.

Contre-indications

Ce médicament ne doit pas être utilisé dans les cas suivants :
- *allergie* aux *anticoagulants* oraux,
- *insuffisance hépatique* grave,
- association aux médicaments contenant de l'aspirine à forte dose, de la phénylbutazone, du miconazole (sauf formes à usage cutané) ou du millepertuis.

Attention : Des précautions sont nécessaires chez la personne âgée et en cas d'*insuffisance rénale* grave, de maladie ou situation exposant à un risque hémorragique.

La *posologie* de ce médicament est adaptée avec précision par votre médecin en fonction du résultat d'analyses de sang régulières : un *INR* trop bas traduit une action insuffisante et un risque de caillot sanguin ; un INR trop élevé traduit un surdosage et un risque d'*hémorragie*. Dans la majorité des cas, l'INR recherché doit être compris entre 2 et 3. Il est préférable (mais non indispensable) de pratiquer ces analyses successives dans le même laboratoire pour pouvoir comparer les résultats.

Tout signe pouvant faire penser à une hémorragie (urines rouges, selles rouges ou noires, taches anormales de la peau ou bleus multiples, saignements du nez ou des gencives...) doit vous conduire à prévenir immédiatement votre médecin ou un service médical d'urgence. Il en est de même si votre INR dépasse 5.

Pendant la durée du traitement, les injections intramusculaires ne peuvent être pratiquées qu'après avis médical, du fait d'un risque de saignement local. Les injections par *voie* sous-cutanée ou intraveineuse ne posent pas de problème, de même que les prises de sang.

L'automédication est particulièrement dangereuse chez les personnes sous anticoagulants oraux : n'utilisez aucun médicament sans l'avis de votre médecin ou de votre pharmacien, signalez toujours que vous prenez un anticoagulant oral.

En cas d'intervention chirurgicale ou d'extraction dentaire, signalez à l'anesthésiste ou à votre dentiste la prise de ce médicament : une modification de votre traitement pourra éventuellement être décidée.

Les interactions de ce médicament, susceptibles de modifier son effet, ne concernent pas que les médicaments : l'alcool et certains aliments peuvent faire varier votre INR (voir Interactions).

Interactions avec d'autres substances

Ce médicament ne doit pas être associé :
- aux médicaments contenant de l'aspirine à forte dose, de la phénylbutazone ou du miconazole (l'utilisation de formes à usage cutané est possible) : risque d'*hémorragie* ;
- aux produits de phytothérapie contenant du millepertuis : diminution de l'effet anticoagulant (risque de *thrombose*).

Les anticoagulants oraux peuvent interagir avec de très nombreux autres médicaments qu'il n'est pas possible de citer. Ces interactions sont d'une intensité très variable. En dehors du paracétamol pour traiter la fièvre et la douleur, ne prenez aucun autre médicament sans prendre l'avis de votre médecin ou de votre pharmacien. Vous pouvez également consulter la fiche du médicament que vous souhaitez prendre pour vérifier qu'il n'interagit pas avec les anticoagulants.

Par ailleurs, il existe aussi des interactions alimentaires : évitez des apports importants d'aliments réputés riches en *vitamine* K comme les abats, avocat, brocolis, carotte, choucroute, choux, choux-fleurs, choux de Bruxelles, épinards, fenouil, foie, laitue, tomate... ou au contraire un jeûne prolongé qui diminuerait vos apports. Une prise excessive de boissons alcoolisées peut modifier l'effet du traitement, mais une consommation raisonnable est possible.

Grossesse et allaitement

Ce médicament ne doit pas être utilisé pendant la grossesse, sauf sur prescription médicale. Une contraception efficace est recommandée pendant le traitement. Le port d'un stérilet expose à des saignements et doit être évité.

Ce médicament passe dans le lait maternel : l'allaitement est déconseillé.

Mode d'emploi et posologie

Les comprimés sont avalés avec un verre d'eau, en 1 ou 2 prises par jour. Pour un effet constant de ce médicament, la prise doit être régulière, toujours à la même heure, le soir de préférence en cas de prise unique.

Posologie usuelle :

Elle est adaptée par le médecin en fonction des résultats des analyses de sang (*INR*). Néanmoins, compte tenu de l'action retardée du produit, les variations de l'INR n'apparaissent que plusieurs jours après les modifications de traitement.

Lorsque ce médicament remplace un *anticoagulant* injectable, ce dernier est poursuivi jusqu'à ce que l'INR soit situé dans la fourchette souhaitée.

En cas d'oubli d'une prise, le médicament peut être pris si le retard ne dépasse pas 8 heures. Au delà de ce délai, ne pas prendre la dose oubliée et prendre le lendemain la dose habituelle et non une double dose.

Conseils : Veillez à ne pas manquer de ce médicament ; lors de vos déplacements, munissez-vous d'une réserve ou de votre ordonnance en cours de validité. Pensez également à porter sur vous une carte indiquant que vous suivez un traitement anticoagulant.

Certaines activités ou sports violents pouvant entraîner des blessures ou des coupures (risque d'*hémorragie*), leur pratique est déconseillée pendant la durée du traitement.

En cas de saignement bénin, il est nécessaire de comprimer la plaie pendant plusieurs minutes.

Pour faciliter le suivi du traitement, il est utile de tenir à jour un carnet indiquant les doses prises et le résultat des *INR* successifs.

Effets indésirables possibles

Hémorragies de gravité variable.

Plus rarement : diarrhée, douleurs des articulations, chute de cheveux, *réaction allergique*.

Laboratoires Novartis Pharma SAS

MINOCYCLINE 50 mg Génériques

Antibiotique : cycline

sur ordonnance

Les médicaments ci-dessous sont des génériques de MYNOCINE (voir p. 848).

MINOCYCLINE MERCK 50 mg : gélule boîte de 28. Liste I - Remb 65 % - 6,60 €.
MINOCYCLINE SANDOZ 50 mg : gélule *(saccharose)* boîte de 28. Liste I - Remb 65 % - 6,60 €.
MINOCYCLINE TEVA 50 mg : gélule *(saccharose)* boîte de 28. Liste I - Remb 65 % - 6,60 €.
MINOCYCLINE WINTHROP 50 mg : gélule boîte de 28. Liste I - Remb 65 % - 6,60 €.
MINOLIS 50 mg : gélule boîte de 28. Liste I - Remb 65 % - 6,60 €.
ZACNAN 50 mg : gélule boîte de 28. Liste I - Remb 65 % - 6,60 €.

MINOCYCLINE 100 mg comprimé Génériques

Antibiotique : cycline

sur ordonnance

Les médicaments ci-dessous sont des génériques de MESTACINE (voir p. 789).

MINOCYCLINE BIOGARAN 100 mg : comprimé sécable *(jaune orangé S laque aluminique, lactose)* boîte de 14. Liste I - Remb 65 % - 7,27 €.
MINOCYCLINE BIOGARAN 100 mg : comprimé sécable *(jaune orangé S laque aluminique, lactose)* boîte de 6. Liste I - Remb 65 % - 4,10 €.

MINOCYCLINE 100 mg gélule Génériques

Antibiotique : cycline

sur ordonnance

Les médicaments ci-dessous sont des génériques de MYNOCINE (voir p. 848).

MINOCYCLINE EG 100 mg : gélule *(jaune orangé S)* boîte de 15. Liste I - Remb 65 % - 7,71 €.
MINOCYCLINE MERCK 100 mg : gélule boîte de 14. Liste I - Remb 65 % - 6,62 €.
MINOCYCLINE MERCK 100 mg : gélule boîte de 6. Liste I - Remb 65 % - 3,85 €.
MINOCYCLINE SANDOZ 100 mg : gélule *(saccharose)* boîte de 15. Liste I - Remb 65 % - 7,71 €.
MINOCYCLINE TEVA 100 mg : gélule *(saccharose)* boîte de 15. Liste I - Remb 65 % - 7,71 €.
MINOCYCLINE TEVA 100 mg : gélule *(saccharose)* boîte de 6. Liste I - Remb 65 % - 3,84 €.
MINOCYCLINE WINTHROP 100 mg : gélule boîte de 6. Liste I - Remb 65 % - 3,84 €.
MINOLIS 100 mg : gélule boîte de 15. Liste I - Remb 65 % - 7,71 €.
ZACNAN 100 mg : gélule boîte de 14. Liste I - Remb 65 % - 6,62 €.
ZACNAN 100 mg : gélule boîte de 6. Liste I - Remb 65 % - 3,84 €.

MINOLIS

Antibiotique : cycline

sur ordonnance

Ce médicament est un générique de MYNOCINE (voir p. 848).

MINOXIDIL 5 % Génériques

Traitement de la chute des cheveux

sur ordonnance

Les médicaments ci-dessous sont des génériques de ALOSTIL 5 % (voir p. 105).

ALOPEXY 5 % : solution pour application cutanée *(alcool éthylique à 96°, propylèneglycol)* flacon de 60 ml. Liste II - Non remb.
ALOPEXY 5 % : solution pour application cutanée *(alcool éthylique à 96°, propylèneglycol)* boîte de 3. Liste II - Non remb.
MINOXIDIL BAILLEUL 5 % : solution pour application cutanée *(alcool éthylique à 96°, propylèneglycol)* boîte de 3. Liste II - Non remb.
MINOXIDIL SANDOZ 5 % : solution pour application cutanée *(alcool éthylique à 96°, propylèneglycol)* boîte de 3. Liste II - Non remb.

MINOXIDIL BAILLEUL 2 %

Informations détaillées sur www.monvidal.com

MINOXIDIL COOPER

Informations détaillées sur www.monvidal.com

MINOXIDIL GERBIOL

Informations détaillées sur www.monvidal.com

MINOXIDIL MERCK

Traitement de la chute des cheveux

Présentation

MINOXIDIL MERCK 2 % : solution pour application cutanée ; 3 flacons de 60 ml avec pompe doseuse et applicateur. Non remb.

Composition

	p 100 ml
Minoxidil	2 g
Alcool	+
Propylène glycol	+

Dans quel cas ce médicament est-il prescrit ?

Ce médicament contient une substance qui stimule la pousse des cheveux et ralentit leur chute.

Il est utilisé dans le traitement de la chute modérée des cheveux d'origine hormonale chez l'homme ou chez la femme.

Le minoxidil est également un *vasodilatateur* utilisé par *voie* orale dans le traitement de l'*hypertension artérielle*. Appliqué localement sur le cuir chevelu, l'effet antihypertenseur du minoxidil est généralement imperceptible.

Attention : Ce médicament ne doit pas être utilisé chez les adultes de moins de 18 ans ou de plus de 65 ans sans avis médical. Ce traitement n'est pas adapté aux chutes de cheveux brutales, consécutives à une maladie ou à un traitement médicamenteux. Il ne doit pas être appliqué ailleurs que sur le crâne.
Des précautions sont nécessaires chez les personnes souffrant de troubles cardiaques.
Une affection dermatologique du cuir chevelu doit être traitée avant l'application de ce médicament.
En cas d'application accidentelle sur les yeux, les *muqueuses* ou la peau abîmée, rincez abondamment.

Grossesse et allaitement

La sécurité d'emploi de ce médicament pendant la grossesse ou l'allaitement n'a pas été établie. Par mesure de prudence, son usage est déconseillé.

Mode d'emploi et posologie

Sur des cheveux parfaitement secs, appliquer la solution du centre vers la périphérie de la région à traiter.
Se laver soigneusement les mains après usage.
Habituellement, le traitement n'est efficace qu'au bout de 4 mois ou plus : pour en garder le bénéfice, il ne devrait jamais être interrompu.

Posologie usuelle :

- Adulte : 1 application de 1 ml (quelle que soit la surface à traiter), 2 fois par jour. 1 application correspond à 7 pulvérisations.

Une augmentation de la dose n'augmente pas l'efficacité du traitement et expose à un risque accru d'effets indésirables.

Conseils : Ce médicament peut être en accès libre dans certaines pharmacies ; néanmoins, n'hésitez pas à demander conseil à votre pharmacien.
En cas d'exposition au soleil, il est recommandé de se couvrir la tête avec un chapeau ou une casquette.
Ce produit est inflammable : conservez-le à l'abri de la chaleur.

Effets indésirables possibles

Réactions mineures : irritation, sécheresse de la peau, pousse excessive des poils en dehors de la région traitée.
Rarement : *allergie*, *vertiges*, maux de tête, irritation des yeux, altération du goût, troubles visuels, *otite* externe, faiblesse, *œdème*, *névrite*.
Exceptionnellement : perte des cheveux (effet paradoxal), douleur thoracique, modification de la tension artérielle et des *transaminases*.

Laboratoires Mylan

MINOXIDIL SANDOZ 2 %

Traitement de la chute des cheveux

Présentation

MINOXIDIL SANDOZ CONSEIL 2 % : solution pour application cutanée ; coffret de 3 flacons de 60 ml avec pompe et applicateur. Non remb.

Composition

	p ml
Minoxidil	20 mg
Alcool à 95°	+
Propylèneglycol	+

Dans quel cas ce médicament est-il prescrit ?

Ce médicament contient une substance qui stimule la pousse des cheveux et ralentit leur chute.
Il est utilisé dans le traitement des chutes de cheveux d'origine hormonale chez l'homme ou chez la femme.
Le minoxidil est également un *vasodilatateur* utilisé par *voie* orale dans le traitement de l'*hypertension artérielle*. Appliqué localement sur le cuir chevelu, l'effet antihypertenseur du minoxidil est généralement imperceptible.

Attention : Ce médicament ne doit pas être utilisé chez les adultes de moins de 18 ans ou de plus de 65 ans sans avis médical. Ce traitement n'est pas adapté aux chutes de cheveux brutales, consécutives à une maladie ou à un traitement médicamenteux. Il ne doit pas être appliqué ailleurs que sur le crâne.
Des précautions sont nécessaires chez les personnes souffrant de troubles cardiaques.
Une affection dermatologique du cuir chevelu doit être traitée avant l'application de ce médicament.
En cas d'application accidentelle sur les yeux, les *muqueuses* ou la peau abîmée, rincez abondamment.

Grossesse et allaitement

La sécurité d'emploi de ce médicament n'a pas été établie pendant la grossesse ou l'allaitement. Par mesure de prudence, son usage est déconseillé.

Mode d'emploi et posologie

Sur des cheveux parfaitement secs, appliquer la solution du centre vers la périphérie de la région à traiter.
Se laver soigneusement les mains après usage.
Habituellement, le traitement n'est efficace qu'au bout de 4 mois ou plus ; pour en garder le bénéfice, il ne doit jamais être interrompu.

Posologie usuelle :

- Adulte : 1 application de 1 ml (quelle que soit la surface à traiter), 2 fois par jour. 1 application correspond à 7 pulvérisations.

Une augmentation de la dose n'accroît pas l'efficacité du traitement et expose à un risque accru d'effets indésirables.

Conseils : Ce médicament peut être en accès libre dans certaines pharmacies ; néanmoins, n'hésitez pas à demander conseil à votre pharmacien.
En cas d'exposition au soleil, il est recommandé de se couvrir la tête avec un chapeau ou une casquette.

Évitez de laisser la pompe doseuse sur le flacon car, dans ces conditions, la solution se conserve 1 mois maximum.

Ce produit est inflammable : tenez-le à l'abri de la chaleur.

Effets indésirables possibles

Réactions mineures : irritation, sécheresse de la peau, pousse excessive des poils en dehors de la région traitée.

Rarement : *allergie*, *vertiges*, maux de tête, irritation des yeux, altération du goût, troubles visuels, *otite* externe, faiblesse, *œdème*, *névrite*.

Exceptionnellement : perte de cheveux (effet paradoxal), douleur thoracique, modification de la tension artérielle et des *transaminases*.

Laboratoires Sandoz

MINOXIDIL ZYDUS

Informations détaillées sur www.monvidal.com

MINULET

Contraceptif oral

sur ordonnance

Présentation

MINULET : comprimé (blanc) ; boîte de 1 plaquette de 21. Liste I - Non remb.

MINULET : comprimé (blanc) ; boîte de 3 plaquettes de 21. Liste I - Non remb.

Composition

	p cp
Éthinylestradiol	0,03 mg
Gestodène	0,075 mg

Dans quel cas ce médicament est-il prescrit ?

C'est un *contraceptif* oral (pilule) qui contient un *estrogène* et un *progestatif*. Il est minidosé (moins de 0,04 mg d'estrogène) et monophasique (tous les comprimés contiennent la même quantité d'*hormones* et sont donc de la même couleur).

Contre-indications

Ce médicament ne doit pas être utilisé dans les cas suivants :

- *accident thromboembolique* artériel (*infarctus du myocarde*, *accident vasculaire cérébral*...) ou veineux (*phlébite*, *embolie* pulmonaire...) ancien ou survenant au cours de la contraception ;
- maladie cardiovasculaire (*hypertension artérielle*, *angine de poitrine*, lésion des valves cardiaques, anomalie de la circulation sanguine cérébrale ou rétinienne) ;
- *cancer hormonodépendant* ;
- *diabète* compliqué de lésions vasculaires ;
- saignement génital intermittent (l'origine de ce saignement doit être déterminée par des examens avant la mise en route du traitement) ;
- maladie du foie, grave ou récente.

Attention : Un examen médical est nécessaire avant de débuter la contraception. Il est suivi d'une surveillance annuelle pendant la contraception. Cette surveillance est particulièrement importante si vous souffrez de *diabète*, d'obésité, d'excès de cholestérol, de *triglycérides* ou de *prolactine* dans le sang, d'affection bénigne du sein ou de l'utérus, d'ictère (jaunisse) chronique ou survenu lors d'une grossesse, d'*épilepsie*, de *migraine*, d'*otosclérose*, d'*asthme*, de varices, de dépression, de calcul biliaire, d'herpès gestationis, ou si des membres de votre famille ont des *antécédents* de cancer du sein ou d'*accidents thromboemboliques*.

Si vous avez plus de 35 ans, si vous fumez, le risque d'effets indésirables cardiovasculaires liés à la prise d'hormones augmente fortement. Un autre mode de contraception est souvent préconisé.

Arrêtez la prise de ce contraceptif et consultez votre médecin en cas d'apparition de l'un des *symptômes* suivants : maux de tête violents et inhabituels, troubles de la vision, élévation importante de la tension artérielle, douleur inhabituelle à la jambe.

La survenue d'un léger saignement entre les règles (spotting) est fréquente chez les femmes pendant les premiers mois d'utilisation de la pilule. Vous devez informer votre médecin si les saignements se prolongent ou s'ils apparaissent en cours de contraception.

L'oubli d'un comprimé ou sa mauvaise absorption, du fait de vomissements par exemple, peuvent rendre la contraception inefficace.

En cas d'intervention chirurgicale programmée ou d'alitement prolongé, votre médecin jugera de l'opportunité d'interrompre votre contraception orale.

Interactions avec d'autres substances

L'efficacité contraceptive de ce médicament peut être diminuée par les *anticonvulsivants*, certains traitements du *sida*, les produits de phytothérapie contenant du millepertuis et les médicaments contenant l'une des substances suivantes : griséofulvine, rifampicine, rifabutine, modafinil.

Informez par ailleurs votre médecin si vous prenez des médicaments contenant de la flunarizine.

Grossesse et allaitement

Ce médicament n'a pas de raison d'être utilisé pendant la grossesse. Néanmoins, si une grossesse survient malgré le traitement, du fait d'un oubli ou d'un retard de prise, celle-ci pourra être poursuivie normalement si vous le désirez.

Les *hormones* contenues dans ce *contraceptif* passent dans le lait maternel : ne l'utilisez pas pendant l'allaitement sans avis médical.

Mode d'emploi et posologie

Prendre régulièrement, et sans oubli, 1 comprimé par jour pendant 21 jours consécutifs. Il est recommandé de ne pas trop faire varier l'heure de prise (choisir le petit déjeuner ou le coucher de préférence).

L'interruption du traitement déclenche les règles au bout de 2 ou 3 jours. La nouvelle plaquette est reprise après les 7 jours d'arrêt, que les règles soient terminées ou non.

Pour éviter un retard dans la reprise de la pilule, préjudiciable à l'efficacité de la contraception, il est utile de noter le jour de la prise du premier comprimé : une nouvelle plaquette est toujours commencée le même jour de la semaine. Le respect de ces délais est important : une reprise trop tardive du premier comprimé peut nuire à l'efficacité de la contraception pour le nouveau cycle. En revanche, une reprise un ou deux jours plus tôt ne pose pas de problème et décale d'autant la survenue des règles. Il est également possible d'enchaîner deux plaquettes. Dans ce cas, les règles surviendront à la fin de la deuxième plaquette.

En cas de première contraception orale ou de reprise d'une contraception interrompue temporairement, prendre le premier comprimé le premier jour des règles. La sécurité contraceptive n'est assurée qu'après un délai d'une semaine. Une méthode contraceptive complémentaire (préservatif, etc.) est nécessaire pendant cette période

En cas de changement de contraceptif, prendre le premier comprimé de la plaquette :
- le jour suivant la prise du dernier comprimé actif, si le précédent contraceptif était une autre pilule estroprogestative ;
- sans interruption et à n'importe quel moment du cycle, si le précédent contraceptif était un contraceptif progestatif microdosé ;
- le jour du retrait, si le précédent mode de contraception était un implant contraceptif ;
- le jour prévu pour l'injection, dans le cas du relais d'une contraception par progestatif injectable.

Après un accouchement ou une interruption de grossesse, suivre les indications du médecin.

Conseils : Les dernières recommandations en cas d'oubli d'un comprimé pour ce type de pilule sont les suivantes : prendre immédiatement le comprimé oublié et continuer à l'heure habituelle pour les comprimés suivants (ce qui peut correspondre à la prise de 2 comprimés si l'oubli est découvert lors de la prise suivante). Si le retard est supérieur à 12 heures, la sécurité contraceptive n'est plus assurée et une autre méthode complémentaire (spermicide, préservatif, diaphragme) doit être employée pendant les 7 jours suivants. Si cette période de 7 jours s'étend au-delà du dernier comprimé de la plaquette en cours, la plaquette suivante doit être débutée sans interruption entre les deux plaquettes. Dans ce cas, il n'y aura pas de saignement avant la fin de la seconde plaquette. Des saignements de faible importance (spottings) sont cependant possibles.

En cas de vomissements ou de diarrhée sévère survenant dans les 4 heures suivant la prise d'un comprimé, reprendre dès que possible un autre comprimé. Si le délai est de plus de 12 heures ou si les troubles se répètent, la sécurité contraceptive n'est plus assurée et une méthode complémentaire doit être employée jusqu'à la prise de la plaquette suivante.

Il n'y a pas de danger à débuter une grossesse au cours du cycle qui suit l'arrêt volontaire du contraceptif oral.

Effets indésirables possibles

Effets, plus ou moins fréquents, n'empêchant pas la poursuite de la contraception : troubles digestifs, tension modérée des seins, jambes lourdes, diminution ou disparition des règles, règles douloureuses, prise de poids, *acné*, pousse excessive des poils, irritation oculaire par les lentilles de contact, inflammation ou *candidose* vaginale, modification de l'humeur ou de la libido, irritabilité, maux de tête banals.

Effets rares, mais nécessitant l'arrêt de cette contraception : *accident thromboembolique* (accident cardiaque, *phlébite*, *embolie* pulmonaire, etc.), taches sombres sur le visage, tension douloureuse des seins, *migraine*, troubles de la vision, augmentation importante des lipides dans le sang, *réaction allergique*, exacerbation d'un *lupus érythémateux* disséminé, d'une *porphyrie* ou d'une chorée, pancréatite, tumeur bénigne du foie, jaunisse, calcul de la vésicule biliaire.

Laboratoires Wyeth Pharmaceuticals France

MIOREL

Relaxant musculaire

sur ordonnance

Ce médicament est un générique de COLTRAMYL (voir p. 323).

MIRCERA

Antianémique

sur ordonnance

Présentation

MIRCERA 50 µg : solution injectable ; seringue préremplie de 0,3 ml avec aiguilles. Liste I, *médicament d'exception* et *médicament à prescription restreinte* - Remb 65 % - **120,70 €**.
MIRCERA 75 µg : solution injectable ; seringue préremplie de 0,3 ml avec aiguilles. Liste I, *médicament d'exception* et *médicament à prescription restreinte* - Remb 65 % - **178,44 €**.
MIRCERA 100 µg : solution injectable ; seringue préremplie de 0,3 ml avec aiguilles. Liste I, *médicament d'exception* et *médicament à prescription restreinte* - Remb 65 % - **232,50 €**.
MIRCERA 150 µg : solution injectable ; seringue préremplie de 0,3 ml avec aiguilles. Liste I, *médicament d'exception* et *médicament à prescription restreinte* - Remb 65 % - **340,02 €**.
MIRCERA 200 µg : solution injectable ; seringue préremplie de 0,3 ml avec aiguilles. Liste I, *médicament d'exception* et *médicament à prescription restreinte* - Remb 65 % - **447,53 €**.
MIRCERA 250 µg : solution injectable ; seringue préremplie de 0,3 ml avec aiguilles. Liste I, *médicament d'exception* et *médicament à prescription restreinte* - Remb 65 % - **553,27 €**.

Composition

	p ser	p ser	p ser
Méthoxy polyéthylène glycol-époétine bêta...	50 µg	75 µg	100 µg
	p ser	p ser	p ser
Méthoxy polyéthylène glycol-époétine bêta...	150 µg	200 µg	250 µg

Dans quel cas ce médicament est-il prescrit ?

Ce médicament contient de l'époïétine bêta, une protéine proche de l'*érythropoïétine* (EPO) humaine. L'administration de cette substance entraîne une augmentation de la production des globules rouges. Elle permet de corriger certaines *anémies* et de limiter ainsi le recours aux transfusions de sang lorsque l'anémie est mal supportée.

Il est utilisé dans le traitement de l'*anémie* chez les patients atteints d'*insuffisance rénale chronique*.

Contre-indications

Ce médicament ne doit pas être utilisé dans les cas suivants :
- *antécédent* d'*anémie* grave et soudaine liée à la prise d'*érythropoïétine*,
- *hypertension artérielle* non contrôlée par un traitement spécifique.

Attention : L'utilisation de ce médicament en dehors de ses indications officielles est dangereuse. Elle peut conduire à un épaississement du sang qui risque d'entraîner la formation de caillots responsables d'accidents cardiovasculaires mortels.

Ce médicament peut favoriser une augmentation de la *pression artérielle* ou une aggravation d'une hypertension existante. Un traitement antihypertenseur peut être mis en place pour contrôler la tension artérielle. Une surveillance régulière de la tension artérielle est nécessaire. Signalez d'urgence à votre médecin des maux de tête violents et soudains, semblables à des migraines : ils peuvent être le signe précurseur d'une crise hypertensive.

Les causes d'anémie autres que l'*insuffisance rénale* (infection, *inflammation*, pertes de sang dans les selles, déficit en vitamine B9 ou vitamine B12, malnutrition...) doivent être traitées avant de débuter le traitement.

Le taux d'*hémoglobine* et le nombre de *plaquettes* sanguines doivent être contrôlés régulièrement.

Sportif : ce médicament contient une substance susceptible de rendre positifs certains *tests antidopage*.

Grossesse et allaitement

Les effets de ce médicament pendant la grossesse sont mal connus. En cas d'utilisation pendant la grossesse, une supplémentation en fer doit être envisagée chez la mère.

Les études actuellement disponibles ne permettent pas de savoir si ce médicament passe dans le lait maternel. Son utilisation doit être prudente chez la femme qui allaite.

Mode d'emploi et posologie

Ce médicament est injecté de préférence par voie *intraveineuse* ou voie sous-cutanée.

Posologie usuelle :

La dose est adaptée en fonction des résultats des prises de sang (taux d'hémoglobine).

Conseils : Des traitements complémentaires peuvent être nécessaires : apport médicamenteux en fer, en vitamines (vitamine C, B12, acide folique) et en L-carnitine.

Les seringues doit être conservées au réfrigérateur entre + 2° et + 8° C (mais elles ne doivent jamais être congelées). Les seringues sont sorties du réfrigérateur 15 à 30 minutes avant l'injection.

Jetez toute seringue suspecte d'avoir été exposée à la congélation ou à une chaleur excessive, notamment celles dont le liquide n'est pas limpide et incolore.

Conditions particulière de délivrance :

Ce médicament est un *médicament à prescription restreinte* : il doit obligatoirement être prescrit pour la première fois par un médecin hospitalier spécialiste en néphrologie, en hématologie ou en médecine interne. Les ordonnances de renouvellements peuvent être rédigées par un médecin de ville, mais chaque ordonnance de renouvellement doit être présentée au pharmacien, accompagnée de la prescription hospitalière initiale, valable 1 an. Il s'agit aussi d'un *médicament d'exception* : la prescription est rédigée sur une ordonnance d'un modèle particulier pour obtenir son remboursement.

Effets indésirables possibles

Le plus fréquemment : *hypertension artérielle*, maux de tête et risque de caillots de sang (thrombose) chez les personnes dialysées.

Peu fréquents : douleur, réaction au point d'injection (douleur, hémorragie), syndrome grippal, diarrhées, nausées, démangeaisons, polyglobulie, thrombocytose.

Rarement : convulsions, *réaction allergique*.

Laboratoires Roche

MIRENA

Stérilet

sur ordonnance

Présentation

MIRENA 52 mg : dispositif intra-utérin *contraceptif* (stérilet) ; boîte unitaire, sous poche stérile. Liste I - Remb 65 % - **125,37 €**.

Composition

	p dispositif
Lévonorgestrel	52 mg
Baryum sulfate	+
Polyéthylène	+

Dans quel cas ce médicament est-il prescrit ?

Ce stérilet contient une hormone proche de la *progestérone*, qui permet d'empêcher la fécondation, notamment par son action locale dans l'utérus. Le dispositif contient également du sulfate de baryum, opaque aux rayons X, qui permet de voir le stérilet sur les radiographies.

Il est utilisé comme *contraceptif* local.

Contre-indications

Certaines situations ne permettent pas la pose de ce stérilet :

- infection génitale ;
- cancer de l'utérus, ou saignements anormaux pouvant faire suspecter un cancer non diagnostiqué ;
- maladie grave du foie ;
- *phlébite* ou *embolie* pulmonaire en évolution ;
- **grossesse**.

Attention : La sécurité contraceptive du dispositif n'est pas totale : il existe un très faible risque de grossesse malgré la présence de ce stérilet (estimé à 0,8 % tous les 5 ans). Cette grossesse peut se dérouler normalement, mais il peut également s'agir d'une *grossesse extra-utérine*, particulièrement en cas de douleurs abdominales basses survenant après un retard de règles. Un test de grossesse doit être pratiqué si un retard de règles de plus de 15 jours survient.

L'arrêt d'un tabagisme éventuel est recommandé chez les femmes qui suivent un traitement hormonal, du fait d'une augmentation possible du risque cardiovasculaire.

Une surveillance médicale régulière est nécessaire pour vérifier que le stérilet est en bonne position dans l'utérus.

Une surveillance de la *glycémie*, qui peut être augmentée par le lévonorgestrel, est nécessaire chez les diabétiques.

Des douleurs, des saignements persistants ou des pertes vaginales peuvent être les signes d'une infection génitale et doivent vous conduire à consulter votre médecin.

Interactions avec d'autres substances

Les médicaments contenant les substances suivantes sont susceptibles de diminuer l'efficacité des traitements hormonaux : carbamazépine, phénobarbital, phénytoïne, primidone, griséofulvine, rifabutine, rifampicine.

Grossesse et allaitement

La pose d'un stérilet est contre-indiquée pendant la grossesse. Si une grossesse survient malgré la présence du stérilet, consultez rapidement votre médecin.

La quantité d'hormone qui passe dans le sang, et donc dans le lait maternel, est très faible ; la pose d'un stérilet au lévonorgestrel est possible pendant l'allaitement.

Mode d'emploi et posologie

Un stérilet n'est vendu que sur ordonnance. Il ne peut être posé ou retiré que par un médecin.

La période propice à la mise en place correspond au début d'un cycle (derniers jours des règles).

Après une période de 5 ans, le stérilet doit être changé (à n'importe quel moment du cycle).

Son retrait, par le médecin, sera facilité par la présence d'un fil intégré au dispositif et qui dépasse par le col de l'utérus.

Après un accouchement, un délai de 6 semaines est nécessaire avant la pose d'un stérilet.

> **Conseils :** Certains hommes se plaignent de percevoir les fils du stérilet lors des rapports sexuels ; cette sensation peut être liée à une longueur inadéquate des fils.
>
> Vous pouvez vérifier la présence du stérilet dans l'utérus, notamment après les règles, en essayant de sentir les fils avec les doigts.
>
> Sauf avis contraire de votre médecin, vous pouvez utiliser des tampons périodiques, en privilégiant les modèles de type « court ».

Effets indésirables possibles

Diminution de l'importance ou de la durée des règles.

Douleurs abdominales ou dorsales, *acné* ou autre problème de peau, tension des seins, maux de tête, pertes vaginales, *dépression*, nausées, *œdèmes*.

Laboratoires Bayer Santé

MIRTAZAPINE 15 mg Génériques

Antidépresseur

sur ordonnance

Les médicaments ci-dessous sont des génériques de NORSET (voir p. 908).

MIRTAZAPINE ARROW 15 mg : comprimé *(jaune orangé S laque aluminique, lactose)* boîte de 30. Liste I - Remb 65 % - 9,64 €.
MIRTAZAPINE EG 15 mg : comprimé *(lactose, laque de jaune orangé S)* boîte de 30. Liste I - Remb 65 % - 9,64 €.
MIRTAZAPINE MERCK 15 mg : comprimé *(lactose anhydre)* boîte de 30. Liste I - Remb 65 % - 9,64 €.
MIRTAZAPINE QUALIMED 15 mg : comprimé *(lactose anhydre)* boîte de 30. Liste I - Remb 65 % - 9,64 €.
MIRTAZAPINE RATIOPHARM 15 mg : comprimé *(lactose)* boîte de 30. Liste I - Remb 65 % - 9,64 €.
MIRTAZAPINE SANDOZ 15 mg : comprimé *(lactose)* boîte de 30. Liste I - Remb 65 % - 9,64 €.
MIRTAZAPINE TEVA 15 mg : comprimé *(lactose)* boîte de 30. Liste I - Remb 65 % - 9,64 €.
MIRTAZAPINE WINTHROP 15 mg : comprimé *(jaune orangé S, lactose)* boîte de 30. Liste I - Remb 65 % - 9,64 €.
MIRTAZAPINE ACTAVIS 15 mg : comprimé orodispersible *(aspartam, maltodextrine)* boîte de 30. Liste I - Remb 65 % - 9,64 €.
MIRTAZAPINE BIOGARAN 15 mg : comprimé orodispersible *(aspartam, glucose)* boîte de 30. Liste I - Remb 65 % - 9,64 €.

MISSILOR 750 000 UI/125 mg

Antibiotiques : macrolide + imidazolé

sur ordonnance

Ce médicament est un générique de RODOGYL (voir p. 1117).

MITOCORTYL DÉMANGEAISONS

Informations détaillées sur www.monvidal.com

MITOSYL IRRITATIONS

Protecteur cutané

Présentation

MITOSYL irritations : pommade ; tube de 65 g. Médicament de médication officinale. Non remb.
MITOSYL irritations : pommade ; tube de 150 g. Médicament de médication officinale. Non remb.
MITOSYL irritations : pommade ; 2 tubes de 150 g. Médicament de médication officinale. Non remb.

Composition

	p 100 g
Oxyde de zinc	27 g
Huile de foie de poisson	20 g
soit Vitamine A	12 000 UI
Lanoline	+
Salicylate de méthyle	+

Dans quel cas ce médicament est-il prescrit ?

C'est une pommade protectrice et cicatrisante qui contient de l'oxyde de zinc et de l'huile de foie de poisson riche en *vitamine* A.

Elle est utilisée pour traiter les irritations de la peau, notamment les rougeurs des fesses du *nourrisson.*

Contre-indications

Ce médicament ne doit pas être utilisé dans les cas suivants :
- *allergie* à la lanoline ou aux *salicylés*,
- en application sur des lésions suintantes ou infectées.

> **Attention :** Du fait de la présence de vitamine A, évitez d'appliquer cette pommade, notamment chez l'enfant, de manière prolongée et sur des surfaces étendues ou profondément lésées, sans l'avis de votre pharmacien ou de votre médecin. Pour les mêmes raisons, ne l'utilisez pas comme traitement préventif prolongé des fesses rouges du nourrisson.

Grossesse et allaitement

Le passage de la vitamine A dans le sang lorsqu'elle est appliquée sur la peau est négligeable. Néanmoins, n'utilisez pas cette pommade de façon prolongée pendant la grossesse sans avis médical.

En raison du risque d'ingestion par le *nouveau-né*, la pommade ne doit pas être appliquée sur le mamelon de la femme qui allaite.

Mode d'emploi et posologie

Nettoyer la région à traiter avant l'application de la pommade.

Posologie usuelle :

- Irritations de la peau : appliquer sur la zone irritée plusieurs fois par jour, en massant légèrement pour faire pénétrer la pommade.
- Rougeur des fesses du nourrisson : 1 à 3 applications par jour.

> **Conseils :** La rougeur des fesses du *nourrisson* est souvent due à l'imprégnation de la peau par l'urine, sous la couche. Il est donc nécessaire de nettoyer et de rincer abondamment la peau avec de l'eau avant d'appliquer le médicament.
> Le tube ne doit pas être conservé plus de 6 mois après ouverture.

Effets indésirables possibles

Eczéma (présence de lanoline).

Laboratoires Sanofi-Aventis OTC

MIXTARD 30 100 UI/ml flacon

Informations détaillées sur www.monvidal.com

MIZOLLEN

Antiallergique

sur ordonnance

Présentation

MIZOLLEN : comprimé à libération modifiée (blanc) ; boîte de 15. Liste I - Remb 35 % - **6,43 €**.
MIZOLLEN : comprimé à libération modifiée (blanc) ; boîte de 30. Liste I - Remb 35 % - **12,32 €**.

Composition

	p cp
Mizolastine	10 mg
Lactose	+
Huile de ricin	+

Dans quel cas ce médicament est-il prescrit ?

Ce médicament est un *antihistaminique* antiallergique ; il n'a pas d'effets *atropiniques* à la posologie recommandée.

Il est utilisé dans le *traitement symptomatique* de l'*allergie* : rhume des foins, *conjonctivite*, *urticaire*.

Contre-indications

Ce médicament ne doit pas être utilisé dans les cas suivants :

- maladie du cœur prédisposant aux *torsades de pointes* ;
- *insuffisance hépatique* grave ;
- en association avec les *antibiotiques* de la famille des *macrolides*, les *antifongiques* de la famille des *imidazolés* ou les médicaments susceptibles de provoquer des *torsades de pointes*.

> **Attention :**
> 
> Compte-tenu de ses effets indésirables potentiels, ce médicament peut, chez certaines personnes, ne pas être compatible avec la conduite automobile ou le maniement de machines dangereuses. Assurez-vous à l'occasion des premières prises que vous supportez bien ce médicament avant de conduire ou d'utiliser une machine.

Interactions avec d'autres substances

Ce médicament ne doit pas être associé avec les *antibiotiques* de la famille des *macrolides*, les *antifongiques* de la famille des *imidazolés* ou les autres médicaments susceptibles de donner des *torsades de pointes* : risque de *troubles du rythme cardiaque*.

Grossesse et allaitement

L'effet de ce médicament pendant la grossesse ou l'allaitement est mal connu. Par prudence, son usage est déconseillé chez la femme enceinte ou chez celle qui allaite.

Mode d'emploi et posologie

Les comprimés peuvent être pris pendant ou en dehors des repas.

Posologie usuelle :

- Adulte et enfant de plus de 12 ans : 1 comprimé par jour.

> **Conseils :** Ce médicament agit sur les manifestations de l'*allergie* mais n'en supprime pas la cause. Si les *symptômes* persistent ou s'aggravent, n'hésitez pas à consulter votre médecin.

Effets indésirables possibles

Somnolence, maux de tête, vertiges, augmentation de l'appétit, prise de poids, sécheresse de la bouche, diarrhée, douleurs abdominales, nausées.

Rarement : baisse de la tension, *palpitations*, anxiété, dépression, douleur des muscles ou des articulations, augmentation des *transaminases*.

Exceptionnellement : *réaction allergique*, baisse des *globules blancs* dans le sang.

Laboratoires Thérabel Lucien Pharma

M-M-RVAXPRO

Vaccins : rougeole, oreillons, rubéole

sur ordonnance

Présentation

M-M-RvaxPro : poudre et solvant pour suspension injectable ; flacon de *lyophilisat* et seringue de solvant de 0,5 ml. Liste I - Remb 65 % - **15,10 €**.

Composition

	p flacon
Virus vivants atténués de la rougeole (souche Edmonston Enders)	1 dose
Virus vivants atténués des oreillons (souche Jeryl Lynn)	1 dose
Virus vivants atténués de la rubéole (souche Wistar RA 27/3)	1 dose

Dans quel cas ce médicament est-il prescrit ?

C'est une association de *vaccins* composés de *virus* atténués : ceux-ci sont vivants, mais affaiblis, et ne peuvent pas provoquer de maladies.

Elle est utilisée dans la prévention de la rougeole, des oreillons et de la rubéole chez les adultes et les enfants de plus de 12 mois.

Contre-indications

Ce *vaccin* ne doit pas être utilisé dans les cas suivants :

- *allergie* connue à l'un des constituants du vaccin,
- *déficit immunitaire* congénital ou consécutif à une maladie (sida...) ;

- *traitement immunodépresseur* en cours ;
- *tuberculose* non traitée,
- **grossesse**.

Attention : En cas de fièvre élevée, de maladie aiguë, il est préférable de différer la vaccination.
Ce vaccin peut apporter une protection contre la rougeole s'il est pratiqué dans les 72 heures qui suivent un contact avec une personne atteinte de la maladie. En revanche, il n'y a pas de preuve que le vaccin protège contre les oreillons ou la rubéole si la vaccination a lieu immédiatement avant un contact avec ces maladies.
Comme pour tous les *vaccins*, des cas exceptionnels de *réactions allergiques* graves ont été constatés ; ce risque justifie la nécessité de réaliser la vaccination en milieu médical où un traitement d'urgence pourra être entrepris sans délai.
Ce vaccin est fabriqué sur des cellules d'embryons de poulet : des précautions sont nécessaires chez les personnes allergiques à l'œuf.

Interactions avec d'autres substances

Le test à la tuberculine peut être rendu transitoirement négatif dans 4 à 6 semaines suivants de cette vaccination.
L'injection d'*immunoglobulines* peut inactiver les *virus* contenus dans le *vaccin*.

Grossesse et allaitement

Ce *vaccin* est contre-indiqué pendant la grossesse. Néanmoins, si la vaccination est pratiquée au début d'une grossesse méconnue, une interruption de grossesse n'est pas justifiée. Demandez conseil à votre médecin.
Cette vaccination est déconseillée pendant l'allaitement.

Mode d'emploi et posologie

L'injection est réalisée par *voie* sous-cutanée ou intramusculaire, immédiatement après reconstitution.

Posologie usuelle :
La vaccination comprend 2 doses à au moins 4 semaines d'intervalle. Il est recommandé de faire la première injection chez les enfants de 12 mois ; la deuxième injection est pratiquée, si possible, avant 2 ans.
Lorsque la vaccination contre la rougeole est faite plus tôt (à partir de 9 mois pour les enfants allant à la crèche), le vaccin peut être inactivé en raison de la présence d'anticorps d'origine maternelle. Une seconde injection doit être faite entre 12 et 15 mois, en association avec les vaccins contre les oreillons et la rubéole, suivie d'une autre injection.
Dans les autres cas, se reporter au calendrier vaccinal.

Conseils : Ce vaccin est pris en charge à 100 % par la sécurité sociale pour les enfants de 1 à 13 ans inclus.
Les réactions fébriles dues aux *vaccins* peuvent être combattues en donnant de l'aspirine ou du paracétamol.
Pour garder son efficacité, ce médicament doit être conservé entre + 2 °C et + 8 °C (partie la plus froide du réfrigérateur). Toutefois, une rupture de la chaîne du froid pendant une durée limitée (quelques heures à température ambiante inférieure à 25 °C) ne devrait pas prêter à conséquence. En pratique, en cas de nécessité, un délai de quelques heures peut séparer l'achat du vaccin en pharmacie de son stockage au réfrigérateur ou de la vaccination.
Ce vaccin ne doit pas être congelé.

Effets indésirables possibles

Très fréquent : fièvre, douleur ou rougeur au point d'injection.
Peu fréquent : vomissements, diarrhées, écoulement nasal, rhinopharyngite.
Ont également été rarement observés avec d'autres vaccins contre la rougeole, les oreillons et la rubéole : *convulsions*, douleurs des articulations, baisse du nombre des *plaquettes*, gonflement des glandes parotides simulant les oreillons, ganglions, *réaction allergique*.

Laboratoires Sanofi Pasteur MSD SNC

MOBIC

Anti-inflammatoire non stéroïdien — sur ordonnance

Présentation

MOBIC 7,5 mg : comprimé (jaune pâle) ; boîte de 14. Liste I - Remb 65 % - **3,62 €**.
MOBIC 7,5 mg : suppositoire ; boîte de 12. Liste I - Remb 35 % - **6,04 €**.
MOBIC 15 mg : comprimé sécable (jaune pâle) ; boîte de 14. Liste I - Remb 65 % - **6,71 €**.
MOBIC 15 mg : suppositoire ; boîte de 12. Liste I - Remb 35 % - **11,53 €**.

Composition

	p cp	p suppos
Méloxicam	7,5 mg	7,5 mg
	p cp	p suppos
Méloxicam	15 mg	15 mg

Dans quel cas ce médicament est-il prescrit ?

Ce médicament est un *anti-inflammatoire* non stéroïdien (*AINS*). Il lutte contre l'*inflammation* et la douleur, fait baisser la fièvre et fluidifie le sang.
Il est utilisé dans le *traitement symptomatique* :
- de la *polyarthrite rhumatoïde* ;
- de la *spondylarthrite ankylosante* ;
- des crises d'*arthrose*.

Contre-indications

Ce médicament ne doit pas être utilisé dans les cas suivants :
- antécédent d'*allergie* ou d'*asthme* provoqué par la prise d'*AINS*, y compris l'aspirine ;
- *ulcère* de l'estomac ou du *duodénum* ;
- *insuffisance hépatique* ou *rénale* grave ;
- *hémorragie* grave ;
- *inflammation* récente du rectum (suppositoire) ;
- enfant de moins de 15 ans ;
- **grossesse** (à partir du 6e mois) ;
- **allaitement**.

Attention : Tout traitement prolongé ou *surdosage* d'*AINS* expose à des effets indésirables graves.
Certaines situations doivent conduire à ne poursuivre le traitement qu'après un avis médical :
- brûlures d'estomac importantes ou selles noires et nauséabondes pouvant traduire une irritation ou un saignement du tube digestif ;
- *éruption cutanée*, crise d'*asthme* ;

- fatigue inhabituelle et intense, ou baisse brutale et importante du volume des urines chez une personne souffrant d'*insuffisance cardiaque*, déshydratée ou traitée par *diurétique*.

Des précautions sont nécessaires en cas d'*antécédent* d'*ulcère* de l'estomac ou du *duodénum* ou de risque hémorragique, notamment digestif (maladie de *Crohn*, *rectocolite hémorragique*).

Certains médecins considèrent que les anti-inflammatoires peuvent diminuer l'efficacité des stérilets et exposer à un risque de grossesse non désirée. Ce risque est actuellement très controversé.

Conducteur : ce médicament peut provoquer des étourdissements ou une baisse de la vigilance.

Interactions avec d'autres substances

Ce médicament peut interagir avec d'autres médicaments, notamment :

- l'aspirine et les autres *anti-inflammatoires* non stéroïdiens (*AINS*) : risque d'augmentation des effets indésirables ;
- les *anticoagulants* et les *antiagrégants plaquettaires* : augmentation du risque hémorragique ;
- le lithium (TÉRALITHE, NEUROLITHIUM...) : augmentation du taux de lithium dans le sang ;
- le méthotrexate.

Informez par ailleurs votre médecin ou votre pharmacien en cas de traitement par un *diurétique*, un *inhibiteur de l'enzyme de conversion*, un *inhibiteur de l'angiotensine II*, un *bêtabloquant* ou un médicament contenant de la ciclosporine.

Grossesse et allaitement

Des effets néfastes pour l'enfant à naître ont été mis en évidence lorsque les *AINS* sont utilisés au cours des 4 derniers mois de la grossesse ; le risque existe même avec une seule prise et même si la grossesse est à terme. L'usage de ce médicament est contre-indiqué pendant cette période.

Pendant les 5 premiers mois, l'effet de ce médicament est mal connu : seul votre médecin peut évaluer le risque éventuel de son utilisation dans votre cas.

Ce médicament passe dans le lait maternel ; un choix est donc nécessaire entre l'allaitement et la prise du médicament. Cette décision devra être prise en accord avec votre médecin.

Mode d'emploi et posologie

Les comprimés doivent être avalés avec un verre d'eau, en une seule prise, au cours d'un repas.

Posologie usuelle :

- Adulte : 7,5 mg à 15 mg par jour. Ne pas dépasser 15 mg par jour.

Conseils : Les anti-inflammatoires ne sont pas des médicaments anodins. Du fait de la possibilité d'effets indésirables graves, ils ne doivent être utilisés que lorsqu'ils sont nécessaires, ce qui n'est pas le cas pour les affections rhumatismales peu douloureuses et les traumatismes bénins. Ce médicament vous a été prescrit dans une situation précise : ne le conseillez pas à un proche et ne le réutilisez pas sans avis médical.

Ne dépassez pas la *posologie* ni la durée de traitement prescrites par votre médecin, afin de limiter les effets indésirables.

Effets indésirables possibles

Troubles digestifs, *gastrite*, voire *ulcère* de l'estomac ou du *duodénum*, le plus souvent lors d'un traitement prolongé. Exceptionnellement : *hémorragie* du tube digestif (vomissements sanglants, selles noires, ou, plus souvent, pertes de sang imperceptibles, responsables de l'apparition progressive d'une *anémie*).

Réaction allergique nécessitant l'arrêt immédiat du traitement : *éruption cutanée*, *asthme*, malaise avec baisse de la tension artérielle.

Étourdissement, maux de tête, bourdonnements d'oreille, somnolence.

Exceptionnellement : *photosensibilisation*, troubles de la vision, augmentation des *transaminases*, *hépatite*, anomalie de la *numération formule sanguine*.

Laboratoires Boehringer Ingelheim France

MOCLAMINE

Antidépresseur inhibiteur de la mono-amine oxydase

sur ordonnance

Présentation

MOCLAMINE : comprimé sécable (jaune pâle) ; boîte de 30.
Liste I - Remb 65 % - **9,01 €**.

Composition

	p cp
Moclobémide	150 mg
Lactose	+

Dans quel cas ce médicament est-il prescrit ?

Ce médicament est un *antidépresseur* de la famille des *IMAO* sélectifs A.

Il est utilisé dans le traitement des *états dépressifs*.

Contre-indications

Ce médicament ne doit pas être utilisé dans les cas suivants :

- en association avec les médicaments contenant du bupropion, du sumatriptan, du zolmitriptan, de l'almotriptan, de la péthidine, de la sélégiline, du tramadol ou du dextrométhorphane ;
- enfant de moins de 15 ans (en l'absence d'études) ;
- état confusionnel ;
- **allaitement**.

Attention : Lorsque ce médicament vient en remplacement d'un *IMAO* non sélectif, il convient de respecter un délai d'au moins 15 jours.

Tous les traitements antidépresseurs sont susceptibles d'induire un *épisode maniaque* chez les personnes prédisposées : en cas d'euphorie, d'excitation inhabituelle ou de comportement anormal survenant sous traitement, une consultation médicale rapide est nécessaire.

Si votre tension artérielle est élevée, faites-la contrôler régulièrement.

Des précautions sont nécessaires en cas d'*insuffisance hépatique* et de *phéochromocytome*.

Bien qu'aucune interaction nette n'ait été constatée avec l'*alcool*, évitez la prise de boissons alcoolisées, comme avec tout médicament *psychotrope*.

Si vous devez conduire ou utiliser une machine dangereuse, assurez-vous préalablement que ce médicament n'altère pas votre vigilance.

Interactions avec d'autres substances

Ce médicament ne doit pas être associé avec :
- les médicaments contenant du bupropion, du sumatriptan, du zolmitriptan, de l'almotriptan, de la sélégiline : risque de poussée d'*hypertension artérielle* ;
- les médicaments contenant de la péthidine, du tramadol ou les *antitussifs* contenant du dextrométhorphane : risque de très forte fièvre, de malaise cardiaque grave ou d'hyperexcitabilité.

Il peut interagir également avec les autres *triptans*, les *antidépresseurs inhibiteurs de la recapture de la sérotonine* ou avec ceux contenant de la clomipramine, de l'imipramine, de l'amitriptyline, et avec les médicaments contenant du milnacipran, de la venlafaxine ou de la sibutramine.

Informez par ailleurs votre médecin si vous prenez un médicament contenant de l'adrénaline, de la noradrénaline, du millepertuis ou de la cimétidine.

Grossesse et allaitement

L'effet de ce médicament pendant la grossesse est mal connu. Par prudence, son usage est déconseillé.

Ce médicament passe dans le lait maternel : l'allaitement est contre-indiqué.

Mode d'emploi et posologie

La *posologie* doit être répartie en 2 à 3 prises quotidiennes, en évitant les prises après 17 heures (sauf indication contraire de votre médecin).

Les comprimés doivent être pris à la fin des repas.

Posologie usuelle :

- Adulte : 2 à 3 comprimés par jour en début de traitement ; 1 à 4 comprimés en fonction de l'efficacité du traitement.

Conseils : L'efficacité des *antidépresseurs* n'est généralement pas immédiate. Un délai pouvant atteindre plusieurs semaines est parfois nécessaire pour que les effets bénéfiques se fassent sentir. Les effets indésirables éventuels apparaissant en début de traitement ne doivent pas vous conduire à l'arrêter prématurément.

Chez la personne souffrant de dépression, un état anxieux peut apparaître ou s'aggraver en début de traitement ; un *anxiolytique* est parfois prescrit de manière temporaire par le médecin pour prévenir ou traiter ces manifestations.

Lorsque les *symptômes* de la *dépression* ont disparu, le traitement doit absolument être poursuivi pendant la durée prescrite afin de consolider la guérison. Un arrêt prématuré exposerait à une rechute. La durée d'un traitement antidépresseur est rarement inférieure à 6 mois.

Les antidépresseurs ne créent pas de dépendance. Néanmoins, il est préférable d'arrêter le traitement progressivement en diminuant la posologie ou en espaçant les prises pour éviter les effets indésirables transitoires observés en cas d'interruption brutale.

Effets indésirables possibles

Troubles du sommeil, agitation, anxiété, irritabilité, *vertiges*, nausées, maux de tête, fourmillement des extrémités, sécheresse de la bouche, *troubles digestifs*, prurit, *urticaire*.

Des manifestations d'angoisse peuvent survenir en début de traitement, lorsque l'*antidépresseur* n'est pas associé à un traitement *anxiolytique*.

Rarement : confusion des idées, élévation des *transaminases*.

Laboratoires Biocodex

MODAMIDE

Diurétique — **sur ordonnance**

Présentation

MODAMIDE : comprimé (jaune pâle) ; boîte de 30. Liste II - Remb 65 % - **2,94 €**.

Composition

	p cp
Amiloride chlorhydrate	5 mg

Dans quel cas ce médicament est-il prescrit ?

C'est un *diurétique* qui a pour caractéristique d'empêcher la perte du *potassium* dans les urines, habituelle avec la majorité des autres diurétiques.

Il est utilisé dans le traitement :
- de l'*hypertension artérielle*,
- de l'*ascite* et des *œdèmes* liés à une *insuffisance hépatique* ou *cardiaque*.

Ce médicament est en fait essentiellement destiné à corriger la perte de potassium induite par des diurétiques plus puissants auxquels il est généralement associé.

Contre-indications

Ce médicament ne doit pas être utilisé dans les cas suivants :
- *insuffisance rénale*,
- *hyperkaliémie* (excès de *potassium* dans le sang).

Attention : Ce médicament peut être responsable d'une augmentation de la *kaliémie* (taux du *potassium* dans le sang). Un contrôle par des analyses de sang est souvent prescrit par le médecin.

N'utilisez de *sel* de régime, souvent riche en potassium, qu'avec l'accord de votre médecin.

Chez les personnes atteintes d'une *insuffisance hépatique*, l'apparition de troubles de la conscience peut annoncer une complication. Ne poursuivez pas le traitement sans l'avis de votre médecin.

Sportif : ce médicament contient une substance susceptible de rendre positifs certains *tests antidopage*.

Interactions avec d'autres substances

Ce médicament ne doit pas être associé aux *diurétiques* élevant le taux de *potassium* dans le sang ou aux médicaments qui contiennent du potassium.

Il peut interagir avec les *inhibiteurs de l'enzyme de conversion*, les *inhibiteurs de l'angiotensine II* et les médicaments contenant du lithium.

Informez par ailleurs votre médecin si vous prenez un *AINS*, un *corticoïde*, un *neuroleptique*, un *antidépresseur imipraminique* ou un médicament contenant de la metformine, de la ciclosporine ou du baclofène.

Grossesse et allaitement

L'effet de ce médicament sur l'enfant à naître est mal connu. En outre, les *diurétiques* ne sont pas adaptés au traitement de l'*hypertension artérielle* et des *œdèmes* pendant la grossesse. Seul votre médecin peut apprécier la nécessité du traitement et le risque éventuel de son utilisation dans votre cas.

Les données actuellement disponibles ne permettent pas de savoir si ce médicament passe dans le lait maternel : l'allaitement est déconseillé.

Mode d'emploi et posologie

Les comprimés peuvent être pris pendant ou entre les repas.

Posologie usuelle :
La *posologie* varie de 1 à 4 comprimés par jour, en fonction de la nature et de la gravité de la maladie.

> **Conseils :** Ce médicament augmente le volume des urines, surtout en début de traitement. Évitez une prise le soir, source de gêne nocturne.
> Les *diurétiques* exposent au risque de déshydratation : veillez à proposer des boissons abondantes aux personnes âgées, notamment pendant les fortes chaleurs.

Effets indésirables possibles

Troubles digestifs. Sécheresse de la bouche et sensation de soif, vertiges, fatigue, crampes.
Éruption cutanée.
Excès de *potassium* dans le sang.

Laboratoires Substipharm

MODANE
Laxatif stimulant

Présentation

MODANE : comprimé (rose) ; boîte de 20. Non remb.

Composition

	p cp
Séné, extrait sec	26 mg
Pantothénate de calcium (vitamine B5)	12,5 mg

Dans quel cas ce médicament est-il prescrit ?

Ce médicament contient un *laxatif stimulant*. Il augmente les sécrétions et la motricité de l'intestin.

Il est utilisé dans le *traitement symptomatique* de la constipation.

Contre-indications

Ce médicament ne doit pas être utilisé dans les cas suivants :
- maladies inflammatoires du côlon ;
- constipation ou douleurs abdominales dues à une obstruction du tube digestif : rétrécissement intestinal, *fécalome* (bouchon de selles) ;
- enfant de moins de 12 ans.

> **Attention :** Ce médicament doit être utilisé de façon épisodique et en cure très brève : pas plus de 8 à 10 jours.
> Son usage régulier peut entraîner :
> - une *dépendance*,
> - des troubles intestinaux graves,
> - une perte de sels minéraux, notamment de *potassium*, pouvant être à l'origine de *troubles du rythme cardiaque* graves.
>
> Arrêtez le traitement en cas de diarrhée ou de douleurs abdominales.

Interactions avec d'autres substances

Ce médicament peut interagir avec les médicaments susceptibles de provoquer des *torsades de pointes*.

Informez par ailleurs votre pharmacien ou votre médecin si vous prenez des *corticoïdes* (sauf traitement local), des *diurétiques* ou des médicaments contenant de la digoxine, de la digitoxine ou de l'amphotéricine B (par *voie* intraveineuse).

Grossesse et allaitement

Ce médicament est déconseillé sans avis médical pendant la grossesse ou l'allaitement.

Mode d'emploi et posologie

Les comprimés doivent être avalés avec un verre d'eau. L'effet laxatif n'est pas immédiat. Il se manifeste généralement environ 10 heures après la prise du médicament.

Posologie usuelle :
- Adulte et enfant de plus de 12 ans : 1 comprimé, 1 ou 2 fois par jour.

> **Conseils :** Le traitement de la constipation chronique repose essentiellement sur des boissons abondantes, une alimentation riche en fibres et une activité physique régulière.

Effets indésirables possibles

Diarrhée, douleurs abdominales.

Laboratoires Coopération Pharmaceutique Française

MODÉCATE
Neuroleptique — sur ordonnance

Présentation

MODÉCATE 25 mg/ml : solution injectable *IM* huileuse ; boîte de 3 ampoules de 1 ml. Liste I - Remb 65 % - **6,53 €**.
MODÉCATE 125 mg/5 ml : solution injectable *IM* huileuse ; flacon multidose de 5 ml. Liste I - Remb 65 % - **9,57 €**.

Composition

	p amp inj	p flacon
Fluphénazine décanoate	25 mg	125 mg

Dans quel cas ce médicament est-il prescrit ?

C'est un *neuroleptique* qui appartient à la famille chimique des phénothiazines. Il possède des effets *atropiniques* modérés, qui ne participent pas à son activité, mais qui expliquent certaines contre-indications et certains effets indésirables.

Il est utilisé dans le traitement d'entretien de certains troubles psychiques (*schizophrénie*, certains types de *psychoses*...).

Contre-indications

Ce médicament ne doit pas être utilisé dans les cas suivants :
- risque de *glaucome* à angle fermé,
- risque de blocage des urines (*adénome de la prostate*),
- *antécédent* d'*agranulocytose*,
- en association avec les médicaments *dopaminergiques*.

> **Attention :** Ce médicament peut être responsable d'une baisse du nombre des *globules blancs* dans le sang. Des analyses doivent être réalisées rapidement en cas d'angine, d'ulcérations de la bouche

ou de fièvre anormale, qui peuvent traduire cette anomalie sanguine.
En cas de survenue d'une fièvre inexpliquée associée à une raideur musculaire (qui pourraient être dues au médicament), ne poursuivez pas le traitement sans avis médical : risque de *syndrome malin des neuroleptiques*.
Ce médicament présente des effets *atropiniques*. Il peut provoquer un *glaucome* aigu chez les personnes prédisposées : œil rouge, dur et douloureux, avec vision floue. Une consultation d'extrême urgence auprès d'un ophtalmologiste est nécessaire.
Sauf cas exceptionnel, ce médicament ne doit pas être utilisé en cas de maladie de *Parkinson*.
Les situations favorisant les *torsades de pointes* doivent être signalées au médecin.
Des précautions sont requises en cas d'*épilepsie*, de maladie cardiaque, d'*insuffisance hépatique*, d'*insuffisance rénale* et chez la personne âgée, notamment en cas de constipation chronique, de tendance aux *vertiges* ou aux baisses de tension.
Évitez les boissons alcoolisées : augmentation du risque de somnolence.
Ce médicament peut induire une somnolence parfois intense chez certaines personnes. Cette somnolence peut être augmentée par la prise d'*alcool* ou d'autres médicaments *sédatifs*. La conduite ou l'utilisation de machines dangereuses sont déconseillées.

Interactions avec d'autres substances

La prise conjointe de neuroleptiques et de médicaments *dopaminergiques* est généralement contre-indiquée (risque d'annulation de leurs effets) ; cette association peut néanmoins être nécessaire chez certaines personnes atteintes de la maladie de *Parkinson*.
Il peut interagir avec les médicaments contenant du *lithium*, de la lévodopa ou du sultopride.
Informez par ailleurs votre médecin si vous prenez un *antihypertenseur*, un médicament *atropinique*, un *sédatif* ou certains pansements gastriques.

Grossesse et allaitement

Si une grossesse survient pendant le traitement, consultez votre médecin. Il appréciera le risque éventuel lié à l'utilisation de ce médicament dans votre cas.
Si le traitement est poursuivi jusqu'à l'accouchement, une surveillance médicale du *nouveau-né* est nécessaire.
Les données actuellement disponibles ne permettent pas de savoir si ce médicament passe dans le lait maternel : l'allaitement est déconseillé.

Mode d'emploi et posologie

La solution injectable est administrée par *voie* intramusculaire, dans la fesse.

Posologie usuelle :

- Adulte : la *posologie* est strictement individuelle. 1 injection toutes les 3 ou 4 semaines.

Conseils : Dans le traitement de la *schizophrénie* et autres *psychoses*, les *neuroleptiques* permettent de contrôler efficacement la maladie, mais une modification ou un arrêt intempestif du traitement expose à une rechute grave.
Une prise de poids peut être observée au cours du traitement. Une alimentation équilibrée, et si nécessaire les conseils d'un nutritionniste, peuvent prévenir et limiter ce phénomène.

Effets indésirables possibles

Somnolence, surtout en début de traitement.
Indifférence, réaction anxieuse, variation de l'humeur.
À forte *posologie*, effets *atropiniques* : sécheresse de la bouche, constipation, troubles de l'*accommodation*, rétention d'urine.
Hypotension orthostatique.
Mouvements involontaires ou inadaptés, tics, pouvant survenir lors de la première prise (notamment en cas de *surdosage*) ou, plus tardivement, lors d'un traitement prolongé.
Raideur musculaire et difficultés à coordonner les mouvements.
Augmentation de la sécrétion de *prolactine* pouvant se traduire par : absence des règles, augmentation du volume des seins, écoulement de lait par le mamelon.
Troubles sexuels.
Prise de poids, *hyperglycémie*.
Rarement : *réaction allergique* cutanée, *photosensibilisation*, troubles du rythme cardiaque (*torsades de pointes*), *syndrome malin des neuroleptiques* (voir Attention), *agranulocytose* (exceptionnelle).

Laboratoires sanofi-aventis France

MODIODAL

Psychostimulant — sur ordonnance

Présentation

MODIODAL : comprimé (blanc) ; boîte de 30. Liste I, *médicament à prescription restreinte* - Remb 65 % - **95,51 €**.

Composition

	p cp
Modafinil	100 mg

Dans quel cas ce médicament est-il prescrit ?

Ce médicament est un *psychostimulant* puissant.
Il est utilisé dans le traitement de la *narcolepsie*.

Contre-indications

Ce médicament ne doit pas être utilisé en cas d'anxiété grave (sauf en cas d'hospitalisation).

Attention : Des précautions sont nécessaires en cas d'*insuffisance rénale* et d'*hypertension artérielle*.
Sportif : ce médicament contient une substance susceptible de rendre positifs certains *tests antidopage*.

Interactions avec d'autres substances

Ce médicament peut interagir avec les *contraceptifs* oraux.

Grossesse et allaitement

L'effet de ce médicament pendant la grossesse ou l'allaitement est mal connu : seul votre médecin peut évaluer le risque éventuel de son utilisation dans votre cas.

Mode d'emploi et posologie

La dose quotidienne peut être absorbée sen une prise le matin ou en deux prises matin et soir.

Les comprimés doivent être avalés de préférence au cours des repas.

Posologie usuelle :

2 à 4 comprimés par jour.

Conseils :

Conditions particulières de délivrance

Ce médicament est un *médicament à prescription restreinte* (la première ordonnance est établie par un centre du sommeil ou par un médecin hospitalier spécialiste en neurologie). La première prescription est valable un an et elle doit être présentée au pharmacien avec chacune des ordonnances de renouvellement (tous les 28 jours), qui peuvent être rédigées par un médecin de ville.

Effets indésirables possibles

Excitation, agressivité, insomnie, diminution de l'appétit : ces troubles diminuent généralement à la poursuite du traitement.

Nausées, douleurs d'estomac.

Démangeaisons, réaction allergique cutanée (rare).

Maux de tête, bouche sèche, sueurs, palpitations, mouvements involontaires de la bouche (exceptionnels).

Laboratoires Cephalon

MODITEN

Informations détaillées sur www.monvidal.com

MODOPAR

Antiparkinsonien dopaminergique — sur ordonnance

Présentation

MODOPAR 62,5 : gélule (bleu et gris) ; boîte de 60. Liste I - Remb 65 % - **5,28 €**.

MODOPAR 125 : gélule (bleu et rose) ; boîte de 60. Liste I - Remb 65 % - **9,01 €**.

MODOPAR LP 125 : gélule à *libération prolongée* (bleu et vert) ; boîte de 60. Liste I - Remb 65 % - **9,83 €**.

MODOPAR 125 dispersible : comprimé sécable pour suspension buvable ; boîte de 60. Liste I - Remb 65 % - **9,01 €**.

MODOPAR 250 : gélule (bleu et caramel) ; boîte de 60. Liste I - Remb 65 % - **15,26 €**.

Composition

	p gél 62,5	p gél 125	p gél LP
Lévodopa	50 mg	100 mg	100 mg
Bensérazide	12,5 mg	25 mg	25 mg

	p cp	p gél 250
Lévodopa	100 mg	200 mg
Bensérazide	25 mg	50 mg

Dans quel cas ce médicament est-il prescrit ?

Ce médicament est un *antiparkinsonien* qui appartient à la famille des *dopaminergiques*. Il vise à combler le déficit en *dopamine*, caractéristique de la maladie de Parkinson. Il contient de la lévodopa (ou L-dopa) qui se transforme en dopamine dans l'organisme et du bensérazide qui stabilise l'effet de la lévodopa.

Il est utilisé dans le traitement de la maladie de *Parkinson*, où il agit principalement sur la rigidité musculaire et la réduction des tremblements de repos propres à cette affection.

Contre-indications

Ce médicament ne doit pas être utilisé dans les cas suivants :

- troubles psychiques graves,
- accident cardiaque récent,
- *glaucome* à angle fermé,
- en association avec certains *neuroleptiques* ou avec la réserpine.

Attention : L'utilisation de ce médicament chez les personnes présentant des troubles psychiques, une affection cardiaque, une *hypotension orthostatique*, un excès de tension intraoculaire ou un *ulcère* de l'estomac ou du *duodénum* nécessite des précautions particulières, surtout en début de traitement.

N'interrompez jamais brutalement le traitement : risque de rigidité musculaire importante associée à de la fièvre et à des troubles psychiques. L'arrêt du traitement par la lévodopa demande une surveillance médicale.

Signalez à votre médecin toute somnolence marquée ou survenant subitement au cours de la journée : une adaptation des doses ou un arrêt du traitement peuvent être nécessaires.

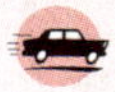
Les médicaments *dopaminergiques* peuvent, dans de rares cas, provoquer un endormissement soudain au cours de la journée sans signe annonciateur. La conduite automobile et l'utilisation de machines dangereuses sont déconseillées pendant le traitement. Elles sont contre-indiquées chez les personnes ayant eu une envie impérieuse de dormir sous traitement.

Interactions avec d'autres substances

Ce médicament ne doit pas être associé aux médicaments contenant du métoclopramide, de la métopimazine, de l'alizapride ou de la réserpine : risque d'annulation de leurs effets.

La prise conjointe de médicaments *dopaminergiques* et de *neuroleptiques* utilisés dans les troubles psychiques est généralement contre-indiquée, sauf dans le cas de la maladie de *Parkinson*. Le médecin en tient compte alors dans la *posologie*.

Informez votre médecin si vous prenez un médicament contenant un *IMAO* non sélectif, de la méthyldopa, du fer ou de la sélégiline.

Grossesse et allaitement

L'effet de ce médicament sur l'enfant à naître est mal connu. Par mesure de prudence, son usage est déconseillé pendant la grossesse.

L'allaitement est déconseillé pendant la durée du traitement.

Mode d'emploi et posologie

Ce médicament est pris de préférence à distance des repas (1/2 heure avant ou 1 heure après).

Les comprimés à 125 mg doivent être dissous dans un demi-verre d'eau. Il est possible d'y ajouter du sucre ou un jus de fruits. Le dépôt blanchâtre qui reste sur la paroi du verre, une fois les comprimés avalés, ne doit pas inquiéter.

Posologie usuelle :

Elle est strictement individuelle.

Le passage des gélules à 125 mg aux comprimés à 125 mg se fait sans modification de la *posologie*. Le passage à la gélule à *libération prolongée* nécessite l'avis de votre médecin. La posologie minimale efficace est atteinte progressivement, par paliers. Cette progression permet de limiter l'apparition des effets indésirables. Lorsque cette dose est trop rapidement dépassée, des mouvements anormaux peuvent survenir.

Conseils : Le comprimé dispersible est plus spécialement destiné aux malades qui ont des difficultés à avaler les gélules.
Dans le traitement de la maladie de *Parkinson*, il est important de respecter la *posologie* préconisée par le médecin, notamment les horaires de prises : un pilulier peut être utile.
Le maintien d'une activité physique régulière est recommandée.
Prenez contact avec une des associations destinées aux personnes atteintes de la maladie de Parkinson : elles diffusent une information utile sur l'évolution de la maladie et sur ses traitements.
Une coloration brun-rouge des urines, de la sueur et de la salive peut être observée.

Effets indésirables possibles

En début de traitement : nausées, vomissements, anorexie, sécheresse de la bouche, constipation ou diarrhée, *troubles du rythme cardiaque*, *hypotension orthostatique*, troubles psychiques, troubles du sommeil, mouvements anormaux ; une adaptation progressive de la *posologie* peut limiter ces effets.
Somnolence, envie impérieuse de dormir au cours de la journée.
Très rarement, anomalie de la *numération formule sanguine*, *allergie* cutanée, troubles urinaires.
Des cas d'addiction aux jeux d'argent, d'achats compulsifs et d'hypersexualité ont également été rapportés sous traitement antiparkinsonien *dopaminergique*.

Laboratoires Roche

MODUCREN

Informations détaillées sur www.monvidal.com

MODURÉTIC

Diurétiques associés — sur ordonnance

Présentation

MODURÉTIC : comprimé sécable (losange ; pêche) ; boîte de 30. Liste I - Remb 65 % - **3,92 €**.
MODURÉTIC : comprimé sécable (losange ; pêche) ; boîte de 90. Liste I - Remb 65 % - **10,67 €**.

Composition

	p cp
Hydrochlorothiazide	50 mg
Amiloride chlorhydrate	5 mg

Dans quel cas ce médicament est-il prescrit ?

Ce médicament est une association de deux *diurétiques* : l'hydrochlorothiazide, dont la structure est proche de celle des *sulfamides*, et l'amiloride, qui a pour caractéristique d'empêcher la perte du *potassium* dans les urines, habituelle avec l'hydrochlorothiazide.
Il est utilisé dans le traitement :
- de l'*hypertension artérielle*,
- de l'*ascite* ou des *œdèmes* liés à une *insuffisance hépatique* ou à une *insuffisance cardiaque*.

Contre-indications

Ce médicament ne doit pas être utilisé dans les cas suivants :
- *allergie* aux médicaments de la famille des *sulfamides*,
- *insuffisance rénale*,
- *hyperkaliémie* (excès de *potassium* dans le sang),
- *encéphalopathie hépatique*.

Attention : Ce médicament peut être responsable d'une augmentation ou au contraire d'une baisse de la *kaliémie* (taux de *potassium* dans le sang), qui peut être aggravée par l'usage prolongé de *laxatifs stimulants*. Un contrôle par des analyses de sang est souvent prescrit par le médecin.
Chez les personnes atteintes d'une *insuffisance hépatique*, l'apparition de troubles de la conscience peut annoncer une complication. Ne poursuivez pas le traitement sans l'avis de votre médecin.
N'utilisez des *sels* de régime, souvent riches en potassium, qu'avec l'accord de votre médecin.
Les *diurétiques* peuvent augmenter le taux d'*acide urique* (uricémie) ou de *sucre* dans le sang (*glycémie*) : des précautions sont nécessaires en cas de *diabète* ou d'*antécédent* de crise de *goutte*.
Sportif : ce médicament contient une substance susceptible de rendre positifs certains *tests antidopage*.

Interactions avec d'autres substances

Ce médicament ne doit pas être associé aux *diurétiques* élevant le taux de *potassium* dans le sang ou aux médicaments qui en contiennent.
Il peut interagir avec les *inhibiteurs de l'enzyme de conversion*, les *inhibiteurs de l'angiotensine II*, les médicaments susceptibles de provoquer des *torsades de pointes* et ceux contenant du lithium.
Informez par ailleurs votre médecin si vous prenez l'un des médicaments suivants : *AINS*, *digitalique*, médicament susceptible de faire baisser la *kaliémie* (*corticoïde*, *laxatif stimulant*), *neuroleptique*, *antidépresseur* imipraminique, médicament contenant du baclofène ou de la metformine.

Grossesse et allaitement

Les études scientifiques actuellement disponibles n'ont pas mis en évidence de problème particulier lors de l'utilisation chez la femme enceinte. Néanmoins, les *diurétiques* ne sont pas adaptés au traitement de l'*hypertension artérielle* et des *œdèmes* pendant la grossesse. Seul votre médecin peut apprécier la nécessité du traitement et le risque éventuel de son utilisation dans votre cas.
Ce médicament passe dans le lait maternel : l'allaitement est déconseillé.

Mode d'emploi et posologie

Ce médicament peut être pris indifféremment pendant ou en dehors des repas.

Posologie usuelle :
- Adulte : elle varie en fonction de la nature et de la gravité de la maladie.

Conseils : Ce médicament augmente le volume des urines, surtout en début de traitement. Évitez une prise le soir, source de gêne nocturne.

Les *diurétiques* exposent au risque de déshydratation : veillez à proposer des boissons abondantes aux personnes âgées, notamment pendant les fortes chaleurs.

Effets indésirables possibles

Douleurs articulaires, crampes.

Déshydratation possible chez la personne âgée.

Augmentation de la *glycémie* ou de l'*uricémie*.

Hypotension orthostatique, troubles du rythme cardiaque.

Troubles digestifs, *éruption cutanée*, nervosité, confusion des idées, troubles urinaires.

Rarement :

- baisse du taux de sodium dans le sang (natrémie) et risque de troubles du comportement ;
- anomalie de la *numération formule sanguine* ;
- nausées, constipation, *vertiges*, fatigue, maux de tête, fourmillement des extrémités.

Exceptionnellement : *pancréatite*, troubles visuels, *réaction allergique*.

Laboratoires Bristol-Myers Squibb

MOEX

Informations détaillées sur www.monvidal.com

MOGADON

Hypnotique : benzodiazépine — sur ordonnance

Présentation

MOGADON 5 mg : comprimé sécable (blanc) ; boîte de 20. Liste I, durée de prescription limitée à 4 semaines - Remb 35 % - **1,54 €**.

Composition

	p cp
Nitrazépam	5 mg
Lactose	+

Dans quel cas ce médicament est-il prescrit ?

Ce médicament est un *hypnotique* (somnifère) qui appartient à la famille des *benzodiazépines*.

Il est utilisé dans le traitement de l'insomnie.

Contre-indications

Ce médicament ne doit pas être utilisé dans les cas suivants :

- *insuffisance respiratoire* ou *hépatique* grave,
- *syndrome d'apnée du sommeil*.

Attention : Certaines insomnies peuvent traduire une *dépression* masquée et justifier un traitement spécifique.

Des précautions sont nécessaires en cas de *myasthénie*, d'*insuffisance rénale* et chez la personne âgée.

Une prise prolongée, surtout à doses importantes, de somnifères de la famille des *benzodiazépines* peut provoquer une *dépendance*. Ce risque de dépendance est accru chez les personnes ayant déjà présenté une dépendance à d'autres médicaments, substances ou à l'alcool.

L'arrêt brutal de ce médicament expose à un *syndrome de sevrage* : réapparition de l'insomnie, anxiété, agitation, irritabilité, maux de tête, douleurs musculaires, tremblements, hallucinations. Il faut donc s'entourer de conseils médicaux pour diminuer progressivement les doses et espacer les prises, sur une période d'autant plus longue que le traitement a été prolongé.

Ce médicament expose à un risque de chute nocturne chez la personne âgée ayant l'habitude de se lever la nuit.

Un réveil nocturne après la prise du médicament peut entraîner des troubles de la mémoire parfois angoissants.

Évitez les boissons alcoolisées : augmentation du risque de somnolence.

Ce médicament est un somnifère. Conduire ou utiliser une machine dangereuse dans les heures qui suivent sa prise est bien sûr contre-indiqué.

La durée de l'effet sédatif, ainsi que son intensité, est très variable d'une personne à l'autre. Il vous appartient de vérifier, après les premières prises, que la persistance éventuelle d'une somnolence au réveil est compatible avec la poursuite de vos activités habituelles.

Interactions avec d'autres substances

Informez votre médecin ou votre pharmacien si vous prenez d'autres *sédatifs* (tranquillisants, somnifères, certains médicaments contre la toux ou contre la douleur contenant des *opiacés*, *antidépresseurs*, *neuroleptiques*...).

Grossesse et allaitement

Ce médicament ne doit pas être utilisé sans avis médical pendant la grossesse. Les fortes doses au cours des 6 derniers mois sont déconseillées. En fin de grossesse, un traitement par benzodiazépine, même à faible dose, peut être responsable d'effets indésirables chez le *nouveau-né* : une surveillance médicale du nouveau-né est alors nécessaire pendant 1 à 3 semaines selon les cas.

Ce médicament passe dans le lait maternel : l'allaitement est déconseillé.

Mode d'emploi et posologie

Les comprimés doivent être avalés avec un verre d'eau.

Posologie usuelle :

- Adulte : 1 comprimé, une demi-heure avant le coucher.

Conseils : Ce médicament vous a été prescrit dans une situation précise : ne le réutilisez pas ultérieurement sans avis médical et ne le conseillez pas à une autre personne.

La durée de prescription des *hypnotiques* doit être la plus courte possible. Dans certaines situations, le traitement doit toutefois être prolongé. Il appartient alors au médecin de réévaluer périodiquement la nécessité de le poursuivre ou de l'interrompre.

Les somnifères ne sont pas la seule réponse aux troubles du sommeil. Une meilleure hygiène de vie, une consommation modérée d'excitants (y compris les boissons alcoolisées) permettent aussi de lutter efficacement contre les insomnies.

Effets indésirables possibles

Sensation d'ivresse, fatigue, somnolence pendant la journée (en particulier chez la personne âgée), ralentissement des idées.

Faiblesse musculaire, baisse de la libido, *éruption cutanée* avec ou sans démangeaisons.

Dans certaines circonstances et chez certaines personnes :
- réactions paradoxales avec augmentation de l'anxiété, agitation, agressivité, confusion des idées, hallucinations ;
- *amnésie antérograde.*

Ces troubles nécessitent l'arrêt du traitement.

Laboratoires Centre Spécialités Pharmaceutiques

MOLSIDOMINE 2 mg
Génériques
Antiangoreux

sur ordonnance

Les médicaments ci-dessous sont des génériques de CORVASAL (voir p. 338).

MOLSIDOMINE ALMUS 2 mg : comprimé sécable *(lactose)* boîte de 30. Liste I - Remb 65 % - 3,07 €.
MOLSIDOMINE ALMUS 2 mg : comprimé sécable *(lactose)* boîte de 90. Liste I - Remb 65 % - 7,57 €.
MOLSIDOMINE ALTER 2 mg : comprimé sécable *(lactose)* boîte de 30. Liste I - Remb 65 % - 3,07 €.
MOLSIDOMINE ALTER 2 mg : comprimé sécable *(lactose)* boîte de 90. Liste I - Remb 65 % - 7,57 €.
MOLSIDOMINE ARROW 2 mg : comprimé sécable *(lactose)* boîte de 30. Liste I - Remb 65 % - 3,07 €.
MOLSIDOMINE ARROW 2 mg : comprimé sécable *(lactose)* boîte de 90. Liste I - Remb 65 % - 7,57 €.
MOLSIDOMINE BIOGARAN 2 mg : comprimé sécable *(lactose)* boîte de 30. Liste I - Remb 65 % - 3,07 €.
MOLSIDOMINE BIOGARAN 2 mg : comprimé sécable *(lactose)* boîte de 90. Liste I - Remb 65 % - 7,57 €.
MOLSIDOMINE EG 2 mg : comprimé sécable *(lactose)* boîte de 30. Liste I - Remb 65 % - 3,07 €.
MOLSIDOMINE EG 2 mg : comprimé sécable *(lactose)* boîte de 90. Liste I - Remb 65 % - 7,57 €.
MOLSIDOMINE G GAM 2 mg : comprimé sécable *(lactose)* boîte de 30. Liste I - Remb 65 % - 3,07 €.
MOLSIDOMINE G GAM 2 mg : comprimé sécable *(lactose)* boîte de 90. Liste I - Remb 65 % - 7,57 €.
MOLSIDOMINE MERCK 2 mg : comprimé sécable *(jaune orangé S, lactose, rouge cochenille A)* boîte de 30. Liste I - Remb 65 % - 3,08 €.
MOLSIDOMINE MERCK 2 mg : comprimé sécable *(jaune orangé S, lactose, rouge cochenille A)* boîte de 90. Liste I - Remb 65 % - 7,57 €.
MOLSIDOMINE QUALIMED 2 mg : comprimé sécable *(jaune orangé S, lactose, rouge cochenille A)* boîte de 30. Liste I - Remb 65 % - 3,07 €.
MOLSIDOMINE QUALIMED 2 mg : comprimé sécable *(jaune orangé S, lactose, rouge cochenille A)* boîte de 90. Liste I - Remb 65 % - 7,57 €.
MOLSIDOMINE RATIOPHARM 2 mg : comprimé sécable *(lactose)* boîte de 30. Liste I - Remb 65 % - 3,07 €.
MOLSIDOMINE RATIOPHARM 2 mg : comprimé sécable *(lactose)* boîte de 90. Liste I - Remb 65 % - 7,57 €.
MOLSIDOMINE RPG 2 mg : comprimé sécable *(lactose)* boîte de 30. Liste I - Remb 65 % - 3,07 €.
MOLSIDOMINE RPG 2 mg : comprimé sécable *(lactose)* boîte de 90. Liste I - Remb 65 % - 7,57 €.
MOLSIDOMINE SANDOZ 2 mg : comprimé sécable *(lactose)* boîte de 30. Liste I - Remb 65 % - 3,07 €.
MOLSIDOMINE SANDOZ 2 mg : comprimé sécable *(lactose)* boîte de 90. Liste I - Remb 65 % - 7,57 €.
MOLSIDOMINE TEVA 2 mg : comprimé sécable *(lactose)* boîte de 30. Liste I - Remb 65 % - 3,07 €.
MOLSIDOMINE TEVA 2 mg : comprimé sécable *(lactose)* boîte de 90. Liste I - Remb 65 % - 7,57 €.
MOLSIDOMINE TORLAN 2 mg : comprimé sécable *(lactose)* boîte de 30. Liste I - Remb 65 % - 3,07 €.
MOLSIDOMINE TORLAN 2 mg : comprimé sécable *(lactose)* boîte de 90. Liste I - Remb 65 % - 7,57 €.
MOLSIDOMINE WINTHROP 2 mg : comprimé sécable *(lactose)* boîte de 30. Liste I - Remb 65 % - 3,07 €.
MOLSIDOMINE WINTHROP 2 mg : comprimé sécable *(lactose)* boîte de 90. Liste I - Remb 65 % - 7,57 €.
MOLSIDOMINE ZYDUS 2 mg : comprimé sécable *(lactose)* boîte de 30. Liste I - Remb 65 % - 3,07 €.
MOLSIDOMINE ZYDUS 2 mg : comprimé sécable *(lactose)* boîte de 90. Liste I - Remb 65 % - 7,57 €.

MOLSIDOMINE 4 mg
Génériques
Antiangoreux

sur ordonnance

Les médicaments ci-dessous sont des génériques de CORVASAL (voir p. 338).

MOLSIDOMINE ACTAVIS 4 mg : comprimé *(lactose)* boîte de 90. Liste I - Remb 65 % - 12,94 €.
MOLSIDOMINE ALMUS 4 mg : comprimé sécable *(lactose)* boîte de 30. Liste I - Remb 65 % - 4,76 €.
MOLSIDOMINE ALTER 4 mg : comprimé sécable *(lactose)* boîte de 30. Liste I - Remb 65 % - 4,76 €.
MOLSIDOMINE ALTER 4 mg : comprimé sécable *(lactose)* boîte de 90. Liste I - Remb 65 % - 12,94 €.
MOLSIDOMINE ARROW 4 mg : comprimé sécable *(lactose)* boîte de 30. Liste I - Remb 65 % - 4,76 €.
MOLSIDOMINE ARROW 4 mg : comprimé sécable *(lactose)* boîte de 90. Liste I - Remb 65 % - 12,94 €.
MOLSIDOMINE BIOGARAN 4 mg : comprimé *(lactose)* boîte de 30. Liste I - Remb 65 % - 4,76 €.
MOLSIDOMINE EG 4 mg : comprimé *(lactose)* boîte de 30. Liste I - Remb 65 % - 4,76 €.
MOLSIDOMINE G GAM 4 mg : comprimé sécable *(lactose)* boîte de 30. Liste I - Remb 65 % - 4,76 €.
MOLSIDOMINE G GAM 4 mg : comprimé sécable *(lactose)* boîte de 90. Liste I - Remb 65 % - 12,94 €.
MOLSIDOMINE MERCK 4 mg : comprimé sécable *(lactose)* boîte de 30. Liste I - Remb 65 % - 4,77 €.
MOLSIDOMINE QUALIMED 4 mg : comprimé sécable *(lactose)* boîte de 30. Liste I - Remb 65 % - 4,76 €.
MOLSIDOMINE RATIOPHARM 4 mg : comprimé sécable *(lactose)* boîte de 30. Liste I - Remb 65 % - 4,76 €.
MOLSIDOMINE RPG 4 mg : comprimé *(lactose)* boîte de 90. Liste I - Remb 65 % - 12,94 €.
MOLSIDOMINE SANDOZ 4 mg : comprimé sécable *(lactose)* boîte de 30. Liste I - Remb 65 % - 4,76 €.
MOLSIDOMINE TEVA 4 mg : comprimé sécable *(lactose)* boîte de 30. Liste I - Remb 65 % - 4,76 €.
MOLSIDOMINE TEVA 4 mg : comprimé sécable *(lactose)* boîte de 90. Liste I - Remb 65 % - 12,94 €.
MOLSIDOMINE TORLAN 4 mg : comprimé *(lactose)* boîte de 30. Liste I - Remb 65 % - 4,76 €.
MOLSIDOMINE WINTHROP 4 mg : comprimé sécable *(lactose)* boîte de 30. Liste I - Remb 65 % - 4,76 €.
MOLSIDOMINE ZYDUS 4 mg : comprimé sécable *(lactose)* boîte de 30. Liste I - Remb 65 % - 4,76 €.

MOMORDICA COMPLEXE N° 109
Informations détaillées sur www.monvidal.com

MONAZOL crème
Antifongique local : imidazolé

Présentation
MONAZOL 2 % : crème ; tube de 15 g. Remb 35 % - **3,82 €**.

Composition

	p 100 g
Sertaconazole nitrate	2 g

Dans quel cas ce médicament est-il prescrit ?

Ce médicament d'action locale contient un *antifongique* de la famille des *imidazolés*.

Il est utilisé dans le traitement de certaines maladies de la peau et des *muqueuses* dues à des champignons microscopiques (*mycoses*) : *candidose* et *dermatophyties*.

Contre-indications

Ce médicament ne doit pas être utilisé en cas d'*allergie* aux *antifongiques* de la famille des *imidazolés*.

> **Attention :** Évitez d'utiliser ce médicament, notamment chez l'enfant, de manière prolongée et sur des surfaces étendues ou profondément lésées sans l'avis de votre pharmacien ou de votre médecin.
> Rincez abondamment en cas de contact accidentel avec les yeux.

Grossesse et allaitement

L'effet de ce médicament pendant la grossesse ou l'allaitement est mal connu. L'évaluation du risque éventuel lié à son utilisation est individuelle : demandez conseil à votre pharmacien ou à votre médecin.

Mode d'emploi et posologie

La crème doit être appliquée après lavage et séchage soigneux de la zone à traiter.

Posologie usuelle :

1 application par jour.

> **Conseils :** En cas de *candidose*, évitez d'utiliser des savons acides : ils favorisent la multiplication des champignons.

Effets indésirables possibles

Irritation cutanée (démangeaisons, rougeur).

Laboratoires Théramex

MONAZOL

Antifongique

Présentation

MONAZOL : ovule ; boîte de 1. Remb 35 % - **4,29 €**.

Composition

	p ovule
Sertaconazole nitrate	300 mg

Dans quel cas ce médicament est-il prescrit ?

Ce médicament d'action locale contient un *antifongique* de la famille des *imidazolés*.

Il est utilisé dans le traitement des *candidoses* du vagin et de la vulve.

Contre-indications

Ce médicament ne doit pas être utilisé en cas d'*allergie* aux *antifongiques* de la famille des *imidazolés*.

> **Attention :** N'utilisez pas de préservatif pendant le traitement : risque de rupture par altération du latex.
> Si l'infection ne disparaît pas après quelques jours, consultez votre médecin.

Interactions avec d'autres substances

L'utilisation d'un préservatif est contre-indiquée pendant le traitement (voir Attention).

Comme tout traitement vaginal, ce médicament peut diminuer l'efficacité contraceptive des crèmes et des ovules spermicides.

Grossesse et allaitement

L'effet de ce médicament pendant la grossesse ou l'allaitement est mal connu : seul votre médecin peut évaluer le risque éventuel de son utilisation dans votre cas.

Mode d'emploi et posologie

L'ovule doit être introduit au fond du vagin.

Posologie usuelle :

1 ovule au coucher. Ce traitement peut être renouvelé 7 jours après.

> **Conseils :** Introduisez l'ovule en position couchée, puis restez allongée pendant 5 à 10 minutes. En fondant dans le vagin, l'ovule peut être à l'origine d'un écoulement gênant : il est conseillé de porter une protection.
> Pendant les règles, n'interrompez pas le traitement et évitez de porter des tampons.
> Évitez d'utiliser des savons acides : ils favorisent la multiplication des champignons.
> Lorsque ce médicament est utilisé pour prévenir les *mycoses* gynécologiques (*candidoses*) récidivantes, il est utile de respecter les conseils habituels permettant de prévenir le développement anormal des Candida albicans et autres champignons microscopiques :
> – limiter la prise d'*antibiotiques* aux affections nécessitant absolument leur usage. En effet, les champignons sont détruits par certaines *bactéries*, elles-mêmes tuées par les antibiotiques ;
> – lutter contre l'humidité, propice au développement des champignons : bien se sécher avant de mettre ses sous-vêtements, privilégier les culottes en coton qui absorbent mieux la transpiration, ne pas garder son maillot de bain après avoir nagé en piscine, éviter le port de vêtements trop serrés ;
> – changer souvent les protections internes ou externes pendant les règles.
> Votre partenaire peut être contaminé alors qu'il ne présente aucun *symptôme*. S'il n'est pas traité conjointement, une recontamination est possible.

Effets indésirables possibles

Sensation de brûlure, démangeaisons.

Réaction allergique.

Laboratoires Théramex

MONEVA

Contraceptif oral — sur ordonnance

Présentation

MONEVA : comprimé (blanc) ; boîte de 1 plaquette de 21. Liste I - Non remb.

MONEVA : comprimé (blanc) ; boîte de 3 plaquettes de 21. Liste I - Non remb.

Composition

	p cp
Éthinylestradiol	0,03 mg
Gestodène	0,075 mg

Dans quel cas ce médicament est-il prescrit ?

C'est un *contraceptif* oral (pilule) qui contient un *estrogène* et un *progestatif*. Il est minidosé (moins de 0,04 mg d'estrogène) et monophasique (tous les comprimés contiennent la même quantité d'*hormones* et sont donc tous de la même couleur).

Contre-indications

Ce médicament ne doit pas être utilisé dans les cas suivants :

- *accident thromboembolique* (*phlébite*, *embolie* pulmonaire...) ancien ou survenant au cours de la contraception ;
- maladie cardiovasculaire (*hypertension artérielle*, *angine de poitrine*, lésion des valves cardiaques, anomalie de la circulation sanguine cérébrale ou rétinienne) ;
- *cancer hormonodépendant* (même guéri), *tumeur de l'hypophyse* ;
- saignement génital intermittent (l'origine de ce saignement doit être déterminée par des examens avant la mise en route du traitement) ;
- maladie du foie, grave ou récente ;
- certaines maladies rares : *connectivite*, *porphyrie*.

Dans d'autres situations, votre médecin est seul juge pour prescrire ce médicament, notamment en cas de *diabète*, d'obésité, d'*otosclérose*, d'excès de *cholestérol*, de *triglycérides* ou de *prolactine* dans le sang, d'affection bénigne du sein ou de l'utérus, d'ictère (jaunisse) chronique ou survenu lors d'une grossesse, d'*insuffisance rénale*, d'**allaitement**.

Attention : Un examen médical est nécessaire avant de débuter la contraception. Il est suivi d'une surveillance annuelle pendant la contraception. Cette surveillance est particulièrement importante si vous souffrez d'*épilepsie*, de *migraine*, d'*asthme*, de *dépression*, ou si des membres de votre famille ont des *antécédents* de cancer du sein ou d'*accidents thromboemboliques*.

Si vous avez plus de 35 ans, si vous fumez, le risque d'effets indésirables cardiovasculaires liés à la prise d'*hormones* augmente fortement. Un autre mode de contraception est souvent préconisé.

Arrêtez la prise du *contraceptif* et consultez votre médecin en cas d'apparition de l'un des *symptômes* suivants : maux de tête violents et inhabituels, troubles de la vision, élévation importante de la tension artérielle, douleur inhabituelle à la jambe.

La survenue d'un léger saignement entre les règles (spotting) est fréquente chez les femmes pendant les premiers mois d'utilisation de la pilule. Vous devez informer votre médecin si les saignements se prolongent ou s'ils apparaissent en cours de contraception.

L'oubli d'un comprimé ou sa mauvaise absorption, du fait de vomissements par exemple, peuvent rendre la contraception inefficace.

En cas d'intervention chirurgicale programmée ou d'alitement prolongé, votre médecin jugera de l'opportunité d'interrompre votre contraception orale.

Interactions avec d'autres substances

L'efficacité contraceptive de ce médicament peut être diminuée par les *anticonvulsivants*, certains traitements du *sida*, les produits de phytothérapie contenant du millepertuis et les médicaments contenant l'une des substances suivantes : griséofulvine, rifampicine, rifabutine, modafinil.

Informez par ailleurs votre médecin si vous prenez des médicaments contenant de la flunarizine.

Grossesse et allaitement

Ce médicament n'a pas de raison d'être utilisé pendant la grossesse. Néanmoins, si une grossesse survient malgré le traitement, du fait d'un oubli ou d'un retard de prise, celle-ci pourra être poursuivie normalement si vous le désirez.

Les *hormones* contenues dans ce *contraceptif* passent dans le lait maternel : ne l'utilisez pas pendant l'allaitement sans avis médical.

Mode d'emploi et posologie

Prendre régulièrement, et sans oubli, 1 comprimé par jour pendant 21 jours consécutifs. Il est recommandé de ne pas trop faire varier l'heure de prise (choisir le petit déjeuner ou le coucher de préférence).

L'interruption du traitement déclenche les règles. La nouvelle plaquette est reprise après les 7 jours d'arrêt, que les règles soient terminées ou non. Pour éviter un retard dans la reprise de la pilule, préjudiciable à l'efficacité de la contraception, il est utile de noter le jour de la prise de la première plaquette : une nouvelle plaquette est toujours commencée le même jour de la semaine.

En cas de première contraception orale ou de reprise d'une contraception interrompue temporairement, prendre le premier comprimé le premier jour des règles.

En cas de changement de *contraceptif*, prendre le premier comprimé :

- après un arrêt de 7 jours, si le précédent contraceptif comportait 21 comprimés par plaquette ;
- après un arrêt de 6 jours, si le précédent contraceptif comportait 22 comprimés par plaquette ;
- sans interruption, si le précédent contraceptif comportait 28 comprimés par plaquette.

Après un accouchement ou une interruption de grossesse, suivre les indications du médecin.

Le respect de ces délais est important : une prise trop tardive du premier comprimé peut nuire à l'efficacité de la contraception pour le nouveau cycle.

Conseils : Les dernières recommandations en cas d'oubli d'un comprimé pour ce type de pilule sont les suivantes : prendre immédiatement le comprimé oublié et continuer à l'heure habituelle pour les comprimés suivants (ce qui peut correspondre à la prise de 2 comprimés si l'oubli est découvert lors de la prise suivante). Si le retard est supérieur à 12 heures, la sécurité contraceptive n'est plus assurée et une autre méthode complémentaire (spermicide, préservatif, diaphragme) doit être employée pendant les 7 jours suivants. Si cette période de 7 jours s'étend au-delà du dernier comprimé de la plaquette en cours, la plaquette suivante doit être débutée sans interruption entre les deux plaquettes. Dans ce cas, il n'y aura pas de saignement avant la fin de la seconde plaquette. Des saignements de faible importance (spottings) sont cependant possibles.

En cas de vomissements ou de diarrhée sévère survenant dans les 4 heures suivant la prise d'un comprimé, reprendre dès que possible un autre comprimé. Si le délai est de plus de 12 heures ou si les troubles se répètent, la sécurité contraceptive n'est plus assurée et une méthode complémentaire

doit être employée jusqu'à la prise de la plaquette suivante.
Il n'y a pas de danger à débuter une grossesse au cours du cycle qui suit l'arrêt volontaire du contraceptif oral.

Effets indésirables possibles

Peu graves et n'empêchant pas la poursuite du traitement : nausées, maux de tête banals, prise de poids, tension modérée des seins, *acné*, jambes lourdes, irritation oculaire par les *lentilles de contact*, saignement entre les règles, diminution ou disparition des règles, irritabilité, pousse excessive des poils.

Rarement, mais devant faire interrompre le traitement : *hypertension artérielle*, accident cardiaque ou vasculaire, *phlébite*, jaunisse, taches sombres sur le visage, augmentation importante des lipides dans le sang, *diabète*, *nodule* ou tension douloureuse des seins, *migraine*, *vertiges*, troubles de la vision, aggravation d'une *épilepsie*, écoulement de lait par le mamelon, *tumeur* bénigne du foie, calcul de la vésicule biliaire.

Laboratoires Bayer Santé

MONICOR
Dérivé nitré
sur ordonnance

Présentation

MONICOR LP 20 mg : gélule à *libération prolongée* (bleu et incolore) ; boîte de 30. Liste II - Remb 65 % - **3,56 €**.
MONICOR LP 20 mg : gélule à *libération prolongée* (bleu et incolore) ; boîte de 60. Liste II - Remb 65 % - **6,56 €**.
MONICOR LP 40 mg : gélule à *libération prolongée* (vert et incolore) ; boîte de 30. Liste II - Remb 65 % - **6,10 €**.
MONICOR LP 60 mg : gélule à *libération prolongée* (rouge et incolore) ; boîte de 30. Liste II - Remb 65 % - **8,08 €**.

Composition

	p gél LP	p gél LP	p gél LP
Isosorbide 5-mononitrate	20 mg	40 mg	60 mg
Lactose	+	+	+

Dans quel cas ce médicament est-il prescrit ?

Ce médicament *vasodilatateur* appartient à la famille des dérivés nitrés. Il possède de nombreuses propriétés qui facilitent le travail du cœur : dilatation des veines, dilatation des artères à forte dose, prévention des spasmes des *artères coronaires*.
Il est utilisé dans :
- le *traitement préventif* des crises d'*angine de poitrine*,
- le traitement de l'*insuffisance cardiaque*.

Contre-indications

Ce médicament ne doit pas être utilisé dans les cas suivants :
- hypotension grave,
- en association au sildénafil (VIAGRA).

Attention : Des précautions particulières s'imposent en cas de *cardiomyopathie* obstructive et d'*hypertension intracrânienne*.
Ce médicament peut être responsable de maux de tête, parfois violents, surtout lors des premières prises.
Des baisses de la tension artérielle ont également été constatées. La mise en route progressive du traitement prescrit par le médecin doit être respectée, notamment pour les *posologies* élevées ; de même le traitement ne doit pas être arrêté brutalement.
Les boissons alcoolisées peuvent augmenter les effets hypotenseurs de ce médicament : les excès sont déconseillés.
Compte-tenu de ses effets indésirables potentiels, ce médicament peut, chez certaines personnes, ne pas être compatible avec la conduite automobile ou le maniement de machines dangereuses. Assurez-vous à l'occasion des premières prises que vous supportez bien ce médicament avant de conduire ou d'utiliser une machine.

Interactions avec d'autres substances

Les *vasodilatateurs* de la famille des dérivés de la trinitrine ne doivent pas être associés au VIAGRA : risque de baisse de tension grave.
Informez votre médecin ou votre pharmacien si vous prenez d'autres médicaments susceptibles d'abaisser la tension artérielle.

Grossesse et allaitement

L'effet de ce médicament pendant la grossesse ou l'allaitement est mal connu : seul votre médecin peut évaluer le risque éventuel de son utilisation dans votre cas.

Mode d'emploi et posologie

Les gélules doivent être avalées avec un peu d'eau sans être ouvertes.
Posologie usuelle :
Elle est variable en fonction des indications, et adaptée par votre médecin en fonction de l'effet thérapeutique.

Effets indésirables possibles

Maux de tête, fréquents en début de traitement, bouffées de chaleur, rougeur cutanée.
Baisse de la tension artérielle, surtout chez la personne âgée.
Nausées, vomissements.

Laboratoires Pierre Fabre Médicament

MONOALGIC
Antalgique opiacé
sur ordonnance

Présentation

MONOALGIC LP 100 mg : comprimé à *libération prolongée* (blanc) ; boîte de 15. Liste I - Remb 65 % - **6,78 €**.
MONOALGIC LP 100 mg : comprimé à *libération prolongée* (blanc) ; boîte de 60. Liste I - Remb 65 %.
MONOALGIC LP 200 mg : comprimé à *libération prolongée* (blanc) ; boîte de 15. Liste I - Remb 65 % - **11,12 €**.
MONOALGIC LP 200 mg : comprimé à *libération prolongée* (blanc) ; boîte de 60. Liste I - Remb 65 %.
MONOALGIC LP 300 mg : comprimé à *libération prolongée* (blanc) ; boîte de 15. Liste I - Remb 65 % - **15,47 €**.
MONOALGIC LP 300 mg : comprimé à *libération prolongée* (blanc) ; boîte de 60. Liste I - Remb 65 %.

Composition

	p cp LP	p cp LP	p cp LP
Tramadol chlorhydrate	100 mg	200 mg	300 mg

Dans quel cas ce médicament est-il prescrit ?

Ce médicament est un *antalgique* de la famille des *opiacés*. Il combat la douleur en agissant directement sur la perception de la douleur par le cerveau.

Il est utilisé dans le traitement de la douleur.

Contre-indications

Ce médicament ne doit pas être utilisé dans les cas suivants :

- intoxication ou *surdosage* avec des *sédatifs*, ivresse aiguë ;
- en association avec les *IMAO* ou les médicaments contenant de la nalbuphine, de la buprénorphine ou de la pentazocine ;
- **allaitement** (traitement prolongé de plus de quelques jours).

Attention : Des précautions sont nécessaires en cas d'*antécédent* d'*intolérance* aux *opiacés* et chez les personnes qui souffrent d'*hypertension intracrânienne*, d'*épilepsie*, d'*insuffisance rénale* ou *hépatique*.

Ce médicament contient un *opiacé* : son usage prolongé, à dose élevée, expose à un risque de *dépendance*. Ne dépassez pas la dose ni la durée de traitement recommandées.

Évitez les boissons alcoolisées : augmentation du risque de somnolence.

Conducteur : ce médicament peut être responsable de *vertiges* ou d'une baisse de la vigilance.

Interactions avec d'autres substances

Ce médicament ne doit pas être associé :

- aux médicaments contenant de la nalbuphine, de la buprénorphine ou de la pentazocine : risque de diminution de l'effet *antalgique* ;
- aux *IMAO* sélectifs ou non : risque d'accident grave. Un délai de 15 jours doit séparer un traitement antérieur par IMAO de la mise en route du traitement *antalgique*.

Il peut interagir avec les médicaments contenant de la carbamazépine.

Signalez à votre médecin si vous prenez également un *antidépresseur*, des *sédatifs* et d'autres antalgiques ou antitussifs *opiacés*.

Grossesse et allaitement

L'effet de ce médicament pendant la grossesse et l'allaitement est mal connu. Par mesure de prudence, son usage est déconseillé chez la femme enceinte et contre-indiqué chez celle qui allaite en traitement prolongé.

Mode d'emploi et posologie

Les comprimés doivent être avalés sans être croqués, avec un verre d'eau, pendant ou en dehors des repas.

Posologie usuelle :

- Adulte et enfant de plus de 12 ans : 1 prise par jour, de préférence en fin de journée. Le dosage est fixé par le médecin en fonction de l'intensité de la douleur.

Conseils : Comme tous les *antalgiques*, ce médicament est généralement plus efficace pour prévenir la douleur que pour la calmer : dans le traitement des douleurs chroniques, il est préférable de prendre ce médicament à intervalles réguliers sans attendre que la douleur s'installe.

Cet antalgique *opiacé* est destiné à être utilisé en deuxième intention, lorsque l'aspirine, l'ibuprofène ou le paracétamol, utilisés seuls, sont insuffisamment efficaces. Il peut néanmoins être utilisé d'emblée dans le traitement des douleurs fortes.

Effets indésirables possibles

Nausées et *vertiges* le plus fréquemment.

Occasionnellement (1 à 10 % des utilisateurs) : vomissements, constipation, bouche sèche, sueurs, maux de tête, confusion.

Plus rarement (moins de 1 % des utilisateurs) : douleurs abdominales, *éruption cutanée*, *palpitations*, *hypotension orthostatique*.

Exceptionnellement (moins de 1 cas sur 1000) : faiblesse musculaire, modification de l'appétit, vision floue, difficulté à uriner, euphorie, *réaction allergique*, ralentissement du rythme cardiaque, augmentation de la tension artérielle.

Laboratoires sanofi-aventis France

MONOCRIXO

Antalgique opiacé — sur ordonnance

Présentation

MONOCRIXO LP 100 mg : gélule à *libération prolongée* (turquoise) ; boîte de 15. Liste I - Remb 65 % - **6,78 €**.
MONOCRIXO LP 150 mg : gélule à *libération prolongée* (turquoise et blanc) ; boîte de 15. Liste I - Remb 65 % - **8,94 €**.
MONOCRIXO LP 200 mg : gélule à *libération prolongée* (turquoise et transparent) ; boîte de 15. Liste I - Remb 65 % - **11,12 €**.

Composition

	p gél LP	p gél LP	p gél LP
Tramadol chlorhydrate	100 mg	150 mg	200 mg

Dans quel cas ce médicament est-il prescrit ?

Ce médicament est un *antalgique* de la famille des *opiacés*. Il combat la douleur en agissant directement sur la perception de la douleur par le cerveau.

Il est utilisé dans le traitement de la douleur.

Contre-indications

Ce médicament ne doit pas être utilisé dans les cas suivants :

- intoxication ou *surdosage* avec des *sédatifs*, ivresse aiguë ;
- *insuffisance hépatique* grave ;
- *épilepsie* (sauf si elle est traitée) ;
- en association avec les *IMAO* ou les médicaments contenant de la nalbuphine, de la buprénorphine ou de la pentazocine ;
- **allaitement** (traitement de plus de quelques jours).

Attention : Des précautions sont nécessaires en cas d'*antécédent* d'*intolérance* aux *opiacés* et chez les personnes qui souffrent d'*hypertension intracrânienne*, d'*insuffisance rénale* ou *respiratoire*.

Ce médicament contient un *opiacé* : son usage prolongé, à dose élevée, expose à un risque de *dépendance*. Ne dépassez pas la dose ni la durée de traitement recommandées.

Évitez les boissons alcoolisées : augmentation du risque de somnolence.

Conducteur : ce médicament peut être responsable de *vertiges* ou d'une baisse de la vigilance.

Interactions avec d'autres substances

Ce médicament ne doit pas être associé :
- aux *IMAO* sélectifs ou non : risque d'accident grave. Un délai de 15 jours doit séparer un traitement antérieur par IMAO de la mise en route du traitement *antalgique* ;
- aux médicaments contenant de la nalbuphine, de la buprénorphine ou de la pentazocine : risque de diminution de l'effet *antalgique*.

Il peut interagir avec les médicaments contenant de la carbamazépine.

Signalez à votre médecin la prise éventuelle de *sédatifs* et d'autres antalgiques ou antitussifs *opiacés*.

Grossesse et allaitement

L'effet de ce médicament pendant la grossesse est mal connu. Par mesure de prudence, son usage est déconseillé chez la femme enceinte.

Ce médicament passe dans le lait maternel. L'allaitement est contre-indiqué pendant le traitement. Néanmoins, une prise ponctuelle est possible.

Mode d'emploi et posologie

Les gélules doivent être avalées telles quelles, avec un verre d'eau, en une prise quotidienne.

Posologie usuelle :
- Adulte et enfant de plus de 12 ans : 100 à 200 mg par jour.

Chez la personne âgée ou en cas d'*insuffisance hépatique* ou *rénale*, le médecin peut prévoir un espacement des prises plus important.

Conseils : Comme tous les *antalgiques*, ce médicament est généralement plus efficace pour prévenir la douleur que pour la calmer : dans le traitement des douleurs chroniques, il est préférable de prendre ce médicament à intervalles réguliers sans attendre que la douleur s'installe.
Cet antalgique *opiacé* est destiné à être utilisé en deuxième intention, lorsque l'aspirine, l'ibuprofène ou le paracétamol, utilisés seuls, sont insuffisamment efficaces. Il peut néanmoins être utilisé d'emblée dans le traitement des douleurs fortes.

Effets indésirables possibles

Nausées et *vertiges* le plus fréquemment.

Occasionnellement (1 à 10 % des utilisateurs) : vomissements, constipation, bouche sèche, sueurs, maux de tête, confusion.

Plus rarement (moins de 1 % des utilisateurs) : douleurs abdominales, *éruption cutanée*, *palpitations*, *hypotension orthostatique*.

Exceptionnellement (moins de 1 cas sur 1000) : faiblesse musculaire, modification de l'appétit, vision floue, difficulté à uriner, euphorie, *réaction allergique*, ralentissement du rythme cardiaque, augmentation de la tension artérielle.

Laboratoires Thérabel Lucien Pharma

MONOFLOCET

Informations détaillées sur www.monvidal.com

MONONAXY

Antibiotique : macrolide — **sur ordonnance**

Présentation

MONONAXY 500 mg : comprimé à libération modifiée ; boîte de 5. Liste I - Remb 65 % - **8,68 €**.
MONONAXY 500 mg : comprimé à libération modifiée ; boîte de 10. Liste I - Remb 65 % - **16,24 €**.

Composition

	p cp
Clarithromycine	500 mg
Lactose	+

Dans quel cas ce médicament est-il prescrit ?

Ce médicament est un *antibiotique* qui appartient à la famille des *macrolides*.

Il est utilisé dans le traitement de certaines maladies infectieuses de la gorge, des sinus et des bronches.

Contre-indications

Ce médicament ne doit pas être utilisé dans les cas suivants :
- *allergie* aux *macrolides*,
- en association avec les médicaments contenant du cisapride, de la mizolastine, du bépridil, du pimozide, de l'ergotamine ou de la dihydroergotamine.

Attention : Des précautions sont nécessaires en cas d'*insuffisance hépatique* ou *rénale* grave.
Une diminution de la fièvre ou une disparition des *symptômes* ne sont pas synonymes de guérison : la durée du traitement doit absolument être respectée pour éviter les rechutes ou l'apparition d'une *résistance* du *germe* à l'*antibiotique*.
L'apparition de troubles auditifs (baisse de l'audition, bourdonnement d'oreilles) pendant le traitement nécessite une consultation spécialisée.

Interactions avec d'autres substances

Ce médicament ne doit pas être associé aux médicaments contenant :
- de l'ergotamine ou de la dihydroergotamine : risque d'*ergotisme* ;
- du cisapride, de la mizolastine, du bépridil ou du pimozide : risque de *torsades de pointes*.

Il peut interagir avec les médicaments qui contiennent de la colchicine, de l'halofantrine, de l'ébastine, de la toltérodine, de la bromocriptine, de la cabergoline ou du tacrolimus.

Informez par ailleurs votre médecin si vous prenez un *anticoagulant* oral, un *hypolipidémiant* de la famille des statines, une *antiprotéase* ou des médicaments contenant de la carbamazépine, de la digoxine, du triazolam, de la ciclosporine, de la théophylline, de l'aminophylline.

Grossesse et allaitement

L'effet de ce médicament pendant la grossesse est mal connu : seul votre médecin peut évaluer le risque éventuel de son utilisation dans votre cas.

Ce médicament est susceptible de passer dans le lait maternel. Son utilisation est possible pendant l'allaitement sauf dans les cas suivants :
- survenue de troubles digestifs chez le nouveau-né,
- nouveau-né traité par un médicament contenant du cisapride (PREPULSID) : risque d'interaction médicamenteuse.

Mode d'emploi et posologie

Ce médicament est pris de préférence au cours des repas.

Posologie usuelle :

- Adulte : 1 ou 2 comprimés par jour, en une prise.

> **Conseils :** Le médecin prescrit parfois un prélèvement pour identifier le *germe* responsable de l'infection et tester sa sensibilité aux *antibiotiques*. Le résultat de cet examen peut être faussé en cas d'automédication préalable : ne prenez pas d'antibiotiques sans avis médical.
> L'éventuelle fatigue n'est pas due à l'antibiotique, mais à l'infection elle-même.

Effets indésirables possibles

Nausées, vomissements, *diarrhée*, douleurs d'estomac, *candidose* buccale, modification du goût (rare).

Réaction allergique cutanée.

Augmentation des *transaminases*, *hépatite* (exceptionnelle).

Troubles auditifs généralement réversibles.

Laboratoires Cephalon

MONOSEPT

Collyre antiseptique

Présentation

MONOSEPT : collyre ; boîte de 30 unidoses de 0,4 ml. Remb 65 % - **3,79 €**.

Composition

	p unidose
Céthexonium bromure	0,1 mg

Dans quel cas ce médicament est-il prescrit ?

Ce collyre contient un *antiseptique* de la famille des *ammoniums quaternaires*.

Il est utilisé comme *traitement d'appoint* antiseptique dans les affections de l'œil.

Contre-indications

Ce médicament ne doit pas être utilisé en cas d'*allergie* aux *ammoniums quaternaires*.

> **Attention :** Une rougeur ou une douleur oculaires ne correspondent pas toujours à une *conjonctivite*. Des soins urgents peuvent être nécessaires, notamment en cas de vision floue.
> Ce traitement peut être insuffisant pour guérir à lui seul une infection de l'œil : ne l'utilisez pas plus de quelques jours sans avis médical.

Interactions avec d'autres substances

Ce collyre peut interagir avec d'autres collyres. Respectez un intervalle minimal de 15 minutes entre deux instillations.

Grossesse et allaitement

L'effet de ce médicament pendant la grossesse ou l'allaitement est mal connu. L'évaluation du risque éventuel lié à son utilisation est individuelle : demandez conseil à votre pharmacien ou à votre médecin.

Mode d'emploi et posologie

Tirer la paupière inférieure vers le bas tout en regardant vers le haut et déposer une goutte de collyre entre la paupière et le globe oculaire (*cul-de-sac conjonctival*).

Posologie usuelle :

1 goutte, 3 ou 4 fois par jour.

La durée du traitement est généralement de 7 jours.

> **Conseils :** Les *lentilles de contact* ne doivent pas être portées en cas d'infection oculaire ni réutilisées avant l'arrêt complet du traitement.
> Une détérioration ou un entretien inadéquat des *lentilles de contact* sont souvent à l'origine d'une irritation oculaire : consultez d'urgence votre ophtalmologiste afin qu'il les examine. Si cette consultation n'est pas possible rapidement, retirez vos lentilles.
> Ce collyre ne doit pas être instillé pendant le port de lentilles de contact hydrophiles : il risque de s'y fixer.
> L'application correcte du produit peut nécessiter une aide, notamment chez l'enfant ou la personne handicapée ou âgée.
> Les unidoses doivent être jetées immédiatement après utilisation.

Effets indésirables possibles

Irritation ou *réaction allergique*.

Laboratoires Horus Pharma

MONO-TILDIEM LP

Inhibiteur calcique — sur ordonnance

Présentation

MONO-TILDIEM LP 200 mg : gélule à *libération prolongée* (rose et gris) ; boîte de 28. Liste I - Remb 65 % - **20,58 €**.
MONO-TILDIEM LP 200 mg : gélule à *libération prolongée* (rose et gris) ; boîte de 84. Liste I - Remb 65 % - **56,50 €**.
MONO-TILDIEM LP 300 mg : gélule à *libération prolongée* (rose et blanc) ; boîte de 28. Liste I - Remb 65 % - **20,75 €**.
MONO-TILDIEM LP 300 mg : gélule à *libération prolongée* (rose et blanc) ; boîte de 84. Liste I - Remb 65 % - **56,92 €**.

Composition

	p gél LP	p gél LP
Diltiazem chlorhydrate	200 mg	300 mg

Dans quel cas ce médicament est-il prescrit ?

Ce médicament est un *vasodilatateur* qui appartient à la famille des *inhibiteurs calciques*.

Il est utilisé dans :

- le *traitement préventif* des crises d'*angine de poitrine*,
- le traitement de l'*hypertension artérielle*.

Contre-indications

Ce médicament ne doit pas être utilisé dans les cas suivants :

- *insuffisance cardiaque* grave,
- rythme cardiaque inférieur à 40 battements par minute,
- *bloc auriculoventriculaire* grave et certaines maladies de l'automatisme cardiaque.

> **Attention :** Des précautions sont nécessaires en cas d'*insuffisance rénale* ou *hépatique* et chez la personne âgée.
> Signalez la prise de ce médicament à l'anesthésiste en cas d'intervention chirurgicale.

Interactions avec d'autres substances

Ce médicament peut interagir avec les *antiarythmiques*.

Informez par ailleurs votre médecin si vous prenez un *alphabloquant*, un *bêtabloquant* ou un médicament contenant de la carbamazépine, de la ciclosporine, de la rifampicine ou de l'amiodarone.

En outre, l'effet *antihypertenseur* de ce médicament peut être augmenté par certains médicaments tels que les *neuroleptiques*, les *antidépresseurs imipraminiques*, les médicaments contenant du baclofène ; il peut être diminué par les *corticoïdes*. Votre médecin doit être informé si vous êtes traité par l'un ou l'autre de ces médicaments.

Grossesse et allaitement

Ce médicament est déconseillé chez la femme enceinte ou susceptible de l'être. Si une grossesse survient au cours du traitement, prévenez votre médecin.

Ce médicament passe faiblement dans le lait maternel : l'allaitement est déconseillé sans avis médical.

Mode d'emploi et posologie

Les gélules doivent être prises chaque jour au même moment au cours ou en dehors des repas.

Elles doivent être avalées avec un verre d'eau, sans être ouvertes ni croquées.

Posologie usuelle :

- Adulte : 1 gélule par jour.

Conseils : Votre tension artérielle doit être contrôlée régulièrement. Les appareils permettant une mesure automatique de la tension à domicile utilisent souvent un procédé de mesure différent de celui qu'emploie votre médecin. Si vous avez un tel appareil, apportez-le en consultation pour vous assurer que la mesure obtenue est bien conforme à celle du tensiomètre de votre médecin.

Le traitement médicamenteux ne dispense pas de mesures simples pouvant faire baisser la tension artérielle : activité physique régulière, modération de la consommation de boissons alcoolisées et de *sel*, lutte contre l'excès de poids.

Effets indésirables possibles

Ralentissement important du cœur, *bloc auriculoventriculaire*, *réaction allergique* cutanée, gonflement des gencives. Ces effets nécessitent parfois l'arrêt du traitement.

Rarement :

- bouffées de chaleur, maux de tête, jambes lourdes ou enflées, *palpitations* ;
- fatigue, *troubles digestifs*, bouche sèche.

Exceptionnellement : *gynécomastie*, *syndrome extrapyramidal*, augmentation des *transaminases*, *hépatite*.

Laboratoires sanofi-aventis France

MONOTRAMAL

Informations détaillées sur www.monvidal.com

MONO VITAMINE B12

Informations détaillées sur www.monvidal.com

MONOZECLAR

Antibiotique : macrolide — sur ordonnance

Présentation

MONOZECLAR 500 mg : comprimé à libération modifiée ; boîte de 5. Liste I - Remb 65 % - **8,68 €**.
MONOZECLAR 500 mg : comprimé à libération modifiée ; boîte de 10. Liste I - Remb 65 % - **16,24 €**.

Composition

	p cp
Clarithromycine	500 mg
Lactose	+

Dans quel cas ce médicament est-il prescrit ?

Ce médicament est un *antibiotique* qui appartient à la famille des *macrolides*.

Il est utilisé dans le traitement de certaines maladies infectieuses de la gorge, des sinus et des bronches.

Contre-indications

Ce médicament ne doit pas être utilisé dans les cas suivants :

- *allergie* aux *macrolides*,
- en association avec les médicaments contenant du cisapride, de la mizolastine, du bépridil, du pimozide, de l'ergotamine ou de la dihydroergotamine.

Attention : Des précautions sont nécessaires en cas d'*insuffisance hépatique* ou *rénale* grave.

Une diminution de la fièvre ou une disparition des *symptômes* ne sont pas synonymes de guérison : la durée du traitement doit absolument être respectée pour éviter les rechutes ou l'apparition d'une *résistance* du *germe* à l'*antibiotique*.

L'apparition de troubles auditifs (baisse de l'audition, bourdonnement d'oreilles) pendant le traitement nécessite une consultation spécialisée.

Interactions avec d'autres substances

Ce médicament ne doit pas être associé aux médicaments contenant :

- de l'ergotamine ou de la dihydroergotamine : risque d'*ergotisme* ;
- du cisapride, de la mizolastine, du bépridil ou du pimozide : risque de *torsades de pointes*.

Il peut interagir avec les médicaments qui contiennent de la colchicine, de l'halofantrine, de l'ébastine, de la toltérodine, de la bromocriptine, de la cabergoline ou du tacrolimus.

Informez par ailleurs votre médecin si vous prenez un *anticoagulant* oral, un *hypolipidémiant* de la famille des statines, une *antiprotéase* ou des médicaments contenant de la carbamazépine, de la digoxine, du triazolam, de la ciclosporine, de la théophylline, de l'aminophylline.

Grossesse et allaitement

L'effet de ce médicament pendant la grossesse est mal connu : seul votre médecin peut évaluer le risque éventuel de son utilisation dans votre cas.

Ce médicament est susceptible de passer dans le lait maternel. Son utilisation est possible pendant l'allaitement sauf dans les cas suivants :

- survenue de troubles digestifs chez le nouveau-né,
- nouveau-né traité par un médicament contenant du cisapride (PREPULSID) : risque d'interaction médicamenteuse.

Mode d'emploi et posologie

Ce médicament est pris de préférence au cours des repas.

Posologie usuelle :

- Adulte : 1 ou 2 comprimés par jour, en une prise.

> **Conseils :** Le médecin prescrit parfois un prélèvement pour identifier le *germe* responsable de l'infection et tester sa sensibilité aux *antibiotiques*. Le résultat de cet examen peut être faussé en cas d'automédication préalable : ne prenez pas d'antibiotiques sans avis médical.
> L'éventuelle fatigue n'est pas due à l'antibiotique, mais à l'infection elle-même.

Effets indésirables possibles

Nausées, vomissements, *diarrhée*, douleurs d'estomac, *candidose* buccale, modification du goût (rare).
Réaction allergique cutanée.
Augmentation des *transaminases*, *hépatite* (exceptionnelle).
Troubles auditifs généralement réversibles.

Laboratoires Abbott France

MONURIL
Antibiotique urinaire

sur ordonnance

Présentation

MONURIL Adulte 3 g : granulé pour solution buvable (arômes : mandarine, orange) ; boîte de 1 sachet. Liste I - Remb 65 % - **12,11 €**.

Composition

	p sachet
Fosfomycine	3 g
Saccharose	2,213 g

Dans quel cas ce médicament est-il prescrit ?

Ce médicament est un *antibiotique* qui se concentre dans les urines.
Il est utilisé dans le *traitement minute* de certaines *cystites* de la femme.

> **Attention :** Ce médicament n'est efficace que dans certains cas de *cystites*. Ne le prenez jamais sans avis médical.

Grossesse et allaitement

Ce médicament n'est pas destiné au traitement des infections urinaires de la femme enceinte.
Ce médicament passe faiblement dans le lait maternel : par mesure de prudence, son usage est déconseillé pendant l'allaitement.

Mode d'emploi et posologie

Dissoudre le contenu du sachet dans un demi-verre d'eau. Prendre ce médicament à jeun ou 2 à 3 heures avant un repas.

Posologie usuelle :
1 sachet, en une dose unique.

> **Conseils :** Certaines mesures d'hygiène permettent de prévenir les récidives de *cystites* : demandez conseil à votre médecin.

Effets indésirables possibles

Nausées, diarrhée, *éruption cutanée*.

Laboratoires Zambon France

MOPRAL
Antiulcéreux

sur ordonnance

Présentation

MOPRAL 10 mg : gélule contenant des microgranules *gastrorésistants* ; boîte de 14. Liste II - Remb 65 % - **10,43 €**.
MOPRAL 10 mg : gélule contenant des microgranules *gastrorésistants* ; boîte de 28. Liste II - Remb 65 % - **20,35 €**.
MOPRAL 20 mg : gélule contenant des microgranules *gastrorésistants* (rose et marron) ; boîte de 7. Liste II - Remb 65 % - **10,19 €**.
MOPRAL 20 mg : gélule contenant des microgranules *gastrorésistants* (rose et marron) ; boîte de 14. Liste II - Remb 65 % - **19,83 €**.
MOPRAL 20 mg : gélule contenant des microgranules *gastrorésistants* (rose et marron) ; boîte de 28. Liste II - Remb 65 % - **38,12 €**.

Composition

	p gél	p gél
Oméprazole	10 mg	20 mg
Lactose	+	+

Dans quel cas ce médicament est-il prescrit ?

Ce médicament est un antiulcéreux qui agit en diminuant la sécrétion acide de l'estomac, indépendamment de la cause qui peut provoquer cette sécrétion.
Il est utilisé dans :
- le *traitement symptomatique* du *reflux gastro-œsophagien*,
- le traitement et la prévention des *inflammations* de l'œsophage dues au reflux des acides de l'estomac vers l'œsophage,
- le traitement des *ulcères* de l'estomac ou du *duodénum*,
- la prévention des rechutes de l'ulcère du duodénum,
- le traitement et la prévention des *ulcères* gastroduodénaux liés à la prise d'*anti-inflammatoires* non stéroïdiens (*AINS*),
- le traitement du syndrome de *Zollinger-Ellison*.

En association avec un traitement *antibiotique* spécifique, ce médicament permet l'éradication d'un *germe* appelé *Helicobacter pylori*, très fréquemment responsable des récidives de l'ulcère.

> **Attention :** Des précautions sont nécessaires en cas d'*insuffisance hépatique*.
> La disparition des douleurs ne signifie pas que l'*ulcère* est cicatrisé : la durée du traitement doit être respectée.

Interactions avec d'autres substances

Ce médicament ne doit pas être associé aux médicaments contenant de l'atazanavir.
Informez votre médecin ou votre pharmacien si vous prenez des médicaments contenant de l'itraconazole ou du kétoconazole.

Grossesse et allaitement

Aucun effet néfaste pour l'enfant à naître n'a été établi avec ce médicament. Néanmoins, par précaution, son usage pendant la grossesse est réservé aux situations pour lesquelles il n'existe pas d'alternative thérapeutique.

Les données actuellement disponibles ne permettent pas de savoir si ce médicament passe dans le lait maternel : son usage est déconseillé pendant l'allaitement.

Mode d'emploi et posologie

Ce médicament peut être pris indifféremment au cours ou en dehors des repas. Il doit être avalé avec un verre d'eau.

Pour les enfants qui ne savent pas avaler les gélules, celles-ci peuvent être ouvertes, et leur contenu mélangé à un aliment de type yaourt, compote de pommes ou à un jus de fruits.

Posologie usuelle :

- Adulte : 1 gélule à 10 mg ou 20 mg par jour. La durée du traitement est habituellement de plusieurs semaines.

Syndrome de *Zollinger-Ellison* : la posologie est individuelle et plus élevée.

Éradication d'*Helicobacter pylori* : 1 gélule à 20 mg 2 fois par jour, associée à un traitement *antibiotique* pendant 7 jours ; puis 1 gélule à 20 mg par jour pendant au moins 3 semaines. Le succès du traitement est étroitement lié au strict respect de la *posologie* de l'antiulcéreux et des antibiotiques pendant la première semaine.

- Enfant :

Traitement de l'*inflammation* de l'œsophage : 1 gélule à 10 mg par jour pour les enfants de 10 à 20 kg et 2 gélules à 10 mg ou 1 gélule à 20 mg par jour pour les enfants de plus de 20 kg.

Conseils : Si vous êtes fumeur, la poursuite du tabagisme est un frein important au traitement : la nicotine augmente l'acidité gastrique et réduit l'efficacité du muscle qui ferme la jonction entre l'œsophage et l'estomac.

La prise de ce médicament ne dispense pas des mesures diététiques que peut vous conseiller votre médecin.

L'aspirine et les *anti-inflammatoires* peuvent être agressifs pour l'estomac : n'en prenez pas sans l'avis de votre médecin.

Effets indésirables possibles

Diarrhée ou constipation, nausées, vomissements, douleurs abdominales, maux de tête, *vertiges*, *éruption cutanée*.

Rarement : confusion des idées, notamment chez la personne âgée ou chez l'*insuffisant hépatique*, anomalies de la *numération formule sanguine*, augmentation des *transaminases*, voire *hépatite*, *insuffisance rénale* ou *hépatique*, *gynécomastie*.

Exceptionnellement : *hyponatrémie*, notamment chez la personne âgée, *photosensibilisation*.

Laboratoires AstraZeneca

MORPHINE AGUETTANT

Informations détaillées sur www.monvidal.com

MORPHINE COOPER

Informations détaillées sur www.monvidal.com

MORPHINE LAVOISIER

Antalgique : morphine — sur ordonnance

Présentation

MORPHINE (CHLORHYDRATE) LAVOISIER 10 ml, 1 ml (10 mg/1 ml) : solution injectable ; boîte de 10 ampoules de 1 ml. Stupéfiants - Remb 65 % - **10,29 €**.

MORPHINE (CHLORHYDRATE) LAVOISIER 20 mg, 1 ml (20 mg/ml) : solution injectable ; boîte de 10 ampoules de 1 ml. Stupéfiants - Remb 65 % - **10,62 €**.

MORPHINE (CHLORHYDRATE) LAVOISIER 50 mg, 5 ml (10 ml/ml) : solution injectable ; boîte de 10 ampoules de 5 ml. Stupéfiants - Remb 65 % - **17,56 €**.

MORPHINE (CHLORHYDRATE) LAVOISIER 100 mg, 5 ml (20 mg/ml) : solution injectable ; boîte de 10 ampoules de 5 ml. Stupéfiants - Remb 65 % - **19,08 €**.

Composition

	p amp	p amp
Morphine chlorhydrate	10 mg	20 mg
	p amp	p amp
Morphine chlorhydrate	50 mg	100 mg

Dans quel cas ce médicament est-il prescrit ?

La morphine est un *antalgique* puissant qui combat la douleur en agissant directement sur le cerveau.

Elle est utilisée dans le traitement des douleurs rebelles.

Contre-indications

Ce médicament ne doit pas être utilisé dans les cas suivants :

- *insuffisance hépatique* ou *respiratoire* grave ;
- traumatisme crânien ou *hypertension intracrânienne* ;
- *épilepsie* non contrôlée par un traitement ;
- en association avec les *antalgiques* contenant de la buprénorphine, de la nalbuphine ou de la pentazocine.

Attention : Des précautions sont nécessaires en cas d'*insuffisance rénale*, de constipation et chez les personnes âgées, notamment en cas d'*adénome de la prostate*.

Cette solution de morphine peut être injectée par voie *sous-cutanée*. Elle peut être également injectée par voie *intraveineuse*, mélangée à des solutés de perfusion ou à l'aide d'une pompe qui assure un débit constant étalé sur plusieurs heures. L'injection directe dans une veine ou dans un *cathéter* doit rester exceptionnelle : risque de malaise grave en cas d'administration trop rapide.

Ce médicament peut induire une somnolence parfois intense chez certaines personnes. Cette somnolence peut être augmentée par la prise d'*alcool* ou d'autres médicaments *sédatifs*. La conduite ou l'utilisation de machines dangereuses sont déconseillées.

Sportif : ce médicament contient une substance susceptible de rendre positifs certains *tests antidopage*.

Interactions avec d'autres substances

Ce médicament ne doit pas être associé à un *antalgique* contenant de la buprénorphine (TEMGÉSIC...), de la pentazocine ou de la nalbuphine : diminution de l'effet de la morphine.

Informez votre médecin si vous prenez des médicaments *sédatifs* ; ils peuvent augmenter le risque de somnolence.

Grossesse et allaitement

L'utilisation de la *morphine* et de ses dérivés ne doit être envisagée chez la femme enceinte qu'en cas d'absolue nécessité, en effet :

- une *insuffisance respiratoire* peut survenir chez le nouveau-né d'une mère traitée par des doses élevées, même si le traitement est ponctuel mais précède de peu l'accouchement ;
- un *syndrome de sevrage*, à l'inverse, peut concerner des nouveau-nés si leur mère reçoit un traitement régulier, même à faible dose. L'enfant souffre alors d'irritabilité, de vomissements, voire de convulsions.

Il est donc important de signaler à l'obstétricien la prise éventuelle de morphinique, afin que ces risques puissent être prévenus par une surveillance et un éventuel traitement adapté.

Ce médicament passe dans le lait maternel ; un choix est donc nécessaire entre l'allaitement et la prise du médicament. Cette décision devra être prise en accord avec votre médecin.

Mode d'emploi et posologie

La solution injectable est utilisée de préférence par *voie sous-cutanée*. D'autres voies sont possibles : voie intraveineuse (voir Attention), voie *péridurale*...

Certains médecins prescrivent des ampoules pour faire réaliser par le pharmacien des préparations antalgiques buvables. Ces préparations sont moins utilisées depuis la mise à disposition de formes orales de morphine.

Posologie usuelle :

La *posologie*, strictement individuelle, est adaptée progressivement par votre médecin en fonction de l'intensité de la douleur et des médicaments éventuellement associés.

Conseils : La *morphine* et les médicaments apparentés ne sont pas réservés aux douleurs des cancéreux ; ils sont aussi utilisés dans le traitement de courte durée des fortes douleurs pouvant faire suite à une fracture, une intervention chirurgicale, un *infarctus du myocarde*...

Depuis le 1er juillet 1999, la prescription de *morphine* et de substances apparentées (*stupéfiants*) est rédigée par le médecin sur une ordonnance « sécurisée ».

La durée de validité de l'ordonnance est limitée à 7 jours (28 jours en cas d'utilisation avec une pompe).

Respectez la *posologie* et la durée de traitement prescrites par votre médecin. Mais si le traitement paraît insuffisant, n'hésitez pas à reprendre contact avec lui.

Effets indésirables possibles

Fréquemment : somnolence, nausées, vomissements qui souvent régressent spontanément ; constipation qui nécessite la prise régulière d'un laxatif.

Plus rarement : troubles psychiques ou troubles du sommeil, ralentissement respiratoire, difficultés à uriner, *hypertension intracrânienne*.

Syndrome de sevrage : ce médicament pouvant créer une *dépendance*, des *symptômes* sont possibles dans les jours qui suivent l'arrêt brutal d'un traitement prolongé : bâillements, anxiété, irritabilité, insomnie, frissons, *mydriase*, bouffées de chaleur, nausées, vomissements, *anorexie*, crampes abdominales, *diarrhées*, douleurs musculaires ou articulaires.

Laboratoires CDM Lavoisier

MOSCONTIN

Antalgique : morphine — **sur ordonnance**

Présentation

MOSCONTIN LP 10 mg : comprimé à *libération prolongée* (brun) ; boîte de 14. Stupéfiants - Remb 65 % - **4,46 €**.
MOSCONTIN LP 30 mg : comprimé à *libération prolongée* (violet) ; boîte de 14. Stupéfiants - Remb 65 % - **9,67 €**.
MOSCONTIN LP 60 mg : comprimé à *libération prolongée* (orange) ; boîte de 14. Stupéfiants - Remb 65 % - **19,47 €**.
MOSCONTIN LP 100 mg : comprimé à *libération prolongée* (gris) ; boîte de 14. Stupéfiants - Remb 65 % - **28,62 €**.
MOSCONTIN LP 200 mg : comprimé à *libération prolongée* (vert) ; boîte de 14. Stupéfiants - Remb 65 % - **49,59 €**.

Composition

	p cp	p cp
Morphine sulfate	10 mg	30 mg

	p cp	p cp	p cp
Morphine sulfate	60 mg	100 mg	200 mg

Dans quel cas ce médicament est-il prescrit ?

C'est un *antalgique* puissant qui contient de la *morphine*. Il combat la douleur en agissant directement sur le cerveau.

Il est utilisé dans le traitement des douleurs rebelles.

Contre-indications

Ce médicament ne doit pas être utilisé dans les cas suivants :

- *insuffisance hépatique* ou *respiratoire* grave ;
- en association avec les *antalgiques* contenant de la buprénorphine, de la nalbuphine ou de la pentazocine ;
- enfant de moins de 6 mois ;
- **allaitement**.

Attention : Des précautions sont nécessaires en cas d'*insuffisance rénale*, de constipation, d'*hypertension intracrânienne* et chez les personnes âgées, notamment en cas d'*adénome de la prostate*.

Ce médicament peut induire une somnolence parfois intense chez certaines personnes. Cette somnolence peut être augmentée par la prise d'*alcool* ou d'autres médicaments *sédatifs*. La conduite ou l'utilisation de machines dangereuses sont déconseillées.

Sportif : ce médicament contient une substance susceptible de rendre positifs certains *tests antidopage*.

Interactions avec d'autres substances

Ce médicament ne doit pas être associé à un *antalgique* contenant de la buprénorphine (TEMGÉSIC...), de la pentazocine ou de la nalbuphine : diminution de l'effet de la morphine.

Informez votre médecin si vous prenez des médicaments *sédatifs* ; ils peuvent augmenter le risque de somnolence.

Grossesse et allaitement

L'utilisation de la *morphine* et de ses dérivés ne doit être envisagée chez la femme enceinte qu'en cas d'absolue nécessité, en effet :

- une *insuffisance respiratoire* peut survenir chez le nouveau-né d'une mère traitée par des doses élevées, même si le traitement est ponctuel mais précède de peu l'accouchement ;

- un *syndrome de sevrage*, à l'inverse, peut concerner des nouveau-nés si leur mère reçoit un traitement régulier, même à faible dose. L'enfant souffre alors d'irritabilité, de vomissements, voire de convulsions.

Il est donc important de signaler à l'obstétricien la prise éventuelle de morphinique, afin que ces risques puissent être prévenus par une surveillance et un éventuel traitement adapté.

La morphine passe dans le lait maternel : l'allaitement est contre-indiqué.

Mode d'emploi et posologie

Les comprimés à *libération prolongée* ne doivent pas être croqués mais avalés avec un peu d'eau.

La dose quotidienne est répartie en 2 prises espacées de 12 heures.

Posologie usuelle :

La *posologie*, strictement individuelle, est adaptée progressivement par votre médecin en fonction de l'intensité de la douleur, et des médicaments éventuellement associés. L'action de ce médicament étant lente et prolongée, il ne doit pas être utilisé pour traiter un accès douloureux aigu : il est préférable d'utiliser en complément une morphine à action immédiate.

Conseils : La *morphine* et les médicaments apparentés ne sont pas réservés aux douleurs des cancéreux ; ils sont aussi utilisés dans le traitement de courte durée des fortes douleurs pouvant faire suite à une fracture, une intervention chirurgicale, un *infarctus du myocarde*...

Depuis le 1er juillet 1999, la prescription de *morphine* et de substances apparentées (*stupéfiants*) est rédigée par le médecin sur une ordonnance « sécurisée ».

La durée de validité de l'ordonnance est limitée à 28 jours.

Respectez la *posologie* et la durée de traitement prescrites par votre médecin. Mais si le traitement paraît insuffisant, n'hésitez pas à reprendre contact avec lui.

Effets indésirables possibles

Fréquemment : somnolence, nausées, vomissements qui souvent régressent spontanément ; constipation qui nécessite la prise d'un traitement laxatif régulier.

Plus rarement : confusion des idées, excitation, cauchemars (notamment chez la personne âgée), difficulté respiratoire, difficulté à uriner, *hypertension intracrânienne.*

Ce médicament contient de la *morphine* et expose à un risque de *dépendance*. Ce risque est très faible par voie orale, dans les conditions d'utilisation médicale.

Laboratoires Mundipharma

MOSIL

Informations détaillées sur www.monvidal.com

MOTILIUM

Antiémétique, stimulant de la motricité digestive

sur ordonnance

Présentation

MOTILIUM : comprimé (blanc) ; boîte de 40. Liste II - Remb 35 % - **3,57 €**.
MOTILIUM : suspension buvable ; flacon de 200 ml avec seringue-doseuse de 5 ml graduée en kg. Liste II - Remb 35 % - **2,83 €**.
MOTILIUM : granulé effervescent ; boîte de 30 sachets. Liste II - Remb 35 % - **5,06 €**.

Composition

	p cp	p grad kg	p sachet
Dompéridone	10 mg	0,25 mg	10 mg
Aspartam			+
Sorbitol		+	

Dans quel cas ce médicament est-il prescrit ?

Ce médicament est un *antiémétique* et un régulateur de la motricité du tube digestif. Il agit sur la contraction des muscles de l'œsophage, de l'estomac et du *duodénum.*

Il est utilisé dans le traitement des nausées et des vomissements ainsi que dans certains troubles de la digestion (sensation de ballonnements, régurgitations).

Contre-indications

Ce médicament ne doit pas être utilisé dans les cas suivants :
- *hémorragie* ou obstruction du tube digestif,
- *tumeur de l'hypophyse* sécrétant de la *prolactine,*
- *phénylcétonurie* (granulé : présence d'aspartam).

Attention : Des précautions sont nécessaires en cas d'*insuffisance hépatique* ou d'*insuffisance rénale.*

Interactions avec d'autres substances

Informez votre médecin si vous prenez un médicament contenant du kétoconazole.

Grossesse et allaitement

L'effet de ce médicament pendant la grossesse est mal connu : seul votre médecin peut évaluer le risque éventuel de son utilisation dans votre cas.

Ce médicament passe faiblement dans le lait maternel. Ne l'utilisez pas pendant l'allaitement sans avis médical.

Mode d'emploi et posologie

Ce médicament doit être pris de préférence un quart d'heure avant les repas.

La seringue jointe avec la suspension buvable permet un ajustement précis de la *posologie* : la dose par prise est obtenue en remplissant la seringue jusqu'à la graduation indiquant le poids de l'enfant.

Le contenu des sachets doit être dissous dans un verre d'eau.

Posologie usuelle :
- Adulte et enfant de plus de 12 ans et pesant plus de 35 kg : 1 à 2 comprimés ou 2 à 4 cuillères à café de suspension buvable ou 1 sachet de granulés, 3 ou 4 fois par jour.
- Enfant de moins de 35 kg et nourrisson : 0,25 à 0,5 mg/kg, 3 ou 4 fois par jour. Soit par exemple, pour un enfant de 10 kg : 1 dose 10 kg, 3 ou 4 fois par jour.

Conseils : Lors de vomissements répétés, les pertes en eau et en sels minéraux sont importantes. Elles doivent être compensées par des aliments liquides (bouillons salés, sodas...) pris en petites quantités et régulièrement.
La suspension buvable se conserve 3 mois maximum après ouverture.

Effets indésirables possibles
Rarement : augmentation du taux de *prolactine*, troubles des règles, augmentation du volume des seins (chez l'homme comme chez la femme), crampes abdominales, urticaire.

Laboratoires Janssen-Cilag

MOVICOL
Laxatif osmotique

Présentation
MOVICOL : poudre pour solution buvable (arôme citron) ; boîte de 20 sachets. Remb 35 % - **4,83 €**.

Composition

	p sachet
Macrogol (polyéthylèneglycol) 3350	13,12 g
Chlorure de potassium	46,6 mg
Chlorure de sodium	350,7 mg
Bicarbonate de sodium	178,5 mg
Soit sodium	190 mg

Dans quel cas ce médicament est-il prescrit ?
Ce médicament contient un *laxatif osmotique*. Il attire l'eau dans l'intestin et augmente le volume des selles.
Il est utilisé dans le *traitement symptomatique* de la constipation chez l'adulte.

Contre-indications
Ce médicament ne doit pas être utilisé dans les cas suivants :
- maladie inflammatoire du côlon,
- occlusion intestinale ou affection prédisposant à une occlusion,
- douleurs abdominales de cause inconnue.

Attention : En cas de douleurs abdominales répétitives ou prolongées, ce médicament ne doit pas être pris sans avis médical.

Grossesse et allaitement
Ce médicament ne contient que des substances présumées sans danger pendant la grossesse ou l'allaitement. Néanmoins, ne l'utilisez pas de façon prolongée sans l'avis de votre pharmacien ou de votre médecin.

Mode d'emploi et posologie
Le contenu du sachet doit être dilué dans un verre d'eau.
L'effet laxatif se manifeste 24 à 48 heures après la prise du médicament.

Posologie usuelle :
• Adulte : 1 à 2 sachets par jour, en une prise, le matin.
En cas de constipation très importante, la *posologie* peut être augmentée jusqu'à 8 sachets par jour, pendant 3 jours maximum.

Conseils : Le traitement de la constipation chronique repose essentiellement sur des boissons abondantes, une alimentation riche en fibres et une activité physique régulière.

Effets indésirables possibles
Douleurs abdominales.
Diarrhée en cas de *surdosage*.
Rarement : *réaction allergique* (*urticaire*, *œdème*).

Laboratoires Norgine Pharma

MOVIPREP
Informations détaillées sur www.monvidal.com

MOXYDAR
Antiacide d'action locale

Présentation
MOXYDAR : comprimé pour suspension buvable (blanc ; arôme menthe) ; boîte de 30. Remb 35 % - **4,11 €**.
MOXYDAR : suspension buvable (arôme menthe) ; boîte de 30 sachets. Remb 35 % - **4,11 €**.

Composition

	p cp	p sachet
Aluminium hydroxyde	500 mg	500 mg
Magnésium hydroxyde	500 mg	500 mg
Alumine phosphate	300 mg	300 mg
Gomme guar	200 mg	200 mg

Dans quel cas ce médicament est-il prescrit ?
Ce médicament contient des *antiacides* d'action locale. Ils agissent en neutralisant les acides sécrétés par l'estomac.
Il est utilisé dans le traitement des aigreurs, brûlures d'estomac et remontées acides.

Contre-indications
Ce médicament ne doit pas être utilisé en cas d'*insuffisance rénale* grave.

Attention : Il est préférable de consulter un médecin dans les situations suivantes :
- troubles de la digestion apparaissant pour la première fois, ou si les troubles ont changé récemment ;
- troubles associés à une perte de poids ;
- difficulté à avaler ou gêne abdominale persistante.

N'utilisez pas ce médicament de façon prolongée sans l'avis de votre médecin : des examens peuvent être nécessaires si les *symptômes* persistent.
Compte tenu de la teneur en aluminium de ce médicament, des précautions sont nécessaires chez les *insuffisants rénaux* traités par *dialyse*.
Les personnes souffrant de douleurs d'estomac doivent éviter d'utiliser des médicaments contenant de l'aspirine ou des *AINS* qui fragilisent la *muqueuse* de l'estomac. Le paracétamol est en revanche sans danger pour traiter les douleurs ou la fièvre.

Interactions avec d'autres substances
Ce médicament peut diminuer l'absorption de nombreux médicaments. Un délai d'au moins 2 heures (voire 4 heures avec les *antibiotiques* de la famille des quinolones) doit être respecté entre la prise de ce médicament et celle des autres traitements. Demandez conseil à votre médecin ou à votre pharmacien.

Grossesse et allaitement

Les substances contenues dans ce médicament sont peu absorbées. Néanmoins, ne l'utilisez pas de façon prolongée pendant la grossesse ou l'allaitement sans l'avis de votre médecin ou de votre pharmacien.

Mode d'emploi et posologie

Les comprimés doivent être dissous dans un demi-verre d'eau.

Ce médicament est pris 1 heure après les repas ou au moment des douleurs. Ne pas dépasser 4 prises par jour.

Posologie usuelle :
- Douleurs de l'estomac : 1 comprimé ou 1 sachet, 1 à 4 fois par jour.
- *Reflux gastro-œsophagien* : 1 comprimé ou 1 sachet après les 3 repas, pendant 4 à 6 semaines en *traitement d'attaque*. Le traitement sera ensuite poursuivi à raison de 1 comprimé ou 1 sachet au moment des douleurs.

Conseils : Une alimentation équilibrée, une mastication lente, la suppression des aliments difficiles à digérer et des boissons alcoolisées permettent souvent d'atténuer les *symptômes* dus aux remontées acides ou à une *inflammation* de l'estomac.

Si vous êtes fumeur, la poursuite du tabagisme est un frein important au traitement : la nicotine augmente l'acidité gastrique et réduit l'efficacité du muscle qui ferme la jonction entre l'œsophage et l'estomac.

Effets indésirables possibles

Constipation ou *diarrhée* : les sels d'aluminium favorisent la constipation alors que le magnésium peut avoir un effet laxatif. Suivant les personnes, l'un ou l'autre de ces effets peut prédominer.

Laboratoires Grimberg

MUCICLAR

Informations détaillées sur www.monvidal.com

MUCINUM

Informations détaillées sur www.monvidal.com

MUCIPULGITE

Informations détaillées sur www.monvidal.com

MUCITUX

Informations détaillées sur www.monvidal.com

MUCIVITAL

Informations détaillées sur www.monvidal.com

MUCOLATOR

Informations détaillées sur www.monvidal.com

MUCOMYST

Fluidifiant bronchique

Présentation

MUCOMYST 200 mg : comprimé effervescent (arôme orange) ; boîte de 30. Non remb.
MUCOMYST 200 mg : poudre orale (arôme orange) ; boîte de 18 sachets. Non remb.
MUCOMYST 200 mg/5 ml : poudre pour suspension buvable (arôme orange) ; flacon de 120 ml (24 cuillères-mesure de 5 ml). Non remb.
MUCOMYST Nourrisson 100 mg/5 ml : poudre pour suspension buvable (arôme orange) ; flacon de 120 ml (24 cuillères-mesure de 5 ml). Non remb.

Composition

	p cp efferv	p sachet
Acétylcystéine	200 mg	200 mg
Saccharose		1,28 g
Sodium	33,2 mg	55 mg
Sorbitol	+	

	p c mes	p c mes Nour
Acétylcystéine	200 mg	100 mg
Saccharose	1,76 g	0,88 g
Sodium	56,6 mg	28,3 mg

Dans quel cas ce médicament est-il prescrit ?

Ce médicament fluidifie les sécrétions (mucosités) présentes dans les bronches. Il facilite leur évacuation par la toux.

Il est utilisé en cas de toux grasse avec difficulté à cracher, notamment au cours des bronchites aiguës.

Attention : Ce médicament ne peut être utilisé en cas de *bronchite chronique* que sur avis médical.

Des précautions sont nécessaires en cas d'*ulcère* de l'estomac ou du *duodénum*.

N'utilisez pas d'*antitussif* en plus de ce médicament sans l'avis de votre médecin ou de votre pharmacien.

Si les sécrétions persistent au-delà de quelques jours, si elles se colorent ou en cas de fièvre, consultez votre médecin.

Les sachets et les suspensions buvables contiennent du *sucre* (saccharose) en quantité notable.

Grossesse et allaitement

L'effet de ce médicament pendant la grossesse ou l'allaitement est mal connu. L'évaluation du risque éventuel lié à son utilisation est individuelle : demandez conseil à votre pharmacien ou à votre médecin.

Mode d'emploi et posologie

Ce médicament peut être pris indifféremment au moment ou en dehors des repas.

Les comprimés effervescents et le contenu des sachets doivent être dissous dans un demi-verre d'eau.

Posologie usuelle :
- Adulte et enfant de plus de 7 ans : 1 comprimé ou 1 sachet ou 1 cuillère-mesure de suspension à 200 mg, 3 fois par jour.
- Enfant de 2 à 7 ans : 1 comprimé ou 1 sachet ou 1 cuillère-mesure de suspension à 200 mg, 2 fois par jour.
- Nourrisson de 1 mois à 2 ans : 1 cuillère-mesure de suspension à 100 mg, 2 fois par jour.

Le traitement peut être interrompu dès l'amélioration des symptômes. Sa durée ne doit pas dépasser 8 à 10 jours sans avis médical.

Conseils : Fumer, ou être exposé à la fumée des autres, est un frein important à l'évacuation des mucosités.
Il est nécessaire de lutter contre la sécheresse de l'air ambiant (humidificateur...) pour éviter le dessèchement des sécrétions. Il est également recommandé de boire beaucoup.
Chez la personne âgée ou le nourrisson, l'incapacité à évacuer les crachats peut justifier l'aide d'un kinésithérapeute, sur prescription médicale.
Les suspensions buvables en flacon peuvent être conservées 12 jours après reconstitution.

Effets indésirables possibles

Douleurs d'estomac, nausées, diarrhée.
Réaction allergique (présence de colorant dans les comprimés effervescents).

Laboratoires UPSA Conseil

MUCOSPIRE

Informations détaillées sur www.monvidal.com

MUCOTHIOL

Informations détaillées sur www.monvidal.com

MULKINE

Informations détaillées sur www.monvidal.com

MULTICROM

Collyre antiallergique

Présentation

MULTICROM : collyre ; flacon de 10 ml avec stilligoutte. Remb 35 % - **7,32 €**.
MULTICROM : collyre ; boîte de 10 récipients-unidoses de 0,3 ml. Non remb.

Composition

	flacon p 100 ml	unidose p 100 ml
Cromoglycate de sodium	2 g	2 g

Dans quel cas ce médicament est-il prescrit ?

C'est un collyre antiallergique. Il ne contient pas de conservateur : une membrane située dans le flacon retient d'éventuelles bactéries qui pourraient contaminer le collyre.
Il est utilisé dans le traitement des *allergies* oculaires.

Interactions avec d'autres substances

Ce collyre peut interagir avec d'autres collyres : respectez un intervalle de 15 minutes entre deux instillations.

Grossesse et allaitement

L'effet de ce médicament pendant la grossesse ou l'allaitement est mal connu : seul votre médecin peut évaluer le risque éventuel de son utilisation dans votre cas.

Mode d'emploi et posologie

Tirer la paupière inférieure vers le bas tout en regardant vers le haut et déposer une goutte de collyre entre la paupière et le globe oculaire (*cul-de-sac conjonctival*).
Veiller à ne pas mettre en contact l'embout du flacon avec l'œil ou les doigts pour éviter de contaminer le collyre avec les *germes* présents sur les paupières ou la peau.

Posologie usuelle :
- Adulte et enfant : 1 goutte, 2 à 6 fois par jour.

Conseils : Compte tenu de son absence de toxicité, ce médicament peut être obtenu sans ordonnance, néanmoins un avis médical est nécessaire avant de l'utiliser chez l'enfant.
L'application correcte du produit peut nécessiter une aide, notamment chez une personne handicapée ou âgée.
Ne conservez pas le flacon plus de 4 semaines après une première utilisation. Un récipient-unidose permet une instillation dans les deux yeux et doit être jeté après usage.
Le flacon doit être gardé à l'abri de la lumière.

Effets indésirables possibles

Réaction allergique.

Laboratoires Menarini France

MUPAX

Informations détaillées sur www.monvidal.com

MUPIDERM

Antibiotique à usage local — sur ordonnance

Présentation

MUPIDERM 2 % : pommade ; tube de 15 g. Liste I - Remb 35 % - **6,46 €**.

Composition

	p 100 g
Mupirocine	2 g
Macrogol	+

Dans quel cas ce médicament est-il prescrit ?

Cette pommade contient un *antibiotique*, extrait de la culture d'une bactérie, et particulièrement actif sur les *staphylocoques.*
Elle est utilisée dans le traitement de certaines infections de la peau, *impétigo* notamment.

Contre-indications

Ce médicament ne doit pas être utilisé dans les cas suivants :
- *allergie* aux macrogols,
- infection du mamelon au cours de l'allaitement.

Attention : Évitez d'appliquer cette pommade sur des surfaces étendues ou profondément lésées sans l'avis de votre médecin. Elle ne doit pas non plus être utilisée, de manière prolongée, pour des infections chroniques.

Grossesse et allaitement

L'effet de ce médicament pendant la grossesse ou l'allaitement est mal connu : seul votre médecin peut évaluer le risque éventuel de son utilisation dans votre cas.
En raison du risque d'ingestion par le *nouveau-né*, la pommade ne doit pas être appliquée sur le mamelon de la femme qui allaite.

Mode d'emploi et posologie

Nettoyer au savon la lésion à traiter avant l'application. Recouvrir éventuellement la région traitée d'une gaze ou d'un pansement.

Posologie usuelle :

3 applications par jour.

La durée du traitement est habituellement de 5 à 10 jours.

> **Conseils :** Penser à vous laver les mains après l'application pour évitez tout contact avec les yeux. Tous les antibactériens peuvent être contaminés par les germes : la pommade ne doit pas être conservée au-delà de la fin du traitement.

Effets indésirables possibles

Irritation locale ou sécheresse cutanée.

Laboratoires Almirall SAS

MUSE

Informations détaillées sur www.monvidal.com

MUTAGRIP

Vaccin : grippe

Présentation

MUTAGRIP PASTEUR : suspension injectable ; seringue préremplie de 0,5 ml. Remb 65 % - **6,25 €**.

Composition

	p seringue
Virus grippaux inactivés	1 dose

Dans quel cas ce médicament est-il prescrit ?

C'est un *vaccin* composé de *virus* grippaux tués. Il ne contient aucun *germe* vivant.

Il est utilisé dans la prévention de la grippe. L'immunité apparaît 15 jours après l'injection et dure environ 1 an.

Contre-indications

Ce médicament ne doit pas être utilisé en cas d'*allergie* aux protéines de l'œuf.

> **Attention :** De la néomycine est utilisée pour fabriquer ce vaccin. Cette substance persiste en infime quantité dans la solution injectable. Des précautions sont nécessaires chez les personnes qui y sont allergiques.
> En cas de fièvre élevée, de maladie aiguë, il est préférable de différer la vaccination.
> Le *vaccin* antigrippal ne protège que contre la vraie grippe, maladie grave, potentiellement mortelle chez les personnes fragiles. Il est incapable de prévenir les bronchites banales et autres affections virales saisonnières.
> Dans les suites de la vaccination antigrippale, certains tests de dépistage (sida, *hépatite* C...) peuvent être exceptionnellement rendus faussement positifs. Pour éviter toute inquiétude injustifiée, ne pratiquez pas ces tests pendant le mois qui suit la vaccination.
> Comme pour tous les *vaccins*, des cas exceptionnels de *réactions allergiques* graves ont été constatés ; ce risque justifie la nécessité de réaliser la vaccination en milieu médical où un traitement d'urgence pourra être entrepris sans délai.

Grossesse et allaitement

L'effet de ce *vaccin* pendant la grossesse est mal connu : seul votre médecin peut évaluer le risque éventuel de son utilisation dans votre cas.

Cette vaccination peut être pratiquée pendant l'allaitement.

Mode d'emploi et posologie

Bien agiter la seringue avant l'emploi, la réchauffer à température ambiante si nécessaire. L'injection doit être réalisée par *voie sous-cutanée* ou *intramusculaire*.

Posologie usuelle :

- Adulte et enfant de plus de 36 mois : 1 injection de 0,5 ml.
- Enfant de 6 à 35 mois : 1 injection de 0,25 ml ou 0,5 ml. Cette injection pourra être renouvelée 1 mois après.

La prévention de la grippe repose sur une injection annuelle : le *vaccin* est différent tous les ans car il est adapté aux caractéristiques du *virus* attendu.

> **Conseils :** Les réactions fébriles dues aux *vaccins* peuvent être combattues en prenant de l'aspirine ou du paracétamol.
> Pour garder son efficacité, ce médicament doit être conservé entre + 2 °C et + 8 °C (partie la plus froide du réfrigérateur). Toutefois, une rupture de la chaîne du froid pendant une durée limitée (quelques heures à température ambiante inférieure à 25 °C) ne devrait pas prêter à conséquence. En pratique, en cas de nécessité, un délai de quelques heures peut séparer l'achat du vaccin en pharmacie de son stockage au réfrigérateur ou de la vaccination.
> Ce vaccin ne doit pas être congelé.

Effets indésirables possibles

Réaction douloureuse, *nodule* au point d'injection.

Fièvre modérée, maux de tête, fatigue, malaise, douleur musculaire ou articulaire.

Exceptionnellement : *réaction allergique*.

Laboratoires Sanofi Pasteur MSD SNC

MUTÉSA

Informations détaillées sur www.monvidal.com

MUXOL comprimé

Fluidifiant bronchique

Ce médicament est un générique de SURBRONC (voir p. 1196).

MUXOL solution buvable

Fluidifiant bronchique

Présentation

MUXOL 0,3 % : solution buvable (arôme banane) ; flacon de 180 ml. Non remb.

Composition

	p c à s
Ambroxol chlorhydrate	45 mg
Sorbitol	+

Dans quel cas ce médicament est-il prescrit ?

Ce médicament fluidifie les sécrétions (mucosités) présentes dans les bronches. Il facilite leur évacuation par la toux.
Il est utilisé en cas de toux grasse avec difficulté à cracher, notamment au cours des bronchites aiguës.

> **Attention :** Ce médicament ne peut être utilisé en cas de *bronchite chronique* que sur avis médical.
> N'utilisez pas d'*antitussif* en plus de ce médicament sans l'avis de votre médecin ou de votre pharmacien.
> En cas de fièvre, de sécrétions qui persistent au-delà de quelques jours ou qui se colorent, consultez votre médecin.

Grossesse et allaitement

L'effet de ce médicament pendant la grossesse ou l'allaitement est mal connu : seul votre médecin peut évaluer le risque éventuel de son utilisation dans votre cas.

Mode d'emploi et posologie

Ce médicament peut être pris indifféremment au moment ou en dehors des repas.

Posologie usuelle :
- Adulte : 1 cuillère à soupe, 2 fois par jour.

Le traitement peut être interrompu dès l'amélioration des symptômes. Sa durée ne doit pas dépasser 8 à 10 jours sans avis médical.

> **Conseils :** Fumer, ou être exposé à la fumée des autres, est un frein important à l'évacuation des mucosités.
> Il est nécessaire de lutter contre la sécheresse de l'air ambiant (humidificateur...) pour éviter le dessèchement des sécrétions. Il est également recommandé de boire beaucoup.
> Chez la personne âgée, l'incapacité à évacuer les crachats peut justifier l'aide d'un kinésithérapeute, sur prescription médicale.

Effets indésirables possibles

Nausées, vomissements, douleurs d'estomac.
Rarement : maux de tête, *vertiges*, *réaction allergique*.
En raison de la présence de sorbitol, possibilité de diarrhée en cas d'apport important.

Laboratoires Leurquin Mediolanum

MYAMBUTOL

Informations détaillées sur www.monvidal.com

MYCOAPAISYL

Antifongique local : imidazolé

Présentation

MYCOAPAISYL : crème ; tube de 30 g. Non remb.
MYCOAPAISYL : émulsion pour application locale ; flacon de 30 g. Non remb.
MYCOAPAISYL : solution pour application locale ; flacon de 30 g. Non remb.
MYCOAPAISYL : poudre pour application locale ; flacon poudreur de 20 g. Non remb.

Composition

	p 100 g
Éconazole nitrate	1 g

Dans quel cas ce médicament est-il prescrit ?

Ce médicament d'action locale contient un *antifongique* de la famille des *imidazolés*.
Il est utilisé dans le traitement de certaines maladies de la peau, des ongles et des *muqueuses*, dues à des champignons microscopiques (*mycoses*) : *candidose*, *pityriasis versicolor*, *dermatophyties*...

Contre-indications

Ce médicament ne doit pas être utilisé en cas d'*allergie* aux *antifongiques* de la famille des *imidazolés*.

> **Attention :** La solution en flacon pressurisé contient de l'*alcool* qui peut être irritant sur les *muqueuses* ou une peau lésée : veillez à bien respecter le mode d'emploi et à ne pas la pulvériser à une distance inférieure à 10 cm.
> Évitez d'utiliser ce médicament, notamment chez l'enfant, de manière prolongée et sur des surfaces étendues ou profondément lésées sans l'avis de votre pharmacien ou de votre médecin.
> Rincez abondamment en cas de contact accidentel avec les yeux.

Grossesse et allaitement

L'effet de ce médicament pendant la grossesse ou l'allaitement est mal connu. L'évaluation du risque éventuel lié à son utilisation est individuelle : demandez conseil à votre pharmacien ou à votre médecin.

Mode d'emploi et posologie

La forme utilisée (crème, émulsion, solution, poudre) et la durée du traitement varient selon les cas. Suivre la prescription de votre médecin ou les conseils de votre pharmacien.
Dans tous les cas, le médicament doit être appliqué après lavage et séchage soigneux de la zone à traiter.
La poudre peut être utilisée dans les chaussures, source fréquente de recontamination en cas de *mycose* des pieds.

Posologie usuelle :
1 application, 2 fois par jour.

> **Conseils :** En cas de *candidose*, évitez d'utiliser des savons acides : ils favorisent la multiplication des champignons.
> En cas de lésion importante des ongles des orteils, un meulage préalable par un pédicure facilite l'action du médicament. Une transpiration excessive contribue au développement des lésions dues à des champignons. Le port de chaussettes en fibre naturelle (coton, laine) est recommandé. La même paire de chaussures ne doit pas être portée deux jours de suite.

Effets indésirables possibles

Irritation cutanée.

Laboratoires Merck Médication Familiale

MYCODÉCYL

Informations détaillées sur www.monvidal.com

MYCOSTATINE

Antifongique

sur ordonnance

Présentation

MYCOSTATINE : comprimé (marron) ; boîte de 16. Liste I - Remb 65 % - **3,04 €**.
MYCOSTATINE : suspension buvable ; flacon de 24 ml avec pipette graduée en ml. Liste I - Remb 65 % - **1,79 €**.

Composition

	p cp	p ml
Nystatine	500 000 UI	100 000 UI
Saccharose		500 mg
Alcool		8 mg

Dans quel cas ce médicament est-il prescrit ?

C'est un *antifongique*. Il permet d'éliminer certains champignons microscopiques présents dans le tube digestif (bouche et intestin). Ces champignons peuvent être à l'origine de la contamination d'autres organes : peau, vagin...

Il est utilisé dans le traitement :

- des *candidoses* de la bouche, du *pharynx* et du tube digestif ;
- des candidoses de la peau ou du vagin, en complément d'un traitement local.

Il est utilisé également dans la prévention des candidoses chez les personnes à haut risque d'infection.

Attention : L'action du médicament dans le tube digestif peut être diminuée par l'huile de paraffine, les *pansements digestifs* ou d'autres médicaments qui font écran entre le médicament et la paroi interne du tube digestif : ne prenez aucun médicament de ce type sans demander conseil à votre médecin ou à votre pharmacien.

La suspension buvable contient du *sucre* (saccharose) en quantité notable.

Grossesse et allaitement

L'effet de ce médicament pendant la grossesse est mal connu : seul votre médecin peut évaluer le risque éventuel de son utilisation dans votre cas.

La substance contenue dans ce médicament est très peu absorbée : l'allaitement est possible.

Mode d'emploi et posologie

Ce médicament doit être pris en dehors des repas. La dose quotidienne est généralement réparties en 3 ou 4 prises.

Pour les enfants de moins de 6 ans, les comprimés peuvent être écrasés et incorporés aux aliments.

Agiter vigoureusement la suspension buvable avant l'emploi.

Pour traiter une infection de la bouche, il est possible d'utiliser la suspension buvable, en badigeonnage, 4 à 6 fois par jour.

Posologie usuelle :

- Adulte : 8 à 12 comprimés par jour.
- Enfant : 2 à 8 comprimés ou 10 à 40 ml de suspension buvable par jour.
- Nourrisson : 5 à 30 ml de suspension buvable par jour.

Le traitement dure habituellement 3 semaines.

Conseils : En cas d'infection vaginale :

- il est préférable d'utiliser un savon surgras et alcalin pour la toilette intime ;
- pendant les règles, n'arrêtez pas le traitement et utilisez des serviettes de protection de préférence aux tampons ;
- utilisez des sous-vêtements en coton : ceux-ci devront être lavés à 60 °C minimum ou désinfectés au préalable ;
- utilisez des protège-slips pendant la durée du traitement.

Après ouverture, la suspension buvable se conserve 7 jours à température ambiante.

Effets indésirables possibles

Réaction allergique, nécessitant l'arrêt du traitement.
Rarement : *troubles digestifs* (diarrhée, nausées).

Laboratoires Bristol-Myers Squibb

MYCOSTER 1 %

Antifongique local

Présentation

MYCOSTER 1 % : crème ; tube de 30 g. Remb 35 % - **4,68 €**.
MYCOSTER 1 % : poudre pour application cutanée ; flacon poudreur de 30 g. Remb 35 % - **4,62 €**.
MYCOSTER 1 % : solution pour application locale ; flacon pulvérisateur de 30 ml. Remb 35 % - **4,62 €**.

Composition

	p 100 g	p 100 g	p 100 ml
Ciclopiroxolamine	1 g	1 g	1 g

Dans quel cas ce médicament est-il prescrit ?

Ce médicament est un *antifongique* d'action locale.

La crème et la solution sont utilisées dans le traitement des maladies de la peau et des *muqueuses*, dues à certains champignons microscopiques (*mycoses*) : *candidose*, *pityriasis versicolor*, *dermatophyties* (excepté la teigne).

La crème est également utilisée dans le traitement de la dermite séborrhéique du visage.

La poudre est réservée au traitement des *mycoses* du pied (« pied d'athlète »).

Attention : N'appliquez pas ce médicament près des yeux.

Évitez d'utiliser ce médicament, notamment chez l'enfant, de manière prolongée et sur des surfaces étendues ou profondément lésées, sans l'avis de votre pharmacien ou de votre médecin.

Grossesse et allaitement

En l'absence de données suffisantes, ce médicament est déconseillé pendant la grossesse ou l'allaitement.

Mode d'emploi et posologie

Le médicament doit être appliqué après lavage et séchage soigneux de la zone à traiter.

La poudre est destinée aux lésions des orteils.

Posologie usuelle :

1 ou 2 applications par jour.

La forme utilisée et la durée du traitement dépendent des cas : 3 semaines pour les lésions de la peau, plusieurs mois pour les lésions des ongles.

Conseils : En cas de *candidose*, évitez d'utiliser des savons acides : ils favorisent la multiplication des champignons.
En cas de lésion importante des ongles des orteils, un meulage préalable par un pédicure facilite l'action du médicament.
Une transpiration excessive contribue au développement des lésions dues à des champignons. Le port de chaussettes en fibre naturelle (coton, laine) est recommandé. La même paire de chaussures ne doit pas être portée 2 jours de suite.

Effets indésirables possibles

Une irritation locale peut survenir en début de traitement. En revanche, une *allergie* cutanée (apparition de petites bulles) doit faire interrompre le traitement : demandez conseil à votre pharmacien ou à votre médecin.

Laboratoires Pierre Fabre Dermatologie

MYCOSTER 8 %

Informations détaillées sur www.monvidal.com

MYDRIATICUM

Mydriatique

sur ordonnance

Présentation

MYDRIATICUM : collyre ; flacon compte-gouttes de 10 ml. Liste I - Remb 65 % - **2,57 €**.

Composition

	p 100 ml
Tropicamide	500 mg
Benzalkonium chlorure	+

Dans quel cas ce médicament est-il prescrit ?

Ce collyre contient un *atropinique* qui dilate la pupille et bloque l'*accommodation*.
Il est utilisé comme préparation à certains examens réalisés par l'ophtalmologiste (fond d'œil...).

Contre-indications

Ce médicament ne doit pas être utilisé chez les personnes présentant une prédisposition au *glaucome* à angle fermé.

Attention : Ne laissez pas ce collyre à la portée des enfants : risque d'intoxication grave en cas d'ingestion accidentelle.
L'utilisation de ce collyre provoque une sensibilité accrue à la lumière : le port de lunettes de soleil est recommandé.
Des précautions sont nécessaires chez les personnes présentant un risque de rétention des urines par *adénome de la prostate*.
Lors d'instillations répétées chez les personnes souffrant d'un adénome de la prostate, ou chez l'enfant, il peut être nécessaire de comprimer les *voies* lacrymales (angle interne de l'œil), après l'instillation, pour éviter le passage excessif du produit dans le sang : demandez conseil à votre ophtalmologiste.
Ce médicament présente des effets *atropiniques*. Il peut provoquer un *glaucome* aigu chez les personnes prédisposées : œil rouge, dur et douloureux, avec vision floue. Une consultation d'extrême urgence auprès d'un ophtalmologiste est nécessaire.

Conducteur : la conduite automobile est déconseillée après l'instillation de ce collyre, car il peut être responsable de troubles visuels et d'une sensibilité anormale à la lumière.

Interactions avec d'autres substances

En cas de prise conjointe de médicaments *atropiniques*, le risque d'effets indésirables est accru.

Grossesse et allaitement

L'effet de ce médicament pendant la grossesse ou l'allaitement est mal connu : seul votre médecin peut évaluer le risque éventuel de son utilisation dans votre cas.

Mode d'emploi et posologie

Tirer la paupière inférieure vers le bas tout en regardant vers le haut et déposer une goutte de collyre entre la paupière et le globe oculaire (*cul-de-sac conjonctival*).

Posologie usuelle :
Elle est variable en fonction des examens.

Conseils : Ce collyre ne doit pas être instillé pendant le port de *lentilles de contact* hydrophiles : il risque de s'y fixer.
Ne conservez pas ce collyre plus de 15 jours après une première utilisation.

Effets indésirables possibles

La sensibilité à la lumière par dilatation de la pupille et les troubles de la vision de près sont des effets normaux du collyre.
Sécheresse de la bouche, picotements, accélération du cœur, maux de tête, *réaction allergique*.
Rarement : troubles du comportement chez l'enfant.

Laboratoires Théa

MYK 1 %

Informations détaillées sur www.monvidal.com

MYLEUGIN

Antifongique

Ce médicament est un générique de GYNO-PEVARYL LP 150 mg (voir p. 583).

MYNOCINE

Antibiotique : cycline

sur ordonnance

Présentation

MYNOCINE 50 mg : gélule contenant des microgranules (vert) ; boîte de 28. Liste I - Remb 65 % - **8,22 €**.
MYNOCINE 100 mg : gélule contenant des microgranules (bleu) ; boîte de 6. Liste I - Remb 65 % - **4,82 €**.
MYNOCINE 100 mg : gélule contenant des microgranules (bleu) ; boîte de 15. Liste I - Remb 65 % - **9,19 €**.

Composition

	p gél	p gél
Minocycline	50 mg	100 mg

Dans quel cas ce médicament est-il prescrit ?

C'est un *antibiotique* qui appartient à la famille des *cyclines*.

Il est utilisé dans le traitement de diverses maladies infectieuses, notamment respiratoires et génitales. Il est également utilisé dans le traitement de l'*acné.*

Contre-indications

Ce médicament ne doit pas être utilisé dans les cas suivants :
- *allergie* aux *cyclines*,
- enfant de moins de 8 ans (risque de coloration définitive des dents),
- en association avec les *rétinoïdes* par *voie* orale,
- **grossesse** (à partir du 4e mois).

Attention : Ce médicament peut être photosensibilisant : une exposition aux rayons *ultraviolets* peut provoquer des réactions cutanées. Évitez toute exposition au soleil et n'omettez pas de signaler à votre médecin vos projets de vacances pendant la durée du traitement.
Des précautions sont nécessaires en cas d'*insuffisance hépatique*.
Conducteur : ce médicament peut être responsable de *vertiges*.

Interactions avec d'autres substances

Ce médicament ne doit pas être associé aux *rétinoïdes* (contenant de l'isotrétinoïne ou de l'acitrétine) à prendre par *voie* orale : risque d'*hypertension intracrânienne*.
Informez par ailleurs votre médecin si vous prenez un *anticoagulant* oral, un *pansement digestif* ou un médicament contenant du fer.

Grossesse et allaitement

Ce médicament peut provoquer des anomalies dentaires chez l'enfant à naître : son usage est contre-indiqué pendant les 2 derniers trimestres de la grossesse.
Du fait du risque de coloration des dents chez le nourrisson, un choix peut être nécessaire entre l'allaitement et la prise du médicament. Consultez votre médecin.

Mode d'emploi et posologie

Pour éviter les *troubles digestifs*, ce médicament sera pris au milieu d'un repas et au moins 1 heure avant le coucher.
Les gélules doivent être avalées avec un grand verre d'eau. Elles ne doivent pas être absorbées en position allongée.

Posologie usuelle :
- Adulte : 100 mg, 1 ou 2 fois par jour.

Dans le traitement prolongé de l'*acné* : 100 mg par jour ; la *posologie* peut être réduite à 50 mg par jour, après 10 à 15 jours de traitement.
- Enfant de plus de 8 ans : 4 mg par kg et par jour, répartis en 2 prises ; soit pour un enfant de 25 kg : 1 gélule à 50 mg, matin et soir.

Conseils : Le médecin prescrit parfois un prélèvement pour identifier le *germe* responsable de l'infection et tester sa sensibilité aux *antibiotiques*. Le résultat de cet examen peut être faussé en cas d'automédication préalable : ne prenez pas et ne donnez pas d'antibiotiques sans avis médical.
Une diminution de la fièvre ou une disparition des *symptômes* ne sont pas synonymes de guérison : la durée du traitement doit absolument être respectée pour éviter les rechutes.
Si vous digérez le lait, la prise de ce médicament avec un verre de lait peut diminuer les *troubles digestifs* éventuels.

Effets indésirables possibles

Rarement : nausées, vomissements, *diarrhée*, manque d'appétit.
Réaction allergique : signalez à votre médecin la survenue éventuelle d'une *éruption cutanée* ou d'une fièvre (prolongée ou survenant sans raison).
Vertiges avec ralentissement des idées.
Exceptionnellement : réaction de *photosensibilisation* ; coloration brune ou bleutée de la peau, réversible à l'arrêt du traitement ; inflammation pulmonaire avec essoufflement ; *insuffisance rénale* aiguë ; *hépatite*.

Laboratoires Tonipharm

MYOLASTAN

Relaxant musculaire — sur ordonnance

Présentation

MYOLASTAN : comprimé sécable (blanc) ; boîte de 20. Liste I - Remb 35 % - **5,35 €**.

Composition

	p cp
Tétrazépam	50 mg

Dans quel cas ce médicament est-il prescrit ?

Ce médicament est un myorelaxant (relaxant musculaire) qui appartient à la famille des *benzodiazépines*. Il a également un effet *sédatif*.
Il est utilisé dans le *traitement d'appoint* des contractures musculaires douloureuses.

Contre-indications

Ce médicament ne doit pas être utilisé dans les cas suivants :
- *insuffisance respiratoire* ou *hépatique* grave,
- *syndrome d'apnée du sommeil*,
- *myasthénie*.

Attention : Ce médicament est réservé à l'adulte (en l'absence d'étude chez l'enfant).
Des précautions sont nécessaires en cas d'*insuffisance rénale* grave et chez la personne âgée.
Une prise prolongée ou des doses importantes de ce médicament favorisent une *dépendance*. Respectez la *posologie* et la durée de traitement prescrites par votre médecin.
Après un traitement prolongé, l'arrêt brutal de la prise de ce médicament expose à un *syndrome de sevrage* : anxiété, agitation, irritabilité, insomnie, maux de tête, douleurs musculaires, tremblements. Il faut donc s'entourer de conseils médicaux pour diminuer progressivement les doses et espacer les prises.
Ce médicament peut induire une somnolence, parfois intense chez certaines personnes. Cette somnolence peut être augmentée par la prise d'*alcool* ou d'autres médicaments *sédatifs*. La conduite et l'utilisation de machines dangereuses sont déconseillées, surtout dans les heures qui suivent la prise du médicament.

Interactions avec d'autres substances

Informez votre médecin ou votre pharmacien si vous prenez d'autres *sédatifs* (tranquillisants, somnifères, certains médicaments contre la toux ou contre la douleur contenant des *opiacés*, *antidépresseurs*, *neuroleptiques*...).

Grossesse et allaitement

Ce médicament ne doit pas être utilisé sans avis médical pendant la grossesse. Les fortes doses au cours des 6 derniers mois sont déconseillées. En fin de grossesse, un traitement par benzodiazépine, même à faible dose, peut être responsable d'effets indésirables chez le *nouveau-né* : une surveillance médicale du nouveau-né est alors nécessaire pendant 1 à 3 semaines selon les cas.

Ce médicament passe dans le lait maternel ; un choix est donc nécessaire entre l'allaitement et la prise du médicament. Cette décision devra être prise en accord avec votre médecin.

Mode d'emploi et posologie

Les comprimés doivent être avalés avec un verre d'eau, sans être croqués, indifféremment pendant ou en dehors des repas. La dose quotidienne peut être répartie au cours de la journée, avec une prise plus importante le soir au coucher.

Posologie usuelle :

- Adulte : 1 à 3 comprimés par jour.

Conseils : L'effet de ce médicament peut persister plusieurs heures après la prise.

Effets indésirables possibles

Sensation d'ivresse, maux de tête, troubles de la coordination des mouvements, ralentissement des idées, somnolence (en particulier chez la personne âgée), troubles du sommeil, modification de la libido, faiblesse musculaire, fatigue, *éruption cutanée* avec ou sans démangeaisons, vision double.

Ce médicament faisant partie de la famille des *benzodiazépines* tranquillisantes, les effets suivants peuvent exceptionnellement être observés :

- réactions paradoxales avec anxiété, agitation, agressivité, confusion des idées, hallucinations ;
- *amnésie antérograde*.

Ces troubles nécessitent l'arrêt du traitement.

Laboratoires sanofi-aventis France

MYOPLÈGE

Relaxant musculaire — **sur ordonnance**

Ce médicament est un générique de COLTRAMYL (voir p. 323).

MYOSOTIS COMPLEXE N° 63

Informations détaillées sur www.monvidal.com

MYRTINE INHALANTE

Informations détaillées sur www.monvidal.com

MYSOLINE

Antiépileptique barbiturique — **sur ordonnance**

Présentation

MYSOLINE 250 mg : comprimé sécable (blanc) ; boîte de 50.
Liste II - Remb 35 % - **9,71 €**.

Composition

	p cp
Primidone	250 mg

Dans quel cas ce médicament est-il prescrit ?

Ce médicament est un *anticonvulsivant* qui appartient à la famille des *barbituriques*.

Il est utilisé dans le traitement de certaines formes d'*épilepsie*.

Contre-indications

Ce médicament ne doit pas être utilisé dans les cas suivants :

- *porphyrie*,
- *insuffisance respiratoire* grave.

Attention : N'interrompez jamais votre traitement sans l'avis de votre médecin : risque de réapparition des *convulsions*, même si aucune crise n'est survenue depuis une longue période.

Un traitement prolongé peut nécessiter la prise conjointe de *vitamine* D, d'acide folique ou de vitamine B12.

Évitez les boissons alcoolisées : augmentation du risque de somnolence.

Ce médicament peut induire une somnolence, parfois intense chez certaines personnes. Cette somnolence peut être augmentée par la prise d'*alcool* ou d'autres médicaments *sédatifs*. La conduite et l'utilisation de machines dangereuses sont déconseillées, surtout dans les heures qui suivent la prise du médicament.

Interactions avec d'autres substances

Ce médicament peut interagir avec d'autres médicaments, notamment les *contraceptifs* oraux (pilule) : risque d'inefficacité de la contraception. Signalez tout autre traitement en cours à votre médecin ou à votre pharmacien.

Grossesse et allaitement

Si une grossesse survient sous traitement, consultez votre médecin. L'arrêt brutal de ce médicament pendant la grossesse expose à la réapparition de crises préjudiciables à la mère et à l'enfant à naître. Le médecin appréciera le risque éventuel lié à l'utilisation de ce médicament dans votre cas. Des examens particuliers permettent de vérifier l'absence d'anomalie chez l'enfant à naître.

Si le traitement est poursuivi jusqu'à l'accouchement, une surveillance médicale du *nouveau-né* est nécessaire.

Ce médicament passe dans le lait maternel : l'allaitement est déconseillé.

Mode d'emploi et posologie

Les comprimés doivent être avalés avec un verre d'eau. Pour les enfants de moins de 6 ans, les comprimés peuvent être écrasés.

La dose quotidienne est répartie en 2 prises.

Posologie usuelle :
La posologie est atteinte progressivement et adaptée par le médecin en fonction de l'efficacité du traitement.

Conseils : Veillez à ne pas manquer de ce médicament ; lors de vos déplacements, munissez-vous d'une réserve ou de votre ordonnance en cours de validité.
Les comprimés doivent être conservés à l'abri de la lumière et de l'humidité.

Effets indésirables possibles

Surtout en début de traitement : somnolence, *vertiges*, *réaction allergique* cutanée, troubles de l'*humeur*. Ces effets disparaissent avec la poursuite du traitement ou à la diminution de la *posologie*.
Parfois : *troubles digestifs*, fatigue, irritabilité. En cas de *surdosage* ces effets sont augmentés.
Rarement, en début de traitement : augmentation paradoxale de la fréquence des crises d'épilepsie ou modification de leurs caractéristiques.

Laboratoires SERB

MYTELASE

Informations détaillées sur www.monvidal.com

N

NAABAK
Collyre antiallergique

Présentation
NAABAK : collyre ; flacon de 10 ml avec filtre. Remb 35 % - **6,90 €**.

Composition

	p 100 ml
Acide N-acétylaspartylglutamique	4,9 g
Benzalkonium chlorure	+

Dans quel cas ce médicament est-il prescrit ?
C'est un collyre antiallergique. Il exerce une action locale qui prévient le déclenchement des réactions inflammatoires allergiques oculaires.
Il est utilisé dans le traitement des *inflammations* de l'œil et de la paupière d'origine allergique.

Attention : Ce médicament peut être insuffisant pour traiter une allergie oculaire sévère.

Interactions avec d'autres substances
Ce collyre peut interagir avec d'autres collyres : respectez un intervalle de 15 minutes entre deux instillations.

Grossesse et allaitement
L'effet de ce médicament pendant la grossesse ou l'allaitement est mal connu : seul votre médecin peut évaluer le risque éventuel de son utilisation dans votre cas.

Mode d'emploi et posologie
Tirer la paupière inférieure vers le bas tout en regardant vers le haut et déposer une goutte de collyre entre la paupière et le globe oculaire (*cul-de-sac conjonctival*).

Posologie usuelle :
- Adulte et enfant de plus 4 ans : 1 goutte, 2 à 6 fois par jour.

Les instillations doivent être poursuivies sans interruption pendant toute la période d'exposition aux allergènes

Conseils : Le flacon est muni d'un filtre qui retient le conservateur (benzalkonium) présent dans la solution ; ce collyre peut donc être utilisé lors du port de *lentilles de contact*.
Ne conservez pas le collyre plus de 8 semaines après une première utilisation.

Effets indésirables possibles
Sensation de brûlure ou de picotement.

Laboratoires Théa

NAAXIA
Collyre antiallergique

Présentation
NAAXIA : collyre ; flacon de 5 ml. Non remb.
NAAXIA : collyre ; flacon de 10 ml. Remb 35 % - **6,68 €**.
NAAXIA : collyre ; boîte de 10 récipients-unidoses de 0,4 ml. Non remb.
NAAXIA : collyre ; boîte de 36 récipients-unidoses de 0,4 ml. Remb 35 % - **5,11 €**.

Composition

	flacon p 100 ml	unidose p 100 ml
Acide N-acétylaspartylglutamique	4,9 g	4,9 g
Benzalkonium chlorure	+	

Dans quel cas ce médicament est-il prescrit ?
C'est un collyre antiallergique. Il exerce une action locale qui prévient le déclenchement des réactions inflammatoires allergiques oculaires.
Il est utilisé dans le traitement des *inflammations* de l'œil et des paupières d'origine allergique.

Interactions avec d'autres substances
Ce collyre peut interagir avec d'autres collyres : respectez un intervalle de 15 minutes entre deux instillations.

Grossesse et allaitement
L'effet de ce médicament pendant la grossesse ou l'allaitement est mal connu : seul votre médecin peut évaluer le risque éventuel de son utilisation dans votre cas.

Mode d'emploi et posologie
Tirer la paupière inférieure vers le bas tout en regardant vers le haut et déposer une goutte de collyre entre la paupière et le globe oculaire (*cul-de-sac conjonctival*).

Posologie usuelle :
- Adulte et enfant de plus de 4 ans : 1 goutte, 2 à 6 fois par jour.

Les instillations doivent être poursuivies sans interruption pendant toute la période d'exposition aux allergènes.

Conseils : Le collyre en flacon, contrairement aux unidoses, contient un conservateur : il est recommandé d'ôter les *lentilles de contact* souples avant l'instillation et d'attendre 15 minutes avant de les replacer.
Ne conservez pas le flacon de 5 ml plus de 15 jours et le flacon de 10 ml plus de 4 semaines après une première utilisation. Les unidoses doivent être jetées immédiatement après l'instillation.

Effets indésirables possibles

Sensation de brûlure ou de picotement.

Laboratoires Théa

NAAXIAFREE

Informations détaillées sur www.monvidal.com

NABUCOX

Anti-inflammatoire non stéroïdien — sur ordonnance

Présentation

NABUCOX 500 mg : comprimé ; boîte de 28. Liste I - Remb 65 % - **6,89 €**.
NABUCOX 1 g : comprimé *dispersible* (arôme menthe, vanille) ; boîte de 14. Liste I - Remb 65 % - **6,89 €**.
NABUCOX 1 g : comprimé *dispersible* (arôme menthe, vanille) ; boîte de 28. Liste I - Remb 65 % - **12,60 €**.

Composition

	p cp	p cp
Nabumétone	500 mg	1 g

Dans quel cas ce médicament est-il prescrit ?

Ce médicament est un *anti-inflammatoire* non stéroïdien (*AINS*). Il lutte contre l'*inflammation* et la douleur, fait baisser la fièvre et fluidifie le sang.

Il est utilisé chez l'adulte dans le *traitement symptomatique* des *rhumatismes inflammatoires* et de certaines *arthroses* douloureuses.

Contre-indications

Ce médicament ne doit pas être utilisé dans les cas suivants :

- *antécédent* d'*allergie* ou d'*asthme* provoqué par la prise d'*AINS*, y compris l'aspirine ;
- *ulcère* de l'estomac ou du *duodénum* ;
- *insuffisance hépatique* ou *rénale* grave ;
- enfant de moins de 15 ans ;
- **grossesse** (à partir du 6e mois).

Attention : Tout traitement prolongé ou *surdosage* d'*AINS* expose à des effets indésirables graves.

Certaines situations doivent conduire à ne poursuivre le traitement qu'après un avis médical :

- brûlures d'estomac importantes ou selles noires et nauséabondes pouvant traduire une irritation ou un saignement du tube digestif ;
- *éruption cutanée*, crise d'*asthme* ;
- fatigue inhabituelle et intense, ou baisse brutale et importante du volume des urines chez une personne souffrant d'*insuffisance cardiaque*, déshydratée ou traitée par *diurétique*.

Des précautions sont nécessaires chez la personne âgée ou en cas d'*antécédent* d'*ulcère* de l'estomac ou du *duodénum* ou de risque hémorragique, notamment digestif (maladie de *Crohn*, *rectocolite hémorragique*).

Certains médecins considèrent que les anti-inflammatoires peuvent diminuer l'efficacité des stérilets et exposer à un risque de grossesse non désirée. Ce risque est actuellement très controversé.

Conducteur : en début de traitement, ce médicament peut être responsable de *vertiges*.

Interactions avec d'autres substances

Ce médicament peut interagir avec d'autres médicaments, notamment :

- l'aspirine et les autres *anti-inflammatoires* non stéroïdiens (*AINS*) : risque d'augmentation des effets indésirables ;
- les *anticoagulants* et les *antiagrégants plaquettaires* : augmentation du risque hémorragique ;
- le lithium (TÉRALITHE, NEUROLITHIUM...) : augmentation du taux de lithium dans le sang ;
- le méthotrexate.

Informez par ailleurs votre médecin ou votre pharmacien en cas de traitement par un *diurétique*, un *inhibiteur de l'enzyme de conversion*, un *inhibiteur de l'angiotensine II*, un *bêtabloquant* ou un médicament contenant de la ciclosporine.

Grossesse et allaitement

Des effets néfastes pour l'enfant à naître ont été mis en évidence lorsque les *AINS* sont utilisés au cours des 4 derniers mois de la grossesse ; le risque existe même avec une seule prise et même si la grossesse est à terme. L'usage de ce médicament est contre-indiqué pendant cette période.

Pendant les 5 premiers mois, l'effet de ce médicament est mal connu : seul votre médecin peut évaluer le risque éventuel de son utilisation dans votre cas.

Ce médicament passe dans le lait maternel ; un choix est donc nécessaire entre l'allaitement et la prise du médicament. Cette décision devra être prise en accord avec votre médecin.

Mode d'emploi et posologie

Ce médicament est pris indifféremment au cours ou en dehors des repas.

Les comprimés dispersibles doivent être dissous dans un verre d'eau.

Posologie usuelle :

- Adulte : 2 comprimés à 500 mg ou 1 comprimé à 1 g, 1 ou 2 fois par jour.

Conseils : Les anti-inflammatoires ne sont pas des médicaments anodins. Du fait de la possibilité d'effets indésirables graves, ils ne doivent être utilisés que lorsqu'ils sont nécessaires, ce qui n'est pas le cas pour les affections rhumatismales peu douloureuses et les traumatismes bénins. Ce médicament vous a été prescrit dans une situation précise : ne le conseillez pas à un proche et ne le réutilisez pas sans avis médical.

Ne dépassez pas la *posologie* ni la durée de traitement prescrites par votre médecin.

Effets indésirables possibles

Troubles digestifs, plus rarement *ulcère* de l'estomac ou du *duodénum*. Exceptionnellement : *hémorragie* du tube digestif (vomissements de sang, selles noires).

Réaction allergique cutanée, *asthme*.

Maux de tête, *vertiges*, troubles du sommeil.

Augmentation des *transaminases*, *hépatite*.

Laboratoires Mayoly-Spindler

NAEMIS

Informations détaillées sur www.monvidal.com

NAFTIDROFURYL 100 mg
Génériques
Vasodilatateur

sur ordonnance

Les médicaments ci-dessous sont des génériques de PRAXILÈNE (voir p. 1037).

NAFTIDROFURYL MERCK 100 mg : gélule boîte de 20. Liste II - Remb 35 % - 2,69 €.
NAFTIDROFURYL QUALIMED 100 mg : gélule boîte de 20. Liste II - Remb 35 % - 2,68 €.

NAFTIDROFURYL 200 mg
Génériques
Vasodilatateur

sur ordonnance

Les médicaments ci-dessous sont des génériques de PRAXILÈNE (voir p. 1037).

DIACTANE 200 mg : comprimé *(lactose)* boîte de 20. Liste II - Remb 35 % - 3,98 €.
NAFTIDROFURYL ALTER 200 mg : comprimé *(lactose)* boîte de 20. Liste II - Remb 35 % - 3,98 €.
NAFTIDROFURYL ALTER 200 mg : comprimé *(lactose)* boîte de 90. Liste II - Remb 35 % - 16,15 €.
NAFTIDROFURYL BIOGARAN 200 mg : comprimé *(lactose)* boîte de 20. Liste II - Remb 35 % - 3,98 €.
NAFTIDROFURYL BIOGARAN 200 mg : comprimé *(lactose)* boîte de 90. Liste II - Remb 35 % - 16,15 €.
NAFTIDROFURYL EG 200 mg : comprimé *(lactose)* boîte de 20. Liste II - Remb 35 % - 3,98 €.
NAFTIDROFURYL EG 200 mg : comprimé *(lactose)* boîte de 90. Liste II - Remb 35 % - 16,15 €.
NAFTIDROFURYL MERCK 200 mg : comprimé *(lactose)* boîte de 20. Liste II - Remb 35 % - 3,99 €.
NAFTIDROFURYL MERCK 200 mg : comprimé *(lactose)* boîte de 90. Liste II - Remb 35 % - 16,15 €.
NAFTIDROFURYL QUALIMED 200 mg : comprimé *(lactose)* boîte de 20. Liste II - Remb 35 % - 3,98 €.
NAFTIDROFURYL QUALIMED 200 mg : comprimé *(lactose)* boîte de 90. Liste II - Remb 35 % - 16,15 €.
NAFTIDROFURYL RANBAXY 200 mg : comprimé *(lactose)* boîte de 20. Liste II - Remb 35 % - 3,98 €.
NAFTIDROFURYL RANBAXY 200 mg : comprimé *(lactose)* boîte de 90. Liste II - Remb 35 % - 16,15 €.
NAFTIDROFURYL RATIOPHARM 200 mg : comprimé *(lactose)* boîte de 20. Liste II - Remb 35 % - 3,98 €.
NAFTIDROFURYL RATIOPHARM 200 mg : comprimé *(lactose)* boîte de 90. Liste II - Remb 35 % - 16,15 €.
NAFTIDROFURYL TEVA 200 mg : comprimé *(lactose)* boîte de 20. Liste II - Remb 35 % - 3,98 €.
NAFTIDROFURYL TEVA 200 mg : comprimé *(lactose)* boîte de 90. Liste II - Remb 35 % - 16,15 €.
NAFTIDROFURYL WINTHROP 200 mg : comprimé *(lactose)* boîte de 20. Liste II - Remb 35 % - 3,98 €.
NAFTIDROFURYL WINTHROP 200 mg : comprimé *(lactose)* boîte de 90. Liste II - Remb 35 % - 16,15 €.

NAFTILUX
Vasodilatateur

sur ordonnance

Présentation
NAFTILUX 200 : gélule contenant des microgranules (incolore et rose) ; boîte de 20. Liste II - Remb 35 % - **4,07 €**.

Composition
	p gél
Naftidrofuryl oxalate	200 mg

Dans quel cas ce médicament est-il prescrit ?
Ce médicament est un *vasodilatateur* qui augmente le débit du sang dans les artères.
Il est utilisé dans le traitement :
- des troubles du comportement et de la mémoire liés au vieillissement,
- des manifestations douloureuses de l'*artérite* au cours de la marche.

Il est également utilisé dans le *traitement d'appoint* du syndrome de *Raynaud*.

Contre-indications
Ce médicament ne doit pas être utilisé en cas d'*antécédent* de calculs calciques récidivants des *voies urinaires*.

Attention : Ce médicament contient de l'acide oxalique, éliminé dans les urines, et susceptible de favoriser la formation de calculs des voies urinaires. Pour prévenir ce risque, il est recommandé de boire au moins 1 litre et demi de liquide par jour.
Chez une personne âgée, des troubles attribués au vieillissement peuvent être dus à une dépression ; ils nécessitent alors un traitement spécifique.

Grossesse et allaitement
L'effet de ce médicament pendant la grossesse ou l'allaitement est mal connu : seul votre médecin peut évaluer le risque éventuel de son utilisation dans votre cas.

Mode d'emploi et posologie
Les gélules doivent être avalées avec un grand verre d'eau, au moment des repas. La prise du médicament avec une quantité d'eau insuffisante au moment du coucher pourrait provoquer une *inflammation* de l'œsophage par la gélule qui ne serait pas descendue dans l'estomac.

Posologie usuelle :
1 gélule, 2 ou 3 fois par jour, selon les cas.

Conseils : Ce médicament ne fait que soulager les *symptômes* de l'*artérite* ; l'arrêt total et définitif du tabac et la pratique régulière de la marche sont des éléments fondamentaux pour retarder l'évolution de la maladie.

Effets indésirables possibles
Rarement : diarrhées, vomissements, douleur d'estomac, *éruption cutanée*.
Exceptionnellement : calculs des voies urinaires, *hépatite*.

Laboratoires Thérabel Lucien Pharma

NALBUPHINE SERB
Informations détaillées sur www.monvidal.com

NALGÉSIC
Anti-inflammatoire non stéroïdien

sur ordonnance

Présentation
NALGÉSIC : comprimé (orange) ; boîte de 16. Liste II - Remb 65 % - **2,06 €**.

Composition
	p cp
Fénoprofène	300 mg

Dans quel cas ce médicament est-il prescrit ?

Ce médicament est un *anti-inflammatoire* non stéroïdien (*AINS*). Il possède à faible dose des propriétés *antalgiques.*

Il est utilisé dans le *traitement symptomatique* de la douleur.

Contre-indications

Ce médicament ne doit pas être utilisé dans les cas suivants :
- *antécédent* d'*allergie* ou d'*asthme* provoqué par la prise d'*AINS*, y compris l'aspirine ;
- *ulcère* de l'estomac ou du *duodénum* ;
- *insuffisance hépatique* ou *rénale* graves ;
- **grossesse** (à partir du 6e mois).

> **Attention :** Tout traitement prolongé ou *surdosage* d'*AINS* expose à des effets indésirables graves.
> Des précautions sont nécessaires en cas d'*antécédent* d'*ulcère* de l'estomac ou du *duodénum*, de risque hémorragique ou de troubles auditifs.
> Certaines situations doivent conduire à ne poursuivre le traitement qu'après un avis médical :
> - brûlures d'estomac importantes ou selles noires et nauséabondes pouvant traduire une irritation ou un saignement du tube digestif ;
> - *éruption cutanée*, crise d'*asthme* ;
> - fatigue inhabituelle et intense, ou baisse brutale et importante du volume des urines chez une personne souffrant d'*insuffisance cardiaque*, déshydratée ou traitée par *diurétique.*
>
> Certains médecins considèrent que les anti-inflammatoires peuvent diminuer l'efficacité des stérilets et exposer à un risque de grossesse non désirée. Ce risque est actuellement très controversé.
> Compte-tenu de ses effets indésirables potentiels, ce médicament peut, chez certaines personnes, ne pas être compatible avec la conduite automobile ou le maniement de machines dangereuses. Assurez-vous à l'occasion des premières prises que vous supportez bien ce médicament avant de conduire ou d'utiliser une machine.

Interactions avec d'autres substances

Ce médicament peut interagir avec d'autres médicaments, notamment :
- l'aspirine et les autres *anti-inflammatoires* non stéroïdiens (*AINS*) : risque d'augmentation des effets indésirables ;
- les *anticoagulants* et les *antiagrégants plaquettaires* : augmentation du risque hémorragique ;
- le lithium (TÉRALITHE, NEUROLITHIUM...) : augmentation du taux de lithium dans le sang ;
- le méthotrexate.

Informez par ailleurs votre médecin ou votre pharmacien en cas de traitement par un *diurétique*, un *inhibiteur de l'enzyme de conversion*, un *inhibiteur de l'angiotensine II*, un *bêtabloquant* ou un médicament contenant de la ciclosporine.

Grossesse et allaitement

Des effets néfastes pour l'enfant à naître ont été mis en évidence lorsque les *AINS* sont utilisés au cours des 4 derniers mois de la grossesse ; le risque existe même avec une seule prise et même si la grossesse est à terme. L'usage de ce médicament est contre-indiqué pendant cette période.

Pendant les 5 premiers mois, l'effet de ce médicament est mal connu : seul votre médecin peut évaluer le risque éventuel de son utilisation dans votre cas.

Ce médicament passe dans le lait maternel : par mesure de prudence, il est déconseillé pendant l'allaitement.

Mode d'emploi et posologie

Afin de limiter la survenue de *troubles digestifs*, les comprimés peuvent être pris au cours des repas avec un grand verre d'eau. Toutefois, en cas de douleurs aiguës, la prise à jeun assure un effet plus rapide.

Posologie usuelle :
- Adulte : 1 comprimé, 3 ou 4 fois par jour. En cas de douleurs aiguës, il est possible de prendre 2 comprimés à la première prise.

> **Conseils :** Ne dépassez pas la *posologie* ni la durée de traitement prescrites par votre médecin, afin de limiter les effets indésirables.

Effets indésirables possibles

Troubles digestifs.

Réactions allergiques : *éruption cutanée*, démangeaisons, *œdème*, *asthme.*

Rarement : étourdissement, maux de tête, somnolence, troubles de la vision, *palpitations.*

Rares et parfois graves : *hémorragie* du tube digestif (vomissements sanglants, selles noires ou, plus souvent, pertes de sang imperceptibles, responsables de l'apparition progressive d'une *anémie*).

Laboratoires Sciencex

NALOREX

Informations détaillées sur www.monvidal.com

NALTREXONE 50 mg Génériques

Aide au sevrage des opiacés — sur ordonnance

Les médicaments ci-desoous sont des génériques de REVIA (voir p. 1094).

NALTREXONE MYLAN 50 mg : comprimé sécable *(lactose)* boîte de 28. Liste I - Remb 65 % - 32,16 €.

NAPROSYNE

Anti-inflammatoire non stéroïdien — sur ordonnance

Présentation

NAPROSYNE 250 mg : comprimé (blanc) ; boîte de 12. Liste II - Remb 65 % - **1,97 €**.
NAPROSYNE 500 mg : comprimé (oblong ; blanc) ; boîte de 15. Liste II - Remb 65 % - **4,99 €**.
NAPROSYNE 500 mg Adulte : suppositoire ; boîte de 12. Liste II - Remb 35 % - **4,22 €**.
NAPROSYNE 750 mg : comprimé (orangé) ; boîte de 15. Liste II - Remb 65 % - **7,29 €**.
NAPROSYNE 1 000 mg : comprimé (blanc) ; boîte de 8. Liste II - Remb 65 % - **4,86 €**.

Composition

	p cp	p cp	p suppos
Naproxène	250 mg	500 mg	500 mg

	p cp	p cp
Naproxène	750 mg	1 000 mg

Dans quel cas ce médicament est-il prescrit ?

Ce médicament est un *anti-inflammatoire* non stéroïdien (*AINS*). Il lutte contre l'*inflammation* et la douleur, fait baisser la fièvre et fluidifie le sang.

Il est utilisé dans :
- le *traitement symptomatique* des *rhumatismes inflammatoires*, de certaines *arthroses* douloureuses, des *tendinites*, des *lombalgies*, des douleurs faisant suite à un traumatisme de l'appareil locomoteur, des règles douloureuses ;
- le *traitement d'appoint* des manifestations inflammatoires de la bouche, du nez, de la gorge et des oreilles.

Il est utilisé chez l'enfant dans le traitement de la *polyarthrite rhumatoïde* (comprimé à 250 mg).

Contre-indications

Ce médicament ne doit pas être utilisé dans les cas suivants :
- *antécédent* d'*allergie* ou d'*asthme* provoqué par la prise d'*AINS*, y compris l'aspirine ;
- *ulcère* de l'estomac ou du *duodénum* ;
- *insuffisance hépatique* ou *rénale* grave ;
- *inflammation* ou saignement récent du rectum (suppositoire) ;
- enfant de moins de 15 ans (comprimés à 500 mg, 750 mg et 1 000 mg, suppositoire) ;
- enfant de moins de 25 kg (comprimé à 250 mg) ;
- **grossesse** (à partir du 6e mois).

Attention : Tout traitement prolongé ou surdosage d'*AINS* expose à des effets indésirables graves.

Certaines situations doivent conduire à ne poursuivre le traitement qu'après un avis médical :
- brûlures d'estomac importantes ou selles noires et nauséabondes pouvant traduire une irritation ou un saignement du tube digestif ;
- *éruption cutanée*, crise d'*asthme* ;
- fatigue inhabituelle et intense, ou baisse brutale et importante du volume des urines chez une personne souffrant d'*insuffisance cardiaque*, déshydratée ou traitée par *diurétique*.

Des précautions sont nécessaires chez la personne âgée ou en cas d'*antécédent* d'*ulcère* de l'estomac ou du *duodénum* ou de risque hémorragique, notamment digestif (maladie de *Crohn*, *rectocolite hémorragique*).

Certains médecins considèrent que les anti-inflammatoires peuvent diminuer l'efficacité des stérilets et exposer à un risque de grossesse non désirée. Ce risque est actuellement très controversé.

Conducteur : ce médicament peut provoquer parfois des étourdissements et des troubles de la vue.

Interactions avec d'autres substances

Ce médicament peut interagir avec d'autres médicaments, notamment :
- l'aspirine et les autres *anti-inflammatoires* non stéroïdiens (*AINS*) : risque d'augmentation des effets indésirables ;
- les *anticoagulants* et les *antiagrégants plaquettaires* : augmentation du risque hémorragique ;
- le lithium (TÉRALITHE, NEUROLITHIUM...) : augmentation du taux de lithium dans le sang ;
- le méthotrexate.

Informez par ailleurs votre médecin ou votre pharmacien en cas de traitement par un *diurétique*, un *inhibiteur de l'enzyme de conversion*, un *inhibiteur de l'angiotensine II*, un *bêtabloquant* ou un médicament contenant de la ciclosporine.

Grossesse et allaitement

Des effets néfastes pour l'enfant à naître ont été mis en évidence lorsque les *AINS* sont utilisés au cours des 4 derniers mois de la grossesse ; le risque existe même avec une seule prise et même si la grossesse est à terme. L'usage de ce médicament est contre-indiqué pendant cette période.

Pendant les 5 premiers mois, l'effet de ce médicament est mal connu : seul votre médecin peut évaluer le risque éventuel de son utilisation dans votre cas.

Ce médicament passe dans le lait maternel ; un choix est donc nécessaire entre l'allaitement et la prise du médicament. Cette décision devra être prise en accord avec votre médecin.

Mode d'emploi et posologie

Les comprimés doivent être avalés, sans être croqués, de préférence au milieu des repas afin de limiter les effets digestifs indésirables.

Les suppositoires sont habituellement utilisés en remplacement des comprimés, notamment le soir.

Posologie usuelle :
- Adulte :
  - *traitement d'attaque* : 1 000 mg par jour (soit 1 comprimé à 500 mg, 2 fois par jour, ou 1 comprimé à 1 000 mg par jour, ou 1 comprimé à 500 mg le matin et 1 suppositoire à 500 mg le soir) ;
  - *traitement d'entretien* : 500 à 750 mg par jour (soit 2 comprimés à 250 mg ou 1 comprimé à 500 mg par jour, ou 1 comprimé à 750 mg par jour).
- Enfant de plus de 5 ans et de plus de 25 kg : en moyenne, 10 mg par kg et par jour ; soit, pour un enfant de 30 kg : 1 comprimé à 250 mg par jour.

Conseils : Les anti-inflammatoires ne sont pas des médicaments anodins. Du fait de la possibilité d'effets indésirables graves, ils ne doivent être utilisés que lorsqu'ils sont nécessaires, ce qui n'est pas le cas pour les affections rhumatismales peu douloureuses et les traumatismes bénins. Ce médicament vous a été prescrit dans une situation précise : ne le conseillez pas à un proche et ne le réutilisez pas sans avis médical.

Ne dépassez pas la *posologie* ni la durée de traitement prescrites par votre médecin.

Les effets indésirables de ce médicament sur l'estomac peuvent survenir aussi bien avec les suppositoires qu'avec les comprimés.

Effets indésirables possibles

Troubles digestifs, *gastrite*, voire *ulcère* de l'estomac ou du *duodénum*, le plus souvent lors d'un traitement de longue durée ou à forte dose. Exceptionnellement : *hémorragie* du tube digestif (vomissements de sang ou selles noires).

Réaction allergique cutanée, *asthme*.

Maux de tête, *vertiges*, somnolence, difficulté de concentration, troubles de l'audition ou de la vision.

Pour les suppositoires : brûlure et démangeaisons rectales.

Laboratoires Laboratoires Grünenthal

NAPROXÈNE 250 mg
Génériques
Anti-inflammatoire non stéroïdien — sur ordonnance

Le médicaments ci-dessous est un générique de NAPROSYNE (voir p. 855).

NAPROXENE TEVA 250 mg : comprimé boîte de 12. Liste II - Remb 65 % - 1,61 €.

NAPROXÈNE 500 mg
Génériques
Anti-inflammatoire non stéroïdien — sur ordonnance

Le médicaments ci-dessous est un générique de NAPROSYNE (voir p. 855).

NAPROXENE TEVA 500 mg : comprimé boîte de 15. Liste II - Remb 65 % - 3,91 €.

NAPROXÈNE SODIQUE 275 mg
Génériques
Anti-inflammatoire non stéroïdien — sur ordonnance

Les médicaments ci-dessous sont des génériques de APRANAX (voir p. 133).

NAPROXENE SODIQUE TEVA 275 mg : comprimé boîte de 10. Liste II - Remb 65 % - 1,65 €.
NAPROXENE SODIQUE TEVA 275 mg : comprimé boîte de 30. Liste II - Remb 65 % - 3,72 €.

NAPROXÈNE SODIQUE 550 mg
Génériques
Anti-inflammatoire non stéroïdien — sur ordonnance

Le médicaments ci-dessous est un générique de APRANAX (voir p. 133).

NAPROXENE SODIQUE TEVA 550 mg : comprimé boîte de 16. Liste II - Remb 65 % - 3,56 €.

NARAMIG
Antimigraineux — sur ordonnance

Présentation
NARAMIG : comprimé (vert) ; boîte de 6. Liste I - Remb 65 % - **30,36 €**.
NARAMIG : comprimé (vert) ; boîte de 12. Liste I - Remb 65 % - **56,06 €**.

Composition
	p cp
Naratriptan	2,5 mg

Dans quel cas ce médicament est-il prescrit ?
Ce médicament est un *vasoconstricteur* puissant qui agit essentiellement sur les vaisseaux crâniens. Il appartient à la famille des *triptans*.

Il est utilisé dans le *traitement de la crise* de *migraine*.

Contre-indications
Ce médicament ne doit pas être utilisé dans les cas suivants :
- *antécédent* d'*allergie* aux sulfamides ;
- antécédent d'*infarctus du myocarde* ou d'*accident vasculaire cérébral*, et plus généralement toute maladie liée à un spasme ou à un rétrécissement des artères ;
- *hypertension artérielle* (sauf si elle est stabilisée par un traitement spécifique) ;
- *insuffisance hépatique* ou *rénale* graves ;
- en association avec un autre antimigraineux *vasoconstricteur* ou un *IMAO*.

Attention : Ce médicament doit être pris lors de l'apparition du mal de tête, et non, comme d'autres antimigraineux, dès les premiers symptômes annonciateurs (aura migraineuse). Il ne doit pas être utilisé pour traiter des maux de tête non migraineux. Il ne convient pas non plus au traitement de certaines *migraines* associées à des paralysies musculaires ou oculaires.

Dans de très rares cas, une douleur dans la poitrine peut suivre la prise du médicament. Elle peut être intense et ressembler à une crise d'*angine de poitrine*, mais elle n'est que très rarement due à un spasme des artères coronaires. Si elle dure plus de quelques minutes, prévenez votre médecin et ne prenez pas de nouveau comprimé sans son avis.

Des précautions sont nécessaires en cas de tabagisme (y compris chez les anciens fumeurs utilisant des médicaments de substitution contenant de la nicotine) ou en présence d'autres facteurs de risque cardiovasculaire.

En cas d'inefficacité du premier comprimé, il est inutile et dangereux de multiplier les prises.

Compte-tenu de ses effets indésirables potentiels, ce médicament peut, chez certaines personnes, ne pas être compatible avec la conduite automobile ou le maniement de machines dangereuses. Assurez-vous à l'occasion des premières prises que vous supportez bien ce médicament avant de conduire ou d'utiliser une machine.

Interactions avec d'autres substances
Ce médicament ne doit pas être associé aux *IMAO*, aux autres antimigraineux de la famille des *triptans*, aux dérivés de l'*ergot de seigle* : risque accru d'effets indésirables.

Lorsqu'il est utilisé avant ou après un antimigraineux contenant de l'ergotamine (GYNERGÈNE), de la dihydroergotamine, du méthysergide, un délai de 24 heures doit être respecté entre la prise de ces deux médicaments.

Grossesse et allaitement
En l'absence de données suffisantes, ce médicament est déconseillé pendant la grossesse.

Ce médicament passe dans le lait maternel. Le risque d'une action délétère chez le nourrisson n'est pas connu et peut être minimisé en tirant et en jetant le lait dans les 24 heures qui suivent la prise du médicament.

Mode d'emploi et posologie
Ce médicament peut être pris pendant ou entre les repas.

Posologie usuelle :
- Adulte de plus de 18 ans et de moins de 65 ans : 1 comprimé lors de l'apparition du mal de tête ; l'effet apparaît après 1 heure et est maximal après 4 heures.

Il est déconseillé de reprendre un comprimé lors de la crise si le premier n'a pas permis le soulagement. En revanche, un deuxième comprimé peut être pris après un délai minimal de 4 heures si l'effet du premier s'estompe et que la migraine réapparaît. La dose maximale est de 2 comprimés par 24 heures.

La prise du médicament lors des signes annonciateurs de la migraine, avant le mal de tête, est déconseillée. Le naratriptan n'a pas d'effet préventif.

Conseils : La prise de ce médicament ne dispense pas des mesures habituelles permettant d'aider à faire céder la crise de migraine : s'allonger au calme dans une pièce sombre.

Effets indésirables possibles

Les effets indésirables les plus fréquents sont difficiles à dissocier des symptômes de la migraine : nausée, vomissements, *vertiges*, fatigue, somnolence, sensation de chaleur, fourmillements.

Plus rarement : sensation de lourdeur ou d'oppression, troubles visuels, augmentation transitoire de la tension artérielle, accélération ou ralentissement du cœur, *palpitations*.

Exceptionnellement : spasme des *artères coronaires* (voir Attention), *réaction allergique*.

Laboratoires GlaxoSmithKline

NASACORT

Corticoïde nasal — sur ordonnance

Présentation

NASACORT : suspension pour pulvérisation nasale ; flacon pulvérisateur de 15 ml (120 doses). Liste I - Remb 35 % - **12,97 €**.

Composition

	p dose
Triamcinolone acétonide	55 µg
Benzalkonium chlorure	+

Dans quel cas ce médicament est-il prescrit ?

Ce médicament d'usage local contient un *corticoïde* qui possède une activité *anti-inflammatoire* marquée sur les *muqueuses*, notamment celles du nez.

Il est utilisé dans le traitement des *rhinites* d'origine allergique.

Contre-indications

Ce médicament ne doit pas être utilisé dans les cas suivants :
- saignement de nez,
- *herpès* buccal ou ophtalmique,
- enfant de moins de 6 ans (en l'absence d'étude).

Attention : Ce médicament contient un *corticoïde* qui peut, en cas de traitement prolongé, conduire à une fragilisation de la *muqueuse* nasale. Il doit donc être employé avec précaution chez les personnes souffrant d'*ulcérations* nasales ou récemment opérées du nez ou des *sinus*.

Lors du renouvellement du traitement, le médecin peut vérifier l'état de la muqueuse nasale, notamment en cas d'irritation ou de sentiment de sécheresse anormale. Dans de rares cas, des perforations de la cloison nasale ont été observées sous traitement.

En cas de signes d'infection nasale (fièvre, coloration des sécrétions nasales), consultez votre médecin.

Des précautions sont nécessaires en cas de *tuberculose* pulmonaire en évolution ou de *mycose* pulmonaire.

Grossesse et allaitement

Les études scientifiques actuellement disponibles n'ont pas mis en évidence de risque de malformation lors de l'utilisation de corticoïdes par voie nasale pendant la grossesse. Seul votre médecin peut apprécier la nécessité du traitement dans votre cas.

Par mesure de prudence, l'usage de ce médicament est déconseillé, sans avis médical, pendant l'allaitement.

Mode d'emploi et posologie

Agiter légèrement le flacon avant l'emploi. Lors de la première utilisation, appuyer 5 fois sur la pompe pour l'amorcer.

Les pulvérisations sont faites après un mouchage soigneux.

Posologie usuelle :
- Adulte : 2 pulvérisations dans chaque narine, le matin.
- Enfant de 6 à 15 ans : 1 pulvérisation dans chaque narine, le matin.

La *posologie* et la durée du traitement sont adaptées par votre médecin en fonction de l'exposition à l'allergène.

Conseils : Ce médicament d'action lente n'est pas adapté au traitement des *rhinites* aiguës : un délai de quelques jours est nécessaire pour qu'il soit actif. Seules les prises régulières et prolongées permettent d'obtenir l'amélioration recherchée.

Effets indésirables possibles

Irritation et assèchement du nez.

Saignements de nez, maux de tête, irritation de la gorge. *Candidose* du nez ou du *pharynx*, nécessitant l'arrêt du traitement.

Exceptionnellement : perforation de la cloison nasale, augmentation de la *tension intraoculaire*.

Laboratoires sanofi-aventis France

NASALIDE

Corticoïde nasal — sur ordonnance

Présentation

NASALIDE : solution nasale ; flacon pulvérisateur de 12 ml (100 doses). Liste I - Remb 35 % - **3,87 €**.
NASALIDE : solution nasale ; flacon pulvérisateur de 24 ml (200 doses). Liste I - Remb 35 % - **6,85 €**.

Composition

	p dose
Flunisolide	25 µg
Benzalkonium chlorure	+

Dans quel cas ce médicament est-il prescrit ?

Ce médicament d'usage local contient un *corticoïde* qui possède une activité *anti-inflammatoire* marquée sur les *muqueuses*, notamment celles du nez.

Il est utilisé dans le traitement des *rhinites* d'origine allergique.

Contre-indications

Ce médicament ne doit pas être utilisé dans les cas suivants :
- saignement de nez,
- *tuberculose* pulmonaire,
- *ulcère* de l'estomac et de l'intestin non traité.

Attention : Ce médicament contient un *corticoïde* qui peut, en cas de traitement prolongé, conduire à une fragilisation de la *muqueuse* nasale. Il doit donc être employé avec précaution chez les personnes souffrant d'*ulcérations* nasales ou récemment opérées du nez ou des *sinus*.

Lors du renouvellement du traitement, le médecin peut vérifier l'état de la muqueuse nasale, notamment en cas d'irritation ou de sentiment de sécheresse anormale. Dans de rares cas, des perforations de la cloison nasale ont été observées sous traitement.

En cas de signes d'infection nasale (fièvre, coloration des sécrétions nasales), consultez votre médecin.

Des précautions sont nécessaires en cas de *mycose* pulmonaire.

Grossesse et allaitement

Les études scientifiques actuellement disponibles n'ont pas mis en évidence de risque de malformation lors de l'utilisation de corticoïdes par voie nasale pendant la grossesse. Seul votre médecin peut apprécier la nécessité du traitement dans votre cas.

Par mesure de prudence, l'usage de ce médicament est déconseillé sans avis médical pendant l'allaitement.

Mode d'emploi et posologie

Les pulvérisations sont faites après un mouchage soigneux.

Posologie usuelle :
- Adulte : 2 pulvérisations dans chaque narine, 2 fois par jour.
- Enfant de 6 à 15 ans : 1 pulvérisation dans chaque narine, 3 fois par jour.

La *posologie* et la durée du traitement sont adaptées par votre médecin en fonction de l'exposition à l'allergène.

Conseils : Ce médicament d'action lente n'est pas adapté au traitement des *rhinites* aiguës : un délai de quelques jours est nécessaire pour qu'il soit actif.

Seules les prises régulières et prolongées permettent d'obtenir l'amélioration recherchée.

Effets indésirables possibles

Irritation locale passagère.

Sécrétions striées de sang en cas d'assèchement rapide du nez, surtout en début de traitement.

Laboratoires Teva Classics

NASONEX

Corticoïde nasal — **sur ordonnance**

Présentation

NASONEX : suspension nasale ; flacon pulvérisateur (120 doses). Liste I - Remb 35 % - **12,97 €**.

Composition

	p dose
Mométasone furoate	50 µg
Benzalkonium chlorure	+

Dans quel cas ce médicament est-il prescrit ?

Ce médicament d'usage local contient un *corticoïde* qui possède une activité *anti-inflammatoire* marquée sur les *muqueuses*, notamment celles du nez.

Il est utilisé dans le traitement des *rhinites* d'origine allergique de l'adulte et de l'enfant de plus de 3 ans.

Il est également utilisé chez l'adulte dans le *traitement symptomatique* de la *polypose nasale*.

Contre-indications

Ce médicament ne doit pas être utilisé dans les cas suivants :
- saignement de nez,
- *herpès* buccal ou ophtalmique,
- enfant de moins de 3 ans (en l'absence d'étude).

Attention : Ce médicament contient un *corticoïde* qui peut, en cas de traitement prolongé, conduire à une fragilisation de la *muqueuse* nasale. Il doit donc être employé avec précaution chez les personnes souffrant d'*ulcérations* nasales ou récemment opérées du nez ou des *sinus*.

Lors du renouvellement du traitement, le médecin peut vérifier l'état de la muqueuse nasale, notamment en cas d'irritation ou de sentiment de sécheresse anormale. Dans de rares cas, des perforations de la cloison nasale ont été observées sous traitement.

En cas de signes d'infection nasale (fièvre, coloration des sécrétions nasales), consultez votre médecin.

Des précautions sont nécessaires en cas de *tuberculose* pulmonaire en évolution ou de *mycose* pulmonaire.

Grossesse et allaitement

Les études scientifiques actuellement disponibles n'ont pas mis en évidence de risque de malformation lors de l'utilisation de corticoïdes par voie nasale pendant la grossesse. Seul votre médecin peut apprécier la nécessité du traitement dans votre cas.

Par mesure de prudence, l'usage de ce médicament est déconseillé sans avis médical pendant l'allaitement.

Mode d'emploi et posologie

Agiter légèrement le flacon avant emploi. Avant la première utilisation, effectuer 6 ou 7 pressions sur la pompe doseuse ; cette opération doit être renouvelée si le médicament reste inutilisé pendant 14 jours ou plus.

Les pulvérisations sont faites après un mouchage soigneux.

Posologie usuelle :

Rhinite allergique :
- Adulte et enfant de plus de 12 ans : 2 pulvérisations dans chaque narine, 1 fois par jour le matin.
- Enfant de 3 à 11 ans : 1 pulvérisation dans chaque narine, le matin.

La *posologie* et la durée du traitement sont adaptées par votre médecin en fonction de l'exposition à l'allergène.

Polypose nasale :
- Adulte de plus de 18 ans : le traitement débute par 2 pulvérisations dans chaque narine, matin et soir ; puis, 2 pulvérisations dans chaque narine, 1 fois par jour, en traitement d'entretien.

Conseils : Ce médicament d'action lente n'est pas adapté au traitement des *rhinites* aiguës. Un délai de quelques jours est nécessaire pour qu'il soit actif. Seules les prises régulières et prolongées permettent d'obtenir l'amélioration recherchée.

Effets indésirables possibles

Irritation et assèchement du nez et de la gorge.

Saignement de nez, troubles du goût et de l'odorat.

Rarement : *réaction allergique*, augmentation de la *tension intraoculaire*, *candidose* du nez ou du *pharynx*, nécessitant l'arrêt du traitement.

Exceptionnellement : perforation de la cloison nasale.

Laboratoires Schering-Plough

NATI-K

Élément minéral : potassium

Présentation

NATI-K : comprimé *gastrorésistant* (rose) ; boîte de 40. Remb 65 % - **2,35 €**.

Composition

	p cp
Tartrate neutre de potassium	500 mg
soit Potassium	166 mg

Dans quel cas ce médicament est-il prescrit ?

Ce médicament contient du *potassium*, élément minéral indispensable aux cellules de l'organisme.

Il est utilisé dans le traitement des déficits en potassium (*hypokaliémie*), liés principalement à la prise de certains médicaments (*diurétiques*, *corticoïdes*, et tous les *laxatifs stimulants*...).

Contre-indications

Ce médicament ne doit pas être utilisé en cas de risque d'excès de *potassium* dans le sang (*hyperkaliémie*) :

- maladies entraînant une hyperkaliémie,
- médicaments augmentant le taux de potassium dans le sang,
- *sels* de régime contenant du potassium.

Attention : Pour éviter une surcharge en *potassium*, une surveillance médicale et des analyses de sang régulières sont nécessaires avant et pendant le traitement afin d'adapter la *posologie*, notamment chez la personne âgée.

Interactions avec d'autres substances

Ce médicament ne doit pas être associé aux *diurétiques* qui augmentent le taux de *potassium* : risque de *trouble du rythme cardiaque* grave en cas d'*hyperkaliémie*.

Il peut, par ailleurs, interagir avec les *inhibiteurs de l'enzyme de conversion*.

Grossesse et allaitement

Ce médicament peut être utilisé en cas de déficit en *potassium* chez la femme enceinte ou qui allaite, mais uniquement sur prescription médicale.

Mode d'emploi et posologie

Les comprimés doivent être avalés avec un verre d'eau, de préférence à la fin des repas. Les prises sont réparties au cours de la journée.

Posologie usuelle :

Elle est adaptée par votre médecin en fonction des résultats de l'analyse de sang (*kaliémie*).

Laboratoires DB Pharma

NATISPRAY

Dérivé nitré

sur ordonnance

Présentation

NATISPRAY 0,15 mg : solution pour pulvérisation buccale ; flacon de 13,5 ml avec pompe doseuse (200 doses). Liste II - Remb 65 % - **4,36 €**.

NATISPRAY 0,30 mg : solution pour pulvérisation buccale ; flacon de 18 ml avec pompe doseuse (300 doses). Liste II - Remb 65 % - **6,24 €**.

Composition

	p dose	p dose
Trinitrine	0,15 mg	0,30 mg
Alcool	+	+
Menthe, huile essentielle	+	+

Dans quel cas ce médicament est-il prescrit ?

Ce médicament *vasodilatateur* appartient à la famille des dérivés nitrés. Il possède de nombreuses propriétés qui facilitent le travail du cœur : dilatation des veines, dilatation des artères à forte dose, prévention des spasmes des *artères coronaires*.

Il est utilisé dans :

- le *traitement préventif* et le *traitement curatif* des crises d'*angine de poitrine*,
- le *traitement d'appoint* de l'*œdème aigu du poumon* (solution à 0,30 mg).

Contre-indications

Ce médicament ne doit pas être utilisé dans les cas suivants :

- hypotension grave,
- en association au sildénafil (VIAGRA).

Attention : Des précautions particulières s'imposent en cas de *cardiomyopathie* obstructive ou d'*hypertension intracrânienne*.

Une crise d'*angine de poitrine* qui dure plus d'un quart d'heure malgré la prise de trinitrine peut être un *infarctus du myocarde* débutant qui requiert un traitement urgent. Consultez un service médical d'urgence ou appelez le 15.

L'usage du VIAGRA est contre-indiqué chez les personnes qui prennent ce médicament. Si une crise d'*angine de poitrine* survient pendant un acte sexuel consécutif à la prise de VIAGRA, ce médicament ne doit en aucun cas être utilisé ; si la crise persiste après quelques minutes de repos, il convient d'appeler le 15 pour prendre un avis médical.

Les boissons alcoolisées peuvent augmenter les effets hypotenseurs de ce médicament ; les excès sont déconseillés.

Compte-tenu de ses effets indésirables potentiels, ce médicament peut, chez certaines personnes, ne pas être compatible avec la conduite automobile ou le maniement de machines dangereuses. Assurez-vous à l'occasion des premières prises que vous supportez bien ce médicament avant de conduire ou d'utiliser une machine.

Interactions avec d'autres substances

Les *vasodilatateurs* de la famille des dérivés de la trinitrine ne doivent pas être associés au VIAGRA : risque de baisse de tension grave.

Informez votre médecin ou votre pharmacien si vous prenez d'autres médicaments susceptibles d'abaisser la tension artérielle.

Grossesse et allaitement

L'effet de ce médicament pendant la grossesse ou l'allaitement est mal connu : seul votre médecin peut évaluer le risque éventuel de son utilisation dans votre cas.

Mode d'emploi et posologie

Pulvériser une bouffée, sous la langue. Il est conseillé de ne pas respirer pendant la pulvérisation et de fermer la bouche immédiatement après. Le flacon doit être tenu verticalement, le plus près possible de la bouche.

La pompe doit être amorcée avant l'utilisation : vérifier que le médicament sort du flacon avant de placer l'embout devant la bouche.

Posologie usuelle :

- *Traitement curatif* de la crise d'*angine de poitrine* : 1 pulvérisation à renouveler si nécessaire 1 ou 2 fois (solution à 0,15 mg) ou 1 fois (solution à 0,30 mg). Compte tenu du risque d'*hypotension orthostatique* lors du renouvellement de la prise, il est conseillé de faire la pulvérisation en position assise pour éviter tout risque de chute.
- *Traitement préventif* : 1 pulvérisation 2 ou 3 minutes avant une circonstance susceptible de déclencher une crise.

Les doses sont plus fortes en cas d'*insuffisance cardiaque* aiguë avec *œdème* du poumon.

Conseils : N'abusez pas de ce médicament ; il peut provoquer des maux de tête importants.

Effets indésirables possibles

Maux de tête, parfois violents, surtout en début de traitement.

Baisse de la tension artérielle ou *hypotension orthostatique*, plus fréquente chez la personne âgée et pouvant se traduire par des malaises ou des *vertiges*.

Bouffées de chaleur, rougeur cutanée.

Nausées, vomissements.

Rarement, réaction locale : sensation de brûlure dans la zone de pulvérisation.

Laboratoires Procter et Gamble Pharmaceuticals France

NAUSETUM

Informations détaillées sur www.monvidal.com

NAUSICALM

Antiémétique : antihistaminique

Présentation

NAUSICALM : gélule (transparente) ; boîte de 14. Non remb.
NAUSICALM : sirop (arôme caramel) ; flacon de 150 ml. Non remb.

Composition

	p gél	p c à c	p c à s
Diménhydrinate	50 mg	15,7 mg	47,2 mg
Saccharose	+	3,6 g	10,8 g
Alcool		+	+

Dans quel cas ce médicament est-il prescrit ?

Ce médicament est un *antiémétique* qui appartient à la famille des *antihistaminiques* de type H1. Il a des effets *sédatifs* et *atropiniques* qui expliquent certaines contre-indications et précautions d'emploi.

Il est utilisé pour prévenir et traiter le mal des transports et dans le traitement de courte durée des nausées et vomissements sans fièvre.

Contre-indications

Ce médicament ne doit pas être utilisé dans les cas suivants :

- risque de *glaucome* à angle fermé,
- risque de rétention des urines (*adénome de la prostate*),
- enfant de moins de 2 ans (lorsque le sirop est utilisé dans le mal des transports),
- enfant de moins de 6 ans (lorsque le sirop est utilisé dans le traitement des nausées),
- enfant de moins de 15 ans (gélule).

Attention : Des précautions sont nécessaires en cas d'*insuffisance hépatique* ou d'*insuffisance rénale* graves et chez la personne âgée, notamment en cas de constipation chronique, de tendance aux *vertiges* ou aux baisses de tension.

Le sirop contient du *sucre* (saccharose) en quantité notable.

Évitez les boissons alcoolisées : augmentation du risque de somnolence.

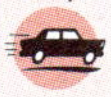
Ce médicament peut induire une somnolence, parfois intense chez certaines personnes. Cette somnolence peut être augmentée par la prise d'*alcool* ou d'autres médicaments *sédatifs*. La conduite et l'utilisation de machines dangereuses sont déconseillées, surtout dans les heures qui suivent la prise du médicament.

Interactions avec d'autres substances

Informez votre médecin ou votre pharmacien si vous prenez un autre médicament ayant des effets *atropiniques* ou *sédatifs* (tranquillisants, somnifères, certains médicaments contre la toux ou contre la douleur contenant des *opiacés*, *antidépresseurs*, *neuroleptiques*...).

Grossesse et allaitement

L'utilisation ponctuelle de ce médicament pendant la grossesse est possible, à condition de respecter la *posologie* recommandée. Néanmoins, son utilisation dans les jours qui ont précédé l'accouchement doit être signalée au médecin ; en effet, une surveillance particulière du *nouveau-né* peut être nécessaire.

Ce médicament passe dans le lait maternel ; ne l'utilisez pas ou ne le réutilisez pas sans avis médical.

Mode d'emploi et posologie

Dans la prévention du mal des transports, ce médicament doit être une demi-heure avant le départ.

Posologie usuelle :

Mal des tranports :

- Adulte : 1 à 2 gélules ou 1 à 2 cuillères à soupe de sirop avant le départ, à renouveler éventuellement au cours du voyage.
- Enfant de 6 à 15 ans : 1 à 2 cuillères à café de sirop, avant le départ. La prise peut éventuellement être renouvelée. Ne pas dépasser 10 cuillères à café de sirop par 24 heures.

- Enfant de 2 à 6 ans : ½ à 1 cuillère à café de sirop, avant le départ. La prise peut éventuellement être renouvelée. Ne pas dépasser 5 cuillères à café par 24 heures.

Nausées et vomissements :

- Adulte : 1 à 2 gélules ou 1 à 2 cuillères à soupe de sirop, toutes les 6 à 8 heures. Ne pas 8 gélules ou cuillères à soupe de sirop par jour.
- Enfant de 6 à 15 ans : 1 à 2 cuillères à café de sirop, toutes les 6 à 8 heures. Ne pas dépasser 10 cuillères à café de sirop par jour.

La durée du traitement ne doit pas dépasser 2 jours sans avis médical.

Conseils : Ce médicament peut être en accès libre dans certaines pharmacies ; néanmoins, n'hésitez pas à demander conseil à votre pharmacien.

Il existe des mesures simples et souvent efficaces pour prévenir le mal des transports :
- bien dormir la veille du voyage ;
- manger légèrement mais régulièrement pendant le trajet ;
- éviter le café, les boissons alcoolisées ou gazeuses ;
- privilégier certaines places : à l'avant en car, au niveau des ailes en avion, sur le pont au centre en bateau.

Le flacon de sirop ne doit pas être conservé plus de 1 mois après ouverture.

Effets indésirables possibles

Somnolence.

Effets *atropiniques* : sécheresse de la bouche, troubles de l'*accommodation*, blocage des urines, constipation, *palpitations*.

Hypotension orthostatique, *vertiges*, tremblements, agitation.

Réaction allergique.

Anomalie de la *numération formule sanguine*.

Laboratoires Brothier

NAUTAMINE
Antiémétique

Présentation

NAUTAMINE : comprimé sécable (bleu) ; boîte de 20. Non remb.

Composition

	p cp
Diphénhydramine di-acéfylline	90 mg

Dans quel cas ce médicament est-il prescrit ?

Ce médicament appartient à la famille des *antihistaminiques* de type H1. Il a en outre des effets *sédatifs* et *atropiniques* qui expliquent certaines précautions d'emploi.

Il est utilisé pour prévenir et traiter le mal des transports.

Contre-indications

Ce médicament ne doit pas être utilisé dans les cas suivants :
- risque de *glaucome* à angle fermé,
- risque de rétention des urines,
- enfant de moins de 2 ans.

Attention : Des précautions sont nécessaires en cas d'*insuffisance hépatique* ou *rénale* graves et chez la personne âgée, notamment en cas de constipation chronique, d'*adénome de la prostate*, de tendance aux *vertiges* ou aux baisses de tension.

Évitez les boissons alcoolisées : augmentation du risque de somnolence.

Ce médicament peut induire une somnolence, parfois intense chez certaines personnes. Cette somnolence peut être augmentée par la prise d'*alcool* ou d'autres médicaments *sédatifs*. La conduite et l'utilisation de machines dangereuses sont déconseillées, surtout dans les heures qui suivent la prise du médicament.

Interactions avec d'autres substances

Informez votre médecin ou votre pharmacien si vous prenez un autre médicament ayant des effets *atropiniques* ou *sédatifs* (tranquillisants, somnifères, certains médicaments contre la toux ou contre la douleur contenant des *opiacés*, *antidépresseurs*, *neuroleptiques*...).

Grossesse et allaitement

L'utilisation ponctuelle de ce médicament pendant la grossesse est possible, à condition de respecter la *posologie* recommandée. Néanmoins, son utilisation dans les jours qui ont précédé l'accouchement doit être signalée au médecin ; en effet, une surveillance particulière du *nouveau-né* peut être nécessaire.

Ce médicament passe dans le lait maternel ; ne l'utilisez pas ou ne le réutilisez pas sans avis médical.

Mode d'emploi et posologie

Ce médicament doit être pris avec un peu d'eau, une demi-heure avant le départ. La prise peut éventuellement être renouvelée au cours du voyage, en respectant un intervalle de 6 heures.

Pour les enfants de moins de 6 ans, les comprimés doivent être écrasés avant d'être avalés.

Posologie usuelle :
- Adulte et enfant de plus de 12 ans : 1 comprimé ou 1 comprimé et demi, à renouveler si nécessaire, sans dépasser 6 comprimés par jour.
- Enfant de 6 à 12 ans : 1 comprimé, à renouveler si nécessaire, sans dépasser 4 comprimés par jour.
- Enfant de 2 à 6 ans : ½ comprimé, à renouveler si nécessaire, sans dépasser 4 demi-comprimés par jour.

Conseils : Il existe des mesures simples et souvent efficaces pour prévenir le mal des transports :
- bien dormir la veille du voyage ;
- manger légèrement mais régulièrement pendant le trajet ;
- éviter le café, les boissons alcoolisées ou gazeuses ;
- privilégier certaines places : à l'avant en car, au niveau des ailes en avion, sur le pont au centre en bateau.

Effets indésirables possibles

Somnolence.

Effets *atropiniques* : sécheresse de la bouche, troubles de l'*accommodation*, blocage des urines, constipation, *palpitations*.

Hypotension orthostatique, *vertiges*, tremblements, agitation.
Réaction allergique.
Anomalie de la *numération formule sanguine*.

Laboratoires sanofi-aventis France

NAVOBAN

Informations détaillées sur www.monvidal.com

NAXY

Antibiotique : macrolide — sur ordonnance

Présentation

NAXY 25 mg/ml : granulés pour suspension buvable (arôme cocktail de fruits) ; flacon de 100 ml avec pipette graduée de 0 à 25 kg (332 doses-kg). Liste I - Remb 65 % - **10,92 €**.
NAXY 50 mg/ml : granulés pour suspension buvable (arôme cocktail de fruits) ; flacon de 60 ml avec pipette graduée de 0 à 50 kg (400 doses-kg). Liste I - Remb 65 % - **12,31 €**.
NAXY 250 mg : comprimé (jaune) ; boîte de 10. Liste I - Remb 65 % - **9,26 €**.
NAXY 500 mg : comprimé (jaune) ; boîte de 10. Liste I - Remb 65 % - **17,36 €**.
NAXY 500 mg : comprimé (jaune) ; boîte de 14. Liste I - Remb 65 % - **24,08 €**.

Composition

	p grad kg	p grad kg
Clarithromycine	7,5 mg	7,5 mg
Saccharose	165 mg	73 mg
Huile de ricin	+	+
	p cp	p cp
Clarithromycine	250 mg	500 mg

Dans quel cas ce médicament est-il prescrit ?

C'est un *antibiotique* qui appartient à la famille des *macrolides*.

Il est utilisé dans le traitement de diverses maladies infectieuses, notamment celles de la gorge, des sinus, des poumons, des bronches, de la peau, des gencives et des dents.

Il est également utilisé dans le cadre de l'éradication d'*Helicobacter pylori* (responsable d'*ulcères* gastroduodénaux récidivants).

Contre-indications

Ce médicament ne doit pas être utilisé dans les cas suivants :

- *allergie* aux *macrolides* ;
- en association avec les médicaments contenant du cisapride, de la mizolastine, du bépridil, du pimozide, de l'ergotamine ou de la dihydroergotamine.

Attention : Des précautions sont nécessaires en cas d'*insuffisance hépatique* ou *rénale* grave.
Une diminution de la fièvre ou une disparition des *symptômes* ne sont pas synonymes de guérison : la durée du traitement doit absolument être respectée pour éviter les rechutes ou l'apparition d'une *résistance* du *germe* à l'*antibiotique*.
En cas de traitement prolongé de plus de 10 jours, l'apparition de troubles auditifs nécessite une consultation spécialisée.

Interactions avec d'autres substances

Ce médicament ne doit pas être associé aux médicaments contenant :

- de l'ergotamine ou de la dihydroergotamine : risque d'*ergotisme* ;
- du cisapride, de la mizolastine, du bépridil ou du pimozide : risque de *torsades de pointes*.

Il peut interagir avec les médicaments qui contiennent de l'ébastine, de la toltérodine, de la bromocriptine ou de la cabergoline.

Informez par ailleurs votre médecin si vous prenez un *anticoagulant* oral, un *hypolipidémiant* de la famille des statines ou des médicaments contenant de la carbamazépine, de la digoxine, du triazolam, de la ciclosporine, de la théophylline, de l'aminophylline.

Grossesse et allaitement

L'effet de ce médicament pendant la grossesse est mal connu : seul votre médecin peut évaluer le risque éventuel de son utilisation dans votre cas.

Ce médicament est susceptible de passer dans le lait maternel. Son utilisation est possible pendant l'allaitement sauf dans les cas suivants :

- survenue de troubles digestifs chez le nouveau-né,
- nouveau-né traité par un médicament contenant du cisapride (PREPULSID) : risque d'interaction médicamenteuse.

Mode d'emploi et posologie

Ce médicament est pris de préférence au cours des repas ; la suspension buvable peut être mélangée avec du lait.

La suspension buvable est reconstituée en ajoutant de l'eau jusqu'au trait. La seringue graduée jointe permet un ajustement précis de la posologie : la dose par prise est indiquée, en fonction du poids de l'enfant, sur la seringue graduée en kg.

2 prises par jour sont nécessaires.

Posologie usuelle :

- Adulte : 250 mg à 500 mg, matin et soir.

Cette *posologie* peut être augmentée dans le traitement de certaines infections liées au sida.

Dans le traitement de l'éradication d'*Helicobacter pylori* : 500 mg, matin et soir, en association avec un autre *antibiotique* et un antiulcéreux.

- Enfant : 1 dose-kg, 2 fois par jour. Soit, pour un enfant de 20 kg : 1 mesurette remplie jusqu'à la graduation 20 kg, 2 fois par jour.

La durée du traitement est habituellement de 5 à 10 jours.

Conseils : Le médecin prescrit parfois un prélèvement pour identifier le *germe* responsable de l'infection et tester sa sensibilité aux *antibiotiques*. Le résultat de cet examen peut être faussé en cas d'automédication préalable : ne prenez pas d'antibiotiques sans avis médical.
L'éventuelle impression de fatigue n'est pas due à l'antibiotique, mais à l'infection elle-même.
La suspension buvable se conserve 14 jours à température ambiante après reconstitution.

Effets indésirables possibles

Nausées, vomissements, *diarrhée*, douleurs d'estomac, *candidose* buccale, modification du goût (rare).

Réaction allergique cutanée.
Augmentation des *transaminases, hépatite* (exceptionnelle).
Troubles auditifs réversibles.

Laboratoires Cephalon

NAZINETTE du Dr GILBERT pommade

Informations détaillées sur www.monvidal.com

NAZINETTE du Dr GILBERT solution

Informations détaillées sur www.monvidal.com

NEBCINE

Antibiotique : aminoside — sur ordonnance

Présentation

NEBCINE 25 mg : solution injectable ; flacon de 2,5 ml. Liste I - Remb 65 % - **3,79 €.**
NEBCINE 75 mg : solution injectable ; flacon de 1,5 ml. Liste I - Remb 65 % - **4,24 €.**
NEBCINE 100 mg : solution injectable ; flacon de 2 ml. Liste I - Remb 65 % - **4,36 €.**

Composition

	p flacon 25 mg	p flacon 75 mg	p flacon 100 mg
Tobramycine			
Sulfites	+	+	+

Dans quel cas ce médicament est-il prescrit ?

C'est un *antibiotique* qui appartient à la famille des *aminosides.*

Il est utilisé dans le traitement de diverses maladies infectieuses, notamment de la peau et des *voies urinaires.*

Contre-indications

Ce médicament ne doit pas être utilisé dans les cas suivants :
- *allergie* aux médicaments de la famille des *aminosides* ou aux *sulfites,*
- *myasthénie.*

Attention : Ce médicament peut être toxique pour l'*oreille interne* : signalez à votre médecin tout trouble de l'équilibre ou de l'audition, ancien ou survenant durant le traitement. Il peut également provoquer des lésions des reins, en cas de *surdosage* ou d'*insuffisance rénale* préexistante.
Ne prenez aucun *diurétique* sans avis médical pendant le traitement.
En cas d'intervention chirurgicale, informez l'anesthésiste de la prise de ce médicament.

Interactions avec d'autres substances

Ce médicament ne doit pas être associé aux médicaments contenant un autre *aminoside* : augmentation du risque de toxicité pour le rein ou l'oreille interne.
Informez votre médecin si vous prenez un médicament contenant de l'amphotéricine B, de la ciclosporine, du bumétanide ou du furosémide.

Grossesse et allaitement

L'absence d'effet toxique de ce médicament pour l'enfant à naître n'a pas été établie. Seul votre médecin peut évaluer le risque éventuel de son utilisation dans votre cas.
Ce médicament passe dans le lait maternel.

Mode d'emploi et posologie

Le contenu du flacon est prêt à l'emploi et peut être injecté par *voie intramusculaire* ou à défaut par voie *sous-cutanée* ; l'administration en *perfusion* est également possible.
La solution injectable ne doit pas être mélangée avec un autre médicament dans la même seringue.

Posologie usuelle :
3 mg par kg et par jour, soit 180 mg pour un adulte de 60 kg ou 90 mg pour un enfant de 30 kg.
Le médecin répartit cette dose en 1 ou 2 injections, et même 3 chez l'insuffisant rénal.

Conseils : L'éventuelle impression de fatigue n'est pas due à l'*antibiotique*, mais à l'infection elle-même.

Effets indésirables possibles

Douleur au point d'injection.
Rarement, dans les conditions normales d'utilisation : *insuffisance rénale*, troubles de l'audition.
Rares *allergies* cutanées.

Laboratoires Erempharma

NEBIDO

Informations détaillées sur www.monvidal.com

NEBILOX

Bêtabloquant — sur ordonnance

Présentation

NEBILOX 5 mg : comprimé quadrisécable (blanc) ; boîte de 30. Liste I - Remb 65 % - **14,62 €.**
NEBILOX 5 mg : comprimé quadrisécable (blanc) ; boîte de 90. Liste I - Remb 65 % - **41,25 €.**

Composition

	p cp
Nébivolol	5 mg
Lactose	+

Dans quel cas ce médicament est-il prescrit ?

Ce médicament appartient à la famille des *bêtabloquants.* Ceux-ci agissent en bloquant l'action de l'*adrénaline* (et d'autres *hormones* apparentées) sur de nombreux organes, notamment le cœur, les vaisseaux et les bronches.
Il est utilisé dans le traitement de :
- l'*hypertension artérielle,*
- l'*insuffisance cardiaque* en complément du traitement spécifique.

Contre-indications

Ce médicament ne doit pas être utilisé dans les cas suivants :
- *asthme* et *bronchite chronique* ;
- *insuffisance cardiaque* non contrôlée par un traitement spécifique ;
- *bloc auriculoventriculaire* grave ;
- formes graves d'*artérite* ou de phénomène de *Raynaud* ;
- rythme cardiaque inférieur à 50 battements par minute ;
- *phéochromocytome* non traité ;
- hypotension ;
- *insuffisance hépatique.*

Attention : Des précautions sont nécessaires en cas d'*insuffisance rénale* et chez la personne âgée.
N'interrompez jamais brutalement le traitement prescrit. Espacez progressivement les prises. Un avis médical est toujours préférable.
Chez les diabétiques, les *bêtabloquants* peuvent masquer certains *symptômes* de l'*hypoglycémie* (*palpitations* et accélération du cœur essentiellement).
Les bêtabloquants peuvent aggraver les *réactions allergiques* et empêcher l'action de l'*adrénaline* utilisée dans le traitement d'urgence du *choc anaphylactique*. Lors d'examens radiologiques nécessitant l'injection de produits de contraste iodés (susceptibles de provoquer des *chocs* allergiques), le traitement doit, si possible, être suspendu avec l'accord de votre médecin.
En cas d'intervention chirurgicale, l'anesthésiste doit être prévenu de la prise de ce médicament. C'est lui qui décidera si le traitement doit être poursuivi ou arrêté avant l'intervention.
Sportif : ce médicament contient une substance susceptible de rendre positifs certains *tests antidopage*.

Interactions avec d'autres substances

Ce médicament peut interagir avec ceux contenant de l'amiodarone.
Informez par ailleurs votre médecin si vous prenez un *inhibiteur calcique*, un *antiarythmique* de classe I, un *antidépresseur imipraminique*, un *neuroleptique*, un *barbiturique* ou un médicament contenant de la clonidine.

Grossesse et allaitement

L'utilisation de ce *bêtabloquants* est déconseillée chez la femme enceinte. Si le traitement est poursuivi jusqu'à la fin de la grossesse, l'effet bêtabloquant peut persiter quelques jours chez le nouveau-né. Il justifie une surveillance médicale renforcée pendant les premiers jours de la vie.
Ce médicament passe dans le lait maternel ; un choix est donc nécessaire entre l'allaitement et la prise du médicament. Cette décision devra être prise en accord avec votre médecin.

Mode d'emploi et posologie

Ce médicament peut être pris indifféremment au cours ou en dehors des repas, de préférence à heure régulière.

Posologie usuelle :
- Adulte : La posologie est variable selon les cas :
- Hypertension artérielle : 1 comprimé par jour.
- Insuffisance cardiaque : la dose la plus faible efficace est recherchée. Elle ne doit pas dépasser 10 mg par jour.

Conseils : Votre tension artérielle doit être contrôlée régulièrement. Les appareils permettant une mesure automatique de la tension à domicile utilisent souvent un procédé de mesure différent de celui qu'emploie votre médecin. Si vous avez un tel appareil, apportez-le en consultation pour vous assurer que la mesure obtenue est bien conforme à celle du tensiomètre de votre médecin.
Le traitement médicamenteux ne dispense pas de mesures simples pouvant faire baisser la tension artérielle : activité physique régulière, modération de la consommation de boissons alcoolisées et de *sel*, lutte contre l'excès de poids.
Il est normal que le rythme cardiaque ralentisse sous l'effet du traitement ; néanmoins, en cas de fatigue anormale et de pouls inférieur à 50 battements par minute, consultez votre médecin.

Effets indésirables possibles

Le plus fréquemment : constipation ou diarrhée, nausées, maux de tête, vertiges, fatigue, œdème, essoufflement.
Plus rarement : digestion difficile, vomissements, cauchemars, ralentissement important du cœur, *bloc auriculoventriculaire*, *insuffisance cardiaque*, baisse excessive de la tension artérielle, troubles de l'érection, *éruption cutanée*, phénomène de *Raynaud*, *bronchospasme*, troubles de la vision, état dépressif.

Laboratoires Negma

NÉCYRANE

Préparation nasale antiseptique

Présentation

NÉCYRANE : solution pour pulvérisation nasale ; flacon pressurisé de 10 ml. Non remb.

Composition

	p 10 ml
Ritiométan magnésien	194,5 g
Eucalyptol (cinéole)	+
Chlorure de benzalkonium	+

Dans quel cas ce médicament est-il prescrit ?

Cette solution nasale contient un *antiseptique*.
Elle est utilisée dans le *traitement d'appoint* des *rhinites* et des *rhinopharyngites*.

Contre-indications

Ce médicament ne doit pas être utilisé dans les cas suivants :
- *allergie* aux *antiseptiques* de la famille des *ammoniums quaternaires* (présence de benzalkonium),
- enfant ayant des *antécédents* de *convulsions* et *nourrisson* de moins de 30 mois (présence de cinéole).

Attention : Si votre état de s'améliore pas après quelques jours de traitement, consultez votre médecin.
L'usage prolongé de ce médicament n'est pas souhaitable : il peut modifier l'équilibre microbien du nez ou de la gorge.

Grossesse et allaitement

L'effet de ce médicament pendant la grossesse ou l'allaitement est mal connu. L'évaluation du risque éventuel lié à son utilisation est individuelle : demandez conseil à votre pharmacien ou à votre médecin.

Mode d'emploi et posologie

Les pulvérisations doivent être faites après un mouchage soigneux, en tenant le flacon verticalement.

Posologie usuelle :
- Adulte : 4 à 6 pulvérisations par jour, dans chaque narine.
- Enfant de plus de 30 mois : 3 pulvérisations par jour, dans chaque narine.

Conseils : Les solutions nasales *antiseptiques* ou *antibiotiques* peuvent être contaminées par des *germes* : ne les conservez pas au-delà de la durée du traitement.

Effets indésirables possibles

Réaction allergique, irritation locale.

Laboratoires Pierre Fabre Santé

NEISVAC

Informations détaillées sur www.monvidal.com

NÉO-CODION comprimé

Antitussif opiacé

Présentation

NÉO-CODION : comprimé (vert) ; boîte de 20. Non remb.

Composition

	p cp
Codéine camphosulfonate	25 mg
soit Codéine	14,93 mg
Grindélia, extrait mou	17 mg
Sulfogaïacol	100 mg

Dans quel cas ce médicament est-il prescrit ?

Ce médicament *antitussif* contient un *opiacé*, la *codéine*, qui a une action *sédative* sur le *système nerveux central* et notamment sur les centres de la toux. Les autres substances fluidifient les sécrétions bronchiques.

Il est utilisé dans le *traitement symptomatique* des toux sèches.

Contre-indications

Ce médicament ne doit pas être utilisé dans les cas suivants :
- *asthme* ;
- *insuffisance respiratoire* ;
- en association avec les médicaments contenant de la nalbuphine, de la buprénorphine ou de la pentazocine ;
- **allaitement**.

Attention : Ce médicament n'est pas adapté au traitement de la toux grasse, qui est un mécanisme de défense normal de l'organisme permettant l'évacuation des mucosités présentes dans les bronches.

La toux est un *symptôme* qui peut révéler de nombreuses maladies : consultez votre médecin si elle persiste plus de quelques jours.

Du fait de la présence de codéine, n'utilisez pas ce médicament à forte dose et de façon prolongée (risque de *dépendance*) et évitez son emploi en cas d'*hypertension intracrânienne*, qu'il pourrait aggraver.

De nombreux médicaments contiennent de la codéine, notamment certains *antitussifs* et *antalgiques*. Leur prise conjointe expose à un risque de *surdosage* et à une augmentation des effets indésirables.

Évitez la prise de boissons alcoolisées pendant le traitement.

Ce médicament peut induire une somnolence, parfois intense chez certaines personnes. Cette somnolence peut être augmentée par la prise d'*alcool* ou d'autres médicaments *sédatifs*. La conduite et l'utilisation de machines dangereuses sont déconseillées, surtout dans les heures qui suivent la prise du médicament.

Interactions avec d'autres substances

Ce médicament ne doit pas être associé à ceux qui contiennent de la nalbuphine, de la buprénorphine ou de la pentazocine : risque de diminution de l'effet *antalgique*.

Informez par ailleurs votre médecin ou votre pharmacien si vous prenez des *sédatifs*.

Grossesse et allaitement

L'utilisation de la *codéine* et de ses dérivés (codéthyline, pholcodine) ne doit être envisagée chez la femme enceinte qu'en cas de nécessité, en effet :
- une *insuffisance respiratoire* peut survenir chez le nouveau-né d'une mère traitée par des doses élevées, même si le traitement est ponctuel mais précède de peu l'accouchement ;
- un *syndrome de sevrage*, à l'inverse, peut concerner des nouveau-nés si leur mère reçoit un traitement régulier, même à faible dose.

Il est donc important de signaler à l'obstétricien la prise éventuelle de codéine ou d'un de ses dérivés, afin que ces risques puissent être prévenus par une surveillance et un éventuel traitement adapté.

Ce médicament passe dans le lait maternel. Il est contre-indiqué pendant l'allaitement.

Mode d'emploi et posologie

Ce médicament est pris de préférence au moment où survient la toux, en respectant un intervalle de 6 heures entre les prises.

Posologie usuelle :
- Adulte : 1 comprimé, 1 à 4 fois par jour. En cas d'*insuffisance hépatique* et chez la personne âgée, la *posologie* initiale est généralement réduite de moitié.

Conseils : Une toux nocturne aggravée par ce médicament peut être une toux allergique, demandez conseil à votre médecin.

La cigarette est irritante pour les bronches et entretient la toux : évitez de fumer ou d'être exposé à la fumée des autres.

Des mesures simples permettent de calmer les toux sèches : boissons chaudes et humidification de l'air ambiant.

Effets indésirables possibles

Constipation, somnolence, nausées, vomissements, sensation de vertige et, plus rarement, *bronchospasme*, *réaction allergique* cutanée, ralentissement de la respiration. Ces effets indésirables sont ceux de la famille des *opiacés* ; ils sont généralement modérés aux doses recommandées.

Laboratoires Bouchara-Recordati

NÉO-CODION sirop

Antitussif opiacé

Présentation

NÉO-CODION Adulte : sirop (arômes : orange, mandarine) ; flacon de 180 ml. Remb 35 % - **2,67 €**.
NÉO-CODION Enfant : sirop (arômes : orange, mandarine, fraise) ; flacon de 125 ml avec gobelet doseur gradué. Non remb.

Composition

	sirop Ad p c à s	sirop Enf p 5 ml
Codéine camphosulfonate	25,8 mg	5,5 mg
Soit Codéine	15,4 mg	3,3 mg
Benzoate de sodium		60 mg
Titre alcoolique	3,16°	1,5°
Saccharose	8,7 g	2,8 g

Dans quel cas ce médicament est-il prescrit ?

Ce médicament contient un antitussif *opiacé*, la *codéine*, qui a une action *sédative* sur le *système nerveux central* et notamment sur les centres de la toux. Le sirop Enfant contient également un *expectorant*.
Il est utilisé dans le *traitement symptomatique* des toux sèches.

Contre-indications

Ce médicament ne doit pas être utilisé dans les cas suivants :
- *asthme* ;
- *insuffisance respiratoire* ;
- enfant de moins de 15 ans (sirop Adulte) ;
- enfant de moins de 30 mois (sirop Enfant) ;
- en association avec les médicaments contenant de la nalbuphine, de la buprénorphine ou de la pentazocine ;
- **allaitement**.

Attention : Ce médicament n'est pas adapté au traitement de la toux grasse, qui est un mécanisme de défense normal de l'organisme permettant l'évacuation des mucosités présentes dans les bronches.
La toux est un *symptôme* qui peut révéler de nombreuses maladies : consultez votre médecin si elle persiste plus de quelques jours.
Du fait de la présence de codéine, n'utilisez pas ce médicament à forte dose et de façon prolongée (risque de *dépendance*) et évitez son emploi en cas d'*hypertension intracrânienne*, qu'il pourrait aggraver.
De nombreux médicaments contiennent de la codéine, notamment certains *antitussifs* et *antalgiques*. Leur prise conjointe expose à un risque de *surdosage* et à une augmentation des effets indésirables.
Ce médicament contient du *sucre* (saccharose) en quantité notable.
Évitez la prise de boissons alcoolisées pendant le traitement.
Ce médicament peut induire une somnolence, parfois intense chez certaines personnes. Cette somnolence peut être augmentée par la prise d'*alcool* ou d'autres médicaments *sédatifs*. La conduite et l'utilisation de machines dangereuses sont déconseillées, surtout dans les heures qui suivent la prise du médicament.

Interactions avec d'autres substances

Ce médicament ne doit pas être associé à ceux qui contiennent de la nalbuphine, de la buprénorphine ou de la pentazocine : risque de diminution de l'effet *antalgique*.
Informez par ailleurs votre médecin ou votre pharmacien si vous prenez des *sédatifs*.

Grossesse et allaitement

L'utilisation de la *codéine* et de ses dérivés (codéthyline, pholcodine) ne doit être envisagée chez la femme enceinte qu'en cas de nécessité, en effet :
- une *insuffisance respiratoire* peut survenir chez le nouveau-né d'une mère traitée par des doses élevées, même si le traitement est ponctuel mais précède de peu l'accouchement ;
- un *syndrome de sevrage*, à l'inverse, peut concerner des nouveau-nés si leur mère reçoit un traitement régulier, même à faible dose.

Il est donc important de signaler à l'obstétricien la prise éventuelle de codéine ou d'un de ses dérivés, afin que ces risques puissent être prévenus par une surveillance et un éventuel traitement adapté.
Ce médicament passe dans le lait maternel. Il est contre-indiqué pendant l'allaitement.

Mode d'emploi et posologie

Ce médicament est pris de préférence au moment où survient la toux, en espaçant les prises d'au moins 6 heures.

Posologie usuelle :
- Adulte : 1 cuillère à soupe de sirop Adulte, 1 à 4 fois par jour. En cas d'*insuffisance hépatique* et chez la personne âgée, la *posologie* initiale est généralement réduite de moitié.
- Enfant de 40 à 50 kg (de 12 à 15 ans) : 1 mesure de 15 ml de sirop Enfant, 1 à 4 fois par jour.
- Enfant de 25 à 40 kg (de 8 à 12 ans) : 1 mesure de 10 ml de sirop Enfant, 1 à 4 fois par jour.
- Enfant de 20 à 25 kg (de 6 à 8 ans) : 1 mesure de 5 ml de sirop Enfant, 1 à 4 fois par jour.
- Enfant de 13 à 20 kg (de 30 mois à 6 ans) : 1 mesure de 2,5 ml de sirop Enfant, 1 à 4 fois par jour.

Conseils : Une toux nocturne aggravée par ce médicament peut être une toux allergique : demandez conseil à votre médecin.
La cigarette est irritante pour les bronches et entretient la toux : évitez de fumer ou d'être exposé à la fumée des autres.
Des mesures simples permettent de calmer les toux sèches : boissons chaudes et humidification de l'air ambiant.

Effets indésirables possibles

Constipation, somnolence, nausées, vomissements, sensation de vertige et, plus rarement, *bronchospasme*, *réaction allergique* cutanée, ralentissement de la respiration. Ces effets indésirables sont ceux de la famille des *opiacés* ; ils sont généralement modérés aux doses recommandées.

Laboratoires Bouchara-Recordati

NÉO-CODION sirop Nourrisson

Informations détaillées sur www.monvidal.com

NÉO-MERCAZOLE

Antithyroïdien

Présentation

NÉO-MERCAZOLE 5 mg : comprimé (blanc) ; boîte de 50. Remb 65 % - **2,67 €**.
NÉO-MERCAZOLE 20 mg : comprimé (blanc) ; boîte de 30. Remb 65 % - **4,75 €**.

Composition

	p cp	p cp
Carbimazole	5 mg	20 mg

Dans quel cas ce médicament est-il prescrit ?

Ce médicament appartient à la famille des *antithyroïdiens*. Il bloque la synthèse des *hormones thyroïdiennes*.
Il est utilisé dans le traitement des *hyperthyroïdies*.

Contre-indications

Ce médicament ne doit pas être utilisé dans les cas suivants :
- certains cancers de la *thyroïde*,
- certaines maladies graves du sang,
- *insuffisance hépatique*.

Attention : Ce médicament peut être responsable d'une baisse du nombre de *globules blancs* dans le sang : en cas de fièvre ou d'angine, qui peuvent traduire cette anomalie sanguine, consultez votre médecin. Pour prévenir ce risque, des analyses de sang régulières sont nécessaires en début de traitement.

Grossesse et allaitement

Le traitement peut être poursuivi pendant la grossesse sous réserve d'une adaptation de la *posologie*.
Ce médicament passe dans le lait maternel ; un choix est donc nécessaire entre l'allaitement et la prise du médicament. Cette décision devra être prise en accord avec votre médecin.

Mode d'emploi et posologie

Les comprimés peuvent être avalés en 1 ou 3 prises, de préférence au cours des repas.

Posologie usuelle :
Elle est fixée par le médecin en fonction de l'intensité de l'*hyperthyroïdie*. Elle est modifiée en fonction de la réponse au traitement.
L'effet n'est pas immédiat et se manifeste après plusieurs semaines.

Effets indésirables possibles

Réaction allergique cutanée, fièvre, rougeurs, douleurs articulaires, courbatures.
Baisse du nombre de *globules blancs* dans le sang (voir Attention).
Augmentation du volume du goitre, en général liée à un *surdosage*.
Rarement : *hépatite*, perte du goût.

Laboratoires Centre Spécialités Pharmaceutiques

NÉOMYCINE DIAMANT collyre

Informations détaillées sur www.monvidal.com

NÉORAL

Immunosuppresseur — sur ordonnance

Présentation

NÉORAL : solution buvable ; flacon de 50 ml avec pipette. Liste I, *médicament à prescription restreinte* - Remb 100 % - **214,95 €**.
NÉORAL 10 mg : capsule ; boîte de 60. Liste I, *médicament à prescription restreinte* - Remb 100 % - **30,40 €**.
NÉORAL 25 mg : capsule ; boîte de 60. Liste I, *médicament à prescription restreinte* - Remb 100 % - **68,85 €**.
NÉORAL 50 mg : capsule ; boîte de 60. Liste I, *médicament à prescription restreinte* - Remb 100 % - **132,48 €**.
NÉORAL 100 mg : capsule ; boîte de 60. Liste I, *médicament à prescription restreinte* - Remb 100 % - **254,44 €**.

Composition

	p ml	p caps	p caps
Ciclosporine	100 mg	10 mg	25 mg

	p caps	p caps
Ciclosporine	50 mg	100 mg

Dans quel cas ce médicament est-il prescrit ?

Ce médicament contient de la ciclosporine. Cette substance a la propriété de bloquer certaines cellules qui interviennent dans les réactions immunitaires contre les corps étrangers.
La ciclosporine est utilisée pour prévenir le rejet des greffes d'organe (rein, cœur, moelle osseuse...). Elle est également utilisée dans le traitement de certaines maladies où une activité anormale du système immunitaire est connue ou suspectée : *polyarthrite rhumatoïde*, maladie rénale, *psoriasis* grave, *aplasie médullaire*...

Contre-indications

Dans la prévention du rejet des greffes d'organe, il n'existe pas de contre-indications à l'emploi de la ciclosporine en dehors de l'*allergie* à cette substance. Lorsque ce médicament est utilisé pour traiter une maladie, les contre-indications varient en fonction de l'affection traitée et du bénéfice attendu pour le malade.

Attention : Le respect de la *posologie*, la régularité des prises sont des éléments fondamentaux du traitement.
Le médecin prescrit des analyses de sang pour vérifier le bon fonctionnement des reins ou pour connaître la quantité de ciclosporine présente dans le sang.

Interactions avec d'autres substances

Certains médicaments ou substances peuvent augmenter le taux de ciclosporine dans le sang :
- *antibiotiques* : pristinamycine, érythromycine, roxithromycine, josamycine ;
- *antifongiques* (sauf d'usage local) : kétoconazole, fluconazole, itraconazole ;
- *contraceptifs* oraux ;
- certains *inhibiteurs calciques*.

D'autres médicaments ou substances peuvent diminuer l'action de la ciclosporine :
- antibiotiques : triméthoprime, octréotide, rifampicine ;
- phénobarbital et autres *barbituriques* ;
- antiépileptiques : carbamazépine, phénytoïne.

Certains médicaments, enfin, peuvent donner lieu à des interactions plus ou moins gênantes :
- *vaccins* vivants (aucun risque avec les vaccins tués) ;

– antibiotiques potentiellement toxiques pour le rein (sauf d'usage local) : *aminosides*, amphotéricine B (*voie IV*).

Ne prenez aucun de ces médicaments sans l'accord du médecin hospitalier qui vous a prescrit la ciclosporine.

Grossesse et allaitement

L'effet de ce médicament pendant la grossesse est mal connu : seul votre médecin peut évaluer le risque éventuel de son utilisation dans votre cas.

Ce médicament passe dans le lait maternel : l'allaitement est déconseillé.

Mode d'emploi et posologie

La solution buvable doit être diluée dans un récipient en verre, avec une boisson froide (eau minérale, lait, chocolat, jus de fruit sauf jus de pamplemousse). Elle doit être bue immédiatement après dilution.

Les capsules doivent être avalées avec un grand verre d'eau ; il est possible de les mâcher.

Posologie usuelle :

La *posologie* est strictement individuelle ; elle est répartie en 2 prises quotidiennes.

Conseils :

Conditions particulières de délivrance

Ce médicament est un *médicament à prescription restreinte* : il doit obligatoirement être prescrit pour la première fois par un médecin hospitalier. Les ordonnances de renouvellements peuvent être rédigées par un médecin de ville, mais chaque ordonnance de renouvellement doit être présentée au pharmacien, accompagnée de la prescription hospitalière initiale, valable 6 mois.

La pipette servant à prélever la solution buvable ne doit pas être rincée à l'eau après usage : il faut l'essuyer dans un mouchoir en papier avant de la ranger dans son étui.

La solution buvable se conserve 2 mois après ouverture, de préférence dans un endroit frais.

Effets indésirables possibles

Insuffisance rénale, *hypertension artérielle*, *hépatite*, tremblements, fourmillements cutanés, pousse anormale des poils, *troubles digestifs*, gonflement des gencives, *œdèmes*.

Rarement, crampes musculaires.

Laboratoires Novartis Pharma SAS

NÉRISALIC

Dermocorticoïde et acide salicylique

sur ordonnance

Présentation

NÉRISALIC : crème ; tube de 10 g. Liste I - Remb 35 % - **1,54 €**.

NÉRISALIC : crème ; tube de 30 g. Liste I - Remb 35 % - **3,29 €**.

Composition

	p 100 g
Diflucortolone valérate micronisé	0,1 g
Acide salicylique micronisé	3 g

Dans quel cas ce médicament est-il prescrit ?

Cette crème contient deux substances :

– un *dermocorticoïde* d'activité forte, qui freine le renouvellement et la multiplication des cellules de la peau et limite le suintement ;

– l'acide salicylique, qui réduit l'épaisseur de la couche cornée superficielle de la peau et facilite ainsi l'activité du dermocorticoïde qui lui est associé.

Elle est utilisée dans le traitement des *dermatoses* comportant un épaississement de la peau, notamment les *lichénifications*, l'*eczéma*, le *psoriasis*.

Contre-indications

Ce médicament ne doit pas être utilisé dans les cas suivants :

– *allergie* aux *salicylés* ;

– infections et parasitoses non traitées de la peau (ce médicament n'a pas d'effet anti-infectieux) ;

– plaie, *ulcère* de jambe, *escarre* ;

– *acné* et *rosacée*.

Le médecin est seul juge pour prescrire ce médicament chez le *nourrisson*.

Attention : Sauf indication contraire de votre médecin, n'appliquez jamais de *dermocorticoïdes* d'activité forte ou très forte :

– sur le visage : risque augmenté d'effets indésirables locaux, notamment de *dermite périorale* (rougeur autour de la bouche) ;

– chez le *nourrisson*.

Comme les autres *dermocorticoïdes*, ce médicament a souvent une action efficace et rapide sur les lésions de la peau ; il peut être tentant de le réutiliser, mais l'automédication expose à des risques importants : aggravation de certaines lésions, installation d'une *dépendance* (amélioration de moins en moins visible des lésions et recrudescence des *symptômes* à chaque arrêt de traitement) et altération durable de la peau.

Suivez attentivement la prescription de votre médecin et n'hésitez pas à lui demander des explications.

Grossesse et allaitement

L'effet de ce médicament pendant la grossesse ou l'allaitement est mal connu : seul votre médecin peut évaluer le risque éventuel de son utilisation dans votre cas.

Mode d'emploi et posologie

Étaler la crème sur les lésions et faire pénétrer par un léger massage.

Posologie usuelle :

1 ou 2 applications par jour.

Le médecin prescrit fréquemment un arrêt progressif du traitement : espacement des applications ou diminution de la quantité appliquée.

Conseils : Ne conseillez pas, ne donnez pas ce médicament à un proche.

Pensez à vous laver les mains après l'application pour éviter tout contact avec les yeux et les *muqueuses*.

En cas d'utilisation sur une grande surface de peau, le port d'un gant en plastique est recommandé.

Effets indésirables possibles

Sont à craindre en cas d'usage prolongé : *atrophie* cutanée, *télangiectasies* (dilatation des petits vaisseaux), vergetures, *purpura* (microhémorragies de la peau), fragilisation de la peau.

Sur le visage, ce médicament peut provoquer une *dermite périorale* ou provoquer ou aggraver une *rosacée*.

Sont possibles également : retard de cicatrisation, *acné*, développement anormal des poils, dépigmentation localisée de la peau.

Laboratoires Intendis SAS

NÉRISONE

Dermocorticoïde

sur ordonnance

Présentation

NÉRISONE : crème ; tube de 30 g. Liste I - Remb 65 % - **3,33 €**.
NÉRISONE : pommade ; tube de 30 g. Liste I - Remb 65 % - **3,33 €**.
NÉRISONE GRAS : pommade anhydre ; tube de 30 g. Liste I - Remb 65 % - **3,33 €**.

Composition

	p 100 g
Diflucortolone valérate	100 mg

Dans quel cas ce médicament est-il prescrit ?

C'est un *dermocorticoïde* d'activité forte. Comme les autres dérivés de la *cortisone* à usage local, il freine le renouvellement et la multiplication des cellules de la peau et limite le suintement.

Il est utilisé pour traiter les *eczémas* de contact ou *atopiques*, les *lichénifications*, les *dermites séborrhéiques* (sauf celles du visage), le *psoriasis*, le *prurigo*, la *dyshidrose*, et pour soulager les démangeaisons dues aux piqûres d'insectes ou à la présence de parasites sous la peau.

Il est également utilisé dans le traitement de certaines maladies rares : *granulome annulaire*, *lupus érythémateux* discoïde, *mycosis fongoïde*.

Contre-indications

Ce médicament ne doit pas être utilisé dans les cas suivants :
- infection et parasitose non traitées de la peau (ce médicament n'a pas d'effet anti-infectieux),
- lésion ulcérée,
- *acné* et *rosacée*,
- en application sur les paupières (risque d'augmentation de la *tension intraoculaire*).

Attention : Sauf indication contraire de votre médecin, n'appliquez jamais de *dermocorticoïdes* d'activité forte ou très forte :
- sur le visage : risque augmenté d'effets indésirables locaux, notamment de *dermite périorale* (rougeur autour de la bouche) ;
- chez le *nourrisson*.

Comme les autres dermocorticoïdes, ce médicament a souvent une action efficace et rapide sur les lésions de la peau ; il peut être tentant de le réutiliser, mais l'automédication expose à des risques importants : aggravation de certaines lésions, installation d'une *dépendance* (amélioration de moins en moins visible des lésions et recrudescence des *symptômes* à chaque arrêt de traitement) et altération durable de la peau.

Suivez attentivement la prescription de votre médecin et n'hésitez pas à lui demander des explications.

Grossesse et allaitement

Aucun effet néfaste pour l'enfant à naître n'a été établi avec ce médicament. Il peut être prescrit pendant la grossesse.

En raison du risque d'ingestion par le nouveau-né, ce médicament ne doit pas être appliqué sur le mamelon chez la femme qui allaite.

Mode d'emploi et posologie

La crème est adaptée au traitement des lésions suintantes et des régions pileuses, la pommade à celui des lésions sèches, la pommade anhydre à celui des lésions très sèches.

Étaler le produit sur les lésions et le faire pénétrer par un léger massage. Pour traiter de grandes surfaces de peau : appliquer en touches espacées, puis étaler jusqu'à complète absorption.

Posologie usuelle :

1 ou 2 applications par jour.

Le médecin prescrit fréquemment un arrêt progressif du traitement : espacement des applications ou diminution de la quantité appliquée.

Conseils : Ne conseillez pas, ne donnez pas ce médicament à un proche.

Pensez à vous laver les mains après l'application. En cas d'utilisation sur une grande surface de peau, le port d'un gant en plastique est recommandé.

Effets indésirables possibles

Sont à craindre en cas d'usage prolongé : *atrophie* cutanée, *télangiectasies* (dilatation des petits vaisseaux), vergetures, *purpura* (microhémorragies de la peau), fragilisation de la peau.

Appliqué sur le visage, ce médicament peut provoquer une *dermite périorale* ou provoquer ou aggraver une *rosacée*.

Sont possibles également : retard de cicatrisation, *acné*, développement anormal des poils, dépigmentation localisée de la peau.

L'utilisation des *dermocorticoïdes* sous un pansement étanche ou dans les plis peut favoriser la prolifération des bactéries ou une allergie cutanée. Consulter votre médecin en cas de rougeur ou de douleur apparue après le début du traitement.

Laboratoires Intendis SAS

NÉRISONE C

Informations détaillées sur www.monvidal.com

NERVOPAX

Informations détaillées sur www.monvidal.com

NESTOSYL pommade

Informations détaillées sur www.monvidal.com

NESTOSYL soluté huileux

Informations détaillées sur www.monvidal.com

NÉTROMICINE
Antibiotique : aminoside — sur ordonnance

Présentation
NÉTROMICINE IM 25 mg/1 ml : solution injectable ; ampoule de 1 ml. Liste I - Remb 65 % - **1,68 €**.
NÉTROMICINE IM 50 mg/2 ml : solution injectable ; ampoule de 2 ml. Liste I - Remb 65 % - **2,37 €**.
NÉTROMICINE IM 100 mg/1 ml : solution injectable ; ampoule de 1 ml. Liste I - Remb 65 % - **3,79 €**.
NÉTROMICINE IM 150 mg/1,5 ml : solution injectable ; ampoule de 1,5 ml. Liste I - Remb 65 % - **4,94 €**.

Composition

	p amp inj	p amp inj
Nétilmicine	25 mg	50 mg
Sulfites	+	+

	p amp inj	p amp inj
Nétilmicine	100 mg	150 mg
Sulfites	+	+

Dans quel cas ce médicament est-il prescrit ?
C'est un *antibiotique* qui appartient à la famille des *aminosides*.
Il est utilisé dans le traitement de diverses maladies infectieuses, notamment des reins et des *voies* urinaires.

Contre-indications
Ce médicament ne doit pas être utilisé dans les cas suivants :
- *allergie* aux médicaments de la famille des *aminosides* et aux *sulfites* ;
- *myasthénie* ;
- en association avec un autre aminoside.

Attention : Ce médicament peut être toxique pour l'*oreille interne* : signalez à votre médecin tout trouble de l'équilibre ou de l'audition, ancien ou survenant pendant le traitement. Il peut également provoquer des lésions des reins, en cas de *surdosage* ou d'*insuffisance rénale* préexistante.
Ne prenez aucun *diurétique* sans avis médical pendant le traitement. En cas d'intervention chirurgicale, informez l'anesthésiste de la prise de ce médicament.

Interactions avec d'autres substances
Ce médicament ne doit pas être associé aux médicaments contenant un autre *aminoside* : augmentation du risque de toxicité pour le rein ou l'oreille interne.
Informez votre médecin si vous prenez un médicament contenant de l'amphotéricine B, de la ciclosporine, du bumétanide ou du furosémide.

Grossesse et allaitement
L'absence d'effet toxique de ce médicament pour l'enfant à naître n'a pas été établie. Seul votre médecin peut évaluer le risque éventuel de son utilisation dans votre cas.
Ce médicament passe faiblement dans le lait maternel.

Mode d'emploi et posologie
Les ampoules sont prêtes à l'emploi et doivent être injectées exclusivement par *voie intramusculaire* ou en *perfusion*.

Posologie usuelle :
- Adulte : 4 à 6 mg par kg et par jour, soit 350 mg pour un adulte de 70 kg.
- Enfant et nourrisson : 6 à 7,5 mg par kg et par jour.

Le médecin répartit cette dose en 1 ou 2 injections, et même 3 chez l'insuffisant rénal.
La solution injectable ne doit pas être mélangée avec un autre médicament dans la même seringue.

Conseils : L'éventuelle impression de fatigue n'est pas due à l'*antibiotique*, mais à l'infection elle-même.

Effets indésirables possibles
Douleur au point d'injection.
Rarement, dans les conditions normales d'utilisation : *insuffisance rénale*, troubles de l'audition.
Rares *allergies* cutanées.

Laboratoires Schering-Plough

NEULEPTIL
Neuroleptique — sur ordonnance

Présentation
NEULEPTIL 10 mg : gélule (crème) ; boîte de 50. Liste I - Remb 65 % - **7,49 €**.
NEULEPTIL 25 mg : comprimé sécable (jaune) ; boîte de 50. Liste I - Remb 65 % - **8,72 €**.
NEULEPTIL 1 % : solution buvable ; flacon compte-gouttes de 30 ml (1 200 gouttes). Liste I - Remb 65 % - **3,71 €**.
NEULEPTIL 4 % : solution buvable ; flacon compte-gouttes de 30 ml (1 200 gouttes). Liste I - Remb 65 % - **7,17 €**.

Composition

	p gél	p cp
Propériciazine	10 mg	25 mg
Amidon de blé (gluten)		+

	p gte	p gte
Propériciazine	0,25 mg	1 mg
Titre alcoolique	9°	9°

Dans quel cas ce médicament est-il prescrit ?
C'est un *neuroleptique* qui appartient à la famille chimique des phénothiazines. Il possède des effets *atropiniques* marqués, qui ne participent pas à son activité, mais qui expliquent certaines contre-indications et certains effets indésirables.
Il est utilisé dans le traitement de certains troubles psychiques (*schizophrénie*, certains types de *psychoses*, troubles graves du comportement chez l'enfant...).

Contre-indications
Ce médicament ne doit pas être utilisé dans les cas suivants :
- risque de *glaucome* à angle fermé,
- risque de blocage des urines (*adénome de la prostate*),
- *antécédent* d'*agranulocytose*,
- *intolérance* au gluten (comprimé à 25 mg),
- en association avec les médicaments *dopaminergiques*.

Attention : Ce médicament peut être responsable d'une baisse du nombre des *globules blancs* dans le sang. Des analyses doivent être réalisées rapidement en cas d'angine, d'ulcérations de la bouche ou de fièvre anormale, qui peuvent traduire cette anomalie sanguine.
En cas de survenue d'une fièvre inexpliquée associée à une raideur musculaire (qui pourraient être dues au médicament), ne poursuivez pas le traitement sans avis médical : risque de *syndrome malin des neuroleptiques*.

Ce médicament présente des effets *atropiniques*. Il peut provoquer un *glaucome* aigu chez les personnes prédisposées : œil rouge, dur et douloureux, avec vision floue. Une consultation d'extrême urgence auprès d'un ophtalmologiste est nécessaire.

Sauf cas exceptionnel, ce médicament ne doit pas être utilisé en cas de maladie de *Parkinson*.

Les situations favorisant les *torsades de pointes* doivent être signalées au médecin.

Des précautions sont requises en cas d'*épilepsie*, de maladie cardiaque, d'*insuffisance hépatique*, d'*insuffisance rénale* et chez la personne âgée, notamment en cas de constipation chronique, de tendance aux *vertiges* ou aux baisses de tension.

Évitez les boissons alcoolisées : augmentation du risque de somnolence.

Ce médicament peut induire une somnolence, parfois intense chez certaines personnes. Cette somnolence peut être augmentée par la prise d'*alcool* ou d'autres médicaments *sédatifs*. La conduite et l'utilisation de machines dangereuses sont déconseillées, surtout dans les heures qui suivent la prise du médicament.

Interactions avec d'autres substances

La prise conjointe de neuroleptiques et de médicaments *dopaminergiques* est généralement contre-indiquée (risque d'annulation de leurs effets) ; cette association peut néanmoins être nécessaire chez certaines personnes atteintes de la maladie de *Parkinson*.

Il peut interagir avec les médicaments contenant du sultopride ou de la lévodopa.

Informez par ailleurs votre médecin si vous prenez un *antihypertenseur*, un *bêtabloquant*, un médicament *atropinique*, un *sédatif* ou certains pansements gastriques.

Grossesse et allaitement

Si une grossesse survient pendant le traitement, consultez votre médecin. Il appréciera le risque éventuel lié à l'utilisation de ce médicament dans votre cas.

Si le traitement est poursuivi jusqu'à l'accouchement, une surveillance médicale du *nouveau-né* est nécessaire.

Les données actuellement disponibles ne permettent pas de savoir si ce médicament passe dans le lait maternel : l'allaitement est déconseillé sans avis médical.

Mode d'emploi et posologie

La dose quotidienne est répartie en 2 ou 3 prises.

Les comprimés et les gélules sont réservés à l'adulte.

Posologie usuelle :

Elle est strictement individuelle. La dose minimale efficace est toujours recherchée.

Conseils : Dans le traitement de la *schizophrénie* et autres *psychoses*, les *neuroleptiques* permettent de contrôler efficacement la maladie, mais une modification ou un arrêt intempestif du traitement expose à une rechute grave.

Une prise de poids peut être observée au cours du traitement. Une alimentation équilibrée, et si nécessaire les conseils d'un nutritionniste, peuvent prévenir et limiter ce phénomène.

Effets indésirables possibles

Somnolence, surtout en début de traitement.

Indifférence, réaction anxieuse, variation de l'humeur.

Effets *atropiniques* : sécheresse de la bouche, constipation, troubles de l'*accommodation*, rétention d'urine.

Hypotension orthostatique.

Mouvements involontaires ou inadaptés, tics, pouvant survenir lors de la première prise (notamment en cas de *surdosage*) ou, plus tardivement, lors d'un traitement prolongé.

Raideur musculaire et difficultés à coordonner les mouvements.

Augmentation de la sécrétion de *prolactine* pouvant se traduire par : absence des règles, augmentation du volume des seins, écoulement de lait par le mamelon. Troubles sexuels.

Prise de poids, *hyperglycémie*.

Rarement : *réaction allergique* cutanée, *photosensibilisation*, troubles du rythme cardiaque (*torsades de pointes*), *syndrome malin des neuroleptiques* (voir Attention), *agranulocytose* (exceptionnelle).

Laboratoires sanofi-aventis France

NEUROCYNÉSINE

Informations détaillées sur www.monvidal.com

NEUROFLORINE

Informations détaillées sur www.monvidal.com

NEUROLITHIUM

Informations détaillées sur www.monvidal.com

NEURONTIN

Antiépileptique — sur ordonnance

Présentation

NEURONTIN 100 mg : gélule (blanc) ; boîte de 90. Liste I - Remb 65 % - **11,10 €**.
NEURONTIN 300 mg : gélule (jaune) ; boîte de 90. Liste I - Remb 65 % - **32,31 €**.
NEURONTIN 400 mg : gélule (orange) ; boîte de 90. Liste I - Remb 65 % - **37,71 €**.
NEURONTIN 600 mg : comprimé (blanc) ; boîte de 90. Liste I - Remb 65 % - **51,24 €**.
NEURONTIN 800 mg : comprimé (blanc) ; boîte de 90. Liste I - Remb 65 % - **62,98 €**.

Composition

	p gél	p gél	p gél
Gabapentine	100 mg	300 mg	400 mg
Lactose	+	+	+

	p cp	p cp
Gabapentine	600 mg	800 mg

Dans quel cas ce médicament est-il prescrit ?

Ce médicament est un antiépileptique chimiquement apparenté à une substance présente dans le cerveau, l'acide gamma-amino-butyrique (GABA).

Il est utilisé dans le traitement :
- de certaines formes d'*épilepsie*, seul ou en association avec un autre antiépileptique ;
- des *douleurs neuropathiques*, notamment chez le diabétique ou suite à un *zona* chez l'adulte.

Attention : Ne modifiez ni n'interrompez jamais votre traitement antiépileptique sans l'accord de votre médecin : risque de réapparition des *convulsions*,

même si aucune crise n'est survenue depuis une longue période.
Des précautions sont nécessaires en cas d'*insuffisance rénale* et chez la personne âgée.
La conduite automobile et l'utilisation de machines dangereuses sont contre-indiquées chez les épileptiques lorsque les crises persistent malgré un *traitement préventif*. Par ailleurs, ce médicament peut être à l'origine de *vertiges* ou de troubles visuels.

Interactions avec d'autres substances

Respectez un intervalle minimal de 2 heures entre la prise de ce médicament et celle d'un *antiacide*.

Grossesse et allaitement

Si une grossesse survient sous traitement, consultez votre médecin.
L'arrêt brutal d'un traitement antiépileptique expose à la réapparition de crises préjudiciables à la mère et à l'enfant à naître. Votre médecin appréciera le risque éventuel lié à la poursuite du traitement dans votre cas.
Les données actuellement disponibles ne permettent pas de savoir si ce médicament passe dans le lait maternel. L'allaitement est déconseillé pendant le traitement.

Mode d'emploi et posologie

Ce médicament peut être pris au moment ou en dehors des repas. La dose quotidienne est généralement répartie en 3 prises.
Les gélules et les comprimés doivent être avalés sans être croqués, avec un verre d'eau.

Posologie usuelle :
Épilepsie :
- Adulte et enfant de plus de 12 ans : la *posologie* varie de 900 mg à 3 600 mg par jour ; elle est atteinte progressivement en fonction de l'efficacité et de la tolérance du traitement.
- Enfant de 6 à 12 ans : 25 à 35 mg par kg et par jour, en association avec un autre antiépileptique.

Douleurs neuropathiques :
- Adulte : de 900 mg à 3 600 mg par jour ; l'efficacité du traitement pour une durée supérieure à 5 mois n'a pas été évaluée.

Conseils : Il est recommandé aux patients épileptiques :
- de prendre leur médicament à heure fixe pour éviter les oublis ;
- de ne pas manquer de médicaments (se munir d'une réserve ou d'une ordonnance en cours de validité lors des déplacements) ;
- d'éviter les boissons alcoolisées ;
- de respecter un temps de sommeil suffisant.

Effets indésirables possibles

Fatigue, somnolence, maux de tête, difficulté de coordination des mouvements (ataxie), *vertiges*, nervosité, insomnie, fourmillement des extrémités, *nystagmus*.
Nausées, vomissements, modification de l'appétit, prise de poids.
Agitation, irritabilité.
Rarement, en début de traitement : augmentation paradoxale de la fréquence des crises d'épilepsie ou modification de leurs caractéristiques.

Laboratoires Pfizer

NEUROPAX

Informations détaillées sur www.monvidal.com

NEUTROSES

Informations détaillées sur www.monvidal.com

NEXEN

Anti-inflammatoire non stéroïdien — sur ordonnance

Présentation

NEXEN 100 mg : comprimé ; boîte de 30. Liste I - Remb 65 % - **7,40 €**.
NEXEN 100 mg : granulés pour solution buvable (arôme orange) ; boîte de 30 sachets. Liste I - Remb 65 % - **7,40 €**.

Composition

	p cp	p sachet
Nimésulide	100 mg	100 mg
Saccharose		1,8 g
Lactose	+	

Dans quel cas ce médicament est-il prescrit ?

Ce médicament est un *anti-inflammatoire* non stéroïdien (*AINS*). Il lutte contre l'*inflammation* et la douleur, fait baisser la fièvre et fluidifie le sang.
Il est utilisé dans le traitement de l'*arthrose* douloureuse.

Contre-indications

Ce médicament ne doit pas être utilisé dans les cas suivants :
- *antécédent* d'*allergie* ou d'*asthme* provoqué par la prise d'*AINS*, y compris l'aspirine ;
- *ulcère* de l'estomac ou du *duodénum* ;
- *insuffisance hépatique* ou *rénale* graves ;
- enfant de moins de 15 ans ;
- **grossesse** (à partir du 6e mois).

Attention : Tout traitement prolongé ou *surdosage* d'*AINS* expose à des effets indésirables graves.
Des précautions sont nécessaires chez la personne souffrant d'*antécédent* d'*ulcère* de l'estomac ou du *duodénum*, ou présentant un risque hémorragique, notamment digestif (maladie de Crohn, rectocolite hémorragique).
Certaines situations doivent conduire à ne poursuivre le traitement qu'après un avis médical :
- brûlures d'estomac importantes ou selles noires et nauséabondes pouvant traduire une irritation ou un saignement du tube digestif ;
- *éruption cutanée*, crise d'*asthme* ;
- fatigue inhabituelle et intense, ou baisse brutale et importante du volume des urines chez une personne souffrant d'*insuffisance cardiaque*, déshydratée ou traitée par *diurétique*.

Certains médecins considèrent que les anti-inflammatoires peuvent diminuer l'efficacité des stérilets et exposer à un risque de grossesse non désirée. Ce risque est actuellement très controversé.

Compte-tenu de ses effets indésirables potentiels, ce médicament peut, chez certaines personnes, ne pas être compatible avec la conduite automobile ou le maniement de machines dangereuses. Assurez-vous à l'occasion des premières prises que vous supportez bien ce médicament avant de conduire ou d'utiliser une machine.

Interactions avec d'autres substances

Ce médicament peut interagir avec d'autres médicaments, notamment :
- l'aspirine et les autres *anti-inflammatoires* non stéroïdiens (*AINS*) : risque d'augmentation des effets indésirables ;
- les *anticoagulants* et les *antiagrégants plaquettaires* : augmentation du risque hémorragique ;
- le lithium (TÉRALITHE, NEUROLITHIUM...) : augmentation du taux de lithium dans le sang ;
- le méthotrexate.

Informez par ailleurs votre médecin ou votre pharmacien en cas de traitement par un *diurétique*, un *inhibiteur de l'enzyme de conversion*, un *inhibiteur de l'angiotensine II*, un *bêtabloquant* ou un médicament contenant de la ciclosporine.

Grossesse et allaitement

Des effets néfastes pour l'enfant à naître ont été mis en évidence lorsque les *AINS* sont utilisés au cours des 4 derniers mois de la grossesse ; le risque existe même avec une seule prise et même si la grossesse est à terme. L'usage de ce médicament est contre-indiqué pendant cette période.

Pendant les 5 premiers mois, l'effet de ce médicament est mal connu : seul votre médecin peut évaluer le risque éventuel de son utilisation dans votre cas.

Ce médicament passe dans le lait maternel ; un choix est donc nécessaire entre l'allaitement et la prise du médicament. Cette décision devra être prise en accord avec votre médecin.

Mode d'emploi et posologie

Ce médicament est pris de préférence après les repas.

Les comprimés doivent être avalés avec un verre d'eau sans être croqués ni écrasés.

Le contenu des sachets doit être dissous dans un grand verre d'eau.

Posologie usuelle :
- Adulte : 1 comprimé ou 1 sachet, matin et soir.

Conseils : Ne dépassez pas la *posologie* ni la durée de traitement prescrites par votre médecin.
Ce médicament vous a été prescrit dans une situation précise : ne le conseillez pas à un proche, ne le réutilisez pas sans avis médical.

Effets indésirables possibles

Troubles digestifs, *gastrite*, voire *ulcère* de l'estomac ou du *duodénum*, le plus souvent lors d'un traitement de longue durée ou à forte dose.

Rarement :
- *réaction allergique* : *éruption cutanée*, démangeaisons, *asthme*... ;
- *hémorragie* du tube digestif (vomissements sanglants, selles noires, ou plus souvent pertes de sang imperceptibles, responsables de l'apparition progressive d'une *anémie*) ;
- sensation de *vertiges*, somnolence, maux de tête ;
- augmentation des *transaminases*.

Laboratoires Thérabel Lucien Pharma

NEXXAIR

Informations détaillées sur www.monvidal.com

NIASPAN LP

Informations détaillées sur www.monvidal.com

NICERGOLINE 5 mg
Génériques
Vasodilatateur — sur ordonnance

Les médicaments ci-dessous sont des génériques de SERMION (voir p. 1143).

NICERGOLINE BIOGARAN 5 mg : gélule *(lactose)* boîte de 30. Liste II - Remb 35 % - 3,69 €.
NICERGOLINE EG 5 mg : gélule *(lactose)* boîte de 30. Liste II - Remb 35 % - 3,69 €.
NICERGOLINE MERCK 5 mg : gélule *(lactose anhydre)* boîte de 30. Liste II - Remb 35 % - 3,70 €.
NICERGOLINE QUALIMED 5 mg : gélule *(lactose anhydre)* boîte de 30. Liste II - Remb 35 % - 3,69 €.
NICERGOLINE RPG 5 mg : gélule *(lactose)* boîte de 30. Liste II - Remb 35 % - 3,69 €.
NICERGOLINE TEVA 5 mg : gélule *(lactose)* boîte de 30. Liste II - Remb 35 % - 3,69 €.

NICERGOLINE 10 mg
Génériques
Vasodilatateur — sur ordonnance

Les médicaments ci-dessous sont des génériques de SERMION (voir p. 1143).

NICERGOLINE BIOGARAN 10 mg : gélule *(lactose)* boîte de 30. Liste II - Remb 35 % - 5,38 €.
NICERGOLINE BIOGARAN 10 mg : gélule *(lactose)* boîte de 90. Liste II - Remb 35 % - 12,20 €.
NICERGOLINE EG 10 mg : gélule *(lactose)* boîte de 30. Liste II - Remb 35 % - 5,38 €.
NICERGOLINE EG 10 mg : gélule *(lactose)* boîte de 90. Liste II - Remb 35 % - 12,20 €.
NICERGOLINE MERCK 10 mg : gélule *(lactose anhydre)* boîte de 30. Liste II - Remb 35 % - 5,39 €.
NICERGOLINE MERCK 10 mg : gélule *(lactose anhydre)* boîte de 90. Liste II - Remb 35 % - 12,20 €.
NICERGOLINE QUALIMED 10 mg : gélule *(lactose anhydre)* boîte de 30. Liste II - Remb 35 % - 5,38 €.
NICERGOLINE QUALIMED 10 mg : gélule *(lactose anhydre)* boîte de 90. Liste II - Remb 35 % - 12,20 €.
NICERGOLINE RPG 10 mg : gélule *(lactose)* boîte de 30. Liste II - Remb 35 % - 5,38 €.
NICERGOLINE RPG 10 mg : gélule *(lactose)* boîte de 90. Liste II - Remb 35 % - 12,20 €.
NICERGOLINE TEVA 10 mg : gélule *(lactose)* boîte de 30. Liste II - Remb 35 % - 5,38 €.
NICERGOLINE TEVA 10 mg : gélule *(lactose)* boîte de 90. Liste II - Remb 35 % - 12,20 €.

NICOGUM

Informations détaillées sur www.monvidal.com

NICOPASS

Médicament du sevrage tabagique

Présentation

NICOPASS SANS SUCRE MENTHE FRAÎCHEUR 1,5 mg : pastille ; boîte de 12. Non remb.
NICOPASS SANS SUCRE MENTHE FRAÎCHEUR 1,5 mg : pastille ; boîte de 36. Non remb.
NICOPASS SANS SUCRE MENTHE FRAÎCHEUR 1,5 mg : pastille ; boîte de 96. Non remb.
NICOPASS SANS SUCRE RÉGLISSE MENTHE 1,5 mg : pastille ; boîte de 12. Non remb.
NICOPASS SANS SUCRE RÉGLISSE MENTHE 1,5 mg : pastille ; boîte de 36. Non remb.
NICOPASS SANS SUCRE RÉGLISSE MENTHE 1,5 mg : pastille ; boîte de 96. Non remb.

Composition

	p pastille
Nicotine	1,5 mg
Aspartam	+

Dans quel cas ce médicament est-il prescrit ?

Ce médicament aide les fumeurs à se désintoxiquer du tabac. La pastille apporte dans le sang, par l'intermédiaire de la salive, la nicotine, principale substance active du tabac, responsable de l'accoutumance.

Il est utilisé soit pour arrêter définitivement de fumer, soit pour arrêter temporairement.

Contre-indications

Ce médicament ne doit pas être utilisé dans les cas suivants :
- non fumeur ou fumeur occasionnel,
- *phénylcétonurie* (présence d'aspartam).

Attention : Des précautions sont nécessaires en cas d'*ulcère* de l'estomac ou du *duodénum*, d'*insuffisance rénale* ou *hépatique*. Dans ces situations, une consultation médicale préalable est indispensable avant d'utiliser ce médicament ; un arrêt du tabac sans traitement de substitution peut être nécessaire.

Ces pastilles sont un médicament. Ne les laissez pas à la portée des enfants.

Interactions avec d'autres substances

Les produits contenus dans la fumée du tabac peuvent accélérer la vitesse d'élimination de certains médicaments, la théophylline notamment. Lors de l'arrêt du tabagisme, ces médicaments peuvent voir leur effet renforcé et des signes de *surdosage* peuvent apparaître. Contactez votre médecin au moindre doute.

Grossesse et allaitement

Le tabagisme chez la femme enceinte peut être à l'origine d'un retard de croissance du fœtus. L'arrêt du tabac est donc toujours souhaitable. Chez les femmes fortement dépendantes à la nicotine, l'usage de ce médicament peut être une aide, mais les effets de la nicotine seule sur le fœtus sont mal connus. Ce médicament a l'avantage de ne pas exposer le fœtus aux autres toxiques présents dans la fumée du tabac. En résumé : si l'idéal est de ne pas fumer et de ne pas exposer le fœtus à des apports de nicotine, l'usage de ce médicament est un moindre mal par rapport au tabac.

La nicotine passe dans le lait maternel, l'allaitement est déconseillé pendant le traitement.

Si l'allaitement est néanmoins choisi, prendre de préférence le médicament après la tétée.

Mode d'emploi et posologie

Ce dosage n'est pas adapté aux fumeurs fortement ou très fortement dépendants.

Sucer très lentement la pastille afin de permettre l'absorption lente et régulière de la nicotine par les vaisseaux sanguins de la langue. La pastille se dissout pendant environ 30 minutes et doit être régulièrement déplacée d'un côté à l'autre de la bouche pendant ce temps.

Il est important de ne pas boire ou manger tant que la pastille est dans la bouche.

Posologie usuelle :
- Adulte : sucer une pastille, à chaque fois que le besoin de fumer se fait sentir, soit en général 8 à 12 fois par jour. Ne pas dépasser 30 pastilles par jour.

En pratique, il est utile de connaître les signes de sous ou *surdosage* pour adapter la *posologie* après quelques jours de traitement :
- le surdosage aboutit à l'état du fumeur qui a trop fumé et se traduit principalement par un état nauséeux et des maux de tête. Des troubles de la vue ou de l'audition, un tremblement, des vertiges sont également possibles ;
- un sous-dosage provoque des *symptômes* de manque : irritabilité, nervosité, crampes d'estomac (sorte de faim douloureuse), difficulté de concentration.

Dès que le désir de fumer est surmonté, réduire progressivement le nombre de pastilles, jusqu'à désaccoutumance complète.

Ne pas dépasser 6 mois de traitement continu.

Conseils : Ce médicament peut être utilisé par des fumeurs sans consultation médicale, il est en vente libre. Les conseils de votre pharmacien sont précieux, il pourra vous aider à déterminer le meilleur moment pour arrêter de fumer et vous expliquera les causes d'échec.

La nicotine prise par *voie* orale en remplacement de la cigarette présente la même nocivité cardiovasculaire que celle qui est contenue dans le tabac. Seul le risque de cancer du poumon disparaît. Lorsque l'arrêt du tabac est motivé par des raisons médicales urgentes : *infarctus* récent, *artérite*, *gastrite* ou *ulcère*, il est préférable d'arrêter l'absorption de nicotine sous toutes ses formes.

Comme toutes les méthodes antitabac utilisées pour aider les fumeurs, ce médicament ne peut être efficace que lorsque la volonté d'arrêter de fumer est personnelle et s'accompagne d'une forte motivation. C'est cette motivation qui permettra de lutter contre l'envie de fumer, sans être forcé de faire en permanence appel à la volonté qui s'émousse avec le temps. Un arrêt du tabac durable chez le fumeur suppose que celui-ci considère le tabac comme un poison, une dépendance inacceptable. Il doit se faire à l'idée qu'il ne fumera plus jamais, dès le début du sevrage. Chaque jour sans tabac doit être vécu comme une libération, et non comme un calvaire. Le fumeur qui est dans cet état d'esprit est un bon candidat au sevrage définitif.

L'arrêt du tabac, qui est une véritable drogue, induit de nombreux problèmes : une prise de poids est fréquente, des troubles de la concentration peuvent

durer plusieurs semaines. Un *état dépressif* léger est possible. La prise de poids doit être combattue par un régime, et si possible par un programme sportif qui a l'avantage de réconcilier le fumeur avec son corps.
N'hésitez pas à consulter votre médecin en cas de difficulté ; ses conseils et son expérience seront précieux pour lutter contre les rechutes.

Effets indésirables possibles

Irritation de la bouche ou de la gorge.
Nausées, vomissements, troubles de la digestion, hoquet, maux de tête, sensations vertigineuses, *éruption cutanée*, *palpitations*.
Rarement : insomnie, aphte, *troubles du rythme cardiaque*, *réaction allergique*.

Laboratoires Pierre Fabre Médicament

NICOPATCH
Médicament du sevrage tabagique

Présentation

NICOPATCH 7 mg/24 h : *dispositif transdermique* de 10 cm² ; boîte de 7. Non remb.
NICOPATCH 7 mg/24 h : *dispositif transdermique* de 10 cm² ; boîte de 28. Non remb.
NICOPATCH 14 mg/24 h : *dispositif transdermique* de 20 cm² ; boîte de 7. Non remb.
NICOPATCH 14 mg/24 h : *dispositif transdermique* de 20 cm² ; boîte de 28. Non remb.
NICOPATCH 21 mg/24 h : *dispositif transdermique* de 30 cm² ; boîte de 7. Non remb.
NICOPATCH 21 mg/24 h : *dispositif transdermique* de 30 cm² ; boîte de 28. Non remb.

Composition

	p 10 cm²	p 20 cm²	p 30 cm²
Nicotine libérée/24 h...	7 mg	14 mg	21 mg

Dans quel cas ce médicament est-il prescrit ?

Ce médicament aide les fumeurs à se désintoxiquer du tabac. Le *dispositif transdermique* (timbre) contient de la nicotine, principale substance active du tabac ; celle-ci traverse la peau, gagne le sang et agit sur le système nerveux, permettant ainsi au fumeur de ne pas ressentir les *symptômes* dus à l'arrêt du tabac.
Il est utilisé exclusivement chez les fumeurs nicotino-dépendants, c'est-à-dire qui avalent la fumée et ne peuvent se passer de fumer plus de quelques heures.

Contre-indications

Ce médicament ne doit pas être utilisé dans les cas suivants :
- non fumeur ou fumeur occasionnel,
- maladie de peau étendue ne permettant pas de coller le timbre.

Attention : La mise en place du timbre (patch) doit conduire à un arrêt total du tabac.
N'utilisez pas d'autres médicaments contenant de la nicotine, notamment les gommes à mâcher (chewing-gums).
Ne laissez pas le timbre neuf ou usagé à la portée des enfants : une application intempestive peut être à l'origine d'accidents graves. Pliez le timbre avant de le jeter.
Des précautions sont nécessaires en cas d'*ulcère* de l'estomac ou du *duodénum*, d'*insuffisance rénale* ou *hépatique*. Dans ces situations, une consultation médicale préalable est indispensable avant d'utiliser ce médicament et un arrêt du tabac sans traitement de substitution peut être nécessaire.

Interactions avec d'autres substances

Ce médicament ne doit pas être associé à d'autres apports de nicotine : cigarette, autre médicament en contenant.
Par ailleurs, les produits contenus dans la fumée du tabac peuvent accélérer la vitesse d'élimination de certains médicaments, la théophylline notamment. Lors de l'arrêt du tabagisme, ces médicaments peuvent voir leur effet renforcé et des signes de *surdosage* peuvent apparaître. Contactez votre médecin au moindre doute.

Grossesse et allaitement

Le tabagisme chez la femme enceinte peut être à l'origine d'un retard de croissance du fœtus. L'arrêt du tabac est donc toujours souhaitable. Chez les femmes fortement dépendantes à la nicotine, l'usage de ce médicament peut être une aide, mais les effets de la nicotine seule sur le fœtus sont mal connus. Ce médicament a l'avantage de ne pas exposer le fœtus aux autres toxiques présents dans la fumée du tabac. En résumé : si l'idéal est de ne pas fumer et de ne pas exposer le fœtus à des apports de nicotine, l'usage de ce médicament est un moindre mal par rapport au tabac.
La nicotine passe dans le lait maternel, l'allaitement est déconseillé pendant le traitement.

Mode d'emploi et posologie

Il existe 3 dosages correspondant à 3 surfaces de timbre différentes : la quantité de nicotine qui passe dans le sang est proportionnelle à la surface du *dispositif transdermique*.
Le dosage le plus fort est destiné aux grands fumeurs ou aux fumeurs de cigarettes riches en nicotine ; une forte *dépendance* à la nicotine peut également conduire des fumeurs modérés à préférer le dosage fort.
En pratique, il est utile de connaître les signes de sous ou *surdosage* pour adapter le choix du dosage après 1 ou 2 jours de traitement :
- le surdosage aboutit à l'état du fumeur qui a trop fumé et se traduit principalement par un état nauséeux et des maux de tête. Des troubles de la vue ou de l'audition, un tremblement, des vertiges sont également possibles ;
- un sous-dosage provoque des symptômes de manque : irritabilité, nervosité, crampes d'estomac (sorte de faim douloureuse), difficulté de concentration.

Une fois le sevrage obtenu, il convient de passer à un timbre moins dosé après une période de 3 à 4 semaines, puis à l'arrêt après l'utilisation du dosage le plus faible.
Appliquer le timbre sur une région sèche, pauvre en poils, et dépourvue de lésions cutanées. Libérer la surface adhésive et appliquer soigneusement le timbre en effectuant une pression sur toute sa surface. Changer d'emplacement tous les jours.

Posologie usuelle :
- Adulte : le timbre est posé le matin, après la toilette. Il doit normalement être gardé jusqu'au lendemain.

Il est recommandé de ne pas dépasser 6 mois de traitement continu.

Conseils : Ce médicament peut-être utilisé par des fumeurs sans consultation médicale, il est en vente libre. Les conseils de votre pharmacien sont précieux, il pourra vous aider à déterminer le meilleur moment pour arrêter de fumer et vous expliquera les causes d'échec.

La nicotine prise par *voie* cutanée en remplacement de la cigarette présente la même nocivité cardio-vasculaire que celle qui est contenue dans le tabac. Seul le risque de cancer du poumon disparaît. Lorsque l'arrêt du tabac est motivé par des raisons médicales urgentes : *infarctus* récent, *artérite*, *gastrite* ou *ulcère*, il est préférable d'arrêter l'absorption de nicotine sous toutes ses formes.

Comme toutes les méthodes antitabac utilisées pour aider les fumeurs, ce médicament ne peut être efficace que lorsque la volonté d'arrêter de fumer est personnelle et s'accompagne d'une forte motivation. C'est cette motivation qui permettra de lutter contre l'envie de fumer, sans être forcé de faire en permanence appel à la volonté qui s'émousse avec le temps. Un arrêt du tabac durable chez le fumeur suppose que celui-ci considère le tabac comme un poison, une dépendance inacceptable. Il doit se faire à l'idée qu'il ne fumera plus jamais, dès le début du sevrage. Chaque jour sans tabac doit être vécu comme une libération, et non comme un calvaire. Le fumeur qui est dans cet état d'esprit est un bon candidat au sevrage définitif.

L'arrêt du tabac, qui est une véritable drogue, induit de nombreux problèmes : une prise de poids est fréquente, des troubles de la concentration peuvent durer plusieurs semaines. Un *état dépressif* léger est possible. La prise de poids doit être combattue par un régime, et si possible par un programme sportif qui a l'avantage de réconcilier le fumeur avec son corps. N'hésitez pas à consulter votre médecin en cas de difficulté ; ses conseils et son expérience seront précieux pour lutter contre les rechutes.

Garder le timbre la nuit permet de combattre les *symptômes* de manque au lever. Néanmoins, le port nocturne peut provoquer des troubles du sommeil. Dans ce cas, il peut être préférable d'ôter le timbre au coucher.

Pensez à vous laver les mains après l'application et évitez tout contact avec les yeux ou le nez.

Effets indésirables possibles

Réactions locales : rougeur et démangeaisons au niveau de l'application pouvant nécessiter l'arrêt du traitement en cas de réaction importante.

Également : *palpitations*, maux de tête, insomnie, *vertiges*, troubles des rêves, nausées, vomissements.

Laboratoires Pierre Fabre Médicament

NICOPRIVE

Informations détaillées sur www.monvidal.com

NICORETTE dispositif transdermique

Médicament du sevrage tabagique

Présentation

NICORETTE 5 mg/16 h : *dispositif transdermique* ; boîte de 7 de 10 cm². Non remb.

NICORETTE 10 mg/16 h : *dispositif transdermique* ; boîte de 7 de 20 cm². Non remb.

NICORETTE 10 mg/16 h : *dispositif transdermique* ; boîte de 28 de 20 cm². Non remb.

NICORETTE 15 mg/16 h : *dispositif transdermique* ; boîte de 7 de 30 cm². Non remb.

NICORETTE 15 mg/16 h : *dispositif transdermique* ; boîte de 28 de 30 cm². Non remb.

Composition	p 10 cm²	p 20 cm²	p 30 cm²
Nicotine libérée/16 h...	5 mg	10 mg	15 mg

Dans quel cas ce médicament est-il prescrit ?

Ce médicament aide les fumeurs à se désintoxiquer du tabac. Le *dispositif transdermique* (timbre) contient de la nicotine, principale substance active du tabac ; celle-ci traverse la peau, gagne le sang et agit sur le système nerveux, permettant ainsi au fumeur de ne pas ressentir les *symptômes* dus à l'arrêt du tabac.

Il est utilisé exclusivement chez les fumeurs nicotino-dépendants, c'est-à-dire qui avalent la fumée et ne peuvent se passer de fumer plus de quelques heures.

Contre-indications

Ce médicament ne doit pas être utilisé dans les cas suivants :
- non fumeur ou fumeur occasionnel,
- maladie de peau étendue ne permettant pas de coller le timbre.

Attention : La mise en place du timbre doit conduire à un arrêt total du tabac.

N'utilisez pas d'autres médicaments contenant de la nicotine, notamment les gommes à mâcher (chewing-gums).

Ne laissez pas le timbre neuf ou usagé à la portée des enfants : une application intempestive peut être à l'origine d'accidents graves. Pliez le timbre avant de le jeter.

Des précautions sont nécessaires en cas d'*ulcère* de l'estomac ou du *duodénum*, d'*insuffisance rénale* ou *hépatique* : dans ces situations, une consultation médicale préalable est indispensable avant d'utiliser ce médicament et un arrêt du tabac sans traitement de substitution peut être nécessaire.

Interactions avec d'autres substances

Ce médicament ne doit pas être associé à d'autres apports de nicotine : cigarette, autre médicament en contenant.

Par ailleurs, les produits contenus dans la fumée du tabac peuvent accélérer la vitesse d'élimination de certains médicaments, la théophylline notamment. Lors de l'arrêt du tabagisme, ces médicaments peuvent voir leur effet renforcé et des signes de *surdosage* peuvent apparaître. Contactez votre médecin au moindre doute.

Grossesse et allaitement

Le tabagisme chez la femme enceinte peut être à l'origine d'un retard de croissance du fœtus. L'arrêt du tabac est donc toujours souhaitable. Chez les femmes fortement dépendantes à la nicotine, l'usage de ce médicament peut être une aide, mais les effets de la nicotine seule sur le fœtus sont mal connus. Ce médicament a l'avantage de ne pas exposer le fœtus aux autres toxiques présents dans la fumée du tabac. En résumé : si l'idéal est de ne pas fumer et de ne pas exposer le fœtus à des apports de nicotine, l'usage de ce médicament est un moindre mal par rapport au tabac.

La nicotine passe dans le lait maternel, l'allaitement est déconseillé pendant le traitement.

Mode d'emploi et posologie

Il existe 3 dosages correspondant à 3 surfaces de timbre différentes : la quantité de nicotine qui passe dans le sang est proportionnelle à la surface du *dispositif transdermique*.

Le dosage le plus fort est destiné aux grands fumeurs ou aux fumeurs de cigarettes riches en nicotine ; une forte *dépendance* à la nicotine peut également conduire des fumeurs modérés à préférer le dosage fort.

En pratique, il est utile de connaître les signes de sous ou *surdosage* pour adapter le choix du dosage après 1 ou 2 jours de traitement :

- le surdosage aboutit à l'état du fumeur qui a trop fumé et se traduit principalement par un état nauséeux et des maux de tête. Des troubles de la vue ou de l'audition, un tremblement, des vertiges sont également possibles ;
- un sous-dosage provoque des symptômes de manque : irritabilité, nervosité, crampes d'estomac (sorte de faim douloureuse), difficulté de concentration.

Une fois le sevrage obtenu, il convient de passer à un timbre moins dosé après une période de 3 à 4 semaines, puis à l'arrêt après l'utilisation du dosage le plus faible.

Mettre le timbre sur une région sèche, pauvre en poils, et dépourvue de lésions cutanées. Libérer la surface adhésive et appliquer soigneusement le timbre en effectuant une pression sur toute sa surface. Changer d'emplacement tous les jours.

Posologie usuelle :

- Adulte : le timbre est posé le matin après la toilette et ôté le soir ; ne pas utiliser plus d'un timbre par jour.

Il est recommandé de ne pas dépasser 6 mois de traitement continu.

Conseils : Ce médicament peut-être utilisé par des fumeurs sans consultation médicale, il est en vente libre. Les conseils de votre pharmacien sont précieux, il pourra vous aider à déterminer le meilleur moment pour arrêter de fumer et vous expliquera les causes d'échec.

La nicotine prise par *voie* cutanée en remplacement de la cigarette présente la même nocivité cardiovasculaire que celle qui est contenue dans le tabac. Seul le risque de cancer du poumon disparaît. Lorsque l'arrêt du tabac est motivé par des raisons médicales urgentes : *infarctus* récent, *artérite*, *gastrite* ou *ulcère*, il est préférable d'arrêter l'absorption de nicotine sous toutes ses formes.

Comme toutes les méthodes antitabac utilisées pour aider les fumeurs, ce médicament ne peut être efficace que lorsque la volonté d'arrêter de fumer est personnelle et s'accompagne d'une forte motivation. C'est cette motivation qui permettra de lutter contre l'envie de fumer, sans être forcé de faire en permanence appel à la volonté qui s'émousse avec le temps. Un arrêt du tabac durable chez le fumeur suppose que celui-ci considère le tabac comme un poison, une dépendance inacceptable. Il doit se faire à l'idée qu'il ne fumera plus jamais, dès le début du sevrage. Chaque jour sans tabac doit être vécu comme une libération, et non comme un calvaire. Le fumeur qui est dans cet état d'esprit est un bon candidat au sevrage définitif.

L'arrêt du tabac, qui est une véritable drogue, induit de nombreux problèmes : une prise de poids est fréquente, des troubles de la concentration peuvent durer plusieurs semaines. Un *état dépressif* léger est possible. La prise de poids doit être combattue par un régime, et si possible par un programme sportif qui a l'avantage de réconcilier le fumeur avec son corps.N'hésitez pas à consulter votre médecin en cas de difficulté ; ses conseils et son expérience seront précieux pour lutter contre les rechutes.

Garder le timbre la nuit permet de combattre les *symptômes* de manque au lever. Néanmoins, le port nocturne peut provoquer des troubles du sommeil. C'est pourquoi il est préférable d'ôter le timbre au coucher.

Pensez à vous laver les mains après l'application et évitez tout contact avec les yeux ou le nez.

Effets indésirables possibles

Réactions locales : rougeur et démangeaisons au niveau de l'application pouvant nécessiter l'arrêt du traitement en cas de réaction importante.

Également : *palpitations*, maux de tête, insomnie, *vertiges*, troubles des rêves, nausées, vomissements.

Laboratoires Mc Neil Santé Grand Public

NICORETTE gomme

Médicament du sevrage tabagique

Présentation

NICORETTE 2 mg sans sucre : gomme à mâcher ; boîte de 30. Non remb.
NICORETTE 2 mg sans sucre : gomme à mâcher ; boîte de 105. Non remb.
NICORETTE 2 mg sans sucre : gomme à mâcher ; boîte de 210. Non remb.
NICORETTE FRUITS 2 mg sans sucre : gomme à mâcher ; boîte de 30. Non remb.
NICORETTE FRUITS 2 mg sans sucre : gomme à mâcher ; boîte de 105. Non remb.
NICORETTE MENTHE 2 mg sans sucre : gomme à mâcher ; boîte de 105. Non remb.
NICORETTE MENTHE FRAÎCHE 2 mg sans sucre : gomme à mâcher ; boîte de 30. Non remb.
NICORETTE MENTHE FRAÎCHE 2 mg sans sucre : gomme à mâcher ; boîte de 105. Non remb.
NICORETTE MENTHE FRAÎCHE 2 mg sans sucre : gomme à mâcher ; boîte de 210. Non remb.
NICORETTE ORANGE 2 mg sans sucre : gomme à mâcher ; boîte de 36. Non remb.
NICORETTE 4 mg sans sucre : gomme à mâcher ; boîte de 30. Non remb.
NICORETTE 4 mg sans sucre : gomme à mâcher ; boîte de 105. Non remb.
NICORETTE FRUITS 4 mg sans sucre : gomme à mâcher ; boîte de 30. Non remb.
NICORETTE FRUITS 4 mg sans sucre : gomme à mâcher ; boîte de 105. Non remb.
NICORETTE MENTHE FRAÎCHE 4 mg sans sucre : gomme à mâcher ; boîte de 12. Non remb.
NICORETTE MENTHE FRAÎCHE 4 mg sans sucre : gomme à mâcher ; boîte de 30. Non remb.
NICORETTE MENTHE FRAÎCHE 4 mg sans sucre : gomme à mâcher ; boîte de 105. Non remb.

Composition

	p gomme	p gomme
Nicotine	2 mg	4 mg

Dans quel cas ce médicament est-il prescrit ?

Ce médicament aide les fumeurs à se désintoxiquer du tabac. La gomme à mâcher apporte dans le sang, par l'intermédiaire de la salive, la nicotine, principale substance active du tabac, responsable de l'accoutumance.

Il est utilisé soit pour arrêter définitivement de fumer, soit pour arrêter temporairement.

Contre-indications

Ce médicament ne doit pas être utilisé chez le non fumeur ou le fumeur occasionnel.

Attention : L'arrêt du tabac est impératif avant de commencer le traitement.

Des précautions sont nécessaires en cas d'*ulcère* de l'estomac ou du *duodénum*, d'*insuffisance rénale* ou *hépatique*. Dans ces situations, une consultation médicale préalable est indispensable avant d'utiliser ce médicament ; un arrêt du tabac sans traitement de substitution peut être nécessaire.

N'utilisez pas d'autres médicaments contenant de la nicotine, notamment les *dispositifs transdermiques* sans avis médical.

Ce chewing-gum est un médicament. Ne le laissez pas à la portée des enfants.

Le port d'une prothèse dentaire peut entraîner des problèmes lors de la mastication des gommes : consultez votre dentiste.

Si, après 10 jours de traitement, vous recommencez à fumer : consultez votre médecin afin d'adopter avec lui une nouvelle stratégie antitabac.

Interactions avec d'autres substances

Les produits contenus dans la fumée du tabac peuvent accélérer la vitesse d'élimination de certains médicaments, la théophylline notamment. Lors de l'arrêt du tabagisme, ces médicaments peuvent voir leur effet renforcé et des signes de *surdosage* peuvent apparaître. Contactez votre médecin au moindre doute.

Grossesse et allaitement

Le tabagisme chez la femme enceinte peut être à l'origine d'un retard de croissance du fœtus. L'arrêt du tabac est donc toujours souhaitable. Chez les femmes fortement dépendantes à la nicotine, l'usage de ce médicament peut être une aide, mais les effets de la nicotine seule sur le fœtus sont mal connus. Ce médicament a l'avantage de ne pas exposer le fœtus aux autres toxiques présents dans la fumée du tabac. En résumé : si l'idéal est de ne pas fumer et de ne pas exposer le fœtus à des apports de nicotine, l'usage de ce médicament est un moindre mal par rapport au tabac.

La nicotine passe dans le lait maternel, l'allaitement est déconseillé pendant le traitement.

Si l'allaitement maternel est néanmoins choisi, prendre de préférence les gommes après la tétée.

Mode d'emploi et posologie

Le choix du dosage est fonction de la *dépendance* initiale à la nicotine : les gommes à 4 mg sont adaptées aux fumeurs fortement ou très fortement dépendants. Elles peuvent également être utilisées par les fumeurs peu dépendants qui préfèrent limiter le nombre de gommes mâchées quotidiennement.

En pratique, il est utile de connaître les signes de sous ou *surdosage* pour adapter la *posologie* après quelques jours de traitement :

- le surdosage aboutit à l'état du fumeur qui a trop fumé et se traduit principalement par un état nauséeux et des maux de tête. Des troubles de la vue ou de l'audition, un tremblement, des vertiges sont également possibles ;
- un sous-dosage provoque des *symptômes* de manque : irritabilité, nervosité, crampes d'estomac (sorte de faim douloureuse), difficulté de concentration.

Dès que le désir de fumer est surmonté, réduire progressivement le nombre de gommes ou passer au dosage inférieur, jusqu'à désaccoutumance complète.

Mâcher très lentement chaque gomme afin de permettre l'absorption lente et régulière de la nicotine par les vaisseaux sanguins de la langue : après une première mastication, garder la gomme contre la joue pendant 10 minutes pour la ramollir. Mâcher ensuite le chewing-gum chaque minute (environ 20 fois en 20 minutes). Au bout de 30 minutes de mastication, la gomme n'est plus efficace.

Posologie usuelle :

- Adulte : mâcher une gomme à chaque fois que le besoin de fumer se fait sentir. Ne pas dépasser 30 gommes à 2 mg ou 15 gommes à 4 mg par jour.

Ne pas dépasser 6 mois de traitement continu.

Conseils : Ce médicament peut être utilisé par des fumeurs sans consultation médicale, il est en vente libre. Les conseils de votre pharmacien sont précieux, il pourra vous aider à déterminer le meilleur moment pour arrêter de fumer et vous expliquera les causes d'échec.

La nicotine prise par *voie* orale en remplacement de la cigarette présente la même nocivité cardiovasculaire que celle qui est contenue dans le tabac. Seul le risque de cancer du poumon disparaît. Lorsque l'arrêt du tabac est motivé par des raisons médicales urgentes : *infarctus* récent, *artérite*, *gastrite* ou *ulcère*, il est préférable d'arrêter l'absorption de nicotine sous toutes ses formes.

Comme toutes les méthodes antitabac utilisées pour aider les fumeurs, ce médicament ne peut être efficace que lorsque la volonté d'arrêter de fumer est personnelle et s'accompagne d'une forte motivation. C'est cette motivation qui permettra de lutter contre l'envie de fumer, sans être forcé de faire en permanence appel à la volonté qui s'émousse avec le temps. Un arrêt du tabac durable chez le fumeur suppose que celui-ci considère le tabac comme un poison, une dépendance inacceptable. Il doit se faire à l'idée qu'il ne fumera plus jamais, dès le début du sevrage. Chaque jour sans tabac doit être vécu comme une libération, et non comme un calvaire. Le fumeur qui est dans cet état d'esprit est un bon candidat au sevrage définitif.

L'arrêt du tabac, qui est une véritable drogue, induit de nombreux problèmes : une prise de poids est fréquente, des troubles de la concentration peuvent durer plusieurs semaines. Un *état dépressif* léger est possible. La prise de poids doit être combattue par un régime, et si possible par un programme sportif qui a l'avantage de réconcilier le fumeur avec son corps.

N'hésitez pas à consulter votre médecin en cas de difficulté ; ses conseils et son expérience seront précieux pour lutter contre les rechutes.

Effets indésirables possibles

Irritation de la bouche ou de la gorge, douleur des mâchoires.

Nausées, troubles de la digestion, hoquet, maux de tête, *éruption cutanée*, *palpitations*.

Rarement : *troubles du rythme cardiaque, réaction allergique.*

Nicorette sans sucre, Nicorette Menthe et Nicorette Menthe Fraîche contiennent un sucre non absorbable (sorbitol) : possibilité de *diarrhée* en cas d'apport important.

Laboratoires Mc Neil Santé Grand Public

NICORETTE inhaleur

Informations détaillées sur www.monvidal.com

NICORETTE microtab

Médicament du sevrage tabagique

Présentation

NICORETTE microtab : comprimé *sublingual* (blanc) ; boîte de 30 avec distributeur. Non remb.
NICORETTE microtab : comprimé *sublingual* (blanc) ; boîte de 105 avec distributeur. Non remb.
NICORETTE microtab citron : comprimé *sublingual* (arôme citron) ; boîte de 30. Non remb.
NICORETTE microtab citron : comprimé *sublingual* (arôme citron) ; boîte de 100. Non remb.

Composition

	p cp	p cp citron
Nicotine	2 mg	2 mg
Aspartam		+

Dans quel cas ce médicament est-il prescrit ?

Ce médicament aide les fumeurs à se désintoxiquer du tabac. Le comprimé *sublingual* apporte dans le sang, par l'intermédiaire de la *muqueuse* buccale, la nicotine, principale substance active du tabac, responsable de l'accoutumance.

Contre-indications

Ce médicament ne doit pas être utilisé dans les cas suivants :
- *infarctus du myocarde* récent,
- *angine de poitrine* d'aggravation récente,
- angor de *Printzmetal,*
- *troubles du rythme cardiaque* grave,
- *accident vasculaire cérébral* récent,
- *phénylcétonurie* (comprimé citron : présence d'aspartam).

Attention : Ce médicament ne doit pas être utilisé chez les moins de 18 ans sans consultation médicale préalable.

L'arrêt du tabac est impératif avant de commencer le traitement.

Des précautions sont nécessaires en cas de maladie cardiaque grave, d'*hypertension*, d'*ulcère* de l'estomac ou du *duodénum*, d'*hyperthyroïdie*, de *phéochromocytome*, de *diabète*, d'*insuffisance rénale* ou *hépatique* ou d'*artérite* des membres inférieurs. Dans ces situations, une consultation médicale préalable est indispensable avant d'utiliser ce médicament ; un arrêt du tabac sans traitement de substitution peut être nécessaire.

N'utilisez pas d'autres médicaments contenant de la nicotine, notamment les *dispositifs transdermiques* (voir Ci-dessous).

Si, après 10 jours de traitement, vous recommencez à fumer : consultez votre médecin afin d'adopter avec lui une nouvelle stratégie antitabac.

Interactions avec d'autres substances

Ce médicament ne doit pas être associé à d'autres apports de nicotine : cigarette, autre médicament en contenant.

Par ailleurs, les produits contenus dans la fumée du tabac peuvent accélérer la vitesse d'élimination de certains médicaments, la théophylline notamment. Lors de l'arrêt du tabagisme, ces médicaments peuvent voir leur effet renforcé et des signes de *surdosage* peuvent apparaître. Contactez votre médecin au moindre doute.

Grossesse et allaitement

Le tabagisme chez la femme enceinte peut être à l'origine d'un retard de croissance du fœtus. L'arrêt du tabac est donc toujours souhaitable. Chez les femmes fortement dépendantes à la nicotine, l'usage de ce médicament peut être une aide, mais les effets de la nicotine seule sur le fœtus sont mal connus. Ce médicament a l'avantage de ne pas exposer le fœtus aux autres toxiques présents dans la fumée du tabac. En résumé : si l'idéal est de ne pas fumer et de ne pas exposer le fœtus à des apports de nicotine, l'usage de ce médicament est un moindre mal par rapport au tabac.

La nicotine passe dans le lait maternel, l'allaitement est déconseillé pendant le traitement.

Mode d'emploi et posologie

Placer le comprimé sous la langue afin de permettre l'absorption lente et régulière de la nicotine par les vaisseaux sanguins de la langue. Le comprimé se dissout pendant environ 30 minutes.

Les prises doivent être renouvelées toutes les 1 à 2 heures.

Posologie usuelle :
- Adulte : 1 comprimé, 8 à 12 fois par jour. Chez les fumeurs très dépendants, la posologie peut être augmentée à 2 comprimés, 8 à 12 fois par jour. Ne pas dépasser 30 comprimés par jour.

En pratique, il est utile de connaître les signes de sous ou *surdosage* pour adapter la *posologie* après quelques jours de traitement :
- le surdosage aboutit à l'état du fumeur qui a trop fumé et se traduit principalement par un état nauséeux et des maux de tête. Des troubles de la vue ou de l'audition, un tremblement, des vertiges sont également possibles ;
- un sous-dosage provoque des *symptômes* de manque : irritabilité, nervosité, crampes d'estomac (sorte de faim douloureuse), difficulté de concentration.

Dès que le désir de fumer est surmonté, réduire progressivement le nombre de comprimés, jusqu'à désaccoutumance complète.

Ne pas dépasser 6 mois de traitement continu.

Conseils : Ce médicament peut être utilisé par des fumeurs sans consultation médicale, il est en vente libre. Les conseils de votre pharmacien sont précieux, il pourra vous aider à déterminer le meilleur moment pour arrêter de fumer et vous expliquera les causes d'échec.

La nicotine prise par *voie* orale en remplacement de la cigarette présente la même nocivité cardiovasculaire que celle qui est contenue dans le tabac. Seul le risque de cancer du poumon disparaît. Lorsque l'arrêt du tabac est motivé par des raisons médicales urgentes : *infarctus* récent, *artérite, gastrite* ou *ulcère*, il est préférable d'arrêter l'absorption de nicotine sous toutes ses formes.

Comme toutes les méthodes antitabac utilisées pour aider les fumeurs, ce médicament ne peut être efficace que lorsque la volonté d'arrêter de fumer est personnelle et s'accompagne d'une forte motivation. C'est cette motivation qui permettra de lutter contre l'envie de fumer, sans être forcé de faire en permanence appel à la volonté qui s'émousse avec le temps. Un arrêt du tabac durable chez le fumeur suppose que celui-ci considère le tabac comme un poison, une dépendance inacceptable. Il doit se faire à l'idée qu'il ne fumera plus jamais, dès le début du sevrage. Chaque jour sans tabac doit être vécu comme une libération, et non comme un calvaire. Le fumeur qui est dans cet état d'esprit est un bon candidat au sevrage définitif.

L'arrêt du tabac, qui est une véritable drogue, induit de nombreux problèmes : une prise de poids est fréquente, des troubles de la concentration peuvent durer plusieurs semaines. Un *état dépressif* léger est possible. La prise de poids doit être combattue par un régime, et si possible par un programme sportif qui a l'avantage de réconcilier le fumeur avec son corps.

N'hésitez pas à consulter votre médecin en cas de difficulté ; ses conseils et son expérience seront précieux pour lutter contre les rechutes.

Effets indésirables possibles

En début de traitement : irritation de la bouche ou de la gorge s'atténuant habituellement à la poursuite du traitement.

Fréquemment : nausées, troubles de la digestion, hoquet, maux de tête, *palpitations*, sécheresse de la bouche, rhinite, toux.

Rarement : *troubles du rythme cardiaque*, *réaction allergique*.

Laboratoires Mc Neil Santé Grand Public

NICOTINELL comprimé

Médicament du sevrage tabagique

Présentation

NICOTINELL MENTHE 1 mg SANS SUCRE : comprimé à sucer (blanc ; arôme menthe) ; boîte de 36. Non remb.

Composition

	p cp
Nicotine	1 mg
Maltitol	+
Aspartam	+

Dans quel cas ce médicament est-il prescrit ?

Ce médicament aide les fumeurs à se désintoxiquer du tabac. Le comprimé apporte dans le sang, par l'intermédiaire de la salive, la nicotine, principale substance active du tabac, responsable de l'accoutumance.

Contre-indications

Ce médicament ne doit pas être utilisé dans les cas suivants :

- non fumeur,
- *infarctus du myocarde* récent,
- *angine de poitrine* d'aggravation récente,
- angor de *Printzmetal*,
- *troubles du rythme cardiaque* grave,
- *accident vasculaire cérébral* récent,
- *phénylcétonurie* (présence d'aspartam).

Attention : L'arrêt du tabac est impératif avant de commencer le traitement.

Des précautions sont nécessaires en cas de maladie cardiaque grave, d'*hypertension*, d'*ulcère* de l'estomac ou du *duodénum*, d'*hyperthyroïdie*, de *phéochromocytome*, de *diabète*, d'*insuffisance rénale* ou *hépatique* ou d'*artérite* des membres inférieurs. Dans ces situations, une consultation médicale préalable est indispensable avant d'utiliser ce médicament ; un arrêt du tabac sans traitement de substitution peut être nécessaire.

N'utilisez pas d'autres médicaments contenant de la nicotine, notamment les *dispositifs transdermiques* (voir Interactions avec d'autres substances).

Ne le laissez pas ce médicament à la portée des enfants.

Si, après 10 jours de traitement, vous recommencez à fumer : consultez votre médecin afin d'adopter avec lui une nouvelle stratégie antitabac.

Interactions avec d'autres substances

Ce médicament ne doit pas être associé à d'autres apports de nicotine : cigarette, autre médicament en contenant.

Par ailleurs, les produits contenus dans la fumée du tabac peuvent accélérer la vitesse d'élimination de certains médicaments, la théophylline notamment. Lors de l'arrêt du tabagisme, ces médicaments peuvent voir leur effet renforcé et des signes de *surdosage* peuvent apparaître. Contactez votre médecin au moindre doute.

L'absorption de café ou de boisson gazeuse dans les 15 minutes précédant la prise du comprimé à sucer peut diminuer l'absorption de la nicotine et donc l'effet de ce médicament.

Grossesse et allaitement

Le tabagisme chez la femme enceinte peut être à l'origine d'un retard de croissance du fœtus. L'arrêt du tabac est donc toujours souhaitable. Chez les femmes fortement dépendantes à la nicotine, l'usage de ce médicament peut être une aide, mais les effets de la nicotine seule sur le fœtus sont mal connus. Ce médicament a l'avantage de ne pas exposer le fœtus aux autres toxiques présents dans la fumée du tabac. En résumé : si l'idéal est de ne pas fumer et de ne pas exposer le fœtus à des apports de nicotine, l'usage de ce médicament est un moindre mal par rapport au tabac.

La nicotine passe dans le lait maternel, l'allaitement est déconseillé pendant le traitement.

Si l'allaitement maternel est néanmoins choisi, prendre les comprimés de préférence après la têtée.

Mode d'emploi et posologie

Les comprimés à 1 mg sont adaptées aux fumeurs moyennement dépendants.

En pratique, il est utile de connaître les signes de sous ou *surdosage* pour adapter la *posologie* après quelques jours de traitement :

- le surdosage aboutit à l'état du fumeur qui a trop fumé et se traduit principalement par un état nauséeux et des maux de tête. Des troubles de la vue ou de l'audition, un tremblement, des vertiges sont également possibles ;
- un sous-dosage provoque des *symptômes* de manque : irritabilité, nervosité, crampes d'estomac (sorte de faim douloureuse), difficulté de concentration.

Dès que le désir de fumer est surmonté, réduire progressivement le nombre de comprimés, jusqu'à désaccoutumance complète.

Afin de permettre l'absorption lente et régulière de la nicotine par les vaisseaux sanguins de la langue, sucer le comprimé jusqu'à ce que le goût devienne fort, puis le placer contre la joue le temps que le goût s'estompe dans la bouche. Recommencer alors l'opération. Au bout de 30 minutes, la dissolution du comprimé doit être complète.

Posologie usuelle :

- Adulte de plus de 18 ans : sucer un comprimé à chaque fois que le besoin de fumer se fait sentir. Ne pas dépasser 30 comprimés par jour.

Ne pas dépasser 6 mois de traitement continu.

Conseils : Ce médicament peut être utilisé par des fumeurs sans consultation médicale, il est en vente libre. Les conseils de votre pharmacien sont précieux, il pourra vous aider à déterminer le meilleur moment pour arrêter de fumer et vous expliquera les causes d'échec.

La nicotine prise par *voie* orale en remplacement de la cigarette présente la même nocivité cardiovasculaire que celle qui est contenue dans le tabac. Seul le risque de cancer du poumon disparaît. Lorsque l'arrêt du tabac est motivé par des raisons médicales urgentes : *infarctus* récent, *artérite*, *gastrite* ou *ulcère*, il est préférable d'arrêter l'absorption de nicotine sous toutes ses formes.

Comme toutes les méthodes antitabac utilisées pour aider les fumeurs, ce médicament ne peut être efficace que lorsque la volonté d'arrêter de fumer est personnelle et s'accompagne d'une forte motivation. C'est cette motivation qui permettra de lutter contre l'envie de fumer, sans être forcé de faire en permanence appel à la volonté qui s'émousse avec le temps. Un arrêt du tabac durable chez le fumeur suppose que celui-ci considère le tabac comme un poison, une dépendance inacceptable. Il doit se faire à l'idée qu'il ne fumera plus jamais, dès le début du sevrage. Chaque jour sans tabac doit être vécu comme une libération, et non comme un calvaire. Le fumeur qui est dans cet état d'esprit est un bon candidat au sevrage définitif.

L'arrêt du tabac, qui est une véritable drogue, induit de nombreux problèmes : une prise de poids est fréquente, des troubles de la concentration peuvent durer plusieurs semaines. Un *état dépressif* léger est possible. La prise de poids doit être combattue par un régime, et si possible par un programme sportif qui a l'avantage de réconcilier le fumeur avec son corps.

N'hésitez pas à consulter votre médecin en cas de difficulté ; ses conseils et son expérience seront précieux pour lutter contre les rechutes.

Effets indésirables possibles

Irritation de la bouche ou de la gorge.

Nausées, brûlures d'estomac, troubles de la digestion, hoquet, maux de tête, vertiges, *éruption cutanée*, *palpitations*.

Rarement : *troubles du rythme cardiaque*, *réaction allergique*.

Laboratoires Novartis Santé Familiale SAS

NICOTINELL dispositif transdermique

Médicament du sevrage tabagique

Présentation

NICOTINELL TTS 7 mg/24 h : *dispositif transdermique* de 10 cm^2 ; boîte de 7. Non remb.
NICOTINELL TTS 7 mg/24 h : *dispositif transdermique* de 10 cm^2 ; boîte de 28. Non remb.
NICOTINELL TTS 14 mg/24 h : *dispositif transdermique* de 20 cm^2 ; boîte de 7. Non remb.
NICOTINELL TTS 14 mg/24 h : *dispositif transdermique* de 20 cm^2 ; boîte de 28. Non remb.
NICOTINELL TTS 21 mg/24 h : *dispositif transdermique* de 30 cm^2 ; boîte de 7. Non remb.
NICOTINELL TTS 21 mg/24 h : *dispositif transdermique* de 30 cm^2 ; boîte de 28. Non remb.

Composition

	p 10 cm^2	p 20 cm^2	p 30 cm^2
Nicotine libérée/24 h...	7 mg	14 mg	21 mg

Dans quel cas ce médicament est-il prescrit ?

Ce médicament aide les fumeurs à se désintoxiquer du tabac. Le *dispositif transdermique* (timbre) contient de la nicotine, principale substance active du tabac ; celle-ci traverse la peau, gagne le sang et agit sur le système nerveux, permettant ainsi au fumeur de ne pas ressentir les *symptômes* dus à l'arrêt du tabac.

Il est utilisé exclusivement chez les fumeurs nicotino-dépendants, c'est-à-dire qui avalent la fumée et ne peuvent se passer de fumer plus de quelques heures.

Contre-indications

Ce médicament ne doit pas être utilisé dans les cas suivants :

- non fumeur ou fumeur occasionnel,
- *infarctus du myocarde* récent,
- *angine de poitrine* d'aggravation récente,
- angor de *Printzmetal*,
- certains *troubles du rythme cardiaque* graves,
- *accident vasculaire cérébral* récent,
- maladie de peau étendue ne permettant pas de coller le timbre.

Attention : La mise en place du timbre doit conduire à un arrêt total du tabac.

N'utilisez pas d'autres médicaments contenant de la nicotine, notamment les gommes à mâcher (chewing-gums).

Ne laissez pas le timbre neuf ou usagé à la portée des enfants : une application intempestive peut être à l'origine d'accidents graves. Pliez le timbre avant de le jeter.

Des précautions sont nécessaires en cas de maladie cardiaque grave, d'hypertension, d'*ulcère* de l'estomac ou du *duodénum*, d'*hyperthyroïdie*, de *phéochromocytome*, de *diabète*, d'*insuffisance rénale* ou *hépatique*, ou d'*artérite* des membres inférieurs. Dans ces situations, une consultation médicale préalable est indispensable avant d'utiliser ce médicament ; un arrêt du tabac sans traitement de substitution peut être nécessaire.

Interactions avec d'autres substances

Ce médicament ne doit pas être associé à d'autres apports de nicotine : cigarette, autre médicament en contenant.

Par ailleurs, les produits contenus dans la fumée du tabac peuvent accélérer la vitesse d'élimination de certains médicaments, la théophylline notamment. Lors de l'arrêt du tabagisme, ces médicaments peuvent voir leur effet renforcé et des signes de *surdosage* peuvent apparaître. Contactez votre médecin au moindre doute.

Grossesse et allaitement

Le tabagisme chez la femme enceinte peut être à l'origine d'un retard de croissance du fœtus. L'arrêt du tabac est donc toujours souhaitable. Chez les femmes fortement dépendantes à la nicotine, l'usage de ce médicament peut être une aide, mais les effets de la nicotine seule sur le fœtus sont mal connus. Ce médicament a l'avantage de ne pas exposer le fœtus aux autres toxiques présents dans la fumée du tabac. En résumé : si l'idéal est de ne pas fumer et de ne pas exposer le fœtus à des apports de nicotine, l'usage de ce médicament est un moindre mal par rapport au tabac.

La nicotine passe dans le lait maternel, l'allaitement est déconseillé pendant le traitement.

Mode d'emploi et posologie

Il existe 3 dosages correspondant à 3 surfaces de timbre différentes : la quantité de nicotine qui passe dans le sang est proportionnelle à la surface du *dispositif transdermique*.

Le dosage le plus fort est destiné aux grands fumeurs ou aux fumeurs de cigarettes riches en nicotine ; une forte *dépendance* à la nicotine peut également conduire des fumeurs modérés à préférer le dosage fort.

En pratique, il est utile de connaître les signes de sous ou *surdosage* pour adapter le choix du dosage après 1 ou 2 jours de traitement :

- le surdosage aboutit à l'état du fumeur qui a trop fumé et se traduit principalement par un état nauséeux et des maux de tête. Des troubles de la vue ou de l'audition, un tremblement, des vertiges sont également possibles ;
- un sous-dosage provoque des symptômes de manque : irritabilité, nervosité, crampes d'estomac (sorte de faim douloureuse), difficulté de concentration.

Une fois le sevrage obtenu, il convient de passer à un timbre moins dosé après une période de 3 à 4 semaines, puis à l'arrêt après l'utilisation du dosage le plus faible.

Appliquer le timbre sur une région sèche, pauvre en poils, et dépourvue de lésions cutanées. Libérer la surface adhésive et appliquer soigneusement le timbre en effectuant une pression sur toute sa surface. Changer d'emplacement tous les jours.

Posologie usuelle :

- Adulte : le timbre est posé le matin, après la toilette. Il doit normalement être gardé jusqu'au lendemain.

Il est recommandé de ne pas dépasser 6 mois de traitement continu.

Conseils : Ce médicament peut-être utilisé par des fumeurs sans consultation médicale, il est en vente libre. Les conseils de votre pharmacien sont précieux, il pourra vous aider à déterminer le meilleur moment pour arrêter de fumer et vous expliquera les causes d'échec.

La nicotine prise par *voie* cutanée en remplacement de la cigarette présente la même nocivité cardiovasculaire que celle qui est contenue dans le tabac. Seul le risque de cancer du poumon disparaît. Lorsque l'arrêt du tabac est motivé par des raisons médicales urgentes : *infarctus* récent, *artérite*, *gastrite* ou *ulcère*, il est préférable d'arrêter l'absorption de nicotine sous toutes ses formes.

Comme toutes les méthodes antitabac utilisées pour aider les fumeurs, ce médicament ne peut être efficace que lorsque la volonté d'arrêter de fumer est personnelle et s'accompagne d'une forte motivation. C'est cette motivation qui permettra de lutter contre l'envie de fumer, sans être forcé de faire en permanence appel à la volonté qui s'émousse avec le temps. Un arrêt du tabac durable chez le fumeur suppose que celui-ci considère le tabac comme un poison, une dépendance inacceptable. Il doit se faire à l'idée qu'il ne fumera plus jamais, dès le début du sevrage. Chaque jour sans tabac doit être vécu comme une libération, et non comme un calvaire. Le fumeur qui est dans cet état d'esprit est un bon candidat au sevrage définitif.

L'arrêt du tabac, qui est une véritable drogue, induit de nombreux problèmes : une prise de poids est fréquente, des troubles de la concentration peuvent durer plusieurs semaines. Un *état dépressif* léger est possible. La prise de poids doit être combattue par un régime, et si possible par un programme sportif qui a l'avantage de réconcilier le fumeur avec son corps. N'hésitez pas à consulter votre médecin en cas de difficulté ; ses conseils et son expérience seront précieux pour lutter contre les rechutes.

Garder le timbre la nuit permet de combattre les *symptômes* de manque au lever. Néanmoins, le port nocturne peut provoquer des troubles du sommeil. Dans ce cas, il peut être préférable d'ôter le timbre au coucher.

Pensez à vous laver les mains après l'application et évitez tout contact avec les yeux ou le nez.

Effets indésirables possibles

Réactions locales : rougeurs et démangeaisons au niveau de l'application pouvant nécessiter l'arrêt du traitement en cas de réaction importante.

Également : *palpitations*, maux de tête, insomnie, sensation de *vertige*, troubles des rêves, nausées, vomissements.

Laboratoires Novartis Santé Familiale SAS

NICOTINELL gomme

Médicament du sevrage tabagique

Présentation

NICOTINELL FRUIT 2 mg sans sucre : gomme à mâcher (arôme Tutti) ; boîte de 24. Non remb.
NICOTINELL FRUIT 2 mg sans sucre : gomme à mâcher (arôme Tutti) ; boîte de 96. Non remb.
NICOTINELL MENTHE 2 mg sans sucre : gomme à mâcher ; boîte de 12. Non remb.
NICOTINELL MENTHE 2 mg sans sucre : gomme à mâcher ; boîte de 24. Non remb.
NICOTINELL MENTHE 2 mg sans sucre : gomme à mâcher ; boîte de 96. Non remb.
NICOTINELL RÉGLISSE 2 mg sans sucre : gomme à mâcher ; boîte de 12. Non remb.
NICOTINELL RÉGLISSE 2 mg sans sucre : gomme à mâcher ; boîte de 96. Non remb.
NICOTINELL MENTHE 4 mg sans sucre : gomme à mâcher ; boîte de 24. Non remb.
NICOTINELL MENTHE 4 mg sans sucre : gomme à mâcher ; boîte de 96. Non remb.

Composition

	p gomme	p gomme
Nicotine	2 mg	4 mg
Sorbitol	+	+

Dans quel cas ce médicament est-il prescrit ?

Ce médicament aide les fumeurs à se désintoxiquer du tabac. La gomme à mâcher apporte dans le sang, par l'intermédiaire de la salive, la nicotine, principale substance active du tabac, responsable de l'accoutumance.

Contre-indications

Ce médicament ne doit pas être utilisé dans les cas suivants :
- non fumeur,
- *infarctus du myocarde* récent,
- *angine de poitrine* d'aggravation récente,
- angor de *Printzmetal,*
- *troubles du rythme cardiaque* grave,
- *accident vasculaire cérébral* récent.

Attention : L'arrêt du tabac est impératif avant de commencer le traitement.

Des précautions sont nécessaires en cas de maladie cardiaque grave, d'*hypertension*, d'*ulcère* de l'estomac ou du *duodénum*, d'*hyperthyroïdie*, de *phéochromocytome*, de *diabète*, d'*insuffisance rénale* ou *hépatique* ou d'*artérite* des membres inférieurs. Dans ces situations, une consultation médicale préalable est indispensable avant d'utiliser ce médicament ; un arrêt du tabac sans traitement de substitution peut être nécessaire.

N'utilisez pas d'autres médicaments contenant de la nicotine, notamment les *dispositifs transdermiques* (voir Interactions avec d'autres substances).

Ce chewing-gum est un médicament. Ne le laissez pas à la portée des enfants.

Le port d'une prothèse dentaire peut entraîner des problèmes lors de la mastication des gommes : consultez votre dentiste.

Si, après 10 jours de traitement, vous recommencez à fumer : consultez votre médecin afin d'adopter avec lui une nouvelle stratégie antitabac.

Interactions avec d'autres substances

Ce médicament ne doit pas être associé à d'autres apports de nicotine : cigarette, autre médicament en contenant.

Par ailleurs, les produits contenus dans la fumée du tabac peuvent accélérer la vitesse d'élimination de certains médicaments, la théophylline notamment. Lors de l'arrêt du tabagisme, ces médicaments peuvent voir leur effet renforcé et des signes de *surdosage* peuvent apparaître. Contactez votre médecin au moindre doute.

L'absorption de café ou de boisson gazeuse dans les 15 minutes précédant la prise de la gomme à mâcher peut diminuer l'absorption de la nicotine et donc l'effet de ce médicament.

Grossesse et allaitement

Le tabagisme chez la femme enceinte peut être à l'origine d'un retard de croissance du fœtus. L'arrêt du tabac est donc toujours souhaitable. Chez les femmes fortement dépendantes à la nicotine, l'usage de ce médicament peut être une aide, mais les effets de la nicotine seule sur le fœtus sont mal connus. Ce médicament a l'avantage de ne pas exposer le fœtus aux autres toxiques présents dans la fumée du tabac. En résumé : si l'idéal est de ne pas fumer et de ne pas exposer le fœtus à des apports de nicotine, l'usage de ce médicament est un moindre mal par rapport au tabac.

La nicotine passe dans le lait maternel, l'allaitement est déconseillé pendant le traitement.

Si l'allaitement maternel est néanmoins choisi, prendre les gommes de préférence après la tétée.

Mode d'emploi et posologie

Le choix du dosage est fonction de la dépendance initiale à la nicotine. Les gommes à 4 mg sont adaptées aux fumeurs fortement ou très fortement dépendants ; elles peuvent être également utilisées par les fumeurs peu dépendants qui préfèrent limiter le nombre de gommes mâchées quotidiennement.

En pratique, il est utile de connaître les signes de sous ou *surdosage* pour adapter la *posologie* après quelques jours de traitement :
- le surdosage aboutit à l'état du fumeur qui a trop fumé et se traduit principalement par un état nauséeux et des maux de tête. Des troubles de la vue ou de l'audition, un tremblement, des vertiges sont également possibles ;
- un sous-dosage provoque des *symptômes* de manque : irritabilité, nervosité, crampes d'estomac (sorte de faim douloureuse), difficulté de concentration.

Dès que le désir de fumer est surmonté, réduire progressivement le nombre de gommes, jusqu'à désaccoutumance complète.

Mâcher très lentement chaque gomme afin de permettre l'absorption lente et régulière de la nicotine par les vaisseaux sanguins de la langue : mastiquer 10 fois de suite le chewing-gum toutes les 2 minutes environ. Au bout de 30 minutes de mastication, la gomme n'est plus efficace.

Posologie usuelle :
- Adulte : mâcher une gomme à chaque fois que le besoin de fumer se fait sentir. Ne pas dépasser 25 gommes à 2 mg ou 15 gommes à 4 mg par jour.

Ne pas dépasser 6 mois de traitement continu.

Conseils : Ce médicament peut être utilisé par des fumeurs sans consultation médicale, il est en vente libre. Les conseils de votre pharmacien sont précieux, il pourra vous aider à déterminer le meilleur moment pour arrêter de fumer et vous expliquera les causes d'échec.

La nicotine prise par *voie* orale en remplacement de la cigarette présente la même nocivité cardiovasculaire que celle qui est contenue dans le tabac. Seul le risque de cancer du poumon disparaît. Lorsque l'arrêt du tabac est motivé par des raisons médicales urgentes : *infarctus* récent, *artérite*, *gastrite* ou *ulcère*, il est préférable d'arrêter l'absorption de nicotine sous toutes ses formes.

Comme toutes les méthodes antitabac utilisées pour aider les fumeurs, ce médicament ne peut être efficace que lorsque la volonté d'arrêter de fumer est personnelle et s'accompagne d'une forte motivation. C'est cette motivation qui permettra de lutter contre l'envie de fumer, sans être forcé de faire en permanence appel à la volonté qui s'émousse avec le temps. Un arrêt du tabac durable chez le fumeur suppose que celui-ci considère le tabac comme un poison, une dépendance inacceptable. Il doit se faire à l'idée qu'il ne fumera plus jamais, dès le début du sevrage. Chaque jour sans tabac doit être vécu comme une libération, et non comme un calvaire. Le fumeur qui est dans cet état d'esprit est un bon candidat au sevrage définitif.

L'arrêt du tabac, qui est une véritable drogue, induit de nombreux problèmes : une prise de poids est fréquente, des troubles de la concentration peuvent durer plusieurs semaines. Un *état dépressif* léger est possible. La prise de poids doit être combattue par un régime, et si possible par un programme sportif qui a l'avantage de réconcilier le fumeur avec son corps.

N'hésitez pas à consulter votre médecin en cas de difficulté ; ses conseils et son expérience seront précieux pour lutter contre les rechutes.

Effets indésirables possibles

Irritation de la bouche ou de la gorge, douleur des mâchoires.

Nausées, troubles de la digestion, hoquet, maux de tête, vertiges, *éruption cutanée*, *palpitations*.

Rarement : *troubles du rythme cardiaque*, *réaction allergique*.

Laboratoires Novartis Santé Familiale SAS

NICOTINELLCLASSIC

Informations détaillées sur www.monvidal.com

NIDREL

Inhibiteur calcique

sur ordonnance

Présentation

NIDREL 10 mg : comprimé (orangé) ; boîte de 28. Liste I - Remb 65 % - **9,49 €**.
NIDREL 20 mg : comprimé (jaune) ; boîte de 28. Liste I - Remb 65 % - **16,19 €**.

Composition

	p cp	p cp
Nitrendipine	10 mg	20 mg
Lactose	+	

Dans quel cas ce médicament est-il prescrit ?

Ce médicament est un *vasodilatateur* qui appartient à la famille des *inhibiteurs calciques*.

Il est utilisé dans le traitement de l'*hypertension artérielle*.

Attention : En cas de douleur thoracique survenant systématiquement dans la demi-heure qui suit la prise du médicament, consultez votre médecin avant de poursuivre le traitement.

Des précautions sont nécessaires en cas d'*insuffisance hépatique* et chez la personne âgée.

Compte-tenu de ses effets indésirables potentiels, ce médicament peut, chez certaines personnes, ne pas être compatible avec la conduite automobile ou le maniement de machines dangereuses. Assurez-vous à l'occasion des premières prises que vous supportez bien ce médicament avant de conduire ou d'utiliser une machine.

Interactions avec d'autres substances

Informez votre médecin si vous prenez un *alphabloquant*, un *bêtabloquant* ou un médicament contenant de la rifampicine ou de l'itraconazole.

En outre, l'effet *antihypertenseur* de ce médicament peut être augmenté par certains médicaments tels que les *neuroleptiques*, les *antidépresseurs imipraminiques*, les médicaments contenant du baclofène ; il peut être diminué par les *corticoïdes*. Votre médecin doit être informé si vous êtes traité par l'un ou l'autre de ces médicaments.

Grossesse et allaitement

Ce médicament est déconseillé chez la femme enceinte ou susceptible de l'être. Si une grossesse survient pendant le traitement, prévenez votre médecin.

Les données disponibles ne permettent pas de savoir si ce médicament passe dans le lait maternel ; un choix est donc nécessaire entre l'allaitement et la prise du médicament. Cette décision devra être prise en accord avec votre médecin.

Mode d'emploi et posologie

Les comprimés doivent être avalés avec un verre d'eau indifféremment pendant ou en dehors des repas.

Posologie usuelle :

10 à 20 mg par jour, en 1 ou 2 prises.

Conseils : Les comprimés doivent être conservés à l'abri de la lumière.

Le traitement médicamenteux ne dispense pas des mesures simples pouvant faire baisser la tension artérielle : activité physique régulière, modération de la consommation de boissons alcoolisées, lutte contre l'excès de poids.

Effets indésirables possibles

Les plus fréquents sont la conséquence de la dilatation des vaisseaux sanguins :

- rougeur du visage, bouffées de chaleur, maux de tête ;
- jambes lourdes ou enflées.

Plus rarement : nausées, étourdissements, fatigue, *éruption cutanée*, *palpitations*, accélération du cœur.

Laboratoires Schwarz Pharma

NIFÉDIPINE 10 mg Génériques

Inhibiteur calcique

sur ordonnance

Les médicaments ci-dessous sont des génériques de ADALATE 10 mg (voir p. 73).

NIFEDIPINE G GAM 10 mg : capsule boîte de 30. Liste I - Remb 65 % - 2,79 €.
NIFEDIPINE G GAM 10 mg : capsule boîte de 90. Liste I - Remb 65 % - 6,54 €.

NIFÉDIPINE 20 mg LP Génériques

Inhibiteur calcique

sur ordonnance

Les médicaments ci-dessous sont des génériques de ADALATE 20 mg (voir p. 74).

NIFEDIPINE MERCK 20 mg : comprimé à libération prolongée boîte de 30. Liste I - Remb 65 % - 4,76 €.
NIFEDIPINE RATIOPHARM 20 mg : comprimé à libération prolongée boîte de 30. Liste I - Remb 65 % - 4,75 €.
NIFEDIPINE RATIOPHARM 20 mg : comprimé à libération prolongée boîte de 60. Liste I - Remb 65 % - 8,97 €.
NIFEDIPINE RPG 20 mg : comprimé à libération prolongée boîte de 30. Liste I - Remb 65 % - 4,75 €.

NIFEDIPINE RPG 20 mg : comprimé à libération prolongée boîte de 60. Liste I - Remb 65 % - 8,97 €.
NIFEDIPINE TEVA 20 mg : comprimé à libération prolongée *(lactose)* boîte de 30. Liste I - Remb 65 % - 4,75 €.

NIFÉDIPINE 30 mg LP Génériques

Inhibiteur calcique

sur ordonnance

Les médicaments ci-dessous sont des génériques de CHRONADALTE (voir p. 281).

NIFEDIPINE ARROW LP 30 mg : comprimé à libération prolongée *(lactose)* boîte de 30. Liste I - Remb 65 % - 11,36 €.
NIFEDIPINE EG LP 30 mg : comprimé à libération prolongée *(lactose)* boîte de 30. Liste I - Remb 65 % - 11,36 €.
NIFEDIPINE EG LP 30 mg : comprimé à libération prolongée *(lactose)* boîte de 90. Liste I - Remb 65 % - 32,90 €.
NIFEDIPINE MERCK LP 30 mg : comprimé à libération prolongée *(lactose)* boîte de 30. Liste I - Remb 65 % - 11,36 €.
NIFEDIPINE RANBAXY LP 30 mg : comprimé à libération prolongée *(lactose)* boîte de 30. Liste I - Remb 65 % - 11,36 €.
NIFEDIPINE SANDOZ LP 30 mg : comprimé à libération prolongée *(lactose)* boîte de 30. Liste I - Remb 65 % - 11,36 €.

NIFLUGEL

Anti-inflammatoire d'action locale

Présentation

NIFLUGEL 2,5 % : gel percutané ; tube de 60 g. Remb 35 % - **2,81 €**.

Composition

	p 100 g
Acide niflumique	2,5 g
Alcool	+

Dans quel cas ce médicament est-il prescrit ?

Ce gel contient un *anti-inflammatoire* non stéroïdien (*AINS*). Il lutte localement contre l'*inflammation* et la douleur.

Il est utilisé dans le traitement local des *tendinites*, des entorses et des contusions.

Contre-indications

Ce médicament ne doit pas être utilisé dans les cas suivants :
- *allergie* à l'aspirine ou aux *AINS*,
- en application sur un *eczéma*, des *muqueuses*, des plaies ou de la peau lésée,
- **grossesse** (à partir du 6e mois).

Grossesse et allaitement

Les *AINS* pris par voie orale peuvent être toxiques pour le fœtus ; leur utilisation est contre-indiquée pendant les 4 derniers mois de la grossesse. Les AINS destinés à une application locale peuvent traverser la peau, passer dans le sang et exposer le fœtus au même risque, lorsqu'ils sont appliqués sur une large surface de peau ou sous un pansement occlusif. N'utilisez pas ce médicament pendant la grossesse sans avis médical.

Les données disponibles ne permettent pas de savoir si ce médicament passe dans le lait maternel : ne l'utilisez pas pendant l'allaitement sans avis médical.

Mode d'emploi et posologie

Appliquer le gel par un massage doux et prolongé.

Posologie usuelle :
- Adulte : 3 applications par jour.

Conseils : Pensez à vous laver les mains après l'application. En cas de contact accidentel avec les yeux, rincez abondamment.

Effets indésirables possibles

Imposant l'arrêt du traitement : *réaction allergique* cutanée (éruption de boutons, démangeaisons...) ou générale.

La présence d'alcool peut favoriser le dessèchement et l'irritation de la peau, surtout en cas d'applications répétées.

Laboratoires Bristol-Myers Squibb

NIFLURIL gélule, suppositoire

Anti-inflammatoire non stéroïdien

sur ordonnance

Présentation

NIFLURIL : gélule (rouge et blanc) ; boîte de 30. Liste II - Remb 65 % - **2,89 €**.
NIFLURIL 700 mg : suppositoire ; boîte de 8. Liste II - Remb 35 % - **2,62 €**.
NIFLURIL 400 mg : suppositoire sécable ; boîte de 8. Liste II - Remb 65 % - **2,32 €**.

Composition

	p gél	p suppos	p suppos
Acide niflumique	250 mg		
Morniflumate		700 mg	400 mg

Dans quel cas ce médicament est-il prescrit ?

Ce médicament est un *anti-inflammatoire* non stéroïdien (*AINS*). Il lutte contre l'*inflammation* et la douleur, fait baisser la fièvre et fluidifie le sang.

Il est utilisé dans le *traitement symptomatique* des rhumatismes inflammatoires (*polyarthrite rhumatoïde*) et des crises d'*arthrose*.

Il est également utilisé dans le *traitement d'appoint* des *inflammations* douloureuses de l'oreille, du nez et de la gorge, des affections buccales et dentaires.

Contre-indications

Ce médicament ne doit pas être utilisé dans les cas suivants :
- *antécédent* d'*allergie* ou d'*asthme* provoqué par la prise d'*AINS*, y compris l'aspirine ;
- *ulcère* de l'estomac ou du *duodénum* ;
- *insuffisance hépatique* ou *rénale* grave ;
- *insuffisance cardiaque* grave ;
- *inflammation* ou saignement du rectum (suppositoires) ;
- enfant de moins de 12 ans (gélule et suppositoire à 700 mg) ;
- enfant de moins de 6 mois (suppositoire à 400 mg) ;
- **grossesse** (à partir du 6e mois).

Attention : Tout traitement prolongé ou surdosage d'*AINS* expose à des effets indésirables graves.

Certaines situations doivent conduire à ne poursuivre le traitement qu'après un avis médical :
- brûlures d'estomac importantes ou selles noires et nauséabondes pouvant traduire une irritation ou un saignement du tube digestif ;

- *éruption cutanée*, crise d'*asthme* ;
- fatigue inhabituelle et intense, ou baisse brutale et importante du volume des urines chez une personne souffrant d'*insuffisance cardiaque*, déshydratée ou traitée par *diurétique*.

L'utilisation des AINS est déconseillée chez l'enfant en cas de varicelle : ils pourraient augmenter le risque de complications infectieuses, exceptionnelles mais potentiellement graves.

Des précautions sont nécessaires chez la personne âgée ou en cas d'*antécédent* d'*ulcère* de l'estomac ou du *duodénum* ou de risque hémorragique, notamment digestif (maladie de *Crohn*, *rectocolite hémorragique*).

Conducteur : ce médicament peut être responsable de *vertiges* ou d'une baisse de la vigilance.

Interactions avec d'autres substances

Ce médicament peut interagir avec d'autres médicaments, notamment :
- l'aspirine et les autres *anti-inflammatoires* non stéroïdiens (*AINS*) : risque d'augmentation des effets indésirables ;
- les *anticoagulants* et les *antiagrégants plaquettaires* : augmentation du risque hémorragique ;
- le lithium (TÉRALITHE, NEUROLITHIUM...) : augmentation du taux de lithium dans le sang ;
- le méthotrexate.

Informez par ailleurs votre médecin ou votre pharmacien en cas de traitement par un *diurétique*, un *inhibiteur de l'enzyme de conversion*, un *inhibiteur de l'angiotensine II*, un *bêtabloquant* ou un médicament contenant de la ciclosporine.

Grossesse et allaitement

Des effets néfastes pour l'enfant à naître ont été mis en évidence lorsque les *AINS* sont utilisés au cours des 4 derniers mois de la grossesse ; le risque existe même avec une seule prise et même si la grossesse est à terme. L'usage de ce médicament est contre-indiqué pendant cette période.

Pendant les 5 premiers mois, l'effet de ce médicament est mal connu : seul votre médecin peut évaluer le risque éventuel de son utilisation dans votre cas.

Ce médicament passe dans le lait maternel ; un choix est donc nécessaire entre l'allaitement et la prise du médicament. Cette décision devra être prise en accord avec votre médecin.

Mode d'emploi et posologie

Les gélules doivent être avalées au cours des repas avec un verre d'eau. Les suppositoires à 400 mg peuvent être coupés en deux. Quelle que soit la forme utilisée, les prises doivent être régulièrement réparties au cours de la journée.

Posologie usuelle :
- Adulte : 1 gélule, 3 ou 4 fois par jour ou 1 suppositoire à 700 mg, matin et soir.
- Enfant de plus de 12 ans : 1 gélule, 2 ou 3 fois par jour ou 1 suppositoire à 700 mg, matin et soir.
- Enfant de 30 mois à 12 ans : 1 suppositoire à 400 mg par 10 kg et par jour, sans dépasser 3 suppositoires par jour. Soit, pour un enfant de 20 kg, 1 suppositoire matin et soir.
- Nourrisson de 6 à 30 mois : ½ suppositoire à 400 mg, 2 fois par jour.

Conseils : Ne pas dépasser la posologie ni la durée prescrites par votre médecin, afin de limiter les effets indésirables.

Effets indésirables possibles

Troubles digestifs, *gastrite*, voire *ulcère* de l'estomac ou du *duodénum*, le plus souvent lors d'un traitement de longue durée ou à forte dose. Exceptionnellement : *hémorragie* du tube digestif (vomissements sanglants, selles noires ou plus souvent pertes de sang imperceptibles, responsables de l'apparition d'une *anémie*).

Rarement : *vertiges*.

Réaction allergique nécessitant l'arrêt immédiat du traitement :
- démangeaisons, urticaire, éruption cutanée grave... ;
- crise d'*asthme* ;
- malaise avec baisse brutale de la tension artérielle.

Laboratoires Bristol-Myers Squibb

NIFUROXAZIDE 200 mg
Génériques
Antidiarrhéique

sur ordonnance

Les médicaments ci-dessous sont des génériques de ERCÉFURYL (voir p. 472).

NIFUROXAZIDE ARROW 200 mg : gélule *(saccharose)* boîte de 28. Liste II - Non remb.
NIFUROXAZIDE BIOGARAN 200 mg : gélule *(saccharose)* boîte de 28. Liste II - Non remb.
NIFUROXAZIDE BIOGARAN CONSEIL 200 mg : gélule *(saccharose)* boîte de 12. Non remb.
NIFUROXAZIDE EG 200 mg : gélule *(lactose)* boîte de 28. Liste II - Non remb.
NIFUROXAZIDE MERCK 200 mg : gélule *(saccharose)* boîte de 12. Non remb.
NIFUROXAZIDE RATIOPHARM 200 mg : gélule *(saccharose)* boîte de 28. Liste II - Non remb.
NIFUROXAZIDE RATIOPHARM CONSEIL 200 mg : gélule *(saccharose)* boîte de 12. Non remb.
NIFUROXAZIDE RPG 200 mg : gélule *(saccharose)* boîte de 28. Liste II - Non remb.
NIFUROXAZIDE SANDOZ 200 mg : gélule *(saccharose)* boîte de 28. Liste II - Non remb.
NIFUROXAZIDE SANDOZ CONSEIL 200 mg : gélule *(saccharose)* boîte de 12. Non remb.
NIFUROXAZIDE TEVA 200 mg : gélule *(saccharose)* boîte de 28. Liste II - Non remb.
NIFUROXAZIDE WINTHROP 200 mg : gélule *(saccharose)* boîte de 28. Liste II - Non remb.
NIFUROXAZIDE ZYDUS 200 mg : gélule *(saccharose)* boîte de 28. Liste II - Non remb.
PANFUREX 200 mg : gélule *(lactose)* boîte de 28. Liste II - Non remb.

NIFUROXAZIDE 4 %
Génériques
Antidiarrhéique

sur ordonnance

Les médicaments ci-dessous sont des génériques de ERCÉFURYL (voir p. 472).

NIFUROXAZIDE ARROW 4 % : suspension buvable *(alcool éthylique, saccharose, sodium)* flacon de 90 ml avec cuillère-mesure. Liste II - Non remb.
NIFUROXAZIDE EG 4 % : suspension buvable *(alcool éthylique, saccharose, sodium)* flacon de 90 ml. Liste II - Non remb.

NIFUROXAZIDE TEVA 4 % : suspension buvable *(alcool éthylique, saccharose, sodium)* flacon de 90 ml. Liste II - Non remb.
NIFUROXAZIDE ZYDUS 4 % : suspension buvable *(alcool éthylique, saccharose, sodium)* flacon de 90 ml. Liste II - Non remb.
PANFUREX 4 % : suspension buvable *(sodium)* flacon de 90 ml. Liste II - Non remb.

NIFUROXAZIDE MERCK

Informations détaillées sur www.monvidal.com

NIQUITIN comprimé

Médicament du sevrage tabagique

Présentation

NIQUITIN MENTHE FRAÎCHE 2 mg : comprimé à sucer (arôme menthe) ; boîte de 24. Non remb.
NIQUITIN MENTHE FRAÎCHE 2 mg : comprimé à sucer (arôme menthe) ; boîte de 72. Non remb.
NIQUITIN SANS SUCRE 2 mg : comprimé à sucer (arôme menthe) ; boîte de 36. Non remb.
NIQUITIN SANS SUCRE 2 mg : comprimé à sucer (arôme menthe) ; boîte de 72. Non remb.
NIQUITIN MENTHE FRAÎCHE 4 mg : comprimé à sucer (arôme menthe) ; boîte de 24. Non remb.
NIQUITIN MENTHE FRAÎCHE 4 mg : comprimé à sucer (arôme menthe) ; boîte de 72. Non remb.
NIQUITIN SANS SUCRE 4 mg : comprimé à sucer (arôme menthe) ; boîte de 36. Non remb.
NIQUITIN SANS SUCRE 4 mg : comprimé à sucer (arôme menthe) ; boîte de 72. Non remb.

Composition

	p cp	p cp
Nicotine	2 mg	4 mg
Aspartam	+	+
Mannitol	+	+

Dans quel cas ce médicament est-il prescrit ?

Ce médicament aide les fumeurs à se désintoxiquer du tabac. Le comprimé à sucer apporte dans le sang, par l'intermédiaire de la *muqueuse* buccale, la nicotine, principale substance active du tabac, responsable de l'accoutumance.

Il est utilisé soit pour arrêter définitivement de fumer, soit pour arrêter temporairement.

Contre-indications

Ce médicament ne doit pas être utilisé dans les cas suivants :
- non fumeur ou fumeur occasionnel,
- *phénylcétonurie* (présence d'aspartam).

Attention : Ce médicament ne doit pas être utilisé chez les moins de 18 ans sans consultation médicale préalable.

L'arrêt du tabac est impératif avant de commencer le traitement.

Des précautions sont nécessaires en cas d'*ulcère* de l'estomac ou du *duodénum*, d'*insuffisance rénale* ou *hépatique*. Dans ces situations, une consultation médicale préalable est indispensable avant d'utiliser ce médicament ; un arrêt du tabac sans traitement de substitution peut être nécessaire.

N'utilisez pas d'autres médicaments contenant de la nicotine, notamment les *dispositifs transdermiques* (voir Interaction avec d'autres substances).

Interactions avec d'autres substances

Ce médicament ne doit pas être associé à d'autres apports de nicotine : cigarette, autre médicament en contenant.

Par ailleurs, les produits contenus dans la fumée du tabac peuvent accélérer la vitesse d'élimination de certains médicaments, la théophylline notamment. Lors de l'arrêt du tabagisme, ces médicaments peuvent voir leur effet renforcé et des signes de *surdosage* peuvent apparaître. Contactez votre médecin au moindre doute.

Grossesse et allaitement

Le tabagisme chez la femme enceinte peut être à l'origine d'un retard de croissance du fœtus. L'arrêt du tabac est donc toujours souhaitable. Chez les femmes fortement dépendantes à la nicotine, l'usage de ce médicament peut être une aide, mais les effets de la nicotine seule sur le fœtus sont mal connus. Ce médicament a l'avantage de ne pas exposer le fœtus aux autres toxiques présents dans la fumée du tabac. En résumé : si l'idéal est de ne pas fumer et de ne pas exposer le fœtus à des apports de nicotine, l'usage de ce médicament est un moindre mal par rapport au tabac.

La nicotine passe dans le lait maternel, l'allaitement est déconseillé pendant le traitement.

Si l'allaitement maternel est néanmoins choisi, prendre les comprimés de préférence après la tétée.

Mode d'emploi et posologie

Le choix du dosage est fonction de la dépendance initiale à la nicotine. Les comprimés à 4 mg sont adaptés aux fumeurs fortement ou très fortement dépendants.

En pratique, il est utile de connaître les signes de sous ou *surdosage* pour adapter la *posologie* après quelques jours de traitement :
- le surdosage aboutit à l'état du fumeur qui a trop fumé et se traduit principalement par un état nauséeux et des maux de tête. Des troubles de la vue ou de l'audition, un tremblement, des vertiges sont également possibles ;
- un sous-dosage provoque des *symptômes* de manque : irritabilité, nervosité, crampes d'estomac (sorte de faim douloureuse), difficulté de concentration.

Dès que le désir de fumer est surmonté, réduire progressivement le nombre de comprimés, jusqu'à désaccoutumance complète.

Sucer le comprimé, sans le croquer ou le mâcher, afin de permettre l'absorption lente et régulière de la nicotine par les vaisseaux sanguins de la bouche. Le comprimé se dissout pendant environ 30 minutes et doit être régulièrement déplacé d'un côté à l'autre de la bouche pendant ce temps.

Il est important de ne pas boire ou manger tant que le comprimé est dans la bouche.

Posologie usuelle :
- Adulte de plus de 18 ans :

Arrêt complet du tabac :
- pendant les 6 premières semaines, sucer un comprimé toutes les 1 à 2 heures, sans dépasser 15 comprimés à 2 mg ou 9 comprimés à 4 mg par jour ;
- les 3 semaines suivantes, sucer 1 comprimé toutes les 2 à 4 heures ;
- les 3 semaines suivantes, espacer encore les prises en suçant 1 comprimé toutes les 4 à 8 heures ;
- ensuite, ne prendre qu'1 ou 2 comprimés par jour en cas de tentation forte.

Arrêt temporaire du tabac ou réduction du nombre de cigarette : 1 comprimé chaque fois que l'envie de fumer apparaît, sans dépasser 15 comprimés à 2 mg ou 9 comprimés à 4 mg par jour.

Ne pas dépasser 6 mois de traitement continu.

Conseils : Ce médicament peut être utilisé par des fumeurs sans consultation médicale, il est en vente libre. Les conseils de votre pharmacien sont précieux, il pourra vous aider à déterminer le meilleur moment pour arrêter de fumer et vous expliquera les causes d'échec.

La nicotine prise par *voie* orale en remplacement de la cigarette présente la même nocivité cardiovasculaire que celle qui est contenue dans le tabac. Seul le risque de cancer du poumon disparaît. Lorsque l'arrêt du tabac est motivé par des raisons médicales urgentes : *infarctus* récent, *artérite*, *gastrite* ou *ulcère*, il est préférable d'arrêter l'absorption de nicotine sous toutes ses formes.

Comme toutes les méthodes antitabac utilisées pour aider les fumeurs, ce médicament ne peut être efficace que lorsque la volonté d'arrêter de fumer est personnelle et s'accompagne d'une forte motivation. C'est cette motivation qui permettra de lutter contre l'envie de fumer, sans être forcé de faire en permanence appel à la volonté qui s'émousse avec le temps. Un arrêt du tabac durable chez le fumeur suppose que celui-ci considère le tabac comme un poison, une dépendance inacceptable. Il doit se faire à l'idée qu'il ne fumera plus jamais, dès le début du sevrage. Chaque jour sans tabac doit être vécu comme une libération, et non comme un calvaire. Le fumeur qui est dans cet état d'esprit est un bon candidat au sevrage définitif.

L'arrêt du tabac, qui est une véritable drogue, induit de nombreux problèmes : une prise de poids est fréquente, des troubles de la concentration peuvent durer plusieurs semaines. Un *état dépressif* léger est possible. La prise de poids doit être combattue par un régime, et si possible par un programme sportif qui a l'avantage de réconcilier le fumeur avec son corps.

N'hésitez pas à consulter votre médecin en cas de difficulté ; ses conseils et son expérience seront précieux pour lutter contre les rechutes.

Effets indésirables possibles

En début de traitement : irritation de la bouche ou de la gorge s'atténuant habituellement à la poursuite du traitement.

Fréquemment : nausées, troubles de la digestion, hoquet, maux de tête, *palpitations*, sécheresse de la bouche, rhinite, toux.

Rarement : *troubles du rythme cardiaque*, *réaction allergique*.

Comme tous les médicaments et confiseries contenant des sucres non absorbables (sorbitol, maltitol...), possibilité de *diarrhée* en cas d'apport important.

Laboratoires GlaxoSmithKline Santé Grand Public

NIQUITIN dispositif transdermique

Médicament du sevrage tabagique

Présentation

NIQUITIN 7 mg/24 h : *dispositif transdermique* de 7 cm² ; boîte de 7. Non remb.
NIQUITIN 7 mg/24 h : *dispositif transdermique* de 7 cm² ; boîte de 14. Non remb.
NIQUITIN 14 mg/24 h : *dispositif transdermique* de 15 cm² ; boîte de 7. Non remb.
NIQUITIN 14 mg/24 h : *dispositif transdermique* de 15 cm² ; boîte de 14. Non remb.
NIQUITIN 14 mg/24 h : *dispositif transdermique* de 15 cm² ; boîte de 28. Non remb.
NIQUITIN 21 mg/24 h : *dispositif transdermique* de 22 cm² ; boîte de 7. Non remb.
NIQUITIN 21 mg/24 h : *dispositif transdermique* de 22 cm² ; boîte de 14. Non remb.
NIQUITIN 21 mg/24 h : *dispositif transdermique* de 22 cm² ; boîte de 28. Non remb.

Composition

	p 7 cm²	p 15 cm²	p 22 cm²
Nicotine libérée/24 h...	7 mg	14 mg	21 mg

Dans quel cas ce médicament est-il prescrit ?

Ce médicament aide les fumeurs à se désintoxiquer du tabac. Le *dispositif transdermique* (timbre) contient de la nicotine, principale substance active du tabac ; celle-ci traverse la peau, gagne le sang et agit sur le système nerveux, permettant ainsi au fumeur de ne pas ressentir les *symptômes* dus à l'arrêt du tabac.

Il est utilisé exclusivement chez les fumeurs nicotino-dépendants, c'est-à-dire qui avalent la fumée et ne peuvent se passer de fumer plus de quelques heures.

Contre-indications

Ce médicament ne doit pas être utilisé dans les cas suivants :

- non fumeur ou fumeur occasionnel,
- maladie de peau étendue ne permettant pas de coller le timbre.

Attention : La mise en place du timbre (patch) doit conduire à un arrêt total du tabac.

N'utilisez pas d'autres médicaments contenant de la nicotine, notamment les gommes à mâcher (chewing-gums).

Ne laissez pas le timbre neuf ou usagé à la portée des enfants : une application intempestive peut être à l'origine d'accidents graves. Pliez le timbre avant de le jeter.

Des précautions sont nécessaires en cas d'*ulcère* de l'estomac ou du *duodénum*, d'*insuffisance rénale* ou *hépatique*. Dans ces situations, une consultation médicale préalable est indispensable avant d'utiliser ce médicament et un arrêt du tabac sans traitement de substitution peut être nécessaire.

Interactions avec d'autres substances

Ce médicament ne doit pas être associé à d'autres apports de nicotine : cigarette, autre médicament en contenant.

Par ailleurs, les produits contenus dans la fumée du tabac peuvent accélérer la vitesse d'élimination de certains médicaments, la théophylline notamment. Lors de l'arrêt du tabagisme, ces médicaments peuvent voir leur effet renforcé et des signes de *surdosage* peuvent apparaître. Contactez votre médecin au moindre doute.

Grossesse et allaitement

Le tabagisme chez la femme enceinte peut être à l'origine d'un retard de croissance du fœtus. L'arrêt du tabac est donc toujours souhaitable. Chez les femmes fortement dépendantes à la nicotine, l'usage de ce médicament peut être une aide, mais les effets de la nicotine seule sur le fœtus sont mal connus. Ce médicament a l'avantage de ne pas exposer le fœtus aux autres toxiques présents dans la fumée du tabac. En résumé : si l'idéal est de ne pas fumer et de ne pas exposer le fœtus à des apports de nicotine, l'usage de ce médicament est un moindre mal par rapport au tabac.

La nicotine passe dans le lait maternel, l'allaitement est déconseillé pendant le traitement.

Mode d'emploi et posologie

Il existe 3 dosages correspondant à 3 surfaces de timbre différentes : la quantité de nicotine qui passe dans le sang est proportionnelle à la surface du *dispositif transdermique*.

Le dosage le plus fort est destiné aux grands fumeurs ou aux fumeurs de cigarettes riches en nicotine ; une forte *dépendance* à la nicotine peut également conduire des fumeurs modérés à préférer le dosage fort.

En pratique, il est utile de connaître les signes de sous ou *surdosage* pour adapter le choix du dosage après 1 ou 2 jours de traitement :

- le surdosage aboutit à l'état du fumeur qui a trop fumé et se traduit principalement par un état nauséeux et des maux de tête. Des troubles de la vue ou de l'audition, un tremblement, des vertiges sont également possibles ;
- un sous-dosage provoque des symptômes de manque : irritabilité, nervosité, crampes d'estomac (sorte de faim douloureuse), difficulté de concentration.

Une fois le sevrage obtenu, il convient de passer à un timbre moins dosé après une période de 3 à 4 semaines, puis à l'arrêt après l'utilisation du dosage le plus faible.

Appliquer le timbre sur une région sèche, pauvre en poils, et dépourvue de lésions cutanées. Libérer la surface adhésive et appliquer soigneusement le timbre en effectuant une pression sur toute sa surface. Changer d'emplacement tous les jours.

Posologie usuelle :

- Adulte : le timbre est posé le matin, après la toilette. Il doit normalement être gardé jusqu'au lendemain.

Il est recommandé de ne pas dépasser 6 mois de traitement continu.

Conseils : Ce médicament peut-être utilisé par des fumeurs sans consultation médicale, il est en vente libre. Les conseils de votre pharmacien sont précieux, il pourra vous aider à déterminer le meilleur moment pour arrêter de fumer et vous expliquera les causes d'échec.

La nicotine prise par *voie* cutanée en remplacement de la cigarette présente la même nocivité cardio-vasculaire que celle qui est contenue dans le tabac. Seul le risque de cancer du poumon disparaît. Lorsque l'arrêt du tabac est motivé par des raisons médicales urgentes : *infarctus* récent, *artérite*, *gastrite* ou *ulcère*, il est préférable d'arrêter l'absorption de nicotine sous toutes ses formes.

Comme toutes les méthodes antitabac utilisées pour aider les fumeurs, ce médicament ne peut être efficace que lorsque la volonté d'arrêter de fumer est personnelle et s'accompagne d'une forte motivation. C'est cette motivation qui permettra de lutter contre l'envie de fumer, sans être forcé de faire en permanence appel à la volonté qui s'émousse avec le temps. Un arrêt du tabac durable chez le fumeur suppose que celui-ci considère le tabac comme un poison, une dépendance inacceptable. Il doit se faire à l'idée qu'il ne fumera plus jamais, dès le début du sevrage. Chaque jour sans tabac doit être vécu comme une libération, et non comme un calvaire. Le fumeur qui est dans cet état d'esprit est un bon candidat au sevrage définitif.

L'arrêt du tabac, qui est une véritable drogue, induit de nombreux problèmes : une prise de poids est fréquente, des troubles de la concentration peuvent durer plusieurs semaines. Un *état dépressif* léger est possible. La prise de poids doit être combattue par un régime, et si possible par un programme sportif qui a l'avantage de réconcilier le fumeur avec son corps. N'hésitez pas à consulter votre médecin en cas de difficulté ; ses conseils et son expérience seront précieux pour lutter contre les rechutes.

Garder le timbre la nuit permet de combattre les *symptômes* de manque au lever. Néanmoins, le port nocturne peut provoquer des troubles du sommeil. Dans ce cas, il peut être préférable d'ôter le timbre au coucher.

Pensez à vous laver les mains après l'application et évitez tout contact avec les yeux ou le nez.

Effets indésirables possibles

Réactions locales : rougeur et démangeaisons au niveau de l'application pouvant nécessiter l'arrêt du traitement en cas de réaction importante.

Également : *palpitations*, maux de tête, insomnie, *vertiges*, troubles des rêves, nausées, vomissements.

Laboratoires GlaxoSmithKline Santé Grand Public

NIQUITIN gomme à mâcher

Médicament du sevrage tabagique

Présentation

NIQUITIN sans sucre 2 mg : gomme à mâcher (arôme menthe) ; boîte de 24. Non remb.
NIQUITIN sans sucre 2 mg : gomme à mâcher (arôme menthe) ; boîte de 96. Non remb.
NIQUITIN sans sucre 4 mg : gomme à mâcher (arôme menthe) ; boîte de 24. Non remb.
NIQUITIN sans sucre 4 mg : gomme à mâcher (arôme menthe) ; boîte de 96. Non remb.

Composition

	p gomme	p gomme
Nicotine	2 mg	4 mg
Sorbitol	+	+
Potassium	+	+

Dans quel cas ce médicament est-il prescrit ?

Ce médicament aide les fumeurs à se désintoxiquer du tabac. La gomme à mâcher apporte dans le sang, par l'intermédiaire de la *muqueuse* buccale, la nicotine, principale substance active du tabac, responsable de l'accoutumance.

Il est utilisé soit pour arrêter définitivement de fumer, soit pour arrêter temporairement.

Contre-indications

Ce médicament ne doit pas être utilisé chez le non-fumeur ou fumeur occasionnel.

Attention : L'arrêt du tabac est impératif avant de commencer le traitement.

Des précautions sont nécessaires en cas d'*ulcère* de l'estomac ou du *duodénum*, d'*insuffisance rénale* ou *hépatique*. Dans ces situations, une consultation médicale préalable est indispensable avant d'utiliser ce médicament ; un arrêt du tabac sans traitement de substitution peut être nécessaire.

N'utilisez pas d'autres médicaments contenant de la nicotine, notamment les *dispositifs transdermiques* (voir Interactions avec d'autres substances).

Ce chewing-gum est un médicament. Ne le laissez pas à la portée des enfants.

Le port d'une prothèse dentaire peut entraîner des problèmes lors de la mastication des gommes : consultez votre dentiste.

Si, après 10 jours de traitement, vous recommencez à fumer : consultez votre médecin afin d'adopter avec lui une nouvelle stratégie antitabac.

Interactions avec d'autres substances

Ce médicament ne doit pas être associé à d'autres apports de nicotine : cigarette, autre médicament en contenant.

Par ailleurs, les produits contenus dans la fumée du tabac peuvent accélérer la vitesse d'élimination de certains médicaments, la théophylline notamment. Lors de l'arrêt du tabagisme, ces médicaments peuvent voir leur effet renforcé et des signes de *surdosage* peuvent apparaître. Contactez votre médecin au moindre doute.

Grossesse et allaitement

Le tabagisme chez la femme enceinte peut être à l'origine d'un retard de croissance du fœtus. L'arrêt du tabac est donc toujours souhaitable. Chez les femmes fortement dépendantes à la nicotine, l'usage de ce médicament peut être une aide, mais les effets de la nicotine seule sur le fœtus sont mal connus. Ce médicament a l'avantage de ne pas exposer le fœtus aux autres toxiques présents dans la fumée du tabac. En résumé : si l'idéal est de ne pas fumer et de ne pas exposer le fœtus à des apports de nicotine, l'usage de ce médicament est un moindre mal par rapport au tabac.

La nicotine passe dans le lait maternel, l'allaitement est déconseillé pendant le traitement.

Si l'allaitement maternel est néanmoins choisi, prendre les gommes de préférence après la tétée.

Mode d'emploi et posologie

Le choix du dosage est fonction de la dépendance initiale à la nicotine. Les gommes à 4 mg sont adaptées aux fumeurs fortement ou très fortement dépendants.

En pratique, il est utile de connaître les signes de sous ou *surdosage* pour adapter la *posologie* après quelques jours de traitement :

- le surdosage aboutit à l'état du fumeur qui a trop fumé et se traduit principalement par un état nauséeux et des maux de tête. Des troubles de la vue ou de l'audition, un tremblement, des vertiges sont également possibles ;
- un sous-dosage provoque des *symptômes* de manque : irritabilité, nervosité, crampes d'estomac (sorte de faim douloureuse), difficulté de concentration.

Mâcher très lentement chaque gomme afin de permettre l'absorption lente et régulière de la nicotine par les vaisseaux sanguins de la langue : après une première mastication, garder la gomme contre la joue pendant 10 minutes pour la ramollir. Mâcher ensuite le chewing-gum chaque minute (environ 20 fois en 20 minutes). Au bout de 30 minutes de mastication, la gomme n'est plus efficace.

Posologie usuelle :

- Adulte : mâcher une gomme à chaque fois que le besoin de fumer se fait sentir. Ne pas dépasser 30 gommes à 2 mg ou 15 gommes à 4 mg par jour.

Dès que le désir de fumer est surmonté, réduire progressivement le nombre de gommes, jusqu'à désaccoutumance complète.

Ne pas dépasser 6 mois de traitement continu.

Conseils : Ce médicament peut être utilisé par des fumeurs sans consultation médicale, il est en vente libre. Les conseils de votre pharmacien sont précieux, il pourra vous aider à déterminer le meilleur moment pour arrêter de fumer et vous expliquera les causes d'échec.

La nicotine prise par *voie* orale en remplacement de la cigarette présente la même nocivité cardiovasculaire que celle qui est contenue dans le tabac. Seul le risque de cancer du poumon disparaît. Lorsque l'arrêt du tabac est motivé par des raisons médicales urgentes : *infarctus* récent, *artérite*, *gastrite* ou *ulcère*, il est préférable d'arrêter l'absorption de nicotine sous toutes ses formes.

Comme toutes les méthodes antitabac utilisées pour aider les fumeurs, ce médicament ne peut être efficace que lorsque la volonté d'arrêter de fumer est personnelle et s'accompagne d'une forte motivation. C'est cette motivation qui permettra de lutter contre l'envie de fumer, sans être forcé de faire en permanence appel à la volonté qui s'émousse avec le temps. Un arrêt du tabac durable chez le fumeur suppose que celui-ci considère le tabac comme un poison, une dépendance inacceptable. Il doit se faire à l'idée qu'il ne fumera plus jamais, dès le début du sevrage. Chaque jour sans tabac doit être vécu comme une libération, et non comme un calvaire. Le fumeur qui est dans cet état d'esprit est un bon candidat au sevrage définitif.

L'arrêt du tabac, qui est une véritable drogue, induit de nombreux problèmes : une prise de poids est fréquente, des troubles de la concentration peuvent durer plusieurs semaines. Un *état dépressif* léger est possible. La prise de poids doit être combattue par un régime et, si possible, par un programme sportif qui a l'avantage de réconcilier le fumeur avec son corps.

N'hésitez pas à consulter votre médecin en cas de difficulté ; ses conseils et son expérience seront précieux pour lutter contre les rechutes.

Effets indésirables possibles

Irritation de la bouche ou de la gorge, douleur des mâchoires.

Nausées, troubles de la digestion, hoquet, maux de tête, *palpitations*, *éruption cutanée*.

Rarement : *troubles du rythme cardiaque, réaction allergique.*
Comme tous les médicaments et confiseries contenant des sucres non absorbables (sorbitol, maltitol...), possibilité de *diarrhée* en cas d'apport important.

Laboratoires GlaxoSmithKline Santé Grand Public

NIQUITINMINIS
Médicament du sevrage tabagique

Présentation
NIQUITINMINIS sans sucre 1,5 mg : comprimé à sucer (arôme menthe) ; boîte de 20. Non remb.
NIQUITINMINIS sans sucre 1,5 mg : comprimé à sucer (arôme menthe) ; boîte de 60. Non remb.
NIQUITINMINIS sans sucre 4 mg : comprimé à sucer (arôme menthe) ; boîte de 20. Non remb.
NIQUITINMINIS sans sucre 4 mg : comprimé à sucer (arôme menthe) ; boîte de 60. Non remb.

Composition

	p cp	p cp
Nicotine	1,5 mg	4 mg
Mannitol	+	+

Dans quel cas ce médicament est-il prescrit ?
Ce médicament aide les fumeurs à se désintoxiquer du tabac. Le comprimé à sucer apporte dans le sang, par l'intermédiaire de la *muqueuse* buccale, la nicotine, principale substance active du tabac, responsable de l'accoutumance.
Il est utilisé soit pour arrêter définitivement de fumer, soit pour arrêter temporairement.

Contre-indications
Ce médicament ne doit pas être utilisé chez le non fumeur ou chez le fumeur occasionnel.

Attention : Ce médicament ne doit pas être utilisé chez les moins de 18 ans sans consultation médicale préalable.
Des précautions sont nécessaires en cas d'*ulcère* de l'estomac ou du *duodénum*, d'*insuffisance rénale* ou d'*insuffisance hépatique* grave. Dans ces situations, une consultation médicale préalable est indispensable avant d'utiliser ce médicament ; un arrêt du tabac sans traitement de substitution peut être nécessaire.
N'utilisez pas d'autres médicaments contenant de la nicotine, notamment les *dispositifs transdermiques* (voir Interaction avec d'autres substances).

Interactions avec d'autres substances
Ce médicament ne doit pas être associé à d'autres apports de nicotine : cigarette, autre médicament en contenant.
Par ailleurs, les produits contenus dans la fumée du tabac peuvent accélérer la vitesse d'élimination de certains médicaments, la théophylline notamment. Lors de l'arrêt du tabagisme, ces médicaments peuvent voir leur effet renforcé et des signes de *surdosage* peuvent apparaître. Contactez votre médecin au moindre doute.

Grossesse et allaitement
Le tabagisme chez la femme enceinte peut être à l'origine d'un retard de croissance du fœtus. L'arrêt du tabac est donc toujours souhaitable. Chez les femmes fortement dépendantes à la nicotine, l'usage de ce médicament peut être une aide, mais les effets de la nicotine seule sur le fœtus sont mal connus. Ce médicament a l'avantage de ne pas exposer le fœtus aux autres toxiques présents dans la fumée du tabac. En résumé : si l'idéal est de ne pas fumer et de ne pas exposer le fœtus à des apports de nicotine, l'usage de ce médicament est un moindre mal par rapport au tabac.
La nicotine passe dans le lait maternel, l'allaitement est déconseillé pendant le traitement.
Si l'allaitement maternel est néanmoins choisi, prendre les comprimés de préférence après la tétée.

Mode d'emploi et posologie
Le choix du dosage est fonction de la dépendance initiale à la nicotine. Les comprimés à 4 mg sont adaptés aux fumeurs fortement ou très fortement dépendants.
En pratique, il est utile de connaître les signes de sous ou *surdosage* pour adapter la *posologie* après quelques jours de traitement :
- le surdosage aboutit à l'état du fumeur qui a trop fumé et se traduit principalement par un état nauséeux et des maux de tête. Des troubles de la vue ou de l'audition, un tremblement, des vertiges sont également possibles ;
- un sous-dosage provoque des *symptômes* de manque : irritabilité, nervosité, crampes d'estomac (sorte de faim douloureuse), difficulté de concentration.

Dès que le désir de fumer est surmonté, réduire progressivement le nombre de comprimés, jusqu'à désaccoutumance complète.
Placer le comprimé dans la bouche, sans le croquer ou le mâcher, afin de permettre l'absorption lente et régulière de la nicotine par les vaisseaux sanguins de la bouche. Le comprimé se dissout en 10 minutes environ et doit être régulièrement déplacé d'un côté à l'autre de la bouche pendant ce temps.
Il est important de ne pas boire ou manger tant que le comprimé est dans la bouche.

Posologie usuelle :
- Adulte de plus de 18 ans :

Arrêt complet du tabac :
- pendant les 6 premières semaines, sucer un comprimé toutes les 1 à 2 heures, sans dépasser 15 comprimés à 1,5 mg ou 11 comprimés à 4 mg par jour ;
- les 3 semaines suivantes, sucer 1 comprimé toutes les 2 à 4 heures ;
- les 3 semaines suivantes, espacer encore les prises en suçant 1 comprimé toutes les 4 à 8 heures ;
- ensuite, ne prendre que 1 ou 2 comprimés par jour en cas de tentation forte.

Arrêt temporaire du tabac ou réduction du nombre de cigarette : 1 comprimé chaque fois que l'envie de fumer apparaît, sans dépasser 15 comprimés à 2 mg ou 11 comprimés à 4 mg par jour.
Ne pas dépasser 6 mois de traitement continu.

Conseils : Ce médicament peut être utilisé par des fumeurs sans consultation médicale, il est en vente libre. Les conseils de votre pharmacien sont précieux, il pourra vous aider à déterminer le meilleur moment pour arrêter de fumer et vous expliquera les causes d'échec.
La nicotine prise par *voie* orale en remplacement de la cigarette présente la même nocivité cardiovasculaire que celle qui est contenue dans le tabac. Seul le risque de cancer du poumon disparaît. Lorsque l'arrêt du tabac est motivé par des raisons médicales urgentes : *infarctus* récent, *artérite*, *gas-*

trite ou *ulcère*, il est préférable d'arrêter l'absorption de nicotine sous toutes ses formes.

Comme toutes les méthodes antitabac utilisées pour aider les fumeurs, ce médicament ne peut être efficace que lorsque la volonté d'arrêter de fumer est personnelle et s'accompagne d'une forte motivation. C'est cette motivation qui permettra de lutter contre l'envie de fumer, sans être forcé de faire en permanence appel à la volonté qui s'émousse avec le temps. Un arrêt du tabac durable chez le fumeur suppose que celui-ci considère le tabac comme un poison, une dépendance inacceptable. Il doit se faire à l'idée qu'il ne fumera plus jamais, dès le début du sevrage. Chaque jour sans tabac doit être vécu comme une libération, et non comme un calvaire. Le fumeur qui est dans cet état d'esprit est un bon candidat au sevrage définitif.

L'arrêt du tabac, qui est une véritable drogue, induit de nombreux problèmes : une prise de poids est fréquente, des troubles de la concentration peuvent durer plusieurs semaines. Un *état dépressif* léger est possible. La prise de poids doit être combattue par un régime, et si possible par un programme sportif qui a l'avantage de réconcilier le fumeur avec son corps.

N'hésitez pas à consulter votre médecin en cas de difficulté ; ses conseils et son expérience seront précieux pour lutter contre les rechutes.

Effets indésirables possibles

En début de traitement : irritation de la bouche ou de la gorge s'atténuant habituellement à la poursuite du traitement.

Fréquemment : nausées, digestion difficile, hoquet, maux de tête, *palpitations*, sécheresse de la bouche, rhinite, toux.

Rarement : *troubles du rythme cardiaque*.

Laboratoires GlaxoSmithKline Santé Grand Public

NISACALM

Informations détaillées sur www.monvidal.com

NISASOL

Informations détaillées sur www.monvidal.com

NISIS

Antihypertenseur — **sur ordonnance**

Présentation

NISIS 40 mg : comprimé sécable ; boîte de 28. Liste I - Remb 65 % - **19,00 €**.
NISIS 40 mg : comprimé sécable ; boîte de 30. Liste I - Remb 65 % - **20,32 €**.
NISIS 40 mg : comprimé sécable ; boîte de 90. Liste I - Remb 65 % - **55,82 €**.
NISIS 80 mg : comprimé ; boîte de 28. Liste I - Remb 65 % - **22,81 €**.
NISIS 80 mg : comprimé ; boîte de 30. Liste I - Remb 65 % - **24,40 €**.
NISIS 80 mg : comprimé ; boîte de 90. Liste I - Remb 65 % - **66,27 €**.
NISIS 160 mg : comprimé ; boîte de 28. Liste I - Remb 65 % - **28,58 €**.
NISIS 160 mg : comprimé ; boîte de 30. Liste I - Remb 65 % - **30,58 €**.
NISIS 160 mg : comprimé ; boîte de 90. Liste I - Remb 65 % - **82,08 €**.

Composition

	p cp	p cp	p cp
Valsartan	40 mg	80 mg	160 mg

Dans quel cas ce médicament est-il prescrit ?

Ce médicament est un *antihypertenseur* qui appartient à la famille des *inhibiteurs de l'angiotensine II*. Il bloque l'action de l'angiotensine II. Cette substance, naturellement présente dans l'organisme, provoque une contraction des artères qui augmente la pression artérielle et fatigue le cœur.

Il est utilisé dans le traitement de l'*hypertension artérielle* et pour prévenir des complications après un *infarctus du myocarde* chez les personnes présentant une *intolérance* aux *inhibiteurs de l'enzyme de conversion*.

Contre-indications

Ce médicament ne doit pas être utilisé dans les cas suivants :

- *insuffisance hépatique* grave, obstruction des *voies biliaires* ;
- **grossesse** (à partir du 4e mois).

Attention : Si vous suiviez auparavant un traitement par *diurétique* ou un régime sans *sel*, la baisse de la tension artérielle peut être importante lors des premières prises du médicament et expose à un risque de malaise ou d'étourdissement. Il est donc recommandé de commencer le traitement avec de faibles posologies, sous surveillance médicale plus étroite.

Des précautions sont nécessaires en cas d'*insuffisance cardiaque* grave ou chez les personnes souffrant d'*hypertension artérielle* due à un rétrécissement des artères rénales, de rétrécissement des valves cardiaques ou de *cardiomyopathie* obstructive.

Les *inhibiteurs de l'angiotensine II* peuvent être responsables d'une augmentation de la *kaliémie*, notamment en cas d'*insuffisance rénale* ou de *diabète*. Faites pratiquer les analyses de sang prescrites par votre médecin ; elles sont notamment destinées à vérifier le bon fonctionnement de vos reins (dosage de la *créatinine*) et le taux de *potassium*.

Les sels de régime contiennent souvent du potassium, ne les utilisez pas sans avis médical pendant le traitement.

Conducteur : ce médicament peut être responsable de *vertiges*.

Interactions avec d'autres substances

Ce médicament peut interagir avec les *diurétiques* et les médicaments qui contiennent du potassium ou du lithium.

En outre, l'effet *antihypertenseur* de ce médicament peut être augmenté par certains médicaments tels que les *neuroleptiques*, les *antidépresseurs imipraminiques*, les *alphabloquants* utilisés dans les troubles prostatiques et les médicaments contenant du baclofène ; il peut être diminué par les *corticoïdes* et les *AINS*. Votre médecin doit être informé si vous êtes traité par l'un ou l'autre de ces médicaments.

Grossesse et allaitement

L'effet de ce médicament sur l'enfant à naître pendant les 3 premiers mois de la grossesse est mal connu. Par prudence, son usage est déconseillé. Au cours des 6 derniers mois de la grossesse, une prise prolongée de ce médicament peut altérer les reins du fœtus. Son utilisation est contre-indiquée à partir du 4e mois de la grossesse.

En conséquence, un désir de grossesse nécessite le remplacement de ce médicament par un autre antihypertenseur. Si une grossesse survient alors que vous prenez ce médicament, consultez rapidement votre médecin pour qu'il modifie votre traitement.

Les données actuellement disponibles ne permettent pas de savoir si ce médicament passe dans le lait maternel : l'allaitement est déconseillé pendant le traitement.

Mode d'emploi et posologie

Ce médicament doit être avalé avec un verre d'eau.

Posologie usuelle :

- Adulte :
  - Hypertension artérielle : 40 mg à 160 mg par jour, en 1 prise le matin ; pour un effet constant, la prise doit être régulière, toujours au même moment par rapport au petit-déjeuner (soit à jeun, soit au cours du repas).
  - Protection du cœur après un infarctus : la dose initiale est de 20 mg, 2 fois par jour. Elle est augmentée progressivement jusqu'à 160 mg, 2 fois par jour.

Conseils : Votre tension artérielle doit être contrôlée régulièrement. Les appareils permettant une mesure automatique de la tension à domicile utilisent souvent un procédé de mesure différent de celui qu'emploie votre médecin. Si vous avez un tel appareil, apportez-le en consultation pour vous assurer que la mesure obtenue est bien conforme à celle du tensiomètre de votre médecin.

Le traitement médicamenteux ne dispense pas de mesures simples pouvant faire baisser la tension artérielle : activité physique régulière, modération de la consommation de boissons alcoolisées et de *sel*, lutte contre l'excès de poids.

Effets indésirables possibles

Maux de tête, *vertiges*.

Augmentation du taux de *créatinine* et de *potassium* dans le sang.

Étourdissements dus à une *hypotension orthostatique*.

Réaction allergique (œdème de *Quincke*).

Laboratoires Beaufour Ipsen Pharma

NISISCO

Association d'antihypertenseurs — sur ordonnance

Présentation

NISISCO 80 mg/12,5 mg : comprimé ; boîte de 30. Liste I - Remb 65 % - **24,58 €**.

NISISCO 80 mg/12,5 mg : comprimé ; boîte de 90. Liste I - Remb 65 % - **66,73 €**.

NISISCO 160 mg/12,5 mg : comprimé ; boîte de 30. Liste I - Remb 65 % - **30,58 €**.

NISISCO 160 mg/12,5 mg : comprimé ; boîte de 90. Liste I - Remb 65 % - **82,08 €**.

NISISCO 160 mg/25 mg : comprimé ; boîte de 30. Liste I - Remb 65 % - **30,58 €**.

NISISCO 160 mg/25 mg : comprimé ; boîte de 90. Liste I - Remb 65 % - **82,08 €**.

Composition

	p cp	p cp	p cp
Valsartan	80 mg	160 mg	160 mg
Hydrochlorothiazide	12,5 mg	12,5 mg	25 mg

Dans quel cas ce médicament est-il prescrit ?

Cet *antihypertenseur* contient deux substances :

- le valsartan, de la famille des *inhibiteurs de l'angiotensine II*. Il bloque l'action de l'angiotensine II, substance naturellement présente dans l'organisme. Celle-ci est responsable d'une contraction des artères qui augmente la pression artérielle et fatigue le cœur ;
- l'hydrochlorothiazide, un *diurétique* dont la structure chimique est proche de celles des *sulfamides*. Son action renforce celle du valsartan.

Il est utilisé dans le traitement de l'*hypertension artérielle*.

Contre-indications

Ce médicament ne doit pas être utilisé dans les cas suivants :

- *allergie* au valsartan ou aux *sulfamides*,
- *insuffisance hépatique* grave ou obstruction des voies biliaires,
- *encéphalopathie hépatique*,
- *insuffisance rénale* grave,
- **grossesse** (à partir du 4e mois),

Attention : Si vous suiviez auparavant un traitement par *diurétique* ou un régime sans *sel*, la baisse de la tension artérielle peut être importante lors des premières prises du médicament : risque de malaise ou d'étourdissement pouvant entraîner une chute. Il est donc recommandé de prendre un régime normalement salé ou d'interrompre le traitement diurétique au moins 3 jours avant la première prise de ce médicament. Votre médecin vous donnera toutes les informations utiles à ce sujet.

Chez les personnes atteintes d'une *insuffisance hépatique*, l'apparition de troubles de la conscience peut annoncer une complication. Ne poursuivez pas le traitement sans l'avis de votre médecin.

Des précautions sont nécessaires chez les personnes souffrant d'*hypertension artérielle* due à un rétrécissement des artères rénales, d'*insuffisance coronarienne* ou de troubles de la circulation cérébrale.

Faites pratiquer régulièrement les analyses de sang prescrites par votre médecin ; elles sont notamment destinées à vérifier le bon fonctionnement de vos reins (dosage de la *créatinine*) et les taux de *potassium* et de *sodium* sanguins.

Le diurétique contenu dans ce médicament peut faire baisser la *kaliémie* : évitez d'utiliser des *laxatifs stimulants* dont l'usage régulier contribue à la baisse du taux de potassium dans le sang. Il peut par ailleurs augmenter le taux sanguin d'*acide urique* (possibilité de crise de *goutte*).

Sportif : ce médicament contient une substance susceptible de rendre positifs certains *tests antidopage*.

Conducteur : ce médicament peut être responsable de *vertiges*.

Interactions avec d'autres substances

Ce médicament peut interagir avec les médicaments susceptibles de provoquer une *hyperkaliémie* (*diurétique*, sel de *potassium*...), avec les médicaments donnant des *torsades de pointes* et avec les médicaments contenant du lithium.

Informez par ailleurs votre médecin si vous prenez un *digitalique*, un *laxatif stimulant*, un *AINS*, ou un médicament contenant de la metformine, de la carbamazépine, de la ciclosporine ou un sel de calcium.

En outre, l'effet *antihypertenseur* de ce médicament peut être augmenté par certains médicaments tels que les *neuroleptiques*, les *antidépresseurs imipraminiques*, les médicaments contenant du baclofène ; il peut être diminué par les *corticoïdes*. Votre médecin doit être informé si vous êtes traité par l'un ou par l'autre.

Chez le diabétique traité par l'*insuline*, une adaptation de la *posologie* de l'insuline peut être nécessaire.

Grossesse et allaitement

L'effet de ce médicament sur l'enfant à naître pendant les 3 premiers mois de la grossesse est mal connu. Par prudence, son usage est déconseillé. Au cours des 6 derniers mois de la grossesse, une prise prolongée de ce médicament peut altérer les reins du fœtus. Son utilisation est contre-indiquée à partir du 4e mois de la grossesse.

En conséquence, un désir de grossesse nécessite le remplacement de ce médicament par un autre antihypertenseur. Si une grossesse survient alors que vous prenez ce médicament, consultez rapidement votre médecin pour qu'il modifie votre traitement.

Ce médicament est contre-indiqué chez la femme qui allaite.

Mode d'emploi et posologie

Les comprimés doivent être avalés avec un verre d'eau. Ils peuvent être pris indifféremment au cours ou en dehors des repas.

Posologie usuelle :

- Adulte : 1 comprimé par jour.

Conseils : Votre tension artérielle doit être contrôlée régulièrement. Les appareils permettant une mesure automatique de la tension à domicile utilisent souvent un procédé de mesure différent de celui qu'emploie votre médecin. Si vous avez un tel appareil, apportez-le en consultation pour vous assurer que la mesure obtenue est bien conforme à celle du tensiomètre de votre médecin.

Le traitement médicamenteux ne dispense pas de mesures simples pouvant faire baisser la tension artérielle : activité physique régulière, modération de la consommation de boissons alcoolisées et de *sel*, lutte contre l'excès de poids.

Les *diurétiques* exposent au risque de déshydratation : les personnes âgées devront boire abondamment, notamment pendant les fortes chaleurs.

Effets indésirables possibles

Étourdissements dus à une *hypotension orthostatique*, *réaction allergique*, *vertiges*, maux de tête.

Aggravation réversible d'une *insuffisance rénale*.

Augmentation du taux d'*acide urique* ou de glucose dans le sang et exceptionnellement du calcium.

Baisse du taux de *potassium*, associée ou non à des crampes.

Rarement :

- baisse du taux de *sodium* dans le sang (natrémie) et risque de troubles du comportement,
- anomalie de la *numération formule sanguine*,
- *œdème*, nausées, constipation, fatigue, fourmillement des extrémités.

Exceptionnellement : *pancréatite*, troubles visuels.

Laboratoires Beaufour Ipsen Pharma

NITRENDIPINE 10 mg
Génériques

Inhibiteur calcique — sur ordonnance

Les médicaments ci-dessous sont des génériques de BAYPRESS (voir p. 185) et de NIDREL (voir p. 885).

NITRENDIPINE MERCK 10 mg : comprimé *(lactose)* boîte de 28. Liste I - Remb 65 % - 7,99 €.

NITRENDIPINE TEVA 10 mg : comprimé *(lactose)* boîte de 28. Liste I - Remb 65 % - 7,99 €.

NITRENDIPINE 20 mg
Génériques

Inhibiteur calcique — sur ordonnance

Les médicaments ci-dessous sont des génériques de BAYPRESS (voir p. 185) et de NIDREL (voir p. 885).

NITRENDIPINE MERCK 20 mg : comprimé sécable *(lactose)* boîte de 28. Liste I - Remb 65 % - 13,58 €.

NITRENDIPINE TEVA 20 mg : comprimé boîte de 28. Liste I - Remb 65 % - 13,58 €.

NITRIDERM TTS

Dérivé nitré — sur ordonnance

Présentation

NITRIDERM TTS 5 mg/24 h : *dispositif transdermique* de 10 cm² ; boîte de 30. Liste II - Remb 65 % - **14,68 €**.

NITRIDERM TTS 10 mg/24 h : *dispositif transdermique* de 20 cm² ; boîte de 30. Liste II - Remb 65 % - **15,93 €**.

NITRIDERM TTS 15 mg/24 h : *dispositif transdermique* de 30 cm² ; boîte de 30. Liste II - Remb 65 % - **17,19 €**.

Composition

	p 10 cm²	p 20 cm²	p 30 cm²
Trinitrine	25 mg	50 mg	75 mg
soit Trinitrine libérée/24 h	5 mg	10 mg	15 mg
Lactose	+	+	+

Dans quel cas ce médicament est-il prescrit ?

Ce médicament *vasodilatateur* appartient à la famille des dérivés nitrés. Il possède de nombreuses propriétés qui facilitent le travail du cœur : dilatation des veines, dilatation des artères à forte dose, prévention des spasmes des *artères coronaires*. Le *dispositif transdermique* (timbre) contient la substance active qui traverse la peau, passe dans le sang, et peut ainsi agir sur le cœur et les vaisseaux.

Il est utilisé dans le *traitement préventif* des crises d'*angine de poitrine*.

Contre-indications

Ce médicament ne doit pas être utilisé dans les cas suivants :

- hypotension grave,
- en association avec le sildénafil (VIAGRA).

Attention : Des précautions particulières s'imposent en cas de *cardiomyopathie* obstructive, d'*hypertension intracrânienne*.

Ce médicament n'est pas adapté au *traitement de la crise* aiguë d'*angine de poitrine* : son action est trop lente à apparaître. C'est un *traitement préventif* qui lutte contre l'apparition des crises et qui ne doit pas être arrêté sans avis médical.

En cas de malaise apparemment sérieux, retirez le timbre.

Ne laissez pas le timbre neuf ou usagé à la portée des enfants.

Les boissons alcoolisées peuvent augmenter les effets hypotenseurs de ce médicament ; les excès sont déconseillés.

Compte-tenu de ses effets indésirables potentiels, ce médicament peut, chez certaines personnes, ne pas être compatible avec la conduite automobile ou le maniement de machines dangereuses. Assurez-vous à l'occasion des premières prises que vous supportez bien ce médicament avant de conduire ou d'utiliser une machine.

Interactions avec d'autres substances

Les *vasodilatateurs* de la famille des dérivés de la trinitrine ne doivent pas être associés au VIAGRA : risque de baisse de tension grave.

Informez votre médecin ou votre pharmacien si vous prenez d'autres médicaments susceptibles d'abaisser la tension artérielle.

Grossesse et allaitement

L'effet de ce médicament pendant la grossesse ou l'allaitement est mal connu : seul votre médecin peut évaluer le risque éventuel de son utilisation dans votre cas.

Mode d'emploi et posologie

Il existe 3 dosages correspondant à 3 surfaces différentes : la quantité de trinitrine qui passe dans le sang est proportionnelle à la surface du *dispositif transdermique*. Utiliser exclusivement le modèle qui vous a été prescrit. Choisir une région sèche, pauvre en poils, et dépourvue de grains de beauté ou autres lésions cutanées. Libérer la surface adhésive et appliquer soigneusement le timbre en effectuant une pression sur toute sa surface. Changer d'emplacement tous les jours.

Posologie usuelle :

- Adulte : 1 dispositif transdermique par jour, à garder pendant le nombre d'heures prescrit par votre médecin.

Conseils : Le port de ce dispositif ne contre-indique pas le bain, la douche, les activités sportives.

Si le timbre se décolle accidentellement, remplacez-le par un timbre neuf placé à un autre endroit.

Effets indésirables possibles

Réactions locales : rougeur et démangeaisons au point d'application.

Maux de tête, parfois violents, disparaissant habituellement après quelques jours de traitement.

Baisse de la tension artérielle ou *hypotension orthostatique*, plus fréquente chez la personne âgée et pouvant se traduire par des malaises ou des *vertiges*.

Bouffées de chaleur, rougeur cutanée.

Laboratoires Novartis Pharma SAS

NITROL

Informations détaillées sur www.monvidal.com

NIVABÉTOL

Informations détaillées sur www.monvidal.com

NIVAQUINE

Antipaludique

sur ordonnance

Présentation

NIVAQUINE 100 mg : comprimé sécable (blanc) ; boîte de 20. Liste II - Remb 65 % - **2,54 €**.

NIVAQUINE 100 mg : comprimé sécable (blanc) ; boîte de 100. Liste II - Remb 65 % - **5,86 €**.

NIVAQUINE 25 mg/5 ml : sirop ; flacon de 150 ml avec cuillère-mesure (5 ml). Liste II - Remb 65 % - **3,82 €**.

NIVAQUINE 300 mg : comprimé (oblong ; crème) ; boîte de 4. Liste II - Non remb.

Composition

	p cp	p c mes	p cp
Chloroquine	100 mg	25 mg	300 mg
Saccharose		4,14 g	
Gluten	+		+

Dans quel cas ce médicament est-il prescrit ?

Ce médicament est un antipaludique : il inhibe la reproduction du parasite responsable du *paludisme*.

Il est principalement utilisé dans le *traitement préventif* et le *traitement curatif* du paludisme.

Les comprimés à 100 mg sont également utilisés dans la prévention des *lucites* et dans le traitement du *lupus érythémateux* disséminé et de la *polyarthrite rhumatoïde* ; le mécanisme d'action de ce médicament dans ces affections, qui n'ont bien sûr rien à voir avec le paludisme, n'est pas parfaitement élucidé.

Contre-indications

Ce médicament ne doit pas être utilisé dans les cas suivants :

- enfant de moins de 12 ans (comprimé à 300 mg),
- maladie de la *rétine*.

Cette dernière contre-indication peut ne pas s'appliquer pour le traitement d'urgence du paludisme.

Attention : Des précautions sont nécessaires en cas d'*épilepsie*, de *porphyrie*, d'*insuffisance rénale* ou *hépatique*.

L'activité de ce médicament utilisé seul est insuffisante dans de nombreux pays (résistance du parasite à la chloroquine) : il est nécessaire de consulter votre médecin pour connaître la prévention la mieux adaptée à votre voyage. L'automédication en prévention du paludisme est fortement déconseillée.

En cas de séjour de plus de 3 mois, il peut être nécessaire d'utiliser d'autres méthodes de prévention du paludisme. Dans le cas d'un traitement prolongé par un médicament contenant de la chloroquine, un bilan ophtalmologique initial et une surveillance peuvent être nécessaires pour détecter une atteinte éventuelle de la vision.

Le sirop contient du *sucre* (saccharose) en quantité notable.

Conducteur : ce médicament peut être responsable de troubles visuels.

Interactions avec d'autres substances

Il est préférable de respecter un délai de 2 heures entre la prise de ce médicament et celle de pansements digestifs (contenant des sels d'aluminium, de calcium ou de magnésium).

Grossesse et allaitement

Le risque pendant la grossesse est lié au *paludisme* et non pas au médicament, qui peut être pris par la femme enceinte aux doses préconisées.

Ce médicament passe dans le lait maternel ; ne l'utilisez pas ou ne le réutilisez pas sans avis médical.

Mode d'emploi et posologie

Les comprimés doivent être avalés de préférence à la même heure, après le petit déjeuner ou le déjeuner pour éviter la survenue de nausées ou de troubles du sommeil.

Posologie usuelle :
Dans le *traitement préventif* du *paludisme*, 2 modes de traitement sont utilisés. Le premier est plus contraignant, mais il limite le risque d'oubli. Il commence le jour du départ, se poursuit pendant la durée de l'exposition au risque et se termine 4 semaines après le retour.

- Adulte : 1 comprimé à 100 mg tous les jours.
- Enfant de 1 à 15 ans : 1 à 4 cuillères-mesure par jour, selon la poids de l'enfant, à prendre en 1 seule fois (après un repas).
- Enfant de moins de 10 kg : 1 cuillère-mesure tous les 2 jours (après un repas).

Le second est moins contraignant, mais le risque d'oubli est plus grand : il commence une semaine avant le départ, se poursuit pendant la durée de l'exposition au risque et se termine 4 semaines après le retour.

- Adulte et enfant de plus de 12 ans : 1 comprimé à 300 mg, 2 fois par semaine (le lundi et le jeudi par exemple).

Le *traitement curatif* du paludisme dure de 3 à 5 jours. Le traitement d'une crise de paludisme nécessite toujours au moins 3 jours de repos strict.

Par *voie* orale, chez l'adulte de plus de 60 kg :
- 1er jour : 600 mg en une prise, 300 mg 6 heures plus tard ;
- 2e et 3e jours : 300 mg par jour.

Chez l'enfant, la dose est calculée précisément par le médecin, en fonction du poids.

Le traitement préventif de la *lucite* commence 7 jours avant l'exposition au soleil et se poursuit pendant 15 jours.

- Adulte et enfant de plus de 6 ans : 2 ou 3 comprimés à 100 mg par jour.

> **Conseils :** Le sirop destiné à l'enfant est amer et souvent mal accepté. En cas de vomissement survenant juste après la prise, celle-ci doit être renouvelée à la même dose. Compte tenu de la difficulté d'obtenir une protection efficace, il est déconseillé de voyager avec un *nourrisson* dans une zone à risque de *paludisme*.
>
> La chimioprophylaxie ne dispense pas des mesures destinées à empêcher les piqûres de moustiques : port de vêtements longs après le coucher du soleil, répulsifs sur les zones découvertes, insecticides, moustiquaire...
>
> L'utilisation de moyens de prévention n'exclut pas totalement le risque de paludisme. Toute fièvre importante au cours d'un séjour en zone impaludée ou dans les 4 semaines qui suivent le retour peut traduire un accès palustre et nécessite une consultation médicale d'urgence pour rechercher le *parasite* dans le sang.
>
> Une rechute après une crise de paludime peut toujours survenir, même si le traitement a été bien suivi.

Effets indésirables possibles

Fréquemment : *troubles digestifs*, maux de tête, étourdissement, troubles de l'*accommodation*, *réaction allergique*.

Aggravation d'un *psoriasis* existant.

Rarement : coloration ardoisée, en particulier des ongles et des muqueuses, agitation, anxiété, troubles du sommeil.

Exceptionnellement : bourdonnement d'oreilles, *convulsions*, anomalie de la *numération formule sanguine*.

À dose élevée, lors d'un traitement prolongé : troubles passagers de la vue, régressant à l'arrêt du traitement (exceptionnellement irréversibles) ; rarement, atteinte des nerfs et des muscles.

Laboratoires sanofi-aventis France

NIZAXID

Informations détaillées sur www.monvidal.com

NIZORAL

Antifongique — **sur ordonnance**

Présentation

NIZORAL : comprimé (blanc) ; boîte de 10. Liste I - Remb 35 % - **13,61 €**.

Composition

	p cp
Kétoconazole	200 mg
Lactose	+

Dans quel cas ce médicament est-il prescrit ?

C'est un *antifongique* qui appartient à la famille des *imidazolés*.

Il est utilisé pour traiter certaines infections à champignons microscopiques.

Contre-indications

Ce médicament ne doit pas être utilisé dans les cas suivants :
- *allergie* aux *imidazolés* ;
- en association avec certains *hypolipidémiants* de la famille des statines ou avec les médicaments contenant du cisapride, du bépridil, de la mizolastine, du pimozide ou du triazolam ;
- **allaitement**.

> **Attention :** Certains *symptômes* peuvent faire penser à une *hépatite* médicamenteuse : fièvre ou fatigue anormale, démangeaisons, jaunisse, selles décolorées ou urines très foncées. Cessez le traitement en attendant l'avis de votre médecin. Pour détecter précocement une atteinte du foie, une analyse de sang avec dosage des *transaminases* est souvent prescrite par le médecin avant et pendant le traitement.
>
> Une contraception efficace est nécessaire chez les femmes en âge d'être enceintes.
>
> Évitez la prise de boissons alcoolisées pendant le traitement : risque d'*effet antabuse*.

Interactions avec d'autres substances

Ce médicament ne doit pas être associé aux médicaments contenant :
- de la mizolastine, du cisapride, du bépridil, du pimozide : risque de *troubles du rythme cardiaque* ;
- du triazolam : risque d'effets *sédatifs* importants ;
- certains *hypolipidémiants* de la famille des statines (simvastatine, cérivastatine, atorvastatine) : risque de lésions musculaires.

Il peut interagir avec les médicaments contenant du midazolam, de l'ébastine, de la toltérodine, de la lercanidipine ou de l'halofantrine.

Informez par ailleurs votre médecin si vous prenez un médicament contenant de la ciclosporine, de l'isoniazide, de la rifampicine, du sildénafil ou du zolpidem.

Il est préférable de respecter un délai de 2 heures entre la prise de ce médicament et celle de *pansements digestifs* (contenant des sels d'aluminium, de magnésium ou de calcium).

Grossesse et allaitement

Quelques cas de malformations chez l'animal ont été rapportés. En l'absence de données dans l'espèce humaine, ce médicament est déconseillé pendant la grossesse.

Le kétoconazole passe dans le lait maternel. L'administration de cisapride (PREPULSID) chez le *nourrisson* allaité peut conduire à une interaction médicamenteuse et ne permet pas l'allaitement.

Mode d'emploi et posologie

Ce médicament est mieux assimilé par l'organisme lorsqu'il est pris au cours d'un repas.

Posologie usuelle :
1 à 2 comprimés par jour.

> **Conseils :** Le respect de la durée du traitement est un élément capital de son efficacité.

Effets indésirables possibles

Troubles digestifs : nausées, vomissements, *diarrhée*, douleurs abdominales.

Rarement : *vertiges*, maux de tête, *éruption cutanée*, *réaction allergique*.

Très rarement : chute de cheveux, anomalie de la *numération formule sanguine*, *hépatite* (voir Attention).

Laboratoires Janssen-Cilag

NOCERTONE

Antimigraineux — sur ordonnance

Présentation

NOCERTONE : comprimé sécable (blanc) ; boîte de 30. Liste II - Remb 35 % - **5,40 €**.

Composition

	p cp
Oxétorone fumarate	60 mg

Dans quel cas ce médicament est-il prescrit ?

Ce médicament est un antimigraineux.

Il est utilisé dans le *traitement de fond* de la *migraine*. Il vise à espacer les crises et à diminuer leur intensité.

> **Attention :** Des précautions sont nécessaires en cas d'*épilepsie*.
> Évitez les boissons alcoolisées : augmentation du risque de somnolence.
> Ce médicament peut induire une somnolence, parfois intense chez certaines personnes. Cette somnolence peut être augmentée par la prise d'*alcool* ou d'autres médicaments *sédatifs*. La conduite et l'utilisation de machines dangereuses sont déconseillées, surtout dans les heures qui suivent la prise du médicament.

Grossesse et allaitement

L'effet de ce médicament sur l'enfant à naître est mal connu : seul votre médecin peut apprécier la nécessité du traitement et son risque pendant la grossesse.

Les données actuellement disponibles ne permettent pas de savoir si ce médicament passe dans le lait maternel. Ne l'utilisez pas pendant l'allaitement sans avis médical.

Mode d'emploi et posologie

Les comprimés seront pris de préférence au dîner et au coucher.

Posologie usuelle :
- Adulte : 1 à 2 comprimés par jour.

> **Conseils :** L'efficacité de ce *traitement de fond* dépend d'une prise régulière et prolongée du médicament.
> Il n'est pas adapté au *traitement de la crise* de *migraine* déjà commencée.

Effets indésirables possibles

Somnolence fréquente, surtout en début de traitement.

Exceptionnellement : diarrhée.

Laboratoires sanofi-aventis France

NOCTAMIDE

Hypnotique : benzodiazépine — sur ordonnance

Présentation

NOCTAMIDE 1 : comprimé sécable (blanc) ; boîte de 14. Liste I, durée de prescription limitée à 4 semaines - Remb 65 % - **1,65 €**.

NOCTAMIDE 2 : comprimé sécable (blanc) ; boîte de 14. Liste I, durée de prescription limitée à 4 semaines - Remb 65 % - **2,26 €**.

Composition

	p cp	p cp
Lormétazépam	1 mg	2 mg
Lactose	+	+

Dans quel cas ce médicament est-il prescrit ?

Ce médicament est un *hypnotique* (somnifère) qui appartient à la famille des *benzodiazépines*.

Il est utilisé dans le traitement de l'insomnie.

Contre-indications

Ce médicament ne doit pas être utilisé dans les cas suivants :
- *insuffisance respiratoire* ou *hépatique* graves,
- *syndrome d'apnée du sommeil*,
- *myasthénie*.

Attention : Certaines insomnies peuvent traduire une *dépression* masquée et justifier un traitement spécifique.

Des précautions sont nécessaires en cas d'*insuffisance rénale* et chez la personne âgée.

Une prise prolongée, surtout à doses importantes, de somnifères de la famille des *benzodiazépines* peut provoquer une *dépendance*. Ce risque de dépendance est accru chez les personnes ayant déjà présenté une dépendance à d'autres médicaments, substances ou à l'alcool.

L'arrêt brutal de ce médicament expose à un *syndrome de sevrage* : réapparition de l'insomnie, anxiété, agitation, irritabilité, maux de tête, douleurs musculaires, tremblements, hallucinations. Il faut donc s'entourer de conseils médicaux pour diminuer progressivement les doses et espacer les prises, sur une période d'autant plus longue que le traitement a été prolongé.

Ce médicament expose à un risque de chute nocturne chez la personne âgée ayant l'habitude de se lever la nuit.

Un réveil nocturne après la prise du médicament peut entraîner des troubles de la mémoire parfois angoissants.

Évitez les boissons alcoolisées : augmentation du risque de somnolence.

Ce médicament est un somnifère. Conduire ou utiliser une machine dangereuse dans les heures qui suivent sa prise est bien sûr contre-indiqué.

La durée de l'effet sédatif, ainsi que son intensité, est très variable d'une personne à l'autre. Il vous appartient de vérifier, après les premières prises, que la persistance éventuelle d'une somnolence au réveil est compatible avec la poursuite de vos activités habituelles.

Interactions avec d'autres substances

Informez votre médecin ou votre pharmacien si vous prenez d'autres *sédatifs* (tranquillisants, somnifères, certains médicaments contre la toux ou contre la douleur contenant des *opiacés*, *antidépresseurs*, *neuroleptiques*...).

Grossesse et allaitement

Ce médicament ne doit pas être utilisé sans avis médical pendant la grossesse. Les fortes doses au cours des 6 derniers mois sont déconseillées. En fin de grossesse, un traitement par benzodiazépine, même à faible dose, peut être responsable d'effets indésirables chez le *nouveau-né* : une surveillance médicale du nouveau-né est alors nécessaire pendant 1 à 3 semaines selon les cas.

Ce médicament passe dans le lait maternel : l'allaitement est déconseillé.

Mode d'emploi et posologie

Les comprimés doivent être avalés avec un verre d'eau.

Posologie usuelle :

- Adulte : 1 comprimé à 1 mg ou à 2 mg le soir au coucher.
- Personne de plus de 65 ans, insuffisant rénal, hépatique ou respiratoire : 1 comprimé à 1 mg au coucher.

Conseils : Ce médicament vous a été prescrit dans une situation précise : ne le réutilisez pas ultérieurement sans avis médical et ne le conseillez pas à une autre personne.

La durée de prescription des *hypnotiques* doit être la plus courte possible. Dans certaines situations, le traitement doit toutefois être prolongé. Il appartient alors au médecin de réévaluer périodiquement la nécessité de le poursuivre ou de l'interrompre.

Les somnifères ne sont pas la seule réponse aux troubles du sommeil. Une meilleure hygiène de vie, une consommation modérée d'excitants (y compris les boissons alcoolisées) permettent aussi de lutter efficacement contre les insomnies.

Effets indésirables possibles

Sensation d'ivresse, maux de tête, fatigue, somnolence pendant la journée en particulier chez la personne âgée, troubles de la coordination des mouvements, confusion des idées.

Faiblesse musculaire, baisse de la libido, *éruption cutanée* avec ou sans démangeaisons, vision double.

Dans certaines circonstances et chez certaines personnes :

- réactions paradoxales avec augmentation de l'anxiété, agitation, agressivité, confusion des idées, hallucinations ;
- *amnésie antérograde*.

Ces troubles nécessitent l'arrêt du traitement.

Laboratoires Bayer Santé

NOCTIUM

Informations détaillées sur www.monvidal.com

NOCTRAN

Hypnotique :
antihistaminique H1 associé — sur ordonnance

Présentation

NOCTRAN 10 : comprimé sécable (3 couches : jaune, blanc, rose) ; boîte de 30. Liste I, durée de prescription limitée à 4 semaines - Remb 35 % - **2,32 €**.

Composition

	p cp
Clorazépate dipotassique	10 mg
Acépromazine	0,75 mg
Acéprométazine	7,5 mg
Lactose	+
Huile de ricin	+

Dans quel cas ce médicament est-il prescrit ?

Ce médicament est un *hypnotique* (somnifère). Il associe un *anxiolytique* (tranquillisant) de la famille des *benzodiazépines*, un *neuroleptique* et un *antihistaminique* sédatif de la famille des phénothiazines.

Il est utilisé dans le traitement de l'insomnie.

Contre-indications

Ce médicament ne doit pas être utilisé dans les cas suivants :

- *allergie* aux phénothiazines,
- *insuffisance respiratoire* ou *hépatique* grave,
- *syndrome d'apnée du sommeil*,
- *myasthénie*,
- *antécédent* d'*agranulocytose*,
- risque de *glaucome* à angle fermé,

– risque de rétention des urines (*adénome de la prostate*...),
– maladie de *Parkinson*,
– en association avec la lévodopa.

Attention : Certaines insomnies peuvent traduire une *dépression* masquée et justifier un traitement spécifique.
En cas de survenue d'une fièvre inexpliquée associée à une raideur musculaire (qui pourraient être dues au médicament), ne poursuivez pas le traitement sans avis médical : risque de *syndrome malin des neuroleptiques*.
Ce médicament peut être responsable d'une baisse du nombre des *globules blancs* dans le sang. Des analyses doivent être réalisées rapidement en cas d'angine, d'ulcérations de la bouche ou de fièvre anormale, qui peuvent traduire cette anomalie sanguine.
Ce médicament présente des effets *atropiniques*. Il peut provoquer un *glaucome* aigu chez les personnes prédisposées : œil rouge, dur et douloureux, avec vision floue. Une consultation d'extrême urgence auprès d'un ophtalmologiste est nécessaire.
Des précautions sont nécessaires en cas d'*insuffisance rénale*, d'*insuffisance cardiaque*, d'*épilepsie*, et chez la personne âgée.
Une prise prolongée ou des doses importantes de ce médicament favorisent une *dépendance*. Son arrêt brutal expose à un *syndrome de sevrage* : réapparition de l'anxiété, agitation, irritabilité, insomnie, maux de tête, douleurs musculaires, tremblements, hallucinations. Il faut donc s'entourer de conseils médicaux pour diminuer progressivement les doses et espacer les prises, sur une période d'autant plus longue que le traitement a été prolongé.
Évitez les boissons alcoolisées : augmentation du risque de somnolence.

Ce médicament est un somnifère. Conduire ou utiliser une machine dangereuse dans les heures qui suivent sa prise est bien sûr contre-indiqué.
La durée de l'effet sédatif, ainsi que son intensité, est très variable d'une personne à l'autre. Il vous appartient de vérifier, après les premières prises, que la persistance éventuelle d'une somnolence au réveil est compatible avec la poursuite de vos activités habituelles.

Interactions avec d'autres substances

Ce médicament ne doit pas être associé à la lévodopa (MODOPAR, SINEMET...) : risque d'annulation mutuelle de leurs effets.
Il peut interagir avec les médicaments de la famille des *dopaminergiques*.
Informez par ailleurs votre médecin si vous prenez un autre médicament *atropinique* ou *sédatif* (tranquillisants, somnifères, certains médicaments contre la toux ou contre la douleur contenant un *opiacé*, *antidépresseurs*, *neuroleptiques*...), un *antihypertenseur*, un *bêtabloquant*, un *pansement digestif* ou de la buprénorphine.

Grossesse et allaitement

Ce médicament est déconseillé pendant la grossesse. Si une grossesse survient pendant le traitement, consultez votre médecin. Il appréciera le risque éventuel lié à l'utilisation de ce médicament dans votre cas.
Ce médicament passe dans le lait maternel : il est déconseillé pendant l'allaitement.

Mode d'emploi et posologie

Les comprimés doivent être avalés avec un peu d'eau, de préférence 15 à 30 minutes avant le coucher.

Posologie usuelle :
- Adulte : 1 comprimé par jour.

Conseils : Ce médicament vous a été prescrit dans une situation précise : ne le réutilisez pas ultérieurement sans avis médical et ne le conseillez pas à une autre personne.
La durée de prescription des *hypnotiques* doit être la plus courte possible. Dans certaines situations, le traitement doit toutefois être prolongé. Il appartient alors au médecin de réévaluer périodiquement la nécessité de le poursuivre ou de l'interrompre.
Les somnifères ne sont pas la seule réponse aux troubles du sommeil. Une meilleure hygiène de vie, une consommation modérée d'excitants (y compris les boissons alcoolisées) permettent aussi de lutter efficacement contre les insomnies.

Effets indésirables possibles

Liés au clorazépate :
Sensation d'ivresse, maux de tête, fatigue, somnolence pendant la journée en particulier chez la personne âgée, troubles de la coordination des mouvements, confusion des idées.
Faiblesse musculaire, baisse de la libido, *éruption cutanée* avec ou sans démangeaisons, vision double.
Dans certaines circonstances et chez certaines personnes :
– réactions paradoxales avec augmentation de l'anxiété, agitation, agressivité, confusion des idées, hallucinations ;
– *amnésie antérograde*.
Ces troubles nécessitent l'arrêt du traitement.
Liés à l'acépromazine et à l'acéprométazine :
Hypotension orthostatique.
Troubles de l'*accommodation*, bouche sèche, constipation, difficulté à uriner.
Somnolence, réaction anxieuse, variation de l'humeur, mouvements anormaux, troubles sexuels.
Arrêt des règles, écoulement de lait par le mamelon, augmentation du volume des seins.
Prise de poids.
Rarement : *réaction allergique* cutanée, *photosensibilisation*, *agranulocytose*, troubles de la vision, jaunisse.

Laboratoires Menarini France

NOCTYL

Hypnotique : antihistaminique H1

Présentation

NOCTYL 15 mg : comprimé sécable ; boîte de 10. Non remb.

Composition

	p cp
Doxylamine succinate	15 mg
Lactose	+

Dans quel cas ce médicament est-il prescrit ?

Ce médicament est un *hypnotique* (somnifère). Il contient un *antihistaminique* qui a un effet *sédatif*. Il possède également des propriétés *atropiniques* qui expliquent certaines contre-indications et certains effets indésirables.

Il est utilisé dans le traitement de l'insomnie.

Contre-indications

Ce médicament ne doit pas être utilisé dans les cas suivants :

- *glaucome* à angle fermé,
- risque de rétention des urines (*adénome de la prostate*...),
- enfant de moins de 15 ans.

Attention : Certaines insomnies peuvent traduire une *dépression* masquée et justifier un traitement spécifique.

Ce médicament présente des effets *atropiniques*. Il peut provoquer un *glaucome* aigu chez les personnes prédisposées : œil rouge, dur et douloureux, avec vision floue. Une consultation d'extrême urgence auprès d'un ophtalmologiste est nécessaire.

Des précautions sont nécessaires en cas d'*insuffisance rénale* ou *hépatique*.

Ce médicament expose à un risque de chute nocturne chez la personne âgée ayant l'habitude de se lever la nuit.

Évitez les boissons alcoolisées : augmentation du risque de somnolence.

Ce médicament est un somnifère. Conduire ou utiliser une machine dangereuse dans les heures qui suivent sa prise est bien sûr contre-indiqué.

La durée de l'effet sédatif, ainsi que son intensité, est très variable d'une personne à l'autre. Il vous appartient de vérifier, après les premières prises, que la persistance éventuelle d'une somnolence au réveil est compatible avec la poursuite de vos activités habituelles.

Interactions avec d'autres substances

Informez votre médecin ou votre pharmacien si vous prenez un autre médicament ayant des effets *atropiniques* ou *sédatifs* (tranquillisants, somnifères, certains médicaments contre la toux ou contre la douleur contenant des *opiacés*, *antidépresseurs*, *neuroleptiques*...).

Grossesse et allaitement

Ce médicament peut être utilisé pendant la grossesse, après avis médical. En cas de prise en fin de grossesse, une surveillance du nouveau-né peut être nécessaire.

Les données disponibles ne permettent pas de savoir si ce médicament passe dans le lait maternel : il est déconseillé pendant l'allaitement.

Mode d'emploi et posologie

Ce médicament doit être pris 15 à 30 minutes avant le coucher.

Posologie usuelle :

- Adulte : ½ à 2 comprimés par jour selon la sensibilité individuelle.

La durée du traitement est limitée à 2 à 5 jours sans avis médical.

Conseils : Les somnifères ne sont pas la seule réponse aux troubles du sommeil. Une meilleure hygiène de vie, une consommation modérée d'excitants (y compris les boissons alcoolisées) permettent aussi de lutter efficacement contre les insomnies.

Effets indésirables possibles

Somnolence pendant la journée.

Rarement, effets *atropiniques* : troubles de l'*accommodation*, constipation, bouche sèche.

Laboratoires Merck Médication Familiale

NOCVALÈNE

Informations détaillées sur www.monvidal.com

NODEX

Informations détaillées sur www.monvidal.com

NOLVADEX

Antiestrogène — **sur ordonnance**

Présentation

NOLVADEX 10 mg : comprimé (blanc) ; boîte de 30. Liste I - Remb 100 % - **8,60 €**.
NOLVADEX 20 mg : comprimé (blanc) ; boîte de 30. Liste I - Remb 100 % - **17,69 €**.

Composition

	p cp	p cp
Tamoxifène	10 mg	20 mg
Lactose	+	+

Dans quel cas ce médicament est-il prescrit ?

Ce médicament a une action antihormonale, principalement antiestrogène : il bloque l'action stimulante des *estrogènes* sur les seins en se liant, lorsqu'ils existent, avec les récepteurs des estrogènes.

Il a également, de façon paradoxale, des effets de stimulation sur l'utérus, les os (protection contre l'*ostéoporose* de la *ménopause*) et la synthèse des graisses.

Il est utilisé chez la femme dans le traitement de certains *cancers* du sein.

Contre-indications

Ce médicament ne doit pas être utilisé pendant la **grossesse** ou l'**allaitement**.

Attention : Ce médicament reproduit parfois certains effets de la *ménopause*. Il peut donc entraîner des bouffées de chaleur et/ou des maux de tête. Mais il n'a pas d'effet *contraceptif*.

Compte tenu des effets possibles de ce médicament sur l'utérus, une surveillance gynécologique régulière, au moins annuelle, est nécessaire ; signalez sans tarder à votre médecin tout saignement génital paraissant anormal.

Des précautions sont nécessaires en cas d'excès important de *triglycérides* dans le sang, d'*antécédent* de *phlébite* ou d'*embolie* pulmonaire.

Conducteur : ce médicament peut être responsable de troubles visuels.

Interactions avec d'autres substances

Informez votre médecin si vous prenez par ailleurs des *anticoagulants* oraux.

Grossesse et allaitement

Ce médicament est contre-indiqué chez la femme enceinte. Chez la femme non ménopausée, une contraception efficace est nécessaire pendant le traitement mais les *contraceptifs* oraux (pilule) contenant des *estrogènes* ne peuvent être utilisés.

L'allaitement est contre-indiqué (et généralement impossible) pendant le traitement.

Mode d'emploi et posologie

Les comprimés doivent être pris avec un verre d'eau, au cours ou en dehors des repas.

Posologie usuelle :

20 à 40 mg par jour, en 1 ou 2 prises.

Conseils : Ce médicament ne convient pas au traitement de tous les cancers du sein. Il ne sera efficace que si votre *tumeur* possède des récepteurs aux *estrogènes*. La recherche de ces récepteurs est réalisée par l'analyse d'un prélèvement de la tumeur.

Effets indésirables possibles

Bouffées de chaleur, démangeaisons génitales, pertes blanches.

Développement anormal de l'*endomètre*, pouvant se traduire par des saignements intermittents (voir Attention).

Accident thromboembolique (*phlébite*, *embolie* pulmonaire).

Troubles de la vision.

Nausées.

Éruption cutanée, *réaction allergique*, maux de tête, perte de cheveux.

Anomalie de la *numération formule sanguine*, augmentation des *transaminases*.

Rarement : douleurs des seins, rétention d'eau, augmentation des *triglycérides*, *pancréatite*.

De plus, chez la femme non ménopausée : cycles irréguliers, kystes des ovaires, parfois arrêt des règles.

Laboratoires AstraZeneca

NOMÉGESTROL 5 mg Génériques

Progestatif — sur ordonnance

Les médicaments ci-dessous sont des génériques de LUTENYL (voir p. 759).

NOMEGESTROL BIOGARAN 5 mg : comprimé sécable *(lactose)* boîte de 10. Liste I - Remb 65 % - 4,44 €.
NOMEGESTROL EG 5 mg : comprimé sécable *(lactose)* boîte de 10. Liste I - Remb 65 % - 4,44 €.
NOMEGESTROL MERCK 5 mg : comprimé sécable *(lactose)* boîte de 10. Liste I - Remb 65 % - 4,44 €.
NOMEGESTROL RATIOPHARM 5 mg : comprimé sécable *(lactose)* boîte de 10. Liste I - Remb 65 % - 4,44 €.
NOMEGESTROL TEVA 5 mg : comprimé sécable *(lactose)* boîte de 10. Liste I - Remb 65 % - 4,44 €.

NOOTROPYL

Psychotonique — sur ordonnance

Présentation

NOOTROPYL 800 mg : comprimé (blanc) ; boîte de 45. Liste II - Remb 35 % - **7,03 €**.
NOOTROPYL 20 % : solution buvable ; flacon de 125 ml avec pipette doseuse graduée. Liste II - Remb 35 % - **4,09 €**.
NOOTROPYL 1,2 g : solution buvable ; boîte de 30 ampoules de 6 ml. Liste II - Remb 35 % - **8,87 €**.

Composition

	p cp	p ml	p amp buv
Piracétam	800 mg	200 mg	1,2 g
Glycérol		+	+
Sorbitol		+	+

Dans quel cas ce médicament est-il prescrit ?

Ce médicament est destiné à améliorer le fonctionnement du cerveau.

Chez l'adulte, il est utilisé dans le *traitement symptomatique* de certains troubles de l'équilibre (*vertiges*) et des troubles du comportement et de la mémoire liés au vieillissement. La solution buvable en flacon est aussi utilisée dans le traitement des contractions musculaires involontaires de courte durée (myoclonies).

Chez l'enfant de plus de 30 kg, ce médicament est utilisé dans le *traitement d'appoint* de la *dyslexie*.

Contre-indications

Ce médicament ne doit pas être utilisé dans les cas suivants :

- *insuffisance rénale* grave,
- *hémorragie* cérébrale.

Attention : Des précautions sont nécessaires en cas d'*hémorragie* ou de prédisposition aux hémorragies (intervention chirurgicale, troubles de la coagulation).
Chez la personne âgée, des troubles attribués au vieillissement peuvent être dus à une dépression ; ils nécessitent alors un traitement spécifique.

Grossesse et allaitement

L'effet de ce médicament pendant la grossesse ou l'allaitement est mal connu : seul votre médecin peut évaluer le risque éventuel de son utilisation dans votre cas.

Mode d'emploi et posologie

Les comprimés doivent être avalés entiers, sans être croqués, avec un verre d'eau.

La solution buvable doit être diluée dans un peu d'eau.

Posologie usuelle :

- Adulte : 800 ou 1000 mg, 3 fois par jour.

Dans le traitement des myoclonies, les doses sont beaucoup plus importantes.

- Enfant de plus de 30 kg (soit à partir de 9 ans environ) : 50 mg par kg et par jour. Par exemple, pour un enfant de 30 kg : 500 mg, 3 fois par jour.

Conseils : Rincez la pipette doseuse après chaque utilisation.

Effets indésirables possibles

Nervosité, agitation, troubles du sommeil.

Nausées, vomissements, douleurs d'estomac.

Diarrhée (en particulier avec la solution buvable qui contient du sorbitol).

Laboratoires UCB Pharma

NOPRON

Informations détaillées sur www.monvidal.com

NORDAZ

Anxiolytique : benzodiazépine — sur ordonnance

Présentation

NORDAZ 7,5 mg : comprimé sécable (blanc) ; boîte de 30. Liste I, durée de prescription limitée à 12 semaines - Remb 65 % - **2,62 €**.

NORDAZ 15 mg : comprimé quadrisécable (blanc) ; boîte de 30. Liste I, durée de prescription limitée à 12 semaines - Remb 65 % - **4,29 €**.

Composition

	p cp	p cp
Nordazépam	7,5 mg	15 mg
Amidon de blé (gluten)	+	+
Lactose	+	+

Dans quel cas ce médicament est-il prescrit ?

Ce médicament est un *anxiolytique* (tranquillisant) de la famille des *benzodiazépines*.

Il est utilisé dans le traitement de l'anxiété lorsque celle-ci s'accompagne de troubles gênants (*anxiété généralisée*, crise d'angoisse...) et dans le cadre d'un sevrage alcoolique.

Contre-indications

Ce médicament ne doit pas être utilisé dans les cas suivants :
- *insuffisance respiratoire* grave,
- *insuffisance hépatique* grave,
- *syndrome d'apnée du sommeil*,
- *myasthénie*.

Attention : Utilisé seul, ce médicament n'est pas adapté au traitement des *états dépressifs*.

Une prise prolongée, surtout à doses importantes, de *tranquillisants* de la famille des *benzodiazépines* peut provoquer une *dépendance*. Ce risque de dépendance est accru chez les personnes ayant déjà présenté une dépendance à d'autres médicaments, substances ou à l'alcool.

L'arrêt brutal de ce médicament expose à un *syndrome de sevrage* : réapparition de l'anxiété, agitation, irritabilité, insomnie, maux de tête, douleurs musculaires, tremblements, hallucinations. Il faut donc s'entourer de conseils médicaux pour diminuer progressivement les doses et espacer les prises, sur une période d'autant plus longue que le traitement a été prolongé.

Une adaptation de la *posologie* peut être nécessaire chez les personnes âgées ou souffrant d'*insuffisance hépatique* ou d'*insuffisance rénale*.

Évitez les boissons alcoolisées : augmentation du risque de somnolence.

Ce médicament peut induire une somnolence, parfois intense chez certaines personnes. Cette somnolence peut être augmentée par la prise d'*alcool* ou d'autres médicaments *sédatifs*. La conduite et l'utilisation de machines dangereuses sont déconseillées, surtout dans les heures qui suivent la prise du médicament.

Interactions avec d'autres substances

Informez votre médecin ou votre pharmacien si vous prenez d'autres *sédatifs* (tranquillisants, somnifères, certains médicaments contre la toux ou contre la douleur contenant des *opiacés*, *antidépresseurs*, *neuroleptiques*...) ou en cas de traitement par la buprénorphine.

Grossesse et allaitement

Ce médicament ne doit pas être utilisé sans avis médical pendant la grossesse. Les fortes doses au cours des 6 derniers mois sont déconseillées. En fin de grossesse, un traitement par benzodiazépine, même à faible dose, peut être responsable d'effets indésirables chez le *nouveau-né* : une surveillance médicale du nouveau-né est alors nécessaire pendant 1 à 3 semaines selon les cas.

Ce médicament passe dans le lait maternel : l'allaitement est déconseillé.

Mode d'emploi et posologie

Les comprimés peuvent être pris indifféremment au cours ou en dehors du repas.

Posologie usuelle :
- Adulte : 7,5 à 15 mg par jour en 1 prise unique le soir ; une *posologie* plus élevée peut être nécessaire dans certains cas graves. La dose minimale efficace est toujours recherchée.

Conseils : Ce médicament vous a été prescrit dans une situation précise : ne le réutilisez pas ultérieurement sans avis médical et ne le conseillez pas à une autre personne.

La durée de prescription des *anxiolytiques* doit être la plus courte possible. Dans certaines situations, le traitement doit toutefois être prolongé. Il appartient alors au médecin de réévaluer périodiquement la nécessité de le poursuivre ou de l'interrompre.

Les *tranquillisants* ne sont pas la seule réponse à l'anxiété : une meilleure hygiène de vie, une consommation modérée d'excitants (y compris les boissons alcoolisées) permettent aussi de lutter efficacement contre l'excès de stress. Dans certains cas, une psychothérapie peut aider à lutter durablement contre l'anxiété.

Effets indésirables possibles

Sensation d'ivresse, maux de tête, somnolence (en particulier chez la personne âgée), ralentissement des idées, fatigue, sensation de faiblesse musculaire, baisse de la libido, *éruption cutanée* avec ou sans démangeaisons, vision double.

Dans certaines circonstances et chez certaines personnes :
- réactions paradoxales avec augmentation de l'anxiété, agitation, agressivité, confusion des idées, hallucinations ;
- *amnésie antérograde*.

Ces troubles nécessitent l'arrêt du traitement.

Laboratoires Bouchara-Recordati

NORDITROPINE
Hormone de croissance — **sur ordonnance**

Présentation
NORDITROPINE SIMPLEXX 5 mg/1,5 ml : solution injectable ; cartouche de 1,5 ml. Liste I, *médicament d'exception*, *médicament à prescription restreinte* - Remb 100 % - **169,62 €**.
NORDITROPINE SIMPLEXX 10 mg/1,5 ml : solution injectable ; cartouche de 1,5 ml. Liste I, *médicament d'exception*, *médicament à prescription restreinte* - Remb 100 % - **323,60 €**.
NORDITROPINE SIMPLEXX 15 mg/1,5 ml : solution injectable ; cartouche de 1,5 ml. Liste I, *médicament d'exception*, *médicament à prescription restreinte* - Remb 100 % - **476,32 €**.

Composition

	p cart	p cart	p cart
Somatropine (hormone de croissance humaine) recombinante.............	5 mg	10 mg	15 mg

Dans quel cas ce médicament est-il prescrit ?
Ce médicament contient de l'*hormone* de croissance humaine obtenue par *biotechnologie*. Cette hormone permet de stimuler la croissance chez les enfants atteints de certaines maladies rares.
Elle est utilisée pour traiter le retard de croissance chez les enfants souffrant d'un déficit prouvé en hormone de croissance, ou dont la croissance est compromise par une *insuffisance rénale* chronique. Elle est également utilisée pour traiter la petite taille des filles atteintes d'une anomalie chromosomique : le syndrome de Turner.
Dans certains cas exceptionnels, ce médicament peut être utilisé chez l'adulte souffrant d'un déficit en hormone de croissance.

Contre-indications
Ce médicament ne doit pas être utilisé dans les cas suivants :
- certaines *tumeurs* dont le développement est susceptible d'être stimulé par l'*hormone* de croissance,
- enfant dont la croissance osseuse est achevée,
- **grossesse**,
- **allaitement**.

Attention : Toute utilisation de ce médicament chez l'adulte, ou chez l'enfant en dehors des indications officielles, expose à des risques graves.
Des précautions sont nécessaires chez les diabétiques sous *insuline* (surveillance renforcée de la *glycémie*).
Consultez le médecin si votre enfant présente des maux de tête violents ou répétés, des troubles visuels, des nausées ou des vomissements, une boiterie.
Effectuez régulièrement les prises de sang prescrites par le médecin spécialiste qui suit l'enfant.
Sportif : ce médicament contient une substance susceptible de rendre positifs certains *tests antidopage*.

Grossesse et allaitement
L'effet de ce médicament pendant la grossesse est mal connu. Par prudence, son usage est contre-indiqué chez la femme enceinte.
Les données disponibles ne permettent pas de savoir si ce médicament passe dans le lait maternel ; un choix est donc nécessaire entre l'allaitement et la prise du médicament. Cette décision devra être prise en accord avec votre médecin.

Mode d'emploi et posologie
Les cartouches ne doivent être utilisées qu'avec le stylo NordiPen adapté au dosage (NordiPen 5, 10 ou 15).
La solution est injectée par voie *sous-cutanée*, en changeant tous les jours de site d'injection afin d'éviter l'apparition d'un *nodule* local. La solution ne doit pas être agitée trop vigoureusement, ce qui pourrait dénaturer le principe actif.
N'hésitez pas à demander à votre médecin des explications si vous avez des doutes sur la technique d'injection.

Posologie usuelle :
La *posologie* est adaptée très précisément par le médecin en fonction de l'indication, de la taille et du poids de l'enfant.

Conseils : La solution ne doit pas être injectée si elle est trouble.
Conditions particulières de délivrance :
Ce médicament est à la fois un *médicament d'exception* et un *médicament à prescription restreinte* : il doit obligatoirement être prescrit pour la première fois à l'hôpital par un médecin spécialisé en pédiatrie ou en endocrinologie. Les ordonnances de renouvellement peuvent être rédigées par un médecin de ville, mais chaque ordonnance de renouvellement (d'un modèle particulier) doit être présentée au pharmacien, accompagnée de la prescription hospitalière initiale, valable 1 an.
Ce médicament doit être conservé à une température comprise entre + 2 °C et + 8 °C (au réfrigérateur). Il ne doit pas être congelé. Après une première utilisation, la cartouche est conservée dans le stylo au réfrigérateur au maximum 28 jours. Les cartouches à 5 mg et 10 mg peuvent aussi être conservées à température ambiante (ne dépassant pas 25 °C) pour une durée maximale de 21 jours.

Effets indésirables possibles
Douleur ou rougeur au point d'injection.
Rétention d'eau se traduisant par des *œdèmes*, douleurs articulaires ou musculaires, fourmillement des extrémités. Ces troubles s'estompent progressivement.
Hypertension intracrânienne bénigne (rare).
Variation de la *glycémie*.

Laboratoires Novo Nordisk Pharmaceutique SAS

NORFLOXACINE 400 mg
Génériques
Antibiotique urinaire — **sur ordonnance**

Les médicaments ci-dessous sont des génériques de NOROXINE (voir p. 907).

NORFLOXACINE ARROW 400 mg : comprimé *(jaune orangé S)* boîte de 10. Liste I - Remb 65 % - 4,64 €.
NORFLOXACINE BIOGARAN 400 mg : comprimé boîte de 10. Liste I - Remb 65 % - 4,64 €.
NORFLOXACINE EG 400 mg : comprimé *(jaune orangé S)* boîte de 10. Liste I - Remb 65 % - 4,64 €.

NORFLOXACINE MERCK 400 mg : comprimé *(jaune orangé S)* boîte de 10. Liste I - Remb 65 % - 4,64 €.
NORFLOXACINE QUALIMED 400 mg : comprimé *(jaune orangé S)* boîte de 10. Liste I - Remb 65 % - 4,64 €.
NORFLOXACINE RANBAXY 400 mg : comprimé *(jaune orangé S)* boîte de 10. Liste I - Remb 65 % - 4,64 €.
NORFLOXACINE RATIOPHARM 400 mg : comprimé boîte de 10. Liste I - Remb 65 % - 4,64 €.
NORFLOXACINE SANDOZ 400 mg : comprimé boîte de 10. Liste I - Remb 65 % - 4,64 €.
NORFLOXACINE TEVA 400 mg : comprimé *(jaune orangé S)* boîte de 10. Liste I - Remb 65 % - 4,64 €.
NORFLOXACINE WINTHROP 400 mg : comprimé *(jaune orangé S)* boîte de 10. Liste I - Remb 65 % - 4,64 €.

NORGALAX

Informations détaillées sur www.monvidal.com

NORLEVO

Contraceptif d'urgence

Présentation

NORLEVO 1,5 mg : comprimé (blanc) ; boîte de 1. Remb 65 % - **7,58 €**.

Composition

	p cp
Lévonorgestrel	1,5 mg
Lactose	+

Dans quel cas ce médicament est-il prescrit ?

Ce médicament est un *contraceptif* oral (pilule) qui contient un *progestatif*. Il n'est actif que pendant la période qui précède la fixation de l'ovule fécondé sur l'utérus, soit environ 72 heures après le rapport sexuel : ce n'est pas une méthode d'interruption de grossesse.

Il est utilisé pour la contraception d'urgence, également appelée « pilule du lendemain », notamment dans les cas suivants :

- oubli ou rupture d'un préservatif,
- retard de la prise du comprimé contraceptif habituel au delà du délai acceptable (voir ce délai dans la fiche de votre pilule contraceptive),
- perte d'un stérilet expulsé spontanément de l'utérus,
- déplacement ou retrait trop précoce d'un diaphragme vaginal ou d'une cape contraceptive,
- doute sur la bonne pratique de la méthode du coït interrompu,
- erreur de date lors de l'emploi de la méthode de l'abstinence périodique (méthode des températures),
- rapport sexuel résultant d'un viol.

Attention : Cette contraception d'urgence n'est pas totalement efficace : une grossesse peut survenir malgré le traitement. Elle est destinée à un usage exceptionnel et ne peut constituer une méthode de contraception régulière. Elle n'a pas d'effet préventif pour les rapports ultérieurs, et une contraception locale doit être utilisée jusqu'à la fin du cycle en cours avant la reprise éventuelle d'une pilule contraceptive (le premier jour des règles).

Le traitement n'est efficace et possible que dans les 3 jours qui suivent le rapport potentiellement fécondant. Il n'a, bien sûr, aucune action sur la transmission de maladies vénériennes.

Ce médicament ne modifie généralement pas la date de survenue des règles, mais celles-ci peuvent être décalées de quelques jours. En cas de retard de règles de plus de 5 jours, qui ne signifie pas forcément que le traitement a échoué, un test de grossesse permettra de savoir si ce retard est dû à une grossesse évolutive ou à un dérèglement hormonal.

L'usage de ce médicament est déconseillé chez les femmes exposées à un risque de *grossesse extra-utérine* (antécédent d'infection des trompes (salpingite) ou de grossesse extra-utérine). En cas de douleurs abdominales ou de saignements anormaux autour de la date attendue des règles, pratiquez un test de grossesse et consultez en urgence votre médecin si le test est positif. Le diagnostic de *grossesse extra-utérine* est réalisé par une échographie.

Des précautions sont nécessaires en cas de maladie hépatique grave.

L'utilisation répétée de ce traitement pendant le même cycle est à éviter : risque augmenté de dérèglement hormonal et d'effets indésirables.

Interactions avec d'autres substances

L'efficacité contraceptive de ce médicament peut être diminuée si vous prenez par ailleurs un médicament *inducteur enzymatique*.

Grossesse et allaitement

L'emploi de ce médicament pendant une grossesse en évolution est sans utilité, mais sa prise accidentelle pendant une grossesse débutante méconnue ne doit pas susciter d'inquiétudes particulières quant au déroulement de cette grossesse.

L'usage ponctuel de ce médicament ne contre-indique pas la poursuite de l'allaitement. Il est recommandé d'allaiter juste avant la prise du médicament et d'éviter d'allaiter pendant les 6 heures qui suivent.

Mode d'emploi et posologie

Prendre 1 comprimé le plus tôt possible après le rapport sexuel ; si possible dans les 12 heures, et au plus tard dans les 72 heures suivant le rapport.

En cas de vomissements dans les 3 heures qui suivent la prise, procurez-vous une autre boîte de médicament et renouvelez la prise.

En cas de rapports sexuels successifs pendant la même journée, la posologie est la même. En cas de rapports sexuels pendant des jours successifs, le délai de 72 heures court à partir du premier rapport. Ces renseignements sont donnés à titre indicatif dans la mesure où ces situations ne devraient pas survenir : cette méthode de contraception d'urgence doit rester exceptionnelle.

Effets indésirables possibles

Nausée, vomissements, douleurs abdominales.

Vertiges, fatigue, maux de tête.

Dérèglement hormonal transitoire : règles précoces ou retardées, saignements intermittents en dehors des règles, tension des seins.

Laboratoires HRA Pharma

NORMACOL
Laxatif de lest

Présentation
NORMACOL 62 g/100 g : granulé (arôme vanilline) ; boîte de 1 kg. Remb 35 % - **10,15 €**.
NORMACOL 62 g/100 g : granulé (arôme vanilline) ; boîte de 30 sachets de 10 g. Remb 35 % - **5,40 €**.

Composition

	p c à c	p sachet
Sterculia, gomme	3,1 g	6,2 g
Saccharose	1,15 g	2,4 g

Dans quel cas ce médicament est-il prescrit ?
Ce médicament est un *laxatif de lest*. Il contient une substance naturelle qui n'est ni digérée ni absorbée. Elle s'imbibe d'eau et rend les selles plus volumineuses et moins fermes.
Il est utilisé dans le *traitement symptomatique* de la constipation.

Contre-indications
Ce médicament ne doit pas être utilisé dans les cas suivants :
- occlusion intestinale ou affection prédisposant à une occlusion,
- douleurs abdominales de cause inconnue,
- *fécalome* (bouchon de selles).

Attention : Il est nécessaire de boire beaucoup d'eau, particulièrement en cas de dilatation du côlon, d'alitement et chez la personne âgée.
Les laxatifs ne doivent pas être utilisés de façon prolongée sans avis médical.
L'usage des laxatifs doit rester exceptionnel chez l'enfant.
Ce médicament contient du *sucre* (saccharose) en quantité notable.

Grossesse et allaitement
Ce médicament peut être utilisé pour traiter la constipation de la femme enceinte ou qui allaite.

Mode d'emploi et posologie
Ce médicament est pris de préférence à la fin des repas.
Avaler les granulés sans les croquer avec un grand verre d'eau.

Posologie usuelle :
- Adulte et enfant de plus de 6 ans : 1 à 3 cuillères à café, 2 ou 3 fois par jour, ou 1 sachet, 2 à 4 fois par jour.

Conseils : Un échec du traitement peut être lié à la présence d'un *fécalome*, notamment chez la personne âgée.
Le traitement de la constipation chronique repose essentiellement sur des boissons abondantes, une alimentation riche en fibres et une activité physique régulière.

Effets indésirables possibles
Sensation de ballonnement.

Laboratoires Norgine Pharma

NORMACOL LAVEMENT
Informations détaillées sur www.monvidal.com

NORMISON
Hypnotique : benzodiazépine
sur ordonnance

Présentation
NORMISON 10 mg : comprimé ; boîte de 14. Liste I, durée de prescription limitée à 4 semaines - Remb 65 % - **2,11 €**.
NORMISON 20 mg : comprimé ; boîte de 7. Liste I, durée de prescription limitée à 4 semaines - Remb 65 % - **1,90 €**.

Composition

	p cp	p cp
Témazépam	10 mg	20 mg
Lactose	+	+

Dans quel cas ce médicament est-il prescrit ?
Ce médicament est un *hypnotique* (somnifère) qui appartient à la famille des *benzodiazépines*.
Il est utilisé dans le traitement de l'insomnie.

Contre-indications
Ce médicament ne doit pas être utilisé dans les cas suivants :
- *insuffisance respiratoire* ou *hépatique* graves,
- *syndrome d'apnée du sommeil*,
- *myasthénie*.

Attention : Certaines insomnies peuvent traduire une *dépression* masquée et justifier un traitement spécifique.
Des précautions sont à prendre en cas d'*insuffisance rénale* et chez la personne âgée.
Une prise prolongée, surtout à doses importantes, de somnifères de la famille des *benzodiazépines* peut provoquer une *dépendance*. Ce risque de dépendance est accru chez les personnes ayant déjà présenté une dépendance à d'autres médicaments, substances ou à l'alcool.
L'arrêt brutal de ce médicament expose à un *syndrome de sevrage* : réapparition de l'insomnie, anxiété, agitation, irritabilité, maux de tête, douleurs musculaires, tremblements, hallucinations. Il faut donc s'entourer de conseils médicaux pour diminuer progressivement les doses et espacer les prises, sur une période d'autant plus longue que le traitement a été prolongé.
Ce médicament expose à un risque de chute nocturne chez la personne âgée ayant l'habitude de se lever la nuit.
Un réveil nocturne après la prise du médicament peut entraîner des troubles de la mémoire parfois angoissants.
Évitez les boissons alcoolisées : augmentation du risque de somnolence.
Ce médicament est un somnifère. Conduire ou utiliser une machine dangereuse dans les heures qui suivent sa prise est bien sûr contre-indiqué.
La durée de l'effet sédatif, ainsi que son intensité, est très variable d'une personne à l'autre. Il vous appartient de vérifier, après les premières prises, que la persistance éventuelle d'une somnolence au réveil est compatible avec la poursuite de vos activités habituelles.

Interactions avec d'autres substances
Informez votre médecin ou votre pharmacien si vous prenez d'autres *sédatifs* (tranquillisants, somnifères,

certains médicaments contre la toux ou contre la douleur contenant des *opiacés*, *antidépresseurs*, *neuroleptiques*...).

Grossesse et allaitement

Ce médicament ne doit pas être utilisé sans avis médical pendant la grossesse. Les fortes doses au cours des 6 derniers mois sont déconseillées. En fin de grossesse, un traitement par benzodiazépine, même à faible dose, peut être responsable d'effets indésirables chez le *nouveau-né* : une surveillance médicale du nouveau-né est alors nécessaire pendant 1 à 3 semaines selon les cas.

Ce médicament passe dans le lait maternel : l'allaitement est déconseillé.

Mode d'emploi et posologie

Les comprimés doivent être avalés avec un verre d'eau, immédiatement avant le coucher.

Posologie usuelle :

- Adulte : 1 comprimé à 10 mg ou à 20 mg, le soir au coucher.
- Personne de plus de 65 ans, insuffisant rénal, hépatique ou respiratoire : 1 comprimé à 10 mg au coucher.

Conseils : Ce médicament vous a été prescrit dans une situation précise : ne le réutilisez pas ultérieurement sans avis médical et ne le conseillez pas à une autre personne.

La durée de prescription des *hypnotiques* doit être la plus courte possible. Dans certaines situations, le traitement doit toutefois être prolongé. Il appartient alors au médecin de réévaluer périodiquement la nécessité de le poursuivre ou de l'interrompre.

Les somnifères ne sont pas la seule réponse aux troubles du sommeil. Une meilleure hygiène de vie, une consommation modérée d'excitants (y compris les boissons alcoolisées) permettent aussi de lutter efficacement contre les insomnies.

Effets indésirables possibles

Sensation d'ivresse, maux de tête, fatigue, somnolence pendant la journée en particulier chez la personne âgée, troubles de la coordination des mouvements, confusion des idées.

Faiblesse musculaire, baisse de la libido, *éruption cutanée* avec ou sans démangeaisons, vision double.

Dans certaines circonstances et chez certaines personnes :

- réactions paradoxales avec augmentation de l'anxiété, agitation, agressivité, confusion des idées, hallucinations ;
- *amnésie antérograde.*

Ces troubles nécessitent l'arrêt du traitement.

Laboratoires Genopharm

NOROXINE 400

Antibiotique urinaire — sur ordonnance

Présentation

NOROXINE 400 : comprimé sécable (blanc) ; boîte de 10. Liste I - Remb 65 % - **6,29 €**.

Composition

	p cp
Norfloxacine	400 mg

Dans quel cas ce médicament est-il prescrit ?

Ce médicament est un *antibiotique* qui appartient à la famille des quinolones.

Il est utilisé dans le traitement des infections des *voies* urinaires et des infections génitales à *gonocoque*.

Contre-indications

Ce médicament ne doit pas être utilisé dans les cas suivants :

- *allergie* aux *antibiotiques* de la famille des quinolones,
- *antécédent* de *tendinite* lors de l'utilisation d'une quinolone,
- enfant jusqu'à la fin de la croissance (sauf cas exceptionnel),
- **allaitement**.

Attention : Cet antibiotique est photosensibilisant : une exposition aux rayons *ultraviolets* (soleil, lampe à bronzer) peut provoquer des réactions cutanées. Évitez toute exposition au soleil et n'omettez pas de signaler à votre médecin vos projets de vacances au soleil pendant la durée du traitement.

Ce médicament peut provoquer des lésions des tendons : toute douleur faisant penser à une *tendinite* doit vous conduire à consulter rapidement un médecin.

Des précautions sont nécessaires chez les personnes ayant des *antécédents* de *convulsions*, un déficit en *G6PD* ou souffrant de *myasthénie*.

Conducteur : ce médicament peut provoquer des troubles nerveux susceptibles d'altérer la vigilance.

Interactions avec d'autres substances

Il est préférable de respecter un délai de 4 heures entre la prise de ce médicament et celle de pansements digestifs (contenant des sels d'aluminium, de magnésium ou de calcium) et un délai de 2 heures avec les médicaments contenant du fer, du zinc, de la didanosine ou du sucralfate.

Informez par ailleurs votre médecin si vous prenez un *anticoagulant* oral ou un médicament contenant de la théophylline, de l'aminophylline, ou de la caféine.

Grossesse et allaitement

L'effet de ce médicament pendant la grossesse est mal connu : seul votre médecin peut évaluer le risque éventuel de son utilisation dans votre cas.

Ce médicament passe dans le lait maternel : l'allaitement est contre-indiqué.

Mode d'emploi et posologie

Les comprimés doivent être avalés avec un grand verre d'eau. Ils ne doivent pas être pris avec du lait ou un produit laitier.

Posologie usuelle :

- Adulte : 1 comprimé matin et soir.

Traitement de la *cystite* aiguë chez la femme de moins de 65 ans : 1 comprimé, matin et soir pendant 3 jours.

Conseils : Le médecin prescrit parfois une analyse d'urine pour identifier le *germe* responsable de l'infection et tester sa sensibilité aux *antibiotiques*. Le résultat de cet examen peut être faussé en cas d'automédication préalable : ne prenez pas d'antibiotiques sans avis médical.

En cas d'infection génitale, votre partenaire peut être contaminé sans présenter de *symptôme*. En l'absence de traitement conjoint, une recontamination est possible.
Évitez d'absorber des quantités importantes de café ou de thé : ce médicament peut en augmenter ou en prolonger les effets.

Effets indésirables possibles

Brûlures d'estomac, nausées, *diarrhée*, douleurs abdominales, manque d'appétit, *candidose* vaginale.
Éruption cutanée, *photosensibilisation* (voir Attention).
Douleurs musculaires ou articulaires, *tendinite* (voir Attention).
Maux de tête, étourdissements, troubles du sommeil, bourdonnements d'oreille, sensation de fourmillement, tremblements, *convulsions*.
Anxiété, nervosité, confusion des idées.
Exceptionnellement : *réaction allergique* (urticaire, œdème de *Quincke, choc anaphylactique*), *insuffisance rénale* grave, *hépatite* avec ou sans jaunisse, modification de la *numération formule sanguine*, augmentation des *transaminases, pancréatite*.

Laboratoires Merck Sharp et Dohme-Chibret

NORPROLAC

Informations détaillées sur www.monvidal.com

NORSET

Antidépresseur — sur ordonnance

Présentation

NORSET 15 mg : comprimé ; boîte de 30. Liste I - Remb 65 % - **13,37 €**.
NORSET 15 mg/ml : solution buvable (arômes : orange, mandarine) ; flacon de 66 ml avec pompe doseuse. Liste I - Remb 65 % - **33,84 €**.

Composition

	p cp	p ml
Mirtazapine	15 mg	15 mg
Lactose	+	
Maltitol		+
Sodium		+

Dans quel cas ce médicament est-il prescrit ?

Ce médicament est un *antidépresseur*.
Il est utilisé dans le traitement des *états dépressifs*.

Attention : Ce médicament peut être responsable d'une baisse du nombre des *globules blancs* dans le sang. Des analyses doivent être réalisées rapidement en cas d'angine, d'ulcérations de la bouche ou de fièvre anormale, qui peuvent traduire cette anomalie sanguine.
En cas d'apparition d'un ictère (jaunisse), interrompez votre traitement et consultez votre médecin.
L'utilisation des *antidépresseurs* est déconseillée avant l'âge de 18 ans. Des études ont en effet montré que l'utilisation d'un antidépresseur peut augmenter le risque de suicide chez les adolescents souffrant de dépression. Chez les enfants et adolescents de moins de 18 ans, ce traitement est par conséquent réservé à certains cas graves et nécessite une surveillance médicale particulière et la vigilance de l'entourage.
Tous les traitements antidépresseurs sont susceptibles d'induire un *épisode maniaque* chez les personnes prédisposées : en cas d'euphorie, d'excitation inhabituelle ou de comportement anormal survenant sous traitement, une consultation médicale rapide est nécessaire.
Des précautions sont requises en cas d'*insuffisance rénale*, d'*insuffisance hépatique*, de *diabète*, d'*épilepsie* (même ancienne), de maladie cardiovasculaire, d'*hypotension orthostatique*, de constipation chronique, de *glaucome* angle fermé ou d'*adénome de la prostate*.
Évitez les boissons alcoolisées : augmentation du risque de somnolence.
Ce médicament peut induire une somnolence, parfois intense chez certaines personnes. Cette somnolence peut être augmentée par la prise d'*alcool* ou d'autres médicaments *sédatifs*. La conduite et l'utilisation de machines dangereuses sont déconseillées, surtout dans les heures qui suivent la prise du médicament.

Interactions avec d'autres substances

Informez votre médecin ou votre pharmacien si vous prenez d'autres *sédatifs* (*tranquillisants*, somnifères, certains médicaments contre la toux ou contre la douleur contenant des *opiacés*, *antidépresseurs*, *neuroleptiques*...).

Grossesse et allaitement

L'effet de ce médicament pendant la grossesse ou l'allaitement est mal connu : seul votre médecin peut évaluer le risque éventuel de son utilisation dans votre cas.

Mode d'emploi et posologie

La dose quotidienne peut être absorbée en une prise, de préférence au cours du repas du soir.
Les comprimés doivent être avalés sans être croqués.
La solution buvable est diluée dans un peu d'eau. Chaque pression de la pompe doseuse délivre 1 ml de solution buvable.

Posologie usuelle :

- Adulte de plus de 18 ans : 1 comprimé ou 1 ml de solution buvable par jour initialement ; la *posologie* est augmentée si nécessaire à 2 ou 3 comprimés ou 2 à 3 ml de solution buvable par jour en fonction des résultats obtenus.

Conseils : L'efficacité des *antidépresseurs* n'est généralement pas immédiate. Un délai pouvant atteindre plusieurs semaines est parfois nécessaire pour que les effets bénéfiques se fassent sentir. Les effets indésirables éventuels apparaissant en début de traitement ne doivent pas vous conduire à l'arrêter prématurément.
Chez la personne souffrant de dépression, un état anxieux peut apparaître ou s'aggraver en début de traitement ; un *anxiolytique* est parfois prescrit de manière temporaire par le médecin pour prévenir ou traiter ces manifestations.
Lorsque les *symptômes* de la *dépression* ont disparu, le traitement doit absolument être poursuivi pendant la durée prescrite afin de consolider la guérison. Un arrêt prématuré exposerait à une rechute. La durée d'un traitement antidépresseur est rarement inférieure à 6 mois.

Les antidépresseurs ne créent pas de dépendance. Néanmoins, il est préférable d'arrêter le traitement progressivement en diminuant la posologie ou en espaçant les prises pour éviter les effets indésirables transitoires observés en cas d'interruption brutale.

Une prise de poids peut être observée au cours du traitement. Une alimentation équilibrée, et si nécessaire les conseils d'un nutritionniste, peuvent prévenir et limiter ce phénomène.

Le flacon de solution buvable ne doit pas être conservé plus de 6 semaines après ouverture.

Effets indésirables possibles

Augmentation de l'appétit, prise de poids.

Somnolence, qui tend à s'estomper après les premières semaines de traitement.

Plus rarement : *éruption cutanée*, sécheresse de la bouche, *hypotension orthostatique*, œdème, *convulsions*, tremblements, diminution des *globules blancs* dans le sang (voir Attention), élévation des *transaminases*.

Manifestation d'anxiété ou d'angoisse.

Solution buvable :

Comme tous les médicaments et confiseries contenant des sucres non absorbables (sorbitol, maltitol...), possibilité de *diarrhée* en cas d'apport important.

Laboratoires Organon SA

NORTUSSINE

Informations détaillées sur www.monvidal.com

NORVIR

Informations détaillées sur www.monvidal.com

NOSTRIL

Préparation nasale antiseptique

Présentation

NOSTRIL : solution pour pulvérisation nasale ; flacon pulvérisateur de 10 ml. Non remb.

Composition

	p flacon
Chlorhexidine digluconate	0,5 mg
Cétrimonium bromure	0,2 mg

Dans quel cas ce médicament est-il prescrit ?

Cette solution nasale contient deux *antiseptiques*.

Elle est utilisée dans le *traitement d'appoint* des *rhinites* et des *rhinopharyngites*.

Contre-indications

Ce médicament ne doit pas être utilisé en cas d'*allergie* aux *antiseptiques* de la famille des *ammoniums quaternaires*.

Attention : Si votre état ne s'améliore pas après quelques jours de traitement, consultez votre médecin.

L'usage prolongé de ce médicament n'est pas souhaitable : il peut modifier l'équilibre microbien du nez ou de la gorge.

Grossesse et allaitement

L'effet de ce médicament pendant la grossesse ou l'allaitement est mal connu. L'évaluation du risque éventuel lié à son utilisation est individuelle : demandez conseil à votre pharmacien ou à votre médecin.

Mode d'emploi et posologie

Les pulvérisations sont faites au cours d'une brève inspiration, après un mouchage soigneux, en tenant le flacon verticalement.

Posologie usuelle :

- Adulte : 1 pulvérisation dans chaque narine, 2 à 6 fois par jour.
- Enfant et nourrisson : 1 pulvérisation dans chaque narine, 1 à 3 fois par jour.

Conseils : Les solutions nasales *antiseptiques* ou *antibiotiques* peuvent être contaminées par des *germes* : ne les conservez pas au-delà de la durée du traitement.

Effets indésirables possibles

Réaction allergique.

Laboratoires Boehringer Ingelheim France

NOTGAZ

Informations détaillées sur www.monvidal.com

NOTRINO

Informations détaillées sur www.monvidal.com

NOVACÉTOL

Antalgique et antipyrétique contenant un opiacé

Présentation

NOVACÉTOL : comprimé (blanc) ; boîte de 24. Non remb.

Composition

	p cp
Acide acétylsalicylique (aspirine)	300 mg
Paracétamol	250 mg
Codéine	8 mg

Dans quel cas ce médicament est-il prescrit ?

Ce médicament, *antalgique* et *antipyrétique*, associe de l'aspirine et du paracétamol, qui empêchent la transmission de la douleur, et un *opiacé* (la *codéine*), qui agit directement sur le cerveau.

Il est utilisé dans le traitement de la douleur ou de la fièvre.

Contre-indications

Ce médicament ne doit pas être utilisé dans les cas suivants :

- *allergie* aux *salicylés* ou aux *AINS*,
- *antécédent* d'*asthme* provoqué par la prise d'aspirine ou d'AINS,
- *ulcère* de l'estomac ou du *duodénum*,
- *hémorragie* et risque hémorragique,
- maladie grave du foie,
- en association avec les médicaments contenant de la nalbuphine, de la buprénorphine ou de la pentazocine,
- enfant de moins de 15 ans,
- **grossesse** (dernier trimestre).

Attention : Du fait de la présence de codéine, n'utilisez pas ce médicament à forte dose et de façon prolongée (risque de *dépendance*) et évitez son emploi en cas d'*hypertension intracrânienne*, qu'il pourrait aggraver.

Des précautions sont nécessaires en cas d'*antécédent* d'*ulcère* de l'estomac ou du *duodénum*, même ancien et d'*insuffisance respiratoire* ou *rénale*.

Ce médicament est déconseillé chez les personnes atteintes de *goutte*.

Évitez de prendre ce médicament pendant la semaine qui précède une extraction dentaire, une opération, ou lors de règles abondantes : augmentation du risque d'*hémorragie*.

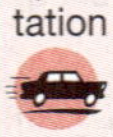

Ce médicament peut induire une somnolence, parfois intense chez certaines personnes. Cette somnolence peut être augmentée par la prise d'*alcool* ou d'autres médicaments *sédatifs*. La conduite et l'utilisation de machines dangereuses sont déconseillées, surtout dans les heures qui suivent la prise du médicament.

Interactions avec d'autres substances

Ce médicament ne doit pas être associé à ceux contenant de la nalbuphine, de la buprénorphine ou de la pentazocine : risque de diminution de l'effet antalgique.

Ce médicament peut interagir avec d'autres médicaments, notamment :
- les autres *anti-inflammatoires* non stéroïdiens (*AINS*) : risque accru d'effets indésirables ;
- les *anticoagulants* et les *antiagrégants plaquettaires* (PLAVIX...) : augmentation du risque hémorragique ;
- les médicaments contenant de la benzbromarone ou du méthotrexate.

Informez par ailleurs votre médecin ou votre pharmacien si vous prenez un *antidiabétique*, un *antihypertenseur* de la famille des *inhibiteurs de l'enzyme de conversion* ou des *inhibiteurs de l'angiotensine II*, un *diurétique*, ou un *corticoïde*.

Grossesse et allaitement

Des effets néfastes pour la mère et l'enfant à naître ont été mis en évidence lorsque l'aspirine, comme les autres *AINS*, est utilisée au cours des 4 derniers mois de la grossesse ; le risque existe même avec une seule prise et même si la grossesse est à terme.

En conséquence, en dehors de certaines situations médicales très particulières, l'aspirine ne peut être utilisée que de façon ponctuelle pendant les 5 premiers mois, et son usage est contre-indiqué à partir du 6e mois.

Ce médicament passe dans le lait maternel : il est déconseillé pendant l'allaitement.

Mode d'emploi et posologie

Les comprimés doivent être avalés avec un verre d'eau.

Respecter un intervalle d'au moins 4 heures entre 2 prises.

Posologie usuelle :
- Adulte : 1 ou 2 comprimés, 1 à 3 fois par jour.

Conseils : Cette association contenant un *opiacé* est destinée à être utilisée lorsque la douleur est mal soulagée par les *antalgiques* usuels.

De nombreux médicaments contiennent de l'aspirine, du paracétamol ou de la codéine : vous devez en tenir compte en cas de prise conjointe car un *surdosage* expose à une augmentation des effets indésirables.

Effets indésirables possibles

Liés à l'aspirine :
- *gastrite*, douleurs abdominales, saignement du nez ou des gencives ;
- rares et parfois graves : *hémorragie* du tube digestif (vomissements sanglants, selles noires ou, plus souvent, pertes de sang imperceptibles, responsables de l'apparition progressive d'une *anémie*) ; accidents allergiques (*urticaire*, *œdème*, *asthme*) ;
- signes devant faire penser à un *surdosage* : bourdonnements d'oreille, sensation de baisse de l'audition, maux de tête.

Liés au paracétamol : *réaction allergique* (exceptionnel).

Liés à la *codéine* :

Constipation, somnolence, nausées, vomissements, sensation de vertige et, plus rarement, *bronchospasme*, *réaction allergique* cutanée, ralentissement de la respiration. Ces effets indésirables sont ceux de la famille des *opiacés* ; ils sont généralement modérés aux doses recommandées.

Laboratoires Pharmastra

NOVATREX

Traitement de la polyarthrite rhumatoïde et du psoriasis

sur ordonnance

Présentation

NOVATREX 2,5 mg : comprimé ; boîte de 12. Liste I - Remb 65 % - **4,04 €**.

Composition

	p cp
Méthotrexate	2,5 mg
Lactose	+

Dans quel cas ce médicament est-il prescrit ?

Ce médicament contient une substance qui bloque l'action de l'acide folique, *vitamine* du groupe B. Cette vitamine étant indispensable à la synthèse de l'ADN, il en résulte une inhibition de la réplication des cellules de l'organisme. Cet effet est recherché dans le traitement de maladies comportant une prolifération cellulaire anormale, notamment cutanée (*psoriasis*) ou immunitaire (*polyarthrite rhumatoïde*).

Il est indiqué dans le traitement de fond de la polyarthrite rhumatoïde et du psoriasis grave de l'adulte.

Contre-indications

Ce médicament ne doit pas être utilisé dans les cas suivants :
- *insuffisance respiratoire*,
- *insuffisance rénale* ou *hépatique* grave,
- en association aux *salicylés*, aux médicaments contenant de la phénytoïne, du probénécide, du triméthoprime et de la phénylbutazone (lorsque la posologie du méthotrexate est supérieure à 6 comprimés par semaine),
- vaccination contre la *fièvre jaune*,
- **grossesse**,
- **allaitement**.

Attention : Des précautions sont nécessaires en cas de tabagisme, de troubles respiratoires, ou d'*ulcère* de l'estomac ou du *duodénum*.

Des analyses de sang régulières sont nécessaires pour vérifier que le traitement est bien toléré par l'organisme.

Interactions avec d'autres substances

Ce médicament ne doit pas être associé aux *salicylés*, aux médicaments contenant de la phénytoïne, du probénécide, de la phénylbutazone, du sulfaméthoxazole et du triméthoprime : augmentation du risque d'anomalie de la *numération formule sanguine*.

Ce médicament peut interagir avec les *AINS* et les *pénicillines*.

Informez votre médecin de la prise éventuelle de médicaments contenant de la ciclosporine, du tacrolimus et des *sulfamides* antibactériens.

En cas de vaccination, l'utilisation d'un vaccin vivant atténué est contre-indiquée.

Grossesse et allaitement

Ce médicament est contre-indiqué pendant la grossesse. Chez la femme en âge de procréer, une contraception efficace est nécessaire pendant toute la durée du traitement et durant les 3 mois qui suivent son arrêt.

Ce médicament passe dans le lait maternel. Il est contre-indiqué pendant l'allaitement.

Mode d'emploi et posologie

Ce médicament peut être pris pendant ou entre les repas.

Posologie usuelle :

Polyarthrite rhumatoïde : 3 à 6 comprimés par semaine.

Psoriasis : 3 à 10 comprimés par semaine.

Effets indésirables possibles

Hépatite, pneumonie médicamenteuse qui peut être révélée par une toux, anomalie de la *numération formule sanguine*, rougeur cutanée, chute des cheveux, plaies apparaissant sur les plaques de psoriasis, *troubles digestifs*, troubles psychiques.

Rarement : fièvre, arrêt des règles, troubles sexuels, stérilité chez l'homme.

Laboratoires Wyeth Pharmaceuticals France

NOVOFEMME

Informations détaillées sur www.monvidal.com

NOVOMIX

Insuline

sur ordonnance

Présentation

NOVOMIX 30 **FlexPen :** suspension injectable *SC* ; boîte de 5 cartouches de 3 ml en stylo prérempli jetable. Liste II - Remb 65 % - **43,18 €**.
NOVOMIX 30 **Penfill :** suspension injectable *SC* ; boîte de 5 cartouches de 3 ml. Liste II - Remb 65 % - **41,40 €**.
NOVOMIX 50 **FlexPen :** suspension injectable *SC* ; boîte de 5 cartouches de 3 ml en stylo prérempli jetable. Liste II - Remb 65 % - **43,18 €**.
NOVOMIX 70 **FlexPen :** suspension injectable *SC* ; boîte de 5 cartouches de 3 ml en stylo prérempli jetable. Liste II - Remb 65 % - **43,18 €**.

Composition

	p ml	p ml	p ml
Insuline asparte	100 UI	100 UI	100 UI
soit Insuline aspartate d'action rapide	30 UI	50 UI	70 UI
soit Insuline aspartate d'action retardée (combinée à la protamine)	70 UI	50 UI	30 UI

Dans quel cas ce médicament est-il prescrit ?

C'est une *insuline* voisine de l'insuline humaine, obtenue par *biotechnologie*. Elle comprend un mélange d'insuline d'action rapide, active dès la 15e minute et d'insuline d'action intermédiaire dont l'action est retardée et prolongée pendant 24 heures.

Ce type d'insuline commence à agir plus rapidement que l'insuline humaine rapide classique et semble diminuer le pic de la *glycémie* après un repas (glycémie postprandiale).

Elle est utilisée dans le traitement du *diabète*.

Attention : La mise en route du traitement suppose un apprentissage correct pour injecter l'*insuline*, contrôler la *glycémie* au doigt, rechercher le *sucre* et l'acétone dans les urines et tenir un carnet de surveillance.

L'hypoglycémie est la principale complication des traitements par l'insuline. Il s'agit le plus souvent de malaises hypoglycémiques sans gravité dont les principaux signes sont : sueurs, tremblements, troubles visuels, vision double, fatigue soudaine, fringale, *vertiges*, difficulté de concentration. En ce cas, le diabétique doit aussitôt absorber 3 à 6 morceaux de sucre ou un sirop sucré.

Beaucoup plus rarement, l'hypoglycémie peut être grave et entraîner des troubles du comportement (comparables notamment à l'ébriété), des *convulsions*, voire une perte de connaissance : 1 ampoule de GLUCAGEN doit être injectée immédiatement par *voie* sous-cutanée ou intramusculaire, même à travers les vêtements en cas d'agitation. Si le diabétique ne reprend pas conscience dans les minutes qui suivent, prévenez un service d'urgence. Dans le doute, il n'y a pas de danger à injecter du GLUCAGEN à un diabétique traité par l'insuline. Dans tous les cas, la prise d'une collation ou d'un repas reste nécessaire.

L'autre complication possible chez le diabétique est la survenue d'une *acidocétose* due à un manque important d'insuline. Elle peut être déclenchée par une infection (qui augmente les besoins en insuline) : grippe, rhume, *cystite*, abcès, etc. Elle se manifeste par une grande fatigue, une soif intense et des *troubles digestifs*. Il faut alors rechercher la présence de sucre et d'acétone dans les urines : la présence des deux en quantité importante confirme le diagnostic. Le traitement par l'insuline ne doit pas être arrêté ; le diabétique doit suivre les consignes de son médecin et, si besoin, le joindre d'urgence.

Évitez la prise de boissons alcoolisées à jeun ou à distance des repas : augmentation du risque d'hypoglycémie.

Conducteur : une *hypoglycémie* peut entraîner un malaise pendant la conduite ou l'utilisation de machines.

Interactions avec d'autres substances

Certains médicaments peuvent déséquilibrer la *glycémie*. Informez votre médecin ou votre pharmacien si vous prenez un *corticoïde*, un *progestatif* à forte dose, un *bêtabloquant*, un *inhibiteur de l'enzyme de conversion* ou un médicament contenant du danazol, de la chlorpromazine, du salbutamol, de la terbutaline, du lanréotide, de l'octréotide ou de l'aspirine à forte dose.

Grossesse et allaitement

L'*insuline* est adaptée au *diabète* de la femme enceinte ou aux troubles passagers de la *glycémie* pendant la durée de la grossesse.

Le traitement par l'insuline n'est pas une contre-indication à l'allaitement.

Mode d'emploi et posologie

Les cartouches Penfill sont à utiliser avec le stylo rechargeable NovoPen ; FlexPen est un stylo prêt à l'emploi qui doit être jeté lorsque la cartouche est vide.

Cette *insuline* doit être uniquement injectée par *voie* sous-cutanée dans les zones recommandées par votre médecin, en essayant de varier les sites d'injection pour éviter l'apparition de lipodystrophies (*nodules* et épaississement de la peau).

En raison de sa rapidité d'action, elle doit être administrée de préférence immédiatement avant le repas et au plus tard dans le quart d'heure qui suit le repas.

Agiter par lents retournements le stylo afin d'homogénéiser la suspension avant injection ; purger ensuite l'air éventuellement contenu dans la cartouche.

L'aiguille doit être changée après chaque injection.

Posologie usuelle :

Elle est adaptée en fonction des résultats des analyses réalisées par le diabétique ou son entourage (carnet de surveillance) et des conseils de son médecin.

Conseils : Il est prudent de disposer d'une *insuline* équivalente pour seringue afin de faire face à une perte ou à un défaut de fonctionnement du stylo.

Si vous utilisez deux stylos destinés à injecter deux insulines, veillez à pouvoir les distinguer facilement.

Pour le maniement précis du stylo, conformez-vous à la notice fournie par le fabricant et veillez à ne pas l'égarer.

La sécurité d'une injection d'insuline au travers des vêtements, sans désinfection préalable, est maintenant établie avec certitude.

En cas d'activité sportive, il est préférable d'injecter l'insuline à distance des muscles qui travaillent pour éviter une absorption trop rapide de l'insuline. De plus, une adaptation des doses d'insuline est habituellement nécessaire selon les conseils du médecin.

Prenez contact avec les associations pour diabétiques : elles diffusent une information utile sur le traitement et la surveillance du *diabète*.

Votre entourage doit savoir reconnaître les signes d'une *hypoglycémie* et pouvoir vous administrer, en cas de perte de connaissance, une ampoule de GLUCAGEN. Celle-ci est conservée de préférence au réfrigérateur ou, en cas de nécessité, à température ambiante (inférieure à 25 °C) pendant 2 ans.

Veillez à ne pas manquer d'insuline, notamment pendant les week-ends et jours fériés ; lors de vos déplacements, munissez-vous d'une réserve ou de votre ordonnance en cours de validité. Un certificat de traitement par insuline peut être nécessaire pour franchir certaines frontières.

L'insuline se conserve sans problème 4 à 6 semaines à une température inférieure à 25 °C et plusieurs mois à une température proche de 0 °C (mais elle ne doit jamais être congelée). Elle se dégrade d'autant plus vite que la température est élevée.

En pratique :
- conservez les cartouches non entamées dans la partie basse du réfrigérateur. Si c'est impossible, ne les conservez pas plus de 1 ou 2 mois (selon que vous êtes dans une région chaude ou froide) ;
- conservez les cartouches entamées hors du réfrigérateur pendant une durée maximale de 4 semaines, dans un endroit propre et sec de préférence, à l'abri de la lumière et des hausses de température (pas plus de 25 °C) ;
- une exposition accidentelle ou inévitable à une température de l'ordre de 30 °C à 35 °C est possible sans dommage pendant 2 ou 3 jours ;
- jetez toute cartouche suspecte d'avoir été exposée à la congélation ou à une chaleur excessive, et notamment celles qui ne présentent pas un aspect uniformément blanc et opaque après agitation ;
- lors des voyages long-courriers, conservez votre insuline dans vos bagages de cabine pour éviter une exposition au froid excessif dans la soute à bagages.

Effets indésirables possibles

Hypoglycémie (voir Attention), légers troubles de la vision en début de traitement, *nodules* graisseux sous-cutanés (lipodystrophies).

Rarement : *réaction allergique* essentiellement cutanée.

Laboratoires Novo Nordisk Pharmaceutique SAS

NOVONORM

Antidiabétique oral — sur ordonnance

Présentation

NOVONORM 0,5 mg : comprimé (rond ; blanc) ; boîte de 90. Liste I - Remb 65 % - **18,12 €**.
NOVONORM 0,5 mg : comprimé (rond ; blanc) ; boîte de 270. Liste I - Remb 65 % - **50,21 €**.
NOVONORM 1 mg : comprimé (rond ; jaune) ; boîte de 90. Liste I - Remb 65 % - **18,12 €**.
NOVONORM 1 mg : comprimé (rond ; jaune) ; boîte de 270. Liste I - Remb 65 % - **50,21 €**.
NOVONORM 2 mg : comprimé sécable (rond ; pêche) ; boîte de 90. Liste I - Remb 65 % - **18,12 €**.
NOVONORM 2 mg : comprimé sécable (rond ; pêche) ; boîte de 270. Liste I - Remb 65 % - **50,21 €**.

Composition

	p cp	p cp	p cp
Répaglinide	0,5 mg	1 mg	2 mg

Dans quel cas ce médicament est-il prescrit ?

Cet *antidiabétique* oral appartient à une nouvelle famille chimique, différente de celle des *sulfamides hypoglycémiants* ou de la metformine. Il permet de diminuer l'excès de *sucre* dans le sang en favorisant la sécrétion de l'*insuline*. Son action est rapide et brève.

Il est utilisé dans le traitement du *diabète* de type 2 lorsque le régime alimentaire seul a été insuffisant.

Contre-indications

Ce médicament ne doit pas être utilisé dans les cas suivants :
- *insuffisance hépatique* grave,
- en association avec un médicament contenant du gemfibrozil,

- enfant de moins de 12 ans,
- **grossesse**,
- **allaitement**.

Attention : Ce médicament n'est pas adapté au traitement du *diabète* de type 1 : celui-ci requiert un traitement par injections d'*insuline*.

Un sentiment de malaise associé à des sueurs froides, une fringale, une accélération du cœur sont les signes habituels d'une *hypoglycémie* due à un effet excessif du médicament. Cette hypoglycémie peut également se traduire par des troubles du comportement, qui doivent alerter votre entourage, voire des *convulsions* ou un *coma*. En présence de ces signes ou en cas de simple doute, buvez une boisson sucrée ou mangez du *sucre*. Si le diabétique est inconscient, surtout ne lui donnez rien à boire et appelez votre médecin ou à défaut le 15 ou un service d'urgence.

Évitez la prise de boissons alcoolisées pendant le traitement : risque accru d'*hypoglycémie*.

Consultez rapidement votre médecin en cas de malaises hypoglycémiques répétés.

Certaines situations peuvent contribuer à augmenter la *glycémie* : infections, prise de médicaments, stress. En cas de soif intense, de grande fatigue, de sensation de malaise général, consultez rapidement votre médecin.

Des analyses de sang régulières permettent à votre médecin d'adapter la *posologie*. Dans certains cas, il peut être nécessaire que vous pratiquiez vous même des contrôles, à l'aide de bandelettes et d'un appareil lecteur de glycémie.

Conducteur : une *hypoglycémie* peut entraîner un malaise pendant la conduite ou l'utilisation de machines.

Interactions avec d'autres substances

Certains médicaments peuvent augmenter ou diminuer l'effet du médicament sur la *glycémie*. Lors de l'introduction ou de l'arrêt d'un nouveau médicament appartenant aux familles suivantes, un renforcement transitoire des contrôles glycémiques peut être nécessaire :
- peuvent augmenter la *glycémie* : *contraceptifs* oraux, certains *diurétiques*, dérivés de la *cortisone*, *hormones thyroïdiennes*, décongestionnants et autres dérivés de l'*adrénaline*, danazol ;
- peuvent diminuer la glycémie : *IMAO*, certains *bêtabloquants*, *inhibiteurs de l'enzyme de conversion*, aspirine et autres *salicylés*, *AINS*, médicaments contenant du gemfibrozil, de la clarithromycine, de l'itraconazole, du kétoconazole.

Grossesse et allaitement

Quelques cas de malformations chez l'animal ont été rapportés lors de traitements à forte dose. En l'absence de données suffisantes dans l'espèce humaine, ce médicament est contre-indiqué par précaution pendant la grossesse. Le *diabète* de la femme enceinte nécessite un traitement par *insuline*.

Les données disponibles ne permettent pas de savoir si ce médicament passe dans le lait maternel : il est contre-indiqué en cas d'allaitement.

Mode d'emploi et posologie

Les comprimés doivent être avalés avec un verre d'eau, dans la demi-heure qui précède les repas.

Posologie usuelle :

La *posologie* initiale est d'un comprimé à 0,5 mg avant les repas. elle est adaptée ensuite en fonction de la glycémie. Lorsque ce médicament se substitue à un autre antidiabétique oral, la dose initiale est de 1 mg.

Suivre attentivement la prescription de votre médecin.

Le régime alimentaire reste nécessaire pendant le traitement.

Conseils : Le respect de certaines règles simples permet de diminuer le risque d'*hypoglycémie* :
- toute prise de ce médicament doit être suivie d'un repas (ne prenez pas de comprimé si vous devez sauter le repas suivant) ;
- si vous envisagez un effort physique intense et prolongé, il peut être nécessaire de diminuer la dose du médicament (demandez conseil à votre médecin) ;
- informez votre médecin si vous devez travailler la nuit ou si votre religion vous impose un jeûne prolongé ;
- évitez la prise de boissons alcoolisées à jeun ou à distance des repas.

Le *diabète* peut diminuer la sensibilité des pieds à la douleur et favoriser les infections. Des plaies profondes peuvent se développer : une hygiène rigoureuse et des chaussures confortables limitent ce risque.

Le régime du diabétique ne consiste pas en une simple interdiction des *glucides* (*sucres*, pain, pâtes...) : demandez conseil à votre médecin.

Pesez-vous régulièrement et signalez toute variation rapide de poids à votre médecin.

Effets indésirables possibles

Hypoglycémie (voir Attention).

Troubles digestifs, légers troubles de la vision en début de traitement, démangeaisons, *éruptions cutanées*.

Exceptionnellement : augmentation des *transaminases*.

Laboratoires Novo Nordisk Pharmaceutique SAS

NOVOPTINE

Informations détaillées sur www.monvidal.com

NOVOPULMON NOVOLIZER

Antiasthmatique — **sur ordonnance**

Présentation

NOVOPULMON NOVOLIZER 200 µg : poudre pour inhalation ; cartouche de 200 doses avec inhalateur. Liste I - Remb 65 % - **31,10 €**.

NOVOPULMON NOVOLIZER 200 µg : poudre pour inhalation ; cartouche de 200 doses. Liste I - Remb 65 % - **23,46 €**.

NOVOPULMON NOVOLIZER 400 µg : poudre pour inhalation ; cartouche de 100 doses avec inhalateur. Liste I - Remb 65 % - **31,10 €**.

NOVOPULMON NOVOLIZER 400 µg : poudre pour inhalation ; cartouche de 100 doses. Liste I - Remb 65 % - **23,46 €**.

Composition

	p dose	p dose
Budésonide	200 µg	400 µg
Lactose	+	+

Dans quel cas ce médicament est-il prescrit ?

Ce médicament d'action locale contient un *corticoïde* qui possède une activité *anti-inflammatoire* marquée sur les *muqueuses*, notamment celle des bronches.

Il est utilisé dans le *traitement de fond* de l'*asthme*.

> **Attention :** Ce médicament d'action lente n'est pas adapté au *traitement de la crise* d'*asthme*. Il doit être pris régulièrement, en respectant les doses et la durée de traitement prescrites par votre médecin, même en l'absence de symptômes.
>
> Une aggravation de l'asthme peut traduire une infection : consultez votre médecin.
>
> Sportif : ce médicament contient une substance susceptible de rendre positifs certains *tests antidopage*.

Grossesse et allaitement

Les études actuellement disponibles n'ont pas mis en évidence de problème particulier chez la femme enceinte lors de l'utilisation de budésonide par voie orale. Néanmoins, ce médicament est déconseillé pendant la grossesse sans avis médical.

La possibilité d'un effet du médicament chez le nourrisson est improbable. Néanmoins, son utilisation pendant l'allaitement est déconseillé sans avis médical.

Mode d'emploi et posologie

Vider complètement les poumons puis placer l'embout de l'appareil entre les lèvres. Aspirer à fond. L'inspiration doit être rapide et profonde. Le dispositif de Novopulmon Novolizer est muni d'un système signalant si l'inhalation a été effectuée correctement par un déclic audible et un changement de couleur de la fenêtre de contrôle, qui passe du vert au rouge. Essayer de garder l'air dans les poumons quelques secondes avant de les vider.

Si le dispositif de Novopulmon Novolizer ne signale pas que l'inhalation a été effectuée correctement, répéter l'inhalation. L'inhalateur reste bloqué jusqu'à ce que l'inhalation soit effectuée correctement.

Posologie usuelle :

Elle est strictement individuelle. La dose efficace la plus faible est toujours recherchée ; elle est répartie en 1 ou 2 prises par jour.

> **Conseils :** N'hésitez pas à demander une démonstration du maniement de cet appareil à votre médecin ou à votre pharmacien.
>
> Il est conseillé d'effectuer l'inhalation avant un repas ou de se rincer la bouche avec un verre d'eau ou de se brosser les dents après chaque inhalation pour limiter le risque de *candidose* ou d'enrouement lié à l'utilisation de ce médicament
>
> Lorsque ce médicament est utilisé conjointement avec un bronchodilatateur, le bronchodilatateur devra être inhalé en premier.
>
> Le fonctionnement du Novolizer a été testé sur 10 cartouches de 200 doses. L'appareil doit être remplacé quand ce nombre de cartouches a été utilisé ou si son emploi date de plus d'un an. Les cartouches ne doivent pas être conservées plus de 6 mois après une première utilisation.

Effets indésirables possibles

Irritation de la bouche et de la gorge, toux, voix rauque. Par ailleurs, une *candidose* de la bouche et de la gorge peut apparaître.

Très rarement : *réaction allergique* (éruption cutanée, œdème de *Quincke*...), agitation.

Comme pour tout produit inhalé, la prise de ce médicament peut provoquer une aggravation paradoxale des difficultés respiratoires : dans ce cas, ne poursuivez pas le traitement sans avoir pris l'avis de votre médecin.

Les effets indésirables des *corticoïdes* pris par voie orale ne peuvent être écartés, notamment en cas de traitement prolongé à forte dose : retard de croisssance chez l'enfant, diminution de la densité osseuse, *cataracte*, *glaucome*.

Laboratoires Meda Pharma

NOVORAPID 100 UI/ml cartouche

Insuline

sur ordonnance

Présentation

NOVORAPID FlexPen : solution injectable *SC* ; boîte de 5 cartouches de 3 ml en stylo prérempli jetable. Liste II - Remb 65 % - **43,18 €**.

NOVORAPID Penfill : solution injectable *SC* ; boîte de 5 cartouches de 3 ml. Liste II - Remb 65 % - **39,74 €**.

Composition

	p ml
Insuline Aspart	100 UI

Dans quel cas ce médicament est-il prescrit ?

C'est une *insuline* voisine de l'insuline humaine, obtenue par *biotechnologie*. Son action est rapide et brève : son effet apparaît vers la 15e minute qui suit l'injection et s'estompe vers la 4e heure.

Ce type d'insuline commence à agir plus rapidement que l'insuline humaine rapide classique et semble diminuer le pic de la *glycémie* après un repas (glycémie postprandiale).

Elle est utilisée dans le traitement du *diabète*.

> **Attention :** La mise en route du traitement suppose un apprentissage correct pour injecter l'*insuline*, contrôler la *glycémie* au doigt, rechercher le *sucre* et l'acétone dans les urines et tenir un carnet de surveillance.
>
> L'hypoglycémie est la principale complication des traitements par l'insuline. Il s'agit le plus souvent de malaises hypoglycémiques sans gravité dont les principaux signes sont : sueurs, tremblements, troubles visuels, vision double, fatigue soudaine, fringale, *vertiges*, difficulté de concentration. En ce cas, le diabétique doit aussitôt absorber 3 à 6 morceaux de sucre ou un sirop sucré.
>
> Beaucoup plus rarement, l'hypoglycémie peut être grave et entraîner des troubles du comportement (comparables notamment à l'ébriété), des *convulsions*, voire une perte de connaissance : 1 ampoule de GLUCAGEN doit être injectée immédiatement par *voie* sous-cutanée ou intramusculaire, même à travers les vêtements en cas d'agitation. Si le diabétique ne reprend pas conscience dans les minutes qui suivent, prévenez un service d'urgence. Dans le doute, il n'y a pas de danger à injecter du GLUCAGEN

à un diabétique traité par l'insuline. Dans tous les cas, la prise d'une collation ou d'un repas reste nécessaire.

L'autre complication possible chez le diabétique est la survenue d'une *acidocétose*, due à un manque important d'insuline. Elle peut être déclenchée par une infection (qui augmente les besoins en insuline) : grippe, rhume, *cystite*, abcès, etc. Elle se manifeste par une grande fatigue, une soif intense et des *troubles digestifs*. Il faut alors rechercher la présence de sucre et d'acétone dans les urines : la présence des deux en quantité importante confirme le diagnostic. Le traitement par l'insuline ne doit pas être arrêté ; le diabétique doit suivre les consignes de son médecin et, si besoin, le joindre d'urgence.

Évitez la prise de boissons alcoolisées à jeun ou à distance des repas : augmentation du risque d'hypoglycémie.

Conducteur : une *hypoglycémie* peut entraîner un malaise pendant la conduite ou l'utilisation de machines.

Interactions avec d'autres substances

Certains médicaments peuvent déséquilibrer la *glycémie*. Informez votre médecin ou votre pharmacien si vous prenez un *corticoïde*, un *progestatif* à forte dose, un *bêtabloquant*, un *inhibiteur de l'enzyme de conversion* ou un médicament contenant du danazol, de la chlorpromazine, du salbutamol, de la terbutaline, du lanréotide, de l'octréotide ou de l'aspirine à forte dose.

Grossesse et allaitement

L'*insuline* est adaptée au diabète de la femme enceinte ou aux troubles passagers de la *glycémie* pendant la durée de la grossesse.

Le traitement par insuline n'est pas une contre-indication à l'allaitement.

Mode d'emploi et posologie

Les cartouches Penfill sont à utiliser avec le stylo NovoPen ; FlexPen est un stylo prêt à l'emploi qui doit être jeté lorsque la cartouche est vide.

Cette *insuline* doit être injectée par *voie* sous-cutanée dans les zones recommandées par votre médecin, en essayant de varier les sites d'injection pour éviter l'apparition de lipodystrophies (*nodules* et épaississement de la peau).

En raison de sa rapidité d'action, elle doit être administrée de préférence immédiatement avant un repas et au plus tard dans le quart d'heure qui suit le repas.

Avant injection, purger l'air éventuellement contenu dans la cartouche.

L'aiguille doit être changée après chaque injection.

Posologie usuelle :

Elle est adaptée en fonction des résultats des analyses réalisées par le diabétique ou son entourage (carnet de surveillance) et des conseils de son médecin.

Conseils : Il est prudent de disposer d'une *insuline* équivalente pour seringue afin de faire face à une perte ou à un défaut de fonctionnement du stylo.

Si vous utilisez deux stylos destinés à injecter deux insulines, veillez à pouvoir les distinguer facilement.

Pour le maniement précis du stylo, conformez-vous à la notice fournie par le fabricant et veillez à ne pas l'égarer.

La sécurité d'une injection d'insuline au travers des vêtements, sans désinfection préalable, est maintenant établie avec certitude.

En cas d'activité sportive, il est préférable d'injecter l'insuline à distance des muscles qui travaillent pour éviter une absorption trop rapide de l'insuline. De plus, une adaptation des doses d'insuline est habituellement nécessaire selon les conseils du médecin.

Prenez contact avec les associations pour diabétiques : elles diffusent une information utile sur le traitement et la surveillance du *diabète*.

Votre entourage doit savoir reconnaître les signes d'une *hypoglycémie* et pouvoir vous administrer, en cas de perte de connaissance, une ampoule de GLUCAGEN. Celle-ci est conservée de préférence au réfrigérateur ou, en cas de nécessité, à température ambiante (inférieure à 25 °C) pendant 2 ans.

Veillez à ne pas manquer d'insuline, notamment pendant les week-ends et jours fériés ; lors de vos déplacements, munissez-vous d'une réserve ou de votre ordonnance en cours de validité. Un certificat de traitement par insuline peut être nécessaire pour franchir certaines frontières.

L'insuline se conserve sans problème 4 à 6 semaines à une température inférieure à 25 °C et plusieurs mois à une température proche de 0 °C (mais elle ne doit jamais être congelée). Elle se dégrade d'autant plus vite que la température est élevée.

En pratique :

- conservez les cartouches non entamées dans la partie basse du réfrigérateur. Si c'est impossible, ne les conservez pas plus de 1 ou 2 mois (selon que vous êtes dans une région chaude ou froide) ;
- conservez les cartouches entamées hors du réfrigérateur pendant une durée maximale de 4 semaines, dans un endroit propre et sec de préférence, à l'abri de la lumière et des hausses de température (pas plus de 30 °C) ;
- une exposition accidentelle ou inévitable à une température de l'ordre de 30 °C à 35 °C est possible sans dommage pendant 2 ou 3 jours ;
- jetez toute cartouche suspecte d'avoir été exposée à la congélation ou à une chaleur excessive, et notamment celles qui ne sont pas limpides et incolores ;
- lors des voyages long-courriers, conservez votre insuline dans vos bagages de cabine pour éviter une exposition au froid excessif dans la soute à bagages.

Effets indésirables possibles

Hypoglycémie (voir Attention), légers troubles de la vision en début de traitement, *nodules* graisseux sous-cutanés (lipodystrophies).

Rarement : *réaction allergique* essentiellement cutanée.

Laboratoires Novo Nordisk Pharmaceutique SAS

NOVORAPID 100 UI/ml flacon

Informations détaillées sur www.monvidal.com

NOZINAN
Neuroleptique

sur ordonnance

Présentation

NOZINAN 25 mg : comprimé sécable (blanc) ; boîte de 20. Liste I - Remb 65 % - **4,62 €**.
NOZINAN 100 mg : comprimé sécable (blanc) ; boîte de 20. Liste I - Remb 65 % - **13,12 €**.
NOZINAN 4 % : solution buvable ; flacon compte-gouttes de 30 ml (1 200 gouttes). Liste I - Remb 65 % - **7,67 €**.
NOZINAN 25 mg/1 ml : solution injectable *IM* ; boîte de 5 ampoules de 1 ml. Liste I - Remb 65 % - **2,40 €**.

Composition

	p cp	p cp
Lévomépromazine	25 mg	100 mg
Amidon de blé (gluten)	+	+
Lactose	+	+

	p gte	p amp inj
Lévomépromazine	1 mg	25 mg
Saccharose	+	
Sulfites		+
Titre alcoolique	12,1°	

Dans quel cas ce médicament est-il prescrit ?

C'est un *neuroleptique* qui appartient à la famille chimique des phénothiazines. Il possède des effets *atropiniques* marqués, qui ne participent pas à son activité, mais qui expliquent certaines contre-indications et certains effets indésirables.
Il est utilisé :
- dans le traitement de certains troubles psychiques (*schizophrénie*, certains types de *psychoses*, troubles graves du comportement chez l'enfant...) ;
- dans le traitement de courte durée de la dépression, en association avec un antidépresseur.

Contre-indications

Ce médicament ne doit pas être utilisé dans les cas suivants :
- risque de *glaucome* à angle fermé,
- risque de blocage des urines (*adénome de la prostate*),
- *antécédent* d'*agranulocytose*,
- en association avec les médicaments *dopaminergiques* ou avec le sultopride,
- *intolérance* au gluten (comprimés à 25 mg et 100 mg),
- *allergie* aux *sulfites* (forme injectable).

Attention : Ce médicament peut être responsable d'une baisse du nombre des *globules blancs* dans le sang. Des analyses doivent être réalisées rapidement en cas d'angine, d'ulcérations de la bouche ou de fièvre anormale, qui peuvent traduire cette anomalie sanguine.
En cas de survenue d'une fièvre inexpliquée associée à une raideur musculaire (qui pourraient être dues au médicament), ne poursuivez pas le traitement sans avis médical : risque de *syndrome malin des neuroleptiques*.
Ce médicament présente des effets *atropiniques*. Il peut provoquer un *glaucome* aigu chez les personnes prédisposées : œil rouge, dur et douloureux, avec vision floue. Une consultation d'extrême urgence auprès d'un ophtalmologiste est nécessaire.
Sauf cas exceptionnel, ce médicament ne doit pas être utilisé en cas de maladie de *Parkinson*.
Les situations favorisant les *torsades de pointes* doivent être signalées au médecin.
Des précautions sont requises en cas d'*épilepsie*, de maladie cardiaque, d'*insuffisance hépatique*, d'*insuffisance rénale* et chez la personne âgée, notamment en cas de constipation chronique, de tendance aux *vertiges* ou aux baisses de tension.
Évitez les boissons alcoolisées : augmentation du risque de somnolence.
Ce médicament peut induire une somnolence, parfois intense chez certaines personnes. Cette somnolence peut être augmentée par la prise d'*alcool* ou d'autres médicaments *sédatifs*. La conduite et l'utilisation de machines dangereuses sont déconseillées, surtout dans les heures qui suivent la prise du médicament.

Interactions avec d'autres substances

Ce médicament ne doit pas être associé :
- aux médicaments *dopaminergiques* (risque d'annulation de leurs effets) ; cette association peut néanmoins être nécessaire chez certaines personnes atteintes de la maladie de *Parkinson* ;
- au sultopride (uniquement disponible à l'hôpital) : risque de *troubles du rythme cardiaque* graves.

Il peut interagir avec les médicaments susceptibles de provoquer des *torsades de pointes* et avec les médicaments contenant de la lévodopa.
Informez par ailleurs votre médecin si vous prenez un *anticholinestérasique*, un *digitalique*, un *antihypertenseur*, un *bêtabloquant*, un médicament *atropinique*, un *sédatif* ou certains pansements gastriques.

Grossesse et allaitement

Si une grossesse survient pendant le traitement, consultez votre médecin. Il appréciera le risque éventuel lié à l'utilisation de ce médicament dans votre cas.
Si le traitement est poursuivi jusqu'à l'accouchement, une surveillance médicale du *nouveau-né* est nécessaire.
Les données actuellement disponibles ne permettent pas de savoir si ce médicament passe dans le lait maternel. L'allaitement est déconseillé sans avis médical.

Mode d'emploi et posologie

La dose quotidienne peut être soit répartie en 3 prises au moment des repas, soit prise en 1 fois, le soir au coucher.
La solution buvable est la mieux adaptée aux enfants.
Les injections se pratiquent par voie *intramusculaire*.

Posologie usuelle :
La *posologie* minimale efficace est recherchée. Elle est strictement individuelle.

Conseils : Dans le traitement de la *schizophrénie* et autres *psychoses*, les *neuroleptiques* permettent de contrôler efficacement la maladie, mais une modification ou un arrêt intempestif du traitement expose à une rechute grave.
Une prise de poids peut être observée au cours du traitement. Une alimentation équilibrée, et si nécessaire les conseils d'un nutritionniste, peuvent prévenir et limiter ce phénomène.

Il est conseillé de rester allongé une heure après l'injection de la solution.
Les ampoules injectables doivent être conservées à l'abri de la lumière.

Effets indésirables possibles

Somnolence, surtout en début de traitement.
Indifférence, réaction anxieuse, variation de l'humeur.
Effets *atropiniques* : sécheresse de la bouche, constipation, troubles de l'*accommodation*, rétention d'urine.
Hypotension orthostatique.
Mouvements involontaires ou inadaptés, tics, pouvant survenir lors de la première prise (notamment en cas de *surdosage*) ou, plus tardivement, lors d'un traitement prolongé.
Raideur musculaire et difficultés à coordonner les mouvements.
Augmentation de la sécrétion de *prolactine* pouvant se traduire par : absence des règles, augmentation du volume des seins, écoulement de lait par le mamelon.
Troubles sexuels.
Prise de poids, *hyperglycémie.*
Rarement : *réaction allergique* cutanée, *photosensibilisation*, troubles du rythme cardiaque (*torsades de pointes*), *syndrome malin des neuroleptiques* (voir Attention), *agranulocytose* (exceptionnelle).

Laboratoires sanofi-aventis France

NUCTALON

Hypnotique : benzodiazépine — **sur ordonnance**

Présentation

NUCTALON : comprimé sécable (jaune) ; boîte de 20. Liste I, durée de prescription limitée à 4 semaines - Remb 35 % - **2,40 €**.

Composition

	p cp
Estazolam	2 mg
Amidon de blé (gluten)	+
Lactose	+

Dans quel cas ce médicament est-il prescrit ?

Ce médicament est un *hypnotique* (somnifère) qui appartient à la famille des *benzodiazépines*.
Il est utilisé dans le traitement de l'insomnie.

Contre-indications

Ce médicament ne doit pas être utilisé dans les cas suivants :
– *insuffisance respiratoire* ou *hépatique* graves,
– *syndrome d'apnée du sommeil*,
– *myasthénie*.

Attention : Certaines insomnies peuvent traduire une *dépression* masquée et justifier un traitement spécifique.
Des précautions sont à prendre en cas d'*insuffisance rénale* et chez la personne âgée.
Une prise prolongée, surtout à doses importantes, de somnifères de la famille des *benzodiazépines* peut provoquer une *dépendance*. Ce risque de dépendance est accru chez les personnes ayant déjà présenté une dépendance à d'autres médicaments, substances ou à l'alcool.
L'arrêt brutal de ce médicament expose à un *syndrome de sevrage* : réapparition de l'insomnie, anxiété, agitation, irritabilité, maux de tête, douleurs musculaires, tremblements, hallucinations. Il faut donc s'entourer de conseils médicaux pour diminuer progressivement les doses et espacer les prises, sur une période d'autant plus longue que le traitement a été prolongé.
Ce médicament expose à un risque de chute nocturne chez la personne âgée ayant l'habitude de se lever la nuit.
Un réveil nocturne après la prise du médicament peut entraîner des troubles de la mémoire parfois angoissants.
Évitez les boissons alcoolisées : augmentation du risque de somnolence.
Ce médicament est un somnifère. Conduire ou utiliser une machine dangereuse dans les heures qui suivent sa prise est bien sûr contre-indiqué.
La durée de l'effet sédatif, ainsi que son intensité, est très variable d'une personne à l'autre. Il vous appartient de vérifier, après les premières prises, que la persistance éventuelle d'une somnolence au réveil est compatible avec la poursuite de vos activités habituelles.

Interactions avec d'autres substances

Informez votre médecin ou votre pharmacien si vous prenez d'autres *sédatifs* (tranquillisants, somnifères, certains médicaments contre la toux ou contre la douleur contenant des *opiacés*, *antidépresseurs*, *neuroleptiques*...).

Grossesse et allaitement

Ce médicament ne doit pas être utilisé sans avis médical pendant la grossesse. Les fortes doses au cours des 6 derniers mois sont déconseillées. En fin de grossesse, un traitement par benzodiazépine, même à faible dose, peut être responsable d'effets indésirables chez le *nouveau-né* : une surveillance médicale du nouveau-né est alors nécessaire pendant 1 à 3 semaines selon les cas.
Ce médicament passe dans le lait maternel : l'allaitement est déconseillé.

Mode d'emploi et posologie

Les comprimés doivent être avalés avec un verre d'eau.

Posologie usuelle :

- Adulte : 1 comprimé le soir au coucher.

Conseils : Ce médicament vous a été prescrit dans une situation précise : ne le réutilisez pas ultérieurement sans avis médical et ne le conseillez pas à une autre personne.
La durée de prescription des *hypnotiques* doit être la plus courte possible. Dans certaines situations, le traitement doit toutefois être prolongé. Il appartient alors au médecin de réévaluer périodiquement la nécessité de le poursuivre ou de l'interrompre.
Les somnifères ne sont pas la seule réponse aux troubles du sommeil. Une meilleure hygiène de vie, une consommation modérée d'excitants (y compris les boissons alcoolisées) permettent aussi de lutter efficacement contre les insomnies.

Effets indésirables possibles

Sensation d'ivresse, maux de tête, fatigue, somnolence pendant la journée en particulier chez la personne âgée, troubles de la coordination des mouvements, confusion des idées.

Faiblesse musculaire, baisse de la libido, *éruption cutanée* avec ou sans démangeaisons, vision double.

Dans certaines circonstances et chez certaines personnes :

- réactions paradoxales avec augmentation de l'anxiété, agitation, agressivité, confusion des idées, hallucinations ;
- *amnésie antérograde.*

Ces troubles nécessitent l'arrêt du traitement.

Laboratoires Takeda

NUREFLEX 200 mg

Anti-inflammatoire non stéroïdien

Présentation

NUREFLEX 200 mg : comprimé (blanc) ; boîte de 30. Remb 65 % - **2,28 €**.

Composition

	p cp
Ibuprofène	200 mg
Saccharose	+

Dans quel cas ce médicament est-il prescrit ?

Ce médicament est un *anti-inflammatoire* non stéroïdien (*AINS*). Il lutte contre la douleur et fait baisser la fièvre. Ses propriétés anti-inflammatoires se manifestent à forte dose.

Il est utilisé dans le traitement de la fièvre et de la douleur (maux de tête, douleurs dentaires, courbatures, règles douloureuses...).

Contre-indications

Ce médicament ne doit pas être utilisé dans les cas suivants :

- *antécédent* d'*allergie* ou d'*asthme* provoqué par la prise d'*AINS*, y compris l'aspirine ;
- *ulcère* de l'estomac ou du *duodénum* ;
- *insuffisance hépatique* grave ;
- *insuffisance rénale* grave ;
- *insuffisance cardiaque* grave ;
- *lupus érythémateux* disséminé ;
- **grossesse** (à partir du 6e mois).

Attention : Tout traitement prolongé ou *surdosage* d'*AINS* expose à des effets indésirables graves.

Certaines situations doivent conduire à ne poursuivre le traitement qu'après un avis médical :

- brûlures d'estomac importantes ou selles noires et nauséabondes pouvant traduire une irritation ou un saignement du tube digestif ;
- *éruption cutanée*, crise d'*asthme* ;
- fatigue inhabituelle et intense, ou baisse brutale et importante du volume des urines chez une personne souffrant d'*insuffisance cardiaque*, déshydratée ou traitée par *diurétique*.

L'utilisation des AINS est déconseillée chez l'enfant en cas de varicelle : ils pourraient augmenter le risque de complications infectieuses, exceptionnelles mais potentiellement graves.

Des précautions sont nécessaires en cas d'*antécédent* d'*ulcère* de l'estomac ou du *duodénum* ou de risque hémorragique, notamment digestif (maladie de *Crohn*, *rectocolite hémorragique*).

Certains médecins considèrent que les anti-inflammatoires peuvent diminuer l'efficacité des stérilets et exposer à un risque de grossesse non désirée. Ce risque est actuellement très controversé.

Conducteur : ce médicament peut être responsable, dans de rares cas, de vertiges ou de troubles de la vue.

Interactions avec d'autres substances

Ce médicament peut interagir avec d'autres médicaments, notamment :

- l'aspirine et les autres *anti-inflammatoires* non stéroïdiens (*AINS*) : risque d'augmentation des effets indésirables ;
- les *anticoagulants* et les *antiagrégants plaquettaires* : augmentation du risque hémorragique ;
- le lithium (TÉRALITHE, NEUROLITHIUM...) : augmentation du taux de lithium dans le sang ;
- le méthotrexate.

Informez par ailleurs votre médecin ou votre pharmacien en cas de traitement par un *diurétique*, un *inhibiteur de l'enzyme de conversion*, un *inhibiteur de l'angiotensine II*, un *bêtabloquant* ou un médicament contenant de la ciclosporine.

Grossesse et allaitement

Des effets néfastes pour l'enfant à naître ont été mis en évidence lorsque les *AINS* sont utilisés au cours des 4 derniers mois de la grossesse ; le risque existe même avec une seule prise et même si la grossesse est à terme. L'usage de ce médicament est contre-indiqué pendant cette période.

Pendant les 5 premiers mois, l'effet de ce médicament est mal connu : seul votre médecin peut évaluer le risque éventuel de son utilisation dans votre cas.

L'ibuprofène passe en quantité très faible dans le lait maternel : son utilisation ponctuelle, aux doses recommandées, est possible pendant l'allaitement.

Mode d'emploi et posologie

Afin de limiter la survenue de *troubles digestifs*, ce médicament peut être pris au cours des repas. Toutefois, en cas de douleurs aiguës, la prise à jeun assure un effet plus rapide.

Les comprimés doivent être avalés tels quels avec un grand verre d'eau, sans être croqués.

Posologie usuelle :

- Adulte et enfant de plus de 40 kg (soit environ 12 ans) : 1 ou 2 comprimés, à renouveler si nécessaire toutes les 6 heures. Ne pas dépasser 6 comprimés par jour.

Conseils : Ne dépassez pas la *posologie* ni la durée de traitement préconisées par votre médecin ou votre pharmacien, afin de limiter les effets indésirables.

Effets indésirables possibles

Nausées, vomissements, *gastrite.*

Rarement :

- *ulcère* de l'estomac ou du *duodénum*, *hémorragie* du tube digestif (vomissements sanglants, selles noires, ou le plus souvent pertes de sang imperceptibles, responsables de l'apparition progressive d'une *ané-*

mie) le plus souvent lors d'un traitement de longue durée ou à forte dose ;
- *réaction allergique* : *éruption cutanée*, démangeaisons, *œdème*, crise d'*asthme*, malaise avec chute brutale de la tension artérielle ;
- *vertiges*, maux de tête ;
- troubles de la vision nécessitant un examen ophtalmologique ;
- anomalie de la *numération formule sanguine*, augmentation des *transaminases*.

Laboratoires Reckitt Benckiser Healthcare France

NUREFLEX 300 mg

Informations détaillées sur www.monvidal.com

NUREFLEX 400 mg

Informations détaillées sur www.monvidal.com

NUROFEN 200 mg

Anti-inflammatoire non stéroïdien

Présentation

NUROFEN 200 mg : capsule molle (rouge translucide) ; boîte de 16. Non remb.
NUROFEN 200 mg : comprimé (blanc) ; boîte de 20. Non remb.
NUROFEN 200 mg : comprimé (blanc) ; boîte de 30. Non remb.

Composition

	p caps	p cp
Ibuprofène	200 mg	200 mg
Saccharose		+

Dans quel cas ce médicament est-il prescrit ?

Ce médicament est un *anti-inflammatoire* non stéroïdien (*AINS*). Il lutte contre la douleur et fait baisser la fièvre. Ses propriétés anti-inflammatoires se manifestent à forte dose.

Il est utilisé dans le traitement de la fièvre et de la douleur (maux de tête, douleurs dentaires, courbatures, règles douloureuses...).

Contre-indications

Ce médicament ne doit pas être utilisé dans les cas suivants :
- *antécédent* d'*allergie* ou d'*asthme* provoqué par la prise d'*AINS*, y compris l'aspirine ;
- *ulcère* de l'estomac ou du *duodénum* ;
- *insuffisance hépatique* grave ;
- *insuffisance rénale* grave ;
- *insuffisance cardiaque* grave ;
- *lupus érythémateux* disséminé ;
- **grossesse** (à partir du 6ᵉ mois).

Attention : Tout traitement prolongé ou *surdosage* d'*AINS* expose à des effets indésirables graves.

Certaines situations doivent conduire à ne poursuivre le traitement qu'après un avis médical :
- brûlures d'estomac importantes ou selles noires et nauséabondes pouvant traduire une irritation ou un saignement du tube digestif ;
- *éruption cutanée*, crise d'*asthme* ;
- fatigue inhabituelle et intense, ou baisse brutale et importante du volume des urines chez une personne souffrant d'*insuffisance cardiaque*, déshydratée ou traitée par *diurétique*.

L'utilisation des AINS est déconseillée chez l'enfant en cas de varicelle : ils pourraient augmenter le risque de complications infectieuses, exceptionnelles mais potentiellement graves.

Des précautions sont nécessaires en cas d'*antécédent* d'*ulcère* de l'estomac ou du *duodénum* ou de risque hémorragique, notamment digestif (maladie de *Crohn*, *rectocolite hémorragique*).

Certains médecins considèrent que les anti-inflammatoires peuvent diminuer l'efficacité des stérilets et exposer à un risque de grossesse non désirée. Ce risque est actuellement très controversé.

Conducteur : ce médicament peut être responsable, dans de rares cas, de vertiges ou de troubles de la vue.

Interactions avec d'autres substances

Ce médicament peut interagir avec d'autres médicaments, notamment :
- l'aspirine et les autres *anti-inflammatoires* non stéroïdiens (*AINS*) : risque d'augmentation des effets indésirables ;
- les *anticoagulants* et les *antiagrégants plaquettaires* : augmentation du risque hémorragique ;
- le lithium (TÉRALITHE, NEUROLITHIUM...) : augmentation du taux de lithium dans le sang ;
- le méthotrexate.

Informez par ailleurs votre médecin ou votre pharmacien en cas de traitement par un *diurétique*, un *inhibiteur de l'enzyme de conversion*, un *inhibiteur de l'angiotensine II*, un *bêtabloquant* ou un médicament contenant de la ciclosporine.

Grossesse et allaitement

Des effets néfastes pour l'enfant à naître ont été mis en évidence lorsque les *AINS* sont utilisés au cours des 4 derniers mois de la grossesse ; le risque existe même avec une seule prise et même si la grossesse est à terme. L'usage de ce médicament est contre-indiqué pendant cette période.

Pendant les 5 premiers mois, l'effet de ce médicament est mal connu : seul votre médecin peut évaluer le risque éventuel de son utilisation dans votre cas.

L'ibuprofène passe en quantité très faible dans le lait maternel : son utilisation ponctuelle, aux doses recommandées, est possible pendant l'allaitement.

Mode d'emploi et posologie

Afin de limiter la survenue de *troubles digestifs*, ce médicament peut être pris au cours des repas. Toutefois, en cas de douleurs aiguës, la prise à jeun assure un effet plus rapide.

Les capsules et les comprimés doivent être avalés tels quels avec un verre d'eau, sans être croqués.

Posologie usuelle :
- Adulte et enfant de plus de 40 kg (soit environ 12 ans) : 1 ou 2 capsules ou comprimés, à renouveler si nécessaire toutes les 6 heures. Ne pas dépasser 6 capsules ou comprimés par jour.

Conseils : Ce médicament peut être en accès libre dans certaines pharmacies ; néanmoins, n'hésitez pas à demander conseil à votre pharmacien.

Ne dépassez pas la *posologie* ni la durée de traitement préconisées par votre médecin ou votre pharmacien, afin de limiter les effets indésirables.

Effets indésirables possibles

Nausées, vomissements, *gastrite*.

Rarement :

- *ulcère* de l'estomac ou du *duodénum*, *hémorragie* du tube digestif (vomissements sanglants, selles noires, ou le plus souvent pertes de sang imperceptibles, responsables de l'apparition progressive d'une *anémie*) le plus souvent lors d'un traitement de longue durée ou à forte dose ;
- *réaction allergique* : *éruption cutanée*, démangeaisons, *œdème*, crise d'*asthme*, malaise avec chute brutale de la tension artérielle ;
- *vertiges*, maux de tête ;
- troubles de la vision nécessitant un examen ophtalmologique ;
- anomalie de la *numération formule sanguine*, augmentation des *transaminases*.

Laboratoires Reckitt Benckiser Healthcare France

NUROFEN 400 mg

Anti-inflammatoire non stéroïdien

Présentation

NUROFEN 400 mg : comprimé ; boîte de 12. Non remb.

Composition

	p cp
Ibuprofène	400 mg
Saccharose	+

Dans quel cas ce médicament est-il prescrit ?

Ce médicament est un *anti-inflammatoire* non stéroïdien (*AINS*). Il lutte contre la douleur et fait baisser la fièvre. Ses propriétés anti-inflammatoires se manifestent à forte dose.

Il est utilisé dans le traitement de la fièvre et de la douleur (maux de tête, douleurs dentaires, courbatures, règles douloureuses...).

Contre-indications

Ce médicament ne doit pas être utilisé dans les cas suivants :

- *antécédent* d'*allergie* ou d'*asthme* provoqué par la prise d'*AINS*, y compris l'aspirine ;
- *ulcère* de l'estomac ou du *duodénum*, en cours ou ancien ;
- *insuffisance hépatique* grave ;
- *insuffisance rénale* grave ;
- *insuffisance cardiaque* grave ;
- *lupus érythémateux* disséminé ;
- **grossesse** (à partir du 6e mois).

Attention : Tout traitement prolongé ou *surdosage* d'*AINS* expose à des effets indésirables graves.

Certaines situations doivent conduire à ne poursuivre le traitement qu'après un avis médical :

- brûlures d'estomac importantes ou selles noires et nauséabondes pouvant traduire une irritation ou un saignement du tube digestif ;
- *éruption cutanée*, crise d'*asthme* ;
- fatigue inhabituelle et intense, ou baisse brutale et importante du volume des urines chez une personne souffrant d'*insuffisance cardiaque*, déshydratée ou traitée par *diurétique*.

L'utilisation des AINS est déconseillée chez l'enfant en cas de varicelle : ils pourraient augmenter le risque de complications infectieuses, exceptionnelles mais potentiellement graves.

Des précautions sont nécessaires en cas de risque hémorragique, notamment digestif (maladie de *Crohn*, *rectocolite hémorragique*).

Certains médecins considèrent que les anti-inflammatoires peuvent diminuer l'efficacité des stérilets et exposer à un risque de grossesse non désirée. Ce risque est actuellement très controversé.

Conducteur : ce médicament peut être responsable, dans de rares cas, de vertiges ou de troubles de la vue.

Interactions avec d'autres substances

Ce médicament peut interagir avec d'autres médicaments, notamment :

- l'aspirine et les autres *anti-inflammatoires* non stéroïdiens (*AINS*) : risque d'augmentation des effets indésirables ;
- les *anticoagulants* et les *antiagrégants plaquettaires* : augmentation du risque hémorragique ;
- le lithium (TÉRALITHE, NEUROLITHIUM...) : augmentation du taux de lithium dans le sang ;
- le méthotrexate.

Informez par ailleurs votre médecin ou votre pharmacien en cas de traitement par un *diurétique*, un *inhibiteur de l'enzyme de conversion*, un *inhibiteur de l'angiotensine II*, un *bêtabloquant* ou un médicament contenant de la ciclosporine.

Grossesse et allaitement

Des effets néfastes pour l'enfant à naître ont été mis en évidence lorsque les *AINS* sont utilisés au cours des 4 derniers mois de la grossesse ; le risque existe même avec une seule prise et même si la grossesse est à terme. L'usage de ce médicament est contre-indiqué pendant cette période.

Pendant les 5 premiers mois, l'effet de ce médicament est mal connu : seul votre médecin peut évaluer le risque éventuel de son utilisation dans votre cas.

L'ibuprofène passe en quantité très faible dans le lait maternel : son utilisation ponctuelle, aux doses recommandées, est possible pendant l'allaitement.

Mode d'emploi et posologie

Afin de limiter la survenue de *troubles digestifs*, ce médicament peut être pris au cours des repas. Toutefois, en cas de douleurs aiguës, la prise à jeun assure un effet plus rapide.

Les comprimés doivent être avalés tels quels avec un verre d'eau, sans être croqués.

Posologie usuelle :

- Adulte et enfant de plus de 30 kg (soit environ 11 ans) : 1 comprimé, à renouveler si nécessaire après un délai minimal de 6 heures, sans dépasser 3 comprimés par jour.

En l'absence d'avis médical, la durée du traitement doit être limitée à 5 jours en cas de douleur et 3 jours en cas de fièvre.

Conseils : Ce médicament peut être en accès libre dans certaines pharmacies ; néanmoins, n'hésitez pas à demander conseil à votre pharmacien.

Ce dosage à 400 mg est destiné à être utilisé lorsque l'ibuprofène à 200 mg est insuffisamment efficace.

Il peut néanmoins être utilisé d'emblée dans le traitement des fortes douleurs.
Ne dépassez pas la *posologie* ni la durée de traitement préconisées par votre médecin ou votre pharmacien, afin de limiter les effets indésirables.

Effets indésirables possibles

Nausées, vomissements, *gastrite*.
Rarement :
- *ulcère* de l'estomac ou du *duodénum*, *hémorragie* du tube digestif (vomissements sanglants, selles noires, ou le plus souvent pertes de sang imperceptibles, responsables de l'apparition progressive d'une *anémie*) le plus souvent lors d'un traitement de longue durée ou à forte dose ;
- *réaction allergique* : *éruption cutanée*, démangeaisons, *œdème*, crise d'*asthme*, malaise avec chute brutale de la tension artérielle ;
- *vertiges*, maux de tête ;
- troubles de la vision nécessitant un examen ophtalmologique ;
- anomalie de la *numération formule sanguine*, augmentation des *transaminases*.

Laboratoires Reckitt Benckiser Healthcare France

NUROFEN gel

Anti-inflammatoire d'action locale

Présentation

NUROFEN 5 % : gel pour application locale ; tube de 50 g. Non remb.

Composition

	p 100 g
Ibuprofène	5 g

Dans quel cas ce médicament est-il prescrit ?

Ce gel contient un *anti-inflammatoire* non stéroïdien (*AINS*). Il lutte localement contre l'*inflammation* et la douleur.
Il est utilisé dans le traitement des entorses, des contusions et des *tendinites*.

Contre-indications

Ce médicament ne doit pas être utilisé dans les cas suivants :
- *allergie* à l'aspirine ou aux *AINS* ;
- en application sur la peau lésée (*eczéma*, brûlure, plaie...) ou sur les *muqueuses* ;
- **grossesse** (à partir du 6e mois).

Attention : Ce médicament peut être utilisé sur les conseils de votre pharmacien. Néanmoins, un avis médical est préférable en cas de douleur violente, d'œdème important ou si la mobilité du membre ou de l'articulation est limitée.
En cas d'*éruption cutanée*, ne renouvelez pas les applications avant d'avoir pris l'avis de votre médecin.

Grossesse et allaitement

Les *AINS* pris par voie orale peuvent être toxiques pour le fœtus ; leur utilisation est contre-indiquée pendant les 4 derniers mois de la grossesse. Les AINS destinés à une application locale peuvent traverser la peau, passer dans le sang et exposer le fœtus au même risque, lorsqu'ils sont appliqués sur une large surface de peau ou sous un pansement occlusif. N'utilisez pas ce médicament pendant la grossesse sans avis médical.
N'utilisez pas ce gel pendant l'allaitement sans avis médical.

Mode d'emploi et posologie

Le gel doit être appliqué en massage doux et prolongé.
Posologie usuelle :
- Adulte : 1 application, 3 fois par jour.

La durée du traitement est limitée à 5 jours en l'absence d'avis médical. Si les *symptômes* persistent au delà de cette période, une consultation est nécessaire pour déterminer si ce traitement est suffisant.

Conseils : Ce médicament peut être irritant pour les yeux ou les *muqueuses* : lavez-vous les mains après l'application. En cas de contact accidentel avec les yeux, rincez abondamment.

Effets indésirables possibles

Imposant l'arrêt du traitement : *allergie* cutanée (éruption de boutons, démangeaisons...), *asthme*, *choc anaphylactique*.

Laboratoires Reckitt Benckiser Healthcare France

NUROFEN RHUME

Décongestionnant oral : vasoconstricteur et AINS

Présentation

NUROFEN RHUME : comprimé (jaune) ; boîte de 20. Non remb.

Composition

	p cp
Ibuprofène	200 mg
Pseudoéphédrine chlorhydrate	30 mg

Dans quel cas ce médicament est-il prescrit ?

Ce médicament contient un *anti-inflammatoire* non stéroïdien (*AINS*), *antalgique* et *antipyrétique*, et un *vasoconstricteur* décongestionnant.
Il est utilisé dans le *traitement symptomatique* des rhumes avec congestion nasale (sensation de nez bouché), maux de tête ou fièvre.

Contre-indications

Ce médicament ne doit pas être utilisé dans les cas suivants :
- *antécédent* d'*allergie* ou d'*asthme* provoqué par l'aspirine ou les *anti-inflammatoires* non stéroïdiens (*AINS*) ;
- *ulcère* de l'estomac ou du *duodénum* ;
- *insuffisance hépatique* grave ;
- *insuffisance rénale* grave ;
- *insuffisance cardiaque* grave ;
- *lupus érythémateux* disséminé ;
- *hypertension artérielle* non contrôlée par un traitement spécifique ;
- *insuffisance coronarienne* grave ;
- *antécédent* d'*accident vasculaire cérébral* ;
- antécédent de *convulsions* ;
- risque de *glaucome* à angle fermé ;
- risque de blocage des urines (*adénome de la prostate*) ;

- en association avec un *antidépresseur* de type *IMAO* non sélectif ou pendant au moins 15 jours après la prise de celui-ci ;
- en association avec un autre *vasoconstricteur* décongestionnant ou un vasoconstricteur contenant l'une des substances suivantes : bromocriptine, pergolide, lisuride, cabergoline, ergotamine ou dihydroergotamine ;
- enfant de moins de 15 ans ;
- **grossesse** (à partir du 6e mois) ;
- **allaitement**.

Attention : Tout traitement prolongé ou *surdosage* d'*AINS* expose à des effets indésirables graves.

La pseudoéphédrine peut provoquer un *glaucome* aigu chez les personnes prédisposées : œil rouge, dur et douloureux, avec vision floue. Une consultation d'extrême urgence auprès d'un ophtalmologiste est nécessaire.

Les *vasoconstricteurs* décongestionnants peuvent augmenter la fréquence cardiaque (*tachycardie*) et provoquer des *palpitations* et des nausées. Si ces effets indésirables sont trop marqués, le traitement doit être interrompu.

Ils peuvent également être responsables de complications rares (*convulsions*, hallucinations, agitation anormale), notamment en cas de *posologie* excessive. Respectez la dose préconisée.

Il est recommandé de prendre un avis médical avant d'utiliser ce médicament en cas d'*hypertension artérielle*, de maladie cardiaque, d'*hyperthyroïdie*, de *diabète*, de troubles nerveux, d'*antécédent* d'*ulcère* de l'estomac ou du *duodénum* ou de risque hémorragique, notamment digestif (maladie de *Crohn*, *rectocolite hémorragique*).

Certaines situations doivent conduire à ne poursuivre le traitement qu'après un avis médical :
- brûlures d'estomac importantes ou selles noires et nauséabondes pouvant traduire une irritation ou un saignement du tube digestif ;
- *éruption cutanée*, crise d'*asthme* ;
- fatigue inhabituelle et intense, ou baisse brutale et importante du volume des urines chez une personne souffrant d'*insuffisance cardiaque*, déshydratée ou traitée par *diurétique*.

Certains médecins considèrent que les anti-inflammatoires peuvent diminuer l'efficacité des stérilets et exposer à un risque de grossesse non désirée. Ce risque est actuellement très controversé.

Conducteur : ce médicament peut être responsable, dans de rares cas, de vertiges ou de troubles de la vue.

Sportif : ce médicament contient une substance considérée comme stimulante (phényléphrine, pseudoéphédrine ou synéphrine) qui figure dans le programme de surveillance 2004 du ministère de la Jeunesse et des Sports. Elle peut être recherchée dans les urines des sportifs afin de déceler un éventuel mésusage.

Interactions avec d'autres substances

Ce médicament ne doit pas être associé aux *antidépresseurs* de type *IMAO* non sélectif (MARSILID), à un autre *vasoconstricteur* décongestionnant ou à un vasoconstricteur contenant l'une des substances suivantes : bromocriptine, pergolide, lisuride, cabergoline, ergotamine ou dihydroergotamine. L'association à ces médicaments risque de provoquer une crise hypertensive.

Il peut interagir avec d'autres médicaments, notamment l'aspirine, les autres *anti-inflammatoires* non stéroïdiens, les *anticoagulants*, les *antiagrégants plaquettaires* et les médicaments contenant du lithium ou du méthotrexate.

Informez par ailleurs votre médecin ou votre pharmacien si vous prenez un *antihypertenseur*, un *diurétique* ou un médicament contenant de la guanéthidine.

Grossesse et allaitement

Des effets néfastes pour l'enfant à naître ont été mis en évidence lorsque les *AINS* sont utilisés au cours des 4 derniers mois de la grossesse ; le risque existe même avec une seule prise et même si la grossesse est à terme. L'usage de ce médicament est contre-indiqué pendant cette période.

Pendant les 5 premiers mois, l'effet de ce médicament est mal connu : seul votre médecin peut évaluer le risque éventuel de son utilisation dans votre cas.

Ce médicament passe dans le lait maternel. Il est contre-indiqué pendant l'allaitement.

Mode d'emploi et posologie

Les comprimés doivent être avalés avec un verre d'eau, de préférence au cours des repas.

Posologie usuelle :
- Adulte et enfant de plus de 15 ans : 1 ou 2 comprimés par prise à renouveler si nécessaire toutes les 6 heures, sans dépasser 4 comprimés par jour.

Conseils : Ce médicament n'a pas d'effet anti-infectieux. Si les troubles persistent plus de 5 jours, consulter votre médecin.

Effets indésirables possibles

Liés à l'ibuprofène :

Nausées, vomissements, *gastrite*.

Rarement :
- *ulcère* de l'estomac ou du *duodénum*, *hémorragie* du tube digestif (vomissements sanglants, selles noires, ou le plus souvent pertes de sang imperceptibles, responsables de l'apparition progressive d'une *anémie*) le plus souvent lors d'un traitement de longue durée ou à forte dose ;
- *réaction allergique* : *éruption cutanée*, démangeaisons, *œdème*, crise d'*asthme*, malaise avec chute brutale de la tension artérielle ;
- *vertiges*, maux de tête ;
- troubles de la vision nécessitant un examen ophtalmologique ;
- anomalie de la *numération formule sanguine*, augmentation des *transaminases*.

Liés à la pseudoéphédrine :

Sécheresse de la bouche, rétention urinaire.

Nausées, vomissements.

Palpitations, accélération du cœur, insomnie, anxiété, maux de tête, sueurs.

Plus rarement : hallucinations, agitation.

Laboratoires Reckitt Benckiser Healthcare France

NUROFENPRO Enfant et Nourrisson

Anti-inflammatoire non stéroïdien

Présentation

NUROFENPRO ENFANT ET NOURRISSON SANS SUCRE 20 mg/ml : suspension buvable (arôme orange) ; flacon de 150 ml avec seringue pour administration orale graduée en kg. Remb 65 % - **2,81 €**.

Composition

	p grad
Ibuprofène	10 mg
Maltitol	+
Sodium	0,9 mg

Dans quel cas ce médicament est-il prescrit ?

Ce médicament est un *anti-inflammatoire* non stéroïdien (*AINS*). Il lutte contre la douleur et fait baisser la fièvre. Ses propriétés anti-inflammatoires se manifestent à forte dose.

Il est utilisé chez l'enfant dans le *traitement symptomatique* des affections douloureuses, de la fièvre et de l'*arthrite* chronique.

Contre-indications

Ce médicament ne doit pas être utilisé dans les cas suivants :
- *antécédent* d'*allergie* ou d'*asthme* provoqué par la prise d'*AINS*, y compris l'aspirine ;
- *ulcère* de l'estomac ou du *duodénum* ;
- *insuffisance hépatique* ou *insuffisance rénale* graves ;
- *insuffisance cardiaque* grave ;
- *lupus érythémateux* disséminé ;
- **grossesse** (à partir du 6e mois).

Attention : Tout traitement prolongé ou *surdosage* d'*AINS* expose à des effets indésirables graves.

L'utilisation des AINS est déconseillée chez l'enfant en cas de varicelle : ils pourraient augmenter le risque de complications infectieuses, exceptionnelles mais potentiellement graves.

Des précautions sont nécessaires en cas d'*antécédent* d'*ulcère* de l'estomac ou du *duodénum*, de risque hémorragique.

Interactions avec d'autres substances

Ce médicament peut interagir avec d'autres médicaments, notamment :
- l'aspirine et les autres *anti-inflammatoires* non stéroïdiens (*AINS*) : risque d'augmentation des effets indésirables ;
- les *anticoagulants* et les *antiagrégants plaquettaires* : augmentation du risque hémorragique ;
- le lithium (TÉRALITHE, NEUROLITHIUM...) : augmentation du taux de lithium dans le sang ;
- le méthotrexate.

Informez par ailleurs votre médecin ou votre pharmacien en cas de traitement par un *diurétique*, un *inhibiteur de l'enzyme de conversion*, un *inhibiteur de l'angiotensine II*, un *bêtabloquant* ou un médicament contenant de la ciclosporine.

Grossesse et allaitement

Bien que ce médicament soit destiné à l'enfant, son usage, comme pour tous les AINS, est contre-indiqué pendant les 4 derniers mois de la grossesse (en dehors de situations médicales très particulières) et déconseillé pendant les 5 premiers mois.

Mode d'emploi et posologie

La suspension buvable est destinée à l'enfant de 3 mois à 12 ans (soit environ jusqu'à 40 kg). La seringue jointe au flacon permet un ajustement précis de la *posologie* : la dose par prise correspond au poids de l'enfant. Le flacon doit être agité avant utilisation.

Les prises doivent être espacées d'au moins 6 heures.

Posologie usuelle :
- Enfant de 3 mois à 12 ans :
- douleur et fièvre : 20 à 30 mg par kg et par jour, en 3 ou 4 prises, sans dépasser 30 mg par kg et par jour. Soit, pour un enfant de 15 kg : 1 seringue remplie jusqu'à la graduation 10 kg et 1 seringue remplie jusqu'à la graduation 5 kg, 2 ou 3 fois par jour.
- *arthrite* chronique : 30 à 40 mg par kg et par jour, à répartir en 4 prises.

Conseils : La seringue pour administration orale doit être démontée, rincée et séchée après chaque administration.

Ne dépassez pas la *posologie* ni la durée de traitement prescrites par votre médecin, afin de limiter les effets indésirables.

Cette suspension buvable ne doit pas être conservée plus de 6 mois après ouverture du flacon. Penser à inscrire la date de première utilisation sur l'emballage.

Effets indésirables possibles

Nausées, vomissements, *gastrite*.

Rarement :
- *ulcère* de l'estomac ou du *duodénum*, *hémorragie* du tube digestif (vomissements sanglants, selles noires, ou le plus souvent pertes de sang imperceptibles, responsables de l'apparition progressive d'une *anémie*) le plus souvent lors d'un traitement de longue durée ou à forte dose ;
- *réaction allergique* : *éruption cutanée*, démangeaisons, *œdème*, crise d'*asthme*, malaise avec chute brutale de la tension artérielle ;
- *vertiges*, maux de tête ;
- troubles de la vision nécessitant un examen ophtalmologique ;
- anomalie de la *numération formule sanguine*, augmentation des *transaminases*.

Comme tous les médicaments et confiseries contenant des sucres non absorbables (sorbitol, maltitol...), possibilité de *diarrhée* en cas d'apport important.

Laboratoires Reckitt Benckiser Healthcare France

NUROFENTABS

Anti-inflammatoire non stéroïdien

Présentation

NUROFENTABS 200 mg : comprimé orodispersible (arôme menthe) ; boîte de 12. Non remb.

Composition

	p cp
Ibuprofène	200 mg
Aspartam	+

Dans quel cas ce médicament est-il prescrit ?

Ce médicament est un *anti-inflammatoire* non stéroïdien (*AINS*). Il lutte contre la douleur et fait baisser la fièvre. Ses propriétés anti-inflammatoires se manifestent à forte dose.

Il est utilisé dans le traitement de la fièvre et de la douleur (maux de tête, douleurs dentaires, règles douloureuses...).

Contre-indications

Ce médicament ne doit pas être utilisé dans les cas suivants :
- *antécédent* d'*allergie* ou d'*asthme* provoqué par la prise d'*AINS*, y compris l'aspirine ;
- *ulcère* de l'estomac ou du *duodénum* ;
- *insuffisance hépatique* grave ;
- *insuffisance rénale* grave ;
- *insuffisance cardiaque* grave ;
- *lupus érythémateux* disséminé ;
- *phénylcétonurie* (présence d'aspartam) ;
- **grossesse** (à partir du 6e mois).

Attention : Tout traitement prolongé ou *surdosage* d'*AINS* expose à des effets indésirables graves.

Certaines situations doivent conduire à ne poursuivre le traitement qu'après un avis médical :
- brûlures d'estomac importantes ou selles noires et nauséabondes pouvant traduire une irritation ou un saignement du tube digestif ;
- *éruption cutanée*, crise d'*asthme* ;
- fatigue inhabituelle et intense, ou baisse brutale et importante du volume des urines chez une personne souffrant d'*insuffisance cardiaque*, déshydratée ou traitée par *diurétique*.

L'utilisation des AINS est déconseillée chez l'enfant en cas de varicelle : ils pourraient augmenter le risque de complications infectieuses, exceptionnelles mais potentiellement graves.

Des précautions sont nécessaires en cas d'*antécédent* d'*ulcère* de l'estomac ou du *duodénum* ou de risque hémorragique, notamment digestif (maladie de *Crohn*, *rectocolite hémorragique*).

Certains médecins considèrent que les anti-inflammatoires peuvent diminuer l'efficacité des stérilets et exposer à un risque de grossesse non désirée. Ce risque est actuellement très controversé.

Interactions avec d'autres substances

Ce médicament peut interagir avec d'autres médicaments, notamment :
- l'aspirine et les autres *anti-inflammatoires* non stéroïdiens (*AINS*) : risque d'augmentation des effets indésirables ;
- les *anticoagulants* et les *antiagrégants plaquettaires* : augmentation du risque hémorragique ;
- le lithium (TÉRALITHE, NEUROLITHIUM...) : augmentation du taux de lithium dans le sang ;
- le méthotrexate.

Informez par ailleurs votre médecin ou votre pharmacien en cas de traitement par un *diurétique*, un *inhibiteur de l'enzyme de conversion*, un *inhibiteur de l'angiotensine II*, un *bêtabloquant* ou un médicament contenant de la ciclosporine.

Grossesse et allaitement

Des effets néfastes pour l'enfant à naître ont été mis en évidence lorsque les *AINS* sont utilisés au cours des 4 derniers mois de la grossesse ; le risque existe même avec une seule prise et même si la grossesse est à terme. L'usage de ce médicament est contre-indiqué pendant cette période.

Pendant les 5 premiers mois, l'effet de ce médicament est mal connu : seul votre médecin peut évaluer le risque éventuel de son utilisation dans votre cas.

L'ibuprofène passe en quantité très faible dans le lait maternel : son utilisation ponctuelle, aux doses recommandées, est possible pendant l'allaitement.

Mode d'emploi et posologie

Afin de limiter la survenue de *troubles digestifs*, ce médicament peut être pris au cours des repas. Toutefois, en cas de douleurs aiguës, la prise à jeun assure un effet plus rapide.

Laisser fondre le comprimé sur la langue.

Posologie usuelle :
- Adulte et enfant de plus de 40 kg (soit environ 12 ans) : 1 ou 2 comprimés, à renouveler si nécessaire toutes les 4 à 6 heures. Ne pas dépasser 6 comprimés par jour.

Conseils : Ce médicament peut être en accès libre dans certaines pharmacies ; néanmoins, n'hésitez pas à demander conseil à votre pharmacien.

Ne dépassez pas la *posologie* ni la durée de traitement préconisées par votre médecin ou votre pharmacien, afin de limiter les effets indésirables.

Effets indésirables possibles

Nausées, vomissements, *gastrite*.

Rarement :
- *ulcère* de l'estomac ou du *duodénum*, *hémorragie* du tube digestif (vomissements sanglants, selles noires, ou le plus souvent pertes de sang imperceptibles, responsables de l'apparition progressive d'une *anémie*) le plus souvent lors d'un traitement de longue durée ou à forte dose ;
- *réaction allergique* : *éruption cutanée*, démangeaisons, *œdème*, crise d'*asthme*, malaise avec chute brutale de la tension artérielle ;
- *vertiges*, maux de tête ;
- troubles de la vision nécessitant un examen ophtalmologique ;
- anomalie de la *numération formule sanguine*, augmentation des *transaminases*.

Laboratoires Reckitt Benckiser Healthcare France

NUROFLASH

Anti-inflammatoire non stéroïdien

Présentation

NUROFLASH 200 mg : comprimé ; boîte de 12. Non remb.

Composition

	p cp
Ibuprofène	200 mg

Dans quel cas ce médicament est-il prescrit ?

Ce médicament est un *anti-inflammatoire* non stéroïdien (*AINS*). Il lutte contre la douleur et fait baisser la fièvre. Ses propriétés anti-inflammatoires se manifestent à forte dose.

Il est utilisé dans le traitement de la fièvre et de la douleur (maux de tête, douleurs dentaires, courbatures, règles douloureuses...).

Contre-indications

Ce médicament ne doit pas être utilisé dans les cas suivants :
- *antécédent* d'*allergie* ou d'*asthme* provoqué par la prise d'*AINS*, y compris l'aspirine ;
- *ulcère* de l'estomac ou du *duodénum* ;
- *insuffisance hépatique* grave ;
- *insuffisance rénale* grave ;
- *insuffisance cardiaque* grave ;
- *lupus érythémateux* disséminé ;
- **grossesse** (à partir du 6e mois).

Attention : Tout traitement prolongé ou *surdosage* d'*AINS* expose à des effets indésirables graves.

Certaines situations doivent conduire à ne poursuivre le traitement qu'après un avis médical :
- brûlures d'estomac importantes ou selles noires et nauséabondes pouvant traduire une irritation ou un saignement du tube digestif ;
- *éruption cutanée*, crise d'*asthme* ;
- fatigue inhabituelle et intense, ou baisse brutale et importante du volume des urines chez une personne souffrant d'*insuffisance cardiaque*, déshydratée ou traitée par *diurétique*.

L'utilisation des AINS est déconseillée chez l'enfant en cas de varicelle : ils pourraient augmenter le risque de complications infectieuses, exceptionnelles mais potentiellement graves.

Des précautions sont nécessaires en cas d'*antécédent* d'*ulcère* de l'estomac ou du *duodénum* ou de risque hémorragique, notamment digestif (maladie de *Crohn*, *rectocolite hémorragique*).

Certains médecins considèrent que les anti-inflammatoires peuvent diminuer l'efficacité des stérilets et exposer à un risque de grossesse non désirée. Ce risque est actuellement très controversé.

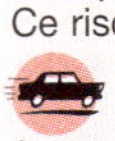
Conducteur : ce médicament peut être responsable, dans de rares cas, de vertiges ou de troubles de la vue.

Interactions avec d'autres substances

Ce médicament peut interagir avec d'autres médicaments, notamment :
- l'aspirine et les autres *anti-inflammatoires* non stéroïdiens (*AINS*) : risque d'augmentation des effets indésirables ;
- les *anticoagulants* et les *antiagrégants plaquettaires* : augmentation du risque hémorragique ;
- le lithium (TÉRALITHE, NEUROLITHIUM...) : augmentation du taux de lithium dans le sang ;
- le méthotrexate.

Informez par ailleurs votre médecin ou votre pharmacien en cas de traitement par un *diurétique*, un *inhibiteur de l'enzyme de conversion*, un *inhibiteur de l'angiotensine II*, un *bêtabloquant* ou un médicament contenant de la ciclosporine.

Grossesse et allaitement

Des effets néfastes pour l'enfant à naître ont été mis en évidence lorsque les *AINS* sont utilisés au cours des 4 derniers mois de la grossesse ; le risque existe même avec une seule prise et même si la grossesse est à terme. L'usage de ce médicament est contre-indiqué pendant cette période.

Pendant les 5 premiers mois, l'effet de ce médicament est mal connu : seul votre médecin peut évaluer le risque éventuel de son utilisation dans votre cas.

L'ibuprofène passe en quantité très faible dans le lait maternel : son utilisation ponctuelle, aux doses recommandées, est possible pendant l'allaitement.

Mode d'emploi et posologie

Afin de limiter la survenue de *troubles digestifs*, ce médicament peut être pris au cours des repas. Toutefois, en cas de douleurs aiguës, la prise à jeun assure un effet plus rapide.

Les comprimés doivent être avalés tels quels avec un grand verre d'eau, sans être croqués.

Posologie usuelle :
- Adulte et enfant de plus de 40 kg (soit environ 12 ans) : 1 ou 2 comprimés, à renouveler si nécessaire toutes les 6 heures. Ne pas dépasser 6 comprimés par jour.

Conseils : Ne dépassez pas la *posologie* ni la durée de traitement préconisées par votre médecin ou votre pharmacien, afin de limiter les effets indésirables.

Ce médicament peut être en accès libre dans certaines pharmacies ; néanmoins, n'hésitez pas à demander conseil à votre pharmacien.

Effets indésirables possibles

Nausées, vomissements, *gastrite*.

Rarement :
- *ulcère* de l'estomac ou du *duodénum*, *hémorragie* du tube digestif (vomissements sanglants, selles noires, ou le plus souvent pertes de sang imperceptibles, responsables de l'apparition progressive d'une *anémie*) le plus souvent lors d'un traitement de longue durée ou à forte dose ;
- *réaction allergique* : *éruption cutanée*, démangeaisons, *œdème*, crise d'*asthme*, malaise avec chute brutale de la tension artérielle ;
- *vertiges*, maux de tête ;
- troubles de la vision nécessitant un examen ophtalmologique ;
- anomalie de la *numération formule sanguine*, augmentation des *transaminases*.

Laboratoires Reckitt Benckiser Healthcare France

NUTRIVISC

Suppléance lacrymale

Présentation

NUTRIVISC : collyre ; flacon compte-gouttes de 10 ml. Remb 65 % - **3,08 €**.
NUTRIVISC : collyre ; boîte de 5 flacons unidoses de 0,4 ml. Non remb.
NUTRIVISC : collyre ; boîte de 30 flacons unidoses de 0,4 ml. Remb 65 % - **3,79 €**.

Composition

	p 100 ml	p 100 ml
Povidone	5 g	5 g
Chlorure de benzalkonium	+	

Dans quel cas ce médicament est-il prescrit ?

C'est une solution de suppléance lacrymale : elle compense une insuffisance de sécrétion naturelle de larmes.

Elle est utilisée dans le traitement de la sécheresse oculaire due à une insuffisance lacrymale (œil sec).

Attention : Une irritation oculaire peut être due à une infection : en cas de doute, n'hésitez pas à consulter votre médecin.
N'utilisez pas ce collyre de façon prolongée sans prendre un avis médical.

Interactions avec d'autres substances

Ce collyre peut interagir avec d'autres collyres : respectez un intervalle de 15 minutes entre deux instillations.

Grossesse et allaitement

Ce médicament ne contient que des substances présumées sans danger pendant la grossesse ou l'allaitement. Néanmoins, ne l'utilisez pas de façon prolongée sans l'avis de votre pharmacien ou de votre médecin.

Mode d'emploi et posologie

Tirer la paupière inférieure vers le bas tout en regardant vers le haut et déposer les gouttes entre la paupière et le globe oculaire (*cul-de-sac conjonctival*).

Posologie usuelle :
1 goutte, 4 fois par jour ou plus lorsqu'une sécheresse de l'œil se fait sentir.

Conseils : En raison de la présence d'un conservateur, le collyre en flacon ne doit pas être instillé pendant le port de *lentilles de contact* hydrophiles.
Evitez de mettre l'embout du flacon en contact avec l'œil.
L'application correcte du produit peut nécessiter une aide, notamment chez une personne handicapée ou âgée.
Ne conservez pas le flacon de 10 ml plus de 4 semaines après une première utilisation. Les unidoses, sans conservateur, doivent être jetées après l'instillation.

Effets indésirables possibles

Sensation de brûlure transitoire, d'œil collé.
Irritation.

Laboratoires Novartis Pharma SAS

NUVARING

Contraceptif hormonal — sur ordonnance

Présentation

NUVARING : anneau vaginal ; boîte de 1. Liste I - Non remb.
NUVARING : anneau vaginal ; boîte de 3. Liste I - Non remb.

Composition

	p anneau
Éthinylestradiol	2,7 mg
Étonogestrel	11,7 mg

Dans quel cas ce médicament est-il prescrit ?

Cet anneau à insérer dans le vagin est un *contraceptif* hormonal. Il contient un *estrogène* et un *progestatif* qui passent dans la circulation sanguine. Il est minidosé (le dispositif délivre moins de 0,04 mg d'estrogène par 24 heures). Ce contraceptif doit rester en place dans le vagin pendant 3 semaines sans interruption.

Contre-indications

Ce médicament ne doit pas être utilisé dans les cas suivants :
- *accident thromboembolique* (*phlébite*, *embolie* pulmonaire...) ancien ou survenant au cours de la contraception, prédisposition connue aux *thromboses* veineuses ou artérielles ;
- *cancer hormonodépendant* (même guéri) ;
- saignement génital intermittent (l'origine de ce saignement doit être déterminée par des examens avant la mise en route du traitement) ;
- maladie du foie, grave ou récente, y compris les tumeurs bénignes ou malignes ;
- *diabète* avec lésions vasculaires.

Attention : Si vous avez plus de 35 ans, si vous fumez, le risque d'effets indésirables cardiovasculaires liés à la prise d'*hormones* augmente fortement. Un autre mode de contraception est souvent préconisé.
Retirez l'anneau contraceptif et consultez votre médecin en cas d'apparition de l'un des *symptômes* suivants : maux de tête violents et inhabituels, violente douleur au mollet, troubles de la vision, élévation importante de la tension artérielle.
Une surveillance médicale est nécessaire avant et pendant le traitement. Cette surveillance est particulièrement importante si vous souffrez d'*hypertension artérielle*, de *diabète*, d'obésité, d'*otosclérose*, d'excès de *cholestérol*, de *triglycérides* dans le sang, d'affection bénigne du sein ou de l'utérus, d'ictère (jaunisse) chronique ou survenu lors d'une grossesse, d'*épilepsie*, de *migraine*, d'*asthme*, de *dépression*, ou si des membres de votre famille ont des *antécédents* de cancer du sein ou d'*accidents thromboemboliques*.
Un retard de mise en place de l'anneau peut rendre la contraception inefficace.
La survenue d'un léger saignement entre les règles (spotting) est fréquente chez les femmes prenant un contraceptif hormonal. Vous devez néanmoins en informer votre médecin
Si vous devez subir une intervention chirurgicale, il est préférable d'interrompre le traitement un mois à l'avance. De même, un alitement prolongé doit vous conduire à arrêter le traitement.

Interactions avec d'autres substances

L'efficacité contraceptive de ce médicament peut être diminuée par les *barbituriques*, les *anticonvulsivants*, certains traitements du sida, les produits de phytothérapie contenant du millepertuis et les médicaments contenant l'une des substances suivantes : griséofulvine, rifampicine, rifabutine.
Certains *antibiotiques* comme l'ampicilline et les *tétracyclines* peuvent également diminuer son efficacité contraceptive.

Grossesse et allaitement

Ce médicament n'a pas de raison d'être utilisé pendant la grossesse. Néanmoins, si une grossesse survient malgré le traitement, du fait d'un oubli ou d'un retard d'insertion de l'anneau, les données disponibles ne justifient pas d'inquiétude particulière.
Il est nécessaire de retirer l'anneau et d'informer le médecin.

Les *hormones* contenues dans ce *contraceptif* passent dans le lait maternel : ne l'utilisez pas pendant l'allaitement sans avis médical.

Mode d'emploi et posologie

Choisir une position confortable pour insérer l'anneau dans le vagin. Pincer l'anneau entre 2 doigts et l'insérer dans le vagin jusqu'à ce qu'aucune gêne ne soit perçue.

L'anneau doit rester en place pendant 3 semaines sans interruption. S'il est expulsé accidentellement au cours de cette période, le rincer à l'eau froide, puis le réinsérer immédiatement (avant qu'une période de 3 heures ne soit écoulée). Il doit être retiré, au bout de 3 semaines d'utilisation, le même jour de la semaine que celui où il a été inséré.

L'interruption du traitement déclenche les règles, qui apparaissent 2 à 3 jours après le retrait de l'anneau.

Après une période d'une semaine sans anneau, un nouvel anneau est inséré, le même jour de la semaine que celui où l'anneau précédent a été inséré, que les règles soient terminées ou non.

En cas de première contraception ou de reprise d'une contraception interrompue temporairement, mettre en place l'anneau entre le premier jour et le cinquième jour des règles. Au cours des 7 premiers jours d'utilisation, il est recommandé d'utiliser un autre moyen de contraception (préservatif...).

Après un accouchement ou une interruption de grossesse, en cas de relais d'une contraception par voie orale, suivre les indications du médecin.

Le respect de ces délais est important : une insertion trop tardive de l'anneau peut nuire à l'efficacité de la contraception pour le nouveau cycle.

Conseils : Si l'anneau est mis en place après un intervalle de temps sans anneau supérieur à 7 jours, un autre moyen de contraception (préservatif...) devra être utilisé pendant les 7 jours suivant l'insertion de l'anneau.

Effets indésirables possibles

Certains effets, parfois fréquents, n'empêchent pas la poursuite du traitement : maux de tête banals, inflammation vaginale, pertes vaginales, *acné*, dépression, modification de la libido, douleurs abdominales, nausées, prise de poids, gêne vaginale, sensation de corps étranger pendant les rapports sexuels, démangeaisons génitales, anxiété, diarrhée, vomissements, infection urinaire, douleur du dos, fatigue.

D'autres effets, rares, doivent faire interrompre la contraception hormonale : *hypertension artérielle*, accident cardiaque ou *vasculaire*, *phlébite*, jaunisse, taches sombres sur le visage, augmentation importante des lipides dans le sang, *diabète*, maux de tête violents et inhabituels, troubles de la vision.

Laboratoires Organon SA

NUX VOMICA COMPOSÉ BOIRON

Homéopathie

Présentation

NUX VOMICA COMPOSÉ BOIRON : comprimé ; boîte de 50. Remb 35 % - **1,46 €**.
NUX VOMICA COMPOSÉ BOIRON : granules ; tube de 4 g. Remb 35 % - **1,80 €**.
NUX VOMICA COMPOSÉ BOIRON : solution buvable ; flacon de 30 ml. Remb 35 % - **2,28 €**.

Composition

Nux vomica 3 CH, Bryonia 3 CH, Argentum nitricum 3 CH, Condurango 3 CH, Abies nigra 3 CH, Robinia pseudo acacia 3 CH, Solidago virga aurea 3 DH, lactose (comprimé, granules), alcool (solution buvable).

Dans quel cas ce médicament est-il prescrit ?

Ce médicament est un *complexe* (association) de composants homéopathiques.

Il est utilisé dans le *traitement homéopathique* des digestions difficiles.

Grossesse et allaitement

Aux *dilutions homéopathiques*, les substances contenues dans ce médicament ne sont pas connues pour être toxiques pendant la grossesse ou l'allaitement.

Mode d'emploi et posologie

Ce médicament doit être pris de préférence à distance des repas.

Les comprimés sont à sucer ; les granules doivent être placés sous la langue ; la solution buvable est diluée dans un peu d'eau.

Posologie usuelle :

2 comprimés ou 5 granules, 2 fois par jour, ou 10 gouttes de solution buvable, 3 fois par jour.

Laboratoires Boiron

NYOGEL

Antiglaucomateux — sur ordonnance

Présentation

NYOGEL LP 0,10 % : gel ophtalmique ; flacon compte-gouttes de 5 ml. Liste I - Remb 65 % - **5,60 €**.

Composition

	p g
Timolol	1 mg
Benzalkonium chlorure	+

Dans quel cas ce médicament est-il prescrit ?

Ce gel ophtalmique contient un *bêtabloquant* ; il a la propriété de diminuer la pression des liquides contenus dans l'œil (*tension intraoculaire*).

Il est utilisé dans le traitement des maladies dues à un excès de tension intraoculaire, et notamment du *glaucome* à angle ouvert.

Contre-indications

Compte tenu de l'absorption du gel par l'œil et du passage du *bêtabloquant* dans le sang, ce médicament ne doit pas être utilisé dans les cas suivants :
- *asthme* et *bronchite chronique* grave,
- *insuffisance cardiaque* grave (sauf si elle est stabilisée par un traitement spécifique),
- *bloc auriculoventriculaire* grave,

- angor de *Prinzmetal*,
- rythme cardiaque au repos inférieur à 50 battements par minute,
- maladie ou syndrome de *Raynaud*,
- *phéochromocytome* non traité,
- hypotension,
- *antécédent* de *choc anaphylactique*,
- *rhinite* allergique grave,
- en association avec la floctafénine ou le sultopride.

Attention : Ce médicament contient un conservateur (benzalkonium) qui appartient à la famille des *ammoniums quaternaires*. Signalez à votre médecin tout *antécédent* d'*allergie* à ces substances.

Le port de *lentilles de contact* est déconseillé pendant le traitement, en raison du risque de sécheresse de l'œil.

Le traitement du glaucome nécessite des contrôles réguliers de la pression intraoculaire et de l'état de la cornée afin de dépister d'éventuelles complications.

Chez les diabétiques, les *bêtabloquants* peuvent masquer certains *symptômes* de l'*hypoglycémie* (*palpitations* et accélération du cœur essentiellement).

Les bêtabloquants aggravent les symptômes des *chocs* allergiques et nuisent à l'efficacité de l'*adrénaline* utilisée pour les traiter en urgence. Signalez à votre médecin tout antécédent de choc allergique, même ancien.

Les personnes souffrant d'*angine de poitrine* ou d'*insuffisance coronarienne* ne doivent pas arrêter brutalement le traitement. Un avis médical est nécessaire.

En cas d'intervention chirurgicale, prévenez l'anesthésiste que vous suivez ce traitement.

Conducteur : ce médicament peut être responsable de troubles visuels.

Sportif : ce médicament contient une substance susceptible de rendre positifs certains *tests antidopage*.

Interactions avec d'autres substances

Ce collyre peut interagir avec d'autres collyres, notamment ceux qui contiennent de l'*adrénaline* : respectez un intervalle de 15 minutes entre deux instillations, sauf indication contraire de votre ophtalmologiste.

Bien que le passage du bêtabloquant dans le sang soit faible, ce collyre pourrait interagir avec des médicaments pris par *voie* orale (ou injectable).

Il ne doit pas être associé :
- à la floctafénine (IDARAC) : risque d'augmentation de la gravité d'un éventuel *choc* allergique ;
- au sultopride (uniquement disponible à l'hôpital) : risque de ralentissement cardiaque important.

Il peut également interagir avec l'amiodarone ou avec un *bêtabloquant* pris par voie orale.

Informez votre médecin si vous prenez des *antidiabétiques*, des *AINS*, des *antidépresseurs* tricycliques, des *neuroleptiques*, des *corticoïdes*, des *inhibiteurs calciques*, ou des médicaments contenant l'une des substances suivantes : quinidine, hydroquinidine, disopyramide, propafénone, baclofène, cimétidine, clonidine, lidocaïne injectable, méfloquine.

Grossesse et allaitement

Les études scientifiques disponibles n'ont pas mis en évidence de problème particulier lors de l'utilisation de *bêtabloquant* chez la femme enceinte.

L'effet bêtabloquant persiste quelques jours chez le nouveau-né et justifie une surveillance médicale renforcée pendant les premiers jours de la vie.

Ce médicament passe dans le lait maternel. L'allaitement est déconseillé pendant le traitement.

Mode d'emploi et posologie

Tirer la paupière inférieure vers le bas tout en regardant vers le haut et déposer une goutte de gel entre la paupière et le globe oculaire (*cul-de-sac conjonctival*).

Posologie usuelle :
- Adulte et enfant de plus de 12 ans : 1 goutte par jour, de préférence le matin.

Conseils : Afin de diminuer le passage du *bêtabloquant* dans le sang et d'augmenter l'action locale du médicament, il est recommandé après l'instillation d'appuyer avec votre doigt entre l'œil traité et le nez (pour obstruer le canal lacrymal) ou de fermer les paupières pendant quelques minutes.

Le tabac et l'excès d'alcool sont toxiques pour le nerf optique ; ils doivent être évités.

Ne conservez pas ce gel ophtalmique plus de 4 semaines après une première utilisation.

Effets indésirables possibles

Irritation locale, sécheresse de l'œil, troubles visuels à signaler à votre ophtalmologiste.

Exceptionnellement, en cas de passage du *bêtabloquant* dans le sang :
- fatigue, sensation de mains et de pieds froids, insomnie, douleurs d'estomac, nausées, vomissements ;
- *bloc auriculoventriculaire*, ralentissement excessif du cœur, chute de tension, *insuffisance cardiaque*, *bronchospasme*, *hypoglycémie*, phénomène de *Raynaud* ;
- *éruption cutanée*, aggravation d'un *psoriasis*.

Laboratoires Novartis Pharma SAS

NYOLOL

Antiglaucomateux

sur ordonnance

Ce médicament est un générique de TIMOPTOL (voir p. 1244).

O

OBÉFLORINE

Informations détaillées sur www.monvidal.com

OCTIM

Informations détaillées sur www.monvidal.com

OCUFEN

Anti-inflammatoire non stéroïdien — sur ordonnance

Présentation

OCUFEN 0,03 % : collyre ; flacon de 5 ml. Liste II - Remb 65 % - **3,39 €**.
OCUFEN 0,03 % : collyre ; boîte de 20 flacons unidoses de 0,4 ml. Liste II - Remb 65 % - **3,65 €**.
OCUFEN 0,03 % : collyre ; boîte de 50 flacons unidoses de 0,4 ml. Liste II - Remb 65 % - **7,93 €**.

Composition

	p flacon	p unidose
Flurbiprofène sel sodique	1,5 mg	0,12 mg
Thiomersal (mercurothiolate de sodium)	+	

Dans quel cas ce médicament est-il prescrit ?

Ce collyre contient un *anti-inflammatoire* non stéroïdien (*AINS*). Il lutte contre l'*œdème* qui peut survenir après une chirurgie de l'œil.

Il est utilisé dans la prévention et le traitement des complications d'opérations de la *cataracte*.

Contre-indications

Ce médicament ne doit pas être utilisé dans les cas suivants :
- *allergie* aux *anti-inflammatoires* non stéroïdiens (*AINS*),
- **grossesse** (à partir du 6e mois).

Attention : Le collyre en flacon de 5 ml contient un conservateur (thiomersal) qui appartient à la famille des dérivés mercuriels. Signalez à votre médecin tout *antécédent* d'*allergie* à ces substances.

Une irritation oculaire peut être due à une infection : en cas de doute, n'hésitez pas à consulter votre médecin. N'utilisez pas ce collyre de façon prolongée sans prendre un avis médical.

Des précautions sont nécessaires en cas d'*allergie* ou d'*asthme* provoqué par la prise d'aspirine, ou chez les personnes souffrant d'un *ulcère* de l'estomac ou du *duodénum*.

Conducteurs : dans les suites immédiates d'une opération de la *cataracte*, la conduite automobile n'est pas recommandée. En effet, la vision avec un seul œil fonctionnel ne permet pas d'apprécier correctement les distances.

Grossesse et allaitement

Des effets néfastes graves pour la mère et l'enfant à naître ont été mis en évidence lorsque les *AINS* sont utilisés au cours des 4 derniers mois de la grossesse : l'usage de ce collyre est formellement contre-indiqué pendant cette période.

Pendant les 5 premiers mois de la grossesse, l'effet de ce médicament est mal connu : seul votre médecin peut évaluer le risque éventuel de son utilisation dans votre cas.

Ce médicament est susceptible de passer faiblement dans le lait maternel : l'allaitement est déconseillé sans avis médical.

Mode d'emploi et posologie

Tirer la paupière inférieure vers le bas tout en regardant vers le haut et déposer une goutte de collyre entre la paupière et le globe oculaire (*cul-de-sac conjonctival*).

Posologie usuelle :

1 goutte toutes les 30 minutes, en commençant 2 heures avant l'opération.

Après l'opération : 1 goutte toutes les 4 heures, pendant 2 à 5 semaines.

Conseils : L'application correcte du produit peut nécessiter une aide, notamment chez une personne handicapée ou âgée.

Ne conservez pas ce collyre en flacon de 5 ml plus de 15 jours après une première utilisation. Les unidoses doivent être jetées immédiatement après utilisation.

Effets indésirables possibles

Irritation locale.

Laboratoires Horus Pharma

ODDIBIL

Phytothérapie

Présentation

ODDIBIL 250 mg : comprimé (orange) ; boîte de 40. Non remb.

Composition

	p cp
Fumeterre, extrait de partie aérienne fleurie	250 mg
Lactose	+

Dans quel cas ce médicament est-il prescrit ?

Ce médicament contient un extrait de plante.

Il est traditionnellement utilisé pour faciliter les fonctions d'élimination digestive et rénale.

Attention : Des précautions sont nécessaires chez les personnes souffrant d'*insuffisance hépatique* grave ou de calculs susceptibles d'obstruer les *voies biliaires*.

Grossesse et allaitement

Ce médicament contient une plante présumée sans danger pendant la grossesse ou l'allaitement. Néanmoins, par mesure de prudence, ne l'utilisez pas sans prendre l'avis de votre pharmacien ou de votre médecin.

Mode d'emploi et posologie

Les comprimés doivent être avalés avec un verre d'eau, avant les repas et au coucher.

Posologie usuelle :

- Adulte : 1 comprimé, 4 fois par jour.

Conseils : Une alimentation équilibrée, une mastication lente, la suppression des aliments difficiles à digérer et des boissons alcoolisées permettent souvent d'atténuer les troubles de la digestion.

Laboratoires Coopération Pharmaceutique Française

ODRIK

Inhibiteur de l'enzyme de conversion — sur ordonnance

Présentation

ODRIK 0,5 mg : gélule (rouge et jaune) ; boîte de 28. Liste I - Remb 65 % - **5,89 €**.
ODRIK 0,5 mg : gélule (rouge et jaune) ; boîte de 84. Liste I - Remb 65 % - **16,58 €**.
ODRIK 2 mg : gélule (rouge) ; boîte de 28. Liste I - Remb 65 % - **19,14 €**.
ODRIK 2 mg : gélule (rouge) ; boîte de 84. Liste I - Remb 65 % - **52,80 €**.
ODRIK 4 mg : gélule (rouge et bordeaux) ; boîte de 28. Liste I - Remb 65 % - **30,10 €**.
ODRIK 4 mg : gélule (rouge et bordeaux) ; boîte de 84. Liste I - Remb 65 % - **80,84 €**.

Composition

	p gél	p gél	p gél
Trandolapril	0,5 mg	2 mg	4 mg
Lactose	+	+	+

Dans quel cas ce médicament est-il prescrit ?

Ce médicament appartient à la famille des *inhibiteurs de l'enzyme de conversion* (IEC). Il bloque l'enzyme de conversion, une enzyme rénale nécessaire à la formation de l'angiotensine II ; cette substance est responsable d'une contraction des artères qui augmente la tension artérielle et fatigue le cœur. Le blocage de l'enzyme de conversion permet ainsi une baisse de la tension artérielle.

Il est utilisé dans le traitement de l'*hypertension artérielle* ou après un *infarctus du myocarde* (prévention des récidives ou complications).

Contre-indications

Ce médicament ne doit pas être utilisé dans les cas suivants :

- *allergie* aux médicaments de la famille des *inhibiteurs de l'enzyme de conversion*,
- prédisposition à l'œdème de *Quincke*,
- **grossesse** (à partir du 4e mois).

Votre médecin est seul juge pour prescrire ce médicament en cas d'*hyperkaliémie* ou de rétrécissement des artères rénales.

Attention : En cas de gonflement du visage (lèvres, paupières...) ou d'une autre région du corps, consultez votre médecin avant toute nouvelle prise de ce médicament ; il peut s'agir d'un œdème de *Quincke*.

L'usage des *inhibiteurs de l'enzyme de conversion* est déconseillé en période de désensibilisation aux venins d'*hyménoptères* (abeille, guêpe, etc) : risque de *réaction allergique* grave.

La baisse de la tension artérielle peut être importante lors des premières prises du médicament, en particulier si vous suiviez auparavant un traitement prolongé par *diurétique* ou un régime sans *sel*. Dans ce cas, le traitement est généralement initié avec de faibles posologies, sous surveillance médicale plus étroite.

Les inhibiteurs de l'enzyme de conversion sont parfois responsables d'une *hyperkaliémie* ; un contrôle régulier de la *créatinine* et du taux de *potassium* dans le sang peut être nécessaire, notamment en cas d'*insuffisance rénale*, de *diabète* et chez la personne âgée.

Les sels de régime contiennent souvent du potassium ; ils ne doivent pas être utilisés sans avis médical.

Si vous êtes dialysé, prévenez votre centre de *dialyse* de la prise de ce médicament.

Conducteur : ce médicament peut être responsable de *vertiges* lors des premières prises.

Interactions avec d'autres substances

Ce médicament peut interagir avec les *diurétiques* et les médicaments qui contiennent du potassium ou du lithium.

Informez par ailleurs votre médecin ou votre pharmacien si vous prenez un *antidiabétique*, un *AINS* ou de l'aspirine à forte dose (plus de 3 g par jour).

En outre, l'effet *antihypertenseur* de ce médicament peut être augmenté par certains médicaments tels que les *neuroleptiques*, les *antidépresseurs imipraminiques*, les *alphabloquants* utilisés dans certains troubles urinaires, les médicaments contenant du baclofène ; il peut être diminué par les *corticoïdes*. Votre médecin doit être informé si vous êtes traité par l'un ou l'autre de ces médicaments.

Grossesse et allaitement

L'effet de ce médicament pendant les 3 premiers mois de la grossesse est mal connu. Par prudence, son usage est déconseillé.

Au cours des 6 derniers mois de la grossesse, la prise prolongée d'un *inhibiteur de l'enzyme de conversion* peut endommager les reins du fœtus. L'utilisation de ce médicament est contre-indiquée à partir du 4e mois de la grossesse.

En conséquence, un désir de grossesse nécessite le remplacement de ce médicament par un autre antihypertenseur. Si une grossesse survient alors que vous prenez ce médicament, consultez rapidement votre médecin pour qu'il modifie votre traitement. Des *échographies* régulières sont parfois nécessaires pour s'assurer de l'absence d'anomalie.

Les données disponibles ne permettent pas de savoir si ce médicament passe dans le lait maternel ; un choix est donc nécessaire entre l'allaitement et la prise du médicament. Cette décision devra être prise en accord avec votre médecin.

Mode d'emploi et posologie

Ce médicament peut être pris indifféremment au cours ou en dehors des repas, en 1 prise quotidienne.

Posologie usuelle :

- Adulte :
  - *Hypertension artérielle* : 1 gélule à 2 mg par jour.
  - Protection du cœur après un infarctus : Le traitement est débuté à la dose de 0,5 mg, puis progressivement augmenté jusqu'à 4 mg par jour.

En cas d'*insuffisance rénale*, d'*athérosclérose*, de traitement par des *diurétiques* ou de régime sans *sel*, en particulier chez la personne âgée, la *posologie* initiale est faible ; elle est augmentée progressivement par le médecin en fonction des effets du médicament.

Conseils : Votre tension artérielle doit être contrôlée régulièrement. Les appareils permettant une mesure automatique de la tension à domicile utilisent souvent un procédé de mesure différent de celui qu'emploie votre médecin. Si vous avez un tel appareil, apportez-le en consultation pour vous assurer que la mesure obtenue est bien conforme à celle du tensiomètre de votre médecin.
Le traitement médicamenteux ne dispense pas de mesures simples pouvant faire baisser la tension artérielle : activité physique régulière, modération de la consommation de boissons alcoolisées et de *sel*, lutte contre l'excès de poids.

Effets indésirables possibles

Comme pour tous les *inhibiteurs de l'enzyme de conversion* :

- toux sèche ;
- baisse excessive de la tension artérielle (voir Attention), *hypotension orthostatique* ;
- maux de tête, fatigue, étourdissement ;
- *troubles digestifs* ;
- *réactions allergiques* : *éruption cutanée*, œdème de *Quincke* (exceptionnel) ;
- anomalie de la *numération formule sanguine*, en particulier chez les patients sous *traitement immunodépresseur*, hépatite (exceptionnelle).

Laboratoires Abbott France

ŒNANTHE CROCATA COMPLEXE N° 78

Informations détaillées sur www.monvidal.com

OESCLIM

Estrogène — sur ordonnance

Présentation

OESCLIM 25 µg/24 h : *dispositif transdermique* de 11 cm² ; boîte de 8. Liste II - Remb 65 % - **7,49 €**.
OESCLIM 37,5 µg/24 h : *dispositif transdermique* de 16,5 cm² ; boîte de 8. Liste II - Remb 65 % - **7,49 €**.
OESCLIM 50 µg/24 h : *dispositif transdermique* de 22 cm² ; boîte de 8. Liste II - Remb 65 % - **7,49 €**.
OESCLIM 75 µg/24 h : *dispositif transdermique* de 33 cm² ; boîte de 8. Liste II - Remb 65 % - **7,49 €**.

Composition

	p disp 11 cm²	p disp 16,5 cm²	p disp 22 cm²	p disp 33 cm²
Estradiol	5 mg	7,5 mg	10 mg	15 mg
soit estradiol libéré/24 h	25 µg	37,5 µg	50 µg	75 µg

Dans quel cas ce médicament est-il prescrit ?

Ce dispositif transdermique contient une *hormone* naturelle de la famille des *estrogènes*. Elle traverse la peau et passe progressivement dans le sang.
Il est utilisé pour soulager les *symptômes* dus au déficit en estrogènes lors de la *ménopause* (bouffées de chaleur, sécheresse vaginale...).

Contre-indications

Ce médicament ne doit pas être utilisé dans les cas suivants :

- *accident thromboembolique* (*phlébite*, *embolie* pulmonaire...) récent ou survenant pendant le traitement ;
- *cancer hormonodépendant* (y compris un *antécédent* de cancer du sein) ;
- saignement génital intermittent (l'origine de ce saignement doit être déterminée par des examens appropriés avant la mise en route du traitement) ;
- *hyperplasie* de l'utérus non traitée ;
- maladie grave du foie ;
- *porphyrie*.

Attention : De récentes études ont montré une augmentation du risque de survenue d'un cancer du sein chez les femmes ayant reçu un traitement prolongé des *symptômes* de la *ménopause*. Le traitement doit par conséquent être prescrit à la dose minimale efficace et pour une durée la plus courte possible. En l'absence de troubles, sa prescription ne doit pas être systématique.
Un bilan initial suivi d'une surveillance médicale régulière sont nécessaires, surtout dans les cas suivants : anomalie de la circulation sanguine cérébrale et rétinienne, obésité, *diabète*, *hypertriglycéridémie*, *hypertension artérielle*, affection bénigne du sein et de l'utérus, *tumeur de l'hypophyse*, *lupus érythémateux* disséminé, *otospongiose*, ictère (jaunisse) chronique ou survenu lors d'une grossesse, *insuffisance rénale*, *épilepsie*, *asthme*, *antécédent* familial de cancer du sein, calcul de la vésicule biliaire.
Des maux de tête importants ou inhabituels, des troubles de la vision, une élévation franche de la tension artérielle imposent l'arrêt immédiat du traitement et la consultation d'un médecin.
Si vous devez subir une intervention chirurgicale, il est préférable d'interrompre le traitement un mois à l'avance. De même, un alitement prolongé doit vous conduire à arrêter le traitement.

Interactions avec d'autres substances

L'efficacité du traitement peut être diminuée par la prise conjointe d'un médicament *inducteur enzymatique*.

Grossesse et allaitement

Ce médicament n'a pas d'indication chez la femme enceinte. Si une grossesse survient sous traitement, éventualité rare mais possible en début de pré-ménopause, consultez votre médecin et arrêtez le traitement. Aucune malformation imputable à ce médicament n'a été observée à ce jour.

Lorsque la *ménopause* est confirmée, une grossesse est impossible, y compris en cas de réapparition des règles.

Mode d'emploi et posologie

Détacher le feuillet de protection qui recouvre la face adhésive et appliquer le dispositif sur la peau (zone non exposée au soleil) : thorax, abdomen, fesse, haut de la cuisse ou du bras.

Ne pas coller le dispositif :
- sur les seins ;
- sur une peau mouillée ou graissée par l'application préalable d'une crème ou d'une huile ;
- sur une lésion cutanée : plaie, grain de beauté... ;
- sur une région soumise à des frottements vestimentaires : ceinture, bretelle de soutien-gorge... ;
- sur l'emplacement du précédent dispositif : utiliser alternativement 2 ou 3 régions cutanées différentes.

En cas de décollement intempestif du dispositif, tenter de le recoller à un autre emplacement, ou utiliser un dispositif neuf qui sera enlevé à la date prévue pour le retrait de celui qui s'est décollé.

Posologie usuelle :

Elle est strictement individuelle. Votre médecin l'adapte en fonction des signes de sous ou de *surdosage* :
- sous-dosage : persistance des bouffées de chaleur, de la sécheresse vaginale...
- surdosage : tension douloureuse des seins, sensation de gonflement, irritabilité...

Le dispositif est généralement renouvelé tous les 3 ou 4 jours. Il peut être utilisé en continu sans période d'arrêt, ou en discontinu pendant 24 à 28 jours par mois suivi d'un arrêt de traitement de 2 à 7 jours

Conseils : Un *progestatif* est généralement associé aux *estrogènes* au moins 12 jours par mois pour éviter une stimulation excessive de l'utérus. N'arrêtez pas la prise du progestatif sans l'avis de votre médecin.

La réapparition de règles est fréquente (mais pas obligatoire) après chaque interruption de cycle ou à l'arrêt du progestatif. En revanche, tout saignement en cours de traitement doit être signalé à votre médecin.

Effets indésirables possibles

Irritation et rougeur transitoires au lieu d'application du dispositif.

Nausées, maux de tête, prise de poids, tension des seins, irritabilité.

Saignement génital intermittent (à signaler à votre médecin).

Des essais cliniques portant sur la prise d'*estrogènes* pendant plusieurs années ont mis en évidence des risques accrus :
- de *tumeur* bénigne ou maligne du sein ou de l'utérus,
- d'*accident thromboembolique* ou autre accident cardiovasculaire.

D'autres effets ont été observé lors de traitements combinant un estrogène et un progestatif : calculs de la vésicule biliaire, taches sombres sur le visage, *éruption cutanée*.

Laboratoires Solvay Pharma

ŒSTRODOSE

Estrogène — sur ordonnance

Présentation

ŒSTRODOSE : gel pour application cutanée ; flacon de 80 g avec pompe doseuse (64 pressions). Liste II - Remb 65 % - **5,85 €**.

Composition

	p pression
Estradiol	0,75 mg
Alcool	+

Dans quel cas ce médicament est-il prescrit ?

Ce gel contient une *hormone* de la famille des *estrogènes*, qui traverse la peau et passe progressivement dans le sang.

Il est utilisé pour soulager les *symptômes* dus au déficit en estrogènes lors de la *ménopause* (bouffées de chaleur, sécheresse vaginale...).

Il est également utilisé pour prévenir l'*ostéoporose* chez la femme ménopausée.

Contre-indications

Ce médicament ne doit pas être utilisé dans les cas suivants :
- *accident thromboembolique* (*phlébite*, *embolie* pulmonaire...) en cours ;
- *cancer hormonodépendant* ;
- saignement génital intermittent (l'origine de ce saignement doit être déterminée par des examens appropriés avant la mise en route du traitement) ;
- maladie grave du foie.

Votre médecin est seul juge pour prescrire ce médicament cas d'accident thromboembolique récent ou de troubles cardiaques susceptibles de favoriser les embolies.

Attention : De récentes études ont montré une augmentation du risque de survenue d'un cancer du sein chez les femmes ayant reçu un traitement prolongé des *symptômes* de la *ménopause*. Le traitement doit par conséquent être prescrit à la dose minimale efficace et pour une durée la plus courte possible. En l'absence de troubles, sa prescription ne doit pas être systématique.

Un bilan initial suivi d'une surveillance médicale régulière sont nécessaires, surtout dans les cas suivants : anomalie de la circulation sanguine cérébrale et rétinienne, obésité, *diabète*, *hypertension artérielle*, affection bénigne du sein et de l'utérus, *tumeur de l'hypophyse*, *lupus érythémateux* disséminé, certaines maladies rares (*porphyrie*, *otospongiose*), ictère (jaunisse) chronique ou survenu lors d'une grossesse, *insuffisance rénale*, *épilepsie*, *asthme*, *antécédents* familiaux de cancer du sein.

Si vous devez subir une intervention chirurgicale, il est préférable d'interrompre le traitement un mois à l'avance. De même, un alitement prolongé doit vous conduire à arrêter le traitement.

Interactions avec d'autres substances

L'efficacité du traitement peut être diminuée par la prise conjointe d'un médicament *inducteur enzymatique*.

Grossesse et allaitement

Ce médicament n'a pas d'indication chez la femme enceinte. Si une grossesse survient sous traitement, éventualité rare mais possible en début de pré-ménopause, consultez votre médecin et arrêtez le traitement. Aucune malformation imputable à ce médicament n'a été observée à ce jour.

Lorsque la *ménopause* est confirmée, une grossesse est impossible, y compris en cas de réapparition des règles.

Mode d'emploi et posologie

Étaler le gel, de préférence après la toilette, sur une grande surface de peau, sauf sur les seins. Il n'est pas nécessaire de masser ou de frotter. Laisser sécher 1 ou 2 minutes avant de remettre un vêtement. Ce gel ne tache pas.

Ce gel ne doit pas être appliqué sur les *muqueuses* en raison de la présence d'*alcool*.

Posologie usuelle :

Elle est strictement individuelle ; votre médecin l'adapte en fonction des signes de sous ou de *surdosage* :
- sous-dosage : persistance des bouffées de chaleur, de la sécheresse vaginale... ;
- surdosage : tension douloureuse des seins, sensation de gonflement, irritabilité...

Conseils : Un *progestatif* est généralement associé aux *estrogènes* au moins 12 jours par mois pour éviter une stimulation excessive de l'utérus. N'arrêtez pas la prise du progestatif sans l'avis de votre médecin.

La réapparition de règles est fréquente (mais pas obligatoire) après chaque interruption de cycle ou à l'arrêt du progestatif. En revanche, tout saignement en cours de traitement doit être signalé à votre médecin.

Effets indésirables possibles

Nausées, tension des seins, irritabilité, jambes lourdes (qui traduisent généralement un *surdosage*).

Saignement génital intermittent (à signaler à votre médecin).

Ce médicament contient un *estrogène* naturel, identique à celui secrété par les ovaires. Il ne semble pas exposer aux effets indésirables qui peuvent être (rarement) rencontrés avec les estrogènes de synthèse contenus dans les pilules *contraceptives* ; il serait néanmoins souhaitable d'interrompre le traitement en cas :
- d'*accident thromboembolique* en évolution ou autre accident cardiovasculaire ;
- de jaunisse ;
- de *tumeur* bénigne ou maligne du foie, du sein ou de l'utérus ;
- de crise d'*épilepsie* ;
- d'écoulement de lait par le mamelon.

Laboratoires Besins International

ŒSTROGEL

Estrogène — sur ordonnance

Présentation

ŒSTROGEL : gel pour application cutanée ; tube de 80 g avec réglette applicatrice (32 mesures). Liste II - Remb 65 % - **3,42 €**.

Composition

	p mes
Estradiol	1,5 mg
Alcool	+

Dans quel cas ce médicament est-il prescrit ?

Ce gel contient une *hormone* de la famille des *estrogènes*, qui traverse la peau et passe progressivement dans le sang.

Il est utilisé pour soulager les *symptômes* dus au déficit en estrogènes lors de la *ménopause* (bouffées de chaleur, sécheresse vaginale...).

Il est également utilisé pour prévenir l'*ostéoporose* chez la femme ménopausée.

Contre-indications

Ce médicament ne doit pas être utilisé dans les cas suivants :
- *accident thromboembolique* (*phlébite*, *embolie* pulmonaire...) en cours ;
- *cancer hormonodépendant* ;
- saignement génital intermittent (l'origine de ce saignement doit être déterminée par des examens appropriés avant la mise en route du traitement) ;
- maladie grave du foie.

Votre médecin est seul juge pour prescrire ce médicament cas d'accident thromboembolique récent ou de troubles cardiaques susceptibles de favoriser les embolies.

Attention : De récentes études ont montré une augmentation du risque de survenue d'un cancer du sein chez les femmes ayant reçu un traitement prolongé des *symptômes* de la *ménopause*. Le traitement doit par conséquent être prescrit à la dose minimale efficace et pour une durée la plus courte possible. En l'absence de troubles, sa prescription ne doit pas être systématique.

Un bilan initial suivi d'une surveillance médicale régulière sont nécessaires, surtout dans les cas suivants : anomalie de la circulation sanguine cérébrale et rétinienne, obésité, *diabète*, *hypertension artérielle*, affection bénigne du sein et de l'utérus, *tumeur de l'hypophyse*, *lupus érythémateux* disséminé, certaines maladies rares (*porphyrie*, *otospongiose*), ictère (jaunisse) chronique ou survenu lors d'une grossesse, *insuffisance rénale*, *épilepsie*, *asthme*, *antécédents* familiaux de cancer du sein.

Si vous devez subir une intervention chirurgicale, il est préférable d'interrompre le traitement un mois à l'avance. De même, un alitement prolongé doit vous conduire à arrêter le traitement.

Interactions avec d'autres substances

L'efficacité du traitement peut être diminuée par la prise conjointe d'un médicament *inducteur enzymatique*.

Grossesse et allaitement

Ce médicament n'a pas d'indication chez la femme enceinte. Si une grossesse survient sous traitement, éventualité rare mais possible en début de pré-ménopause, consultez votre médecin et arrêtez le traitement. Aucune malformation imputable à ce médicament n'a été observée à ce jour.

Lorsque la *ménopause* est confirmée, une grossesse est impossible, y compris en cas de réapparition des règles.

Mode d'emploi et posologie

Étaler le gel, de préférence après la toilette, sur une grande surface de peau, sauf sur les seins. Il n'est pas nécessaire de masser ou de frotter. Laisser sécher 1 ou

2 minutes avant de remettre un vêtement. Ce gel ne tache pas.

Ce gel ne doit pas être appliqué sur les *muqueuses* en raison de la présence d'*alcool*.

Posologie usuelle :

Elle est strictement individuelle. Votre médecin l'adapte en fonction des signes de sous ou *surdosage* :

- sous-dosage : persistance de bouffées de chaleur, de sécheresse vaginale... ;
- surdosage : tension douloureuse des seins, sensation de gonflement, irritabilité...

Conseils : Un *progestatif* est généralement associé aux *estrogènes* au moins 12 jours par mois pour éviter une stimulation excessive de l'utérus. N'arrêtez pas la prise du progestatif sans l'avis de votre médecin.

La réapparition de règles est fréquente (mais pas obligatoire) après chaque interruption de cycle ou à l'arrêt du progestatif. En revanche, tout saignement en cours de traitement doit être signalé à votre médecin.

Effets indésirables possibles

Nausées, tension des seins, irritabilité, jambes lourdes (qui traduisent généralement un *surdosage*).

Saignement génital intermittent (à signaler à votre médecin).

Ce médicament contient un *estrogène* naturel, identique à celui secrété par les ovaires. Il ne semble pas exposer aux effets indésirables qui peuvent être (rarement) rencontrés avec les estrogènes de synthèse contenus dans les pilules *contraceptives* ; il serait néanmoins souhaitable d'interrompre le traitement en cas :

- d'*accident thromboembolique* en évolution ou autre accident cardiovasculaire ;
- de jaunisse ;
- de *tumeur* bénigne ou maligne du foie, du sein ou de l'utérus ;
- de crise d'*épilepsie* ;
- d'écoulement de lait par le mamelon.

Laboratoires Besins International

OFLOCET comprimé

Antibiotique : quinolone — sur ordonnance

Présentation

OFLOCET 200 mg : comprimé sécable (blanc) ; boîte de 10.
Liste I - Remb 65 % - **11,76 €**.

Composition

	p cp
Ofloxacine	200 mg
Lactose	+

Dans quel cas ce médicament est-il prescrit ?

C'est un *antibiotique* qui appartient à la famille des *quinolones*.

Il est utilisé dans le traitement de diverses maladies infectieuses, notamment des infections urinaires ou génitales, des infections des os et des articulations, de certaines infections *ORL* et de certaines surinfections des bronches chez les personnes fragiles.

Contre-indications

Ce médicament ne doit pas être utilisé dans les cas suivants :

- *allergie* aux *antibiotiques* de la famille des *quinolones*,
- *antécédent* de *tendinite* lors de l'utilisation d'une quinolone,
- enfant jusqu'à la fin de la croissance (sauf cas exceptionnel),
- déficit en *G6PD*,
- *épilepsie*,
- **allaitement**.

Attention : Les antibiotiques de la famille des *quinolones* peuvent provoquer des lésions des tendons, parfois graves : toute douleur évoquant une *tendinite* doit vous conduire à arrêter immédiatement le traitement et à consulter rapidement votre médecin.

Cet médicament est photosensibilisant : une exposition aux rayons *ultraviolets* (soleil, lampe à bronzer) peut provoquer des réactions cutanées. Évitez toute exposition au soleil et n'omettez pas de signaler à votre médecin vos projets de vacances au soleil pendant la durée du traitement.

Des précautions sont nécessaires en cas d'*insuffisance rénale*, de *myasthénie* ou d'*antécédent* de *convulsions*.

Conducteur : ce médicament peut provoquer des troubles nerveux susceptibles d'altérer la vigilance.

Interactions avec d'autres substances

Il est préférable de respecter un délai de 4 heures entre la prise de ce médicament et celle des pansements digestifs (contenant des sels d'aluminium, de calcium ou de magnésium) et un délai de 2 heures avec les médicaments contenant du fer, du zinc, du sucralfate ou de la didanosine.

Informez par ailleurs votre médecin si vous prenez un *anticoagulant* oral.

Grossesse et allaitement

L'effet de ce médicament pendant la grossesse est mal connu : seul votre médecin peut évaluer le risque éventuel de son utilisation dans votre cas.

Ce médicament passe dans le lait maternel : l'allaitement est contre-indiqué.

Mode d'emploi et posologie

Ce médicament doit être pris avec un peu d'eau.

Posologie usuelle :

- Adulte : 1 comprimé matin et soir.

Dans le traitement de la *cystite* aiguë sans fièvre chez la femme de moins de 65 ans : 2 comprimés en une prise unique.

Conseils : Le médecin prescrit parfois un prélèvement pour identifier le *germe* responsable de l'infection et tester sa sensibilité aux *antibiotiques*. Le résultat de cet examen peut être faussé en cas d'automédication préalable : ne prenez pas d'antibiotiques sans avis médical.

En cas d'infection génitale, votre partenaire peut être contaminé sans présenter de *symptôme*. En l'absence de traitement conjoint, une recontamination est possible.

Effets indésirables possibles

Nausées, vomissements, *diarrhée*, douleurs d'estomac.
Éruption cutanée, *photosensibilisation* (voir Attention).
Douleurs musculaires ou articulaires, *tendinite* (voir Attention).
Maux de tête, *vertiges*, troubles de la vision, confusion des idées, *convulsions*, troubles du sommeil, fourmillements des extrémités.
Anomalies de la *numération formule sanguine*, élévation des *transaminases*.
Exceptionnellement : *réaction allergique* (urticaire, œdème de *Quincke*, *choc anaphylactique*), *insuffisance rénale* grave, *hépatite*.

Laboratoires sanofi-aventis France

OFLOCET solution auriculaire

Traitement local des otites — sur ordonnance

Présentation

OFLOCET : solution auriculaire ; boîte de 20 unidoses. Liste I - Remb 35 % - **6,26 €**.

Composition

	p 100 ml
Ofloxacine	300 mg

Dans quel cas ce médicament est-il prescrit ?

Cette solution auriculaire contient un *antibiotique* de la famille des quinolones.
Elle est utilisée dans le traitement local des poussées d'*otite* chronique avec perforation du tympan ou écoulement purulent sur aérateur transtympanique.

Contre-indications

Ce médicament ne doit pas être utilisé en cas d'*allergie* aux *antibiotiques* de la familles des quinolones.

Attention : Le récipient unidose doit être jeté immédiatement après usage : la solution *antibiotique* ne contient pas de conservateur et risque d'être contaminée rapidement par des germes après l'ouverture du récipient.

Grossesse et allaitement

Après instillation dans l'oreille, la quantité d'*antibiotique* qui passe dans le sang est négligeable. Néanmoins, ne l'utilisez pas pendant la grossesse ou l'allaitement sans avis médical.

Mode d'emploi et posologie

Il est préférable de faire tiédir le récipient unidose dans la paume de la main avant instillation (une solution froide est désagréable et peut provoquer des *vertiges* car les centres de l'équilibre qui sont situés dans l'oreille interne sont sensibles aux variations de température).
Pencher la tête de côté et instiller la totalité du récipient (une dizaine de gouttes) dans l'oreille malade. Garder ensuite la tête penchée quelques minutes. Un coton peut être placé dans l'oreille pendant les minutes suivantes pour éviter les écoulements.

Posologie usuelle :
1 instillation matin et soir, pendant 7 à 10 jours.

Conseils : Lorsque les deux oreilles doivent être soignées, 2 flacons sont nécessaires ; il est préférable de respecter un délai d'au moins 10 minutes entre les 2 instillations, afin d'éviter que le produit ne s'écoule de la première oreille pendant que la deuxième est traitée.

Effets indésirables possibles

Rarement : douleur locale transitoire.

Laboratoires sanofi-aventis France

OFLOXACINE 200 mg Génériques

Antibiotique : quinolone — sur ordonnance

Les médicaments ci-dessous sont des génériques de OFLOCET comprimé (voir p. 934).

OFLOXACINE ALMUS 200 mg : comprimé sécable *(lactose anhydre)* boîte de 10. Liste I - Remb 65 % - 11,76 €.
OFLOXACINE ARROW 200 mg : comprimé sécable *(lactose, sodium)* boîte de 10. Liste I - Remb 65 % - 11,76 €.
OFLOXACINE BIOGARAN 200 mg : comprimé sécable *(lactose)* boîte de 10. Liste I - Remb 65 % - 11,76 €.
OFLOXACINE EG 200 mg : comprimé sécable *(lactose anhydre, sodium)* boîte de 10. Liste I - Remb 65 % - 11,76 €.
OFLOXACINE G GAM 200 mg : comprimé sécable *(lactose)* boîte de 10. Liste I - Remb 65 % - 11,76 €.
OFLOXACINE MERCK 200 mg : comprimé sécable *(lactose anhydre, sodium)* boîte de 10. Liste I - Remb 65 % - 11,76 €.
OFLOXACINE QUALIMED 200 mg : comprimé sécable *(lactose anhydre, sodium)* boîte de 10. Liste I - Remb 65 % - 11,76 €.
OFLOXACINE RANBAXY 200 mg : comprimé sécable *(lactose anhydre)* boîte de 10. Liste I - Remb 65 % - 11,76 €.
OFLOXACINE RATIOPHARM 200 mg : comprimé sécable *(lactose anhydre, sodium)* boîte de 10. Liste I - Remb 65 % - 11,76 €.
OFLOXACINE SANDOZ 200 mg : comprimé sécable *(lactose anhydre, sodium)* boîte de 10. Liste I - Remb 65 % - 11,76 €.
OFLOXACINE TEVA 200 mg : comprimé sécable *(lactose, sodium)* boîte de 10. Liste I - Remb 65 % - 11,76 €.
OFLOXACINE WINTHROP 200 mg : comprimé sécable *(lactose)* boîte de 10. Liste I - Remb 65 % - 11,76 €.

OGAST

Antiulcéreux :
antisécrétoire gastrique — sur ordonnance

Présentation

OGAST 15 mg : gélule *gastrorésistante* (bleu et orange) ; boîte de 15. Liste II - Remb 65 % - **9,99 €**.
OGAST 15 mg : gélule *gastrorésistante* (bleu et orange) ; boîte de 30. Liste II - Remb 65 % - **19,43 €**.
OGAST 30 mg : gélule *gastrorésistante* (orange et blanc) ; boîte de 7. Liste II - Remb 65 % - **9,44 €**.
OGAST 30 mg : gélule *gastrorésistante* (orange et blanc) ; boîte de 14. Liste II - Remb 65 % - **17,51 €**.
OGAST 30 mg : gélule *gastrorésistante* (orange et blanc) ; boîte de 28. Liste II - Remb 65 % - **34,17 €**.

Composition

	p gél	p gél
Lansoprazole	15 mg	30 mg
Saccharose	+	+

Dans quel cas ce médicament est-il prescrit ?

Ce médicament est un antiulcéreux qui agit en diminuant la sécrétion acide de l'estomac, indépendamment de la cause qui peut provoquer cette sécrétion.

Il est utilisé dans :
- le *traitement symptomatique* du *reflux gastro-œsophagien*,
- le traitement et la prévention des *inflammations* de l'œsophage dues au reflux des acides de l'estomac vers l'œsophage,
- le traitement des *ulcères* de l'estomac ou du *duodénum*,
- le traitement et la prévention des *ulcères* gastroduodénaux liés à la prise d'anti-inflammatoires non stéroïdiens (*AINS*),
- le traitement du syndrome de *Zollinger-Ellison*.

En association avec un traitement *antibiotique* spécifique, ce médicament permet l'éradication d'un *germe* appelé *Helicobacter pylori*, très fréquemment responsable des récidives de l'ulcère.

Attention : Des précautions sont nécessaires en cas d'*insuffisance hépatique*.
La disparition des douleurs ne signifie pas que l'*ulcère* est cicatrisé : la durée du traitement doit être respectée.

Interactions avec d'autres substances

Si vous prenez des *pansements digestifs*, respectez un intervalle d'au moins 2 heures entre leur prise et la prise de ce médicament.
Informez par ailleurs votre médecin ou votre pharmacien si vous prenez des médicaments contenant de l'itraconazole ou du kétoconazole.

Grossesse et allaitement

Aucun effet néfaste pour l'enfant à naître n'a été établi avec ce médicament. Néanmoins, par précaution, son usage pendant la grossesse est réservé aux situations pour lesquelles il n'existe pas d'alternative thérapeutique.
Les données actuellement disponibles ne permettent pas de savoir si ce médicament passe dans le lait maternel : son usage est déconseillé pendant l'allaitement.

Mode d'emploi et posologie

Les gélules doivent être avalées au moins 30 minutes avant les repas, avec un verre d'eau. Pour les patients qui ont des difficultés à avaler, les gélules peuvent être ouvertes et leur contenu mélangé à une petite quantité d'eau, de jus de pomme, de jus de tomate, de yaourt ou de compote de pomme.

Posologie usuelle :

Symptômes du *reflux gastro-œsophagien*, *inflammation* de l'œsophage, *ulcère* de l'estomac ou du *duodénum*, lésion de l'estomac et du duodénum induite par les anti-inflammatoires (*AINS*) : 15 à 30 mg par jour, en une prise le matin. La durée du traitement est généralement de plusieurs semaines.
Éradication d'*Helicobacter pylori* : 1 comprimé à 30 mg, 2 fois par jour, associé à un traitement *antibiotique* pendant 7 jours ; puis 1 comprimé à 30 mg par jour pendant au moins 3 semaines. Le succès du traitement est étroitement lié au strict respect de la *posologie* de l'antiulcéreux et des antibiotiques pendant la première semaine.
Syndrome de *Zollinger-Ellison* : la posologie est individuelle et beaucoup plus élevée.

Conseils : Si vous êtes fumeur, la poursuite du tabagisme est un frein important au traitement : la nicotine augmente l'acidité gastrique et réduit l'efficacité du muscle qui ferme la jonction entre l'œsophage et l'estomac.
La prise de ce médicament ne dispense pas des mesures diététiques que peut vous conseiller votre médecin.
L'aspirine et les *anti-inflammatoires* peuvent être agressifs pour l'estomac : n'en prenez pas sans l'avis de votre médecin.

Effets indésirables possibles

Rarement : diarrhée ou constipation, nausées, vomissements, douleurs abdominales, maux de tête, *vertiges*.
Exceptionnellement : augmentation du volume des seins chez l'homme (gynécomastie), *réaction allergique* cutanée, anomalies de la *numération formule sanguine*, augmentation des *transaminases*, voire *hépatite*.

Laboratoires Takeda

OGASTORO

Antiulcéreux :
antisécrétoire gastrique

sur ordonnance

Présentation

OGASTORO 15 mg : comprimé *orodispersible* (arôme fraise) ; boîte de 14. Liste II - Remb 65 % - **9,36 €**.
OGASTORO 15 mg : comprimé *orodispersible* (arôme fraise) ; boîte de 28. Liste II - Remb 65 % - **18,17 €**.
OGASTORO 30 mg : comprimé *orodispersible* (arôme fraise) ; boîte de 14. Liste II - Remb 65 % - **17,51 €**.
OGASTORO 30 mg : comprimé *orodispersible* (arôme fraise) ; boîte de 28. Liste II - Remb 65 % - **34,17 €**.

Composition

	p cp	p cp
Lansoprazole	15 mg	30 mg
Lactose	+	+
Aspartam	+	+

Dans quel cas ce médicament est-il prescrit ?

Ce médicament est un antiulcéreux qui agit en diminuant la sécrétion acide de l'estomac, indépendamment de la cause qui peut provoquer cette sécrétion.
Il est utilisé dans :
- le *traitement symptomatique* du *reflux gastro-œsophagien*,
- le traitement et la prévention des *inflammations* de l'œsophage dues au reflux des acides de l'estomac vers l'œsophage,
- le traitement des *ulcères* de l'estomac ou du *duodénum*,
- le traitement et la prévention des *ulcères* gastroduodénaux liés à la prise d'anti-inflammatoires non stéroïdiens (*AINS*),
- le traitement du syndrome de *Zollinger-Ellison*.

En association avec un traitement *antibiotique* spécifique, ce médicament permet l'éradication d'un *germe* appelé *Helicobacter pylori*, très fréquemment responsable des récidives de l'ulcère.

Contre-indications

Ce médicament ne doit pas être utilisé en cas de *phénylcétonurie* (présence d'aspartam).

Attention : Des précautions sont nécessaires en cas d'*insuffisance hépatique.*
La disparition des douleurs ne signifie pas que l'*ulcère* est cicatrisé : la durée du traitement doit être respectée.

Interactions avec d'autres substances
Si vous prenez des *pansements digestifs*, respectez un intervalle d'au moins 2 heures entre leur prise et la prise de ce médicament.
Informez par ailleurs votre médecin ou votre pharmacien si vous prenez des médicaments contenant de l'itraconazole ou du kétoconazole.

Grossesse et allaitement
Aucun effet néfaste pour l'enfant à naître n'a été établi avec ce médicament. Néanmoins, par précaution, son usage pendant la grossesse est réservé aux situations pour lesquelles il n'existe pas d'alternative thérapeutique.
Les données actuellement disponibles ne permettent pas de savoir si ce médicament passe dans le lait maternel : son usage est déconseillé pendant l'allaitement.

Mode d'emploi et posologie
Ce médicament doit être pris au moins 30 minutes avant les repas. Le comprimé est placé sur la langue et sucé doucement sans être croqué ni croqué. Il peut également être avalé entier avec un verre d'eau. Ce médicament peut également être administré avec une sonde gastrique ou avec une seringue placée dans la bouche, après délitement du comprimé dans 5 à 10 ml d'eau.

Posologie usuelle :
Symptômes du *reflux gastro-œsophagien*, *inflammation* de l'œsophage, *ulcère* de l'estomac ou du *duodénum*, lésion de l'estomac et du duodénum induite par les anti-inflammatoires (*AINS*) : 15 à 30 mg par jour, en une prise le matin. La durée du traitement est généralement de plusieurs semaines.
Éradication d'*Helicobacter pylori* : 1 comprimé à 30 mg, 2 fois par jour, associé à un traitement *antibiotique* pendant 7 jours ; puis 1 comprimé à 30 mg par jour pendant au moins 3 semaines. Le succès du traitement est étroitement lié au strict respect de la *posologie* de l'antiulcéreux et des antibiotiques pendant la première semaine.
Syndrome de *Zollinger-Ellison* : la posologie est individuelle et beaucoup plus élevée.

Conseils : Si vous êtes fumeur, la poursuite du tabagisme est un frein important au traitement : la nicotine augmente l'acidité gastrique et réduit l'efficacité du muscle qui ferme la jonction entre l'œsophage et l'estomac.
La prise de ce médicament ne dispense pas des mesures diététiques que peut vous conseiller votre médecin.
L'aspirine et les *anti-inflammatoires* peuvent être agressifs pour l'estomac : n'en prenez pas sans l'avis de votre médecin.

Effets indésirables possibles
Rarement : diarrhée ou constipation, nausées, vomissements, douleurs abdominales, maux de tête, *vertiges*.
Exceptionnellement : augmentation du volume des seins chez l'homme (gynécomastie), *réaction allergique* cutanée, anomalies de la *numération formule sanguine*, augmentation des *transaminases*, voire *hépatite.*

Laboratoires Takeda

OKIMUS
Relaxant musculaire — sur ordonnance

Présentation
OKIMUS : comprimé (marron) ; boîte de 40. Liste I - Remb 35 % - **2,69 €**.

Composition

	p cp
Quinine benzoate	80 mg
Aubépine, extrait sec	60 mg

Dans quel cas ce médicament est-il prescrit ?
Ce médicament contient de la quinine, qui a la propriété de détendre les muscles et de réduire leur aptitude à se contracter, et un extrait de plante à effet *sédatif.*
Il est utilisé dans le *traitement d'appoint* des crampes musculaires.

Contre-indications
Ce médicament ne doit pas être utilisé dans les cas suivants :
- *myasthénie*,
- certains *troubles du rythme cardiaque*,
- en association avec les médicaments contenant de l'astémizole.

Attention : Exceptionnellement, la quinine peut être responsable de *réaction allergique* grave (baisse du nombre des *plaquettes*, *hépatite*, *choc*) ; le traitement doit être définitivement interrompu et l'absorption de boissons contenant de l'écorce de quinquina devra être évitée.
Les crampes survenant après un effort physique sont banales. En revanche, celles qui surviennent au repos ou pendant la nuit peuvent traduire un déséquilibre du *métabolisme* : consultez votre médecin si les crampes durent plus de quelques jours.

Interactions avec d'autres substances
Ce médicament ne doit pas être associé aux médicaments contenant de l'astémizole : risque de *torsades de pointes.*

Grossesse et allaitement
L'effet de ce médicament pendant la grossesse ou l'allaitement est mal connu : seul votre médecin peut évaluer le risque éventuel de son utilisation dans votre cas.

Mode d'emploi et posologie
Les comprimés doivent être avalés avec un verre d'eau.

Posologie usuelle :
- Adulte : 4 à 6 comprimés par jour, répartis en 2 ou 3 prises.

Effets indésirables possibles
Réaction allergique.
À forte dose : bourdonnements d'oreille, *vertiges*, troubles de la vue et de l'audition, maux de tête.

Laboratoires Biocodex

OLIGOCURE

Informations détaillées sur www.monvidal.com

OLIGODERM

Informations détaillées sur www.monvidal.com

OLIGOSOL ALUMINIUM

Informations détaillées sur www.monvidal.com

OLIGOSOL BISMUTH

Informations détaillées sur www.monvidal.com

OLIGOSOL COBALT

Informations détaillées sur www.monvidal.com

OLIGOSOL CUIVRE

Oligo-élément

Présentation

OLIGOSOL CUIVRE : solution buvable ; boîte de 14 ampoules de 2 ml. Non remb.

Composition

	p amp
Cuivre	725 µg

Dans quel cas ce médicament est-il prescrit ?

Ce médicament appartient à la famille des éléments minéraux traces (*oligo-éléments*).

Il est utilisé comme *modificateur de terrain*, en particulier dans les états grippaux, les infections virales et dans les manifestations rhumatismales inflammatoires.

> **Attention :** Les *oligo-éléments* aident l'organisme à combattre les maladies, mais leur action n'est généralement pas suffisante pour permettre la guérison d'affections graves ; un traitement spécifique est alors nécessaire.

Grossesse et allaitement

Aux doses préconisées, les *oligo-éléments* sont présumés sans danger pendant la grossesse ou l'allaitement. Néanmoins, par mesure de prudence, ne les utilisez pas sans prendre l'avis de votre pharmacien ou de votre médecin.

Mode d'emploi et posologie

La solution est prise par *voie sublinguale*, de préférence le matin à jeun ou éventuellement 15 minutes avant un repas : garder le contenu de l'ampoule sous la langue 1 à 2 minutes avant de l'avaler.

Posologie usuelle :

- Adulte : 1 ou 2 ampoules par jour.

Laboratoires Labcatal

OLIGOSOL CUIVRE-OR-ARGENT

Oligo-élément

Présentation

OLIGOSOL CUIVRE-OR-ARGENT : solution buvable ; flacon de 60 ml avec cuillère-mesure (2 ml). Non remb.

Composition

	p c mes
Cuivre	63 µg
Or colloïdal	1,4 µg
Argent	21,36 µg

Dans quel cas ce médicament est-il prescrit ?

Ce médicament appartient à la famille des éléments minéraux traces (*oligo-éléments*).

Il est utilisé comme *modificateur de terrain*, en particulier dans les convalescences de maladies infectieuses et les états de fatigue.

> **Attention :** Une fatigue persistante ne doit pas vous conduire à augmenter les prises de ce médicament ; consultez votre médecin.

Grossesse et allaitement

Aux doses préconisées, les *oligo-éléments* sont présumés sans danger pendant la grossesse ou l'allaitement. Néanmoins, par mesure de prudence, ne les utilisez pas sans prendre l'avis de votre pharmacien ou de votre médecin.

Mode d'emploi et posologie

La solution est prise par *voie sublinguale*, de préférence le matin à jeun ou éventuellement 15 minutes avant un repas : garder le contenu de la cuillère-mesure sous la langue 1 à 2 minutes avant de l'avaler.

Posologie usuelle :

- Adulte : 1 ou 2 cuillères-mesure par jour.

Laboratoires Labcatal

OLIGOSOL FLUOR

Informations détaillées sur www.monvidal.com

OLIGOSOL LITHIUM

Oligo-élément

Présentation

OLIGOSOL LITHIUM : solution buvable ; boîte de 14 ampoules de 2 ml. Non remb.

OLIGOSOL LITHIUM : solution buvable ; boîte de 28 ampoules de 2 ml. Non remb.

Composition

	p amp
Lithium	279,6 µg

Dans quel cas ce médicament est-il prescrit ?

Ce médicament appartient à la famille des éléments minéraux traces (*oligo-éléments*).

Il est utilisé comme *modificateur de terrain*, en particulier en cas d'irritabilité ou de troubles légers du sommeil, chez l'adulte et chez l'enfant de plus de 6 ans.

Grossesse et allaitement

Le lithium utilisé à forte dose dans le traitement de certains troubles nerveux peut provoquer des malformations chez l'enfant à naître. Le risque lié à l'utilisation de lithium sous forme d'*oligo-éléments* n'est pas connu ; par mesure de prudence, son utilisation est à éviter pendant la grossesse et l'allaitement, sauf avis médical contraire.

Mode d'emploi et posologie

La solution est prise par *voie sublinguale* de préférence le soir au coucher ou éventuellement le matin à jeun ou un quart d'heure avant un repas : garder le contenu de l'ampoule sous la langue 1 à 2 minutes avant de l'avaler.

Posologie usuelle :
- Adulte : 2 à 4 ampoules par jour.
- Enfant de 6 à 15 ans : 1 ou 2 ampoules par jour.

Laboratoires Labcatal

OLIGOSOL MAGNÉSIUM
Oligo-élément

Présentation
OLIGOSOL MAGNÉSIUM : solution buvable ; boîte de 14 ampoules de 2 ml. Non remb.
OLIGOSOL MAGNÉSIUM : solution buvable ; boîte de 28 ampoules de 2 ml. Non remb.

Composition

	p amp
Magnésium	104,4 µg

Dans quel cas ce médicament est-il prescrit ?
Ce médicament appartient à la famille des éléments minéraux traces (*oligo-éléments*).
Il est utilisé comme *modificateur de terrain*, en particulier dans certains dérèglements du système *neurovégétatif* et dans les troubles regroupés sous le terme de *spasmophilie*.

Grossesse et allaitement
Aux doses préconisées, les *oligo-éléments* sont présumés sans danger pendant la grossesse ou l'allaitement. Néanmoins, par mesure de prudence, ne les utilisez pas sans prendre l'avis de votre pharmacien ou de votre médecin.

Mode d'emploi et posologie
La solution est prise par *voie sublinguale*, de préférence le matin à jeun ou éventuellement 15 minutes avant un repas ou le soir au coucher : garder le contenu de l'ampoule sous la langue 1 à 2 minutes avant de l'avaler.

Posologie usuelle :
- Adulte : 1 à 3 ampoules par jour.

Laboratoires Labcatal

OLIGOSOL MANGANÈSE
Oligo-élément

Présentation
OLIGOSOL MANGANÈSE : solution buvable ; boîte de 14 ampoules de 2 ml. Non remb.

Composition

	p amp
Manganèse	72,8 µg

Dans quel cas ce médicament est-il prescrit ?
Ce médicament appartient à la famille des éléments minéraux traces (*oligo-éléments*).
Il est utilisé comme *modificateur de terrain*, en particulier dans les *allergies*.

> **Attention :** Les *oligo-éléments* aident l'organisme à combattre les maladies, mais leur action n'est généralement pas suffisante pour permettre la guérison d'affections graves ; un traitement spécifique est alors nécessaire.

Grossesse et allaitement
Aux doses préconisées, les *oligo-éléments* sont présumés sans danger pendant la grossesse ou l'allaitement. Néanmoins, par mesure de prudence, ne les utilisez pas sans prendre l'avis de votre pharmacien ou de votre médecin.

Mode d'emploi et posologie
La solution est prise par *voie sublinguale*, de préférence le matin à jeun ou éventuellement 15 minutes avant un repas ou le soir au coucher : garder le contenu de l'ampoule sous la langue 1 à 2 minutes avant de l'avaler.

Posologie usuelle :
- Adulte : 1 ou 2 ampoules par jour.

Laboratoires Labcatal

OLIGOSOL MANGANÈSE-COBALT
Oligo-élément

Présentation
OLIGOSOL MANGANÈSE-COBALT : solution buvable ; boîte de 14 ampoules de 2 ml. Non remb.
OLIGOSOL MANGANÈSE-COBALT : solution buvable ; boîte de 28 ampoules de 2 ml. Non remb.

Composition

	p amp
Manganèse	72,8 µg
Cobalt	72,6 µg

Dans quel cas ce médicament est-il prescrit ?
Ce médicament appartient à la famille des éléments minéraux traces (*oligo-éléments*).
Il est utilisé comme *modificateur de terrain*, en particulier dans certains dérèglements du système *neurovégétatif*.

Grossesse et allaitement
Aux doses préconisées, les *oligo-éléments* sont présumés sans danger pendant la grossesse ou l'allaitement. Néanmoins, par mesure de prudence, ne les utilisez pas sans prendre l'avis de votre pharmacien ou de votre médecin.

Mode d'emploi et posologie
La solution est prise par *voie sublinguale* de préférence le matin à jeun ou éventuellement 15 minutes avant un repas ou le soir au coucher : garder le contenu de l'ampoule sous la langue 1 à 2 minutes avant de l'avaler.

Posologie usuelle :
- Adulte : 1 ou 2 ampoules par jour.

Laboratoires Labcatal

OLIGOSOL MANGANÈSE-CUIVRE
Oligo-élément

Présentation
OLIGOSOL MANGANÈSE-CUIVRE : solution buvable ; boîte de 14 ampoules de 2 ml. Non remb.
OLIGOSOL MANGANÈSE-CUIVRE : solution buvable ; boîte de 28 ampoules de 2 ml. Non remb.

Composition

	p amp
Manganèse	72,8 µg
Cuivre	72,6 µg

Dans quel cas ce médicament est-il prescrit ?
Ce médicament appartient à la famille des éléments minéraux traces (*oligo-éléments*).

Il est utilisé comme *modificateur de terrain*, en particulier dans les états infectieux ou allergiques touchant le nez, la gorge et les oreilles.

Attention : Les *oligo-éléments* aident l'organisme à combattre les maladies, mais leur action n'est généralement pas suffisante pour permettre la guérison d'affections graves ; un traitement spécifique est alors nécessaire.

Grossesse et allaitement

Aux doses préconisées, les *oligo-éléments* sont présumés sans danger pendant la grossesse ou l'allaitement. Néanmoins, par mesure de prudence, ne les utilisez pas sans prendre l'avis de votre pharmacien ou de votre médecin.

Mode d'emploi et posologie

La solution est prise par *voie sublinguale* de préférence le matin à jeun ou éventuellement 15 minutes avant un repas ou le soir au coucher : garder le contenu de l'ampoule sous la langue 1 à 2 minutes avant de l'avaler.

Posologie usuelle :

- Adulte : 1 ou 2 ampoules par jour.

Laboratoires Labcatal

OLIGOSOL MANGANÈSE-CUIVRE-COBALT

Informations détaillées sur www.monvidal.com

OLIGOSOL NICKEL-COBALT

Informations détaillées sur www.monvidal.com

OLIGOSOL PHOSPHORE

Informations détaillées sur www.monvidal.com

OLIGOSOL POTASSIUM

Oligo-élément

Présentation

OLIGOSOL POTASSIUM : solution buvable ; boîte de 14 ampoules de 2 ml. Non remb.

Composition

	p amp
Potassium	40 µg

Dans quel cas ce médicament est-il prescrit ?

Ce médicament appartient à la famille des éléments minéraux traces (*oligo-éléments*).

Il est utilisé comme *modificateur de terrain*, en particulier dans les crampes et les douleurs musculaires.

Attention : Ce médicament n'est pas destiné à traiter un déficit en *potassium* (*hypokaliémie*).

Grossesse et allaitement

Aux doses préconisées, les *oligo-éléments* sont présumés sans danger pendant la grossesse ou l'allaitement. Néanmoins, par mesure de prudence, ne les utilisez pas sans prendre l'avis de votre pharmacien ou de votre médecin.

Mode d'emploi et posologie

La solution est prise par *voie sublinguale*, de préférence le matin à jeun ou éventuellement 15 minutes avant un repas, ou le soir au coucher : garder le contenu de l'ampoule sous la langue 1 à 2 minutes avant de l'avaler.

Posologie usuelle :

- Adulte : 1 à 3 ampoules par jour.

Conseils : Les crampes survenant après un effort physique sont banales. En revanche, celles qui surviennent au repos ou au cours de la nuit peuvent traduire un déséquilibre du *métabolisme* : consultez votre médecin si les crampes durent plus de quelques jours.

Laboratoires Labcatal

OLIGOSOL SÉLÉNIUM

Oligo-élément

Présentation

OLIGOSOL SÉLÉNIUM : solution buvable ; boîte de 14 ampoules de 2 ml. Non remb.
OLIGOSOL SÉLÉNIUM : solution buvable ; boîte de 28 ampoules de 2 ml. Non remb.

Composition

	p amp
Sélénium	100 µg

Dans quel cas ce médicament est-il prescrit ?

Ce médicament appartient à la famille des éléments minéraux traces (*oligo-éléments*).

Il est utilisé comme *modificateur de terrain*, en particulier en cas d'affections des muscles et de la peau.

Grossesse et allaitement

Aux doses préconisées, les *oligo-éléments* sont présumés sans danger pendant la grossesse ou l'allaitement. Néanmoins, par mesure de prudence, ne les utilisez pas sans prendre l'avis de votre pharmacien ou de votre médecin.

Mode d'emploi et posologie

La solution est prise par *voie sublinguale*, de préférence le matin à jeun ou éventuellement 15 minutes avant un repas ou le soir au coucher : garder le contenu de l'ampoule sous la langue 1 à 2 minutes avant de l'avaler.

Posologie usuelle :

- Adulte : 1 ampoule par jour.

Laboratoires Labcatal

OLIGOSOL SOUFRE

Oligo-élément

Présentation

OLIGOSOL SOUFRE : solution buvable ; boîte de 14 ampoules de 2 ml. Non remb.
OLIGOSOL SOUFRE : solution buvable ; boîte de 28 ampoules de 2 ml. Non remb.

Composition

	p amp
Thiosulfate de sodium	300 µg
soit soufre	122 µg

Dans quel cas ce médicament est-il prescrit ?

Ce médicament appartient à la famille des éléments minéraux traces (*oligo-éléments*).

Il est utilisé comme *modificateur de terrain*, en particulier dans les cas d'affections récidivantes de la peau, des articulations, du nez, de la gorge et des oreilles.

Attention : Les *oligo-éléments* aident l'organisme à combattre les maladies, mais leur action n'est généralement pas suffisante pour permettre la guérison d'affections graves ; un traitement spécifique est alors nécessaire.

Grossesse et allaitement

Aux doses préconisées, les *oligo-éléments* sont présumés sans danger pendant la grossesse ou l'allaitement. Néanmoins, par mesure de prudence, ne les utilisez pas sans prendre l'avis de votre pharmacien ou de votre médecin.

Mode d'emploi et posologie

La solution est prise par *voie sublinguale*, de préférence le matin à jeun, ou éventuellement 15 minutes avant un repas, ou le soir au coucher : garder le contenu de l'ampoule sous la langue 1 à 2 minutes avant de l'avaler.

Posologie usuelle :

- Adulte : 1 ou 2 ampoules par jour.

Laboratoires Labcatal

OLIGOSOL ZINC

Oligo-élément

Présentation

OLIGOSOL ZINC : solution buvable ; boîte de 14 ampoules de 2 ml. Non remb.

Composition

	p amp
Zinc	67,4 µg

Dans quel cas ce médicament est-il prescrit ?

Ce médicament appartient à la famille des éléments minéraux traces (*oligo-éléments*).

Il est utilisé comme *modificateur de terrain*, en particulier dans les cas d'affections de la peau.

Attention : Les *oligo-éléments* aident l'organisme à combattre les maladies, mais leur action n'est généralement pas suffisante pour permettre la guérison d'affections graves ; un traitement spécifique est alors nécessaire.

Grossesse et allaitement

Aux doses préconisées, les *oligo-éléments* sont présumés sans danger pendant la grossesse ou l'allaitement. Néanmoins, par mesure de prudence, ne les utilisez pas sans prendre l'avis de votre pharmacien ou de votre médecin.

Mode d'emploi et posologie

La solution est prise par *voie sublinguale*, de préférence le matin à jeun ou éventuellement 15 minutes avant un repas ou le soir au coucher : garder le contenu de l'ampoule sous la langue 1 à 2 minutes avant de l'avaler.

Posologie usuelle :

- Adulte : 1 à 3 ampoules par jour.

Laboratoires Labcatal

OLIGOSOL ZINC-CUIVRE

Informations détaillées sur www.monvidal.com

OLIGOSOL ZINC-NICKEL-COBALT

Oligo-élément

Présentation

OLIGOSOL ZINC-NICKEL-COBALT : solution buvable ; boîte de 14 ampoules de 2 ml. Non remb.
OLIGOSOL ZINC-NICKEL-COBALT : solution buvable ; boîte de 28 ampoules de 2 ml. Non remb.

Composition

	p amp
Zinc	67,4 µg
Nickel	72,6 µg
Cobalt	72,6 µg

Dans quel cas ce médicament est-il prescrit ?

Ce médicament appartient à la famille des éléments minéraux traces (*oligo-éléments*).

Il est utilisé comme *modificateur de terrain*, en particulier au cours des régimes amaigrissants.

Grossesse et allaitement

Aux doses préconisées, les *oligo-éléments* sont présumés sans danger pendant la grossesse ou l'allaitement. Néanmoins, par mesure de prudence, ne les utilisez pas sans prendre l'avis de votre pharmacien ou de votre médecin.

Mode d'emploi et posologie

La solution est prise par *voie sublinguale* de préférence le matin à jeun ou éventuellement 15 minutes avant un repas ou le soir au coucher : garder le contenu de l'ampoule sous la langue 1 à 2 minutes avant de l'avaler.

Posologie usuelle :

- Adulte : 2 ou 3 ampoules par jour.

Conseils : La prise de ce médicament ne dispense pas des mesures diététiques que peut vous conseiller votre médecin.

Laboratoires Labcatal

OLIGOSTIM ALUMINIUM

Informations détaillées sur www.monvidal.com

OLIGOSTIM COBALT

Informations détaillées sur www.monvidal.com

OLIGOSTIM CUIVRE

Informations détaillées sur www.monvidal.com

OLIGOSTIM CUIVRE-OR-ARGENT

Informations détaillées sur www.monvidal.com

OLIGOSTIM FLUOR

Informations détaillées sur www.monvidal.com

OLIGOSTIM LITHIUM

Informations détaillées sur www.monvidal.com

OLIGOSTIM MAGNÉSIUM

Informations détaillées sur www.monvidal.com

OLIGOSTIM MANGANÈSE
Informations détaillées sur www.monvidal.com

OLIGOSTIM MANGANÈSE-COBALT
Informations détaillées sur www.monvidal.com

OLIGOSTIM MANGANÈSE-CUIVRE
Informations détaillées sur www.monvidal.com

OLIGOSTIM MANGANÈSE-CUIVRE-COBALT
Informations détaillées sur www.monvidal.com

OLIGOSTIM PHOSPHORE
Informations détaillées sur www.monvidal.com

OLIGOSTIM POTASSIUM
Informations détaillées sur www.monvidal.com

OLIGOSTIM SÉLÉNIUM
Informations détaillées sur www.monvidal.com

OLIGOSTIM SOUFRE
Informations détaillées sur www.monvidal.com

OLIGOSTIM ZINC
Informations détaillées sur www.monvidal.com

OLIGOSTIM ZINC-CUIVRE
Informations détaillées sur www.monvidal.com

OLIGOSTIM ZINC-NICKEL-COBALT
Informations détaillées sur www.monvidal.com

OLIVALAX
Informations détaillées sur www.monvidal.com

OLMETEC
Antihypertenseur

sur ordonnance

Présentation

OLMETEC 10 mg : comprimé (blanc) ; boîte de 28. Liste I - Remb 65 % - **14,44 €**.
OLMETEC 10 mg : comprimé (blanc) ; boîte de 30. Liste I - Remb 65 % - **15,44 €**.
OLMETEC 10 mg : comprimé (blanc) ; boîte de 90. Liste I - Remb 65 % - **43,35 €**.
OLMETEC 20 mg : comprimé (blanc) ; boîte de 30. Liste I - Remb 65 % - **24,28 €**.
OLMETEC 20 mg : comprimé (blanc) ; boîte de 90. Liste I - Remb 65 % - **65,95 €**.
OLMETEC 40 mg : comprimé (blanc) ; boîte de 30. Liste I - Remb 65 % - **24,67 €**.
OLMETEC 40 mg : comprimé (blanc) ; boîte de 90. Liste I - Remb 65 % - **66,94 €**.

Composition

	p cp	p cp	p cp
Olmésartan médoxomil..................	10 mg	20 mg	40 mg

Dans quel cas ce médicament est-il prescrit ?

Ce médicament est un *antihypertenseur* qui appartient à la famille des *inhibiteurs de l'angiotensine II*. Il bloque l'action de l'angiotensine II. Cette substance, naturellement présente dans l'organisme, provoque une contraction des artères qui augmente la pression artérielle et fatigue le cœur.

Il est utilisé dans le traitement de l'*hypertension artérielle*.

Contre-indications

Ce médicament ne doit pas être utilisé dans les cas suivants :
- obstruction des *voies biliaires*,
- **grossesse** (à partir du 4e mois),
- **allaitement**.

Attention : Si vous suiviez auparavant un traitement par *diurétique* ou un régime sans *sel*, la baisse de la tension artérielle peut être importante lors des premières prises du médicament et expose à un risque de malaise ou d'étourdissement. Il est donc recommandé de commencer le traitement avec de faibles posologies, sous surveillance médicale plus étroite.

Des précautions sont nécessaires en cas d'*insuffisance cardiaque* grave ou chez les personnes souffrant d'*hypertension artérielle* due à un rétrécissement des artères rénales, de rétrécissement des valves cardiaques ou de *cardiomyopathie* obstructive.

Les *inhibiteurs de l'angiotensine II* peuvent être responsables d'une augmentation de la *kaliémie*, notamment en cas d'*insuffisance rénale* ou de *diabète*. Faites pratiquer les analyses de sang prescrites par votre médecin ; elles sont notamment destinées à vérifier le bon fonctionnement de vos reins (dosage de la *créatinine*) et le taux de *potassium*.

Les sels de régime contiennent souvent du potassium, ne les utilisez pas sans avis médical pendant le traitement.

Conducteur : ce médicament peut être responsable de *vertiges*.

Interactions avec d'autres substances

Ce médicament peut interagir avec les *diurétiques* et les médicaments qui contiennent du *potassium* ou du *lithium*.

En outre, l'effet des *antihypertenseurs* peut être augmenté par certains médicaments tels que les *neuroleptiques*, les *antidépresseurs imipraminiques*, les *alphabloquants* utilisés dans les troubles urinaires, les médicaments contenant du baclofène ; il peut être diminué par les *AINS* ou les *corticoïdes*. Votre médecin doit être informé si vous êtes traité par l'un ou l'autre de ces médicaments.

Grossesse et allaitement

L'effet de ce médicament sur l'enfant à naître pendant les 3 premiers mois de la grossesse est mal connu. Par prudence, son usage est déconseillé. Au cours des 6 derniers mois de la grossesse, une prise prolongée de ce médicament peut altérer les reins du fœtus. Son utilisation est contre-indiquée à partir du 4e mois de la grossesse.

En conséquence, un désir de grossesse nécessite le remplacement de ce médicament par un autre antihypertenseur. Si une grossesse survient alors que vous prenez ce médicament, consultez rapidement votre médecin pour qu'il modifie votre traitement.

Les données actuellement disponibles ne permettent pas de savoir si ce médicament passe dans le lait maternel. Il est contre-indiqué chez la femme qui allaite.

Mode d'emploi et posologie

Ce médicament peut être pris indifféremment au cours ou en dehors des repas.

Pour un effet constant, la prise doit être régulière, toujours au même moment de la journée.

Posologie usuelle :

- Adulte de plus de 18 ans : 10 mg à 40 mg par jour, en 1 prise.

Conseils : Votre tension artérielle doit être contrôlée régulièrement. Les appareils permettant une mesure automatique de la tension à domicile utilisent souvent un procédé de mesure différent de celui qu'emploie votre médecin. Si vous avez un tel appareil, apportez-le en consultation pour vous assurer que la mesure obtenue est bien conforme à celle du tensiomètre de votre médecin.

Le traitement médicamenteux ne dispense pas de mesures simples pouvant faire baisser la tension artérielle : activité physique régulière, modération de la consommation de boissons alcoolisées et de *sel*, lutte contre l'excès de poids.

Effets indésirables possibles

Les études qui ont comparé ce médicament au *placebo* n'ont pas montré plus d'effets indésirables imputables au médicament, à l'exception de rares étourdissements.

Depuis sa commercialisation, les effets suivants ont été rarement observés :

- maux de tête, *réaction allergique* (œdème de *Quincke*) ;
- augmentation du taux de *créatinine* et de *potassium* dans le sang.

Laboratoires DAIICHI SANKYO France SAS

OLMIFON

Psychostimulant — sur ordonnance

Présentation

OLMIFON : comprimé (blanc) ; boîte de 40. Liste I - Remb 35 % - **4,58 €**.

Composition

	p cp
Adrafinil	300 mg

Dans quel cas ce médicament est-il prescrit ?

C'est un médicament qui appartient à la famille des *psychostimulants*.

Il est utilisé dans le traitement des troubles de la vigilance et de l'attention chez la personne âgée.

Attention : Des précautions sont à prendre en cas d'*épilepsie*, d'*insuffisance hépatique* ou d'*insuffisance rénale*.

Sportif : ce médicament contient une substance susceptible de rendre positifs certains *tests antidopage*.

Interactions avec d'autres substances

Ce médicament peut interagir avec d'autres médicaments. Signalez tout autre traitement en cours à votre médecin ou à votre pharmacien.

Mode d'emploi et posologie

Les comprimés doivent être avalés avec un peu d'eau.

Posologie usuelle :

2 à 4 comprimés par jour.

Effets indésirables possibles

Agitation, inversion d'humeur, insomnie : ces effets disparaissent au cours du traitement ou après diminution des doses.

Laboratoires Cephalon

OMACOR

Hypolipémiant

Présentation

OMACOR : capsule molle ; boîte de 28. Remb 65 % - **26,99 €**.

Composition

	p caps
Esters éthyliques d'acides oméga-3 à 90 %	1 g
Alpha-tocophérol (vitamine E)	4 mg

Dans quel cas ce médicament est-il prescrit ?

Ce médicament contient des acides gras essentiels qui ont la propriété faire baisser le taux de *triglycérides* dans le sang. Il diminue par ailleurs légèrement la capacité du sang à coaguler.

Il est utilisé dans le traitement des excès de triglycérides persistant malgré un régime adapté et assidu, et en complément des traitements de référence, dans la prévention des récidives de l'*infarctus du myocarde*.

Attention : Des précautions sont nécessaires en cas d'*hémorragie* grave (intervention chirurgicale, traumatisme...).

Interactions avec d'autres substances

Informez votre médecin ou votre pharmacien si vous prenez un *anticoagulant* oral.

Grossesse et allaitement

L'effet de ce médicament pendant la grossesse ou l'allaitement est mal connu : seul votre médecin peut évaluer le risque éventuel de son utilisation dans votre cas.

Mode d'emploi et posologie

Les capsules doivent être avalées au cours des repas, afin d'éviter les troubles digestifs.

Posologie usuelle :

- Adulte :
  - Excès de *triglycérides* : 2 à 4 capsules par jour.
  - Après un *infarctus du myocarde* : 1 capsule par jour.

Conseils : Le régime reste indispensable pendant toute la durée du traitement.

Un régime pauvre en graisses animales n'est pas simple à suivre : les erreurs sont fréquentes. Demandez conseil à votre médecin, à votre pharmacien ou à un professionnel de la nutrition.

Effets indésirables possibles

troubles digestifs, renvois.

Rarement : eczéma, acné, élévation des *transaminases*.

Laboratoires Pierre Fabre Médicament

OMÉPRAZOLE 10 mg
Génériques
Antiulcéreux

sur ordonnance

Les médicaments ci-dessous sont des génériques de MOPRAL (voir p. 838) et de ZOLTUM (voir p. 1367).

OMEPRAZOLE ALMUS 10 mg : gélule gastrorésistante *(saccharose)* boîte de 14. Liste II - Remb 65 % - 6,76 €.
OMEPRAZOLE ALMUS 10 mg : gélule gastrorésistante *(saccharose)* boîte de 28. Liste II - Remb 65 % - 12,98 €.
OMEPRAZOLE ALTER 10 mg : gélule gastrorésistante *(saccharose)* boîte de 14. Liste II - Remb 65 % - 6,76 €.
OMEPRAZOLE ALTER 10 mg : gélule gastrorésistante *(saccharose)* boîte de 28. Liste II - Remb 65 % - 12,98 €.
OMEPRAZOLE ARROW GENERIQUES 10 mg : gélule gastrorésistante *(saccharose)* boîte de 14. Liste II - Remb 65 % - 6,76 €.
OMEPRAZOLE ARROW GENERIQUES 10 mg : gélule gastrorésistante *(saccharose)* boîte de 28. Liste II - Remb 65 % - 12,98 €.
OMEPRAZOLE BIOGARAN 10 mg : gélule gastrorésistante *(saccharose)* boîte de 14. Liste II - Remb 65 % - 6,76 €.
OMEPRAZOLE BIOGARAN 10 mg : gélule gastrorésistante *(saccharose)* boîte de 28. Liste II - Remb 65 % - 12,98 €.
OMEPRAZOLE BOUCHARA RECORDATI 10 mg : gélule gastrorésistante *(saccharose)* boîte de 14. Liste II - Remb 65 % - 6,76 €.
OMEPRAZOLE BOUCHARA RECORDATI 10 mg : gélule gastrorésistante *(saccharose)* boîte de 28. Liste II - Remb 65 % - 12,98 €.
OMEPRAZOLE CRISTERS 10 mg : gélule gastrorésistante *(saccharose)* boîte de 28. Liste II - Remb 65 % - 12,98 €.
OMEPRAZOLE EG 10 mg : gélule gastrorésistante *(saccharose)* boîte de 14. Liste II - Remb 65 % - 6,76 €.
OMEPRAZOLE EG 10 mg : gélule gastrorésistante *(saccharose)* boîte de 28. Liste II - Remb 65 % - 12,98 €.
OMEPRAZOLE G GAM 10 mg : gélule gastrorésistante *(saccharose)* boîte de 28. Liste II - Remb 65 % - 12,98 €.
OMEPRAZOLE ISOMED 10 mg : gélule gastrorésistante *(saccharose)* boîte de 14. Liste II - Remb 65 % - 6,76 €.
OMEPRAZOLE ISOMED 10 mg : gélule gastrorésistante *(saccharose)* boîte de 28. Liste II - Remb 65 % - 12,98 €.
OMEPRAZOLE MERCK 10 mg : gélule gastrorésistante *(saccharose)* boîte de 14. Liste II - Remb 65 % - 6,76 €.
OMEPRAZOLE MERCK 10 mg : gélule gastrorésistante *(saccharose)* boîte de 28. Liste II - Remb 65 % - 12,98 €.
OMEPRAZOLE QUALIMED 10 mg : gélule gastrorésistante *(saccharose)* boîte de 14. Liste II - Remb 65 % - 6,76 €.
OMEPRAZOLE QUALIMED 10 mg : gélule gastrorésistante *(saccharose)* boîte de 28. Liste II - Remb 65 % - 12,98 €.
OMEPRAZOLE RATIOPHARM 10 mg : gélule gastrorésistante *(saccharose)* boîte de 14. Liste II - Remb 65 % - 6,76 €.
OMEPRAZOLE RATIOPHARM 10 mg : gélule gastrorésistante *(saccharose)* boîte de 28. Liste II - Remb 65 % - 12,98 €.
OMEPRAZOLE RPG 10 mg : gélule gastrorésistante *(saccharose)* boîte de 14. Liste II - Remb 65 % - 6,76 €.
OMEPRAZOLE RPG 10 mg : gélule gastrorésistante *(saccharose)* boîte de 28. Liste II - Remb 65 % - 12,98 €.
OMEPRAZOLE SANDOZ 10 mg : gélule gastrorésistante *(saccharose)* boîte de 14. Liste II - Remb 65 % - 6,76 €.
OMEPRAZOLE SANDOZ 10 mg : gélule gastrorésistante *(saccharose)* boîte de 28. Liste II - Remb 65 % - 12,98 €.
OMEPRAZOLE TEVA 10 mg : gélule gastrorésistante *(saccharose)* boîte de 14. Liste II - Remb 65 % - 6,76 €.
OMEPRAZOLE TEVA 10 mg : gélule gastrorésistante *(saccharose)* boîte de 28. Liste II - Remb 65 % - 12,98 €.
OMEPRAZOLE TORLAN 10 mg : gélule gastrorésistante *(saccharose)* boîte de 14. Liste II - Remb 65 % - 6,76 €.
OMEPRAZOLE TORLAN 10 mg : gélule gastrorésistante *(saccharose)* boîte de 28. Liste II - Remb 65 % - 12,98 €.
OMEPRAZOLE WINTHROP 10 mg : gélule gastrorésistante *(saccharose)* boîte de 14. Liste II - Remb 65 % - 6,76 €.
OMEPRAZOLE WINTHROP 10 mg : gélule gastrorésistante *(saccharose)* boîte de 28. Liste II - Remb 65 % - 12,98 €.
OMEPRAZOLE ZYDUS 10 mg : gélule gastrorésistante *(saccharose)* boîte de 14. Liste II - Remb 65 % - 6,76 €.
OMEPRAZOLE ZYDUS 10 mg : gélule gastrorésistante *(saccharose)* boîte de 28. Liste II - Remb 65 % - 12,98 €.

OMÉPRAZOLE 20 mg
Génériques
Antiulcéreux

sur ordonnance

Les médicaments ci-dessous sont des génériques de MOPRAL (voir p. 838) et de ZOLTUM (voir p. 1367).

OMEPRAZOLE ALMUS 20 mg : gélule gastrorésistante *(saccharose)* boîte de 14. Liste II - Remb 65 % - 11,11 €.
OMEPRAZOLE ALMUS 20 mg : gélule gastrorésistante *(saccharose)* boîte de 28. Liste II - Remb 65 % - 20,88 €.
OMEPRAZOLE ALMUS 20 mg : gélule gastrorésistante *(saccharose)* boîte de 7. Liste II - Remb 65 % - 5,83 €.
OMEPRAZOLE ALTER 20 mg : gélule gastrorésistante *(saccharose)* boîte de 14. Liste II - Remb 65 % - 11,11 €.
OMEPRAZOLE ALTER 20 mg : gélule gastrorésistante *(saccharose)* boîte de 28. Liste II - Remb 65 % - 20,88 €.
OMEPRAZOLE ALTER 20 mg : gélule gastrorésistante *(saccharose)* boîte de 7. Liste II - Remb 65 % - 5,83 €.
OMEPRAZOLE ARROW GENERIQUES 20 mg : gélule gastrorésistante *(saccharose)* boîte de 14. Liste II - Remb 65 % - 11,11 €.
OMEPRAZOLE ARROW GENERIQUES 20 mg : gélule gastrorésistante *(saccharose)* boîte de 28. Liste II - Remb 65 % - 20,88 €.
OMEPRAZOLE ARROW GENERIQUES 20 mg : gélule gastrorésistante *(saccharose)* boîte de 7. Liste II - Remb 65 % - 5,83 €.
OMEPRAZOLE BIOGARAN 20 mg : gélule gastrorésistante *(saccharose)* boîte de 14. Liste II - Remb 65 % - 11,11 €.
OMEPRAZOLE BIOGARAN 20 mg : gélule gastrorésistante *(saccharose)* boîte de 28. Liste II - Remb 65 % - 20,88 €.
OMEPRAZOLE BIOGARAN 20 mg : gélule gastrorésistante *(saccharose)* boîte de 7. Liste II - Remb 65 % - 5,83 €.
OMEPRAZOLE BOUCHARA-RECORDATI 20 mg : gélule gastrorésistante *(saccharose)* boîte de 14. Liste II - Remb 65 % - 11,11 €.
OMEPRAZOLE BOUCHARA-RECORDATI 20 mg : gélule gastrorésistante *(saccharose)* boîte de 28. Liste II - Remb 65 % - 20,88 €.
OMEPRAZOLE BOUCHARA-RECORDATI 20 mg : gélule gastrorésistante *(saccharose)* boîte de 7. Liste II - Remb 65 % - 5,83 €.
OMEPRAZOLE CRISTERS 20 mg : gélule gastrorésistante *(saccharose)* boîte de 28. Liste II - Remb 65 % - 20,88 €.
OMEPRAZOLE EG 20 mg : gélule gastrorésistante *(saccharose)* boîte de 14. Liste II - Remb 65 % - 11,11 €.
OMEPRAZOLE EG 20 mg : gélule gastrorésistante *(saccharose)* boîte de 28. Liste II - Remb 65 % - 20,88 €.
OMEPRAZOLE EG 20 mg : gélule gastrorésistante *(saccharose)* boîte de 7. Liste II - Remb 65 % - 5,83 €.
OMEPRAZOLE G GAM 20 mg : gélule gastrorésistante *(saccharose)* boîte de 28. Liste II - Remb 65 % - 20,88 €.
OMEPRAZOLE ISOMED 20 mg : gélule gastrorésistante *(saccharose)* boîte de 14. Liste II - Remb 65 % - 11,11 €.
OMEPRAZOLE ISOMED 20 mg : gélule gastrorésistante *(saccharose)* boîte de 28. Liste II - Remb 65 % - 20,88 €.
OMEPRAZOLE ISOMED 20 mg : gélule gastrorésistante *(saccharose)* boîte de 7. Liste II - Remb 65 % - 5,83 €.
OMEPRAZOLE MERCK 20 mg : gélule gastrorésistante *(saccharose)* boîte de 14. Liste II - Remb 65 % - 11,11 €.
OMEPRAZOLE MERCK 20 mg : gélule gastrorésistante *(saccharose)* boîte de 28. Liste II - Remb 65 % - 20,88 €.

OMEPRAZOLE MERCK 20 mg : gélule gastrorésistante *(saccharose)* boîte de 7. Liste II - Remb 65 % - 5,83 €.
OMEPRAZOLE QUALIMED 20 mg : gélule gastrorésistante *(saccharose)* boîte de 14. Liste II - Remb 65 % - 11,11 €.
OMEPRAZOLE QUALIMED 20 mg : gélule gastrorésistante *(saccharose)* boîte de 28. Liste II - Remb 65 % - 20,88 €.
OMEPRAZOLE QUALIMED 20 mg : gélule gastrorésistante *(saccharose)* boîte de 7. Liste II - Remb 65 % - 5,83 €.
OMEPRAZOLE RATIO 20 mg : gélule gastrorésistante *(saccharose)* boîte de 14. Liste II - Remb 65 % - 11,11 €.
OMEPRAZOLE RATIO 20 mg : gélule gastrorésistante *(saccharose)* boîte de 28. Liste II - Remb 65 % - 20,88 €.
OMEPRAZOLE RATIO 20 mg : gélule gastrorésistante *(saccharose)* boîte de 7. Liste II - Remb 65 % - 5,83 €.
OMEPRAZOLE RPG 20 mg : gélule gastrorésistante *(saccharose)* boîte de 14. Liste II - Remb 65 % - 11,11 €.
OMEPRAZOLE RPG 20 mg : gélule gastrorésistante *(saccharose)* boîte de 28. Liste II - Remb 65 % - 20,88 €.
OMEPRAZOLE RPG 20 mg : gélule gastrorésistante *(saccharose)* boîte de 7. Liste II - Remb 65 % - 5,83 €.
OMEPRAZOLE SANDOZ 20 mg : gélule gastrorésistante *(saccharose)* boîte de 14. Liste II - Remb 65 % - 11,11 €.
OMEPRAZOLE SANDOZ 20 mg : gélule gastrorésistante *(saccharose)* boîte de 28. Liste II - Remb 65 % - 20,88 €.
OMEPRAZOLE SANDOZ 20 mg : gélule gastrorésistante *(saccharose)* boîte de 7. Liste II - Remb 65 % - 5,83 €.
OMEPRAZOLE TEVA 20 mg : gélule gastrorésistante *(saccharose)* boîte de 14. Liste II - Remb 65 % - 11,11 €.
OMEPRAZOLE TEVA 20 mg : gélule gastrorésistante *(saccharose)* boîte de 28. Liste II - Remb 65 % - 20,88 €.
OMEPRAZOLE TEVA 20 mg : gélule gastrorésistante *(saccharose)* boîte de 7. Liste II - Remb 65 % - 5,83 €.
OMEPRAZOLE TORLAN 20 mg : gélule gastrorésistante *(saccharose)* boîte de 14. Liste II - Remb 65 % - 11,11 €.
OMEPRAZOLE TORLAN 20 mg : gélule gastrorésistante *(saccharose)* boîte de 28. Liste II - Remb 65 % - 20,88 €.
OMEPRAZOLE TORLAN 20 mg : gélule gastrorésistante *(saccharose)* boîte de 7. Liste II - Remb 65 % - 5,83 €.
OMEPRAZOLE WINTHROP 20 mg : gélule gastrorésistante *(saccharose)* boîte de 14. Liste II - Remb 65 % - 11,11 €.
OMEPRAZOLE WINTHROP 20 mg : gélule gastrorésistante *(saccharose)* boîte de 28. Liste II - Remb 65 % - 20,88 €.
OMEPRAZOLE WINTHROP 20 mg : gélule gastrorésistante *(saccharose)* boîte de 7. Liste II - Remb 65 % - 5,83 €.
OMEPRAZOLE ZYDUS 20 mg : gélule gastrorésistante *(saccharose)* boîte de 14. Liste II - Remb 65 % - 11,11 €.
OMEPRAZOLE ZYDUS 20 mg : gélule gastrorésistante *(saccharose)* boîte de 28. Liste II - Remb 65 % - 20,88 €.
OMEPRAZOLE ZYDUS 20 mg : gélule gastrorésistante *(saccharose)* boîte de 7. Liste II - Remb 65 % - 5,83 €.

OMEXEL

Alphabloquant — sur ordonnance

Présentation

OMEXEL LP 0,4 mg : comprimé à *libération prolongée* (jaune) ; boîte de 30. Liste I - Remb 35 % - **16,79 €**.

Composition

	p cp
Tamsulosine chlorhydrate	0,4 mg

Dans quel cas ce médicament est-il prescrit ?

Ce médicament appartient à la famille des *alphabloquants*. Il lutte contre la contraction des *voies* urinaires.

Il est utilisé dans le traitement des troubles urinaires dus à un *adénome de la prostate*.

Contre-indications

Ce médicament ne doit pas être utilisé dans les cas suivants :
- *antécédent* d'œdème de *Quincke* lié à la prise de tamsulosine,
- antécédent d'*hypotension orthostatique*,
- *insuffisance hépatique* grave.

Attention : Des précautions sont nécessaires en cas d'*insuffisance rénale* grave ou d'*insuffisance coronarienne*.
Une *hypotension orthostatique*, due à la dilatation des vaisseaux sanguins, peut survenir dans les heures qui suivent la prise du médicament. Ce malaise, souvent précédé de *vertiges* et de sueurs, est favorisé par un passage trop brutal en position verticale (en se levant d'une chaise ou d'un lit). Les risques sont surtout importants les premiers jours du traitement, pendant lesquels il convient d'éviter les activités dangereuses. Ensuite, l'organisme s'adapte au médicament. En cas de sensation d'étourdissement, allongez-vous quelques minutes et relevez-vous progressivement.
Conducteur : ce médicament peut parfois provoquer des étourdissements.

Interactions avec d'autres substances

Ce médicament peut interagir avec les *antihypertenseurs*, surtout les autres *alphabloquants*. Votre médecin adaptera la *posologie* pour limiter le risque d'*hypotension orthostatique*, mais il doit être parfaitement informé des médicaments que vous prenez conjointement.
En cas d'intervention chirurgicale, informez l'anesthésiste de la prise de ce médicament.

Grossesse et allaitement

Ce médicament n'a pas d'indication chez la femme.

Mode d'emploi et posologie

Ce médicament peut être pris indifféremment pendant ou en dehors des repas.
Ces comprimés libèrent d'une façon régulière et prolongée le médicament dans l'organisme ; ils doivent être avalés entiers avec un verre d'eau.

Posologie usuelle :
1 comprimé par jour.

Conseils : Ce médicament ne permet pas de faire régresser la taille de l'adénome. C'est un *traitement symptomatique* qui facilite l'ouverture du *sphincter* urinaire. Il est utilisé lorsque l'ablation de l'adénome n'est pas justifiée (troubles modérés) ou doit être retardée pour une raison quelconque.

Effets indésirables possibles

Étourdissement, troubles de l'éjaculation.
Rarement (moins de 1 % des utilisateurs) : maux de tête, fatigue, *hypotension orthostatique*, *palpitations*, nausées, diarrhée, constipation, éruption cutanée, démangeaisons, nez bouché, *rhinite*.
Très rarement (moins de 0,1 % des utilisateurs) : œdème de *Quincke* nécessitant l'arrêt définitif du traitement, *priapisme*.

Laboratoires Astellas Pharma

OMIX
Alphabloquant — sur ordonnance

Présentation
OMIX LP 0,4 mg : gélule contenant des microgranules à *libération prolongée* (orange et vert) ; boîte de 30. Liste I - Remb 35 % - **22,47 €**.

Composition

	p gél LP
Tamsulosine chlorhydrate	0,4 mg

Dans quel cas ce médicament est-il prescrit ?
Ce médicament appartient à la famille des *alphabloquants*. Il lutte contre la contraction des *voies* urinaires.
Il est utilisé dans le traitement des troubles urinaires dus à un *adénome de la prostate*.

Contre-indications
Ce médicament ne doit pas être utilisé dans les cas suivants :
- *antécédent* d'œdème de *Quincke* lié à la prise de tamsulosine,
- antécédent d'*hypotension orthostatique*,
- *insuffisance hépatique* grave.

Attention : Des précautions sont nécessaires en cas d'*insuffisance rénale* grave ou d'*insuffisance coronarienne*.
Une *hypotension orthostatique*, due à la dilatation des vaisseaux sanguins, peut survenir dans les heures qui suivent la prise du médicament. Ce malaise, souvent précédé de *vertiges* et de sueurs, est favorisé par un passage trop brutal en position verticale (en se levant d'une chaise ou d'un lit). Les risques sont surtout importants les premiers jours du traitement pendant lesquels il convient d'éviter les activités dangereuses. Ensuite l'organisme s'adapte au médicament. En cas de sensation d'étourdissement, allongez-vous quelques minutes et relevez-vous progressivement.
Conducteur : ce médicament peut parfois provoquer des étourdissements.

Interactions avec d'autres substances
Ce médicament peut interagir avec les *antihypertenseurs*, surtout les autres *alphabloquants*. Votre médecin adaptera la *posologie* pour limiter le risque d'*hypotension orthostatique*, mais il doit être parfaitement informé des médicaments que vous prenez conjointement.
En cas d'intervention chirurgicale, informez l'anesthésiste de la prise de ce médicament.

Grossesse et allaitement
Ce médicament n'a pas d'indication chez la femme.

Mode d'emploi et posologie
Ce médicament est pris de préférence à la fin du petit déjeuner. Une prise à jeun risque d'en augmenter l'effet hypotenseur.
Posologie usuelle :
1 gélule par jour.

Conseils : Ce médicament ne permet pas de faire régresser la taille de l'adénome. C'est un *traitement symptomatique* qui facilite l'ouverture du *sphincter* urinaire. Il est utilisé lorsque l'ablation de l'adénome n'est pas justifiée (troubles modérés) ou doit être retardée pour une raison quelconque.

Effets indésirables possibles
Étourdissement, maux de tête, fatigue, *hypotension orthostatique*, *palpitations*, troubles de l'éjaculation, *priapisme*, nausées, diarrhée, constipation, éruption cutanée, démangeaisons.
Rarement : rhume.
Très rarement : œdème de *Quincke* nécessitant l'arrêt définitif du traitement.

Laboratoires Astellas Pharma

ONCOVIN
Informations détaillées sur www.monvidal.com

ONCTOSE
Antiprurigineux local

Présentation
ONCTOSE : crème ; tube de 48 g. Non remb.

Composition

	p 100 g
Méfénidramium méthylsulfate	2 g
Lidocaïne chlorhydrate	1 g

Dans quel cas ce médicament est-il prescrit ?
Cette crème contient un *antihistaminique* antiallergique et un *anesthésique* local.
Elle est utilisée dans le *traitement symptomatique* des démangeaisons dues aux piqûres d'insectes.

Contre-indications
Cette crème ne doit pas être utilisée dans les cas suivants :
- *allergie* aux *antihistaminiques* ou aux *anesthésiques* locaux,
- lésion suintante, infectée ou irritée.

Attention : Si les démangeaisons persistent ou s'aggravent, elles peuvent être dues à une *allergie* à l'*antihistaminique* : demandez conseil à votre médecin ou à votre pharmacien.
Évitez d'utiliser cette crème, notamment chez l'enfant, de manière prolongée et sur des surfaces de peau étendues ou profondément lésées sans l'avis de votre pharmacien ou de votre médecin.
Sportif : les *anesthésiques* locaux ont été retirés de la liste des substances dopantes publiée dans les arrêtés du 20 avril et du 16 août 2004 par le ministère de la Jeunesse et des Sports.

Grossesse et allaitement
L'effet de ce médicament pendant la grossesse ou l'allaitement est mal connu. L'évaluation du risque éventuel lié à son utilisation est individuelle : demandez conseil à votre pharmacien ou à votre médecin.

Mode d'emploi et posologie
Appliquer la crème en massant légèrement.
Posologie usuelle :
2 à 3 applications par jour.
La durée du traitement ne doit pas dépasser 8 jours sans avis médical.

Conseils : Pensez à vous laver les mains après l'application pour éviter tout contact avec les yeux et les *muqueuses*.

Effets indésirables possibles

Réaction allergique cutanée.
Mydriase, en cas d'application à proximité des yeux.

Laboratoires Merck Médication Familiale

ONCTOSE HYDROCORTISONE

Antiprurigineux local

Présentation

ONCTOSE HYDROCORTISONE : crème ; tube de 30 g. Non remb.

Composition

	p 100 g
Hydrocortisone acétate	0,25 g
Méfénidramium méthylsulfate	2 g
Lidocaïne chlorhydrate	1 g

Dans quel cas ce médicament est-il prescrit ?

Cette crème contient un *dermocorticoïde*, un *antihistaminique* et un *anesthésique* local.
Elle est utilisée dans le *traitement symptomatique* des démangeaisons dues aux piqûres d'insectes et au contact avec certaines plantes (orties...). Elle ne doit pas être utilisée sans avis médical pour traiter d'autres affections.

Contre-indications

Ce médicament ne doit pas être utilisé dans les cas suivants :
- *allergie* aux *anesthésiques* locaux,
- infection et parasitose non traitées de la peau (ce médicament n'a pas d'effet anti-infectieux),
- lésion suintante,
- lésion ulcérée,
- *acné* et *rosacée*.

Attention : N'utilisez pas cette crème chez un enfant de moins de 3 ans sans avis médical.
Suivez attentivement les recommandations de votre pharmacien et n'utilisez pas cette crème de façon prolongée ou répétée sans l'avis de votre médecin.
Évitez d'exposer au soleil ou aux rayons *ultraviolets* les régions traitées : risque de réaction cutanée.
Sportif : ce médicament contient une substance susceptible de rendre positifs certains *tests antidopage*.

Grossesse et allaitement

Ce médicament peut être utilisé pendant la grossesse.
En cas d'allaitement, éviter l'application sur le mamelon.

Mode d'emploi et posologie

Étaler la crème sur les lésions et la faire pénétrer par un léger massage.

Posologie usuelle :
2 ou 3 applications par jour.
Compte tenu des indications limitées de ce produit, la durée du traitement ne doit pas excéder 3 jours.

Conseils : Pensez à vous laver les mains après l'application.
La cortisone est un médicament sûr et efficace quand elle est utilisée à bon escient. Ce médicament en vente libre ne doit pas être employé pour traiter des lésions cutanées autres que celles mentionnées dans la rubrique Indications.

Effets indésirables possibles

Allergie cutanée.
Photosensibilisation.
En cas d'usage prolongé :
- *atrophie* avec microhémorragie de la peau (*purpura*), dilatation des petits vaisseaux, vergetures, éruption de boutons ;
- développement anormal des poils, dessèchement, fragilisation et décoloration irrégulière de la peau ;
- rougeur autour de la bouche, apparition d'une *rosacée* ;
- retard de cicatrisation.

Laboratoires Merck Médication Familiale

ONDANSÉTRON 8 mg comprimé Génériques

Antiémétique

sur ordonnance

Les médicaments ci-dessous sont des génériques de ZOPHREN (voir p. 1371).

ONDANSETRON ARROW 8 mg : comprimé *(lactose)* boîte de 2. Liste I - Remb 65 % - 10,00 €.
ONDANSETRON ARROW 8 mg : comprimé *(lactose)* boîte de 4. Liste I - Remb 65 % - 19,44 €.
ONDANSETRON ARROW 8 mg : comprimé *(lactose)* boîte de 2. Liste I - Non remb.
ONDANSETRON ARROW 8 mg : comprimé *(lactose)* boîte de 4. Liste I - Non remb.
ONDANSETRON BIOGARAN 8 mg : comprimé *(lactose)* boîte de 2. Liste I - Remb 65 % - 10,00 €.
ONDANSETRON BIOGARAN 8 mg : comprimé *(lactose)* boîte de 4. Liste I - Remb 65 % - 19,44 €.
ONDANSETRON EG 8 mg : comprimé *(lactose)* boîte de 2. Liste I - Remb 65 % - 10,00 €.
ONDANSETRON EG 8 mg : comprimé *(lactose)* boîte de 4. Liste I - Remb 65 % - 19,44 €.
ONDANSETRON MERCK 8 mg : comprimé *(lactose)* boîte de 2. Liste I - Remb 65 % - 10,00 €.
ONDANSETRON MERCK 8 mg : comprimé *(lactose)* boîte de 4. Liste I - Remb 65 % - 19,44 €.
ONDANSETRON QUALIMED 8 mg : comprimé *(lactose)* boîte de 2. Liste I - Remb 65 % - 10,00 €.
ONDANSETRON QUALIMED 8 mg : comprimé *(lactose)* boîte de 4. Liste I - Remb 65 % - 19,44 €.
ONDANSETRON RANBAXY 8 mg : comprimé *(lactose)* boîte de 2. Liste I - Remb 65 % - 10,00 €.
ONDANSETRON RANBAXY 8 mg : comprimé *(lactose)* boîte de 4. Liste I - Remb 65 % - 19,44 €.
ONDANSETRON RATIOPHARM 8 mg : comprimé *(lactose)* boîte de 2. Liste I - Remb 65 % - 10,00 €.
ONDANSETRON RATIOPHARM 8 mg : comprimé *(lactose)* boîte de 4. Liste I - Remb 65 % - 19,44 €.
ONDANSETRON SANDOZ 8 mg : comprimé *(lactose anhydre)* boîte de 2. Liste I - Remb 65 % - 10,00 €.
ONDANSETRON SANDOZ 8 mg : comprimé *(lactose anhydre)* boîte de 4. Liste I - Remb 65 % - 19,44 €.
ONDANSETRON TEVA 8 mg : comprimé *(lactose)* boîte de 4. Liste I - Remb 65 % - 19,44 €.
ONDANSETRON WINTHROP 8 mg : comprimé *(lactose)* boîte de 2. Liste I - Remb 65 % - 10,00 €.

ONDANSETRON WINTHROP 8 mg : comprimé *(lactose)* boîte de 4. Liste I - Remb 65 % - 19,44 €.
ONDANSETRON ZYDUS 8 mg : comprimé *(lactose anhydre)* boîte de 2. Liste I - Remb 65 % - 10,00 €.
ONDANSETRON ZYDUS 8 mg : comprimé *(lactose anhydre)* boîte de 4. Liste I - Remb 65 % - 19,44 €.

ONDANSÉTRON 8 mg comprimé orodispersible Génériques

Antiémétique

sur ordonnance

Les médicaments ci-dessous sont des génériques de ZOPHREN (voir p. 1371).

ONDANSETRON ARROW 8 mg : comprimé orodispersible *(aspartam)* boîte de 2. Liste I - Remb 65 % - 10,00 €.
ONDANSETRON ARROW 8 mg : comprimé orodispersible *(aspartam)* boîte de 4. Liste I - Remb 65 % - 19,44 €.
ONDANSETRON BIOGARAN 8 mg : comprimé orodispersible *(aspartam)* boîte de 2. Liste I - Remb 65 % - 10,00 €.
ONDANSETRON BIOGARAN 8 mg : comprimé orodispersible *(aspartam)* boîte de 4. Liste I - Remb 65 % - 19,44 €.
ONDANSETRON EG 8 mg : comprimé orodispersible *(aspartam)* boîte de 2. Liste I - Remb 65 % - 10,00 €.
ONDANSETRON EG 8 mg : comprimé orodispersible *(aspartam)* boîte de 4. Liste I - Remb 65 % - 19,44 €.
ONDANSETRON MERCK 8 mg : comprimé orodispersible *(aspartam)* boîte de 2. Liste I - Remb 65 % - 10,00 €.
ONDANSETRON MERCK 8 mg : comprimé orodispersible *(aspartam)* boîte de 4. Liste I - Remb 65 % - 19,44 €.
ONDANSETRON QUALIMED 8 mg : comprimé orodispersible *(aspartam)* boîte de 2. Liste I - Remb 65 % - 10,00 €.
ONDANSETRON QUALIMED 8 mg : comprimé orodispersible *(aspartam)* boîte de 4. Liste I - Remb 65 % - 19,44 €.
ONDANSETRON RATIOPHARM 8 mg : comprimé orodispersible *(aspartam)* boîte de 2. Liste I - Remb 65 % - 10,00 €.
ONDANSETRON RATIOPHARM 8 mg : comprimé orodispersible *(aspartam)* boîte de 4. Liste I - Remb 65 % - 19,44 €.
ONDANSETRON WINTHROP 8 mg : comprimé orodispersible *(aspartam)* boîte de 2. Liste I - Remb 65 % - 10,00 €.
ONDANSETRON WINTHROP 8 mg : comprimé orodispersible *(aspartam)* boîte de 4. Liste I - Remb 65 % - 19,44 €.
ONDANSETRON WYVERN MEDICAL 8 mg : comprimé orodispersible *(aspartam, glucose, lactose)* boîte de 4. Liste I - Remb 65 % - 19,44 €.
ONDANSETRON ZYDUS 8 mg : comprimé orodispersible *(aspartam, glucose, lactose)* boîte de 2. Liste I - Remb 65 % - 10,00 €.
ONDANSETRON ZYDUS 8 mg : comprimé orodispersible *(aspartam, glucose, lactose)* boîte de 4. Liste I - Remb 65 % - 19,44 €.

OPALGYNE

Informations détaillées sur www.monvidal.com

OPATANOL

Collyre antiallergique

sur ordonnance

Présentation

OPATANOL : collyre ; flacon de 5 ml. Liste I - Remb 35 % - **7,19 €**.

Composition

	p 100 ml
Olopatadine chlorhydrate	100 mg
Benzalkonium chlorure	+

Dans quel cas ce médicament est-il prescrit ?

Ce collyre contient un *antihistaminique* antiallergique.

Il est utilisé dans le traitement des *conjonctivites* allergiques.

Attention : Ce collyre contient un conservateur (benzalkonium) qui appartient à la famille des *ammoniums quaternaires*. Signalez à votre médecin tout *antécédent* d'*allergie* à ces substances.

Des précautions sont nécessaires en cas d'*insuffisance rénale* ou *hépatique* et chez la personne âgée.

Conducteur : l'instillation de ce collyre peut provoquer une gêne visuelle transitoire.

Interactions avec d'autres substances

Ce collyre peut interagir avec d'autres collyres : sauf indication contraire de votre médecin, respectez un intervalle de 10 à 15 minutes entre deux instillations.

Grossesse et allaitement

L'effet de ce médicament pendant la grossesse ou l'allaitement est mal connu : seul votre médecin peut évaluer le risque éventuel de son utilisation dans votre cas.

Mode d'emploi et posologie

Tirer la paupière inférieure vers le bas tout en regardant vers le haut. Déposer les gouttes de collyre entre la paupière et le globe oculaire (*cul-de-sac conjonctival*).

Posologie usuelle :

- Adulte et enfant de plus de 3 ans : 1 goutte, 2 fois par jour.

Conseils : Évitez de mettre l'embout du flacon en contact avec l'œil.

Les *lentilles de contact* souples doivent être ôtées avant l'instillation du collyre : elles ne pourront être replacées que 15 minutes après l'instillation.

Ne conservez pas ce collyre plus de 4 semaines après une première utilisation.

Effets indésirables possibles

Le plus couramment : gêne transitoire après l'application.

Les troubles suivants ont été également rapportés :

- troubles oculaires : sécheresse de l'œil, sécrétions de l'œil, démangeaison locale, fatigue visuelle, *œdème* des paupières, sensation de corps étranger, *kératite*, sensation d'œil qui colle, vision floue, sensibilité anormale à la lumière ;
- autres troubles : maux de tête, fatigue, vertiges, sécheresse nasale, bouche sèche, *rhinite*.

Laboratoires Alcon

OPHTACALM

Collyre antiallergique

Présentation

OPHTACALM : collyre ; flacon compte-gouttes de 10 ml. Non remb.
OPHTACALM : collyre ; boîte de 10 unidoses de 0,35 ml. Non remb.

Composition

	flacon p 100 ml	unidose p 100 ml
Cromoglycate de sodium	2 g	2 g
Benzalkonium chlorure	+	

Dans quel cas ce médicament est-il prescrit ?

C'est un collyre antiallergique.

Il est utilisé dans le traitement des *allergies* oculaires.

Attention : Le flacon de 10 ml, contrairement aux unidoses, contient un conservateur (benzalkonium) de la famille des *ammoniums quaternaires* :
- signalez à votre médecin ou à votre pharmacien tout *antécédent* d'*allergie* à cette famille d'*antiseptiques* ;
- il est recommandé d'ôter les lentilles de contact souples avant l'instillation et d'attendre 15 minutes avant de les replacer.

Interactions avec d'autres substances

Ce collyre peut interagir avec d'autres collyres : respectez un intervalle de 15 minutes entre deux instillations.

Grossesse et allaitement

L'effet de ce médicament pendant la grossesse ou l'allaitement est mal connu : seul votre médecin peut évaluer le risque éventuel de son utilisation dans votre cas.

Mode d'emploi et posologie

Tirer la paupière inférieure vers le bas tout en regardant vers le haut et déposer une goutte de collyre entre la paupière et le globe oculaire (*cul-de-sac conjonctival*).

Posologie usuelle :
- Adulte et enfant : 1 goutte, 2 à 6 fois par jour.

Conseils : Compte tenu de son absence de toxicité, ce médicament peut être obtenu sans ordonnance, néanmoins un avis médical est nécessaire avant de l'utiliser chez l'enfant.
Évitez de mettre l'embout du flacon en contact avec l'œil.
L'application correcte du produit peut nécessiter une aide, notamment chez une personne handicapée ou âgée.
Ne conservez pas le flacon de 10 ml plus de 28 jours après une première utilisation. Les unidoses, sans conservateur, doivent être jetées après l'instillation.

Effets indésirables possibles

Réaction allergique.

Laboratoires Chauvin Bausch & Lomb

OPHTALMINE

Collyre à visée adoucissante

Présentation

OPHTALMINE : collyre ; flacon de 20 ml. Non remb.

Composition

	p 100 ml
Vigne rouge, extrait	1 g
Acide borique	+
Rose, eau distillée	+

Dans quel cas ce médicament est-il prescrit ?

Ce collyre possède des propriétés astringentes et adoucissantes.

Il est utilisé dans le traitement des *conjonctivites* non infectieuses.

Attention : Une rougeur ou une douleur oculaires ne correspondent pas toujours à une *conjonctivite*. Des soins urgents peuvent être nécessaires, notamment en cas de vision floue.
En l'absence d'amélioration au bout de 3 jours, consultez votre médecin.

Interactions avec d'autres substances

Ce collyre peut interagir avec d'autres collyres. Respectez un intervalle minimal de 15 minutes entre deux instillations.

Grossesse et allaitement

Ce médicament ne contient que des substances présumées sans danger pendant la grossesse ou l'allaitement.

Mode d'emploi et posologie

Tirer la paupière inférieure vers le bas tout en regardant vers le haut et déposer la goutte de collyre entre la paupière et le globe oculaire (*cul-de-sac conjonctival*).

Posologie usuelle :
1 goutte, 2 à 8 fois par jour.

Conseils : Une détérioration ou un entretien inadéquat des *lentilles de contact* sont souvent à l'origine d'une irritation oculaire : consultez d'urgence votre ophtalmologiste afin qu'il les examine. Si cette consultation n'est pas possible rapidement, retirez vos lentilles.
Évitez de mettre l'embout du flacon en contact avec l'œil.
Ne conservez pas ce collyre plus de 15 jours après une première utilisation.

Laboratoires Coopération Pharmaceutique Française

OPHTASILOXANE

Cicatrisant oculaire

Présentation

OPHTASILOXANE : collyre ; flacon de 10 ml. Non remb.

Composition

	p flacon
Diméticone	10 ml

Dans quel cas ce médicament est-il prescrit ?

C'est un collyre protecteur et lubrifiant.

Il est utilisé dans le *traitement d'appoint* des brûlures de l'œil provoquées par la chaleur, la lumière ou un produit caustique.

Attention : Toute plaie oculaire, même minime, peut avoir des conséquences graves. Elle doit faire l'objet d'un examen spécialisé, notamment en cas de rougeur, douleur et/ou vision floue.
N'utilisez pas ce collyre de façon prolongée sans avis médical.

Grossesse et allaitement

L'effet de ce médicament pendant la grossesse ou l'allaitement est mal connu. L'évaluation du risque éventuel lié à son utilisation est individuelle : demandez conseil à votre pharmacien ou à votre médecin.

Mode d'emploi et posologie

Tirer la paupière inférieure vers le bas tout en regardant vers le haut et déposer une goutte de collyre entre la paupière et le globe oculaire (*cul-de-sac conjonctival*).

Posologie usuelle :

1 goutte, 1 à 6 fois par jour.

Conseils : L'application correcte du produit peut nécessiter une aide, notamment chez une personne handicapée ou âgée.
Ne conservez pas ce collyre plus de 15 jours après une première utilisation.

Laboratoires Alcon

OPHTERGINE

Informations détaillées sur www.monvidal.com

OPHTIM

Antiglaucomateux

sur ordonnance

Présentation

OPHTIM 0,25 % : collyre ; boîte de 60 unidoses de 0,25 ml. Liste I - Remb 65 % - **8,79 €**.
OPHTIM 0,5 % : collyre ; boîte de 60 unidoses de 0,25 ml. Liste I - Remb 65 % - **9,43 €**.

Composition

	p 100 ml	p 100 ml
Timolol	250 mg	500 mg

Dans quel cas ce médicament est-il prescrit ?

Ce collyre *bêtabloquant* a la propriété de diminuer la pression des liquides contenus dans l'œil (*tension intraoculaire*).

Il est utilisé dans le traitement des maladies dues à un excès de tension intraoculaire, et notamment du *glaucome* à angle ouvert.

Contre-indications

Compte tenu de l'absorption du collyre par l'œil et du passage du *bêtabloquant* dans le sang, ce médicament ne doit pas être utilisé dans les cas suivants :
- *asthme* et *bronchite chronique* grave,
- *insuffisance cardiaque* grave (sauf si elle est stabilisée par un traitement spécifique),
- *bloc auriculoventriculaire* grave,
- angor de *Prinzmetal*,
- rythme cardiaque au repos inférieur à 50 battements par minute,
- maladie ou syndrome de *Raynaud*,
- *phéochromocytome* non traité,
- hypotension,
- *antécédent* de *choc anaphylactique*,
- en association avec la floctafénine ou le sultopride.

Attention : Le traitement du glaucome nécessite des contrôles réguliers de la pression intraoculaire et de l'état de la cornée afin de dépister d'éventuelles complications.
Le port de *lentilles de contact* est déconseillé pendant le traitement, en raison du risque de sécheresse de l'œil.
Chez les diabétiques, les *bêtabloquants* peuvent masquer certains *symptômes* de l'*hypoglycémie* (*palpitations* et accélération du cœur essentiellement).
Les bêtabloquants aggravent les symptômes des *chocs* allergiques et nuisent à l'efficacité de l'*adrénaline* utilisée pour les traiter en urgence. Signalez à votre médecin tout antécédent de choc allergique, même ancien.
Les personnes souffrant d'*angine de poitrine* ou d'*insuffisance coronarienne* ne doivent pas arrêter brutalement le traitement. Un avis médical est nécessaire.
En cas d'intervention chirurgicale, prévenez l'anesthésiste que vous suivez ce traitement.
Compte-tenu de la possibilité d'effets indésirables visuels, ce collyre peut, chez certaines personnes, constituer un risque pour la conduite automobile ou le maniement de machines dangereuses. Assurez-vous à l'occasion des premières utilisations que vous supportez bien ce collyre avant de reprendre la pratique d'une activité à risque.
Sportif : ce médicament contient une substance susceptible de rendre positifs certains *tests antidopage*.

Interactions avec d'autres substances

Ce collyre peut interagir avec d'autres collyres, notamment ceux qui contiennent de l'*adrénaline* : respectez un intervalle de 15 minutes entre deux instillations, sauf indication contraire de votre ophtalmologiste.

Bien que le passage du bêtabloquant dans le sang soit faible, ce collyre pourrait interagir avec des médicaments pris par *voie* orale (ou injectable).

Il ne doit pas être associé :
- à la floctafénine (IDARAC) : risque de majoration de la gravité d'un éventuel *choc* allergique ;
- au sultopride (uniquement disponible à l'hôpital) : risque de ralentissement cardiaque important.

Il peut également interagir avec l'amiodarone ou avec un *bêtabloquant* pris par voie orale.

Informez votre médecin si vous prenez des *antidiabétiques*, des *AINS*, des *antidépresseurs* tricycliques, des *neuroleptiques*, des *corticoïdes*, des *inhibiteurs calciques*, ou des médicaments contenant l'une des substances suivantes : quinidine, hydroquinidine, disopyramide, propafénone, baclofène, cimétidine, clonidine, lidocaïne injectable, méfloquine.

Grossesse et allaitement

Les études scientifiques disponibles n'ont pas mis en évidence de problème particulier lors de l'utilisation de *bêtabloquant* chez la femme enceinte.

L'effet bêtabloquant persiste quelques jours chez le nouveau-né et justifie une surveillance médicale renforcée pendant les premiers jours de la vie.

Ce médicament passe dans le lait maternel. L'allaitement est déconseillé pendant le traitement.

Mode d'emploi et posologie

Tirer la paupière inférieure vers le bas tout en regardant vers le haut et déposer une goutte de collyre entre la paupière et le globe oculaire (*cul-de-sac conjonctival*).

Posologie usuelle :
- Adulte : 1 goutte, 2 fois par jour.

La solution (0,25 % ou 0,5 %) est choisie par l'ophtalmologiste en fonction de la *tension intraoculaire*.

Conseils : Afin de diminuer le passage du *bêtabloquant* dans le sang et d'augmenter l'action locale du médicament, il est recommandé après l'instillation d'appuyer avec votre doigt entre l'œil traité et le nez (pour obstruer le canal lacrymal) ou de fermer les paupières pendant quelques minutes.
Le tabac et l'excès d'alcool sont toxiques pour le nerf optique ; ils doivent être évités.
Jetez les unidoses immédiatement après utilisation.

Effets indésirables possibles

Irritation locale, sécheresse de l'œil, troubles visuels à signaler à votre ophtalmologiste.

Exceptionnellement, en cas de passage du *bêtabloquant* dans le sang :
- fatigue, sensation de mains et de pieds froids, insomnie, douleurs d'estomac, nausées, vomissements ;
- *bloc auriculoventriculaire*, ralentissement excessif du cœur, chute de tension, *insuffisance cardiaque*, *bronchospasme*, *hypoglycémie*, phénomène de *Raynaud* ;
- *éruption cutanée*, aggravation d'un *psoriasis*.

Laboratoires Théa

OPOBYL

Informations détaillées sur www.monvidal.com

OPO-VEINOGÈNE

Informations détaillées sur www.monvidal.com

OPTICRON
Collyre antiallergique

Présentation

OPTICRON 2 % : collyre ; flacon de 5 ml. Remb 35 % - **4,04 €**.
OPTICRON 2 % : collyre ; boîte de 10 unidoses de 0,35 ml. Non remb.
OPTICRON 2 % : collyre ; boîte de 24 unidoses de 0,35 ml. Remb 35 % - **3,58 €**.

Composition

	flacon p 100 ml	unidose p 100 ml
Cromoglicate de sodium	2 g	2 g
Benzalkonium chlorure	+	

Dans quel cas ce médicament est-il prescrit ?

Ce collyre contient un antiallergique local.
Il est utilisé dans le traitement des *allergies* oculaires.

Attention : En cas d'*allergie* aux *antiseptiques* de la famille des *ammoniums quaternaires*, n'utilisez pas le collyre en flacon de 5 ml du fait de la présence de benzalkonium.
Le port de lentilles de contact souples est déconseillé pendant le traitement (sauf collyre en unidose).

Interactions avec d'autres substances

Ce collyre peut interagir avec d'autres collyres : respectez un intervalle de 15 minutes entre deux instillations.

Grossesse et allaitement

L'effet de ce médicament pendant la grossesse ou l'allaitement est mal connu : seul votre médecin peut évaluer le risque éventuel de son utilisation dans votre cas.

Mode d'emploi et posologie

Tirer la paupière inférieure vers le bas tout en regardant vers le haut et déposer une goutte de collyre entre la paupière et le globe oculaire (*cul-de-sac conjonctival*).
Veiller à ne pas mettre en contact l'embout du flacon avec l'œil ou les doigts pour éviter de contaminer le collyre avec les germes présents sur les paupières ou la peau.

Posologie usuelle :
- Adulte et enfant : 1 goutte, 2 à 6 fois par jour.

Conseils : Compte tenu de son absence de toxicité, ce médicament peut être obtenu sans ordonnance, néanmoins un avis médical est nécessaire avant de l'utiliser chez l'enfant.
Ne conservez pas le flacon de 5 ml plus de 15 jours après ouverture. Une unidose permet une instillation dans les deux yeux et doit être jetée après usage.
Ce médicament doit être stocké à l'abri de la lumière.

Effets indésirables possibles

Réaction allergique.

Laboratoires Coopération Pharmaceutique Française

OPTREX
Solution de lavage oculaire

Présentation

OPTREX : solution pour lavage oculaire ; flacon de 190 ml. Non remb.

Composition

	p 100 ml
Chlorobutanol	20 mg
Acide salicylique	20 mg
Alcool	3 g
Acide borique	2 g
Hamamélis, eau distillée	400 mg

Dans quel cas ce médicament est-il prescrit ?

C'est une solution pour lavage ophtalmique *antiseptique* et légèrement astringente.
Elle est utilisée en cas d'irritation de l'œil.

Contre-indications

Ce médicament ne doit pas être utilisé en cas d'*allergie* aux *salicylés*.

Attention : Une irritation oculaire peut être due à une infection : en cas de doute, n'hésitez pas à consulter votre médecin. N'utilisez pas ce médicament de façon prolongée sans prendre un avis médical.

Interactions avec d'autres substances

En cas de traitement avec un collyre, respectez un intervalle de 15 minutes entre les deux instillations.

Mode d'emploi et posologie

Retourner le flacon et le presser légèrement en dirigeant le jet vers l'œil. Essuyer l'excédent de solution avec une compresse.

Posologie usuelle :
3 ou 4 lavages oculaires par jour.

Conseils : Cette solution ne doit pas être utilisée pour l'entretien des *lentilles de contact*.
Évitez de mettre l'embout du flacon en contact avec l'œil.
Après ouverture, ne conservez pas le flacon plus de 1 mois.

Laboratoires Pierre Fabre Médicament

OPTRUMA

Estrogène de synthèse — sur ordonnance

Présentation

OPTRUMA 60 mg : comprimé (ovale ; blanc) ; boîte de 28. Liste I - Remb 65 % - **31,28 €**.
OPTRUMA 60 mg : comprimé (ovale ; blanc) ; boîte de 84. Liste I - Remb 65 % - **83,86 €**.

Composition

	p cp
Raloxifène chlorhydrate	60 mg
Lactose	+

Dans quel cas ce médicament est-il prescrit ?

Ce médicament est une *hormone* de synthèse qui reproduit les effets protecteurs des *estrogènes* sur l'os. Des études ont montré qu'il diminue le risque de fractures des vertèbres dues à l'*ostéoporose*. Contrairement aux estrogènes, il n'a pas d'effet stimulant sur la glande mammaire et sur l'utérus.

Il est utilisé pour traiter et prévenir l'ostéoporose chez la femme ménopausée. Le remboursement de la Sécurité sociale est subordonné à la présence d'au moins une fracture visible à la radiographie.

Contre-indications

Ce médicament ne doit pas être utilisé dans les cas suivants :
- *antécédent* d'*accident thromboembolique* (*phlébite*, *embolie* pulmonaire...) ;
- *insuffisance hépatique*, ictère (jaunisse) chronique ;
- *insuffisance rénale* grave ;
- saignement génital intermittent (l'origine de ce saignement doit être déterminée par des examens appropriés avant la mise en route du traitement) ;
- cancer du corps de l'utérus (l'effet de ce médicament n'est pas connu dans cette situation) ;
- femme non ménopausée.

Attention : Ce médicament n'agit que sur l'os et n'a pas d'effet sur les *symptômes* de la *ménopause* (bouffées de chaleur...).
Comme les *estrogènes*, ce médicament augmente légèrement le risque de *thrombose*. Les situations qui exposent à un risque de *phlébite*, comme une intervention chirurgicale ou un alitement prolongé, peuvent nécessiter l'arrêt du traitement.
En l'absence de données, ce médicament ne peut être utilisé en cas de cancer du sein en cours de traitement.
Tout saignement génital inexpliqué doit être signalé à votre médecin.

Interactions avec d'autres substances

Ce médicament peut interagir avec les médicaments qui contiennent de la colestyramine (QUESTRAN).
Informez par ailleurs votre médecin si vous prenez un *anticoagulant* oral : le *taux de prothrombine* doit être surveillé plus régulièrement dans le mois qui suit la mise en route ou l'arrêt du traitement.

Grossesse et allaitement

Ce médicament n'a pas d'indication chez la femme non ménopausée.

Mode d'emploi et posologie

Le comprimé est pris indifféremment pendant ou entre les repas.

Posologie usuelle :
1 comprimé par jour.

Conseils : Pendant toute la durée du traitement, des apports de calcium sont nécessaires, soit par l'alimentation (produits laitiers), soit par un traitement conjoint spécifique.
Des exercices physiques réguliers contribuent à limiter l'évolution de l'*ostéoporose*.

Effets indésirables possibles

Bouffées de chaleur.
Œdèmes des jambes, crampes.
Rarement : *Accidents thromboemboliques*.
Très rarement : *éruption cutanée*, nausées, vomissements, douleurs abdominales, digestion difficile.

Laboratoires Pierre Fabre Médicament

ORACÉFAL

Antibiotique : céphalosporine — sur ordonnance

Présentation

ORACÉFAL 125 mg : poudre pour suspension buvable (arômes : citron, framboise, fraise) ; flacon de 60 ml (12 cuillères-mesure de 5 ml). Liste I - Remb 65 % - **2,24 €**.
ORACÉFAL 250 mg : poudre pour suspension buvable (arômes : citron, framboise, fraise) ; flacon de 60 ml (12 cuillères-mesure de 5 ml). Liste I - Remb 65 % - **3,56 €**.
ORACÉFAL 500 mg : poudre pour suspension buvable (arômes : banane, caramel) ; flacon de 60 ml (12 cuillères-mesure de 5 ml). Liste I - Remb 65 % - **5,72 €**.
ORACÉFAL 500 mg : gélule (bleu clair et bleu foncé) ; boîte de 12. Liste I - Remb 65 % - **5,82 €**.
ORACÉFAL 1 g : comprimé *dispersible* (beige ; arômes : orange, pamplemousse) ; boîte de 6. Liste I - Remb 65 % - **5,29 €**.

Composition

	p c mes	p c mes	p c mes
Céfadroxil	125 mg	250 mg	500 mg
Saccharose	2,2 g	1,85 g	1,9 g

	p gél	p cp
Céfadroxil	500 mg	1 g
Lactose	+	

Dans quel cas ce médicament est-il prescrit ?

Cet *antibiotique* appartient à la famille des *céphalosporines*, antibiotiques proches des *pénicillines*, qui sont actives sur un plus grand nombre de *germes* que la pénicilline simple.

Il est utilisé dans le traitement de diverses maladies infectieuses, notamment des poumons, des bronches, des *sinus*, de la gorge ou des oreilles, de l'appareil urinaire.

Contre-indications

Ce médicament ne doit pas être utilisé en cas d'*allergie* aux *céphalosporines*.

Votre médecin est seul juge pour prescrire ce médicament en cas d'allergie aux *pénicillines*.

Attention : Des précautions sont nécessaires en cas d'*insuffisance rénale*.
La survenue de toute *réaction allergique* (boutons, *œdème*, malaise) impose l'arrêt du traitement : consultez rapidement votre médecin. Pensez à toujours signaler vos *antécédents* d'allergie à une *céphalosporine* ou à une *pénicilline*.
De nombreux *antibiotiques* peuvent provoquer des selles liquides ou une *diarrhée*, généralement bénigne. En revanche, une diarrhée importante survenant pendant ou dans les jours qui suivent le traitement antibiotique doit être signalée à votre médecin.
Une diminution de la fièvre ou une disparition des *symptômes* ne sont pas synonymes de guérison : la durée du traitement doit absolument être respectée pour éviter les rechutes ou l'apparition d'une *résistance* du *germe* à l'*antibiotique*.
Les suspensions buvables contiennent du *sucre* (saccharose) en quantité notable.

Grossesse et allaitement

Aucun effet néfaste pour l'enfant à naître n'a été établi avec ce médicament. Il peut être prescrit pendant la grossesse.

Ce médicament passe dans le lait maternel ; la poursuite de l'allaitement est possible, mais tout *symptôme* survenant chez le nourrisson devra être signalé au médecin : *muguet*, éruption de boutons... pouvant traduire une *intolérance* ou une *allergie*.

Mode d'emploi et posologie

Les repas ne modifient pas l'absorption de ce médicament qui peut donc être pris à n'importe quel moment de la journée. Néanmoins, la prise du médicament au cours du repas diminue le risque de nausées.

Les suspensions buvables sont préparées en dissolvant la poudre avec de l'eau en quantité suffisante pour que la solution obtenue atteigne le trait gravé sur le flacon. Elles doivent être agitées avant l'emploi.

Les gélules ne sont pas adaptées à l'enfant de moins de 6 ans. En effet, elles risquent d'obstruer les voies respiratoires si l'enfant déglutit mal et que la gélule passe dans la trachée (fausse route).

Le comprimé dispersible doit être délité dans un verre d'eau.

Posologie usuelle :

- Adulte : 2 g par jour, répartis en 2 prises.
- Enfant et nourrisson : 50 mg par kg et par jour, répartis en 2 prises, sans dépasser la dose Adulte (2 g par jour) ; soit, par exemple, pour un enfant de 20 kg : 2 cuillères-mesure de suspension buvable à 250 mg, matin et soir.

Conseils : Le médecin prescrit parfois un prélèvement pour identifier le *germe* responsable de l'infection et tester sa sensibilité aux *antibiotiques*. Le résultat de cet examen peut être faussé en cas d'automédication préalable : ne prenez pas et ne donnez pas d'antibiotiques sans avis médical.
L'éventuelle impression de fatigue n'est pas due à l'*antibiotique*, mais à l'infection elle-même.
Les suspensions buvables reconstituées se conservent 7 jours à température ambiante.

Effets indésirables possibles

Nausées, vomissements, *diarrhée*.

Démangeaisons génitales.

Réaction allergique : *éruption cutanée*, œdème de *Quincke*, *choc anaphylactique* (exceptionnel)...

Anomalie de la *numération formule sanguine*, élévation des *transaminases*.

Laboratoires Bristol-Myers Squibb

ORACILLINE

Antibiotique : pénicilline — sur ordonnance

Présentation

ORACILLINE 250 000 UI/5 ml : suspension buvable (arôme abricot) ; flacon de 120 ml (24 cuillères-mesure de 5 ml). Liste I - Remb 65 % - **6,93 €**.
ORACILLINE 500 000 UI/5 ml : suspension buvable (arôme abricot) ; flacon de 120 ml (24 cuillères-mesure de 5 ml). Liste I - Remb 65 % - **8,71 €**.
ORACILLINE 1 000 000 UI/10 ml : suspension buvable (arôme abricot) ; flacon de 180 ml (18 cuillères-mesure de 10 ml). Liste I - Remb 65 % - **13,60 €**.
ORACILLINE 1 million UI : comprimé sécable (oblong ; blanc) ; boîte de 12. Liste I - Remb 65 % - **5,06 €**.

Composition

	p c mes	p c mes
Phénoxyméthylpénicilline	250 000 UI	500 000 UI
Sulfites	+	+

	p c mes	p cp
Phénoxyméthylpénicilline	1 M UI	1 M UI
Sulfites	+	

Dans quel cas ce médicament est-il prescrit ?

C'est un *antibiotique* qui appartient à la famille des *pénicillines*.

Il est utilisé dans :
- le traitement de diverses maladies infectieuses, notamment des oreilles, du nez, de la gorge, de la peau ;
- la prévention des rechutes du *rhumatisme articulaire aigu*.

Contre-indications

Ce médicament ne doit pas être utilisé en cas d'*allergie* aux *pénicillines*.

Votre médecin est seul juge pour prescrire ce médicament en cas d'allergie aux *céphalosporines*.

Attention : Des précautions sont nécessaires en cas d'*insuffisance rénale*.
La survenue de toute *réaction allergique* (boutons, *œdème*, malaise) impose l'arrêt du traitement. Consultez rapidement votre médecin. Pensez à signaler tout *antécédent* d'allergie aux *antibiotiques* de la famille des *bêtalactamines* (*pénicillines* et *céphalosporines*). Il contre-indique l'usage de ce médicament.
De nombreux *antibiotiques* peuvent provoquer des selles liquides ou une *diarrhée*, généralement bénigne. En revanche, une diarrhée importante surve-

nant pendant ou dans les jours qui suivent le traitement antibiotique doit être signalée à votre médecin.

Une diminution de la fièvre ou une disparition des *symptômes* ne sont pas synonymes de guérison : la durée du traitement doit absolument être respectée pour éviter les rechutes ou l'apparition d'une *résistance* du *germe* à l'*antibiotique*.

Interactions avec d'autres substances

Ce médicament peut interagir avec les médicaments contenant du méthotrexate.

Grossesse et allaitement

Les études actuellement disponibles n'ont pas mis en évidence de problème particulier lors de l'utilisation de ce médicament chez la femme enceinte. Seul votre médecin peut apprécier la nécessité du traitement et son risque pendant la grossesse.

Ce médicament passe dans le lait maternel ; la poursuite de l'allaitement est possible, mais tout *symptôme* survenant chez le nourrisson devra être signalé au médecin : *muguet*, éruption de boutons... pouvant traduire une *intolérance* ou une *allergie*.

Mode d'emploi et posologie

Ce médicament est pris de préférence un peu avant le repas.

Posologie usuelle :
Elle est très variable en fonction des cas. À titre indicatif et pour des infections courantes :

- Adulte : 1 000 000 UI, 2 à 4 fois par jour.
- Enfant : 50 000 à 100 000 UI par kg et par jour, répartis en 3 ou 4 prises ; soit, par exemple, pour un enfant de 15 kg : 1 cuillère-mesure de suspension buvable à 500 000 UI, 3 fois par jour.

Conseils : Le médecin prescrit parfois un prélèvement pour identifier le *germe* responsable de l'infection et tester sa sensibilité aux *antibiotiques*. Le résultat de cet examen peut être faussé en cas d'automédication préalable : ne prenez pas et ne donnez pas d'antibiotiques sans avis médical.

L'éventuelle impression de fatigue n'est pas due à l'*antibiotique*, mais à l'infection elle-même.

L'odeur particulière des urines est normale et traduit l'élimination de l'antibiotique.

La suspension buvable se conserve 15 jours à température ambiante.

Effets indésirables possibles

Nausées, vomissements, *diarrhée*.

Candidose.

Réaction allergique : *éruption cutanée*, œdème de *Quincke*, *choc anaphylactique* (exceptionnel).

Anomalie de la *numération formule sanguine*.

Laboratoires Schwarz Pharma

ORAMORPH

Antalgique : morphine — sur ordonnance

Présentation

ORAMORPH 10 mg/5 ml : solution buvable ; boîte de 10 unidoses de 5 ml. Stupéfiants - Remb 65 % - **5,61 €**.
ORAMORPH 20 mg/ml : solution buvable ; flacon compte-gouttes de 20 ml. Stupéfiants - Remb 65 % - **13,99 €**.
ORAMORPH 30 mg/5 ml : solution buvable ; boîte de 10 unidoses de 5 ml. Stupéfiants - Remb 65 % - **5,61 €**.
ORAMORPH 100 mg/5 ml : solution buvable ; boîte de 10 unidoses de 5 ml. Stupéfiants - Remb 65 % - **5,61 €**.

Composition

	p unidose	p ml
Morphine sulfate	5 mg	20 mg
	p unidose	p unidose
Morphine sulfate	30 mg	100 mg

Dans quel cas ce médicament est-il prescrit ?

Ce médicament est un *antalgique* puissant qui contient de la *morphine*. Il combat la douleur en agissant directement sur le cerveau. Ce médicament agit rapidement mais son effet s'estompe en quelques heures.

Il est utilisé dans le traitement des douleurs intenses ou rebelles, dans leur forme aiguë. Il peut également être utilisé pour compléter l'action des antalgiques morphiniques à *libération prolongée*.

Contre-indications

Ce médicament ne doit pas être utilisé dans les cas suivants :

- *insuffisance hépatique* ou *respiratoire* grave ;
- épilepsie non contrôlée ;
- en association avec les *antalgiques* contenant de la buprénorphine, de la nalbuphine ou de la pentazocine ;
- enfant de moins de 6 mois ;
- **allaitement**.

Attention : Des précautions sont nécessaires en cas d'*insuffisance rénale*, de constipation, d'*hypertension intracrânienne*, et chez les personnes âgées, notamment en cas d'*adénome de la prostate*.

Ce médicament peut induire une somnolence parfois intense chez certaines personnes. Cette somnolence peut être augmentée par la prise d'*alcool* ou d'autres médicaments *sédatifs*. La conduite ou l'utilisation de machines dangereuses sont déconseillées.

Sportif : ce médicament contient une substance susceptible de rendre positifs certains *tests antidopage*.

Interactions avec d'autres substances

Ce médicament ne doit pas être associé à un *antalgique* contenant de la buprénorphine (TEMGÉSIC...), de la pentazocine ou de la nalbuphine : diminution de l'effet de la morphine.

Informez votre médecin si vous prenez des médicaments *sédatifs* ; ils peuvent augmenter le risque de somnolence.

Grossesse et allaitement

L'utilisation de la *morphine* et de ses dérivés ne doit être envisagée chez la femme enceinte qu'en cas d'absolue nécessité, en effet :

- une *insuffisance respiratoire* peut survenir chez le nouveau-né d'une mère traitée par des doses élevées,

même si le traitement est ponctuel mais précède de peu l'accouchement ;
- un *syndrome de sevrage*, à l'inverse, peut concerner des nouveau-nés si leur mère reçoit un traitement régulier, même à faible dose. L'enfant souffre alors d'irritabilité, de vomissements, voire de convulsions.

Il est donc important de signaler à l'obstétricien la prise éventuelle de morphinique, afin que ces risques puissent être prévenus par une surveillance et un éventuel traitement adapté.

La *morphine* passe dans le lait maternel : l'allaitement est contre-indiqué.

Mode d'emploi et posologie

Le contenu des unidoses peut être mélangé à des aliments semi-liquides (purée, yaourt...).

Posologie usuelle :
La *posologie*, strictement individuelle, est adaptée progressivement par votre médecin en fonction de l'intensité de la douleur et des médicaments éventuellement associés.

Conseils : La *morphine* et les médicaments apparentés ne sont pas réservés aux douleurs des cancéreux ; ils sont aussi utilisés dans le traitement de courte durée des fortes douleurs pouvant faire suite à une fracture, une intervention chirurgicale, un *infarctus du myocarde*...

Depuis le 1er juillet 1999, la prescription de *morphine* et de substances apparentées (*stupéfiants*) est rédigée par le médecin sur une ordonnance « sécurisée ».

La durée de validité de l'ordonnance est limitée à 28 jours.

Respectez la *posologie* et la durée de traitement prescrites par votre médecin. Mais si le traitement paraît insuffisant, n'hésitez pas à reprendre contact avec lui.

Effets indésirables possibles

Fréquemment : somnolence, nausées, vomissements qui souvent régressent spontanément ; constipation qui nécessite la prise d'un traitement laxatif régulier.

Plus rarement : confusion des idées, excitation, cauchemars (notamment chez la personne âgée), difficulté respiratoire, difficulté à uriner, *hypertension intracrânienne*.

Ce médicament contient de la *morphine* et expose à un risque de *dépendance*. Ce risque est très faible par voie orale, dans les conditions d'utilisation médicale.

Laboratoires Norgine Pharma

ORAP

Neuroleptique — **sur ordonnance**

Présentation

ORAP 1 : comprimé (rose pâle) ; boîte de 30. Liste I - Remb 65 % - **1,92 €**.
ORAP 4 : comprimé (vert pâle) ; boîte de 30. Liste I - Remb 65 % - **5,11 €**.

Composition

	p cp	p cp
Pimozide	1 mg	4 mg

Dans quel cas ce médicament est-il prescrit ?

Ce médicament appartient à la famille des *neuroleptiques*.

Il est utilisé dans le traitement :
- de certains troubles psychiques (*schizophrénie*, certains types de *psychoses*, troubles graves du comportement chez l'enfant...),
- de certains mouvements anormaux (tics).

Contre-indications

Ce médicament ne doit pas être utilisé dans les cas suivants :
- ivresse aiguë, état précomateux,
- maladie de *Parkinson* (sauf situation exceptionnelle),
- association avec les médicaments *dopaminergiques*, les *antifongiques* de la famille des *imidazolés*, les *antiprotéases*, les *antibiotiques* de la famille des *macrolides* et les médicaments contenant de la fluoxétine.

Attention : Dans le traitement de certains troubles psychiques, les *neuroleptiques* permettent de contrôler efficacement la maladie, mais un arrêt intempestif du traitement expose à une rechute grave.

En cas de survenue d'une fièvre inexpliquée associée à une raideur musculaire (qui pourraient être dues au médicament), ne poursuivez pas le traitement sans avis médical : risque de *syndrome malin des neuroleptiques*.

Des précautions sont nécessaires chez la personne âgée et en cas d'*épilepsie*, de maladie cardiaque, d'*insuffisance rénale* ou *hépatique* et chez les personnes présentant une prédisposition aux *torsades de pointes*.

Évitez les boissons alcoolisées : augmentation du risque de somnolence.

Ce médicament peut induire une somnolence parfois intense chez certaines personnes. Cette somnolence peut être augmentée par la prise d'*alcool* ou d'autres médicaments *sédatifs*. La conduite ou l'utilisation de machines dangereuses sont déconseillées.

Interactions avec d'autres substances

Ce médicament ne doit pas être associé avec :
- les médicaments *dopaminergiques* : risque d'annulation de leurs effets,
- les *antifongiques* de la famille des *imidazolés*, les *antibiotiques* de la famille des *macrolides*, les *antiprotéases*, les médicaments contenant de la fluoxétine : risque de *troubles du rythme cardiaque*.

Il peut interagir avec les médicaments susceptibles de favoriser les *torsades de pointes*.

Informez par ailleurs votre médecin si vous prenez un *antihypertenseur* ou un *sédatif*.

Grossesse et allaitement

Si une grossesse survient pendant le traitement, consultez votre médecin. Il appréciera le risque éventuel lié à l'utilisation de ce médicament dans votre cas. Si le traitement est poursuivi jusqu'à l'accouchement, une surveillance médicale du *nouveau-né* est nécessaire.

Ce médicament passe dans le lait maternel : l'allaitement est déconseillé.

Mode d'emploi et posologie

Ce médicament est pris de préférence le soir au coucher.

Les comprimés à 4 mg sont réservés à l'adulte.

Posologie usuelle :
La *posologie* est strictement individuelle.

Conseils : Une prise de poids peut être observée au cours du traitement. Une alimentation équilibrée, et si nécessaire les conseils d'un nutritionniste, peuvent prévenir et limiter ce phénomène.

Effets indésirables possibles

Somnolence.

Mouvements involontaires ou inadaptés, tics, pouvant survenir lors de la première prise (notamment en cas de *surdosage*) ou plus tardivement, lors d'un traitement prolongé.

Raideur musculaire et difficulté à coordonner les mouvements.

Hypotension orthostatique.

Nausées, constipation.

Augmentation de la sécrétion de *prolactine* pouvant se traduire par : absence de règles, augmentation du volume des seins, écoulement de lait par le mamelon.

Troubles sexuels.

Prise de poids.

Exceptionnellement : *réaction allergique* cutanée, *troubles du rythme cardiaque, syndrome malin des neuroleptiques* (voir Attention).

Laboratoires Janssen-Cilag

ORAVIR

Informations détaillées sur www.monvidal.com

ORBÉNINE

Antibiotique : pénicilline — sur ordonnance

Présentation

ORBÉNINE 500 mg : gélule (orange et blanc) ; boîte de 16. Liste I - Remb 65 % - **8,07 €**.

ORBÉNINE 1 g : préparation injectable *IM* ; flacon de poudre et ampoule de solvant de 5 ml. Liste I - Remb 35 % - **2,86 €**.

Composition

	p gél	p unité
Cloxacilline	500 mg	1 g
Alcool benzylique		150 mg

Dans quel cas ce médicament est-il prescrit ?

C'est un *antibiotique* qui appartient à la famille des *pénicillines* M. Cette famille est particulièrement efficace contre les *staphylocoques*, *germes* capables d'inactiver la pénicilline simple.

Il est utilisé dans le traitement de diverses maladies infectieuses, notamment des poumons, des bronches, du nez, de la gorge ou des oreilles, de l'appareil urinaire, des *voies* génitales, de la peau ou des os.

Contre-indications

Ce médicament ne doit pas être utilisé en cas d'*allergie* aux *pénicillines*.

Votre médecin est seul juge pour prescrire ce médicament en cas d'allergie aux *céphalosporines*.

Attention : La solution injectable ne doit pas être administrée chez l'enfant de moins de 3 ans, en raison de la nature du solvant de l'ampoule injectable (alcool benzylique).

La survenue de toute *réaction allergique* (boutons, œdème, malaise) impose l'arrêt du traitement. Consultez rapidement votre médecin. Pensez à signaler tout *antécédent* d'allergie aux *antibiotiques* de la famille des *bêtalactamines* (*pénicillines* et *céphalosporines*). Il contre-indique l'usage de ce médicament.

De nombreux *antibiotiques* peuvent provoquer des selles liquides ou une *diarrhée*, généralement bénigne. En revanche, une diarrhée importante survenant pendant ou dans les jours qui suivent le traitement antibiotique doit être signalée à votre médecin.

Une diminution de la fièvre ou une disparition des *symptômes* ne sont pas synonymes de guérison : la durée du traitement doit absolument être respectée pour éviter les rechutes ou l'apparition d'une *résistance* du *germe* à l'*antibiotique*.

Interactions avec d'autres substances

Ce médicament peut interagir avec les médicaments contenant du méthotrexate.

Grossesse et allaitement

Aucun effet néfaste pour l'enfant à naître n'a été établi avec ce médicament. Il peut être prescrit pendant la grossesse.

Ce médicament passe dans le lait maternel : l'arrêt de l'allaitement devra être envisagé.

Mode d'emploi et posologie

Les gélules ne sont pas adaptées à l'enfant de moins de 6 ans. En effet, elles risquent d'obstruer les voies respiratoires si l'enfant déglutit mal et que la gélule passe dans la trachée (fausse route).

Les gélules doivent être avalées avec un liquide, de préférence une demi-heure avant les repas.

La solution injectable est obtenue en mélangeant la poudre avec le solvant fourni. Elle doit alors être injectée par *voie* intramusculaire, jamais par voie intraveineuse. Aucun autre produit ne doit être mélangé au contenu du flacon.

Posologie usuelle :

Elle varie en fonction des indications.

Gélule : 25 mg à 50 mg par kg et par jour, soit à titre indicatif et pour des infections courantes :

- Adulte et enfant de plus de 12 ans : 2 gélules à 500 mg, matin et soir.
- Enfant de 6 à 12 ans : 1 gélule à 500 mg, matin et soir.

Solution injectable : 50 à 100 mg par kg et par jour, pour des infections graves.

Conseils : Le médecin prescrit parfois un prélèvement pour identifier le *germe* responsable de l'infection et tester sa sensibilité aux *antibiotiques*. Le résultat de cet examen peut être faussé en cas d'automédication préalable : ne prenez pas et ne donnez pas d'antibiotiques sans avis médical.

L'éventuelle fatigue n'est pas due à l'*antibiotique*, mais à l'infection elle-même.

La solution injectable reconstituée ne se conserve pas et doit être utilisée sans délai.

Effets indésirables possibles

Douleur au point d'injection pour la forme injectable.

Nausées, vomissements, *diarrhée*.

Rarement :
- *réactions allergiques* : *éruption cutanée*, œdème de *Quincke*, *choc anaphylactique* (exceptionnel) ;
- anomalie de la *numération formule sanguine*, *insuffisance rénale*, augmentation des *transaminases*.

Laboratoires Astellas Pharma

ORELOX
Antibiotique : céphalosporine — **sur ordonnance**

Présentation
ORELOX Enfant et Nourrisson : granulé pour suspension buvable (arôme banane) ; flacon de 50 ml (soit 100 doses-graduation) avec cuillère-doseuse graduée de 5 à 25 kg. Liste I - Remb 65 % - **7,37 €**.
ORELOX Enfant et Nourrisson : granulé pour suspension buvable (arôme banane) ; flacon de 100 ml (soit 200 doses-graduation) avec cuillère-doseuse graduée de 5 à 25 kg. Liste I - Remb 65 % - **12,49 €**.
ORELOX : comprimé (blanc) ; boîte de 10. Liste I - Remb 65 % - **11,72 €**.

Composition

	p ml	p cp
Cefpodoxime	8 mg	100 mg
Aspartam	+	
Lactose	+	+

Dans quel cas ce médicament est-il prescrit ?
Cet *antibiotique* appartient à la famille des *céphalosporines*, antibiotiques proches des *pénicillines*, qui sont actives sur un plus grand nombre de *germes* que la pénicilline simple.

Il est utilisé dans le traitement de diverses maladies infectieuses, notamment des poumons, des bronches, de la gorge et des *sinus*.

La suspension buvable est également utilisée dans le traitement des *otites* moyennes chez l'enfant.

Contre-indications
Ce médicament ne doit pas être utilisé dans les cas suivants :
- *allergie* aux *céphalosporines*,
- *phénylcétonurie* (granulé pour suspension buvable : présence d'aspartam).

Attention : Des précautions sont nécessaires en cas d'*insuffisance rénale* grave.
La survenue de toute *réaction allergique* (boutons, *œdème*, malaise) impose l'arrêt du traitement : consultez rapidement votre médecin. Pensez à toujours signaler vos *antécédents* d'allergie à une *céphalosporine* ou à une *pénicilline*.
De nombreux *antibiotiques* peuvent provoquer des selles liquides ou une *diarrhée*, généralement bénigne. En revanche, une diarrhée importante survenant pendant ou dans les jours qui suivent le traitement antibiotique doit être signalée à votre médecin.
Une diminution de la fièvre ou une disparition des *symptômes* ne sont pas synonymes de guérison : la durée du traitement doit absolument être respectée pour éviter les rechutes ou l'apparition d'une *résistance* du *germe* à l'*antibiotique*.
Conducteur : ce médicament peut être responsable de *vertiges*.

Grossesse et allaitement
L'effet de ce médicament pendant la grossesse est mal connu : seul votre médecin peut évaluer le risque éventuel de son utilisation dans votre cas.

Ce médicament passe dans le lait maternel ; la poursuite de l'allaitement est possible, mais tout *symptôme* survenant chez le nourrisson devra être signalé au médecin : *muguet*, éruption de boutons... pouvant traduire une *intolérance* ou une *allergie*.

Mode d'emploi et posologie
Ce médicament doit être pris pendant les repas.

La suspension buvable est reconstituée par addition d'eau jusqu'au trait de jauge. Agiter avant l'emploi. La suspension buvable permet un ajustement précis de la posologie grâce à sa cuillère-doseuse : la dose par prise est indiquée, en fonction du poids de l'enfant, sur le manche de la cuillère graduée en kg. Par exemple, la graduation 15 kg correspond à la dose à administrer par prise pour un enfant de 15 kg. 2 prises par jour sont nécessaires.

Posologie usuelle :
- Adulte : 1 ou 2 comprimés, matin et soir.
- Enfant : 8 mg par kg et par jour, en 2 prises espacées de 12 heures ; soit, par exemple, pour un enfant de 25 kg : 1 comprimé, matin et soir, ou 1 cuillère-doseuse remplie jusqu'à la graduation 25 kg, 2 fois par jour.

Conseils : Le médecin prescrit parfois un prélèvement pour identifier le *germe* responsable de l'infection et tester sa sensibilité aux *antibiotiques*. Le résultat de cet examen peut être faussé en cas d'automédication préalable : ne prenez pas et ne donnez pas d'antibiotiques sans avis médical.
L'éventuelle fatigue n'est pas due à l'*antibiotique*, mais à l'infection elle-même.
La suspension buvable reconstituée doit être conservée au réfrigérateur entre + 2 °C et + 8 °C pendant 10 jours maximum.

Effets indésirables possibles
Diarrhée, vomissements, douleurs abdominales.

Plus rarement :
- maux de tête, sensation de *vertiges* ;
- *réactions allergiques* : *éruption cutanée*, démangeaisons, *choc anaphylactique* (exceptionnel) ;
- anomalie de la *numération formule sanguine*, augmentation des *transaminases*.

Laboratoires sanofi-aventis France

ORMANDYL
Antiandrogène — **sur ordonnance**

Ce médicament est un générique de CASODEX (voir p. 258).

OROCAL
Élément minéral : calcium

Présentation
OROCAL 500 mg : comprimé à sucer (blanc ; arôme orange) ; boîte de 60. Remb 65 % - **7,62 €**.

Composition

	p cp
Carbonate de calcium	1,25 g
soit Calcium	500 mg
Aspartam	+

Dans quel cas ce médicament est-il prescrit ?

Ce médicament contient une forte quantité de calcium, principal constituant de l'os.

Il est utilisé en cas de besoins accrus en calcium (période de croissance, grossesse, allaitement) ou de décalcification osseuse (*ostéoporose* survenant après la ménopause, traitement au long cours par la *cortisone*).

Contre-indications

Ce médicament ne doit pas être utilisé dans les cas suivants :
- excès de calcium dans le sang ou dans les urines,
- *lithiase* calcique,
- immobilisation prolongée (attendre la reprise de la marche pour débuter le traitement),
- *phénylcétonurie* (présence d'aspartam).

Attention : Des apports excessifs en calcium peuvent être dangereux, notamment en cas d'*insuffisance rénale*. N'utilisez pas ce médicament sans avis médical.
Lorsque ce médicament est destiné à traiter une décalcification osseuse due à une immobilisation prolongée, il ne doit être pris qu'à la reprise de la marche.
Le calcium est parfois associé à la vitamine D, qui favorise son absorption ; des analyses de sang peuvent être prescrites pour vérifier l'absence d'accumulation anormale de calcium dans l'organisme.

Interactions avec d'autres substances

Respectez un intervalle d'au moins 2 heures entre la prise de ce médicament et celle des *cyclines*, des biphosphonates ou des médicaments contenant du fer.

Informez par ailleurs votre pharmacien ou votre médecin si vous prenez un médicament contenant de la digoxine ou un *diurétique* (hydrochlorothazide notamment).

Il existe également des interactions alimentaires : les aliments réputés riches en acide oxalique (épinards, rhubarbe, oseille, cacao, thé) ou en acide phytique (chocolat, céréales complètes, légumes secs) peuvent diminuer l'absorption du calcium. Il est donc recommandé de prendre ce médicament à distance de repas contenant ces aliments.

Grossesse et allaitement

L'apport éventuel de calcium médicamenteux pendant la grossesse ou l'allaitement ne doit pas dépasser 1 500 mg par jour.

Mode d'emploi et posologie

Les comprimés doivent être sucés.

Posologie usuelle :
- Adulte : 2 ou 3 comprimés par jour.
- Enfant : 1 ou 2 comprimés par jour, en fonction de l'âge.

Conseils : La prise de ce médicament ne dispense pas de la consommation régulière de laitages, naturellement riches en calcium.

Effets indésirables possibles

Sensation de bouche sèche.

En cas de traitement prolongé à forte dose : *hypercalcémie*, hypercalciurie (excès de calcium dans les urines pouvant favoriser les calculs rénaux).

Laboratoires Théramex

OROCAL D3

Vitamine D avec calcium

Présentation

OROCAL D3 : comprimé à sucer (blanc ; arôme citron) ; boîte de 60. Remb 65 % - **7,62 €**.
OROCAL D3 : comprimé à sucer (blanc ; arôme citron) ; boîte de 180. Remb 65 % - **21,79 €**.

Composition

	p cp
Calcium carbonate	1,25 g
soit Calcium	500 mg
Colécalciférol (vitamine D3)	400 UI
Aspartam	+
Sorbitol	+

Dans quel cas ce médicament est-il prescrit ?

Ce médicament contient du calcium et de la *vitamine* D, qui facilite l'absorption du calcium par l'intestin et sa fixation sur les os.

Il est utilisé :
- dans le traitement des *carences* en vitamine D et en calcium chez la personne âgée,
- dans le *traitement d'appoint* de l'*ostéoporose* lorsque l'apport conjoint de calcium et de vitamine D est nécessaire.

Contre-indications

Ce médicament ne doit pas être utilisé dans les cas suivants :
- excès de calcium dans le sang ou dans les urines,
- calculs des *voies* urinaires contenant du calcium,
- immobilisation prolongée (attendre la reprise de la marche pour débuter le traitement),
- *phénylcétonurie* (présence d'aspartam).

Attention : Ce médicament contient de la *vitamine* D : son *surdosage* expose à des effets indésirables graves. Elle est présente dans de nombreux médicaments dont certains sont disponibles en automédication : évitez de les associer sans avis médical.
Des précautions sont nécessaires en cas d'*insuffisance rénale*.
Ne prolongez pas le traitement au-delà de la durée prescrite : une prise de sang peut être nécessaire pour vérifier l'absence d'accumulation anormale de calcium dans l'organisme.
Lorsque ce médicament est destiné à traiter la décalcification due à un alitement prolongé, le traitement ne doit pas être commencé avant la reprise de la marche.

Interactions avec d'autres substances

En raison de la présence de calcium, respectez un intervalle d'au moins 2 heures entre la prise de ce médicament et celle des *cyclines*, des biphosphonates ou des médicaments contenant du fer.

Informez par ailleurs votre pharmacien ou votre médecin si vous prenez des *digitaliques* ou des *diurétiques*.

Il existe également des interactions alimentaires : les aliments réputés riches en acide oxalique (épinards, rhubarbe, oseille, cacao, thé) ou en acide phytique (chocolat, céréales complètes, légumes secs) peuvent diminuer l'absorption du calcium. Il est donc recommandé de prendre ce médicament à distance de repas contenant ces aliments.

Grossesse et allaitement

Ce médicament peut être utilisé chez la femme enceinte ou chez celle qui allaite, mais la *posologie* prescrite par le médecin ne doit pas être dépassée.

Une *hypercalcémie* pendant la grossesse pourrait être néfaste pour l'enfant à naître. Veillez à ne pas absorber plusieurs médicaments contenant de la *vitamine* D pendant la grossesse.

Mode d'emploi et posologie

Ce médicament doit être pris à distance de certains aliments (voir Interactions).

Les comprimés sont à sucer.

Posologie usuelle :

- Adulte : 1 comprimé, matin et soir.

Conseils : La prise de ce médicament ne dispense pas de la consommation régulière de laitages, naturellement riches en calcium.

Effets indésirables possibles

Constipation, nausées, ballonnements, diarrhée, douleur d'estomac.

En cas de traitement prolongé à forte dose : *hypercalcémie*, hypercalciurie (excès de calcium dans les urines pouvant favoriser les calculs rénaux).

Laboratoires Théramex

OROCAL VITAMINE D3

Informations détaillées sur www.monvidal.com

OROKEN

Antibiotique : céphalosporine — sur ordonnance

Présentation

OROKEN 200 mg : comprimé (blanc) ; boîte de 8. Liste I - Remb 65 % - **11,85 €**.
OROKEN Enfant 100 mg/5 ml : poudre pour suspension buvable (arôme fraise) ; flacon de 40 ml avec pipette doseuse graduée en kg. Liste I - Remb 65 % - **10,46 €**.
OROKEN Nourrisson 40 mg/5 ml : poudre pour suspension buvable (arôme fraise) ; flacon de 40 ml avec pipette doseuse graduée en kg. Liste I - Remb 65 % - **6,42 €**.

Composition

	p cp	p dose	p dose
Céfixime	200 mg	100 mg	40 mg
Saccharose		1,51 g	1,56 g

Dans quel cas ce médicament est-il prescrit ?

Cet *antibiotique* appartient à la famille des *céphalosporines*, antibiotiques proches des *pénicillines*, qui sont actives sur un plus grand nombre de *germes* que la pénicilline simple.

Il est utilisé dans le traitement de diverses maladies infectieuses, notamment celles des poumons, des bronches, de la gorge, des *sinus*, des oreilles et de l'appareil urinaire ou génital.

Contre-indications

Ce médicament ne doit pas être utilisé en cas d'*allergie* aux *céphalosporines*.

Votre médecin est seul juge pour prescrire ce médicament en cas d'allergie aux *pénicillines*.

Attention : La survenue de toute *réaction allergique* (boutons, *œdème*, malaise) impose l'arrêt du traitement : consultez rapidement votre médecin. Pensez à toujours signaler vos *antécédents* d'allergie à une *céphalosporine* ou à une *pénicilline*.
De nombreux *antibiotiques* peuvent provoquer des selles liquides ou une *diarrhée*, généralement bénigne. En revanche, une diarrhée importante survenant pendant ou dans les jours qui suivent le traitement antibiotique doit être signalée à votre médecin.
Une diminution de la fièvre ou une disparition des *symptômes* ne sont pas synonymes de guérison : la durée du traitement doit absolument être respectée pour éviter les rechutes ou l'apparition d'une *résistance* du *germe* à l'*antibiotique*.
Les suspensions buvables contiennent du *sucre* (saccharose) en quatité notable.

Grossesse et allaitement

L'effet de ce médicament pendant la grossesse ou l'allaitement est mal connu : seul votre médecin peut évaluer le risque éventuel de son utilisation dans votre cas.

Mode d'emploi et posologie

Ce médicament peut être pris indifféremment au cours ou en dehors des repas.

La suspension buvable est reconstituée par addition d'eau jusqu'au trait de jauge. Agiter avant l'emploi. La suspension buvable permet un ajustement précis de la *posologie* grâce à sa pipette : la dose par prise est indiquée, en fonction du poids de l'enfant, sur le piston de la pipette graduée en kg. Par exemple, la graduation n° 10 correspond à la dose à administrer par prise pour un enfant de 10 kg. 2 prises par jour sont nécessaires.

Posologie usuelle :

- Adulte et enfant de plus de 12 ans : 1 comprimé, matin et soir.
- Enfant de 30 mois à 12 ans : 8 mg par kg et par jour, en 2 prises espacées de 12 heures ; soit, par exemple, pour un enfant de 12 kg : 1 pipette remplie de suspension buvable Enfant jusqu'à la graduation 10 kg et 1 pipette remplie jusqu'à la graduation 2 kg, 2 fois par jour.
- Nourrisson de 6 à 30 mois : 8 mg par kg et par jour, en 2 prises espacées de 12 heures ; soit, par exemple, pour un nourrisson de 8 kg : 1 pipette remplie de suspension buvable Nourrisson jusqu'à la graduation 8 kg, 2 fois par jour.

Conseils : Le médecin prescrit parfois un prélèvement pour identifier le *germe* responsable de l'infection et tester sa sensibilité aux *antibiotiques*. Le résultat de cet examen peut être faussé en cas d'automédication préalable : ne prenez pas et ne donnez pas d'antibiotiques sans avis médical.
L'éventuelle impression de fatigue n'est pas due à l'*antibiotique*, mais à l'infection elle-même.
La suspension buvable reconstituée se conserve 10 jours à température ambiante.

Effets indésirables possibles

Diarrhée, nausées, vomissements, digestion difficile, douleurs abdominales.

Plus rarement :

– maux de tête, *vertiges* ;

- *réactions allergiques* : *éruption cutanée*, démangeaisons, *choc anaphylactique* (exceptionnel) ;
- anomalie de la *numération formule sanguine*, augmentation des *transaminases*.

Laboratoires sanofi-aventis France

OROMAG

Informations détaillées sur www.monvidal.com

OROMÉDINE MAUX DE GORGE

Informations détaillées sur www.monvidal.com

OROMONE

Estrogène — sur ordonnance

Présentation

OROMONE 1 mg : comprimé (beige) ; boîte de 28. Liste II - Remb 65 % - **2,32 €**.
OROMONE 2 mg : comprimé (rose) ; boîte de 28. Liste II - Remb 65 % - **2,32 €**.

Composition

	p cp	p cp
Estradiol	1 mg	2 mg
Lactose	+	+

Dans quel cas ce médicament est-il prescrit ?

Ce médicament contient une *hormone* naturelle de la famille des *estrogènes*.

Il est utilisé pour soulager les *symptômes* dus au déficit en estrogènes lors de la *ménopause* (bouffées de chaleur, sécheresse vaginale...).

Les comprimés à 2 mg sont également utilisés pour prévenir l'*ostéoporose* chez la femme ménopausée ayant un risque accru de fracture.

Contre-indications

Ce médicament ne doit pas être utilisé dans les cas suivants :

- *accident thromboembolique* (*phlébite*, *embolie pulmonaire*...) ancien ou survenant pendant le traitement ;
- *cancer hormonodépendant* ;
- saignement génital intermittent (l'origine de ce saignement doit être déterminée par des examens appropriés avant la mise en route du traitement) ;
- maladie grave du foie.

Votre médecin est seul juge pour prescrire ce médicament en cas de maladies cardiovasculaires prédisposant aux embolies.

Attention : De récentes études ont montré une augmentation du risque de survenue d'un cancer du sein chez les femmes ayant reçu un traitement prolongé des *symptômes* de la *ménopause*. Le traitement doit par conséquent être prescrit à la dose minimale efficace et pour une durée la plus courte possible. En l'absence de troubles, sa prescription ne doit pas être systématique.

Un bilan initial suivi d'une surveillance médicale régulière sont nécessaires, surtout dans les cas suivants : anomalie de la circulation sanguine cérébrale et rétinienne, obésité, *diabète*, *hypertriglycéridémie*, *hypertension artérielle*, affection bénigne du sein et de l'utérus, *tumeur de l'hypophyse*, *lupus érythémateux* disséminé, certaines maladies rares (*porphyrie*, *otospongiose*), ictère (jaunisse) chronique ou survenu lors d'une grossesse, *insuffisance rénale*, *épilepsie*, *asthme*, *antécédents* familiaux de cancer du sein

Si vous devez subir une intervention chirurgicale, il est préférable d'interrompre le traitement un mois à l'avance. De même, un alitement prolongé doit vous conduire à arrêter le traitement.

Interactions avec d'autres substances

L'efficacité du traitement peut être diminuée par la prise conjointe d'un médicament *inducteur enzymatique*.

Grossesse et allaitement

Ce médicament n'a pas d'indication chez la femme enceinte. Si une grossesse survient sous traitement, éventualité rare mais possible en début de pré-ménopause, consultez votre médecin et arrêtez le traitement. Aucune malformation imputable à ce médicament n'a été observée à ce jour.

Lorsque la *ménopause* est confirmée, une grossesse est impossible, y compris en cas de réapparition des règles.

Mode d'emploi et posologie

Les comprimés doivent être avalés avec un verre d'eau.

Posologie usuelle :

Elle est strictement individuelle. Votre médecin l'adapte en fonction des signes de sous ou *surdosage* :

- sous-dosage : persistance de bouffées de chaleur, de sécheresse vaginale, irritation oculaire par les lentilles de contact, etc. ;
- surdosage : tension douloureuse des seins, sensation de gonflement, irritabilité, etc.

En général, 1 comprimé à 1 mg ou 2 mg par jour en traitement continu sans période d'arrêt ou en traitement discontinu, pendant 20 à 25 jours par mois, suivi d'un arrêt de traitement de 5 à 6 jours.

Conseils : Un *progestatif* est généralement associé aux *estrogènes* au moins 12 jours par mois pour éviter une stimulation excessive de l'utérus. N'arrêtez pas la prise du progestatif sans l'avis de votre médecin.

La réapparition de règles est fréquente (mais pas obligatoire) après chaque interruption de cycle ou à l'arrêt du progestatif. En revanche, tout saignement en cours de traitement doit être signalé à votre médecin.

Effets indésirables possibles

Nausées, tension des seins, irritabilité, jambes lourdes (qui traduisent généralement un *surdosage*).

Saignement génital intermittent (à signaler à votre médecin).

Ce médicament contient un *estrogène* naturel, identique à celui secrété par les ovaires. Il ne semble pas exposer aux effets indésirables qui peuvent être (rarement) rencontrés avec les estrogènes de synthèse contenus dans les pilules *contraceptives* ; il serait néanmoins souhaitable d'interrompre le traitement en cas :

- d'*accident thromboembolique* en évolution ou autre accident cardiovasculaire ;
- de jaunisse ;
- de *tumeur* bénigne ou maligne du foie, du sein ou de l'utérus ;

– de crise d'*épilepsie* ;
– d'écoulement de lait par le mamelon.

La prise d'estrogènes augmente également le risque de calculs de la vésicule biliaire.

Laboratoires Solvay Pharma

OROMYLASE

Enzyme à visée anti-inflammatoire

Présentation

OROMYLASE : comprimé à sucer (arômes : menthol, eucalyptol) ; boîte de 24. Non remb.

Composition

	p cp
Alpha-amylase (en U CEIP)	1 000
Sucre	462 mg

Dans quel cas ce médicament est-il prescrit ?

Ce médicament contient une *enzyme* destinée à lutter contre l'*œdème* et l'*inflammation*.

Il est utilisé dans le *traitement d'appoint* de l'inflammation aiguë de la gorge.

Attention : En l'absence d'amélioration au bout de quelques jours, en cas d'apparition de fièvre, consultez votre médecin.

Grossesse et allaitement

L'effet de ce médicament pendant la grossesse ou l'allaitement est mal connu. L'évaluation du risque éventuel lié à son utilisation est individuelle : demandez conseil à votre pharmacien ou à votre médecin.

Mode d'emploi et posologie

Les comprimés doivent être pris régulièrement au cours de la journée. Ils sont à laisser fondre lentement dans la bouche.

Posologie usuelle :

- Adulte : 8 comprimés par jour, pendant 4 jours maximum.

Effets indésirables possibles

Rarement : *réaction allergique*.

Laboratoires Biogaran

OROPÉRIDYS

Antiémétique, stimulant de la motricité digestive

sur ordonnance

Présentation

OROPÉRIDYS : comprimé *orodispersible* (blanc ; arôme menthe) ; boîte de 30. Liste II - Remb 35 % - **3,07 €**.

Composition

	p cp
Dompéridone	10 mg

Dans quel cas ce médicament est-il prescrit ?

Ce médicament est un *antiémétique* et un régulateur de la motricité du tube digestif. Il régularise la contraction des muscles de l'œsophage, de l'estomac et du *duodénum*.

Il est utilisé dans le traitement des nausées et des vomissements ainsi que dans certains troubles de la digestion (sensation de ballonnements, régurgitations).

Contre-indications

Ce médicament ne doit pas être utilisé dans les cas suivants :
– *hémorragie* ou obstruction du tube digestif,
– *tumeur de l'hypophyse* sécrétant de la *prolactine*.

Attention : Des précautions sont nécessaires en cas d'*insuffisance hépatique* ou d'*insuffisance rénale*.

Interactions avec d'autres substances

Informez votre médecin si vous prenez un médicament contenant du kétoconazole.

Grossesse et allaitement

L'effet de ce médicament pendant la grossesse est mal connu : seul votre médecin peut évaluer le risque éventuel de son utilisation dans votre cas.

Le passage de ce médicament dans le lait maternel est faible. Ne l'utilisez pas pendant l'allaitement sans avis médical.

Mode d'emploi et posologie

Ce médicament doit être pris un quart d'heure avant les repas.

Laisser fondre le comprimé dans la bouche ou bien le disperser dans un demi-verre d'eau avant de l'absorber.

Posologie usuelle :

- Adulte et enfant de plus de 12 ans (plus de 35 kg) : 1 ou 2 comprimés, 3 ou 4 fois par jour.

Conseils : Lors de vomissements répétés, les pertes en eau et en sels minéraux sont importantes. Elles doivent être compensées par des aliments liquides (bouillons salés, sodas...) pris en petites quantités et régulièrement.

Effets indésirables possibles

Rarement : augmentation du taux de *prolactine*, troubles des règles, augmentation du volume des seins (chez l'homme comme chez la femme), crampes abdominales, urticaire.

Laboratoires Pierre Fabre Médicament

OROZAMUDOL

Antalgique opiacé

sur ordonnance

Ce médicament est un générique de CONTRAMAL (voir p. 327) et de TOPALGIC (voir p. 1252).

ORTHO-NOVUM

Informations détaillées sur www.monvidal.com

ORTHOSIPHON BOIRON

Informations détaillées sur www.monvidal.com

OSCILLOCOCCINUM
Homéopathie

Présentation
OSCILLOCOCCINUM : globules ; boîte de 1 dose. Non remb.
OSCILLOCOCCINUM : globules ; boîte de 6 doses. Non remb.

Composition
Anas barbariae, foie et cœur, autolysat filtré, saccharose, lactose.

Dans quel cas ce médicament est-il prescrit ?
C'est un médicament homéopathique utilisé dans la prévention et le traitement des états grippaux.

Grossesse et allaitement
Aux *dilutions homéopathiques*, les substances contenues dans ce médicament ne sont pas connues pour être toxiques pendant la grossesse ou l'allaitement.

Mode d'emploi et posologie
Ce médicament doit être pris en dehors des repas.
Laisser fondre le contenu entier du tube-dose sous la langue.
Pour les *nourrissons* : laisser fondre dans un peu d'eau et donner à la cuillère ou au biberon.

Posologie usuelle :
En *traitement préventif* : 1 dose par semaine pendant la période d'exposition grippale.
État grippal à son début : 1 dose le plus tôt possible dès le début des *symptômes*, à répéter éventuellement 2 ou 3 fois, à 6 heures d'intervalle.
État grippal déclaré : 1 dose matin et soir, pendant 1 à 3 jours.

Laboratoires Boiron

OSMOGEL
Antalgique local

Présentation
OSMOGEL : gel pour application locale ; tube de 90 g. Non remb.

Composition

	p 100 g
Sulfate de magnésium	25 g
Lidocaïne chlorhydrate	1 g

Dans quel cas ce médicament est-il prescrit ?
Ce gel *antalgique* contient un *anesthésique* local.
Il est utilisé dans le *traitement d'appoint* de la douleur après un choc (bleu, bosse) ou une contusion.

Contre-indications
Ce médicament ne doit pas être utilisé dans les cas suivants :
- *allergie* aux *anesthésiques* locaux,
- sur les *muqueuses*, une lésion suintante, infectée ou irritée, ni sous pansement étanche (occlusif).

> **Attention :**
> Sportif : les *anesthésiques* locaux ont été retirés de la liste des substances dopantes publiée dans les arrêtés du 20 avril et du 16 août 2004 par le ministère de la Jeunesse et des Sports.

Grossesse et allaitement
L'effet de ce médicament pendant la grossesse ou l'allaitement est mal connu. L'évaluation du risque éventuel lié à son utilisation est individuelle : demandez conseil à votre pharmacien ou à votre médecin.

Mode d'emploi et posologie
Appliquer un peu de gel sur la peau, puis recouvrir d'une compresse.
Avant une nouvelle application, nettoyer à l'eau la pellicule de gel adhérant à la peau.

Posologie usuelle :
2 à 4 applications par jour.

> **Conseils :** Évitez le contact avec les yeux. Pensez à vous laver soigneusement les mains après l'application.

Effets indésirables possibles
Réaction allergique cutanée imposant l'arrêt du traitement.

Laboratoires Merck Médication Familiale

OSMOTOL
Traitement local des otites

Présentation
OSMOTOL : solution auriculaire ; flacon de 10 ml. Non remb.

Composition

	p 100 g
Résorcinol	100 mg
Éphédrine chlorhydrate	100 mg

Dans quel cas ce médicament est-il prescrit ?
Cette solution auriculaire contient un *antiseptique* et un *vasoconstricteur*.
Elle est utilisée dans le traitement des *otites* externes.

Contre-indications
Ce médicament ne doit pas être utilisé en cas de perforation du tympan.

> **Attention :** Bien que ce médicament puisse être vendu sans ordonnance, faites vérifier l'absence de perforation de votre tympan par un médecin.
> Sportif : ce médicament contient une substance susceptible de rendre positifs certains *tests antidopage*.

Grossesse et allaitement
Les substances contenues dans ce médicament ne passent pas dans le sang dans les conditions d'utilisation (le médecin vérifie avant la prescription que le tympan ne présente pas de perforation). Il peut être utilisé pendant la grossesse ou l'allaitement.

Mode d'emploi et posologie
Réchauffer le flacon entre les mains avant l'emploi pour limiter la sensation désagréable liée à l'introduction d'un liquide froid dans l'oreille.
Pencher la tête sur le côté et introduire la solution dans l'oreille. Garder la tête dans cette position pendant 10 minutes (bain d'oreille).

Posologie usuelle :
1 instillation de quelques gouttes dans l'oreille à traiter, 3 fois par jour.

Le traitement ne doit pas dépasser 10 jours.

Conseils : Si les troubles persistent malgré un traitement bien suivi, consultez votre médecin.

Effets indésirables possibles

Irritation ou *réaction allergique* locale.

Laboratoires Chauvin Bausch & Lomb

OSSEANS D3

Informations détaillées sur www.monvidal.com

OSSOPAN

Élément minéral : calcium

Présentation

OSSOPAN : comprimé (jaune) ; boîte de 30. Remb 65 % - **2,07 €**.

Composition

	p cp
Complexe osséine-hydroxyapatite (extrait d'os)	600 mg
soit Calcium	129 mg

Dans quel cas ce médicament est-il prescrit ?

Ce médicament contient un extrait d'os, riche en calcium.

Il est utilisé en cas de besoins accrus en calcium (période de croissance, grossesse, allaitement) ou de décalcification osseuse (*ostéoporose* survenant après la ménopause, traitement au long cours par la *cortisone*).

Contre-indications

Ce médicament ne doit pas être utilisé dans les cas suivants :

– excès de calcium dans le sang ou dans les urines,
– *lithiase* calcique,
– immobilisation prolongée (attendre la reprise de la marche pour débuter le traitement).

Attention : Des apports excessifs en calcium peuvent être dangereux, notamment en cas d'*insuffisance rénale*. N'utilisez pas ce médicament sans avis médical.
Lorsque ce médicament est destiné à traiter la décalcification due à une immobilisation prolongée, il ne doit être pris que lors de la reprise de la marche.
Le calcium est parfois associé à la vitamine D, qui favorise son absorption ; des analyses de sang peuvent être prescrites pour vérifier l'absence d'accumulation anormale de calcium dans l'organisme.

Interactions avec d'autres substances

Respectez un intervalle d'au moins 2 heures entre la prise de ce médicament et celle des *cyclines*, des biphosphonates ou des médicaments contenant du fer.

Informez par ailleurs votre pharmacien ou votre médecin si vous prenez un médicament contenant de la digoxine ou un *diurétique* (hydrochlorothazide notamment).

Il existe également des interactions alimentaires : les aliments réputés riches en acide oxalique (épinards, rhubarbe, oseille, cacao, thé) ou en acide phytique (chocolat, céréales complètes, légumes secs) peuvent diminuer l'absorption du calcium. Il est donc recommandé de prendre ce médicament à distance de repas contenant ces aliments.

Grossesse et allaitement

Ce médicament ne contient que des substances présumées sans danger pendant la grossesse ou l'allaitement. Néanmoins, ne l'utilisez pas de façon prolongée sans l'avis de votre pharmacien ou de votre médecin.

Mode d'emploi et posologie

Les comprimés ne sont pas adaptés à l'enfant de moins de 6 ans. En effet, ils risquent d'obstruer les voies respiratoires si l'enfant déglutit mal et que le comprimé passe dans la trachée (fausse route).

Ils doivent être avalés avec un grand verre d'eau.

Posologie usuelle :

- Adulte : 8 comprimés par jour.
- Enfant de plus de 6 ans : 4 à 8 comprimés par jour.

Conseils : La prise de ce médicament ne dispense pas de la consommation régulière de laitages, naturellement riches en calcium.

Effets indésirables possibles

En cas de traitement prolongé à forte dose : *hypercalcémie*, hypercalciurie (excès de calcium dans les urines pouvant favoriser les calculs rénaux).

Laboratoires Pierre Fabre Médicament

OSTEOCAL

Informations détaillées sur www.monvidal.com

OSTEOCAL D3

Informations détaillées sur www.monvidal.com

OSTÉOCYNÉSINE

Informations détaillées sur www.monvidal.com

OSTÉOGEN

Informations détaillées sur www.monvidal.com

OSTRAM

Élément minéral : calcium

Présentation

OSTRAM 0,6 g : poudre pour suspension buvable (arôme citron vert) ; boîte de 30 sachets. Remb 65 % - **4,08 €**.
OSTRAM 1,2 g : poudre pour suspension buvable (arôme citron vert) ; boîte de 30 sachets. Remb 65 % - **7,62 €**.

Composition

	p sachet	p sachet
Phosphate tricalcique	1,65 g	3,3 g
soit Calcium	0,6 g	1,2 g
Sorbitol	+	+

Dans quel cas ce médicament est-il prescrit ?

Ce médicament contient une forte quantité de calcium, principal constituant de l'os.

Il est utilisé en cas de besoins accrus en calcium (période de croissance, grossesse, allaitement) ou de décalcification osseuse (*ostéoporose* survenant après la ménopause, traitement au long cours par la *cortisone*).

Contre-indications

Ce médicament ne doit pas être utilisé dans les cas suivants :

– excès de calcium dans le sang ou dans les urines,
– *lithiase* calcique,

- immobilisation prolongée (attendre la reprise de la marche pour débuter le traitement),
- *insuffisance rénale*.

Attention : Des apports excessifs en calcium peuvent être dangereux. N'utilisez pas ce médicament sans avis médical.
Lorsque ce médicament est destiné à traiter une décalcification osseuse liée à une immobilisation prolongée, il ne doit être pris qu'à la reprise de la marche.
Le calcium est parfois associé à la vitamine D, qui favorise son absorption ; des analyses de sang peuvent être prescrites pour vérifier l'absence d'accumulation anormale de calcium dans l'organisme.

Interactions avec d'autres substances

Respectez un intervalle d'au moins 2 heures entre la prise de ce médicament et celle des *cyclines*, des biphosphonates ou des médicaments contenant du fer.

Informez par ailleurs votre pharmacien ou votre médecin si vous prenez un médicament contenant de la digoxine ou un *diurétique* (hydrochlorothazide notamment).

Il existe également des interactions alimentaires : les aliments réputés riches en acide oxalique (épinards, rhubarbe, oseille, cacao, thé) ou en acide phytique (chocolat, céréales complètes, légumes secs) peuvent diminuer l'absorption du calcium. Il est donc recommandé de prendre ce médicament à distance de repas contenant ces aliments.

Grossesse et allaitement

L'apport éventuel de calcium médicamenteux pendant la grossesse ou l'allaitement ne doit pas dépasser 1 500 mg par jour.

Mode d'emploi et posologie

Les sachets à 1,2 g sont réservés à l'adulte.

Le contenu des sachets doit être dissous dans un demi-verre d'eau.

Posologie usuelle :

- Adulte : 1 sachet à 1,2 g par jour.
- Enfant de plus de 5 ans : 1 ou 2 sachets à 0,6 g par jour.
- Enfant de moins de 5 ans : ½ sachet à 0,6 g par jour.

Conseils : La prise de ce médicament ne dispense pas de la consommation régulière de laitages, naturellement riches en calcium.

Effets indésirables possibles

Constipation, nausées, ballonnements.

En cas de traitement prolongé à forte dose : *hypercalcémie*, hypercalciurie (excès de calcium dans les urines pouvant favoriser les calculs rénaux).

Laboratoires Merck Lipha Santé SAS

OSTRAM VITAMINE D3

Vitamine D avec calcium

Présentation

OSTRAM VITAMINE D3 : poudre pour suspension buvable (arôme citron vert) ; boîte de 30 sachets. Remb 65 % - **7,62 €**.

OSTRAM VITAMINE D3 : poudre pour suspension buvable (arôme citron vert) ; boîte de 90 sachets. Remb 65 % - **21,79 €**.

Composition

	p sachet
Phosphate tricalcique	3,3 g
soit Calcium	1,2 g
Colécalciférol (vitamine D3)	800 UI
Mannitol	+

Dans quel cas ce médicament est-il prescrit ?

Ce médicament contient du calcium et de la *vitamine* D qui facilite l'absorption du calcium par l'intestin et sa fixation sur les os.

Il est utilisé :

- dans le traitement des *carences* en vitamine D et en calcium chez la personne âgée,
- dans le *traitement d'appoint* de l'*ostéoporose* lorsque l'apport conjoint de calcium et de vitamine D est nécessaire.

Contre-indications

Ce médicament ne doit pas être utilisé dans les cas suivants :

- excès de calcium dans le sang ou dans les urines,
- calculs des *voies* urinaires contenant du calcium,
- *insuffisance rénale*,
- immobilisation prolongée (attendre la reprise de la marche pour débuter le traitement).

Attention : Ce médicament contient de la *vitamine* D : son *surdosage* expose à des effets indésirables graves. Elle est présente dans de nombreux médicaments dont certains sont disponibles en automédication : évitez de les associer sans avis médical.
Ne prolongez pas le traitement au-delà de la durée prescrite ; une prise de sang peut être nécessaire pour vérifier l'absence d'accumulation anormale de calcium dans l'organisme.
Lorsque ce médicament est destiné à traiter la décalcification due à un alitement prolongé, le traitement ne doit pas être commencé avant la reprise de la marche.

Interactions avec d'autres substances

En raison de la présence de calcium, respectez un intervalle d'au moins 2 heures entre la prise de ce médicament et celle des *cyclines*, des biphosphonates ou des médicaments contenant du fer.

Informez par ailleurs votre pharmacien ou votre médecin si vous prenez des *digitaliques* ou des *diurétiques*.

Il existe également des interactions alimentaires : les aliments réputés riches en acide oxalique (épinards, rhubarbe, oseille, cacao, thé) ou en acide phytique (chocolat, céréales complètes, légumes secs) peuvent diminuer l'absorption du calcium. Il est donc recommandé de prendre ce médicament à distance de repas contenant ces aliments.

Grossesse et allaitement

Compte tenu de sa teneur élevée en *vitamine* D, ce médicament n'est pas adapté à la femme enceinte ou qui allaite.

Mode d'emploi et posologie

Ce médicament doit être pris à distance de certains aliments (voir Interactions).

Verser le contenu d'un sachet dans un verre, puis ajouter de l'eau et mélanger.

Posologie usuelle :

- Adulte : 1 sachet par jour.

Conseils : La prise de ce médicament ne dispense pas de la consommation régulière de laitages, naturellement riches en calcium.

Effets indésirables possibles

Constipation, nausées, ballonnements, diarrhée, douleur d'estomac.

En cas de traitement prolongé à forte dose : *hypercalcémie*, hypercalciurie (excès de calcium dans les urines pouvant favoriser les calculs rénaux).

Laboratoires Merck Lipha Santé SAS

OTIPAX

Traitement local des otites

Présentation

OTIPAX : solution pour instillation auriculaire ; flacon compte-gouttes de 15 ml. Remb 35 % - **2,49 €**.

Composition

	p 100 g
Lidocaïne chlorhydrate	1 g
Phénazone	4 g

Dans quel cas ce médicament est-il prescrit ?

Cette solution auriculaire *antalgique* contient un *anesthésique* local et un *anti-inflammatoire*.

Elle est utilisée dans le traitement de la douleur lors de certaines *otites*.

Contre-indications

Ce médicament ne doit pas être utilisé dans les cas suivants :

- *allergie* aux *anesthésiques* locaux,
- perforation du tympan.

Attention : Bien que ce médicament puisse être vendu sans ordonnance, faites vérifier l'absence de perforation de votre tympan par un médecin.

Sportif : les *anesthésiques* locaux ont été retirés de la liste des substances dopantes publiée dans les arrêtés du 20 avril et du 16 août 2004 par le ministère de la Jeunesse et des Sports.

Grossesse et allaitement

Les substances contenues dans ce médicament ne passent pas dans le sang dans les conditions d'utilisation (le médecin vérifie avant la prescription que le tympan ne présente pas de perforation). Il peut être utilisé pendant la grossesse ou l'allaitement.

Mode d'emploi et posologie

Réchauffer le flacon entre les mains avant l'emploi pour limiter la sensation désagréable liée à l'introduction d'un liquide froid dans l'oreille.

Pencher la tête sur le côté et introduire la solution dans l'oreille. Garder la tête dans cette position pendant 10 minutes (bain d'oreille).

Posologie usuelle :

Instiller 4 gouttes dans l'oreille à traiter, 2 ou 3 fois par jour.

Le traitement ne doit pas dépasser 10 jours.

Conseils : Si les troubles persistent malgré un traitement bien suivi, consultez votre médecin.

Effets indésirables possibles

Irritation, *réaction allergique* locale.

Laboratoires Biocodex

OTOFA

Traitement local des otites — **sur ordonnance**

Présentation

OTOFA : solution auriculaire (rouge) ; flacon compte-gouttes de 10 ml. Liste I - Remb 65 % - **3,50 €**.

Composition

	p 100 ml
Rifamycine	2 millions UI
Sulfites	+

Dans quel cas ce médicament est-il prescrit ?

Ce médicament est un *antibiotique* d'usage local.

Il est utilisé dans le traitement des poussées d'*otite* chronique avec perforation du tympan.

Contre-indications

Ce médicament ne doit pas être utilisé en cas d'*allergie* à la rifamycine.

Grossesse et allaitement

L'effet de ce médicament pendant la grossesse ou l'allaitement est mal connu : seul votre médecin peut évaluer le risque éventuel de son utilisation dans votre cas.

Mode d'emploi et posologie

La solution peut être administrée en gouttes ou en bain d'oreille de quelques minutes.

Réchauffer le flacon entre les mains avant l'emploi pour limiter la sensation désagréable liée à l'introduction d'un liquide froid dans l'oreille.

Posologie usuelle :

- Adulte : 5 gouttes, 3 fois par jour ou 1 bain d'oreille, 2 fois par jour.
- Enfant : 3 gouttes, 3 fois par jour ou 1 bain d'oreille, 2 fois par jour.

Conseils : Ce médicament contient une substance colorée qui peut tacher les textiles.

Laboratoires Bouchara-Recordati

OTOMIDE

Informations détaillées sur www.monvidal.com

OTRASEL

Informations détaillées sur www.monvidal.com

OTYLOL

Informations détaillées sur www.monvidal.com

OVITRELLE

Traitement de la stérilité — sur ordonnance

Présentation

OVITRELLE : solution injectable *SC* ; seringue préremplie de 0,5 ml avec aiguille. Liste I, *médicament à prescription restreinte* - Remb 100 % - **40,76 €**.

Composition

	p flacon
Choriogonadotropine alfa	250 µg

Dans quel cas ce médicament est-il prescrit ?

Ce médicament contient une *hormone* qui stimule les organes de la reproduction. Il facilite l'ovulation et favorise le développement des follicules contenant les ovules.

Il est utilisé chez la femme dans le traitement de la stérilité, seul, ou en complément des techniques de procréation assistée.

Contre-indications

Ce médicament ne doit pas être utilisé dans les cas suivants :

- saignement génital intermittent (l'origine de ce saignement doit être déterminé par des examens appropriés avant la mise en route du traitement) ;
- *tumeur de l'hypophyse*, de l'*hypothalamus*, de l'ovaire, de l'utérus, du sein ;
- hypertrophie ou kystes des ovaires (sauf la dystrophie ovarienne polykystique) ;
- grossesse extra-utérine au cours des 3 derniers mois ;
- maladie des ovaires ne leur permettant pas de réagir à une stimulation ;
- *accident thromboembolique* en cours.

Attention : Des douleurs abdominales associées à des nausées peuvent traduire une stimulation excessive des ovaires. Prenez l'avis de votre médecin avant de faire pratiquer l'injection suivante.

Une surveillance médicale régulière, comportant des *échographies* et des analyses sanguines, est nécessaire pendant tout le traitement.

Le médecin peut vous proposer de pratiquer vous-même les injections. Dans ce cas, des explications précises et une première auto-injection, réalisée en présence du médecin ou de l'infirmière, sont nécessaires.

Interactions avec d'autres substances

Ce médicament peut interagir avec d'autres stimulants de l'ovulation, ou certains traitements qui diminuent la sécrétion des *hormones* hypophysaires. Votre médecin en tient compte dans le calcul de la *posologie*.

Ce médicament ne doit pas être mélangé avec d'autres substances médicamenteuses dans la même seringue.

Grossesse et allaitement

Ce médicament n'a pas lieu d'être utilisé pendant la grossesse ou l'allaitement. La grossesse éventuelle qui survient après le traitement n'est pas affectée par celui-ci. Mais, chez les patientes non réglées, il est recommandé de s'assurer de l'absence de grossesse avant de démarrer la cure suivante.

Mode d'emploi et posologie

La solution est injectée par *voie sous-cutanée*.

Posologie usuelle :

Une seringue préremplie par injection. Il appartient à votre médecin d'indiquer à quel moment et à quel rythme les injections doivent être réalisées.

Conseils :

Conditions particulières de délivrance

Ce médicament doit obligatoirement être prescrit par un médecin spécialiste en gynécologie ou en endocrinologie.

Il nécessite une surveillance particulière.

La seringue doit être conservée au réfrigérateur (entre 2 °C et 8 °C). Elle peut cependant être gardée 1 mois à température ambiante (ne dépassant pas 25 °C), mais doit être jetée si elle n'a pas été utilisée à l'issue de cette période.

Effets indésirables possibles

Douleur au point d'injection, maux de tête, fatigue.

Stimulation ovarienne excessive : nausées, vomissements, douleurs abdominales, prise de poids (voir Attention).

Comme tous les traitements qui stimulent l'ovulation, ce médicament augmente la fréquence des grossesses multiples (il s'agit alors de jumeaux dans la majorité des cas).

Exceptionnellement : *phlébite*, *embolie* pulmonaire.

Laboratoires Merck Lipha Santé SAS

OXÉOL

Antiasthmatique — sur ordonnance

Présentation

OXÉOL 10 mg : comprimé sécable ; boîte de 30. Liste I - Remb 65 % - **8,29 €**.

OXÉOL 20 mg : comprimé sécable ; boîte de 30. Liste I - Remb 65 % - **15,25 €**.

Composition

	p cp	p cp
Bambutérol chlorhydrate	10 mg	20 mg
Lactose	+	+

Dans quel cas ce médicament est-il prescrit ?

Ce médicament est un bronchodilatateur qui lutte contre la contraction anormale des muscles de la paroi des bronches. Il est apparenté à une substance naturelle, l'*adrénaline*, mais, contrairement à cette substance, il a peu d'effet sur le cœur.

Il est utilisé en association avec un traitement anti-inflammatoire, par exemple un *corticoïde* en *aérosol* :

- dans le *traitement de fond* de l'*asthme* et de certaines maladies respiratoires,
- dans le *traitement préventif* de l'asthme nocturne (la durée d'action de certains bronchodilatateurs inhalés n'est pas suffisante pour couvrir la totalité de la nuit).

Contre-indications

Ce médicament ne doit pas être utilisé dans les cas suivants :
- *allergie* au bambutérol ou à la terbutaline,
- enfant de moins de 15 ans (en l'absence de données),
- **grossesse**,
- **allaitement**.

Attention : Ce médicament n'est pas destiné au traitement de la crise d'*asthme* : son effet est prolongé mais lent à apparaître. Si une crise survient sous traitement, un médicament d'action rapide et de courte durée d'action doit être utilisé.
Le traitement associé, prescrit par votre médecin, ne doit en aucune façon être arrêté.
Des précautions sont nécessaires en cas d'*hyperthyroïdie*, de maladie cardiovasculaire, de *diabète*, ou d'*insuffisance rénale* ou *hépatique*.
Sportif : ce médicament contient une substance susceptible de rendre positifs certains *tests antidopage*.

Grossesse et allaitement

En l'absence de données suffisantes, ce médicament est contre-indiqué pendant la grossesse.
Ce médicament passe dans le lait maternel : l'allaitement est contre-indiqué pendant le traitement.

Mode d'emploi et posologie

Le médicament doit être pris le soir au coucher.

Posologie usuelle :
- Adulte : 10 mg à 20 mg par jour.

Conseils : Évitez de consommer du café, du thé, ou d'autres boissons ou aliments contenant des excitants pendant le traitement : risque de majoration des effets indésirables.

Effets indésirables possibles

Accélération du cœur, *palpitations*, rougeurs, sueurs, maux de tête, nausée, vomissements, *vertiges*, tremblement des extrémités, crampes.
Baisse de la *kaliémie*, augmentation de la *glycémie*.

Laboratoires AstraZeneca

OXOGLUTARATE D'ORNITHINE QUALIMED

Informations détaillées sur www.monvidal.com

OXYBOLDINE

Traitement des troubles digestifs

Présentation

OXYBOLDINE : comprimé effervescent (blanc ; arôme anis) ; boîte de 2 tubes de 12. Non remb.

Composition

	p cp
Boldine	0,5 mg
Sulfate de sodium	54 mg
Dihydrogénophosphate de sodium	132 mg
soit Sodium	470 mg

Dans quel cas ce médicament est-il prescrit ?

Ce médicament contient des *antiacides* d'action locale qui agissent en neutralisant les acides sécrétés par l'estomac. La boldine facilite la sécrétion de bile.
Il est utilisé dans le *traitement d'appoint* des digestions difficiles.

Attention : Des précautions sont nécessaires chez les personnes souffrant de calculs susceptibles d'obstruer les *voies biliaires* ou d'*insuffisance hépatique* grave.
Arrêtez le traitement en cas de diarrhée ou de douleurs abdominales.
Ce médicament contient du *sel* (*sodium*) en quantité notable.

Grossesse et allaitement

Ce médicament ne contient que des substances présumées sans danger pendant la grossesse ou l'allaitement. Néanmoins, ne l'utilisez pas de façon prolongée sans l'avis de votre pharmacien ou de votre médecin.

Mode d'emploi et posologie

Dissoudre le comprimé dans un peu d'eau tiède.

Posologie usuelle :
- Adulte : 1 comprimé avant chacun des 3 repas ou au moment des douleurs.

Conseils : Une alimentation équilibrée, une mastication lente, la suppression des aliments difficiles à digérer et des boissons alcoolisées permettent souvent d'atténuer les troubles de la digestion.

Effets indésirables possibles

À forte dose : diarrhée nécessitant l'arrêt du traitement.

Laboratoires Coopération Pharmaceutique Française

OXYBUTYNINE 5 mg Génériques

Antispasmodique urinaire — sur ordonnance

Les médicaments ci-dessous sont des génériques de DITROPAN (voir p. 413).

DRIPTANE 5 mg : comprimé sécable *(lactose anhydre)* boîte de 60. Liste II - Remb 35 % - 4,92 €.
OXYBUTYNINE BIOGARAN 5 mg : comprimé sécable *(lactose)* boîte de 60. Liste II - Remb 35 % - 4,92 €.
OXYBUTYNINE EG 5 mg : comprimé sécable *(lactose)* boîte de 60. Liste II - Remb 35 % - 4,92 €.
OXYBUTYNINE MERCK 5 mg : comprimé sécable *(lactose)* boîte de 60. Liste II - Remb 35 % - 4,92 €.
OXYBUTYNINE RATIOPHARM 5 mg : comprimé sécable *(lactose)* boîte de 60. Liste II - Remb 35 % - 4,92 €.
OXYBUTYNINE SANDOZ 5 mg : comprimé sécable *(lactose)* boîte de 60. Liste II - Remb 35 % - 4,92 €.

OXYCONTIN LP

Antalgique :
analogue de la morphine

sur ordonnance

Présentation

OXYCONTIN LP 5 mg : comprimé à libération prolongée (bleu) ; boîte de 28. Stupéfiants - Remb 65 % - **8,57 €**.
OXYCONTIN LP 10 mg : comprimé à libération prolongée (blanc) ; boîte de 28. Stupéfiants - Remb 65 % - **15,12 €**.
OXYCONTIN LP 20 mg : comprimé à libération prolongée (rose) ; boîte de 28. Stupéfiants - Remb 65 % - **29,75 €**.
OXYCONTIN LP 40 mg : comprimé à libération prolongée (jaune) ; boîte de 28. Stupéfiants - Remb 65 % - **55,45 €**.
OXYCONTIN LP 80 mg : comprimé à libération prolongée (vert) ; boîte de 28. Stupéfiants - Remb 65 % - **87,94 €**.

Composition

	p cp	p cp	p cp
Oxycodone chlorhydrate	5 mg	10 mg	20 mg
Lactose	+	+	+

	p cp	p cp
Oxycodone chlorhydrate	40 mg	80 mg
Lactose	+	+

Dans quel cas ce médicament est-il prescrit ?

Ce médicament est un *antalgique* puissant, apparenté à la *morphine*. Il combat la douleur en agissant directement sur le cerveau.

Il est utilisé dans le traitement des douleurs rebelles d'origine cancéreuse.

Contre-indications

Ce médicament ne doit pas être utilisé dans les cas suivants :

- enfant de moins de 18 ans,
- *insuffisance hépatique* grave,
- *insuffisance respiratoire* grave,
- en association avec certains antalgiques opiacés,
- **allaitement**.

Attention : Des précautions sont nécessaires en cas d'*insuffisance rénale*, de constipation, d'*hypertension intrâcranienne* ou d'*adénome de la prostate*.

Chez la personne âgée, l'augmentation des doses en fonction de la douleur doit suivre les recommandations du médecin, du fait d'un risque plus important de surdosage.

En cas de traitement prolongé, l'arrêt doit être progressif pour limiter le risque de *syndrome de sevrage*.

Ce médicament peut induire une somnolence parfois intense chez certaines personnes. Cette somnolence peut être augmentée par la prise d'*alcool* ou d'autres médicaments *sédatifs*. La conduite ou l'utilisation de machines dangereuses sont déconseillées.

Sportif : ce médicament contient une substance susceptible de rendre positifs certains *tests antidopage*.

Interactions avec d'autres substances

Ce médicament ne doit pas être associé à un *antalgique* contenant de la buprénorphine (TEMGESIC...), de la pentazocine ou de la nalbuphine : diminution de l'effet antalgique.

Informez votre médecin si vous prenez des médicaments *sédatifs*.

Grossesse et allaitement

L'effet de ce médicament pendant la grossesse est mal connu : seul votre médecin peut évaluer le risque éventuel de son utilisation dans votre cas.

Ce médicament passe dans le lait maternel : l'allaitement est contre-indiqué.

Mode d'emploi et posologie

Les comprimés doivent être avalés entiers sans être écrasés car il s'agit d'une forme à libération prolongée.

Posologie usuelle :

- Adulte à partir de 18 ans : 10 mg toutes les 12 heures. Cette *posologie* peut être augmentée quotidiennement en fonction du résultat sur la douleur. Chez les patients antérieurement traités par un autre dérivé de l'opium, la dose initiale peut être plus élevée.

Conseils : Depuis le 1er juillet 1999, la prescription de *morphine* et de substances apparentées (*stupéfiants*) est rédigée par le médecin sur une ordonnance « sécurisée ».

La durée de validité de l'ordonnance est limitée à 28 jours.

Respectez la *posologie* et la durée de traitement prescrites par votre médecin. Mais si le traitement paraît insuffisant, n'hésitez pas à reprendre contact avec lui.

Effets indésirables possibles

Somnolence, nausées, vomissements, constipation. Des médicaments peuvent être prescrits pour limiter ces effets indésirables.

Plus rarement : difficultés respiratoires, cauchemars, confusion des idées, excitation (notamment chez la personne âgée), maux de tête, difficultés à uriner.

Ce médicament, apparenté à la *morphine*, expose à un risque de *dépendance*. Ce risque est minime dans les conditions d'utilisation médicale.

Laboratoires Mundipharma

OXYDE DE MERCURE CHAUVIN

Antiseptique local

Présentation

OXYDE DE MERCURE JAUNE 1 % CHAUVIN : pommade ophtalmique ; tube de 5 g. Non remb.

Composition

	p 100 g
Oxyde mercurique jaune	1 g

Dans quel cas ce médicament est-il prescrit ?

Cette pommade ophtalmique contient un *antiseptique* de la famille des dérivés mercuriels.

Elle est utilisée dans le traitement des infections du bord de la paupière (*blépharites*).

Contre-indications

Ce médicament ne doit pas être utilisé en cas d'*allergie* aux dérivés mercuriels.

Attention : La pommade peut être contaminée par l'œil infecté : évitez de mettre en contact l'extrémité du tube avec l'œil. Ne le conservez pas plus de 30 jours après une première utilisation.

En l'absence d'amélioration rapide, consultez votre médecin.

Interactions avec d'autres substances

Ce médicament peut interagir avec les pommades ophtalmiques ou les collyres contenant de l'iode : risque de formation de sels mercuriques irritants.

Grossesse et allaitement

L'effet de ce médicament pendant la grossesse ou l'allaitement est mal connu. L'évaluation du risque éventuel lié à son utilisation est individuelle : demandez conseil à votre pharmacien ou à votre médecin.

Mode d'emploi et posologie

Appliquer un ruban de pommade d'un demi-centimètre sur le bord de la paupière infectée.

Posologie usuelle :

2 ou 3 applications par jour, pendant 7 jours.

Dans le cas d'une infection parasitaire, la durée du traitement peut être de 2 à 3 semaines.

Conseils : Les *lentilles de contact* ne doivent pas être portées en cas d'infection oculaire ni réutilisées avant l'arrêt complet du traitement.

L'application correcte du produit peut nécessiter une aide, notamment chez l'enfant ou la personne handicapée ou âgée.

Effets indésirables possibles

Irritation ou *réaction allergique* locale.

Laboratoires Chauvin Bausch & Lomb

OXYNORM

Antalgique :
analogue de la morphine

sur ordonnance

Présentation

OXYNORM 5 mg : gélule (orange, beige) ; boîte de 14. Stupéfiants - Remb 65 % - **3,46 €**.
OXYNORM 10 mg : gélule (blanc, beige) ; boîte de 14. Stupéfiants - Remb 65 % - **5,79 €**.
OXYNORM 20 mg : gélule (rose, beige) ; boîte de 14. Stupéfiants - Remb 65 % - **10,94 €**.

Composition

	p gél	p gél	p gél
Oxycodone chlorhydrate	5 mg	10 mg	20 mg

Dans quel cas ce médicament est-il prescrit ?

Ce médicament est un *antalgique* puissant, apparenté à la *morphine*. Il combat la douleur en agissant directement sur le cerveau.

Il est utilisé dans le traitement des douleurs rebelles d'origine cancéreuse.

Contre-indications

Ce médicament ne doit pas être utilisé dans les cas suivants :

- enfant de moins de 18 ans,
- *insuffisance hépatique* grave,
- *insuffisance respiratoire* grave,
- en association avec certains autres *antalgiques* opiacés,
- **allaitement**.

Attention : Des précautions sont nécessaires en cas d'*insuffisance rénale*, de constipation, d'*hypertension intracrânienne* ou d'*adénome de la prostate*.

Chez la personne âgée, l'augmentation des doses en fonction de la douleur doit suivre les recommandations du médecin, du fait d'un risque plus important de surdosage.

En cas de traitement prolongé, l'arrêt doit être progressif pour limiter le risque de *syndrome de sevrage*.

Ce médicament peut induire une somnolence parfois intense chez certaines personnes. Cette somnolence peut être augmentée par la prise d'*alcool* ou d'autres médicaments *sédatifs*. La conduite ou l'utilisation de machines dangereuses sont déconseillées.

Sportif : ce médicament contient une substance susceptible de rendre positifs certains *tests antidopage*.

Interactions avec d'autres substances

Ce médicament ne doit pas être associé à un *antalgique* contenant de la buprénorphine (TEMGESIC...), de la pentazocine ou de la nalbuphine : diminution de l'effet antalgique.

Informez votre médecin si vous prenez des médicaments *sédatifs*.

Grossesse et allaitement

L'effet de ce médicament pendant la grossesse est mal connu : seul votre médecin peut évaluer le risque éventuel de son utilisation dans votre cas.

Ce médicament passe dans le lait maternel : l'allaitement est contre-indiqué.

Mode d'emploi et posologie

Les gélules doivent être avalées avec un verre d'eau.

Posologie usuelle :

- Adulte à partir de 18 ans : 5 mg toutes les 4 à 6 heures. Cette *posologie* peut être augmentée quotidiennement en fonction du résultat sur la douleur. Chez les patients antérieurement traités par un autre dérivé de l'opium, la dose initiale peut être plus élevée.

Conseils : Respectez la *posologie* et la durée de traitement prescrites par votre médecin. Mais si le traitement paraît insuffisant, n'hésitez pas à reprendre contact avec lui.

Depuis le 1er juillet 1999, la prescription de *morphine* et de substances apparentées (*stupéfiants*) est rédigée par le médecin sur une ordonnance « sécurisée ».

La durée de validité de l'ordonnance est limitée à 28 jours.

Effets indésirables possibles

Somnolence, nausées, vomissements, constipation. Des médicaments peuvent être prescrits pour limiter ces effets indésirables.

Plus rarement : difficultés respiratoires, cauchemars, confusion des idées, excitation (notamment chez la personne âgée), maux de tête, difficultés à uriner.

Ce médicament, apparenté à la *morphine*, expose à un risque de *dépendance*. Ce risque est minime dans les conditions d'utilisation médicale.

Laboratoires Mundipharma

OXYPÉROL

Informations détaillées sur www.monvidal.com

OXYPLASTINE
Protecteur cutané

Présentation
OXYPLASTINE : pommade ; tube de 135 g. Non remb.

Composition

	p 100 g
Oxyde de zinc	46 g
Lanoline	+
Thym, huile essentielle	+

Dans quel cas ce médicament est-il prescrit ?
C'est une pommade protectrice qui contient de l'oxyde de zinc.
Elle est utilisée pour traiter les irritations de la peau.

Contre-indications
Ce médicament ne doit pas être utilisé dans les cas suivants :
- *allergie* à la lanoline,
- sur des lésions infectées ou suintantes.

Grossesse et allaitement
Ce médicament ne contient que des substances présumées sans danger pendant la grossesse ou l'allaitement. Néanmoins, ne l'utilisez pas de façon prolongée sans l'avis de votre pharmacien ou de votre médecin.

Mode d'emploi et posologie
Nettoyer la zone à traiter avant l'application.
Appliquer la pommade en couche mince.

Posologie usuelle :
1 ou 2 applications par jour.

Effets indésirables possibles
Eczéma (présence de lanoline).

Laboratoires Sinclair Pharma France

OXYTHYOL
Informations détaillées sur www.monvidal.com

OZIDIA
Informations détaillées sur www.monvidal.com

OZOTHINE à la diprophylline
Informations détaillées sur www.monvidal.com

OZOTHINE sirop
Informations détaillées sur www.monvidal.com

OZOTHINE suppositoire
Informations détaillées sur www.monvidal.com

P

PABASUN

Informations détaillées sur www.monvidal.com

PADÉRYL

Antitussif opiacé

Présentation

PADÉRYL : comprimé (rouge orange) ; boîte de 20. Remb 35 % - **2,47 €**.
PADÉRYL : sirop ; flacon de 150 ml. Remb 35 % - **3,36 €**.

Composition

	p cp	p c à s
Codéine phosphate	19,5 mg	21,9 mg
soit Codéine	15,2 mg	16,12 mg
Saccharose		9,5 g
Titre alcoolique		2°

Dans quel cas ce médicament est-il prescrit ?

Ce médicament contient un antitussif *opiacé*, la *codéine*, qui a une action *sédative* sur le *système nerveux central* et notamment sur les centres de la toux.

Il est utilisé dans le *traitement symptomatique* des toux sèches.

Contre-indications

Ce médicament ne doit pas être utilisé dans les cas suivants :

- *asthme* ;
- *insuffisance respiratoire* ;
- en association avec les médicaments contenant de la nalbuphine, de la buprénorphine ou de la pentazocine ;
- **allaitement**.

Attention : Ce médicament n'est pas adapté au traitement de la toux grasse, qui est un mécanisme de défense normal de l'organisme permettant l'évacuation des mucosités présentes dans les bronches.

La toux est un *symptôme* qui peut révéler de nombreuses maladies : consultez votre médecin si elle persiste plus de quelques jours.

Du fait de la présence de codéine, n'utilisez pas ce médicament à forte dose et de façon prolongée (risque de *dépendance*) et évitez son emploi en cas d'*hypertension intracrânienne*, qu'il pourrait aggraver.

De nombreux médicaments contiennent de la codéine, notamment certains *antitussifs* et *antalgiques*. Leur prise conjointe expose à un risque de *surdosage* et à une augmentation des effets indésirables.

Le sirop contient du *sucre* (saccharose) en quantité notable.

Évitez la prise de boissons alcoolisées pendant le traitement.

Ce médicament peut induire une somnolence, parfois intense chez certaines personnes. Cette somnolence peut être augmentée par la prise d'*alcool* ou d'autres médicaments *sédatifs*. La conduite et l'utilisation de machines dangereuses sont déconseillées, surtout dans les heures qui suivent la prise du médicament.

Interactions avec d'autres substances

Ce médicament ne doit pas être associé à ceux qui contiennent de la nalbuphine, de la buprénorphine ou de la pentazocine : risque de diminution de l'effet *antalgique*.

Informez par ailleurs votre médecin ou votre pharmacien si vous prenez des *sédatifs*.

Grossesse et allaitement

L'utilisation de la *codéine* et de ses dérivés (codéthyline, pholcodine) ne doit être envisagée chez la femme enceinte qu'en cas de nécessité, en effet :

- une *insuffisance respiratoire* peut survenir chez le nouveau-né d'une mère traitée par des doses élevées, même si le traitement est ponctuel mais précède de peu l'accouchement ;
- un *syndrome de sevrage*, à l'inverse, peut concerner des nouveau-nés si leur mère reçoit un traitement régulier, même à faible dose.

Il est donc important de signaler à l'obstétricien la prise éventuelle de codéine ou d'un de ses dérivés, afin que ces risques puissent être prévenus par une surveillance et un éventuel traitement adapté.

Ce médicament passe dans le lait maternel. Il est contre-indiqué pendant l'allaitement.

Mode d'emploi et posologie

Ce médicament est pris de préférence au moment où survient la toux, en espaçant les prises d'au moins 6 heures.

Posologie usuelle :

- Adulte : 1 ou 2 comprimés ou 1 à 2 cuillères à soupe de sirop, 1 à 4 fois par jour. En cas d'*insuffisance hépatique* et chez la personne âgée, la *posologie* initiale est généralement réduite de moitié.

Conseils : Une toux nocturne aggravée par ce médicament peut être une toux allergique : demandez conseil à votre médecin.

La cigarette est irritante pour les bronches et entretient la toux : évitez de fumer ou d'être exposé à la fumée des autres.

Des mesures simples permettent de calmer les toux sèches : boissons chaudes et humidification de l'air ambiant.

Effets indésirables possibles

Constipation, somnolence, nausées, vomissements, sensation de vertige et, plus rarement, *bronchospasme*, *réaction allergique* cutanée, ralentissement de la respiration. Ces effets indésirables sont ceux de la famille des *opiacés* ; ils sont généralement modérés aux doses recommandées.

Laboratoires Gerda

PALIURYL

Informations détaillées sur www.monvidal.com

PALUDRINE

Informations détaillées sur www.monvidal.com

PAMINJECT

Informations détaillées sur www.monvidal.com

PANADOL

Informations détaillées sur www.monvidal.com

PANFUREX

Antidiarrhéique : antiseptique intestinal

sur ordonnance

Ce médicament est un générique de ERCÉFURYL (voir p. 472).

PANNOGEL 10 %

Antiacnéique local : peroxyde de benzoyle

sur ordonnance

Présentation

PANNOGEL 10 : gel pour application locale ; tube de 40 g. Liste II - Remb 35 % - **2,60 €**.

Composition

	p 100 g
Peroxyde de benzoyle	10 g

Dans quel cas ce médicament est-il prescrit ?

C'est un antiacnéique local qui contient du peroxyde de benzoyle. Il agit essentiellement en détruisant les *germes* responsables de l'*inflammation* du comédon et de la formation de pustules.

Il est utilisé dans le traitement de l'*acné*.

Contre-indications

Ce médicament ne doit pas être utilisé par les personnes sensibles aux peroxydes (eau oxygénée).

Attention : N'appliquez aucun autre produit ou cosmétique (eau de Cologne, lotion après-rasage, crème...) sans l'accord de votre médecin.

Ce médicament expose à un risque de *photosensibilisation* : une exposition aux rayons *ultraviolets* (soleil, lampe à bronzer) peut provoquer des brûlures. De plus, le soleil, même s'il peut donner l'impression d'une amélioration temporaire des lésions, aggrave l'acné. Une protection avec une crème d'indice solaire élevé est recommandée.

Grossesse et allaitement

L'effet de ce médicament pendant la grossesse ou l'allaitement est mal connu : seul votre médecin peut évaluer le risque éventuel de son utilisation dans votre cas.

Mode d'emploi et posologie

L'application est faite après la toilette, sur la peau bien sèche.

Appliquer le gel par de légers massages et laisser sécher. Se laver les mains ensuite.

Posologie usuelle :

1 application, 1 ou 2 fois par jour.

En *traitement d'entretien* : 1 application, 1 fois tous les 2 ou 3 jours.

Conseils : L'effet du peroxyde de benzoyle n'apparaît généralement qu'après 1 à 2 mois de traitement quotidien. Les applications doivent être poursuivies de façon régulière pendant au moins 6 mois.

Une irritation est fréquente en début de traitement : ne vous découragez pas, mais n'hésitez pas à prendre l'avis de votre médecin. Pour limiter les risques d'irritation, n'appliquez pas ce produit sur une peau déjà irritée ou lésée, utilisez des savons de toilette doux et n'appliquez pas de lotion ou parfum alcoolisés.

Si vous mettez accidentellement cette substance en contact avec les yeux, les paupières, la bouche, les narines, les *muqueuses* ou une plaie, rincez abondamment à l'eau tiède.

Vous devez tenir compte du risque de décoloration de vos vêtements ou de votre literie par le produit.

Effets indésirables possibles

Photosensibilisation, irritation de la peau.

Décoloration de certains textiles.

Laboratoires Sinclair Pharma France

PANNOGEL 5 %

Antiacnéique local : peroxyde de benzoyle

Présentation

PANNOGEL 5 : gel pour application locale ; tube de 40 g. Remb 35 % - **2,60 €**.

Composition

	p 100 g
Peroxyde de benzoyle	5 g

Dans quel cas ce médicament est-il prescrit ?

Ce médicament est un antiacnéique local qui contient du peroxyde de benzoyle. Il agit essentiellement en détruisant les *germes* responsables de l'*inflammation* du comédon et de la formation de pustules.

Il est utilisé dans le traitement de l'*acné*.

Contre-indications

Ce médicament ne doit pas être utilisé par les personnes sensibles aux peroxydes (eau oxygénée).

Attention : N'appliquez aucun autre produit ou cosmétique (eau de Cologne, lotion après-rasage, crème...) sans l'accord de votre médecin.

Cet antiacnéique peut être acheté sans ordonnance, sur les conseils de votre pharmacien. Un avis médical peut néanmoins être nécessaire pour exclure certaines causes d'acné.

Ce médicament expose à un risque de *photosensibilisation* : une exposition aux rayons *ultraviolets* (soleil, lampe à bronzer) peut provoquer des brûlures. De plus, le soleil, même s'il peut donner l'impression d'une amélioration temporaire des lésions, aggrave l'acné. Une protection avec une crème d'indice solaire élevé est recommandée.

Grossesse et allaitement

L'effet de ce médicament pendant la grossesse ou l'allaitement est mal connu : seul votre médecin peut évaluer le risque éventuel de son utilisation dans votre cas.

Mode d'emploi et posologie

L'application est faite après la toilette, sur la peau bien sèche.

Appliquer le gel par de légers massages et laisser sécher. Se laver les mains ensuite.

Posologie usuelle :

1 application, 1 ou 2 fois par jour.

En cure d'entretien : 1 application, tous les 2 ou 3 jours.

Conseils : L'effet du peroxyde de benzoyle n'apparaît généralement qu'après 1 à 2 mois de traitement quotidien. Les applications doivent être poursuivies de façon régulière pendant au moins 6 mois.

Une irritation est fréquente et normale en début de traitement : ne vous découragez pas, mais n'hésitez pas à prendre l'avis de votre pharmacien. Pour limiter les risques d'irritation, n'appliquez pas ce produit sur une peau déjà irritée ou lésée, utilisez des savons de toilette doux et n'appliquez pas de lotion ou parfum alcoolisés.

Si vous mettez accidentellement cette substance en contact avec les yeux, les paupières, la bouche, les narines, les *muqueuses* ou une plaie, rincez abondamment à l'eau tiède.

Vous devez tenir compte du risque de décoloration de vos vêtements ou de votre literie par le produit.

Effets indésirables possibles

Photosensibilisation, irritation de la peau.

Décoloration de certains textiles.

Laboratoires Sinclair Pharma France

PANOS

Relaxant musculaire — sur ordonnance

Ce médicament est un générique de MYOLASTAN (voir p. 849).

PANOTILE

Traitement local des otites — sur ordonnance

Présentation

PANOTILE : solution pour instillation auriculaire ; flacon compte-gouttes de 8 ml. Liste I - Remb 35 % - **2,35 €**.

Composition

	p 100 ml
Polymyxine B sulfate	1 M UI
Néomycine sulfate	1 g
Lidocaïne chlorhydrate	4 g
Fludrocortisone acétate	100 mg

Dans quel cas ce médicament est-il prescrit ?

Cette solution auriculaire contient deux *antibiotiques*, un *anesthésique* local et un *anti-inflammatoire* de la famille des *corticoïdes*.

Elle est utilisée dans le traitement de certaines *otites* externes.

Contre-indications

Ce médicament ne doit pas être utilisé dans les cas suivants :

- *allergie* à la néomycine ou à la polymyxine ou aux *anesthésiques* locaux,
- perforation du tympan.

Attention : Ce médicament peut être dangereux en cas de tympan perforé : ne le réutilisez pas sans un contrôle médical de l'intégrité du tympan.

Sportif : les *anesthésiques* locaux ont été retirés de la liste des substances dopantes publiée dans les arrêtés du 20 avril et du 16 août 2004 par le ministère de la Jeunesse et des Sports.

Grossesse et allaitement

Les substances contenues dans ce médicament ne passent pas dans le sang dans les conditions d'utilisation (le médecin vérifie avant la prescription que le tympan ne présente pas de perforation). Il peut être utilisé pendant la grossesse ou l'allaitement.

Mode d'emploi et posologie

Réchauffer le flacon entre les mains avant l'emploi pour limiter la sensation désagréable liée à l'introduction d'un liquide froid dans l'oreille.

Pencher la tête sur le côté et introduire la solution dans l'oreille. Garder la tête dans cette position pendant 10 minutes (bain d'oreille).

Posologie usuelle :

3 à 6 gouttes dans l'oreille à traiter, 2 fois par jour.

La durée du traitement ne dépasse généralement pas 10 jours.

Conseils : Si les troubles persistent malgré un traitement bien suivi, si une fièvre apparaît, consultez votre médecin.

Ne conservez pas inutilement ce médicament après une première utilisation.

Effets indésirables possibles

Mycose locale.

Réaction allergique.

Troubles de l'audition ou de l'équilibre en cas de perforation du tympan (voir Attention).

Laboratoires Zambon France

PANOXYL 10 % gel et savon

Informations détaillées sur www.monvidal.com

PANOXYL 5 %

Antiacnéique local : peroxyde de benzoyle

Présentation

PANOXYL 5 % : gel pour application locale ; tube de 40 g. Remb 35 % - **2,89 €**.

Composition

	p 100 g
Peroxyde de benzoyle	5 g

Dans quel cas ce médicament est-il prescrit ?

Ce médicament est un antiacnéique local qui contient du peroxyde de benzoyle. Il agit essentiellement en

détruisant certains *germes* responsables de l'*inflammation* du comédon et de la formation de pustules.
Il est utilisé dans le traitement de l'*acné*.

Contre-indications

Ce médicament ne doit pas être utilisé par les personnes sensibles aux peroxydes (eau oxygénée).

Attention : N'appliquez aucun autre produit ou cosmétique (eau de Cologne, lotion après-rasage, crème...) sans l'accord de votre médecin.
Cet antiacnéique peut être acheté sans ordonnance, sur les conseils de votre pharmacien. Un avis médical peut néanmoins être nécessaire pour exclure certaines causes d'acné.
Ce médicament expose à un risque de *photosensibilisation* : une exposition aux rayons *ultraviolets* (soleil, lampe à bronzer) peut provoquer des brûlures. De plus, le soleil, même s'il peut donner l'impression d'une amélioration temporaire des lésions, aggrave l'acné. Une protection avec une crème d'indice solaire élevé est recommandée.

Grossesse et allaitement

L'effet de ce médicament pendant la grossesse ou l'allaitement est mal connu : seul votre médecin peut évaluer le risque éventuel de son utilisation dans votre cas.

Mode d'emploi et posologie

L'application est faite après la toilette, sur la peau bien sèche.
Faire pénétrer complètement le gel par de légers massages. Se laver les mains ensuite.

Posologie usuelle :
1 application, 1 ou 2 fois par jour.

Conseils : L'effet du peroxyde de benzoyle n'apparaît généralement qu'après 1 à 2 mois de traitement quotidien. Les applications doivent être poursuivies de façon régulière pendant au moins 6 mois.
Une irritation est fréquente et normale en début de traitement : ne vous découragez pas, mais n'hésitez pas à prendre l'avis de votre pharmacien. Pour limiter les risques d'irritation, n'appliquez pas ce produit sur une peau déjà irritée ou lésée, utilisez des savons de toilette doux et n'appliquez pas de lotion ou parfum alcoolisés.
Si vous mettez accidentellement cette substance en contact avec les yeux, les paupières, la bouche, les narines, les *muqueuses* ou une plaie, rincez abondamment à l'eau tiède.
Vous devez tenir compte du risque de décoloration de vos vêtements ou de votre literie par le produit.

Effets indésirables possibles

Photosensibilisation, irritation de la peau.
Décoloration de certains textiles.

Laboratoires Stiefel

PANSORAL

Préparation buccale antalgique

Présentation

PANSORAL : gel buccal (arôme anis) ; tube de 15 g. Non remb.

Composition

	p 100 g
Choline salicylate	8,7 g
Cétalkonium chlorure	0,01 g
Alcool	39 g

Dans quel cas ce médicament est-il prescrit ?

Ce gel buccal contient un *antalgique* et un *antiseptique*.
Il est utilisé pour soulager les douleurs des gencives, les *inflammations* de la bouche et les *aphtes*.

Contre-indications

Ce médicament ne doit pas être utilisé dans les cas suivants :
- *allergie* aux *salicylés*,
- enfant de moins de 6 ans.

Attention : Ce médicament contient de l'*alcool* en quantité notable.

Grossesse et allaitement

Ce médicament peut être utilisé pendant la grossesse ou l'allaitement.

Mode d'emploi et posologie

Déposer un pois de gel directement sur la gencive douloureuse ou sur la prothèse (en cas de prothèse provisoire). Une fois dans la bouche, le gel s'étale uniformément sous l'effet de la température et de la mastication.

Posologie usuelle :
- Adulte : 1 à 4 applications par jour.

Conseils : L'emploi de ce médicament ne doit pas remplacer le brossage soigneux et régulier des dents après chaque repas.
En cas d'irritation des gencives par une prothèse (dentier), n'hésitez pas à consulter votre dentiste.

Effets indésirables possibles

Picotements liés à l'*alcool* contenu dans le gel.
Réaction allergique.

Laboratoires Pierre Fabre Oral Care

PANTESTONE

Informations détaillées sur www.monvidal.com

PANXEOL

Informations détaillées sur www.monvidal.com

PAPAÏNE TROUETTE-PERRET

Informations détaillées sur www.monvidal.com

PAPS

Informations détaillées sur www.monvidal.com

PARACÉTAMOL ALMUS
Antalgique et antipyrétique

Présentation
PARACÉTAMOL ALMUS 500 mg : comprimé ; boîte de 16. Remb 65 % - **1,68 €**.
PARACÉTAMOL ALMUS 1 g : comprimé ; boîte de 8. Remb 65 % - **1,68 €**.

Composition

	p cp	p cp
Paracétamol	500 mg	1 g

Dans quel cas ce médicament est-il prescrit ?
Ce médicament est un *antalgique* et un *antipyrétique* qui contient du paracétamol.

Il est utilisé pour faire baisser la fièvre et dans le traitement des affections douloureuses.

Contre-indications
Ce médicament ne doit pas être utilisé dans les cas suivants :
– maladie grave du foie,
– enfant de moins de 6 ans.

Attention : Le paracétamol est présent seul ou en association avec d'autres substances dans de nombreux médicaments : assurez-vous de ne pas prendre simultanément plusieurs médicaments contenant du paracétamol, car une prise conjointe entraîne un risque de *surdosage* qui peut être toxique pour le foie.

Interactions avec d'autres substances
En cas de traitement par un *anticoagulant* oral et par du paracétamol aux doses maximales (4 g par jour) pendant au moins 4 jours, une surveillance accrue du traitement anticoagulant sera éventuellement nécessaire.

Grossesse et allaitement
Les études scientifiques actuellement disponibles n'ont pas mis en évidence de problème particulier lors de l'utilisation de paracétamol chez la femme enceinte.

Aux doses usuelles, l'usage de ce médicament est possible pendant l'allaitement.

Mode d'emploi et posologie
Ce médicament peut être pris indifféremment pendant ou entre les repas, en respectant un intervalle de 4 à 6 heures entre 2 prises. En cas d'*insuffisance rénale*, l'intervalle entre 2 prises doit être au minimum de 8 heures.

Posologie usuelle :
- Adulte : 1 ou 2 comprimés, à renouveler si besoin après un délai de 4 heures. Ne pas dépasser 6 comprimés par jour.

Dans les douleurs sévères de l'adulte et notamment dans l'*arthrose*, la *posologie* maximale peut être portée à 1 g de paracétamol, 4 fois par jour, uniquement sur avis médical.
- Enfant de plus de 27 kg : 60 mg par kg et par jour, soit 15 kg par kg toutes les 6 heures ou 10 mg par kg toutes les 4 heures. À titre indicatif :
  - enfant de 27 à 40 kg (environ 8 à 12 ans) : 1 comprimé à 500 mg, à renouveler si besoin après un délai de 6 heures, sans dépasser 4 comprimés par jour ;
  - enfant de 41 à 50 kg (environ 12 à 15 ans) : 1 comprimé à 500 mg, à renouveler si besoin après un délai de 4 heures, sans dépasser 6 comprimés par jour.

La dose quotidienne maximale de paracétamol chez l'enfant est de 80 mg par kg, en 4 prises minimum, sans dépasser 3 g par jour.

Conseils : Dans le traitement de la fièvre chez l'enfant, lorsque le paracétamol est utilisé à la dose de 60 mg par kg et par jour, l'adjonction d'aspirine ou son usage en alternance avec le paracétamol est inutile, car l'aspirine ne permet pas d'obtenir une baisse supplémentaire de la fièvre.

Des sueurs abondantes accompagnent généralement la baisse de température lors du traitement des fièvres élevées. Ce phénomène est normal.

Effets indésirables possibles
Exceptionnellement : *réaction allergique.*

Laboratoires Almus France

PARACÉTAMOL ALTER
Antalgique et antipyrétique

Présentation
PARACÉTAMOL ALTER 1 g : comprimé (arôme orange pamplemousse) ; boîte de 8. Remb 65 % - **1,68 €**.

Composition

	p cp
Paracétamol	1 g

Dans quel cas ce médicament est-il prescrit ?
Ce médicament est un *antalgique* et un *antipyrétique* qui contient du paracétamol.

Il est utilisé pour faire baisser la fièvre et dans le traitement des affections douloureuses.

Contre-indications
Ce médicament ne doit pas être utilisé en cas de maladie grave du foie.

Attention : Le paracétamol est présent seul ou en association avec d'autres substances dans de nombreux médicaments : assurez-vous de ne pas prendre simultanément plusieurs médicaments contenant du paracétamol, car une prise conjointe entraîne un risque de *surdosage* qui peut être toxique pour le foie.

Interactions avec d'autres substances
En cas de traitement par un *anticoagulant* oral et par du paracétamol aux doses maximales (4 g par jour) pendant au moins 4 jours, une surveillance accrue du traitement anticoagulant sera éventuellement nécessaire.

Grossesse et allaitement
Les études scientifiques actuellement disponibles n'ont pas mis en évidence de problème particulier lors de l'utilisation de paracétamol chez la femme enceinte.

Aux doses usuelles, l'usage de ce médicament est possible pendant l'allaitement.

Mode d'emploi et posologie
Ce médicament peut être pris indifféremment pendant ou entre les repas, en respectant un intervalle de 4 à

6 heures entre 2 prises. En cas d'*insuffisance rénale*, l'intervalle entre 2 prises doit être au minimum de 8 heures.
Les comprimés sont à avaler tels quels avec une boisson.

Posologie usuelle :

- Adulte : 1 comprimé, 1 à 3 fois par jour. Ne pas dépasser 3 g de paracétamol par jour sans avis médical. Dans les douleurs sévères de l'adulte et notamment dans l'*arthrose*, la *posologie* maximale peut être portée à 1 g de paracétamol, 4 fois par jour, uniquement sur prescription médicale.

Conseils : Des sueurs abondantes accompagnent généralement la baisse de température lors du traitement des fièvres élevées. Ce phénomène est normal.

Effets indésirables possibles

Exceptionnellement : *réaction allergique.*

Laboratoires Alter

PARACÉTAMOL ARROW

Antalgique et antipyrétique

Présentation

PARACÉTAMOL ARROW 500 mg : comprimé ; boîte de 16. Remb 65 % - **1,68 €**.
PARACÉTAMOL ARROW 500 mg : comprimé effervescent sécable (arôme orange) ; boîte de 16. Remb 65 % - **1,68 €**.
PARACÉTAMOL ARROW 1 g : comprimé ; boîte de 8. Remb 65 % - **1,68 €**.
PARACÉTAMOL ARROW 1 g : comprimé effervescent sécable ; boîte de 8. Remb 65 % - **1,68 €**.

Composition

	p cp	p cp efferv
Paracétamol	500 mg	500 mg
Sodium		433 mg
Sorbitol		+
Aspartam		+

	p cp	p cp efferv
Paracétamol	1 000 mg	1 000 mg
Sodium		394 mg
Sorbitol		+

Dans quel cas ce médicament est-il prescrit ?

Ce médicament est un *antalgique* et un *antipyrétique* qui contient du paracétamol.
Il est utilisé pour faire baisser la fièvre et dans le traitement des affections douloureuses.

Contre-indications

Ce médicament ne doit pas être utilisé dans les cas suivants :
- maladie grave du foie,
- *phénylcétonurie* (comprimé effervescent à 500 mg : présence d'aspartam).

Attention : Le paracétamol est présent seul ou en association avec d'autres substances dans de nombreux médicaments : assurez-vous de ne pas prendre simultanément plusieurs médicaments contenant du paracétamol, car une prise conjointe entraîne un risque de *surdosage* qui peut être toxique pour le foie.
Les comprimés effervescents contiennent du *sel* (*sodium*) en quantité notable.

Interactions avec d'autres substances

En cas de traitement par un *anticoagulant* oral et par du paracétamol aux doses maximales (4 g par jour) pendant au moins 4 jours, une surveillance accrue du traitement anticoagulant sera éventuellement nécessaire.

Grossesse et allaitement

Les études scientifiques actuellement disponibles n'ont pas mis en évidence de problème particulier lors de l'utilisation du paracétamol chez la femme enceinte.
Aux doses usuelles, l'usage de ce médicament est possible pendant l'allaitement.

Mode d'emploi et posologie

Ce médicament peut être pris indifféremment pendant ou entre les repas, en respectant un intervalle de 4 à 6 heures entre 2 prises. En cas d'*insuffisance rénale*, l'intervalle entre 2 prises doit être au minimum de 8 heures.
Les comprimés ne sont pas adaptés à l'enfant de moins de 6 ans. En effet, ils risquent d'obstruer les voies respiratoires si l'enfant déglutit mal et que le comprimé passe dans la trachée (fausse route).

Posologie usuelle :

- Adulte : 500 mg ou 1 g (soit 1 à 2 comprimés à 500 mg ou 1 comprimé à 1 g), à renouveler si besoin après un délai de 4 heures minimum. Ne pas dépasser 3 g de paracétamol par jour sans avis médical.

Dans les douleurs sévères de l'adulte et notamment dans l'*arthrose*, la *posologie* maximale peut être portée à 1 g de paracétamol, 4 fois par jour, uniquement sur prescription médicale.

- Enfant de plus de 27 kg : 60 mg par kg et par jour, soit 15 mg par kg toutes les 6 heures ou 10 mg par kg toutes les 4 heures. À titre indicatif :
  - enfant de 27 à 40 kg (environ 8 à 13 ans) : 1 comprimé à 500 mg, à renouveler au bout de 6 heures sans dépasser 4 prises par jour ;
  - enfant de 41 à 50 kg (environ 12 à 15 ans) : 1 comprimé à 500 mg, à renouveler au bout de 4 heures sans dépasser 6 prises par jour.

La dose maximale de paracétamol est de 80 mg par kg et par jour chez l'enfant de moins de 37 kg et de 3 g par jour chez l'enfant de plus de 38 kg, en 4 prises minimum.

Conseils : Dans le traitement de la fièvre chez l'enfant, lorsque le paracétamol est utilisé à la dose de 60 mg par kg et par jour, l'adjonction d'aspirine ou son usage en alternance avec le paracétamol est inutile, car l'aspirine ne permet pas d'obtenir une baisse supplémentaire de la fièvre.
Des sueurs abondantes accompagnent généralement la baisse de température lors du traitement des fièvres élevées. Ce phénomène est normal.

Effets indésirables possibles

Exceptionnellement : *réaction allergique.*
Comprimés effervescents à 500 mg :
Comme tous les médicaments et confiseries contenant des sucres non absorbables (sorbitol, maltitol...), possibilité de *diarrhée* en cas d'apport important.

Laboratoires Arrow Génériques

PARACÉTAMOL BIOGARAN

Antalgique et antipyrétique

Présentation

PARACÉTAMOL BIOGARAN 500 mg : comprimé ; boîte de 16. Remb 65 % - **1,68 €**.
PARACÉTAMOL BIOGARAN 500 mg : comprimé effervescent (arôme citron) ; boîte de 16. Remb 65 % - **1,68 €**.
PARACÉTAMOL BIOGARAN 500 mg : gélule ; boîte de 16. Remb 65 % - **1,68 €**.
PARACÉTAMOL BIOGARAN 1 g : comprimé ; boîte de 8. Remb 65 % - **1,68 €**.
PARACÉTAMOL BIOGARAN 1 g : comprimé effervescent sécable (arôme citron) ; boîte de 8. Remb 65 % - **1,68 €**.

Composition

	p cp	p cp efferv	p gél
Paracétamol	500 mg	500 mg	500 mg
Sodium		317 mg	
Lactose		+	
Sorbitol		+	

	p cp	p cp efferv
Paracétamol	1 g	1 g
Sodium		331 mg
Lactose		+
Sorbitol		+

Dans quel cas ce médicament est-il prescrit ?

Ce médicament est un *antalgique* et un *antipyrétique* qui contient du paracétamol.

Il est utilisé pour faire baisser la fièvre et dans le traitement des affections douloureuses.

Contre-indications

Ce médicament ne doit pas être utilisé en cas de maladie grave du foie.

Attention : Le paracétamol est présent seul ou en association avec d'autres substances dans de nombreux médicaments : assurez-vous de ne pas prendre simultanément plusieurs médicaments contenant du paracétamol, car une prise conjointe entraîne un risque de *surdosage* qui peut être toxique pour le foie.

Les comprimés effervescents contiennent du *sel* (*sodium*) en quantité notable.

Interactions avec d'autres substances

En cas de traitement par un *anticoagulant* oral et par du paracétamol aux doses maximales (4 g par jour) pendant au moins 4 jours, une surveillance accrue du traitement anticoagulant sera éventuellement nécessaire.

Grossesse et allaitement

Les études scientifiques actuellement disponibles n'ont pas mis en évidence de problème particulier lors de l'utilisation du paracétamol chez la femme enceinte.

Aux doses usuelles, l'usage de ce médicament est possible pendant l'allaitement.

Mode d'emploi et posologie

Ce médicament peut être pris indifféremment pendant ou entre les repas, en respectant un intervalle de 4 à 6 heures entre 2 prises. En cas d'*insuffisance rénale*, l'intervalle entre 2 prises doit être au minimum de 8 heures.

Les comprimés ne sont pas adaptés à l'enfant de moins de 6 ans. En effet, ils risquent d'obstruer les voies respiratoires si l'enfant déglutit mal et que le comprimé passe dans la trachée (fausse route).

Les comprimés effervescents doivent être dissous dans un verre d'eau.

Posologie usuelle :

- Adulte : 500 mg ou 1 g (soit 1 à 2 comprimés ou gélules à 500 mg ou 1 comprimé à 1 000 mg), 1 à 3 fois par jour. Ne pas dépasser 3 g de paracétamol par jour sans avis médical.
- Enfant de plus de 27 kg : 60 mg par kg et par jour, soit 15 mg par kg toutes les 6 heures ou 10 mg par kg toutes les 4 heures. À titre indicatif :
  - enfant de 27 à 40 kg (environ 8 à 13 ans) : 500 mg (soit 1 comprimé ou 1 gélule à 500 mg), à renouveler au bout de 6 heures sans dépasser 4 prises par jour ;
  - enfant de 41 à 50 kg (environ 12 à 15 ans) : 500 mg (soit 1 comprimé ou 1 gélule à 500 mg), à renouveler au bout de 4 heures sans dépasser 6 prises par jour.

La dose quotidienne maximale de paracétamol est de 80 mg par kg chez l'enfant de moins de 37 kg et de 3 g par jour chez l'enfant de plus de 38 kg, en 4 prises minimum.

Conseils : Les comprimés à 1 000 mg sont réservés à l'adulte.

Dans le traitement de la fièvre chez l'enfant, lorsque le paracétamol est utilisé à la dose de 60 mg par kg et par jour, l'adjonction d'aspirine ou son usage en alternance avec le paracétamol est inutile, car l'aspirine ne permet pas d'obtenir une baisse supplémentaire de la fièvre.

Des sueurs abondantes accompagnent généralement la baisse de température lors du traitement des fièvres élevées. Ce phénomène est normal.

Effets indésirables possibles

Exceptionnellement : *réaction allergique* cutanée.

Laboratoires Biogaran

PARACÉTAMOL EG

Antalgique et antipyrétique

Présentation

PARACÉTAMOL EG 500 mg : comprimé ; boîte de 16. Remb 65 % - **1,47 €**.
PARACÉTAMOL EG 500 mg : comprimé effervescent (arôme citron) ; boîte de 16. Remb 65 % - **1,68 €**.
PARACÉTAMOL EG 500 mg : gélule ; boîte de 16. Remb 65 % - **1,68 €**.
PARACÉTAMOL EG 1 g : comprimé (arôme orange-pamplemousse) ; boîte de 8. Remb 65 % - **1,68 €**.
PARACÉTAMOL EG 1 g : comprimé effervescent sécable (arôme citron) ; boîte de 8. Remb 65 % - **1,68 €**.

Composition

	p cp	p cp efferv
Paracétamol	500 mg	500 mg
Sodium		317 mg
Sorbitol		+

	p gél	p cp	p cp efferv
Paracétamol	500 mg	1 g	1 g
Sodium			331 mg
Sorbitol			+

Dans quel cas ce médicament est-il prescrit ?

Ce médicament est un *antalgique* et un *antipyrétique* qui contient du paracétamol.

Il est utilisé pour faire baisser la fièvre et dans le traitement des affections douloureuses.

Contre-indications

Ce médicament ne doit pas être utilisé en cas de maladie grave du foie.

Attention : De nombreux médicaments contiennent du paracétamol : vous devez en tenir compte en cas de prise conjointe car le *surdosage* en paracétamol peut être toxique pour le foie.
Les comprimés effervescents contiennent du *sel* (*sodium*) en quantité notable.

Grossesse et allaitement

Les études scientifiques actuellement disponibles n'ont pas mis en évidence de problème particulier lors de l'utilisation du paracétamol chez la femme enceinte.

Aux doses usuelles, l'usage de ce médicament est possible pendant l'allaitement.

Mode d'emploi et posologie

Ce médicament peut être pris indifféremment pendant ou entre les repas, en respectant un intervalle de 4 à 6 heures entre 2 prises. En cas d'*insuffisance rénale*, l'intervalle entre 2 prises doit être au minimum de 8 heures.

Les comprimés effervescents doivent être dissous dans un verre d'eau.

Posologie usuelle :

- Adulte : 500 mg ou 1 g par prise, à renouveler si besoin après un délai de 4 heures. Ne pas dépasser 3 g de paracétamol par jour sans avis médical.
- Enfant de plus de 27 kg : 60 mg par kg et par jour, soit 15 mg par kg toutes les 6 heures ou 10 mg par kg toutes les 4 heures. À titre indicatif :
  - enfant de 27 à 40 kg (environ 8 à 13 ans) : 500 mg (soit 1 comprimé ou 1 gélule à 500 mg), à renouveler au bout de 6 heures sans dépasser 4 prises par jour ;
  - enfant de 41 à 50 kg (environ 12 à 15 ans) : 500 mg (soit 1 comprimé ou 1 gélule à 500 mg), à renouveler au bout de 4 heures sans dépasser 6 prises par jour.

Dans les douleurs sévères de l'adulte et notamment dans l'*arthrose*, la *posologie* maximale peut être portée à 1 g de paracétamol, 4 fois par jour, uniquement sur avis médical.

La dose quotidienne maximale de paracétamol chez l'enfant est de 80 mg par kg, en 4 prises minimum, sans dépasser 3 g par jour.

Conseils : Les comprimés dosés à 1 g sont réservés à l'adulte et à l'enfant de plus de 50 kg.
Dans le traitement de la fièvre chez l'enfant, lorsque le paracétamol est utilisé à la dose de 60 mg par kg et par jour, l'adjonction d'aspirine ou son usage en alternance avec le paracétamol est inutile, car l'aspirine ne permet pas d'obtenir une baisse supplémentaire de la fièvre.
Des sueurs abondantes accompagnent généralement la baisse de température lors du traitement des fièvres élevées. Ce phénomène est normal.

Effets indésirables possibles

Exceptionnellement : *réaction allergique* cutanée.
Comprimés effervescents :
Comme tous les médicaments et confiseries contenant des sucres non absorbables (sorbitol, maltitol...), possibilité de *diarrhée* en cas d'apport important.

Laboratoires EG Labo

PARACÉTAMOL GRUNENTHAL

Antalgique et antipyrétique

Présentation

PARACÉTAMOL GRUNENTHAL 1 g : comprimé (arôme orange pamplemousse) ; boîte de 8. Remb 65 % - **1,68 €**.

Composition

	p cp
Paracétamol	1 g

Dans quel cas ce médicament est-il prescrit ?

Ce médicament est un *antalgique* et un *antipyrétique* qui contient du paracétamol.

Il est utilisé pour faire baisser la fièvre et dans le traitement des affections douloureuses.

Contre-indications

Ce médicament ne doit pas être utilisé en cas de maladie grave du foie.

Attention : Le paracétamol est présent seul ou en association avec d'autres substances dans de nombreux médicaments : assurez-vous de ne pas prendre simultanément plusieurs médicaments contenant du paracétamol, car une prise conjointe entraîne un risque de *surdosage* qui peut être toxique pour le foie.

Interactions avec d'autres substances

En cas de traitement par un *anticoagulant* oral et par du paracétamol aux doses maximales (4 g par jour) pendant au moins 4 jours, une surveillance accrue du traitement anticoagulant sera éventuellement nécessaire.

Grossesse et allaitement

Les études scientifiques actuellement disponibles n'ont pas mis en évidence de problème particulier lors de l'utilisation de paracétamol chez la femme enceinte.

Aux doses usuelles, l'usage de ce médicament est possible pendant l'allaitement.

Mode d'emploi et posologie

Ce médicament peut être pris indifféremment pendant ou entre les repas, en respectant un intervalle de 4 à 6 heures entre 2 prises. En cas d'*insuffisance rénale*, l'intervalle entre 2 prises doit être au minimum de 8 heures.

Posologie usuelle :

- Adulte : 1 comprimé, 1 à 3 fois par jour. Ne pas dépasser 3 g de paracétamol par jour sans avis médical. Dans les douleurs sévères de l'adulte et notamment dans l'*arthrose*, la *posologie* maximale peut être portée à 1 g de paracétamol, 4 fois par jour, uniquement sur prescription médicale.

Conseils : Des sueurs abondantes accompagnent généralement la baisse de température lors du traitement des fièvres élevées. Ce phénomène est normal.

Effets indésirables possibles

Exceptionnellement : *réaction allergique*.

Laboratoires Laboratoires Grünenthal

PARACÉTAMOL MERCK

Antalgique et antipyrétique

Présentation

PARACÉTAMOL MERCK 500 mg : comprimé ; boîte de 16. Remb 65 % - **1,68 €**.
PARACÉTAMOL MERCK 500 mg : comprimé effervescent ; boîte de 16. Remb 65 % - **1,68 €**.
PARACÉTAMOL MERCK 500 mg : gélule ; boîte de 16. Remb 65 % - **1,68 €**.
PARACÉTAMOL MERCK 1 000 mg : comprimé effervescent sécable ; boîte de 8. Remb 65 % - **1,68 €**.

Composition

	p cp	p cp efferv
Paracétamol	500 mg	500 mg
Sodium		263 mg
Sorbitol		+

	p gél	p cp efferv
Paracétamol	500 mg	1 g
Sodium		375 mg
Sorbitol		+

Dans quel cas ce médicament est-il prescrit ?

Ce médicament est un *antalgique* et un *antipyrétique* qui contient du paracétamol.

Il est utilisé pour faire baisser la fièvre et dans le traitement des affections douloureuses.

Contre-indications

Ce médicament ne doit pas être utilisé en cas de maladie grave du foie.

Attention : Le paracétamol est présent seul ou en association avec d'autres substances dans de nombreux médicaments : assurez-vous de ne pas prendre simultanément plusieurs médicaments contenant du paracétamol, car une prise conjointe entraîne un risque de *surdosage* qui peut être toxique pour le foie.

Les comprimés effervescents contiennent du *sel* (*sodium*) en quantité notable.

Interactions avec d'autres substances

En cas de traitement par un *anticoagulant* oral et par du paracétamol aux doses maximales (4 g par jour) pendant au moins 4 jours, une surveillance accrue du traitement anticoagulant sera éventuellement nécessaire.

Grossesse et allaitement

Les études scientifiques actuellement disponibles n'ont pas mis en évidence de problème particulier lors de l'utilisation du paracétamol chez la femme enceinte.

Aux doses usuelles, l'usage de ce médicament est possible pendant l'allaitement.

Mode d'emploi et posologie

Ce médicament peut être pris indifféremment pendant ou entre les repas, en respectant un intervalle de 4 à 6 heures entre 2 prises. En cas d'*insuffisance rénale*, l'intervalle entre 2 prises doit être au minimum de 8 heures.

Les comprimés et les gélules ne sont pas adaptés à l'enfant de moins de 6 ans. En effet, ils risquent d'obstruer les voies respiratoires si l'enfant déglutit mal et que le comprimé ou la gélule passe dans la trachée (fausse route).

Les comprimés effervescents doivent être dissous dans un verre d'eau.

Posologie usuelle :

- Adulte : 500 mg ou 1 g (soit 1 à 2 comprimés ou gélules à 500 mg ou 1 comprimé à 1 g), 1 à 3 fois par jour. Ne pas dépasser 3 g de paracétamol par jour sans avis médical.
- Enfant de plus de 27 kg : 60 mg par kg et par jour, soit 15 mg par kg toutes les 6 heures ou 10 mg par kg toutes les 4 heures. À titre indicatif :
  - enfant de 27 à 40 kg (environ 8 à 13 ans) : 500 mg (soit 1 comprimé ou 1 gélule à 500 mg), à renouveler au bout de 6 heures sans dépasser 4 prises par jour ;
  - enfant de 41 à 50 kg (environ 12 à 15 ans) : 500 mg (soit 1 comprimé ou 1 gélule à 500 mg), à renouveler au bout de 4 heures sans dépasser 6 prises par jour.

Dans les douleurs sévères de l'adulte et notamment dans l'*arthrose*, la *posologie* maximale peut être portée à 1 g de paracétamol, 4 fois par jour, uniquement sur avis médical.

La dose quotidienne maximale de paracétamol chez l'enfant est de 80 mg par kg, en 4 prises minimum, sans dépasser 3 g par jour.

Conseils : Les comprimés à 1 000 mg sont réservés à l'adulte.

Dans le traitement de la fièvre chez l'enfant, lorsque le paracétamol est utilisé à la dose de 60 mg par kg et par jour, l'adjonction d'aspirine ou son usage en alternance avec le paracétamol est inutile, car l'aspirine ne permet pas d'obtenir une baisse supplémentaire de la fièvre.

Des sueurs abondantes accompagnent généralement la baisse de température lors du traitement des fièvres élevées. Ce phénomène est normal.

Effets indésirables possibles

Exceptionnellement : *réaction allergique* cutanée.

Comprimés effervescents à 500 mg :

Comme tous les médicaments et confiseries contenant des sucres non absorbables (sorbitol, maltitol...), possibilité de *diarrhée* en cas d'apport important.

Laboratoires Mylan

PARACÉTAMOL QUALIMED

Antalgique et antipyrétique

Présentation

PARACÉTAMOL QUALIMED 500 mg : comprimé ; boîte de 16. Remb 65 % - **1,68 €**.
PARACÉTAMOL QUALIMED 1 g : comprimé sécable ; boîte de 8. Remb 65 % - **1,68 €**.

Composition

	p cp	p cp
Paracétamol	500 mg	1 g

Dans quel cas ce médicament est-il prescrit ?

Ce médicament est un *antalgique* et un *antipyrétique* qui contient du paracétamol.

Il est utilisé pour faire baisser la fièvre et dans le traitement des affections douloureuses.

Contre-indications

Ce médicament ne doit pas être utilisé en cas de maladie grave du foie.

Attention : Le paracétamol est présent seul ou en association avec d'autres substances dans de nombreux médicaments : assurez-vous de ne pas prendre simultanément plusieurs médicaments contenant du paracétamol, car une prise conjointe entraîne un risque de *surdosage* qui peut être toxique pour le foie.

Interactions avec d'autres substances

En cas de traitement par un *anticoagulant* oral et par du paracétamol aux doses maximales (4 g par jour) pendant au moins 4 jours, une surveillance accrue du traitement anticoagulant sera éventuellement nécessaire.

Grossesse et allaitement

Les études scientifiques actuellement disponibles n'ont pas mis en évidence de problème particulier lors de l'utilisation chez la femme enceinte.

Aux doses usuelles, l'usage de ce médicament est possible pendant l'allaitement.

Mode d'emploi et posologie

Ce médicament peut être pris indifféremment pendant ou entre les repas, en respectant un intervalle de 4 à 6 heures entre 2 prises. En cas d'*insuffisance rénale*, l'intervalle entre 2 prises doit être au minimum de 8 heures.

Les comprimés dosés à 1 g sont réservés à l'adulte.

Posologie usuelle :

- Adulte : 500 mg ou 1 g, à renouveler si besoin après un délai de 4 heures minimum. Ne pas dépasser 3 g (6 comprimés à 500 mg ou

3 comprimés à 1 g) par jour sans avis médical.

Dans les douleurs sévères de l'adulte et notamment dans l'*arthrose*, la *posologie* maximale peut être portée à 1 g de paracétamol, 4 fois par jour, uniquement sur prescription médicale.

- Enfant : 60 mg par kg et par jour, soit 15 mg par kg toutes les 6 heures ou 10 mg par kg toutes les 4 heures. À titre indicatif :
  - enfant de 27 à 40 kg (environ 8 à 12 ans) : 1 comprimé à 500 mg, à renouveler si nécessaire au bout de 6 heures, sans dépasser 4 prises par jour ;
  - enfant de 41 à 50 kg (environ 12 à 15 ans) : 1 comprimé à 500 mg, à renouveler si nécessaire au bout de 4 heures, sans dépasser 6 prises par jour.

La dose maximale de paracétamol est de 80 mg par kg et par jour chez l'enfant de moins de 37 kg et de 3 g par jour chez l'enfant de plus de 38 kg, en 4 prises minimum.

Conseils : Dans le traitement de la fièvre chez l'enfant, lorsque le paracétamol est utilisé à la dose de 60 mg par kg et par jour, l'adjonction d'aspirine ou son usage en alternance avec le paracétamol est inutile, car l'aspirine ne permet pas d'obtenir une baisse supplémentaire de la fièvre.

Des sueurs abondantes accompagnent généralement la baisse de température lors du traitement des fièvres élevées. Ce phénomène est normal.

Effets indésirables possibles

Exceptionnellement : *réaction allergique*.

Laboratoires Qualimed

PARACÉTAMOL RANBAXY

Antalgique et antipyrétique

Présentation

PARACÉTAMOL RANBAXY **1 g :** comprimé (arôme orange pamplemousse) ; boîte de 8. Remb 65 % - **1,68 €**.

Composition

	p cp
Paracétamol	1 g

Dans quel cas ce médicament est-il prescrit ?

Ce médicament est un *antalgique* et un *antipyrétique* qui contient du paracétamol.

Il est utilisé pour faire baisser la fièvre et dans le traitement des affections douloureuses.

Contre-indications

Ce médicament ne doit pas être utilisé en cas de maladie grave du foie.

Attention : Le paracétamol est présent seul ou en association avec d'autres substances dans de nombreux médicaments : assurez-vous de ne pas prendre simultanément plusieurs médicaments contenant du paracétamol, car une prise conjointe entraîne un risque de *surdosage* qui peut être toxique pour le foie.

Interactions avec d'autres substances

En cas de traitement par un *anticoagulant* oral et par du paracétamol aux doses maximales (4 g par jour) pendant au moins 4 jours, une surveillance accrue du traitement anticoagulant sera éventuellement nécessaire.

Grossesse et allaitement

Les études scientifiques actuellement disponibles n'ont pas mis en évidence de problème particulier lors de l'utilisation de paracétamol chez la femme enceinte.

Aux doses usuelles, l'usage de ce médicament est possible pendant l'allaitement.

Mode d'emploi et posologie

Ce médicament peut être pris indifféremment pendant ou entre les repas, en respectant un intervalle de 4 à 6 heures entre 2 prises. En cas d'*insuffisance rénale*, l'intervalle entre 2 prises doit être au minimum de 8 heures.

Les comprimés sont à avaler tels quels avec une boisson.

Posologie usuelle :

- Adulte : 1 comprimé, 1 à 3 fois par jour. Ne pas dépasser 3 g de paracétamol par jour sans avis médical. Dans les douleurs sévères de l'adulte et notamment dans l'*arthrose*, la *posologie* maximale peut être portée à 1 g de paracétamol, 4 fois par jour, uniquement sur prescription médicale.

Conseils : Des sueurs abondantes accompagnent généralement la baisse de température lors du traitement des fièvres élevées. Ce phénomène est normal.

Effets indésirables possibles

Exceptionnellement : *réaction allergique*.

Laboratoires RPG-RANBAXY Pharmacie Génériques

PARACÉTAMOL RATIOPHARM

Antalgique et antipyrétique

Présentation

PARACÉTAMOL RATIOPHARM 500 mg : comprimé sécable ; boîte de 16. Remb 65 % - **1,68 €**.
PARACÉTAMOL RATIOPHARM 500 mg : comprimé effervescent ; boîte de 16. Remb 65 % - **1,68 €**.
PARACÉTAMOL RATIOPHARM 1 000 mg : comprimé ; boîte de 8. Remb 65 % - **1,68 €**.
PARACÉTAMOL RATIOPHARM 1 000 mg : comprimé effervescent sécable ; boîte de 8. Remb 65 % - **1,68 €**.

Composition

	p cp	p cp efferv
Paracétamol	500 mg	500 mg
Sodium		317 mg

	p cp	p cp efferv
Paracétamol	1 g	1 g
Sodium		331 mg

Dans quel cas ce médicament est-il prescrit ?

Ce médicament est un *antalgique* et un *antipyrétique* qui contient du paracétamol.

Il est utilisé pour faire baisser la fièvre et dans le traitement des affections douloureuses.

Contre-indications

Ce médicament ne doit pas être utilisé en cas de maladie grave du foie.

Attention : Le paracétamol est présent seul ou en association avec d'autres substances dans de nombreux médicaments : assurez-vous de ne pas prendre simultanément plusieurs médicaments contenant du paracétamol, car une prise conjointe entraîne un risque de *surdosage* qui peut être toxique pour le foie.
Les comprimés effervescents contiennent du sel (*sodium*) en quantité notable.

Interactions avec d'autres substances

En cas de traitement par un *anticoagulant* oral et par du paracétamol aux doses maximales (4 g par jour) pendant au moins 4 jours, une surveillance accrue du traitement anticoagulant sera éventuellement nécessaire.

Grossesse et allaitement

Les études scientifiques actuellement disponibles n'ont pas mis en évidence de problème particulier lors de l'utilisation du paracétamol chez la femme enceinte.

Aux doses usuelles, l'usage de ce médicament est possible pendant l'allaitement.

Mode d'emploi et posologie

Ce médicament peut être pris indifféremment pendant ou entre les repas, en respectant un intervalle de 4 à 6 heures entre 2 prises. En cas d'*insuffisance rénale*, l'intervalle entre 2 prises doit être au minimum de 8 heures.

Les comprimés ne sont pas adaptés à l'enfant de moins de 6 ans. En effet, ils risquent d'obstruer les voies respiratoires si l'enfant déglutit mal et que le comprimé passe dans la trachée (fausse route).

Les comprimés effervescents doivent être dissous dans un grand verre d'eau.

Posologie usuelle :

- Adulte : 500 mg ou 1 g, à renouveler si besoin après un délai de 4 heures minimum. Ne pas dépasser 3 g de paracétamol par jour sans avis médical.

Dans les douleurs sévères de l'adulte et notamment dans l'*arthrose*, la *posologie* maximale peut être portée à 1 g de paracétamol, 4 fois par jour, uniquement sur prescription médicale.

- Enfant de plus de 27 kg : 60 mg par kg et par jour, soit 15 mg par kg toutes les 6 heures ou 10 mg par kg toutes les 4 heures. À titre indicatif :
  - enfant de 27 à 40 kg (environ 8 à 13 ans) : 1 comprimé à 500 mg, à renouveler au bout de 6 heures sans dépasser 4 prises par jour ;
  - enfant de 41 à 50 kg (environ 12 à 15 ans) : 1 comprimé à 500 mg, à renouveler au bout de 4 heures sans dépasser 6 prises par jour.

La dose maximale de paracétamol est de 80 mg par kg et par jour chez l'enfant de moins de 37 kg et de 3 g par jour chez l'enfant de plus de 38 kg, en 4 prises minimum.

Conseils : Dans le traitement de la fièvre chez l'enfant, lorsque le paracétamol est utilisé à la dose de 60 mg par kg et par jour, l'adjonction d'aspirine ou son usage en alternance avec le paracétamol est inutile, car l'aspirine ne permet pas d'obtenir une baisse supplémentaire de la fièvre.
Des sueurs abondantes accompagnent généralement la baisse de température lors du traitement des fièvres élevées. Ce phénomène est normal.

Effets indésirables possibles

Exceptionnellement : *réaction allergique*.

Laboratoires Ratiopharm

PARACÉTAMOL RPG

Antalgique et antipyrétique

Présentation

PARACÉTAMOL RPG 500 mg : comprimé ; boîte de 16. Remb 65 % - **1,50 €**.
PARACÉTAMOL RPG 500 mg : comprimé effervescent ; boîte de 16. Remb 65 % - **1,68 €**.
PARACÉTAMOL RPG 500 mg : gélule (jaune et bleu) ; boîte de 16. Remb 65 % - **1,68 €**.

Composition

	p cp	p cp efferv	p gél
Paracétamol	500 mg	500 mg	500 mg
Sodium		408 mg	

Dans quel cas ce médicament est-il prescrit ?

Ce médicament est un *antalgique* et un *antipyrétique* qui contient du paracétamol.

Il est utilisé pour faire baisser la fièvre et dans le traitement des affections douloureuses.

Contre-indications

Ce médicament ne doit pas être utilisé en cas de maladie grave du foie.

Attention : Le paracétamol est présent seul ou en association avec d'autres substances dans de nombreux médicaments : assurez-vous de ne pas prendre simultanément plusieurs médicaments contenant du paracétamol, car une prise conjointe entraîne un risque de *surdosage* qui peut être toxique pour le foie.
Les comprimés effervescents contiennent du *sel* (sodium) en quantité notable.

Interactions avec d'autres substances

En cas de traitement par un *anticoagulant* oral et par du paracétamol aux doses maximales (4 g par jour) pendant au moins 4 jours, une surveillance accrue du traitement anticoagulant sera éventuellement nécessaire.

Grossesse et allaitement

Les études scientifiques actuellement disponibles n'ont pas mis en évidence de problème particulier lors de l'utilisation de paracétamol chez la femme enceinte.

Aux doses usuelles, l'usage de ce médicament est possible pendant l'allaitement.

Mode d'emploi et posologie

Ce médicament peut être pris indifféremment pendant ou entre les repas, en respectant un intervalle de 4 à 6 heures entre 2 prises. En cas d'*insuffisance rénale*, l'intervalle entre 2 prises doit être au minimum de 8 heures.

Les comprimés et les gélules ne sont pas adaptés à l'enfant de moins de 6 ans. En effet, ils risquent d'obstruer les voies respiratoires si l'enfant déglutit mal et que le comprimé ou la gélule passe dans la trachée (fausse route).

Les comprimés effervescents doivent être dissous dans un grand verre d'eau.

Posologie usuelle :

- Adulte : 1 à 2 comprimés ou gélules, 1 à 3 fois par jour. Ne pas dépasser 3 g (6 comprimés ou gélules) par jour sans avis médical.
- Enfant : 60 mg par kg et par jour, soit 15 mg par kg toutes les 6 heures ou 10 mg par kg toutes les 4 heures. Il est nécessaire de suivre les recommandations de votre pharmacien ou de votre médecin ou de suivre les posologies suivantes données à titre indicatif :
  - enfant de 27 à 40 kg : 1 comprimé ou 1 gélule, à renouveler au bout de 6 heures sans dépasser 4 prises par jour ;
  - enfant de 41 à 50 kg : 1 comprimé ou 1 gélule, à renouveler au bout de 4 heures, sans dépasser 6 prises par jour.

Dans les douleurs sévères de l'adulte et notamment dans l'*arthrose*, la *posologie* maximale peut être portée à 1 g de paracétamol, 4 fois par jour, uniquement sur avis médical.

La dose quotidienne maximale de paracétamol chez l'enfant est de 80 mg par kg, en 4 prises minimum, sans dépasser 3 g par jour.

Conseils : Dans le traitement de la fièvre chez l'enfant, lorsque le paracétamol est utilisé à la dose de 60 mg par kg et par jour, l'adjonction d'aspirine ou son usage en alternance avec le paracétamol est inutile, car l'aspirine ne permet pas d'obtenir une baisse supplémentaire de la fièvre.
Des sueurs abondantes accompagnent généralement la baisse de température lors du traitement des fièvres élevées. Ce phénomène est normal.

Effets indésirables possibles

Exceptionnellement : *réaction allergique* cutanée.

Laboratoires RPG-RANBAXY Pharmacie Génériques

PARACÉTAMOL SANDOZ

Antalgique et antipyrétique

Présentation

PARACÉTAMOL SANDOZ 500 mg : comprimé ; boîte de 16. Remb 65 % - **1,68 €**.
PARACÉTAMOL SANDOZ CONSEIL 500 mg : comprimé ; boîte de 16. Non remb.
PARACÉTAMOL SANDOZ 500 mg : comprimé effervescent ; boîte de 16. Remb 65 % - **1,68 €**.
PARACÉTAMOL SANDOZ 500 mg : gélule ; boîte de 16. Remb 65 % - **1,68 €**.
PARACÉTAMOL SANDOZ 1 g : comprimé sécable ; boîte de 8. Remb 65 % - **1,68 €**.
PARACÉTAMOL SANDOZ 1 g : comprimé effervescent sécable (arôme citron) ; boîte de 8. Remb 65 % - **1,68 €**.

Composition

	p cp	p cp efferv	p gél
Paracétamol	500 mg	500 mg	500 mg
Sodium		263 mg	
Sorbitol		+	

	p cp	p cp efferv
Paracétamol	1 g	1 g
Sodium		394 mg
Sorbitol		+

Dans quel cas ce médicament est-il prescrit ?

Ce médicament est un *antalgique* et un *antipyrétique* qui contient du paracétamol.

Il est utilisé pour faire baisser la fièvre et dans le traitement des affections douloureuses.

Contre-indications

Ce médicament ne doit pas être utilisé en cas de maladie grave du foie.

Attention : Le paracétamol est présent seul ou en association avec d'autres substances dans de nombreux médicaments : assurez-vous de ne pas prendre simultanément plusieurs médicaments contenant du paracétamol, car une prise conjointe entraîne un risque de *surdosage* qui peut être toxique pour le foie.
Les comprimés effervescents contiennent du *sel* (*sodium*) en quantité notable.

Interactions avec d'autres substances

En cas de traitement par un *anticoagulant* oral et par du paracétamol aux doses maximales (4 g par jour) pendant au moins 4 jours, une surveillance accrue du traitement anticoagulant sera éventuellement nécessaire.

Grossesse et allaitement

Les études scientifiques actuellement disponibles n'ont pas mis en évidence de problème particulier lors de l'utilisation du paracétamol chez la femme enceinte.

Aux doses usuelles, l'usage de ce médicament est possible pendant l'allaitement.

Mode d'emploi et posologie

Ce médicament peut être pris indifféremment pendant ou entre les repas, en respectant un intervalle de 4 à 6 heures entre 2 prises. En cas d'*insuffisance rénale*, l'intervalle entre 2 prises doit être au minimum de 8 heures.

Les formes dosées à 1 g sont réservées à l'adulte.

Posologie usuelle :

- Adulte : 500 mg ou 1 g par prise, à renouveler si besoin après un délai de 4 heures. Ne pas dépasser 3 g de paracétamol par jour sans avis médical.

Dans les douleurs sévères de l'adulte et notamment dans l'*arthrose*, la *posologie* maximale peut être portée à 1 g de paracétamol, 4 fois par jour, uniquement sur prescription médicale.

- Enfant : 60 mg par kg et par jour, soit 15 mg par kg toutes les 6 heures ou 10 mg par kg toutes les 4 heures. À titre indicatif :
  - enfant de 27 à 40 kg (environ 8 à 12 ans) : 1 gélule ou 1 comprimé à 500 mg, à renouveler si besoin après un délai de 6 heures, sans dépasser 4 gélules par jour ;
  - enfant de 41 à 50 kg (environ 12 à 15 ans) : 1 gélule ou 1 comprimé à 500 mg, à renouveler si besoin après un délai de 4 heures, sans dépasser 6 gélules par jour.

La dose maximale de paracétamol est de 80 mg par kg et par jour chez l'enfant de moins de 37 kg et de 3 g par jour chez l'enfant de plus de 38 kg, en 4 prises minimum.

Conseils : Dans le traitement de la fièvre chez l'enfant, lorsque le paracétamol est utilisé à la dose de 60 mg par kg et par jour, l'adjonction d'aspirine ou son usage en alternance avec le paracétamol est inutile, car l'aspirine ne permet pas d'obtenir une baisse supplémentaire de la fièvre.

Des sueurs abondantes accompagnent généralement la baisse de température lors du traitement des fièvres élevées. Ce phénomène est normal.

Effets indésirables possibles

Exceptionnellement : *réaction allergique*.

Comprimés effervescents :

Comme tous les médicaments et confiseries contenant des sucres non absorbables (sorbitol, maltitol...), possibilité de *diarrhée* en cas d'apport important.

Laboratoires Sandoz

PARACÉTAMOL TEVA

Antalgique et antipyrétique

Présentation

PARACÉTAMOL TEVA 500 mg : comprimé ; boîte de 16. Remb 65 % - **1,51 €**.
PARACÉTAMOL TEVA 500 mg : comprimé effervescent ; boîte de 16. Remb 65 % - **1,68 €**.
PARACÉTAMOL TEVA 1 g : comprimé ; boîte de 8. Remb 65 % - **1,68 €**.
PARACÉTAMOL TEVA 1 g : comprimé effervescent sécable ; boîte de 8. Remb 65 % - **1,68 €**.

Composition

	p cp	p cp efferv	p cp	p cp efferv
Paracétamol	500 mg	500 mg	1 g	1 g
Sodium		263 mg		375 mg
Sorbitol		+		

Dans quel cas ce médicament est-il prescrit ?

Ce médicament est un *antalgique* et un *antipyrétique* qui contient du paracétamol.

Il est utilisé pour faire baisser la fièvre et dans le traitement des affections douloureuses.

Contre-indications

Ce médicament ne doit pas être utilisé en cas de maladie grave du foie.

Attention : Le paracétamol est présent seul ou en association avec d'autres substances dans de nombreux médicaments : assurez-vous de ne pas prendre simultanément plusieurs médicaments contenant du paracétamol, car une prise conjointe entraîne un risque de *surdosage* qui peut être toxique pour le foie.

Les comprimés effervescents contiennent du *sel* (sodium) en quantité notable.

Interactions avec d'autres substances

En cas de traitement par un *anticoagulant* oral et par du paracétamol aux doses maximales (4 g par jour) pendant au moins 4 jours, une surveillance accrue du traitement anticoagulant sera éventuellement nécessaire.

Grossesse et allaitement

Les études scientifiques actuellement disponibles n'ont pas mis en évidence de problème particulier lors de l'utilisation du paracétamol chez la femme enceinte.

Aux doses usuelles, l'usage de ce médicament est possible pendant l'allaitement.

Mode d'emploi et posologie

Ce médicament peut être pris indifféremment pendant ou entre les repas, en respectant un intervalle de 4 à 6 heures entre 2 prises. En cas d'*insuffisance rénale*, l'intervalle entre 2 prises doit être au minimum de 8 heures.

Les formes dosées à 1 g sont réservées à l'adulte.

Les comprimés effervescents doivent être dissous dans un verre d'eau.

Posologie usuelle :

- Adulte : 500 mg ou 1 g (soit 1 à 2 comprimés à 500 mg ou 1 comprimé à 1 g), à renouveler si besoin après un délai de 4 heures minimum. Ne pas dépasser 3 g de paracétamol par jour sans avis médical.

Dans les douleurs sévères de l'adulte et notamment dans l'*arthrose*, la *posologie* maximale peut être portée à 1 g de paracétamol, 4 fois par jour, uniquement sur prescription médicale.

- Enfant de plus de 27 kg : 60 mg par kg et par jour, soit 15 mg par kg toutes les 6 heures ou 10 mg par kg toutes les 4 heures. À titre indicatif :
  - enfant de 27 à 40 kg (environ 8 à 13 ans) : 1 comprimé à 500 mg, à renouveler au bout de 6 heures sans dépasser 4 prises par jour ;
  - enfant de 41 à 50 kg (environ 12 à 15 ans) : 1 comprimé à 500 mg, à renouveler au bout de 4 heures sans dépasser 6 prises par jour.

La dose maximale de paracétamol est de 80 mg par kg et par jour chez l'enfant de moins de 37 kg et de 3 g par jour chez l'enfant de plus de 38 kg, en 4 prises minimum.

Conseils : Dans le traitement de la fièvre chez l'enfant, lorsque le paracétamol est utilisé à la dose de 60 mg par kg et par jour, l'adjonction d'aspirine ou son usage en alternance avec le paracétamol est inutile, car l'aspirine ne permet pas d'obtenir une baisse supplémentaire de la fièvre.
Des sueurs abondantes accompagnent généralement la baisse de température lors du traitement des fièvres élevées. Ce phénomène est normal.

Effets indésirables possibles

Exceptionnellement : *réaction allergique* cutanée.

Comprimés effervescents :

Comme tous les médicaments et confiseries contenant des sucres non absorbables (sorbitol, maltitol...), possibilité de *diarrhée* en cas d'apport important.

Laboratoires Teva Classics

PARACÉTAMOL TORLAN

Antalgique et antipyrétique

Présentation

PARACÉTAMOL TORLAN 500 mg : comprimé ; boîte de 16.
Remb 65 % - **1,68 €**.

Composition

	p cp
Paracétamol...	500 mg

Dans quel cas ce médicament est-il prescrit ?

Ce médicament est un *antalgique* et un *antipyrétique* qui contient du paracétamol.

Il est utilisé pour faire baisser la fièvre et dans le traitement des affections douloureuses.

Contre-indications

Ce médicament ne doit pas être utilisé en cas de maladie grave du foie.

Attention : Le paracétamol est présent seul ou en association avec d'autres substances dans de nombreux médicaments : assurez-vous de ne pas prendre simultanément plusieurs médicaments contenant du paracétamol, car une prise conjointe entraîne un risque de *surdosage* qui peut être toxique pour le foie.

Interactions avec d'autres substances

En cas de traitement par un *anticoagulant* oral et par du paracétamol aux doses maximales (4 g par jour) pendant au moins 4 jours, une surveillance accrue du traitement anticoagulant sera éventuellement nécessaire.

Grossesse et allaitement

Les études scientifiques actuellement disponibles n'ont pas mis en évidence de problème particulier lors de l'utilisation du paracétamol chez la femme enceinte.

Aux doses usuelles, l'usage de ce médicament est possible pendant l'allaitement.

Mode d'emploi et posologie

Ce médicament peut être pris indifféremment pendant ou entre les repas, en respectant un intervalle de 4 à 6 heures entre 2 prises. En cas d'*insuffisance rénale*, l'intervalle entre 2 prises doit être au minimum de 8 heures.

Posologie usuelle :

- Adulte : 500 mg ou 1 g par prise, à renouveler si besoin après un délai de 4 heures minimum. Ne pas dépasser 3 g de paracétamol par jour sans avis médical.

Dans les douleurs sévères de l'adulte et notamment dans l'*arthrose*, la *posologie* maximale peut être portée à 1 g de paracétamol, 4 fois par jour, uniquement sur prescription médicale.

- Enfant de plus de 27 kg : 60 mg par kg et par jour, soit 15 mg par kg toutes les 6 heures ou 10 mg par kg toutes les 4 heures. À titre indicatif :
  - enfant de 27 à 40 kg (environ 8 à 12 ans) : 1 comprimé à 500 mg, à renouveler si nécessaire au bout de 6 heures sans dépasser 4 prises par jour ;
  - enfant de 41 à 50 kg (environ 12 à 15 ans) : 1 comprimé à 500 mg, à renouveler si nécessaire au bout de 4 heures sans dépasser 6 prises par jour.

La dose maximale de paracétamol est de 80 mg par kg et par jour chez l'enfant de moins de 37 kg et de 3 g par jour chez l'enfant de plus de 38 kg, en 4 prises minimum.

Conseils : Dans le traitement de la fièvre chez l'enfant, lorsque le paracétamol est utilisé à la dose de 60 mg par kg et par jour, l'adjonction d'aspirine ou son usage en alternance avec le paracétamol est inutile, car l'aspirine ne permet pas d'obtenir une baisse supplémentaire de la fièvre.
Des sueurs abondantes accompagnent généralement la baisse de température lors du traitement des fièvres élevées. Ce phénomène est normal.

Effets indésirables possibles

Exceptionnellement : *réaction allergique*.

Laboratoires Torlan

PARACÉTAMOL WINTHROP

Antalgique et antipyrétique

Présentation

PARACÉTAMOL WINTHROP 500 mg : comprimé ; boîte de 16.
Remb 65 % - **1,68 €**.

Composition

	p cp
Paracétamol...	500 mg

Dans quel cas ce médicament est-il prescrit ?

Ce médicament est un *antalgique* et un *antipyrétique* qui contient du paracétamol.

Il est utilisé pour faire baisser la fièvre et dans le traitement des affections douloureuses.

Contre-indications

Ce médicament ne doit pas être utilisé en cas de maladie grave du foie.

Attention : Le paracétamol est présent seul ou en association avec d'autres substances dans de nombreux médicaments : assurez-vous de ne pas prendre simultanément plusieurs médicaments contenant du paracétamol, car une prise conjointe entraîne un risque de *surdosage* qui peut être toxique pour le foie.

Interactions avec d'autres substances

En cas de traitement par un *anticoagulant* oral et par du paracétamol aux doses maximales (4 g par jour) pendant au moins 4 jours, une surveillance accrue du traitement anticoagulant sera éventuellement nécessaire.

Grossesse et allaitement

Les études scientifiques actuellement disponibles n'ont pas mis en évidence de problème particulier lors de l'utilisation du paracétamol chez la femme enceinte.

Aux doses usuelles, l'usage de ce médicament est possible pendant l'allaitement.

Mode d'emploi et posologie

Ce médicament peut être pris indifféremment pendant ou entre les repas, en respectant un intervalle de 4 à 6 heures entre 2 prises. En cas d'*insuffisance rénale*, l'intervalle entre 2 prises doit être au minimum de 8 heures.

Les comprimés ne sont pas adaptés à l'enfant de moins de 6 ans. En effet, ils risquent d'obstruer les voies respiratoires si l'enfant déglutit mal et que le comprimé passe dans la trachée (fausse route).

- Adulte : 500 mg ou 1 g par prise, à renouveler si besoin après un délai de 4 heures minimum. Ne pas dépasser 3 g de paracétamol par jour sans avis médical.

Dans les douleurs sévères de l'adulte et notamment dans l'*arthrose*, la *posologie* maximale peut être portée à 1 g de paracétamol, 4 fois par jour, uniquement sur prescription médicale.

- Enfant de plus de 27 kg : 60 mg par kg et par jour, soit 15 mg par kg toutes les 6 heures ou 10 mg par kg toutes les 4 heures. À titre indicatif :
  - enfant de 27 à 40 kg (environ 8 à 13 ans) : 1 comprimé à 500 mg, à renouveler au bout de 6 heures sans dépasser 4 prises par jour ;
  - enfant de 41 à 50 kg (environ 12 à 15 ans) : 1 comprimé à 500 mg, à renouveler au bout de 4 heures sans dépasser 6 prises par jour.

La dose maximale de paracétamol est de 80 mg par kg et par jour chez l'enfant de moins de 37 kg et de 3 g par jour chez l'enfant de plus de 38 kg, en 4 prises minimum.

Conseils : Dans le traitement de la fièvre chez l'enfant, lorsque le paracétamol est utilisé à la dose de 60 mg par kg et par jour, l'adjonction d'aspirine ou son usage en alternance avec le paracétamol est inutile, car l'aspirine ne permet pas d'obtenir une baisse supplémentaire de la fièvre.

Des sueurs abondantes accompagnent généralement la baisse de température lors du traitement des fièvres élevées. Ce phénomène est normal.

Effets indésirables possibles

Exceptionnellement : *réaction allergique*.

Laboratoires sanofi-aventis France

PARACÉTAMOL ZYDUS

Antalgique et antipyrétique

Présentation

PARACÉTAMOL ZYDUS 500 mg : comprimé ; boîte de 16. Remb 65 % - **1,68 €**.
PARACÉTAMOL ZYDUS 1 g : comprimé ; boîte de 16. Remb 65 % - **1,68 €**.

Composition

	p cp	p cp
Paracétamol	500 mg	1 g
Amidon de blé (gluten)	+	

Dans quel cas ce médicament est-il prescrit ?

Ce médicament est un *antalgique* et un *antipyrétique* qui contient du paracétamol.

Il est utilisé pour faire baisser la fièvre et dans le traitement des affections douloureuses.

Contre-indications

Ce médicament ne doit pas être utilisé dans les cas suivants :
- maladie grave du foie,
- *intolérance* au *gluten* (présence d'amidon de blé).

Attention : Le paracétamol est présent seul ou en association avec d'autres substances dans de nombreux médicaments : assurez-vous de ne pas prendre simultanément plusieurs médicaments contenant du paracétamol, car une prise conjointe entraîne un risque de *surdosage* qui peut être toxique pour le foie.

Interactions avec d'autres substances

En cas de traitement par un *anticoagulant* oral et par du paracétamol aux doses maximales (4 g par jour) pendant au moins 4 jours, une surveillance accrue du traitement anticoagulant sera éventuellement nécessaire.

Grossesse et allaitement

Les études scientifiques actuellement disponibles n'ont pas mis en évidence de problème particulier lors de l'utilisation du paracétamol chez la femme enceinte.

Aux doses usuelles, l'usage de ce médicament est possible pendant l'allaitement.

Mode d'emploi et posologie

Ce médicament peut être pris indifféremment pendant ou entre les repas, en respectant un intervalle de 4 à 6 heures entre 2 prises. En cas d'*insuffisance rénale*, l'intervalle entre 2 prises doit être au minimum de 8 heures.

Les comprimés ne sont pas adaptés à l'enfant de moins de 6 ans. En effet, ils risquent d'obstruer les voies respiratoires si l'enfant déglutit mal et que le comprimé passe dans la trachée (fausse route).

Le dosage à 1 g est réservé à l'adulte.

Posologie usuelle :

- Adulte : 500 mg ou 1 g, à renouveler si besoin après un délai de 4 heures minimum. Ne pas dépasser 3 g de paracétamol par jour sans avis médical.

Dans les douleurs sévères de l'adulte et notamment dans l'*arthrose*, la *posologie* maximale peut être portée à 1 g de paracétamol, 4 fois par jour, uniquement sur prescription médicale.

- Enfant : 60 mg par kg et par jour, soit 15 mg par kg toutes les 6 heures ou 10 mg par kg toutes les 4 heures. À titre indicatif :
  - enfant de 27 à 40 kg (environ 8 à 13 ans) : 1 comprimé à 500 mg, à renouveler au bout de 6 heures sans dépasser 4 prises par jour ;
  - enfant de 41 à 50 kg (environ 12 à 15 ans) : 1 comprimé à 500 mg, à renouveler au bout de 4 heures sans dépasser 6 prises par jour.

La dose maximale de paracétamol est de 80 mg par kg et par jour chez l'enfant de moins de 37 kg et de 3 g par jour chez l'enfant de plus de 38 kg, en 4 prises minimum.

Conseils : Dans le traitement de la fièvre chez l'enfant, lorsque le paracétamol est utilisé à la dose de 60 mg par kg et par jour, l'adjonction d'aspirine ou son usage en alternance avec le paracétamol est inutile, car l'aspirine ne permet pas d'obtenir une baisse supplémentaire de la fièvre.

Des sueurs abondantes accompagnent généralement la baisse de température lors du traitement des fièvres élevées. Ce phénomène est normal.

Effets indésirables possibles

Exceptionnellement : *réaction allergique*.

Laboratoires Zydus France

PARACÉTAMOL CODÉINE ALMUS 500 mg/30 mg

Informations détaillées sur www.monvidal.com

PARACÉTAMOL CODÉINE ARROW 400 mg/20 mg

Association d'antalgiques contenant un opiacé

Présentation

PARACÉTAMOL CODÉINE ARROW 400 mg/20 mg : comprimé sécable ; boîte de 16. Remb 65 % - **2,03 €**.

Composition

	p cp
Paracétamol	400 mg
Codéine phosphate	20 mg
Lactose	+

Dans quel cas ce médicament est-il prescrit ?

Ce médicament contient deux *antalgiques* : le paracétamol, qui empêche la transmisssion de la douleur, et un *opiacé* (la codéine), qui renforce l'action du paracétamol en agissant sur la perception de la douleur par le cerveau. Le faible dosage en codéine lui permet d'être disponible sans ordonnance.

Il est utilisé dans le traitement de la douleur.

Contre-indications

Ce médicament ne doit pas être utilisé dans les cas suivants :
- maladie grave du foie ;
- *asthme* et *insuffisance respiratoire* ;
- enfant de moins de 15 ans ;
- en association avec les médicaments contenant de la nalbuphine, de la buprénorphine ou de la pentazocine ;
- **allaitement** (en dehors d'une prise ponctuelle).

Attention : De nombreux médicaments contiennent du paracétamol : vous devez en tenir compte en cas de prise conjointe car le *surdosage* en paracétamol peut être toxique pour le foie.

Du fait de la présence de codéine, n'utilisez pas ce médicament à forte dose et de façon prolongée (risque de *dépendance*) et évitez son emploi en cas d'*hypertension intracrânienne*, qu'il pourrait aggraver.

Ce médicament peut induire une somnolence, parfois intense chez certaines personnes. Cette somnolence peut être augmentée par la prise d'*alcool* ou d'autres médicaments *sédatifs*. La conduite et l'utilisation de machines dangereuses sont déconseillées, surtout dans les heures qui suivent la prise du médicament.

Interactions avec d'autres substances

Ce médicament ne doit pas être associé à ceux qui contiennent de la nalbuphine, de la buprénorphine ou de la pentazocine : risque de diminution de l'effet *antalgique*.

Informez par ailleurs votre médecin ou votre pharmacien si vous prenez des *sédatifs*.

Grossesse et allaitement

L'utilisation de la *codéine* et de ses dérivés (codéthyline, pholcodine) ne doit être envisagée chez la femme enceinte qu'en cas de nécessité, en effet :
- une *insuffisance respiratoire* peut survenir chez le nouveau-né d'une mère traitée par des doses élevées, même si le traitement est ponctuel mais précède de peu l'accouchement ;
- un *syndrome de sevrage*, à l'inverse, peut concerner des nouveau-nés si leur mère reçoit un traitement régulier, même à faible dose.

Il est donc important de signaler à l'obstétricien la prise éventuelle de codéine ou d'un de ses dérivés, afin que ces risques puissent être prévenus par une surveillance et un éventuel traitement adapté.

Ce médicament passe dans le lait maternel. En dehors d'une prise ponctuelle, il est contre-indiqué pendant l'allaitement.

Mode d'emploi et posologie

Ce médicament peut être pris indifféremment au cours ou en dehors des repas. Les comprimés doivent être avalés avec un verre d'eau.

Respecter un intervalle de 4 à 6 heures entre 2 prises. En cas d'*insuffisance rénale*, l'intervalle entre 2 prises doit être au minimum de 8 heures.

Posologie usuelle :
- Adulte : 1 ou 2 comprimés, à renouveler si nécessaire toutes les 6 heures, sans dépasser 6 comprimés par jour.

Chez la personne âgée, la *posologie* initiale est généralement réduite de moitié.

Conseils : Comme tous les *antalgiques*, ce médicament est généralement plus efficace pour prévenir la douleur que pour la calmer : dans le traitement des douleurs chroniques, il est préférable de prendre ce médicament à intervalles réguliers sans attendre que la douleur s'installe.

Cet *antalgique* contenant de la codéine est destiné à être utilisé en deuxième intention, lorsque l'aspirine, l'ibuprofène ou le paracétamol, utilisés seuls, sont insuffisamment efficaces. Il peut néanmoins être utilisé d'emblée dans le traitement des douleurs fortes.

Effets indésirables possibles

Liés à la *codéine* :

Constipation, somnolence, nausées, vomissements, sensation de vertige et, plus rarement, *bronchospasme*, *réaction allergique* cutanée, ralentissement de la respiration. Ces effets indésirables sont ceux de la famille des *opiacés* ; ils sont généralement modérés aux doses recommandées.

Liés au paracétamol : *réaction allergique* (rare).

Laboratoires Arrow Génériques

PARACÉTAMOL CODÉINE ARROW 500 mg/30 mg

Association d'antalgiques contenant un opiacé

sur ordonnance

Présentation

PARACÉTAMOL CODÉINE ARROW 500 mg/30 mg : comprimé effervescent sécable ; boîte de 16. Liste I - Remb 65 % - **2,29 €**.

Composition

	p cp
Paracétamol	500 mg
Codéine phosphate	30 mg

Dans quel cas ce médicament est-il prescrit ?

Ce médicament contient deux *antalgiques* : le paracétamol, qui empêche la transmisssion de la douleur, et un opiacé (la *codéine*), qui renforce l'action du paracétamol en agissant sur la perception de la douleur par le cerveau.

Il est utilisé dans le traitement de la douleur.

Contre-indications

Ce médicament ne doit pas être utilisé dans les cas suivants :

- maladie grave du foie ;
- *asthme* et *insuffisance respiratoire* ;
- enfant de moins de 15 ans ;
- en association avec les médicaments contenant de la nalbuphine, de la buprénorphine ou de la pentazocine ;
- **allaitement**.

Attention : De nombreux médicaments contiennent du paracétamol : vous devez en tenir compte en cas de prise conjointe car le *surdosage* en paracétamol peut être toxique pour le foie.

Du fait de la présence de codéine, n'utilisez pas ce médicament à forte dose et de façon prolongée (risque de *dépendance*) et évitez son emploi en cas d'*hypertension intracrânienne*, qu'il pourrait aggraver.

Ce médicament peut induire une somnolence, parfois intense chez certaines personnes. Cette somnolence peut être augmentée par la prise d'*alcool* ou d'autres médicaments *sédatifs*. La conduite et l'utilisation de machines dangereuses sont déconseillées, surtout dans les heures qui suivent la prise du médicament.

Interactions avec d'autres substances

Ce médicament ne doit pas être associé à ceux qui contiennent de la nalbuphine, de la buprénorphine ou de la pentazocine : risque de diminution de l'effet *antalgique*.

Informez par ailleurs votre médecin ou votre pharmacien si vous prenez des *sédatifs*.

Grossesse et allaitement

L'utilisation de la *codéine* et de ses dérivés (codéthyline, pholcodine) ne doit être envisagée chez la femme enceinte qu'en cas de nécessité, en effet :

- une *insuffisance respiratoire* peut survenir chez le nouveau-né d'une mère traitée par des doses élevées, même si le traitement est ponctuel mais précède de peu l'accouchement ;
- un *syndrome de sevrage*, à l'inverse, peut concerner des nouveau-nés si leur mère reçoit un traitement régulier, même à faible dose.

Il est donc important de signaler à l'obstétricien la prise éventuelle de codéine ou d'un de ses dérivés, afin que ces risques puissent être prévenus par une surveillance et un éventuel traitement adapté.

Ce médicament passe dans le lait maternel. Il est contre-indiqué pendant l'allaitement.

Mode d'emploi et posologie

Ce médicament peut être pris indifféremment au cours ou en dehors des repas. Les comprimés doivent être avalés avec un verre d'eau.

Respecter un intervalle de 4 à 6 heures entre 2 prises. En cas d'*insuffisance rénale*, l'intervalle entre 2 prises doit être au minimum de 8 heures.

Posologie usuelle :

- Adulte : 1 comprimé, à renouveler si nécessaire toutes les 6 heures.

Chez la personne âgée, la *posologie* initiale est généralement réduite de moitié.

Conseils : Comme tous les *antalgiques*, ce médicament est généralement plus efficace pour prévenir la douleur que pour la calmer : dans le traitement des douleurs chroniques, il est préférable de prendre ce médicament à intervalles réguliers sans attendre que la douleur s'installe.

Cet *antalgique* contenant de la codéine est destiné à être utilisé en deuxième intention, lorsque l'aspirine, l'ibuprofène ou le paracétamol, utilisés seuls, sont insuffisamment efficaces. Il peut néanmoins être utilisé d'emblée dans le traitement des douleurs fortes.

Ce médicament peut retarder un diagnostic en masquant la douleur ; ne le prenez pas sans l'avis de votre médecin, ne le conseillez pas à un proche.

Effets indésirables possibles

Liés à la *codéine* :

Constipation, somnolence, nausées, vomissements, sensation de vertige et, plus rarement, *bronchospasme*, *réaction allergique* cutanée, ralentissement de la respiration. Ces effets indésirables sont ceux de la famille des *opiacés* ; ils sont généralement modérés aux doses recommandées.

Liés au paracétamol : *réaction allergique* (rare).

Laboratoires Arrow Génériques

PARACÉTAMOL CODÉINE BIOGARAN 500 mg/30 mg

Association d'antalgiques contenant un opiacé

sur ordonnance

Présentation

PARACÉTAMOL CODÉINE BIOGARAN 500 mg/30 mg : comprimé effervescent sécable (arôme pamplemousse) ; boîte de 16. Liste I - Remb 65 % - **2,29 €**.

Composition

	p cp efferv
Paracétamol	500 mg
Codéine phosphate	30 mg
Sodium	410 mg
Benzoate de sodium	+
Sorbitol	+

Dans quel cas ce médicament est-il prescrit ?

Ce médicament contient deux *antalgiques* : le paracétamol, qui empêche la transmisssion de la douleur, et un *opiacé* (la codéine), qui renforce l'action du paracétamol en agissant sur la perception de la douleur par le cerveau.

Il est utilisé dans le traitement de la douleur.

Contre-indications

Ce médicament ne doit pas être utilisé dans les cas suivants :

- maladie grave du foie,
- *asthme* et *insuffisance respiratoire*,
- enfant de moins de 15 kg,
- **allaitement** (en dehors d'une prise ponctuelle).

Attention : Ce médicament ne doit être utilisé que sur prescription chez l'enfant ; ne le réutilisez pas ou ne le donnez pas à un autre enfant sans avis médical.

De nombreux médicaments contiennent du paracétamol : vous devez en tenir compte en cas de prise conjointe car le *surdosage* en paracétamol peut être toxique pour le foie.

Du fait de la présence de codéine, n'utilisez pas ce médicament à forte dose et de façon prolongée (risque de *dépendance*) et évitez son emploi en cas d'*hypertension intracrânienne*, qu'il pourrait aggraver.

Ce médicament contient du *sel* (*sodium*) en quantité notable.

Ce médicament peut induire une somnolence, parfois intense chez certaines personnes. Cette somnolence peut être augmentée par la prise d'*alcool* ou d'autres médicaments *sédatifs*. La conduite et l'utilisation de machines dangereuses sont déconseillées, surtout dans les heures qui suivent la prise du médicament.

Interactions avec d'autres substances

Ce médicament ne doit pas être associé à ceux qui contiennent de la nalbuphine, de la buprénorphine ou de la pentazocine : risque de diminution de l'effet *antalgique*.

Informez par ailleurs votre médecin ou votre pharmacien si vous prenez des *sédatifs*.

Grossesse et allaitement

L'utilisation de la *codéine* et de ses dérivés (codéthyline, pholcodine) ne doit être envisagée chez la femme enceinte qu'en cas de nécessité, en effet :

- une *insuffisance respiratoire* peut survenir chez le nouveau-né d'une mère traitée par des doses élevées, même si le traitement est ponctuel mais précède de peu l'accouchement ;
- un *syndrome de sevrage*, à l'inverse, peut concerner des nouveau-nés si leur mère reçoit un traitement régulier, même à faible dose.

Il est donc important de signaler à l'obstétricien la prise éventuelle de codéine ou d'un de ses dérivés, afin que ces risques puissent être prévenus par une surveillance et un éventuel traitement adapté.

Ce médicament passe dans le lait maternel. En dehors d'une utilisation ponctuelle, il est contre-indiqué pendant l'allaitement.

Mode d'emploi et posologie

Ce médicament peut être pris indifféremment au cours ou en dehors des repas. Les comprimés doivent être dissous dans un verre d'eau.

Respecter un intervalle minimal de 4 heures entre 2 prises, et de 8 heures entre 2 prises en cas d'*insuffisance rénale*.

Posologie usuelle :

- Adulte : 1 ou 2 comprimés, à renouveler si nécessaire toutes les 6 heures, sans dépasser 6 comprimés par jour.

Chez la personne âgée, la *posologie* initiale est généralement réduite de moitié.

- Enfant de plus de 15 kg : 60 mg de paracétamol et 3 mg de codéine par kg et par jour, à répartir en 4 ou 6 prises. Il est nécessaire de suivre la prescription de votre médecin. À titre indicatif :
  - enfant de 15 à 22 kg (environ 3 à 6 ans) : ½ comprimé, à renouveler si nécessaire après 6 heures, sans dépasser 4 demi-comprimés par jour ;
  - enfant de 23 à 30 kg (environ 7 à 10 ans) : ½ comprimé, à renouveler si nécessaire après 4 heures, sans dépasser 6 demi-comprimés par jour ;
  - enfant de 31 à 44 kg (environ 11 à 14 ans) : 1 comprimé, à renouveler si nécessaire après 6 heures, sans dépasser 4 comprimés par jour ;
  - enfant de 45 à 50 kg (environ 14 à 15 ans) : 1 comprimé, à renouveler si nécessaire après 4 heures, sans dépasser 6 comprimés par jour.

Conseils : Comme tous les *antalgiques*, ce médicament est généralement plus efficace pour prévenir la douleur que pour la calmer : dans le traitement des douleurs chroniques, il est préférable de prendre ce médicament à intervalles réguliers sans attendre que la douleur s'installe.

Cet *antalgique* contenant de la codéine est destiné à être utilisé en deuxième intention, lorsque l'aspirine, l'ibuprofène ou le paracétamol, utilisés seuls, sont insuffisamment efficaces. Il peut néanmoins être utilisé d'emblée dans le traitement des douleurs fortes.

Ce médicament peut retarder un diagnostic en masquant la douleur ; ne le prenez pas sans l'avis de votre médecin, ne le conseillez pas à un proche.

Effets indésirables possibles

Liés à la *codéine* :

Constipation, somnolence, nausées, vomissements, sensation de vertige et, plus rarement, *bronchospasme*, *réaction allergique* cutanée, ralentissement de la respiration. Ces effets indésirables sont ceux de la famille des *opiacés* ; ils sont généralement modérés aux doses recommandées.

Liés au paracétamol : *réaction allergique* (rare).

Laboratoires Biogaran

PARACÉTAMOL CODÉINE EG 500 mg/30 mg

Association d'antalgiques contenant un opiacé

sur ordonnance

Présentation

PARACÉTAMOL CODÉINE EG 500 mg/30 mg : comprimé effervescent sécable (arôme pamplemousse) ; boîte de 16. Liste I - Remb 65 % - **2,29 €**.

Composition

	p cp efferv
Paracétamol	500 mg
Codéine phosphate	30 mg
Sodium	410 mg
Benzoate de sodium	+
Sorbitol	+

Dans quel cas ce médicament est-il prescrit ?

Ce médicament contient deux *antalgiques* : le paracétamol, qui empêche la transmisssion de la douleur, et un *opiacé* (la codéine), qui renforce l'action du paracétamol en agissant sur la perception de la douleur par le cerveau.

Il est utilisé dans le traitement de la douleur.

Contre-indications

Ce médicament ne doit pas être utilisé dans les cas suivants :

- maladie grave du foie,
- *asthme* et *insuffisance respiratoire*,
- enfant de moins de 15 kg,
- **allaitement** (en dehors d'une prise ponctuelle).

Attention : Ce médicament ne doit être utilisé que sur prescription chez l'enfant ; ne le réutilisez pas ou ne le donnez pas à un autre enfant sans avis médical.

De nombreux médicaments contiennent du paracétamol : vous devez en tenir compte en cas de prise conjointe car le *surdosage* en paracétamol peut être toxique pour le foie.

Du fait de la présence de codéine, n'utilisez pas ce médicament à forte dose et de façon prolongée (risque de *dépendance*) et évitez son emploi en cas d'*hypertension intracrânienne*, qu'il pourrait aggraver.

Ce médicament contient du *sel* (*sodium*) en quantité notable.

Ce médicament peut induire une somnolence, parfois intense chez certaines personnes. Cette somnolence peut être augmentée par la prise d'*alcool* ou d'autres médicaments *sédatifs*. La conduite et l'utilisation de machines dangereuses sont déconseillées, surtout dans les heures qui suivent la prise du médicament.

Interactions avec d'autres substances

Ce médicament ne doit pas être associé à ceux qui contiennent de la nalbuphine, de la buprénorphine ou de la pentazocine : risque de diminution de l'effet *antalgique*.

Informez par ailleurs votre médecin ou votre pharmacien si vous prenez des *sédatifs*.

Grossesse et allaitement

L'utilisation de la *codéine* et de ses dérivés (codéthyline, pholcodine) ne doit être envisagée chez la femme enceinte qu'en cas de nécessité, en effet :

- une *insuffisance respiratoire* peut survenir chez le nouveau-né d'une mère traitée par des doses élevées, même si le traitement est ponctuel mais précède de peu l'accouchement ;
- un *syndrome de sevrage*, à l'inverse, peut concerner des nouveau-nés si leur mère reçoit un traitement régulier, même à faible dose.

Il est donc important de signaler à l'obstétricien la prise éventuelle de codéine ou d'un de ses dérivés, afin que ces risques puissent être prévenus par une surveillance et un éventuel traitement adapté.

Ce médicament passe dans le lait maternel. En dehors d'une utilisation ponctuelle, il est contre-indiqué pendant l'allaitement.

Mode d'emploi et posologie

Ce médicament peut être pris indifféremment au cours ou en dehors des repas. Les comprimés doivent être dissous dans un verre d'eau.

Respecter un intervalle minimal de 4 heures entre 2 prises, et de 8 heures entre 2 prises en cas d'*insuffisance rénale*.

Posologie usuelle :

- Adulte : 1 ou 2 comprimés, à renouveler si nécessaire toutes les 6 heures, sans dépasser 6 comprimés par jour.

Chez la personne âgée, la *posologie* initiale est généralement réduite de moitié.

- Enfant de plus de 15 kg : 60 mg de paracétamol et 3 mg de codéine par kg et par jour, à répartir en 4 ou 6 prises. Il est nécessaire de suivre la prescription de votre médecin. À titre indicatif :
  - enfant de 15 à 22 kg (environ 3 à 6 ans) : ½ comprimé, à renouveler si nécessaire après 6 heures, sans dépasser 4 demi-comprimés par jour ;
  - enfant de 23 à 30 kg (environ 7 à 10 ans) : ½ comprimé, à renouveler si nécessaire après 4 heures, sans dépasser 6 demi-comprimés par jour ;
  - enfant de 31 à 44 kg (environ 11 à 14 ans) : 1 comprimé, à renouveler si nécessaire après 6 heures, sans dépasser 4 comprimés par jour ;
  - enfant de 45 à 50 kg (environ 14 à 15 ans) : 1 comprimé, à renouveler si nécessaire après 4 heures, sans dépasser 6 comprimés par jour.

Conseils : Comme tous les *antalgiques*, ce médicament est généralement plus efficace pour prévenir la douleur que pour la calmer : dans le traitement des douleurs chroniques, il est préférable de prendre ce médicament à intervalles réguliers sans attendre que la douleur s'installe.

Cet *antalgique* contenant de la codéine est destiné à être utilisé en deuxième intention, lorsque l'aspirine, l'ibuprofène ou le paracétamol, utilisés seuls,

sont insuffisamment efficaces. Il peut néanmoins être utilisé d'emblée dans le traitement des douleurs fortes.
Ce médicament peut retarder un diagnostic en masquant la douleur ; ne le prenez pas sans l'avis de votre médecin, ne le conseillez pas à un proche.

Effets indésirables possibles

Liés à la *codéine* :
Constipation, somnolence, nausées, vomissements, sensation de vertige et, plus rarement, *bronchospasme*, *réaction allergique* cutanée, ralentissement de la respiration. Ces effets indésirables sont ceux de la famille des *opiacés* ; ils sont généralement modérés aux doses recommandées.
Liés au paracétamol : *réaction allergique* (rare).

Laboratoires EG Labo

PARACÉTAMOL CODÉINE G GAM 500 mg/30 mg

Informations détaillées sur www.monvidal.com

PARACÉTAMOL CODÉINE MERCK 500 mg/30 mg

Association d'antalgiques contenant un opiacé

sur ordonnance

Présentation

PARACÉTAMOL CODÉINE MERCK 500 mg/30 mg : comprimé effervescent sécable (arôme pamplemousse) ; boîte de 16.
Liste I - Remb 65 % - **2,30 €**.

Composition

	p cp efferv
Paracétamol	500 mg
Codéine phosphate	30 mg
Sodium	410 mg
Benzoate de sodium	+
Sorbitol	+

Dans quel cas ce médicament est-il prescrit ?

Ce médicament contient deux *antalgiques* : le paracétamol, qui empêche la transmisssion de la douleur, et un *opiacé* (la codéine), qui renforce l'action du paracétamol en agissant sur la perception de la douleur par le cerveau.
Il est utilisé dans le traitement de la douleur.

Contre-indications

Ce médicament ne doit pas être utilisé dans les cas suivants :
- maladie grave du foie,
- *asthme* et *insuffisance respiratoire*,
- enfant de moins de 15 kg,
- **allaitement** (en dehors d'une prise ponctuelle).

Attention : Ce médicament ne doit être utilisé que sur prescription chez l'enfant ; ne le réutilisez pas ou ne le donnez pas à un autre enfant sans avis médical.
De nombreux médicaments contiennent du paracétamol : vous devez en tenir compte en cas de prise conjointe car le *surdosage* en paracétamol peut être toxique pour le foie.
Du fait de la présence de codéine, n'utilisez pas ce médicament à forte dose et de façon prolongée (risque de *dépendance*) et évitez son emploi en cas d'*hypertension intracrânienne*, qu'il pourrait aggraver.
Ce médicament contient du *sel* (*sodium*) en quantité notable.
Ce médicament peut induire une somnolence, parfois intense chez certaines personnes. Cette somnolence peut être augmentée par la prise d'*alcool* ou d'autres médicaments *sédatifs*. La conduite et l'utilisation de machines dangereuses sont déconseillées, surtout dans les heures qui suivent la prise du médicament.

Interactions avec d'autres substances

Ce médicament ne doit pas être associé à ceux qui contiennent de la nalbuphine, de la buprénorphine ou de la pentazocine : risque de diminution de l'effet *antalgique*.
Informez par ailleurs votre médecin ou votre pharmacien si vous prenez des *sédatifs*.

Grossesse et allaitement

L'utilisation de la *codéine* et de ses dérivés (codéthyline, pholcodine) ne doit être envisagée chez la femme enceinte qu'en cas de nécessité, en effet :
- une *insuffisance respiratoire* peut survenir chez le nouveau-né d'une mère traitée par des doses élevées, même si le traitement est ponctuel mais précède de peu l'accouchement ;
- un *syndrome de sevrage*, à l'inverse, peut concerner des nouveau-nés si leur mère reçoit un traitement régulier, même à faible dose.

Il est donc important de signaler à l'obstétricien la prise éventuelle de codéine ou d'un de ses dérivés, afin que ces risques puissent être prévenus par une surveillance et un éventuel traitement adapté.
Ce médicament passe dans le lait maternel. En dehors d'une utilisation ponctuelle, il est contre-indiqué pendant l'allaitement.

Mode d'emploi et posologie

Ce médicament peut être pris indifféremment au cours ou en dehors des repas. Les comprimés doivent être dissous dans un verre d'eau.
Respecter un intervalle minimal de 4 heures entre 2 prises, et de 8 heures entre 2 prises en cas d'*insuffisance rénale*.

Posologie usuelle :

- Adulte : 1 ou 2 comprimés, à renouveler si nécessaire toutes les 6 heures, sans dépasser 6 comprimés par jour.

Chez la personne âgée, la *posologie* initiale est généralement réduite de moitié.

- Enfant de plus de 15 kg : 60 mg de paracétamol et 3 mg de codéine par kg et par jour, à répartir en 4 ou 6 prises. Il est nécessaire de suivre la prescription de votre médecin. À titre indicatif :
  - enfant de 15 à 22 kg (environ 3 à 6 ans) : ½ comprimé, à renouveler si nécessaire après 6 heures, sans dépasser 4 demi-comprimés par jour ;
  - enfant de 23 à 30 kg (environ 7 à 10 ans) : ½ comprimé, à renouveler si nécessaire après 4 heures, sans dépasser 6 demi-comprimés par jour ;

- enfant de 31 à 44 kg (environ 11 à 14 ans) : 1 comprimé, à renouveler si nécessaire après 6 heures, sans dépasser 4 comprimés par jour ;
- enfant de 45 à 50 kg (environ 14 à 15 ans) : 1 comprimé, à renouveler si nécessaire après 4 heures, sans dépasser 6 comprimés par jour.

Conseils : Comme tous les *antalgiques*, ce médicament est généralement plus efficace pour prévenir la douleur que pour la calmer : dans le traitement des douleurs chroniques, il est préférable de prendre ce médicament à intervalles réguliers sans attendre que la douleur s'installe.
Cet *antalgique* contenant de la codéine est destiné à être utilisé en deuxième intention, lorsque l'aspirine, l'ibuprofène ou le paracétamol, utilisés seuls, sont insuffisamment efficaces. Il peut néanmoins être utilisé d'emblée dans le traitement des douleurs fortes.
Ce médicament peut retarder un diagnostic en masquant la douleur ; ne le prenez pas sans l'avis de votre médecin, ne le conseillez pas à un proche.

Effets indésirables possibles

Liés à la *codéine* :
Constipation, somnolence, nausées, vomissements, sensation de vertige et, plus rarement, *bronchospasme*, *réaction allergique* cutanée, ralentissement de la respiration. Ces effets indésirables sont ceux de la famille des *opiacés* ; ils sont généralement modérés aux doses recommandées.
Liés au paracétamol : *réaction allergique* (rare).

Laboratoires Mylan

PARACÉTAMOL CODÉINE SANDOZ 500 mg/30 mg

Association d'antalgiques contenant un opiacé

sur ordonnance

Présentation

PARACÉTAMOL CODÉINE SANDOZ 500 mg/30 mg : comprimé effervescent sécable (arôme pamplemousse) ; boîte de 16. Liste I - Remb 65 % - **2,29 €**.

Composition

	p cp efferv
Paracétamol	500 mg
Codéine phosphate	30 mg
Sodium	410 mg
Benzoate de sodium	+
Sorbitol	+

Dans quel cas ce médicament est-il prescrit ?

Ce médicament contient deux *antalgiques* : le paracétamol, qui empêche la transmisssion de la douleur, et un *opiacé* (la codéine), qui renforce l'action du paracétamol en agissant sur la perception de la douleur par le cerveau.
Il est utilisé dans le traitement de la douleur.

Contre-indications

Ce médicament ne doit pas être utilisé dans les cas suivants :
- maladie grave du foie,
- *asthme* et *insuffisance respiratoire*,
- enfant de moins de 15 kg,
- **allaitement** (en dehors d'une prise ponctuelle).

Attention : Ce médicament ne doit être utilisé que sur prescription chez l'enfant ; ne le réutilisez pas ou ne le donnez pas à un autre enfant sans avis médical.
De nombreux médicaments contiennent du paracétamol : vous devez en tenir compte en cas de prise conjointe car le *surdosage* en paracétamol peut être toxique pour le foie.
Du fait de la présence de codéine, n'utilisez pas ce médicament à forte dose et de façon prolongée (risque de *dépendance*) et évitez son emploi en cas d'*hypertension intracrânienne*, qu'il pourrait aggraver.
Ce médicament contient du *sel* (*sodium*) en quantité notable.
Ce médicament peut induire une somnolence, parfois intense chez certaines personnes. Cette somnolence peut être augmentée par la prise d'*alcool* ou d'autres médicaments *sédatifs*. La conduite et l'utilisation de machines dangereuses sont déconseillées, surtout dans les heures qui suivent la prise du médicament.

Interactions avec d'autres substances

Ce médicament ne doit pas être associé à ceux qui contiennent de la nalbuphine, de la buprénorphine ou de la pentazocine : risque de diminution de l'effet *antalgique*.
Informez par ailleurs votre médecin ou votre pharmacien si vous prenez des *sédatifs*.

Grossesse et allaitement

L'utilisation de la *codéine* et de ses dérivés (codéthyline, pholcodine) ne doit être envisagée chez la femme enceinte qu'en cas de nécessité, en effet :
- une *insuffisance respiratoire* peut survenir chez le nouveau-né d'une mère traitée par des doses élevées, même si le traitement est ponctuel mais précède de peu l'accouchement ;
- un *syndrome de sevrage*, à l'inverse, peut concerner des nouveau-nés si leur mère reçoit un traitement régulier, même à faible dose.

Il est donc important de signaler à l'obstétricien la prise éventuelle de codéine ou d'un de ses dérivés, afin que ces risques puissent être prévenus par une surveillance et un éventuel traitement adapté.
Ce médicament passe dans le lait maternel. En dehors d'une utilisation ponctuelle, il est contre-indiqué pendant l'allaitement.

Mode d'emploi et posologie

Ce médicament peut être pris indifféremment au cours ou en dehors des repas. Les comprimés doivent être dissous dans un verre d'eau.
Respecter un intervalle minimal de 4 heures entre 2 prises, et de 8 heures entre 2 prises en cas d'*insuffisance rénale*.

Posologie usuelle :
- Adulte : 1 ou 2 comprimés, à renouveler si nécessaire toutes les 6 heures, sans dépasser 6 comprimés par jour.

Chez la personne âgée, la *posologie* initiale est généralement réduite de moitié.
- Enfant de plus de 15 kg : 60 mg de paracétamol et 3 mg de codéine par kg et par jour, à répartir en 4 ou

6 prises. Il est nécessaire de suivre la prescription de votre médecin. À titre indicatif :
- enfant de 15 à 22 kg (environ 3 à 6 ans) : ½ comprimé, à renouveler si nécessaire après 6 heures, sans dépasser 4 demi-comprimés par jour ;
- enfant de 23 à 30 kg (environ 7 à 10 ans) : ½ comprimé, à renouveler si nécessaire après 4 heures, sans dépasser 6 demi-comprimés par jour ;
- enfant de 31 à 44 kg (environ 11 à 14 ans) : 1 comprimé, à renouveler si nécessaire après 6 heures, sans dépasser 4 comprimés par jour ;
- enfant de 45 à 50 kg (environ 14 à 15 ans) : 1 comprimé, à renouveler si nécessaire après 4 heures, sans dépasser 6 comprimés par jour.

Conseils : Comme tous les *antalgiques*, ce médicament est généralement plus efficace pour prévenir la douleur que pour la calmer : dans le traitement des douleurs chroniques, il est préférable de prendre ce médicament à intervalles réguliers sans attendre que la douleur s'installe.
Cet *antalgique* contenant de la codéine est destiné à être utilisé en deuxième intention, lorsque l'aspirine, l'ibuprofène ou le paracétamol, utilisés seuls, sont insuffisamment efficaces. Il peut néanmoins être utilisé d'emblée dans le traitement des douleurs fortes.
Ce médicament peut retarder un diagnostic en masquant la douleur ; ne le prenez pas sans l'avis de votre médecin, ne le conseillez pas à un proche.

Effets indésirables possibles

Liés à la *codéine* :
Constipation, somnolence, nausées, vomissements, sensation de vertige et, plus rarement, *bronchospasme*, *réaction allergique* cutanée, ralentissement de la respiration. Ces effets indésirables sont ceux de la famille des *opiacés* ; ils sont généralement modérés aux doses recommandées.
Liés au paracétamol : *réaction allergique* (rare).

Laboratoires Sandoz

PARACÉTAMOL CODÉINE TEVA 500 mg/30 mg

Association d'antalgiques contenant un opiacé

sur ordonnance

Présentation

PARACÉTAMOL CODÉINE TEVA 500 mg/30 mg : comprimé effervescent sécable (arôme pamplemousse) ; boîte de 16.
Liste I - Remb 65 % - **2,29 €**.

Composition

	p cp efferv
Paracétamol	500 mg
Codéine phosphate	30 mg
Sodium	410 mg
Benzoate de sodium	+
Sorbitol	+

Dans quel cas ce médicament est-il prescrit ?

Ce médicament contient deux *antalgiques* : le paracétamol, qui empêche la transmisssion de la douleur, et un *opiacé* (la codéine), qui renforce l'action du paracétamol en agissant sur la perception de la douleur par le cerveau.
Il est utilisé dans le traitement de la douleur.

Contre-indications

Ce médicament ne doit pas être utilisé dans les cas suivants :
- maladie grave du foie,
- *asthme* et *insuffisance respiratoire*,
- enfant de moins de 15 kg,
- **allaitement** (en dehors d'une prise ponctuelle).

Attention : Ce médicament ne doit être utilisé que sur prescription chez l'enfant ; ne le réutilisez pas ou ne le donnez pas à un autre enfant sans avis médical.
De nombreux médicaments contiennent du paracétamol : vous devez en tenir compte en cas de prise conjointe car le *surdosage* en paracétamol peut être toxique pour le foie.
Du fait de la présence de codéine, n'utilisez pas ce médicament à forte dose et de façon prolongée (risque de *dépendance*) et évitez son emploi en cas d'*hypertension intracrânienne*, qu'il pourrait aggraver.
Ce médicament contient du *sel* (*sodium*) en quantité notable.
Ce médicament peut induire une somnolence, parfois intense chez certaines personnes. Cette somnolence peut être augmentée par la prise d'*alcool* ou d'autres médicaments *sédatifs*. La conduite et l'utilisation de machines dangereuses sont déconseillées, surtout dans les heures qui suivent la prise du médicament.

Interactions avec d'autres substances

Ce médicament ne doit pas être associé à ceux qui contiennent de la nalbuphine, de la buprénorphine ou de la pentazocine : risque de diminution de l'effet *antalgique*.
Informez par ailleurs votre médecin ou votre pharmacien si vous prenez des *sédatifs*.

Grossesse et allaitement

L'utilisation de la *codéine* et de ses dérivés (codéthyline, pholcodine) ne doit être envisagée chez la femme enceinte qu'en cas de nécessité, en effet :
- une *insuffisance respiratoire* peut survenir chez le nouveau-né d'une mère traitée par des doses élevées, même si le traitement est ponctuel mais précède de peu l'accouchement ;
- un *syndrome de sevrage*, à l'inverse, peut concerner des nouveau-nés si leur mère reçoit un traitement régulier, même à faible dose.

Il est donc important de signaler à l'obstétricien la prise éventuelle de codéine ou d'un de ses dérivés, afin que ces risques puissent être prévenus par une surveillance et un éventuel traitement adapté.
Ce médicament passe dans le lait maternel. En dehors d'une utilisation ponctuelle, il est contre-indiqué pendant l'allaitement.

Mode d'emploi et posologie

Ce médicament peut être pris indifféremment au cours ou en dehors des repas. Les comprimés doivent être dissous dans un verre d'eau.
Respecter un intervalle minimal de 4 heures entre 2 prises, et de 8 heures entre 2 prises en cas d'*insuffisance rénale*.

Posologie usuelle :

- Adulte : 1 ou 2 comprimés, à renouveler si nécessaire toutes les 6 heures, sans dépasser 6 comprimés par jour.

Chez la personne âgée, la *posologie* initiale est généralement réduite de moitié.

- Enfant de plus de 15 kg : 60 mg de paracétamol et 3 mg de codéine par kg et par jour, à répartir en 4 ou 6 prises. Il est nécessaire de suivre la prescription de votre médecin. À titre indicatif :
  - enfant de 15 à 22 kg (environ 3 à 6 ans) : ½ comprimé, à renouveler si nécessaire après 6 heures, sans dépasser 4 demi-comprimés par jour ;
  - enfant de 23 à 30 kg (environ 7 à 10 ans) : ½ comprimé, à renouveler si nécessaire après 4 heures, sans dépasser 6 demi-comprimés par jour ;
  - enfant de 31 à 44 kg (environ 11 à 14 ans) : 1 comprimé, à renouveler si nécessaire après 6 heures, sans dépasser 4 comprimés par jour ;
  - enfant de 45 à 50 kg (environ 14 à 15 ans) : 1 comprimé, à renouveler si nécessaire après 4 heures, sans dépasser 6 comprimés par jour.

Conseils : Comme tous les *antalgiques*, ce médicament est généralement plus efficace pour prévenir la douleur que pour la calmer : dans le traitement des douleurs chroniques, il est préférable de prendre ce médicament à intervalles réguliers sans attendre que la douleur s'installe.

Cet *antalgique* contenant de la codéine est destiné à être utilisé en deuxième intention, lorsque l'aspirine, l'ibuprofène ou le paracétamol, utilisés seuls, sont insuffisamment efficaces. Il peut néanmoins être utilisé d'emblée dans le traitement des douleurs fortes.

Ce médicament peut retarder un diagnostic en masquant la douleur ; ne le prenez pas sans l'avis de votre médecin, ne le conseillez pas à un proche.

Effets indésirables possibles

Liés à la *codéine* :

Constipation, somnolence, nausées, vomissements, sensation de vertige et, plus rarement, *bronchospasme*, *réaction allergique* cutanée, ralentissement de la respiration. Ces effets indésirables sont ceux de la famille des *opiacés* ; ils sont généralement modérés aux doses recommandées.

Liés au paracétamol : *réaction allergique* (rare).

Laboratoires Teva Classics

PARAGRIPPE

Informations détaillées sur www.monvidal.com

PARALYOC

Antalgique et antipyrétique

Présentation

PARALYOC 250 mg : *lyophilisat* oral (blanc) ; boîte de 10. Remb 65 % - **1,93 €**.

PARALYOC 500 mg : *lyophilisat* oral (blanc ; arôme orange) ; boîte de 16. Remb 65 % - **2,60 €**.

Composition

	p lyoph	p lyoph
Paracétamol	250 mg	500 mg
Aspartam	+	+
Lactose		+

Dans quel cas ce médicament est-il prescrit ?

Ce médicament est un *antalgique* et un *antipyrétique* qui contient du paracétamol.

Il est utilisé pour faire baisser la fièvre et dans le traitement des affections douloureuses.

Contre-indications

Ce médicament ne doit pas être utilisé dans les cas suivants :
- maladie grave du foie,
- *phénylcétonurie* (présence d'aspartam).

Attention : Le paracétamol est présent seul ou en association avec d'autres substances dans de nombreux médicaments : assurez-vous de ne pas prendre simultanément plusieurs médicaments contenant du paracétamol, car une prise conjointe entraîne un risque de *surdosage* qui peut être toxique pour le foie.

Interactions avec d'autres substances

En cas de traitement par un *anticoagulant* oral et par du paracétamol aux doses maximales (4 g par jour) pendant au moins 4 jours, une surveillance accrue du traitement anticoagulant sera éventuellement nécessaire.

Grossesse et allaitement

Les études scientifiques actuellement disponibles n'ont pas mis en évidence de problème particulier lors de l'utilisation du paracétamol chez la femme enceinte.

Aux doses usuelles, l'usage de ce médicament est possible pendant l'allaitement.

Mode d'emploi et posologie

Ce médicament peut être pris indifféremment pendant ou entre les repas. Respecter un intervalle de 4 à 6 heures entre 2 prises. En cas d'*insuffisance rénale*, l'intervalle entre 2 prises doit être de 8 heures minimum.

Les comprimés (*lyophilisats*) doivent impérativement être dissous dans de l'eau, du lait ou du jus de fruit pour les enfants de moins de 6 ans (afin d'éviter un risque de fausse route). Ils peuvent être sucés chez les plus de 6 ans.

Posologie usuelle :

- Adulte : 1 ou 2 lyophilisats à 500 mg, 1 à 3 fois par jour. Ne pas dépasser 3 g (6 lyophilisats à 500 mg) par jour.

Dans les douleurs sévères de l'adulte et notamment dans l'*arthrose*, la *posologie* maximale peut être portée à 1 g de paracétamol, 4 fois par jour, uniquement sur prescription médicale.

- Enfant : 60 mg par kg et par jour, soit 15 mg par kg toutes les 6 heures ou 10 mg par kg toutes les 4 heures. Il est nécessaire de suivre les recommandations de votre pharmacien ou de votre médecin ou de suivre les posologies suivantes données à titre indicatif :
  - enfant de 13 à 20 kg : 1 lyophilisat à 250 mg, 1 à 4 fois par jour ;
  - enfant de 21 à 26 kg : 1 lyophilisat à 250 mg, 1 à 6 fois par jour ;
  - enfant de 27 à 40 kg : 1 lyophilisat à 500 mg, 1 à 4 fois par jour ;
  - enfant de plus de 40 kg : 1 lyophilisat à 500 mg, 1 à 6 fois par jour.

La dose quotidienne maximale de paracétamol chez l'enfant est de 80 mg par kg, en 4 prises minimum, sans dépasser 3 g par jour.

Conseils : Dans le traitement de la fièvre chez l'enfant, lorsque le paracétamol est utilisé à la dose de 60 mg par kg et par jour, l'adjonction d'aspirine ou son usage en alternance avec le paracétamol est inutile, car l'aspirine ne permet pas d'obtenir une baisse supplémentaire de la fièvre.
Des sueurs abondantes accompagnent généralement la baisse de température lors du traitement des fièvres élevées. Ce phénomène est normal.

Effets indésirables possibles

Exceptionnellement : *réaction allergique*.

Laboratoires Cephalon

PARAMINAN 500

Informations détaillées sur www.monvidal.com

PARA PLUS

Antiparasitaire externe

Présentation

PARA PLUS : solution pour pulvérisation cutanée ; flacon pressurisé de 116 g. Non remb.

Composition

	p 100 g
Perméthrine	1 g
Malathion	0,5 g
Pipéronyle butoxyde	4 g

Dans quel cas ce médicament est-il prescrit ?

Ce médicament contient des substances actives sur les poux.
Il est utilisé pour détruire les poux et leurs œufs (lentes).

Contre-indications

Ce médicament ne doit pas être utilisé dans les cas suivants :
- *asthme*,
- enfant ayant des *antécédents* de *bronchiolite*.

Attention : Des précautions sont nécessaires lors de l'utilisation d'un antipoux en flacon pressurisé :
- ne l'utilisez pas pour traiter les sourcils ;
- pulvérisez le produit près de la racine des cheveux de façon à éviter toute projection dans les yeux, les narines ou la bouche ; éventuellement, le visage peut être protégé par un mouchoir ;
- évitez de traiter l'enfant dans la pièce où il va dormir ; dans le cas contraire, aérez soigneusement celle-ci.

Rincez abondamment en cas de contact accidentel avec les yeux ou les *muqueuses*.
Ce produit est inflammable : ne l'utilisez pas près d'une flamme ou d'un objet incandescent (cigarette).
La répétition des applications peut être à l'origine d'une irritation et peut permettre aux poux de développer une résistance au traitement. En cas d'échec du traitement, un autre produit doit être utilisé.

Grossesse et allaitement

L'effet de ce médicament pendant la grossesse ou l'allaitement est mal connu. L'évaluation du risque éventuel lié à son utilisation est individuelle : demandez conseil à votre pharmacien ou à votre médecin.

Mode d'emploi et posologie

Pulvériser la solution à la base des cheveux par des pressions brèves, de façon à imprégner totalement la chevelure. Laisser agir 40 minutes, sans utiliser de sèche-cheveux (risque d'inflammation). Laver les cheveux avec le shampooing habituel, puis les passer méticuleusement au peigne fin. Cette étape est essentielle pour le succès du traitement.
Chez l'enfant de moins de 2 ans, la durée de contact doit être d'autant plus courte que l'enfant est jeune. Chez l'enfant de moins de 6 mois, ne pas laisser agir le produit plus de 20 minutes ; la solution ne doit pas être pulvérisée, mais appliquée à l'aide d'une compresse imbibée.

Conseils : Pour éviter une réinfestation, il est recommandé que l'entourage suive le même traitement.
Les chapeaux, bonnets, écharpes, draps et taies d'oreiller doivent être désinfectés en les lavant à 60 °C ou en utilisant un insecticide spécifique vendu en pharmacie.
Les lentes fixées à plus de 2 cm du cuir chevelu sont généralement mortes, et leur présence ne signifie pas que le traitement a échoué. Leur élimination peut être facilitée en démêlant les cheveux avec un peigne trempé dans une eau vinaigrée.

Effets indésirables possibles

Irritation, rougeur en cas de contact avec les *muqueuses*.

Laboratoires Omega Pharma France

PARAPOUX

Informations détaillées sur www.monvidal.com

PARAPSYLLIUM

Laxatif

Présentation

PARAPSYLLIUM : poudre pour suspension buvable (arômes : mangue, abricot) ; flacon de 100 g. Remb 35 % - **3,44 €**.
PARAPSYLLIUM : poudre pour suspension buvable (arômes : mangue, abricot) ; boîte de 10 sachets de 10 g. Remb 35 % - **3,56 €**.
PARAPSYLLIUM : poudre pour suspension buvable (arômes : mangue, abricot) ; boîte de 30 sachets de 10 g. Remb 35 % - **8,65 €**.

Composition

	p 100 g	p sachet
Psyllium, tégument mucilagineux pulvérisé de graines	33,33 g	3,33 g
Paraffine liquide microencapsulée	33,33 g	3,33 g
Sorbitol	32,84 g	3,28 g

Dans quel cas ce médicament est-il prescrit ?

Ce médicament contient un *laxatif de lest* (psyllium) et un *laxatif lubrifiant* (paraffine liquide). Le psyllium est une substance naturelle qui n'est ni digérée ni absorbée. Elle s'imbibe d'eau et rend les selles plus volumineuses et moins fermes.
Il est utilisé dans le *traitement symptomatique* de la constipation.

Contre-indications

Ce médicament ne doit pas être utilisé dans les cas suivants :
- occlusion intestinale ou affection prédisposant à une occlusion,
- douleurs abdominales de cause inconnue,
- *fécalome* (bouchon de selles),
- *intolérance* génétique au fructose (le sorbitol est transformé en fructose par le foie).

Attention : Des précautions sont nécessaires chez les personnes souffrant de calculs susceptibles d'obstruer les *voies biliaires*.
Il est nécessaire de boire beaucoup d'eau, particulièrement en cas de dilatation du côlon, d'alitement, et chez la personne âgée.
L'huile de paraffine peut réduire l'absorption de certaines *vitamines* (A, D, E, K) en cas d'utilisation prolongée.
Les laxatifs ne doivent pas être utilisés de façon prolongée sans avis médical.

Grossesse et allaitement

Ce médicament ne contient aucune substance connue pour être toxique pendant la grossesse ou l'allaitement ; néanmoins, il peut réduire l'absorption de certaines *vitamines* : son usage doit être ponctuel.

Mode d'emploi et posologie

Prendre ce médicament avec un grand verre d'eau ou de jus de fruits. Agiter et boire immédiatement.

Posologie usuelle :
1 cuillère à soupe ou 1 sachet, le soir au coucher.

Conseils : Un échec du traitement peut être lié à la présence d'un *fécalome*, notamment chez la personne âgée.
Le traitement de la constipation chronique repose essentiellement sur des boissons abondantes, une alimentation riche en fibres et une activité physique régulière.

Effets indésirables possibles

Sensation de ballonnement.

Laboratoires IPRAD

PARASIDOSE

Informations détaillées sur www.monvidal.com

PARA SPÉCIAL POUX

Antiparasitaire externe

Présentation

PARA SPÉCIAL POUX : solution pour application locale ; flacon pressurisé de 116 g. Non remb.
PARA SPÉCIAL POUX : shampooing ; flacon de 125 ml. Non remb.
PARA SPÉCIAL POUX : shampooing ; flacon de 250 ml. Non remb.

Composition

	solution p 100 g	shamp p 125 ml
Dépalléthrine	1,8 g	1,4 g
Pipéronyle butoxyde	7,2 g	5,6 g

Dans quel cas ce médicament est-il prescrit ?

Ce médicament contient des substances actives sur les poux.
Il est utilisé pour détruire les poux et leurs œufs (lentes).

Contre-indications

La solution en flacon pressurisé ne doit pas être utilisée dans les cas suivants :
- *asthme*,
- enfant ayant des *antécédents* de *bronchiolite*.

Attention : Des précautions sont nécessaires lors de l'utilisation d'un antipoux en flacon pressurisé :
- ne l'utilisez pas pour traiter les sourcils ;
- pulvérisez le produit près de la racine des cheveux de façon à éviter toute projection dans les yeux, les narines ou la bouche ; éventuellement, le visage peut être protégé par un mouchoir ;
- évitez de traiter l'enfant dans la pièce où il va dormir ; dans le cas contraire, aérez soigneusement celle-ci.

Rincez abondamment en cas de contact accidentel avec les yeux ou les *muqueuses*.
La répétition des applications peut être à l'origine d'une irritation et peut permettre aux poux de développer une résistance au traitement. En cas d'échec du traitement, un autre produit doit être utilisé.

Grossesse et allaitement

L'effet de ce médicament pendant la grossesse ou l'allaitement est mal connu. L'évaluation du risque éventuel lié à son utilisation est individuelle : demandez conseil à votre pharmacien ou à votre médecin.

Mode d'emploi et posologie

Solution : pulvériser la solution à la base des cheveux par des pressions brèves, de façon à imprégner totalement la chevelure. Laisser agir 30 minutes. Laver les cheveux avec le shampooing habituel, puis les passer méticuleusement au peigne fin. Cette étape est essentielle pour le succès du traitement.
Chez l'enfant de moins de 2 ans, la durée de contact doit être d'autant plus courte que l'enfant est jeune. Chez l'enfant de moins de 6 mois, ne pas laisser agir le produit plus de 5 minutes ; la solution ne doit pas être pulvérisée, mais appliquée à l'aide d'une compresse imbibée.
Shampooing : frictionner les cheveux mouillés avec le shampooing pendant plusieurs minutes puis rincer. Appliquer le shampooing une seconde fois et laisser agir 5 minutes ; rincer abondamment à l'eau tiède et passer méticuleusement au peigne fin. Renouveler l'opération le lendemain.

Conseils : Pour éviter une réinfestation, il est recommandé que l'entourage suive le même traitement.
Les chapeaux, bonnets, écharpes, draps et taies d'oreiller doivent être désinfectés en les lavant à 60 °C ou en utilisant un insecticide spécifique vendu en pharmacie.
Les lentes fixées à plus de 2 cm du cuir chevelu sont généralement mortes, et leur présence ne signifie pas que le traitement a échoué. Leur élimination peut être facilitée en démêlant les cheveux avec un peigne trempé dans une eau vinaigrée.

Effets indésirables possibles

Solution : irritation, rougeur en cas de contact avec les *muqueuses*.
Shampooing : rougeur, pellicules.

Laboratoires Omega Pharma France

PARÉGORIQUE LAFRAN

Informations détaillées sur www.monvidal.com

PAREIRA BRAVA COMPOSÉ BOIRON

Informations détaillées sur www.monvidal.com

PARFENAC

Antiprurigineux local — sur ordonnance

Présentation

PARFENAC : crème ; tube de 30 g. Liste II - Non remb.

Composition

	p 100 g
Bufexamac	5 g

Dans quel cas ce médicament est-il prescrit ?

Cette crème contient un *anti-inflammatoire* non stéroïdien.
Elle est utilisée pour calmer les démangeaisons de la peau.

Contre-indications

Ce médicament ne doit pas être utilisé dans les cas suivants :
- lésion suintante ou infectée ;
- brûlure, *eczéma*, *dermatite atopique* ;
- rougeur des fesses du *nourrisson*.

> **Attention :** Si les démangeaisons persistent ou s'aggravent, elles peuvent être dues à une *allergie* à la crème, nécessitant l'arrêt du traitement.
> Évitez l'usage prolongé de ce médicament, notamment chez l'enfant, sur des surfaces étendues ou profondément lésées, sans l'avis de votre médecin : risque de passage du médicament dans le sang.

Grossesse et allaitement

L'effet de ce médicament pendant la grossesse ou l'allaitement est mal connu : demandez conseil à votre pharmacien ou à votre médecin.

Mode d'emploi et posologie

La crème doit être appliquée en couche mince, en massant légèrement.

Posologie usuelle :
2 applications par jour.

Effets indésirables possibles

Réaction allergique cutanée.

Laboratoires Wyeth Santé Familiale

PARIET

Antiulcéreux — sur ordonnance

Présentation

PARIET 10 mg : comprimé *gastrorésistant* ; boîte de 14. Liste II - Remb 65 % - **11,01 €**.
PARIET 10 mg : comprimé *gastrorésistant* ; boîte de 28. Liste II - Remb 65 % - **20,44 €**.
PARIET 20 mg : comprimé *gastrorésistant* ; boîte de 14. Liste II - Remb 65 % - **20,57 €**.
PARIET 20 mg : comprimé *gastrorésistant* ; boîte de 28. Liste II - Remb 65 % - **37,68 €**.

Composition

	p cp	p cp
Rabéprazole sodique	10 mg	20 mg

Dans quel cas ce médicament est-il prescrit ?

C'est un antiulcéreux qui agit en diminuant la sécrétion acide de l'estomac, indépendamment de la cause qui peut provoquer cette sécrétion.
Il est utilisé dans le traitement des *ulcères* de l'estomac ou du *duodénum* et des *inflammations* de l'œsophage dues au reflux des acides de l'estomac vers l'œsophage.
En association avec un traitement *antibiotique* spécifique, ce médicament permet l'éradication d'un *germe* appelé *Helicobacter pylori*, très fréquemment responsable des récidives de l'ulcère.

Contre-indications

Ce médicament ne doit pas être utilisé en cas de **grossesse** ou d'**allaitement**.

> **Attention :** La disparition des douleurs ne signifie pas que l'*ulcère* est cicatrisé : la durée du traitement doit être respectée.
> Des précautions sont nécessaires en cas d'*insuffisance hépatique* grave.

Interactions avec d'autres substances

Ce médicament peut intéragir avec un médicament contenant de la digoxine.

Grossesse et allaitement

L'effet de ce médicament pendant la grossesse ou l'allaitement est mal connu. Par mesure de prudence, son usage est contre-indiqué chez la femme enceinte ou chez celle qui allaite.

Mode d'emploi et posologie

Les comprimés doivent être avalés avec un verre d'eau, sans être croqués ni écrasés.
Les repas ne modifient pas l'absorption du médicament, qui peut donc être pris à n'importe quel moment de la journée ; cependant, il est généralement conseillé de le prendre le matin avant le petit déjeuner.

Posologie usuelle :
- Adulte :
  - traitement des *ulcères* de l'estomac ou du *duodénum* : 20 mg par jour, en une prise ;
  - traitement de l'*inflammation* de l'œsophage : 10 à 20 mg par jour, en une prise.

La durée du traitement est habituellement de plusieurs semaines.
Dans l'éradication d'*Helicobacter pylori* : 20 mg, 2 fois par jour (matin et soir), en association à un traitement *antibiotique* pendant 7 jours. Le succès du traitement est étroitement lié au strict respect des *posologies*.

Conseils : L'aspirine et les *anti-inflammatoires* peuvent être agressifs pour l'estomac : n'en prenez pas sans l'avis de votre médecin.
Si vous êtes fumeur, la poursuite du tabagisme est un frein important au traitement : la nicotine augmente l'acidité gastrique et réduit l'efficacité du muscle qui ferme la jonction entre l'œsophage et l'estomac.
La prise de ce médicament ne dispense pas des mesures diététiques que peut vous conseiller votre médecin.

Effets indésirables possibles

Maux de tête, *troubles digestifs*, fatigue, bouche sèche, *éruption cutanée*.
Rarement : anomalies de la *numération formule sanguine*, augmentation des *transaminases*.

Laboratoires Janssen-Cilag

PARKINANE LP

Antiparkinsonien — sur ordonnance

Présentation

PARKINANE LP 2 mg : gélule à *libération prolongée* (incolore et bleu clair) ; boîte de 50. Liste I - Remb 65 % - **2,37 €**.
PARKINANE LP 5 mg : gélule à *libération prolongée* (bleu) ; boîte de 20. Liste I - Remb 65 % - **2,37 €**.

Composition

	p gél	p gél
Trihexyphénidyle chlorhydrate	2 mg	5 mg

Dans quel cas ce médicament est-il prescrit ?

C'est un *antiparkinsonien* qui appartient à la famille des anticholinergiques (*atropiniques*).
Il est utilisé dans le traitement de la maladie de *Parkinson* et des *syndromes* parkinsoniens induits par les *neuroleptiques*.

Contre-indications

Ce médicament ne doit pas être utilisé dans les cas suivants :
- risque de *glaucome*,
- risque de rétention des urines (*adénome de la prostate*),
- maladies cardiaques graves.

Attention : Ce médicament présente des effets *atropiniques*. Il peut provoquer un *glaucome* aigu chez les personnes prédisposées : œil rouge, dur et douloureux, avec vision floue. Une consultation d'extrême urgence auprès d'un ophtalmologiste est nécessaire.
Des précautions sont nécessaires en cas d'*antécédent* de constipation grave ou de rétention urinaire et chez la personne âgée.
Vous ne devez pas interrompre brutalement votre traitement.
Conducteur : ce médicament peut être responsable de troubles visuels et d'une sensibilité anormale à la lumière.

Interactions avec d'autres substances

Informez votre médecin si vous prenez un autre médicament *atropinique* ou un médicament contenant du lisuride.

Grossesse et allaitement

Grossesse et nouveau-né :
L'effet de ce médicament pendant la grossesse est mal connu : seul votre médecin peut évaluer le risque éventuel de son utilisation dans votre cas.
Si le traitement est poursuivi jusqu'à l'accouchement, une surveillance médicale du *nouveau-né* est nécessaire.
L'allaitement est déconseillé pendant le traitement.

Mode d'emploi et posologie

Les gélules doivent être prises avec un peu d'eau.

Posologie usuelle :
- Adulte : 4 à 15 mg par jour.

Effets indésirables possibles

Effets *atropiniques* : troubles de l'*accommodation*, sécheresse de la bouche, constipation, difficultés à uriner.
Ces effets sont plus fréquents chez la personne âgée et peuvent s'accompagner d'une confusion des idées.
Éruption cutanée, infection des glandes salivaires, dilatation du côlon.

Laboratoires Eisai

PARLAX

Informations détaillées sur www.monvidal.com

PARLODEL

Dopaminergique — sur ordonnance

Présentation

PARLODEL 2,5 mg : comprimé sécable (blanc) ; boîte de 30. Liste I - Remb 65 % - **5,99 €**.
PARLODEL 5 mg : gélule (vert clair) ; boîte de 30. Liste I - Remb 65 % - **9,24 €**.
PARLODEL 10 mg : gélule (vert foncé) ; boîte de 30. Liste I - Remb 65 % - **16,33 €**.

Composition

	p cp	p gél	p gél
Bromocriptine	2,5 mg	5 mg	10 mg
Lactose	+	+	+

Dans quel cas ce médicament est-il prescrit ?

Ce médicament appartient à la famille des *dopaminergiques*, dérivés de l'*ergot de seigle*. Il possède plusieurs propriétés :
- il pallie le déficit en *dopamine* responsable des symptômes gênants de la maladie de *Parkinson*, en stimulant les récepteurs à la dopamine ;
- il freine la sécrétion de l'*hormone* de la lactation : la *prolactine*.

Il est utilisé dans le traitement de la maladie de Parkinson, seul ou en association avec la lévodopa lorsque l'effet de la lévodopa diminue ou que des fluctuations importantes de l'activité de la lévodopa sont responsables de troubles invalidants.
Les comprimés à 2,5 mg sont également utilisés dans les troubles liés à un excès de prolactine.

Contre-indications

Ce médicament ne doit pas être utilisé dans les cas suivants :
- *allergie* à la bromocriptine ou aux dérivés de l'*ergot de seigle*,
- *insuffisance coronarienne*,

- troubles psychiques graves (même anciens),
- *hypertension artérielle* grave survenue pendant la grossesse (comprimé à 2,5 mg),
- en association avec certains *neuroleptiques*.

Attention : Un contrôle de la tension artérielle est recommandé en début de traitement, surtout chez les personnes prenant des médicaments susceptibles d'abaisser ou d'élever la pression artérielle. La survenue de maux de tête persistants doit vous conduire à consulter votre médecin.

Des précautions sont nécessaires en cas de maladie cardiovasculaire grave, d'*antécédent* d'*ulcère* de l'estomac ou du *duodénum* et chez la personne de plus de 65 ans.

Signalez à votre médecin toute somnolence marquée survenant au cours de la journée : une adaptation des doses ou un arrêt du traitement peuvent être nécessaires.

Si une gêne respiratoire inexpliquée, une douleur lombaire ou un *œdème* des jambes apparaissent au cours du traitement, prévenez rapidement votre médecin.

Ce médicament peut restaurer la fécondité chez les femmes stériles par excès de *prolactine*. Si une grossesse n'est pas souhaitée, une contraception est nécessaire. La pilule ne peut être employée car elle est contre-indiquée en cas d'excès de prolactine.

Évitez les boissons alcoolisées pour une meilleure tolérance du traitement.

Conducteur : ce médicament peut être responsable de *vertiges* ou d'une baisse de la vigilance.

De plus, les médicaments *dopaminergiques* peuvent, dans de rares cas, provoquer un endormissement soudain au cours de la journée sans signe annonciateur. La conduite automobile et l'utilisation de machines dangereuses sont déconseillées pendant le traitement. Elles sont contre-indiquées chez les personnes ayant eu une envie impérieuse de dormir sous traitement.

Interactions avec d'autres substances

Ce médicament ne doit pas être associé aux médicaments *antiémétiques* contenant du métoclopramide, de la métopimazine ou de l'alizapride : risque d'annulation de leurs effets.

La prise conjointe de médicaments *dopaminergiques* et de *neuroleptiques* utilisés dans les troubles psychiques est généralement contre-indiquée, sauf dans le cas de la maladie de *Parkinson*. Le médecin en tient compte alors dans la *posologie*.

La bromocriptine peut interagir avec les *vasoconstricteurs*, notamment ceux dérivés de l'*ergot de seigle*, et avec les *antibiotiques* de la famille des *macrolides*.

En cas d'association à un *antiparkinsonien* de la famille des anticholinergiques, une surveillance plus régulière est parfois nécessaire.

Grossesse et allaitement

Ce médicament ne semble pas avoir d'effets nocifs pendant la grossesse. Cependant, si vous êtes enceinte, votre médecin appréciera l'opportunité de poursuivre le traitement.

Ce médicament inhibe la lactation.

Mode d'emploi et posologie

Ce médicament doit être pris au milieu des repas.

Posologie usuelle :

L'augmentation de la *posologie* est progressive pour limiter l'apparition des effets indésirables. Le médecin recherche la posologie efficace la plus faible possible qui est strictement individuelle.

Conseils : Dans le traitement de la maladie de *Parkinson*, il est important de respecter la *posologie*, notammment les horaires de prises préconisés par votre médecin : un pilulier peut être utile.

Le maintien d'une activité physique régulière (marche, gymnastique douce...) est recommandé.

Prenez contact avec une des associations destinées aux personnes atteintes de la maladie de Parkinson : elles diffusent une information utile sur l'évolution de la maladie et sur ses traitements.

Les comprimés doivent être conservés à l'abri de la lumière.

Effets indésirables possibles

Nausées, vomissements, *hypotension orthostatique*, surtout en début de traitement.

Troubles psychiques : confusion, hallucinations, délire, surtout chez les personnes prédisposées. Ces troubles nécessitent la réduction de la *posologie*, voire l'arrêt du traitement.

Somnolence excessive au cours de la journée, et plus rarement, envie impérieuse de dormir.

Des cas d'addiction aux jeux d'argent, d'achats compulsifs et d'hypersexualité ont également été rapportés sous traitement *dopaminergique*, notamment chez les personnes atteintes de la maladie de *Parkinson* lors d'utilisation à fortes doses.

Rarement, altération pulmonaire, lors de traitements prolongés à fortes doses.

Ont également été observés : maux de tête, mouvements anormaux, sécheresse de la bouche, constipation, *œdèmes* des jambes, pâleur des extrémités déclenchée par le froid chez les personnes prédisposées (maladie de *Raynaud*, *artérite*...).

Laboratoires Meda Pharma

PARLODEL INHIBITION DE LA LACTATION

Dopaminergique

sur ordonnance

Présentation

PARLODEL INHIBITION DE LA LACTATION : comprimé sécable (blanc) ; boîte de 20. Liste I - Remb 65 % - **4,17 €**.

Composition

	p cp
Bromocriptine	2,5 mg
Lactose	+

Dans quel cas ce médicament est-il prescrit ?

Ce médicament appartient à la famille des *dopaminergiques*. Il possède diverses propriétés, dont celle de freiner la sécrétion de l'*hormone* de la lactation, la *prolactine*.

Il est utilisé pour stopper la sécrétion de lait après l'accouchement ou à l'arrêt de l'allaitement.

Contre-indications

Ce médicament ne doit pas être utilisé dans les cas suivants :
- *allergie* à la bromocriptine ou à d'autres dérivés de l'*ergot de seigle*,
- *insuffisance coronarienne*,
- troubles psychiques graves (même anciens),
- *hypertension artérielle* grave survenue pendant la grossesse,
- en association avec certains *neuroleptiques*.

Attention : Un contrôle de la tension artérielle est nécessaire en début de traitement, surtout chez les femmes prenant des médicaments susceptibles d'abaisser ou d'élever la pression artérielle. La survenue de maux de tête persistants doit vous conduire à consulter votre médecin.

Des précautions sont nécessaires en cas de maladie cardiovasculaire grave. Ne réutilisez jamais ce médicament sans avis médical.

Signalez à votre médecin toute somnolence marquée survenant au cours de la journée : une adaptation des doses ou un arrêt du traitement peuvent être nécessaires.

Évitez les boissons alcoolisées pour une meilleure tolérance du traitement.

Conducteur : ce médicament peut être responsable de *vertiges* ou d'une baisse de la vigilance.

De plus, les médicaments *dopaminergiques* peuvent, dans de rares cas, provoquer un endormissement soudain au cours de la journée sans signe annonciateur. La conduite automobile et l'utilisation de machines dangereuses sont déconseillées pendant le traitement. Elles sont contre-indiquées chez les personnes ayant eu une envie impérieuse de dormir sous traitement.

Interactions avec d'autres substances

Ce médicament ne doit pas être associé aux médicaments contenant l'une des substances suivantes : métoclopramide, métopimazine, alizapride : risque d'annulation de leurs effets.

La prise conjointe de médicaments *dopaminergiques* et de *neuroleptiques* utilisés dans les troubles psychiques est généralement contre-indiquée, sauf dans le cas de la maladie de *Parkinson*.

Ce médicament peut interagir avec les *antibiotiques* de la famille des *macrolides* et avec les *vasoconstricteurs*, notamment ceux dérivés de l'*ergot de seigle*.

Grossesse et allaitement

L'allaitement doit être arrêté dès le début du traitement.

Mode d'emploi et posologie

Les comprimés doivent être pris avec un verre d'eau, au milieu des repas.

Posologie usuelle :

½ comprimé le 1er jour, 1 comprimé le 2e jour, puis 1 comprimé matin et soir pendant 14 jours.

Si une discrète sécrétion de lait réapparaît 2 à 3 jours après l'arrêt du traitement, celui-ci peut être repris pendant une semaine.

Conseils : Ce médicament doit être conservé à l'abri de la lumière.

Effets indésirables possibles

Nausées, vomissements, *hypotension orthostatique*, surtout en début de traitement.

Somnolence excessive au cours de la journée, et plus rarement, envie impérieuse de dormir.

Des cas d'addiction aux jeux d'argent, d'achats compulsifs et d'hypersexualité ont également été rapportés sous traitement *dopaminergique*, notamment chez les personnes atteintes de la maladie de *Parkinson* lors d'utilisation à fortes doses.

Maux de tête, constipation, sécheresse de la bouche, *œdème* des jambes, pâleur des extrémités déclenchée par le froid chez les personnes prédisposées (maladie de *Raynaud*, *artérite*...).

Exceptionnellement : *hypertension artérielle*, *infarctus du myocarde*, troubles psychiques, *convulsions*, *accident vasculaire cérébral*.

Laboratoires Meda Pharma

PAROEX

Informations détaillées sur www.monvidal.com

PAROXÉTINE 20 mg
Génériques

Antidépresseur inhibiteur de la recapture de la sérotonine

sur ordonnance

Les médicaments ci-dessous sont des génériques de DEROXAT (voir p. 377).

PAROXETINE ACTAVIS 20 mg : comprimé sécable *(lécithine de soja)* boîte de 14. Liste I - Remb 65 % - 6,64 €.
PAROXETINE ALTER 20 mg : comprimé sécable *(lécithine de soja)* boîte de 14. Liste I - Remb 65 % - 6,64 €.
PAROXETINE ARROW 20 mg : comprimé sécable *(lécithine de soja)* boîte de 14. Liste I - Remb 65 % - 6,64 €.
PAROXETINE BIOGARAN 20 mg : comprimé sécable boîte de 14. Liste I - Remb 65 % - 6,64 €.
PAROXETINE EG 20 mg : comprimé sécable *(lécithine de soja)* boîte de 14. Liste I - Remb 65 % - 6,64 €.
PAROXETINE MERCK 20 mg : comprimé sécable boîte de 14. Liste I - Remb 65 % - 6,64 €.
PAROXETINE QUALIMED 20 mg : comprimé sécable boîte de 14. Liste I - Remb 65 % - 6,64 €.
PAROXETINE RATIOPHARM 20 mg : comprimé sécable boîte de 14. Liste I - Remb 65 % - 6,64 €.
PAROXETINE RPG 20 mg : comprimé sécable boîte de 14. Liste I - Remb 65 % - 6,64 €.
PAROXETINE SANDOZ 20 mg : comprimé sécable boîte de 14. Liste I - Remb 65 % - 6,64 €.
PAROXETINE TEVA 20 mg : comprimé sécable boîte de 14. Liste I - Remb 65 % - 6,64 €.
PAROXETINE WINTHROP 20 mg : comprimé sécable *(lécithine de soja)* boîte de 14. Liste I - Remb 65 % - 6,64 €.
PAROXETINE ZYDUS 20 mg : comprimé sécable boîte de 14. Liste I - Remb 65 % - 6,64 €.

PASSÉDYL

Informations détaillées sur www.monvidal.com

PASSIFLORA COMPOSÉ BOIRON
Homéopathie

Présentation
PASSIFLORA COMPOSÉ BOIRON : comprimé ; boîte de 50. Remb 35 % - **1,46 €**.
PASSIFLORA COMPOSÉ BOIRON : granule ; boîte de 80. Remb 35 % - **1,80 €**.
PASSIFLORA COMPOSÉ BOIRON : solution buvable ; flacon de 30 ml. Remb 35 % - **2,28 €**.

Composition
Passiflora incarnata 3 DH, Ignatia amara 4 CH, Coffea cruda 5 CH, Nyckterinia 4 CH, Tellurium metallicum 5 CH, Phosphoricum acidum 7 CH, Palladium metallicum 5 CH, Magnesium metallicum 5 CH ; lactose (comprimé, granule). alcool (solution buvable).

Dans quel cas ce médicament est-il prescrit ?
Ce médicament est un *complexe* (association) de composants homéopathiques.
Il est utilisé dans le *traitement homéopathique* de la nervosité ou des troubles du sommeil.

Grossesse et allaitement
Aux *dilutions homéopathiques*, les substances contenues dans ce médicament ne sont pas connues pour être toxiques pendant la grossesse ou l'allaitement.

Mode d'emploi et posologie
Les comprimés et les granules doivent être sucés lentement.
La solution buvable doit être diluée dans un peu d'eau.

Posologie usuelle :
5 granules, 2 fois par jour ou 2 comprimés, 3 fois par jour ou 10 gouttes de solution buvable, 3 fois par jour.

Laboratoires Boiron

PASSIFLORA GHL
Informations détaillées sur www.monvidal.com

PASSIFLORE BOIRON
Informations détaillées sur www.monvidal.com

PASSIFLORINE
Informations détaillées sur www.monvidal.com

PASSINÉVRYL
Informations détaillées sur www.monvidal.com

PASTILLES MONLÉON
Informations détaillées sur www.monvidal.com

PASTISÉROL
Informations détaillées sur www.monvidal.com

PÂTE SUISSE
Informations détaillées sur www.monvidal.com

PÂTES PECTORALES BOIRON
Informations détaillées sur www.monvidal.com

PAXÉLADINE
Antitussif non opiacé non antihistaminique

Présentation
PAXÉLADINE : gélule à *libération prolongée* (rose et blanc) ; boîte de 15. Remb 35 % - **2,78 €**.
PAXÉLADINE : sirop (arôme cacao) ; flacon de 125 ml et cuillère-mesure graduée à 2,5 ml et à 5 ml. Remb 35 % - **2,78 €**.

Composition

	p gél	p c mes 2,5 ml	p c mes 5 ml
Oxéladine citrate	40 mg	5 mg	10 mg
Saccharose		2,13 g	4,25 g

Dans quel cas ce médicament est-il prescrit ?
Ce médicament est un *antitussif* qui agit sur les centres nerveux de la toux.
Il est utilisé dans le *traitement symptomatique* des toux sèches.

Attention : Ce médicament n'est pas adapté au traitement de la toux grasse, qui est un mécanisme de défense normal de l'organisme permettant l'évacuation des mucosités présentes dans les bronches.
La toux est un *symptôme* qui peut révéler de nombreuses maladies : consultez votre médecin si elle persiste plus de quelques jours.
Le sirop contient du *sucre* (saccharose) en quantité notable.

Grossesse et allaitement
L'effet de ce médicament pendant la grossesse ou l'allaitement est mal connu. Par prudence, son usage est déconseillé chez la femme enceinte ou chez celle qui allaite.

Mode d'emploi et posologie
Ce médicament doit être pris au moment où survient la toux. Respecter un intervalle de 4 heures minimum entre les prises.

Posologie usuelle :
- Adulte : 1 grande cuillère-mesure (5 ml) de sirop, 1 à 5 fois par jour ou 1 gélule, 1 à 3 fois par jour.
- Enfant de 30 à 50 kg (environ 10 à 15 ans) : 1 grande cuillère-mesure (5 ml), 3 à 5 fois par jour.
- Enfant de 20 à 30 kg (environ 6 à 10 ans) : 1 grande cuillère-mesure (5 ml), 2 à 3 fois par jour.
- Enfant de 15 à 20 kg (environ 30 mois à 6 ans) : 1 petite cuillère-mesure (2,5 ml), 3 à 4 fois par jour.

Conseils : Aux doses usuelles, ce médicament n'entraîne pas de *dépression respiratoire*.
Fumer, ou être exposé à la fumée des autres, nuit à l'efficacité du traitement.
Des mesures simples permettent de calmer les toux sèches : boissons chaudes et humidification de l'air ambiant.

Laboratoires Beaufour Ipsen Pharma

PECTODERME
Informations détaillées sur www.monvidal.com

PECTOFLORINE
Informations détaillées sur www.monvidal.com

PECTOSAN EXPECTORANT
Fluidifiant bronchique

Présentation
PECTOSAN EXPECTORANT 5 % Adulte : sirop (arôme caramel) ; flacon de 250 ml. Non remb.
PECTOSAN EXPECTORANT SANS SUCRE 5 % Adulte : solution buvable (arôme caramel) ; flacon de 250 ml avec cuillère-mesure de 5 ml. Non remb.
PECTOSAN EXPECTORANT 2 % Enfant : sirop (arôme banane) ; flacon de 150 ml. Non remb.

Composition

	p c à s	p c mes	p c à c
Carbocistéine	750 mg	250 mg	100 mg
Saccharose	6 g		2,5 g
Sodium		33,3 mg	

Dans quel cas ce médicament est-il prescrit ?
Ce médicament fluidifie les sécrétions (mucosités) présentes dans les bronches. Il facilite leur évacuation par la toux.
Il est utilisé en cas de toux grasse avec difficulté à cracher, notamment au cours des bronchites aiguës.

Attention : Ce médicament ne peut être utilisé en cas de *bronchite chronique* que sur avis médical.
Des précautions sont nécessaires en cas d'*ulcère* de l'estomac ou du *duodénum*.
N'utilisez pas d'*antitussif* en plus de ce médicament sans l'avis de votre médecin ou de votre pharmacien.
Si les sécrétions persistent au-delà de quelques jours, si elles se colorent ou si vous avez de la fièvre, consultez votre médecin.
Les sirops contiennent du *sucre* (saccharose) en quantité notable.

Grossesse et allaitement
Ce médicament ne contient que des substances présumées sans danger pendant la grossesse ou l'allaitement. Néanmoins, ne l'utilisez pas de façon prolongée sans l'avis de votre pharmacien ou de votre médecin.

Mode d'emploi et posologie
Ce médicament est pris de préférence en dehors des repas.

Posologie usuelle :
- Adulte : 1 cuillère à soupe de sirop Adulte ou 3 cuillères-mesure de solution buvable sans sucre, 3 fois par jour.
- Enfant de plus de 5 ans : 1 cuillère à café de sirop Enfant, 3 fois par jour.
- Enfant de moins de 5 ans : 1 cuillère à café de sirop Enfant, 2 fois par jour.

Le traitement peut être interrompu dès l'amélioration des symptômes. Sa durée ne doit pas dépasser 8 à 10 jours sans avis médical.

Conseils : Fumer, ou être exposé à la fumée des autres, est un frein important à l'évacuation des mucosités.
Il est nécessaire de lutter contre la sécheresse de l'air ambiant (humidificateur...) pour éviter le dessèchement des sécrétions. Il est également recommandé de boire beaucoup.
Chez la personne âgée ou le jeune enfant, l'incapacité à évacuer les crachats peut justifier l'aide d'un kinésithérapeute, sur prescription médicale.

Effets indésirables possibles
Douleurs d'estomac, nausées, diarrhée.

Laboratoires Coopération Pharmaceutique Française

PECTOSAN TOUX SÈCHE éthylmorphine
Antitussif opiacé

Présentation
PECTOSAN TOUX SÈCHE éthylmorphine : sirop ; flacon de 150 ml avec cuilère-mesure de 3 ml. Non remb.

Composition

	p 15 ml
Éthylmorphine (codéthyline) chlorhydrate	15 mg
Saccharose	9,4 g
Titre alcoolique	2,8 °

Dans quel cas ce médicament est-il prescrit ?
Ce sirop *antitussif* contient un *opiacé*. Il bloque le réflexe de la toux en agissant directement sur le cerveau.
Il est utilisé dans le *traitement symptomatique* de la toux sèche.

Contre-indications
Ce médicament ne doit pas être utilisé dans les cas suivants :
- *asthme*,
- *insuffisance respiratoire*,
- **allaitement**.

Attention : Ce médicament n'est pas adapté au traitement de la toux grasse, qui est un mécanisme de défense normal de l'organisme permettant l'évacuation des mucosités présentes dans les bronches.
La toux est un *symptôme* qui peut révéler de nombreuses maladies : consultez votre médecin si elle persiste plus de quelques jours.
Ce médicament contient un *opiacé* : son usage prolongé, à dose élevée, expose à un risque de *dépendance*. Ne dépassez pas la dose ni la durée de traitement recommandées.
Des précautions sont nécessaires en cas d'*hypertension intracrânienne*.
Ce médicament contient du *sucre* (saccharose) en quantité notable.
Ce médicament peut induire une somnolence, parfois intense chez certaines personnes. Cette somnolence peut être augmentée par la prise d'*alcool* ou d'autres médicaments *sédatifs*. La conduite et l'utilisation de machines dangereuses sont déconseillées, surtout dans les heures qui suivent la prise du médicament.

Interactions avec d'autres substances
Compte tenu de la présence d'*alcool*, ce médicament peut interagir avec ceux qui ont un *effet antabuse* (ESPÉRAL...).
Informez votre médecin ou votre pharmacien si vous prenez un autre médicament *sédatif*.

Grossesse et allaitement
L'utilisation de la *codéine* et de ses dérivés (codéthyline, pholcodine) ne doit être envisagée chez la femme enceinte qu'en cas de nécessité, en effet :
- une *insuffisance respiratoire* peut survenir chez le nouveau-né d'une mère traitée par des doses élevées,

même si le traitement est ponctuel mais précède de peu l'accouchement ;
- un *syndrome de sevrage*, à l'inverse, peut concerner des nouveau-nés si leur mère reçoit un traitement régulier, même à faible dose.

Il est donc important de signaler à l'obstétricien la prise éventuelle de codéine ou d'un de ses dérivés, afin que ces risques puissent être prévenus par une surveillance et un éventuel traitement adapté.

Ce médicament passe dans le lait maternel. Il est contre-indiqué pendant l'allaitement.

Mode d'emploi et posologie

Ce médicament est pris de préférence au moment où survient la toux. Les prises doivent être espacées d'au moins 6 heures.

Posologie usuelle :

- Adulte : 1 ou 2 cuillères à soupe, 1 à 4 fois par jour.

En cas d'*insuffisance hépatique* et chez la personne âgée, la *posologie* est généralement réduite de moitié.

- Enfant de 40 à 50 kg (environ de 12 à 15 ans) : 2 cuillères-mesure, 1 à 4 fois par jour.
- Enfant de 20 à 40 kg (environ de 6 à 12 ans) : 1 cuillère-mesure, 1 à 4 fois par jour.

Conseils : De nombreux médicaments, notamment certains *antitussifs* ou *antalgiques*, contiennent de la codéthyline ou une substance voisine, la *codéine* : un *surdosage* expose à une augmentation des effets indésirables.

Une toux nocturne aggravée par ce médicament peut être une toux allergique : demandez conseil à votre médecin.

La cigarette est irritante pour les bronches et entretient la toux : évitez de fumer ou d'être exposé à la fumée des autres.

Des mesures simples permettent de calmer les toux sèches : boissons chaudes et humidification de l'air ambiant.

Effets indésirables possibles

Constipation, somnolence, nausées, vomissements, sensation de vertige et, plus rarement, *bronchospasme*, *réaction allergique* cutanée, ralentissement de la respiration. Ces effets indésirables sont ceux de la famille des *opiacés* ; ils sont généralement modérés aux doses recommandées.

Laboratoires Coopération Pharmaceutique Française

PECTOSAN TOUX SÈCHE
pentoxyvérine
Antitussif non opiacé non antihistaminique

Présentation

PECTOSAN TOUX SÈCHE pentoxyvérine Enfant : sirop (arômes : vanille, caramel) ; flacon de 150 ml avec cuillère-mesure de 5 ml. Non remb.

Composition

	p c mes
Pentoxyvérine citrate	7,5 mg
Saccharose	2,8 g

Dans quel cas ce médicament est-il prescrit ?

Ce sirop contient un *antitussif* qui agit sur les centres de la toux.

Il est utilisé dans le *traitement symptomatique* des toux sèches et des toux d'irritation.

Contre-indications

Ce médicament ne doit pas être utilisé dans les cas suivants :
- *asthme*,
- *insuffisance respiratoire*,
- risque de *glaucome* à angle fermé,
- risque de blocage des urines (*adénome de la prostate*...),
- enfant de moins de 20 kg.

Attention : Ce médicament n'est pas adapté au traitement de la toux grasse, qui est un mécanisme de défense normal de l'organisme permettant l'évacuation des mucosités présentes dans les bronches.

La toux est un *symptôme* qui peut révéler de nombreuses maladies (*allergie*, maladie cardiaque, pulmonaire, digestive...) : consultez votre médecin si elle persiste plus de quelques jours.

Ce médicament contient du *sucre* (saccharose) en quantité notable.

Grossesse et allaitement

L'effet de ce médicament pendant la grossesse ou l'allaitement est mal connu. L'évaluation du risque éventuel lié à son utilisation est individuelle : demandez conseil à votre pharmacien ou à votre médecin.

Mode d'emploi et posologie

Le sirop doit être pris au moment où survient la toux. Les prises doivent être espacées d'au moins 6 heures.

Posologie usuelle :

- Enfant de 40 à 50 kg (soit environ 13 à 15 ans) : 2 cuillères-mesure, 1 à 4 fois par jour.
- Enfant de 30 à 40 kg (soit environ 10 à 13 ans) : 1 cuillère-mesure et demi, 1 à 4 fois par jour.
- Enfant de 20 à 30 kg (soit environ 6 à 10 ans) : 1 cuillère-mesure, 1 à 4 fois par jour.

La durée du traitement ne doit pas dépasser 5 jours sans avis médical.

Conseils : Ce médicament n'entraîne pas de *dépression respiratoire* aux doses usuelles.

La cigarette est irritante pour les bronches et entretient la toux : évitez de fumer ou d'être exposé à la fumée des autres.

Des mesures simples permettent de calmer les toux sèches : boissons chaudes et humidification de l'air ambiant.

Effets indésirables possibles

Constipation, bouche sèche, *réaction allergique* cutanée.

Plus rarement : somnolence, difficulté pour uriner, troubles de la vue, accélération du cœur, agitation, confusion des idées (chez la personne âgée).

Laboratoires Coopération Pharmaceutique Française

PÉDIAZOLE

Antibiotiques :
macrolide + sulfamide

sur ordonnance

Présentation

PÉDIAZOLE : granulé pour sirop (arômes : fraise, banane, vanille) ; flacon de 100 ml avec mesurette graduée en kg. Liste I - Remb 65 % - **8,24 €**.
PÉDIAZOLE : granulé pour sirop (arômes : fraise, banane, vanille) ; flacon de 200 ml avec mesurette graduée en kg. Liste I - Remb 65 % - **15,19 €**.

Composition

	p 5 ml
Érythromycine	200 mg
Sulfafurazole	600 mg
Sodium	56 mg
Saccharose	2,1 g

Dans quel cas ce médicament est-il prescrit ?

Ce médicament est une association de deux *antibiotiques* : l'érythromycine de la famille des *macrolides* et le sulfafurazole de la famille des *sulfamides*.

Il est utilisé dans le traitement des *otites* chez l'enfant.

Contre-indications

Ce médicament ne doit pas être utilisé dans les cas suivants :
- *allergie* aux *antibiotiques* de la famille des *macrolides* ou des *sulfamides* ;
- déficit en *G6PD* ;
- en association avec les médicaments contenant du cisapride, du pimozide, du bépridil, de la mizolastine, de l'ergotamine ou de la dihydroergotamine ;
- *nourrisson* de moins de 2 mois.

Attention : Des précautions sont nécessaires en cas d'*insuffisance hépatique* ou *rénale*.
Une diminution de la fièvre ou une disparition des *symptômes* ne sont pas synonymes de guérison : la durée du traitement doit absolument être respectée pour éviter les rechutes ou l'apparition d'une *résistance* du *germe* à l'*antibiotique*.
Ce médicament contient du *sucre* (saccharose) en quantité notable.

Interactions avec d'autres substances

Ce médicament ne doit pas être associé aux médicaments contenant :
- du cisapride, du pimozide, du bépridil ou de la mizolastine : risque de *torsades de pointes* ;
- de l'ergotamine ou de la dihydroergotamine : risque d'*ergotisme*.

Il peut interagir de nombreux autres médicaments. Informez votre médecin des autres traitements en cours.

Mode d'emploi et posologie

Le sirop doit être reconstitué avec de l'eau jusqu'au repère indiqué sur le flacon.

La dose, par prise, est indiquée en fonction du poids de l'enfant sur la mesurette graduée en kg. Par exemple, la graduation n° 12 correspond à la dose à administrer, par prise, pour un enfant de 12 kg. 3 prises par jour sont nécessaires.

Posologie usuelle :
- Enfant de plus de 2 mois : 1 dose matin, midi et soir, pendant 10 jours.

Conseils : Le sirop reconstitué doit être conservé au réfrigérateur, pour une durée maximale de 10 jours.

Effets indésirables possibles

Nausées, vomissements, *diarrhée*, douleurs d'estomac, manque d'appétit.
Réaction allergique cutanée, *photosensibilisation*.
Maux de tête, *convulsions*, *vertiges*, insomnie.
Anomalie de la *numération formule sanguine*.

Laboratoires Centre Spécialités Pharmaceutiques

PÉFLACINE

Informations détaillées sur www.monvidal.com

PÉFLACINE MONODOSE

Informations détaillées sur www.monvidal.com

PÉGA

Informations détaillées sur www.monvidal.com

PEGASYS

Informations détaillées sur www.monvidal.com

PENTASA oral

Anti-inflammatoire intestinal

Présentation

PENTASA 500 mg : comprimé (beige) ; boîte de 100. Remb 65 % - **48,22 €**.
PENTASA 1 g : granulé ; boîte de 120 sachets. Remb 65 % - **108,42 €**.

Composition

	p cp	p sachet
Mésalazine	500 mg	1 g

Dans quel cas ce médicament est-il prescrit ?

Ce médicament contient un *salicylé*. Il a une action *anti-inflammatoire* sur la *muqueuse* intestinale.

Il est utilisé pour traiter la *rectocolite hémorragique* et la maladie de *Crohn*.

Contre-indications

Ce médicament ne doit pas être utilisé en cas d'*allergie* aux *salicylés*.

Attention : Dans certaines circonstances rares et particulières, déshydratation notamment, ce médicament peut être responsable d'une altération des reins.
Votre médecin peut vous prescrire des analyses de sang et d'urine pour vérifier le bon fonctionnement de vos reins (dosage de la *créatinine*, recherche d'albumine).
Des précautions sont nécessaires en cas d'*insuffisance hépatique*.

Grossesse et allaitement

Ce médicament peut être utilisé pendant la grossesse à condition de ne pas dépasser 2 g par jour.

Ce médicament passe dans le lait maternel ; ne l'utilisez pas ou ne le réutilisez pas sans avis médical.

Mode d'emploi et posologie

Les comprimés doivent être avalés sans être croqués ; ils sont pris de préférence au cours des repas.

Les granulés sont avalés tels quels sans être croqués, avec un verre d'eau.

Posologie usuelle :

- *Rectocolite hémorragique* :
  - *traitement d'attaque* : 2 à 4 g par jour répartis en 2 à 4 prises ;
  - *traitement d'entretien* : 1 à 2 g par jour (soit 2 à 4 comprimés ou 1 à 2 sachets par jour répartis en 2 prises.
- Maladie de *Crohn* :
  - *traitement d'attaque* : 4 g par jour répartis en 4 prises ; soit 2 comprimés à 500 mg ou 1 sachet, 4 fois par jour ;
  - *traitement d'entretien* : 2 g par jour en 2 ou 4 prises ; soit 2 comprimés à 500 mg ou 1 sachet, 2 fois par jour.

Effets indésirables possibles

Certains effets indésirables de mécanisme *allergique* ont été exceptionnellement observés. Ils peuvent toucher les reins, le cœur, les poumons, le foie, le pancréas ou la moelle osseuse.

Signalez à votre médecin tout symptôme anormal, notamment s'il s'accompagne de fièvre.

Laboratoires Ferring

PENTASA rectal

Anti-inflammatoire intestinal

Présentation

PENTASA 1 g/100 ml : suspension rectale ; boîte de 5 flacons de 100 ml. Remb 65 % - **25,58 €**.

PENTASA : suppositoire ; boîte de 15. Remb 65 % - **36,10 €**.

Composition

	p 100 ml	p suppos
Mésalazine	1 g	1 g

Dans quel cas ce médicament est-il prescrit ?

Ce médicament contient un *salicylé*. Il a une action *anti-inflammatoire* sur la *muqueuse* intestinale.

Il est utilisé dans le traitement de la *rectocolite hémorragique*.

Contre-indications

Ce médicament ne doit pas être utilisé en cas d'*allergie* aux *salicylés*.

Attention : Dans certaines circonstances rares et particulières, déshydratation notamment, ce médicament peut être responsable d'une altération des reins.

Votre médecin peut vous prescrire des analyses de sang et d'urines pour vérifier le bon fonctionnement de vos reins (dosage de la *créatinine*, recherche d'albumine).

Des précautions sont nécessaires en cas d'*insuffisance hépatique*.

Grossesse et allaitement

Ce médicament peut être utilisé pendant la grossesse à condition de ne pas dépasser 2 g par jour.

Ce médicament passe dans le lait maternel ; ne l'utilisez pas ou ne le réutilisez pas sans avis médical.

Mode d'emploi et posologie

La suspension rectale doit être introduite comme un lavement, de préférence au moment du coucher afin de la garder le plus longtemps possible. Lubrifier la canule avec de la vaseline puis, couché sur le côté, l'introduire dans le rectum. Vider lentement le flacon de son contenu en le comprimant, puis le retirer en maintenant la pression. Cette manœuvre terminée, prendre sa position d'endormissement.

Le suppositoire doit être mis le soir au coucher. Il doit être lubrifié avant son introduction dans le rectum.

Posologie usuelle :

1 lavement par jour ou 1 suppositoire pendant 2 à 4 semaines. Suivre la prescription de votre médecin.

Conseils : L'emballage protecteur du suppositoire ou du flacon contenant la suspension rectale ne doit être ouvert qu'immédiatement avant son utilisation.

Effets indésirables possibles

Irritation locale, difficulté à garder le suppositoire ou le lavement (spasmes du rectum).

Avec le lavement, et rarement : nausées, ballonnements, douleurs abdominales.

Certains effets indésirables de mécanisme *allergique* ont été exceptionnellement observés. Ils peuvent toucher les reins, le cœur, les poumons, le foie, le pancréas ou la moelle osseuse. Signalez à votre médecin tout symptôme anormal et durable, notamment s'il s'accompagne de fièvre.

Laboratoires Ferring

PENTAVAC

Vaccins associés

Présentation

PENTAVAC : poudre et suspension injectable ; flacon de poudre et seringue préremplie de 0,5 ml. Remb 65 % - **27,86 €**.

Composition

	p dose
Anatoxine diphtérique purifiée	⩾ 30 UI
Anatoxine tétanique purifiée	⩾ 40 UI
Antigènes coquelucheux	50 µg
Virus poliomyélitiques inactivés de types 1, 2 et 3	80 UD
Polyoside Hæmophilus influenzæ type b conjugué à la protéine tétanique	10 µg

Dans quel cas ce médicament est-il prescrit ?

C'est une association de *vaccins* composée de fragments de *germes* (Haemophilus), d'*anatoxines* (diphtérie et tétanos), de *virus* tués (polio) et d'*antigènes* immunisants (coqueluche). Ce vaccin ne contenant pas de bacille coquelucheux est dit « acellulaire ». Il ne contient par ailleurs aucun germe vivant.

Elle est utilisée dans la prévention de la diphtérie, du tétanos, de la coqueluche, de la poliomyélite et des infections graves dues aux Haemophilus (*méningites* et *épiglottites* notamment) chez les *nourrissons* et les enfants en bas âge.

Contre-indications

Ce médicament ne doit pas être utilisé dans les cas suivants :
- certaines maladies graves du cerveau,
- forte réaction lors de la première vaccination anticoquelucheuse : fièvre élevée, *convulsions*...,
- *réaction allergique* grave apparue immédiatement après une précédente injection du même vaccin.

Attention : En cas de fièvre élevée, de maladie aiguë, il est préférable de différer la vaccination. Néanmoins, de banales *rhinopharyngites* ne justifient pas la prise de retard dans le programme de vaccination infantile.

Les enfants ayant souffert de *convulsions* lors d'accès de fièvre non liés à une vaccination peuvent recevoir ce *vaccin*. Il convient néanmoins de leur administrer un traitement *antipyrétique* (aspirine ou paracétamol) pendant 48 heures.

Comme pour tous les *vaccins*, des cas exceptionnels de *réactions allergiques* graves ont été constatés ; ce risque justifie la nécessité de réaliser la vaccination en milieu médical où un traitement d'urgence pourra être entrepris sans délai.

De la néomycine, de la streptomycine et de la polymyxine B sont utilisées pour fabriquer ce vaccin. Ces substances persistent en infime quantité dans la solution injectable. Des précautions sont nécessaires chez les personnes qui y sont allergiques.

Grossesse et allaitement

Ce *vaccin* est destiné au jeune enfant et n'est pas utilisé pendant la grossesse.

Mode d'emploi et posologie

Avant l'injection, dissoudre la poudre avec la suspension. Agiter jusqu'à dissolution complète. L'aspect trouble et blanchâtre après reconstitution est normal. L'injection doit être réalisée par *voie* intramusculaire. Dans certains cas (hémophilie, faible taux de *plaquettes* sanguines) l'injection peut être réalisée par voie sous-cutanée.

Posologie usuelle :

Les 3 premières injections sont réalisées à 1 mois d'intervalle, dès l'âge de 2 mois. Un rappel est nécessaire 1 an après la troisième injection. Les rappels ultérieurs (tous les 5 ans) sont généralement pratiqués avec un autre *vaccin*, la protection contre les infections à Haemophilus étant alors suffisante.

Conseils : Les réactions fébriles dues aux *vaccins* peuvent être combattues en prenant de l'aspirine ou du paracétamol.

Pour garder son efficacité, ce médicament doit être conservé entre + 2 °C et + 8 °C (partie la plus froide du réfrigérateur). Toutefois, une rupture de la chaîne du froid pendant une durée limitée (quelques heures à température ambiante inférieure à 25 °C) ne devrait pas prêter à conséquence. En pratique, en cas de nécessité, un délai de quelques heures peut séparer l'achat du vaccin en pharmacie de son stockage au réfrigérateur ou de la vaccination.

Ce vaccin ne doit pas être congelé.

Effets indésirables possibles

Réaction douloureuse, rougeur ou *induration* au point d'injection.

Réaction fébrile (38 à 39 °C) pendant 1 ou 2 jours, somnolence, irritabilité, insomnie, manque d'appétit, vomissements, diarrhée.

Rarement : fièvre (supérieure à 40 °C), *réaction allergique*, cris inhabituels et persistants, *convulsions* liées à la présence de l'antigène coquelucheux. Compte tenu de la gravité potentielle de la coqueluche, la crainte de ces réactions rares ne remet pas en cause l'intérêt de cette vaccination.

Dans de rares cas, la vaccination peut être suivie par le gonflement du membre où l'injection a été pratiquée. Cet *œdème* peut s'accompagner de l'apparition de petites taches violacées sur la peau. Ces troubles disparaissent spontanément en quelques heures et ne laissent pas de séquelles ; leur apparition semble liée à l'injection conjointe du vaccin antihaemophilus avec le vaccin DTCP. Par prudence, il convient de ne pas réaliser ces 2 vaccinations en une seule injection lors des rappels ultérieurs (utiliser un vaccin antihaemophilus d'une part et un vaccin associant diphtérie, tétanos, coqueluche et polio d'autre part).

Exceptionnellement : baisse du tonus musculaire et de la réactivité du nourrisson.

Laboratoires Sanofi Pasteur MSD SNC

PENTICORT

Informations détaillées sur www.monvidal.com

PENTOFLUX

Vasodilatateur — sur ordonnance

Ce médicament est un générique de TORENTAL comprimé (voir p. 1256).

PENTOXIFYLLINE 400 mg Génériques

Vasodilatateur — sur ordonnance

Les médicaments ci-dessous sont des génériques de TORENTAL comprimé (voir p. 1256).

PENTOFLUX 400 mg : comprimé à libération prolongée *(saccharose)* boîte de 30. Liste II - Remb 35 % - 4,85 €.
PENTOXIFYLLINE BIOGARAN 400 mg : comprimé à libération prolongée boîte de 30. Liste II - Remb 35 % - 4,85 €.
PENTOXIFYLLINE EG 400 mg : comprimé à libération prolongée boîte de 30. Liste II - Remb 35 % - 4,85 €.
PENTOXIFYLLINE MERCK 400 mg : comprimé à libération prolongée boîte de 30. Liste II - Remb 35 % - 4,85 €.
PENTOXIFYLLINE QUALIMED 400 mg : comprimé à libération prolongée boîte de 30. Liste II - Remb 35 % - 4,85 €.
PENTOXIFYLLINE RATIOPHARM 400 mg : comprimé à libération prolongée boîte de 30. Liste II - Remb 35 % - 4,85 €.
PENTOXIFYLLINE RPG 400 mg : comprimé à libération prolongée *(saccharose)* boîte de 30. Liste II - Remb 35 % - 4,85 €.
PENTOXIFYLLINE SANDOZ 400 mg : comprimé à libération prolongée boîte de 30. Liste II - Remb 35 % - 4,85 €.
PENTOXIFYLLINE TEVA 400 mg : comprimé à libération prolongée boîte de 30. Liste II - Remb 35 % - 4,85 €.

PEPCIDAC

Informations détaillées sur www.monvidal.com

PEPCIDDUO

Antiacide d'action locale et antihistaminique H2

Présentation

PEPCIDDUO : comprimé à croquer (rose ; arômes : crème, peppermint) ; boîte de 12. Médicament de médication officinale. Non remb.

Composition

	p cp
Famotidine	10 mg
Magnésium hydroxyde	165 mg
Calcium carbonate	800 mg
Lactose	+
Menthol	+
Sucres	+

Dans quel cas ce médicament est-il prescrit ?

Ce médicament associe un *antihistaminique* de type H2 (la famotidine) qui diminue la sécrétion d'acide par l'estomac et des sels de magnésium et de calcium qui neutralisent directement cette acidité.

Il est utilisé dans le traitement des aigreurs ou brûlures d'estomac, des remontées acides.

Contre-indications

Ce médicament ne doit pas être utilisé en cas d'*insuffisance rénale* grave.

Attention : Le traitement ne doit pas excéder 2 semaines sans avis médical. En cas de persistance des *symptômes* ou de récidive à l'arrêt du traitement, des examens peuvent être nécessaires.

Il est préférable de consulter un médecin dans les situations suivantes :
- troubles de la digestion apparaissant pour la première fois, ou si les troubles ont changé récemment ;
- troubles associés à une perte de poids ;
- difficulté à avaler ou gêne abdominale persistante.

Des précautions sont nécessaires chez les personnes ayant un excès de calcium dans le sang ou dans les urines, avec ou sans *lithiase*.

Les personnes souffrant de *reflux gastro-œsophagien* doivent éviter d'utiliser des médicaments contenant de l'aspirine ou des *AINS* qui augmentent l'acidité de l'estomac. Le paracétamol est en revanche sans danger pour traiter les douleurs ou la fièvre.

Conducteur : ce médicament peut être responsable de *vertiges*.

Interactions avec d'autres substances

Ce médicament peut diminuer l'absorption de nombreux médicaments. Un délai d'au moins 2 heures (voire 4 heures avec les *antibiotiques* de la famille des quinolones) doit être respecté entre la prise de ce médicament et celle des autres traitements. Demandez conseil à votre médecin ou à votre pharmacien.

Grossesse et allaitement

Aucun effet néfaste pour l'enfant à naître n'a été établi avec ce médicament. Néanmoins, par précaution, son usage pendant la grossesse est réservé aux situations pour lesquelles il n'existe pas d'alternative thérapeutique.

Ce médicament passe dans le lait maternel : il est déconseillé pendant l'allaitement.

Mode d'emploi et posologie

Les comprimés doivent être croqués puis avalés, de préférence avec un verre d'eau.

Posologie usuelle :
- Adulte et enfant de plus de 16 ans : 1 comprimé à croquer au moment des douleurs, sans dépasser 2 comprimés par jour.

Conseils : Le traitement médicamenteux du *reflux gastro-œsophagien* ne se conçoit que lorsque les mesures simples suivantes n'ont pas permis de faire disparaître les *symptômes* :
- ne pas s'allonger dans les deux heures qui suivent un repas ;
- ne pas se pencher en avant (plier les genoux pour ramasser les objets) ;
- ne pas porter de vêtements qui compriment l'abdomen (gaine...) ;
- surélever la tête du lit de 5 à 10 cm en plaçant des cales sous les pieds ou un oreiller épais sous le matelas ;
- éviter les boissons gazeuses, préférer les aliments faciles à digérer.

Ces conseils visent à empêcher le contenu acide de l'estomac de refluer dans l'œsophage pendant la digestion.

Si vous êtes fumeur, la poursuite du tabagisme est un frein important au traitement : la nicotine augmente l'acidité gastrique et réduit l'efficacité du muscle qui ferme la jonction entre l'œsophage et l'estomac.

Effets indésirables possibles

Le plus fréquemment : maux de tête.

Rarement (moins de 1 % des utilisateurs) : sécheresse de la bouche, nausées, diarrhée, gêne ou ballonnement abdominal, nervosité, *vertiges*, fourmillement des extrémités, altération du goût.

Laboratoires Mc Neil Santé Grand Public

PEPDINE

Antiulcéreux — sur ordonnance

Présentation

PEPDINE 20 : comprimé (beige) ; boîte de 30. Liste II - Remb 35 % - **18,72 €**.
PEPDINE 40 : comprimé (orangé) ; boîte de 15. Liste II - Remb 35 % - **18,72 €**.

Composition

	p cp	p cp
Famotidine	20 mg	40 mg

Dans quel cas ce médicament est-il prescrit ?

C'est un antiulcéreux qui appartient à la famille des *antihistaminiques* de type H_2 : ceux-ci agissent en bloquant l'action de l'*histamine*, qui stimule la sécrétion acide de l'estomac.

Il est utilisé dans le traitement des *ulcères* de l'estomac ou du *duodénum*, des *inflammations* de l'œsophage dues au reflux des acides de l'estomac vers l'œsophage, et pour prévenir les rechutes de l'ulcère du duodénum, en l'absence d'infection par *Helicobacter pylori* qui justifierait un traitement spécifique.

Il est également utilisé dans le traitement du syndrome de *Zollinger-Ellison*.

Attention : Des précautions sont nécessaires en cas d'*insuffisance rénale* ou d'*antécédent* d'*allergie* à un autre *antihistaminique* de type H_2.
La disparition des douleurs ne signifie pas que l'*ulcère* est cicatrisé : la durée du traitement doit être respectée.

Interactions avec d'autres substances

Il est préférable de respecter un délai de 2 heures entre la prise de ce médicament et celle des *antiacides*.

Informez par ailleurs votre médecin ou votre pharmacien si vous prenez un médicament contenant du kétoconazole ou de l'itraconazole

Grossesse et allaitement

Aucun effet néfaste pour l'enfant à naître n'a été établi avec ce médicament. Néanmoins, par précaution, son usage pendant la grossesse est réservé aux situations pour lesquelles il n'existe pas d'alternative thérapeutique.

Ce médicament passe dans le lait maternel : il est contre-indiqué pendant l'allaitement.

Mode d'emploi et posologie

Les comprimés doivent être avalés avec un peu d'eau, habituellement en 1 ou 2 prises par jour.

Posologie usuelle :

- Adulte : 20 à 40 mg par jour, en fonction des indications.

Le traitement des *ulcères* dure 4 à 8 semaines au moins, même si les *symptômes* diminuent ou disparaissent avant ce délai.

Conseils : Si vous êtes fumeur, la poursuite du tabagisme est un frein important au traitement : la nicotine augmente l'acidité gastrique et réduit l'efficacité du muscle qui ferme la jonction entre l'œsophage et l'estomac.
La prise de ce médicament ne dispense pas des mesures diététiques que peut vous conseiller votre médecin.
L'aspirine et les *anti-inflammatoires* peuvent être agressifs pour l'estomac : n'en prenez pas sans l'avis de votre médecin.

Effets indésirables possibles

Rarement : maux de tête, *vertiges*, constipation ou diarrhée.

Très rarement : sécheresse de la bouche, nausées et vomissements, gêne ou ballonnement abdominal, perte de l'appétit, fatigue, douleurs articulaires, troubles hépatiques, *réaction allergique*, *éruption cutanée*.

Exceptionnellement : anomalie de la *numération formule sanguine*, hallucinations, confusion des idées.

Laboratoires Merck Sharp et Dohme-Chibret

PEPSANE

Pansement digestif

Présentation

PEPSANE : capsule (bleue) ; boîte de 30. Non remb.
PEPSANE : gelée orale (arôme menthe) ; boîte de 12 sachets de 10 g. Non remb.
PEPSANE : gelée orale (arôme menthe) ; boîte de 30 sachets de 10 g. Non remb.

Composition

	p caps	p sachet
Diméticone	300 mg	3 g
Gaïazulène	4 mg	4 mg
Sodium		1,37 mg

Dans quel cas ce médicament est-il prescrit ?

Ce médicament est un *pansement digestif* au silicone. Il protège le tube digestif en le couvrant d'un film qui l'isole de son contenu.

Il est utilisé en cas de douleurs de l'estomac.

Les sachets sont également utilisés en cas de sensation de ballonnement digestif.

Grossesse et allaitement

Les substances contenues dans ce médicament sont peu absorbées. Néanmoins, ne l'utilisez pas de façon prolongée pendant la grossesse ou l'allaitement sans l'avis de votre médecin ou de votre pharmacien.

Mode d'emploi et posologie

Ce médicament est pris de préférence avant les repas ou au moment des douleurs. Le contenu du sachet est avalé directement. La capsule doit être avalée avec un demi-verre d'eau.

Posologie usuelle :

1 capsule au moment des douleurs ou 1 ou 2 sachets, 2 ou 3 fois par jour.

Conseils : Une alimentation riche en fibres, si elle facilite le transit, peut également augmenter les fermentations intestinales et favoriser les ballonnements. Demandez conseil à votre médecin pour équilibrer votre alimentation.
Une alimentation équilibrée, une mastication lente, la suppression des aliments difficiles à digérer et des boissons alcoolisées permettent souvent d'atténuer les *symptômes* dus aux remontées acides ou à une *inflammation* de l'estomac.
Si vous êtes fumeur, la poursuite du tabagisme est un frein important au traitement : la nicotine augmente l'acidité gastrique et réduit l'efficacité du muscle qui ferme la jonction entre l'œsophage et l'estomac.

Laboratoires Rosa-Phytopharma

PÉRACEL

Antidiarrhéique : ralentisseur du transit

Présentation

PÉRACEL : gélule (vert foncé et vert clair) ; boîte de 12. Non remb.

Composition

	p gél
Lopéramide chlorhydrate	2 mg

Dans quel cas ce médicament est-il prescrit ?

C'est un antidiarrhéique qui agit en ralentissant le *transit intestinal* et en réduisant les sécrétions intestinales.

Il est utilisé dans le *traitement symptomatique* des diarrhées aiguës de l'adulte, en complément des mesures diététiques.

Contre-indications

Ce médicament ne doit pas être utilisé en cas de crise aiguë de *rectocolite hémorragique*.

Attention : Cet antidiarrhéique ne convient pas au traitement des diarrhées dues à certains *antibiotiques*.

Une diarrhée s'accompagnant de torpeur, de soif, de fièvre, ou de sang dans les selles nécessite rapidement un avis médical.

Ce médicament peut être obtenu sans ordonnance. Néanmoins, il ne doit pas être employé chez l'enfant de moins de 15 ans ou en cas d'*insuffisance hépatique* sans avis médical.

Le traitement doit être arrêté dès que les selles recommencent à être formées. L'usage trop prolongé du médicament expose à un risque de constipation important.

Si vous devez conduire ou utiliser une machine dangereuse, assurez-vous préalablement que ce médicament n'altère pas votre vigilance.

Grossesse et allaitement

Les études actuellement disponibles n'ont pas mis en évidence de problème particulier lors de l'utilisation ponctuelle de ce médicament chez la femme enceinte. Néanmoins, il est déconseillé pendant la grossesse sans avis médical.

Ce médicament passe faiblement dans le lait maternel ; son utilisation ponctuelle est possible pendant l'allaitement.

Mode d'emploi et posologie

Les gélules doivent être avalées avec un verre d'eau.

Posologie usuelle :

- Adulte : commencer par 2 gélules, puis 1 gélule supplémentaire après chaque selle liquide, sans dépasser 6 gélules par jour et 2 jours de traitement ; au-delà, si les troubles persistent, consultez votre médecin.

Respectez rigoureusement la *posologie* recommandée par votre pharmacien.

Conseils : Ce médicament peut être en accès libre dans certaines pharmacies ; néanmoins, n'hésitez pas à demander conseil à votre pharmacien.

Une diarrhée peut provoquer une déshydratation, notamment chez la personne âgée. Cette perte d'eau par l'organisme doit être compensée par des boissons abondantes (bouillon salé, boissons sucrées) car elle peut être à l'origine d'une fatigue, de malaise ou de confusion des idées.

Le régime à suivre en cas de *diarrhée* repose sur une alimentation légère, à base de :

- carotte, pomme de terre, en soupe ou en purée ;
- pâtes, riz ou tapioca bien cuits, eau de cuisson du riz ;
- compote de pommes ou de coings, gelée de coings ou de myrtilles ;
- biscuits salés ou sucrés.

Doivent être évités : les jus de fruits et les fruits crus, les légumes riches en fibres, les sources de protéines animales et les boissons glacées.

Effets indésirables possibles

Constipation, ballonnement, douleur abdominale, nausées, vomissements, bouche sèche, fatigue, somnolence, *vertige*, *réaction allergique*.

Exceptionnellement : constipation grave, surtout en cas de *posologie* excessive.

Laboratoires Merck Médication Familiale

PERCUTAFÉINE

Traitement local de l'obésité

Présentation

PERCUTAFÉINE : gel pour application locale ; tube de 192 g. Non remb.

Composition

	p 100 g
Caféine	5 g
Alcool à 96°	+

Dans quel cas ce médicament est-il prescrit ?

Ce gel contient de la caféine qui, en pénétrant à travers la peau, active la transformation des graisses locales.

Il est utilisé dans le traitement des surcharges graisseuses localisées (culotte de cheval).

Attention : En raison de la présence d'*alcool*, ce gel ne doit pas être appliqué sur une peau lésée ou irritée.

Ce médicament contient de la *caféine* qui peut être recherchée dans les urines des sportifs pour déceler un éventuel mésusage. Néanmoins, à la *posologie* préconisée, la quantité de caféine contenue dans ce médicament est insuffisante à elle seule pour que la réponse au test soit positive.

Grossesse et allaitement

Ce médicament ne contient que des substances présumées sans danger pendant la grossesse ou l'allaitement.

Mode d'emploi et posologie

1 application de 10 à 20 g de gel par jour, pendant 5 à 6 semaines.

Conseils : L'utilisation de ce médicament doit s'accompagner d'une alimentation équilibrée et d'exercices musculaires.

Effets indésirables possibles

Démangeaisons locales.

Laboratoires Pierre Fabre Médicament

PERCUTALGINE

Anti-inflammatoire d'action locale — sur ordonnance

Présentation

PERCUTALGINE : gel pour application cutanée ; tube de 30 g. Liste I - Remb 35 % - **2,08 €**.
PERCUTALGINE : gel pour application cutanée ; tube de 60 g. Liste I - Remb 35 % - **3,18 €**.
PERCUTALGINE : solution pour application cutanée ; boîte de 10 ampoules de 2 ml. Liste I - Remb 35 % - **2,29 €**.
PERCUTALGINE SPRAY : solution pour pulvérisation cutanée ; flacon de 40 ml avec pompe doseuse. Liste I - Remb 35 % - **4,04 €**.

Composition

	gel p 100 g	p amp	p dose
Dexaméthasone acétate	50 mg	1 mg	0,5 mg
Salicylamide	2 g	170 mg	85 mg
Salicylate hydroxyéthyle	10 g	200 mg	100 mg
Nicotinate de méthyle	+	+	+
Alcool à 95°	+	+	+

Dans quel cas ce médicament est-il prescrit ?

Ce médicament contient un *corticoïde* et des *salicylés*. Il lutte localement contre l'*inflammation* et la douleur.

Il est utilisé dans le traitement local des entorses et des *tendinites*.

Le spray est également utilisé dans le traitement des douleurs des petites articulations dues à l'*arthrose*.

Contre-indications

Ce médicament ne doit pas être utilisé dans les cas suivants :
- *allergie* aux *salicylés* ;
- infections de la peau non traitées ;
- en application sur les *muqueuses*, sur la peau lésée (*eczéma*, brûlure, plaie...) ou sous un pansement étanche (occlusif).

Attention : N'utilisez pas ce médicament de façon prolongée sans avis médical.

Grossesse et allaitement

Les substances contenues dans ce médicament sont peu absorbées par la peau. Néanmoins, ne l'utilisez pas de façon prolongée pendant la grossesse ou l'allaitement sans l'avis de votre médecin ou de votre pharmacien.

Mode d'emploi et posologie

Appliquer le gel en couche mince et masser légèrement. Étaler la solution sur la région à traiter, sans frotter.

Posologie usuelle :
- Adulte :
  - gel : 2 à 3 applications par jour.
  - solution : 4 à 6 ampoules ou 8 à 12 pulvérisations par jour, répartis en 2 ou 3 applications, en *traitement d'attaque* ; puis, 2 à 4 ampoules ou 4 à 8 pulvérisations par jour, en *traitement d'entretien*.

Ne multipliez pas les applications quotidiennes au-delà de 3 par jour, au risque d'augmenter les effets indésirables sans effets positifs supplémentaires.

Conseils : Pensez à vous laver les mains après l'application. En cas de contact accidentel avec les yeux, rincez abondamment.

Effets indésirables possibles

Imposant l'arrêt du traitement : *réaction allergique* cutanée (*eczéma* de contact), à ne pas confondre avec une rougeur normale au point d'application, due au médicament.

Compte tenu de la brièveté du traitement, les effets dus aux corticoïdes par voie locale sont peu fréquents : éruption de boutons, fragilisation et décoloration irrégulière de la peau, développement anormal des poils, dessèchement.

Laboratoires Besins International

PERGOTIME

Informations détaillées sur www.monvidal.com

PÉRIACTINE

Antiallergique

Présentation

PÉRIACTINE : comprimé (blanc) ; boîte de 30. Non remb.

Composition

	p cp
Cyproheptadine chlorhydrate	4 mg

Dans quel cas ce médicament est-il prescrit ?

Ce médicament est un *antihistaminique* antiallergique. Il possède en outre des propriétés *atropiniques* et *sédatives*.

Il est utilisé dans le traitement des manifestations allergiques diverses : *rhinite* ou *conjonctivite* allergiques, *urticaire*.

Contre-indications

Ce médicament ne doit pas être utilisé dans les cas suivants :
- *antécédent* d'*agranulocytose*,
- risque de blocage des urines (*adénome de la prostate*...),
- risque de *glaucome* à angle fermé ;
- enfant de moins de 6 ans (risque de fausse route avec les comprimés).

Attention : Ce médicament présente des effets *atropiniques*. Il peut provoquer un *glaucome* aigu chez les personnes prédisposées : œil rouge, dur et douloureux, avec vision floue. Une consultation d'extrême urgence auprès d'un ophtalmologiste est nécessaire.
La prise de ce médicament expose à un risque très rare, mais grave : l'*agranulocytose*. Elle peut se manifester par une fièvre élevée, une angine. L'une de ces manifestations impose l'arrêt du traitement et des analyses de sang : prévenez d'urgence votre médecin.
Du fait de la présence d'un *antihistaminique* ayant des propriétés sédatives et *atropiniques*, des précautions sont nécessaires chez l'*insuffisant rénal* et chez la personne âgée, notamment en cas de constipation chronique, d'*adénome de la prostate*, de tendance aux *vertiges* ou aux baisses de tension.
Évitez les boissons alcoolisées : augmentation du risque de somnolence.

Ce médicament peut induire une somnolence, parfois intense chez certaines personnes. Cette somnolence peut être augmentée par la prise d'*alcool* ou d'autres médicaments *sédatifs*. La conduite et l'utilisation de machines dangereuses sont déconseillées, surtout dans les heures qui suivent la prise du médicament.

Interactions avec d'autres substances

Informez votre médecin ou votre pharmacien si vous prenez un autre médicament ayant des effets *atropiniques* ou *sédatifs* (tranquillisants, somnifères, certains médicaments contre la toux ou contre la douleur contenant des *opiacés*, *antidépresseurs*, *neuroleptiques*...).

Grossesse et allaitement

L'effet de ce médicament pendant la grossesse ou l'allaitement est mal connu. Par prudence, son usage est déconseillé chez la femme enceinte ou chez celle qui allaite.

Mode d'emploi et posologie

Les prises de ce médicament doivent être espacées d'environ 8 heures.

Les comprimés doivent être avalés avec un peu d'eau. Ce médicament peut être pris indifféremment avant, pendant ou entre les repas.

Posologie usuelle :

- Adulte : 1 à 5 comprimés par jour.
- Enfant de 6 à 15 ans : 1 comprimé, 2 ou 3 fois par jour.

Effets indésirables possibles

Somnolence.

Effets *atropiniques* : sécheresse de la bouche, troubles de l'*accommodation*, blocage des urines, constipation, *palpitations*.

Hypotension orthostatique, *vertiges*, tremblements, agitation.

Réaction allergique.

Anomalie de la *numération formule sanguine*.

Laboratoires Teofarma

PÉRICAL

Informations détaillées sur www.monvidal.com

PÉRIDYS

Antiémétique et stimulant de la motricité digestive

sur ordonnance

Présentation

PÉRIDYS : comprimé (blanc) ; boîte de 40. Liste II - Remb 35 % - **3,57 €**.

PÉRIDYS : suspension buvable à 1 mg/ml (arômes : caramel, fruits rouges) ; flacon de 200 ml avec seringue pour administration orale graduée en kg. Liste II - Remb 35 % - **3,24 €**.

Composition

	p cp	p ml
Dompéridone	10 mg	1 mg
Lactose	+	
Sorbitol		+

Dans quel cas ce médicament est-il prescrit ?

Ce médicament est un *antiémétique* et un régulateur de la motricité du tube digestif. Il régularise la contraction des muscles de l'œsophage, de l'estomac et du *duodénum*.

Il est utilisé dans le traitement des nausées et des vomissements ainsi que dans certains troubles de la digestion (sensation de ballonnements, régurgitations).

Contre-indications

Ce médicament ne doit pas être utilisé dans les cas suivants :
- *hémorragie* ou obstruction du tube digestif,
- *tumeur de l'hypophyse* sécrétant de la *prolactine*.

Attention : Des précautions sont nécessaires en cas d'*insuffisance hépatique* ou d'*insuffisance rénale*.

Interactions avec d'autres substances

Informez votre médecin si vous prenez un médicament contenant du kétoconazole.

Grossesse et allaitement

L'effet de ce médicament pendant la grossesse est mal connu : seul votre médecin peut évaluer le risque éventuel de son utilisation dans votre cas.

Le passage de ce médicament dans le lait maternel est faible. Ne l'utilisez pas pendant l'allaitement sans avis médical.

Mode d'emploi et posologie

Ce médicament doit être pris un quart d'heure avant les repas.

Le dosage des comprimés n'est pas adapté à l'enfant de moins de 35 kilos.

La pipette graduée permet un ajustement précis de la *posologie* chez l'enfant : la dose par prise est obtenue en remplissant la pipette jusqu'à la graduation indiquant le poids de l'enfant.

Posologie usuelle :

- Adulte et enfant de plus de 12 ans (soit environ plus de 35 kg) : 1 ou 2 comprimés, 3 fois par jour, ou 2 à 4 cuillères à café (5 ml), 3 fois par jour.
- Enfant et nourrisson : 0,25 ml par kg, 3 fois par jour. Soit, par exemple, pour un enfant de 10 kg : une dose 10 kg, 3 fois par jour.

Conseils : Agiter le flacon de suspension buvable avant l'emploi.

Lors de vomissements répétés, les pertes en eau et en sels minéraux sont importantes. Elles doivent être compensées par des aliments liquides (bouillons salés, sodas...) pris en petites quantités et régulièrement.

La suspension buvable se conserve 3 mois maximum après ouverture.

Effets indésirables possibles

Rarement : augmentation du taux de *prolactine*, troubles des règles, augmentation du volume des seins (chez l'homme comme chez la femme), crampes abdominales, urticaire.

Laboratoires Pierre Fabre Médicament

PÉRISTALTINE
Laxatif stimulant

Présentation
PÉRISTALTINE : comprimé (noir) ; boîte de 20. Non remb.

Composition
	p cp
Cascara, extrait	100 mg

Dans quel cas ce médicament est-il prescrit ?
Ce médicament contient un *laxatif stimulant.* Il augmente les sécrétions et la motricité de l'intestin.

Il est utilisé dans le *traitement symptomatique* de la constipation.

Contre-indications
Ce médicament ne doit pas être utilisé dans les cas suivants :
- maladies inflammatoires du côlon ;
- constipation ou douleurs abdominales dues à une obstruction du tube digestif : rétrécissement intestinal, *fécalome* (bouchon de selles) ;
- enfant de moins de 12 ans, sauf sur prescription médicale.

Attention : Ce médicament doit être utilisé de façon épisodique et en cure très brève : pas plus de 8 à 10 jours.
Son usage régulier peut entraîner :
- une *dépendance* ;
- des troubles intestinaux graves ;
- une perte de sels minéraux et notamment de *potassium*, pouvant être à l'origine de *troubles du rythme cardiaque* graves.

L'usage des laxatifs doit rester exceptionnel chez l'enfant.
Arrêtez le traitement en cas de diarrhée ou de douleurs abdominales.

Interactions avec d'autres substances
Ce médicament peut interagir avec les médicaments susceptibles de provoquer des *torsades de pointes*.

Informez par ailleurs votre pharmacien ou votre médecin si vous prenez des *corticoïdes* (sauf traitement local), des *diurétiques* ou des médicaments contenant de la digoxine, de la digitoxine ou de l'amphotéricine B (par *voie* intraveineuse).

Grossesse et allaitement
Ce médicament est déconseillé pendant la grossesse ou l'allaitement.

Mode d'emploi et posologie
Les comprimés doivent être avalés avec un verre d'eau de préférence, après le repas du soir.

L'effet laxatif n'est pas immédiat. Il se manifeste généralement environ 10 heures après la prise du médicament.

Posologie usuelle :
- Adulte : 1 ou 2 comprimés par jour.

Conseils : Le traitement de la constipation chronique repose essentiellement sur des boissons abondantes, une alimentation riche en fibres et une activité physique régulière.

Effets indésirables possibles
Diarrhée, douleurs abdominales.

Laboratoires Novartis Santé Familiale SAS

PERLÉANE
Informations détaillées sur www.monvidal.com

PERMANGANATE DE POTASSIUM LAFRAN
Informations détaillées sur www.monvidal.com

PERMIXON
Hypertrophie bénigne de la prostate

Présentation
PERMIXON : gélule (vert) ; boîte de 60. Remb 35 % - **30,31 €**.
PERMIXON : gélule (vert) ; boîte de 60 en flacon. Remb 35 % - **30,31 €**.
PERMIXON : gélule (vert) ; boîte de 180. Remb 35 % - **81,39 €**.

Composition
	p gél
Serenoa repens, extrait lipidostérolique	160 mg

Dans quel cas ce médicament est-il prescrit ?
Ce médicament contient un extrait végétal qui a des propriétés décongestionnantes sur l'appareil urinaire. Il freine l'action de l'*hormone* mâle sur la prostate, permettant de retarder le développement des adénomes prostatiques.

Il est utilisé dans le traitement des troubles urinaires liés à un *adénome de la prostate.*

Attention : Si les troubles persistent, parlez-en à votre médecin.
Ce médicament ne peut guérir un *adénome de la prostate* ; en cas de blocage progressif ou brutal des urines, consultez d'urgence votre médecin.

Mode d'emploi et posologie
Ce médicament doit être pris au cours des repas pour éviter d'éventuelles nausées.

Posologie usuelle :
1 gélule matin et soir.

Effets indésirables possibles
Nausées, douleurs abdominales.

Rarement : *éruption cutanée.*

Exceptionnellement : augmentation du volume des seins.

Laboratoires Pierre Fabre Médicament

PERNAZENE
Décongestionnant : vasoconstricteur par voie nasale — **sur ordonnance**

Présentation
PERNAZENE 0,05 % : solution pour pulvérisation nasale ; flacon pulvérisateur de 12 ml. Liste II - Remb 35 % - **1,80 €**.

Composition
	p 100 ml
Oxymétazoline chlorhydrate	50 mg
Benzalkonium chlorure	+

Les mots en *italique* dans les textes sont expliqués dans le lexique p. 1427.

Dans quel cas ce médicament est-il prescrit ?

Cette solution pour pulvérisation nasale contient un *vasoconstricteur* qui dégage le nez.

Elle est utilisée dans le traitement de courte durée des congestions nasales aiguës (nez bouché) au cours des *rhinites* et des *sinusites* de l'adulte.

Contre-indications

Ce médicament ne doit pas être utilisé dans les cas suivants :

- *allergie* aux *ammoniums quaternaires* (présence de benzalkonium),
- risque de *glaucome* à angle fermé,
- risque de blocage des urines (*adénome de la prostate*),
- *hypertension artérielle* grave,
- *insuffisance coronarienne* grave,
- *antécédent* de *convulsions*,
- antécédent d'*accident vasculaire cérébral*,
- en association avec un autre *vasoconstricteur* décongestionnant,
- enfant de moins de 15 ans.

Attention : L'utilisation répétée ou prolongée des *vasoconstricteurs* par voie nasale expose à un risque de *rhinite* grave, parfois irréversible. La brièveté de l'effet décongestionnant ne doit pas vous conduire à dépasser la *posologie* prescrite par votre médecin.
De plus, des pulvérisations répétées peuvent entraîner un passage plus important du vasoconstricteur dans le sang et provoquer des *palpitations*, des nausées ou des maux de tête. Si ces effets deviennent trop marqués, le traitement doit être interrompu.
Des précautions sont nécessaires en cas d'*hypertension artérielle*, des troubles cardiaques, d'*hyperthyroïdie*, de *diabète*, de troubles psychiques.

Interactions avec d'autres substances

Ce médicament ne doit pas être associé à un autre *vasoconstricteur* décongestionnant : risque de crise hypertensive.

Ce médicament peut interagir avec les *antidépresseurs* de type *IMAO* non sélectifs (MARSILID) et avec un médicament contenant l'une des substances suivantes : bromocriptine, pergolide, lisuride, cabergoline, ergotamine ou dihydroergotamine.

Grossesse et allaitement

L'effet de ce médicament pendant la grossesse ou l'allaitement est mal connu : seul votre médecin peut évaluer le risque éventuel de son utilisation dans votre cas.

Mode d'emploi et posologie

Les pulvérisations doivent être faites au cours d'une brève inspiration, la tête légèrement penchée en avant, en tenant le flacon verticalement.

Posologie usuelle :

- Adulte : 1 pulvérisation dans chaque narine, 2 ou 3 fois par jour.

La durée du traitement ne doit pas dépasser 3 à 5 jours, sauf avis médical contraire.

Conseils : Ce médicament contient une substance active puissante : ne le laissez pas à la portée des enfants.
Le flacon peut être contaminé par des germes : il ne doit pas être conservé à la fin du traitement.

Effets indésirables possibles

Sécheresse nasale.

Plus rarement, en cas de passage dans le sang : sécheresse de la bouche, insomnie, maux de tête, anxiété, rétention urinaire, sueurs, nausées, vomissements, accélération du cœur, *palpitations*.

Laboratoires Jolly-Jatel

PERSANTINE

Antiagrégant plaquettaire — sur ordonnance

Présentation

PERSANTINE 75 mg : comprimé (rouge) ; boîte de 30. Liste II - Non remb.

Composition

	p cp
Dipyridamole	75 mg
Lactose	+

Dans quel cas ce médicament est-il prescrit ?

Ce médicament dilate les *artères coronaires* et tend à fluidifier le sang.

Il est utilisé dans le *traitement préventif* des *accidents thromboemboliques*, en association avec les *anticoagulants* chez les malades porteurs de valves cardiaques artificielles.

Attention : Chez les personnes souffrant d'*angine de poitrine*, la survenue de crises sous traitement doit être signalée au médecin.
Des précautions sont nécessaires en cas de *myasthénie*, de calculs de la vésicule biliaire.

Grossesse et allaitement

L'effet de ce médicament pendant la grossesse ou l'allaitement est mal connu : seul votre médecin peut évaluer le risque éventuel de son utilisation dans votre cas.

Mode d'emploi et posologie

La posologie quotidienne est répartie en 2 ou 3 prises.

Posologie usuelle :
3 à 5 comprimés par jour.

Effets indésirables possibles

Maux de tête, *vertiges*, bouffées de chaleur, baisse de la tension artérielle, *éruption cutanée*, *troubles digestifs*.
Rarement : douleurs musculaires, *bronchospasme*.

Laboratoires Boehringer Ingelheim France

PERTUDORON

Informations détaillées sur www.monvidal.com

PÉRUBORE
Décongestionnant : inhalation

Présentation
PÉRUBORE inhalation : comprimé pour *inhalation* (blanc) ; boîte de 30. Non remb.

Composition

	p cp
Thym, huile essentielle	17 mg
Romarin, huile essentielle	24 mg
Lavande, huile essentielle	9 mg
Thymol	1 mg
Baume du Pérou	37 mg

Dans quel cas ce médicament est-il prescrit ?
Ce médicament contient une association d'essences végétales qui possède une action locale décongestionnante et *antiseptique* sur les *muqueuses* des *voies* respiratoires.

Il est utilisé pour faciliter la respiration au cours des affections des voies respiratoires.

Contre-indications
Ce médicament ne doit pas être utilisé dans les cas suivants :
- *allergie* au baume du Pérou,
- enfant ayant des *antécédents* de *convulsions*.

Attention : Ce médicament contient des *terpènes* ; respectez la *posologie* et les conditions d'utilisation, notamment en cas d'antécédent d'*épilepsie*.
En l'absence d'amélioration au bout de 5 jours, en cas d'apparition de fièvre, consultez votre médecin.

Grossesse et allaitement
L'effet de ce médicament pendant la grossesse ou l'allaitement est mal connu. L'évaluation du risque éventuel lié à son utilisation est individuelle : demandez conseil à votre pharmacien ou à votre médecin.

Mode d'emploi et posologie
Mettre 2 comprimés dans un bol d'eau très chaude ou dans un inhalateur. Inhaler les vapeurs.

Le contenu du bol ne doit pas être avalé : ne le laissez pas à la portée des enfants.

Posologie usuelle :
- Adulte et enfant de plus de 12 ans : 3 *inhalations* par jour.

Conseils : Veiller à ne pas respirer de vapeurs trop chaudes pour éviter tout risque de brûlure des muqueuses : en pratique, attendre quelques minutes après avoir dissous les comprimés avant de faire l'inhalation.
Il est important de lutter contre la sécheresse de l'air ambiant (humidificateur...) pour éviter le dessèchement des sécrétions nasales et bronchiques.

Effets indésirables possibles
Réaction allergique, notamment au baume du Pérou.

En cas de dépassement de la *posologie* usuelle, les *terpènes* peuvent provoquer :
- des *convulsions* chez l'enfant,
- agitation, confusion des idées (notamment chez la personne âgée).

Laboratoires Mayoly-Spindler

PETIT HOUX BOIRON
Informations détaillées sur www.monvidal.com

PETITES PILULES CARTERS
Informations détaillées sur www.monvidal.com

PEVARYL
Antifongique local : imidazolé

Présentation
PEVARYL : crème ; tube de 30 g. Remb 35 % - **4,78 €**.
PEVARYL : poudre pour application locale ; flacon poudreur de 30 g. Remb 35 % - **6,67 €**.
PEVARYL : solution pour application locale ; flacon pressurisé de 30 g. Remb 35 % - **5,57 €**.
PEVARYL : émulsion fluide pour application locale ; flacon de 30 ml. Remb 35 % - **4,97 €**.

Composition

	p 100 g
Éconazole nitrate	1 g

Dans quel cas ce médicament est-il prescrit ?
Ce médicament d'action locale contient un *antifongique* de la famille des *imidazolés*.

Il est utilisé dans le traitement de certaines maladies de la peau, des ongles et des *muqueuses*, dues à des champignons microscopiques (*mycoses*) : *candidose*, *pityriasis versicolor*, *dermatophyties*...

Contre-indications
Ce médicament ne doit pas être utilisé en cas d'*allergie* aux *antifongiques* de la famille des *imidazolés*.

Attention : La solution en flacon pressurisé contient de l'alcool qui peut être irritant sur les muqueuses ou une peau lésée.
Évitez d'utiliser ce médicament de manière prolongée et sur des surfaces étendues ou profondément lésées, notamment chez l'enfant, sans l'avis de votre pharmacien ou de votre médecin.
Rincez abondamment en cas de contact accidentel avec les yeux.

Grossesse et allaitement
L'effet de ce médicament pendant la grossesse ou l'allaitement est mal connu. L'évaluation du risque éventuel lié à son utilisation est individuelle : demandez conseil à votre pharmacien ou à votre médecin.

Mode d'emploi et posologie
La forme utilisée (crème, émulsion, solution, poudre) et la durée du traitement varient selon les cas. Suivre la prescription de votre médecin ou les conseils de votre pharmacien.

Dans tous les cas, le médicament doit être appliqué après lavage et séchage soigneux de la zone à traiter.

Crème : appliquer directement sur les lésions et masser pour faire pénétrer. Dans les plis de la peau, la crème doit être appliquée en petite quantité pour limiter le risque de macération.

Solution : après avoir agité le flacon, pulvériser sur les lésions en respectant une distance d'au moins 10 cm, puis masser pour faire pénétrer.

Émulsion : mettre quelques gouttes dans le creux de la main, appliquer sur les lésions et masser pour faire pénétrer.

Poudre : elle peut être utilisée dans les chaussures, source fréquente de recontamination en cas de *mycose* des pieds.

Posologie usuelle :
2 applications par jour.

> **Conseils :** En cas de *candidose*, évitez d'utiliser des savons acides : ils favorisent la multiplication des champignons.
> En cas de lésion importante des ongles des orteils, un meulage préalable par un pédicure facilite l'action du médicament.
> Une transpiration excessive contribue au développement des lésions dues à des champignons. Le port de chaussettes en fibre naturelle (coton, laine) est recommandé. La même paire de chaussures ne doit pas être portée deux jours de suite.

Effets indésirables possibles

Irritation cutanée.

Laboratoires Mc Neil Santé Grand Public

PEVISONE

Informations détaillées sur www.monvidal.com

PHAEVA

Contraceptif oral — **sur ordonnance**

Présentation

PHAEVA : comprimé (beige : 6, brun : 5 et blanc : 10) ; boîte de 1 plaquette de 21. Liste I - Non remb.
PHAEVA : comprimé (beige : 6, brun : 5 et blanc : 10) ; boîte de 3 plaquettes de 21. Liste I - Non remb.

Composition

	p cp beige	p cp brun	p cp blanc
Éthinylestradiol	0,03 mg	0,04 mg	0,03 mg
Gestodène	0,05 mg	0,07 mg	0,10 mg

Dans quel cas ce médicament est-il prescrit ?

C'est un *contraceptif* oral (pilule) qui contient un *estrogène* et un *progestatif.* Il est minidosé (moins de 0,04 mg d'estrogène) et triphasique (tous les comprimés ne contiennent pas la même quantité d'*hormones* et sont de trois couleurs différentes).

Contre-indications

Ce médicament ne doit pas être utilisé dans les cas suivants :
- *accident thromboembolique* (*phlébite*, *embolie* pulmonaire...) ancien ou survenant au cours de la contraception ;
- maladie cardiovasculaire (*hypertension artérielle*, *angine de poitrine*, lésion des valves cardiaques, anomalie de la circulation sanguine cérébrale ou rétinienne) ;
- *cancer hormonodépendant* (même guéri), *tumeur de l'hypophyse* ;
- saignement génital intermittent (l'origine de ce saignement doit être déterminée par des examens avant la mise en route du traitement) ;
- maladie du foie, grave ou récente ;
- certaines maladies rares : *connectivite*, *porphyrie*.

Dans d'autres situations, votre médecin est seul juge pour prescrire ce médicament, notamment en cas de *diabète*, d'obésité, d'*otosclérose*, d'excès de *cholestérol*, de *triglycérides* ou de *prolactine* dans le sang, d'affection bénigne du sein ou de l'utérus, d'ictère (jaunisse) chronique ou survenu lors d'une grossesse, d'*insuffisance rénale*, d'**allaitement**.

> **Attention :** Un examen médical est nécessaire avant de débuter la contraception. Il est suivi d'une surveillance annuelle pendant la contraception. Cette surveillance est particulièrement importante si vous souffrez d'*épilepsie*, de *migraine*, d'*asthme*, de *dépression*, ou si des membres de votre famille ont des *antécédents* de cancer du sein ou d'*accidents thromboemboliques*.
> Si vous avez plus de 35 ans, si vous fumez, le risque d'effets indésirables cardiovasculaires liés à la prise d'*hormones* augmente fortement. Un autre mode de contraception est souvent préconisé.
> Arrêtez la prise du *contraceptif* et consultez votre médecin en cas d'apparition de l'un des *symptômes* suivants : maux de tête violents et inhabituels, troubles de la vision, élévation importante de la tension artérielle, douleur inhabituelle à la jambe.
> La survenue d'un léger saignement entre les règles (spotting) est fréquente chez les femmes pendant les premiers mois d'utilisation de la pilule. Vous devez informer votre médecin si les saignements se prolongent ou s'ils apparaissent en cours de contraception.
> L'oubli d'un comprimé ou sa mauvaise absorption, du fait de vomissements par exemple, peuvent rendre la contraception inefficace.
> En cas d'intervention chirurgicale programmée ou d'alitement prolongé, votre médecin jugera de l'opportunité d'interrompre votre contraception orale.

Interactions avec d'autres substances

L'efficacité contraceptive de ce médicament peut être diminuée par les *anticonvulsivants*, certains traitements du *sida*, les produits de phytothérapie contenant du millepertuis et les médicaments contenant l'une des substances suivantes : griséofulvine, rifampicine, rifabutine, modafinil.

Informez par ailleurs votre médecin si vous prenez des médicaments contenant de la flunarizine.

Grossesse et allaitement

Ce médicament n'a pas de raison d'être utilisé pendant la grossesse. Néanmoins, si une grossesse survient malgré le traitement, du fait d'un oubli ou d'un retard de prise, celle-ci pourra être poursuivie normalement si vous le désirez.

Les *hormones* contenues dans ce *contraceptif* passent dans le lait maternel : ne l'utilisez pas pendant l'allaitement sans avis médical.

Mode d'emploi et posologie

Prendre régulièrement, et sans oubli, 1 comprimé par jour pendant 21 jours consécutifs, dans l'ordre suivant : 1 comprimé beige pendant 6 jours, puis 1 comprimé brun pendant 5 jours, enfin 1 comprimé blanc pendant 10 jours. Il est recommandé de ne pas trop faire varier l'heure de prise (choisir le petit déjeuner ou le coucher de préférence).

L'interruption du traitement déclenche les règles. La nouvelle plaquette est reprise après les 7 jours d'arrêt, que les règles soient terminées ou non. Pour éviter un retard dans la reprise de la pilule, préjudiciable à l'efficacité de la contraception, il est utile de noter le jour de la prise de la première plaquette : une nouvelle plaquette est toujours commencée le même jour de la semaine.

En cas de première contraception orale ou de reprise d'une contraception interrompue temporairement, prendre le premier comprimé le premier jour des règles.

En cas de changement de *contraceptif*, prendre le premier comprimé :
- après un arrêt de 7 jours, si le précédent contraceptif comportait 21 comprimés par plaquette ;
- après un arrêt de 6 jours, si le précédent contraceptif comportait 22 comprimés par plaquette ;
- sans interruption, si le précédent contraceptif comportait 28 comprimés par plaquette.

Après un accouchement ou une interruption de grossesse, suivre les indications du médecin.

Le respect de ces délais est important : une prise trop tardive du premier comprimé peut nuire à l'efficacité de la contraception pour le nouveau cycle.

Conseils : Les dernières recommandations en cas d'oubli d'un comprimé pour ce type de pilule sont les suivantes : prendre immédiatement le comprimé oublié et continuer à l'heure habituelle pour les comprimés suivants (ce qui peut correspondre à la prise de 2 comprimés si l'oubli est découvert lors de la prise suivante). Si le retard est supérieur à 12 heures, la sécurité contraceptive n'est plus assurée et une autre méthode complémentaire (spermicide, préservatif, diaphragme) doit être employée pendant les 7 jours suivants. Si cette période de 7 jours s'étend au-delà du dernier comprimé de la plaquette en cours, la plaquette suivante doit être débutée sans interruption entre les deux plaquettes. Dans ce cas, il n'y aura pas de saignement avant la fin de la seconde plaquette. Des saignements de faible importance (spottings) sont cependant possibles.

En cas de vomissements ou de diarrhée sévère survenant dans les 4 heures suivant la prise d'un comprimé, reprendre dès que possible un autre comprimé. Si le délai est de plus de 12 heures ou si les troubles se répètent, la sécurité contraceptive n'est plus assurée et une méthode complémentaire doit être employée jusqu'à la prise de la plaquette suivante.

Il n'y a pas de danger à débuter une grossesse au cours du cycle qui suit l'arrêt volontaire du contraceptif oral.

Effets indésirables possibles

Peu graves et n'empêchant pas la poursuite du traitement : nausées, maux de tête banals, prise de poids, tension modérée des seins, *acné*, jambes lourdes, irritation oculaire par les *lentilles de contact*, saignement entre les règles, diminution ou disparition des règles, irritabilité, pousse excessive des poils.

Rarement, mais devant faire interrompre le traitement : *hypertension artérielle*, accident cardiaque ou vasculaire, *phlébite*, jaunisse, taches sombres sur le visage, augmentation importante des lipides dans le sang, *diabète*, *nodule* ou tension douloureuse des seins, *migraine*, *vertiges*, troubles de la vision, aggravation d'une *épilepsie*, écoulement de lait par le mamelon, *tumeur* bénigne du foie, calcul de la vésicule biliaire.

Laboratoires Bayer Santé

PHAPAX

Informations détaillées sur www.monvidal.com

PHARMADOSE ALCOOL

Informations détaillées sur www.monvidal.com

PHARMADOSE ARNICA

Informations détaillées sur www.monvidal.com

PHARMAKOD EXPECTORANT

Informations détaillées sur www.monvidal.com

PHARMAKOD TOUX SÈCHE

Informations détaillées sur www.monvidal.com

PHARMATEX

Contraceptif local

Présentation

PHARMATEX : capsule vaginale ; boîte de 6. Non remb.
PHARMATEX 1,2 % : crème vaginale ; tube de 72 g avec applicateur. Non remb.
PHARMATEX 1,2 % : crème vaginale ; tube de 72 g sans applicateur. Non remb.
PHARMATEX 54 mg : crème vaginale ; boîte de 6 tubes-canules unidoses de 4,5 g. Non remb.
PHARMATEX : mini-ovule ; boîte de 10. Non remb.
PHARMATEX : mini-ovule ; boîte de 20. Non remb.
PHARMATEX : ovule ; boîte de 10. Non remb.
PHARMATEX : ovule ; boîte de 20. Non remb.
PHARMATEX : tampon vaginal ; boîte de 6. Non remb.

Composition

	p caps	crème p 100 g
Benzalkonium chlorure	18,9 mg	1,2 g

	p mini ovule	p ovule	p tampon
Benzalkonium chlorure	18,9 mg	18,9 mg	60 mg

Dans quel cas ce médicament est-il prescrit ?

Ce médicament contient un *antiseptique* de la famille des *ammoniums quaternaires* qui a la propriété de détruire les spermatozoïdes.

Il est utilisé comme *contraceptif* local.

Contre-indications

Ce médicament ne doit pas être utilisé en cas d'*allergie* aux *antiseptiques* de la famille des *ammoniums quaternaires*.

Attention : Pour obtenir la contraception la plus efficace possible, il est important de respecter les règles d'utilisation.

En cas de traitement vaginal par d'autres produits locaux, il est préférable d'attendre la fin du traitement avant d'utiliser cette contraception.

Ce médicament contenant une substance pouvant être irritante, il ne doit pas être utilisé en cas de plaie ou d'*ulcération* génitales (*herpès*...).

Interactions avec d'autres substances

L'association à d'autres *antiseptiques* ou à des savons diminue l'efficacité de ce spermicide : ne pas faire de douche vaginale à l'eau savonneuse avant ou après les rapports et n'utilisez que de l'eau pure pour votre toilette intime après un rapport.

Grossesse et allaitement

Lors de grossesses survenues malgré l'utilisation de ce spermicide, aucune anomalie de l'enfant à naître n'a été constatée.

Ce contraceptif peut être utilisé chez la femme qui allaite.

Mode d'emploi et posologie

- Crème : déposer la crème au fond du vagin. L'effet est immédiat et dure 10 heures, mais par précaution il est nécessaire d'appliquer une nouvelle dose de crème avant chaque rapport.
- Capsule, mini-ovule et ovule : en position couchée, placer l'ovule ou la capsule au fond du vagin au moins 5 minutes (ovule) ou 10 minutes (capsule) avant les rapports sexuels afin de permettre sa dissolution complète. L'effet dure 4 heures, mais par précaution il est nécessaire d'utiliser un nouvel ovule avant chaque rapport.
- Tampon : placer un tampon au fond du vagin. L'effet est immédiat et dure 24 heures. Le retrait du tampon doit se faire au plus tôt 2 heures après le dernier rapport et au plus tard 24 heures après sa mise en place.

Conseils : Après les rapports sexuels, une toilette externe est possible à l'eau pure ou avec le pain moussant Pharmatex uniquement, car les savons classiques annulent l'action de ce spermicide. Attendez au moins 2 heures avant une douche vaginale.

La crème et les ovules n'altèrent pas le latex des préservatifs.

Effets indésirables possibles

Réaction allergique.

Laboratoires Innotech International

PHÉNERGAN comprimé et sirop

Antihistaminique H1

Présentation

PHÉNERGAN : comprimé (bleu) ; boîte de 20. Remb 35 % - **1,28 €.**
PHÉNERGAN : sirop (arômes orange, caramel) ; flacon de 150 ml avec gobelet doseur gradué à 5 ml et à 10 ml. Non remb.

Composition

	p cp	p 5 ml
Prométhazine	25 mg	5 mg
Saccharose		4,2 g
Alcool		37 mg
Amidon de blé (gluten)	+	
Lactose	+	

Dans quel cas ce médicament est-il prescrit ?

Ce médicament est un *antihistaminique* de la famille des phénothiazines. Il possède plusieurs propriétés : antiallergique, *sédative* (*hypnotique*) et *atropinique*.

Il est utilisé dans le traitement des manifestations allergiques diverses : *rhinite*, *conjonctivite*, *urticaire*.

Les comprimés sont également utilisés dans le traitement de l'insomnie.

Contre-indications

Ce médicament ne doit pas être utilisé dans les cas suivants :
- *antécédent* d'*agranulocytose*,
- risque de *glaucome* à angle fermé,
- risque de blocage des urines lié à un *adénome de la prostate*,
- enfant de moins de 15 ans (comprimé).

Attention : N'utilisez pas le sirop chez l'enfant de moins de 1 an sans avis médical.

Des précautions sont requises en cas d'*épilepsie*, de maladie cardiaque, d'*insuffisance hépatique*, d'*insuffisance rénale* et chez la personne âgée, notamment en cas de constipation chronique, de tendance aux *vertiges* ou aux baisses de tension.

Ce médicament présente des effets *atropiniques*. Il peut provoquer un *glaucome* aigu chez les personnes prédisposées : œil rouge, dur et douloureux, avec vision floue. Une consultation d'extrême urgence auprès d'un ophtalmologiste est nécessaire.

La prométhazine est susceptible de déclencher des réactions de photosensibilisation : éviter toute exposition au soleil pendant le traitement.

Le sirop contient du *sucre* (saccharose) en quantité notable.

Évitez les boissons alcoolisées : augmentation du risque de somnolence.

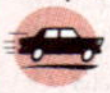
Ce médicament peut induire une somnolence, parfois intense chez certaines personnes. Cette somnolence peut être augmentée par la prise d'*alcool* ou d'autres médicaments *sédatifs*. La conduite et l'utilisation de machines dangereuses sont déconseillées, surtout dans les heures qui suivent la prise du médicament.

Interactions avec d'autres substances

Informez votre médecin ou votre pharmacien si vous prenez un autre médicament ayant des effets *atropiniques* ou *sédatifs* (tranquillisants, somnifères, certains médicaments contre la toux ou contre la douleur contenant des *opiacés*, *antidépresseurs*, *neuroleptiques*...).

Grossesse et allaitement

L'utilisation ponctuelle de ce médicament pendant la grossesse est possible, à condition de respecter la *posologie* recommandée. Néanmoins, son utilisation dans les jours qui ont précédé l'accouchement doit être signalée au médecin ; en effet, une surveillance particulière du *nouveau-né* peut être nécessaire.

Ce médicament passe dans le lait maternel : par mesure de prudence, il est déconseillé pendant l'allaitement.

Mode d'emploi et posologie

Dans le traitement de l'insomnie, les comprimés doivent être avalés 15 à 30 minutes avant le coucher.

Dans le traitement des allergies, les prises sont réparties dans la journée. Mais en cas de somnolence gênante, ne prendre le médicament que le soir.

Posologie usuelle :

Allergie :
- Adulte : 1 ou 2 comprimés 1 à 3 fois par jour ou 2 gobelets doseurs gradués à 10 ml, 4 à 5 fois par jour.

- Enfant de 12 à 15 ans : 1 ou 2 gobelets doseurs gradués à 10 ml, 4 fois par jour.
- Enfant de 5 à 12 ans : 1 ou 2 gobelets doseurs gradués à 5 ml, 2 ou 3 fois par jour.
- Enfant de 2 à 5 ans : 1 gobelet doseur gradué à 5 ml, 3 fois par jour.
- Enfant de moins de 2 ans : 1 gobelet doseur gradué à 5 ml, 2 fois par jour.

Insomnie :

- Adulte : 1 ou 2 comprimés le soir au moment du coucher. La durée du traitement est limitée à 5 jours, sauf avis médical.

Conseils : Ce médicament agit sur les manifestations de l'*allergie* mais n'en supprime pas la cause. Si les *symptômes* persistent ou s'aggravent, n'hésitez pas à consulter votre médecin.
Les somnifères ne sont pas la seule réponse aux troubles du sommeil : une meilleure hygiène de vie, une consommation modérée d'excitants (y compris les boissons alcoolisées) permettent aussi de lutter contre les insomnies.

Effets indésirables possibles

Somnolence.
Effets *atropiniques* : sécheresse de la bouche, troubles de l'*accommodation*, *mydriase*, blocage des urines, constipation, *palpitations*.
Hypotension orthostatique, *vertiges*, baisse de la concentration.
Tremblements, mauvaise coordination des mouvements (plus fréquents chez la personne âgée).
Agitation, confusion des idées.
Réaction allergique, *photosensibilisation*.
Anomalie de la *numération formule sanguine*.

Laboratoires UCB Pharma

PHÉNERGAN crème

Antiprurigineux local

Présentation

PHÉNERGAN : crème ; tube de 30 g. Non remb.

Composition

	p 100 g
Prométhazine	2 g
Lanoline	+

Dans quel cas ce médicament est-il prescrit ?

Cette crème contient un *antihistaminique* antiallergique.
Elle est utilisée pour apaiser les démangeaisons, notamment celles dues aux piqûres d'insectes.

Contre-indications

Cette crème ne doit pas être appliquée dans les cas suivants :
- lésions suintantes et infectées de la peau,
- *eczéma*.

Attention : Si les démangeaisons persistent ou s'aggravent, elles peuvent être dues à une *allergie* à l'*antihistaminique* : demandez conseil à votre médecin ou à votre pharmacien.
Cet antihistaminique est photosensibilisant : l'exposition au soleil pendant le traitement peut provoquer des réactions cutanées.

Grossesse et allaitement

L'effet de ce médicament pendant la grossesse ou l'allaitement est mal connu. L'évaluation du risque éventuel lié à son utilisation est individuelle : demandez conseil à votre pharmacien ou à votre médecin.

Mode d'emploi et posologie

Appliquer la crème en couche mince, en massant légèrement.

Posologie usuelle :
2 à 3 applications par jour.

Effets indésirables possibles

Photosensibilisation (voir Attention).
Réaction allergique cutanée.

Laboratoires UCB Pharma

PHÉNERGAN injectable

Informations détaillées sur www.monvidal.com

PHLÉBOCRÈME

Antihémorroïdaire

Présentation

PHLÉBOCRÈME : crème rectale ; tube-canule de 30 g. Non remb.

Composition

	p 100 g
Benzocaïne	2 g
Énoxolone	0,93 g
Dodéclonium bromure	0,40 g
Esculoside	0,46 g

Dans quel cas ce médicament est-il prescrit ?

Cette crème contient un *anesthésique* local (benzocaïne) et des substances *anti-inflammatoires*, *antiseptiques* et décongestionnantes.
Elle est utilisée dans le *traitement symptomatique* des douleurs, des sensations de brûlures et des démangeaisons de l'anus, en particulier dues aux *hémorroïdes*.

Contre-indications

Ce médicament ne doit pas être utilisé en cas d'*allergie* aux *anesthésiques* locaux.

Attention : Des douleurs, un saignement anal qui persistent malgré le traitement peuvent être dus à une maladie autre que des *hémorroïdes* : consultez votre médecin. De même, tout saignement anal survenant chez une personne de plus de 50 ans doit faire l'objet d'une consultation médicale.
Sportif : les *anesthésiques* locaux ont été retirés de la liste des substances dopantes publiée dans les arrêtés du 20 avril et du 16 août 2004 par le ministère de la Jeunesse et des Sports.

Grossesse et allaitement

L'effet de ce médicament pendant la grossesse ou l'allaitement est mal connu. L'évaluation du risque éventuel lié à son utilisation est individuelle : demandez conseil à votre pharmacien ou à votre médecin.

Mode d'emploi et posologie

2 ou 3 applications par jour.
Le traitement doit être de courte durée (pas plus de quelques jours).

Les mots en *italique* dans les textes sont expliqués dans le lexique p. 1427.

Conseils : La constipation chronique et les efforts excessifs de poussée sont les principaux facteurs déclenchant des crises d'hémorroïdes. Un régime riche en fibres alimentaires (fruits, légumes, céréales complètes), des boissons abondantes et un exercice physique régulier en limitent le risque.
En cas de crise, la consommation d'alcool ou de mets épicés peut accentuer les douleurs et la gêne. Une attention particulière doit être portée au nettoyage de la région anale afin de limiter les phénomènes d'irritation. Il est également conseillé de limiter les positions assises prolongées, qui peuvent avoir un effet aggravant sur la douleur.

Laboratoires Merck Médication Familiale

PHLÉBOGEL

Informations détaillées sur www.monvidal.com

PHLÉBOSÉDOL

Informations détaillées sur www.monvidal.com

PHLEBOSUP

Informations détaillées sur www.monvidal.com

PHLOROGLUCINOL 80 mg Génériques

Antispasmodique

Les médicaments ci-dessous sont des génériques de SPASFON-LYOC (voir p. 1169).

PHLOROGLUCINOL ARROW 80 mg : comprimé orodispersible *(aspartam, lactose)* boîte de 10. Remb 35 % - 2,12 €.
PHLOROGLUCINOL ARROW 80 mg : comprimé orodispersible *(aspartam, lactose)* boîte de 20. Non remb.
PHLOROGLUCINOL BIOGARAN 80 mg : comprimé orodispersible *(aspartam, lactose)* boîte de 10. Remb 35 % - 2,12 €.
PHLOROGLUCINOL EG 80 mg : comprimé orodispersible *(aspartam, lactose)* boîte de 10. Remb 35 % - 2,12 €.
PHLOROGLUCINOL G GAM 80 mg : comprimé orodispersible *(aspartam, lactose)* boîte de 10. Remb 35 % - 2,12 €.
PHLOROGLUCINOL MERCK 80 mg : comprimé orodispersible *(aspartam, lactose)* boîte de 10. Remb 35 % - 2,12 €.
PHLOROGLUCINOL MERCK 80 mg : comprimé orodispersible *(aspartam, lactose)* boîte de 20. Non remb.
PHLOROGLUCINOL QUALIMED 80 mg : comprimé orodispersible *(aspartam, lactose)* boîte de 10. Remb 35 % - 2,12 €.
PHLOROGLUCINOL RATIOPHARM 80 mg : comprimé orodispersible *(aspartam, lactose)* boîte de 10. Remb 35 % - 2,12 €.
PHLOROGLUCINOL RPG 80 mg : comprimé orodispersible *(aspartam, lactose)* boîte de 10. Remb 35 % - 2,12 €.
PHLOROGLUCINOL SANDOZ 80 mg : comprimé orodispersible *(aspartam, lactose)* boîte de 10. Remb 35 % - 2,12 €.
PHLOROGLUCINOL SANDOZ CONSEIL 80 mg : comprimé orodispersible *(aspartam, lactose)* boîte de 20. Non remb.
PHLOROGLUCINOL TEVA 80 mg : comprimé orodispersible *(aspartam, lactose)* boîte de 10. Remb 35 % - 2,12 €.
SPASMOCALM 80 mg : comprimé orodispersible *(aspartam, lactose)* boîte de 20. Non remb.
SPASSIREX 80 mg : comprimé *(aspartam)* boîte de 10. Remb 35 % - 2,12 €.

PHOLCODYL

Informations détaillées sur www.monvidal.com

PHOLCONES BISMUTH

Décongestionnant

Présentation

PHOLCONES BISMUTH Adulte : suppositoire ; boîte de 8. Non remb.
PHOLCONES BISMUTH Enfant : suppositoire ; boîte de 8. Non remb.

Composition

	p suppos Ad	p suppos Enf
Guaïfénésine	200 mg	100 mg
Cinéole (eucalyptol)	120 mg	60 mg
Bismuth sous-succinate	80 mg	40 mg

Dans quel cas ce médicament est-il prescrit ?

Ce médicament contient des *antiseptiques* des *voies* respiratoires et du bismuth.
Il est utilisé dans le *traitement d'appoint* des affections de la gorge.

Contre-indications

Ce médicament ne doit pas être utilisé en cas d'*insuffisance rénale.*

Attention : Ce médicament contient un *terpène* (eucalyptol) : respectez la *posologie* préconisée et les conditions d'utilisation, notamment en cas d'*antécédent* de *convulsions* ou d'*épilepsie*.
En l'absence d'amélioration au bout de 5 jours, en cas d'apparition de fièvre, consultez votre médecin.

Grossesse et allaitement

En l'absence de données suffisantes, ce médicament est déconseillé pendant la grossesse.
Les *terpènes* peuvent donner un goût particulier au lait. Leur absorption par le *nourrisson* n'est pas souhaitable : évitez d'employer ce médicament pendant l'allaitement.

Mode d'emploi et posologie

- Adulte : 1 suppositoire Adulte, 1 à 3 fois par jour.
- Enfant de 8 à 15 ans : 1 suppositoire Enfant, 1 ou 2 fois par jour.
- Enfant de 6 à 8 ans : 1 suppositoire Enfant par jour.

Effets indésirables possibles

Liés à la guaïfénésine : douleurs d'estomac, nausées, vomissements.
En cas de dépassement de la *posologie* usuelle, les *terpènes* peuvent provoquer :
- des *convulsions* chez l'enfant,
- agitation, confusion des idées (notamment chez la personne âgée).

Laboratoires Coopération Pharmaceutique Française

PHOSPHALUGEL

Antiacide d'action locale

Présentation

PHOSPHALUGEL : comprimé à croquer (blanc ; arôme citron) ; boîte de 36. Remb 35 % - **3,56 €**.
PHOSPHALUGEL : suspension buvable (arôme orange) ; boîte de 26 sachets de 20 g. Remb 35 % - **4,00 €**.
PHOSPHALUGEL : suspension buvable (arôme orange) ; flacon de 250 g. Remb 35 % - **2,31 €**.

Composition

	p cp	p sach	p c à s
Aluminium phosphate	540 mg	2,47 g	2,47 g
Saccharose	650 mg		
Sorbitol	+	4,26 g	4,26 g

Dans quel cas ce médicament est-il prescrit ?

Ce médicament contient un *antiacide* d'action locale. Il agit en neutralisant les acides sécrétés par l'estomac.
Il est utilisé dans le traitement des aigreurs, brûlures d'estomac et remontées acides.

Contre-indications

Ce médicament ne doit pas être utilisé en cas d'*insuffisance rénale* grave.

Attention : N'utilisez pas ce médicament de façon prolongée sans l'avis de votre médecin : des examens peuvent être nécessaires si les *symptômes* persistent.
Il est préférable de consulter un médecin dans les situations suivantes :
- troubles de la digestion apparaissant pour la première fois, ou si les troubles ont changé récemment ;
- troubles associés à une perte de poids ;
- difficulté à avaler ou gêne abdominale persistante.

Compte tenu de la teneur en aluminium de ce médicament, des précautions sont nécessaires chez les *insuffisants rénaux* traités par *dialyse*.
Les personnes souffrant de douleurs d'estomac doivent éviter d'utiliser des médicaments contenant de l'aspirine ou des *AINS* qui fragilisent la *muqueuse* de l'estomac. Le paracétamol est en revanche sans danger pour traiter les douleurs ou la fièvre.

Interactions avec d'autres substances

Ce médicament peut diminuer l'absorption de nombreux médicaments. Un délai d'au moins 2 heures (voire 4 heures avec les *antibiotiques* de la famille des quinolones) doit être respecté entre la prise de ce médicament et celle des autres traitements. Demandez conseil à votre médecin ou à votre pharmacien.

Grossesse et allaitement

Les substances contenues dans ce médicament sont peu absorbées. Néanmoins, ne l'utilisez pas de façon prolongée pendant la grossesse ou l'allaitement sans l'avis de votre médecin ou de votre pharmacien.

Mode d'emploi et posologie

Ce médicament doit est pris après les repas ou au moment des douleurs.
Les comprimés doivent être sucés puis croqués avant d'être avalés.

Posologie usuelle :
1 à 2 comprimés ou sachets ou cuillères à soupe de suspension buvable, 2 ou 3 fois par jour.

Conseils : Une alimentation équilibrée, une mastication lente, la suppression des aliments difficiles à digérer et des boissons alcoolisées permettent souvent d'atténuer les *symptômes* dus aux remontées acides ou à une *inflammation* de l'estomac.
Si vous êtes fumeur, la poursuite du tabagisme est un frein important au traitement : la nicotine augmente l'acidité gastrique et réduit l'efficacité du muscle qui ferme la jonction entre l'œsophage et l'estomac.

Effets indésirables possibles

Constipation, notamment chez les personnes âgées.

Laboratoires Astellas Pharma

PHOSPHONEUROS

Informations détaillées sur www.monvidal.com

PHOSPHORE ALKO

Informations détaillées sur www.monvidal.com

PHYSIOGINE comprimé

Estrogène — **sur ordonnance**

Présentation

PHYSIOGINE : comprimé sécable ; boîte de 30. Liste II - Remb 35 % - **5,42 €**.

Composition

	p cp
Estriol	1 mg
Lactose	+

Dans quel cas ce médicament est-il prescrit ?

Ce médicament contient une *hormone* naturelle de la famille des *estrogènes*.
Il est utilisé pour soulager les *symptômes* dus à un déficit en estrogènes.

Contre-indications

Ce médicament ne doit pas être utilisé dans les cas suivants :
- *accident thromboembolique* (*phlébite*, *embolie* pulmonaire...) ancien ou survenant pendant le traitement ;
- cancer du sein ou de l'utérus ;
- saignement génital intermittent (l'origine de ce saignement doit être déterminée par des examens appropriés avant la mise en route du traitement) ;
- maladie du foie grave ou récente ;
- **grossesse**.

Votre médecin est seul juge pour prescrire ce médicament en cas de maladies cardiovasculaires prédisposant aux embolies, d'affection bénigne du sein ou de l'utérus, de *tumeur* de l'*hypophyse*, de troubles de la circulation rétinienne, d'*endométriose*, d'ictère (jaunisse) ou prurit survenu lors d'une grossesse, de *lupus érythémateux* disséminé ou de *vascularite systémique*.

Attention : De récentes études ont montré une augmentation du risque de survenue d'un cancer du sein chez les femmes ayant reçu un traitement prolongé des *symptômes* de la *ménopause*. Le traitement doit par conséquent être prescrit à la dose minimale efficace et pour une durée la plus courte possible. En l'absence de troubles, sa prescription ne doit pas être systématique.
Une surveillance médicale est nécessaire avant et pendant le traitement. Cette surveillance sera renforcée chez les femmes souffrant d'*hypertension artérielle*, d'*hypertriglycéridémie*, de *diabète*, de *porphyrie*, d'*otospongiose*, ou ayant des *antécédents* familiaux de cancer du sein.

Des maux de tête importants et inhabituels, des troubles de la vision, une élévation franche de la tension artérielle imposent l'arrêt du traitement et la consultation d'un médecin.

Interactions avec d'autres substances

L'efficacité du traitement peut être diminuée par la prise conjointe d'un médicament *inducteur enzymatique*.

Grossesse et allaitement

Ce médicament n'a pas d'indication chez la femme enceinte. Si une grossesse survient sous traitement, éventualité rare mais possible en début de pré-ménopause, consultez votre médecin et arrêtez le traitement. Aucune malformation imputable à ce médicament n'a été observée à ce jour.

Lorsque la *ménopause* est confirmée, une grossesse est impossible, y compris en cas de réapparition des règles.

Mode d'emploi et posologie

Les comprimés doivent être avalés avec un peu d'eau, en une seule prise par jour, de préférence à heure fixe.

Il convient de ne pas prendre ce médicament au cours de repas riches en graisse.

Posologie usuelle :

½ à 1 comprimé par jour.

Conseils : Chez la femme ménopausée, un *progestatif* est généralement associé aux *estrogènes* pour éviter une stimulation excessive de l'utérus. N'arrêtez pas la prise du progestatif sans l'avis de votre médecin.

La réapparition de règles est fréquente (mais pas obligatoire) après chaque interruption de traitement. En revanche, tout saignement en cours de traitement doit être signalé à votre médecin.

Effets indésirables possibles

Tension des seins (qui traduit généralement un *surdosage*).

Saignement génital intermittent (à signaler à votre médecin).

Ce médicament contient un *estrogène* naturel, identique à celui sécrété par les ovaires. Il ne semble pas exposer aux effets indésirables qui peuvent être (rarement) rencontrés avec les estrogènes de synthèse contenus dans les pilules *contraceptives* ; il serait néanmoins souhaitable d'interrompre le traitement en cas :

- d'*accident thromboembolique* ou autre accident cardiovasculaire ;
- de jaunisse ;
- de *tumeur* bénigne ou maligne du foie, du sein ou de l'utérus ;
- de maux de tête ou *vertiges* importants et inhabituels, d'altération brutale de la vision ;
- de crise d'*épilepsie* ;
- d'écoulement de lait par le mamelon.

La prise d'estrogènes augmente également le risque de calculs de la vésicule biliaire.

Laboratoires Organon SA

PHYSIOGINE ovule et crème

Estrogène — sur ordonnance

Présentation

PHYSIOGINE 0,5 mg : ovule ; boîte de 15. Liste II - Remb 35 % - **3,90 €**.

PHYSIOGINE 0,1 % : crème vaginale ; tube de 15 g et applicateur. Liste II - Remb 35 % - **5,14 €**.

Composition

	p ovule	p 100 g
Estriol	0,5 mg	100 mg

Dans quel cas ce médicament est-il prescrit ?

Ce médicament permet l'apport local d'une *hormone* de la famille des *estrogènes*.

Il est utilisé pour corriger les *symptômes* vaginaux dus à une *carence* en *estrogènes* lors de la *ménopause* (*atrophie* vaginale...).

Contre-indications

Ce médicament ne doit pas être utilisé dans les cas suivants :

- *accident thromboembolique* (*phlébite*, *embolie* pulmonaire...) ancien ou survenant pendant le traitement ;
- *cancer hormonodépendant* ;
- saignement génital intermittent (l'origine de ce saignement doit être déterminée par des examens avant la mise en route du traitement).

Attention : De récentes études ont montré une augmentation du risque de survenue d'un cancer du sein chez les femmes ayant reçu un traitement prolongé des *symptômes* de la *ménopause*. Le traitement doit par conséquent être prescrit à la dose minimale efficace et pour une durée la plus courte possible. En l'absence de troubles, sa prescription ne doit pas être systématique.

Grossesse et allaitement

Il n'y a aucune raison d'utiliser ce médicament pendant la grossesse ou l'allaitement.

Mode d'emploi et posologie

L'ovule ou la crème doivent être introduits dans le vagin, le soir au coucher. Pour la crème, utiliser l'applicateur.

Posologie usuelle :

1 application de crème ou 1 ovule par jour, pendant 3 semaines.

En *traitement d'entretien*, 1 application de crème ou 1 ovule, 2 jours par semaine.

Effets indésirables possibles

En début de traitement : irritation, démangeaisons locales, douleur dans les seins.

Laboratoires Organon SA

PHYSIOMYCINE

Informations détaillées sur www.monvidal.com

PHYSIOTENS
Antihypertenseur — sur ordonnance

Présentation
PHYSIOTENS 0,2 mg : comprimé (rose pâle) ; boîte de 30. Liste I - Remb 65 % - **9,86 €**.
PHYSIOTENS 0,2 mg : comprimé (rose pâle) ; boîte de 90. Liste I - Remb 65 % - **28,51 €**.
PHYSIOTENS 0,4 mg : comprimé (rouge) ; boîte de 30. Liste I - Remb 65 % - **17,35 €**.
PHYSIOTENS 0,4 mg : comprimé (rouge) ; boîte de 90. Liste I - Remb 65 % - **48,23 €**.

Composition

	p cp	p cp
Moxonidine	0,2 mg	0,4 mg
Lactose	+	+

Dans quel cas ce médicament est-il prescrit ?
Ce médicament est un *antihypertenseur*. Il agit sur les centres nerveux qui interviennent dans la régulation de la tension artérielle.
Il est utilisé dans le traitement de l'*hypertension artérielle*.

Contre-indications
Ce médicament ne doit pas être utilisé en cas d'*état dépressif* grave.

Attention : Des précautions sont nécessaires en cas d'*insuffisance rénale* grave, de maladie de *Parkinson*, de *glaucome*, d'*épilepsie*, d'*antécédent* d'œdème de *Quincke* et chez l'enfant.
N'interrompez jamais brutalement le traitement prescrit. Espacez progressivement les prises. Un avis médical est toujours préférable.
Évitez les boissons alcoolisées : augmentation du risque de somnolence.
Conducteur : à forte dose, ce médicament peut être responsable d'une somnolence ou d'une baisse de la vigilance.

Interactions avec d'autres substances
Informez votre médecin ou votre pharmacien si vous prenez un *AINS*, un *antidépresseur imipraminique*, un *corticoïde*, un *neuroleptique*, un *sédatif* ou un médicament contenant du baclofène.

Grossesse et allaitement
L'effet de ce médicament pendant la grossesse ou l'allaitement est mal connu. Par prudence, son usage est déconseillé chez la femme enceinte ou chez celle qui allaite.

Mode d'emploi et posologie
Ce médicament doit être pris au début des repas.

Posologie usuelle :
- Adulte : 1 comprimé à 0,2 mg ou à 0,4 mg par jour.

Conseils : Votre tension artérielle doit être contrôlée régulièrement. Les appareils permettant une mesure automatique de la tension à domicile utilisent souvent un procédé de mesure différent de celui qu'emploie votre médecin. Si vous avez un tel appareil, apportez-le en consultation pour vous assurer que la mesure obtenue est bien conforme à celle du tensiomètre de votre médecin.
Le traitement médicamenteux ne dispense pas de mesures simples pouvant faire baisser la tension artérielle : activité physique régulière, modération de la consommation de boissons alcoolisées et de *sel*, lutte contre l'excès de poids.

Effets indésirables possibles
Sécheresse de la bouche, fatigue, insomnie ou somnolence, maux de tête, *vertiges*, sensation de faiblesse dans les jambes, nervosité, nausées.
Exceptionnellement : *réaction allergique*.

Laboratoires Solvay Pharma

PHYTAT DB
Informations détaillées sur www.monvidal.com

PHYTÉMAG
Informations détaillées sur www.monvidal.com

PHYTOGARGARISME
Informations détaillées sur www.monvidal.com

PHYTOMÉLIS
Informations détaillées sur www.monvidal.com

PHYTOTUX
Antitussif

Présentation
PHYTOTUX : sirop ; flacon de 250 ml. Non remb.

Composition

	p c à s
Ipécacuanha, extrait concentré pour sirop	787,5 mg
Baume de Tolu, extrait concentré pour sirop	858 mg
Saccharose	12 g
Alcool	270 mg

Dans quel cas ce médicament est-il prescrit ?
Ce sirop *antitussif* contient des extraits de plantes.
Il est utilisé dans le *traitement d'appoint* des affections bronchiques aiguës bénignes.

Contre-indications
En raison de la teneur en alcool, ce médicament ne doit pas être utilisé chez l'enfant de moins de 6 ans.

Attention : La toux est un symptôme qui peut révéler de nombreuses maladies : consultez votre médecin si elle persiste plus de quelques jours.
Ce médicament contient du *sucre* (saccharose) et de l'alcool en quantité notable.

Grossesse et allaitement
L'effet de ce médicament pendant la grossesse ou l'allaitement est mal connu. L'évaluation du risque éventuel lié à son utilisation est individuelle : demandez conseil à votre pharmacien ou à votre médecin.

Mode d'emploi et posologie
- Adulte : 1 cuillère à soupe, 1 à 4 fois par jour.
- Enfant de 30 à 50 kg (environ 10 à 15 ans) : 3 à 4 cuillères à café par jour.
- Enfant de 20 à 30 kg (environ 6 à 10 ans) : 2 ou 3 cuillères à café par jour.

Conseils : Des mesures simples permettent de calmer les toux sèches : boissons chaudes et humidification de l'air ambiant.
Fumer, ou être exposé à la fumée des autres, nuit à l'efficacité du traitement.

Effets indésirables possibles

Réaction allergique.

Laboratoires Lehning

PIASCLÉDINE
Extraits végétaux

Présentation

PIASCLÉDINE 300 : gélule (orange et gris) ; boîte de 15. Remb 35 % - **7,86 €**.

Composition

	p gél
Insaponifiables d'huile d'avocat	100 mg
Insaponifiables d'huile de soja	200 mg

Dans quel cas ce médicament est-il prescrit ?

Ce médicament contient une association d'extraits végétaux.
Il est utilisé dans le *traitement d'appoint* des parodontopathies (*inflammation* des gencives avec déchaussement des dents) et des douleurs liées à l'*arthrose* du genou ou de la hanche.

Attention : Dans le traitement de l'arthrose, ce médicament a un effet différé de quelques semaines.

Grossesse et allaitement

L'effet de ce médicament pendant la grossesse ou l'allaitement est mal connu. L'évaluation du risque éventuel lié à son utilisation est individuelle : demandez conseil à votre pharmacien ou à votre médecin.

Mode d'emploi et posologie

Les gélules doivent être avalées avec un verre d'eau, au milieu des repas.

Posologie usuelle :
1 gélule par jour.

Conseils : La parodontite provient souvent d'une mauvaise hygiène buccodentaire qui favorise la formation de plaque dentaire et de tartre : une hygiène soigneuse de la bouche et des visites régulières chez le dentiste restent nécessaires.

Effets indésirables possibles

Rares régurgitations à odeur lipidique, *réaction allergique*.
Diarrhées, douleurs d'estomac.

Laboratoires Expanscience

PILO
Antiglaucomateux

Présentation

PILO 1 : collyre ; flacon de 10 ml. Remb 65 % - **2,78 €**.
PILO 2 : collyre ; flacon de 10 ml. Remb 65 % - **3,07 €**.

Composition

	p 100 ml	p 100 ml
Pilocarpine nitrate	1 g	2 g
Chlorure de benzalkonium	+	+

Dans quel cas ce médicament est-il prescrit ?

Ce collyre a la propriété de contracter la pupille et de diminuer la pression des liquides contenus dans l'œil (*tension intraoculaire*).
Il est utilisé dans le traitement du *glaucome* à angle ouvert (glaucome chronique) et dans les crises de glaucome par fermeture de l'angle.

Contre-indications

Ce médicament ne doit pas être utilisé en cas d'iridocyclite (maladie inflammatoire de l'iris).

Attention : Certaines contre-indications ne peuvent être détectées que par un ophtalmologiste : ne réutilisez pas ce médicament sans avis médical.
En cas de myopie, des précautions sont nécessaires.
En cas d'intervention chirurgicale, l'anesthésiste doit être prévenu de l'utilisation de ce collyre.
Conducteur : l'instillation de ce collyre peut provoquer une gêne visuelle transitoire.

Interactions avec d'autres substances

Ce collyre peut interagir avec d'autres collyres : respectez un intervalle de 15 minutes entre deux instillations, sauf indication contraire de votre ophtalmologiste.

Grossesse et allaitement

L'effet de ce médicament pendant la grossesse ou l'allaitement est mal connu : seul votre médecin peut évaluer le risque éventuel de son utilisation dans votre cas.

Mode d'emploi et posologie

Tirer la paupière inférieure vers le bas tout en regardant vers le haut et déposer une goutte de collyre entre la paupière et le globe oculaire (*cul-de-sac conjonctival*).

Posologie usuelle :
Elle est fixée par l'ophtalmologiste en fonction de la *tension intraoculaire*.

Conseils : L'application correcte du produit peut nécessiter une aide, notamment chez une personne handicapée ou âgée.
Ne conservez pas ce collyre plus de 1 mois après une première utilisation.

Effets indésirables possibles

Rétrécissement de la pupille, troubles de la vision, larmoiement.

Laboratoires Chauvin Bausch & Lomb

PILOCARPINE FAURE

Informations détaillées sur www.monvidal.com

PILOSELLE BOIRON

Informations détaillées sur www.monvidal.com

PILOSURYL

Informations détaillées sur www.monvidal.com

PINAVÉRIUM 100 mg
Génériques
Antispasmodique à visée digestive — sur ordonnance

Les médicaments ci-dessous sont des génériques de DICETEL (voir p. 395).

BROMURE DE PINAVERIUM BIPHAR 100 mg : comprimé *(acide stéarique, jaune orangé S laque aluminique, lactose)* boîte de 30. Liste II - Remb 35 % - 5,92 €.
PINAVERIUM ALMUS 100 mg : comprimé boîte de 30. Liste II - Remb 35 % - 5,92 €.
PINAVERIUM ARROW 100 mg : comprimé boîte de 30. Liste II - Remb 35 % - 5,92 €.
PINAVERIUM BIOGARAN 100 mg : comprimé boîte de 30. Liste II - Remb 35 % - 5,92 €.
PINAVERIUM EG 100 mg : comprimé boîte de 30. Liste II - Remb 35 % - 5,92 €.
PINAVERIUM MERCK 100 mg : comprimé boîte de 30. Liste II - Remb 35 % - 5,92 €.
PINAVERIUM QUALIMED 100 mg : comprimé boîte de 30. Liste II - Remb 35 % - 5,92 €.
PINAVERIUM RANBAXY 100 mg : comprimé boîte de 30. Liste II - Remb 35 % - 5,92 €.
PINAVERIUM RATIOPHARM 100 mg : comprimé boîte de 30. Liste II - Remb 35 % - 5,92 €.
PINAVERIUM SANDOZ 100 mg : comprimé boîte de 30. Liste II - Remb 35 % - 5,92 €.
PINAVERIUM TEVA 100 mg : comprimé boîte de 30. Liste II - Remb 35 % - 5,92 €.

PIPORTIL
Informations détaillées sur www.monvidal.com

PIPRAM FORT
Antibiotique urinaire — sur ordonnance

Présentation
PIPRAM FORT 400 mg : comprimé (jaune pâle) ; boîte de 10. Liste I - Remb 65 % - **9,17 €**.

Composition

	p cp
Acide pipémidique	400 mg
Amidon de blé (gluten)	+

Dans quel cas ce médicament est-il prescrit ?
C'est un *antibiotique* qui appartient à la famille des quinolones.
Il est utilisé dans le traitement des infections des *voies urinaires*, en l'absence de fièvre.

Contre-indications
Ce médicament ne doit pas être utilisé dans les cas suivants :
- *allergie* aux *antibiotiques* de la famille des quinolones,
- déficit en *G6PD*,
- *intolérance* au gluten,
- enfant de moins de 15 ans,
- **grossesse**.

Attention : Ce médicament est photosensibilisant : une exposition aux rayons *ultraviolets* (soleil, lampe à bronzer) peut provoquer des réactions cutanées. N'omettez pas de signaler à votre médecin vos projets de vacances au soleil pendant la durée du traitement.
Si une fièvre apparaît, qui peut traduire une infection plus sérieuse, consultez votre médecin.
Conducteur : ce médicament peut être responsable de *vertiges*.

Grossesse et allaitement
L'effet de ce médicament sur l'enfant à naître est mal connu. Par mesure de prudence, son usage est contre-indiqué.
Ce médicament passe très faiblement dans le lait maternel. Ne poursuivez pas l'allaitement sans avis médical.

Mode d'emploi et posologie
Ce médicament est pris de préférence au cours d'un repas.

Posologie usuelle :
- Adulte : 1 comprimé à 400 mg, matin et soir.

Conseils : Le médecin prescrit parfois une analyse d'urine pour identifier le *germe* responsable de l'infection et tester sa sensibilité aux *antibiotiques*. Le résultat de cet examen peut être faussé en cas d'automédication préalable : ne prenez pas d'antibiotiques sans avis médical.

Effets indésirables possibles
Troubles digestifs.
Photosensibilisation (voir Attention).
Réaction allergique.
Vertiges, troubles de l'équilibre chez la personne âgée.

Laboratoires sanofi-aventis France

PIRACÉTAM 20 g/100 ml
Génériques
Psychotonique — sur ordonnance

Les médicaments ci-dessous sont des génériques de NOOTROPYL (voir p. 902).

PIRACETAM ARROW 20 % : solution buvable *(glucose, glycérol, sodium, sorbitol)* flacon de 125 ml avec seringue. Liste II - Remb 35 % - 3,67 €.
PIRACETAM MERCK 20 % : solution buvable *(glucose, glycérol, sodium, sorbitol)* flacon de 125 ml avec seringue. Liste II - Remb 35 % - 3,68 €.
PIRACETAM QUALIMED 20 % : solution buvable *(glucose, glycérol, sodium, sorbitol)* flacon de 125 ml avec seringue. Liste II - Remb 35 % - 3,67 €.
PIRACETAM SANDOZ 20 % : solution buvable *(glycérol, sirop de glucose)* flacon de 125 ml. Liste II - Remb 35 % - 3,67 €.
PIRACETAM TEVA 20 % : solution buvable *(glucose, glycérol, sodium, sorbitol)* flacon de 125 ml. Liste II - Remb 35 % - 3,67 €.

PIRACÉTAM 400 mg
Génériques
Psychotonique — sur ordonnance

Les médicaments ci-dessous sont des génériques de NOOTROPYL (voir p. 902).

PIRACETAM BIOGARAN 400 mg : comprimé boîte de 90. Liste II - Remb 35 % - 5,15 €.

PIRACETAM MERCK 400 mg : comprimé boîte de 60. Liste II - Remb 35 % - 3,61 €.
PIRACETAM QUALIMED 400 mg : comprimé boîte de 60. Liste II - Remb 35 % - 3,61 €.

PIRACÉTAM 800 mg
Génériques
Psychotonique
sur ordonnance

Les médicaments ci-dessous sont des génériques de NOOTROPYL (voir p. 902).

PIRACETAM ARROW 800 mg : comprimé boîte de 45. Liste II - Remb 35 % - 6,31 €.
PIRACETAM BIOGARAN 800 mg : comprimé sécable boîte de 45. Liste II - Remb 35 % - 6,31 €.
PIRACETAM EG 800 mg : comprimé sécable boîte de 45. Liste II - Remb 35 % - 6,31 €.
PIRACETAM MERCK 800 mg : comprimé boîte de 45. Liste II - Remb 35 % - 6,31 €.
PIRACETAM QUALIMED 800 mg : comprimé boîte de 45. Liste II - Remb 35 % - 6,31 €.
PIRACETAM RATIOPHARM 800 mg : comprimé sécable boîte de 45. Liste II - Remb 35 % - 6,31 €.
PIRACETAM RPG 800 mg : comprimé sécable boîte de 45. Liste II - Remb 35 % - 6,31 €.
PIRACETAM SANDOZ 800 mg : comprimé boîte de 45. Liste II - Non remb.
PIRACETAM SANDOZ 800 mg : comprimé sécable boîte de 45. Liste II - Remb 35 % - 6,31 €.
PIRACETAM TEVA 800 mg : comprimé sécable boîte de 45. Liste II - Remb 35 % - 6,31 €.
PIRACETAM ZYDUS 800 mg : comprimé sécable boîte de 45. Liste II - Remb 35 % - 6,31 €.
PIRACETAM ZYDUS 800 mg : comprimé sécable boîte de 45. Liste II - Remb 35 % - 6,31 €.

PIRILÈNE
Informations détaillées sur www.monvidal.com

PIROXICAM 10 mg
Génériques
Anti-inflammatoire non stéroïdien
sur ordonnance

Les médicaments ci-dessous sont des génériques de FELDÈNE oral, rectal (voir p. 503).

PIROXICAM BIOGARAN 10 mg : gélule *(lactose)* boîte de 30. Liste I - Remb 65 % - 3,67 €.
PIROXICAM G GAM 10 mg : comprimé *(lactose)* boîte de 30. Liste I - Remb 65 % - 3,67 €.
PIROXICAM MERCK 10 mg : gélule boîte de 30. Liste I - Remb 65 % - 3,67 €.
PIROXICAM RPG 10 mg : gélule *(lactose)* boîte de 30. Liste I - Remb 65 % - 3,67 €.
PIROXICAM TEVA 10 mg : gélule *(lactose)* boîte de 30. Liste I - Remb 65 % - 3,67 €.
PIROXICAM WINTHROP 10 mg : gélule boîte de 30. Liste I - Remb 65 % - 3,67 €.

PIROXICAM 20 mg
Génériques
Anti-inflammatoire non stéroïdien
sur ordonnance

Les médicaments ci-dessous sont des génériques de FELDÈNE oral, rectal (voir p. 503).

PIROXICAM BIOGARAN 20 mg : gélule *(lactose)* boîte de 15. Liste I - Remb 65 % - 3,97 €.
PIROXICAM EG 20 mg : gélule *(lactose)* boîte de 15. Liste I - Remb 65 % - 3,97 €.
PIROXICAM G GAM 20 mg : comprimé sécable *(lactose)* boîte de 15. Liste I - Remb 65 % - 3,97 €.
PIROXICAM MERCK 20 mg : gélule boîte de 15. Liste I - Remb 65 % - 3,98 €.
PIROXICAM RATIOPHARM 20 mg : gélule *(lactose)* boîte de 15. Liste I - Remb 65 % - 3,97 €.
PIROXICAM RPG 20 mg : gélule *(lactose)* boîte de 15. Liste I - Remb 65 % - 3,97 €.
PIROXICAM SANDOZ 20 mg : gélule *(lactose)* boîte de 15. Liste I - Remb 65 % - 3,97 €.
PIROXICAM TEVA 20 mg : gélule *(lactose)* boîte de 15. Liste I - Remb 65 % - 3,97 €.
PIROXICAM WINTHROP 20 mg : gélule boîte de 15. Liste I - Remb 65 % - 3,97 €.
PIROXICAM ZYDUS 20 mg : gélule *(lactose)* boîte de 15. Liste I - Remb 65 % - 3,97 €.

PIROXICAM MERCK 20 mg : comprimé dispersible sécable *(lactose)* boîte de 15. Liste I - Remb 65 % - 3,98 €.

PIROXICAM MERCK 20 mg : suppositoire boîte de 15. Liste I - Remb 35 % - 5,88 €.

PISSENLIT BOIRON
Informations détaillées sur www.monvidal.com

PIVALONE
Corticoïde nasal
sur ordonnance

Présentation
PIVALONE : suspension nasale ; flacon pulvérisateur de 10 ml (100 doses). Liste II - Remb 35 % - **4,19 €**.

Composition

	p 10 ml
Tixocortol pivalate	100 mg

Dans quel cas ce médicament est-il prescrit ?
Ce médicament d'usage local contient un *corticoïde* qui possède une activité *anti-inflammatoire* marquée sur les *muqueuses*, notamment celles du nez.

Il est utilisé dans le traitement des *rhinites* d'origine allergique ou inflammatoire.

Contre-indications
Ce médicament ne doit pas être utilisé dans les cas suivants :
– de saignement de nez,
– d'infection.

Attention : En cas de signes d'infection nasale (fièvre, coloration des sécrétions nasales), consultez votre médecin.

Grossesse et allaitement
L'effet de ce médicament pendant la grossesse ou l'allaitement est mal connu : seul votre médecin peut évaluer le risque éventuel de son utilisation dans votre cas.

Mode d'emploi et posologie
Les pulvérisations sont faites au cours d'une brève inspiration, après un mouchage soigneux, en tenant le flacon verticalement.

Posologie usuelle :
1 ou 2 pulvérisations dans chaque narine, 2 à 4 fois par jour.

Effets indésirables possibles
Irritation locale en début de traitement, sécheresse nasale, *réaction allergique*.

Laboratoires Pfizer

PLAQUENIL
Antirhumatismal

Présentation

PLAQUENIL : comprimé (blanc) ; boîte de 30. Remb 65 % - **5,37 €**.

Composition

	p cp
Hydroxychloroquine sulfate	200 mg
Lactose	+

Dans quel cas ce médicament est-il prescrit ?

C'est un antirhumatismal d'action lente, ayant des propriétés *antalgiques* et *anti-inflammatoires*. Sa structure chimique est proche de certains médicaments utilisés dans le traitement du *paludisme* (antipaludiques).

Il est utilisé dans le traitement de la *polyarthrite rhumatoïde* et des maladies du *collagène*, notamment le *lupus érythémateux* disséminé. Il est également utilisé dans la prévention des *lucites*.

Contre-indications

Ce médicament ne doit pas être utilisé dans les cas suivants :
- maladie de la *rétine*,
- *allergie* aux dérivés de la chloroquine (NIVAQUINE...),
- **allaitement**.

Attention : Des précautions sont nécessaires en cas de *porphyrie*, d'*insuffisance rénale* ou *hépatique*, de *psoriasis* et de déficit en *G6PD*.

Ce médicament peut être toxique pour la *rétine* : une surveillance ophtalmologique régulière est indispensable pendant toute la durée du traitement. N'utilisez jamais ce médicament sans avis médical.

L'hydroxychloroquine peut exceptionnellement provoquer des anomalies de la *numération formule sanguine* : des analyses de sang régulières sont nécessaires en cas de traitement prolongé.

Conducteur : ce médicament peut être responsable de troubles visuels.

Grossesse et allaitement

L'effet de ce médicament pendant la grossesse est mal connu : seul votre médecin peut évaluer le risque éventuel de son utilisation dans votre cas.

Ce médicament passe dans le lait maternel. L'allaitement est contre-indiqué pendant le traitement.

Mode d'emploi et posologie

Les comprimés doivent être avalés après les repas.

Les comprimés ne sont pas adaptés à l'enfant de moins de 6 ans. En effet, ils risquent d'obstruer les voies respiratoires si l'enfant déglutit mal et que le comprimé passe dans la trachée (fausse route).

Posologie usuelle :

Traitement de la *polyarthrite rhumatoïde* :
- Adulte :
  - *traitement d'attaque* : 2 ou 3 comprimés par jour ;
  - *traitement d'entretien* : 1 ou 2 comprimés par jour.
- Enfant de plus de 6 ans : 10 à 20 mg par kg et par jour, soit pour un enfant de 20 kg, 1 à 2 comprimés par jour.

Prévention des *lucites* : 2 ou 3 comprimés par jour pendant 3 semaines, en commençant le traitement 7 jours avant l'exposition.

Effets indésirables possibles

Dépôt du médicament dans la *cornée*, troubles de l'*accommodation*, maladie de la *rétine*, régressant à l'arrêt du traitement.

Nausées, diarrhée, perte d'appétit, douleur abdominale.

Laboratoires sanofi-aventis France

PLASTÉNAN

Informations détaillées sur www.monvidal.com

PLAVIX
Antiagrégant plaquettaire — sur ordonnance

Présentation

PLAVIX 75 mg : comprimé (rose) ; boîte de 28. Liste I - Non remb.

PLAVIX 75 mg : comprimé (rose) ; boîte de 30. Liste I - Remb 65 % - **56,82 €**.

Composition

	p cp
Clopidogrel	75 mg

Dans quel cas ce médicament est-il prescrit ?

Ce médicament est un fluidifiant du sang qui appartient à la famille des *antiagrégants plaquettaires*.

Il est utilisé dans la prévention des complications cardiovasculaires de l'*athérosclérose*.

Contre-indications

Ce médicament ne doit pas être utilisé dans les cas suivants :
- *insuffisance hépatique* grave,
- *hémorragie* ou risque hémorragique,
- **allaitement**.

Attention : Certaines interventions chirurgicales ou dentaires nécessitent l'arrêt du médicament 7 jours avant le geste chirurgical : la prise de ce médicament doit être signalée à l'anesthésiste ou au dentiste.

Des précautions sont nécessaires en cas d'*insuffisance rénale*.

Interactions avec d'autres substances

L'addition de l'effet de ce médicament à celui des autres *antiagrégants plaquettaires* (aspirine notamment) ou des *anticoagulants* peut augmenter le risque de saignement.

Ne prenez pas d'*AINS* sans informer votre médecin ; ils sont susceptibles de provoquer des saignements du tube digestif qui peuvent être aggravés par ce médicament.

Grossesse et allaitement

L'effet de ce médicament pendant la grossesse est mal connu : seul votre médecin peut évaluer le risque éventuel de son utilisation dans votre cas.

Les données disponibles ne permettent pas de savoir si ce médicament passe dans le lait maternel ; un choix est donc nécessaire entre l'allaitement et la prise du médicament. Cette décision devra être prise en accord avec votre médecin.

Mode d'emploi et posologie

Le comprimé peut être pris à n'importe quel moment de la journée, pendant ou entre les repas.

Posologie usuelle :

- Adulte : 1 comprimé par jour.

Conseils : Ce médicament ne dispense pas des mesures non médicamenteuses ayant montré leur efficacité pour lutter contre l'*athérosclérose* : arrêt d'un tabagisme éventuel, régime alimentaire de type méditerranéen, exercice physique régulier.

Effets indésirables possibles

Saignements divers (nez, gencive...), sang dans les urines ou dans les selles ; la réalisation d'une *numération formule sanguine* est alors nécessaire.

Troubles digestifs, *éruption cutanée*, démangeaisons, maux de tête, étourdissements, fourmillements.

Exceptionnellement : baisse du nombre des *globules blanc* ou des *plaquettes*, *réaction allergique*.

Laboratoires sanofi-aventis France

PLENESIA

Informations détaillées sur www.monvidal.com

PLITICAN

Informations détaillées sur www.monvidal.com

PLUREXID

Antiseptique local

Présentation

PLUREXID : solution moussante pour application cutanée ; flacon de 250 ml. Remb 35 % - **3,74 €**.
PLUREXID : solution moussante pour application cutanée ; flacon de 400 ml. Non remb.

Composition

	p 100 ml
Chlorhexidine gluconate	1,5 g
Agent moussant	+

Dans quel cas ce médicament est-il prescrit ?

Ce médicament contient un *antiseptique* local associé à un agent moussant.

Il est utilisé pour nettoyer la peau et pour assurer l'*antisepsie* des lésions infectées ou exposées à un risque d'infection.

Contre-indications

Ce médicament ne doit pas être utilisé dans les cas suivants :

- dans les yeux ou dans le conduit auditif (risque de toxicité en cas de perforation du tympan) ;
- pour la désinfection du matériel médico-chirurgical (voir Attention).

Attention : Évitez l'usage prolongé de ce médicament, notamment chez l'enfant, sur les *muqueuses* et sur des surfaces étendues ou profondément lésées, sans l'avis de votre médecin : risque de passage du médicament dans le sang.
Cet *antiseptique* ne convient pas pour la désinfection des ciseaux, rasoirs et autres objets potentiellement contaminants.

Interactions avec d'autres substances

L'association à d'autres *antiseptiques* ou aux savons est déconseillée car leurs effets risquent de s'annuler.

Les produits d'hygiène intime ne doivent pas être utilisés dans les 2 heures qui suivent un rapport sexuel protégé par un spermicide local (risque d'inactivation de l'effet contraceptif).

Grossesse et allaitement

L'utilisation ponctuelle de ce médicament pendant la grossesse ou l'allaitement ne semble pas poser de problème particulier.

Cet *antiseptique* ne doit pas être appliqué sur le mamelon sans avis médical. Un rinçage soigneux avant la tétée est indispensable.

Mode d'emploi et posologie

Ce produit peut être utilisé pur ou dilué.

Après dilution, la solution doit être utilisée immédiatement ; la quantité non utilisée doit être jetée.

Un rinçage soigneux est indispensable quand le produit est utilisé en lavage ou en bain.

Posologie usuelle :

Traitement des plaies superficielles et peu étendues : badigeonner les surfaces à traiter à l'aide d'une compresse imbibée avec la solution pure.

En lavage, la solution peut être utilisée pure ou diluée (3 bouchons par litre d'eau).

En bain local (trempage), la solution doit être diluée (3 bouchons pour 2 litres d'eau ou 1 cuillère à café pour un verre d'eau).

Pour la toilette intime, la solution doit être diluée (3 bouchons par litre d'eau).

Conseils : Le simple lavage à l'eau et au savon permet d'éliminer la majorité des *germes* : il doit être suivi d'un rinçage soigneux car le savon peut inactiver certains *antiseptiques*.
Tous les antiseptiques peuvent être contaminés par des germes : une fois ouvert, le flacon ne doit pas être conservé plus de 3 mois.

Effets indésirables possibles

Eczéma de contact.

Laboratoires UCB Pharma

PNEUMASEPTIC

Informations détaillées sur www.monvidal.com

PNEUMO 23

Vaccin : pneumococcies

Présentation

PNEUMO 23 : solution injectable ; seringue préremplie de 0,5 ml. Remb 65 % - **13,87 €**.

Composition

	p seringue
Streptococcus pneumoniae, polyosides purifiés	1 dose

Dans quel cas ce médicament est-il prescrit ?

C'est un *vaccin* composé de fragments de pneumocoques. Il ne contient aucun *germe* vivant.

Il est utilisé dans la prévention des infections à pneumocoques, notamment respiratoires chez des personnes fragiles. L'immunité apparaît 15 jours après l'injection et dure environ 5 ans.

Contre-indications

Ce vaccin ne doit pas être utilisé en cas d'injection du même *vaccin* datant de moins de 3 ans.

Attention : En cas de fièvre élevée, de maladie aiguë, il est préférable de différer la vaccination.

Grossesse et allaitement

Il est préférable d'effectuer cette vaccination en dehors de la grossesse.

Mode d'emploi et posologie

Bien agiter la seringue avant l'emploi, la réchauffer à température ambiante si nécessaire. L'injection doit être réalisée par *voie sous-cutanée* ou *intramusculaire*.

Posologie usuelle :

1 injection unique assure une protection de 3 à 5 ans.

La vaccination peut être renouvelée régulièrement à l'issue de ce délai chez les personnes à haut risque.

Conseils : Les réactions fébriles dues aux *vaccins* peuvent être combattues en prenant de l'aspirine ou du paracétamol.

Pour garder son efficacité, ce médicament doit être conservé entre + 2 °C et + 8 °C (partie la plus froide du réfrigérateur). Toutefois, une rupture de la chaîne du froid pendant une durée limitée (quelques heures à température ambiante inférieure à 25 °C) ne devrait pas prêter à conséquence. En pratique, en cas de nécessité, un délai de quelques heures peut séparer l'achat du vaccin en pharmacie de son stockage au réfrigérateur ou de la vaccination.

Ce vaccin ne doit pas être congelé.

Effets indésirables possibles

Réactions douloureuses ou allergiques, *nodule* au point d'injection.

Fièvre modérée pendant 24 heures.

Exceptionnellement : douleurs articulaires, *réaction allergique*.

Laboratoires Sanofi Pasteur MSD SNC

PNEUMOGÉINE

Informations détaillées sur www.monvidal.com

PNEUMOREL

Antitussif

sur ordonnance

Présentation

PNEUMOREL 80 mg : comprimé (blanc) ; boîte de 30. Liste II - Non remb.

PNEUMOREL : sirop (orangé ; arômes : miel, vanille) ; flacon de 150 ml. Liste II - Non remb.

Composition

	p cp	p c à s
Fenspiride chlorhydrate	80 mg	30 mg
Saccharose		9 g

Dans quel cas ce médicament est-il prescrit ?

Ce médicament lutte contre l'*inflammation* des bronches.

Il est utilisé seul ou en complément d'un traitement anti-infectieux dans de nombreuses affections des *voies respiratoires* et des bronches.

Attention : Le sirop contient du *sucre* (saccharose) en quantité notable.

Grossesse et allaitement

L'effet de ce médicament pendant la grossesse ou l'allaitement est mal connu. Par prudence, son usage est déconseillé chez la femme enceinte ou chez celle qui allaite.

Mode d'emploi et posologie

Les comprimés et le sirop doivent être pris au début des repas. Le sirop peut être mélangé au contenu des biberons.

Les comprimés sont réservés à l'adulte.

Posologie usuelle :

- Adulte : 1 comprimé, 2 ou 3 fois par jour ou 3 à 6 cuillères à soupe par jour.
- Enfant de plus de 10 kg : 2 à 4 cuillères à soupe par jour.
- Enfant de moins de 10 kg : 2 à 4 cuillères à café par jour.

Conseils : En cas d'*inflammation* de l'appareil respiratoire, il est souvent utile d'humidifier l'air ambiant.

Effets indésirables possibles

Rarement : *troubles digestifs* mineurs, somnolence, *palpitations*.

Laboratoires Servier

PO 12

Informations détaillées sur www.monvidal.com

POCONÉOL N° 1, 2, 5, 7, 8, 9, 10, 11, 12, 13, 14, 15, 16, 17, 18, 19, 20, 21, 22, 23, 24, 25, 26, 27, 28, 31, 35, 37, 43, 44, 48, 51, 53, 58, 61, 67, 69, 71, 73, 75, 76, 77

Informations détaillées sur www.monvidal.com

POLARAMINE injectable

Informations détaillées sur www.monvidal.com

POLARAMINE oral

Antiallergique

Présentation

POLARAMINE 2 mg : comprimé sécable (blanc) ; boîte de 30. Non remb.

POLARAMINE REPETABS : comprimé (ovale ; blanc) ; boîte de 30. Non remb.

POLARAMINE : sirop (arôme orange) ; flacon de 125 ml avec cuillère-mesure graduée à 2,5 et 5 ml. Non remb.

Composition

	p cp	p cp	p 5 ml
Dexchlorphéniramine maléate	2 mg	6 mg	0,5 mg
Saccharose			3 g

Dans quel cas ce médicament est-il prescrit ?

Ce médicament est un *antihistaminique* antiallergique. Il a en outre des effets *sédatifs* et *atropiniques*.

Il est utilisé dans le traitement des manifestations allergiques diverses : *rhinite* ou *conjonctivite* allergiques, *urticaire*.

Contre-indications

Ce médicament ne doit pas être utilisé dans les cas suivants :
- risque de *glaucome* à angle fermé,
- risque de blocage des urines (*adénome de la prostate*),
- enfant de moins de 6 ans (risque de fausse route avec le comprimé).

Attention : Ce médicament présente des effets *atropiniques*. Il peut provoquer un *glaucome* aigu chez les personnes prédisposées : œil rouge, dur et douloureux, avec vision floue. Une consultation d'extrême urgence auprès d'un ophtalmologiste est nécessaire.
Du fait de la présence d'un *antihistaminique* ayant des propriétés sédatives et atropiniques, des précautions sont nécessaires chez l'*insuffisant hépatique* ou *rénal* et chez la personne âgée, notamment en cas de constipation chronique, d'*adénome de la prostate*, de tendance aux *vertiges* ou aux baisses de tension.
Le sirop contient du *sucre* (saccharose) en quantité notable.
Évitez les boissons alcoolisées : augmentation du risque de somnolence.
Ce médicament peut induire une somnolence parfois intense chez certaines personnes. Cette somnolence peut être augmentée par la prise d'*alcool* ou d'autres médicaments *sédatifs*. La conduite ou l'utilisation de machines dangereuses sont déconseillées.

Interactions avec d'autres substances

Informez votre médecin ou votre pharmacien si vous prenez un autre médicament ayant des effets *atropiniques* ou *sédatifs* (tranquillisants, somnifères, certains médicaments contre la toux ou contre la douleur contenant des *opiacés*, *antidépresseurs*, *neuroleptiques*...).

Grossesse et allaitement

L'effet de ce médicament pendant la grossesse est mal connu : seul votre médecin peut évaluer le risque éventuel de son utilisation dans votre cas.

En cas de prise en fin de grossesse, une surveillance du nouveau-né peut être nécessaire.

Les données disponibles ne permettent pas de savoir si ce médicament passe dans le lait maternel : par mesure de prudence, il est déconseillé pendant l'allaitement.

Mode d'emploi et posologie

Pour une action régulière du médicament, répartir les prises dans la journée. En cas de somnolence gênante, ne prendre le médicament que le soir.

Les prises doivent être espacées d'au moins 4 heures.

Posologie usuelle :

Comprimés à 2 mg :
- Adulte et enfant de plus de 12 ans : 1 comprimé, 3 ou 4 fois par jour.
- Enfant de 6 à 12 ans : ½ comprimé, 2 ou 3 fois par jour.

Comprimé Repetabs :
- Adulte : 1 comprimé, matin et soir.

Sirop :
- Adulte : 4 cuillères-mesure de 5 ml, 3 ou 4 fois par jour.
- Enfant de 10 à 15 ans : 2 cuillères-mesure de 5 ml, 2 ou 3 fois par jour.
- Enfant de 30 mois à 10 ans : 1 cuillère-mesure de 5 ml, 2 ou 3 fois par jour.
- Nourrisson : 1 cuillère-mesure de 2,5 ml, 2 ou 3 fois par jour.

Conseils : Ce médicament agit sur les manifestations de l'*allergie* mais n'en supprime pas la cause. Si les *symptômes* persistent ou s'aggravent, n'hésitez pas à consulter votre médecin.

Effets indésirables possibles

Somnolence.

Effets *atropiniques* : sécheresse de la bouche, troubles de l'*accommodation*, blocage des urines, constipation, *palpitations*.

Hypotension orthostatique, *vertiges*, tremblements, agitation.

Réaction allergique.

Anomalie de la *numération formule sanguine*.

Laboratoires Schering-Plough

POLERY

Antitussif opiacé

Présentation

POLERY Adulte : sirop ; flacon de 200 ml. Remb 35 % - **2,64 €**.
POLERY Enfant : sirop (arôme framboise) ; flacon de 125 ml avec seringue-doseuse graduée de 0,5 à 5 ml. Remb 35 % - **2,22 €**.

Composition

	sirop Ad p c à s	sirop Enf p ml
Codéine	11,8 mg	
Pholcodine		1 mg
Érysimum, extrait fluide	443 mg	29,6 mg
Saccharose	9 g	0,6 g
Titre alcoolique	2°	1,2°

Dans quel cas ce médicament est-il prescrit ?

Ce médicament contient un antitussif *opiacé* (codéine ou pholcodine) et extrait de plante. La codéine et la pholcodine ont une action *sédative* sur les centres de la toux

Il est utilisé dans le *traitement symptomatique* des toux sèches.

Contre-indications

Ce médicament ne doit pas être utilisé dans les cas suivants :
- *asthme*,
- *insuffisance respiratoire*,
- enfant de moins de 30 mois (sirop Enfant),
- enfant de moins de 15 ans (sirop Adulte),
- **allaitement**.

Attention : Ce médicament n'est pas adapté au traitement de la toux grasse, qui est un mécanisme de défense normal de l'organisme permettant l'évacuation des mucosités présentes dans les bronches.

La toux est un *symptôme* qui peut révéler de nombreuses maladies : consultez votre médecin si elle persiste plus de quelques jours.

En raison de la présence de codéine, le sirop Adulte ne doit pas être utilisé à forte dose et de façon prolongée (risque de *dépendance*) et doit être évité en cas d'*hypertension intracrânienne*, qu'il pourrait aggraver.

De nombreux médicaments contiennent de la codéine, notamment certains *antitussifs* et *antalgiques*. Leur prise conjointe expose à un risque de *surdosage* et à une augmentation des effets indésirables.

Ces sirops contiennent du *sucre* (saccharose) en quantité notable.

Évitez la prise de boissons alcoolisées pendant le traitement.

Ce médicament peut induire une somnolence, parfois intense chez certaines personnes. Cette somnolence peut être augmentée par la prise d'*alcool* ou d'autres médicaments *sédatifs*. La conduite et l'utilisation de machines dangereuses sont déconseillées, surtout dans les heures qui suivent la prise du médicament.

Interactions avec d'autres substances

Ce médicament ne doit pas être associé à ceux qui contiennent de la nalbuphine, de la buprénorphine ou de la pentazocine : risque de diminution de l'effet *antalgique*.

Informez par ailleurs votre médecin ou votre pharmacien si vous prenez des *sédatifs*.

Grossesse et allaitement

L'utilisation de la *codéine* et de ses dérivés (codéthyline, pholcodine) ne doit être envisagée chez la femme enceinte qu'en cas de nécessité, en effet :

- une *insuffisance respiratoire* peut survenir chez le nouveau-né d'une mère traitée par des doses élevées, même si le traitement est ponctuel mais précède de peu l'accouchement ;
- un *syndrome de sevrage*, à l'inverse, peut concerner des nouveau-nés si leur mère reçoit un traitement régulier, même à faible dose.

Il est donc important de signaler à l'obstétricien la prise éventuelle de codéine ou d'un de ses dérivés, afin que ces risques puissent être prévenus par une surveillance et un éventuel traitement adapté.

Ce médicament passe dans le lait maternel. Il est contre-indiqué pendant l'allaitement.

Mode d'emploi et posologie

Le sirop est pris au moment où survient la toux et de préférence en dehors des repas, en respectant un intervalle de 6 heures entre les prises pour le sirop Adulte et de 4 heures pour le sirop Enfant.

Posologie usuelle :

- Adulte : 1 cuillère à soupe de sirop Adulte, 1 à 4 fois par jour. En cas d'*insuffisance hépatique* et chez la personne âgée, la *posologie* initiale est généralement réduite de moitié.
- Enfant de 15 à 20 kg (environ 30 mois à 6 ans) : 1 ml de sirop Enfant, 1 à 6 fois par jour.
- Enfant de 20 à 35 kg (environ 6 à 12 ans) : 2,5 ml de sirop Enfant, 1 à 6 fois par jour.
- Enfant de 35 à 50 kg (environ 12 à 15 ans) : 5 ml de sirop Enfant, 1 à 6 fois par jour.

Conseils : Une toux nocturne aggravée par ce médicament peut être une toux allergique : demandez conseil à votre médecin.

La cigarette est irritante pour les bronches et entretient la toux : évitez de fumer ou d'être exposé à la fumée des autres.

Des mesures simples permettent de calmer les toux sèches : boissons chaudes et humidification de l'air ambiant.

Effets indésirables possibles

Constipation, somnolence, nausées, vomissements, sensation de vertige et, plus rarement, *bronchospasme*, *réaction allergique* cutanée, ralentissement de la respiration. Ces effets indésirables sont ceux de la famille des *opiacés* ; ils sont généralement modérés aux doses recommandées.

Laboratoires Pierre Fabre Médicament

POLIODINE

Antiseptique local

Ce médicament est un générique de BÉTADINE DERMIQUE (voir p. 195).

POLYDEXA

Traitement local des otites

sur ordonnance

Présentation

POLYDEXA : solution auriculaire ; flacon compte-gouttes de 10,5 ml. Liste I - Remb 35 % - **2,43 €**.

Composition

	p 100 ml
Néomycine sulfate	1 g
Polymyxine B sulfate	1 M UI
Dexaméthasone métasulfobenzoate sodique	100 mg
Thiomersal (mercurothiolate sodique)	+

Dans quel cas ce médicament est-il prescrit ?

Cette solution auriculaire contient deux *antibiotiques*, dont un de la famille des *aminosides*, et un *anti-inflammatoire* de la famille des *corticoïdes*.

Elle est utilisée dans le traitement des *otites* externes.

Contre-indications

Ce médicament ne doit pas être utilisé dans les cas suivants :

- *allergie* aux *antibiotiques* de la famille des *aminosides* (néomycine...),
- perforation du tympan.

Attention : Ce médicament peut être dangereux en cas de tympan perforé : ne le réutilisez pas sans un contrôle médical de l'intégrité du tympan.

Grossesse et allaitement

Les substances contenues dans ce médicament ne passent pas dans le sang dans les conditions d'utilisation (le médecin vérifie avant la prescription que le tympan ne présente pas de perforation). Il peut être utilisé pendant la grossesse ou l'allaitement.

Mode d'emploi et posologie

Réchauffer le flacon entre les mains avant l'emploi pour limiter la sensation désagréable liée à l'introduction d'un liquide froid dans l'oreille.

Pencher la tête sur le côté et introduire la solution dans l'oreille. Garder la tête dans cette position pendant 10 minutes (bain d'oreille).

Posologie usuelle :

- Adulte : 1 à 5 gouttes dans l'oreille à traiter, 2 fois par jour.
- Enfant : 1 ou 2 gouttes dans l'oreille à traiter, 2 fois par jour.

La durée du traitement ne dépasse généralement pas 10 jours.

Conseils : Si les troubles persistent malgré un traitement bien suivi, si une fièvre apparaît, consultez votre médecin.

Ne conservez pas inutilement ce médicament après une première utilisation.

Effets indésirables possibles

Mycoses locales.

Réaction allergique cutanée.

Troubles de l'audition ou de l'équilibre en cas de perforation du tympan (voir Attention).

Laboratoires Bouchara-Recordati

POLYFRA collyre

Informations détaillées sur www.monvidal.com

POLYFRA pommade ophtalmique

Informations détaillées sur www.monvidal.com

POLYGYNAX

Antifongique et antibiotique à usage local

sur ordonnance

Présentation

POLYGYNAX : capsule vaginale ; boîte de 6. Liste I - Remb 35 % - **3,42 €**.

POLYGYNAX VIRGO : capsule pour instillation vaginale ; boîte de 6. Liste I - Remb 35 % - **3,42 €**.

Composition

	p caps
Néomycine sulfate	35 000 UI
Polymyxine B sulfate	35 000 UI
Nystatine	100 000 UI

Dans quel cas ce médicament est-il prescrit ?

Ce médicament contient deux *antibiotiques*, la polymyxine B et la néomycine, de la famille des *aminosides*, et un *antifongique*, la nystatine.

Il est utilisé dans le traitement local des infections vaginales.

Contre-indications

Ce médicament ne doit pas être utilisé en cas d'*allergie* aux *antibiotiques* de la famille des *aminosides*.

Attention : N'utilisez pas de préservatif pendant le traitement : risque de rupture par altération du latex. Le médecin prescrit parfois un prélèvement pour identifier le *germe* responsable de l'infection et tester sa sensibilité aux *antibiotiques*. Le résultat de cet examen peut être faussé en cas d'automédication préalable : ne prenez pas et ne donnez pas d'antibiotiques sans avis médical.

Interactions avec d'autres substances

L'utilisation d'un préservatif est contre-indiquée pendant le traitement (voir Attention).

Comme tout traitement vaginal, ce médicament peut diminuer l'efficacité contraceptive des crèmes et des ovules spermicides.

Grossesse et allaitement

L'effet de ce médicament pendant la grossesse ou l'allaitement est mal connu : seul votre médecin peut évaluer le risque éventuel de son utilisation dans votre cas.

Mode d'emploi et posologie

POLYGYNAX VIRGO est destiné à la petite fille et à l'adolescente. Couper l'extrémité effilée de la capsule. Exercer une pression douce sur la capsule afin d'instiller son contenu dans le vagin.

POLYGYNAX (capsule vaginale) pour l'adulte est mis en place au fond du vagin.

Posologie usuelle :

- Adulte : 1 capsule vaginale le soir au coucher, pendant 12 jours.
- Petite fille et adolescente : 1 instillation le soir au coucher, pendant 6 jours.

Conseils : Introduisez la capsule en position couchée, puis restez allongée pendant 5 à 10 minutes. En fondant dans le vagin, la capsule peut être à l'origine d'un écoulement gênant : il est conseillé de porter une protection.

Pendant les règles, n'interrompez pas le traitement et évitez de porter des tampons.

Votre partenaire peut être contaminé alors qu'il ne présente aucun *symptôme*. Une consultation médicale est nécessaire pour discuter de l'intérêt d'un traitement.

Effets indésirables possibles

En cas d'emploi prolongé : *eczéma* de contact ou à distance du lieu d'application.

Laboratoires Innotech International

POLY-KARAYA

Pansement digestif

Présentation

POLY-KARAYA : granulé ; boîte de 30 sachets de 10 g. Non remb.

Composition

	p sachet
Gomme karaya	4 g
Crospovidone	2 g
Saccharose	3,55 g

Dans quel cas ce médicament est-il prescrit ?

Ce médicament contient un *mucilage* régulateur du *transit intestinal* (gomme karaya) et un *pansement digestif* (crospovidone) qui protège le tube digestif et combat la production de gaz.

Il est utilisé dans le *traitement symptomatique* des troubles du *transit intestinal* : diarrhée, constipation, ballonnements.

Contre-indications

Ce médicament ne doit pas être utilisé en cas de maladie comportant un risque d'obstruction du tube digestif.

> **Attention :** N'utilisez pas ce médicament de façon prolongée sans l'avis de votre médecin : des examens peuvent être nécessaires si les *symptômes* persistent.
> Des précautions sont nécessaires en cas de *mégacôlon*.
> Ce médicament contient du *sucre* (saccharose) en quantité notable.

Grossesse et allaitement

Les substances contenues dans ce médicament sont peu absorbées. Néanmoins, ne l'utilisez pas de façon prolongée pendant la grossesse ou l'allaitement sans l'avis de votre médecin ou de votre pharmacien.

Mode d'emploi et posologie

Avaler le contenu du sachet avec de l'eau, sans croquer.

Posologie usuelle :
3 sachets par jour, au début des repas.

> **Conseils :** Une alimentation riche en fibres, si elle facilite le transit, peut également augmenter les fermentations intestinales et favoriser les ballonnements. Demandez conseil à votre médecin pour équilibrer votre alimentation.
> Les mesures permettant de limiter le stress ont généralement un effet favorable sur les troubles liés à un dérèglement de l'intestin.

Effets indésirables possibles

Sensation passagère de ballonnement.

Laboratoires sanofi-aventis France

POLYSILANE DELALANDE

Antiacide et pansement digestif

Présentation

POLYSILANE DELALANDE : comprimé à croquer ou à sucer (blanc ; arôme menthe) ; boîte de 32. Non remb.

Composition

	p cp
Aluminium hydroxyde	500 mg
Siméticone	250 mg
Sorbitol	500 mg
Saccharose	1,08 g
Menthe, huile essentielle	+

Dans quel cas ce médicament est-il prescrit ?

Ce médicament contient un *antiacide* d'action locale et un *pansement digestif* au silicone (la siméticone). L'antiacide agit en neutralisant les acides sécrétés par l'estomac. Le pansement protège le tube digestif et combat la production de gaz.

Il est utilisé en cas d'aigreurs, de brûlures d'estomac et de ballonnement abdominal.

> **Attention :** Compte tenu de la teneur en aluminium de ce médicament, des précautions sont nécessaires chez les *insuffisants rénaux* traités par *dialyse*.
> Il est préférable de consulter un médecin dans les situations suivantes :
> – troubles de la digestion apparaissant pour la première fois, ou si les troubles ont changé récemment ;
> – troubles associés à une perte de poids ;
> – difficulté à avaler ou gêne abdominale persistante.
> N'utilisez pas ce médicament de façon prolongée sans l'avis de votre médecin : des examens peuvent être nécessaires si les *symptômes* persistent.
> Ce médicament contient du *sucre* (saccharose) en quantité notable.

Interactions avec d'autres substances

Ce médicament peut diminuer l'absorption de nombreux médicaments. Un délai d'au moins 2 heures (voire 4 heures avec les *antibiotiques* de la famille des quinolones) doit être respecté entre la prise de ce médicament et celle des autres traitements. Demandez conseil à votre médecin ou à votre pharmacien.

Grossesse et allaitement

Les substances contenues dans ce médicament sont peu absorbées. Néanmoins, ne l'utilisez pas de façon prolongée pendant la grossesse ou l'allaitement sans l'avis de votre médecin ou de votre pharmacien.

Mode d'emploi et posologie

Les comprimés peuvent être croqués ou sucés.

Posologie usuelle :
2 à 6 comprimés par jour.

> **Conseils :** Une alimentation équilibrée, une mastication lente, la suppression des aliments difficiles à digérer et des boissons alcoolisées permettent souvent d'atténuer les *symptômes* dus aux remontées acides ou à une *inflammation* de l'estomac.
> Si vous êtes fumeur, la poursuite du tabagisme est un frein important au traitement : la nicotine augmente l'acidité gastrique et réduit l'efficacité du muscle qui ferme la jonction entre l'œsophage et l'estomac.

Laboratoires sanofi-aventis France

POLYSILANE UPSA

Pansement digestif

Présentation

POLYSILANE UPSA : gel oral (arôme framboise) ; boîte de 12 sachets de 15 g. Non remb.
POLYSILANE UPSA : gel oral (arôme framboise) ; tube de 170 g (11 cuillères à soupe). Non remb.

Composition

	p sachet	p c à s
Diméticone	2,25 g	2,25 g
Saccharose	3,5 g	3,5 g
Sorbitol	+	+

Dans quel cas ce médicament est-il prescrit ?

Ce médicament est un antiflatulent et un *pansement digestif* au silicone.

Il est utilisé en cas de douleurs ou de brûlures de l'estomac et de sensation de ballonnement intestinal.

> **Attention :** Ce médicament contient du *sucre* (saccharose) en quantité notable.

Grossesse et allaitement

Les substances contenues dans ce médicament sont peu absorbées. Néanmoins, ne l'utilisez pas de façon prolongée pendant la grossesse ou l'allaitement sans l'avis de votre médecin ou de votre pharmacien.

Mode d'emploi et posologie

1 sachet ou 1 cuillère à soupe avant chacun des 3 repas et si nécessaire au moment des douleurs, sans dépasser 6 prises par jour.

Conseils : Une alimentation riche en fibres, si elle facilite le transit, peut également augmenter les fermentations intestinales et favoriser les ballonnements. Demandez conseil à votre médecin pour équilibrer votre alimentation.
Une alimentation équilibrée, une mastication lente, la suppression des aliments difficiles à digérer et des boissons alcoolisées permettent souvent d'atténuer les *symptômes* dus aux remontées acides ou à une *inflammation* de l'estomac.
Si vous êtes fumeur, la poursuite du tabagisme est un frein important au traitement : la nicotine augmente l'acidité gastrique et réduit l'efficacité du muscle qui ferme la jonction entre l'œsophage et l'estomac.

Effets indésirables possibles

Comme tous les médicaments et confiseries contenant des sucres non absorbables (sorbitol, maltitol...), possibilité de *diarrhée* en cas d'apport important.

Laboratoires UPSA Conseil

POMMADE AU CALENDULA LHF

Protecteur cutané

Présentation

POMMADE AU CALENDULA LHF : pommade ; tube de 20 g. Remb 35 % - **1,74 €**.

Composition

	p 100 g
Calendula, teinture mère	4 g
Lanoline	+

Dans quel cas ce médicament est-il prescrit ?

C'est une pommade protectrice et adoucissante.
Elle est utilisée pour traiter les crevasses, les gerçures et les écorchures.

Grossesse et allaitement

Ce médicament ne contient que des substances présumées sans danger pendant la grossesse ou l'allaitement. Néanmoins, ne l'utilisez pas de façon prolongée sans l'avis de votre pharmacien ou de votre médecin.

Mode d'emploi et posologie

Nettoyer la région à traiter avant l'application.
Une à plusieurs applications par jour.

Effets indésirables possibles

Eczéma de contact (présence de lanoline).

Laboratoires Boiron

POMMADE AU CALENDULA

Informations détaillées sur www.monvidal.com

POMMADE CASTOR EQUI

Protecteur cutané

Présentation

POMMADE CASTOR EQUI 4 % : pommade ; tube de 20 g. Remb 35 % - **1,87 €**.

Composition

	p 100 g
Castor equi, teinture mère	4 g
Vaseline	96 g

Dans quel cas ce médicament est-il prescrit ?

C'est une pommade proctectrice qui contient un composant homéopathique.
Elle est utilisée dans le traitement local des crevasses, notamment celles du sein lors de l'allaitement, en complément des mesures d'hygiène habituelles.

Mode d'emploi et posologie

2 ou 3 applications par jour (après la tétée).

Conseils : Veillez à bien sècher le mamelon après la tétée.
Évitez toute autre application de produits pouvant entraîner une irritation (savons, *antiseptiques*, etc.) ou une macération. Demandez conseil à votre pharmacien ou à votre médecin.

Laboratoires Boiron

POMMADE COCHON

Coricide, verrucide

Présentation

POMMADE COCHON : pommade ; boîte de 10 g. Non remb.

Composition

	p 100 g
Acide salicylique	50 g

Dans quel cas ce médicament est-il prescrit ?

Ce médicament contient une substance destinée à dissoudre la kératine, couche la plus externe de la peau, dont l'épaississement localisé est à l'origine des cors et des durillons.
Il est utilisé dans le traitement local des cors au pied, durillons, œils-de-perdrix et verrues.

Contre-indications

Ce médicament ne doit pas être utilisé dans les cas suivants :
- *allergie* aux *salicylés*,
- cor infecté.

Attention : Cette pommade ne doit pas être appliquée sur les verrues du visage ou des organes génitaux.
Un avis médical est nécessaire en cas d'*artérite* ou de *diabète* (cicatrisation plus lente).

Grossesse et allaitement

L'effet de ce médicament pendant la grossesse ou l'allaitement est mal connu. L'évaluation du risque éventuel lié à son utilisation est individuelle : demandez conseil à votre pharmacien ou à votre médecin.

Mode d'emploi et posologie

Enduire la zone à traiter le soir, après un bain chaud, pendant quelques jours.

Conseils : Pour éviter toute irritation, ne mettez pas cette pommade caustique en contact avec la peau saine qui entoure la zone à traiter.
Les cors et les durillons sont dus à des traumatismes répétés provoqués par les chaussures. Le recours à un podologue peut être utile pour éviter leur récidive.

Laboratoires Tradiphar

LELONG

Informations détaillées sur www.monvidal.com

POMMADE MAURICE

Antiseptique local

Présentation

POMMADE MAURICE : pommade ophtalmique ; tube de 10 g. Non remb.

Composition

	p 100 g
Oxyde mercurique jaune	2,5 g

Dans quel cas ce médicament est-il prescrit ?

Cette pommade ophtalmique contient un *antiseptique* de la famille des dérivés mercuriels.

Elle est utilisée dans le traitement des infections du bord de la paupière (*blépharites*).

Contre-indications

Ce médicament ne doit pas être utilisé en cas d'*allergie* aux dérivés mercuriels.

Attention : La pommade peut être contaminée par l'œil infecté : évitez de mettre en contact l'extrémité du tube avec l'œil. Ne la conservez pas trop longtemps après une première utilisation.
En l'absence d'amélioration rapide, consultez votre médecin.

Interactions avec d'autres substances

Ce médicament peut interagir avec les pommades ophtalmiques ou les collyres contenant de l'iode : risque de formation de sels mercuriques irritants.

Grossesse et allaitement

L'effet de ce médicament pendant la grossesse ou l'allaitement est mal connu. L'évaluation du risque éventuel lié à son utilisation est individuelle : demandez conseil à votre pharmacien ou à votre médecin.

Mode d'emploi et posologie

Après un lavage oculaire, appliquer un ruban de pommade d'un demi-centimètre sur le bord de la paupière infectée.

Posologie usuelle :
1 application le soir au coucher.
La durée du traitement est limitée à 7 jours, sauf avis médical.

Conseils : Les *lentilles de contact* ne doivent pas être portées en cas d'infection oculaire ni réutilisées avant l'arrêt complet du traitement.
L'application correcte du produit peut nécessiter une aide, notamment chez l'enfant ou la personne handicapée ou âgée.

Effets indésirables possibles

Irritation ou *réaction allergique* locale.

Laboratoires Coopération Pharmaceutique Française

PONSTYL

Anti-inflammatoire non stéroïdien — **sur ordonnance**

Présentation

PONSTYL : gélule (bleu et ivoire) ; boîte de 20. Liste II - Remb 65 % - **3,74 €**.

Composition

	p gél
Acide méfénamique	250 mg
Lactose	+

Dans quel cas ce médicament est-il prescrit ?

Ce médicament est un *anti-inflammatoire* non stéroïdien (*AINS*). Il lutte contre la douleur et fait baisser la fièvre. Ses propriétés anti-inflammatoires se manifestent à forte dose.

Il est utilisé dans le *traitement symptomatique* de la douleur et de certains troubles fonctionnels du cycle (règles douloureuses ou abondantes).

Contre-indications

Ce médicament ne doit pas être utilisé dans les cas suivants :

- *antécédent* d'*allergie* ou d'*asthme* provoqué par la prise d'*AINS*, y compris l'aspirine ;
- *ulcère* de l'estomac ou du *duodénum* ;
- *insuffisance hépatique* ou *rénale* graves ;
- *insuffisance cardiaque* grave ;
- enfant de moins de 12 ans ;
- **grossesse** (à partir du 6e mois).

Attention : En cas de troubles des règles, un examen médical est nécessaire avant le traitement.
Tout traitement prolongé ou *surdosage* d'*AINS* expose à des effets indésirables graves.
Certaines situations doivent conduire à ne poursuivre le traitement qu'après un avis médical :
- brûlures d'estomac importantes ou selles noires et nauséabondes pouvant traduire une irritation ou un saignement du tube digestif ;
- *éruption cutanée*, crise d'*asthme* ;
- fatigue inhabituelle et intense, ou baisse brutale et importante du volume des urines chez une personne souffrant d'*insuffisance cardiaque*, déshydratée ou traitée par *diurétique*.

L'utilisation des AINS est déconseillée chez l'enfant en cas de varicelle : ils pourraient augmenter le risque de complications infectieuses, exceptionnelles mais potentiellement graves.
Certains médecins considèrent que les anti-inflammatoires peuvent diminuer l'efficacité des stérilets et exposer à un risque de grossesse non désirée. Ce risque est actuellement très controversé.
Conducteur : ce médicament peut provoquer parfois des étourdissements et des troubles de la vue.

Interactions avec d'autres substances

Ce médicament peut interagir avec d'autres médicaments, notamment :

- l'aspirine et les autres *anti-inflammatoires* non stéroïdiens (*AINS*) : risque d'augmentation des effets indésirables ;
- les *anticoagulants* et les *antiagrégants plaquettaires* : augmentation du risque hémorragique ;
- le lithium (TÉRALITHE, NEUROLITHIUM...) : augmentation du taux de lithium dans le sang ;
- le méthotrexate.

Informez par ailleurs votre médecin ou votre pharmacien en cas de traitement par un *diurétique*, un *inhibiteur de l'enzyme de conversion*, un *inhibiteur de l'angiotensine II*, un *bêtabloquant* ou un médicament contenant de la ciclosporine.

Grossesse et allaitement

Des effets néfastes pour l'enfant à naître ont été mis en évidence lorsque les *AINS* sont utilisés au cours des 4 derniers mois de la grossesse ; le risque existe même avec une seule prise et même si la grossesse est à terme. L'usage de ce médicament est contre-indiqué pendant cette période.

Pendant les 5 premiers mois, l'effet de ce médicament est mal connu : seul votre médecin peut évaluer le risque éventuel de son utilisation dans votre cas.

Ce médicament passe dans le lait maternel : par mesure de prudence, il est déconseillé pendant l'allaitement.

Mode d'emploi et posologie

Afin de limiter la survenue de *troubles digestifs*, les gélules peuvent être prises au cours des repas avec un grand verre d'eau.

Posologie usuelle :

- Adulte et enfant de plus de 12 ans : la posologie varie, en fonction des indications, de 1 ou 2 gélules, 1 à 3 fois par jour.

Conseils : Ne dépassez pas la *posologie* ni la durée de traitement prescrites par votre médecin, afin de limiter les effets indésirables.

Effets indésirables possibles

Nausées, vomissements, *gastrite*.

Rarement :

- *ulcère* de l'estomac ou du *duodénum*, *hémorragie* du tube digestif (vomissements sanglants, selles noires, ou le plus souvent pertes de sang imperceptibles, responsables de l'apparition progressive d'une *anémie*), le plus souvent lors d'un traitement de longue durée ou à forte dose ;
- *réaction allergique* : *éruption cutanée*, démangeaisons, *œdème*, *asthme* ;
- *vertiges*, maux de tête, troubles de la vision ;
- augmentation des *transaminases*, anomalie de la *numération formule sanguine*.

Laboratoires Pfizer

POVANYL

Informations détaillées sur www.monvidal.com

POVIDONE IODÉE MERCK moussante

Antiseptique local

Présentation

POVIDONE IODÉE MERCK **moussante :** solution moussante pour application cutanée ; flacon de 125 ml. Remb 35 % - **1,71 €.**

Composition

	p 100 ml
Povidone iodée	4 g
Agent moussant	+

Dans quel cas ce médicament est-il prescrit ?

Ce médicament est un *antiseptique* local qui contient de l'iode et un agent moussant détergent.

Il est utilisé pour nettoyer la peau (notamment les mains) et pour assurer l'*antisepsie* des lésions infectées ou exposées à un risque d'infection.

Contre-indications

Ce médicament ne doit pas être utilisé dans les cas suivants :

- *antécédent* d'*allergie* ou d'*intolérance* à l'iode,
- pour désinfecter le matériel médico-chirurgical (voir Attention),
- *nouveau-né*,
- **grossesse** (à partir du 4e mois, en cas d'utilisation prolongée) ;
- **allaitement**, en cas de traitement prolongé.

Attention : Cet *antiseptique* ne convient pas pour la désinfection des ciseaux, rasoirs et autres objets potentiellement contaminants.

Évitez l'usage prolongé de ce médicament, notamment chez l'enfant, sur les *muqueuses* et sur des surfaces étendues ou profondément lésées, sans l'avis de votre médecin : risque de passage d'iode dans le sang, susceptible d'entraîner une perturbation du fonctionnement de la *thyroïde*.

Par mesure de prudence, chez le *nourrisson*, procédez à des applications brèves et peu étendues, suivies d'un lavage à l'eau bouillie. Par ailleurs, ce médicament est contre-indiqué chez le *nouveau-né*.

Interactions avec d'autres substances

L'association à d'autres *antiseptiques* est déconseillée : risque d'annulation de leurs effets ou de formation de substances caustiques (notamment avec les antiseptiques mercuriels).

Grossesse et allaitement

Ce médicament contient de l'iode, susceptible de passer dans le sang de la femme enceinte ou dans le lait de celle qui allaite et de perturber le fonctionnement de la glande *thyroïde* de son enfant. Ce risque, théorique, n'est à prendre en compte qu'en cas d'utilisation prolongée.

Dans le doute, n'utilisez pas ce médicament plus de quelques jours sans avis médical et ne l'appliquez pas sur le mamelon si vous allaitez.

Mode d'emploi et posologie

La solution s'emploie pure ou diluée (1 volume de solution pour 2 volumes d'eau).

Posologie usuelle :
Lavage des mains : frotter avec la solution pure pendant quelques minutes, puis rincer abondamment à l'eau.
Nettoyage des plaies souillées : savonner avec la solution diluée au ⅓, puis rincer.

Conseils : Le simple lavage à l'eau et au savon permet d'éliminer la majorité des *germes* : il doit être suivi d'un rinçage soigneux car le savon peut inactiver certains *antiseptiques*.
Tous les antiseptiques peuvent être contaminés par des germes : une fois ouvert, le flacon ne doit pas être conservé trop longtemps.
Les taches sur les vêtements dues au médicament disparaissent après lavage.

Effets indésirables possibles

Eczéma de contact.
Allergie.
En cas d'emploi prolongé : perturbation du fonctionnement de la glande *thyroïde*.

Laboratoires Mylan

PRACTAZIN

Diurétiques associés — sur ordonnance

Ce médicament est un générique de ALDACTAZINE (voir p. 89).

PRACTON

Diurétique — sur ordonnance

Ce médicament est un générique de ALDACTONE (voir p. 90).

PRAVADUAL

Hypolipémiant associé à l'aspirine — sur ordonnance

Présentation

PRAVADUAL : comprimé (blanc) ; boîte de 30. Liste I - Remb 65 % - **30,54 €**.
PRAVADUAL : comprimé (blanc) ; boîte de 90. Liste I - Remb 65 % - **81,97 €**.

Composition

	p cp
Pravastatine sodique	20 mg
Acide acétylsalicylique (aspirine)	81 mg
Lactose	+

Dans quel cas ce médicament est-il prescrit ?

Ce médicament contient deux substances qui ont un mode d'action complémentaire :
- la pravastatine qui est un *hypocholestérolémiant* de la famille des statines. Il permet d'abaisser fortement le taux de *cholestérol* circulant dans le sang ;
- l'aspirine à faible dose, qui possède, entre autres propriétés, celle de fluidifier le sang.

Il est utilisé pour prévenir les récidives d'accidents cardiovasculaires, chez les personnes ayant un *antécédent* d'*infarctus du myocarde* ou d'*insuffisance coronarienne* mal contrôlée par un traitement.

Contre-indications

Ce médicament ne doit pas être utilisé dans les cas suivants :
- *allergie* aux *salicylés* ou aux *AINS*,
- *insuffisance hépatique* ou *transaminases* élevées,
- *insuffisance rénale* grave,
- *ulcère* de l'estomac ou du *duodénum*,
- *hémorragie* ou risque hémorragique,
- déficit en *G6PD*,
- **grossesse**,
- **allaitement**.

Attention : Comme les autres statines, la pravastatine peut être toxique pour le foie ou les muscles. Signalez à votre médecin toute fatigue anormale, perte d'appétit, douleur ou faiblesse musculaire. Des analyses de sang peuvent être pratiquées afin de vérifier que le médicament est bien supporté.
Une attention particulière s'impose dans certaines situations : personnes de plus de 70 ans, *insuffisance rénale*, *hypothyroïdie* non contrôlée par un traitement, *antécédent* personnel ou familial de maladie musculaire, abus d'alcool, *antécédent* d'*ulcère* de l'estomac ou du *duodénum*, même ancien, *asthme*, rhinite allergique, *goutte*.
L'aspirine peut augmenter la durée ou l'abondance des saignements pendant les règles.
Évitez de prendre ce médicament pendant la semaine qui précède une extraction dentaire ou une opération : augmentation du risque d'*hémorragie*.
Évitez l'absorption d'alcool à forte dose : augmentation du risque d'irritation de la muqueuse digestive.
Conducteur : ce médicament peut parfois provoquer des étourdissements.

Interactions avec d'autres substances

Ce médicament peut interagir avec d'autres médicaments, notamment :
- les *hypolipidémiants* de la famille des fibrates : augmentation du risque de toxicité musculaire ou hépatique ;
- les *anticoagulants* et les *antiagrégants plaquettaires* (PLAVIX...) : augmentation du risque hémorragique ;
- les médicaments contenant de la benzbromarone ou du méthotrexate.

Informez par ailleurs votre médecin ou votre pharmacien si vous prenez un *corticoïde* ou un médicament contenant de la pentoxifylline, de l'interféron alfa, de la clarithromycine, de l'érythromycine ou de la ciclosporine.

Grossesse et allaitement

Ce médicament est contre-indiqué chez la femme enceinte et il doit être interrompu en cas de désir de grossesse.
Si une grossesse survient sous traitement, arrêtez la prise de ce médicament et consultez votre médecin.
Les données disponibles ne permettent pas de savoir si ce médicament passe dans le lait maternel ; un choix est donc nécessaire entre l'allaitement et la prise du médicament. Cette décision devra être prise en accord avec votre médecin.

Mode d'emploi et posologie

Les comprimés peuvent être pris au cours ou en dehors du repas.

Posologie usuelle :

- Adulte de plus de 18 ans : 1 comprimé par jour, de préférence le soir.

Conseils : L'emploi régulier de ce médicament ne contre-indique pas la prise ponctuelle d'aspirine plus fortement dosée, lors d'un mal de tête ou d'une fièvre, par exemple.

Généralement, l'utilisation des hypocholestérolémiants est associée à un régime pauvre en *cholestérol* et en graisses animales. Un tel régime n'est pas simple à suivre : les erreurs sont fréquentes. Demandez conseil à votre médecin, à votre pharmacien, ou à un professionnel de la nutrition.

Effets indésirables possibles

Liés à la pravastatine :

Peu fréquents (moins de 1 % des utilisateurs) : étourdissements, maux de tête, troubles du sommeil, troubles de la vision (vision double ou trouble), anémie, *troubles digestifs*, *éruption cutanée*, chute de cheveux, troubles sexuels ou urinaires, fatigue, crampes, douleurs musculaires, élévation des *transaminases* (voir Attention).

Très rarement (moins de 0,01 % des utilisateurs) : fourmillements des extrémités, *pancréatite*, jaunisse, *réaction allergique*, atteinte musculaire (voir Attention), tendinite.

Liés à l'aspirine :

Gastrite, douleurs abdominales, saignement du nez ou des gencives.

Rares et parfois graves :

- *hémorragie* du tube digestif : vomissements sanglants, selles noires, ou plus souvent pertes de sang imperceptibles, responsables de l'apparition progressive d'une *anémie* ;
- accidents allergiques : *urticaire*, *œdème*, *asthme*.

Laboratoires Bristol-Myers Squibb

PRAVASTATINE 10 mg
Génériques
Hypolipémiant — sur ordonnance

Les médicaments ci-dessous sont des génériques de ÉLISORVASTEN (voir p. 454) et de VASTEN (voir p. 1308).

PRAVASTATINE ARROW GENERIQUES 10 mg : comprimé *(lactose)* boîte de 28. Liste I - Remb 65 % - 6,52 €.
PRAVASTATINE BIOGARAN 10 mg : comprimé sécable *(lactose)* boîte de 28. Liste I - Remb 65 % - 6,52 €.
PRAVASTATINE EG 10 mg : comprimé *(lactose)* boîte de 28. Liste I - Remb 65 % - 6,52 €.
PRAVASTATINE MERCK 10 mg : comprimé sécable *(lactose)* boîte de 28. Liste I - Remb 65 % - 6,52 €.
PRAVASTATINE QUALIMED 10 mg : comprimé sécable *(lactose)* boîte de 28. Liste I - Remb 65 % - 6,52 €.
PRAVASTATINE RATIOPHARM 10 mg : comprimé sécable *(lactose)* boîte de 28. Liste I - Remb 65 % - 6,52 €.
PRAVASTATINE SANDOZ 10 mg : comprimé sécable *(lactose)* boîte de 28. Liste I - Remb 65 % - 6,52 €.
PRAVASTATINE TEVA 10 mg : comprimé *(lactose anhydre)* boîte de 28. Liste I - Remb 65 % - 6,52 €.
PRAVASTATINE WINTHROP 10 mg : comprimé sécable *(lactose)* boîte de 28. Liste I - Remb 65 % - 6,52 €.

PRAVASTATINE 20 mg
Génériques
Hypolipémiant — sur ordonnance

Les médicaments ci-dessous sont des génériques de ÉLISOR (voir p. 454) et de VASTEN (voir p. 1308).

PRAVASTATINE ALMUS 20 mg : comprimé sécable *(lactose)* boîte de 28. Liste I - Remb 65 % - 12,49 €.
PRAVASTATINE ALTER 10 mg : comprimé *(lactose)* boîte de 28. Liste I - Remb 65 % - 6,52 €.
PRAVASTATINE ALTER 20 mg : comprimé *(lactose)* boîte de 28. Liste I - Remb 65 % - 12,49 €.
PRAVASTATINE ARROW GENERIQUES 20 mg : comprimé sécable *(lactose)* boîte de 28. Liste I - Remb 65 % - 12,49 €.
PRAVASTATINE ARROW GENERIQUES 20 mg : comprimé sécable *(lactose)* boîte de 84. Liste I - Remb 65 % - 33,44 €.
PRAVASTATINE BIOGARAN 20 mg : comprimé sécable *(lactose)* boîte de 28. Liste I - Remb 65 % - 12,49 €.
PRAVASTATINE BIOGARAN 20 mg : comprimé sécable *(lactose)* boîte de 84. Liste I - Remb 65 % - 33,44 €.
PRAVASTATINE BOUCHARA RECORDATI 20 mg : comprimé sécable *(lactose)* boîte de 28. Liste I - Remb 65 % - 12,49 €.
PRAVASTATINE BOUCHARA RECORDATI 20 mg : comprimé sécable *(lactose)* boîte de 84. Liste I - Remb 65 % - 33,44 €.
PRAVASTATINE EG 20 mg : comprimé *(lactose)* boîte de 28. Liste I - Remb 65 % - 12,49 €.
PRAVASTATINE EG 20 mg : comprimé *(lactose)* boîte de 84. Liste I - Remb 65 % - 33,44 €.
PRAVASTATINE ISOMED 20 mg : comprimé sécable *(lactose)* boîte de 28. Liste I - Remb 65 % - 12,49 €.
PRAVASTATINE ISOMED 20 mg : comprimé sécable *(lactose)* boîte de 90. Liste I - Remb 65 % - 35,47 €.
PRAVASTATINE MERCK 20 mg : comprimé sécable *(lactose)* boîte de 28. Liste I - Remb 65 % - 12,49 €.
PRAVASTATINE MERCK 20 mg : comprimé sécable *(lactose)* boîte de 84. Liste I - Remb 65 % - 33,44 €.
PRAVASTATINE QUALIMED 20 mg : comprimé sécable *(lactose)* boîte de 28. Liste I - Remb 65 % - 12,49 €.
PRAVASTATINE QUALIMED 20 mg : comprimé sécable *(lactose)* boîte de 84. Liste I - Remb 65 % - 33,44 €.
PRAVASTATINE RANBAXY 20 mg : comprimé sécable *(lactose)* boîte de 28. Liste I - Remb 65 % - 12,49 €.
PRAVASTATINE RANBAXY 20 mg : comprimé sécable *(lactose)* boîte de 84. Liste I - Remb 65 % - 33,44 €.
PRAVASTATINE RATIOPHARM 20 mg : comprimé sécable *(lactose)* boîte de 28. Liste I - Remb 65 % - 12,49 €.
PRAVASTATINE RATIOPHARM 20 mg : comprimé sécable *(lactose)* boîte de 90. Liste I - Remb 65 % - 35,47 €.
PRAVASTATINE SANDOZ 20 mg : comprimé sécable *(lactose)* boîte de 90. Liste I - Remb 65 % - 35,47 €.
PRAVASTATINE SANDOZ 20 mg : comprimé sécable *(lactose)* boîte de 28. Liste I - Remb 65 % - 12,49 €.
PRAVASTATINE TEVA 20 mg : comprimé *(lactose anhydre)* boîte de 84. Liste I - Remb 65 % - 33,44 €.
PRAVASTATINE TEVA 20 mg : comprimé *(lactose anhydre)* boîte de 28. Liste I - Remb 65 % - 12,49 €.
PRAVASTATINE WINTHROP 20 mg : comprimé sécable *(lactose)* boîte de 28. Liste I - Remb 65 % - 12,49 €.
PRAVASTATINE WINTHROP 20 mg : comprimé sécable *(lactose)* boîte de 84. Liste I - Remb 65 % - 33,44 €.
PRAVASTATINE ZYDUS 20 mg : comprimé sécable *(lactose)* boîte de 28. Liste I - Remb 65 % - 12,49 €.
PRAVASTATINE ZYDUS 20 mg : comprimé sécable *(lactose)* boîte de 84. Liste I - Remb 65 % - 33,44 €.

PRAVASTATINE 40 mg
Génériques
Hypolipémiant

sur ordonnance

Les médicaments ci-dessous sont des génériques de ÉLISOR (voir p. 454) et de VASTEN (voir p. 1308).

PRAVASTATINE ALMUS 40 mg : comprimé *(lactose)* boîte de 28. Liste I - Remb 65 % - 23,35 €.
PRAVASTATINE ALTER 40 mg : comprimé *(lactose)* boîte de 28. Liste I - Remb 65 % - 23,35 €.
PRAVASTATINE ARROW GENERIQUES 40 mg : comprimé *(lactose)* boîte de 28. Liste I - Remb 65 % - 23,35 €.
PRAVASTATINE ARROW GENERIQUES 40 mg : comprimé *(lactose)* boîte de 84. Liste I - Remb 65 % - 60,59 €.
PRAVASTATINE BIOGARAN 40 mg : comprimé *(lactose)* boîte de 28. Liste I - Remb 65 % - 23,35 €.
PRAVASTATINE BIOGARAN 40 mg : comprimé *(lactose)* boîte de 84. Liste I - Remb 65 % - 60,59 €.
PRAVASTATINE BOUCHARA RECORDATI 40 mg : comprimé *(lactose)* boîte de 28. Liste I - Remb 65 % - 23,35 €.
PRAVASTATINE BOUCHARA RECORDATI 40 mg : comprimé *(lactose)* boîte de 84. Liste I - Remb 65 % - 60,59 €.
PRAVASTATINE EG 40 mg : comprimé *(lactose)* boîte de 28. Liste I - Remb 65 % - 23,35 €.
PRAVASTATINE EG 40 mg : comprimé *(lactose)* boîte de 84. Liste I - Remb 65 % - 60,59 €.
PRAVASTATINE ISOMED 40 mg : comprimé *(lactose)* boîte de 28. Liste I - Remb 65 % - 23,35 €.
PRAVASTATINE ISOMED 40 mg : comprimé *(lactose)* boîte de 30. Liste I - Remb 65 % - 24,33 €.
PRAVASTATINE ISOMED 40 mg : comprimé *(lactose)* boîte de 90. Liste I - Remb 65 % - 64,54 €.
PRAVASTATINE MERCK 40 mg : comprimé *(lactose)* boîte de 28. Liste I - Remb 65 % - 23,35 €.
PRAVASTATINE MERCK 40 mg : comprimé *(lactose)* boîte de 84. Liste I - Remb 65 % - 60,59 €.
PRAVASTATINE QUALIMED 40 mg : comprimé *(lactose)* boîte de 28. Liste I - Remb 65 % - 23,35 €.
PRAVASTATINE QUALIMED 40 mg : comprimé *(lactose)* boîte de 84. Liste I - Remb 65 % - 60,59 €.
PRAVASTATINE RANBAXY 40 mg : comprimé *(lactose)* boîte de 28. Liste I - Remb 65 % - 23,35 €.
PRAVASTATINE RANBAXY 40 mg : comprimé *(lactose)* boîte de 84. Liste I - Remb 65 % - 60,59 €.
PRAVASTATINE RATIOPHARM 40 mg : comprimé *(lactose)* boîte de 28. Liste I - Remb 65 % - 23,35 €.
PRAVASTATINE RATIOPHARM 40 mg : comprimé *(lactose)* boîte de 90. Liste I - Remb 65 % - 64,54 €.
PRAVASTATINE SANDOZ 40 mg : comprimé *(lactose)* boîte de 90. Liste I - Remb 65 % - 64,54 €.
PRAVASTATINE SANDOZ 40 mg : comprimé *(lactose)* boîte de 28. Liste I - Remb 65 % - 23,35 €.
PRAVASTATINE TEVA 40 mg : comprimé *(lactose anhydre)* boîte de 84. Liste I - Remb 65 % - 60,59 €.
PRAVASTATINE TEVA 40 mg : comprimé *(lactose anhydre)* boîte de 28. Liste I - Remb 65 % - 23,35 €.
PRAVASTATINE WINTHROP 40 mg : comprimé *(lactose)* boîte de 28. Liste I - Remb 65 % - 23,35 €.
PRAVASTATINE WINTHROP 40 mg : comprimé *(lactose)* boîte de 84. Liste I - Remb 65 % - 60,59 €.
PRAVASTATINE ZYDUS 40 mg : comprimé *(lactose)* boîte de 28. Liste I - Remb 65 % - 23,35 €.
PRAVASTATINE ZYDUS 40 mg : comprimé *(lactose)* boîte de 84. Liste I - Remb 65 % - 60,59 €.

PRAXILÈNE
Vasodilatateur

sur ordonnance

Présentation
PRAXILÈNE 100 mg : gélule (rose) ; boîte de 20. Liste II - Remb 35 % - **2,99 €**.
PRAXILÈNE 200 mg : comprimé (blanc) ; boîte de 20. Liste II - Remb 35 % - **4,43 €**.
PRAXILÈNE 200 mg : comprimé (blanc) ; boîte de 90. Liste II - Remb 35 % - **17,94 €**.

Composition

	p gél	p cp
Naftidrofuryl hydrogéno-oxalate	100 mg	200 mg
Lactose		+

Dans quel cas ce médicament est-il prescrit ?
Ce médicament est un *vasodilatateur* qui augmente le débit du sang dans les artères.
Il est utilisé dans le traitement :
- des troubles du comportement et de la mémoire liés au vieillissement,
- des manifestations douloureuses de l'*artérite* au cours de la marche.

Il est également utilisé dans le *traitement d'appoint* du syndrome de *Raynaud*.

Contre-indications
Ce médicament ne doit pas être utilisé en cas d'*antécédent* de calculs calciques récidivants des *voies urinaires*.

Attention : Ce médicament contient de l'acide oxalique, éliminé dans les urines, et susceptible de favoriser la formation de calculs des voies urinaires. Pour prévenir ce risque, il est recommandé de boire au moins 1 litre et demi de liquide par jour.
Chez une personne âgée, des troubles attribués au vieillissement peuvent être dus à une dépression ; ils nécessitent alors un traitement spécifique.

Grossesse et allaitement
L'effet de ce médicament pendant la grossesse ou l'allaitement est mal connu : seul votre médecin peut évaluer le risque éventuel de son utilisation dans votre cas.

Mode d'emploi et posologie
Les gélules et les comprimés doivent être avalés avec un grand verre d'eau, au moment des repas. La prise du médicament avec une quantité d'eau insuffisante au moment du coucher pourrait provoquer une *inflammation* de l'œsophage par la gélule ou le comprimé qui ne serait pas descendu dans l'estomac.

Posologie usuelle :
1 ou 2 gélules, 3 fois par jour, ou 1 comprimé, 2 ou 3 fois par jour, selon les cas.

Conseils : Ce médicament ne fait que soulager les *symptômes* de l'*artérite* ; l'arrêt total et définitif du tabac et la pratique régulière de la marche sont des éléments fondamentaux pour retarder l'évolution de la maladie.

Effets indésirables possibles

Rarement : diarrhées, vomissements, douleur d'estomac, *éruption cutanée.*

Exceptionnellement : calculs des voies urinaires, *hépatite.*

Laboratoires Merck Lipha Santé SAS

PRAXINOR

Antihypotenseur

sur ordonnance

Présentation

PRAXINOR : comprimé (blanc) ; boîte de 20. Liste II - Non remb.

Composition

	p cp
Théodrénaline chlorhydrate	5 mg
Cafédrine chlorhydrate	100 mg
Lactose	+

Dans quel cas ce médicament est-il prescrit ?

Ce médicament est un stimulant du système cardio-vasculaire apparenté à l'*adrénaline.* Il augmente le débit du cœur et la tension artérielle.

Il est utilisé dans le traitement de l'*hypotension orthostatique.*

Contre-indications

Ce médicament ne doit pas être utilisé dans les cas suivants :

- *hypertension artérielle,*
- certains cas de *porphyries,*
- en association aux médicaments de la famille des *IMAO* non sélectifs.

Dans les autres cas, le médecin est seul juge pour prescrire ce médicament, notamment en cas de *glaucome* à angle fermé, d'*adénome de la prostate* ou d'*hyperthyroïdie.*

Attention : Signalez la prise de ce médicament avant toute anesthésie générale.

Les baisses de tension artérielle survenant lors des états de fatigue en sont souvent la conséquence mais non la cause. Consultez votre médecin.

Sportif : ce médicament contient une substance susceptible de rendre positifs certains *tests antidopage.*

Interactions avec d'autres substances

Ce médicament ne doit pas être associé aux *IMAO* non sélectifs (MARSILID) : risque d'*hypertension artérielle* grave. Il ne doit pas être utilisé dans les 15 jours qui suivent l'arrêt d'un traitement par *IMAO* non sélectif.

Grossesse et allaitement

L'effet de ce médicament pendant la grossesse ou l'allaitement est mal connu : seul votre médecin peut évaluer le risque éventuel de son utilisation dans votre cas.

Mode d'emploi et posologie

Les comprimés doivent être pris avec un verre d'eau.

Posologie usuelle :

2 comprimés le matin et 1 ou 2 comprimés en début d'après-midi.

Conseils : Les manifestations de l'*hypotension orthostatique* peuvent être réduites en évitant les changements brusques de position.

Ce médicament doit être conservé à l'abri de la lumière.

Effets indésirables possibles

Rarement : douleurs d'estomac, nausées, *hypertension artérielle*, maux de tête, ralentissement ou accélération du cœur, difficultés à uriner, *réaction allergique* cutanée.

Laboratoires Merck Lipha Santé SAS

PRAZINIL

Neuroleptique

sur ordonnance

Présentation

PRAZINIL : comprimé sécable (blanc) ; boîte de 24. Liste I - Remb 35 % - **9,33 €**.

Composition

	p cp
Carpipramine	50 mg
Amidon de blé (gluten)	+

Dans quel cas ce médicament est-il prescrit ?

Ce médicament est un psychotrope.

Il est utilisé comme stimulant au cours des états anxieux, et dans le traitement de certains troubles psychiques, notamment la *schizophrénie* et différents types de *psychoses.*

Contre-indications

Ce médicament ne doit pas être utilisé dans les cas suivants :

- *trouble du rythme cardiaque* ;
- *insuffisance rénale* ou *hépatique* grave ;
- en association avec les *IMAO* ;
- **grossesse** ;
- **allaitement**.

Attention : Dans le traitement de certains troubles psychiques, les *neuroleptiques* permettent de contrôler efficacement la maladie, mais un arrêt intempestif du traitement expose à une rechute grave.

Des précautions sont nécessaires chez la personne âgée et en cas d'*épilepsie* ou de maladie cardiaque.

En cas d'intervention chirurgicale, l'anesthésiste doit être prévenu de la prise de ce médicament.

Évitez les boissons alcoolisées : augmentation du risque de somnolence.

Conducteur : ce médicament peut être responsable d'une somnolence ou d'une baisse de la vigilance, notamment en début de traitement.

Interactions avec d'autres substances

Ce médicament ne doit pas être associé avec les *IMAO* : respectez un délai de 15 jours après l'arrêt de ce médicament.

Signalez par ailleurs à votre médecin si vous prenez un *antihypertenseur* ou un *sédatif.*

Grossesse et allaitement

L'effet de ce médicament pendant la grossesse ou l'allaitement est mal connu. Par mesure de prudence, son usage est contre-indiqué chez la femme enceinte ou chez celle qui allaite.

Mode d'emploi et posologie

La dose quotidienne est généralement prise en 2 ou 3 fois.

Posologie usuelle :

- Adulte : 50 à 400 mg par jour, selon les cas.

Effets indésirables possibles

Difficulté d'endormissement.

Hypotension orthostatique (notamment chez la personne âgée).

Rarement : absence de règles, écoulement de lait par le mamelon.

Laboratoires Pierre Fabre Médicament

PRÉCYCLAN

Informations détaillées sur www.monvidal.com

PREDNISOLONE 5 mg
Génériques
Dérivé de la cortisone — sur ordonnance

Le médicament ci-dessous est un générique de SOLUPRED (voir p. 1160).

PREDNISOLONE TEVA 5 mg : comprimé effervescent *(glucose, lactose, sodium, sorbitol)* boîte de 30. Liste I - Remb 65 % - 2,48 €.

PREDNISOLONE 20 mg
Génériques
Dérivé de la cortisone — sur ordonnance

Les médicaments ci-dessous sont des génériques de SOLUPRED (voir p. 1160).

PREDNISOLONE ARROW 20 mg : comprimé effervescent sécable *(lactose, maltodextrine, sodium, sorbitol)* boîte de 20. Liste I - Remb 65 % - 4,16 €.
PREDNISOLONE BIOGARAN 20 mg : comprimé effervescent sécable *(lactose, sodium, sorbitol)* boîte de 20. Liste I - Remb 65 % - 4,16 €.
PREDNISOLONE EG 20 mg : comprimé effervescent sécable *(lactose, sodium, sorbitol)* boîte de 20. Liste I - Remb 65 % - 4,16 €.
PREDNISOLONE MERCK 20 mg : comprimé effervescent sécable *(lactose, sodium, sorbitol)* boîte de 20. Liste I - Remb 65 % - 4,16 €.
PREDNISOLONE QUALIMED 20 mg : comprimé effervescent sécable *(lactose, sodium, sorbitol)* boîte de 20. Liste I - Remb 65 % - 4,16 €.
PREDNISOLONE RATIOPHARM 20 mg : comprimé effervescent sécable *(lactose, sodium, sorbitol)* boîte de 20. Liste I - Remb 65 % - 4,16 €.
PREDNISOLONE RPG 20 mg : comprimé effervescent sécable *(benzoate de sodium, lactose, maltodextrine, sorbitol)* boîte de 20. Liste I - Remb 65 % - 4,16 €.
PREDNISOLONE SANDOZ 20 mg : comprimé effervescent sécable *(lactose, sodium, sorbitol)* boîte de 20. Liste I - Remb 65 % - 4,16 €.
PREDNISOLONE TEVA 20 mg : comprimé effervescent sécable *(lactose, maltodextrine, sodium, sorbitol)* boîte de 20. Liste I - Remb 65 % - 4,16 €.
PREDNISOLONE WINTHROP 20 mg : comprimé effervescent sécable *(lactose, sodium, sorbitol)* boîte de 20. Liste I - Remb 65 % - 4,16 €.

PREDNISONE 1 mg
Génériques
Dérivé de la cortisone — sur ordonnance

Les médicaments ci-dessous sont des génériques de CORTANCYL (voir p. 336).

PREDNISONE BIOGARAN 1 mg : comprimé *(lactose)* boîte de 30. Liste I - Remb 65 % - 1,71 €.
PREDNISONE EG 1 mg : comprimé *(lactose)* boîte de 30. Liste I - Remb 65 % - 1,71 €.
PREDNISONE MYLAN 1 mg : comprimé *(lactose)* boîte de 30. Liste I - Remb 65 % - 1,71 €.
PREDNISONE QUALIMED 1 mg : comprimé *(lactose)* boîte de 30. Liste I - Remb 65 % - 1,71 €.
PREDNISONE RATIOPHARM 1 mg : comprimé *(lactose)* boîte de 30. Liste I - Remb 65 % - 1,71 €.
PREDNISONE WINTHROP 1 mg : comprimé *(lactose)* boîte de 30. Liste I - Remb 65 % - 1,71 €.

PREDNISONE 5 mg
Génériques
Dérivé de la cortisone — sur ordonnance

Les médicaments ci-dessous sont des génériques de CORTANCYL (voir p. 336).

PREDNISONE ARROW 5 mg : comprimé sécable *(lactose)* boîte de 30. Liste I - Remb 65 % - 2,44 €.
PREDNISONE BIOGARAN 5 mg : comprimé sécable *(lactose)* boîte de 30. Liste I - Remb 65 % - 2,44 €.
PREDNISONE EG 5 mg : comprimé sécable *(lactose)* boîte de 30. Liste I - Remb 65 % - 2,44 €.
PREDNISONE MERCK 5 mg : comprimé sécable *(lactose)* boîte de 30. Liste I - Remb 65 % - 2,44 €.
PREDNISONE QUALIMED 5 mg : comprimé sécable *(lactose)* boîte de 30. Liste I - Remb 65 % - 2,44 €.
PREDNISONE RATIOPHARM 5 mg : comprimé sécable *(lactose)* boîte de 30. Liste I - Remb 65 % - 2,44 €.
PREDNISONE SANDOZ 5 mg : comprimé sécable *(lactose)* boîte de 30. Liste I - Remb 65 % - 2,44 €.
PREDNISONE TEVA 5 mg : comprimé sécable *(lactose)* boîte de 30. Liste I - Remb 65 % - 2,44 €.
PREDNISONE WINTHROP 5 mg : comprimé sécable *(lactose)* boîte de 30. Liste I - Remb 65 % - 2,44 €.

PREDNISONE 20 mg
Génériques
Dérivé de la cortisone — sur ordonnance

Les médicaments ci-dessous sont des génériques de CORTANCYL (voir p. 336).

PREDNISONE ALMUS 20 mg : comprimé sécable boîte de 20. Liste I - Remb 65 % - 3,92 €.
PREDNISONE ARROW 20 mg : comprimé sécable boîte de 20. Liste I - Remb 65 % - 3,92 €.
PREDNISONE BIOGARAN 20 mg : comprimé sécable boîte de 20. Liste I - Remb 65 % - 3,92 €.
PREDNISONE EG 20 mg : comprimé sécable boîte de 20. Liste I - Remb 65 % - 3,92 €.
PREDNISONE MERCK 20 mg : comprimé sécable boîte de 20. Liste I - Remb 65 % - 3,92 €.
PREDNISONE QUALIMED 20 mg : comprimé sécable boîte de 20. Liste I - Remb 65 % - 3,92 €.
PREDNISONE RATIOPHARM 20 mg : comprimé sécable boîte de 20. Liste I - Remb 65 % - 3,92 €.
PREDNISONE SANDOZ 20 mg : comprimé sécable boîte de 20. Liste I - Remb 65 % - 3,92 €.

PREDNISONE TEVA 20 mg : comprimé sécable boîte de 20. Liste I - Remb 65 % - 3,92 €.
PREDNISONE WINTHROP 20 mg : comprimé sécable *(lactose)* boîte de 20. Liste I - Remb 65 % - 3,92 €.

PRÊLE DES CHAMPS BOIRON

Informations détaillées sur www.monvidal.com

PREPACOL

Informations détaillées sur www.monvidal.com

PRÉPARATION H VEINOTONIC

Informations détaillées sur www.monvidal.com

PREPULSID

Informations détaillées sur www.monvidal.com

PRESTOLE

Diurétiques associés — sur ordonnance

Présentation

PRESTOLE : gélule (blanc et bleu) ; boîte de 30. Liste II - Remb 65 % - **6,17 €**.

Composition

	p gél
Hydrochlorothiazide	25 mg
Triamtérène	50 mg
Lactose	+

Dans quel cas ce médicament est-il prescrit ?

Ce médicament est une association de deux *diurétiques* : l'hydrochlorothiazide, dont la structure est proche de celle des *sulfamides*, et le triamtérène, qui a pour caractéristique d'empêcher la perte du *potassium* dans les urines, habituelle avec l'hydrochlorothiazide.

Il est utilisé dans le traitement de l'*hypertension artérielle*.

Contre-indications

Ce médicament ne doit pas être utilisé dans les cas suivants :
- *allergie* aux *sulfamides*,
- *insuffisance rénale*,
- *encéphalopathie hépatique*,
- *hyperkaliémie* (excès de *potassium* dans le sang).

Attention : Ce médicament peut être responsable d'une augmentation ou au contraire d'une baisse de la *kaliémie* (taux de *potassium* dans le sang), qui peut être aggravée par l'usage prolongé de *laxatifs stimulants*. Un contrôle par des analyses de sang est souvent prescrit par le médecin.

Chez les personnes atteintes d'une *insuffisance hépatique*, l'apparition de troubles de la conscience peut annoncer une complication. Ne poursuivez pas le traitement sans l'avis de votre médecin.

N'utilisez des *sels* de régime, souvent riches en potassium, qu'avec l'accord de votre médecin.

Les *diurétiques* peuvent augmenter les taux d'*acide urique* ou de *sucre* dans le sang.

Sportif : ce médicament contient une substance susceptible de rendre positifs certains *tests antidopage*.

Interactions avec d'autres substances

Ce médicament ne doit pas être associé aux *diurétiques* élevant le taux de *potassium* dans le sang ou aux médicaments qui en contiennent.

Il peut interagir avec les *inhibiteurs de l'enzyme de conversion*, les *inhibiteurs de l'angiotensine II*, les médicaments susceptibles de provoquer des *torsades de pointes* et ceux contenant du lithium.

Informez par ailleurs votre médecin si vous prenez l'un des médicaments suivants : *AINS*, *digitalique*, médicament susceptible de faire baisser la *kaliémie* (*corticoïde*, *laxatif stimulant*), *neuroleptique*, *antidépresseur* imipraminique, médicament contenant du baclofène ou de la metformine.

Grossesse et allaitement

Les études scientifiques actuellement disponibles n'ont pas mis en évidence de problème particulier lors de l'utilisation chez la femme enceinte. Néanmoins, les *diurétiques* ne sont pas adaptés au traitement de l'*hypertension artérielle* et des *œdèmes* pendant la grossesse. Seul votre médecin peut apprécier la nécessité du traitement et le risque éventuel de son utilisation dans votre cas.

Ce médicament passe dans le lait maternel : l'allaitement est déconseillé.

Mode d'emploi et posologie

Ce médicament doit être pris le matin.

Posologie usuelle :
1 gélule par jour.

Conseils : Ce médicament augmente le volume des urines, surtout en début de traitement. Évitez une prise le soir, source de gêne nocturne.

Les *diurétiques* exposent au risque de déshydratation : veillez à proposer des boissons abondantes aux personnes âgées, notamment pendant les fortes chaleurs.

Ce médicament peut donner une éventuelle coloration bleuâtre aux urines.

Effets indésirables possibles

Baisse de la *kaliémie*, associée éventuellement à des crampes.

Déshydratation possible chez la personne âgée.

Augmentation de la *glycémie* ou de l'*uricémie*.

Hypotension orthostatique.

Rarement :
- baisse du taux de sodium dans le sang (natrémie) et risque de troubles du comportement,
- anomalie de la *numération formule sanguine*,
- nausée, constipation, vertiges, fatigue, maux de tête, fourmillement des extrémités.

Exceptionnellement : pancréatite, *réaction allergique*.

Calculs des *voies* urinaires chez les personnes prédisposées.

Laboratoires Almirall SAS

PRETERAX

Association d'antihypertenseurs — **sur ordonnance**

Présentation

PRETERAX : comprimé sécable (blanc) ; boîte de 30. Liste I - Remb 65 % - **26,40 €**.
PRETERAX : comprimé sécable (blanc) ; boîte de 90. Liste I - Remb 65 % - **71,38 €**.

Composition

	p cp
Périndopril tert-butylamine	2 mg
Indapamide	0,625 mg
Lactose	+

Dans quel cas ce médicament est-il prescrit ?

Cet *antihypertenseur* contient deux substances :
- le périndopril, un *inhibiteur de l'enzyme de conversion*. Cette *enzyme*, naturellement présente dans l'organisme et responsable d'une contraction des artères, augmente la tension artérielle et fatigue le cœur ;
- l'indapamide, un *diurétique* dont la structure chimique est proche de celle des *sulfamides*. Son action renforce celle du périndopril.

Ce médicament est utilisé dans le traitement de l'*hypertension artérielle*.

Contre-indications

Ce médicament ne doit pas être utilisé dans les cas suivants :
- *allergie* connue aux médicaments de la famille des *inhibiteurs de l'enzyme de conversion* ou à celle des *sulfamides*,
- prédisposition à l'œdème de *Quincke*,
- *insuffisance rénale* ou *insuffisance hépatique* graves,
- *encéphalopathie hépatique*,
- *hypokaliémie*,
- **grossesse**,
- **allaitement**.

Attention : Des précautions s'imposent chez les personnes souffrant d'*hypertension artérielle* due à un rétrécissement des artères rénales.

En cas de gonflement du visage (lèvres, paupières...) ou d'une autre région du corps, consultez votre médecin avant toute nouvelle prise de ce médicament ; il peut s'agir d'un œdème de *Quincke*.

L'usage des *inhibiteurs de l'enzyme de conversion* est déconseillé en période de désensibilisation aux venins d'*hyménoptères* (abeille, guêpe, etc) : risque de *réaction allergique* grave.

La baisse de la tension artérielle peut être importante lors des premières prises du médicament, en particulier si vous suiviez auparavant un traitement prolongé par *diurétique* ou un régime sans *sel*. Dans ce cas, le traitement est généralement initié avec de faibles posologies, sous surveillance médicale plus étroite.

Chez les personnes atteintes d'une *insuffisance hépatique*, l'apparition de troubles de la conscience peut annoncer une complication. Ne poursuivez pas le traitement sans l'avis de votre médecin.

Faites pratiquer régulièrement les analyses de sang prescrites par votre médecin ; elles sont notamment destinées à vérifier le bon fonctionnement de vos reins (dosage de la *créatinine*) et les taux de *potassium* et de *sodium* sanguins.

Le diurétique contenu dans ce médicament peut faire baisser la *kaliémie* : évitez d'utiliser des *laxatifs stimulants* dont l'usage régulier contribue à la baisse du taux de potassium dans le sang. Il peut par ailleurs augmenter le taux sanguin d'*acide urique* (possibilité de crise de *goutte*).

En cas d'intervention chirurgicale, signalez à l'anesthésiste que vous suivez ce traitement.

Conducteur : ce médicament peut être responsable de *vertiges* lors des premières prises.

Sportif : ce médicament contient une substance susceptible de rendre positifs certains *tests antidopage*.

Interactions avec d'autres substances

Ce médicament peut interagir ou nécessiter des précautions particulières avec les substances ou les familles médicamenteuses suivantes :
- *antidiabétiques* ;
- *AINS*, aspirine à forte dose ;
- *antidépresseurs imipraminiques*, *neuroleptiques* ;
- *diurétiques* hyperkaliémiants ;
- médicament favorisant l'*hypokaliémie* : *corticoïdes*, *laxatifs stimulants* ;
- *lithium*, *digitaliques*, produits de contraste iodés, calcium, ciclosporine, baclofène ;
- substances susceptibles de favoriser les *torsades de pointe*.

Grossesse et allaitement

L'effet de ce médicament sur l'enfant à naître est mal connu. Quelques cas de complications ont été rapportés et son usage pendant la grossesse est contre-indiqué.

Ce médicament passe dans le lait maternel. Il est contre-indiqué pendant l'allaitement.

Mode d'emploi et posologie

Les comprimés doivent être pris de préférence le matin, avant le repas.

Posologie usuelle :
- Adulte : 1 comprimé par jour.

En cas d'*athérosclérose*, de traitement préalable par des *diurétiques* ou de régime sans *sel*, en particulier chez la personne âgée, la *posologie* initiale est faible ; elle est augmentée progressivement par le médecin en fonction des effets du médicament.

Conseils : Votre tension artérielle doit être contrôlée régulièrement. Les appareils permettant une mesure automatique de la tension à domicile utilisent souvent un procédé de mesure différent de celui qu'emploie votre médecin. Si vous avez un tel appareil, apportez-le en consultation pour vous assurer que la mesure obtenue est bien conforme à celle du tensiomètre de votre médecin.

Le traitement médicamenteux ne dispense pas de mesures simples pouvant faire baisser la tension artérielle : activité physique régulière, modération de la consommation de boissons alcoolisées et de *sel*, lutte contre l'excès de poids.

Effets indésirables possibles

Toux sèche, maux de tête, *vertiges*, étourdissements, fatigue, troubles du sommeil, troubles psychiques, *troubles digestifs*, *hypotension orthostatique*.

Les mots en *italique* dans les textes sont expliqués dans le lexique p. 1427.

Élévation du taux de *sucre* ou d'*acide urique* dans le sang.
Baisse du taux de potassium ou du *sodium* dans le sang associée ou non à des crampes.
Rarement : *éruption cutanée*, œdème de *Quincke*.
Exceptionnellement : *pancréatite*.

Laboratoires Servier

PREVENAR
Vaccin : pneumococcies — sur ordonnance

Présentation
PREVENAR : suspension injectable *IM* ; seringue préremplie de 0,5 ml. Liste I - Remb 65 % - **57,34 €**.

Composition
	p flacon
Polyosides pneumococciques	1 dose

Dans quel cas ce médicament est-il prescrit ?
C'est un *vaccin* composé de fragments de pneumocoques. Il ne contient aucun *germe* vivant.
Il est utilisé dans la prévention des infections à pneumocoques (*otites*, pneumonies, ...) chez les *nourrissons* et les enfants en bas âge.

Contre-indications
Ce médicament ne doit pas être utilisé en cas d'*allergie* connue à l'un des constituants du vaccin, ou de *réaction allergique* apparue lors d'une injection précédente d'un vaccin à base d'anatoxine diphtérique.

Attention : En cas de fièvre élevée, de maladie aiguë, il est préférable de différer la vaccination.
Les enfants ayant souffert de *convulsions* lors d'accès de fièvre non liés à une vaccination peuvent recevoir ce *vaccin*. Il convient néanmoins de leur administrer un traitement *antipyrétique* (aspirine ou paracétamol) pendant 48 heures.
Comme pour tous les *vaccins*, des cas exceptionnels de *réactions allergiques* graves ont été constatés ; ce risque justifie la nécessité de réaliser la vaccination en milieu médical où un traitement d'urgence pourra être entrepris sans délai.

Interactions avec d'autres substances
Ce *vaccin* peut être injecté le même jour que d'autres vaccins, mais en changeant de site d'injection. Il ne doit pas être mélangé avec un autre produit injectable dans une même seringue

Grossesse et allaitement
Ce *vaccin* est destiné au jeune enfant et n'est pas utilisé pendant la grossesse.

Mode d'emploi et posologie
Bien agiter le vaccin avant l'emploi, le réchauffer à température ambiante si nécessaire. L'injection doit être réalisée par *voie intramusculaire* (dans le muscle deltoïde chez l'enfant, dans la cuisse chez le *nourrisson*).

Posologie usuelle :
- Nourrisson de moins de 6 mois : 3 injections à 1 mois d'intervalle, suivies d'une 4e dose au cours de la deuxième année.
- Nourrisson entre 7 et 11 mois : 2 injections à 1 mois d'intervalle, suivies d'une 3e dose au cours de la deuxième année.
- Enfant de 1 à 2 ans : 2 injections à 2 mois d'intervalle.
- Enfant de 2 à 5 ans : 1 injection.

Conseils : Les réactions fébriles dues aux *vaccins* peuvent être combattues en prenant de l'aspirine ou du paracétamol.
Pour garder son efficacité, ce médicament doit être conservé entre + 2 °C et + 8 °C (partie la plus froide du réfrigérateur). Toutefois, une rupture de la chaîne du froid pendant une durée limitée (quelques heures à température ambiante inférieure à 25 °C) ne devrait pas prêter à conséquence. En pratique, en cas de nécessité, un délai de quelques heures peut séparer l'achat du vaccin en pharmacie de son stockage au réfrigérateur ou de la vaccination.
Ce vaccin ne doit pas être congelé.

Effets indésirables possibles
Réactions locales au point d'injection : douleur, rougeur, *œdème*, *induration*.
Fièvre, somnolence, irritabilité, *troubles digestifs*.
Plus rarement : *convulsions*, *éruption cutanée*, *réaction allergique*.

Laboratoires Wyeth Pharmaceuticals France

PRÉVIGRIP
Vaccin : grippe

Présentation
PRÉVIGRIP : suspension injectable *IM* ou *SC* ; seringue préremplie de 0,5 ml. Remb 65 % - **6,25 €**.

Composition
	p seringue
Virus grippaux inactivés	1 dose

Dans quel cas ce médicament est-il prescrit ?
C'est un *vaccin* composé de *virus* grippaux tués. Il ne contient aucun *germe* vivant.
Il est utilisé dans la prévention de la grippe. L'immunité apparaît 15 jours après l'injection et dure environ 1 an.

Contre-indications
Ce médicament ne doit pas être utilisé en cas d'*allergie* aux protéines de l'œuf.

Attention : De la polymyxine B et du formaldéhyde sont utilisés pour fabriquer ce vaccin. Ces substances persistent en infime quantité dans la solution injectable. Des précautions sont nécessaires chez les personnes qui y sont allergiques.
En cas de fièvre élevée, de maladie aiguë, il est préférable de différer la vaccination.
Le *vaccin* antigrippal ne protège que contre la vraie grippe, maladie grave, potentiellement mortelle chez les personnes fragiles. Il est incapable de prévenir les bronchites banales et autres affections virales saisonnières.
Dans les suites de la vaccination antigrippale, certains tests de dépistage (sida, *hépatite* C...) peuvent être exceptionnellement rendus faussement positifs. Pour éviter toute inquiétude injustifiée, ne pratiquez pas ces tests pendant le mois qui suit la vaccination.
Comme pour tous les *vaccins*, des cas exceptionnels de *réactions allergiques* graves ont été constatés ; ce risque justifie la nécessité de réaliser la vaccination en milieu médical où un traitement d'urgence pourra être entrepris sans délai.

Grossesse et allaitement

L'effet de ce *vaccin* pendant la grossesse est mal connu : seul votre médecin peut évaluer le risque éventuel de son utilisation dans votre cas.

Cette vaccination peut être pratiquée pendant l'allaitement.

Mode d'emploi et posologie

Bien agiter la seringue avant l'emploi, la réchauffer à température ambiante si nécessaire. L'injection doit être réalisée par *voie* sous-cutanée ou intramusculaire.

Posologie usuelle :

- Adulte et enfant de plus de 36 mois : 1 injection de 0,5 ml.
- Enfant de 6 à 36 mois : 1 injection de 0,25 ml ou 0,5 ml. Cette injection pourra être renouvelée 1 mois après.

La prévention de la grippe repose sur une injection annuelle : le *vaccin* est différent tous les ans car il est adapté aux caractéristiques du *virus* attendu.

Conseils : Les réactions fébriles dues aux *vaccins* peuvent être combattues en prenant de l'aspirine ou du paracétamol.

Pour garder son efficacité, ce médicament doit être conservé entre + 2 °C et + 8 °C (partie la plus froide du réfrigérateur). Toutefois, une rupture de la chaîne du froid pendant une durée limitée (quelques heures à température ambiante inférieure à 25 °C) ne devrait pas prêter à conséquence. En pratique, en cas de nécessité, un délai de quelques heures peut séparer l'achat du vaccin en pharmacie de son stockage au réfrigérateur ou de la vaccination.

Ce vaccin ne doit pas être congelé.

Effets indésirables possibles

Réaction douloureuse, *nodule* au point d'injection.

Fièvre modérée, maux de tête, fatigue, malaise, douleur musculaire ou articulaire.

Exceptionnellement : *réaction allergique*.

Laboratoires Chiron Healthcare SAS

PRÉVISCAN

Anticoagulant oral — **sur ordonnance**

Présentation

PRÉVISCAN : comprimé quadrisécable (blanc crème) ; boîte de 30. Liste I - Remb 65 % - **3,92 €**.

Composition

	p cp
Fluindione	20 mg
Amidon de blé (gluten)	+
Lactose	+

Dans quel cas ce médicament est-il prescrit ?

Ce médicament est un *anticoagulant* oral qui appartient à la famille des *antivitamines K*. Il empêche la formation des caillots en se substituant à la *vitamine* K. Celle-ci est indispensable à la synthèse par le foie des facteurs de la coagulation. L'effet anticoagulant se manifeste après plusieurs jours de traitement et, de même, persiste plusieurs jours après l'arrêt.

Il est utilisé dans le *traitement préventif* et *curatif* des *accidents thromboemboliques*.

Contre-indications

Ce médicament ne doit pas être utilisé dans les cas suivants :

- *allergie* aux *anticoagulants* oraux ;
- *insuffisance hépatique* grave ;
- association aux médicaments contenant de l'aspirine à forte dose, de la phénylbutazone, du miconazole (sauf formes à usage cutané) ou du millepertuis ;
- **allaitement**.

Attention : Des précautions sont nécessaires chez la personne âgée et en cas d'*insuffisance rénale* grave, de maladie ou situation exposant à un risque hémorragique.

La *posologie* de ce médicament est adaptée avec précision par votre médecin en fonction du résultat d'analyses de sang régulières : un *INR* trop bas traduit une action insuffisante et un risque de caillot sanguin ; un INR trop élevé traduit un surdosage et un risque d'*hémorragie*. Dans la majorité des cas, l'INR recherché doit être compris entre 2 et 3. Il est préférable (mais non indispensable) de pratiquer ces analyses successives dans le même laboratoire pour pouvoir comparer les résultats.

Tout signe pouvant faire penser à une hémorragie (urines rouges, selles rouges ou noires, taches anormales de la peau ou bleus multiples, saignements du nez ou des gencives...) doit vous conduire à prévenir immédiatement votre médecin ou un service médical d'urgence. Il en est de même si votre INR dépasse 5.

Pendant la durée du traitement, les injections intramusculaires ne peuvent être pratiquées qu'après avis médical, du fait d'un risque de saignement local. Les injections par *voie* sous-cutanée ou intraveineuse ne posent pas de problème, de même que les prises de sang.

L'automédication est particulièrement dangereuse chez les personnes sous anticoagulants oraux : n'utilisez aucun médicament sans l'avis de votre médecin ou de votre pharmacien, signalez toujours que vous prenez un anticoagulant oral.

En cas d'intervention chirurgicale ou d'extraction dentaire, signalez à l'anesthésiste ou à votre dentiste la prise de ce médicament : une modification de votre traitement pourra éventuellement être décidée.

Les interactions de ce médicament, susceptibles de modifier son effet, ne concernent pas que les médicaments : l'alcool et certains aliments peuvent faire varier votre INR (voir Interactions médicamenteuses).

Interactions avec d'autres substances

Ce médicament ne doit pas être associé :

- aux médicaments contenant de l'aspirine à forte dose, de la phénylbutazone ou du miconazole (l'utilisation de formes à usage cutané est possible) : risque d'*hémorragie* ;
- aux produits de phytothérapie contenant du millepertuis : diminution de l'effet anticoagulant (risque de *thrombose*).

Les anticoagulants oraux peuvent interagir avec de très nombreux autres médicaments qu'il n'est pas possible de citer. Ces interactions sont d'une intensité très variable. En dehors du paracétamol pour traiter la fièvre et la douleur, ne prenez aucun autre médicament sans prendre l'avis de votre médecin ou de votre pharmacien. Vous pouvez également consulter la fiche du médicament que vous souhaitez prendre pour vérifier qu'il n'interagit pas avec les anticoagulants.

Par ailleurs, il existe aussi des interactions alimentaires : évitez des apports importants d'aliments réputés riches en *vitamine* K comme les abats, avocat, brocolis, carotte, choucroute, choux, choux-fleurs, choux de Bruxelles, épinards, fenouil, foie, laitue, tomate... ou au contraire un jeûne prolongé qui diminuerait vos apports. Une prise excessive de boissons alcoolisées peut modifier l'effet du traitement, mais une consommation raisonnable est possible.

Grossesse et allaitement

Ce médicament ne doit pas être utilisé pendant la grossesse, sauf sur prescription médicale. Une contraception efficace est recommandée pendant le traitement. Le port d'un stérilet expose à des saignements et doit être évité.

Ce médicament passe dans le lait maternel : l'allaitement est contre-indiqué.

Mode d'emploi et posologie

Les comprimés sont avalés avec un verre d'eau, en une prise par jour. Pour un effet constant de ce médicament, la prise doit être régulière, toujours à la même heure, le soir de préférence.

Posologie usuelle :

Elle est adaptée par le médecin en fonction des résultats des analyses de sang (*INR*). Néanmoins, compte tenu de l'action retardée du produit, les variations de l'INR n'apparaissent que plusieurs jours après les modifications de traitement.

Lorsque ce médicament remplace un *anticoagulant* injectable, ce dernier est poursuivi jusqu'à ce que l'INR soit situé dans la fourchette souhaitée.

En cas d'oubli d'une prise, le médicament peut être pris si le retard ne dépasse pas 8 heures. Au delà de ce délai, ne pas prendre la dose oubliée et prendre le lendemain la dose habituelle et non une double dose.

Conseils : Veillez à ne pas manquer de ce médicament ; lors de vos déplacements, munissez-vous d'une réserve ou de votre ordonnance en cours de validité. Pensez également à porter sur vous une carte indiquant que vous suivez un traitement anticoagulant.

Certaines activités ou sports violents pouvant entraîner des blessures ou des coupures (risque d'*hémorragie*), leur pratique est déconseillée pendant la durée du traitement.

En cas de saignement bénin, il est nécessaire de comprimer la plaie pendant plusieurs minutes.

Pour faciliter le suivi du traitement, il est utile de tenir à jour un carnet indiquant les doses prises et le résultat des *INR* successifs.

Effets indésirables possibles

Hémorragies de gravité variable.

Plus rarement : diarrhée, douleurs des articulations, chute de cheveux, *réaction allergique*.

Laboratoires Procter et Gamble Pharmaceuticals France

PREXIDINE

Préparation buccale antibactérienne

Présentation

PREXIDINE : solution pour *bain de bouche* (arôme menthe) ; flacon de 55 ml. Non remb.
PREXIDINE : solution pour *bain de bouche* (arôme menthe) ; flacon de 200 ml avec gobelet-doseur de 15 ml. Remb 35 % - **2,97 €**.
PREXIDINE : solution pour *bain de bouche* (arôme menthe) ; flacon de 500 ml. Non remb.

Composition

	p 100 ml
Chlorhexidine digluconate	120 mg
Alcool	+
Lévomenthol	+

Dans quel cas ce médicament est-il prescrit ?

Cette solution pour *bain de bouche* contient un *antiseptique*.

Elle est utilisée dans le *traitement d'appoint* des infections de la bouche, ou après une opération des gencives ou des dents.

Attention : Le *bain de bouche* n'est pas facilement utilisable chez le jeune enfant qui risque d'avaler la solution, c'est pourquoi il est destiné à l'enfant de plus de 6 ans.

L'usage prolongé des traitements antiseptiques locaux (*gargarisme*, *collutoire*, pastille) n'est pas souhaitable ; il peut modifier l'équilibre microbien naturel de la gorge.

En l'absence d'amélioration au bout de 5 jours, consultez votre médecin.

Interactions avec d'autres substances

Il est généralement inutile d'associer des *antiseptiques* différents. Ceux-ci peuvent être contenus dans de nombreux produits disponibles en automédication : pastille, *collutoire* et solution nasale ; demandez conseil à votre pharmacien.

Grossesse et allaitement

L'effet de ce médicament pendant la grossesse ou l'allaitement est mal connu. L'évaluation du risque éventuel lié à son utilisation est individuelle : demandez conseil à votre pharmacien ou à votre médecin.

Mode d'emploi et posologie

La solution doit être utilisée pure, de préférence après le brossage des dents, et gardée dans la bouche 1 minute.

Elle ne doit pas être avalée.

Posologie usuelle :

- Adulte et enfant de plus de 6 ans : 1 *bain de bouche* (1 cuillère à soupe ou 1 gobelet-doseur), 1 à 3 fois par jour.

Conseils : Évitez de manger ou de boire dans l'heure qui suit le *bain de bouche*, afin de permettre aux substances actives d'agir.

Certains dentistes et stomatologistes recommandent de ne pas pratiquer de bains de bouche dans les heures qui suivent une extraction dentaire, afin d'éviter de faire saigner la plaie.

Effets indésirables possibles

En traitement prolongé : coloration brune de la langue et des dents disparaissant à l'arrêt du traitement.

Modification du goût.

Réaction allergique locale.

Laboratoires Expanscience

PRIMADRILL

Informations détaillées sur www.monvidal.com

PRIMALAN

Antiallergique

Présentation

PRIMALAN 5 mg : comprimé sécable (blanc) ; boîte de 14. Remb 35 % - **3,94 €**.
PRIMALAN 10 mg : comprimé sécable (blanc) ; boîte de 14. Remb 35 % - **7,08 €**.
PRIMALAN : sirop (arôme mandarine) ; flacon de 60 ml (24 cuillères-mesure de 2,5 ml). Remb 35 % - **2,67 €**.
PRIMALAN : sirop (arôme mandarine) ; flacon de 125 ml (50 cuillères-mesure de 2,5 ml). Remb 35 % - **4,43 €**.

Composition

	p cp	p cp	p c mes
Méquitazine	5 mg	10 mg	1,25 mg
Lactose	+	+	
Saccharose			+

Dans quel cas ce médicament est-il prescrit ?

Ce médicament est un *antihistaminique* antiallergique de la famille chimique des phénothiazines. Il possède en outre des propriétés *atropiniques*.

Il est utilisé dans le traitement des manifestations allergiques diverses : *rhinite* ou *conjonctivite* allergiques, *urticaire*.

Contre-indications

Ce médicament ne doit pas être utilisé dans les cas suivants :

- *antécédent* d'*agranulocytose* due à la prise de phénothiazines,
- risque de *glaucome* à angle fermé,
- risque de blocage des urines (*adénome de la prostate*).

Attention : Ce médicament présente des effets *atropiniques*. Il peut provoquer un *glaucome* aigu chez les personnes prédisposées : œil rouge, dur et douloureux, avec vision floue. Une consultation d'extrême urgence auprès d'un ophtalmologiste est nécessaire.

Des cas d'*agranulocytose* ont été observés avec des médicaments de la même famille chimique (phénothiazine). Des analyses doivent être réalisées rapidement en cas d'angine, d'ulcérations de la bouche ou de fièvre anormale, qui peuvent traduire cette anomalie sanguine.

Des précautions sont nécessaires en cas d'*insuffisance hépatique* grave, d'*épilepsie* ou chez la personne âgée.

Ce médicament peut induire une somnolence, parfois intense chez certaines personnes. Cette somnolence peut être augmentée par la prise d'*alcool* ou d'autres médicaments *sédatifs*. La conduite et l'utilisation de machines dangereuses sont déconseillées, surtout dans les heures qui suivent la prise du médicament.

Interactions avec d'autres substances

Informez votre médecin ou votre pharmacien si vous prenez un autre médicament ayant des effets *atropiniques* ou *sédatifs* (tranquillisants, somnifères, certains médicaments contre la toux ou contre la douleur contenant des *opiacés*, *antidépresseurs*, *neuroleptiques*...).

Grossesse et allaitement

L'effet de ce médicament pendant la grossesse est mal connu : seul votre médecin peut évaluer le risque éventuel de son utilisation dans votre cas. En cas de prise en fin de grossesse, une surveillance du nouveau-né peut être nécessaire.

L'allaitement demeure possible en cas de traitement bref par ce médicament.

Mode d'emploi et posologie

Les comprimés ne sont pas adaptés à l'enfant de moins de 6 ans. En effet, ils risquent d'obstruer les voies respiratoires si l'enfant déglutit mal et que le comprimé passe dans la trachée (fausse route).

La dose quotidienne est répartie en 1 ou 2 prises par jour. En cas d'effet *sédatif* trop gênant, privilégier une prise unique le soir.

Posologie usuelle :

Comprimé à 10 mg :

- Adulte : 10 mg par jour, soit ½ comprimé matin et soir ou 1 comprimé le soir.

Comprimé à 5 mg :

- Adulte et enfant de plus de 12 ans : 1 comprimé matin et soir ou 2 comprimés le soir.
- Enfant de 30 à 40 kg (environ 10 à 12 ans) : ½ comprimé le matin et 1 comprimé le soir ou 1 comprimé et demi le soir.
- Enfant de 20 à 30 kg (environ 6 à 10 ans) : ½ comprimé matin et soir ou 1 comprimé le soir.

Sirop :

- Adulte et enfant de plus de 40 kg : 8 cuillères-mesure de 2,5 ml par jour.
- Enfant de moins de 40 kg : 1 cuillère-mesure de 2,5 ml par 5 kg de poids et par jour.

Conseils : Ce médicament agit sur les manifestations de l'*allergie* mais n'en supprime pas la cause. Si les *symptômes* persistent ou s'aggravent, n'hésitez pas à consulter votre médecin.

Effets indésirables possibles

Somnolence, surtout en début de traitement.

Effets *atropiniques* : bouche sèche, troubles de l'*accommodation*, blocage des urines, constipation, *palpitations*.

Agitation, confusion des idées.

Réaction allergique due au médicament, *photosensibilisation*.

Laboratoires Pierre Fabre Médicament

PRIMPÉRAN

Antiémétique

sur ordonnance

Présentation

PRIMPÉRAN 10 mg : comprimé sécable (blanc) ; boîte de 40. Liste I - Remb 35 % - **3,81 €**.
PRIMPÉRAN 0,1 % Adulte : solution buvable (arôme orange, abricot) ; flacon de 200 ml (40 cuillères à café de 5 ml). Liste I - Remb 35 % - **2,54 €**.
PRIMPÉRAN 2,6 mg/ml : solution buvable Enfant et Nourrisson ; flacon de 60 ml avec pipette-doseuse (1 580 gouttes env). Liste I - Remb 35 % - **1,87 €**.
PRIMPÉRAN 20 mg : suppositoire ; boîte de 10. Liste I - Remb 35 % - **2,08 €**.
PRIMPÉRAN 10 mg : suppositoire sécable ; boîte de 10. Liste I - Remb 35 % - **1,93 €**.
PRIMPÉRAN 10 mg/2 ml : solution injectable ; boîte de 3 ampoules de 2 ml. Liste I - Remb 65 % - **1,68 €**.
PRIMPÉRAN 10 mg/2ml : solution injectable ; boîte de 12 ampoules de 2 ml. Liste I - Remb 65 % - **2,67 €**.

Composition

	p cp	p c à c	p gte
Métoclopramide chlorhydrate anhydre	10 mg	5 mg	0,1 mg
	p suppos	p suppos	p amp inj
Métoclopramide	20 mg	10 mg	
Métoclopramide chlorhydrate anhydre			10 mg

Dans quel cas ce médicament est-il prescrit ?

Ce médicament est un *antiémétique* et un régulateur de la motricité du tube digestif. Il régularise la contraction des muscles de l'œsophage, de l'estomac et de l'intestin.

Il est utilisé dans le traitement des nausées et des vomissements.

Contre-indications

Ce médicament ne doit pas être utilisé dans les cas suivants :

- *hémorragie*, obstruction ou perforation du tube digestif,
- *antécédent* de *dyskinésie* (mouvements involontaires ou inadaptés) due aux *neuroleptiques*,
- antécédent de *méthémoglobinémie* due au métoclopramide,
- *phéochromocytome*,
- problème rectal récent : *inflammation* ou *hémorragie* (suppositoire),
- en association avec les médicaments *dopaminergiques*.

Attention : En cas de survenue d'une fièvre inexpliquée associée à une raideur musculaire (qui pourraient être dues au médicament), ne poursuivez pas le traitement sans avis médical : risque de *syndrome malin des neuroleptiques*.

Des précautions sont nécessaires en cas d'*épilepsie* ou d'*insuffisance rénale* ou *hépatique*.

Évitez les boissons alcoolisées : augmentation du risque de somnolence.

Compte-tenu de ses effets indésirables potentiels, ce médicament peut, chez certaines personnes, ne pas être compatible avec la conduite automobile ou le maniement de machines dangereuses. Assurez-vous à l'occasion des premières prises que vous supportez bien ce médicament avant de conduire ou d'utiliser une machine.

Interactions avec d'autres substances

Ce médicament ne doit pas être associé aux médicaments *dopaminergiques* : risque d'annulation réciproque de leurs effets.

Informez par ailleurs votre médecin si vous prenez un *antihypertenseur* ou un *sédatif*.

Grossesse et allaitement

Les études scientifiques actuellement disponibles n'ont pas mis en évidence de problème particulier lors de l'utilisation chez la femme enceinte.

Ce médicament peut être pris ponctuellement pendant l'allaitement sauf en cas de naissance prématurée : l'effet sédatif du médicament serait alors potentiellement préjudiciable chez le nouveau-né.

Mode d'emploi et posologie

Les comprimés et les solutions buvables doivent être pris avant les repas.

La solution injectable peut être administrée par *voie intramusculaire* ou *intraveineuse*.

Posologie usuelle :

Nausées ou vomissements :

- Adulte : ½ à 1 comprimé, ou 1 à 2 cuillères à café de solution buvable à 0,1 % ou ½ à 1 suppositoire à 10 mg ou ½ à 1 ampoule injectable, 3 fois par jour. Les prises doivent être espacées d'au moins 6 heures.
- Enfant et nourrisson : utiliser la solution buvable en gouttes à 2,6 mg/ml. La posologie est de 1 goutte (0,1 mg) par kg, 3 à 4 fois par jour. Soit pour un enfant de 15 kg : 15 gouttes, 3 à 4 fois par jour. Les prises doivent être espacées d'au moins 6 heures.

Nausées et vomissements retardés provoqués par la chimiothérapie :

- Adulte et enfant de plus de 20 kg : 0,5 mg par kg, 4 fois par jour. Soit pour un enfant de 20 kg : 1 comprimé ou 1 suppositoire à 10 mg, 4 fois par jour.
- Adulte et enfant de plus de 40 kg : 0,5 mg par kg, 4 fois par jour. Soit pour un enfant de 40 kg : 1 suppositoire à 20 mg, 4 fois par jour.

Conseils : En cas de vomissements après la prise des comprimés ou de la solution buvable (susceptibles d'entraîner un rejet du médicament), respecter l'intervalle habituel de temps entre 2 prises avant de reprendre le médicament.

Lors de vomissements répétés, les pertes en eau et en sels minéraux sont importantes. Elles doivent être compensées par des aliments liquides (bouillons salés, sodas...) pris en petites quantités et régulièrement.

Les nausées de la femme enceinte peuvent être combattues par la prise du petit déjeuner au lit.

Les traitements destinés à combattre les vomissements induits par les chimiothérapies anticancéreuses sont surtout efficaces préventivement. Leur effet est beaucoup moins marqué s'ils sont utilisés après l'apparition des vomissements.

La chimiothérapie entraîne deux types de vomissements :

- les vomissements précoces, survenant dans les heures qui suivent son administration ;

– les vomissements retardés, qui apparaissent plusieurs jours après la séance de chimiothérapie. C'est surtout dans ce dernier cas qu'il existe un risque d'oublier le traitement préventif ; il devient alors difficile de combattre ces vomissements après leur apparition.

La solution injectable doit être conservée à l'abri de la lumière.

Effets indésirables possibles

Somnolence, lassitude, *vertiges* et, plus rarement, maux de tête, insomnie, *diarrhée* et gaz intestinaux, hypotension, sueurs.

Arrêt des règles, écoulement de lait.

Mouvements involontaires ou inadaptés, tics, pouvant survenir lors de la première prise (notamment en cas de *surdosage*) ou, plus tardivement, lors d'un traitement prolongé.

Exceptionnellement : *réaction allergique*.

Laboratoires sanofi-aventis France

PRINCI-B

Informations détaillées sur www.monvidal.com

PRINIVIL

Inhibiteur de l'enzyme de conversion

sur ordonnance

Présentation

PRINIVIL 5 mg : comprimé sécable (blanc) ; boîte de 28. Liste I - Remb 65 % - **4,43 €**.
PRINIVIL 5 mg : comprimé sécable (blanc) ; boîte de 84. Liste I - Remb 65 % - **12,21 €**.
PRINIVIL 20 mg : comprimé sécable (orangé) ; boîte de 28. Liste I - Remb 65 % - **17,25 €**.
PRINIVIL 20 mg : comprimé sécable (orangé) ; boîte de 84. Liste I - Remb 65 % - **47,98 €**.

Composition

	p cp	p cp
Lisinopril	5 mg	20 mg

Dans quel cas ce médicament est-il prescrit ?

Ce médicament appartient à la famille des *inhibiteurs de l'enzyme de conversion* (IEC). Il bloque l'enzyme de conversion, une enzyme rénale nécessaire à la formation de l'angiotensine II ; cette substance est responsable d'une contraction des artères qui augmente la tension artérielle et fatigue le cœur. Le blocage de l'enzyme de conversion permet ainsi une baisse de la tension artérielle.

Il est utilisé dans le traitement :
- de l'*hypertension artérielle*,
- de l'*insuffisance cardiaque*,
- des affections du rein chez le diabétique hypertendu non insulinodépendant,
- de l'*infarctus du myocarde* (traitement initial et prévention des récidives ou complications).

Contre-indications

Ce médicament ne doit pas être utilisé dans les cas suivants :
- *allergie* aux médicaments de la famille des *inhibiteurs de l'enzyme de conversion*,
- prédisposition à l'œdème de *Quincke*,
- **grossesse** (à partir du 4e mois).

Votre médecin est seul juge pour prescrire ce médicament en cas d'*hyperkaliémie* ou de rétrécissement des artères rénales.

Attention : En cas de gonflement du visage (lèvres, paupières...) ou d'une autre région du corps, consultez votre médecin avant toute nouvelle prise de ce médicament ; il peut s'agir d'un œdème de *Quincke*.

L'usage des *inhibiteurs de l'enzyme de conversion* est déconseillé en période de désensibilisation aux venins d'*hyménoptères* (abeille, guêpe, etc) : risque de *réaction allergique* grave.

La baisse de la tension artérielle peut être importante lors des premières prises du médicament, en particulier si vous suiviez auparavant un traitement prolongé par *diurétique* ou un régime sans *sel*. Dans ce cas, le traitement est généralement initié avec de faibles posologies, sous surveillance médicale plus étroite.

Les inhibiteurs de l'enzyme de conversion sont parfois responsables d'une *hyperkaliémie* ; un contrôle régulier de la *créatinine* et du taux de *potassium* dans le sang peut être nécessaire, notamment en cas d'*insuffisance rénale*, de *diabète* et chez la personne âgée.

Les sels de régime contiennent souvent du potassium ; ils ne doivent pas être utilisés sans avis médical.

Si vous êtes dialysé, prévenez votre centre de *dialyse* de la prise de ce médicament.

Conducteur : ce médicament peut être responsable de *vertiges* lors des premières prises.

Interactions avec d'autres substances

Ce médicament peut interagir avec les *diurétiques* et les médicaments qui contiennent du potassium ou du lithium.

Informez par ailleurs votre médecin ou votre pharmacien si vous prenez un *antidiabétique*, un *AINS* ou de l'aspirine à forte dose (plus de 3 g par jour).

En outre, l'effet *antihypertenseur* de ce médicament peut être augmenté par certains médicaments tels que les *neuroleptiques*, les *antidépresseurs imipraminiques*, les *alphabloquants* utilisés dans certains troubles urinaires, les médicaments contenant du baclofène ; il peut être diminué par les *corticoïdes*. Votre médecin doit être informé si vous êtes traité par l'un ou l'autre de ces médicaments.

Grossesse et allaitement

L'effet de ce médicament pendant les 3 premiers mois de la grossesse est mal connu. Par prudence, son usage est déconseillé.

Au cours des 6 derniers mois de la grossesse, la prise prolongée d'un *inhibiteur de l'enzyme de conversion* peut endommager les reins du fœtus. L'utilisation de ce médicament est contre-indiquée à partir du 4e mois de la grossesse.

En conséquence, un désir de grossesse nécessite le remplacement de ce médicament par un autre antihypertenseur. Si une grossesse survient alors que vous prenez ce médicament, consultez rapidement votre médecin pour qu'il modifie votre traitement. Des *échographies* régulières sont parfois nécessaires pour s'assurer de l'absence d'anomalie.

Les données disponibles ne permettent pas de savoir si ce médicament passe dans le lait maternel ; un choix est donc nécessaire entre l'allaitement et la prise du médicament. Cette décision devra être prise en accord avec votre médecin.

Mode d'emploi et posologie

Ce médicament peut être pris indifféremment au cours ou en dehors des repas, en 1 prise quotidienne à heure régulière.

Posologie usuelle :

- Adulte :
  - *Hypertension artérielle* : 20 mg par jour.
  - Complications rénales du diabète : 10 à 20 mg par jour.
  - *Insuffisance cardiaque* : 5 à 20 mg par jour.

En cas d'*insuffisance rénale*, d'*athérosclérose*, de traitement préalable par des *diurétiques* ou de régime sans *sel*, en particulier chez la personne âgée, la posologie initiale est faible ; elle est augmentée progressivement par le médecin en fonction des effets du médicament.

Conseils : Votre tension artérielle doit être contrôlée régulièrement. Les appareils permettant une mesure automatique de la tension à domicile utilisent souvent un procédé de mesure différent de celui qu'emploie votre médecin. Si vous avez un tel appareil, apportez-le en consultation pour vous assurer que la mesure obtenue est bien conforme à celle du tensiomètre de votre médecin.

Le traitement médicamenteux ne dispense pas de mesures simples pouvant faire baisser la tension artérielle : activité physique régulière, modération de la consommation de boissons alcoolisées et de *sel*, lutte contre l'excès de poids.

Effets indésirables possibles

Comme pour tous les *inhibiteurs de l'enzyme de conversion* :

- toux sèche ;
- baisse excessive de la tension artérielle (voir Attention), *hypotension orthostatique* ;
- maux de tête, fatigue, étourdissement ;
- *troubles digestifs* ;
- *réactions allergiques* : *éruption cutanée*, œdème de *Quincke* (exceptionnel) ;
- anomalie de la *numération formule sanguine*, en particulier chez les patients sous *traitement immunodépresseur*, hépatite (exceptionnelle).

Laboratoires Bristol-Myers Squibb

PRINZIDE

Association d'antihypertenseurs — sur ordonnance

Présentation

PRINZIDE : comprimé sécable (jaune) ; boîte de 28. Liste I - Remb 65 % - **15,24 €**.
PRINZIDE : comprimé sécable (jaune) ; boîte de 84. Liste I - Remb 65 % - **42,81 €**.

Composition

	p cp
Lisinopril anhydre	20 mg
Hydrochlorothiazide	12,5 mg

Dans quel cas ce médicament est-il prescrit ?

Cet *antihypertenseur* contient deux substances :

- le lisinopril, un *inhibiteur de l'enzyme de conversion*. Il bloque la formation d'une substance responsable d'une contraction des artères, qui augmente la tension artérielle et fatigue le cœur ;
- l'hydrochlorothiazide, un *diurétique* dont la structure chimique est proche de celle des *sulfamides*. Son action renforce celle du lisinopril.

Ce médicament est utilisé dans le traitement de l'*hypertension artérielle*.

Contre-indications

Ce médicament ne doit pas être utilisé dans les cas suivants :

- *allergie* aux médicaments de la famille des *inhibiteurs de l'enzyme de conversion* ou à celle des *sulfamides*,
- prédisposition à l'œdème de *Quincke*,
- *insuffisance rénale* grave,
- *encéphalopathie hépatique*,
- **grossesse** (à partir du 4e mois).

Attention : Des précautions s'imposent chez les personnes souffrant d'*hypertension artérielle* due à un rétrécissement des artères rénales.

En cas de gonflement du visage (lèvres, paupières...) ou d'une autre région du corps, consultez votre médecin avant toute nouvelle prise de ce médicament ; il peut s'agir d'un œdème de *Quincke*.

L'usage des *inhibiteurs de l'enzyme de conversion* est déconseillé en période de désensibilisation aux venins d'*hyménoptères* (abeille, guêpe, etc) : risque de *réaction allergique* grave.

Chez les personnes atteintes d'une *insuffisance hépatique*, l'apparition de troubles de la conscience peut annoncer une complication. Ne poursuivez pas le traitement sans l'avis de votre médecin.

La baisse de la tension artérielle peut être importante lors des premières prises du médicament, en particulier si vous suiviez auparavant un traitement prolongé par *diurétique* ou un régime sans *sel*. Dans ce cas, le traitement est généralement initié avec de faibles posologies, sous surveillance médicale plus étroite.

Faites pratiquer régulièrement les analyses de sang prescrites par votre médecin ; elles sont notamment destinées à vérifier le bon fonctionnement de vos reins (dosage de la *créatinine*) et les taux de *potassium* et de *sodium* sanguins.

Le diurétique contenu dans ce médicament peut faire baisser la *kaliémie* : évitez d'utiliser des *laxatifs stimulants* dont l'usage régulier contribue à la baisse du taux de potassium dans le sang. Il peut par ailleurs augmenter le taux sanguin d'*acide urique* (possibilité de crise de *goutte*).

Conducteur : ce médicament peut être responsable de *vertiges* lors des premières prises.

Sportif : ce médicament contient une substance susceptible de rendre positifs certains *tests antidopage*.

Interactions avec d'autres substances

Ce médicament peut interagir avec les médicaments susceptibles de provoquer une *hyperkaliémie* (*diurétique*, sel de *potassium*...), avec les médicaments donnant des *torsades de pointes* et avec les médicaments contenant du lithium.

Informez par ailleurs votre médecin si vous prenez un *digitalique*, un *laxatif stimulant*, un *AINS*, ou un médicament contenant de la metformine, de la carbamazépine, de la ciclosporine ou un sel de calcium.

En outre, l'effet *antihypertenseur* de ce médicament peut être augmenté par certains médicaments tels que les *neuroleptiques*, les *antidépresseurs imipraminiques*, les médicaments contenant du baclofène ; il peut être diminué par les *corticoïdes*. Votre médecin doit être informé si vous êtes traité par l'un ou par l'autre.

Chez le diabétique traité par l'*insuline*, une adaptation de la *posologie* de l'insuline peut être nécessaire.

Grossesse et allaitement

L'effet de ce médicament pendant les 3 premiers mois de la grossesse est mal connu. Par prudence, son usage est déconseillé.

Au cours des 6 derniers mois de la grossesse, la prise prolongée d'un *inhibiteur de l'enzyme de conversion* peut endommager les reins du fœtus. L'utilisation de ce médicament est contre-indiquée à partir du 4e mois de la grossesse.

En conséquence, un désir de grossesse nécessite le remplacement de ce médicament par un autre antihypertenseur. Si une grossesse survient alors que vous prenez ce médicament, consultez rapidement votre médecin pour qu'il modifie votre traitement. Des *échographies* régulières sont parfois nécessaires pour s'assurer de l'absence d'anomalie.

Ce médicament passe dans le lait maternel ; un choix est donc nécessaire entre l'allaitement et la prise du médicament. Cette décision devra être prise en accord avec votre médecin.

Mode d'emploi et posologie

Ce médicament est pris en 1 prise quotidienne, à heure régulière.

Posologie usuelle :

- Adulte : 1 comprimé par jour.

En cas d'*insuffisance rénale*, d'*athérosclérose*, de traitement préalable par des *diurétiques* ou de régime sans *sel*, notamment chez la personne âgée, la *posologie* initiale est faible ; elle est augmentée progressivement par le médecin en fonction des effets du médicament.

> **Conseils :** Votre tension artérielle doit être contrôlée régulièrement. Les appareils permettant une mesure automatique de la tension à domicile utilisent souvent un procédé de mesure différent de celui qu'emploie votre médecin. Si vous avez un tel appareil, apportez-le en consultation pour vous assurer que la mesure obtenue est bien conforme à celle du tensiomètre de votre médecin.
>
> Le traitement médicamenteux ne dispense pas de mesures simples pouvant faire baisser la tension artérielle : activité physique régulière, modération de la consommation de boissons alcoolisées et de *sel*, lutte contre l'excès de poids.

Effets indésirables possibles

Toux sèche.

Baisse excessive de la tension artérielle (voir Attention) ; *hypotension orthostatique*.

Maux de tête, fatigue, étourdissement, fourmillement des extrémités.

Troubles digestifs.

Éruption cutanée.

Augmentation du taux de *créatinine*, d'*acide urique* ou de glucose dans le sang et exceptionnellement du calcium.

Baisse du taux de *potassium* dans le sang, associée ou non à des crampes.

Rarement : baisse de taux de sodium dans le sang (natrémie) et risque de troubles du comportement, anomalie de la *numération formule sanguine*.

Exceptionnellement : œdème de *Quincke*, *pancréatite*, troubles de la vue.

Laboratoires Bristol-Myers Squibb

PRIODERM

Antiparasitaire externe

Présentation

PRIODERM : solution pour application cutanée ; flacon pressurisé de 100 ml. Non remb.

Composition

	p 100 ml
Malathion	500 mg
Terpinéol	+

Dans quel cas ce médicament est-il prescrit ?

Ce médicament contient une substance active sur les poux.

Il est utilisé pour détruire les poux et leurs œufs (lentes).

Contre-indications

La solution ne doit pas être utilisée dans les cas suivants :

- *asthme*,
- enfant ayant des *antécédents* de *bronchiolite*.

> **Attention :** Évitez l'emploi de ce médicament chez l'enfant de moins de 2 ans sans avis médical.
>
> Des précautions sont nécessaires lors de l'utilisation d'un antipoux en flacon pressurisé :
> - ne l'utilisez pas pour traiter les sourcils ;
> - pulvérisez le produit près de la racine des cheveux de façon à éviter toute projection dans les yeux, les narines ou la bouche ; éventuellement, le visage peut être protégé par un mouchoir ;
> - évitez de traiter l'enfant dans la pièce où il va dormir ; dans le cas contraire, aérez soigneusement celle-ci.
>
> Rincez abondamment en cas de contact accidentel avec les yeux ou les *muqueuses*.
>
> Ce produit est inflammable : ne l'utilisez pas près d'une flamme ou d'un objet incandescent (cigarette).
>
> La répétition des applications peut être à l'origine d'une irritation et peut permettre aux poux de développer une résistance au traitement. En cas d'échec du traitement, un autre produit doit être utilisé.

Grossesse et allaitement

L'effet de ce médicament pendant la grossesse ou l'allaitement est mal connu. L'évaluation du risque éventuel lié à son utilisation est individuelle : demandez conseil à votre pharmacien ou à votre médecin.

Mode d'emploi et posologie

Pulvériser la solution (7 à 14 pulvérisations successives selon l'abondance de la chevelure) à la racine des cheveux secs. Frictionner de façon à imprégner totalement la chevelure. Laisser sécher les cheveux à l'air, en évitant l'emploi d'un sèche-cheveux (risque d'inflammation). Laisser agir pendant 8 heures environ. Laver ensuite les cheveux avec le shampooing habituel, puis les passer méticuleusement au peigne fin. Cette étape est essentielle pour le succès du traitement.

Chez l'enfant de moins de 2 ans, la durée de contact doit être d'autant plus courte que l'enfant est plus jeune. Chez l'enfant de moins de 6 mois, ne pas laisser agir le produit plus de 4 heures ; la solution ne doit pas être pulvérisée, mais appliquée à l'aide d'une compresse imbibée.

L'application peut être renouvelée au bout de 7 jours si nécessaire.

Conseils : Pour éviter une réinfestation, il est recommandé que l'entourage suive le même traitement.
Les chapeaux, bonnets, écharpes, draps et taies d'oreiller doivent être désinfectés en les lavant à 60 °C ou en utilisant un insecticide spécifique vendu en pharmacie.
Les lentes fixées à plus de 2 cm du cuir chevelu sont généralement mortes, et leur présence ne signifie pas que le traitement a échoué. Leur élimination peut être facilitée en démêlant les cheveux avec un peigne trempé dans une eau vinaigrée.

Effets indésirables possibles

Irritation, rougeur en cas de contact avec les *muqueuses*.

Laboratoires Meda Pharma

PRIORIX

Vaccins : rougeole, oreillons, rubéole

Présentation

PRIORIX : préparation pour solution injectable *SC* ; flacon de poudre et seringue de solvant de 0,5 ml avec 2 aiguilles. Remb 65 % - **15,10 €**.

Composition

	p flacon
Virus vivants atténués de la rougeole (souche Schwartz)	1 dose
Virus vivants atténués des oreillons (souche RIT 4385)	1 dose
Virus vivants atténués de la rubéole (souche Wistar RA 27/3)	1 dose

Dans quel cas ce médicament est-il prescrit ?

C'est une association de *vaccins* composés de *virus* atténués : ceux-ci sont vivants, mais affaiblis, et ne peuvent pas provoquer de maladies.

Elle est utilisée dans la prévention de la rougeole, des oreillons et de la rubéole.

Contre-indications

Ce *vaccin* ne doit pas être utilisé dans les cas suivants :
- *déficit immunitaire*,
- *allergie* aux protéines de l'œuf ou à la néomycine.

Attention : En cas de fièvre élevée, de maladie aiguë, il est préférable de différer la vaccination.
Ce vaccin n'apporte qu'une protection limitée s'il est pratiqué immédiatement après un contact avec une personne atteinte des oreillons ; en effet, une immunisation solide n'apparaît que quelques jours après l'injection.

Interactions avec d'autres substances

Le test à la tuberculine peut être rendu transitoirement négatif dans les 4 à 6 semaines suivant cette vaccination.

L'injection d'*immunoglobulines* peut inactiver les *virus* contenus dans le *vaccin*.

Grossesse et allaitement

Par prudence, ce vaccin est déconseillé pendant la grossesse. Néanmoins, si la vaccination est pratiquée au début d'une grossesse méconnue, une interruption de grossesse n'est pas justifiée ; en effet, aucune malformation chez l'enfant à naître n'a été observée dans cette situation. Demandez conseil à votre médecin.

Cette vaccination est déconseillée pendant l'allaitement.

Mode d'emploi et posologie

L'injection est réalisée par *voie* sous-cutanée.

Posologie usuelle :

Chez le nourrisson, 2 doses à au moins 1 mois d'intervalle permettent d'obtenir une protection à vie. La première injection est recommandée à l'âge de 1 an ; la deuxième injection est pratiquée, si possible, avant 2 ans. Pour les enfants qui sont en collectivité, la première injection peut être avancée à l'âge de 9 mois, la deuxième dose étant recommandée entre 12 et 15 mois

Dans les autres cas, se reporter au calendrier vaccinal.

Conseils : Les réactions fébriles dues aux *vaccins* peuvent être combattues en donnant de l'aspirine ou du paracétamol.
Pour garder son efficacité, ce médicament doit être conservé entre + 2 °C et + 8 °C (partie la plus froide du réfrigérateur). Toutefois, une rupture de la chaîne du froid pendant une durée limitée (quelques heures à température ambiante inférieure à 25 °C) ne devrait pas prêter à conséquence. En pratique, en cas de nécessité, un délai de quelques heures peut séparer l'achat du vaccin en pharmacie de son stockage au réfrigérateur ou de la vaccination.
Ce vaccin ne doit pas être congelé.

Effets indésirables possibles

Rougeur, douleur, œdème au point d'injection.

Rarement : fièvre, légères douleurs des articulations, ganglions, *réaction allergique*, *éruption cutanée*, troubles digestifs, gonflement des glandes parotides simulant les oreillons.

Très rarement : *méningite*, inflammation des testicules, *purpura*, baisse du nombre des *plaquettes* sanguines.

Laboratoires GlaxoSmithKline

PRITOR

Antihypertenseur

sur ordonnance

Présentation

PRITOR 20 mg : comprimé (rond ; blanc) ; boîte de 30. Liste I - Non remb.
PRITOR 40 mg : comprimé (ovale ; blanc) ; boîte de 28. Liste I - Remb 65 % - **20,67 €**.
PRITOR 40 mg : comprimé (ovale ; blanc) ; boîte de 30. Liste I - Remb 65 % - **22,11 €**.
PRITOR 40 mg : comprimé (ovale ; blanc) ; boîte de 90. Liste I - Remb 65 % - **60,39 €**.
PRITOR 80 mg : comprimé (ovale ; blanc) ; boîte de 28. Liste I - Remb 65 % - **25,04 €**.
PRITOR 80 mg : comprimé (ovale ; blanc) ; boîte de 30. Liste I - Remb 65 % - **26,79 €**.
PRITOR 80 mg : comprimé (ovale ; blanc) ; boîte de 90. Liste I - Remb 65 % - **72,38 €**.

Composition

	p cp	p cp	p cp
Telmisartan	20 mg	40 mg	80 mg
Sorbitol	84,5 mg	169 mg	338 mg

Dans quel cas ce médicament est-il prescrit ?

Ce médicament est un *antihypertenseur* qui appartient à la famille des *inhibiteurs de l'angiotensine II*. Il bloque l'action de l'angiotensine II. Cette substance, naturellement présente dans l'organisme, provoque une contraction des artères qui augmente la pression artérielle et fatigue le cœur.

Il est utilisé dans le traitement de l'*hypertension artérielle*.

Contre-indications

Ce médicament ne doit pas être utilisé dans les cas suivants :
- obstruction des *voies biliaires*,
- *insuffisance hépatique* grave,
- **grossesse** (à partir du 4e mois),
- **allaitement**.

Attention : Si vous suiviez auparavant un traitement par *diurétique* ou un régime sans *sel*, la baisse de la tension artérielle peut être importante lors des premières prises du médicament et expose à un risque de malaise ou d'étourdissement. Il est donc recommandé de commencer le traitement avec de faibles posologies, sous surveillance médicale plus étroite.

Des précautions sont nécessaires en cas d'*insuffisance cardiaque* grave ou chez les personnes souffrant d'*hypertension artérielle* due à un rétrécissement des artères rénales, de rétrécissement des valves cardiaques ou de *cardiomyopathie* obstructive.

Les *inhibiteurs de l'angiotensine II* peuvent être responsables d'une augmentation de la *kaliémie*, notamment en cas d'*insuffisance rénale* ou de *diabète*. Faites pratiquer les analyses de sang prescrites par votre médecin ; elles sont notamment destinées à vérifier le bon fonctionnement de vos reins (dosage de la *créatinine*) et le taux de *potassium*.

Les sels de régime contiennent souvent du potassium, ne les utilisez pas sans avis médical pendant le traitement.

Interactions avec d'autres substances

Ce médicament peut interagir avec les *diurétiques* et les médicaments qui contiennent du *potassium* ou du *lithium*.

En outre, l'effet des *antihypertenseurs* peut être augmenté par certains médicaments tels que les *neuroleptiques*, les *antidépresseurs imipraminiques*, les *alphabloquants* utilisés dans les troubles urinaires, les médicaments contenant du baclofène ; il peut être diminué par les *AINS* ou les *corticoïdes*. Votre médecin doit être informé si vous êtes traité par l'un ou l'autre de ces médicaments.

Grossesse et allaitement

L'effet de ce médicament sur l'enfant à naître pendant les 3 premiers mois de la grossesse est mal connu. Par prudence, son usage est déconseillé. Au cours des 6 derniers mois de la grossesse, une prise prolongée de ce médicament peut altérer les reins du fœtus. Son utilisation est contre-indiquée à partir du 4e mois de la grossesse.

En conséquence, un désir de grossesse nécessite le remplacement de ce médicament par un autre antihypertenseur. Si une grossesse survient alors que vous prenez ce médicament, consultez rapidement votre médecin pour qu'il modifie votre traitement.

Les données actuellement disponibles ne permettent pas de savoir si ce médicament passe dans le lait maternel. Il est contre-indiqué chez la femme qui allaite.

Mode d'emploi et posologie

Le comprimé doit être avalé avec un verre d'eau, indifféremment pendant ou entre les repas.

Posologie usuelle :
- Adulte : 20 mg à 80 mg par jour en 1 prise.

Conseils : Votre tension artérielle doit être contrôlée régulièrement. Les appareils permettant une mesure automatique de la tension à domicile utilisent souvent un procédé de mesure différent de celui qu'emploie votre médecin. Si vous avez un tel appareil, apportez-le en consultation pour vous assurer que la mesure obtenue est bien conforme à celle du tensiomètre de votre médecin.

Le traitement médicamenteux ne dispense pas de mesures simples pouvant faire baisser la tension artérielle : activité physique régulière, modération de la consommation de boissons alcoolisées et de *sel*, lutte contre l'excès de poids.

Effets indésirables possibles

Les études qui ont comparé ce médicament au *placebo* n'ont pas montré plus d'effets indésirables imputables au médicament.

Depuis sa commercialisation, les effets suivants ont été rarement observés :
- *éruption cutanée*, malaise, insomnie, *état dépressif*, troubles digestifs, essoufflement, *réaction allergique* (œdème de *Quincke*) ;
- augmentation du taux d'*acide urique* et de *potassium* dans le sang.

Laboratoires Bayer Santé

PRITORPLUS

Association d'antihypertenseurs — sur ordonnance

Présentation

PRITORPLUS 40 mg/12,5 mg : comprimé (bicouche rouge et blanc) ; boîte de 28. Liste I - Remb 65 % - **20,67 €**.
PRITORPLUS 40 mg/12,5 mg : comprimé (bicouche rouge et blanc) ; boîte de 30. Liste I - Remb 65 % - **22,11 €**.
PRITORPLUS 40 mg/12,5 mg : comprimé (bicouche rouge et blanc) ; boîte de 90. Liste I - Remb 65 % - **60,39 €**.
PRITORPLUS 80 mg/12,5 mg : comprimé (bicouche rouge et blanc) ; boîte de 28. Liste I - Remb 65 % - **25,04 €**.
PRITORPLUS 80 mg/12,5 mg : comprimé (bicouche rouge et blanc) ; boîte de 30. Liste I - Remb 65 % - **26,79 €**.
PRITORPLUS 80 mg/12,5 mg : comprimé (bicouche rouge et blanc) ; boîte de 90. Liste I - Remb 65 % - **72,38 €**.

Composition

	p cp	p cp
Telmisartan	40 mg	80 mg
Hydrochlorothiazide	12,5 mg	12,5 mg
Sorbitol	+	+

Dans quel cas ce médicament est-il prescrit ?

Cet *antihypertenseur* contient deux substances :
- le telmisartan, de la famille des *inhibiteurs de l'angiotensine II*. Il bloque l'action de l'angiotensine II, substance naturellement présente dans l'organisme. Celle-ci est responsable d'une contraction des artères qui augmente la pression artérielle et fatigue le cœur ;
- l'hydrochlorothiazide, un *diurétique* dont la structure chimique est proche de celles des *sulfamides*. Son action renforce celle du telmisartan.

Il est utilisé dans le traitement de l'*hypertension artérielle*.

Contre-indications

Ce médicament ne doit pas être utilisé dans les cas suivants :
- *allergie* au telmisartan ou aux *sulfamides*,
- obstruction des *voies biliaires*,
- *insuffisance hépatique* grave,
- *insuffisance rénale* grave,
- excès de calcium dans le sang,
- **grossesse** (à partir du 4e mois),
- **allaitement**.

Attention : Des précautions sont nécessaires en cas d'*insuffisance cardiaque* grave ou chez les personnes souffrant d'*hypertension artérielle* due à un rétrécissement des artères rénales, de rétrécissement des valves cardiaques ou de *cardiomyopathie* obstructive.
Si vous suiviez auparavant un traitement par *diurétique* ou un régime sans *sel*, la baisse de la tension artérielle peut être importante lors des premières prises du médicament. Il est recommandé de prendre un régime normalement salé ou d'interrompre le traitement diurétique au moins 3 jours avant la première prise de ce médicament. Votre médecin vous donnera toutes les informations utiles à ce sujet.
Faites pratiquer régulièrement les analyses de sang prescrites par votre médecin ; elles sont notamment destinées à vérifier le bon fonctionnement de vos reins (dosage de la *créatinine*) et les taux de *potassium* et de *sodium* sanguins.
Le diurétique contenu dans ce médicament peut faire baisser la *kaliémie* : évitez d'utiliser des *laxatifs stimulants* dont l'usage régulier contribue à la baisse du taux de potassium dans le sang. Il peut par ailleurs augmenter le taux sanguin d'*acide urique* (possibilité de crise de *goutte*).
Sportif : ce médicament contient une substance susceptible de rendre positifs certains *tests antidopage*.
Conducteur : ce médicament peut être responsable de *vertiges*.

Interactions avec d'autres substances

Ce médicament peut interagir avec les médicaments susceptibles de provoquer une *hyperkaliémie* (*diurétique*, sel de *potassium*...), avec les médicaments donnant des *torsades de pointes* et avec les médicaments contenant du lithium.
Informez par ailleurs votre médecin si vous prenez un *digitalique*, un *laxatif stimulant*, un *AINS*, ou un médicament contenant de la metformine, de la carbamazépine, de la ciclosporine ou un sel de calcium.
En outre, l'effet *antihypertenseur* de ce médicament peut être augmenté par certains médicaments tels que les *neuroleptiques*, les *antidépresseurs imipraminiques*, les médicaments contenant du baclofène ; il peut être diminué par les *corticoïdes*. Votre médecin doit être informé si vous êtes traité par l'un ou par l'autre.
Chez le diabétique traité par l'*insuline*, une adaptation de la *posologie* de l'insuline peut être nécessaire.

Grossesse et allaitement

L'effet de ce médicament sur l'enfant à naître pendant les 3 premiers mois de la grossesse est mal connu. Par prudence, son usage est déconseillé. Au cours des 6 derniers mois de la grossesse, une prise prolongée de ce médicament peut altérer les reins du fœtus. Son utilisation est contre-indiquée à partir du 4e mois de la grossesse.
En conséquence, un désir de grossesse nécessite le remplacement de ce médicament par un autre antihypertenseur. Si une grossesse survient alors que vous prenez ce médicament, consultez rapidement votre médecin pour qu'il modifie votre traitement.
Ce médicament est contre-indiqué chez la femme qui allaite.

Mode d'emploi et posologie

Les comprimés doivent être avalés avec un verre d'eau. Ils peuvent être pris indifféremment au cours ou en dehors des repas.

Posologie usuelle :
- Adulte : 1 comprimé par jour.

Conseils : Votre tension artérielle doit être contrôlée régulièrement. Les appareils permettant une mesure automatique de la tension à domicile utilisent souvent un procédé de mesure différent de celui qu'emploie votre médecin. Si vous avez un tel appareil, apportez-le en consultation pour vous assurer que la mesure obtenue est bien conforme à celle du tensiomètre de votre médecin.
Le traitement médicamenteux ne dispense pas de mesures simples pouvant faire baisser la tension artérielle : activité physique régulière, modération de la consommation de boissons alcoolisées et de *sel*, lutte contre l'excès de poids.

Les *diurétiques* exposent au risque de déshydratation : les personnes âgées devront boire abondamment, notamment pendant les fortes chaleurs.

Effets indésirables possibles

Étourdissements dus à une *hypotension orthostatique*, fatigue, troubles de l'érection, douleurs dorsales, *troubles digestifs*, anxiété, *sinusite*, *pharyngite*, infection urinaire, éruption cutanée.

Aggravation réversible d'une *insuffisance rénale*.

Augmentation du taux de lipides, d'*acide urique* ou de glucose dans le sang et exceptionnellement du calcium.

Baisse du taux de *potassium*, associée ou non à des crampes.

Rarement :
- fourmillement des extrémités, maux de tête, *hépatite*, troubles de la vue, sueurs, sécheresse de la bouche ;
- *réaction allergique* ;
- baisse du taux de *sodium* dans le sang (natrémie) et risque de troubles du comportement ;
- anomalie de la *numération formule sanguine*.

Exceptionnellement : *pancréatite*.

Laboratoires Bayer Santé

PROAMPI

Informations détaillées sur www.monvidal.com

PROCAÏNE BIOSTABILEX

Informations détaillées sur www.monvidal.com

PROCALMIL

Informations détaillées sur www.monvidal.com

PROCTOLOG

Antihémorroïdaire

sur ordonnance

Présentation

PROCTOLOG : crème rectale ; tube de 20 g avec canule. Liste II - Remb 35 % - **3,44 €**.

PROCTOLOG : suppositoire ; boîte de 10. Liste II - Remb 35 % - **3,44 €**.

Composition

	crème p 100 g	p suppos
Trimébutine	5,8 g	120 mg
Ruscogénines	0,5 g	10 mg
Propylèneglycol	+	

Dans quel cas ce médicament est-il prescrit ?

Ce médicament d'usage local contient des substances *antispasmodiques* et vasculoprotectrices.

Il est utilisé dans le *traitement symptomatique* des douleurs, des sensations de brûlures et des démangeaisons de l'anus, en particulier dues aux *hémorroïdes*.

Attention : Des douleurs, un saignement anal qui persistent malgré le traitement peuvent être dus à une maladie autre que des *hémorroïdes* : consultez votre médecin. De même, tout saignement anal survenant chez une personne de plus de 50 ans doit faire l'objet d'une consultation médicale.

Grossesse et allaitement

L'effet de ce médicament pendant la grossesse ou l'allaitement est mal connu : seul votre médecin peut évaluer le risque éventuel de son utilisation dans votre cas.

Mode d'emploi et posologie

1 application de crème ou 1 suppositoire, 1 ou 2 fois par jour.

Le traitement doit être de courte durée (pas plus de quelques jours).

Conseils : La constipation chronique et les efforts excessifs de poussée sont les principaux facteurs déclenchant des crises d'hémorroïdes. Un régime riche en fibres alimentaires (fruits, légumes, céréales complètes), des boissons abondantes et un exercice physique régulier en limitent le risque.

En cas de crise, la consommation d'alcool ou de mets épicés peut accentuer les douleurs et la gêne. Une attention particulière doit être portée au nettoyage de la région anale afin de limiter les phénomènes d'irritation. Il est également conseillé de limiter les positions assises prolongées, qui peuvent avoir un effet aggravant sur la douleur.

Les suppositoires doivent être conservés à l'abri de la chaleur.

Effets indésirables possibles

Rarement : réaction cutanée avec les suppositoires.

Laboratoires Pfizer

PROCUTA

Antiacnéique

sur ordonnance

Ce médicament est un générique de ROACCUTANE qui n'est plus commercialisé.

PROFÉNID gel

Anti-inflammatoire d'action locale

sur ordonnance

Présentation

PROFÉNID 2,5 p 100 : gel pour application locale ; tube de 60 g. Liste II - Remb 35 % - **2,29 €**.

Composition

	p 100 g
Kétoprofène	2,5 g
Alcool	+

Dans quel cas ce médicament est-il prescrit ?

Ce gel contient un *anti-inflammatoire* non stéroïdien (*AINS*). Il lutte localement contre l'*inflammation* et la douleur.

Il est utilisé dans le traitement des entorses et contusions.

Contre-indications

Ce médicament ne doit pas être utilisé dans les cas suivants :
- *antécédent* d'*asthme* provoqué par la prise d'*AINS*, y compris l'aspirine ;
- antécédent de *réaction allergique* cutanée avec un médicament contenant du kétoprofène, de l'acide tiaprofénique ou du fénofibrate, avec un produit solaire ou un parfum ;

- en application sur la peau lésée (*eczéma*, plaie, brûlure...) ;
- exposition des régions traitées au soleil (même voilé) ou aux *ultraviolets* pendant le traitement et les 2 semaines qui suivent ;
- **grossesse** (à partir du 6e mois).

Attention : Ce médicament est susceptible de provoquer une *photosensibilisation* : afin d'éviter tout risque de réaction cutanée, il est nécessaire de couvrir à l'aide d'un vêtement les zones d'application du gel pendant le traitement et les 15 jours qui suivent son arrêt.
N'appliquez pas ce médicament sur une *muqueuse* ou sous un pansement étanche (occlusif) sans un avis médical.

Grossesse et allaitement

Les *AINS* pris par voie orale peuvent être toxiques pour le fœtus ; leur utilisation est contre-indiquée pendant les 4 derniers mois de la grossesse. Les AINS destinés à une application locale peuvent traverser la peau, passer dans le sang et exposer le fœtus au même risque, lorsqu'ils sont appliqués sur une large surface de peau ou sous un pansement occlusif. N'utilisez pas ce médicament pendant la grossesse sans avis médical.

Les données disponibles ne permettent pas de savoir si ce médicament passe dans le lait maternel : ne l'utilisez pas pendant l'allaitement sans avis médical.

Mode d'emploi et posologie

Appliquer le gel et masser doucement.

Posologie usuelle :

- Adulte : 2 applications par jour.

Conseils : Pensez à vous laver soigneusement les mains après l'application. En cas de contact accidentel avec les yeux, rincez abondamment.

Effets indésirables possibles

Imposant l'arrêt du traitement : *réaction allergique* cutanée (éruption de boutons, démangeaisons...) ou générale, *photosensibilisation* (voir Attention).

La présence d'alcool peut favoriser le dessèchement et l'irritation de la peau, surtout en cas d'applications répétées.

Laboratoires sanofi-aventis France

PROFÉNID injectable

Anti-inflammatoire non stéroïdien — sur ordonnance

Présentation

PROFÉNID 100 mg/2 ml : solution injectable *IM* ; boîte de 6 ampoules de 2 ml. Liste II - Remb 35 % - **6,78 €**.

Composition

	p amp
Kétoprofène	100 mg
Alcool benzylique	50 mg

Dans quel cas ce médicament est-il prescrit ?

Ce médicament est un *anti-inflammatoire* non stéroïdien (*AINS*). Il lutte contre l'*inflammation* et la douleur, fait baisser la fièvre et fluidifie le sang.

Il est utilisé dans le traitement :

- des douleurs inflammatoires aiguës lorsqu'un effet rapide est souhaité : *sciatique*, *lombalgie*, crise de *rhumatismes inflammatoires* ;
- des crises de *coliques néphrétiques* ;
- de douleurs, notamment osseuses, chez les cancéreux.

Contre-indications

Ce médicament ne doit pas être utilisé dans les cas suivants :

- *antécédent* d'*allergie* ou d'*asthme* provoqué par la prise d'*AINS*, y compris l'aspirine ;
- *ulcère* de l'estomac ou du *duodénum* ;
- *insuffisance hépatique* ou *rénale* graves ;
- *insuffisance cardiaque* grave ;
- en association à un traitement *anticoagulant* (risque d'hématome au point d'injection) ;
- **grossesse** (à partir du 6e mois).

Attention : Tout traitement prolongé ou *surdosage* d'*AINS* expose à des effets indésirables graves.
Certaines situations doivent conduire à ne poursuivre le traitement qu'après un avis médical :

- brûlures d'estomac importantes ou selles noires et nauséabondes pouvant traduire une irritation ou un saignement du tube digestif ;
- *éruption cutanée*, crise d'*asthme* ;
- fatigue inhabituelle et intense, ou baisse brutale et importante du volume des urines chez une personne souffrant d'*insuffisance cardiaque*, déshydratée ou traitée par *diurétique*.

Des précautions sont nécessaires chez la personne âgée ou en cas d'*antécédent* d'*ulcère* de l'estomac ou du *duodénum* ou de risque hémorragique, notamment digestif (maladie de *Crohn*, *rectocolite hémorragique*).
Certains médecins considèrent que les anti-inflammatoires peuvent diminuer l'efficacité des stérilets et exposer à un risque de grossesse non désirée. Ce risque est actuellement très controversé.
Compte-tenu de ses effets indésirables potentiels, ce médicament peut, chez certaines personnes, ne pas être compatible avec la conduite automobile ou le maniement de machines dangereuses. Assurez-vous à l'occasion des premières prises que vous supportez bien ce médicament avant de conduire ou d'utiliser une machine.

Interactions avec d'autres substances

Ce médicament peut interagir avec d'autres médicaments, notamment :

- l'aspirine et les autres *anti-inflammatoires* non stéroïdiens (*AINS*) : risque d'augmentation des effets indésirables ;
- les *anticoagulants* et les *antiagrégants plaquettaires* : augmentation du risque hémorragique ;
- le lithium (TÉRALITHE, NEUROLITHIUM...) : augmentation du taux de lithium dans le sang ;
- le méthotrexate.

Informez par ailleurs votre médecin ou votre pharmacien en cas de traitement par un *diurétique*, un *inhibiteur de l'enzyme de conversion*, un *inhibiteur de l'angiotensine II*, un *bêtabloquant* ou un médicament contenant de la ciclosporine.

Grossesse et allaitement

Des effets néfastes pour l'enfant à naître ont été mis en évidence lorsque les *AINS* sont utilisés au cours des 4 derniers mois de la grossesse ; le risque existe même avec une seule prise et même si la grossesse est à terme. L'usage de ce médicament est contre-indiqué pendant cette période.

Pendant les 5 premiers mois, l'effet de ce médicament est mal connu : seul votre médecin peut évaluer le risque éventuel de son utilisation dans votre cas.

Ce médicament passe dans le lait maternel ; un choix est donc nécessaire entre l'allaitement et la prise du médicament. Cette décision devra être prise en accord avec votre médecin.

Mode d'emploi et posologie

Les injections doivent être faites exclusivement par *voie* intramusculaire.

Posologie usuelle :

Adulte :

- Douleurs inflammatoires ou cancéreuses : 1 ou 2 ampoules par jour, pendant 2 ou 3 jours. Au-delà, le traitement peut se poursuivre avec les comprimés, les gélules ou les suppositoires.
- Coliques néphrétiques : 1 à 3 ampoules par jour, pendant 2 jours maximum.

Conseils : Il est généralement conseillé aux personnes souffrant de *coliques néphrétiques* de boire abondamment entre les crises pour lutter contre la formation de calculs. Cependant, lors d'une crise, l'absorption de liquide doit être limitée afin de ne pas accroître la douleur.

Les effets indésirables de ce médicament sur l'estomac peuvent survenir aussi bien avec la solution injectable qu'avec les comprimés et les gélules.

Effets indésirables possibles

Douleur au point d'injection.

Troubles digestifs : nausées, vomissements, diarrhées, douleurs abdominales, *gastrite*, *stomatite*, *colite*. Rarement : *ulcère* de l'estomac ou du *duodénum* (le plus souvent lors d'un traitement de longue durée ou à forte dose), *hémorragie* digestive (vomissements de sang, selles noires ou, plus souvent, pertes de sang imperceptibles responsables de l'apparition progressive d'une *anémie*).

Réaction allergique : *éruption cutanée*, *asthme*...

Maux de tête, *vertiges*, somnolence.

Photosensibilisation.

Vision floue, bourdonnements d'oreille.

Anomalie de la *numération formule sanguine*.

Augmentation des *transaminases*.

Augmentation de la tension artérielle, notamment chez les patients sous traitement antihypertenseur.

Œdème.

Laboratoires sanofi-aventis France

PROFÉNID oral, rectal

Anti-inflammatoire non stéroïdien — sur ordonnance

Présentation

PROFÉNID 50 mg : gélule (beige) ; boîte de 24. Liste II - Remb 65 % - **3,29 €**.
PROFÉNID 100 mg : comprimé (blanc) ; boîte de 30. Liste II - Remb 65 % - **7,08 €**.
PROFÉNID 100 mg : suppositoire ; boîte de 12. Liste II - Remb 35 % - **3,53 €**.
PROFÉNID LP 200 mg : comprimé à *libération prolongée* (blanc) ; boîte de 14. Liste II - Remb 65 % - **8,24 €**.
PROFÉNID LP 200 mg : gélule à *libération prolongée* (transparent et orange) ; boîte de 14. Liste II - Remb 65 % - **8,65 €**.

Composition

	p gél	p cp	p suppos
Kétoprofène	50 mg	100 mg	100 mg

	p cp LP	p gél LP
Kétoprofène	200 mg	200 mg

Dans quel cas ce médicament est-il prescrit ?

Ce médicament est un *anti-inflammatoire* non stéroïdien (*AINS*). Il lutte contre l'*inflammation* et la douleur, fait baisser la fièvre et fluidifie le sang.

Il est utilisé chez l'adulte dans le *traitement symptomatique* de longue durée des *rhumatismes inflammatoires* et de certaines *arthroses*.

Les gélules à 50 mg, les suppositoires et les comprimés à 100 mg sont également utilisés dans le traitement symptomatique de courte durée des :

- poussées d'arthrose ;
- *tendinites*, *arthrites*, *lombalgies* ;
- *sciatiques* et *cruralgies* ;
- douleurs faisant suite à un traumatisme de l'appareil locomoteur.

Contre-indications

Ce médicament ne doit pas être utilisé dans les cas suivants :

- *antécédent* d'*allergie* ou d'*asthme* provoqué par la prise d'*AINS*, y compris l'aspirine ;
- *ulcère* de l'estomac ou du *duodénum* ;
- *insuffisance hépatique* ou *rénale* graves ;
- *insuffisance cardiaque* grave ;
- *inflammation* ou saignement récent du rectum (suppositoire) ;
- **grossesse** (à partir du 6e mois).

Attention : Tout traitement prolongé ou *surdosage* d'*AINS* expose à des effets indésirables graves.

Certaines situations doivent conduire à ne poursuivre le traitement qu'après un avis médical :

- brûlures d'estomac importantes ou selles noires et nauséabondes pouvant traduire une irritation ou un saignement du tube digestif ;
- *éruption cutanée*, crise d'*asthme* ;
- fatigue inhabituelle et intense, ou baisse brutale et importante du volume des urines chez une personne souffrant d'*insuffisance cardiaque*, déshydratée ou traitée par *diurétique*.

Des précautions sont nécessaires chez la personne âgée ou en cas d'*antécédent* d'*ulcère* de l'estomac ou du *duodénum* ou de risque hémorragique, notamment digestif (maladie de *Crohn*, *rectocolite hémorragique*).

Certains médecins considèrent que les anti-inflammatoires peuvent diminuer l'efficacité des stérilets et exposer à un risque de grossesse non désirée. Ce risque est actuellement très controversé.

Compte-tenu de ses effets indésirables potentiels, ce médicament peut, chez certaines personnes, ne pas être compatible avec la conduite automobile ou le maniement de machines dangereuses. Assurez-vous à l'occasion des premières prises que vous supportez bien ce médicament avant de conduire ou d'utiliser une machine.

Interactions avec d'autres substances

Ce médicament peut interagir avec d'autres médicaments, notamment :
- l'aspirine et les autres *anti-inflammatoires* non stéroïdiens (*AINS*) : risque d'augmentation des effets indésirables ;
- les *anticoagulants* et les *antiagrégants plaquettaires* : augmentation du risque hémorragique ;
- le lithium (TÉRALITHE, NEUROLITHIUM...) : augmentation du taux de lithium dans le sang ;
- le méthotrexate.

Informez par ailleurs votre médecin ou votre pharmacien en cas de traitement par un *diurétique*, un *inhibiteur de l'enzyme de conversion*, un *inhibiteur de l'angiotensine II*, un *bêtabloquant* ou un médicament contenant de la ciclosporine.

Grossesse et allaitement

Des effets néfastes pour l'enfant à naître ont été mis en évidence lorsque les *AINS* sont utilisés au cours des 4 derniers mois de la grossesse ; le risque existe même avec une seule prise et même si la grossesse est à terme. L'usage de ce médicament est contre-indiqué pendant cette période.

Pendant les 5 premiers mois, l'effet de ce médicament est mal connu : seul votre médecin peut évaluer le risque éventuel de son utilisation dans votre cas.

Ce médicament passe dans le lait maternel ; un choix est donc nécessaire entre l'allaitement et la prise du médicament. Cette décision devra être prise en accord avec votre médecin.

Mode d'emploi et posologie

Les gélules et les comprimés doivent être avalés avec un verre d'eau, de préférence au milieu des repas afin de limiter la survenue de troubles digestifs.

Les suppositoires peuvent être utilisés en remplacement des comprimés à 100 mg, notamment le soir.

Posologie usuelle :
- Adulte :
  - *traitement d'attaque* : 300 mg par jour (soit 6 gélules à 50 mg ou 3 comprimés à 100 mg par jour), en 2 ou 3 prises ;
  - *traitement d'entretien* : 100 à 200 mg par jour (soit 3 gélules à 50 mg ou 1 à 2 comprimés à 100 mg ou 1 comprimé à 200 mg ou 1 gélule à 200 mg par jour), répartis en 1 à 3 prises.

Conseils : Les anti-inflammatoires ne sont pas des médicaments anodins. Du fait de la possibilité d'effets indésirables graves, ils ne doivent être utilisés que lorsqu'ils sont nécessaires, ce qui n'est pas le cas pour les affections rhumatismales peu douloureuses et les traumatismes bénins. Ce médicament vous a été prescrit dans une situation précise : ne le conseillez pas à un proche et ne le réutilisez pas sans avis médical.

Ne dépassez pas la *posologie* ni la durée de traitement prescrites par votre médecin.

Les effets indésirables de ce médicament sur l'estomac peuvent survenir aussi bien avec les suppositoires qu'avec les comprimés et les gélules.

Effets indésirables possibles

Troubles digestifs : nausées, vomissements, diarrhées, douleurs abdominales, *gastrite*, *stomatite*, *colite*. Rarement : *ulcère* de l'estomac ou du *duodénum* (le plus souvent lors d'un traitement de longue durée ou à forte dose), *hémorragie* digestive (vomissements de sang, selles noires ou, plus souvent, pertes de sang imperceptibles responsables de l'apparition progressive d'une *anémie*).

Réaction allergique : *éruption cutanée*, crise *asthme*...

Maux de tête, *vertiges*, somnolence.

Photosensibilisation.

Vision floue, bourdonnements d'oreille.

Anomalie de la *numération formule sanguine*, augmentation des *transaminases*.

Augmentation de la tension artérielle, notamment chez les patients sous traitement antihypertenseur, *œdème*.

Laboratoires sanofi-aventis France

PROGESTÉRONE 100 mg
Génériques
Progestatif — sur ordonnance

Les médicaments ci-dessous sont des génériques de UTROGESTAN (voir p. 1297).

ESTIMA 100 mg : capsule orale et vaginale *(huile d'arachide, lécithine de soja)* boîte de 30. Liste I - Remb 65 % - 5,55 €.
ESTIMA 100 mg : capsule orale et vaginale *(huile d'arachide, lécithine de soja)* boîte de 90. Liste I - Remb 65 % - 15,03 €.
EVAPAUSE 100 mg : capsule molle vaginale *(huile d'arachide, lécithine de soja)* boîte de 30. Liste I - Remb 65 % - 5,57 €.
PROGESTERONE BIOGARAN 100 mg : capsule orale et vaginale *(huile d'arachide, lécithine de soja)* boîte de 30. Liste I - Remb 65 % - 5,55 €.
PROGESTERONE MERCK 100 mg : capsule orale et vaginale *(huile d'arachide, lécithine de soja)* boîte de 30. Liste I - Remb 65 % - 5,55 €.
PROGESTERONE RATIOPHARM 100 mg : capsule molle orale et vaginale *(huile d'arachide, lécithine de soja)* boîte de 30. Liste I - Remb 65 % - 5,55 €.
PROGESTERONE SANDOZ 100 mg : capsule orale et vaginale *(huile d'arachide, lécithine de soja)* boîte de 30. Liste I - Remb 65 % - 5,55 €.
PROGESTERONE TEVA 100 mg : capsule orale et vaginale *(huile d'arachide, lécithine de soja)* boîte de 30. Liste I - Remb 65 % - 5,55 €.

PROGESTÉRONE 200 mg
Génériques
Progestatif — sur ordonnance

Les médicaments ci-dessous sont des génériques de UTROGESTAN (voir p. 1297).

ESTIMA 200 mg : capsule orale et vaginale *(huile d'arachide, lécithine de soja)* boîte de 15. Liste I - Remb 65 % - 5,06 €.
ESTIMA 200 mg : capsule orale et vaginale *(huile d'arachide, lécithine de soja)* boîte de 45. Liste I - Remb 65 % - 13,40 €.
PROGESTERONE BIOGARAN 200 mg : capsule orale et vaginale *(huile d'arachide, lécithine de soja)* boîte de 15. Liste I - Remb 65 % - 5,06 €.
PROGESTERONE RATIOPHARM 200 mg : capsule molle orale et vaginale *(huile d'arachide, lécithine de soja)* boîte de 15. Liste I - Remb 65 % - 5,06 €.

PROGESTOGEL
Progestatif

Présentation
PROGESTOGEL : gel pour application locale ; tube de 80 g avec applicateur (mesure de 2,5 g). Remb 35 % - **5,68 €**.

Composition

	p mesure
Progestérone	25 mg

Dans quel cas ce médicament est-il prescrit ?
Ce médicament contient une *hormone*, la *progestérone*.
Il est utilisé localement pour traiter certaines affections bénignes des seins et pour prévenir les récidives de kyste ou de *tumeur* bénigne.

Interactions avec d'autres substances
Les médicaments contenant les substances suivantes sont susceptibles de diminuer l'efficacité des traitements hormonaux : carbamazépine, phénobarbital, phénytoïne, primidone, griséofulvine, rifabutine, rifampicine.

Grossesse et allaitement
Ce gel peut être utilisé pendant la grossesse.
Ce gel ne doit être utilisé qu'après avis médical.

Mode d'emploi et posologie
Après la toilette et le séchage de la peau, étaler le gel sur le sein jusqu'à pénétration du produit. Ce gel ne tache pas.

Posologie usuelle :
En moyenne, 1 mesure de l'applicateur sur chaque sein, de préférence tous les jours du mois, y compris pendant les règles.

Laboratoires Besins International

PROGYNOVA
Informations détaillées sur www.monvidal.com

PROKINYL
Antiémétique — sur ordonnance

Présentation
PROKINYL LP : gélule à *libération prolongée* (transparent) ; boîte de 30. Liste I - Remb 35 % - **4,42 €**.

Composition

	p gél
Métoclopramide chlorhydrate	15 mg

Dans quel cas ce médicament est-il prescrit ?
Ce médicament est un *antiémétique* et un régulateur de la motricité du tube digestif. Il régularise la contraction des muscles de l'œsophage, de l'estomac et de l'intestin.
Il est utilisé dans le traitement des nausées et des vomissements ainsi que dans certains troubles de la digestion.

Contre-indications
Ce médicament ne doit pas être utilisé dans les cas suivants :
- *hémorragie*, obstruction ou perforation du tube digestif,
- *antécédent* de *dyskinésie* (mouvements involontaires ou inadaptés) due aux *neuroleptiques*,
- *phéochromocytome*,
- en association avec des médicaments contenant de la lévodopa.

Attention : Des précautions sont nécessaires en cas d'*épilepsie* ou d'*insuffisance rénale* ou *hépatique*.
Évitez les boissons alcoolisées : augmentation du risque de somnolence.
Compte-tenu de ses effets indésirables potentiels, ce médicament peut, chez certaines personnes, ne pas être compatible avec la conduite automobile ou le maniement de machines dangereuses. Assurez-vous à l'occasion des premières prises que vous supportez bien ce médicament avant de conduire ou d'utiliser une machine.

Interactions avec d'autres substances
Ce médicament ne doit pas être associé à ceux qui contiennent de la lévodopa : risque d'annulation réciproque de leurs effets.
Informez par ailleurs votre médecin si vous prenez des *antihypertenseurs* ou des *sédatifs*.

Grossesse et allaitement
Les études scientifiques actuellement disponibles n'ont pas mis en évidence de problème particulier lors de l'utilisation chez la femme enceinte.
Ce médicament passe dans le lait maternel : il est déconseillé pendant l'allaitement sans avis médical.

Mode d'emploi et posologie
Les gélules doivent être avalées avec un peu d'eau.

Posologie usuelle :
- Adulte : 1 gélule, matin et soir.

Conseils : En cas de vomissements après la prise des gélules (suceptibles d'entraîner un rejet du médicament), respecter l'intervalle habituel de temps entre 2 prises avant de reprendre le médicament.
Lors de vomissements répétés, les pertes en eau et en sels minéraux sont importantes. Elles doivent être compensées par des aliments liquides (bouillons salés, sodas...) pris en petites quantités et régulièrement.
Les nausées de la femme enceinte peuvent être combattues par la prise du petit déjeuner au lit.

Effets indésirables possibles
Somnolence, lassitude, *vertiges* et, plus rarement, maux de tête, insomnie, *diarrhée* et gaz intestinaux, hypotension, sueurs.
Arrêt des règles, écoulement de lait.
Mouvements involontaires ou inadaptés, tics, pouvant survenir lors de la première prise (notamment en cas de *surdosage*) ou, plus tardivement, lors d'un traitement prolongé.
Exceptionnellement : *réaction allergique*.

Laboratoires Techni-Pharma

PRONTALGINE

Association d'antalgiques contenant un opiacé

Présentation

PRONTALGINE : comprimé (blanc) ; boîte de 12. Non remb.
PRONTALGINE : comprimé (blanc) ; boîte de 18. Non remb.

Composition

	p cp
Paracétamol	400 mg
Codéine phosphate	20 mg
Caféine	50 mg

Dans quel cas ce médicament est-il prescrit ?

Ce médicament contient deux *antalgiques* : le paracétamol, qui empêche la transmisssion de la douleur, et un *opiacé* (la codéine), qui renforce l'action du paracétamol en agissant sur la perception de la douleur par le cerveau. Le faible dosage en codéine lui permet d'être disponible sans ordonnance. Il contient également de la *caféine* qui a un effet stimulant.

Il est utilisé dans le traitement de la douleur.

Contre-indications

Ce médicament ne doit pas être utilisé dans les cas suivants :
- maladie grave du foie ;
- *insuffisance respiratoire* ;
- enfant de moins de 15 ans ;
- en association avec les médicaments contenant de la nalbuphine, de la buprénorphine ou de la pentazocine ;
- **allaitement** (en dehors d'une prise ponctuelle).

Attention : De nombreux médicaments contiennent du paracétamol : vous devez en tenir compte en cas de prise conjointe car le *surdosage* en paracétamol peut être toxique pour le foie.

Du fait de la présence de codéine, n'utilisez pas ce médicament à forte dose et de façon prolongée (risque de *dépendance*) et évitez son emploi en cas d'*hypertension intracrânienne*, qu'il pourrait aggraver.

Ce médicament peut induire une somnolence, parfois intense chez certaines personnes. Cette somnolence peut être augmentée par la prise d'*alcool* ou d'autres médicaments *sédatifs*. La conduite et l'utilisation de machines dangereuses sont déconseillées, surtout dans les heures qui suivent la prise du médicament.

Ce médicament contient de la *caféine* qui peut être recherchée dans les urines des sportifs pour déceler un éventuel mésusage. Néanmoins, à la *posologie* préconisée, la quantité de caféine contenue dans ce médicament est insuffisante à elle seule pour que la réponse au test soit positive.

Interactions avec d'autres substances

Ce médicament ne doit pas être associé à ceux qui contiennent de la nalbuphine, de la buprénorphine ou de la pentazocine : risque de diminution de l'effet *antalgique*.

Informez par ailleurs votre médecin ou votre pharmacien si vous prenez des *sédatifs*.

Grossesse et allaitement

L'utilisation de la *codéine* et de ses dérivés (codéthyline, pholcodine) ne doit être envisagée chez la femme enceinte qu'en cas de nécessité, en effet :
- une *insuffisance respiratoire* peut survenir chez le nouveau-né d'une mère traitée par des doses élevées, même si le traitement est ponctuel mais précède de peu l'accouchement ;
- un *syndrome de sevrage*, à l'inverse, peut concerner des nouveau-nés si leur mère reçoit un traitement régulier, même à faible dose.

Il est donc important de signaler à l'obstétricien la prise éventuelle de codéine ou d'un de ses dérivés, afin que ces risques puissent être prévenus par une surveillance et un éventuel traitement adapté.

Ce médicament passe dans le lait maternel. En dehors d'une prise ponctuelle, il est contre-indiqué pendant l'allaitement

Mode d'emploi et posologie

Ce médicament peut être pris indifféremment au cours ou en dehors des repas. Les comprimés doivent être avalés avec un verre d'eau.

Respecter un intervalle de 4 à 6 heures entre 2 prises. En cas d'*insuffisance rénale*, l'intervalle entre 2 prises doit être au minimum de 8 heures.

Posologie usuelle :
- Adulte : 1 ou 2 comprimés par prise, à renouveler si nécessaire, sans dépasser 6 comprimés par jour.

Chez la personne âgée, la *posologie* initiale est généralement réduite de moitié.

Conseils : Comme tous les *antalgiques*, ce médicament est généralement plus efficace pour prévenir la douleur que pour la calmer : dans le traitement des douleurs chroniques, il est préférable de prendre ce médicament à intervalles réguliers sans attendre que la douleur s'installe.

Cet *antalgique* contenant de la codéine est destiné à être utilisé en deuxième intention, lorsque l'aspirine, l'ibuprofène ou le paracétamol, utilisés seuls, sont insuffisamment efficaces. Il peut néanmoins être utilisé d'emblée dans le traitement des douleurs fortes.

Ce médicament contient de la *caféine*. On considère qu'une tasse de café contient de 60 à 100 mg de cette substance. Ainsi, pour limiter les effets indésirables de la caféine (excitation, tremblements, insomnie, *palpitations*), il est préférable de limiter la consommation de boissons qui en renferment (café, thé...). Il est également recommandé de prendre ce médicament avant 17 heures.

Effets indésirables possibles

Lié au paracétamol : *réaction allergique* (rare).

Liés à la *codéine* :

Constipation, somnolence, nausées, vomissements, sensation de vertige et, plus rarement, *bronchospasme*, *réaction allergique* cutanée, ralentissement de la respiration. Ces effets indésirables sont ceux de la famille des *opiacés* ; ils sont généralement modérés aux doses recommandées.

Lié à la *caféine* : insomnie.

Laboratoires Boehringer Ingelheim France

PROPECIA

Traitement
de la chute des cheveux

sur ordonnance

Présentation

PROPECIA 1 mg : comprimé (brun) ; boîte de 28. Liste I - Non remb.

Composition

	p cp
Finastéride	1 mg
Lactose	110 mg

Dans quel cas ce médicament est-il prescrit ?

Ce médicament bloque l'action de la *testostérone* (*hormone* mâle) sur le follicule pileux. Il permet de freiner la chute des cheveux chez l'homme.

Il est utilisé dans le traitement de l'alopécie androgénétique chez l'homme (calvitie progressive).

Contre-indications

Ce médicament ne doit pas être utilisé chez la femme ni chez l'enfant.

Grossesse et allaitement

Ce médicament, utilisé par une femme enceinte, peut provoquer des anomalies chez le fœtus mâle. Il est contre-indiqué pendant la grossesse et chez la femme en général. En revanche, il peut être utilisé par un homme souhaitant procréer.

Mode d'emploi et posologie

Ce médicament peut être pris pendant ou entre les repas.

Posologie usuelle :

- Adulte : 1 comprimé par jour.

L'efficacité du médicament peut être jugée après 3 à 6 mois de traitement. En cas de succès, il doit être poursuivi sans limite de temps.

Il n'existe aucune preuve scientifique permettant de penser qu'une augmentation de la posologie améliore l'efficacité du produit.

Conseils : Un comprimé cassé ou écrasé ne doit pas être manipulé par une femme enceinte (voir la rubrique grossesse). Le comprimé entier est pelliculé et peut donc être manipulé sans danger.

Effets indésirables possibles

Ce médicament peut, rarement, provoquer des troubles sexuels : baisse de la qualité de l'érection, baisse de la libido, diminution minime de la quantité de sperme émise lors de l'éjaculation. Lors des études scientifiques ayant permis d'évaluer ce médicament, la fréquence des troubles sexuels était de 3,8 % chez les sujets prenant le traitement actif, contre 2,1 % chez ceux qui prenaient un *placebo*.

Certains troubles ont été constatés à une fréquence inférieure à 1/1000 : *réactions allergiques*, sensibilité de la poitrine, développement de la glande mammaire, douleur des testicules.

Laboratoires Merck Sharp et Dohme-Chibret

PROPINE

Informations détaillées sur www.monvidal.com

PROPOFAN

Association antalgique opiacée

sur ordonnance

Présentation

PROPOFAN : comprimé sécable (blanc) ; boîte de 20. Liste I - Remb 65 % - **2,35 €**.

Composition

	p cp
Dextropropoxyphène	27 mg
Paracétamol	400 mg
Caféine	30 mg

Dans quel cas ce médicament est-il prescrit ?

Ce médicament contient deux *antalgiques* dont le mode d'action est complémentaire : un *opiacé*, qui agit directement sur la perception de la douleur par le cerveau, et du paracétamol, qui empêche la transmission de la douleur.

Il est utilisé dans le traitement de la douleur.

Contre-indications

Ce médicament ne doit pas être utilisé dans les cas suivants :

- *antécédent* d'intolérance aux *opiacés* ;
- *insuffisance hépatique* ;
- *insuffisance rénale* grave ;
- enfant de moins de 15 ans ;
- en association avec les médicaments contenant de la nalbuphine, de la buprénorphine ou de la pentazocine ;
- **allaitement**.

Attention : Ce médicament contient un *opiacé* : son usage prolongé, à dose élevée, expose à un risque de *dépendance*. Ne dépassez pas la dose ni la durée de traitement recommandées.

Des précautions sont nécessaires chez les personnes à tendance suicidaire ou traitées par un antidépresseur, un *tranquillisant* ou un *sédatif* puissant.

De nombreux médicaments contiennent du paracétamol : vous devez en tenir compte en cas de prise conjointe car le *surdosage* en paracétamol peut être toxique pour le foie.

Évitez les boissons alcoolisées : augmentation du risque de somnolence.

Conducteur : ce médicament peut être responsable de *vertiges* ou d'une baisse de la vigilance.

Ce médicament contient de la *caféine* qui peut être recherchée dans les urines des sportifs pour déceler un éventuel mésusage. Néanmoins, à la *posologie* préconisée, la quantité de caféine contenue dans ce médicament est insuffisante à elle seule pour que la réponse au test soit positive.

Interactions avec d'autres substances

Ce médicament ne doit pas être associé à ceux qui contiennent de la nalbuphine, de la buprénorphine ou de la pentazocine : risque de diminution de l'effet *antalgique*.

Il peut interagir avec les médicaments contenant de la carbamazépine, de l'énoxacine, de la ciprofloxacine ou de la norfloxacine.

Informez par ailleurs votre médecin si vous prenez un *sédatif*.

Grossesse et allaitement

Ce médicament peut être utilisé de façon ponctuelle chez la femme enceinte, mais la posologie prescrite par votre médecin doit être respectée.

Ce médicament passe dans le lait maternel. Il est contre-indiqué pendant l'allaitement.

Mode d'emploi et posologie

Les comprimés doivent être avalés avec un grand verre d'eau, de préférence au cours des repas.

Respecter un intervalle minimal de 4 heures entre 2 prises.

Posologie usuelle :

- Adulte : 1 ou 2 comprimés par prise, sans dépasser 6 comprimés par jour.

En cas d'insuffisance rénale, respecter un intervalle minimal de 8 heures entre 2 prises.

Conseils : Comme tous les *antalgiques*, ce médicament est généralement plus efficace pour prévenir la douleur que pour la calmer : dans le traitement des douleurs chroniques, il est préférable de prendre ce médicament à intervalles réguliers sans attendre que la douleur s'installe.

Cet antalgique *opiacé* est destiné à être utilisé en deuxième intention, lorsque l'aspirine, l'ibuprofène ou le paracétamol, utilisés seuls, sont insuffisamment efficaces. Il peut néanmoins être utilisé d'emblée dans le traitement des douleurs fortes.

Ce médicament contient de la *caféine*. On considère qu'une tasse de café contient de 60 à 100 mg de cette substance. Ainsi, pour limiter les effets indésirables de la caféine (excitation, tremblements, insomnie, *palpitations*), il est préférable de limiter la consommation de boissons qui en renferment (café, thé...).

Effets indésirables possibles

Liés au paracétamol : *réaction allergique* (exceptionnelle).

Liés au dextropropoxyphène : nausées, vomissements, constipation, maux de tête, *éruption cutanée*, somnolence, *vertiges*, euphorie, légers troubles de la vision, *hépatite*, *hypoglycémie* parfois grave, notamment chez la personne âgée, le diabétique et l'insuffisant rénal.

Les effets indésirables de ce médicament sont ceux de la famille des *opiacés* ; leur survenue signifie une mauvaise tolérance qui peut apparaître avec l'ensemble des médicaments de cette famille (*codéine* notamment).

Liés à la *caféine* (rarement) : excitation, insomnie, palpitations.

Laboratoires sanofi-aventis France

PROPRANOLOL 40 mg Génériques

Bêtabloquant

sur ordonnance

Les médicaments ci-dessous sont des génériques de AVLOCARDYL (voir p. 174).

PROPRANOLOL EG 40 mg : comprimé boîte de 50. Liste I - Remb 65 % - 2,29 €.

PROPRANOLOL RATIOPHARM 40 mg : comprimé quadrisécable boîte de 50. Liste I - Remb 65 % - 2,29 €.

PRORACYL

Antithyroïdien

sur ordonnance

Présentation

PRORACYL : comprimé ; boîte de 30. Liste I - Remb 65 % - **9,08 €**.

PRORACYL : comprimé ; boîte de 90. Liste I - Remb 65 % - **26,17 €**.

Composition

	p cp
Propylthiouracile	50 mg
Lactose	+

Dans quel cas ce médicament est-il prescrit ?

Ce médicament appartient à la famille des *antithyroïdiens*. Il bloque la synthèse des *hormones thyroïdiennes*.

Il est utilisé dans le traitement des *hyperthyroïdies*, notamment celle due à la maladie de *Basedow*.

Contre-indications

Ce médicament ne doit pas être utilisé dans les cas suivants :

- allergie à d'autres antithyroïdiens (carbimazole),
- certains cancers de la *thyroïde*,
- certaines maladies graves du sang.

Attention : Ce médicament peut être responsable d'une baisse du nombre de *globules blancs* dans le sang : en cas d'angine ou de fièvre avec ou sans infection ORL, qui peuvent traduire cette anomalie sanguine, consultez d'urgence votre médecin. Pour prévenir ce risque, des analyses de sang régulières sont nécessaires en début de traitement.

Les antithyroïdiens peuvent modifier l'effet des *anticoagulants* oraux : un contrôle plus fréquent de l'*INR* peut être recommandé.

Grossesse et allaitement

Le traitement peut être poursuivi pendant la grossesse sous réserve d'une adaptation de la *posologie*.

Ce médicament passe faiblement dans le lait maternel ; l'allaitement est déconseillé.

Ce médicament passe dans le lait maternel ; un choix est donc nécessaire entre l'allaitement et la prise du médicament. Cette décision devra être prise en accord avec votre médecin.

Mode d'emploi et posologie

Les comprimés doivent être avalés avec un peu d'eau.

La dose quotidienne est répartie en 3 prises, de préférence pendant les repas.

Posologie usuelle :

Elle est fixée par le médecin en fonction de l'intensité de l'*hyperthyroïdie*. Elle est modifiée en fonction de la réponse au traitement.

Conseils : Les effets attendus du traitement ne sont pas immédiats ; ils se manifestent généralement après 3 à 5 semaines.

Effets indésirables possibles

Réaction allergique : éruption cutanée, fièvre, rougeurs, douleurs articulaires, courbatures.

Baisse du nombre de *globules blancs* dans le sang (voir Attention).

Augmentation du volume du *goitre*, en général liée à un *surdosage*.

Laboratoires Genopharm

PRORHINEL
Préparation nasale antiseptique

Présentation
PRORHINEL : solution nasale ; boîte de 10 ampoules de 10 ml et flacon-pipette. Non remb.
PRORHINEL : solution nasale ; boîte de 10 ampoules de 10 ml. Non remb.
PRORHINEL : solution nasale ; boîte de 20 ampoules de 5 ml. Non remb.

Composition

	p 100 ml
Polysorbate 80	200 mg
Benzododécinium bromure	4 mg
Alcool à 90°	600 mg

Dans quel cas ce médicament est-il prescrit ?
Cette solution nasale contient un fluidifiant et un *antiseptique* de la famille des *ammoniums quaternaires*.

Elle est utilisée dans le *traitement d'appoint* des infections du nez : *rhinite, rhinopharyngite, sinusite.* Elle est également utilisée pour l'hygiène nasale.

Contre-indications
Ce médicament ne doit pas être utilisé en cas d'allergie aux antiseptiques de la famille des *ammoniums quaternaires*.

Attention : Pour un lavage efficace des fosses nasales, ne vous mouchez pas après l'administration de la solution ; essuyez-vous simplement le nez.

Grossesse et allaitement
Ce médicament peut être utilisé pendant la grossesse ou l'allaitement.

Mode d'emploi et posologie
La solution peut être utilisée en lavage des fosses nasales ou en instillation (flacon-pipette et ampoule seule).

Pour plus de confort, la solution peut être réchauffée dans la main avant utilisation.

Posologie usuelle :
- Adulte :
  - en instillation : quelques gouttes dans chaque narine, 2 ou 3 fois par jour ;
  - en lavage : ½ à 1 ampoule de 5 ml ou de 10 ml dans chaque narine, 1 à 3 fois par jour.
- Enfant de plus de 30 mois :
  - en instillation : quelques gouttes dans chaque narine, 1 à 3 fois par jour ;
  - en pulvérisation : 2 pulvérisations dans chaque narine, 2 ou 3 fois par jour ;
  - en lavage : ½ à 1 ampoule de 5 ml dans chaque narine, 1 à 2 fois par jour.
- Nourrisson :
  - en instillation : quelques gouttes dans chaque narine, 1 à 3 fois par jour ;
  - en lavage : ½ à 1 ampoule de 5 ml dans chaque narine, 1 fois par jour.

Chez le *nourrisson*, quelques gouttes suffisent pour réaliser une *irrigation nasale*.

Conseils : Les solutions nasales *antiseptiques* ou *antibiotiques* peuvent être contaminées par des *germes* : ne les conservez pas au-delà de la durée du traitement.

Une ampoule entamée ne doit pas être conservée plus de 8 jours dans le flacon-pipette.

L'humidification de l'air ambiant permet d'éviter le dessèchement des sécrétions nasales chez le *nourrisson* et facilite leur évacuation.

Laboratoires Novartis Santé Familiale SAS

PRORHINITE
Informations détaillées sur www.monvidal.com

PROSOFT
Informations détaillées sur www.monvidal.com

PROSPAN
Phytothérapie

Présentation
PROSPAN : sirop (arôme cerise) ; flacon de 100 ml avec cuillère-mesure de 5 ml. Non remb.

Composition

	p c mes
Lierre grimpant, extrait de feuille	35 mg
Sorbitol	1,9 g

Dans quel cas ce médicament est-il prescrit ?
Ce sirop contient un extrait de plante à visée antitussive.

Il est traditionnellement utilisé dans le *traitement symptomatique* de la toux et au cours des affections bronchiques aiguës bénignes.

Attention : La toux est un *symptôme* qui peut révéler de nombreuses maladies : consultez votre médecin si elle persiste plus de quelques jours ou en cas d'apparition de fièvre.

Grossesse et allaitement
Ce médicament contient une plante présumée sans danger pendant la grossesse ou l'allaitement. Néanmoins, par mesure de prudence, ne l'utilisez pas sans prendre l'avis de votre pharmacien ou de votre médecin.

Mode d'emploi et posologie
Les prises de ce médicament doivent être réparties au cours de la journée.

Posologie usuelle :
- Adulte : 1½ cuillère-mesure (7,5 ml), 3 fois par jour.
- Enfant de 5 à 15 ans : 1 cuillère-mesure (5 ml), 3 fois par jour.
- Enfant de moins de 5 ans : ½ cuillère-mesure (2,5 ml), 3 fois par jour.

La durée habituelle du traitement est de 7 jours.

Conseils : Éviter de fumer ou d'être exposé à la fumée des autres : la cigarette est irritante pour les bronches et entretient la toux.

Des mesures simples permettent de calmer les toux sèches : boissons chaudes et humidification de l'air ambiant.

Effets indésirables possibles

Comme tous les médicaments et confiseries contenant des sucres non absorbables (sorbitol, maltitol...), possibilité de *diarrhée* en cas d'apport important.

Laboratoires Merck Médication Familiale

PROSTADIREX

Antiandrogène — sur ordonnance

Ce médicament est un générique de EULEXINE (voir p. 485).

PROSTIGMINE

Informations détaillées sur www.monvidal.com

PROTAMINE CHOAY

Informations détaillées sur www.monvidal.com

PROTELOS

Médicament de l'ostéoporose — sur ordonnance

Présentation

PROTELOS 2 g : granulé pour suspension buvable (jaune) ; boîte de 28 sachets. Liste I - Remb 65 % - **44,36 €**.

Composition

	p sachet
Ranélate de strontium	2 g
Aspartam	+

Dans quel cas ce médicament est-il prescrit ?

Ce médicament agit en bloquant les cellules qui détruisent l'os et favorisant la reminéralisation.

Il est utilisé dans le traitement de l'*ostéoporose* qui survient chez la femme ménopausée, pour réduire le risque de fractures des vertèbres ou de la hanche.

Attention : Des *réactions allergiques*, parfois graves, ont été observées avec ce médicament depuis sa commercialisation. En cas d'*éruption cutanée* survenant au cours de traitement, plus particulièrement pendant les premières semaines, arrêtez la prise de ce médicament et consultez d'urgence votre médecin.

Ce médicament augmente légèrement le risque de thrombose. Une attention particulière s'impose en cas de risque d'*accident thromboembolique* (antécédent de *phlébite*, d'*embolie* pulmonaire...).

Des précautions sont nécessaires en cas d'*insuffisance rénale* grave ou de *phénylcétonurie* (présence d'aspartam).

Des apports de calcium sont nécessaires, soit par l'alimentation, soit par un traitement conjoint spécifique.

Interactions avec d'autres substances

Ce médicament peut aggraver les troubles gastriques provoqués par l'aspirine, l'ibuprofène ou les autres *AINS*.

Les autres médicaments (surtout les *pansements digestifs* ou ceux contenant du calcium) doivent être absorbés au moins une demi-heure après la prise de ce médicament.

Grossesse et allaitement

Ce médicament n'a pas d'indication chez la femme non ménopausée.

Mode d'emploi et posologie

Ce médicament doit être pris à distance des repas, de préférence au coucher, 2 heures après le dîner.

Le contenu du sachet doit être mis en suspension dans un verre d'eau.

Posologie usuelle :

- Adulte : 1 sachet par jour.

Conseils : Des exercices physiques réguliers, adaptés à l'âge et à la condition physique, contribuent à limiter l'évolution de l'*ostéoporose*.

Une consommation modérée d'alcool et l'arrêt du tabac sont également recommandés, car alcool et tabac favorisent la perte osseuse.

Effets indésirables possibles

Fréquents (plus de 1 % des utilisatrices) : maux de tête, nausées, diarrhées, incontinence fécale, eczéma.

Réaction allergique nécessitant l'arrêt du traitement (voir Attention).

Au cours des études qui ont précédé la commercialisation, d'autres effets ont également été rapportés : pertes de mémoire, troubles de la conscience, convulsions.

Laboratoires Servier

PROTHIADEN

Antidépresseur imipraminique — sur ordonnance

Présentation

PROTHIADEN 25 mg : gélule (marron et rouge) ; boîte de 50. Liste I - Remb 65 % - **6,10 €**.

PROTHIADEN 75 mg : comprimé (rouge) ; boîte de 20. Liste I - Remb 65 % - **6,65 €**.

Composition

	p gél	p cp
Dosulépine chlorhydrate	25 mg	75 mg
Lactose	+	

Dans quel cas ce médicament est-il prescrit ?

Ce médicament appartient à la famille des *antidépresseurs imipraminiques*. Il possède des effets *atropiniques*, qui ne participent pas à son activité, mais qui expliquent certaines contre-indications et certains effets indésirables.

Il est utilisé dans le traitement des *états dépressifs*.

Contre-indications

Ce médicament ne doit pas être utilisé dans les cas suivants :

- risque de *glaucome* à angle fermé,
- risque de rétention des urines (*adénome de la prostate*...),
- *infarctus du myocarde* récent (moins de 3 mois),
- en association avec les *IMAO* non sélectifs ou avec un médicament contenant du sultopride.

Attention : Tous les traitements antidépresseurs sont susceptibles d'induire un *épisode maniaque* chez les personnes prédisposées : en cas d'euphorie, d'excitation inhabituelle ou de comportement anormal survenant sous traitement, une consultation médicale rapide est nécessaire.

Ce médicament présente des effets *atropiniques*. Il peut provoquer un *glaucome* aigu chez les personnes prédisposées : œil rouge, dur et douloureux, avec vision floue. Une consultation d'extrême urgence auprès d'un ophtalmologiste est nécessaire.

Des précautions sont requises en cas d'*épilepsie*, de maladie cardiaque, d'*insuffisance hépatique*, d'*insuffisance rénale* et chez la personne âgée, notamment en cas de constipation chronique, de tendance aux *vertiges* ou aux baisses de tension.

Avant une anesthésie locale, notamment chez le dentiste, signalez la prise de ce médicament.

Évitez les boissons alcoolisées : augmentation du risque de somnolence.

Si vous devez conduire ou utiliser une machine dangereuse, assurez-vous préalablement que ce médicament n'altère pas votre vigilance.

Interactions avec d'autres substances

Ce médicament ne doit pas être associé aux médicaments suivants :

- *IMAO* non sélectifs (MARSILID) : des délais précis doivent être respectés entre l'arrêt de l'IMAO et le début du traitement par ce médicament, et inversement.
- sultopride (uniquement disponible à l'hôpital) : risque de *troubles du rythme cardiaque* graves.

Il peut également interagir avec les IMAO sélectifs A et avec les médicaments contenant l'une des substances suivantes : adrénaline, noradrénaline, clonidine, guanfacine.

Informez par ailleurs votre médecin ou votre pharmacien si vous prenez un antidépresseur *inhibiteur de la recapture de la sérotonine*, un *anticonvulsivant*, un *antihypertenseur*, un médicament *atropinique*, *sédatif* ou contenant de la carbamazépine, de la thioridazine ou du baclofène.

Grossesse et allaitement

Si une grossesse survient pendant le traitement, consultez votre médecin. Il appréciera le risque éventuel lié à l'utilisation de ce médicament dans votre cas.

Si le traitement est poursuivi jusqu'à l'accouchement, une surveillance médicale du *nouveau-né* est nécessaire.

Ce médicament est susceptible de passer faiblement dans le lait maternel : l'allaitement est déconseillé sans avis médical.

Mode d'emploi et posologie

La dose quotidienne est généralement absorbée en une prise, au cours ou en dehors des repas.

Posologie usuelle :
75 mg à 150 mg par jour.

Conseils : L'efficacité des *antidépresseurs* n'est généralement pas immédiate. Un délai pouvant atteindre plusieurs semaines est parfois nécessaire pour que les effets bénéfiques se fassent sentir. Les effets indésirables éventuels apparaissant en début de traitement ne doivent pas vous conduire à l'arrêter prématurément.

Chez la personne souffrant de dépression, un état anxieux peut apparaître ou s'aggraver en début de traitement ; un *anxiolytique* est parfois prescrit de manière temporaire par le médecin pour prévenir ou traiter ces manifestations.

Lorsque les *symptômes* de la *dépression* ont disparu, le traitement doit absolument être poursuivi pendant la durée prescrite afin de consolider la guérison. Un arrêt prématuré exposerait à une rechute. La durée d'un traitement antidépresseur est rarement inférieure à 6 mois.

Les antidépresseurs ne créent pas de dépendance. Néanmoins, il est préférable d'arrêter le traitement progressivement en diminuant la posologie ou en espaçant les prises pour éviter les effets indésirables transitoires observés en cas d'interruption brutale.

Une prise de poids peut être observée au cours du traitement. Une alimentation équilibrée, et si nécessaire les conseils d'un nutritionniste, peuvent prévenir et limiter ce phénomène.

Effets indésirables possibles

Comme tous les *antidépresseurs imipraminiques* :

- sécheresse de la bouche, constipation, troubles de l'*accommodation*, *tachycardie*, sueurs, difficulté à uriner, troubles sexuels, *hypotension orthostatique*, somnolence ;
- plus rarement : tremblements, convulsions chez les personnes prédisposées, confusion des idées, prise de poids, tension anormale des seins, écoulement de lait par le mamelon, bouffées de chaleur, *réaction allergique*, *hépatite*, anomalie de la *numération formule sanguine*, troubles cardiaques, excitation anormale.

Laboratoires Téofarma SRL

PROTOPIC

Immunosuppresseur — **sur ordonnance**

Présentation

PROTOPIC 0,03 % : pommade ; tube de 30 g. Liste I, *médicament d'exception*, *médicament à prescription restreinte* - Remb 35 % - **34,76 €**.
PROTOPIC 0,1 % : pommade ; tube de 30 g. Liste I, *médicament d'exception*, *médicament à prescription restreinte* - Remb 35 % - **37,20 €**.

Composition

	p gramme	p gramme
Tacrolimus	0,3 mg	1 mg

Dans quel cas ce médicament est-il prescrit ?

Ce médicament appartient à la famille des immunosuppresseurs.

Il est utilisé, en application locale, dans le traitement de la *dermatite atopique* de l'enfant et de l'adulte en cas d'échec après un traitement par les *dermocorticoïdes*.

Attention : Des précautions sont nécessaires en cas d'*insuffisance hépatique*, de maladie chronique de la peau ou d'infection cutanée superficielle.

En cas d'éruption cutanée vésiculeuse (*herpès*) en cours de traitement, prévenez votre médecin.

Ce médicament est susceptible de provoquer une *photosensibilisation* : afin d'éviter tout risque de réaction cutanée, il est nécessaire de couvrir à l'aide d'un vêtement les zones d'application de la pommade pendant le traitement.
N'appliquez pas ce médicament sous un pansement étanche (occlusif).
Evitez tout contact avec les yeux et les *muqueuses*. En cas de contact accidentel, rincez abondamment avec de l'eau.
Un délai de 2 heures doit être respecté entre l'application de ce médicament et celle de crèmes ou de pommades hydratantes.
Eviter les boissons alcoolisées : risque de rougeur et d'irritation de la peau.

Interactions avec d'autres substances

L'association à certains médicaments doit être prudente : érythromycine, itraconazole, kétoconazole, diltiazem.
Il est préférable de ne pas administrer de *vaccin* pendant la durée du traitement : risque d'échec de la vaccination. En cas de nécessité, un vaccin peut être injecté soit avant la mise en route du traitement, soit 2 semaines après la fin du traitement (4 semaines en cas de vaccin vivant atténué).

Grossesse et allaitement

Ce médicament contient une substance pouvant avoir des effets néfastes sur l'enfant à naître. Il ne doit pas être utilisé pendant la grossesse.
Ce médicament est susceptible de passer faiblement dans le lait maternel : l'allaitement est déconseillé pendant le traitement.

Mode d'emploi et posologie

La pommade doit être appliquée en couche mince.

Posologie usuelle :

- Adulte : 2 applications de pommade à 0,1 % par jour pendant 3 semaines maximum, puis 2 applications de pommade à 0,03 % par jour jusqu'à disparition des lésions.
- Enfant de plus de 2 ans : 2 applications de pommade à 0,03 % par jour pendant 3 semaines maximum, puis 1 application par jour jusqu'à disparition des lésions.

Si aucune amélioration n'est observée après 2 semaines de traitement, un autre traitement doit être envisagé.

Conseils : Pensez à vous laver soigneusement les mains après application.
Conditions particulières de délivrance :
Ce médicament doit obligatoirement être prescrit par un médecin spécialiste en dermatologie ou en pédiatrie.

Effets indésirables possibles

Au niveau du site d'application : irritation ou *éruption cutanée*, sensation de brûlure, rougeur, démangeaison, sensibilité accrue au chaud et au froid.

Laboratoires Astellas Pharma

PROTOVIT

Informations détaillées sur www.monvidal.com

PROVAMES

Estrogène — sur ordonnance

Présentation

PROVAMES 1 mg : comprimé (blanc) ; boîte de 30. Liste II - Remb 65 % - **2,32 €**.
PROVAMES 2 mg : comprimé (blanc) ; boîte de 28. Liste II - Remb 65 % - **2,32 €**.

Composition

	p cp	p cp
Estradiol	1 mg	2 mg
Lactose	+	+

Dans quel cas ce médicament est-il prescrit ?

Ce médicament contient une *hormone* naturelle de la famille des *estrogènes*.
Il est utilisé pour soulager les *symptômes* dus au déficit en estrogènes lors de la *ménopause* (bouffées de chaleur, sécheresse vaginale...) et dans le cadre d'un cycle artificiel hormonal en association avec un traitement *progestatif*.
Les comprimés à 2 mg sont également utilisés pour prévenir l'*ostéoporose* chez la femme ménopausée ayant un risque accru de fracture.

Contre-indications

Ce médicament ne doit pas être utilisé dans les cas suivants :

- *accident thromboembolique* (*phlébite*, *embolie* pulmonaire...) ancien ou survenant pendant le traitement ;
- *cancer hormonodépendant* ;
- saignement génital intermittent (l'origine de ce saignement doit être déterminée par des examens appropriés avant la mise en route du traitement) ;
- maladie grave du foie.

Votre médecin est seul juge pour prescrire ce médicament en cas de maladies cardiovasculaires prédisposant aux embolies.

Attention : De récentes études ont montré une augmentation du risque de survenue d'un cancer du sein chez les femmes ayant reçu un traitement prolongé des *symptômes* de la *ménopause*. Le traitement doit par conséquent être prescrit à la dose minimale efficace et pour une durée la plus courte possible. En l'absence de troubles, sa prescription ne doit pas être systématique.
Un bilan initial suivi d'une surveillance médicale régulière sont nécessaires, surtout dans les cas suivants : anomalie de la circulation sanguine cérébrale et rétinienne, obésité, *diabète*, *hypertriglycéridémie*, *hypertension artérielle*, affection bénigne du sein et de l'utérus, *tumeur de l'hypophyse*, *lupus érythémateux* disséminé, certaines maladies rares (*porphyrie*, *otospongiose*), ictère (jaunisse) chronique ou survenu lors d'une grossesse, *insuffisance rénale*, *épilepsie*, *asthme*, *antécédents* familiaux de cancer du sein
Si vous devez subir une intervention chirurgicale, il est préférable d'interrompre le traitement un mois à l'avance. De même, un alitement prolongé doit vous conduire à arrêter le traitement.

Interactions avec d'autres substances

L'efficacité du traitement peut être diminuée par la prise conjointe d'un médicament *inducteur enzymatique*.

Grossesse et allaitement

Ce médicament n'a pas d'indication chez la femme enceinte. Si une grossesse survient sous traitement, éventualité rare mais possible en début de pré-ménopause, consultez votre médecin et arrêtez le traitement. Aucune malformation imputable à ce médicament n'a été observée à ce jour.

Lorsque la *ménopause* est confirmée, une grossesse est impossible, y compris en cas de réapparition des règles.

Mode d'emploi et posologie

Les comprimés peuvent être pris pendant ou entre les repas.

Posologie usuelle :

Elle est strictement individuelle. Votre médecin l'adapte en fonction des signes de sous ou *surdosage* :

- sous-dosage : persistance des bouffées de chaleur, de sécheresse vaginale, irritation oculaire par les lentilles de contact... ;
- surdosage : tension douloureuse des seins, sensation de gonflement, irritabilité...

En général, 1 comprimé à 1 mg ou 2 mg par jour, en traitement continu sans période d'arrêt, ou en traitement discontinu, pendant 21 à 28 jours par mois suivi d'un arrêt de traitement de 2 à 7 jours.

Conseils : Un *progestatif* est généralement associé aux *estrogènes* au moins 12 jours par mois pour éviter une stimulation excessive de l'utérus. N'arrêtez pas la prise du progestatif sans l'avis de votre médecin.

La réapparition de règles est fréquente (mais pas obligatoire) après chaque interruption de cycle ou à l'arrêt du progestatif. En revanche, tout saignement en cours de traitement doit être signalé à votre médecin.

Effets indésirables possibles

Nausées, tension des seins, irritabilité, jambes lourdes (qui traduisent généralement un *surdosage*).

Saignement génital intermittent (à signaler à votre médecin).

Ce médicament contient un *estrogène* naturel, identique à celui secrété par les ovaires. Il ne semble pas exposer aux effets indésirables qui peuvent être (rarement) rencontrés avec les estrogènes de synthèse contenus dans les pilules *contraceptives* ; il serait néanmoins souhaitable d'interrompre le traitement en cas :

- d'*accident thromboembolique* en évolution ou autre accident cardiovasculaire ;
- de jaunisse ;
- de *tumeur* bénigne ou maligne du foie, du sein ou de l'utérus ;
- de crise d'*épilepsie* ;
- d'écoulement de lait par le mamelon.

La prise d'estrogènes augmente également le risque de calculs de la vésicule biliaire.

Laboratoires sanofi-aventis France

PROXALYOC

Anti-inflammatoire non stéroïdien — sur ordonnance

Présentation

PROXALYOC 20 mg : *lyophilisat* oral ; boîte de 10. Liste I - Remb 65 % - **4,51 €**.

Composition

	p lyoph
Piroxicam	20 mg
Aspartam	+

Dans quel cas ce médicament est-il prescrit ?

Ce médicament est un *anti-inflammatoire* non stéroïdien (*AINS*). Il lutte contre l'*inflammation* et la douleur, fait baisser la fièvre et fluidifie le sang.

Il est utilisé dans le *traitement symptomatique* de l'*arthrose*, de la *polyarthrite rhumatoïde* et de la *spondylarthrite ankylosante*, lorsqu'au moins un autre AINS ne s'est pas révélé efficace.

Contre-indications

Ce médicament ne doit pas être utilisé dans les cas suivants :

- *antécédent* d'*allergie* ou d'*asthme* provoqué par la prise d'*AINS*, y compris l'aspirine ;
- *ulcère* de l'estomac ou du *duodénum*, ancien ou récent ;
- maladie digestive prédisposant à un risque hémorragique digestif (maladie de *Crohn*, *rectocolite hémorragique*) ;
- *insuffisance hépatique* ou *insuffisance rénale* grave ;
- *insuffisance cardiaque* non contrôlée par un traitement spécifique ;
- *phénylcétonurie* (comprimé effervescent : présence d'aspartam) ;
- enfant de moins de 15 ans ;
- **grossesse** (à partir du 6e mois).

Attention : Tout traitement prolongé ou *surdosage* d'*AINS* expose à des effets indésirables graves.

Certaines situations doivent conduire à arrêter immédiatement le traitement et prendre un avis médical :

- brûlures d'estomac pouvant traduire une irritation ou un saignement du tube digestif ;
- éruption cutanée ;
- crise d'*asthme* ;
- fatigue inhabituelle et intense, ou baisse brutale et importante du volume des urines chez une personne souffrant d'*insuffisance cardiaque*, déshydratée ou traitée par *diurétique*.

Certains médecins considèrent que les anti-inflammatoires peuvent diminuer l'efficacité des stérilets et exposer à un risque de grossesse non désirée. Ce risque est actuellement très controversé.

Conducteur : ce médicament peut provoquer des étourdissements ou une baisse de la vigilance.

Interactions avec d'autres substances

Ce médicament peut interagir avec d'autres médicaments, notamment :

- l'aspirine et les autres *anti-inflammatoires* non stéroïdiens (*AINS*) : risque d'augmentation des effets indésirables ;
- les *anticoagulants* et les *antiagrégants plaquettaires* : augmentation du risque hémorragique ;

– le lithium (TÉRALITHE, NEUROLITHIUM...) : augmentation du taux de lithium dans le sang ;
– le méthotrexate.

Informez par ailleurs votre médecin ou votre pharmacien en cas de traitement par un *diurétique*, un *inhibiteur de l'enzyme de conversion*, un *inhibiteur de l'angiotensine II*, un *bêtabloquant* ou un médicament contenant de la ciclosporine.

Grossesse et allaitement

Des effets néfastes pour l'enfant à naître ont été mis en évidence lorsque les *AINS* sont utilisés au cours des 4 derniers mois de la grossesse ; le risque existe même avec une seule prise et même si la grossesse est à terme. L'usage de ce médicament est contre-indiqué pendant cette période.

Pendant les 5 premiers mois, l'effet de ce médicament est mal connu : seul votre médecin peut évaluer le risque éventuel de son utilisation dans votre cas.

Ce médicament passe dans le lait maternel ; un choix est donc nécessaire entre l'allaitement et la prise du médicament. Cette décision devra être prise en accord avec votre médecin.

Mode d'emploi et posologie

Ce médicament doit être pris au cours des repas.

Les comprimés doivent être pris avec un grand verre d'eau.

Posologie usuelle :

• Adulte : la dose maximale est de 20 mg par jour.

Ne dépassez pas la *posologie* ni la durée de traitement prescrites par votre médecin

Conseils : Les anti-inflammatoires non stéroïdiens (*AINS*) ne sont pas des médicaments anodins. Du fait de la possibilité d'effets indésirables digestifs et cutanés graves, le piroxicam est désormais réservé à certaines affections rhumatismales douloureuses. Ce médicament vous a été prescrit dans une situation précise : ne le conseillez pas à un proche et ne le réutilisez pas sans avis médical.

Effets indésirables possibles

Troubles digestifs, *gastrite*, voire *ulcère* de l'estomac ou du *duodénum*, le plus souvent lors d'un traitement prolongé à des doses supérieures à 20 mg par jour. Exceptionnellement : *hémorragie* du tube digestif (vomissements sanglants, selles noires, ou plus souvent pertes de sang imperceptibles, responsables de l'apparition progressive d'une *anémie*).

Réaction allergique nécessitant l'arrêt immédiat du traitement :
– *éruption cutanée*, démangeaisons, aphte, *conjonctivite* (pouvant correspondre à la phase initiale d'une réaction allergique plus grave) ;
– *asthme* ;
– malaise avec baisse de la tension artérielle.

Étourdissement, maux de tête, bourdonnement d'oreille, somnolence.

Exceptionnellement : baisse de l'audition, *photosensibilisation*, *œdème*, augmentation des *transaminases*, *hépatite*.

Laboratoires Cephalon

PROZAC

Antidépresseur inhibiteur de la recapture de la sérotonine

sur ordonnance

Présentation

PROZAC 20 mg : gélule (blanc et vert) ; boîte de 14. Liste I - Remb 65 % - **7,58 €**.
PROZAC 20 mg : comprimé *dispersible* sécable (arômes : anis, menthe) ; boîte de 28. Liste I - Remb 65 % - **10,49 €**.
PROZAC 20 mg/5 ml : solution buvable (arôme menthe) ; flacon de 70 ml avec pipette graduée en mg. Liste I - Remb 65 % - **6,14 €**.

Composition

	p gél	p cp	p 5 ml
Fluoxétine	20 mg	20 mg	20 mg
Saccharose			3 g

Dans quel cas ce médicament est-il prescrit ?

Ce médicament est un *antidépresseur* de la famille des *inhibiteurs de la recapture de la sérotonine*.

Il est utilisé chez l'adulte dans le traitement :
– des *états dépressifs* ;
– des *troubles obsessionnels compulsifs* ;
– de la *boulimie* (en complément d'une psychothérapie).

Il est également utilisé, en association avec une psychothérapie, dans le traitement des *états dépressifs* chez l'enfant de plus de 8 ans en cas de réponse insuffisante à la psychothérapie seule.

Contre-indications

Ce médicament ne doit pas être utilisé en association avec les *IMAO* non sélectifs.

Attention : En cas de démangeaisons, d'éruption cutanée, de gonflement du visage (lèvres, paupières...), contactez votre médecin avant toute nouvelle prise de ce médicament ; il peut s'agir d'une *réaction allergique*.

L'utilisation des *antidépresseurs* est déconseillée avant l'âge de 18 ans. Des études ont en effet montré que l'utilisation d'un antidépresseur peut augmenter le risque de suicide chez les adolescents souffrant de dépression. Chez les enfants et adolescents de moins de 18 ans, ce traitement est par conséquent réservé à certains cas graves et nécessite une surveillance médicale particulière et la vigilance de l'entourage.

Tous les traitements antidépresseurs sont susceptibles d'induire un *épisode maniaque* chez les personnes prédisposées : en cas d'euphorie, d'excitation inhabituelle ou de comportement anormal survenant sous traitement, une consultation médicale rapide est nécessaire.

Des précautions sont requises en cas d'*insuffisance hépatique*, d'*épilepsie* (même ancienne), de *diabète* ou de prédisposition aux *hémorragies*.

Bien qu'aucune interaction nette n'ait été constatée avec l'*alcool*, évitez la prise de boissons alcoolisées, comme avec tout médicament *psychotrope*.

Si vous devez conduire ou utiliser une machine dangereuse, assurez-vous préalablement que ce médicament n'altère pas votre vigilance.

Interactions avec d'autres substances

Ce médicament ne doit pas être associé aux *IMAO* non sélectifs (MARSILID) : des délais précis doivent être respectés entre l'arrêt de l'IMAO et le début de ce traitement, et inversement.

Il peut également interagir avec les IMAO sélectifs A.

Informez par ailleurs votre médecin si vous prenez un antimigraineux de la famille des *triptans*, un *anticoagulant* oral, un *antidépresseur imipraminique* ou un médicament contenant de la sélégiline, du lithium, de la carbamazépine, de la phénytoïne ou un produit de phytothérapie contenant du millepertuis.

Grossesse et allaitement

Ce médicament peut être utilisé au cours de la grossesse. Si le traitement est poursuivi jusqu'à l'accouchement, une surveillance médicale du nouveau-né peut être nécessaire.

Ce médicament passe dans le lait maternel : l'allaitement est déconseillé.

Mode d'emploi et posologie

La dose quotidienne peut être prise en une ou plusieurs fois, indifféremment pendant ou en dehors des repas, le matin ou le soir.

Les comprimés peuvent être avalés tels quels avec un peu d'eau, ou être préalablement dissous dans un demi-verre d'eau.

Les gélules doivent être avalées avec un grand verre d'eau, à distance du coucher afin d'éviter tout risque d'irritation de l'œsophage.

La solution buvable peut être diluée avec un peu d'eau.

Posologie usuelle :

- Adulte de plus de 18 ans :
  - *état dépressif*, *troubles obsessionnels compulsifs* : 20 mg à 60 mg par jour ;
  - *boulimie* : 60 mg par jour.
- Enfant de plus 8 ans : la posologie varie en fonction du poids de l'enfant.

Conseils : L'efficacité des *antidépresseurs* n'est généralement pas immédiate. Un délai pouvant atteindre plusieurs semaines est parfois nécessaire pour que les effets bénéfiques se fassent sentir. Les effets indésirables éventuels apparaissant en début de traitement ne doivent pas vous conduire à l'arrêter prématurément.

Chez la personne souffrant de dépression, un état anxieux peut apparaître ou s'aggraver en début de traitement ; un *anxiolytique* est parfois prescrit de manière temporaire par le médecin pour prévenir ou traiter ces manifestations.

Lorsque les *symptômes* de la *dépression* ont disparu, le traitement doit absolument être poursuivi pendant la durée prescrite afin de consolider la guérison. Un arrêt prématuré exposerait à une rechute. La durée d'un traitement antidépresseur est rarement inférieure à 6 mois.

Les antidépresseurs ne créent pas de dépendance. Néanmoins, il est préférable d'arrêter le traitement progressivement en diminuant la posologie ou en espaçant les prises pour éviter les effets indésirables transitoires observés en cas d'interruption brutale.

Effets indésirables possibles

Les effets indésirables surviennent surtout au cours des premières semaines de traitement et s'estompent le plus souvent ensuite.

Troubles digestifs, modification du goût, sécheresse de la bouche, manque d'appétit.

Maux de tête, troubles du sommeil, *vertiges*, fatigue, douleurs articulaires ou musculaires, mouvements anormaux, agitation, anxiété, confusion des idées, *convulsions*.

Difficulté à uriner, écoulement de lait par la mamelon, troubles sexuels.

Bâillements, chute de cheveux, troubles de la vision, transpiration excessive, *hypotension orthostatique*, *pharyngite*, essouflement.

Rarement : saignements, baisse du taux de *sodium* dans le sang, atteintes hépatiques ou pulmonaires imposant l'arrêt du traitement.

Les antidépresseurs *inhibiteurs de la recapture de la sérotonine* peuvent, très rarement, être responsables d'une agitation désagréable et d'un besoin de bouger (impossibilité à rester assis ou debout tranquillement). Si ces troubles surviennent, contactez rapidement votre médecin.

Laboratoires Lilly France

PSEUDOPHAGE

Informations détaillées sur www.monvidal.com

PSOCORTÈNE

Informations détaillées sur www.monvidal.com

PSYLIA

Laxatif de lest

Présentation

PSYLIA : poudre orale effervescente (arôme citron) ; boîte de 20 sachets. Remb 35 % - **2,94 €**.

Composition

	p sachet
Psyllium	3,6 g

Dans quel cas ce médicament est-il prescrit ?

Ce médicament est un *laxatif de lest*. Il contient une substance naturelle qui n'est ni digérée ni absorbée. Elle s'imbibe d'eau et rend les selles plus volumineuses et moins fermes.

Il est utilisé dans le *traitement symptomatique* de la constipation.

Contre-indications

Ce médicament ne doit pas être utilisé dans les cas suivants :

- occlusion intestinale ou affection prédisposant à une occlusion,
- douleurs abdominales de cause inconnue,
- *fécalome* (bouchon de selles).

Attention : Il est nécessaire de boire beaucoup d'eau, particulièrement en cas de dilatation du côlon, d'alitement, et chez la personne âgée.

Les laxatifs ne doivent pas être utilisés de façon prolongée sans avis médical.

Grossesse et allaitement

Ce médicament peut être utilisé pour traiter la constipation de la femme enceinte ou qui allaite.

Mode d'emploi et posologie

Verser le contenu du sachet dans un verre d'eau. Remuer et boire immédiatement.

Il est conseillé de boire à nouveau un verre d'eau après la prise du médicament.

Posologie usuelle :

- Adulte : 1 sachet, 3 fois par jour.

Conseils : Un échec du traitement peut être lié à la présence d'un *fécalome*, notamment chez la personne âgée.
Le traitement de la constipation chronique repose essentiellement sur des boissons abondantes, une alimentation riche en fibres et une activité physique régulière.

Effets indésirables possibles

Sensation de ballonnement.

Laboratoires Techni-Pharma

PSYLLIUM LANGLEBERT

Informations détaillées sur www.monvidal.com

PULMICORT aérosol

Antiasthmatique — sur ordonnance

Présentation

PULMICORT 100 µg/dose : *aérosol* ; flacon pressurisé (200 doses) avec valve doseuse et embout buccal. Liste I - Remb 65 % - **18,75 €**.
PULMICORT 200 µg/dose : *aérosol* ; flacon pressurisé (100 doses) avec valve doseuse et embout buccal. Liste I - Remb 65 % - **18,75 €**.

Composition

	p dose	p dose
Budésonide	100 µg	200 µg

Dans quel cas ce médicament est-il prescrit ?

Ce médicament d'action locale contient un *corticoïde* qui possède une activité *anti-inflammatoire* marquée sur les *muqueuses*, notamment celles des bronches.

Il est utilisé dans le *traitement de fond* de l'*asthme*.

Attention : Ce médicament d'action lente n'est pas adapté au *traitement de la crise* d'*asthme*. Une aggravation de l'asthme peut traduire une infection : consultez votre médecin.
Sportif : ce médicament contient une substance susceptible de rendre positifs certains *tests antidopage*.

Grossesse et allaitement

Les données scientifiques actuellement disponibles n'ont pas mis en évidence de problème particulier lors de l'utilisation de ce médicament pendant la grossesse à la dose préconisée. Néanmoins, ne l'utilisez pas sans avis médical.

La possibilité d'un effet du médicament chez le *nourrisson* est très improbable ; néanmoins, par mesure de prudence, l'allaitement est déconseillé sans avis médical.

Mode d'emploi et posologie

Pour que l'action du médicament soit optimale, il faut qu'il pénètre profondément dans les poumons. Ceci nécessite de respecter les conseils suivants : après avoir agité le flacon, tenir le fond de la cartouche dirigé vers le haut et expirer à fond pour vider les poumons ; introduire l'embout buccal entre les lèvres puis appuyer sur la cartouche tout en débutant une inspiration profonde par la bouche ; garder l'air en bloquant votre respiration quelques secondes avant de reprendre une respiration normale.

Chaque pression délivre une dose unique.

Posologie usuelle :

Elle est strictement individuelle. La dose efficace la plus faible est toujours recherchée ; elle est répartie régulièrement en 2 à 4 prises au cours de la journée.

Conseils : Lisez attentivement la notice jointe au médicament.
N'hésitez pas à demander une démonstration du maniement de cet appareil à votre médecin ou à votre pharmacien.
L'utilisation de l'*aérosol* doseur chez les personnes maîtrisant mal la technique d'inhalation peut être facilitée par l'emploi d'un réservoir en matière plastique (chambre d'inhalation) qui s'interpose entre l'aérosol doseur et la bouche. Demandez conseil à votre pharmacien.
Lorsque ce médicament est utilisé conjointement avec un bronchodilatateur, le bronchodilatateur devra être inhalé en premier.
Il est conseillé de se rincer la bouche avec un verre d'eau après chaque inhalation pour limiter le risque de *candidose* ou d'enrouement lié à l'utilisation de ce médicament.
Le flacon d'aérosol est sous pression : maintenez-le à l'abri de la chaleur.

Effets indésirables possibles

Irritation de la bouche et de la gorge, toux, voix rauque.

Par ailleurs, une *candidose* de la bouche et de la gorge peut apparaître.

Comme pour tout produit inhalé, la prise de ce médicament peut provoquer une aggravation paradoxale des difficultés respiratoires : dans ce cas, ne poursuivez pas le traitement sans avis médical.

Laboratoires AstraZeneca

PULMICORT nébulisation

Antiasthmatique — sur ordonnance

Présentation

PULMICORT nébulisation 0,5 mg/2 ml : suspension pour inhalation par nébuliseur ; boîte de 20 flacons unidoses de 2 ml. Liste I - Remb 65 % - **27,62 €**.
PULMICORT nébulisation 1 mg/2 ml : suspension pour inhalation par nébuliseur ; boîte de 20 flacons unidoses de 2 ml. Liste I - Remb 65 % - **37,98 €**.

Composition

	p flacon	p flacon
Budésonide	0,5 mg	1 mg

Dans quel cas ce médicament est-il prescrit ?

Ce médicament d'action locale contient un *corticoïde* qui possède une activité *anti-inflammatoire* marquée sur les *muqueuses*, notamment celle des bronches.

Il est utilisé, avec un générateur d'*aérosol*, dans le *traitement de fond* de l'*asthme* chez l'enfant.

Attention : Ce médicament d'action lente n'est pas adapté au *traitement de la crise* d'*asthme*. Il doit être pris régulièrement, en respectant les doses et la durée de traitement prescrites par le médecin, même en l'absence de symptômes.
Une aggravation de l'asthme peut traduire une infection : consultez votre médecin.
Sportif : ce médicament contient une substance susceptible de rendre positifs certains *tests antidopage*.

Mode d'emploi et posologie

La suspension est administrée au moyen d'un générateur d'aérosol électrique prescrit pas votre médecin. La solution est prête à l'emploi. Si nécessaire, elle peut être diluée dans du sérum physiologique.

Posologie usuelle :

- Enfant : 0,25 mg à 1 mg (soit ½ à 2 fl acons à 0,5 mg ou ¼ à 1 flacon à 1 mg), 2 fois par jour. La dose la plus faible possible est toujours recherchée.

La durée de la nébulisation dépend du type d'appareil utilisé.

Conseils : N'hésitez pas à demander une démonstration du maniement du générateur d'aérosol à votre médecin ou à votre pharmacien.
Il est conseillé de se rincer la bouche après chaque séance de nébulisation pour limiter le risque de *candidose* ou d'enrouement lié à l'utilisation de ce médicament.
Il est également recommandé de se rincer le visage après l'utilisation du masque de l'aérosol.
Un flacon entamé doit être utilisé dans les 12 heures qui suivent l'ouverture.

Effets indésirables possibles

Irritation de la bouche et de la gorge, toux, voix rauque.
Par ailleurs, une *candidose* de la bouche et de la gorge peut apparaître.
Comme pour tout produit inhalé, la prise de ce médicament peut provoquer une aggravation paradoxale des difficultés respiratoires : dans ce cas, ne poursuivez pas le traitement sans avoir pris l'avis de votre médecin.

Laboratoires AstraZeneca

PULMICORT Turbuhaler

Antiasthmatique — sur ordonnance

Présentation

PULMICORT Turbuhaler 100 µg : poudre pour inhalation ; flacon doseur (200 doses) avec embout buccal. Liste I - Remb 65 % - **25,96 €**.
PULMICORT Turbuhaler 200 µg : poudre pour inhalation ; flacon doseur (200 doses) avec embout buccal. Liste I - Remb 65 % - **42,45 €**.
PULMICORT Turbuhaler 400 µg : poudre pour inhalation ; flacon doseur (100 doses) avec embout buccal. Liste I - Remb 65 % - **42,45 €**.

Composition

	p dose	p dose	p dose
Budésonide	100 µg	200 µg	400 µg

Dans quel cas ce médicament est-il prescrit ?

Ce médicament d'action locale contient un *corticoïde* qui possède une activité *anti-inflammatoire* marquée sur les *muqueuses*, notamment celle des bronches.
Il est utilisé dans le *traitement de fond* de l'*asthme*.
Le Turbuhaler est adapté aux personnes ayant des difficultés à utiliser les aérosols.

Attention : Ce médicament d'action lente n'est pas adapté au *traitement de la crise* d'*asthme*.
Une aggravation de l'asthme peut traduire une infection : consultez votre médecin.
Sportif : ce médicament contient une substance susceptible de rendre positifs certains *tests antidopage*.

Grossesse et allaitement

Les études actuellement disponibles n'ont pas mis en évidence de problème particulier lors de l'utilisation ponctuelle de ce médicament chez la femme enceinte. Néanmoins, il est déconseillé pendant la grossesse sans avis médical.
La possibilité d'un effet du médicament chez le *nourrisson* est très improbable ; néanmoins, par mesure de prudence, l'allaitement est déconseillé sans avis médical.

Mode d'emploi et posologie

Charger le Turbuhaler. Vider complètement les poumons puis placer l'embout de l'appareil entre les lèvres. Aspirer à fond. L'inspiration doit être rapide et profonde. Essayer de garder l'air dans les poumons quelques secondes avant de les vider. Le Turbuhaler n'entraîne aucune sensation particulière bien que le produit soit délivré au niveau du poumon. Il ne faut jamais souffler dans l'appareil ni le mouiller. Replacer le capuchon après usage.

Posologie usuelle :

Elle est strictement individuelle. La dose efficace la plus faible est toujours recherchée ; elle est répartie régulièrement en 1 à 4 prises au cours de la journée.

Conseils : Lisez attentivement la notice jointe au médicament.
N'hésitez pas à demander une démonstration du maniement de cet appareil à votre médecin ou à votre pharmacien.
Lorsque ce médicament est utilisé conjointement avec un bronchodilatateur, le bronchodilatateur devra être inhalé en premier.
Il est conseillé de se rincer la bouche avec un verre d'eau après chaque *inhalation* pour limiter le risque de *candidose* ou d'enrouement lié à l'utilisation de ce médicament.

Effets indésirables possibles

Irritation de la bouche et de la gorge, toux, voix rauque.
Par ailleurs, une *candidose* de la bouche et de la gorge peut apparaître.

Laboratoires AstraZeneca

PULMOBAILLY

Informations détaillées sur www.monvidal.com

PULMODEXANE

Antitussif opiacé

Présentation

PULMODEXANE Toux sèche sans sucre : solution buvable (arôme punch) ; flacon de 150 ml avec cuillère-mesure de 5 ml. Remb 35 % - **2,54 €**.

Composition

	p c mes
Dextrométhorphane bromhydrate	15 mg
Maltitol	+

Dans quel cas ce médicament est-il prescrit ?

Ce médicament contient un antitussif *opiacé*, le dextrométhorphane, qui agit sur les centres de la toux.

Il est utilisé dans le *traitement symptomatique* des toux sèches et d'irritation.

Contre-indications

Ce médicament ne doit pas être utilisé dans les cas suivants :

- *insuffisance respiratoire*,
- *asthme*,
- en association avec un *antidépresseur* de type *IMAO*,
- **allaitement**.

Attention : Ce médicament n'est pas adapté au traitement de la toux grasse, qui est un mécanisme de défense normal de l'organisme permettant l'évacuation des mucosités présentes dans les bronches.

La toux est un *symptôme* qui peut révéler de nombreuses maladies : consultez votre médecin si elle persiste plus de quelques jours.

Évitez la prise de boissons alcoolisées pendant le traitement.

Ce médicament peut induire une somnolence, parfois intense chez certaines personnes. Cette somnolence peut être augmentée par la prise d'*alcool* ou d'autres médicaments *sédatifs*. La conduite et l'utilisation de machines dangereuses sont déconseillées, surtout dans les heures qui suivent la prise du médicament.

Interactions avec d'autres substances

Ce médicament ne doit pas être associé aux *antidépresseurs* de type *IMAO* non sélectifs (MARSILID) ou sélectifs A (MOCLAMINE...) : risque d'élévation de la température, d'agitation, de chute brutale de la tension artérielle.

Informez par ailleurs votre médecin ou votre pharmacien si vous prenez un médicament *sédatif* (tranquillisants, somnifères, certains médicaments contre la douleur contenant des *opiacés*, *antidépresseurs*, *neuroleptiques*...).

Grossesse et allaitement

L'utilisation ponctuelle de ce médicament pendant la grossesse est possible, à condition de respecter la *posologie* recommandée. Néanmoins, son utilisation dans les jours qui ont précédé l'accouchement doit être signalée au médecin ; en effet, une surveillance particulière du *nouveau-né* peut être nécessaire.

Certains antitussifs pris à doses excessives par des mères allaitant leurs enfants ont provoqué chez ces derniers des pauses respiratoires. Ce risque n'a pas été constaté avec le dextrométhorphane aux doses recommandées ; mais ce médicament est néanmoins, par sécurité, contre-indiqué pendant l'allaitement.

Mode d'emploi et posologie

Ce médicament doit être pris de préférence au moment où survient la toux, en espaçant les prises d'au moins 4 heures.

Posologie usuelle :

- Adulte : 1 ou 2 cuillères-mesure par prise, à renouveler si nécessaire sans dépasser 8 cuillères-mesure par jour. En cas d'*insuffisance hépatique* et chez la personne âgée, la *posologie* initiale est généralement réduite de moitié.
- Enfant de plus de 30 kg (plus de 10 ans environ) : ½ cuillère-mesure, 1 à 6 fois par jour.

La durée du traitement est limitée à 5 jours sans avis médical.

Conseils : Ce médicament n'entraîne pas de risque de *dépendance* ni de *dépression respiratoire*, aux doses usuelles.

Une toux nocturne aggravée par ce médicament peut être une toux allergique : demandez conseil à votre médecin.

La cigarette est irritante pour les bronches et entretient la toux : évitez de fumer ou d'être exposé à la fumée des autres.

Des mesures simples permettent de calmer les toux sèches : boissons chaudes et humidification de l'air ambiant.

Effets indésirables possibles

Nausées, vomissements, constipation, somnolence, état vertigineux, *réaction allergique* cutanée, exceptionnellement *bronchospasme*.

Comme tous les médicaments et confiseries contenant des sucres non absorbables (sorbitol, maltitol...), possibilité de *diarrhée* en cas d'apport important.

Laboratoires Bailly-Creat

PULMO-DRAINOL

Informations détaillées sur www.monvidal.com

PULMOFLUIDE SIMPLE

Informations détaillées sur www.monvidal.com

PULMOLL

Préparation pour la bouche et la gorge : antibactérienne et antalgique

Présentation

PULMOLL : pastille (marron) ; boîte de 70 g. Non remb.
PULMOLL : pastille (marron) ; boîte de 140 g. Non remb.

Composition

	p pastille
Terpine	3,8 mg
Lévomenthol	0,76 mg
Amyléine chlorhydrate	0,152 mg
Acide glycyrrhizique	+
Saccharose	393 mg

Dans quel cas ce médicament est-il prescrit ?

Ce médicament d'usage local contient un *expectorant*, un *antiseptique* et un *anesthésique* local.

Il est utilisé pour calmer les irritations de la gorge.

Contre-indications

Ce médicament ne doit pas être utilisé dans les cas suivants :
- *allergie* aux *anesthésiques* locaux,
- *hypertension artérielle*,
- enfant de moins de 6 ans.

Attention : En l'absence d'amélioration au bout de 5 jours, de douleur en avalant ou en cas d'apparition de fièvre, consultez votre médecin. Il pourra faire la différence entre une *pharyngite* et une angine. En cas d'angine bactérienne, un traitement *antibiotique* est nécessaire afin d'éviter des complications ultérieures, cardiaques ou rénales.
L'usage prolongé des traitements antiseptiques locaux (*gargarisme*, *collutoire*, pastille) n'est pas souhaitable ; il peut modifier l'équilibre microbien naturel de la gorge.
Une surconsommation pourrait provoquer des troubles nerveux et cardiaques : respectez la *posologie*.
Des précautions sont nécessaires en cas d'*antécédent* d'*épilepsie*.
Ce médicament contient du *sucre* (saccharose) en quantité notable.

Grossesse et allaitement

L'effet de ce médicament pendant la grossesse ou l'allaitement est mal connu. L'évaluation du risque éventuel lié à son utilisation est individuelle : demandez conseil à votre pharmacien ou à votre médecin.

Mode d'emploi et posologie

Les pastilles doivent être sucées lentement sans être croquées, de préférence à distance des repas.

Posologie usuelle :
- Adulte : 20 pastilles par jour au maximum.
- Enfant de 6 à 15 ans : 10 pastilles par jour au maximum.

Conseils : Chez l'enfant et la personne âgée, évitez l'usage de ce médicament avant les repas : l'*anesthésique* local est susceptible de provoquer des troubles de la déglutition ; ceux-ci pourraient être à l'origine du passage d'aliments dans les *voies* respiratoires.

Effets indésirables possibles

Rarement : *réaction allergique*.
Engourdissement passager de la langue.
En cas de dépassement de la posologie usuelle, les *terpènes* peuvent provoquer :
- des *convulsions* chez l'enfant,
- agitation, confusion des idées (notamment chez la personne âgée).

Laboratoires GlaxoSmithKline Santé Grand Public

PULMOLL MENTHOL EUCALYPTUS

Préparation pour la bouche et la gorge : antiseptique

Présentation

PULMOLL au menthol et à l'eucalyptus : pastille (vert) ; boîte de 70 g. Non remb.

Composition

	p pastille
Menthol	1,52 mg
Menthe poivrée, huile essentielle	0,19 mg
Eucalyptus, huile essentielle	0,76 mg
Saccharose	700 mg

Dans quel cas ce médicament est-il prescrit ?

Ce médicament contient des *terpènes* qui possèdent une action *antiseptique* locale.
Il est utilisé dans le *traitement d'appoint* des rhumes et des irritations de la gorge.

Contre-indications

Ce médicament ne doit pas être utilisé chez l'enfant de moins de 30 mois (présence de menthol).

Attention : En l'absence d'amélioration au bout de 5 jours, de douleur en avalant ou en cas d'apparition de fièvre, consultez votre médecin. Il pourra faire la différence entre une *pharyngite* et une angine. En cas d'angine bactérienne, un traitement *antibiotique* est nécessaire afin d'éviter des complications ultérieures, cardiaques ou rénales.
Ce médicament contient des *terpènes* qui peuvent, en cas de dépassement des *posologies*, avoir des effets indésirables graves : respectez les doses préconisées, plus particulièrement chez l'enfant ou en cas d'*épilepsie*.
Ce médicament n'est pas un bonbon : il doit être donné avec prudence chez l'enfant de moins de 7 ans.
Les pastilles contiennent du *sucre* (saccharose) en quantité notable.

Grossesse et allaitement

Ce médicament ne contient que des substances présumées sans danger pendant la grossesse. Néanmoins, ne l'utilisez pas de façon prolongée sans l'avis de votre pharmacien ou de votre médecin.
Les *terpènes* peuvent donner un goût particulier au lait. Leur absorption par le *nourrisson* n'est pas souhaitable : évitez d'employer ce médicament pendant l'allaitement.

Mode d'emploi et posologie

Les prises de ce médicament doivent être réparties au cours de la journée.

Posologie usuelle :
- Adulte : 10 à 20 pastilles par jour.
- Enfant de plus de 30 mois : 10 pastilles par jour au maximum.

La durée du traitement doit être courte.

Effets indésirables possibles

En cas de dépassement de la *posologie* usuelle, les *terpènes* peuvent provoquer :
- des *convulsions* chez l'enfant,
- agitation, confusion des idées (notamment chez la personne âgée).

Laboratoires GlaxoSmithKline Santé Grand Public

PULMOSÉRUM

Antitussif opiacé

Présentation

PULMOSÉRUM : solution buvable (arôme caramel) ; flacon de 200 ml. Non remb.

Composition

	p c à s
Codéine	12 mg
Gaïacol	75 mg
Saccharose	980 mg
Alcool à 95°	710 mg

Dans quel cas ce médicament est-il prescrit ?

Ce médicament contient un antitussif *opiacé* (la *codéine*) et un *expectorant*. La codéine a une action *sédative* sur le *système nerveux central* et notamment sur les centres de la toux.

Il est utilisé dans le *traitement symptomatique* des toux sèches.

Contre-indications

Ce médicament ne doit pas être utilisé dans les cas suivants :
- *asthme*,
- *insuffisance respiratoire*,
- **allaitement**.

Attention : Ce médicament n'est pas adapté au traitement de la toux grasse, qui est un mécanisme de défense normal de l'organisme permettant l'évacuation des mucosités présentes dans les bronches.

La toux est un *symptôme* qui peut révéler de nombreuses maladies : consultez votre médecin si elle persiste plus de quelques jours.

Du fait de la présence de codéine, n'utilisez pas ce médicament à forte dose et de façon prolongée (risque de *dépendance*) et évitez son emploi en cas d'*hypertension intracrânienne*, qu'il pourrait aggraver.

De nombreux médicaments contiennent de la codéine, notamment certains *antitussifs* et *antalgiques*. Leur prise conjointe expose à un risque de *surdosage* et à une augmentation des effets indésirables.

Cette solution buvable contient du *sucre* (saccharose) en quantité notable.

Évitez la prise de boissons alcoolisées pendant le traitement.

Ce médicament peut induire une somnolence, parfois intense chez certaines personnes. Cette somnolence peut être augmentée par la prise d'*alcool* ou d'autres médicaments *sédatifs*. La conduite et l'utilisation de machines dangereuses sont déconseillées, surtout dans les heures qui suivent la prise du médicament.

Interactions avec d'autres substances

Informez votre médecin ou votre pharmacien si vous prenez d'autres médicaments *sédatifs* (tranquillisants, somnifères, certains médicaments contre la douleur contenant des *opiacés*, *antidépresseurs*, *neuroleptiques*...).

Grossesse et allaitement

L'utilisation de la *codéine* et de ses dérivés (codéthyline, pholcodine) ne doit être envisagée chez la femme enceinte qu'en cas de nécessité, en effet :
- une *insuffisance respiratoire* peut survenir chez le nouveau-né d'une mère traitée par des doses élevées, même si le traitement est ponctuel mais précède de peu l'accouchement ;
- un *syndrome de sevrage*, à l'inverse, peut concerner des nouveau-nés si leur mère reçoit un traitement régulier, même à faible dose.

Il est donc important de signaler à l'obstétricien la prise éventuelle de codéine ou d'un de ses dérivés, afin que ces risques puissent être prévenus par une surveillance et un éventuel traitement adapté.

Ce médicament passe dans le lait maternel. Il est contre-indiqué pendant l'allaitement.

Mode d'emploi et posologie

Ce médicament doit être pris au moment où survient la toux, en respectant un intervalle d'au moins 6 heures entre les prises.

Posologie usuelle :
- Adulte : 1 à 2 cuillères à soupe, 1 à 4 fois par jour. En cas d'*insuffisance hépatique* et chez la personne âgée, la *posologie* initiale est généralement réduite de moitié.

Conseils : Une toux nocturne aggravée par ce médicament peut être une toux allergique : demandez conseil à votre médecin.

La cigarette est irritante pour les bronches et entretient la toux : évitez de fumer ou d'être exposé à la fumée des autres.

Des mesures simples permettent de calmer les toux sèches : boissons chaudes et humidification de l'air ambiant.

Effets indésirables possibles

Constipation, somnolence, nausées, vomissements, sensation de vertige et, plus rarement, *bronchospasme*, *réaction allergique* cutanée, ralentissement de la respiration. Ces effets indésirables sont ceux de la famille des *opiacés* ; ils sont généralement modérés aux doses recommandées.

Laboratoires Bailly-Creat

PULMOSODYL

Informations détaillées sur www.monvidal.com

PULSATILLA COMPLEXE N° 60

Informations détaillées sur www.monvidal.com

PULVIPLASMINE

Informations détaillées sur www.monvidal.com

PUREGON

Traitement hormonal : gonadotrophine

sur ordonnance

Présentation

PUREGON 50 UI/0,5 ml : solution injectable *IM* ou *SC* ; boîte de 5 flacons. Liste I, *médicament à prescription restreinte* - Remb 100 % - **108,21 €**.
PUREGON 75 UI/0,5 ml : solution injectable *IM* ou *SC* ; boîte de 5 flacons. Liste I, *médicament à prescription restreinte* - Remb 100 % - **159,72 €**.
PUREGON 150 UI/0,5 ml : solution injectable *IM* ou *SC* ; boîte de 5 flacons. Liste I, *médicament à prescription restreinte* - Remb 100 % - **305,15 €**.
PUREGON 300 UI/0,36 ml : solution injectable *SC* ; boîte de 1 cartouche + 6 aiguilles. Liste I, *médicament à prescription restreinte* - Remb 100 % - **128,82 €**.
PUREGON 600 UI/0,72 ml : solution injectable *SC* ; boîte de 1 cartouche + 6 aiguilles. Liste I, *médicament à prescription restreinte* - Remb 100 % - **247,60 €**.
PUREGON 900 UI/1,08 ml : solution injectable *SC* ; boîte de 1 cartouche + 9 aiguilles. Liste I, *médicament à prescription restreinte* - Remb 100 % - **362,67 €**.

Composition

	p flacon	p flacon	p flacon
Follitropine bêta (FSH)	50 UI	75 UI	150 UI
	p cartouche	p cartouche	p cartouche
Follitropine bêta (FSH)	300 UI	600 UI	900 UI

Dans quel cas ce médicament est-il prescrit ?

Ce médicament contient une *hormone* qui stimule les organes de la reproduction. Chez la femme, il facilite l'ovulation et favorise le développement des follicules contenant les ovules ; chez l'homme, il améliore la qualité du sperme en cas de stimulation hormonale insuffisante des testicules.
Il est utilisé :
- chez la femme dans le traitement de la stérilité, seul, ou en complément des techniques de procréation assistée,
- chez l'homme, pour améliorer la production de spermatozoïdes en cas d'insuffisance de stimulation testiculaire.

Contre-indications

Ce médicament ne doit pas être utilisé dans les cas suivants :
- *tumeur de l'hypophyse*, de l'*hypothalamus*, de l'ovaire, du sein, de l'utérus, du testicule ;
- saignement génital intermittent (l'origine de ce saignement doit être déterminé par des examens appropriés avant la mise en route du traitement) ;
- maladie des ovaires ou des testicules ne leur permettant pas de réagir à une stimulation ;
- hypertrophie ou kystes des ovaires (sauf la dystrophie ovarienne polykystique qui est une indication à ce médicament).

Attention : Des douleurs abdominales associées à des nausées peuvent traduire une stimulation excessive des ovaires. Prenez l'avis de votre médecin avant de faire pratiquer l'injection suivante.
Une surveillance médicale régulière, comportant des *échographies* et des analyses sanguines, est nécessaire pendant le traitement.

Le médecin pourra éventuellement vous proposer de pratiquer vous-même les injections de la solution en cartouches. Dans ce cas, des explications précises et une première auto-injection, réalisée en présence du médecin ou de l'infirmière, sont nécessaires.

Interactions avec d'autres substances

Ce médicament peut interagir avec d'autres stimulants de l'ovulation, ou certains traitements qui diminuent la sécrétion des *hormones* hypophysaires. Votre médecin en tient compte dans le calcul de la *posologie*.
Ce médicament ne doit pas être mélangé avec d'autres substances médicamenteuses dans la même seringue ou dans la même cartouche.

Grossesse et allaitement

Ce médicament n'a pas lieu d'être utilisé pendant la grossesse ou l'allaitement. La grossesse éventuelle qui survient après le traitement n'est pas affectée par celui-ci. Mais, chez les patientes non réglées, il est recommandé de s'assurer de l'absence de grossesse avant de démarrer la cure suivante.

Mode d'emploi et posologie

La solution doit être limpide ; dans le cas contraire, ne pas l'injecter.
Lorsque l'injection a lieu par *voie* sous-cutanée, veiller à changer de site à chaque injection.
La solution en flacon peut être administrée par voie *sous-cutanée* ou *intramusculaire*, immédiatement après avoir percé le bouchon en caoutchouc. Après l'injection, l'aiguille et le reste de solution non utilisée doivent être jetés.
Les cartouches sont à utiliser avec le stylo injecteur Puregon Pen. La solution est injectée par voie sous-cutanée et peut être conservée 28 jours après la première injection. Avant l'injection, purger l'air éventuellement contenu dans la cartouche. L'aiguille doit être changée à chaque injection.

Posologie usuelle :
Chez la femme, la *posologie* est fixée par le médecin en fonction des *échographies* qui permettent de suivre la stimulation des ovaires.
Chez l'homme, la posologie est de 450 UI par semaine, généralement répartie en 3 injections régulièrement espacées. Le traitement est poursuivi pendant au moins 3 mois.
Un traitement hormonal complémentaire est nécessaire pour obtenir la maturation du follicule qui libérera l'ovule chez la femme et pour améliorer la production de spermatozoïdes chez l'homme.

Conseils :
Conditions particulières de délivrance :
Ce médicament doit obligatoirement être prescrit par un médecin spécialiste en gynécologie ou en endocrinologie.
Les flacons et les cartouches doivent être conservés entre + 2 °C et + 8 °C (au réfrigérateur), dans leur emballage. Néanmoins, en cas de besoin, la solution peut être conservée après son achat à température ambiante pendant une durée ne dépassant pas 3 mois.

Effets indésirables possibles

Réactions au point d'injection : douleur, rougeur, démangeaisons, gonflement.
Stimulation ovarienne excessive : nausées, vomissements, douleurs abdominales (voir Attention).
Comme tous les traitements qui stimulent l'ovulation, ce médicament augmente la fréquence des grossesses multiples (il s'agit alors de jumeaux dans la majorité des cas).
Exceptionnellement : *phlébite*, *embolie* pulmonaire.
Gynécomastie et *acné* chez l'homme : ce sont des effets connus et normaux du traitement.

Laboratoires Organon SA

PURINÉTHOL

Informations détaillées sur www.monvidal.com

PURIVIST

Collyre antiallergique — sur ordonnance

Présentation

PURIVIST : collyre ; flacon de 5 ml. Liste I - Remb 35 % - **6,86 €**.

Composition

	p 100 ml
Épinastine chlorhydrate	50 mg
Benzalkonium chlorure	+

Dans quel cas ce médicament est-il prescrit ?

Ce collyre contient un *antihistaminique* antiallergique.
Il est utilisé dans le traitement des *conjonctivites* allergiques.

Attention : Ce collyre contient un conservateur (benzalkonium) qui appartient à la famille des *ammoniums quaternaires*. Signalez à votre médecin tout *antécédent* d'*allergie* à ces substances.
Conducteur : l'instillation de ce collyre peut provoquer une gêne visuelle transitoire.

Interactions avec d'autres substances

Ce collyre peut interagir avec d'autres collyres : sauf indication contraire de votre médecin, respectez un intervalle de 10 minutes entre deux instillations.

Grossesse et allaitement

L'effet de ce médicament pendant la grossesse ou l'allaitement est mal connu : seul votre médecin peut évaluer le risque éventuel de son utilisation dans votre cas.

Mode d'emploi et posologie

Tirer la paupière inférieure vers le bas tout en regardant vers le haut. Déposer les gouttes de collyre entre la paupière et le globe oculaire (*cul-de-sac conjonctival*).

Posologie usuelle :
- Adulte et enfant de plus de 12 ans : 1 goutte, 2 fois par jour.

Conseils : Évitez de mettre l'embout du flacon en contact avec l'œil.
Les *lentilles de contact* souples doivent être ôtées avant l'instillation du collyre : elles ne pourront être replacées que 15 minutes après l'instillation.
Ne conservez pas ce collyre plus de 4 semaines après une première utilisation. Évitez de l'exposer à la lumière et à une chaleur excessive.

Effets indésirables possibles

Le plus couramment : sensation de brûlure transitoire après l'instillation.
Les troubles suivants ont été également rapportés :
- troubles oculaires : *conjonctivite*, *œdème* des paupières, sécheresse de l'œil ou au contraire larmoiement, démangeaison locale, troubles de la vision, fatigue visuelle, sensibilité anormale à la lumière ;
- autres troubles : maux de tête, *asthme*, *rhinite*, sécheresse de la bouche, altération du goût, démangeaisons.

Laboratoires Allergan France

PURSENNIDE

Laxatif stimulant

Présentation

PURSENNIDE 20 mg : comprimé (rose) ; boîte de 20. Non remb.

Composition

	p cp
Sennosides calciques, extraits de Cassia augustifolia et acutifolia	20 mg

Dans quel cas ce médicament est-il prescrit ?

Ce médicament est un *laxatif stimulant*. Il augmente les sécrétions et la motricité de l'intestin.
Il est utilisé dans le *traitement symptomatique* de la constipation.

Contre-indications

Ce médicament ne doit pas être utilisé dans les cas suivants :
- maladies inflammatoires du côlon ;
- constipation ou douleurs abdominales dues à une obstruction du tube digestif : rétrécissement intestinal, *fécalome* (bouchon de selles) ;
- enfant de moins de 12 ans, sauf sur prescription médicale.

Attention : Ce médicament doit être utilisé de façon épisodique et en cure très brève : pas plus de 8 à 10 jours.
Son usage régulier peut entraîner :
- une *dépendance* ;
- des troubles intestinaux graves ;
- une perte de sels minéraux, notamment de *potassium*, pouvant être à l'origine de *troubles du rythme cardiaque* graves.

L'usage des laxatifs doit rester exceptionnel chez l'enfant.
Arrêtez le traitement en cas de diarrhée ou de douleurs abdominales.

Interactions avec d'autres substances

Ce médicament peut interagir avec les médicaments susceptibles de provoquer des *torsades de pointes*.
Informez par ailleurs votre pharmacien ou votre médecin si vous prenez des *corticoïdes* (sauf traitement local), des *diurétiques* ou des médicaments contenant de la digoxine, de la digitoxine ou de l'amphotéricine B (par *voie* intraveineuse).

Grossesse et allaitement

Ce médicament est déconseillé pendant la grossesse ou l'allaitement.

Mode d'emploi et posologie

Les comprimés sont pris après le repas du soir.

L'effet laxatif n'est pas immédiat. Il se manifeste généralement environ 10 heures après la prise du médicament.

Posologie usuelle :

1 comprimé par jour, 2 si nécessaire.

> **Conseils :** Le traitement de la constipation chronique repose essentiellement sur des boissons abondantes, une alimentation riche en fibres et une activité physique régulière.
> Ce médicament peut colorer les urines (de jaune-brun à rouge-brun), ce qui ne doit pas vous inquiéter.

Effets indésirables possibles

Diarrhée, douleurs abdominales.

Laboratoires Novartis Santé Familiale SAS

PYOREX

Informations détaillées sur www.monvidal.com

PYOSTACINE

Antibiotique : synergistine — sur ordonnance

Présentation

PYOSTACINE 250 mg : comprimé (blanc) ; boîte de 16. Liste I - Remb 65 % - **12,74 €**.
PYOSTACINE 500 mg : comprimé sécable (blanc) ; boîte de 16. Liste I - Remb 65 % - **24,90 €**.

Composition

	p cp	p cp
Pristinamycine	250 mg	500 mg
Amidon de blé (gluten)	+	+

Dans quel cas ce médicament est-il prescrit ?

C'est un *antibiotique* qui appartient à la famille des *synergistines*.

Il est utilisé dans le traitement de diverses maladies infectieuses, notamment ORL, de la bouche et des dents, des poumons et des bronches, de la peau, de la prostate, des os...

Il est également utilisé dans la prévention de l'*endocardite bactérienne*.

Contre-indications

Ce médicament ne doit pas être utilisé en cas d'*allergie* aux *synergistines* (pristinamycine, virginiamycine).

> **Attention :** De nombreux *antibiotiques* peuvent provoquer des selles liquides ou une *diarrhée*, généralement bénigne. En revanche, une diarrhée importante survenant pendant ou dans les jours qui suivent le traitement antibiotique doit être signalée à votre médecin.
> Une diminution de la fièvre ou une disparition des *symptômes* ne sont pas synonymes de guérison : la durée du traitement doit absolument être respectée pour éviter les rechutes ou l'apparition d'une *résistance* du *germe* à l'*antibiotique*.

Interactions avec d'autres substances

Informez votre médecin si vous prenez de la ciclosporine (NÉORAL, SANDIMMUN).

Grossesse et allaitement

L'effet de ce médicament pendant la grossesse est mal connu : seul votre médecin peut évaluer le risque éventuel de son utilisation dans votre cas.

Ce médicament passe dans le lait maternel : ne l'utilisez pas pendant l'allaitement sans prendre l'avis de votre médecin.

Mode d'emploi et posologie

Les comprimés doivent être avalés avec un verre d'eau au moment des repas.

Posologie usuelle :

- Adulte : 4 comprimés à 250 mg ou 2 comprimés à 500 mg, 2 à 3 fois par jour.
- Enfant : 50 mg par kg et par jour, en 2 ou 3 prises ; soit, par exemple, pour un enfant de 20 kg : 2 comprimés à 250 mg ou 1 comprimé à 500 mg, matin et soir.

> **Conseils :** Le médecin prescrit parfois un prélèvement pour identifier le *germe* responsable de l'infection et tester sa sensibilité aux *antibiotiques*. Le résultat de cet examen peut être faussé en cas d'automédication préalable : ne prenez pas et ne donnez pas d'antibiotiques sans avis médical.
> L'éventuelle impression de fatigue n'est pas due à l'*antibiotique* mais à l'infection elle-même.

Effets indésirables possibles

Diarrhée, digestion difficile.

Apparition de pustules jaunâtres sur une peau rougie : ne reprenez pas le traitement avant d'avoir pris un avis médical.

Exceptionnellement : *réaction allergique*.

Laboratoires sanofi-aventis France

PYRADOL

Informations détaillées sur www.monvidal.com

PYRALVEX

Préparation buccale antiseptique

Présentation

PYRALVEX : solution buccale et gingivale ; flacon de 10 ml avec pinceau. Non remb.
PYRALVEX-GEL : gel buccal et gingival ; tube de 15 g. Non remb.

Composition

	sol p 100 ml	gel p 100 g
Rhubarbe, extrait de racine	5 g	5 g
Acide salicylique	1 g	1 g
Alcool à 61°	qs	+

Dans quel cas ce médicament est-il prescrit ?

Ce médicament d'usage local possède des propriétés *anti-inflammatoires* et *antiseptiques*.

Il est utilisé sous forme de gel ou de solution dans le traitement des *aphtes* et des *inflammations* de la bouche et des gencives.

Contre-indications

Ce médicament ne doit pas être utilisé dans les cas suivants :
- *allergie* aux *salicylés*,
- enfant de moins de 6 ans.

Attention : Ce médicament contient de l'*alcool* en quantité notable.

Grossesse et allaitement

Ce médicament peut être utilisé pendant la grossesse ou l'allaitement.

Mode d'emploi et posologie

Appliquer la solution avec le pinceau joint au flacon ou avec un morceau de coton.
Appliquer le gel avec le doigt sur la partie douloureuse, puis masser doucement la gencive.

Posologie usuelle :
- Adulte et enfant de plus de 6 ans : 2 à 4 applications par jour.

Conseils : Il est préférable d'attendre quelques minutes après l'application avant de se rincer la bouche ou les dents.
En cas d'irritation des gencives par une prothèse (dentier), n'hésitez pas à consulter votre dentiste.

Effets indésirables possibles

Picotements liés à l'*alcool* contenu en quantité importante.
Coloration jaune des dents disparaissant rapidement.
Réaction allergique.

Laboratoires Norgine Pharma

PYRÉFLOR

Informations détaillées sur www.monvidal.com

Q

QUADRASA

Informations détaillées sur www.monvidal.com

QUESTRAN

Hypolipémiant — sur ordonnance

Présentation

QUESTRAN : poudre orale ; boîte de 50 sachets (arôme orange). Liste I - Remb 65 % - **18,67 €**.

Composition

	p sachet
Colestyramine	4 g
Aspartam	+

Dans quel cas ce médicament est-il prescrit ?

C'est un *hypolipidémiant* qui appartient à la famille des résines. Il permet d'abaisser le taux de *cholestérol* circulant dans le sang en augmentant son élimination par l'intestin.

Il est principalement utilisé dans le traitement des excès de cholestérol persistant malgré un régime adapté et assidu, mais également dans le traitement des démangeaisons associées à certaines jaunisses.

Contre-indications

Ce médicament ne doit pas être utilisé dans les cas suivants :

- *insuffisance hépatique* grave ou obstruction des *voies biliaires* ;
- *phénylcétonurie* (présence d'aspartam).

Dans tous les autres cas, le médecin est seul juge pour prescrire ce médicament, notamment en cas de constipation chronique.

Attention : Chez la personne âgée, le traitement doit être commencé de préférence à faible dose pour limiter la survenue des effets indésirables.

Interactions avec d'autres substances

Ce médicament peut diminuer l'absorption d'autres médicaments, en particulier ceux qui contiennent des acides biliaires (acide chénodésoxycholique, acide ursodésoxycholique), des *anticoagulants* oraux, des *digitaliques* ou des *hormones thyroïdiennes*. Un délai de 2 heures doit être respecté entre la prise de ce médicament et celle des autres traitements. Demandez conseil à votre médecin ou à votre pharmacien.

Grossesse et allaitement

En dehors de circonstances exceptionnelles, ce médicament n'a pas lieu d'être utilisé pendant la grossesse.

Ce médicament peut, à forte dose, diminuer l'absorption de certaines vitamines. Il ne doit donc être utilisé pendant l'allaitement qu'en cas d'absolue nécessité.

Mode d'emploi et posologie

Ce médicament est pris de préférence avant les repas. La poudre doit être versée dans un verre d'eau. Après avoir laissé reposer 1 à 2 minutes, remuer pour obtenir une suspension uniforme. Ce médicament ne doit en aucun cas être pris à l'état pur (sous forme sèche). Il peut également être mélangé à du jus de fruits ou du lait. Il peut être préparé chaque soir pour le lendemain et conservé au réfrigérateur.

Posologie usuelle :

- Adulte : la *posologie* est adaptée par le médecin en fonction des résultats de la prise de sang. Elle est habituellement fixée à 3 sachets par jour.

Le régime reste indispensable pendant toute la durée du traitement.

Conseils : Un régime pauvre en *cholestérol* et en graisses animales n'est pas simple à suivre : les erreurs sont fréquentes. Demandez conseil à votre médecin, à votre pharmacien ou à un professionnel de la diététique.

Effets indésirables possibles

Constipation très fréquente, parfois grave, en particulier chez la personne âgée.

Autres *troubles digestifs* assez fréquents : douleurs abdominales, éructations, ballonnements, diarrhée, nausées, vomissements, selles grasses.

Laboratoires Bristol-Myers Squibb

QUIÉTILINE

Anxiolytique : benzodiazépine — sur ordonnance

Ce médicament est un générique de LEXOMIL (voir p. 727).

QUIÉTUDE

Homéopathie

Présentation

QUIÉTUDE : sirop (arôme caramel) ; flacon de 200 ml avec cuillère-mesure de 5 ml. Non remb.

Composition

Chamomilla vulgaris 9 CH, Gelsemium 9 CH, Hyoscyamus niger 9 CH, Kalium bromatum 9 CH, Passiflora incarnata 3 DH, Stramonium 9 CH, aa. Alcool, saccharose.

Dans quel cas ce médicament est-il prescrit ?

Ce médicament est un *complexe* (association) de préparations homéopathiques.

Il est utilisé en cas de nervosité ou de troubles du sommeil chez l'enfant.

Contre-indications

Ce médicament ne doit pas être utilisé chez l'enfant de moins de 1 an.

Attention : Ce médicament ne doit pas être utilisé sans avis médical chez l'enfant de moins de 30 mois.
Ce sirop contient du *sucre* (saccharose) en quantité notable.

Mode d'emploi et posologie

Ce médicament peut être pris indifféremment au cours ou en dehors des repas.

Posologie usuelle :

- Enfant de plus de 1 an : 1 cuillère-mesure de sirop, matin et soir.

La durée du traitement ne doit pas dépasser 10 jours sans avis médical.

Conseils : Les médicaments ne sont pas la seule réponse aux troubles du sommeil de l'enfant. L'avis d'un psychologue peut être nécessaire.
Certains homéopathes recommandent de ne pas absorber de camphre pendant un traitement homéopathique.

Laboratoires Boiron

QUINAPRIL 5 mg Génériques

Inhibiteur de l'enzyme de conversion

sur ordonnance

Les médicaments ci-dessous sont des génériques de ACUITEL (voir p. 71) et de KOREC.

QUINAPRIL ARROW 5 mg : comprimé sécable boîte de 28. Liste I - Remb 65 % - 4,11 €.
QUINAPRIL TEVA 5 mg : comprimé sécable boîte de 28. Liste I - Remb 65 % - 4,11 €.

QUINAPRIL 10 mg Génériques

Inhibiteur de l'enzyme de conversion

sur ordonnance

Le médicament ci-dessous est un générique de ACUITEL (voir p. 71) et de KOREC.

QUINAPRIL TEVA 10 mg : comprimé boîte de 28. Liste I - Remb 65 % - 5,63 €.

QUINAPRIL 20 mg Génériques

Inhibiteur de l'enzyme de conversion

sur ordonnance

Les médicaments ci-dessous sont des génériques de ACUITEL (voir p. 71) et de KOREC.

QUINAPRIL ARROW 20 mg : comprimé sécable boîte de 28. Liste I - Remb 65 % - 10,73 €.
QUINAPRIL BIOGARAN 20 mg : comprimé sécable boîte de 28. Liste I - Remb 65 % - 10,73 €.
QUINAPRIL MERCK 20 mg : comprimé sécable *(lactose)* boîte de 28. Liste I - Remb 65 % - 10,73 €.
QUINAPRIL TEVA 20 mg : comprimé boîte de 28. Liste I - Remb 65 % - 10,73 €.
QUINAPRIL WINTHROP 20 mg : comprimé sécable boîte de 30. Liste I - Remb 65 % - 11,46 €.

QUINIMAX comprimé

Informations détaillées sur www.monvidal.com

QUINIMAX injectable

Informations détaillées sur www.monvidal.com

QUININE LAFRAN

Informations détaillées sur www.monvidal.com

QUININE VITAMINE C GRAND

Informations détaillées sur www.monvidal.com

QUINISÉDINE

Informations détaillées sur www.monvidal.com

QUINTONINE

Antiasthénique

Présentation

QUINTONINE : sirop ; boîte de 2 flacons de 90 ml. Non remb.

Composition

	p c à s
Cannelle, teinture	180,3 mg
Kola, teinture	273 mg
Orange amère, teinture	466,5 mg
Quinquina, teinture	177 mg
Quassia, extrait fluide	154,8 mg
Gentiane, extrait fluide	202,5 mg
Alcool	0,6 g
Saccharose	8,85 g

Dans quel cas ce médicament est-il prescrit ?

Ce médicament contient des extraits de plantes.
Il est utilisé dans le *traitement d'appoint* de la fatigue lorsque celle-ci n'est pas due à une maladie (*asthénie fonctionnelle*).

Attention : Une fatigue persistante ne doit pas vous conduire à augmenter ou prolonger les prises de ce médicament : demandez conseil à votre médecin ou à votre pharmacien.
Ce sirop contient du *sucre* (saccharose) en quantité notable et de l'*alcool*.

Interactions avec d'autres substances

Compte tenu de la présence d'*alcool*, ce médicament peut interagir avec ceux qui ont un *effet antabuse* (ESPÉRAL...).

Grossesse et allaitement

L'effet de ce médicament pendant la grossesse ou l'allaitement est mal connu. L'évaluation du risque éventuel lié à son utilisation est individuelle : demandez conseil à votre pharmacien ou à votre médecin.

Mode d'emploi et posologie

Ce médicament peut être pris pur ou dilué dans une boisson.

Posologie usuelle :

- Adulte : 1 cuillère à soupe, midi et soir, avant les repas.

La durée du traitement ne doit pas dépasser 1 mois sans avis médical.

Laboratoires GlaxoSmithKline Santé Grand Public

QUITADRILL
Informations détaillées sur www.monvidal.com

QUITAXON
Antidépresseur imipraminique — sur ordonnance

Présentation
QUITAXON 10 mg : comprimé sécable (jaune) ; boîte de 40. Liste I - Remb 65 % - **1,96 €**.
QUITAXON 50 mg : comprimé sécable (jaune) ; boîte de 20. Liste I - Remb 65 % - **4,25 €**.
QUITAXON 10 mg/ml : solution buvable (arôme menthe) ; flacon compte-gouttes de 30 ml (600 gouttes). Liste I - Remb 65 % - **1,87 €**.
QUITAXON 25 mg/2 ml : solution injectable ; boîte de 10 ampoules de 2 ml. Liste I - Remb 65 % - **2,40 €**.

Composition

	p cp	p cp
Doxépine	10 mg	50 mg
Lactose	+	+
	p gte	**p amp inj**
Doxépine	0,5 mg	25 mg

Dans quel cas ce médicament est-il prescrit ?
Ce médicament appartient à la famille des *antidépresseurs imipraminiques*. Il possède des effets *atropiniques*, qui ne participent pas à son activité, mais qui expliquent certaines contre-indications et certains effets indésirables.
Il est utilisé dans le traitement des *états dépressifs*.

Contre-indications
Ce médicament ne doit pas être utilisé dans les cas suivants :
- risque de *glaucome* à angle fermé,
- risque de rétention des urines (*adénome de la prostate*...),
- *infarctus du myocarde* récent (moins de 3 mois),
- en association avec un médicament contenant du sultopride.

Attention : Tous les traitements antidépresseurs sont susceptibles d'induire un *épisode maniaque* chez les personnes prédisposées : en cas d'euphorie, d'excitation inhabituelle ou de comportement anormal survenant sous traitement, une consultation médicale rapide est nécessaire.
Ce médicament présente des effets *atropiniques*. Il peut provoquer un *glaucome* aigu chez les personnes prédisposées : œil rouge, dur et douloureux, avec vision floue. Une consultation d'extrême urgence auprès d'un ophtalmologiste est nécessaire.
Des précautions sont requises en cas d'*épilepsie*, de maladie cardiaque, d'*insuffisance hépatique*, d'*insuffisance rénale* et chez la personne âgée, notamment en cas de constipation chronique, de tendance aux *vertiges* ou aux baisses de tension.
Avant une anesthésie locale, notamment chez le dentiste, signalez la prise de ce médicament.
Évitez les boissons alcoolisées : augmentation du risque de somnolence.
Si vous devez conduire ou utiliser une machine dangereuse, assurez-vous préalablement que ce médicament n'altère pas votre vigilance.

Interactions avec d'autres substances
Les *antidépresseurs imipraminiques* ne doivent pas, en général, être associés aux *IMAO* non sélectifs.
Ce médicament ne doit pas être associé au sultopride (uniquement disponible à l'hôpital) : risque de *troubles du rythme cardiaque* graves.
Il peut également interagir avec les médicaments contenant l'une des substances suivantes : adrénaline, noradrénaline, clonidine, guanfacine.
Informez par ailleurs votre médecin ou votre pharmacien si vous prenez un antidépresseur *inhibiteur de la recapture de la sérotonine*, un médicament *anticonvulsivant*, *antihypertenseur*, *atropinique*, *sédatif*, ou contenant de la carbamazépine, de la thioridazine ou du baclofène.

Grossesse et allaitement
Si une grossesse survient pendant le traitement, consultez votre médecin. Il appréciera le risque éventuel lié à l'utilisation de ce médicament dans votre cas.
Si le traitement est poursuivi jusqu'à l'accouchement, une surveillance médicale du *nouveau-né* est nécessaire.
Ce médicament est susceptible de passer faiblement dans le lait maternel : l'allaitement est déconseillé sans avis médical.

Mode d'emploi et posologie
La dose quotidienne est généralement absorbée en une prise, le plus souvent le soir, au cours ou en dehors des repas.
Les gouttes doivent être diluées dans un demi-verre d'eau.
Posologie usuelle :
10 mg à 300 mg par jour.

Conseils : L'efficacité des *antidépresseurs* n'est généralement pas immédiate. Un délai pouvant atteindre plusieurs semaines est parfois nécessaire pour que les effets bénéfiques se fassent sentir. Les effets indésirables éventuels apparaissant en début de traitement ne doivent pas vous conduire à l'arrêter prématurément.
Chez la personne souffrant de dépression, un état anxieux peut apparaître ou s'aggraver en début de traitement ; un *anxiolytique* est parfois prescrit de manière temporaire par le médecin pour prévenir ou traiter ces manifestations.
Lorsque les *symptômes* de la *dépression* ont disparu, le traitement doit absolument être poursuivi pendant la durée prescrite afin de consolider la guérison. Un arrêt prématuré exposerait à une rechute. La durée d'un traitement antidépresseur est rarement inférieure à 6 mois.
Les antidépresseurs ne créent pas de dépendance. Néanmoins, il est préférable d'arrêter le traitement progressivement en diminuant la posologie ou en espaçant les prises pour éviter les effets indésirables transitoires observés en cas d'interruption brutale.
Une prise de poids peut être observée au cours du traitement. Une alimentation équilibrée, et si nécessaire les conseils d'un nutritionniste, peuvent prévenir et limiter ce phénomène.

Effets indésirables possibles
Comme tous les *antidépresseurs imipraminiques* :
- sécheresse de la bouche, constipation, troubles de l'*accommodation*, *tachycardie*, sueurs, difficulté à uriner, troubles sexuels, *hypotension orthostatique*, somnolence ;

- plus rarement : tremblements, convulsions chez les personnes prédisposées, confusion des idées, prise de poids, tension anormale des seins, écoulement de lait par le mamelon, bouffées de chaleur, *réaction allergique*, *hépatite*, anomalie de la *numération formule sanguine*, troubles cardiaques, excitation anormale.

Laboratoires Lexphar

QUOTANE
Antiprurigineux local

Présentation
QUOTANE : crème ; tube de 30 g. Non remb.

Composition
	p 100 g
Quinisocaïne chlorhydrate	0,5 g

Dans quel cas ce médicament est-il prescrit ?
Cette crème contient un *anesthésique* local.
Elle est utilisée pour calmer les démangeaisons de la peau, notamment des piqûres d'insectes.

Contre-indications
Ce médicament ne doit pas être utilisé dans les cas suivants :
- *allergie* aux *anesthésiques* locaux,
- lésions suintantes ou infectées de la peau.

Attention : Évitez d'appliquer cette crème sur des surfaces de peaux étendues ou lésées, notamment chez l'enfant.
Sportif : les *anesthésiques* locaux ont été retirés de la liste des substances dopantes publiée dans les arrêtés du 20 avril et du 16 août 2004 par le ministère de la Jeunesse et des Sports.

Grossesse et allaitement
L'effet de ce médicament pendant la grossesse ou l'allaitement est mal connu : demandez conseil à votre pharmacien ou à votre médecin.

Mode d'emploi et posologie
Étendre la crème sur la zone à traiter, puis masser légèrement pour la faire pénétrer.

Posologie usuelle :
2 ou 3 applications par jour.

Effets indésirables possibles
Réaction allergique cutanée : persistance ou aggravation paradoxale des démangeaisons.

Laboratoires Zambon France

QVAR
Antiasthmatique — sur ordonnance

Présentation
QVAR Autohaler : solution pour *inhalation* ; flacon pressurisé avec embout buccal (200 bouffées). Liste I - Remb 65 % - **39,52 €**.

Composition
	p dose
Béclométasone dipropionate	100 µg

Dans quel cas ce médicament est-il prescrit ?
Ce médicament d'action locale contient un *corticoïde* qui possède une activité *anti-inflammatoire* marquée sur les *muqueuses*, notamment celles des bronches.
Il est utilisé dans le *traitement de fond* de l'*asthme*.
L'Autohaler est adapté aux personnes ayant des difficultés à utiliser les aérosols doseurs.

Attention : Ce médicament d'action lente n'est pas adapté au *traitement de la crise* d'*asthme*.
Une aggravation de l'asthme peut traduire une infection : consultez votre médecin.
Sportif : ce médicament contient une substance susceptible de rendre positifs certains *tests antidopage*.

Grossesse et allaitement
Les données scientifiques actuellement disponibles n'ont pas mis en évidence de problème particulier lors de l'utilisation de ce médicament pendant la grossesse à la dose préconisée. Néanmoins, ne l'utilisez pas sans avis médical.
La possibilité d'un effet du médicament chez le *nourrisson* est très improbable ; néanmoins, par mesure de prudence, l'allaitement est déconseillé sans avis médical.

Mode d'emploi et posologie
L'*inhalation* du médicament doit se faire au cours d'une inspiration profonde, précédée si possible d'une expiration forcée. Il est ensuite nécessaire de retenir sa respiration pendant quelques instants.
Mettre le levier en position « relevée » avant chaque inhalation et en position « fermée » après chaque inhalation.
Il ne faut jamais souffler dans l'appareil.

Posologie usuelle :
Elle est strictement individuelle ; elle varie selon l'âge et le stade de la maladie. La dose efficace la plus faible est toujours recherchée ; elle est répartie régulièrement en 2 ou 4 prises au cours de la journée.

Conseils : N'hésitez pas à demander une démonstration du maniement de cet appareil à votre médecin ou à votre pharmacien.
Lorsque ce médicament est utilisé conjointement avec un bronchodilatateur, le bronchodilatateur devra être inhalé en premier.
Il est conseillé de se rincer la bouche avec un verre d'eau après chaque inhalation pour limiter le risque de *candidose* ou d'enrouement lié à l'utilisation de ce médicament.
Nettoyez l'embout buccal à l'eau après utilisation.
Le flacon est sous pression : conservez-le à l'abri de la chaleur.

Effets indésirables possibles
Irritation de la bouche et de la gorge, toux, voix rauque.
Par ailleurs, une *candidose* de la bouche et de la gorge peut apparaître.
Comme pour tout produit inhalé, la prise de ce médicament peut provoquer une aggravation paradoxale des difficultés respiratoires : dans ce cas, ne poursuivez pas le traitement sans avis médical.

Laboratoires Teva Classics

R

RABIPUR

Informations détaillées sur www.monvidal.com

RAFTON

Informations détaillées sur www.monvidal.com

RAMET DALIBOUR

Informations détaillées sur www.monvidal.com

RAMIPRIL 1,25 mg

Génériques

Inhibiteur de l'enzyme de conversion

sur ordonnance

Les médicaments ci-dessous sont des génériques de TRIATEC (voir p. 1265).

RAMIPRIL ACTAVIS 1,25 mg : comprimé *(lactose)* boîte de 90. Liste I - Remb 65 % - 22,87 €.
RAMIPRIL ACTAVIS 1,25 mg : comprimé *(lactose)* boîte de 30. Remb 65 % - 8,15 €.
RAMIPRIL ALMUS 1,25 mg : comprimé *(lactose)* boîte de 30. Liste I - Remb 65 % - 8,15 €.
RAMIPRIL ALTER 1,25 mg : comprimé *(lactose)* boîte de 30. Liste I - Remb 65 % - 8,15 €.
RAMIPRIL ARROW 1,25 mg : comprimé *(lactose)* boîte de 30. Liste I - Remb 65 % - 8,15 €.
RAMIPRIL ARROW 1,25 mg : comprimé *(lactose)* boîte de 90. Liste I - Remb 65 % - 22,87 €.
RAMIPRIL BIOGARAN 1,25 mg : comprimé *(lactose)* boîte de 30. Liste I - Remb 65 % - 8,15 €.
RAMIPRIL BOUCHARA RECORDATI 1,25 mg : comprimé *(lactose)* boîte de 30. Liste I - Remb 65 % - 8,15 €.
RAMIPRIL EG 1,25 mg : comprimé *(lactose)* boîte de 30. Liste I - Remb 65 % - 8,15 €.
RAMIPRIL EG 1,25 mg : comprimé *(lactose)* boîte de 90. Liste I - Remb 65 % - 22,87 €.
RAMIPRIL MERCK 1,25 mg : comprimé boîte de 30. Liste I - Remb 65 % - 8,15 €.
RAMIPRIL MERCK 1,25 mg : comprimé boîte de 90. Liste I - Remb 65 % - 22,87 €.
RAMIPRIL QUALIMED 1,25 mg : gélule boîte de 30. Liste I - Remb 65 % - 8,15 €.
RAMIPRIL RANBAXY 1,25 mg : comprimé boîte de 30. Liste I - Remb 65 % - 8,15 €.
RAMIPRIL RATIOPHARM 1,25 mg : comprimé *(lactose)* boîte de 30. Liste I - Remb 65 % - 8,15 €.
RAMIPRIL SANDOZ 1,25 mg : comprimé boîte de 30. Liste I - Remb 65 % - 8,15 €.
RAMIPRIL SANDOZ 1,25 mg : comprimé boîte de 90. Liste I - Remb 65 % - 22,87 €.
RAMIPRIL TEVA 1,25 mg : comprimé *(lactose)* boîte de 30. Liste I - Remb 65 % - 8,15 €.
RAMIPRIL TEVA 1,25 mg : comprimé *(lactose)* boîte de 90. Liste I - Remb 65 % - 22,87 €.
RAMIPRIL TEVA 1,25 mg : gélule boîte de 30. Liste I - Remb 65 % - 8,15 €.
RAMIPRIL WINTHROP 1,25 mg : comprimé boîte de 30. Liste I - Remb 65 % - 8,15 €.

RAMIPRIL 2,5 mg

Génériques

Inhibiteur de l'enzyme de conversion

sur ordonnance

Les médicaments ci-dessous sont des génériques de TRIATEC (voir p. 1265).

RAMIPRIL ACTAVIS 2,5 mg : comprimé sécable *(lactose)* boîte de 90. Liste I - Remb 65 % - 26,13 €.
RAMIPRIL ACTAVIS 2,5 mg : comprimé sécable *(lactose)* boîte de 30. Remb 65 % - 9,49 €.
RAMIPRIL ALMUS 2,5 mg : comprimé sécable *(lactose)* boîte de 30. Liste I - Remb 65 % - 9,49 €.
RAMIPRIL ALTER 2,5 mg : comprimé sécable *(lactose)* boîte de 30. Liste I - Remb 65 % - 9,49 €.
RAMIPRIL ARROW 2,5 mg : comprimé sécable *(lactose)* boîte de 30. Liste I - Remb 65 % - 9,49 €.
RAMIPRIL ARROW 2,5 mg : comprimé sécable *(lactose)* boîte de 90. Liste I - Remb 65 % - 26,13 €.
RAMIPRIL BIOGARAN 2,5 mg : comprimé sécable *(lactose)* boîte de 30. Liste I - Remb 65 % - 9,49 €.
RAMIPRIL BOUCHARA RECORDATI 2,5 mg : comprimé sécable *(lactose)* boîte de 30. Liste I - Remb 65 % - 9,49 €.
RAMIPRIL EG 2,5 mg : comprimé sécable *(lactose)* boîte de 30. Liste I - Remb 65 % - 9,49 €.
RAMIPRIL EG 2,5 mg : comprimé sécable *(lactose)* boîte de 90. Liste I - Remb 65 % - 26,13 €.
RAMIPRIL MERCK 2,5 mg : comprimé sécable boîte de 30. Liste I - Remb 65 % - 10,05 €.
RAMIPRIL MERCK 2,5 mg : comprimé sécable boîte de 90. Liste I - Remb 65 % - 26,13 €.
RAMIPRIL QUALIMED 2,5 mg : comprimé sécable *(lactose)* boîte de 30. Liste I - Remb 65 % - 9,49 €.
RAMIPRIL RANBAXY 2,5 mg : comprimé sécable boîte de 30. Liste I - Remb 65 % - 9,49 €.
RAMIPRIL RATIOPHARM 2,5 mg : comprimé sécable *(lactose)* boîte de 30. Liste I - Remb 65 % - 9,49 €.
RAMIPRIL SANDOZ 2,5 mg : comprimé sécable boîte de 30. Liste I - Remb 65 % - 9,49 €.
RAMIPRIL SANDOZ 2,5 mg : comprimé sécable boîte de 90. Liste I - Remb 65 % - 26,13 €.
RAMIPRIL TEVA 2,5 mg : comprimé sécable *(lactose)* boîte de 30. Liste I - Remb 65 % - 9,49 €.
RAMIPRIL TEVA 2,5 mg : comprimé sécable *(lactose)* boîte de 90. Liste I - Remb 65 % - 26,13 €.
RAMIPRIL TEVA 2,5 mg : gélule boîte de 30. Liste I - Remb 65 % - 9,49 €.
RAMIPRIL WINTHROP 2,5 mg : comprimé sécable boîte de 30. Liste I - Remb 65 % - 9,49 €.
RAMIPRIL WINTHROP 2,5 mg : comprimé sécable boîte de 90. Liste I - Remb 65 % - 26,13 €.
RAMIPRIL ZYDUS 2,5 mg : comprimé *(lactose)* boîte de 30. Liste I - Remb 65 % - 9,49 €.
RAMIPRIL ZYDUS 2,5 mg : comprimé *(lactose)* boîte de 90. Liste I - Remb 65 % - 26,13 €.

RAMIPRIL 5 mg
Génériques
Inhibiteur de l'enzyme de conversion
sur ordonnance

Les médicaments ci-dessous sont des génériques de TRIATEC (voir p. 1265).

RAMIPRIL ACTAVIS 5 mg : comprimé sécable *(lactose)* boîte de 30. Remb 65 % - 11,81 €.
RAMIPRIL ACTAVIS 5 mg : comprimé sécable *(lactose)* boîte de 90. Liste I - Remb 65 % - 31,79 €.
RAMIPRIL ALMUS 5 mg : comprimé sécable *(lactose)* boîte de 30. Liste I - Remb 65 % - 11,81 €.
RAMIPRIL ALTER 5 mg : comprimé sécable *(lactose)* boîte de 30. Liste I - Remb 65 % - 11,81 €.
RAMIPRIL ARROW 5 mg : comprimé sécable *(lactose)* boîte de 30. Liste I - Remb 65 % - 11,81 €.
RAMIPRIL ARROW 5 mg : comprimé sécable *(lactose)* boîte de 90. Liste I - Remb 65 % - 31,79 €.
RAMIPRIL BIOGARAN 5 mg : comprimé sécable *(lactose)* boîte de 30. Liste I - Remb 65 % - 11,81 €.
RAMIPRIL BIOGARAN 5 mg : comprimé sécable *(lactose)* boîte de 90. Liste I - Remb 65 % - 31,79 €.
RAMIPRIL BOUCHARA RECORDATI 5 mg : comprimé sécable *(lactose)* boîte de 30. Liste I - Remb 65 % - 11,81 €.
RAMIPRIL BOUCHARA RECORDATI 5 mg : comprimé sécable *(lactose)* boîte de 90. Liste I - Remb 65 % - 31,79 €.
RAMIPRIL EG 5 mg : comprimé sécable *(lactose)* boîte de 30. Liste I - Remb 65 % - 11,81 €.
RAMIPRIL EG 5 mg : comprimé sécable *(lactose)* boîte de 90. Liste I - Remb 65 % - 31,79 €.
RAMIPRIL MERCK 5 mg : comprimé sécable boîte de 30. Liste I - Remb 65 % - 11,81 €.
RAMIPRIL MERCK 5 mg : comprimé sécable boîte de 90. Liste I - Remb 65 % - 31,79 €.
RAMIPRIL QUALIMED 5 mg : comprimé sécable *(lactose)* boîte de 30. Liste I - Remb 65 % - 11,81 €.
RAMIPRIL RANBAXY 5 mg : comprimé sécable boîte de 30. Liste I - Remb 65 % - 11,81 €.
RAMIPRIL RATIOPHARM 5 mg : comprimé sécable *(lactose)* boîte de 90. Liste I - Remb 65 % - 31,79 €.
RAMIPRIL RATIOPHARM 5 mg : comprimé sécable *(lactose)* boîte de 30. Liste I - Remb 65 % - 11,81 €.
RAMIPRIL SANDOZ 5 mg : comprimé sécable boîte de 30. Liste I - Remb 65 % - 11,81 €.
RAMIPRIL SANDOZ 5 mg : comprimé sécable boîte de 90. Liste I - Remb 65 % - 31,79 €.
RAMIPRIL TEVA 5 mg : comprimé sécable *(lactose)* boîte de 90. Liste I - Remb 65 % - 31,79 €.
RAMIPRIL TEVA 5 mg : comprimé sécable *(lactose)* boîte de 30. Liste I - Remb 65 % - 11,81 €.
RAMIPRIL TEVA 5 mg : gélule boîte de 30. Liste I - Remb 65 % - 11,81 €.
RAMIPRIL WINTHROP 5 mg : comprimé sécable boîte de 30. Liste I - Remb 65 % - 11,81 €.
RAMIPRIL WINTHROP 5 mg : comprimé sécable boîte de 90. Liste I - Remb 65 % - 31,79 €.
RAMIPRIL ZYDUS 5 mg : comprimé sécable *(lactose)* boîte de 90. Liste I - Remb 65 % - 31,79 €.
RAMIPRIL ZYDUS 5 mg : comprimé sécable *(lactose)* boîte de 30. Liste I - Remb 65 % - 11,81 €.

RAMIPRIL 10 mg
Génériques
Inhibiteur de l'enzyme de conversion
sur ordonnance

Les médicaments ci-dessous sont des génériques de TRIATEC (voir p. 1265).

RAMIPRIL ACTAVIS 10 mg : comprimé sécable *(lactose)* boîte de 90. Liste I - Remb 65 % - 44,71 €.
RAMIPRIL ACTAVIS 10 mg : comprimé sécable *(lactose)* boîte de 30. Remb 65 % - 17,26 €.
RAMIPRIL ALMUS 10 mg : comprimé sécable *(lactose)* boîte de 30. Liste I - Remb 65 % - 17,26 €.
RAMIPRIL ALTER 10 mg : comprimé sécable *(lactose)* boîte de 30. Liste I - Remb 65 % - 17,26 €.
RAMIPRIL ARROW 10 mg : comprimé sécable *(lactose)* boîte de 30. Liste I - Remb 65 % - 44,71 €.
RAMIPRIL ARROW 10 mg : comprimé sécable *(lactose)* boîte de 90. Liste I - Remb 65 % - 44,71 €.
RAMIPRIL BIOGARAN 10 mg : comprimé sécable *(lactose)* boîte de 30. Liste I - Remb 65 % - 17,26 €.
RAMIPRIL BIOGARAN 10 mg : comprimé sécable *(lactose)* boîte de 90. Liste I - Remb 65 % - 44,71 €.
RAMIPRIL BOUCHARA RECORDATI 10 mg : comprimé sécable *(lactose)* boîte de 90. Liste I - Remb 65 % - 44,71 €.
RAMIPRIL BOUCHARA RECORDATI 10 mg : comprimé sécable *(lactose)* boîte de 30. Liste I - Remb 65 % - 17,26 €.
RAMIPRIL EG 10 mg : comprimé sécable *(lactose)* boîte de 30. Liste I - Remb 65 % - 17,26 €.
RAMIPRIL EG 10 mg : comprimé sécable *(lactose)* boîte de 90. Liste I - Remb 65 % - 44,71 €.
RAMIPRIL MERCK 10 mg : comprimé sécable boîte de 30. Liste I - Remb 65 % - 17,26 €.
RAMIPRIL MERCK 10 mg : comprimé sécable boîte de 90. Liste I - Remb 65 % - 44,71 €.
RAMIPRIL QUALIMED 10 mg : comprimé sécable *(lactose)* boîte de 30. Liste I - Remb 65 % - 17,26 €.
RAMIPRIL RANBAXY 10 mg : comprimé sécable boîte de 30. Liste I - Remb 65 % - 17,26 €.
RAMIPRIL RATIOPHARM 10 mg : comprimé sécable *(lactose)* boîte de 90. Liste I - Remb 65 % - 44,71 €.
RAMIPRIL RATIOPHARM 10 mg : comprimé sécable *(lactose)* boîte de 30. Liste I - Remb 65 % - 17,26 €.
RAMIPRIL SANDOZ 10 mg : comprimé sécable boîte de 30. Liste I - Remb 65 % - 17,26 €.
RAMIPRIL SANDOZ 10 mg : comprimé sécable boîte de 90. Liste I - Remb 65 % - 44,71 €.
RAMIPRIL TEVA 10 mg : comprimé sécable *(lactose)* boîte de 90. Liste I - Remb 65 % - 44,71 €.
RAMIPRIL TEVA 10 mg : comprimé sécable *(lactose)* boîte de 30. Liste I - Remb 65 % - 17,26 €.
RAMIPRIL WINTHROP 10 mg : comprimé sécable boîte de 30. Liste I - Remb 65 % - 17,26 €.
RAMIPRIL WINTHROP 10 mg : comprimé sécable boîte de 90. Liste I - Remb 65 % - 44,71 €.
RAMIPRIL ZYDUS 10 mg : comprimé sécable *(lactose)* boîte de 90. Liste I - Remb 65 % - 44,71 €.
RAMIPRIL ZYDUS 10 mg : comprimé sécable *(lactose)* boîte de 30. Liste I - Remb 65 % - 17,26 €.

RANIPLEX
Antiulcéreux : antihistaminique H2
sur ordonnance

Présentation
RANIPLEX 150 effervescent : comprimé effervescent (blanc ; arômes : orange, pamplemousse) ; boîte de 30. Liste II - Remb 35 % - **11,85 €.**
RANIPLEX 300 effervescent : comprimé effervescent (blanc ; arômes : orange, pamplemousse) ; boîte de 14. Liste II - Remb 35 % - **10,93 €.**

Composition

	p cp efferv	p cp efferv
Ranitidine	150 mg	300 mg
Sodium	328 mg	479 mg
Aspartam	+	+

Dans quel cas ce médicament est-il prescrit ?
Ce médicament est un antiulcéreux qui appartient à la famille des *antihistaminiques* de type H2 : ceux-ci agissent en bloquant l'action de l'*histamine*, qui stimule la sécrétion acide de l'estomac.

Il est utilisé dans le traitement :
- des *inflammations* de l'œsophage dues au reflux des acides de l'estomac vers l'œsophage,
- des *ulcères* de l'estomac ou du *duodénum* et pour prévenir les rechutes de l'ulcère du duodénum,
- du syndrome de *Zollinger-Ellison*.

En association avec un traitement *antibiotique* spécifique, ce médicament permet l'éradication d'un *germe* appelé *Helicobacter pylori*, très fréquemment responsable des récidives de l'ulcère.

Contre-indications

Les comprimés effervescents ne doivent pas être utilisés en cas de *phénylcétonurie* (présence d'aspartam).

Attention : La disparition des douleurs ne signifie pas que l'*ulcère* est cicatrisé : la durée du traitement doit être respectée.
Des précautions sont nécessaires en cas d'*insuffisance rénale*, d'*insuffisance hépatique*, ou d'*antécédent* de *porphyrie*.
Les comprimés effervescents contiennent du *sel* (sodium) en quantité notable.

Interactions avec d'autres substances

Si vous prenez des *pansements digestifs*, respectez un intervalle d'au moins 2 heures entre leur prise et la prise de ce médicament.

Grossesse et allaitement

Les données scientifiques actuellement disponibles n'ont pas mis en évidence de problème particulier lors de l'utilisation de ce médicament pendant la grossesse à la dose préconisée. Néanmoins, ne l'utilisez pas sans avis médical.

Ce médicament passe dans le lait maternel : il est déconseillé pendant l'allaitement.

Mode d'emploi et posologie

Les comprimés effervescents doivent être dissous dans un verre d'eau. Ils peuvent être pris indifféremment au cours ou en dehors des repas.

Posologie usuelle :
- Traitement de l'*inflammation* de l'œsophage : 300 mg le soir, pendant 4 à 8 semaines.
- Traitements des *ulcères* de l'estomac ou du duodénum : 300 mg le soir, pendant 4 à 6 semaines, puis 150 mg le soir.
- Traitement de *Zollinger-Ellison* : la posologie est individuelle et beaucoup plus élevée.
- Traitement destiné à l'éradication d'*Helicobacter pylori* : 300 mg, matin et soir, associé à un traitement antibiotique pendant 14 jours ; puis 1 comprimé à 300 mg pendant 2 à 4 semaines. Le succès du traitement est étroitement lié au strict respect de la *posologie* de l'antiulcéreux et des *antibiotiques* pendant les 2 premières semaines.

Conseils : Si vous êtes fumeur, la poursuite du tabagisme est un frein important au traitement : la nicotine augmente l'acidité gastrique et réduit l'efficacité du muscle qui ferme la jonction entre l'œsophage et l'estomac.
La prise de ce médicament ne dispense pas des mesures diététiques que peut vous conseiller votre médecin.
L'aspirine et les *anti-inflammatoires* peuvent être agressifs pour l'estomac : n'en prenez pas sans l'avis de votre médecin.

Effets indésirables possibles

Rarement :
- *troubles digestifs* ;
- ralentissement cardiaque ;
- anomalie de la *numération formule sanguine* ;
- maux de tête, *vertiges*, fatigue ou excitation ;
- mouvements involontaires, état dépressif, confusion des idées particulièrement chez la personne âgée et l'*insuffisant rénal* ;
- douleurs musculaires, tension des seins, troubles de l'érection ;
- *réaction allergique*, *éruption cutanée*, chute des cheveux ;
- augmentation des *transaminases*, *hépatite*.

Laboratoires Solvay Pharma

RANITIDINE 75 mg
Génériques
Antiulcéreux

sur ordonnance

Les médicaments ci-dessous sont des génériques de AZANTAC (voir p. 177) et de RANIPLEX (voir p. 1082).

RANITIDINE ARROW 75 mg : comprimé effervescent *(aspartam, jaune orangé S, lactose, sodium, sorbitol)* boîte de 28. Liste II - Remb 35 % - 4,25 €.
RANITIDINE MERCK 75 mg : comprimé effervescent *(lactose, sodium)* boîte de 14. Liste II - Remb 35 % - 2,39 €.
RANITIDINE MERCK 75 mg : comprimé effervescent *(lactose, sodium)* boîte de 28. Liste II - Remb 35 % - 4,25 €.
RANITIDINE TEVA 75 mg : comprimé effervescent *(lactose, sodium)* boîte de 14. Liste II - Remb 35 % - 2,39 €.
RANITIDINE TEVA 75 mg : comprimé effervescent *(lactose, sodium)* boîte de 28. Liste II - Remb 35 % - 4,25 €.

RANITIDINE 150 mg
Génériques
Antiulcéreux

sur ordonnance

Les médicaments ci-dessous sont des génériques de AZANTAC (voir p. 177) et de RANIPLEX (voir p. 1082).

RANITIDINE ARROW 150 mg : comprimé effervescent *(aspartam, jaune orangé S, lactose, sodium, sorbitol)* boîte de 30. Liste II - Remb 35 % - 11,85 €.
RANITIDINE ARROW 150 mg : comprimé effervescent *(aspartam, jaune orangé S, lactose, sodium, sorbitol)* boîte de 30. Liste II - Remb 35 % - 11,85 €.
RANITIDINE BIOGARAN 150 mg : comprimé effervescent *(aspartam, sodium, sorbitol)* boîte de 30. Liste II - Remb 35 % - 11,85 €.
RANITIDINE MERCK 150 mg : comprimé effervescent *(lactose, sodium)* boîte de 30. Liste II - Remb 35 % - 11,85 €.
RANITIDINE QUALIMED 150 mg : comprimé effervescent *(aspartam, jaune orangé S, lactose, sodium, sorbitol)* boîte de 30. Liste II - Remb 35 % - 11,85 €.
RANITIDINE RATIOPHARM 150 mg : comprimé effervescent *(lactose, sodium)* boîte de 30. Liste II - Remb 35 % - 11,85 €.
RANITIDINE RPG 150 mg : comprimé effervescent *(aspartam, benzoate de sodium, sorbitol)* boîte de 30. Liste II - Remb 35 % - 11,85 €.
RANITIDINE SANDOZ 150 mg : comprimé effervescent *(lactose, sodium)* boîte de 30. Liste II - Remb 35 % - 11,85 €.

RANITIDINE TEVA 150 mg : comprimé effervescent *(lactose, sodium)* boîte de 30. Liste II - Remb 35 % - 11,85 €.

RANITIDINE BIOGARAN 150 mg : comprimé boîte de 30. Liste II - Remb 35 % - 12,47 €.
RANITIDINE EG 150 mg : comprimé sécable *(polydextrose)* boîte de 30. Liste II - Remb 35 % - 12,47 €.
RANITIDINE MERCK 150 mg : comprimé boîte de 30. Liste II - Remb 35 % - 12,47 €.
RANITIDINE RANBAXY 150 mg : comprimé *(huile de ricin)* boîte de 30. Liste II - Remb 35 % - 12,47 €.
RANITIDINE SANDOZ 150 mg : comprimé boîte de 30. Liste II - Remb 35 % - 12,47 €.
RANITIDINE TEVA 150 mg : comprimé boîte de 30. Liste II - Remb 35 % - 12,47 €.

RANITIDINE 300 mg
Génériques
Antiulcéreux

sur ordonnance

Les médicaments ci-dessous sont des génériques de AZANTAC (voir p. 177) et de RANIPLEX (voir p. 1082).

RANITIDINE ARROW 300 mg : comprimé effervescent *(aspartam, jaune orangé S, lactose, sodium, sorbitol)* boîte de 14. Liste II - Remb 35 % - 10,93 €.
RANITIDINE BIOGARAN 300 mg : comprimé effervescent *(aspartam, sodium, sorbitol)* boîte de 14. Liste II - Remb 35 % - 10,93 €.
RANITIDINE MERCK 300 mg : comprimé effervescent *(lactose, sodium)* boîte de 14. Liste II - Remb 35 % - 10,93 €.
RANITIDINE QUALIMED 300 mg : comprimé effervescent *(aspartam, jaune orangé S, lactose, maltodextrine, saccharose, sodium, sorbitol)* boîte de 14. Liste II - Remb 35 % - 10,93 €.
RANITIDINE RATIOPHARM 300 mg : comprimé effervescent *(lactose, sodium)* boîte de 14. Liste II - Remb 35 % - 10,93 €.
RANITIDINE RPG 300 mg : comprimé effervescent *(aspartam, benzoate de sodium, sorbitol)* boîte de 14. Liste II - Remb 35 % - 10,93 €.
RANITIDINE SANDOZ 300 mg : comprimé effervescent *(lactose, sodium)* boîte de 14. Liste II - Remb 35 % - 10,93 €.
RANITIDINE TEVA 300 mg : comprimé effervescent *(lactose, sodium)* boîte de 14. Liste II - Remb 35 % - 10,93 €.

RANITIDINE BIOGARAN 300 mg : comprimé boîte de 14. Liste II - Remb 35 % - 11,46 €.
RANITIDINE EG 300 mg : comprimé *(polydextrose)* boîte de 14. Liste II - Remb 35 % - 11,46 €.
RANITIDINE MERCK 300 mg : comprimé boîte de 14. Liste II - Remb 35 % - 11,46 €.
RANITIDINE RANBAXY 300 mg : comprimé *(huile de ricin)* boîte de 14. Liste II - Remb 35 % - 11,46 €.
RANITIDINE SANDOZ 300 mg : comprimé boîte de 14. Liste II - Remb 35 % - 11,46 €.
RANITIDINE TEVA 300 mg : comprimé boîte de 14. Liste II - Remb 35 % - 11,46 €.
RANITIDINE WINTHROP 300 mg : comprimé *(polydextrose)* boîte de 14. Liste II - Remb 35 % - 11,46 €.

RANUNCULUS COMPLEXE N° 79
Informations détaillées sur www.monvidal.com

RAPHANUS S. POTIER
Phytothérapie

Présentation
RAPHANUS S. POTIER : solution buvable ; boîte de 12 ampoules de 10 ml. Non remb.

Composition

	p amp buv
Raphanus niger L, suc aqueux	9,2 ml

Dans quel cas ce médicament est-il prescrit ?
Ce médicament contient un extrait de plante.
Il est traditionnellement utilisé pour favoriser la production de bile par le foie dans le *traitement symptomatique* des troubles digestifs.

Attention : Des précautions sont nécessaires chez les personnes souffrant de calculs susceptibles d'obstruer les *voies biliaires*.

Grossesse et allaitement
Ce médicament contient une plante présumée sans danger pendant la grossesse ou l'allaitement. Néanmoins, par mesure de prudence, ne l'utilisez pas sans prendre l'avis de votre pharmacien ou de votre médecin.

Mode d'emploi et posologie
Les ampoules peuvent être diluées dans un peu d'eau.

Posologie usuelle :
1 ampoule, 2 fois par jour.

Conseils : Une alimentation équilibrée, une mastication lente, la suppression des aliments difficiles à digérer et des boissons alcoolisées permettent souvent d'atténuer les troubles de la digestion.

Laboratoires DB Pharma

RATANHIA BOIRON
Informations détaillées sur www.monvidal.com

RÉACTINE
Antiallergique : antihistaminique H1

Présentation
RÉACTINE : comprimé sécable ; boîte de 7. Non remb.

Composition

	p cp
Cétirizine dichlorhydrate	10 mg
Lactose	+

Dans quel cas ce médicament est-il prescrit ?
Ce médicament est un *antihistaminique* antiallergique. Contrairement aux antihistaminiques plus anciens, il n'a pas d'effets *atropiniques* ni, dans la majorité des cas, d'effet *sédatif*.
Il est utilisé dans le traitement des manifestations allergiques diverses : *rhinite* ou *conjonctivite* allergiques, *urticaire*.

Contre-indications
Ce médicament ne doit pas être utilisé dans les cas suivants :
- *insuffisance rénale*,
- enfant de moins de 6 ans.

Attention : Ce médicament est en vente sans ordonnance. En l'absence d'avis médical, il ne doit toutefois être utilisé qu'en cas de réapparition de symptômes déjà diagnostiqués par un médecin et traités auparavant par un médicament contenant la même substance (cétirizine).
Chez les enfants de moins de 12 ans ou en cas d'*épilepsie* ou d'*antécédent* de *convulsions*, un avis médical est nécessaire.

Ce médicament peut, dans de rares cas, entraîner une baisse de la vigilance. Assurez-vous à l'occasion des premières prises que vous le supportez bien, avant de conduire ou d'utiliser une machine dangereuse.

Grossesse et allaitement

L'effet de ce médicament pendant la grossesse est mal connu : seul votre médecin peut évaluer le risque éventuel de son utilisation dans votre cas.

Ce médicament passe faiblement dans le lait maternel. Il est cependant préférable de ne pas l'utiliser sans avis médical pendant l'allaitement.

Mode d'emploi et posologie

Les comprimés doivent être avalés avec un verre d'eau.

Posologie usuelle :

- Adulte et enfant de plus de 12 ans : 1 comprimé par jour.

Sans avis médical, la durée de traitement est limitée à 7 jours en cas de *rhinite* ou de *conjonctivite* et à 3 jours en cas d'*urticaire*.

Conseils : Ce médicament peut être en accès libre dans certaines pharmacies ; néanmoins, n'hésitez pas à demander conseil à votre pharmacien.
La cétirizine agit sur les manifestations de l'*allergie* mais n'en supprime pas la cause. Si les *symptômes* persistent ou s'aggravent, consultez votre médecin.

Effets indésirables possibles

Troubles digestifs, sécheresse de la bouche, *vertiges*, maux de tête, fatigue.

Rarement : somnolence.

Exceptionnellement : *réaction allergique* cutanée, *œdème* de *Quincke*, augmentation des *transaminases*, *tachycardie*.

Laboratoires Mc Neil Santé Grand Public

REBIF

Informations détaillées sur www.monvidal.com

RECTOGÉSIC

Informations détaillées sur www.monvidal.com

RECTOPANBILINE

Laxatif par voie rectale

Présentation

RECTOPANBILINE Adulte : suppositoire ; boîte de 10. Non remb.

Composition

	p suppos
Bile de bœuf, extrait	0,7 g
Gélatine	520 mg
Glycérol	1,47 g

Dans quel cas ce médicament est-il prescrit ?

C'est un laxatif administré par *voie* rectale. Il ramollit les selles et déclenche une contraction du rectum qui permet leur évacuation.

Il est utilisé dans le *traitement symptomatique* de la constipation.

Attention : Comme tous les laxatifs, ce médicament ne doit pas être utilisé de façon prolongée sans avis médical.
Des précautions sont nécessaires chez la personne atteinte d'*hémorroïdes*, de *fissure anale* ou de *recto-colite hémorragique*.
Chez l'enfant, l'usage des laxatifs par *voie* rectale doit rester exceptionnel : il risque d'empêcher le réflexe d'expulsion des selles.

Grossesse et allaitement

Ce médicament peut être utilisé de façon ponctuelle pour traiter la constipation de la femme enceinte ou qui allaite.

Mode d'emploi et posologie

L'effet laxatif se manifeste après un délai de 5 à 30 minutes.

Posologie usuelle :

- Adulte : 1 suppositoire par jour.

Conseils : Le traitement de la constipation chronique repose essentiellement sur des boissons abondantes, une alimentation riche en fibres et une activité physique régulière.

Effets indésirables possibles

Un usage prolongé peut occasionner des sensations de brûlure anale et exceptionnellement des *inflammations* du rectum.

Laboratoires Meda Pharma

RECTOQUOTANE

Informations détaillées sur www.monvidal.com

REFRESH

Suppléance lacrymale

Présentation

REFRESH : collyre ; boîte de 30 unidoses de 0,4 ml. Remb 65 % - **3,79 €**.

Composition

	p unidose
Alcool polyvinylique	5,6 mg
Povidone	2,4 mg

Dans quel cas ce médicament est-il prescrit ?

Ce collyre est une solution de suppléance lacrymale : elle compense une insuffisance de sécrétion naturelle de larmes.

Il est utilisé dans le traitement de la sécheresse oculaire due à une insuffisance lacrymale (œil sec).

Attention : Une irritation oculaire peut être due à une infection : en cas de doute, n'hésitez pas à consulter votre médecin.
N'utilisez pas ce collyre de façon prolongée sans prendre un avis médical.

Interactions avec d'autres substances

Ce collyre peut interagir avec d'autres collyres : respectez un intervalle de 15 minutes entre deux instillations.

Grossesse et allaitement

L'effet de ce médicament pendant la grossesse ou l'allaitement est mal connu. L'évaluation du risque éventuel lié à son utilisation est individuelle : demandez conseil à votre pharmacien ou à votre médecin.

Mode d'emploi et posologie

Utiliser un nouveau flacon unidose lors de chaque instillation.
Tirer la paupière inférieure vers le bas tout en regardant vers le haut et déposer les gouttes entre la paupière et le globe oculaire (*cul-de-sac conjonctival*).

Posologie usuelle :
1 goutte, 3 à 4 fois par jour, ou plus si nécessaire.

> **Conseils :** L'application correcte du produit peut nécessiter une aide, notamment chez une personne handicapée ou âgée.
> Les unidoses ne contiennent pas de conservateur ; ne les conservez pas après ouverture.

Effets indésirables possibles

Rarement : irritation de l'œil.

Laboratoires Allergan France

REGAINE

Informations détaillées sur www.monvidal.com

RÉGLISSE SAMBUCUS BOIRON

Informations détaillées sur www.monvidal.com

REINE-DES-PRÉS BOIRON

Informations détaillées sur www.monvidal.com

RELENZA

Informations détaillées sur www.monvidal.com

RELPAX

Antimigraineux

sur ordonnance

Présentation

RELPAX 20 mg : comprimé (orange) ; boîte de 2. Liste I - Remb 65 % - **10,47 €**.
RELPAX 20 mg : comprimé (orange) ; boîte de 6. Liste I - Remb 65 % - **28,86 €**.
RELPAX 40 mg : comprimé (orange) ; boîte de 2. Liste I - Remb 65 % - **10,47 €**.
RELPAX 40 mg : comprimé (orange) ; boîte de 6. Liste I - Remb 65 % - **28,86 €**.
RELPAX 40 mg : comprimé (orange) ; boîte de 10. Liste I - Remb 65 % - **43,36 €**.

Composition

	p cp	p cp
Élétriptan	20 mg	40 mg

Dans quel cas ce médicament est-il prescrit ?

Ce médicament est un *vasoconstricteur* puissant qui agit essentiellement sur les vaisseaux crâniens. Il appartient à la famille des *triptans*.
Il est utilisé dans le *traitement de la crise* de *migraine*.

Contre-indications

Ce médicament ne doit pas être utilisé dans les cas suivants :
- *antécédent* d'*infarctus du myocarde* ou d'*accident vasculaire cérébral*, et plus généralement toute maladie liée à un spasme ou à un rétrécissement des artères ;
- *hypertension artérielle* (sauf si elle est stabilisée par un traitement spécifique) ;
- *insuffisance hépatique* ou *rénale* graves ;
- *arythmie, insuffisance cardiaque* ;
- en association avec un autre antimigraineux *vasoconstricteur* ou un *IMAO*.

> **Attention :** Ce médicament doit être pris lors de l'apparition du mal de tête, et non, comme d'autres antimigraineux, dès les premiers symptômes annonciateurs (aura migraineuse). Il ne doit pas être utilisé pour traiter des maux de tête non migraineux. Il ne convient pas non plus au traitement de certaines *migraines* associées à des paralysies musculaires ou oculaires.
> Dans de très rares cas, une douleur dans la poitrine peut suivre la prise du médicament. Elle peut être intense et ressembler à une crise d'*angine de poitrine*, mais elle n'est que très rarement due à un spasme des artères coronaires. Si elle dure plus de quelques minutes, prévenez votre médecin et ne prenez pas de nouveau comprimé sans son avis.
> Des précautions sont nécessaires en cas de tabagisme (y compris chez les anciens fumeurs utilisant des médicaments de substitution contenant de la nicotine) ou en présence d'autres facteurs de risque cardiovasculaire.
> En cas d'inefficacité du premier comprimé, il est inutile et dangereux de multiplier les prises.
> Compte-tenu de ses effets indésirables potentiels, ce médicament peut, chez certaines personnes, ne pas être compatible avec la conduite automobile ou le maniement de machines dangereuses. Assurez-vous à l'occasion des premières prises que vous supportez bien ce médicament avant de conduire ou d'utiliser une machine.

Interactions avec d'autres substances

Ce médicament ne doit pas être associé aux *IMAO*, aux autres antimigraineux de la famille des *triptans*, aux dérivés de l'*ergot de seigle* : risque accru d'effets indésirables.
Il peut interagir avec les inhibiteurs du *cytochrome 3A4*.
Lorsqu'il est utilisé avant ou après un antimigraineux contenant de l'ergotamine (GYNERGÈNE), de la dihydroergotamine, du méthysergide, un délai de 24 heures doit être respecté entre la prise de ces deux médicaments.

Grossesse et allaitement

L'effet de ce médicament pendant la grossesse est mal connu : seul votre médecin peut évaluer le risque éventuel de son utilisation dans votre cas.
Ce médicament passe dans le lait maternel. Le risque d'une action délétère chez le nourrisson n'est pas connu et peut être minimisé en tirant et en jetant le lait dans les 24 heures qui suivent la prise du médicament.

Mode d'emploi et posologie

Ce médicament peut être pris pendant ou entre les repas.

Posologie usuelle :
- Adulte de plus de 18 ans et de moins de 65 ans : 1 comprimé à 40 mg lors de l'apparition du mal de tête ; l'effet apparaît après 1 heure et est maximal après 4 heures.

Il est déconseillé de reprendre un comprimé lors de la crise si le premier n'a pas permis le soulagement. En revanche, un deuxième comprimé peut être pris après un délai minimal de 2 heures si l'effet du premier s'estompe et que la migraine réapparaît. La dose maximale est de 2 comprimés à 40 mg par 24 heures.

La prise du médicament lors des signes annonciateurs de la migraine, avant le mal de tête, est déconseillée. L'élétriptan n'a pas d'effet préventif.

Conseils : La prise de ce médicament ne dispense pas des mesures habituelles permettant d'aider à faire céder la crise de migraine : s'allonger au calme dans une pièce sombre.

Effets indésirables possibles

Les effets indésirables les plus fréquents sont difficiles à dissocier des symptômes de la migraine : nausée, vomissements, *vertiges*, fatigue, somnolence, sensation de chaleur, fourmillements.

Plus rarement : sensation de lourdeur ou d'oppression, troubles visuels, augmentation transitoire de la tension artérielle, accélération ou ralentissement du cœur, *palpitations*.

Exceptionnellement : spasme des *artères coronaires* (voir Attention), *réaction allergique*.

Laboratoires Pfizer

REMEX

Informations détaillées sur www.monvidal.com

REMINYL

Traitement de la maladie d'Alzheimer

sur ordonnance

Présentation

REMINYL 4 mg : comprimé (blanc) ; boîte de 56. Liste I, *médicament à prescription restreinte* - Remb 65 % - **58,71 €**.

REMINYL 4 mg/ml : solution buvable ; flacon de 100 ml avec seringue-doseuse graduée de 0,5 ml à 4 ml. Liste I, *médicament à prescription restreinte* - Remb 65 % - **64,92 €**.

REMINYL 8 mg : comprimé (rose) ; boîte de 56. Liste I, *médicament à prescription restreinte* - Remb 65 % - **76,11 €**.

REMINYL 12 mg : comprimé (brun-orangé) ; boîte de 56. Liste I, *médicament à prescription restreinte* - Remb 65 % - **90,24 €**.

REMINYL LP 8 mg : gélule à *libération prolongée* (blanc) ; boîte de 28. Liste I, *médicament à prescription restreinte* - Remb 65 % - **58,71 €**.

REMINYL LP 16 mg : gélule à *libération prolongée* (rose) ; boîte de 28. Liste I, *médicament à prescription restreinte* - Remb 65 % - **76,11 €**.

REMINYL LP 24 mg : gélule à *libération prolongée* (caramel) ; boîte de 28. Liste I, *médicament à prescription restreinte* - Remb 65 % - **90,24 €**.

Composition

	p cp	p ml
Galantamine	4 mg	4 mg
Lactose	+	

	p cp	p cp
Galantamine	8 mg	12 mg
Lactose	+	+

	p gél LP	p gél LP	p gél LP
Galantamine	8 mg	16 mg	24 mg
Saccharose	+	+	+

Dans quel cas ce médicament est-il prescrit ?

La galantamine appartient à la famille des *anticholinestérasiques* ; elle inhibe le fonctionnement d'une *enzyme*, la cholinestérase, qui elle-même dégrade l'acétylcholine. De plus, elle stimule l'action de l'acétylcholine sur ses récepteurs cérébraux. L'effet positif de ce médicament dans la maladie d'*Alzheimer* repose sur l'hypothèse d'un déficit cérébral en acétylcholine chez certains malades atteints de cette maladie, et sur des travaux scientifiques qui montrent que la galantamine améliore certaines fonctions cérébrales chez les malades.

Ce médicament est utilisé dans le traitement des formes légères ou modérément sévères de la maladie d'*Alzheimer*.

Contre-indications

Ce médicament ne doit pas être utilisé dans les cas suivants (absence de données dans ces situations) :
- *insuffisance rénale* grave,
- *insuffisance hépatique* grave,
- association d'une insuffisance rénale modérée et d'une insuffisance hépatique modérée.

Attention : Ce médicament, réservé aux formes légères ou modérées de maladie d'*Alzheimer*, n'a pas été étudié dans le traitement des formes graves de cette maladie et des autres causes de démence.

Une perte de poids régulière sous traitement doit être signalée au médecin.

Comme pour tous les médicaments utilisés chez les personnes souffrant de troubles importants de la mémoire ou du jugement, il est nécessaire qu'une aide à domicile surveille la prise du traitement pour éviter les risques d'erreur.

Des précautions sont nécessaires chez les personnes qui viennent de subir une intervention chirurgicale digestive ou urinaire, ou qui souffrent d'*épilepsie*, de *troubles du rythme cardiaque*, d'*ulcère* de l'estomac ou du *duodénum*, de difficultés à uriner, d'*asthme* ou de *bronchite chronique*. Ces *antécédents* doivent être signalés au médecin avant la prescription.

La prise de ce médicament devra être signalée à l'anesthésiste en cas d'intervention chirurgicale nécessaire pendant le traitement.

Conduite automobile : la maladie d'*Alzheimer* contre-indique généralement la conduite automobile et le maniement des machines dangereuses.

Interactions avec d'autres substances

Ce médicament peut interagir avec les autres *anticholinestérasiques*.

Des précautions sont nécessaires en cas de prise de médicament contenant une des substances suivantes : quinidine, paroxétine, fluoxétine, fluvoxamine, kétoconazole, ritonavir.

Informez votre médecin si vous suivez un traitement par digoxine ou un bêtabloquant.

Grossesse et allaitement

Dans le cas improbable d'une grossesse, ce médicament serait déconseillé et contre-indiquerait l'allaitement.

Mode d'emploi et posologie

Les comprimés et la solution buvable doivent être pris le matin et le soir, de préférence au cours des repas, avec une boisson non alcoolisée.

Les gélules LP doivent être prises une fois par jour, de préférence le matin, sans être mâchées ni écrasées.

Posologie usuelle :
La dose initiale est de 8 mg par jour. Après 4 semaines de traitement, le médecin peut ensuite l'augmenter progressivement jusqu'à 24 mg par jour (soit 1 comprimé à 12 mg ou 3 ml de solution buvable 2 fois par jour ou 1 gélule LP à 24 mg 1 fois par jour) si nécessaire.

Conseils : Rincer la seringue-doseuse à l'eau après chaque utilisation.

Conditions particulières de délivrance :
Ce médicament est un *médicament à prescription restreinte* : la prescription initiale ne peut être réalisée que par un médecin neurologue, psychiatre ou gériatre. Cette ordonnance initiale annuelle doit être présentée avec celles destinées aux renouvellements qui peuvent être rédigées par un autre médecin.

La solution buvable se conserve 3 mois après une première utilisation.

Effets indésirables possibles

Fatigue, somnolence, manque d'appétit, perte de poids, nausées, vomissements, diarrhée, douleurs abdominales, difficulté à digérer, étourdissements, maux de tête.

Plus rarement : malaise, ralentissement important du coeur.

D'autres troubles ont été constatés, sans que l'on puisse déterminer s'ils sont dus à la maladie traitée, au médicament, à un effet *nocebo* ou à une coïncidence. Signalez tout *symptôme* anormal à votre médecin.

Laboratoires Janssen-Cilag

RENITEC

Inhibiteur de l'enzyme de conversion

sur ordonnance

Présentation

RENITEC 5 mg : comprimé sécable (blanc) ; boîte de 28. Liste I - Remb 65 % - **4,99 €**.
RENITEC 20 mg : comprimé sécable (pêche) ; boîte de 28. Liste I - Remb 65 % - **13,26 €**.

Composition

	p cp	p cp
Énalapril maléate	5 mg	20 mg
Lactose	+	+

Dans quel cas ce médicament est-il prescrit ?

Ce médicament appartient à la famille des *inhibiteurs de l'enzyme de conversion* (IEC). Il bloque l'enzyme de conversion, une enzyme rénale nécessaire à la formation de l'angiotensine II ; cette substance est responsable d'une contraction des artères qui augmente la tension artérielle et fatigue le cœur. Le blocage de l'enzyme de conversion permet ainsi une baisse de la tension artérielle.

Il est utilisé dans le traitement de l'*hypertension artérielle* et de l'*insuffisance cardiaque*.

Contre-indications

Ce médicament ne doit pas être utilisé dans les cas suivants :

- *allergie* aux médicaments de la famille des *inhibiteurs de l'enzyme de conversion*,
- prédisposition à l'œdème de *Quincke*,
- **grossesse** (à partir 4e mois).

Votre médecin est seul juge pour prescrire ce médicament en cas d'*hyperkaliémie* ou de rétrécissement des artères rénales.

Attention : En cas de gonflement du visage (lèvres, paupières...) ou d'une autre région du corps, consultez votre médecin avant toute nouvelle prise de ce médicament ; il peut s'agir d'un œdème de *Quincke*.

L'usage des *inhibiteurs de l'enzyme de conversion* est déconseillé en période de désensibilisation aux venins d'*hyménoptères* (abeille, guêpe, etc) : risque de *réaction allergique* grave.

La baisse de la tension artérielle peut être importante lors des premières prises du médicament, en particulier si vous suiviez auparavant un traitement prolongé par *diurétique* ou un régime sans *sel*. Dans ce cas, le traitement est généralement initié avec de faibles posologies, sous surveillance médicale plus étroite.

Les inhibiteurs de l'enzyme de conversion sont parfois responsables d'une *hyperkaliémie* ; un contrôle régulier de la *créatinine* et du taux de *potassium* dans le sang peut être nécessaire, notamment en cas d'*insuffisance rénale*, de *diabète* et chez la personne âgée.

Les sels de régime contiennent souvent du potassium ; ils ne doivent pas être utilisés sans avis médical.

Si vous êtes dialysé, prévenez votre centre de *dialyse* de la prise de ce médicament.

Conducteur : ce médicament peut être responsable de *vertiges* lors des premières prises.

Interactions avec d'autres substances

Ce médicament peut interagir avec les *diurétiques* et les médicaments qui contiennent du potassium ou du lithium.

Informez par ailleurs votre médecin ou votre pharmacien si vous prenez un *antidiabétique*, un *AINS* ou de l'aspirine à forte dose (plus de 3 g par jour).

En outre, l'effet *antihypertenseur* de ce médicament peut être augmenté par certains médicaments tels que les *neuroleptiques*, les *antidépresseurs imipraminiques*, les *alphabloquants* utilisés dans certains troubles urinaires, les médicaments contenant du baclofène ; il peut être diminué par les *corticoïdes*. Votre médecin doit être informé si vous êtes traité par l'un ou l'autre de ces médicaments.

Grossesse et allaitement

L'effet de ce médicament pendant les 3 premiers mois de la grossesse est mal connu. Par prudence, son usage est déconseillé.

Au cours des 6 derniers mois de la grossesse, la prise prolongée d'un *inhibiteur de l'enzyme de conversion* peut endommager les reins du fœtus. L'utilisation de ce médicament est contre-indiquée à partir du 4e mois de la grossesse.

En conséquence, un désir de grossesse nécessite le remplacement de ce médicament par un autre antihypertenseur. Si une grossesse survient alors que vous prenez ce médicament, consultez rapidement votre médecin pour qu'il modifie votre traitement. Des *échographies* régulières sont parfois nécessaires pour s'assurer de l'absence d'anomalie.

Ce médicament passe dans le lait maternel ; un choix est donc nécessaire entre l'allaitement et la prise du médicament. Cette décision devra être prise en accord avec votre médecin.

Mode d'emploi et posologie

Les comprimés peuvent être pris indifféremment au cours ou en dehors des repas.

Posologie usuelle :

- Adulte :
- *Hypertension artérielle* : 20 mg par jour, en 1 seule prise.
- *Insuffisance cardiaque* : 2,5 à 20 mg par jour, atteints progressivement et répartis en 1 ou 2 prises.

En cas d'*insuffisance rénale*, d'*athérosclérose*, de traitement préalable par des *diurétiques* ou de régime sans *sel*, en particulier chez la personne âgée, la posologie initiale est faible ; elle est augmentée progressivement par le médecin en fonction des effets du médicament.

Conseils : Votre tension artérielle doit être contrôlée régulièrement. Les appareils permettant une mesure automatique de la tension à domicile utilisent souvent un procédé de mesure différent de celui qu'emploie votre médecin. Si vous avez un tel appareil, apportez-le en consultation pour vous assurer que la mesure obtenue est bien conforme à celle du tensiomètre de votre médecin.

Le traitement médicamenteux ne dispense pas de mesures simples pouvant faire baisser la tension artérielle : activité physique régulière, modération de la consommation de boissons alcoolisées et de *sel*, lutte contre l'excès de poids.

Effets indésirables possibles

Comme pour tous les *inhibiteurs de l'enzyme de conversion* :

- toux sèche ;
- baisse excessive de la tension artérielle (voir Attention), *hypotension orthostatique* ;
- maux de tête, fatigue, étourdissement ;
- *troubles digestifs* ;
- *réactions allergiques* : *éruption cutanée*, œdème de *Quincke* (exceptionnel) ;
- anomalie de la *numération formule sanguine*, en particulier chez les patients sous *traitement immunodépresseur*, hépatite (exceptionnelle).

D'autres effets ont plus rarement été observés : crampes, modification du goût, état dépressif, nervosité, essouflement, bouffées de chaleur, bourdonnement d'oreilles, vision trouble, inflammation de la langue.

Laboratoires Merck Sharp et Dohme-Chibret

RENNIE

Antiacide d'action locale

Présentation

RENNIE : comprimé (blanc ; arôme menthe, citron) ; boîte de 48. Non remb.
RENNIE : comprimé (blanc ; arôme menthe, citron) ; boîte de 96. Non remb.
RENNIE ORANGE : comprimé à croquer (blanc ; arôme orange) ; boîte de 36. Non remb.
RENNIE SANS SUCRE : comprimé à croquer (blanc ; arôme menthe) ; boîte de 36. Non remb.
RENNIE SANS SUCRE : comprimé à croquer (blanc ; arôme menthe) ; boîte de 60. Non remb.

Composition

	p cp	p cp orange	p cp sans sucre
Calcium carbonate	680 mg	680 mg	680 mg
Magnésium carbonate lourd	80 mg	80 mg	80 mg
Saccharose	475 mg	475 mg	
Sorbitol			+

Dans quel cas ce médicament est-il prescrit ?

Ce médicament contient des *antiacides* d'action locale. Ils agissent en neutralisant les acides sécrétés par l'estomac.

Il est utilisé dans le traitement des brûlures et aigreurs d'estomac.

Contre-indications

Ce médicament ne doit pas être utilisé dans les cas suivants :

- *insuffisance rénale* grave,
- excès de calcium dans le sang.

Attention : Il est préférable de consulter un médecin dans les situations suivantes :

- troubles de la digestion apparaissant pour la première fois, ou si les troubles ont changé récemment ;
- troubles associés à une perte de poids ;
- difficulté à avaler ou gêne abdominale persistante.

N'utilisez pas ce médicament de façon prolongée sans l'avis de votre médecin : des examens peuvent être nécessaires si les *symptômes* persistent.

Les personnes souffrant de douleurs d'estomac doivent éviter d'utiliser des médicaments contenant de l'aspirine ou des *AINS* qui fragilisent la *muqueuse* de l'estomac. Le paracétamol est en revanche sans danger pour traiter les douleurs ou la fièvre.

Interactions avec d'autres substances

Ce médicament peut diminuer l'absorption de nombreux médicaments. Un délai d'au moins 2 heures (voire 4 heures avec les *antibiotiques* de la famille des quinolones) doit être respecté entre la prise de ce médicament et celle des autres traitements. Demandez conseil à votre médecin ou à votre pharmacien.

Grossesse et allaitement

Les substances contenues dans ce médicament sont peu absorbées. Néanmoins, ne l'utilisez pas de façon prolongée pendant la grossesse ou l'allaitement sans l'avis de votre médecin ou de votre pharmacien.

Mode d'emploi et posologie

Les comprimés doivent être pris au moment des douleurs.

Posologie usuelle :

- Adulte : 1 ou 2 comprimés, 4 fois par jour en moyenne. Ponctuellement, en cas de douleurs intenses, la posologie peut être augmentée jusqu'à 12 comprimés par jour.

La durée du traitement ne doit pas dépasser 10 jours sans avis médical.

Conseils : Ce médicament peut être en accès libre dans certaines pharmacies ; néanmoins, n'hésitez pas à demander conseil à votre pharmacien.
Une alimentation équilibrée, une mastication lente, la suppression des aliments difficiles à digérer et des boissons alcoolisées permettent souvent d'atténuer les *symptômes* dus aux remontées acides ou à une *inflammation* de l'estomac.
Si vous êtes fumeur, la poursuite du tabagisme est un frein important au traitement : la nicotine augmente l'acidité gastrique et réduit l'efficacité du muscle qui ferme la jonction entre l'œsophage et l'estomac.

Effets indésirables possibles

Lié au magnésium, à forte dose : diarrhée.
En cas d'usage prolongé à forte dose : excès de calcium dans le sang, *insuffisance rénale.*

Laboratoires Bayer Santé Familiale

RENNIE DÉFLATINE

Antiacide et pansement digestif

Présentation

RENNIE DÉFLATINE : comprimé (blanc ; arôme menthe, citron) ; boîte de 18. Non remb.

Composition

	p cp
Carbonate de calcium	680 mg
Carbonate de magnésium lourd	80 mg
Diméticone activée	25 mg
Sorbitol	+

Dans quel cas ce médicament est-il prescrit ?

Ce médicament contient des *antiacides* d'action locale et un *pansement digestif* au silicone. Les antiacides agissent en neutralisant les acides sécrétés par l'estomac. Le pansement protège le tube digestif et combat la production de gaz.
Il est utilisé dans le traitement des brûlures d'estomac associés à des ballonnements abdominaux.

Contre-indications

Ce médicament ne doit pas être utilisé en cas d'*insuffisance rénale.*

Attention : N'utilisez pas ce médicament de façon prolongée sans l'avis de votre médecin : des examens peuvent être nécessaires si les *symptômes* persistent.

Interactions avec d'autres substances

Ce médicament peut diminuer l'absorption de nombreux médicaments. Un délai d'au moins 2 heures (voire 4 heures avec les *antibiotiques* de la famille des quinolones) doit être respecté entre la prise de ce médicament et celle des autres traitements. Demandez conseil à votre médecin ou à votre pharmacien.

Grossesse et allaitement

Ce médicament ne contient que des substances présumées sans danger pendant la grossesse ou l'allaitement. Néanmoins, ne l'utilisez pas de façon prolongée sans l'avis de votre pharmacien ou de votre médecin.

Mode d'emploi et posologie

Les comprimés doivent être croqués ou sucés avant d'être avalés.

Posologie usuelle :

- Adulte : 1 ou 2 comprimés, 2 à 3 fois par jour, au moment des douleurs. Ne pas dépasser 7 comprimés par jour sans avis médical.

Conseils : Une alimentation équilibrée, une mastication lente, la suppression des aliments difficiles à digérer et des boissons alcoolisées permettent souvent d'atténuer les *symptômes* dus aux remontées acides ou à une *inflammation* de l'estomac.
Si vous êtes fumeur, la poursuite du tabagisme nuit à l'efficacité du traitement.

Effets indésirables possibles

À forte dose : diarrhée.
En cas d'utilisation prolongée : élévation du taux de calcium dans le sang (risque de *lithiase* rénale).

Laboratoires Bayer Santé Familiale

RENNIECHEW

Antiacide d'action locale

Présentation

RENNIECHEW : comprimé à mâcher (arôme peppermint) ; boîte de 30. Non remb.

Composition

	p cp
Carbonate de calcium	680 mg
Carbonate de magnésium léger	80 mg
Saccharose	1,1 g
Glucose	1,6 g

Dans quel cas ce médicament est-il prescrit ?

Ce médicament contient des *antiacides* d'action locale. Ils agissent en neutralisant les acides sécrétés par l'estomac.
Il est utilisé dans le traitement des brûlures d'estomac et des remontées acides.

Contre-indications

Ce médicament ne doit pas être utilisé dans les cas suivants :

- *insuffisance rénale* grave,
- excès de calcium dans le sang.

Attention : Il est préférable de consulter un médecin dans les situations suivantes :

- troubles de la digestion apparaissant pour la première fois, ou si les troubles ont changé récemment ;
- troubles associés à une perte de poids ;
- difficulté à avaler ou gêne abdominale persistante.

N'utilisez pas ce médicament de façon prolongée sans l'avis de votre médecin : des examens peuvent être nécessaires si les *symptômes* persistent.

> Les personnes souffrant de douleurs d'estomac doivent éviter d'utiliser des médicaments contenant de l'aspirine ou des *AINS* qui fragilisent la *muqueuse* de l'estomac. Le paracétamol est en revanche sans danger pour traiter les douleurs ou la fièvre.

Interactions avec d'autres substances

Ce médicament peut diminuer l'absorption de nombreux médicaments. Un délai d'au moins 2 heures (voire 4 heures avec les *antibiotiques* de la famille des quinolones) doit être respecté entre la prise de ce médicament et celle des autres traitements. Demandez conseil à votre médecin ou à votre pharmacien.

Grossesse et allaitement

Les substances contenues dans ce médicament sont peu absorbées. Néanmoins, ne l'utilisez pas de façon prolongée pendant la grossesse ou l'allaitement sans l'avis de votre médecin ou de votre pharmacien.

Mode d'emploi et posologie

Ce médicament doit être pris au moment des douleurs.

Les comprimés doivent être mâchés quelques instants puis avalés.

Posologie usuelle :

- Adulte : 1 ou 2 comprimés à mâcher, 4 fois par jour en moyenne. Ponctuellement, en cas de douleurs intenses, la posologie peut être augmentée jusqu'à 12 comprimés à mâcher par jour.

La durée du traitement ne doit pas dépasser 10 jours sans avis médical.

> **Conseils :** Ce médicament peut être en accès libre dans certaines pharmacies ; néanmoins, n'hésitez pas à demander conseil à votre pharmacien.
>
> Une alimentation équilibrée, une mastication lente, la suppression des aliments difficiles à digérer et des boissons alcoolisées permettent souvent d'atténuer les *symptômes* dus aux remontées acides ou à une *inflammation* de l'estomac.
>
> Si vous êtes fumeur, la poursuite du tabagisme est un frein important au traitement : la nicotine augmente l'acidité gastrique et réduit l'efficacité du muscle qui ferme la jonction entre l'œsophage et l'estomac.

Effets indésirables possibles

Lié au magnésium, à forte dose : diarrhée.

En cas d'usage prolongé à forte dose : excès de calcium dans le sang, *insuffisance rénale*.

Laboratoires Bayer Santé Familiale

RÉPARIL

Informations détaillées sur www.monvidal.com

REPEVAX

Vaccins associés

Présentation

REPEVAX : suspension injectable ; seringue préremplie de 0,5 ml. Remb 65 % - **27,62 €**.

Composition

	p seringue
Anatoxine diphtérique purifiée	⩾ 2 UI
Anatoxine tétanique purifiée	⩾ 20 UI
Antigènes coquelucheux	15,5 µg
Virus poliomyélitiques inactivés de types 1, 2 et 3	80 UD

Dans quel cas ce médicament est-il prescrit ?

C'est une association de *vaccins* composée d'*anatoxines* (diphtérie, tétanos et coqueluche), de *virus* tués (polio) et d'*antigènes* immunisants (coqueluche). Ce vaccin ne contenant pas de bacille coquelucheux est dit « acellulaire ». Il ne contient par ailleurs aucun germe vivant.

Elle est utilisée dans la prévention de la diphtérie, du tétanos, de la coqueluche et de la poliomyélite, en rappel à partir de l'âge de 3 ans.

Contre-indications

Ce médicament ne doit pas être utilisé en cas de *réaction allergique* ou de troubles graves, notamment neurologiques, apparus après une précédente injection de la même association de vaccins.

> **Attention :** En cas de fièvre élevée, de maladie aiguë, il est préférable de différer l'injection.
>
> Comme pour tous les *vaccins*, des cas exceptionnels de *réactions allergiques* graves ont été constatés ; ce risque justifie la nécessité de réaliser la vaccination en milieu médical où un traitement d'urgence pourra être entrepris sans délai.
>
> De la néomycine, de la streptomycine, du formaldéhyde et de la polymyxine B sont utilisés pour fabriquer ce vaccin. Ces substances persistent en infime quantité dans la solution injectable. Par prudence, ce médicament ne doit pas être administré chez les personnes qui y sont allergiques.
>
> Ce vaccin ne convient pas au rappel diphtérie-tétanos chez les personnes ayant eu une primovaccination incomplète.

Grossesse et allaitement

L'effet de ce *vaccin* pendant la grossesse ou l'allaitement est mal connu. Son usage est déconseillé.

Mode d'emploi et posologie

Bien agiter la seringue avant l'emploi, la réchauffer à température ambiante si nécessaire. L'injection est généralement réalisée par *voie* intramusculaire dans le muscle deltoïde.

Posologie usuelle :

Ce vaccin est destiné aux rappels réalisés après la primovaccination chez les adultes et les enfants âgés de plus de 3 ans.

1 dose par rappel.

> **Conseils :** Les réactions fébriles dues aux *vaccins* peuvent être combattues en prenant de l'aspirine ou du paracétamol.
>
> Pour garder son efficacité, ce médicament doit être conservé entre + 2 °C et + 8 °C (partie la plus froide du réfrigérateur). Toutefois, une rupture de la chaîne du froid pendant une durée limitée (quelques heures à température ambiante inférieure à 25 °C) ne devrait pas prêter à conséquence. En pratique, en cas de nécessité, un délai de quelques heures peut séparer l'achat du vaccin en pharmacie de son stockage au réfrigérateur ou de la vaccination.
>
> Ce vaccin ne doit pas être congelé.

Effets indésirables possibles

Réaction douloureuse, rougeur ou œdème au point d'injection.

Réaction fébrile (38 ° à 39 °C) pendant 1 ou 2 jours.
Diarrhée, vomissement.
Maux de tête, nausées, douleurs musculaires ou articulaires, lors des études chez l'adulte et l'adolescent.

Laboratoires Sanofi Pasteur MSD SNC

REQUIP

Antiparkinsonien dopaminergique — sur ordonnance

Présentation

REQUIP 0,25 mg : comprimé (blanc) ; boîte de 21. Liste I - Remb 65 % - **4,57 €**.
REQUIP 0,25 mg : comprimé (blanc) ; boîte de 126. Liste I - Remb 65 % - **21,15 €**.
REQUIP 0,5 mg : comprimé (jaune) ; boîte de 21. Liste I - Remb 65 % - **6,83 €**.
REQUIP 1 mg : comprimé (vert) ; boîte de 21. Liste I - Remb 65 % - **10,51 €**.
REQUIP 2 mg : comprimé (rose) ; boîte de 21. Liste I - Remb 65 % - **16,44 €**.
REQUIP 5 mg : comprimé (bleu) ; boîte de 21. Liste I - Remb 65 % - **33,03 €**.
REQUIP LP 2 mg : comprimé à *libération prolongée* (rose) ; boîte de 21. Liste I - Remb 65 % - **11,67 €**.
REQUIP LP 2 mg : comprimé à *libération prolongée* (rose) ; boîte de 28. Liste I - Remb 65 % - **15,39 €**.
REQUIP LP 4 mg : comprimé à *libération prolongée* (marron clair) ; boîte de 28. Liste I - Remb 65 % - **28,10 €**.
REQUIP LP 8 mg : comprimé à *libération prolongée* (rouge) ; boîte de 28. Liste I - Remb 65 % - **51,35 €**.

Composition

		p cp	p cp
Ropinirole		0,25 mg	0,5 mg

	p cp	p cp	p cp
Ropinirole	1 mg	2 mg	5 mg

	p cp LP	p cp LP	p cp LP
Ropinirole	2 mg	4 mg	8 mg

Dans quel cas ce médicament est-il prescrit ?

Ce médicament est un *antiparkinsonien* qui appartient à la famille des *dopaminergiques*. Il pallie le déficit en *dopamine*, caractéristique de la maladie de *Parkinson*, en stimulant les récepteurs à la dopamine.

Il est utilisé dans le traitement de la maladie de Parkinson, seul ou en complément du traitement par la lévodopa lorsque des fluctuations importantes de l'activité de la lévodopa (effet on-off) sont responsables de troubles invalidants.

Contre-indications

Ce médicament ne doit pas être utilisé dans les cas suivants :
- *insuffisance rénale* grave,
- *insuffisance hépatique*,
- **grossesse**,
- **allaitement**.

Attention : Des précautions sont nécessaires en cas de troubles psychiques ou de maladie cardiaque graves.
Une *hypotension orthostatique* est possible en début de traitement. Consultez votre médecin pour un contrôle de la tension artérielle si vous ressentez des étourdissements au lever (passage d'une position allongée ou assise à la position debout).
Signalez à votre médecin toute somnolence marquée ou survenant subitement au cours de la journée : une adaptation des doses, voire un arrêt du traitement peut être nécessaire.
Les médicaments *dopaminergiques* peuvent, dans de rares cas, provoquer un endormissement soudain au cours de la journée sans signe annonciateur. La conduite automobile et l'utilisation de machines dangereuses sont déconseillées pendant le traitement. Elles sont contre-indiquées chez les personnes ayant eu une envie impérieuse de dormir sous traitement.

Interactions avec d'autres substances

Signalez à votre médecin la prise éventuelle d'*estrogènes* (traitement substitutif de la *ménopause* par exemple) ou de médicament contenant de la ciprofloxacine, de l'énoxacine, de la fluvoxamine pendant le traitement.

Grossesse et allaitement

L'effet de ce médicament pendant la grossesse est mal connu. Par mesure de prudence, son usage est contre-indiqué chez la femme enceinte.
Ce médicament inhibe la lactation : l'allaitement est contre-indiqué.

Mode d'emploi et posologie

REQUIP : les comprimés doivent être pris de préférence au cours des repas. La posologie quotidienne est répartie en 3 prises.
REQUIP LP : les comprimés à *libération prolongée* doivent être pris une fois par jour et à la même heure chaque jour. Ils doivent être avalés en entier, sans être mâchés, écrasés ou divisés, avec ou sans nourriture.

Posologie usuelle :
Elle est strictement individuelle. Le médecin recherche la *posologie* efficace la plus faible possible. Son augmentation est progressive, afin de limiter l'apparition des effets indésirables.

Conseils : Dans le traitement de la maladie de *Parkinson*, il est important de respecter la *posologie* préconisée par le médecin, notamment les horaires de prises : un pilulier peut être utile.
Le maintien d'une activité physique régulière est recommandé.
Prenez contact avec une des associations destinées aux personnes atteintes de la maladie de Parkinson : elles diffusent une information utile sur l'évolution de la maladie et sur ses traitements.
Conservez ce médicament à l'abri de la lumière.

Effets indésirables possibles

Lorsque ce médicament est utilisé seul : nausées, vomissements, constipation, douleurs abdominales, *œdème* des jambes, malaises, sensations vertigineuses, hallucinations, *hypotension orthostatique*.
Somnolence, et plus rarement, envie impérieuse de dormir au cours de la journée.
Lorsque ce médicament est associé à la lévodopa, d'autres troubles peuvent survenir : mouvements anormaux.
Des cas d'addiction aux jeux d'argent, d'achats compulsifs et d'hypersexualité ont également été rapportés sous traitement *dopaminergique*, notamment lors d'utilisation à fortes doses.

Laboratoires GlaxoSmithKline

RESPILÈNE
Antitussif opiacé

Présentation
RESPILÈNE Adulte : sirop (arôme eau de laurier-cerise) ; flacon de 200 ml avec godet doseur gradué à 2,5 ml, 5 ml, 7,5 ml et 10 ml. Remb 35 % - **3,39 €**.
RESPILÈNE Enfant : sirop (arôme eau de laurier-cerise) ; flacon de 200 ml avec seringue pour administration orale graduée en ml. Remb 35 % - **2,67 €**.

Composition

	sirop Ad p c à c	sirop Enf p 0,5 ml
Pholcodine	6 mg	0,3 mg
Saccharose	3,3 g	0,3 g
Alcool à 95°	77,9 mg	5,67 mg

Dans quel cas ce médicament est-il prescrit ?
Ce sirop *antitussif* contient de la pholcodine, qui a une action *sédative* sur le *système nerveux central*, notamment sur les centres de la toux.
Il est utilisé dans le *traitement symptomatique* des toux sèches.

Contre-indications
Ce médicament ne doit pas être utilisé dans les cas suivants :
- *asthme*,
- *insuffisance respiratoire*,
- enfant de moins de 30 mois.

Attention : Ce médicament n'est pas adapté au traitement de la toux grasse, qui est un mécanisme de défense normal de l'organisme permettant l'évacuation des mucosités présentes dans les bronches.
La toux est un *symptôme* qui peut révéler de nombreuses maladies : consultez votre médecin si elle persiste plus de quelques jours.
Ce médicament contient du *sucre* (saccharose) en quantité notable.
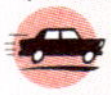
Ce médicament peut induire une somnolence, parfois intense chez certaines personnes. Cette somnolence peut être augmentée par la prise d'*alcool* ou d'autres médicaments *sédatifs*. La conduite et l'utilisation de machines dangereuses sont déconseillées, surtout dans les heures qui suivent la prise du médicament.

Interactions avec d'autres substances
Informez votre médecin ou votre pharmacien si vous prenez un autre médicament *sédatif*.

Grossesse et allaitement
L'utilisation de la *codéine* et de ses dérivés (codéthyline, pholcodine) ne doit être envisagée chez la femme enceinte qu'en cas de nécessité, en effet :
- une *insuffisance respiratoire* peut survenir chez le nouveau-né d'une mère traitée par des doses élevées, même si le traitement est ponctuel mais précède de peu l'accouchement ;
- un *syndrome de sevrage*, à l'inverse, peut concerner des nouveau-nés si leur mère reçoit un traitement régulier, même à faible dose.

Il est donc important de signaler à l'obstétricien la prise éventuelle de codéine ou d'un de ses dérivés, afin que ces risques puissent être prévenus par une surveillance et un éventuel traitement adapté.
Ce médicament passe dans le lait maternel ; ne l'utilisez pas ou ne le réutilisez pas sans avis médical.

Mode d'emploi et posologie
Ce médicament doit être pris au moment où survient la toux. Les prises peuvent être renouvelées toutes les 4 heures si nécessaire.

Posologie usuelle :
- Adulte : 1 ou 2 godets doseurs de 5 ml de sirop Adulte par prise.

En cas d'*insuffisance hépatique* et chez la personne âgée, la *posologie* initiale est généralement réduite de moitié.
- Enfant de 35 à 50 kg : 10 ml de sirop Enfant par prise.
- Enfant de 20 à 35 kg : 5 ml de sirop Enfant par prise.
- Enfant de 15 à 20 kg : 2,5 ml de sirop Enfant par prise.

Conseils : Une toux nocturne aggravée par ce médicament peut être une toux allergique : demandez l'avis de votre médecin.
La cigarette est irritante pour les bronches et entretient la toux : évitez de fumer ou d'être exposé à la fumée des autres.
Des mesures simples permettent de calmer les toux sèches : boissons chaudes et humidification de l'air ambiant.

Effets indésirables possibles
Constipation et, plus rarement, somnolence, nausées, vomissements, spasme des bronches, état vertigineux, *réaction allergique* cutanée.

Laboratoires sanofi-aventis France

RESTRICAL
Informations détaillées sur www.monvidal.com

RETACNYL
Informations détaillées sur www.monvidal.com

RETIN A
Informations détaillées sur www.monvidal.com

RETROVIR
Informations détaillées sur www.monvidal.com

REVAXIS
Vaccins associés

Présentation
REVAXIS : suspension injectable ; seringue préremplie de 0,5 ml avec 2 aiguilles. Remb 65 % - **10,21 €**.

Composition

	p seringue
Anatoxine diphtérique	1 dose
Anatoxine tétanique	1 dose
Vaccins poliomyélitiques inactivés de types 1, 2 et 3	1 dose

Dans quel cas ce médicament est-il prescrit ?
C'est une association de *vaccins* composée de toxines inactivées, ou *anatoxines*, (diphtérie et tétanos) et de *germes* tués (polio). Elle ne contient aucun germe vivant.
Ce vaccin contient une dose d'anatoxine diphtérique

très réduite ; le risque de *réactions allergiques*, possibles chez l'adulte, est donc faible.
Ce vaccin est utilisé pour les rappels de la vaccination contre la diphtérie, le tétanos et la poliomyélite.

Contre-indications

Ce médicament ne doit pas être utilisé en cas d'*allergie* connue à l'un des constituants du vaccin, ou de *réaction allergique* apparue lors d'une injection précédente d'un vaccin.

> **Attention :** En cas de fièvre élevée, de maladie aiguë, il est préférable de différer la vaccination.
> Comme pour tous les *vaccins*, des cas exceptionnels de *réactions allergiques* graves ont été constatés ; ce risque justifie la nécessité de réaliser la vaccination en milieu médical où un traitement d'urgence pourra être entrepris sans délai.
> Pour limiter le risque de *réaction allergique*, il est recommandé, chez l'adulte, de respecter un intervalle d'au moins 5 ans entre deux injections de vaccins contenant des *anatoxines* diphtériques ou tétaniques.
> De la néomycine, de la streptomycine et de la polymyxine B sont utilisées pour fabriquer ce vaccin. Ces substances persistent en infime quantité dans la solution injectable. Des précautions sont nécessaires chez les personnes qui y sont allergiques.

Grossesse et allaitement

Seul le risque de tétanos lié à une plaie impose de pratiquer une vaccination antitétanique pendant la grossesse. Dans ce cas, il est préférable d'employer un vaccin antitétanique non associé (VACCIN TÉTANIQUE PASTEUR).
Ce rappel peut-être pratiqué pendant l'allaitement.

Mode d'emploi et posologie

Bien agiter la seringue avant l'emploi, la réchauffer à température ambiante si nécessaire. L'injection doit être réalisée par *voie sous-cutanée* ou *intramusculaire*.

Posologie usuelle :

- Adulte : 1 rappel tous les 10 ans. En cas de vaccination datant de plus de 10 ans : 2 injections à 1 mois d'intervalle.
- Enfant : 1 rappel à 6 ans, 1 rappel entre 11 et 13 ans et 1 rappel entre 16 et 18 ans sont prévus dans le calendrier vaccinal.

> **Conseils :** Les réactions fébriles dues aux *vaccins* peuvent être combattues en prenant de l'aspirine ou du paracétamol.
> Pour garder son efficacité, ce médicament doit être conservé entre + 2 °C et + 8 °C (partie la plus froide du réfrigérateur). Toutefois, une rupture de la chaîne du froid pendant une durée limitée (quelques heures à température ambiante inférieure à 25 °C) ne devrait pas prêter à conséquence. En pratique, en cas de nécessité, un délai de quelques heures peut séparer l'achat du vaccin en pharmacie de son stockage au réfrigérateur ou de la vaccination.
> Ce vaccin ne doit pas être congelé.

Effets indésirables possibles

Réactions locales au point d'injection disparaissant après 1 ou 2 jours : douleur, rougeur, *œdème*, *induration*. Fièvre, nausées, vomissements, vertiges, malaise, *réaction allergique*, douleur des muscles et des articulations, maux de tête.

Laboratoires Sanofi Pasteur MSD SNC

REVIA

Médicament du sevrage alcoolique — **sur ordonnance**

Présentation

REVIA : comprimé sécable (jaune pâle) ; boîte de 28. Liste I - Remb 65 % - **42,38 €**.

Composition

	p cp
Naltrexone chlorhydrate	50 mg
Lactose	+

Dans quel cas ce médicament est-il prescrit ?

Ce médicament est un *antagoniste opiacé* : il bloque temporairement les centres du cerveau qui sont stimulés par les substances opiacées. Or, il semble que chez l'alcoolique, les effets euphorisants de l'alcool soient en partie liés à la stimulation des *récepteurs* aux opiacés. Néanmoins, le mécanisme d'action de ce médicament chez l'alcoolique n'est pas totalement élucidé.
Il est utilisé dans le cadre de la désintoxication alcoolique, après la période de sevrage, pour faciliter la prévention des rechutes.

Contre-indications

Ce médicament ne doit pas être utilisé dans les cas suivants :
- *insuffisance hépatique* grave ou *hépatite* aiguë,
- toxicomanie aux *opiacés*,
- personne âgée (plus de 60 ans).

> **Attention :** Des précautions sont nécessaires en cas d'*insuffisance rénale* ou de maladie du foie.
> L'alcoolique qui demande à bénéficier de ce traitement doit être motivé : ce médicament ne provoque pas de réaction désagréable ni de dégoût pendant l'absorption d'alcool.
> Les antalgiques *opiacés* ne peuvent être utilisés pour traiter la douleur pendant la période de traitement. Leurs effets seraient annihilés par la naltrexone.
> Chez les alcooliques qui sont également toxicomanes aux opiacés (*héroïne, morphine, codéine*...), un intervalle minimal de 7 jours doit être respecté entre le début du traitement et la dernière prise de substance opiacée (10 jours pour la méthadone). Une administration intempestive de ce médicament avant ce délai provoquerait un état de manque très douloureux et irréversible pendant au moins 24 heures. Le médecin qui prescrit ce médicament pour la première fois s'assure généralement de l'arrêt de l'intoxication par une analyse d'urine et débute le traitement par un demi-comprimé pris sous surveillance médicale pendant la première heure.
> Ce médicament peut induire une somnolence, parfois intense chez certaines personnes. Cette somnolence peut être augmentée par la prise d'*alcool* ou d'autres médicaments *sédatifs*. La conduite et l'utilisation de machines dangereuses sont déconseillées, surtout dans les heures qui suivent la prise du médicament.

Interactions avec d'autres substances

Ce médicament ne doit pas être associé à d'autres médicaments *opiacés* dont il bloquerait l'action.

Prévenez votre médecin si vous prenez conjointement un médicament contenant de la thioridazine.

Grossesse et allaitement

L'effet de ce médicament pendant la grossesse ou l'allaitement est mal connu. Par prudence, son usage est déconseillé chez la femme enceinte ou chez celle qui allaite.

Mode d'emploi et posologie

Ce médicament peut être pris au cours ou en dehors des repas. Sauf indication contraire du médecin, la prise peut avoir lieu n'importe quand dans la journée.

Posologie usuelle :

- Adulte : 1 comprimé par jour.

Conseils : Ce médicament n'est qu'un des éléments de l'aide que peut recevoir l'alcoolique : le rôle du médecin ou des associations d'anciens buveurs est capital. Un soutien psychologique est nécessaire pendant toute la durée du traitement.

Effets indésirables possibles

Insomnie, anxiété, nervosité, crampes, douleurs abdominales, nausées, vomissements, fatigue, douleurs articulaires ou musculaires, maux de tête.

Rarement : manque d'appétit, perte de poids, diarrhée ou constipation, sensation de soif, irritabilité, tristesse, étourdissement, *éruption cutanée*, éjaculation retardée, baisse de la libido, écoulement nasal, douleur thoracique, sueurs.

Dans certains cas, il est nécessaire de réaliser des prises de sang pour vérifier l'absence de trouble hépatique.

Laboratoires Bristol-Myers Squibb

REVITALOSE

Antiasthénique

Présentation

REVITALOSE : solution buvable (arôme orange) ; boîte de 14 ampoules A de 5 ml et 14 ampoules B de 5 ml. Non remb.

REVITALOSE : granulés pour solution buvable (arôme pêche) ; boîte de 14 sachets A et 14 sachets B. Non remb.

Composition

	p amp A	p amp B
Aspartate magnésium	200 mg	
L-Lysine	200 mg	
L-Leucine	25 mg	
L-Phénylalanine	10 mg	
L-Valine	10 mg	
Acide ascorbique (vitamine C)		1 g
Sorbitol	+	

	p sachet A	p sachet B
Aspartate magnésium	200 mg	
Lysine chlorhydrate	200 mg	
Leucine	25 mg	
Phénylalanine	10 mg	
Valine	10 mg	
Acide ascorbique (vitamine C)		1 g
Potassium		+

Dans quel cas ce médicament est-il prescrit ?

Ce médicament est un *antiasthénique* qui contient 5 *acides aminés* et de la *vitamine* C.

Il est utilisé dans le *traitement d'appoint* de la fatigue lorsque celle-ci n'est pas due à une maladie (*asthénie fonctionnelle*).

Contre-indications

Ce médicament ne doit pas être utilisé dans les cas suivants :

- *antécédent* de calculs des *voies* urinaires lorsque les doses de*vitamine* C utilisées sont supérieures à 1 g par jour,
- *phénylcétonurie.*

Attention : Dans l'organisme, la *vitamine* C est dégradée en acide oxalique, pouvant favoriser la formation de calculs dans les *voies* urinaires. Ne prenez de *vitamine* C ni en quantité importante ni pendant une longue durée, sans avis médical.

Une fatigue persistante ne doit pas vous conduire à augmenter les prises de ce médicament : consultez votre médecin.

Grossesse et allaitement

Ce médicament ne contient que des substances présumées sans danger pendant la grossesse ou l'allaitement. Néanmoins, ne l'utilisez pas de façon prolongée sans l'avis de votre pharmacien ou de votre médecin.

Mode d'emploi et posologie

Les contenus des ampoules ou des sachets A et B doivent être mélangés dans un peu d'eau et pris de préférence le matin.

Posologie usuelle :

1 ampoule A et 1 ampoule B ou 1 sachet A et 1 sachet B par jour.

Conseils : Le traitement de l'*asthénie fonctionnelle* repose sur des mesures simples : un temps de sommeil suffisant, une consommation modérée d'*alcool*, de café et de thé, l'arrêt du tabagisme, la pratique d'un sport, la suppression, lorsque cela est possible, des expositions au stress.

Ce médicament n'est qu'un *traitement d'appoint* qui complète l'action de ces mesures indispensables.

Une prise quotidienne et supérieure à 2 g de *vitamine* C peut modifier certaines analyses de sang.

Effets indésirables possibles

Calculs des *voies* urinaires chez les personnes prédisposées.

Laboratoires Pierre Fabre Médicament

REXORUBIA
Homéopathie

Présentation
REXORUBIA : granulé ; boîte de 350 g (70 cuillères à café). Non remb.

Composition

	p 100 g
Natrum sulfuricum D3	1,2 g
Silicea D3	4 g
Calcarea carbonica ostrearum D2	4 g
Calcarea iodata D4	2 g
Calcarea phosphorica D2	4 g
Natrum phosphoricum D2	2 g
Magnesia phosphorica D2	1,2 g
Ferrum phosphoricum D2	1,2 g
Rubia D2	4 g
Juglans regia pulvérisation D2	4 g
Sacchorose	+

Dans quel cas ce médicament est-il prescrit ?
Ce médicament est un *complexe* (association) de composants homéopathiques.
Il est utilisé dans le *traitement homéopathique* de la déminéralisation osseuse (allaitement...), de la fatigue de croissance et pour aider à la consolidation des fractures.

Contre-indications
Ce médicament ne doit pas être utilisé en cas de *diabète*.

Grossesse et allaitement
Aux *dilutions homéopathiques*, les substances contenues dans ce médicament ne sont pas connues pour être toxiques pendant la grossesse ou l'allaitement.

Mode d'emploi et posologie
Les granulés peuvent être croqués ou dissous dans un verre d'eau ou de lait et doivent être pris de préférence avant les repas.

Posologie usuelle :
- Adulte : 1 cuillère à café, 3 fois par jour.
- Enfant : ½ cuillère à café, 3 fois par jour.

Laboratoires Lehning

RHÉOBRAL
Informations détaillées sur www.monvidal.com

RHÉOFLUX
Vasculoprotecteur et veinotonique

Présentation
RHÉOFLUX 3 500 mg : poudre orale (arôme orange) ; boîte de 10 sachets. Non remb.
RHÉOFLUX 3 500 mg/7 ml : solution buvable (arôme orange) ; boîte de 10 ampoules de 7 ml. Non remb.

Composition

	p sachet	p amp buv
Troxérutine	3,5 g	3,5 g
Mannitol	+	
Degré alcoolique		35,7°

Dans quel cas ce médicament est-il prescrit ?
C'est un protecteur *vasculaire* et un *veinotonique*. Il stimule la circulation du sang dans les veines et lutte contre l'altération des *vaisseaux capillaires*. Il facilite également le passage des globules rouges dans les petits vaisseaux.
Il est utilisé dans le *traitement symptomatique* :
- des jambes lourdes, *impatiences* et autres troubles en rapport avec une mauvaise circulation veineuse ou *lymphatique*,
- des crises d'*hémorroïdes*.

Attention : Ce médicament est insuffisant pour prévenir le risque de *phlébite* chez les malades alités ou plâtrés.
L'*insuffisance veineuse* peut requérir des mesures spécifiques telles que la *contention élastique*.
Des douleurs, un saignement anal qui persistent malgré le traitement peuvent être dus à une maladie autre que des *hémorroïdes* : consultez votre médecin. De même, tout saignement anal survenant chez une personne de plus de 50 ans doit faire l'objet d'une consultation médicale.
Les ampoules buvables contiennent de l'*alcool* en quantité notable

Grossesse et allaitement
L'effet de ce médicament pendant la grossesse ou l'allaitement est mal connu. L'évaluation du risque éventuel lié à son utilisation est individuelle : demandez conseil à votre pharmacien ou à votre médecin.

Mode d'emploi et posologie
Le contenu des sachets et des ampoules doit être dilué dans un verre d'eau.
Ce médicament doit être pris au cours du repas afin d'éviter d'éventuelles nausées.

Posologie usuelle :
1 sachet ou 1 ampoule par jour.

Conseils : Une activité physique régulière et la surélévation du pied du lit permettent de faciliter la circulation veineuse et *lymphatique*.
La constipation chronique et les efforts excessifs de poussée sont les principaux facteurs déclenchant des crises d'*hémorroïdes*. Un régime riche en fibres alimentaires, des boissons abondantes et un exercice physique régulier en limitent le risque.

Effets indésirables possibles
Rarement : nausées.
Sachets de poudre : comme tous les médicaments et confiseries contenant des sucres non absorbables (sorbitol, mannitol...), possibilité de diarrhées en cas d'apport important.

Laboratoires Pharma 2000

RHEUMADORON
Informations détaillées sur www.monvidal.com

RHINAAXIA
Traitement local de la rhinite allergique

Présentation
RHINAAXIA : solution nasale ; flacon pulvérisateur de 13 ml avec pompe. Remb 35 % - **4,39 €.**
RHINAAXIA : solution nasale ; flacon pulvérisateur de 26 ml avec pompe. Non remb.

Composition

	p 100 ml
Acide N-acétylaspartylglutamique	6 g

Dans quel cas ce médicament est-il prescrit ?

Cette solution nasale agit localement sur l'*inflammation* de la *muqueuse* nasale.

Elle est utilisée dans le *traitement symptomatique* des *rhinites* d'origine allergique.

> **Attention :** En cas de signes d'infection nasale (fièvre, coloration des sécrétions nasales), consultez votre médecin.

Grossesse et allaitement

L'effet de ce médicament sur l'enfant à naître est mal connu. Par mesure de prudence, il est déconseillé pendant les 3 premiers mois de la grossesse.

La possibilité d'un effet du médicament chez le *nourrisson* est très improbable ; néanmoins, par mesure de prudence, le traitement est déconseillé sans avis médical chez la femme qui allaite.

Mode d'emploi et posologie

Les pulvérisations sont faites au cours d'une brève inspiration, après un mouchage soigneux, en tenant le flacon verticalement.

Posologie usuelle :
2 pulvérisations dans chaque narine, 5 fois par jour.

> **Conseils :** Tout flacon entamé doit être jeté après 30 jours.

Effets indésirables possibles

Irritation locale passagère.

Laboratoires Théa

RHINADVIL

Décongestionnant oral :
vasoconstricteur et AINS

Présentation

RHINADVIL : comprimé (rouge) ; boîte de 20. Remb 35 % - **1,97 €**.

Composition

	p cp
Ibuprofène	200 mg
Pseudoéphédrine chlorhydrate	30 mg
Saccharose	+

Dans quel cas ce médicament est-il prescrit ?

Ce médicament contient un *anti-inflammatoire* non stéroïdien (*AINS*), *antalgique* et *antipyrétique*, et un *vasoconstricteur* décongestionnant.

Il est utilisé dans le *traitement symptomatique* des rhumes avec congestion nasale (sensation de nez bouché), maux de tête ou fièvre.

Contre-indications

Ce médicament ne doit pas être utilisé dans les cas suivants :

- *antécédent* d'*allergie* ou d'*asthme* provoqué par l'aspirine ou les *anti-inflammatoires* non stéroïdiens (*AINS*) ;
- *ulcère* de l'estomac ou du *duodénum* ;
- *insuffisance hépatique* grave ;
- *insuffisance rénale* grave ;
- *insuffisance cardiaque* grave ;
- *lupus érythémateux* disséminé ;
- *hypertension artérielle* non contrôlée par un traitement spécifique ;
- *insuffisance coronarienne* grave ;
- *antécédent* d'*accident vasculaire cérébral* ;
- antécédent de *convulsions* ;
- risque de *glaucome* à angle fermé ;
- risque de blocage des urines (*adénome de la prostate*) ;
- en association avec un *antidépresseur* de type *IMAO* non sélectif ou pendant au moins 15 jours après la prise de celui-ci ;
- en association avec un autre *vasoconstricteur* décongestionnant ou un vasoconstricteur contenant l'une des substances suivantes : bromocriptine, pergolide, lisuride, cabergoline, ergotamine ou dihydroergotamine ;
- enfant de moins de 15 ans ;
- **grossesse** (à partir du 6e mois) ;
- **allaitement**.

> **Attention :** Tout traitement prolongé ou *surdosage* d'*AINS* expose à des effets indésirables graves.
>
> La pseudoéphédrine peut provoquer un *glaucome* aigu chez les personnes prédisposées : œil rouge, dur et douloureux, avec vision floue. Une consultation d'extrême urgence auprès d'un ophtalmologiste est nécessaire.
>
> Les *vasoconstricteurs* décongestionnants peuvent augmenter la fréquence cardiaque (*tachycardie*) et provoquer des *palpitations* et des nausées. Si ces effets indésirables sont trop marqués, le traitement doit être interrompu.
>
> Ils peuvent également être responsables de complications rares (*convulsions*, hallucinations, agitation anormale), notamment en cas de *posologie* excessive. Respectez la dose préconisée.
>
> Il est recommandé de prendre un avis médical avant d'utiliser ce médicament en cas d'*hypertension artérielle*, de maladie cardiaque, d'*hyperthyroïdie*, de *diabète*, de troubles psychiques, d'*antécédent* d'*ulcère* de l'estomac ou du *duodénum* ou de risque hémorragique, notamment digestif (maladie de *Crohn*, *rectocolite hémorragique*).
>
> Certaines situations doivent conduire à ne poursuivre le traitement qu'après un avis médical :
>
> - brûlures d'estomac importantes ou selles noires et nauséabondes pouvant traduire une irritation ou un saignement du tube digestif ;
> - *éruption cutanée*, crise d'*asthme* ;
> - fatigue inhabituelle et intense, ou baisse brutale et importante du volume des urines chez une personne souffrant d'*insuffisance cardiaque*, déshydratée ou traitée par *diurétique*.
>
> Certains médecins considèrent que les anti-inflammatoires peuvent diminuer l'efficacité des stérilets et exposer à un risque de grossesse non désirée. Ce risque est actuellement très controversé.
>
> Conducteur : ce médicament peut être responsable, dans de rares cas, de vertiges ou de troubles de la vue.
>
> Sportif : ce médicament contient une substance considérée comme stimulante (phényléphrine, pseudoéphédrine ou synéphrine) qui figure dans le programme de surveillance 2004 du ministère de la Jeunesse et des Sports. Elle peut être recherchée dans les urines des sportifs afin de déceler un éventuel mésusage.

Interactions avec d'autres substances

Ce médicament ne doit pas être associé aux *antidépresseurs* de type *IMAO* non sélectif (MARSILID), à un autre *vasoconstricteur* décongestionnant ou à un vasoconstricteur contenant l'une des substances suivantes : bromocriptine, pergolide, lisuride, cabergoline, ergotamine ou dihydroergotamine. L'association à ces médicaments risque de provoquer une crise hypertensive.

Il peut interagir avec d'autres médicaments, notamment l'aspirine, les autres *anti-inflammatoires* non stéroïdiens, les *anticoagulants*, les *antiagrégants plaquettaires* et les médicaments contenant du lithium ou du méthotrexate.

Informez par ailleurs votre médecin ou votre pharmacien si vous prenez un *antihypertenseur*, un *diurétique* ou un médicament contenant de la guanéthidine.

Grossesse et allaitement

Des effets néfastes pour l'enfant à naître ont été mis en évidence lorsque les *AINS* sont utilisés au cours des 4 derniers mois de la grossesse ; le risque existe même avec une seule prise et même si la grossesse est à terme. L'usage de ce médicament est contre-indiqué pendant cette période.

Pendant les 5 premiers mois, l'effet de ce médicament est mal connu : seul votre médecin peut évaluer le risque éventuel de son utilisation dans votre cas.

Ce médicament passe dans le lait maternel. Il est contre-indiqué pendant l'allaitement.

Mode d'emploi et posologie

Les comprimés sont avalés avec un verre d'eau, de préférence au cours des repas.

Posologie usuelle :

- Adulte et enfant de plus de 15 ans : 1 ou 2 comprimés par prise à renouveler si nécessaire toutes les 6 heures, sans dépasser 6 comprimés par jour.

Conseils : Ce médicament n'a pas d'effet anti-infectieux. Si les troubles persistent plus de 5 jours, consulter votre médecin.

Effets indésirables possibles

Liés à l'ibuprofène :

Nausées, vomissements, *gastrite*.

Rarement :

- *ulcère* de l'estomac ou du *duodénum*, *hémorragie* du tube digestif (vomissements sanglants, selles noires, ou le plus souvent pertes de sang imperceptibles, responsables de l'apparition progressive d'une *anémie*) le plus souvent lors d'un traitement de longue durée ou à forte dose ;
- *réaction allergique* : *éruption cutanée*, démangeaisons, *œdème*, crise d'*asthme*, malaise avec chute brutale de la tension artérielle ;
- *vertiges*, maux de tête ;
- troubles de la vision nécessitant un examen ophtalmologique ;
- anomalie de la *numération formule sanguine*, augmentation des *transaminases*.

Liés à la pseudoéphédrine :

Sécheresse de la bouche, rétention urinaire.

Nausées, vomissements.

Palpitations, accélération du cœur, insomnie, anxiété, maux de tête, sueurs.

Plus rarement : hallucinations, agitation.

Laboratoires Wyeth Santé Familiale

RHINALLERGY
Homéopathie

Présentation

RHINALLERGY : comprimé à sucer (blanc) ; boîte de 60. Non remb.

Composition

Allium cepa 5 CH, Ambrosia artemisia folia 5 CH, Euphrasia officinalis 5 CH, Histaminum muriaticum 9 CH, Sabadilla 5 CH, Solidago virga aurea 5 CH, aa ; lactose, saccharose.

Dans quel cas ce médicament est-il prescrit ?

Ce médicament est un *complexe* (association) de composants homéopathiques.

Il est utilisé dans le *traitement homéopathique* des *rhinites* d'origine allergique (rhume des foins, crises d'éternuements...).

Grossesse et allaitement

Aux *dilutions homéopathiques*, les substances contenues dans ce médicament ne sont pas connues pour être toxiques pendant la grossesse ou l'allaitement.

Mode d'emploi et posologie

Les comprimés doivent être sucés lentement.

Les comprimés ne sont pas adaptés à l'enfant de moins de 6 ans. En effet, ils risquent d'obstruer les voies respiratoires si l'enfant déglutit mal et que le comprimé passe dans la trachée (fausse route).

Posologie usuelle :

- Adulte et enfant de plus de 6 ans : 1 comprimé, 1 à 6 fois par jour.

Cessez le traitement dès la disparition des symptômes. La durée du traitement ne doit pas dépasser 1 semaine sans avis médical.

Laboratoires Boiron

RHINAMIDE
Informations détaillées sur www.monvidal.com

RHINATHIOL
Fluidifiant bronchique

Présentation

RHINATHIOL **Adulte expectorant :** sirop (arômes : caramel, cannelle) ; flacon de 125 ml avec gobelet-doseur de 15 ml. Non remb.

RHINATHIOL **Adulte expectorant :** sirop (arômes : caramel, cannelle) ; flacon de 200 ml avec gobelet-doseur de 15 ml. Non remb.

RHINATHIOL **Adulte expectorant :** sirop (arômes : caramel, cannelle) ; flacon de 300 ml avec gobelet-doseur de 15 ml. Non remb.

RHINATHIOL **Adulte expectorant sans sucre :** sirop (arôme caramel) ; flacon de 200 ml avec gobelet-doseur de 15 ml. Non remb.

RHINATHIOL **Enfant Nourrisson :** sirop (arômes : framboise, cerise) ; flacon de 125 ml avec cuillère-mesure de 5 ml. Non remb.

RHINATHIOL **Enfant Nourrisson sans sucre :** sirop (arômes : cerise, framboise) ; flacon de 125 ml avec cuillère-mesure de 5 ml. Non remb.

Composition

	sirop Ad p 15 ml	sirop Ad sans sucre p 15 ml
Carbocistéine	750 mg	750 mg
Sodium	97 mg	90 mg
Saccharose	6 g	
Alcool	0,2 g	

	sirop Enf Nour p c mes	sirop Enf Nour sans sucre p c mes
Carbocistéine	100 mg	100 mg
Saccharose	3,5 g	

Dans quel cas ce médicament est-il prescrit ?

Ce médicament fluidifie les sécrétions (mucosités) présentes dans les bronches. Il facilite leur évacuation par la toux.

Il est utilisé en cas de toux grasse avec difficulté à cracher, notamment au cours des bronchites aiguës.

Attention : Ce médicament ne peut être utilisé en cas de *bronchite chronique* que sur avis médical.

Des précautions sont nécessaires en cas d'*ulcère* de l'estomac ou du *duodénum*.

N'utilisez pas d'*antitussif* en plus de ce médicament sans l'avis de votre médecin ou de votre pharmacien.

En cas de fièvre, de sécrétions qui persistent au-delà de quelques jours ou qui se colorent, consultez votre médecin.

Les sirops contiennent du *sucre* (saccharose) en quantité notable, à l'exception des sirops sans sucre.

Sirop Adulte :

Conducteur : en raison de la présence d'*alcool*, ce médicament peut être responsable d'une somnolence ou d'une baisse de la vigilance.

Grossesse et allaitement

Ce médicament ne contient que des substances présumées sans danger pendant la grossesse ou l'allaitement. Néanmoins, ne l'utilisez pas de façon prolongée sans l'avis de votre pharmacien ou de votre médecin.

Mode d'emploi et posologie

Ce médicament est pris de préférence en dehors des repas.

Posologie usuelle :

- Adulte : 1 gobelet-doseur de sirop Adulte, 3 fois par jour.
- Enfant de 5 à 15 ans : 1 cuillère-mesure de sirop Enfant Nourrisson, 3 fois par jour.
- Enfant de 2 à 5 ans : 1 cuillère-mesure de sirop Enfant Nourrisson, 2 fois par jour.
- Nourrisson de 1 mois à 2 ans : 1 cuillère-mesure de sirop Enfant Nourrisson, 1 ou 2 fois par jour selon l'âge.

Le traitement peut être interrompu dès l'amélioration des symptômes. Sa durée ne doit pas dépasser 5 jours chez l'adulte et 10 jours chez l'enfant sans avis médical.

Conseils : Les sirops Adulte peuvent être placés en accès libre dans certaines pharmacies ; néanmoins, n'hésitez pas à demander conseil à votre pharmacien.

Fumer, ou être exposé à la fumée des autres, est un frein important à l'évacuation des mucosités.

Il est nécessaire de lutter contre la sécheresse de l'air ambiant (humidificateur...) pour éviter le dessèchement des sécrétions. Il est également recommandé de boire beaucoup.

Chez la personne âgée ou le jeune enfant, l'incapacité à évacuer les crachats peut justifier l'aide d'un kinésithérapeute, sur prescription médicale.

Les sirops sans sucre ne doivent pas être conservés plus de 15 jours après ouverture du flacon.

Effets indésirables possibles

Douleurs d'estomac, nausées, diarrhée.

Laboratoires sanofi-aventis France

RHINATHIOL PROMÉTHAZINE

Antitussif antihistaminique

Présentation

RHINATHIOL PROMÉTHAZINE : sirop ; flacon de 200 ml avec cuillère-mesure de 5 ml. Non remb.

Composition

	p c à s	p c mes
Prométhazine chlorhydrate	7,5 mg	2,5 mg
Carbocistéine	300 mg	100 mg
Saccharose	9 g	3 g
Alcool	366 mg	122 mg

Dans quel cas ce médicament est-il prescrit ?

Ce médicament contient un *antihistaminique* antitussif et *sédatif* (prométhazine), et un fluidifiant des sécrétions bronchiques.

Il est utilisé dans le *traitement symptomatique* des toux sèches, notamment celles qui surviennent la nuit.

Contre-indications

Ce médicament ne doit pas être utilisé dans les cas suivants :

- *antécédent* d'*agranulocytose*,
- risque de *glaucome* à angle fermé,
- risque de blocage des urines (*adénome de la prostate*).

Attention : Ce médicament n'est pas adapté au traitement de la toux grasse, qui est un mécanisme normal de l'organisme permettant l'évacuation des mucosités présentes dans les bronches.

La toux est un *symptôme* qui peut révéler de nombreuses maladies (*allergie*, maladie cardiaque, pulmonaire, digestive...) : consultez votre médecin si elle persiste plus de quelques jours.

N'utilisez pas ce médicament chez l'enfant de moins de 1 an sans avis médical.

Des précautions sont nécessaires en cas d'*ulcère* de l'estomac ou du *duodénum*, d'*épilepsie*, d'*insuffisance hépatique*, d'*insuffisance rénale* et chez la personne âgée, notamment en cas de constipation chronique, d'*adénome de la prostate*, de tendance aux *vertiges* ou aux baisses de tension.

La prométhazine, comme les autres phénothiazines, est susceptible de déclencher des réactions de *photosensibilisation* ; évitez toute exposition au soleil pendant le traitement.

Ce médicament contient du *sucre* (saccharose) en quantité notable.

Évitez les boissons alcoolisées : augmentation du risque de somnolence.

Ce médicament peut induire une somnolence, parfois intense chez certaines personnes. Cette somnolence peut être augmentée par la prise d'*alcool* ou d'autres médicaments *sédatifs*. La conduite et l'utilisation de machines dangereuses sont déconseillées, surtout dans les heures qui suivent la prise du médicament.

Interactions avec d'autres substances

Ce médicament peut interagir avec le sultopride.

Informez votre médecin ou votre pharmacien si vous prenez un autre médicament ayant des effets *atropiniques* ou *sédatifs* (tranquillisants, somnifères, certains médicaments contre la toux ou contre la douleur contenant des *opiacés*, *antidépresseurs*, *neuroleptiques*...).

Grossesse et allaitement

L'effet de ce médicament pendant la grossesse est mal connu : seul votre médecin peut évaluer le risque éventuel de son utilisation dans votre cas.

Ce médicament passe faiblement dans le lait maternel : il est déconseillé pendant l'allaitement.

Mode d'emploi et posologie

Ce médicament est pris de préférence au moment où survient la toux. Les prises du soir doivent être privilégiées en raison du risque de somnolence.

Posologie usuelle :
- Adulte : 3 ou 4 cuillères à soupe par jour.
- Enfant de 12 à 15 ans : 6 à 9 cuillères-mesure par jour.
- Enfant de 30 mois à 12 ans : 4 à 6 cuillères-mesure par jour.
- Enfant de 12 à 30 mois : 3 ou 4 cuillères-mesure par jour.

Le traitement doit être de courte durée.

Conseils : La cigarette est irritante pour les bronches et entretient la toux : évitez de fumer ou d'être exposé à la fumée des autres.
Des mesures simples permettent de calmer les toux sèches : boissons chaudes et humidification de l'air ambiant.

Effets indésirables possibles

Douleurs d'estomac, nausées, diarrhée.
Somnolence.
Effets *atropiniques* : sécheresse de la bouche, troubles de l'*accommodation*, blocage des urines, constipation, *palpitations*.
Hypotension orthostatique, *vertiges*.
Tremblements, mauvaise coordination des mouvements.
Agitation, confusion des idées.
Réaction allergique, *photosensibilisation*.
Anomalie de la *numération formule sanguine*.

Laboratoires sanofi-aventis France

RHINATHIOL TOUX SÈCHE

Antitussif opiacé

Présentation

RHINATHIOL TOUX SÈCHE pholcodine Adulte : sirop (arôme eau de laurier cerise) ; flacon de 200 ml avec godet doseur. Non remb.
RHINATHIOL TOUX SÈCHE pholcodine Enfant : sirop (arôme eau de laurier cerise) ; flacon de 125 ml avec seringue graduée de 5 ml. Non remb.

Composition

	sirop Ad p 5 ml	sirop Enf p 5 ml
Pholcodine	6 mg	3 mg
Saccharose	3,3 g	3 g
Sodium		4,68 mg
Titre alcoolique	9,86°	1,4°

Dans quel cas ce médicament est-il prescrit ?

Ce sirop contient un *antitussif* opiacé, la pholcodine, qui agit sur les centres de la toux.
Il est utilisé dans le *traitement symptomatique* des toux sèches ou d'irritation.

Contre-indications

Ce médicament ne doit pas être utilisé dans les cas suivants :
- *asthme*,
- *insuffisance respiratoire*,
- **allaitement**.

Attention : Ce médicament n'est pas adapté au traitement de la toux grasse, qui est un mécanisme de défense normal de l'organisme permettant l'évacuation des mucosités présentes dans les bronches.
La toux est un *symptôme* qui peut révéler de nombreuses maladies : consultez votre médecin si elle persiste plus de quelques jours.
Ce médicament contient du *sucre* (saccharose) en quantité notable.
Évitez la prise de boissons alcoolisées pendant le traitement.
Ce médicament peut induire une somnolence, parfois intense chez certaines personnes. Cette somnolence peut être augmentée par la prise d'*alcool* ou d'autres médicaments *sédatifs*. La conduite et l'utilisation de machines dangereuses sont déconseillées, surtout dans les heures qui suivent la prise du médicament.

Interactions avec d'autres substances

Informez votre médecin ou votre pharmacien si vous prenez d'autres médicaments *sédatifs*.

Grossesse et allaitement

L'utilisation de la *codéine* et de ses dérivés (codéthyline, pholcodine) ne doit être envisagée chez la femme enceinte qu'en cas de nécessité, en effet :
- une *insuffisance respiratoire* peut survenir chez le nouveau-né d'une mère traitée par des doses élevées, même si le traitement est ponctuel mais précède de peu l'accouchement ;
- un *syndrome de sevrage*, à l'inverse, peut concerner des nouveau-nés si leur mère reçoit un traitement régulier, même à faible dose.

Il est donc important de signaler à l'obstétricien la prise éventuelle de codéine ou d'un de ses dérivés, afin que ces risques puissent être prévenus par une surveillance et un éventuel traitement adapté.

Ce médicament passe dans le lait maternel. Il est contre-indiqué pendant l'allaitement.

Mode d'emploi et posologie

Ce médicament est pris au moment où survient la toux. Les prises doivent être réparties au cours de la journée et espacées d'au moins 4 heures.

Posologie usuelle :

- Adulte : 1 ou 2 godets doseurs de 5 ml, 1 à 6 fois par jour. En cas d'*insuffisance hépatique* et chez la personne âgée, la *posologie* initiale est généralement réduite de moitié.
- Enfant de 40 à 50 kg (soit environ 13 à 15 ans) : 2 doses de 5 ml, 1 à 6 fois par jour.
- Enfant de 20 à 40 kg (soit environ 6 à 13 ans) : 1 dose de 5 ml, 1 à 6 fois par jour.

La durée du traitement est limitée à 5 jours sans avis médical.

Conseils : Ce médicament peut être en accès libre dans certaines pharmacies ; néanmoins, n'hésitez pas à demander conseil à votre pharmacien.
Une toux nocturne aggravée par ce médicament peut être une toux allergique : demandez conseil à votre médecin.
La cigarette est irritante pour les bronches et entretient la toux : évitez de fumer ou d'être exposé à la fumée des autres.
Des mesures simples permettent de calmer les toux sèches : boissons chaudes et humidification de l'air ambiant.

Effets indésirables possibles

Constipation et, plus rarement, somnolence, nausées, vomissements, *bronchospasme*, sensation de *vertige*, *réaction allergique* cutanée.

Laboratoires sanofi-aventis France

RHINATUX

Informations détaillées sur www.monvidal.com

RHINÉDRINE

Préparation nasale antibactérienne

Présentation

RHINÉDRINE : solution pour pulvérisation nasale ; flacon pulvérisateur de 20 ml. Non remb.

Composition

	p 100 ml
Benzododécinium bromure	50 mg
Camphre	120 mg

Dans quel cas ce médicament est-il prescrit ?

Cette solution nasale contient un *antiseptique* de la famille des *ammoniums quaternaires* et du camphre (*terpènes*).

Elle est utilisée dans le *traitement d'appoint* des *rhinites* et des *rhinopharyngites*.

Contre-indications

Ce médicament ne doit pas être utilisé dans les cas suivants :

- *allergie* aux *antiseptiques* de la famille des *ammoniums quaternaires*,
- enfant ayant des *antécédents* de *convulsions*,
- *nourrisson* de moins de 30 mois.

Attention : Ce médicament contient des *terpènes* qui peuvent, en cas de dépassement des *posologies*, avoir des effets indésirables graves : respectez les doses préconisées, plus particulièrement chez l'enfant ou en cas d'*épilepsie*.
Si votre état ne s'améliore pas après quelques jours de traitement, consultez votre médecin.
L'usage prolongé de ce médicament n'est pas souhaitable : il peut modifier l'équilibre microbien du nez ou de la gorge.

Grossesse et allaitement

L'effet de ce médicament pendant la grossesse ou l'allaitement est mal connu. L'évaluation du risque éventuel lié à son utilisation est individuelle : demandez conseil à votre pharmacien ou à votre médecin.

Mode d'emploi et posologie

Les pulvérisations sont faites au cours d'une brève inspiration, après un mouchage soigneux, en tenant le flacon verticalement.

Posologie usuelle :

- Adulte : 2 pulvérisations dans chaque narine, 3 ou 4 fois par jour.
- Enfant de 30 mois à 15 ans : 1 pulvérisation dans chaque narine, 3 ou 4 fois par jour, selon l'âge.

Conseils : Les solutions nasales *antiseptiques* ou *antibiotiques* peuvent être contaminées par des *germes* : ne les conservez pas au-delà de la durée du traitement.

Effets indésirables possibles

Réaction allergique.

Laboratoires Coopération Pharmaceutique Française

RHINOCORT

Corticoïde nasal — sur ordonnance

Présentation

RHINOCORT : suspension nasale ; flacon pulvérisateur de 10 ml (120 doses). Liste I - Remb 35 % - **12,83 €**.

Composition

	p dose
Budésonide	64 µg

Dans quel cas ce médicament est-il prescrit ?

Ce médicament d'usage local contient un *corticoïde* qui possède une activité *anti-inflammatoire* marquée sur les *muqueuses*, notamment celles du nez.

Il est utilisé dans le traitement des *rhinites* d'origine allergique de l'adulte et de l'enfant de plus de 6 ans.

Il est également indiqué chez l'adulte dans le *traitement symptomatique* de la *polypose nasale*.

Contre-indications

Ce médicament ne doit pas être utilisé dans les cas suivants :

- saignement de nez,
- *herpès* buccal ou ophtalmique.

Attention : Ce médicament contient un *corticoïde* qui peut, en cas de traitement prolongé, conduire à une fragilisation de la *muqueuse* nasale. Il doit donc

être employé avec précaution chez les personnes souffrant d'*ulcérations* nasales ou récemment opérées du nez ou des *sinus*
Lors du renouvellement du traitement, le médecin peut vérifier l'état de la muqueuse nasale, notamment en cas d'irritation ou de sentiment de sécheresse anormale. Dans de rares cas, des perforations de la cloison nasale ont été observées sous traitement.
En cas de signes d'infection nasale (fièvre, coloration des sécrétions nasales), consultez votre médecin.
Des précautions sont nécessaires en cas de *tuberculose* pulmonaire en évolution ou de *mycose* pulmonaire.

Grossesse et allaitement

Les études scientifiques actuellement disponibles n'ont pas mis en évidence de risque de malformation lors de l'utilisation d'un corticoïde par voie nasale pendant la grossesse. Seul votre médecin peut apprécier la nécessité du traitement et son risque dans votre cas.

Par mesure de prudence, l'usage de ce médicament est déconseillé sans avis médical pendant l'allaitement.

Mode d'emploi et posologie

Agiter le flacon avant emploi. Avant la première utilisation, effectuer 5 à 10 pressions sur la pompe doseuse pour l'amorcer.
Les pulvérisations sont faites après un mouchage soigneux.

Posologie usuelle :
Rhinite allergique :
- Adulte et enfant de plus de 6 ans : 2 pulvérisations dans chaque narine, le matin ou 1 pulvérisation dans chaque narine, matin et soir.

La *posologie* et la durée du traitement sont adaptées par votre médecin en fonction de l'exposition à l'allergène.
Polypose nasale :
- Adulte : 1 pulvérisation dans chaque narine, matin et soir.

Conseils : Ce médicament d'action lente n'est pas adapté au traitement des *rhinites* aiguës. Un délai de quelques jours est nécessaire pour qu'il soit actif.
Seules les prises régulières et prolongées permettent d'obtenir l'amélioration recherchée.
Penser à nettoyer l'embout nasal après usage.

Effets indésirables possibles

Irritation et assèchement du nez.
Saignements de nez.
Rarement : *réaction allergique*, augmentation de la *tension intraoculaire*, *candidose* du nez ou du *pharynx*, nécessitant l'arrêt du traitement.
Exceptionnellement : perforation de la cloison nasale.

Laboratoires AstraZeneca

RHINOFÉBRAL

Décongestionnant oral : antihistaminique et paracétamol

Présentation

RHINOFÉBRAL : gélule (bleu clair et bleu foncé) ; boîte de 20. Non remb.

Composition

	p gél
Chlorphénamine maléate	3,2 mg
Paracétamol	240 mg
Acide ascorbique (vitamine C)	100 mg

Dans quel cas ce médicament est-il prescrit ?

Ce médicament associe un *antihistaminique* ayant un effet asséchant sur les sécrétions nasales, du paracétamol, *antipyrétique* et *antalgique*, et de la *vitamine* C.
Il est utilisé dans le *traitement symptomatique* des rhumes avec écoulement nasal, maux de tête et/ou fièvre.

Contre-indications

Ce médicament ne doit pas être utilisé dans les cas suivants :
- *insuffisance hépatique*,
- risque de *glaucome* à angle fermé,
- risque de blocage des urines (*adénome de la prostate*...).

Attention : Ce médicament peut provoquer un *glaucome* aigu chez les personnes prédisposées : œil rouge, dur et douloureux, avec vision floue. Une consultation d'extrême urgence auprès d'un ophtalmologiste est nécessaire.
Du fait de la présence d'un *antihistaminique* ayant des propriétés *sédatives* et *atropiniques*, des précautions sont nécessaires en cas d'*insuffisance rénale* grave et chez la personne âgée, notamment en cas de constipation chronique, d'*adénome de la prostate*, de tendance aux *vertiges* ou aux baisses de tension.
Le paracétamol est présent seul ou en association avec d'autres substances dans de nombreux médicaments : assurez-vous de ne pas prendre simultanément plusieurs médicaments contenant du paracétamol, car une prise conjointe entraîne un risque de *surdosage* qui peut être toxique pour le foie.
Évitez les boissons alcoolisées : augmentation du risque de somnolence.
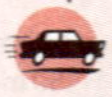
Ce médicament peut induire une somnolence, parfois intense chez certaines personnes. Cette somnolence peut être augmentée par la prise d'*alcool* ou d'autres médicaments *sédatifs*. La conduite et l'utilisation de machines dangereuses sont déconseillées, surtout dans les heures qui suivent la prise du médicament.

Interactions avec d'autres substances

Informez votre médecin ou votre pharmacien si vous prenez un autre médicament ayant des effets *atropiniques* ou *sédatifs* (tranquillisants, somnifères, certains médicaments contre la toux ou contre la douleur contenant des *opiacés*, *antidépresseurs*, *neuroleptiques*...).
En cas de traitement par un *anticoagulant* oral et par du paracétamol aux doses maximales (4 g par jour)

pendant au moins 4 jours, une surveillance accrue du traitement anticoagulant sera éventuellement nécessaire.

Grossesse et allaitement

L'utilisation ponctuelle de ce médicament pendant la grossesse est possible, à condition de respecter la *posologie* recommandée. Néanmoins, son utilisation dans les jours qui ont précédé l'accouchement doit être signalée au médecin ; en effet, une surveillance particulière du *nouveau-né* peut être nécessaire.

Ce médicament passe faiblement dans le lait maternel ; par mesure de prudence, son usage est déconseillé chez la femme qui allaite.

Mode d'emploi et posologie

Les gélules doivent être avalées avec un verre d'eau, en respectant un intervalle d'au moins 4 heures entre les prises. En cas d'*insuffisance rénale* grave, il est nécessaire d'espacer les prises d'au moins 8 heures.

Posologie usuelle :

- Adulte et enfant de plus de 12 ans : 1 gélule, 1 à 5 fois par jour.

> **Conseils :** Ce médicament n'a pas d'effet anti-infectieux. Si les troubles persistent plus de 5 jours, consulter votre médecin.

Effets indésirables possibles

Somnolence.

Sécheresse de la bouche, constipation, troubles de l'*accommodation*, rétention urinaire.

Hypotension orthostatique, *vertiges*, tremblements, agitation, confusion des idées notamment chez la personne âgée.

Rarement : *réaction allergique*, anomalie de la *numération formule sanguine*.

Laboratoires Mc Neil Santé Grand Public

RHINOFLUIMUCIL

Décongestionnant nasal — sur ordonnance

Présentation

RHINOFLUIMUCIL : solution pour pulvérisation nasale ; flacon pulvérisateur de 10 ml. Liste II - Remb 35 % - **2,19 €.**

Composition

	p 100 ml
Tuaminoheptane sulfate	500 mg
Benzalkonium chlorure	12,5 mg
Acétylcystéine	1 g

Dans quel cas ce médicament est-il prescrit ?

Cette solution nasale contient un *vasoconstricteur* qui dégage le nez, un *antiseptique* et un fluidifiant des sécrétions nasales.

Elle est utilisée dans le *traitement symptomatique* des *rhinopharyngites* accompagnées de sécrétions nasales importantes.

Contre-indications

Ce médicament ne doit pas être utilisé dans les cas suivants :

- risque de *glaucome* à angle fermé,
- risque de blocage des urines (*adénome de la prostate*),
- *hypertension artérielle* ou *insuffisance coronarienne* grave,
- *antécédent* de *convulsions*,
- antécédent d'*accident vasculaire cérébral*,
- en association avec un autre *vasoconstricteur* décongestionnant,
- enfant de moins de 30 mois.

> **Attention :** L'utilisation répétée ou prolongée des *vasoconstricteurs* par voie nasale expose à un risque de *rhinite* grave, parfois irréversible. La brièveté de l'effet décongestionnant ne doit pas vous conduire à dépasser la *posologie* prescrite par votre médecin.
>
> De plus, des pulvérisations répétées peuvent entraîner un passage plus important du vasoconstricteur dans le sang et provoquer des *palpitations*, des nausées ou des maux de tête. Si ces effets deviennent trop marqués, le traitement doit être interrompu.
>
> Des précautions sont nécessaires en cas d'*hypertension artérielle*, de certains troubles cardiaques, d'*hyperthyroïdie*, de *diabète*, de troubles psychiques.
>
> Sportif : ce médicament contient une substance susceptible de rendre positifs certains *tests antidopage*.

Interactions avec d'autres substances

Ce médicament ne doit pas être associé à un autre *vasoconstricteur* décongestionnant : risque de crise hypertensive.

il peut interagir avec les *antidépresseurs* de type *IMAO* non sélectifs (MARSILID) et avec un vasoconstricteur contenant l'une des substances suivantes : bromocriptine, pergolide, lisuride, cabergoline, ergotamine ou dihydroergotamine.

Grossesse et allaitement

L'effet de ce médicament pendant la grossesse ou l'allaitement est mal connu : seul votre médecin peut évaluer le risque éventuel de son utilisation dans votre cas.

Mode d'emploi et posologie

Les pulvérisations doivent être faites au cours d'une brève inspiration, en tenant le flacon verticalement.

Posologie usuelle :

- Adulte : 2 pulvérisations dans chaque narine, 3 ou 4 fois par jour.
- Enfant de 30 mois à 15 ans : 1 pulvérisation dans chaque narine, 1 ou 2 fois par jour.

La durée du traitement ne doit pas dépasser 3 à 5 jours, sauf avis médical contraire.

> **Conseils :** Ce médicament peut provoquer des effets secondaires graves chez l'enfant : ne le laissez pas à sa portée.
>
> Le flacon ne doit pas être conservé plus de 20 jours après ouverture.

Effets indésirables possibles

Sécheresse nasale.

Plus rarement, en cas de passage dans le sang :

- Sécheresse de la bouche, insomnie, maux de tête, anxiété, rétention urinaire, sueurs.
- Accélération du cœur, *palpitations*, nausées, vomissements.

Laboratoires Zambon France

RHINO-SULFURYL

Informations détaillées sur www.monvidal.com

RHINOTROPHYL

Préparation nasale antibactérienne

Présentation

RHINOTROPHYL : solution pour pulvérisation nasale ; flacon pulvérisateur de 20 ml. Remb 35 % - **2,29 €**.

Composition

	p 100 ml
Acide ténoïque sel d'éthanolamine	3 g

Dans quel cas ce médicament est-il prescrit ?

Cette solution nasale possède une action *antiseptique* et apporte du soufre.

Elle est utilisée dans le *traitement d'appoint* des *rhinites* et des *rhinopharyngites*.

Attention : Si votre état ne s'améliore pas après quelques jours de traitement, consultez votre médecin.

Grossesse et allaitement

L'utilisation ponctuelle de ce médicament pendant la grossesse ou l'allaitement ne semble pas poser de problème particulier.

Mode d'emploi et posologie

Les pulvérisations sont faites au cours d'une brève inspiration, après un mouchage soigneux, en tenant le flacon verticalement.

Posologie usuelle :

- Adulte : 1 pulvérisation dans chaque narine, 4 à 6 fois par jour.
- Enfant de plus de 30 mois : 1 pulvérisation dans chaque narine, 3 à 4 fois par jour.
- Nourrisson : 1 pulvérisation dans chaque narine, 2 fois par jour.

Conseils : Les solutions nasales *antiseptiques* ou *antibiotiques* peuvent être contaminées par des *germes* : ne les conservez pas au-delà de la durée du traitement.

Effets indésirables possibles

Irritation locale.

Laboratoires Jolly-Jatel

RHINUREFLEX

Décongestionnant oral : vasoconstricteur et AINS

Présentation

RHINUREFLEX : comprimé (jaune) ; boîte de 20. Remb 35 % - **1,82 €**.

Composition

	p cp
Ibuprofène	200 mg
Pseudoéphédrine chlorhydrate	30 mg

Dans quel cas ce médicament est-il prescrit ?

Ce médicament contient un *anti-inflammatoire* non stéroïdien (*AINS*), *antalgique* et *antipyrétique*, et un *vasoconstricteur* décongestionnant.

Il est utilisé dans le *traitement symptomatique* des rhumes avec congestion nasale (sensation de nez bouché), maux de tête ou fièvre.

Contre-indications

Ce médicament ne doit pas être utilisé dans les cas suivants :

- *antécédent* d'*allergie* ou d'*asthme* provoqué par l'aspirine ou les *anti-inflammatoires* non stéroïdiens (*AINS*) ;
- *ulcère* de l'estomac ou du *duodénum* ;
- *insuffisance hépatique* grave ;
- *insuffisance rénale* grave ;
- *insuffisance cardiaque* grave ;
- *lupus érythémateux* disséminé ;
- *hypertension artérielle* non contrôlée par un traitement spécifique ;
- *insuffisance coronarienne* grave ;
- *antécédent* d'*accident vasculaire cérébral* ;
- antécédent de *convulsions* ;
- risque de *glaucome* à angle fermé ;
- risque de blocage des urines (*adénome de la prostate*...) ;
- en association avec un *antidépresseur* de type *IMAO* non sélectif ou pendant au moins 15 jours après la prise de celui-ci ;
- en association avec un autre *vasoconstricteur* décongestionnant ou un vasoconstricteur contenant l'une des substances suivantes : bromocriptine, pergolide, lisuride, cabergoline, ergotamine ou dihydroergotamine ;
- enfant de moins de 15 ans ;
- **grossesse** (à partir du 6e mois) ;
- **allaitement**.

Attention : Tout traitement prolongé ou *surdosage* d'*AINS* expose à des effets indésirables graves.

La pseudoéphédrine peut provoquer un *glaucome* aigu chez les personnes prédisposées : œil rouge, dur et douloureux, avec vision floue. Une consultation d'extrême urgence auprès d'un ophtalmologiste est nécessaire.

Les *vasoconstricteurs* décongestionnants peuvent augmenter la fréquence cardiaque (*tachycardie*) et provoquer des *palpitations* et des nausées. Si ces effets indésirables sont trop marqués, le traitement doit être interrompu.

Ils peuvent également être responsables de complications rares (*convulsions*, hallucinations, agitation anormale), notamment en cas de *posologie* excessive. Respectez la dose préconisée.

Il est recommandé de prendre un avis médical avant d'utiliser ce médicament en cas d'*hypertension artérielle*, de maladie cardiaque, d'*hyperthyroïdie*, de *diabète*, de troubles nerveux, d'*antécédent* d'*ulcère* de l'estomac ou du *duodénum* ou de risque hémorragique, notamment digestif (maladie de *Crohn*, *rectocolite hémorragique*).

Certaines situations doivent conduire à ne poursuivre le traitement qu'après un avis médical :

- brûlures d'estomac importantes ou selles noires et nauséabondes pouvant traduire une irritation ou un saignement du tube digestif ;
- *éruption cutanée*, crise d'*asthme* ;
- fatigue inhabituelle et intense, ou baisse brutale et importante du volume des urines chez une

personne souffrant d'*insuffisance cardiaque*, déshydratée ou traitée par *diurétique*.

Certains médecins considèrent que les anti-inflammatoires peuvent diminuer l'efficacité des stérilets et exposer à un risque de grossesse non désirée. Ce risque est actuellement très controversé.

Conducteur : ce médicament peut être responsable, dans de rares cas, de vertiges ou de troubles de la vue.

Sportif : ce médicament contient une substance considérée comme stimulante (phényléphrine, pseudoéphédrine ou synéphrine) qui figure dans le programme de surveillance 2004 du ministère de la Jeunesse et des Sports. Elle peut être recherchée dans les urines des sportifs afin de déceler un éventuel mésusage.

Interactions avec d'autres substances

Ce médicament ne doit pas être associé aux *antidépresseurs* de type *IMAO* non sélectif (MARSILID), à un autre *vasoconstricteur* décongestionnant ou à un vasoconstricteur contenant l'une des substances suivantes : bromocriptine, pergolide, lisuride, cabergoline, ergotamine ou dihydroergotamine. L'association à ces médicaments risque de provoquer une crise hypertensive.

Il peut interagir avec d'autres médicaments, notamment l'aspirine, les autres *anti-inflammatoires* non stéroïdiens, les *anticoagulants*, les *antiagrégants plaquettaires* et les médicaments contenant du lithium ou du méthotrexate.

Informez par ailleurs votre médecin ou votre pharmacien si vous prenez un *antihypertenseur*, un *diurétique* ou un médicament contenant de la guanéthidine.

Grossesse et allaitement

Des effets néfastes pour l'enfant à naître ont été mis en évidence lorsque les *AINS* sont utilisés au cours des 4 derniers mois de la grossesse ; le risque existe même avec une seule prise et même si la grossesse est à terme. L'usage de ce médicament est contre-indiqué pendant cette période.

Pendant les 5 premiers mois, l'effet de ce médicament est mal connu : seul votre médecin peut évaluer le risque éventuel de son utilisation dans votre cas.

Ce médicament passe dans le lait maternel. Il est contre-indiqué pendant l'allaitement.

Mode d'emploi et posologie

Les comprimés doivent être avalés avec un verre d'eau, de préférence au cours des repas.

Posologie usuelle :

- Adulte : 1 ou 2 comprimés par prise à renouveler si nécessaire toutes les 6 heures, sans dépasser 4 comprimés par jour.

Conseils : Ce médicament n'a pas d'effet anti-infectieux. Si les troubles persistent plus de 5 jours, consulter votre médecin.

Effets indésirables possibles

Liés à l'ibuprofène :

Nausées, vomissements, *gastrite*.

Rarement :

- *ulcère* de l'estomac ou du *duodénum*, *hémorragie* du tube digestif (vomissements sanglants, selles noires, ou le plus souvent pertes de sang imperceptibles, responsables de l'apparition progressive d'une *anémie*) le plus souvent lors d'un traitement de longue durée ou à forte dose ;
- *réaction allergique* : *éruption cutanée*, démangeaisons, *œdème*, crise d'*asthme*, malaise avec chute brutale de la tension artérielle ;
- *vertiges*, maux de tête ;
- troubles de la vision nécessitant un examen ophtalmologique ;
- anomalie de la *numération formule sanguine*, augmentation des *transaminases*.

Liés à la pseudoéphédrine :

Sécheresse de la bouche, rétention urinaire.

Nausées, vomissements.

Palpitations, accélération du cœur, insomnie, anxiété, maux de tête, sueurs.

Plus rarement : hallucinations, agitation.

Laboratoires Reckitt Benckiser Healthcare France

RHUMAGRIP

Décongestionnant oral : vasoconstricteur et paracétamol

Présentation

RHUMAGRIP : comprimé ; boîte de 16. Non remb.

Composition

	p cp
Pseudoéphédrine chlorhydrate	30 mg
Paracétamol	500 mg
Amidon de blé (gluten)	+
Lactose	+

Dans quel cas ce médicament est-il prescrit ?

Ce médicament contient un *vasoconstricteur* décongestionnant et du paracétamol, *antipyrétique* et *antalgique*.

Il est utilisé dans le *traitement symptomatique* des rhumes avec congestion nasale (sensation de nez bouché), maux de tête ou fièvre.

Contre-indications

Ce médicament ne doit pas être utilisé dans les cas suivants :

- risque de *glaucome* à angle fermé ;
- risque de blocage des urines (*adénome de la prostate*) ;
- *antécédent* de *convulsions* ;
- antécédent d'*accident vasculaire cérébral* ;
- *insuffisance hépatique* ;
- *hypertension artérielle* non contrôlée par un traitement spécifique ;
- *insuffisance coronarienne* grave ;
- en association avec un *antidépresseur* de type *IMAO* non sélectif ou pendant au moins 15 jours après la prise de celui-ci ;
- en association avec un autre *vasoconstricteur* décongestionnant ou un vasoconstricteur contenant l'une des substances suivantes : bromocriptine, pergolide, lisuride, cabergoline, ergotamine ou dihydroergotamine ;
- enfant de moins de 15 ans ;
- *intolérance* au gluten ;
- **allaitement**.

Attention : La pseudoéphédrine peut provoquer un *glaucome* aigu chez les personnes prédisposées : œil rouge, dur et douloureux, avec vision floue. Une

consultation d'extrême urgence auprès d'un ophtalmologiste est nécessaire.
Les *vasoconstricteurs* décongestionnants peuvent augmenter la fréquence cardiaque (*tachycardie*) et provoquer des *palpitations* et des nausées. Si ces effets indésirables sont trop marqués, le traitement doit être interrompu.
Ils peuvent également être responsables de complications rares (*convulsions*, hallucinations, agitation anormale), notamment en cas de *posologie* excessive. Respectez la dose préconisée.
Il est préférable de prendre un avis médical avant d'utiliser ce médicament en cas d'*hyperthyroïdie*, de maladie cardiaque, de *diabète* ou de troubles psychiques.
Le paracétamol est présent seul ou en association avec d'autres substances dans de nombreux médicaments : assurez-vous de ne pas prendre simultanément plusieurs médicaments contenant du paracétamol, car une prise conjointe entraîne un risque de *surdosage* qui peut être toxique pour le foie.
Sportif : ce médicament contient une substance considérée comme stimulante (phényléphrine, pseudoéphédrine ou synéphrine) qui figure dans le programme de surveillance 2004 du ministère de la Jeunesse et des Sports. Elle peut être recherchée dans les urines des sportifs afin de déceler un éventuel mésusage.

Interactions avec d'autres substances

Ce médicament ne doit pas être associé aux *antidépresseurs* de type *IMAO* non sélectif (MARSILID), à un autre *vasoconstricteur* décongestionnant ou à un vasoconstricteur utilisé dans la maladie de Parkinson (bromocriptine, pergolide, lisuride, cabergoline) ou dans la migraine (ergotamine, dihydroergotamine). L'association à ces médicaments risque de provoquer une crise hypertensive.
En cas de traitement par un *anticoagulant* oral et par du paracétamol aux doses maximales (4 g par jour) pendant au moins 4 jours, une surveillance accrue du traitement anticoagulant sera éventuellement nécessaire.

Grossesse et allaitement

L'effet de ce médicament pendant la grossesse est mal connu. Par prudence, son usage est déconseillé chez la femme enceinte.
Ce médicament passe dans le lait maternel. Il est contre-indiqué pendant l'allaitement.

Mode d'emploi et posologie

Les comprimés doivent être avalés sans être croqués avec un verre d'eau, en respectant un intervalle minimal de 4 heures entre les prises. En cas d'*insuffisance rénale* grave, il est nécessaire d'espacer les prises d'au moins 8 heures.

Posologie usuelle :

- Adulte : 1 ou 2 comprimés, 3 fois par jour.

Conseils : Ce médicament n'a pas d'effet anti-infectieux. Si les troubles persistent plus de 5 jours, consulter votre médecin.

Effets indésirables possibles

Sécheresse de la bouche, insomnie, maux de tête, anxiété, agitation, sueurs, rétention des urines.
Accélération du cœur, *palpitations*, nausées, vomissements.
Rarement : *réaction allergique* cutanée.

Laboratoires Coopération Pharmaceutique Française

RHUS TOXICODENDRON COMPLEXE N° 80

Informations détaillées sur www.monvidal.com

RHUX TOXICODENDRON COMPOSÉ BOIRON

Homéopathie

Présentation

RHUX TOXICODENDRON COMPOSÉ BOIRON : comprimé ; boîte de 50. Remb 35 % - **1,46 €**.
RHUX TOXICODENDRON COMPOSÉ BOIRON : granules ; tube de 4 g. Remb 35 % - **1,80 €**.
RHUX TOXICODENDRON COMPOSÉ BOIRON : solution buvable ; flacon de 30 ml. Remb 35 % - **2,28 €**.

Composition

Rhus toxicodendron 3 CH, Urtica urens 3 CH, Acide benzoicum 3 CH, Acidum formicum 3 CH, Berberis vulgaris 3 CH, Ranunculus 3 CH, Lithium carbonicum 3 CH, lactose (comprimé, granules), alcool (solution buvable).

Dans quel cas ce médicament est-il prescrit ?

Ce médicament est un *complexe* (association) de composants homéopathiques.
Il est utilisé dans le *traitement homéopathique* des douleurs rhumatismales.

Grossesse et allaitement

Aux *dilutions homéopathiques*, les substances contenues dans ce médicament ne sont pas connues pour être toxiques pendant la grossesse ou l'allaitement.

Mode d'emploi et posologie

Ce médicament doit être pris de préférence à distance des repas.
Les comprimés sont à sucer ; les granules doivent être placés sous la langue ; la solution buvable est diluée dans un peu d'eau.

Posologie usuelle :

2 comprimés ou 5 granules, 2 fois par jour, ou 10 gouttes de solution buvable, 3 fois par jour.

Laboratoires Boiron

RICINUS COMPOSÉ BOIRON

Informations détaillées sur www.monvidal.com

RIFADINE

Antituberculeux, antibiotique — sur ordonnance

Présentation

RIFADINE 300 mg : gélule (rouge) ; boîte de 8. Liste I - Remb 65 % - **5,96 €**.
RIFADINE 300 mg : gélule (rouge) ; boîte de 30. Liste I - Remb 65 % - **17,49 €**.
RIFADINE 2 % : suspension buvable (arôme framboise) ; flacon de 120 ml (avec cuillère-mesure de 2,5 et 5 ml). Liste I - Remb 65 % - **7,04 €**.

Composition

	p gél	p c mes 2,5 ml	p c mes 5 ml
Rifampicine	300 mg	50 mg	100 mg
Saccharose		1 g	2 g
Sulfites		+	+

Dans quel cas ce médicament est-il prescrit ?

C'est un *antibiotique* qui appartient à la famille des rifamycines.

Il est actif sur de nombreux *germes*, mais son usage est habituellement réservé au traitement de la *tuberculose*, de la lèpre et de quelques autres maladies rares. Il est également utilisé dans une indication très particulière : la prévention ponctuelle des *méningites* à méningocoques.

Contre-indications

Ce médicament ne doit pas être utilisé dans les cas suivants :
- *allergie* aux rifamycines,
- *porphyrie*,
- en association avec certains médicaments de la famille des *antiprotéases*.

Attention : Ce médicament peut annuler l'efficacité des *contraceptifs* oraux (pilules).

Cet *antibiotique* présente des caractéristiques allergisantes : l'automédication est particulièrement contre-indiquée.

Des précautions sont nécessaires en cas d'*insuffisance rénale* ou d'*insuffisance hépatique*. Des analyses de sang régulières sont souvent prescrites pour contrôler la bonne tolérance du médicament.

La suspension buvable contient du *sucre* (saccharose) en quantité notable.

Interactions avec d'autres substances

Ce médicament accélère la dégradation de nombreux autres médicaments dont il diminue l'efficacité, notamment les *contraceptifs* oraux (pilules), les *anticoagulants* oraux, la ciclosporine (SANDIMMUN), les *antiprotéases* (delavirdine, saquinavir, indinavir, ritonavir). Lors de traitements prolongés, un mode de contraception différent et une modification des autres traitements peuvent être nécessaires.

Grossesse et allaitement

Grossesse et nouveau-né :

Les études actuellement disponibles n'ont pas mis en évidence de problème particulier lors de l'utilisation chez la femme enceinte. Seul votre médecin peut apprécier la nécessité du traitement et son risque pendant la grossesse.

La prise de ce médicament peut justifier des soins particuliers chez la femme en fin de grossesse et chez le *nouveau-né*.

Ce médicament passe dans le lait maternel : l'arrêt de l'allaitement devra être envisagé.

Mode d'emploi et posologie

Ce médicament est pris de préférence une demi-heure avant ou au moins deux heures après un repas.

Les gélules sont réservées à l'adulte et à l'enfant à partir de 6 ans.

Posologie usuelle :
- *Tuberculose*, lèpre : la *posologie*, fixée par le médecin, est strictement individuelle.
- Prévention des *méningites* à méningocoques (ce traitement concerne les personnes ayant été en contact avec un malade atteint de méningite à méningocoques) :
  - Adulte : 2 gélules toutes les 12 heures, pendant 2 jours.
  - Nourrisson et enfant : 10 mg par kg toutes les 12 heures, pendant 2 jours ; soit, par exemple, pour un enfant de 20 kg : 2 cuillères-mesure de 5 ml (200 mg) toutes les 12 heures.
  - Nouveau-né : 5 mg par kg toutes les 12 heures, pendant 2 jours.

Conseils : Un traitement antituberculeux, qui associe plusieurs médicaments, est habituellement très efficace. Cette efficacité nécessite néanmoins des prises régulières et un respect de la durée du traitement prescrit. Les rechutes dues à un traitement mal suivi sont beaucoup plus difficiles à soigner.

La rifampicine peut colorer en rouge les sécrétions : urines, larmes, crachats. Évitez le port de lentilles de contact, elles pourraient être colorées de façon permanente.

Effets indésirables possibles

Réactions allergiques cutanées.

Nausées, vomissements, *diarrhée*, manque d'appétit, ballonnements.

Baisse du nombre des *plaquettes* dans le sang, se traduisant par l'apparition spontanée de plaques violacées sur la peau (bleus). Le traitement doit alors être interrompu en attendant un avis médical et le résultat d'un contrôle sanguin.

Certains effets apparaissent lors des traitements nécessitant une prise intermittente du médicament : *syndrome* grippal fréquent (maux de tête, fièvre, frissons, *vertiges*, douleurs osseuses...), difficultés respiratoires, baisse de la tension artérielle.

Laboratoires sanofi-aventis France

RIFAMYCINE CHIBRET

Antibiotique à usage ophtalmique — sur ordonnance

Présentation

RIFAMYCINE CHIBRET : collyre (orangé) ; flacon compte-goutte de 10 ml. Liste I - Remb 65 % - **3,15 €**.
RIFAMYCINE CHIBRET : pommade ophtalmique (orangé) ; tube de 5 g. Liste I - Remb 65 % - **2,54 €**.

Composition

	p 100 ml	p 100 g
Rifamycine sodique	1 M UI	1 M UI
Sulfites	+	
Thiomersal	+	

Dans quel cas ce médicament est-il prescrit ?

Ce médicament à usage local contient un *antibiotique*, la rifamycine.

Il est utilisé sous forme de collyre ou de pommade pour traiter les infections de l'œil.

Contre-indications

Le collyre ne doit pas être utilisé en cas d'*allergie* aux *antiseptiques* de la famille des mercuriels (présence de thiomersal).

Attention : Une rougeur ou une douleur de l'œil ne correspondent pas toujours à une infection. Des soins urgents peuvent être nécessaires, notamment en cas de vision floue. N'utilisez pas ce médicament sans avis médical.

Le collyre ou la pommade peuvent être contaminés par l'œil infecté : évitez de mettre en contact l'extrémité du flacon ou du tube avec l'œil ; ne conservez pas ce médicament plus de 15 jours après une première utilisation.

Interactions avec d'autres substances

Ce collyre peut interagir avec d'autres collyres. Respectez un intervalle minimal de 15 minutes entre deux instillations.

Grossesse et allaitement

L'effet de ce médicament pendant la grossesse ou l'allaitement est mal connu : seul votre médecin peut évaluer le risque éventuel de son utilisation dans votre cas.

Mode d'emploi et posologie

Tirer la paupière inférieure vers le bas tout en regardant vers le haut. Déposer les gouttes de collyre ou la pommade entre la paupière et le globe oculaire (*cul-de-sac conjonctival*).

Posologie usuelle :

Collyre : 1 ou 2 gouttes, 4 à 6 fois par jour.

Pommade ophtalmique : appliquer l'équivalent d'un grain de riz 1 ou 2 fois par jour, dont une application le soir au coucher (la pommade s'emploie généralement en complément du collyre pour assurer une efficacité prolongée la nuit). Dans le traitement des infections des paupières, déposer la pommade sur le bord de la paupière, au contact des cils.

Conseils : La vision est légèrement troublée par l'application de la pommade. Ce trouble disparaît en quelques minutes.

Une application correcte du produit peut nécessiter une aide, notamment chez l'enfant ou la personne handicapée ou âgée.

Les lentilles de contact ne doivent pas être portées en cas d'infection oculaire ni être réutilisées avant guérison complète.

Ce collyre peut colorer de façon irréversible les lentilles souples.

Il peut également tacher les vêtements. De plus, la coloration des sécrétions nasales est normale.

Effets indésirables possibles

Irritation ou *réaction allergique*.

Laboratoires Théa

RIFATER

Informations détaillées sur www.monvidal.com

RIFINAH

Informations détaillées sur www.monvidal.com

RILMENIDINE 1 mg Génériques

Antihypertenseur

sur ordonnance

Les médicaments ci-dessous sont des génériques de HYPÉRIUM (voir p. 622).

RILMENIDINE ARROW 1 mg : comprimé boîte de 30. Liste I - Remb 65 % - 8,86 €.
RILMENIDINE ARROW 1 mg : comprimé boîte de 90. Liste I - Remb 65 % - 25,29 €.
RILMENIDINE BIOGARAN 1 mg : comprimé *(lactose)* boîte de 30. Liste I - Remb 65 % - 8,86 €.
RILMENIDINE BIOGARAN 1 mg : comprimé *(lactose)* boîte de 90. Liste I - Remb 65 % - 25,29 €.
RILMENIDINE EG 1 mg : comprimé boîte de 30. Liste I - Remb 65 % - 8,86 €.
RILMENIDINE EG 1 mg : comprimé boîte de 90. Liste I - Remb 65 % - 25,29 €.
RILMENIDINE MERCK 1 mg : comprimé boîte de 30. Liste I - Remb 65 % - 8,86 €.
RILMENIDINE MERCK 1 mg : comprimé boîte de 90. Liste I - Remb 65 % - 25,29 €.
RILMENIDINE QUALIMED 1 mg : comprimé boîte de 30. Liste I - Remb 65 % - 8,86 €.
RILMENIDINE QUALIMED 1 mg : comprimé boîte de 90. Liste I - Remb 65 % - 25,29 €.
RILMENIDINE RANBAXY 1 mg : comprimé boîte de 30. Liste I - Remb 65 % - 8,86 €.
RILMENIDINE RATIOPHARM 1 mg : comprimé boîte de 30. Liste I - Remb 65 % - 8,86 €.
RILMENIDINE RATIOPHARM 1 mg : comprimé boîte de 90. Liste I - Remb 65 % - 25,29 €.
RILMENIDINE SANDOZ 1 mg : comprimé boîte de 30. Liste I - Remb 65 % - 8,86 €.
RILMENIDINE TEVA 1 mg : comprimé boîte de 30. Liste I - Remb 65 % - 8,86 €.
RILMENIDINE TEVA 1 mg : comprimé boîte de 90. Liste I - Remb 65 % - 25,29 €.
RILMENIDINE WINTHROP 1 mg : comprimé boîte de 30. Liste I - Remb 65 % - 8,86 €.
RILMENIDINE ZYDUS 1 mg : comprimé boîte de 30. Liste I - Remb 65 % - 8,86 €.
RILMENIDINE ZYDUS 1 mg : comprimé boîte de 90. Liste I - Remb 65 % - 25,29 €.

RILUTEK

Informations détaillées sur www.monvidal.com

RIMACTAN

Informations détaillées sur www.monvidal.com

RIMIFON

Informations détaillées sur www.monvidal.com

RIOPAN

Informations détaillées sur www.monvidal.com

RISORDAN

Informations détaillées sur www.monvidal.com

RISPERDAL

Neuroleptique atypique

sur ordonnance

Présentation

RISPERDAL **1 mg** : comprimé sécable (blanc) ; boîte de 60. Liste I - Remb 65 % - **43,59 €**.
RISPERDAL **2 mg** : comprimé sécable (orange) ; boîte de 60. Liste I - Remb 65 % - **81,96 €**.
RISPERDAL **4 mg** : comprimé sécable (vert) ; boîte de 30. Liste I - Remb 65 % - **81,96 €**.
RISPERDAL **1 mg/ml** : solution buvable ; flacon de 30 ml avec mesurette graduée. Liste I - Remb 65 % - **23,03 €**.
RISPERDAL **1 mg/ml** : solution buvable ; flacon de 60 ml avec mesurette graduée. Liste I - Remb 65 % - **43,59 €**.
RISPERDAL **1 mg/ml** : solution buvable ; flacon de 120 ml avec mesurette graduée. Liste I - Remb 65 % - **81,95 €**.

Composition

	p cp	p cp
Rispéridone	1 mg	2 mg
Lactose	+	+

	p cp	p ml
Rispéridone	4 mg	1 mg
Lactose	+	

Dans quel cas ce médicament est-il prescrit ?

Ce médicament est un *neuroleptique* dit atypique. Certains de ses effets indésirables sont moins marqués que ceux des neuroleptiques classiques. Il a des propriétés antipsychotiques.

Il est utilisé dans le traitement de certains troubles psychiques, notamment *schizophrénie*, troubles graves du comportement chez l'enfant, *états maniaques*.

Contre-indications

Ce médicament ne doit pas être utilisé en cas d'**allaitement**.

Attention : En cas de survenue d'une fièvre inexpliquée associée à une raideur musculaire (qui pourraient être dues au médicament), ne poursuivez pas le traitement sans avis médical : risque de *syndrome malin des neuroleptiques*.

Ce médicament doit être utilisé avec prudence dans les situations favorisant les *torsades de pointes*.

Des précautions particulières s'imposent en cas de maladies cardiovasculaires, de maladie de *Parkinson* et d'*épilepsie*.

Évitez les boissons alcoolisées : augmentation du risque de somnolence.

Ce médicament peut induire une somnolence, parfois intense chez certaines personnes. Cette somnolence peut être augmentée par la prise d'*alcool* ou d'autres médicaments *sédatifs*. La conduite et l'utilisation de machines dangereuses sont déconseillées, surtout dans les heures qui suivent la prise du médicament.

Interactions avec d'autres substances

Ce médicament peut interagir avec les médicaments *dopaminergiques*.

Informez votre médecin si vous prenez par ailleurs un *sédatif*, un *antihypertenseur* ou un médicament contenant de la carbamazépine.

Grossesse et allaitement

Si une grossesse survient pendant le traitement, consultez votre médecin. Il appréciera le risque éventuel lié à l'utilisation de ce médicament dans votre cas. Si le traitement est poursuivi jusqu'à l'accouchement, une surveillance médicale du nouveau-né est nécessaire.

Ce médicament passe dans le lait maternel : l'allaitement est contre-indiqué pendant le traitement.

Mode d'emploi et posologie

Ce médicament peut être pris au cours ou en dehors des repas.

La solution buvable doit être diluée dans un peu d'eau ou de boisson non alcoolisée (à l'exception du thé).

Posologie usuelle :

- Adulte : 4 à 8 mg par jour, en 1 ou 2 prises. Cette *posologie* est atteinte progressivement en quelques jours. Des posologies plus basses sont nécessaires en cas d'*insuffisance rénale* ou *hépatique* et chez la personne âgée.
- Enfant : la posologie est strictement individuelle.

Conseils : Dans le traitement de la *schizophrénie* et autres *psychoses*, les *neuroleptiques* permettent de contrôler efficacement la maladie, mais une modification ou un arrêt intempestif du traitement expose à une rechute grave.

Une prise de poids peut être observée au cours du traitement. Une alimentation équilibrée, et si nécessaire les conseils d'un nutritionniste, peuvent prévenir et limiter ce phénomène.

Veillez à bien rincer la mesurette à l'eau tiède après chaque utilisation.

Effets indésirables possibles

Insomnie, agitation, anxiété, maux de tête.

Hypotension orthostatique.

Plus rarement :

- somnolence, fatigue, *vertiges*, difficulté de concentration, *troubles digestifs*, troubles de la vision, troubles sexuels, incontinence urinaire, *œdème*, *réaction allergique*, *rhinite*, prise de poids ;
- mouvements ou grimaces involontaires, tremblements, raideur anormale ;
- augmentation de la sécrétion de *prolactine* pouvant se traduire par : absence de règles, augmentation du volume des seins, écoulement de lait par le mamelon ;
- dilution anormale du sang par excès d'eau dans l'organisme, due à un dérèglement hormonal ou à des boissons trop abondantes ;
- *syndrome malin des neuroleptiques*, *troubles du rythme cardiaque*.

Laboratoires Janssen-Cilag

RISPERDALCONSTA LP

Neuroleptique atypique — sur ordonnance

Présentation

RISPERDALCONSTA LP 25 mg/2 ml : préparation pour suspension injectable à *libération prolongée* IM ; flacon de poudre + seringue préremplie de 2 ml. Liste I - Remb 65 % - **121,63 €**.

RISPERDALCONSTA LP 37,5 mg/2 ml : préparation pour suspension injectable à *libération prolongée* IM ; flacon de poudre + seringue préremplie de 2 ml. Liste I - Remb 65 % - **156,54 €**.

RISPERDALCONSTA LP 50 mg/2 ml : préparation pour suspension injectable à *libération prolongée* IM ; flacon de poudre + seringue préremplie de 2 ml. Liste I - Remb 65 % - **190,88 €**.

Composition

	p fl	p fl	p fl
Rispéridone	25 mg	37,5 mg	50 mg

Dans quel cas ce médicament est-il prescrit ?

C'est un *neuroleptique* dit atypique. Certains de ses effets indésirables sont moins marqués que ceux des neuroleptiques classiques. Il a des propriétés antipsychotiques.

Il est utilisé dans le traitement de certains troubles psychiques, en particulier les *schizophrénies*, en relais du traitement oral.

Contre-indications

Ce médicament ne doit pas être utilisé en cas d'**allaitement**.

Attention : En cas de survenue d'une fièvre inexpliquée associée à une raideur musculaire (qui pourraient être dues au médicament), ne poursuivez pas le traitement sans avis médical : risque de *syndrome malin des neuroleptiques*.

Ce médicament doit être utilisé avec prudence dans les situations favorisant les *torsades de pointes*.

Des précautions particulières s'imposent en cas de maladies cardiovasculaires, de maladie de *Parkinson* et d'*épilepsie*.
Évitez les boissons alcoolisées : augmentation du risque de somnolence.
Ce médicament peut induire une somnolence, parfois intense chez certaines personnes. Cette somnolence peut être augmentée par la prise d'*alcool* ou d'autres médicaments *sédatifs*. La conduite et l'utilisation de machines dangereuses sont déconseillées, surtout dans les heures qui suivent la prise du médicament.

Interactions avec d'autres substances

Ce médicament peut interagir avec les médicaments *dopaminergiques*.
Informez votre médecin si vous prenez par ailleurs un *sédatif*, un *antihypertenseur* ou un médicament contenant de la carbamazépine.

Grossesse et allaitement

Si une grossesse survient pendant le traitement, consultez votre médecin. Il appréciera le risque éventuel lié à l'utilisation de ce médicament dans votre cas. Si le traitement est poursuivi jusqu'à l'accouchement, une surveillance médicale du nouveau-né est nécessaire.
Ce médicament passe dans le lait maternel : l'allaitement est contre-indiqué pendant le traitement.

Mode d'emploi et posologie

La suspension est injectée par voie intramusculaire, dans le muscle fessier.
En raison du délai d'action de la suspension injectable, un traitement oral doit être poursuivi pendant les 3 semaines qui suivent la première injection.

Posologie usuelle :

- Adulte : 1 injection toutes les 2 semaines. La dose injectée est fonction du traitement oral précédent. Des doses plus faibles sont nécessaires en cas d'*insuffisance rénale* ou *hépatique* et chez la personne âgée.

Conseils : Dans le traitement de la *schizophrénie* et autres *psychoses*, les *neuroleptiques* permettent de contrôler efficacement la maladie, mais une modification ou un arrêt intempestif du traitement expose à une rechute grave.
Une prise de poids peut être observée au cours du traitement. Une alimentation équilibrée, et si nécessaire les conseils d'un nutritionniste, peuvent prévenir et limiter ce phénomène.
Ce médicament doit être conservé au réfrigérateur entre + 2 °C et + 8 °C.

Effets indésirables possibles

Prise de poids, dépression, fatigue.
Hypotension orthostatique.
Plus rarement :

- perte de poids, nervosité, troubles du sommeil, difficultés de concentration, troubles de la vision, *hypotension orthostatique*, malaise, éruption cutanée, démangeaisons, *œdème*, réaction au site d'injection
- augmentation de la sécrétion de *prolactine* pouvant se traduire par : troubles sexuels, absence de règles, écoulement de lait par le mamelon ;
- mouvements ou grimaces involontaires, tremblements, raideur anormale ;
- *syndrome malin des neuroleptiques*, *troubles du rythme cardiaque*.

Laboratoires Janssen-Cilag

RISPERDALORO

Neuroleptique atypique — **sur ordonnance**

Présentation

RISPERDALORO 0,5 mg : comprimé *orodispersible* ; boîte de 28. Liste I - Remb 65 % - **20,37 €**.
RISPERDALORO 1 mg : comprimé *orodispersible* ; boîte de 28. Liste I - Remb 65 % - **25,00 €**.
RISPERDALORO 2 mg : comprimé *orodispersible* ; boîte de 28. Liste I - Remb 65 % - **41,03 €**.
RISPERDALORO 3 mg : comprimé *orodispersible* ; boîte de 28. Liste I - Remb 65 % - **68,40 €**.
RISPERDALORO 4 mg : comprimé *orodispersible* ; boîte de 28. Liste I - Remb 65 % - **89,46 €**.

Composition

	p cp	p cp
Rispéridone	0,5 mg	1 mg
Aspartam	+	+

	p cp	p cp	p cp
Rispéridone	2 mg	3 mg	4 mg
Aspartam	+	+	+

Dans quel cas ce médicament est-il prescrit ?

Ce médicament est un *neuroleptique* dit atypique. Certains de ses effets indésirables sont moins marqués que ceux des neuroleptiques classiques. Il a des propriétés antipsychotiques.
Il est utilisé dans le traitement de certains troubles psychiques, notamment *schizophrénie*, troubles graves du comportement chez l'enfant, *états maniaques*.

Contre-indications

Ce médicament ne doit pas être utilisé dans les cas suivants :

- *phénylcétonurie* (présence d'aspartam),
- **allaitement**.

Attention : En cas de survenue d'une fièvre inexpliquée associée à une raideur musculaire (qui pourraient être dues au médicament), ne poursuivez pas le traitement sans avis médical : risque de *syndrome malin des neuroleptiques*.
Ce médicament doit être utilisé avec prudence dans les situations favorisant les *torsades de pointes*.
Des précautions particulières s'imposent en cas de maladies cardiovasculaires, de maladie de *Parkinson* et d'*épilepsie*.
Évitez les boissons alcoolisées : augmentation du risque de somnolence.
Ce médicament peut induire une somnolence, parfois intense chez certaines personnes. Cette somnolence peut être augmentée par la prise d'*alcool* ou d'autres médicaments *sédatifs*. La conduite et l'utilisation de machines dangereuses sont déconseillées, surtout dans les heures qui suivent la prise du médicament.

Interactions avec d'autres substances

Ce médicament peut interagir avec les médicaments *dopaminergiques*.

Informez votre médecin si vous prenez par ailleurs un *sédatif*, un *antihypertenseur* ou un médicament contenant de la carbamazépine.

Grossesse et allaitement

Si une grossesse survient pendant le traitement, consultez votre médecin. Il appréciera le risque éventuel lié à l'utilisation de ce médicament dans votre cas. Si le traitement est poursuivi jusqu'à l'accouchement, une surveillance médicale du nouveau-né est nécessaire.

Ce médicament passe dans le lait maternel : l'allaitement est contre-indiqué pendant le traitement.

Mode d'emploi et posologie

Ce médicament peut être pris au cours ou en dehors des repas.

Les comprimés doivent être placés sur la langue où ils se désagrègent en quelques secondes.

Posologie usuelle :

- Adulte : 4 à 8 mg par jour, en 1 ou 2 prises. Cette *posologie* est atteinte progressivement en quelques jours. Des posologies plus basses sont nécessaires en cas d'*insuffisance rénale* ou *hépatique* et chez la personne âgée.
- Enfant de plus de 5 ans : la posologie est strictement individuelle.

Conseils : Dans le traitement de la *schizophrénie* et autres *psychoses*, les *neuroleptiques* permettent de contrôler efficacement la maladie, mais une modification ou un arrêt intempestif du traitement expose à une rechute grave.

Une prise de poids peut être observée au cours du traitement. Une alimentation équilibrée, et si nécessaire les conseils d'un nutritionniste, peuvent prévenir et limiter ce phénomène.

Effets indésirables possibles

Insomnie, agitation, anxiété, maux de tête.

Hypotension orthostatique.

Plus rarement :

- somnolence, fatigue, *vertiges*, difficulté de concentration, *troubles digestifs*, troubles de la vision, troubles sexuels, incontinence urinaire, *œdème*, *réaction allergique*, *rhinite*, prise de poids ;
- mouvements ou grimaces involontaires, tremblements, raideur anormale ;
- augmentation de la sécrétion de *prolactine* pouvant se traduire par : absence de règles, augmentation du volume des seins, écoulement de lait par le mamelon ;
- dilution anormale du sang par excès d'eau dans l'organisme, due à un dérèglement hormonal ou à des boissons trop abondantes ;
- *syndrome malin des neuroleptiques*, *troubles du rythme cardiaque.*

Laboratoires Janssen-Cilag

RISPÉRIDONE 1 mg
Génériques
Neuroleptique atypique — sur ordonnance

Les médicaments ci-dessous sont des génériques de RISPERDAL (voir p. 1108).

RISPERIDONE ACTAVIS 1 mg : comprimé sécable *(lactose anhydre)* boîte de 60. Liste I - Remb 65 % - 29,01 €.
RISPERIDONE ALMUS 1 mg : comprimé sécable *(lactose)* boîte de 60. Liste I - Remb 65 % - 29,01 €.
RISPERIDONE ARROW 1 mg : comprimé sécable *(lactose anhydre)* boîte de 60. Liste I - Remb 65 % - 29,01 €.
RISPERIDONE BIOGARAN 1 mg : comprimé sécable *(lactose)* boîte de 60. Liste I - Remb 65 % - 29,01 €.
RISPERIDONE EG 1 mg : comprimé sécable *(lactose, polydextrose)* boîte de 60. Liste I - Remb 65 % - 29,01 €.
RISPERIDONE MERCK GENERIQUES 1 mg : comprimé sécable *(lactose)* boîte de 60. Liste I - Remb 65 % - 29,01 €.
RISPERIDONE QUALIMED GENERIQUES 1 mg : comprimé sécable *(lactose)* boîte de 60. Liste I - Remb 65 % - 29,01 €.
RISPERIDONE RANBAXY 1 mg : comprimé sécable *(lactose)* boîte de 60. Liste I - Remb 65 % - 29,01 €.
RISPERIDONE RATIOPHARM 1 mg : comprimé sécable *(lactose anhydre)* boîte de 60. Liste I - Remb 65 % - 29,01 €.
RISPERIDONE SANDOZ 1 mg : comprimé sécable *(lactose)* boîte de 60. Liste I - Remb 65 % - 29,01 €.
RISPERIDONE TEVA 1 mg : comprimé sécable *(lactose)* boîte de 60. Liste I - Remb 65 % - 29,01 €.
RISPERIDONE WINTHROP 1 mg : comprimé sécable *(polydextrose)* boîte de 60. Liste I - Remb 65 % - 29,01 €.

RISPERIDONE RATIOPHARM 1 mg : comprimé orodispersible *(aspartam, glucose, sorbitol)* boîte de 28. Liste II - Remb 65 % - 16,86 €.

RISPÉRIDONE 1 mg/ml
Génériques
Neuroleptique atypique — sur ordonnance

Les médicaments ci-dessous sont des génériques de RISPERDAL (voir p. 1108).

RISPERIDONE EG 1 mg/ml : solution buvable flacon de 120 ml. Liste I - Remb 65 % - 53,08 €.
RISPERIDONE EG 1 mg/ml : solution buvable flacon de 60 ml. Liste I - Remb 65 % - 29,01 €.
RISPERIDONE MERCK 1 mg/ml : solution buvable flacon de 120 ml. Liste I - Remb 65 % - 53,08 €.
RISPERIDONE MERCK 1 mg/ml : solution buvable flacon de 30 ml. Liste I - Remb 65 % - 15,55 €.
RISPERIDONE MERCK 1 mg/ml : solution buvable flacon de 60 ml. Liste I - Remb 65 % - 29,01 €.
RISPERIDONE QUALIMED 1 mg/ml : solution buvable flacon de 120 ml. Liste I - Remb 65 % - 53,08 €.
RISPERIDONE QUALIMED 1 mg/ml : solution buvable flacon de 60 ml. Liste I - Remb 65 % - 29,01 €.
RISPERIDONE WINTHROP 1 mg/ml : solution buvable flacon de 120 ml. Liste I - Remb 65 % - 53,08 €.
RISPERIDONE WINTHROP 1 mg/ml : solution buvable flacon de 30 ml. Liste I - Remb 65 % - 15,55 €.
RISPERIDONE WINTHROP 1 mg/ml : solution buvable flacon de 60 ml. Liste I - Remb 65 % - 29,01 €.

RISPÉRIDONE 2 mg
Génériques
Neuroleptique atypique — sur ordonnance

Les médicaments ci-dessous sont des génériques de RISPERDAL (voir p. 1108).

RISPERIDONE ACTAVIS 2 mg : comprimé sécable *(lactose anhydre)* boîte de 60. Remb 65 % - 53,08 €.
RISPERIDONE ALMUS 2 mg : comprimé sécable *(lactose)* boîte de 60. Liste I - Remb 65 % - 53,08 €.
RISPERIDONE ARROW 2 mg : comprimé sécable *(jaune orangé S, lactose anhydre)* boîte de 60. Liste I - Remb 65 % - 53,08 €.
RISPERIDONE BIOGARAN 2 mg : comprimé sécable *(lactose)* boîte de 60. Liste I - Remb 65 % - 53,08 €.

RISPERIDONE EG 2 mg : comprimé sécable *(lactose)* boîte de 60. Liste I - Remb 65 % - 53,08 €.
RISPERIDONE MERCK GENERIQUES 2 mg : comprimé sécable *(jaune orangé S, lactose)* boîte de 60. Liste I - Remb 65 % - 53,08 €.
RISPERIDONE QUALIMED GENERIQUES 2 mg : comprimé sécable *(jaune orangé S, lactose)* boîte de 60. Liste I - Remb 65 % - 53,08 €.
RISPERIDONE RANBAXY 2 mg : comprimé sécable *(jaune orangé S, lactose)* boîte de 60. Liste I - Remb 65 % - 53,08 €.
RISPERIDONE RATIOPHARM 2 mg : comprimé sécable *(lactose anhydre)* boîte de 60. Liste II - Remb 65 % - 53,08 €.
RISPERIDONE SANDOZ 2 mg : comprimé sécable *(lactose)* boîte de 60. Liste I - Remb 65 % - 53,08 €.
RISPERIDONE TEVA 2 mg : comprimé sécable *(jaune orangé S, lactose)* boîte de 60. Liste I - Remb 65 % - 53,08 €.
RISPERIDONE WINTHROP 2 mg : comprimé sécable *(jaune orangé S, lactose)* boîte de 60. Liste I - Remb 65 % - 53,08 €.

RISPERIDONE RATIOPHARM 2 mg : comprimé orodispersible *(aspartam, glucose, sorbitol)* boîte de 28. Liste I - Remb 65 % - 27,35 €.

RISPÉRIDONE 4 mg
Génériques
Neuroleptique atypique — sur ordonnance

Les médicaments ci-dessous sont des génériques de RISPERDAL (voir p. 1108).

RISPERIDONE ACTAVIS 4 mg : comprimé sécable *(lactose anhydre)* boîte de 30. Remb 65 % - 53,08 €.
RISPERIDONE ALMUS 4 mg : comprimé sécable *(lactose)* boîte de 30. Liste I - Remb 65 % - 53,08 €.
RISPERIDONE ARROW 4 mg : comprimé sécable *(lactose anhydre)* boîte de 30. Liste I - Remb 65 % - 53,08 €.
RISPERIDONE BIOGARAN 4 mg : comprimé sécable *(lactose)* boîte de 30. Liste I - Remb 65 % - 53,08 €.
RISPERIDONE EG 4 mg : comprimé sécable *(lactose)* boîte de 30. Liste I - Remb 65 % - 53,08 €.
RISPERIDONE MERCK GENERIQUES 4 mg : comprimé sécable *(lactose)* boîte de 30. Liste I - Remb 65 % - 53,08 €.
RISPERIDONE QUALIMED GENERIQUES 4 mg : comprimé sécable *(lactose)* boîte de 30. Liste I - Remb 65 % - 53,08 €.
RISPERIDONE RANBAXY 4 mg : comprimé sécable *(lactose)* boîte de 30. Liste I - Remb 65 % - 53,08 €.
RISPERIDONE RATIOPHARM 4 mg : comprimé sécable *(lactose anhydre)* boîte de 30. Liste I - Remb 65 % - 53,08 €.
RISPERIDONE SANDOZ 4 mg : comprimé sécable *(lactose)* boîte de 30. Liste I - Remb 65 % - 53,08 €.
RISPERIDONE TEVA 4 mg : comprimé sécable *(lactose)* boîte de 30. Liste I - Remb 65 % - 53,08 €.
RISPERIDONE WINTHROP 4 mg : comprimé sécable *(lactose)* boîte de 30. Liste I - Remb 65 % - 53,08 €.

RITALINE
Psychostimulant — sur ordonnance

Présentation

RITALINE 10 mg : comprimé sécable (blanc) ; boîte de 30. Stupéfiants, *médicament à prescription restreinte* - Remb 65 % - **6,92 €**.
RITALINE LP 20 mg : gélule à *libération prolongée* (blanc) ; boîte de 28. Stupéfiants, *médicament à prescription restreinte* - Remb 65 % - **26,49 €**.
RITALINE LP 30 mg : gélule à *libération prolongée* (jaune) ; boîte de 28. Stupéfiants, *médicament à prescription restreinte* - Remb 65 % - **33,41 €**.
RITALINE LP 40 mg : gélule à *libération prolongée* (brun) ; boîte de 28. Stupéfiants, *médicament à prescription restreinte* - Remb 65 % - **41,48 €**.

Composition

	p cp	p gél LP
Méthylphénidate chlorhydrate	10 mg	20 mg
Amidon de blé (gluten)	+	
Lactose	+	
	p gél LP	p gél LP
Méthylphénidate chlorhydrate	30 mg	40 mg

Dans quel cas ce médicament est-il prescrit ?

Ce médicament est un *psychostimulant* puissant. Paradoxalement et sans que le mécanisme de son mode d'action soit connu, il permet de réguler l'hyperactivité pathologique de certains enfants.

Il est utilisé pour traiter les déficits de l'attention avec hyperactivité chez l'enfant de plus de 6 ans.

Cette affection particulière, qui ne doit pas être confondue avec une personnalité un peu trop « tonique », associe en général un manque d'attention, une incapacité à se concentrer, une instabilité émotionnelle, une impulsivité, une hyperactivité (l'enfant ne tient pas en place). Le diagnostic doit être établi par un neurologue, un psychiatre ou un pédiatre qui s'appuie sur des critères médicaux et psychologiques et qui évalue le retentissement scolaire et familial de l'affection. Cet ensemble de troubles peut également être observé chez les enfants déprimés, psychotiques, ou soumis à un environnement traumatisant. Dans ces cas, une action spécifique sur ces causes de troubles psychologiques est entreprise avant la prescription de ce médicament.

Les comprimés sont également également utilisés dans le traitement de la *narcolepsie* chez l'adulte et l'enfant de plus de 6 ans, en cas d'inefficacité du traitement par le modafinil (MODIODAL).

Contre-indications

Ce médicament ne doit pas être utilisé dans les cas suivants :
- *psychose* ou manifestations d'angoisse,
- *hyperthyroïdie*,
- maladie cardiaque grave,
- *glaucome* à angle fermé,
- jeune fille ou femme sans contraception efficace,
- *antécédents* de tics,
- en association avec un médicament *IMAO* non sélectif,
- enfant de moins de 6 ans,
- **allaitement**.

Attention : Ce médicament ne peut être utilisé qu'après un diagnostic formel établi par un médecin spécialiste. La première prescription doit être réalisée en milieu hospitalier. Ce médicament est inadapté au traitement des *dépressions*.

Le méthylphénidate peut provoquer des cancers du foie chez la souris. Ce risque n'a pas été constaté dans l'espèce humaine, mais il justifie de réserver l'usage de ce médicament aux seules situations où il est indispensable.

Des précautions sont nécessaires en cas d'*épilepsie* ou d'*hypertension artérielle*.

L'abus de ce médicament peut conduire à un état de *dépendance* psychique. La vigilance de l'entourage est particulièrement nécessaire chez les enfants ou adolescents très instables, ou ayant souffert d'une dépendance à l'alcool, aux drogues ou aux médicaments. La prise de boissons alcoolisées est fortement déconseillée.

Sportif : ce médicament contient une substance susceptible de rendre positifs certains *tests antidopage*.

Ce médicament peut modifier le comportement : prudence lors de la conduite ou de l'utilisation de machines dangereuses.

Interactions avec d'autres substances

Ce médicament ne doit pas être associé aux *IMAO* non sélectifs. Un délai de 15 jours est nécessaire entre l'arrêt de l'IMAO et le début du traitement.

Compte tenu d'interactions possibles avec les *anesthésiques*, il est préférable d'interrompre le traitement quelques jours avant une intervention chirurgicale.

Grossesse et allaitement

L'effet de ce médicament sur l'enfant à naître est mal connu. Son usage est déconseillé pendant la grossesse. Si une grossesse survient en cours de traitement, consultez votre médecin. Il est nécessaire de surveiller plus étroitement le développement du fœtus.

L'allaitement est contre-indiqué pendant la prise de ce médicament.

Mode d'emploi et posologie

Les comprimés doivent être pris avec un verre d'eau.

Les gélules doivent être avalées en une seule prise par jour, le matin. Elles peuvent être ouvertes et leur contenu mélangé, sans être écrasé, à une compote ou à un yaourt.

Posologie usuelle :

- Déficits de l'attention avec hyperactivité :
  - Enfant de plus de 6 ans : généralement, le traitement est débuté par ½ comprimé le matin et à midi. Elle peut être augmentée progressivement chaque semaine jusqu'à une posologie maximale de 60 mg. Dans la mesure du possible, il faut éviter de donner le médicament le soir : risque de nervosité et d'insomnie. Il est recommandé d'arrêter le traitement le week-end et pendant les périodes de vacances.

Ce médicament n'est qu'un élément du traitement ; il doit rester associé à une prise en charge psychologique de l'enfant hyperactif.

- *Narcolepsie* :
  - Adulte : 1 comprimé 2 ou 3 fois par jour, la dernière prise ayant lieu à distance du coucher.
  - Enfant de plus de 6 ans : ½ à 1 comprimé, 2 ou 3 fois par jour.

Conseils : Conditions particulières de délivrance :
Ce médicament est à la fois un *stupéfiant* (ordonnance sécurisée du médecin pour une durée de 28 jours au maximum) et un *médicament à prescription restreinte* (la première ordonnance est établie par un médecin spécialiste hospitalier). La première prescription est valable un an et elle doit être présentée au pharmacien avec chacune des ordonnances de renouvellement (tous les 28 jours), qui peuvent être rédigées par un médecin de ville.

Effets indésirables possibles

Nervosité, insomnie, surtout en début de traitement.

Diminution de l'appétit.

Plus rarement :

- ralentissement de la croissance, semble-t-il réversible, qui justifie de ménager des interruptions de traitement en fin de semaine et pendant les vacances ;
- maux de tête, somnolence, *vertiges*, mauvaise coordination des mouvements, *état dépressif* passager, troubles du comportement avec parfois hallucinations ;
- troubles de la vision ;
- aggravation de l'hyperactivité, *convulsions*, crampes musculaires, mouvements anormaux, tics ;
- douleur abdominale, nausées, vomissements, sécheresse de la bouche ;
- accélération du cœur, *palpitations*, *troubles du rythme cardiaque*, augmentation de la tension artérielle ;
- *éruption cutanée*, démangeaisons, *urticaire*, fièvre, douleurs des articulations, anomalies des poils, des cheveux et des ongles, *réaction allergique* ;
- augmentation des *transaminases*, *hépatite* ;
- anomalies de la *numération formule sanguine*.

Laboratoires Novartis Pharma SAS

RIVOTRIL

Antiépileptique

sur ordonnance

Présentation

RIVOTRIL 2 mg : comprimé quadrisécable ; boîte de 28. Liste I - Remb 65 % - **1,96 €**.
RIVOTRIL 2,5 mg/ml : solution buvable (arôme pêche) ; flacon de 20 ml (500 gouttes). Liste I - Remb 65 % - **2,06 €**.
RIVOTRIL 1 mg/ml : solution injectable ; boîte de 6 ampoules de 1 ml et 6 ampoules de solvant de 1 ml. Liste I - Remb 65 % - **4,71 €**.

Composition

	p cp	p gte	p amp
Clonazépam	2 mg	0,1 mg	1 mg
Lactose	+		
Alcool benzylique			+

Dans quel cas ce médicament est-il prescrit ?

Ce médicament est un *anticonvulsivant* non barbiturique qui appartient à la famille des *benzodiazépines*.

Il est utilisé dans le traitement de certaines formes d'*épilepsie* en association avec un autre antiépileptique. Il est parfois utilisé seul de façon temporaire.

Contre-indications

Ce médicament ne doit pas être utilisé dans les cas suivants :

- *insuffisance respiratoire* grave,
- *syndrome d'apnée du sommeil*,
- *insuffisance hépatique* grave,
- *myasthénie*.

Attention : La modification de votre traitement antiépileptique peut, dans de rares cas, s'accompagner de la réapparition de convulsions même si aucune crise n'est survenue depuis une longue période.
Une prise prolongée, surtout à doses importantes, de médicaments de la famille des *benzodiazépines* peut provoquer une *dépendance*. Ce risque de dépendance est accru chez les personnes ayant

déjà présenté une dépendance à d'autres médicaments, substances ou à l'alcool.
L'arrêt brutal de ce médicament expose à un *syndrome de sevrage* : insomnie, maux de tête, anxiété importante, douleurs musculaires, irritabilité, agitation, fourmillements des extrémités, convulsions. Il faut donc s'entourer de conseils médicaux pour diminuer progressivement les doses et espacer les prises, sur une période d'autant plus longue que le traitement a été prolongé.
Ce médicament expose à un risque de chute chez la personne âgée ayant l'habitude de se lever la nuit.
Une adaptation de la *posologie* peut être nécessaire chez les personnes âgées ou souffrant d'*insuffisance hépatique* ou d'*insuffisance rénale*.
Évitez les boissons alcoolisées : augmentation du risque de somnolence.
Ce médicament peut induire une somnolence, parfois intense chez certaines personnes. Cette somnolence peut être augmentée par la prise d'*alcool* ou d'autres médicaments *sédatifs*. La conduite et l'utilisation de machines dangereuses sont déconseillées, surtout dans les heures qui suivent la prise du médicament.

Interactions avec d'autres substances

Informez votre médecin ou votre pharmacien si vous prenez d'autres *sédatifs* (tranquillisants, somnifères, certains médicaments contre la toux ou contre la douleur contenant des *opiacés*, *antidépresseurs*, *neuroleptiques*...) ou en cas de traitement par la carbamazépine ou la buprénorphine.

Grossesse et allaitement

L'arrêt brutal de ce médicament expose à la réapparition de crises préjudiciables à la mère et à l'enfant à naître. Si une grossesse survient sous traitement, consultez votre médecin : il appréciera le risque éventuel lié à l'utilisation de ce médicament dans votre cas. Des examens particuliers permettent de vérifier l'absence d'anomalie chez l'enfant à naître.
Si le traitement est poursuivi jusqu'à l'accouchement, une surveillance médicale du *nouveau-né* est nécessaire.
Ce médicament passe dans le lait maternel : l'allaitement est déconseillé.

Mode d'emploi et posologie

La solution buvable doit être avalée avec un peu d'eau.
La solution injectable est réservée au traitement d'urgence de l'*état de mal* épileptique. Elle peut être administrée par *voie* intramusculaire ou intraveineuse lente. Une injection intramusculaire peut être faite dans l'heure qui suit une injection intraveineuse, dont elle prolonge la durée d'action et l'efficacité.

Posologie usuelle :
Strictement individuelle, elle varie selon l'âge, le poids et la sensibilité du malade. Elle sera établie de façon progressive.

Conseils : Ce médicament vous a été prescrit dans une situation précise : ne le réutilisez pas ultérieurement sans avis médical et ne le conseillez pas à une autre personne.
La solution buvable doit être conservée à l'abri de la lumière.

Effets indésirables possibles

Sensation d'ivresse, maux de tête, fatigue, somnolence (en particulier chez la personne âgée), ralentissement des idées, sensation de faiblesse musculaire, baisse de la libido.
État dépressif, notamment en cas d'antécédent de dépression.
Éruption cutanée avec ou sans démangeaisons.
Troubles digestifs.
Vision double.
Dans certaines circonstances et chez certaines personnes :
- réactions paradoxales avec augmentation de l'anxiété, agitation, agressivité, confusion des idées, hallucinations ;
- *amnésie antérograde*.

Ces troubles nécessitent l'arrêt du traitement.
Rarement : augmentation des *transaminases*, anomalie de la *numération formule sanguine*.

Laboratoires Roche

ROACCUTANE gel

Informations détaillées sur www.monvidal.com

ROCALTROL

Vitamine D

sur ordonnance

Présentation

ROCALTROL : capsule (orange) ; boîte de 30. Liste I - Remb 65 % - **9,46 €**.

Composition

	p caps
Calcitriol (vitamine D3 hydroxylée)	0,25 µg

Dans quel cas ce médicament est-il prescrit ?

Ce médicament contient un dérivé de la *vitamine* D directement utilisable par l'organisme, alors que la vitamine D naturelle doit subir une transformation dans le rein pour être active. Il permet la fixation osseuse du calcium.
Il est utilisé dans le traitement :
- du *rachitisme* et de l'*ostéomalacie* résistant à la vitamine D naturelle,
- des anomalies osseuses rencontrées chez les insuffisants rénaux,
- des troubles de la calcification dus à un mauvais fonctionnement des glandes *parathyroïdes*.

Contre-indications

Ce médicament ne doit pas être utilisé dans les cas suivants :
- excès de calcium dans le sang ;
- excès de calcium dans les urines, responsable de calculs rénaux ;
- *hyperparathyroïdie*.

Attention : Un traitement prolongé peut nécessiter des analyses régulières de sang et d'urine.

Grossesse et allaitement

L'effet de ce médicament pendant la grossesse ou l'allaitement est mal connu : seul votre médecin peut évaluer le risque éventuel de son utilisation dans votre cas.

Mode d'emploi et posologie

Les capsules doivent être avalées avec un peu d'eau sans être croquées ni sucées.

Posologie usuelle :

Elle varie selon les cas et en fonction du résultat des analyses de sang.

Conseils : Ce médicament doit être conservé à l'abri de la chaleur et de la lumière.

Effets indésirables possibles

Ce médicament est habituellement bien toléré ; certains signes doivent cependant faire penser à un surdosage et justifient des analyses de sang et d'urine : maux de tête, somnolence, faiblesse musculaire, nausées, vomissements, sécheresse de la bouche accompagnée de goût métallique. Prévenez d'urgence votre médecin.

Laboratoires Roche

ROCÉPHINE IM

Antibiotique : céphalosporine — sur ordonnance

Présentation

ROCÉPHINE 500 mg IM : préparation injectable ; flacon de poudre et ampoule de solvant de 2 ml. Liste I - Remb 65 % - **4,51 €**.

ROCÉPHINE 1 g IM : préparation injectable ; flacon de poudre et ampoule de solvant de 3,5 ml. Liste I - Remb 65 % - **9,49 €**.

Composition

	p unité	p unité
Ceftriaxone	500 mg	1 g
dont Sodium	42 mg	83 mg
Lidocaïne chlorhydrate (solvant)	20 mg	35 mg

Dans quel cas ce médicament est-il prescrit ?

Cet *antibiotique* puissant appartient à la famille des *céphalosporines*, antibiotiques proches des *pénicillines*, qui sont actives sur un plus grand nombre de *germes* que la pénicilline simple. La lidocaïne est un *anesthésique* local destiné à combattre la douleur due à l'injection.

Il est utilisé dans le traitement des infections respiratoires ou urinaires graves, notamment chez les personnes fragilisées, et dans le traitement de certaines *otites* de l'enfant et du nourrisson.

Contre-indications

Ce médicament ne doit pas être utilisé dans les cas suivants :
- *allergie* aux *céphalosporines*,
- allergie à la lidocaïne,
- *bloc auriculoventriculaire* grave,
- *porphyrie*.

Votre médecin est seul juge pour prescrire ce médicament en cas d'allergie aux *pénicillines*.

Attention : Des précautions sont nécessaires en cas d'*insuffisance rénale* grave.

La survenue de toute *réaction allergique* (boutons, *œdème*, malaise) impose l'arrêt du traitement : consultez rapidement votre médecin. Pensez à toujours signaler vos *antécédents* d'allergie à une *céphalosporine* ou à une *pénicilline*.

De nombreux *antibiotiques* peuvent provoquer des selles liquides ou une *diarrhée*, généralement bénigne. En revanche, une diarrhée importante survenant pendant ou dans les jours qui suivent le traitement antibiotique doit être signalée à votre médecin.

Une diminution de la fièvre ou une disparition des *symptômes* ne sont pas synonymes de guérison : la durée du traitement doit absolument être respectée pour éviter les rechutes ou l'apparition d'une *résistance* du *germe* à l'*antibiotique*.

Sportif : les *anesthésiques* locaux ont été retirés de la liste des substances copantes publiée dans les arrêtés du 20 avril et du 16 août 2004 par le ministère de la Jeunesse et des Sports.

Interactions avec d'autres substances

Informez votre médecin si vous prenez un *anticoagulant* oral.

Grossesse et allaitement

Aucun effet néfaste pour l'enfant à naître n'a été établi avec ce médicament. Il peut être prescrit pendant la grossesse en cas de nécessité.

Ce médicament passe dans le lait maternel. L'interruption de l'allaitement devra être envisagée si la durée du traitement dépasse une semaine.

Mode d'emploi et posologie

La solution injectable est préparée en mélangeant la poudre et le solvant fourni.

La solution ainsi obtenue est injectée par *voie intramusculaire* profonde, jamais par voie *intraveineuse*.

Posologie usuelle :

Elle est variable en fonction des indications. À titre indicatif :
- Adulte : 1 à 2 g par jour, en une injection.
- Enfant et nourrisson : 50 mg par kg et par jour, en une injection.

Conseils : L'éventuelle fatigue n'est pas due à l'*antibiotique*, mais à l'infection elle-même.

La solution injectable reconstituée peut avoir une coloration jaune ; celle-ci est normale.

Effets indésirables possibles

Douleur au point d'injection.

Diarrhée, nausées, vomissements, *inflammation* de la bouche.

Plus rarement :
- maux de tête, *vertiges* ;
- *réactions allergiques* : *éruption cutanée*, *choc anaphylactique* (exceptionnel) ;
- anomalie de la *numération formule sanguine*, augmentation des *transaminases*.

Exceptionnellement : *pancréatite*.

Laboratoires Roche

ROCÉPHINE IV

Antibiotique : céphalosporine — sur ordonnance

Présentation

ROCÉPHINE 500 mg IV : préparation injectable ; flacon de poudre et ampoule de solvant de 5 ml. Liste I - Remb 65 % - **4,50 €**.
ROCÉPHINE 1 g IV : préparation injectable ; flacon de poudre et ampoule de solvant de 10 ml. Liste I - Remb 65 % - **7,78 €**.

Composition

	p flacon	p flacon
Ceftriaxone	500 mg	1 g
dont Sodium	42 mg	83 mg

Dans quel cas ce médicament est-il prescrit ?

Cet *antibiotique* puissant appartient à la famille des *céphalosporines*, antibiotiques proches des *pénicillines*, qui sont actives sur un plus grand nombre de *germes* que la pénicilline simple.
Il est utilisé dans le traitement des infections respiratoires ou urinaires graves, notamment chez les personnes fragilisées.

Contre-indications

Ce médicament ne doit pas être utilisé en cas d'*allergie* aux *céphalosporines*.
Votre médecin est seul juge pour prescrire ce médicament en cas d'allergie aux *pénicillines*.

Attention : Des précautions sont nécessaires en cas d'*insuffisance rénale* grave.
La survenue de toute *réaction allergique* (boutons, *œdème*, malaise) impose l'arrêt du traitement : consultez rapidement votre médecin. Pensez à toujours signaler vos *antécédents* d'allergie à une *céphalosporine* ou à une *pénicilline*.
De nombreux *antibiotiques* peuvent provoquer des selles liquides ou une *diarrhée*, généralement bénigne. En revanche, une diarrhée importante survenant pendant ou dans les jours qui suivent le traitement antibiotique doit être signalée à votre médecin.
Une diminution de la fièvre ou une disparition des *symptômes* ne sont pas synonymes de guérison : la durée du traitement doit absolument être respectée pour éviter les rechutes ou l'apparition d'une *résistance* du *germe* à l'*antibiotique*.

Interactions avec d'autres substances

Informez votre médecin si vous prenez un *anticoagulant* oral.

Grossesse et allaitement

Aucun effet néfaste pour l'enfant à naître n'a été établi avec ce médicament. Il peut être prescrit pendant la grossesse en cas de nécessité.
Ce médicament passe dans le lait maternel. L'interruption de l'allaitement devra être envisagée si la durée du traitement dépasse une semaine.

Mode d'emploi et posologie

La solution injectable est obtenue en mélangeant la poudre avec le solvant fourni. Elle est injectée par voie *intraveineuse* lente, en *perfusion* ou éventuellement par voie sous-cutanée.

Posologie usuelle :
Elle est variable selon les cas. À titre indicatif :
- Adulte : 1 à 2 g par jour, en une injection quotidienne.
- Enfant et nourrisson : 50 mg par kg et par jour en une injection.

Conseils : L'éventuelle fatigue n'est pas due à l'*antibiotique*, mais à l'infection elle-même.
La solution injectable reconstituée peut avoir une coloration jaune ; celle-ci est normale.

Effets indésirables possibles

Inflammation et douleur au point d'injection.
Diarrhée, nausées, vomissements, inflammation de la bouche.
Plus rarement :
- maux de tête, *vertiges* ;
- *réactions allergiques* : *éruption cutanée*, *choc anaphylactique* (exceptionnel) ;
- anomalie de la *numération formule sanguine*, augmentation des *transaminases*.

Exceptionnellement : *pancréatite*.

Laboratoires Roche

ROCGEL

Antiacide d'action locale

Présentation

ROCGEL : suspension buvable (blanc) ; boîte de 24 sachets. Remb 35 % - **4,36 €**.

Composition

	p sachet
Aluminium hydroxyde	8,08 g
Saccharose	1,90 g

Dans quel cas ce médicament est-il prescrit ?

Ce médicament contient un *antiacide* d'action locale. Il agit en neutralisant les acides sécrétés par l'estomac.
Il est utilisé dans le traitement des aigreurs, brûlures d'estomac et remontées acides.

Attention : Il est préférable de consulter un médecin dans les situations suivantes :
- troubles de la digestion apparaissant pour la première fois, ou si les troubles ont changé récemment ;
- troubles associés à une perte de poids ;
- difficulté à avaler ou gêne abdominale persistante.

N'utilisez pas ce médicament de façon prolongée sans l'avis de votre médecin : des examens peuvent être nécessaires si les *symptômes* persistent.
Compte tenu de la teneur en aluminium de ce médicament, des précautions sont nécessaires chez les *insuffisants rénaux* traités par *dialyse*.
Les personnes souffrant de douleurs d'estomac doivent éviter d'utiliser des médicaments contenant de l'aspirine ou des *AINS* qui fragilisent la *muqueuse* de l'estomac. Le paracétamol est en revanche sans danger pour traiter les douleurs ou la fièvre.
Ce médicament contient du *sucre* (saccharose) en quantité notable.

Interactions avec d'autres substances

Ce médicament peut diminuer l'absorption de nombreux médicaments. Un délai d'au moins 2 heures (voire 4 heures avec les *antibiotiques* de la famille des quinolones) doit être respecté entre la prise de ce médicament et celle des autres traitements. Demandez conseil à votre médecin ou à votre pharmacien.

Grossesse et allaitement

Les substances contenues dans ce médicament sont peu absorbées. Néanmoins, ne l'utilisez pas de façon prolongée pendant la grossesse ou l'allaitement sans l'avis de votre médecin ou de votre pharmacien.

Mode d'emploi et posologie

La suspension buvable doit être utilisée pure.

Posologie usuelle :

1 sachet au moment des douleurs, sans dépasser 6 sachets par jour.

Conseils : Une alimentation équilibrée, une mastication lente, la suppression des aliments difficiles à digérer et des boissons alcoolisées permettent souvent d'atténuer les *symptômes* dus aux remontées acides ou à une *inflammation* de l'estomac.

Si vous êtes fumeur, la poursuite du tabagisme est un frein important au traitement : la nicotine augmente l'acidité gastrique et réduit l'efficacité du muscle qui ferme la jonction entre l'œsophage et l'estomac.

Effets indésirables possibles

Constipation (due à la présence d'aluminium).

Laboratoires Dexo

RODOGYL

Antibiotiques :
macrolide + imidazolé

sur ordonnance

Présentation

RODOGYL : comprimé (rose) ; boîte de 20. Liste I - Remb 65 % - **8,51 €**.

Composition

	p cp
Spiramycine base	750 000 UI
Métronidazole	125 mg
Sorbitol	+

Dans quel cas ce médicament est-il prescrit ?

Ce médicament contient deux *antibiotiques* : la spiramycine, de la famille des *macrolides*, et le métronidazole, de la famille des *imidazolés*.

Il est utilisé dans le *traitement curatif* et *préventif* des infections de la bouche et des dents.

Contre-indications

Ce médicament ne doit pas être utilisé dans les cas suivants :

- *allergie* aux *macrolides* ou aux *imidazolés*,
- enfant de moins de 6 ans (les comprimés ne sont pas adaptés).

Attention : En cas d'*éruption cutanée* généralisée avec fièvre, de confusion des idées, de *vertiges* ou de raideur musculaire, prévenez votre médecin avant de poursuivre le traitement.

Des précautions sont nécessaires en cas de déficit en *G6PD*, d'anomalie de la *numération formule sanguine*, de traitement à forte dose et/ou de traitement prolongé. Votre médecin pourra éventuellement vous prescrire des analyses de sang pour s'assurer de l'absence d'anomalie.

Évitez l'absorption de boissons alcoolisées pendant le traitement : risque d'*effet antabuse*.

Compte-tenu de ses effets indésirables potentiels, ce médicament peut, chez certaines personnes, ne pas être compatible avec la conduite automobile ou le maniement de machines dangereuses. Assurez-vous à l'occasion des premières prises que vous supportez bien ce médicament avant de conduire ou d'utiliser une machine.

Interactions avec d'autres substances

Ce médicament peut interagir avec les médicaments contenant du disulfirame (ESPÉRAL).

Informez par ailleurs votre médecin ou votre pharmacien si vous prenez un *anticoagulant* oral ou un médicament contenant de la lévodopa.

Grossesse et allaitement

Ce médicament ne contient aucune substance connue pour être toxique pendant la grossesse.

Ce médicament passe dans le lait maternel : l'allaitement est déconseillé.

Mode d'emploi et posologie

Ce médicament est pris de préférence au cours des repas.

Posologie usuelle :

- Adulte : 2 comprimés, 2 ou 3 fois par jour.

Dans certains cas, la *posologie* peut être augmentée à 8 comprimés par jour.

- Enfant de 10 à 15 ans : 1 comprimé, 3 fois par jour.
- Enfant de 6 à 10 ans : 1 comprimé, 2 fois par jour.

Conseils : Une diminution de la fièvre ou une disparition des troubles ne sont pas synonymes de guérison : la durée du traitement doit absolument être respectée pour éviter les rechutes.

La coloration brun-rouge des urines est normale.

Effets indésirables possibles

Nausées, vomissements, douleurs d'estomac, *diarrhée*, manque d'appétit.

Goût métallique, *inflammation* et sécheresse de la bouche.

Réaction allergique : *urticaire*, œdème de *Quincke*...

Éruption cutanée généralisée avec fièvre, nécessitant l'arrêt du traitement (voir Attention).

Maux de tête, *vertiges*, fourmillements des extrémités transitoires, raideur musculaire, hallucinations, confusion des idées.

Exceptionnellement : anomalie de la *numération formule sanguine*, *pancréatite*, *hépatite*.

Laboratoires sanofi-aventis France

ROFÉRON-A
Interféron
sur ordonnance

Présentation

ROFÉRON-A 3 M UI/0,5 ml : solution injectable *SC* ou IM ; seringue de 0,5 ml. Liste I, *médicament à prescription restreinte* - Remb 65 % - **26,54 €**.
ROFÉRON-A 3 M UI/0,5 ml : solution injectable *SC* ou IM ; boîte de 12 seringues de 0,5 ml. Liste I, *médicament à prescription restreinte* - Remb 65 % - **265,18 €**.
ROFÉRON-A 4,5 M UI/0,5 ml : solution injectable *SC* ou IM ; seringue de 0,5 ml. Liste I, *médicament à prescription restreinte* - Remb 65 % - **38,48 €**.
ROFÉRON-A 4,5 M UI/0,5 ml : solution injectable *SC* ou IM ; boîte de 12 seringues de 0,5 ml. Liste I, *médicament à prescription restreinte* - Remb 65 % - **389,03 €**.
ROFÉRON-A 6 M UI/0,5 ml : solution injectable *SC* ou IM ; seringue de 0,5 ml. Liste I, *médicament à prescription restreinte* - Remb 65 % - **49,57 €**.
ROFÉRON-A 6 M UI/0,5 ml : solution injectable *SC* ou IM ; boîte de 12 seringues de 0,5 ml. Liste I, *médicament à prescription restreinte* - Remb 65 % - **511,91 €**.
ROFÉRON-A 9 M UI/0,5 ml : solution injectable *SC* ou IM ; seringue de 0,5 ml. Liste I, *médicament à prescription restreinte* - Remb 65 % - **71,75 €**.
ROFÉRON-A 9 M UI/0,5 ml : solution injectable *SC* ou IM ; boîte de 12 seringues de 0,5 ml. Liste I, *médicament à prescription restreinte* - Remb 65 % - **755,00 €**.
ROFÉRON-A 18 M UI/0,5 ml : solution injectable *SC* ou IM ; seringue de 1 ml. Liste I, *médicament à prescription restreinte* - Remb 65 % - **138,24 €**.

Composition

	p ser	p ser	p ser
Interféron alfa-2a	3 M UI	4,5 M UI	6 M UI

	p ser	p ser
Interféron alfa-2a	9 M UI	18 M UI

Dans quel cas ce médicament est-il prescrit ?

Ce médicament contient une substance proche de l'interféron naturel humain, fabriquée par des bactéries modifiées spécifiquement pour cet usage. L'interféron est une protéine qui intervient dans la réponse immunitaire ; il renforce les défenses des cellules de l'organisme contre les infections virales. Son mode d'action anticancéreux est encore mal connu.

Il est utilisé dans le traitement de :
- l'*hépatite* B chronique,
- l'hépatite C chronique active,
- certains cancers.

Contre-indications

Ce médicament ne doit pas être utilisé dans les cas suivants :
- affection cardiaque grave ;
- *insuffisance rénale* grave ;
- *insuffisance hépatique* grave ou *cirrhose* du foie ;
- *antécédent* d'*épilepsie*.

Attention : Des précautions sont nécessaires en cas de *diabète* mal équilibré, d'*hypertriglycéridémie*.
Des *symptômes* ressemblant la grippe sont fréquents en début de traitement : fièvre, maux de tête, sueurs, courbatures, douleurs articulaires ; ces troubles peuvent être atténués par la prise de paracétamol et ne justifient pas l'interruption du traitement. En revanche, d'autres effets indésirables peuvent nécessiter une interruption momentanée ou un arrêt définitif du traitement. Signalez à votre médecin la survenue éventuelle d'un des symptômes suivants :
- *réaction allergique* : *urticaire*, œdème de *Quincke*, *asthme*, malaise survenant après l'injection ;
- *palpitations* ;
- vertiges, faiblesse pouvant traduire une baisse importante de la tension artérielle ;
- essoufflement anormal ;
- *état dépressif*, idées suicidaires ;
- confusion des idées (surtout chez la personne âgée) ;
- perte de connaissance brutale pouvant correspondre à une crise d'*épilepsie* ;
- troubles de la vision ;
- fièvre persistante.

Pendant la durée du traitement, des examens sanguins réguliers sont indispensables.
Boire en quantité suffisante est nécessaire pour éviter tout risque de déshydratation, notamment en cas de forte chaleur.
Si vous devez conduire ou utiliser une machine dangereuse, assurez-vous préalablement que ce médicament n'altère pas votre vigilance.

Interactions avec d'autres substances

Informez votre médecin si vous prenez un *sédatif* ou une chimiothérapie.

Grossesse et allaitement

L'effet de ce médicament pendant la grossesse ou l'allaitement est mal connu. Par mesure de prudence, une contraception efficace est nécessaire pendant toute la durée du traitement et l'allaitement est déconseillé. Néanmoins, la mise en route ou la poursuite du traitement chez la femme enceinte sont possibles en cas de nécessité.

Mode d'emploi et posologie

Ce médicament est injecté par *voie* sous-cutanée ou par voie intramusculaire.

Posologie usuelle :
- Adulte : la dose est fonction de la maladie à traiter.

Conseils : Ce médicament doit être conservé à une température comprise entre + 2° et + 8 °C (au réfrigérateur). Il ne doit pas être congelé. La seringue peut être sortie du réfrigérateur une demie heure avant l'injection.
Conditions particulières de délivrance :
Ce médicament est un *médicament à prescription restreinte* : la prescription initiale de ce médicament ne peut être faite que par un service hospitalier spécialisé en maladies de l'appareil digestif ou en médecine interne.

Effets indésirables possibles

Le plus fréquemment, *syndrome* pseudogrippal : fièvre, frissons, perte d'appétit, maux de tête, sueurs, courbatures ; ces troubles sont généralement atténués par la prise de paracétamol et tendent à disparaître progressivement.
Douleur au point d'injection.
Perte d'appétit, nausées, diarrhée, douleur abdominale, *pharyngite*, essoufflement anormal, toux, *état dépressif*, insomnies, anxiété, troubles de la concentration, étour-

dissements, démangeaisons, sécheresse de la peau, *éruption cutanée*, perte de cheveux, douleurs articulaires ou musculaires.

Rarement :
- diabète, augmentation des triglycérides ;
- idées suicidaires, psychose ;
- pneumonie, troubles de la vision, troubles de l'audition, saignement des gencives, altération du goût ;
- hypotension, *arythmie*, *insuffisance cardiaque*, *infarctus du myocarde* (exceptionnel) ;
- *insuffisance rénale* ;
- *nodule* au point d'injection.

En cas d'association à la vidarabine, d'autres effets peuvent également être observés : aggravation d'un *herpès*, anomalies de la *numération formule sanguine*, anomalies du fonctionnement de la glande *thyroïde*, agitation, *impuissance*, confusion, bouche sèche, fourmillements de extrémités, tremblements, bouffées de chaleur, *hypertension artérielle*, *palpitations*, apparition ou aggravation d'un *psoriasis*, troubles de règles, douleurs thoraciques.

Laboratoires Roche

ROHYPNOL

Hypnotique : benzodiazépine — sur ordonnance

Présentation

ROHYPNOL 1 mg : comprimé sécable (vert) ; boîte de 7. Liste I, durée de prescription limitée à 2 semaines - Remb 65 % - **1,10 €**.

Composition

	p cp
Flunitrazépam	1 mg
Lactose	+

Dans quel cas ce médicament est-il prescrit ?

Ce médicament est un *hypnotique* (somnifère) qui appartient à la famille des *benzodiazépines*.

Il est utilisé dans le traitement de l'insomnie.

Contre-indications

Ce médicament ne doit pas être utilisé dans les cas suivants :
- *insuffisance respiratoire* ou *hépatique* graves,
- *syndrome d'apnée du sommeil*,
- enfant de moins de 15 ans.

Attention : Certaines insomnies peuvent traduire une *dépression* masquée et justifier un traitement spécifique.

Des précautions sont nécessaires en cas de *myasthénie*, d'*insuffisance rénale* et chez la personne âgée.

Une prise prolongée, surtout à doses importantes, de somnifères de la famille des *benzodiazépines* peut provoquer une *dépendance*. Ce risque de dépendance est accru chez les personnes ayant déjà présenté une dépendance à d'autres médicaments, substances ou à l'alcool.

L'arrêt brutal de ce médicament expose à un *syndrome de sevrage* : réapparition de l'insomnie, anxiété, agitation, irritabilité, maux de tête, douleurs musculaires, tremblements, hallucinations. Il faut donc s'entourer de conseils médicaux pour diminuer progressivement les doses et espacer les prises, sur une période d'autant plus longue que le traitement a été prolongé.

Ce médicament expose à un risque de chute nocturne chez la personne âgée ayant l'habitude de se lever la nuit.

Un réveil nocturne après la prise du médicament peut entraîner des troubles de la mémoire parfois angoissants.

Évitez les boissons alcoolisées : augmentation du risque de somnolence.

Ce médicament est un somnifère. Conduire ou utiliser une machine dangereuse dans les heures qui suivent sa prise est bien sûr contre-indiqué.

La durée de l'effet sédatif, ainsi que son intensité, est très variable d'une personne à l'autre. Il vous appartient de vérifier, après les premières prises, que la persistance éventuelle d'une somnolence au réveil est compatible avec la poursuite de vos activités habituelles.

Interactions avec d'autres substances

Informez votre médecin ou votre pharmacien si vous prenez d'autres *sédatifs* (tranquillisants, somnifères, certains médicaments contre la toux ou contre la douleur contenant des *opiacés*, *antidépresseurs*, *neuroleptiques*...).

Grossesse et allaitement

Ce médicament ne doit pas être utilisé sans avis médical pendant la grossesse. Les fortes doses au cours des 6 derniers mois sont déconseillées. En fin de grossesse, un traitement par benzodiazépine, même à faible dose, peut être responsable d'effets indésirables chez le *nouveau-né* : une surveillance médicale du nouveau-né est alors nécessaire pendant 1 à 3 semaines selon les cas.

Ce médicament passe dans le lait maternel : l'allaitement est déconseillé.

Mode d'emploi et posologie

Les comprimés doivent être avalés avec un verre d'eau.

Posologie usuelle :
- Adulte : ½ ou 1 comprimé au coucher.

Conseils : Ce médicament vous a été prescrit dans une situation précise : ne le réutilisez pas ultérieurement sans avis médical et ne le conseillez pas à une autre personne.

La durée de prescription des *hypnotiques* doit être la plus courte possible. Dans certaines situations, le traitement doit toutefois être prolongé. Il appartient alors au médecin de réévaluer périodiquement la nécessité de le poursuivre ou de l'interrompre.

Les somnifères ne sont pas la seule réponse aux troubles du sommeil. Une meilleure hygiène de vie, une consommation modérée d'excitants (y compris les boissons alcoolisées) permettent aussi de lutter efficacement contre les insomnies.

Effets indésirables possibles

Sensation d'ivresse, maux de tête, fatigue, somnolence pendant la journée et troubles de la coordination des mouvements en particulier chez la personne âgée, ralentissement des idées, vertiges, *troubles digestifs*.

Faiblesse musculaire, baisse de la libido, *éruption cutanée* avec ou sans démangeaisons.

Très rarement : vision double.
Dans certaines circonstances et chez certaines personnes :
- réactions paradoxales avec augmentation de l'anxiété, agitation, agressivité, confusion des idées, hallucinations ;
- *amnésie antérograde.*

Ces troubles nécessitent l'arrêt du traitement.

Laboratoires Roche

ROMARÈNE

Informations détaillées sur www.monvidal.com

ROMARINEX

Informations détaillées sur www.monvidal.com

ROR VAX

Vaccins : rougeole, oreillons, rubéole

Présentation

ROR VAX : préparation injectable *SC* ; flacon de *lyophilisat* et seringue de solvant de 0,5 ml. Remb 65 % - **16,71 €**.

Composition

Virus vivants hyperatténués de la rougeole (souche Edmonston 749 D) ; virus vivants atténués des oreillons (souche Jeryl Lynn) ; virus vivants atténués de la rubéole (souche Wistar RA 27/3).

Dans quel cas ce médicament est-il prescrit ?

C'est une association de *vaccins* composés de *virus* atténués : ceux-ci sont vivants, mais affaiblis, et ne peuvent pas provoquer de maladies.
Elle est utilisée dans la prévention de la rougeole, des oreillons et de la rubéole.

Contre-indications

Ce *vaccin* ne doit pas être utilisé dans les cas suivants :
- *déficit immunitaire*,
- *allergie* aux protéines de l'œuf ou à la néomycine.

Attention : En cas de fièvre élevée, de maladie aiguë, il est préférable de différer la vaccination.

Interactions avec d'autres substances

Le test à la tuberculine peut être rendu transitoirement négatif dans 4 à 6 semaines suivants de cette vaccination.
L'injection d'*immunoglobulines* peut inactiver les *virus* contenus dans le *vaccin*.

Grossesse et allaitement

Par prudence, ce vaccin est déconseillé pendant la grossesse. Néanmoins, si la vaccination est pratiquée au début d'une grossesse méconnue, une interruption de grossesse n'est pas justifiée ; en effet, aucune malformation chez l'enfant à naître n'a été observée dans cette situation. Demandez conseil à votre médecin.
Cette vaccination est déconseillée pendant l'allaitement.

Mode d'emploi et posologie

L'injection est réalisée par *voie* sous-cutanée ou intramusculaire.

Posologie usuelle :
Chez le nourrisson, la vaccination comprend 2 doses à au moins 1 mois d'intervalle. Il est recommandé de faire la première injection à 1 an ; la deuxième injection est pratiquée, si possible, avant 2 ans. Pour les enfants qui sont en collectivité, la première injection peut être avancée à l'âge de 9 mois, la deuxième dose étant recommandée entre 12 et 15 mois
Dans les autres cas, se reporter au calendrier vaccinal.

Conseils : Les réactions fébriles dues aux *vaccins* peuvent être combattues en donnant de l'aspirine ou du paracétamol.
Pour garder son efficacité, ce médicament doit être conservé entre + 2 °C et + 8 °C (partie la plus froide du réfrigérateur). Toutefois, une rupture de la chaîne du froid pendant une durée limitée (quelques heures à température ambiante inférieure à 25 °C) ne devrait pas prêter à conséquence. En pratique, en cas de nécessité, un délai de quelques heures peut séparer l'achat du vaccin en pharmacie de son stockage au réfrigérateur ou de la vaccination.
Ce vaccin ne doit pas être congelé.

Effets indésirables possibles

Sensation de brûlure au point d'injection.
Rarement : fièvre, nausées, vomissements, diarrhées, *convulsions*, *éruption cutanée*, douleurs des articulations, baisse du nombre des *plaquettes*, gonflement des glandes parotides simulant les oreillons, ganglions, *réaction allergique*.

Laboratoires Sanofi Pasteur MSD SNC

ROSICED

Informations détaillées sur www.monvidal.com

ROTARIX

Informations détaillées sur www.monvidal.com

ROTATEQ

Informations détaillées sur www.monvidal.com

ROUVAX

Informations détaillées sur www.monvidal.com

ROVAMYCINE

Antibiotique : macrolide — sur ordonnance

Présentation

ROVAMYCINE Nourrissons et Enfants : sirop (arômes : chocolat, menthe, caramel) ; flacon de 150 ml avec cuillère-mesure de 5 ml. Liste I - Remb 65 % - **5,37 €**.
ROVAMYCINE 1,5 M UI : comprimé (blanc) ; boîte de 16. Liste I - Remb 65 % - **10,24 €**.
ROVAMYCINE 3 M UI : comprimé (blanc) ; boîte de 10. Liste I - Remb 65 % - **9,65 €**.
ROVAMYCINE 3 M UI : comprimé (blanc) ; boîte de 16. Liste I - Remb 65 % - **15,12 €**.

Composition

	p c mes	p cp	p cp
Spiramycine	0,375 M UI	1,5 M UI	3 M UI
Saccharose	3,5 g		

Dans quel cas ce médicament est-il prescrit ?

Ce médicament est un *antibiotique* qui appartient à la famille des *macrolides*.
Il est utilisé dans le traitement de diverses maladies infectieuses, notamment celles de la gorge, des sinus,

des poumons, des bronches, de la peau, de la bouche et des dents, de l'appareil génital.

Il est également utilisé dans deux indications particulières :

- le traitement de la *toxoplasmose* chez la femme enceinte,
- la prévention ponctuelle des *méningites* à méningocoques.

Attention : En cas d'*éruption cutanée* généralisée avec fièvre, prévenez votre médecin avant de poursuivre le traitement.

Des précautions sont nécessaires en cas de déficit en *G6PD*.

Une diminution de la fièvre ou une disparition des *symptômes* ne sont pas synonymes de guérison : la durée du traitement doit absolument être respectée pour éviter les rechutes ou l'apparition d'une *résistance* du *germe* à l'*antibiotique*.

Le sirop contient du *sucre* (saccharose) en quantité notable.

Interactions avec d'autres substances

Informez votre médecin si vous prenez des médicaments contenant de la lévodopa.

Grossesse et allaitement

Ce médicament peut être utilisé chez la femme enceinte.

Ce médicament passe dans le lait maternel. Ne l'utilisez pas pendant l'allaitement sans prendre l'avis de votre médecin.

Mode d'emploi et posologie

Ce médicament peut être pris au cours ou en dehors des repas.

Les comprimés ne sont pas adaptés à l'enfant de moins de 6 ans. En effet, ils risquent d'obstruer les voies respiratoires si l'enfant déglutit mal et que le comprimé passe dans la trachée (fausse route).

Posologie usuelle :

- Adulte : 1 comprimé à 3 M UI ou 2 comprimés à 1,5 M UI, 2 ou 3 fois par jour.
- Enfant : 150 000 à 300 000 UI par kg et par jour, soit :
  - pour un enfant de plus de 20 kg : 2 à 4 comprimés à 1,5 M UI par jour, à répartir en 2 ou 3 prises ;
  - pour un enfant de 10 à 20 kg : 4 à 8 cuillères-mesure de sirop par jour, à répartir en 2 ou 3 prises ;
  - pour un enfant de moins de 10 kg : 2 à 4 cuillères-mesure de sirop par jour, à répartir en 2 ou 3 prises.

Dans l'indication particulière de la prévention des *méningites* à méningocoques (ce traitement concerne les personnes ayant été en contact avec un malade atteint de méningite à méningocoques) :

- Adulte : 1 comprimé à 3 M UI toutes les 12 heures, pendant 5 jours.
- Enfant : 75 000 UI par kg toutes les 12 heures, pendant 5 jours.

Conseils : Le médecin prescrit parfois un prélèvement pour identifier le *germe* responsable de l'infection et tester sa sensibilité aux *antibiotiques*. Le résultat de cet examen peut être faussé en cas d'automédication préalable : ne prenez pas et ne donnez pas d'antibiotiques sans avis médical.

L'éventuelle fatigue n'est pas due à l'antibiotique, mais à l'infection elle-même.

Effets indésirables possibles

Nausées, vomissements, *diarrhée*.

Réaction allergique cutanée.

Laboratoires Laboratoires Grünenthal

ROWASA

Anti-inflammatoire intestinal

Présentation

ROWASA 250 mg : comprimé *gastrorésistant* (marron clair) ; boîte de 90. Remb 65 % - **22,37 €**.

ROWASA 500 mg : comprimé *gastrorésistant* (rouge) ; boîte de 90. Remb 65 % - **43,92 €**.

ROWASA 500 mg : suppositoire (blanc) ; boîte de 15. Remb 65 % - **12,12 €**.

ROWASA 500 mg : suppositoire (blanc) ; boîte de 30. Remb 65 % - **23,72 €**.

Composition

	p cp	p cp	p suppos
Mésalazine	250 mg	500 mg	500 mg

Dans quel cas ce médicament est-il prescrit ?

Ce médicament contient un *salicylé*. Il a une action *anti-inflammatoire* sur la *muqueuse* intestinale.

Il est utilisé pour traiter la *rectocolite hémorragique*. Les comprimés sont également utilisés dans la prévention des poussées de la maladie de *Crohn*.

Contre-indications

Ce médicament ne doit pas être utilisé en cas d'*allergie* aux *salicylés*.

Attention : Dans certaines circonstances rares et particulières, déshydratation notamment, ce médicament peut être responsable d'une altération des reins. Votre médecin peut vous prescrire des analyses de sang et d'urines pour vérifier le bon fonctionnement de vos reins (dosage de la *créatinine*, recherche d'albumine).

Des précautions sont nécessaires en cas d'*insuffisance hépatique*.

Grossesse et allaitement

Ce médicament peut être utilisé pendant la grossesse à condition de ne pas dépasser 2 g par jour.

Ce médicament passe dans le lait maternel ; ne l'utilisez pas ou ne le réutilisez pas sans avis médical.

Mode d'emploi et posologie

Les comprimés doivent être avalés avec un peu d'eau, au cours des repas.

Posologie usuelle :

- Adulte et grand enfant :
- *Traitement d'attaque* de la *rectocolite hémorragique* : 8 à 16 comprimés à 250 mg ou 4 à 8 comprimés à 500 mg par jour, en 3 ou 4 prises régulièrement espacées, ou 1 suppositoire, 2 ou 3 fois par jour.
- *Traitement d'entretien* : 1 ou 2 comprimés à 250 mg, 3 fois par jour.
- Prévention des poussées de la maladie de *Crohn* : 3 à 4 comprimés à 500 mg par jour, ou 6 à 8 comprimés à 250 mg par jour.

Effets indésirables possibles

Certains effets indésirables de mécanisme allergique ont été exceptionnellement observés. Ils peuvent toucher les reins, le cœur, les poumons, le foie, le pancréas ou la moelle osseuse. Signalez à votre médecin tout symptôme anormal et durable, notamment s'il s'accompagne de fièvre.

Laboratoires Solvay Pharma

ROXITHROMYCINE 100 mg
Génériques
Antibiotique : macrolide

sur ordonnance

Les médicaments ci-dessous sont des génériques de CLARAMID (voir p. 301) et de RULID (voir p. 1124).

ROXITHROMYCINE MERCK 100 mg : comprimé *(glucose anhydre)* boîte de 10. Liste I - Remb 65 % - 5,35 €.
ROXITHROMYCINE MERCK 100 mg : comprimé *(glucose anhydre)* boîte de 16. Liste I - Remb 65 % - 8,22 €.
ROXITHROMYCINE TEVA 100 mg : comprimé *(glucose anhydre)* boîte de 10. Liste I - Remb 65 % - 5,35 €.
ROXITHROMYCINE TEVA 100 mg : comprimé *(glucose anhydre)* boîte de 16. Liste I - Remb 65 % - 8,22 €.

ROXITHROMYCINE 150 mg
Génériques
Antibiotique : macrolide

sur ordonnance

Les médicaments ci-dessous sont des génériques de CLARAMID (voir p. 301) et de RULID (voir p. 1124).

ROXITHROMYCINE ARROW 150 mg : comprimé *(glucose anhydre)* boîte de 10. Liste I - Remb 65 % - 7,50 €.
ROXITHROMYCINE ARROW 150 mg : comprimé *(glucose anhydre)* boîte de 16. Liste I - Remb 65 % - 11,65 €.
ROXITHROMYCINE BIOGARAN 150 mg : comprimé *(glucose anhydre)* boîte de 10. Liste I - Remb 65 % - 7,50 €.
ROXITHROMYCINE BIOGARAN 150 mg : comprimé *(glucose anhydre)* boîte de 16. Liste I - Remb 65 % - 11,65 €.
ROXITHROMYCINE EG 150 mg : comprimé *(glucose anhydre)* boîte de 10. Liste I - Remb 65 % - 7,50 €.
ROXITHROMYCINE EG 150 mg : comprimé *(glucose anhydre)* boîte de 16. Liste I - Remb 65 % - 11,65 €.
ROXITHROMYCINE G GAM 150 mg : comprimé sécable *(lactose)* boîte de 10. Liste I - Remb 65 % - 7,50 €.
ROXITHROMYCINE G GAM 150 mg : comprimé sécable *(lactose)* boîte de 16. Liste I - Remb 65 % - 11,65 €.
ROXITHROMYCINE MERCK 150 mg : comprimé *(glucose anhydre)* boîte de 10. Liste I - Remb 65 % - 7,50 €.
ROXITHROMYCINE MERCK 150 mg : comprimé *(glucose anhydre)* boîte de 16. Liste I - Remb 65 % - 11,65 €.
ROXITHROMYCINE QUALIMED 150 mg : comprimé *(glucose anhydre)* boîte de 10. Liste I - Remb 65 % - 7,50 €.
ROXITHROMYCINE QUALIMED 150 mg : comprimé *(glucose anhydre)* boîte de 16. Liste I - Remb 65 % - 11,65 €.
ROXITHROMYCINE RANBAXY 150 mg : comprimé *(glucose anhydre)* boîte de 10. Liste I - Remb 65 % - 7,50 €.
ROXITHROMYCINE RANBAXY 150 mg : comprimé *(glucose anhydre)* boîte de 16. Liste I - Remb 65 % - 11,65 €.
ROXITHROMYCINE RATIOPHARM 150 mg : comprimé *(glucose anhydre)* boîte de 10. Liste I - Remb 65 % - 7,50 €.
ROXITHROMYCINE RATIOPHARM 150 mg : comprimé *(glucose anhydre)* boîte de 16. Liste I - Remb 65 % - 11,65 €.
ROXITHROMYCINE RPG 150 mg : comprimé *(glucose anhydre)* boîte de 16. Liste I - Non remb.
ROXITHROMYCINE SANDOZ 150 mg : comprimé *(glucose anhydre)* boîte de 10. Liste I - Remb 65 % - 7,50 €.
ROXITHROMYCINE SANDOZ 150 mg : comprimé *(glucose anhydre)* boîte de 16. Liste I - Remb 65 % - 11,65 €.
ROXITHROMYCINE TEVA 150 mg : comprimé *(glucose anhydre)* boîte de 10. Liste I - Remb 65 % - 7,50 €.
ROXITHROMYCINE TEVA 150 mg : comprimé *(glucose anhydre)* boîte de 16. Liste I - Remb 65 % - 11,65 €.
ROXITHROMYCINE WINTHROP 150 mg : comprimé *(glucose anhydre)* boîte de 10. Liste I - Remb 65 % - 7,50 €.
ROXITHROMYCINE WINTHROP 150 mg : comprimé *(glucose anhydre)* boîte de 16. Liste I - Remb 65 % - 11,65 €.
ROXITHROMYCINE ZYDUS 150 mg : comprimé *(glucose anhydre)* boîte de 10. Liste I - Remb 65 % - 7,50 €.
ROXITHROMYCINE ZYDUS 150 mg : comprimé *(glucose anhydre)* boîte de 16. Liste I - Remb 65 % - 11,65 €.
SUBROXINE 150 mg : comprimé *(glucose anhydre)* boîte de 10. Liste I - Remb 65 % - 7,50 €.
SUBROXINE 150 mg : comprimé *(glucose anhydre)* boîte de 16. Liste I - Remb 65 % - 11,65 €.

ROZACRÈME
Informations détaillées sur www.monvidal.com

ROZAGEL
Informations détaillées sur www.monvidal.com

ROZEX
Traitement local de la rosacée

sur ordonnance

Présentation
ROZEX : crème ; tube de 30 g. Liste I - Remb 35 % - **6,64 €**.
ROZEX : émulsion pour application cutanée ; tube de 30 g. Liste I - Remb 35 % - **6,64 €**.
ROZEX : gel pour application locale ; tube de 30 g. Liste I - Remb 35 % - **6,64 €**.

Composition

	p 100 g
Métronidazole	0,75 g

Dans quel cas ce médicament est-il prescrit ?
Ce médicament contient un *antibiotique* de la famille des *imidazolés*. Il possède également une action *anti-inflammatoire* locale.

Il est utilisé dans le traitement de la *rosacée*.

Contre-indications
Ce médicament ne doit pas être utilisé en cas d'*allergie* aux *imidazolés*.

Attention : N'exposez pas les régions traitées au soleil ou aux rayons *ultraviolets* (lampes à bronzer). En cas de contact accidentel avec les yeux, rincez abondamment.

Interactions avec d'autres substances
Le passage du métronidazole dans le sang est très faible ; le risque d'interaction médicamenteuse est limité ou nul. Toutefois, informez votre médecin si vous prenez un *anticoagulant* oral ou un médicament contenant du disulfirame.

Grossesse et allaitement
L'effet de ce médicament pendant la grossesse ou l'allaitement est mal connu : seul votre médecin peut évaluer le risque éventuel de son utilisation dans votre cas.

Mode d'emploi et posologie
Après la toilette, appliquer la crème, l'émulsion ou le gel en couche mince.

Posologie usuelle :
2 applications par jour, pendant 3 à 4 mois.

Conseils : Conservez ce médicament à température ambiante (la crème notamment ne doit pas être placée au réfrigérateur).

Effets indésirables possibles

Irritation locale : picotements, démangeaisons, sensations de brûlure.

Laboratoires Galderma International

RUBIA COMPLEXE N° 3

Informations détaillées sur www.monvidal.com

RUBOZINC

Antiacnéique

Présentation

RUBOZINC : gélule (blanc) ; boîte de 30. Remb 35 % - **5,61 €**.
RUBOZINC : gélule (blanc) ; boîte de 60. Remb 35 % - **8,49 €**.

Composition

	p gél
Gluconate de Zinc exprimé en Zinc	15 mg
Amidon de blé (gluten)	+
Lactose	+

Dans quel cas ce médicament est-il prescrit ?

Ce médicament contient du zinc, actif sur l'*inflammation* des lésions de l'*acné*.

Il est utilisé dans le traitement de l'acné et de certaines maladies héréditaires rares liées à une *carence* en zinc.

Interactions avec d'autres substances

Ce médicament gêne l'absorption des *antibiotiques* de la famille des *cyclines*, qui ne doivent pas lui être associés.

La prise de médicaments contenant du calcium ou du fer, ainsi que les *pansements digestifs*, diminue l'absorption de ce produit.

Grossesse et allaitement

L'utilisation de ce médicament est envisageable pendant la grossesse ou l'allaitement.

Mode d'emploi et posologie

Ce médicament doit être pris en 1 seule fois, à jeun, avec un grand verre d'eau.

Posologie usuelle :

Traitement de l'*acné* : 2 gélules, 1 fois par jour, pendant 3 mois ; puis 1 seule gélule par jour selon la prescription du médecin.

Conseils : Le repas qui suit immédiatement la prise de ce médicament ne doit pas comporter certains aliments comme le pain complet, les germes de soja, le maïs : ceux-ci peuvent gêner son absorption.

Effets indésirables possibles

Troubles digestifs.

Laboratoires Labcatal

RUDISTROL

Informations détaillées sur www.monvidal.com

RUDIVAX

Informations détaillées sur www.monvidal.com

RUFOL

Antibiotique urinaire — sur ordonnance

Présentation

RUFOL : comprimé (blanc) ; boîte de 50. Liste I - Non remb.

Composition

	p cp
Sulfaméthizol	100 mg

Dans quel cas ce médicament est-il prescrit ?

C'est un *antibiotique* qui appartient à la famille des *sulfamides*.

Il est utilisé, chez la femme, dans le traitement des *cystites* en l'absence de fièvre.

Contre-indications

Ce médicament ne doit pas être utilisé dans les cas suivants :
- *allergie* aux *sulfamides*,
- *insuffisance hépatique* ou *rénale*,
- déficit en *G6PD*,
- **allaitement**.

Attention : Ce médicament est un *antibiotique* dont l'activité est limitée à certains *germes*. Utilisé en automédication, il risque de fausser les résultats de l'analyse d'urine que le médecin peut être amené à demander en cas d'échec du traitement. Ne le prenez sans avis médical qu'en cas d'absolue nécessité.
En cas d'apparition de fièvre, consultez votre médecin.

Interactions avec d'autres substances

Ce médicament peut interagir avec les médicaments contenant de la phénytoïne ou de la méthénamine.

Prévenez votre médecin si vous prenez un *hypoglycémiant* contenant du chlorpropamide ou du tolbutamide, un *anticoagulant* oral ou un médicament contenant du méthotrexate.

Grossesse et allaitement

Ce médicament est déconseillé pendant la grossesse.

Ce médicament passe dans le lait maternel : il est contre-indiqué pendant l'allaitement.

Mode d'emploi et posologie

Ce médicament peut être pris indifféremment au cours ou en dehors des repas.

La durée du traitement est limitée à 3 ou 4 jours.

Posologie usuelle :
- Adulte : 2 comprimés, 3 fois par jour.
- Jeune fille de plus de 12 ans : 2 comprimés, 2 fois par jour.

Conseils : Il est recommandé de boire beaucoup.

Effets indésirables possibles

Troubles digestifs, *réaction allergique* cutanée. *Photosensibilisation.*

Exceptionnellement : *agranulocytose*.

Laboratoires Urgo

RULID
Antibiotique : macrolide — sur ordonnance

Présentation
RULID Enfant 50 mg : comprimé sécable pour suspension buvable (blanc ; arôme fraise) ; boîte de 10 avec cuillère. Liste I - Remb 65 % - **5,96 €**.
RULID Enfant 50 mg : comprimé sécable pour suspension buvable (blanc ; arôme fraise) ; boîte de 16 avec cuillère. Liste I - Remb 65 % - **9,22 €**.
RULID Enfant 100 mg : comprimé (blanc) ; boîte de 10. Liste I - Remb 65 % - **5,35 €**.
RULID Enfant 100 mg : comprimé (blanc) ; boîte de 16. Liste I - Remb 65 % - **8,22 €**.
RULID 150 mg : comprimé (blanc) ; boîte de 10. Liste I - Remb 65 % - **10,65 €**.
RULID 150 mg : comprimé (blanc) ; boîte de 16. Liste I - Remb 65 % - **16,69 €**.

Composition
	p cp	p cp	p cp
Roxithromycine	50 mg	100 mg	150 mg

Dans quel cas ce médicament est-il prescrit ?
C'est un *antibiotique* qui appartient à la famille des *macrolides*.
Il est utilisé dans le traitement de diverses maladies infectieuses, notamment celles de la gorge, des sinus, des poumons, des bronches, de la peau et de l'appareil génital.

Contre-indications
Ce médicament ne doit pas être utilisé dans les cas suivants :
- *allergie* aux *macrolides*,
- en association avec les médicaments contenant du cisapride, de l'ergotamine ou de la dihydroergotamine.

Attention : Une diminution de la fièvre ou une disparition des *symptômes* ne sont pas synonymes de guérison : la durée du traitement doit absolument être respectée pour éviter les rechutes ou l'apparition d'une *résistance* du *germe* à l'*antibiotique*.
Des précautions sont nécessaires en cas d'*insuffisance hépatique* grave.
Conducteur : ce médicament peut être responsable de *vertiges*.

Interactions avec d'autres substances
Ce médicament ne doit pas être associé aux médicaments contenant :
- de l'ergotamine ou de la dihydroergotamine : risque d'*ergotisme* ;
- du cisapride (PRÉPULSID) : risque de *torsades de pointes*.

Il peut interagir avec les substances suivantes : colchicine, bromocriptine, cabergoline, lisuride ou pergolide.
Informez par ailleurs votre médecin si vous prenez des médicaments contenant de la ciclosporine, de la théophylline ou de l'aminophylline.

Grossesse et allaitement
L'effet de ce médicament pendant la grossesse est mal connu : seul votre médecin peut évaluer le risque éventuel de son utilisation dans votre cas.
Ce médicament passe faiblement dans le lait maternel. Ne l'utilisez pas pendant l'allaitement sans prendre l'avis de votre médecin.

Mode d'emploi et posologie
Ce médicament est pris de préférence juste avant les repas.
Comprimé à 50 mg : remplir d'eau la cuillère fournie avec les comprimés ; ajouter le ou les comprimés et attendre qu'ils se désagrègent. Faire boire à l'enfant la cuillérée, puis un verre d'eau.

Posologie usuelle :
- Adulte : 150 mg, matin et soir.
- Enfant : 5 à 8 mg par kg et par jour ; soit pour un enfant de 15 kg : 1 comprimé à 50 mg, matin et soir.

Conseils : Le médecin prescrit parfois un prélèvement pour identifier le *germe* responsable de l'infection et tester sa sensibilité aux *antibiotiques*. Le résultat de cet examen peut être faussé en cas d'automédication préalable : ne prenez pas et ne donnez pas d'antibiotiques sans avis médical.
L'éventuelle fatigue n'est pas due à l'antibiotique, mais à l'infection elle-même.

Effets indésirables possibles
Nausées, vomissements, *diarrhée*, douleurs d'estomac.
Sensation de vertige, maux de tête, fourmillements des extrémités.
Réaction allergique (rare).
Augmentation des *transaminases* ; *hépatite* (exceptionnelle).

Laboratoires sanofi-aventis France

RYTHMODAN
Antiarythmique — sur ordonnance

Présentation
RYTHMODAN : gélule (jaune et vert) ; boîte de 40. Liste I - Remb 35 % - **4,79 €**.
RYTHMODAN à libération prolongée : comprimé sécable (blanc) ; boîte de 20. Liste I - Remb 35 % - **8,33 €**.

Composition
	p gél	p cp LP
Disopyramide	100 mg	250 mg

Dans quel cas ce médicament est-il prescrit ?
Ce médicament appartient à la classe I de la famille des *antiarythmiques*. Il modifie la vitesse de transmission de l'influx nerveux au sein du muscle cardiaque et lutte contre ses contractions anarchiques.
Il est utilisé dans certains *troubles du rythme cardiaque*.

Contre-indications
Ce médicament ne doit pas être utilisé dans les cas suivants :
- *bloc auriculoventriculaire* grave,
- *insuffisance cardiaque*,
- *maladie de l'oreillette*,
- *glaucome* à angle fermé,
- *myasthénie*,
- risque de blocage des urines (*adénome de la prostate*),
- enfant de moins de 15 ans (comprimé à *libération prolongée*),
- en association avec les médicaments susceptibles de provoquer des *torsades de pointes*.

Attention : Des précautions sont nécessaires en cas d'*insuffisance rénale* ou *hépatique*, de *diabète*.

Interactions avec d'autres substances

Ce médicament ne doit pas être associé aux médicaments susceptibles de donner des *torsades de pointes* : risque de *troubles du rythme cardiaque*, parfois mortels.

Il peut interagir avec les *laxatifs stimulants*, certains *diurétiques* et tout autre médicament susceptible de provoquer une *hypokaliémie*.

Informez par ailleurs votre médecin si vous prenez un *bêtabloquant*, un *atropinique* ou un médicament contenant l'une des substances suivantes : phénobarbital, phénytoïne, primidone, rifampicine.

Grossesse et allaitement

L'effet de ce médicament pendant la grossesse est mal connu : seul votre médecin peut évaluer le risque éventuel de son utilisation dans votre cas.

Les données disponibles ne permettent pas de savoir si ce médicament passe dans le lait maternel : l'allaitement est déconseillé pendant le traitement.

Mode d'emploi et posologie

Les gélules et les comprimés doivent être avalés avec un verre d'eau.

Posologie usuelle :

Elle est strictement individuelle et habituellement répartie en 3 prises quotidiennes pour les gélules et en 2 prises pour les comprimés.

> **Conseils :** Ce médicament peut provoquer une constipation. L'usage des *laxatifs stimulants* est alors déconseillé. Ceux-ci peuvent être contenus dans des tisanes d'apparence anodine. Demandez conseil à votre pharmacien ou à votre médecin, qui vous proposeront un régime ou des médicaments efficaces et sans danger.

Effets indésirables possibles

Sécheresse de la bouche, troubles de l'*accommodation*, vision double, *troubles digestifs*, constipation notamment, blocage des urines, principalement en cas d'*adénome de la prostate*.

Troubles de l'érection.

Aggravation d'une *insuffisance cardiaque* préexistante.

Exceptionnellement : jaunisse, maux de tête, *éruption cutanée*.

Laboratoires sanofi-aventis France

RYTHMOL

Antiarythmique — sur ordonnance

Présentation

RYTHMOL 300 mg : comprimé sécable (blanc) ; boîte de 30.
Liste I - Remb 65 % - **11,92 €**.

Composition

	p cp
Propafénone	300 mg

Dans quel cas ce médicament est-il prescrit ?

Ce médicament appartient à la classe I de la famille des *antiarythmiques*. Il modifie la vitesse de transmission de l'influx nerveux au sein du muscle cardiaque et lutte contre ses contractions anarchiques.

Il est utilisé dans le traitement de certains *troubles du rythme cardiaque*.

Contre-indications

Ce médicament ne doit pas être utilisé dans les cas suivants :

- *antécédent* d'*infarctus du myocarde*,
- *insuffisance cardiaque*,
- *bloc auriculoventriculaire* grave,
- *maladie de l'oreillette*.

> **Attention :** Des précautions sont nécessaires en cas d'*insuffisance hépatique*, d'*asthme* ou de *bronchite chronique*.

Interactions avec d'autres substances

Ce médicament peut interagir avec les *antiarythmiques* de la même classe (classe I).

Informez par ailleurs votre médecin si vous prenez un autre antiarythmique, un *anticoagulant* oral, un médicament susceptible de donner des *torsades de pointes*, un *digitalique*, un *antidépresseur* tricyclique, un *bêtabloquant*, un médicament contenant de l'amiodarone, du vérapamil ou du diltiazem.

Grossesse et allaitement

Les effets de ce médicament sur l'enfant à naître sont mal connus : il est déconseillé pendant la grossesse.

Les données disponibles ne permettent pas de savoir si ce médicament passe dans le lait maternel.

Mode d'emploi et posologie

Les comprimés doivent être avalés avec un peu d'eau.

Posologie usuelle :

1 comprimé, 2 à 3 fois par jour.

Effets indésirables possibles

Troubles digestifs.

Malaise, *vertiges*, tremblements, troubles visuels, troubles du goût, maux de tête.

Allergie cutanée.

Aggravation paradoxale de l'*arythmie*, ou apparition de nouveaux *troubles du rythme cardiaque*.

Tous ces *symptômes* régressent après interruption du traitement ou réduction de la *posologie*.

Laboratoires Abbott France

S

SABAL SERRULATA COMPOSÉ BOIRON

Informations détaillées sur www.monvidal.com

SABRIL

Informations détaillées sur www.monvidal.com

SACOLÈNE

Informations détaillées sur www.monvidal.com

SAFORELLE

Informations détaillées sur www.monvidal.com

SAGASPRAY

Informations détaillées sur www.monvidal.com

SAIZEN

Informations détaillées sur www.monvidal.com

SALAZOPYRINE

Anti-inflammatoire intestinal — sur ordonnance

Présentation

SALAZOPYRINE : comprimé *gastrorésistant* (orange) ; boîte de 100. Liste I - Remb 65 % - **14,40 €**.

Composition

	p cp
Sulfasalazine	500 mg

Dans quel cas ce médicament est-il prescrit ?

Ce médicament appartient à la famille des *sulfamides* et des *salicylés*. Il a une action *anti-inflammatoire* sur la muqueuse intestinale.

Il est utilisé dans le traitement de :

- la *rectocolite hémorragique*,
- certaines formes de la maladie de *Crohn*,
- la *polyarthrite rhumatoïde*.

Contre-indications

Ce médicament ne doit pas être utilisé dans les cas suivants :

- *allergie* aux *sulfamides* et aux *salicylés* (dérivés de l'aspirine),
- déficit en *G6PD*,
- *porphyrie*,
- prématuré et *nouveau-né*,
- allaitement (nouveau-né de moins d'un mois).

Attention : Des précautions sont nécessaires en cas d'*insuffisance hépatique* ou *rénale* graves.
Votre médecin peut vous prescrire des analyses de sang et d'urines pour vérifier le bon fonctionnement de vos reins (dosage de la *créatinine*, recherche d'*albumine*).
Il est indispensable de boire abondamment.

Interactions avec d'autres substances

Ce médicament peut interagir avec les médicaments qui contiennent de la digoxine.

Grossesse et allaitement

La grossesse ne justifie pas un arrêt du traitement, mais nécessite une réduction de la *posologie*.

Les femmes qui souhaitent allaiter doivent interrompre le traitement pendant le premier mois de leur nouveau-né (risque de jaunisse). Il convient donc de vérifier auprès du médecin que cette interruption du traitement pourra être envisagée au début du 2e mois de l'enfant en l'absence de contre-indications telles qu'un déficit en *G6PD*.

Mode d'emploi et posologie

Les comprimés peuvent être pris indifféremment avant, pendant, après ou entre les repas. Ils doivent être avalés avec un verre d'eau.

Posologie usuelle :

- *Rectocolite hémorragique* et maladie de *Crohn* :
  - *Traitement d'attaque* :
    - Adulte : 8 à 12 comprimés par jour en 3 à 6 prises régulièrement espacées.
    - Enfant : 100 à 150 mg par kg et par jour.
  - *Traitement d'entretien* :
    - Adulte : 4 comprimés par jour en 2 prises.
    - Enfant : 50 à 75 mg par kg et par jour.
- *Polyarthrite rhumatoïde* : la *posologie* de 4 comprimés par jour est atteinte par paliers successifs.

Conseils : Une coloration brune des urines peut apparaître : elle ne prête pas à conséquence.

Effets indésirables possibles

Douleurs abdominales, nausées.

Maux de tête, fièvre, perte d'appétit.

Bourdonnement d'oreille, vertiges, troubles du goût et de l'odorat.

Diminution de la fécondité chez l'homme.

Certains effets indésirables de mécanisme allergique ont été exceptionnellement observés. Ils peuvent toucher la peau, le foie, les reins, les poumons ou la moelle osseuse. Signalez à votre médecin tout symptôme anormal et durable, notamment s'il s'accompagne de fièvre.

Laboratoires Pfizer

SALBUMOL

Utérorelaxant

sur ordonnance

Présentation

SALBUMOL 2 mg : comprimé sécable (blanc) ; boîte de 40. Liste I - Remb 35 % - **3,29 €**.
SALBUMOL 1 mg : suppositoire ; boîte de 12. Liste I - Remb 35 % - **2,47 €**.

Composition

	p cp	p suppos
Salbutamol	2 mg	1 mg
Lactose	+	

Dans quel cas ce médicament est-il prescrit ?

Ce médicament relâche les fibres musculaires de l'utérus et diminue l'intensité et la fréquence des contractions.

Il est utilisé chez la femme enceinte, en particulier lors de menace d'accouchement prématuré.

Contre-indications

Ce médicament ne doit pas être utilisé dans les cas suivants :
- infection du liquide amniotique,
- *hémorragie* utérine abondante,
- maladie grave du cœur,
- *hypertension artérielle* grave,
- *hyperthyroïdie* non traitée,
- *éclampsie*, pré-éclampsie.

Attention : Des précautions sont nécessaires en cas de *diabète*, d'*hyperthyroïdie*, de maladie cardiaque, d'angine de poitrine, de *troubles du rythme cardiaque* ou d'*hypertension artérielle*.
Sportif : ce médicament contient une substance susceptible de rendre positifs certains *tests antidopage*.

Interactions avec d'autres substances

Informez votre médecin si vous prenez un *antidiabétique* oral.

Mode d'emploi et posologie

2 comprimés 4 fois par jour ou 1 suppositoire toutes les 4 à 6 heures.

Conseils : En cas de menace d'accouchement prématuré, le repos au calme est indispensable.

Effets indésirables possibles

Augmentation du rythme cardiaque, rougeur ou allergie cutanée, sueurs, maux de tête.

Nausées, vomissements.

Vertiges, tremblements des extrémités, crampes musculaires.

Laboratoires GlaxoSmithKline

SALICAIRINE

Informations détaillées sur www.monvidal.com

SANDIMMUN

Informations détaillées sur www.monvidal.com

SANITOS

Informations détaillées sur www.monvidal.com

SANMIGRAN

Informations détaillées sur www.monvidal.com

SANOGYL BLANC

Prévention des caries dentaires

Présentation

SANOGYL BLANC : pâte dentifrice (arôme menthe) ; tube de 105 g. Non remb.
SANOGYL BLANC : pâte dentifrice (arôme menthe) ; tube de 140 g. Non remb.

Composition

	p 100 g
Fluorure de sodium	552,6 mg
soit Fluor	250 mg
Silice	+
Laurylsulfate de sodium	+
Dioxyde de titane	+

Dans quel cas ce médicament est-il prescrit ?

Ce *dentifrice* contient du *fluor* en quantité importante, qui renforce l'action du brossage sur les dents. Chez l'adulte, le fluor s'incorpore peu à l'émail, mais il combat les fermentations dans la *plaque dentaire* et protège donc les dents des *enzymes* et des acides sécrétés par les *bactéries*.

Il est utilisé dans le *traitement préventif* de la carie dentaire.

Attention : Ce *dentifrice* à haute teneur en *fluor* n'est pas destiné à être utilisé chez l'enfant de moins de 10 ans ; pendant la période de maturation des dents, un apport de fluor par *voie* orale est préférable (comprimés, sel fluoré, eau de boisson riche en fluor). Demandez conseil à votre médecin ou à votre dentiste.

Grossesse et allaitement

Ce dentifrice peut être utilisé pendant la grossesse ou l'allaitement.

Mode d'emploi et posologie

L'action du *dentifrice* ne fait que compléter l'action fondamentale du brossage des dents. Un bon brossage dure 2 à 3 minutes ; il concerne la surface des dents et leurs faces latérales.

Posologie usuelle :
- Adulte et enfant de plus de 10 ans : le brossage des dents doit être pratiqué 3 fois par jour, après chaque repas. Déposer l'équivalent d'une noisette de dentifrice sur la brosse préalablement mouillée.

Conseils : Comme tout *dentifrice*, ce produit ne doit pas être avalé.
Pour permettre une action prolongée des substances protectrices contenues dans le dentifrice, ne multipliez pas les rinçages.
N'hésitez pas à changer de brosse à dents tous les 3 mois ou dès que les poils commencent à se déformer : une brosse à dents usée nettoie mal et peut blesser la gencive.

Effets indésirables possibles

Eczéma de contact.

Exceptionnellement : *urticaire*.

Laboratoires Roge Cavaillès

SANOGYL FLUO
Prévention des caries dentaires

Présentation
SANOGYL FLUO 2 : pâte dentifrice (arômes : menthe, anis) ; tube de 115 g. Non remb.

Composition

	p 100 g
Fluorure de sodium	173 mg
Monofluorophosphate de sodium	1,3 g
Silice	+
Dioxyde de titane	+
Menthol	+

Dans quel cas ce médicament est-il prescrit ?
Ce *dentifrice* contient du *fluor* en quantité importante, qui renforce l'action du brossage sur les dents. Chez l'adulte, le fluor s'incorpore peu à l'émail, mais il combat les fermentations dans la *plaque dentaire* et protège donc les dents des *enzymes* et des acides sécrétés par les *bactéries*.
Il est utilisé dans le *traitement préventif* de la carie dentaire.

Attention : Ce *dentifrice* à haute teneur en *fluor* doit être utilisé avec précaution chez l'enfant de moins de 10 ans ; pendant la période de maturation des dents, un apport de fluor par *voie* orale est préférable (comprimés, sel fluoré, eau de boisson riche en fluor). Demandez conseil à votre médecin ou à votre dentiste.

Grossesse et allaitement
Ce dentifrice peut être utilisé pendant la grossesse ou l'allaitement.

Mode d'emploi et posologie
L'action du *dentifrice* ne fait que compléter l'action fondamentale du brossage des dents. Un bon brossage dure 2 à 3 minutes ; il concerne la surface des dents et leurs faces latérales.

Posologie usuelle :
Le brossage des dents doit être pratiqué 3 fois par jour, après chaque repas. Déposer l'équivalent d'une noisette de dentifrice sur la brosse préalablement mouillée.

Conseils : Comme tout *dentifrice*, ce produit ne doit pas être avalé.
Pour permettre une action prolongée des substances protectrices contenues dans le dentifrice, ne multipliez pas les rinçages.
N'hésitez pas à changer de brosse à dents tous les 3 mois ou dès que les poils commencent à se déformer : une brosse à dents usée nettoie mal et peut blesser la gencive.

Laboratoires Roge Cavaillès

SANTAHERBA
Informations détaillées sur www.monvidal.com

SANTALUM COMPLEXE N° 30
Informations détaillées sur www.monvidal.com

SANTANE A 4
Informations détaillées sur www.monvidal.com

SANTANE C 6
Informations détaillées sur www.monvidal.com

SANTANE D 5
Informations détaillées sur www.monvidal.com

SANTANE F 10
Informations détaillées sur www.monvidal.com

SANTANE N 9
Informations détaillées sur www.monvidal.com

SANTANE O 1
Informations détaillées sur www.monvidal.com

SANTANE O 1 minceur
Informations détaillées sur www.monvidal.com

SANTANE R 8
Informations détaillées sur www.monvidal.com

SANTANE V 3
Informations détaillées sur www.monvidal.com

SAPONARIA COMPOSÉ BOIRON
Informations détaillées sur www.monvidal.com

SARGEMAG
Informations détaillées sur www.monvidal.com

SARGENOR
Antiasthénique

Présentation
SARGENOR sans sucre 1 g : comprimé à croquer (blanc ; arôme orange) ; boîte de 20. Non remb.
SARGENOR sans sucre 1 g : comprimé à croquer (blanc ; arôme orange) ; boîte de 40. Non remb.
SARGENOR sans sucre 1 g : comprimé effervescent (orangé ; arôme orange) ; boîte de 20. Non remb.
SARGENOR sans sucre 1 g : comprimé effervescent (orangé ; arôme orange) ; boîte de 40. Non remb.
SARGENOR Enfant : solution buvable (arôme abricot) ; boîte de 40 ampoules de 5 ml. Non remb.
SARGENOR 1 g/5 ml : solution buvable (arôme abricot) ; boîte de 20 ampoules de 5 ml. Non remb.
SARGENOR 1 g/5 ml : solution buvable (arôme abricot) ; boîte de 40 ampoules de 5 ml. Non remb.

Composition

	p cp	p cp efferv
Arginine aspartate	1 g	1 g
Sodium		100 mg

	p amp buv Enf	p amp buv
Arginine aspartate	0,5 g	1 g
Saccharose	1 g	1 g

Dans quel cas ce médicament est-il prescrit ?
Ce médicament est un *antiasthénique* qui contient deux *acides aminés*.
Il est utilisé dans le *traitement d'appoint* de la fatigue lorsque celle-ci n'est pas due à une maladie (*asthénie fonctionnelle*).

Attention : Une fatigue persistante ne doit pas vous conduire à augmenter les prises de ce médicament : consultez votre médecin.

Ce médicament peut être obtenu sans ordonnance, néanmoins un avis médical est nécessaire avant de l'utiliser chez l'enfant de moins de 12 ans.

Les comprimés effervescents contiennent du *sel* (*sodium*) et les solutions buvables contiennent du *sucre* (saccharose) en quantité notable.

Grossesse et allaitement

Ce médicament ne contient que des substances présumées sans danger pendant la grossesse ou l'allaitement. Néanmoins, ne l'utilisez pas de façon prolongée sans l'avis de votre pharmacien ou de votre médecin.

Mode d'emploi et posologie

Ce médicament est pris de préférence avant les repas.

Les comprimés peuvent être croqués ou sucés.

Les comprimés effervescents doivent être dissous dans un verre d'eau.

La solution buvable doit être diluée dans un peu d'eau.

Posologie usuelle :

- Adulte : 1 comprimé à croquer ou 1 comprimé effervescent ou 1 ampoule, 2 ou 3 fois par jour.
- Enfant de plus de 12 ans : 1 comprimé effervescent ou 1 comprimé à croquer ou 1 ampoule, 1 ou 2 fois par jour.
- Enfant de 9 à 12 ans : 1 ampoule Enfant, 3 ou 4 fois par jour.
- Enfant de 6 à 9 ans : 1 ampoule Enfant, 2 ou 3 fois par jour.
- Enfant de 3 à 6 ans : 1 ampoule Enfant, 1 ou 2 fois par jour.

La durée du traitement ne doit pas dépasser 15 jours sans avis médical.

Conseils : Les comprimés et la solution buvable à 1 g peuvent être placés en accès libre dans certaines pharmacies ; néanmoins, n'hésitez pas à demander conseil à votre pharmacien.

Le traitement de l'*asthénie fonctionnelle* repose sur des mesures simples : un temps de sommeil suffisant, une consommation modérée d'*alcool*, de café et de thé, l'arrêt du tabagisme, la pratique d'un sport, la suppression, lorsque cela est possible, des expositions au stress.

Ce médicament n'est qu'un *traitement d'appoint* qui complète l'action de ces mesures indispensables.

Les comprimés effervescents doivent être conservés à l'abri de l'humidité.

Laboratoires Meda Pharma

SARGENOR à la vitamine C

Informations détaillées sur www.monvidal.com

SARVIT

Informations détaillées sur www.monvidal.com

SATIVOL

Informations détaillées sur www.monvidal.com

SAVARINE

Antipaludique — **sur ordonnance**

Présentation

SAVARINE : comprimé (blanc) ; boîte de 28. Liste II - Non remb.

Composition

	p cp
Proguanil chlorhydrate	200 mg
Chloroquine	100 mg

Dans quel cas ce médicament est-il prescrit ?

Ce médicament est un antipaludique : il inhibe la reproduction du parasite responsable du *paludisme*. Il associe deux substances qui ont un mode d'action complémentaire.

Il est utilisé dans le *traitement préventif* du paludisme.

Contre-indications

Ce médicament ne doit pas être utilisé dans les cas suivants :

– *insuffisance rénale*,
– maladie de la *rétine*,
– enfant de moins de 15 ans et personne de moins de 50 kg.

Attention : L'usage de ce médicament dans la prévention du *paludisme* est réservé à certaines régions du monde. La liste de ces pays est revue chaque année par l'OMS (Organisation mondiale de la santé). Même si vous avez déjà pris ce médicament pour un précédent voyage dans la même région ou une autre partie du monde, il est nécessaire de consulter votre médecin pour connaître la prévention la mieux adaptée à votre voyage. L'automédication en prévention du paludisme est fortement déconseillée.

En cas de séjour de plus de 3 mois, il peut être nécessaire d'utiliser d'autres méthodes de prévention du paludisme. Dans le cas d'un traitement prolongé par un médicament contenant de la chloroquine, un bilan ophtalmologique initial et une surveillance peuvent être nécessaires pour détecter une atteinte éventuelle de la vision.

Des précautions sont nécessaires en cas d'*épilepsie*, de déficit en *G6PD*, de *porphyrie* et d'*insuffisance hépatique*.

Conducteur : ce médicament peut être responsable de troubles visuels.

Interactions avec d'autres substances

Il est préférable de respecter un délai de 2 heures entre la prise de ce médicament et celle de pansements digestifs (contenant des sels d'aluminium, de calcium ou de magnésium).

Grossesse et allaitement

Le risque pendant la grossesse est lié au *paludisme* et non pas au médicament, qui peut être pris par la femme enceinte aux doses préconisées.

Ce médicament passe dans le lait maternel, mais en quantité insuffisante pour protéger le *nourrisson*.

Mode d'emploi et posologie

Les comprimés doivent être avalés à la même heure chaque jour, de préférence après le petit déjeuner ou le déjeuner pour éviter la survenue de troubles du sommeil.

Posologie usuelle :

- Adulte de plus de 50 kg : 1 comprimé par jour. Le traitement commence la veille du départ ; il est poursuivi pendant tout le séjour et 4 semaines après le retour de la zone à risque.

Conseils : La chimioprophylaxie ne dispense pas des mesures destinées à empêcher les piqûres de moustiques : port de vêtements longs après le coucher du soleil, répulsifs sur les zones découvertes, insecticides, moustiquaire...
L'utilisation de moyens de prévention n'exclut pas totalement le risque de paludisme. Toute fièvre importante au cours d'un séjour en zone impaludée ou dans les 4 semaines qui suivent le retour peut traduire un accès palustre et nécessite une consultation médicale d'urgence pour rechercher le *parasite* dans le sang.

Effets indésirables possibles

Fréquemment : *troubles digestifs*, maux de tête, étourdissement, troubles de l'*accommodation*, *réaction allergique*.
Aggravation d'un *psoriasis* existant.
Rarement :
- démangeaisons, coloration ardoisée, en particulier des ongles et des muqueuses, *aphtes*, *inflammation* des gencives ;
- agitation, anxiété, troubles du sommeil.

Exceptionnellement : bourdonnement d'oreilles, *convulsions*, anomalie de la *numération formule sanguine*.
À dose élevée, lors d'un traitement prolongé : troubles de la vue variables (exceptionnellement irréversibles), rarement atteinte des nerfs et des muscles.

Laboratoires AstraZeneca

SCHOUM
Phytothérapie

Présentation

SCHOUM : solution buvable (arôme menthe) ; flacon de 540 ml. Non remb.

Composition

	p c à s
Sorbitol à 70 %	893 mg
Fumeterre, extrait fluide	2,59 mg
Bugrane, extrait fluide	2,95 mg
Piscidia erythrina, extrait fluide	0,4 mg
Alvérine citrate	0,25 mg
Alcool à 95°	40,5 mg

Dans quel cas ce médicament est-il prescrit ?

Ce médicament contient du sorbitol et des extrait de plantes. Il augmente notamment la production de bile. Il est traditionnellement utilisé pour faciliter les fonctions d'élimination digestive et rénale.

Contre-indications

Ce médicament ne doit pas être utilisé en cas d'*intolérance* au fructose.

Attention : Des précautions sont nécessaires en cas d'obstruction des *voies biliaires* due à la présence de calculs ou d'*insuffisance hépatique* grave.

Grossesse et allaitement

L'effet de ce médicament pendant la grossesse ou l'allaitement est mal connu. L'évaluation du risque éventuel lié à son utilisation est individuelle : demandez conseil à votre pharmacien ou à votre médecin.

Mode d'emploi et posologie

- Adulte : 4 cuillères à soupe, 1 ou 2 fois par jour.
- Enfant : 2 cuillères à soupe, 1 ou 2 fois par jour.

Conseils : Une alimentation équilibrée, une mastication lente, la suppression des aliments difficiles à digérer et des boissons alcoolisées permettent souvent d'atténuer les troubles de la digestion.

Effets indésirables possibles

Diarrhée, sensation de ballonnement.

Laboratoires Omega Pharma France

SCLÉROCALCINE
Informations détaillées sur www.monvidal.com

SCLERODRAINOL
Informations détaillées sur www.monvidal.com

SCOPODERM
Informations détaillées sur www.monvidal.com

SCROFULARIA COMPOSÉ BOIRON
Informations détaillées sur www.monvidal.com

SEBIPROX
Antifongique local

Présentation

SEBIPROX : shampooing ; 1 flacon de 100 ml. Remb 35 % - **10,11 €**.

Composition

	p 100 g
Ciclopiroxolamine	1,5 g

Dans quel cas ce médicament est-il prescrit ?

Ce médicament d'usage local contient un *antifongique*. Il est utilisé dans le traitement de la *dermite séborrhéique* du cuir chevelu.

Attention : Rincez abondamment en cas de contact accidentel avec les yeux.

Grossesse et allaitement

L'utilisation de ce médicament est possible pendant la grossesse et l'allaitement.

Mode d'emploi et posologie

Frictionner le cuir chevelu mouillé avec le shampooing puis rincer. Appliquer le shampooing une seconde fois, laisser agir 3 à 5 minutes puis rincer abondamment.

Posologie usuelle :

- Adulte : 1 shampooing, 2 à 3 fois par semaine.

La durée du traitement est habituellement de 4 semaines. Suivre la prescription de votre médecin ou les conseils de votre pharmacien.

Conseils : Un shampooing doux peut être utilisé entre les applications de ce shampooing traitant.

Effets indésirables possibles
Rarement : Irritation cutanée.

Laboratoires Stiefel

SÉCALIP
Hypolipémiant — sur ordonnance

Ce médicament est un générique de FENOX qui n'est plus commercialisé.

SECNOL
Antiparasitaire — sur ordonnance

Présentation
SECNOL : microgranules ; 1 sachet-dose. Liste I - Remb 65 % - **8,26 €**.

Composition

	p sach
Secnidazole	2 g

Dans quel cas ce médicament est-il prescrit ?
C'est un antiparasitaire qui appartient à la famille des *imidazolés*.

Il est utilisé dans le traitement de certaines maladies parasitaires de l'intestin, du foie et de l'appareil génital.

Contre-indications
Ce médicament ne doit pas être utilisé dans les cas suivants :
- *allergie* aux *imidazolés*,
- **allaitement**.

Attention : Des précautions sont nécessaires chez les personnes ayant des *antécédents* d'anomalie de la *numération formule sanguine*.
Évitez l'absorption de boissons alcoolisées ou de médicaments contenant de l'*alcool* pendant le traitement : risque d'*effet antabuse*.

Interactions avec d'autres substances
Ce médicament peut interagir avec les médicaments contenant du disulfirame (ESPÉRAL).

Informez par ailleurs votre médecin ou votre pharmacien si vous prenez un *anticoagulant* oral.

Grossesse et allaitement
L'effet de ce médicament pendant la grossesse ou l'allaitement est mal connu : seul votre médecin peut évaluer le risque éventuel de son utilisation dans votre cas.

Ce médicament passe dans le lait maternel : l'allaitement est déconseillé.

Mode d'emploi et posologie
Ce médicament doit être pris au début des repas.

Posologie usuelle :
Infections génitales à *trichomonas* :
- Adulte : 1 sachet en 1 prise unique.

Autres indications : la *posologie* est variable en fonction de la maladie, mais un *traitement minute* est souvent possible en une seule prise.

Conseils : Le médecin peut prescrire un prélèvement pour identifier le parasite responsable de l'infection et tester sa sensibilité aux *antibiotiques*. Le résultat de cet examen peut être faussé en cas d'automédication préalable : ne prenez pas d'antibiotiques sans avis médical.
En cas d'infection génitale, votre partenaire peut être contaminé alors qu'il ne présente aucun *symptôme*. S'il n'est pas traité conjointement, une recontamination est possible.

Effets indésirables possibles
Rarement : nausées, vomissements, maux d'estomac.

Laboratoires IPRAD

SECTRAL
Bêtabloquant — sur ordonnance

Présentation
SECTRAL 200 mg : comprimé (blanc) ; boîte de 30. Liste I - Remb 65 % - **6,12 €**.
SECTRAL 200 mg : comprimé (blanc) ; boîte de 90. Liste I - Remb 65 % - **17,29 €**.
SECTRAL 400 mg : comprimé (oblong ; blanc) ; boîte de 30. Liste I - Remb 65 % - **11,47 €**.
SECTRAL 400 mg : comprimé (oblong ; blanc) ; boîte de 90. Liste I - Remb 65 % - **33,19 €**.
SECTRAL LP 500 mg : comprimé à *libération prolongée* (oblong ; blanc) ; boîte de 28. Liste I - Remb 65 % - **19,40 €**.

Composition

	p cp	p cp	p cp LP
Acébutolol	200 mg	400 mg	500 mg
Gluten	+	+	
Lactose	+	+	

Dans quel cas ce médicament est-il prescrit ?
Ce médicament appartient à la famille des *bêtabloquants*. Ceux-ci agissent en bloquant l'action de l'*adrénaline* (et d'autres *hormones* apparentées) sur de nombreux organes, notamment le cœur, les vaisseaux et plus faiblement sur les bronches.

Il est utilisé dans :
- le traitement de l'*hypertension artérielle*,
- la prévention des crises d'*angine de poitrine*,
- les suites d'*infarctus du myocarde*,
- certains *troubles du rythme cardiaque*.

Contre-indications
Ce médicament ne doit pas être utilisé dans les cas suivants :
- formes graves de certaines affections : *asthme*, *bronchite chronique*, *artérite*, phénomène de *Raynaud* ;
- *insuffisance cardiaque* non contrôlée par un traitement spécifique ;
- *bloc auriculoventriculaire* grave ;
- rythme cardiaque inférieur à 50 battements par minute ;
- *phéochromocytome* non traité ;
- hypotension ;
- *antécédent* de *choc anaphylactique* ;
- en association avec les médicaments contenant de la floctafénine ou du sultopride ;
- **allaitement.**

Attention : Ce médicament n'est pas un *traitement de la crise* d'*angine de poitrine*.
Ce médicament n'est pas adapté au traitement d'une forme particulière d'*angine de poitrine* appelée angor de *Printzmétal* qui relève d'un traitement

vasodilatateur. Il peut néanmoins être associé à celui-ci lorsqu'une angine de poitrine « classique » coexiste avec un angor de Printzmétal.

Des précautions sont nécessaires en cas d'*insuffisance rénale* et chez la personne âgée.

N'interrompez jamais brutalement le traitement prescrit. Espacez progressivement les prises. Un avis médical est toujours préférable.

Chez les diabétiques, les *bêtabloquants* peuvent masquer certains *symptômes* de l'*hypoglycémie* (*palpitations* et accélération du cœur essentiellement).

Les bêtabloquants peuvent aggraver les *réactions allergiques* et empêcher l'action de l'*adrénaline* utilisée dans le traitement d'urgence du *choc anaphylactique*. Lors d'examens radiologiques nécessitant l'injection de produits de contraste iodés (susceptibles de provoquer des *chocs* allergiques), le traitement doit, si possible, être suspendu avec l'accord de votre médecin.

En cas d'intervention chirurgicale, l'anesthésiste doit être prévenu de la prise de ce médicament. C'est lui qui décidera si le traitement doit être poursuivi ou arrêté avant l'intervention.

Sportif : ce médicament contient une substance susceptible de rendre positifs certains *tests antidopage*.

Interactions avec d'autres substances

Ce médicament ne doit pas être associé :

- à la floctafénine (IDARAC) : risque d'augmentation de la gravité d'un éventuel *choc* allergique,
- au sultopride (uniquement disponible à l'hôpital) : risque de *torsades de pointes*.

Il peut interagir avec les médicaments contenant de l'amiodarone.

Informez par ailleurs votre médecin si vous prenez des *antidiabétiques*, des *AINS*, des *inhibiteurs calciques*, des *antidépresseurs imipraminiques*, des *neuroleptiques*, des *corticoïdes*, ou des médicaments contenant l'une des substances suivantes : quinidine, hydroquinidine, disopyramide, propafénone, baclofène, lidocaïne injectable, méfloquine.

Grossesse et allaitement

Les études scientifiques disponibles n'ont pas mis en évidence de problème particulier lors de l'utilisation de *bêtabloquant* chez la femme enceinte.

L'effet bêtabloquant persiste quelques jours chez le nouveau-né et justifie une surveillance médicale renforcée pendant les premiers jours de la vie.

Ce médicament passe dans le lait maternel ; un choix est donc nécessaire entre l'allaitement et la prise du médicament. Cette décision devra être prise en accord avec votre médecin.

Mode d'emploi et posologie

Ce médicament peut être pris indifféremment au cours ou en dehors des repas. Avaler les comprimés sans les croquer.

Posologie usuelle :

Hypertension artérielle : 200 mg matin et soir, ou 400 mg le matin.

Suites d'*infarctus du myocarde* : 1 comprimé à 200 mg, matin et soir.

Angine de poitrine, troubles du rythme cardiaque : 400 à 800 mg par jour.

La forme 500 mg *LP* est plus particulièrement destinée à la prévention des crises d'angine de poitrine : 1 comprimé par jour, de préférence le matin.

Conseils : Veillez à toujours disposer d'une réserve de médicament : une plaquette dans la trousse de toilette, par exemple.

Votre tension artérielle doit être contrôlée régulièrement. Les appareils permettant une mesure automatique de la tension à domicile utilisent souvent un procédé de mesure différent de celui qu'emploie votre médecin. Si vous avez un tel appareil, apportez-le en consultation pour vous assurer que la mesure obtenue est bien conforme à celle du tensiomètre de votre médecin.

Le traitement médicamenteux ne dispense pas de mesures simples pouvant faire baisser la tension artérielle : activité physique régulière, modération de la consommation de boissons alcoolisées et de *sel*, lutte contre l'excès de poids.

Il est normal que le rythme cardiaque ralentisse sous l'effet du traitement ; néanmoins, en cas de fatigue anormale et de pouls inférieur à 50 battements par minute, consultez votre médecin.

Effets indésirables possibles

Le plus fréquemment : douleur d'estomac, nausées, vomissements, fatigue en début de traitement, sensation de mains et de pieds froids, troubles de l'érection, ralentissement important du cœur.

Plus rarement : *bloc auriculoventriculaire*, baisse excessive de la tension artérielle, phénomène de *Raynaud*, *insuffisance cardiaque*, *bronchospasme*, *hypoglycémie*, *éruption cutanée*, aggravation d'un *psoriasis*.

Laboratoires sanofi-aventis France

SÉDACOLLYRE

Collyre antiseptique et décongestionnant

Présentation

SÉDACOLLYRE : collyre ; flacon de 10 ml. Non remb.

Composition

	p 100 ml
Synéphrine tartrate	500 mg
Berbérine chlorure	26,2 mg
Benzododécinium bromure	4 mg

Dans quel cas ce médicament est-il prescrit ?

C'est un collyre décongestionnant qui contient un *vasoconstricteur*, un *anti-inflammatoire* et un *antiseptique*.

Il est utilisé dans le *traitement d'appoint* des *conjonctivites* non infectieuses, notamment les irritations dues à des poussières, à une exposition excessive au vent, au soleil ou à la fumée.

Contre-indications

Ce médicament ne doit pas être utilisé dans les cas suivants :

- *allergie* aux *antiseptiques* de la famille des *ammoniums quaternaires*,
- risque de *glaucome* à angle fermé,
- enfant de moins de 30 mois.

Attention : En l'absence d'avis médical, n'utilisez pas ce médicament plus de 3 jours.

Une rougeur ou une douleur oculaires ne correspondent pas toujours à une *conjonctivite*. Des soins urgents peuvent être nécessaires, notamment en cas de vision floue.

Ce collyre peut provoquer un *glaucome* aigu par fermeture de l'angle chez les personnes prédisposées : œil rouge, dur, douloureux, et vision floue. Une consultation d'urgence dans un service spécialisé est alors nécessaire.

Du fait de la présence d'un *vasoconstricteur*, les instillations répétées doivent être évitées chez les personnes souffrant d'*hyperthyroïdie*, d'*athérosclérose* ou d'*hypertension artérielle*.

Conducteur : des instillations répétées peuvent provoquer une sensibilité anormale à la lumière, gênante en cas de conduite automobile.

Sportif : ce médicament contient une substance considérée comme stimulante (phényléphrine, pseudoéphédrine ou synéphrine) qui figure dans le programme de surveillance 2004 du ministère de la Jeunesse et des Sports. Elle peut être recherchée dans les urines des sportifs afin de déceler un éventuel mésusage.

Interactions avec d'autres substances

Ce médicament peut interagir avec les *antidépresseurs* de la famille des *IMAO* non sélectifs (MARSILID) et les médicaments contenant de la bromocriptine.

Ce collyre peut interagir avec d'autres collyres : respectez un intervalle de 15 minutes entre deux instillations.

Grossesse et allaitement

L'effet de ce médicament pendant la grossesse ou l'allaitement est mal connu. L'évaluation du risque éventuel lié à son utilisation est individuelle : demandez conseil à votre pharmacien ou à votre médecin.

Mode d'emploi et posologie

Tirer la paupière inférieure vers le bas tout en regardant vers le haut et déposer les gouttes de collyre entre la paupière et le globe oculaire (*cul-de-sac conjonctival*).

Posologie usuelle :

- Adulte et enfant de plus de 30 mois : 2 gouttes, 4 ou 5 fois par jour.

Conseils : Une détérioration ou un entretien inadéquat des *lentilles de contact* sont souvent à l'origine d'une irritation oculaire : consultez d'urgence votre ophtalmologiste afin qu'il les examine. Si cette consultation n'est pas possible rapidement, retirez vos lentilles.

Ce collyre ne doit pas être instillé pendant le port de *lentilles de contact* hydrophiles : il risque de s'y fixer et de les colorer de façon irréversible.

L'application correcte du produit peut nécessiter une aide, notamment chez l'enfant ou la personne handicapée ou âgée.

Veiller à ne pas mettre en contact l'embout du flacon avec l'œil ou les doigts pour éviter de contaminer le collyre avec les *germes* présents sur les paupières ou la peau.

Ne conservez pas ce collyre plus de 2 mois après une première utilisation.

Effets indésirables possibles

Glaucome aigu par fermeture de l'angle (voir Attention).

Irritation ou *réaction allergique* locale.

Sensibilité excessive à la lumière due à une dilatation de la pupille.

Aggravation possible des *symptômes* en cas d'instillations trop fréquentes ou trop prolongées.

Exceptionnellement : tremblements, maux de tête, *palpitations*, du fait du passage possible du *vasoconstricteur* dans le sang.

Laboratoires Coopération Pharmaceutique Française

SÉDALOZIA

Informations détaillées sur www.monvidal.com

SÉDAPLAIE

Informations détaillées sur www.monvidal.com

SÉDARÈNE gélule

Informations détaillées sur www.monvidal.com

SÉDARÈNE suppositoire

Informations détaillées sur www.monvidal.com

SÉDASPIR

Association d'antalgiques contenant un opiacé

Présentation

SÉDASPIR : comprimé (blanc) ; boîte de 20. Non remb.

Composition

	p cp
Acide acétylsalicylique (aspirine)	500 mg
Codéine phosphate	20 mg
Caféine	50 mg

Dans quel cas ce médicament est-il prescrit ?

Ce médicament, *antalgique*, associe de l'aspirine, de la *codéine* et de la *caféine*.

Il est utilisé dans le traitement de la douleur.

Contre-indications

Ce médicament ne doit pas être utilisé dans les cas suivants :

- *allergie* aux *salicylés* ou aux *AINS*,
- *ulcère* de l'estomac ou du *duodénum*,
- *hémorragie* et risque hémorragique,
- *insuffisance respiratoire*,
- maladie grave du foie,
- enfant de moins de 15 ans,
- en association avec les médicaments contenant de la nalbuphine, de la buprénorphine ou de la pentazocine,
- **grossesse** (à partir du 6e mois),
- **allaitement**.

Attention : Du fait de la présence de codéine, n'utilisez pas ce médicament à forte dose et de façon prolongée (risque de *dépendance*) et évitez son emploi en cas d'*hypertension intracrânienne*, qu'il pourrait aggraver.

Des précautions sont nécessaires en cas d'*antécédent* d'*ulcère* de l'estomac ou du *duodénum*, même ancien, d'*asthme* et d'*insuffisance rénale*.

Ce médicament est déconseillé chez les personnes atteintes de *goutte*.

Évitez de prendre ce médicament pendant la semaine qui précède une extraction dentaire, une opération, ou lors de règles abondantes : augmentation du risque d'*hémorragie*.

Ce médicament peut induire une somnolence, parfois intense chez certaines personnes. Cette somnolence peut être augmentée par la prise d'*alcool* ou d'autres médicaments *sédatifs*. La conduite et l'utilisation de machines dangereuses sont déconseillées, surtout dans les heures qui suivent la prise du médicament.

Ce médicament contient de la *caféine* qui peut être recherchée dans les urines des sportifs pour déceler un éventuel mésusage. Néanmoins, à la *posologie* préconisée, la quantité de caféine contenue dans ce médicament est insuffisante à elle seule pour que la réponse au test soit positive.

Interactions avec d'autres substances

Ce médicament ne doit pas être associé à ceux qui contiennent de la nalbuphine, de la buprénorphine ou de la pentazocine : risque de diminution de l'effet antalgique.

Ce médicament peut interagir avec d'autres médicaments, notamment :

- les autres *anti-inflammatoires* non stéroïdiens (*AINS*) : risque accru d'effets indésirables ;
- les *anticoagulants* et les *antiagrégants plaquettaires* (PLAVIX...) : augmentation du risque hémorragique ;
- les médicaments contenant de la benzbromarone ou du méthotrexate.

Informez par ailleurs votre médecin ou votre pharmacien si vous prenez un *antidiabétique*, un *antihypertenseur* de la famille des *inhibiteurs de l'enzyme de conversion* ou des *inhibiteurs de l'angiotensine II*, un *diurétique*, ou un *corticoïde*.

Grossesse et allaitement

Des effets néfastes pour la mère et l'enfant à naître ont été mis en évidence lorsque l'aspirine, comme les autres *AINS*, est utilisée au cours des 4 derniers mois de la grossesse ; le risque existe même avec une seule prise et même si la grossesse est à terme.

En conséquence, en dehors de certaines situations médicales très particulières, l'aspirine ne peut être utilisée que de façon ponctuelle pendant les 5 premiers mois, et son usage est contre-indiqué à partir du 6e mois.

Ce médicament passe dans le lait maternel. Il est contre-indiqué pendant l'allaitement.

Mode d'emploi et posologie

Les comprimés doivent être avalés avec un verre d'eau.

Posologie usuelle :

- Adulte : 1 ou 2 comprimés, à renouveler si nécessaire toutes les 4 heures, sans dépasser 6 comprimés par jour.

Conseils : Cette association contenant un *opiacé* est destinée à être utilisée lorsque la douleur est mal soulagée par les *antalgiques* usuels.

De nombreux médicaments contiennent de la *codéine* et de l'aspirine : vous devez en tenir compte en cas de prise conjointe, car un *surdosage* expose à une augmentation des effets indésirables.

Ce médicament contient de la *caféine*. On considère qu'une tasse de café contient de 60 à 100 mg de cette substance. Ainsi, pour limiter les effets indésirables de la caféine (excitation, tremblements, insomnie, *palpitations*), il est préférable de limiter la consommation de boissons qui en renferment (café, thé...). Il est également recommandé de prendre ce médicament avant 17 heures.

Effets indésirables possibles

Liés à l'aspirine :

- *gastrite*, douleurs abdominales, saignement du nez ou des gencives ;
- rares et parfois graves : *hémorragie* du tube digestif (vomissements sanglants, selles noires ou, plus souvent, pertes de sang imperceptibles, responsables de l'apparition progressive d'une *anémie*) ; accidents allergiques (*urticaire*, *œdème*, *asthme*) ;
- signes devant faire penser à un *surdosage* : bourdonnements d'oreille, sensation de baisse de l'audition, maux de tête.

Liés à la *caféine* : excitation, insomnie.

Liés à la *codéine* : constipation, somnolence, nausées, spasmes des bronches, état vertigineux. Ces effets sont rares à la *posologie* habituelle.

Laboratoires Bride

SÉDATIF PC

Homéopathie

Présentation

SÉDATIF PC : comprimé (blanc) ; boîte de 40. Non remb.
SÉDATIF PC : granule ; boîte de 2 tubes de 80. Non remb.
SÉDATIF PC : suppositoire ; boîte de 12. Non remb.

Composition

Abrus precatorius 6 CH, Aconitum napellus 6 CH, Atropa belladonna 6 CH, Calendula officinalis 6 CH, Chelidonium majus 6 CH, Viburnum opulus 6 CH, aa ; lactose, saccharose (comprimé, granule).

Dans quel cas ce médicament est-il prescrit ?

Ce médicament est un *complexe* (association) de composants homéopathiques à visée *sédative* et *antispasmodique*.

Il est utilisé dans le *traitement homéopathique* de l'irritabilité, de la nervosité, des troubles du sommeil et autres troubles légers liés à l'anxiété et à l'émotivité.

Grossesse et allaitement

Aux *dilutions homéopathiques*, les substances contenues dans ce médicament ne sont pas connues pour être toxiques pendant la grossesse ou l'allaitement.

Mode d'emploi et posologie

Les comprimés et les granules doivent être sucés lentement.

Posologie usuelle :

2 comprimés ou 5 granules, 3 fois par jour, ou 1 suppositoire, le soir au coucher.

Laboratoires Boiron

SÉDATIF TIBER

Informations détaillées sur www.monvidal.com

SÉDERMYL
Antiprurigineux local

Présentation
SÉDERMYL : crème ; tube de 35 g. Non remb.
SÉDERMYL : crème ; tube de 60 g. Non remb.

Composition

	p 100 g
Isothipendyl chlorhydrate	750 mg

Dans quel cas ce médicament est-il prescrit ?
Cette crème contient un *antihistaminique* antiallergique. Elle est utilisée dans le *traitement symptomatique* des démangeaisons, notamment celles dues aux piqûres d'insectes.

Contre-indications
Ce médicament ne doit pas être utilisé dans les cas suivants :
- *allergie* aux *antihistaminiques*,
- en application sur des lésions suintantes ou infectées.

Attention : Si les démangeaisons persistent ou s'aggravent, elles peuvent être dues à une *allergie* à l'*antihistaminique* (paradoxalement, cette substance antiallergique peut être elle-même allergisante).

Grossesse et allaitement
L'effet de ce médicament pendant la grossesse ou l'allaitement est mal connu. L'évaluation du risque éventuel lié à son utilisation est individuelle : demandez conseil à votre pharmacien ou à votre médecin.

Mode d'emploi et posologie
Appliquer la crème en massant légèrement.

Posologie usuelle :
2 ou 3 applications par jour.

Effets indésirables possibles
Réaction allergique cutanée.

Laboratoires Coopération Pharmaceutique Française

SÉDOPAL
Informations détaillées sur www.monvidal.com

SÉDORRHOÏDE CRISE HÉMORROÏDAIRE
Antihémorroïdaire

Présentation
SÉDORRHOÏDE CRISE HÉMORROÏDAIRE : crème rectale ; tube de 30 g. Non remb.
SÉDORRHOÏDE CRISE HÉMORROÏDAIRE : suppositoire ; boîte de 8. Non remb.

Composition

	p 100 g	p suppos
Benzocaïne	2 g	50 mg
Énoxolone	930 mg	23 mg
Dodéclonium bromure	400 mg	1,3 mg
Esculoside	460 mg	6 mg

Dans quel cas ce médicament est-il prescrit ?
Ce médicament d'usage local contient un *anesthésique* local (benzocaïne) et des substances *anti-inflammatoires*, *antiseptiques* et décongestionnantes.

Il est utilisé dans le *traitement symptomatique* des douleurs, des sensations de brûlures et des démangeaisons de l'anus, en particulier dues aux *hémorroïdes*.

Contre-indications
Ce médicament ne doit pas être utilisé en cas d'*allergie* aux *anesthésiques* locaux.

Attention : Des douleurs, un saignement anal qui persistent malgré le traitement peuvent être dus à une maladie autre que des *hémorroïdes* : consultez votre médecin. De même, tout saignement anal survenant chez une personne de plus de 50 ans doit faire l'objet d'une consultation médicale.
Sportif : les *anesthésiques* locaux ont été retirés de la liste des substances dopantes publiée dans les arrêtés du 20 avril et du 16 août 2004 par le ministère de la Jeunesse et des Sports.

Grossesse et allaitement
L'effet de ce médicament pendant la grossesse ou l'allaitement est mal connu. L'évaluation du risque éventuel lié à son utilisation est individuelle : demandez conseil à votre pharmacien ou à votre médecin.

Mode d'emploi et posologie
2 à 3 applications de crème ou 2 à 3 suppositoires par jour.
Le traitement doit être de courte durée (pas plus de quelques jours).

Conseils : La constipation chronique et les efforts excessifs de poussée sont les principaux facteurs déclenchants des crises d'hémorroïdes. Un régime riche en fibres alimentaires (fruits, légumes, céréales complètes), des boissons abondantes et un exercice physique régulier en limitent le risque.
En cas de crise, la consommation d'alcool ou de mets épicés peut accentuer les douleurs et la gêne. Une attention particulière doit être portée au nettoyage de la région anale afin de limiter les phénomènes d'irritation. Il est également conseillé de limiter les positions assises prolongées, qui peuvent avoir un effet aggravant sur la douleur.
Les suppositoires doivent être conservés à l'abri de la chaleur.

Laboratoires Coopération Pharmaceutique Française

SÉDORRHOÏDE VEINOTONIQUE
Vasculoprotecteur et veinotonique

Ce médicament est un générique de DIOVENOR (voir p. 407).

SÉGLOR
Dérivé de l'ergot de seigle — sur ordonnance

Présentation
SÉGLOR 5 mg : gélule (orange et incolore) ; boîte de 30. Liste II - Remb 35 % - **9,08 €**.
SÉGLOR LYOC 5 mg : *lyophilisat* oral ; boîte de 30. Liste II - Remb 35 % - **9,89 €**.

Composition

	p gél	p lyoph
Dihydroergotamine mésilate	5 mg	5 mg
Lactose	+	

Dans quel cas ce médicament est-il prescrit ?

Ce médicament est un *vasoconstricteur* de la famille des dérivés de l'*ergot de seigle*.

Il est utilisé dans le *traitement de fond* de la *migraine*. Il vise à espacer les crises et à diminuer leur intensité.

Il est également utilisé dans le traitement de l'*hypotension orthostatique*.

Contre-indications

Ce médicament ne doit pas être utilisé en association avec les *antibiotiques* de la famille des *macrolides* ou avec un *vasoconstricteur* de la famille des *triptans*.

Attention : Des précautions sont nécessaires en cas d'*antécédent* de maladie artérielle, d'*insuffisance rénale* ou d'*insuffisance hépatique* grave.

Interactions avec d'autres substances

Ce médicament ne doit pas être associé :
- aux *antibiotiques* de la famille des *macrolides* (à l'exception de la spiramycine) : risque d'*ergotisme* ;
- aux *vasoconstricteurs* de la famille des *triptans* (naratriptan, sumatriptan, zolmitriptan...) : risque de crise d'*hypertension artérielle* ou de spasme des *artères coronaires*.

Il peut interagir avec les médicaments contenant de la bromocriptine ou de la cabergoline.

Grossesse et allaitement

L'effet de ce médicament sur l'enfant à naître est mal connu. Par mesure de prudence, son usage pendant la grossesse est déconseillé.

Les données disponibles ne permettent pas de savoir si ce médicament passe dans le lait maternel ; un choix est donc nécessaire entre l'allaitement et la prise du médicament. Cette décision devra être prise en accord avec votre médecin.

Mode d'emploi et posologie

Ce médicament doit être pris au cours des repas.

Les gélules doivent être avalées avec un peu d'eau.

Les *lyophilisats* peuvent être dilués dans un verre d'eau ou placés sous la langue.

Posologie usuelle :

1 gélule ou 1 lyophilisat, 2 fois par jour.

Conseils : L'efficacité de ce *traitement de fond* dépend d'une prise régulière et prolongée du médicament.

Effets indésirables possibles

Nausées, surtout en cas de prise à jeun.

Rarement : fourmillement ou bleuissement des doigts et des orteils.

Exceptionnellement : épaississement fibreux de la *plèvre* ou du *péritoine* après plusieurs années de traitement.

Laboratoires Schwarz Pharma

SÉLÉGILINE 5 mg Génériques

Antiparkinsonien — sur ordonnance

Les médicaments ci-dessous sont des génériques de DÉPRÉNYL (voir p. 373).

SELEGILINE BIOGARAN 5 mg : comprimé *(lactose)* boîte de 30. Liste I - Remb 65 % - 12,01 €.
SELEGILINE MERCK 5 mg : comprimé *(lactose)* boîte de 30. Liste I - Remb 65 % - 12,01 €.

SELENIUM COMPLEXE N° 99

Informations détaillées sur www.monvidal.com

SELEXID

Informations détaillées sur www.monvidal.com

SELGINE

Informations détaillées sur www.monvidal.com

SELOKEN

Bêtabloquant — sur ordonnance

Présentation

SELOKEN 100 mg : comprimé sécable (blanc) ; boîte de 30. Liste I - Remb 65 % - **4,36 €**.
SELOKEN LP 200 mg : comprimé à *libération prolongée* (blanc) ; boîte de 30. Liste I - Remb 65 % - **8,44 €**.
SELOKEN LP 200 mg : comprimé à *libération prolongée* (blanc) ; boîte de 90. Liste I - Remb 65 % - **24,25 €**.

Composition

	p cp	p cp LP
Métoprolol tartrate	100 mg	200 mg
Lactose	+	

Dans quel cas ce médicament est-il prescrit ?

Ce médicament appartient à la famille des *bêtabloquants*. Ceux-ci agissent en bloquant l'action de l'*adrénaline* (et d'autres *hormones* apparentées) sur de nombreux organes, notamment sur le cœur, les vaisseaux et plus faiblement sur les bronches.

Il est utilisé dans :
- le traitement de l'*hypertension artérielle* ;
- la prévention des crises d'*angine de poitrine* ;
- les suites d'*infarctus du myocarde* ;
- certains *troubles du rythme cardiaque* ;
- les manifestations cardiaques : *palpitations*.

La forme à 200 mg est également utilisée dans le *traitement de fond* de la *migraine*.

Contre-indications

Ce médicament ne doit pas être utilisé dans les cas suivants :
- formes graves de certaines affections : *asthme*, *bronchite chronique*, *artérite*, phénomène de *Raynaud* ;
- *insuffisance cardiaque* non contrôlée par un traitement spécifique ;
- *bloc auriculoventriculaire* grave ;
- rythme cardiaque inférieur à 50 battements par minute ;
- *phéochromocytome* non traité ;
- hypotension ;
- *antécédent* de *choc anaphylactique* ;
- en association avec les médicaments contenant de la floctafénine ou du sultopride.

Attention : Ce médicament n'est pas un *traitement de la crise* d'*angine de poitrine*.

Ce médicament n'est pas adapté au traitement d'une forme particulière d'*angine de poitrine* appelée angor de *Printzmétal* qui relève d'un traitement *vasodilatateur*. Il peut néanmoins être associé à celui-ci lorsqu'une angine de poitrine « classique » coexiste avec un angor de Printzmétal.

Des précautions sont nécessaires en cas d'*insuffisance hépatique* et chez la personne âgée.

N'interrompez jamais brutalement le traitement prescrit. Espacez progressivement les prises. Un avis médical est toujours préférable.

Chez les diabétiques, les *bêtabloquants* peuvent masquer certains *symptômes* de l'*hypoglycémie* (*palpitations* et accélération du cœur essentiellement).

Les bêtabloquants peuvent aggraver les *réactions allergiques* et empêcher l'action de l'*adrénaline* utilisée dans le traitement d'urgence du *choc anaphylactique*. Lors d'examens radiologiques nécessitant l'injection de produits de contraste iodés (susceptibles de provoquer des *chocs* allergiques), le traitement doit, si possible, être suspendu avec l'accord de votre médecin.

En cas d'intervention chirurgicale, l'anesthésiste doit être prévenu de la prise de ce médicament. C'est lui qui décidera si le traitement doit être poursuivi ou arrêté avant l'intervention.

Sportif : ce médicament contient une substance susceptible de rendre positifs certains *tests antidopage*.

Interactions avec d'autres substances

Ce médicament ne doit pas être associé :
- à la floctafénine (IDARAC) : risque d'augmentation de la gravité d'un éventuel *choc* allergique,
- au sultopride (uniquement disponible à l'hôpital) : risque de *torsades de pointes*.

Il peut interagir avec les médicaments contenant de l'amiodarone.

Informez votre médecin si vous prenez des *antidiabétiques*, des *AINS*, des *inhibiteurs calciques*, des *antidépresseurs imipraminiques*, des *neuroleptiques*, des *corticoïdes*, un *anticholinestérasique*, ou des médicaments contenant l'une des substances suivantes : quinidine, hydroquinidine, disopyramide, propafénone, baclofène, cimétidine, lidocaïne injectable, méfloquine, phénobarbital, rifampicine.

Grossesse et allaitement

Les études scientifiques disponibles n'ont pas mis en évidence de problème particulier lors de l'utilisation de *bêtabloquant* chez la femme enceinte.

L'effet bêtabloquant persiste quelques jours chez le nouveau-né et justifie une surveillance médicale renforcée pendant les premiers jours de la vie.

Ce médicament passe dans le lait maternel ; un choix est donc nécessaire entre l'allaitement et la prise du médicament. Cette décision devra être prise en accord avec votre médecin.

Mode d'emploi et posologie

Ce médicament doit être pris pendant ou immédiatement après les repas. Avaler les comprimés sans les croquer avec un verre d'eau.

Posologie usuelle :
50 mg à 200 mg par jour, selon les indications.

Conseils : Veillez à toujours disposer d'une réserve de médicament : une plaquette dans la trousse de toilette, par exemple.

Votre tension artérielle doit être contrôlée régulièrement. Les appareils permettant une mesure automatique de la tension à domicile utilisent souvent un procédé de mesure différent de celui qu'emploie votre médecin. Si vous avez un tel appareil, apportez-le en consultation pour vous assurer que la mesure obtenue est bien conforme à celle du tensiomètre de votre médecin.

Le traitement médicamenteux ne dispense pas de mesures simples pouvant faire baisser la tension artérielle : activité physique régulière, modération de la consommation de boissons alcoolisées et de *sel*, lutte contre l'excès de poids.

Il est normal que le rythme cardiaque ralentisse sous l'effet du traitement ; néanmoins, en cas de fatigue anormale et de pouls inférieur à 50 battements par minute, consultez votre médecin.

Effets indésirables possibles

Le plus fréquemment : douleur d'estomac, nausées, vomissements, fatigue en début de traitement, sensation de mains et de pieds froids, troubles de l'érection, ralentissement important du cœur, insomnie.

Plus rarement : *bloc auriculoventriculaire*, baisse excessive de la tension artérielle, phénomène de *Raynaud*, *insuffisance cardiaque*, *bronchospasme*, *hypoglycémie*, *éruption cutanée*, aggravation d'un *psoriasis*.

Laboratoires AstraZeneca

SELOZOK LP

Informations détaillées sur www.monvidal.com

SELS CALCAIRES NUTRITIFS

Informations détaillées sur www.monvidal.com

SELSUN

Informations détaillées sur www.monvidal.com

SÉNOKOT

Laxatif stimulant

Présentation

SÉNOKOT : comprimé (marron) ; boîte de 30. Non remb.

Composition

	p cp
Séné, feuille	152 mg
Lactose	+

Dans quel cas ce médicament est-il prescrit ?

Ce médicament contient un *laxatif stimulant*. Il augmente les sécrétions et la motricité de l'intestin.

Il est utilisé dans le *traitement symptomatique* de la constipation.

Contre-indications

Ce médicament ne doit pas être utilisé dans les cas suivants :
- maladies inflammatoires du côlon ;
- constipation ou douleurs abdominales dues à une

obstruction du tube digestif : rétrécissement intestinal, *fécalome* (bouchon de selles) ;
- déshydratation importante surtout si elle est associée à une perte en sels minéraux (*sodium, potassium*) ;
- enfant de moins de 10 ans.

Attention : Ce médicament doit être utilisé de façon épisodique et en cure très brève : pas plus de 8 à 10 jours.
Son usage régulier peut entraîner :
- une *dépendance* ;
- des troubles intestinaux graves ;
- une perte de sels minéraux, notamment de *potassium*, pouvant être à l'origine de *troubles du rythme cardiaque* graves.

Chez l'enfant de plus de 10 ans, ce médicament ne peut être utilisé que de façon exceptionnelle et uniquement sur prescription médicale.
Arrêtez le traitement en cas de diarrhée ou de douleurs abdominales.

Interactions avec d'autres substances

Ce médicament peut interagir avec les médicaments susceptibles de provoquer des *torsades de pointes*.
Informez par ailleurs votre pharmacien ou votre médecin si vous prenez des *corticoïdes* (sauf traitement local), des *diurétiques* ou des médicaments contenant de la digoxine, de la digitoxine ou de l'amphotéricine B (par *voie* intraveineuse).

Grossesse et allaitement

Ce médicament est déconseillé sans avis médical pendant la grossesse ou l'allaitement.

Mode d'emploi et posologie

Les comprimés doivent être avalés sans être croqués, avec un verre d'eau, de préférence au coucher.
L'effet laxatif n'est pas immédiat. Il se manifeste généralement environ 10 heures après la prise du médicament.

Posologie usuelle :
- Adulte : 2 comprimés par jour. La posologie peut être augmentée si nécessaire à 3 comprimés par jour, répartis en 2 prises.

Conseils : Le traitement de la constipation chronique repose essentiellement sur des boissons abondantes, une alimentation riche en fibres et une activité physique régulière.
Ce médicament peut colorer les urines (de jaune-brun à rouge-brun), ce qui ne doit pas vous inquiéter.

Effets indésirables possibles

Diarrhée, douleurs abdominales.

Laboratoires Meda Pharma

SÉNOPHILE
Protecteur cutané

Présentation

SÉNOPHILE : pommade ; tube de 50 g. Non remb.

Composition

	p 100 g
Oxyde de zinc	5 g
Benzoate de cholestérol	1 g
Lanoline	+

Dans quel cas ce médicament est-il prescrit ?

C'est une pommade protectrice et hydratante qui contient de l'oxyde de zinc.
Elle est utilisée pour traiter les irritations de la peau.

Contre-indications

Ce médicament ne doit pas être utilisé dans les cas suivants :
- *allergie* à la lanoline,
- en application sur des lésions suintantes ou infectées.

Grossesse et allaitement

Ce médicament ne contient que des substances présumées sans danger pendant la grossesse ou l'allaitement. Néanmoins, ne l'utilisez pas de façon prolongée sans l'avis de votre pharmacien ou de votre médecin.

Mode d'emploi et posologie

Nettoyer la zone à traiter et appliquer la pommade en couche mince.

Posologie usuelle :
2 à 3 applications par jour.

Effets indésirables possibles

Eczéma (présence de lanoline).

Laboratoires B Braun Médical

SENSIVISION AU PLANTAIN
Collyre décongestionnant

Présentation

SENSIVISION AU PLANTAIN : collyre ; flacon de 5 ml. Non remb.
SENSIVISION AU PLANTAIN : collyre ; boîte de 10 flacons unidoses de 0,4 ml. Non remb.

Composition

	p 100 ml
Plantain, extrait de feuille	2 g

Dans quel cas ce médicament est-il prescrit ?

C'est un collyre décongestionnant.
Il est traditionnellement utilisé en cas d'irritation de l'œil ou de gêne oculaire.

Attention : Une irritation oculaire peut être due à une infection : en cas de doute, n'hésitez pas à consulter votre médecin.

Interactions avec d'autres substances

Ce collyre peut interagir avec d'autres collyres : respectez un intervalle de 15 minutes entre deux instillations.

Grossesse et allaitement

L'effet de ce médicament pendant la grossesse ou l'allaitement est mal connu. L'évaluation du risque éventuel lié à son utilisation est individuelle : demandez conseil à votre pharmacien ou à votre médecin.

Mode d'emploi et posologie

Tirer la paupière inférieure vers le bas tout en regardant vers le haut et déposer les gouttes de collyre entre la paupière et le globe oculaire (*cul-de-sac conjonctival*).

Posologie usuelle :
1 ou 2 gouttes, 2 à 4 fois par jour.

Conseils : Les lentilles de contact doivent être ôtées avant l'utilisation du collyre : elles ne pourront être replacées que 30 minutes après l'instillation.
Ne conservez pas le flacon de 5 ml plus de 15 jours après une première utilisation.
Les flacons unidoses doivent être jetés après chaque utilisation.

Laboratoires Chauvin Bausch & Lomb

SEPIA COMPLEXE N° 20

Informations détaillées sur www.monvidal.com

SEPIA COMPOSÉ BOIRON

Informations détaillées sur www.monvidal.com

SEPTÉAL

Antiseptique local

Présentation

SEPTÉAL : solution pour application locale ; flacon de 250 ml. Remb 35 % - **3,65 €**.

Composition

	p 100 ml
Chlorhexidine digluconate	500 mg
Alcool	+

Dans quel cas ce médicament est-il prescrit ?

Ce médicament est un *antiseptique* local.
Il est utilisé pour assurer l'*antisepsie* de la peau (avant une opération), des plaies et des lésions cutanées infectées ou exposées à un risque d'infection.

Contre-indications

Ce médicament ne doit pas être appliqué dans l'oreille (risque de toxicité en cas de perforation du tympan).

Attention : Évitez l'usage prolongé de ce médicament, notamment chez l'enfant, sur des surfaces étendues ou profondément lésées, sans l'avis de votre médecin : risque de passage du médicament dans le sang.
Cet *antiseptique* ne convient pas pour la désinfection des ciseaux, rasoirs et autres objets potentiellement contaminants.

Interactions avec d'autres substances

L'association à d'autres *antiseptiques* ou aux savons est déconseillée car leurs effets risquent de s'annuler.

Grossesse et allaitement

L'utilisation ponctuelle de ce médicament pendant la grossesse ou l'allaitement ne semble pas poser de problème particulier.
Cet *antiseptique* ne doit pas être appliqué sur le mamelon sans avis médical. Un rinçage soigneux avant la tétée est indispensable.

Mode d'emploi et posologie

Cette solution est prête à l'emploi : elle est appliquée pure en badigeonnage et ne doit pas être rincée.

Posologie usuelle :
2 applications par jour.

Conseils : Le simple lavage à l'eau et au savon permet d'éliminer la majorité des *germes* : il doit être suivi d'un rinçage soigneux car le savon peut inactiver certains *antiseptiques*.
Tous les antiseptiques peuvent être contaminés par des germes : une fois ouvert, le flacon ne doit pas être conservé trop longtemps.

Effets indésirables possibles

Eczéma de contact.

Laboratoires Pierre Fabre Dermatologie

SEPTIVON 1,5 %

Antiseptique local

Présentation

SEPTIVON 1,5 % : solution pour application locale ; flacon de 250 ml. Remb 35 % - **2,76 €**.
SEPTIVON 1,5 % : solution pour application locale ; flacon de 500 ml. Non remb.

Composition

	p 100 ml
Chlorhexidine gluconate	1,5 g
Agent moussant	+

Dans quel cas ce médicament est-il prescrit ?

Ce médicament contient un *antiseptique* local associé à un agent moussant.
Il est utilisé pour le nettoyage et le traitement d'appoint des lésions infectées ou exposées à un risque d'infection.

Contre-indications

Ce médicament ne doit pas être utilisé dans les cas suivants :
- dans les yeux ou dans le conduit auditif (risque de toxicité en cas de perforation du tympan) ;
- pour la désinfection du matériel médicochirurgical (voir Attention).

Attention : Évitez l'usage prolongé de ce médicament, notamment chez l'enfant, sur des surfaces étendues ou profondément lésées, sans l'avis de votre médecin : risque de passage du médicament dans le sang.
Cet *antiseptique* ne convient pas pour la désinfection des ciseaux, rasoirs et autres objets potentiellement contaminants.

Interactions avec d'autres substances

L'association à d'autres *antiseptiques* ou aux savons est déconseillée car leurs effets risquent de s'annuler.

Grossesse et allaitement

L'utilisation ponctuelle de ce médicament pendant la grossesse ou l'allaitement ne semble pas poser de problème particulier.
Cet *antiseptique* ne doit pas être appliqué sur le mamelon sans avis médical. Un rinçage soigneux avant la tétée est indispensable.

Mode d'emploi et posologie

Ce produit s'utilise pur, sur les lésions peu étendues, ou dilué dans l'eau (3 bouchons par litre). Rincer après utilisation.
Après dilution, la solution doit être utilisée immédiatement ; la quantité non utilisée doit être jetée.

Conseils : Le simple lavage à l'eau et au savon permet d'éliminer la majorité des *germes* : il doit être suivi d'un rinçage soigneux car le savon peut inactiver certains *antiseptiques*.
Tous les antiseptiques peuvent être contaminés par des germes : une fois ouvert, ne conservez pas le flacon plus de 3 mois.

Effets indésirables possibles

Réaction allergique locale (*eczéma* de contact) ou générale.

Laboratoires Omega Pharma France

SEPTIVONSPRAY

Informations détaillées sur www.monvidal.com

SERC

Antivertigineux

sur ordonnance

Présentation

SERC : comprimé (blanc) ; boîte de 90. Liste I - Remb 35 % - **8,47 €**.

Composition

	p cp
Bétahistine dichlorhydrate	8 mg

Dans quel cas ce médicament est-il prescrit ?

Ce médicament est un antivertigineux chimiquement proche de l'*histamine*.
Il est utilisé dans le *traitement symptomatique* des *vertiges*.

Contre-indications

Ce médicament ne doit pas être utilisé dans les cas suivants :
- *ulcère* de l'estomac ou du *duodénum*,
- *phéochromocytome*.

Attention : Des précautions sont nécessaires en cas d'*asthme*.

Grossesse et allaitement

L'effet de ce médicament sur l'enfant à naître est mal connu. Par mesure de prudence, son usage est déconseillé pendant la grossesse.
Les données actuellement disponibles ne permettent pas de savoir si ce médicament passe dans le lait maternel : ne l'utilisez pas pendant l'allaitement sans avis médical.

Mode d'emploi et posologie

Les comprimés doivent être avalés sans être croqués, avec un verre d'eau, de préférence au cours des repas.

Posologie usuelle :
1 ou 2 comprimés, 3 fois par jour. Ne pas dépasser 6 comprimés par jour.

Effets indésirables possibles

Le plus fréquemment : douleurs d'estomac, nausées, vomissements, bouche sèche, diarrhée.
Rarement : maux de tête, fatigue, somnolence, *réaction allergique*.
Exceptionnellement : augmentation des *transaminases*, diminution du nombre de *plaquettes*.

Laboratoires Solvay Pharma

SÉRÉCOR

Antiarythmique

sur ordonnance

Présentation

SÉRÉCOR : gélule à *libération prolongée* (vert et rose) ; boîte de 20. Liste I - Remb 35 % - **7,75 €**.
SÉRÉCOR : gélule à *libération prolongée* (vert et rose) ; boîte de 60. Liste I - Remb 35 % - **18,99 €**.

Composition

	p gél
Hydroquinidine chlorhydrate	300 mg

Dans quel cas ce médicament est-il prescrit ?

Ce médicament appartient à la classe I de la famille des *antiarythmiques*. Il modifie la vitesse de transmission de l'influx nerveux au sein du muscle cardiaque et lutte contre ses contractions anarchiques.
Il est utilisé dans le traitement de certains *troubles du rythme cardiaque*.

Contre-indications

Ce médicament ne doit pas être utilisé dans les cas suivants :
- *allergie* à la quinidine ou à l'hydroquinidine,
- *bloc auriculoventriculaire* grave,
- *maladie de l'oreillette*,
- *insuffisance cardiaque*,
- *torsades de pointes* ou association avec les médicaments susceptibles de provoquer des *torsades de pointes*.

Attention : Des précautions sont nécessaires en cas de *myasthénie*.

Interactions avec d'autres substances

Ce médicament ne doit pas être associé aux médicaments susceptibles de donner des *torsades de pointes* : risque de *troubles du rythme cardiaque*, parfois mortels.
Il peut interagir avec les *antiarythmiques* de la même classe (classe I), les *laxatifs stimulants*, certains *diurétiques* ou tout autre médicament susceptible de provoquer une *hypokaliémie*, ainsi qu'avec les médicaments contenant du magnésium.
Informez par ailleurs votre médecin si vous prenez un *bêtabloquant* ou un médicament contenant l'une des substances suivantes : digoxine, acétazolamide, bicarbonate de sodium, trométamol, carbamazépine, phénobarbital, phénytoïne, primidone, rifampicine.

Grossesse et allaitement

L'effet de ce médicament pendant la grossesse ou l'allaitement est mal connu : seul votre médecin peut évaluer le risque éventuel de son utilisation dans votre cas.

Mode d'emploi et posologie

Les gélules doivent être avalées avec un peu d'eau.

Posologie usuelle :
1 ou 2 gélules, matin et soir.

Effets indésirables possibles

Troubles digestifs.
Malaise, *vertiges*.
Troubles de la vision : vision double ou incapacité à supporter la lumière.

Bourdonnements d'oreille, baisse de l'audition.
Troubles *hématologiques* : baisse des *globules rouges* ou des *plaquettes* sanguines.
Aggravation paradoxale de l'*arythmie* ou apparition de nouveaux *troubles du rythme cardiaque.*
Réaction allergique cutanée, *photosensibilisation.*

Laboratoires sanofi-aventis France

SÉRESTA

Anxiolytique : benzodiazépine

sur ordonnance

Présentation

SÉRESTA 10 mg : comprimé (blanc) ; boîte de 30. Liste I, durée de prescription limitée à 12 semaines - Remb 65 % - **1,83 €**.
SÉRESTA 50 mg : comprimé sécable (rose) ; boîte de 20. Liste I, durée de prescription limitée à 12 semaines - Remb 65 % - **2,72 €**.

Composition

	p cp	p cp
Oxazépam	10 mg	50 mg
Lactose	+	+

Dans quel cas ce médicament est-il prescrit ?

Ce médicament est un *anxiolytique* (tranquillisant) de la famille des *benzodiazépines.*
Il est utilisé dans le traitement de l'anxiété lorsque celle-ci s'accompagne de troubles gênants (*anxiété généralisée*, crise d'angoisse...) et dans le cadre d'un sevrage alcoolique.

Contre-indications

Ce médicament ne doit pas être utilisé dans les cas suivants :
- *insuffisance hépatique* grave,
- *insuffisance respiratoire* grave,
- *syndrome d'apnée du sommeil,*
- *myasthénie.*

Attention : Utilisé seul, ce médicament n'est pas adapté au traitement des *états dépressifs.*
Une prise prolongée, surtout à doses importantes, de *tranquillisants* de la famille des *benzodiazépines* peut provoquer une *dépendance.* Ce risque de dépendance est accru chez les personnes ayant déjà présenté une dépendance à d'autres médicaments, substances ou à l'alcool.
L'arrêt brutal de ce médicament expose à un *syndrome de sevrage* : réapparition de l'anxiété, agitation, irritabilité, insomnie, maux de tête, douleurs musculaires, tremblements, hallucinations. Il faut donc s'entourer de conseils médicaux pour diminuer progressivement les doses et espacer les prises, sur une période d'autant plus longue que le traitement a été prolongé.
Une adaptation de la *posologie* peut être nécessaire chez les personnes âgées ou souffrant d'*insuffisance hépatique* ou d'*insuffisance rénale.*
Évitez les boissons alcoolisées : augmentation du risque de somnolence.
Ce médicament peut induire une somnolence, parfois intense chez certaines personnes. Cette somnolence peut être augmentée par la prise d'*alcool* ou d'autres médicaments *sédatifs.* La conduite et l'utilisation de machines dangereuses sont déconseillées, surtout dans les heures qui suivent la prise du médicament.

Interactions avec d'autres substances

Informez votre médecin ou votre pharmacien si vous prenez d'autres *sédatifs* (tranquillisants, somnifères, certains médicaments contre la toux ou contre la douleur contenant des *opiacés*, *antidépresseurs*, *neuroleptiques*...) ou en cas de traitement par la buprénorphine.

Grossesse et allaitement

Ce médicament ne doit pas être utilisé sans avis médical pendant la grossesse. Les fortes doses au cours des 6 derniers mois sont déconseillées. En fin de grossesse, un traitement par benzodiazépine, même à faible dose, peut être responsable d'effets indésirables chez le *nouveau-né* : une surveillance médicale du nouveau-né est alors nécessaire pendant 1 à 3 semaines selon les cas.
Ce médicament passe dans le lait maternel : l'allaitement est déconseillé.

Mode d'emploi et posologie

Les comprimés peuvent être pris pendant ou entre les repas.
Les prises doivent être réparties au cours de la journée et la prise la plus forte réservée pour le soir.

Posologie usuelle :
- Adulte : 20 à 60 mg par jour, jusqu'à 150 mg par jour dans certains cas graves. La dose minimale efficace est toujours recherchée.

Conseils : Ce médicament vous a été prescrit dans une situation précise : ne le réutilisez pas ultérieurement sans avis médical et ne le conseillez pas à une autre personne.
La durée de prescription des *anxiolytiques* doit être la plus courte possible. Dans certaines situations, le traitement doit toutefois être prolongé. Il appartient alors au médecin de réévaluer périodiquement la nécessité de le poursuivre ou de l'interrompre.
Les *tranquillisants* ne sont pas la seule réponse à l'anxiété : une meilleure hygiène de vie, une consommation modérée d'excitants (y compris les boissons alcoolisées) permettent aussi de lutter efficacement contre l'excès de stress. Dans certains cas, une psychothérapie peut aider à lutter durablement contre l'anxiété.

Effets indésirables possibles

Sensation d'ivresse, maux de tête, somnolence (en particulier chez la personne âgée), ralentissement des idées, fatigue, sensation de faiblesse musculaire, baisse de la libido, *éruption cutanée* avec ou sans démangeaisons, vision double.
Réaction allergique (comprimé à 50 mg : présence de jaune orangé S).
Dans certaines circonstances et chez certaines personnes :
- réactions paradoxales avec augmentation de l'anxiété, agitation, agressivité, confusion des idées, hallucinations ;
- *amnésie antérograde.*

Ces troubles nécessitent l'arrêt du traitement.

Laboratoires Biodim

SERETIDE
Antiasthmatique — sur ordonnance

Présentation
SERETIDE 50/25 µg : suspension pour *inhalation* ; flacon pressurisé avec valve doseuse et embout buccal (120 doses). Liste I - Remb 65 % - **42,28 €**.
SERETIDE 125/25 µg : suspension pour *inhalation* ; flacon pressurisé avec valve doseuse et embout buccal (120 doses). Liste I - Remb 65 % - **51,48 €**.
SERETIDE 250/25 µg : suspension pour *inhalation* ; flacon pressurisé avec valve doseuse et embout buccal (120 doses). Liste I - Remb 65 % - **69,88 €**.
SERETIDE Diskus 100/50 µg : poudre pour *inhalation* buccale ; boîte de 60 doses avec distributeur. Liste I - Remb 65 % - **42,28 €**.
SERETIDE Diskus 250/50 µg : poudre pour *inhalation* buccale ; boîte de 60 doses avec distributeur. Liste I - Remb 65 % - **48,74 €**.
SERETIDE Diskus 500/50 µg : poudre pour *inhalation* buccale ; boîte de 60 doses avec distributeur. Liste I - Remb 65 % - **64,80 €**.

Composition

	p dose	p dose	p dose
Fluticasone propionate	50 µg	125 µg	250 µg
Salmétérol	25 µg	25 µg	25 µg

	p dose	p dose	p dose
Fluticasone propionate	100 µg	250 µg	500 µg
Salmétérol	50 µg	50 µg	50 µg

Dans quel cas ce médicament est-il prescrit ?
Ce médicament associe :
- un *corticoïde* qui possède une activité *anti-inflammatoire* marquée sur les *muqueuses*, notamment celles des bronches ;
- un bronchodilatateur qui lutte contre la contraction anormale des muscles de la paroi des bronches ; il est apparenté à une substance naturelle, l'*adrénaline*, mais, contrairement à cette substance, il a peu d'effet sur le cœur. Son action persiste au moins 12 heures.

Il est utilisé dans le *traitement de fond* de l'*asthme*.
SERETIDE Diskus est également utilisé dans le *traitement symptomatique* de la bronchopneumopathie chronique obstructive (*BPCO*).

Attention : Ce médicament n'est pas destiné au traitement de la crise d'*asthme* : son effet est prolongé mais lent à apparaître. Si une crise survient sous traitement, un médicament d'action rapide et de courte durée d'action doit être utilisé.
Une aggravation de l'asthme peut traduire une infection : consultez votre médecin.
L'*aérosol* doseur n'a pas été étudié chez l'enfant de moins de 12 ans ; la poudre (Diskus) n'est pas adaptée à l'enfant de moins de 4 ans.
Sportif : ce médicament contient une substance susceptible de rendre positifs certains *tests antidopage*.

Grossesse et allaitement
Aucun effet néfaste pour l'enfant à naître n'a été établi avec ce médicament. Néanmoins, par précaution, son usage pendant la grossesse est réservé aux situations pour lesquelles il n'existe pas d'alternative thérapeutique.
Ce médicament passe dans le lait maternel : l'allaitement est déconseillé pendant le traitement.

Mode d'emploi et posologie
Aérosol en flacon pressurisé : retirer le capuchon protecteur pour dégager l'embout buccal. Agiter vigoureusement l'appareil. Tenir le fond de la cartouche dirigé vers le haut et expirer à fond. Serrer l'embout buccal entre les dents puis inspirer profondément tout en appuyant sur le fond de la cartouche. Retirer l'embout buccal de la bouche en essayant de garder l'air dans les poumons quelques secondes avant de les vider.
Diskus : ouvrir le distributeur et pousser le levier de façon à produire le déclic. Expirer à fond, à distance du dispositif. Placer l'embout buccal entre les lèvres et inspirer rapidement et profondément. Retenir ensuite sa respiration quelques instants.

Posologie usuelle :
- *Asthme* : la *posologie* est strictement individuelle ; le médecin choisit le dosage du médicament selon le stade de la maladie. La dose efficace la plus faible possible est toujours recherchée ; elle est administrée en 2 prises par jour.
- *BPCO* : 1 *inhalation* de SERETIDE Diskus 500/50 µg, 2 fois par jour.

Conseils : Lisez attentivement la notice du médicament avant son emploi.
N'hésitez pas à demander une démonstration du maniement de cet appareil à votre médecin ou à votre pharmacien.
Il est conseillé de se rincer la bouche à l'eau après l'inhalation pour limiter le risque de *candidose* ou d'enrouement lié à l'utilisation de ce médicament.

Effets indésirables possibles
Irritation de la bouche et de la gorge, voix rauque.
Candidose de la bouche et de la gorge.
Maux de tête, *palpitations*.
Réactions allergiques.

Laboratoires GlaxoSmithKline

SEREVENT
Antiasthmatique — sur ordonnance

Présentation
SEREVENT 25 µg : suspension pour *inhalation* ; flacon pressurisé avec valve doseuse (120 doses). Liste I - Remb 65 % - **28,90 €**.
SEREVENT DISKUS 50 µg : poudre pour *inhalation* ; boîte de 60 doses avec distributeur. Liste I - Remb 65 % - **30,53 €**.

Composition

	p dose	p dose
Salmétérol	25 µg	50 µg

Dans quel cas ce médicament est-il prescrit ?
Ce médicament est un bronchodilatateur qui lutte contre la contraction anormale des muscles de la paroi des bronches. Il est apparenté à une substance naturelle, l'*adrénaline*, mais, contrairement à cette substance, il a peu d'effet sur le cœur. Son action apparaît au bout de 15 minutes et persiste au moins 12 heures.
Il est utilisé dans :
- le *traitement de fond* de l'*asthme* ou de la *bronchite chronique* (en association avec un traitement anti-inflammatoire, par exemple un *corticoïde* en *aérosol*),
- le *traitement préventif* de la crise d'asthme déclenchée par l'effort.

Attention : Ce médicament n'est pas destiné au traitement de la crise d'*asthme* : son effet est prolongé mais lent à apparaître. Si une crise survient sous traitement, un médicament d'action rapide et de courte durée d'action doit être utilisé.

Le traitement associé, prescrit par votre médecin, ne doit en aucune façon être arrêté.

Ce médicament n'est pas adapté à l'enfant de moins de 4 ans.

Sportif : ce médicament contient une substance susceptible de rendre positifs certains *tests antidopage*.

Grossesse et allaitement

En l'absence de données suffisantes, ce médicament est déconseillé pendant la grossesse.

Ce médicament passe dans le lait maternel : l'allaitement est déconseillé pendant le traitement.

Mode d'emploi et posologie

Quel que soit le système utilisé, la prise du médicament doit se faire au cours d'une inspiration profonde, précédée d'une expiration forcée. Il est ensuite nécessaire de retenir sa respiration pendant quelques instants.

- *Aérosol* doseur (délivrant 25 µg par dose) : agiter vigoureusement l'aérosol. Tenir le fond de la cartouche dirigé vers le haut et expirer à fond. Serrer l'embout buccal entre les dents puis inspirer rapidement et profondément tout en appuyant sur le fond de la cartouche. La durée de pression n'a pas d'importance car chaque pression délivre une dose unique.
- Diskus (délivrant 50 µg par dose) : ouvrir le distributeur et pousser le levier de façon à produire le déclic. Expirer à fond, à distance du dispositif. Placer l'embout buccal entre les lèvres et inspirer rapidement et profondément. Retenir ensuite sa respiration quelques instants.

Posologie usuelle :

- Adulte et enfant de plus de 4 ans :
  - *Traitement de fond* de l'*asthme* : 2 *inhalations* à 25 µg ou 1 dose à 50 µg, matin et soir.
  - *Traitement préventif* de l'*asthme* d'effort : 2 inhalations à 25 µg ou 1 dose à 50 µg, 30 à 60 minutes avant l'exercice.
- *Traitement symptomatique* de la *BPCO* chez l'adulte : 1 dose à 50 µg, matin et soir.

Chez l'adulte, la dose maximale est de 8 inhalations à 25 µg ou 4 doses à 50 µg par jour, sur avis médical.

Conseils : Lisez attentivement la notice du médicament avant son emploi.

N'hésitez pas à demander une démonstration du maniement de cet appareil à votre médecin ou à votre pharmacien.

L'utilisation de l'*aérosol* doseur chez les personnes maîtrisant mal la technique d'*inhalation* peut être facilitée par l'emploi d'un réservoir en matière plastique (chambre d'inhalation) qui s'interpose entre l'aérosol doseur et la bouche.

Aérosol : rincez régulièrement l'embout à l'eau, séchez-le et remettez la cartouche.

En cas d'irritation de la gorge due à la poudre, rincez-vous la bouche après l'inhalation.

Effets indésirables possibles

Les effets indésirables sont généralement rares et bénins avec les formes inhalées. Leur survenue est favorisée par une augmentation de la *posologie*.

À forte dose : tremblement des extrémités, maux de tête, *palpitations*, accélération du cœur, crampes musculaires.

Des *réactions allergiques* ont été observées.

Aérosol doseur (délivrant 25 µg par dose) : la prise de ce médicament peut provoquer une aggravation paradoxale des difficultés respiratoires ; ne le réutilisez pas sans avoir pris l'avis de votre médecin.

Laboratoires GlaxoSmithKline

SERMION

Vasodilatateur

sur ordonnance

Présentation

SERMION 5 mg : gélule (jaune et bleu) ; boîte de 30. Liste II - Remb 35 % - **4,11 €**.
SERMION 10 mg : gélule (turquoise et bleu marine) ; boîte de 30. Liste II - Remb 35 % - **5,99 €**.
SERMION 10 mg : gélule (turquoise et bleu marine) ; boîte de 90. Liste II - Remb 35 % - **13,06 €**.

Composition

	p gél	p gél
Nicergoline	5 mg	10 mg
Lactose	+	+

Dans quel cas ce médicament est-il prescrit ?

Ce médicament appartient à la famille des *vasodilatateurs*. Il augmente le débit sanguin, notamment cérébral.

Il est utilisé dans le *traitement d'appoint* :

- des manifestations douloureuses de l'*artérite* au cours de la marche,
- des troubles du comportement et de la mémoire liés au vieillissement,
- des troubles de la vue dus à un défaut de vascularisation.

Attention : Chez une personne âgée, des troubles attribués au vieillissement peuvent être dus à une *dépression* ; ils nécessitent alors un traitement spécifique.

Grossesse et allaitement

L'effet de ce médicament pendant la grossesse ou l'allaitement est mal connu : seul votre médecin peut évaluer le risque éventuel de son utilisation dans votre cas.

Mode d'emploi et posologie

Ce médicament doit être pris avant les 3 principaux repas.

Posologie usuelle :

5 à 10 mg, 3 fois par jour.

Conseils : Ce médicament ne fait que soulager les *symptômes* de l'*artérite* ; l'arrêt total et définitif du tabac et la pratique régulière de la marche sont des éléments fondamentaux pour retarder l'évolution de la maladie.

Effets indésirables possibles

Crampes d'estomac, bouffées de chaleur, *vertiges*.

Exceptionnellement, lors de traitement prolongé : troubles respiratoires.

Laboratoires sanofi-aventis France

SEROPLEX

Antidépresseur inhibiteur de la recapture de la sérotonine

sur ordonnance

Présentation

SEROPLEX 5 mg : comprimé (blanc) ; boîte de 14. Liste I - Remb 65 % - **7,62 €**.
SEROPLEX 10 mg : comprimé sécable (blanc) ; boîte de 28. Liste I - Remb 65 % - **21,22 €**.
SEROPLEX 20 mg : comprimé sécable (blanc) ; boîte de 28. Liste I - Remb 65 % - **29,71 €**.

Composition

	p cp	p cp	p cp
Escitalopram	5 mg	10 mg	20 mg

Dans quel cas ce médicament est-il prescrit ?

Ce médicament est un *antidépresseur* de la famille des *inhibiteurs de la recapture de la sérotonine*.

Il est utilisé dans le traitement :
- des *états dépressifs*,
- des *attaques de panique* (traitement préventif),
- de certaines manifestations de l'anxiété (*anxiété généralisée*, *phobie* sociale...),
- des *troubles obsessionnels compulsifs*.

Contre-indications

Ce médicament ne doit pas être utilisé en association avec les *IMAO* non sélectifs (MARSILID).

Attention : L'utilisation des *antidépresseurs* est déconseillée avant l'âge de 18 ans. Des études ont en effet montré que l'utilisation d'un antidépresseur peut augmenter le risque de suicide chez les adolescents souffrant de dépression. Chez les enfants et adolescents de moins de 18 ans, ce traitement est par conséquent réservé à certains cas graves et nécessite une surveillance médicale particulière et la vigilance de l'entourage.

Tous les traitements antidépresseurs sont susceptibles d'induire un *épisode maniaque* chez les personnes prédisposées : en cas d'euphorie, d'excitation inhabituelle ou de comportement anormal survenant sous traitement, une consultation médicale rapide est nécessaire.

Des précautions sont requises en cas d'*épilepsie* (même ancienne), de *diabète* et de prédisposition aux *hémorragies*.

Bien qu'aucune interaction nette n'ait été constatée avec l'*alcool*, évitez la prise de boissons alcoolisées, comme avec tout médicament *psychotrope*.

Si vous devez conduire ou utiliser une machine dangereuse, assurez-vous préalablement que ce médicament n'altère pas votre vigilance.

Interactions avec d'autres substances

Ce médicament ne doit pas être associé aux *IMAO* non sélectifs (MARSILID) : des délais précis doivent être respectés entre la fin d'un traitement par IMAO et le début de ce traitement, et inversement.

Il peut également interagir avec les médicaments contenant du moclobémide.

Informez par ailleurs votre médecin si vous prenez un médicament de la famille des *triptans*, un *anticoagulant* oral, un médicament contenant du lithium, du tramadol, de la sélégiline ou un produit de phytothérapie contenant du millepertuis.

Grossesse et allaitement

L'effet de ce médicament pendant la grossesse ou l'allaitement est mal connu : seul votre médecin peut évaluer le risque éventuel de son utilisation dans votre cas.

Mode d'emploi et posologie

Ce médicament est pris en une fois, à n'importe quel moment de la journée, pendant ou entre les repas.

Posologie usuelle :
- Adulte de plus de 18 ans :
  - *état dépressif*, anxiété, *troubles obsessionnels compulsifs* : 10 à 20 mg par jour ;
  - *attaques de panique* : la posologie initiale est de 5 mg par jour. Elle peut être ensuite augmentée jusqu'à 20 mg par jour.

La posologie est généralement plus faible en cas d'*insuffisance hépatique* et chez la personne de plus de 65 ans.

Conseils : L'efficacité des *antidépresseurs* n'est généralement pas immédiate. Un délai pouvant atteindre plusieurs semaines est parfois nécessaire pour que les effets bénéfiques se fassent sentir. Les effets indésirables éventuels apparaissant en début de traitement ne doivent pas vous conduire à l'arrêter prématurément.

Chez la personne souffrant de dépression, un état anxieux peut apparaître ou s'aggraver en début de traitement ; un *anxiolytique* est parfois prescrit de manière temporaire par le médecin pour prévenir ou traiter ces manifestations.

Lorsque les *symptômes* de la *dépression* ont disparu, le traitement doit absolument être poursuivi pendant la durée prescrite afin de consolider la guérison. Un arrêt prématuré exposerait à une rechute. La durée d'un traitement antidépresseur est rarement inférieure à 6 mois.

Les antidépresseurs ne créent pas de dépendance. Néanmoins, il est préférable d'arrêter le traitement progressivement en diminuant la posologie ou en espaçant les prises pour éviter les effets indésirables transitoires observés en cas d'interruption brutale.

Effets indésirables possibles

Les effets indésirables surviennent surtout au cours des premières semaines de traitement et s'estompent habituellement ensuite.

Les plus fréquents : nausées, diminution ou augmentation de l'appétit, diarrhée, constipation, vomissements, sécheresse de la bouche, troubles sexuels, anxiété, agitation, rêves plus nombreux et plus intenses, insomnie, somnolence, *vertiges*, fourmillements des mains et des pieds, bâillements, transpiration excessive, fatigue, *sinusite*, douleurs musculaires ou articulaires.

Rarement : modification du goût, troubles de la vision, écoulement de lait par le mamelon, *hypotension orthostatique*, éruption cutanée, *réaction allergique*, troubles des règles, bleus, saignements de nez, *hémorragie* digestive, difficulté à uriner, confusion des idées, *convulsions*, baisse du taux de *sodium* dans le sang.

Les antidépresseurs *inhibiteurs de la recapture de la sérotonine* peuvent, très rarement, être responsables d'une agitation désagréable et d'un besoin de bouger (impossibilité à rester assis ou debout tranquillement). Si ces troubles surviennent, contactez rapidement votre médecin.

Laboratoires Lundbeck SA

SEROPRAM

Antidépresseur inhibiteur de la recapture de la sérotonine

sur ordonnance

Présentation

SEROPRAM 20 mg : comprimé sécable (blanc) ; boîte de 28. Liste I - Remb 65 % - **19,14 €.**

SEROPRAM 40 mg/ml : solution buvable ; flacon de 12 ml avec pipette doseuse graduée de 1 ml. Liste I - Remb 65 % - **26,58 €.**

Composition

	p cp	p ml
Citalopram	20 mg	40 mg
Lactose	+	
Alcool		+

Dans quel cas ce médicament est-il prescrit ?

Ce médicament est un *antidépresseur* de la famille des *inhibiteurs de la recapture de la sérotonine*.

Il est utilisé dans le traitement des *états dépressifs* et dans le *traitement préventif* des *attaques de panique*.

Contre-indications

Ce médicament ne doit pas être utilisé dans les cas suivants :
- *insuffisance rénale* grave,
- en association avec les *IMAO* non sélectifs,
- enfant de moins de 15 ans (en l'absence d'études).

Attention : L'utilisation des *antidépresseurs* est déconseillée avant l'âge de 18 ans. Des études ont en effet montré que l'utilisation d'un antidépresseur peut augmenter le risque de suicide chez les adolescents souffrant de dépression. Chez les enfants et adolescents de moins de 18 ans, ce traitement est par conséquent réservé à certains cas graves et nécessite une surveillance médicale particulière et la vigilance de l'entourage.

Tous les traitements antidépresseurs sont susceptibles d'induire un *épisode maniaque* chez les personnes prédisposées : en cas d'euphorie, d'excitation inhabituelle ou de comportement anormal survenant sous traitement, une consultation médicale rapide est nécessaire.

Des précautions sont requises en cas d'*insuffisance hépatique*, d'*épilepsie* (même ancienne), de prédisposition aux *hémorragies* et chez la personne âgée.

Bien qu'aucune interaction nette n'ait été constatée avec l'*alcool*, évitez la prise de boissons alcoolisées, comme avec tout médicament *psychotrope*.

Si vous devez conduire ou utiliser une machine dangereuse, assurez-vous préalablement que ce médicament n'altère pas votre vigilance.

Interactions avec d'autres substances

Ce médicament ne doit pas être associé aux *IMAO* non sélectifs (MARSILID) : des délais précis doivent être respectés entre la fin d'un traitement par IMAO et le début de ce traitement, et inversement.

Il peut également interagir avec les IMAO sélectifs A (MOCLAMINE...).

Informez par ailleurs votre médecin si vous prenez un médicament de la famille des *triptans*, un *anticoagulant* oral, un *antidépresseur imipraminique*, un IMAO sélectif B ou un médicament contenant du lithium, de la cyproheptadine, du tramadol ou un produit de phytothérapie contenant du millepertuis.

Grossesse et allaitement

L'effet de ce médicament pendant la grossesse ou l'allaitement est mal connu : seul votre médecin peut évaluer le risque éventuel de son utilisation dans votre cas.

Mode d'emploi et posologie

Ce médicament est pris en une fois, à n'importe quel moment de la journée, pendant ou entre les repas.

La solution buvable peut être diluée dans un peu d'eau ou de jus de fruits (orange ou pomme).

Posologie usuelle :
- Adulte :
  - état dépressif : 1 à 3 comprimés ou 0,4 à 1,2 ml de solution buvable par jour ;
  - prévention des *attaques de panique* : 1 à 1 et ½ comprimé ou 0,4 à 0,6 ml de solution buvable par jour.

Conseils : L'efficacité des *antidépresseurs* n'est généralement pas immédiate. Un délai pouvant atteindre plusieurs semaines est parfois nécessaire pour que les effets bénéfiques se fassent sentir. Les effets indésirables éventuels apparaissant en début de traitement ne doivent pas vous conduire à l'arrêter prématurément.

Chez la personne souffrant de dépression, un état anxieux peut apparaître ou s'aggraver en début de traitement ; un *anxiolytique* est parfois prescrit de manière temporaire par le médecin pour prévenir ou traiter ces manifestations.

Lorsque les *symptômes* de la *dépression* ont disparu, le traitement doit absolument être poursuivi pendant la durée prescrite afin de consolider la guérison. Un arrêt prématuré exposerait à une rechute. La durée d'un traitement antidépresseur est rarement inférieure à 6 mois.

Les antidépresseurs ne créent pas de dépendance. Néanmoins, il est préférable d'arrêter le traitement progressivement en diminuant la posologie ou en espaçant les prises pour éviter les effets indésirables transitoires observés en cas d'interruption brutale.

La solution buvable se conserve 16 semaines maximum après ouverture du flacon.

Effets indésirables possibles

Les effets indésirables surviennent surtout au cours des premières semaines de traitement et s'estompent le plus souvent ensuite.

Troubles digestifs, sécheresse de la bouche.

Nervosité, somnolence ou au contraire insomnie, maux de tête, *vertiges*, perte de mémoire, fatigue.

Éruption cutanée, troubles de l'*accommodation*, perte ou prise de poids, troubles sexuels, difficulté à uriner, sueurs.

Accélération ou ralentissement du cœur, *hypotension orthostatique*.

Rarement : tremblements, saignements, baisse du taux de *sodium* dans le sang, confusion des idées, *convulsions*.

Laboratoires Lundbeck SA

SEROXYDAR
Informations détaillées sur www.monvidal.com

SERTRALINE 25 mg Génériques

Antidépresseur inhibiteur de la recapture de la sérotonine — sur ordonnance

Les médicaments ci-dessous sont des génériques de ZOLOFT (voir p. 1366).

SERTRALINE ALMUS 25 mg : gélule *(lactose anhydre)* boîte de 7. Liste I - Remb 65 % - 3,28 €.
SERTRALINE BIOGARAN 25 mg : gélule *(lactose anhydre)* boîte de 7. Liste I - Remb 65 % - 3,28 €.
SERTRALINE EG 25 mg : gélule *(lactose anhydre)* boîte de 7. Liste I - Remb 65 % - 3,28 €.
SERTRALINE MERCK 25 mg : gélule *(lactose anhydre)* boîte de 7. Liste I - Remb 65 % - 3,28 €.
SERTRALINE RANBAXY 25 mg : gélule *(lactose anhydre)* boîte de 7. Liste I - Remb 65 % - 3,28 €.
SERTRALINE SANDOZ 25 mg : gélule *(lactose anhydre)* boîte de 7. Liste I - Remb 65 % - 3,28 €.
SERTRALINE TEVA 25 mg : gélule *(lactose anhydre)* boîte de 7. Liste I - Remb 65 % - 3,28 €.
SERTRALINE WINTHROP 25 mg : gélule *(lactose anhydre)* boîte de 7. Liste I - Remb 65 % - 3,28 €.
SERTRALINE ZYDUS FRANCE 25 mg : gélule *(lactose anhydre)* boîte de 7. Liste I - Remb 65 % - 3,28 €.

SERTRALINE 50 mg Génériques

Antidépresseur inhibiteur de la recapture de la sérotonine — sur ordonnance

Les médicaments ci-dessous sont des génériques de ZOLOFT (voir p. 1366).

SERTRALINE ACTAVIS 50 mg : gélule *(lactose anhydre)* boîte de 28. Liste I - Remb 65 % - 11,98 €.
SERTRALINE ALMUS 50 mg : gélule *(jaune orangé S, lactose anhydre)* boîte de 28. Liste I - Remb 65 % - 11,98 €.
SERTRALINE ALTER 50 mg : gélule *(jaune orangé S, lactose anhydre)* boîte de 28. Liste I - Remb 65 % - 11,98 €.
SERTRALINE ARROW 50 mg : gélule *(jaune orangé S, lactose anhydre)* boîte de 28. Liste I - Remb 65 % - 11,98 €.
SERTRALINE BIOGARAN 50 mg : gélule *(lactose anhydre)* boîte de 28. Liste I - Remb 65 % - 11,98 €.
SERTRALINE EG 50 mg : gélule *(jaune orangé S, lactose anhydre)* boîte de 28. Liste I - Remb 65 % - 11,98 €.
SERTRALINE ISOMED 50 mg : comprimé *(lactose)* boîte de 28. Liste I - Remb 65 % - 11,98 €.
SERTRALINE MERCK 50 mg : gélule *(lactose anhydre, lécithine de soja)* boîte de 28. Liste I - Remb 65 % - 11,98 €.
SERTRALINE QUALIMED 50 mg : comprimé sécable *(polydextrose)* boîte de 28. Liste I - Remb 65 % - 11,98 €.
SERTRALINE RANBAXY 50 mg : gélule *(jaune orangé S, lactose anhydre)* boîte de 28. Liste I - Remb 65 % - 11,98 €.
SERTRALINE RATIOPHARM 50 mg : comprimé sécable *(lactose)* boîte de 28. Liste I - Remb 65 % - 11,98 €.
SERTRALINE TEVA 50 mg : gélule *(lactose anhydre)* boîte de 28. Liste I - Remb 65 % - 11,98 €.
SERTRALINE WINTHROP 50 mg : gélule *(lactose anhydre)* boîte de 28. Liste I - Remb 65 % - 11,98 €.
SERTRALINE ZYDUS 50 mg : gélule *(eau purifiée, jaune orangé S, lactose anhydre)* boîte de 28. Liste I - Remb 65 % - 11,98 €.

SEVREDOL

Antalgique : morphine — sur ordonnance

Présentation

SEVREDOL 10 mg : comprimé sécable (bleu) ; boîte de 14. Stupéfiants - Remb 65 % - **3,19 €**.
SEVREDOL 20 mg : comprimé sécable (rose) ; boîte de 14. Stupéfiants - Remb 65 % - **5,42 €**.

Composition

	p cp 10 mg	p cp 20 mg
Morphine sulfate	10 mg	20 mg
Lactose	+	+

Dans quel cas ce médicament est-il prescrit ?

Ce médicament est un *antalgique* puissant qui contient de la *morphine*. Il combat la douleur en agissant directement sur le cerveau. Il agit rapidement mais son effet s'estompe en quelques heures.

Il est utilisé dans le traitement des douleurs rebelles dans leur forme aiguë. Il peut également être utilisé pour compléter l'action des antalgiques morphiniques à *libération prolongée*.

Contre-indications

Ce médicament ne doit pas être utilisé dans les cas suivants :
- *insuffisance hépatique* ou *respiratoire* grave ;
- traumatisme crânien ou *hypertension intracrânienne* ;
- *épilepsie* non contrôlée par un traitement ;
- douleur abdominale aiguë lorsque le diagnostic n'a pas été établi ;
- en association avec les *antalgiques* contenant de la buprénorphine, de la nalbuphine ou de la pentazocine ;
- enfant de moins de 6 ans ;
- **allaitement**.

Attention : Des précautions sont nécessaires en cas d'*insuffisance rénale*, de constipation et chez les personnes âgées, notamment en cas d'*adénome de la prostate*.

Ce médicament peut induire une somnolence parfois intense chez certaines personnes. Cette somnolence peut être augmentée par la prise d'*alcool* ou d'autres médicaments *sédatifs*. La conduite ou l'utilisation de machines dangereuses sont déconseillées.

Sportif : ce médicament contient une substance susceptible de rendre positifs certains *tests antidopage*.

Interactions avec d'autres substances

Ce médicament ne doit pas être associé à un *antalgique* contenant de la buprénorphine (TEMGÉSIC...), de la pentazocine ou de la nalbuphine : diminution de l'effet de la morphine.

Informez votre médecin si vous prenez des médicaments *sédatifs* ; ils peuvent augmenter le risque de somnolence.

Grossesse et allaitement

L'utilisation de la *morphine* et de ses dérivés ne doit être envisagée chez la femme enceinte qu'en cas d'absolue nécessité, en effet :
- une *insuffisance respiratoire* peut survenir chez le nouveau-né d'une mère traitée par des doses élevées, même si le traitement est ponctuel mais précède de peu l'accouchement ;

- un *syndrome de sevrage*, à l'inverse, peut concerner des nouveau-nés si leur mère reçoit un traitement régulier, même à faible dose. L'enfant souffre alors d'irritabilité, de vomissements, voire de convulsions.

Il est donc important de signaler à l'obstétricien la prise éventuelle de morphinique, afin que ces risques puissent être prévenus par une surveillance et un éventuel traitement adapté.

La *morphine* passe dans le lait maternel : l'allaitement est contre-indiqué.

Mode d'emploi et posologie

Les comprimés doivent être avalés avec un peu d'eau, sans être croqués.

Posologie usuelle :

La *posologie*, strictement individuelle, est adaptée progressivement par votre médecin en fonction de l'intensité de la douleur et des médicaments éventuellement associés.

> **Conseils :** La *morphine* et les médicaments apparentés ne sont pas réservés aux douleurs des cancéreux ; ils sont aussi utilisés dans le traitement de courte durée des fortes douleurs pouvant faire suite à une fracture, une intervention chirurgicale, un *infarctus du myocarde*...
>
> Depuis le 1er juillet 1999, la prescription de *morphine* et de substances apparentées (*stupéfiants*) est rédigée par le médecin sur une ordonnance « sécurisée ».
>
> La durée de validité de l'ordonnance est limitée à 28 jours.
>
> Respectez la *posologie* et la durée de traitement prescrites par votre médecin. Cependant, si le traitement paraît insuffisant, n'hésitez pas à reprendre contact avec lui.

Effets indésirables possibles

Fréquemment : somnolence, nausées, vomissements qui souvent régressent spontanément ; constipation qui nécessite la prise d'un traitement laxatif régulier.

Plus rarement : confusion des idées, excitation, cauchemars (notamment chez la personne âgée), difficulté respiratoire, difficulté à uriner, *hypertension intracrânienne*.

Ce médicament contient de la *morphine* et expose à un risque de *dépendance*. Ce risque est très faible par voie orale, dans les conditions d'utilisation médicale.

Laboratoires Mundipharma

SIBÉLIUM

Antimigraineux — sur ordonnance

Présentation

SIBÉLIUM : comprimé sécable (blanc) ; boîte de 30. Liste I - Remb 35 % - **9,42 €**.

Composition

	p cp
Flunarizine	10 mg
Lactose	+

Dans quel cas ce médicament est-il prescrit ?

Ce médicament est un antimigraineux. Il agit sur la circulation sanguine cérébrale.

Il est utilisé dans le *traitement de fond* de la *migraine* ayant résisté aux autres traitements.

Contre-indications

Ce médicament ne doit pas être utilisé dans les cas suivants :
- maladie de *Parkinson* et troubles apparentés ;
- *dépression*, même ancienne.

> **Attention :** Des précautions sont nécessaires chez la personne âgée.
>
> Évitez les boissons alcoolisées : augmentation du risque de somnolence.
>
> Ce médicament peut induire une somnolence, parfois intense chez certaines personnes. Cette somnolence peut être augmentée par la prise d'*alcool* ou d'autres médicaments *sédatifs*. La conduite et l'utilisation de machines dangereuses sont déconseillées, surtout dans les heures qui suivent la prise du médicament.

Interactions avec d'autres substances

Informez votre médecin ou votre pharmacien si vous prenez un *contraceptif* oral, un médicament *sédatif* ou *atropinique*.

Grossesse et allaitement

L'effet de ce médicament pendant la grossesse est mal connu : seul votre médecin peut évaluer le risque éventuel de son utilisation dans votre cas.

En l'absence de données suffisantes, l'allaitement est déconseillé.

Mode d'emploi et posologie

Les comprimés peuvent être avalés avec un verre d'eau, au coucher.

Posologie usuelle :

- Adulte : ½ comprimé le soir. En cas d'effet insuffisant, la *posologie* peut être augmentée à 1 comprimé par jour, chez les adultes de moins de 65 ans.

Ce traitement ne devra pas être poursuivi plus de 6 mois. En cas d'efficacité nulle, il est recommandé de ne pas prendre ce médicament plus de 8 semaines.

- Enfant de 10 à 15 ans, à titre exceptionnel dans les cas de migraine : ½ comprimé par jour. Ne pas dépasser 2 mois de traitement sans avis médical.

Effets indésirables possibles

Fréquemment : somnolence, prise de poids, augmentation de l'appétit.

Rarement : fatigue, *troubles digestifs*, maux de tête, insomnies.

Exceptionnellement : *dépression*, raideur musculaire, difficulté à coordonner les mouvements, surtout chez les personnes âgées.

Laboratoires Janssen-Cilag

SIBUTRAL

Informations détaillées sur www.monvidal.com

SICCAFLUID

Suppléance lacrymale

Présentation

SICCAFLUID 2,5 mg/g : gel ophtalmique ; flacon de 10 g. Remb 65 % - **3,53 €**.
SICCAFLUID 2,5 mg/g : gel ophtalmique ; boîte de 10 récipients unidose. Non remb.

Composition

	p 100 g	p 100 g
Carbomère 974 P	250 mg	250 mg
Benzalkonium chlorure	+	

Dans quel cas ce médicament est-il prescrit ?

C'est un gel de suppléance lacrymale : il compense une insuffisance de sécrétion naturelle de larmes.
Il est utilisé dans le traitement de la sécheresse oculaire due à une insuffisance lacrymale (œil sec).

Contre-indications

Le gel en flacon ne doit pas être utilisé en cas d'*allergie* aux *ammoniums quaternaires* (présence de chlorure de benzalkonium).

Attention : Une irritation oculaire peut être due à une infection : en cas de doute, n'hésitez pas à consulter votre médecin.
N'utilisez pas ce gel ophtalmique de façon prolongée sans prendre un avis médical.
Si vous portez des lentilles de contact, n'utilisez pas ce produit sans prendre l'avis de votre ophtalmologiste.

Interactions avec d'autres substances

Ce gel ophtalmique peut interagir avec des collyres : respectez un intervalle de 15 minutes entre deux applications.

Grossesse et allaitement

Le gel en flacon contient des conservateurs dont l'effet est mal connu pendant la grossesse ou l'allaitement. L'évaluation du risque éventuel lié à son utilisation est individuelle : demandez conseil à votre pharmacien ou à votre médecin.

Mode d'emploi et posologie

Tirer la paupière inférieure vers le bas tout en regardant vers le haut et déposer une goutte de gel entre la paupière et le globe oculaire (*cul-de-sac conjonctival*).

Posologie usuelle :

- Adulte : 1 goutte, 1 à 4 fois par jour.

Conseils : Entre 2 instillations, garder le flacon retourné sur le bouchon, afin de faciliter la formation des gouttes.
Ne conservez pas le flacon plus de 4 semaines après une première utilisation. Les récipients unidoses doivent être jetés juste après l'instillation.

Effets indésirables possibles

Un trouble visuel bref peut survenir après instillation du produit, jusqu'à ce que le gel se répartisse uniformément à la surface de l'œil.

Laboratoires Théa

SIFROL

Antiparkinsonien dopaminergique — sur ordonnance

Présentation

SIFROL 0,18 mg : comprimé (blanc) ; boîte de 30. Liste I - Remb 65 % - **13,83 €**.
SIFROL 0,18 mg : comprimé (blanc) ; boîte de 100. Liste I - Remb 65 % - **43,01 €**.
SIFROL 0,7 mg : comprimé (blanc) ; boîte de 30. Liste I - Remb 65 % - **50,54 €**.
SIFROL 0,7 mg : comprimé (blanc) ; boîte de 100. Liste I - Remb 65 % - **156,24 €**.

Composition

	p cp	p cp
Pramipexole	0,18 mg	0,7 mg

Dans quel cas ce médicament est-il prescrit ?

Ce médicament est un *antiparkinsonien* de la famille des *dopaminergiques*. Il pallie le déficit en *dopamine*, caractéristique de la maladie de *Parkinson*, en stimulant les récepteurs à la dopamine.
Il est utilisé dans le traitement de la maladie de Parkinson, seul, ou en complément du traitement par la lévodopa, lorsque des fluctuations importantes de l'activité de la lévodopa (effet on-off) sont responsables de troubles invalidants.
Il est également utilisé dans le traitement du syndrome des jambes sans repos, lorsqu'il s'accompagne de troubles gênants (insomnie, retentissement sur la vie quotidienne).

Attention : Des précautions sont nécessaires en cas d'*insuffisance rénale*, de troubles psychiques ou de maladie cardiaque graves.
Signalez à votre médecin toute somnolence marquée ou survenant subitement au cours de la journée : une adaptation des doses, voire un arrêt du traitement, peut être nécessaire.
Un suivi ophtalmologique régulier est recommandé.
Les médicaments *dopaminergiques* peuvent, dans de rares cas, provoquer un endormissement soudain au cours de la journée sans signe annonciateur. La conduite automobile et l'utilisation de machines dangereuses sont déconseillées pendant le traitement. Elles sont contre-indiquées chez les personnes ayant eu une envie impérieuse de dormir sous traitement.

Interactions avec d'autres substances

Ce médicament ne doit pas être associé aux *neuroleptiques* (risque d'annulation de leurs effets) ; cette association peut néanmoins être nécessaire chez certaines personnes atteintes de la maladie de Parkinson.

Grossesse et allaitement

L'effet de ce médicament pendant la grossesse est mal connu. Par mesure de prudence, son usage est déconseillé chez la femme enceinte.
Ce médicament inhibe la lactation : l'allaitement devra être arrêté en cas de traitement par ce médicament.

Mode d'emploi et posologie

Ce médicament peut être pris indifféremment au cours ou en dehors des repas.
La posologie quotidienne est répartie en 3 prises dans la maladie de Parkinson.

Posologie usuelle :

- Adulte de plus de 18 ans : Elle est strictement individuelle. Le médecin recherche la *posologie* efficace la plus faible possible. Son augmentation est progressive, afin de limiter l'apparition des effets indésirables.

> **Conseils :** Dans le traitement de la maladie de *Parkinson*, il est important de respecter la *posologie* préconisée par le médecin, notamment les horaires de prises : un pilulier peut être utile.
> Le maintien d'une activité physique régulière est recommandée.
> Prenez contact avec les associations pour parkinsoniens : elles diffusent une information utile sur l'évolution de la maladie et sur ses traitements.

Effets indésirables possibles

Très fréquents : nausées, mouvements anormaux.

Fréquents : constipation, fatigue, *œdème* des jambes, maux de tête, somnolence, confusion mentale, hallucinations (le plus souvent visuelle), *hypotension orthostatique*, insomnie.

Accès brutaux de sommeil dans la journée.

Des cas d'addiction aux jeux d'argent, d'achats compulsifs et d'hypersexualité ont été rapportés sous traitement *dopaminergique*, notamment chez les personnes atteintes de la maladie de *Parkinson* lors d'utilisation à fortes doses.

Dans le traitement du syndrome des jambes sans repos : nausées, maux de tête et fatigue.

Laboratoires Boehringer Ingelheim France

SILICEA COMPLEXE N° 11

Informations détaillées sur www.monvidal.com

SILIGAZ

Pansement digestif

Présentation

SILIGAZ : capsule (orange) ; boîte de 32. Non remb.

Composition

	p capsule
Siméticone	257,5 mg

Dans quel cas ce médicament est-il prescrit ?

Ce médicament est un antiflatulent. Il combat la production de gaz.

Il est utilisé en cas de sensation de ballonnement abdominal.

Grossesse et allaitement

Les substances contenues dans ce médicament sont peu absorbées. Néanmoins, ne l'utilisez pas de façon prolongée pendant la grossesse ou l'allaitement sans l'avis de votre médecin ou de votre pharmacien.

Mode d'emploi et posologie

Les capsules doivent être avalées avec un verre d'eau, avant ou après chacun des principaux repas.

Posologie usuelle :

- Adulte : 2 capsules, 3 fois par jour.

> **Conseils :** Une alimentation riche en fibres, si elle facilite le transit, peut également augmenter les fermentations intestinales et favoriser les ballonnements. Demandez conseil à votre médecin pour équilibrer votre alimentation.

Effets indésirables possibles

Rarement : *réaction allergique* (présence de colorants).

Laboratoires Arkomédika

SILIPRÊLE

Informations détaillées sur www.monvidal.com

SILKIS

Informations détaillées sur www.monvidal.com

SIMVASTATINE 10 mg Génériques

Hypolipémiant — sur ordonnance

Les médicaments ci-dessous sont des génériques de ZOCOR (voir p. 1363) et de LODALÈS (voir p. 740).

SIMVASTATINE BIOGARAN 10 mg : comprimé *(lactose)* boîte de 28. Liste I - Remb 65 % - 7,10 €.
SIMVASTATINE BOUCHARA RECORDATI 10 mg : comprimé *(lactose)* boîte de 28. Liste I - Remb 65 % - 7,10 €.
SIMVASTATINE ISOMED 10 mg : comprimé sécable *(lactose anhydre)* boîte de 28. Liste I - Remb 65 % - 7,10 €.
SIMVASTATINE RATIOPHARM 10 mg : comprimé sécable *(lactose anhydre)* boîte de 28. Liste I - Remb 65 % - 7,10 €.
SIMVASTATINE SANDOZ 10 mg : comprimé sécable *(lactose)* boîte de 28. Liste I - Remb 65 % - 7,10 €.
SIMVASTATINE TEVA 10 mg : comprimé *(lactose)* boîte de 28. Liste I - Remb 65 % - 7,10 €.

SIMVASTATINE 20 mg Génériques

Hypolipémiant — sur ordonnance

Les médicaments ci-dessous sont des génériques de ZOCOR (voir p. 1363) et de LODALÈS (voir p. 740).

SIMVASTATINE ACTAVIS 20 mg : comprimé sécable *(jaune orangé S laque aluminique, lactose, polydextrose)* boîte de 28. Liste I - Remb 65 % - 13,67 €.
SIMVASTATINE ALMUS 20 mg : comprimé sécable *(glucose, jaune orangé S laque aluminique, lactose, sorbitol)* boîte de 28. Liste I - Remb 65 % - 13,67 €.
SIMVASTATINE ALMUS 20 mg : comprimé sécable *(glucose, jaune orangé S laque aluminique, lactose, sorbitol)* boîte de 84. Liste I - Remb 65 % - 36,33 €.
SIMVASTATINE ALTER 20 mg : comprimé sécable *(lactose)* boîte de 28. Liste I - Remb 65 % - 13,67 €.
SIMVASTATINE ARROW 20 mg : comprimé sécable *(glucose, jaune orangé S laque aluminique, lactose, sorbitol)* boîte de 28. Liste I - Remb 65 % - 13,67 €.
SIMVASTATINE ARROW 20 mg : comprimé sécable *(glucose, jaune orangé S laque aluminique, lactose, sorbitol)* boîte de 84. Liste I - Remb 65 % - 36,33 €.
SIMVASTATINE BIOGARAN 20 mg : comprimé sécable *(lactose)* boîte de 28. Liste I - Remb 65 % - 13,67 €.
SIMVASTATINE BIOGARAN 20 mg : comprimé sécable *(lactose)* boîte de 84. Liste I - Remb 65 % - 36,33 €.

SIMVASTATINE BIOSTABILEX 20 mg : comprimé sécable *(lactose)* boîte de 28. Liste I - Remb 65 % - 13,67 €.
SIMVASTATINE BOUCHARA RECORDATI 20 mg : comprimé sécable *(lactose)* boîte de 28. Liste I - Remb 65 % - 13,67 €.
SIMVASTATINE BOUCHARA RECORDATI 20 mg : comprimé sécable *(lactose)* boîte de 84. Liste I - Remb 65 % - 36,33 €.
SIMVASTATINE EG 20 mg : comprimé sécable *(lactose anhydre)* boîte de 28. Liste I - Remb 65 % - 13,67 €.
SIMVASTATINE EG 20 mg : comprimé sécable *(lactose anhydre)* boîte de 90. Liste I - Remb 65 % - 38,53 €.
SIMVASTATINE HEXAL 20 mg : comprimé sécable *(lactose)* boîte de 28. Liste I - Remb 65 % - 13,67 €.
SIMVASTATINE ISOMED 20 mg : comprimé sécable *(lactose anhydre)* boîte de 28. Liste I - Remb 65 % - 13,67 €.
SIMVASTATINE ISOMED 20 mg : comprimé sécable *(lactose anhydre)* boîte de 90. Liste I - Remb 65 % - 38,53 €.
SIMVASTATINE MERCK 20 mg : comprimé sécable *(lactose)* boîte de 28. Liste I - Remb 65 % - 13,67 €.
SIMVASTATINE MERCK 20 mg : comprimé sécable *(lactose)* boîte de 84. Liste I - Remb 65 % - 36,33 €.
SIMVASTATINE QUALIMED 20 mg : comprimé sécable *(lactose)* boîte de 28. Liste I - Remb 65 % - 13,67 €.
SIMVASTATINE QUALIMED 20 mg : comprimé sécable *(lactose)* boîte de 84. Liste I - Remb 65 % - 36,33 €.
SIMVASTATINE RANBAXY 20 mg : comprimé sécable *(lactose)* boîte de 28. Liste I - Remb 65 % - 13,67 €.
SIMVASTATINE RANBAXY 20 mg : comprimé sécable *(lactose)* boîte de 90. Liste I - Remb 65 % - 38,53 €.
SIMVASTATINE RATIOPHARM 20 mg : comprimé sécable *(lactose anhydre)* boîte de 28. Liste I - Remb 65 % - 13,67 €.
SIMVASTATINE RATIOPHARM 20 mg : comprimé sécable *(lactose anhydre)* boîte de 90. Liste I - Remb 65 % - 38,53 €.
SIMVASTATINE SANDOZ 20 mg : comprimé sécable *(lactose)* boîte de 30. Liste I - Remb 65 % - 14,60 €.
SIMVASTATINE SANDOZ 20 mg : comprimé sécable *(lactose)* boîte de 90. Liste I - Remb 65 % - 38,53 €.
SIMVASTATINE TEVA 10 mg : comprimé *(lactose)* boîte de 28. Liste I - Remb 65 % - 7,10 €.
SIMVASTATINE TEVA 20 mg : comprimé *(lactose)* boîte de 28. Liste I - Remb 65 % - 13,67 €.
SIMVASTATINE TEVA 20 mg : comprimé *(lactose)* boîte de 90. Liste I - Remb 65 % - 38,53 €.
SIMVASTATINE WINTHROP 20 mg : comprimé sécable *(lactose anhydre)* boîte de 28. Liste I - Remb 65 % - 13,67 €.
SIMVASTATINE WINTHROP 20 mg : comprimé sécable *(lactose anhydre)* boîte de 90. Liste I - Remb 65 % - 38,53 €.
SIMVASTATINE ZYDUS 20 mg : comprimé sécable *(lactose anhydre)* boîte de 28. Liste I - Remb 65 % - 13,67 €.
SIMVASTATINE ZYDUS 20 mg : comprimé sécable *(lactose anhydre)* boîte de 90. Liste I - Remb 65 % - 38,53 €.

SIMVASTATINE 40 mg
Génériques
Hypolipémiant — sur ordonnance

Les médicaments ci-dessous sont des génériques de ZOCOR (voir p. 1363) et de LODALÈS (voir p. 740).

SIMVASTATINE ACTAVIS 40 mg : comprimé *(lactose)* boîte de 28. Liste I - Remb 65 % - 23,50 €.
SIMVASTATINE ALMUS 40 mg : comprimé *(lactose)* boîte de 28. Liste I - Remb 65 % - 23,50 €.
SIMVASTATINE ALMUS 40 mg : comprimé *(lactose)* boîte de 84. Liste I - Remb 65 % - 61,05 €.
SIMVASTATINE ALTER 40 mg : comprimé boîte de 28. Liste I - Remb 65 % - 23,50 €.
SIMVASTATINE ARROW 40 mg : comprimé *(lactose)* boîte de 28. Liste I - Remb 65 % - 23,50 €.
SIMVASTATINE ARROW 40 mg : comprimé *(lactose)* boîte de 84. Liste I - Remb 65 % - 61,05 €.
SIMVASTATINE BIOGARAN 40 mg : comprimé *(lactose)* boîte de 28. Liste I - Remb 65 % - 23,50 €.
SIMVASTATINE BIOGARAN 40 mg : comprimé *(lactose)* boîte de 84. Liste I - Remb 65 % - 61,05 €.
SIMVASTATINE BIOSTABILEX 40 mg : comprimé *(glucose, lactose, sorbitol)* boîte de 28. Liste I - Remb 65 % - 23,50 €.
SIMVASTATINE BOUCHARA RECORDATI 40 mg : comprimé *(lactose)* boîte de 28. Liste I - Remb 65 % - 23,50 €.
SIMVASTATINE BOUCHARA RECORDATI 40 mg : comprimé *(lactose)* boîte de 84. Liste I - Remb 65 % - 61,05 €.
SIMVASTATINE EG 40 mg : comprimé *(lactose anhydre)* boîte de 28. Liste I - Remb 65 % - 23,50 €.
SIMVASTATINE EG 40 mg : comprimé *(lactose anhydre)* boîte de 90. Liste I - Remb 65 % - 65,03 €.
SIMVASTATINE ISOMED 40 mg : comprimé *(lactose anhydre)* boîte de 28. Liste I - Remb 65 % - 23,50 €.
SIMVASTATINE ISOMED 40 mg : comprimé *(lactose anhydre)* boîte de 90. Liste I - Remb 65 % - 65,03 €.
SIMVASTATINE MERCK 40 mg : comprimé *(glucose, lactose, sorbitol)* boîte de 28. Liste I - Remb 65 % - 23,50 €.
SIMVASTATINE MERCK 40 mg : comprimé *(glucose, lactose, sorbitol)* boîte de 84. Liste I - Remb 65 % - 61,05 €.
SIMVASTATINE QUALIMED 40 mg : comprimé *(lactose, polydextrose)* boîte de 28. Liste I - Remb 65 % - 23,50 €.
SIMVASTATINE QUALIMED 40 mg : comprimé *(lactose, polydextrose)* boîte de 84. Liste I - Remb 65 % - 61,05 €.
SIMVASTATINE RANBAXY 40 mg : comprimé *(lactose)* boîte de 28. Liste I - Remb 65 % - 23,50 €.
SIMVASTATINE RANBAXY 40 mg : comprimé *(lactose)* boîte de 90. Liste I - Remb 65 % - 65,03 €.
SIMVASTATINE RATIOPHARM 40 mg : comprimé sécable *(lactose anhydre)* boîte de 28. Liste I - Remb 65 % - 23,50 €.
SIMVASTATINE RATIOPHARM 40 mg : comprimé sécable *(lactose anhydre)* boîte de 90. Liste I - Remb 65 % - 65,03 €.
SIMVASTATINE SANDOZ 40 mg : comprimé *(lactose)* boîte de 30. Liste I - Remb 65 % - 24,88 €.
SIMVASTATINE SANDOZ 40 mg : comprimé *(lactose)* boîte de 90. Liste I - Remb 65 % - 65,03 €.
SIMVASTATINE TEVA 40 mg : comprimé *(lactose)* boîte de 28. Liste I - Remb 65 % - 23,50 €.
SIMVASTATINE TEVA 40 mg : comprimé *(lactose)* boîte de 90. Liste I - Remb 65 % - 65,03 €.
SIMVASTATINE WINTHROP 40 mg : comprimé sécable *(lactose anhydre)* boîte de 28. Liste I - Remb 65 % - 23,50 €.
SIMVASTATINE WINTHROP 40 mg : comprimé sécable *(lactose anhydre)* boîte de 90. Liste I - Remb 65 % - 65,03 €.
SIMVASTATINE ZYDUS 40 mg : comprimé *(lactose anhydre)* boîte de 28. Liste I - Remb 65 % - 23,50 €.
SIMVASTATINE ZYDUS 40 mg : comprimé *(lactose anhydre)* boîte de 90. Liste I - Remb 65 % - 65,03 €.

SINAPISME RIGOLLOT
Informations détaillées sur www.monvidal.com

SINEMET
Antiparkinsonien dopaminergique — sur ordonnance

Présentation
SINEMET 100 : comprimé sécable (ovale ; bleu) ; boîte de 100. Liste I - Remb 65 % - **10,78 €**.
SINEMET 250 : comprimé sécable (ovale ; bleu) ; boîte de 50. Liste I - Remb 65 % - **13,96 €**.
SINEMET LP 25/100 : comprimé à *libération prolongée* (pêche) ; boîte de 30. Liste I - Remb 65 % - **4,69 €**.
SINEMET LP 50/200 : comprimé à *libération prolongée* (pêche) ; boîte de 30. Liste I - Remb 65 % - **8,44 €**.

Composition

	p cp	p cp
Lévodopa	100 mg	250 mg
Carbidopa	10 mg	25 mg

	p cp LP	p cp LP
Lévodopa	100 mg	200 mg
Carbidopa	25 mg	50 mg

Dans quel cas ce médicament est-il prescrit ?

Ce médicament est un *antiparkinsonien* qui appartient à la famille des *dopaminergiques*. Il vise à combler le déficit en *dopamine* dans certaines zones du cerveau, caractéristique de la maladie de *Parkinson*. Il contient de la lévodopa (ou L-dopa) qui se transforme en dopamine dans l'organisme et de la carbidopa qui stabilise l'effet de la lévodopa en empêchant sa dégradation par l'organisme.

Il est utilisé dans le traitement de la maladie de Parkinson, où il agit principalement sur la rigidité musculaire et la réduction des tremblements de repos propres à cette affection.

Contre-indications

Ce médicament ne doit pas être utilisé dans les cas suivants :
- troubles psychiques graves,
- accident cardiaque récent,
- *glaucome* à angle fermé,
- en association avec certains *neuroleptiques* ou avec la réserpine.

Attention : L'utilisation de ce médicament chez les personnes présentant des troubles psychiques, une affection cardiaque, une *hypotension orthostatique*, un excès de tension intraoculaire ou un *ulcère* de l'estomac ou du *duodénum* nécessite des précautions particulières, surtout en début de traitement.

N'interrompez jamais brutalement le traitement : risque de rigidité musculaire importante associée à de la fièvre et à des troubles psychiques. L'arrêt du traitement par la lévodopa demande une surveillance médicale.

Signalez à votre médecin toute somnolence marquée ou survenant subitement au cours de la journée : une adaptation des doses ou un arrêt du traitement peuvent être nécessaires.

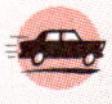
Les médicaments *dopaminergiques* peuvent, dans de rares cas, provoquer un endormissement soudain au cours de la journée sans signe annonciateur. La conduite automobile et l'utilisation de machines dangereuses sont déconseillées pendant le traitement. Elles sont contre-indiquées chez les personnes ayant eu une envie impérieuse de dormir sous traitement.

Interactions avec d'autres substances

Ce médicament ne doit pas être associé aux médicaments contenant du métoclopramide, de la métopimazine, de l'alizapride ou de la réserpine : risque d'annulation de leurs effets.

La prise conjointe de médicaments *dopaminergiques* et de neuroleptiques utilisés dans les troubles psychiques est généralement contre-indiquée, sauf dans le cas de la maladie de *Parkinson*. Le médecin en tient compte alors dans la *posologie*.

Informez votre médecin si vous prenez un médicament contenant un *IMAO* non sélectif, de la sélégiline, de la méthyldopa, de la spiramycine ou du fer.

Grossesse et allaitement

L'effet de ce médicament sur l'enfant à naître est mal connu. Par mesure de prudence, son usage est déconseillé pendant la grossesse.

L'allaitement est déconseillé pendant le traitement.

Mode d'emploi et posologie

Ce médicament est pris de préférence en fin de repas ou avec un peu de nourriture. Les comprimés doivent être avalés tels quels avec un verre d'eau.

Posologie usuelle :

Elle est strictement individuelle.

La *posologie* minimale efficace est atteinte progressivement, par paliers. Cette progression permet de limiter l'apparition des effets indésirables. Lorsque cette dose est trop rapidement dépassée, des mouvements anormaux peuvent survenir.

Conseils : Dans le traitement de la maladie de *Parkinson*, il est important de respecter la *posologie* préconisée par le médecin, notamment les horaires de prises : un pilulier peut être utile.

Le maintien d'une activité physique régulière est recommandé.

Prenez contact avec une des associations destinées aux personnes atteintes de la maladie de Parkinson : elles diffusent une information utile sur l'évolution de la maladie et sur ses traitements.

Une coloration brun-rouge des urines, de la sueur et de la salive peut être observée.

Effets indésirables possibles

En début de traitement : nausées, vomissements, anorexie, sécheresse de la bouche, constipation ou diarrhée, *troubles du rythme cardiaque*, *hypotension orthostatique*, troubles psychiques, troubles du sommeil, mouvements anormaux ; une adaptation progressive de la *posologie* peut limiter ces effets.

Somnolence, envie impérieuse de dormir au cours de la journée.

Très rarement, anomalie de la *numération formule sanguine*, *allergie* cutanée, troubles urinaires.

Des cas d'addiction aux jeux d'argent, d'achats compulsifs et d'hypersexualité ont également été rapportés sous traitement antiparkinsonien *dopaminergique*.

Laboratoires Bristol-Myers Squibb

SINGULAIR

Antiasthmatique — sur ordonnance

Présentation

SINGULAIR 5 mg : comprimé à croquer (arôme cerise) ; boîte de 28. Liste I - Remb 65 % - **41,63 €**.

SINGULAIR 10 mg : comprimé ; boîte de 28. Liste I - Remb 65 % - **39,81 €**.

Composition

	p cp	p cp
Montélukast	5 mg	10 mg
Aspartam	+	

Dans quel cas ce médicament est-il prescrit ?

Ce médicament est un anti-asthmatique de la famille des anti-leucotriènes. Les leucotriènes sont des substances qui contribuent à l'inflammation et à la contraction des bronches chez l'asthmatique.

Il est utilisé dans le traitement de fond de l'*asthme*, en appoint des traitements habituels (*corticoïdes*, bronchodilatateurs). Il est également utilisé dans le *traitement préventif* de l'asthme d'effort.

Contre-indications

Le comprimé à croquer ne doit pas être utilisé en cas de *phénylcétonurie* (présence d'aspartam).

> **Attention :** Ce médicament d'action lente n'est pas adapté au *traitement de la crise* d'*asthme*.
> Une aggravation de l'*asthme* peut traduire une infection : consultez votre médecin.

Interactions avec d'autres substances

Ce médicament peut interagir avec ceux qui contiennent de la phénytoïne, du phénobarbital ou de la rifampicine.

Grossesse et allaitement

L'effet de ce médicament pendant la grossesse ou l'allaitement est mal connu : seul votre médecin peut évaluer le risque éventuel de son utilisation dans votre cas.

Mode d'emploi et posologie

Le comprimé à 10 mg doit être pris de préférence le soir au coucher.
Le comprimé à 5 mg à croquer, utilisé chez l'enfant, doit être pris le plus tard possible (2 heures après le repas du soir de préférence) ; en cas de repas tardif, il peut être préférable de donner le comprimé une heure avant le dîner.

Posologie usuelle :

- Adulte : 1 comprimé à 10 mg par jour.
- Enfant de plus de 6 ans : 1 comprimé à croquer à 5 mg par jour.

L'effet du traitement se manifeste dès le lendemain de la première prise.

Effets indésirables possibles

Les effets indésirables suivants ont été constatés chez certaines personnes, sans que la responsabilité du médicament puisse être affirmée : fatigue, insomnie, douleur des articulations et des muscles, *vertiges*, maux de tête, *réaction allergique*, toux, *syndrome* grippal, troubles de la digestion, nausées, vomissements, sécheresse de la bouche, diarrhée.

Laboratoires Merck Sharp et Dohme-Chibret

SINTROM

Anticoagulant oral — sur ordonnance

Présentation

SINTROM : comprimé quadrisécable (blanc) ; boîte de 30.
Liste I - Remb 65 % - **2,85 €**.

Composition

	p cp
Acénocoumarol	4 mg
Lactose	+

Dans quel cas ce médicament est-il prescrit ?

Ce médicament est un *anticoagulant* oral qui appartient à la famille des *antivitamines K*. Il empêche la formation des caillots en se substituant à la *vitamine* K. Celle-ci est indispensable à la synthèse par le foie des facteurs de la coagulation. L'effet anticoagulant se manifeste après plusieurs jours de traitement et, de même, persiste plusieurs jours après l'arrêt.
Il est utilisé dans le *traitement préventif* et *curatif* des *accidents thromboemboliques*.

Contre-indications

Ce médicament ne doit pas être utilisé dans les cas suivants :
- *allergie* aux *anticoagulants* oraux,
- *insuffisance hépatique* grave,
- association aux médicaments contenant de l'aspirine à forte dose, de la phénylbutazone, du miconazole (sauf formes à usage cutané) ou du millepertuis.

> **Attention :** Des précautions sont nécessaires chez la personne âgée et en cas d'*insuffisance rénale* grave, de maladie ou situation exposant à un risque hémorragique.
> La *posologie* de ce médicament est adaptée avec précision par votre médecin en fonction du résultat d'analyses de sang régulières : un *INR* trop bas traduit une action insuffisante et un risque de caillot sanguin ; un INR trop élevé traduit un surdosage et un risque d'*hémorragie*. Dans la majorité des cas, l'INR recherché doit être compris entre 2 et 3. Il est préférable (mais non indispensable) de pratiquer ces analyses successives dans le même laboratoire pour pouvoir comparer les résultats.
> Tout signe pouvant faire penser à une hémorragie (urines rouges, selles rouges ou noires, taches anormales de la peau ou bleus multiples, saignements du nez ou des gencives...) doit vous conduire à prévenir immédiatement votre médecin ou un service médical d'urgence. Il en est de même si votre INR dépasse 5.
> Pendant la durée du traitement, les injections intramusculaires ne peuvent être pratiquées qu'après avis médical, du fait d'un risque de saignement local. Les injections par *voie* sous-cutanée ou intraveineuse ne posent pas de problème, de même que les prises de sang.
> L'automédication est particulièrement dangereuse chez les personnes sous anticoagulants oraux : n'utilisez aucun médicament sans l'avis de votre médecin ou de votre pharmacien, signalez toujours que vous prenez un anticoagulant oral.
> En cas d'intervention chirurgicale ou d'extraction dentaire, signalez à l'anesthésiste ou à votre dentiste la prise de ce médicament : une modification de votre traitement pourra éventuellement être décidée.
> Les interactions de ce médicament, susceptibles de modifier son effet, ne concernent pas que les médicaments : l'alcool et certains aliments peuvent faire varier votre INR (voir Interactions avec d'autres substances).

Interactions avec d'autres substances

Ce médicament ne doit pas être associé :
- aux médicaments contenant de l'aspirine à forte dose, de la phénylbutazone ou du miconazole (l'utilisation de formes à usage cutané est possible) : risque d'*hémorragie* ;
- aux produits de phytothérapie contenant du millepertuis : diminution de l'effet anticoagulant (risque de *thrombose*).

Les anticoagulants oraux peuvent interagir avec de très nombreux autres médicaments qu'il n'est pas possible de citer. Ces interactions sont d'une intensité très variable. En dehors du paracétamol pour traiter la fièvre et la douleur, ne prenez aucun autre médicament sans prendre l'avis de votre médecin ou de votre pharmacien. Vous pouvez également consulter la fiche du médicament que vous souhaitez prendre pour vérifier qu'il n'interagit pas avec les anticoagulants.

Par ailleurs, il existe aussi des interactions alimentaires : évitez des apports importants d'aliments réputés riches en *vitamine* K comme les abats, avocat, brocolis, carotte, choucroute, choux, choux-fleurs, choux de Bruxelles, épinards, fenouil, foie, laitue, tomate... ou au contraire un jeûne prolongé qui diminuerait vos apports. Une prise excessive de boissons alcoolisées peut modifier l'effet du traitement, mais une consommation raisonnable est possible.

Grossesse et allaitement

Ce médicament ne doit pas être utilisé pendant la grossesse, sauf sur prescription médicale. Une contraception efficace est recommandée pendant le traitement. Le port d'un stérilet expose à des saignements et doit être évité.

Ce médicament passe dans le lait maternel : l'allaitement est déconseillé.

Mode d'emploi et posologie

Les comprimés sont avalés avec un verre d'eau, en 1 ou 2 prises par jour. Pour un effet constant de ce médicament, la prise doit être régulière, toujours à la même heure, le soir de préférence en cas de prise unique.

Posologie usuelle :

Elle est adaptée par le médecin en fonction des résultats des analyses de sang (*INR*). Néanmoins, compte tenu de l'action retardée du produit, les variations de l'INR n'apparaissent que plusieurs jours après les modifications de traitement.

Lorsque ce médicament remplace un *anticoagulant* injectable, ce dernier est poursuivi jusqu'à ce que l'INR soit situé dans la fourchette souhaitée.

En cas d'oubli d'une prise, le médicament peut être pris si le retard ne dépasse pas 8 heures. Au delà de ce délai, ne pas prendre la dose oubliée et prendre le lendemain la dose habituelle et non une double dose.

Conseils : Veillez à ne pas manquer de ce médicament ; lors de vos déplacements, munissez-vous d'une réserve ou de votre ordonnance en cours de validité. Pensez également à porter sur vous une carte indiquant que vous suivez un traitement anticoagulant.

Certaines activités ou sports violents pouvant entraîner des blessures ou des coupures (risque d'*hémorragie*), leur pratique est déconseillée pendant la durée du traitement.

En cas de saignement bénin, il est nécessaire de comprimer la plaie pendant plusieurs minutes.

Pour faciliter le suivi du traitement, il est utile de tenir à jour un carnet indiquant les doses prises et le résultat des *INR* successifs.

Effets indésirables possibles

Hémorragies de gravité variable.

Plus rarement : diarrhée, douleurs des articulations, chute de cheveux, *réaction allergique*.

Laboratoires Novartis Pharma SAS

SINUSPAX
Homéopathie

Présentation

SINUSPAX : comprimé (blanc) ; boîte de 60. Non remb.

Composition

Calcii carbonica D3, Calcarea fluorica D3, Manganum sulfuricum D3, Belladonna D3, Sabadilla D3, Hepar sulfuris calcareum D3, Hydrastis D3, Kalium sulfuricum D4, Silicea D5, Thuya D2, Kalium bichromicum D5, Cinnabaris D4, aa.

Dans quel cas ce médicament est-il prescrit ?

Ce médicament est un *complexe* (association) de composants homéopathiques.

Il est utilisé dans le *traitement homéopathique* des *sinusites*.

Grossesse et allaitement

Aux *dilutions homéopathiques*, les substances contenues dans ce médicament ne sont pas connues pour être toxiques pendant la grossesse ou l'allaitement.

Mode d'emploi et posologie

Les comprimés doivent être croqués ou sucés lentement. Ils sont pris de préférence à distance des repas.

Posologie usuelle :

- Adulte : 1 ou 2 comprimés, 3 fois par jour.
- Enfant de plus de 6 ans : 1 comprimé, 1 à 3 fois par jour.

Laboratoires Lehning

SIROP PETER'S

Informations détaillées sur www.monvidal.com

SIROP DE POTASSIUM RICHARD

Informations détaillées sur www.monvidal.com

SKELID

Informations détaillées sur www.monvidal.com

SKENAN
Antalgique : morphine — sur ordonnance

Présentation

SKENAN LP 10 mg : gélule à *libération prolongée* (jaune et incolore) ; boîte de 14. Stupéfiants - Remb 65 % - **4,26 €**.
SKENAN LP 30 mg : gélule à *libération prolongée* (rose et incolore) ; boîte de 14. Stupéfiants - Remb 65 % - **9,21 €**.
SKENAN LP 60 mg : gélule à *libération prolongée* (orange et incolore) ; boîte de 14. Stupéfiants - Remb 65 % - **18,58 €**.
SKENAN LP 100 mg : gélule à *libération prolongée* (blanc et incolore) ; boîte de 14. Stupéfiants - Remb 65 % - **27,24 €**.
SKENAN LP 200 mg : gélule à *libération prolongée* (incolore) ; boîte de 14. Stupéfiants - Remb 65 % - **49,59 €**.

Composition

	p gél	p gél	p gél
Morphine sulfate	10 mg	30 mg	60 mg
Saccharose	+	+	+

	p gél	p gél
Morphine sulfate	100 mg	200 mg
Saccharose	+	+

Dans quel cas ce médicament est-il prescrit ?

C'est un *antalgique* puissant qui contient de la *morphine*. Il combat la douleur en agissant directement sur le cerveau.
Il est utilisé dans le traitement des douleurs rebelles.

Contre-indications

Ce médicament ne doit pas être utilisé dans les cas suivants :
- *insuffisance hépatique* ou *respiratoire* grave ;
- en association avec les *antalgiques* contenant de la buprénorphine, de la nalbuphine ou de la pentazocine ;
- enfant de moins de 6 mois ;
- **allaitement**.

Attention : Des précautions sont nécessaires en cas d'*insuffisance rénale*, de constipation, d'*hypertension intracrânienne* et chez les personnes âgées, notamment en cas d'*adénome de la prostate*.

Ce médicament peut induire une somnolence parfois intense chez certaines personnes. Cette somnolence peut être augmentée par la prise d'*alcool* ou d'autres médicaments *sédatifs*. La conduite ou l'utilisation de machines dangereuses sont déconseillées.

Sportif : ce médicament contient une substance susceptible de rendre positifs certains *tests antidopage*.

Interactions avec d'autres substances

Ce médicament ne doit pas être associé à un *antalgique* contenant de la buprénorphine (TEMGÉSIC...), de la pentazocine ou de la nalbuphine : diminution de l'effet de la morphine.
Informez votre médecin si vous prenez des médicaments *sédatifs* ; ils peuvent augmenter le risque de somnolence.

Grossesse et allaitement

L'utilisation de la *morphine* et de ses dérivés ne doit être envisagée chez la femme enceinte qu'en cas d'absolue nécessité, en effet :
- une *insuffisance respiratoire* peut survenir chez le nouveau-né d'une mère traitée par des doses élevées, même si le traitement est ponctuel mais précède de peu l'accouchement ;
- un *syndrome de sevrage*, à l'inverse, peut concerner des nouveau-nés si leur mère reçoit un traitement régulier, même à faible dose. L'enfant souffre alors d'irritabilité, de vomissements, voire de convulsions.

Il est donc important de signaler à l'obstétricien la prise éventuelle de morphinique, afin que ces risques puissent être prévenus par une surveillance et un éventuel traitement adapté.
La *morphine* passe dans le lait maternel : l'allaitement est contre-indiqué.

Mode d'emploi et posologie

Les gélules à *libération prolongée* ne doivent pas être croquées mais avalées avec un peu d'eau. Elles peuvent également être ouvertes et leur contenu mélangé à des aliments semi-liquides (purée, yaourt...).
La dose quotidienne est répartie en 2 prises espacées de 12 heures.

Posologie usuelle :
La *posologie*, strictement individuelle, est adaptée progressivement par votre médecin en fonction de l'intensité de la douleur et des médicaments éventuellement associés. L'action de ce médicament étant lente et prolongée, il ne doit pas être utilisé pour traiter un accès douloureux aigu : il est préférable d'utiliser en complément une morphine à action immédiate.

Conseils : La *morphine* et les médicaments apparentés ne sont pas réservés aux douleurs des cancéreux ; ils sont aussi utilisés dans le traitement de courte durée des fortes douleurs pouvant faire suite à une fracture, une intervention chirurgicale, un *infarctus du myocarde*...
Depuis le 1er juillet 1999, la prescription de *morphine* et de substances apparentées (*stupéfiants*) est rédigée par le médecin sur une ordonnance « sécurisée ».
La durée de validité de l'ordonnance est limitée à 28 jours.
Respectez la *posologie* et la durée de traitement prescrites par votre médecin. Mais si le traitement paraît insuffisant, n'hésitez pas à reprendre contact avec lui.

Effets indésirables possibles

Fréquemment : somnolence, nausées, vomissements qui souvent régressent spontanément ; constipation qui nécessite la prise d'un traitement laxatif régulier.
Plus rarement : confusion des idées, excitation, cauchemars (notamment chez la personne âgée), difficulté respiratoire, difficulté à uriner, *hypertension intracrânienne*.
Ce médicament contient de la *morphine* et expose à un risque de *dépendance*. Ce risque est très faible par voie orale, dans les conditions d'utilisation médicale.

Laboratoires Bristol-Myers Squibb

SKIACOL
Mydriatique — sur ordonnance

Présentation

SKIACOL : collyre ; flacon unidose de 0,5 ml. Liste I - Non remb.

Composition

	p 100 ml
Cyclopentolate chlorhydrate	500 mg
Benzalkonium chlorure	+

Dans quel cas ce médicament est-il prescrit ?

Ce collyre dilate la pupille et bloque l'*accommodation*.
Il est utilisé comme préparation à certains examens réalisés par l'ophtalmologiste.

Contre-indications

Ce médicament ne doit pas être utilisé chez :
- les personnes présentant une prédisposition au *glaucome* à angle fermé,
- l'enfant de moins de 1 an.

Attention : L'utilisation de ce collyre provoque une sensibilité accrue à la lumière : le port de lunettes de soleil est recommandé.
Des précautions sont nécessaires chez les personnes présentant des troubles nerveux.
Il peut être nécessaire, surtout chez l'enfant, de comprimer les *voies* lacrymales (angle interne de l'œil), après l'instillation, pour éviter le passage excessif du produit dans le sang.

Conducteur : la conduite automobile est déconseillée après l'instillation de ce collyre, car il peut être responsable de troubles visuels et d'une sensibilité anormale à la lumière.

Interactions avec d'autres substances

En cas de prise conjointe de médicaments *atropiniques*, le risque d'effets indésirables est accru.

Grossesse et allaitement

L'effet de ce médicament pendant la grossesse ou l'allaitement est mal connu : seul votre médecin peut évaluer le risque éventuel de son utilisation dans votre cas.

Mode d'emploi et posologie

Tirer la paupière inférieure vers le bas tout en regardant vers le haut et déposer une goutte de collyre entre la paupière et le globe oculaire (*cul-de-sac conjonctival*).

Posologie usuelle :

- Adulte et enfant de 3 à 15 ans : 1 goutte, suivie éventuellement de l'instillation d'une deuxième goutte 10 minutes après.
- Enfant de 1 à 3 ans : 1 goutte dans chaque œil.

Conseils : Ce collyre ne doit pas être instillé pendant le port de lentilles de contact hydrophiles.
Le flacon unidose doit être jeté après utilisation.

Effets indésirables possibles

La sensibilité à la lumière par dilatation de la pupille et les troubles de la vision de près sont des effets normaux du collyre.

Laboratoires Alcon

SKINOREN

Informations détaillées sur www.monvidal.com

SLIMUM

Informations détaillées sur www.monvidal.com

SLIPEOL

Informations détaillées sur www.monvidal.com

SMECTA

Pansement digestif

Présentation

SMECTA : poudre pour suspension buvable et rectale ; boîte de 30 sachets. Remb 35 % - **5,00 €**.
SMECTA : poudre pour suspension buvable et rectale ; boîte de 60 sachets. Remb 35 % - **8,82 €**.

Composition

	p sachet
Diosmectite	3 g
Glucose monohydraté	+
Saccharine sodique	+

Dans quel cas ce médicament est-il prescrit ?

Ce médicament est un *pansement digestif*.
Il est utilisé dans le *traitement symptomatique* de certaines diarrhées et des douleurs de l'œsophage, de l'estomac, du *duodénum* ou du côlon.

Attention : N'utilisez pas ce médicament de façon prolongée sans l'avis de votre médecin : des examens peuvent être nécessaires si les *symptômes* persistent.

Interactions avec d'autres substances

Ce médicament peut diminuer l'absorption de nombreux médicaments. Un délai d'au moins 2 heures (voire 4 heures avec les *antibiotiques* de la famille des quinolones) doit être respecté entre la prise de ce médicament et celle des autres traitements. Demandez conseil à votre médecin ou à votre pharmacien.

Grossesse et allaitement

Les substances contenues dans ce médicament sont peu absorbées. Néanmoins, ne l'utilisez pas de façon prolongée pendant la grossesse ou l'allaitement sans l'avis de votre médecin ou de votre pharmacien.

Mode d'emploi et posologie

Ce médicament est pris de préférence après les repas pour les douleurs de l'œsophage, entre les repas pour les autres indications. Il peut être mélangé à de l'eau ou à un aliment semi-liquide. Pour les bébés, le contenu du sachet peut être dilué dans un biberon de 50 ml.

Posologie usuelle :

- Adulte : 1 sachet, 3 fois par jour.
- Enfant de 2 à 15 ans : 1 sachet, 2 ou 3 fois par jour.
- Enfant de 1 à 2 ans : 1 ou 2 sachets par jour.
- Enfant de moins de 1 an : 1 sachet par jour.

Il peut également être utilisé dans certains cas (douleurs coliques) en lavement, à raison de 1 à 3 sachets dilués dans 50 à 100 ml d'eau tiède.

Conseils : Une alimentation équilibrée, une mastication lente, la suppression des aliments difficiles à digérer et des boissons alcoolisées permettent souvent d'atténuer les *symptômes* dus aux remontées acides ou à une *inflammation* de l'estomac.
Si vous êtes fumeur, la poursuite du tabagisme nuit à l'efficacité du traitement.
Une diarrhée peut provoquer une déshydratation, notamment chez l'enfant ou la personne âgée. Cette perte d'eau par l'organisme doit être compensée par des boissons abondantes (bouillon salé, boissons sucrées) car elle peut être à l'origine d'une fatigue, de malaise ou de confusion des idées.

Effets indésirables possibles

Rarement : constipation.

Laboratoires Beaufour Ipsen Pharma

SOLACY

Médicament soufré

Présentation

SOLACY Adulte : gélule (blanc) ; boîte de 45. Non remb.
SOLACY Pédiatrique : comprimé pour suspension buvable (blanc) ; boîte de 60. Non remb.

Composition

	p gél	p cp
L-Cystine	72,6 mg	36,3 mg
Soufre précipité	22 mg	11 mg
Rétinol (vitamine A)	1 650 UI	1 000 UI
Levure Saccharomyces cerevisiae	77,4 mg	38,7 mg
Saccharose	+	+

Dans quel cas ce médicament est-il prescrit ?

Ce médicament contient du soufre, de la *vitamine* A et des *levures*.
Il est utilisé dans le *traitement d'appoint* des *rhinites* et des *rhinopharyngites*.

> **Attention :** Ce médicament contient de la *vitamine* A : son *surdosage* expose à des effets indésirables graves. Elle est présente dans de nombreux médicaments, dont certains sont disponibles en automédication : évitez de les associer sans avis médical.

Grossesse et allaitement

Chez la femme enceinte ou qui allaite, les apports quotidiens en *vitamine* A, sous forme de médicament, ne doivent pas dépasser 5 000 *UI* par jour.

Mode d'emploi et posologie

Ce médicament est pris de préférence au cours d'un repas.
Les comprimés doivent impérativement être dissous dans un verre d'eau afin de limiter le risque de fausse route chez les enfants.

Posologie usuelle :

- Adulte : 3 gélules par jour.
- Enfant de 5 à 15 ans : 3 comprimés par jour.
- Enfant de 30 mois à 5 ans : 2 comprimés par jour.
- Nourrisson de 6 à 30 mois : 1 comprimé par jour.

La durée habituelle du traitement est de 3 mois.

Effets indésirables possibles

Douleurs d'estomac.

Laboratoires Grimberg

SOLARAZE

Informations détaillées sur www.monvidal.com

SOLIAN

Neuroleptique atypique — sur ordonnance

Présentation

SOLIAN 100 mg : comprimé sécable (blanc) ; boîte de 30. Liste I - Remb 65 % - **13,65 €**.
SOLIAN 100 mg/ml : solution buvable (arôme caramel) ; flacon de 60 ml avec seringue doseuse. Liste I - Remb 65 % - **46,05 €**.
SOLIAN 200 mg : comprimé sécable (blanc) ; boîte de 60. Liste I - Remb 65 % - **50,62 €**.
SOLIAN 400 mg : comprimé sécable (blanc) ; boîte de 30. Liste I - Remb 65 % - **50,62 €**.

Composition

	p cp	p ml
Amisulpride	100 mg	100 mg
Lactose	+	

	p cp	p cp
Amisulpride	200 mg	400 mg
Lactose	+	+

Dans quel cas ce médicament est-il prescrit ?

C'est un *neuroleptique* dit atypique. Certains de ses effets indésirables sont moins marqués que ceux des neuroleptiques classiques. Il a des propriétés antipsychotiques.
Il est utilisé dans le traitement de certains troubles psychiques (*schizophrénie*, certains types de *psychose*).

Contre-indications

Ce médicament ne doit pas être utilisé dans les cas suivants :

- *phéochromocytome* ;
- *insuffisance rénale* grave ;
- *tumeur* stimulée par la sécrétion de *prolactine* (*tumeur de l'hypophyse*, cancer du sein...) ;
- en association avec les médicaments *dopaminergiques* ou avec le sultopride ;
- enfant de moins de 15 ans (en l'absence de données) ;
- **allaitement**.

> **Attention :** En cas de survenue d'une fièvre inexpliquée associée à une raideur musculaire (qui pourraient être dues au médicament), ne poursuivez pas le traitement sans avis médical : risque de *syndrome malin des neuroleptiques*.
> Sauf cas exceptionnel, ce médicament ne doit pas être utilisé en cas de maladie de *Parkinson*.
> Les situations favorisant les *torsades de pointes* doivent être signalées au médecin.
> Des précautions sont nécessaires en cas d'*épilepsie*, d'*insuffisance rénale* et chez la personne âgée, notamment en cas de tendance aux vertiges ou aux baisses de tension.
> Évitez les boissons alcoolisées : augmentation du risque de somnolence.
> Ce médicament peut induire une somnolence, parfois intense chez certaines personnes. Cette somnolence peut être augmentée par la prise d'*alcool* ou d'autres médicaments *sédatifs*. La conduite et l'utilisation de machines dangereuses sont déconseillées, surtout dans les heures qui suivent la prise du médicament.

Interactions avec d'autres substances

Ce médicament ne doit pas être associé :

- aux médicaments *dopaminergiques* (risque d'annulation de leurs effets) ; cette association peut néanmoins être nécessaire chez certaines personnes atteintes de la maladie de *Parkinson* ;
- au sultopride (uniquement disponible à l'hôpital) : risque de *troubles du rythme cardiaque* graves.

Il peut interagir avec les médicaments susceptibles de provoquer des *torsades de pointes*.
Informez par ailleurs votre médecin ou votre pharmacien si vous prenez un *antihypertenseur* ou un *sédatif*.

Grossesse et allaitement

Si une grossesse survient pendant le traitement, consultez votre médecin : il appréciera le risque éventuel lié à l'utilisation de ce médicament dans votre cas.
Si le traitement est poursuivi jusqu'à l'accouchement, une surveillance médicale du *nouveau-né* est nécessaire.
Les données actuellement disponibles ne permettent pas de savoir si ce médicament passe dans le lait maternel. L'allaitement est contre-indiqué pendant le traitement.

Mode d'emploi et posologie

La dose quotidienne est répartie en 1 ou 2 prises.

Posologie usuelle :
Elle est strictement individuelle.

Conseils : Dans le traitement de la *schizophrénie* et autres *psychoses*, les *neuroleptiques* permettent de contrôler efficacement la maladie, mais une modification ou un arrêt intempestif du traitement expose à une rechute grave.
Une prise de poids peut être observée au cours du traitement. Une alimentation équilibrée, et si nécessaire les conseils d'un nutritionniste, peuvent prévenir et limiter ce phénomène.
Après ouverture, la solution buvable se conserve 2 mois.

Effets indésirables possibles

Insomnie, anxiété, agitation.
Augmentation de la sécrétion de *prolactine* pouvant se traduire par : absence de règles, augmentation du volume des seins, écoulement de lait par le mamelon, troubles sexuels.
Prise de poids.
Tremblements, raideur musculaire, hypersalivation, besoin de bouger et mouvements anormaux ; ces effets sont généralement modérés aux doses d'entretien.
Rarement : somnolence pendant la journée, constipation, nausées, vomissements, sécheresse de la bouche.
Très rarement :
- tics, mouvements involontaires ou inadaptés de la langue ou du visage, survenant tardivement lors de traitement prolongé ;
- hypotension, ralentissement du cœur, *troubles du rythme cardiaque* ;
- *réaction allergique* ;
- *convulsions* ;
- *syndrome malin des neuroleptiques*.

Laboratoires sanofi-aventis France

SOLMUCOL
Fluidifiant bronchique

Présentation

SOLMUCOL 100 mg : comprimé à sucer ; boîte de 20. Non remb.
SOLMUCOL 100 mg : granulé pour solution buvable (arôme orange) ; boîte de 10 sachets. Non remb.
SOLMUCOL 2,5 % : poudre et sirop pour solution buvable (arôme abricot) ; bouchon contenant 6 g de poudre, flacon de sirop (240 ml) et cuillère-mesure de 8 ml. Non remb.
SOLMUCOL 200 mg : granulé pour solution buvable (arôme orange) ; boîte de 20 sachets. Non remb.
SOLMUCOL 400 mg : granulé pour solution buvable (arôme orange) ; boîte de 10 sachets. Non remb.

Composition

	p cp	p sachet	p c mes
Acétylcystéine	100 mg	100 mg	200 mg

	p sachet	p sachet
Acétylcystéine	200 mg	400 mg

Dans quel cas ce médicament est-il prescrit ?

Ce médicament fluidifie les sécrétions bronchiques. Il facilite leur évacuation par la toux.
Il est utilisé pour traiter les états d'encombrement des bronches associés aux maladies bronchiques aiguës ou chroniques.

Attention : Ce médicament ne peut être utilisé en cas de *bronchite chronique* que sur avis médical.
Des précautions sont nécessaires en cas d'*ulcère* de l'estomac ou du *duodénum*.
N'utilisez pas d'*antitussif* en plus de ce médicament sans l'avis de votre médecin ou de votre pharmacien.
En cas de fièvre, de sécrétions qui persistent au-delà de quelques jours ou qui se colorent, consultez votre médecin.

Grossesse et allaitement

L'effet de ce médicament pendant la grossesse est mal connu. L'évaluation du risque éventuel lié à son utilisation est individuelle : demandez conseil à votre pharmacien ou à votre médecin.
L'utilisation de ce médicament est possible pendant l'allaitement.

Mode d'emploi et posologie

Ce médicament peut être pris indifféremment au moment ou en dehors des repas.
La solution buvable est reconstituée en laissant tomber la poudre dans le sirop, puis en agitant énergiquement (lire attentivement la notice du médicament).
Le contenu du sachet doit être dissous dans un demi-verre d'eau.

Posologie usuelle :
- Adulte :

4 à 6 comprimés à 100 mg par jour, en au moins 3 prises ;
ou 1 sachet à 200 mg, 3 fois par jour ;
ou 1 cuillère-mesure de solution buvable, 3 fois par jour ;
ou 1 sachet à 400 mg par jour.
- Enfant de plus de 7 ans :

4 à 6 comprimés à 100 mg par jour, en au moins 3 prises ;
ou 1 sachet à 200 mg, 3 fois par jour ;
ou 1 cuillère-mesure de solution buvable, 3 fois par jour.
- Enfant de 4 à 7 ans :

4 comprimés par jour, en au moins 2 prises ;
ou 1 sachet à 200 mg, 2 fois par jour ;
ou 1 cuillère-mesure de solution buvable, 2 fois par jour.
- Enfant de 2 à 4 ans : 1 sachet à 200 mg ou 1 cuillère-mesure de solution buvable, 2 fois par jour.
- Nourrisson de 1 mois à 2 ans : 1 sachet à 100 mg, 2 fois par jour.

Le traitement peut être interrompu dès l'amélioration des symptômes. Sa durée ne doit pas dépasser 8 à 10 jours sans avis médical.

Conseils : Fumer, ou être exposé à la fumée des autres, est un frein important à l'évacuation des mucosités.
Il est nécessaire de lutter contre la sécheresse de l'air ambiant (humidificateur...) pour éviter le dessèchement des sécrétions. Il est également recommandé de boire beaucoup.
Chez la personne âgée ou le jeune enfant, l'incapacité à évacuer les crachats peut justifier l'aide d'un kinésithérapeute, sur prescription médicale.
Après reconstitution, la solution buvable ne doit pas être conservée plus de 20 jours.

Effets indésirables possibles

Douleurs d'estomac, nausées, diarrhée.

Laboratoires Genévrier SA

SOLUCETYL

Informations détaillées sur www.monvidal.com

SOLUCHROM

Informations détaillées sur www.monvidal.com

SOLUDACTONE

Informations détaillées sur www.monvidal.com

SOLUDOR

Informations détaillées sur www.monvidal.com

SOLUFEN

Anti-inflammatoire non stéroïdien

Ce médicament est un générique de NUREFLEX 200 mg (voir p. 918).

SOLU-MÉDROL

Dérivé de la cortisone

sur ordonnance

Présentation

SOLU-MÉDROL 20 mg : préparation injectable ; flacon de *lyophilisat* et ampoule de solvant. Liste I - Remb 65 % - **1,83 €**.
SOLU-MÉDROL 40 mg : préparation injectable ; flacon de *lyophilisat* et ampoule de solvant. Liste I - Remb 65 % - **2,49 €**.
SOLU-MÉDROL 120 mg : préparation injectable ; flacon de *lyophilisat* et ampoule de solvant. Liste I - Remb 65 % - **5,14 €**.

Composition

	p fl	p fl	p fl
Méthylprednisolone....	20 mg	40 mg	120 mg

Dans quel cas ce médicament est-il prescrit ?

Ce médicament est un *anti-inflammatoire* stéroïdien qui appartient à la famille des *corticoïdes* de synthèse (dérivés chimiques de la *cortisone* naturelle). Les propriétés de la cortisone sont nombreuses, mais ce médicament est surtout utilisé pour son effet anti-inflammatoire puissant et rapide. Il présente, à efficacité égale, moins d'effets indésirables que la cortisone naturelle.

Il est utilisé dans le traitement de nombreuses affections inflammatoires ou allergiques lorsque l'état du malade ne permet pas l'absorption de comprimés, ou lorsqu'un effet rapide est désiré, notamment :
- *choc* allergique (en complément du traitement par adrénaline, d'action beaucoup plus rapide) ;
- *œdème* de *Quincke* (en complément d'un *antihistaminique*) ;
- étouffement par *œdème* du larynx (laryngite striduleuse ou suffocante) ;
- *œdème* du cerveau.

Contre-indications

Ce médicament ne doit pas être utilisé dans les cas suivants :
- maladies virales en évolution (*hépatite, zona, herpès*),
- infection ou *mycose* non contrôlée par un traitement adapté,
- *psychose* non contrôlée par un traitement,
- prédisposition aux *hémorragies* (traitement anticoagulant, hémophilie...).

Ces contre-indications peuvent s'appliquer ou ne pas s'appliquer en fonction de la façon dont le médicament est utilisé (injection IM, injection unique ou répétée, degré d'urgence).

Attention : L'injection de ce médicament ne doit être pratiquée que sous contrôle médical.
En fonction du type d'injection (intramusculaire, *infiltrations*, injection unique ou répétée...), les personnes ayant des *antécédents* de *tuberculose*, d'*ulcère* de l'estomac ou du duodénum, les personnes souffrant d'*insuffisance rénale* ou *hépatique*, de *colite* ulcéreuse, de *diabète*, d'*hypertension artérielle*, d'*ostéoporose*, de *myasthénie* grave peuvent faire l'objet d'une prise en charge médicale particulière.
La prise prolongée d'un *corticoïde* diminue les défenses immunitaires : la vaccination avec un *vaccin* contenant des *germes* vivants atténués ne peut être pratiquée qu'avec l'accord de votre médecin. Vous devez également éviter le contact avec des personnes atteintes de varicelle ou de rougeole.
Sportif : ce médicament contient une substance susceptible de rendre positifs certains *tests antidopage*.

Interactions avec d'autres substances

Ce médicament peut interagir avec les médicaments qui donnent des *torsades de pointes*.
Informez par ailleurs votre médecin si vous prenez :
- un médicament susceptible de faire baisser la *kaliémie* (amphotéricine B administrée par voie *intraveineuse*, certains *diurétiques*, *laxatifs stimulants*) ;
- un *antihypertenseur* ;
- un *antidiabétique* ;
- un *digitalique* ;
- un *anticoagulant* ;
- de l'aspirine ou un *AINS* ;
- un médicament contenant de la carbamazépine, du phénobarbital, de la phénytoïne, de la primidone, de la rifampicine, de la ciclosporine, de l'interféron alfa ou de l'isoniazide.

En cas de vaccination, l'utilisation d'un *vaccin* vivant est déconseillée.

Grossesse et allaitement

Les études scientifiques actuellement disponibles n'ont pas mis en évidence de problème particulier lors de l'utilisation ponctuelle de ce médicament chez la femme enceinte. Seul votre médecin peut évaluer le risque éventuel en cas d'utilisation prolongée.

En cas de traitement prolongé, il peut être nécessaire d'interrompre l'allaitement : prenez l'avis de votre médecin.

Mode d'emploi et posologie

L'injection peut être réalisée par *voie* intramusculaire ou intraveineuse, cette dernière permettant l'action la plus rapide.
La solution à 120 mg est réservée à l'adulte.

Posologie usuelle :
Elle dépend de la gravité de la maladie traitée.

Conseils : Un traitement prolongé de plus de quelques jours peut nécessiter :
- la diminution de la consommation de *sel*,

- la prise de *potassium* (prescrit par le médecin),
- un régime riche en protéines et en calcium, pauvre en *glucides*.

Effets indésirables possibles

Les effets indésirables suivants peuvent être observés en cas de traitement prolongé par un dérivé de la *cortisone* :

- baisse du taux de *potassium*, rétention d'eau et de sel, *hypertension artérielle* ;
- gonflement du visage et du buste, apparition de poils, taches cutanées violacées, *acné* ;
- surexcitation, euphorie, troubles du sommeil, *état dépressif* (à l'arrêt du traitement) ;
- *ostéoporose* ;
- *diabète*, arrêt de la croissance chez l'enfant, troubles des règles ;
- *ulcère* de l'estomac ou du *duodénum* ;
- certaines formes de *cataracte* et de *glaucome*.

En revanche, une injection unique n'expose pas à ces inconvénients ; seule une sensation de bouffées de chaleur ou des maux de tête peuvent persister 1 ou 2 jours après l'injection.

Laboratoires Pfizer

SOLU-MÉDROL 500 mg et 1 g

Dérivé de la cortisone — sur ordonnance

Présentation

SOLU-MÉDROL 500 mg : poudre pour solution injectable ; boîte de 10 flacons. Liste I, réservé à l'usage hospitalier - Remb 65 %.

SOLU-MÉDROL 1 g : poudre et solvant pour solution injectable ; flacon de *lyophilisat* et ampoule de solvant. Liste I, réservé à l'usage hospitalier - Remb 65 %.

Composition

	p fl	p fl
Méthylprednisolone	500 mg	1 g

Dans quel cas ce médicament est-il prescrit ?

Ce médicament est un *anti-inflammatoire* stéroïdien qui appartient à la famille des *corticoïdes* de synthèse (dérivés chimiques de la *cortisone* naturelle). Les propriétés de la cortisone sont nombreuses, mais ce médicament est surtout utilisé pour son effet anti-inflammatoire puissant et rapide. Il présente, à efficacité égale, moins d'effets indésirables que la cortisone naturelle. À forte dose, il permet de diminuer la réponse immunitaire excessive de l'organisme observée dans certaines affections.

Ces forts dosages sont utilisés dans le traitement :

- de la *sclérose en plaques* pour diminuer la durée et la gravité des poussées,
- du rejet de greffe dans le cadre d'une transplantation d'organe,
- de la *polyarthrite rhumatoïde* dans ses formes graves,
- de certains *purpuras* thrombopéniques,
- de certaines affections rénales.

Contre-indications

Ce médicament ne doit pas être utilisé dans les cas suivants :

- maladies virales en évolution (*hépatite*, *zona*, *herpès*),
- infection ou *mycose* non contrôlée par un traitement adapté,
- *psychose* non contrôlée par un traitement,
- en association avec les *vaccins* vivants atténués.

Ces contre-indications peuvent s'appliquer ou ne pas s'appliquer en fonction de la façon dont le médicament est utilisé.

Attention : L'injection de ce médicament ne doit être pratiquée que sous contrôle médical.

Des précautions sont nécessaires chez les personnes ayant une prédisposition aux *allergies*, des *antécédents* de *tuberculose*, d'*ulcère* de l'estomac ou du *duodénum* et chez les personnes souffrant d'*insuffisance rénale*, d'*insuffisance hépatique*, de *colite* ulcéreuse, de *diabète*, d'*hypertension artérielle*, d'*ostéoporose* ou de *myasthénie* grave.

La prise d'un *corticoïde* diminue les défenses immunitaires : la vaccination avec un *vaccin* contenant des *germes* vivants atténués ne peut être pratiquée qu'avec l'accord de votre médecin. Vous devez également éviter le contact avec des personnes atteintes de varicelle ou de rougeole.

Sportif : ce médicament contient une substance susceptible de rendre positifs certains *tests antidopage*.

Interactions avec d'autres substances

Ce médicament peut interagir avec les médicaments qui donnent des *torsades de pointes*.

Informez par ailleurs votre médecin si vous prenez :

- un médicament susceptible de faire baisser la *kaliémie* (amphotéricine B administrée par voie *intraveineuse*, certains *diurétiques*, *laxatifs stimulants*) ;
- un *antihypertenseur* ;
- un *antidiabétique* ;
- un *digitalique* ;
- un *anticoagulant* ;
- de l'aspirine ou un *AINS* ;
- un médicament contenant de la carbamazépine, du phénobarbital, de la phénytoïne, de la primidone, de la rifampicine, de la ciclosporine, de l'interféron alfa ou de l'isoniazide.

En cas de vaccination, l'utilisation d'un *vaccin* vivant est déconseillée.

Grossesse et allaitement

Les études scientifiques actuellement disponibles n'ont pas mis en évidence de problème particulier lors de l'utilisation ponctuelle de *corticoïdes* chez la femme enceinte. Seul votre médecin peut évaluer le risque éventuel en cas d'utilisation prolongée.

En cas de traitement prolongé, il peut être nécessaire d'interrompre l'allaitement : prenez l'avis de votre médecin.

Mode d'emploi et posologie

L'injection doit être réalisée soit par *voie* intraveineuse directe en injection lente de 20 à 30 minutes, soit en perfusion.

Posologie usuelle :

Elle dépend de la maladie traitée. À titre indicatif :

- poussées de sclérose en plaques : 1 g par jour, en *bolus*, pendant 3 à 5 jours ;
- polyarthrite rhumatoïde, maladies rénales : 500 mg à 1 g par jour ;
- rejet de greffe : 10 à 20 mg par kg de poids et par jour.

Le traitement est en général limité à une durée de 3 à 5 jours.

Conseils : Dans la sclérose en plaques, les premiers effets du traitement sont généralement ressentis après 8 à 10 jours. Le rétablissement peut néanmoins prendre plusieurs semaines.

Ce médicament doit être prescrit par un médecin hospitalier. Les injections sont le plus souvent effectuées à l'hôpital.

Les traitements *corticoïdes* peuvent dans certains cas nécessiter :
- la diminution de la consommation de *sel*,
- la prise de *potassium* (prescrit par le médecin),
- un régime riche en protéines et en calcium, pauvre en *glucides*.

Effets indésirables possibles

Effets liés à l'injection *intraveineuse* du produit :
- rares cas de *réaction allergique* ;
- une augmentation, ou au contraire un ralentissement du rythme cardiaque ont été constatés lors de l'administration intraveineuse de fortes doses de *corticoïdes*. Avant chaque perfusion, un électrocardiogramme est recommandé, en raison du risque de ces modifications du rythme cardiaque.

D'autres effets indésirables peuvent être observés avec les traitements corticoïdes :
- baisse du taux de *potassium*, rétention d'eau et de sel, *hypertension artérielle* ;
- surexcitation, euphorie, troubles du sommeil, *état dépressif* (à l'arrêt du traitement) ;
- rougeur du visage ;
- *ulcère* de l'estomac ou du *duodénum* ;
- *tendinite*, notamment en cas d'association avec un *antibiotique* de la famille des *quinolones* ;
- *diabète*.

Certains effets surviennent avec les traitements corticoïdes à long terme :
- gonflement du visage et du buste, apparition de poils, taches cutanées violacées, *acné* ;
- *ostéoporose* ;
- arrêt de la croissance chez l'enfant, troubles des règles ;
- certaines formes de *cataracte* et de *glaucome*.

Laboratoires Pfizer

SOLUPRED

Dérivé de la cortisone

sur ordonnance

Présentation

SOLUPRED 5 mg : comprimé effervescent (blanc) ; boîte de 30. Liste I - Remb 65 % - **3,10 €**.
SOLUPRED 5 mg : comprimé *orodispersible* (blanc) ; boîte de 30. Liste I - Remb 65 % - **3,10 €**.
SOLUPRED 20 mg : comprimé effervescent (blanc ; arôme citron) ; boîte de 20. Liste I - Remb 65 % - **4,89 €**.
SOLUPRED 20 mg : comprimé *orodispersible* (blanc) ; boîte de 20. Liste I - Remb 65 % - **5,46 €**.
SOLUPRED 1 mg/ml : solution buvable ; flacon de 50 ml (20 gouttes = 1 ml) et compte-gouttes (4 graduations : 0,5 ml, 1 ml, 1,5 ml et 2 ml). Liste I - Remb 65 % - **5,18 €**.

Composition

	p cp	p cp	p cp
Prednisolone	5 mg	5 mg	20 mg
Aspartam		+	

	p cp	p ml
Prednisolone	20 mg	1 mg
Aspartam	+	
Sorbitol		+

Dans quel cas ce médicament est-il prescrit ?

C'est un *anti-inflammatoire* stéroïdien qui appartient à la famille des *corticoïdes* de synthèse (dérivés chimiques de la cortisone naturelle). Les propriétés de la *cortisone* sont nombreuses, mais ce produit est surtout utilisé pour son effet anti-inflammatoire puissant. Il présente, à efficacité égale, moins d'effets indésirables que la cortisone naturelle. Ces propriétés sont utiles dans le traitement de nombreuses affections comportant une composante inflammatoire ou allergique, mais aussi de certains cancers où ce médicament permet de lutter contre la prolifération cellulaire. Il diminue les réactions immunitaires et est donc utilisé pour prévenir le rejet des greffes d'organes.

Il est utilisé dans le traitement de certaines maladies graves (cancer, *sclérose en plaques*, *rhumatisme articulaire aigu* par exemple), mais également de maladies plus bénignes (*allergie*, crise d'*asthme*, *sinusite* aiguë, *otite*). Dans ces derniers cas, le traitement est souvent court.

Contre-indications

Ce médicament ne doit pas être utilisé dans les cas suivants :
- infection ou *mycose* non contrôlée par un traitement adapté,
- maladie virale en évolution (*hépatite*, *herpès* ou *zona*),
- *psychose* non contrôlée par un traitement,
- *phénylcétonurie* (comprimé orodispersible : présence d'aspartam).

Attention : Ce médicament ne doit jamais être employé ou réemployé en dehors d'une prescription médicale.

Si vous avez un *diabète*, vous risquez de le déséquilibrer si vous modifiez la quantité ou le rythme de la prise de *cortisone* sans avis médical.

Les personnes ayant des *antécédents* de *tuberculose*, d'*ulcère* de l'estomac ou du duodénum, les personnes souffrant d'*insuffisance rénale* ou *hépatique*, de *colite* ulcéreuse, d'*hypertension artérielle*, d'*ostéoporose*, de *myasthénie* grave doivent faire l'objet d'une prise en charge médicale particulière.

La prise prolongée d'un *corticoïde* diminue les défenses immunitaires : la vaccination avec un *vaccin* contenant des *germes* vivants atténués ne peut être pratiquée qu'avec l'accord de votre médecin. Vous devez également éviter le contact avec des personnes atteintes de varicelle ou de rougeole.

L'arrêt du traitement doit être progressif pour permettre aux glandes *surrénales* de reprendre la synthèse de cortisone naturelle. Un arrêt brutal expose par ailleurs à une rechute de la maladie traitée. Cette précaution n'est utile que lorsque la durée du traitement dépasse une semaine.

Sportif : ce médicament contient une substance susceptible de rendre positifs certains *tests antidopage*.

Interactions avec d'autres substances

Ce médicament peut interagir avec les médicaments qui donnent des *torsades de pointes*.

Informez par ailleurs votre médecin si vous prenez :
- un médicament susceptible de faire baisser la *kaliémie* (amphotéricine B administrée par voie *intraveineuse*, certains *diurétiques*, *laxatifs stimulants*) ;
- un *antihypertenseur* ;
- un *antidiabétique* ;

– un *digitalique* ;
– un *anticoagulant* ;
– de l'aspirine ou un *AINS* ;
– un médicament contenant de la carbamazépine, du phénobarbital, de la phénytoïne, de la primidone, de la rifampicine, de la ciclosporine, de l'interféron alfa ou de l'isoniazide.

En cas de vaccination, l'utilisation d'un *vaccin* vivant est déconseillée.

Grossesse et allaitement

Dans l'espèce humaine, les études scientifiques actuellement disponibles n'ont pas mis en évidence de risque de malformation lors de l'utilisation de ce médicament pendant la grossesse. Seul votre médecin peut apprécier la nécessité du traitement et son risque pendant la grossesse.

Lorsqu'une maladie grave impose un traitement prolongé chez la mère, une surveillance médicale du *nouveau-né* est nécessaire.

En cas de traitement prolongé, il peut être nécessaire d'interrompre l'allaitement : prenez l'avis de votre médecin.

Mode d'emploi et posologie

Ce médicament doit être absorbé au cours d'un repas, de préférence en une fois, le matin.

Lors des traitements prolongés, et dès que le contrôle de la maladie le permet, une prise alternée un jour sur deux est préférable, notamment chez l'enfant.

Les comprimés effervescents doivent être dissous dans un verre d'eau.

Les comprimés *orodispersibles* peuvent être sucés sans être croqués ou dissous dans un peu d'eau (notamment pour les jeunes enfants ou les personnes ayant du mal à déglutir).

Posologie usuelle :

Fréquemment, la *posologie* initiale est élevée (*traitement d'attaque*) ; elle est ensuite diminuée jusqu'à la posologie minimale efficace (*traitement d'entretien*).

Tout traitement prolongé à forte dose doit être arrêté progressivement : suivre les indications du médecin.

Conseils : Un traitement prolongé de plus de quelques jours peut nécessiter :
– la diminution de la consommation de *sel*,
– la prise de *potassium* (prescrit par le médecin),
– un régime riche en protéines et en calcium, pauvre en *glucides*.

Effets indésirables possibles

Ils sont à craindre surtout lors d'un traitement prolongé et à forte dose :
– rétention d'eau et de sel, *hypertension artérielle* ;
– baisse du taux de *potassium*, à prévenir par un apport systématique ;
– modifications physiques fréquentes : gonflement du visage et du buste, apparition de poils, taches cutanées violacées, *acné* ;
– surexcitation, euphorie, troubles du sommeil, *état dépressif* (à l'arrêt du traitement) ;
– faiblesse puis fonte musculaires, lentement réversibles ;
– *ostéoporose* (décalcification des os), parfois définitive ;
– troubles hormonaux et métaboliques : *diabète* (réversible), arrêt de la croissance chez l'enfant, troubles des règles ;
– troubles digestifs : *gastrite*, *ulcère* ;
– certaines formes de *cataracte* et de *glaucome*.

Laboratoires sanofi-aventis France

SOLUTRICINE MAUX DE GORGE

Préparation pour la bouche et la gorge : antiseptique et antalgique

Présentation

SOLUTRICINE MAUX DE GORGE : solution pour pulvérisation buccale (arôme menthe) ; flacon de 43 ml avec pompe doseuse. Non remb.

Composition

	p dose
Hexamidine di-isétionate	0,2 mg
Tétracaïne chlorhydrate	0,1 mg
Menthe, essence	+

Dans quel cas ce médicament est-il prescrit ?

Ce *collutoire* contient un *antiseptique* (hexamidine) qui a un effet antibactérien et un *anesthésique* local (tétracaïne) qui a un effet *antalgique*.

Il est utilisé dans le traitement des maux de gorge peu intenses et sans fièvre, des *aphtes* et des petites plaies de la bouche, chez l'adulte et l'enfant de plus de 12 ans.

Contre-indications

Ce médicament ne doit pas être utilisé en cas d'*allergie* aux *anesthésiques* locaux.

Attention : En l'absence d'amélioration au bout de 5 jours, de douleur en avalant ou en cas d'apparition de fièvre, consultez votre médecin. Il pourra faire la différence entre une *pharyngite* et une angine. En cas d'angine bactérienne, un traitement *antibiotique* est nécessaire afin d'éviter des complications ultérieures, cardiaques ou rénales.

L'usage prolongé des traitements antiseptiques locaux (*gargarisme*, *collutoire*, pastille) n'est pas souhaitable ; il peut modifier l'équilibre microbien naturel de la gorge.

Une surconsommation pourrait entraîner le passage de l'anesthésique local dans le sang et provoquer des troubles nerveux et cardiaques : respectez la *posologie*.

Sportif : les *anesthésiques* locaux ont été retirés de la liste des substances dopantes publiée dans les arrêtés du 20 avril et du 16 août 2004 par le ministère de la Jeunesse et des Sports.

Interactions avec d'autres substances

Il est généralement inutile d'associer des *antiseptiques* différents. Ceux-ci peuvent être contenus dans de nombreux produits disponibles en automédication : pastille, *collutoire* et solution nasale ; demandez conseil à votre pharmacien.

Grossesse et allaitement

L'effet de ce médicament pendant la grossesse ou l'allaitement est mal connu. L'évaluation du risque éventuel lié à son utilisation est individuelle : demandez conseil à votre pharmacien ou à votre médecin.

Mode d'emploi et posologie

Les prises doivent être espacées d'au moins 4 heures.

Posologie usuelle :

- Adulte : 1 à 3 pulvérisations, 1 à 6 fois par jour.
- Enfant de 12 à 15 ans : 1 à 3 pulvérisations, 1 à 3 fois par jour.

> **Conseils :** Évitez l'usage de ce médicament avant les repas : l'*anesthésique* local est susceptible de provoquer des troubles de la déglutition ; ceux-ci pourraient être à l'origine du passage d'aliments dans les *voies* respiratoires.

Effets indésirables possibles

Réaction allergique.

Engourdissement passager de la langue.

Laboratoires sanofi-aventis France

SOLUTRICINE MAUX DE GORGE BICLOTYMOL

Préparation pour la bouche et la gorge : antiseptique

Présentation

SOLUTRICINE MAUX DE GORGE BICLOTYMOL menthe : pastille à sucer (arôme menthe) ; boîte de 24. Non remb.

SOLUTRICINE MAUX DE GORGE BICLOTYMOL orange : pastille à sucer (arôme orange) ; boîte de 24. Non remb.

Composition

	p pastille
Biclotymol	20 mg
Saccharose	1,36 g
Glucose	1,11 g

Dans quel cas ce médicament est-il prescrit ?

Ce médicament a une action *antiseptique*, *antalgique* et légèrement *anti-inflammatoire.*

Il est utilisé dans le *traitement d'appoint* des affections de la gorge et de la bouche (maux de gorge peu intenses et sans fièvre, *aphtes*...).

Contre-indications

Ce médicament ne doit pas être utilisé chez l'enfant de moins de 6 ans.

> **Attention :** En l'absence d'amélioration au bout de 5 jours, de douleur en avalant ou en cas d'apparition de fièvre, consultez votre médecin. Il pourra faire la différence entre une *pharyngite* et une angine. En cas d'angine bactérienne, un traitement *antibiotique* est nécessaire afin d'éviter des complications ultérieures, cardiaques ou rénales.
> L'usage prolongé des traitements antiseptiques locaux (*gargarisme*, *collutoire*, pastille) n'est pas souhaitable ; il peut modifier l'équilibre microbien naturel de la gorge.
> Ce médicament contient du *sucre* (saccharose) en quantité notable.

Interactions avec d'autres substances

Il est généralement inutile d'associer des *antiseptiques* différents. Ceux-ci peuvent être contenus dans de nombreux produits disponibles en automédication : pastille, *collutoire* et solution nasale ; demandez conseil à votre pharmacien.

Grossesse et allaitement

L'effet de ce médicament pendant la grossesse ou l'allaitement est mal connu. L'évaluation du risque éventuel lié à son utilisation est individuelle : demandez conseil à votre pharmacien ou à votre médecin.

Mode d'emploi et posologie

Les pastilles doivent être sucées lentement sans être croquées.

Posologie usuelle :

- Adulte : 4 à 6 pastilles par jour.
- Enfant de 6 à 15 ans : 1 à 3 pastilles par jour.

Laboratoires sanofi-aventis France

SOLUTRICINE MAUX DE GORGE TÉTRACAÏNE

Préparation pour la bouche et la gorge : antalgique

Présentation

SOLUTRICINE MAUX DE GORGE TÉTRACAÏNE : comprimé à sucer (blanc, arôme menthe) ; boîte de 24. Non remb.

Composition

	p cp
Tétracaïne chlorhydrate	0,2 mg
Saccharose	0,7g

Dans quel cas ce médicament est-il prescrit ?

Ce médicament contient un *anesthésique* local (tétracaïne) qui a un effet antalgique.

Il est utilisé dans le traitement des maux de gorge peu intenses et sans fièvre, des *aphtes* et des petites plaies de la bouche, chez l'adulte et l'enfant de plus de 6 ans.

Contre-indications

Ce médicament ne doit pas être utilisé en cas d'*allergie* aux *anesthésiques* locaux.

> **Attention :** En l'absence d'amélioration au bout de 5 jours, de douleur en avalant ou en cas d'apparition de fièvre, consultez votre médecin. Il pourra faire la différence entre une *pharyngite* et une angine. En cas d'angine bactérienne, un traitement *antibiotique* est nécessaire afin d'éviter des complications ultérieures, cardiaques ou rénales.
> Une surconsommation pourrait entraîner le passage de l'anesthésique local dans le sang et provoquer des troubles nerveux et cardiaques : respectez la *posologie.*
> Ce médicament contient du *sucre* (saccharose) en quantité notable.
> Sportif : les *anesthésiques* locaux ont été retirés de la liste des substances dopantes publiée dans les arrêtés du 20 avril et du 16 août 2004 par le ministère de la Jeunesse et des Sports.

Grossesse et allaitement

L'effet de ce médicament pendant la grossesse ou l'allaitement est mal connu. L'évaluation du risque éventuel lié à son utilisation est individuelle : demandez conseil à votre pharmacien ou à votre médecin.

Mode d'emploi et posologie

Les comprimés doivent être sucés sans être croqués, de préférence à distance des repas.

Posologie usuelle :

- Adulte : 6 à 8 comprimés par jour, les prises devant être espacées d'au moins 1 heure.
- Enfant de 6 à 15 ans : 2 à 4 comprimés par jour, les prises devant être espacées d'au moins 2 heures.

Conseils : Évitez l'usage de ce médicament avant les repas : l'*anesthésique* local est susceptible de provoquer des troubles de la déglutition ; ceux-ci pourraient être à l'origine du passage d'aliments dans les *voies* respiratoires.

Effets indésirables possibles

Réaction allergique.

Engourdissement passager de la langue.

Laboratoires sanofi-aventis France

SOMNIDORON

Informations détaillées sur www.monvidal.com

SOPHIDONE

Antalgique : analogue de la morphine

sur ordonnance

Présentation

SOPHIDONE LP 4 mg : gélule à *libération prolongée* ; boîte de 14. Stupéfiants - Remb 65 % - **13,57 €**.
SOPHIDONE LP 8 mg : gélule à *libération prolongée* ; boîte de 14. Stupéfiants - Remb 65 % - **25,31 €**.
SOPHIDONE LP 16 mg : gélule à *libération prolongée* ; boîte de 14. Stupéfiants - Remb 65 % - **44,90 €**.
SOPHIDONE LP 24 mg : gélule à *libération prolongée* ; boîte de 14. Stupéfiants - Remb 65 % - **61,36 €**.

Composition

	p gél	p gél
Hydromorphone chlorhydrate	4 mg	8 mg
	p gél	p gél
Hydromorphone chlorhydrate	16 mg	24 mg

Dans quel cas ce médicament est-il prescrit ?

Ce médicament est un *antalgique* puissant. Son action est semblable à celle de la *morphine*. Il combat la douleur en agissant directement sur le cerveau.

Il est utilisé dans le traitement des douleurs rebelles, en cas de résistance ou d'*intolérance* à la *morphine*.

Contre-indications

Ce médicament ne doit pas être utilisé dans les cas suivants :

- enfant de moins de 7 ans ;
- *insuffisance hépatique* ou *respiratoire* grave ;
- *épilepsie* non contrôlée par un traitement spécifique ;
- en association avec les *IMAO* et les *antalgiques* contenant de la buprénorphine, de la nalbuphine ou de la pentazocine ;
- **grossesse** ;
- **allaitement**.

Attention : Des précautions sont nécessaires en cas d'*insuffisance rénale*, de constipation, d'*hypertension intracrânienne* et chez les personnes âgées, notamment en cas d'*adénome de la prostate*.

Ce médicament peut induire une somnolence parfois intense chez certaines personnes. Cette somnolence peut être augmentée par la prise d'*alcool* ou d'autres médicaments *sédatifs*. La conduite ou l'utilisation de machines dangereuses sont déconseillées.

Sportif : ce médicament contient une substance susceptible de rendre positifs certains *tests antidopage*.

Interactions avec d'autres substances

Ce médicament ne doit pas être associé aux *antalgiques* contenant de la buprénorphine (TEMGÉSIC...), de la pentazocine ou de la nalbuphine : diminution de l'effet de l'hydromorphone et risque d'apparition d'un *syndrome de sevrage*. Il ne doit pas non plus être associé aux *antidépresseurs* de la famille des *IMAO*.

Informez votre médecin si vous prenez des médicaments *sédatifs* qui peuvent augmenter le risque de somnolence.

Grossesse et allaitement

Ce médicament est contre-indiqué pendant la grossesse et l'allaitement.

Mode d'emploi et posologie

Les gélules à *libération prolongée* doivent être avalées avec un verre d'eau, sans être ouvertes ni croquées.

Posologie usuelle :

La *posologie*, strictement individuelle, est adaptée progressivement par votre médecin en fonction de l'intensité de la douleur et des médicaments éventuellement associés. 4 mg d'hydromorphone correspondent environ à 30 mg de morphine. L'action de ce médicament étant lente et prolongée, il ne doit pas être utilisé pour traiter un accès douloureux aigu : il est préférable d'utiliser en complément une morphine à action immédiate et d'augmenter la dose d'hydromorphone à libération prolongée lors de la prise suivante.

Conseils : Depuis le 1er juillet 1999, la prescription de *morphine* et de substances apparentées (*stupéfiants*) est rédigée par le médecin sur une ordonnance « sécurisée ».

La durée de validité de l'ordonnance est limitée à 28 jours.

Respectez la *posologie* et la durée de traitement prescrites par votre médecin. Mais si le traitement paraît insuffisant, n'hésitez pas à reprendre contact avec lui.

Effets indésirables possibles

Fréquemment : somnolence, nausées, vomissements qui souvent régressent spontanément ; constipation qui nécessite la prise d'un traitement laxatif régulier.

Plus rarement : confusion des idées, excitation, cauchemars (notamment chez la personne âgée), difficulté respiratoire, difficulté à uriner.

Ce médicament contient un analogue de la *morphine* et expose à un risque de *dépendance*. Ce risque est très faible par voie orale, dans les conditions d'utilisation médicale.

Laboratoires Bristol-Myers Squibb

SOPHTAL collyre
Collyre antiseptique

Présentation
SOPHTAL : collyre ; flacon compte-gouttes de 10 ml. Non remb.
SOPHTAL : collyre ; boîte de 10 unidoses de 0,5 ml. Non remb.

Composition

	flacon p 100 ml	unidose p 100 ml
Acide salicylique	100 mg	100 mg
Chlorhexidine digluconate	+	

Dans quel cas ce médicament est-il prescrit ?
Ce collyre contient une substance astringente de la famille des *salicylés*.
Il est utilisé dans le traitement des *conjonctivites* chroniques non infectieuses.

Contre-indications
Ce médicament ne doit pas être utilisé en cas d'*allergie* aux *salicylés*.

Attention : Une rougeur ou une douleur oculaires ne correspondent pas toujours à une *conjonctivite*. Des soins urgents peuvent être nécessaires, notamment en cas de vision floue.
En l'absence d'amélioration rapide, consultez votre médecin.

Interactions avec d'autres substances
Ce collyre peut interagir avec d'autres collyres. Respectez un intervalle minimal de 15 minutes entre deux instillations.

Grossesse et allaitement
L'effet de ce médicament pendant la grossesse ou l'allaitement est mal connu. L'évaluation du risque éventuel lié à son utilisation est individuelle : demandez conseil à votre pharmacien ou à votre médecin.

Mode d'emploi et posologie
Tirer la paupière inférieure vers le bas tout en regardant vers le haut et déposer une goutte de collyre entre la paupière et le globe oculaire (*cul-de-sac conjonctival*).
Posologie usuelle :
1 goutte, 2 à 4 fois par jour.

Conseils : Une détérioration ou un entretien inadéquat des *lentilles de contact* sont souvent à l'origine d'une irritation oculaire : consultez d'urgence votre ophtalmologiste afin qu'il les examine. Si cette consultation n'est pas possible rapidement, retirez vos lentilles.
L'application correcte du produit peut nécessiter une aide, notamment chez l'enfant ou la personne handicapée ou âgée.
Veiller à ne pas mettre en contact l'embout du flacon avec l'œil ou les doigts pour éviter de contaminer le collyre avec les *germes* présents sur les paupières ou la peau.
Ne conservez pas le flacon de 10 ml plus de 15 jours après une première utilisation. Une unidose permet une instillation dans les deux yeux et doit être jetée après usage.

Effets indésirables possibles
Irritation ou *réaction allergique*.

Laboratoires Alcon

SOPHTAL solution oculaire
Solution de lavage oculaire

Présentation
SOPHTAL 10 mg/10 ml : solution pour lavage oculaire ; boîte de 10 unidoses de 10 ml. Non remb.
SOPHTAL 0,1 % : solution pour lavage oculaire ; flacon de 150 ml. Non remb.

Composition

	p unidose	p 100 ml
Acide salicylique	10 mg	100 mg
Borate de sodium	+	+
Chlorhexidine gluconate		+

Dans quel cas ce médicament est-il prescrit ?
C'est une solution pour lavage ophtalmique *antiseptique* et légèrement astringente.
Elle est utilisée en cas d'irritation de l'œil.

Contre-indications
Ce médicament ne doit pas être utilisé en cas d'*allergie* aux *salicylés*.

Attention : La solution en flacon, contrairement aux unidoses, contient un conservateur (gluconate de chlorhexidine) ; elle ne doit pas être utilisée avec les *lentilles de contact*.
Une irritation oculaire peut être due à une infection : en cas de doute, n'hésitez pas à consulter votre médecin. N'utilisez pas ce médicament de façon prolongée sans prendre un avis médical.

Interactions avec d'autres substances
En cas de traitement avec un collyre, respecter un intervalle de 15 minutes entre deux instillations.

Mode d'emploi et posologie
Lavages oculaires : presser légèrement le flacon ou l'unidose et arroser l'œil irrité. Essuyer l'excédent de solution avec une compresse.
Applications externes : appliquer une compresse ou un morceau de coton imbibé de solution sur l'œil fermé pendant quelques minutes.
Bains : nettoyer préalablement les paupières et les cils avec un morceau de coton imbibé de solution, puis remplir au tiers une œillère de cette même solution et l'appliquer sur l'œil bien ouvert pendant quelques minutes.
Posologie usuelle :
1 à 3 lavages ou applications externes ou bains par jour.

Conseils : Cette solution ne doit pas être utilisée pour l'entretien des *lentilles de contact*.
L'application correcte du produit peut nécessiter une aide, notamment chez une personne handicapée ou âgée.
Evitez de mettre l'embout du flacon en contact avec l'œil.

Le flacon de 150 ml ne doit pas être conservé plus de 1 mois après une première utilisation. Les unidoses ne doivent pas être réutilisées : jetez-les immédiatement après utilisation.

Laboratoires Alcon

SORBITOL DELALANDE

Laxatif osmotique

Présentation

SORBITOL DELALANDE 5 g : poudre pour solution buvable ; boîte de 20 sachets de 5 g. Non remb.

Composition

	p sachet
Sorbitol	5 g

Dans quel cas ce médicament est-il prescrit ?

Ce médicament est un *laxatif osmotique*. Il attire l'eau dans l'intestin, augmente le volume des selles et facilite la digestion.

Il est utilisé dans le *traitement symptomatique* de la constipation et dans le *traitement d'appoint* des digestions difficiles.

Contre-indications

Ce médicament ne doit pas être utilisé dans les cas suivants :
- maladie inflammatoire du côlon,
- occlusion intestinale ou risque d'occlusion,
- douleurs abdominales de cause inconnue,
- *intolérance* au fructose.

Attention : Il est nécessaire de boire beaucoup d'eau, particulièrement en cas de dilatation du côlon, d'alitement et chez la personne âgée.

En cas de douleurs abdominales répétitives ou prolongées, ce médicament ne doit pas être pris sans avis médical.

Des précautions sont nécessaires en cas d'*insuffisance hépatique* grave et chez les personnes souffrant de calculs susceptibles d'obstruer les *voies biliaires*.

L'usage des laxatifs doit rester exceptionnel chez l'enfant.

Grossesse et allaitement

Ce médicament ne contient que des substances présumées sans danger pendant la grossesse ou l'allaitement. Néanmoins, ne l'utilisez pas de façon prolongée sans l'avis de votre pharmacien ou de votre médecin.

Mode d'emploi et posologie

Dissoudre la poudre dans un demi-verre d'eau froide. Chez les personnes atteintes de *colite*, le médicament doit être pris de préférence après les repas.

Posologie usuelle :
- Adulte :
  - constipation : 1 sachet le matin à jeun ;
  - digestions difficiles : 1 à 3 sachets par jour, avant les repas ou au moment des *troubles digestifs*.
- Enfant : ½ sachet le matin.

Conseils : Pour les jeunes enfants, la poudre peut être dissoute dans un biberon ou mélangée à un yaourt, une compote, etc.

Le traitement de la constipation chronique repose essentiellement sur des boissons abondantes, une alimentation riche en fibres et une activité physique régulière.

Effets indésirables possibles

Diarrhée, douleurs abdominales, sensation de ballonnement.

Laboratoires sanofi-aventis France

SOREAL

Informations détaillées sur www.monvidal.com

SORIATANE

Antipsoriasique — sur ordonnance

Présentation

SORIATANE 10 mg : gélule (blanc jaunâtre et brun-rouge) ; boîte de 30. Liste I - Remb 65 % - **25,61 €**.
SORIATANE 25 mg : gélule (jaune et brun-rouge) ; boîte de 30. Liste I - Remb 65 % - **52,01 €**.

Composition

	p gél	p gél
Acitrétine	10 mg	25 mg

Dans quel cas ce médicament est-il prescrit ?

Ce médicament appartient à la famille des *rétinoïdes* (*vitamine* A acide). Il limite le renouvellement excessif des cellules de la peau observé dans certaines maladies. Il diminue également l'épaisseur de la couche cornée (partie superficielle de l'*épiderme*).

Il est réservé au traitement du *psoriasis* grave et à d'autres maladies apparentées.

Contre-indications

Ce médicament ne doit pas être utilisé dans les cas suivants :
- femme en âge de procréer et n'ayant pas de protection contraceptive efficace ;
- **grossesse** ;
- **allaitement** ;
- *insuffisance hépatique* grave ;
- consommation excessive de *vitamine* A ;
- augmentation des lipides dans le sang ;
- association avec les *antibiotiques* de la famille des *tétracyclines*.

Attention : Ce médicament est responsable de graves malformations chez l'enfant à naître. Une contraception efficace est indispensable 1 mois avant le début du traitement, pendant toute sa durée et pendant les 2 mois qui suivent son arrêt. Par prudence, cette contraception doit encore être poursuivie 2 ans à compter de l'arrêt du traitement. Après un test de grossesse préalable à la mise en route du traitement, votre médecin définira avec vous le mode de contraception adapté à votre cas. Tous les 2 mois, lors de chaque renouvellement de traitement, vous devrez présenter au médecin un test de grossesse négatif datant de moins de 3 jours. Toutes ces précautions entourant la grossesse ne concernent pas l'homme, qui peut procréer sans risque pendant son traitement (ce médicament n'a aucune action connue sur les spermatozoïdes).

La prise de boissons alcoolisées qui augmente le risque de malformation est proscrite pendant le traitement et les 2 mois qui suivent son arrêt.

Certains médicaments peuvent nuire à l'efficacité d'une contraception orale : demandez conseil à votre médecin ou à votre pharmacien.

Ne faites pas don de votre sang pendant et après le traitement.

Des analyses de sang régulières sont nécessaires pendant le traitement.

Des précautions sont nécessaires en cas de *diabète*.

Conducteur : ce médicament peut être responsable d'une baisse de la vision nocturne.

Interactions avec d'autres substances

Ce médicament ne doit pas être associé :

- aux *tétracyclines* (*antibiotiques*) : risque d'*hypertension intracrânienne*,
- aux médicaments contenant de la *vitamine* A (A 313, AROVIT, AVIBON...) : risque accru d'intoxication à la vitamine A.

Grossesse et allaitement

Ce médicament est contre-indiqué pendant la grossesse : il est responsable de malformations chez l'enfant à naître (voir Attention).

Ce médicament est contre-indiqué pendant l'allaitement.

Mode d'emploi et posologie

Les gélules doivent être avalées de préférence au cours du repas.

Posologie usuelle :

Elle est strictement individuelle. Le médecin recherche la dose minimale compatible avec l'efficacité du traitement.

Conseils : Ce médicament assèche l'œil : évitez de porter des lentilles de contact.

Effets indésirables possibles

Fréquemment : *inflammation* des lèvres, sécheresse de la bouche, de la peau et des *muqueuses*, sensation de soif, aggravation de la chute naturelle des cheveux, fragilité des ongles, amincissement de la peau avec desquamation prédominant sur la paume des mains et la plante des pieds, rougeurs, démangeaisons.

La sécheresse des muqueuses peut favoriser les saignements de nez, les rhinites, les *conjonctivites*, l'intolérance aux lentilles de contact, les *kératites*, les *mycoses* vaginales.

Plus rarement : inflammation de la bouche ou des gencives, troubles du goût, *photosensibilisation*, maux de tête, baisse de la vision nocturne, douleurs musculaires et articulaires, *œdèmes*, *troubles digestifs*, *hépatite*.

Ces effets indésirables disparaissent habituellement à l'arrêt du traitement.

Laboratoires Torlan

SOTALEX

Bêtabloquant

sur ordonnance

Présentation

SOTALEX 80 : comprimé sécable (blanc) ; boîte de 30. Liste I - Remb 65 % - **3,17 €**.
SOTALEX 160 : comprimé sécable (blanc) ; boîte de 30. Liste I - Remb 65 % - **5,46 €**.

Composition

	p cp	p cp
Sotalol chlorhydrate	80 mg	160 mg
Lactose	+	+

Dans quel cas ce médicament est-il prescrit ?

Ce médicament appartient à la famille des *bêtabloquants*. Ceux-ci agissent en bloquant l'action de l'*adrénaline* (et d'autres *hormones* apparentées) sur de nombreux organes, notamment le cœur, les vaisseaux et les bronches. Le sotalol possède par ailleurs des propriétés *antiarythmiques*.

Il est utilisé dans le traitement de certaines *tachycardies*.

Contre-indications

Ce médicament ne doit pas être utilisé dans les cas suivants :

- *asthme* et *bronchite chronique* ;
- *insuffisance cardiaque* grave non contrôlée par un traitement spécifique ;
- anomalies de l'électrocardiogramme faisant suspecter une prédisposition aux *torsades de pointes* ;
- *bloc auriculoventriculaire* grave ;
- angor de *Prinzmetal* ;
- rythme cardiaque inférieur à 50 battements par minute ;
- hypotension artérielle ;
- *insuffisance rénale* grave ;
- phénomène de *Raynaud*, *artérite* ;
- *phéochromocytome* non traité ;
- en association avec les médicaments contenant de la floctafénine ou pouvant entraîner des *torsades de pointes*.

Attention : Des précautions sont nécessaires en cas d'*insuffisance rénale* et chez la personne âgée.

Les situations favorisant les *torsades de pointes* doivent être signalées au médecin.

N'interrompez jamais brutalement le traitement prescrit. Espacez progressivement les prises. Un avis médical est toujours préférable.

Chez les diabétiques, les *bêtabloquants* peuvent masquer certains *symptômes* de l'*hypoglycémie* (*palpitations* et accélération du cœur essentiellement).

Les bêtabloquants peuvent aggraver les *réactions allergiques* et empêcher l'action de l'*adrénaline* utilisée dans le traitement d'urgence du *choc anaphylactique*. Lors d'examens radiologiques nécessitant l'injection de produits de contraste iodés (susceptibles de provoquer des *chocs* allergiques), le traitement doit, si possible, être suspendu avec l'accord de votre médecin.

En cas d'intervention chirurgicale, l'anesthésiste doit être prévenu de la prise de ce médicament. C'est lui qui décidera si le traitement doit être poursuivi ou arrêté avant l'intervention.

Sportif : ce médicament contient une substance susceptible de rendre positifs certains *tests antidopage*.

Interactions avec d'autres substances

Ce médicament ne doit pas être associé :
- aux médicaments contenant de la floctafénine (IDARAC) : risque d'augmentation de la gravité d'un éventuel *choc* allergique ;
- aux médicaments susceptibles de provoquer ou de faciliter des *torsades de pointes*.

Il peut interagir avec certains *diurétiques*, les *laxatifs stimulants*, ou tout autre médicament susceptible de provoquer une *hypokaliémie*.

Informez votre médecin si vous prenez des *antidiabétiques*, des *AINS*, des *inhibiteurs calciques*, des *antidépresseurs imipraminiques*, des *neuroleptiques*, ou des médicaments contenant l'une des substances suivantes : propafénone, baclofène, lidocaïne injectable, méfloquine.

Grossesse et allaitement

Les études scientifiques disponibles n'ont pas mis en évidence de problème particulier lors de l'utilisation de *bêtabloquant* chez la femme enceinte.

L'effet bêtabloquant persiste quelques jours chez le nouveau-né et justifie une surveillance médicale renforcée pendant les premiers jours de la vie.

Ce médicament passe dans le lait maternel ; un choix est donc nécessaire entre l'allaitement et la prise du médicament. Cette décision devra être prise en accord avec votre médecin.

Mode d'emploi et posologie

Les comprimés doivent être avalés avec un verre d'eau, de préférence avant les repas.

Posologie usuelle :
160 à 320 mg par jour en 2 prises.

Conseils : Il est normal que le rythme cardiaque ralentisse sous l'effet du traitement ; néanmoins, en cas de fatigue anormale et de pouls inférieur à 50 battements par minute, consultez votre médecin.

Effets indésirables possibles

Troubles digestifs, fatigue en début de traitement, *vertiges*, maux de tête, sensation de mains et de pieds froids, crampes, ralentissement important du cœur, insomnie.

Plus rarement : *bloc auriculoventriculaire*, baisse excessive de la tension artérielle, phénomène de *Raynaud*, *insuffisance cardiaque*, *bronchospasme*, *éruption cutanée*, aggravation d'un *psoriasis*.

Laboratoires Bristol-Myers Squibb

SOTALOL 80 mg Génériques

Bêtabloquant — sur ordonnance

Les médicaments ci-dessous sont des génériques de SOTALEX (voir p. 1166).

SOTALOL ARROW 80 mg : comprimé sécable *(lactose)* boîte de 30. Liste I - Remb 65 % - 3,17 €.
SOTALOL BIOGARAN 80 mg : comprimé sécable *(lactose)* boîte de 30. Liste I - Remb 65 % - 3,17 €.
SOTALOL EG 80 mg : comprimé sécable *(lactose)* boîte de 30. Liste I - Remb 65 % - 3,17 €.
SOTALOL G GAM 80 mg : comprimé sécable *(lactose)* boîte de 30. Liste I - Remb 65 % - 3,17 €.
SOTALOL MERCK 80 mg : comprimé sécable boîte de 30. Liste I - Remb 65 % - 3,17 €.
SOTALOL RANBAXY 80 mg : comprimé sécable *(lactose)* boîte de 30. Liste I - Remb 65 % - 3,17 €.
SOTALOL RATIOPHARM 80 mg : comprimé sécable *(lactose)* boîte de 30. Liste I - Remb 65 % - 3,17 €.
SOTALOL SANDOZ 80 mg : comprimé sécable *(lactose)* boîte de 30. Liste I - Remb 65 % - 3,17 €.
SOTALOL TEVA 80 mg : comprimé sécable *(lactose)* boîte de 30. Liste I - Remb 65 % - 3,17 €.
SOTALOL WINTHROP 80 mg : comprimé sécable *(lactose)* boîte de 30. Liste I - Remb 65 % - 3,17 €.

SOTALOL 160 mg Génériques

Bêtabloquant — sur ordonnance

Les médicaments ci-dessous sont des génériques de SOTALEX (voir p. 1166).

SOTALOL ARROW 160 mg : comprimé sécable *(lactose)* boîte de 30. Liste I - Remb 65 % - 5,46 €.
SOTALOL BIOGARAN 160 mg : comprimé sécable *(lactose)* boîte de 30. Liste I - Remb 65 % - 5,46 €.
SOTALOL EG 160 mg : comprimé sécable *(lactose)* boîte de 30. Liste I - Remb 65 % - 5,46 €.
SOTALOL MERCK 160 mg : comprimé sécable boîte de 30. Liste I - Remb 65 % - 5,46 €.
SOTALOL RATIOPHARM 160 mg : comprimé sécable *(lactose)* boîte de 30. Liste I - Remb 65 % - 5,46 €.
SOTALOL RPG 160 mg : comprimé sécable *(lactose)* boîte de 30. Liste I - Remb 65 % - 5,46 €.
SOTALOL SANDOZ 160 mg : comprimé sécable *(lactose)* boîte de 30. Liste I - Remb 65 % - 5,46 €.
SOTALOL TEVA 160 mg : comprimé sécable *(lactose)* boîte de 30. Liste I - Remb 65 % - 5,46 €.
SOTALOL WINTHROP 160 mg : comprimé sécable *(lactose)* boîte de 30. Liste I - Remb 65 % - 5,46 €.

SOUFRANE

Préparation nasale antibactérienne

Présentation

SOUFRANE : solution nasale ; flacon pulvérisateur de 15 ml. Non remb.

Composition

	p 100 ml
Thiophènecarboxylate de sodium	2,34 g

Dans quel cas ce médicament est-il prescrit ?

Cette solution nasale contient un *antiseptique* soufré.

Elle est utilisée comme *traitement d'appoint* des *rhinites* et des *rhinopharyngites*.

Attention : En l'absence d'amélioration ou en cas d'apparition de fièvre, consultez votre médecin.

Grossesse et allaitement

Ce médicament ne contient aucune substance connue pour être toxique pendant la grossesse ou l'allaitement.

Mode d'emploi et posologie

Les pulvérisations sont faites au cours d'une brève inspiration, en tenant le flacon verticalement.

Posologie usuelle :
1 pulvérisation dans chaque narine, 4 à 6 fois par jour.

Conseils : Les solutions nasales *antiseptiques* ou *antibiotiques* peuvent être contaminées par des *germes* : ne les conservez pas au-delà de la durée du traitement.

Effets indésirables possibles

Réaction allergique locale.

Laboratoires sanofi-aventis France

SPAGULAX

Laxatif de lest

Présentation

SPAGULAX : poudre effervescente pour suspension buvable (arôme mandarine) ; boîte de 20 sachets-dose. Remb 35 % - **3,72 €**.
SPAGULAX SANS SUCRE : poudre effervescente pour suspension buvable (arôme pomme) ; boîte de 20 sachets-dose. Remb 35 % - **3,72 €**.

Composition

	p sachet	p sachet
Ispaghul, tégument de graine	2,143 g	2,143 g
Saccharose	1,4 g	
Sodium	120 mg	120 mg

Dans quel cas ce médicament est-il prescrit ?

Ce médicament est un *laxatif de lest*. Il contient une substance naturelle qui n'est ni digérée ni absorbée. Elle s'imbibe d'eau et rend les selles plus volumineuses et moins fermes.
Il est utilisé dans le *traitement symptomatique* de la constipation.

Contre-indications

Ce médicament ne doit pas être utilisé dans les cas suivants :
- maladie inflammatoire du côlon,
- occlusion intestinale ou affection prédisposant à une occlusion,
- douleurs abdominales de cause inconnue,
- *fécalome* (bouchon de selles).

Attention : Il est nécessaire de boire beaucoup d'eau, particulièrement en cas de dilatation du côlon, d'alitement, et chez la personne âgée.
Les laxatifs ne doivent pas être utilisés de façon prolongée sans avis médical.
L'usage des laxatifs doit rester exceptionnel chez l'enfant.
Ce médicament contient du *sel* (sodium) en quantité notable.

Grossesse et allaitement

Ce médicament peut être utilisé pour traiter la constipation de la femme enceinte ou de celle qui allaite.

Mode d'emploi et posologie

Ce médicament peut être pris indifféremment avant ou après les repas.
Dissoudre le contenu du sachet dans un grand verre d'eau.

Posologie usuelle :
1 sachet à chacun des principaux repas.

Conseils : L'effet laxatif est généralement obtenu après 1 ou 2 jours.
Un échec du traitement peut être lié à la présence d'un *fécalome*, notamment chez la personne âgée.
Le traitement de la constipation chronique repose essentiellement sur des boissons abondantes, une alimentation riche en fibres et une activité physique régulière.

Effets indésirables possibles

Sensation de ballonnement.

Laboratoires Almirall SAS

SPAGULAX citrate de potassium

Informations détaillées sur www.monvidal.com

SPAGULAX mucilage pur

Laxatif de lest

Présentation

SPAGULAX mucilage pur : granulé (marron clair) ; boîte de 700 g (160 cuillères à café). Remb 35 % - **8,53 €**.
SPAGULAX mucilage pur : granulé (marron clair) ; boîte de 20 sachets de 10 g. Remb 35 % - **3,72 €**.

Composition

	p c à c	p sachet
Ispaghul, tégument de graine	3 g	7 g
Saccharose	1,3 g	3 g

Dans quel cas ce médicament est-il prescrit ?

Ce médicament est un *laxatif de lest*. Il contient une substance naturelle qui n'est ni digérée ni absorbée. Elle s'imbibe d'eau et rend les selles plus volumineuses et moins fermes.
Il est utilisé dans le *traitement symptomatique* de la constipation.

Contre-indications

Ce médicament ne doit pas être utilisé dans les cas suivants :
- maladie inflammatoire du côlon,
- occlusion intestinale ou affection prédisposant à une occlusion,
- douleurs abdominales de cause inconnue,
- *fécalome* (bouchon de selles).

Attention : Il est nécessaire de boire beaucoup d'eau, particulièrement en cas de dilatation du côlon, d'alitement, et chez la personne âgée.
Les laxatifs ne doivent pas être utilisés de façon prolongée sans avis médical.
L'usage des laxatifs doit rester exceptionnel chez l'enfant.
Ce médicament contient du *sucre* (saccharose) en quantité notable.

Grossesse et allaitement

Ce médicament peut être utilisé pour traiter la constipation de la femme enceinte ou de celle qui allaite.

Mode d'emploi et posologie

Ce médicament peut être pris indifféremment avant ou après les repas.

Avaler les granulés sans les croquer avec un grand verre d'eau ou du potage. Éviter de les absorber en position allongée.
L'effet laxatif est obtenu après 2 ou 3 jours.

Posologie usuelle :
3 cuillères à café ou 1 sachet à chacun des principaux repas.

Conseils : Un échec du traitement peut être lié à la présence d'un *fécalome*, notamment chez la personne âgée.
Le traitement de la constipation chronique repose essentiellement sur des boissons abondantes, une alimentation riche en fibres et une activité physique régulière.

Effets indésirables possibles

Sensation de ballonnement.

Laboratoires Almirall SAS

SPAGULAX sorbitol

Laxatif de lest et laxatif osmotique

Présentation

SPAGULAX sorbitol : granulé (marron clair) ; boîte de 20 sachets de 10 g. Remb 35 % - **3,72 €**.

Composition

	p sachet
Ispaghul, tégument de la graine	5,6 g
Sorbitol	3,8 g

Dans quel cas ce médicament est-il prescrit ?

Ce médicament contient un *laxatif de lest* (ispaghul) et un *laxatif osmotique* (sorbitol). L'ispaghul est une substance naturelle qui n'est ni digérée ni absorbée. Elle s'imbibe d'eau et rend les selles plus volumineuses et moins fermes. Le sorbitol attire l'eau dans l'intestin.

Il est utilisé dans le *traitement symptomatique* de la constipation.

Contre-indications

Ce médicament ne doit pas être utilisé dans les cas suivants :
- maladie inflammatoire du côlon,
- occlusion intestinale ou affection prédisposant à une occlusion,
- douleurs abdominales de cause inconnue,
- *fécalome* (bouchon de selles).

Attention : Il est nécessaire de boire beaucoup d'eau, particulièrement en cas de dilatation du côlon, d'alitement, et chez la personne âgée.
En raison de la présence de sorbitol, des précautions sont nécessaires chez les personnes souffrant de calculs susceptibles d'obstruer les *voies biliaires*.
Les laxatifs ne doivent pas être utilisés de façon prolongée sans avis médical.

Grossesse et allaitement

Ce médicament peut être utilisé pour traiter la constipation de la femme enceinte ou de celle qui allaite.

Mode d'emploi et posologie

Ce médicament peut être pris avant ou après les repas. Chez les personnes atteintes de *colite*, le médicament est pris de préférence après les repas.

Avaler les granulés sans les croquer avec un grand verre d'eau ou du potage. Éviter de les absorber en position allongée.
L'effet laxatif est obtenu après 2 ou 3 jours.

Posologie usuelle :
1 sachet à chacun des principaux repas.

Conseils : Un échec du traitement peut être lié à la présence d'un *fécalome*, notamment chez la personne âgée.
Le traitement de la constipation chronique repose essentiellement sur des boissons abondantes, une alimentation riche en fibres et une activité physique régulière.

Effets indésirables possibles

Sensation de ballonnement.

Laboratoires Almirall SAS

SPANOR

Antibiotique : cycline

sur ordonnance

Ce médicament est un générique de VIBRAMYCINE (voir p. 1319).

SPASFON

Antispasmodique

Présentation

SPASFON : comprimé (rose) ; boîte de 30. Remb 35 % - **2,81 €**.
SPASFON : suppositoire ; boîte de 10. Remb 35 % - **2,86 €**.
SPASFON : solution injectable ; boîte de 6 ampoules de 4 ml. Remb 35 % - **3,56 €**.

Composition

	p cp	p suppos	p amp inj
Phloroglucinol	62,2 mg	150 mg	40 mg
Triméthylphloroglucinol	80 mg	150 mg	40 µg

Dans quel cas ce médicament est-il prescrit ?

Ce médicament est un *antispasmodique*. Il lutte contre les contractions anormales et douloureuses de l'intestin, des *voies biliaires*, des *voies* urinaires et de l'utérus.

Il est utilisé dans le traitement des spasmes douloureux d'origines digestive (*colites* spasmodiques), biliaire (coliques hépatiques), urologique (*coliques néphrétiques*) et gynécologique (règles douloureuses et contractions de l'utérus pendant la grossesse).

Attention : La solution injectable ne doit pas être mélangée avec un autre médicament dans la même seringue.

Grossesse et allaitement

Les données scientifiques actuellement disponibles n'ont pas mis en évidence de problème particulier lors de l'utilisation de ce médicament pendant la grossesse à la dose préconisée. Néanmoins, ne l'utilisez pas sans avis médical.

Les données actuellement disponibles ne permettent pas de savoir si ce médicament passe dans le lait maternel : il est déconseillé pendant l'allaitement sans avis médical.

Mode d'emploi et posologie

Le mode d'administration diffère selon les cas et l'intensité des troubles : la solution injectable agit en quelques minutes mais son effet est de courte durée ; les comprimés sont destinés à prendre le relais de la solution injectable, leur action dure plus longtemps ; les suppositoires peuvent être utilisés en cas de vomissement.
La solution injectable est administrée par *voie intramusculaire* ou *intraveineuse*.

Posologie usuelle :
Comprimé : 6 comprimés par jour.
Solution injectable : 1 à 3 ampoules par jour, en traitement d'attaque.
Suppositoire : 3 suppositoires par jour.

Conseils : En cas de *coliques néphrétiques*, il est généralement conseillé de boire abondamment entre les crises pour lutter contre la formation de calculs. Cependant, lors d'une crise, l'absorption de liquide doit être limitée afin de ne pas accroître la douleur.
En cas de contractions douloureuses de l'utérus au cours de la grossesse, le repos fait partie intégrante du traitement.
La solution injectable doit être conservée à l'abri de la lumière.

Effets indésirables possibles

Très rarement : *réaction allergique* cutanée.

Laboratoires Cephalon

SPASFON LYOC
Antispasmodique

Présentation

SPASFON-LYOC : *lyophilisat* oral (blanc) ; boîte de 10. Remb 35 % - **2,12 €**.

Composition

	p cp
Phloroglucinol hydraté	80 mg
Aspartam	+

Dans quel cas ce médicament est-il prescrit ?

Ce médicament est un *antispasmodique*. Il lutte contre les contractions anormales et douloureuses de l'intestin, des *voies biliaires*, des *voies* urinaires et de l'utérus.
Il est utilisé dans le traitement des spasmes douloureux d'origines digestive (*colites* spasmodiques), biliaire (coliques hépatiques), urologique (*coliques néphrétiques*) et gynécologique (règles douloureuses et contractions de l'utérus pendant la grossesse).

Contre-indications

Ce médicament ne doit pas être utilisé en cas de *phénylcétonurie* (présence d'aspartam).

Grossesse et allaitement

Les données scientifiques actuellement disponibles n'ont pas mis en évidence de problème particulier lors de l'utilisation de ce médicament pendant la grossesse à la dose préconisée. Néanmoins, ne l'utilisez pas sans avis médical.
Les données actuellement disponibles ne permettent pas de savoir si ce médicament passe dans le lait maternel : il est déconseillé pendant l'allaitement sans avis médical.

Mode d'emploi et posologie

Les *lyophilisats* peuvent être dissous dans un verre d'eau ou placés sous la langue pour avoir un effet plus rapide.

Posologie usuelle :
- Adulte : 2 lyophilisats à prendre au moment de la crise et à renouveler éventuellement en cas spasmes importants.
- Enfant : 1 lyophilisat dissous dans un verre d'eau, 2 fois par jour.

Conseils : En cas de *coliques néphrétiques*, il est généralement conseillé de boire abondamment entre les crises pour lutter contre la formation de calculs. Cependant, lors d'une crise, l'absorption de liquide doit être limitée afin de ne pas accroître la douleur.
En cas de contractions douloureuses de l'utérus au cours de la grossesse, le repos fait partie intégrante du traitement.

Effets indésirables possibles

Très rarement : *réaction allergique* cutanée.

Laboratoires Cephalon

SPASMAG
Élément minéral : magnésium

Présentation

SPASMAG : comprimé pour suspension buvable (arômes : citron, mirabelle) ; boîte de 42. Remb 35 % - **5,31 €**.
SPASMAG : solution buvable (arôme orange) ; boîte de 30 ampoules de 5 ml. Remb 35 % - **3,86 €**.
SPASMAG : gélule (bleu clair ; arôme orange) ; boîte de 60. Remb 35 % - **3,93 €**.

Composition

	par cp	p amp buv	p gél
Magnésium sulfate	1,2 g	1,2 g	419 mg
Levure Saccharomyces cerevisae	100 mg	100 mg	50 mg
soit Magnésium	118 mg	118 mg	59 mg
Aspartam			+

Dans quel cas ce médicament est-il prescrit ?

Ce médicament contient du magnésium associé à de la *levure* de bière. Le magnésium est un élément minéral indispensable au *métabolisme*.
Il est utilisé dans le traitement des *carences* en magnésium et en cas de symptômes pouvant évoquer un manque de magnésium : irritabilité, fatigue passagère, troubles mineurs du sommeil, *palpitations*, crampes musculaires, fourmillements.

Contre-indications

Ce médicament ne doit pas être utilisé dans les cas suivants :
- *insuffisance rénale* grave,
- enfant de moins de 6 ans (gélule),
- *phénylcétonurie* (gélule : présence d'aspartam).

Attention : En l'absence d'amélioration après un mois de traitement, consultez votre médecin.

Grossesse et allaitement

Ce médicament ne contient que des substances présumées sans danger pendant la grossesse ou l'allaitement. Néanmoins, ne l'utilisez pas de façon prolongée sans l'avis de votre pharmacien ou de votre médecin.

Mode d'emploi et posologie

Ce médicament est pris au cours de la journée, de préférence avant ou au cours des repas.

Les comprimés doivent être dissous dans un verre d'eau.

Les ampoules buvables doivent être agitées avant l'ouverture et diluées dans un peu d'eau.

Les gélules peuvent être avalées telles quelles avec un verre d'eau, ou être ouvertes et leur contenu mélangé à un liquide.

Posologie usuelle :

- Adulte : 3 comprimés ou 3 ampoules buvables ou 5 à 7 gélules par jour.
- Enfant : 1 à 3 comprimés, ou 1 à 3 ampoules, ou 1 à 7 gélules par jour, en fonction du poids.

Effets indésirables possibles

Diarrhée, douleurs abdominales.

Laboratoires Grimberg

SPASMINE comprimé

Phytothérapie

Présentation

SPASMINE : comprimé (marron) ; boîte de 30. Non remb.
SPASMINE : comprimé (marron) ; boîte de 60. Non remb.

Composition

	p cp
Valériane, extrait de racine	120 mg
Aubépine, poudre de sommité fleurie	100 mg
Lactose	+

Dans quel cas ce médicament est-il prescrit ?

Ce médicament contient des extraits de plantes à visée *sédative*.

Il est traditionnellement utilisé dans le *traitement symptomatique* de la nervosité, notamment en cas de troubles légers du sommeil.

Grossesse et allaitement

Ce médicament contient des plantes présumées sans danger pendant la grossesse ou l'allaitement. Néanmoins, par mesure de prudence, ne l'utilisez pas sans prendre l'avis de votre pharmacien ou de votre médecin.

Mode d'emploi et posologie

Les comprimés doivent être avalés avec un verre d'eau.

Posologie usuelle :

Nervosité :

- Adulte : 1 ou 2 comprimés, 1 à 3 fois par jour.
- Enfant de plus de 6 ans : 1 comprimé, 1 à 3 fois par jour.

Troubles du sommeil :

- Adulte : 2 à 4 comprimés au coucher.
- Enfant de plus de 6 ans : 1 à 2 comprimés le soir au coucher.

Conseils : Les médicaments ne sont pas la seule réponse aux troubles du sommeil : une meilleure hygiène de vie, une consommation modérée d'excitants (y compris les boissons alcoolisées...), l'insonorisation de la chambre ou le port de bouchons auriculaires (type boules Quies) permettent aussi d'améliorer la qualité du sommeil.

Laboratoires Jolly-Jatel

SPASMINE suppositoire enfant

Phytothérapie

Présentation

SPASMINE Enfant : suppositoire ; boîte de 10. Non remb.

Composition

	p suppos
Aubépine, extrait	80 mg
Valériane, extrait	100 mg

Dans quel cas ce médicament est-il prescrit ?

Ce médicament contient des extraits de plantes à visée *sédative*.

Il est traditionnellement utilisé dans le *traitement symptomatique* de la nervosité chez l'enfant, notamment en cas de troubles légers du sommeil.

Contre-indications

Ce médicament ne doit pas être utilisé en cas de lésion rectale récente.

Mode d'emploi et posologie

- Enfant de 30 mois à 10 ans : 1 suppositoire, 1 à 3 fois par jour.

Dans les troubles du sommeil, 1 suppositoire le soir au coucher.

Conseils : Les *sédatifs* ne sont pas la seule réponse aux troubles du sommeil ou aux troubles du comportement de l'enfant. L'avis d'un psychologue peut être nécessaire.

Effets indésirables possibles

Irritation anale.

Laboratoires Jolly-Jatel

SPASMOCALM

Antispasmodique

Ce médicament est un générique de SPASFON-LYOC (voir p. 1169).

SPASMODEX

Informations détaillées sur www.monvidal.com

SPASMOPRIV

Antispasmodique à visée digestive — sur ordonnance

Ce médicament est un générique de DUSPATALIN (voir p. 437).

SPASSIREX

Antispasmodique

Ce médicament est un générique de SPASFON-LYOC (voir p. 1169).

SPÉCIAFOLDINE 0,4 mg

Vitamine du groupe B

Présentation

SPÉCIAFOLDINE 0,4 mg : comprimé (jaune) ; boîte de 28. Remb 65 % - **3,51 €**.

Composition

	p cp
Acide folique (vitamine B9)	0,4 mg

Dans quel cas ce médicament est-il prescrit ?

Ce médicament contient de l'acide folique (*vitamine* B9), indispensable au *métabolisme*. La carence en acide folique est responsable de certaines formes d'*anémies*. Cette vitamine a également montré un intérêt, lorsqu'elle est prise avant et pendant le début de la grossesse, dans la prévention d'une anomalie grave du développement du système nerveux de l'embryon.

Il est utilisé chez les futures mamans afin de prévenir une malformation rare (spina bifida) de l'enfant à naître.

Interactions avec d'autres substances

Informez votre médecin si vous suivez un traitement contenant du phénobarbital, de la primidone ou de la phénytoïne.

Grossesse et allaitement

Ce médicament est destiné à être utilisé pendant la grossesse.

L'utilisation de ce médicament est possible pendant l'allaitement.

Mode d'emploi et posologie

1 comprimé par jour.

Le traitement doit être débuté au moins 1 mois avant la fécondation et poursuivi 8 semaines après.

Conseils : Il est très important de débuter le traitement avant la conception. Dans cet objectif, le traitement peut être commencé dès l'arrêt de la contraception ou dès que la décision d'avoir un enfant est prise. Ce médicament peut être pris de façon prolongée sans inconvénient.

Les aliments riches en acide folique sont les légumes verts, le foie et les rognons.

Effets indésirables possibles

Troubles digestifs.

Exceptionnellement : *réaction allergique* cutanée.

Laboratoires sanofi-aventis France

SPÉCIAFOLDINE 5 mg

Vitamine du groupe B

Présentation

SPÉCIAFOLDINE 5 mg : comprimé (jaune) ; boîte de 20. Remb 65 % - **2,14 €**.

Composition

	p cp
Acide folique (vitamine B9)	5 mg

Dans quel cas ce médicament est-il prescrit ?

Ce médicament contient de l'acide folique (*vitamine* B9), indispensable au *métabolisme*. La carence en acide folique est responsable de certaines formes d'*anémies*. Cette vitamine a également montré un intérêt, lorsqu'elle est prise avant et pendant le début de la grossesse, dans la prévention d'une anomalie grave du développement du système nerveux de l'embryon.

Il est utilisé :

- dans le traitement des *carences* en acide folique,
- avant et au cours de la grossesse pour prévenir une malformation rare de l'enfant à naître chez les femmes prédisposées à ce risque.

Interactions avec d'autres substances

Prévenez votre médecin si vous suivez un traitement contenant du phénobarbital, de la primidone ou de la phénytoïne.

Grossesse et allaitement

Ce médicament est destiné à être utilisé pendant la grossesse.

L'utilisation de ce médicament est possible pendant l'allaitement.

Mode d'emploi et posologie

1 à 3 comprimés par jour.

Future maman : 1 comprimé par jour, à prendre au moins 1 mois avant la conception et pendant les 3 premiers mois de la grossesse.

Conseils : Il est très important de débuter le traitement avant la conception. Dans cet objectif, le traitement peut être commencé dès l'arrêt de la contraception ou dès que la décision d'avoir un enfant est prise. Ce médicament peut être pris de façon prolongée sans inconvénient.

Les aliments riches en acide folique sont les légumes verts, le foie et les rognons.

Effets indésirables possibles

Troubles digestifs.

Exceptionnellement : *réaction allergique* cutanée.

Laboratoires sanofi-aventis France

SPÉDIFEN 200 mg

Anti-inflammatoire non stéroïdien

Présentation

SPÉDIFEN 200 mg : comprimé ; boîte de 20. Non remb.

Composition

	p cp
Ibuprofène	200 mg
Sodium	41 mg

Dans quel cas ce médicament est-il prescrit ?

Ce médicament est un *anti-inflammatoire* non stéroïdien (*AINS*). Il lutte contre la douleur et fait baisser la fièvre. Ses propriétés anti-inflammatoires se manifestent à forte dose.

Il est utilisé dans le traitement de la fièvre et de la douleur (maux de tête, douleurs dentaires, courbatures, règles douloureuses...).

Contre-indications

Ce médicament ne doit pas être utilisé dans les cas suivants :

- *antécédent* d'*allergie* ou d'*asthme* provoqué par la prise d'*AINS*, y compris l'aspirine ;
- *ulcère* de l'estomac ou du *duodénum* ;
- *insuffisance hépatique* grave ;
- *insuffisance rénale* grave ;

- *insuffisance cardiaque* grave ;
- *lupus érythémateux* disséminé ;
- **grossesse** (à partir du 6e mois).

Attention : Tout traitement prolongé ou *surdosage* d'*AINS* expose à des effets indésirables graves.
Certaines situations doivent conduire à ne poursuivre le traitement qu'après un avis médical :
- brûlures d'estomac importantes ou selles noires et nauséabondes pouvant traduire une irritation ou un saignement du tube digestif ;
- *éruption cutanée*, crise d'*asthme* ;
- fatigue inhabituelle et intense, ou baisse brutale et importante du volume des urines chez une personne souffrant d'*insuffisance cardiaque*, déshydratée ou traitée par *diurétique*.

L'utilisation des AINS est déconseillée chez l'enfant en cas de varicelle : ils pourraient augmenter le risque de complications infectieuses, exceptionnelles mais potentiellement graves.
Des précautions sont nécessaires en cas d'*antécédent* d'*ulcère* de l'estomac ou du *duodénum* ou de risque hémorragique, notamment digestif (maladie de *Crohn*, *rectocolite hémorragique*).
Certains médecins considèrent que les anti-inflammatoires peuvent diminuer l'efficacité des stérilets et exposer à un risque de grossesse non désirée. Ce risque est actuellement très controversé.
Conducteur : ce médicament peut être responsable, dans de rares cas, de vertiges ou de troubles de la vue.

Interactions avec d'autres substances

Ce médicament peut interagir avec d'autres médicaments, notamment :
- l'aspirine et les autres *anti-inflammatoires* non stéroïdiens (*AINS*) : risque d'augmentation des effets indésirables ;
- les *anticoagulants* et les *antiagrégants plaquettaires* : augmentation du risque hémorragique ;
- le lithium (TÉRALITHE, NEUROLITHIUM...) : augmentation du taux de lithium dans le sang ;
- le méthotrexate.

Informez par ailleurs votre médecin ou votre pharmacien en cas de traitement par un *diurétique*, un *inhibiteur de l'enzyme de conversion*, un *inhibiteur de l'angiotensine II*, un *bêtabloquant* ou un médicament contenant de la ciclosporine.

Grossesse et allaitement

Des effets néfastes pour l'enfant à naître ont été mis en évidence lorsque les *AINS* sont utilisés au cours des 4 derniers mois de la grossesse ; le risque existe même avec une seule prise et même si la grossesse est à terme. L'usage de ce médicament est contre-indiqué pendant cette période.
Pendant les 5 premiers mois, l'effet de ce médicament est mal connu : seul votre médecin peut évaluer le risque éventuel de son utilisation dans votre cas.
L'ibuprofène passe en quantité très faible dans le lait maternel : son utilisation ponctuelle, aux doses recommandées, est possible pendant l'allaitement.

Mode d'emploi et posologie

Afin de limiter la survenue de *troubles digestifs*, les comprimés sont pris (sans être croqués) au cours des repas avec un verre d'eau. Toutefois, en cas de douleurs aiguës, la prise à jeun assure un effet plus rapide.

Posologie usuelle :
- Adulte et enfant de plus de 40 kg (soit environ 12 ans) : 1 ou 2 comprimés, à renouveler si nécessaire toutes les 6 heures. Ne pas dépasser 6 comprimés par jour.

Conseils : Ne dépassez pas la *posologie* ni la durée de traitement préconisées par votre médecin ou votre pharmacien, afin de limiter les effets indésirables.

Effets indésirables possibles

Nausées, vomissements, *gastrite*.
Rarement :
- *ulcère* de l'estomac ou du *duodénum*, *hémorragie* du tube digestif (vomissements sanglants, selles noires, ou le plus souvent pertes de sang imperceptibles, responsables de l'apparition progressive d'une *anémie*) le plus souvent lors d'un traitement de longue durée ou à forte dose ;
- *réaction allergique* : *éruption cutanée*, démangeaisons, *œdème*, crise d'*asthme*, malaise avec chute brutale de la tension artérielle ;
- *vertiges*, maux de tête ;
- troubles de la vision nécessitant un examen ophtalmologique ;
- anomalie de la *numération formule sanguine*, augmentation des *transaminases*.

Laboratoires Zambon France

SPÉDIFEN 400 mg

Anti-inflammatoire non stéroïdien

Présentation

SPÉDIFEN 400 mg : comprimé ; boîte de 12. Non remb.

Composition

	p cp
Ibuprofène	400 mg
Saccharose	+
Sodium	83 mg

Dans quel cas ce médicament est-il prescrit ?

Ce médicament est un *anti-inflammatoire* non stéroïdien (*AINS*). Il lutte contre la douleur et fait baisser la fièvre. Ses propriétés anti-inflammatoires se manifestent à forte dose.
Il est utilisé dans le traitement de la fièvre et de la douleur (maux de tête, douleurs dentaires, courbatures, règles douloureuses...).

Contre-indications

Ce médicament ne doit pas être utilisé dans les cas suivants :
- *antécédent* d'*allergie* ou d'*asthme* provoqué par la prise d'*AINS*, y compris l'aspirine ;
- *ulcère* de l'estomac ou du *duodénum* ;
- *insuffisance hépatique* grave ;
- *insuffisance rénale* grave ;
- *insuffisance cardiaque* grave ;
- *lupus érythémateux* disséminé ;
- **grossesse** (à partir du 6e mois).

Attention : Tout traitement prolongé ou *surdosage* d'*AINS* expose à des effets indésirables graves.
Certaines situations doivent conduire à ne poursuivre le traitement qu'après un avis médical :
- brûlures d'estomac importantes ou selles noires et nauséabondes pouvant traduire une irritation ou un saignement du tube digestif ;

- *éruption cutanée*, crise d'*asthme* ;
- fatigue inhabituelle et intense, ou baisse brutale et importante du volume des urines chez une personne souffrant d'*insuffisance cardiaque*, déshydratée ou traitée par *diurétique*.

L'utilisation des AINS est déconseillée chez l'enfant en cas de varicelle : ils pourraient augmenter le risque de complications infectieuses, exceptionnelles mais potentiellement graves.

Des précautions sont nécessaires en cas d'*antécédent* d'*ulcère* de l'estomac ou du *duodénum* ou de risque hémorragique, notamment digestif (maladie de *Crohn*, *rectocolite hémorragique*).

Certains médecins considèrent que les anti-inflammatoires peuvent diminuer l'efficacité des stérilets et exposer à un risque de grossesse non désirée. Ce risque est actuellement très controversé.

Conducteur : ce médicament peut être responsable, dans de rares cas, de vertiges ou de troubles de la vue.

Interactions avec d'autres substances

Ce médicament peut interagir avec d'autres médicaments, notamment :
- l'aspirine et les autres *anti-inflammatoires* non stéroïdiens (*AINS*) : risque d'augmentation des effets indésirables ;
- les *anticoagulants* et les *antiagrégants plaquettaires* : augmentation du risque hémorragique ;
- le lithium (TÉRALITHE, NEUROLITHIUM...) : augmentation du taux de lithium dans le sang ;
- le méthotrexate.

Informez par ailleurs votre médecin ou votre pharmacien en cas de traitement par un *diurétique*, un *inhibiteur de l'enzyme de conversion*, un *inhibiteur de l'angiotensine II*, un *bêtabloquant* ou un médicament contenant de la ciclosporine.

Grossesse et allaitement

Des effets néfastes pour l'enfant à naître ont été mis en évidence lorsque les *AINS* sont utilisés au cours des 4 derniers mois de la grossesse ; le risque existe même avec une seule prise et même si la grossesse est à terme. L'usage de ce médicament est contre-indiqué pendant cette période.

Pendant les 5 premiers mois, l'effet de ce médicament est mal connu : seul votre médecin peut évaluer le risque éventuel de son utilisation dans votre cas.

L'ibuprofène passe en quantité très faible dans le lait maternel : son utilisation ponctuelle, aux doses recommandées, est possible pendant l'allaitement.

Mode d'emploi et posologie

Afin de limiter la survenue de *troubles digestifs*, ce médicament peut être pris au cours des repas. Toutefois, en cas de douleurs aiguës, la prise à jeun assure un effet plus rapide.

Les comprimés doivent être avalés tels quels avec un verre d'eau, sans être croqués.

Posologie usuelle :
- Adulte et enfant de plus de 30 kg (soit environ 11 ans) : 1 comprimé, à renouveler si nécessaire après un délai minimal de 6 heures, sans dépasser 3 comprimés par jour.

En l'absence d'avis médical, la durée du traitement doit être limitée à 5 jours en cas de douleur et 3 jours en cas de fièvre.

Conseils : Ce médicament peut être en accès libre dans certaines pharmacies ; néanmoins, n'hésitez pas à demander conseil à votre pharmacien.

Ce dosage à 400 mg est destiné à être utilisé lorsque l'ibuprofène à 200 mg est insuffisamment efficace. Il peut néanmoins être utilisé d'emblée dans le traitement des douleurs fortes.

Ne dépassez pas la *posologie* ni la durée de traitement préconisées par votre médecin ou votre pharmacien, afin de limiter les effets indésirables.

Effets indésirables possibles

Nausées, vomissements, *gastrite*.

Rarement :
- *ulcère* de l'estomac ou du *duodénum*, *hémorragie* du tube digestif (vomissements sanglants, selles noires, ou le plus souvent pertes de sang imperceptibles, responsables de l'apparition progressive d'une *anémie*) le plus souvent lors d'un traitement de longue durée ou à forte dose ;
- *réaction allergique* : *éruption cutanée*, démangeaisons, *œdème*, crise d'*asthme*, malaise avec chute brutale de la tension artérielle ;
- *vertiges*, maux de tête ;
- troubles de la vision nécessitant un examen ophtalmologique ;
- anomalie de la *numération formule sanguine*, augmentation des *transaminases*.

Laboratoires Zambon France

SPÉVIN

Informations détaillées sur www.monvidal.com

SPIFEN

Anti-inflammatoire non stéroïdien — sur ordonnance

Présentation

SPIFEN 400 mg : comprimé (blanc) ; boîte de 20. Liste II - Remb 65 % - **2,76 €**.

SPIFEN 400 mg : granulé pour solution buvable (arômes : menthe, anis) ; boîte de 20 sachets-dose. Liste II - Remb 65 % - **3,12 €**.

Composition

	p cp	p sachet
Ibuprofène	400 mg	400 mg
Saccharose	+	1,8 g
Sodium	83 mg	55 mg
Aspartam		+

Dans quel cas ce médicament est-il prescrit ?

Ce médicament est un *anti-inflammatoire* non stéroïdien (*AINS*). Il lutte contre l'*inflammation* et la douleur, fait baisser la fièvre et fluidifie le sang.

Il est utilisé dans :
- le traitement de la douleur et de la fièvre,
- le *traitement de la crise* de *migraine*.

Contre-indications

Ce médicament ne doit pas être utilisé dans les cas suivants :
- *antécédent* d'*allergie* ou d'*asthme* provoqué par la prise d'*AINS* ou d'aspirine,
- *ulcère* de l'estomac ou du *duodénum*,
- *insuffisance hépatique* ou *insuffisance rénale* graves,
- *insuffisance cardiaque* grave,
- *lupus érythémateux* disséminé,

– *phénylcétonurie* (granulé pour solution buvable : présence d'aspartam),
– **grossesse** (à partir du 6e mois).

Attention : Tout traitement prolongé ou *surdosage* d'*AINS* expose à des effets indésirables graves.

Certaines situations doivent conduire à ne poursuivre le traitement qu'après un avis médical :
– brûlures d'estomac importantes ou selles noires et nauséabondes pouvant traduire une irritation ou un saignement du tube digestif ;
– *éruption cutanée*, crise d'*asthme* ;
– fatigue inhabituelle et intense, ou baisse brutale et importante du volume des urines chez une personne souffrant d'*insuffisance cardiaque*, déshydratée ou traitée par *diurétique*.

L'utilisation des AINS est déconseillée chez l'enfant en cas de varicelle : ils pourraient augmenter le risque de complications infectieuses, exceptionnelles mais potentiellement graves.

Des précautions sont nécessaires chez la personne âgée ou en cas d'*antécédent* d'*ulcère* de l'estomac ou du *duodénum* ou de risque hémorragique, notamment digestif (maladie de *Crohn*, *rectocolite hémorragique*).

Certains médecins considèrent que les anti-inflammatoires peuvent diminuer l'efficacité des stérilets et exposer à un risque de grossesse non désirée. Ce risque est actuellement très controversé.

Conducteur : ce médicament peut être responsable, dans de rares cas, de vertiges ou de troubles de la vue.

Interactions avec d'autres substances

Ce médicament peut interagir avec d'autres médicaments, notamment :
– l'aspirine et les autres *anti-inflammatoires* non stéroïdiens (*AINS*) : risque d'augmentation des effets indésirables ;
– les *anticoagulants* et les *antiagrégants plaquettaires* : augmentation du risque hémorragique ;
– le lithium (TÉRALITHE, NEUROLITHIUM...) : augmentation du taux de lithium dans le sang ;
– le méthotrexate.

Informez par ailleurs votre médecin ou votre pharmacien en cas de traitement par un *diurétique*, un *inhibiteur de l'enzyme de conversion*, un *inhibiteur de l'angiotensine II*, un *bêtabloquant* ou un médicament contenant de la ciclosporine.

Grossesse et allaitement

Des effets néfastes pour l'enfant à naître ont été mis en évidence lorsque les *AINS* sont utilisés au cours des 4 derniers mois de la grossesse ; le risque existe même avec une seule prise et même si la grossesse est à terme. L'usage de ce médicament est contre-indiqué pendant cette période.

Pendant les 5 premiers mois, l'effet de ce médicament est mal connu : seul votre médecin peut évaluer le risque éventuel de son utilisation dans votre cas.

Ce médicament passe dans le lait maternel : par mesure de prudence, il est déconseillé pendant l'allaitement.

Mode d'emploi et posologie

Ce médicament est pris de préférence au milieu des repas afin de limiter les effets digestifs indésirables. Les prises doivent être espacées d'au moins 6 heures.

Le contenu des sachets doit être dissous dans un verre d'eau.

Posologie usuelle :
- Adulte et enfant de plus de 30 kg (environ 11 à 12 ans) :

– Douleur et fièvre : 1 comprimé ou 1 sachet, 1 à 3 fois par jour.
– *Traitement de la crise* de *migraine* : 1 comprimé ou 1 sachet, à prendre dès le début de la crise. Il est inutile de reprendre un comprimé ou un sachet si l'effet a été insuffisant. En revanche, si les symptômes réapparaissent, il est possible de prendre 1 comprimé ou 1 sachet supplémentaire en respectant un délai minimal de 8 heures entre les 2 prises.

Conseils : Les anti-inflammatoires ne sont pas des médicaments anodins. Du fait de la possibilité d'effets indésirables graves, ils ne doivent être utilisés que lorsqu'ils sont nécessaires, ce qui n'est pas le cas pour les affections rhumatismales peu douloureuses et les traumatismes bénins. Ce médicament vous a été prescrit dans une situation précise : ne le conseillez pas à un proche et ne le réutilisez pas sans avis médical.

Ne dépassez pas la *posologie* ni la durée de traitement prescrites par votre médecin.

La prise de ce médicament ne dispense pas de mesures habituelles permettant d'aider à faire céder la crise de *migraine* : s'allonger au calme dans une pièce sombre.

Effets indésirables possibles

Nausées, vomissements, *gastrite*.

Rarement :
– *ulcère* de l'estomac ou du *duodénum*, *hémorragie* du tube digestif (vomissements sanglants, selles noires, ou le plus souvent pertes de sang imperceptibles, responsables de l'apparition progressive d'une *anémie*) le plus souvent lors d'un traitement de longue durée ou à forte dose ;
– *réaction allergique* : *éruption cutanée*, démangeaisons, *œdème*, crise d'*asthme*, malaise avec chute brutale de la tension artérielle ;
– *vertiges*, maux de tête ;
– troubles de la vision nécessitant un examen ophtalmologique ;
– anomalie de la *numération formule sanguine*, augmentation des *transaminases*.

Laboratoires Zambon France

SPIRAMYCINE 3 M UI
Génériques

Antibiotique : macrolide — sur ordonnance

Les médicaments ci-dessous sont des génériques de ROVAMYCINE (voir p. 1120).

SPIRAMYCINE BIOGARAN 3 MUI : comprimé boîte de 10. Liste I - Remb 65 % - 9,65 €.
SPIRAMYCINE BIOGARAN 3 MUI : comprimé boîte de 16. Liste I - Remb 65 % - 15,12 €.
SPIRAMYCINE EG 3 MUI : comprimé boîte de 10. Liste I - Remb 65 % - 9,65 €.
SPIRAMYCINE EG 3 MUI : comprimé boîte de 16. Liste I - Remb 65 % - 15,12 €.
SPIRAMYCINE SANDOZ 3 MUI : comprimé boîte de 10. Liste I - Remb 65 % - 9,65 €.
SPIRAMYCINE SANDOZ 3 MUI : comprimé boîte de 16. Liste I - Remb 65 % - 15,12 €.

SPIRAMYCINE 0,75 UI MÉTRONIDAZOLE 125 mg Génériques

Antibiotiques : macrolide + imidazolé

sur ordonnance

Les médicaments ci-dessous sont des génériques de RODOGYL (voir p. 1117).

MISSILOR 750 000 UI/125 mg : comprimé *(lactose, sodium)* boîte de 20. Liste I - Remb 65 % - 7,08 €.

SPIRAMYCINE METRONIDAZOLE ARROW 750 000 UI/125 mg : comprimé boîte de 20. Liste I - Remb 65 % - 7,08 €.

SPIRAMYCINE METRONIDAZOLE BIOGARAN 750 000 UI/125 mg : comprimé boîte de 20. Liste I - Remb 65 % - 7,08 €.

SPIRAMYCINE METRONIDAZOLE EG 750 000 UI/125 mg : comprimé boîte de 20. Liste I - Remb 65 % - 7,08 €.

SPIRAMYCINE METRONIDAZOLE MERCK 750 000 UI/125 mg : comprimé boîte de 20. Liste I - Remb 65 % - 7,08 €.

SPIRAMYCINE METRONIDAZOLE TEVA 750 000 UI/125 mg : comprimé boîte de 20. Liste I - Remb 65 % - 7,08 €.

SPIRAMYCINE 1,5 M UI MÉTRONIDAZOLE 250 mg Génériques

Antibiotiques : macrolide + imidazolé

sur ordonnance

Les médicaments ci-dessous sont des génériques de BIRODOGYL (voir p. 212).

BI MISSILOR 1,5 MUI/250 mg : comprimé boîte de 10. Liste I - Remb 65 % - 6,74 €.

SPIRAMYCINE METRONIDAZOLE ARROW 1,5 MUI/250 mg : comprimé boîte de 10. Liste I - Remb 65 % - 6,74 €.

SPIRAMYCINE METRONIDAZOLE BIOGARAN 1,5 MUI/250 mg : comprimé boîte de 10. Liste I - Remb 65 % - 6,74 €.

SPIRAMYCINE METRONIDAZOLE EG 1,5 MUI/250 mg : comprimé boîte de 10. Liste I - Remb 65 % - 6,74 €.

SPIRAMYCINE METRONIDAZOLE MERCK 1,5 MUI/250 mg : comprimé boîte de 10. Liste I - Remb 65 % - 6,74 €.

SPIRAMYCINE METRONIDAZOLE QUALIMED 1,5 MUI/250 mg : comprimé boîte de 10. Liste I - Remb 65 % - 6,74 €.

SPIRAMYCINE METRONIDAZOLE RANBAXY 1,5 MUI/250 mg : comprimé boîte de 10. Liste I - Remb 65 % - 6,74 €.

SPIRAMYCINE METRONIDAZOLE RATIOPHARM 1,5 MUI/250 mg : comprimé boîte de 10. Liste I - Remb 65 % - 6,74 €.

SPIRAMYCINE METRONIDAZOLE SANDOZ 1,5 MUI/250 mg : comprimé boîte de 10. Liste I - Remb 65 % - 6,74 €.

SPIRAMYCINE METRONIDAZOLE TEVA 1,5 MUI/250 mg : comprimé boîte de 10. Liste I - Remb 65 % - 6,74 €.

SPIRAMYCINE METRONIDAZOLE TORLAN 1,5 MUI/250 mg : comprimé boîte de 10. Liste I - Remb 65 % - 6,74 €.

SPIRAMYCINE METRONIDAZOLE WINTHROP 1,5 MUI/250 mg : comprimé *(sorbitol)* boîte de 10. Liste I - Remb 65 % - 6,74 €.

SPIRAMYCINE/METRONIDAZOLE ZYDUS 1,5 MUI/250 mg : comprimé boîte de 10. Liste I - Remb 65 % - 6,74 €.

SPIRIVA

Antiasthmatique

sur ordonnance

Présentation

SPIRIVA : poudre pour inhalation en gélule ; boîte de 30 gélules avec dispositif pour *inhalation* Handihaler. Liste I - Remb 65 % - **40,76 €.**

Composition

	p gél
Tiotropium	18 µg

Dans quel cas ce médicament est-il prescrit ?

Ce médicament est un bronchodilatateur de la famille des anticholinergiques (*atropiniques*). Il agit localement contre la contraction anormale des muscles de la paroi des bronches. Son action est rapide (quelques minutes) et se poursuit plusieurs jours.

Il est utilisé dans le traitement continu de la *bronchite chronique* de type obstructif (*BPCO*), c'est-à-dire associée à un rétrécissement du diamètre des bronches.

Attention : Lorsque les doses habituellement efficaces deviennent insuffisantes et que les difficultés respiratoires s'accentuent, un traitement complémentaire (par *corticoïde* ou *antibiotique*) est nécessaire.

Des précautions sont nécessaires chez les personnes souffrant d'un *adénome de la prostate*, de *glaucome* à angle fermé ou d'un rétrécissement du col de la vessie.

Ce médicament, s'il est projeté accidentellement dans l'œil, peut provoquer un *glaucome* aigu chez les personnes prédisposées.

Grossesse et allaitement

L'effet de ce médicament pendant la grossesse ou l'allaitement est mal connu. Par prudence, son usage est déconseillé chez la femme enceinte ou chez celle qui allaite.

Mode d'emploi et posologie

Ouvrir le capuchon protecteur et l'embout buccal. Placer une gélule dans la chambre centrale de l'inhalateur. Refermer l'embout buccal. Appuyer sur le bouton perforateur (bouton vert) puis relâcher. La gélule est ouverte et la poudre est prête à être inhalée. Expirer profondément puis placer l'embout buccal à l'entrée de la bouche et inspirer.

L'*inhalation* doit être faite au cours d'une inspiration profonde, précédée d'une expiration forcée. Il est ensuite nécessaire de retenir sa respiration quelques instants.

Posologie usuelle :

- Adulte de plus de 18 ans : inhaler le contenu d'une gélule, 1 fois par jour, de préférence à heure fixe.

Conseils : Lisez attentivement la notice du médicament avant son emploi.

N'hésitez pas à demander une démonstration du maniement de cet appareil à votre médecin ou votre pharmacien.

Pensez à nettoyer l'appareil d'inhalation avec de l'eau une fois par mois. Le capuchon de protection permet d'éviter l'inhalation accidentelle de poussières ou de corps étrangers qui pourraient se déposer dans l'embout en l'absence de protection ; veillez à le remettre en place après chaque inhalation.

Effets indésirables possibles

Très fréquent : sécheresse de la bouche.

Fréquents : constipation, *candidose*, *sinusite*, mal de gorge, saignement de nez.

Peu fréquents : *réaction allergique*, *tachycardie*, *palpitations*, troubles urinaires.

Comme pour tout produit inhalé, la prise de ce médicament peut provoquer une aggravation paradoxale des difficultés respiratoires : dans ce cas, ne poursuivez pas le traitement sans avis médical.

Laboratoires Boehringer Ingelheim France

SPIROCTAN

Informations détaillées sur www.monvidal.com

SPIROCTAZINE

Informations détaillées sur www.monvidal.com

SPIROLEPT

Informations détaillées sur www.monvidal.com

SPIRONOLACTONE 50 mg Génériques

Diurétique — sur ordonnance

Les médicaments ci-dessous sont des génériques de ALDACTONE (voir p. 90).

PRACTON 50 mg : comprimé sécable *(lactose, potassium)* boîte de 30. Liste II - Remb 65 % - 5,15 €.
PRACTON 50 mg : comprimé sécable *(lactose, potassium)* boîte de 90. Liste II - Remb 65 % - 14,37 €.
SPIRONOLACTONE ARROW 50 mg : comprimé sécable *(lactose)* boîte de 30. Liste II - Remb 65 % - 5,15 €.
SPIRONOLACTONE BIOGARAN 50 mg : comprimé sécable *(lactose)* boîte de 30. Liste II - Remb 65 % - 5,15 €.
SPIRONOLACTONE BIOGARAN 50 mg : comprimé sécable *(lactose)* boîte de 90. Liste II - Remb 65 % - 14,37 €.
SPIRONOLACTONE EG 50 mg : comprimé *(lactose)* boîte de 90. Liste II - Remb 65 % - 14,37 €.
SPIRONOLACTONE EG 50 mg : comprimé *(lactose)* boîte de 30. Liste II - Remb 65 % - 5,15 €.
SPIRONOLACTONE RPG 50 mg : comprimé sécable *(lactose, potassium)* boîte de 30. Liste II - Remb 65 % - 5,15 €.
SPIRONOLACTONE TEVA 50 mg : comprimé sécable *(lactose, potassium)* boîte de 30. Liste II - Remb 65 % - 5,15 €.
SPIRONOLACTONE TEVA 50 mg : comprimé sécable *(lactose, potassium)* boîte de 90. Liste II - Remb 65 % - 14,41 €.
SPIRONOLACTONE WINTHROP 50 mg : comprimé sécable *(lactose, potassium)* boîte de 30. Liste II - Remb 65 % - 5,15 €.

SPIRONOLACTONE 75 mg Génériques

Diurétique — sur ordonnance

Les médicaments ci-dessous sont des génériques de ALDACTONE (voir p. 90).

PRACTON 75 mg : comprimé sécable *(lactose, potassium)* boîte de 30. Liste II - Remb 65 % - 6,92 €.
PRACTON 75 mg : comprimé sécable *(lactose, potassium)* boîte de 90. Liste II - Remb 65 % - 19,67 €.
SPIRONOLACTONE ARROW 75 mg : comprimé sécable *(lactose, potassium)* boîte de 30. Liste II - Remb 65 % - 6,92 €.
SPIRONOLACTONE BIOGARAN 75 mg : comprimé sécable *(lactose, potassium)* boîte de 30. Liste II - Remb 65 % - 6,92 €.
SPIRONOLACTONE EG 75 mg : comprimé sécable *(lactose)* boîte de 30. Liste II - Remb 65 % - 6,92 €.
SPIRONOLACTONE EG 75 mg : comprimé sécable *(lactose)* boîte de 90. Liste II - Remb 65 % - 19,67 €.
SPIRONOLACTONE G GAM 75 mg : comprimé sécable *(lactose, polacriline potassique)* boîte de 30. Liste II - Remb 65 % - 6,92 €.
SPIRONOLACTONE MERCK 75 mg : comprimé *(lactose, potassium)* boîte de 30. Liste II - Remb 65 % - 6,92 €.
SPIRONOLACTONE RATIOPHARM 75 mg : comprimé sécable *(lactose)* boîte de 30. Liste II - Remb 65 % - 6,92 €.
SPIRONOLACTONE RPG 75 mg : comprimé sécable *(lactose, potassium)* boîte de 30. Liste II - Remb 65 % - 6,92 €.
SPIRONOLACTONE SANDOZ 75 mg : comprimé sécable *(lactose, potassium)* boîte de 30. Liste II - Remb 65 % - 6,92 €.
SPIRONOLACTONE TEVA 75 mg : comprimé sécable *(lactose, polyméthylacrylate de potassium)* boîte de 30. Liste II - Remb 65 % - 6,92 €.
SPIRONOLACTONE TEVA 75 mg : comprimé sécable *(lactose, polyméthylacrylate de potassium)* boîte de 90. Liste II - Remb 65 % - 19,67 €.
SPIRONOLACTONE WINTHROP 75 mg : comprimé sécable *(lactose, potassium)* boîte de 30. Liste II - Remb 65 % - 6,92 €.
SPIRONONE 75 mg : comprimé sécable *(lactose, potassium)* boîte de 30. Liste II - Remb 65 % - 6,92 €.

SPIRONOLACTONE ALTIZIDE 25 mg/15 mg Génériques

Diurétiques associés — sur ordonnance

Les médicaments ci-dessous sont des génériques de ALDACTAZINE (voir p. 89).

ALTIZIDE SPIRONOLACTONE RPG 15 mg/25 mg : comprimé sécable *(lactose)* boîte de 30. Liste II - Remb 65 % - 4,17 €.
PRACTAZIN : comprimé sécable *(lactose, potassium)* boîte de 15. Liste II - Remb 65 % - 2,37 €.
PRACTAZIN : comprimé sécable *(lactose, potassium)* boîte de 30. Liste II - Remb 65 % - 4,17 €.
PRACTAZIN : comprimé sécable *(lactose, potassium)* boîte de 90. Liste II - Remb 65 % - 11,42 €.
SPIRONOLACTONE ALTIZIDE ARROW 25 mg/15 mg : comprimé sécable *(lactose anhydre, potassium)* boîte de 30. Liste II - Remb 65 % - 4,17 €.
SPIRONOLACTONE ALTIZIDE BIOGARAN 25 mg/15 mg : comprimé sécable *(lactose, potassium)* boîte de 30. Liste II - Remb 65 % - 4,17 €.
SPIRONOLACTONE ALTIZIDE BIOGARAN 25 mg/15 mg : comprimé sécable *(lactose, potassium)* boîte de 90. Liste II - Remb 65 % - 11,45 €.
SPIRONOLACTONE ALTIZIDE EG 25 mg/15 mg : comprimé *(lactose, polyméthylacrylate de potassium)* boîte de 30. Liste II - Remb 65 % - 4,17 €.
SPIRONOLACTONE ALTIZIDE EG 25 mg/15 mg : comprimé *(lactose, polyméthylacrylate de potassium)* boîte de 90. Liste II - Remb 65 % - 11,42 €.
SPIRONOLACTONE ALTIZIDE MERCK 25 mg/15 mg : comprimé sécable *(lactose)* boîte de 30. Liste II - Remb 65 % - 4,17 €.
SPIRONOLACTONE ALTIZIDE SANDOZ 25 mg/15 mg : comprimé sécable *(lactose, polyméthylacrylate de potassium)* boîte de 30. Liste II - Remb 65 % - 4,17 €.

SPIRONOLACTONE ALTIZIDE TEVA 25 mg/15 mg : comprimé sécable *(lactose, polyméthylacrylate de potassium)* boîte de 30. Liste II - Remb 65 % - 4,17 €.
SPIRONOLACTONE ALTIZIDE TEVA 25 mg/15 mg : comprimé sécable *(lactose, polyméthylacrylate de potassium)* boîte de 90. Liste II - Remb 65 % - 11,42 €.
SPIRONOLACTONE ALTIZIDE WINTHROP 25 mg/15 mg : comprimé sécable *(lactose, potassium)* boîte de 30. Liste II - Remb 65 % - 4,17 €.

SPIRONONE

Diurétique — sur ordonnance

Ce médicament est un générique de ALDACTONE (voir p. 90).

SPLÉNOCARBINE

Informations détaillées sur www.monvidal.com

SPORANOX

Antifongique — sur ordonnance

Présentation

SPORANOX 100 mg : gélule (bleu et rose) ; boîte de 30. Liste I, *médicament à prescription restreinte* - Remb 65 % - **84,84 €**.

Composition

	p gél
Itraconazole	100 mg

Dans quel cas ce médicament est-il prescrit ?

C'est un *antifongique* de la famille des triazolés.

Il est utilisé pour traiter certaines *mycoses* graves ou résistantes.

Contre-indications

Ce médicament ne doit pas être utilisé dans les cas suivants :
- en association avec certains *hypolipidémiants* de la famille des statines, ou avec les médicaments contenant une des substances suivantes : ébastine, mizolastine, cisapride, bépridil, pimozide, triazolam ;
- **allaitement**.

Attention : Certains *symptômes* peuvent faire penser à une *hépatite* médicamenteuse : fièvre ou fatigue anormale, démangeaisons, jaunisse, selles décolorées ou urines très foncées. Cessez le traitement en attendant l'avis de votre médecin. Pour détecter précocement une atteinte du foie, une analyse de sang avec dosage des *transaminases* est souvent prescrite par le médecin avant et pendant le traitement.
Une contraception efficace est nécessaire chez la femme susceptible de procréer.
En cas de fourmillements persistants des extrémités, pouvant traduire une toxicité du médicament pour les nerfs, prévenez votre médecin.
La prise de médicaments diminuant l'acidité de l'estomac peut diminuer l'absorption de l'itraconazole. Dans ce cas, il est recommandé de prendre ce médicament avec un verre de Coca-cola (ou autre soda au cola) et de prendre l'avis de votre médecin.
Des précautions sont nécessaires en cas d'*insuffisance rénale* ou d'*insuffisance hépatique* grave.

Interactions avec d'autres substances

Ce médicament ne doit pas être associé :
- à un médicament contenant une des substances suivantes : cisapride, ébastine, mizolastine, bépridil, pimozide : risque de *troubles du rythme cardiaque* ;
- au triazolam : forte augmentation de l'effet sédatif de ce médicament ;
- avec certains *hypolipidémiants* de la famille des statines (simvastatine, cérivastatine, atorvastatine) : risque de lésions musculaires.

Il peut interagir avec la buspirone, le midazolam, la phénytoïne, la quinidine, le sildénafil, le tacrolimus, la toltérodine et certaines chimiothérapies anticancéreuses.

Informez par ailleurs votre médecin ou votre pharmacien si vous prenez un *anticoagulant* oral, un *inhibiteur calcique*, un médicament contenant de la ciclosporine, de la rifampicine, de la digoxine ou de l'hydroquinidine.

Grossesse et allaitement

Quelques cas de malformations chez l'animal ont été rapportés. En l'absence de données dans l'espèce humaine, ce médicament est déconseillé pendant la grossesse.

L'itraconazole passe dans le lait maternel. L'administration de cisapride (PREPULSID) chez le *nourrisson* allaité peut conduire à une interaction médicamenteuse et ne permet pas l'allaitement.

Mode d'emploi et posologie

Ce médicament doit être pris immédiatement après un repas. Les gélules doivent être avalées sans être ouvertes, avec un verre d'eau.

Posologie usuelle :
- Adulte : elle est variable selon la nature des indications, par exemple :
- *kératite* : 2 gélules par jour pendant 21 jours ;
- *dermatophyties* cutanées : 1 gélule par jour pendant 15 à 30 jours ;
- autres mycoses graves : de 200 mg à 400 mg par jour, selon la sévérité de l'infection.

Conseils : Conditions particulières de délivrance :
Ce médicament est un *médicament à prescription restreinte* : il doit obligatoirement être prescrit pour la première fois par un médecin hospitalier.

Effets indésirables possibles

Troubles digestifs : nausées, constipation, douleurs abdominales.

Plus rarement : *réactions allergiques*, troubles des règles, *vertiges*.

Augmentation des *transaminases*, *hépatite* (exceptionnelle).

Laboratoires Janssen-Cilag

SPORILINE

Informations détaillées sur www.monvidal.com

SPORTENINE
Homéopathie

Présentation
SPORTENINE : comprimé à croquer (arôme citron) ; boîte de 22. Non remb.

Composition

	p cp
Arnica montana 9 CH	6,67 mg
Sarcolacticum acidum 3 CH	6,67 mg
Zincum oxydatum 3 CH	6,67 mg
Lactose	+

Dans quel cas ce médicament est-il prescrit ?
Ce médicament est un *complexe* (association) de composants homéopathiques.
Il est utilisé en cas de crampes, courbatures, fatigue musculaire lors d'efforts sportifs ou de surmenage physique.

Grossesse et allaitement
Aux *dilutions homéopathiques*, les substances contenues dans ce médicament ne sont pas connues pour être toxiques pendant la grossesse ou l'allaitement.

Mode d'emploi et posologie
Les comprimés doivent être croqués à distance des repas.
Les comprimés ne sont pas adaptés à l'enfant de moins de 6 ans. En effet, ils risquent d'obstruer les voies respiratoires si l'enfant déglutit mal et que le comprimé passe dans la trachée (fausse route).

Posologie usuelle :
Prendre 1 comprimé la veille ou juste avant l'épreuve sportive, puis 1 comprimé toutes les heures pendant l'effort musculaire. Après l'effort, prendre 1 comprimé toutes les heures jusqu'à amélioration.
Ne pas dépasser 10 comprimés par jour.

Laboratoires Boiron

SPOTOF
Antifibrinolytique — sur ordonnance

Ce médicament est un générique de EXACYL (voir p. 494).

SPRAY-PAX
Informations détaillées sur www.monvidal.com

SPRÉGAL
Informations détaillées sur www.monvidal.com

SRILANE
Antalgique à usage local

Présentation
SRILANE : crème ; tube de 60 g. Non remb.

Composition

	p 100 g
Idrocilamide	5 g

Dans quel cas ce médicament est-il prescrit ?
Cette crème contient un myorelaxant (relaxant musculaire).
Elle est utilisée en massage dans le traitement local des contractures musculaires douloureuses (*lombalgie*) et des entorses et contusions.

Contre-indications
Cette crème ne doit pas être utilisée dans les cas suivants :
- en application sur la peau lésée (*eczéma*, brûlure, plaie...) ;
- enfant de moins de 15 ans.

Grossesse et allaitement
L'effet de ce médicament pendant la grossesse ou l'allaitement est mal connu. L'évaluation du risque éventuel lié à son utilisation est individuelle : demandez conseil à votre pharmacien ou à votre médecin.

Mode d'emploi et posologie
Appliquer par un massage doux et prolongé.

Posologie usuelle :
- Adulte : 1 à 3 applications par jour.

Conseils : Pensez à vous laver les mains après l'application pour éviter tout contact avec les yeux et les *muqueuses*.

Effets indésirables possibles
Allergie cutanée (éruption de boutons, démangeaisons...) imposant l'arrêt du traitement ; à ne pas confondre avec une rougeur au point d'application due au médicament.

Laboratoires Merck Lipha Santé SAS

STABLON
Antidépresseur — sur ordonnance

Présentation
STABLON 12,5 mg : comprimé (blanc) ; boîte de 30. Liste I - Remb 65 % - **10,35 €**.

Composition

	p cp
Tianeptine sodique	12,5 mg

Dans quel cas ce médicament est-il prescrit ?
Ce médicament est un *antidépresseur*.
Il est utilisé dans le traitement des *états dépressifs*.

Contre-indications
Ce médicament ne doit pas être utilisé dans les cas suivants :
- enfant de moins de 15 ans,
- en association avec les *IMAO*.

Attention : Des précautions sont nécessaires chez la personne âgée et en cas d'*insuffisance rénale*.
Une prise prolongée de ce médicament, surtout à doses importantes, peut provoquer une dépendance. Ce risque de dépendance est accru chez les personnes ayant déjà présenté une dépendance à d'autres médicaments, substances ou à l'alcool.
Il est préférable d'arrêter le traitement progressivement en diminuant la posologie ou en espaçant les prises pour éviter les effets indésirables transitoires, observés en cas d'interruption brutale.

En cas d'intervention chirurgicale programmée, prévenez l'anesthésiste de la prise de ce médicament.
Si vous devez conduire ou utiliser une machine dangereuse, assurez-vous préalablement que ce médicament n'altère pas votre vigilance.

Interactions avec d'autres substances

Ce médicament peut interagir avec les *IMAO* non sélectifs et avec les médicaments contenant de la miansérine.

Grossesse et allaitement

L'effet de ce médicament pendant la grossesse est mal connu : seul votre médecin peut évaluer le risque éventuel de son utilisation dans votre cas.

Ce médicament passe dans le lait maternel : l'allaitement est déconseillé.

Mode d'emploi et posologie

Ce médicament est pris au début des principaux repas.

Posologie usuelle :

- Adulte : 1 comprimé, 3 fois par jour (matin, midi et soir).

Conseils : L'efficacité des *antidépresseurs* n'est généralement pas immédiate. Un délai pouvant atteindre plusieurs semaines est parfois nécessaire pour que les effets bénéfiques se fassent sentir. Les effets indésirables éventuels apparaissant en début de traitement ne doivent pas vous conduire à l'arrêter prématurément.
Chez la personne souffrant de dépression, un état anxieux peut apparaître ou être majoré en début de traitement ; un *anxiolytique* est parfois prescrit de manière temporaire par le médecin pour prévenir ou traiter ces manifestations.
Lorsque les *symptômes* de la *dépression* ont disparu, le traitement doit absolument être poursuivi pendant la durée prescrite afin de consolider la guérison. Un arrêt prématuré exposerait à une rechute. La durée d'un traitement antidépresseur est rarement inférieure à 6 mois.

Effets indésirables possibles

Rarement : *troubles digestifs*, sécheresse de la bouche, diminution de l'appétit, fatigue, cauchemars, insomnie ou au contraire somnolence, *troubles du rythme cardiaque*, *vertiges*, maux de tête, malaise, bouffées de chaleur, tremblements, gêne respiratoire, boule dans la gorge, douleurs musculaires.

Abus ou dépendance, plus particulièrement chez les personnes ayant présenté une dépendance à l'alcool.

Laboratoires Servier

STAGID

Antidiabétique oral — sur ordonnance

Présentation

STAGID : comprimé sécable (jaune) ; boîte de 30. Liste I - Remb 65 % - **4,25 €**.
STAGID : comprimé sécable (jaune) ; boîte de 100. Liste I - Remb 65 % - **11,44 €**.

Composition

	p cp
Metformine embonate	700 mg
soit Metformine	280 mg

Dans quel cas ce médicament est-il prescrit ?

Cet *antidiabétique* oral appartient à la famille des biguanides. Il permet de diminuer l'excès de *sucre* dans le sang sans pour autant favoriser la sécrétion d'*insuline*, contrairement aux *sulfamides hypoglycémiants*.

Il est utilisé dans le traitement du *diabète* de type 2 lorsque le régime alimentaire et l'exercice physique sont insuffisants pour contrôler le diabète.

Il peut être utilisé seul ou en association avec d'autres antidiabétiques oraux ou avec l'insuline.

Contre-indications

Ce médicament ne doit pas être utilisé dans les cas suivants :
- *acidocétose* ;
- *insuffisance rénale*, maladie aiguë pouvant provoquer une insuffisance rénale (voir Attention) ;
- *insuffisance hépatique* grave, état d'ivresse ;
- *insuffisance cardiaque* ou *respiratoire* ;
- *infarctus du myocarde* récent ;
- **allaitement**.

Attention : Ce médicament expose à un risque de complication exceptionnelle et grave : l'*acidose lactique*. Celle-ci est favorisée par la présence d'une *insuffisance rénale*, même modérée, ou d'une *insuffisance hépatique* grave. Toute insuffisance rénale préexistante ou apparaissant sous traitement (notamment chez la personne âgée qui se déshydrate) contre-indique l'utilisation ou la poursuite de la prise de ce médicament. Une autre circonstance peut favoriser l'acidose lactique chez le diabétique : la consommation excessive d'alcool, surtout si elle survient à jeun.
Certaines situations peuvent contribuer à augmenter la *glycémie* : infection, prise de médicaments, stress.
En cas d'apparition d'une sensation de malaise général, consultez rapidement votre médecin.
Des analyses de sang régulières sont nécessaires pendant le traitement.
En cas d'examen radiologique nécessitant l'administration de produits de contraste par *voie* intraveineuse ou en cas d'intervention chirurgicale, le traitement doit être interrompu puis repris au minimum 48 heures après.

Interactions avec d'autres substances

Certains médicaments sont susceptibles de faire varier le taux de sucre dans le sang et de déséquilibrer la *glycémie*. Ainsi, l'association de ce médicament avec les *corticoïdes*, les antiasmathiques bronchodilatateurs, les *diurétiques* ou les *inhibiteurs de l'enzyme de conversion* peut nécessiter un contrôle plus fréquent de la glycémie, voire une modification de la *posologie* de la metformine.

Grossesse et allaitement

Un *diabète* mal équilibré peut être néfaste pour l'enfant à naître. Un désir de grossesse nécessite le remplacement de ce médicament par de l'*insuline* et une surveillance médicale renforcée. Si une grossesse survient alors que vous êtes encore sous traitement *antidiabétique* oral, consultez rapidement votre médecin pour un passage à l'insuline injectable.

Les données disponibles ne permettent pas de savoir si ce médicament passe dans le lait maternel ; un choix est donc nécessaire entre l'allaitement et la prise du médicament. Cette décision devra être prise en accord avec votre médecin.

Mode d'emploi et posologie

Les prises sont réparties dans la journée, au cours ou à la fin des repas.

Posologie usuelle :

- Adulte : la dose initiale est de 3 comprimés par jour ; la *posologie* est ensuite adaptée par votre médecin en fonction des résultats des analyses de sang.

Conseils : Ce médicament, utilisé seul, n'expose pas au risque d'*hypoglycémie*.

Le *diabète* peut diminuer la sensibilité des pieds à la douleur et favoriser les infections. Des plaies profondes peuvent se développer : une hygiène rigoureuse, un examen régulier des pieds et des chaussures confortables limitent ce risque.

Le régime du diabétique ne consiste pas seulement à contrôler la prise de *glucides* (*sucres*, pain, pâtes...) : demandez conseil à votre médecin.

Une activité physique régulière a une place importante dans le traitement du diabète : 30 à 60 minutes, trois fois par semaine sont recommandés, en privilégiant les activités d'endurance (marche, jogging, natation, vélo...).

Pesez-vous régulièrement et signalez toute variation rapide de poids à votre médecin.

Effets indésirables possibles

Fréquemment en début de traitement : nausées, vomissements, diarrhées, douleurs abdominales, perte de l'appétit. Ces troubles disparaissent généralement avec la poursuite du traitement.

Sensation de goût métallique dans la bouche, rougeur cutanée.

Exceptionnellement : *acidose lactique* (voir Attention).

Laboratoires Merck Lipha Santé SAS

STAGO

Informations détaillées sur www.monvidal.com

STALEVO

Antiparkinsonien dopaminergique — **sur ordonnance**

Présentation

STALEVO 50 mg/12,5 mg/200 mg : comprimé (rond, brun rouge ou gris rouge) ; boîte de 100. Liste I - Remb 65 % - **94,05 €**.

STALEVO 100 mg/25 mg/200 mg : comprimé (ovale, brun rouge ou gris rouge) ; boîte de 100. Liste I - Remb 65 % - **97,61 €**.

STALEVO 150 mg/37,5 mg/200 mg : comprimé (oblong, brun rouge ou gris rouge) ; boîte de 100. Liste I - Remb 65 % - **102,35 €**.

Composition

	p cp	p cp	p cp
Lévodopa	50 mg	12,5 mg	200 mg
Carbidopa	100 mg	25 mg	200 mg
Entacapone	150 mg	37,5 mg	200 mg

Dans quel cas ce médicament est-il prescrit ?

Ce médicament est un *antiparkinsonien* qui appartient à la famille des *dopaminergiques*. Il vise à combler le déficit en *dopamine* dans certaines zones du cerveau, responsable des troubles caractéristiques de la maladie de *Parkinson*. Il contient de la lévodopa (ou L-dopa) qui se transforme en dopamine dans le cerveau et de la carbidopa et l'entacapone qui stabilisent l'effet de la lévodopa en empêchant sa dégradation.

Il est utilisé dans le traitement de la maladie de Parkinson, chez les malades qui ne peuvent pas être stabilisés par la lévodopa associée à la carbidopa ou au bensérazide seuls, particulièrement chez ceux qui souffrent des fluctuations de fin de doses (effet on-off).

Contre-indications

Ce médicament ne doit pas être utilisé dans les cas suivants :

- *insuffisance hépatique* grave,
- *glaucome* à angle fermé,
- *phéochromocytome*,
- *antécédent* de *syndrome malin des neuroleptiques* ou de *rhabdomyolyse*,
- en association avec certains *IMAO*, certains *neuroleptiques* ou la réserpine.

Attention : L'utilisation de ce médicament chez les personnes présentant des troubles psychiques, une affection cardiaque ou pulmonaire grave, d'insuffisance rénale, une *hypotension orthostatique*, un excès de tension intraoculaire, d'asthme, d'épilepsie ou un *ulcère* de l'estomac ou du *duodénum* nécessite des précautions particulières, surtout en début de traitement.

N'interrompez jamais brutalement le traitement : risque de rigidité musculaire importante associée à de la fièvre et à des troubles psychiques. L'arrêt du traitement par la lévodopa demande une surveillance médicale.

Signalez à votre médecin toute somnolence marquée ou survenant subitement au cours de la journée : une adaptation des doses ou un arrêt du traitement peuvent être nécessaires.

Les médicaments *dopaminergiques* peuvent, dans de rares cas, provoquer un endormissement soudain au cours de la journée sans signe annonciateur. La conduite automobile et l'utilisation de machines dangereuses sont déconseillées pendant le traitement. Elles sont contre-indiquées chez les personnes ayant eu une envie impérieuse de dormir sous traitement.

Interactions avec d'autres substances

Ce médicament ne doit pas être associé aux médicaments contenant l'une des substances suivantes : métoclopramide, métopimazine, alizapride, réserpine : risque d'annulation de leurs effets.

La prise conjointe de médicaments *dopaminergiques* et de *neuroleptiques* utilisés dans les troubles psychiques est généralement contre-indiquée, sauf dans le cas de la maladie de *Parkinson*. Le médecin en tient compte alors dans la *posologie*.

Informez votre médecin si vous prenez un médicament contenant un *IMAO* non sélectif, de la sélégiline, de la méthyldopa ou de la spiramycine.

Respectez un intervalle minimal de 2 heures entre la prise de ce médicament et celle de médicament contenant du fer.

Grossesse et allaitement

L'effet de ce médicament sur l'enfant à naître est mal connu. Par mesure de prudence, son usage est déconseillé pendant la grossesse.

L'allaitement est déconseillé pendant le traitement.

Mode d'emploi et posologie

Ce médicament peut être pris indifféremment au cours ou en dehors des repas. Les comprimés doivent être avalés tels quels, sans être fractionnés avec un verre d'eau.

Posologie usuelle :

Elle est strictement individuelle. La *posologie* efficace est atteinte progressivement, par paliers. Cette progression permet de limiter l'apparition des effets indésirables.

Conseils : Dans le traitement de la maladie de *Parkinson*, il est important de respecter la *posologie* préconisée par le médecin, notamment les horaires de prises : un pilulier peut être utile.

Le maintien d'une activité physique régulière est recommandée.

Prenez contact avec une des associations destinées aux personnes atteintes de la maladie de Parkinson : elles diffusent une information utile sur l'évolution de la maladie et sur ses traitements.

Effets indésirables possibles

Une augmentation des mouvements anormaux et des nausées est souvent constatée en début de traitement. Elle est due au renforcement de l'activité de la lévodopa. Une adaptation de la *posologie* de la lévodopa permet souvent de diminuer la fréquence de ces réactions.

Troubles psychiques (confusion mentale, hallucinations), insomnie, alternance de mouvements involontaires et de raideur invalidante, vomissements, diarrhées, douleurs abdominales, vertiges, somnolence, sécheresse de la bouche, fatigue, sueurs, chutes.

Somnolence, envie impérieuse de dormir au cours de la journée.

Rarement : anomalie des *transaminases*, *éruption cutanée*, *anorexie*, *troubles du rythme cardiaque*, *palpitations*, *hypotension orthostatique*.

Une coloration brun-rouge des urines peut être observée. Elle est normale et ne prête pas à conséquence.

Laboratoires Novartis Pharma SAS

STAMARIL

Informations détaillées sur www.monvidal.com

STÉDIRIL

Contraceptif oral — sur ordonnance

Présentation

STÉDIRIL : comprimé (bleu) ; boîte de 1 plaquette de 21. Liste I - Remb 65 % - **1,68 €**.

STÉDIRIL : comprimé (bleu) ; boîte de 3 plaquettes de 21. Liste I - Remb 65 % - **3,82 €**.

Composition

	p cp
Éthinylestradiol	0,05 mg
Norgestrel	0,5 mg

Dans quel cas ce médicament est-il prescrit ?

C'est un *contraceptif* oral (pilule) qui contient un *estrogène* et un *progestatif*. Il est normodosé (0,05 mg d'estrogène) et monophasique (tous les comprimés contiennent la même quantité d'*hormones* et sont donc de la même couleur).

Contre-indications

Ce médicament ne doit pas être utilisé dans les cas suivants :

- *accident thromboembolique* artériel (*infarctus du myocarde*, *accident vasculaire cérébral*...) ou veineux (*phlébite*, *embolie* pulmonaire...) ancien ou survenant au cours de la contraception ;
- maladie cardiovasculaire (*hypertension artérielle*, *angine de poitrine*, lésion des valves cardiaques, anomalie de la circulation sanguine cérébrale ou rétinienne) ;
- *cancer hormonodépendant* ;
- *diabète* compliqué de lésions vasculaires ;
- saignement génital intermittent (l'origine de ce saignement doit être déterminée par des examens avant la mise en route du traitement) ;
- maladie du foie, grave ou récente.

Attention : Un examen médical est nécessaire avant de débuter la contraception. Il est suivi d'une surveillance annuelle pendant la contraception. Cette surveillance est particulièrement importante si vous souffrez de *diabète*, d'obésité, d'excès de cholestérol, de *triglycérides* ou de *prolactine* dans le sang, d'affection bénigne du sein ou de l'utérus, d'ictère (jaunisse) chronique ou survenu lors d'une grossesse, d'*épilepsie*, de *migraine*, d'*otosclérose*, d'*asthme*, de varices, de dépression, de calcul biliaire, d'herpès gestationis, ou si des membres de votre famille ont des *antécédents* de cancer du sein ou d'*accidents thromboemboliques*.

Si vous avez plus de 35 ans, si vous fumez, le risque d'effets indésirables cardiovasculaires liés à la prise d'hormones augmente fortement. Un autre mode de contraception est souvent préconisé.

Arrêtez la prise de ce contraceptif et consultez votre médecin en cas d'apparition de l'un des *symptômes* suivants : maux de tête violents et inhabituels, troubles de la vision, élévation importante de la tension artérielle, douleur inhabituelle à la jambe.

La survenue d'un léger saignement entre les règles (spotting) est fréquente chez les femmes pendant les premiers mois d'utilisation de la pilule. Vous devez informer votre médecin si les saignements se prolongent ou s'ils apparaissent en cours de contraception.

L'oubli d'un comprimé ou sa mauvaise absorption, du fait de vomissements par exemple, peuvent rendre la contraception inefficace.

En cas d'intervention chirurgicale programmée ou d'alitement prolongé, votre médecin jugera de l'opportunité d'interrompre votre contraception orale.

Interactions avec d'autres substances

L'efficacité contraceptive de ce médicament peut être diminuée par les *anticonvulsivants*, certains traitements du *sida*, les produits de phytothérapie contenant du millepertuis et les médicaments contenant l'une des substances suivantes : griséofulvine, rifampicine, rifabutine, modafinil.

Informez par ailleurs votre médecin si vous prenez des médicaments contenant de la flunarizine.

Grossesse et allaitement

Ce médicament n'a pas de raison d'être utilisé pendant la grossesse. Néanmoins, si une grossesse survient malgré le traitement, du fait d'un oubli ou d'un retard de prise, celle-ci pourra être poursuivie normalement si vous le désirez.

Les *hormones* contenues dans ce *contraceptif* passent dans le lait maternel : ne l'utilisez pas pendant l'allaitement sans avis médical.

Mode d'emploi et posologie

Prendre régulièrement, et sans oubli, 1 comprimé par jour pendant 21 jours consécutifs. Il est recommandé de ne pas trop faire varier l'heure de prise (choisir le petit déjeuner ou le coucher de préférence).

L'interruption du traitement déclenche les règles au bout de 2 ou 3 jours. La nouvelle plaquette est reprise après les 7 jours d'arrêt, que les règles soient terminées ou non.

Pour éviter un retard dans la reprise de la pilule, préjudiciable à l'efficacité de la contraception, il est utile de noter le jour de la prise du premier comprimé : une nouvelle plaquette est toujours commencée le même jour de la semaine. Le respect de ces délais est important : une reprise trop tardive du premier comprimé peut nuire à l'efficacité de la contraception pour le nouveau cycle. En revanche, une reprise un ou deux jours plus tôt ne pose pas de problème et décale d'autant la survenue des règles. Il est également possible d'enchaîner deux plaquettes. Dans ce cas, les règles surviendront à la fin de la deuxième plaquette.

En cas de première contraception orale ou de reprise d'une contraception interrompue temporairement, prendre le premier comprimé le premier jour des règles. La sécurité contraceptive n'est assurée qu'après un délai d'une semaine. Une méthode contraceptive complémentaire (préservatif, etc.) est nécessaire pendant cette période

En cas de changement de contraceptif, prendre le premier comprimé de la plaquette :

- le jour suivant la prise du dernier comprimé actif, si le précédent contraceptif était une autre pilule estroprogestative ;
- sans interruption et à n'importe quel moment du cycle, si le précédent contraceptif était un contraceptif progestatif microdosé ;
- le jour du retrait, si le précédent mode de contraception était un implant contraceptif ;
- le jour prévu pour l'injection, dans le cas du relais d'une contraception par progestatif injectable.

Après un accouchement ou une interruption de grossesse, suivre les indications du médecin.

Conseils : Les dernières recommandations en cas d'oubli d'un comprimé pour ce type de pilule sont les suivantes : prendre immédiatement le comprimé oublié et continuer à l'heure habituelle pour les comprimés suivants (ce qui peut correspondre à la prise de 2 comprimés si l'oubli est découvert lors de la prise suivante). Si le retard est supérieur à 12 heures, la sécurité contraceptive n'est plus assurée et une autre méthode complémentaire (spermicide, préservatif, diaphragme) doit être employée pendant les 7 jours suivants. Si cette période de 7 jours s'étend au-delà du dernier comprimé de la plaquette en cours, la plaquette suivante doit être débutée sans interruption entre les deux plaquettes. Dans ce cas, il n'y aura pas de saignement avant la fin de la seconde plaquette. Des saignements de faible importance (spottings) sont cependant possibles.

En cas de vomissements ou de diarrhée sévère survenant dans les 4 heures suivant la prise d'un comprimé, reprendre dès que possible un autre comprimé. Si le délai est de plus de 12 heures ou si les troubles se répètent, la sécurité contraceptive n'est plus assurée et une méthode complémentaire doit être employée jusqu'à la prise de la plaquette suivante.

Il n'y a pas de danger à débuter une grossesse au cours du cycle qui suit l'arrêt volontaire du contraceptif oral.

Effets indésirables possibles

Effets, plus ou moins fréquents, n'empêchant pas la poursuite de la contraception : troubles digestifs, tension modérée des seins, jambes lourdes, diminution ou disparition des règles, règles douloureuses, prise de poids, *acné*, pousse excessive des poils, irritation oculaire par les lentilles de contact, inflammation ou *candidose* vaginale, modification de l'humeur ou de la libido, irritabilité, maux de tête banals.

Effets rares, mais nécessitant l'arrêt de cette contraception : *accident thromboembolique* (accident cardiaque, *phlébite*, *embolie* pulmonaire, etc.), taches sombres sur le visage, tension douloureuse des seins, *migraine*, troubles de la vision, augmentation importante des lipides dans le sang, *réaction allergique*, exacerbation d'un *lupus érythémateux* disséminé, d'une *porphyrie* ou d'une chorée, pancréatite, tumeur bénigne du foie, jaunisse, calcul de la vésicule biliaire.

Laboratoires Codepharma

STER-DEX

Anti-inflammatoire et antibiotique à usage ophtalmique — **sur ordonnance**

Présentation

STER-DEX : pommade ophtalmique ; boîte de 12 récipients unidoses. Liste I - Remb 35 % - **1,92 €**.

Composition

	p unidose
Dexaméthasone	0,267 mg
Oxytétracycline	1,335 mg

Dans quel cas ce médicament est-il prescrit ?

Cette pommade ophtalmique contient un *anti-inflammatoire* de la famille des *corticoïdes* et un *antibiotique* de la famille des *cyclines*.

Elle est utilisée dans la prévention des complications d'opération de l'œil et dans le traitement de certaines infections oculaires.

Contre-indications

Ce médicament ne doit pas être utilisé dans les cas suivants :

- *allergie* aux *cyclines*,
- *kératite* virale à son début,
- *mycose* de l'œil,
- en association avec les *rétinoïdes* par *voie* orale,
- **grossesse** (à partir du 4e mois).

Attention : L'usage de ce médicament impose un examen ophtalmologique préalable. En effet, certaines infections oculaires peuvent être aggravées par les dérivés de la *cortisone*.

Une irritation oculaire importante peut être due à une infection non contrôlée par le traitement : en cas de doute, n'hésitez pas à consulter votre médecin.

Une utilisation prolongée nécessite une surveillance ophtalmologique.

Interactions avec d'autres substances

Ce médicament peut interagir avec d'autres collyres : respectez un intervalle de 15 minutes entre deux instillations.

Les substances médicamenteuses contenues dans les collyres ou pommades ophtalmiques sont en parties absorbées et passent dans le sang. Elles pourraient donc, malgré les faibles doses utilisées, donner lieu à des interactions médicamenteuses avec notamment les produits suivants : *rétinoïdes*, *anticoagulants*, médicaments donnant des *torsades de pointes*... Demandez conseil à votre médecin si vous prenez conjointement d'autres médicaments.

Grossesse et allaitement

Les *cyclines* prises par *voie* orale peuvent provoquer des anomalies dentaires chez l'enfant à naître : l'usage de cette pommade est contre-indiqué pendant les 2 derniers trimestres de la grossesse.

L'utilisation de ce médicament pendant l'allaitement est déconseillée.

Mode d'emploi et posologie

Tirer la paupière inférieure vers le bas tout en regardant vers le haut et déposer l'équivalent d'un grain de riz de pommade entre la paupière et le globe oculaire (*cul-de-sac conjonctival*).

Posologie usuelle :

- Adulte et enfant de plus de 8 ans : 1 à 3 applications par jour.

La durée du traitement est limitée à 7 jours sans suivi ophtalmologique.

> **Conseils :** Le port de *lentilles de contact* doit être évité pendant le traitement.
> L'application correcte du produit peut nécessiter une aide.
> La vision est troublée par l'application de la pommade. Ce trouble disparaît en quelques minutes.
> Chaque unidose est destinée à une application unique et doit être jetée après usage.

Effets indésirables possibles

Irritation ou *réaction allergique* locales.

En cas d'utilisation prolongée : *cataracte*, augmentation de la *tension intraoculaire* (*glaucome*), *kératite* superficielle.

Laboratoires Novartis Pharma SAS

STERIDOSE
Solution de lavage oculaire

Présentation

STERIDOSE : solution pour lavage ophtalmique ; 10 unidoses. Non remb.

STERIDOSE : solution pour lavage ophtalmique ; 20 unidoses. Remb 35 % - **2,83 €**.

Composition

	p ml
Borax	18 mg
Acide borique	12 mg

Dans quel cas ce médicament est-il prescrit ?

C'est une solution pour lavage ophtalmique *antiseptique* et légèrement astringente.

Elle est utilisée en cas d'irritation de l'œil.

> **Attention :** Une irritation oculaire peut être due à une infection : en cas de doute, n'hésitez pas à consulter votre médecin. N'utilisez pas ce médicament plus de 2 jours sans prendre un avis médical.

Interactions avec d'autres substances

En cas de traitement avec un collyre, respecter un intervalle de 15 minutes entre deux instillations.

Grossesse et allaitement

Ce médicament peut être utilisé pendant la grossesse ou l'allaitement.

Mode d'emploi et posologie

Retourner le récipient unidose puis presser légèrement dessus tout en dirigeant le jet vers l'œil. Essuyer l'excédent de solution avec une compresse.

Posologie usuelle :

1 à 3 lavages oculaires par jour.

> **Conseils :** Cette solution ne doit pas être utilisée pour l'entretien des *lentilles de contact*.
> Un récipient unidose permet une instillation dans les deux yeux et doit être jeté après utilisation.

Laboratoires Europhta

STÉRILÈNE
Antiseptique local

Présentation

STÉRILÈNE : solution alcoolique pour application locale ; flacon de 35 ml. Non remb.

Composition

	p 100 ml
Cétrimide	500 mg
Titre alcoolique	63°

Dans quel cas ce médicament est-il prescrit ?

Ce médicament est un *antiseptique* local de la famille des *ammoniums quaternaires*.

Il est utilisé pour assurer l'*antisepsie* de la peau et des plaies superficielles.

Contre-indications

Ce médicament ne doit pas être utilisé dans les cas suivants :

- sur les *muqueuses*, notamment génitales ;
- en application dans les yeux ou dans le conduit auditif (risque de toxicité en cas de perforation du tympan) ;
- pour la désinfection du matériel médicochirurgical (voir Attention).

> **Attention :** L'application sur les *muqueuses* génitales peut provoquer des rougeurs, des *ulcérations* ou des *nécroses* locales.
> Évitez l'usage prolongé de ce médicament, notamment chez l'enfant, sur des surfaces étendues ou profondément lésées, sans l'avis de votre médecin : risque de passage du médicament dans le sang.
> Cet *antiseptique* ne convient pas pour la désinfection des ciseaux, rasoirs et autres objets potentiellement contaminants. De même, il ne doit pas être utilisé pour désinfecter la peau avant une piqûre.
> L'absorption accidentelle de ce produit expose à des complications graves : appelez le centre antipoison.

Interactions avec d'autres substances

L'association à d'autres *antiseptiques* ou aux savons est déconseillée car leurs effets risquent de s'annuler.

Grossesse et allaitement

Les substances contenues dans ce médicament sont peu absorbées par la peau. Néanmoins, ne l'utilisez pas de façon prolongée pendant la grossesse ou l'allaitement sans l'avis de votre médecin ou de votre pharmacien.

Cet *antiseptique* ne doit pas être appliqué sur le mamelon sans avis médical. Un rinçage soigneux avant la tétée est indispensable.

Mode d'emploi et posologie

Badigeonner les surfaces à traiter à l'aide d'une compresse imprégnée de solution pure.

> **Conseils :** Le simple lavage à l'eau et au savon permet d'éliminer la majorité des *germes* : il doit être suivi d'un rinçage soigneux car le savon peut inactiver certains *antiseptiques*.
> Sur une plaie, l'application d'une solution alcoolique est douloureuse : l'emploi d'un autre antiseptique peut être préférable.
> Tous les antiseptiques peuvent être contaminés par des germes : une fois ouvert, le flacon ne doit pas être conservé trop longtemps.

Effets indésirables possibles

Eczéma de contact.

Rarement : *ulcère* ou *nécrose* locale en cas d'utilisation sous pansement étanche (occlusif).

Laboratoires Gifrer Barbezat

STERLANE solution

Informations détaillées sur www.monvidal.com

STÉROGYL 15 H et 15 A

Vitamine D — sur ordonnance

Présentation

STÉROGYL 15 « H » : solution huileuse injectable *IM* (jaune pâle) ; ampoule de 1,5 ml. Liste II - Remb 65 % - **1,68 €**.
STÉROGYL 15 « A » : solution alcoolique buvable (incolore) ; ampoule de 1,5 ml. Liste II - Remb 65 % - **1,60 €**.

Composition

	p amp H	p amp A
Ergocalciférol (vitamine D2)	600 000 UI	600 000 UI
Huile neutralisée	1,5 ml	
Titre alcoolique		89,8 °

Dans quel cas ce médicament est-il prescrit ?

Ce médicament contient de la *vitamine* D qui permet la fixation osseuse du calcium et dont la *carence* provoque le *rachitisme*.

Il est utilisé pour prévenir et traiter les carences en vitamine D, chez l'adulte.

Contre-indications

Ce médicament ne doit pas être utilisé dans les cas suivants :
- excès de calcium dans le sang et dans les urines,
- *antécédent* de calculs rénaux contenant du calcium.

> **Attention :** Un *surdosage* en *vitamine* D expose à des effets indésirables graves.
> La vitamine D est présente dans de nombreux médicaments disponibles sans ordonnance : prenez l'avis de votre médecin ou de votre pharmacien pour éviter tout risque de surdosage.

Interactions avec d'autres substances

Compte tenu de la présence d'alcool, la solution alcoolique buvable peut interagir avec les médicaments ayant un effet antabuse (ESPÉRAL, etc.).

Grossesse et allaitement

Compte tenu de sa teneur élevée en *vitamine* D, ce médicament n'est pas adapté à la femme enceinte ou qui allaite.

Mode d'emploi et posologie

La solution huileuse peut être injectée par *voie intramusculaire*, en utilisant une seringue en verre ou avalée pure.

La solution alcoolique buvable est fortement alcoolisée ; elle ne peut pas être injectée. Elle doit être diluée dans un peu d'eau ou de jus de fruits.

Posologie usuelle :
- Adulte : ½ à 1 ampoule, en une seule prise, 1 fois par an.

> **Conseils :** Le contenu de l'ampoule doit être pris en une seule fois ; en aucun cas, la prise ne doit être fractionnée.
> Les ampoules 15 H et 15 A ne renferment pas la même quantité de *vitamine* D que la solution buvable (gouttes) : n'utilisez pas les unes à la place de l'autre.
> Ce médicament doit être conservé à l'abri de la chaleur et de la lumière.

Laboratoires DB Pharma

STÉROGYL goutte

Vitamine D

Présentation

STÉROGYL 2 000 000 UI/100 ml : solution buvable (incolore) ; flacon compte-gouttes de 20 ml. Remb 65 % - **2,06 €**.

Composition

	p gte
Ergocalciférol (vitamine D2)	400 UI
Titre alcoolique	90 °

Dans quel cas ce médicament est-il prescrit ?

Ce médicament contient de la *vitamine* D, qui permet la fixation osseuse du calcium et dont la *carence* provoque le *rachitisme*.

Il est utilisé pour prévenir et traiter les carences en vitamine D.

Contre-indications

Ce médicament ne doit pas être utilisé dans les cas suivants :
- excès de calcium dans le sang et dans les urines,
- *antécédent* de calculs rénaux contenant du calcium.

> **Attention :** Un *surdosage* en *vitamine* D expose à des effets indésirables graves.
> La vitamine D est présente dans de nombreux laits pour bébé et médicaments disponibles sans

ordonnance : prenez l'avis de votre médecin ou de votre pharmacien pour éviter tout risque de surdosage.

Interactions avec d'autres substances

Compte tenu de la présence d'*alcool*, ce médicament peut interagir avec ceux qui ont un *effet antabuse* (ESPÉRAL...).

Grossesse et allaitement

Ce médicament peut être utilisé chez la femme enceinte ou chez celle qui allaite, mais la *posologie* prescrite par le médecin ne doit pas être dépassée.
Une *hypercalcémie* pendant la grossesse pourrait être néfaste pour l'enfant à naître. Veillez à ne pas absorber plusieurs médicaments contenant de la *vitamine* D pendant la grossesse.

Mode d'emploi et posologie

La solution est fortement alcoolisée et doit être diluée dans le lait du biberon ou dans du jus de fruits.

Posologie usuelle :
Prévention du *rachitisme* :
- Nourrisson recevant un lait enrichi en vitamine D : 1 ou 2 gouttes par jour.
- Nourrisson recevant un lait non enrichi en vitamine D ou nourri au sein et enfant jusqu'à 5 ans : 2 à 5 gouttes par jour.

Dans les autres cas, notamment chez la femme enceinte et la personne âgée, la *posologie* est strictement individuelle.
Traitement des *carences* en *vitamine* D : 5 à 10 gouttes par jour, pendant 3 à 6 mois.

Conseils : Les *carences* en *vitamine* D sont particulièrement fréquentes chez les jeunes enfants à peau sombre ou peu exposée au soleil ; en effet, la vitamine D est fabriquée par la peau sous l'influence des rayons *ultraviolets*.
La prévention du *rachitisme* par la vitamine D doit être systématique chez le *nourrisson* et le jeune enfant.
Ce médicament doit être conservé à l'abri de la chaleur et de la lumière.

Laboratoires DB Pharma

STILNOX

Hypnotique : apparenté aux benzodiazépines

sur ordonnance

Présentation

STILNOX 10 mg : comprimé sécable (blanc) ; boîte de 7. Liste I, durée de prescription limitée à 4 semaines - Remb 65 % - **2,11 €**.
STILNOX 10 mg : comprimé sécable (blanc) ; boîte de 14. Liste I, durée de prescription limitée à 4 semaines - Remb 65 % - **3,11 €**.

Composition

	p cp
Zolpidem hémitartrate	10 mg
Lactose	+

Dans quel cas ce médicament est-il prescrit ?

Ce médicament est un *hypnotique* (somnifère) dont les propriétés sont proches de celles des *benzodiazépines*.
Il est utilisé dans le traitement de l'insomnie.

Contre-indications

Ce médicament ne doit pas être utilisé dans les cas suivants :
- *insuffisance hépatique* grave,
- *insuffisance respiratoire* grave,
- *syndrome d'apnée du sommeil*,
- *myasthénie*.

Attention : Certaines insomnies peuvent traduire une *dépression* masquée et justifier un traitement spécifique.
Une prise prolongée de somnifère, surtout à doses importantes, peut provoquer une *dépendance*. Ce risque de dépendance est accru chez les personnes ayant déjà présenté une dépendance à d'autres médicaments, substances ou à l'alcool.
L'arrêt brutal de ce médicament expose à un *syndrome de sevrage* : réapparition de l'insomnie, anxiété, maux de tête, douleurs musculaires. Il faut donc s'entourer de conseils médicaux pour diminuer progressivement les doses et espacer les prises, sur une période d'autant plus longue que le traitement a été prolongé.
Un trouble du sommeil persistant ne doit pas vous conduire à augmenter les doses, mais à consulter votre médecin.
Ce médicament expose à un risque de chute chez la personne âgée ayant l'habitude de se lever la nuit.
Un réveil nocturne après la prise du médicament peut entraîner des troubles de la mémoire, parfois angoissants.
Évitez les boissons alcoolisées : augmentation du risque de somnolence.
Ce médicament est un somnifère. Conduire ou utiliser une machine dangereuse dans les heures qui suivent sa prise est bien sûr contre-indiqué.
La durée de l'effet sédatif, ainsi que son intensité, est très variable d'une personne à l'autre. Il vous appartient de vérifier, après les premières prises, que la persistance éventuelle d'une somnolence au réveil est compatible avec la poursuite de vos activités habituelles.

Interactions avec d'autres substances

Informez votre médecin ou votre pharmacien si vous prenez d'autres *sédatifs* (tranquillisants, somnifères, certains médicaments contre la toux ou contre la douleur contenant des *opiacés*, *antidépresseurs*, *neuroleptiques*...) ou en cas de traitement par la buprénorphine.

Grossesse et allaitement

Ce médicament ne doit pas être utilisé sans avis médical pendant la grossesse. Les fortes doses au cours des 6 derniers mois sont déconseillées. En fin de grossesse, un traitement par benzodiazépine, même à faible dose, peut être responsable d'effets indésirables chez le *nouveau-né* : une surveillance médicale du nouveau-né est alors nécessaire pendant 1 à 3 semaines selon les cas.
Ce médicament passe dans le lait maternel : l'allaitement est déconseillé.

Mode d'emploi et posologie

Les comprimés doivent être avalés avec un verre d'eau juste avant le coucher.

Posologie usuelle :

- Adulte : 1 comprimé, le soir au coucher.
- Personne de plus de 65 ans, insuffisant hépatique ou respiratoire : ½ comprimé, le soir au coucher.

> **Conseils :** Ce médicament vous a été prescrit dans une situation précise. Ne le conseillez pas à une autre personne et ne le réutilisez pas ultérieurement sans avis médical.
> La durée de prescription des *hypnotiques* doit être la plus courte possible. Dans certaines situations, le traitement doit toutefois être prolongé. Il appartient alors au médecin de réévaluer périodiquement la nécessité de le poursuivre ou de l'interrompre.
> Les somnifères ne sont pas la seule réponse aux troubles du sommeil. Une meilleure hygiène de vie, une consommation modérée d'excitants (y compris les boissons alcoolisées) permettent aussi de lutter efficacement contre les insomnies.

Effets indésirables possibles

Sensation d'ivresse, maux de tête, troubles de la coordination des mouvements, somnolence pendant la journée, cauchemars, aggravation de l'insomnie, baisse de la libido.

Fatigue, faiblesse musculaire.

Réaction allergique cutanée, démangeaisons.

Troubles digestifs.

Vision double.

Dans certaines circonstances et chez certaines personnes :

- réactions paradoxales avec augmentation de l'anxiété, agitation, agressivité, confusion des idées, hallucinations ;
- *amnésie antérograde.*

Ces troubles nécessitent l'arrêt du traitement.

Laboratoires sanofi-aventis France

STIMOL
Antiasthénique

Présentation

STIMOL : solution buvable (arôme orange) ; boîte de 18 ampoules de 10 ml. Non remb.
STIMOL : solution buvable (arôme orange) ; boîte de 36 sachets. Non remb.

Composition

	p amp buv	p sachet
Malate de citrulline	1 g	1 g
Sodium	30 mg	30 mg

Dans quel cas ce médicament est-il prescrit ?

Ce médicament est un *antiasthénique* qui contient des *acides aminés*.

Il est utilisé dans le *traitement d'appoint* de la fatigue lorsque celle-ci n'est pas due à une maladie (*asthénie fonctionnelle*).

> **Attention :** Une fatigue persistante ne doit pas vous conduire à augmenter les prises de ce médicament : consultez votre médecin.

Grossesse et allaitement

Ce médicament ne contient que des substances présumées sans danger pendant la grossesse ou l'allaitement. Néanmoins, ne l'utilisez pas de façon prolongée sans l'avis de votre pharmacien ou de votre médecin.

Mode d'emploi et posologie

Ce médicament doit être dilué dans un demi-verre d'eau, sucrée ou non, et pris au moment des repas.

Posologie usuelle :

- Adulte : 3 ampoules ou 3 sachets par jour.
- Enfant de plus de 6 ans : 2 ampoules ou 2 sachets par jour.

La durée du traitement ne doit pas dépasser 1 mois sans avis médical.

> **Conseils :** Le traitement de l'*asthénie fonctionnelle* repose sur des mesures simples : un temps de sommeil suffisant, une consommation modérée d'*alcool*, de café et de thé, l'arrêt du tabagisme, la pratique d'un sport, la suppression, lorsque cela est possible, des expositions au stress.
> Ce médicament n'est qu'un *traitement d'appoint* qui complète l'action de ces mesures indispensables.

Effets indésirables possibles

Douleurs d'estomac, en début de traitement.

Laboratoires Biocodex

STIMYCINE

Informations détaillées sur www.monvidal.com

STODAL granules
Homéopathie

Présentation

STODAL : granule ; boîte de 2 tubes (80 granules/tube). Non remb.

Composition

Anemone pulsatilla 3 CH, Rumex crispus 6 CH, Bryonia dioica 3 CH, Ipecacuanha 3 CH, Spongia tosta 3 CH, Sticta pulmonaria 3 CH, Antimonium tartaricum 6 CH, Myocarde 6 CH, Coccus cacti 3 CH, aa ; lactose, saccharose.

Dans quel cas ce médicament est-il prescrit ?

Ce médicament est un *complexe* (association) de composants homéopathiques.

Il est utilisé dans le *traitement homéopathique* de la toux.

> **Attention :** La toux est un *symptôme* qui peut révéler de nombreuses maladies : consultez votre médecin si elle persiste plus de quelques jours.

Grossesse et allaitement

Aux *dilutions homéopathiques*, les substances contenues dans ce médicament ne sont pas connues pour être toxiques pendant la grossesse ou l'allaitement.

Mode d'emploi et posologie

Les granules doivent être placées sous la langue.

Posologie usuelle :

5 granules toutes les heures. Espacer les prises en fonction de l'amélioration de votre état.

Conseils : Fumer, ou être exposé à la fumée des autres, irrite les bronches et entretient la toux.
Des mesures simples permettent de calmer les toux sèches : boissons chaudes et humidification de l'air ambiant.

Laboratoires Boiron

STODAL sirop
Homéopathie

Présentation
STODAL : sirop (arôme caramel) ; flacon de 200 ml. Non remb.

Composition

	p c à s	p c à c
Anemone pulsatilla 6 CH	0,19 g	0,06 g
Rumex crispus 6 CH	0,19 g	0,06 g
Bryonia dioica 3 CH	0,19 g	0,06 g
Ipecacuanha 3 CH	0,19 g	0,06 g
Spongia tosta 3 CH	0,19 g	0,06 g
Sticta pulmonaria 3 CH	0,19 g	0,06 g
Antimonium tartaricum 6 CH	0,19 g	0,06 g
Myocarde 6 CH	0,19 g	0,06 g
Coccus cacti 3 CH	0,19 g	0,06 g
Drosera TM	0,19 g	0,06 g
Sirop de Tolu	3,7 g	1,24 g
Sirop de polygala	3,7 g	1,24 g
Saccharose	+	+

Dans quel cas ce médicament est-il prescrit ?
Ce médicament contient des extraits de plantes et des remèdes homéopathiques.
Il est utilisé dans le *traitement symptomatique* de la toux.

Attention : La toux est un *symptôme* qui peut révéler de nombreuses maladies : consultez votre médecin si elle persiste plus de quelques jours.

Grossesse et allaitement
Aux *dilutions homéopathiques*, les substances contenues dans ce médicament ne sont pas connues pour être toxiques pendant la grossesse ou l'allaitement.

Mode d'emploi et posologie
Les prises de sirop doivent être réparties dans la journée.

Posologie usuelle :
- Adulte : 1 cuillère à soupe de sirop, 3 à 5 fois par jour.
- Enfant : 1 cuillère à café de sirop, 3 à 5 fois par jour.

Conseils : La cigarette est irritante pour les bronches et entretient la toux : évitez de fumer ou d'être exposé à la fumée des autres.
Des mesures simples permettent de calmer les toux sèches : boissons chaudes et humidification de l'air ambiant.

Laboratoires Boiron

STOMÉDINE
Médicament du reflux gastro-oesophagien

Présentation
STOMÉDINE : comprimé effervescent (arômes : orange, mandarine) ; boîte de 10. Non remb.

Composition

	p cp
Ciméditine	200 mg
Sodium	476 mg
Aspartam	+

Dans quel cas ce médicament est-il prescrit ?
Ce médicament appartient à la famille des *antihistaminiques* de type H2 : ceux-ci agissent en bloquant l'action de l'*histamine*, qui stimule la sécrétion acide de l'estomac. Il diminue l'acidité du contenu de l'estomac, source d'aigreurs et de brûlures.
Il est utilisé dans le traitement des aigreurs, brûlures d'estomac et des remontées acides.

Contre-indications
Ce médicament ne doit pas être utilisé dans les cas suivants :
- *phénylcétonurie* (présence d'aspartam),
- enfant de moins de 15 ans.

Attention : Le traitement ne doit pas excéder 5 jours sans avis médical. En cas de persistance des symtômes ou de récidive à l'arrêt du traitement, des examens peuvent être nécessaires.
Il est préférable de consulter un médecin dans les situations suivantes :
- troubles de la digestion apparaissant pour la première fois, ou si les troubles ont changé récemment ;
- troubles associés à une perte de poids ;
- difficulté à avaler ou gêne abdominale persistante.

Ce médicament peut provoquer une confusion des idées ou un ralentissement du rythme cardiaque, particulièrement chez les personnes âgées et chez les *insuffisants rénaux* ou *hépatiques*.
Les personnes souffrant de *reflux gastro-œsophagien* doivent éviter d'utiliser des médicaments contenant de l'aspirine ou des *AINS* qui augmentent l'acidité de l'estomac. Le paracétamol est en revanche sans danger pour traiter les douleurs ou la fièvre.
Ce médicament contient du *sel* (sodium) en quantité notable.

Interactions avec d'autres substances
À la posologie recommandée, ce médicament ne présente pas d'interactions médicamenteuses.

Grossesse et allaitement
Aucun effet néfaste pour l'enfant à naître n'a été établi avec ce médicament. Néanmoins, par précaution, son usage pendant la grossesse est réservé aux situations pour lesquelles il n'existe pas d'alternative thérapeutique.
Ce médicament passe dans le lait maternel : il est déconseillé pendant l'allaitement.

Mode d'emploi et posologie
Les comprimés doivent être dissous dans un verre d'eau. Ils sont pris de préférence une heure avant les repas ou au moment des crises douloureuses.

Posologie usuelle :
- Adulte : 1 ou 2 comprimés par jour.

L'efficacité du traitement peut mettre quelques jours à se manifester.

Conseils : Le traitement médicamenteux du *reflux gastro-œsophagien* ne se conçoit que lorsque les mesures simples suivantes n'ont pas permis de faire disparaître les *symptômes* :
- ne pas s'allonger dans les deux heures qui suivent un repas ;
- ne pas se pencher en avant (plier les genoux pour ramasser les objets) ;
- ne pas porter de vêtements qui compriment l'abdomen (gaine...) ;
- surélever la tête du lit de 5 à 10 cm en plaçant des cales sous les pieds ou un oreiller épais sous le matelas ;
- éviter les boissons gazeuses, préférer les aliments faciles à digérer.

Ces conseils visent à empêcher le contenu acide de l'estomac de refluer dans l'œsophage pendant la digestion.

Si vous êtes fumeur, la poursuite du tabagisme est un frein important au traitement : la nicotine augmente l'acidité gastrique et réduit l'efficacité du muscle qui ferme la jonction entre l'œsophage et l'estomac.

Effets indésirables possibles

Diarrhée, douleurs musculaires, étourdissement, *éruption cutanée*, fièvre.

Rarement :
- augmentation du volume des seins, écoulement de lait ;
- confusion des idées (Voir attention) ;
- *troubles du rythme cardiaque* ;
- *hépatite*, *néphrite*, *pancréatite* ;
- anomalies de la *numération formule sanguine*.

Laboratoires GlaxoSmithKline Santé Grand Public

STREFEN
Anti-inflammatoire pour la gorge

Présentation

STREFEN : pastille (arôme citron) ; boîte de 16. Non remb.

Composition

	p past
Flurbiprofène	8,75 mg
Sucres	2,5 g

Dans quel cas ce médicament est-il prescrit ?

Ce médicament d'usage local contient un *anti-inflammatoire* non stéroïdien (*AINS*). Il lutte contre l'*inflammation* et la douleur.

Il est utilisé dans le traitement des maux de gorge.

Contre-indications

Ce médicament ne doit pas être utilisé dans les cas suivants :
- *antécédent* d'*allergie* ou d'*asthme* provoqué par la prise d'*AINS*, y compris l'aspirine ;
- *ulcère* de l'estomac ou du *duodénum* ;
- *insuffisance hépatique* grave ;
- *insuffisance rénale* grave ;
- enfant de moins de 12 ans ;
- **grossesse** (à partir du 6e mois).

Attention : En l'absence d'amélioration au bout de 3 jours, de douleur en avalant ou en cas d'apparition de fièvre, consultez votre médecin. Il pourra faire la différence entre une *pharyngite* et une angine. En cas d'angine bactérienne, un traitement *antibiotique* est nécessaire afin d'éviter des complications ultérieures, cardiaques ou rénales.

Bien que ce médicament soit en vente libre, ne l'utilisez pas sans avis médical dans les cas suivants : *hypertension artérielle*, *insuffisance cardiaque*, rhinite ou sinusite chronique, d'*antécédent* d'*ulcère* de l'estomac ou du *duodénum* ou de risque hémorragique digestif (maladie de *Crohn*, *rectocolite hémorragique*).

Certaines situations doivent conduire à ne poursuivre le traitement qu'après un avis médical :
- brûlures d'estomac importantes ou selles noires et nauséabondes pouvant traduire une irritation ou un saignement du tube digestif ;
- *éruption cutanée*, crise d'*asthme* ;
- fatigue inhabituelle et intense, ou baisse brutale et importante du volume des urines chez une personne souffrant d'*insuffisance cardiaque*, déshydratée ou traitée par *diurétique*.

Ce médicament contient du *sucre* (saccharose) en quantité notable.

Conducteur : ce médicament peut provoquer parfois des étourdissements et des troubles de la vue.

Interactions avec d'autres substances

Ce médicament peut interagir avec d'autres médicaments, notamment :
- l'aspirine et les autres *anti-inflammatoires* non stéroïdiens (*AINS*) : risque d'augmentation des effets indésirables ;
- les *anticoagulants* et les *antiagrégants plaquettaires* : augmentation du risque hémorragique ;
- le lithium (TÉRALITHE, NEUROLITHIUM...) : augmentation du taux de lithium dans le sang ;
- le méthotrexate.

Informez par ailleurs votre médecin ou votre pharmacien en cas de traitement par un *diurétique*, un *inhibiteur de l'enzyme de conversion*, un *inhibiteur de l'angiotensine II*, un *bêtabloquant* ou un médicament contenant de la ciclosporine.

Grossesse et allaitement

Des effets néfastes pour l'enfant à naître ont été mis en évidence lorsque les *AINS* sont utilisés au cours des 4 derniers mois de la grossesse ; le risque existe même avec une seule prise et même si la grossesse est à terme. L'usage de ce médicament est contre-indiqué pendant cette période.

Pendant les 5 premiers mois, l'effet de ce médicament est mal connu : seul votre médecin peut évaluer le risque éventuel de son utilisation dans votre cas.

Les AINS passent dans le lait maternel ; ce médicament est déconseillé pendant l'allaitement.

Mode d'emploi et posologie

Les pastilles doivent être sucées sans être croquées. Les prises doivent être espacées de 3 à 6 heures.

Posologie usuelle :
- Adulte et enfant de plus de 12 ans : 1 pastille, 1 à 5 fois par jour.

La durée du traitement ne doit pas dépasser 3 jours sans avis médical.

Conseils : Ce médicament peut être en accès libre dans certaines pharmacies ; néanmoins, n'hésitez pas à demander conseil à votre pharmacien.

Effets indésirables possibles

Picotements ou goût métallique dans la bouche.
Nausées, vomissements, *gastrite*.
Rarement :
- *ulcère* de l'estomac ou du *duodénum*, *hémorragie* du tube digestif (vomissements sanglants, selles noires, ou le plus souvent pertes de sang imperceptibles, responsables de l'apparition progressive d'une *anémie*) le plus souvent lors d'un traitement de longue durée ou à forte dose ;
- *réaction allergique* : *éruption cutanée*, démangeaisons, *œdème*, crise d'*asthme*, malaise avec chute brutale de la tension artérielle ;
- *vertiges*, maux de tête exceptionnels ;
- troubles de la vision nécessitant un examen ophtalmologique ;
- anomalie de la *numération formule sanguine*, augmentation des *transaminases*.

Laboratoires Reckitt Benckiser Healthcare France

STREPSILS

Préparation pour la bouche et la gorge : antiseptique

Présentation

STREPSILS : pastille (rouge ; arômes : menthe, anis) ; boîte de 24. Non remb.
STREPSILS miel citron : pastille (jaune) ; boîte de 24. Non remb.
STREPSILS orange vitamine C : pastille (orange) ; boîte de 24. Non remb.

Composition

	p past	p past	p past
Amylmétacrésol	0,6 mg	0,6 mg	0,6 mg
Alcool dichlorobenzylique	1,2 mg	1,2 mg	1,2 mg
Acide ascorbique (vitamine C)			100 mg
Sucres	2,6 g	2,45 g	2,4 g
Lévomenthol	+		+
Menthe, huile essentielle	+	+	

Dans quel cas ce médicament est-il prescrit ?

Ce médicament contient deux substances *antiseptiques*.
Il est utilisé dans le *traitement d'appoint* des affections de la gorge et de la bouche (maux de gorge peu intenses et sans fièvre, *aphtes*...).

Contre-indications

Ce médicament ne doit pas être utilisé chez l'enfant de moins de 6 ans.

Attention : En l'absence d'amélioration au bout de 5 jours, de douleur en avalant ou en cas d'apparition de fièvre, consultez votre médecin. Il pourra faire la différence entre une *pharyngite* et une angine. En cas d'angine bactérienne, un traitement *antibiotique* est nécessaire afin d'éviter des complications ultérieures, cardiaques ou rénales.
L'usage prolongé des traitements antiseptiques locaux (*gargarisme*, *collutoire*, pastille) n'est pas souhaitable ; il peut modifier l'équilibre microbien naturel de la gorge.
Ce médicament contient du *sucre* (saccharose) en quantité notable.

Grossesse et allaitement

L'effet de ce médicament pendant la grossesse ou l'allaitement est mal connu. L'évaluation du risque éventuel lié à son utilisation est individuelle : demandez conseil à votre pharmacien ou à votre médecin.

Mode d'emploi et posologie

Les pastilles doivent être sucées lentement sans être croquées, de préférence à distance des repas.

Posologie usuelle :
- Adulte et enfant de plus de 6 ans : 1 pastille, 3 à 6 fois par jour.

Effets indésirables possibles

Réaction allergique.

Laboratoires Reckitt Benckiser Healthcare France

STREPSILS LIDOCAÏNE

Pastille à sucer antibactérienne et antalgique

Présentation

STREPSILS LIDOCAÏNE : pastille à sucer (verte) ; boîte de 24. Non remb.

Composition

	p past
Lidocaïne chlorhydrate	2 mg
Amylmétacrésol	0,6 mg
Alcool dichlorobenzylique	1,2 mg
Lévomenthol	+
Sucre	2,5 g

Dans quel cas ce médicament est-il prescrit ?

Ce médicament contient un *anesthésique* local (lidocaïne) qui a un effet *antalgique*et des substances *antiseptiques* qui ont une action antibactérienne.
Il est utilisé dans le traitement des maux de gorge peu intenses et sans fièvre, des *aphtes* et des petites plaies de la bouche, chez l'adulte et l'enfant de plus de 6 ans.

Contre-indications

Ce médicament ne doit pas être utilisé en cas d'*allergie* aux *anesthésiques* locaux.

Attention : En l'absence d'amélioration au bout de 5 jours, de douleur en avalant ou en cas d'apparition de fièvre, consultez votre médecin. Il pourra faire la différence entre une *pharyngite* et une angine. En cas d'angine bactérienne, un traitement *antibiotique* est nécessaire afin d'éviter des complications ultérieures, cardiaques ou rénales.
L'usage prolongé des traitements antiseptiques locaux (*gargarisme*, *collutoire*, pastille) n'est pas souhaitable ; il peut modifier l'équilibre microbien naturel de la gorge.
Une surconsommation pourrait entraîner le passage de l'anesthésique local dans le sang et provoquer

des troubles nerveux et cardiaques : respectez la *posologie*.

Ces pastilles contiennent du *sucre* en quantité notable.

Sportif : les *anesthésiques* locaux ont été retirés de la liste des substances dopantes publiée dans les arrêtés du 20 avril et du 16 août 2004 par le ministère de la Jeunesse et des Sports.

Interactions avec d'autres substances

Il est généralement inutile d'associer des *antiseptiques* différents. Ceux-ci peuvent être contenus dans de nombreux produits disponibles en automédication : pastille, *collutoire* et solution nasale ; demandez conseil à votre pharmacien.

Grossesse et allaitement

L'effet de ce médicament pendant la grossesse est mal connu. L'évaluation du risque éventuel lié à son utilisation est individuelle : demandez conseil à votre pharmacien ou à votre médecin.

L'utilisation de ce médicament est possible pendant l'allaitement.

Mode d'emploi et posologie

Les pastilles doivent être sucées lentement sans être croquées, à distance des repas.

Les prises doivent être espacées d'au moins 2 heures.

Posologie usuelle :

- Adulte : 1 pastille, 1 à 8 fois par jour.
- Enfant de 6 à 15 ans : 1 à 4 pastilles par jour.

Conseils : Ce médicament peut être en accès libre dans certaines pharmacies ; néanmoins, n'hésitez pas à demander conseil à votre pharmacien.

Évitez l'usage de ce médicament avant les repas : l'*anesthésique* local est susceptible de provoquer des troubles de la déglutition ; ceux-ci pourraient être à l'origine du passage d'aliments dans les *voies* respiratoires.

Effets indésirables possibles

Réaction allergique.

Engourdissement passager de la langue.

Laboratoires Reckitt Benckiser Healthcare France

STREPSILS SANS SUCRE

Informations détaillées sur www.monvidal.com

STREPSILSPRAY LIDOCAÏNE

Informations détaillées sur www.monvidal.com

STRESAM

Anxiolytique — sur ordonnance

Présentation

STRESAM : gélule (bleu et blanc) ; boîte de 60. Liste I, prescription limitée à 12 semaines - Remb 35 % - **6,21 €**.

Composition

	p gél
Étifoxine chlorhydrate	50 mg
Lactose	+

Dans quel cas ce médicament est-il prescrit ?

Ce médicament est un *anxiolytique* (tranquillisant). Il n'entraîne pas de *dépendance*.

Il est utilisé dans le traitement des symptômes de l'anxiété, notamment des *palpitations*.

Contre-indications

Ce médicament ne doit pas être utilisé dans les cas suivants :

- *insuffisance hépatique* ou *rénale* graves,
- *myasthénie*.

Attention : Ce médicament n'est pas adapté au traitement des *états dépressifs*.

Ce médicament peut induire une somnolence, parfois intense chez certaines personnes. Cette somnolence peut être augmentée par la prise d'*alcool* ou d'autres médicaments *sédatifs*. La conduite et l'utilisation de machines dangereuses sont déconseillées, surtout dans les heures qui suivent la prise du médicament.

Interactions avec d'autres substances

Informez votre médecin ou votre pharmacien si vous prenez d'autres *sédatifs* (tranquillisants, somnifères, certains médicaments contre la toux ou contre la douleur contenant des *opiacés*, *antidépresseurs*, *neuroleptiques*...).

Grossesse et allaitement

L'effet de ce médicament pendant la grossesse ou l'allaitement est mal connu. Par prudence, son usage est déconseillé chez la femme enceinte ou chez celle qui allaite.

Mode d'emploi et posologie

Les gélules doivent être avalées avec un grand verre d'eau.

Posologie usuelle :

3 ou 4 gélules par jour, réparties en 2 ou 3 prises.

Conseils : Ce médicament vous a été prescrit dans une situation précise : ne le réutilisez pas ultérieurement sans avis médical et ne le conseillez pas à une autre personne.

La durée de prescription des *anxiolytiques* doit être la plus courte possible. Dans certaines situations, le traitement doit toutefois être prolongé. Il appartient alors au médecin de réévaluer périodiquement la nécessité de le poursuivre ou de l'interrompre.

Les *tranquillisants* ne sont pas la seule réponse à l'anxiété : une meilleure hygiène de vie, une consommation modérée d'excitants (y compris les boissons alcoolisées) permettent aussi de lutter efficacement contre l'excès de stress. Dans certains cas, une psychothérapie peut aider à lutter durablement contre l'anxiété.

Effets indésirables possibles

Fréquemment en début de traitement : somnolence.

Rarement : *éruption cutanée*, *réaction allergique*.

Laboratoires Biocodex

STROMECTOL
Antiparasitaire
sur ordonnance

Présentation
STROMECTOL 3mg : comprimé ; boîte de 4. Liste II - Remb 65 % - **20,03 €**.

Composition

	p cp
Ivermectine	3 mg
Lactose	+

Dans quel cas ce médicament est-il prescrit ?
Ce médicament contient un antiparasitaire actif contre certains vers tropicaux et contre la *gale*.

Il est utilisé dans le traitement de l'anguillulose gastro-intestinale, de la filariose lymphatique, et de la *gale*.

Attention : N'utilisez pas ce médicament dans le *traitement préventif* des affections citées. Il est destiné à traiter l'infection installée.

Des précautions sont nécessaires chez les personnes immunodéprimées, et dans le traitement de certains vers tropicaux. Ces précautions sont prises en compte par le médecin qui prescrit ce médicament.

Dans le traitement de la *gale*, la persistance des démangeaisons dans les 2 à 4 semaines qui suivent le traitement est normale et ne signifie pas que le traitement a échoué. En effet, le traitement tue les parasites mais ceux-ci ne seront éliminés qu'avec le renouvellement complet de l'épiderme. En cas de démangeaisons intenses, une consultation médicale est utile pour vérifier que le traitement a bien été actif et pour prescrire éventuellement un traitement contre les démangeaisons.

Grossesse et allaitement
L'effet de ce médicament pendant la grossesse est mal connu. Par mesure de prudence, il ne doit être utilisé pendant la grossesse que si aucune alternative n'est possible.

Ce médicament passe faiblement dans le lait maternel. Il ne doit pas être utilisé chez la mère qui allaite dans les 8 jours qui suivent l'accouchement. Son usage ne se justifie que si aucune alternative n'est possible.

Mode d'emploi et posologie
Les comprimés doivent être avalés avec un verre d'eau, à n'importe quel moment de la journée, mais à distance des repas (2 heures avant ou après).

Chez l'enfant de moins de 6 ans, les comprimés doivent être écrasés.

Posologie usuelle :
- Adulte et enfant de plus de 15 kg : 1 comprimé pour 15 kg de poids, soit par exemple 4 comprimés en une prise unique pour un adulte de 58 kg, 2 comprimés pour un enfant de 34 kg (arrondir à la dose la plus proche).

La prise unique peut être renouvelée 6 mois après pour certains vers tropicaux.

Dans certaines formes graves de la *gale*, exceptionnelles en France (gale croûteuse), il peut être nécessaire de renouveler le traitement par une deuxième prise après avis médical.

Conseils : Si la *gale* est infectée, consultez votre médecin avant tout traitement.

Pour éviter une réinfestation, il est nécessaire que l'entourage (famille, partenaire sexuel) suive le même traitement.

Les vêtements récemment portés, les chaussons et les chapeaux doivent être désinfectés. Le linge de corps et les draps doivent être lavés à 60 °C. La literie (couverture, couette, oreillers) doit aussi être désinfectée.

Il existe également un moyen simple de se débarrasser du parasite de la gale : laisser les vêtements contaminés dans un endroit frais pendant une quinzaine de jours.

Effets indésirables possibles
Le médicament ne semble pas responsable par lui même d'effets indésirables. En revanche, la destruction rapide et massive de parasites peut provoquer des accidents par inflammation locale, potentiellement grave, notamment au niveau du cerveau ou des poumons.

Dans le traitement de la gale, les seuls effets indésirables observés ont été une augmentation des démangeaisons (voir Attention).

Laboratoires Merck Sharp et Dohme-Chibret

STRONTIUM COMPOSÉ BOIRON
Informations détaillées sur www.monvidal.com

STROPHANTUS COMPOSÉ BOIRON
Informations détaillées sur www.monvidal.com

STRUCTUM
Traitement des affections rhumatismales

Présentation
STRUCTUM 500 mg : gélule (bleu) ; boîte de 60. Remb 35 % - **15,64 €**.

Composition

	p gél
Sulfate de chondroïtine sodique	500 mg

Dans quel cas ce médicament est-il prescrit ?
Ce médicament contient un constituant de l'os et du cartilage.

Il est utilisé dans le *traitement d'appoint* des douleurs de l'*arthrose*.

Contre-indications
Ce médicament ne doit pas être utilisé chez l'enfant de moins de 15 ans.

Grossesse et allaitement
L'effet de ce médicament pendant la grossesse ou l'allaitement est mal connu. Par prudence, son usage est déconseillé chez la femme enceinte ou chez celle qui allaite.

Mode d'emploi et posologie
Les gélules doivent être avalées sans être ouvertes, avec un grand verre d'eau.

Posologie usuelle :
- Adulte : 1 gélule, 2 fois par jour.

Effets indésirables possibles

Éruption cutanée.

Rarement : nausées, vomissements.

Laboratoires Pierre Fabre Médicament

SUBROXINE

Antibiotique : macrolide — sur ordonnance

Ce médicament est un générique de CLARAMID (voir p. 301) et de RULID (voir p. 1124).

SUBUTEX

Substitution aux opiacés — sur ordonnance

Présentation

SUBUTEX 0,4 mg : comprimé *sublingual* ; boîte de 7. Liste I - Remb 65 % - **2,89 €**.
SUBUTEX 2 mg : comprimé *sublingual* ; boîte de 7. Liste I - Remb 65 % - **6,93 €**.
SUBUTEX 8 mg : comprimé *sublingual* ; boîte de 7. Liste I - Remb 65 % - **20,01 €**.

Composition

	p cp	p cp	p cp
Buprénorphine	0,4 mg	2 mg	8 mg

Dans quel cas ce médicament est-il prescrit ?

Ce médicament contient une substance proche de la *morphine*. Chez le toxicomane à l'*héroïne* ou aux autres *opiacés*, il permet de supprimer les *symptômes* du manque qui surviennent lors de la privation de drogue, et qui sont en grande partie à l'origine de la *dépendance*.

Il est utilisé chez les toxicomanes comme produit de substitution aux *opiacés*. Sa prescription complète une prise en charge médicale, sociale et psychologique, indispensable pour limiter le risque de rechute.

Contre-indications

Ce médicament ne doit pas être utilisé dans les cas suivants :

- *insuffisance hépatique* ou *respiratoire* grave,
- pendant un état d'ivresse aiguë ou un *delirium tremens*,
- enfant de moins de 15 ans,
- **allaitement**.

Attention : Ce médicament est réservé aux adultes et aux adolescents volontaires : le succès d'un programme de désintoxication est étroitement lié à la motivation personnelle du toxicomane.

Des précautions sont nécessaires en cas d'*insuffisance rénale* ou d'*asthme*.

Un délai minimal de 4 heures doit généralement être respecté entre le début du traitement et la prise d'*opiacé*. En effet, ce traitement, pris trop tôt, bloque l'action des *opiacés* sur le cerveau et peut déclencher des *symptômes* de manque. En revanche, si ces symptômes apparaissent spontanément moins de 4 heures après la prise d'opiacé, le traitement peut être débuté plus tôt.

Évitez la conduite automobile et les activités dangereuses en début de traitement : une baisse de la tension artérielle ou une somnolence notable peuvent apparaître. Ce risque est majoré par la prise conjointe d'*alcool* ou de *sédatif*.

Sportif : ce médicament contient une substance susceptible de rendre positifs certains *tests antidopage*.

Interactions avec d'autres substances

Ce médicament peut interagir avec les *sédatifs* (augmentation de la somnolence) ou avec les *antidépresseurs* de la famille des *IMAO*.

L'association à d'autres *opiacés* (*antitussifs*, *antalgiques*) est déconseillée sans avis médical.

Il n'existe pas d'interaction connue avec la cocaïne (fréquemment utilisée par les toxicomanes en mélange avec l'*héroïne*).

Grossesse et allaitement

Grossesse et nouveau-né :

L'utilisation de ce médicament n'est pas recommandée pendant la grossesse ; en cas de prise à forte dose ou prolongée en fin de grossesse, une surveillance médicale du *nouveau-né* serait nécessaire.

Ce médicament passe dans le lait maternel ; outre ses effets sur le *nourrisson*, il peut réduire la sécrétion de lait chez la mère. L'allaitement est contre-indiqué.

Mode d'emploi et posologie

Ce médicament doit être pris par *voie sublinguale* : placé sous la langue, il fond au contact de la salive et est absorbé par la *muqueuse* buccale ; il doit être conservé sous la langue 5 à 10 minutes, délai habituel pour sa dissolution complète.

Posologie usuelle :

La dose quotidienne est prise en une fois ; elle reste active pendant 24 heures.

Initialement, le médecin prescrit entre 0,8 et 4 mg ; il adapte ensuite le dosage en fonction du résultat. La *posologie* maximale est de 16 mg par jour.

Des précautions sont nécessaires lors de la première prise (Voir attention). Lorsque ce médicament est pris en relais d'un traitement par la méthadone, il convient de diminuer préalablement la dose de méthadone à un maximum de 30 mg par jour.

Lorsque l'état du toxicomane est stabilisé, le médecin diminue progressivement la posologie jusqu'à l'arrêt du traitement.

Conseils : L'arrêt du traitement de substitution correspond à une période critique pour le toxicomane et à un risque de rechute important. Le succès du sevrage dépend beaucoup du contexte psychologique et social lors de ce moment difficile.

Ce médicament est prescrit sur une ordonnance sécurisée mentionnant le nom de la pharmacie où il pourra être obtenu, pharmacie choisie en accord avec le toxicomane. La durée maximale de chaque prescription est de 28 jours. Le médecin peut préciser que la délivrance du médicament par le pharmacien sera fractionnée : quotidienne en début de traitement, puis hebdomadaire, après la stabilisation, par exemple.

Comme tous les dérivés de la *morphine*, ce médicament est un *antalgique* puissant, susceptible de masquer la douleur en cas de maladie ou de traumatisme grave : appendicite, fracture... Il convient d'en tenir compte dans de telles circonstances.

Effets indésirables possibles

Constipation, nausées, vomissements, maux de tête, fatigue, somnolence ou insomnie, malaise, *vertiges*, sueurs, *hypotension orthostatique*.

Plus rarement : *dépression respiratoire*, hallucinations, *hépatite*.

Lors de la première prise, des *symptômes* de manque peuvent survenir (voir Attention).

Laboratoires Schering-Plough

SUCCINIMIDE PHARBIOL

Informations détaillées sur www.monvidal.com

SUCRALFATE 1 g Génériques

Antiulcéreux

Les médicaments ci-dessous sont des génériques de ULCAR (voir p. 1287).

KEAL 1 g : comprimé sécable boîte de 30. Remb 35 % - 5,21 €.
SUCRALFATE RPG 1 g : comprimé sécable boîte de 30. Remb 35 % - 5,21 €.
SUCRALFATE TEVA 1 g : comprimé boîte de 30. Remb 35 % - 5,21 €.

KEAL 1 g : suspension buvable *(sorbitol)* boîte de 30 sachets. Remb 35 % - 5,21 €.
SUCRALFATE RPG 1 g : suspension buvable *(sorbitol)* boîte de 30 sachets de 5 ml. Remb 35 % - 5,21 €.
SUCRALFATE TEVA 1 g : suspension buvable *(sorbitol)* boîte de 30 sachets de 5 ml. Remb 35 % - 5,21 €.

SUDAFED

Décongestionnant oral : vasoconstricteur

Présentation

SUDAFED : comprimé (brun) ; boîte de 15. Remb 35 % - **1,61 €**.
SUDAFED : sirop (arôme framboise) ; flacon de 100 ml avec gobelet-doseur gradué à 2,5 ml, 5 ml et 10 ml. Remb 35 % - **1,80 €**.

Composition

	p cp	p 10 ml
Pseudoéphédrine chlorhydrate	60 mg	60 mg
Lactose	+	
Saccharose		7 g

Dans quel cas ce médicament est-il prescrit ?

Ce médicament est un *vasoconstricteur*. Il lutte contre la congestion nasale, due à la dilatation des vaisseaux sanguins.

Il est utilisé dans le *traitement symptomatique* des congestions nasales (sensation de nez bouché).

Contre-indications

Ce médicament ne doit pas être utilisé dans les cas suivants :
- risque de *glaucome* à angle fermé ;
- risque de blocage des urines (*adénome de la prostate*...) ;
- *hypertension artérielle* non contrôlée par un traitement spécifique ;
- *insuffisance coronarienne* grave ;
- *antécédent* de *convulsions* ;
- antécédent d'*accident vasculaire cérébral* ;
- en association avec un *antidépresseur* de type *IMAO* non sélectif ou pendant au moins 15 jours après la prise de celui-ci ;
- en association avec un autre *vasoconstricteur* décongestionnant ou un médicament contenant l'une des substances suivantes : bromocriptine, pergolide, lisuride, cabergoline, ergotamine ou dihydroergotamine ;
- enfant de moins de 15 ans ;
- **allaitement**.

Attention : Ce médicament peut provoquer un *glaucome* aigu chez les personnes prédisposées : œil rouge, dur et douloureux, avec vision floue. Une consultation d'extrême urgence auprès d'un ophtalmologiste est nécessaire.

Les *vasoconstricteurs* décongestionnants peuvent augmenter la fréquence cardiaque (*tachycardie*) et provoquer des *palpitations* et des nausées. Si ces effets indésirables sont trop marqués, le traitement doit être interrompu.

Ils peuvent également être responsables de complications rares (*convulsions*, hallucinations, agitation anormale), notamment en cas de *posologie* excessive. Respectez la dose préconisée.

Il est préférable de prendre un avis médical avant d'utiliser ce médicament en cas d'*hyperthyroïdie*, de maladie cardiaque, de *diabète* ou de troubles psychiques.

Des précautions particulières s'imposent en cas d'*hyperthyroïdie*, de maladie cardiaque, de *diabète*, de troubles nerveux. Demandez conseil à votre pharmacien ou à votre médecin.

Le sirop contient du *sucre* (saccharose) en quantité notable.

Sportif : ce médicament contient une substance considérée comme stimulante (phényléphrine, pseudoéphédrine ou synéphrine) qui figure dans le programme de surveillance 2004 du ministère de la Jeunesse et des Sports. Elle peut être recherchée dans les urines des sportifs afin de déceler un éventuel mésusage.

Interactions avec d'autres substances

Ce médicament ne doit pas être associé aux *antidépresseurs* de type *IMAO* non sélectif (MARSILID), à un autre *vasoconstricteur* décongestionnant ou à un vasoconstricteur utilisé dans la maladie de Parkinson (bromocriptine, pergolide, lisuride, cabergoline) ou dans la migraine (ergotamine, dihydroergotamine). L'association à ces médicaments risque de provoquer une crise hypertensive.

Grossesse et allaitement

L'effet de ce médicament pendant la grossesse est mal connu. Par prudence, son usage est déconseillé chez la femme enceinte.

Ce médicament passe dans le lait maternel. Il est contre-indiqué pendant l'allaitement.

Mode d'emploi et posologie

Les comprimés doivent être avalés avec un verre d'eau.

Les prises doivent être espacées de 4 heures minimum.

Posologie usuelle :
- Adulte : 1 comprimé, 3 fois par jour ou 1 mesure de 10 ml de sirop, 2 ou 3 fois par jour.

Ne pas dépasser 4 comprimés ou 3 mesures de 10 ml de sirop par jour.

Conseils : Ce médicament n'a pas d'effet anti-infectieux. Si les troubles persistent plus de 5 jours, consulter votre médecin.
Ce médicament peut provoquer des effets indésirables graves en cas de *surdosage* : ne laissez pas le sirop à la portée des enfants.

Effets indésirables possibles

Sécheresse de la bouche, insomnie, maux de tête, anxiété, rétention urinaire, sueurs.
Accélération du cœur, *palpitations*, nausées, vomissements.
Réaction allergique (sirop : présence de colorant).
Plus rarement : hallucinations, agitation.

Laboratoires GlaxoSmithKline

SULFARLEM

Informations détaillées sur www.monvidal.com

SULFARLEM S 25

Correcteur des insuffisances salivaires et lacrymales

Présentation

SULFARLEM S 25 : comprimé (orangé) ; boîte de 60. Remb 35 % - **2,69 €**.

Composition

	p cp
Anétholtrithione	25 mg

Dans quel cas ce médicament est-il prescrit ?

Ce médicament augmente la sécrétion de la salive et des larmes.
Il est utilisé dans le traitement de la sécheresse de la bouche et des yeux.

Contre-indications

Ce médicament ne doit pas être utilisé dans les cas suivants :
- enfant de moins de 6 ans,
- obstruction des *voies biliaires*.

Grossesse et allaitement

L'effet de ce médicament pendant la grossesse ou l'allaitement est mal connu. L'évaluation du risque éventuel lié à son utilisation est individuelle : demandez conseil à votre pharmacien ou à votre médecin.

Mode d'emploi et posologie

Les comprimés doivent être avalés avec un peu d'eau au moment des repas.

Posologie usuelle :
1 comprimé, 3 fois par jour.

Conseils : La coloration plus foncée des urines est normale au cours du traitement.

Effets indésirables possibles

Diarrhée, ballonnements.

Laboratoires EG Labo

SULFUR COMPLEXE N° 12

Informations détaillées sur www.monvidal.com

SULFURYL INHALANT

Informations détaillées sur www.monvidal.com

SULFURYL oral

Informations détaillées sur www.monvidal.com

SULPIRIDE 50 mg Génériques

Neuroleptique — sur ordonnance

Les médicaments ci-dessous sont des génériques de DOGMATIL (voir p. 416).

SULPIRIDE G GAM 50 mg : gélule *(lactose)* boîte de 30. Liste I - Remb 35 % - 3,85 €.
SULPIRIDE MERCK 50 mg : gélule boîte de 30. Liste I - Remb 35 % - 3,85 €.
SULPIRIDE SANDOZ 50 mg : gélule *(lactose)* boîte de 30. Liste I - Remb 35 % - 3,85 €.
SULPIRIDE TEVA 50 mg : gélule *(lactose)* boîte de 30. Liste I - Remb 35 % - 3,85 €.
SULPIRIDE WINTHROP 50 mg : gélule *(lactose)* boîte de 30. Liste I - Remb 35 % - 3,85 €.
SYNEDIL 50 mg : gélule *(lactose)* boîte de 30. Liste I - Remb 35 % - 4,43 €.

SULPIRIDE 200 mg Génériques

Neuroleptique — sur ordonnance

Les médicaments ci-dessous sont des génériques de DOGMATIL (voir p. 416).

SULPIRIDE G GAM 200 mg : comprimé sécable *(lactose)* boîte de 12. Liste I - Remb 65 % - 5,22 €.
SULPIRIDE MERCK 200 mg : comprimé sécable boîte de 12. Liste I - Remb 65 % - 5,22 €.
SULPIRIDE TEVA 200 mg : comprimé sécable *(lactose)* boîte de 12. Liste I - Remb 65 % - 5,22 €.
SULPIRIDE WINTHROP 200 mg : comprimé sécable *(lactose)* boîte de 12. Liste I - Remb 65 % - 5,22 €.
SYNEDIL FORT 200 mg : comprimé *(lactose)* boîte de 12. Liste I - Remb 65 % - 6,06 €.

SUPPOSITOIRES À LA GLYCÉRINE CENTRAPHARM

Informations détaillées sur www.monvidal.com

SUPPOSITOIRES À LA GLYCÉRINE GIFRER

Laxatif par voie rectale

Présentation

SUPPOSITOIRES À LA GLYCÉRINE GIFRER : suppositoire Adulte ; boîte de 10. Non remb.
SUPPOSITOIRES À LA GLYCÉRINE GIFRER : suppositoire Adulte ; boîte de 25 (en sac). Non remb.
SUPPOSITOIRES À LA GLYCÉRINE GIFRER : suppositoire Adulte ; boîte de 50 (en sac). Non remb.
SUPPOSITOIRES À LA GLYCÉRINE GIFRER : suppositoire Adulte ; boîte de 100 (en sac). Non remb.
SUPPOSITOIRES À LA GLYCÉRINE GIFRER : suppositoire Enfant ; boîte de 10. Non remb.
SUPPOSITOIRES À LA GLYCÉRINE GIFRER : suppositoire Nourrisson ; boîte de 10. Non remb.

Composition

	p suppos Ad	p suppos Enf	p suppos Nour
Glycérol	3,3 g	2,08 g	1,08 g

Dans quel cas ce médicament est-il prescrit ?

C'est un laxatif administré par *voie* rectale. Il ramollit les selles et déclenche une contraction du rectum qui permet leur évacuation.

Il est utilisé dans le *traitement symptomatique* de la constipation.

Attention : Comme tous les laxatifs, ce médicament ne doit pas être utilisé de façon prolongée sans avis médical.

Des précautions sont nécessaires chez la personne atteinte d'*hémorroïdes*, de *fissure anale* ou de *recto-colite hémorragique*.

Chez le *nourrisson*, son usage doit rester exceptionnel : il risque d'empêcher le réflexe d'expulsion des selles.

Grossesse et allaitement

Ce médicament peut être utilisé de façon ponctuelle pour traiter la constipation de la femme enceinte ou qui allaite.

Mode d'emploi et posologie

L'effet laxatif se manifeste après un délai de 5 à 30 minutes.

Posologie usuelle :

- Adulte : 1 suppositoire Adulte par jour, à renouveler dans l'heure qui suit en cas de constipation rebelle.
- Enfant : 1 suppositoire Enfant par jour, à renouveler dans l'heure qui suit en cas de constipation rebelle.
- Nourrisson : 1 suppositoire Nourrisson par jour, 2 jours sur 3.

Conseils : Le traitement de la constipation chronique repose essentiellement sur des boissons abondantes, une alimentation riche en fibres et une activité physique régulière.

Effets indésirables possibles

Un usage prolongé peut occasionner des sensations de brûlure anale et, exceptionnellement, des *inflammations* du rectum.

Laboratoires Gifrer Barbezat

SUPPOSITOIRES À LA GLYCÉRINE MONOT

Informations détaillées sur www.monvidal.com

SURBRONC

Fluidifiant bronchique

Présentation

SURBRONC 30 mg : comprimé sécable (blanc) ; boîte de 30. Non remb.
SURBRONC 0,6 % : solution buvable (arôme abricot) ; flacon de 100 ml. Non remb.

Composition

	p cp	p c à c
Ambroxol chlorhydrate	30 mg	30 mg
Sorbitol		+

Dans quel cas ce médicament est-il prescrit ?

Ce médicament fluidifie les sécrétions (mucosités) présentes dans les bronches. Il facilite leur évacuation par la toux.

Il est utilisé en cas de toux grasse avec difficulté à cracher, notamment au cours des bronchites aiguës.

Attention : Ce médicament ne peut être utilisé en cas de *bronchite chronique* que sur avis médical.

N'utilisez pas d'*antitussif* en plus de ce médicament sans l'avis de votre médecin ou de votre pharmacien.

En cas de fièvre, de sécrétions qui persistent au-delà de quelques jours ou qui se colorent, consultez votre médecin.

Grossesse et allaitement

L'effet de ce médicament pendant la grossesse ou l'allaitement est mal connu : seul votre médecin peut évaluer le risque éventuel de son utilisation dans votre cas.

Mode d'emploi et posologie

Ce médicament peut être pris indifféremment au moment ou en dehors des repas. La dose quotidienne est répartie en 2 prises.

Posologie usuelle :

- Adulte : 1 ou 2 cuillères à café de solution buvable ou 1 ou 2 comprimés, 2 fois par jour.

Le traitement peut être interrompu dès l'amélioration des symptômes. Sa durée ne doit pas dépasser 8 à 10 jours sans avis médical.

Conseils : Fumer, ou être exposé à la fumée des autres, est un frein important à l'évacuation des mucosités.

Il est nécessaire de lutter contre la sécheresse de l'air ambiant (humidificateur...) pour éviter le dessèchement des sécrétions. Il est également recommandé de boire beaucoup.

Chez la personne âgée ou le jeune enfant, l'incapacité à évacuer les crachats peut justifier l'aide d'un kinésithérapeute, sur prescription médicale.

Effets indésirables possibles

Nausées, vomissements, douleurs d'estomac.

Rarement : maux de tête, *vertiges*, *réaction allergique*.

Solution buvable : possibilité de *diarrhée* en cas d'apport important (présence de sorbitol).

Laboratoires Boehringer Ingelheim France

SURÉLEN

Informations détaillées sur www.monvidal.com

SURFORTAN

Informations détaillées sur www.monvidal.com

SURGAM

Anti-inflammatoire non stéroïdien — sur ordonnance

Présentation

SURGAM 100 mg : comprimé sécable (blanc) ; boîte de 30. Liste II - Remb 65 % - **3,40 €.**
SURGAM 200 mg : comprimé sécable (blanc) ; boîte de 15. Liste II - Remb 65 % - **3,51 €.**

Composition

	p cp	p cp
Acide tiaprofénique	100 mg	200 mg

Dans quel cas ce médicament est-il prescrit ?

Ce médicament est un *anti-inflammatoire* non stéroïdien (*AINS*). Il lutte contre l'*inflammation* et la douleur, fait baisser la fièvre et fluidifie le sang.
Il est utilisé dans :
- le *traitement symptomatique* de longue durée des *rhumatismes inflammatoires*, de certaines *arthroses* douloureuses ;
- le traitement symptomatique de courte durée des poussées d'arthrose, des *lombalgies*, des douleurs faisant suite à un traumatisme de l'appareil locomoteur, des règles douloureuses ;
- le *traitement d'appoint* des manifestations inflammatoires de la bouche, du nez, de la gorge et des oreilles.

Contre-indications

Ce médicament ne doit pas être utilisé dans les cas suivants :
- *antécédent* d'*allergie* ou d'*asthme* provoqué par la prise d'*AINS*, y compris l'aspirine ;
- *ulcère* de l'estomac ou du *duodénum* ;
- *insuffisance hépatique* ou *rénale* grave ;
- *insuffisance cardiaque* grave ;
- enfant de moins de 15 kg (comprimé à 100 mg) ;
- enfant de moins de 20 kg (comprimé à 200 mg) ;
- **grossesse** (à partir du 6e mois).

Attention : Tout traitement prolongé ou *surdosage* d'*AINS* expose à des effets indésirables graves.
Certaines situations doivent conduire à ne poursuivre le traitement qu'après un avis médical :
- brûlures d'estomac importantes ou selles noires et nauséabondes pouvant traduire une irritation ou un saignement du tube digestif ;
- *éruption cutanée*, crise d'*asthme* ;
- fatigue inhabituelle et intense, ou baisse brutale et importante du volume des urines chez une personne souffrant d'*insuffisance cardiaque*, déshydratée ou traitée par *diurétique*.

L'utilisation des AINS est déconseillée chez l'enfant en cas de varicelle : ils pourraient augmenter le risque de complications infectieuses, exceptionnelles mais potentiellement graves.
Des précautions sont nécessaires chez la personne âgée ou en cas d'*antécédent* d'*ulcère* de l'estomac ou du *duodénum* ou de risque hémorragique, notamment digestif (maladie de *Crohn*, *rectocolite hémorragique*).
Certains médecins considèrent que les anti-inflammatoires peuvent diminuer l'efficacité des stérilets et exposer à un risque de grossesse non désirée. Ce risque est actuellement très controversé.
Conducteur : ce médicament peut être responsable de *vertiges*.

Interactions avec d'autres substances

Ce médicament peut interagir avec d'autres médicaments, notamment :
- l'aspirine et les autres *anti-inflammatoires* non stéroïdiens (*AINS*) : risque d'augmentation des effets indésirables ;
- les *anticoagulants* et les *antiagrégants plaquettaires* : augmentation du risque hémorragique ;
- le lithium (TÉRALITHE, NEUROLITHIUM...) : augmentation du taux de lithium dans le sang ;
- le méthotrexate.

Informez par ailleurs votre médecin ou votre pharmacien en cas de traitement par un *diurétique*, un *inhibiteur de l'enzyme de conversion*, un *inhibiteur de l'angiotensine II*, un *bêtabloquant* ou un médicament contenant de la ciclosporine.

Grossesse et allaitement

Des effets néfastes pour l'enfant à naître ont été mis en évidence lorsque les *AINS* sont utilisés au cours des 4 derniers mois de la grossesse ; le risque existe même avec une seule prise et même si la grossesse est à terme. L'usage de ce médicament est contre-indiqué pendant cette période.
Pendant les 5 premiers mois, l'effet de ce médicament est mal connu : seul votre médecin peut évaluer le risque éventuel de son utilisation dans votre cas.
Ce médicament passe dans le lait maternel ; un choix est donc nécessaire entre l'allaitement et la prise du médicament. Cette décision devra être prise en accord avec votre médecin.

Mode d'emploi et posologie

Les comprimés sont avalés de préférence au milieu des repas afin de limiter les effets digestifs indésirables. Ils peuvent également être dissous dans un verre d'eau sucrée.

Posologie usuelle :
- Adulte :
  - *traitement d'attaque* : 2 comprimés à 100 mg ou 1 comprimé à 200 mg, 3 fois par jour ;
  - *traitement d'entretien* : 3 à 4 comprimés à 100 mg ou 1 comprimé ½ à 2 comprimés à 200 mg par jour, répartis en plusieurs prises.
- Enfant de plus de 30 kg (10 à 15 ans) : 1 comprimé à 100 mg ou ½ comprimé à 200 mg, 3 fois par jour.
- Enfant de 20 à 30 kg (soit environ 6 à 10 ans) : 1 comprimé à 100 mg ou ½ comprimé à 200 mg, 2 à 3 fois par jour.
- Enfant de 15 à 20 kg (soit environ 4 à 6 ans) : ½ comprimé à 100 mg, 3 fois par jour à 1 comprimé à 100 mg, 2 fois par jour.

Conseils : Les anti-inflammatoires ne sont pas des médicaments anodins. Du fait de la possibilité d'effets indésirables graves, ils ne doivent être utilisés que lorsqu'ils sont nécessaires, ce qui n'est pas le cas pour les affections rhumatismales peu douloureuses et les traumatismes bénins. Ce médicament vous a été prescrit dans une situation

précise : ne le conseillez pas à un proche et ne le réutilisez pas sans avis médical.
Ne dépassez pas la *posologie* ni la durée de traitement prescrites par votre médecin.

Effets indésirables possibles

Troubles digestifs, *gastrite*, voire *ulcère* de l'estomac ou du *duodénum*, le plus souvent lors d'un traitement de longue durée ou à forte dose. Exceptionnellement : *hémorragie* du tube digestif (vomissements sanglants, selles noires ou plus souvent pertes de sang imperceptibles, responsables de l'apparition d'une *anémie*).

Réaction allergique nécessitant l'arrêt immédiat du traitement :
- *éruption cutanée*, urticaire... ;
- *asthme* ;
- malaise avec baisse de la tension artérielle.

Troubles urinaires : brûlures, envie fréquente d'uriner.
Vertiges, augmentation des *transaminases*.

Laboratoires Laboratoires Grünenthal

SURGESTONE
Progestatif — sur ordonnance

Présentation

SURGESTONE 0,125 mg : comprimé (blanc) ; boîte de 10. Liste I - Remb 65 % - **3,28 €**.
SURGESTONE 0,250 mg : comprimé (blanc) ; boîte de 10. Liste I - Remb 65 % - **5,42 €**.
SURGESTONE 0,500 mg : comprimé (blanc) ; boîte de 10. Liste I - Remb 65 % - **8,44 €**.
SURGESTONE 0,500 mg : comprimé (blanc) ; boîte de 12. Liste I - Remb 65 % - **10,03 €**.

Composition

	p cp	p cp	p cp
Promégestone	0,125 mg	0,250 mg	0,500 mg

Dans quel cas ce médicament est-il prescrit ?

Ce médicament contient une *hormone* proche de la *progestérone*.
Il est utilisé pour compenser une insuffisance de progestérone dans le traitement :
- des troubles et des douleurs des règles, du *syndrome prémenstruel*, de la tension des seins ;
- de la *ménopause* (en complément des *estrogènes*) ;
- des saignements dus à un *fibrome*.

Contre-indications

Ce médicament ne doit pas être utilisé en cas d'*insuffisance hépatique* grave.

Attention : De récentes études ont montré une augmentation du risque de survenue d'un cancer du sein chez les femmes ayant reçu un traitement prolongé des *symptômes* de la *ménopause*. Le traitement doit par conséquent être prescrit à la dose minimale efficace et pour une durée la plus courte possible. En l'absence de troubles, sa prescription ne doit pas être systématique.
Des précautions sont nécessaires en cas d'*antécédent* d'*infarctus du myocarde* ou d'*accident thromboembolique*, d'*hypertension artérielle* ou de *diabète*.
Lorsque ce médicament a été prescrit pour des saignements génitaux intermittents, l'origine de ces saignements doit être déterminée par des examens appropriés avant la mise en route du traitement. Si ces saignements surviennent pendant le traitement, signalez-les à votre médecin.
Arrêtez la prise de ce médicament et consultez votre médecin en cas d'apparition de l'un des troubles suivants : maux de tête violents et inhabituels, troubles de la vision, phlébite.

Interactions avec d'autres substances

Ce médicament peut interagir avec les *barbituriques*, les *anticonvulsivants* ou les médicaments contenant l'une des substances suivantes : carbamazépine, griséofulvine, rifampicine, rifabutine.

Grossesse et allaitement

Ce médicament n'a pas d'indication pendant la grossesse, mais une prise intempestive ne doit pas susciter d'inquiétude particulière.
Ce médicament passe dans le lait maternel : il est déconseillé pendant l'allaitement (sauf avis médical).

Mode d'emploi et posologie

Ce médicament est pris indifféremment au cours ou en dehors des repas.

Posologie usuelle :
- Adulte : 1 comprimé à 0,125 mg à 1 comprimé à 0,500 mg, pendant les 10 à 12 derniers jours du cycle.

Effets indésirables possibles

Arrêt des règles, saignement génital intermittent (à signaler à votre médecin).
Aggravation d'une insuffisance veineuse, jaunisse, démangeaisons.
Exceptionnellement : prise de poids, *séborrhée*, *troubles digestifs*.

Laboratoires sanofi-aventis France

SURMONTIL
Antidépresseur imipraminique — sur ordonnance

Présentation

SURMONTIL 25 mg : comprimé sécable (blanc) ; boîte de 50. Liste I - Remb 65 % - **7,97 €**.
SURMONTIL 100 mg : comprimé sécable (blanc) ; boîte de 20. Liste I - Remb 65 % - **13,06 €**.
SURMONTIL : solution buvable à 4 % (arôme caramel) ; flacon compte-gouttes de 30 ml (1 200 gouttes). Liste I - Remb 65 % - **8,62 €**.

Composition

	p cp	p cp	p gte
Trimipramine	25 mg	100 mg	1 mg
Amidon de blé (gluten)	+	+	
Alcool			+
Lactose		+	
Saccharose			+

Dans quel cas ce médicament est-il prescrit ?

Ce médicament appartient à la famille des *antidépresseurs imipraminiques*. Il possède des effets *atropiniques*, qui ne participent pas à son activité, mais qui expliquent certaines contre-indications et certains effets indésirables.
Il est utilisé dans le traitement des *états dépressifs*.

Contre-indications

Ce médicament ne doit pas être utilisé dans les cas suivants :
- risque de *glaucome* à angle fermé,
- risque de rétention des urines (*adénome de la prostate*...),
- *infarctus du myocarde* récent (moins de 3 mois),
- en association avec les *IMAO* non sélectifs ou avec un médicament contenant du sultopride.

Attention : Tous les traitements antidépresseurs sont susceptibles d'induire un *épisode maniaque* chez les personnes prédisposées : en cas d'euphorie, d'excitation inhabituelle ou de comportement anormal survenant sous traitement, une consultation médicale rapide est nécessaire.

Ce médicament présente des effets *atropiniques*. Il peut provoquer un *glaucome* aigu chez les personnes prédisposées : œil rouge, dur et douloureux, avec vision floue. Une consultation d'extrême urgence auprès d'un ophtalmologiste est nécessaire.

Des précautions sont requises en cas d'*épilepsie*, de maladie cardiaque, d'*insuffisance hépatique*, d'*insuffisance rénale* et chez la personne âgée, notamment en cas de constipation chronique, de tendance aux *vertiges* ou aux baisses de tension.

Avant une anesthésie locale, notamment chez le dentiste, signalez la prise de ce médicament.

Évitez les boissons alcoolisées : augmentation du risque de somnolence.

Si vous devez conduire ou utiliser une machine dangereuse, assurez-vous préalablement que ce médicament n'altère pas votre vigilance.

Interactions avec d'autres substances

Les *antidépresseurs imipraminiques* ne doivent pas, en général, être associés aux *IMAO* non sélectifs.

Ce médicament ne doit pas être associé au sultopride (uniquement disponible à l'hôpital) : risque de *troubles du rythme cardiaque* graves.

Il peut également interagir avec les médicaments contenant l'une des substances suivantes : adrénaline, noradrénaline, clonidine, guanfacine.

Informez par ailleurs votre médecin ou votre pharmacien si vous prenez un antidépresseur *inhibiteur de la recapture de la sérotonine*, un médicament *anticonvulsivant*, *antihypertenseur*, *atropinique*, *sédatif*, ou contenant de la carbamazépine, de la thioridazine ou du baclofène.

Grossesse et allaitement

Si une grossesse survient pendant le traitement, consultez votre médecin. Il appréciera le risque éventuel lié à l'utilisation de ce médicament dans votre cas.

Si le traitement est poursuivi jusqu'à l'accouchement, une surveillance médicale du *nouveau-né* est nécessaire.

Ce médicament est susceptible de passer faiblement dans le lait maternel : l'allaitement est déconseillé sans avis médical.

Mode d'emploi et posologie

La dose quotidienne est généralement absorbée en une prise, le plus souvent le soir.

Ce médicament peut être pris indifféremment au cours ou en dehors des repas.

Posologie usuelle :

75 mg à 150 mg par jour.

Conseils : L'efficacité des *antidépresseurs* n'est généralement pas immédiate. Un délai pouvant atteindre plusieurs semaines est parfois nécessaire pour que les effets bénéfiques se fassent sentir. Les effets indésirables éventuels apparaissant en début de traitement ne doivent pas vous conduire à l'arrêter prématurément.

Chez la personne souffrant de dépression, un état anxieux peut apparaître ou s'aggraver en début de traitement ; un *anxiolytique* est parfois prescrit de manière temporaire par le médecin pour prévenir ou traiter ces manifestations.

Lorsque les *symptômes* de la *dépression* ont disparu, le traitement doit absolument être poursuivi pendant la durée prescrite afin de consolider la guérison. Un arrêt prématuré exposerait à une rechute. La durée d'un traitement antidépresseur est rarement inférieure à 6 mois.

Les antidépresseurs ne créent pas de dépendance. Néanmoins, il est préférable d'arrêter le traitement progressivement en diminuant la posologie ou en espaçant les prises pour éviter les effets indésirables transitoires observés en cas d'interruption brutale.

Une prise de poids peut être observée au cours du traitement. Une alimentation équilibrée, et si nécessaire les conseils d'un nutritionniste, peuvent prévenir et limiter ce phénomène.

Effets indésirables possibles

Comme tous les *antidépresseurs imipraminiques* :
- sécheresse de la bouche, constipation, troubles de l'*accommodation*, *tachycardie*, sueurs, difficulté à uriner, troubles sexuels, *hypotension orthostatique*, somnolence ;
- plus rarement : tremblements, convulsions chez les personnes prédisposées, confusion des idées, prise de poids, tension anormale des seins, écoulement de lait par le mamelon, bouffées de chaleur, *réaction allergique*, *hépatite*, anomalie de la *numération formule sanguine*, troubles cardiaques, excitation anormale.

Laboratoires sanofi-aventis France

SURQUINA

Informations détaillées sur www.monvidal.com

SURVITINE

Informations détaillées sur www.monvidal.com

SUSTIVA
Antiviral

sur ordonnance

Présentation

SUSTIVA 50 mg : gélule (jaune foncé et blanche) ; flacon de 30. Liste I, *médicament à prescription restreinte* - Remb 100 % - **32,29 €**.
SUSTIVA 100 mg : gélule (blanche) ; flacon de 30. Liste I, *médicament à prescription restreinte* - Remb 100 % - **59,39 €**.
SUSTIVA 200 mg : gélule (dorée) ; flacon de 90. Liste I, *médicament à prescription restreinte* - Remb 100 % - **320,08 €**.
SUSTIVA 600 mg : comprimé (doré) ; boîte de 30. Liste I, *médicament à prescription restreinte* - Remb 100 % - **320,08 €**.

Composition

	p gél	p gél
Éfavirenz	50 mg	100 mg

	p gél	p cp
Éfavirenz	200 mg	600 mg

Dans quel cas ce médicament est-il prescrit ?

Ce médicament est un *antirétroviral* actif uniquement sur le principal *virus* de l'immunodéficience humaine (*VIH-1*). Il appartient à la famille des *inhibiteurs non nucléosidiques de la transcriptase inverse*. En bloquant cette *enzyme*, il empêche la reproduction du virus dans les cellules infectées, sans toutefois permettre son élimination.

Il est utilisé chez les patients infectés par le VIH-1 en association avec d'autres médicaments antirétroviraux. Il peut être utilisé chez l'adulte et l'enfant de plus de 3 ans.

Contre-indications

Ce médicament ne doit pas être utilisé dans les cas suivants :
- *insuffisance hépatique* grave ;
- en association avec les médicaments contenant l'une des substances suivantes : astémizole, terfénadine, midazolam, triazolam, cisapride ;
- en association avec les produits de *phytothérapie* contenant du millepertuis.

Attention : Ce médicament peut provoquer des sensations vertigineuses, des troubles de la concentration et/ou une somnolence. La conduite et l'utilisation de machines dangereuses sont déconseillées, surtout dans les heures qui suivent la prise du médicament.

Ces symptômes disparaissent habituellement en quelques semaines et ne préjugent pas de la survenue ultérieure de manifestations neuropsychiques plus sévères. Néanmoins des manifestations psychiques plus graves peuvent survenir, pouvant conduire à l'arrêt du traitement. Il est nécessaire de bien informer votre médecin des *antécédents* éventuels de *dépression* ou d'autre maladie psychique avant de prendre ce médicament.

La survenue d'une dépression, d'idées suicidaires ou de troubles du comportement doit faire consulter rapidement votre médecin traitant afin d'établir le lien éventuel avec l'éfavirenz et la décision de poursuivre ou non le traitement.

Il est recommandé de prendre le médicament au coucher pendant les deux à quatre premières semaines de traitement afin de limiter les *effets indésirables* (voir Effets indésirables), notamment pour atténuer les *vertiges*.

Il est important de faire en sorte que la prise ait lieu 12 à 15 heures avant le moment ou il est nécessaire d'être dans une forme maximale pour se livrer à ses activités. Par contre, en cas de difficultés à s'endormir ou de cauchemars, le traitement pourra être pris le matin.

Une *éruption cutanée*, le plus souvent bénigne, peut survenir surtout au cours des deux premières semaines de traitement. Elle disparaît le plus souvent en trois à quatre semaines malgré la poursuite du traitement, mais elle oblige parfois à son arrêt. Sa survenue doit faire contacter rapidement le médecin traitant qui prendra la décision de poursuivre ou non le traitement.

La survenue d'effets indésirables ne doit pas faire diminuer ou fractionner la dose quotidienne de l'éfavirenz, ce qui risquerait de rendre le virus rapidement résistant à ce traitement.

Le traitement antiviral n'élimine pas le risque de transmission du *VIH* à d'autres personnes lors de rapports sexuels : vous devez continuer à prendre les mesures de protections appropriées (préservatifs).

Interactions avec d'autres substances

Ce médicament ne doit pas être associé :
- aux médicaments contenant l'une des substances suivantes : cisapride, terfénadine, astémizole (risque de *troubles du rythme cardiaque*) ;
- à certaines *benzodiazépines* (triazolam, midazolam) ;
- aux produits de *phytothérapie* contenant du millepertuis : risque de diminution des concentrations de l'éfavirenz.

Ce médicament peut interagir avec de très nombreux médicaments, notamment : rifabutine, rifampicine, phénobarbital, méthadone, phénytoïne, carbamazépine, sertraline, dont il faut adapter les doses. L'association à la rifampicine doit faire augmenter la dose d'éfavirenz à 800 mg par jour.

L'effet des *contraceptifs* oraux (éthynilestradiol) peut être diminué par la prise de ce médicament. Une contraception mécanique fiable doit être proposée pendant la durée du traitement.

Au cours des associations avec d'autres *antirétroviraux*, l'utilisation de l'amprénavir ou du saquinavir sans complément de ritonavir est déconseillée.

Avec le KALETRA, il est conseillé d'augmenter la dose de KALETRA à 4 gélules ou 6,5 ml deux fois par jour, sans modifier la dose de l'éfavirenz et d'effectuer un contrôle des concentrations sanguines.

Ne prenez aucun autre médicament sans prendre l'avis de votre médecin ou de votre pharmacien. L'adaptation de la dose de l'éfavirenz et des autres médicaments peut être guidée par des dosages sanguins.

La liste des médicaments susceptibles d'interagir n'est pas exhaustive et les recommandations vis-à-vis de l'association à certains médicaments doivent être modulées selon les situations et l'importance de ce traitement associé. Hormis certaines contre-indications formelles, une adaptation des doses est envisageable dans certains cas.

Grossesse et allaitement

L'effet de ce médicament pendant la grossesse est mal connu. Si une grossesse survient au cours du traitement, prévenez votre médecin.

L'infection par le *VIH* contre-indique l'allaitement.

Mode d'emploi et posologie

Le Sustiva doit être associé avec d'autres médicaments *antirétroviraux* (des souches virales résistantes apparaissent rapidement lorsqu'il est administré seul).

Ce médicament peut être pris indifféremment pendant ou en dehors des repas. Les gélules peuvent être avalées avec un verre d'eau ou un jus de fruit, à l'exception du jus de pamplemousse. Le repas ne doit pas être trop gras lorsque le traitement est pris au cours du repas.

Posologie usuelle :

- Adulte : une seule prise quotidienne de 600 mg au dessus de 40 kg, associée à une *antiprotéase* et/ou à des *inhibiteurs de la transcriptase inverse*.
- Adolescent et enfant de 3 à 17 ans : associée à une antiprotéase et/ou à des inhibiteurs de la transcriptase inverse :
  - De 13 à 15 kg : 200 mg ;
  - de 15 à 20 kg : 250 mg ;
  - de 20 à 25 kg : 300 mg ;
  - de 25 à 32,5 kg : 350 mg ;
  - de 32,5 à 40 kg : 400 mg ;
  - plus de 40 kg : 600 mg.

Sustiva n'a pas été étudié chez les enfants de moins de 3 ans, ni chez ceux pesant moins de 13 kg.

Les doses de Sustiva doivent être adaptées en cas d'*insuffisance hépatique* et d'*insuffisance rénale*.

Conseils : Ce traitement doit être pris tous les jours : veiller à toujours disposer d'une réserve de médicament.

L'activité d'un traitement *antirétroviral* est maximale si vous respectez strictement les doses et les modalités de prise. Dans le cas contraire, il existe un risque d'apparition de résistances virales qui peut compromettre l'efficacité des traitements ultérieurs.

Le traitement nécessite un suivi régulier pour s'assurer du bon contrôle de l'infection et prévenir la survenue de complications évolutives (notamment des *infections opportunistes*). Il est important de garder un contact régulier avec votre médecin traitant.

Conditions particulières de délivrance :

Ce médicament est disponible en ville et à l'hôpital.

Ce médicament est un *médicament à prescription restreinte* : il doit être obligatoirement prescrit pour la première fois à l'hôpital (prescription initiale hospitalière annuelle).

La prescription peut être renouvelée par le médecin traitant (pour une durée maximale d'un an, si les examens sont satisfaisants) mais toute modification nécessite une nouvelle prescription hospitalière. Elle doit être renouvelée après 12 mois obligatoirement à l'hôpital.

La délivrance des antirétroviraux se fait sur la présentation des 2 ordonnances : la prescription initiale hospitalière datant de moins de 1 an et l'ordonnance de renouvellement du médecin de ville identique à cette dernière.

Effets indésirables possibles

Les *effets indésirables* les plus fréquents sont : *éruptions cutanées*, sensations vertigineuses, nausées, maux de tête, fatigue.

Les éruptions cutanées, le plus souvent bénignes, peuvent survenir au cours des deux premières semaines de traitement. Elles disparaissent le plus souvent en trois à quatre semaines malgré la poursuite du traitement (voir Attention).

Des troubles neuro-psychiques apparaissent fréquemment en début de traitement : sensations vertigineuses, altération de la concentration, insomnie, perturbation des rêves, anxiété, somnolence, *dépression*, troubles de la pensée. Ces symptômes disparaissent habituellement en quelques semaines et ne préjugent pas de la survenue ultérieure de manifestations plus sévères. Néanmoins des manifestations plus graves peuvent survenir et conduire à l'arrêt du traitement : agitation, amnésie, euphorie, syndrome dépressif, idées suicidaires, hallucinations et psychose (voir Attention).

Une hépatite peut survenir au cours du traitement, ce qui justifie la surveillance régulière des *transaminases*.

Des troubles du *métabolisme* des graisses (élévation du *cholestérol*) peuvent être observés au cours du traitement, ce qui justifie une surveillance régulière.

Laboratoires Bristol-Myers Squibb

SYMBICORT Turbuhaler

Antiasthmatique — sur ordonnance

Présentation

SYMBICORT Turbuhaler 100/6 µg : poudre pour *inhalation* ; flacon doseur (120 doses) avec embout buccal. Liste I - Remb 65 % - **47,47 €**.

SYMBICORT Turbuhaler 200/6 µg : poudre pour *inhalation* ; flacon doseur (120 doses) avec embout buccal. Liste I - Remb 65 % - **54,48 €**.

SYMBICORT Turbuhaler 400/12 µg : poudre pour *inhalation* ; flacon doseur (60 doses) avec embout buccal. Liste I - Remb 65 % - **53,48 €**.

Composition

	p dose	p dose	p dose
Budésonide	80 µg	160 µg	320 µg
Formotérol fumarate	4,5 µg	4,5 µg	9 µg
Lactose	+	+	+

Dans quel cas ce médicament est-il prescrit ?

Ce médicament associe :

- un *corticoïde* qui possède une activité *anti-inflammatoire* marquée sur les *muqueuses*, notamment celles des bronches ;
- un bronchodilatateur qui lutte contre la contraction anormale des muscles de la paroi des bronches ; il est apparenté à une substance naturelle, l'*adrénaline*, mais, contrairement à cette substance, il a peu d'effet sur le cœur. Son action est rapide (1 à 3 minutes) et persiste au moins 12 heures.

Il est utilisé dans le *traitement de fond* de l'*asthme* et « à la demande » pour soulager les symptômes d'asthme.

Il est également utilisé dans le *traitement symptomatique* de la bronchopneumopathie chronique obstructive (*BPCO*).

Le Turbuhaler est adapté aux personnes ayant des difficultés à utiliser les aérosols.

Attention : Ce médicament n'est pas destiné au traitement de la crise d'*asthme*. Si une crise survient sous traitement, un médicament de courte durée d'action doit être utilisé.
Une aggravation de l'asthme peut traduire une infection : consultez votre médecin.
Sportif : ce médicament contient une substance susceptible de rendre positifs certains *tests antidopage*.

Grossesse et allaitement

Aucun effet néfaste pour l'enfant à naître n'a été établi avec ce médicament. Néanmoins, par précaution, son usage pendant la grossesse est réservé aux situations pour lesquelles il n'existe pas d'alternative thérapeutique.
Les données disponibles ne permettent pas de savoir si ce médicament passe dans le lait maternel : ne l'utilisez pas pendant l'allaitement sans avis médical.

Mode d'emploi et posologie

Charger le Turbuhaler. Vider complètement les poumons puis placer l'embout de l'appareil entre les lèvres. Aspirer à fond. L'inspiration doit être rapide et profonde. Essayer de garder l'air dans les poumons quelques secondes avant de les vider. Le Turbuhaler n'entraîne aucune sensation particulière bien que le produit soit délivré au niveau du poumon. Il ne faut jamais souffler dans l'appareil ni le mouiller. Replacer le capuchon après usage.

Posologie usuelle :
La dose efficace la plus faible possible est toujours recherchée.

◆ SYMBICORT à 100/6 µg :
Traitement de fond de l'*asthme* :
- Adulte et enfant de plus de 12 ans : 1 ou 2 inhalations, matin et soir. Cette dose quotidienne peut être doublée chez les patients de plus de 18 ans et, en cas de besoin, il est possible de réaliser « à la demande » des inhalations supplémentaires pour soulager une gène respiratoire. Toutefois, il ne faut pas dépasser 6 inhalations en une seule fois.
- Enfant de 6 à 12 ans : 2 inhalations, matin et soir.

◆ SYMBICORT à 200/6 µg :
Traitement de fond de l'*asthme* :
- Adulte et enfant de plus de 12 ans : 1 ou 2 inhalations, matin et soir. Cette dose quotidienne peut être doublée chez les patients de plus de 18 ans et, en cas de besoin, il est possible de réaliser « à la demande » des inhalations supplémentaires pour soulager une gène respiratoire. Toutefois, il ne faut pas dépasser 6 inhalations en une seule fois.

BPCO :
- Adulte : 2 inhalations, 2 fois par jour.

◆ SYMBICORT à 400/12 µg :
Traitement de fond de l'*asthme* :
- Adulte et enfant de plus de 12 ans : 1 ou 2 inhalations, matin et soir.

BPCO :
- Adulte : 1 inhalation, 2 fois par jour.

Conseils : Lisez attentivement la notice du médicament avant son emploi.
N'hésitez pas à demander une démonstration du maniement de cet appareil à votre médecin ou à votre pharmacien.
Il est conseillé de se rincer la bouche à l'eau après l'inhalation pour limiter le risque de *candidose* ou d'enrouement lié à l'utilisation de ce médicament.

Effets indésirables possibles

Irritation de la bouche et de la gorge, voix rauque.
Candidose de la bouche et de la gorge.
Maux de tête, *palpitations*, tremblements.
Anxiété, agitation, troubles du sommeil, étourdissements, nausées.
Réactions allergiques.

Laboratoires AstraZeneca

SYMPATHYL

Phytothérapie et élément minéral

Présentation

SYMPATHYL : comprimé (bleu) ; boîte de 40. Non remb.

Composition

	p cp
Eschscholtzia, extrait	20 mg
Aubépine, extrait de sommité fleurie	75 mg
Oxyde de magnésium	124,35 mg

Dans quel cas ce médicament est-il prescrit ?

Ce médicament contient des extraits de plantes à visée *sédative* et du magnésium.
Il est traditionnellement utilisé dans le *traitement symptomatique* de la nervosité, notamment en cas de troubles légers du sommeil, et dans le traitement des *palpitations* chez l'adulte.

Contre-indications

Ce médicament ne doit pas être utilisé en cas d'*insuffisance rénale* grave.

Attention : Les *palpitations* peuvent être le *symptôme* d'une maladie cardiaque : n'utilisez pas ce médicament de façon prolongée sans l'avis de votre médecin.

Interactions avec d'autres substances

Ce médicament peut interagir avec les médicaments contenant de la quinidine.

Grossesse et allaitement

Ce médicament ne contient que des substances présumées sans danger pendant la grossesse ou l'allaitement. Néanmoins, ne l'utilisez pas de façon prolongée sans l'avis de votre pharmacien ou de votre médecin.

Mode d'emploi et posologie

Les comprimés doivent être avalés avec un peu d'eau, avant les repas.

Posologie usuelle :
- Adulte : 2 comprimés, matin et soir.

Conseils : Les médicaments ne sont pas la seule réponse au stress : une meilleure hygiène de vie, une consommation modérée d'excitants (café, thé, boissons alcoolisées...) permettent aussi de lutter contre l'excès de nervosité et ses manifestations (*palpitations*, troubles du sommeil).

Effets indésirables possibles

Rarement : diarrhée, douleurs abdominales.

Laboratoires Innotech International

SYMPAVAGOL

Phytothérapie

Présentation

SYMPAVAGOL : comprimé (marron) ; boîte de 40. Non remb.
SYMPAVAGOL : solution buvable ; flacon de 90 ml. Non remb.

Composition

	p cp	p c à c
Passiflore, extrait sec	40 mg	
Aubépine, extrait sec	20 mg	
Passiflore, extrait fluide		1,23 g
Aubépine, extrait fluide		0,30 g
Saccharose	+	2,6 g
Alcool		556 mg

Dans quel cas ce médicament est-il prescrit ?

Ce médicament contient des extraits de plantes à visée *sédative*.

Il est traditionnellement utilisé dans le *traitement symptomatique* de la nervosité, notamment en cas de troubles légers du sommeil, et dans le traitement des *palpitations* chez l'adulte.

Attention : Les *palpitations* peuvent être le *symptôme* d'une maladie cardiaque : n'utilisez pas ce médicament de façon prolongée sans l'avis de votre médecin.

La solution buvable contient du *sucre* (saccharose) et de l'*alcool* en quantité notable.

Si vous devez conduire ou utiliser une machine dangereuse, assurez-vous préalablement que ce médicament n'altère pas votre vigilance.

Grossesse et allaitement

Ce médicament contient des plantes présumées sans danger pendant la grossesse ou l'allaitement. Néanmoins, par mesure de prudence, ne l'utilisez pas sans prendre l'avis de votre pharmacien ou de votre médecin.

Il est préférable de prendre les comprimés qui ne contiennent pas d'*alcool*.

Mode d'emploi et posologie

La solution buvable doit être diluée dans un peu d'eau, sucrée ou non.

Posologie usuelle :

- Adulte : 2 à 6 comprimés ou 1 à 4 cuillères à café de solution buvable par jour.
- Enfant de plus de 30 mois : 1 cuillère à café de solution buvable par jour.

Conseils : Les médicaments ne sont pas la seule réponse au stress : une meilleure hygiène de vie, une consommation modérée d'excitants (café, thé, boissons alcoolisées...) permettent aussi de lutter contre l'excès de nervosité et ses manifestations (*palpitations*, troubles du sommeil).

Laboratoires Novartis Santé Familiale SAS

SYNACTHÈNE

Produit de diagnostic

sur ordonnance

Présentation

SYNACTHÈNE RETARD 1 mg : suspension injectable *IM* ; boîte de 1 ampoule de 1 ml. Liste I - Remb 65 % - **3,56 €**.
SYNACTHÈNE IMMÉDIAT 0,25 mg : solution injectable *IM* ou *IV* ; boîte de 1 ampoule de 1 ml. Liste I - Remb 65 % - **2,15 €**.

Composition

	p amp inj	p amp inj
Tétracosactide	1 mg	0,25 mg
Zinc	2,50 mg	
Alcool benzylique	+	+

Dans quel cas ce médicament est-il prescrit ?

Ce médicament stimule la sécrétion de cortisone par les glandes *surrénales*.

Il est utilisé pour aider au diagnostic lors du dérèglement de ces glandes.

Contre-indications

Ce médicament ne doit pas être utilisé dans les cas suivants :

- maladie infectieuse ou mycosique non contrôlée, certaines maladies virales ;
- *psychoses*.

Attention : Signalez tout *antécédent* allergique (*asthme*, urticaire...) à votre médecin : ce médicament peut causer, notamment chez les personnes prédisposées, des réactions allergiques parfois très graves.

Sportif : ce médicament contient une substance susceptible de rendre positifs certains *tests antidopage*.

Interactions avec d'autres substances

Ce médicament peut interagir avec les médicaments qui donnent des *torsades de pointe*.

Informez par ailleurs votre médecin si vous prenez :

- un médicament susceptible de faire baisser la *kaliémie* (amphotéricine B, certains *diurétiques*, *laxatifs stimulants*) ;
- un *antihypertenseur* ;
- un *digitalique* ;
- un *antidiabétique*.

En cas de vaccination, l'utilisation d'un *vaccin* vivant est déconseillé.

Grossesse et allaitement

L'effet de ce médicament pendant la grossesse est mal connu : seul votre médecin peut évaluer le risque éventuel de son utilisation dans votre cas.

Le test au SYNACTHÈNE peut être pratiqué pendant l'allaitement.

Mode d'emploi et posologie

Test diagnostic :

Le cortisol (cortisone naturelle) est dosé dans le sang avant l'injection intramusculaire d'une ampoule de SYNACTHÈNE RETARD et à plusieurs reprises après l'injection.

Le SYNACTHÈNE IMMÉDIAT peut également être utilisé avec un dosage avant, puis 30 et 60 minutes après l'injection par voie intramusculaire ou intraveineuse.

Conseils : Ce médicament doit être conservé entre + 2 °C et + 8 °C (partie haute du réfrigérateur).

Effets indésirables possibles

Ils sont surtout à craindre lors d'un traitement prolongé et à forte dose :
- rétention d'eau et de sel, *hypertension artérielle* ;
- baisse du taux de *potassium*, à prévenir par un apport systématique ;
- surexcitation, euphorie, troubles du sommeil ;
- *ostéoporose* ;
- *troubles digestifs* : rare *ulcère* de l'estomac ou du *duodénum*.

Laboratoires Sigma-Tau France

SYNALAR

Informations détaillées sur www.monvidal.com

SYNALAR solution

Informations détaillées sur www.monvidal.com

SYNAREL

Informations détaillées sur www.monvidal.com

SYNCORTYL

Informations détaillées sur www.monvidal.com

SYNÉDIL

Neuroleptique

sur ordonnance

Ce médicament est un générique de DOGMATIL (voir p. 416).

SYNERGON

Informations détaillées sur www.monvidal.com

SYNTHOL gel

Antalgique d'action locale

Présentation

SYNTHOL gel : gel pour application cutanée ; tube de 75 g. Non remb.

Composition

	p 100 g
Lévomenthol	520 mg
Vératrol	250 mg
Résorcinol	30 mg
Acide salicylique	100 mg
Alcool à 95°	+

Dans quel cas ce médicament est-il prescrit ?

C'est un gel *antalgique* qui contient un *salicylé* et des substances qui ont un effet *révulsif*.

Il est utilisé dans le *traitement d'appoint* des *ecchymoses* (bleus) et des coups.

Contre-indications

Ce médicament ne doit pas être utilisé dans les cas suivants :
- *allergie* aux *salicylés* ;
- enfant ayant des *antécédents* de *convulsions* ;
- en application sur une plaie, une lésion suintante ou infectée, un *eczéma*.

Attention : Ce médicament contient un *terpène* (menthol) qui peut, dans de très rares cas, provoquer des accidents graves chez le jeune enfant (*convulsions*...). Il ne doit être employé qu'après avis médical chez les enfants de moins de 7 ans. Le risque est accru en cas d'application sur des surfaces étendues ou en cas d'*épilepsie*.

Grossesse et allaitement

Les substances contenues dans ce médicament sont peu absorbées par la peau. Néanmoins, ne l'utilisez pas de façon prolongée pendant la grossesse ou l'allaitement sans l'avis de votre médecin ou de votre pharmacien.

Mode d'emploi et posologie

Étendre le gel sur la région douloureuse et faire pénétrer par un massage doux et prolongé.

Posologie usuelle :
- Adulte et enfant de plus de 7 ans : 2 ou 3 applications par jour.

Conseils : Pensez à vous laver les mains après l'application. En cas de contact accidentel avec les yeux, rincez abondamment.

Effets indésirables possibles

Réaction allergique cutanée, imposant l'arrêt du traitement ; à ne pas confondre avec une rougeur normale au point d'application, due au médicament.

Liés à la présence de *terpènes* (menthol), en cas de dépassement de la *posologie* usuelle :
- *convulsions* chez l'enfant,
- agitation, confusion des idées (notamment chez la personne âgée).

La présence d'alcool peut favoriser le dessèchement et l'irritation de la peau, surtout en cas d'applications répétées.

Laboratoires GlaxoSmithKline Santé Grand Public

SYNTHOL liquide

Antalgique et antiseptique à usage local et buccal

Présentation

SYNTHOL spray : solution pour application cutanée et bain de bouche ; flacon pulvérisateur de 75 ml. Non remb.
SYNTHOL liquide : solution pour application cutanée et bain de bouche ; flacon de 75 ml. Non remb.
SYNTHOL liquide : solution pour application cutanée et bain de bouche ; flacon de 225 ml. Non remb.
SYNTHOL liquide : solution pour application cutanée et bain de bouche ; flacon de 450 ml. Non remb.

Composition

	p 100 g
Lévomenthol	260 mg
Vératrol	260 mg
Résorcinol	21 mg
Acide salicylique	10,5 mg
Titre alcoolique	34,5 °

Dans quel cas ce médicament est-il prescrit ?

Cette solution d'usage local calme les douleurs, décongestionne et désinfecte.

Elle est utilisée dans le *traitement d'appoint* :
- des piqûres d'insectes ;
- des *ecchymoses* (bleus) et des coups ;
- des affections de la bouche : gingivite, *stomatite*, *aphtes*, douleurs dentaires...

Contre-indications

Ce médicament ne doit pas être utilisé dans les cas suivants :
- *allergie* aux *salicylés* ;
- enfant ayant des *antécédents* de *convulsions* ;
- en application sur une plaie, une lésion suintante ou infectée, un *eczéma*.

Attention : Ce médicament contient un *terpène* (menthol) qui peut, dans de très rares cas, provoquer des accidents graves chez le jeune enfant (*convulsions*...). Il ne doit être employé qu'après avis médical chez les enfants de moins de 7 ans. Le risque est accru en cas d'application sur des surfaces étendues ou en cas d'*épilepsie*.

Dans le traitement des affections buccales, l'usage prolongé de ce médicament n'est pas souhaitable, car il peut modifier l'équilibre microbien naturel de la bouche ; en l'absence d'amélioration au bout de 5 jours ou en cas d'apparition de fièvre, consultez votre médecin ou votre dentiste.

Grossesse et allaitement

Les substances contenues dans ce médicament sont peu absorbées par la peau. Néanmoins, ne l'utilisez pas de façon prolongée pendant la grossesse ou l'allaitement sans l'avis de votre médecin ou de votre pharmacien.

Mode d'emploi et posologie

Dans les affections de la bouche, la solution s'utilise en *bain de bouche* : diluer 1 cuillère à soupe dans un verre d'eau.

Dans les autres cas, la solution s'utilise :
- pure, en frictions ;
- diluée, en compresse : imbiber une compresse de solution diluée à 50 % avec de l'eau, puis l'appliquer pendant ½ heure à 1 heure sur la région douloureuse.

Posologie usuelle :
- Adulte et enfant de plus de 7 ans : 2 ou 3 bains de bouche ou applications locales par jour.

Conseils : Pensez à vous laver les mains après l'application. En cas de contact accidentel avec les yeux, rincez abondamment.

Ce médicament doit être conservé à l'abri de la lumière.

Effets indésirables possibles

Réaction allergique locale.

En cas de dépassement de la *posologie* usuelle, les *terpènes* peuvent provoquer :
- des *convulsions* chez l'enfant,
- agitation, confusion des idées (notamment chez la personne âgée).

La présence d'alcool peut favoriser le dessèchement et l'irritation de la peau, surtout en cas d'applications répétées.

Laboratoires GlaxoSmithKline Santé Grand Public

T

TABACUM COMPOSÉ BOIRON

Informations détaillées sur www.monvidal.com

TADENAN

Hypertrophie bénigne de la prostate

Présentation

TADENAN : capsule (blanc et vert) ; boîte de 30. Remb 35 % - **14,44 €**.
TADENAN : capsule (blanc et vert) ; boîte de 60. Remb 35 % - **28,32 €**.

Composition

	p caps
Pygeum africanum (prunier d'Afrique), extrait	50 mg

Dans quel cas ce médicament est-il prescrit ?

Ce médicament contient un extrait végétal qui a des propriétés décongestionnantes sur la prostate.

Il est utilisé dans le traitement des troubles urinaires liés à un *adénome de la prostate*.

> **Attention :** Si les troubles persistent, consultez votre médecin.
> Ce médicament ne peut guérir un *adénome de la prostate* ; en cas de blocage progressif ou brutal des urines, consultez d'urgence votre médecin.

Mode d'emploi et posologie

Ce médicament est pris de préférence avant les repas.

Posologie usuelle :
1 capsule, matin et soir.

Effets indésirables possibles

Rarement : *troubles digestifs*, *réaction allergique*.

Laboratoires Solvay Pharma

TAGAMET

Antiulcéreux — sur ordonnance

Présentation

TAGAMET 200 mg : comprimé (vert pâle) ; boîte de 30. Liste II - Remb 35 % - **9,94 €**.
TAGAMET 200 mg effervescent : comprimé effervescent (blanc ; arômes : orange, mandarine) ; boîte de 30. Liste II - Remb 35 % - **9,78 €**.
TAGAMET 400 mg : comprimé (vert pâle) ; boîte de 30. Liste II - Remb 35 % - **20,75 €**.
TAGAMET 800 mg : comprimé sécable (vert pâle) ; boîte de 15. Liste II - Remb 35 % - **20,69 €**.
TAGAMET 800 mg effervescent : comprimé effervescent (blanc ; arômes : abricot, mandarine) ; boîte de 15. Liste II - Remb 35 % - **14,19 €**.

Composition

	p cp	p cp efferv	p cp	p cp	p cp efferv
Cimétidine	200 mg	200 mg	400 mg	800 mg	800 mg
Sodium		477 mg			423 mg
Aspartam		+			+

Dans quel cas ce médicament est-il prescrit ?

C'est un antiulcéreux qui appartient à la famille des *antihistaminiques* de type H2 : ceux-ci agissent en bloquant l'action de l'*histamine* qui stimule la sécrétion acide de l'estomac.

Il est utilisé dans le traitement :
- des *inflammations* de l'œsophage dues au reflux des acides de l'estomac vers l'œsophage,
- des *ulcères* de l'estomac ou du *duodénum*,
- du syndrome de *Zollinger-Ellison*.

Il est également utilisé pour prévenir les rechutes de l'ulcère du duodénum, en l'absence d'infection par *Helicobacter pylori* qui justifierait un traitement spécifique.

Contre-indications

Ce médicament ne doit pas être utilisé dans les cas suivants :
- *phénylcétonurie* (comprimé effervescent : présence d'aspartam),
- en association avec les médicaments contenant du carvédilol.

> **Attention :** La disparition des douleurs ne signifie pas que l'*ulcère* est cicatrisé : la durée du traitement doit être respectée.
> Ce médicament peut provoquer une confusion des idées ou un ralentissement du rythme cardiaque, particulièrement chez les personnes âgées, nécessitant l'arrêt du traitement.
> Des précautions sont nécessaires en cas d'*insuffisance rénale* ou *hépatique* et chez les personnes âgées.
> Les comprimés effervescents contiennent du *sel* (sodium) en quantité notable.

Interactions avec d'autres substances

Pour une *posologie* inférieure à 800 mg par jour, les interactions citées ci-dessous ne sont pas à prendre en compte.

Ce médicament ne doit pas être associé avec un médicament contenant du carvédilol (KREDEX, etc.).

Il peut interagir avec les médicaments contenant de la phénytoïne.

Informez par ailleurs votre médecin si vous prenez un *anticoagulant* oral ou un médicament contenant l'une des substances suivantes : carbamazépine, chlordiazépoxide, diazépam, midazolam, méthadone, moclobémide, nifédipine, théophylline, tacrine, itraconazole, kétaconozole, ciclosporine.

Si vous prenez des *pansements digestifs*, respectez un intervalle d'au moins 2 heures entre leur prise et la prise de ce médicament.

Grossesse et allaitement

Les données scientifiques actuellement disponibles n'ont pas mis en évidence de problème particulier lors de l'utilisation de ce médicament pendant la grossesse à la dose préconisée. Néanmoins, ne l'utilisez pas sans avis médical.

Ce médicament passe dans le lait maternel : il est déconseillé pendant l'allaitement.

Mode d'emploi et posologie

Ce médicament est pris de préférence au petit déjeuner ou au coucher.

Les comprimés effervescents doivent être dissous dans un verre d'eau. La forme effervescente est d'action rapide : 10 minutes environ.

Les comprimés effervescents à 200 mg sont adaptés à l'enfant.

Les comprimés à 400 mg et à 800 mg sont réservés à l'adulte.

Posologie usuelle :

- Adulte :
  - traitement des *symptômes* du *reflux gastro-œsophagien* (lorsque les règles hygiènodiététiques sont insuffisantes) : 200 mg au moment des brûlures ou des régurgitations, sans dépasser 3 prises par jour et une durée de 2 semaines ;
  - traitement de l'*inflammation* de l'œsophage : 800 mg à 1,6 g par jour, pendant 4 à 8 semaines ;
  - traitement de l'*ulcère* de l'estomac ou du *duodénum* : 400 mg matin et soir ou 800 mg le soir, pendant 4 à 6 semaines, puis 400 mg le soir ;
  - syndrome de *Zollinger-Ellison* : la *posologie* est individuelle et beaucoup plus élevée.
- Enfant et nourrisson :
  - traitement de l'inflammation de l'œsophage, de l'ulcère de l'estomac ou du duodénum : 5 à 30 mg par kg et par jour selon l'âge, à répartir en 4 à 6 prises.

Conseils : Si vous êtes fumeur, la poursuite du tabagisme est un frein important au traitement : la nicotine augmente l'acidité gastrique et réduit l'efficacité du muscle qui ferme la jonction entre l'œsophage et l'estomac.

La prise de ce médicament ne dispense pas des mesures diététiques que peut vous conseiller votre médecin.

L'aspirine et les *anti-inflammatoires* peuvent être agressifs pour l'estomac : n'en prenez pas sans l'avis de votre médecin.

Effets indésirables possibles

Diarrhée, douleurs musculaires, étourdissement, *éruption cutanée*, fièvre, maux de tête, fatigue.

Rarement :

- *gynécomastie*, écoulement de lait ;
- confusion des idées, particulièrement chez la personne âgée et l'*insuffisant rénal* ;
- *troubles du rythme cardiaque* ;
- *hépatite*, *néphrite*, *pancréatite* ;
- augmentation des *transaminases*, anomalie de la *numération formule sanguine*.

Exceptionnellement : chute de cheveux, état dépressif, *réaction allergique*.

Laboratoires Axcan Pharma SA

TAHOR

Hypolipémiant — sur ordonnance

Présentation

TAHOR 10 mg : comprimé ; boîte de 28. Liste I - Remb 65 % - **18,82 €**.
TAHOR 10 mg : comprimé ; boîte de 90. Liste I - Remb 65 % - **55,32 €**.
TAHOR 20 mg : comprimé ; boîte de 28. Liste I - Remb 65 % - **37,72 €**.
TAHOR 20 mg : comprimé ; boîte de 90. Liste I - Remb 65 % - **109,69 €**.
TAHOR 40 mg : comprimé ; boîte de 28. Liste I - Remb 65 % - **43,08 €**.
TAHOR 40 mg : comprimé ; boîte de 90. Liste I - Remb 65 % - **126,89 €**.
TAHOR 80 mg : comprimé ; boîte de 28. Liste I - Remb 65 % - **43,08 €**.
TAHOR 80 mg : comprimé ; boîte de 90. Liste I - Remb 65 % - **126,89 €**.

Composition

	p cp	p cp
Atorvastatine	10 mg	20 mg
Lactose	+	+

	p cp	p cp
Atorvastatine	40 mg	80 mg
Lactose	+	+

Dans quel cas ce médicament est-il prescrit ?

Ce médicament est un *hypocholestérolémiant* de la famille des statines. Il permet d'abaisser fortement le taux de *cholestérol* circulant dans le sang. Il a également montré son aptitude à prévenir les accidents cardiovasculaires chez certaines personnes à risque.

Il est utilisé dans le traitement des excès de cholestérol en complément d'un régime adapté et assidu et dans la prévention de l'*infarctus du myocarde* chez certains patients hypertendus.

Contre-indications

Ce médicament ne doit pas être utilisé dans les cas suivants :

- *insuffisance hépatique* ou *transaminases* élevées ;
- en association avec les *antiprotéases* et les médicaments contenant du kétoconazole, de l'itraconazole ou de la télithromycine ;
- **allaitement**.

Attention : Ce médicament peut être toxique pour le foie ou les muscles. Signalez à votre médecin toute fatigue anormale, perte d'appétit, douleur ou faiblesse musculaire. Des analyses de sang régulières peuvent être pratiquées afin de vérifier que le médicament est bien supporté.

Interactions avec d'autres substances

Ce médicament ne doit pas être associé avec les *antiprotéases* (amprénavir, indinavir, nelfinavir, ritonavir, saquinavir...) et les médicaments contenant du kétoconazole, de l'itraconazole ou de la télithromycine : risque fortement accru de douleurs musculaires.

Le risque d'atteinte musculaire peut aussi être augmenté avec les *hypolipidémiants* de la famille des fibrates.

Les effets toxiques de l'atorvastatine peuvent également être augmentés par le jus de pamplemousse : évitez d'en boire pendant le traitement.

Informez par ailleurs votre médecin si vous prenez des *anticoagulants* oraux ou ou un médicament contenant de la clarithromycine, de l'érythromycine, du vérapamil ou de la ciclosporine.

Grossesse et allaitement

Ce médicament n'a pas d'indication chez la femme enceinte et il doit être interrompu en cas de désir de grossesse.

Si une grossesse survient sous traitement, consultez votre médecin et arrêtez la prise de ce médicament.

Aucune malformation imputable à ce médicament n'a été observée à ce jour.

Ce médicament passe dans le lait maternel. Il est contre-indiqué pendant l'allaitement.

Mode d'emploi et posologie

Les comprimés doivent être avalés avec un verre d'eau, indifféremment avant, pendant ou après le repas.

Posologie usuelle :

- Adulte : 10 à 20 mg par jour, en 1 prise. La dose maximale est de 80 mg par jour. Elle est réservée aux formes sévères de la maladie.

Le régime reste indispensable pendant toute la durée du traitement.

> **Conseils :** Un régime pauvre en *cholestérol* et en graisses animales n'est pas simple à suivre : les erreurs sont fréquentes. Demandez conseil à votre médecin, à votre pharmacien ou à un professionnel de la nutrition.

Effets indésirables possibles

Le plus fréquemment (plus de 1 % des utilisateurs) : *troubles digestifs*, fatigue, maux de tête, insomnie.

Rarement : *réaction allergique*, fourmillement des extrémités, sensation de vertiges, *pancréatite*, jaunisse, *éruption cutanée*, chute de cheveux, *impuissance*, atteintes musculaires (voir Attention) et douleurs articulaires.

Élévation des *transaminases*.

Laboratoires Pfizer

TAKADOL
Antalgique opiacé

sur ordonnance

Présentation

TAKADOL : comprimé effervescent sécable (arôme orange) ; boîte de 2 tubes de 15. Liste I - Remb 65 % - **13,12 €**.

Composition

	p cp
Tramadol chlorhydrate	100 mg
Sodium	320 mg
Aspartam	+
Lactose	+

Dans quel cas ce médicament est-il prescrit ?

Ce médicament est un *antalgique* de la famille des *opiacés*. Il combat la douleur en agissant directement sur la perception de la douleur par le cerveau.

Il est utilisé dans le traitement de la douleur.

Contre-indications

Ce médicament ne doit pas être utilisé dans les cas suivants :

- *antécédent* d'*intolérance* aux *opiacés* ;
- intoxication ou *surdosage* avec des *sédatifs*, ivresse aiguë ;
- *insuffisance respiratoire* ou *hépatique* grave ;
- *épilepsie* (sauf si elle est traitée) ;
- *phénylcétonurie* (présence d'aspartam) ;
- enfant de moins de 15 ans ;
- en association avec les *IMAO* ou les médicaments contenant de la nalbuphine, de la buprénorphine ou de la pentazocine ;
- **allaitement**.

> **Attention :** Des précautions sont nécessaires chez les personnes qui souffrent d'*hypertension intracrânienne*.
>
> Ce médicament contient un *opiacé* : son usage prolongé, à dose élevée, expose à un risque de *dépendance*. Ne dépassez pas la dose ni la durée de traitement recommandées.
>
> Ce médicament contient du *sel* (sodium) en quantité notable.
>
> Évitez les boissons alcoolisées : augmentation du risque de somnolence.
>
> Conducteur : ce médicament peut être responsable de *vertiges* ou d'une baisse de la vigilance.

Interactions avec d'autres substances

Ce médicament ne doit pas être associé :

- aux médicaments contenant de la nalbuphine, de la buprénorphine ou de la pentazocine : risque de diminution de l'effet *antalgique* ;
- aux *IMAO* sélectifs ou non : risque d'accident grave. Un délai de 15 jours doit séparer un traitement antérieur par IMAO de la mise en route du traitement *antalgique*.

Il peut interagir avec les médicaments contenant de la carbamazépine.

Signalez à votre médecin la prise éventuelle de *sédatifs* et d'autres antalgiques ou antitussifs *opiacés*.

Grossesse et allaitement

L'effet de ce médicament pendant la grossesse et l'allaitement est mal connu. Par mesure de prudence, son usage est déconseillé chez la femme enceinte et contre-indiqué chez celle qui allaite.

Mode d'emploi et posologie

Les comprimés doivent être dissous dans un verre d'eau, et peuvent être pris pendant ou en dehors des repas.

Posologie usuelle :

- Adulte :
  - douleur aiguë : 100 mg (soit 1 comprimé) puis 50 à 100 mg (soit ½ ou 1 comprimé), à renouveler si nécessaire toutes les 4 à 6 heures.
  - douleur chronique : 50 à 100 mg, soit ½ ou 1 comprimé toutes les 4 à 6 heures.

Dans tous les cas, ne pas dépasser 4 comprimés par jour.

Chez la personne âgée ou en cas d'*insuffisance hépatique* ou *rénale*, le médecin peut prévoir un espacement des prises plus important.

> **Conseils :** Comme tous les *antalgiques*, ce médicament est généralement plus efficace pour prévenir la douleur que pour la calmer : dans le traitement des douleurs chroniques, il est préférable de prendre ce médicament à intervalles réguliers sans attendre que la douleur s'installe.

Cet antalgique *opiacé* est destiné à être utilisé en deuxième intention, lorsque l'aspirine, l'ibuprofène ou le paracétamol, utilisés seuls, sont insuffisamment efficaces. Il peut néanmoins être utilisé d'emblée dans le traitement des douleurs fortes.

Effets indésirables possibles

Nausées et *vertiges* le plus fréquemment.

Occasionnellement (1 à 10 % des utilisateurs) : vomissements, constipation, bouche sèche, sueurs, maux de tête, confusion.

Plus rarement (moins de 1 % des utilisateurs) : douleurs abdominales, *éruption cutanée*, *palpitations*, *hypotension orthostatique*.

Exceptionnellement (moins de 1 cas sur 1000) : faiblesse musculaire, modification de l'appétit, vision floue, difficulté à uriner, euphorie, *réaction allergique*, ralentissement du rythme cardiaque, augmentation de la tension artérielle.

Laboratoires Expanscience

TAKETIAM

Antibiotique : céphalosporine — **sur ordonnance**

Présentation

TAKETIAM : comprimé (jaune pâle) ; boîte de 10. Liste I - Remb 65 % - **11,39 €**.

Composition

	p cp
Céfotiam	200 mg

Dans quel cas ce médicament est-il prescrit ?

Cet *antibiotique* appartient à la famille des *céphalosporines*, antibiotiques proches des *pénicillines*, qui sont actives sur un plus grand nombre de *germes* que la pénicilline simple.

Ce médicament est utilisé dans le traitement de diverses maladies infectieuses, notamment des poumons, des bronches, de la gorge, des oreilles et des *sinus*.

Contre-indications

Ce médicament ne doit pas être utilisé dans les cas suivants :

- *allergie* aux *céphalosporines*,
- *insuffisance rénale* grave,
- *insuffisance hépatique*.

Votre médecin est seul juge pour prescrire ce médicament en cas d'allergie aux *pénicillines*.

Attention : La survenue de toute *réaction allergique* (boutons, *œdème*, malaise) impose l'arrêt du traitement : consultez rapidement votre médecin. Pensez à toujours signaler vos *antécédents* d'allergie à une *céphalosporine* ou à une *pénicilline*.

De nombreux *antibiotiques* peuvent provoquer des selles liquides ou une *diarrhée*, généralement bénigne. En revanche, une diarrhée importante survenant pendant ou dans les jours qui suivent le traitement antibiotique doit être signalée à votre médecin.

Une diminution de la fièvre ou une disparition des *symptômes* ne sont pas synonymes de guérison : la durée du traitement doit absolument être respectée pour éviter les rechutes ou l'apparition d'une *résistance* du *germe* à l'*antibiotique*.

Grossesse et allaitement

L'effet de ce médicament pendant la grossesse est mal connu : seul votre médecin peut évaluer le risque éventuel de son utilisation dans votre cas.

Ce médicament passe dans le lait maternel.

Mode d'emploi et posologie

Les comprimés doivent être avalés avec un grand verre d'eau.

Les repas ne modifient pas l'absorption de ce médicament, qui peut donc être pris à n'importe quel moment de la journée. Néanmoins, la prise des comprimés avant les repas diminue de risque de *troubles digestifs*.

Posologie usuelle :

- Adulte : 1 ou 2 comprimés, matin et soir.

Conseils : Le médecin prescrit parfois un prélèvement pour identifier le *germe* responsable de l'infection et tester sa sensibilité aux *antibiotiques*. Le résultat de cet examen peut être faussé en cas d'automédication préalable : ne prenez pas d'antibiotiques sans avis médical.

L'éventuelle impression de fatigue n'est pas due à l'antibiotique, mais à l'infection elle-même.

Effets indésirables possibles

Nausées, vomissements, digestion difficile, *diarrhée*.

Réactions allergiques : *éruption cutanée*, *choc anaphylactique* (exceptionnel).

Anomalie de la *numération formule sanguine*, augmentation des *transaminases*.

Laboratoires Takeda

TAMARINDUS COMPLEXE N° 95

Informations détaillées sur www.monvidal.com

TAMARINE

Laxatif stimulant

Présentation

TAMARINE : gélule (vert clair et vert foncé) ; boîte de 20. Non remb.

Composition

	p gél
Séné, poudre de feuille	240 mg
Tamarin, extrait de pulpe	11,7 mg

Dans quel cas ce médicament est-il prescrit ?

Ce médicament est un *laxatif stimulant*. Il augmente les sécrétions et la motricité de l'intestin.

Il est utilisé dans le *traitement symptomatique* de la constipation.

Contre-indications

Ce médicament ne doit pas être utilisé dans les cas suivants :

- maladies inflammatoires du côlon ;
- constipation ou douleurs abdominales dues à une obstruction du tube digestif : rétrécissement intestinal, *fécalome* (bouchon de selles) ;
- enfant de moins de 12 ans.

Attention : Ce médicament doit être utilisé de façon épisodique et en cure très brève : pas plus de 8 à 10 jours.

Son usage régulier peut entraîner :
- une *dépendance*,
- des troubles intestinaux graves,
- une perte de sels minéraux, notamment de *potassium*, pouvant être à l'origine de *troubles du rythme cardiaque* graves.

L'usage des laxatifs doit rester exceptionnel chez l'enfant.
Arrêtez le traitement en cas de diarrhée ou de douleurs abdominales.

Interactions avec d'autres substances

Ce médicament peut interagir avec les médicaments susceptibles de provoquer des *torsades de pointes*.
Informez par ailleurs votre pharmacien ou votre médecin si vous prenez des *corticoïdes* (sauf traitement local), des *diurétiques* ou des médicaments contenant de la digoxine, de la digitoxine ou de l'amphotéricine B (par *voie* intraveineuse).

Grossesse et allaitement

Ce médicament est déconseillé pendant la grossesse ou l'allaitement.

Mode d'emploi et posologie

Ce médicament est pris de préférence le soir après le dîner.
L'effet laxatif n'est pas immédiat. Il se manifeste généralement environ 10 heures après la prise du médicament.

Posologie usuelle :
- Adulte : 1 ou 2 gélules par jour.
- Enfant de plus de 12 ans : 1 gélule par jour.

Conseils : Le traitement de la constipation chronique repose essentiellement sur des boissons abondantes, une alimentation riche en fibres et une activité physique régulière.

Effets indésirables possibles

Diarrhée, douleurs abdominales.

Laboratoires GlaxoSmithKline Santé Grand Public

TAMIFLU
Antiviral

sur ordonnance

Présentation

TAMIFLU 30 mg : gélule (jaune) ; boîte de 10. Liste I - Remb 35 % - **12,69 €**.
TAMIFLU 45 mg : gélule (grise) ; boîte de 10. Liste I - Remb 35 % - **18,78 €**.
TAMIFLU 75 mg : gélule (grise et jaune) ; boîte de 10. Liste I - Remb 35 % - **24,85 €**.
TAMIFLU 12 mg/ml : poudre pour suspension buvable (arôme Tutti frutti) ; flacon de 30 g avec seringue doseuse et gobelet gradué. Liste I - Remb 35 % - **24,85 €**.

Composition

	p gél	p gél
Oseltamivir	30 mg	45 mg
	p gél	p ml
Oseltamivir	75 mg	12 mg
Sorbitol		+

Dans quel cas ce médicament est-il prescrit ?

Ce médicament appartient à la famille des *antiviraux*. Il possède la propriété de bloquer une *enzyme* nécessaire à la propagation dans l'organisme du *virus* de la grippe : sous l'effet du traitement, les virus grippaux ne peuvent quitter les cellules où ils se sont multipliés.
Il est utilisé dans le traitement et la prévention de la grippe chez l'adulte et l'enfant de plus de 1 an.
Ce médicament n'est remboursé que lorsqu'il est prescrit à des personnes atteintes par ailleurs de maladie grave ou chronique.

Attention : Ce médicament n'est actif que sur la grippe, qui se caractérise par une fièvre élevée, une toux, des courbatures et une fatigue intense. Des maux de tête et des étourdissements sont souvent présents. La survenue de ces *symptômes* en période d'épidémie grippale est très évocatrice de la maladie.
Ce médicament ne remet pas en cause l'intérêt de la vaccination antigrippale, principale mesure préventive contre cette maladie.

Grossesse et allaitement

L'effet de ce médicament pendant la grossesse ou l'allaitement est mal connu : seul votre médecin peut évaluer le risque éventuel de son utilisation dans votre cas.

Mode d'emploi et posologie

Ce médicament peut être pris indifféremment au cours ou en dehors des repas.

Posologie usuelle :
Traitement de la grippe : il doit être débuté le plus tôt possible dans les 2 jours qui suivent le début des symptômes.
- Adulte et enfant de plus de 40 kg : 75 mg matin et soir pendant 5 jours.
- Enfant de plus de 1 an et de moins de 40 kg : 30 mg matin et soir pour l'enfant de moins de 15 kg, 45 mg matin et soir pour l'enfant de 16 à 23 kg, 60 mg matin et soir pour l'enfant de 24 à 40 kg. La durée du traitement est de 5 jours.

Prévention de la grippe après un contact avec une personne malade :
- Adulte et enfant de plus de 40 kg : 75 mg une fois par jour, pendant 10 jours. Le traitement doit débuter dès que possible dans les 2 jours qui suivent le contact avec le sujet grippé.
- Enfant de plus de 1 an et de moins de 40 kg : 30 mg une fois par jour pour l'enfant de moins de 15 kg, 45 mg une fois par jour pour l'enfant de 16 à 23 kg, 60 mg une fois par jour pour l'enfant de 24 à 40 kg. La durée du traitement est de 10 jours.

Prévention de la grippe en période d'épidémie : 75 mg une fois par jour pendant la durée de l'épidémie et jusqu'à 6 semaines.
En cas d'*insuffisance rénale* importante, la *posologie* doit être divisée par 2.

Conseils : Le *traitement symptomatique* de la grippe repose sur le paracétamol, les boissons chaudes, les *antitussifs* en cas de toux sèche et gênante et, enfin, le repos.
La solution buvable peut être conservée à température ambiante pendant 10 jours ou au réfrigérateur (entre 2 °C et 8 °C) pendant 17 jours.

Effets indésirables possibles

Troubles digestifs, généralement transitoires.

Réaction allergique.

Laboratoires Roche

TAMIK

Dérivé de l'ergot de seigle — sur ordonnance

Ce médicament est un générique de DIHYDROERGOTAMINE NOVARTIS PHARMA oral (voir p. 403).

TAMOXIFÈNE 10 mg Génériques

Antiestrogène — sur ordonnance

Les médicaments ci-dessous sont des génériques de NOLVADEX (voir p. 901).

TAMOXIFENE ARROW 10 mg : comprimé *(lactose)* boîte de 30. Liste I - Remb 100 % - 7,00 €.
TAMOXIFENE BIOGARAN 10 mg : comprimé *(lactose)* boîte de 30. Liste I - Remb 100 % - 7,00 €.
TAMOXIFENE EG 10 mg : comprimé *(lactose)* boîte de 30. Liste I - Remb 100 % - 7,00 €.
TAMOXIFENE G GAM 10 mg : comprimé *(lactose)* boîte de 30. Liste I - Remb 100 % - 7,00 €.
TAMOXIFENE MERCK 10 mg : comprimé boîte de 30. Liste I - Remb 100 % - 7,00 €.
TAMOXIFENE RATIOPHARM 10 mg : comprimé boîte de 30. Liste I - Remb 100 % - 7,00 €.
TAMOXIFENE RPG 10 mg : comprimé *(lactose)* boîte de 30. Liste I - Remb 100 % - 7,00 €.
TAMOXIFENE SANDOZ 10 mg : comprimé *(lactose)* boîte de 30. Liste I - Remb 100 % - 7,00 €.
TAMOXIFENE TEVA 10 mg : comprimé *(lactose)* boîte de 30. Liste I - Remb 100 % - 7,00 €.
TAMOXIFENE ZYDUS 10 mg : comprimé *(lactose)* boîte de 30. Liste I - Remb 100 % - 7,00 €.

TAMOXIFÈNE 20 mg Génériques

Antiestrogène — sur ordonnance

Les médicaments ci-dessous sont des génériques de NOLVADEX (voir p. 901).

TAMOXIFENE ARROW 20 mg : comprimé *(lactose)* boîte de 30. Liste I - Remb 100 % - 14,02 €.
TAMOXIFENE BIOGARAN 20 mg : comprimé *(lactose)* boîte de 30. Liste I - Remb 100 % - 14,02 €.
TAMOXIFENE EG 20 mg : comprimé *(lactose)* boîte de 30. Liste I - Remb 100 % - 14,02 €.
TAMOXIFENE G GAM 20 mg : comprimé sécable *(lactose)* boîte de 30. Liste I - Remb 100 % - 14,02 €.
TAMOXIFENE MERCK 20 mg : comprimé boîte de 30. Liste I - Remb 100 % - 14,02 €.
TAMOXIFENE RATIOPHARM 20 mg : comprimé boîte de 30. Liste I - Remb 100 % - 14,02 €.
TAMOXIFENE RPG 20 mg : comprimé *(lactose)* boîte de 30. Liste I - Remb 100 % - 14,02 €.
TAMOXIFENE SANDOZ 20 mg : comprimé sécable *(lactose)* boîte de 30. Liste I - Remb 100 % - 14,02 €.
TAMOXIFENE TEVA 20 mg : comprimé *(lactose)* boîte de 30. Liste I - Remb 100 % - 14,02 €.
TAMOXIFENE ZYDUS 20 mg : comprimé *(lactose)* boîte de 30. Liste I - Remb 100 % - 14,02 €.

TAMSULOSINE 0,4 mg Génériques

Alphabloquant — sur ordonnance

Les médicaments ci-dessous sont des génériques de LIPANTHYL 160 mg (voir p. 732).

TAMSULOSINE ACTAVIS LP 0,4 mg : gélule à libération prolongée *(propylèneglycol)* boîte de 30. Liste I - Remb 35 % - 14,20 €.
TAMSULOSINE ALMUS L.P. 0,4 mg : gélule à libération prolongée *(propylèneglycol)* boîte de 30. Liste I - Remb 35 % - 14,20 €.
TAMSULOSINE ARROW LP 0,4 mg : gélule à libération prolongée boîte de 30. Liste I - Remb 35 % - 14,20 €.
TAMSULOSINE BIOGARAN 0,4 mg : gélule à libération prolongée boîte de 30. Liste I - Remb 35 % - 14,20 €.
TAMSULOSINE EG 0,4 mg : gélule à libération prolongée boîte de 30. Liste I - Remb 35 % - 14,20 €.
TAMSULOSINE MERCK 0,4 mg : gélule à libération prolongée boîte de 30. Liste I - Remb 35 % - 14,20 €.
TAMSULOSINE QUALIMED 0,4 mg : gélule à libération prolongée *(lécithine de soja)* boîte de 30. Liste I - Remb 35 % - 14,20 €.
TAMSULOSINE RATIOPHARM LP 0,4 mg : gélule à libération prolongée boîte de 30. Liste I - Remb 35 % - 14,20 €.
TAMSULOSINE SANDOZ LP 0,4 mg : gélule à libération prolongée boîte de 30. Liste I - Remb 35 % - 14,20 €.
TAMSULOSINE TEVA LP 0,4 mg : gélule à libération prolongée boîte de 30. Liste I - Remb 35 % - 14,20 €.
TAMSULOSINE WINTHROP LP 0,4 mg : gélule à libération prolongée boîte de 30. Liste I - Remb 35 % - 14,20 €.

TANAKAN

Vasodilatateur : Ginkgo biloba

Présentation

TANAKAN : comprimé (rouge) ; boîte de 30. Remb 35 % - **5,44 €**.
TANAKAN : comprimé (rouge) ; boîte de 90. Remb 35 % - **15,69 €**.
TANAKAN : solution buvable (arômes : orange, citron) ; flacon de 30 ml avec mesurette graduée (1 dose = 1 ml). Remb 35 % - **5,36 €**.
TANAKAN : solution buvable (arômes : orange, citron) ; flacon de 90 ml avec mesurette graduée (1 dose = 1 ml). Remb 35 % - **15,46 €**.

Composition

	p cp	p ml
Ginkgo biloba, extrait standardisé	40 mg	40 mg
Alcool		450 mg
Lactose	+	

Dans quel cas ce médicament est-il prescrit ?

Ce médicament contient un extrait de plante qui vise à faciliter la circulation sanguine.

Il est utilisé dans le traitement :
- des troubles du comportement et de la mémoire liés au vieillissement ;
- des manifestations douloureuses de l'*artérite* au cours de la marche ;
- du phénomène de *Raynaud* ;
- des *vertiges*, des bourdonnements d'oreilles, des baisses de l'audition ;
- des troubles de la vue d'origine vasculaire.

Attention : Chez une personne âgée, des troubles attribués au vieillissement peuvent être dus à une dépression ; ils nécessitent alors un traitement spécifique.
La solution buvable contient de l'*alcool* en quantité notable.

Interactions avec d'autres substances

Compte tenu de la présence d'*alcool*, la solution buvable peut interagir avec les médicaments qui ont un *effet antabuse* (ESPÉRAL...).

Grossesse et allaitement

L'effet de ce médicament pendant la grossesse ou l'allaitement est mal connu : seul votre médecin peut évaluer le risque éventuel de son utilisation dans votre cas.

Mode d'emploi et posologie

Ce médicament doit être pris pendant les repas. La solution buvable est alcoolisée et doit être diluée dans un demi-verre d'eau.

Posologie usuelle :
1 comprimé ou 1 ml de solution buvable, 3 fois par jour.

Conseils : Ce médicament ne fait que soulager les *symptômes* de l'*artérite* ; l'arrêt total et définitif du tabac et la pratique régulière de la marche sont des éléments fondamentaux pour retarder l'évolution de la maladie.

Effets indésirables possibles

Rarement : *troubles digestifs*, maux de tête, éruption cutanée.

Laboratoires Beaufour Ipsen Pharma

TANATRIL

Informations détaillées sur www.monvidal.com

TANGANIL

Antivertigineux

Présentation

TANGANIL 500 mg : comprimé (blanc) ; boîte de 30. Remb 35 % - **5,56 €**.
TANGANIL 500 mg : solution injectable ; boîte de 5 ampoules de 5 ml. Remb 35 % - **3,01 €**.

Composition

	p cp	p amp inj
Acétylleucine	500 mg	500 mg
Amidon de blé (gluten)	+	

Dans quel cas ce médicament est-il prescrit ?

Ce médicament est un antivertigineux, dont le mécanisme d'action n'est pas connu.
Il est utilisé dans le *traitement symptomatique* de la crise de *vertiges*.

Contre-indications

Les comprimés ne doivent pas être utilisés en cas d'*intolérance* au *gluten* (présence d'amidon de blé).

Attention : Ce médicament est destiné au traitement des *vertiges* et non des troubles de l'équilibre : parlez-en à votre médecin ou à votre pharmacien.

Grossesse et allaitement

L'effet de ce médicament pendant la grossesse ou l'allaitement est mal connu : seul votre médecin peut évaluer le risque éventuel de son utilisation dans votre cas.

Mode d'emploi et posologie

Les comprimés peuvent être avalés avec un peu d'eau, au moment des repas.
La solution injectable est administrée par *voie* intraveineuse lente.

Posologie usuelle :
- Adulte : 3 ou 4 comprimés par jour à répartir en 2 prises, ou 2 ampoules par jour.

Conseils : Les comprimés sont inadaptés en cas de *vertiges* graves accompagnés de vomissements ; il sera alors préférable d'utiliser la solution injectable : consultez votre médecin.

Effets indésirables possibles

Éruption cutanée, *urticaire*.

Laboratoires Pierre Fabre Médicament

TARDYFERON

Élément minéral : fer

Présentation

TARDYFERON 80 mg : comprimé (rose) ; boîte de 30. Remb 65 % - **3,47 €**.

Composition

	p cp
Sulfate ferreux sesquihydraté	256,30 mg
soit Fer	80 mg
Huile de ricin	+
Saccharose	+

Dans quel cas ce médicament est-il prescrit ?

Ce médicament contient du fer, élément minéral essentiel au fonctionnement de l'organisme. Le fer est nécessaire à la formation de l'*hémoglobine*, contenue dans les *globules rouges*, qui assure le transport de l'oxygène dans le sang.
Il est utilisé dans le traitement des *carences* en fer responsables de certaines formes d'*anémies*. Il est également utilisé pour prévenir cette carence chez la femme enceinte lorsque les apports alimentaires sont insuffisants.

Contre-indications

Ce médicament ne doit pas être utilisé en cas d'excès de fer dans l'organisme.

Attention : Un apport en fer sous forme de médicament ne peut être décidé que par votre médecin. La quantité de fer contenue dans une alimentation diversifiée est généralement suffisante.

Interactions avec d'autres substances

En raison de la présence de fer, ce médicament peut interagir avec les médicaments injectables contenant du fer.
Par ailleurs, respectez un intervalle de 2 heures entre la prise de ce médicament et celle des *cyclines* ou des *pansements digestifs*.

Grossesse et allaitement

Ce médicament peut être utilisé pendant la grossesse ou l'allaitement uniquement s'il vous a été prescrit par votre médecin.

Mode d'emploi et posologie

Ce médicament est mieux absorbé s'il est pris avec un verre d'eau avant les repas. En cas de mauvaise tolérance digestive, il est possible de le prendre au cours des repas.

Posologie usuelle :

- Femme enceinte : 1 comprimé par jour ou tous les 2 jours, pendant les 6 derniers mois de la grossesse (sur prescription médicale).
- Adulte et enfant de plus de 10 ans : 1 ou 2 comprimés par jour.
- Enfant de 6 à 10 ans : 1 comprimé par jour.

La reconstitution du stock en fer de l'organisme nécessite un traitement de longue durée (plusieurs mois) ; respectez la durée prescrite par votre médecin.

Conseils : La coloration noire des selles est habituelle pendant le traitement.
Les aliments les plus riches en fer sont d'origine animale : viande, poisson, volaille, abats.
Une consommation importante de thé peut diminuer l'absorption du fer par l'organisme.

Effets indésirables possibles

Nausées, constipation, diarrhée.
Rarement : *réaction allergique* cutanée.

Laboratoires Pierre Fabre Médicament

TARDYFERON B9

Élément minéral : fer

Présentation

TARDYFERON B9 : comprimé (rouge) ; boîte de 30. Remb 65 % - **3,65 €**.

Composition

	p cp
Sulfate ferreux sesquihydraté	160,2 mg
soit Fer	50 mg
Acide folique (vitamine B9)	350 µg
Amidon de blé (gluten)	+
Huile de ricin	+
Saccharose	+

Dans quel cas ce médicament est-il prescrit ?

Ce médicament contient du fer et de l'acide folique (*vitamine* B9). Le fer est nécessaire à la formation de l'*hémoglobine*, contenue dans les *globules rouges*, qui assure le transport de l'oxygène dans le sang.
Il est utilisé pour prévenir la *carence* en fer et en acide folique chez la femme enceinte lorsque les apports alimentaires sont insuffisants.

Contre-indications

Ce médicament ne doit pas être utilisé dans les cas suivants :
– excès de fer dans l'organisme,
– *intolérance* au *gluten*.

Attention : Un apport en fer sous forme de médicament ne peut être décidé que par votre médecin. La quantité de fer contenue dans une alimentation diversifiée est généralement suffisante.

Interactions avec d'autres substances

En raison de la présence de fer, ce médicament peut interagir avec les médicaments injectables contenant du fer.
Par ailleurs, respectez un intervalle de 2 heures entre la prise de ce médicament et celle des *cyclines* , des *pansements digestifs* ou des médicaments contenant de la pénicillamine.

Grossesse et allaitement

Ce médicament peut être utilisé pendant la grossesse ou l'allaitement, uniquement s'il vous a été prescrit par votre médecin.

Mode d'emploi et posologie

Ce médicament est mieux absorbé s'il est pris avec un verre d'eau avant les repas. En cas de mauvaise tolérance digestive, il est possible de le prendre au cours des repas.

Posologie usuelle :

- Femme enceinte : 1 comprimé par jour pendant les 3 derniers mois de la grossesse (sur prescription médicale).

Conseils : La coloration noire des selles est habituelle pendant le traitement.
Les aliments les plus riches en fer sont d'origine animale : viande, poisson, volaille, abats.
Une consommation importante de thé peut diminuer l'absorption du fer par l'organisme.

Effets indésirables possibles

Nausées, constipation, diarrhée.
Rarement : *réaction allergique* cutanée.

Laboratoires Pierre Fabre Médicament

TAREG

Antihypertenseur — **sur ordonnance**

Présentation

TAREG 40 mg : comprimé sécable ; boîte de 30. Liste I - Remb 65 % - **20,32 €**.
TAREG 40 mg : comprimé sécable ; boîte de 90. Liste I - Remb 65 % - **55,82 €**.
TAREG 80 mg : comprimé ; boîte de 30. Liste I - Remb 65 % - **24,40 €**.
TAREG 80 mg : comprimé ; boîte de 90. Liste I - Remb 65 % - **66,27 €**.
TAREG 160 mg : comprimé ; boîte de 30. Liste I - Remb 65 % - **30,58 €**.
TAREG 160 mg : comprimé ; boîte de 90. Liste I - Remb 65 % - **82,08 €**.

Composition

	p cp	p cp	p cp
Valsartan	40 mg	80 mg	160 mg

Dans quel cas ce médicament est-il prescrit ?

Ce médicament est un *antihypertenseur* qui appartient à la famille des *inhibiteurs de l'angiotensine II*. Il bloque l'action de l'angiotensine II. Cette substance, naturellement présente dans l'organisme, provoque une contraction des artères qui augmente la pression artérielle et fatigue le cœur.
Il est utilisé dans le traitement de l'*hypertension artérielle* et pour prévenir des complications après un *infarctus du myocarde* chez les personnes présentant une *intolérance* aux *inhibiteurs de l'enzyme de conversion*.

Contre-indications

Ce médicament ne doit pas être utilisé dans les cas suivants :
- *insuffisance hépatique* grave, obstruction des *voies biliaires* ;
- **grossesse** (à partir du 4e mois).

Attention : Si vous suiviez auparavant un traitement par *diurétique* ou un régime sans *sel*, la baisse de la tension artérielle peut être importante lors des premières prises du médicament et expose à un risque de malaise ou d'étourdissement. Il est donc recommandé de commencer le traitement avec de faibles posologies, sous surveillance médicale plus étroite.

Des précautions sont nécessaires en cas d'*insuffisance cardiaque* grave ou chez les personnes souffrant d'*hypertension artérielle* due à un rétrécissement des artères rénales, de rétrécissement des valves cardiaques ou de *cardiomyopathie* obstructive.

Les *inhibiteurs de l'angiotensine II* peuvent être responsables d'une augmentation de la *kaliémie*, notamment en cas d'*insuffisance rénale* ou de *diabète*. Faites pratiquer les analyses de sang prescrites par votre médecin ; elles sont notamment destinées à vérifier le bon fonctionnement de vos reins (dosage de la *créatinine*) et le taux de *potassium*.

Les sels de régime contiennent souvent du potassium, ne les utilisez pas sans avis médical pendant le traitement.

Conducteur : ce médicament peut être responsable de *vertiges*.

Interactions avec d'autres substances

Ce médicament peut interagir avec certains *diurétiques* et les médicaments qui contiennent du potassium ou du lithium.

En outre, l'effet *antihypertenseur* de ce médicament peut être augmenté par certains médicaments tels que les *neuroleptiques*, les *antidépresseurs imipraminiques*, les *alphabloquants* utilisés dans les troubles prostatiques et les médicaments contenant du baclofène ; il peut être diminué par les *corticoïdes* et les *AINS*. Votre médecin doit être informé si vous êtes traité par l'un ou l'autre de ces médicaments.

Grossesse et allaitement

L'effet de ce médicament sur l'enfant à naître pendant les 3 premiers mois de la grossesse est mal connu. Par prudence, son usage est déconseillé. Au cours des 6 derniers mois de la grossesse, une prise prolongée de ce médicament peut altérer les reins du fœtus. Son utilisation est contre-indiquée à partir du 4e mois de la grossesse.

En conséquence, un désir de grossesse nécessite le remplacement de ce médicament par un autre antihypertenseur. Si une grossesse survient alors que vous prenez ce médicament, consultez rapidement votre médecin pour qu'il modifie votre traitement.

Les données actuellement disponibles ne permettent pas de savoir si ce médicament passe dans le lait maternel : l'allaitement est déconseillé pendant le traitement.

Mode d'emploi et posologie

Ce médicament doit être avalé avec un verre d'eau.

Posologie usuelle :
- Adulte :
  - Hypertension artérielle : 40 mg à 160 mg par jour, en 1 prise le matin ; pour un effet constant, la prise doit être régulière, toujours au même moment par rapport au petit-déjeuner (soit à jeun, soit au cours du repas).
  - Protection du cœur après un infarctus : la dose initiale est de 20 mg, 2 fois par jour. Elle est augmentée progressivement jusqu'à 160 mg, 2 fois par jour.

Conseils : Votre tension artérielle doit être contrôlée régulièrement. Les appareils permettant une mesure automatique de la tension à domicile utilisent souvent un procédé de mesure différent de celui qu'emploie votre médecin. Si vous avez un tel appareil, apportez-le en consultation pour vous assurer que la mesure obtenue est bien conforme à celle du tensiomètre de votre médecin.

Le traitement médicamenteux ne dispense pas de mesures simples pouvant faire baisser la tension artérielle : activité physique régulière, modération de la consommation de boissons alcoolisées et de *sel*, lutte contre l'excès de poids.

Effets indésirables possibles

Maux de tête, *vertiges*.

Augmentation du taux de *créatinine* et de *potassium* dans le sang.

Étourdissements dus à une *hypotension orthostatique*.

Réaction allergique (œdème de *Quincke*).

Laboratoires Novartis Pharma SAS

TARENTULA COMPLEXE N° 71

Informations détaillées sur www.monvidal.com

TARKA LP

Association d'antihypertenseurs — **sur ordonnance**

Présentation

TARKA LP : comprimé à *libération prolongée* (rose pâle) ; boîte de 28. Liste I - Remb 65 % - **21,07 €**.

TARKA LP : comprimé à *libération prolongée* (rose pâle) ; boîte de 84. Liste I - Remb 65 % - **57,74 €**.

Composition

	p cp
Vérapamil chlorhydrate	180 mg
Trandolapril	2 mg
Lactose	+

Dans quel cas ce médicament est-il prescrit ?

Cet *antihypertenseur* contient deux substances :
- le vérapamil, un *vasodilatateur* de la famille des *inhibiteurs calciques* ;
- le trandolapril, un *inhibiteur de l'enzyme de conversion* (IEC). Cette *enzyme* est une substance naturellement présente dans l'organisme ; elle est responsable d'une contraction des artères qui augmente la tension artérielle et fatigue le cœur.

Il est utilisé dans le traitement de l'*hypertension artérielle*.

Contre-indications

Ce médicament ne doit pas être utilisé dans les cas suivants :
- *allergie* aux médicaments de la famille des *inhibiteurs de l'enzyme de conversion*,
- prédisposition à l'œdème de *Quincke*,

- *insuffisance rénale* grave,
- *bloc auriculoventriculaire* grave et certaines maladies de l'automatisme cardiaque,
- *insuffisance cardiaque* mal équilibrée malgré un traitement spécifique,
- enfant de moins de 15 ans (en l'absence d'étude),
- **grossesse** (à partir du 4e mois).

Attention : Des précautions sont nécessaires en cas d'*hyperkaliémie*, de rétrécissement des artères rénales, d'*insuffisance hépatique* et chez la personne âgée.

En cas de gonflement du visage (lèvres, paupières...) ou d'une autre région du corps, consultez votre médecin avant toute nouvelle prise de ce médicament ; il peut s'agir d'un œdème de *Quincke.*

L'usage des *inhibiteurs de l'enzyme de conversion* est déconseillé en période de désensibilisation aux venins d'*hyménoptères* (abeille, guêpe, etc) : risque de *réaction allergique* grave.

La baisse de la tension artérielle peut être importante lors des premières prises du médicament, en particulier si vous suiviez auparavant un traitement prolongé par *diurétique* ou un régime sans *sel.* Dans ce cas, le traitement est généralement initié avec de faibles posologies, sous surveillance médicale plus étroite.

Les sels de régime contiennent souvent du *potassium* ; ne les utilisez pas sans avis médical pendant le traitement.

Si vous êtes dialysé, prévenez votre centre de *dialyse* de la prise de ce médicament.

Conducteur : ce médicament peut être responsable de *vertiges* lors des premières prises.

Interactions avec d'autres substances

Ce médicament peut interagir avec les *antiarythmiques*, les *diurétiques* et les médicaments qui contiennent du *lithium.*

Informez par ailleurs votre médecin si vous prenez un *antidiabétique*, *alphabloquant* (alfuzosine, prazosine), un *bêtabloquant* ou un médicament contenant de la ciclosporine, de la carbamazépine, de la rifampicine ou de la digoxine.

En outre, l'effet *antihypertenseur* de ce médicament peut être augmenté par certains médicaments tels que les *neuroleptiques*, les *antidépresseurs imipraminiques*, les médicaments contenant du baclofène ; il peut être diminué par les *corticoïdes.* Votre médecin doit être informé si vous êtes traité par l'un ou l'autre de ces médicaments.

Grossesse et allaitement

L'effet de ce médicament pendant les 3 premiers mois de la grossesse est mal connu. Par prudence, son usage est déconseillé.

Au cours des 6 derniers mois de la grossesse, la prise prolongée d'un *inhibiteur de l'enzyme de conversion* peut endommager les reins du fœtus. L'utilisation de ce médicament est contre-indiquée à partir du 4e mois de la grossesse.

En conséquence, un désir de grossesse nécessite le remplacement de ce médicament par un autre antihypertenseur. Si une grossesse survient alors que vous prenez ce médicament, consultez rapidement votre médecin pour qu'il modifie votre traitement. Des *échographies* régulières sont parfois nécessaires pour s'assurer de l'absence d'anomalie.

Les données actuellement disponibles ne permettent pas de savoir si ce médicament passe dans le lait maternel : l'allaitement est déconseillé.

Mode d'emploi et posologie

Ce médicament est pris le matin.

Posologie usuelle :

- Adulte : 1 comprimé par jour.

Conseils : Votre tension artérielle doit être contrôlée régulièrement. Les appareils permettant une mesure automatique de la tension à domicile utilisent souvent un procédé de mesure différent de celui qu'emploie votre médecin. Si vous avez un tel appareil, apportez-le en consultation pour vous assurer que la mesure obtenue est bien conforme à celle du tensiomètre de votre médecin.

Le traitement médicamenteux ne dispense pas de mesures simples pouvant faire baisser la tension artérielle : activité physique régulière, modération de la consommation de boissons alcoolisées et de *sel*, lutte contre l'excès de poids.

Effets indésirables possibles

Constipation.

Ralentissement important du cœur, *bloc auriculoventriculaire, insuffisance cardiaque.*

Comme pour tous les *inhibiteurs de l'enzyme de conversion* :

- toux sèche ;
- baisse excessive de la tension artérielle (voir Attention), *hypotension orthostatique* ;
- maux de tête, fatigue, étourdissement ;
- *troubles digestifs* ;
- *réactions allergiques* : *éruption cutanée*, œdème de *Quincke* (exceptionnel) ;
- anomalie de la *numération formule sanguine*, en particulier chez les patients sous *traitement immunodépresseur*, hépatite (exceptionnelle).

Laboratoires Abbott France

TASMAR

Informations détaillées sur www.monvidal.com

TAVANIC

Antibiotique : quinolone — **sur ordonnance**

Présentation

TAVANIC 500 mg : comprimé sécable ; boîte de 5. Liste I - Remb 65 % - **25,11 €.**

Composition

	p cp
Lévofloxacine	500 mg

Dans quel cas ce médicament est-il prescrit ?

C'est un *antibiotique* qui appartient à la famille des *quinolones.*

Il est utilisé dans le traitement de diverses maladies infectieuses, notamment des poumons, des bronches, des *sinus*, de la prostate, de l'appareil urinaire, des voies biliaires et des intestins.

Contre-indications

Ce médicament ne doit pas être utilisé dans les cas suivants :
- *allergie* aux *antibiotiques* de la famille des *quinolones*,
- *antécédent* de *tendinite* lors de l'utilisation d'une quinolone,
- enfant jusqu'à la fin de la croissance,
- déficit en *G6PD*,
- *épilepsie*,
- **allaitement**.

Attention : Les antibiotiques de la famille des *quinolones* peuvent provoquer des lésions des tendons, parfois graves : toute douleur évoquant une *tendinite* doit vous conduire à arrêter immédiatement le traitement et à consulter rapidement votre médecin.

Ce médicament est photosensibilisant : toute exposition aux rayons *ultraviolets* (soleil, lampe à bronzer) doit être évitée pendant le traitement et durant les 2 jours qui suivent son arrêt, en raison du risque de réaction cutanée. N'omettez pas de signaler à votre médecin vos projets de vacances au soleil pendant la durée du traitement.

Des précautions sont nécessaires en cas d'*insuffisance rénale*, de *myasthénie* ou d'*antécédent* de *convulsions*.

Conducteur : ce médicament peut provoquer des troubles nerveux susceptibles d'altérer la vigilance.

Interactions avec d'autres substances

Il est préférable de respecter un délai de 4 heures entre la prise de ce médicament et celle des pansements digestifs (contenant des sels d'aluminium, de calcium ou de magnésium) et un délai de 2 heures avec les médicaments contenant du fer ou du sucralfate.

Grossesse et allaitement

L'effet de ce médicament pendant la grossesse est mal connu : seul votre médecin peut évaluer le risque éventuel de son utilisation dans votre cas.

Ce médicament passe dans le lait maternel : l'allaitement est contre-indiqué.

Mode d'emploi et posologie

Ce médicament est pris indifféremment au cours ou en dehors des repas.

Posologie usuelle :
- Adulte : 1 à 2 comprimés par jour, en 1 ou 2 prises.

Conseils : Le médecin prescrit parfois un prélèvement pour identifier le *germe* responsable de l'infection et tester sa sensibilité aux *antibiotiques*. Le résultat de cet examen peut être faussé en cas d'automédication préalable : ne prenez pas d'antibiotiques sans avis médical.

Effets indésirables possibles

Nausées, vomissements, *diarrhée*, douleurs abdominales, ballonnements, manque d'appétit.

Photosensibilisation (voir Attention).

Réaction allergique.

Douleurs musculaires ou articulaires, *tendinite* (voir Attention).

Maux de tête, étourdissements, insomnie, troubles de la vision, confusion des idées, *convulsions*.

Laboratoires sanofi-aventis France

TAXOL

Informations détaillées sur www.monvidal.com

TÉALINE

Informations détaillées sur www.monvidal.com

TEASLIM

Phytothérapie

Présentation

TEASLIM : gélule ; boîte de 180. Non remb.

Composition

	p gél
Thé vert, extrait sec	125 mg
Orthosiphon, extrait sec	50 mg

Dans quel cas ce médicament est-il prescrit ?

Ce médicament contient des extraits de plantes.

Il est traditionnellement utilisé en complément des régimes amaigrissants et pour faciliter les fonctions d'élimination rénale.

Grossesse et allaitement

Ce médicament contient des plantes présumées sans danger pendant la grossesse ou l'allaitement. Néanmoins, par mesure de prudence, ne l'utilisez pas sans prendre l'avis de votre pharmacien ou de votre médecin.

Mode d'emploi et posologie

Ce médicament est pris de préférence au moment des repas avec un grand verre d'eau.

Posologie usuelle :
- Adulte et enfant de plus de 12 ans : 1 ou 2 gélules, 3 fois par jour.

Conseils : La prise de ce médicament ne dispense pas des mesures diététiques que peut vous conseiller votre médecin.

Laboratoires Arkopharma

TÉATROIS

Informations détaillées sur www.monvidal.com

TÉDRALAN

Informations détaillées sur www.monvidal.com

TÉGRÉTOL

Antiépileptique, régulateur de l'humeur

sur ordonnance

Présentation

TÉGRÉTOL 200 : comprimé sécable (blanc) ; boîte de 50. Liste II - Remb 65 % - **5,06 €**.
TÉGRÉTOL : suspension buvable (arôme caramel) ; flacon de 150 ml avec seringue doseuse graduée à 0,25 ml. Liste II - Remb 65 % - **4,49 €**.
TÉGRÉTOL LP 200 : comprimé sécable à *libération prolongée* (beige) ; boîte de 30. Liste II - Remb 65 % - **3,39 €**.
TÉGRÉTOL LP 400 : comprimé sécable à *libération prolongée* (orange) ; boîte de 30. Liste II - Remb 65 % - **5,96 €**.

Composition

	p cp	p ml
Carbamazépine	200 mg	20 mg
Sorbitol		175 mg

	p cp LP	p cp LP
Carbamazépine	200 mg	400 mg
Huile de ricin	+	+

Dans quel cas ce médicament est-il prescrit ?

Ce médicament appartient à la famille des *anticonvulsivants* non *barbituriques*. Il possède également des propriétés *sédatives* et agit comme régulateur de l'*humeur* (thymorégulateur).

Il est utilisé dans le traitement :
- de certaines formes d'*épilepsie* ;
- des troubles bipolaires (traitement de fond en cas de contre-indication, de résistance ou d'intolérance au lithium) et des crises maniaques (phases d'excitation) ;
- des *névralgies* rebelles de la face et des *douleurs neuropathiques*.

Contre-indications

Ce médicament ne doit pas être utilisé dans les cas suivants :
- *bloc auriculoventriculaire*,
- *antécédent* d'*aplasie médullaire* et de *porphyrie* aiguë intermittente,
- en association avec le saquinavir.

Attention : En cas d'*éruption cutanée*, de fièvre, d'angine ou de jaunisse, prévenez d'urgence votre médecin.

Des analyses de sang sont nécessaires au début et au cours du traitement.

Des précautions sont nécessaires si vous souffrez de *glaucome*, de blocage des urines (*adénome de la prostate*), d'*insuffisance hépatique*, *cardiaque* ou *rénale*, ainsi que chez les personnes âgées.

Évitez les boissons alcoolisées : augmentation du risque de somnolence.

Ce médicament peut induire une somnolence, parfois intense chez certaines personnes. Cette somnolence peut être augmentée par la prise d'*alcool* ou d'autres médicaments *sédatifs*. La conduite et l'utilisation de machines dangereuses sont déconseillées, surtout dans les heures qui suivent la prise du médicament.

Interactions avec d'autres substances

Ce médicament ne doit pas être associé au saquinavir : risque de diminution de l'effet de ce médicament.

Il peut interagir avec :
- les *contraceptifs* oraux (pilule) : risque de contraception inefficace ;
- les médicaments contenant de la clozapine, du dextropropoxyphène, de l'érythromycine (sauf application locale), de l'isoniazide, du ritonavir, du tramadol, du *lithium* ou du valpromide.

Il peut également donner des interactions mineures avec de très nombreux autres médicaments.

Grossesse et allaitement

Si une grossesse survient pendant le traitement, consultez votre médecin. L'arrêt brutal de ce médicament pendant la grossesse expose à la réapparition de crises préjudiciables à la mère et à l'enfant à naître. Votre médecin appréciera le risque éventuel lié à l'utilisation de ce médicament dans votre cas. Des examens particuliers permettent de vérifier l'absence d'anomalie chez l'enfant à naître.

Si le traitement est poursuivi jusqu'à l'accouchement, une surveillance médicale du *nouveau-né* est nécessaire.

Ce médicament passe dans le lait maternel : l'allaitement est déconseillé.

Mode d'emploi et posologie

Ce médicament est pris avec un peu d'eau, au cours ou à la fin des repas.

Comprimés LP : ils peuvent être coupés mais ils ne doivent être ni écrasés ni croqués.

Suspension buvable : elle est particulièrement adaptée à l'enfant de moins de 6 ans. La dose par prise doit être indiquée en ml pour correspondre aux graduations de la seringue doseuse jointe au flacon. Agiter le flacon avant utilisation.

Posologie usuelle :

Épilepsie : la posologie est atteinte progressivement et adaptée par le médecin en fonction de l'efficacité du traitement.
- Adulte : 10 à 15 mg par kg et par jour, répartis en 2 prises pour les comprimés LP et 2 ou 3 prises pour les autres formes.
- Enfant : 10 à 20 mg par kg et par jour, répartis en 2 ou 3 prises.

Troubles de l'humeur (*traitement préventif* des troubles bipolaires et traitement des états maniaques) : la posologie est individuelle et peut varier entre 400 mg et 1 200 mg par jour.

Névralgie de la face et *douleurs neuropathiques* : la dose initale est comprise entre 200 à 400 mg par jour, répartis en 2 ou 3 prises. Elle est ensuite adaptée par votre médecin en fonction du soulagement obtenu.

Conseils : Veillez à ne pas manquer de ce médicament : lors de vos déplacements, munissez-vous d'une réserve ou de votre ordonnance en cours de validité.

La suspension buvable doit être conservée dans son emballage à l'abri de la lumière.

Effets indésirables possibles

En début de traitement : fatigue, somnolence, maux de tête, confusion des idées et agitation, surtout chez les personnes âgées, *vertiges*, troubles de la coordination des mouvements, sécheresse de la bouche, troubles de l'*accommodation*, vision double, diarrhée ou constipation, nausées, perte de l'appétit. Ces manifestations disparaissent habituellement après 8 à 15 jours de traitement ou après réduction de la *posologie*.

D'autres effets indésirables sont observés :

Très fréquents : *réaction allergique* cutanée, baisse du taux de globules blancs.

Fréquents : *thrombose*, *hyponatrémie*.

Peu fréquents : augmentation des *transaminases*.

Rares : démangeaison, *hépatite*, *troubles du rythme cardiaque*, réaction allergique.

Laboratoires Novartis Pharma SAS

TEINTURE ARNICA COOPER

Informations détaillées sur www.monvidal.com

TELFAST
Antiallergique — sur ordonnance

Présentation
TELFAST 120 mg : comprimé ; boîte de 15. Liste II - Remb 35 % - **5,40 €**.
TELFAST 180 mg : comprimé ; boîte de 15. Liste II - Remb 35 % - **5,40 €**.

Composition

	p cp	p cp
Fexofénadine chlorhydrate	120 mg	180 mg

Dans quel cas ce médicament est-il prescrit ?
Ce médicament est un *antihistaminique* antiallergique ; il n'a pas d'effets *sédatifs* ni *atropiniques* à la posologie recommandée.
Il est utilisé dans le traitement de manifestations allergique diverses : *rhinite, urticaire.*

Contre-indications
Ce médicament ne doit pas être utilisé chez l'enfant de moins de 12 ans (en l'absence d'étude).

Interactions avec d'autres substances
Il est préférable de respecter un délai de 2 heures entre la prise de ce médicament et celle des pansements digestifs contenant des sels d'aluminium ou de magnésium.
Informez par ailleurs votre médecin si vous prenez un médicament contenant de l'érythromycine ou du kétoconazole.

Grossesse et allaitement
L'effet de ce médicament pendant la grossesse ou l'allaitement est mal connu. Par prudence, son usage est déconseillé chez la femme enceinte ou chez celle qui allaite.

Mode d'emploi et posologie
Les comprimés doivent être avalés avec un peu d'eau.
Posologie usuelle :
• Adulte et enfant de plus de 12 ans :
- *rhinite* : 1 comprimé à 120 mg par jour ;
- *urticaire* : 1 comprimé à 180 mg par jour.

Conseils : Ce médicament agit sur les manifestations de l'*allergie* mais n'en supprime pas la cause. Si les *symptômes* persistent ou s'aggravent, n'hésitez pas à consulter votre médecin.

Effets indésirables possibles
Rarement : *réaction allergique.*
Exceptionnellement : sécheresse de la bouche, somnolence, maux de tête, sensation de *vertiges*, nausée.

Laboratoires sanofi-aventis France

TEMERIT
Bêtabloquant — sur ordonnance

Présentation
TEMERIT 5 mg : comprimé quadrisécable (blanc) ; boîte de 30. Liste I - Remb 65 % - **14,62 €**.
TEMERIT 5 mg : comprimé quadrisécable (blanc) ; boîte de 90. Liste I - Remb 65 % - **41,25 €**.

Composition

	p cp
Nébivolol	5 mg

Dans quel cas ce médicament est-il prescrit ?
Ce médicament appartient à la famille des *bêtabloquants.* Ceux-ci agissent en bloquant l'action de l'*adrénaline* (et d'autres *hormones* apparentées) sur de nombreux organes, notamment le cœur, les vaisseaux et les bronches.
Il est utilisé dans le traitement de :
- l'*hypertension artérielle,*
- l'*insuffisance cardiaque* en complément du traitement spécifique.

Contre-indications
Ce médicament ne doit pas être utilisé dans les cas suivants :
- *asthme* et *bronchite chronique* ;
- *insuffisance cardiaque* non contrôlée par un traitement spécifique ;
- *bloc auriculoventriculaire* grave ;
- formes graves d'*artérite* ou de phénomène de *Raynaud* ;
- rythme cardiaque inférieur à 50 battements par minute ;
- *phéochromocytome* non traité ;
- hypotension ;
- *insuffisance hépatique.*

Attention : Des précautions sont nécessaires en cas d'*insuffisance rénale* et chez la personne âgée.
N'interrompez jamais brutalement le traitement prescrit. Espacez progressivement les prises. Un avis médical est toujours préférable.
Chez les diabétiques, les *bêtabloquants* peuvent masquer certains *symptômes* de l'*hypoglycémie* (*palpitations* et accélération du cœur essentiellement).
Les bêtabloquants peuvent aggraver les *réactions allergiques* et empêcher l'action de l'*adrénaline* utilisée dans le traitement d'urgence du *choc anaphylactique.* Lors d'examens radiologiques nécessitant l'injection de produits de contraste iodés (susceptibles de provoquer des *chocs* allergiques), le traitement doit, si possible, être suspendu avec l'accord de votre médecin.
En cas d'intervention chirurgicale, l'anesthésiste doit être prévenu de la prise de ce médicament. C'est lui qui décidera si le traitement doit être poursuivi ou arrêté avant l'intervention.
Sportif : ce médicament contient une substance susceptible de rendre positifs certains *tests antidopage.*

Interactions avec d'autres substances
Ce médicament peut interagir avec ceux contenant de l'amiodarone.
Informez par ailleurs votre médecin si vous prenez un *inhibiteur calcique*, un *antiarythmique* de classe I, un *antidépresseur imipraminique*, un *neuroleptique*, un *barbiturique* ou un médicament contenant de la clonidine.

Grossesse et allaitement
L'utilisation de ce *bêtabloquants* est déconseillée chez la femme enceinte. Si le traitement est poursuivi jusqu'à la fin de la grossesse, l'effet bêtabloquant peut persiter quelques jours chez le nouveau-né. Il justifie une surveillance médicale renforcée pendant les premiers jours de la vie.

Ce médicament passe dans le lait maternel ; un choix est donc nécessaire entre l'allaitement et la prise du médicament. Cette décision devra être prise en accord avec votre médecin.

Mode d'emploi et posologie

Ce médicament peut être pris indifféremment au cours ou en dehors des repas, de préférence à heure régulière.

Posologie usuelle :

- Adulte : La posologie est variable selon les cas :
- Hypertension artérielle : 1 comprimé par jour.
- Insuffisance cardiaque : la dose la plus faible efficace est recherchée. Elle ne doit pas dépasser 10 mg par jour.

Conseils : Veillez à toujours disposer d'une réserve de médicament : une plaquette dans la trousse de toilette, par exemple.

Votre tension artérielle doit être contrôlée régulièrement. Les appareils permettant une mesure automatique de la tension à domicile utilisent souvent un procédé de mesure différent de celui qu'emploie votre médecin. Si vous avez un tel appareil, apportez-le en consultation pour vous assurer que la mesure obtenue est bien conforme à celle du tensiomètre de votre médecin.

Le traitement médicamenteux ne dispense pas de mesures simples pouvant faire baisser la tension artérielle : activité physique régulière, modération de la consommation de boissons alcoolisées et de *sel*, lutte contre l'excès de poids.

Il est normal que le rythme cardiaque ralentisse sous l'effet du traitement ; néanmoins, en cas de fatigue anormale et de pouls inférieur à 50 battements par minute, consultez votre médecin.

Effets indésirables possibles

Le plus fréquemment : constipation ou diarrhée, nausées, maux de tête, vertiges, fatigue, œdème, essoufflement.

Plus rarement : digestion difficile, vomissements, cauchemars, ralentissement important du cœur, *bloc auriculoventriculaire*, *insuffisance cardiaque*, baisse excessive de la tension artérielle, troubles de l'érection, *éruption cutanée*, phénomène de *Raynaud*, *bronchospasme*, troubles de la vision, état dépressif.

Laboratoires Menarini France

TÉMESTA

Anxiolytique : benzodiazépine — **sur ordonnance**

Présentation

TÉMESTA 1 mg : comprimé sécable (bâtonnet blanc) ; boîte de 30. Liste I, durée de prescription limitée à 12 semaines - Remb 65 % - **1,69 €**.

TÉMESTA 2,5 mg : comprimé sécable (bâtonnet jaune) ; boîte de 30. Liste I, durée de prescription limitée à 12 semaines - Remb 65 % - **3,28 €**.

Composition

	p cp	p cp
Lorazépam	1 mg	2,5 mg
Lactose	+	+

Dans quel cas ce médicament est-il prescrit ?

Ce médicament est un *anxiolytique* (tranquillisant) de la famille des *benzodiazépines*.

Il est utilisé dans le traitement de l'anxiété lorsque celle-ci s'accompagne de troubles gênants (*anxiété généralisée*, crise d'angoisse...) et dans le cadre d'un sevrage alcoolique.

Contre-indications

Ce médicament ne doit pas être utilisé dans les cas suivants :

- *insuffisance hépatique* grave,
- *insuffisance respiratoire* grave,
- *syndrome d'apnée du sommeil*,
- *myasthénie*.

Attention : Utilisé seul, ce médicament n'est pas adapté au traitement des *états dépressifs*.

Une prise prolongée, surtout à doses importantes, de *tranquillisants* de la famille des *benzodiazépines* peut provoquer une *dépendance*. Ce risque de dépendance est accru chez les personnes ayant déjà présenté une dépendance à d'autres médicaments, substances ou à l'alcool.

L'arrêt brutal de ce médicament expose à un *syndrome de sevrage* : réapparition de l'anxiété, agitation, irritabilité, insomnie, maux de tête, douleurs musculaires, tremblements, hallucinations. Il faut donc s'entourer de conseils médicaux pour diminuer progressivement les doses et espacer les prises, sur une période d'autant plus longue que le traitement a été prolongé.

Une adaptation de la *posologie* peut être nécessaire chez les personnes âgées ou souffrant d'*insuffisance hépatique* ou d'*insuffisance rénale*.

Évitez les boissons alcoolisées : augmentation du risque de somnolence.

Ce médicament peut induire une somnolence, parfois intense chez certaines personnes. Cette somnolence peut être augmentée par la prise d'*alcool* ou d'autres médicaments *sédatifs*. La conduite et l'utilisation de machines dangereuses sont déconseillées, surtout dans les heures qui suivent la prise du médicament.

Interactions avec d'autres substances

Informez votre médecin ou votre pharmacien si vous prenez d'autres *sédatifs* (tranquillisants, somnifères, certains médicaments contre la toux ou contre la douleur contenant des *opiacés*, *antidépresseurs*, *neuroleptiques*...) ou en cas de traitement par la buprénorphine.

Grossesse et allaitement

Ce médicament ne doit pas être utilisé sans avis médical pendant la grossesse. Les fortes doses au cours des 6 derniers mois sont déconseillées. En fin de grossesse, un traitement par benzodiazépine, même à faible dose, peut être responsable d'effets indésirables chez le *nouveau-né* : une surveillance médicale du nouveau-né est alors nécessaire pendant 1 à 3 semaines selon les cas.

Ce médicament passe dans le lait maternel : l'allaitement est déconseillé.

Mode d'emploi et posologie

Les comprimés peuvent être pris pendant ou entre les repas.

Posologie usuelle :

- Adulte : 2 à 7,5 mg par jour, répartis en plusieurs prises au cours de la journée. La dose minimale efficace est toujours recherchée.

Conseils : Ce médicament vous a été prescrit dans une situation précise : ne le réutilisez pas ultérieurement sans avis médical et ne le conseillez pas à une autre personne.

La durée de prescription des *anxiolytiques* doit être la plus courte possible. Dans certaines situations, le traitement doit toutefois être prolongé. Il appartient alors au médecin de réévaluer périodiquement la nécessité de le poursuivre ou de l'interrompre.

Les *tranquillisants* ne sont pas la seule réponse à l'anxiété : une meilleure hygiène de vie, une consommation modérée d'excitants (y compris les boissons alcoolisées) permettent aussi de lutter efficacement contre l'excès de stress. Dans certains cas, une psychothérapie peut aider à lutter durablement contre l'anxiété.

Effets indésirables possibles

Sensation d'ivresse, maux de tête, somnolence (en particulier chez la personne âgée), ralentissement des idées, fatigue, sensation de faiblesse musculaire, baisse de la libido, *éruption cutanée* avec ou sans démangeaisons, vision double.

Dans certaines circonstances et chez certaines personnes :
- réactions paradoxales avec augmentation de l'anxiété, agitation, agressivité, confusion des idées, hallucinations ;
- *amnésie antérograde.*

Ces troubles nécessitent l'arrêt du traitement.

Laboratoires Biodim

TEMGÉSIC

Antalgique opiacé — sur ordonnance

Présentation

TEMGÉSIC 0,2 mg : comprimé *sublingual* (blanc) ; boîte de 20. Liste I - Remb 65 % - **10,25 €**.

Composition

	p cp
Buprénorphine	0,2 mg

Dans quel cas ce médicament est-il prescrit ?

C'est un *antalgique* puissant, d'action durable, qui contient une substance apparentée à la *morphine*. Il combat la douleur en agissant directement sur le cerveau.

Il est utilisé dans le *traitement symptomatique* des douleurs intenses.

Contre-indications

Ce médicament ne doit pas être utilisé dans les cas suivants :
- *insuffisance hépatique* grave,
- *insuffisance respiratoire* grave,
- intoxication alcoolique aiguë,
- association avec les *IMAO*,
- enfant de moins de 7 ans.

Attention : Ce médicament est apparenté à la *morphine* : une prise prolongée ou des doses importantes favorisent une *dépendance*. Respectez la *posologie* et la durée de traitement prescrites par votre médecin.

Évitez les boissons alcoolisées et l'association aux *sédatifs* : augmentation du risque de somnolence.

Ce médicament peut induire une somnolence parfois intense chez certaines personnes. Cette somnolence peut être augmentée par la prise d'*alcool* ou d'autres médicaments *sédatifs*. La conduite ou l'utilisation de machines dangereuses sont déconseillées.

Sportif : ce médicament contient une substance susceptible de rendre positifs certains *tests antidopage*.

Interactions avec d'autres substances

Ce médicament ne doit pas être associé aux *IMAO* non sélectifs (MARSILID) : risque de malaise avec *hypertension artérielle*, de fièvre élevée, pouvant aller jusqu'au *coma*.

Il peut interagir avec d'autres médicaments, notamment avec les *sédatifs*. Signalez tout autre traitement en cours à votre médecin ou à votre pharmacien.

Grossesse et allaitement

L'effet de ce médicament pendant la grossesse ou l'allaitement est mal connu : seul votre médecin peut évaluer le risque éventuel de son utilisation dans votre cas.

Mode d'emploi et posologie

Les comprimés ne doivent pas être avalés ni croqués ; laissez-les fondre lentement sous la langue.

Posologie usuelle :
- Adulte : 1 à 2 comprimés, 3 fois par jour.

Chez la personne âgée, la *posologie* doit être réduite de moitié.

Conseils : Depuis le 1er juillet 1999, la prescription de *morphine* et de substances apparentées (*stupéfiants*) est rédigée par le médecin sur une ordonnance « sécurisée ».

Ce médicament peut retarder un diagnostic en masquant la douleur : ne le prenez pas sans l'avis de votre médecin ; ne le conseillez à aucune autre personne.

Effets indésirables possibles

Fréquemment : somnolence, nausées, vomissements, sueurs abondantes, *vertiges*.

Rarement : difficultés respiratoires.

Exceptionnellement : hallucinations.

Laboratoires Schering-Plough

TENORDATE

Association d'antihypertenseurs — sur ordonnance

Présentation

TENORDATE : gélule (rose et violet) ; boîte de 30. Liste I - Remb 65 % - **16,10 €**.

TENORDATE : gélule (rose et violet) ; boîte de 90. Liste I - Remb 65 % - **45,01 €**.

Composition

	p gél
Aténolol	50 mg
Nifédipine LP	20 mg
Lactose	+

Dans quel cas ce médicament est-il prescrit ?

Cet *antihypertenseur* contient deux substances :

- l'aténolol, un *bêtabloquant* qui bloque l'action de l'*adrénaline* (et d'autres *hormones* apparentées) sur de nombreux organes, notamment sur le cœur, les vaisseaux et plus faiblement sur les bronches ;
- la nifédipine, un *vasodilatateur* de la famille des *inhibiteurs calciques*, dont l'action renforce celle de l'aténolol.

Il est utilisé dans le traitement de l'*hypertension artérielle.*

Contre-indications

Ce médicament ne doit pas être utilisé dans les cas suivants :

- formes graves de certaines affections : *bloc auriculoventriculaire*, *asthme*, bronchite chronique obstructive, *artérite*, phénomène de *Raynaud* ;
- *insuffisance cardiaque* non contrôlée par un traitement spécifique ;
- rythme cardiaque inférieur à 50 battements par minute ;
- *phéochromocytome* non traité ;
- hypotension ;
- *antécédent* de *choc anaphylactique* ;
- *infarctus du myocarde* récent (1 mois) et *angine de poitrine* grave ;
- en association avec les médicaments contenant de la floctafénine ou du sultopride.

Attention : N'interrompez jamais brutalement le traitement. Espacez progressivement les prises. Un avis médical est toujours préférable.

Chez les diabétiques, les *bêtabloquants* peuvent masquer certains *symptômes* de l'*hypoglycémie* (*palpitations* et accélération du cœur essentiellement).

Les bêtabloquants peuvent aggraver les *réactions allergiques* et empêcher l'action de l'*adrénaline* utilisée dans le traitement d'urgence du *choc anaphylactique.* Lors d'examens radiologiques nécessitant l'injection de produits de contraste iodés (susceptibles de provoquer des *chocs* allergiques), le traitement doit, si possible, être suspendu avec l'accord de votre médecin.

En cas d'intervention chirurgicale, l'anesthésiste doit être prévenu de la prise de ce médicament. C'est lui qui décidera si le traitement doit être poursuivi ou arrêté avant l'intervention.

Sportif : ce médicament contient une substance susceptible de rendre positifs certains *tests antidopage.*

Interactions avec d'autres substances

Ce médicament ne doit pas être associé :

- à la floctafénine (IDARAC) : risque d'augmentation de la gravité d'un éventuel *choc anaphylatique* ;
- au sultopride (uniquement disponible à l'hôpital) : risque de ralentissement cardiaque important.

Ce médicament peut interagir avec les médicaments contenant de l'amiodarone ou de la ciclosporine.

Informez par ailleurs votre médecin si vous prenez l'un des médicaments suivants : *antidiabétique*, *alphabloquant*, médicament contenant de la quinidine, de l'hydroquinidine, du disopyramide, de la propafénone, de la méfloquine, de la cimétidine, de la rifampicine, de la phénytoïne, de la lidocaïne injectable.

En outre, l'effet *antihypertenseur* de ce médicament peut être augmenté par certains médicaments tels que les *neuroleptiques*, les *antidépresseurs imipraminiques*, les médicaments contenant du baclofène ; il peut être diminué par les *AINS* et *corticoïdes.* Votre médecin doit être informé si vous êtes traité par l'un ou par l'autre.

Grossesse et allaitement

Ce médicament est déconseillé chez la femme enceinte ou susceptible de l'être. Si une grossesse survient au cours du traitement, prévenez votre médecin.

Ce médicament passe dans le lait maternel : il est déconseillé pendant l'allaitement.

Mode d'emploi et posologie

1 gélule par jour.

Conseils : Il est normal que le rythme cardiaque ralentisse sous l'effet du traitement ; néanmoins, en cas de fatigue anormale et de pouls inférieur à 50 battements par minute, consultez votre médecin.

Votre tension artérielle doit être contrôlée régulièrement. Les appareils permettant une mesure automatique de la tension à domicile utilisent souvent un procédé de mesure différent de celui qu'emploie votre médecin. Si vous avez un tel appareil, apportez-le en consultation pour vous assurer que la mesure obtenue est bien conforme à celle du tensiomètre de votre médecin.

Le traitement médicamenteux ne dispense pas de mesures simples pouvant faire baisser la tension artérielle : activité physique régulière, modération de la consommation de boissons alcoolisées et de *sel*, lutte contre l'excès de poids.

En cas de constipation sévère préexistante, susceptible d'être aggravée par ce médicament, le médecin pourra éventuellement prescrire un *laxatif lubrifiant.*

Conservez les gélules à l'abri de la lumière.

Effets indésirables possibles

Troubles digestifs, fatigue, sensation de mains et de pieds froids, ralentissement important du cœur, insomnie, sécheresse des yeux.

Maux de tête, rougeur du visage, *œdème* des membres inférieurs.

Plus rarement : *bloc auriculoventriculaire*, baisse excessive de la tension artérielle, phénomène de *Raynaud*, *insuffisance cardiaque*, *bronchospasme*, *éruption cutanée*, aggravation d'un *psoriasis*, gonflement des gencives.

Exceptionnellement : jaunisse.

Laboratoires AstraZeneca

TENORETIC

Association d'antihypertenseurs — **sur ordonnance**

Présentation

TENORETIC : comprimé ; boîte de 30. Liste I - Remb 65 % - **6,83 €**.

TENORETIC : comprimé ; boîte de 90. Liste I - Remb 65 % - **19,43 €**.

Composition

	p cp
Aténolol	50 mg
Chlortalidone	12,5 mg

Dans quel cas ce médicament est-il prescrit ?

Ce médicament est un *antihypertenseur* qui contient deux substances :
- l'aténolol, un *bêtabloquant* qui bloque l'action de l'*adrénaline* (et d'autres *hormones* apparentées) sur de nombreux organes et notamment sur le cœur, les vaisseaux et plus faiblement sur les bronches ;
- le chlortalidone, un *diurétique* dont la structure chimique est proche de celle des *sulfamides*. Son action renforce celle de l'aténolol.

Ce médicament est utilisé dans le traitement de l'*hypertension artérielle*.

Contre-indications

Ce médicament ne doit pas être utilisé dans les cas suivants :
- *allergie* connue à l'un des constituants ou à la famille des *sulfamides* ;
- formes graves de certaines affections : *bloc auriculoventriculaire*, *asthme*, *bronchite chronique*, *artérite*, phénomène de *Raynaud* ;
- *insuffisance cardiaque* grave non contrôlée par un traitement spécifique ;
- rythme cardiaque inférieur à 50 battements par minute ;
- *phéochromocytome* non traité ;
- hypotension ;
- *antécédent* de *choc anaphylactique* ;
- *encéphalopathie hépatique* ;
- *insuffisance rénale* grave ;
- association avec les médicaments contenant de la floctafénine ou du sultopride.

Attention : N'interrompez jamais brutalement le traitement. Espacez progressivement les prises. Un avis médical est toujours préférable.

Chez les personnes atteintes d'une *insuffisance hépatique*, l'apparition de troubles de la conscience peut annoncer une complication. Ne poursuivez pas le traitement sans l'avis de votre médecin.

Chez les diabétiques, les *bêtabloquants* peuvent masquer certains *symptômes* de l'*hypoglycémie* (*palpitations* et accélération du cœur essentiellement).

Les bêtabloquants peuvent aggraver les *réactions allergiques* et empêcher l'action de l'*adrénaline* utilisée dans le traitement d'urgence du *choc anaphylactique*. Lors d'examens radiologiques nécessitant l'injection de produits de contraste iodés (susceptibles de provoquer des *chocs* allergiques), le traitement doit, si possible, être suspendu avec l'accord de votre médecin.

En cas d'intervention chirurgicale, l'anesthésiste doit être prévenu de la prise de ce médicament. C'est lui qui décidera si le traitement doit être poursuivi ou arrêté avant l'intervention.

Faites pratiquer régulièrement les analyses de sang prescrites par votre médecin ; elles sont notamment destinées à vérifier le bon fonctionnement de vos reins (dosage de la *créatinine*) et les taux de *potassium* et de *sodium* sanguins.

Le diurétique contenu dans ce médicament peut faire baisser la *kaliémie* : évitez d'utiliser des *laxatifs stimulants* dont l'usage régulier contribue à la baisse du taux de potassium dans le sang. Il peut par ailleurs augmenter le taux sanguin d'*acide urique* (possibilité de crise de *goutte*).

Sportif : ce médicament contient une substance susceptible de rendre positifs certains *tests antidopage*.

Interactions avec d'autres substances

Ce médicament ne doit pas être associé :
- à la floctafénine (IDARAC) : risque d'augmentation de la gravité d'un éventuel *choc anaphylactique* ;
- au sultopride (uniquement disponible à l'hôpital) : risque de ralentissement cardiaque important.

Ce médicament peut interagir avec les médicaments donnant des *torsades de pointes* et avec les médicaments contenant de l'amiodarone ou du lithium.

Informez par ailleurs votre médecin si vous prenez l'un des médicaments suivants : *AINS*, *inhibiteur calcique*, *antidiabétique*, *inhibiteur de l'enzyme de conversion*, médicament qui abaisse la *kaliémie* (*laxatif stimulant*, amphotéricine B...), médicament contenant de la propafénone, de la méfloquine, de la lidocaïne injectable, de la ciclosporine ou un sel de calcium.

En outre, l'effet *antihypertenseur* de ce médicament peut être augmenté par certains médicaments tels que les *neuroleptiques*, les *antidépresseurs imipraminiques*, les médicaments contenant du baclofène ; il peut être diminué par les *corticoïdes*. Votre médecin doit être informé si vous êtes traité par l'un ou par l'autre.

Grossesse et allaitement

Ce médicament peut dans de rares cas provoquer une baisse du nombre de plaquettes sanguines chez le nouveau-né. Par ailleurs, les *diurétiques* ne sont pas adaptés au traitement de l'*hypertension artérielle* pendant la grossesse.

Ce médicament passe dans le lait maternel : l'allaitement est déconseillé.

Mode d'emploi et posologie

Ce médicament est pris de préférence le matin.

Posologie usuelle :

1 comprimé par jour.

Conseils : Il est normal que le rythme cardiaque ralentisse sous l'effet du traitement ; néanmoins, en cas de fatigue anormale et de pouls inférieur à 50 battements par minute, consultez votre médecin.

Votre tension artérielle doit être contrôlée régulièrement. Les appareils permettant une mesure automatique de la tension à domicile utilisent souvent un procédé de mesure différent de celui qu'emploie votre médecin. Si vous avez un tel appareil, apportez-le en consultation pour vous assurer que la mesure obtenue est bien conforme à celle du tensiomètre de votre médecin.

Le traitement médicamenteux ne dispense pas de mesures simples pouvant faire baisser la tension artérielle : activité physique régulière, modération de la consommation de boissons alcoolisées et de *sel*, lutte contre l'excès de poids.

Effets indésirables possibles

Troubles digestifs, fatigue, *vertiges*, maux de tête, fourmillement des extrémités, sensation de mains et de pieds froids.

Bloc auriculoventriculaire, ralentissement important du cœur, chute de tension, *insuffisance cardiaque*, phénomène de *Raynaud*, *bronchospasme*, *éruption cutanée*, aggravation d'un *psoriasis*.

Élévation du taux de *sucre* dans le sang, baisse du taux de potassium dans le sang, associée ou non à des crampes.

Exceptionnellement : *pancréatite*, *réaction allergique*.

Laboratoires AstraZeneca

TÉNORMINE

Bêtabloquant — sur ordonnance

Présentation

TÉNORMINE 50 mg : comprimé sécable (blanc) ; boîte de 30. Liste I - Remb 65 % - **4,43 €**.
TÉNORMINE 50 mg : comprimé sécable (blanc) ; boîte de 90. Liste I - Remb 65 % - **12,21 €**.
TÉNORMINE 100 mg : comprimé sécable (blanc) ; boîte de 30. Liste I - Remb 65 % - **8,78 €**.
TÉNORMINE 100 mg : comprimé sécable (blanc) ; boîte de 90. Liste I - Remb 65 % - **25,25 €**.

Composition

	p cp	p cp
Aténolol	50 mg	100 mg

Dans quel cas ce médicament est-il prescrit ?

Ce médicament appartient à la famille des *bêtabloquants*. Ceux-ci agissent en bloquant l'action de l'*adrénaline* (et d'autres *hormones* apparentées) sur de nombreux organes, notamment sur le cœur, les vaisseaux et plus faiblement sur les bronches.

Il est utilisé dans le traitement de l'*hypertension artérielle* et de certains *troubles du rythme cardiaque*.

Les comprimés à 100 mg sont également utilisés dans :
- la prévention des crises d'*angine de poitrine*,
- le traitement initial de l'*infarctus du myocarde*.

Contre-indications

Ce médicament ne doit pas être utilisé dans les cas suivants :
- formes graves de certaines affections : *asthme*, *bronchite chronique*, *artérite*, phénomène de *Raynaud* ;
- *insuffisance cardiaque* non contrôlée par un traitement spécifique ;
- *bloc auriculoventriculaire* grave ;
- rythme cardiaque inférieur à 50 battements par minute ;
- *phéochromocytome* non traité ;
- hypotension ;
- *antécédent* de *choc anaphylactique* ;
- **allaitement** ;
- en association avec les médicaments contenant de la floctafénine ou du sultopride.

Attention : Ce médicament n'est pas un *traitement de la crise* d'*angine de poitrine*.

Ce médicament n'est pas adapté au traitement d'une forme particulière d'*angine de poitrine* appelée angor de *Printzmétal* qui relève d'un traitement *vasodilatateur*. Il peut néanmoins être associé à celui-ci lorsqu'une angine de poitrine « classique » coexiste avec un angor de Printzmétal.

Des précautions sont nécessaires en cas d'*insuffisance rénale* et chez la personne âgée.

N'interrompez jamais brutalement le traitement prescrit. Espacez progressivement les prises. Un avis médical est toujours préférable.

Chez les diabétiques, les *bêtabloquants* peuvent masquer certains *symptômes* de l'*hypoglycémie* (*palpitations* et accélération du cœur essentiellement).

Les bêtabloquants peuvent aggraver les *réactions allergiques* et empêcher l'action de l'*adrénaline* utilisée dans le traitement d'urgence du *choc anaphylactique*. Lors d'examens radiologiques nécessitant l'injection de produits de contraste iodés (susceptibles de provoquer des *chocs* allergiques), le traitement doit, si possible, être suspendu avec l'accord de votre médecin.

En cas d'intervention chirurgicale, l'anesthésiste doit être prévenu de la prise de ce médicament. C'est lui qui décidera si le traitement doit être poursuivi ou arrêté avant l'intervention.

Sportif : ce médicament contient une substance susceptible de rendre positifs certains *tests antidopage*.

Interactions avec d'autres substances

Ce médicament ne doit pas être associé :
- à la floctafénine (IDARAC) : risque d'augmentation de la gravité d'un éventuel *choc* allergique,
- au sultopride (disponible uniquement à l'hôpital) : risque de *torsades de pointes*.

Il peut interagir avec les médicaments contenant de l'amiodarone.

Informez par ailleurs votre médecin si vous prenez des *antidiabétiques*, des *AINS*, des *inhibiteurs calciques*, des *antidépresseurs imipraminiques*, des *neuroleptiques*, des *corticoïdes*, ou des médicaments contenant l'une des substances suivantes : quinidine, hydroquinidine, disopyramide, propafénone, baclofène, lidocaïne injectable, méfloquine.

Grossesse et allaitement

Les études scientifiques disponibles n'ont pas mis en évidence de problème particulier lors de l'utilisation de *bêtabloquant* chez la femme enceinte.

L'effet bêtabloquant persiste quelques jours chez le nouveau-né et justifie une surveillance médicale renforcée pendant les premiers jours de la vie.

Ce médicament passe dans le lait maternel ; un choix est donc nécessaire entre l'allaitement et la prise du médicament. Cette décision devra être prise en accord avec votre médecin.

Mode d'emploi et posologie

Ce médicament est pris indifféremment au cours ou en dehors des repas.

Dans l'hypertension artérielle, la dose quotidienne est prise de préférence le matin.

Posologie usuelle :
50 mg à 200 mg par jour, selon les indications.

Conseils : Veillez à toujours disposer d'une réserve de médicament : une plaquette dans la trousse de toilette, par exemple.

Votre tension artérielle doit être contrôlée régulièrement. Les appareils permettant une mesure automatique de la tension à domicile utilisent souvent un procédé de mesure différent de celui qu'emploie votre médecin. Si vous avez un tel appareil, apportez-le en consultation pour vous assurer que la mesure obtenue est bien conforme à celle du tensiomètre de votre médecin.

Le traitement médicamenteux ne dispense pas de mesures simples pouvant faire baisser la tension

artérielle : activité physique régulière, modération de la consommation de boissons alcoolisées et de *sel*, lutte contre l'excès de poids.
Il est normal que le rythme cardiaque ralentisse sous l'effet du traitement ; néanmoins, en cas de fatigue anormale et de pouls inférieur à 50 battements par minute, consultez votre médecin.

Effets indésirables possibles

Le plus fréquemment : douleur d'estomac, nausées, vomissements, fatigue en début de traitement, sensation de mains et de pieds froids, troubles de l'érection, ralentissement important du cœur.
Plus rarement : *bloc auriculoventriculaire*, baisse excessive de la tension artérielle, phénomène de *Raynaud*, *insuffisance cardiaque*, *bronchospasme*, *hypoglycémie*, *éruption cutanée*, aggravation d'un *psoriasis*.
Exceptionnellement : élévation des *transaminases*, jaunisse.

Laboratoires AstraZeneca

TENSIONORME

Informations détaillées sur www.monvidal.com

TENSTATEN
Antihypertenseur — sur ordonnance

Présentation

TENSTATEN : gélule (ivoire et corail) ; boîte de 30. Liste I - Remb 65 % - **14,87 €**.
TENSTATEN : gélule (ivoire et corail) ; boîte de 90. Liste I - Remb 65 % - **41,89 €**.

Composition

	p gél
Ciclétanine chlorhydrate	50 mg

Dans quel cas ce médicament est-il prescrit ?

C'est un *antihypertenseur* qui appartient à la famille des *diurétiques*. Il agit directement sur les vaisseaux sanguins.
Il est utilisé dans le traitement de l'*hypertension artérielle*.

Contre-indications

Ce médicament ne doit pas être utilisé dans les cas suivants :
- *insuffisance rénale* grave,
- *insuffisance hépatique* grave,
- *encéphalopathie hépatique*.

Attention : Ce médicament peut être responsable d'une baisse de la *kaliémie* (taux de *potassium* dans le sang) susceptible d'être aggravée par l'usage immodéré de *laxatifs stimulants*. Un contrôle par des analyses de sang est souvent prescrit par le médecin.
Les *diurétiques* peuvent augmenter le taux d'*acide urique* (uricémie) ou de *sucre* dans le sang (*glycémie*) : des précautions sont nécessaires en cas de *diabète* ou d'*antécédent* de crise de *goutte*.
Sportif : ce médicament contient une substance susceptible de rendre positifs certains *tests antidopage*.

Interactions avec d'autres substances

Ce médicament peut interagir avec les médicaments susceptibles de provoquer des *torsades de pointes* ou ceux qui contiennent du *lithium*.
Informez par ailleurs votre médecin si vous prenez l'un des médicaments suivants : *AINS*, *digitalique*, médicament susceptible de provoquer des *torsades de pointes* ou de faire baisser la *kaliémie* (amphotéricine B, *corticoïde*, *laxatif stimulant*), médicament contenant du baclofène, du calcium, de la ciclosporine ou de la metformine.

Grossesse et allaitement

Les *diurétiques* ne sont pas indiqués dans l'*hypertension artérielle* de la femme enceinte. Un autre médicament sera choisi par le médecin si une grossesse survient pendant le traitement.
Les données actuellement disponibles ne permettent pas de savoir si ce médicament passe dans le lait maternel : l'allaitement est déconseillé pendant la durée du traitement.

Mode d'emploi et posologie

Les gélules doivent être prises avec un verre d'eau.
Posologie usuelle :
1 ou 2 gélules le matin.

Conseils : Des boissons abondantes sont recommandées en début de traitement.

Effets indésirables possibles

Fatigue, envie d'uriner fréquente.
Baisse du taux de *potassium* dans le sang.

Laboratoires Bouchara-Recordati

TÉRALITHE
Régulateur de l'humeur — sur ordonnance

Présentation

TÉRALITHE 250 mg : comprimé sécable (blanc) ; boîte de 100. Liste II - Remb 65 % - **9,57 €**.
TÉRALITHE LP 400 mg : comprimé sécable à *libération prolongée* (blanc) ; boîte de 60. Liste II - Remb 65 % - **8,56 €**.

Composition

	p cp	p cp LP
Carbonate de lithium	250 mg	400 mg
soit Lithium	6,8 mEq	10,8 mEq
Amidon de blé (gluten)	+	

Dans quel cas ce médicament est-il prescrit ?

Ce médicament est un régulateur de l'*humeur* (thymorégulateur) dont le principe actif est un sel de *lithium*.
Il est utilisé dans le traitement de fond des *troubles bipolaires* (prévention des rechutes) et dans le traitement des phases maniaques (phases d'excitation). Il est également utilisé en prévention d'autres troubles psychiques.

Contre-indications

Ce médicament ne doit pas être utilisé en cas d'**allaitement**.
Votre médecin est seul juge pour prescrire ce médicament en cas d'*insuffisance rénale*.

Attention : Ce médicament traite des maladies chroniques qu'il stabilise généralement de façon remarquable. La guérison peut n'être qu'apparente et seul le médecin peut décider de l'arrêt du traitement.

Tout traitement par ce médicament impose un bilan préalable comportant un test de grossesse, une prise de sang et éventuellement un électrocardiogramme.

La frontière entre la dose efficace et la dose toxique est étroite : pour éviter les fluctuations du taux de *lithium* dans le sang (lithémie), il est essentiel de prendre régulièrement le médicament et de ne jamais doubler une prise en cas d'oubli de la prise précédente.

Toute cause de perte d'eau et de *sel* (sueurs abondantes, vomissements, diarrhée) expose à un *surdosage*.

Évitez l'absorption de boissons alcoolisées : augmentation du risque de somnolence et de fluctuation du taux de lithium dans le sang.

Compte-tenu de ses effets indésirables potentiels, ce médicament peut, chez certaines personnes, ne pas être compatible avec la conduite automobile ou le maniement de machines dangereuses. Assurez-vous à l'occasion des premières prises que vous supportez bien ce médicament avant de conduire ou d'utiliser une machine.

Interactions avec d'autres substances

Ce médicament peut interagir avec les médicaments suivants : *AINS*, *diurétiques*, *inhibiteurs de l'enzyme de conversion*, *inhibiteurs de l'angiotensine II*, *neuroleptiques* ou médicament contenant de la carbamazépine.

Informez par ailleurs votre médecin si vous prenez un antidépresseur de la famille des *inhibiteurs de la recapture de la sérotonine* ou un médicament contenant de la méthyldopa ou du vérapamil.

Grossesse et allaitement

Grossesse et nouveau-né :

Par mesure de prudence, ce médicament est contre-indiqué pendant la grossesse, et une contraception est recommandée.

Néanmoins, si une grossesse survient sous traitement, consultez votre médecin. Il appréciera le risque éventuel lié à l'utilisation de ce médicament dans votre cas. Des examens particuliers permettent de vérifier l'absence d'anomalie chez l'enfant à naître.

Si le traitement est poursuivi jusqu'à l'accouchement, une surveillance médicale du *nouveau-né* est nécessaire.

Ce médicament passe dans le lait maternel : l'allaitement est contre-indiqué.

Mode d'emploi et posologie

Les comprimés à 250 mg sont pris de préférence au cours des repas, en 2 ou 3 prises quotidiennes.

Les comprimés *LP* sont pris le soir au cours du dîner. Ils peuvent être coupés en 2 moitiés mais en aucune façon écrasés ou croqués.

Posologie usuelle :

Elle est adaptée individuellement par le médecin en fonction du résultat des dosages sanguins. Ces dosages doivent être effectués une fois par semaine le premier mois du traitement, puis de manière plus espacée. La lithémie (taux de *lithium* dans le sang) idéale est comprise entre 0,5 et 0,8 *mEq*/l.

Conseils : Signalez toujours à votre médecin, avant toute autre prescription, que vous prenez ce médicament.

Ne suivez pas de régime sans *sel* pendant le traitement.

Effets indésirables possibles

Nausées, vomissements, diarrhée.

Somnolence.

Tremblements des mains, *vertiges*.

Prise de poids.

Perturbation du fonctionnement de la glande *thyroïde*, avec ou sans *goitre*.

Faiblesse musculaire.

Manifestations cutanées : *acné*, aggravation ou déclenchement d'un *psoriasis*.

Chute de cheveux (exceptionnelle).

Troubles du rythme cardiaque.

Anomalies de la *numération formule sanguine*.

Les signes les plus fréquents d'un *surdosage* (nausées, tremblements, soif, troubles de l'équilibre) doivent être immédiatement signalés à votre médecin.

Laboratoires sanofi-aventis France

TÉRAZOSINE 5 mg
Génériques
Alphabloquant — sur ordonnance

Les médicaments ci-dessous sont des génériques de HYTRINE (voir p. 624).

TERAZOSINE BIOGARAN 5 mg : comprimé *(jaune orangé S, lactose)* boîte de 28. Liste I - Remb 35 % - 16,47 €.

TERAZOSINE MERCK 5 mg : comprimé *(lactose)* boîte de 28. Liste I - Remb 35 % - 16,47 €.

TERAZOSINE TEVA 5 mg : comprimé *(lactose)* boîte de 28. Liste I - Remb 35 % - 16,47 €.

TERBINAFINE 250 mg
Génériques
Antifongique — sur ordonnance

Les médicaments ci-dessous sont des génériques de LAMISIL comprimé (voir p. 706).

FUNGSTER 250 mg : comprimé sécable boîte de 14. Liste II - Remb 65 % - 17,71 €.

FUNGSTER 250 mg : comprimé sécable boîte de 28. Liste II - Remb 65 % - 32,31 €.

TERBINAFINE ACTAVIS 250 mg : comprimé sécable boîte de 28. Liste II - Remb 65 % - 32,31 €.

TERBINAFINE ALMUS 250 mg : comprimé sécable boîte de 28. Liste II - Remb 65 % - 32,31 €.

TERBINAFINE ALTER 250 mg : comprimé sécable boîte de 14. Liste I - Remb 65 % - 17,71 €.

TERBINAFINE ALTER 250 mg : comprimé sécable boîte de 28. Liste I - Remb 65 % - 32,31 €.

TERBINAFINE ARROW 250 mg : comprimé boîte de 14. Liste II - Remb 65 % - 17,71 €.

TERBINAFINE ARROW 250 mg : comprimé boîte de 28. Liste II - Remb 65 % - 32,31 €.

TERBINAFINE BIOGARAN 250 mg : comprimé sécable boîte de 28. Liste II - Remb 65 % - 32,31 €.

TERBINAFINE EG 250 mg : comprimé sécable boîte de 14. Liste II - Remb 65 % - 17,71 €.
TERBINAFINE EG 250 mg : comprimé sécable boîte de 28. Liste II - Remb 65 % - 32,31 €.
TERBINAFINE MERCK 250 mg : comprimé sécable boîte de 14. Liste II - Remb 65 % - 17,71 €.
TERBINAFINE MERCK 250 mg : comprimé sécable boîte de 28. Liste II - Remb 65 % - 32,31 €.
TERBINAFINE QUALIMED 250 mg : comprimé sécable boîte de 14. Liste II - Remb 65 % - 17,71 €.
TERBINAFINE QUALIMED 250 mg : comprimé sécable boîte de 28. Liste II - Remb 65 % - 32,31 €.
TERBINAFINE RANBAXY 250 mg : comprimé sécable boîte de 28. Liste II - Remb 65 % - 32,31 €.
TERBINAFINE RATIOPHARM 250 mg : comprimé sécable boîte de 14. Liste II - Remb 65 % - 17,71 €.
TERBINAFINE RATIOPHARM 250 mg : comprimé sécable boîte de 28. Liste II - Remb 65 % - 32,31 €.
TERBINAFINE TEVA 250 mg : comprimé sécable boîte de 28. Liste II - Remb 65 % - 32,31 €.
TERBINAFINE WINTHROP 250 mg : comprimé sécable boîte de 14. Liste II - Remb 65 % - 17,71 €.
TERBINAFINE WINTHROP 250 mg : comprimé sécable boîte de 28. Liste II - Remb 65 % - 32,31 €.

TERCIAN
Neuroleptique

sur ordonnance

Présentation

TERCIAN 25 mg : comprimé sécable (bleu) ; boîte de 30. Liste I - Remb 65 % - **7,28 €**.
TERCIAN 100 mg : comprimé sécable (bleu) ; boîte de 25. Liste I - Remb 65 % - **17,86 €**.
TERCIAN 40 mg/ml : solution buvable (arôme orange) ; flacon de 30 ml avec seringue doseuse (1 200 gouttes). Liste I - Remb 65 % - **7,93 €**.
TERCIAN 50 mg/5 ml : solution injectable *IM* ; boîte de 5 ampoules de 5 ml. Liste I - Remb 65 % - **4,64 €**.

Composition

	p cp	p cp
Cyamémazine	25 mg	100 mg
Amidon de blé (gluten)	+	+
Lactose	+	+
	p gte	p amp inj
Cyamémazine	1 mg	50 mg
Titre alcoolique	9°	

Dans quel cas ce médicament est-il prescrit ?

C'est un *neuroleptique* qui appartient à la famille chimique des phénothiazines. Il possède des effets *atropiniques* marqués, qui ne participent pas à son activité, mais qui expliquent certaines contre-indications et certains effets indésirables.

Il est utilisé :
- dans le traitement de certains troubles psychiques (*schizophrénie*, certains types de *psychose*, troubles graves du comportement chez l'enfant) ;
- dans le traitement de courte durée de la dépression, en association avec un antidépresseur ;
- à faible dose, dans le traitement de l'anxiété en cas d'échec des traitements usuels.

Contre-indications

Ce médicament ne doit pas être utilisé dans les cas suivants :
- risque de *glaucome* à angle fermé,
- risque de blocage des urines (*adénome de la prostate*),
- *antécédent* d'*agranulocytose*,
- *intolérance* au gluten (comprimés),
- en association avec les médicaments *dopaminergiques* ou avec le sultopride.

Attention : Ce médicament peut être responsable d'une baisse du nombre des *globules blancs* dans le sang. Des analyses doivent être réalisées rapidement en cas d'angine, d'ulcérations de la bouche ou de fièvre anormale, qui peuvent traduire cette anomalie sanguine.

En cas de survenue d'une fièvre inexpliquée associée à une raideur musculaire (qui pourraient être dues au médicament), ne poursuivez pas le traitement sans avis médical : risque de *syndrome malin des neuroleptiques*.

Ce médicament présente des effets *atropiniques*. Il peut provoquer un *glaucome* aigu chez les personnes prédisposées : œil rouge, dur et douloureux, avec vision floue. Une consultation d'extrême urgence auprès d'un ophtalmologiste est nécessaire.

Sauf cas exceptionnel, ce médicament ne doit pas être utilisé en cas de maladie de *Parkinson*.

Les situations favorisant les *torsades de pointes* doivent être signalées au médecin.

Des précautions sont requises en cas d'*épilepsie*, de maladie cardiaque, d'*insuffisance hépatique*, d'*insuffisance rénale* et chez la personne âgée, notamment en cas de constipation chronique, de tendance aux *vertiges* ou aux baisses de tension.

Évitez les boissons alcoolisées : augmentation du risque de somnolence.

Ce médicament peut induire une somnolence, parfois intense chez certaines personnes. Cette somnolence peut être augmentée par la prise d'*alcool* ou d'autres médicaments *sédatifs*. La conduite et l'utilisation de machines dangereuses sont déconseillées, surtout dans les heures qui suivent la prise du médicament.

Interactions avec d'autres substances

Ce médicament ne doit pas être associé :
- aux médicaments *dopaminergiques* (risque d'annulation de leurs effets) ; cette association peut néanmoins être nécessaire chez certaines personnes atteintes de la maladie de *Parkinson* ;
- au sultopride (uniquement disponible à l'hôpital) : risque de *troubles du rythme cardiaque* graves.

Il peut interagir avec les médicaments susceptibles de provoquer des *torsades de pointes* ou avec les médicaments contenant de la lévodopa.

Informez par ailleurs votre médecin si vous prenez un *anticholinestérasique*, un *digitalique*, un *bêtabloquant*, un *antihypertenseur*, un médicament *atropinique*, un *sédatif* ou certains pansements gastriques.

Grossesse et allaitement

Si une grossesse survient pendant le traitement, consultez votre médecin. Il appréciera le risque éventuel lié à l'utilisation de ce médicament dans votre cas.

Si le traitement est poursuivi jusqu'à l'accouchement, une surveillance médicale du *nouveau-né* est nécessaire.

Les données actuellement disponibles ne permettent pas de savoir si ce médicament passe dans le lait maternel : l'allaitement est déconseillé.

Mode d'emploi et posologie

Comprimés et solution buvable : la dose journalière est répartie en 2 ou 3 prises.

Solution injectable : elle est réservée à l'adulte et est administrée par voie intramusculaire.

Posologie usuelle :

La dose minimale efficace est toujours recherchée. Elle est strictement individuelle.

> **Conseils :** Dans le traitement de la *schizophrénie* et autres *psychoses*, les *neuroleptiques* permettent de contrôler efficacement la maladie, mais une modification ou un arrêt intempestif du traitement expose à une rechute grave.
>
> Une prise de poids peut être observée au cours du traitement. Une alimentation équilibrée, et si nécessaire les conseils d'un nutritionniste, peuvent prévenir et limiter ce phénomène.
>
> Les solutions buvables et injectables doivent être conservées à l'abri de la lumière.

Effets indésirables possibles

Somnolence, surtout en début de traitement.

Indifférence, réaction anxieuse, variation de l'humeur.

Effets *atropiniques* : sécheresse de la bouche, constipation, troubles de l'*accommodation*, rétention d'urine.

Hypotension orthostatique.

Mouvements involontaires ou inadaptés, tics, pouvant survenir lors de la première prise (notamment en cas de *surdosage*) ou, plus tardivement, lors d'un traitement prolongé.

Raideur musculaire et difficultés à coordonner les mouvements.

Augmentation de la sécrétion de *prolactine* pouvant se traduire par : absence des règles, augmentation du volume des seins, écoulement de lait par le mamelon. Troubles sexuels.

Prise de poids, *hyperglycémie*.

Rarement : *réaction allergique* cutanée, *photosensibilisation*, troubles du rythme cardiaque (*torsades de pointes*), *syndrome malin des neuroleptiques* (voir Attention), *agranulocytose* (exceptionnelle).

Laboratoires sanofi-aventis France

TERGYNAN

Informations détaillées sur www.monvidal.com

TERLOMEXIN

Informations détaillées sur www.monvidal.com

TERPINE GONNON

Traitement des affections bronchopulmonaires

Présentation

TERPINE GONNON : solution buvable ; flacon de 200 ml. Non remb.

Composition

	p c à s
Terpine	75 mg
Saccharose	3 g
Alcool	3,7 g

Dans quel cas ce médicament est-il prescrit ?

Ce médicament fluidifie les sécrétions bronchiques et facilite l'expectoration.

Il est utilisé dans le *traitement d'appoint* des affections respiratoires accompagnées de sécrétions importantes.

> **Attention :** N'utilisez pas d'*antitussif* en plus de ce médicament sans l'avis de votre médecin ou de votre pharmacien.
>
> Si les sécrétions persistent au-delà de quelques jours, si elles se colorent ou si vous avez de la fièvre, consultez votre médecin.
>
> Ce médicament contient du *sucre* (saccharose) et de l'*alcool* en quantité notable.
>
> Conducteur : en raison de la présence d'*alcool*, ce médicament peut être responsable d'une somnolence ou d'une baisse de la vigilance.

Interactions avec d'autres substances

Compte tenu de la présence d'*alcool*, ce médicament peut interagir avec ceux qui ont un *effet antabuse* (ESPÉRAL...).

Grossesse et allaitement

En l'absence de données suffisantes, ce médicament est déconseillé pendant la grossesse ou l'allaitement.

Mode d'emploi et posologie

Ce médicament peut être pris pur ou dilué dans un peu d'eau ou de tisane.

Posologie usuelle :

- Adulte : 1 cuillère à soupe, 4 fois par jour.

> **Conseils :** Fumer, ou être exposé à la fumée des autres, est un frein important à l'évacuation des mucosités.
>
> Il est important de lutter contre la sécheresse de l'air ambiant (humidificateur...) pour éviter le dessèchement des sécrétions.

Effets indésirables possibles

Nausées, vomissements, douleurs abdominales.

Laboratoires Merck Médication Familiale

TERPONE

Traitement des affections bronchopulmonaires

Présentation

TERPONE : sirop ; flacon de 180 ml. Non remb.
TERPONE Adulte : suppositoire ; boîte de 8. Non remb.
TERPONE Enfant : suppositoire ; boîte de 8. Non remb.

Composition

	p c à s	p suppos Ad	p suppos Enf
Terpine	30 mg	30 mg	20 mg
Pin, huile essentielle	6,75 mg	16,7 mg	8,33 mg
Niaouli, huile essentielle	6,75 mg	16,7 mg	8,33 mg
Eucalyptus, huile essentielle	6,75 mg	16,7 mg	8,33 mg
Saccharose	8,5 g		
Alcool à 95°	0,6 g		

Dans quel cas ce médicament est-il prescrit ?

Ce médicament est une association d'essences végétales et de terpine, qui facilite l'expectoration.

Les mots en *italique* dans les textes sont expliqués dans le lexique p. 1427.

Il est utilisé dans le *traitement d'appoint* des affections respiratoires accompagnées de sécrétions épaisses, difficiles à évacuer.

Attention : Ce médicament contient des *terpènes* qui peuvent, en cas de dépassement des *posologies*, avoir des effets indésirables graves : respectez les doses préconisées, plus particulièrement chez l'enfant ou en cas d'*épilepsie*.

N'utilisez pas d'antitussif en plus de ce médicament sans l'avis de votre médecin ou de votre pharmacien.

Si les sécrétions persistent au-delà de quelques jours, si elles se colorent ou si vous avez de la fièvre, consultez votre médecin.

Le sirop contient du *sucre* (saccharose) et de l'*alcool* en quantité notable.

Conducteur : en raison de la présence d'*alcool* dans le sirop, ce médicament peut être responsable d'une somnolence ou d'une baisse de la vigilance.

Grossesse et allaitement

L'effet de ce médicament pendant la grossesse est mal connu. L'évaluation du risque éventuel lié à son utilisation est individuelle : demandez conseil à votre pharmacien ou à votre médecin.

Les *terpènes* peuvent donner un goût particulier au lait. Leur absorption par le *nourrisson* n'est pas souhaitable : évitez d'employer ce médicament pendant l'allaitement.

Mode d'emploi et posologie

Le sirop est réservé à l'adulte.

Posologie usuelle :

- Adulte : 1 cuillère à soupe, 4 fois par jour ou 1 suppositoire Adulte, matin et soir.
- Enfant : 1 suppositoire Enfant, matin et soir.

Conseils : La poursuite du tabagisme est un frein important à l'évacuation des mucosités.

Il est important de lutter contre la sécheresse de l'air ambiant (humidificateur...) pour éviter le dessèchement des sécrétions.

Effets indésirables possibles

Nausées, vomissements, douleurs abdominales (sirop).

En cas de dépassement de la *posologie* usuelle, les *terpènes* peuvent provoquer :

- des *convulsions* chez l'enfant,
- agitation, confusion des idées (notamment chez la personne âgée).

Laboratoires Rosa-Phytopharma

TERPONE Nourrisson

Traitement des affections bronchopulmonaires

Présentation

TERPONE Nourrisson : suppositoire ; boîte de 8. Non remb.

Composition

	p suppos
Aiguilles de pin, huile essentielle	5 mg
Niaouli, huile essentielle	5 mg
Eucalyptus, huile essentielle	5 mg

Dans quel cas ce médicament est-il prescrit ?

Ce médicament contient une association d'essences végétales (*terpènes*), qui ont des propriétés *antiseptiques* des *voies* respiratoires.

Il est utilisé dans le *traitement d'appoint* des affections bronchiques aiguës bénignes.

Contre-indications

Ce médicament ne doit pas être utilisé en cas de lésion rectale récente.

Attention : Ce médicament contient des *terpènes*, qui peuvent en cas de dépassement des *posologies*, avoir des effets indésirables graves : respectez la dose préconisée.

Des précautions sont nécessaires en cas d'*antécédents* de *convulsions* ou d'*épilepsie*.

Mode d'emploi et posologie

Le traitement doit être court.

Posologie usuelle :

- Nourrisson : 1 suppositoire, matin et soir.

Conseils : Pour une meilleure conservation, garder les suppositoires au frais en cas de forte température ambiante.

Effets indésirables possibles

En cas de dépassement de la *posologie* usuelle, les *terpènes* peuvent provoquer des *convulsions* chez le nourrisson.

Laboratoires Rosa-Phytopharma

TESTOPATCH

Androgène — sur ordonnance

Présentation

TESTOPATCH 1,2 mg/24 h : *dispositif transdermique* de 30 cm^2 ; boîte de 30. Liste I - Non remb.
TESTOPATCH 1, mg/24 h : *dispositif transdermique* de 45 cm^2 ; boîte de 30. Liste I - Non remb.
TESTOPATCH 2,4 mg/24 h : *dispositif transdermique* de 60 cm^2 ; boîte de 30. Liste I - Non remb.

Composition

	p disp	p disp	p disp
Testostérone	15 mg	22,5 mg	30 mg

Dans quel cas ce médicament est-il prescrit ?

Ce *dispositif transdermique* (timbre) contient de la *testostérone* qui traverse la peau et passe progressivement dans le sang. La testostérone, *hormone* sexuelle mâle humaine, est indispensable au développement des caractères sexuels secondaires masculins (pilosité, mue de la voix, développement musculaire, libido et érection...) et apparaît chez le garçon au moment de la puberté. Sa sécrétion par les testicules est commandée par une hormone provenant de l'*hypophyse*.

Il est utilisé chez l'homme comme *traitement substitutif* pour remplacer la testostérone naturelle lorsque celle-ci n'est plus sécrétée en quantité suffisante par les testicules. Cette insuffisance de sécrétion peut être due aux testicules eux-mêmes ou à l'insuffisance d'une autre glande qui commande la sécrétion testiculaire (maladie ou ablation de l'*hypophyse*).

Contre-indications

Ce médicament ne doit pas être utilisé dans les cas suivants :
- cancer de la prostate,
- cancer du sein chez l'homme.

Attention : Ce médicament n'est pas un traitement de l'impuissance ou de la stérilité masculine et ne doit jamais être employé ou réemployé en dehors d'une prescription médicale.
L'utilisation de cette *hormone* en dehors d'un déficit réel en *testostérone* expose à des effets indésirables graves : augmentation du risque du cancer de la prostate ou du sein chez l'homme, troubles psychiques, agressivité.
Un examen médical avant de débuter le traitement, puis une surveillance régulière de la prostate et des seins sont recommandés.
Des précautions sont nécessaires en cas d'*insuffisance rénale*, *insuffisance cardiaque* ou *insuffisance hépatique* grave, d'*hypertension artérielle*, d'*épilepsie*, de *migraine* et chez la personne âgée.
Sportif : ce médicament contient une substance susceptible de rendre positifs certains *tests antidopage*.

Interactions avec d'autres substances

Informez votre médecin si vous suivez un traitement *anticoagulant* oral car ce patch peut perturber l'efficacité de ce dernier.

Grossesse et allaitement

Ce médicament n'a pas d'indication chez la femme.

Mode d'emploi et posologie

Il existe 3 dosages correspondant à 3 surfaces de timbre différentes : la quantité de testostérone qui passe dans le sang est proportionnelle à la surface du *dispositif transdermique*.
Appliquer les patchs sur les bras, le bas du dos ou les cuisses, sur une peau sèche, pauvre en poils, et dépourvue de lésions cutanées. Libérer la surface adhésive et appliquer soigneusement le patch en effectuant une pression sur toute sa surface. Changer d'emplacement à chaque application.

Posologie usuelle :
- Adulte de plus de 18 ans : 2 patchs, à laisser en place pendant 48 heures ; la *posologie* est strictement individuelle.

Conseils : Pensez à vous laver les mains après l'application et évitez tout contact avec les yeux.
Ce médicament doit obligatoirement être prescrit pour la première fois par un médecin spécialiste en endocrinologie ou en urologie. Les ordonnances de renouvellement peuvent être rédigées par un médecin de ville.

Effets indésirables possibles

Rougeur, dessèchement et irritation au niveau des zones d'application, *acné*.
Irritabilité, prise de poids, érections prolongées traduisent généralement un *surdosage*.
Plus rarement : maux de tête, chute de cheveux, augmentation du volume des seins, diarrhée, *vertiges*, fatigue, *hypertension artérielle*, modification de la libido, fourmillements des extrémités.

Laboratoires Pierre Fabre Médicament

TÉTAGRIP

Informations détaillées sur www.monvidal.com

TÉTRALYSAL

Antibiotique : cycline — sur ordonnance

Présentation

TÉTRALYSAL : gélule (rouge et jaune) ; boîte de 16. Liste I - Remb 65 % - **3,56 €**.
TÉTRALYSAL : gélule (rouge et jaune) ; boîte de 56. Liste I - Remb 65 % - **11,08 €**.

Composition

	p gél
Lymécycline	150 mg

Dans quel cas ce médicament est-il prescrit ?

C'est un *antibiotique* qui appartient à la famille des *cyclines*.
Il est utilisé dans le traitement de diverses maladies infectieuses, notamment respiratoires, urinaires et génitales. Il est également utilisé dans le traitement de l'*acné*.

Contre-indications

Ce médicament ne doit pas être utilisé dans les cas suivants :
- *allergie* aux *cyclines*,
- enfant de moins de 8 ans (risque de coloration définitive des dents),
- en association avec les *rétinoïdes* par *voie* orale,
- **grossesse** (à partir du 4e mois).

Attention : Des précautions sont nécessaires en cas d'*insuffisance rénale* ou *hépatique*.
Ce médicament est photosensibilisant : une exposition aux rayons *ultraviolets* peut provoquer des réactions cutanées. Évitez toute exposition au soleil et n'omettez pas de signaler à votre médecin vos projets de vacances pendant la durée du traitement.
Les tétracyclines utilisées après la *date de péremption* peuvent provoquer des lésions rénales.
Ce médicament peut perturber certaines analyses d'urine, notamment la recherche de glucose.

Interactions avec d'autres substances

Ce médicament ne doit pas être associé aux *rétinoïdes* (contenant de l'isotrétinoïne ou de l'acitrétine) à prendre par *voie* orale : risque d'*hypertension intracrânienne*.
Informez par ailleurs votre médecin si vous prenez un *anticoagulant* oral, un *pansement digestif* ou un médicament contenant du fer.

Grossesse et allaitement

Ce médicament peut provoquer des anomalies dentaires chez l'enfant à naître : son usage est contre-indiqué pendant les 2 derniers trimestres de la grossesse
Du fait du risque de coloration des dents chez le *nourrisson*, un choix peut être nécessaire entre l'allaitement et la prise du médicament. Consultez votre médecin.

Mode d'emploi et posologie

Ce médicament est pris au moins une demi-heure avant ou deux heures après un repas.

Les gélules doivent être avalées avec un grand verre d'eau.

Posologie usuelle :

- Adulte : 2 gélules matin et soir (soit 4 par jour).

Dans le traitement prolongé de l'*acné*, la *posologie* est très variable et fixée par le médecin.

> **Conseils :** Le médecin prescrit parfois un prélèvement pour identifier le *germe* responsable de l'infection et tester sa sensibilité aux *antibiotiques*. Le résultat de cet examen peut être faussé en cas d'automédication préalable : ne prenez pas d'antibiotiques sans avis médical.
>
> Une diminution de la fièvre ou une disparition des *symptômes* ne sont pas synonymes de guérison : la durée du traitement doit absolument être respectée pour éviter les rechutes ou l'apparition d'une *résistance* du germe à l'antibiotique.

Effets indésirables possibles

Nausées, *diarrhée*, douleurs de l'estomac, *inflammation* de la bouche.

Réaction allergique.

Réaction de *photosensibilisation* : rougeurs cutanées dues à une exposition aux rayons *ultraviolets*.

Laboratoires Galderma International

TETRAVAC-ACELLULAIRE

Vaccins associés

Présentation

TETRAVAC-ACELLULAIRE : suspension injectable *IM* ; seringue préremplie de 0,5 ml avec 2 aiguilles. Remb 65 % - **15,24 €**.

Composition

	p dose
Anatoxine diphtérique	⩾ 30 UI
Anatoxine tétanique	⩾ 40 UI
Antigènes coquelucheux	50 µg
Virus poliomyélitiques inactivés de types 1, 2 et 3	80 UD

Dans quel cas ce médicament est-il prescrit ?

C'est une association de *vaccins* composée d'*anatoxines* (diphtérie et tétanos), de *virus* tués (polio) et d'*antigènes* immunisants (coqueluche). Ce vaccin ne contenant pas de bacille coquelucheux est dit « acellulaire ». Il ne contient par ailleurs aucun germe vivant.

Elle est utilisée dans la prévention de la diphtérie, du tétanos, de la coqueluche et de la poliomyélite.

Contre-indications

Ce médicament ne doit pas être utilisé dans les cas suivants :

- certaines maladies graves du cerveau,
- forte réaction lors d'une précédente vaccination anticoquelucheuse : fièvre élevée, *convulsions*...,
- *réaction allergique* grave apparue immédiatement après une précédente injection du même vaccin.

> **Attention :** En cas de fièvre élevée, de maladie aiguë, il est préférable de différer la vaccination. Néanmoins, de banales *rhinopharyngites* ne justifient pas la prise de retard dans le programme de vaccination infantile.
>
> Les enfants ayant souffert de *convulsions* lors d'accès de fièvre non liés à une vaccination peuvent recevoir ce *vaccin*. Il convient néanmoins de leur administrer un traitement *antipyrétique* (aspirine ou paracétamol) pendant 48 heures.
>
> Comme pour tous les *vaccins*, des cas exceptionnels de *réactions allergiques* graves ont été constatés ; ce risque justifie la nécessité de réaliser la vaccination en milieu médical où un traitement d'urgence pourra être entrepris sans délai.
>
> De la néomycine, de la streptomycine et de la polymyxine B sont utilisées pour fabriquer ce vaccin. Ces substances persistent en infime quantité dans la solution injectable. Des précautions sont nécessaires chez les personnes qui y sont allergiques.

Grossesse et allaitement

Ce *vaccin* est destiné à l'enfant et n'est pas utilisé pendant la grossesse.

Mode d'emploi et posologie

Bien agiter la seringue avant l'emploi, la réchauffer à température ambiante si nécessaire. L'injection doit être réalisée par *voie* intramusculaire.

Posologie usuelle :

Les 3 premières injections sont réalisées à 1 mois d'intervalle, dès l'âge de 2 mois. Un premier rappel est nécessaire 1 an après la troisième injection. Ces 4 injections sont généralement associées avec un vaccin antihaemophilus. Un rappel tardif doit avoir lieu à l'âge de 11-13 ans.

> **Conseils :** Les réactions fébriles dues aux *vaccins* peuvent être combattues en prenant de l'aspirine ou du paracétamol.
>
> Pour garder son efficacité, ce médicament doit être conservé entre + 2 °C et + 8 °C (partie la plus froide du réfrigérateur). Toutefois, une rupture de la chaîne du froid pendant une durée limitée (quelques heures à température ambiante inférieure à 25 °C) ne devrait pas prêter à conséquence. En pratique, en cas de nécessité, un délai de quelques heures peut séparer l'achat du vaccin en pharmacie de son stockage au réfrigérateur ou de la vaccination.
>
> Ce vaccin ne doit pas être congelé.

Effets indésirables possibles

Réaction douloureuse, rougeur ou *induration* au point d'injection.

Réaction fébrile (38 à 39 °C) pendant 1 ou 2 jours, somnolence, irritabilité, insomnie, manque d'appétit, vomissements, diarrhée, éruption cutanée.

Rarement : fièvre (supérieure à 40 °C), *réaction allergique*, cris inhabituels et persistants, *convulsions* liées à la présence de l'antigène coquelucheux. Compte tenu de la gravité potentielle de la coqueluche, la crainte de ces réactions rares ne remet pas en cause l'intérêt de cette vaccination.

Exceptionnellement : baisse du tonus musculaire et de la réactivité du nourrisson.

Laboratoires Sanofi Pasteur MSD SNC

TÉTRAZÉPAM 50 mg Génériques

Relaxant musculaire — sur ordonnance

Les médicaments ci-dessous sont des génériques de MYOLASTAN (voir p. 849).

PANOS 50 mg : comprimé sécable *(lactose)* boîte de 20. Liste I - Remb 35 % - 4,54 €.
TETRAZEPAM ALMUS 50 mg : comprimé sécable *(lactose)* boîte de 20. Liste I - Remb 35 % - 4,54 €.
TETRAZEPAM ARROW 50 mg : comprimé sécable *(lactose)* boîte de 20. Liste I - Remb 35 % - 4,54 €.
TETRAZEPAM BIOGARAN 50 mg : comprimé sécable *(lactose)* boîte de 20. Liste I - Remb 35 % - 4,54 €.
TETRAZEPAM EG 50 mg : comprimé sécable *(lactose)* boîte de 20. Liste I - Remb 35 % - 4,54 €.
TETRAZEPAM G GAM 50 mg : comprimé sécable *(lactose)* boîte de 20. Liste I - Remb 35 % - 4,54 €.
TETRAZEPAM MERCK 50 mg : comprimé sécable boîte de 20. Liste I - Remb 35 % - 4,54 €.
TETRAZEPAM QUALIMED 50 mg : comprimé sécable *(lactose)* boîte de 20. Liste I - Remb 35 % - 4,35 €.
TETRAZEPAM RATIOPHARM 50 mg : comprimé sécable *(lactose)* boîte de 20. Liste I - Remb 35 % - 4,54 €.
TETRAZEPAM RPG 50 mg : comprimé sécable *(lactose)* boîte de 20. Liste I - Remb 35 % - 4,54 €.
TETRAZEPAM SANDOZ 50 mg : comprimé sécable *(lactose)* boîte de 20. Liste I - Remb 35 % - 4,54 €.
TETRAZEPAM TEVA 50 mg : comprimé sécable *(lactose)* boîte de 20. Liste I - Remb 35 % - 4,54 €.
TETRAZEPAM WINTHROP 50 mg : comprimé sécable boîte de 20. Liste I - Remb 35 % - 4,54 €.
TETRAZEPAM ZYDUS 50 mg : comprimé sécable *(lactose)* boîte de 20. Liste I - Remb 35 % - 4,54 €.

TEVETEN

Antihypertenseur — sur ordonnance

Présentation

TEVETEN : comprimé ; boîte de 56. Liste I - Remb 65 % - **21,14 €**.
TEVETEN : comprimé ; boîte de 168. Liste I - Remb 65 % - **57,92 €**.

Composition

	p cp
Éprosartan	300 mg

Dans quel cas ce médicament est-il prescrit ?

Ce médicament est un *antihypertenseur* qui appartient à la famille des *inhibiteurs de l'angiotensine II*. Il bloque l'action de l'angiotensine II. Cette substance, naturellement présente dans l'organisme, provoque une contraction des artères qui augmente la pression artérielle et fatigue le cœur.

Il est utilisé dans le traitement de l'*hypertension artérielle*.

Contre-indications

Ce médicament ne doit pas être utilisé dans les cas suivants :
– *insuffisance hépatique*,
– **grossesse** (à partir du 4e mois).

Attention : Des précautions sont nécessaires en cas d'*insuffisance cardiaque* grave ou chez les personnes souffrant d'*hypertension artérielle* due à un rétrécissement des artères rénales, de rétrécissement des valves cardiaques ou de *cardiomyopathie* obstructive.

En cas d'*insuffisance rénale*, un contrôle régulier de la *créatinine* et du taux de *potassium* dans le sang est nécessaire.

Si vous suiviez auparavant un traitement par *diurétique* ou un régime sans *sel*, la baisse de la tension artérielle peut être importante lors des premières prises du médicament et expose à un risque de malaise ou d'étourdissement. Il est donc recommandé de commencer le traitement avec de faibles posologies, sous surveillance médicale plus étroite.

Les sels de régime contiennent souvent du *potassium* ; ne les utilisez pas sans avis médical pendant le traitement.

Interactions avec d'autres substances

Ce médicament peut interagir avec les *diurétiques* et les médicaments qui contiennent du *potassium* ou du *lithium*.

En outre, l'effet *antihypertenseur* de ce médicament peut être diminué par les *AINS*, les *salicylés* et les *corticoïdes* ; il peut être augmenté par les *neuroleptiques* et les *antidépresseurs imipraminiques*. Votre médecin doit être informé si vous êtes traité par l'un ou l'autre de ces médicaments.

Grossesse et allaitement

L'effet de ce médicament sur l'enfant à naître pendant les 3 premiers mois de la grossesse est mal connu. Par prudence, son usage est déconseillé. Au cours des 6 derniers mois de la grossesse, une prise prolongée de ce médicament peut altérer les reins du fœtus. Son utilisation est contre-indiquée à partir du 4e mois de la grossesse.

En conséquence, un désir de grossesse nécessite le remplacement de ce médicament par un autre antihypertenseur. Si une grossesse survient alors que vous prenez ce médicament, consultez rapidement votre médecin pour qu'il modifie votre traitement.

Les données actuellement disponibles ne permettent pas de savoir si ce médicament passe dans le lait maternel. Il est déconseillé chez la femme qui allaite.

Mode d'emploi et posologie

Les comprimés doivent être avalés avec un verre d'eau. Ils peuvent être pris indifféremment au cours ou en dehors des repas.

Posologie usuelle :
- Adulte : 1 comprimé, 2 fois par jour (matin et soir).

Conseils : Votre tension artérielle doit être contrôlée régulièrement. Les appareils permettant une mesure automatique de la tension à domicile utilisent souvent un procédé de mesure différent de celui qu'emploie votre médecin. Si vous avez un tel appareil, apportez-le en consultation pour vous assurer que la mesure obtenue est bien conforme à celle du tensiomètre de votre médecin.

Le traitement médicamenteux ne dispense pas de mesures simples pouvant faire baisser la tension artérielle : activité physique régulière, modération de la consommation de boissons alcoolisées et de *sel*, lutte contre l'excès de poids.

Effets indésirables possibles

Rarement : maux de tête, fatigue, *vertiges*, toux, éruption cutanée.

Exceptionnellement : *réaction allergique* (œdème de *Quincke*), élévation des *transaminases*.

Laboratoires Solvay Pharma

TEXODIL

Antibiotique : céphalosporine — sur ordonnance

Présentation

TEXODIL : comprimé (jaune pâle) ; boîte de 10. Liste I - Remb 65 % - **11,39 €**.

Composition

	p cp
Céfotiam	200 mg

Dans quel cas ce médicament est-il prescrit ?

Cet *antibiotique* appartient à la famille des *céphalosporines*, antibiotiques proches des *pénicillines*, qui sont actives sur un plus grand nombre de *germes* que la pénicilline simple.

Ce médicament est utilisé dans le traitement de diverses maladies infectieuses, notamment des poumons, des bronches, de la gorge, des oreilles et des *sinus*.

Contre-indications

Ce médicament ne doit pas être utilisé dans les cas suivants :

- *allergie* aux *céphalosporines*,
- *insuffisance rénale* grave,
- *insuffisance hépatique*.

Votre médecin est seul juge pour prescrire ce médicament en cas d'allergie aux *pénicillines*.

Attention : La survenue de toute *réaction allergique* (boutons, *œdème*, malaise) impose l'arrêt du traitement : consultez rapidement votre médecin. Pensez à toujours signaler vos *antécédents* d'allergie à une *céphalosporine* ou à une *pénicilline*.

De nombreux *antibiotiques* peuvent provoquer des selles liquides ou une *diarrhée*, généralement bénigne. En revanche, une diarrhée importante survenant pendant ou dans les jours qui suivent le traitement antibiotique doit être signalée à votre médecin.

Une diminution de la fièvre ou une disparition des *symptômes* ne sont pas synonymes de guérison : la durée du traitement doit absolument être respectée pour éviter les rechutes ou l'apparition d'une *résistance* du *germe* à l'*antibiotique*.

Grossesse et allaitement

Ce médicament peut être prescrit pendant la grossesse en cas de nécessité.

Ce médicament passe faiblement dans le lait maternel ; la poursuite de l'allaitement est possible, mais tout symptôme survenant chez le nourrisson devra être signalé au médecin : muguet, éruption de boutons... pouvant traduire une intolérance ou une allergie.

Mode d'emploi et posologie

Les comprimés doivent être avalés avec un grand verre d'eau.

Les repas ne modifient pas l'absorption de ce médicament, qui peut donc être pris à n'importe quel moment de la journée. Néanmoins, la prise des comprimés avant les repas diminue le risque de *troubles digestifs*.

Posologie usuelle :

- Adulte : 1 ou 2 comprimés, matin et soir.

Conseils : Le médecin prescrit parfois un prélèvement pour identifier le *germe* responsable de l'infection et tester sa sensibilité aux *antibiotiques*. Le résultat de cet examen peut être faussé en cas d'automédication préalable : ne prenez pas d'antibiotiques sans avis médical.

L'éventuelle fatigue n'est pas due à l'antibiotique, mais à l'infection elle-même.

Effets indésirables possibles

Nausées, vomissements, digestion difficile, *diarrhée*.

Réactions allergiques : *éruption cutanée*, *choc anaphylactique* (exceptionnel).

Anomalie de la *numération formule sanguine*, augmentation des *transaminases*.

Laboratoires Laboratoires Grünenthal

THAÏS

Informations détaillées sur www.monvidal.com

THAÏS SEPT

Estrogène — sur ordonnance

Présentation

THAÏS SEPT 25 µg/24 h : *dispositif transdermique* adhésif de 11,25 cm^2 ; boîte de 4. Liste II - Remb 65 % - **7,49 €**.
THAÏS SEPT 50 µg/24 h : *dispositif transdermique* adhésif de 22,5 cm^2 ; boîte de 4. Liste II - Remb 65 % - **7,49 €**.
THAÏS SEPT 75 µg/24 h : *dispositif transdermique* adhésif de 33,75 cm^2 ; boîte de 4. Liste II - Remb 65 % - **7,49 €**.

Composition

	p disp	p disp	p disp
Estradiol	2,5 mg	5 mg	7,5 mg

Dans quel cas ce médicament est-il prescrit ?

Ce dispositif transdermique contient une *hormone* naturelle de la famille des *estrogènes*. Elle traverse la peau et passe progressivement dans le sang.

Il est utilisé pour soulager les *symptômes* dus au déficit en estrogènes lors de la *ménopause* (bouffées de chaleur, sécheresse vaginale...).

Contre-indications

Ce médicament ne doit pas être utilisé dans les cas suivants :

- *accident thromboembolique* (*phlébite*, *embolie* pulmonaire...) récent ou survenant pendant le traitement ;
- *cancer hormonodépendant* ;
- saignement génital intermittent (l'origine de ce saignement doit être déterminée par des examens avant la mise en route du traitement) ;
- maladie grave du foie ;
- **grossesse** ;
- **allaitement**.

Attention : De récentes études ont montré une augmentation du risque de survenue d'un cancer du sein chez les femmes ayant reçu un traitement

prolongé des *symptômes* de la *ménopause*. Le traitement doit par conséquent être prescrit à la dose minimale efficace et pour une durée la plus courte possible. En l'absence de troubles, sa prescription ne doit pas être systématique.
Un bilan initial suivi d'une surveillance médicale régulière sont nécessaires, surtout dans les cas suivants : anomalie de la circulation sanguine cérébrale et rétinienne, obésité, *diabète*, *hypertension artérielle*, affection bénigne du sein et de l'utérus, *tumeur de l'hypophyse*, *lupus érythémateux* disséminé, certaines maladies rares (*porphyrie*, *otospongiose*), ictère (jaunisse) chronique ou survenu lors d'une grossesse, *insuffisance rénale*, *épilepsie*, *asthme*, *antécédents* familiaux de cancer du sein.
Si vous devez subir une intervention chirurgicale, il est préférable d'interrompre le traitement un mois à l'avance. De même, un alitement prolongé doit vous conduire à arrêter le traitement.

Interactions avec d'autres substances

L'efficacité du traitement peut être diminuée par la prise conjointe d'un médicament *inducteur enzymatique*.

Grossesse et allaitement

Ce médicament n'a pas d'indication chez la femme enceinte. Si une grossesse survient sous traitement, éventualité rare mais possible en début de pré-ménopause, consultez votre médecin et arrêtez le traitement. Aucune malformation imputable à ce médicament n'a été observée à ce jour.
Lorsque la *ménopause* est confirmée, une grossesse est impossible, y compris en cas de réapparition des règles.

Mode d'emploi et posologie

Détacher le feuillet de protection qui recouvre la face adhésive et appliquer le dispositif sur la peau (zone non exposée au soleil) : thorax, abdomen, fesse, haut de la cuisse ou du bras.
Ne pas coller le dispositif :
- sur les seins ;
- sur de la peau mouillée ou graissée par l'application préalable d'une crème ou d'une huile ;
- sur une lésion cutanée : plaie, grain de beauté... ;
- sur une région soumise aux frottements des vêtements : ceinture, bretelle de soutien-gorge... ;
- sur l'emplacement du précédent dispositif : utiliser alternativement 2 ou 3 régions cutanées différentes.

En cas de décollement intempestif du dispositif, tenter de le recoller à un autre endroit ou utiliser un dispositif neuf qui sera enlevé à la date prévue pour le retrait de celui qui s'est décollé.

Posologie usuelle :
Elle est strictement individuelle. Votre médecin l'adapte en fonction des signes de sous ou *surdosage* :
- sous-dosage : persistance de bouffées de chaleur, de sécheresse vaginale... ;
- surdosage : tension douloureuse des seins, sensation de gonflement, irritabilité...

Le dispositif est généralement renouvelé tous les 7 jours. Il peut être utilisé en continu sans période d'arrêt, ou en discontinu pendant 21 ou 28 jours par mois suivi d'un arrêt de traitement de 2 à 7 jours.

Conseils : Un *progestatif* est généralement associé aux *estrogènes* au moins 12 jours par mois pour éviter une stimulation excessive de l'utérus. N'arrêtez pas la prise du progestatif sans l'avis de votre médecin.
La réapparition de règles est fréquente (mais pas obligatoire) après chaque interruption de cycle ou à l'arrêt du progestatif. En revanche, tout saignement en cours de traitement doit être signalé à votre médecin.

Effets indésirables possibles

Nausées, tension des seins, irritabilité, jambes lourdes (qui traduisent généralement un *surdosage*).
Irritation et rougeur transitoires au lieu d'application du dispositif.
Saignement génital intermittent (à signaler à votre médecin).
Ce médicament contient un *estrogène* naturel, identique à celui sécrété par les ovaires. Il ne semble pas exposer aux effets indésirables qui peuvent être (rarement) rencontrés avec les estrogènes de synthèse contenus dans les pilules *contraceptives* ; il serait néanmoins souhaitable d'interrompre le traitement en cas :
- d'*accident thromboembolique* ou autre accident cardiovasculaire ;
- de *tumeur* bénigne ou maligne du foie, du sein ou de l'utérus ;
- de crise d'*épilepsie* ;
- d'écoulement de lait par le mamelon.

Laboratoires Besins International

THÉ VERT BOIRON

Informations détaillées sur www.monvidal.com

THÉINOL

Informations détaillées sur www.monvidal.com

THÉOSTAT

Antiasthmatique

Présentation

THÉOSTAT LP 100 mg : comprimé sécable à *libération prolongée* (blanc) ; boîte de 30. Remb 35 % - **2,08 €.**
THÉOSTAT LP 200 mg : comprimé sécable à *libération prolongée* (blanc) ; boîte de 30. Remb 35 % - **2,15 €.**
THÉOSTAT LP 300 mg : comprimé sécable à *libération prolongée* (blanc) ; boîte de 30. Remb 35 % - **3,29 €.**

Composition

	p cp LP	p cp LP	p cp LP
Théophylline	100 mg	200 mg	300 mg
Lactose	+	+	+

Dans quel cas ce médicament est-il prescrit ?

Ce médicament est un bronchodilatateur qui contient de la théophylline. Il lutte contre la contraction anormale des muscles de la paroi des bronches et stimule la respiration.
Il est utilisé dans le *traitement symptomatique* de l'*asthme* et de certaines maladies respiratoires.

Contre-indications

Ce médicament ne doit pas être utilisé dans les cas suivants :
- *porphyrie*,

- en association avec les médicaments contenant de l'énoxacine,
- enfant de moins de 3 ans.

Attention : Ce médicament n'est pas adapté en cas de crise d'*asthme*.
Ce médicament contient de la théophylline : ne l'utilisez pas sans l'avis de votre médecin.
Des précautions sont nécessaires en cas d'*insuffisance cardiaque*, *hépatique* ou *coronarienne*, d'*hyperthyroïdie*, d'*antécédent* de *convulsions*, d'obésité, de *reflux gastro-œsophagien*, d'*ulcère* de l'estomac ou du *duodénum*.
En cas de fièvre durant plus de 24 heures, il peut être nécessaire de diminuer la *posologie* pour éviter un *surdosage*. Demandez conseil à votre médecin.
Le tabac interagit avec la théophylline, dont il diminue fortement l'efficacité, mais son arrêt peut conduire à un *surdosage*. Votre médecin adaptera la *posologie* en conséquence.

Interactions avec d'autres substances

Ce médicament ne doit pas être associé aux médicaments contenant de l'énoxacine (ENOXOR) : risque de *surdosage* en théophylline.
Il peut interagir avec les médicaments contenant de l'érythromycine (l'utilisation de formes à usage local est possible) ou de la viloxazine.
Informez par ailleurs votre médecin si vous prenez des médicaments contenant de l'allopurinol, de la cimétidine, du fluconazole, de la ciprofloxacine, de la norfloxacine, de la péfloxacine, de la fluvoxamine, de la carbamazépine, du phénobarbital, de la phénytoïne, de la primidone, de la rifampicine, de la clarithromycine, de la josamycine, de la roxithromycine, de la pentoxifylline, de la ticlopidine, du ritonavir ou de la tacrine.

Grossesse et allaitement

Ce médicament est déconseillé pendant la grossesse sans avis médical.
Lors de son utilisation en fin de grossesse, ce médicament peut provoquer une accélération du cœur et une agitation importante chez le *nouveau-né*.
Ce médicament passe dans le lait maternel ; un choix est donc nécessaire entre l'allaitement et la prise du médicament. Cette décision devra être prise en accord avec votre médecin.

Mode d'emploi et posologie

Les comprimés doivent être avalés avec un verre d'eau, sans être croqués ni mâchés.

Posologie usuelle :
Elle est précise et strictement individuelle. Elle est adaptée progressivement par votre médecin en fonction des analyses de sang indiquant le taux de théophylline et de la tolérance au médicament.
La *posologie* efficace la plus faible possible est toujours recherchée. Suivez-la précisément car un *surdosage* expose à des effets indésirables graves.

Conseils : Toute modification de la *posologie* expose à la survenue d'une crise d'*asthme* : veillez à ne jamais manquer de ce médicament.
Fumer, ou être exposé à la fumée des autres, nuit à l'efficacité du traitement.
Les excitants, tels que le thé ou le café, peuvent accroître certains effets indésirables de la théophylline et doivent être consommés avec modération.

Effets indésirables possibles

Les effets indésirables varient d'une personne à l'autre. Leur intensité peut traduire un *surdosage* et nécessiter une adaptation de la *posologie* : consultez votre médecin.
Le plus fréquemment : maux de tête, agitation, insomnie, accélération du cœur, *troubles digestifs*.
Rarement : *hémorragie* du tube digestif, occlusion intestinale.

Laboratoires Pierre Fabre Médicament

THÉRALÈNE

Antihistaminique H1 — sur ordonnance

Présentation

THÉRALÈNE : comprimé sécable (rose) ; boîte de 50. Liste II - Remb 35 % - **1,78 €**.
THÉRALÈNE 40 mg/ml : solution buvable (arôme framboise) ; flacon de 30 ml avec pipette doseuse (1 200 gouttes). Liste II - Remb 35 % - **2,00 €**.

Composition

	p cp	p gte
Alimémazine	5 mg	1 mg
Alcool		+
Menthol		+
Lactose	+	

Dans quel cas ce médicament est-il prescrit ?

Ce médicament est un *antihistaminique* de la famille chimique des phénothiazines. Il possède plusieurs propriétés : antiallergique, *antitussive*, *sédative* (*hypnotique*) et *atropinique*.
Il est utilisé dans le traitement :
- des manifestations allergiques diverses : *rhinite* ou *conjonctivite* allergiques, *urticaire* ;
- des toux sèches, notamment celles qui surviennent la nuit ;
- de l'insomnie.

Contre-indications

Ce médicament ne doit pas être utilisé dans les cas suivants :
- *antécédent* d'*agranulocytose*,
- risque de *glaucome* à angle fermé,
- risque de blocage des urines (*adénome de la prostate*),
- enfant de moins de 6 ans (comprimé).

Attention : N'utilisez pas la solution buvable chez l'enfant de moins de 1 an sans avis médical.
Ce médicament présente des effets *atropiniques*. Il peut provoquer un *glaucome* aigu chez les personnes prédisposées : œil rouge, dur et douloureux, avec vision floue. Une consultation d'extrême urgence auprès d'un ophtalmologiste est nécessaire.
Des précautions sont requises en cas d'*épilepsie*, de maladie cardiaque, d'*insuffisance hépatique*, d'*insuffisance rénale* et chez la personne âgée, notamment en cas de constipation chronique, de tendance aux *vertiges* ou aux baisses de tension.
Ce médicament est photosensibilisant : une exposition même minime aux rayons *ultraviolets* pendant

le traitement peut provoquer des réactions cutanées (coup de soleil, lésions cutanées).

Ce médicament n'est pas adapté au traitement de la toux grasse, qui est un mécanisme de défense normal de l'organisme permettant l'évacuation des mucosités présentes dans les bronches.

La toux est un *symptôme* qui peut révéler de nombreuses maladies : consultez votre médecin si elle persiste plus de quelques jours.

Évitez les boissons alcoolisées : augmentation du risque de somnolence.

Ce médicament peut induire une somnolence, parfois intense chez certaines personnes. Cette somnolence peut être augmentée par la prise d'*alcool* ou d'autres médicaments *sédatifs*. La conduite et l'utilisation de machines dangereuses sont déconseillées, surtout dans les heures qui suivent la prise du médicament.

Interactions avec d'autres substances

Informez votre médecin ou votre pharmacien si vous prenez un autre médicament ayant des effets *atropiniques* ou *sédatifs* (tranquillisants, somnifères, certains médicaments contre la toux ou contre la douleur contenant des *opiacés*, *antidépresseurs*, *neuroleptiques*...).

Grossesse et allaitement

L'effet de ce médicament pendant la grossesse est mal connu : seul votre médecin peut évaluer le risque éventuel de son utilisation dans votre cas.

En cas de prise en fin de grossesse, une surveillance du *nouveau-né* peut être nécessaire.

Les données actuellement disponibles ne permettent pas de savoir si ce médicament passe dans le lait maternel : par mesure de prudence, il est déconseillé pendant l'allaitement.

Mode d'emploi et posologie

Dans le traitement de l'insomnie, les comprimés doivent être avalés 15 à 30 minutes avant le coucher.

Dans le traitement des allergies et de la toux, les prises sont réparties dans la journée. Mais en cas de somnolence gênante, ne prendre le médicament que le soir.

Posologie usuelle :

Allergie, toux :

- Adulte : 1 à 2 comprimés ou 5 à 10 gouttes, 1 à 4 fois par jour ;
- Enfant de 6 à 15 ans : 0,125 mg à 0,25 mg par kg et par prise, soit, ½ à 1 comprimés, 1 à 4 fois par jour.
- Enfant de 1 à 6 ans : 0,125 mg à 0,25 mg par kg et par prise, soit 0,1 à 0,2 gouttes par kg, 1 à 4 fois par jour. Par exemple, pour un enfant de 20 kg : 2 à 4 gouttes, 1 à 4 fois par jour.

Insomnie :

- Adulte : 1 à 4 comprimés le soir au moment du coucher. La durée du traitement est limitée à 5 jours, sauf avis médical.
- Enfant de plus de 3 ans : 0,2 à 0,5 gouttes par kg, soit par exemple, pour un enfant de 20 kg : 4 à 10 gouttes le soir.

Conseils : Ce médicament agit sur les manifestations de l'*allergie* mais n'en supprime pas la cause. Si les *symptômes* persistent ou s'aggravent, n'hésitez pas à consulter votre médecin.

Des mesures simples permettent de calmer les toux sèches : boissons chaudes et humidification de l'air ambiant.

Les somnifères ne sont pas la seule réponse aux troubles du sommeil. Une meilleure hygiène de vie, une consommation modérée d'excitants (y compris les boissons alcoolisées) permettent aussi de lutter contre les insomnies.

Effets indésirables possibles

Somnolence.

Effets *atropiniques* : sécheresse de la bouche, troubles de l'*accommodation*, *mydriase*, blocage des urines, constipation, *palpitations*.

Hypotension orthostatique, *vertiges*, baisse de la concentration.

Tremblements, mauvaise coordination des mouvements (plus fréquents chez la personne âgée).

Agitation, confusion des idées.

Réaction allergique, *photosensibilisation*.

Anomalie de la *numération formule sanguine*.

Rarement chez le nourrisson : agitation, nervosité, insomnie.

Laboratoires UCB Pharma

THÉRALÈNE sirop

Antihistaminique H1

Présentation

THÉRALÈNE : sirop (arôme framboise) ; flacon de 150 ml avec gobelet doseur gradué à 2,5 ml, 5 ml et 10 ml. Non remb.

Composition

	p 5 ml	p 10 ml
Alimémazine	2,5 mg	5 mg
Saccharose	3,6 g	7,1 g
Alcool	190 mg	380 mg

Dans quel cas ce médicament est-il prescrit ?

Ce médicament est un *antihistaminique* de la famille chimique des phénothiazines. Il possède plusieurs propriétés : antiallergique, *antitussive*, *sédative* (*hypnotique*) et *atropinique*.

Il est utilisé dans le traitement :

- des manifestations allergiques diverses : *rhinite* ou *conjonctivite* allergiques, *urticaire* ;
- des toux sèches, notamment celles qui surviennent la nuit ;
- de l'insomnie.

Contre-indications

Ce médicament ne doit pas être utilisé dans les cas suivants :

- *antécédent* d'*agranulocytose* ;
- risque de *glaucome* à angle fermé,
- risque de blocage des urines (*adénome de la prostate*).

Attention : N'utilisez pas ce sirop chez l'enfant de moins de 1 an sans avis médical.

Ce médicament présente des effets *atropiniques*. Il peut provoquer un *glaucome* aigu chez les personnes prédisposées : œil rouge, dur et douloureux, avec vision floue. Une consultation d'extrême urgence auprès d'un ophtalmologiste est nécessaire.

Des précautions sont requises en cas d'*épilepsie*, de maladie cardiaque, d'*insuffisance hépatique*, d'*insuffisance rénale* et chez la personne âgée, notamment en cas de constipation chronique, de tendance aux *vertiges* ou aux baisses de tension.

Ce médicament est photosensibilisant : une exposition même minime aux rayons *ultraviolets* pendant le traitement peut provoquer des réactions cutanées (coup de soleil, lésions cutanées).

Ce médicament n'est pas adapté au traitement de la toux grasse, qui est un mécanisme de défense normal de l'organisme permettant l'évacuation des mucosités présentes dans les bronches.

La toux est un *symptôme* qui peut révéler de nombreuses maladies : consultez votre médecin si elle persiste plus de quelques jours.

Ce médicament contient du *sucre* (saccharose) en quantité notable.

Évitez les boissons alcoolisées : augmentation du risque de somnolence.

Ce médicament peut induire une somnolence, parfois intense chez certaines personnes. Cette somnolence peut être augmentée par la prise d'*alcool* ou d'autres médicaments *sédatifs*. La conduite et l'utilisation de machines dangereuses sont déconseillées, surtout dans les heures qui suivent la prise du médicament.

Interactions avec d'autres substances

Informez votre médecin ou votre pharmacien si vous prenez un autre médicament ayant des effets *atropiniques* ou *sédatifs* (tranquillisants, somnifères, certains médicaments contre la toux ou contre la douleur contenant des *opiacés*, *antidépresseurs*, *neuroleptiques*...).

Grossesse et allaitement

L'effet de ce médicament pendant la grossesse est mal connu : seul votre médecin peut évaluer le risque éventuel de son utilisation dans votre cas.

En cas de prise en fin de grossesse, une surveillance du *nouveau-né* peut être nécessaire.

Les données actuellement disponibles ne permettent pas de savoir si ce médicament passe dans le lait maternel : par mesure de prudence, il est déconseillé pendant l'allaitement.

Mode d'emploi et posologie

Dans le traitement de l'insomnie, le sirop doit être avalé 15 à 30 minutes avant le coucher.

Dans le traitement des allergies et de la toux, les prises sont réparties dans la journée. Mais en cas de somnolence gênante, ne prendre le médicament que le soir.

Posologie usuelle :

Allergie, toux :
- Adulte : 10 à 20 ml de sirop, 1 à 4 fois par jour ;
- Enfant et nourrisson de plus de 1 an : 0,125 mg à 0,25 mg par kg et par prise, soit 0,25 à 0,5 ml par kg, 1 à 4 fois par jour. Par exemple, pour un enfant de 20 kg : 5 à 10 ml de sirop, 1 à 4 fois par jour.

Insomnie :
- Adulte : 10 à 40 ml de sirop, le soir au moment du coucher. La durée du traitement est limitée à 5 jours, sauf avis médical.
- Enfant de plus de 3 ans : 0,5 à 1 ml de sirop par kg par jour. Soit par exemple, pour un enfant de 20 kg : 10 à 20 ml de sirop, le soir au coucher.

Conseils : Ce médicament agit sur les manifestations de l'*allergie* mais n'en supprime pas la cause. Si les *symptômes* persistent ou s'aggravent, n'hésitez pas à appeler votre médecin.

Des mesures simples permettent de calmer les toux sèches : boissons chaudes et humidification de l'air ambiant.

Les somnifères ne sont pas la seule réponse aux troubles du sommeil. Une meilleure hygiène de vie, une consommation modérée d'excitants (y compris les boissons alcoolisées) permettent aussi de lutter contre les insomnies.

Effets indésirables possibles

Somnolence.

Effets *atropiniques* : sécheresse de la bouche, troubles de l'*accommodation*, *mydriase*, blocage des urines, constipation, *palpitations*.

Hypotension orthostatique, *vertiges*, baisse de la concentration.

Tremblements, mauvaise coordination des mouvements (plus fréquents chez la personne âgée).

Agitation, confusion des idées.

Réaction allergique, *photosensibilisation*.

Anomalie de la *numération formule sanguine*.

Rarement chez le nourrisson : agitation, nervosité, insomnie.

Laboratoires UCB Pharma

THIOCOLCHICOSIDE 4 mg comprimé Génériques

Relaxant musculaire — sur ordonnance

Les médicaments ci-dessous sont des génériques de COLTRAMYL (voir p. 323).

MIOREL 4 mg : gélule *(lactose)* boîte de 12. Liste I - Remb 35 % - 3,43 €.
MIOREL 4 mg : gélule *(lactose)* boîte de 24. Liste I - Remb 35 % - 6,11 €.
MYOPLEGE 4 mg : gélule *(lactose)* boîte de 12. Liste I - Remb 35 % - 3,43 €.
THIOCOLCHICOSIDE ALMUS 4 mg : comprimé *(lactose)* boîte de 12. Liste I - Remb 35 % - 3,43 €.
THIOCOLCHICOSIDE ALMUS 4 mg : comprimé *(lactose)* boîte de 24. Liste I - Remb 35 % - 6,11 €.
THIOCOLCHICOSIDE ALTER 4 mg : comprimé *(lactose)* boîte de 12. Liste I - Remb 35 % - 3,43 €.
THIOCOLCHICOSIDE ALTER 4 mg : comprimé *(lactose)* boîte de 24. Liste I - Remb 35 % - 6,11 €.
THIOCOLCHICOSIDE ARROW 4 mg : comprimé *(lactose)* boîte de 12. Liste I - Remb 35 % - 3,43 €.
THIOCOLCHICOSIDE ARROW 4 mg : comprimé *(lactose)* boîte de 24. Liste I - Remb 35 % - 6,11 €.
THIOCOLCHICOSIDE BIOGARAN 4 mg : comprimé *(lactose)* boîte de 12. Liste I - Remb 35 % - 3,43 €.
THIOCOLCHICOSIDE BIOGARAN 4 mg : comprimé *(lactose)* boîte de 24. Liste I - Remb 35 % - 6,11 €.
THIOCOLCHICOSIDE EG 4 mg : comprimé sécable *(lactose)* boîte de 12. Liste I - Remb 35 % - 3,43 €.
THIOCOLCHICOSIDE EG 4 mg : comprimé sécable *(lactose)* boîte de 24. Liste I - Remb 35 % - 6,11 €.
THIOCOLCHICOSIDE MERCK 4 mg : comprimé *(lactose)* boîte de 12. Liste I - Remb 35 % - 3,44 €.
THIOCOLCHICOSIDE MERCK 4 mg : comprimé *(lactose)* boîte de 24. Liste I - Remb 35 % - 6,11 €.
THIOCOLCHICOSIDE QUALIMED 4 mg : comprimé *(lactose)* boîte de 12. Liste I - Remb 35 % - 3,43 €.

THIOCOLCHICOSIDE QUALIMED 4 mg : comprimé *(lactose)* boîte de 24. Liste I - Remb 35 % - 6,11 €.
THIOCOLCHICOSIDE RATIOPHARM 4 mg : comprimé sécable *(lactose)* boîte de 12. Liste I - Remb 35 % - 3,43 €.
THIOCOLCHICOSIDE RATIOPHARM 4 mg : comprimé sécable *(lactose)* boîte de 24. Liste I - Remb 35 % - 6,11 €.
THIOCOLCHICOSIDE SANDOZ 4 mg : comprimé *(lactose)* boîte de 12. Liste I - Remb 35 % - 3,43 €.
THIOCOLCHICOSIDE SANDOZ 4 mg : comprimé *(lactose)* boîte de 24. Liste I - Remb 35 % - 6,11 €.
THIOCOLCHICOSIDE TEVA 4 mg : comprimé *(lactose)* boîte de 12. Liste I - Remb 35 % - 3,43 €.
THIOCOLCHICOSIDE TEVA 4 mg : comprimé *(lactose)* boîte de 24. Liste I - Remb 35 % - 6,11 €.
THIOCOLCHICOSIDE WINTHROP 4 mg : comprimé *(lactose, saccharose)* boîte de 12. Liste I - Remb 35 % - 3,43 €.
THIOCOLCHICOSIDE WINTHROP 4 mg : comprimé *(lactose, saccharose)* boîte de 24. Liste I - Remb 35 % - 6,11 €.

THIOCOLCHICOSIDE 4 mg solution injectable Génériques

Relaxant musculaire — sur ordonnance

Les médicaments ci-dessous sont des génériques de COLTRAMYL (voir p. 323).

COLTHIOZID 4 mg/2 ml : solution injectable *(chlorure de sodium)* boîte de 6 ampoules. Liste I - Non remb.
MIOREL 4 mg/2 ml : solution injectable boîte de 5 ampoules de 2 ml. Liste I - Non remb.

THIOPECTOL

Informations détaillées sur www.monvidal.com

THIOPHÉNICOL

Informations détaillées sur www.monvidal.com

THIOVALONE

Préparation pour la bouche et la gorge : antiseptique et anti-inflammatoire — sur ordonnance

Présentation

THIOVALONE : suspension pour pulvérisation buccale (arôme orange) ; flacon de 12 ml (66 pulvérisations). Liste II - Non remb.

Composition

	p pulv
Chlorhexidine digluconate	0,26 mg
Tixocortol pivalate	0,6 mg

Dans quel cas ce médicament est-il prescrit ?

Ce *collutoire* contient un *antiseptique* et un *anti-inflammatoire* de la famille des *corticoïdes*.

Il est utilisé dans le *traitement d'appoint* des maux de gorge et dans les suites d'opération (amygdales).

Contre-indications

Ce médicament ne doit pas être utilisé chez l'enfant de moins de 30 mois.

Attention : En l'absence d'amélioration au bout de 5 jours, de douleur en avalant ou en cas d'apparition de fièvre, consultez votre médecin. Il pourra faire la différence entre une *pharyngite* et une angine. En cas d'angine bactérienne, un traitement *antibiotique* est nécessaire afin d'éviter des complications ultérieures, cardiaques ou rénales.
L'usage prolongé des traitements antiseptiques locaux (*gargarisme*, *collutoire*, pastille) n'est pas souhaitable ; il peut modifier l'équilibre microbien naturel de la gorge.

Interactions avec d'autres substances

Il est généralement inutile d'associer des *antiseptiques* différents. Ceux-ci peuvent être contenus dans de nombreux produits disponibles en automédication : pastille, *collutoire* et solution nasale ; demandez conseil à votre pharmacien.

Grossesse et allaitement

L'effet de ce médicament pendant la grossesse ou l'allaitement est mal connu. L'évaluation du risque éventuel lié à son utilisation est individuelle : demandez conseil à votre pharmacien ou à votre médecin.

Mode d'emploi et posologie

Agiter le flacon avant l'emploi.

Posologie usuelle :

- Adulte et enfant de plus de 30 mois : 1 ou 2 pulvérisations, 3 ou 4 fois par jour.

La durée du traitement ne dépasse pas habituellement 8 à 15 jours.

Conseils : Ce médicament vous a été prescrit dans une situation particulière : ne le réutilisez pas sans avis médical.
Chez le jeune enfant, la pulvérisation peut provoquer un spasme du larynx : n'introduisez pas trop profondément l'embout dans sa bouche.

Effets indésirables possibles

Réaction allergique ou irritation locale.

Laboratoires Pfizer

THLASCOSE

Informations détaillées sur www.monvidal.com

THUYA COMPLEXE N° 37

Informations détaillées sur www.monvidal.com

TIADILON

Informations détaillées sur www.monvidal.com

TIAPRIDAL

Neuroleptique — sur ordonnance

Présentation

TIAPRIDAL 100 mg : comprimé sécable (blanc) ; boîte de 20. Liste I - Remb 35 % - **3,58 €.**
TIAPRIDAL 5 mg/gouttes : solution buvable (arôme agrume) ; flacon compte-gouttes de 30 ml (800 gouttes). Liste I - Remb 35 % - **12,51 €.**
TIAPRIDAL 100 mg/2 ml : solution injectable ; boîte de 12 ampoules de 2 ml. Liste I - Remb 35 % - **5,28 €.**

Composition

	p cp	p gte	p amp inj
Tiapride	100 mg	5 mg	100 mg

Dans quel cas ce médicament est-il prescrit ?

Ce médicament est un *neuroleptique* qui appartient à la famille des benzamides.

Il est utilisé dans le traitement :
- de certains troubles psychiques (agitation, troubles de comportement chez l'enfant),
- des douleurs rebelles,
- de certains mouvements anormaux (tics).

Contre-indications

Ce médicament ne doit pas être utilisé dans les cas suivants :
- *phéochromocytome* ;
- *tumeur* stimulée par la sécrétion de *prolactine* (*tumeur de l'hypophyse*, cancer du sein...) ;
- en association avec les médicaments *dopaminergiques* ou avec le sultopride.

Attention : En cas de survenue d'une fièvre inexpliquée associée à une raideur musculaire (qui pourraient être dues au médicament), ne poursuivez pas le traitement sans avis médical : risque de *syndrome malin des neuroleptiques*.

Sauf cas exceptionnel, ce médicament ne doit pas être utilisé en cas de maladie de *Parkinson*.

Les situations favorisant les *torsades de pointes* doivent être signalées au médecin.

Des précautions sont nécessaires en cas d'*épilepsie*, d'*insuffisance rénale* ou de maladie cardiaque grave et chez la personne âgée, notamment en cas de tendance aux vertiges ou aux baisses de tension.

Évitez les boissons alcoolisées : augmentation du risque de somnolence.

Ce médicament peut induire une somnolence, parfois intense chez certaines personnes. Cette somnolence peut être augmentée par la prise d'*alcool* ou d'autres médicaments *sédatifs*. La conduite et l'utilisation de machines dangereuses sont déconseillées, surtout dans les heures qui suivent la prise du médicament.

Interactions avec d'autres substances

Ce médicament ne doit pas être associé :
- aux médicaments *dopaminergiques* (risque d'annulation de leurs effets) ; cette association peut néanmoins être nécessaire chez certaines personnes atteintes de maladie de *Parkinson* ;
- avec le sultopride : risque de *troubles du rythme cardiaque* graves.

Il peut interagir avec les médicaments susceptibles de provoquer des *torsades de pointes* et avec les médicaments contenant de la lévodopa.

Informez par ailleurs votre médecin si vous prenez un *antihypertenseur*, un *anticholinestérasique*, un *bêtabloquant* ou un *sédatif*.

Grossesse et allaitement

Si une grossesse survient pendant le traitement, consultez votre médecin. Il appréciera le risque éventuel lié à l'utilisation de ce médicament dans votre cas.

Si le traitement est poursuivi jusqu'à l'accouchement, une surveillance médicale du *nouveau-né* est nécessaire.

Les données actuellement disponibles ne permettent pas de savoir si ce médicament passe dans le lait maternel. Par mesure de prudence, l'allaitement est déconseillé.

Mode d'emploi et posologie

Ce médicament est pris de préférence avant le repas.

Les comprimés ne sont pas adaptés à l'enfant de moins de 6 ans. En effet, ils risquent d'obstruer les voies respiratoires si l'enfant déglutit mal et que le comprimé passe dans la trachée (fausse route).

La solution injectable est administrée par *voie* intramusculaire ou intraveineuse.

Posologie usuelle :

Elle est strictement individuelle.

Conseils : Dans le traitement de la *schizophrénie* et autres *psychoses*, les *neuroleptiques* permettent de contrôler efficacement la maladie, mais une modification ou un arrêt intempestif du traitement expose à une rechute grave.

Une prise de poids peut être observée au cours du traitement. Une alimentation équilibrée, et si nécessaire les conseils d'un nutritionniste, peuvent prévenir et limiter ce phénomène.

Effets indésirables possibles

Somnolence ou au contraire insomnie, vertiges, maux de tête.

Mouvements involontaires ou inadaptés, tics, pouvant survenir lors de la première prise (notamment en cas de *surdosage*) ou, plus tardivement, lors d'un traitement prolongé.

Raideur musculaire et difficultés à coordonner les mouvements.

Augmentation de la sécrétion de *prolactine* pouvant se traduire par : absence des règles, augmentation du volume des seins, écoulement de lait par le mamelon, troubles sexuels.

Prise de poids.

Hypotension orthostatique.

Rarement : troubles du rythme cardiaque (*torsades de pointes*), *syndrome malin des neuroleptiques* (voir Attention).

Laboratoires sanofi-aventis France

TIAPRIDE 100 mg
Génériques
Neuroleptique

sur ordonnance

Les médicaments ci-dessous sont des génériques de TIAPRIDAL (voir p. 1237).

TIAPRIDE MERCK 100 mg : comprimé sécable boîte de 20. Liste I - Remb 35 % - 3,58 €.
TIAPRIDE SANDOZ 100 mg : comprimé sécable boîte de 20. Liste I - Remb 35 % - 3,58 €.

TIBURON gel
Anti-inflammatoire d'action locale

Présentation

TIBURON 5 % : gel pour application locale ; tube de 50 g. Non remb.

Composition

	p 100 g
Ibuprofène	5 g

Dans quel cas ce médicament est-il prescrit ?

Ce gel contient un *anti-inflammatoire* non stéroïdien (*AINS*). Il lutte localement contre l'*inflammation* et la douleur.

Il est utilisé dans le traitement de courte durée des entorses, des contusions et des *tendinites*.

Contre-indications

Ce médicament ne doit pas être utilisé dans les cas suivants :
- *allergie* à l'aspirine ou aux *AINS* ;
- en application sur la peau lésée (*eczéma*, brûlure, plaie...) ou sur les *muqueuses* ;
- **grossesse** (à partir du 6e mois).

> **Attention :** Ce médicament peut être utilisé sur les conseils de votre pharmacien. Néanmoins, un avis médical est préférable en cas de douleur violente, d'œdème important ou si la mobilité du membre ou de l'articulation est limitée.
> En cas d'*éruption cutanée*, ne renouvelez pas les applications avant d'avoir pris l'avis de votre médecin.

Grossesse et allaitement

Les *AINS* pris par voie orale peuvent être toxiques pour le fœtus ; leur utilisation est contre-indiquée pendant les 4 derniers mois de la grossesse. Les AINS destinés à une application locale peuvent traverser la peau, passer dans le sang et exposer le fœtus au même risque, lorsqu'ils sont appliqués sur une large surface de peau ou sous un pansement occlusif. N'utilisez pas ce médicament pendant la grossesse sans avis médical.

N'utilisez pas ce gel pendant l'allaitement sans avis médical.

Mode d'emploi et posologie

Le gel doit être appliqué en massage doux et prolongé.

Posologie usuelle :
- Adulte : 1 application, 3 fois par jour.

La durée du traitement est limitée à 5 jours en l'absence d'avis médical. Si les *symptômes* persistent au delà de cette période, une consultation est nécessaire pour déterminer si ce traitement est suffisant.

> **Conseils :** Ce médicament peut être irritant pour les yeux ou les *muqueuses* : lavez-vous les mains après l'application. En cas de contact accidentel avec les yeux, rincez abondamment.

Effets indésirables possibles

Imposant l'arrêt du traitement : *allergie* cutanée (éruption de boutons, démangeaisons...), *asthme*, *choc anaphylactique*.

Laboratoires Merck Médication Familiale

TICLID

Antiagrégant plaquettaire — sur ordonnance

Présentation

TICLID 250 mg : comprimé (blanc) ; boîte de 30. Liste I - Remb 65 % - **26,74 €**.

Composition

	p cp
Ticlopidine chlorhydrate	250 mg

Dans quel cas ce médicament est-il prescrit ?

C'est un fluidifiant du sang qui appartient à la famille des *antiagrégants plaquettaires*.

Il est utilisé dans la prévention des accidents *vasculaires* :
- après un *accident vasculaire cérébral* dû à l'*athérosclérose*,
- chez les malades atteints d'*artérite* des membres inférieurs.

Il est également utilisé dans la prévention de l'obstruction des endoprothèses coronaires (*stent*).

Contre-indications

Ce médicament ne doit pas être utilisé dans les cas suivants :
- *hémorragie* ou prédisposition aux hémorragies,
- *ulcère* de l'estomac ou du *duodénum*,
- *antécédents* de déficit important en *plaquettes* ou en *globules blancs*.

> **Attention :** Ce médicament peut être responsable d'une baisse du nombre des *globules blancs* ou des *plaquettes* dans le sang. Des analyses régulières sont nécessaires, notamment pendant les trois premiers mois de traitement ; elles doivent être faites en urgence en cas d'angine, d'*ulcérations* de la bouche ou de fièvre anormale, qui peuvent traduire cette anomalie sanguine.
> Des précautions sont nécessaires en cas d'*insuffisance hépatique*.
> L'effet du médicament persiste une semaine après son arrêt.
> Avant une intervention chirurgicale, il convient de prévenir l'anesthésiste de la prise du médicament au moins une semaine avant l'opération.

Interactions avec d'autres substances

Informez votre médecin si vous prenez de l'aspirine, un *AINS*, un *anticoagulant*, ou un médicament contenant de la théophylline ou de la phénytoïne.

Grossesse et allaitement

L'effet de ce médicament pendant la grossesse est mal connu : seul votre médecin peut évaluer le risque éventuel de son utilisation dans votre cas.

Ce médicament passe dans le lait maternel : l'allaitement est déconseillé.

Mode d'emploi et posologie

Ce médicament est pris de préférence au cours des repas.

Posologie usuelle :
- Adulte : 1 comprimé, matin et soir.

Effets indésirables possibles

Hémorragie.

Diarrhée, nausées et autres *troubles digestifs*.

Éruptions cutanées, *réaction allergique*.

Hépatites réversibles (rares).

Rares mais graves : anomalies de la *numération formule sanguine* (voir Attention).

Laboratoires sanofi-aventis France

TICLOPIDINE 250 mg Génériques

Antiagrégant plaquettaire — sur ordonnance

Les médicaments ci-dessous sont des génériques de TICLID (voir p. 1239).

TICLOPIDINE ARROW 250 mg : comprimé *(lactose)* boîte de 30. Liste I - Remb 65 % - 16,14 €.
TICLOPIDINE EG 250 mg : comprimé *(lactose)* boîte de 30. Liste I - Remb 65 % - 16,14 €.

TICLOPIDINE MERCK 250 mg : comprimé *(lactose)* boîte de 30. Liste I - Remb 65 % - 16,14 €.
TICLOPIDINE QUALIMED 250 mg : comprimé *(lactose)* boîte de 30. Liste I - Remb 65 % - 16,14 €.
TICLOPIDINE SANDOZ 250 mg : comprimé *(lactose)* boîte de 30. Liste I - Remb 65 % - 16,14 €.
TICLOPIDINE TEVA 250 mg : comprimé boîte de 30. Liste I - Remb 65 % - 16,14 €.

TICOVAC

Informations détaillées sur www.monvidal.com

TIGREAT

Antimigraineux — sur ordonnance

Présentation

TIGREAT 2,5 mg : comprimé (blanc) ; boîte de 2. Liste I - Remb 65 % - **9,04 €**.
TIGREAT 2,5 mg : comprimé (blanc) ; boîte de 6. Liste I - Remb 65 % - **26,04 €**.
TIGREAT 2,5 mg : comprimé (blanc) ; boîte de 12. Liste I - Remb 65 % - **48,72 €**.

Composition

	p cp
Frovatriptan	2,5 mg
Lactose	+

Dans quel cas ce médicament est-il prescrit ?

Ce médicament est un *vasoconstricteur* puissant qui agit essentiellement sur les vaisseaux crâniens. Il appartient à la famille des antimigraineux communément appelés *triptans*.

Il est utilisé dans le *traitement de la crise* de *migraine*.

Contre-indications

Ce médicament ne doit pas être utilisé dans les cas suivants :

- antécédent d'*infarctus du myocarde* ou d'*accident vasculaire cérébral*, et plus généralement toute maladie liée à un spasme ou à un rétrécissement des artères ;
- *hypertension artérielle* (sauf si elle est stabilisée par un traitement spécifique) ;
- *insuffisance hépatique* grave ;
- en association avec un autre antimigraineux *vasoconstricteur*.

Attention : Ce médicament doit être pris lors de l'apparition du mal de tête, et non, comme d'autres antimigraineux, dès les premiers symptômes annonciateurs (aura migraineuse). Il ne doit pas être utilisé pour traiter des maux de tête non migraineux. Il ne convient pas non plus au traitement de certaines *migraines* associées à des paralysies musculaires ou oculaires.

Dans de très rares cas, une douleur dans la poitrine peut suivre la prise du médicament. Elle peut être intense et ressembler à une crise d'*angine de poitrine*, mais elle n'est que très rarement due à un spasme des artères coronaires. Si elle dure plus de quelques minutes, prévenez votre médecin et ne prenez pas de nouveau comprimé sans son avis.

Des précautions sont nécessaires en cas de tabagisme (y compris chez les anciens fumeurs utilisant des médicaments de substitution contenant de la nicotine) ou en présence d'autres facteurs de risque cardiovasculaire.

En cas d'inefficacité du premier comprimé, il est inutile et dangereux de multiplier les prises.

Compte-tenu de ses effets indésirables potentiels, ce médicament peut, chez certaines personnes, ne pas être compatible avec la conduite automobile ou le maniement de machines dangereuses. Assurez-vous à l'occasion des premières prises que vous supportez bien ce médicament avant de conduire ou d'utiliser une machine.

Interactions avec d'autres substances

Ce médicament ne doit pas être associé aux vasoconstricteurs dérivés de l'*ergot de seigle* : risque accru d'effets indésirables.

En cas de traitement par un antimigraineux contenant de l'ergotamine (GYNERGÈNE), de la dihydroergotamine ou du méthysergide, attendre 24 heures avant de prendre ce médicament. Après la prise de ce médicament, respecter un délai de 24 heures avant de prendre un antimigraineux contenant de l'ergotamine (GYNERGÈNE), de la dihydroergotamine ou du méthysergide.

Informez par ailleurs votre médecin ou votre pharmacien si vous prenez un *IMAO*, un produit de phytothérapie contenant du millepertuis, un antidépresseur *inhibiteur de la recapture de la sérotonine* ou un contraceptif oral.

Grossesse et allaitement

L'effet de ce médicament pendant la grossesse est mal connu : seul votre médecin peut évaluer le risque éventuel de son utilisation dans votre cas.

Ce médicament passe dans le lait maternel. Le risque d'une action délétère chez le nourrisson n'est pas connu et peut être minimisé en tirant et en jetant le lait dans les 24 heures qui suivent la prise du médicament.

Mode d'emploi et posologie

Ce médicament peut être pris pendant ou entre les repas.

Posologie usuelle :

- Adulte de plus de 18 ans et de moins de 65 ans : 1 comprimé lors de l'apparition du mal de tête ; l'effet apparaît après 1 heure et est maximal après 4 heures.

Il est déconseillé de reprendre un comprimé lors de la crise si le premier n'a pas permis le soulagement. En revanche, un deuxième comprimé peut être pris après un délai minimal de 2 heures si l'effet du premier s'estompe et que la migraine réapparaît. La dose maximale est de 2 comprimés par 24 heures.

La prise du médicament lors des signes annonciateurs de la migraine, avant le mal de tête, est déconseillée. Le frovatriptan n'a pas d'effet préventif.

Conseils : La prise de ce médicament ne dispense pas des mesures habituelles permettant d'aider à faire céder la crise de migraine : s'allonger au calme dans une pièce sombre.

Effets indésirables possibles

Le plus fréquemment : fourmillements, étourdissement, fatigue, somnolence, bouffées de chaleur.

Nausées, digestion difficile, sensation de lourdeur ou d'oppression, *palpitations*, sécheresse de la bouche, gorge serrée, sueurs, trouble de la vision.

Certains des effets observés sont difficiles à dissocier des symptômes de la migraine
Exceptionnellement : spasme des *artères coronaires* (voir Attention).

Laboratoires Menarini France

TILAVIST

Informations détaillées sur www.monvidal.com

TILCOTIL

Anti-inflammatoire non stéroïdien — **sur ordonnance**

Présentation

TILCOTIL : comprimé sécable (jaune) ; boîte de 15. Liste I - Remb 65 % - **8,65 €**.
TILCOTIL : suppositoire ; boîte de 10. Liste I - Remb 35 % - **5,90 €**.

Composition

	p cp	p suppos
Ténoxicam	20 mg	20 mg
Lactose	+	

Dans quel cas ce médicament est-il prescrit ?

Ce médicament est un *anti-inflammatoire* non stéroïdien (*AINS*). Il lutte contre l'*inflammation* et la douleur, fait baisser la fièvre et fluidifie le sang.

Il est utilisé dans le *traitement symptomatique* :
- des *rhumatismes inflammatoires* ;
- des *arthrites*, des *tendinites* ;
- des douleurs faisant suite à un traumatisme de l'appareil locomoteur ;
- des crises d'*arthrose* ;
- des douleurs lombaires intenses (comprimé).

Contre-indications

Ce médicament ne doit pas être utilisé dans les cas suivants :
- antécédent d'*allergie* ou d'*asthme* provoqué par la prise d'*AINS*, y compris l'aspirine ;
- *ulcère* de l'estomac ou du *duodénum* ;
- *insuffisance hépatique* ou *rénale* grave ;
- *inflammation* récente du côlon ;
- antécédent d'*inflammation* ou de saignement rectal en cas d'utilisation de suppositoire ;
- enfant de moins de 15 ans (comprimé) ;
- enfant de moins de 16 ans (suppositoire) ;
- **grossesse** (à partir du 6e mois).

Attention : Tout traitement prolongé ou *surdosage* d'*AINS* expose à des effets indésirables graves.

Certaines situations doivent conduire à ne poursuivre le traitement qu'après un avis médical :
- brûlures d'estomac importantes ou selles noires et nauséabondes pouvant traduire une irritation ou un saignement du tube digestif ;
- *éruption cutanée*, crise d'*asthme* ;
- fatigue inhabituelle et intense, ou baisse brutale et importante du volume des urines chez une personne souffrant d'*insuffisance cardiaque*, déshydratée ou traitée par *diurétique*.

Des précautions sont nécessaires en cas d'*antécédent* d'*ulcère* de l'estomac ou du *duodénum* ou de risque hémorragique, notamment digestif (maladie de *Crohn*, *rectocolite hémorragique*).

Certains médecins considèrent que les anti-inflammatoires peuvent diminuer l'efficacité des stérilets et exposer à un risque de grossesse non désirée. Ce risque est actuellement très controversé.

Conducteur : ce médicament peut provoquer parfois des étourdissements et des troubles de la vue.

Interactions avec d'autres substances

Ce médicament peut interagir avec d'autres médicaments, notamment :
- l'aspirine et les autres *anti-inflammatoires* non stéroïdiens (*AINS*) : risque d'augmentation des effets indésirables ;
- les *anticoagulants* et les *antiagrégants plaquettaires* : augmentation du risque hémorragique ;
- le lithium (TÉRALITHE, NEUROLITHIUM...) : augmentation du taux de lithium dans le sang ;
- le méthotrexate.

Informez par ailleurs votre médecin ou votre pharmacien en cas de traitement par un *diurétique*, un *inhibiteur de l'enzyme de conversion*, un *inhibiteur de l'angiotensine II*, un *bêtabloquant* ou un médicament contenant de la ciclosporine.

Grossesse et allaitement

Des effets néfastes pour l'enfant à naître ont été mis en évidence lorsque les *AINS* sont utilisés au cours des 4 derniers mois de la grossesse ; le risque existe même avec une seule prise et même si la grossesse est à terme. L'usage de ce médicament est contre-indiqué pendant cette période.

Pendant les 5 premiers mois, l'effet de ce médicament est mal connu : seul votre médecin peut évaluer le risque éventuel de son utilisation dans votre cas.

Ce médicament passe dans le lait maternel ; un choix est donc nécessaire entre l'allaitement et la prise du médicament. Cette décision devra être prise en accord avec votre médecin.

Mode d'emploi et posologie

Les comprimés doivent être avalés avec un verre d'eau, de préférence au cours d'un repas.

Posologie usuelle :
- Adulte : 1 comprimé ou 1 suppositoire par jour.

Conseils : Les anti-inflammatoires ne sont pas des médicaments anodins. Du fait de la possibilité d'effets indésirables graves, ils ne doivent être utilisés que lorsqu'ils sont nécessaires, ce qui n'est pas le cas pour les affections rhumatismales peu douloureuses et les traumatismes bénins. Ce médicament vous a été prescrit dans une situation précise : ne le conseillez pas à un proche et ne le réutilisez pas sans avis médical.

Ne dépassez pas la *posologie* ni la durée de traitement prescrites par votre médecin, afin de limiter les effets indésirables.

Les effets indésirables de ce médicament sur l'estomac peuvent survenir aussi bien avec les suppositoires qu'avec les comprimés.

Effets indésirables possibles

Troubles digestifs, *gastrite*, voire *ulcère* de l'estomac ou du *duodénum* lors de traitements à fortes doses. Exceptionnellement : *hémorragie* du tube digestif (vomissements sanglants, selles noires, ou plus souvent pertes de sang imperceptibles, responsables de l'apparition progressive d'une *anémie*).

Réaction allergique cutanée, *asthme*.
Très rarement : maux de tête et *vertiges*, augmentation des *transaminases*.

Laboratoires Roche

TILDIEM
Inhibiteur calcique
sur ordonnance

Présentation
TILDIEM 60 mg : comprimé (blanc) ; boîte de 30. Liste I - Remb 65 % - **4,06 €**.

Composition

	p cp
Diltiazem chlorhydrate	60 mg
Lactose	+

Dans quel cas ce médicament est-il prescrit ?
Ce médicament est un *vasodilatateur* qui appartient à la famille des *inhibiteurs calciques*.
Il est utilisé dans le *traitement préventif* des crises d'*angine de poitrine*.

Contre-indications
Ce médicament ne doit pas être utilisé dans les cas suivants :
- *insuffisance cardiaque* grave,
- rythme cardiaque inférieur à 40 battements par minute,
- *bloc auriculoventriculaire* grave et certaines maladies de l'automatisme cardiaque.

Attention : Des précautions sont nécessaires en cas d'*insuffisance rénale* ou *hépatique* et chez la personne âgée.
Signalez la prise de ce médicament à l'anesthésiste en cas d'intervention chirurgicale.

Interactions avec d'autres substances
Ce médicament peut interagir avec les *antiarythmiques*.
Informez par ailleurs votre médecin si vous prenez un *bêtabloquant* ou un médicament contenant de la ciclosporine, de la carbamazépine, de la rifampicine ou de l'amiodarone, un *alphabloquant* ou un autre médicament susceptible de faire baisser la tension artérielle.

Grossesse et allaitement
Ce médicament est déconseillé chez la femme enceinte ou susceptible de l'être. Si une grossesse survient au cours du traitement, prévenez votre médecin.
Ce médicament passe faiblement dans le lait maternel : l'allaitement est déconseillé sans avis médical.

Mode d'emploi et posologie
Les comprimés doivent être avalés avec un peu d'eau, sans être croqués, au début des repas.

Posologie usuelle :
- Adulte : 1 comprimé, 3 fois par jour.

Effets indésirables possibles
Ralentissement important du cœur, *bloc auriculoventriculaire*, *réaction allergique* cutanée, gonflement des gencives. Ces effets nécessitent parfois l'arrêt du traitement.
Rarement :
- bouffées de chaleur, maux de tête, jambes lourdes ou enflées, *palpitations* ;
- fatigue, *troubles digestifs*, bouche sèche.

Exceptionnellement : *gynécomastie*, *syndrome extrapyramidal*, augmentation des *transaminases*, *hépatite*.

Laboratoires sanofi-aventis France

TIMABAK
Antiglaucomateux
sur ordonnance

Présentation
TIMABAK 0,10 % : collyre ; flacon de 5 ml avec stilligoutte. Liste I - Remb 65 % - **7,17 €**.
TIMABAK 0,25 % : collyre ; flacon de 5 ml avec stilligoutte. Liste I - Remb 65 % - **8,39 €**.
TIMABAK 0,50 % : collyre ; flacon de 5 ml avec stilligoutte. Liste I - Remb 65 % - **8,99 €**.

Composition

	p 100 ml	p 100 ml	p 100 ml
Timolol	100 mg	250 mg	500 mg

Dans quel cas ce médicament est-il prescrit ?
Ce collyre *bêtabloquant* a la propriété de diminuer la pression des liquides contenus dans l'œil (*tension intraoculaire*). Il ne contient pas de conservateur : une membrane située dans le flacon retient d'éventuelles bactéries qui pourraient contaminer le collyre.
Il est utilisé dans le traitement des maladies dues à un excès de tension intraoculaire, et notamment du *glaucome* à angle ouvert.

Contre-indications
Compte tenu de l'absorption du collyre par l'œil et du passage du *bêtabloquant* dans le sang, ce médicament ne doit pas être utilisé dans les cas suivants :
- *asthme* et *bronchite chronique* grave,
- *insuffisance cardiaque* grave (sauf si elle est stabilisée par un traitement spécifique),
- *bloc auriculoventriculaire* grave,
- angor de *Prinzmetal*,
- rythme cardiaque au repos inférieur à 50 battements par minute,
- maladie ou syndrome de *Raynaud*,
- *phéochromocytome* non traité,
- hypotension,
- *antécédent* de *choc anaphylactique*,
- en association avec la floctafénine ou le sultopride.

Attention : Le traitement du glaucome nécessite des contrôles réguliers de la pression intraoculaire et de l'état de la cornée afin de dépister d'éventuelles complications.
Le port de *lentilles de contact* est déconseillé pendant le traitement, en raison du risque de sécheresse de l'œil.
Chez les diabétiques, les *bêtabloquants* peuvent masquer certains *symptômes* de l'*hypoglycémie* (*palpitations* et accélération du cœur essentiellement).
Les bêtabloquants aggravent les symptômes des *chocs* allergiques et nuisent à l'efficacité de l'*adrénaline* utilisée pour les traiter en urgence. Signalez à votre médecin tout antécédent de choc allergique, même ancien.

Les personnes souffrant d'*angine de poitrine* ou d'*insuffisance coronarienne* ne doivent pas arrêter brutalement le traitement. Un avis médical est nécessaire.

En cas d'intervention chirurgicale, prévenez l'anesthésiste que vous suivez ce traitement.

Compte-tenu de la possibilité d'effets indésirables visuels, ce collyre peut, chez certaines personnes, constituer un risque pour la conduite automobile ou le maniement de machines dangereuses. Assurez-vous à l'occasion des premières utilisations que vous supportez bien ce collyre avant de reprendre la pratique d'une activité à risque.

Sportif : ce médicament contient une substance susceptible de rendre positifs certains *tests antidopage*.

Interactions avec d'autres substances

Ce collyre peut interagir avec d'autres collyres, notamment ceux qui contiennent de l'*adrénaline* : respectez un intervalle de 15 minutes entre deux instillations, sauf indication contraire de votre ophtalmologiste.

Bien que le passage du bêtabloquant dans le sang soit faible, ce collyre pourrait interagir avec des médicaments pris par *voie* orale (ou injectable).

Il ne doit pas être associé :
- à la floctafénine (IDARAC) : risque d'augmentation de la gravité d'un éventuel *choc* allergique ;
- au sultopride (uniquement disponible à l'hôpital) : risque de ralentissement cardiaque important.

Il peut également interagir avec l'amiodarone ou avec un *bêtabloquant* pris par voie orale.

Informez votre médecin si vous prenez des *antidiabétiques*, des *AINS*, des *antidépresseurs* tricycliques, des *neuroleptiques*, des *corticoïdes*, des *inhibiteurs calciques*, ou des médicaments contenant l'une des substances suivantes : quinidine, hydroquinidine, disopyramide, propafénone, baclofène, cimétidine, clonidine, lidocaïne injectable, méfloquine.

Grossesse et allaitement

Les études scientifiques disponibles n'ont pas mis en évidence de problème particulier lors de l'utilisation de *bêtabloquant* chez la femme enceinte.

L'effet bêtabloquant persiste quelques jours chez le nouveau-né et justifie une surveillance médicale renforcée pendant les premiers jours de la vie.

Ce médicament passe dans le lait maternel. L'allaitement est déconseillé pendant le traitement.

Mode d'emploi et posologie

Tirer la paupière inférieure vers le bas tout en regardant vers le haut et déposer une goutte de collyre entre la paupière et le globe oculaire (*cul-de-sac conjonctival*).

Posologie usuelle :
- Adulte : 1 goutte, 2 fois par jour.

La solution (0,1 %, 0,25 % ou 0,5 %) est choisie par l'ophtalmologiste en fonction de la *tension intraoculaire*.

Conseils : Afin de diminuer le passage du *bêtabloquant* dans le sang et d'augmenter l'action locale du médicament, il est recommandé après l'instillation d'appuyer avec votre doigt entre l'œil traité et le nez (pour obstruer le canal lacrymal) ou de fermer les paupières pendant quelques minutes.

Le tabac et l'excès d'alcool sont toxiques pour le nerf optique ; ils doivent être évités.

Ne conservez pas ce collyre plus de 4 semaines après une première utilisation.

Effets indésirables possibles

Irritation locale, sécheresse de l'œil, troubles visuels à signaler à votre ophtalmologiste.

Exceptionnellement, en cas de passage du *bêtabloquant* dans le sang :
- fatigue, sensation de mains et de pieds froids, insomnie, douleurs d'estomac, nausées, vomissements ;
- *bloc auriculoventriculaire*, ralentissement excessif du cœur, chute de tension, *insuffisance cardiaque*, *bronchospasme*, *hypoglycémie*, phénomène de *Raynaud* ;
- *éruption cutanée*, aggravation d'un *psoriasis*.

Laboratoires Théa

TIMACOR

Informations détaillées sur www.monvidal.com

TIMOCOMOD

Informations détaillées sur www.monvidal.com

TIMOFEROL

Élément minéral : fer

Présentation

TIMOFEROL : gélule (blanc et vert) ; boîte de 30. Remb 65 % - **2,35 €**.

Composition

	p gél
Sulfate ferreux	172,73 mg
soit Fer	50 mg
Acide ascorbique (vitamine C)	30 mg

Dans quel cas ce médicament est-il prescrit ?

Ce médicament contient du fer, élément minéral essentiel au fonctionnement de l'organisme. Le fer est nécessaire à la formation de l'*hémoglobine*, contenue dans les *globules rouges*, qui assure le transport de l'oxygène dans le sang.

Il est utilisé dans le traitement des *carences* en fer responsables de certaines formes d'*anémies*. Il est également utilisé pour prévenir cette carence chez la femme enceinte lorsque les apports alimentaires sont insuffisants.

Contre-indications

Ce médicament ne doit pas être utilisé en cas d'excès de fer dans l'organisme.

Attention : Un apport en fer sous forme de médicament ne peut être décidé que par votre médecin. La quantité de fer contenue dans une alimentation diversifiée est généralement suffisante.

Interactions avec d'autres substances

Ce médicament peut interagir avec les médicaments injectables contenant du fer.

Par ailleurs, respectez un intervalle de 2 heures entre la prise de ce médicament et celle des *cyclines*, des quinolones, des biphosphonates, des *pansements digestifs* ou des médicaments contenant de la pénicillamine ou de la thyroxine.

Grossesse et allaitement

Ce médicament peut être utilisé pendant la grossesse ou l'allaitement uniquement s'il vous a été prescrit par votre médecin.

Mode d'emploi et posologie

Ce médicament est mieux absorbé s'il est pris avec un verre d'eau avant le petit déjeuner ou le déjeuner. En cas d'*intolérance*, il est possible de le prendre en plusieurs fois au cours des repas.

Posologie usuelle :

- Femme enceinte : 1 gélule par jour, pendant les 6 derniers mois de la grossesse (sur prescription médicale).
- Adulte et enfant de plus de 12 ans : 2 à 4 gélules par jour.

Conseils : La coloration noire des selles est habituelle et ne doit pas vous conduire à interrompre le traitement.
Si vous ne supportez pas ce médicament (*troubles digestifs*), prévenez votre médecin : il pourra vous proposer un autre traitement.
La reconstitution du stock en fer de l'organisme nécessite un traitement de longue durée (plusieurs mois) ; respectez la durée prescrite par votre médecin.
Les aliments les plus riches en fer sont d'origine animale : viande, poisson, volaille, abats.
Une consommation importante de thé peut diminuer l'absorption du fer par l'organisme.

Effets indésirables possibles

Nausées, constipation, diarrhée.

Laboratoires Elerté

TIMOLOL 0,1 %
Génériques
Antiglaucomateux — sur ordonnance

Le médicament ci-dessous est un générique de TIMOPTOL (voir p. 1244).

TIMOLOL SANDOZ 0,1 % : collyre *(chlorure de benzalkonium)* flacon de 3 ml. Liste I - Remb 65 % - 2,54 €.

TIMOLOL 0,25 %
Génériques
Antiglaucomateux — sur ordonnance

Les médicaments ci-dessous sont des génériques de TIMOPTOL (voir p. 1244).

DIGAOL 0,25 % : collyre *(chlorure de benzalkonium)* flacon de 3 ml. Liste I - Remb 65 % - 3,05 €.
NYOLOL 0,25 % : collyre *(chlorure de benzalkonium)* flacon de 3 ml. Liste I - Remb 65 % - 2,68 €.
TIMOLOL ALCON 0,25 % : collyre *(chlorure de benzalkonium)* flacon de 5 ml. Liste I - Remb 65 % - 5,15 €.
TIMOLOL SANDOZ 0,25 % : collyre *(chlorure de benzalkonium)* flacon de 3 ml. Liste I - Remb 65 % - 2,68 €.
TIMOLOL TEVA 0,25 % : collyre *(chlorure de benzalkonium)* flacon compte-gouttes de 5 ml. Liste I - Remb 65 % - 4,11 €.

TIMOLOL 0,5 %
Génériques
Antiglaucomateux — sur ordonnance

Les médicaments ci-dessous sont des génériques de TIMOPTOL (voir p. 1244).

DIGAOL 0,5 % : collyre *(chlorure de benzalkonium)* flacon de 3 ml. Liste I - Remb 65 % - 3,22 €.
NYOLOL 0,5 % : collyre *(chlorure de benzalkonium)* flacon de 3 ml. Liste I - Remb 65 % - 2,82 €.
TIMOLOL ALCON 0,5 % : collyre *(chlorure de benzalkonium)* flacon de 5 ml. Liste I - Remb 65 % - 5,51 €.
TIMOLOL SANDOZ 0,50 % : collyre *(chlorure de benzalkonium)* flacon de 3 ml. Liste I - Remb 65 % - 2,82 €.
TIMOLOL TEVA 0,5 % : collyre *(chlorure de benzalkonium)* flacon compte-gouttes de 5 ml. Liste I - Remb 65 % - 4,35 €.

TIMOPTOL
Antiglaucomateux — sur ordonnance

Présentation

TIMOPTOL 0,25 % : collyre ; flacon de 3 ml. Liste I - Remb 65 % - **4,51 €**.
TIMOPTOL LP 0,25 % : collyre ; flacon de 2,5 ml. Liste I - Remb 65 % - **8,47 €**.
TIMOPTOL 0,50 % : collyre ; flacon de 3 ml. Liste I - Remb 65 % - **4,81 €**.
TIMOPTOL LP 0,50 % : collyre ; flacon de 2,5 ml. Liste I - Remb 65 % - **9,12 €**.

Composition

	p 100 ml	p 100 ml
Timolol	250 mg	250 mg
Benzalkonium chlorure	+	
Benzododécinium bromure		+

	p 100 ml	p 100 ml
Timolol	500 mg	500 mg
Benzalkonium chlorure	+	
Benzododécinium bromure		+

Dans quel cas ce médicament est-il prescrit ?

Ce collyre *bêtabloquant* a la propriété de diminuer la pression des liquides contenus dans l'œil (*tension intraoculaire*).
Il est utilisé dans le traitement des maladies dues à un excès de tension intraoculaire, et notamment du *glaucome* à angle ouvert.

Contre-indications

Compte tenu de l'absorption du collyre par l'œil et du passage du *bêtabloquant* dans le sang, ce médicament ne doit pas être utilisé dans les cas suivants :
- *asthme* et *bronchite chronique*,
- *insuffisance cardiaque* grave (sauf si elle est stabilisée par un traitement spécifique),
- *bloc auriculoventriculaire* grave,
- angor de *Prinzmetal*,
- rythme cardiaque au repos inférieur à 50 battements par minute,
- maladie ou syndrome de *Raynaud*,
- *phéochromocytome* non traité,
- hypotension,
- *antécédent* de *choc anaphylactique*,
- en association avec la floctafénine ou le sultopride.

Attention : Ces collyres contiennent des conservateurs (benzalkonium, benzododécinium) qui appartiennent à la famille des *ammoniums quaternaires*. Signalez à votre médecin tout *antécédent* d'*allergie* à ces substances.

Le traitement du glaucome nécessite des contrôles réguliers de la pression intraoculaire et de l'état de la cornée afin de dépister d'éventuelles complications.

Le port de *lentilles de contact* est déconseillé pendant le traitement, en raison du risque de sécheresse de l'œil.

Chez les diabétiques, les *bêtabloquants* peuvent masquer certains *symptômes* de l'*hypoglycémie* (*palpitations* et accélération du cœur essentiellement).

Les bêtabloquants aggravent les symptômes des *chocs* allergiques et nuisent à l'efficacité de l'*adrénaline* utilisée pour les traiter en urgence. Signalez à votre médecin tout antécédent de choc allergique, même ancien.

Les personnes souffrant d'*angine de poitrine* ou d'*insuffisance coronarienne* ne doivent pas arrêter brutalement le traitement. Un avis médical est nécessaire.

En cas d'intervention chirurgicale, prévenez l'anesthésiste que vous suivez ce traitement.

Compte-tenu de la possibilité d'effets indésirables visuels, ce collyre peut, chez certaines personnes, constituer un risque pour la conduite automobile ou le maniement de machines dangereuses. Assurez-vous à l'occasion des premières utilisations que vous supportez bien ce collyre avant de reprendre la pratique d'une activité à risque.

Sportif : ce médicament contient une substance susceptible de rendre positifs certains *tests antidopage*.

Interactions avec d'autres substances

Ce collyre peut interagir avec d'autres collyres, notamment ceux qui contiennent de l'*adrénaline* : respectez un intervalle de 15 minutes entre deux instillations, sauf indication contraire de votre ophtalmologiste.

Bien que le passage du bêtabloquant dans le sang soit faible, ce collyre pourrait interagir avec des médicaments pris par *voie* orale (ou injectable).

Il ne doit pas être associé :
- à la floctafénine (IDARAC) : risque d'augmentation de la gravité d'un éventuel *choc* allergique ;
- au sultopride (uniquement disponible à l'hôpital) : risque de ralentissement cardiaque important.

Il peut également interagir avec l'amiodarone ou avec un *bêtabloquant* pris par voie orale.

Informez votre médecin si vous prenez des *antidiabétiques*, des *AINS*, des *antidépresseurs* tricycliques, des *neuroleptiques*, des *corticoïdes*, des *inhibiteurs calciques*, ou des médicaments contenant l'une des substances suivantes : quinidine, hydroquinidine, disopyramide, propafénone, baclofène, cimétidine, clonidine, lidocaïne injectable, méfloquine.

Grossesse et allaitement

Les études scientifiques disponibles n'ont pas mis en évidence de problème particulier lors de l'utilisation de *bêtabloquant* chez la femme enceinte.

L'effet bêtabloquant persiste quelques jours chez le nouveau-né et justifie une surveillance médicale renforcée pendant les premiers jours de la vie.

Ce médicament passe dans le lait maternel. L'allaitement est déconseillé pendant le traitement.

Mode d'emploi et posologie

Tirer la paupière inférieure vers le bas tout en regardant vers le haut et déposer une goutte de collyre entre la paupière et le globe oculaire (*cul-de-sac conjonctival*).

TIMOPTOL LP : agiter en retournant une fois le flacon, afin d'homogénéiser le collyre avant l'instillation.

Posologie usuelle :
- Adulte : 1 goutte de TIMOPTOL, 2 fois par jour ou 1 goutte de TIMOPTOL LP, une fois par jour.

La solution (0,25 % ou 0,5 %) est choisie par l'ophtalmologiste en fonction de la *tension intraoculaire*.

Conseils : Afin de diminuer le passage du *bêtabloquant* dans le sang et d'augmenter l'action locale du médicament, il est recommandé après l'instillation d'appuyer avec votre doigt entre l'œil traité et le nez (pour obstruer le canal lacrymal) ou de fermer les paupières pendant quelques minutes.

Le tabac et l'excès d'alcool sont toxiques pour le nerf optique ; ils doivent être évités.

Ne conservez pas ce collyre plus de 4 semaines après une première utilisation.

Effets indésirables possibles

Irritation locale, sécheresse de l'œil, troubles visuels à signaler à votre ophtalmologiste.

Exceptionnellement, en cas de passage du *bêtabloquant* dans le sang :
- fatigue, sensation de mains et de pieds froids, insomnie, douleurs d'estomac, nausées, vomissements ;
- *bloc auriculoventriculaire*, ralentissement excessif du cœur, chute de tension, *insuffisance cardiaque*, *bronchospasme*, *hypoglycémie*, phénomène de *Raynaud* ;
- *éruption cutanée*, aggravation d'un *psoriasis*.

Laboratoires Merck Sharp et Dohme-Chibret

TINSET

Antiallergique — **sur ordonnance**

Présentation

TINSET : comprimé sécable (blanc) ; boîte de 30. Liste II - Remb 35 % - **6,11 €**.

TINSET : suspension buvable (arôme caramel) ; flacon de 90 ml avec mesurette graduée en kg. Liste II - Remb 35 % - **1,90 €**.

Composition

	p cp	p grad kg
Oxatomide	30 mg	1 mg

Dans quel cas ce médicament est-il prescrit ?

Ce médicament est un *antihistaminique* antiallergique ; il n'a pas d'effets *atropiniques*.

Il est utilisé dans le *traitement symptomatique* des manifestations allergiques cutanées (*dermatite atopique*, *urticaire*...).

Contre-indications

Ce médicament ne doit pas être utilisé en cas d'*insuffisance hépatique* grave.

Attention : En cas d'apparition d'une jaunisse ou de troubles hépatiques, le traitement doit être interrompu ; ne réutilisez pas ce médicament sans consulter votre médecin.
Évitez les boissons alcoolisées : augmentation du risque de somnolence.
Ce médicament peut induire une somnolence, parfois intense chez certaines personnes. Cette somnolence peut être augmentée par la prise d'*alcool* ou d'autres médicaments *sédatifs*. La conduite et l'utilisation de machines dangereuses sont déconseillées, surtout dans les heures qui suivent la prise du médicament.

Interactions avec d'autres substances

Informez votre médecin ou votre pharmacien si vous prenez d'autres *sédatifs* (tranquillisants, somnifères, certains médicaments contre la toux ou contre la douleur contenant des *opiacés*, *antidépresseurs*, *neuroleptiques*...).

Grossesse et allaitement

L'effet de ce médicament pendant la grossesse ou l'allaitement est mal connu : seul votre médecin peut évaluer le risque éventuel de son utilisation dans votre cas.

Mode d'emploi et posologie

Pour les enfants de moins de 6 ans, utiliser la suspension buvable avec la mesurette graduée : la dose par prise est indiquée en fonction du poids de l'enfant sur le piston de la mesurette graduée en kg. 2 ou 3 prises par jour sont nécessaires.

Posologie usuelle :

- Adulte : 1 comprimé, matin et soir.
- Enfant et nourrisson : 2 à 3 mg par kg et par jour, à répartir en 2 ou 3 prises, soit :
  - enfant de plus de 30 kg : 1 comprimé, 2 fois par jour ;
  - enfant de 20 à 30 kg : ½ comprimé, 3 fois par jour ;
  - enfant de moins de 20 kg : 1 mesurette correspondant au poids de l'enfant, 2 ou 3 fois par jour.

Conseils : Ce médicament agit sur les manifestations de l'*allergie* mais n'en supprime pas la cause. Si les *symptômes* persistent ou s'aggravent, n'hésitez pas à consulter votre médecin.

Effets indésirables possibles

Somnolence, surtout en début de traitement, prise de poids.
Rarement : *réaction allergique*.
Exceptionnellement : troubles hépatiques, convulsions...

Laboratoires Janssen-Cilag

TIORFAN

Antidiarrhéique — sur ordonnance

Présentation

TIORFAN Adulte 100 mg : gélule (ivoire) ; boîte de 20. Liste II - Remb 35 % - **9,65 €**.
TIORFAN Enfant 30 mg : poudre orale (arôme abricot) ; boîte de 30 sachets. Liste I - Remb 35 % - **9,65 €**.
TIORFAN Nourrisson 10 mg : poudre orale (arôme abricot) ; boîte de 16 sachets. Liste I - Remb 35 % - **9,65 €**.

Composition

	p gél	p sach Enf	p sach Nour
Racécadotril	100 mg	30 mg	10 mg
Saccharose		2,9 g	0,97 g

Dans quel cas ce médicament est-il prescrit ?

Ce médicament est un antidiarrhéique qui agit en réduisant les sécrétions intestinales.
Il est utilisé dans le *traitement symptomatique* des diarrhées aiguës, en complément des mesures diététiques.

Contre-indications

Ce médicament ne doit pas être utilisé dans les cas suivants :
- enfant de moins de 15 ans (gélule),
- **grossesse**,
- **allaitement**.

Attention : Des précautions sont nécessaires en cas d'*insuffisance hépatique* et *rénale*.
Ce médicament n'est pas adapté au traitement des diarrhées dues à certains *antibiotiques*.
Une diarrhée qui s'accompagne de torpeur, de soif, de fièvre, ou de sang dans les selles nécessite rapidement un avis médical. De même, chez le *nourrisson*, une diarrhée qui s'accompagne d'une perte de poids de plus de 5 % (signe de déshydratation) peut nécessiter des soins urgents.
Les sachets contiennent du *sucre* (saccharose) en quantité notable.
Si vous devez conduire ou utiliser une machine dangereuse, assurez-vous préalablement que ce médicament n'altère pas votre vigilance.

Grossesse et allaitement

L'effet de ce médicament pendant la grossesse ou l'allaitement est mal connu. Par mesure de prudence, son usage est contre-indiqué chez la femme enceinte ou chez celle qui allaite.

Mode d'emploi et posologie

Si une diète n'est pas conseillée, ce médicament est pris de préférence avant les repas.
La poudre peut être avalée telle quelle, mélangée à l'alimentation ou diluée dans un verre d'eau ou dans un biberon.

Posologie usuelle :

- Adulte : 1 gélule d'emblée quel que soit le moment, puis 1 gélule au début des 3 principaux repas.
- Enfant et nourrisson : commencer par 1 prise d'emblée, puis 3 prises à répartir dans la journée (soit 4 prises au total le 1er jour). Les jours suivants : 1 prise, 3 fois par jour.

Soit, en pratique :
- Enfant de plus de 9 ans (plus de 27 kg environ) : 2 sachets Enfant par prise.
- Enfant de 30 mois à 9 ans (de 13 à 27 kg environ) : 1 sachet Enfant par prise.
- Nourrisson de 9 à 30 mois (de 9 à 13 kg environ) : 2 sachets Nourrisson par prise.
- Nourrisson de 1 à 9 mois (moins de 9 kg) : 1 sachet Nourrisson par prise.

Ce médicament est poursuivi jusqu'à ce que les selles soient de nouveau formées, sans dépasser toutefois 7 jours de traitement.

Conseils : Une diarrhée peut provoquer une déshydratation, notamment chez le jeune enfant ou la personne âgée. Cette perte d'eau par l'organisme doit être compensée par des boissons abondantes (bouillon salé, boissons sucrées) car elle peut être à l'origine d'une fatigue, de malaise ou de confusion des idées.

Chez le *nourrisson*, deux situations se présentent :
- l'enfant est allaité : l'allaitement sera poursuivi pendant toute la période diarrhéique ;
- l'enfant n'est pas allaité : des solutions de réhydratation particulièrement adaptées sont disponibles en pharmacie. Elles doivent être employées pendant les 3 à 4 premières heures qui suivent le début de la diarrhée et être proposées au nourrisson très régulièrement pendant cette période. Après cette phase initiale, l'alimentation habituelle, et notamment le lait, sera reprise même si la diarrhée persiste. L'exclusion du lait, avec ou sans lactose, ne fait plus partie des recommandations officielles. Au cas improbable où il vous serait impossible d'obtenir une solution de réhydratation du commerce, vous pouvez préparer une solution avec 1 litre d'eau additionné de 4 cuillères à café arasées de sucre et ½ cuillère à café de sel de table.

  Les solutions de réhydratation ne doivent pas être utilisées plus d'une demi-journée car elles sont trop pauvres en nutriments.

Effets indésirables possibles
Exceptionnellement : somnolence.

Laboratoires Bioprojet Pharma

TIORFAST
Antidiarrhéique

Présentation
TIORFAST 100 mg : gélule ; boîte de 10. Non remb.

Composition

	p gél
Racécadotril	100 mg
Lactose	+

Dans quel cas ce médicament est-il prescrit ?
Ce médicament est un antidiarrhéique qui agit en réduisant les sécrétions intestinales, sans ralentir le transit intestinal, ce qui évite la survenue de constipation.

Il est utilisé dans le traitement de courte durée des diarrhées aiguës de l'adulte.

Contre-indications
Ce médicament ne doit pas être utilisé dans les cas suivants :
- enfant de moins de 15 ans,
- **grossesse**,
- **allaitement**.

Attention : Une diarrhée qui s'accompagne de torpeur, de soif, de fièvre, ou de sang dans les selles nécessite rapidement un avis médical.
Ce médicament n'est pas adapté au traitement des diarrhées dues à certains *antibiotiques*.

Grossesse et allaitement
L'effet de ce médicament pendant la grossesse ou l'allaitement est mal connu. Par mesure de prudence, son usage est contre-indiqué chez la femme enceinte ou chez celle qui allaite.

Mode d'emploi et posologie
Ce médicament est pris de préférence avant les repas.

Posologie usuelle :
- Adulte : 1 gélule d'emblée quel que soit le moment, puis 1 gélule au début des 3 principaux repas.

Le traitement peut être arrêté dès que les selles recommencent à être formées. Il ne doit pas dépasser 3 jours sans avis médical.

Conseils : Une diarrhée peut provoquer une déshydratation, notamment chez la personne âgée. Cette perte d'eau par l'organisme doit être compensée par des boissons abondantes (bouillon salé, boissons sucrées) car elle peut être à l'origine d'une fatigue, de malaise ou de confusion des idées.

Le régime à suivre en cas de *diarrhée* repose sur une alimentation légère, à base de :
- carotte, pomme de terre, en soupe ou en purée ;
- pâtes, riz ou tapioca bien cuits, eau de cuisson du riz ;
- compote de pommes ou de coings, gelée de coings ou de myrtilles ;
- biscuits salés ou sucrés.

Doivent être évités : les jus de fruits et les fruits crus, les légumes riches en fibres, les sources de protéines animales et les boissons glacées.

Effets indésirables possibles
Rarement : somnolence, éruption cutanée.

Laboratoires Bioprojet Pharma

TISANE AFRA
Informations détaillées sur www.monvidal.com

TISANE DE SANTÉ
Informations détaillées sur www.monvidal.com

TISANE DES FAMILLES
Informations détaillées sur www.monvidal.com

TISANE FRANKLIN
Informations détaillées sur www.monvidal.com

TISANE GARFIELD
Informations détaillées sur www.monvidal.com

TISANE HÉPATIQUE DE HOERDT

Informations détaillées sur www.monvidal.com

TISANE PROVENÇALE N° 1

Informations détaillées sur www.monvidal.com

TISANE PROVENÇALE N° 2

Informations détaillées sur www.monvidal.com

TISANE PROVENÇALE N° 3

Informations détaillées sur www.monvidal.com

TISANE PROVENÇALE N° 4

Informations détaillées sur www.monvidal.com

TISANE PROVENÇALE N° 5

Informations détaillées sur www.monvidal.com

TISANE PROVENÇALE N° 6

Informations détaillées sur www.monvidal.com

TITANORAL

Vasculoprotecteur et veinotonique

Ce médicament est un générique de DIOVENOR (voir p. 407).

TITANORÉÏNE

Antihémorroïdaire

Présentation

TITANORÉÏNE : crème rectale ; tube de 40 g. Remb 35 % - **4,61 €**.
TITANORÉÏNE : suppositoire ; boîte de 12. Remb 35 % - **2,92 €**.

Composition

	p 100 g	p suppos
Carraghénates	2,5 g	300 mg
Oxyde de zinc	2 g	400 mg
Dioxyde de titane	2 g	200 mg

Dans quel cas ce médicament est-il prescrit ?

Ce médicament d'usage local contient des substances protectrices et cicatrisantes.

Il est utilisé dans le *traitement symptomatique* des douleurs, des sensations de brûlures et des démangeaisons de l'anus, en particulier dues aux *hémorroïdes*.

Attention : Des douleurs, un saignement anal qui persistent malgré le traitement peuvent être dus à une maladie autre que des *hémorroïdes* : consultez votre médecin. De même, tout saignement anal survenant chez une personne de plus de 50 ans doit faire l'objet d'une consultation médicale.

Grossesse et allaitement

L'effet de ce médicament pendant la grossesse ou l'allaitement est mal connu. L'évaluation du risque éventuel lié à son utilisation est individuelle : demandez conseil à votre pharmacien ou à votre médecin.

Mode d'emploi et posologie

1 ou 2 suppostoires par jour ou 1 application de crème, matin et soir et après chaque selle (sans dépasser 4 applications par jour).

Le traitement doit être de courte durée (pas plus de quelques jours).

Conseils : La constipation chronique et les efforts excessifs de poussée sont les principaux facteurs déclenchant des crises d'hémorroïdes. Un régime riche en fibres alimentaires (fruits, légumes, céréales complètes), des boissons abondantes et un exercice physique régulier en limitent le risque.

En cas de crise, la consommation d'alcool ou de mets épicés peut accentuer les douleurs et la gêne. Une attention particulière doit être portée au nettoyage de la région anale afin de limiter les phénomènes d'irritation. Il est également conseillé de limiter les positions assises prolongées, qui peuvent avoir un effet aggravant sur la douleur.

Les suppositoires doivent être conservés à l'abri de la chaleur.

Laboratoires Mc Neil Santé Grand Public

TITANORÉÏNE lidocaïne

Informations détaillées sur www.monvidal.com

TOBI

Informations détaillées sur www.monvidal.com

TOBRADEX

Collyre anti-inflammatoire et antibiotique

sur ordonnance

Présentation

TOBRADEX : collyre ; flacon compte-gouttes de 5 ml. Liste I - Remb 35 % - **3,90 €**.

Composition

	p 100 ml
Dexaméthasone	100 mg
Tobramycine	300 mg
Benzalkonium chlorure	+

Dans quel cas ce médicament est-il prescrit ?

Ce collyre contient un *anti-inflammatoire* (*corticoïde*) et un *antibiotique* de la famille des *aminosides*.

Il est utilisé dans la prévention des complications d'opération de l'œil et dans le traitement de certaines infections oculaires.

Contre-indications

Ce médicament ne doit pas être utilisé dans les cas suivants :
- *allergie* aux *antibiotiques* de la famille des *aminosides*,
- *kératite* virale à son début,
- *mycose* oculaire.

Attention : Ce collyre contient un conservateur (benzalkonium) qui appartient à la famille des *ammoniums quaternaires*. Signalez à votre médecin tout *antécédent* d'*allergie* à ces substances.

L'usage de ce médicament impose un examen ophtalmologique préalable. En effet, certaines infections oculaires peuvent être aggravées par les dérivés de la *cortisone*.

Une irritation oculaire importante peut être due à une infection non contrôlée par le traitement : en cas de doute, n'hésitez pas à consulter votre médecin.
Une utilisation prolongée nécessite une surveillance ophtalmologique.
L'usage de ce médicament est déconseillé chez le *nourrisson.*

Interactions avec d'autres substances

Ce médicament peut interagir avec d'autres collyres. Respectez un intervalle de 15 minutes entre l'instillation des différents produits.
Les substances médicamenteuses contenues dans les collyres sont en parties absorbées. Elles pourraient donc, malgré les faibles doses utilisées, donner lieu à des interactions médicamenteuses. Demandez conseil à votre médecin si vous prenez d'autres médicaments.

Grossesse et allaitement

L'effet de ce médicament pendant la grossesse ou l'allaitement est mal connu : seul votre médecin peut évaluer le risque éventuel de son utilisation dans votre cas.

Mode d'emploi et posologie

Tirer la paupière inférieure vers le bas tout en regardant vers le haut et déposer une goutte de collyre entre la paupière et le globe oculaire (*cul-de-sac conjonctival*).

Posologie usuelle :

- Adulte : 1 goutte toutes les 4 à 6 heures.

Conseils : Le port de lentilles de contact est déconseillé pendant le traitement.
Ne conservez pas ce collyre plus d'un mois après une première utilisation.

Effets indésirables possibles

Irritation ou réaction allergique locale.

Laboratoires Alcon

TOBREX

Antibiotique à usage ophtalmique — sur ordonnance

Présentation

TOBREX : collyre ; flacon compte-gouttes de 5 ml. Liste I - Remb 65 % - **3,15 €**.
TOBREX : pommade ophtalmique ; tube de 5 g. Liste I - Remb 65 % - **3,15 €**.

Composition

	p 100 ml	p 100 g
Tobramycine	300 mg	300 mg
Benzalkonium chlorure	+	

Dans quel cas ce médicament est-il prescrit ?

Ce médicament à usage local contient un *antibiotique* de la famille des *aminosides.*
Il est utilisé sous forme de collyre ou de pommade pour traiter les infections de l'œil.

Contre-indications

Ce médicament ne doit pas être utilisé en cas d'*allergie* aux *antibiotiques* de la famille des *aminosides* (néomycine notamment).

Attention : Une rougeur ou une douleur de l'œil ne correspondent pas toujours à une infection. Des soins urgents peuvent être nécessaires, notamment en cas de vision floue. N'utilisez pas ce médicament sans avis médical.
Le collyre ou la pommade peuvent être contaminés par l'œil infecté : évitez de mettre en contact l'extrémité du flacon ou du tube avec l'œil ; ne conservez pas ces médicaments plus de 15 jours après une première utilisation.

Grossesse et allaitement

L'effet de ce médicament pendant la grossesse ou l'allaitement est mal connu : seul votre médecin peut évaluer le risque éventuel de son utilisation dans votre cas.

Mode d'emploi et posologie

Tirer la paupière inférieure vers le bas tout en regardant vers le haut. Déposer les gouttes de collyre ou la pommade entre la paupière et le globe oculaire (*cul-de-sac conjonctival*).
Dans le traitement des infections des paupières, déposer la pommade sur le bord de la paupière, au contact des cils.

Posologie usuelle :

Collyre : 1 goutte, 3 à 8 fois par jour.
Pommade ophtalmique : appliquer l'équivalent d'un grain de riz, 2 ou 3 fois par jour.

Conseils : La vision est légèrement troublée par l'application de la pommade. Ce trouble disparaît en quelques minutes.
Une application correcte du produit peut nécessiter une aide, notamment chez l'enfant ou la personne handicapée ou âgée.
Les lentilles de contact ne doivent pas être portées en cas d'infection oculaire ni réutilisées avant guérison complète.

Effets indésirables possibles

Irritation ou *réaction allergique* locale.

Laboratoires Alcon

TOCLASE TOUX SÈCHE

Antitussif non opiacé non antihistaminique

Présentation

TOCLASE TOUX SÈCHE : solution buvable (arôme poire) ; flacon de 150 ml avec verre doseur de 10 ml. Non remb.

Composition

	p 10 ml
Pentoxyvérine citrate	21,3 mg
Sorbitol	3 g

Dans quel cas ce médicament est-il prescrit ?

Cette solution buvable contient un *antitussif* qui agit sur les centres de la toux.
Elle est utilisée dans le *traitement symptomatique* de la toux sèche.

Contre-indications

Ce médicament ne doit pas être utilisé dans les cas suivants :
- *asthme,*
- *insuffisance respiratoire,*
- risque de *glaucome* à angle fermé,

- risque de blocage des urines (*adénome de la prostate*),
- enfant de moins de 15 ans.

Attention : Ce médicament n'est pas adapté au traitement de la toux grasse, qui est un mécanisme de défense normal de l'organisme permettant l'évacuation des mucosités présentes dans les bronches.
La toux est un *symptôme* qui peut révéler de nombreuses maladies (*allergie*, maladie cardiaque, pulmonaire, digestive...) : consultez votre médecin si elle persiste plus de quelques jours.
Ce médicament peut induire une somnolence, parfois intense chez certaines personnes. Cette somnolence peut être augmentée par la prise d'*alcool* ou d'autres médicaments *sédatifs*. La conduite et l'utilisation de machines dangereuses sont déconseillées, surtout dans les heures qui suivent la prise du médicament.

Grossesse et allaitement

L'effet de ce médicament pendant la grossesse ou l'allaitement est mal connu. L'évaluation du risque éventuel lié à son utilisation est individuelle : demandez conseil à votre pharmacien ou à votre médecin.

Mode d'emploi et posologie

La solution buvable doit être prise au moment où survient la toux.
Les prises doivent être espacées d'au moins 6 heures.

Posologie usuelle :
- Adulte : 1 dose de 10 ml, 4 fois par jour.

Chez la personne âgée, l'insuffisant hépatique ou rénal, la posologie initiale est généralement réduite de moitié.
La durée du traitement ne doit pas dépasser 5 jours sans avis médical.

Conseils : Ce médicament peut être en accès libre dans certaines pharmacies ; néanmoins, n'hésitez pas à demander conseil à votre pharmacien.
La pentoxyvérine n'entraîne pas de dépression respiratoire aux doses usuelles.
La cigarette est irritante pour les bronches et entretient la toux : évitez de fumer ou d'être exposé à la fumée des autres.
Des mesures simples permettent de calmer les toux sèches : boissons chaudes et humidification de l'air ambiant.

Effets indésirables possibles

Constipation, nausées, vomissements, bouche sèche, *réaction allergique* cutanée, *vertiges*, somnolence.
Comme tous les médicaments et confiseries contenant des sucres non absorbables (sorbitol, maltitol...), possibilité de *diarrhée* en cas d'apport important.

Laboratoires Pierre Fabre Médicament

TOCO 500
Vitamine E

Présentation

TOCO 500 : capsule molle (vert pâle) ; boîte de 30. Remb 65 % - **3,50 €**.

Composition

	p caps
Alpha-tocophérol acétate (vitamine E)	500 mg

Dans quel cas ce médicament est-il prescrit ?

Ce médicament contient de la *vitamine* E, substance protectrice de la membrane des cellules.
Il est utilisé dans le traitement des *carences* en vitamine E.

Grossesse et allaitement

Ce médicament ne contient aucune substance connue pour être toxique pendant la grossesse ou l'allaitement. Néanmoins, ne l'utilisez pas de façon prolongée sans avis médical.

Mode d'emploi et posologie

Avaler la capsule telle quelle, avec un verre d'eau.

Posologie usuelle :
1 capsule par jour, le matin au petit déjeuner.

Conseils : Une alimentation équilibrée et diversifiée apporte habituellement des quantités suffisantes de *vitamine* E, présente essentiellement dans les corps gras.

Laboratoires Pharma 2000

TOCOLION
Informations détaillées sur www.monvidal.com

TOCOPA
Informations détaillées sur www.monvidal.com

TOCOPHÉROL TEVA
Vitamine E

Présentation

TOCOPHÉROL TEVA : capsule ; boîte de 30. Remb 65 % - **3,50 €**.

Composition

	p caps
Alpha-tocophérol acétate (vitamine E)	500 mg

Dans quel cas ce médicament est-il prescrit ?

Ce médicament contient de la *vitamine* E, substance protectrice de la membrane des cellules.
Il est utilisé dans le traitement des *carences* en vitamine E.

Grossesse et allaitement

Ce médicament ne contient aucune substance connue pour être toxique pendant la grossesse ou l'allaitement. Néanmoins, ne l'utilisez pas de façon prolongée sans avis médical.

Mode d'emploi et posologie

1 capsule par jour, le matin au petit déjeuner.

Conseils : Une alimentation équilibrée et diversifiée apporte habituellement des quantités suffisantes de *vitamine* E, présente essentiellement dans les corps gras.

Laboratoires Teva Classics

TOFRANIL
Informations détaillées sur www.monvidal.com

TOLEXINE
Antibiotique : cycline
sur ordonnance

Ce médicament est un générique de VIBRAMYCINE (voir p. 1319).

TONACTIL
Informations détaillées sur www.monvidal.com

TONICALCIUM
Informations détaillées sur www.monvidal.com

TONIGIN
Informations détaillées sur www.monvidal.com

TONILAX
Laxatif stimulant

Présentation
TONILAX : comprimé ; boîte de 20. Non remb.

Composition

	p cp
Aloès, poudre	50 mg
Bourdaine, extrait d'écorce	20 mg

Dans quel cas ce médicament est-il prescrit ?
Ce médicament contient des *laxatifs stimulants* qui augmentent les sécrétions et la motricité de l'intestin.

Il est utilisé dans le *traitement symptomatique* de la constipation.

Contre-indications
Ce médicament ne doit pas être utilisé dans les cas suivants :
- maladies inflammatoires du côlon ;
- constipation ou douleurs abdominales dues à une obstruction du tube digestif : rétrécissement intestinal, *fécalome* (bouchon de selles) ;
- déshydratation importante surtout si elle est associée à une perte en sels minéraux (*sodium*, *potassium*) ;
- enfant de moins de 10 ans.

Attention : Ce médicament doit être utilisé de façon épisodique et en cure très brève : pas plus de 8 à 10 jours.
Son usage régulier peut entraîner :
- une *dépendance*,
- des troubles intestinaux graves,
- une perte de sels minéraux, notamment de *potassium*, pouvant être à l'origine de *troubles du rythme cardiaque* graves.

Chez l'enfant de plus de 10 ans, ce médicament ne peut être utilisé que de façon exceptionnelle et uniquement sur prescription médicale.
Arrêtez le traitement en cas de diarrhée ou de douleurs abdominales.

Interactions avec d'autres substances
Ce médicament peut interagir avec les médicaments susceptibles de provoquer des *torsades de pointes*.

Informez par ailleurs votre pharmacien ou votre médecin si vous prenez des *corticoïdes* (sauf traitement local), des *diurétiques* ou des médicaments contenant de la digoxine, de la digitoxine ou de l'amphotéricine B (par *voie* intraveineuse).

Grossesse et allaitement
Ce médicament est déconseillé pendant la grossesse et l'allaitement.

Mode d'emploi et posologie
Les comprimés sont avalés de préférence ¼ d'heure avant le dîner.

Posologie usuelle :
- Adulte : 1 ou 2 comprimés par jour.

Conseils : Le traitement de la constipation chronique repose essentiellement sur des boissons abondantes, une alimentation riche en fibres et une activité physique régulière.
Ce médicament peut colorer les urines (de jaune-brun à rouge-brun), ce qui ne doit pas vous inquiéter.

Effets indésirables possibles
Diarrhée, douleurs abdominales.

Laboratoires Merck Médication Familiale

TONIQUE VÉGÉTAL
Informations détaillées sur www.monvidal.com

TOPAAL
Antireflux, antiacide

Présentation
TOPAAL : comprimé à croquer (blanc ; arômes : caramel, fraise) ; boîte de 42. Remb 35 % - **3,39 €**.
TOPAAL : suspension buvable (arômes : caramel, menthe) ; flacon de 210 ml. Remb 35 % - **3,26 €**.

Composition

	p cp	p 10 ml
Acide alginique	200 mg	400 mg
Hydroxyde d'aluminium colloïdal	30 mg	60 mg
Silice	130 mg	260 mg
Hydrocarbonate de magnésium	40 mg	
Carbonate de magnésium		80 mg
Saccharose	0,88 g	

Dans quel cas ce médicament est-il prescrit ?
Ce médicament appartient à la famille des *antiacides* d'action locale. Il forme un gel visqueux qui surnage dans l'estomac et protège l'œsophage en cas de reflux du contenu de l'estomac.

Il est utilisé dans le traitement du *reflux gastro-œsophagien*.

Attention : Il est préférable de consulter un médecin dans les situations suivantes :
- troubles de la digestion apparaissant pour la première fois, ou si les troubles ont changé récemment ;
- troubles associés à une perte de poids ;
- difficulté à avaler ou gêne abdominale persistante.

Compte tenu de la présence d'aluminium, des précautions sont nécessaires chez les *insuffisants rénaux* et chez les *dialysés*.
Les comprimés contiennent du *sucre* (saccharose) en quantité notable.

Interactions avec d'autres substances
Ce médicament peut diminuer l'absorption de nombreux médicaments. Un délai d'au moins 2 heures (voire 4 heures avec les *antibiotiques* de la famille des

quinolones) doit être respecté entre la prise de ce médicament et celle des autres traitements. Demandez conseil à votre médecin ou à votre pharmacien.

Grossesse et allaitement

Ce médicament ne contient que des substances présumées sans danger pendant la grossesse ou l'allaitement. Néanmoins, ne l'utilisez pas de façon prolongée sans l'avis de votre pharmacien ou de votre médecin.

Mode d'emploi et posologie

Ce médicament doit être pris après les repas et la dernière prise aura lieu de préférence le soir au coucher.

Les comprimés doivent être mâchés très soigneusement avant d'être avalés avec un demi-verre d'eau.

Le flacon contenant la suspension buvable doit être agité vigoureusement avant chaque emploi.

Posologie usuelle :

2 comprimés ou 2 cuillères à café de suspension buvable, 3 fois par jour.

Conseils : Il est bon de fractionner les repas, d'éviter la position penchée, d'éviter de s'allonger après les repas et de porter des vêtements trop serrés. La surélévation de la tête du lit est recommandée.

Si vous êtes fumeur, la poursuite du tabagisme est un frein important au traitement : la nicotine augmente l'acidité gastrique et réduit l'efficacité du muscle qui ferme la jonction entre l'œsophage et l'estomac.

Laboratoires Pierre Fabre Médicament

TOPALGIC

Antalgique opiacé

sur ordonnance

Présentation

TOPALGIC 50 mg : gélule ; boîte de 30. Liste I - Remb 65 % - **5,35 €**.

TOPALGIC 100 mg/ml : solution buvable (arôme anis) ; flacon de 10 ml (1 ml = 40 gouttes) avec compte-gouttes. Liste I - Remb 65 % - **5,93 €**.

Composition

	p gél	p ml
Tramadol chlorhydrate	50 mg	100 mg

Dans quel cas ce médicament est-il prescrit ?

Ce médicament est un *antalgique* de la famille des *opiacés*. Il combat la douleur en agissant directement sur la perception de la douleur par le cerveau.

Il est utilisé dans le traitement de la douleur.

Contre-indications

Ce médicament ne doit pas être utilisé dans les cas suivants :

- *antécédent* d'*intolérance* aux *opiacés* ;
- intoxication ou *surdosage* avec des *sédatifs*, ivresse aiguë ;
- *insuffisance respiratoire* ou *hépatique* grave ;
- *épilepsie* (sauf si elle est traitée) ;
- enfant de moins de 3 ans (solution buvable) ;
- enfant de moins de 15 ans (gélule) ;
- en association avec les *IMAO* ou les médicaments contenant de la nalbuphine, de la buprénorphine ou de la pentazocine ;
- **allaitement**.

Attention : Ce médicament ne doit être utilisé chez l'enfant que sur prescription : ne le réutilisez pas ou ne l'utilisez pas sans avis médical chez un autre enfant.

Rangez la solution buvable sous clé hors de portée des enfants : une intoxication par surdosage accidentel peut être grave et nécessite de prendre l'avis du centre antipoison (voir Annexes) ou du centre 15.

Des précautions sont nécessaires chez les personnes qui souffrent d'*hypertension intracrânienne*.

Ce médicament contient un *opiacé* : son usage prolongé, à dose élevée, expose à un risque de *dépendance*. Ne dépassez pas la dose ni la durée de traitement recommandées.

Évitez les boissons alcoolisées : augmentation du risque de somnolence.

Conducteur : ce médicament peut être responsable de *vertiges* ou d'une baisse de la vigilance.

Interactions avec d'autres substances

Ce médicament ne doit pas être associé :

- aux médicaments contenant de la nalbuphine, de la buprénorphine ou de la pentazocine : risque de diminution de l'effet *antalgique* ;
- aux *IMAO* sélectifs ou non : risque d'accident grave. Un délai de 15 jours doit séparer un traitement antérieur par IMAO de la mise en route du traitement *antalgique*.

Il peut interagir avec les médicaments contenant de la carbamazépine.

Signalez à votre médecin la prise éventuelle de *sédatifs* et d'autres antalgiques ou antitussifs *opiacés*.

Grossesse et allaitement

L'effet de ce médicament pendant la grossesse et l'allaitement est mal connu. Par mesure de prudence, son usage est déconseillé chez la femme enceinte et contre-indiqué chez celle qui allaite.

Mode d'emploi et posologie

Les gélules doivent être avalées avec un verre d'eau, pendant ou en dehors des repas.

La solution buvable est adaptée à l'enfant. Elle peut être prise avec un peu de liquide ou sur un morceau de sucre.

Posologie usuelle :

- Adulte :
  - douleur aiguë : 100 mg (soit 2 gélules) puis 50 à 100 mg (soit 1 ou 2 gélules), à renouveler si nécessaire toutes les 4 à 6 heures ;
  - douleur chronique : 50 à 100 mg, soit 1 ou 2 gélules toutes les 4 à 6 heures.

Dans tous les cas, il ne faut pas dépasser 8 gélules par jour.

Chez la personne âgée ou en cas d'*insuffisance hépatique* ou *rénale*, le médecin peut prévoir un espacement des prises plus important.

- Enfant de plus de 3 ans : 1 à 2 mg par kg, 3 ou 4 fois par jour, soit pour un enfant de 10 kg, 4 à 8 gouttes de solution buvable, 3 ou 4 fois par jour. La dose la plus faible possible est toujours recherchée.

Conseils : Comme tous les *antalgiques*, ce médicament est généralement plus efficace pour prévenir la douleur que pour la calmer : dans le traitement des douleurs chroniques, il est préférable de prendre ce médicament à intervalles réguliers sans attendre que la douleur s'installe.

Cet antalgique *opiacé* est destiné à être utilisé en deuxième intention, lorsque l'aspirine, l'ibuprofène ou le paracétamol, utilisés seuls, sont insuffisamment efficaces. Il peut néanmoins être utilisé d'emblée dans le traitement des douleurs fortes.

Effets indésirables possibles

Nausées et *vertiges* le plus fréquemment.

Occasionnellement (1 à 10 % des utilisateurs) : vomissements, constipation, bouche sèche, sueurs, maux de tête, confusion.

Plus rarement (moins de 1 % des utilisateurs) : douleurs abdominales, *éruption cutanée*, *palpitations*, *hypotension orthostatique*.

Exceptionnellement (moins de 1 cas sur 1000) : faiblesse musculaire, modification de l'appétit, vision floue, difficulté à uriner, euphorie, *réaction allergique*, ralentissement du rythme cardiaque, augmentation de la tension artérielle.

Laboratoires sanofi-aventis France

TOPALGIC LP

Antalgique opiacé — sur ordonnance

Présentation

TOPALGIC LP 100 mg : comprimé à *libération prolongée* (blanc) ; boîte de 30. Liste I - Remb 65 % - **13,40 €**.
TOPALGIC LP 150 mg : comprimé à *libération prolongée* (orange pâle) ; boîte de 30. Liste I - Remb 65 % - **18,99 €**.
TOPALGIC LP 200 mg : comprimé à *libération prolongée* (brun orangé) ; boîte de 30. Liste I - Remb 65 % - **22,29 €**.

Composition

	p cp LP	p cp LP	p cp LP
Tramadol chlorhydrate	100 mg	150 mg	200 mg
Lactose	+	+	+

Dans quel cas ce médicament est-il prescrit ?

Ce médicament est un *antalgique* de la famille des *opiacés*. Il combat la douleur en agissant directement sur la perception de la douleur par le cerveau.

Il est utilisé dans le traitement de la douleur.

Contre-indications

Ce médicament ne doit pas être utilisé dans les cas suivants :
- intoxication ou *surdosage* avec des *sédatifs*, ivresse aiguë ;
- en association avec les *IMAO* ou les médicaments contenant de la nalbuphine, de la buprénorphine ou de la pentazocine ;
- **allaitement**.

Attention : Des précautions sont nécessaires en cas d'*antécédent* d'*intolérance* aux *opiacés* et chez les personnes qui souffrent d'*hypertension intracrânienne*, d'*épilepsie*, d'*insuffisance rénale* ou *hépatique*.

Ce médicament contient un *opiacé* : son usage prolongé, à dose élevée, expose à un risque de *dépendance*. Ne dépassez pas la dose ni la durée de traitement recommandées.

Évitez les boissons alcoolisées : augmentation du risque de somnolence.

Conducteur : ce médicament peut être responsable de *vertiges* ou d'une baisse de la vigilance.

Interactions avec d'autres substances

Ce médicament ne doit pas être associé :
- aux médicaments contenant de la nalbuphine, de la buprénorphine ou de la pentazocine : risque de diminution de l'effet *antalgique* ;
- aux *IMAO* sélectifs ou non : risque d'accident grave. Un délai de 15 jours doit séparer un traitement antérieur par IMAO de la mise en route du traitement *antalgique*.

Il peut interagir avec les médicaments contenant de la carbamazépine.

Signalez à votre médecin si vous prenez également un *antidépresseur*, des *sédatifs* et d'autres antalgiques ou antitussifs *opiacés*.

Grossesse et allaitement

L'effet de ce médicament pendant la grossesse et l'allaitement est mal connu. Par mesure de prudence, son usage est déconseillé chez la femme enceinte et contre-indiqué chez celle qui allaite.

Mode d'emploi et posologie

Les comprimés doivent être avalés sans être croqués, avec un verre d'eau, pendant ou en dehors des repas.

Posologie usuelle :
- Adulte et enfant de plus de 12 ans : 100 à 200 mg, matin et soir.

Chez la personne âgée ou en cas d'*insuffisance hépatique* ou *rénale*, le médecin peut prévoir un espacement des prises plus important.

Conseils : Comme tous les *antalgiques*, ce médicament est généralement plus efficace pour prévenir la douleur que pour la calmer : dans le traitement des douleurs chroniques, il est préférable de prendre ce médicament à intervalles réguliers sans attendre que la douleur s'installe.

Cet antalgique *opiacé* est destiné à être utilisé en deuxième intention, lorsque l'aspirine, l'ibuprofène ou le paracétamol, utilisés seuls, sont insuffisamment efficaces. Il peut néanmoins être utilisé d'emblée dans le traitement des douleurs fortes.

Effets indésirables possibles

Nausées et *vertiges* le plus fréquemment.

Occasionnellement (1 à 10 % des utilisateurs) : vomissements, constipation, bouche sèche, sueurs, maux de tête, confusion.

Plus rarement (moins de 1 % des utilisateurs) : douleurs abdominales, *éruption cutanée*, *palpitations*, *hypotension orthostatique*.

Exceptionnellement (moins de 1 cas sur 1000) : faiblesse musculaire, modification de l'appétit, vision floue, difficulté à uriner, euphorie, *réaction allergique*, ralentissement du rythme cardiaque, augmentation de la tension artérielle.

Laboratoires sanofi-aventis France

TOPALKAN

Informations détaillées sur www.monvidal.com

TOPFENA gel
Anti-inflammatoire d'action locale **sur ordonnance**

Ce médicament est un générique de PROFÉNID gel (voir p. 1053).

TOPFENA oral
Anti-inflammatoire non stéroïdien **sur ordonnance**

Ce médicament est un générique de PROFÉNID comprimé, gélule (voir p. 1055).

TOPLEXIL
Antitussif antihistaminique

Présentation
TOPLEXIL : sirop (arôme caramel) ; flacon de 150 ml avec gobelet doseur gradué à 5 ml et à 10 ml. Remb 35 % - **3,21 €**.
TOPLEXIL sans sucre : sirop (arôme caramel) ; flacon de 150 ml avec gobelet doseur gradué à 5 ml et à 10 ml. Remb 35 % - **3,21 €**.

Composition

	p 5 ml	p 5 ml
Oxomémazine	1,65 mg	1,65 mg
Saccharose	3,7 g	
Sodium		8,26 mg

Dans quel cas ce médicament est-il prescrit ?
Ce médicament contient un *antihistaminique* de la famille des phénothiazines. Il possède des propriétés antitussives et *sédatives*.
Il est utilisé dans le *traitement symptomatique* des toux sèches, notamment celles qui surviennent la nuit.

Contre-indications
Ce médicament ne doit pas être utilisé dans les cas suivants :
- *antécédent* d'*agranulocytose*,
- risque de *glaucome* à angle fermé,
- risque de blocage des urines lié à un *adénome de la prostate*.

Attention : Ce médicament n'est pas adapté au traitement de la toux grasse, qui est un mécanisme de défense normal de l'organisme permettant l'évacuation des mucosités présentes dans les bronches.
La toux est un *symptôme* qui peut révéler de nombreuses maladies (*allergie*, maladie cardiaque, pulmonaire, digestive...) : consultez votre médecin si elle persiste plus de quelques jours.
N'utilisez pas ce médicament chez l'enfant de moins de 1 an sans avis médical.
Des précautions sont nécessaires en cas de maladie cardiaque, d'*épilepsie*, d'*insuffisance hépatique*, d'*insuffisance rénale* et chez la personne âgée, notamment en cas de constipation chronique, d'*adénome de la prostate*, de tendance aux *vertiges* ou aux baisses de tension.
L'oxomémazine, comme les autres phénothiazines, est susceptible de déclencher des réactions de *photosensibilisation* ; évitez toute exposition au soleil pendant le traitement.
Évitez les boissons alcoolisées : augmentation du risque de somnolence.

Ce médicament peut induire une somnolence, parfois intense chez certaines personnes. Cette somnolence peut être augmentée par la prise d'*alcool* ou d'autres médicaments *sédatifs*. La conduite et l'utilisation de machines dangereuses sont déconseillées, surtout dans les heures qui suivent la prise du médicament.

Interactions avec d'autres substances
Ce médicament peut interagir avec le sultopride.
Informez votre médecin ou votre pharmacien si vous prenez un autre médicament ayant des effets *atropiniques* ou *sédatifs* (tranquillisants, somnifères, certains médicaments contre la toux ou contre la douleur contenant des *opiacés*, *antidépresseurs*, *neuroleptiques*...).

Grossesse et allaitement
L'effet de ce médicament pendant la grossesse est mal connu : seul votre médecin peut évaluer le risque éventuel de son utilisation dans votre cas.
En cas de prise en fin de grossesse, une surveillance du *nouveau-né* peut être nécessaire.
Les données actuellement disponibles ne permettent pas de savoir si ce médicament passe dans le lait maternel : par mesure de prudence, il est déconseillé pendant l'allaitement.

Mode d'emploi et posologie
Ce médicament est pris de préférence au moment où survient la toux, en espaçant les prises d'au moins 4 heures. Les prises du soir doivent être privilégiées en raison du risque de somnolence.

Posologie usuelle :
- Adulte et enfant de plus de 40 kg (plus de 12 ans) : 1 gobelet gradué à 10 ml, 4 fois par jour.
- Enfant de 30 à 40 kg (environ 10 à 12 ans) : 1 gobelet gradué à 10 ml, 3 ou 4 fois par jour.
- Enfant de 20 à 30 kg (environ 6 à 10 ans) : 1 gobelet gradué à 10 ml, 2 ou 3 fois par jour.
- Enfant de 10 à 20 kg (environ 1 à 6 ans) : 1 gobelet gradué à 5 ml, 2 ou 3 fois par jour.

Conseils : Si vous êtes fumeur, la poursuite du tabagisme nuit à l'efficacité du traitement.
Des mesures simples permettent de calmer les toux sèches : boissons chaudes et humidification de l'air ambiant.
Ce médicament ne doit pas être conservé plus de 6 mois après ouverture du flacon.

Effets indésirables possibles
Somnolence.
Effets *atropiniques* : sécheresse de la bouche, troubles de l'*accommodation*, blocage des urines, constipation, *palpitations*.
Hypotension orthostatique, *vertiges*.
Tremblements, mauvaise coordination des mouvements.
Agitation, confusion des idées.
Réaction allergique, *photosensibilisation*.
Anomalie de la *numération formule sanguine*.

Laboratoires sanofi-aventis France

TOP MAG
Informations détaillées sur www.monvidal.com

TOPREC Adulte

Anti-inflammatoire non stéroïdien

Présentation

TOPREC : comprimé (blanc) ; boîte de 20. Remb 65 % - **3,07 €**.

Composition

	p cp
Kétoprofène	25 mg
Amidon de blé (gluten)	+
Lactose	+

Dans quel cas ce médicament est-il prescrit ?

Ce médicament est un *anti-inflammatoire* non stéroïdien (*AINS*). Il lutte contre la douleur et fait baisser la fièvre. Ses propriétés anti-inflammatoires se manifestent à forte dose.

Il est utilisé dans le *traitement symptomatique* de la fièvre et de la douleur (maux de tête, douleurs dentaires, rhumatismales, articulaires, règles douloureuses...).

Contre-indications

Ce médicament ne doit pas être utilisé dans les cas suivants :

- *antécédent* d'*allergie* ou d'*asthme* provoqué par la prise d'*AINS*, y compris l'aspirine ;
- *ulcère* de l'estomac ou du *duodénum* ;
- *insuffisance hépatique* ou *rénale* graves ;
- *insuffisance cardiaque* grave ;
- **grossesse** (à partir du 6e mois).

Attention : Tout traitement prolongé ou *surdosage* d'*AINS* expose à des effets indésirables graves.

Certaines situations doivent conduire à ne poursuivre le traitement qu'après un avis médical :

- brûlures d'estomac importantes ou selles noires et nauséabondes pouvant traduire une irritation ou un saignement du tube digestif ;
- *éruption cutanée*, crise d'*asthme* ;
- fatigue inhabituelle et intense, ou baisse brutale et importante du volume des urines chez une personne souffrant d'*insuffisance cardiaque*, déshydratée ou traitée par *diurétique*.

Des précautions sont nécessaires chez la personne âgée ou en cas d'*antécédent* d'*ulcère* de l'estomac ou du *duodénum* ou de risque hémorragique, notamment digestif (maladie de *Crohn*, *rectocolite hémorragique*).

Certains médecins considèrent que les anti-inflammatoires peuvent diminuer l'efficacité des stérilets et exposer à un risque de grossesse non désirée. Ce risque est actuellement très controversé.

Conducteur : ce médicament peut provoquer parfois des étourdissements et des troubles de la vue.

Interactions avec d'autres substances

Ce médicament peut interagir avec d'autres médicaments, notamment :

- l'aspirine et les autres *anti-inflammatoires* non stéroïdiens (*AINS*) : risque d'augmentation des effets indésirables ;
- les *anticoagulants* et les *antiagrégants plaquettaires* : augmentation du risque hémorragique ;
- le lithium (TÉRALITHE, NEUROLITHIUM...) : augmentation du taux de lithium dans le sang ;
- le méthotrexate.

Informez par ailleurs votre médecin ou votre pharmacien en cas de traitement par un *diurétique*, un *inhibiteur de l'enzyme de conversion*, un *inhibiteur de l'angiotensine II*, un *bêtabloquant* ou un médicament contenant de la ciclosporine.

Grossesse et allaitement

Des effets néfastes pour l'enfant à naître ont été mis en évidence lorsque les *AINS* sont utilisés au cours des 4 derniers mois de la grossesse ; le risque existe même avec une seule prise et même si la grossesse est à terme. L'usage de ce médicament est contre-indiqué pendant cette période.

Pendant les 5 premiers mois, l'effet de ce médicament est mal connu : seul votre médecin peut évaluer le risque éventuel de son utilisation dans votre cas.

Ce médicament passe dans le lait maternel : par mesure de prudence, il est déconseillé pendant l'allaitement.

Mode d'emploi et posologie

Les comprimés doivent être avalés tels quels avec un grand verre d'eau.

Afin de limiter la survenue de *troubles digestifs*, ce médicament peut être pris au cours des repas. Toutefois, en cas de douleurs aiguës, la prise à jeun assure un effet plus rapide.

Les prises doivent être espacées de 4 à 6 heures.

Posologie usuelle :

- Adulte : 1 comprimé, 1 à 3 fois par jour. Ne pas dépasser 3 comprimés par jour.

Conseils : Ne dépassez pas la *posologie* ni la durée de traitement préconisées par votre médecin ou votre pharmacien, afin de limiter les effets indésirables.

Effets indésirables possibles

Troubles digestifs : nausées, vomissements, diarrhées, douleurs abdominales, *gastrite*, *stomatite*, *colite*. Rarement : *ulcère* de l'estomac ou du *duodénum* (le plus souvent lors d'un traitement de longue durée ou à forte dose), *hémorragie* digestive (vomissements de sang, selles noires ou, plus souvent, pertes de sang imperceptibles responsables de l'apparition progressive d'une *anémie*).

Réaction allergique : *éruption cutanée*, *asthme*...

Maux de tête, *vertiges*, somnolence.

Photosensibilisation.

Vision floue, bourdonnements d'oreille.

Anomalie de la *numération formule sanguine*.

Augmentation des *transaminases*.

Augmentation de la tension artérielle, notamment chez les patients sous traitement antihypertenseur.

Œdème.

Laboratoires Laboratoires Grünenthal

TOPREC Enfant et Nourrisson

Anti-inflammatoire non stéroïdien — sur ordonnance

Présentation

TOPREC 1 mg/ml Enfant et Nourrisson : sirop (arôme fruits mélangés) ; flacon de 150 ml avec seringue graduée de 0 à 20 kg. Liste II - Remb 65 % - **2,61 €**.

Composition

	p 1 ml
Kétoprofène	1 mg
Saccharose	600 mg

Les mots en *italique* dans les textes sont expliqués dans le lexique p. 1427.

Dans quel cas ce médicament est-il prescrit ?

Ce médicament est un *anti-inflammatoire* non stéroïdien (*AINS*). Il lutte contre la douleur et fait baisser la fièvre. Ses propriétés anti-inflammatoires se manifestent à forte dose.

Il est utilisé dans le traitement de la fièvre chez le *nourrisson* et l'enfant.

Contre-indications

Ce médicament ne doit pas être utilisé dans les cas suivants :

- *antécédent* d'*allergie* ou d'*asthme* provoqué par la prise d'*AINS*, y compris l'aspirine ;
- *ulcère* de l'estomac ou du *duodénum* ;
- *insuffisance hépatique* ou *rénale* graves ;
- nourrisson de moins de 6 mois ;
- **grossesse** (à partir du 6e mois).

> **Attention :** Tout traitement prolongé ou *surdosage* d'*AINS* expose à des effets indésirables graves.
>
> L'utilisation des AINS est déconseillée chez l'enfant en cas de varicelle : ils pourraient augmenter le risque de complications infectieuses, exceptionnelles mais potentiellement graves.
>
> Des précautions sont nécessaires en cas d'*antécédent* d'*ulcère* de l'estomac ou du *duodénum* et de risque hémorragique.
>
> Ce médicament contient du *sucre* (saccharose) en quantité notable.

Interactions avec d'autres substances

Ce médicament peut interagir avec d'autres médicaments, notamment :

- l'aspirine et les autres *anti-inflammatoires* non stéroïdiens (*AINS*) : risque d'augmentation des effets indésirables ;
- les *anticoagulants* et les *antiagrégants plaquettaires* : augmentation du risque hémorragique ;
- le lithium (TÉRALITHE, NEUROLITHIUM...) : augmentation du taux de lithium dans le sang ;
- le méthotrexate.

Informez par ailleurs votre médecin ou votre pharmacien en cas de traitement par un *diurétique*, un *inhibiteur de l'enzyme de conversion*, un *inhibiteur de l'angiotensine II*, un *bêtabloquant* ou un médicament contenant de la ciclosporine.

Grossesse et allaitement

Bien que ce médicament soit destiné à l'enfant, son usage, comme tous les AINS, est contre-indiqué pendant les 4 derniers mois de la grossesse (en dehors de situations médicales très particulières) et déconseillé pendant les 5 premiers mois.

Mode d'emploi et posologie

Le flacon doit être agité avant utilisation. La seringue jointe au flacon permet un ajustement précis de la *posologie* : la dose par prise est obtenue en remplissant la seringue jusqu'à la graduation indiquant le poids de l'enfant. 3 ou 4 prises par jour sont nécessaires.

Les prises doivent être espacées d'au moins 4 heures.

Posologie usuelle :

- Enfant de 6 mois à 11 ans : 1,5 à 2 mg par kg et par jour, répartis en 3 ou 4 prises, sans dépasser 2 mg par kg et par jour. Soit, par exemple, pour un enfant de 25 kg : 1 seringue remplie jusqu'à la graduation 20 kg + 1 seringue remplie jusqu'à la graduation 5 kg, 3 ou 4 fois par jour.

La durée du traitement est limitée à 2 ou 3 jours.

> **Conseils :** Ne dépassez pas la *posologie* ni la durée de traitement prescrites par votre médecin, afin de limiter les effets indésirables.
>
> Après ouverture, le sirop se conserve 8 semaines maximum à température ambiante.

Effets indésirables possibles

Nausées, vomissements, diarrhée, douleurs abdominales, *réaction allergique*.

Les effets suivants ont été observés lors de l'utilisation de kétoprofène chez l'adulte :

- *troubles digestifs*, pertes de sang imperceptibles (responsables de l'apparition progressive d'une *anémie*) ;
- réaction allergique : *éruption cutanée*, démangeaisons, *photosensibilisation*, *asthme* ;
- rarement : *vertiges*, maux de tête, *hémorragie* du tube digestif (vomissements sanglants, selles noires).

Laboratoires Laboratoires Grünenthal

TORENTAL comprimé

Vasodilatateur — sur ordonnance

Présentation

TORENTAL LP 400 mg : comprimé à *libération prolongée* (rose) ; boîte de 20. Liste II - Remb 35 % - **3,42 €**.

Composition

	p cp LP
Pentoxifylline	400 mg

Dans quel cas ce médicament est-il prescrit ?

Ce médicament facilite le passage des *globules rouges* dans les petits vaisseaux et lutte contre les spasmes des artères.

Il est utilisé dans le traitement :

- des manifestations douloureuses de l'*artérite* au cours de la marche,
- des troubles du comportement et de la mémoire liés au vieillissement.

Contre-indications

Ce médicament ne doit pas être utilisé en cas d'*hémorragie* ou d'affection prédisposant aux hémorragies (*ulcère* de l'estomac ou du *duodénum* en poussée, intervention chirurgicale, baisse du *taux de prothrombine*).

> **Attention :** Des précautions sont nécessaires en cas d'*insuffisance rénale*, d'*insuffisance hépatique*, de baisse de la tension artérielle, de *diabète* ou d'*insuffisance coronarienne* grave.
>
> Chez une personne âgée, des troubles attribués au vieillissement peuvent être dus à une dépression ; ils nécessitent alors un traitement spécifique.

Interactions avec d'autres substances

Informez votre médecin ou votre pharmacien si vous prenez un *anticoagulant* oral, un *antiagrégant plaquettaire* ou un médicament contenant de la théophylline ou de l'aminophylline.

Grossesse et allaitement

L'effet de ce médicament pendant la grossesse ou l'allaitement est mal connu : seul votre médecin peut évaluer le risque éventuel de son utilisation dans votre cas.

Mode d'emploi et posologie

Les comprimés doivent être avalés, sans être croqués, avec un verre d'eau, de préférence au cours des repas.

Posologie usuelle :
1 à 3 comprimés par jour.

> **Conseils :** Ce médicament ne fait que soulager les *symptômes* de l'*artérite* ; l'arrêt total et définitif du tabac et la pratique régulière de la marche sont des éléments fondamentaux pour retarder l'évolution de la maladie.
> Il est normal de retrouver le comprimé dans les selles : son contenu a été libéré dans l'intestin.

Effets indésirables possibles

Troubles digestifs.
Rarement : bouffées de chaleur, baisse de la tension artérielle, maux de tête, *vertige*, insomnie, diminution du nombre de *plaquettes* dans le sang, augmentation des transaminases, *hémorragie* (en cas de facteur prédisposant).
Exceptionnellement : *réaction allergique.*

Laboratoires sanofi-aventis France

TORENTAL injectable

Informations détaillées sur www.monvidal.com

TOT'HÉMA

Informations détaillées sur www.monvidal.com

TRAMADOL 50 mg Génériques

Antalgique opiacé faible — sur ordonnance

Les médicaments ci-dessous sont des génériques de CONTRAMAL (voir p. 327) et de TOPALGIC (voir p. 1252).

BIODALGIC 50 mg : comprimé effervescent *(aspartam, lactose, sodium)* boîte de 30. Liste I - Remb 65 % - 5,35 €.
OROZAMUDOL 50 mg : comprimé orodispersible *(aspartam, maltodextrine)* boîte de 30. Liste I - Remb 65 % - 5,35 €.
TRAMADOL ARROW 50 mg : comprimé boîte de 30. Liste I - Remb 65 % - 5,35 €.
TRAMADOL BIOGARAN 50 mg : gélule *(lactose)* boîte de 30. Liste I - Remb 65 % - 5,35 €.
TRAMADOL EG 50 mg : comprimé boîte de 30. Liste I - Remb 65 % - 5,35 €.
TRAMADOL MERCK 50 mg : comprimé effervescent *(aspartam, butylhydroxyanisol, lactose, sodium)* boîte de 30. Liste I - Remb 65 % - 5,35 €.
TRAMADOL MERCK 50 mg : gélule *(lactose)* boîte de 30. Liste I - Remb 65 % - 5,35 €.
TRAMADOL QUALIMED 50 mg : comprimé boîte de 30. Liste I - Remb 65 % - 5,35 €.
TRAMADOL RATIOPHARM 50 mg : comprimé boîte de 30. Liste I - Remb 65 % - 5,35 €.
TRAMADOL SANDOZ 50 mg : comprimé boîte de 30. Liste I - Remb 65 % - 5,35 €.
TRAMADOL TEVA 50 mg : comprimé effervescent *(aspartam, lactose, sodium)* boîte de 30. Liste I - Remb 65 % - 5,35 €.
TRAMADOL TEVA 50 mg : gélule *(lactose)* boîte de 30. Liste I - Remb 65 % - 5,35 €.
TRAMADOL WINTHROP 50 mg : comprimé effervescent *(aspartam, lactose, sodium)* boîte de 30. Liste I - Remb 65 % - 5,35 €.
TRAMADOL ZYDUS 50 mg : gélule *(lécithine de soja)* boîte de 30. Liste I - Remb 65 % - 5,35 €.
ZUMALGIC 50 mg : comprimé effervescent *(aspartam, lactose, sodium)* boîte de 30. Liste I - Remb 65 % - 6,19 €.

TRAMISAL

Informations détaillées sur www.monvidal.com

TRANDATE

Bêtabloquant — sur ordonnance

Présentation

TRANDATE 200 mg : comprimé sécable (blanc) ; boîte de 30. Liste I - Remb 65 % - **6,42 €.**

Composition

	p cp
Labétalol chlorhydrate	200 mg

Dans quel cas ce médicament est-il prescrit ?

Ce médicament appartient à la famille des *bêtabloquants.* Ceux-ci agissent en bloquant l'action de l'*adrénaline* (et d'autres *hormones* apparentées) sur de nombreux organes, notamment le cœur, les vaisseaux et les bronches. Ce médicament est également un *vasodilatateur.*
Il est utilisé dans le traitement de l'*hypertension artérielle.*

Contre-indications

Ce médicament ne doit pas être utilisé dans les cas suivants :
- *asthme* et *bronchite chronique* ;
- *insuffisance cardiaque* non contrôlée par un traitement spécifique ;
- *bloc auriculoventriculaire* grave ;
- angor de *Printzmétal* ;
- maladie grave du foie ;
- rythme cardiaque inférieur à 50 battements par minute ;
- *phéochromocytome* non traité ;
- hypotension ;
- *antécédent* de *choc anaphylactique* ;
- en association avec les médicaments contenant de la floctafénine ou du sultopride.

> **Attention :** Des précautions sont nécessaires en cas d'*insuffisance hépatique* et chez la personne âgée.
> N'interrompez jamais brutalement le traitement prescrit. Espacez progressivement les prises. Un avis médical est toujours préférable.
> Chez les diabétiques, les *bêtabloquants* peuvent masquer certains *symptômes* de l'*hypoglycémie* (*palpitations* et accélération du cœur essentiellement).
> Les bêtabloquants peuvent aggraver les *réactions allergiques* et empêcher l'action de l'*adrénaline* utilisée dans le traitement d'urgence du *choc anaphylactique.* Lors d'examens radiologiques nécessitant l'injection de produits de contraste iodés (susceptibles de provoquer des *chocs* allergiques),

le traitement doit, si possible, être suspendu avec l'accord de votre médecin.
En cas d'intervention chirurgicale, l'anesthésiste doit être prévenu de la prise de ce médicament. C'est lui qui décidera si le traitement doit être poursuivi ou arrêté avant l'intervention.
Sportif : ce médicament contient une substance susceptible de rendre positifs certains *tests antidopage*.

Interactions avec d'autres substances

Ce médicament ne doit pas être associé :
- à la floctafénine (IDARAC) : risque d'augmentation de la gravité d'un éventuel *choc* allergique,
- au sultopride (uniquement disponible à l'hôpital) : risque de *torsades de pointes*.

Il peut interagir avec les médicaments contenant de l'amiodarone.
Informez votre médecin si vous prenez des *antidiabétiques*, des *AINS*, des *inhibiteurs calciques*, des *antidépresseurs imipraminiques*, des *neuroleptiques*, des *corticoïdes*, ou des médicaments contenant l'une des substances suivantes : quinidine, hydroquinidine, disopyramide, propafénone, baclofène, cimétidine, lidocaïne injectable, méfloquine.

Grossesse et allaitement

Les études scientifiques disponibles n'ont pas mis en évidence de problème particulier lors de l'utilisation de *bêtabloquant* chez la femme enceinte.
L'effet bêtabloquant persiste quelques jours chez le nouveau-né et justifie une surveillance médicale renforcée pendant les premiers jours de la vie.
Ce médicament passe dans le lait maternel ; un choix est donc nécessaire entre l'allaitement et la prise du médicament. Cette décision devra être prise en accord avec votre médecin.

Mode d'emploi et posologie

Les comprimés sont pris de préférence après les repas.

Posologie usuelle :
1 comprimé, matin et soir.

Conseils : Veillez à toujours disposer d'une réserve de médicament : une plaquette dans la trousse de toilette, par exemple.
Votre tension artérielle doit être contrôlée régulièrement. Les appareils permettant une mesure automatique de la tension à domicile utilisent souvent un procédé de mesure différent de celui qu'emploie votre médecin. Si vous avez un tel appareil, apportez-le en consultation pour vous assurer que la mesure obtenue est bien conforme à celle du tensiomètre de votre médecin.
Le traitement médicamenteux ne dispense pas de mesures simples pouvant faire baisser la tension artérielle : activité physique régulière, modération de la consommation de boissons alcoolisées et de *sel*, lutte contre l'excès de poids.
Il est normal que le rythme cardiaque ralentisse sous l'effet du traitement ; néanmoins, en cas de fatigue anormale et de pouls inférieur à 50 battements par minute, consultez votre médecin.

Effets indésirables possibles

Le plus fréquemment : douleur d'estomac, nausées, vomissements, fatigue en début de traitement, ralentissement important du cœur, insomnie, sécheresse des yeux.
Plus rarement : *bloc auriculoventriculaire*, baisse excessive de la tension artérielle, *insuffisance cardiaque*, *bronchospasme*, *hypoglycémie*, *éruption cutanée*, aggravation d'un *psoriasis*.
Autres effets indésirables possibles avec le labétalol : *hépatite*, *réaction allergique*, maux de tête, *vertiges*, crampes, tremblements, fièvre.

Laboratoires GlaxoSmithKline

TRANQUILIMAG

Informations détaillées sur www.monvidal.com

TRANQUITAL

Phytothérapie

Présentation

TRANQUITAL : comprimé (blanc) ; boîte de 30. Non remb.
TRANQUITAL : comprimé (blanc) ; boîte de 100. Non remb.

Composition

	p cp
Valériane, extrait sec	34,6 mg
Aubépine, extrait sec	37,8 mg
Lactose	+

Dans quel cas ce médicament est-il prescrit ?

Ce médicament contient des extraits de plantes à visée *sédative*.
Il est traditionnellement utilisé dans le *traitement symptomatique* de la nervosité, notamment en cas de troubles légers du sommeil.

Attention :
Si vous devez conduire ou utiliser une machine dangereuse, assurez-vous préalablement que ce médicament n'altère pas votre vigilance.

Grossesse et allaitement

Ce médicament contient des plantes présumées sans danger pendant la grossesse ou l'allaitement. Néanmoins, par mesure de prudence, ne l'utilisez pas sans prendre l'avis de votre pharmacien ou de votre médecin.

Mode d'emploi et posologie

Les comprimés doivent être avalés avec un peu d'eau.

Posologie usuelle :
- Adulte : 4 à 6 comprimés par jour.

Conseils : Les médicaments ne sont pas la seule réponse aux troubles du sommeil : une meilleure hygiène de vie, une consommation modérée d'excitants (y compris les boissons alcoolisées...), l'insonorisation de la chambre ou le port de bouchons auriculaires (type boules Quies) permettent aussi d'améliorer la qualité du sommeil.

Laboratoires Novartis Santé Familiale SAS

TRANSACALM

Modificateur de la motricité digestive

sur ordonnance

Ce médicament est un générique de DÉBRIDAT (voir p. 365).

TRANSILANE
Laxatif de lest

Présentation
TRANSILANE : poudre pour suspension buvable (arôme citron) ; boîte de 140 g. Remb 35 % - **3,29 €**.
TRANSILANE : poudre pour suspension buvable (arôme citron) ; boîte de 20 sachets. Remb 35 % - **3,29 €**.

Composition

	p c à c	p sachet
Psyllium, hémicellulose de graine	1,61 g	2,82 g
Potassium	136 mg	272 mg
Saccharose	1,11 g	2,22 g

Dans quel cas ce médicament est-il prescrit ?
Ce médicament est un *laxatif de lest*. Il contient une substance naturelle (psyllium) qui n'est ni digérée ni absorbée. Elle s'imbibe d'eau et rend les selles plus volumineuses et moins fermes.
Il est utilisé dans le *traitement symptomatique* de la constipation.

Contre-indications
Ce médicament ne doit pas être utilisé dans les cas suivants :
- occlusion intestinale ou affection prédisposant à une occlusion,
- douleurs abdominales de cause inconnue,
- *fécalome* (bouchon de selles).

Attention : Il est nécessaire de boire beaucoup d'eau, particulièrement en cas de dilatation du côlon, d'alitement, et chez la personne âgée.
Les laxatifs ne doivent pas être utilisés de façon prolongée sans avis médical.
L'usage des laxatifs doit rester exceptionnel chez l'enfant.
Ce médicament contient du *sucre* (saccharose) en quantité notable.

Grossesse et allaitement
Ce médicament peut être utilisé de façon ponctuelle pour traiter la constipation de la femme enceinte ou qui allaite.

Mode d'emploi et posologie
Ce médicament est pris de préférence avant les repas.
La poudre doit être diluée dans un grand verre d'eau.
L'effet laxatif est obtenu après 2 ou 3 jours.

Posologie usuelle :
2 cuillères à café arasées de poudre ou 1 sachet, matin et soir.

Conseils : Un échec du traitement peut être lié à la présence d'un *fécalome*, notamment chez la personne âgée.
Le traitement de la constipation chronique repose essentiellement sur des boissons abondantes, une alimentation riche en fibres et une activité physique régulière.

Effets indésirables possibles
Sensation de ballonnement.

Laboratoires Innotech International

TRANSILANE SANS SUCRE
Laxatif de lest

Présentation
TRANSILANE sans sucre : poudre pour suspension buvable (arôme prune) ; boîte de 20 sachets. Remb 35 % - **3,29 €**.

Composition

	p sachet
Ispaghul, hémicellulose de graine	3 g
Aspartam	+
Fructose	+

Dans quel cas ce médicament est-il prescrit ?
Ce médicament est un *laxatif de lest*. Il contient une substance naturelle (ispaghul) qui n'est ni digérée ni absorbée. Elle s'imbibe d'eau et rend les selles plus volumineuses et moins fermes.
Il est utilisé dans le *traitement symptomatique* de la constipation.

Contre-indications
Ce médicament ne doit pas être utilisé dans les cas suivants :
- occlusion intestinale ou affection prédisposant à une occlusion,
- douleurs abdominales de cause inconnue,
- *fécalome* (bouchon de selles),
- *phénylcétonurie* (présence d'aspartam).

Attention : Il est nécessaire de boire beaucoup d'eau, particulièrement en cas de dilatation du côlon, d'alitement, et chez la personne âgée.
Les laxatifs ne doivent pas être utilisés de façon prolongée sans avis médical.

Grossesse et allaitement
Ce médicament peut être utilisé de façon ponctuelle pour traiter la constipation de la femme enceinte ou qui allaite.

Mode d'emploi et posologie
Ce médicament est pris de préférence avant les repas.
La poudre doit être diluée dans un grand verre d'eau.
L'effet laxatif est obtenu après 2 ou 3 jours.

Posologie usuelle :
- Adulte : 1 sachet, matin et soir.

Conseils : Un échec du traitement peut être lié à la présence d'un *fécalome*, notamment chez la personne âgée.
Le traitement de la constipation chronique repose essentiellement sur des boissons abondantes, une alimentation riche en fibres et une activité physique régulière.

Effets indésirables possibles
Sensation de ballonnement.

Laboratoires Innotech International

TRANSIPEG
Laxatif osmotique

Présentation
TRANSIPEG 2,95 g : poudre pour solution buvable (arôme pomme) ; boîte de 30 sachets. Remb 35 % - **5,72 €**.
TRANSIPEG 5,9 g : poudre pour solution buvable (arôme pomme) ; boîte de 20 sachets. Remb 35 % - **4,42 €**.

Composition

	p sachet	p sachet
Macrogol (polyéthylèneglycol) 3350	2,95 g	5,9 g
Aspartam	+	+
Sodium	145 mg	290 mg

Dans quel cas ce médicament est-il prescrit ?
Ce médicament contient un *laxatif osmotique*. Il attire l'eau dans l'intestin et augmente le volume des selles.
Il est utilisé dans le *traitement symptomatique* de la constipation chez l'adulte.

Contre-indications
Ce médicament ne doit pas être utilisé dans les cas suivants :
- maladie inflammatoire du côlon,
- occlusion intestinale ou affection prédisposant à une occlusion,
- douleurs abdominales de cause inconnue,
- *phénylcétonurie* (présence d'aspartam).

Attention : En cas de douleurs abdominales répétitives ou prolongées, ce médicament ne doit pas être pris sans avis médical.

Grossesse et allaitement
Ce médicament ne contient que des substances présumées sans danger pendant la grossesse ou l'allaitement. Néanmoins, ne l'utilisez pas de façon prolongée sans l'avis de votre pharmacien ou de votre médecin.

Mode d'emploi et posologie
Le contenu du sachet doit être dilué dans un demi-verre d'eau.
L'effet laxatif se manifeste 24 à 48 heures après la prise du médicament.

Posologie usuelle :
- Adulte : 1 à 4 sachets à 2,95 g ou 1 ou 2 sachets à 5,9 g par jour, en 1 prise, le matin.

Conseils : Le traitement de la constipation chronique repose essentiellement sur des boissons abondantes, une alimentation riche en fibres et une activité physique régulière.

Effets indésirables possibles
Douleurs abdominales.
Diarrhée en cas de *surdosage*.
Rarement : *réaction allergique* (*urticaire*, *œdème*).

Laboratoires Bayer Santé Familiale

TRANSITOL
Informations détaillées sur www.monvidal.com

TRANSULOSE
Laxatif lubrifiant et osmotique

Présentation
TRANSULOSE : gelée orale ; pot de 150 g. Remb 35 % - **5,12 €**.

Composition

	p c à c
Lactulose (fructose + galactose)	1,75 g
Huile de paraffine solidifiée	3,2 g
soit Vaseline	1,07 g
soit Paraffine liquide	2,15 g
Aspartam	+

Dans quel cas ce médicament est-il prescrit ?
Ce médicament contient un *laxatif osmotique* et un *laxatif lubrifiant*. Le laxatif osmotique attire l'eau dans l'intestin et augmente le volume des selles. Le laxatif lubrifiant agit en ramollissant les selles et en facilitant leur progression dans l'intestin.
Il est utilisé dans le *traitement symptomatique* de la constipation.

Contre-indications
Ce médicament ne doit pas être utilisé dans les cas suivants :
- maladie inflammatoire du côlon,
- occlusion intestinale ou affection prédisposant à une occlusion,
- douleurs abdominales de cause inconnue,
- *phénylcétonurie* (présence d'aspartam).

Attention : Ce médicament peut réduire l'absorption de certaines *vitamines* (A, D, E, K) en cas d'utilisation prolongée.
Les *laxatifs lubrifiants* contiennent des huiles qui, en cas de passage accidentel dans les bronches (troubles de la déglutition, vomissements, *reflux gastro-œsophagien*...), exposent à des complications pulmonaires sérieuses. Ce médicament doit donc être pris au moins 2 heures avant le coucher ; il doit être utilisé avec prudence chez la personne âgée ayant des difficultés à avaler et chez le *nourrisson*.

Grossesse et allaitement
Ce médicament ne contient aucune substance connue pour être toxique pendant la grossesse ou l'allaitement ; néanmoins, il peut réduire l'absorption de certaines *vitamines* : son usage doit être ponctuel.

Mode d'emploi et posologie
La *posologie* est adaptée selon les résultats obtenus. Si une diarrhée apparaît, il faut réduire les doses.

Posologie usuelle :
- Adulte :
  - *traitement d'attaque* : 2 à 3 cuillères à café par jour ;
  - *traitement d'entretien* : 1 à 3 cuillères à café par jour.

Conseils : Le traitement de la constipation chronique repose essentiellement sur des boissons abondantes, une alimentation riche en fibres et une activité physique régulière.

Effets indésirables possibles

Sensation de ballonnement, diarrhée devant inciter à diminuer la *posologie.*
Suintement anal.
Rarement : démangeaisons, douleur anale.

Laboratoires Axcan Pharma SA

TRANSVERCID

Verrucide

Présentation

TRANSVERCID 3,62 mg/6 mm : dispositif pour application cutanée ; boîte de 10, sous sachets + 10 sparadraps. Non remb.
TRANSVERCID 14,54 mg/12 mm : dispositif pour application cutanée ; boîte de 8, sous sachets + 10 sparadraps. Non remb.

Composition

	p dispositif	p dispositif
Acide salicylique	3,62 mg	14,54 mg

Dans quel cas ce médicament est-il prescrit ?

Ce médicament contient une substance destinée à dissoudre la kératine, couche la plus externe de la peau.
Il est utilisé dans le traitement local des verrues : le dispositif de 6 mm est indiqué pour les petites verrues de l'enfant ; les autres verrues relèvent du dispositif de 12 mm.

Contre-indications

Ce médicament ne doit pas être utilisé en cas d'*allergie* aux *salicylés.*

Attention : Chez l'enfant de moins de 6 ans, ce médicament ne doit pas être utilisé sans avis médical préalable.
En cas d'irritation trop importante, ne poursuivez pas les applications sans l'avis de votre médecin.
Un avis médical est nécessaire en cas d'*artérite* ou de *diabète* (cicatrisation plus lente).

Grossesse et allaitement

L'effet de ce médicament pendant la grossesse ou l'allaitement est mal connu. L'évaluation du risque éventuel lié à son utilisation est individuelle : demandez conseil à votre pharmacien ou à votre médecin.

Mode d'emploi et posologie

Au coucher, frotter légèrement la verrue avec une lime puis la nettoyer à l'eau tiède et au savon. Décoller la feuille de protection et appliquer le dispositif sur la verrue (face bleue à l'extérieur). Maintenir celui-ci à l'aide d'un sparadrap joint.
Laisser agir toute la nuit et retirer le dispositif le lendemain matin. Recommencer chaque soir jusqu'à disparition complète de la verrue.
Le traitement ne doit pas dépasser 1 mois.

Conseils : Pour éviter toute irritation, ne mettez pas le dispositif en contact avec la peau saine qui entoure la verrue.
Les verrues, dues à un *virus*, sont contagieuses. L'apparition de verrues plantaires peut être prévenue par le port de chaussons souples dans les piscines publiques.

Effets indésirables possibles

Irritation autour de la verrue.

Laboratoires Ducray

TRANXÈNE

Anxiolytique : benzodiazépine — **sur ordonnance**

Présentation

TRANXÈNE 5 : gélule (rose et blanc) ; boîte de 30. Liste I, durée de prescription limitée à 12 semaines - Remb 65 % - **2,43 €**.
TRANXÈNE 10 : gélule (rose) ; boîte de 30. Liste I, durée de prescription limitée à 12 semaines - Remb 65 % - **3,68 €**.
TRANXÈNE 20 : gélule (bleu et blanc) ; boîte de 28. Liste I, durée de prescription limitée à 28 jours - Remb 65 % - **5,81 €**.

Composition

	p gél	p gél	p gél
Clorazépate dipotassique................	5 mg	10 mg	20 mg

Dans quel cas ce médicament est-il prescrit ?

Ce médicament est un *anxiolytique* (tranquillisant) de la famille des *benzodiazépines.*
Il est utilisé dans le traitement de l'anxiété lorsque celle-ci s'accompagne de troubles gênants (*anxiété généralisée*, crise d'angoisse...) et dans le cadre d'un sevrage alcoolique.

Contre-indications

Ce médicament ne doit pas être utilisé dans les cas suivants :
- *insuffisance hépatique* grave,
- *insuffisance respiratoire* grave,
- *syndrome d'apnée du sommeil,*
- *myasthénie.*

Attention : Utilisé seul, ce médicament n'est pas adapté au traitement des *états dépressifs.*
Une prise prolongée, surtout à doses importantes, de *tranquillisants* de la famille des *benzodiazépines* peut provoquer une *dépendance.* Ce risque de dépendance est accru chez les personnes ayant déjà présenté une dépendance à d'autres médicaments, substances ou à l'alcool.
L'arrêt brutal de ce médicament expose à un *syndrome de sevrage* : réapparition de l'anxiété, agitation, irritabilité, insomnie, maux de tête, douleurs musculaires, tremblements, hallucinations. Il faut donc s'entourer de conseils médicaux pour diminuer progressivement les doses et espacer les prises, sur une période d'autant plus longue que le traitement a été prolongé.
Une adaptation de la *posologie* peut être nécessaire chez les personnes âgées ou souffrant d'*insuffisance hépatique* ou d'*insuffisance rénale.*
Évitez les boissons alcoolisées : augmentation du risque de somnolence.
Ce médicament peut induire une somnolence, parfois intense chez certaines personnes. Cette somnolence peut être augmentée par la prise d'*alcool* ou d'autres médicaments *sédatifs.* La conduite et l'utilisation de machines dangereuses sont déconseillées, surtout dans les heures qui suivent la prise du médicament.

Interactions avec d'autres substances

Informez votre médecin ou votre pharmacien si vous prenez d'autres *sédatifs* (tranquillisants, somnifères, certains médicaments contre la toux ou contre la douleur contenant des *opiacés*, *antidépresseurs*, *neuroleptiques*...) ou en cas de traitement par la buprénorphine.

Grossesse et allaitement

Ce médicament ne doit pas être utilisé sans avis médical pendant la grossesse. Les fortes doses au cours des 6 derniers mois sont déconseillées. En fin de grossesse, un traitement par benzodiazépine, même à faible dose, peut être responsable d'effets indésirables chez le *nouveau-né* : une surveillance médicale du nouveau-né est alors nécessaire pendant 1 à 3 semaines selon les cas.

Ce médicament passe dans le lait maternel : l'allaitement est déconseillé.

Mode d'emploi et posologie

Ce médicament peut être pris pendant ou entre les repas.

Posologie usuelle :

La *posologie* varie selon les cas, avec si nécessaire une augmentation progressive des doses. La dose minimale efficace est toujours recherchée.

Conseils : Ce médicament vous a été prescrit dans une situation précise : ne le réutilisez pas ultérieurement sans avis médical et ne le conseillez pas à une autre personne.

La durée de prescription des *anxiolytiques* doit être la plus courte possible. Dans certaines situations, le traitement doit toutefois être prolongé. Il appartient alors au médecin de réévaluer périodiquement la nécessité de le poursuivre ou de l'interrompre.

Les *tranquillisants* ne sont pas la seule réponse à l'anxiété : une meilleure hygiène de vie, une consommation modérée d'excitants (y compris les boissons alcoolisées) permettent aussi de lutter efficacement contre l'excès de stress. Dans certains cas, une psychothérapie peut aider à lutter durablement contre l'anxiété.

La prescription des gélules à 20 mg doit être rédigée par le médecin sur une ordonnance « sécurisée » pour une durée maximale de 28 jours. Pendant cette période, aucune autre ordonnance de ce médicament ne peut être établie.

Effets indésirables possibles

Sensation d'ivresse, maux de tête, fatigue, somnolence (en particulier chez la personne âgée), ralentissement des idées, sensation de faiblesse musculaire, baisse de la libido, vision double, *éruption cutanée* avec ou sans démangeaisons.

Dans certaines circonstances et chez certaines personnes :

- réactions paradoxales avec augmentation de l'anxiété, agitation, agressivité, confusion des idées, hallucinations ;
- *amnésie antérograde.*

Ces troubles nécessitent l'arrêt du traitement.

Laboratoires sanofi-aventis France

TRASICOR

Informations détaillées sur www.monvidal.com

TRASITENSINE

Informations détaillées sur www.monvidal.com

TRAUMALGYL

Informations détaillées sur www.monvidal.com

TRAVATAN

Antiglaucomateux — sur ordonnance

Présentation

TRAVATAN : collyre ; flacon de 2,5 ml. Liste I - Remb 65 % - **19,99 €**.

Composition

	p 100 ml
Travoprost	4 mg
Benzalkonium chlorure	+

Dans quel cas ce médicament est-il prescrit ?

Ce collyre a la propriété de diminuer la *tension intraoculaire*. Il appartient à la famille des *prostaglandines*.

Il est utilisé dans le traitement des maladies dues à un excès de tension intraoculaire, notamment du *glaucome* à angle ouvert.

Contre-indications

Ce médicament ne doit pas être utilisé en cas d'*allergie* aux *antiseptiques* de la famille des *ammoniums quaternaires* (présence de benzalkonium).

Attention : Ce collyre peut modifier de façon définitive la couleur des yeux (qui deviennent plus foncés). Cette modification touche essentiellement les personnes dont la couleur des yeux n'est pas uniforme : bleu-marron, gris-marron, vert-marron, jaune-marron. Le préjudice est uniquement esthétique, sans conséquence connue sur la santé de l'œil. Il peut être gênant lorsque la coloration induite par le collyre n'est pas uniforme, ou lorsqu'un seul œil est traité.

Conducteur : l'instillation de ce collyre peut provoquer une gêne visuelle transitoire.

Interactions avec d'autres substances

Certaines substances contenues dans des collyres différents peuvent donner lieu à des interactions médicamenteuses : dans le doute, et sauf indication contraire de votre médecin, respectez un intervalle minimal de 5 minutes entre deux instillations dans le même œil.

Grossesse et allaitement

Les *prostaglandines* possèdent des effets potentiellement dangereux pendant la grossesse. Ce collyre ne doit pas être utilisé chez la femme enceinte, sauf s'il n'existe pas d'alternative thérapeutique.

Ce médicament est susceptible de passer faiblement dans le lait maternel : l'allaitement est déconseillé sans avis médical.

Mode d'emploi et posologie

Tirer la paupière inférieure vers le bas tout en regardant vers le haut et déposer une goutte de collyre entre la paupière et le globe oculaire (*cul-de-sac conjonctival*).

Veiller à ne pas mettre en contact l'embout du flacon avec l'œil ou les doigts pour éviter de contaminer le collyre avec les *germes* présents sur les paupières ou la peau.

Posologie usuelle :

- Adulte de plus de 18 ans : 1 goutte par jour, de préférence le soir.

> **Conseils :** Il peut être nécessaire de comprimer les voies lacrymales (angle interne de l'œil) après l'instillation, pour éviter un passage excessif du produit dans le sang : demander conseil à votre ophtalmologiste.
> Les lentilles de contact souples doivent être ôtées avant l'instillation du collyre. Elles pourront être replacées après un délai de 15 minutes.
> Le flacon ne doit être pas être conservé plus de 4 semaines après une première utilisation.

Effets indésirables possibles

Réactions locales :

Très fréquents (plus de 10 % des utilisateurs) : rougeur des yeux, le plus souvent modérée et transitoire, allongement, épaississement ou coloration foncée des cils.

Fréquents (1 à 10 % des utilisateurs) : modification de la couleur des yeux, démangeaison de l'œil, gêne oculaire, sensation de corps étranger, *kératite*.

Peu fréquents (moins de 1 % des utilisateurs) : larmoiement, vision floue, *conjonctivite*, diminution de l'acuité visuelle, sensation d'œil collé, *œdème* des paupières, coloration brune de la peau des paupières, fatigue oculaire.

Autres troubles observés (sans qu'il n'ait été démontré une responsabilité réelle du collyre dans leur survenue) : maux de tête, diminution de la tension artérielle, ralentissement du rythme cardiaque, asthme.

Laboratoires Alcon

TRÉDÉMINE

Informations détaillées sur www.monvidal.com

TRENTADIL

Antiasthmatique — sur ordonnance

Présentation

TRENTADIL : comprimé (blanc) ; boîte de 20. Liste II - Remb 35 % - **3,32 €**.

Composition

	p cp
Bamifylline chlorhydrate	300 mg

Dans quel cas ce médicament est-il prescrit ?

Ce médicament est un bronchodilatateur qui contient une substance dérivée de la théophylline. Il lutte contre la contraction anormale des bronches et stimule la respiration.

Il est utilisé dans le *traitement symptomatique* de l'*asthme* et de certaines maladies des bronches.

Contre-indications

Ce médicament ne doit pas être utilisé dans les cas suivants :

- *porphyrie*,
- enfant de moins de 15 ans.

> **Attention :** Ce médicament n'est pas adapté au traitement de la crise d'asthme.
> Des précautions sont nécessaires en cas d'*insuffisance cardiaque, coronarienne* ou *hépatique*, d'obésité, d'*hyperthyroïdie*, d'*ulcère* de l'estomac ou du *duodénum*, d'*antécédent* de *convulsions*.
> En cas de fièvre durant plus de 24 heures, il peut être nécessaire de diminuer la *posologie* pour éviter un *surdosage*. Demandez conseil à votre médecin.

Grossesse et allaitement

L'effet de ce médicament pendant la grossesse ou l'allaitement est mal connu. Par prudence, son usage est déconseillé chez la femme enceinte ou chez celle qui allaite.

Mode d'emploi et posologie

Les comprimés doivent être avalés à distance des repas, sans être croqués et avec un verre d'eau.

Posologie usuelle :

- Adulte : 1 comprimé, 2 à 3 fois par jour.

> **Conseils :** Toute modification de la *posologie* expose à la survenue d'une crise d'*asthme* ou à des effets indésirables : respectez la posologie prescrite par votre médecin et veillez à ne jamais manquer de ce médicament.
> Fumer, ou être exposé à la fumée des autres, nuit à l'efficacité du traitement.

Effets indésirables possibles

Les effets indésirables varient d'une personne à l'autre. Leur intensité peut traduire un *surdosage* et nécessiter une adaptation de la *posologie* : consultez votre médecin.

Nausées, vomissements, douleurs d'estomac.

Rarement : maux de tête, accélération du cœur.

Exceptionnellement : *réaction allergique*.

Laboratoires UCB Pharma

TRIACÉFAN IM

Antibiotique : céphalosporine — sur ordonnance

Ce médicament est un générique de ROCÉPHINE IM (voir p. 1115).

TRIAFEMI

Contraceptif oral — sur ordonnance

Présentation

TRIAFEMI : comprimé (blanc : 7, bleu ciel : 7, bleu foncé : 7) ; boîte de 1 plaquette de 21. Liste I - Non remb.
TRIAFEMI : comprimé (blanc : 7, bleu ciel : 7, bleu foncé : 7) ; boîte de 3 plaquettes de 21. Liste I - Non remb.

Composition

	p cp blanc	p cp bleu ciel	p cp bleu foncé
Éthinylestradiol	0,035 mg	0,035 mg	0,035 mg
Norgestimate	0,18 mg	0,215 mg	0,25 mg
Lactose	+	+	+

Dans quel cas ce médicament est-il prescrit ?

C'est un *contraceptif* oral (pilule) qui contient un *estrogène* et un *progestatif*. Il est minidosé (moins de 0,04 mg d'estrogène) et triphasique (tous les comprimés ne contiennent pas la même quantité d'*hormones* et sont de trois couleurs différentes). Ce contraceptif est utilisé chez la femme ayant une *acné* légère à modérée. Son utilisation ne dispense pas d'un traitement spécifique de l'acné si celui-ci est nécessaire.

Contre-indications

Ce médicament ne doit pas être utilisé dans les cas suivants :

- *accident thromboembolique* (*phlébite*, *embolie* pulmonaire...) ancien ou survenant au cours de la contraception ;
- maladie cardiovasculaire (*hypertension artérielle*, *angine de poitrine*, lésion des valves cardiaques, anomalie de la circulation sanguine cérébrale ou rétinienne), *diabète* avec lésions vasculaires ;
- *cancer hormonodépendant* (même guéri), *tumeur de l'hypophyse* ;
- saignement génital intermittent (l'origine de ce saignement doit être déterminée par des examens avant la mise en route du traitement) ;
- maladie du foie, grave ou récente ;
- certaines maladies rares : *connectivite*, *porphyrie*.

Dans d'autres situations, votre médecin est seul juge pour prescrire ce médicament, notamment en cas de *diabète*, d'obésité, d'*otosclérose*, d'excès de *cholestérol*, de *triglycérides* ou de *prolactine* dans le sang, d'affection bénigne du sein ou de l'utérus, d'ictère (jaunisse) chronique ou survenu lors d'une grossesse, d'*insuffisance rénale*, d'**allaitement**.

Attention : Un examen médical est nécessaire avant de débuter la contraception. Il est suivi d'une surveillance annuelle pendant la contraception. Cette surveillance est particulièrement importante si vous souffrez d'*épilepsie*, de *migraine*, d'*asthme*, de *dépression*, ou si des membres de votre famille ont des *antécédents* de cancer du sein ou d'*accidents thromboemboliques*.

Si vous avez plus de 35 ans, si vous fumez, le risque d'effets indésirables cardiovasculaires liés à la prise d'*hormones* augmente fortement. Un autre mode de contraception est souvent préconisé.

Arrêtez la prise du *contraceptif* et consultez votre médecin en cas d'apparition de l'un des *symptômes* suivants : maux de tête violents et inhabituels, troubles de la vision, élévation importante de la tension artérielle, douleur inhabituelle à la jambe.

La survenue d'un léger saignement entre les règles (spotting) est fréquente chez les femmes pendant les premiers mois d'utilisation de la pilule. Vous devez informer votre médecin si les saignements se prolongent ou s'ils apparaissent en cours de contraception.

L'oubli d'un comprimé ou sa mauvaise absorption, du fait de vomissements par exemple, peuvent rendre la contraception inefficace.

En cas d'intervention chirurgicale programmée ou d'alitement prolongé, votre médecin jugera de l'opportunité d'interrompre votre contraception orale.

Interactions avec d'autres substances

L'efficacité contraceptive de ce médicament peut être diminuée par les *barbituriques*, les *anticonvulsivants*, certains traitements du sida, les produits de phytothérapie contenant du millepertuis et les médicaments contenant l'une des substances suivantes : griséofulvine, rifampicine, rifabutine, topiramate.

Informez par ailleurs votre médecin si vous prenez un médicament contenant de la flunarizine.

Grossesse et allaitement

Ce médicament n'a pas de raison d'être utilisé pendant la grossesse. Néanmoins, si une grossesse survient malgré le traitement, du fait d'un oubli ou d'un retard de prise, celle-ci pourra être poursuivie normalement si vous le désirez.

Les *hormones* contenues dans ce *contraceptif* passent dans le lait maternel : ne l'utilisez pas pendant l'allaitement sans avis médical.

Mode d'emploi et posologie

Prendre régulièrement, et sans oubli, 1 comprimé par jour pendant 21 jours consécutifs, dans l'ordre suivant : 1 comprimé blanc pendant 7 jours, puis 1 comprimé bleu ciel pendant 7 jours, enfin 1 comprimé bleu foncé pendant 7 jours. Il est recommandé de ne pas trop faire varier l'heure de prise (choisir le petit déjeuner ou le coucher de préférence).

L'interruption du traitement déclenche les règles. La nouvelle plaquette est reprise après les 7 jours d'arrêt, que les règles soient terminées ou non. Pour éviter un retard dans la reprise de la pilule, préjudiciable à l'efficacité de la contraception, il est utile de noter le jour de la prise de la première plaquette : une nouvelle plaquette est toujours commencée le même jour de la semaine.

En cas de première contraception orale ou de reprise d'une contraception interrompue temporairement, prendre le premier comprimé le premier jour des règles.

En cas de changement de *contraceptif*, prendre le premier comprimé :

- après un arrêt de 7 jours, si le précédent contraceptif comportait 21 comprimés par plaquette ;
- après un arrêt de 6 jours, si le précédent contraceptif comportait 22 comprimés par plaquette ;
- sans interruption, si le précédent contraceptif comportait 28 comprimés par plaquette.

Après un accouchement ou une interruption de grossesse, suivre les indications du médecin.

Le respect de ces délais est important : une prise trop tardive du premier comprimé peut nuire à l'efficacité de la contraception pour le nouveau cycle.

Conseils : Les dernières recommandations en cas d'oubli d'un comprimé pour ce type de pilule sont les suivantes : prendre immédiatement le comprimé oublié et continuer à l'heure habituelle pour les comprimés suivants (ce qui peut correspondre à la prise de 2 comprimés si l'oubli est découvert lors de la prise suivante). Si le retard est supérieur à 12 heures, la sécurité contraceptive n'est plus assurée et une autre méthode complémentaire (spermicide, préservatif, diaphragme) doit être employée pendant les 7 jours suivants. Si cette période de 7 jours s'étend au-delà du dernier comprimé de la plaquette en cours, la plaquette suivante doit être débutée sans interruption entre les deux plaquettes. Dans ce cas, il n'y aura pas de saignement avant la fin de la seconde plaquette. Des saignements de faible importance (spottings) sont cependant possibles.

En cas de vomissements ou de diarrhée sévère survenant dans les 4 heures suivant la prise d'un comprimé, reprendre dès que possible un autre comprimé. Si le délai est de plus de 12 heures ou si les troubles se répètent, la sécurité contraceptive n'est plus assurée et une méthode complémentaire doit être employée jusqu'à la prise de la plaquette suivante.

Il n'y a pas de danger à débuter une grossesse au cours du cycle qui suit l'arrêt volontaire du contraceptif oral.

Les effets de ce contraceptif sur l'acné ne sont pas immédiats : les premiers signes d'amélioration se manifestent au bout de deux mois, parfois davantage.

Effets indésirables possibles

Peu graves et n'empêchant pas la poursuite du traitement : nausées, maux de tête banals, prise de poids, tension modérée des seins, *acné*, jambes lourdes, irritation oculaire par les *lentilles de contact*, saignement entre les règles, diminution ou disparition des règles, irritabilité, pousse excessive des poils.

Rarement, mais devant faire interrompre le traitement : *hypertension artérielle*, accident cardiaque ou vasculaire, *phlébite*, jaunisse, taches sombres sur le visage, augmentation importante des lipides dans le sang, *diabète*, *nodule* ou tension douloureuse des seins, *migraine*, *vertiges*, troubles de la vision, aggravation d'une *épilepsie*, écoulement de lait par le mamelon, *tumeur* bénigne du foie, calcul de la vésicule biliaire.

Laboratoires Effik

TRIATEC

Inhibiteur de l'enzyme de conversion

sur ordonnance

Présentation

TRIATEC 1,25 mg : comprimé (blanc) ; boîte de 30. Liste I - Remb 65 % - **12,61 €**.
TRIATEC 1,25 mg : comprimé (blanc) ; boîte de 90. Liste I - Remb 65 % - **36,09 €**.
TRIATEC 2,5 mg : comprimé sécable (jaune) ; boîte de 30. Liste I - Remb 65 % - **14,72 €**.
TRIATEC 2,5 mg : comprimé sécable (jaune) ; boîte de 90. Liste I - Remb 65 % - **41,49 €**.
TRIATEC 5 mg : comprimé sécable (rose) ; boîte de 30. Liste I - Remb 65 % - **18,39 €**.
TRIATEC 5 mg : comprimé sécable (rose) ; boîte de 90. Liste I - Remb 65 % - **50,89 €**.
TRIATEC 10 mg : comprimé sécable (blanc) ; boîte de 30. Liste I - Remb 65 % - **27,00 €**.
TRIATEC 10 mg : comprimé sécable (blanc) ; boîte de 90. Liste I - Remb 65 % - **72,92 €**.

Composition

	p cp	p cp
Ramipril	1,25 mg	2,5 mg
	p cp	p cp
Ramipril	5 mg	10 mg

Dans quel cas ce médicament est-il prescrit ?

Ce médicament appartient à la famille des *inhibiteurs de l'enzyme de conversion* (IEC). Il bloque l'enzyme de conversion, une enzyme rénale nécessaire à la formation de l'angiotensine II ; cette substance est responsable d'une contraction des artères qui augmente la tension artérielle et fatigue le cœur. Le blocage de l'enzyme de conversion permet ainsi une baisse de la tension artérielle.

Il est utilisé dans le traitement de l'*hypertension artérielle* ou après un *infarctus du myocarde* (réduction du risque de récidive ou de complication).

Il est également utilisé dans la prévention des complications vasculaires chez les personnes ayant une maladie du cœur ou des artères (*insuffisance coronarienne*, *diabète* évolué, *artérite* des membres inférieurs, *antécédent* d'*accident vasculaire cérébral*).

Contre-indications

Ce médicament ne doit pas être utilisé dans les cas suivants :
- *allergie* aux médicaments de la famille des *inhibiteurs de l'enzyme de conversion*,
- prédisposition à l'œdème de *Quincke*,
- **grossesse** (à partir du 4e mois).

Attention : En cas de gonflement du visage (lèvres, paupières...) ou d'une autre région du corps, consultez votre médecin avant toute nouvelle prise de ce médicament ; il peut s'agir d'un œdème de *Quincke*.

L'usage des *inhibiteurs de l'enzyme de conversion* est déconseillé en période de désensibilisation aux venins d'*hyménoptères* (abeille, guêpe, etc) : risque de *réaction allergique* grave.

La baisse de la tension artérielle peut être importante lors des premières prises du médicament, en particulier si vous suiviez auparavant un traitement prolongé par *diurétique* ou un régime sans *sel*. Dans ce cas, le traitement est généralement initié avec de faibles posologies, sous surveillance médicale plus étroite.

Les inhibiteurs de l'enzyme de conversion sont parfois responsables d'une *hyperkaliémie* ; un contrôle régulier de la *créatinine* et du taux de *potassium* dans le sang peut être nécessaire, notamment en cas d'*insuffisance rénale*, de *diabète* et chez la personne âgée.

Les sels de régime contiennent souvent du potassium ; ils ne doivent pas être utilisés sans avis médical.

Si vous êtes dialysé, prévenez votre centre de *dialyse* de la prise de ce médicament.

Conducteur : ce médicament peut être responsable de *vertiges* lors des premières prises.

Interactions avec d'autres substances

Ce médicament peut interagir avec les *diurétiques* et les médicaments qui contiennent du potassium ou du lithium.

Informez par ailleurs votre médecin ou votre pharmacien si vous prenez un *antidiabétique*, un *AINS* ou de l'aspirine à forte dose (plus de 3 g par jour).

En outre, l'effet *antihypertenseur* de ce médicament peut être augmenté par certains médicaments tels que les *neuroleptiques*, les *antidépresseurs imipraminiques*, les *alphabloquants* utilisés dans certains troubles urinaires, les médicaments contenant du baclofène ; il peut être diminué par les *corticoïdes*. Votre médecin doit être informé si vous êtes traité par l'un ou l'autre de ces médicaments.

Grossesse et allaitement

L'effet de ce médicament pendant les 3 premiers mois de la grossesse est mal connu. Par prudence, son usage est déconseillé.

Au cours des 6 derniers mois de la grossesse, la prise prolongée d'un *inhibiteur de l'enzyme de conversion* peut endommager les reins du fœtus. L'utilisation de ce médicament est contre-indiquée à partir du 4e mois de la grossesse.

En conséquence, un désir de grossesse nécessite le remplacement de ce médicament par un autre antihypertenseur. Si une grossesse survient alors que vous prenez ce médicament, consultez rapidement votre médecin pour qu'il modifie votre traitement. Des *échographies* régulières sont parfois nécessaires pour s'assurer de l'absence d'anomalie.

Les données disponibles ne permettent pas de savoir si ce médicament passe dans le lait maternel ; un choix est donc nécessaire entre l'allaitement et la prise du médicament. Cette décision devra être prise en accord avec votre médecin.

Mode d'emploi et posologie

Ce médicament est pris indifféremment au cours ou en dehors des repas.

Posologie usuelle :

- Adulte : la *posologie* varie en fonction des cas :
- *Hypertension artérielle* : 2,5 mg à 5 mg par jour, en 1 prise le matin.

En cas d'*insuffisance rénale*, d'*athérosclérose*, de rétrécissement des artères rénales, de traitement préalable par des *diurétiques* ou de régime sans *sel*, en particulier chez la personne âgée, la *posologie* initiale est faible ; elle est augmentée progressivement par le médecin en fonction des effets du médicament.

- Protection du cœur après un infarctus : 2,5 mg à 5 mg, matin et soir.
- Prévention des maladies du cœur et des artères : 10 mg par jour, en 1 prise.

Conseils : Votre tension artérielle doit être contrôlée régulièrement. Les appareils permettant une mesure automatique de la tension à domicile utilisent souvent un procédé de mesure différent de celui qu'emploie votre médecin. Si vous avez un tel appareil, apportez-le en consultation pour vous assurer que la mesure obtenue est bien conforme à celle du tensiomètre de votre médecin.

Le traitement médicamenteux ne dispense pas de mesures simples pouvant faire baisser la tension artérielle : activité physique régulière, modération de la consommation de boissons alcoolisées et de *sel*, lutte contre l'excès de poids.

Effets indésirables possibles

Toux sèche.

Maux de tête, fatigue, étourdissement, malaise.

Baisse excessive de la tension artérielle (voir Attention), *hypotension orthostatique*.

Nausées, vomissements, diarrhée, douleurs digestives, modification du goût.

Éruption cutanée, démangeaisons, œdème de *Quincke*.

Des *inhibiteurs de l'enzyme de conversion* ont exceptionnellement été responsables d'une baisse de *globules blancs* ou d'une *agranulocytose*, chez certains patients sous *traitement immunodépresseur*.

Laboratoires sanofi-aventis France

TRIATECKIT

Informations détaillées sur www.monvidal.com

TRICILEST

Informations détaillées sur www.monvidal.com

TRICOSTÉRIL CORIPEL

Coricide

Présentation

TRICOSTÉRIL CORIPEL CORS : emplâtre adhésif ; boîte de 12. Non remb.

TRICOSTÉRIL CORIPEL DURILLONS : emplâtre adhésif ; boîte de 12. Non remb.

Composition

	p 100 g
Acide salicylique	40 g
Lanoline	+

Dans quel cas ce médicament est-il prescrit ?

Ce médicament contient une substance destinée à dissoudre la kératine, couche la plus externe de la peau, dont l'épaississement localisé est à l'origine des cors et des durillons.

Il est utilisé dans le traitement local des cors au pied, des durillons et œils-de-perdrix.

Contre-indications

Ce médicament ne doit pas être utilisé en cas d'*allergie* aux *salicylés*.

Attention : Ce médicament ne doit pas être utilisé en cas de cors infectés.

Un avis médical est nécessaire en cas d'*artérite* ou de *diabète* (cicatrisation plus lente).

Grossesse et allaitement

L'effet de ce médicament pendant la grossesse ou l'allaitement est mal connu. L'évaluation du risque éventuel lié à son utilisation est individuelle : demandez conseil à votre pharmacien ou à votre médecin.

Mode d'emploi et posologie

Nettoyer au savon et sécher soigneusement le pied. Placer le centre de l'emplâtre sur le cor ou le durillon. Après quelques jours, prendre un bain de pieds chaud et détacher le cor ou le durillon sans les faire saigner.

Posologie usuelle :

1 emplâtre par jour.

Conseils : Pour éviter toute irritation, ne mettez pas le centre de l'emplâtre en contact avec la peau saine.

Les cors et les durillons sont dus à des traumatismes répétés provoqués par les chaussures. Le recours à un podologue peut être utile pour éviter leur récidive.

Laboratoires Polivé SNC

TRIDÉSONIT

Dermocorticoïde — sur ordonnance

Présentation

TRIDÉSONIT 0,05 % : crème ; tube de 30 g. Liste I - Remb 65 % - **2,35 €**.

Composition

	p 100 g
Désonide	50 mg

Dans quel cas ce médicament est-il prescrit ?

C'est un *dermocorticoïde* d'activité modérée. Comme les autres dérivés de la *cortisone* à usage local, il freine le renouvellement et la multiplication des cellules de la peau et limite le suintement.

Il est utilisé pour traiter les *eczémas* de contact ou *atopiques*, le *psoriasis*, les *dermites séborrhéiques* (sauf celles du visage), et pour soulager les démangeaisons dues aux piqûres d'insectes ou à la présence de parasites sous la peau.

Contre-indications

Ce médicament ne doit pas être utilisé dans les cas suivants :

- infection et parasitose non traitées de la peau (ce médicament n'a pas d'effet anti-infectieux),
- lésion ulcérée,
- *acné* et *rosacée*,
- en application sur les paupières (risque d'augmentation de la *tension intraoculaire*).

Attention : Cette crème ne doit pas être appliquée chez le *nourrisson* sans avis médical.

Comme les autres *dermocorticoïdes*, ce médicament a souvent une action efficace et rapide sur les lésions de la peau ; il peut être tentant de le réutiliser, mais l'automédication expose à des risques importants : aggravation de certaines lésions, installation d'une *dépendance* (amélioration de moins en moins visible des lésions et recrudescence des *symptômes* à chaque arrêt de traitement) et altération durable de la peau.

Suivez attentivement la prescription de votre médecin et n'hésitez pas à lui demander des explications.

Grossesse et allaitement

Aucun effet néfaste pour l'enfant à naître n'a été établi avec ce médicament. Il peut être prescrit pendant la grossesse.

En raison du risque d'ingestion par le nouveau-né, ce médicament ne doit pas être appliqué sur le mamelon chez la femme qui allaite.

Mode d'emploi et posologie

Étaler la crème sur les lésions et la faire pénétrer par un léger massage. Pour les grandes surfaces de peau : appliquer en touches espacées, puis étaler jusqu'à complète absorption.

Posologie usuelle :

1 ou 2 applications par jour.

Le médecin prescrit fréquemment un arrêt progressif du traitement : espacement des applications ou diminution de la quantité appliquée.

Conseils : Ne conseillez pas, ne donnez pas ce médicament à un proche.

Pensez à vous laver les mains après l'application.

En cas d'utilisation sur une grande surface de peau, le port d'un gant en plastique est recommandé.

Effets indésirables possibles

Sont à craindre en cas d'usage prolongé : *atrophie* cutanée, *télangiectasies* (dilatation des petits vaisseaux), vergetures, *purpura* (microhémorragies de la peau), fragilisation de la peau.

Appliqué sur le visage, ce médicament peut provoquer une *dermite périorale* ou provoquer ou aggraver une *rosacée*.

Sont possibles également : retard de cicatrisation, *acné*, développement anormal des poils, dépigmentation localisée de la peau.

L'utilisation des *dermocorticoïdes* sous un pansement étanche ou dans les plis peut favoriser la prolifération des bactéries ou une allergie cutanée. Consulter votre médecin en cas de rougeur ou de douleur apparue après le début du traitement.

Laboratoires Sinclair Pharma France

TRIELLA

Contraceptif oral — sur ordonnance

Présentation

TRIELLA : comprimé (blanc : 7, orange pâle : 7, orange : 7) ; boîte de 1 plaquette de 21. Liste I - Remb 65 % - **1,65 €**.

TRIELLA : comprimé (blanc : 7, orange pâle : 7, orange : 7) ; boîte de 3 plaquettes de 21. Liste I - Remb 65 % - **3,12 €**.

Composition

	p cp blanc	p cp orange pâle	p cp orange
Éthinylestradiol	0,035 mg	0,035 mg	0,035 mg
Noréthistérone	0,5 mg	0,75 mg	1 mg

Dans quel cas ce médicament est-il prescrit ?

C'est un *contraceptif* oral (pilule) qui contient un *estrogène* et un *progestatif*. Il est minidosé (moins de 0,04 mg d'estrogène) et triphasique (tous les comprimés ne contiennent pas la même quantité d'*hormones* et sont de trois couleurs différentes).

Contre-indications

Ce médicament ne doit pas être utilisé dans les cas suivants :

- *accident thromboembolique* (*phlébite*, *embolie* pulmonaire...) ancien ou survenant au cours de la contraception ;
- maladie cardiovasculaire (*hypertension artérielle*, *angine de poitrine*, lésion des valves cardiaques, anomalie de la circulation sanguine cérébrale ou rétinienne) ;
- *cancer hormonodépendant* (même guéri), *tumeur de l'hypophyse* ;
- saignement génital intermittent (l'origine de ce saignement doit être déterminée par des examens avant la mise en route du traitement) ;
- maladie du foie, grave ou récente ;
- certaines maladies rares : *connectivite*, *porphyrie*.

Dans d'autres situations, votre médecin est seul juge pour prescrire ce médicament, notamment en cas de *diabète*, d'obésité, d'*otosclérose*, d'excès de *cholestérol*, de *triglycérides* ou de *prolactine* dans le sang, d'affection bénigne du sein ou de l'utérus, d'ictère (jaunisse) chronique ou survenu lors d'une grossesse, d'*insuffisance rénale*, d'**allaitement**.

Attention : Un examen médical est nécessaire avant de débuter la contraception. Il est suivi d'une surveillance annuelle pendant la contraception. Cette surveillance est particulièrement importante si vous souffrez d'*épilepsie*, de *migraine*, d'*asthme*, de *dépression*, ou si des membres de votre famille ont des *antécédents* de cancer du sein ou d'*accidents thromboemboliques*.

Si vous avez plus de 35 ans, si vous fumez, le risque d'effets indésirables cardiovasculaires liés à la prise d'*hormones* augmente fortement. Un autre mode de contraception est souvent préconisé.

Arrêtez la prise du *contraceptif* et consultez votre médecin en cas d'apparition de l'un des *symptômes* suivants : maux de tête violents et inhabituels, troubles de la vision, élévation importante de la tension artérielle, douleur inhabituelle à la jambe.

La survenue d'un léger saignement entre les règles (spotting) est fréquente chez les femmes pendant les premiers mois d'utilisation de la pilule. Vous devez informer votre médecin si les saignements se prolongent ou s'ils apparaissent en cours de contraception.

L'oubli d'un comprimé ou sa mauvaise absorption, du fait de vomissements par exemple, peuvent rendre la contraception inefficace.

En cas d'intervention chirurgicale programmée ou d'alitement prolongé, votre médecin jugera de l'opportunité d'interrompre votre contraception orale.

Interactions avec d'autres substances

L'efficacité contraceptive de ce médicament peut être diminuée par les *anticonvulsivants*, certains traitements du *sida*, les produits de phytothérapie contenant du millepertuis et les médicaments contenant l'une des substances suivantes : griséofulvine, rifampicine, rifabutine, modafinil.

Informez par ailleurs votre médecin si vous prenez des médicaments contenant de la flunarizine.

Grossesse et allaitement

Ce médicament n'a pas de raison d'être utilisé pendant la grossesse. Néanmoins, si une grossesse survient malgré le traitement, du fait d'un oubli ou d'un retard de prise, celle-ci pourra être poursuivie normalement si vous le désirez.

Les *hormones* contenues dans ce *contraceptif* passent dans le lait maternel : ne l'utilisez pas pendant l'allaitement sans avis médical.

Mode d'emploi et posologie

Prendre régulièrement, et sans oubli, 1 comprimé par jour pendant 21 jours consécutifs, dans l'ordre suivant : 1 comprimé blanc pendant 7 jours, 1 comprimé orange pâle pendant les 7 jours suivants, puis 1 comprimé orange pendant les 7 derniers jours. Il est recommandé de ne pas trop faire varier l'heure de prise (choisir le petit déjeuner ou le coucher de préférence).

L'interruption du traitement déclenche les règles. La nouvelle plaquette est reprise après les 7 jours d'arrêt, que les règles soient terminées ou non. Pour éviter un retard dans la reprise de la pilule, préjudiciable à l'efficacité de la contraception, il est utile de noter le jour de la prise de la première plaquette : une nouvelle plaquette est toujours commencée le même jour de la semaine.

En cas de première contraception orale ou de reprise d'une contraception interrompue temporairement, prendre le premier comprimé le premier jour des règles.

En cas de changement de *contraceptif*, prendre le premier comprimé :

- après un arrêt de 7 jours, si le précédent contraceptif comportait 21 comprimés par plaquette ;
- après un arrêt de 6 jours, si le précédent contraceptif comportait 22 comprimés par plaquette ;
- sans interruption, si le précédent contraceptif comportait 28 comprimés par plaquette.

Après un accouchement ou une interruption de grossesse, suivre les indications du médecin.

Le respect de ces délais est important : une prise trop tardive du premier comprimé peut nuire à l'efficacité de la contraception pour le nouveau cycle.

Conseils : Les dernières recommandations en cas d'oubli d'un comprimé pour ce type de pilule sont les suivantes : prendre immédiatement le comprimé oublié et continuer à l'heure habituelle pour les comprimés suivants (ce qui peut correspondre à la prise de 2 comprimés si l'oubli est découvert lors de la prise suivante). Si le retard est supérieur à 12 heures, la sécurité contraceptive n'est plus assurée et une autre méthode complémentaire (spermicide, préservatif, diaphragme) doit être employée pendant les 7 jours suivants. Si cette période de 7 jours s'étend au-delà du dernier comprimé de la plaquette en cours, la plaquette suivante doit être débutée sans interruption entre les deux plaquettes. Dans ce cas, il n'y aura pas de saignement avant la fin de la seconde plaquette. Des saignements de faible importance (spottings) sont cependant possibles.

En cas de vomissements ou de diarrhée sévère survenant dans les 4 heures suivant la prise d'un comprimé, reprendre dès que possible un autre comprimé. Si le délai est de plus de 12 heures ou si les troubles se répètent, la sécurité contraceptive n'est plus assurée et une méthode complémentaire doit être employée jusqu'à la prise de la plaquette suivante.

Il n'y a pas de danger à débuter une grossesse au cours du cycle qui suit l'arrêt volontaire du contraceptif oral.

Effets indésirables possibles

Peu graves et n'empêchant pas la poursuite du traitement : nausées, maux de tête banals, prise de poids, tension modérée des seins, *acné*, jambes lourdes, irritation oculaire par les *lentilles de contact*, saignement entre les règles, diminution ou disparition des règles, irritabilité, pousse excessive des poils.

Rarement, mais devant faire interrompre le traitement : *hypertension artérielle*, accident cardiaque ou vasculaire, *phlébite*, jaunisse, taches sombres sur le visage, augmentation importante des lipides dans le sang, *diabète*, *nodule* ou tension douloureuse des seins, *migraine*, *vertiges*, troubles de la vision, aggravation d'une *épilepsie*, écoulement de lait par le mamelon, *tumeur* bénigne du foie, calcul de la vésicule biliaire.

Laboratoires Codepharma

TRIFLUCAN

Antifongique

sur ordonnance

Présentation

TRIFLUCAN 50 mg : gélule (vert et blanc) ; boîte de 7. Liste I - Remb 65 % - **24,47 €**.

TRIFLUCAN 50 mg/5 ml : poudre pour suspension buvable (arôme orange) ; flacon de 35 ml avec cuillère-mesure de 5 ml. Liste I - Remb 65 % - **24,47 €**.

TRIFLUCAN 100 mg : gélule (blanc et bleu) ; boîte de 7. Liste I - Remb 65 % - **29,58 €**.

TRIFLUCAN 200 mg : gélule (blanc) ; boîte de 7. Liste I - Remb 65 % - **52,15 €**.

TRIFLUCAN 200 mg : gélule (blanc) ; boîte de 30. Liste I - Remb 65 % - **194,32 €**.

TRIFLUCAN 200 mg/5 ml : poudre pour suspension buvable (arôme orange) ; flacon de 35 ml avec cuillère-mesure de 5 ml. Liste I - Remb 65 % - **104,02 €**.

Composition

	p gél	p c mes
Fluconazole	50 mg	50 mg
Sulfites	+	

	p gél	p gél	p c mes
Fluconazole	100 mg	200 mg	200 mg
Sulfites	+	+	
Saccharose			+

Dans quel cas ce médicament est-il prescrit ?

C'est un *antifongique* apparenté à la famille des *imidazolés*.

Il est utilisé pour traiter certaines *mycoses* graves ou résistantes.

Contre-indications

Ce médicament ne doit pas être utilisé dans les cas suivants :

- *allergie* aux *imidazolés*,
- en association avec un médicament contenant du cisapride ou du pimozide,
- **grossesse**,
- **allaitement**.

Attention : Des précautions sont nécessaires en cas de maladie du foie ou des reins.

Certains *symptômes* peuvent faire penser à une *hépatite* médicamenteuse : fièvre ou fatigue anormale, démangeaisons, jaunisse, selles décolorées ou urines très foncées. Cessez le traitement en attendant l'avis de votre médecin. Pour détecter précocément une atteinte du foie, une analyse de sang avec dosage des *transaminases* est souvent prescrite par le médecin avant et pendant le traitement.

Ce médicament peut exceptionnellement provoquer des *réactions allergiques* cutanées graves. La survenue de cloques impose l'arrêt du traitement et de prévenir d'urgence votre médecin.

Interactions avec d'autres substances

Ce médicament ne doit pas être associé à un médicament contenant du cisapride (PREPULSID) ou du pimozide (ORAP) : risque de *torsades de pointes*.

Il peut interagir avec les médicaments contenant de l'halofantrine (HALFAN).

Informez par ailleurs votre médecin ou votre pharmacien si vous prenez un *anticoagulant* oral, un *sulfamide hypoglycémiant*, un médicament contenant de l'alfentanil, de la ciclosporine, de la rifabutine, de la rifampicine, de la phénytoïne, de la théophylline ou du triazolam.

Grossesse et allaitement

Ce médicament est contre-indiqué pendant la grossesse, sauf si la mycose traitée présente un risque mortel.

Ce médicament passe dans le lait maternel. Il est contre-indiqué pendant l'allaitement.

Mode d'emploi et posologie

Ce médicament peut être pris indifféremment au cours ou en dehors des repas. Les gélules doivent être avalées telles quelles avec un verre d'eau.

Posologie usuelle :

- Adulte : elle est variable selon la nature des indications ; par exemple :
  - *candidoses* buccales : 50 mg 1 fois par jour pendant 7 à 14 jours ;
  - *cryptococcoses* : 400 mg par jour pendant 6 à 8 semaines, puis 200 mg par jour ;
  - autres candidoses graves : de 100 mg à 400 mg par jour, selon la sévérité de l'infection.
- Enfant : la posologie varie en fonction du poids de l'enfant et de la sévérité de la maladie.

Conseils : Les suspensions buvables reconstituées se conservent 14 jours maximum à température ambiante.

Effets indésirables possibles

Nausées, diarrhée, douleurs abdominales.

Éruption cutanée, *réaction allergique* grave.

Chute de cheveux, maux de tête.

Augmentation des *transaminases*, *hépatite* (exceptionnelle), anomalies de la *numération formule sanguine*.

Laboratoires Pfizer

TRIGLISTAB

Informations détaillées sur www.monvidal.com

TRIGLYSAL

Informations détaillées sur www.monvidal.com

TRILEPTAL

Antiépileptique — sur ordonnance

Présentation

TRILEPTAL 60 mg/ml : suspension buvable (arômes : prune, citron) ; flacon de 250 ml avec seringue pour administration orale de 10 ml graduée en millilitre. Liste II - Remb 65 % - **33,65 €**.

TRILEPTAL 150 mg : comprimé sécable (gris vert) ; boîte de 50. Liste II - Remb 65 % - **11,82 €**.

TRILEPTAL 300 mg : comprimé sécable (jaune) ; boîte de 50. Liste II - Remb 65 % - **23,08 €**.

TRILEPTAL 600 mg : comprimé sécable (rose) ; boîte de 50. Liste II - Remb 65 % - **41,82 €**.

Composition

	p ml	p cp
Oxcarbazépine	60 mg	150 mg
Alcool	+	
Sorbitol	+	

	p cp	p cp
Oxcarbazépine	300 mg	600 mg

Dans quel cas ce médicament est-il prescrit ?

Ce médicament appartient à la famille des *anticonvulsivants* non *barbituriques*.

Il est utilisé dans le traitement de certaines formes d'*épilepsie*, seul ou en association avec un autre antiépileptique.

Attention : La survenue de toute *réaction allergique* (boutons, *œdème*, malaise) impose l'arrêt du traitement : prévenez d'urgence votre médecin afin qu'il modifie votre traitement. Les personnes ayant des *antécédents* d'*allergie* à la carbamazépine (TÉGRÉTOL...) sont plus particulièrement exposées.

Ne modifiez ni n'interrompez jamais votre traitement sans l'accord de votre médecin : risque de réapparition des *convulsions*, même si aucune crise n'est survenue depuis une longue période.

Des analyses de sang sont nécessaires au début et au cours du traitement, particulièrement si vous

souffrez d'*insuffisance cardiaque* ou *rénale*, ainsi que chez les personnes âgées.
Évitez les boissons alcoolisées : augmentation du risque de somnolence.
Ce médicament peut induire une somnolence, parfois intense chez certaines personnes. Cette somnolence peut être augmentée par la prise d'*alcool* ou d'autres médicaments *sédatifs*. La conduite et l'utilisation de machines dangereuses sont déconseillées, surtout dans les heures qui suivent la prise du médicament.

Interactions avec d'autres substances

Ce médicament peut interagir avec les *contraceptifs* oraux (pilule) : risque de contraception inefficace.
Il peut également donner des interactions mineures avec de très nombreux autres médicaments, en augmentant ou, au contraitre, en diminuant leur action.

Grossesse et allaitement

Si une grossesse survient pendant le traitement, consultez votre médecin. L'arrêt brutal de ce médicament pendant la grossesse expose à la réapparition de crises préjudiciables à la mère et à l'enfant à naître. Votre médecin appréciera le risque éventuel lié à l'utilisation de ce médicament dans votre cas. Des examens particuliers permettent de vérifier l'absence d'anomalie chez l'enfant à naître.
Si le traitement est poursuivi jusqu'à l'accouchement, une surveillance médicale du *nouveau-né* est nécessaire.
Ce médicament passe dans le lait maternel : l'allaitement est déconseillé.

Mode d'emploi et posologie

Ce médicament est pris indifféremment au cours ou en dehors des repas. La dose quotidienne est répartie en 2 prises.
La suspension buvable peut être avalée telle quelle ou diluée dans un verre d'eau. Le flacon doit être agité avant emploi afin d'homogénéiser la suspension.
Les comprimés peuvent être coupés en deux, afin d'être avalés plus facilement.

Posologie usuelle :
- Adulte : 600 mg à 2 400 mg par jour.
- Enfant de plus de 6 ans : la dose est fonction du poids de l'enfant. Elle doit être exprimée en ml pour correspondre aux graduations de la seringue doseuse. Si ce n'est pas le cas, il faut recontacter le médecin.

La *posologie* est atteinte progressivement puis adaptée par le médecin en fonction de l'efficacité du traitement.

Conseils : Veillez à ne pas manquer de ce médicament : lors de vos déplacements, munissez-vous d'une réserve ou de votre ordonnance en cours de validité.
Après ouverture, le flacon ne doit pas être conservé plus de 7 semaines.

Effets indésirables possibles

Très fréquents (plus de 10 % des utilisateurs) : fatigue, *vertiges*, maux de tête, somnolence, nausées, vomissements, troubles de l'*accommodation*.
Fréquents : agitation, confusion des idées, tremblements, constipation ou diarrhées, douleurs abdominales, *hyponatrémie*, *acné*, perte de cheveux.
Peu fréquents : anomalie de la *numération formule sanguine*, élévation des *transaminases*.
Très rares : *réaction allergique*, *troubles du rythme cardiaque*.

Laboratoires Novartis Pharma SAS

TRILIFAN RETARD

Informations détaillées sur www.monvidal.com

TRIMÉBUTINE 100 mg
Génériques
Modificateur
de la motricité digestive
sur ordonnance

Les médicaments ci-dessous sont des génériques de DÉBRIDAT (voir p. 365).

DEBRICALM 100 mg : comprimé *(lactose)* boîte de 30. Liste II - Remb 35 % - 4,21 €.
TRANSACALM 100 mg : comprimé *(lactose)* boîte de 30. Liste II - Remb 35 % - 4,21 €.
TRIMEBUTINE (MALEATE) RPG 100 mg : comprimé *(lactose)* boîte de 30. Liste II - Remb 35 % - 4,21 €.
TRIMEBUTINE ALMUS 100 mg : comprimé *(lactose)* boîte de 30. Liste II - Remb 35 % - 4,21 €.
TRIMEBUTINE ALTER 100 mg : comprimé *(lactose)* boîte de 30. Liste II - Remb 35 % - 4,21 €.
TRIMEBUTINE ARROW 100 mg : comprimé boîte de 30. Liste II - Remb 35 % - 4,21 €.
TRIMEBUTINE BIOGARAN 100 mg : comprimé *(lactose)* boîte de 30. Liste II - Remb 35 % - 4,21 €.
TRIMEBUTINE EG 100 mg : comprimé *(lactose)* boîte de 30. Liste II - Remb 35 % - 4,21 €.
TRIMEBUTINE G GAM 100 mg : comprimé *(lactose)* boîte de 30. Liste II - Remb 35 % - 4,21 €.
TRIMEBUTINE ISOMED 100 mg : comprimé *(lactose)* boîte de 30. Liste II - Remb 35 % - 4,21 €.
TRIMEBUTINE MERCK 100 mg : comprimé *(gluten : amidon de blé, lactose, saccharose)* boîte de 30. Liste II - Remb 35 % - 4,21 €.
TRIMEBUTINE QUALIMED 100 mg : comprimé *(gluten : amidon de blé, lactose, saccharose)* boîte de 30. Liste II - Remb 35 % - 4,21 €.
TRIMEBUTINE RATIO 100 mg : comprimé *(lactose)* boîte de 30. Liste II - Remb 35 % - 4,21 €.
TRIMEBUTINE SANDOZ 100 mg : comprimé *(lactose)* boîte de 30. Liste II - Remb 35 % - 4,21 €.
TRIMEBUTINE TEVA 100 mg : comprimé *(lactose)* boîte de 30. Liste II - Remb 35 % - 4,21 €.
TRIMEBUTINE TORLAN 100 mg : comprimé *(lactose)* boîte de 30. Liste II - Remb 35 % - 4,21 €.
TRIMEBUTINE WINTHROP 100 mg : comprimé *(lactose)* boîte de 30. Liste II - Remb 35 % - 4,21 €.
TRIMEBUTINE ZYDUS 100 mg : comprimé *(lactose)* boîte de 30. Liste II - Remb 35 % - 4,21 €.

TRIMÉBUTINE 200 mg
Génériques
Modificateur
de la motricité digestive
sur ordonnance

Les médicaments ci-dessous sont des génériques de DÉBRIDAT (voir p. 365).

TRIMEBUTINE ALMUS 200 mg : comprimé *(lactose)* boîte de 30. Liste II - Remb 35 % - 6,37 €.
TRIMEBUTINE ARROW 200 mg : comprimé *(lactose)* boîte de 30. Liste II - Remb 35 % - 6,37 €.

TRIMEBUTINE BIOGARAN 200 mg : comprimé *(lactose)* boîte de 30. Liste II - Remb 35 % - 6,37 €.
TRIMEBUTINE EG 200 mg : comprimé *(lactose)* boîte de 30. Liste II - Remb 35 % - 6,37 €.
TRIMEBUTINE MERCK 200 mg : comprimé *(lactose)* boîte de 30. Liste II - Remb 35 % - 6,37 €.
TRIMEBUTINE RATIOPHARM 200 mg : comprimé *(lactose)* boîte de 30. Liste II - Remb 35 % - 6,37 €.
TRIMEBUTINE TEVA 200 mg : comprimé *(lactose)* boîte de 30. Liste II - Remb 35 % - 6,37 €.

TRIMÉTAZIDINE 20 mg comprimé Génériques

Antivertigineux, antiangoreux

Les médicaments ci-dessous sont des génériques de VASTAREL (voir p. 1307).

TRIMETAZIDINE ALMUS 20 mg : comprimé *(coccine laque, jaune orangé S laque aluminique)* boîte de 60. Remb 35 % - 6,15 €.
TRIMETAZIDINE ARROW 20 mg : comprimé *(rouge cochenille A)* boîte de 60. Remb 35 % - 6,15 €.
TRIMETAZIDINE BIOGARAN 20 mg : comprimé *(jaune orangé S laque aluminique, laque aluminique de rouge cochenille)* boîte de 60. Remb 35 % - 6,15 €.
TRIMETAZIDINE EG 20 mg : comprimé *(lactose)* boîte de 60. Remb 35 % - 6,15 €.
TRIMETAZIDINE G GAM 20 mg : comprimé *(laque aluminique de rouge cochenille)* boîte de 60. Remb 35 % - 6,15 €.
TRIMETAZIDINE MERCK 20 mg : comprimé *(jaune orangé S, rouge cochenille A)* boîte de 60. Remb 35 % - 6,15 €.
TRIMETAZIDINE QUALIMED 20 mg : comprimé *(jaune orangé S, rouge cochenille A)* boîte de 60. Remb 35 % - 6,15 €.
TRIMETAZIDINE RATIOPHARM 20 mg : comprimé boîte de 60. Remb 35 % - 6,15 €.
TRIMETAZIDINE RPG 20 mg : comprimé *(lactose)* boîte de 60. Remb 35 % - 6,15 €.
TRIMETAZIDINE SANDOZ 20 mg : comprimé *(lactose)* boîte de 60. Remb 35 % - 6,15 €.
TRIMETAZIDINE TEVA 20 mg : comprimé *(jaune orangé S, rouge cochenille A)* boîte de 60. Remb 35 % - 6,15 €.
TRIMETAZIDINE TORLAN 20 mg : comprimé *(jaune orangé S laque aluminique, laque aluminique de rouge cochenille)* boîte de 60. Remb 35 % - 6,15 €.
TRIMETAZIDINE WINTHROP 20 mg : comprimé boîte de 60. Remb 35 % - 6,15 €.
TRIMETAZIDINE ZYDUS 20 mg : comprimé *(lactose)* boîte de 60. Remb 35 % - 6,15 €.

TRIMÉTAZIDINE 20 mg/ml solution buvable Génériques

Antivertigineux, antiangoreux

Les médicaments ci-dessous sont des génériques de VASTAREL (voir p. 1307).

TRIMETAZIDINE ARROW 20 mg/ml : solution buvable flacon de 60 ml. Remb 35 % - 6,46 €.
TRIMETAZIDINE BIOGARAN 20 mg/ml : solution buvable flacon de 60 ml avec compte-goutte. Remb 35 % - 6,46 €.
TRIMETAZIDINE EG 20 mg/ml : solution buvable flacon de 60 ml. Remb 35 % - 6,46 €.
TRIMETAZIDINE G GAM 20 mg/ml : solution buvable flacon de 60 ml avec seringue. Remb 35 % - 6,46 €.
TRIMETAZIDINE MERCK 20 mg/ml : solution buvable flacon pipette de 60 ml. Remb 35 % - 6,46 €.
TRIMETAZIDINE QUALIMED 20 mg/ml : solution buvable flacon de 60 ml. Remb 35 % - 6,46 €.
TRIMETAZIDINE RATIOPHARM 20 mg/ml : solution buvable flacon de 60 ml. Remb 35 % - 6,46 €.
TRIMETAZIDINE SANDOZ 20 mg/ml : solution buvable flacon de 60 ml. Remb 35 % - 6,46 €.
TRIMETAZIDINE TEVA 20 mg/ml : solution buvable flacon de 60 ml avec seringue. Remb 35 % - 6,46 €.
TRIMETAZIDINE WINTHROP 20 mg/ml : solution buvable flacon de 60 ml. Remb 35 % - 6,46 €.
TRIMETAZIDINE ZYDUS 20 mg/ml : solution buvable flacon de 60 ml. Remb 35 % - 6,46 €.

TRI-MINULET

Pilule estroprogestative — sur ordonnance

Présentation

TRI-MINULET : comprimé (beige : 6, marron : 5, blanc : 10) ; boîte de 1 plaquette de 21. Liste I - Non remb.
TRI-MINULET : comprimé (beige : 6, marron : 5, blanc : 10) ; boîte de 3 plaquettes de 21. Liste I - Non remb.

Composition

	p cp beige	p cp marron	p cp blanc
Éthinylestradiol	0,03 mg	0,04 mg	0,03 mg
Gestodène	0,05 mg	0,07 mg	0,1 mg

Dans quel cas ce médicament est-il prescrit ?

C'est un *contraceptif* oral (pilule) qui contient un *estrogène* et un *progestatif*. Il est minidosé (moins de 0,04 mg d'estrogène) et triphasique (tous les comprimés ne contiennent pas la même quantité d'*hormones* et sont de trois couleurs différentes).

Contre-indications

Ce médicament ne doit pas être utilisé dans les cas suivants :

- *accident thromboembolique* artériel (*infarctus du myocarde*, *accident vasculaire cérébral*...) ou veineux (*phlébite*, *embolie* pulmonaire...) ancien ou survenant au cours de la contraception ;
- maladie cardiovasculaire (*hypertension artérielle*, *angine de poitrine*, lésion des valves cardiaques, anomalie de la circulation sanguine cérébrale ou rétinienne) ;
- *cancer hormonodépendant* ;
- *diabète* compliqué de lésions vasculaires ;
- saignement génital intermittent (l'origine de ce saignement doit être déterminée par des examens avant la mise en route du traitement) ;
- maladie du foie, grave ou récente.

Attention : Un examen médical est nécessaire avant de débuter la contraception. Il est suivi d'une surveillance annuelle pendant la contraception. Cette surveillance est particulièrement importante si vous souffrez de *diabète*, d'obésité, d'excès de cholestérol, de *triglycérides* ou de *prolactine* dans le sang, d'affection bénigne du sein ou de l'utérus, d'ictère (jaunisse) chronique ou survenu lors d'une grossesse, d'*épilepsie*, de *migraine*, d'*otosclérose*, d'*asthme*, de varices, de dépression, de calcul biliaire, d'herpès gestationis, ou si des membres de votre famille ont des *antécédents* de cancer du sein ou d'*accidents thromboemboliques*.
Si vous avez plus de 35 ans, si vous fumez, le risque d'effets indésirables cardiovasculaires liés à la prise d'hormones augmente fortement. Un autre mode de contraception est souvent préconisé.
Arrêtez la prise de ce contraceptif et consultez votre médecin en cas d'apparition de l'un des *symptômes*

suivants : maux de tête violents et inhabituels, troubles de la vision, élévation importante de la tension artérielle, douleur inhabituelle à la jambe.

La survenue d'un léger saignement entre les règles (spotting) est fréquente chez les femmes pendant les premiers mois d'utilisation de la pilule. Vous devez informer votre médecin si les saignements se prolongent ou s'ils apparaissent en cours de contraception.

L'oubli d'un comprimé ou sa mauvaise absorption, du fait de vomissements par exemple, peuvent rendre la contraception inefficace.

En cas d'intervention chirurgicale programmée ou d'alitement prolongé, votre médecin jugera de l'opportunité d'interrompre votre contraception orale.

Interactions avec d'autres substances

L'efficacité contraceptive de ce médicament peut être diminuée par les *anticonvulsivants*, certains traitements du *sida*, les produits de phytothérapie contenant du millepertuis et les médicaments contenant l'une des substances suivantes : griséofulvine, rifampicine, rifabutine, modafinil.

Informez par ailleurs votre médecin si vous prenez des médicaments contenant de la flunarizine.

Grossesse et allaitement

Ce médicament n'a pas de raison d'être utilisé pendant la grossesse. Néanmoins, si une grossesse survient malgré le traitement, du fait d'un oubli ou d'un retard de prise, celle-ci pourra être poursuivie normalement si vous le désirez.

Les *hormones* contenues dans ce *contraceptif* passent dans le lait maternel : ne l'utilisez pas pendant l'allaitement sans avis médical.

Mode d'emploi et posologie

Prendre régulièrement, et sans oubli, 1 comprimé par jour pendant 21 jours consécutifs, dans l'ordre suivant : 1 comprimé beige pendant 6 jours, puis 1 comprimé marron pendant 5 jours, enfin 1 comprimé blanc pendant 10 jours. Il est recommandé de ne pas trop faire varier l'heure de prise (choisir le petit déjeuner ou le coucher de préférence).

L'interruption du traitement déclenche les règles au bout de 2 ou 3 jours. La nouvelle plaquette est reprise après les 7 jours d'arrêt, que les règles soient terminées ou non.

Pour éviter un retard dans la reprise de la pilule, préjudiciable à l'efficacité de la contraception, il est utile de noter le jour de la prise du premier comprimé : une nouvelle plaquette est toujours commencée le même jour de la semaine. Le respect de ces délais est important : une reprise trop tardive du premier comprimé peut nuire à l'efficacité de la contraception pour le nouveau cycle. En revanche, une reprise un ou deux jours plus tôt ne pose pas de problème et décale d'autant la survenue des règles. Il est également possible d'enchaîner deux plaquettes. Dans ce cas, les règles surviendront à la fin de la deuxième plaquette.

En cas de première contraception orale ou de reprise d'une contraception interrompue temporairement, prendre le premier comprimé le premier jour des règles. La sécurité contraceptive n'est assurée qu'après un délai d'une semaine. Une méthode contraceptive complémentaire (préservatif, etc.) est nécessaire pendant cette période

En cas de changement de contraceptif, prendre le premier comprimé de la plaquette :

- le jour suivant la prise du dernier comprimé actif, si le précédent contraceptif était une autre pilule estroprogestative ;
- sans interruption et à n'importe quel moment du cycle, si le précédent contraceptif était un contraceptif progestatif microdosé ;
- le jour du retrait, si le précédent mode de contraception était un implant contraceptif ;
- le jour prévu pour l'injection, dans le cas du relais d'une contraception par progestatif injectable.

Après un accouchement ou une interruption de grossesse, suivre les indications du médecin.

Conseils : Les dernières recommandations en cas d'oubli d'un comprimé pour ce type de pilule sont les suivantes : prendre immédiatement le comprimé oublié et continuer à l'heure habituelle pour les comprimés suivants (ce qui peut correspondre à la prise de 2 comprimés si l'oubli est découvert lors de la prise suivante). Si le retard est supérieur à 12 heures, la sécurité contraceptive n'est plus assurée et une autre méthode complémentaire (spermicide, préservatif, diaphragme) doit être employée pendant les 7 jours suivants. Si cette période de 7 jours s'étend au-delà du dernier comprimé de la plaquette en cours, la plaquette suivante doit être débutée sans interruption entre les deux plaquettes. Dans ce cas, il n'y aura pas de saignement avant la fin de la seconde plaquette. Des saignements de faible importance (spottings) sont cependant possibles.

En cas de vomissements ou de diarrhée sévère survenant dans les 4 heures suivant la prise d'un comprimé, reprendre dès que possible un autre comprimé. Si le délai est de plus de 12 heures ou si les troubles se répètent, la sécurité contraceptive n'est plus assurée et une méthode complémentaire doit être employée jusqu'à la prise de la plaquette suivante.

Il n'y a pas de danger à débuter une grossesse au cours du cycle qui suit l'arrêt volontaire du contraceptif oral.

Effets indésirables possibles

Effets, plus ou moins fréquents, n'empêchant pas la poursuite de la contraception : troubles digestifs, tension modérée des seins, jambes lourdes, diminution ou disparition des règles, règles douloureuses, prise de poids, *acné*, pousse excessive des poils, irritation oculaire par les lentilles de contact, inflammation ou *candidose* vaginale, modification de l'humeur ou de la libido, irritabilité, maux de tête banals.

Effets rares, mais nécessitant l'arrêt de cette contraception : *accident thromboembolique* (accident cardiaque, *phlébite*, *embolie* pulmonaire, etc.), taches sombres sur le visage, tension douloureuse des seins, *migraine*, troubles de la vision, augmentation importante des lipides dans le sang, *réaction allergique*, exacerbation d'un *lupus érythémateux* disséminé, d'une *porphyrie* ou d'une chorée, pancréatite, tumeur bénigne du foie, jaunisse, calcul de la vésicule biliaire.

Laboratoires Wyeth Pharmaceuticals France

TRINIPATCH

Dérivé nitré

sur ordonnance

Présentation

TRINIPATCH 5 mg/24 h : *dispositif transdermique* de 7 cm^2 ; boîte de 30. Liste II - Remb 65 % - **14,68 €.**
TRINIPATCH 10 mg/24 h : *dispositif transdermique* de 14 cm^2 ; boîte de 30. Liste II - Remb 65 % - **15,93 €.**
TRINIPATCH 15 mg/24 h : *dispositif transdermique* de 21 cm^2 ; boîte de 30. Liste II - Remb 65 % - **17,19 €.**

Composition

	p 7 cm^2	p 14 cm^2	p 21 cm^2
Trinitrine	22,4 mg	44,8 mg	67,2 mg
soit Trinitrine libérée / 24 h	5 mg	10 mg	15 mg

Dans quel cas ce médicament est-il prescrit ?

Ce médicament *vasodilatateur* appartient à la famille des dérivés nitrés. Il possède de nombreuses propriétés qui facilitent le travail du cœur : dilatation des veines, dilatation des artères à forte dose, prévention des spasmes des *artères coronaires*. Le *dispositif transdermique* (timbre) contient la substance active qui traverse la peau, gagne le sang, et peut ainsi agir sur le cœur et les vaisseaux.
Il est utilisé dans le *traitement préventif* des crises d'*angine de poitrine*.

Contre-indications

Ce médicament ne doit pas être utilisé dans les cas suivants :
- hypotension grave,
- en association avec le sildénafil (VIAGRA).

Attention : Des précautions particulières s'imposent en cas de *cardiomyopathie* obstructive ou d'*hypertension intracrânienne*.
Ce médicament n'est pas adapté au *traitement de la crise* aiguë d'*angine de poitrine* : son action est trop lente à apparaître. C'est un *traitement préventif* qui lutte contre l'apparition des crises et qui ne doit pas être arrêté sans avis médical.
En cas de malaise apparemment sérieux, retirez le timbre.
Ne laissez pas le timbre neuf ou usagé à la portée des enfants.
Les boissons alcoolisées peuvent augmenter des effets hypotenseurs de ce médicament ; les excès sont déconseillés.
Compte-tenu de ses effets indésirables potentiels, ce médicament peut, chez certaines personnes, ne pas être compatible avec la conduite automobile ou le maniement de machines dangereuses. Assurez-vous à l'occasion des premières prises que vous supportez bien ce médicament avant de conduire ou d'utiliser une machine.

Interactions avec d'autres substances

Les *vasodilatateurs* de la famille des dérivés de la trinitrine ne doivent pas être associés au VIAGRA : risque de baisse de tension grave.
Informez votre médecin ou votre pharmacien si vous prenez d'autres médicaments susceptibles d'abaisser la tension artérielle.

Grossesse et allaitement

L'effet de ce médicament pendant la grossesse ou l'allaitement est mal connu : seul votre médecin peut évaluer le risque éventuel de son utilisation dans votre cas.

Mode d'emploi et posologie

Il existe 3 dosages correspondant à 3 surfaces différentes : la quantité de trinitrine qui passe dans le sang est proportionnelle à la surface du *dispositif transdermique*.
Choisir une région sèche, pauvre en poils, et dépourvue de grains de beauté ou autres lésions cutanées. Libérer la surface adhésive et appliquer soigneusement le timbre en effectuant une pression sur toute sa surface. Changer d'emplacement tous les jours.

Posologie usuelle :

- Adulte : 1 dispositif transdermique par jour, à garder pendant le nombre d'heures prescrit par votre médecin.

Conseils : Le port de ce dispositif ne contre-indique pas le bain, la douche, les activités sportives.
Si le timbre se décolle accidentellement, remplacez-le par un timbre neuf placé à un autre endroit.

Effets indésirables possibles

Réactions locales : rougeur et démangeaisons au point d'application.
Maux de tête, parfois violents, qui disparaissent habituellement après quelques jours de traitement.
Baisse de la tension artérielle ou *hypotension orthostatique*, plus fréquente chez la personne âgée et pouvant se traduire par des malaises ou des *vertiges*.
Bouffées de chaleur, rougeur cutanée.

Laboratoires sanofi-aventis France

TRINITRINE MERCK

Dérivé nitré

sur ordonnance

Présentation

TRINITRINE MERCK 5 mg/24 h : *dispositif transdermique* de 9 cm^2 ; boîte de 30. Liste II - Remb 65 % - **13,26 €.**
TRINITRINE MERCK 10 mg/24 h : *dispositif transdermique* de 18 cm^2 ; boîte de 30. Liste II - Remb 65 % - **14,39 €.**

Composition

	p 9 cm^2	p 18 cm^2
Trinitrine	18,7 mg	37,4 mg
soit Trinitrine libérée/24 h	5 mg	10 mg

Dans quel cas ce médicament est-il prescrit ?

Ce médicament *vasodilatateur* appartient à la famille des dérivés nitrés. Il possède de nombreuses propriétés qui facilitent le travail du cœur : dilatation des veines, dilatation des artères à forte dose, prévention des spasmes des *artères coronaires*. Le *dispositif transdermique* (timbre) contient la substance active qui traverse la peau, gagne le sang, et peut ainsi agir sur le cœur et les vaisseaux.
Il est utilisé dans le *traitement préventif* des crises d'*angine de poitrine*.

Contre-indications

Ce médicament ne doit pas être utilisé dans les cas suivants :
- hypotension grave,
- en association avec le sildénafil (VIAGRA).

Attention : Des précautions particulières s'imposent en cas de *cardiomyopathie* obstructive, d'*hypertension intracrânienne*.

Ce médicament n'est pas adapté au *traitement de la crise* aiguë d'*angine de poitrine* : son action est trop lente à apparaître. C'est un *traitement préventif* qui lutte contre l'apparition des crises et qui ne doit pas être arrêté sans avis médical.

En cas de malaise apparemment sérieux, retirez le timbre.

Ne laissez pas le timbre neuf ou usagé à la portée des enfants.

Les boissons alcoolisées peuvent accentuer les effets hypotenseurs de ce médicament ; les excès sont déconseillés.

Compte-tenu de ses effets indésirables potentiels, ce médicament peut, chez certaines personnes, ne pas être compatible avec la conduite automobile ou le maniement de machines dangereuses. Assurez-vous à l'occasion des premières prises que vous supportez bien ce médicament avant de conduire ou d'utiliser une machine.

Interactions avec d'autres substances

Les *vasodilatateurs* de la famille des dérivés de la trinitrine ne doivent pas être associés au VIAGRA : risque de baisse de tension grave.

Informez votre médecin ou votre pharmacien si vous prenez d'autres médicaments susceptibles d'abaisser la tension artérielle.

Grossesse et allaitement

L'effet de ce médicament pendant la grossesse ou l'allaitement est mal connu : seul votre médecin peut évaluer le risque éventuel de son utilisation dans votre cas.

Mode d'emploi et posologie

Il existe 2 dosages correspondant à 2 surfaces différentes : la quantité de trinitrine qui passe dans le sang est proportionnelle à la surface du *dispositif transdermique*. Choisir une région sèche, pauvre en poils, et dépourvue de grains de beauté ou autres lésions cutanées. Libérer la surface adhésive et appliquer soigneusement le timbre en effectuant une pression sur toute sa surface. Changer d'emplacement tous les jours.

Posologie usuelle :

- Adulte : 1 dispositif transdermique par jour, à garder pendant le nombre d'heures prescrit par votre médecin.

Conseils : Le port de ce dispositif ne contre-indique pas le bain, la douche, les activités sportives.

Si le timbre se décolle accidentellement, remplacez-le par un timbre neuf placé à un autre endroit.

Effets indésirables possibles

Réactions locales : rougeur et démangeaisons au point d'application.

Maux de tête, parfois violents, qui disparaissent habituellement après quelques jours de traitement.

Baisse de la tension artérielle ou *hypotension orthostatique*, plus fréquente chez la personne âgée et pouvant se traduire par des malaises ou des *vertiges*.

Bouffées de chaleur, rougeur cutanée.

Laboratoires Mylan

TRINITRINE SIMPLE LALEUF

Dérivé nitré — sur ordonnance

Présentation

TRINITRINE SIMPLE LALEUF 0,15 mg : pilule (blanc) ; boîte de 60. Liste II - Remb 65 % - **2,69 €**.

Composition

	p pilule
Trinitrine	0,15 mg
Lactose	+
Saccharose	+
Amidon de blé (gluten)	+

Dans quel cas ce médicament est-il prescrit ?

Ce médicament *vasodilatateur* appartient à la famille des dérivés nitrés. Il possède de nombreuses propriétés qui facilitent le travail du cœur : dilatation des veines, dilatation des artères à forte dose, prévention des spasmes des *artères coronaires*.

Il est utilisé dans le *traitement préventif* et le *traitement curatif* des crises d'*angine de poitrine*.

Contre-indications

Ce médicament ne doit pas être utilisé dans les cas suivants :

- hypotension grave,
- *intolérance* au gluten,
- en association avec le sildénafil (VIAGRA).

Attention : Des précautions particulières s'imposent en cas de *cardiomyopathie* obstructive ou d'*hypertension intracrânienne*.

Une crise d'*angine de poitrine* qui dure plus d'un quart d'heure malgré la prise de trinitrine peut être un *infarctus du myocarde* débutant qui requiert un traitement urgent. Consultez un service médical d'urgence ou appelez le 15.

L'usage du VIAGRA est contre-indiqué chez les personnes qui prennent ce médicament. Si une crise d'*angine de poitrine* survient pendant un acte sexuel consécutif à la prise de VIAGRA, ce médicament ne doit en aucun cas être utilisé ; si la crise persiste après quelques minutes de repos, il convient d'appeler le 15 pour prendre un avis médical.

Les boissons alcoolisées peuvent augmenter les effets hypotenseurs de ce médicament ; les excès sont déconseillés.

Compte-tenu de ses effets indésirables potentiels, ce médicament peut, chez certaines personnes, ne pas être compatible avec la conduite automobile ou le maniement de machines dangereuses. Assurez-vous à l'occasion des premières prises que vous supportez bien ce médicament avant de conduire ou d'utiliser une machine.

Interactions avec d'autres substances

Les *vasodilatateurs* de la famille des dérivés de la trinitrine ne doivent pas être associés au VIAGRA : risque de baisse de tension grave.

Informez votre médecin ou votre pharmacien si vous prenez d'autres médicaments susceptibles d'abaisser la tension artérielle.

Grossesse et allaitement

L'effet de ce médicament pendant la grossesse ou l'allaitement est mal connu : seul votre médecin peut évaluer le risque éventuel de son utilisation dans votre cas.

Mode d'emploi et posologie

Les pilules doivent être croquées lentement et gardées dans la bouche au moins une minute avant d'être avalées.

Posologie usuelle :

- *Traitement curatif* : 1 pilule, à renouveler si nécessaire, sans dépasser 3 pilules par crise d'*angine de poitrine*. Compte tenu du risque d'*hypotension orthostatique* lors du renouvellement de la prise, il est conseillé de prendre la pilule en position assise pour éviter tout risque de chute.
- *Traitement préventif* : 1 pilule, 2 ou 3 minutes avant une circonstance susceptible de déclencher une crise.

Conseils : N'abusez pas de ce médicament ; il peut provoquer des maux de tête importants.

Effets indésirables possibles

Maux de tête, parfois violents, surtout en début de traitement.

Baisse de la tension artérielle ou *hypotension orthostatique*, plus fréquente chez la personne âgée et pouvant se traduire par des malaises ou des *vertiges*.

Bouffées de chaleur, rougeur cutanée.

Nausées, vomissements.

Laboratoires Johnson & Johnson Consumer France

TRINORDIOL

Contraceptif oral — sur ordonnance

Présentation

TRINORDIOL : comprimé (brique : 6, blanc : 5, jaune : 10) ; boîte de 1 plaquette de 21. Liste I - Remb 65 % - **2,21 €**.
TRINORDIOL : comprimé (brique : 6, blanc : 5, jaune : 10) ; boîte de 3 plaquettes de 21. Liste I - Remb 65 % - **5,08 €**.

Composition

	p cp brique	p cp blanc	p cp jaune
Éthinylestradiol	0,03 mg	0,04 mg	0,03 mg
Lévonorgestrel	0,05 mg	0,075 mg	0,125 mg

Dans quel cas ce médicament est-il prescrit ?

C'est un *contraceptif* oral (pilule) qui contient un *estrogène* et un *progestatif*. Il est minidosé (moins de 0,04 mg d'estrogène) et triphasique (tous les comprimés ne contiennent pas la même quantité d'*hormones* et sont de trois couleurs différentes).

Contre-indications

Ce médicament ne doit pas être utilisé dans les cas suivants :

- *accident thromboembolique* artériel (*infarctus du myocarde, accident vasculaire cérébral*...) ou veineux (*phlébite, embolie* pulmonaire...) ancien ou survenant au cours de la contraception ;
- maladie cardiovasculaire (*hypertension artérielle, angine de poitrine*, lésion des valves cardiaques, anomalie de la circulation sanguine cérébrale ou rétinienne) ;
- *cancer hormonodépendant* ;
- *diabète* compliqué de lésions vasculaires ;
- saignement génital intermittent (l'origine de ce saignement doit être déterminée par des examens avant la mise en route du traitement) ;
- maladie du foie, grave ou récente.

Attention : Un examen médical est nécessaire avant de débuter la contraception. Il est suivi d'une surveillance annuelle pendant la contraception. Cette surveillance est particulièrement importante si vous souffrez de *diabète*, d'obésité, d'excès de cholestérol, de *triglycérides* ou de *prolactine* dans le sang, d'affection bénigne du sein ou de l'utérus, d'ictère (jaunisse) chronique ou survenu lors d'une grossesse, d'*épilepsie*, de *migraine*, d'*otosclérose*, d'*asthme*, de varices, de dépression, de calcul biliaire, d'herpès gestationis, ou si des membres de votre famille ont des *antécédents* de cancer du sein ou d'*accidents thromboemboliques*.

Si vous avez plus de 35 ans, si vous fumez, le risque d'effets indésirables cardiovasculaires liés à la prise d'hormones augmente fortement. Un autre mode de contraception est souvent préconisé.

Arrêtez la prise de ce contraceptif et consultez votre médecin en cas d'apparition de l'un des *symptômes* suivants : maux de tête violents et inhabituels, troubles de la vision, élévation importante de la tension artérielle, douleur inhabituelle à la jambe.

La survenue d'un léger saignement entre les règles (spotting) est fréquente chez les femmes pendant les premiers mois d'utilisation de la pilule. Vous devez informer votre médecin si les saignements se prolongent ou s'ils apparaissent en cours de contraception.

L'oubli d'un comprimé ou sa mauvaise absorption, du fait de vomissements par exemple, peuvent rendre la contraception inefficace.

En cas d'intervention chirurgicale programmée ou d'alitement prolongé, votre médecin jugera de l'opportunité d'interrompre votre contraception orale.

Interactions avec d'autres substances

L'efficacité contraceptive de ce médicament peut être diminuée par les *anticonvulsivants*, certains traitements du *sida*, les produits de phytothérapie contenant du millepertuis et les médicaments contenant l'une des substances suivantes : griséofulvine, rifampicine, rifabutine, modafinil.

Informez par ailleurs votre médecin si vous prenez des médicaments contenant de la flunarizine.

Grossesse et allaitement

Ce médicament n'a pas de raison d'être utilisé pendant la grossesse. Néanmoins, si une grossesse survient malgré le traitement, du fait d'un oubli ou d'un retard de prise, celle-ci pourra être poursuivie normalement si vous le désirez.

Les *hormones* contenues dans ce *contraceptif* passent dans le lait maternel : ne l'utilisez pas pendant l'allaitement sans avis médical.

Mode d'emploi et posologie

Prendre régulièrement, et sans oubli, 1 comprimé par jour pendant 21 jours consécutifs, dans l'ordre suivant : 1 comprimé brique pendant 6 jours, puis 1 comprimé blanc pendant 5 jours, enfin 1 comprimé jaune pendant 10 jours. Il est recommandé de ne pas trop faire varier l'heure de prise (choisir le petit déjeuner ou le coucher de préférence).

L'interruption du traitement déclenche les règles au bout de 2 ou 3 jours. La nouvelle plaquette est reprise après les 7 jours d'arrêt, que les règles soient terminées ou non.

Pour éviter un retard dans la reprise de la pilule, préjudiciable à l'efficacité de la contraception, il est utile de noter le jour de la prise du premier comprimé : une nouvelle plaquette est toujours commencée le même jour de la semaine. Le respect de ces délais est important : une reprise trop tardive du premier comprimé peut nuire à l'efficacité de la contraception pour le nouveau cycle. En revanche, une reprise un ou deux jours plus tôt ne pose pas de problème et décale d'autant la survenue des règles. Il est également possible d'enchaîner deux plaquettes. Dans ce cas, les règles surviendront à la fin de la deuxième plaquette.

En cas de première contraception orale ou de reprise d'une contraception interrompue temporairement, prendre le premier comprimé le premier jour des règles. La sécurité contraceptive n'est assurée qu'après un délai d'une semaine. Une méthode contraceptive complémentaire (préservatif, etc.) est nécessaire pendant cette période

En cas de changement de contraceptif, prendre le premier comprimé de la plaquette :
- le jour suivant la prise du dernier comprimé actif, si le précédent contraceptif était une autre pilule estroprogestative ;
- sans interruption et à n'importe quel moment du cycle, si le précédent contraceptif était un contraceptif progestatif microdosé ;
- le jour du retrait, si le précédent mode de contraception était un implant contraceptif ;
- le jour prévu pour l'injection, dans le cas du relais d'une contraception par progestatif injectable.

Après un accouchement ou une interruption de grossesse, suivre les indications du médecin.

Conseils : Les dernières recommandations en cas d'oubli d'un comprimé pour ce type de pilule sont les suivantes : prendre immédiatement le comprimé oublié et continuer à l'heure habituelle pour les comprimés suivants (ce qui peut correspondre à la prise de 2 comprimés si l'oubli est découvert lors de la prise suivante). Si le retard est supérieur à 12 heures, la sécurité contraceptive n'est plus assurée et une autre méthode complémentaire (spermicide, préservatif, diaphragme) doit être employée pendant les 7 jours suivants. Si cette période de 7 jours s'étend au-delà du dernier comprimé de la plaquette en cours, la plaquette suivante doit être débutée sans interruption entre les deux plaquettes. Dans ce cas, il n'y aura pas de saignement avant la fin de la seconde plaquette. Des saignements de faible importance (spottings) sont cependant possibles.

En cas de vomissements ou de diarrhée sévère survenant dans les 4 heures suivant la prise d'un comprimé, reprendre dès que possible un autre comprimé. Si le délai est de plus de 12 heures ou si les troubles se répètent, la sécurité contraceptive n'est plus assurée et une méthode complémentaire doit être employée jusqu'à la prise de la plaquette suivante.

Il n'y a pas de danger à débuter une grossesse au cours du cycle qui suit l'arrêt volontaire du contraceptif oral.

Effets indésirables possibles

Effets, plus ou moins fréquents, n'empêchant pas la poursuite de la contraception : troubles digestifs, tension modérée des seins, jambes lourdes, diminution ou disparition des règles, règles douloureuses, prise de poids, *acné*, pousse excessive des poils, irritation oculaire par les lentilles de contact, inflammation ou *candidose* vaginale, modification de l'humeur ou de la libido, irritabilité, maux de tête banals.

Effets rares, mais nécessitant l'arrêt de cette contraception : *accident thromboembolique* (accident cardiaque, *phlébite*, *embolie* pulmonaire, etc.), taches sombres sur le visage, tension douloureuse des seins, *migraine*, troubles de la vision, augmentation importante des lipides dans le sang, *réaction allergique*, exacerbation d'un *lupus érythémateux* disséminé, d'une *porphyrie* ou d'une chorée, pancréatite, tumeur bénigne du foie, jaunisse, calcul de la vésicule biliaire.

Laboratoires Codepharma

TRIPHOSPHATES BOIRON

Informations détaillées sur www.monvidal.com

TRIPHOSPHATES poudre orale

Informations détaillées sur www.monvidal.com

TRISEQUENS

Informations détaillées sur www.monvidal.com

TRIVASTAL comprimé

Dopaminergiques — sur ordonnance

Présentation

TRIVASTAL 20 mg : comprimé (bleu) ; boîte de 30. Liste II - Remb 65 % - **2,22 €**.
TRIVASTAL 50 mg LP : comprimé à *libération prolongée* (rouge) ; boîte de 30. Liste II - Remb 65 % - **10,35 €**.

Composition

	p cp	p cp LP
Piribédil	20 mg	50 mg
Lactose	+	

Dans quel cas ce médicament est-il prescrit ?

Ce médicament appartient à la famille des *dopaminergiques*. Il est destiné à améliorer le fonctionnement du cerveau et à augmenter le débit du sang dans les artères.

Il est utilisé dans le traitement :
- de certaines formes de la maladie de *Parkinson*,
- des troubles du comportement et de la mémoire liés au vieillissement,
- des manifestations douloureuses de l'*artérite* au cours de la marche,
- des troubles de vision d'origine vasculaire.

Contre-indications

Ce médicament ne doit pas être utilisé en cas de malaise cardiaque grave.

Attention : Chez une personne âgée, des troubles attribués au vieillissement peuvent être dus à une dépression ; ils nécessitent alors un traitement spécifique.

Les médicaments *dopaminergiques* peuvent, dans de rares cas, provoquer un endormissement soudain au cours de la journée sans signe annonciateur. La conduite automobile et l'utilisation de machines dangereuses sont déconseillées pendant le traitement. Elles sont contre-indiquées chez les personnes ayant eu une envie impérieuse de dormir sous traitement.

Interactions avec d'autres substances

Ce médicament ne doit pas être associé aux médicaments de la famille des *neuroleptiques* : risque d'annulation de leurs effets.

Grossesse et allaitement

L'effet de ce médicament pendant la grossesse ou l'allaitement est mal connu : seul votre médecin peut évaluer le risque éventuel de son utilisation dans votre cas.

Mode d'emploi et posologie

Ce médicament doit être pris avec un peu d'eau à la fin des repas.

Posologie usuelle :

4 comprimés à 20 mg par jour, répartis en 2 ou 3 prises, ou 1 comprimé à 50 mg, 1 ou 2 fois par jour.

Dans la maladie de Parkinson, 80 à 250 mg selon les cas.

Conseils : Dans le traitement de la maladie de *Parkinson*, il est important de respecter la *posologie* préconisée par le médecin, notamment les horaires de prises : un pilulier peut être utile.

Prenez contact avec une des associations destinées aux personnes atteintes de la maladie de Parkinson : elles diffusent une information utile sur l'évolution de la maladie et sur ses traitements.

Ce médicament ne fait que soulager les *symptômes* de l'*artérite* ; l'arrêt total et définitif du tabac et la pratique régulière de la marche sont des éléments fondamentaux pour retarder l'évolution de la maladie.

Effets indésirables possibles

Nausées, vomissements, ballonnements.

Somnolence au cours de la journée, et plus rarement, envie impérieuse de dormir, notamment chez les patients parkinsoniens.

Agitation, confusion.

Hypotension orthostatique exceptionnelle.

Des cas d'addiction aux jeux d'argent, d'achats compulsifs et d'hypersexualité ont également été rapportés sous traitement *dopaminergique*, notamment lors de l'utilisation à fortes doses.

Laboratoires Servier

TRIVASTAL injectable

Informations détaillées sur www.monvidal.com

TRIZIVIR

Informations détaillées sur www.monvidal.com

TROBICINE

Informations détaillées sur www.monvidal.com

TROLOVOL

Informations détaillées sur www.monvidal.com

TRONOTHANE

Informations détaillées sur www.monvidal.com

TROPHICRÈME

Estrogène — sur ordonnance

Présentation

TROPHICRÈME : crème vaginale ; tube de 30 g et applicateur doseur. Liste II - Remb 35 % - **5,67 €**.

Composition

	p 100 g
Estriol	100 mg

Dans quel cas ce médicament est-il prescrit ?

Ce médicament permet l'apport local d'une *hormone* de la famille des *estrogènes*.

Il est utilisé pour corriger les *symptômes* vaginaux dus à une *carence* en estrogènes lors de la *ménopause* (*atrophie* vaginale...).

Contre-indications

Ce médicament ne doit pas être utilisé dans les cas suivants :

- *cancer hormonodépendant* ;
- *accident thromboembolique* (*phlébite*, *embolie* pulmonaire...) ancien ou survenant pendant le traitement ;
- saignement génital intermittent (l'origine de ce saignement doit être déterminée par des examens avant la mise en route du traitement).

Grossesse et allaitement

Il n'y a aucune raison d'utiliser ce médicament pendant la grossesse ou l'allaitement.

Mode d'emploi et posologie

La crème doit être introduite profondément dans le vagin grâce à l'applicateur.

Posologie usuelle :

1 application par jour, pendant 1 semaine, puis 1 application tous les 2 jours jusqu'à la disparition des *symptômes*. Ce traitement peut être renouvelé.

Effets indésirables possibles

En début de traitement : irritation, démangeaisons locales, douleur dans les seins.

Laboratoires sanofi-aventis France

TROPHIGIL

Estrogène et progestérone — sur ordonnance

Présentation

TROPHIGIL : gélule vaginale (blanc) ; boîte de 14. Liste I - Remb 35 % - **4,54 €**.

Composition

	p gél
Lactobacillus casei, variété rhamnosus Döderleini (culture lyophilisée)	341 mg
Estriol	0,2 mg
Progestérone	2 mg

Dans quel cas ce médicament est-il prescrit ?

Ce médicament permet un apport d'*hormones* (*estrogène* et *progestérone*). La présence de bacilles de Döderlein est destinée à restaurer la *flore vaginale* qui protège le vagin des infections.

Il est utilisé pour corriger les *symptômes* vaginaux dus à une *carence* hormonale (*atrophie* vaginale). Il est également utilisé en chirurgie gynécologique.

Contre-indications

Ce médicament ne doit pas être utilisé chez les personnes ayant des *antécédents* d'*accident thromboembolique*.

Votre médecin est seul juge pour prescrire ce médicament en cas d'*antécédents* de *cancer hormonodépendant*.

Interactions avec d'autres substances

L'association à un *contraceptif* local (spermicide) est déconseillée car leurs effets risquent de s'annuler.

Grossesse et allaitement

Ce médicament ne contient que des substances présumées sans danger pendant la grossesse ou l'allaitement.

Mode d'emploi et posologie

Humecter la gélule avec un peu d'eau, puis l'introduire profondément dans le vagin.

Posologie usuelle :

- Adulte : 1 gélule, matin et soir, pendant 3 semaines, puis 1 gélule par jour.

La durée du traitement est fixée par le médecin.

Effets indésirables possibles

Rarement : irritation, démangeaisons locales, pertes vaginales, *allergie*.

Exceptionnellement : tension des seins.

Laboratoires Lyocentre

TROPHIRÈS sirop

Antitussif opiacé

Présentation

TROPHIRÈS Adulte : sirop (arôme caramel) ; flacon de 200 ml. Non remb.

TROPHIRÈS Enfant : sirop (arôme caramel) ; flacon de 125 ml avec gobelet doseur gradué à 2,5 ml, 5 ml, 7,5 ml et 10 ml. Non remb.

Composition

	Sirop Ad p c à c	Sirop Enf p 5 ml
Pholcodine	6,65 mg	3 mg
Ténoate de sodium	50 mg	50 mg
Saccharose	3,75 g	3,75 g

Dans quel cas ce médicament est-il prescrit ?

Ce sirop contient un *antitussif*, la pholcodine, associé à un *expectorant*. La pholcodine a une action *sédative* sur le *système nerveux central*, notamment sur les centres de la toux.

Il est utilisé dans le *traitement symptomatique* des toux sèches.

Contre-indications

Ce médicament ne doit pas être utilisé dans les cas suivants :

- *asthme*,
- *insuffisance respiratoire*,
- **allaitement**.

Attention : Ce médicament n'est pas adapté au traitement de la toux grasse, qui est un mécanisme normal de l'organisme permettant l'évacuation des mucosités présentes dans les bronches.

La toux est un *symptôme* qui peut révéler de nombreuses maladies : consultez votre médecin si elle persiste plus de quelques jours.

Ces sirops contiennent du *sucre* (saccharose) en quantité notable.

Ce médicament peut induire une somnolence, parfois intense chez certaines personnes. Cette somnolence peut être augmentée par la prise d'*alcool* ou d'autres médicaments *sédatifs*. La conduite et l'utilisation de machines dangereuses sont déconseillées, surtout dans les heures qui suivent la prise du médicament.

Interactions avec d'autres substances

Informez votre médecin ou votre pharmacien si vous prenez un autre médicament *sédatif*.

Grossesse et allaitement

L'utilisation de la *codéine* et de ses dérivés (codéthyline, pholcodine) ne doit être envisagée chez la femme enceinte qu'en cas de nécessité, en effet :

- une *insuffisance respiratoire* peut survenir chez le nouveau-né d'une mère traitée par des doses élevées, même si le traitement est ponctuel mais précède de peu l'accouchement ;
- un *syndrome de sevrage*, à l'inverse, peut concerner des nouveau-nés si leur mère reçoit un traitement régulier, même à faible dose.

Il est donc important de signaler à l'obstétricien la prise éventuelle de codéine ou d'un de ses dérivés, afin que ces risques puissent être prévenus par une surveillance et un éventuel traitement adapté.

Ce médicament passe dans le lait maternel. Il est contre-indiqué pendant l'allaitement.

Mode d'emploi et posologie

Ce médicament est pris au moment où survient la toux ; les prises doivent être espacées d'au moins 4 heures.

Posologie usuelle :

- Adulte : 1 ou 2 cuillères à café de sirop Adulte, 1 à 6 fois par jour.

En cas d'*insuffisance hépatique* et chez la personne âgée, la *posologie* initiale est généralement réduite de moitié.

- Enfant de 40 à 50 kg (de 12 à 15 ans) : 10 ml de sirop Enfant, 1 à 6 fois par jour.
- Enfant de 20 à 40 kg (de 6 à 12 ans) : 5 ml de sirop Enfant, 1 à 6 fois par jour.

Conseils : Une toux nocturne aggravée par ce médicament peut être une toux allergique : demandez conseil à votre médecin.

La cigarette est irritante pour les bronches et entretient la toux : évitez de fumer ou d'être exposé à la fumée des autres.

Des mesures simples permettent de calmer les toux sèches : boissons chaudes et humidification de l'air ambiant.

Effets indésirables possibles

Constipation, somnolence, nausées, vomissements, sensation de vertige et, plus rarement, *bronchospasme*, *réaction allergique* cutanée, ralentissement de la respiration. Ces effets indésirables sont ceux de la famille des *opiacés* ; ils sont généralement modérés aux doses recommandées.

Laboratoires sanofi-aventis France

TROPHIRÈS suppositoire
Traitement des affections bronchopulmonaires

Présentation
TROPHIRÈS Adulte : suppositoire ; boîte de 8. Non remb.
TROPHIRÈS Enfant : suppositoire ; boîte de 8. Non remb.
TROPHIRÈS Nourrisson : suppositoire ; boîte de 8. Non remb.

Composition

	p suppos Ad	p suppos Enf	p suppos Nour
Ténoate de sodium	285 mg	190 mg	95 mg
Eucalyptus, huile essentielle	110 mg	75 mg	44 mg

Dans quel cas ce médicament est-il prescrit ?
Ce médicament contient un *expectorant* (ténoate de sodium) et un *antiseptique* des *voies* respiratoires.
Il est utilisé dans le *traitement d'appoint* des bronchites aiguës bénignes.

Contre-indications
Ce médicament ne doit pas être utilisé en cas de lésion rectale récente.

> **Attention :** Ce médicament contient des *terpènes* qui peuvent, en cas de dépassement des *posologies*, avoir des effets indésirables graves : respectez les doses préconisées, plus particulièrement chez l'enfant ou en cas d'*épilepsie*.
> La toux est un *symptôme* qui peut révéler de nombreuses maladies (*allergie*, maladie cardiaque, pulmonaire, digestive...) : consultez votre médecin si elle persiste plus de quelques jours.

Grossesse et allaitement
L'effet de ce médicament pendant la grossesse ou l'allaitement est mal connu. L'évaluation du risque éventuel lié à son utilisation est individuelle : demandez conseil à votre pharmacien ou à votre médecin.

Mode d'emploi et posologie
- Adulte : 1 suppositoire Adulte, matin et soir.
- Enfant de plus de 12 kg : 1 suppositoire Enfant, matin et soir.
- Nourrisson jusqu'à 12 kg (soit environ 30 mois) : 1 suppositoire Nourrisson, matin et soir.

> **Conseils :** Les suppositoires doivent être conservés au frais et éventuellement passés sous l'eau froide avant utilisation.

Effets indésirables possibles
Irritation locale.
En cas de dépassement de la *posologie* usuelle, les *terpènes* peuvent provoquer :
- des *convulsions* chez l'enfant,
- agitation, confusion des idées (notamment chez la personne âgée).

Laboratoires sanofi-aventis France

TROPHIRÈS COMPOSÉ
Antipyrétique

Présentation
TROPHIRÈS COMPOSÉ Adulte : suppositoire ; boîte de 8. Non remb.
TROPHIRÈS COMPOSÉ Enfant : suppositoire ; boîte de 8. Non remb.
TROPHIRÈS COMPOSÉ Nourrisson : suppositoire ; boîte de 8. Non remb.

Composition

	p suppos Ad	p suppos Enf	p suppos Nour
Paracétamol	450 mg	300 mg	150 mg
Ténoate de sodium	200 mg	130 mg	65 mg
Eucalyptus, huile essentielle	110 mg	75 mg	44 mg

Dans quel cas ce médicament est-il prescrit ?
Ce médicament contient du paracétamol, *antipyrétique*, un *expectorant* (ténoate de sodium) et de l'essence d'eucalyptus, antiseptique des voies respiratoires.
Il est utilisé dans le traitement de la fièvre au cours des affections bronchiques aiguës bénignes.

Contre-indications
Ce médicament ne doit pas être utilisé en cas de maladie grave du foie.

> **Attention :** Ce médicament contient du paracétamol : n'associez pas simultanément un autre antipyrétique contenant du paracétamol, car une prise conjointe entraîne un risque de *surdosage* qui peut être toxique pour le foie.
> L'essence d'eucalyptus contient un *terpène* qui peut, en cas de dépassement des *posologies*, avoir des effets indésirables graves : respectez, plus particulièrement chez l'enfant, les doses préconisées. Des précautions sont nécessaires en cas d'*épilepsie*.

Grossesse et allaitement
Les études scientifiques actuellement disponibles n'ont pas mis en évidence de problème particulier lors de l'utilisation du paracétamol chez la femme enceinte.
Les *terpènes* peuvent donner un goût particulier au lait. Leur absorption par le nourrisson n'est pas souhaitable : évitez d'employer ce médicament pendant l'allaitement.

Mode d'emploi et posologie
Respecter un intervalle d'au moins 4 heures entre 2 prises. En cas d'*insuffisance rénale*, l'intervalle entre les prises doit être d'au moins 8 heures.

Posologie usuelle :
- Adulte : 1 suppositoire Adulte, 1 à 4 fois par jour.
- Enfant de 20 à 25 kg (soit environ de 6 à 8 ans) : 1 suppositoire Enfant, 1 à 4 fois par jour.
- Enfant de 16 à 20 kg (soit environ de 4 à 6 ans) : 1 suppositoire Enfant, 1 à 3 fois par jour.
- Nourrisson de 10 à 12 kg (soit environ de 1 an à 30 mois) : 1 suppositoire Nourrisson, 1 à 4 fois par jour.

- Nourrisson de 8 à 10 kg (soit environ de 6 mois à 1 an) : 1 suppositoire Nourrisson, 1 à 3 fois par jour.

Conseils : Les suppositoires doivent être conservés au frais et éventuellement passés sous l'eau froide avant utilisation.

Effets indésirables possibles

Irritation du rectum.
Réaction allergique (rare).
En cas de dépassement de la *posologie* usuelle, les *terpènes* peuvent provoquer :
- des *convulsions* chez l'enfant,
- agitation et confusion des idées (notamment chez la personne âgée).

Laboratoires sanofi-aventis France

TROPICAMIDE FAURE
Mydriatique — sur ordonnance

Présentation

TROPICAMIDE FAURE : collyre ; boîte de 1 flacon unidose de 0,4 ml. Liste I - Remb 65 % - **1,68 €**.
TROPICAMIDE FAURE : collyre ; boîte de 20 flacons unidoses de 0,4 ml. Liste I - Non remb.

Composition

	p 100 ml
Tropicamide	500 mg

Dans quel cas ce médicament est-il prescrit ?

Ce collyre contient un *atropinique* qui dilate la pupille et bloque l'*accommodation*.
Il est utilisé comme préparation à certains examens réalisés par l'ophtalmologiste (fond d'œil...).

Contre-indications

Ce médicament ne doit pas être utilisé chez les personnes présentant une prédisposition au *glaucome* à angle fermé.

Attention : Ne laissez pas ce collyre à la portée des enfants : risque d'intoxication grave en cas d'ingestion accidentelle.
L'utilisation de ce collyre provoque une sensibilité accrue à la lumière ; le port de lunettes de soleil est recommandé.
Des précautions sont nécessaires chez les personnes présentant un risque de rétention des urines par *adénome de la prostate.*
Lors d'instillations répétées chez les personnes souffrant d'un adénome de la prostate, ou chez l'enfant, il peut être nécessaire de comprimer les *voies* lacrymales (angle interne de l'œil), après l'instillation, pour éviter le passage excessif du produit dans le sang : demandez conseil à votre ophtalmologiste.
Ce médicament présente des effets *atropiniques.* Il peut provoquer un *glaucome* aigu chez les personnes prédisposées : œil rouge, dur et douloureux, avec vision floue. Une consultation d'extrême urgence auprès d'un ophtalmologiste est nécessaire.
Conducteur : la conduite automobile est déconseillée après l'instillation de ce collyre, car il peut être responsable de troubles visuels et d'une sensibilité anormale à la lumière.

Interactions avec d'autres substances

En cas de prise conjointe de médicaments *atropiniques*, le risque d'effets indésirables est accru.

Grossesse et allaitement

L'effet de ce médicament pendant la grossesse ou l'allaitement est mal connu : seul votre médecin peut évaluer le risque éventuel de son utilisation dans votre cas.

Mode d'emploi et posologie

Tirer la paupière inférieure vers le bas tout en regardant vers le haut et déposer une goutte de collyre entre la paupière et le globe oculaire (*cul-de-sac conjonctival*).
Posologie usuelle :
Elle est variable en fonction des examens.

Conseils : Chaque flacon entamé doit être jeté après utilisation.

Effets indésirables possibles

La sensibilité à la lumière par dilatation de la pupille et les troubles de la vision de près sont des effets normaux du collyre.
Sécheresse de la bouche, picotements, accélération du cœur, maux de tête, *réaction allergique*.
Rarement : troubles du comportement chez l'enfant.

Laboratoires Novartis Pharma SAS

TROSYD

Informations détaillées sur www.monvidal.com

TROXÉRUTINE 3,5 g Génériques
Vasculoprotecteur et veinotonique

Les médicaments ci-dessous sont des génériques de RHÉOFLUX (voir p. 1096) et de VEINAMITOL (voir p. 1311).

TROXERUTINE ALMUS 3,5 g **:** poudre pour solution buvable *(mannitol)* boîte de 10 sachets. Non remb.
TROXERUTINE ALTER 3,5 g **:** poudre pour solution buvable *(maltodextrine, mannitol)* boîte de 10 sachets. Non remb.
TROXERUTINE ARROW 3,5 g **:** poudre pour solution buvable *(mannitol)* boîte de 10 sachets-dose. Non remb.
TROXERUTINE EG 3,5 g **:** poudre pour solution buvable *(mannitol)* boîte de 10 sachets. Non remb.
TROXERUTINE MAZAL 3500 mg **:** poudre pour solution buvable *(mannitol)* boîte de 10 sachets-dose. Non remb.
TROXERUTINE MERCK 3,5 g **:** poudre pour solution buvable boîte de 10 sachets-dose. Non remb.
TROXERUTINE SANDOZ 3,5 g **:** poudre pour solution buvable *(mannitol)* boîte de 10 sachets-dose. Non remb.
TROXERUTINE TEVA 3,5 g **:** poudre pour solution buvable *(glucose, mannitol)* boîte de 10 sachets-dose. Non remb.

TRUSOPT
Antiglaucomateux — sur ordonnance

Présentation

TRUSOPT 2 pour cent : collyre ; flacon de 5 ml. Liste I - Remb 65 % - **13,96 €**.

Composition

	p 100 ml
Dorzolamide	2 g
Benzalkonium chlorure	+

Dans quel cas ce médicament est-il prescrit ?

Ce collyre a la propriété de diminuer la *tension intraoculaire*. Il appartient à la famille des inhibiteurs de l'anhydrase carbonique, qui bloquent une *enzyme* active sur la sécrétion des liquides contenus dans l'œil.

Il est utilisé dans le traitement des maladies dues à un excès de tension intraoculaire, notamment du *glaucome* à angle ouvert.

Contre-indications

Ce médicament ne doit pas être utilisé en cas d'*insuffisance rénale* grave.

Attention : Des précautions sont nécessaires en cas d'*insuffisance hépatique*, d'*antécédents* de calculs rénaux, d'*allergie* aux *sulfamides* (auxquels ce médicament est apparenté) ou d'allergie aux *ammoniums quaternaires* (présence de benzalkonium).

En cas de *réaction allergique*, ne poursuivez pas le traitement avant d'avoir pris l'avis de votre médecin.

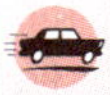

Compte-tenu de la possibilité d'effets indésirables visuels, ce collyre peut, chez certaines personnes, constituer un risque pour la conduite automobile ou le maniement de machines dangereuses. Assurez-vous à l'occasion des premières utilisations que vous supportez bien ce collyre avant de reprendre la pratique d'une activité à risque.

Interactions avec d'autres substances

Certaines substances contenues dans des collyres différents peuvent donner lieu à des interactions médicamenteuses : dans le doute, et sauf indications contraires de votre médecin, respectez un intervalle minimal de 10 minutes entre deux instillations dans le même œil.

Ce médicament peut interagir avec d'autres inhibiteurs de l'anhydrase carbonique pris par *voie* orale (acétazolamide) ou avec l'aspirine à forte dose (plus de 3 g par jour).

Grossesse et allaitement

L'effet de ce médicament pendant la grossesse ou l'allaitement est mal connu. Par prudence, son usage est déconseillé chez la femme enceinte ou chez celle qui allaite.

Mode d'emploi et posologie

Tirer la paupière inférieure vers le bas tout en regardant vers le haut et déposer une goutte de collyre entre la paupière et le globe oculaire (*cul-de-sac conjonctival*) en appuyant sur le fond du flacon.

Veiller à ne pas mettre en contact l'embout du flacon avec l'œil ou les doigts pour éviter de contaminer le collyre avec les *germes* présents sur les paupières ou la peau.

Posologie usuelle :

- Adulte : 1 goutte, 3 fois par jour si ce collyre est utilisé seul ; 1 goutte, 2 fois par jour si le traitement comporte également un collyre *bêtabloquant*.

Conseils : Les lentilles de contact souples doivent être ôtées avant l'instillation du collyre. Elles pourront éventuellement être replacées après un délai de 15 minutes : demandez conseil à votre ophtalmologiste.

L'application correcte du produit peut nécessiter une aide, notamment chez une personne handicapée ou âgée.

Ne conservez pas ce collyre plus de 4 semaines après ouverture du flacon et gardez-le dans son emballage d'origine. Évitez de l'exposer à la chaleur.

Effets indésirables possibles

Irritation locale, conjonctivite, *kératite*, *œdème* de la *cornée*, gonflement des paupières, vision floue, formation de croûtes sur le bord des paupières, larmoiement, goût amer, irritation de la gorge.

Du fait du passage de la substance dans le sang : nausées, fatigue, maux de tête, étourdissements, fourmillements des extrémités, *réaction allergique*, *lithiase* urinaire.

Laboratoires Merck Sharp et Dohme-Chibret

TUBERTEST

Test tuberculinique

Présentation

TUBERTEST : solution injectable ; flacon de 10 doses. Remb 65 % - **9,93 €**.

Composition

	p dose
Tuberculine purifiée	5 UI

Dans quel cas ce médicament est-il prescrit ?

Cette solution injectable contient de la tuberculine, liquide préparé à partir de cultures de bacilles tuberculeux. La purification permet d'éliminer tout *germe* vivant.

Ce n'est pas un *vaccin* mais un test ; il permet de mettre en évidence une éventuelle réaction de l'organisme contre la tuberculine (test positif), qui peut signifier :

- chez une personne vaccinée par le BCG : la persistance d'une immunité due au vaccin. En cas d'absence de réaction (test négatif), une nouvelle vaccination peut être indiquée ;
- chez une personne non vaccinée par le BCG : la présence d'une *tuberculose* en cours ou ancienne, souvent passée inaperçue (primo-infection).

Contre-indications

Ce médicament ne doit pas être utilisé dans les cas suivants :

- forte réaction lors d'un précédent test,
- antécédent connu de tuberculose.

Attention : Des cas exceptionnels de *réactions allergiques* graves ont été constatés ; ce risque justifie la nécessité de réaliser le test en milieu médical où un traitement d'urgence pourra être entrepris sans délai.

Interactions avec d'autres substances

Certains *vaccins* (PRIORIX, ROR VAX, RUDIVAX, ROUVAX), certaines infections virales peuvent rendre temporairement négative la réaction à la tuberculine. Un délai est donc nécessaire entre ces vaccinations ou infections et la pratique d'une *intradermoréaction* à la tuberculine. Demandez conseil à votre médecin.

Grossesse et allaitement

Les tests à la tuberculine peuvent être pratiqués pendant la grossesse ou l'allaitement.

Mode d'emploi et posologie

S'assurer avant l'administration que la solution est claire et limpide.

Une dose de 5 *UI* (0,1 ml) est injectée par *voie* intradermique, sur la face antérieure de l'avant-bras. La lecture du test, effectuée par le médecin, doit être réalisée 2 à 3 jours après l'injection.

La positivité du test se traduit par une réaction cutanée d'intensité variable : bouton palpable de 0,5 à 2 cm, éventuellement entouré d'une rougeur de la peau. Dans de rares cas, de petites cloques peuvent se manifester. Cette réaction apparaît progressivement en 2 à 3 jours.

Une réaction immédiate qui disparaît en 24 heures est sans valeur. L'absence de réaction au 3e jour ou une petite rougeur non perceptible au toucher correspondent à une réaction négative.

Conseils : Avant de consulter votre médecin, assurez-vous qu'il vous sera possible de le revoir trois jours après pour la lecture du test.

N'oubliez pas d'emporter votre carnet de vaccination ou le carnet de santé de votre enfant.

Effets indésirables possibles

Une forte réaction cutanée traduit un test très positif et non un effet indésirable. Les lésions cutanées disparaîtront rapidement et sans séquelles.

Rarement : vésicule, ulcération et nécrose chez les personnes très réactives.

Laboratoires Sanofi Pasteur MSD SNC

TUSSIDANE

Antitussif opiacé

Présentation

TUSSIDANE 1,5 mg/ml : sirop (arôme orange) ; flacon de 125 ml avec cuillère-mesure de 5 ml. Remb 35 % - **2,35 €.**
TUSSIDANE 1,5 mg/ml : sirop (arôme orange) ; flacon de 250 ml avec cuillère-mesure de 5 ml. Remb 35 % - **2,93 €.**
TUSSIDANE sans sucre 1,5 mg/ml : solution buvable (arôme caramel) ; flacon de 125 ml avec cuillère-mesure de 5 ml. Remb 35 % - **2,35 €.**
TUSSIDANE sans sucre 1,5 mg/ml : solution buvable (arôme caramel) ; flacon de 250 ml avec cuillère-mesure de 5 ml. Remb 35 % - **2,93 €.**
TUSSIDANE sans sucre 3 mg/ml : solution buvable (arôme punch) ; flacon de 150 ml avec cuillère-mesure de 5 ml. Remb 35 % - **2,56 €.**

Composition

	sirop p 5 ml	sol buv à 1,5 mg/ml p 5 ml	sol buv à 3 mg/ml p 5 ml
Dextrométhorphane bromhydrate	7,5 mg	7,5 mg	15 mg
Saccharose	3,6 g		
Sodium	0,73 mg		
Maltitol		+	+

Dans quel cas ce médicament est-il prescrit ?

Ce médicament contient un antitussif *opiacé*, le dextrométhorphane, qui agit sur les centres de la toux.

Il est utilisé dans le *traitement symptomatique* des toux sèches ou d'irritation.

Contre-indications

Ce médicament ne doit pas être utilisé dans les cas suivants :
- *insuffisance respiratoire*,
- *asthme*,
- en association avec un *antidépresseur* de type *IMAO*,
- enfant de moins de 30 mois (sirop et solution buvable à 1,5 mg/ml),
- enfant de moins de 15 ans (solution buvable à 3 mg/ml),
- **allaitement**.

Attention : Ce médicament n'est pas adapté au traitement de la toux grasse, qui est un mécanisme de défense normal de l'organisme permettant l'évacuation des mucosités présentes dans les bronches.

La toux est un *symptôme* qui peut révéler de nombreuses maladies (*allergie*, maladie cardiaque, pulmonaire, digestive...) : consultez votre médecin si elle persiste plus de quelques jours.

Le sirop contient du *sucre* (saccharose) en quantité notable.

Évitez la prise de boissons alcoolisées pendant le traitement.

Ce médicament peut induire une somnolence, parfois intense chez certaines personnes. Cette somnolence peut être augmentée par la prise d'*alcool* ou d'autres médicaments *sédatifs*. La conduite et l'utilisation de machines dangereuses sont déconseillées, surtout dans les heures qui suivent la prise du médicament.

Interactions avec d'autres substances

Ce médicament ne doit pas être associé aux *antidépresseurs* de type *IMAO* non sélectifs (MARSILID) ou sélectifs A (MOCLAMINE...) : risque d'élévation de la température, d'agitation, de chute brutale de la tension artérielle.

Informez par ailleurs votre médecin ou votre pharmacien si vous prenez un médicament *sédatif* (tranquillisants, somnifères, certains médicaments contre la douleur contenant des *opiacés*, *antidépresseurs*, *neuroleptiques*...).

Grossesse et allaitement

L'utilisation ponctuelle de ce médicament pendant la grossesse est possible, à condition de respecter la *posologie* recommandée. Néanmoins, son utilisation dans les jours qui ont précédé l'accouchement doit être signalée au médecin ; en effet, une surveillance particulière du *nouveau-né* peut être nécessaire.

Certains antitussifs pris à doses excessives par des mères allaitant leurs enfants ont provoqué chez ces derniers des pauses respiratoires. Ce risque n'a pas été constaté avec le dextrométhorphane aux doses recommandées ; mais ce médicament est néanmoins, par sécurité, contre-indiqué pendant l'allaitement.

Mode d'emploi et posologie

Ce médicament est pris au moment où survient la toux, indifféremment au cours ou en dehors des repas. Les prises doivent être espacées d'au moins 4 heures.

Posologie usuelle :

Sirop et solution buvable à 1,5 mg/ml :
- Adulte : 1 cuillère à soupe (15 ml), 3 ou 4 fois par jour.
- Enfant de 12 à 15 ans : 1 cuillère-mesure de 5 ml, 4 à 6 fois par jour.
- Enfant de 6 à 12 ans : 1 cuillère-mesure de 5 ml, 3 ou 4 fois par jour.
- Enfant de 30 mois à 6 ans : ½ cuillère-mesure (2,5 ml) de sirop ou de solution buvable, 4 à 6 fois par jour.

Solution buvable à 3 mg/ml :

- Adulte : 1 à 2 cuillères-mesure de 5 ml, 3 ou 4 fois par jour.

La durée du traitement est limitée à 5 jours sans avis médical.

Conseils : Ce médicament n'entraîne pas de risque de *dépendance* ni de *dépression respiratoire*, aux doses usuelles.

Une toux nocturne aggravée par ce médicament peut être une toux allergique : demandez conseil à votre médecin.

La cigarette est irritante pour les bronches et entretient la toux : évitez de fumer ou d'être exposé à la fumée des autres.

Des mesures simples permettent de calmer les toux sèches : boissons chaudes et humidification de l'air ambiant.

Après ouverture du flacon, la solution buvable à 1,5 mg/ml ne doit pas être conservée plus de 1 mois.

Effets indésirables possibles

Constipation, somnolence, état vertigineux, nausées, vomissements, *réaction allergique* cutanée, exceptionnellement *bronchospasme*.

Solutions buvables (présence de maltitol) :

Comme tous les médicaments et confiseries contenant des sucres non absorbables (sorbitol, maltitol...), possibilité de *diarrhée* en cas d'apport important.

Laboratoires Elerté

TUSSIDORON

Informations détaillées sur www.monvidal.com

TUSSILÈNE

Fluidifiant bronchique

Ce médicament est un générique de RHINATHIOL (voir p. 1098).

TUSSIPAX comprimé et sirop

Antitussif opiacé

Présentation

TUSSIPAX : comprimé (rouge) ; boîte de 15. Remb 35 % - **2,37 €**.

TUSSIPAX : sirop (arôme abricot) ; flacon de 200 ml avec cuillère-mesure de 5 ml. Remb 35 % - **3,04 €**.

Composition

	p cp	p c mes
Codéine	10 mg	3 mg
Éthylmorphine (codéthyline) chlorhydrate	10 mg	3 mg
Concentré d'espèces pectorales		180 mg
Saccharose		2,6 g
Titre alcoolique		4,5 °

Dans quel cas ce médicament est-il prescrit ?

Ce médicament contient deux antitussifs *opiacés*, la *codéine* et la codéthyline, qui ont un effet *sédatif* sur le *système nerveux central*, notamment sur les centres de la toux.

Il est utilisé dans le *traitement symptomatique* des toux sèches.

Contre-indications

Ce médicament ne doit pas être utilisé dans les cas suivants :

- *insuffisance respiratoire*,
- *asthme*,
- **allaitement**.

Attention : Ce médicament n'est pas adapté au traitement de la toux grasse, qui est un mécanisme de défense normal de l'organisme permettant l'évacuation des mucosités présentes dans les bronches.

La toux est un *symptôme* qui peut révéler de nombreuses maladies : consultez votre médecin si elle persiste plus de quelques jours.

Du fait de la présence de codéine, n'utilisez pas ce médicament à forte dose et de façon prolongée (risque de *dépendance*) et évitez son emploi en cas d'*hypertension intracrânienne*, qu'il pourrait aggraver.

De nombreux médicaments contiennent de la codéine, notamment certains *antitussifs* et *antalgiques*. Leur prise conjointe expose à un risque de *surdosage* et à une augmentation des effets indésirables.

Le sirop contient du *sucre* (saccharose) en quantité notable.

Évitez la prise de boissons alcoolisées pendant le traitement.

Ce médicament peut induire une somnolence, parfois intense chez certaines personnes. Cette somnolence peut être augmentée par la prise d'*alcool* ou d'autres médicaments *sédatifs*. La conduite et l'utilisation de machines dangereuses sont déconseillées, surtout dans les heures qui suivent la prise du médicament.

Interactions avec d'autres substances

Informez votre médecin ou votre pharmacien si vous prenez d'autres médicaments *sédatifs* (tranquillisants, somnifères, certains médicaments contre la douleur contenant des *opiacés*, *antidépresseurs*, *neuroleptiques*...).

Grossesse et allaitement

L'utilisation de la *codéine* et de ses dérivés (codéthyline, pholcodine) ne doit être envisagée chez la femme enceinte qu'en cas de nécessité, en effet :

- une *insuffisance respiratoire* peut survenir chez le nouveau-né d'une mère traitée par des doses élevées, même si le traitement est ponctuel mais précède de peu l'accouchement ;
- un *syndrome de sevrage*, à l'inverse, peut concerner des nouveau-nés si leur mère reçoit un traitement régulier, même à faible dose.

Il est donc important de signaler à l'obstétricien la prise éventuelle de codéine ou d'un de ses dérivés, afin que ces risques puissent être prévenus par une surveillance et un éventuel traitement adapté.

Ce médicament passe dans le lait maternel. Il est contre-indiqué pendant l'allaitement.

Mode d'emploi et posologie

Ce médicament est pris de préférence au moment où survient la toux, en respectant un intervalle de 6 heures entre les prises.

Les comprimés sont réservés à l'adulte.

Posologie usuelle :

- Adulte : 1 comprimé, 3 fois par jour, ou 1 cuillère à soupe de sirop, 1 à 4 fois par jour. En cas d'*insuffisance hépatique* et chez la personne âgée, la *posologie* initiale est généralement réduite de moitié.
- Enfant de 40 à 50 kg (12 à 15 ans) : 1 cuillère-mesure de sirop, 1 à 4 fois par jour.

Conseils : Une toux nocturne aggravée par ce médicament peut être une toux allergique : demandez conseil à votre médecin.
La cigarette est irritante pour les bronches et entretient la toux : évitez de fumer ou d'être exposé à la fumée des autres.
Des mesures simples permettent de calmer les toux sèches : boissons chaudes et humidification de l'air ambiant.

Effets indésirables possibles

Constipation, somnolence, nausées, vomissements, sensation de vertige et, plus rarement, *bronchospasme*, *réaction allergique* cutanée, ralentissement de la respiration. Ces effets indésirables sont ceux de la famille des *opiacés* ; ils sont généralement modérés aux doses recommandées.

Laboratoires Bailleul

TUSSIPAX goutte

Antitussif opiacé — sur ordonnance

Présentation

TUSSIPAX goutte : solution buvable ; flacon de 24 ml avec mesurette graduée en gouttes (50 gouttes = 1 ml). Liste I - Remb 35 % - **2,37 €**.

Composition

	p goutte
Codéine	0,1 mg
Éthylmorphine (codéthyline) chlorhydrate	0,1 mg
Titre alcoolique	55 °

Dans quel cas ce médicament est-il prescrit ?

Ce médicament contient deux antitussifs *opiacés*, la *codéine* et la codéthyline, qui ont un effet *sédatif* sur le *système nerveux central*, notamment sur les centres de la toux.
Il est utilisé dans le *traitement symptomatique* des toux sèches.

Contre-indications

Ce médicament ne doit pas être utilisé dans les cas suivants :
- *insuffisance respiratoire*,
- *asthme*,
- **allaitement**.

Attention : Ce médicament n'est pas adapté au traitement de la toux grasse, qui est un mécanisme de défense normal de l'organisme permettant l'évacuation des mucosités présentes dans les bronches.
La toux est un *symptôme* qui peut révéler de nombreuses maladies : consultez votre médecin si elle persiste plus de quelques jours.
Du fait de la présence de codéine, n'utilisez pas ce médicament à forte dose et de façon prolongée (risque de *dépendance*) et évitez son emploi en cas d'*hypertension intracrânienne*, qu'il pourrait aggraver.
De nombreux médicaments contiennent de la codéine, notamment certains *antitussifs* et *antalgiques*. Leur prise conjointe expose à un risque de *surdosage* et à une augmentation des effets indésirables.
Ce médicament contient de l'*alcool* en quantité notable.
Évitez la prise de boissons alcoolisées pendant le traitement.
Ce médicament peut induire une somnolence, parfois intense chez certaines personnes. Cette somnolence peut être augmentée par la prise d'*alcool* ou d'autres médicaments *sédatifs*. La conduite et l'utilisation de machines dangereuses sont déconseillées, surtout dans les heures qui suivent la prise du médicament.

Interactions avec d'autres substances

Informez votre médecin ou votre pharmacien si vous prenez d'autres médicaments *sédatifs* (tranquillisants, somnifères, certains médicaments contre la douleur contenant des *opiacés*, *antidépresseurs*, *neuroleptiques*...).

Grossesse et allaitement

L'utilisation de la *codéine* et de ses dérivés (codéthyline, pholcodine) ne doit être envisagée chez la femme enceinte qu'en cas de nécessité, en effet :
- une *insuffisance respiratoire* peut survenir chez le nouveau-né d'une mère traitée par des doses élevées, même si le traitement est ponctuel mais précède de peu l'accouchement ;
- un *syndrome de sevrage*, à l'inverse, peut concerner des nouveau-nés si leur mère reçoit un traitement régulier, même à faible dose.

Il est donc important de signaler à l'obstétricien la prise éventuelle de codéine ou d'un de ses dérivés, afin que ces risques puissent être prévenus par une surveillance et un éventuel traitement adapté.
Ce médicament passe dans le lait maternel. Il est contre-indiqué pendant l'allaitement.

Mode d'emploi et posologie

Ce médicament est pris de préférence au moment où survient la toux, en respectant un intervalle de 6 heures entre les prises.
La solution buvable doit être diluée dans une tisane, du jus de fruit ou un peu de lait tiède sucré.

Posologie usuelle :

- Adulte : 100 gouttes de solution buvable, 1 à 4 fois par jour. En cas d'*insuffisance hépatique* et chez la personne âgée, la *posologie* initiale est généralement réduite de moitié.
- Enfant de 40 à 50 kg (12 à 15 ans) : 30 gouttes, 1 à 4 fois par jour.
- Enfant de 30 à 40 kg (10 à 12 ans) : 20 gouttes, 1 à 4 fois par jour.
- Enfant de 25 à 30 kg (8 à 10 ans) : 15 gouttes, 1 à 4 fois par jour.
- Enfant de 20 à 25 kg (6 à 8 ans) : 10 gouttes, 1 à 4 fois par jour.
- Enfant de 12 à 20 kg (30 mois à 6 ans) : 5 gouttes, 1 à 4 fois par jour.

Conseils : Une toux nocturne aggravée par ce médicament peut être une toux allergique : demandez conseil à votre médecin.

La cigarette est irritante pour les bronches et entretient la toux : évitez de fumer ou d'être exposé à la fumée des autres.
Des mesures simples permettent de calmer les toux sèches : boissons chaudes et humidification de l'air ambiant.

Effets indésirables possibles

Constipation, somnolence, nausées, vomissements, sensation de vertige et, plus rarement, *bronchospasme*, *réaction allergique* cutanée, ralentissement de la respiration. Ces effets indésirables sont ceux de la famille des *opiacés* ; ils sont généralement modérés aux doses recommandées.

Laboratoires Bailleul

TUSSISÉDAL

Informations détaillées sur www.monvidal.com

TUXIUM

Informations détaillées sur www.monvidal.com

TWINRIX

Informations détaillées sur www.monvidal.com

TYAVAC

Informations détaillées sur www.monvidal.com

TYPHIM Vi

Vaccin : fièvre typhoïde

Présentation

TYPHIM Vi : solution injectable *SC* ou *IM* ; seringue préremplie de 0,5 ml. Non remb.

Composition

	p seringue
Polyoside capsulaire Vi purifié de Salmonella typhi	0,025 mg

Dans quel cas ce médicament est-il prescrit ?

C'est un *vaccin* composé de fragments de salmonelles typhoïdiques. Il ne contient aucun *germe* vivant.
Il est utilisé dans la prévention de la fièvre typhoïde. L'immunité apparaît 15 jours à 3 semaines après l'injection et persiste au moins 3 ans.

Attention : En cas de fièvre élevée, de maladie aiguë, il est préférable de différer la vaccination.

Grossesse et allaitement

L'effet de ce vaccin sur l'enfant à naître est mal connu : seul votre médecin peut évaluer le risque éventuel de son utilisation dans votre cas.

Mode d'emploi et posologie

Bien agiter la seringue avant l'emploi, la réchauffer à température ambiante si nécessaire. L'injection doit être réalisée par *voie* sous-cutanée ou intramusculaire.

Posologie usuelle :

- Adulte et enfant de plus de 2 ans : 1 injection unique assure une protection d'au moins 3 ans.

Conseils : Les réactions fébriles dues aux *vaccins* peuvent être combattues en prenant de l'aspirine ou du paracétamol.
Pour garder son efficacité, ce médicament doit être conservé entre + 2 °C et + 8 °C (partie la plus froide du réfrigérateur). Toutefois, une rupture de la chaîne du froid pendant une durée limitée (quelques heures à température ambiante inférieure à 25 °C) ne devrait pas prêter à conséquence. En pratique, en cas de nécessité, un délai de quelques heures peut séparer l'achat du vaccin en pharmacie de son stockage au réfrigérateur ou de la vaccination.
Ce vaccin ne doit pas être congelé.

Effets indésirables possibles

Réactions douloureuses, *nodule* au point d'injection.
Rarement : fièvre pendant 1 ou 2 jours, maux de tête, douleurs des muscles et des articulations, nausées.
Exceptionnellement : *réaction allergique*.

Laboratoires Sanofi Pasteur MSD SNC

TYSABRI

Immunosuppresseur

sur ordonnance

Présentation

TYSABRI : solution pour perfusion à diluer ; flacon de 15 ml. Liste I, *médicament à prescription restreinte*, réservé à l'usage hospitalier - Remb 65 %.

Composition

	p ml
Natalizumab	20 mg

Dans quel cas ce médicament est-il prescrit ?

Ce médicament contient un anticorps monoclonal, le natalizumab, qui a un effet *immunosuppresseur* sélectif. Il empêche la migration dans le cerveau de cellules impliquées dans l'inflammation du *système nerveux central* chez les patients atteints de *sclérose en plaques*. Au cours des études cliniques, ce traitement a montré une diminution du nombre de poussées et une réduction de la formation et de l'extension des lésions cérébrales.
Ce médicament est réservé au traitement des formes agressives de sclérose en plaques répondant aux critères suivants :

- une forme très active de la maladie malgré un traitement par interféron bêta,
- une forme de la maladie rémittente-récurrente grave d'évolution rapide, se caractérisant par au moins 2 poussées au cours d'une année, associées à des lésions sur l'*IRM*.

Contre-indications

Ce médicament ne doit pas être utilisé dans les cas suivants :

- infection cérébrale (leucoencéphalite multifocale progressive),
- patient présentant un risque accru d'infections, notamment patient immunodéprimé ou traitement *immunosuppresseur* en cours ou récent,
- *cancer*, à l'exception de certains cancers cutanés,
- en association avec l'interféron bêta ou l'acétate de glatiramère,
- enfant de moins de 18 ans.

Attention : Les personnes traitées par ce médicament doivent recevoir une carte d'alerte spéciale. À cette occasion, votre médecin vous expliquera les bénéfices et les risques du traitement.

Ce médicament expose à un risque d'*infection opportuniste*, notamment une infection cérébrale potentiellement grave appelée leucoencéphalite multifocale progressive (LEMP). Une surveillance médicale régulière ainsi que la vigilance de l'entourage sont nécessaires afin de détecter l'apparition de signes neurologiques pouvant évoquer une LEMP. En cas de fièvre inexpliquée, de diarrhée ou d'une quelconque infection, consultez rapidement votre médecin.

Des *réactions allergiques* de type *urticaire*, *œdème* du visage, difficultés respiratoires, *choc anaphylactique* peuvent survenir pendant la *perfusion* ou dans l'heure qui suit la fin de la perfusion. Ce risque allergique justifie la nécessité de réaliser la perfusion en milieu hospitalier, où un traitement d'urgence pourra être entrepris sans délai en cas de problème.

Une aggravation de la maladie ou la survenue d'effets indésirables liés à la perfusion peuvent être le signe de la production par l'organisme d'*anticorps* dirigés contre le natalizumab. Une recherche de ces anticorps peut alors être prescrite. Si la présence de ces anticorps est confirmée, le traitement devra être interrompu.

Un examen d'imagerie par résonance magnétique (*IRM*) doit être effectué dans les 3 mois précédant le début du traitement.

Interactions avec d'autres substances

Ce médicament ne doit pas être associé avec d'autres *traitements immunodépresseurs* ou avec une *chimiothérapie anticancéreuse* : augmentation du risque d'infection, notamment d'*infection opportuniste*.

Informez votre médecin en cas de traitement immunosuppresseur antérieur (dont cyclophosphamide et mitoxantrone). Il évaluera dans votre cas le délai nécessaire avant de débuter le traitement.

Grossesse et allaitement

L'effet de ce médicament chez la femme enceinte est mal connu. Il ne doit pas être utilisé au cours de la grossesse, sauf en cas de nécessité absolue. En cas de grossesse débutant sous traitement, prévenez rapidement votre médecin. L'arrêt du traitement doit être envisagé.

Les données actuellement disponibles ne permettent pas de savoir si ce médicament passe dans le lait maternel. Les femmes traitées par ce médicament ne doivent pas allaiter.

Mode d'emploi et posologie

Ce médicament est administré en *perfusion* d'environ une heure.

Posologie usuelle :

- Adulte de moins de 65 ans : 300 mg, toutes les 4 semaines.

La durée du traitement est strictement individuelle.

Conseils : Conditions de prescription :

Ce médicament, réservé à l'usage hospitalier, ne peut être prescrit que par un neurologue, qui assurera la surveillance du traitement. Un bilan biologique comportant une *numération formule sanguine* est nécessaire avant de débuter le traitement.

La perfusion doit être effectuée dans un centre hospitalier disposant d'un accès rapide à un appareil d'*IRM*.

Effets indésirables possibles

Fréquents : maux de tête, vertiges, fièvre, fatigue, vomissements, douleurs articulaires, infection urinaire, rhume.

Réactions survenant pendant la perfusion ou dans l'heure suivant l'arrêt de celle-ci :

- sensations vertigineuses, nausées, *urticaire* et frissons ;
- *choc anaphylactique*, nécessitant l'arrêt définitif du traitement.

Apparition d'*anticorps* anti-natalizumab. La présence persistante de ces anticorps a été associée à une diminution de l'efficacité du traitement et à une augmentation des *réactions allergiques* graves (voir la rubrique Attention).

Troubles hépatiques (jaunisse).

Infection opportuniste, notamment leucoencéphalite multifocale progressive (LEMP), responsable de complications graves, voire mortelles.

Laboratoires Biogen Idec France

U

ULCAR
Antiulcéreux

Présentation
ULCAR : comprimé (oblong ; blanc) ; boîte de 30. Non remb.
ULCAR : suspension buvable (arômes : caramel, anis) ; boîte de 30 sachets. Non remb.

Composition

	p cp	p sachet
Sucralfate	1 g	1 g

Dans quel cas ce médicament est-il prescrit ?
Ce médicament appartient à la famille des antiulcéreux. Il agit en se fixant sur l'*ulcère* et le protège en le couvrant d'un film qui l'isole des acides de l'estomac. Il stimule la sécrétion de substances qui tendent à lutter contre l'acidité de l'estomac.

Il est utilisé dans le traitement des ulcères de l'estomac et du *duodénum*, et pour prévenir les rechutes de l'ulcère du duodénum en l'absence d'infection par *Helicobacter pylori* (qui justifierait un traitement spécifique).

Attention : La disparition des douleurs ne signifie pas que l'*ulcère* est cicatrisé : la durée du traitement doit être respectée.
Si vous souffrez d'*insuffisance rénale*, prévenez votre médecin afin qu'il puisse adapter la *posologie*.

Interactions avec d'autres substances
Il est souhaitable de respecter un délai de 2 heures entre la prise de ce médicament et la prise d'un *anticoagulant*, d'un *antibiotique* de la famille des quinolones ou d'un médicament contenant de la phénytoïne ou de la digoxine.

Grossesse et allaitement
L'effet de ce médicament sur l'enfant à naître est mal connu. Seul votre médecin peut apprécier la nécessité du traitement et son risque pendant la grossesse.

Les données actuellement disponibles ne permettent pas de savoir si ce médicament passe dans le lait maternel. Ne l'utilisez pas pendant l'allaitement sans avis médical.

Mode d'emploi et posologie
Ce médicament est pris de préférence une demi-heure à une heure avant les repas ou deux heures après le repas du soir.

Les comprimés doivent être avalés avec un peu d'eau, entiers ou écrasés dans l'eau en cas de difficulté à avaler.

La suspension buvable peut être prise pure ou diluée dans un verre d'eau. Seule cette forme est utilisable chez l'enfant de moins de 6 ans.

Posologie usuelle :
Elle varie en fonction des indications : 2 à 4 g par jour, habituellement en 2 à 4 prises.

Le traitement des *ulcères* dure 4 à 6 semaines au moins, même si les *symptômes* diminuent ou disparaissent avant ce délai.

Conseils : Si vous êtes fumeur, la poursuite du tabagisme nuit à l'efficacité du traitement.
La prise de ce médicament ne dispense pas des mesures diététiques que peut vous conseiller votre médecin.
L'aspirine, les *anti-inflammatoires* et les *corticoïdes* peuvent être agressifs pour l'estomac : n'en prenez pas sans l'avis de votre médecin.

Effets indésirables possibles
Constipation.
Rarement : sécheresse de la bouche, nausées, vomissements, *vertiges*, *réaction allergique* cutanée.

Laboratoires sanofi-aventis France

ULTRALAN
Informations détaillées sur www.monvidal.com

ULTRA-LEVURE
Antidiarrhéique

Présentation
ULTRA-LEVURE 50 mg : gélule (blanc) ; boîte de 20. Non remb.
ULTRA-LEVURE 50 mg : gélule (blanc) ; boîte de 50. Non remb.
ULTRA-LEVURE 100 mg : poudre pour suspension buvable (arôme tutti frutti) ; boîte de 20 sachets. Non remb.
ULTRA-LEVURE 200 mg : gélule ; boîte de 10. Non remb.
ULTRA-LEVURE 200 mg : gélule ; boîte de 30. Non remb.

Composition

	p gél	p sach	p gél
Saccharomyces boulardii	50 mg	100 mg	200 mg
Lactose	+	+	+

Dans quel cas ce médicament est-il prescrit ?
Ce médicament appartient à la famille des antidiarrhéiques d'origine microbienne. Il contient un champignon microscopique qui favorise la restauration de la flore intestinale.

Il est utilisé dans le *traitement d'appoint* des diarrhées, en complément des mesures diététiques.

Attention : En l'absence d'amélioration après 2 jours de traitement, contactez votre médecin.

Interactions avec d'autres substances
La prise conjointe de médicaments destinés à détruire les champignons (antifongiques) n'est pas recommandée.

Grossesse et allaitement

Ce médicament ne contient que des substances présumées sans danger pendant la grossesse ou l'allaitement. Néanmoins, ne l'utilisez pas de façon prolongée sans l'avis de votre pharmacien ou de votre médecin.

Mode d'emploi et posologie

Les gélules ne sont pas adaptées à l'enfant de moins de 6 ans. En effet, elles risquent d'obstruer les voies respiratoires si l'enfant déglutit mal et que la gélule passe dans la trachée (fausse route).

Posologie usuelle :

Gélules à 50 mg et à 200 mg :

- Adulte et enfant de plus de 6 ans : 2 gélules à 50 mg, 2 fois par jour ou 1 gélule à 200 mg par jour.

Poudre pour suspension buvable :

- Adulte et enfant de plus de 2 ans : 1 sachet, 2 fois par jour.

Conseils : Une diarrhée peut provoquer une déshydratation, notamment chez l'enfant ou la personne âgée. Cette perte d'eau par l'organisme doit être compensée par des boissons abondantes (bouillon salé, boissons sucrées) car elle peut être à l'origine d'une fatigue, de malaise ou de confusion des idées.

Le régime à suivre en cas de *diarrhée* repose sur une alimentation légère, à base de :

- carotte, pomme de terre, en soupe ou en purée ;
- pâtes, riz ou tapioca bien cuits, eau de cuisson du riz ;
- compote de pommes ou de coings, gelée de coings ou de myrtilles ;
- biscuits salés ou sucrés.

Doivent être évités : les jus de fruits et les fruits crus, les légumes riches en fibres, les sources de protéines animales et les boissons glacées.

Ce médicament doit être conservé à l'abri de la chaleur et de l'humidité.

Laboratoires Biocodex

ULTRAPROCT

Informations détaillées sur www.monvidal.com

UMATROPE

Informations détaillées sur www.monvidal.com

UMULINE NPH 100 UI/ml

Insuline — sur ordonnance

Présentation

UMULINE NPH : suspension injectable *SC* ; boîte de 5 cartouches de 3 ml. Liste II - Remb 65 % - **36,17 €**.

UMULINE NPH Pen : suspension injectable *SC* ; boîte de 5 cartouches de 3 ml en stylo prérempli jetable. Liste II - Remb 65 % - **40,69 €**.

Composition

	p ml
Insuline humaine biogénétique combinée à la protamine	100 UI

Dans quel cas ce médicament est-il prescrit ?

C'est une *insuline* identique à l'insuline humaine, obtenue par *biotechnologie*. Son action est de durée intermédiaire : son effet apparaît vers la 60e minute qui suit l'injection et s'estompe au bout de 18 à 20 heures.

Elle est utilisée dans le traitement du *diabète*.

Attention : La mise en route du traitement suppose un apprentissage correct pour injecter l'*insuline*, contrôler la *glycémie* au doigt, rechercher le *sucre* et l'acétone dans les urines et tenir un carnet de surveillance.

L'hypoglycémie est la principale complication des traitements par l'insuline. Il s'agit le plus souvent de malaises hypoglycémiques sans gravité dont les principaux signes sont : sueurs, tremblements, troubles visuels, vision double, fatigue soudaine, fringale, *vertiges*, difficulté de concentration. En ce cas, le diabétique doit aussitôt absorber 3 à 6 morceaux de sucre ou un sirop sucré.

Beaucoup plus rarement, l'hypoglycémie peut être grave et entraîner des troubles du comportement (comparables notamment à l'ébriété), des *convulsions*, voire une perte de connaissance : 1 ampoule de GLUCAGEN doit être injectée immédiatement par *voie* sous-cutanée ou intramusculaire, même à travers les vêtements en cas d'agitation. Si le diabétique ne reprend pas conscience dans les minutes qui suivent, prévenez un service d'urgence. Dans le doute, il n'y a pas de danger à injecter du GLUCAGEN à un diabétique traité par l'insuline. Dans tous les cas, la prise d'une collation ou d'un repas reste nécessaire.

L'autre complication possible chez le diabétique est la survenue d'une *acidocétose* due à un manque important d'insuline. Elle peut être déclenchée par une infection (qui augmente les besoins en insuline) : grippe, rhume, *cystite*, abcès, etc. Elle se manifeste par une grande fatigue, une soif intense et des *troubles digestifs*. Il faut alors rechercher la présence de sucre et d'acétone dans les urines : la présence des deux en quantité importante confirme le diagnostic. Le traitement par l'insuline ne doit pas être arrêté ; le diabétique doit suivre les consignes de son médecin et, si besoin, le joindre d'urgence.

Évitez la prise de boissons alcoolisées à jeun ou à distance des repas : augmentation du risque d'hypoglycémie.

Conducteur : une *hypoglycémie* peut entraîner un malaise pendant la conduite ou l'utilisation de machines.

Interactions avec d'autres substances

Certains médicaments peuvent déséquilibrer la *glycémie*. Informez votre médecin ou votre pharmacien si vous prenez un *corticoïde*, un *progestatif* à forte dose, un *bêtabloquant*, un *inhibiteur de l'enzyme de conversion* ou un médicament contenant du danazol, de la chlorpromazine, du salbutamol, de la terbutaline, du lanréotide, de l'octréotide ou de l'aspirine à forte dose.

Grossesse et allaitement

L'*insuline* est adaptée au *diabète* de la femme enceinte ou aux troubles passagers de la *glycémie* pendant la durée de la grossesse.

Le traitement par l'insuline n'est pas une contre-indication à l'allaitement.

Mode d'emploi et posologie

Les cartouches sont à utiliser avec les stylos rechargeables BD Pen Ultra uniquement ; Umuline NPH Pen est un stylo prêt à l'emploi qui doit être jeté lorsque la cartouche est vide.

Cette *insuline* doit être uniquement injectée par *voie* sous-cutanée dans les zones recommandées par votre médecin, en essayant de varier les sites d'injection pour éviter l'apparition de lipodystrophies (*nodules* et épaississement de la peau).

Agiter par lents retournements le stylo afin d'homogénéiser la suspension avant injection ; purger ensuite l'air éventuellement contenu dans la cartouche.

L'aiguille doit être changée après chaque injection.

Posologie usuelle :

Elle est adaptée en fonction des résultats des analyses réalisées par le diabétique ou son entourage (carnet de surveillance) et des conseils de son médecin.

Conseils : Il est prudent de disposer d'une *insuline* équivalente pour seringue afin de faire face à une perte ou à un défaut de fonctionnement du stylo.

Si vous utilisez deux stylos destinés à injecter deux insulines, veillez à pouvoir les distinguer facilement.

Pour le maniement précis du stylo, conformez-vous à la notice fournie par le fabricant et veillez à ne pas l'égarer.

La sécurité d'une injection d'insuline au travers des vêtements, sans désinfection préalable, est maintenant établie avec certitude.

En cas d'activité sportive, il est préférable d'injecter l'insuline à distance des muscles qui travaillent pour éviter une absorption trop rapide de l'insuline. De plus, une adaptation des doses d'insuline est habituellement nécessaire selon les conseils du médecin.

Prenez contact avec les associations pour diabétiques : elles diffusent une information utile sur le traitement et la surveillance du *diabète*.

Votre entourage doit savoir reconnaître les signes d'une *hypoglycémie* et pouvoir vous administrer, en cas de perte de connaissance, une ampoule de GLUCAGEN. Celle-ci est conservée de préférence au réfrigérateur ou, en cas de nécessité, à température ambiante (inférieure à 25 °C) pendant 2 ans.

Veillez à ne pas manquer d'insuline, notamment pendant les week-ends et jours fériés ; lors de vos déplacements, munissez-vous d'une réserve ou de votre ordonnance en cours de validité. Un certificat de traitement par insuline peut être nécessaire pour franchir certaines frontières.

L'insuline se conserve sans problème 4 à 6 semaines à une température inférieure à 25 °C et plusieurs mois à une température proche de 0 °C (mais elle ne doit jamais être congelée). Elle se dégrade d'autant plus vite que la température est élevée.

En pratique :
- conservez les cartouches non entamées dans la partie basse du réfrigérateur. Si c'est impossible, ne les conservez pas plus de 1 ou 2 mois (selon que vous êtes dans une région chaude ou froide) ;
- conservez les cartouches entamées hors du réfrigérateur pendant une durée maximale de 4 semaines, dans un endroit propre et sec de préférence, à l'abri de la lumière et des hausses de température (pas plus de 25 °C) ;
- une exposition accidentelle ou inévitable à une température de l'ordre de 30 °C à 35 °C est possible sans dommage pendant 2 ou 3 jours ;
- jetez toute cartouche suspecte d'avoir été exposée à la congélation ou à une chaleur excessive, et notamment celles qui ne présentent pas un aspect uniformément blanc et opaque après agitation ;
- lors des voyages long-courriers, conservez votre insuline dans vos bagages de cabine pour éviter une exposition au froid excessif dans la soute à bagages.

Effets indésirables possibles

Hypoglycémie (voir Attention), légers troubles de la vision en début de traitement, *nodules* graisseux sous-cutanés (lipodystrophies).

Rarement : *réaction allergique* essentiellement cutanée.

Laboratoires Lilly France

UMULINE PROFIL 100 UI/ml cartouche

Insuline

sur ordonnance

Présentation

UMULINE Profil 30 : suspension injectable *SC* ; boîte de 5 cartouches de 3 ml. Liste II - Remb 65 % - **36,17 €**.
UMULINE Profil 30 Pen : suspension injectable *SC* ; boîte de 5 cartouches de 3 ml en stylo prérempli jetable. Liste II - Remb 65 % - **40,69 €**.

Composition

	p ml
Insuline humaine biogénétique	100 UI
soit Insuline d'action rapide	30 UI
soit Insuline d'action retardée (combinée à la protamine)	70 UI

Dans quel cas ce médicament est-il prescrit ?

C'est une *insuline* identique à l'insuline humaine, obtenue par *biotechnologie*. Elle comprend un mélange d'insuline d'action rapide, active dès la 30e minute et d'insuline d'action intermédiaire dont l'action est retardée et prolongée pendant 18 à 20 heures. Suivant la proportion d'insuline rapide (20 ou 30 %), l'action initiale du médicament est plus ou moins marquée.

Elle est utilisée dans le traitement du *diabète*.

Attention : La mise en route du traitement suppose un apprentissage correct pour injecter l'*insuline*, contrôler la *glycémie* au doigt, rechercher le *sucre* et l'acétone dans les urines et tenir un carnet de surveillance.

L'hypoglycémie est la principale complication des traitements par l'insuline. Il s'agit le plus souvent de malaises hypoglycémiques sans gravité dont les principaux signes sont : sueurs, tremblements, troubles visuels, vision double, fatigue soudaine, fringale, *vertiges*, difficulté de concentration. En ce cas, le diabétique doit aussitôt absorber 3 à 6 morceaux de sucre ou un sirop sucré.

Beaucoup plus rarement, l'hypoglycémie peut être grave et entraîner des troubles du comportement (comparables notamment à l'ébriété), des *convulsions*, voire une perte de connaissance : 1 ampoule de GLUCAGEN doit être injectée immédiatement par *voie* sous-cutanée ou intramusculaire, même à travers les vêtements en cas d'agitation. Si le diabétique ne reprend pas conscience dans les minutes qui suivent, prévenez un service d'urgence. Dans le doute, il n'y a pas de danger à injecter du GLUCAGEN à un diabétique traité par l'insuline. Dans tous les cas, la prise d'une collation ou d'un repas reste nécessaire.

L'autre complication possible chez le diabétique est la survenue d'une *acidocétose* due à un manque important d'insuline. Elle peut être déclenchée par une infection (qui augmente les besoins en insuline) : grippe, rhume, *cystite*, abcès, etc. Elle se manifeste par une grande fatigue, une soif intense et des *troubles digestifs*. Il faut alors rechercher la présence de sucre et d'acétone dans les urines : la présence des deux en quantité importante confirme le diagnostic. Le traitement par l'insuline ne doit pas être arrêté ; le diabétique doit suivre les consignes de son médecin et, si besoin, le joindre d'urgence.

Évitez la prise de boissons alcoolisées à jeun ou à distance des repas : augmentation du risque d'hypoglycémie.

Conducteur : une *hypoglycémie* peut entraîner un malaise pendant la conduite ou l'utilisation de machines.

Interactions avec d'autres substances

Certains médicaments peuvent déséquilibrer la *glycémie*. Informez votre médecin ou votre pharmacien si vous prenez un *corticoïde*, un *progestatif* à forte dose, un *bêtabloquant*, un *inhibiteur de l'enzyme de conversion* ou un médicament contenant du danazol, de la chlorpromazine, du salbutamol, de la terbutaline, du lanréotide, de l'octréotide ou de l'aspirine à forte dose.

Grossesse et allaitement

L'*insuline* est adaptée au *diabète* de la femme enceinte ou aux troubles passagers de la *glycémie* pendant la durée de la grossesse.

Le traitement par l'insuline n'est pas une contre-indication à l'allaitement.

Mode d'emploi et posologie

Les cartouches sont à utiliser avec les stylos rechargeables BD Pen Ultra uniquement ; Umuline Profil Pen est un stylo prêt à l'emploi qui doit être jeté lorsque la cartouche est vide.

Cette *insuline* doit être uniquement injectée par *voie sous-cutanée* dans les zones recommandées par votre médecin, en essayant de varier les sites d'injection pour éviter l'apparition de lipodystrophies (*nodules* et épaississement de la peau).

Agiter le stylo avant injection afin d'homogénéiser la suspension ; purger ensuite l'air éventuellement contenu dans la cartouche.

L'aiguille doit être changée après chaque injection.

Posologie usuelle :

Elle est adaptée en fonction des résultats des analyses réalisées par le diabétique ou son entourage (carnet de surveillance) et des conseils de son médecin.

Conseils : Il est prudent de disposer d'une *insuline* équivalente pour seringue afin de faire face à une perte ou à un défaut de fonctionnement du stylo.

Si vous utilisez deux stylos destinés à injecter deux insulines, veillez à pouvoir les distinguer facilement.

Pour le maniement précis du stylo, conformez-vous à la notice fournie par le fabricant et veillez à ne pas l'égarer.

La sécurité d'une injection d'insuline au travers des vêtements, sans désinfection préalable, est maintenant établie avec certitude.

En cas d'activité sportive, il est préférable d'injecter l'insuline à distance des muscles qui travaillent pour éviter une absorption trop rapide de l'insuline. De plus, une adaptation des doses d'insuline est habituellement nécessaire selon les conseils du médecin.

Prenez contact avec les associations pour diabétiques : elles diffusent une information utile sur le traitement et la surveillance du *diabète*.

Votre entourage doit savoir reconnaître les signes d'une *hypoglycémie* et pouvoir vous administrer, en cas de perte de connaissance, une ampoule de GLUCAGEN. Celle-ci est conservée de préférence au réfrigérateur ou, en cas de nécessité, à température ambiante (inférieure à 25 °C) pendant 2 ans.

Veillez à ne pas manquer d'insuline, notamment pendant les week-ends et jours fériés ; lors de vos déplacements, munissez-vous d'une réserve ou de votre ordonnance en cours de validité. Un certificat de traitement par insuline peut être nécessaire pour franchir certaines frontières.

L'insuline se conserve sans problème 4 à 6 semaines à une température inférieure à 25 °C et plusieurs mois à une température proche de 0 °C (mais elle ne doit jamais être congelée). Elle se dégrade d'autant plus vite que la température est élevée.

En pratique :
- conservez les cartouches non entamées dans la partie basse du réfrigérateur. Si c'est impossible, ne les conservez pas plus de 1 ou 2 mois (selon que vous êtes dans une région chaude ou froide) ;
- conservez les cartouches entamées hors du réfrigérateur pendant une durée maximale de 4 semaines, dans un endroit propre et sec de préférence, à l'abri de la lumière et des hausses de température (pas plus de 25° C) ;
- une exposition accidentelle ou inévitable à une température de l'ordre de 30 °C à 35 °C est possible sans dommage pendant 2 ou 3 jours ;
- jetez toute cartouche suspecte d'avoir été exposée à la congélation ou à une chaleur excessive, et notamment celles qui ne présentent pas un aspect uniformément blanc et opaque après agitation ;
- lors des voyages long-courriers, conservez votre insuline dans vos bagages de cabine pour éviter une exposition au froid excessif dans la soute à bagages.

Effets indésirables possibles

Hypoglycémie (voir Attention), légers troubles de la vision en début de traitement, *nodules* graisseux sous-cutanés (lipodystrophies).

Rarement : *réaction allergique* essentiellement cutanée.

Laboratoires Lilly France

UMULINE PROFIL 100 UI/ml flacon

Insuline

sur ordonnance

Présentation

UMULINE Profil 30 : suspension injectable *SC* ; flacon de 10 ml. Liste II - Remb 65 % - **21,65 €**.

Composition

	p ml
Insuline humaine biogénétique	100 UI
soit Insuline d'action rapide	30 UI
soit Insuline d'action retardée (combinée à la protamine)	70 UI

Dans quel cas ce médicament est-il prescrit ?

C'est une *insuline* identique à l'insuline humaine, obtenue par *biotechnologie*. Elle comprend un mélange d'insuline d'action rapide, active dès la 30e minute et d'insuline d'action intermédiaire dont l'action est retardée et prolongée pendant 18 à 20 heures.

Elle est utilisée dans le traitement du *diabète*.

Attention : Cette insuline est dosée à 100 UI/ml et doit toujours être utilisée avec une seringue à l'insuline graduée à 100 UI ; les seringues commercialisées avant le 30 mars 2000 doivent être détruites car leurs graduations sont inadaptées à ce dosage.

La mise en route du traitement suppose un apprentissage correct pour injecter l'*insuline*, contrôler la *glycémie* au doigt, rechercher le *sucre* et l'acétone dans les urines et tenir un carnet de surveillance.

L'*hypoglycémie* est la principale complication des traitements par l'insuline. Il s'agit le plus souvent de malaises hypoglycémiques sans gravité dont les principaux signes sont : sueurs, tremblements, troubles visuels, vision double, fatigue soudaine, fringale, *vertiges*, difficulté de concentration. En ce cas, le diabétique doit aussitôt absorber 3 à 6 morceaux de sucre ou un sirop sucré.

Beaucoup plus rarement, l'hypoglycémie peut être grave et peut entraîner des troubles du comportement (comparables notamment à l'ébriété), des *convulsions*, voire une perte de connaissance : 1 ampoule de GLUCAGEN doit être injectée immédiatement par *voie* sous-cutanée ou intramusculaire, même à travers les vêtements en cas d'agitation. Si le diabétique ne reprend pas conscience dans les minutes qui suivent, prévenez un service d'urgence. Dans le doute, il n'y a pas de danger à injecter du GLUCAGEN à un diabétique traité par l'insuline. Dans tous les cas, la prise d'une collation ou d'un repas reste nécessaire.

L'autre complication possible chez le diabétique est la survenue d'une *acidocétose* due à un manque important d'insuline. Elle peut être déclenchée par une infection (qui augmente les besoins en insuline) : grippe, rhume, *cystite*, abcès, etc. Elle se manifeste par une grande fatigue, une soif intense et des *troubles digestifs*. Il faut alors rechercher la présence de sucre et d'acétone dans les urines : la présence des deux en quantité importante confirme le diagnostic. Le traitement par l'insuline ne doit pas être arrêté ; le diabétique doit suivre les consignes de son médecin et, si besoin, le joindre d'urgence.

Évitez les boissons alcoolisées à jeun ou à distance des repas : augmentation du risque d'hypoglycémie.

Conducteur : une *hypoglycémie* peut entraîner un malaise pendant la conduite ou l'utilisation de machines.

Interactions avec d'autres substances

Certains médicaments peuvent déséquilibrer la *glycémie*. Informez votre médecin ou votre pharmacien si vous prenez un *corticoïde*, un *progestatif* à forte dose, un *bêtabloquant*, un *inhibiteur de l'enzyme de conversion* ou un médicament contenant du danazol, de la chlorpromazine, du salbutamol, de la terbutaline, du lanréotide, de l'octréotide ou de l'aspirine à forte dose.

Grossesse et allaitement

L'*insuline* est adaptée au *diabète* de la femme enceinte ou aux troubles passagers de la *glycémie* pendant la durée de la grossesse.

Le traitement par l'insuline n'est pas une contre-indication à l'allaitement.

Mode d'emploi et posologie

Cette *insuline* doit être uniquement injectée par *voie* sous-cutanée dans les zones recommandées par votre médecin, en essayant de varier les sites d'injection pour éviter l'apparition de lipodystrophies (*nodules* et épaississement de la peau).

Avant l'injection, agiter la suspension par lents retournements afin de l'homogénéiser.

Pour un meilleur confort, l'insuline peut être sortie du réfrigérateur une heure avant l'injection ou réchauffée dans les mains pendant quelques minutes, puis injectée à température ambiante.

Posologie usuelle :

Elle est adaptée en fonction des résultats des analyses réalisées par le diabétique ou par son entourage (carnet de surveillance) et des conseils de son médecin.

Conseils : La sécurité d'une injection d'insuline au travers des vêtements, sans désinfection préalable, est maintenant établie avec certitude.

En cas d'activité sportive, il est préférable d'injecter l'*insuline* à distance des muscles qui travaillent pour éviter une absorption trop rapide. De plus, il est habituellement nécessaire d'adapter les doses d'insuline selon les recommandations du médecin.

Prenez contact avec les associations pour diabétiques : elles diffusent une information utile sur le traitement et la surveillance du *diabète*.

Votre entourage doit savoir reconnaître les signes d'une *hypoglycémie* et pouvoir vous administrer, en cas de perte de connaissance, une ampoule de GLUCAGEN. Celle-ci est conservée de préférence au réfrigérateur ou en cas de nécessité, à température ambiante (inférieure à 25 °C) pendant 2 ans.

Veillez à ne pas manquer d'insuline, notamment pendant les week-ends et jours fériés ; lors de vos déplacements, munissez-vous d'une réserve ou de votre ordonnance en cours de validité. Un certificat de traitement par insuline peut être nécessaire pour franchir certaines frontières.

L'insuline se conserve sans problème 4 à 6 semaines à une température inférieure à 25 °C et plusieurs mois à une température proche de 0 °C (mais elle ne doit jamais être congelée). Elle se dégrade d'autant plus vite que la température est élevée.

En pratique :

- conservez les flacons non entamés dans la partie basse du réfrigérateur. Si c'est impossible, ne les conservez pas plus de 1 ou 2 mois (selon que vous êtes dans une région chaude ou froide) ;
- conservez les flacons entamés hors du réfrigérateur pendant une durée maximale de 3 semaines, dans un endroit propre et sec de préférence, à l'abri de la lumière et des hausses de température (pas plus de 25 °C) ;
- une exposition accidentelle ou inévitable à une température de l'ordre de 30 °C à 35 °C est possible sans dommage pendant 2 ou 3 jours ;
- jetez tout flacon suspect d'avoir été exposé à la congélation ou à une chaleur excessive, et

notamment ceux qui ne présentent pas un aspect uniformément blanc et opaque après agitation ;
- lors des voyages long-courriers, conservez votre insuline dans vos bagages de cabine pour éviter leur exposition au froid excessif dans la soute à bagages.

Effets indésirables possibles

Hypoglycémie (voir Attention), légers troubles de la vision en début de traitement, *nodules* graisseux sous-cutanés (lipodystrophies).
Rarement : *réaction allergique* essentiellement cutanée.

Laboratoires Lilly France

UMULINE RAPIDE 100 UI/ml cartouche

Informations détaillées sur www.monvidal.com

UMULINE RAPIDE 100 UI/ml flacon

Informations détaillées sur www.monvidal.com

UNACIM

Informations détaillées sur www.monvidal.com

UN-ALFA

Vitamine D

sur ordonnance

Présentation

UN-ALFA 0,1 µg : solution buvable ; flacon de 10 ml (200 gouttes). Liste I - Remb 65 % - **9,39 €**.
UN-ALFA 0,25 µg : capsule orale (blanc) ; boîte de 30. Liste I - Remb 65 % - **7,06 €**.
UN-ALFA 0,5 µg : capsule molle ; boîte de 30. Liste I - Remb 65 % - **11,18 €**.
UN-ALFA 1 µg : capsule orale (brun) ; boîte de 30. Liste I - Remb 65 % - **15,32 €**.

Composition

	p gte	p caps
Alfacalcidol (vitamine D3 hydroxylée)	0,1 µg	0,25 µg
Éthanol	5 mg	
Sorbitol	+	

	p caps	p caps
Alfacalcidol (vitamine D3 hydroxylée)	0,5 µg	1 µg
Éthanol		
Sorbitol		

Dans quel cas ce médicament est-il prescrit ?

Ce médicament contient un dérivé de la *vitamine* D. Il permet la fixation osseuse du calcium.
Il est utilisé dans le traitement :
- des anomalies osseuses rencontrées chez les insuffisants rénaux,
- du *rachitisme* et de l'*ostéomalacie* résistant à la vitamine D naturelle,
- des troubles de la calcification dus à un mauvais fonctionnement des glandes *parathyroïdes*,
- de certaines *hypocalcémies*.

Contre-indications

Ce médicament ne doit pas être utilisé en cas d'excès de calcium ou de phosphore dans le sang.

Attention : Ce traitement nécessite des analyses régulières de sang et d'urine.

Grossesse et allaitement

L'effet de ce médicament pendant la grossesse ou l'allaitement est mal connu : seul votre médecin peut évaluer le risque éventuel de son utilisation dans votre cas.

Mode d'emploi et posologie

Les capsules doivent être avalées avec un peu d'eau sans être croquées ni sucées.
Les gouttes doivent être diluées dans un peu d'eau ou de lait.

Posologie usuelle :
Elle varie selon les cas et en fonction du résultat des analyses de sang.

Conseils : Les capsules doivent être conservées à l'abri de la chaleur, de l'humidité et de la lumière.
La solution buvable doit être conservée dans le bas du réfrigérateur (environ + 4 °C).

Effets indésirables possibles

Excès de calcium dans le sang et dans les urines.
Chez l'insuffisant rénal : excès de calcium et de phosphore dans le sang entraînant un dépôt de calcium dans le rein, les vaisseaux, la *cornée*, la peau.

Laboratoires LEO Pharma

UNICORDIUM

Inhibiteur calcique

sur ordonnance

Présentation

UNICORDIUM 100 mg : comprimé (bleu) ; boîte de 28. Liste I - Remb 65 % - **12,99 €**.
UNICORDIUM 200 mg : comprimé (vert) ; boîte de 28. Liste I - Remb 65 % - **18,32 €**.
UNICORDIUM 300 mg : comprimé (jaune) ; boîte de 28. Liste I - Remb 65 % - **23,76 €**.

Composition

	p cp	p cp	p cp
Bépridil chlorhydrate	100 mg	200 mg	300 mg

Dans quel cas ce médicament est-il prescrit ?

Ce médicament est un *vasodilatateur* qui appartient à la famille des *inhibiteurs calciques*. Il possède également des propriétés *antiarythmiques*.
Il est utilisé dans le *traitement préventif* des crises d'*angine de poitrine*.

Contre-indications

Ce médicament ne doit pas être utilisé dans les cas suivants :
- fréquence cardiaque inférieure à 50 battements par minute et certaines maladies de l'automatisme ou de la conduction cardiaques,
- *insuffisance cardiaque* grave,
- pression systolique inférieure à 9,
- *hypokaliémie*,
- en association avec d'autres médicaments favorisant les *torsades de pointes*.

Attention : Des précautions sont nécessaires en cas d'*insuffisance hépatique* ou *rénale* et chez la personne âgée.
La surveillance régulière du taux de *potassium* dans le sang, de la fréquence cardiaque et de l'électro-

cardiogramme est nécessaire avant et pendant le traitement.
N'utilisez aucun laxatif sans avis médical pendant toute la durée du traitement : risque de *trouble du rythme cardiaque*.

Interactions avec d'autres substances

Ce médicament ne doit pas être associé aux médicaments susceptibles de provoquer des *torsades de pointes*.

Il peut interagir avec d'autres médicaments, notamment les *alphabloquants*, les *bêtabloquants*, la digoxine, les *laxatifs stimulants*, les *diurétiques* et tout autre médicament susceptible de provoquer une *hypokaliémie* ou d'abaisser la tension artérielle.

Grossesse et allaitement

L'effet de ce médicament pendant la grossesse ou l'allaitement est mal connu : seul votre médecin peut évaluer le risque éventuel de son utilisation dans votre cas.

Mode d'emploi et posologie

Les comprimés doivent être avalés avec un peu d'eau au cours d'un repas.

Posologie usuelle :

- Adulte de moins de 60 ans : initialement, 1 comprimé à 200 mg par jour. La posologie peut être augmentée à 1 comprimé à 300 mg par jour (dose maximale).
- Chez les personnes âgées de plus de 60 ans et chez les personnes souffrant d'*insuffisance rénale* ou *hépatique*, la posologie initiale est de 1 comprimé à 100 mg par jour. La posologie peut être augmentée à 1 comprimé à 200 mg par jour (dose maximale).

Conseils : Les comprimés doivent être conservés à l'abri de la lumière.

Effets indésirables possibles

Troubles digestifs : diarrhée, constipation, nausées, brûlure d'estomac, manque d'appétit.
Nervosité, vertige, tremblements, fatigue, somnolence.
Réaction allergique cutanée.
Torsades de pointes.

Laboratoires Organon SA

UNIFLOX

Informations détaillées sur www.monvidal.com

UNIFLUID

Suppléance lacrymale

Présentation

UNIFLUID : collyre ; boîte de 36 flacons unidoses de 0,4 ml. Remb 65 % - **4,43 €**.

Composition

	p unidose
Povidone	6 mg

Dans quel cas ce médicament est-il prescrit ?

C'est une solution de suppléance lacrymale : elle compense une insuffisance de sécrétion naturelle de larmes.

Elle est utilisée dans le traitement de la sécheresse oculaire due à une insuffisance lacrymale (œil sec).

Attention : Une irritation oculaire peut être due à une infection : en cas de doute, n'hésitez pas à consulter votre médecin.
N'utilisez pas ce collyre de façon prolongée sans prendre un avis médical.

Interactions avec d'autres substances

Ce collyre peut interagir avec d'autres collyres : respectez un intervalle de 15 minutes entre deux instillations.

Grossesse et allaitement

L'utilisation ponctuelle de ce médicament pendant la grossesse ou l'allaitement ne semble pas poser de problème particulier.

Mode d'emploi et posologie

Utiliser un nouveau flacon unidose lors de chaque instillation.

Tirer la paupière inférieure vers le bas tout en regardant vers le haut et déposer les gouttes entre la paupière et le globe oculaire (*cul-de-sac conjonctival*).

Posologie usuelle :
2 gouttes, 4 à 6 fois par jour.

Conseils : L'application correcte du produit peut nécessiter une aide, notamment chez une personne handicapée ou âgée.
Les flacons unidoses ne contiennent pas de conservateur ; ne les conservez pas après ouverture.

Laboratoires Théa

UNILARM

Informations détaillées sur www.monvidal.com

UNIPEXIL

Informations détaillées sur www.monvidal.com

UPFEN

Anti-inflammatoire non stéroïdien

Présentation

UPFEN 200 mg : comprimé (blanc) ; boîte de 20. Non remb.
UPFEN 200 mg : comprimé effervescent (arôme citron) ; boîte de 20. Non remb.

Composition

	p cp	p cp efferv
Ibuprofène	200 mg	200 mg
Lactose		1,4 g
Sodium		150 mg

Dans quel cas ce médicament est-il prescrit ?

Ce médicament est un *anti-inflammatoire* non stéroïdien (*AINS*). Il lutte contre la douleur et fait baisser la fièvre. Ses propriétés anti-inflammatoires se manifestent à forte dose.

Il est utilisé dans le traitement de la fièvre et de la douleur (maux de tête, douleurs dentaires, courbatures, règles douloureuses...).

Contre-indications

Ce médicament ne doit pas être utilisé dans les cas suivants :

- *antécédent* d'*allergie* ou d'*asthme* provoqué par la prise d'*AINS*, y compris l'aspirine ;

- *ulcère* de l'estomac ou du *duodénum* ;
- *insuffisance hépatique* grave ;
- *insuffisance rénale* grave ;
- *insuffisance cardiaque* grave ;
- *lupus érythémateux* disséminé ;
- **grossesse** (à partir du 6e mois).

Attention : Tout traitement prolongé ou *surdosage* d'*AINS* expose à des effets indésirables graves.
Certaines situations doivent conduire à ne poursuivre le traitement qu'après un avis médical :
- brûlures d'estomac importantes ou selles noires et nauséabondes pouvant traduire une irritation ou un saignement du tube digestif ;
- *éruption cutanée*, crise d'*asthme* ;
- fatigue inhabituelle et intense, ou baisse brutale et importante du volume des urines chez une personne souffrant d'*insuffisance cardiaque*, déshydratée ou traitée par *diurétique*.

L'utilisation des AINS est déconseillée chez l'enfant en cas de varicelle : ils pourraient augmenter le risque de complications infectieuses, exceptionnelles mais potentiellement graves.
Des précautions sont nécessaires en cas d'*antécédent* d'*ulcère* de l'estomac ou du *duodénum* ou de risque hémorragique, notamment digestif (maladie de *Crohn*, *rectocolite hémorragique*).
Certains médecins considèrent que les anti-inflammatoires peuvent diminuer l'efficacité des stérilets et exposer à un risque de grossesse non désirée. Ce risque est actuellement très controversé.
Les comprimés effervescents contiennent du *sel* (*sodium*) en quantité notable.
Conducteur : ce médicament peut être responsable, dans de rares cas, de vertiges ou de troubles de la vue.

Interactions avec d'autres substances

Ce médicament peut interagir avec d'autres médicaments, notamment :
- l'aspirine et les autres *anti-inflammatoires* non stéroïdiens (*AINS*) : risque d'augmentation des effets indésirables ;
- les *anticoagulants* et les *antiagrégants plaquettaires* : augmentation du risque hémorragique ;
- le lithium (TÉRALITHE, NEUROLITHIUM...) : augmentation du taux de lithium dans le sang ;
- le méthotrexate.

Informez par ailleurs votre médecin ou votre pharmacien en cas de traitement par un *diurétique*, un *inhibiteur de l'enzyme de conversion*, un *inhibiteur de l'angiotensine II*, un *bêtabloquant* ou un médicament contenant de la ciclosporine.

Grossesse et allaitement

Des effets néfastes pour l'enfant à naître ont été mis en évidence lorsque les *AINS* sont utilisés au cours des 4 derniers mois de la grossesse ; le risque existe même avec une seule prise et même si la grossesse est à terme. L'usage de ce médicament est contre-indiqué pendant cette période.
Pendant les 5 premiers mois, l'effet de ce médicament est mal connu : seul votre médecin peut évaluer le risque éventuel de son utilisation dans votre cas.
L'ibuprofène passe en quantité très faible dans le lait maternel : son utilisation ponctuelle, aux doses recommandées, est possible pendant l'allaitement.

Mode d'emploi et posologie

Afin de limiter la survenue de *troubles digestifs*, ce médicament peut être pris au cours des repas. Toutefois, en cas de douleurs aiguës, la prise à jeun assure un effet plus rapide.
Les comprimés effervescents doivent être dissous dans un grand verre d'eau.

Posologie usuelle :
- Adulte et enfant de plus de 40 kg (soit environ 12 ans) : 1 ou 2 comprimés, à renouveler si nécessaire toutes les 6 heures. Ne pas dépasser 6 comprimés par jour.

Conseils : Ne dépassez pas la *posologie* ni la durée de traitement préconisées par votre médecin ou votre pharmacien, afin de limiter les effets indésirables.

Effets indésirables possibles

Nausées, vomissements, *gastrite*.
Rarement :
- *ulcère* de l'estomac ou du *duodénum*, *hémorragie* du tube digestif (vomissements sanglants, selles noires, ou le plus souvent pertes de sang imperceptibles, responsables de l'apparition progressive d'une *anémie*) le plus souvent lors d'un traitement de longue durée ou à forte dose ;
- *réaction allergique* : *éruption cutanée*, démangeaisons, *œdème*, crise d'*asthme*, malaise avec chute brutale de la tension artérielle ;
- *vertiges*, maux de tête ;
- troubles de la vision nécessitant un examen ophtalmologique ;
- anomalie de la *numération formule sanguine*, augmentation des *transaminases*.

Laboratoires UPSA Conseil

URARTHONE
Homéopathie

Présentation

URARTHONE : solution buvable ; flacon de 250 ml. Non remb.

Composition

Colchicum D1 0,5 %, Bryonia TM 0,5 %, Dulcamara TM 0,8 %, Viscum album TM 1,5 %, Kalium iodatum D2 0,5 %, Aurum muriaticum natronatum D8 0,25 %, Aqua silicata D2 5 %, Sulfur D4 2 %, Rubia TM 2 %, Natrum salicylicum D3 5 %, Betula TM 2 %, Mercurius corrosivus D4 0,5 %, Aqua destillata 63,5 %, Spiritus vini 14 %, caramel 2 %.

Dans quel cas ce médicament est-il prescrit ?

Ce médicament contient des remèdes homéopathiques et des *teintures mères*.
Il est utilisé dans le *traitement d'appoint* de l'*arthrose*, des douleurs articulaires et rhumatismales et de la *goutte*.

Grossesse et allaitement

L'effet de ce médicament pendant la grossesse ou l'allaitement est mal connu. L'évaluation du risque éventuel lié à son utilisation est individuelle : demandez conseil à votre pharmacien ou à votre médecin.

Mode d'emploi et posologie

Ce médicament doit être dilué dans une *infusion* et pris de préférence le matin à jeun et le soir au coucher.

Posologie usuelle :
1 cuillère à soupe, 2 fois par jour, dans une infusion chaude.

Laboratoires Lehning

URBANYL
Anxiolytique : benzodiazépine — sur ordonnance

Présentation
URBANYL 5 mg : gélule (blanc et bleu) ; boîte de 30. Liste I, durée de prescription limitée à 12 semaines - Remb 65 % - **1,92 €**.
URBANYL 10 mg : comprimé sécable (blanc) ; boîte de 30. Liste I, durée de prescription limitée à 12 semaines - Remb 65 % - **3,65 €**.
URBANYL 20 mg : comprimé (blanc) ; boîte de 30. Liste I, durée de prescription limitée à 12 semaines - Remb 65 % - **5,18 €**.

Composition

	p gél	p cp	p cp
Clobazam	5 mg	10 mg	20 mg
Lactose	+	+	+

Dans quel cas ce médicament est-il prescrit ?
Ce médicament est un *anxiolytique* (tranquillisant) de la famille des *benzodiazépines*. Il a également des propriétés *anticonvulsivantes*.

Il est utilisé dans le traitement de l'anxiété lorsque celle-ci s'accompagne de troubles gênants (*anxiété généralisée*, crise d'angoisse...) et dans le cadre d'un sevrage alcoolique.

Les comprimés sont également utilisés dans le traitement de certaines formes *épilepsie*.

Contre-indications
Ce médicament ne doit pas être utilisé dans les cas suivants :
- *insuffisance hépatique* grave,
- *insuffisance respiratoire* grave,
- *syndrome d'apnée du sommeil*,
- *myasthénie*.

Attention : Utilisé seul, ce médicament n'est pas adapté au traitement des *états dépressifs*.

Une prise prolongée, surtout à doses importantes, de *tranquillisants* de la famille des *benzodiazépines* peut provoquer une *dépendance*. Ce risque de dépendance est accru chez les personnes ayant déjà présenté une dépendance à d'autres médicaments, substances ou à l'alcool.

L'arrêt brutal de ce médicament expose à un *syndrome de sevrage* : réapparition de l'anxiété, agitation, irritabilité, insomnie, maux de tête, douleurs musculaires, tremblements, hallucinations. Il faut donc s'entourer de conseils médicaux pour diminuer progressivement les doses et espacer les prises, sur une période d'autant plus longue que le traitement a été prolongé.

Une adaptation de la *posologie* peut être nécessaire chez les personnes âgées ou souffrant d'*insuffisance hépatique* ou d'*insuffisance rénale*.

Évitez les boissons alcoolisées : augmentation du risque de somnolence.

Ce médicament peut induire une somnolence, parfois intense chez certaines personnes. Cette somnolence peut être augmentée par la prise d'*alcool* ou d'autres médicaments *sédatifs*. La conduite et l'utilisation de machines dangereuses sont déconseillées, surtout dans les heures qui suivent la prise du médicament.

Interactions avec d'autres substances
Informez votre médecin ou votre pharmacien si vous prenez d'autres *sédatifs* (tranquillisants, somnifères, certains médicaments contre la toux ou contre la douleur contenant des *opiacés*, *antidépresseurs*, *neuroleptiques*...) ou en cas de traitement par la buprénorphine.

Grossesse et allaitement
Ce médicament ne doit pas être utilisé sans avis médical pendant la grossesse. Les fortes doses au cours des 6 derniers mois sont déconseillées. En fin de grossesse, un traitement par benzodiazépine, même à faible dose, peut être responsable d'effets indésirables chez le *nouveau-né* : une surveillance médicale du nouveau-né est alors nécessaire pendant 1 à 3 semaines selon les cas.

Ce médicament passe dans le lait maternel : l'allaitement est déconseillé.

Mode d'emploi et posologie
Ce médicament peut être pris pendant ou entre les repas.

Posologie usuelle :
Anxiété et sevrage alcoolique :
- Adulte : 5 à 60 mg par jour. La dose minimale efficace est toujours recherchée.

Épilepsie :
- Adulte : 0,5 mg par kg et par jour.
- Enfant : 1 mg par kg et par jour.

Conseils : Ce médicament vous a été prescrit dans une situation précise : ne le réutilisez pas ultérieurement sans avis médical et ne le conseillez pas à une autre personne.

La durée de prescription des *anxiolytiques* doit être la plus courte possible. Dans certaines situations, le traitement doit toutefois être prolongé. Il appartient alors au médecin de réévaluer périodiquement la nécessité de le poursuivre ou de l'interrompre.

Les *tranquillisants* ne sont pas la seule réponse à l'anxiété : une meilleure hygiène de vie, une consommation modérée d'excitants (y compris les boissons alcoolisées) permettent aussi de lutter efficacement contre l'excès de stress. Dans certains cas, une psychothérapie peut aider à lutter durablement contre l'anxiété.

Effets indésirables possibles
Sensation d'ivresse, maux de tête, somnolence (en particulier chez la personne âgée), ralentissement des idées, fatigue, sensation de faiblesse musculaire, baisse de la libido, *éruption cutanée* avec ou sans démangeaisons, vision double.

Dans certaines circonstances et chez certaines personnes :
- réactions paradoxales avec augmentation de l'anxiété, agitation, agressivité, confusion des idées, hallucinations ;
- *amnésie antérograde*.

Ces troubles nécessitent l'arrêt du traitement.

Laboratoires sanofi-aventis France

Les mots en *italique* dans les textes sont expliqués dans le lexique p. 1427.

URGOCOR
Coricide

Présentation
URGOCOR : pansement médicamenteux ; boîte de 12. Non remb.

Composition

	p pansement
Acide salicylique	32 mg

Dans quel cas ce médicament est-il prescrit ?
Ce médicament contient une substance destinée à dissoudre la kératine, couche la plus externe de la peau, dont l'épaississement localisé est à l'origine des cors et des durillons.
Il est utilisé dans le traitement local des cors au pied, durillons et œil-de-perdrix.

Contre-indications
Ce médicament ne doit pas être utilisé dans les cas suivants :
- *allergie* aux *salicylés*,
- cor infecté.

Attention : Un avis médical est nécessaire en cas d'*artérite* ou de *diabète* (cicatrisation plus lente).

Grossesse et allaitement
L'effet de ce médicament pendant la grossesse ou l'allaitement est mal connu. L'évaluation du risque éventuel lié à son utilisation est individuelle : demandez conseil à votre pharmacien ou à votre médecin.

Mode d'emploi et posologie
Prendre un bain de pied chaud et sécher soigneusement le pied. Placer le centre du pansement sur le cor ou le durillon. Après quelques jours, détacher le cor ou le durillon sans les faire saigner.

Posologie usuelle :
1 pansement par jour.

Conseils : Pour éviter toute irritation, ne mettez pas le centre du pansement en contact avec la peau saine.
Les cors et les durillons sont dus à des traumatismes répétés provoqués par les chaussures. Le recours à un podologue peut être utile pour éviter leur récidive.

Effets indésirables possibles
Réaction allergique.

Laboratoires Urgo

URIDOZ
Antibiotique urinaire — sur ordonnance

Présentation
URIDOZ : granulé pour solution buvable (arômes : orange, mandarine) ; boîte de 1 sachet. Liste I - Remb 65 % - **12,11 €**.

Composition

	p sachet
Fosfomycine	3 g
Saccharose	2,21 g

Dans quel cas ce médicament est-il prescrit ?
C'est un *antibiotique* qui se concentre dans les urines. Il est utilisé dans le *traitement minute* de certaines *cystites* de la femme.

Contre-indications
Ce médicament ne doit pas être utilisé en cas d'*insuffisance rénale* grave.

Attention : Ce médicament n'est efficace que dans certains cas de *cystites*. Ne le prenez jamais sans avis médical.

Grossesse et allaitement
Ce médicament n'est pas destiné au traitement des infections urinaires de la femme enceinte.
Ce médicament passe faiblement dans le lait maternel : par mesure de prudence, son usage est déconseillé pendant l'allaitement.

Mode d'emploi et posologie
Dissoudre le contenu du sachet dans un demi-verre d'eau. Prendre ce médicament à distance des repas (2 ou 3 heures avant).

Posologie usuelle :
1 sachet en une dose unique.

Conseils : Certaines mesures d'hygiène permettent de prévenir les récidives de *cystites* : demandez conseil à votre médecin.

Effets indésirables possibles
Troubles digestifs, éruption cutanée.

Laboratoires Thérabel Lucien Pharma

URION
Informations détaillées sur www.monvidal.com

URISPAS
Antispasmodique urinaire

Présentation
URISPAS : comprimé (blanc) ; boîte de 42. Remb 35 % - **6,39 €**.

Composition

	p cp
Flavoxate chlorhydrate	200 mg
Lactose	+

Dans quel cas ce médicament est-il prescrit ?
C'est un *antispasmodique* qui lutte contre la contraction anormale de la vessie.
Il est utilisé, chez la femme, dans le traitement des envies impérieuses d'uriner ou des incontinences urinaires dues à une instabilité de la vessie.
Ce médicament n'est pas indiqué dans le traitement des fuites d'urine dues à la toux, au stress ou aux efforts.

Contre-indications
Ce médicament ne doit pas être utilisé dans les cas suivants :
- obstruction ou *hémorragie* du tube digestif,
- *glaucome* par fermeture de l'angle.

Attention : Des précautions sont nécessaires chez l'enfant et la personne âgée.

Grossesse et allaitement

L'effet de ce médicament pendant la grossesse ou l'allaitement est mal connu. L'évaluation du risque éventuel lié à son utilisation est individuelle : demandez conseil à votre pharmacien ou à votre médecin.

Mode d'emploi et posologie

Ce médicament peut être pris avant, pendant ou après les repas.

Posologie usuelle :
1 comprimé, 3 fois par jour.

Effets indésirables possibles

Rarement : constipation, sécheresse de la bouche, maux de tête, nausées.

Laboratoires Negma

UROMIL

Informations détaillées sur www.monvidal.com

UROPHYTUM

Informations détaillées sur www.monvidal.com

UROSIPHON

Informations détaillées sur www.monvidal.com

UROTISAN

Informations détaillées sur www.monvidal.com

URSOLVAN

Dissolvant des calculs biliaires — sur ordonnance

Présentation

URSOLVAN 200 mg : gélule (bleu) ; boîte de 30. Liste I - Remb 65 % - **10,03 €**.

Composition

	p gél
Acide ursodésoxycholique	200 mg

Dans quel cas ce médicament est-il prescrit ?

Ce médicament appartient à la famille des dissolvants des calculs de la vésicule biliaire. Il contient une substance qui se trouve normalement en petite quantité dans la bile.

Il est utilisé pour dissoudre les calculs biliaires formés de *cholestérol*, et dans le traitement de certaines maladies chroniques du foie.

Attention : L'action de ce médicament est lente ; la taille du calcul peut être surveillée par *échographie*.

Interactions avec d'autres substances

Ce médicament peut interagir avec un médicament contenant de la colestyramine (QUESTRAN) ; il doit cependant lui être associé dans certaines maladies rares du foie. Dans ce cas, respectez un intervalle de 5 heures entre la prise des 2 médicaments.

Grossesse et allaitement

En dehors de certaines indications très particulières, ce médicament est contre-indiqué pendant la grossesse.

Les données actuellement disponibles ne permettent pas de savoir si ce médicament passe dans le lait maternel. Ne poursuivez pas l'allaitement sans avis médical.

Mode d'emploi et posologie

Ce médicament est pris de préférence au moment des repas.

Posologie usuelle :

- Calculs biliaires : 5 à 10 mg par kg et par jour ; soit 2 ou 3 gélules par jour en moyenne, à prendre en 1 prise le soir ou en 2 prises matin et soir.

Le traitement dure habituellement 6 mois et peut être poursuivi plus longtemps si le calcul est volumineux.

- Maladie chronique du foie : la *posologie* est individuelle. Suivre strictement la prescription du médecin.

Effets indésirables possibles

Rarement : diarrhée.

Laboratoires sanofi-aventis France

UT 380

Informations détaillées sur www.monvidal.com

UTEPLEX

Traitement des affections rhumatismales

Présentation

UTEPLEX : solution buvable ; boîte de 45 ampoules de 2 ml. Non remb.

Composition

	p amp buv
Uridine-5'triphosphate trisodique	2 mg

Dans quel cas ce médicament est-il prescrit ?

Ce médicament contient une substance impliquée dans le *métabolisme* des muscles et des nerfs.

Il est utilisé dans le traitement des douleurs du dos.

Grossesse et allaitement

L'utilisation ponctuelle de ce médicament pendant la grossesse ou l'allaitement ne semble pas poser de problème particulier.

Mode d'emploi et posologie

Les ampoules doivent être diluées dans un demi-verre d'eau.

Posologie usuelle :

- Adulte : 3 ampoules par jour.

Laboratoires Biodim

UTROGESTAN

Progestatif — sur ordonnance

Présentation

UTROGESTAN 100 mg : capsule orale et vaginale (blanc) ; boîte de 30. Liste I - Remb 65 % - **7,65 €**.
UTROGESTAN 200 mg : capsule orale et vaginale (blanc) ; boîte de 15. Liste I - Remb 65 % - **7,65 €**.

Composition

	p caps	p caps
Progestérone naturelle micronisée	100 mg	200 mg

Dans quel cas ce médicament est-il prescrit ?

Ce médicament contient une *hormone*, la *progestérone*.

Il est utilisé par *voie* orale ou vaginale :

- pour corriger une insuffisance de sécrétion de progestérone dans le traitement du *syndrome prémenstruel*, de certains troubles des règles, de la tension des

seins, de certaines stérilités et des menaces de fausse couche ;
- en complément des *estrogènes* dans le traitement de la *ménopause*.

Contre-indications

Ce médicament ne doit pas être utilisé par *voie* orale en cas de maladie grave du foie.

> **Attention :** De récentes études ont montré une augmentation du risque de survenue d'un cancer du sein chez les femmes ayant reçu un traitement prolongé des *symptômes* de la *ménopause*. Le traitement doit par conséquent être prescrit à la dose minimale efficace et pour une durée la plus courte possible. En l'absence de troubles, sa prescription ne doit pas être systématique.
> N'utilisez en aucun cas ce médicament sans avis médical.
> Conductrice : par *voie* orale, ce médicament peut être responsable de *vertiges* ou d'une baisse de la vigilance.

Grossesse et allaitement

Ce médicament peut être prescrit, par voie vaginale, pendant le premier trimestre de la grossesse.

Mode d'emploi et posologie

Voie orale : prendre les capsules à distance des repas, de préférence le soir au coucher.

Voie vaginale : la capsule doit être introduite profondément dans le vagin.

Posologie usuelle :
La *posologie* est individuelle et variable selon les cas.

Effets indésirables possibles

Par *voie* orale seulement, certains signes peuvent faire penser à un *surdosage* : somnolence, *vertiges* 1 à 3 heures après la prise du médicament, léger saignement, règles plus fréquentes. Une adaptation de la *posologie* est nécessaire : consultez votre médecin.

Par voie vaginale, aucun effet indésirable n'est généralement constaté aux doses usuelles.

Laboratoires Besins International

UVA URSI COMPLEXE N° 9

Informations détaillées sur www.monvidal.com

UVÉDOSE

Vitamine D — sur ordonnance

Présentation

UVÉDOSE 100 000 UI : solution buvable (arôme citron) ; boîte de 1 ampoule de 2 ml. Liste II - Remb 65 % - **1,80 €**.

Composition

	p amp buv
Colécalciférol (vitamine D3)	100 000 UI

Dans quel cas ce médicament est-il prescrit ?

Ce médicament contient de la *vitamine* D, qui permet la fixation osseuse du calcium et dont la *carence* provoque le *rachitisme*.

Il est utilisé pour prévenir et traiter les carences en vitamine D.

Contre-indications

Ce médicament ne doit pas être utilisé dans les cas suivants :
- excès de calcium dans le sang et dans les urines,
- *antécédent* de calculs rénaux contenant du calcium.

> **Attention :** Un *surdosage* en *vitamine* D expose à des effets indésirables graves.
> La vitamine D est présente dans de nombreux laits pour bébé et médicaments disponibles sans ordonnance : prenez l'avis de votre médecin ou de votre pharmacien pour éviter tout risque de surdosage.

Grossesse et allaitement

Ce médicament peut être utilisé chez la femme enceinte ou chez celle qui allaite, mais la *posologie* prescrite par le médecin ne doit pas être dépassée.

Une *hypercalcémie* pendant la grossesse pourrait être néfaste pour l'enfant à naître. Veillez à ne pas absorber plusieurs médicaments contenant de la *vitamine* D pendant la grossesse.

Mode d'emploi et posologie

La solution peut être avalée pure, ou diluée dans le lait du biberon ou dans l'eau.

Posologie usuelle :
Prévention du *rachitisme* :
- Nourrisson et jeune enfant jusqu'à 6 ans : 1 ampoule (100 000 *UI*) tous les 3 mois (2 ampoules chez l'enfant à peau sombre ou peu exposée au soleil).

Dans les autres cas, notamment chez la femme enceinte et la personne âgée, la *posologie* est strictement individuelle.

> **Conseils :** Les *carences* en *vitamine* D sont particulièrement fréquentes chez les jeunes enfants à peau sombre ou peu exposée au soleil ; en effet, la vitamine D est fabriquée par la peau sous l'influence des rayons *ultraviolets*.
> La prévention du *rachitisme* par la vitamine D doit être systématique chez le *nourrisson* et le jeune enfant.
> Ce médicament doit être conservé à l'abri de la chaleur et de la lumière.

Laboratoires Crinex

UVESTÉROL A, D, E, C

Vitamines associées

Présentation

UVESTÉROL vitaminé A, D, E, C : solution buvable ; flacon de 20 ml avec mesurette graduée (1 ml). Non remb.

Composition

	p ml
Ergocalciférol (vitamine D2)	1 000 UI
Rétinol (vitamine A)	3 000 UI
Tocophérol (vitamine E)	5 mg
Acide ascorbique (vitamine C)	50 mg

Dans quel cas ce médicament est-il prescrit ?

Ce médicament est une association de *vitamines* indispensables au *métabolisme*. La *carence* en vitamine A est responsable de troubles de la vision et d'une sécheresse de la peau et des *muqueuses*. La vitamine D participe à la croissance de l'os ; sa carence provoque le *rachitisme*.

Ce médicament est utilisé, chez le *nourrisson* et le jeune enfant, pour prévenir le rachitisme et les carences en vitamines favorisant la croissance.

Contre-indications

Ce médicament ne doit pas être utilisé dans les cas suivants :
- excès de calcium dans le sang et dans les urines,
- *antécédent* de calculs rénaux contenant du calcium.

Attention : Un *surdosage* en *vitamines* A et D expose à des effets indésirables graves.
Les vitamines A et D sont présentes dans de nombreux laits pour bébé et médicaments disponibles sans ordonnance : prenez l'avis de votre médecin ou de votre pharmacien pour éviter tout risque de surdosage.

Mode d'emploi et posologie

La solution peut être avalée pure (elle doit alors être introduite lentement dans la bouche) ou diluée dans le lait du biberon, dans de l'eau ou du jus de fruit.
En cas de *reflux gastro-œsophagien*, la dilution dans le lait ou l'eau est préférable.

Posologie usuelle :
- Nourrisson : 1 mesurette graduée (1 ml) par jour.

Conseils : Les *carences* en *vitamine* D sont particulièrement fréquentes chez les jeunes enfants à peau sombre ou peu exposée au soleil ; en effet, la vitamine D est fabriquée par la peau sous l'influence des rayons *ultraviolets*.
La prévention du *rachitisme* par la vitamine D doit être systématique chez le *nourrisson* et le jeune enfant.
Ce médicament doit être conservé à l'abri de la chaleur et de la lumière.

Laboratoires Crinex

UVESTÉROL D
Vitamine D

Présentation

UVESTÉROL D 1500 UI/ml : solution buvable (arôme citron) ; flacon de 20 ml avec mesurette graduée. Remb 65 % - **1,76 €**.

Composition

	p dose L (0,53 ml)	p dose 1 (0,67 ml)	p dose 2 (1 ml)
Ergocalciférol (vitamine D2)	800 UI	1 000 UI	1 500 UI

Dans quel cas ce médicament est-il prescrit ?

Ce médicament contient de la *vitamine* D, qui permet la fixation osseuse du calcium et dont la *carence* provoque le *rachitisme*.
Il est utilisé pour prévenir et traiter les carences en vitamine D.

Contre-indications

Ce médicament ne doit pas être utilisé dans les cas suivants :
- excès de calcium dans le sang et dans les urines,
- *antécédent* de calculs rénaux contenant du calcium.

Attention : Un *surdosage* en *vitamine* D expose à des effets indésirables graves.
La vitamine D est présente dans de nombreux laits pour bébé et médicaments disponibles sans ordonnance : prenez l'avis de votre médecin ou de votre pharmacien pour éviter tout risque de surdosage.

Grossesse et allaitement

Ce médicament peut être utilisé chez la femme enceinte ou chez celle qui allaite, mais la *posologie* prescrite par le médecin ne doit pas être dépassée.
Une *hypercalcémie* pendant la grossesse pourrait être néfaste pour l'enfant à naître. Veillez à ne pas absorber plusieurs médicaments contenant de la *vitamine* D pendant la grossesse.

Mode d'emploi et posologie

La solution peut être avalée pure (elle doit alors être introduite lentement dans la bouche) ou diluée dans le lait du biberon, dans de l'eau ou du jus de fruit.
En cas de *reflux gastro-œsophagien*, la dilution dans le lait ou l'eau est préférable.

Posologie usuelle :
Prévention du *rachitisme* :
- Nourrisson et enfant jusqu'à 5 ans : 1 000 à 1 500 *UI* par jour. En cas d'apport de lait enrichi en *vitamine* D, ne pas dépasser 1 000 UI par jour.

Dans les autres cas, notamment chez la femme enceinte et la personne âgée, la *posologie* est strictement individuelle.

Conseils : Les *carences* en *vitamine* D sont particulièrement fréquentes chez les jeunes enfants à peau sombre ou peu exposée au soleil ; en effet, la vitamine D est fabriquée par la peau sous l'influence des rayons *ultraviolets*.
La prévention du *rachitisme* par la vitamine D doit être systématique chez le *nourrisson* et le jeune enfant.
Ce médicament doit être conservé à l'abri de la chaleur et de la lumière.

Laboratoires Crinex

UVIMAG B6
Élément minéral : magnésium

Présentation

UVIMAG B6 : solution buvable (arôme raisin) ; boîte de 20 ampoules de 10 ml. Remb 35 % - **2,81 €**.

Composition

	p amp buv
Magnésium glycérophosphate	1,895 g
soit Magnésium	125 mg
Pyridoxine (vitamine B6) chlorhydrate	40 mg
Saccharose	4,24 g
Alcool	36 mg

Dans quel cas ce médicament est-il prescrit ?

Ce médicament est une association de magnésium et de *vitamine* B6, substances indispensables au *métabolisme*.
Il est utilisé dans le traitement des *carences* en magnésium et en cas de symptômes pouvant évoquer un manque de magnésium : irritabilité, fatigue passagère, troubles mineurs du sommeil, *palpitations*, crampes musculaires, fourmillements.

Les mots en *italique* dans les textes sont expliqués dans le lexique p. 1427.

Contre-indications

Ce médicament ne doit pas être utilisé en cas d'*insuffisance rénale* grave.

Attention : En l'absence d'amélioration après un mois de traitement, consultez votre médecin.
Ce médicament contient du *sucre* (saccharose) en quantité notable.

Interactions avec d'autres substances

Ce médicament peut interagir avec les médicaments contenant de la quinidine ou de l'hydroquinidine.

Grossesse et allaitement

Ce médicament ne contient que des substances présumées sans danger pendant la grossesse ou l'allaitement.

Mode d'emploi et posologie

Ce médicament est pris de préférence au moment des repas.
Le contenu de l'ampoule doit être dilué dans un demi-verre d'eau.

Posologie usuelle :

- Adulte : 1 ampoule, 2 ou 3 fois par jour.

Effets indésirables possibles

Diarrhée, douleurs abdominales.

Laboratoires Zambon France

V

VACCIN BCG SSI
Vaccin : tuberculose

Présentation
VACCIN BCG SSI : préparation injectable ; flacon de poudre avec flacon de solvant de 1 ml et nécessaire d'injection. Remb 65 % - **10,26 €**.

Composition

	p 0,1 ml
Bacilles de Calmette-Guérin	2 à 8.10^5

Dans quel cas ce médicament est-il prescrit ?
C'est un *vaccin* composé de bacilles tuberculeux atténués : vivants, mais affaiblis, ils sont incapables de provoquer la maladie.
Il est utilisé dans la prévention de la *tuberculose* et notamment des *méningites* liées à cette maladie.
L'immunité apparaît 6 semaines après la première injection et dure tant que les tests à la tuberculine restent positifs.

Contre-indications
Ce *vaccin* ne doit pas être utilisé dans les cas suivants :
- *dermatose* étendue,
- *déficit immunitaire*.

Attention : Ce vaccin ne peut bien sûr pas être pratiqué chez les personnes qui reçoivent un traitement préventif antituberculeux.
Évitez tout contact direct entre une personne souffrant d'un *déficit immunitaire* et le bouton résultant de la vaccination.

Grossesse et allaitement
Comme pour tous les *vaccins* vivants, ce vaccin n'est pas recommandé pendant la grossesse ou l'allaitement. Seul votre médecin peut évaluer le risque éventuel de cette vaccination dans votre cas.

Mode d'emploi et posologie
L'injection est pratiquée exclusivement par *voie* intradermique dans le bras.
L'évolution normale consiste en l'apparition d'une lésion rouge violacé vers le 30e jour, qui disparaît en quelques mois. Une petite plaie peut également apparaître, bénigne mais longue à se refermer.
La vaccination est obligatoire avant l'âge de 6 ans ; elle est possible chez le *nouveau-né*.

Posologie usuelle :
- Enfant de moins de 12 mois : 1 dose de 0,05 ml.
- Enfant de plus de 12 mois et adulte : 1 dose de 0,1 ml.

Conseils : Pour des raisons de confort, la vaccination doit être différée en cas de fièvre élevée.
Pour garder son efficacité, ce médicament doit être conservé entre + 2 °C et + 8 °C (partie la plus froide du réfrigérateur). Toutefois, une rupture de la chaîne du froid pendant une durée limitée (quelques heures à température ambiante inférieure à 25 °C) ne devrait pas prêter à conséquence. En pratique, en cas de nécessité, un délai de quelques heures peut séparer l'achat du vaccin en pharmacie de son stockage au réfrigérateur ou de la vaccination.
Ce vaccin ne doit pas être congelé.

Effets indésirables possibles
Fréquemment : plaie au point d'injection, longue à se refermer, nécessitant un simple pansement sec.
Maux de tête, fièvre.
Rarement : abcès local, ganglion sous le bras, *réaction allergique*.
Exceptionnellement : infection généralisée (osseuse, méningée...) due à une dissémination du bacille injecté dans l'organisme. Ces complications sont généralement liées à l'existence d'un déficit immunitaire préexistant.

Laboratoires Sanofi Pasteur MSD SNC

VACCIN MÉNINGOCOCCIQUE A + C
Informations détaillées sur www.monvidal.com

VACCIN RABIQUE PASTEUR
Informations détaillées sur www.monvidal.com

VACCIN TÉTANIQUE PASTEUR
Vaccin : tétanos

Présentation
VACCIN TÉTANIQUE PASTEUR : suspension injectable ; seringue préremplie de 0,5 ml. Remb 65 % - **2,67 €**.

Composition

	p seringue
Anatoxine tétanique	1 dose
Thiomersal (mercurothiolate sodique)	+

Dans quel cas ce médicament est-il prescrit ?
Ce *vaccin* est l'*anatoxine* tétanique, forme inactivée et purifiée de la toxine responsable du tétanos. Il ne contient aucun *germe* vivant.
Il est utilisé dans la prévention du tétanos.
L'immunité apparaît dès la deuxième injection et persiste 10 ans après le premier rappel.

Contre-indications
Il n'existe aucune contre-indication à ce vaccin.

Attention : En cas de fièvre élevée, de maladie aiguë, il est préférable de différer la vaccination.
En cas de blessure minime et peu souillée :
- si le dernier rappel date de moins de 10 ans, aucune prévention antitétanique n'est utile ;
- si le dernier rappel date de plus de 10 ans, 1 rappel de vaccin est nécessaire.

En cas de blessure importante :
- si le dernier rappel date de moins de 5 ans, aucune prévention antitétanique n'est utile ;

- si le dernier rappel date de plus de 5 ans, une injection de vaccin est nécessaire.

Dans certains cas, il peut être également nécessaire de pratiquer conjointement, mais dans un site séparé, une injection de sérum antitétanique.

Grossesse et allaitement

Ce *vaccin* peut être pratiqué chez la femme enceinte ou qui allaite.

Mode d'emploi et posologie

Bien agiter la seringue avant l'emploi, la réchauffer à température ambiante si nécessaire. L'injection doit être réalisée par *voie* sous-cutanée ou intramusculaire. Ce *vaccin* peut aussi bien servir à la première vaccination qu'aux rappels ultérieurs, notamment en cas de blessure potentiellement contaminante.

Posologie usuelle :

- Adulte : la première vaccination consiste en 2 injections espacées de 1 à 2 mois, suivies d'un rappel 6 à 12 mois après la deuxième injection. Un rappel doit ensuite être pratiqué tous les 10 ans.

Conseils : En cas de dépassement des dates de rappel, il est inutile de reprendre toute la vaccination, il faut rattraper le retard ; par exemple, si aucun rappel n'a été effectué depuis 20 ans, 2 injections séparées de 1 mois suffisent à restaurer l'immunité.
Pour garder son efficacité, ce médicament doit être conservé entre + 2 °C et + 8 °C (partie la plus froide du réfrigérateur). Toutefois, une rupture de la chaîne du froid pendant une durée limitée (quelques heures à température ambiante inférieure à 25 °C) ne devrait pas prêter à conséquence. En pratique, en cas de nécessité, un délai de quelques heures peut séparer l'achat du vaccin en pharmacie de son stockage au réfrigérateur ou de la vaccination.
Ce vaccin ne doit pas être congelé.

Effets indésirables possibles

Réactions douloureuses, *nodule* au point d'injection. Très rares réactions fébriles.

Laboratoires Sanofi Pasteur MSD SNC

VACCIN TYPHERIX

Informations détaillées sur www.monvidal.com

VADILEX
Vasodilatateur — sur ordonnance

Présentation

VADILEX 20 : comprimé (rose) ; boîte de 30. Liste II - Non remb.

Composition

	p cp
Ifenprodil tartrate	20 mg
Lactose	+

Dans quel cas ce médicament est-il prescrit ?

Ce médicament appartient à la famille des *vasodilatateurs*. Il augmente le débit du sang dans les artères.

Il est utilisé dans le *traitement symptomatique* de l'*artérite*.

Attention : Des précautions sont nécessaires en cas d'hypotension, notamment chez la personne âgée.

Grossesse et allaitement

L'effet de ce médicament pendant la grossesse ou l'allaitement est mal connu : seul votre médecin peut évaluer le risque éventuel de son utilisation dans votre cas.

Mode d'emploi et posologie

Les comprimés doivent être avalés, sans être croqués, avec un grand verre d'eau.

Posologie usuelle :

2 ou 3 comprimés par jour.

Conseils : Ce médicament n'est actif que sur les *symptômes* de l'*artérite*. Seuls la pratique de la marche et l'arrêt d'un éventuel tabagisme peuvent retarder l'évolution de la maladie.

Effets indésirables possibles

Rarement : malaise, bouffées de chaleur.

Laboratoires sanofi-aventis France

VAGOSTABYL
Phytothérapie

Présentation

VAGOSTABYL : comprimé (orangé) ; boîte de 40. Non remb.
VAGOSTABYL : comprimé (orangé) ; boîte de 120. Non remb.

Composition

	p cp
Aubépine, extrait	50 mg
Mélisse, extrait	45 mg
Calcium lactate	50 mg
Magnésium thiosulfate	10 mg
Lactose	+

Dans quel cas ce médicament est-il prescrit ?

Ce médicament contient des extraits de plantes à visée *sédative* et des éléments minéraux.

Il est traditionnellement utilisé dans le *traitement symptomatique* de la nervosité, notamment en cas de troubles légers du sommeil, et dans le traitement des *palpitations* chez l'adulte.

Attention : Les *palpitations* peuvent être le *symptôme* d'une maladie cardiaque : n'utilisez pas ce médicament de façon prolongée sans l'avis de votre médecin.

Grossesse et allaitement

Ce médicament ne contient que des substances présumées sans danger pendant la grossesse ou l'allaitement. Néanmoins, ne l'utilisez pas de façon prolongée sans l'avis de votre pharmacien ou de votre médecin.

Mode d'emploi et posologie

Les comprimés doivent être avalés avec un peu d'eau.

Posologie usuelle :

Troubles du sommeil :

- Adulte : 2 comprimés au dîner, 2 comprimés au coucher.
- Enfant de plus de 6 ans : 1 comprimé au dîner, 1 comprimé au coucher.

Palpitations :

- Adulte : 2 comprimés, 1 à 3 fois par jour, avant les repas.

Conseils : Les médicaments ne sont pas la seule réponse au stress : une meilleure hygiène de vie, une consommation modérée d'excitants (café, thé, boissons alcoolisées...) permettent aussi de lutter contre l'excès de nervosité et ses manifestations (*palpitations*, troubles du sommeil).

Laboratoires Leurquin Mediolanum

VALDA IRRITATIONS DE LA GORGE

Préparation pour la bouche et la gorge : antiseptique

Présentation

VALDA IRRITATIONS DE LA GORGE : pâte à sucer (vert ; arôme menthe) ; boîte de 50. Non remb.
VALDA IRRITATIONS DE LA GORGE : pâte à sucer (vert ; arôme menthe) ; boîte de 160. Non remb.
VALDA IRRITATIONS DE LA GORGE sans sucre : pastille (vert ; arôme menthe) ; boîte de 50. Non remb.
VALDA IRRITATIONS DE LA GORGE sans sucre : pastille (vert ; arôme menthe) ; boîte de 160. Non remb.

Composition

	p pâte	p past
Lévomenthol	3,28 mg	3,28 mg
Cinéole (eucalyptol)	0,451 mg	0,451 mg
Thymol	0,016 mg	0,016 mg
Terpinol liquide	0,016 mg	0,016 mg
Gaïacol	0,016 mg	0,016 mg
Saccharose	410 mg	
Glucose liquide	481 mg	
Sorbitol		+

Dans quel cas ce médicament est-il prescrit ?

Ce médicament d'usage local contient des *terpènes* (menthol, eucalyptol, thymol, terpinol) à visée *antiseptique*. Il a un effet calmant et décongestionnant.

Il est utilisé pour soulager les irritations de la gorge.

Contre-indications

Ce médicament ne doit pas être utilisé chez l'enfant de moins de 6 ans.

Attention : En l'absence d'amélioration au bout de 5 jours, de douleur en avalant ou en cas d'apparition de fièvre, consultez votre médecin. Il pourra faire la différence entre une *pharyngite* et une angine. En cas d'angine bactérienne, un traitement *antibiotique* est nécessaire afin d'éviter des complications ultérieures, cardiaques ou rénales.

L'usage prolongé des traitements antiseptiques locaux (*gargarisme*, *collutoire*, pastille) n'est pas souhaitable ; il peut modifier l'équilibre microbien naturel de la gorge.

Ce médicament contient des *terpènes* qui peuvent, en cas de dépassement des *posologies*, avoir des effets indésirables graves : respectez les doses préconisées, plus particulièrement chez l'enfant ou en cas d'*épilepsie*.

Grossesse et allaitement

L'effet de ce médicament pendant la grossesse est mal connu. L'évaluation du risque éventuel lié à son utilisation est individuelle : demandez conseil à votre pharmacien ou à votre médecin.

Les *terpènes* peuvent donner un goût particulier au lait. Leur absorption par le *nourrisson* n'est pas souhaitable : évitez d'employer ce médicament pendant l'allaitement.

Mode d'emploi et posologie

Les pâtes et les pastilles doivent être sucées sans être croquées.

Posologie usuelle :

- Adulte : 10 à 15 pâtes ou pastilles par jour.
- Enfant de 6 à 15 ans : 5 à 8 pâtes par jour ou 5 à 10 pastilles par jour.

Conseils : Ce médicament peut être en accès libre dans certaines pharmacies ; néanmoins, n'hésitez pas à demander conseil à votre pharmacien.

Effets indésirables possibles

En cas de dépassement de la *posologie* usuelle, les *terpènes* peuvent provoquer :
- des *convulsions* chez l'enfant,
- agitation, confusion des idées (notamment chez la personne âgée).

Laboratoires GlaxoSmithKline Santé Grand Public

VALDA RHUME

Informations détaillées sur www.monvidal.com

VALDA TOUX SÈCHE

Informations détaillées sur www.monvidal.com

VALÉRIANE BOIRON

Informations détaillées sur www.monvidal.com

VALIUM ROCHE

Anxiolytique : benzodiazépine — sur ordonnance

Présentation

VALIUM ROCHE 2 mg : comprimé sécable (blanc) ; boîte de 40. Liste I, durée de prescription limitée à 12 semaines - Remb 65 % - **1,42 €**.
VALIUM ROCHE 5 mg : comprimé sécable (jaune) ; boîte de 40. Liste I, durée de prescription limitée à 12 semaines - Remb 65 % - **1,49 €**.
VALIUM ROCHE 10 mg : comprimé sécable (bleu) ; boîte de 30. Liste I, durée de prescription limitée à 12 semaines - Remb 65 % - **1,90 €**.
VALIUM ROCHE 1 % : solution buvable ; flacon de 20 ml (1 ml = 30 gouttes). Liste I, durée de prescription limitée à 12 semaines - Remb 35 % - **2,92 €**.
VALIUM 10/2 ml ROCHE : solution injectable ; boîte de 6 ampoules de 2 ml. Liste I, durée de prescription limitée à 12 semaines - Remb 65 % - **3,04 €**.

Composition

	p cp	p cp	p cp
Diazépam	2 mg	5 mg	10 mg
Lactose	+	+	+

	p 3 gtes	p amp inj
Diazépam	1 mg	10 mg
Titre alcoolique	38,62°	
Alcool benzylique		+

Dans quel cas ce médicament est-il prescrit ?

Ce médicament est un *anxiolytique* (tranquillisant) de la famille des *benzodiazépines*. Il possède également des propriétés *anticonvulsivantes*.

Il est utilisé dans :
- le traitement de l'anxiété lorsque celle-ci s'accompagne de troubles gênants (*anxiété généralisée*, crise d'angoisse...) et dans le cadre d'un sevrage alcoolique,
- la prévention des *convulsions* liées à une *hyperthermie* chez l'enfant dans certaines conditions (solution buvable),
- le *traitement curatif* des convulsions chez l'enfant (solution injectable par voie intrarectale).

Contre-indications

Ce médicament ne doit pas être utilisé dans les cas suivants :
- *insuffisance respiratoire* grave,
- *insuffisance hépatique* grave,
- *syndrome d'apnée du sommeil*,
- *myasthénie*.

Attention : Utilisé seul, ce médicament n'est pas adapté au traitement des *états dépressifs*.

Aux doses préconisées, le *traitement préventif* des *convulsions* fébriles de l'enfant n'est pas anodin ; il ne doit donc être utilisé que lorsqu'il est indispensable : enfant de moins de 5 ans, enfant à haut risque de récidive, enfant qui n'est pas traité en continu par un médicament antiépileptique.

Une prise prolongée, surtout à doses importantes, de *tranquillisants* de la famille des *benzodiazépines* peut provoquer une *dépendance*. Ce risque de dépendance est accru chez les personnes ayant déjà présenté une dépendance à d'autres médicaments, substances ou à l'alcool.

L'arrêt brutal de ce médicament expose à un *syndrome de sevrage* : réapparition de l'anxiété, agitation, irritabilité, insomnie, maux de tête, douleurs musculaires, tremblements, hallucinations. Il faut donc s'entourer de conseils médicaux pour diminuer progressivement les doses et espacer les prises, sur une période d'autant plus longue que le traitement a été prolongé.

Une adaptation de la *posologie* peut être nécessaire chez les personnes âgées ou souffrant d'*insuffisance hépatique* ou d'*insuffisance rénale*.

Évitez les boissons alcoolisées : augmentation du risque de somnolence.

Ce médicament peut induire une somnolence, parfois intense chez certaines personnes. Cette somnolence peut être augmentée par la prise d'*alcool* ou d'autres médicaments *sédatifs*. La conduite et l'utilisation de machines dangereuses sont déconseillées, surtout dans les heures qui suivent la prise du médicament.

Interactions avec d'autres substances

Informez votre médecin ou votre pharmacien si vous prenez d'autres *sédatifs* (tranquillisants, somnifères, certains médicaments contre la toux ou contre la douleur contenant des *opiacés*, *antidépresseurs*, *neuroleptiques*...), ou un médicament contenant du cisapride, de la cimétidine, de la buspirone, de la buprénorphine ou de la phénytoïne.

Grossesse et allaitement

Ce médicament ne doit pas être utilisé sans avis médical pendant la grossesse. Les fortes doses au cours des 6 derniers mois sont déconseillées. En fin de grossesse, un traitement par benzodiazépine, même à faible dose, peut être responsable d'effets indésirables chez le *nouveau-né* : une surveillance médicale du nouveau-né est alors nécessaire pendant 1 à 3 semaines selon les cas.

Ce médicament passe dans le lait maternel : l'allaitement est déconseillé.

Mode d'emploi et posologie

Les comprimés et les gouttes doivent être pris avec un verre d'eau.

Chez l'enfant, la solution injectable est administrée par *voie* intrarectale à l'aide d'une canule adaptable à une seringue. Cette injection intrarectale n'est pratiquée que par un médecin.

Posologie usuelle :
- Adulte : 5 à 15 mg par jour, en 1 prise ou en plusieurs prises réparties au cours de la journée ; jusqu'à 40 mg dans certains cas graves.
- Enfant et Nourrisson :
  - Prévention des *convulsions* lors d'une fièvre élevée, sur indication du médecin : 1 ou 2 gouttes de solution buvable par 2 kg de poids toutes les 8 heures, dès le début de la fièvre et pendant sa durée. Soit, par exemple, pour un enfant de 8 kg : 4 à 8 gouttes toutes les 8 heures.
  - Traitement des convulsions par voie intrarectale : 0,1 ml de solution injectable par kg, sans dépasser 1 ampoule. Soit, par exemple, pour un enfant de 10 kg : ½ ampoule.

Conseils : Ce médicament vous a été prescrit dans une situation précise : ne le réutilisez pas ultérieurement sans avis médical et ne le conseillez pas à une autre personne.

La durée de prescription des *anxiolytiques* doit être la plus courte possible. Dans certaines situations, le traitement doit toutefois être prolongé. Il appartient alors au médecin de réévaluer périodiquement la nécessité de le poursuivre ou de l'interrompre.

Les *tranquillisants* ne sont pas la seule réponse à l'anxiété : une meilleure hygiène de vie, une consommation modérée d'excitants (y compris les boissons alcoolisées) permettent aussi de lutter efficacement contre l'excès de stress. Dans certains cas, une psychothérapie peut aider à lutter durablement contre l'anxiété.

Effets indésirables possibles

Sensation d'ivresse, maux de tête, somnolence (en particulier chez la personne âgée), ralentissement des idées, fatigue, sensation de faiblesse musculaire, baisse de la libido, *éruption cutanée* avec ou sans démangeaisons, vision double.

Dans certaines circonstances et chez certaines personnes :
- réactions paradoxales avec augmentation de l'anxiété, agitation, agressivité, confusion des idées, hallucinations ;
- *amnésie antérograde*.

Ces troubles nécessitent l'arrêt du traitement.

Laboratoires Roche

VALPROATE DE SODIUM 200 mg Génériques
Antiépileptique
sur ordonnance

Les médicaments ci-dessous sont des génériques de DÉPAKINE (voir p. 369).

VALPROATE DE SODIUM WINTHROP 200 mg : comprimé gastrorésistant boîte de 40. Liste II - Remb 65 % - 3,20 €.

VALPROATE DE SODIUM WINTHROP 20 % : solution buvable *(solution d'hydroxyde de sodium)* flacon de 40 ml. Liste II - Remb 65 % - 5,05 €.

VALPROATE DE SODIUM 500 mg LP Génériques
Antiépileptique
sur ordonnance

Les médicaments ci-dessous sont des génériques de DÉPAKINE CHRONO (voir p. 370).

VALPROATE DE SODIUM ALTER L.P. 500 mg : comprimé sécable à libération prolongée *(sodium)* boîte de 30. Liste II - Remb 65 % - 9,47 €.
VALPROATE DE SODIUM ARROW L.P. 500 mg : comprimé sécable à libération prolongée *(sodium)* boîte de 30. Liste II - Remb 65 % - 9,47 €.
VALPROATE DE SODIUM BIOGARAN L.P. 500 mg : comprimé sécable à libération prolongée *(laurylsulfate de sodium)* boîte de 30. Liste II - Remb 65 % - 9,47 €.
VALPROATE DE SODIUM EG L.P. 500 mg : comprimé sécable à libération prolongée *(sodium)* boîte de 30. Liste II - Remb 65 % - 9,47 €.
VALPROATE DE SODIUM MERCK L.P. 500 mg : comprimé sécable à libération prolongée *(laurylsulfate de sodium)* boîte de 30. Liste II - Remb 65 % - 9,47 €.
VALPROATE DE SODIUM QUALIMED L.P. 500 mg : comprimé sécable à libération prolongée *(laurylsulfate de sodium)* boîte de 30. Liste II - Remb 65 % - 9,47 €.
VALPROATE DE SODIUM RATIOPHARM L.P. 500 mg : comprimé sécable à libération prolongée *(laurylsulfate de sodium)* boîte de 30. Liste II - Remb 65 % - 9,47 €.
VALPROATE DE SODIUM RPG L.P. 500 mg : comprimé sécable à libération prolongée *(laurylsulfate de sodium)* boîte de 30. Liste II - Remb 65 % - 9,47 €.
VALPROATE DE SODIUM SANDOZ L.P. 500 mg : comprimé sécable à libération prolongée *(laurylsulfate de sodium)* boîte de 30. Liste II - Remb 65 % - 9,47 €.
VALPROATE DE SODIUM TEVA L.P. 500 mg : comprimé sécable à libération prolongée *(laurylsulfate de sodium)* boîte de 30. Liste II - Remb 65 % - 9,47 €.
VALPROATE DE SODIUM WINTHROP L.P. 500 mg : comprimé sécable à libération prolongée *(sodium)* boîte de 30. Liste II - Remb 65 % - 9,47 €.

VANILONE infantile
Informations détaillées sur www.monvidal.com

VARILRIX
Informations détaillées sur www.monvidal.com

VARIVAX
Informations détaillées sur www.monvidal.com

VARNOLINE
Contraceptif oral
sur ordonnance

Présentation
VARNOLINE : comprimé (blanc) ; boîte de 1 plaquette de 21. Liste I - Non remb.
VARNOLINE : comprimé (blanc) ; boîte de 3 plaquettes de 21. Liste I - Non remb.

Composition

	p cp
Éthinylestradiol	0,03 mg
Désogestrel	0,15 mg

Dans quel cas ce médicament est-il prescrit ?
C'est un *contraceptif* oral (pilule) qui contient un *estrogène* et un *progestatif*. Il est minidosé (moins de 0,04 mg d'estrogène) et monophasique (tous les comprimés contiennent la même quantité d'*hormones* et sont donc de la même couleur).

Contre-indications
Ce médicament ne doit pas être utilisé dans les cas suivants :
- *accident thromboembolique* (*phlébite*, *embolie* pulmonaire...) ancien ou survenant au cours de la contraception ;
- maladie cardiovasculaire (*hypertension artérielle*, *angine de poitrine*, lésion des valves cardiaques, anomalie de la circulation sanguine cérébrale ou rétinienne) ;
- *cancer hormonodépendant* (même guéri), *tumeur de l'hypophyse* ;
- saignement génital intermittent (l'origine de ce saignement doit être déterminée par des examens avant la mise en route du traitement) ;
- maladie du foie, grave ou récente ;
- certaines maladies rares : *connectivite*, *porphyrie*.

Dans d'autres situations, votre médecin est seul juge pour prescrire ce médicament, notamment en cas de *diabète*, d'obésité, d'*otosclérose*, d'excès de *cholestérol*, de *triglycérides* ou de *prolactine* dans le sang, d'affection bénigne du sein ou de l'utérus, d'ictère (jaunisse) chronique ou survenu lors d'une grossesse, d'*insuffisance rénale*, d'**allaitement**.

Attention : Un examen médical est nécessaire avant de débuter la contraception. Il est suivi d'une surveillance annuelle pendant la contraception. Cette surveillance est particulièrement importante si vous souffrez d'*épilepsie*, de *migraine*, d'*asthme*, de *dépression*, ou si des membres de votre famille ont des *antécédents* de cancer du sein ou d'*accidents thromboemboliques*.

Si vous avez plus de 35 ans, si vous fumez, le risque d'effets indésirables cardiovasculaires liés à la prise d'*hormones* augmente fortement. Un autre mode de contraception est souvent préconisé.

Arrêtez la prise du *contraceptif* et consultez votre médecin en cas d'apparition de l'un des *symptômes* suivants : maux de tête violents et inhabituels, troubles de la vision, élévation importante de la tension artérielle, douleur inhabituelle à la jambe.

La survenue d'un léger saignement entre les règles (spotting) est fréquente chez les femmes pendant les premiers mois d'utilisation de la pilule. Vous devez informer votre médecin si les saignements se prolongent ou s'ils apparaissent en cours de contraception.

L'oubli d'un comprimé ou sa mauvaise absorption, du fait de vomissements par exemple, peuvent rendre la contraception inefficace.
En cas d'intervention chirurgicale programmée ou d'alitement prolongé, votre médecin jugera de l'opportunité d'interrompre votre contraception orale.

Interactions avec d'autres substances

L'efficacité contraceptive de ce médicament peut être diminuée par les *anticonvulsivants*, certains traitements du *sida*, les produits de phytothérapie contenant du millepertuis et les médicaments contenant l'une des substances suivantes : griséofulvine, rifampicine, rifabutine, modafinil.
Informez par ailleurs votre médecin si vous prenez des médicaments contenant de la flunarizine.

Grossesse et allaitement

Ce médicament n'a pas de raison d'être utilisé pendant la grossesse. Néanmoins, si une grossesse survient malgré le traitement, du fait d'un oubli ou d'un retard de prise, celle-ci pourra être poursuivie normalement si vous le désirez.
Les *hormones* contenues dans ce *contraceptif* passent dans le lait maternel : ne l'utilisez pas pendant l'allaitement sans avis médical.

Mode d'emploi et posologie

Prendre régulièrement, et sans oubli, 1 comprimé par jour pendant 21 jours consécutifs. Il est recommandé de ne pas trop faire varier l'heure de prise (choisir le petit déjeuner ou le coucher de préférence).
L'interruption du traitement déclenche les règles. La nouvelle plaquette est reprise après les 7 jours d'arrêt, que les règles soient terminées ou non. Pour éviter un retard dans la reprise de la pilule, préjudiciable à l'efficacité de la contraception, il est utile de noter le jour de la prise de la première plaquette : une nouvelle plaquette est toujours commencée le même jour de la semaine.
En cas de première contraception orale ou de reprise d'une contraception interrompue temporairement, prendre le premier comprimé le premier jour des règles.
En cas de changement de *contraceptif*, prendre le premier comprimé :
- après un arrêt de 7 jours, si le précédent contraceptif comportait 21 comprimés par plaquette ;
- après un arrêt de 6 jours, si le précédent contraceptif comportait 22 comprimés par plaquette ;
- sans interruption, si le précédent contraceptif comportait 28 comprimés par plaquette.

Après un accouchement ou une interruption de grossesse, suivre les indications du médecin.
Le respect de ces délais est important : une prise trop tardive du premier comprimé peut nuire à l'efficacité de la contraception pour le nouveau cycle.

Conseils : Les dernières recommandations en cas d'oubli d'un comprimé pour ce type de pilule sont les suivantes : prendre immédiatement le comprimé oublié et continuer à l'heure habituelle pour les comprimés suivants (ce qui peut correspondre à la prise de 2 comprimés si l'oubli est découvert lors de la prise suivante). Si le retard est supérieur à 12 heures, la sécurité contraceptive n'est plus assurée et une autre méthode complémentaire (spermicide, préservatif, diaphragme) doit être employée pendant les 7 jours suivants. Si cette période de 7 jours s'étend au-delà du dernier comprimé de la plaquette en cours, la plaquette suivante doit être débutée sans interruption entre les deux plaquettes. Dans ce cas, il n'y aura pas de saignement avant la fin de la seconde plaquette. Des saignements de faible importance (spottings) sont cependant possibles.
En cas de vomissements ou de diarrhée sévère survenant dans les 4 heures suivant la prise d'un comprimé, reprendre dès que possible un autre comprimé. Si le délai est de plus de 12 heures ou si les troubles se répètent, la sécurité contraceptive n'est plus assurée et une méthode complémentaire doit être employée jusqu'à la prise de la plaquette suivante.
Il n'y a pas de danger à débuter une grossesse au cours du cycle qui suit l'arrêt volontaire du contraceptif oral.

Effets indésirables possibles

Peu graves et n'empêchant pas la poursuite du traitement : nausées, maux de tête banals, prise de poids, tension modérée des seins, *acné*, jambes lourdes, irritation oculaire par les *lentilles de contact*, saignement entre les règles, diminution ou disparition des règles, irritabilité, pousse excessive des poils.
Rarement, mais devant faire interrompre le traitement : *hypertension artérielle*, accident cardiaque ou vasculaire, *phlébite*, jaunisse, taches sombres sur le visage, augmentation importante des lipides dans le sang, *diabète*, *nodule* ou tension douloureuse des seins, *migraine*, *vertiges*, troubles de la vision, aggravation d'une *épilepsie*, écoulement de lait par le mamelon, *tumeur* bénigne du foie, calcul de la vésicule biliaire.

Laboratoires Organon SA

VARNOLINE CONTINU

Informations détaillées sur www.monvidal.com

VASCOCITROL

Informations détaillées sur www.monvidal.com

VASCOFLOR

Homéopathie

Présentation

VASCOFLOR : granules ; boîte de 3 tubes de 4 g (soit 240 granules). Non remb.

Composition

	p tube
Hamamelis virginiana 5 DH	0,02 ml
Caarduus marianus 5 DH	0,02 ml
Æsculus hippocastanum 3 DH	0,02 ml
Saccharose	+

Dans quel cas ce médicament est-il prescrit ?

Ce médicament est un *complexe* (association) de composants homéopathiques.
Il est utilisé dans le *traitement homéopathique* des troubles de la circulation veineuse.

Attention : L'*insuffisance veineuse* peut requérir des mesures spécifiques telles que la *contention élastique*.

Grossesse et allaitement

Aux *dilutions homéopathiques*, les substances contenues dans ce médicament ne sont pas connues pour être toxiques pendant la grossesse ou l'allaitement.

Mode d'emploi et posologie

Les granules sont à laisser fondre sous la langue.

Posologie usuelle :

- Adulte et enfant de plus de 12 ans : 3 granules, 2 à 4 par jour.

Conseils : Une activité physique régulière et la surélévation du pied du lit permettent de faciliter la circulation veineuse et *lymphatique*.

Laboratoires Sevene

VASELINE À L'OXYDE DE ZINC MONOT

Informations détaillées sur www.monvidal.com

VASELINE AU CALENDULA BOIRON

Informations détaillées sur www.monvidal.com

VASELINE GOMENOLÉE

Informations détaillées sur www.monvidal.com

VASELINE OFFICINALE COOPER

Informations détaillées sur www.monvidal.com

VASELINE PURE CODEX

Informations détaillées sur www.monvidal.com

VASELINE STÉRILISÉE COOPER

Informations détaillées sur www.monvidal.com

VASOBRAL

Vasodilatateur et anti-ischémique — sur ordonnance

Présentation

VASOBRAL : comprimé sécable (blanc) ; boîte de 30. Liste II - Remb 35 % - **10,61 €**.
VASOBRAL : comprimé sécable (blanc) ; boîte de 60. Liste II - Remb 35 % - **19,64 €**.
VASOBRAL : solution buvable ; flacon de 50 ml avec mesurette (2 ml = 40 gouttes). Liste II - Remb 35 % - **4,92 €**.

Composition

	p cp	p 40 gtes
Dihydroergocryptine mésilate	4 mg	2 mg
Caféine	40 mg	20 mg
Alcool		92 mg

Dans quel cas ce médicament est-il prescrit ?

Ce médicament est un *vasodilatateur* qui appartient à la famille des dérivés de l'*ergot de seigle*. Il augmente le débit sanguin, notamment cérébral.

Il est utilisé dans le *traitement d'appoint* :
- des troubles du comportement et de la mémoire liés au vieillissement,
- du phénomène de *Raynaud*.

Attention : Chez une personne âgée, des troubles attribués au vieillissement peuvent être dus à une *dépression* ; ils nécessitent alors un traitement spécifique.

Ce médicament contient de la *caféine* qui peut être recherchée dans les urines des sportifs pour déceler un éventuel mésusage. Néanmoins, à la *posologie* préconisée, la quantité de caféine contenue dans ce médicament est insuffisante à elle seule pour que la réponse au test soit positive.

Interactions avec d'autres substances

Solution buvable :
Compte tenu de la présence d'*alcool*, ce médicament peut interagir avec ceux qui ont un *effet antabuse* (ESPÉRAL...).

Grossesse et allaitement

L'effet de ce médicament pendant la grossesse ou l'allaitement est mal connu : seul votre médecin peut évaluer le risque éventuel de son utilisation dans votre cas.

Mode d'emploi et posologie

La solution doit être diluée dans un peu d'eau, sucrée ou non.
Le comprimé doit être pris avec un verre d'eau, sans être croqué.
Ce médicament doit être pris au moment des repas.

Posologie usuelle :

½ ou 1 comprimé ou 1 à 2 mesurettes (2 à 4 ml), 2 fois par jour.

Conseils : Ne prenez pas ce médicament à jeun afin d'éviter d'éventuels *troubles digestifs*.
Ce médicament contient de la *caféine*. On considère qu'une tasse de café contient de 60 à 100 mg de cette substance. Ainsi, pour limiter les effets indésirables de la caféine (excitation, tremblements, insomnie, *palpitations*), il est préférable de limiter la consommation de boissons qui en renferment (café, thé...).

Effets indésirables possibles

Nausées, en cas de prise à jeun.

Laboratoires Chiesi

VASTAREL

Antivertigineux, antiangoreux

Présentation

VASTAREL 20 mg : comprimé (rouge) ; boîte de 60. Remb 35 % - **8,68 €**.
VASTAREL 20 mg/ml : solution buvable ; flacon de 60 ml (1200 gouttes) avec compte-gouttes. Remb 35 % - **11,39 €**.
VASTAREL 35 mg : comprimé à libération modifié (rose) ; boîte de 60. Remb 35 % - **11,04 €**.

Composition

	p cp	p ml	p cp
Trimétazidine dichlorhydrate	20 mg	20 mg	35 mg

Dans quel cas ce médicament est-il prescrit ?

Ce médicament protège les cellules de l'organisme des conséquences d'un défaut d'apport sanguin.

Il est utilisé dans :
- le *traitement préventif* des crises d'*angine de poitrine*,
- le *traitement d'appoint* de certains *vertiges* et bourdonnements d'oreille,
- le *traitement d'appoint* des troubles de la vision d'origine vasculaire.

Grossesse et allaitement

En l'absence de données disponibles et par mesure de prudence, ce médicament est déconseillé pendant la grossesse et l'allaitement.

Mode d'emploi et posologie

Ce médicament est pris de préférence pendant les repas.

Posologie usuelle :
1 comprimé à 20 mg ou 1 ml (20 gouttes), 3 fois par jour ; ou 1 comprimé à 35 mg matin et soir.

Effets indésirables possibles

Rarement : nausées, vomissements.

Laboratoires Servier

VASTEN
Hypolipémiant

sur ordonnance

Présentation

VASTEN 10 mg : comprimé sécable (blanc) ; boîte de 28. Liste I - Remb 65 % - **9,99 €**.
VASTEN 20 mg : comprimé sécable (blanc) ; boîte de 28. Liste I - Remb 65 % - **19,42 €**.
VASTEN 20 mg : comprimé sécable (blanc) ; boîte de 84. Liste I - Remb 65 % - **53,51 €**.
VASTEN 40 mg : comprimé ; boîte de 28. Liste I - Remb 65 % - **36,78 €**.
VASTEN 40 mg : comprimé ; boîte de 84. Liste I - Remb 65 % - **99,88 €**.

Composition

	p cp	p cp	p cp
Pravastatine sodique	10 mg	20 mg	40 mg
Lactose	+	+	+

Dans quel cas ce médicament est-il prescrit ?

Ce médicament est un *hypocholestérolémiant* de la famille des statines. Il permet d'abaisser fortement le taux de *cholestérol* circulant dans le sang. Des études cliniques ont également montré son aptitude à prévenir l'*infarctus du myocarde* ou sa récidive ainsi qu'à réduire le risque d'*accident vasculaire cérébral*.

Il est utilisé dans le traitement des excès de cholestérol en complément d'un régime adapté et dans la prévention des complications des accidents cardiovasculaires (infarctus du myocarde, accident vasculaire cérébral).

Contre-indications

Ce médicament ne doit pas être utilisé dans les cas suivants :
- *insuffisance hépatique* ou *transaminases* élevées,
- **grossesse**,
- **allaitement**.

Attention : Ce médicament peut être toxique pour le foie ou les muscles. Signalez à votre médecin toute fatigue anormale, perte d'appétit, douleur ou faiblesse musculaire. Des analyses de sang peuvent être pratiquées afin de vérifier que le médicament est bien supporté.
Une surveillance médicale plus stricte peut être nécessaire dans certaines situations : personnes de plus de 70 ans, *insuffisance rénale*, *hypothyroïdie* non contrôlée par un traitement, *antécédent* personnel ou familial de maladie musculaire, abus d'alcool.
Conducteur : ce médicament peut parfois provoquer des étourdissements.

Interactions avec d'autres substances

Ce médicament peut interagir avec les *hypolipidémiants* de la famille des fibrates.
Informez par ailleurs votre médecin si vous prenez un médicament par voie orale contenant de la clarithromycine, de l'érythromycine ou de la ciclosporine.

Grossesse et allaitement

Ce médicament n'a pas d'indication chez la femme enceinte et il doit être interrompu en cas de désir de grossesse.
Si une grossesse survient sous traitement, consultez votre médecin et arrêtez la prise de ce médicament.
Aucune malformation imputable à ce médicament n'a été observée à ce jour.
Les données disponibles ne permettent pas de savoir si ce médicament passe dans le lait maternel ; un choix est donc nécessaire entre l'allaitement et la prise du médicament. Cette décision devra être prise en accord avec votre médecin.

Mode d'emploi et posologie

Les comprimés peuvent être pris au cours ou en dehors du repas.

Posologie usuelle :
- Adulte de plus de 18 ans : 10 mg à 40 mg par jour, en une prise unique, de préférence le soir.

Le régime reste indispensable pendant toute la durée du traitement.

Conseils : Un régime pauvre en *cholestérol* et en graisses animales n'est pas simple à suivre : les erreurs sont fréquentes. Demandez conseil à votre médecin, à votre pharmacien, ou à un professionnel de la nutrition.

Effets indésirables possibles

Peu fréquents (moins de 1 % des utilisateurs) : étourdissements, maux de tête, troubles du sommeil, troubles de la vision (vision double ou trouble), anémie, *troubles digestifs*, *éruption cutanée*, chute de cheveux, troubles sexuels ou urinaires, fatigue, crampes, douleurs musculaires, élévation des *transaminases* (voir Attention).
Très rarement (moins de 0,01 % des utilisateurs) : fourmillements des extrémités, *pancréatite*, jaunisse, *réaction allergique*, atteinte musculaire (voir Attention), tendinite.

Laboratoires sanofi-aventis France

VAXIGRIP
Vaccin : grippe

Présentation

VAXIGRIP : suspension injectable *IM* ou *SC* ; seringue préremplie de 0,5 ml. Remb 65 % - **6,25 €**.

Composition

	p seringue
Virus grippaux inactivés	1 dose

Dans quel cas ce médicament est-il prescrit ?

C'est un *vaccin* composé de *virus* grippaux tués. Il ne contient aucun *germe* vivant.

Il est utilisé dans la prévention de la grippe. L'immunité apparaît 10 à 15 jours après l'injection et dure environ 1 an.

Contre-indications

Ce médicament ne doit pas être utilisé en cas d'*allergie* aux protéines de l'œuf.

Attention : De la néomycine est utilisée pour fabriquer ce vaccin. Cette substance persiste en infime quantité dans la solution injectable. Des précautions sont nécessaires chez les personnes qui y sont allergiques.

En cas de fièvre élevée, de maladie aiguë, il est préférable de différer la vaccination.

Le *vaccin* antigrippal ne protège que contre la vraie grippe, maladie grave, potentiellement mortelle chez les personnes fragiles. Il est incapable de prévenir les bronchites banales et autres affections virales saisonnières.

Dans les suites de la vaccination antigrippale, certains tests de dépistage (sida, *hépatite* C...) peuvent être exceptionnellement rendus faussement positifs. Pour éviter toute inquiétude injustifiée, ne pratiquez pas ces tests pendant le mois qui suit la vaccination.

Comme pour tous les *vaccins*, des cas exceptionnels de *réactions allergiques* graves ont été constatés ; ce risque justifie la nécessité de réaliser la vaccination en milieu médical où un traitement d'urgence pourra être entrepris sans délai.

Grossesse et allaitement

L'effet de ce *vaccin* pendant la grossesse est mal connu : seul votre médecin peut évaluer le risque éventuel de son utilisation dans votre cas.

Cette vaccination peut être pratiquée pendant l'allaitement.

Mode d'emploi et posologie

Bien agiter la seringue avant l'emploi, la réchauffer à température ambiante si nécessaire. L'injection doit être réalisée par *voie sous-cutanée* ou *intramusculaire*.

Posologie usuelle :

- Adulte et enfant de plus de 36 mois : 1 injection de 0,5 ml.
- Enfant de 6 à 36 mois : 1 injection de 0,25 ml ou de 0,5 ml. Cette injection peut être renouvelée 1 mois après.

La prévention de la grippe repose sur une injection annuelle : le *vaccin* est différent tous les ans car il est adapté aux caractéristiques du *virus* attendu.

Conseils : Les réactions fébriles dues aux *vaccins* peuvent être combattues en prenant de l'aspirine ou du paracétamol.

Pour garder son efficacité, ce médicament doit être conservé entre + 2 °C et + 8 °C (partie la plus froide du réfrigérateur). Toutefois, une rupture de la chaîne du froid pendant une durée limitée (quelques heures à température ambiante inférieure à 25 °C) ne devrait pas prêter à conséquence. En pratique, en cas de nécessité, un délai de quelques heures peut séparer l'achat du vaccin en pharmacie de son stockage au réfrigérateur ou de la vaccination.

Ce vaccin ne doit pas être congelé.

Effets indésirables possibles

Réaction douloureuse, *nodule* au point d'injection.

Fièvre modérée, maux de tête, fatigue, malaise, douleur musculaire ou articulaire.

Exceptionnellement : *réaction allergique*.

Laboratoires Sanofi Pasteur MSD SNC

VECTARION

Informations détaillées sur www.monvidal.com

VECTRINE

Fluidifiant bronchique

Présentation

VECTRINE 300 mg : gélule (ivoire et blanc) ; boîte de 20. Non remb.

VECTRINE 300 mg : poudre pour suspension buvable ; boîte de 20 sachets. Non remb.

Composition

	p gél	p sachet
Erdostéine	300 mg	300 mg
Aspartam		+
Saccharose		+

Dans quel cas ce médicament est-il prescrit ?

Ce médicament fluidifie les sécrétions (mucosités) présentes dans les bronches. Il facilite leur évacuation par la toux.

Il est utilisé en cas de toux grasse avec difficulté à cracher, notamment au cours des poussées de *bronchite chronique*.

Contre-indications

Ce médicament ne doit pas être utilisé dans les cas suivants :

- *insuffisance rénale* grave,
- *insuffisance hépatique* grave,
- enfant de moins de 15 ans.

Attention : Ce médicament ne peut être utilisé en cas de *bronchite chronique* que sur avis médical.

Des précautions sont nécessaires en cas d'*ulcère* de l'estomac ou du *duodénum*.

N'utilisez pas d'*antitussif* en plus de ce médicament sans l'avis de votre médecin ou de votre pharmacien.

En cas de fièvre, de sécrétions qui persistent au-delà de quelques jours ou qui se colorent, consultez votre médecin.

Grossesse et allaitement

L'effet de ce médicament pendant la grossesse ou l'allaitement est mal connu. L'évaluation du risque éventuel lié à son utilisation est individuelle : demandez conseil à votre pharmacien ou à votre médecin.

Mode d'emploi et posologie

Ce médicament peut être pris indifféremment au moment ou en dehors des repas.

Le contenu du sachet doit être dilué dans un verre d'eau.

Posologie usuelle :
- Adulte : 1 gélule ou 1 sachet, 2 fois par jour.

Le traitement peut être interrompu dès l'amélioration des symptômes. Sa durée ne doit pas dépasser 8 à 10 jours sans avis médical.

Conseils : Fumer, ou être exposé à la fumée des autres, est un frein important à l'évacuation des mucosités.
Il est important de lutter contre la sécheresse de l'air ambiant (humidificateur...) pour éviter le dessèchement des sécrétions. Il est également recommandé de boire beaucoup.
Chez la personne âgée, l'incapacité à évacuer les crachats peut justifier l'aide d'un kinésithérapeute, sur prescription du médecin.

Effets indésirables possibles

Douleurs d'estomac, nausées, vomissements.

Laboratoires Pharma 2000

VÉGÉTOSÉRUM Adulte

Antitussif opiacé

Présentation

VÉGÉTOSÉRUM Adulte : sirop (arôme kirsch) ; flacon de 150 ml. Remb 35 % - **2,06 €**.

Composition

	p c à s
Éthylmorphine (codéthyline) chlorhydrate	10 mg
Grindélia, teinture	120 mg
Saccharose	9 g
Titre alcoolique	20°

Dans quel cas ce médicament est-il prescrit ?

Ce sirop *antitussif* contient un *opiacé*, la codéthyline, et un extrait de plante. La codéthyline a une action *sédative* sur le *système nerveux central*. Elle bloque le réflexe de la toux en agissant directement sur le cerveau.
Il est utilisé dans le *traitement symptomatique* des toux sèches.

Contre-indications

Ce médicament ne doit pas être utilisé dans les cas suivants :
- *asthme*,
- *insuffisance respiratoire*,
- **allaitement**.

Attention : Ce médicament n'est pas adapté au traitement de la toux grasse, qui est un mécanisme de défense normal de l'organisme permettant l'évacuation des mucosités présentes dans les bronches.
La toux est un *symptôme* qui peut révéler de nombreuses maladies : consultez votre médecin si elle persiste plus de quelques jours.
Ce médicament contient un *opiacé* : son usage prolongé, à dose élevée, expose à un risque de *dépendance*. Ne dépassez pas la dose ni la durée de traitement recommandées.
Des précautions sont nécessaires en cas d'*hypertension intracrânienne*.
Ce médicament contient du *sucre* (saccharose) et de l'*alcool* en quantité notable.
Ce médicament peut induire une somnolence, parfois intense chez certaines personnes. Cette somnolence peut être augmentée par la prise d'*alcool* ou d'autres médicaments *sédatifs*. La conduite et l'utilisation de machines dangereuses sont déconseillées, surtout dans les heures qui suivent la prise du médicament.
Sportif : ce médicament contient une substance susceptible de rendre positifs certains *tests antidopage*.

Interactions avec d'autres substances

Compte tenu de la présence d'*alcool*, ce médicament peut interagir avec ceux qui ont un *effet antabuse* (ESPÉRAL...).
Informez votre médecin ou votre pharmacien si vous prenez un autre médicament *sédatif*.

Grossesse et allaitement

L'utilisation de la *codéine* et de ses dérivés (codéthyline, pholcodine) ne doit être envisagée chez la femme enceinte qu'en cas de nécessité, en effet :
- une *insuffisance respiratoire* peut survenir chez le nouveau-né d'une mère traitée par des doses élevées, même si le traitement est ponctuel mais précède de peu l'accouchement ;
- un *syndrome de sevrage*, à l'inverse, peut concerner des nouveau-nés si leur mère reçoit un traitement régulier, même à faible dose.

Il est donc important de signaler à l'obstétricien la prise éventuelle de codéine ou d'un de ses dérivés, afin que ces risques puissent être prévenus par une surveillance et un éventuel traitement adapté.
Ce médicament passe dans le lait maternel. Il est contre-indiqué pendant l'allaitement.

Mode d'emploi et posologie

Ce médicament est pris au moment où survient la toux ; les prises doivent être espacées d'au moins 6 heures.

Posologie usuelle :
- Adulte : 1 ou 2 cuillères à soupe de sirop, 1 à 4 fois par jour.

En cas d'*insuffisance hépatique* et chez la personne âgée, la *posologie* initiale est généralement réduite de moitié.

Conseils : De nombreux médicaments, notamment certains *antitussifs* ou *antalgiques*, contiennent de la codéthyline ou une substance voisine, la *codéine* : un *surdosage* expose à une augmentation des effets indésirables.
Une toux nocturne aggravée par ce médicament peut être une toux allergique : demandez conseil à votre médecin.
La cigarette est irritante pour les bronches et entretient la toux : évitez de fumer ou d'être exposé à la fumée des autres.
Des mesures simples permettent de calmer les toux sèches : boissons chaudes et humidification de l'air ambiant.

Effets indésirables possibles

Constipation, somnolence, nausées, vomissements, sensation de vertige et, plus rarement, *bronchospasme*, *réaction allergique* cutanée, ralentissement de la respiration. Ces effets indésirables sont ceux de la famille des *opiacés* ; ils sont généralement modérés aux doses recommandées.

Laboratoires H2 Pharma

VÉGÉTOSÉRUM Enfant

Antitussif opiacé

Présentation

VÉGÉTOSÉRUM : sirop (arôme pectoral) ; flacon de 150 ml avec cuillère-mesure de 5 ml. Remb 35 % - **1,94 €**.

Composition

	p c mes
Ethylmorphine (codéthyline) chlorhydrate ...	2 mg
Saccharose ...	3,9 g
Sulfites ...	+

Dans quel cas ce médicament est-il prescrit ?

Ce sirop *antitussif* contient un dérivé *opiacé*, la codéthyline. Il bloque le réflexe de la toux en agissant directement sur les zones responsables de la toux, situées dans le cerveau.

Il est utilisé dans le *traitement symptomatique* des toux sèches.

Contre-indications

Ce médicament ne doit pas être utilisé dans les cas suivants :
- *asthme*,
- *insuffisance respiratoire*.

Attention : Ce médicament n'est pas adapté au traitement de la toux grasse, qui est un mécanisme de défense normal de l'organisme permettant l'évacuation des mucosités présentes dans les bronches.

La toux est un *symptôme* qui peut révéler de nombreuses maladies (*allergie*, maladie cardiaque, pulmonaire, digestive...) : consultez votre médecin si elle persiste plus de quelques jours.

Ce médicament contient un *opiacé* : son usage prolongé, à dose élevée, expose à un risque de *dépendance*. Ne dépassez pas la dose ni la durée de traitement recommandées.

Des précautions sont nécessaires en cas d'*hypertension intracrânienne*.

Ce sirop contient du *sucre* (saccharose) en quantité notable.

Interactions avec d'autres substances

Informez votre médecin ou votre pharmacien en cas de prise d'un autre médicament *sédatif*.

Grossesse et allaitement

Dans l'éventualité d'une grossesse ou d'un allaitement chez une adolescente, il faut signaler que la prise de codéthyline serait déconseillée sans avis médical.

Mode d'emploi et posologie

Les prises de ce médicament doivent être réparties au cours de la journée et espacées d'au moins 6 heures.

Posologie usuelle :
- Enfant de 40 à 50 kg (environ 12 à 15 ans) : 3 cuillères-mesure, 1 à 4 fois par jour.
- Enfant de 30 à 40 kg (environ 10 à 12 ans) : 2 cuillères-mesure, 1 à 4 fois par jour.
- Enfant de 20 à 30 kg (environ 6 à 10 ans) : 1 cuillère-mesure, 1 à 4 fois par jour.

Conseils : De nombreux médicaments, notamment certains *antitussifs* ou *antalgiques*, contiennent de la codéthyline ou une substance voisine, la codéine : un *surdosage* expose à une augmentation des effets indésirables.

Une toux nocturne aggravée par ce médicament peut être une toux allergique : demandez conseil à votre médecin.

La cigarette est irritante pour les bronches et entretient la toux : évitez de fumer ou d'être exposé à la fumée des autres.

Des mesures simples permettent de calmer les toux sèches : boissons chaudes et humidification de l'air ambiant.

Effets indésirables possibles

Constipation, somnolence, nausées, vomissements, sensation de vertige et, plus rarement, *bronchospasme*, *réaction allergique* cutanée, ralentissement de la respiration. Ces effets indésirables sont ceux de la famille des *opiacés* ; ils sont généralement modérés aux doses recommandées.

Laboratoires H2 Pharma

VEINAMITOL

Vasculoprotecteur et veinotonique

Présentation

VEINAMITOL 3 500 mg : poudre orale (arôme orange) ; boîte de 10 sachets. Non remb.

VEINAMITOL 3 500 mg/7 ml : solution buvable ; boîte de 10 ampoules de 7 ml. Non remb.

Composition

	p sachet	p amp buv
Troxérutine ...	3,5 g	3,5 g
Mannitol ...	+	
Titre alcoolique ...		35,7°

Dans quel cas ce médicament est-il prescrit ?

C'est un protecteur *vasculaire* et un *veinotonique*. Il stimule la circulation du sang dans les veines et lutte contre l'altération des *vaisseaux capillaires*. Il facilite également le passage des *globules rouges* dans les petits vaisseaux.

Il est utilisé dans le *traitement symptomatique* :
- des jambes lourdes, *impatiences* et autres troubles en rapport avec une mauvaise circulation veineuse ou *lymphatique*,
- des crises d'*hémorroïdes*.

Attention : Ce médicament est insuffisant pour prévenir le risque de *phlébite* chez les malades alités ou plâtrés.

L'*insuffisance veineuse* peut requérir des mesures spécifiques telles que la *contention élastique*.

Des douleurs, un saignement anal qui persistent malgré le traitement peuvent être dus à une maladie autre que des *hémorroïdes* : consultez votre médecin. De même, tout saignement anal survenant chez une personne de plus de 50 ans doit faire l'objet d'une consultation médicale.

Les ampoules buvables contiennent de l'*alcool* en quantité notable.

Grossesse et allaitement

L'effet de ce médicament pendant la grossesse ou l'allaitement est mal connu. L'évaluation du risque éventuel lié à son utilisation est individuelle : demandez conseil à votre pharmacien ou à votre médecin.

Les mots en *italique* dans les textes sont expliqués dans le lexique p. 1427.

Mode d'emploi et posologie

Le contenu des sachets et des ampoules doit être dilué dans un verre d'eau.
Ce médicament doit être pris au cours du repas afin d'éviter d'éventuelles nausées.

Posologie usuelle :
1 sachet ou 1 ampoule par jour.

> **Conseils :** Une activité physique régulière et la surélévation du pied du lit permettent de faciliter la circulation veineuse et *lymphatique*.
> La constipation chronique et les efforts excessifs de poussée sont les principaux facteurs déclenchant des crises d'*hémorroïdes*. Un régime riche en fibres alimentaires, des boissons abondantes et un exercice physique régulier en limitent le risque.

Effets indésirables possibles

Rarement : nausées.
Sachets de poudre : comme tous les médicaments et confiseries contenant des sucres non absorbables (sorbitol, mannitol...), possibilité de diarrhées en cas d'apport important.

Laboratoires Negma

VEINOBIASE

Phytothérapie à visée vasculoprotectrice

Présentation

VEINOBIASE : comprimé effervescent (violet) ; boîte de 30. Non remb.

Composition

	p cp
Cassis	550 mg
Petit houx, extrait titré en saponosides	60 mg
Acide ascorbique (vitamine C)	200 mg
Bicarbonate de potassium	1 g
soit Potassium	391 mg

Dans quel cas ce médicament est-il prescrit ?

Ce médicament contient des extraits de plantes qui ont un effet protecteur sur les vaisseaux sanguins.
Il est utilisé dans le *traitement symptomatique* :
- des troubles en rapport avec une mauvaise circulation veineuse ou *lymphatique* (jambes lourdes, *impatiences*) ;
- des crises d'*hémorroïdes*.

Contre-indications

Ce médicament ne doit pas être utilisé en cas de risque d'excès de *potassium* dans le sang (*hyperkaliémie*) :
- maladies entraînant une hyperkaliémie,
- médicaments augmentant le taux de potassium dans le sang,
- *sels* de régime contenant du potassium.

> **Attention :** L'*insuffisance veineuse* peut requérir des mesures spécifiques telles que la *contention élastique*.
> Des douleurs, un saignement anal qui persistent malgré le traitement peuvent être dus à une maladie autre que des *hémorroïdes* : consultez votre médecin. De même, tout saignement anal survenant chez une personne de plus de 50 ans doit faire l'objet d'une consultation médicale.

Interactions avec d'autres substances

Ce médicament ne doit pas être associé aux *diurétiques* qui augmentent le taux de *potassium* : risque de *trouble du rythme cardiaque* grave en cas d'*hyperkaliémie*.
Il peut, par ailleurs, interagir avec les *inhibiteurs de l'enzyme de conversion*.

Grossesse et allaitement

L'effet de ce médicament pendant la grossesse ou l'allaitement est mal connu. L'évaluation du risque éventuel lié à son utilisation est individuelle : demandez conseil à votre pharmacien ou à votre médecin.

Mode d'emploi et posologie

Ce médicament doit être dissous dans un verre d'eau et pris au cours des repas.

Posologie usuelle :
2 à 4 comprimés par jour.
Traitement des crises hémorroïdaires aiguës : 6 comprimés par jour.

> **Conseils :** Une activité physique régulière et la surélévation du pied du lit permettent de faciliter la circulation veineuse et *lymphatique*.
> La constipation chronique et les efforts excessifs de poussée sont les principaux facteurs déclenchant des crises d'*hémorroïdes*. Un régime riche en fibres alimentaires, des boissons abondantes et un exercice physique régulier en limitent le risque.

Effets indésirables possibles

Troubles digestifs, éruption cutanée.

Laboratoires Solvay Pharma

VEINODRAINOL

Informations détaillées sur www.monvidal.com

VEINOPHYTUM

Informations détaillées sur www.monvidal.com

VEINOSIUM

Homéopathie

Présentation

VEINOSIUM : comprimé sublingual ; boîte de 25. Non remb.

Composition

	p cp
Æsculus hippocastanum 5 CH	0,53 mg
Arnica montana 5 CH	0,53 mg
Hamamelis virginiana 5 CH	0,53 mg
Nux vomica 5 CH	0,53 mg
Lactose	+
Saccharose	+

Dans quel cas ce médicament est-il prescrit ?

Ce médicament est un *complexe* (association) de composants homéopathiques.
Il est utilisé dans le *traitement homéopathique* des troubles de la circulation veineuse et des *hémorroïdes*.

> **Attention :** L'*insuffisance veineuse* peut requérir des mesures spécifiques telles que la *contention élastique*.
> Des douleurs, un saignement anal qui persistent malgré le traitement peuvent être dus à une maladie

autre que des *hémorroïdes* : consultez votre médecin. De même, tout saignement anal survenant chez une personne de plus de 50 ans doit faire l'objet d'une consultation médicale.

Grossesse et allaitement

Aux *dilutions homéopathiques*, les substances contenues dans ce médicament ne sont pas connues pour être toxiques pendant la grossesse ou l'allaitement.

Mode d'emploi et posologie

Les comprimés sont à laisser fondre sous la langue, de préférence à distance des repas.

Posologie usuelle :

- Adulte : 1 ou 2 comprimés par jour.

Conseils : Une activité physique régulière et la surélévation du pied du lit permettent de faciliter la circulation veineuse et *lymphatique*.
La constipation chronique et les efforts excessifs de poussée sont les principaux facteurs déclenchant des crises d'*hémorroïdes*. Un régime riche en fibres alimentaires, des boissons abondantes et un exercice physique régulier en limitent le risque.

Laboratoires Ferrier

VEINOSTASE

Informations détaillées sur www.monvidal.com

VEINOTONYL

Vasculoprotecteur et veinotonique

Présentation

VEINOTONYL : gélule (blanc et rouge) ; boîte de 60. Non remb.

Composition

	p gél
Marron d'Inde, extrait	75 mg
Perméthol	15 mg

Dans quel cas ce médicament est-il prescrit ?

C'est un protecteur *vasculaire* et un *veinotonique*. Il stimule la circulation du sang dans les veines et lutte contre l'altération des *vaisseaux capillaires*.

Il est utilisé dans le *traitement symptomatique* des jambes lourdes, douleurs, *impatiences* et autres troubles en rapport avec une mauvaise circulation veineuse ou *lymphatique*.

Attention : Ce médicament est insuffisant pour prévenir le risque de *phlébite* chez les malades alités ou plâtrés.
L'*insuffisance veineuse* peut requérir des mesures spécifiques telles que la *contention élastique*.

Grossesse et allaitement

L'effet de ce médicament pendant la grossesse ou l'allaitement est mal connu. L'évaluation du risque éventuel lié à son utilisation est individuelle : demandez conseil à votre pharmacien ou à votre médecin.

Mode d'emploi et posologie

Ce médicament doit être pris avec un peu d'eau au cours des repas.

Posologie usuelle :

1 gélule, 2 fois par jour.

Conseils : Une activité physique régulière et la surélévation du pied du lit permettent de faciliter la circulation veineuse et *lymphatique*.

Effets indésirables possibles

Rarement : nausées, maux d'estomac.

Laboratoires Merck Lipha Santé SAS

VÉLITEN

Vasculoprotecteur et veinotonique

Présentation

VÉLITEN : comprimé (orangé) ; boîte de 30. Non remb.

Composition

	p cp
Acide ascorbique (vitamine C)	200 mg
Alpha-tocophérol acétate (vitamine E)	50 mg
Rutoside	200 mg

Dans quel cas ce médicament est-il prescrit ?

C'est un protecteur *vasculaire* et un *veinotonique*. Il stimule la circulation du sang dans les veines et lutte contre l'altération des *vaisseaux capillaires*.

Il est utilisé dans le *traitement symptomatique* :

- des jambes lourdes, *impatiences* et autres troubles en rapport avec une mauvaise circulation veineuse ou *lymphatique* ;
- des petites *hémorragies* sous-cutanées se traduisant par des taches rouges ou violacées ;
- des crises d'*hémorroïdes* ;
- des troubles de la vision d'origine vasculaire.

Attention : Ce médicament est insuffisant pour prévenir le risque de *phlébite* chez les malades alités ou plâtrés.
L'*insuffisance veineuse* peut requérir des mesures spécifiques telles que la *contention élastique*.
Des douleurs, un saignement anal qui persistent malgré le traitement peuvent être dus à une maladie autre que des *hémorroïdes* : consultez votre médecin. De même, tout saignement anal survenant chez une personne de plus de 50 ans doit faire l'objet d'une consultation médicale.

Grossesse et allaitement

L'effet de ce médicament pendant la grossesse ou l'allaitement est mal connu. L'évaluation du risque éventuel lié à son utilisation est individuelle : demandez conseil à votre pharmacien ou à votre médecin.

Mode d'emploi et posologie

Les comprimés doivent être pris avec un peu d'eau.

Posologie usuelle :

3 comprimés par jour.

Traitement des *hémorroïdes* : 6 comprimés par jour.

Conseils : Une activité physique régulière et la surélévation du pied du lit permettent de faciliter la circulation veineuse et *lymphatique*.
La constipation chronique et les efforts excessifs de poussée sont les principaux facteurs déclenchant

des crises d'*hémorroïdes*. Un régime riche en fibres alimentaires, des boissons abondantes et un exercice physique régulier en limitent le risque.

Effets indésirables possibles

Rarement : *éruption cutanée.*

Laboratoires Zambon France

VÉNIRÈNE

Vasculoprotecteur et veinotonique

Ce médicament est un générique de DIOVENOR (voir p. 407).

VENTEXXAIR

Informations détaillées sur www.monvidal.com

VENTILASTIN Novolizer

Antiasthmatique — sur ordonnance

Présentation

VENTILASTIN Novolizer 100 µg : poudre pour *inhalation* buccale ; cartouche de 200 doses avec inhalateur. Liste I - Remb 65 % - **10,40 €**.
VENTILASTIN Novolizer 100 µg : poudre pour *inhalation* buccale ; cartouche de 200 doses sans inhalateur. Liste I - Remb 65 % - **8,78 €**.

Composition

	p dose
Salbutamol	100 µg

Dans quel cas ce médicament est-il prescrit ?

Ce médicament est un bronchodilatateur qui lutte contre la contraction anormale des muscles de la paroi des bronches. Il est apparenté à une substance naturelle, l'*adrénaline* ; mais, contrairement à cette substance, il a peu d'effet sur le cœur. Son action est rapide et se prolonge pendant 4 à 6 heures.

Il est utilisé :
- dans la prévention de l'*asthme* d'effort ou lors de l'exposition à des *allergènes*,
- dans les périodes d'aggravation de l'asthme ou de la *bronchite chronique* de type obstructif, c'est-à-dire associée à un rétrécissement du diamètre des bronches.

Attention : Les bronchodilatateurs d'action rapide ne sont pas destinés au *traitement de fond* de l'asthme qui repose sur d'autres médicaments, inhalés ou non. Leur emploi ne se justifie que dans le *traitement de la crise* d'asthme ou lors des périodes d'aggravation de la gêne respiratoire.
Lorsque les doses habituellement efficaces deviennent insuffisantes et que les difficultés respiratoires s'accentuent, un traitement complémentaire (par *corticoïde* ou *antibiotique*) peut être nécessaire : consultez votre médecin sans tarder.
En cas de crise grave, n'hésitez pas à appeler le 15 pour un conseil ou une aide médicale urgente.
Sportif : ce médicament contient une substance susceptible de rendre positifs certains *tests antidopage*.

Grossesse et allaitement

Ce médicament peut être utilisé pendant la grossesse.
Ce médicament passe dans le lait maternel : consultez votre médecin en cas d'*inhalations* répétées.

Mode d'emploi et posologie

L'*inhalation* du médicament doit se faire au cours d'une inspiration profonde, précédée si possible d'une expiration forcée. Il est ensuite nécessaire de retenir sa respiration pendant quelques instants.
Tenir l'appareil horizontalement et expirer complètement. Placer l'embout buccal entre les lèvres. Le Novolizer est muni d'un système signalant si l'inhalation a été effectuée correctement par un déclic audible et un changement de couleur de la fenêtre de contrôle, qui passe du vert au rouge. Si le Novolizer ne signale pas que l'inhalation a été effectuée correctement, répéter l'inhalation. L'inhalateur reste bloqué jusqu'à ce que l'inhalation soit effectuée correctement.
L'inhalation peut être renouvelée après quelques minutes si l'effet est insuffisant.

Posologie usuelle :

Traitement des poussées d'*asthme* ou de *bronchite chronique* :
- Adulte : 1 ou 2 inhalations (espacées de 5 à 10 minutes), à renouveler si besoin au cours de la journée, en respectant un intervalle de 4 heures entre les prises. Ne pas dépasser 8 inhalations par jour.
- Enfant de 6 à 12 ans : 1 ou 2 inhalations, à renouveler si besoin. Ne pas dépasser 4 inhalations par jour.

Traitement préventif de l'asthme déclenché par l'effort ou par les allergènes :
- Adulte : 2 inhalations, 10 à 15 minutes avant l'exercice ou l'exposition aux allergènes.
- Enfant de 6 à 12 ans : 1 inhalation, 10 à 15 minutes avant l'exercice ou l'exposition aux allergènes, à renouveler si besoin.

Conseils : Lisez attentivement la notice du médicament avant son emploi.
N'hésitez pas à demander une démonstration du maniement de cet appareil à votre médecin ou à votre pharmacien.
Nettoyez régulièrement l'appareil.

Effets indésirables possibles

Les effets indésirables sont rares et bénins avec les formes inhalées. Leur survenue est favorisée par une augmentation de la *posologie* : tremblements des extrémités, accélération du cœur, crampes musculaires, maux de tête.
Goût désagréable dans la bouche.
L'irritation de la gorge, provoquant toux et enrouement, peut être prévenue en se rinçant la bouche après l'inhalation.
Rarement, la prise de ce médicament peut provoquer une aggravation paradoxale des difficultés respiratoires : ne le réutilisez pas sans avoir pris l'avis de votre médecin.
Très rarement (moins de 1 utilisateur sur 10 000) : *réaction allergique*, troubles du rythme cardiaque, baisse du taux de plaquettes ; troubles du sommeil et agitation chez l'enfant.

Laboratoires Meda Pharma

VENTOLINE

Antiasthmatique **sur ordonnance**

Présentation

VENTOLINE : suspension pour inhalation ; flacon pressurisé avec valve doseuse et embout buccal (200 doses). Liste I - Remb 65 % - **5,08 €**.

Composition

	p dose
Salbutamol	100 µg

Dans quel cas ce médicament est-il prescrit ?

Ce médicament est un bronchodilatateur qui lutte contre la contraction anormale des muscles de la paroi des bronches. Il est apparenté à une substance naturelle, l'*adrénaline*, mais contrairement à cette substance, il a peu d'effet sur le cœur. Son action est rapide et se prolonge pendant 4 à 6 heures.

Il est utilisé :

- dans le *traitement de la crise* d'*asthme* et dans la prévention de l'asthme d'effort,
- dans les périodes d'aggravation de l'asthme ou de la *bronchite chronique* de type obstructif, c'est-à-dire associée à un rétrécissement du diamètre des bronches.

Attention : Les bronchodilatateurs d'action rapide ne sont pas destinés au *traitement de fond* de l'asthme qui repose sur d'autres médicaments, inhalés ou non. Leur emploi ne se justifie que dans le *traitement de la crise* d'asthme ou lors des périodes d'aggravation de la gêne respiratoire.

Lorsque les doses habituellement efficaces deviennent insuffisantes et que les difficultés respiratoires s'accentuent, un traitement complémentaire (par *corticoïde* ou *antibiotique*) peut être nécessaire : consultez votre médecin sans tarder.

En cas de crise grave, n'hésitez pas à appeler le 15 pour un conseil ou une aide médicale urgente.

Sportif : ce médicament contient une substance susceptible de rendre positifs certains *tests antidopage*.

Grossesse et allaitement

Ce médicament peut être utilisé pendant la grossesse.

Ce médicament passe dans le lait maternel : consultez votre médecin en cas d'*inhalations* répétées.

Mode d'emploi et posologie

Pour que l'action du médicament soit optimale, il faut qu'il pénètre profondément dans les poumons. Ceci nécessite de respecter les conseils suivants : après avoir agité le flacon, tenir le fond de la cartouche dirigé vers le haut et expirer à fond pour vider les poumons ; introduire l'embout buccal entre les lèvres puis appuyer sur la cartouche tout en débutant une inspiration profonde par la bouche ; garder l'air en bloquant votre respiration quelques secondes avant de reprendre une respiration normale.

Posologie usuelle :

- Traitement de la crise d'*asthme* : 1 ou 2 bouffées, que l'on peut renouveler après quelques minutes si l'effet est insuffisant.
- *Traitement préventif* de l'asthme d'effort : 1 ou 2 bouffées, 15 à 30 minutes avant l'exercice.
- Dans les périodes d'exacerbation de l'asthme ou de la *bronchite chronique* : suivre les indications de votre médecin.

Ne pas dépasser 15 bouffées par jour.

Conseils : Lisez attentivement la notice du médicament avant son emploi.

N'hésitez pas à demander une démonstration du maniement de cet appareil à votre médecin ou à votre pharmacien.

L'utilisation de l'aérosol doseur chez les personnes maîtrisant mal la technique d'*inhalation* peut être facilitée par l'emploi d'un réservoir en matière plastique (chambre d'inhalation) qui s'interpose entre l'aérosol doseur et la bouche.

Rincez régulièrement l'embout à l'eau et séchez-le avant de l'adapter à la cartouche.

Le flacon est sous pression : conservez-le à l'abri de la chaleur.

Effets indésirables possibles

La survenue des effets indésirables est favorisée par une augmentation de la *posologie* : tremblements des extrémités, accélération du cœur, crampes musculaires, maux de tête.

Exceptionnellement, la prise de ce médicament peut provoquer une aggravation paradoxale des difficultés respiratoires : ne le réutilisez pas sans avoir pris l'avis de votre médecin.

Laboratoires GlaxoSmithKline

VÉRAPAMIL 120 mg Génériques

Inhibiteur calcique **sur ordonnance**

Les médicaments ci-dessous sont des génériques de ISOPTINE (voir p. 667).

VERAPAMIL RATIOPHARM 120 mg : comprimé boîte de 30. Liste I - Remb 65 % - 4,39 €.
VERAPAMIL RATIOPHARM 120 mg : comprimé boîte de 90. Liste I - Remb 65 % - 12,08 €.

VÉRAPAMIL LP 240 mg Génériques

Inhibiteur calcique **sur ordonnance**

Les médicaments ci-dessous sont des génériques de ISOPTINE LP (voir p. 667).

VERAPAMIL EG 240 mg : comprimé sécable à libération prolongée boîte de 30. Liste I - Remb 65 % - 7,29 €.
VERAPAMIL EG 240 mg : comprimé sécable à libération prolongée boîte de 90. Liste I - Remb 65 % - 20,79 €.
VERAPAMIL MERCK 240 mg : comprimé sécable à libération prolongée *(lactose)* boîte de 30. Liste I - Remb 65 % - 7,29 €.
VERAPAMIL MERCK 240 mg : comprimé sécable à libération prolongée *(lactose)* boîte de 90. Liste I - Remb 65 % - 20,79 €.
VERAPAMIL RATIOPHARM 240 mg : comprimé sécable à libération prolongée boîte de 30. Liste I - Remb 65 % - 7,29 €.
VERAPAMIL RATIOPHARM 240 mg : comprimé sécable à libération prolongée boîte de 90. Liste I - Remb 65 % - 20,79 €.
VERAPAMIL SANDOZ LP 240 mg : comprimé sécable à libération prolongée boîte de 30. Liste I - Remb 65 % - 7,29 €.

VERASKIN

Informations détaillées sur www.monvidal.com

VÉRATRAN

Anxiolytique : benzodiazépine — sur ordonnance

Présentation

VÉRATRAN 5 mg : comprimé (vert pâle) ; boîte de 30. Liste I, durée de prescription limitée à 12 semaines - Remb 65 % - **1,92 €**.

VÉRATRAN 10 mg : comprimé sécable (jaune pâle) ; boîte de 30. Liste I, durée de prescription limitée à 12 semaines - Remb 65 % - **2,92 €**.

Composition

	p cp	p cp
Clotiazépam	5 mg	10 mg
Lactose	+	+

Dans quel cas ce médicament est-il prescrit ?

Ce médicament est un *anxiolytique* (tranquillisant) de la famille des *benzodiazépines*.

Il est utilisé dans le traitement de l'anxiété lorsque celle-ci s'accompagne de troubles gênants (*anxiété généralisée*, crise d'angoisse...) et dans le cadre d'un sevrage alcoolique.

Contre-indications

Ce médicament ne doit pas être utilisé dans les cas suivants :
- *insuffisance hépatique* grave,
- *insuffisance respiratoire* grave,
- *syndrome d'apnée du sommeil,*
- *myasthénie.*

Attention : Utilisé seul, ce médicament n'est pas adapté au traitement des *états dépressifs*.

Une prise prolongée, surtout à doses importantes, de *tranquillisants* de la famille des *benzodiazépines* peut provoquer une *dépendance*. Ce risque de dépendance est accru chez les personnes ayant déjà présenté une dépendance à d'autres médicaments, substances ou à l'alcool.

L'arrêt brutal de ce médicament expose à un *syndrome de sevrage* : réapparition de l'anxiété, agitation, irritabilité, insomnie, maux de tête, douleurs musculaires, tremblements, hallucinations. Il faut donc s'entourer de conseils médicaux pour diminuer progressivement les doses et espacer les prises, sur une période d'autant plus longue que le traitement a été prolongé.

Une adaptation de la *posologie* peut être nécessaire chez les personnes âgées ou souffrant d'*insuffisance hépatique* ou d'*insuffisance rénale*.

Évitez les boissons alcoolisées : augmentation du risque de somnolence.

Ce médicament peut induire une somnolence, parfois intense chez certaines personnes. Cette somnolence peut être augmentée par la prise d'*alcool* ou d'autres médicaments *sédatifs*. La conduite et l'utilisation de machines dangereuses sont déconseillées, surtout dans les heures qui suivent la prise du médicament.

Interactions avec d'autres substances

Informez votre médecin ou votre pharmacien si vous prenez d'autres *sédatifs* (tranquillisants, somnifères, certains médicaments contre la toux ou contre la douleur contenant des *opiacés*, *antidépresseurs*, *neuroleptiques*...) ou en cas de traitement par la buprénorphine.

Grossesse et allaitement

Ce médicament ne doit pas être utilisé sans avis médical pendant la grossesse. Les fortes doses au cours des 6 derniers mois sont déconseillées. En fin de grossesse, un traitement par benzodiazépine, même à faible dose, peut être responsable d'effets indésirables chez le *nouveau-né* : une surveillance médicale du nouveau-né est alors nécessaire pendant 1 à 3 semaines selon les cas.

Ce médicament passe dans le lait maternel : l'allaitement est déconseillé.

Mode d'emploi et posologie

Les comprimés peuvent être pris pendant ou entre les repas.

Posologie usuelle :
- Adulte : 10 à 30 mg par jour. La dose minimale efficace est toujours recherchée.

Conseils : Ce médicament vous a été prescrit dans une situation précise : ne le réutilisez pas ultérieurement sans avis médical et ne le conseillez pas à une autre personne.

La durée de prescription des *anxiolytiques* doit être la plus courte possible. Dans certaines situations, le traitement doit toutefois être prolongé. Il appartient alors au médecin de réévaluer périodiquement la nécessité de le poursuivre ou de l'interrompre.

Les *tranquillisants* ne sont pas la seule réponse à l'anxiété : une meilleure hygiène de vie, une consommation modérée d'excitants (y compris les boissons alcoolisées) permettent aussi de lutter efficacement contre l'excès de stress. Dans certains cas, une psychothérapie peut aider à lutter durablement contre l'anxiété.

Effets indésirables possibles

Sensation d'ivresse, maux de tête, somnolence (en particulier chez la personne âgée), ralentissement des idées, fatigue, sensation de faiblesse musculaire, baisse de la libido, *éruption cutanée* avec ou sans démangeaisons, vision double.

Dans certaines circonstances et chez certaines personnes :
- réactions paradoxales avec augmentation de l'anxiété, agitation, agressivité, confusion des idées, hallucinations ;
- *amnésie antérograde.*

Ces troubles nécessitent l'arrêt du traitement.

Laboratoires Centre Spécialités Pharmaceutiques

VERMIFUGE SORIN

Informations détaillées sur www.monvidal.com

VERRUFILM

Informations détaillées sur www.monvidal.com

VERRULIA
Homéopathie

Présentation
VERRULIA : comprimé à sucer ; boîte de 60. Non remb.

Composition

	p cp
Antimonium crudum 9 CH	1 mg
Nitricum acidum 9 CH	1 mg
Thuya occidentalis 9 CH	1 mg
Lactose	+
Saccharose	+

Dans quel cas ce médicament est-il prescrit ?
Ce médicament est un *complexe* (association) de composants homéopathiques.

Il est utilisé dans le *traitement homéopathique* des verrues.

Grossesse et allaitement
L'effet de ce médicament pendant la grossesse ou l'allaitement est mal connu. Par prudence, son usage est déconseillé chez la femme enceinte ou chez celle qui allaite.

Mode d'emploi et posologie
Les comprimés sont à sucer, en dehors des repas.

Les comprimés ne sont pas adaptés à l'enfant de moins de 6 ans. En effet, ils risquent d'obstruer les voies respiratoires si l'enfant déglutit mal et que le comprimé passe dans la trachée (fausse route).

Posologie usuelle :
- Adulte et enfant de plus de 6 ans : 1 comprimé matin et soir, pendant 1 mois.

Laboratoires Boiron

VERRULYSE-MÉTHIONINE
Informations détaillées sur www.monvidal.com

VERRUPAN
Informations détaillées sur www.monvidal.com

VESICARE
Informations détaillées sur www.monvidal.com

VEXOL
Collyre anti-inflammatoire — sur ordonnance

Présentation
VEXOL : collyre ; flacon compte-gouttes de 5 ml. Liste I - Remb 65 % - **6,28 €**.

Composition

	p 100 ml
Rimexolone	1 g
Benzalkonium chlorure	+

Dans quel cas ce médicament est-il prescrit ?
C'est un collyre *anti-inflammatoire* qui contient un dérivé de la *cortisone*.

Il est utilisé dans le traitement des *conjonctivites* allergiques et de certaines maladies inflammatoires de l'œil (notamment après une opération de la *cataracte*).

Contre-indications
Ce médicament ne doit pas être utilisé dans les cas suivants :
- *kératite* virale à son début,
- autre infection oculaire non contrôlée par un traitement spécifique.

Attention : L'usage de ce médicament impose un examen ophtalmologique préalable. En effet, certaines infections oculaires peuvent être aggravées par les dérivés de la *cortisone*.

En cas de traitement prolongé, une surveillance ophtalmologique régulière est nécessaire.

Ce médicament contenant un *corticoïde* doit être utilisé avec précaution en cas de *glaucome* à angle ouvert.

Le port de lentilles de contact est déconseillé en cas d'irritation oculaire. Les lentilles souples ne devront être réutilisées qu'après l'arrêt complet du traitement car elles peuvent s'imprégner des substances actives contenues dans le collyre.

Conducteur : l'instillation de ce collyre peut provoquer une gêne visuelle transitoire.

Interactions avec d'autres substances
Ce collyre peut interagir avec d'autres collyres. Respectez un intervalle de 15 minutes entre deux instillations.

Grossesse et allaitement
L'effet de ce médicament pendant la grossesse ou l'allaitement est mal connu : seul votre médecin peut évaluer le risque éventuel de son utilisation dans votre cas.

Mode d'emploi et posologie
Tirer la paupière inférieure vers le bas et déposer une goutte de collyre entre la paupière et le globe oculaire (*cul-de-sac conjonctival*).

Posologie usuelle :
- Adulte : 1 ou 2 gouttes, 4 fois par jour.

Conseils : Une application correcte du produit peut nécessiter une aide, notamment chez l'enfant ou la personne handicapée ou âgée.

Pour éviter de contaminer le collyre, veillez à ne pas mettre en contact l'extrémité du flacon avec l'œil ou les doigts et ne conservez pas ce médicament plus de 4 semaines après une première utilisation.

Effets indésirables possibles
Chez plus de 1 % des utilisateurs : vision floue, larmoiement, sensation de gêne ou de corps étranger, douleur oculaire, augmentation de la tension oculaire (*glaucome*).

Plus rarement : irritation, démangeaison locale, sensation d'œil qui colle, coloration de la *cornée*, sensibilité anormale à la lumière, sécheresse de l'œil, *kératite*, formation de croûtes sur le bord des paupières, *œdème* oculaire, ulcération de la cornée.

Laboratoires Alcon

VIAGRA
Médicament de l'impuissance — sur ordonnance

Présentation
VIAGRA 25 mg : comprimé (bleu) ; boîte de 4. Liste I - Non remb.
VIAGRA 25 mg : comprimé (bleu) ; boîte de 8. Liste I - Non remb.
VIAGRA 50 mg : comprimé (bleu) ; boîte de 4. Liste I - Non remb.
VIAGRA 50 mg : comprimé (bleu) ; boîte de 8. Liste I - Non remb.
VIAGRA 100 mg : comprimé (bleu) ; boîte de 4. Liste I - Non remb.
VIAGRA 100 mg : comprimé (bleu) ; boîte de 8. Liste I - Non remb.

Composition

	p cp	p cp	p cp
Sildénafil citrate	25 mg	50 mg	100 mg
Lactose	+	+	+

Dans quel cas ce médicament est-il prescrit ?
Ce médicament est un *vasodilatateur* qui agit spécifiquement sur la verge. Son action sur le reste du système cardiovasculaire est minime et ne prête à conséquence qu'en cas de prise conjointe de médicaments vasodilatateurs nitrés (voir Interactions avec d'autres substances). Il ne peut fonctionner qu'en cas de situation de désir sexuel et ne déclenche généralement pas l'érection à lui seul. Son effet se manifeste au plus tard une heure après la prise et dure 4 à 5 heures. L'érection est améliorée ou restaurée chez 75 % des utilisateurs, toutes causes d'impuissance confondues (sauf radiothérapie locale et certains actes chirurgicaux).
Il est utilisé dans le traitement des troubles de l'érection.

Contre-indications
Ce médicament ne doit pas être utilisé dans les cas suivants :
- fragilité cardiovasculaire contre-indiquant l'effort que représente l'acte sexuel (*angine de poitrine* grave, insuffisance cardiaque grave...) ;
- situations dans lesquelles l'effet du médicament n'a pas été étudié : *insuffisance hépatique* grave, hypotension grave, *antécédent* récent d'*accident vasculaire cérébral* ou d'*infarctus du myocarde*, maladie grave de la *rétine* (rétinite pigmentaire) ;
- en association avec des *vasodilatateurs* nitrés (voir Interactions avec d'autres substances).

Attention : La reprise d'une activité sexuelle chez un homme fragilisé par l'âge ou une maladie chronique peut être à l'origine d'un accident cardiovasculaire. Un bilan médical préalable est nécessaire.
Des précautions sont nécessaires chez les hommes présentant une malformation du pénis ou souffrant d'une maladie les prédisposant au *priapisme* (drépanocytose, myélome multiple, leucémie).
Le traitement médicamenteux des troubles de l'érection ne se conçoit que lorsque les causes curables de l'impuissance ont été recherchées. Les impuissances d'origines psychologiques peuvent être améliorées ou guéries par des thérapies spécifiques.
Compte-tenu de ses effets indésirables potentiels, ce médicament peut, chez certaines personnes, ne pas être compatible avec la conduite automobile ou le maniement de machines dangereuses. Assurez-vous à l'occasion des premières prises que vous supportez bien ce médicament avant de conduire ou d'utiliser une machine.

Interactions avec d'autres substances
L'association du sildénafil avec des *vasodilatateurs* nitrés peut provoquer des hypotensions graves. Ces vasodilatateurs peuvent être des médicaments pour le cœur : nitroprussiate, nitrite, nitrates, trinitrine, linsidomine, molsidomine, nicorandil. Il peut également s'agir de produits vendus en sex-shops : « poppers », « boosts », « snappers », qui contiennent des nitrites et sont utilisés comme amplificateurs d'orgasme ou pour dilater l'anus.
L'effet du sildénafil peut être augmenté par les médicaments qui contiennent du ritonavir, du saquinavir, de l'itraconazole, du kétoconazole, de la cimétidine ou de l'érythromycine : une diminution de la *posologie* du sildénafil peut être nécessaire.
Le sildénafil peut également interagir avec les *alphabloquants*, notamment ceux utilisés dans le traitement des troubles urinaires dus à un *adénome de la prostate.*

Grossesse et allaitement
Ce médicament n'a pas d'indication chez la femme.

Mode d'emploi et posologie
Pris à jeun, le médicament agit plus vite, mais moins longtemps. Avec un repas, son effet est retardé, moins intense et plus durable.

Posologie usuelle :
- Homme de plus de 18 ans : 1 comprimé à 50 mg, environ 1 heure avant le rapport sexuel. Cette dose peut être adaptée par le médecin. Il est recommandé de ne pas dépasser une prise par jour.

Conseils : Ce médicament n'est pas un aphrodisiaque, il ne crée pas le désir sexuel, mais permet de le concrétiser.

Effets indésirables possibles
Très fréquemment (plus de 10 % des utilisateurs) : maux de tête, rougeur du visage.
Fréquemment (plus de 1 % des utilisateurs) : *vertiges*, troubles de la vision (des couleurs essentiellement), *palpitations*, digestion difficile, nez bouché.
Depuis la commercialisation du médicament, ont également été observés : *réaction allergique*, douleur musculaire, douleur oculaire et yeux rouges, accidents cardiovasculaires, altération de la vue, diminution ou perte subite de l'audition.
Le risque de *priapisme* est faible. Si l'érection est anormalement prolongée et douloureuse, le médecin doit être joint en urgence pour qu'un traitement adapté puisse être mis en œuvre.

Laboratoires Pfizer

VIBRAMYCINE
Antibiotique : cycline

sur ordonnance

Présentation
VIBRAMYCINE N 100 mg : comprimé sécable (jaune pâle) ; boîte de 5. Liste I - Remb 65 % - **2,78 €**.
VIBRAMYCINE N 100 mg : comprimé sécable (jaune pâle) ; boîte de 30. Liste I - Remb 65 % - **9,22 €**.

Composition
	p cp
Doxycycline	100 mg

Dans quel cas ce médicament est-il prescrit ?
C'est un *antibiotique* qui appartient à la famille des *cyclines*.
Il est utilisé dans le traitement de diverses maladies infectieuses, notamment respiratoires et génitales. Il est également utilisé dans le traitement de l'*acné*.

Contre-indications
Ce médicament ne doit pas être utilisé dans les cas suivants :
- *allergie* aux *cyclines*,
- enfant de moins de 8 ans (risque de coloration définitive des dents),
- en association avec les *rétinoïdes* par *voie* orale,
- **grossesse** (à partir du 4e mois).

Attention : Les médicaments contenant de la doxycycline exposent à un risque de lésion en cas de contact prolongé avec la *muqueuse* (revêtement interne) de l'œsophage. Ils doivent donc être pris avec une quantité d'eau suffisante (un verre entier) pour descendre jusqu'à l'estomac. Pour la même raison, il est déconseillé de prendre ce médicament en position allongée ou juste avant le coucher.
Ce médicament est photosensibilisant : une exposition aux rayons *ultraviolets* peut provoquer des réactions cutanées. Évitez toute exposition au soleil et n'omettez pas de signaler à votre médecin vos projets de vacances pendant la durée du traitement.

Interactions avec d'autres substances
Ce médicament ne doit pas être associé aux *rétinoïdes* (contenant de l'isotrétinoïne ou de l'acitrétine) à prendre par *voie* orale : risque d'*hypertension intracrânienne*.
Informez par ailleurs votre médecin si vous prenez un *anticoagulant* oral, un antiépileptique *inducteur enzymatique*, un pansement digestif ou un médicament contenant du fer.

Grossesse et allaitement
Ce médicament peut provoquer des anomalies dentaires chez l'enfant à naître : son usage est contre-indiqué pendant les 2 derniers trimestres de la grossesse.
Du fait du risque de coloration des dents chez le nourrisson, un choix peut être nécessaire entre l'allaitement et la prise du médicament. Consultez votre médecin.

Mode d'emploi et posologie
Pour éviter les *troubles digestifs*, ce médicament doit être pris au milieu d'un repas et au moins 1 heure avant le coucher.
Les comprimés doivent être avalés avec un grand verre d'eau ou délayés dans un demi-verre d'eau. Ils ne doivent pas être absorbés en position allongée.

Posologie usuelle :
- Adulte :
  - pour un poids inférieur à 60 kg : 2 comprimés en une prise le 1er jour, puis 1 comprimé par jour ;
  - pour un poids supérieur à 60 kg : 2 comprimés par jour en une prise.

Dans le traitement prolongé de l'*acné* et de certaines infections génitales : *posologie* particulière précisée par le médecin.
- Enfant de plus de 8 ans : 4 mg par kg et par jour ; soit, par exemple, pour un enfant de 37 kg : 1 et ½ comprimé par jour en une prise.

Conseils : Le médecin prescrit parfois un prélèvement pour identifier le *germe* responsable de l'infection et tester sa sensibilité aux *antibiotiques*. Le résultat de cet examen peut être faussé en cas d'automédication préalable : ne prenez pas et ne donnez pas d'antibiotiques sans avis médical.
Une diminution de la fièvre ou une disparition des *symptômes* ne sont pas synonymes de guérison : la durée du traitement doit absolument être respectée pour éviter les rechutes ou l'apparition d'une *résistance* du germe à l'antibiotique.
Si vous digérez le lait, la prise de ce médicament avec un verre de lait peut diminuer les *troubles digestifs* éventuels.

Effets indésirables possibles
Nausées, *diarrhée*, douleurs de l'estomac, manque d'appétit, *inflammation* de la bouche.
Candidose.
Réaction allergique.
Réaction de *photosensibilisation* : rougeurs cutanées dues à une exposition aux rayons *ultraviolets*.

Laboratoires Sinclair Pharma France

VIBTIL
Phytothérapie

Présentation
VIBTIL : comprimé (blanc) ; boîte de 40. Non remb.

Composition
	p cp
Tilleul, extrait d'aubier	250 mg
Amidon de blé (gluten)	+

Dans quel cas ce médicament est-il prescrit ?
Ce médicament contient un extrait de plante.
Il est traditionnellement utilisé pour faciliter les fonctions d'élimination digestive et rénale.

Attention : Des précautions sont nécessaires chez les personnes souffrant d'*insuffisance hépatique* grave ou de calculs susceptibles d'obstruer les *voies biliaires*.

Grossesse et allaitement
Ce médicament contient une plante présumée sans danger pendant la grossesse ou l'allaitement. Néanmoins, par mesure de prudence, ne l'utilisez pas sans prendre l'avis de votre pharmacien ou de votre médecin.

Mode d'emploi et posologie

Les comprimés doivent être avalés avec un verre d'eau. Les prendre de préférence avant les repas ou au moment des troubles.

Posologie usuelle :

- Adulte : 1 ou 2 comprimés, 3 fois par jour.

Conseils : Une alimentation équilibrée, une mastication lente, la suppression des aliments difficiles à digérer et des boissons alcoolisées permettent souvent d'atténuer les troubles de la digestion.

Effets indésirables possibles

À forte dose : diarrhée.

Laboratoires SERP

VICKS EXPECTORANT

Informations détaillées sur www.monvidal.com

VICKS INHALER

Décongestionnant : inhalation

Présentation

VICKS INHALER : tampon imprégné pour *inhalation* ; 1 tube inhalateur. Non remb.

Composition

	p 100 ml
Camphre	39,7 g
Lévomenthol	39,7 g
Salicylate de méthyle	+

Dans quel cas ce médicament est-il prescrit ?

Ce bâton pour *inhalation* est imprégné de substances qui possèdent une action locale décongestionnante sur les *muqueuses* des *voies* respiratoires.

Il est utilisé pour faciliter la respiration au cours des affections des voies respiratoires (rhume, rhinopharyngite).

Contre-indications

Ce médicament ne doit pas être utilisé chez les enfants ayant des *antécédents* de *convulsions*.

Attention : Ce médicament contient un *terpène* (camphre) qui peut, en cas de dépassement des *posologies*, avoir des effets indésirables graves ; respectez les doses préconisées et les conditions d'utilisation, notamment chez l'enfant ou en cas d'*épilepsie*.

En l'absence d'amélioration au bout de 3 jours, en cas d'apparition de fièvre, consultez votre médecin.

Grossesse et allaitement

L'effet de ce médicament pendant la grossesse ou l'allaitement est mal connu. L'évaluation du risque éventuel lié à son utilisation est individuelle : demandez conseil à votre pharmacien ou à votre médecin.

Mode d'emploi et posologie

Introduire le tube dans la narine et inspirer profondément 2 fois.

Posologie usuelle :

- Adulte et enfant de plus de 12 ans : 2 inspirations dans chaque narine, 1 à 3 fois par jour.

Conseils : Ce médicament peut être en accès libre dans certaines pharmacies ; néanmoins, n'hésitez pas à demander conseil à votre pharmacien.

Il est important de lutter contre la sécheresse de l'air ambiant (humidificateur, etc.) pour éviter le dessèchement des sécrétions nasales et bronchiques.

Ne laissez pas ce médicament à la portée des enfants.

Effets indésirables possibles

Irritation locale, *réaction allergique*.

En cas de dépassement de la *posologie* usuelle, les *terpènes* peuvent provoquer :

- des *convulsions* chez l'enfant,
- agitation, confusion des idées (notamment chez la personne âgée).

Laboratoires Procter et Gamble Pharmaceuticals France

VICKS PASTILLES

Préparation pour la bouche et la gorge : antiseptique

Présentation

VICKS MENTHOL EUCALYPTUS : pastille ; boîte de 18. Non remb.

VICKS MENTHOL EUCALYPTUS : pastille ; boîte de 30. Non remb.

Composition

	p past
Camphre	0,28 mg
Lévomenthol	8,28 mg
Eucalyptus, essence	2,76 mg
Thymol	0,28 mg
Baume de Tolu, teinture	0,14 mg
Alcool benzylique	5,52 mg
Sucres	3,9 g

Dans quel cas ce médicament est-il prescrit ?

Ce médicament contient des *terpènes* (camphre, menthol, eucalyptus, thymol) à visée *antiseptique*.

Il est utilisé pour calmer les irritations de la gorge.

Contre-indications

Ce médicament ne doit pas être utilisé dans les cas suivants :

- *antécédents* de *convulsions*,
- enfant de moins de 6 ans.

Attention : En l'absence d'amélioration au bout de 5 jours, de douleur en avalant ou en cas d'apparition de fièvre, consultez votre médecin. Il pourra faire la différence entre une *pharyngite* et une angine. En cas d'angine bactérienne, un traitement *antibiotique* est nécessaire afin d'éviter des complications ultérieures, cardiaques ou rénales.

Ce médicament contient des *terpènes* qui peuvent, en cas de dépassement des *posologies*, avoir des effets indésirables graves : respectez les doses préconisées, plus particulièrement chez l'enfant ou en cas d'*épilepsie*.

Ces pastilles contiennent du *sucre* (saccharose, glucose) en quantité notable.

Grossesse et allaitement

L'effet de ce médicament pendant la grossesse est mal connu. L'évaluation du risque éventuel lié à son utilisation est individuelle : demandez conseil à votre pharmacien ou à votre médecin.

Les *terpènes* peuvent donner un goût particulier au lait. Leur absorption par le *nourrisson* n'est pas souhaitable : évitez d'employer ce médicament pendant l'allaitement.

Mode d'emploi et posologie

Laisser fondre lentement les pastilles dans la bouche sans les croquer.

Posologie usuelle :

- Adulte et enfant de plus de 6 ans : 4 à 6 pastilles par jour.

Effets indésirables possibles

Brûlures de l'estomac.

En cas de dépassement de la *posologie* usuelle, les *terpènes* peuvent provoquer :

- des *convulsions* chez l'enfant,
- agitation, confusion des idées (notamment chez la personne âgée).

Laboratoires Procter et Gamble Pharmaceuticals France

VICKS PECTORAL

Antitussif non opiacé non antihistaminique

Présentation

VICKS Pectoral : sirop ; flacon de 150 ml. Non remb.

Composition

	p c à s
Pentoxyvérine citrate	22,5 mg
Saccharose	2,4 g
Sodium	180 mg
Alcool	1,17 g

Dans quel cas ce médicament est-il prescrit ?

Ce sirop contient un *antitussif* qui agit sur les centres de la toux.

Il est utilisé dans le *traitement symptomatique* des toux sèches et des toux d'irritation chez l'adulte.

Contre-indications

Ce médicament ne doit pas être utilisé dans les cas suivants :

- *asthme*,
- *insuffisance respiratoire*,
- risque de *glaucome* à angle fermé,
- risque de blocage des urines (*adénome de la prostate*).

Attention : Ce médicament n'est pas adapté au traitement de la toux grasse, qui est un mécanisme de défense normal de l'organisme permettant l'évacuation des mucosités présentes dans les bronches.

La toux est un *symptôme* qui peut révéler de nombreuses maladies : consultez votre médecin si elle persiste plus de quelques jours.

Ce sirop contient du *sucre* (saccharose) et de l'*alcool* en quantités notables.

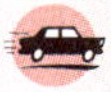
Ce médicament peut induire une somnolence, parfois intense chez certaines personnes. Cette somnolence peut être augmentée par la prise d'*alcool* ou d'autres médicaments *sédatifs*.

La conduite et l'utilisation de machines dangereuses sont déconseillées, surtout dans les heures qui suivent la prise du médicament.

Interactions avec d'autres substances

Compte tenu de la présence d'*alcool*, ce médicament peut interagir avec ceux qui ont un *effet antabuse* (ESPÉRAL...).

Grossesse et allaitement

L'effet de ce médicament pendant la grossesse ou l'allaitement est mal connu. L'évaluation du risque éventuel lié à son utilisation est individuelle : demandez conseil à votre pharmacien ou à votre médecin.

Mode d'emploi et posologie

Ce médicament est pris au moment où survient la toux, indifféremment au cours ou en dehors des repas.

Les prises doivent être espacées d'au moins 6 heures.

Posologie usuelle :

- Adulte : 1 cuillère à soupe de sirop, 1 à 4 fois par jour.

Chez la personne âgée, l'insuffisant hépatique ou rénal, la posologie est généralement diminuée de moitié.

La durée du traitement ne doit pas dépasser 5 jours sans avis médical.

Conseils : Ce médicament peut être en accès libre dans certaines pharmacies ; néanmoins, n'hésitez pas à demander conseil à votre pharmacien.

Ce médicament n'entraîne pas de *dépression respiratoire* aux doses usuelles.

La cigarette est irritante pour les bronches et entretient la toux : évitez de fumer ou d'être exposé à la fumée des autres.

Des mesures simples permettent de calmer les toux sèches : boissons chaudes et humidification de l'air ambiant.

Effets indésirables possibles

Constipation, bouche sèche.

Plus rarement : somnolence, difficulté pour uriner, troubles de la vue, accélération du cœur, agitation, confusion des idées (chez la personne âgée).

Laboratoires Procter et Gamble Pharmaceuticals France

VICKS TOUX SÈCHE

Informations détaillées sur www.monvidal.com

VICKS VAPORUB

Révulsif

Présentation

VICKS VAPORUB : pommade ; pot de 50 g. Non remb.
VICKS VAPORUB : pommade ; pot de 100 g. Non remb.

Composition

	p 100 g
Camphre	5 g
Térébenthine, huile essentielle	5 g
Lévomenthol	2,75 g
Eucalyptus, huile essentielle	1,5 g
Thymol	0,25 g

Dans quel cas ce médicament est-il prescrit ?

Cette pommade contient des *terpènes*, *antiseptiques* des *voies* respiratoires. Appliqués sur la peau, ils ont un effet *révulsif* décongestionnant.

Elle est utilisée pour faciliter la respiration au cours des affections respiratoires, avec ou sans toux.

Contre-indications

Ce médicament ne doit pas être utilisé dans les cas suivants :

- *antécédents* de *convulsions*,
- en application sur une peau lésée (plaie, *eczéma*),
- enfant de moins de 6 ans.

> **Attention :** Les médicaments contenant des *terpènes* peuvent, dans de très rares cas, provoquer des accidents graves chez le jeune enfant : *convulsions*, troubles de conscience, arrêt respiratoire... Ils sont donc contre-indiqués chez le *nourrisson* et ne devraient être employés qu'après avis médical chez l'enfant de moins de 7 ans.
>
> Le risque d'accident dû aux terpènes est accru :
> - chez les enfants ayant des *antécédents* de convulsions ;
> - lors d'applications répétées ou étendues ;
> - lorsque la peau est lésée (brûlure, plaie, *eczéma*...) ;
> - lors d'applications sous pansement.
>
> En l'absence d'amélioration au bout de 3 jours, en cas d'apparition de fièvre, consultez votre médecin.

Grossesse et allaitement

L'effet de ce médicament pendant la grossesse est mal connu. L'évaluation du risque éventuel lié à son utilisation est individuelle : demandez conseil à votre pharmacien ou à votre médecin.

Les *terpènes* peuvent donner un goût particulier au lait. Leur absorption par le *nourrisson* n'est pas souhaitable : évitez d'employer ce médicament pendant l'allaitement.

Mode d'emploi et posologie

La pommade peut être utilisée soit en application sur la poitrine ou le cou, soit en *inhalation* après dissolution dans un bol d'eau chaude.

Posologie usuelle :

En application cutanée :

- Adulte et enfant de plus de 6 ans : appliquer 1 cuillère-doseuse de pommade, 1 ou 2 fois par jour.

En inhalation :

- Adulte et enfant de plus de 12 ans : 1 ou 2 cuillères-doseuses de pommade dans un bol d'eau chaude, 1 à 3 fois par jour.

> **Conseils :** Pensez à vous laver les mains après l'application pour éviter tout contact avec les yeux et les *muqueuses*.

Effets indésirables possibles

Sensation de chaleur très vive, *réaction allergique* devant conduire à arrêter le traitement.

En cas de dépassement de la *posologie* usuelle, les *terpènes* peuvent provoquer :

- des *convulsions* chez l'enfant,
- agitation, confusion des idées (notamment chez la personne âgée).

Laboratoires Procter et Gamble Pharmaceuticals France

VICTAN

Anxiolytique : benzodiazépine — **sur ordonnance**

Présentation

VICTAN 2 mg : comprimé sécable (saumon) ; boîte de 30. Liste I, durée de prescription limitée à 12 semaines - Remb 65 % - **3,32 €**.

Composition

	p cp
Loflazépate d'éthyle	2 mg
Lactose	+
Huile de ricin	+

Dans quel cas ce médicament est-il prescrit ?

Ce médicament est un *anxiolytique* (tranquillisant) de la famille des *benzodiazépines*.

Il est utilisé dans le traitement de l'anxiété lorsque celle-ci s'accompagne de troubles gênants (*anxiété généralisée*, crise d'angoisse...) et dans le cadre d'un sevrage alcoolique.

Contre-indications

Ce médicament ne doit pas être utilisé dans les cas suivants :

- *insuffisance hépatique* grave,
- *insuffisance respiratoire* grave,
- *syndrome d'apnée du sommeil*,
- *myasthénie*.

> **Attention :** Utilisé seul, ce médicament n'est pas adapté au traitement des *états dépressifs*.
>
> Une prise prolongée, surtout à doses importantes, de *tranquillisants* de la famille des *benzodiazépines* peut provoquer une *dépendance*. Ce risque de dépendance est accru chez les personnes ayant déjà présenté une dépendance à d'autres médicaments, substances ou à l'alcool.
>
> L'arrêt brutal de ce médicament expose à un *syndrome de sevrage* : réapparition de l'anxiété, agitation, irritabilité, insomnie, maux de tête, douleurs musculaires, tremblements, hallucinations. Il faut donc s'entourer de conseils médicaux pour diminuer progressivement les doses et espacer les prises, sur une période d'autant plus longue que le traitement a été prolongé.
>
> Une adaptation de la *posologie* peut être nécessaire chez les personnes âgées ou souffrant d'*insuffisance hépatique* ou d'*insuffisance rénale*.
>
> Évitez les boissons alcoolisées : augmentation du risque de somnolence.
>
> Ce médicament peut induire une somnolence, parfois intense chez certaines personnes. Cette somnolence peut être augmentée par la prise d'*alcool* ou d'autres médicaments *sédatifs*. La conduite et l'utilisation de machines dangereuses sont déconseillées, surtout dans les heures qui suivent la prise du médicament.

Interactions avec d'autres substances

Informez votre médecin ou votre pharmacien si vous prenez d'autres *sédatifs* (tranquillisants, somnifères, certains médicaments contre la toux ou contre la douleur contenant des *opiacés*, *antidépresseurs*, *neuroleptiques*...) ou en cas de traitement par la buprénorphine.

Grossesse et allaitement

Ce médicament ne doit pas être utilisé sans avis médical pendant la grossesse. Les fortes doses au cours des

6 derniers mois sont déconseillées. En fin de grossesse, un traitement par benzodiazépine, même à faible dose, peut être responsable d'effets indésirables chez le *nouveau-né* : une surveillance médicale du nouveau-né est alors nécessaire pendant 1 à 3 semaines selon les cas.

Ce médicament passe dans le lait maternel : l'allaitement est déconseillé.

Mode d'emploi et posologie

Les comprimés peuvent être pris pendant ou entre les repas.

Posologie usuelle :

- Adulte : ½ à 1 comprimé et demi par jour, en 1 ou plusieurs prises au cours de la journée.

> **Conseils :** Ce médicament vous a été prescrit dans une situation précise : ne le réutilisez pas ultérieurement sans avis médical et ne le conseillez pas à une autre personne.
> La durée de prescription des *anxiolytiques* doit être la plus courte possible. Dans certaines situations, le traitement doit toutefois être prolongé. Il appartient alors au médecin de réévaluer périodiquement la nécessité de le poursuivre ou de l'interrompre.
> Les *tranquillisants* ne sont pas la seule réponse à l'anxiété : une meilleure hygiène de vie, une consommation modérée d'excitants (y compris les boissons alcoolisées) permettent aussi de lutter efficacement contre l'excès de stress. Dans certains cas, une psychothérapie peut aider à lutter durablement contre l'anxiété.

Effets indésirables possibles

Sensation d'ivresse, maux de tête, somnolence (en particulier chez la personne âgée), ralentissement des idées, fatigue, sensation de faiblesse musculaire, baisse de la libido, *éruption cutanée* avec ou sans démangeaisons, vision double.

Dans certaines circonstances et chez certaines personnes :

- réactions paradoxales avec augmentation de l'anxiété, agitation, agressivité, confusion des idées, hallucinations ;
- *amnésie antérograde*.

Ces troubles nécessitent l'arrêt du traitement.

Laboratoires sanofi-aventis France

VIDEX

Informations détaillées sur www.monvidal.com

VIDORA

Antimigraineux — sur ordonnance

Présentation

VIDORA 25 mg : comprimé (blanc) ; boîte de 30. Liste I - Remb 35 % - **5,32 €**.

Composition

	p cp
Indoramine	25 mg
Lactose	+

Dans quel cas ce médicament est-il prescrit ?

Ce médicament est un antimigraineux.

Il est utilisé dans le *traitement de fond* de la *migraine*. Il vise à espacer les crises et à diminuer leur intensité.

Contre-indications

Ce médicament ne doit pas être utilisé dans les cas suivants :

- maladie de *Parkinson* ;
- *insuffisance hépatique*, *insuffisance cardiaque*, *insuffisance rénale* grave ;
- **allaitement**.

> **Attention :** Ce médicament n'est pas adapté au *traitement de la crise de migraine*.
> Des précautions sont nécessaires chez la personne âgée et en cas d'*insuffisance rénale*, d'*antécédent* d'*angine de poitrine* ou d'*infarctus du myocarde*.
> Ce médicament peut induire une somnolence, parfois intense chez certaines personnes. Cette somnolence peut être augmentée par la prise d'*alcool* ou d'autres médicaments *sédatifs*. La conduite et l'utilisation de machines dangereuses sont déconseillées, surtout dans les heures qui suivent la prise du médicament.

Interactions avec d'autres substances

Ce médicament peut interagir avec d'autres médicaments, notamment les *antihypertenseurs*, dont il renforce l'action.

Grossesse et allaitement

L'effet de ce médicament pendant la grossesse est mal connu : seul votre médecin peut évaluer le risque éventuel de son utilisation dans votre cas.

Les données disponibles ne permettent pas de savoir si ce médicament passe dans le lait maternel. Il est contre-indiqué pendant l'allaitement.

Mode d'emploi et posologie

Les comprimés doivent être avalés avec de l'eau.

Posologie usuelle :

- Adulte : 1 comprimé, 2 fois par jour.

> **Conseils :** L'efficacité de ce *traitement de fond* dépend d'une prise régulière et prolongée du médicament.
> Ce médicament doit être conservé à l'abri de la chaleur et de l'humidité.

Effets indésirables possibles

Le plus souvent, en début de traitement : somnolence, sécheresse de la bouche, nez bouché, troubles de l'éjaculation.

Rarement : excès de *prolactine* dans le sang.

Laboratoires Leurquin Mediolanum

VIGNE ROUGE BOIRON

Informations détaillées sur www.monvidal.com

VINCARUTINE

Informations détaillées sur www.monvidal.com

VINICARD

Informations détaillées sur www.monvidal.com

VIRACEPT

Informations détaillées sur www.monvidal.com

VIRAFERONPEG
Informations détaillées sur www.monvidal.com

VIRAMUNE
Informations détaillées sur www.monvidal.com

VIREAD
Informations détaillées sur www.monvidal.com

VIRGAN
Informations détaillées sur www.monvidal.com

VIRLIX
Antiallergique

sur ordonnance

Présentation
VIRLIX : comprimé sécable (blanc) ; boîte de 15. Liste II - Remb 35 % - **5,60 €**.
VIRLIX : solution buvable ; flacon compte-goutte de 15 ml. Liste II - Remb 35 % - **5,60 €**.

Composition

	p cp	p gte
Cétirizine dichlorhydrate	10 mg	0,5 mg
Lactose	+	

Dans quel cas ce médicament est-il prescrit ?
Ce médicament est un *antihistaminique* antiallergique ; il n'a pas d'effets *sédatifs* ni *atropiniques*.

Il est utilisé dans le traitement des manifestations allergiques diverses : *rhinite* ou *conjonctivite* allergiques, *urticaire*.

Contre-indications
Ce médicament ne doit pas être utilisé dans les cas suivants :
- *insuffisance rénale*,
- enfant de moins de 6 ans (comprimé),
- enfant de moins de 2 ans (solution buvable).

Grossesse et allaitement
L'effet de ce médicament pendant la grossesse est mal connu : seul votre médecin peut évaluer le risque éventuel de son utilisation dans votre cas.

Ce médicament passe faiblement dans le lait maternel. Il est cependant préférable de ne pas l'utiliser sans avis médical pendant l'allaitement.

Mode d'emploi et posologie
Les comprimés doivent être avalés avec un verre d'eau.

Posologie usuelle :
- Adulte et enfant de plus de 12 ans : 1 comprimé ou 20 gouttes par jour, en une prise.
- Enfant de 6 à 12 ans : 1 comprimé ou 20 gouttes par jour, en 1 ou 2 prises.
- Enfant de 2 à 6 ans : 10 gouttes par jour, en 1 ou 2 prises.

Conseils : Ce médicament agit sur les manifestations de l'*allergie* mais n'en supprime pas la cause. Si les *symptômes* persistent ou s'aggravent, n'hésitez pas à consulter votre médecin.

Effets indésirables possibles
Troubles digestifs, bouche sèche, *vertiges*.
Somnolence, chez l'enfant.
Exceptionnellement : *réaction allergique* cutanée, *œdème* de *Quincke*.

Laboratoires sanofi-aventis France

VIROPHTA
Informations détaillées sur www.monvidal.com

VIRUCALM
Informations détaillées sur www.monvidal.com

VISCÉRALGINE
Antispasmodique

sur ordonnance

Présentation
VISCÉRALGINE 50 mg : comprimé (blanc) ; boîte de 30. Liste II - Remb 35 % - **2,43 €**.

Composition

	p cp
Tiémonium méthylsulfate	50 mg

Dans quel cas ce médicament est-il prescrit ?
Ce médicament contient un *antispasmodique* apparenté à la famille des *atropiniques*. Il lutte contre les contractions anormales et douloureuses de l'intestin, des *voies biliaires*, des *voies* urinaires et de l'utérus.

Il est utilisé dans le traitement des spasmes douloureux d'origine digestive (*colites* spasmodiques), biliaire (coliques hépatiques), urologique (*coliques néphrétiques*...) et et gynécologique (règles douloureuses).

Contre-indications
Ce médicament ne doit pas être utilisé dans les cas suivants :
- risque de blocage des urines (*adénome de la prostate*...),
- risque de *glaucome* à angle fermé.

Attention : Ce médicament présente des effets *atropiniques*. Il peut provoquer un *glaucome* aigu chez les personnes prédisposées : œil rouge, dur et douloureux, avec vision floue. Une consultation d'extrême urgence auprès d'un ophtalmologiste est nécessaire.

Grossesse et allaitement
Les données scientifiques actuellement disponibles n'ont pas mis en évidence de problème particulier lors de l'utilisation de ce médicament pendant la grossesse à la dose préconisée. Néanmoins, ne l'utilisez pas sans avis médical.

Les données actuellement disponibles ne permettent pas de savoir si ce médicament passe dans le lait maternel : il est déconseillé pendant l'allaitement sans avis médical.

Mode d'emploi et posologie
Posologie usuelle :
- Adulte : 2 à 6 comprimés par jour.

Conseils : En cas de *coliques néphrétiques*, il est généralement conseillé de boire abondamment entre les crises pour lutter contre la formation de calculs. Cependant, lors d'une crise, l'absorption de liquide doit être limitée afin de ne pas accroître la douleur

Effets indésirables possibles

En cas de surdosage : effets *atropiniques* (bouche sèche, constipation, palpitations...).

Laboratoires Organon SA

VISIODOSE

Informations détaillées sur www.monvidal.com

VISKALDIX

Informations détaillées sur www.monvidal.com

VISKEN

Bêtabloquant

sur ordonnance

Présentation

VISKEN 5 mg : comprimé (blanc) ; boîte de 90. Liste I - Remb 65 % - **8,85 €**.
VISKEN 5 mg : comprimé (blanc) ; boîte de 270. Liste I - Remb 65 % - **25,46 €**.
VISKEN-QUINZE : comprimé sécable (blanc) ; boîte de 30. Liste I - Remb 65 % - **11,11 €**.
VISKEN-QUINZE : comprimé sécable (blanc) ; boîte de 90. Liste I - Remb 65 % - **32,25 €**.

Composition

	p cp	p cp
Pindolol	5 mg	15 mg
Lactose	+	

Dans quel cas ce médicament est-il prescrit ?

Ce médicament appartient à la famille des *bêtabloquants*. Ceux-ci agissent en bloquant l'action de l'*adrénaline* (et d'autres *hormones* apparentées) sur de nombreux organes, notamment le cœur, les vaisseaux et les bronches.

Il est utilisé dans :
- le traitement de l'*hypertension artérielle*,
- la prévention des crises d'*angine de poitrine*.

Les comprimés à 5 mg sont également utilisés dans le traitement :
- de certains *troubles du rythme cardiaque*,
- des manifestations cardiovasculaires des excès d'*hormones thyroïdiennes*,
- des *cardiomyopathies* obstructives.

Contre-indications

Ce médicament ne doit pas être utilisé dans les cas suivants :
- *asthme* et *bronchite chronique*,
- *insuffisance cardiaque* non contrôlée par un traitement spécifique,
- *bloc auriculoventriculaire* grave,
- *artérite*, phénomène de *Raynaud*,
- angor de *Printzmétal*,
- rythme cardiaque inférieur à 50 battements par minute,
- *phéochromocytome* non traité,
- hypotension,
- *antécédent* de *choc anaphylactique*,
- en association avec les médicaments contenant de la floctafénine ou du sultopride.

Attention : Ce médicament n'est pas un *traitement de la crise* d'*angine de poitrine*.

Des précautions sont nécessaires en cas d'*insuffisance rénale* et *hépatique* et chez la personne âgée.

N'interrompez jamais brutalement le traitement prescrit. Espacez progressivement les prises. Un avis médical est toujours préférable.

Chez les diabétiques, les *bêtabloquants* peuvent masquer certains *symptômes* de l'*hypoglycémie* (*palpitations* et accélération du cœur essentiellement).

Les bêtabloquants peuvent aggraver les *réactions allergiques* et empêcher l'action de l'*adrénaline* utilisée dans le traitement d'urgence du *choc anaphylactique*. Lors d'examens radiologiques nécessitant l'injection de produits de contraste iodés (susceptibles de provoquer des *chocs* allergiques), le traitement doit, si possible, être suspendu avec l'accord de votre médecin.

En cas d'intervention chirurgicale, l'anesthésiste doit être prévenu de la prise de ce médicament. C'est lui qui décidera si le traitement doit être poursuivi ou arrêté avant l'intervention.

Sportif : ce médicament contient une substance susceptible de rendre positifs certains *tests antidopage*.

Interactions avec d'autres substances

Ce médicament ne doit pas être associé :
- à la floctafénine (IDARAC) : risque d'augmentation de la gravité d'un éventuel *choc* allergique,
- au sultopride (uniquement disponible à l'hôpital) : risque de *torsades de pointes*.

Il peut interagir avec les médicaments contenant de l'amiodarone.

Informez votre médecin si vous prenez des *antidiabétiques*, des *AINS*, des *inhibiteurs calciques*, des *antidépresseurs imipraminiques*, des *neuroleptiques*, des *corticoïdes*, ou des médicaments contenant l'une des substances suivantes : quinidine, hydroquinidine, disopyramide, propafénone, baclofène, lidocaïne injectable, méfloquine.

Grossesse et allaitement

Les études scientifiques disponibles n'ont pas mis en évidence de problème particulier lors de l'utilisation de *bêtabloquant* chez la femme enceinte.

L'effet bêtabloquant persiste quelques jours chez le nouveau-né et justifie une surveillance médicale renforcée pendant les premiers jours de la vie.

Ce médicament passe dans le lait maternel ; un choix est donc nécessaire entre l'allaitement et la prise du médicament. Cette décision devra être prise en accord avec votre médecin.

Mode d'emploi et posologie

Ce médicament peut être pris indifféremment au cours ou en dehors des repas.

Posologie usuelle :

5 à 15 mg par jour, en moyenne, en fonction des indications.

Conseils : Veillez à toujours disposer d'une réserve de médicament : une plaquette dans la trousse de toilette, par exemple.

Votre tension artérielle doit être contrôlée régulièrement. Les appareils permettant une mesure

automatique de la tension à domicile utilisent souvent un procédé de mesure différent de celui qu'emploie votre médecin. Si vous avez un tel appareil, apportez-le en consultation pour vous assurer que la mesure obtenue est bien conforme à celle du tensiomètre de votre médecin.
Le traitement médicamenteux ne dispense pas de mesures simples pouvant faire baisser la tension artérielle : activité physique régulière, modération de la consommation de boissons alcoolisées et de *sel*, lutte contre l'excès de poids.
Il est normal que le rythme cardiaque ralentisse sous l'effet du traitement ; néanmoins, en cas de fatigue anormale et de pouls inférieur à 50 battements par minute, consultez votre médecin.

Effets indésirables possibles

Le plus fréquemment : douleur d'estomac, nausées, vomissements, fatigue en début de traitement, sensation de mains et de pieds froids, troubles de l'érection, ralentissement important du cœur, insomnie.
Plus rarement : *bloc auriculoventriculaire*, baisse excessive de la tension artérielle, phénomène de *Raynaud*, *insuffisance cardiaque*, *bronchospasme*, *hypoglycémie*, *éruption cutanée*, aggravation d'un *psoriasis*.

Laboratoires Novartis Pharma SAS

VISTABEL

Informations détaillées sur www.monvidal.com

VITABACT

Collyre antiseptique

Présentation

VITABACT : collyre ; flacon de 10 ml. Remb 35 % - **1,82 €**.
VITABACT : collyre ; boîte de 10 unidoses de 0,4 ml. Non remb.

Composition

	p flacon	p unidose
Picloxydine dichlorhydrate	5 mg	0,2 mg

Dans quel cas ce médicament est-il prescrit ?

Ce collyre contient un *antiseptique*.
Il est utilisé comme *traitement d'appoint* antiseptique des affections de l'œil.

Attention : Une rougeur ou une douleur oculaires ne sont pas obligatoirement les signes d'une infection. Des soins urgents peuvent être nécessaires, notamment en cas de vision floue.
Ce collyre peut être insuffisant pour traiter à lui seul une infection de l'œil : ne l'utilisez pas plus de quelques jours sans avis médical.

Grossesse et allaitement

L'effet de ce médicament pendant la grossesse ou l'allaitement est mal connu. L'évaluation du risque éventuel lié à son utilisation est individuelle : demandez conseil à votre pharmacien ou à votre médecin.

Mode d'emploi et posologie

Tirer la paupière inférieure vers le bas tout en regardant vers le haut et déposer une goutte de collyre entre la paupière et le globe oculaire (*cul-de-sac conjonctival*).

Posologie usuelle :
1 goutte, 2 à 6 fois par jour.
La durée du traitement ne doit pas dépasser 10 jours, sauf avis médical contraire.

Conseils : Les *lentilles de contact* ne doivent pas être portées en cas d'infection oculaire ni réutilisées avant l'arrêt complet du traitement.
Une détérioration ou un entretien inadéquat des *lentilles de contact* sont souvent à l'origine d'une irritation oculaire : consultez d'urgence votre ophtalmologiste afin qu'il les examine. Si cette consultation n'est pas possible rapidement, retirez vos lentilles.
Évitez de mettre l'embout du flacon en contact avec l'œil.
L'application correcte d'un collyre peut nécessiter une aide.
Ne conservez pas le flacon plus de 15 jours après une première utilisation. Les unidoses doivent être jetées après l'instillation.

Effets indésirables possibles

Irritation ou *réaction allergique*.

Laboratoires Novartis Pharma SAS

VITACIC

Informations détaillées sur www.monvidal.com

VITA-DERMACIDE

Informations détaillées sur www.monvidal.com

VITALOGINK

Vasodilatateur : Ginkgo biloba

Présentation

VITALOGINK 40 mg : comprimé ; boîte de 30. Remb 35 % - **4,35 €**.
VITALOGINK 40 mg : comprimé ; boîte de 90. Remb 35 % - **12,32 €**.
VITALOGINK 40 mg/ml : solution buvable (arômes : orange, citron) ; flacon de 30 ml avec mesurette graduée (1 dose = 1 ml). Remb 35 % - **4,29 €**.
VITALOGINK 40 mg/ml : solution buvable (arômes : orange, citron) ; flacon de 90 ml avec mesurette graduée (1 dose = 1 ml). Remb 35 % - **12,14 €**.

Composition

	p cp	p ml
Ginkgo biloba, extrait	40 mg	40 mg
Alcool		+
Lactose	+	

Dans quel cas ce médicament est-il prescrit ?

Ce médicament contient un extrait de plante qui vise à faciliter la circulation sanguine.
Il est utilisé dans le traitement :
- des troubles du comportement et de la mémoire liés au vieillissement ;
- des manifestations douloureuses de l'*artérite* au cours de la marche ;
- du phénomène de *Raynaud* ;
- des *vertiges*, des bourdonnements d'oreilles, des baisses de l'audition ;
- des troubles de la vue d'origine vasculaire.

Attention : Chez une personne âgée, des troubles attribués au vieillissement peuvent être dus à une dépression ; ils nécessitent alors un traitement spécifique.
La solution buvable contient de l'*alcool* en quantité notable.

Interactions avec d'autres substances

Compte tenu de la présence d'*alcool*, la solution buvable peut interagir avec les médicaments qui ont un *effet antabuse* (ESPÉRAL...).

Grossesse et allaitement

L'effet de ce médicament pendant la grossesse ou l'allaitement est mal connu : seul votre médecin peut évaluer le risque éventuel de son utilisation dans votre cas.

Mode d'emploi et posologie

Ce médicament doit être pris pendant les repas. La solution buvable est alcoolisée et doit être diluée dans un demi-verre d'eau.

Posologie usuelle :
1 comprimé ou 1 ml de solution buvable, 3 fois par jour.

Conseils : Ce médicament ne fait que soulager les *symptômes* de l'*artérite* ; l'arrêt total et définitif du tabac et la pratique régulière de la marche sont des éléments fondamentaux pour retarder l'évolution de la maladie.

Effets indésirables possibles

Rarement : *troubles digestifs*, maux de tête, éruption cutanée.

Laboratoires Mylan

VITAMINE A DULCIS

Cicatrisant oculaire

Présentation

VITAMINE A DULCIS : pommade ophtalmique ; tube de 10 g. Remb 35 % - **1,71 €**.

Composition

	p 100 g
Rétinol (vitamine A)	25 000 UI
Lanoline	+

Dans quel cas ce médicament est-il prescrit ?

Cette pommade ophtalmique cicatrisante contient de la *vitamine* A.
Elle est utilisée dans le *traitement d'appoint* des troubles de la cicatrisation de la *cornée* et pour traiter la sécheresse oculaire.

Attention : Toute plaie oculaire, même minime, peut avoir des conséquences graves. Elle doit faire l'objet d'un examen spécialisé, notamment en cas de rougeur, douleur et/ou vision floue.
Conducteur : la vision est troublée par l'application de la pommade. Ce trouble disparaît en quelques minutes.

Interactions avec d'autres substances

Cette pommade ophtalmique peut interagir avec les collyres : respectez un intervalle de 15 minutes entre deux instillations.

Grossesse et allaitement

L'effet de ce médicament pendant la grossesse ou l'allaitement est mal connu. L'évaluation du risque éventuel lié à son utilisation est individuelle : demandez conseil à votre pharmacien ou à votre médecin.

Mode d'emploi et posologie

Tirer la paupière inférieure vers le bas tout en regardant vers le haut et déposer l'équivalent d'un grain de riz de pommade entre la paupière et le globe oculaire (*cul-de-sac conjonctival*).

Posologie usuelle :
2 ou 3 applications par jour.

Conseils : L'application correcte du produit peut nécessiter une aide, notamment chez une personne handicapée ou âgée.

Effets indésirables possibles

Eczéma de contact (présence de lanoline).

Laboratoires Allergan France

VITAMINE A FAURE

Cicatrisant oculaire

Présentation

VITAMINE A FAURE : collyre ; flacon de 10 ml. Remb 35 % - **1,94 €**.

Composition

	p 100 ml
Rétinol (vitamine A)	150 000 UI
Benzalkonium chlorure	+

Dans quel cas ce médicament est-il prescrit ?

Ce collyre cicatrisant contient de la *vitamine* A.
Il est utilisé dans le *traitement d'appoint* des troubles de la cicatrisation de la *cornée* et pour traiter la sécheresse oculaire.

Attention : Toute plaie oculaire, même minime, peut avoir des conséquences graves. Elle doit faire l'objet d'un examen spécialisé, notamment en cas de rougeur, douleur et/ou vision floue.

Interactions avec d'autres substances

Ce collyre peut interagir avec d'autres collyres : respectez un intervalle de 15 minutes entre deux instillations.

Grossesse et allaitement

L'effet de ce médicament pendant la grossesse ou l'allaitement est mal connu. L'évaluation du risque éventuel lié à son utilisation est individuelle : demandez conseil à votre pharmacien ou à votre médecin.

Mode d'emploi et posologie

Tirer la paupière inférieure vers le bas tout en regardant vers le haut et déposer une goutte de collyre entre la paupière et le globe oculaire (*cul-de-sac conjonctival*).

Posologie usuelle :
1 ou 2 gouttes, 3 à 6 fois par jour.

Conseils : Ce collyre ne doit pas être instillé pendant le port de *lentilles de contact* hydrophiles : il risque de s'y fixer.

Évitez de mettre l'embout du flacon en contact avec l'œil.
Ne conservez pas ce collyre plus de 15 jours après une première utilisation.

Laboratoires Europhta

VITAMINE A NEPALM

Informations détaillées sur www.monvidal.com

VITAMINES B1-B6 BAYER

Antiasthénique

Présentation

VITAMINES B1 + B6 BAYER : comprimé (blanc) ; boîte de 20. Non remb.
VITAMINES B1 + B6 BAYER : comprimé (blanc) ; boîte de 40. Non remb.

Composition

	p cp
Thiamine chlorhydrate (vitamine B1)	250 mg
Pyridoxine chlorhydrate (vitamine B6)	35 mg

Dans quel cas ce médicament est-il prescrit ?

Ce médicament est un *antiasthénique* qui contient des *vitamines* du groupe B, substances indispensables au *métabolisme*.
Il est utilisé dans le *traitement d'appoint* de la fatigue lorsque celle-ci n'est pas due à une maladie (*asthénie fonctionnelle*).

Attention : La prise prolongée de *vitamine* B6 ou un *surdosage* ponctuel expose à des troubles neurologiques : fourmillements, faiblesse musculaire, troubles de la sensibilité cutanée. Respectez la *posologie* recommandée.
Une fatigue persistante ne doit pas vous conduire à augmenter les prises de ce médicament : consultez votre médecin.

Grossesse et allaitement

Ce médicament ne contient que des substances présumées sans danger pendant la grossesse ou l'allaitement. Néanmoins, ne l'utilisez pas de façon prolongée sans l'avis de votre pharmacien ou de votre médecin.

Mode d'emploi et posologie

Les comprimés doivent être avalés avec un verre d'eau, sans être croqués.

Posologie usuelle :

- Adulte : 1 à 4 comprimés par jour.

La durée du traitement ne doit pas dépasser 4 semaines sans avis médical.

Conseils : Le traitement de l'*asthénie fonctionnelle* repose sur des mesures simples : un temps de sommeil suffisant, une consommation modérée d'*alcool*, de café et de thé, l'arrêt du tabagisme, la pratique d'un sport, la suppression, lorsque cela est possible, des expositions au stress.
Ce médicament n'est qu'un *traitement d'appoint* qui complète l'action de ces mesures indispensables.

Effets indésirables possibles

Troubles neurologiques (voir Attention).

Laboratoires Bayer Santé Familiale

VITAMINE B6 RICHARD

Informations détaillées sur www.monvidal.com

VITAMINE B12 AGUETTANT

Informations détaillées sur www.monvidal.com

VITAMINE B12 ALLERGAN

Cicatrisant oculaire

Présentation

VITAMINE B12 ALLERGAN : collyre ; flacon de 5 ml. Non remb.
VITAMINE B12 ALLERGAN : collyre ; boîte de 20 flacons unidoses de 0,4 ml. Non remb.

Composition

	flacon p 100 ml	unidose p 100 ml
Cyanocobalamine (vitamine B12)	50 mg	50 mg
Benzododécinium bromure	+	

Dans quel cas ce médicament est-il prescrit ?

Ce collyre cicatrisant contient de la *vitamine* B12.
Il est utilisé dans le *traitement d'appoint* des troubles de la cicatrisation de la *cornée*.

Contre-indications

Le flacon de 5 ml ne doit pas être utilisé en cas d'*allergie* aux *antiseptiques* de la famille des *ammoniums quaternaires* (présence de benzododécinium).

Attention : Toute plaie oculaire, même minime, peut avoir des conséquences graves. Elle doit faire l'objet d'un examen spécialisé, notamment en cas de rougeur, douleur et/ou vision floue.
Ce collyre peut provoquer une coloration irréversible des *lentilles de contact* souples hydrophiles. Celles-ci ne pourront être réutilisées qu'après l'arrêt du traitement.

Interactions avec d'autres substances

Ce collyre peut interagir avec d'autres collyres : respectez un intervalle de 15 minutes entre deux instillations.

Grossesse et allaitement

L'utilisation ponctuelle de ce médicament pendant la grossesse ou l'allaitement ne semble pas poser de problème particulier.

Mode d'emploi et posologie

Tirer la paupière inférieure vers le bas tout en regardant vers le haut et déposer une goutte de collyre entre la paupière et le globe oculaire (*cul-de-sac conjonctival*).

Posologie usuelle :
1 ou 2 gouttes, 3 ou 4 fois par jour.

Conseils : Évitez de mettre l'embout du flacon en contact avec l'œil.
L'application correcte du produit peut nécessiter une aide, notamment chez une personne handicapée ou âgée.
Ne conservez pas le flacon de 5 ml plus d'un mois après une première utilisation. Les unidoses doivent être utilisées immédiatement après ouverture et ne doivent pas être conservées pour une instillation ultérieure.

Effets indésirables possibles

Liée à la présence de benzododécinium : *réaction allergique* (flacon de 5 ml).

Laboratoires Allergan France

VITAMINE B12 BAYER

Informations détaillées sur www.monvidal.com

VITAMINE B12 CHAUVIN

Collyre cicatrisant

Présentation

VITAMINE B12 CHAUVIN 0,2 mg/0,4 ml : collyre ; boîte de 10 flacons unidoses de 0,4 ml. Non remb.

Composition

	p unidose
Cyanocobalamine (vitamine B12)	0,2 mg

Dans quel cas ce médicament est-il prescrit ?

Ce collyre cicatrisant contient de la *vitamine* B12.

Il est utilisé dans le *traitement d'appoint* des troubles de la cicatrisation de la *cornée*.

Attention : Toute plaie oculaire, même minime, peut avoir des conséquences graves. Elle doit faire l'objet d'un examen spécialisé, notamment en cas de rougeur, douleur et/ou vision floue.

Ce collyre peut provoquer une coloration irréversible des *lentilles de contact* souples hydrophiles. Celles-ci ne pourront être réutilisées qu'après l'arrêt du traitement.

Interactions avec d'autres substances

Ce collyre peut interagir avec d'autres collyres : respectez un intervalle de 15 minutes entre deux instillations.

Grossesse et allaitement

L'utilisation ponctuelle de ce médicament pendant la grossesse ou l'allaitement ne semble pas poser de problème particulier.

Mode d'emploi et posologie

Tirer la paupière inférieure vers le bas tout en regardant vers le haut et déposer une goutte de collyre entre la paupière et le globe oculaire (*cul-de-sac conjonctival*). Une unidose permet de traiter, si nécessaire, les deux yeux.

Posologie usuelle :

1 goutte dans l'œil malade, 3 ou 4 fois par jour.

Conseils : L'application correcte du produit peut nécessiter une aide, notamment chez une personne handicapée ou âgée.

Les flacons unidoses doivent être jetés immédiatement après utilisation.

Effets indésirables possibles

Picotements ou sensation de brûlure oculaires transitoires, *réaction allergique* locale.

Laboratoires Chauvin Bausch & Lomb

VITAMINE B12 DELAGRANGE

Antianémique

Présentation

VITAMINE B12 DELAGRANGE 1000 µg/2 ml : solution buvable et injectable ; boîte de 6 ampoules de 2 ml. Remb 65 % - **2,57 €**.

Composition

	p amp
Cyanocobalamine (vitamine B12)	1 000 µg

Dans quel cas ce médicament est-il prescrit ?

Ce médicament contient de la *vitamine* B12, indispensable au fonctionnement de la moelle osseuse (qui fabrique les cellules du sang).

Il est utilisé dans le traitement de certaines formes d'*anémie* dues à un défaut d'absorption de la vitamine B12 par l'intestin ou à une insuffisance d'apport alimentaire.

Contre-indications

Ce médicament ne doit pas être utilisé dans les cas suivants :

- *allergie* à la *vitamine* B12 et aux substances apparentées,
- cancer récent ou en évolution.

Grossesse et allaitement

L'effet de ce médicament pendant la grossesse ou l'allaitement est mal connu : seul votre médecin peut évaluer le risque éventuel de son utilisation dans votre cas.

Mode d'emploi et posologie

La solution peut être bue ou injectée par *voie intramusculaire*.

Posologie usuelle :

- En injection : 1 ampoule par jour ou 1 jour sur 2.

Après 10 injections au total : 1 ampoule par mois.

- Par voie orale : 1 ampoule par jour pendant 15 jours à 1 mois ; puis 1 ampoule tous les 10 jours.

Conseils : Sous traitement, la coloration rouge des urines est normale : elle est liée à l'élimination de la *vitamine* B12.

Effets indésirables possibles

Douleur au point d'injection.

Acné, réaction allergique.

Laboratoires sanofi-aventis France

VITAMINE B12 GERDA

Antianémique

Présentation

VITAMINE B12 GERDA 250 µg : comprimé sécable (rose) ; boîte de 24. Non remb.

VITAMINE B12 GERDA 1 000 µg/4 ml : solution injectable (IM) et buvable ; boîte de 6 ampoules de 4 ml. Remb 65 % - **2,57 €**.

Composition

	p cp	p amp
Cyanocobalamine (vitamine B12)	250 µg	1 000 µg

Dans quel cas ce médicament est-il prescrit ?

Ce médicament contient de la *vitamine* B12, indispensable au fonctionnement de la moelle osseuse (qui fabrique les cellules du sang).

Il est utilisé dans le traitement de certaines formes d'*anémie* dues à un défaut d'absorption de la vitamine B12 par l'intestin ou à une insuffisance d'apport alimentaire.

Contre-indications

Ce médicament ne doit pas être utilisé dans les cas suivants :
- *allergie* à la *vitamine* B12 et aux substances apparentées,
- cancer récent ou en évolution,
- enfant de moins de 6 ans (comprimé).

Grossesse et allaitement

L'effet de ce médicament pendant la grossesse ou l'allaitement est mal connu : seul votre médecin peut évaluer le risque éventuel de son utilisation dans votre cas.

Mode d'emploi et posologie

La solution peut être bue ou injectée par voie *intramusculaire*.

Posologie usuelle :

Comprimé :
- Adulte et enfant de plus de 6 ans : 1 comprimé par jour pendant 15 jours à 1 mois, puis 1 comprimé tous les 10 jours.

Solution injectable et buvable :
- En injection : 1 ampoule par jour ou 1 jour sur 2. Après 10 injections au total : 1 ampoule par mois.
- Par voie orale : 1 ampoule par jour pendant 15 jours à 1 mois ; puis 1 ampoule tous les 10 jours.

Conseils : Sous traitement, la coloration rouge des urines est normale : elle est liée à l'élimination de la *vitamine* B12.
Ce médicament doit être conservé à l'abri de la lumière.

Effets indésirables possibles

Douleur au point d'injection (solution injectable).
Acné, réaction allergique.

Laboratoires Gerda

VITAMINE B12 LAVOISIER

Informations détaillées sur www.monvidal.com

VITAMINE B12 THÉA

Cicatrisant oculaire

Présentation

VITAMINE B12 THÉA : collyre ; boîte de 20 unidoses de 0,4 ml. Non remb.

Composition

	p unidose
Cyanocobalamine (vitamine B12)	0,2 mg

Dans quel cas ce médicament est-il prescrit ?

Ce collyre cicatrisant contient de la *vitamine* B12.

Il est utilisé dans le *traitement d'appoint* des troubles de la cicatrisation de la *cornée*.

Attention : Toute plaie oculaire, même minime, peut avoir des conséquences graves. Elle doit faire l'objet d'un examen spécialisé, notamment en cas de rougeur, douleur et/ou vision floue.
Ce collyre peut provoquer une coloration irréversible des *lentilles de contact* souples hydrophiles. Celles-ci ne pourront être réutilisées qu'après l'arrêt du traitement.

Interactions avec d'autres substances

Ce collyre peut interagir avec d'autres collyres : respectez un intervalle de 15 minutes entre deux instillations.

Grossesse et allaitement

L'utilisation ponctuelle de ce médicament pendant la grossesse ou l'allaitement ne semble pas poser de problème particulier.

Mode d'emploi et posologie

Tirer la paupière inférieure vers le bas tout en regardant vers le haut et déposer une goutte de collyre entre la paupière et le globe oculaire (*cul-de-sac conjonctival*).

Posologie usuelle :

1 goutte, 3 ou 4 fois par jour.

Conseils : L'application correcte du produit peut nécessiter une aide, notamment chez une personne handicapée ou âgée.
Les unidoses doivent être utilisées immédiatement après ouverture et ne doivent pas être conservées pour une instillation ultérieure.

Effets indésirables possibles

Réaction allergique.

Laboratoires Théa

VITAMINE C ARROW

Informations détaillées sur www.monvidal.com

VITAMINE C UPSA

Vitamine C

Présentation

VITAMINE C UPSA 500 mg : comprimé à croquer (jaune ; arôme orange) ; boîte de 30. Non remb.
VITAMINE C UPSA 500 mg fruit exotique : comprimé à croquer (arôme fruit de la Passion) ; boîte de 30. Non remb.
VITAMINE C UPSA 1 000 mg : comprimé effervescent (orange ; arôme orange) ; boîte de 20. Non remb.

Composition

	p cp	p cp efferv
Acide ascorbique (vitamine C)	500 mg	1 g
Aspartam	+	
Saccharose		628 mg
Sodium		283 mg

Dans quel cas ce médicament est-il prescrit ?

Ce médicament contient de l'acide ascorbique (*vitamine* C), indispensable au *métabolisme*. Sa *carence* était autrefois responsable du scorbut chez les navigateurs.

Il est utilisé :
- dans le traitement de la carence en vitamine C (scorbut exceptionnel en France) ;
- dans le *traitement d'appoint* de l'*asthénie fonctionnelle.*

Contre-indications

Ce médicament ne doit pas être utilisé dans les cas suivants :
- *antécédent* de calculs des *voies* urinaires (dose supérieure à 1 g par jour),
- *phénylcétonurie* (comprimé à croquer : présence d'aspartam).

Attention : La *vitamine* C est dégradée dans l'organisme en acide oxalique pouvant favoriser la formation de calculs dans les *voies* urinaires. Ne prenez pas de dose importante de vitamine C pendant une longue durée sans avis médical.
Des précautions sont nécessaires en cas de déficit en *G6PD.*
Le comprimé effervescent contient du *sel* (sodium) en quantité notable.

Grossesse et allaitement

La *vitamine* C, à faible dose, n'est pas toxique chez la femme enceinte ou qui allaite.

Mode d'emploi et posologie

Les comprimés à croquer peuvent également être sucés.
Les comprimés effervescents doivent être dissous dans un verre d'eau.

Posologie usuelle :
- Adulte : 500 mg à 1 g par jour.

Conseils : Il est préférable de ne pas prendre ce médicament en fin de journée à cause de son effet légèrement stimulant.
Une prise quotidienne (supérieure à 2 g) de *vitamine* C peut modifier certaines analyses de sang.
La vitamine C est présente dans les légumes, y compris la pomme de terre, et les fruits ; elle est dégradée en partie par la chaleur et la lumière. Elle est largement utilisée comme conservateur dans les produits alimentaires.
Une alimentation équilibrée et diversifiée apporte habituellement des quantités suffisantes de vitamine C. Il est inutile d'augmenter les doses ou la durée du traitement conseillées par votre médecin ou votre pharmacien : un excès d'apport est éliminé par les urines.
Le traitement de l'*asthénie fonctionnelle* repose sur des mesures simples : un temps de sommeil suffisant, une consommation modérée d'*alcool*, de café et de thé, l'arrêt du tabagisme, la pratique d'un sport, la suppression, lorsque cela est possible, des expositions au stress.
Ce médicament n'est qu'un *traitement d'appoint* qui complète l'action de ces mesures indispensables.
Les comprimés effervescents doivent être conservés à l'abri de l'humidité.

Effets indésirables possibles

À forte dose (supérieure à 1 g) : brûlures d'estomac, diarrhée.
Chez les personnes prédisposées : calculs des *voies* urinaires.

Laboratoires UPSA Conseil

VITAMINE D3 BON
Vitamine D

sur ordonnance

Présentation

VITAMINE D3 BON 200 000 UI/ml : solution huileuse buvable et injectable ; ampoule de 1 ml. Liste II - Remb 65 % - **1,94 €**.

Composition

	p amp buv
Colécalciférol (vitamine D3)	200 000 UI

Dans quel cas ce médicament est-il prescrit ?

Ce médicament contient de la *vitamine* D, qui permet la fixation osseuse du calcium et dont la *carence* provoque le *rachitisme.*
Il est utilisé pour prévenir et traiter les carences en vitamine D.

Contre-indications

Ce médicament ne doit pas être utilisé dans les cas suivants :
- excès de calcium dans le sang et dans les urines,
- *antécédent* de calculs rénaux contenant du calcium.

Attention : Un *surdosage* en *vitamine* D expose à des effets indésirables graves.
La vitamine D est présente dans de nombreux laits pour bébé et médicaments disponibles sans ordonnance : prenez l'avis de votre médecin ou de votre pharmacien pour éviter tout risque de surdosage.

Grossesse et allaitement

Ce médicament peut être utilisé chez la femme enceinte ou chez celle qui allaite, mais la *posologie* prescrite par le médecin ne doit pas être dépassée.
Une *hypercalcémie* pendant la grossesse pourrait être néfaste pour l'enfant à naître. Veillez à ne pas absorber plusieurs médicaments contenant de la *vitamine* D pendant la grossesse.

Mode d'emploi et posologie

La solution huileuse doit être injectée par *voie* intramusculaire. Chez le *nourrisson*, elle peut également être mélangée au biberon ou donnée à la cuillère.

Posologie usuelle :
Prévention du *rachitisme* :
- Nourrisson et jeune enfant jusqu'à 5 ans : ½ ou 1 ampoule (selon le mode d'alimentation et l'âge) tous les 6 mois.

Dans les autres cas, notamment chez la femme enceinte et la personne âgée, la *posologie* est strictement individuelle.

Conseils : Les *carences* en *vitamine* D sont particulièrement fréquentes chez les jeunes enfants à peau sombre ou peu exposée au soleil ; en effet, la vitamine D est fabriquée par la peau sous l'influence des rayons *ultraviolets.*

La prévention du *rachitisme* par la vitamine D doit être systématique chez le *nourrisson* et le jeune enfant.
Ce médicament doit être conservé à l'abri de la chaleur et de la lumière.

Laboratoires Bouchara-Recordati

VITAMINE E MERCK
Vitamine E

Présentation
VITAMINE E MERCK 500 mg : capsule ; boîte de 30. Remb 65 % - **3,50 €**.

Composition

	p caps
Alpha-tocophérol (vitamine E) acétate	500 mg

Dans quel cas ce médicament est-il prescrit ?
Ce médicament contient de la *vitamine* E, substance protectrice de la membrane des cellules.
Il est utilisé dans le traitement des *carences* en vitamine E.

Grossesse et allaitement
Ce médicament ne contient aucune substance connue pour être toxique pendant la grossesse ou l'allaitement. Néanmoins, ne l'utilisez pas de façon prolongée sans avis médical.

Mode d'emploi et posologie
1 capsule le matin au petit déjeuner.

Conseils : Une alimentation équilibrée et diversifiée apporte habituellement des quantités suffisantes de *vitamine* E, présente essentiellement dans les corps gras.

Laboratoires Mylan

VITAMINE E SANDOZ
Vitamine E

Présentation
VITAMINE E SANDOZ : capsule ; boîte de 30. Remb 65 % - **3,50 €**.

Composition

	p caps
Alpha-tocophérol (vitamine E) acétate	500 mg

Dans quel cas ce médicament est-il prescrit ?
Ce médicament contient de la *vitamine* E, substance protectrice de la membrane des cellules.
Il est utilisé dans le traitement des *carences* en vitamine E.

Grossesse et allaitement
Ce médicament ne contient aucune substance connue pour être toxique pendant la grossesse ou l'allaitement. Néanmoins, ne l'utilisez pas de façon prolongée sans avis médical.

Mode d'emploi et posologie
1 capsule le matin au petit déjeuner.

Conseils : Une alimentation équilibrée et diversifiée apporte habituellement des quantités suffisantes de *vitamine* E, présente essentiellement dans les corps gras.

Laboratoires Sandoz

VITAMINE K1 ROCHE
Antihémorragique

Présentation
VITAMINE K1 ROCHE à 10 mg/ml : solution buvable et injectable ; boîte de 3 ampoules de 1 ml avec pipette. Remb 65 % - **4,07 €**.
VITAMINE K1 ROCHE nourrisson à 2 mg/0,2 ml : solution buvable et injectable ; boîte de 6 ampoules de 0,2 ml avec pipette. Remb 65 % - **7,58 €**.

Composition

	p amp	p amp
Phytoménadione (vitamine K1)	10 mg	2 mg

Dans quel cas ce médicament est-il prescrit ?
Ce médicament contient de la *vitamine* K1 naturelle. Cette vitamine intervient dans la formation des caillots sanguins qui permettent à l'organisme de lutter contre les *hémorragies*. Elle est normalement apportée par l'alimentation, et les *carences* ne se rencontrent que dans des situations très particulières : maladie intestinale qui diminue son absorption, prise prolongée de certains *antibiotiques* puissants, prise de médicaments *anticoagulants* oraux.
Ce médicament est utilisé dans la prévention ou le traitement des hémorragies par carence en vitamine K dues à la prise de certains médicaments et dans la prévention des hémorragies chez le *nouveau-né*.

Attention : N'utilisez pas ce médicament sans avis médical.

Grossesse et allaitement
Ce médicament ne contient aucune substance connue pour être toxique pendant la grossesse ou l'allaitement, néanmoins ne l'utilisez pas sans avis médical.

Mode d'emploi et posologie
Utiliser la pipette jointe à l'ampoule. Afin d'éviter la formation de bulles d'air qui nuirait au bon dosage du produit, introduire la pipette dans l'ampoule et aspirer une petite quantité de solution ; repousser le piston pour vider la pipette dans l'ampoule. Replonger la pipette dans la solution et prélever la dose prescrite. Le contenu de la pipette est vidé directement dans la bouche.

Posologie usuelle :
- Adulte :
  - 1 à 5 ampoules à 10 mg par jour, suivant la gravité de la *carence* en *vitamine* K ;
  - chez les mères traitées par *inducteurs enzymatiques*, en prévention des hémorragies du nouveau-né : 1 à 2 ampoules à 10 mg par jour pendant les 15 jours précédant la date attendue de l'accouchement.
- Nouveau-né :
  - sans risque hémorragique connu : 1 ampoule à 2 mg à la naissance, à renouveler une fois entre le 2e et le 7e jour de l'enfant ;

– à risque ou allaité au sein : poursuivre le traitement initial à la dose de 1 ampoule à 2 mg par semaine jusqu'à la fin de l'allaitement.

Conseils : Jeter les ampoules qui ne présentent pas une solution limpide.
Les ampoules doivent être conservées à l'abri de la lumière.

Laboratoires Roche

VITARUTINE
Collyre à visée vasculoprotectrice

Présentation
VITARUTINE : collyre ; flacon de 10 ml. Non remb.

Composition

	p 100 ml
Sulforutoside sodique	200 mg
Nicotinamide (vitamine PP)	500 mg
Thiomersal (mercurothiolate sodique)	+

Dans quel cas ce médicament est-il prescrit ?
Ce collyre contient un protecteur *vasculaire* et une *vitamine*.
Il est utilisé dans le traitement des troubles en rapport avec une fragilité des vaisseaux sanguins de la *conjonctive* : petites *hémorragies*, essentiellement.

Contre-indications
Ce médicament ne doit pas être utilisé en cas d'*allergie* aux *antiseptiques* de la famille des mercuriels (présence de thiomersal).

Attention : Une *hémorragie* de la *conjonctive* (tache rouge du blanc de l'œil) nécessite une consultation médicale afin d'en connaître la cause.

Interactions avec d'autres substances
Ce collyre peut interagir avec d'autres collyres : respectez un intervalle de 15 minutes entre deux instillations.

Grossesse et allaitement
L'effet de ce médicament pendant la grossesse ou l'allaitement est mal connu. L'évaluation du risque éventuel lié à son utilisation est individuelle : demandez conseil à votre pharmacien ou à votre médecin.

Mode d'emploi et posologie
Tirer la paupière inférieure vers le bas tout en regardant vers le haut et déposer une goutte de collyre entre la paupière et le globe oculaire (*cul-de-sac conjonctival*).

Posologie usuelle :
1 à 2 gouttes, 4 à 6 fois par jour.

Conseils : Ce collyre ne doit pas être instillé pendant le port de *lentilles de contact* hydrophiles : il risque de s'y fixer.
Ne conservez pas ce collyre plus de 15 jours après une première utilisation.

Effets indésirables possibles
Réaction allergique locale.

Laboratoires Europhta

VITASCORBOL
Vitamine C

Présentation
VITASCORBOL sans sucre 500 mg : comprimé à croquer (orange pâle ; arôme citron) ; boîte de 12. Non remb.
VITASCORBOL sans sucre 500 mg : comprimé à croquer (orange pâle ; arôme citron) ; boîte de 2 tubes de 12. Non remb.
VITASCORBOL 1 000 mg effervescent : comprimé effervescent (orange ; arôme orange) ; boîte de 2 tubes de 10. Non remb.

Composition

	p cp	p cp efferv
Acide ascorbique (vitamine C)	200 mg	1 g
Ascorbate de sodium	337,5 mg	
soit Acide ascorbique total	500 mg	
Aspartam	+	
Sorbitol	+	
Sodium		283 mg
Saccharose		+

Dans quel cas ce médicament est-il prescrit ?
Ce médicament contient de l'acide ascorbique (*vitamine* C), indispensable au *métabolisme*. Sa *carence* était autrefois responsable du scorbut chez les navigateurs.
Il est utilisé dans le *traitement d'appoint* de la fatigue (*asthénie fonctionnelle*).

Contre-indications
Ce médicament ne doit pas être utilisé dans les cas suivants :
– *antécédent* de calculs des *voies* urinaires (à une dose supérieure à 1 g par jour),
– *phénylcétonurie* (comprimé sans sucre : présence d'aspartam).

Attention : La *vitamine* C est dégradée dans l'organisme en acide oxalique, pouvant favoriser la formation de calculs dans les *voies* urinaires. Ne prenez pas de dose importante de vitamine C pendant une longue durée sans avis médical.
Des précautions sont nécessaires en cas de déficit en *G6PD*.
Une prise quotidienne de *vitamine* C supérieure à 2 g peut modifier certaines analyses de sang.

Grossesse et allaitement
La *vitamine* C, à faible dose, n'est pas toxique chez la femme enceinte ou chez celle qui allaite.

Mode d'emploi et posologie
Il est préférable de ne pas prendre ce médicament en fin de journée en raison de son effet légèrement stimulant.
Les comprimés effervescents doivent être dissous dans un demi-verre d'eau.

Posologie usuelle :
- Adulte : 500 mg à 1 g par jour.

La durée du traitement ne doit pas dépasser 10 jours sans avis médical.

Conseils : Les comprimés à 500 mg peuvent être placés en accès libre dans certaines pharmacies ; néanmoins, n'hésitez pas à demander conseil à votre pharmacien.

La vitamine C est présente dans les légumes, y compris la pomme de terre, et les fruits ; elle est dégradée en partie par la chaleur et la lumière. Elle est largement utilisée comme conservateur dans les produits alimentaires.
Une alimentation équilibrée et diversifiée apporte habituellement des quantités suffisantes de vitamine C. Il est inutile d'augmenter les doses ou la durée du traitement conseillées par votre médecin ou votre pharmacien : un excès d'apport est éliminé par les urines.
Le traitement de l'*asthénie fonctionnelle* repose sur des mesures simples : un temps de sommeil suffisant, une consommation modérée d'*alcool*, de café et de thé, l'arrêt du tabagisme, la pratique d'un sport, la suppression, lorsque cela est possible, des expositions au stress.
Ce médicament n'est qu'un *traitement d'appoint* qui complète l'action de ces mesures indispensables.
Les comprimés effervescents doivent être conservés à l'abri de l'humidité.

Effets indésirables possibles

À forte dose (supérieure à 1 g) : brûlures d'estomac, diarrhée.
Chez les personnes prédisposées : calculs des *voies urinaires*.

Laboratoires Coopération Pharmaceutique Française

VITATHION

Informations détaillées sur www.monvidal.com

VIVELLEDOT

Estrogène

sur ordonnance

Présentation

VIVELLEDOT 25 µg/24 h : *dispositif transdermique* ; boîte de 8. Liste II - Remb 65 % - **7,49 €**.
VIVELLEDOT 37,5 µg/24 h : *dispositif transdermique* ; boîte de 8. Liste II - Remb 65 % - **7,49 €**.
VIVELLEDOT 50 µg/24 h : *dispositif transdermique* ; boîte de 8. Liste II - Remb 65 % - **7,49 €**.
VIVELLEDOT 75 µg/24 h : *dispositif transdermique* ; boîte de 8. Liste II - Remb 65 % - **7,49 €**.
VIVELLEDOT 100 µg/24 h : *dispositif transdermique* ; boîte de 8. Liste II - Remb 65 % - **7,49 €**.

Composition

	p disp	p disp	p disp
Estradiol	0,39 mg	0,585 mg	0,78 mg

	p disp	p disp
Estradiol	1,17 mg	1,56 mg

Dans quel cas ce médicament est-il prescrit ?

Ce dispositif transdermique contient une *hormone* naturelle de la famille des *estrogènes*. Elle traverse la peau et passe progressivement dans le sang.
Il est utilisé pour soulager les *symptômes* dus au déficit en estrogènes lors de la *ménopause* (bouffées de chaleur, sécheresse vaginale...).
Les dispositifs à 50 µg, 75 µg et 100 µg sont également utilisés pour prévenir l'*ostéoporose* chez la femme ménopausée ayant un risque accru de fracture.

Contre-indications

Ce médicament ne doit pas être utilisé dans les cas suivants :
- *accident thromboembolique* (*phlébite*, *embolie* pulmonaire...) récent ou survenant pendant le traitement ;
- *cancer hormonodépendant* (y compris un *antécédent* de cancer du sein) ;
- saignement génital intermittent (l'origine de ce saignement doit être déterminée par des examens avant la mise en route du traitement) ;
- *hyperplasie* de l'utérus non traitée ;
- maladie du foie grave ;
- *porphyrie*.

Attention : De récentes études ont montré une augmentation du risque de survenue d'un cancer du sein chez les femmes ayant reçu un traitement prolongé des *symptômes* de la *ménopause*. Le traitement doit par conséquent être prescrit à la dose minimale efficace et pour une durée la plus courte possible. En l'absence de troubles, sa prescription ne doit pas être systématique.
Un bilan initial suivi d'une surveillance médicale régulière sont nécessaires, surtout dans les cas suivants : *diabète*, *hypertriglycéridémie*, *hypertension artérielle*, affection bénigne de l'utérus, *lupus érythémateux* disséminé, *otospongiose*, ictère (jaunisse) chronique ou survenu lors d'une grossesse, *lithiase* biliaire, *migraine*, *insuffisance rénale* ou *cardiaque*, *épilepsie*, *asthme*, antécédents familiaux de *cancer hormonodépendant* ou d'*accident thromboembolique*.
Des maux de tête importants ou inhabituels, des troubles de la vision, une élévation franche de la tension artérielle imposent l'arrêt immédiat du traitement et la consultation d'un médecin.
Si vous devez subir une intervention chirurgicale, il est préférable d'interrompre le traitement un mois à l'avance. De même, un alitement prolongé doit vous conduire à arrêter le traitement.

Interactions avec d'autres substances

L'efficacité du traitement peut être diminuée par la prise conjointe d'un médicament *inducteur enzymatique*.

Grossesse et allaitement

Ce médicament n'a pas d'indication chez la femme enceinte. Si une grossesse survient sous traitement, éventualité rare mais possible en début de pré-ménopause, consultez votre médecin et arrêtez le traitement. Aucune malformation imputable à ce médicament n'a été observée à ce jour.
Lorsque la *ménopause* est confirmée, une grossesse est impossible, y compris en cas de réapparition des règles.

Mode d'emploi et posologie

Détacher le feuillet de protection qui recouvre la face adhésive et appliquer le dispositif sur l'abdomen.
Ne pas coller le dispositif :
- sur les seins ;
- sur de la peau mouillée ou graissée par l'application préalable d'une crème ou d'une huile ;
- sur une lésion cutanée : plaie, grain de beauté... ;
- sur une région soumise aux frottements des vêtements : ceinture, bretelle de soutien-gorge... ;

- sur l'emplacement du précédent dispositif : utiliser alternativement 2 ou 3 régions cutanées différentes.

En cas de décollement intempestif du dispositif, tenter de le recoller à un autre endroit ou utiliser un dispositif neuf qui sera enlevé à la date prévue pour le retrait de celui qui s'est décollé.

Posologie usuelle :

Elle est strictement individuelle ; votre médecin l'adapte en fonction des signes de sous ou *surdosage* :
- sous-dosage : persistance de bouffées de chaleur, de sécheresse vaginale... ;
- surdosage : tension douloureuse des seins, sensation de gonflement, irritabilité...

Le dispositif est renouvelé tous les 3 ou 4 jours. Il est utilisé en continu sans période d'arrêt.

> **Conseils :** Un *progestatif* est généralement associé aux *estrogènes* au moins 12 jours par mois pour éviter une stimulation excessive de l'utérus. N'arrêtez pas la prise du progestatif sans l'avis de votre médecin.
> En cas d'oubli d'un changement de dispositif, appliquer un nouveau patch sans attendre. La survenue d'un léger saignement (spotting) est alors possible.

Effets indésirables possibles

Nausées, tension des seins, irritabilité, jambes lourdes (qui traduisent généralement un *surdosage*).

Irritation et rougeur transitoires au lieu d'application du dispositif.

Saignement génital intermittent (à signaler à votre médecin).

Ce médicament contient un *estrogène* naturel, identique à celui sécrété par les ovaires. Il ne semble pas exposer aux effets indésirables qui peuvent être (rarement) rencontrés avec les estrogènes de synthèse contenus dans les pilules *contraceptives* ; il serait néanmoins souhaitable d'interrompre le traitement en cas :
- d'*accident thromboembolique* ou autre accident cardiovasculaire ;
- de *tumeur* bénigne ou maligne du foie, du sein ou de l'utérus ;
- de crise d'*épilepsie* ;
- d'écoulement de lait par le mamelon.

Laboratoires Novartis Pharma SAS

VIVÈNE

Informations détaillées sur www.monvidal.com

VOCADYS

Préparation orobuccale antalgique

Présentation

VOCADYS : pâte à sucer ; boîte de 30. Non remb.

Composition

	p pâte
Énoloxone	10 mg
Lidocaïne chlorhydrate	0,8 mg
Érysimum, extrait sec	4 mg
Sucres	2,2 g
Menthol	+

Dans quel cas ce médicament est-il prescrit ?

Ces pâtes à sucer contiennent un anti-inflammatoire local et un *anesthésique* local.

Elles sont utilisées pour soulager les irritations de la gorge.

Contre-indications

Ce médicament ne doit pas être utilisé dans les cas suivants :
- *allergie* aux *anesthésiques* locaux,
- enfant de moins de 6 ans.

> **Attention :** En l'absence d'amélioration au bout de 5 jours, de douleur en avalant ou en cas d'apparition de fièvre, consultez votre médecin. Il pourra faire la différence entre une *pharyngite* et une angine. En cas d'angine bactérienne, un traitement *antibiotique* est nécessaire afin d'éviter des complications ultérieures, cardiaques ou rénales.
> Une surconsommation pourrait provoquer des troubles nerveux ou cardiaques : respectez la *posologie*.
> Ce médicament contient du *sucre* (saccharose) en quantité notable.
> Sportif : les *anesthésiques* locaux ont été retirés de la liste des substances dopantes publiée dans les arrêtés du 20 avril et du 16 août 2004 par le ministère de la Jeunesse et des Sports.

Grossesse et allaitement

L'effet de ce médicament pendant la grossesse ou l'allaitement est mal connu. L'évaluation du risque éventuel lié à son utilisation est individuelle : demandez conseil à votre pharmacien ou à votre médecin.

Mode d'emploi et posologie

Les pâtes doivent être sucées lentement sans être croquées, à distance des repas.

Posologie usuelle :
- Adulte : 4 à 8 pâtes par jour, en espaçant les prises d'au moins 1 heure.
- Enfant de 6 à 15 ans : 2 à 4 pâtes par jour, en espaçant les prises d'au moins 2 heures.

> **Conseils :** Chez l'enfant ou la personne âgée, évitez l'usage de ce médicament avant les repas : l'*anesthésique* local est susceptible de provoquer des troubles de la déglutition ; ceux-ci pourraient être à l'origine du passage d'aliments dans les voies respiatoires.

Effets indésirables possibles

Engourdissement passager de la langue, *réaction allergique*.

Laboratoires Coopération Pharmaceutique Française

VOGALÈNE
Antiémétique

sur ordonnance

Présentation

VOGALÈNE LYOC 7,5 mg : *lyophilisat* oral ; boîte de 16. Liste II - Remb 35 % - **3,60 €**.
VOGALÈNE 15 mg : gélule (blanc) ; boîte de 20. Liste II - Remb 35 % - **4,78 €**.
VOGALÈNE 0,1 % : solution buvable ; flacon de 150 ml avec seringue -doseuse graduée en kg. Liste II - Remb 35 % - **3,29 €**.
VOGALÈNE 0,4 % : solution buvable ; flacon de 30 ml (1 200 gouttes). Liste II - Remb 35 % - **2,35 €**.
VOGALÈNE 5 mg : suppositoire sécable ; boîte de 10. Liste II - Remb 35 % - **1,93 €**.
VOGALÈNE 10 mg/ml : solution injectable ; boîte de 10 ampoules de 1 ml. Liste II - Remb 65 % - **4,18 €**.

Composition

	p lyoph	p gél
Métopimazine	7,5 mg	15 mg
Aspartam	+	

	p ml	p 10 gtes
Métopimazine	1 mg	1 mg
Saccharose	192 mg	87 mg
Alcool	49 mg	25 mg
Sulfites	+	+

	p suppos	p amp inj
Métopimazine	5 mg	10 mg

Dans quel cas ce médicament est-il prescrit ?

Ce médicament est un *antiémétique* qui appartient à la famille des phénothiazines. Il régularise la contraction des muscles de l'œsophage et de l'estomac.

Il est utilisé pour traiter les nausées et les vomissements. La forme injectable est également utilisée pour prévenir les vomissements provoqués par les *chimiothérapies anticancéreuses*.

Contre-indications

Ce médicament ne doit pas être utilisé dans les cas suivants :
- *glaucome* à angle fermé,
- risque de rétention urinaire lié à un *adénome de la prostate*.

Attention : Des précautions sont nécessaires en cas d'*insuffisance rénale* ou *hépatique*, et chez la personne âgée.

Les Lyocs contiennent de l'aspartam : évitez de les utiliser en cas de *phénylcétonurie*.

Évitez les boissons alcoolisées : augmentation du risque de somnolence.

Ce médicament peut induire une somnolence, parfois intense chez certaines personnes. Cette somnolence peut être augmentée par la prise d'*alcool* ou d'autres médicaments *sédatifs*. La conduite et l'utilisation de machines dangereuses sont déconseillées, surtout dans les heures qui suivent la prise du médicament.

Interactions avec d'autres substances

Informez votre médecin ou votre pharmacien si vous prenez un *antihypertenseur*, un *sédatif* ou un médicament susceptible de faire baisser la tension artérielle.

Grossesse et allaitement

En l'absence de données suffisantes, ce médicament est déconseillé chez la femme enceinte. Seul votre médecin peut apprécier la nécessité du traitement et son risque pendant la grossesse.

Les données actuellement disponibles ne permettent pas de savoir si ce médicament passe dans le lait maternel. Ne l'utilisez pas pendant l'allaitement sans l'avis de votre médecin.

Mode d'emploi et posologie

Lyophilisat oral : il peut être dissous dans un demi-verre d'eau ou déposé directement sous la langue. Sa dissolution est quasi immédiate. Ne pas croquer.

Gélules : elles doivent être avalées telles quelles avec un verre d'eau, sans être ouvertes.

Solution buvable à 0,1 % : pour les enfants de moins de 6 ans, la dose par prise est indiquée en fonction du poids de l'enfant sur le piston de la seringue graduée en kg. 3 prises par jour sont nécessaires. La seringue est introduite directement sur le devant de la bouche de l'enfant et le piston est poussé lentement.

Solution injectable : elle peut être administrée par *voie* intramusculaire ou intraveineuse.

Posologie usuelle :
- Adulte :
  - 1 lyophilisat, 2 à 4 fois par jour.
  - 1 gélule, 1 ou 2 fois par jour.
  - Solution buvable à 0,1 % : 1 ou 2 cuillères à café, 3 fois par jour.
  - Solution buvable à 0,4 % : 150 à 300 gouttes par jour.
  - 3 à 6 suppositoires par jour, à répartir en 3 prises.
- Enfant de 6 à 12 ans :
  - 1 lyophilisat, 1 ou 2 fois par jour.
  - Solution buvable à 0,1 % : ½ à 1 cuillère à café, 3 fois par jour.
  - Solution buvable à 0,4 % : 75 à 150 gouttes à répartir dans la journée.
  - ½ à 1 suppositoire, 3 fois par jour.
- Enfant de moins de 6 ans :
  - Solution buvable à 0,1 % : 1 seringue remplie jusqu'à la graduation du poids de l'enfant, 3 fois par jour.
  - Solution buvable à 0,4 % : 10 gouttes par kg et par jour ; soit pour un enfant de 9 kg : 30 gouttes, 3 fois par jour.
  - 1 suppositoire par 5 kg de poids et par jour, à répartir en 3 prises. Soit, par exemple, pour un enfant de 8 kg : ½ suppositoire, 3 fois par jour.

Conseils : Lors de vomissements répétés, les pertes en eau et en sels minéraux sont importantes. Elles doivent être compensées par des aliments liquides (bouillons salés, sodas...) pris en petites quantités et régulièrement.

Les nausées de la femme enceinte peuvent être combattues par la prise du petit déjeuner au lit.

Les solutions buvables et injectable doivent être conservées à l'abri de la lumière.

Les suppositoires doivent être conservés à l'abri de la chaleur.

Effets indésirables possibles

Rarement : somnolence, baisse de la tension artérielle, sécheresse de la bouche, *réaction allergique* cutanée.

Exceptionnellement : spasme de la face, mouvements involontaires ou inadaptés, tremblements, raideur anormale, troubles visuels, blocage des urines, constipation, *impuissance*, frigidité, arrêt des règles, augmentation du volume des seins (chez l'homme comme chez la femme).

Laboratoires Schwarz Pharma

VOGALIB
Antiémétique

Présentation

VOGALIB 7,5 mg : *lyophilisat* oral ; boîte de 8. Non remb.

Composition

	p lyoph
Métopimazine	7,5 mg
Aspartam	+

Dans quel cas ce médicament est-il prescrit ?

Ce médicament est un *antiémétique* qui appartient à la famille des phénothiazines. Il régularise la contraction des muscles de l'œsophage et de l'estomac.

Il est utilisé dans le traitement de courte durée des nausées et des vomissements.

Contre-indications

Ce médicament ne doit pas être utilisé dans les cas suivants :
- risque de *glaucome* à angle fermé,
- risque de rétention urinaire lié à un *adénome de la prostate*,
- *phénylcétonurie* (présence d'aspartam).

Attention : Ce médicament disponible sans ordonnance est destiné à être utilisé sur les conseils de votre pharmacien : ne l'utilisez pas lorsque de fortes douleurs ou de la fièvre apparaissent simultanément aux vomissements.

Il est préférable de consulter un médecin en cas d'*insuffisance rénale*, d'*insuffisance hépatique* et chez la personne âgée.

Évitez les boissons alcoolisées : augmentation du risque de somnolence.

Ce médicament peut induire une somnolence, parfois intense chez certaines personnes. Cette somnolence peut être augmentée par la prise d'*alcool* ou d'autres médicaments *sédatifs*. La conduite et l'utilisation de machines dangereuses sont déconseillées, surtout dans les heures qui suivent la prise du médicament.

Interactions avec d'autres substances

Ce médicament ne doit pas être associé aux médicaments *dopaminergiques*.

Informez votre médecin ou votre pharmacien si vous prenez un *antihypertenseur*, un *sédatif* ou un médicament susceptible de faire baisser la tension artérielle.

Grossesse et allaitement

Seul votre médecin peut apprécier la nécessité du traitement pendant la grossesse.

L'utilisation ponctuelle de ce médicament pendant l'allaitement est possible dans certains cas. Consultez votre médecin.

Mode d'emploi et posologie

Ce médicament doit être pris au moment où surviennent les nausées.

Le *lyophilisat* peut être dissous dans un demi-verre d'eau ou mis directement sur la langue, sans le croquer.

Posologie usuelle :
- Adulte : 1 lyophilisat, 1 à 4 fois par jour.
- Enfant de plus de 6 ans : 1 lyophilisat, 1 ou 2 fois par jour.

La durée du traitement est limitée à 2 jours sans avis médical.

Conseils : Ce médicament peut être en accès libre dans certaines pharmacies ; néanmoins, n'hésitez pas à demander conseil à votre pharmacien.

Lors de vomissements répétés, les pertes en eau et en sels minéraux sont importantes. Elles doivent être compensées par des aliments liquides (bouillons salés, sodas...) pris en petites quantités et régulièrement.

Effets indésirables possibles

Rarement : somnolence, *hypotension orthostatique*, sécheresse de la bouche, *impuissance*, frigidité, arrêt des règles, écoulement de lait par le mamelon, augmentation du volume des seins (chez l'homme comme chez la femme), éruption cutanée.

Exceptionnellement : spasme de la face, mouvements involontaires ou inadaptés, tremblements, raideur anormale, troubles de l'*accommodation*, blocage des urines, constipation.

Laboratoires Schwarz Pharma

VOLTAFLEX
Antiarthrosique d'action lente

Présentation

VOLTAFLEX 625 mg : comprimé (jaune) ; boîte de 60. Non remb.

VOLTAFLEX 625 mg : comprimé (jaune) ; boîte de 180. Non remb.

Composition

	p cp
Glucosamine	625 mg

Dans quel cas ce médicament est-il prescrit ?

Ce médicament contient une substance naturellement présente dans le cartilage et le liquide synovial.

Il est utilisé dans le *traitement symptomatique* de l'*arthrose* du genou : il atténue les douleurs et maintient la mobilité.

Contre-indications

Ce médicament ne doit pas être utilisé en cas d'*allergie* aux crustacés, la substance active étant obtenue à partir de carapaces de crustacés.

Attention : Ce médicament peut être obtenu sans ordonnance, néanmoins un avis médical est préférable avant de l'utiliser.

L'effet *antalgique* de ce médicament est différé : il apparaît au bout de plusieurs semaines de traitement. Si aucun n'effet n'est apparu au bout de 3 mois, il convient de revoir votre médecin.

Des précautions sont nécessaires en cas de *diabète*, d'excès de cholestérol dans le sang ou d'*asthme*.

Interactions avec d'autres substances

Informez votre médecin si vous prenez un *anticoagulant* oral.

Grossesse et allaitement

L'effet de ce médicament pendant la grossesse ou l'allaitement est mal connu : il est déconseillé chez la femme enceinte ou qui allaite.

Mode d'emploi et posologie

Ce médicament peut être pris indifféremment au cours ou en dehors des repas.

Posologie usuelle :

- Adulte de plus de 18 ans : 2 comprimés par jour, en une seule prise.

Conseils : En cas d'arthrose du genou, il est recommandé de lutter contre un éventuel surpoids et de pratiquer une activité physique adaptée (natation, marche...) pour maintenir la mobilité de l'articulation.

Effets indésirables possibles

Le plus fréquemment : nausées, douleur abdominale, digestion difficile, constipation, diarrhée.

Ont également été observés : maux de tête, fatigue, éruption cutanée, démangeaisons et bouffée de chaleur.

Laboratoires Novartis Santé Familiale SAS

VOLTARENACTIGO

Anti-inflammatoire d'action locale

Présentation

VOLTARENACTIGO 1 % : gel pour application locale ; tube de 60 g. Non remb.

Composition

	p 100 g
Diclofénac sodique	1 g

Dans quel cas ce médicament est-il prescrit ?

Ce gel contient un *anti-inflammatoire* non stéroïdien (*AINS*). Il lutte localement contre l'*inflammation* et la douleur.

Il est utilisé dans le traitement de courte durée des entorses et des contusions.

Contre-indications

Ce médicament ne doit pas être utilisé dans les cas suivants :

- *allergie* à l'aspirine ou aux *AINS* ;
- en application sur la peau lésée (*eczéma*, brûlure, plaie...) ;
- enfant de moins de 15 ans ;
- **grossesse** (à partir du 6e mois).

Attention : Ce médicament peut être utilisé sur les conseils de votre pharmacien. Néanmoins, un avis médical est préférable en cas de douleur violente, d'œdème important ou si la mobilité du membre ou de l'articulation est limitée.

En cas d'*éruption cutanée*, ne renouvelez pas les applications avant d'avoir pris l'avis de votre médecin.

Grossesse et allaitement

Les *AINS* pris par voie orale peuvent être toxiques pour le fœtus ; leur utilisation est contre-indiquée pendant les 4 derniers mois de la grossesse. Les AINS destinés à une application locale peuvent traverser la peau, passer dans le sang et exposer le fœtus au même risque, lorsqu'ils sont appliqués sur une large surface de peau ou sous un pansement occlusif. N'utilisez pas ce médicament pendant la grossesse sans avis médical.

Les données disponibles ne permettent pas de savoir si ce médicament passe dans le lait maternel : ne l'utilisez pas pendant l'allaitement sans avis médical.

Mode d'emploi et posologie

Le gel doit être appliqué en massage doux et prolongé sur la région douloureuse.

Posologie usuelle :

- Adulte : 1 application, 3 fois par jour.

La durée du traitement ne doit pas dépasser 4 jours sans avis médical.

Conseils : Ce médicament peut être en accès libre dans certaines pharmacies ; néanmoins, n'hésitez pas à demander conseil à votre pharmacien.

Ce médicament peut être irritant pour les yeux ou les *muqueuses* : lavez-vous les mains après l'application. En cas de contact accidentel avec les yeux, rincez abondamment.

Ce gel ne doit pas être conservé plus de 6 mois après ouverture. Pensez à noter la date de première utilisation sur la boîte.

Effets indésirables possibles

Imposant l'arrêt du traitement : *réaction allergique* cutanée (rougeur localisée, démangeaisons...).

Laboratoires Novartis Santé Familiale SAS

VOLTARENDOLO

Anti-inflammatoire non stéroïdien — sur ordonnance

Présentation

VOLTARENDOLO 12,5 mg : comprimé ; boîte de 30. Liste II - Remb 65 % - **2,51 €**.

Composition

	p cp
Diclofénac potassique	12,5 mg
Lactose	+

Dans quel cas ce médicament est-il prescrit ?

Ce médicament est un *anti-inflammatoire* non stéroïdien (*AINS*). Il lutte contre l'*inflammation* et la douleur, fait baisser la fièvre et fluidifie le sang.

Il est utilisé dans le traitement de la fièvre et de la douleur.

Contre-indications

Ce médicament ne doit pas être utilisé dans les cas suivants :

- *antécédent* d'*allergie* ou d'*asthme* provoqué par la prise d'*AINS*, y compris l'aspirine ;
- *ulcère* de l'estomac ou du *duodénum* ;
- *insuffisance hépatique* grave ;
- *insuffisance rénale* grave ;
- *insuffisance cardiaque* non contrôlée par un traitement ;
- **grossesse** (à partir du 6e mois).

Attention : Tout traitement prolongé ou *surdosage* d'*AINS* expose à des effets indésirables graves.

Certaines situations doivent conduire à ne poursuivre le traitement qu'après un avis médical :
- brûlures d'estomac importantes ou selles noires et nauséabondes pouvant traduire une irritation ou un saignement du tube digestif ;
- *éruption cutanée*, crise d'*asthme* ;
- fatigue inhabituelle et intense, ou baisse brutale et importante du volume des urines chez une personne souffrant d'*insuffisance cardiaque*, déshydratée ou traitée par *diurétique*.

Des précautions sont nécessaires chez la personne âgée ou en cas d'*antécédent* d'*ulcère* de l'estomac ou du *duodénum* ou de risque hémorragique, notamment digestif (maladie de *Crohn*, *rectocolite hémorragique*).

Certains médecins considèrent que les anti-inflammatoires peuvent diminuer l'efficacité des stérilets et exposer à un risque de grossesse non désirée. Ce risque est actuellement très controversé.

Conducteur : ce médicament peut provoquer parfois des étourdissements et des troubles de la vue.

Interactions avec d'autres substances

Ce médicament peut interagir avec d'autres médicaments, notamment :
- l'aspirine et les autres *anti-inflammatoires* non stéroïdiens (*AINS*) : risque d'augmentation des effets indésirables ;
- les *anticoagulants* et les *antiagrégants plaquettaires* : augmentation du risque hémorragique ;
- le lithium (TÉRALITHE, NEUROLITHIUM...) : augmentation du taux de lithium dans le sang ;
- le méthotrexate.

Informez par ailleurs votre médecin ou votre pharmacien en cas de traitement par un *diurétique*, un *inhibiteur de l'enzyme de conversion*, un *inhibiteur de l'angiotensine II*, un *bêtabloquant* ou un médicament contenant de la ciclosporine.

Grossesse et allaitement

Des effets néfastes pour l'enfant à naître ont été mis en évidence lorsque les *AINS* sont utilisés au cours des 4 derniers mois de la grossesse ; le risque existe même avec une seule prise et même si la grossesse est à terme. L'usage de ce médicament est contre-indiqué pendant cette période.

Pendant les 5 premiers mois, l'effet de ce médicament est mal connu : seul votre médecin peut évaluer le risque éventuel de son utilisation dans votre cas.

Ce médicament passe dans le lait maternel ; un choix est donc nécessaire entre l'allaitement et la prise du médicament. Cette décision devra être prise en accord avec votre médecin.

Mode d'emploi et posologie

Les comprimés sont pris de préférence au milieu des repas afin de limiter les effets digestifs indésirables. Ils doivent être avalés avec un verre d'eau sans être croqués ni écrasés.

Posologie usuelle :
- Adulte : 1 ou 2 comprimés, à renouveler si nécessaire toutes les 4 à 6 heures. Ne pas dépasser 6 comprimés par jour

Conseils : Ne dépassez pas la *posologie* ni la durée de traitement prescrites par votre médecin.

Effets indésirables possibles

Troubles digestifs, *gastrite*, voire *ulcère* de l'estomac ou du *duodénum*, le plus souvent lors d'un traitement à forte dose. Exceptionnellement, *hémorragie* du tube digestif (vomissements sanglants, selles noires, ou plus souvent pertes de sang imperceptibles, responsables de l'apparition progressive d'une *anémie*).

Réaction allergique :
- *éruption cutanée*, urticaire... ;
- *asthme* ;
- malaise avec baisse de la tension artérielle (exceptionnel).

Maux de tête, étourdissements, somnolence ou au contraire insomnie, irritabilité, tremblements.

Exceptionnellement : troubles de la vue, bourdonnement d'oreille, *photosensibilisation*, *œdème*, augmentation des *transaminases*, *hépatite*.

Laboratoires Novartis Santé Familiale SAS

VOLTARÈNE collyre

Collyre anti-inflammatoire

sur ordonnance

Présentation

VOLTARÈNE 0,1 % : collyre ; boîte de 20 unidoses de 0,3 ml. Liste II - Non remb.

VOLTARÈNE 0,1 % : collyre ; boîte de 100 unidoses de 0,3 ml. Liste II - Non remb.

Composition

	p 100 ml
Diclofénac, sel de sodium	100 mg

Dans quel cas ce médicament est-il prescrit ?

Ce collyre contient un *anti-inflammatoire* non stéroïdien (*AINS*). Il lutte contre l'*œdème* qui peut survenir après une chirurgie de l'œil.

Il est utilisé dans la prévention et le traitement des complications d'opération du cristallin ou de la cornée.

Contre-indications

Ce médicament ne doit pas être utilisé dans les cas suivants :
- *antécédent* d'*allergie* ou d'*asthme* provoqué par la prise d'*AINS*, y compris l'aspirine ;
- **grossesse** (à partir du 6e mois).

Attention : Une irritation oculaire importante peut être due à une infection : en cas de doute, n'hésitez pas à consulter votre médecin. N'utilisez pas ce collyre de façon prolongée sans prendre un avis médical.

Le port de lentilles de contact est déconseillé pendant toute la durée du traitement.

Conducteurs : dans les suites immédiates d'une opération de la *cataracte*, la conduite automobile n'est pas recommandée. En effet, la vision avec un seul œil fonctionnel ne permet pas d'apprécier correctement les distances.

Interactions avec d'autres substances

Si plusieurs collyres vous ont été prescrits, respectez un intervalle de 15 minutes entre l'instillation des différents produits.

Les substances médicamenteuses contenues dans les collyres sont en parties absorbées et passent dans le sang. Elles pourraient donc, malgré les faibles doses utilisées, donner lieu à des interactions médicamenteuses avec les produits suivants : *anticoagulants*, *lithium*, méthotrexate, ticlopidine. Demandez conseil à votre médecin si vous prenez conjointement un de ces médicaments.

Grossesse et allaitement

Des effets néfastes graves pour la mère et l'enfant à naître ont été mis en évidence lorsque les *AINS* sont utilisés au cours des 4 derniers mois de la grossesse : l'usage de ce collyre est formellement contre-indiqué pendant cette période.

Pendant les 5 premiers mois de la grossesse, l'effet de ce médicament est mal connu : seul votre médecin peut évaluer le risque éventuel de son utilisation dans votre cas.

Ce médicament est susceptible de passer faiblement dans le lait maternel : l'allaitement est déconseillé sans avis médical.

Mode d'emploi et posologie

Tirer la paupière inférieure vers le bas tout en regardant vers le haut et déposer une goutte de collyre entre la paupière et le globe oculaire (*cul-de-sac conjonctival*).

Posologie usuelle :

- Adulte :
  - opération du cristallin : 1 goutte dans l'œil à opérer, 5 fois au cours des 3 heures qui précèdent l'opération. Le traitement doit être poursuivi après l'intervention, à raison de 1 goutte, 3 à 5 fois par jour ;
  - opération de la cornée : 2 gouttes dans l'heure qui précède l'opération, puis 6 gouttes dans la journée qui suit.

Conseils : Évitez de mettre l'embout de l'unidose en contact avec l'œil.
Les unidoses ne doivent pas être conservées après utilisation.

Effets indésirables possibles

Irritation locale, troubles de la vision.

Eczéma de contact.

Rarement : *allergie* (rougeurs, démangeaisons) devant faire arrêter le traitement.

Laboratoires Novartis Pharma SAS

VOLTARÈNE injectable

Anti-inflammatoire non stéroïdien — sur ordonnance

Présentation

VOLTARÈNE 75 mg/3 ml : solution injectable *IM* ; boîte de 2 ampoules de 3 ml. Liste II - Remb 35 % - **1,40 €**.

Composition

	p amp inj
Diclofénac, sel de sodium	75 mg
Sulfites	+

Dans quel cas ce médicament est-il prescrit ?

Ce médicament est un *anti-inflammatoire* non stéroïdien (*AINS*). Il lutte contre l'*inflammation* et la douleur, fait baisser la fièvre et fluidifie le sang.

Il est utilisé dans le traitement des douleurs inflammatoires aiguës lorsqu'un effet rapide est souhaité : *sciatique*, *lombalgie*, *colique néphrétique*, crise de rhumatisme.

Contre-indications

Ce médicament ne doit pas être utilisé dans les cas suivants :

- *antécédent* d'*allergie* ou d'*asthme* provoqué par la prise d'*AINS*, y compris l'aspirine ;
- *ulcère* de l'estomac ou du *duodénum* ;
- *insuffisance hépatique* ou *rénale* grave ;
- en association à un traitement *anticoagulant* : risque d'hématome au point d'injection ;
- enfant de moins de 15 ans ;
- **grossesse** (à partir du 6e mois).

Attention : Tout traitement prolongé ou *surdosage* d'*AINS* expose à des effets indésirables graves.

Certaines situations doivent conduire à ne poursuivre le traitement qu'après un avis médical :

- brûlures d'estomac importantes ou selles noires et nauséabondes pouvant traduire une irritation ou un saignement du tube digestif ;
- *éruption cutanée*, crise d'*asthme* ;
- fatigue inhabituelle et intense, ou baisse brutale et importante du volume des urines chez une personne souffrant d'*insuffisance cardiaque*, déshydratée ou traitée par *diurétique*.

Des précautions sont nécessaires chez la personne âgée ou en cas d'*antécédent* d'*ulcère* de l'estomac ou du *duodénum* ou de risque hémorragique, notamment digestif (maladie de *Crohn*, *rectocolite hémorragique*).

Certains médecins considèrent que les anti-inflammatoires peuvent diminuer l'efficacité des stérilets et exposer à un risque de grossesse non désirée. Ce risque est actuellement très controversé.

Conducteur : ce médicament peut provoquer parfois des étourdissements et des troubles de la vue.

Interactions avec d'autres substances

Ce médicament peut interagir avec d'autres médicaments, notamment :

- l'aspirine et les autres *anti-inflammatoires* non stéroïdiens (*AINS*) : risque d'augmentation des effets indésirables ;
- les *anticoagulants* et les *antiagrégants plaquettaires* : augmentation du risque hémorragique ;
- le lithium (TÉRALITHE, NEUROLITHIUM...) : augmentation du taux de lithium dans le sang ;
- le méthotrexate.

Informez par ailleurs votre médecin ou votre pharmacien en cas de traitement par un *diurétique*, un *inhibiteur de l'enzyme de conversion*, un *inhibiteur de l'angiotensine II*, un *bêtabloquant* ou un médicament contenant de la ciclosporine.

Grossesse et allaitement

Des effets néfastes pour l'enfant à naître ont été mis en évidence lorsque les *AINS* sont utilisés au cours des 4 derniers mois de la grossesse ; le risque existe même avec une seule prise et même si la grossesse est à terme. L'usage de ce médicament est contre-indiqué pendant cette période.

Pendant les 5 premiers mois, l'effet de ce médicament est mal connu : seul votre médecin peut évaluer le risque éventuel de son utilisation dans votre cas.

Ce médicament passe dans le lait maternel ; un choix est donc nécessaire entre l'allaitement et la prise du médicament. Cette décision devra être prise en accord avec votre médecin.

Mode d'emploi et posologie

Les injections doivent être faites exclusivement par *voie* intramusculaire.

Posologie usuelle :

- Adulte : 1 ampoule par jour pendant 2 ou 3 jours. Au-delà, le traitement peut se poursuivre avec les comprimés ou les suppositoires.

Conseils : En cas de *coliques néphrétiques*, il est généralement conseillé de boire abondamment entre les crises pour lutter contre la formation de calculs. Cependant, lors d'une crise, l'absorption de liquide doit être limitée afin de ne pas accroître la douleur.
Les effets indésirables de ce médicament sur l'estomac peuvent survenir aussi bien avec la solution injectable et les suppositoires qu'avec les comprimés.

Effets indésirables possibles

Troubles digestifs, *gastrite*, voire *ulcère* de l'estomac ou du *duodénum*, le plus souvent lors d'un traitement de longue durée ou à forte dose. Exceptionnellement : *hémorragie* du tube digestif (vomissements sanglants, selles noires, ou plus souvent pertes de sang imperceptibles responsables de l'apparition progressive d'une *anémie*).

Réaction allergique cutanée, *asthme*.

Fatigue, insomnie, irritabilité, sensation de *vertiges*, bourdonnements d'oreille, troubles de la vision, maux de tête.

Laboratoires Novartis Pharma SAS

VOLTARÈNE oral, rectal

Anti-inflammatoire non stéroïdien — sur ordonnance

Présentation

VOLTARÈNE 25 mg : comprimé *gastrorésistant* (jaune) ; boîte de 30. Liste II - Remb 65 % - **2,12 €**.
VOLTARÈNE 25 mg Enfant : suppositoire ; boîte de 10. Liste II - Remb 65 % - **2,00 €**.
VOLTARÈNE 50 mg : comprimé *gastrorésistant* (marron clair) ; boîte de 30. Liste II - Remb 65 % - **4,67 €**.
VOLTARÈNE LP 75 mg : comprimé à *libération prolongée* ; boîte de 30. Liste II - Remb 65 % - **10,21 €**.
VOLTARÈNE LP 100 mg : comprimé à *libération prolongée* (rose) ; boîte de 15. Liste II - Remb 65 % - **6,71 €**.
VOLTARÈNE 100 mg Adulte : suppositoire ; boîte de 10. Liste II - Remb 35 % - **3,08 €**.

Composition

	p cp	p suppos Enf
Diclofénac, sel de sodium.....	25 mg	25 mg
	p cp	**p cp LP**
Diclofénac, sel de sodium.....	50 mg	75 mg
	p cp LP	**p suppos Ad**
Diclofénac, sel de sodium.....	100 mg	100 mg

Dans quel cas ce médicament est-il prescrit ?

Ce médicament est un *anti-inflammatoire* non stéroïdien (*AINS*). Il lutte contre l'*inflammation* et la douleur, fait baisser la fièvre et fluidifie le sang.

Il est utilisé chez l'adulte dans le *traitement symptomatique* :
- des *rhumatismes inflammatoires* ;
- de l'*arthrose* ;
- des *arthrites* et *tendinites* ;
- des *lombalgies*, *sciatiques* et *cruralgies* ;
- des règles douloureuses (comprimés à 25 et à 50 mg).

Il est utilisé chez l'enfant dans le traitement des rhumatismes inflammatoires (dosages à 25 et 50 mg).

Contre-indications

Ce médicament ne doit pas être utilisé dans les cas suivants :
- *antécédent* d'*allergie* ou d'*asthme* provoqué par la prise d'*AINS*, y compris l'aspirine ;
- *ulcère* de l'estomac ou du *duodénum* ;
- *insuffisance hépatique* ou *rénale* grave ;
- *inflammation* ou saignement récent du rectum (suppositoire) ;
- enfant de moins de 16 kg (suppositoire à 25 mg) ;
- enfant de moins de 6 ans (comprimé à 25 mg) ;
- enfant de moins de 35 kg (comprimé à 50 mg) ;
- enfant de moins de 15 ans (comprimés LP à 75 et 100 mg, suppositoire Adulte) ;
- **grossesse** (à partir du 6e mois).

Attention : Tout traitement prolongé ou *surdosage* d'*AINS* expose à des effets indésirables graves.
Certaines situations doivent conduire à ne poursuivre le traitement qu'après un avis médical :
- brûlures d'estomac importantes ou selles noires et nauséabondes pouvant traduire une irritation ou un saignement du tube digestif ;
- *éruption cutanée*, crise d'*asthme* ;
- fatigue inhabituelle et intense, ou baisse brutale et importante du volume des urines chez une personne souffrant d'*insuffisance cardiaque*, déshydratée ou traitée par *diurétique*.

Des précautions sont nécessaires chez la personne âgée ou en cas d'*antécédent* d'*ulcère* de l'estomac ou du *duodénum* ou de risque hémorragique, notamment digestif (maladie de *Crohn*, *rectocolite hémorragique*).
Certains médecins considèrent que les anti-inflammatoires peuvent diminuer l'efficacité des stérilets et exposer à un risque de grossesse non désirée. Ce risque est actuellement très controversé.
Conducteur : ce médicament peut provoquer parfois des étourdissements et des troubles de la vue.

Interactions avec d'autres substances

Ce médicament peut interagir avec d'autres médicaments, notamment :
- l'aspirine et les autres *anti-inflammatoires* non stéroïdiens (*AINS*) : risque d'augmentation des effets indésirables ;
- les *anticoagulants* et les *antiagrégants plaquettaires* : augmentation du risque hémorragique ;
- le lithium (TÉRALITHE, NEUROLITHIUM...) : augmentation du taux de lithium dans le sang ;
- le méthotrexate.

Informez par ailleurs votre médecin ou votre pharmacien en cas de traitement par un *diurétique*, un *inhibiteur de l'enzyme de conversion*, un *inhibiteur de l'angiotensine II*, un *bêtabloquant* ou un médicament contenant de la ciclosporine.

Grossesse et allaitement

Des effets néfastes pour l'enfant à naître ont été mis en évidence lorsque les *AINS* sont utilisés au cours des 4 derniers mois de la grossesse ; le risque existe même avec une seule prise et même si la grossesse est à terme. L'usage de ce médicament est contre-indiqué pendant cette période.

Pendant les 5 premiers mois, l'effet de ce médicament est mal connu : seul votre médecin peut évaluer le risque éventuel de son utilisation dans votre cas.

Ce médicament passe dans le lait maternel ; un choix est donc nécessaire entre l'allaitement et la prise du médicament. Cette décision devra être prise en accord avec votre médecin.

Mode d'emploi et posologie

Les comprimés ne sont pas adaptés à l'enfant de moins de 6 ans. En effet, ils risquent d'obstruer les voies respiratoires si l'enfant déglutit mal et que le comprimé passe dans la trachée (fausse route).

Les comprimés sont pris de préférence au milieu des repas afin de limiter les effets digestifs indésirables. Ils doivent être avalés avec un verre d'eau sans être croqués ni écrasés.

Les comprimés à *libération prolongée* sont réservés au traitement de longue durée des affections de l'adulte.

Posologie usuelle :

- Adulte :
  - *traitement d'attaque* en rhumatologie : 150 mg par jour (soit 2 comprimés à 25 mg ou 1 comprimé à 50 mg, 3 fois par jour) ;
  - *traitement d'entretien* en rhumatologie : 75 à 100 mg par jour (soit 1 comprimé à 25 mg et 1 comprimé à 50 mg par jour, ou 1 comprimé à *libération prolongée*, ou 1 suppositoire à 100 mg par jour) ;
  - douleurs des règles : 100 mg par jour, répartis en 2 prises.
- Enfant de plus de 16 kg : 2 à 3 mg par kg et par jour, répartis en 2 ou 3 prises ; soit, par exemple, pour un enfant de 25 kg : 1 comprimé à 25 mg, 2 ou 3 fois par jour.

Conseils : Les anti-inflammatoires ne sont pas des médicaments anodins. Du fait de la possibilité d'effets indésirables graves, ils ne doivent être utilisés que lorsqu'ils sont nécessaires, ce qui n'est pas le cas pour les affections rhumatismales peu douloureuses et les traumatismes bénins. Ce médicament vous a été prescrit dans une situation précise : ne le conseillez pas à un proche et ne le réutilisez pas sans avis médical.

Ne dépassez pas la *posologie* ni la durée de traitement prescrites par votre médecin.

Les effets indésirables de ce médicament sur l'estomac peuvent survenir aussi bien avec les suppositoires qu'avec les comprimés.

Effets indésirables possibles

Troubles digestifs, *gastrite*, voire *ulcère* de l'estomac ou du *duodénum*, le plus souvent lors d'un traitement à forte dose. Exceptionnellement, *hémorragie* du tube digestif (vomissements sanglants, selles noires, ou plus souvent pertes de sang imperceptibles, responsables de l'apparition progressive d'une *anémie*).

Réaction allergique :
- *éruption cutanée*, urticaire... ;
- *asthme* ;
- malaise avec baisse de la tension artérielle (exceptionnel).

Maux de tête, étourdissements, somnolence ou au contraire insomnie, irritabilité, tremblements.

Exceptionnellement : troubles de la vue, bourdonnement d'oreille, *photosensibilisation*, *œdème*, augmentation des *transaminases*, *hépatite*.

Pour les suppositoires : douleur rectale.

Laboratoires Novartis Pharma SAS

VOLTARÈNE EMULGEL flacon

Anti-inflammatoire d'action locale — sur ordonnance

Présentation

VOLTARÈNE EMULGEL : gel pour application locale ; flacon pressurisé de 100 ml. Liste II - Remb 35 % - **4,36 €**.

Composition

	p 100 g
Diclofénac sodique	1 g

Dans quel cas ce médicament est-il prescrit ?

Ce gel contient un *anti-inflammatoire* non stéroïdien (*AINS*). Il lutte localement contre l'*inflammation* et la douleur.

Il est utilisé dans le traitement des *tendinites*, des entorses, des *œdèmes* survenant après une opération chirugicale et des douleurs des doigts et des genoux dues à l'arthrose.

Contre-indications

Ce médicament ne doit pas être utilisé dans les cas suivants :
- *allergie* à l'aspirine ou aux *AINS* ;
- en application sur la peau lésée (*eczéma*, brûlure, plaie...) ;
- **grossesse** (à partir du 6e mois).

Grossesse et allaitement

Les *AINS* pris par voie orale peuvent être toxiques pour le fœtus ; leur utilisation est contre-indiquée pendant les 4 derniers mois de la grossesse. Les AINS destinés à une application locale peuvent traverser la peau, passer dans le sang et exposer le fœtus au même risque, lorsqu'ils sont appliqués sur une large surface de peau ou sous un pansement occlusif. N'utilisez pas ce médicament pendant la grossesse sans avis médical.

Les données disponibles ne permettent pas de savoir si ce médicament passe dans le lait maternel : ne l'utilisez pas pendant l'allaitement sans avis médical.

Mode d'emploi et posologie

Appliquer un ruban de gel (de 6 à 10 cm selon les cas) en massage doux et prolongé sur la région douloureuse. Lavez-vous les mains après l'application (sauf en cas d'utilisation pour l'arthrose des doigts).

Posologie usuelle :
- Adulte : 2 à 4 applications par jour.

Conseils : Ce gel peut être irritant pour les yeux ou les *muqueuses* : en cas de contact accidentel avec les yeux, rincez abondamment.

Effets indésirables possibles

Imposant l'arrêt du traitement : *réaction allergique* cutanée (rougeur localisée, démangeaisons...).

Laboratoires Novartis Santé Familiale SAS

VOLTARÈNE EMULGEL tube

Anti-inflammatoire d'action locale

Présentation

VOLTARÈNE EMULGEL : gel pour application locale ; tube de 50 g. Remb 35 % - **2,67 €**.

Composition

	p 100 g
Diclofénac sodique	1 g

Dans quel cas ce médicament est-il prescrit ?

Ce gel contient un *anti-inflammatoire* non stéroïdien (*AINS*). Il lutte localement contre l'*inflammation* et la douleur.

Il est utilisé dans le traitement des *tendinites*, des entorses, des *œdèmes* survenant après une opération chirugicale et des douleurs des doigts et des genoux dues à l'*arthrose*.

Contre-indications

Ce médicament ne doit pas être utilisé dans les cas suivants :

- *allergie* à l'aspirine ou aux *AINS* ;
- en application sur la peau lésée (*eczéma*, brûlure, plaie...) ;
- **grossesse** (à partir du 6e mois).

Grossesse et allaitement

Les *AINS* pris par voie orale peuvent être toxiques pour le fœtus ; leur utilisation est contre-indiquée pendant les 4 derniers mois de la grossesse. Les AINS destinés à une application locale peuvent traverser la peau, passer dans le sang et exposer le fœtus au même risque, lorsqu'ils sont appliqués sur une large surface de peau ou sous un pansement occlusif. N'utilisez pas ce médicament pendant la grossesse sans avis médical.

Les données disponibles ne permettent pas de savoir si ce médicament passe dans le lait maternel : ne l'utilisez pas pendant l'allaitement sans avis médical.

Mode d'emploi et posologie

Appliquer un ruban de gel (de 6 à 10 cm selon les cas) en massage doux et prolongé sur la région douloureuse. Lavez-vous les mains après l'application (sauf en cas d'utilisation pour l'arthrose des doigts).

Posologie usuelle :

- Adulte : 2 à 4 applications par jour.

Conseils : Ce gel peut être irritant pour les yeux ou les *muqueuses* : en cas de contact accidentel avec les yeux, rincez abondamment.

Le tube ne doit pas être conservé plus de 6 mois après ouverture.

Effets indésirables possibles

Imposant l'arrêt du traitement : *réaction allergique* cutanée (rougeur localisée, démangeaisons...).

Laboratoires Novartis Santé Familiale SAS

VOXPAX

Informations détaillées sur www.monvidal.com

VOXYL

Informations détaillées sur www.monvidal.com

VULCASE

Informations détaillées sur www.monvidal.com

W

WYTENS

Association d'antihypertenseurs — sur ordonnance

Présentation

WYTENS 2,5 mg/6,25 mg : comprimé (jaune) ; boîte de 30. Liste I - Remb 65 % - **11,35 €**.
WYTENS 5 mg/6,25 mg : comprimé (rose) ; boîte de 30. Liste I - Remb 65 % - **11,35 €**.
WYTENS 10 mg/6,25 mg : comprimé (blanc) ; boîte de 30. Liste I - Remb 65 % - **11,35 €**.

Composition

	p cp	p cp	p cp
Bisoprolol hémifumarate	2,5 mg	5 mg	10 mg
Hydrochlorothiazide	6,25 mg	6,25 mg	6,25 mg

Dans quel cas ce médicament est-il prescrit ?

Cet *antihypertenseur* contient deux substances :
- le bisoprolol, un *bêtabloquant* qui bloque l'action de l'*adrénaline* (et d'autres *hormones* apparentées) sur de nombreux organes, notamment sur le cœur, les vaisseaux et les bronches ;
- l'hydrochlorothiazide, un *diurétique* dont la structure chimique est proche de celle des *sulfamides*. Son action renforce celle du bisoprolol.

Ce médicament est utilisé dans le traitement de l'*hypertension artérielle*.

Contre-indications

Ce médicament ne doit pas être utilisé dans les cas suivants :
- *allergie* connue à l'un des constituants ou à la famille des *sulfamides*,
- formes graves de certaines affections : *bloc auriculoventriculaire*, *asthme*, *bronchite chronique*, *artérite*, phénomène de *Raynaud* ;
- *insuffisance cardiaque* grave non contrôlée par un traitement spécifique,
- *insuffisance rénale* grave,
- rythme cardiaque inférieur à 50 battements par minute,
- angor de *Printzmétal* ;
- *phéochromocytome* non traité,
- hypotension,
- *antécédent* de *choc anaphylactique*,
- en association avec les médicaments contenant de la floctafénine ou du sultopride.

Attention : N'interrompez jamais brutalement le traitement. Espacez progressivement les prises. Un avis médical est toujours préférable.

Chez les diabétiques, les *bêtabloquants* peuvent masquer certains *symptômes* de l'*hypoglycémie* (*palpitations* et accélération du cœur essentiellement).

Les bêtabloquants peuvent aggraver les *réactions allergiques* et empêcher l'action de l'*adrénaline* utilisée dans le traitement d'urgence du *choc anaphylactique*. Lors d'examens radiologiques nécessitant l'injection de produits de contraste iodés (susceptibles de provoquer des *chocs* allergiques), le traitement doit, si possible, être suspendu avec l'accord de votre médecin.

En cas d'intervention chirurgicale, l'anesthésiste doit être prévenu de la prise de ce médicament. C'est lui qui décidera si le traitement doit être poursuivi ou arrêté avant l'intervention.

Faites pratiquer régulièrement les analyses de sang prescrites par votre médecin ; elles sont notamment destinées à vérifier le bon fonctionnement de vos reins (dosage de la *créatinine*) et les taux de *potassium* et de *sodium* sanguins.

Le diurétique contenu dans ce médicament peut faire baisser la *kaliémie* : évitez d'utiliser des *laxatifs stimulants* dont l'usage régulier contribue à la baisse du taux de potassium dans le sang. Il peut par ailleurs augmenter le taux sanguin d'*acide urique* (possibilité de crise de *goutte*).

Chez les personnes atteintes d'une *insuffisance hépatique*, l'apparition de troubles de la conscience peut annoncer une complication. Ne poursuivez pas le traitement sans l'avis de votre médecin.

Sportif : ce médicament contient une substance susceptible de rendre positifs certains *tests antidopage*.

Interactions avec d'autres substances

Ce médicament ne doit pas être associé :
- à la floctafénine (IDARAC) : risque d'augmentation de la gravité d'un éventuel *choc anaphylactique* ;
- au sultopride (uniquement disponible à l'hôpital) : risque de ralentissement cardiaque important.

Ce médicament peut interagir avec les médicaments donnant des *torsades de pointes* et avec les médicaments contenant de l'amiodarone ou du lithium.

Informez par ailleurs votre médecin si vous prenez l'un des médicaments suivants : *AINS*, *inhibiteur calcique*, *antidiabétique*, *inhibiteur de l'enzyme de conversion*, médicament qui abaisse la *kaliémie* (*laxatif stimulant*, amphotéricine B...), médicament contenant de la propafénone, de la méfloquine, de la lidocaïne injectable, de la ciclosporine ou un sel de calcium.

En outre, l'effet *antihypertenseur* de ce médicament peut être augmenté par certains médicaments tels que les *neuroleptiques*, les *antidépresseurs imipraminiques*, les médicaments contenant du baclofène ; il peut être diminué par les *corticoïdes*. Votre médecin doit être informé si vous êtes traité par l'un ou par l'autre.

Grossesse et allaitement

Les études scientifiques actuellement disponibles n'ont pas mis en évidence de problème particulier lors de l'utilisation chez la femme enceinte. Néanmoins, ce médicament contient des *diurétiques* et n'est pas adapté au traitement de l'*hypertension artérielle* pendant la grossesse.

Ce médicament passe dans le lait maternel : l'allaitement est déconseillé.

Mode d'emploi et posologie

Ce médicament peut être pris indifféremment au cours ou en dehors des repas.

Posologie usuelle :

1 comprimé par jour.

Conseils : Veillez à toujours disposer d'une réserve de médicament : une plaquette dans la trousse de toilette, par exemple.

Il est normal que le rythme cardiaque se ralentisse sous l'effet du traitement ; néanmoins, en cas de fatigue anormale et de pouls inférieur à 50 battements par minute, consultez votre médecin.

Les *diurétiques* exposent au risque de déshydratation : veillez à proposer des boissons en quantité suffisante aux personnes âgées, notamment pendant les fortes chaleurs.

Le traitement médicamenteux ne dispense pas de mesures simples pouvant faire baisser la tension artérielle : activité physique régulière, modération de la consommation de boissons alcoolisées, lutte contre le surpoids.

Effets indésirables possibles

Troubles digestifs, fatigue en début de traitement, insomnie, troubles du sommeil, fourmillement des extrémités.

Crise d'*asthme*.

Bloc auriculoventriculaire, ralentissement important du cœur, chute de tension, *insuffisance cardiaque*.

Élévation du taux de *sucre* ou d'*acide urique* dans le sang, baisse du taux de potassium dans le sang, crampes.

Allergie cutanée.

Laboratoires Wyeth Pharmaceuticals France

XALACOM

Antiglaucomateux

sur ordonnance

Présentation

XALACOM : collyre ; flacon de 2,5 ml. Liste I - Remb 65 % - **23,18 €**.

Composition

	p 100 ml
Latanoprost	5 mg
Timolol	500 mg
Benzalkonium chlorure	+

Dans quel cas ce médicament est-il prescrit ?

Ce collyre associe du latanoprost de la famille des prostaglandines et un *bêtabloquant*. Il a la propriété de diminuer la *tension intraoculaire*.

Il est utilisé dans le traitement des maladies dues à un excès de tension intraoculaire, notamment du *glaucome* à angle ouvert, en cas d'efficacité insuffisante des collyres bêtabloquants.

Contre-indications

Compte tenu de l'absorption du collyre par l'œil et du passage du *bêtabloquant* dans le sang, ce médicament ne doit pas être utilisé dans les cas suivants :
- *asthme* et *bronchite chronique* grave,
- *insuffisance cardiaque* grave (sauf si elle est stabilisée par un traitement spécifique),
- *bloc auriculoventriculaire* grave,
- rythme cardiaque inférieur à 50 battements par minute.

Attention : Ce collyre contient un conservateur (benzalkonium) qui appartient à la famille des *ammoniums quaternaires*. Signalez à votre médecin tout *antécédent* d'*allergie* à ces substances.

Chez les diabétiques, les *bêtabloquants* peuvent masquer certains *symptômes* de l'*hypoglycémie* (*palpitations* et accélération du cœur essentiellement).

Les bêtabloquants aggravent les symptômes des *chocs* allergiques et nuisent à l'efficacité de l'*adrénaline* utilisée pour les traiter en urgence. Signalez à votre médecin tout antécédent de choc allergique, même ancien.

Ce collyre peut modifier de façon définitive la couleur des yeux (qui deviennent plus foncés). Cette modification touche essentiellement les personnes dont la couleur des yeux n'est pas uniforme : vert marron, jaune marron. Elle est rare chez celles dont les yeux ont une couleur uniforme : bleu, gris, vert ou marron. Le préjudice est uniquement esthétique, sans conséquence connue sur la santé de l'œil. Il peut être gênant lorsque la coloration induite par le collyre n'est pas uniforme, ou lorsqu'un seul œil est traité.

Compte-tenu de la possibilité d'effets indésirables visuels, ce collyre peut, chez certaines personnes, constituer un risque pour la conduite automobile ou le maniement de machines dangereuses. Assurez-vous à l'occasion des premières utilisations que vous supportez bien ce collyre avant de reprendre la pratique d'une activité à risque.

Interactions avec d'autres substances

Certaines substances contenues dans des collyres différents peuvent donner lieu à des interactions médicamenteuses : dans le doute, et sauf indication contraire de votre médecin, respectez un intervalle minimal de 15 minutes entre deux instillations dans le même œil.

Il peut également interagir avec l'amiodarone ou avec un *bêtabloquant* pris par voie orale.

Informez votre médecin si vous prenez des *antidiabétiques*, des *AINS*, des *antidépresseurs* tricycliques, des *neuroleptiques*, des *corticoïdes*, des *inhibiteurs calciques*, ou des médicaments contenant l'une des substances suivantes : quinidine, hydroquinidine, disopyramide, propafénone, baclofène, cimétidine, clonidine, lidocaïne injectable, méfloquine.

Grossesse et allaitement

Les *prostaglandines* possèdent des effets potentiellement dangereux pendant la grossesse. Ce collyre ne doit pas être utilisé chez la femme enceinte.

Ce médicament passe dans le lait maternel. Son usage est incompatible avec l'allaitement.

Mode d'emploi et posologie

Tirer la paupière inférieure vers le bas tout en regardant vers le haut et déposer une goutte de collyre entre la paupière et le globe oculaire (*cul-de-sac conjonctival*).

Veiller à ne pas mettre en contact l'embout du flacon avec l'œil ou les doigts pour éviter de contaminer le collyre avec les *germes* présents sur les paupières ou la peau.

Posologie usuelle :
- Adulte : 1 goutte par jour, le soir.

Conseils : Les lentilles de contact souples doivent être ôtées avant l'instillation du collyre. Elles pourront éventuellement être replacées après un délai de 15 minutes : demandez conseil à votre ophtalmologiste.

L'application correcte du produit peut nécessiter une aide, notamment chez une personne handicapée ou âgée.

Le flacon doit être conservé au réfrigérateur à une température de + 2 à + 8 °C et à l'abri d'une lumière excessive. Sa durée de conservation est de 4 semaines après une première utilisation.

Effets indésirables possibles

Liés au latanoprost :

Modification de la couleur des yeux (voir Attention) chez 16 à 20 % des personnes traitées, plus particulièrement en cas de couleur vert marron ou jaune marron.

Allongement, épaississement et coloration foncée des cils.

Sensation de corps étranger, rougeur de la *conjonctive*, *kératite* transitoire, *œdème* de la rétine, coloration plus foncée des paupières.

Liées au timolol :

Irritation locale, sécheresse de l'œil, troubles visuels à signaler à votre ophtalmologiste.

Exceptionnellement, en cas de passage du *bêtabloquant* dans le sang :

- fatigue, sensation de mains et de pieds froids, insomnie, douleurs d'estomac, nausées, vomissements ;
- *bloc auriculoventriculaire*, ralentissement excessif du cœur, chute de tension, *insuffisance cardiaque*, *bronchospasme*, *hypoglycémie*, phénomène de *Raynaud* ;
- *éruption cutanée*, aggravation d'un *psoriasis*.

Laboratoires Pfizer

XALATAN
Antiglaucomateux — sur ordonnance

Présentation

XALATAN : collyre ; flacon de 2,5 ml. Liste I - Remb 65 % - **17,57 €**.

Composition

	p 100 ml
Latanoprost	5 mg
Benzalkonium chlorure	+

Dans quel cas ce médicament est-il prescrit ?

Ce collyre a la propriété de diminuer la *tension intraoculaire*. Il appartient à la famille des *prostaglandines*.

Il est utilisé dans le traitement des maladies dues à un excès de tension intraoculaire, notamment du *glaucome* à angle ouvert.

Contre-indications

Ce médicament ne doit pas être utilisé dans les cas suivants :

- *allergie* aux *antiseptiques* de la famille des *ammoniums quaternaires* (présence de benzalkonium),
- port de lentilles de contact.

Attention : Ce collyre peut modifier de façon définitive la couleur des yeux (qui deviennent plus foncés). Cette modification touche essentiellement les personnes dont la couleur des yeux n'est pas uniforme : vert marron, jaune marron. Elle est rare chez celles dont les yeux ont une couleur uniforme : bleu, gris, vert ou marron. Le préjudice est uniquement esthétique, sans conséquence connue sur la santé de l'œil. Il peut être gênant lorsque la coloration induite par le collyre n'est pas uniforme, ou lorsqu'un seul œil est traité.

Des précautions sont nécessaires en cas d'*asthme* grave.

Conducteur : l'instillation de ce collyre peut provoquer une gêne visuelle transitoire.

Interactions avec d'autres substances

Certaines substances contenues dans des collyres différents peuvent donner lieu à des interactions médicamenteuses : dans le doute, et sauf indication contraire de votre médecin, respectez un intervalle minimal de 5 minutes entre deux instillations dans le même œil.

Grossesse et allaitement

Les *prostaglandines* possèdent des effets potentiellement dangereux pendant la grossesse. Ce collyre ne doit pas être utilisé chez la femme enceinte.

Ce médicament passe dans le lait maternel. Son usage est incompatible avec l'allaitement.

Mode d'emploi et posologie

Tirer la paupière inférieure vers le bas tout en regardant vers le haut et déposer une goutte de collyre entre la paupière et le globe oculaire (*cul-de-sac conjonctival*). Veiller à ne pas mettre en contact l'embout du flacon avec l'œil ou les doigts pour éviter de contaminer le collyre avec les *germes* présents sur les paupières ou la peau.

Posologie usuelle :

- Adulte : 1 goutte par jour, de préférence le soir.

Conseils : Il peut être nécessaire de comprimer les voies lacrymales (angle interne de l'œil) après l'instillation, pour éviter un passage excessif du produit dans le sang : demander conseil à votre ophtalmologiste.

Le flacon doit être conservé au réfrigérateur à une température de + 2 à + 8 °C et à l'abri d'une lumière excessive. Sa durée de conservation à température ambiante (ne dépassant pas 25 °C) est de 4 semaines après une première utilisation.

Effets indésirables possibles

Très fréquents (plus de 10 % des utilisateurs) : modification de la couleur des yeux, gène oculaire, sensation de corps étranger, allongement, épaississement ou coloration foncée des cils.

Fréquents (de 1 à 10 % des utilisateurs) : rougeur modérée de la *conjonctive*, *kératite* transitoire.

Peu fréquents (de 0,1 à 1 % des utilisateurs) : *œdème* des paupières.

Rares (moins de 0,1 % des utilisateurs) : *œdème* de la rétine, *éruption cutanée*, *asthme*.

Laboratoires Pfizer

XANAX
Anxiolytique : benzodiazépine — sur ordonnance

Présentation

XANAX 0,25 mg : comprimé sécable (blanc) ; boîte de 30. Liste I, durée de prescription limitée à 12 semaines - Remb 65 % - **1,99 €**.

XANAX 0,50 mg : comprimé sécable (rose) ; boîte de 30. Liste I, durée de prescription limitée à 12 semaines - Remb 65 % - **2,90 €**.

Composition

	p cp	p cp
Alprazolam	0,25 mg	0,50 mg
Lactose	+	+

Dans quel cas ce médicament est-il prescrit ?

Ce médicament est un *anxiolytique* (tranquillisant) de la famille des *benzodiazépines*.

Il est utilisé dans le traitement de l'anxiété lorsque celle-ci s'accompagne de troubles gênants (*anxiété généralisée*, crise d'angoisse...) et dans le cadre d'un sevrage alcoolique.

Contre-indications

Ce médicament ne doit pas être utilisé dans les cas suivants :
- *insuffisance hépatique* grave,
- *insuffisance respiratoire* grave,
- *syndrome d'apnée du sommeil*,
- *myasthénie*.

Attention : Utilisé seul, ce médicament n'est pas adapté au traitement des *états dépressifs*.

Une prise prolongée, surtout à doses importantes, de *tranquillisants* de la famille des *benzodiazépines* peut provoquer une *dépendance*. Ce risque de dépendance est accru chez les personnes ayant déjà présenté une dépendance à d'autres médicaments, substances ou à l'alcool.

L'arrêt brutal de ce médicament expose à un *syndrome de sevrage* : réapparition de l'anxiété, agitation, irritabilité, insomnie, maux de tête, douleurs musculaires, tremblements, hallucinations. Il faut donc s'entourer de conseils médicaux pour diminuer progressivement les doses et espacer les prises, sur une période d'autant plus longue que le traitement a été prolongé.

Une adaptation de la *posologie* peut être nécessaire chez les personnes âgées ou souffrant d'*insuffisance hépatique* ou d'*insuffisance rénale*.

Évitez les boissons alcoolisées : augmentation du risque de somnolence.

Ce médicament peut induire une somnolence, parfois intense chez certaines personnes. Cette somnolence peut être augmentée par la prise d'*alcool* ou d'autres médicaments *sédatifs*. La conduite et l'utilisation de machines dangereuses sont déconseillées, surtout dans les heures qui suivent la prise du médicament.

Interactions avec d'autres substances

Informez votre médecin ou votre pharmacien si vous prenez d'autres *sédatifs* (tranquillisants, somnifères, certains médicaments contre la toux ou contre la douleur contenant des *opiacés*, *antidépresseurs*, *neuroleptiques*...) ou en cas de traitement par la buprénorphine.

Grossesse et allaitement

Ce médicament ne doit pas être utilisé sans avis médical pendant la grossesse. Les fortes doses au cours des 6 derniers mois sont déconseillées. En fin de grossesse, un traitement par benzodiazépine, même à faible dose, peut être responsable d'effets indésirables chez le *nouveau-né* : une surveillance médicale du nouveau-né est alors nécessaire pendant 1 à 3 semaines selon les cas.

Ce médicament passe dans le lait maternel : l'allaitement est déconseillé.

Mode d'emploi et posologie

Les comprimés peuvent être pris pendant ou entre les repas.

Posologie usuelle :
- Adulte : 1 à 2 mg par jour, répartis en plusieurs prises au cours de la journée ; jusqu'à 4 mg par jour dans certains cas graves. La dose minimale efficace est toujours recherchée.

Conseils : Ce tranquillisant vous a été prescrit dans une situation précise : ne le réutilisez pas ultérieurement sans avis médical et ne le conseillez pas à une autre personne.

La durée de prescription des *anxiolytiques* doit être la plus courte possible. Dans certaines situations, le traitement doit toutefois être prolongé. Il appartient alors au médecin de réévaluer périodiquement la nécessité de le poursuivre ou de l'interrompre.

Les *tranquillisants* ne sont pas la seule réponse à l'anxiété : une meilleure hygiène de vie, une consommation modérée d'excitants (y compris les boissons alcoolisées) permettent aussi de lutter efficacement contre l'excès de stress. Dans certains cas, une psychothérapie peut aider à lutter durablement contre l'anxiété.

Effets indésirables possibles

Sensation d'ivresse, maux de tête, fatigue, somnolence particulièrement chez la personne âgée, ralentissement des idées, faiblesse musculaire, baisse de la libido, *éruption cutanée* avec ou sans démangeaisons, vision double.

Dans certaines circonstances et chez certaines personnes :
- réactions paradoxales avec augmentation de l'anxiété, agitation, agressivité, confusion des idées, hallucinations ;
- *amnésie antérograde*.

Ces troubles nécessitent l'arrêt du traitement.

Laboratoires Pfizer

XANTHIUM

Informations détaillées sur www.monvidal.com

XATRAL

Alphabloquant — sur ordonnance

Présentation

XATRAL 2,5 mg : comprimé (blanc) ; boîte de 30. Liste I - Remb 35 % - **10,03 €.**
XATRAL LP 10 mg : comprimé à *libération prolongée* (jaune et blanc) ; boîte de 30. Liste I - Remb 35 % - **26,08 €.**

Composition

	p cp	p cp LP
Alfuzosine chlorhydrate	2,5 mg	10 mg
Lactose	+	
Huile de ricin		+

Dans quel cas ce médicament est-il prescrit ?

Ce médicament appartient à la famille des *alphabloquants*. Il lutte contre la contraction des *voies* urinaires. Il est utilisé dans le traitement des troubles urinaires dus à un *adénome de la prostate*.

Il est également utilisé lorsque l'augmentation de volume de la prostate bloque l'évacuation des urines (rétention urinaire) et rend nécessaire la pose d'une sonde urinaire.

Contre-indications

Ce médicament ne doit pas être utilisé dans les cas suivants :
- *hypotension orthostatique*,
- *insuffisance hépatique*,
- *insuffisance rénale* grave.

Attention : Des précautions sont nécessaires en cas d'*insuffisance coronarienne*.
Une *hypotension orthostatique*, due à la dilatation des vaisseaux sanguins, peut survenir dans les heures qui suivent la prise du médicament. Ce malaise, souvent précédé de *vertiges* et de sueurs, est favorisé par un passage trop brutal en position verticale (en se levant d'une chaise ou d'un lit). Les risques sont surtout importants les premiers jours du traitement, pendant lesquels il convient d'éviter les activités dangereuses. Ensuite l'organisme s'adapte au médicament. En cas de sensation d'étourdissement, allongez-vous quelques minutes et relevez-vous progressivement.
Conducteur : ce médicament peut être responsable de *vertiges*.

Interactions avec d'autres substances

Ce médicament peut interagir avec les *antihypertenseurs*, surtout les autres *alphabloquants*. Votre médecin adaptera la *posologie* pour limiter le risque d'*hypotension orthostatique*, mais il doit être parfaitement informé des médicaments que vous prenez conjointement.

Grossesse et allaitement

Ce médicament n'a pas d'indication chez la femme.

Mode d'emploi et posologie

Ce médicament est pris de préférence après un repas. Les comprimés à *libération prolongée* doivent être avalés entiers sans être croqués.

Posologie usuelle :
1 comprimé à 2,5 mg, 3 fois par jour, ou 1 comprimé à 10 mg le soir.

Conseils : Ce médicament ne permet pas de faire régresser la taille de l'adénome. C'est un *traitement symptomatique* qui facilite l'ouverture du *sphincter* urinaire. Il est utilisé lorsque l'ablation de l'adénome n'est pas justifiée (troubles modérés) ou doit être retardée pour une raison quelconque.

Effets indésirables possibles

Fréquents : nausées, douleurs abdominales, *hypotension orthostatique*, sensations vertigineuses, malaises, maux de tête, fatigue.
Plus rarement : douleur thoracique, accélération du cœur, *palpitations*, bouche sèche, diarrhée, somnolence, *œdèmes*, rougeur du visage, *éruption cutanée*, démangeaisons.

Laboratoires sanofi-aventis France

XENAZINE

Informations détaillées sur www.monvidal.com

XENICAL

Médicament de l'obésité — sur ordonnance

Présentation

XENICAL 120 mg : gélule (turquoise) ; boîte de 84. Liste I - Non remb.

Composition

	p gél
Orlistat	120 mg

Dans quel cas ce médicament est-il prescrit ?

Ce médicament est un adjuvant au régime hypocalorique. Il a la propriété de bloquer l'action d'une *enzyme* qui permet la digestion des graisses : la lipase intestinale. Ces graisses non digérées restent dans le tube digestif et sont éliminées avec les selles. Ce médicament agit localement dans l'estomac et l'intestin et ne passe pas dans le sang.
Il est utilisé, en complément d'un régime modérément hypocalorique, chez les personnes obèses, ou chez celles qui associent un surpoids important à d'autres facteurs de risque. Ce traitement ne peut être mis en route que si une perte de poids d'au moins 2,5 kg a été obtenue par le régime seul au cours des 4 semaines précédentes.

Contre-indications

Ce médicament ne doit pas être utilisé dans les cas suivants :
- *syndrome de malabsorption chronique*,
- blocage des *voies biliaires*,
- **allaitement**.

Attention : Une surveillance particulière est nécessaire chez les diabétiques.
Ce médicament peut diminuer l'absorption des *vitamines* A, D, E et K. Une alimentation riche en fruits et en légumes est recommandée et votre médecin vous prescrira éventuellement un complément vitaminique, à prendre au moins 2 heures après la prise du XENICAL.
Les conséquences d'un traitement d'une durée supérieure à 2 ans ne sont pas connues.

Interactions avec d'autres substances

Informez votre médecin en cas de traitement par :
- un *anticoagulant* par voie orale,
- un médicament contenant de l'acarbose (GLUCOR) ou de la ciclosporine (NÉORAL, SANDIMMUN).

Grossesse et allaitement

Bien que ce médicament ne soit quasiment pas absorbé dans le sang (action locale dans l'intestin), ses effets chez la femme enceinte et son passage éventuel dans le lait maternel ne sont pas connus. Par prudence, il est donc contre-indiqué pendant la grossesse et l'allaitement.

Mode d'emploi et posologie

Le médicament doit être pris de préférence immédiatement avant ou pendant le repas ; il peut être pris jusqu'à une heure après.

Posologie usuelle :
- Adulte : 1 gélule avec chacun des repas contenant des graisses (en l'absence de graisses dans un repas, la prise du médicament est inutile). Dans la mesure où il est recommandé de suivre conjointement un régime équitablement réparti en trois repas comportant 30 % de matières grasses, la *posologie* est de 3 gélules par jours. Le régime doit être riche en fruits et en légumes. Il n'y a aucun intérêt à dépasser la posologie préconisée, l'activité du médicament n'augmentant pas avec des posologies supérieures à 3 prises de 120 mg.

Conseils : Le régime reste bien sûr indispensable pendant le traitement, des apports alimentaires excessifs en graisses risque d'augmenter les effets

indésirables liés à l'élimination fécale des corps gras non digérés.
En complément du régime et du traitement, un exercice physique régulier est toujours bénéfique.
Une protection locale peut être nécessaire pour éviter les conséquences vestimentaires d'un suintement de graisses par l'anus.

Effets indésirables possibles

Fréquents : ces effets indésirables sont la conséquence directe du mode d'action de ce médicament : traces de graisses anales, gaz avec suintement gras, envies impérieuses de déféquer, selles grasses et/ou abondantes, émission involontaire de graisses ou de selles par l'anus.
Rares : *réaction allergique*, augmentation des *transaminases*.
Exceptionnels : *hépatite*.
D'autres ont été rarement constatés, mais paraissent plus fréquents que sous *placebo*, sans que l'on ait pu déterminer si le médicament est responsable de leur apparition :
- autres *troubles digestifs*, problèmes gingivaux ou dentaires ;
- bronchite, angine, *sinusite*, grippe, infection urinaire ;
- maux de tête, règles irrégulières ;
- anxiété, fatigue.

Laboratoires Roche

XENID gel
Anti-inflammatoire d'action locale

Présentation

XENID 1 % : gel pour application locale ; tube de 60 g. Remb 35 % - **2,72 €**.

Composition

	p 100 g
Diclofénac sel de sodium	1 g

Dans quel cas ce médicament est-il prescrit ?

Ce gel *antalgique* contient un *anti-inflammatoire* non stéroïdien (*AINS*). Il lutte localement contre l'*inflammation* et la douleur.
Il est utilisé dans le traitement des *tendinites* et des *œdèmes* survenant après un traumatisme ou une intervention chirurgicale.

Contre-indications

Ce médicament ne doit pas être utilisé dans les cas suivants :
- *allergie* à l'aspirine ou aux *AINS* ;
- en application sur la peau lésée (*eczéma*, brûlure, plaie...) ou sur les *muqueuses* ;
- **grossesse** (à partir du 6e mois).

Grossesse et allaitement

Les *AINS* pris par voie orale peuvent être toxiques pour le fœtus ; leur utilisation est contre-indiquée pendant les 4 derniers mois de la grossesse. Les AINS destinés à une application locale peuvent traverser la peau, passer dans le sang et exposer le fœtus au même risque, lorsqu'ils sont appliqués sur une large surface de peau ou sous un pansement occlusif. N'utilisez pas ce médicament pendant la grossesse sans avis médical.
Les données disponibles ne permettent pas de savoir si ce médicament passe dans le lait maternel : ne l'utilisez pas pendant l'allaitement sans avis médical.

Mode d'emploi et posologie

Le gel doit être appliqué en massage doux et prolongé sur la région douloureuse.
Posologie usuelle :
- Adulte : 2 à 4 applications par jour.

Conseils : Pensez à vous laver les mains après l'application. En cas de contact accidentel avec les yeux, rincez abondamment.

Effets indésirables possibles

Imposant l'arrêt du traitement : *réaction allergique* cutanée (éruption de boutons, démangeaisons...).

Laboratoires RPG-RANBAXY Pharmacie Génériques

XENID oral, rectal
Anti-inflammatoire non stéroïdien — sur ordonnance

Ce médicament est un générique de VOLTARÈNE oral, rectal (voir p. 1341).

XOLAAM
Antiacide d'action locale

Présentation

XOLAAM : comprimé à sucer ou à croquer (blanc ; arôme menthe) ; boîte de 40. Remb 35 % - **2,46 €**.
XOLAAM : suspension buvable (arôme menthe) ; flacon de 250 ml. Remb 35 % - **1,83 €**.

Composition

	p cp	p c à s
Aluminium hydroxyde	400 mg	525 mg
Magnésium hydroxyde	400 mg	600 mg
Saccharose	250 mg	
Sorbitol	+	+

Dans quel cas ce médicament est-il prescrit ?

Ce médicament contient des *antiacides* d'action locale. Ils agissent en neutralisant les acides sécrétés par l'estomac.
Il est utilisé dans le traitement des aigreurs, brûlures d'estomac et remontées acides.

Contre-indications

Ce médicament ne doit pas être utilisé en cas d'*insuffisance rénale* grave.

Attention : Il est préférable de consulter un médecin dans les situations suivantes :
- troubles de la digestion apparaissant pour la première fois, ou si les troubles ont changé récemment ;
- troubles associés à une perte de poids ;
- difficulté à avaler ou gêne abdominale persistante.

N'utilisez pas ce médicament de façon prolongée sans l'avis de votre médecin : des examens peuvent être nécessaires si les *symptômes* persistent.
Compte tenu de la teneur en aluminium de ce médicament, des précautions sont nécessaires chez les *insuffisants rénaux* traités par *dialyse*.
Les personnes souffrant de douleurs d'estomac doivent éviter d'utiliser des médicaments contenant de l'aspirine ou des *AINS* qui fragilisent la *muqueuse* de l'estomac. Le paracétamol est en revanche sans danger pour traiter les douleurs ou la fièvre.

Interactions avec d'autres substances

Ce médicament peut diminuer l'absorption de nombreux médicaments. Un délai d'au moins 2 heures (voire 4 heures avec les *antibiotiques* de la famille des quinolones) doit être respecté entre la prise de ce médicament et celle des autres traitements. Demandez conseil à votre médecin ou à votre pharmacien.

Grossesse et allaitement

Les substances contenues dans ce médicament sont peu absorbées. Néanmoins, ne l'utilisez pas de façon prolongée pendant la grossesse ou l'allaitement sans l'avis de votre médecin ou de votre pharmacien.

Mode d'emploi et posologie

Ce médicament doit être pris au moment des douleurs.

Posologie usuelle :

Chez l'adulte :

- 1 ou 2 comprimés à croquer ou à sucer par prise, sans dépasser 6 prises par jour ;
- 1 cuillère à soupe de suspension buvable, 1 à 6 fois par jour.

Conseils : Agitez vigoureusement le flacon de suspension buvable avant l'emploi. Il ne doit pas être placé au réfrigérateur.

Une alimentation équilibrée, une mastication lente, la suppression des aliments difficiles à digérer et des boissons alcoolisées permettent souvent d'atténuer les *symptômes* dus aux remontées acides ou à une *inflammation* de l'estomac.

Si vous êtes fumeur, la poursuite du tabagisme est un frein important au traitement : la nicotine augmente l'acidité gastrique et réduit l'efficacité du muscle qui ferme la jonction entre l'œsophage et l'estomac.

Effets indésirables possibles

Constipation ou *diarrhée* : les sels d'aluminium favorisent la constipation alors que le magnésium peut avoir un effet laxatif. Suivant les personnes, l'un ou l'autre de ces effets peut prédominer.

Laboratoires RPG-RANBAXY Pharmacie Génériques

X-PREP

Informations détaillées sur www.monvidal.com

XYLOCAÏNE VISQUEUSE

Anesthésique local — sur ordonnance

Présentation

XILOCAÏNE VISQUEUSE : gel oral (arômes : fraise, framboise) ; tube de 100 g. Liste II - Remb 65 % - **2,67 €**.

Composition

	p 100 g
Lidocaïne chlorhydrate	2 g

Dans quel cas ce médicament est-il prescrit ?

Ce gel contient un *anesthésique* local. Il est efficace contre la douleur mais n'agit pas sur sa cause.

Il est utilisé pour :

- l'*anesthésie* locale qui précède les examens du tube digestif,
- le traitement des douleurs de la bouche,
- le traitement des douleurs de l'estomac et de l'œsophage.

Contre-indications

Ce médicament ne doit pas être utilisé dans les cas suivants :

- *allergie* aux *anesthésiques* locaux,
- *épilepsie* (en l'absence d'un traitement efficace),
- *porphyries*.

Attention : Ce médicament provoque une *anesthésie* de l'arrière-gorge et peut faciliter les fausses-routes (passage des aliments dans le larynx).

Des précautions sont nécessaires chez les personnes dont le rythme cardiaque est lent.

Ce gel doit être tenu hors de la portée des enfants.

Sportif : les *anesthésiques* locaux ont été retirés de la liste des substances dopantes publiée dans les arrêtés du 20 avril et du 16 août 2004 par le ministère de la Jeunesse et des Sports.

Grossesse et allaitement

L'effet de ce médicament pendant la grossesse ou l'allaitement est mal connu : seul votre médecin peut évaluer le risque éventuel de son utilisation dans votre cas.

Mode d'emploi et posologie

Lésions de la bouche : le gel est appliqué sur les lésions ou réparti dans la bouche avec la langue. Éviter de boire ou de manger dans les 2 heures qui suivent l'application.

Douleurs du tube digestif : absorber le gel au moment des douleurs, puis avaler rapidement un demi-verre d'eau pour éviter l'*anesthésie* de l'arrière-gorge (risque de fausse-route).

Posologie usuelle :

- Adulte : 1 cuillère à dessert ou à soupe par prise, sans dépasser 3 prises par jour.

Laboratoires AstraZeneca

XYREM

Informations détaillées sur www.monvidal.com

XYZALL

Antiallergique — sur ordonnance

Présentation

XYZALL : comprimé (ovale ; blanc cassé) ; boîte de 14. Liste II - Remb 35 % - **4,21 €**.

XYZALL : comprimé (ovale ; blanc cassé) ; boîte de 28. Liste II - Remb 35 % - **7,87 €**.

Composition

	p cp
Lévocétirizine dichlorhydrate	5 mg
Lactose	+

Dans quel cas ce médicament est-il prescrit ?

Ce médicament est un *antihistaminique* antiallergique ; il n'a pas d'effets *sédatifs* ni *atropiniques*.

Il est utilisé dans le traitement des manifestations allergiques diverses : *rhinite* ou *conjonctivite* allergiques, *urticaire*.

Contre-indications

Ce médicament ne doit pas être utilisé en cas d'*insuffisance rénale* grave.

Grossesse et allaitement

L'effet de ce médicament pendant la grossesse ou l'allaitement est mal connu : seul votre médecin peut évaluer le risque éventuel de son utilisation dans votre cas.

Mode d'emploi et posologie

Les comprimés doivent être avalés avec un verre d'eau, indifféremment au cours ou en dehors des repas.

Posologie usuelle :

- Adulte et enfant à partir de 6 ans : 1 comprimé par jour, en 1 prise.

En cas d'*insuffisance rénale*, les prises seront espacées tous les 2 ou 3 jours.

Conseils : Ce médicament agit sur les manifestations de l'*allergie* mais n'en supprime pas la cause. Si les *symptômes* persistent ou s'aggravent, n'hésitez pas à consulter votre médecin.

Effets indésirables possibles

Somnolence, fatigue, sécheresse de la bouche.

Laboratoires UCB Pharma

Y

YERBALAXA
Informations détaillées sur www.monvidal.com

YOCORAL
Informations détaillées sur www.monvidal.com

YOHIMBINE HOUDÉ
Stimulant du système cardiovasculaire

Présentation
YOHIMBINE HOUDÉ : comprimé (bleu) ; boîte de 50. Non remb.

Composition
	p cp
Yohimbine chlorhydrate	2 mg
Lactose	+
Saccharose	+

Dans quel cas ce médicament est-il prescrit ?
Ce médicament est un *vasodilatateur.* Il favorise la dilatation des vaisseaux sanguins et notamment ceux de la verge.
Il est utilisé dans le *traitement d'appoint* de l'*impuissance* masculine et de l'*hypotension orthostatique.*

Contre-indications
Ce médicament ne doit pas être utilisé en cas d'*insuffisance hépatique* ou *rénale* grave.

Attention : Le traitement médicamenteux des troubles de l'érection ne se conçoit que lorsque les causes curables de l'impuissance ont été recherchées. Les impuissances d'origines psychologiques peuvent être améliorées ou guéries par des thérapies spécifiques.

Interactions avec d'autres substances
Ce médicament peut interagir avec les médicaments contenant de la clonidine.

Grossesse et allaitement
L'effet de ce médicament pendant la grossesse ou l'allaitement est mal connu : seul votre médecin peut évaluer le risque éventuel de son utilisation dans votre cas.

Mode d'emploi et posologie
Les comprimés peuvent être pris avec un peu d'eau, à distance des repas.

Posologie usuelle :
Impuissance masculine : 8 à 10 comprimés par jour, à répartir en 3 prises.
Hypotension orthostatique : 2 comprimés, 3 fois par jour.

Effets indésirables possibles
Très rarement et surtout en cas de *posologies* élevées :
- nervosité, irritabilité, insomnie, tremblements, *vertiges*, maux de tête ;
- nausées, vomissements, diarrhée ;
- *tachycardie*, érection prolongée et douloureuse.

Laboratoires sanofi-aventis France

YSE
Informations détaillées sur www.monvidal.com

YSE GLUTAMIQUE
Informations détaillées sur www.monvidal.com

YSOL 206
Informations détaillées sur www.monvidal.com

YSOMEGA
Hypolipémiant

Présentation
YSOMEGA 1 g : capsule ; boîte de 30. Non remb.
YSOMEGA 1 g : capsule ; boîte de 90. Non remb.

Composition
	p caps
Triglycérides d'acides oméga 3	1 g

Dans quel cas ce médicament est-il prescrit ?
Ce médicament contient des acides gras essentiels (au minimum 32 % d'acide eicosapentaénoïque et 20 % d'acide docosahexaénoïque), obtenus à partir d'huile de poisson. Ils ont la propriété de faire baisser le taux de *triglycérides* dans le sang.
Il est utilisé dans le traitement des excès de triglycérides en complément d'un régime adapté et assidu.

Interactions avec d'autres substances
Informez votre médecin ou votre pharmacien si vous prenez un *anticoagulant* oral.

Grossesse et allaitement
L'effet de ce médicament pendant la grossesse ou l'allaitement est mal connu : seul votre médecin peut évaluer le risque éventuel de son utilisation dans votre cas.

Mode d'emploi et posologie
Les capsules doivent être avalées au cours des repas.

Posologie usuelle :
- Adulte : 1 capsule, 3 fois par jour.

Le régime reste indispensable pendant toute la durée du traitement.

Conseils : Un régime pauvre en graisses animales n'est pas simple à suivre : les erreurs sont fréquentes. Demandez conseil à votre médecin, à votre pharmacien ou à un professionnel de la nutrition.

Effets indésirables possibles
Rarement : nausées, renvois.

Laboratoires Plantes et Médecines

YUCCA COMPLEXE N° 110
Informations détaillées sur www.monvidal.com

Z

ZACNAN
Antibiotique : cycline — sur ordonnance

Ce médicament est un générique de MYNOCINE (voir p. 848).

ZADITEN collyre
Collyre antiallergique — sur ordonnance

Présentation
ZADITEN : collyre ; flacon compte-gouttes de 5 ml. Liste II - Non remb.
ZADITEN : collyre ; boîte de 30 récipients unidoses de 0,4 ml. Liste II - Non remb.

Composition

	p 100 ml	p 100 ml
Kétotifène	25 mg	25 mg
Benzalkonium chlorure	+	

Dans quel cas ce médicament est-il prescrit ?
Ce collyre contient un *antihistaminique* antiallergique. Il est utilisé pour traiter les *conjonctivites* allergiques.

Contre-indications
Le collyre en flacon ne doit pas être utilisé en cas d'*allergie* aux *antiseptiques* de la famille des *ammoniums quaternaires* (présence de benzalkonium).

Attention : Le collyre en flacon, contenant un conservateur, est susceptible de colorer les lentilles de contact souples. Elles doivent donc être ôtées avant l'instillation du collyre et pourront éventuellement être replacées après un délai de 15 minutes.
Conducteur : l'instillation de ce collyre peut provoquer une gêne visuelle transitoire.

Interactions avec d'autres substances
Ce collyre peut interagir avec d'autres collyres : sauf indication contraire de votre médecin, respectez un intervalle de 5 minutes entre deux instillations.

Grossesse et allaitement
L'effet de ce médicament pendant la grossesse ou l'allaitement est mal connu : seul votre médecin peut évaluer le risque éventuel de son utilisation dans votre cas.

Mode d'emploi et posologie
Tirer la paupière inférieure vers le bas tout en regardant vers le haut. Déposer les gouttes de collyre entre la paupière et le globe oculaire (*cul-de-sac conjonctival*). Veiller à ne pas mettre en contact l'embout du flacon avec l'œil ou les doigts pour éviter de contaminer le collyre avec les germes présents sur les paupières ou la peau.

Posologie usuelle :
- Adulte et enfant de plus de 3 ans : 1 goutte, 2 fois par jour.

Conseils : L'application correcte du produit peut nécessiter une aide, notamment chez une personne handicapée ou âgée.
Ne conservez pas le flacon de 5 ml plus de 4 semaines après ouverture. Un récipient unidose permet une instillation dans les deux yeux et doit être jeté après usage.

Effets indésirables possibles
Irritation oculaire transitoire.
Rarement :
- vision trouble à l'instillation, sécheresse de l'œil, irritation des paupières, sensibilité anormale à la lumière ;
- maux de tête, somnolence, *éruption cutanée*, sensation de bouche sèche, *réaction allergique*.

Laboratoires Novartis Pharma SAS

ZADITEN oral
Antiallergique — sur ordonnance

Présentation
ZADITEN 1 mg : gélule (blanc) ; boîte de 60. Liste II - Remb 35 % - **9,83 €**.
ZADITEN 1 mg/5 ml : solution buvable (arôme fraise) ; flacon de 150 ml avec mesurette graduée à 2,5 et 5 ml. Liste II - Remb 35 % - **5,44 €**.
ZADITEN LP 2 mg : comprimé à *libération prolongée* (beige) ; boîte de 30. Liste II - Remb 35 % - **11,12 €**.

Composition

	p gél	p 5 ml	p cp LP
Kétotifène	1 mg	1 mg	2 mg
Saccharose		1,5 g	

Dans quel cas ce médicament est-il prescrit ?
Ce médicament est un *antihistaminique* antiallergique. Il est utilisé dans le traitement de différentes manifestations allergiques : *rhinite* ou *conjonctivite*.

Attention : Évitez les boissons alcoolisées : augmentation du risque de somnolence.
Conducteur : ce médicament peut être responsable d'une baisse de la vigilance, particulièrement en début de traitement.

Interactions avec d'autres substances
Informez votre médecin si vous prenez un médicament ayant des effets *atropiniques* ou *sédatifs*.

Grossesse et allaitement
L'effet de ce médicament pendant la grossesse ou l'allaitement est mal connu : seul votre médecin peut évaluer le risque éventuel de son utilisation dans votre cas.

Mode d'emploi et posologie
Les comprimés et les gélules ne sont pas adaptés à l'enfant de moins de 6 ans. En effet, ils risquent

d'obstruer les voies respiratoires si l'enfant déglutit mal et que le comprimé ou la gélule passe dans la trachée (fausse route).

Pour limiter les risques de somnolence en début de traitement, la posologie est instaurée progressivement, en privilégiant uniquement la prise du soir pendant quelques jours.

Posologie usuelle :

- Adulte et enfant de plus de 6 ans : 1 gélule matin et soir, ou 1 mesurette (5 ml) matin et soir, ou 1 comprimé LP au moment du repas du soir.
- Enfant de 4 à 6 ans (plus de 12 kg) : 1 mesurette (5 ml), matin et soir.

Conseils : Ce médicament agit sur les manifestations de l'*allergie* mais n'en supprime pas la cause. Si les *symptômes* persistent ou s'aggravent, consultez votre médecin.

Effets indésirables possibles

Somnolence, bouche sèche, *troubles digestifs*.

Nervosité, excitation, irritabilité, insomnie, en particulier chez l'enfant.

Exceptionnellement : *vertiges*, prise de poids, *réaction allergique* cutanée, *hépatite*, *convulsions* (notamment chez l'enfant).

Laboratoires Novartis Pharma SAS

ZALDIAR

Association antalgique opiacée — sur ordonnance

Présentation

ZALDIAR : comprimé (jaune) ; boîte de 20. Liste I - Remb 65 % - **6,79 €**.

Composition

	p cp
Paracétamol	325 mg
Tramadol chlorhydrate	37,5 mg

Dans quel cas ce médicament est-il prescrit ?

Ce médicament contient deux *antalgiques* dont le mode d'action est complémentaire : un *opiacé*, qui agit directement sur la perception de la douleur par le cerveau, et du paracétamol, qui empêche la transmission de la douleur.

Il est utilisé dans le traitement de la douleur.

Contre-indications

Ce médicament ne doit pas être utilisé dans les cas suivants :

- *antécédent* d'intolérance aux *opiacés* ;
- intoxication ou *surdosage* avec des *sédatifs*, ivresse aiguë ;
- *insuffisance hépatique* grave ;
- *épilepsie* (sauf si elle est traitée) ;
- en association avec les *IMAO*.

Attention : Ce médicament contient un *opiacé* : son usage prolongé, à dose élevée, expose à un risque de *dépendance*. Ne dépassez pas la dose ni la durée de traitement recommandées.

Des précautions sont nécessaires en cas d'*insuffisance rénale* et *respiratoire* graves et chez les personnes à tendance suicidaire ou traitées par un antidépresseur, un *tranquillisant* ou un *sédatif* puissant.

De nombreux médicaments contiennent du paracétamol : vous devez en tenir compte en cas de prise conjointe car le *surdosage* en paracétamol peut être toxique pour le foie.

Évitez les boissons alcoolisées : augmentation du risque de somnolence.

Conducteur : ce médicament peut être responsable de *vertiges* ou d'une baisse de la vigilance.

Interactions avec d'autres substances

Ce médicament ne doit pas être associé aux *IMAO* sélectifs ou non : risque d'accident grave. Un délai de 15 jours doit séparer un traitement antérieur par IMAO de la mise en route du traitement *antalgique*.

Il peut interagir avec les *inducteurs enzymatiques* et les médicaments contenant de la nalbuphine, de la buprénorphine ou de la pentazocine.

Signalez à votre médecin la prise éventuelle de *sédatifs* et d'autres antalgiques ou antitussifs *opiacés*.

Grossesse et allaitement

L'effet de ce médicament pendant la grossesse et l'allaitement est mal connu. Par mesure de prudence, son usage est déconseillé chez la femme enceinte et chez celle qui allaite.

Mode d'emploi et posologie

Les comprimés doivent être avalés tels quels avec un verre d'eau, sans être croqués ni écrasés. Respecter un intervalle minimal de 6 heures entre 2 prises.

Posologie usuelle :

- Adulte et enfant de plus de 12 ans : 1 ou 2 comprimés par prise, sans dépasser 8 comprimés par jour.

Chez l'*insuffisant rénal* ou *hépatique*, le médecin peut prévoir un espacement des prises plus important.

Conseils : Comme tous les *antalgiques*, ce médicament est généralement plus efficace pour prévenir la douleur que pour la calmer : dans le traitement des douleurs chroniques, il est préférable de prendre ce médicament à intervalles réguliers sans attendre que la douleur s'installe.

Cette association contenant un *opiacé* est destinée à être utilisée lorsque la douleur est mal soulagée par les *antalgiques* usuels.

Ce médicament peut retarder un diagnostic en masquant la douleur ; ne le prenez pas sans l'avis de votre médecin, ne le conseillez pas à un proche.

Effets indésirables possibles

Fréquemment : *vertiges*, somnolence, maux de tête, tremblements, confusion des idées, modification de l'humeur, troubles du sommeil, nausées, vomissements, constipation, *diarrhée*, toux sèche, douleurs abdominales, digestion difficile, ballonnement, sueurs, démangeaisons.

Plus rarement : *hypertension artérielle*, *palpitations*, fourmillement des extrémités, bourdonnements d'oreille, *dépression*, hallucinations, cauchemars, difficultés respiratoires, élévation des *transaminases*, *éruption cutanée*, frissons, bouffées de chaleur.

Laboratoires Laboratoires Grünenthal

ZAMUDOL LP

Antalgique opiacé

sur ordonnance

Présentation

ZAMUDOL LP 50 mg : gélule à *libération prolongée* ; boîte de 30. Liste I - Remb 65 % - **8,61 €**.
ZAMUDOL LP 100 mg : gélule à *libération prolongée* ; boîte de 30. Liste I - Remb 65 % - **13,40 €**.
ZAMUDOL LP 150 mg : gélule à *libération prolongée* ; boîte de 30. Liste I - Remb 65 % - **18,99 €**.
ZAMUDOL LP 200 mg : gélule à *libération prolongée* ; boîte de 30. Liste I - Remb 65 % - **22,29 €**.

Composition

	p gél LP	p gél LP
Tramadol chlorhydrate	50 mg	100 mg

	p gél LP	p gél LP
Tramadol chlorhydrate	150 mg	200 mg

Dans quel cas ce médicament est-il prescrit ?

Ce médicament est un *antalgique* de la famille des *opiacés*. Il combat la douleur en agissant directement sur la perception de la douleur par le cerveau.

Il est utilisé dans le traitement de la douleur.

Contre-indications

Ce médicament ne doit pas être utilisé dans les cas suivants :

- intoxication ou *surdosage* avec des *sédatifs*, ivresse aiguë ;
- en association avec les *IMAO* ou les médicaments contenant de la nalbuphine, de la buprénorphine ou de la pentazocine ;
- **allaitement**.

Attention : Des précautions sont nécessaires en cas d'*antécédent* d'*intolérance* aux *opiacés* et chez les personnes qui souffrent d'*hypertension intracrânienne*, d'*épilepsie*, d'*insuffisance rénale* ou *hépatique*.

Ce médicament contient un *opiacé* : son usage prolongé, à dose élevée, expose à un risque de *dépendance*. Ne dépassez pas la dose ni la durée de traitement recommandées.

Évitez les boissons alcoolisées : augmentation du risque de somnolence.

Conducteur : ce médicament peut être responsable de *vertiges* ou d'une baisse de la vigilance.

Interactions avec d'autres substances

Ce médicament ne doit pas être associé :

- aux médicaments contenant de la nalbuphine, de la buprénorphine ou de la pentazocine : risque de diminution de l'effet *antalgique* ;
- aux *IMAO* sélectifs ou non : risque d'accident grave. Un délai de 15 jours doit séparer un traitement antérieur par IMAO de la mise en route du traitement *antalgique*.

Il peut interagir avec les médicaments contenant de la carbamazépine.

Signalez à votre médecin la prise éventuelle de *sédatifs* et d'autres antalgiques ou antitussifs *opiacés*.

Grossesse et allaitement

L'effet de ce médicament pendant la grossesse et l'allaitement est mal connu. Par mesure de prudence, son usage est déconseillé chez la femme enceinte et contre-indiqué chez celle qui allaite.

Mode d'emploi et posologie

Les gélules doivent être avalées, avec un verre d'eau, pendant ou en dehors des repas.

Lorsque la déglutition est difficile, il est possible d'ouvrir la gélule et de verser les granules dans une cuillère ; après les avoir avalés, boire un verre d'eau.

Posologie usuelle :

- Adulte et enfant de plus de 12 ans : 50 à 200 mg, matin et soir.

Chez la personne âgée ou en cas d'*insuffisance hépatique* ou *rénale*, le médecin peut prévoir un espacement des prises plus important.

Conseils : Comme tous les *antalgiques*, ce médicament est généralement plus efficace pour prévenir la douleur que pour la calmer : dans le traitement des douleurs chroniques, il est préférable de prendre ce médicament à intervalles réguliers sans attendre que la douleur s'installe.

Cet antalgique *opiacé* est destiné à être utilisé en deuxième intention, lorsque l'aspirine, l'ibuprofène ou le paracétamol, utilisés seuls, sont insuffisamment efficaces. Il peut néanmoins être utilisé d'emblée dans le traitement des douleurs fortes.

Effets indésirables possibles

Nausées et *vertiges* le plus fréquemment.

Occasionnellement (1 à 10 % des utilisateurs) : vomissements, constipation, bouche sèche, sueurs, maux de tête, confusion.

Plus rarement (moins de 1 % des utilisateurs) : douleurs abdominales, *éruption cutanée*, *palpitations*, *hypotension orthostatique*.

Exceptionnellement (moins de 1 cas sur 1000) : faiblesse musculaire, modification de l'appétit, vision floue, difficulté à uriner, euphorie, *réaction allergique*, ralentissement du rythme cardiaque, augmentation de la tension artérielle.

Laboratoires Meda Pharma

ZANIDIP

Inhibiteur calcique

sur ordonnance

Présentation

ZANIDIP 10 mg : comprimé sécable (jaune) ; boîte de 30. Liste I - Remb 65 % - **17,87 €**.
ZANIDIP 10 mg : comprimé sécable (jaune) ; boîte de 90. Liste I - Remb 65 % - **49,58 €**.
ZANIDIP 20 mg : comprimé (rose) ; boîte de 30. Liste I - Remb 65 % - **17,87 €**.
ZANIDIP 20 mg : comprimé (rose) ; boîte de 90. Liste I - Remb 65 % - **49,58 €**.

Composition

	p cp	p cp
Lercanidipine chlorhydrate	10 mg	20 mg
Lactose	+	+

Dans quel cas ce médicament est-il prescrit ?

Ce médicament est un *vasodilatateur* qui appartient à la famille des *inhibiteurs calciques*.

Il est utilisé dans le traitement de l'*hypertension artérielle*.

Contre-indications

Ce médicament ne doit pas être utilisé dans les cas suivants :
- *angine de poitrine* grave,
- *infarctus du myocarde* récent (1 mois),
- *insuffisance hépatique* grave,
- *insuffisance rénale* grave.

Attention : En cas de douleur thoracique survenant systématiquement dans la demi-heure qui suit la prise du médicament, consultez votre médecin avant de poursuivre le traitement.
Des précautions sont nécessaires en cas d'*insuffisance cardiaque*.

Interactions avec d'autres substances

Ce médicament peut interagir avec les médicaments contenant du kétoconazole ou de l'itraconazole.

Informez par ailleurs votre médecin si vous prenez un *alphabloquant*, un *bêtabloquant*, un *anticonvulsivant* (carbamazépine, phénytoïne, phénobarbital, primidone) ou un médicament contenant de la rifampicine ou de la ciclosporine.

En outre, l'effet *antihypertenseur* de ce médicament peut être augmenté par certains médicaments tels que les *neuroleptiques*, les *antidépresseurs imipraminiques*, les médicaments contenant du baclofène ; il peut être diminué par les *corticoïdes*. Votre médecin doit être informé si vous êtes traité par l'un ou l'autre de ces médicaments.

Grossesse et allaitement

L'effet de ce médicament pendant la grossesse est mal connu : seul votre médecin peut évaluer le risque éventuel de son utilisation dans votre cas.

Les données disponibles ne permettent pas de savoir si ce médicament passe dans le lait maternel ; un choix est donc nécessaire entre l'allaitement et la prise du médicament. Cette décision devra être prise en accord avec votre médecin.

Mode d'emploi et posologie

Les comprimés doivent être avalés avec un verre d'eau, le matin, avant le petit déjeuner.

Ce médicament ne doit pas être pris avec du jus de pamplemousse.

Posologie usuelle :
- Adulte : 5 à 20 mg par jour.

Conseils : Votre tension artérielle doit être contrôlée régulièrement. Les appareils permettant une mesure automatique de la tension à domicile utilisent souvent un procédé de mesure différent de celui qu'emploie votre médecin. Si vous avez un tel appareil, apportez-le en consultation pour vous assurer que la mesure obtenue est bien conforme à celle du tensiomètre de votre médecin.
Le traitement médicamenteux ne dispense pas de mesures simples pouvant faire baisser la tension artérielle : activité physique régulière, modération de la consommation de boissons alcoolisées et de *sel*, lutte contre l'excès de poids.

Effets indésirables possibles

Les plus fréquents sont la conséquence de la dilatation des vaisseaux sanguins :
- rougeur du visage, bouffées de chaleur, maux de tête ;
- jambes lourdes ou enflées.

Plus rarement : palpitations, baisse excessive de la tension artérielle, étourdissements, fatigue, crampes, diarrhée, éruption cutanée, urines plus abondantes.

Exceptionnellement : augmentation des *transaminases*.

Laboratoires Bouchara-Recordati

ZARONTIN

Informations détaillées sur www.monvidal.com

ZECLAR

Antibiotique : macrolide — **sur ordonnance**

Présentation

ZECLAR 25 mg/ml : granulé pour suspension buvable (arôme cocktail de fruits) ; flacon de 100 ml avec pipette graduée de 0 à 25 kg (332 doses-kg). Liste I - Remb 65 % - **10,92 €**.
ZECLAR 50 mg/ml : granulé pour suspension buvable (arôme cocktail de fruits) ; flacon de 60 ml avec pipette graduée de 0 à 50 kg (400 doses-kg). Liste I - Remb 65 % - **12,31 €**.
ZECLAR 250 mg : comprimé (jaune) ; boîte de 10. Liste I - Remb 65 % - **9,26 €**.
ZECLAR 500 mg : comprimé (jaune) ; boîte de 10. Liste I - Remb 65 % - **17,36 €**.
ZECLAR 500 mg : comprimé (jaune) ; boîte de 14. Liste I - Remb 65 % - **24,08 €**.
ZECLAR 500 mg : comprimé (jaune) ; boîte de 30. Liste I - Remb 65 % - **46,19 €**.

Composition

	p grad kg	p grad kg
Clarithromycine	7,5 mg	7,5 mg
Saccharose	165 mg	73 mg
Huile de ricin	+	+

	p cp	p cp
Clarithromycine	250 mg	500 mg

Dans quel cas ce médicament est-il prescrit ?

C'est un *antibiotique* qui appartient à la famille des *macrolides*.

Il est utilisé dans le traitement de diverses maladies infectieuses, notamment celles de la gorge, des sinus, des poumons, des bronches, de la peau, des gencives et des dents.

Il est également utilisé dans le cadre de l'éradication d'*Helicobacter pylori* (responsable d'*ulcères* gastroduodénaux récidivants).

Contre-indications

Ce médicament ne doit pas être utilisé dans les cas suivants :
- *allergie* aux *macrolides* ;
- en association avec les médicaments contenant du cisapride, de la mizolastine, du pimozide, du bépridil, de l'ergotamine ou de la dihydroergotamine.

Attention : Des précautions sont nécessaires en cas d'*insuffisance hépatique* ou *rénale* grave.
Une diminution de la fièvre ou une disparition des *symptômes* ne sont pas synonymes de guérison :

la durée du traitement doit absolument être respectée pour éviter les rechutes ou l'apparition d'une *résistance* du *germe* à l'*antibiotique*.
En cas de traitement prolongé de plus de 10 jours, l'apparition de troubles auditifs nécessite une consultation spécialisée.

Interactions avec d'autres substances

Ce médicament ne doit pas être associé aux médicaments contenant :
- de l'ergotamine ou de la dihydroergotamine : risque d'*ergotisme* ;
- du cisapride, de la mizolastine, du bépridil ou du pimozide : risque de *torsades de pointes*.

Il peut interagir avec les médicaments qui contiennent de l'ébastine, de la toltérodine, de la bromocriptine ou de la cabergoline.
Informez par ailleurs votre médecin si vous prenez un *anticoagulant* oral, un *hypolipidémiant* de la famille des statines ou des médicaments contenant de la carbamazépine, de la digoxine, du triazolam, de la ciclosporine, de la théophylline ou de l'aminophylline.

Grossesse et allaitement

L'effet de ce médicament pendant la grossesse est mal connu : seul votre médecin peut évaluer le risque éventuel de son utilisation dans votre cas.
Ce médicament est susceptible de passer dans le lait maternel. Son utilisation est possible pendant l'allaitement sauf dans les cas suivants :
- survenue de troubles digestifs chez le nouveau-né,
- nouveau-né traité par un médicament contenant du cisapride (PREPULSID) : risque d'interaction médicamenteuse.

Mode d'emploi et posologie

Ce médicament peut être pris indifféremment au cours ou en dehors des repas.
La suspension buvable est reconstituée en ajoutant de l'eau jusqu'au trait. La seringue graduée jointe permet un ajustement précis de la posologie : la dose par prise est indiquée, en fonction du poids de l'enfant, sur la seringue graduée en kg. 2 prises par jour sont nécessaires.

Posologie usuelle :
- Adulte : 250 mg à 500 mg, matin et soir.

Cette *posologie* peut être augmentée dans le traitement de certaines infections liées au sida.
Dans le traitement de l'éradication d'*Helicobacter pylori* : 500 mg, matin et soir, en association avec un autre *antibiotique* et un antiulcéreux.
- Enfant : 1 mesurette remplie de façon à obtenir au total le poids de l'enfant, 2 fois par jour. Soit pour un enfant de 20 kg : 1 mesurette remplie jusqu'à la graduation 20 kg, 2 fois par jour.

La durée du traitement est de 5 à 10 jours.

Conseils : Le médecin prescrit parfois un prélèvement pour identifier le *germe* responsable de l'infection et tester sa sensibilité aux *antibiotiques*. Le résultat de cet examen peut être faussé en cas d'automédication préalable : ne prenez pas d'antibiotiques sans avis médical.
L'éventuelle impression de fatigue n'est pas due à l'antibiotique, mais à l'infection elle-même.
La suspension buvable se conserve 14 jours à température ambiante après reconstitution.

Effets indésirables possibles

Nausées, vomissements, *diarrhée*, douleurs d'estomac, *candidose* buccale, modification du goût (rare).
Réaction allergique cutanée.
Augmentation des *transaminases*, *hépatite* (exceptionnelle).
Troubles auditifs réversibles.

Laboratoires Abbott France

ZEEFRA
Antibiotique : céphalosporine — sur ordonnance

Ce médicament est un générique de KELSEF.

ZELITREX
Antiviral — sur ordonnance

Présentation

ZELITREX : comprimé (blanc) ; boîte de 10. Liste I - Remb 65 % - **23,99 €**.
ZELITREX : comprimé (blanc) ; boîte de 42. Liste I - Remb 65 % - **88,31 €**.
ZELITREX : comprimé (blanc) ; boîte de 112. Liste I - Remb 65 % - **234,65 €**.

Composition

	p cp
Valaciclovir	500 mg

Dans quel cas ce médicament est-il prescrit ?

Ce médicament est un *antiviral* puissant, actif sur les virus du groupe de l'*herpès*. Il empêche la reproduction des virus dans les cellules infectées, mais ne peut détruire les virus cachés dans les ganglions nerveux, responsables de l'apparition d'un *zona* plusieurs années après une varicelle (c'est le même virus qui provoque les deux affections).
Il est utilisé dans :
- le *traitement préventif* des douleurs du zona chez les personnes de plus de 50 ans,
- le traitement de l'*herpès* des organes génitaux,
- dans la prévention des infections à cytomégalovirus (CMV) après certaines greffes d'organes.

Attention : Des précautions sont nécessaires en cas d'insuffisance rénale.
Ce médicament traite les poussées d'*herpès*, mais n'élimine pas le virus de l'organisme. Il n'empêche donc pas la survenue d'autres crises.

Grossesse et allaitement

L'effet de ce médicament pendant la grossesse ou l'allaitement est mal connu : seul votre médecin peut évaluer le risque éventuel de son utilisation dans votre cas.

Mode d'emploi et posologie

Ce médicament peut être pris pendant ou entre les repas.

Pour être efficace, le traitement doit être commencé au plus tard dans les 3 jours qui suivent l'apparition des premières lésions cutanées.

Posologie usuelle :

- Adulte :
  - traitement préventif des douleurs du *zona* : 2 comprimés, 3 fois par jour pendant 7 jours,
  - traitement de l'*herpès* génital : 1 comprimé, 2 fois par jour, pendant 10 jours en cas de première manifestation de l'infection, ou 2 comprimés, en 1 ou 2 prises, pendant 5 jours, lors des récidives.

Conseils : En complément de ce traitement, des *antalgiques* peuvent permettre d'atténuer la douleur du *zona*. Une désinfection et une protection quotidiennes des lésions sont indispensables.
Une personne atteinte de *zona* est contagieuse : elle peut transmettre la varicelle ; mais il n'existe pas de risque de contracter un zona au contact d'une personne souffrant de cette affection. Le zona fait toujours suite à une varicelle de l'enfance ; celle-ci peut parfois être passée inaperçue (forme très atténuée).
Pendant la période d'éruption du zona, il convient d'éviter les contacts avec les adultes non immunisés contre la varicelle ou ceux souffrant d'une déficience du système immunitaire (sida, *traitement immunodépresseur*).
Lorsque ce médicament vous a été prescrit pour que vous puissiez traiter vous-même une poussée d'*herpès*, n'hésitez pas à commencer le traitement dès les premiers signes : il n'en sera que plus efficace.

Effets indésirables possibles

Troubles digestifs (nausées, vomissements, diarrhée, douleur abdominale), maux de tête.
Rarement : confusion des idées, somnolence, notamment chez la personne âgée.
Éruption cutanée et *réaction allergique*.
Exceptionnellement : augmentation des *transaminases*, *insuffisance rénale*.

Laboratoires GlaxoSmithKline

ZENALIA
Homéopathie

Présentation

ZENALIA : comprimé *sublingual* ; boîte de 30. Non remb.

Composition

	p cp
Gelsemium sempervirens 9 CH	1 mg
Ignatia amara 9 CH	1 mg
Kalium phosphoricum 15 CH	1 mg
Saccharose	+
Lactose	+

Dans quel cas ce médicament est-il prescrit ?

Ce médicament est un *complexe* (association) de composants homéopathiques.
Il est utilisé dans le *traitement homéopathique* du « trac », de l'appréhension, de l'anxiété (tremblements, diarrhée, sommeil agité, palpitations émotionnelles).

Contre-indications

Les comprimés ne doivent pas être utilisés chez l'enfant de moins de 6 ans (risque de fausse-route).

Grossesse et allaitement

Aux *dilutions homéopathiques*, les substances contenues dans ce médicament ne sont pas connues pour être toxiques pendant la grossesse ou l'allaitement.

Mode d'emploi et posologie

Laisser fondre les comprimés sous la langue, à distance des repas.

Posologie usuelle :

- Adulte et enfant de plus de 6 ans : 1 comprimé matin et soir, dès les premiers symptômes.

La durée maximale du traitement est limitée à 2 semaines sans avis médical.

Laboratoires Boiron

ZENTEL

Informations détaillées sur www.monvidal.com

ZERIT

Informations détaillées sur www.monvidal.com

ZESTORETIC
Association d'antihypertenseurs — sur ordonnance

Présentation

ZESTORETIC : comprimé sécable (blanc) ; boîte de 30. Liste I - Remb 65 % - **16,28 €**.
ZESTORETIC : comprimé sécable (blanc) ; boîte de 90. Liste I - Remb 65 % - **45,48 €**.

Composition

	p cp
Lisinopril anhydre	20 mg
Hydrochlorothiazide	12,5 mg

Dans quel cas ce médicament est-il prescrit ?

Cet *antihypertenseur* contient deux substances :
- le lisinopril, un *inhibiteur de l'enzyme de conversion*. Il bloque la formation d'une substance responsable d'une contraction des artères, qui augmente la tension artérielle et fatigue le cœur ;
- l'hydrochlorothiazide, un *diurétique* dont la structure chimique est proche de celle des *sulfamides*. Son action renforce celle du lisinopril.

Ce médicament est utilisé dans le traitement de l'*hypertension artérielle*.

Contre-indications

Ce médicament ne doit pas être utilisé dans les cas suivants :
- *allergie* aux médicaments de la famille des *inhibiteurs de l'enzyme de conversion* ou à celle des *sulfamides*,
- prédisposition à l'œdème de *Quincke*,
- *insuffisance rénale* grave,
- *encéphalopathie hépatique*,
- **grossesse** (à partir du 4e mois).

Attention : Des précautions s'imposent chez les personnes souffrant d'*hypertension artérielle* due à un rétrécissement des artères rénales.
En cas de gonflement du visage (lèvres, paupières...) ou d'une autre région du corps, consultez votre

médecin avant toute nouvelle prise de ce médicament ; il peut s'agir d'un œdème de *Quincke*.

L'usage des *inhibiteurs de l'enzyme de conversion* est déconseillé en période de désensibilisation aux venins d'*hyménoptères* (abeille, guêpe, etc) : risque de *réaction allergique* grave.

Chez les personnes atteintes d'une *insuffisance hépatique*, l'apparition de troubles de la conscience peut annoncer une complication. Ne poursuivez pas le traitement sans l'avis de votre médecin.

La baisse de la tension artérielle peut être importante lors des premières prises du médicament, en particulier si vous suiviez auparavant un traitement prolongé par *diurétique* ou un régime sans *sel*. Dans ce cas, le traitement est généralement initié avec de faibles posologies, sous surveillance médicale plus étroite.

Faites pratiquer régulièrement les analyses de sang prescrites par votre médecin ; elles sont notamment destinées à vérifier le bon fonctionnement de vos reins (dosage de la *créatinine*) et les taux de *potassium* et de *sodium* sanguins.

Le diurétique contenu dans ce médicament peut faire baisser la *kaliémie* : évitez d'utiliser des *laxatifs stimulants* dont l'usage régulier contribue à la baisse du taux de potassium dans le sang. Il peut par ailleurs augmenter le taux sanguin d'*acide urique* (possibilité de crise de *goutte*).

Conducteur : ce médicament peut être responsable de *vertiges* lors des premières prises.

Sportif : ce médicament contient une substance susceptible de rendre positifs certains *tests antidopage*.

Interactions avec d'autres substances

Ce médicament peut interagir avec les médicaments susceptibles de provoquer une *hyperkaliémie* (*diurétique*, sel de *potassium*...), avec les médicaments donnant des *torsades de pointes* et avec les médicaments contenant du lithium.

Informez par ailleurs votre médecin si vous prenez un *digitalique*, un *laxatif stimulant*, un *AINS*, ou un médicament contenant de la metformine, de la carbamazépine, de la ciclosporine ou un sel de calcium.

En outre, l'effet *antihypertenseur* de ce médicament peut être augmenté par certains médicaments tels que les *neuroleptiques*, les *antidépresseurs imipraminiques*, les médicaments contenant du baclofène ; il peut être diminué par les *corticoïdes*. Votre médecin doit être informé si vous êtes traité par l'un ou par l'autre.

Chez le diabétique traité par l'*insuline*, une adaptation de la *posologie* de l'insuline peut être nécessaire.

Grossesse et allaitement

L'effet de ce médicament pendant les 3 premiers mois de la grossesse est mal connu. Par prudence, son usage est déconseillé.

Au cours des 6 derniers mois de la grossesse, la prise prolongée d'un *inhibiteur de l'enzyme de conversion* peut endommager les reins du fœtus. L'utilisation de ce médicament est contre-indiquée à partir du 4e mois de la grossesse.

En conséquence, un désir de grossesse nécessite le remplacement de ce médicament par un autre antihypertenseur. Si une grossesse survient alors que vous prenez ce médicament, consultez rapidement votre médecin pour qu'il modifie votre traitement. Des *échographies* régulières sont parfois nécessaires pour s'assurer de l'absence d'anomalie.

Ce médicament passe dans le lait maternel ; un choix est donc nécessaire entre l'allaitement et la prise du médicament. Cette décision devra être prise en accord avec votre médecin.

Mode d'emploi et posologie

Ce médicament est pris en 1 prise quotidienne, à heure régulière.

Posologie usuelle :

- Adulte : 1 comprimé par jour.

En cas d'*insuffisance rénale*, d'*athérosclérose*, de traitement préalable par des *diurétiques* ou de régime sans *sel*, notamment chez la personne âgée, la *posologie* initiale est faible ; elle est augmentée progressivement par le médecin en fonction des effets du médicament.

Conseils : Votre tension artérielle doit être contrôlée régulièrement. Les appareils permettant une mesure automatique de la tension à domicile utilisent souvent un procédé de mesure différent de celui qu'emploie votre médecin. Si vous avez un tel appareil, apportez-le en consultation pour vous assurer que la mesure obtenue est bien conforme à celle du tensiomètre de votre médecin.

Le traitement médicamenteux ne dispense pas de mesures simples pouvant faire baisser la tension artérielle : activité physique régulière, modération de la consommation de boissons alcoolisées et de *sel*, lutte contre l'excès de poids.

Effets indésirables possibles

Toux sèche.

Baisse excessive de la tension artérielle (voir Attention) ; *hypotension orthostatique*.

Maux de tête, fatigue, étourdissement, fourmillement des extrémités.

Troubles digestifs.

Éruption cutanée.

Augmentation du taux de *créatinine*, d'*acide urique* ou de glucose dans le sang et exceptionnellement du calcium.

Baisse du taux de *potassium* dans le sang, associée ou non à des crampes.

Rarement : baisse de taux de sodium dans le sang (natrémie) et risque de troubles du comportement, anomalie de la *numération formule sanguine*.

Exceptionnellement : œdème de *Quincke*, *pancréatite*, troubles de la vue.

Laboratoires AstraZeneca

ZESTRIL

Inhibiteur de l'enzyme de conversion

sur ordonnance

Présentation

ZESTRIL 5 mg : comprimé sécable (rose pâle) ; boîte de 28. Liste I - Remb 65 % - **4,43 €**.

ZESTRIL 20 mg : comprimé sécable (rose foncé) ; boîte de 28. Liste I - Remb 65 % - **17,25 €**.

Composition

	p cp	p cp
Lisinopril	5 mg	20 mg

Dans quel cas ce médicament est-il prescrit ?

Ce médicament appartient à la famille des *inhibiteurs de l'enzyme de conversion* (IEC). Il bloque l'enzyme de conversion, une enzyme rénale nécessaire à la formation de l'angiotensine II ; cette substance est responsable d'une contraction des artères qui augmente la tension artérielle et fatigue le cœur. Le blocage de l'enzyme de conversion permet ainsi une baisse de la tension artérielle.

Il est utilisé dans le traitement de l'*hypertension artérielle* et de l'*insuffisance cardiaque* ou après un *infarctus du myocarde*.

Il est utilisé dans le traitement :
- de l'*hypertension artérielle*,
- de l'*insuffisance cardiaque*,
- des affections du rein chez le diabétique hypertendu non insulinodépendant,
- de l'*infarctus du myocarde* (traitement initial).

Contre-indications

Ce médicament ne doit pas être utilisé dans les cas suivants :
- *allergie* aux médicaments de la famille des *inhibiteurs de l'enzyme de conversion*,
- prédisposition à l'œdème de *Quincke*,
- **grossesse** (à partir du 4e mois).

Votre médecin est seul juge pour prescrire ce médicament en cas d'*hyperkaliémie* ou de rétrécissement des artères rénales.

Attention : En cas de gonflement du visage (lèvres, paupières...) ou d'une autre région du corps, consultez votre médecin avant toute nouvelle prise de ce médicament ; il peut s'agir d'un œdème de *Quincke*.

L'usage des *inhibiteurs de l'enzyme de conversion* est déconseillé en période de désensibilisation aux venins d'*hyménoptères* (abeille, guêpe, etc) : risque de *réaction allergique* grave.

La baisse de la tension artérielle peut être importante lors des premières prises du médicament, en particulier si vous suiviez auparavant un traitement prolongé par *diurétique* ou un régime sans *sel*. Dans ce cas, le traitement est généralement initié avec de faibles posologies, sous surveillance médicale plus étroite.

Les inhibiteurs de l'enzyme de conversion sont parfois responsables d'une *hyperkaliémie* ; un contrôle régulier de la *créatinine* et du taux de *potassium* dans le sang peut être nécessaire, notamment en cas d'*insuffisance rénale*, de *diabète* et chez la personne âgée.

Les sels de régime contiennent souvent du potassium ; ils ne doivent pas être utilisés sans avis médical.

Si vous êtes dialysé, prévenez votre centre de *dialyse* de la prise de ce médicament.

Conducteur : ce médicament peut être responsable de *vertiges* lors des premières prises.

Interactions avec d'autres substances

Ce médicament peut interagir avec les *diurétiques* et les médicaments qui contiennent du potassium ou du lithium.

Informez par ailleurs votre médecin ou votre pharmacien si vous prenez un *antidiabétique*, un *AINS* ou de l'aspirine à forte dose (plus de 3 g par jour).

En outre, l'effet *antihypertenseur* de ce médicament peut être augmenté par certains médicaments tels que les *neuroleptiques*, les *antidépresseurs imipraminiques*, les *alphabloquants* utilisés dans certains troubles urinaires, les médicaments contenant du baclofène ; il peut être diminué par les *corticoïdes*. Votre médecin doit être informé si vous êtes traité par l'un ou l'autre de ces médicaments.

Grossesse et allaitement

L'effet de ce médicament pendant les 3 premiers mois de la grossesse est mal connu. Par prudence, son usage est déconseillé.

Au cours des 6 derniers mois de la grossesse, la prise prolongée d'un *inhibiteur de l'enzyme de conversion* peut endommager les reins du fœtus. L'utilisation de ce médicament est contre-indiquée à partir du 4e mois de la grossesse.

En conséquence, un désir de grossesse nécessite le remplacement de ce médicament par un autre antihypertenseur. Si une grossesse survient alors que vous prenez ce médicament, consultez rapidement votre médecin pour qu'il modifie votre traitement. Des *échographies* régulières sont parfois nécessaires pour s'assurer de l'absence d'anomalie.

Les données disponibles ne permettent pas de savoir si ce médicament passe dans le lait maternel ; un choix est donc nécessaire entre l'allaitement et la prise du médicament. Cette décision devra être prise en accord avec votre médecin.

Mode d'emploi et posologie

Ce médicament peut être pris indifféremment au cours ou en dehors des repas, en 1 prise quotidienne, à heure régulière.

Posologie usuelle :
- Adulte :
- *Hypertension artérielle* : 20 mg par jour.
- Complications rénales du diabète : 10 à 20 mg par jour.
- *Insuffisance cardiaque* : 5 à 20 mg par jour.

En cas d'*insuffisance rénale*, d'*athérosclérose*, de traitement préalable par des *diurétiques* ou de régime sans *sel*, en particulier chez la personne âgée, la posologie initiale est faible ; elle est augmentée progressivement par le médecin en fonction des effets du médicament.

Conseils : Votre tension artérielle doit être contrôlée régulièrement. Les appareils permettant une mesure automatique de la tension à domicile utilisent souvent un procédé de mesure différent de celui qu'emploie votre médecin. Si vous avez un tel appareil, apportez-le en consultation pour vous assurer que la mesure obtenue est bien conforme à celle du tensiomètre de votre médecin.

Le traitement médicamenteux ne dispense pas de mesures simples pouvant faire baisser la tension artérielle : activité physique régulière, modération de la consommation de boissons alcoolisées et de *sel*, lutte contre l'excès de poids.

Effets indésirables possibles

Comme pour tous les *inhibiteurs de l'enzyme de conversion* :
- toux sèche ;
- baisse excessive de la tension artérielle (voir Attention), *hypotension orthostatique* ;
- maux de tête, fatigue, étourdissement ;
- *troubles digestifs* ;

- *réactions allergiques* : *éruption cutanée*, œdème de *Quincke* (exceptionnel) ;
- anomalie de la *numération formule sanguine*, en particulier chez les patients sous *traitement immuno-dépresseur*, hépatite (exceptionnelle).

Laboratoires AstraZeneca

ZIAGEN

Informations détaillées sur www.monvidal.com

ZINCUM CYANIDUM COMPLEXE N° 101

Informations détaillées sur www.monvidal.com

ZINDACLINE

Informations détaillées sur www.monvidal.com

ZINNAT

Antibiotique : céphalosporine — sur ordonnance

Présentation

ZINNAT 125 : comprimé (blanc) ; boîte de 8. Liste I - Remb 65 % - **5,32 €**.
ZINNAT 125 : granulé pour suspension buvable (arôme tutti frutti) ; boîte de 8 sachets. Liste I - Remb 65 % - **6,47 €**.
ZINNAT 125 mg/5 ml : granulé pour suspension buvable (arôme tutti frutti) ; flacon de 40 ml avec seringue doseuse graduée de 0 à 125 mg. Liste I - Remb 65 % - **6,47 €**.
ZINNAT 125 mg/5 ml : granulé pour suspension buvable (arôme tutti frutti) ; flacon de 80 ml avec seringue doseuse graduée de 0 à 125 mg. Liste I - Remb 65 % - **11,21 €**.
ZINNAT 250 : comprimé (blanc) ; boîte de 8. Liste I - Remb 65 % - **7,97 €**.
ZINNAT 500 : comprimé (blanc) ; boîte de 8. Liste I - Remb 65 % - **14,24 €**.

Composition

	p cp	p sachet	p 5 ml
Céfuroxime	125 mg	125 mg	125 mg
Saccharose		3 g	3 g

	p cp	p cp
Céfuroxime	250 mg	500 mg

Dans quel cas ce médicament est-il prescrit ?

Cet *antibiotique* appartient à la famille des *céphalosporines*, antibiotiques proches des *pénicillines*, qui sont actives sur un plus grand nombre de *germes* que la pénicilline simple.

Ce médicament est utilisé dans le traitement de diverses maladies infectieuses, notamment des poumons, des bronches, des *sinus*, de la gorge ou des oreilles.

Contre-indications

Ce médicament ne doit pas être utilisé en cas d'*allergie* aux *céphalosporines*.

Votre médecin est seul juge pour prescrire ce médicament en cas d'allergie aux *pénicillines*.

Attention : Des précautions sont nécessaires en cas d'*insuffisance rénale*.

La survenue de toute *réaction allergique* (boutons, *œdème*, malaise) impose l'arrêt du traitement : consultez rapidement votre médecin. Pensez à toujours signaler vos *antécédents* d'allergie à une *céphalosporine* ou à une *pénicilline*.

De nombreux *antibiotiques* peuvent provoquer des selles liquides ou une *diarrhée*, généralement bénigne. En revanche, une diarrhée importante survenant pendant ou dans les jours qui suivent le traitement antibiotique doit être signalée à votre médecin.

Une diminution de la fièvre ou une disparition des *symptômes* ne sont pas synonymes de guérison : la durée du traitement doit absolument être respectée pour éviter les rechutes ou l'apparition d'une *résistance* du *germe* à l'*antibiotique*.

Les granulés pour suspension buvable contiennent du *sucre* (saccharose) en quantité notable.

Grossesse et allaitement

Aucun effet néfaste pour l'enfant à naître n'a été établi avec ce médicament. Il peut être prescrit pendant la grossesse.

Ce médicament passe dans le lait maternel ; la poursuite de l'allaitement est possible, mais tout *symptôme* survenant chez le nourrisson devra être signalé au médecin : *muguet*, éruption de boutons... pouvant traduire une *intolérance* ou une *allergie*.

Mode d'emploi et posologie

Les comprimés ne sont pas adaptés à l'enfant de moins de 6 ans. En effet, ils risquent d'obstruer les voies respiratoires si l'enfant déglutit mal et que le comprimé passe dans la trachée (fausse route).

Granulés en sachet : ils doivent être dilués dans un verre d'eau et la suspension reconstituée doit être absorbée immédiatement.

Granulés en flacon : remplir le gobelet doseur fourni avec de l'eau minérale non gazeuse ou de l'eau bouillie refroidie, jusqu'au repère ; verser l'eau dans le flacon. Agiter jusqu'à dissolution complète des granulés et attendre 20 minutes avant la première utilisation.

Agiter le flacon en le retournant plusieurs fois avant chaque utilisation.

Ce médicament est pris de préférence dans la demi-heure qui suit le repas.

Posologie usuelle :

- Adulte : 250 mg, matin et soir.
- Enfant et nourrisson : 20 à 30 mg par kg et par jour, répartis en 2 prises, sans dépasser la dose Adulte ; soit, par exemple :
  - pour un enfant de plus de 20 kg (plus de 6 ans) : 1 comprimé à 250 mg, matin et soir ;
  - pour un nourrisson de 10 kg : 1 seringue remplie jusqu'à la graduation 125 mg, matin et soir.

Conseils : Le médecin prescrit parfois un prélèvement pour identifier le *germe* responsable de l'infection et tester sa sensibilité aux *antibiotiques*. Le résultat de cet examen peut être faussé en cas d'automédication préalable : ne prenez pas et ne donnez pas d'antibiotiques sans avis médical.

L'éventuelle impression de fatigue n'est pas due à l'antibiotique, mais à l'infection elle-même.

La suspension reconstituée en flacon se conserve 10 jours à température ambiante.

Effets indésirables possibles

Nausées, vomissements, *diarrhée*.

Réaction allergique : *éruption cutanée*, *choc anaphylactique* (exceptionnel)...

Anomalie de la *numération formule sanguine*, élévation des *transaminases*.

Rarement : maux de tête.

Laboratoires GlaxoSmithKline

ZITHROMAX

Antibiotique : macrolide

sur ordonnance

Présentation

ZITHROMAX 40 mg/ml Enfants : poudre pour suspension buvable (arômes : cerise, vanille, banane) ; flacon de 29,3 g avec pipette graduée en kg. Liste I - Remb 65 % - **13,94 €**.
ZITHROMAX 40 mg/ml Enfants : poudre pour suspension buvable (arômes : cerise, vanille, banane) ; flacon de 35,6 g avec pipette graduée en kg. Liste I - Remb 65 % - **17,29 €**.
ZITHROMAX 250 mg : comprimé (blanc) ; boîte de 6. Liste I - Remb 65 % - **14,43 €**.

Composition

	p ml	p cp
Azithromycine	40 mg	250 mg
Lactose		+

Dans quel cas ce médicament est-il prescrit ?

Cet *antibiotique* appartient à la famille des *macrolides*.
Il est utilisé dans le traitement :
- des infections de la gorge, des bronches, des gencives et des dents chez l'adulte ;
- des angines chez l'enfant.

Contre-indications

Ce médicament ne doit pas être utilisé dans les cas suivants :
- *allergie* aux *macrolides*,
- en association avec des médicaments contenant du cisapride, de l'ergotamine ou de la dihydroergotamine.

Attention : Des précautions sont nécessaires en cas d'*insuffisance rénale* ou d'*insuffisance hépatique* grave.
Une diminution de la fièvre ou une disparition des *symptômes* ne sont pas synonymes de guérison : la durée du traitement doit absolument être respectée pour éviter les rechutes ou l'apparition d'une *résistance* du *germe* à l'*antibiotique*.

Interactions avec d'autres substances

Ce médicament ne doit pas être associé aux médicaments contenant :
- de l'ergotamine ou de la dihydroergotamine : risque d'*ergotisme*,
- du cisapride (PREPULSID) : risque de *torsades de pointes*.

Il peut interagir également avec les médicaments qui contiennent de la bromocriptine, de la cabergoline ou du pergolide.

Grossesse et allaitement

L'effet de ce médicament pendant la grossesse ou l'allaitement est mal connu : seul votre médecin peut évaluer le risque éventuel de son utilisation dans votre cas.

Mode d'emploi et posologie

Ce médicament peut être pris indifféremment pendant ou entre les repas.
La suspension buvable est reconstituée à l'aide du godet doseur joint au flacon. La seringue graduée permet un ajustement précis de la *posologie* : la dose par prise est indiquée, en fonction du poids de l'enfant, sur la seringue graduée en kg. Bien agiter le flacon avant emploi.

Posologie usuelle :
- Adulte : 2 comprimés en 1 prise, pendant 3 jours.

Dans le traitement des bronchites : 2 comprimés en 1 prise, le 1er jour, puis 1 comprimé par jour pendant 4 jours.
- Enfant : 1 dose-kg par jour pendant 3 jours. Soit :
  - enfant de moins de 25 kg : la dose est obtenue en remplissant la seringue jusqu'à la graduation indiquant le poids de l'enfant. Par exemple, pour un enfant de 8 kg : 1 pipette remplie jusqu'à la graduation n° 8 par jour ;
  - enfant de 25 kg et plus : la dose à administrer est identique, quelque soit le poids de l'enfant : 1 pipette remplie jusqu'à la graduation « 25 kg et plus », une fois par jour.

Conseils : Le médecin prescrit parfois un prélèvement pour identifier le *germe* responsable de l'infection et tester sa sensibilité aux *antibiotiques*. Le résultat de cet examen peut être faussé en cas d'automédication préalable : ne prenez pas d'antibiotiques sans avis médical.
L'éventuelle impression de fatigue n'est pas due à l'antibiotique, mais à l'infection elle-même.
La suspension buvable se conserve 5 jours à température ambiante après reconstitution.

Effets indésirables possibles

Réaction allergique cutanée.
Nausées, vomissements, *diarrhée*, douleurs abdominales, *candidose*.
Vertiges, nervosité, *convulsions* (rare).
Augmentation des *transaminases*, *hépatite* (exceptionnelle).
Troubles auditifs.

Laboratoires Pfizer

ZITHROMAX MONODOSE

Informations détaillées sur www.monvidal.com

ZOCOR

Hypolipémiant

sur ordonnance

Présentation

ZOCOR 5 mg : comprimé (beige) ; boîte de 28. Liste I - Non remb.
ZOCOR 20 mg : comprimé sécable (brun) ; boîte de 28. Liste I - Remb 65 % - **21,10 €**.
ZOCOR 20 mg : comprimé sécable (brun) ; boîte de 84. Liste I - Remb 65 % - **57,80 €**.
ZOCOR 40 mg : comprimé (rouge brique) ; boîte de 28. Liste I - Remb 65 % - **36,67 €**.
ZOCOR 40 mg : comprimé (rouge brique) ; boîte de 84. Liste I - Remb 65 % - **99,56 €**.

Composition

	p cp	p cp	p cp
Simvastatine	5 mg	20 mg	40 mg
Lactose	+	+	+

Dans quel cas ce médicament est-il prescrit ?

Ce médicament est un *hypocholestérolémiant* de la famille des statines. Il permet d'abaisser fortement le taux de *cholestérol* circulant dans le sang. Des études cliniques ont également montré son aptitude à diminuer le risque d'accident cardiovasculaire (*infarctus du myocarde, accident vasculaire cérébral*...).

Il est utilisé dans le traitement des excès de cholestérol en complément d'un régime adapté et dans la prévention des complications cardiovasculaires de l'*athérosclérose* ou du *diabète*.

Contre-indications

Ce médicament ne doit pas être utilisé dans les cas suivants :
- *insuffisance hépatique* ou *transaminases* élevées ;
- en association avec les *antiprotéases* et les médicaments contenant du kétoconazole, de l'itraconazole, de la clarithromycine, de l'érythromycine ou de la télithromycine ;
- **grossesse** ;
- **allaitement**.

Attention : Ce médicament peut être toxique pour le foie ou les muscles. Signalez à votre médecin toute fatigue anormale, perte d'appétit, douleur ou faiblesse musculaire. Des analyses de sang peuvent être pratiquées afin de vérifier que le médicament est bien supporté.
Une prudence particulière s'impose dans certaines situations : personnes de plus de 70 ans, *insuffisance rénale*, *hypothyroïdie* non contrôlée par un traitement, *antécédent* personnel ou familial de maladie musculaire, abus d'alcool.
Conducteur : ce médicament peut parfois provoquer des étourdissements.

Interactions avec d'autres substances

Ce médicament ne doit pas être associé avec les *antiprotéases* (amprénavir, indinavir, nelfinavir, ritonavir, saquinavir...) et les médicaments pris par voie orale contenant du kétoconazole, de l'itraconazole, de la clarithromycine, de l'érythromycine ou de la télithromycine : risque fortement accru de douleurs musculaires.
Le risque d'atteinte musculaire peut aussi être augmenté avec les *hypolipidémiants* de la famille des fibrates ou un médicament contenant de l'amiodarone, du vérapamil, du diltiazem ou de la ciclosporine : une diminution de la *posologie* de la simvastatine peut être nécessaire.
Les effets toxiques de la simvastatine peuvent également être augmentés par le jus de pamplemousse : évitez d'en boire pendant le traitement.
Informez par ailleurs votre médecin si vous prenez des *anticoagulants* oraux.

Grossesse et allaitement

Ce médicament n'a pas d'indication chez la femme enceinte et il doit être interrompu en cas de désir de grossesse.
Si une grossesse survient sous traitement, consultez votre médecin et arrêtez la prise de ce médicament.
Aucune malformation imputable à ce médicament n'a été observée à ce jour.
Les données disponibles ne permettent pas de savoir si ce médicament passe dans le lait maternel ; un choix est donc nécessaire entre l'allaitement et la prise du médicament. Cette décision devra être prise en accord avec votre médecin.

Mode d'emploi et posologie

Les comprimés doivent être avalés avec un verre d'eau, au cours ou en dehors des repas.

Posologie usuelle :
- Adulte : 20 à 40 mg par jour, en une prise le soir. La dose maximale est de 80 mg par jour. Elle est réservée aux formes sévères de la maladie.

Le régime reste indispensable pendant toute la durée du traitement.

Conseils : Un régime pauvre en *cholestérol* et en graisses animales n'est pas simple à suivre : les erreurs sont fréquentes. Demandez conseil à votre médecin, à votre pharmacien ou à un professionnel de la nutrition.

Effets indésirables possibles

Rarement (moins de 0,1 % des utilisateurs) : anémie, maux de tête, étourdissements, fourmillements des extrémités, *troubles digestifs*, *pancréatite*, jaunisse, *éruption cutanée*, chute de cheveux, fatigue, *réaction allergique*, douleurs musculaires, élévation des *transaminases* (voir Attention).

Laboratoires Merck Sharp et Dohme-Chibret

ZOFENIL

Inhibiteur de l'enzyme de conversion

sur ordonnance

Présentation

ZOFENIL 15 mg : comprimé (blanc) ; boîte de 30. Liste I - Remb 65 % - **18,46 €**.
ZOFENIL 15 mg : comprimé (blanc) ; boîte de 90. Liste I - Remb 65 % - **51,06 €**.
ZOFENIL 30 mg : comprimé (blanc) ; boîte de 30. Liste I - Remb 65 % - **18,46 €**.
ZOFENIL 30 mg : comprimé (blanc) ; boîte de 90. Liste I - Remb 65 % - **51,06 €**.

Composition

	p cp	p cp
Zofénopril calcium	15 mg	30 mg

Dans quel cas ce médicament est-il prescrit ?

Ce médicament appartient à la famille des *inhibiteurs de l'enzyme de conversion* (IEC). Il bloque l'enzyme de conversion, une enzyme rénale nécessaire à la formation de l'angiotensine II ; cette substance est responsable d'une contraction des artères qui augmente la tension artérielle et fatigue le cœur. Le blocage de l'enzyme de conversion permet ainsi une baisse de la tension artérielle.
Il est utilisé dans le traitement :
- de l'*hypertension artérielle*,
- de l'*infarctus du myocarde* (traitement initial).

Contre-indications

Ce médicament ne doit pas être utilisé dans les cas suivants :
- *allergie* aux médicaments de la famille des *inhibiteurs de l'enzyme de conversion* ;
- prédisposition à l'œdème de *Quincke* ;
- *insuffisance hépatique* grave ;
- *hypertension artérielle* due à un rétrécissement des artères rénales ;
- femme en âge de procréer sans protection contraceptive efficace ;
- **grossesse** ;
- **allaitement**.

Attention : En cas de gonflement du visage (lèvres, paupières...) ou d'une autre région du corps, consultez votre médecin avant toute nouvelle prise de ce médicament ; il peut s'agir d'un œdème de *Quincke*.

L'usage des *inhibiteurs de l'enzyme de conversion* est déconseillé en période de désensibilisation aux venins d'*hyménoptères* (abeille, guêpe, etc) : risque de *réaction allergique* grave.

La baisse de la tension artérielle peut être importante lors des premières prises du médicament, en particulier si vous suiviez auparavant un traitement prolongé par *diurétique* ou un régime sans *sel*. Dans ce cas, le traitement est généralement initié avec de faibles posologies, sous surveillance médicale plus étroite.

Les inhibiteurs de l'enzyme de conversion sont parfois responsables d'une *hyperkaliémie* ; un contrôle régulier de la *créatinine* et du taux de *potassium* dans le sang peut être nécessaire, notamment en cas d'*insuffisance rénale*, de *diabète* et chez la personne âgée.

Les sels de régime contiennent souvent du potassium ; ils ne doivent pas être utilisés sans avis médical.

Si vous êtes dialysé, prévenez votre centre de *dialyse* de la prise de ce médicament.

Conducteur : ce médicament peut être responsable de *vertiges* lors des premières prises.

Interactions avec d'autres substances

Ce médicament peut interagir avec les *diurétiques* et les médicaments qui contiennent du potassium ou du lithium.

Informez par ailleurs votre médecin ou votre pharmacien si vous prenez un *antidiabétique*, un *AINS* ou de l'aspirine à forte dose (plus de 3 g par jour).

En outre, l'effet *antihypertenseur* de ce médicament peut être augmenté par certains médicaments tels que les *neuroleptiques*, les *antidépresseurs imipraminiques*, les *alphabloquants* utilisés dans certains troubles urinaires, les médicaments contenant du baclofène ; il peut être diminué par les *corticoïdes*. Votre médecin doit être informé si vous êtes traité par l'un ou l'autre de ces médicaments.

Grossesse et allaitement

L'effet de ce médicament pendant les 3 premiers mois de la grossesse est mal connu. Par prudence, son usage est déconseillé.

Au cours des 6 derniers mois de la grossesse, la prise prolongée d'un *inhibiteur de l'enzyme de conversion* peut endommager les reins du fœtus. L'utilisation de ce médicament est contre-indiquée à partir du 4e mois de la grossesse.

En conséquence, un désir de grossesse nécessite le remplacement de ce médicament par un autre antihypertenseur. Si une grossesse survient alors que vous prenez ce médicament, consultez rapidement votre médecin pour qu'il modifie votre traitement. Des *échographies* régulières sont parfois nécessaires pour s'assurer de l'absence d'anomalie.

Ce médicament passe dans le lait maternel. Il est contre-indiqué pendant l'allaitement.

Mode d'emploi et posologie

Ce médicament est pris indifféremment au cours ou en dehors des repas.

Posologie usuelle :

- Adulte : la *posologie* est variable en fonction des cas. À titre indicatif :

– *Hypertension artérielle* : 30 mg par jour.

En cas d'*insuffisance rénale*, d'*insuffisance hépatique*, de traitement préalable par des *diurétiques* ou de régime sans *sel*, en particulier chez la personne âgée, la posologie initiale est faible ; elle est augmentée progressivement par le médecin en fonction des effets du médicament.

– Protection du cœur après un infarctus : la dose initiale est de 15 mg par jour ; elle est augmentée en quelques jours jusqu'à 60 mg par jour, répartis en 2 prises.

Conseils : Votre tension artérielle doit être contrôlée régulièrement. Les appareils permettant une mesure automatique de la tension à domicile utilisent souvent un procédé de mesure différent de celui qu'emploie votre médecin. Si vous avez un tel appareil, apportez-le en consultation pour vous assurer que la mesure obtenue est bien conforme à celle du tensiomètre de votre médecin.

Le traitement médicamenteux ne dispense pas de mesures simples pouvant faire baisser la tension artérielle : activité physique régulière, modération de la consommation de boissons alcoolisées et de *sel*, lutte contre l'excès de poids.

Effets indésirables possibles

Comme pour tous les *inhibiteurs de l'enzyme de conversion* :

– toux sèche ;
– baisse excessive de la tension artérielle (voir Attention), *hypotension orthostatique* ;
– maux de tête, fatigue, étourdissement ;
– *troubles digestifs* ;
– *réactions allergiques* : *éruption cutanée*, œdème de *Quincke* (exceptionnel) ;
– anomalie de la *numération formule sanguine*, en particulier chez les patients sous *traitement immunodépresseur*, hépatite (exceptionnelle).

Crampes.

Laboratoires Menarini France

ZOFENILDUO

Informations détaillées sur www.monvidal.com

ZOFORA injectable

Anti-inflammatoire non stéroïdien — **sur ordonnance**

Ce médicament est un générique de FELDÈNE injectable (voir p. 502).

ZOLADEX

Hormone de synthèse — **sur ordonnance**

Présentation

ZOLADEX 3,6 mg : implant injectable *SC* ; seringue préremplie. Liste I - Remb 100 % - **168,28 €**.
ZOLADEX 10,8 mg : implant injectable *SC* ; seringue préremplie. Liste I - Remb 100 % - **450,12 €**.

Composition

	p implant	p implant
Goséréline	3,6 mg	10,8 mg

Dans quel cas ce médicament est-il prescrit ?

Ce médicament est un implant. Il libère pendant plusieurs semaines une *hormone* de synthèse analogue à une hormone sécrétée par le cerveau : elle agit sur les organes de la reproduction (ovaires et testicules) en les stimulant dans un premier temps (pendant 1 à 3 semaines), puis en les mettant au repos.

Il est utilisé dans le traitement des cancers de la prostate et de certains cancers du sein.

Attention : Chez la femme :
- l'absence de grossesse doit être confirmée par un test avant de commencer le traitement ;
- des douleurs abdominales associées à des nausées peuvent traduire une stimulation excessive des ovaires : prenez l'avis de votre médecin avant de faire pratiquer l'injection suivante ;
- une surveillance médicale régulière, comportant des *échographies* et des analyses sanguines, est nécessaire pendant toute la durée du traitement ;
- la survenue de saignements vaginaux doit vous conduire à consulter rapidement votre médecin.

Chez l'homme, une aggravation des *symptômes* (douleurs osseuses ou difficultés urinaires) peut survenir lors des premiers jours du traitement, due à une période initiale de stimulation testiculaire.

Grossesse et allaitement

Il n'y a pas de raison d'utiliser ce médicament pendant la grossesse ou l'allaitement.

Mode d'emploi et posologie

L'implant doit être injecté par voie *sous-cutanée* dans la peau du ventre.

Ne pas retirer le piston lorsque l'aiguille est en place, la totalité du contenu de la seringue doit être injecté avec l'implant.

Posologie usuelle :
- Adulte : 1 injection à 3,6 mg, tous les mois ou 1 injection à 10,8 mg, tous les 3 mois.

Conseils : La diminution du désir sexuel et l'*impuissance* sont des conséquences inévitables du traitement, mais réversibles à son arrêt.

Effets indésirables possibles

Douleur ou hématome au point d'injection.

Aggravation des *symptômes* après l'injection, due à une stimulation initiale du développement des cellules de la prostate. Ces troubles s'estompent après une à deux semaines.

Bouffées de chaleur, baisse de la libido, gonflement ou douleur des seins, douleurs des articulations, fourmillements des extrémités, *réactions allergiques*, *hypertension* et plus rarement hypotension artérielle habituellement transitoires.

Risque de fragilisation osseuse lors de traitement au long cours.

Laboratoires AstraZeneca

ZOLOFT

Antidépresseur inhibiteur de la recapture de la sérotonine — sur ordonnance

Présentation

ZOLOFT 25 mg : gélule (blanc) ; boîte de 7. Liste I - Remb 65 % - **4,78 €**.

ZOLOFT 50 mg : gélule (jaune et blanc) ; boîte de 28. Liste I - Remb 65 % - **18,00 €**.

Composition

	p gél 25 mg	p gél 50 mg
Sertraline	25 mg	50 mg
Lactose	+	+

Dans quel cas ce médicament est-il prescrit ?

Ce médicament est un antidépresseur qui appartient à la famille des *inhibiteurs de la recapture de la sérotonine*.

Il est utilisé dans le traitement des *états dépressifs* et des *troubles obsessionnels compulsifs*.

Il est également utilisé pour prévenir les récidives dépressives chez les personnes ayant présenté au moins trois épisodes dépressifs.

Contre-indications

Ce médicament ne doit pas être utilisé en association avec les *IMAO* non sélectifs.

Attention : L'utilisation des *antidépresseurs* est déconseillée avant l'âge de 18 ans. Des études ont en effet montré que l'utilisation d'un antidépresseur peut augmenter le risque de suicide chez les adolescents souffrant de dépression. Chez les enfants et adolescents de moins de 18 ans, ce traitement est par conséquent réservé à certains cas graves et nécessite une surveillance médicale particulière et la vigilance de l'entourage.

Des précautions sont nécessaires chez la personne âgée et en cas d'*épilepsie* (même ancienne), d'*insuffisance hépatique*, de prédisposition aux *hémorragies*.

Tous les traitements antidépresseurs sont susceptibles d'induire un *épisode maniaque* chez les personnes prédisposées : en cas d'euphorie, d'excitation inhabituelle ou de comportement anormal survenant sous traitement, une consultation médicale rapide est nécessaire.

Bien qu'aucune interaction nette n'ait été constatée avec l'*alcool*, évitez la prise de boissons alcoolisées, comme avec tout médicament *psychotrope*.

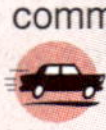
Si vous devez conduire ou utiliser une machine dangereuse, assurez-vous préalablement que ce médicament n'altère pas votre vigilance.

Interactions avec d'autres substances

Ce médicament ne doit pas être associé :
- aux *IMAO* non sélectifs (MARSILID) : des délais précis doivent être respectés entre la fin d'un traitement par l'IMAO et le début du traitement par ce médicament, et inversement ;
- aux médicaments contenant du pimozide : risque de *torsades de pointes*.

Il peut également interagir avec les médicaments contenant du moclobémide ou du linézolide.

Informez par ailleurs votre médecin si vous prenez un médicament de la famille des *triptans*, un *anticoagulant* oral, un *antidépresseur imipraminique*, un IMAO sélectif B ou un médicament contenant du lithium, de la carbamazépine, du tramadol ou du millepertuis.

Grossesse et allaitement

L'effet de ce médicament pendant la grossesse est mal connu : seul votre médecin peut évaluer le risque éventuel de son utilisation dans votre cas.

Ce médicament passe dans le lait maternel ; un choix est donc nécessaire entre l'allaitement et la prise du médicament. Cette décision devra être prise en accord avec votre médecin.

Mode d'emploi et posologie

La dose quotidienne est prise en une seule fois, le matin ou le soir, au cours d'un repas.

Les gélules doivent être avalées avec un grand verre d'eau.

Posologie usuelle :

- Adulte de plus de 18 ans :
  - états dépressifs, *troubles obsessionnels compulsifs* : 50 mg à 200 mg par jour ;
  - prévention des rechutes en cas de dépression : 50 mg par jour.
- Enfant de 6 à 17 ans :
  - *troubles obsessionnels compulsifs* : 50 mg à 200 mg par jour, suivant la réponse au traitement. Chez l'enfant de moins de 40 kg, le traitement est débuté à 25 mg par jour.

Conseils : L'efficacité des *antidépresseurs* n'est généralement pas immédiate. Un délai pouvant atteindre plusieurs semaines est parfois nécessaire pour que les effets bénéfiques se fassent sentir. Les effets indésirables éventuels apparaissant en début de traitement ne doivent pas vous conduire à l'arrêter prématurément.

Chez la personne souffrant de dépression, un état anxieux peut apparaître ou s'aggraver en début de traitement ; un *anxiolytique* est parfois prescrit de manière temporaire par le médecin pour prévenir ou traiter ces manifestations.

Lorsque les *symptômes* de la *dépression* ont disparu, le traitement doit absolument être poursuivi pendant la durée prescrite afin de consolider la guérison. Un arrêt prématuré exposerait à une rechute. La durée d'un traitement antidépresseur est rarement inférieure à 6 mois.

Les antidépresseurs ne créent pas de dépendance. Néanmoins, il est préférable d'arrêter le traitement progressivement en diminuant la posologie ou en espaçant les prises pour éviter les effets indésirables transitoires observés en cas d'interruption brutale.

Une prise de poids peut être observée au cours du traitement. Une alimentation équilibrée, et si nécessaire les conseils d'un nutritionniste, peuvent prévenir et limiter ce phénomène.

Effets indésirables possibles

Les effets indésirables surviennent surtout au cours des premières semaines de traitement et s'estompent le plus souvent ensuite.

Nervosité, somnolence ou au contraire insomnie, maux de tête, étourdissements, tremblements, confusion des idées, fourmillements, mouvements involontaires.

Nausées, vomissements, diarrhée, constipation, sécheresse de la bouche.

Éruption cutanée, transpiration excessive, chute de cheveux, bâillements, bourdonnement d'oreille, troubles de la vision, augmentation de l'appétit, perte ou prise de poids, troubles sexuels, difficulté à uriner ou au contraire incontinence urinaire, sueurs.

Tachycardie.

Rarement : saignements parfois graves, baisse du taux de *sodium* dans le sang, *convulsions*, élévation des *transaminases*, hypertension, écoulement de lait par le mamelon, *réaction allergique*.

Laboratoires Pfizer

ZOLPIDEM 10 mg Génériques

Hypnotique : apparenté aux benzodiazépines

sur ordonnance

Les médicaments ci-dessous sont des génériques de STILNOX (voir p. 1186).

ZOLPIDEM ALMUS 10 mg : comprimé sécable *(lactose)* boîte de 14. Liste I - Remb 65 % - 2,36 €.
ZOLPIDEM ARROW 10 mg : comprimé sécable *(lactose)* boîte de 14. Liste I - Remb 65 % - 2,36 €.
ZOLPIDEM BIOGARAN 10 mg : comprimé sécable *(lactose)* boîte de 14. Liste I - Remb 65 % - 2,36 €.
ZOLPIDEM EG 10 mg : comprimé sécable *(lactose)* boîte de 14. Liste I - Remb 65 % - 2,36 €.
ZOLPIDEM EG 10 mg : comprimé sécable *(lactose)* boîte de 7. Liste I - Remb 65 % - 1,66 €.
ZOLPIDEM G GAM 10 mg : comprimé sécable *(lactose)* boîte de 14. Liste I - Remb 65 % - 2,36 €.
ZOLPIDEM MERCK 10 mg : comprimé sécable *(lactose)* boîte de 14. Liste I - Remb 65 % - 2,36 €.
ZOLPIDEM MERCK 10 mg : comprimé sécable *(lactose)* boîte de 7. Liste I - Remb 65 % - 1,66 €.
ZOLPIDEM QUALIMED 10 mg : comprimé sécable *(lactose)* boîte de 14. Liste I - Remb 65 % - 2,36 €.
ZOLPIDEM QUALIMED 10 mg : comprimé sécable *(lactose)* boîte de 7. Liste I - Remb 65 % - 1,66 €.
ZOLPIDEM RATIOPHARM 10 mg : comprimé sécable *(lactose)* boîte de 14. Liste I - Remb 65 % - 2,36 €.
ZOLPIDEM RPG 10 mg : comprimé sécable *(lactose)* boîte de 14. Liste I - Remb 65 % - 2,36 €.
ZOLPIDEM SANDOZ 10 mg : comprimé sécable *(lactose)* boîte de 14. Liste I - Remb 65 % - 2,36 €.
ZOLPIDEM TEVA 10 mg : comprimé sécable *(lactose)* boîte de 14. Liste I - Remb 65 % - 2,36 €.
ZOLPIDEM TEVA 10 mg : comprimé sécable *(lactose)* boîte de 7. Liste I - Remb 65 % - 1,66 €.
ZOLPIDEM WINTHROP 10 mg : comprimé sécable *(lactose)* boîte de 14. Liste I - Remb 65 % - 2,36 €.
ZOLPIDEM WINTHROP 10 mg : comprimé sécable *(lactose)* boîte de 7. Liste I - Remb 65 % - 1,66 €.
ZOLPIDEM ZYDUS 10 mg : comprimé sécable *(lactose)* boîte de 14. Liste I - Remb 65 % - 2,36 €.

ZOLTUM

Antiulcéreux

sur ordonnance

Présentation

ZOLTUM 10 mg : gélule contenant des microgranules *gastrorésistants* (rose et opaque) ; boîte de 14. Liste II - Remb 65 % - **10,43 €**.
ZOLTUM 10 mg : gélule contenant des microgranules *gastrorésistants* (rose et opaque) ; boîte de 28. Liste II - Remb 65 % - **20,35 €**.
ZOLTUM 20 mg : gélule contenant des microgranules *gastrorésistants* (rose et marron) ; boîte de 7. Liste II - Remb 65 % - **10,19 €**.
ZOLTUM 20 mg : gélule contenant des microgranules *gastrorésistants* (rose et marron) ; boîte de 14. Liste II - Remb 65 % - **19,83 €**.
ZOLTUM 20 mg : gélule contenant des microgranules *gastrorésistants* (rose et marron) ; boîte de 28. Liste II - Remb 65 % - **38,12 €**.

Composition

	p gél	p gél
Oméprazole	10 mg	20 mg
Lactose	+	+

Dans quel cas ce médicament est-il prescrit ?

C'est un antiulcéreux qui agit en diminuant la sécrétion acide de l'estomac, indépendamment de la cause qui peut provoquer cette sécrétion.

Il est utilisé pour :

- traiter les *ulcères* de l'estomac ou du *duodénum*, les *inflammations* de l'œsophage dues aux reflux des acides de l'estomac vers l'œsophage (adulte et enfant de plus de 1 an) et le syndrome de *Zollinger-Ellison* ;
- prévenir les rechutes de l'ulcère du duodénum ;
- traiter et prévenir les gastrites liées aux anti-inflammatoires (*AINS*).

En association avec un traitement *antibiotique* spécifique, ce médicament permet l'éradication d'un *germe* appelé *Helicobacter pylori*, très fréquemment responsable des récidives de l'ulcère.

Attention : La disparition des douleurs ne signifie pas que l'*ulcère* est cicatrisé : la durée du traitement doit être respectée.
Des précautions sont nécessaires en cas d'*insuffisance hépatique*.

Interactions avec d'autres substances

Informez votre médecin ou votre pharmacien si vous prenez des médicaments contenant de l'itraconazole ou du kétoconazole.

Grossesse et allaitement

Aucun effet néfaste pour l'enfant à naître n'a été établi avec ce médicament. Néanmoins, par précaution, son usage pendant la grossesse est réservé aux situations pour lesquelles il n'existe pas d'alternative thérapeutique.

Les données actuellement disponibles ne permettent pas de savoir si ce médicament passe dans le lait maternel : son usage est déconseillé pendant l'allaitement.

Mode d'emploi et posologie

Ce médicament peut être pris indifféremment au cours ou en dehors des repas. Il doit être avalé avec un verre d'eau.

Pour les enfants qui ne savent pas avaler les gélules, celles-ci peuvent être ouvertes et leur contenu mélangé à un aliment de type yaourt, compote de pommes ou à un jus de fruits.

Posologie usuelle :

- Adulte : 1 gélule à 10 mg ou 20 mg par jour.

La durée du traitement est généralement de plusieurs semaines.

Pour l'éradication d'*Helicobacter pylori* : 1 gélule à 20 mg 2 fois par jour, associée à un traitement *antibiotique* pendant 7 jours ; puis 1 gélule à 20 mg par jour pendant au moins 3 semaines. Le succès du traitement est étroitement lié au strict respect de la *posologie* de l'antiulcéreux et des antibiotiques pendant la première semaine.

- Enfant :

Traitement de l'*inflammation* de l'œsophage : 1 gélule à 10 mg par jour pour les enfants de 10 à 20 kg et 2 gélules à 10 mg ou 1 gélule à 20 mg par jour pour les enfants de plus de 20 kg.

Conseils : Ce médicament peut être pris à n'importe quel moment de la journée.
Si vous êtes fumeur, la poursuite du tabagisme est un frein important au traitement : la nicotine augmente l'acidité gastrique et réduit l'efficacité du muscle qui ferme la jonction entre l'œsophage et l'estomac.
La prise de ce médicament ne dispense pas des mesures diététiques que peut vous conseiller votre médecin.
L'aspirine et les *anti-inflammatoires* peuvent être agressifs pour l'estomac : n'en prenez pas sans l'avis de votre médecin.

Effets indésirables possibles

Diarrhée ou constipation, nausées, vomissements, douleurs abdominales, maux de tête, *vertiges*, *éruption cutanée*.

Rarement : confusion des idées, notamment chez la personne âgée ou chez l'*insuffisant hépatique*, anomalies de la *numération formule sanguine*, augmentation des *transaminases*, voire *hépatite*, *insuffisance rénale* ou *hépatique*, *gynécomastie*.

Exceptionnellement : *hyponatrémie*, notamment chez la personne âgée, *photosensibilisation*.

Laboratoires AstraZeneca

ZOMACTON

Informations détaillées sur www.monvidal.com

ZOMIG

Antimigraineux — sur ordonnance

Présentation

ZOMIG 2,5 mg : comprimé (jaune) ; boîte de 6. Liste I - Remb 65 % - **30,35 €**.
ZOMIG 2,5 mg : comprimé (jaune) ; boîte de 12. Liste I - Remb 65 % - **56,06 €**.

Composition

	p cp
Zolmitriptan	2,5 mg
Lactose	+

Dans quel cas ce médicament est-il prescrit ?

Ce médicament est un *vasoconstricteur* puissant qui agit essentiellement sur les vaisseaux crâniens. Il appartient à la famille des *triptans*. Son action *antalgique* pourrait également être liée à l'inhibition de la libération de certaines substances (neuropeptides) impliquées dans la crise de migraine.

Il est utilisé dans le *traitement de la crise* de *migraine*.

Contre-indications

Ce médicament ne doit pas être utilisé dans les cas suivants :

- antécédent d'*infarctus du myocarde* ou d'*accident vasculaire cérébral*, et, plus généralement, toute maladie liée à un spasme ou à un rétrécissement des artères ;
- *hypertension artérielle* (sauf si elle est stabilisée par un traitement spécifique) ;
- certains *troubles du rythme cardiaque* comme le syndrome de Wolf-Parkinson-White ;
- en association avec un autre antimigraineux *vasoconstricteur* ou un *IMAO*.

Attention : Ce médicament doit être pris lors de l'apparition du mal de tête, et non comme d'autres antimigraineux dès les premiers symptômes annonciateurs (aura migraineuse). Il ne doit pas être utilisé pour traiter des maux de tête non migraineux. Il ne convient pas non plus au traitement de certaines *migraines* associées à des paralysies musculaires ou oculaires.

Dans de très rares cas, une douleur dans la poitrine peut suivre la prise du médicament. Elle peut être intense et ressembler à une crise d'*angine de poitrine*, mais elle n'est que très rarement due à un spasme des artères coronaires. Si elle dure plus de quelques minutes, prévenez votre médecin et ne prenez pas de nouveau comprimé sans son avis.

Des précautions sont nécessaires en cas d'*insuffisance hépatique* grave, de tabagisme (y compris chez les anciens fumeurs utilisant des médicaments de substitution contenant de la nicotine) ou en présence d'autres facteurs de risque cardiovasculaire.

En cas d'inefficacité du premier comprimé, il est inutile et dangereux de multiplier les prises.

Compte-tenu de ses effets indésirables potentiels, ce médicament peut, chez certaines personnes, ne pas être compatible avec la conduite automobile ou le maniement de machines dangereuses. Assurez-vous à l'occasion des premières prises que vous supportez bien ce médicament avant de conduire ou d'utiliser une machine.

Interactions avec d'autres substances

Ce médicament ne doit pas être associé aux autres antimigraineux de la famille des *triptans*, aux dérivés de l'*ergot de seigle* ou à un *antidépresseur IMAO* : risque accru d'effets indésirables.

Lorsqu'il est utilisé avant ou après un antimigraineux contenant de l'ergotamine, de la dihydroergotamine, du méthysergide, un délai doit être respecté pour éviter toute interaction : 24 heures entre la prise d'ergotamine puis de zolmitriptan, 6 heures entre la prise de zolmitriptan puis d'ergotamine.

Informez votre médecin si vous suivez un traitement par un *antidépresseur sérotoninergique*.

Grossesse et allaitement

En l'absence de données suffisantes, ce médicament est déconseillé pendant la grossesse et l'allaitement.

Mode d'emploi et posologie

Ce médicament peut être pris pendant ou entre les repas.

Posologie usuelle :

- Adulte de plus de 18 ans et moins de 65 ans : 1 comprimé lors de l'apparition du mal de tête. L'effet se manifeste dans l'heure qui suit.

Il est déconseillé de reprendre un comprimé le jour même si le premier n'a apporté aucun soulagement. En revanche, un deuxième comprimé peut être pris après un délai minimal de 2 heures si l'effet du premier s'estompe et que la migraine réapparaît. La dose maximale est de 4 comprimés par 24 heures.

La prise du médicament lors des signes annonciateurs de la migraine, avant le mal de tête, est inefficace et déconseillée. Le zolmitriptan n'a pas d'effet préventif.

Conseils : La prise de ce médicament ne dispense pas des mesures habituelles permettant d'aider à faire céder la crise de migraine : s'allonger au calme dans une pièce sombre.

Effets indésirables possibles

Les effets indésirables les plus fréquents sont difficiles à dissocier des symptômes de la migraine : nausées, *vertiges*, fatigue, somnolence, sensation de chaleur, sécheresse de la bouche.

Plus rarement : sensation de lourdeur thoracique ou d'oppression, faiblesse musculaire, fourmillements, augmentation de la tension artérielle, *tachycardie*.

Réaction allergique.

Exceptionnellement : spasmes des *artères coronaires* (voir Attention).

Laboratoires AstraZeneca

ZOMIGORO

Antimigraineux — sur ordonnance

Présentation

ZOMIGORO 2,5 mg : comprimé *orodispersible* (blanc ; arôme orange) ; boîte de 6. Liste I - Remb 65 % - **30,35 €**.
ZOMIGORO 2,5 mg : comprimé *orodispersible* (blanc ; arôme orange) ; boîte de 12. Liste I - Remb 65 % - **53,52 €**.

Composition

	p cp
Zolmitriptan	2,5 mg
Aspartam	+

Dans quel cas ce médicament est-il prescrit ?

Ce médicament est un *vasoconstricteur* puissant qui agit essentiellement sur les vaisseaux crâniens. Il appartient à la famille des *triptans*. Son action *antalgique* pourrait également être liée à l'inhibition de la libération de certaines substances (neuropeptides) impliquées dans la crise de migraine.

Il est utilisé dans le *traitement de la crise* de *migraine*.

Contre-indications

Ce médicament ne doit pas être utilisé dans les cas suivants :

- antécédent d'*infarctus du myocarde* ou d'*accident vasculaire cérébral*, et, plus généralement, toute maladie liée à un spasme ou à un rétrécissement des artères ;
- *hypertension artérielle* (sauf si elle est stabilisée par un traitement spécifique) ;
- certains *troubles du rythme cardiaque* comme le syndrome de Wolf-Parkinson-White ;
- *phénylcétonurie* (présence d'aspartam) ;
- en association avec un autre antimigraineux *vasoconstricteur* ou un *IMAO*.

Attention : Ce médicament doit être pris lors de l'apparition du mal de tête, et non comme d'autres antimigraineux dès les premiers symptômes annonciateurs (aura migraineuse). Il ne doit pas être utilisé pour traiter des maux de tête non migraineux. Il ne convient pas non plus au traitement de certaines *migraines* associées à des paralysies musculaires ou oculaires.

Dans de très rares cas, une douleur dans la poitrine peut suivre la prise du médicament. Elle peut être intense et ressembler à une crise d'*angine de poitrine*, mais elle n'est que très rarement due à un

spasme des artères coronaires. Si elle dure plus de quelques minutes, prévenez votre médecin et ne prenez pas de nouveau comprimé sans son avis.
Des précautions sont nécessaires en cas d'*insuffisance hépatique* grave, de tabagisme (y compris chez les anciens fumeurs utilisant des médicaments de substitution contenant de la nicotine) ou en présence d'autres facteurs de risque cardiovasculaire.
En cas d'inefficacité du premier comprimé, il est inutile et dangereux de multiplier les prises.
Compte-tenu de ses effets indésirables potentiels, ce médicament peut, chez certaines personnes, ne pas être compatible avec la conduite automobile ou le maniement de machines dangereuses. Assurez-vous à l'occasion des premières prises que vous supportez bien ce médicament avant de conduire ou d'utiliser une machine.

Interactions avec d'autres substances

Ce médicament ne doit pas être associé aux autres antimigraineux de la famille des *triptans*, aux dérivés de l'*ergot de seigle* ou à un *antidépresseur IMAO* : risque accru d'effets indésirables.
Lorsqu'il est utilisé avant ou après un antimigraineux contenant de l'ergotamine, de la dihydroergotamine, du méthysergide, un délai doit être respecté pour éviter toute interaction : 24 heures entre la prise d'ergotamine puis de zolmitriptan, 6 heures entre la prise de zolmitriptan puis d'ergotamine.
Informez votre médecin si vous suivez un traitement par un *antidépresseur sérotoninergique.*

Grossesse et allaitement

En l'absence de données suffisantes, ce médicament est déconseillé pendant la grossesse et l'allaitement.

Mode d'emploi et posologie

Les comprimés peuvent être pris indifféremment pendant ou entre les repas.
Laisser le comprimé se dissoudre dans la bouche.
Lors du retrait du comprimé de son étui, prenez garde à ne pas presser sur l'aluminium mais soulevez délicatement la pellicule protectrice afin de ne pas écraser le comprimé.

Posologie usuelle :

- Adulte de plus de 18 ans et moins de 65 ans : 1 comprimé lors de l'apparition du mal de tête. L'effet se manifeste dans l'heure qui suit.

Il est déconseillé de reprendre un comprimé le jour même, si le premier n'a apporté aucun soulagement. En revanche, un deuxième comprimé peut être pris après un délai minimal de 2 heures si l'effet du premier s'estompe et que la migraine réapparaît. La dose maximale est de 4 comprimés par 24 heures.
La prise du médicament lors des signes annonciateurs de la migraine, avant le mal de tête, est inefficace et déconseillée. Le zolmitriptan n'a pas d'effet préventif.

Conseils : La prise de ce médicament ne dispense pas des mesures habituelles permettant d'aider à faire céder la crise de migraine : s'allonger au calme dans une pièce sombre.

Effets indésirables possibles

Les effets indésirables les plus fréquents sont difficiles à dissocier des symptômes de la migraine : nausées, *vertiges*, fatigue, somnolence, sensation de chaleur, sécheresse de la bouche.
Plus rarement : sensation de lourdeur thoracique ou d'oppression, faiblesse musculaire, fourmillements, augmentation de la tension artérielle, *tachycardie.*
Réaction allergique.
Exceptionnellement : spasmes des *artères coronaires* (voir Attention).

Laboratoires AstraZeneca

ZONDAR
Antiarthrosique — sur ordonnance

Présentation

ZONDAR 50 : gélule (ivoire) ; boîte de 30. Liste I - Remb 35 % - **19,60 €.**

Composition

	p gél
Diacerhéine	50 mg
Lactose	+

Dans quel cas ce médicament est-il prescrit ?

Ce médicament a un effet *anti-inflammatoire* modéré.
Il est utilisé dans le *traitement symptomatique* de l'*arthrose* : il atténue les douleurs et améliore la mobilité.

Contre-indications

Ce médicament ne doit pas être utilisé dans les cas suivants :
- maladie inflammatoire du côlon,
- occlusion intestinale ou risque d'occlusion,
- douleurs intestinales de cause inconnue,
- *insuffisance hépatique* grave.

Attention : L'effet *antalgique* de ce médicament est lent à apparaître : son délai d'action est de 30 à 45 jours. Pendant cette période, d'autres médicaments antalgiques ou *anti-inflammatoires* peuvent être utiles.
Des précautions sont nécessaires en cas d'*insuffisance rénale* grave.

Interactions avec d'autres substances

Les *pansements digestifs* peuvent diminuer l'absorption de ce médicament. Un délai d'au moins deux heures doit être respecté entre la prise de ce médicament et celle du pansement digestif.

Grossesse et allaitement

L'effet de ce médicament pendant la grossesse ou l'allaitement est mal connu. Par prudence, son usage est déconseillé chez la femme enceinte ou chez celle qui allaite.

Mode d'emploi et posologie

Les gélules sont avalées avec un verre d'eau, sans être ouvertes, de préférence au milieu des repas.

Posologie usuelle :

- Adulte : 1 gélule, matin et soir.

Conseils : Une coloration des urines en orange, rouge ou marron peut apparaître, elle ne prête pas à conséquence.

Effets indésirables possibles

Diarrhée et douleurs abdominales.
Démangeaisons, *éruption cutanée*.

Laboratoires Pharma 2000

ZONEGRAN

Antiépileptique — sur ordonnance

Présentation

ZONEGRAN 25 mg : gélule (blanche) ; boîte de 14. Liste I - Remb 65 % - **15,12 €**.
ZONEGRAN 50 mg : gélule (blanche et grise) ; boîte de 14. Liste I - Remb 65 % - **15,12 €**.
ZONEGRAN 100 mg : gélule (blanche et rouge) ; boîte de 56. Liste I - Remb 65 % - **54,97 €**.

Composition

	p gél	p gél	p gél
Zonisamide	25 mg	50 mg	100 mg

Dans quel cas ce médicament est-il prescrit ?

Ce médicament est un antiépileptique non barbiturique.
Il est utilisé chez l'adulte dans le traitement de certaines formes d'*épilepsie* en association avec un autre antiépileptique.

Attention : La survenue de toute *réaction allergique* (éruption cutanée inexpliquée, *œdème*, malaise) impose l'arrêt du traitement : prévenez d'urgence votre médecin afin qu'il modifie votre traitement.
Ne modifiez ni n'interrompez jamais votre traitement sans l'accord de votre médecin : risque de réapparition des *convulsions*, même si aucune crise n'est survenue depuis une longue période.
Des analyses de sang sont nécessaires au début et au cours du traitement, particulièrement si vous souffrez d'*insuffisance cardiaque* ou *rénale*, ainsi que chez les personnes âgées.
Des précautions sont nécessaires chez les personnes souffrant d'antécédents personnels et familiaux de calculs rénaux.
Compte-tenu de ses effets indésirables potentiels, ce médicament peut, chez certaines personnes, ne pas être compatible avec la conduite automobile ou le maniement de machines dangereuses. Assurez-vous à l'occasion des premières prises que vous supportez bien ce médicament avant de conduire ou d'utiliser une machine.

Grossesse et allaitement

Une contraception efficace est recommandée pendant le traitement. Si une grossesse survient pendant le traitement, consultez rapidement votre médecin. Il appréciera le risque éventuel lié à l'utilisation de ce médicament dans votre cas.
Les données disponibles ne permettent pas de savoir si ce médicament passe dans le lait maternel : l'allaitement est déconseillé.

Mode d'emploi et posologie

Ce médicament peut être pris avec au cours ou en dehors des repas.

Posologie usuelle :

- Adulte de plus de 18 ans : la dose initiale est de 25 mg, 2 fois par jour. La posologie est augmentée progressivement en fonction de l'efficacité du traitement.

Conseils : Ce médicament peut entraîner une perte de poids.

Effets indésirables possibles

Fréquemment : anorexie, agitation, irritabilité, confusion des idées, dépression, vertiges, troubles de la mémoire, somnolence, vision double.
D'autres effets ont été observés moins fréquemment : *réaction allergique*, douleur abdominale, diarrhée, nausées, fièvre, perte de poids, calculs urinaires ou biliaires.
Rarement : anomalie de la *numération formule sanguine*, douleurs musculaires ou articulaires pouvant nécessiter une prise de sang.

Laboratoires Eisai

ZOPHREN

Antiémétique — sur ordonnance

Présentation

ZOPHREN 2 mg/ml : solution injectable *IV* ; 1 ampoule de 2 ml. Liste I, *médicament d'exception* - Remb 65 % - **9,43 €**.
ZOPHREN 2 mg/ml : solution injectable *IV* ; 1 ampoule de 4 ml. Liste I, *médicament d'exception* - Remb 65 % - **17,82 €**.
ZOPHREN 4 mg/5 ml : sirop (arôme fraise) ; flacon de 50 ml avec cuillère-mesure de 5 ml. Liste I, *médicament d'exception* - Remb 65 % - **39,77 €**.
ZOPHREN 4 mg : comprimé (jaune) ; boîte de 2. Liste I, *médicament d'exception* - Remb 65 % - **9,79 €**.
ZOPHREN 4 mg : comprimé (jaune) ; boîte de 4. Liste I, *médicament d'exception* - Remb 65 % - **19,03 €**.
ZOPHREN 4 mg : *lyophilisat* oral ; boîte de 2. Liste I, *médicament d'exception* - Remb 65 % - **9,79 €**.
ZOPHREN 4 mg : *lyophilisat* oral ; boîte de 4. Liste I, *médicament d'exception* - Remb 65 % - **19,03 €**.
ZOPHREN 8 mg : comprimé (jaune) ; boîte de 2. Liste I, *médicament d'exception* - Remb 65 % - **10,00 €**.
ZOPHREN 8 mg : comprimé (jaune) ; boîte de 4. Liste I, *médicament d'exception* - Remb 65 % - **19,44 €**.
ZOPHREN 8 mg : *lyophilisat* oral ; boîte de 2. Liste I, *médicament d'exception* - Remb 65 % - **10,00 €**.
ZOPHREN 8 mg : *lyophilisat* oral ; boîte de 4. Liste I, *médicament d'exception* - Remb 65 % - **19,44 €**.
ZOPHREN 16 mg : suppositoire ; boîte de 2. Liste I, *médicament d'exception* - Remb 65 % - **34,33 €**.

Composition

	p amp	p amp
Ondansétron	4 mg	8 mg

	p c mes	p cp	p lyoph
Ondansétron	4 mg	4 mg	4 mg
Sorbitol	+		
Lactose		+	
Aspartam			+

	p cp	p lyoph	p suppos
Ondansétron	8 mg	8 mg	16 mg
Aspartam		+	

Dans quel cas ce médicament est-il prescrit ?

Ce médicament est un antinauséeux puissant.
Il est utilisé pour prévenir et traiter les nausées ou les vomissements provoqués par les *chimiothérapies anticancéreuses* ou par la *radiothérapie*.

Contre-indications

Ce médicament ne doit pas être utilisé dans les cas suivants :

- *phénylcétonurie* (*lyophilisat* oral : présence d'aspartam),
- *insuffisance hépatique* (suppositoires).

Attention : Des précautions sont nécessaires en cas d'*insuffisance hépatique* grave ou de risque de constipation (prise conjointe de médicaments qui ralentissent le transit, chirurgie digestive récente).

Des cas de *troubles du rythme cardiaque* ont été observés avec ce médicament ; signalez à votre médecin la survenue éventuelle de douleurs thoraciques ou de syncopes.

Grossesse et allaitement

L'effet de ce médicament pendant la grossesse ou l'allaitement est mal connu : seul votre médecin peut évaluer le risque éventuel de son utilisation dans votre cas.

Mode d'emploi et posologie

Le sirop et les lyophilisats sont mieux adaptés aux enfants de moins de 6 ans.

Le lyophilisat peut être placé sur le bout de la langue où il se désagrège en quelques secondes ou dissous dans un peu d'eau.

La solution injectable est administrée en intraveineuse lente (perfusion) de plus de 15 minutes, dans une solution compatible.

Posologie usuelle :

Prévention des vomissements précoces :

- Adulte :
  - *voie* orale : 8 mg, 2 heures avant la chimiothérapie ou la radiothérapie ;
  - voie rectale : 1 suppositoire, 1 à 2 heures avant la chimiothérapie ;
  - voie injectable : 8 mg, 30 minutes avant la chimiothérapie ou la radiothérapie. Dans certains cas, la dose peut être plus élevée, jusqu'à 32 mg en 1 à 3 injections.

Prévention des vomissements retardés :

- Adulte :
  - voie orale : 8 mg toutes les 12 heures, pendant 2 à 5 jours ;
  - voie rectale : 1 suppositoire par jour, pendant 2 à 5 jours.
- Enfant de plus de 25 kg : 8 mg toutes les 12 heures, pendant 5 jours maximum.
- Enfant de plus de 2 ans et de 10 à 25 kg : 4 mg toutes les 12 heures, pendant 5 jours maximum.

Conseils : Les traitements destinés à combattre les vomissements induits par les chimiothérapies anticancéreuses sont surtout efficaces préventivement. Leur effet est beaucoup moins marqué s'ils sont utilisés après l'apparition des vomissements.

La chimiothérapie entraîne deux types de vomissements :

- les vomissements précoces, survenant dans les heures qui suivent son administration ;
- les vomissements retardés, qui apparaissent plusieurs jours après la séance de chimiothérapie. C'est surtout dans ce dernier cas qu'il existe un risque d'oublier le traitement préventif ; il devient alors difficile de combattre ces vomissements après leur apparition.

Conditions particulières de délivrance :

Une ordonnance d'un modèle particulier (*médicament d'exception*) est nécessaire pour se procurer ce médicament.

Le flacon de sirop doit être conservé en position verticale, entre 10 ° et 30 °C.

Les comprimés doivent être rangés à l'abri de la lumière, dans leur emballage d'origine.

Effets indésirables possibles

Maux de tête, bouffées de chaleur, hoquet.

Réactions allergiques.

Constipation.

Baisse de la tension artérielle, douleurs thoraciques, *troubles du rythme cardiaque*, ralentissement du pouls.

Mouvements involontaires anormaux, *convulsions*.

Rarement : augmentation des *transaminases*.

Pour les suppositoires : sensation de brûlure rectale.

Laboratoires GlaxoSmithKline

ZOPICLONE 7,5 mg Génériques

Hypnotique : apparenté aux benzodiazépines

sur ordonnance

Les médicaments ci-dessous sont des génériques de IMOVANE (voir p. 638).

ZOPICLONE ALTER 7,5 mg : comprimé sécable boîte de 14. Liste I - Remb 65 % - 2,62 €.
ZOPICLONE ARROW 7,5 mg : comprimé sécable *(lactose)* boîte de 14. Liste I - Remb 65 % - 2,62 €.
ZOPICLONE BIOGARAN 7,5 mg : comprimé sécable *(lactose)* boîte de 14. Liste I - Remb 65 % - 2,62 €.
ZOPICLONE BIOGARAN 7,5 mg : comprimé sécable *(lactose)* boîte de 5. Liste I - Remb 65 % - 1,43 €.
ZOPICLONE EG 7,5 mg : comprimé sécable *(lactose)* boîte de 14. Liste I - Remb 65 % - 2,62 €.
ZOPICLONE MERCK 7,5 mg : comprimé sécable *(lactose anhydre)* boîte de 14. Liste I - Remb 65 % - 2,62 €.
ZOPICLONE MERCK 7,5 mg : comprimé sécable *(lactose anhydre)* boîte de 5. Liste I - Remb 65 % - 1,43 €.
ZOPICLONE QUALIMED 7,5 mg : comprimé sécable *(lactose anhydre)* boîte de 14. Liste I - Remb 65 % - 2,62 €.
ZOPICLONE RATIOPHARM 7,5 mg : comprimé sécable *(lactose)* boîte de 14. Liste I - Remb 65 % - 2,62 €.
ZOPICLONE RPG 7,5 mg : comprimé sécable *(lactose)* boîte de 14. Liste I - Remb 65 % - 2,62 €.
ZOPICLONE SANDOZ 7,5 mg : comprimé sécable *(lactose)* boîte de 14. Liste I - Remb 65 % - 2,62 €.
ZOPICLONE TEVA 7,5 mg : comprimé sécable *(lactose)* boîte de 14. Liste I - Remb 65 % - 2,62 €.
ZOPICLONE TEVA 7,5 mg : comprimé sécable *(lactose)* boîte de 5. Liste I - Remb 65 % - 1,43 €.
ZOPICLONE WINTHROP 7,5 mg : comprimé sécable *(lactose)* boîte de 14. Liste I - Remb 65 % - 2,62 €.
ZOPICLONE WINTHROP 7,5 mg : comprimé sécable *(lactose)* boîte de 5. Liste I - Remb 65 % - 1,43 €.
ZOPICLONE ZYDUS 7,5 mg : comprimé sécable *(lactose)* boîte de 14. Liste I - Remb 65 % - 2,62 €.

ZORAC

Informations détaillées sur www.monvidal.com

ZOVIRAX 200

Antiviral

sur ordonnance

Présentation

ZOVIRAX : comprimé (blanc) ; boîte de 25. Liste I - Remb 65 % - **20,57 €**.
ZOVIRAX : suspension buvable (arôme banane) ; flacon de 125 ml avec bouchon doseur gradué à 5 et 10 ml. Liste I - Remb 65 % - **27,25 €**.

Composition

	p cp	p 5 ml
Aciclovir	200 mg	200 mg
Lactose	+	
Sorbitol		+

Dans quel cas ce médicament est-il prescrit ?

Ce médicament est un *antiviral* puissant, actif sur les *virus* du groupe de l'*herpès*. Il empêche la reproduction des virus dans les cellules infectées, mais ne peut détruire les virus cachés dans les ganglions nerveux, responsables des récurrences (récidives), que ce médicament ne peut éviter.

Il est utilisé dans le traitement des poussées d'herpès graves et dans la prévention des récidives.

> **Attention :** Des précautions sont nécessaires en cas d'*insuffisance rénale*.

Grossesse et allaitement

Ce médicament contient une substance présumée sans danger pendant la grossesse ou l'allaitement ; il est néanmoins préférable de ne l'utiliser que sur avis médical chez la femme enceinte ou qui allaite.

Mode d'emploi et posologie

Ce médicament doit être pris avec un verre d'eau.

Posologie usuelle :

Comprimé :

- Adulte et enfant de plus de 6 ans :
  - traitement des infections herpétiques graves (sauf oculaire) : 5 comprimés par jour, à répartir dans la journée, pendant 5 à 10 jours ;
  - traitement des récidives : 2 comprimés, 2 fois par jour, en traitement continu ;
  - traitement des infections herpétiques oculaires : 2 comprimés, 5 fois par jour.

Suspension buvable :

- Adulte et enfant de plus de 2 ans :
  - traitement des infections herpétiques graves (sauf oculaire) : 5 doses de 5 ml par jour, pendant 5 à 10 jours ;
  - traitement des récidives : 1 dose de 10 ml, 2 fois par jour, en traitement continu ;
  - traitement des infections herpétiques oculaires : 1 dose de 10 ml, 5 fois par jour.

> **Conseils :** Lorsque ce médicament vous a été prescrit pour que vous puissiez traiter vous-même une poussée d'*herpès*, n'hésitez pas à commencer le traitement dès les premiers signes : il n'en sera que plus efficace.

Effets indésirables possibles

Troubles digestifs.

Rarement : *éruption cutanée*, maux de tête, fatigue.

Suspension buvable :

Comme tous les médicaments et confiseries contenant des sucres non absorbables (sorbitol, maltitol...), possibilité de *diarrhée* en cas d'apport important.

Laboratoires GlaxoSmithKline

ZOVIRAX 800

Antiviral

sur ordonnance

Présentation

ZOVIRAX : comprimé (bleu) ; boîte de 35. Liste I - Remb 65 % - **68,19 €**.
ZOVIRAX : suspension buvable (arôme orange) ; flacon de 180 ml avec bouchon doseur gradué de 10 ml. Liste I - Remb 65 % - **50,21 €**.

Composition

	p cp	p 10 ml
Aciclovir	800 mg	800 mg
Sorbitol		+

Dans quel cas ce médicament est-il prescrit ?

C'est un antiviral puissant, actif sur les *virus* du groupe de l'*herpès*. Il empêche la reproduction des virus dans les cellules infectées, mais ne peut détruire les virus cachés dans les ganglions nerveux, responsables de la réapparition d'un *zona* plusieurs années après une varicelle (c'est le même virus qui provoque les deux affections).

Il est utilisé dans le *traitement préventif* des complications du *zona* ophtalmique.

> **Attention :** Des précautions sont nécessaires en cas d'*insuffisance rénale*.

Grossesse et allaitement

Ce médicament contient une substance présumée sans danger pendant la grossesse ou l'allaitement ; il est néanmoins préférable de ne l'utiliser que sur avis médical chez la femme enceinte ou qui allaite.

Mode d'emploi et posologie

Ce médicament doit être pris dans les 48 heures qui suivent l'apparition des *symptômes*. Les prises sont réparties au cours de la journée.

Les comprimés ne sont pas adaptés à l'enfant de moins de 6 ans. En effet, ils risquent d'obstruer les voies respiratoires si l'enfant déglutit mal et que le comprimé passe dans la trachée (fausse route).

Posologie usuelle :

5 comprimés ou 5 doses de 10 ml par jour, pendant 7 jours.

Effets indésirables possibles

Troubles digestifs.

Rarement : *éruption cutanée*, maux de tête, fatigue.

Suspension buvable :

Comme tous les médicaments et confiseries contenant des sucres non absorbables (sorbitol, maltitol...), possibilité de *diarrhée* en cas d'apport important.

Laboratoires GlaxoSmithKline

ZOVIRAX crème tube de 2 g

Antiherpétique local

Présentation

ZOVIRAX : crème ; tube de 2 g. Non remb.

Composition

	p 100 g
Aciclovir	5 g

Dans quel cas ce médicament est-il prescrit ?

Ce médicament est un *antiviral* puissant. Il bloque la multiplication du *virus* herpétique au sein des cellules infectées.

Il est utilisé dans le traitement de l'*herpès* labial (également appelé bouton de fièvre) ou génital.

Contre-indications

Cette crème ne doit pas être utilisée pour traiter un *herpès* sur l'œil ou à l'intérieur de la bouche ou du vagin.

Attention : Ce médicament disponible sans ordonnance est destiné à être utilisé sur les conseils de votre pharmacien ; signalez-lui tout *antécédent* de *réaction allergique* à un médicament contenant de l'aciclovir ou du valaciclovir.

Ce médicament traite les poussées d'*herpès* mais n'élimine pas le *virus* de l'organisme. Il n'empêche donc pas la survenue d'autres crises.

Les ultraviolets favorisent les poussées d'herpès labial. Évitez l'exposition au soleil fort ou aux UV, ou appliquez un écran total en quantité suffisante et renouvelée.

Grossesse et allaitement

Cette crème peut être utilisée pendant la grossesse ou l'allaitement. Néanmoins l'existence d'un *herpès* du mamelon contre-indique l'allaitement.

Mode d'emploi et posologie

Le traitement doit être commencé dès les premiers *symptômes* annonçant une poussée d'*herpès*.

Posologie usuelle :

5 applications par jour.

La durée du traitement varie de 5 à 10 jours.

Conseils : L'herpès est une maladie contagieuse. Lavez-vous soigneusement les mains après l'application de la crème ou en cas de contact avec les lésions ; notamment, évitez absolument de toucher vos yeux avec des doigts contaminés. Le maximum de la contagiosité correspond à l'apparition des vésicules.

Abstenez-vous de rapports sexuels jusqu'à la cicatrisation des lésions.

La crème ne doit pas être conservée au réfrigérateur.

Effets indésirables possibles

Picotements, sensation de brûlure locale, rougeur, sécheresse de la peau.

Laboratoires GlaxoSmithKline

ZOVIRAX crème tube de 10 g

Antiherpétique local — sur ordonnance

Présentation

ZOVIRAX 5 % : crème ; tube de 10 g. Liste I - Remb 35 % - **14,83 €**.

Composition

	p 100 g
Aciclovir	5 g
Propylèneglycol	+

Dans quel cas ce médicament est-il prescrit ?

Ce médicament est un *antiviral* puissant. Il bloque la multiplication du *virus* herpétique au sein des cellules infectées.

Il est utilisé dans le traitement de l'*herpès* des organes génitaux.

Contre-indications

Cette crème ne doit pas être appliquée sur l'œil ou à l'intérieur de la bouche ou du vagin.

Attention : Ce médicament traite les poussées d'*herpès* mais n'élimine pas le *virus* de l'organisme. Il n'empêche donc pas la survenue d'autres crises.

Grossesse et allaitement

Cette crème peut être utilisée pendant la grossesse ou l'allaitement sur avis médical.

Mode d'emploi et posologie

Le traitement doit être commencé dès les premiers *symptômes* annonçant une poussée d'*herpès*.

Posologie usuelle :

5 applications par jour.

La durée du traitement varie de 5 à 10 jours.

Conseils : L'herpès est une maladie contagieuse. Lavez-vous soigneusement les mains après l'application de la crème ou en cas de contact avec les lésions ; notamment, évitez absolument de toucher vos yeux avec des doigts contaminés. Le maximum de la contagiosité correspond à l'apparition des vésicules.

Abstenez-vous de rapports sexuels jusqu'à la cicatrisation des lésions.

La crème ne doit pas être conservée au réfrigérateur.

Effets indésirables possibles

Picotements, sensation de brûlure locale, rougeur, sécheresse de la peau.

Laboratoires GlaxoSmithKline

ZOVIRAX pommade ophtalmique

Antiviral à usage ophtalmique — sur ordonnance

Présentation

ZOVIRAX : pommade ophtalmique ; tube de 4,5 g. Liste I - Remb 65 % - **8,82 €**.

Composition

	p 100 g
Aciclovir	3 g

Dans quel cas ce médicament est-il prescrit ?

Cette pommade ophtalmique contient un *antiviral* puissant, actif sur le *virus* herpétique.

Elle est utilisée dans le traitement des *kératites* dues au virus de l'*herpès*.

> **Attention :** Le port de *lentilles de contact* est déconseillé pendant la durée du traitement.
>
> La pommade peut être contaminée par l'œil infecté : évitez de mettre en contact l'extrémité du tube avec l'œil ; ne conservez pas ce médicament plus de 30 jours après une première utilisation.

Grossesse et allaitement

Ce médicament contient une substance présumée sans danger pendant la grossesse ou l'allaitement ; il est néanmoins préférable de ne l'utiliser que sur avis médical chez la femme enceinte ou qui allaite.

Mode d'emploi et posologie

Placer l'embout du tube dans l'angle interne de l'œil. Tirer la paupière inférieure vers le bas et appliquer un ruban de pommade en déplaçant l'embout du tube le long de la paupière. Fermer la paupière.

Posologie usuelle :

1 application, 5 fois par jour, jusqu'à 3 jours après la guérison constatée par votre ophtalmologiste.

> **Conseils :** La vision est troublée par l'application de la pommade. Ce trouble disparaît en quelques minutes.
>
> L'application correcte du produit peut nécessiter une aide, notamment chez une personne handicapée ou âgée.

Effets indésirables possibles

Irritation ou *réaction allergique* locale.

Douleur au moment de l'application.

Laboratoires GlaxoSmithKline

ZOXAN

Alphabloquant — sur ordonnance

Présentation

ZOXAN LP 4 mg : comprimé à *libération prolongée* (blanc) ; boîte de 28. Liste I - Remb 35 % - **22,96 €**.
ZOXAN LP 8 mg : comprimé à *libération prolongée* (blanc) ; boîte de 28. Liste I - Remb 35 % - **22,96 €**.

Composition

	p cp	p cp
Doxazosine	4 mg	8 mg

Dans quel cas ce médicament est-il prescrit ?

Ce médicament appartient à la famille des *alphabloquants*. Il lutte contre la contraction des *voies* urinaires.

Il est utilisé dans le traitement des troubles urinaires dus à un *adénome de la prostate*.

Contre-indications

Ce médicament ne doit pas être utilisé dans les cas suivants :

- *antécédent* d'*hypotension orthostatique*,
- antécédent d'occlusion de l'œsophage ou de l'intestin.

> **Attention :** Des précautions sont nécessaires en cas d'*insuffisance hépatique* ou d'*insuffisance cardiaque*.
>
> Une *hypotension orthostatique*, due à la dilatation des vaisseaux sanguins, peut survenir dans les heures qui suivent la prise du médicament. Ce malaise, souvent précédé de *vertiges* et de sueurs, est favorisé par un passage trop brutal en position verticale (en se levant d'une chaise ou d'un lit). Les risques sont surtout importants les premiers jours du traitement pendant lesquels il convient d'éviter les activités dangereuses. Ensuite, l'organisme s'adapte au médicament. En cas de sensation d'étourdissement, allongez-vous quelques minutes et relevez-vous progressivement.
>
> Conducteur : ce médicament peut être responsable de *vertiges*.

Interactions avec d'autres substances

Ce médicament peut interagir avec les *antihypertenseurs*, surtout les autres *alphabloquants*. Votre médecin adaptera la *posologie* pour limiter le risque d'*hypotension orthostatique*, mais il doit être parfaitement informé des médicaments que vous prenez conjointement.

En cas d'intervention chirurgicale, informez l'anesthésiste de la prise de ce médicament.

Grossesse et allaitement

Ce médicament n'a pas d'indication chez la femme.

Mode d'emploi et posologie

Ce médicament peut être pris indifféremment au cours ou en dehors des repas. Les comprimés sont à avaler entiers, sans être croqués ou divisés, avec un grand verre d'eau.

Posologie usuelle :

- Adulte : la dose initiale est de 1 comprimé à 4 mg par jour. Elle peut être augmentée si nécessaire à 1 comprimé à 8 mg par jour.

> **Conseils :** Ce médicament ne permet pas de faire régresser la taille de l'adénome. C'est un *traitement symptomatique* qui facilite l'ouverture du *sphincter* urinaire. Il est utilisé lorsque l'ablation de l'adénome n'est pas justifiée (troubles modérés) ou doit être retardée pour une raison quelconque.
>
> Il est normal de retrouver le comprimé dans les selles : son contenu a été libéré dans l'intestin.

Effets indésirables possibles

Hypotension orthostatique, sensations vertigineuses, malaises.

Maux de tête, fatigue, somnolence, *œdèmes*.

Troubles digestifs.

Bouche sèche, *rhinite*.

Réaction allergique.

Laboratoires Pfizer

ZUMALGIC
Antalgique opiacé — **sur ordonnance**

ZUMALGIC Gé 50 mg est un générique de CONTRAMAL (voir p. 327) et de TOPALGIC (voir p. 1252).

Présentation
ZUMALGIC Gé 50 mg : comprimé effervescent (arôme orange) ; boîte de 30. Liste I - Remb 65 % - **6,19 €**.
ZUMALGIC 100 mg : comprimé effervescent (arôme orange) ; boîte de 30. Liste I - Remb 65 % - **8,93 €**.

Composition

	p cp	p cp
Tramadol chlorhydrate	50 mg	100 mg
Sodium	214 mg	340 mg
Aspartam	+	+
Lactose	+	+

Dans quel cas ce médicament est-il prescrit ?
Ce médicament est un *antalgique* de la famille des *opiacés*. Il combat la douleur en agissant directement sur la perception de la douleur par le cerveau.
Il est utilisé dans le traitement de la douleur.

Contre-indications
Ce médicament ne doit pas être utilisé dans les cas suivants :
- *antécédent* d'*intolérance* aux *opiacés* ;
- intoxication ou *surdosage* avec des *sédatifs*, ivresse aiguë ;
- *insuffisance respiratoire* ou *hépatique* grave ;
- *épilepsie* (sauf si elle est traitée) ;
- *phénylcétonurie* (présence d'aspartam) ;
- enfant de moins de 15 ans ;
- en association avec les *IMAO* ou les médicaments contenant de la nalbuphine, de la buprénorphine ou de la pentazocine ;
- **allaitement**.

Attention : Des précautions sont nécessaires chez les personnes qui souffrent d'*hypertension intracrânienne*.
Ce médicament contient un *opiacé* : son usage prolongé, à dose élevée, expose à un risque de *dépendance*. Ne dépassez pas la dose ni la durée de traitement recommandées.
Ce médicament contient du *sel* (*sodium*) en quantité notable.
Évitez les boissons alcoolisées : augmentation du risque de somnolence.
Conducteur : ce médicament peut être responsable de *vertiges* ou d'une baisse de la vigilance.

Interactions avec d'autres substances
Ce médicament ne doit pas être associé :
- aux médicaments contenant de la nalbuphine, de la buprénorphine ou de la pentazocine : risque de diminution de l'effet *antalgique* ;
- aux *IMAO* sélectifs ou non : risque d'accident grave. Un délai de 15 jours doit séparer un traitement antérieur par IMAO de la mise en route du traitement *antalgique*.

Il peut interagir avec les médicaments contenant de la carbamazépine.
Signalez à votre médecin la prise éventuelle de *sédatifs* et d'autres antalgiques ou antitussifs *opiacés*.

Grossesse et allaitement
L'effet de ce médicament pendant la grossesse et l'allaitement est mal connu. Par mesure de prudence, son usage est déconseillé chez la femme enceinte et contre-indiqué chez celle qui allaite.

Mode d'emploi et posologie
Les comprimés doivent être dissous dans un verre d'eau, et peuvent être pris pendant ou en dehors des repas.

Posologie usuelle :
- Adulte :
  - douleur aiguë : commencer par 100 mg, puis 50 à 100 mg, à renouveler si nécessaire toutes les 4 à 6 heures.
  - douleur chronique : 50 à 100 mg toutes les 4 à 6 heures.

Dans tous les cas, ne pas dépasser 400 mg par jour ; soit 8 comprimés à 50 mg ou 4 comprimés à 100 mg.
Chez la personne âgée ou en cas d'*insuffisance hépatique* ou *rénale*, le médecin peut prévoir un espacement des prises plus important.

Conseils : Comme tous les *antalgiques*, ce médicament est généralement plus efficace pour prévenir la douleur que pour la calmer : dans le traitement des douleurs chroniques, il est préférable de prendre ce médicament à intervalles réguliers sans attendre que la douleur s'installe.
Cet antalgique *opiacé* est destiné à être utilisé en deuxième intention, lorsque l'aspirine, l'ibuprofène ou le paracétamol, utilisés seuls, sont insuffisamment efficaces. Il peut néanmoins être utilisé d'emblée dans le traitement des douleurs fortes.

Effets indésirables possibles
Nausées, vomissements, somnolence, maux de tête, *vertiges*, sueurs, sécheresse de la bouche, confusion.
Constipation en cas de traitement prolongé.
Rarement : douleurs abdominales, démangeaisons, fatigue, *palpitations*, *hypotension orthostatique*, augmentation de la tension artérielle.

Laboratoires Erempharma

ZYBAN
Informations détaillées sur www.monvidal.com

ZYLORIC
Antigoutteux — **sur ordonnance**

Présentation
ZYLORIC 100 : comprimé (blanc) ; boîte de 28. Liste I - Remb 65 % - **1,90 €**.
ZYLORIC 200 : comprimé (blanc) ; boîte de 28. Liste I - Remb 65 % - **2,69 €**.
ZYLORIC 300 : comprimé (blanc) ; boîte de 28. Liste I - Remb 65 % - **3,29 €**.

Composition

	p cp	p cp	p cp
Allopurinol	100 mg	200 mg	300 mg
Lactose	+	+	+

Dans quel cas ce médicament est-il prescrit ?

C'est un hypo-uricémiant : il diminue la production d'*acide urique*, abaisse son taux dans le sang et donc dans les urines.

Il est utilisé dans le traitement de l'excès d'*acide urique* et de ses conséquences : *goutte* et *lithiases* urinaires.

Contre-indications

Ce médicament ne doit pas être utilisé dans les cas suivants :

- *allergie* à l'allopurinol,
- enfant de moins de 6 ans,
- **allaitement**.

> **Attention :** Ce médicament peut exceptionnellement provoquer des *réactions allergiques* cutanées graves. La survenue d'une réaction allergique sérieuse impose l'arrêt du traitement et contre-indique sa réutilisation.
>
> Ce médicament n'est pas un *traitement de la crise* de *goutte*. Paradoxalement, il peut provoquer des crises de goutte en début de traitement. Le médecin lui associe généralement de la colchicine pendant les premiers mois de traitement.
>
> Certains *antécédents* doivent être portés à la connaissance de votre médecin : maladie de *Lesch-Nyhan*, certaines maladies du sang, *insuffisance rénale*.
>
> Des analyses de sang et d'urine sont nécessaires pour juger de l'efficacité du traitement.
>
> Conducteur : ce médicament peut être responsable de *vertiges*.

Interactions avec d'autres substances

Ce médicament peut interagir avec les médicaments contenant de la mercaptopurine ou de l'azathioprine.

Informez par ailleurs votre médecin si vous prenez un *anticoagulant* oral, une *pénicilline* à spectre élargi ou un médicament contenant de la théophylline ou de l'aminophylline.

Grossesse et allaitement

L'effet de ce médicament pendant la grossesse est mal connu. Par mesure de prudence, son usage est déconseillé.

Ce médicament passe dans le lait maternel. Il est contre-indiqué pendant l'allaitement.

Mode d'emploi et posologie

Les comprimés sont avalés de préférence après les repas pour améliorer la tolérance digestive.

Posologie usuelle :

Elle est fonction du taux d'*acide urique*.

> **Conseils :** Une crise de *goutte* peut être provoquée par un excès alimentaire mais aussi par un jeûne prolongé, une fatigue excessive, un stress, un traumatisme.
>
> Le traitement reste justifié même si le taux d'*acide urique* est normal pendant la crise de goutte.

Effets indésirables possibles

En début de traitement : crise de *goutte* prévenue généralement par l'association de colchicine.

Rarement : *troubles digestifs*, maux de tête, *vertiges*, *neuropathie périphérique*, *gynécomastie*, *hépatite*, *réaction allergique* (voir Attention).

Exceptionnellement : fièvre, inflammation de la bouche, chute des cheveux.

Laboratoires GlaxoSmithKline

ZYMAD 80 000 et 200 000 UI

Vitamine D

sur ordonnance

Présentation

ZYMAD 80 000 UI : solution buvable (arôme orange) ; ampoule de 2 ml. Liste II - Remb 65 % - **1,82 €**.
ZYMAD 200 000 UI : solution buvable (arôme orange) ; ampoule de 2 ml. Liste II - Remb 65 % - **1,82 €**.

Composition

	p amp	p amp
Colécalciférol (vitamine D3)	80 000 UI	200 000 UI

Dans quel cas ce médicament est-il prescrit ?

Ce médicament contient de la *vitamine* D, qui permet la fixation osseuse du calcium et dont la *carence* provoque le *rachitisme*.

Il est utilisé pour prévenir et traiter les carences en vitamine D.

Contre-indications

Ce médicament ne doit pas être utilisé en cas d'excès de calcium dans le sang et dans les urines, avec ou sans *lithiase*.

> **Attention :** Un *surdosage* en *vitamine* D expose à des effets indésirables graves.
>
> La vitamine D est présente dans de nombreux laits pour bébé et médicaments disponibles sans ordonnance : prenez l'avis de votre médecin ou de votre pharmacien pour éviter tout risque de *surdosage*.

Grossesse et allaitement

Ce médicament peut être utilisé chez la femme enceinte ou chez celle qui allaite, mais la *posologie* prescrite par le médecin ne doit pas être dépassée.

Une *hypercalcémie* pendant la grossesse pourrait être néfaste pour l'enfant à naître. Veillez à ne pas absorber plusieurs médicaments contenant de la *vitamine* D pendant la grossesse.

Mode d'emploi et posologie

Les solutions peuvent être prises pures ou diluées dans un liquide (le lait du biberon ou du jus de fruits) ou dans un aliment semi-liquide. Ne pas les mettre dans un liquide trop chaud ni les faire chauffer.

Posologie usuelle :

La *posologie* est strictement individuelle. Elle dépend de l'âge, de la prise de lait enrichi ou non en vitamine D, de la présence d'une maladie de l'appareil digestif...

> **Conseils :** Les *carences* en *vitamine* D sont particulièrement fréquentes chez les jeunes enfants à peau sombre ou peu exposée au soleil ; en effet, la vitamine D est fabriquée par la peau sous l'influence des rayons *ultraviolets*.

La prévention du *rachitisme* par la vitamine D doit être systématique chez les *nourrissons* et les jeunes enfants.
Ce médicament doit être conservé à l'abri de la lumière.

Laboratoires Novartis Santé Familiale SAS

ZYMAD 10 000 UI/ml
Vitamine D

Présentation
ZYMAD 10 000 UI/ml : solution buvable (arôme orange) ; flacon compte-gouttes de 10 ml (333 gouttes). Remb 65 % - **2,72 €**.

Composition

	p gte
Colécalciférol (vitamine D3)	300 UI

Dans quel cas ce médicament est-il prescrit ?
Ce médicament contient de la *vitamine* D, qui permet la fixation osseuse du calcium et dont la *carence* provoque le *rachitisme.*
Il est utilisé pour prévenir et traiter les carences en vitamine D.

Contre-indications
Ce médicament ne doit pas être utilisé en cas d'excès de calcium dans le sang et dans les urines, avec ou sans *lithiase.*

Attention : Un *surdosage* en *vitamine* D expose à des effets indésirables graves.
La vitamine D est présente dans de nombreux laits pour bébé et médicaments disponibles sans ordonnance : prenez l'avis de votre médecin ou de votre pharmacien pour éviter tout risque de *surdosage.*

Grossesse et allaitement
Ce médicament peut être utilisé chez la femme enceinte ou chez celle qui allaite, mais la *posologie* prescrite par le médecin ne doit pas être dépassée.
Une *hypercalcémie* pendant la grossesse pourrait être néfaste pour l'enfant à naître. Veillez à ne pas absorber plusieurs médicaments contenant de la *vitamine* D pendant la grossesse.

Mode d'emploi et posologie
Les gouttes de solution peuvent être prises pures ou diluées dans le lait du biberon ou du jus de fruits. Ne pas les mettre dans un liquide trop chaud ni les faire chauffer.

Posologie usuelle :
La *posologie* est strictement individuelle. Elle dépend de l'âge, de la prise de lait enrichi ou non en vitamine D, de la présence d'une maladie de l'appareil digestif...

Conseils : Les *carences* en *vitamine* D sont particulièrement fréquentes chez les jeunes enfants à peau sombre ou peu exposée au soleil ; en effet, la vitamine D est fabriquée par la peau sous l'influence des rayons *ultraviolets.*
La prévention du *rachitisme* par la vitamine D doit être systématique chez les *nourrissons* et les jeunes enfants.
Ne conservez pas le flacon plus de 3 mois après ouverture.
Ce médicament doit être conservé à l'abri de la lumière.

Laboratoires Novartis Santé Familiale SAS

ZYMADUO
Vitamine D avec fluor

Présentation
ZYMADUO 150 UI : solution buvable (arôme orange-caramel) ; flacon de 12 ml avec compte-gouttes. Remb 35 % - **3,46 €**.
ZYMADUO 300 UI : solution buvable (arôme orange-caramel) ; flacon de 12 ml avec compte-gouttes. Remb 35 % - **3,46 €**.

Composition

	p 4 gtes	p 4 gtes
Colécalciférol (vitamine D3)	600 UI	1200 UI
Fluorure de sodium	0,552 mg	0,552 mg
soit Fluor	0,25 mg	0,25 mg

Dans quel cas ce médicament est-il prescrit ?
Ce médicament associe deux substances :
- du *fluor*, qui s'incorpore à l'émail des dents et augmente leur résistance aux caries ;
- de la *vitamine* D, qui permet la fixation osseuse du calcium et dont la *carence* provoque le *rachitisme.*

Il est utilisé chez le *nourrisson* de moins de 18 mois dans le *traitement préventif* de la carie dentaire et des carences en vitamine D.

Contre-indications
Ce médicament ne doit pas être utilisé dans les cas suivants :
- excès de calcium dans le sang et dans les urines,
- calculs des *voies* urinaires contenant du calcium.

Attention : Ce médicament ne doit pas être utilisé sans avis médical préalable, en raison d'un risque de *surdosage* en *vitamine* D ou en *fluor* qui expose à des effets indésirables graves. Le médecin tient compte de l'utilisation éventuelle d'un lait pour bébé enrichi en vitamine D et de la teneur en fluor de l'eau consommée.

Interactions avec d'autres substances
Ce médicament ne doit pas être associé à d'autres médicaments contenant du fluor : risque de coloration de l'émail dentaire.

Mode d'emploi et posologie
La solution peut être prise pure ou diluée dans un peu d'eau ou de jus de fruits.

Posologie usuelle :
- Nourrisson de 0 à 18 mois : 4 gouttes par jour, en une prise.

Le dosage à 300 UI est réservé aux nourrissons qui ne bénéficient pas d'autres apports de *vitamine* D (lait non enrichi) ou qui ont la peau sombre.

Conseils : Les *carences* en *vitamine* D sont particulièrement fréquentes chez les jeunes enfants à peau sombre ou peu exposée au soleil ; en effet, la vitamine D est fabriquée par la peau sous l'influence des rayons *ultraviolets*. La prévention du *rachitisme* par la vitamine D est systématique chez les *nourrissons* et les jeunes enfants.

Laboratoires Novartis Santé Familiale SAS

ZYMAFLUOR

Prévention de la carie dentaire

Présentation

ZYMAFLUOR 0,25 mg : comprimé (blanc) ; boîte de 200. Remb 35 % - **1,76 €**.
ZYMAFLUOR 0,50 mg : comprimé (orange) ; boîte de 100. Remb 35 % - **1,76 €**.
ZYMAFLUOR 0,75 mg : comprimé (rose) ; boîte de 100. Remb 35 % - **2,37 €**.
ZYMAFLUOR 1 mg : comprimé (jaune) ; boîte de 100. Remb 35 % - **2,51 €**.
ZYMAFLUOR 0,114 % : solution buvable ; flacon compte-gouttes de 20 ml (360 gouttes). Remb 35 % - **1,50 €**.

Composition

	p cp	p cp	p cp
Fluorure de sodium	0,553 mg	1,105 mg	1,658 mg
soit Fluor	0,25 mg	0,50 mg	0,75 mg
Sorbitol	+	+	+

	p cp	p 4 gtes
Fluorure de sodium	2,211 mg	0,553 mg
soit Fluor	1 mg	0,25 mg
Sorbitol	+	+

Dans quel cas ce médicament est-il prescrit ?

Ce médicament contient du fluor, qui s'incorpore à l'émail des dents et augmente leur résistance aux caries.

Il est utilisé dans le *traitement préventif* de la carie dentaire.

Contre-indications

Ce médicament ne doit pas être utilisé si l'eau de boisson de votre région est fortement fluorée (voir Attention).

Attention : L'apport total en fluor ne doit pas dépasser 1 mg par jour pour éviter tout risque de coloration de l'émail dentaire (fluorose). Certaines eaux ou certains sels de table sont riches en fluor ; votre médecin ou votre dentiste évaluera l'utilité de ce médicament pour votre enfant.

Les enfants de moins de 6 ans doivent utiliser des dentifrices adaptés (de concentration inférieure ou égale à 50 mg de fluor pour 100 g). Les jeunes enfants ont tendance à avaler une partie du dentifrice : il faut leur apprendre à ne pas utiliser trop de dentifrice (la grosseur d'un pois suffit).

Le dosage de ce médicament est seulement adapté au *traitement préventif* de la carie dentaire ; ne le confondez pas avec d'autres médicaments plus fortement dosés en fluor (25 à 100 fois plus), destinés à traiter l'*ostéoporose*.

Grossesse et allaitement

Ce médicament n'a pas d'indication pendant la grossesse ou l'allaitement ; il n'y a pas de preuve que l'administration de fluor chez la mère pendant la grossesse ou l'allaitement comporte un bénéfice supplémentaire pour les dents de son enfant.

Mode d'emploi et posologie

Les comprimés peuvent également être avalés, croqués, sucés ou dissous dans un verre ou un biberon d'eau ou de jus de fruits.

La solution buvable peut être prise pure ou diluée dans un verre ou un biberon d'eau ou de jus de fruits.

Posologie usuelle :

- Enfant de 3 à 9 kg (environ jusqu'à 18 mois) : 1 comprimé à 0,25 mg, ou 4 gouttes par jour.
- Enfant de 10 à 15 kg (environ de 18 mois à 4 ans) : 1 comprimé à 0,50 mg, ou 8 gouttes par jour.
- Enfant de 16 à 20 kg (environ de 4 à 6 ans) : 1 comprimé à 0,75 mg, ou 12 gouttes par jour.
- Enfant de 20 kg et plus : 1 comprimé à 1 mg, ou 16 gouttes par jour.

Conseils : Un apport médicamenteux de fluor ne dispense pas d'une bonne hygiène buccodentaire et alimentaire : limitation de la consommation de sucres entre les repas, tout particulièrement sous forme de biscuits, de bonbons et de boissons sucrées (sodas...), éducation précoce au brossage des dents après les repas avec un dentifrice fluoré adapté à l'âge, consultation annuelle chez le dentiste.

Laboratoires Novartis Santé Familiale SAS

ZYMOPLEX

Informations détaillées sur www.monvidal.com

ZYPREXA

Neuroleptique atypique — sur ordonnance

Présentation

ZYPREXA 5 mg : comprimé (blanc) ; boîte de 28. Liste I - Remb 65 % - **61,03 €**.
ZYPREXA 7,5 mg : comprimé (blanc) ; boîte de 28. Liste I - Remb 65 % - **61,03 €**.
ZYPREXA 7,5 mg : comprimé (blanc) ; boîte de 56. Liste I - Remb 65 % - **116,94 €**.
ZYPREXA 10 mg : comprimé (blanc) ; boîte de 28. Liste I - Remb 65 % - **116,85 €**.

Composition

	p cp	p cp	p cp
Olanzapine	5 mg	7,5 mg	10 mg
Lactose	+	+	+

Dans quel cas ce médicament est-il prescrit ?

Ce médicament est un *neuroleptique* dit atypique. Certains de ses effets indésirables sont moins marqués que ceux des neuroleptiques classiques. Il a des propriétés antipsychotiques et agit également comme régulateur de l'*humeur* (thymorégulateur).

Il est utilisé dans le traitement de certains troubles psychiques : *schizophrénie*, *troubles bipolaires*, *épisodes maniaques*.

Contre-indications

Ce médicament ne doit pas être utilisé chez les personnes prédisposées au *glaucome* à angle fermé.

Attention : En cas de survenue d'une fièvre inexpliquée associée à une raideur musculaire (qui pourraient être dues au médicament), ne poursuivez pas le traitement sans avis médical : risque de *syndrome malin des neuroleptiques*.

Des précautions sont nécessaire en cas d'*antécédent* d'*épilepsie*, de *diabète*, de maladie de *Parkinson*, de maladie du foie ou de prédisposition à l'*hypotension orthostatique*.

Les troubles urinaires en rapport avec un *adénome de la prostate*, une constipation rebelle, ou d'autres symptômes susceptibles d'être accentués par les effets *atropiniques* (modérés) de ce médicament doivent être signalés au médecin.

Évitez les boissons alcoolisées : augmentation du risque de somnolence.

Ce médicament peut induire une somnolence, parfois intense chez certaines personnes. Cette somnolence peut être augmentée par la prise d'*alcool* ou d'autres médicaments *sédatifs*. La conduite et l'utilisation de machines dangereuses sont déconseillées, surtout dans les heures qui suivent la prise du médicament.

Interactions avec d'autres substances

Ce médicament peut interagir avec les médicaments *dopaminergiques* et les médicaments contenant de la fluvoxamine ou de la ciprofloxacine.

Un délai d'au moins 2 heures doit être respecté entre la prise de ce médicament et de ceux contenant du charbon.

Grossesse et allaitement

L'effet de ce médicament pendant la grossesse est mal connu : seul votre médecin peut évaluer le risque éventuel de son utilisation dans votre cas.

Ce médicament passe faiblement dans le lait maternel : l'allaitement est déconseillé sans avis médical.

Mode d'emploi et posologie

La dose quotidienne est généralement prise en une fois, au cours ou en dehors des repas.

Posologie usuelle :

- Adulte : 5 à 20 mg par jour.

Conseils : Dans le traitement de la *schizophrénie* et autres *psychoses*, les *neuroleptiques* permettent de contrôler efficacement la maladie, mais une modification ou un arrêt intempestif du traitement expose à une rechute grave.

Une prise de poids peut être observée au cours du traitement. Une alimentation équilibrée, et si nécessaire les conseils d'un nutritionniste, peuvent prévenir et limiter ce phénomène.

Ce médicament doit être conservé à l'abri de la lumière, de préférence dans son emballage d'origine.

Effets indésirables possibles

Fréquents (plus de 10 % des utilisateurs) : somnolence, prise de poids (surtout chez les sujets initialement minces et aux posologies supérieures ou égales à 15 mg par jour).

Occasionnels : vertiges, fatigue, augmentation de l'appétit, *œdèmes*, *hypotension orthostatique*, constipation, bouche sèche, mouvements ou grimaces involontaires, tremblement, raideur anormale, augmentation transitoire des *transaminases*.

Rares (moins de 1 % des utilisateurs) : *photosensibilisation*, ralentissement du cœur, développement ou tension des seins, écoulement mammaire, augmentation du taux de sucre dans le sang.

Exceptionnels (moins de 0,1 % des utilisateurs) : anomalie de la *numération formule sanguine*, *convulsions*, éruption cutanée, *pancréatite*, *hépatite*, *priapisme*, difficulté pour uriner.

Laboratoires Lilly France

ZYPREXA VELOTAB

Neuroleptique atypique — sur ordonnance

Présentation

ZYPREXA VELOTAB 5 mg : comprimé *orodispersible* (jaune) ; boîte de 28. Liste I - Remb 65 % - **61,03 €**.

ZYPREXA VELOTAB 10 mg : comprimé *orodispersible* (jaune) ; boîte de 28. Liste I - Remb 65 % - **116,85 €**.

Composition

	p cp	p cp
Olanzapine	5 mg	10 mg
Aspartam	+	+

Dans quel cas ce médicament est-il prescrit ?

Ce médicament est un *neuroleptique* dit atypique. Certains de ses effets indésirables sont moins marqués que ceux des neuroleptiques classiques. Il a des propriétés antipsychotiques et agit également comme régulateur de l'*humeur* (thymorégulateur).

Il est utilisé dans le traitement de certains troubles psychiques, notamment *schizophrénie*, *troubles bipolaires*, *épisodes maniaques*.

Contre-indications

Ce médicament ne doit pas être utilisé dans les cas suivants :

- personnes prédisposées au *glaucome* à angle fermé ;
- *phénylcétonurie* (présence d'aspartam).

Attention : En cas de survenue d'une fièvre inexpliquée associée à une raideur musculaire (qui pourraient être dues au médicament), ne poursuivez pas le traitement sans avis médical : risque de *syndrome malin des neuroleptiques*.

Des précautions sont nécessaire en cas d'*antécédent* d'*épilepsie*, de *diabète*, de maladie de *Parkinson*, de maladie du foie ou de prédisposition à l'*hypotension orthostatique*.

Les troubles urinaires en rapport avec un *adénome de la prostate*, une constipation rebelle, ou d'autres symptômes susceptibles d'être accentués par les effets *atropiniques* (modérés) de ce médicament doivent être signalés au médecin.

Évitez les boissons alcoolisées : augmentation du risque de somnolence.

Ce médicament peut induire une somnolence, parfois intense chez certaines personnes. Cette somnolence peut être augmentée par la prise d'*alcool* ou d'autres médicaments *sédatifs*. La conduite et l'utilisation de machines dangereuses sont déconseillées, surtout dans les heures qui suivent la prise du médicament.

Interactions avec d'autres substances

Ce médicament peut interagir avec les médicaments *dopaminergiques* et les médicaments contenant de la fluvoxamine ou de la ciprofloxacine.

Un délai d'au moins 2 heures doit être respecté entre la prise de ce médicament et de ceux contenant du charbon.

Grossesse et allaitement

L'effet de ce médicament pendant la grossesse est mal connu : seul votre médecin peut évaluer le risque éventuel de son utilisation dans votre cas.

Ce médicament passe faiblement dans le lait maternel : l'allaitement est déconseillé sans avis médical.

Mode d'emploi et posologie

Ce médicament peut être pris indiféremment pendant ou en dehors des repas.

Les comprimés orodispersibles peuvent être mis directement dans la bouche ou bien dissous prélablement dans un verre d'eau ou une autre boisson.

Posologie usuelle :

- Adulte : 5 à 20 mg par jour.

Conseils : Dans le traitement de la *schizophrénie* et autres *psychoses*, les *neuroleptiques* permettent de contrôler efficacement la maladie, mais une modification ou un arrêt intempestif du traitement expose à une rechute grave.

Une prise de poids peut être observée au cours du traitement. Une alimentation équilibrée, et si nécessaire les conseils d'un nutritionniste, peuvent prévenir et limiter ce phénomène.

Ce médicament doit être conservé à l'abri de la lumière, dans son emballage d'origine.

Effets indésirables possibles

Fréquents (plus de 10 % des utilisateurs) : somnolence, prise de poids (surtout chez les sujets initialement minces et aux posologies supérieures ou égales à 15 mg par jour).

Occasionnels : vertiges, fatigue, augmentation de l'appétit, *œdèmes*, *hypotension orthostatique*, constipation, bouche sèche, mouvements ou grimaces involontaires, tremblement, raideur anormale, augmentation transitoire des *transaminases*.

Rares (moins de 1 % des utilisateurs) : *photosensibilisation*, ralentissement du cœur, développement ou tension des seins, écoulement mammaire, augmentation du taux de sucre dans le sang.

Exceptionnels (moins de 0,1 % des utilisateurs) : anomalie de la *numération formule sanguine*, *convulsions*, éruption cutanée, *pancréatite*, *hépatite*, *priapisme*, difficulté pour uriner.

Laboratoires Lilly France

ZYRTEC

Antiallergique : antihistaminique H1 — **sur ordonnance**

Présentation

ZYRTEC : solution buvable ; flacon compte-gouttes de 15 ml. Liste II - Remb 35 % - **5,60 €**.

Composition

	p gte
Cétirizine dichlorhydrate	0,5 mg

Dans quel cas ce médicament est-il prescrit ?

Ce médicament est un *antihistaminique* antiallergique ; il n'a pas d'effets *sédatifs* ni *atropiniques*.

Il est utilisé dans le traitement des manifestations allergiques diverses : *rhinite* ou *conjonctivite* allergiques, *urticaire*.

Contre-indications

Ce médicament ne doit pas être utilisé dans les cas suivants :

- *insuffisance rénale*,
- enfant de moins de 2 ans.

Attention : Des précautions sont nécessaires en cas d'*épilepsie* ou d'*antécédent* de *convulsions*.

Ce médicament peut, dans de rares cas, entraîner une baisse de la vigilance. Assurez-vous à l'occasion des premières prises que vous le supportez bien, avant de conduire ou d'utiliser une machine dangereuse.

Grossesse et allaitement

L'effet de ce médicament pendant la grossesse est mal connu : seul votre médecin peut évaluer le risque éventuel de son utilisation dans votre cas.

Ce médicament passe faiblement dans le lait maternel. Il est cependant préférable de ne pas l'utiliser sans avis médical pendant l'allaitement.

Mode d'emploi et posologie

- Adulte et enfant de plus de 12 ans : 20 gouttes par jour, en 1 prise.
- Enfant de 6 à 12 ans : 20 gouttes par jour, en 1 ou 2 prises.
- Enfant de 2 à 6 ans : 10 gouttes par jour, en 1 ou 2 prises.

Conseils : Ce médicament agit sur les manifestations de l'*allergie* mais n'en supprime pas la cause. Si les *symptômes* persistent ou s'aggravent, n'hésitez pas à consulter votre médecin.

Effets indésirables possibles

Troubles digestifs, sécheresse de la bouche, *vertiges*, maux de tête, fatigue.

Rarement : somnolence.

Exceptionnellement : *réaction allergique* cutanée, *œdème* de *Quincke*, augmentation des *transaminases*, *tachycardie*.

Laboratoires UCB Pharma

ZYRTECSET

Antiallergique : antihistaminique H1

Présentation

ZYRTECSET : comprimé sécable ; boîte de 7. Non remb.

Composition

	p cp
Cétirizine dichlorhydrate	10 mg
Lactose	+

Dans quel cas ce médicament est-il prescrit ?

Ce médicament est un *antihistaminique* antiallergique. Contrairement aux antihistaminiques plus anciens, il n'a pas d'effets *atropiniques* ni, dans la majorité des cas, d'effet *sédatifs*.

Il est utilisé dans le traitement des manifestations allergiques diverses : *rhinite* ou *conjonctivite* allergiques, *urticaire*.

Contre-indications

Ce médicament ne doit pas être utilisé dans les cas suivants :
- *insuffisance rénale*,
- enfant de moins de 6 ans.

Attention : Ce médicament est en vente sans ordonnance. En l'absence d'avis médical, il ne doit toutefois être utilisé qu'en cas de réapparition de symptômes déjà diagnostiqués par un médecin et traités auparavant par un médicament contenant la même substance (cétirizine).

Chez les enfants de moins de 12 ans ou en cas d'*épilepsie* ou d'*antécédent* de *convulsions*, un avis médical est nécessaire.

Ce médicament peut, dans de rares cas, entraîner une baisse de la vigilance. Assurez-vous à l'occasion des premières prises que vous le supportez bien, avant de conduire ou d'utiliser une machine dangereuse.

Grossesse et allaitement

L'effet de ce médicament pendant la grossesse est mal connu : seul votre médecin peut évaluer le risque éventuel de son utilisation dans votre cas.

Ce médicament passe faiblement dans le lait maternel. Il est cependant préférable de ne pas l'utiliser sans avis médical pendant l'allaitement.

Mode d'emploi et posologie

Les comprimés doivent être avalés avec un verre d'eau.

Posologie usuelle :
- Adulte et enfant de plus de 12 ans : 1 comprimé par jour.

Sans avis médical, la durée de traitement est limitée à 7 jours en cas de *rhinite* ou de *conjonctivite* et à 3 jours en cas d'*urticaire*.

Conseils : Ce médicament peut être en accès libre dans certaines pharmacies ; néanmoins, n'hésitez pas à demander conseil à votre pharmacien.

La cétirizine agit sur les manifestations de l'*allergie* mais n'en supprime pas la cause. Si les *symptômes* persistent ou s'aggravent, consultez votre médecin.

Effets indésirables possibles

Troubles digestifs, sécheresse de la bouche, *vertiges*, maux de tête, fatigue.

Rarement : somnolence.

Exceptionnellement : *réaction allergique* cutanée, *œdème* de *Quincke*, augmentation des *transaminases*, *tachycardie*.

Laboratoires Pierre Fabre Médicament

Classement des médicaments par substance active

Classement des médicaments par substance active

Cette liste des subtances médicamenteuses constitue **un autre mode de consultation du dictionnaire** des médicaments : outre la recherche alphabétique sur les noms de marque, qui constitue le dictionnaire lui-même, vous pouvez, à l'aide de la liste des substances (ou DCI), rechercher des médicaments **à partir de leur composition**.
Le nom de la substance cherchée figure en **couleur**. Au-dessous, vous trouverez la liste des médicaments qui contiennent cette substance.
Connaissant le nom du médicament, il vous sera alors facile de retrouver sa fiche dans le dictionnaire.

Abacavir
TRIZIVIR
ZIAGEN

Acamprosate
AOTAL

Acarbose
GLUCOR

Acébutolol
ACÉBUTOLOL 200 mg Génériques
ACÉBUTOLOL 400 mg Génériques
SECTRAL

Acéclofénac
ACÉCLOFÉNAC 100 mg Génériques
CARTREX

Acédobène
ISOPRINOSINE

Acénocoumarol
MINI-SINTROM
SINTROM

Acépromazine
NOCTRAN

Acéprométazine
MÉPRONIZINE
NOCTRAN

Acétazolamide
DÉFILTRAN
DIAMOX

Acétorphan
Voir : racécadotril

Acétylcystéine
ACÉTYLCYSTÉINE ARROW
ACÉTYLCYSTÉINE BIOGARAN
ACÉTYLCYSTÉINE EG
ACÉTYLCYSTÉINE G GAM
ACÉTYLCYSTÉINE MERCK
ACÉTYLCYSTÉINE RATIOPHARM
ACÉTYLCYSTÉINE SANDOZ
ACÉTYLCYSTÉINE TEVA
BRONCOCLAR granulé
EURONAC
EXOMUC
FLUIMUCIL
GÉNAC
HUMEX EXPECTORANT comprimé
MUCOLATOR
MUCOMYST
MUCOSPIRE
MUCOTHIOL
RHINOFLUIMUCIL
SOLMUCOL

Acétylleucine
TANGANIL

Aciclovir
ACICLOVIR 3 % crème Génériques
ACICLOVIR 200 mg Génériques
ACICLOVIR 800 mg Génériques
ACICLOVIR ARROW CONSEIL
ACICLOVIR MERCK GÉNÉRIQUES
ACICLOVIR RATIOPHARM CONSEIL
ACICLOVIR SANDOZ CONSEIL crème
ACTIVIR
HERPEVIR
KENDIX
REMEX
VIRUCALM
ZOVIRAX 200
ZOVIRAX 800
ZOVIRAX crème tube de 10 g
ZOVIRAX crème tube de 2 g
ZOVIRAX pommade ophtalmique

Acide acétylsalicylique
Voir : aspirine

Acide acéxamique
PLASTÉNAN

Acide alendronique
ACIDE ALENDRONIQUE 10 mg Génériques
ACIDE ALENDRONIQUE 70 mg Génériques
ADROVANCE
FOSAMAX
FOSAVANCE

Acide alginique
ALGINATE DE SODIUM/ BICARBONATE DE SODIUM Génériques
GAVISCON
GAVISCONELL
PSEUDOPHAGE
TOPAAL
TOPALKAN

Acide ascorbique
Voir : vitamine C

Acide aspartique
CATARSTAT
FASTENYL
MÉGAMAG
REVITALOSE
SARGENOR
SARGENOR à la vitamine C
SURÉLEN
SURFORTAN

Acide azélaïque
FINACEA
SKINOREN

Acide borique
BORAX + ACIDE BORIQUE Génériques
BOROSTYROL
DACRYOSÉRUM
DACRYUM
DACUDOSES
GASTRODRAINOL
GLYCO-THYMOLINE
HOMÉOPLASMINE
OPTREX
PAPS
STERIDOSE

Acide canrénoïque
SOLUDACTONE

Acide chondroïtine sulfurique
CHONDROSULF
LACRYPOS
STRUCTUM

Acide clavulanique
AMOXICILLINE ACIDE CLAVULANIQUE 100 mg/12,5 mg Génériques
AMOXICILLINE ACIDE CLAVULANIQUE 500 mg/62,5 mg Génériques
AMOXICILLINE ACIDE CLAVULANIQUE 1 g/125 mg Génériques
AUGMENTIN injectable
AUGMENTIN oral
CIBLOR

Acide clodronique
CLASTOBAN
LYTOS

Acide cromoglicique
ALLERGOCOMOD
ALLOPTREX
CROMABAK
CROMADOSES
CROMEDIL
CROMOGLICATE ARROW
CROMOPTIC
CROMORHINOL
CROMOSOFT
INTERCRON
LOMUDAL
LOMUSOL
MULTICROM
OPHTACALM
OPTICRON

Acide désoxyribonucléique
OSTÉOGEN

Acide dimécrotique
HÉPADIAL

Acide étidronique
DIDRONEL 200 mg
DIDRONEL 400 mg

Acide flavodique
INTERCYTON

Acide folinique
FOLINORAL
LEDERFOLINE

Acide folique
Voir : vitamine B9

Acide fusidique
ACIDE FUSIDIQUE 2 % Génériques
FUCIDINE oral
FUCIDINE pommade et crème
FUCITHALMIC

Acide fytique
PHYTAT DB

Acide glutamique
CATARSTAT
CLÉRÉGIL
COPAXONE
DYNAMISAN
ENERGITUM
PÉGA
SURFORTAN
VITA-DERMACIDE
YSE GLUTAMIQUE

Acide hydroxybutyrique
XYREM

Acide ibandronique
BONVIVA

Acide méfénamique
PONSTYL

Acide N-acétylaspartylglutamique
NAABAK
NAAXIA
NAAXIAFREE
RHINAAXIA

Acide nicotinique
ALGIPAN
DÉCONTRACTYL pommade
LUMBALGINE
NIASPAN LP

Acide niflumique
NIFLUGEL
NIFLURIL gélule, suppositoire

Acide pamidronique
PAMINJECT

Acide pantothénique
B CHABRE
BÉCOZYME
BEPANTHEN crème
BEPANTHEN pommade
BÉPANTHÈNE
BEROCCA
ÉLÉVIT VITAMINE B9
HYDROSOL POLYVITAMINÉ PHARMADÉVELOPPEMENT
MODANE
PROTOVIT
SURVITINE

Acide para-aminobenzoïque
ACTI 5
PABASUN
PARAMINAN 500

Acide para-aminosalicylique
QUADRASA

Acide pipémidique
PIPRAM FORT

Acide risédronique
ACTONEL 30 mg
ACTONEL 5 mg et 35 mg
ACTONELCOMBI

Acide salicylique
ALGÉSAL BAUME
ALGÉSAL SURACTIVÉ
ALGIPAN
ANAXÉRYL
ANTALYRE
ANTICOR
BAUME AROMA
BAUME BENGUÉ
BAUME SAINT-BERNARD
BETNESALIC
BRULEX
CORICIDE LE DIABLE
CUROMAL BAUME
DERMACIDE
DIPROSALIC
DOLAL
DULCIPHAK
DUOFILM
FEUILLE DE SAULE CORICIDE VERRUCIDE LIQUIDE
FEUILLE DE SAULE GILBERT
FEUILLE DE SAULE TOUT PRÊT
GÉNÉSÉRINE
GIVALEX bain de bouche
GIVALEX collutoire
GLYCO-THYMOLINE
HUMEX tampon pour inhalation
INONGAN
KÉRAFILM
LACCODERME
LOCALONE
LOCASALÈNE
LUMBALGINE
NÉRISALIC
NITROL
OPTREX
PANSORAL
PAPS
PERCUTALGINE
POMMADE COCHON
PSOCORTÈNE
PYRALVEX
RÉPARIL
SANITOS
SOPHTAL collyre
SOPHTAL solution oculaire
SYNTHOL gel
SYNTHOL liquide
TRANSVERCID
TRAUMALGYL
TRICOSTÉRIL CORIPEL
URGOCOR
VERRUFILM
VERRUPAN

Acide ténoïque
GLOSSITHIASE
RHINOTROPHYL
SOUFRANE
TROPHIRÈS COMPOSÉ
TROPHIRÈS sirop
TROPHIRÈS suppositoire

Acide tiaprofénique
ACIDE TIAPROFÉNIQUE 100 mg Génériques
ACIDE TIAPROFÉNIQUE 200 mg Génériques
FLANID
SURGAM

Acide tiludronique
SKELID

Acide tranexamique
EXACYL
SPOTOF

Acide undécylénique
MYCODÉCYL
PAPS

Acide ursodésoxycholique
DELURSAN
URSOLVAN

Acide zolédronique
ACLASTA

Acides gras oméga 3
OMACOR
TRIGLISTAB
YSOMEGA

Acitrétine
SORIATANE

Acriflavine
CHROMARGON

Adalimumab
HUMIRA

Adapalène
DIFFERINE
EPIDUO

Adéfovir
HEPSERA

Adénosine
ADÉNYL
AMPECYCLAL
SURÉLEN
VITACIC

Adrafinil
OLMIFON

Adrénaline
ANAHELP
ANAPEN

Aescine
ESCINOGEL
FLOGENCYL
PHLÉBOGEL
RÉPARIL
VIVÈNE

Albendazole
ZENTEL

Alfacalcidol
ALFACALCIDOL TEVA
UN-ALFA

Alfuzosine
ALFUZOSINE 10 mg Génériques
URION
XATRAL

Alimémazine
THÉRALÈNE
THÉRALÈNE sirop

Alizapride
PLITICAN

Allopurinol
ALLOPURINOL 100 mg Génériques
ALLOPURINOL 200 mg Génériques
ALLOPURINOL 300 mg Génériques
ZYLORIC

Alminoprofène
MINALFÈNE

Almitrine
VECTARION

Almotriptan
ALMOGRAN

Aloès
CONTRE-COUPS DE L'ABBÉ PERDRIGEON
ÉLUSANES ALGUES BRUNES ALOÈS
IDÉOLAXYL
LAXILO
OPOBYL
PETITES PILULES CARTERS
TONILAX
VERASKIN
VULCASE

Alprazolam
ALPRAZOLAM 0,25 mg Génériques
ALPRAZOLAM 0,5 mg Génériques
XANAX

Alprostadil
CAVERJECT
CAVERJECTDUAL
EDEX
MUSE

Altizide
ALDACTAZINE
PRACTAZIN
SPIROCTAZINE
SPIRONOLACTONE ALTIZIDE 25 mg/15 mg Génériques

Aluminium
ACIDRINE
ACTAPULGITE
BEDELIX
CALENDULA OFFICINALIS BOIRON
ÉLUSANES CALMODIGER
GASTROPAX
GASTROPULGITE
GELOX
HYDROXYDE ALUMINIUM MAGNÉSIUM SANDOZ CONSEIL
ISUDRINE
JÉCOPEPTOL
KAOBROL
KAOLOGEAIS
KAOMUTH
KARAYAL
KÉAL
LITHIAGEL
MAALOX BALLONNEMENTS
MAALOX MAUX D'ESTOMAC
MARGA
MOXYDAR
MUCIPULGITE
MULKINE
MUPAX
MUTÉSA
NEUTROSES
OLIGOSOL ALUMINIUM
OLIGOSTIM ALUMINIUM
PHOSPHALUGEL
POLYSILANE DELALANDE
RIOPAN
ROCGEL
SEROXYDAR
SMECTA
SUCRALFATE 1 g Génériques
SULFURYL INHALANT
SULFURYL oral
TOPAAL
TOPALKAN
TRIGLYSAL
ULCAR
XOLAAM

Alvérine
HEPATOUM
MÉTÉOSPASMYL
SCHOUM

Amantadine
MANTADIX

Ambénonium chlorure
MYTELASE

Ambroxol
AMBROXOL 0,6 % Génériques
AMBROXOL 30 mg Génériques
LYSOPADOL
MUXOL solution buvable
MUXOL comprimé
SURBRONC

Amcinonide
PENTICORT

Amiloride
AMILORIDE 5 mg HYDROCHLOROTHIAZIDE 50 mg Génériques
LOGIRÈNE
MODAMIDE
MODUCREN
MODURÉTIC

Amiodarone
AMIODARONE 200 mg Génériques
CORBIONAX
CORDARONE

Amisulpride
AMISULPRIDE 100 mg Génériques
AMISULPRIDE 200 mg Génériques
AMISULPRIDE 400 mg Génériques
SOLIAN

Amitriptyline
ÉLAVIL
LAROXYL

Amlodipine
AMLODIPINE 5 mg Génériques
AMLODIPINE 10 mg Génériques
AMLOR
CADUET
EXFORGE

Amorolfine
LOCÉRYL

Amoxapine
DÉFANYL

Amoxicilline
A-GRAM
AMODEX
AMOXICILLINE 125 mg Génériques
AMOXICILLINE 250 mg Génériques
AMOXICILLINE 500 mg gélule Génériques
AMOXICILLINE 500 mg suspension buvable Génériques
AMOXICILLINE 1 g comprimé Génériques
AMOXICILLINE 1 g suspension buvable Génériques
AMOXICILLINE ACIDE CLAVULANIQUE 100 mg/12,5 mg Génériques
AMOXICILLINE ACIDE CLAVULANIQUE 500 mg/62,5 mg Génériques
AMOXICILLINE ACIDE CLAVULANIQUE 1 g/125 mg Génériques
AUGMENTIN injectable
AUGMENTIN oral
BRISTAMOX
CIBLOR
CLAMOXYL injectable
CLAMOXYL oral
HICONCIL

Amphotéricine B
AMPHOCYCLINE
FUNGIZONE

Ampicilline
PROAMPI
UNACIM

Amyléine
AVENOC pommade
BRONCHODERMINE suppositoire
DENTOBAUME
DOLODENT
PULMOLL
SÉDAPLAIE

Amylmétacrésol
STREPSILS
STREPSILS LIDOCAÏNE
STREPSILS SANS SUCRE
STREPSILSPRAY LIDOCAÏNE

Anastrozole
ARIMIDEX

Androstanolone
ANDRACTIM

Anétholtrithione
SULFARLEM
SULFARLEM S 25

Antimoniate de méglumine
GLUCANTIME

Apomorphine
APOKINON

Apraclonidine
IOPIDINE

Argent
FLAMMAZINE
GRANIONS D'ARGENT
OLIGOSOL CUIVRE-OR-ARGENT
OLIGOSTIM CUIVRE-OR-ARGENT
UVA URSI COMPLEXE N° 9

Arginine
ARGININE VEYRON
ARGINOTRI-B
CARENCYL
CITRARGININE
DYNAMISAN
ENERGITUM
EUCOL
FASTENYL
HÉPAGRUME
HÉPARGITOL
PÉGA
SARGENOR
SARGENOR à la vitamine C
TIADILON

Arnica
ABBÉ CHAUPITRE N° 10
ABBÉ CHAUPITRE N° 13
ABBÉ CHAUPITRE N° 15
ABBÉ CHAUPITRE N° 25
ABBÉ CHAUPITRE N° 30
ACIDUM PHOSPHORICUM COMPOSÉ BOIRON
ACONITUM COMPOSÉ BOIRON
ARNICA BOIRON
ARNICA COMPLEXE N° 1
ARNICA MÉDIFLOR
ARNICAGEL
ARNICAN
ARNIGEL
ARTHRODRAINOL
CALENDULA COMPLEXE N° 89
CRATAEGUS COMPLEXE N° 15
DOLISÉDAL
DROSERA COMPOSÉ BOIRON
DROSETUX
ECHINACEA COMPLEXE N° 40
GELSEMIUM COMPLEXE N° 70
HOMÉOFORTIL
HOMÉOGÈNE 41
HOMÉOGÈNE 9
HYPERICUM COMPLEXE N° 26
L 52
MENOCYNÉSINE
OENANTHE CROCATA COMPLEXE N° 78
PARAGRIPPE
PHARMADOSE ARNICA
POCONÉOL N° 61
RHEUMADORON
SEPIA COMPOSÉ BOIRON
SOLUDOR
SPORTENINE
TABACUM COMPOSÉ BOIRON
TEINTURE ARNICA COOPER
VEINODRAINOL
VEINOSIUM
ZINCUM CYANIDUM COMPLEXE N° 101

Artichaut
ACTIBIL
ARKOGÉLULES ARTICHAUT
ARTICHAUT BOIRON
CANOL
CHOPHYTOL
ÉLIXIR SPARK
ÉLUSANES ARTICHAUT
HÉPACLEM
HÉPANÉPHROL
HÉPATOFLORINE

Aspergillus orizae
FLAVIASTASE

Aspirine
ACTRON
AFEBRYL
ALKA-SELTZER
ANTIGRIPPINE
ASASANTINE LP
ASPÉGIC
ASPIRINE DU RHÔNE
ASPIRINE MERCK MÉDICATION FAMILIALE
ASPIRINE pH8
ASPIRINE PROTECT
ASPIRINE RATIOPHARM
ASPIRINE UPSA 325 mg
ASPIRINE UPSA 500 et 1000 mg
ASPIRINE UPSA vitaminée C
ASPIRINE VITAMINE C OBERLIN
ASPIRISUCRE
ASPRO
ASPRO 500 VITAMINE C
ASPROACCEL
CÉPHYL
KARDÉGIC
MÉTASPIRINE
MIGPRIV
NOVACÉTOL
PRAVADUAL
SÉDASPIR
SOLUCETYL

Aténolol
ATÉNOLOL 50 mg Génériques
ATÉNOLOL 100 mg Génériques
BÊTA-ADALATE
BETATOP
TENORDATE
TENORETIC
TÉNORMINE

Atorvastatine
CADUET
TAHOR

Atovaquone
MALARONE

Atropine
ATROPINE ALCON
ATROPINE FAURE

Aubépine
ARKOGÉLULES AUBÉLINE
AUBÉPINE BOIRON
BIOCARDE
CARDIOCALM
ÉLUSANES AUBÉPINE
ÉLUSANES NATUDOR
EUPHYTOSE
GÉLULE PROVENÇALE N° 4
LENICALM
MÉDIFLOR calmante, troubles du sommeil n° 14
NEUROFLORINE
NEUROPAX
NICOPRIVE
NOCVALÈNE
OKIMUS
PASSIFLORINE
PASSINÉVRYL
QUINISÉDINE
SANTANE N 9
SÉDALOZIA
SÉDATIF TIBER
SÉDOPAL
SPASMINE comprimé
SPASMINE suppositoire enfant
SYMPATHYL
SYMPAVAGOL
TISANE PROVENÇALE N° 4
TRANQUITAL
VAGOSTABYL

Aurothio-propanolsulfonate
ALLOCHRYSINE

Azathioprine
AZATHIOPRINE 50 mg Génériques
IMUREL

Azélastine
ALLERGODIL collyre
ALLERGODIL solution nasale
PRORHINITE

Azithromycine
AZADOSE
AZITHROMYCINE 250 mg Génériques
ZITHROMAX
ZITHROMAX MONODOSE

AZT
Voir : zidovudine

Bacitracine
BACICOLINE

Baclofène
BACLOFÈNE 10 mg Génériques
LIORÉSAL

Bambutérol
OXÉOL

Baméthan
ESCINOGEL

Bamifylline
TRENTADIL

Baume du Pérou
AGATHOL baume
ANAXÉRYL
BALSOFUMINE
BAUME DES PYRÉNÉES
BRULEX
LELONG
OXYPÉROL
PÉRUBORE

Béclométasone
ASMABEC
BÉCLOJET
BÉCLOMÉTASONE TEVA
BÉCLONE
BÉCLO-RHINO
BECLOSPIN
BECLOSPRAY
BÉCONASE
BÉCOTIDE
BEMEDREX EASYHALER
ECOBEC
HUMEX RHUME DES FOINS
INNOVAIR
MIFLASONE
NEXXAIR
QVAR

Bénazépril
BÉNAZÉPRIL 5 et 10 mg Génériques
BRIAZIDE
BRIEM
CIBACÈNE
CIBADREX

Bendrofluméthiazide
PRÉCYCLAN
TENSIONORME

Benfluorex
MEDIATOR

Bensérazide
MODOPAR

Benzalkonium bromure
EUVANOL SPRAY

Benzalkonium chlorure
BISEPTINE
DERMASPRAID ANTISEPTIQUE
DERMOBACTER
HUMEX MAL DE GORGE collutoire
HUMEX RHUME solution nasale
HUMOXAL
MERCRYL
MERCRYL solution moussante
MERCRYLSPRAY
PHARMATEX
RHINOFLUIMUCIL

Benzathine benzylpénicilline
EXTENCILLINE

Benzoate de benzyle
ASCABIOL

Benzocaïne
NESTOSYL pommade
NESTOSYL soluté huileux
PHLÉBOCRÈME
PHLEBOSUP
SÉDORRHOÏDE CRISE HÉMORROÏDAIRE

Benzododécinium
BENZODODÉCINIUM CHIBRET
PRORHINEL
RHINÉDRINE
SÉDACOLLYRE

Benzydamine
OPALGYNE

Benzylpénicilline
EXTENCILLINE

Benzylthiouracile
BASDÈNE

Bépridil
UNICORDIUM

Bêta-alanine
ABUFÈNE

Bêta-carotène
BÉTASÉLEN
DIFRAREL 100

Bétahistine

BÉTAHISTINE 8 mg Génériques
BÉTAHISTINE 24 mg Génériques
BETASERC
EXTOVYL
LECTIL
SERC

Bétaïne

ACTIGESS
CITRARGININE
CITRATE DE BÉTAÏNE ARROW
CITRATE DE BÉTAÏNE CRISTERS
CITRATE DE BÉTAÏNE EG
CITRATE DE BÉTAÏNE SANDOZ CONSEIL
CITRATE DE BÉTAÏNE TEVA CONSEIL
CITRATE DE BÉTAÏNE UPSA
HÉPAGRUME
NIVABÉTOL

Bétaméthasone

BÉTÉSIL
BETNESALIC
BETNESOL comprimé
BETNESOL injectable
BETNESOL solution rectale
BETNEVAL
BUCCOBET
CÉLESTAMINE
CÉLESTÈNE CHRONODOSE
CÉLESTÈNE injectable 4 mg/1 ml
CÉLESTÈNE injectable 8 mg/2 ml
CÉLESTÈNE oral
CÉLESTODERM RELAIS
DAIVOBET
DIPROLÈNE
DIPROSALIC
DIPROSONE
DIPROSTÈNE

Bétaxolol

BETOPTIC
KERLONE

Bézafibrate

BÉFIZAL

Bicalutamide

BICALUTAMIDE 50 mg Génériques
CASODEX
ORMANDYL

Bicarbonate de sodium

ALGINATE DE SODIUM/BICARBONATE DE SODIUM Génériques
ALKA-SELTZER
BICARBONATE DE SODIUM GIFRER
COLOPEG
DOPS
ÉDUCTYL
FORTRANS
GASTROPAX
GAVISCON
GAVISCONELL
HEPATOUM BRÛLURES D'ESTOMAC
JÉCOPEPTOL
KLEAN-PREP
MAGNÉSIE COMPOSÉE
MOVICOL

Biclotymol

HEXALYSE
HEXAPNEUMINE sirop Adulte et Enfant
HEXAPNEUMINE sirop Nourrisson
HEXAPNEUMINE suppositoire Adulte et Enfant
HEXARHUME
HEXASPRAY
HUMEX MAL DE GORGE pastilles
SAGASPRAY
SOLUTRICINE MAUX DE GORGE BICLOTYMOL

Bifonazole

AMYCOR
AMYCOR ONYCHOSET

Bimatoprost

GANFORT
LUMIGAN

Biotine

BEROCCA
BIOTINE BAYER
ÉLÉVIT VITAMINE B9
PROTOVIT
SURVITINE

Bipéridène

AKINETON LP

Bisacodyl

CONTALAX
DULCOLAX comprimé
DULCOLAX suppositoire
PREPACOL

Bismuth

ANUSOL
BIQUINOL
CUTIPHILE
GRANIONS DE BISMUTH
OLIGOSOL BISMUTH
PAPS
PHOLCONES BISMUTH

Bisoprolol

BISOPROLOL 10 mg Génériques
BISOPROLOL/HYDROCHLOROTHIAZIDE Génériques
CARDENSIEL
CARDIOCOR
DETENSIEL
LODOZ
WYTENS

Bléomycine

BLÉOMYCINE BELLON

Boldine

BOLDOFLORINE comprimé
MAALOX DIGESTION DIFFICILE
OXYBOLDINE
PETITES PILULES CARTERS

Boldo

AESCULUS COMPLEXE N° 103
ARKOGÉLULES BOLDO
AZÉMA TISANE
BOLCITOL
BOLDOFLORINE tisane
BORIBEL N° 7 biliaire
DRAINACTIL
ÉLIXIR SPARK
ÉLUSANES BOLDO
GASTROTISANE
GRAINS DE VALS
HÉPACLEM
HÉPATOFLORINE
JÉCOPEPTOL
MÉDIFLOR hépatique n° 5
MUCINUM
OPOBYL
SANTANE F 10
STAGO
TISANE AFRA
TISANE GARFIELD
TISANE HÉPATIQUE DE HOERDT

Bourdaine

BOLDOFLORINE tisane
BOURDAINE BOIRON
DIGEOSLOR
DRAGÉES FUCA
DRAGÉES VÉGÉTALES REX
TONILAX
YERBALAXA

Brimonidine
ALPHAGAN
COMBIGAN

Brinzolamide
AZOPT

Bromazépam
ANXYREX
BROMAZÉPAM 6 mg Génériques
LEXOMIL
QUIÉTILINE

Brome
ATROVENT nasal
ATROVENT solution pour nébulisation
BACTYL
BENZODODÉCINIUM CHIBRET
BIOCIDAN collyre
BIOCIDAN solution nasale
BRONCHODUAL
CALCIBRONAT
DERMÉOL
DICETEL
EUVANOL SPRAY
FLUOSELGINE
GALIRÈNE
IPRATROPIUM 0,25 mg Génériques
IPRATROPIUM 0,5 mg Génériques
LIBRAX
MESTINON
MICROSOL LITHIUM
MONOSEPT
NOSTRIL
PHLÉBOCRÈME
PHLEBOSUP
PINAVÉRIUM 100 mg Génériques
PRORHINEL
RELPAX
RHINÉDRINE
SÉDACOLLYRE
SÉDAPLAIE
SÉDATIF TIBER
SÉDORRHOÏDE CRISE HÉMORROÏDAIRE
SPIRIVA

Bromélaïnes
EXTRANASE

Bromhexine
BISOLVON

Bromocriptine
BROMO-KIN
BROMO-KIN INHIBITION DE LA LACTATION
PARLODEL
PARLODEL INHIBITION DE LA LACTATION

Bromogalactogluconate de calcium
CALCIBRONAT

Bromphéniramine
DIMÉGAN oral

Bromure
Voir : brome

Bromure de calcium
GALIRÈNE

Bromure de potassium
SÉDATIF TIBER

Bromure de sodium
SÉDATIF TIBER

Buclizine
APHILAN

Budésonide
BUDÉSONIDE 0,5 mg/2 ml Génériques
BUDÉSONIDE 1 mg/2 ml Génériques
ENTOCORT 3 mg
MIFLONIL
NOVOPULMON NOVOLIZER
PULMICORT aérosol
PULMICORT nébulisation
PULMICORT Turbuhaler
RAFTON
RHINOCORT
SYMBICORT Turbuhaler

Bufexamac
PARFENAC

Buflomédil
BUFLOMÉDIL 150 mg Génériques
FONZYLANE

Bumétanide
BURINEX

Buphénine
PHLÉBOGEL

Buprénorphine
BUPRÉNORPHINE 0,4 mg Génériques
BUPRÉNORPHINE 2 mg Génériques
BUPRÉNORPHINE 8 mg Génériques
SUBUTEX
TEMGÉSIC

Bupropion
ZYBAN

Buséréline
BIGONIST

Buspirone
BUSPAR
BUSPIRONE 10 mg Génériques

Butoconazole
GYNOMYK

Butoforme
NESTOSYL pommade
NESTOSYL soluté huileux

Cabergoline
DOSTINEX

Cafédrine
PRAXINOR

Caféine
ACTRON
ALEPSAL
ARKOGÉLULES CAMILINE
ARKOGÉLULES KOLA
ASPROACCEL
BIOTONE
CÉFALINE HAUTH
CÉPHYL
CLARADOL CAFÉINE
DEXTROPROPOXYPHÈNE PARACÉTAMOL CAFÉINE 27mg/400mg/30mg Génériques
DOLIDON
ÉLUSANES STARPHYT
ÉLUSANES THÉ VERT
EXIDOL
GRIPPONYL
GURONSAN
GYNERGÈNE CAFÉINÉ
KOLA BOIRON
LAMALINE
LIPOFÉINE
MERCALM
MÉTASPIRINE
MIGRALGINE
MINCIFIT solution buvable
PERCUTAFÉINE
PRONTALGINE
PROPOFAN
QUINTONINE
SANTANE O 1 minceur
SARVIT
SÉDASPIR
SELENIUM COMPLEXE N° 99

TÉALINE
TEASLIM
THÉ VERT BOIRON
THÉINOL
TONACTIL
UROMIL
VASOBRAL
YSE

Calamine

GEL DE CALAMINE THERICA

Calcifédiol

DÉDROGYL

Calcipotriol

DAIVOBET
DAIVONEX

Calcitonine

CADENS
CALCITONINE 50 UI/ml Génériques
CALSYN
CIBACALCINE
MIACALCIC

Calcitriol

ROCALTROL
SILKIS

Calcium

ACTONELCOMBI
ARPHOS
ARTISIAL
ASCORBATE DE CALCIUM RICHARD
B CHABRE
BÉCOZYME
BEROCCA
CACIT
CACIT VITAMINE D3
CADUET
CALCIBRONAT
CALCIDIA
CALCIDOSE
CALCIDOSE VITAMINE D
CALCIFLUOR
CALCIFORTE
CALCIFORTE VITAMINE D3
CALCIPARINE sous-cutanée
CALCIPRAT
CALCIPRAT D3
CALCIUM MERCK
CALCIUM SANDOZ
CALCIUM TEVA
CALCIUM-VITAMINE D3 BIOGARAN
CALCIUM-VITAMINE D3 EG
CALCIUM-VITAMINE D3 GNR
CALCIUM-VITAMINE D3 MERCK
CALCIUM-VITAMINE D3 RANBAXY
CALCIUM-VITAMINE D3 RATIOPHARM
CALCIUM-VITAMINE D3 SANDOZ
CALCOS VITAMINE D3
CALPEROS
CALPEROS D3
CALPRIMUM
CALTRATE
CALTRATE VITAMINE D3
CARENCYL
CÉTOGLUTARAN
CHLOROMAGNÉSION
CRESTOR
CURASTEN
DENSICAL
DENSICAL VITAMINE D3
DÉSINTEX INFANTILE
DOPS
DOXIUM
ÉLÉVIT VITAMINE B9
ELGYDIUM
EPTAVIT
EUCALCIC
FIXICAL
FIXICAL VITAMINE D3
FLUORURE DE CALCIUM CRINEX
FOLINORAL
FORCICAL VITAMINE D3
FRAXIPARINE
FRAXODI
FRUBIOSE VITAMINE D
GALACTOGIL
GALIRÈNE
GASTROPAX
GAVISCON
GAVISCONELL
GLUCONATE DE CALCIUM LAVOISIER
HEPATOUM BRÛLURES D'ESTOMAC
IDÉOS
JÉCOPEPTOL
KAOBROL
LEDERFOLINE
MARGA
METOCALCIUM
MODANE
MYCODÉCYL
NALGÉSIC
NEUTROSES
OROCAL
OROCAL D3
OROCAL VITAMINE D3
OSSEANS D3
OSSOPAN
OSTEOCAL
OSTEOCAL D3
OSTÉOGEN
OSTRAM
OSTRAM VITAMINE D3
PEPCIDDUO
PÉRICAL
PHOSPHONEUROS
PROTOVIT
PURSENNIDE
RENNIE
RENNIE DÉFLATINE
RENNIECHEW
SELS CALCAIRES NUTRITIFS
TAHOR
TONICALCIUM
VAGOSTABYL
VERRULYSE-MÉTHIONINE
VITATHION
VOXPAX
ZOFENIL
ZOFENILDUO

Camphre

ACTIVOX pommade
BAUME SAINT-BERNARD
BIQUINOL
CAMPHRICE DU CANADA
CRÈME DE DALIBOUR COOPER
CRÈME IBIS
ÉPHYDROL
EUCALYPTINE
EUVANOL SPRAY
FLUBILAR
HUMEX tampon pour inhalation
INONGAN
LUMBALGINE
NÉO-CODION comprimé
NÉO-CODION sirop
PAPS
PARÉGORIQUE LAFRAN
VICKS INHALER
VICKS PASTILLES
VICKS VAPORUB
YSOL 206

Candésartan

ATACAND
COKENZEN
HYTACAND
KENZEN

Canrénoate de potassium

SOLUDACTONE

Captodiame

COVATINE

Captopril
CAPTEA
CAPTOLANE
CAPTOPRIL 25 mg Génériques
CAPTOPRIL 50 mg + HYDROCHLOROTHIAZIDE 25 mg Génériques
CAPTOPRIL 50 mg Génériques
ECAZIDE
LOPRIL

Carbamazépine
CARBAMAZÉPINE 200 mg Génériques
CARBAMAZÉPINE 400 mg Génériques
TÉGRÉTOL

Carbidopa
CARBIDOPA LÉVODOPA Génériques
SINEMET
STALEVO

Carbimazole
NÉO-MERCAZOLE

Carbocistéine
BRONCATHIOL
BRONCHOKOD
BRONCOCLAR sirop
BRONKIREX
CARBOCISTÉINE 2 % Enfant Génériques
CARBOCISTÉINE 5 % Adulte Génériques
CARBOCISTÉINE 5 % Adulte Sans sucre Génériques
CARBOCISTÉINE HEXAL SANTÉ
DRILL EXPECTORANT
ERGIX EXPECTORANT
EXOTOUX
FLUDITEC EXPECTORANT
FLUVIC
HUMEX EXPECTORANT sirop
MÉDIBRONC
MUCICLAR
PECTOSAN EXPECTORANT
PHARMAKOD EXPECTORANT
RHINATHIOL
RHINATHIOL PROMÉTHAZINE
TUSSILÈNE

Carbomère
CIVIGEL
GEL-LARMES
LACRIFLUID
LACRIGEL
LACRINORM
LACRYVISC
LIPOSIC
SICCAFLUID

Carbutamide
GLUCIDORAL

Carmellose
CELLUVISC

Carpipramine
PRAZINIL

Carraghénates
TITANORÉÏNE
TITANORÉÏNE lidocaïne

Cartéolol
CARPILO
CARTEABAK
CARTÉOL
MIKELAN

Carvédilol
CARVÉDILOL 12,5 mg Génériques
CARVÉDILOL 25 mg Génériques
CARVÉDILOL 6,25 mg Génériques
KREDEX

Cascara
DRAGÉES FUCA
DRAGÉES VÉGÉTALES REX
GRAINS DE VALS
IMEGUL
MUCINUM
PÉRISTALTINE
SPÉVIN

Céfaclor
ALFATIL
CÉFACLOR 125 mg Génériques
CÉFACLOR 250 mg Génériques
HAXIFAL

Céfadroxil
CÉFADROXIL 125 mg Génériques
CÉFADROXIL 250 mg Génériques
CÉFADROXIL 500 mg Génériques
CÉFADROXIL 1 g Génériques
ORACÉFAL

Céfalexine
CÉFACET
KEFORAL

Céfatrizine
CÉFATRIZINE 500 mg Génériques

Céfixime
CÉFIXIME 200 mg Génériques
OROKEN

Céfotiam
TAKETIAM
TEXODIL

Cefpodoxime
CEFPODOXIME 100 mg Génériques
ORELOX

Céfradine
DEXEF
KELSEF
ZEEFRA

Ceftriaxone
CEFTRIAXONE 500 mg IM Génériques
CEFTRIAXONE 500 mg IV Génériques
CEFTRIAXONE 1 g IM Génériques
CEFTRIAXONE 1 g IV Génériques
ROCÉPHINE IM
ROCÉPHINE IV
TRIACÉFAN IM

Céfuroxime
CÉFUROXIME 125 mg Génériques
CÉFUROXIME 250 mg Génériques
CÉFUROXIME 500 mg Génériques
CÉPAZINE
ZINNAT

Célécoxib
CELEBREX

Céliprolol
CÉLECTOL
CÉLIPROLOL 200 mg Génériques

Cétalkonium chlorure
PANSORAL

Céthexonium bromure
BACTYL
BIOCIDAN collyre
BIOCIDAN solution nasale
MONOSEPT

Cétirizine
ACTIFED ALLERGIE
ACTIFEDDUO RHINITE ALLERGIQUE
ALAIRGIX
CÉTIRIZINE 10 mg Génériques
HUMEX ALLERGIE
HUMEX RHINITE ALLERGIQUE

RÉACTINE
VIRLIX
XYZALL
ZYRTEC
ZYRTECSET

Cétrimide

CETAVLON
LYSOCALMSPRAY
RECTOQUOTANE
STÉRILÈNE

Cétrimonium bromure

NOSTRIL

Cétylpyridinium chlorure

ALODONT
CODOTUSSYL MAUX DE GORGE
LYSOPAÏNE
NOVOPTINE

Charbon

ACTICARBINE
ARKOGÉLULES CHARBON VÉGÉTAL
CARBACTIVE
CARBOLEVURE
CARBOPHOS
CARBOSYLANE
CARBOSYMAG
CHARBON DE BELLOC
CHARBON VÉGÉTAL BOIRON
COLOCARB
FORMOCARBINE
NOTGAZ
SPLÉNOCARBINE

Chlorambucil

CHLORAMINOPHÈNE

Chloramphénicol

CÉBÉDEXACOL

Chlordiazépoxide

LIBRAX

Chlorhexidine

APHTORAL
BASEAL
BIORGASEPT
BISEPTINE
CANTALÈNE
CETAVLEX
CHLORHEXIDINE ALCOOLIQUE GILBERT
CHLORHEXIDINE AQUEUSE GILBERT
CHLORHEXIDINE ET TÉTRACAÏNE PIERRE FABRE
CHLORHEXIDINE IVAX
CHLORHEXIDINE TEVA
COLLUNOVAR
CORSODYL
CYTÉAL
DERMASPRAID ANTISEPTIQUE
DERMOBACTER
DÉSOMÉDINE collutoire
DIASEPTYL
DOSISEPTINE
DRILL collutoire
DRILL pastille
ELGYDIUM
ELUDRIL collutoire
ELUDRIL solution
EURAXSEPTI
EXOSEPTOPLIX
HIBIDIL
HIBISCRUB
HIBITANE 5 %
ISODRIL
MERCRYL
MERCRYL solution moussante
MERCRYLSPRAY
MERFÈNE
NOSTRIL
PAROEX
PLUREXID
PREXIDINE
SEPTÉAL
SEPTIVON 1,5 %
SEPTIVONSPRAY
THIOVALONE
VISIODOSE

Chlormadinone

BELARA
CHLORMADINONE 2 mg Génériques
CHLORMADINONE 5 mg Génériques
CHLORMADINONE 10 mg Génériques
LUTÉRAN

Chlorméthine

CARYOLYSINE

Chlorobutanol

ALODONT
ANGI-SPRAY
BALSAMORHINOL
ELUDRIL solution
GIVALEX bain de bouche
GIVALEX collutoire
OPTREX

Chlorocrésol

CICATRYL
CYTÉAL

Chloroquine

NIVAQUINE
SAVARINE

Chlorphénamine

BRONCALÈNE Adulte, Enfant
BRONCALÈNE Nourrisson
HEXAPNEUMINE sirop Adulte et Enfant
HEXAPNEUMINE sirop Nourrisson
HEXARHUME
HUMEX RHUME comprimé et gélule
HUMEXORAL
RHINOFÉBRAL

Chlorpromazine

LARGACTIL

Chlorquinaldol

COLPOSEPTINE
NÉRISONE C

Chlortalidone

LOGROTON
TENORETIC
TRASITENSINE

Chlortétracycline

AURÉOMYCINE EVANS dermique
AURÉOMYCINE EVANS ophtalmique
AURÉOMYCINE MONOT

Choline

CYSTICHOL
DÉSINTEX-CHOLINE
GIVALEX bain de bouche
GIVALEX collutoire
HÉPAGRUME
PANSORAL

Choriogonadotropine alfa

OVITRELLE

Cibenzoline

CIPRALAN
EXACOR

Ciclétanine

TENSTATEN

Ciclopirox

MYCOSTER 8 %

Ciclopirox olamine
MYCOSTER 1 %
SEBIPROX

Ciclosporine
NÉORAL
SANDIMMUN

Cilazapril
JUSTOR

Cimétidine
CIMÉTIDINE 200 mg Génériques
CIMÉTIDINE 400 mg Génériques
CIMÉTIDINE 800 mg Génériques
STOMÉDINE
TAGAMET

Cinchocaïne
DÉLIPROCT
ULTRAPROCT

Cinéole
Voir : eucalyptol

Ciprofibrate
CIPROFIBRATE 100 mg Génériques
LIPANOR

Ciprofloxacine
CIFLOX
CILOXAN collyre
CILOXAN pommade ophtalmique
CIPROFLOXACINE 250 mg Génériques
CIPROFLOXACINE 500 mg Génériques
UNIFLOX

Cisapride
PREPULSID

Cisplatine
CISPLATINE DAKOTA PHARM
CISPLATINE MERCK
CISPLATINE QUALIMED
CISPLATINE TÉVA
CISPLATYL

Citalopram
CITALOPRAM 20 mg Génériques
SEROPLEX
SEROPRAM

Citroflavonoïdes
CÉMAFLAVONE
VASCOCITROL

Citrulline
STIMOL

Clarithromycine
CLARITHROMYCINE 25 mg/ml Génériques
CLARITHROMYCINE 50 mg/ml Génériques
CLARITHROMYCINE 250 mg Génériques
CLARITHROMYCINE 500 mg Génériques
MONONAXY
MONOZECLAR
NAXY
ZECLAR

Clidinium bromure
LIBRAX

Clindamycine
DALACINE
DALACINE T TOPIC
ZINDACLINE

Clioquinol
LOCACORTÈNE VIOFORME

Clobazam
URBANYL

Clobétasol
CLOBEX
DERMOVAL crème
DERMOVAL gel

Clomifène
CLOMID
PERGOTIME

Clomipramine
ANAFRANIL
CLOMIPRAMINE 10 mg Génériques
CLOMIPRAMINE 25 mg Génériques
CLOMIPRAMINE 75 mg Génériques

Clonazépam
RIVOTRIL

Clonidine
CATAPRESSAN

Clopamide
VISKALDIX

Clopidogrel
PLAVIX

Clorazépate dipotassique
NOCTRAN
TRANXÈNE

Clotiazépam
VÉRATRAN

Cloxacilline
ORBÉNINE

Clozapine
CLOZAPINE 25 mg Génériques
CLOZAPINE 100 mg Génériques
LEPONEX

Cobalt
OLIGOSOL COBALT
OLIGOSOL MANGANÈSE-COBALT
OLIGOSOL MANGANÈSE-CUIVRE-COBALT
OLIGOSOL NICKEL-COBALT
OLIGOSOL ZINC-NICKEL-COBALT
OLIGOSTIM COBALT
OLIGOSTIM MANGANÈSE-COBALT
OLIGOSTIM MANGANÈSE-CUIVRE-COBALT
OLIGOSTIM ZINC-NICKEL-COBALT
SURVITINE

Codéine
ALGICALM
ALGISEDAL
CAMPHODIONYL
CLARADOL CODÉINE
CODEDRILL
CODENFAN
CODOLIPRANE Adulte
CODOLIPRANE Enfant
COMPRALGYL
DAFALGAN CODÉINE
DICODIN
DINACODE sirops Adulte et Enfant
EFFERALGAN CODÉINE
EUCALYPTINE LE BRUN sirop
EUPHON gélule et sirop
GAOSÉDAL CODÉINE
KLIPAL CODÉINE 300 mg/25 mg
KLIPAL CODÉINE 600 mg/50 mg
LINDILANE
MIGRALGINE
NÉO-CODION comprimé
NÉO-CODION sirop
NOVACÉTOL
PADÉRYL

PARACÉTAMOL CODÉINE ALMUS 500 mg/30 mg
PARACÉTAMOL CODÉINE ARROW 400 mg/20 mg
PARACÉTAMOL CODÉINE ARROW 500 mg/30 mg
PARACÉTAMOL CODÉINE BIOGARAN 500 mg/30 mg
PARACÉTAMOL CODÉINE EG 500 mg/30 mg
PARACÉTAMOL CODÉINE G GAM 500 mg/30 mg
PARACÉTAMOL CODÉINE MERCK 500 mg/30 mg
PARACÉTAMOL CODÉINE SANDOZ 500 mg/30 mg
PARACÉTAMOL CODÉINE TEVA 500 mg/30 mg
POLERY
PRONTALGINE
PULMOBAILLY
PULMOSÉRUM
RHINATUX
SÉDARÈNE gélule
SÉDASPIR
THIOPECTOL
TUSSIPAX comprimé et sirop
TUSSIPAX goutte

Codéthyline

ÉPHYDION comprimé, sirop
ÉPHYDION goutte
PECTOSAN TOUX SÈCHE éthylmorphine
SIROP PETER'S
TUSSIPAX comprimé et sirop
TUSSIPAX goutte
VÉGÉTOSÉRUM Adulte
VÉGÉTOSÉRUM Enfant

Colchicine

COLCHICINE OPOCALCIUM
COLCHIMAX

Colécalciférol

Voir : vitamine D3

Colestyramine

QUESTRAN

Colistiméthate sodique

BACICOLINE
COLIMYCINE injectable

Colistine

BACICOLINE
COLIMYCINE injectable
COLIMYCINE oral

Collagène

OSSOPAN

Cortivazol

ALTIM

Cotrimoxazole (sulfaméthoxazole - triméthoprime)

BACTRIM

Crataegus

Voir : aubépine

Crotamiton

EURAX

Cuivre

CRÈME DE DALIBOUR COOPER
DERMOCUIVRE
DERMO-SULFURYL
ÉLÉVIT VITAMINE B9
GRANIONS DE CUIVRE
MÉTACUPROL
MICROSOL CUIVRE
MICROSOL MANGANÈSE-CUIVRE
OLIGOCURE
OLIGODERM
OLIGOSOL CUIVRE
OLIGOSOL CUIVRE-OR-ARGENT
OLIGOSOL MANGANÈSE-CUIVRE
OLIGOSOL MANGANÈSE-CUIVRE-COBALT
OLIGOSOL ZINC-CUIVRE
OLIGOSTIM CUIVRE
OLIGOSTIM CUIVRE-OR-ARGENT
OLIGOSTIM MANGANÈSE-CUIVRE
OLIGOSTIM MANGANÈSE-CUIVRE-COBALT
OLIGOSTIM ZINC-CUIVRE
PROTOVIT
RAMET DALIBOUR
SURVITINE
TOT'HÉMA

Cyamémazine

TERCIAN

Cyclopentolate

SKIACOL

Cyclophosphamide

ENDOXAN

Cyclovalone

VANILONE infantile

Cyproheptadine

PÉRIACTINE

Cyprotérone

ANDROCUR
CLIMÈNE
CYPROTÉRONE 100 mg Génériques
CYPROTÉRONE 2 mg ÉTHINYLESTRADIOL 0,035 mg Génériques
CYPROTÉRONE 50 mg Génériques
DIANE 35
EVEPAR
HOLGYEME
KALIALE
LUMALIA
MINERVA

Cystine

CYSTICHOL
CYSTINE B6 BAILLEUL
GÉLUCYSTINE
NOTRINO
SOLACY

Cytarabine

ARACYTINE

Dacistéine

MUCOTHIOL

Daltéparine sodique

FRAGMINE

Danazol

DANATROL

Dantrolène

DANTRIUM

Dapabutan

STERLANE solution

Dapsone

DISULONE

DDI

Voir : didanosine

Déanol

ACTI 5
CLÉRÉGIL
DÉBRUMYL

Déféroxamine

DESFERAL

Dépalléthrine

PARA SPÉCIAL POUX

Desloratadine

AERIUS

Desmopressine

MINIRIN comprimé
MINIRIN solution endonasale
MINIRINMELT
OCTIM

Désogestrel

CÉRAZETTE
CYCLÉANE
DÉSOGESTREL 150 µg ÉTHINYLESTRADIOL 20 µg Génériques
DÉSOGESTREL 150 µg ÉTHINYLESTRADIOL 30 µg Génériques
MERCILON
VARNOLINE
VARNOLINE CONTINU

Désonide

CIRKAN suppositoire
LOCAPRED
LOCATOP
TRIDÉSONIT

Désoxycortone

SYNCORTYL

Désoxyribonucléase

ÉLASE

Dexaméthasone

AURICULARUM
CÉBÉDEXACOL
CHIBRO-CADRON
CORTICÉTINE
DECTANCYL
DEXAFREE
DEXAGRANE
DEXAMÉTHASONE CHAUVIN
FRAKIDEX
FRAMYXONE
MAXIDEX
MAXIDROL
PERCUTALGINE
POLYDEXA
STER-DEX
TOBRADEX

Dexchlorphéniramine

CÉLESTAMINE
POLARAMINE injectable
POLARAMINE oral
RHINATUX

Dexpanthénol

BÉCOZYME
BEPANTHEN crème
BEPANTHEN pommade
BÉPANTHÈNE
HYDROSOL POLYVITAMINÉ PHARMADÉVELOPPEMENT

Dextran

DEXTRARINE PHÉNYLBUTAZONE

Dextrométhorphane

ATUXANE
DEXIR
DEXTROCIDINE
DEXTROMÉTHORPHANE ARROW
DRILL TOUX SÈCHE
ERGIX TOUX SÈCHE
FLUDITEC TOUX SÈCHE
HUMEX TOUX SÈCHE
NODEX
NORTUSSINE
PULMODEXANE
TUSSIDANE
TUXIUM
VICKS TOUX SÈCHE

Dextropropoxyphène

DEXTROPROPOXYPHÈNE PARACÉTAMOL 30 mg/400 mg Génériques
DEXTROPROPOXYPHÈNE PARACÉTAMOL CAFÉINE 27mg/400mg/30mg Génériques
DEXTROREF
DI DOLKO
DIALGIREX
DI-ANTALVIC
DIOALGO
PROPOFAN

Diacéréine

ART 50
ZONDAR

Diacétylcystéine

MUCOTHIOL

Di-alpha-cétoglutarate de calcium

CÉTOGLUTARAN

Diazépam

DIAZÉPAM Génériques
VALIUM ROCHE

Diclofénac

ARTOTEC
DICLOCED
DICLOFÉNAC 1 % gel flacon
DICLOFÉNAC 25 mg Génériques
DICLOFÉNAC 50 mg Génériques
DICLOFÉNAC 75 mg Génériques
DICLOFÉNAC RENAUDIN injectable
FLECTOR gel
FLECTOR oral
FLECTOR TISSUGEL EP
SOLARAZE
VOLTARENACTIGO
VOLTARENDOLO
VOLTARÈNE collyre
VOLTARÈNE EMULGEL flacon
VOLTARÈNE EMULGEL tube
VOLTARÈNE injectable
VOLTARÈNE oral, rectal
XENID gel
XENID oral, rectal

Didanosine

VIDEX

Diénogest

CLIMODIÈNE

Diéthylstilbestrol

DISTILBÈNE

Diflucortolone

NÉRISALIC
NÉRISONE
NÉRISONE C

Difluprednate

EPITOPIC 0,02
EPITOPIC 0,05

Digoxine

DIGOXINE NATIVELLE
HEMIDIGOXINE NATIVELLE

Dihexyvérine

SPASMODEX

Dihydrocodéine

DICODIN

Dihydroergocristine

ISKÉDYL injectable
ISKÉDYL oral

Dihydroergocryptine

VASOBRAL

Dihydroergotamine

DIERGO-SPRAY
DIHYDROERGOTAMINE NOVARTIS PHARMA injectable

DIHYDROERGOTAMINE NOVARTIS PHARMA oral
IKARAN comprimé
IKARAN solution buvable
SÉGLOR
TAMIK

Dihydroergotoxine

CAPERGYL
HYDERGINE

Diltiazem

BI-TILDIEM
DELTAZEN
DIACOR 300 mg
DIACOR 90 et 120 mg
DILRÈNE 300 mg
DILRÈNE 90 et 120 mg
DILTIAZEM 120 mg Génériques
DILTIAZEM 300 mg Génériques
DILTIAZEM 60 mg Génériques
DILTIAZEM 90 mg Génériques
MONO-TILDIEM
TILDIEM

Diménhydrinate

MERCALM
NAUSICALM

Dimépranol

ISOPRINOSINE

Diméticone

OPHTASILOXANE
PEPSANE
POLYSILANE UPSA
ZYMOPLEX

Diosmectite

SMECTA

Diosmine

DAFLON
DIO
DIOSMIL
DIOSMINE 300 mg Génériques
DIOSMINE 600 mg Génériques
DIOSMINE HEXAL SANTÉ
DIOVENOR
ENDIUM
MÉDIVEINE
PRÉPARATION H VEINOTONIC
SÉDORRHOÏDE VEINOTONIQUE
TITANORAL
VÉNIRÈNE

Diphénhydramine

ACTIFED JOUR ET NUIT
BUTIX
NAUTAMINE

Dipivéfrine

PROPINE

Diprophylline

OZOTHINE à la diprophylline

Dipyridamole

ASASANTINE LP
CLÉRIDIUM
PERSANTINE

Dirithromycine

DYNABAC

Disopyramide

ISORYTHM
RYTHMODAN

Disulfirame

ESPÉRAL

Dithranol

ANAXÉRYL

Dobésilate de calcium

DOXIUM

Docusate sodique

JAMYLÈNE
NORGALAX

Dodéclonium bromure

DERMÉOL
PHLÉBOCRÈME
PHLEBOSUP
SÉDAPLAIE
SÉDORRHOÏDE CRISE HÉMORROÏDAIRE

Dolasétron

ANZEMET

Domiphène bromure

FLUOSELGINE

Dompéridone

BIPÉRIDYS
DOMPÉRIDONE 1 mg/ml Génériques
DOMPÉRIDONE 10 mg Génériques
MOTILIUM
OROPÉRIDYS
PÉRIDYS

Donépézil

ARICEPT

Dorzolamide

COSOPT
TRUSOPT

Dosulépine

PROTHIADEN

Doxazosine

ZOXAN

Doxépine

QUITAXON

Doxorubicine

ADRIBLASTINE

Doxycycline

DOXY
DOXYCYCLINE 100 mg Génériques
DOXYCYCLINE ARROW
DOXYLIS
DOXYPALU
GRANUDOXY
SPANOR
TOLEXINE
VIBRAMYCINE

Doxylamine

DOLIRHUMEPRO
DONORMYL
LIDÈNE
NOCTYL

Drospirénone

ANGELIQ
JASMINE
JASMINELLE

Dutastéride

AVODART

Dydrogestérone

CLIMASTON
DUPHASTON

Ébastine

KESTIN
KESTINLYO

Éconazole

DERMAZOL
ÉCONAZOLE 1 % crème Génériques
ÉCONAZOLE 1 % émulsion Génériques

ÉCONAZOLE 1 % poudre Génériques
ÉCONAZOLE 1 % solution Génériques
ÉCONAZOLE 150 mg ovule Génériques
FONGÉRYL
FONGILÉINE
GYNO-PEVARYL
MYCOAPAISYL
MYLEUGIN
PEVARYL
PEVISONE

Efavirenz
SUSTIVA

Élétriptan
RELPAX

Émédastine
ÉMADINE

Énalapril
CO-RENITEC
ÉNALAPRIL 5 mg Génériques
ÉNALAPRIL 20 mg Génériques
ÉNALAPRIL 20 mg HYDROCHLOROTHIAZIDE 12,5 mg Génériques
RENITEC

Enfuvirtide
FUZEON

Énoxacine
ENOXOR

Énoxaparine sodique
LOVENOX

Énoxolone
ARTHRODONT
DERMÉOL
HEXALYSE
PHLÉBOCRÈME
PHLEBOSUP
PO 12
PYRÉFLOR
SÉDORRHOÏDE CRISE HÉMORROÏDAIRE
VOCADYS

Entacapone
COMTAN
STALEVO

Éosine
ÉOSINE AQUEUSE GIFRER
ÉOSINE AQUEUSE GILBERT
ÉOSINE COOPER

Éphédrine
OSMOTOL
OTYLOL
RHINAMIDE
RHINO-SULFURYL

Épinastine
PURIVIST

Épinéphrine
Voir : adrénaline

Époétine
DYNEPO
EPREX
MIRCERA

Éprazinone
MUCITUX

Éprosartan
COTEVETEN
TEVETEN

Éprozinol
EUPNÉRON

Erdostéine
VECTRINE

Ergocalciférol
ARKOGÉLULES HUILE DE FOIE DE MORUE
FLETAGEX
FRUBIOSE VITAMINE D
HUILE DE FOIE DE MORUE COOPER
HYDROSOL POLYVITAMINÉ PHARMADÉVELOPPEMENT
LACTOMORRHUOL
MITOSYL IRRITATIONS
STÉROGYL 15 H et 15 A
STÉROGYL goutte
UVESTÉROL A, D, E, C
UVESTÉROL D

Ergotamine
GYNERGÈNE CAFÉINÉ

Erysimum
ACTIVOX collutoire
ACTIVOX pastille
CLARIX
DRILL ENROUEMENT
EUPHON gélule et sirop
EUPHON pastille
PECTOFLORINE
PHOLCODYL
POLERY
PULVIPLASMINE
VOCADYS
VOXPAX
VOXYL

Érythromycine
ABBOTICINE
ANTIBIOTREX
ÉGÉRY
ÉRY
ERYACNÉ
ERYFLUID
ÉRYLIK
ÉRYTHROCINE
ERYTHROGEL
ÉRYTHROMYCINE BAILLEUL
PÉDIAZOLE
STIMYCINE

Escine
Voir : aescine

Escitalopram
SEROPLEX

Esculoside
APHLOÏNE P
HISTO-FLUINE P
INTRAIT DE MARRON D'INDE
OPO-VEINOGÈNE
PHLÉBOCRÈME
PHLEBOSUP
SÉDORRHOÏDE CRISE HÉMORROÏDAIRE

Esdépalléthrine
SPRÉGAL

Éséridine
GÉNÉSÉRINE

Ésoméprazole
INEXIUM

Estazolam
NUCTALON

Estradiol
ACTIVELLE
ANGELIQ
AVADÈNE
CLIMARA
CLIMASTON

CLIMÈNE
CLIMODIÈNE
DÉLIDOSE
DERMESTRIL
DERMESTRIL SEPTEM
DIVINA
DUOVA
ESTRADERM TTS
ESTRADIOL G GAM
ESTRAPATCH
ESTRÉVA comprimé
ESTRÉVA gel
ESTROFEM
FEMSEPT
FEMSEPT COMBI
FEMSEPTEVO
KLIOGEST
NAEMIS
NOVOFEMME
OESCLIM
OESTRODOSE
OESTROGEL
OROMONE
PROGYNOVA
PROVAMES
THAÏS
THAÏS SEPT
TRISEQUENS
VIVELLEDOT

Estriol

FLORGYNAL
GYDRELLE
PHYSIOGINE comprimé
PHYSIOGINE ovule et crème
TROPHICRÈME
TROPHIGIL

Estrone

SYNERGON

Étamsylate

DICYNONE

Étanercept

ENBREL

Éthacridine

PYOREX

Éthambutol

DEXAMBUTOL
DEXAMBUTOL I-N-H
MYAMBUTOL

Éthinylestradiol

ADEPAL
BELARA
CARLIN
CILEST
CYCLÉANE
CYPROTÉRONE 2 mg
 ÉTHINYLESTRADIOL 0,035 mg
 Génériques
DAILY
DÉSOGESTREL 150 µg
 ÉTHINYLESTRADIOL 20 µg
 Génériques
DÉSOGESTREL 150 µg
 ÉTHINYLESTRADIOL 30 µg
 Génériques
DIANE 35
EFEZIAL
EFFIPREV
ÉTHINYL-OESTRADIOL EFFIK
EVEPAR
EVRA
FELIXITA
GESTODÈNE 0,075 mg
 ÉTHINYLESTRADIOL 0,02 mg
 Génériques
GESTODÈNE 0,075 mg
 ÉTHINYLESTRADIOL 0,03 mg
 Génériques
HARMONET
HOLGYEME
JASMINE
JASMINELLE
LUDEAL
LUMALIA
MELIANE
MELODIA
MERCILON
MINERVA
MINESSE
MINIDRIL
MINIPHASE
MINULET
MONEVA
NUVARING
ORTHO-NOVUM
PERLÉANE
PHAEVA
STÉDIRIL
TRIAFEMI
TRICILEST
TRIELLA
TRI-MINULET
TRINORDIOL
VARNOLINE
VARNOLINE CONTINU

Éthosuximide

ZARONTIN

Éthylmorphine

Voir : codéthyline

Étifoxine

STRESAM

Étiléfrine

EFFORTIL

Étodolac

LODINE

Étonogestrel

IMPLANON
NUVARING

Étoposide

CELLTOP

Eucalyptol

BIQUINOL
BRONCHODERMINE pommade
BRONCHODERMINE suppositoire
CALYPTOL INHALANT
DINACODE crème
ESSENCE ALGÉRIENNE
EUCALYPTINE
EUCALYPTINE LE BRUN sirop
GLYCO-THYMOLINE
HEXAPNEUMINE suppositoire
 Adulte et Enfant
PECTODERME
PHOLCONES BISMUTH
PULMOFLUIDE SIMPLE
VALDA IRRITATIONS
 DE LA GORGE

Exémestane

AROMASINE

Ézétimibe

EZETROL
INEGY
NISIS

Famciclovir

ORAVIR

Famotidine

FAMOTIDINE 20 mg Génériques
FAMOTIDINE 40 mg Génériques
PEPCIDAC
PEPCIDDUO
PEPDINE

Félodipine

FÉLODIPINE 5 mg Génériques
FLODIL
LOGIMAX

Fénofibrate
FEGENOR 140 mg
FEGENOR 67 mg et 200 mg
FÉNOFIBRATE 67 mg Génériques
FÉNOFIBRATE 100 mg Génériques
FÉNOFIBRATE 160 mg Génériques
FÉNOFIBRATE 200 mg Génériques
FÉNOFIBRATE 300 mg Génériques
LIPANTHYL gélules à 67 et 200 mg
LIPANTHYL 145 mg
LIPANTHYL 160 mg
SÉCALIP

Fénoprofène
NALGÉSIC

Fénotérol
BRONCHODUAL

Fenspiride
PNEUMOREL

Fentanyl
ACTIQ
DUROGESIC

Fenticonazole
LOMEXIN capsule
LOMEXIN crème
TERLOMEXIN

Fer
ASCOFER
CARENCYL
DISULONE
ÉLÉVIT VITAMINE B9
FER UCB
FERO-GRAD
FERROSTRANE
FUMAFER
INOFER
PROTOVIT
TARDYFERON
TARDYFERON B9
TIMOFEROL
TOT'HÉMA
VERRULYSE-MÉTHIONINE

Ferédétate de sodium
FERROSTRANE

Fexofénadine
FEXOFÉNADINE 120 mg Génériques
FEXOFÉNADINE 180 mg Génériques
TELFAST

Fibrinolysine
ÉLASE

Finastéride
CHIBRO-PROSCAR
PROPECIA

Flavonoïdes
DAFLON

Flavoxate
URISPAS

Flécaïnide
FLÉCAÏNE
FLÉCAÏNIDE 100 mg Génériques

Floctafénine
IDARAC

Flubendazole
FLUVERMAL

Fluconazole
BÉAGYNE
FLUCONAZOLE 50 mg Génériques
FLUCONAZOLE 100 mg Génériques
FLUCONAZOLE 150 mg Génériques
FLUCONAZOLE 200 mg Génériques
TRIFLUCAN

Flucytosine
ANCOTIL

Fludrocortisone
PANOTILE

Fluindione
PRÉVISCAN

Fluméquine
APURONE

Flumétasone
LOCACORTÈNE VIOFORME
LOCASALÈNE
PSOCORTÈNE

Flunarizine
SIBÉLIUM

Flunisolide
NASALIDE

Flunitrazépam
ROHYPNOL

Fluocinolone acétonide
ANTIBIO SYNALAR
SYNALAR
SYNALAR solution

Fluocortolone
ULTRALAN
ULTRAPROCT

Fluor
CALCIFLUOR
CARENCYL
FLUCON
FLUOCARIL BI-FLUORÉ 250
FLUODONTYL
FLUOR CRINEX
FLUOREX
FLUORURE DE CALCIUM CRINEX
FLUOSELGINE
FLUOSTÉROL
OLIGOSOL FLUOR
OLIGOSTIM FLUOR
SANOGYL BLANC
SANOGYL FLUO
ZYMADUO
ZYMAFLUOR

Fluorométholone
FLUCON

Fluorouracil
EFUDIX
FLUOROURACILE DAKOTA
FLUORO-URACILE ICN
FLUOROURACILE MERAM
FLUOROURACILE MERCK
FLUOROURACILE TEVA

Fluorure
Voir : fluor

Fluoxétine
FLUOXÉTINE 20 mg comprimé Génériques
FLUOXÉTINE 20 mg gélule Génériques
FLUOXÉTINE 20 mg/ml solution buvable Génériques
PROZAC

Flupentixol
FLUANXOL

Fluphénazine
MODÉCATE
MODITEN

Flurbiprofène
ANTADYS
CEBUTID
OCUFEN
STREFEN

Flutamide
EULEXINE
FLUTAMIDE 250 mg Génériques
PROSTADIREX

Fluticasone
AVAMYS
FLIXONASE
FLIXOTIDE
FLIXOVATE
SERETIDE

Fluvastatine
DICLOFÉNAC 1 % gel tube
FLUVASTATINE 20 et 40 mg Génériques
FRACTAL
LESCOL

Fluvoxamine
FLOXYFRAL
FLUVOXAMINE 50 mg Génériques
FLUVOXAMINE 100 mg Génériques

Foie de poisson
ARKOGÉLULES HUILE DE FOIE DE MORUE
FLETAGEX
HUILE DE FOIE DE MORUE COOPER
LACTOMORRHUOL
MITOSYL IRRITATIONS

Follitropine alfa
GONAL-F

Follitropine bêta
PUREGON

Fondaparinux sodique
ARIXTRA

Formotérol
ASMELOR Novolizer
FORADIL
FORMOAIR
INNOVAIR
SYMBICORT Turbuhaler

Fosfomycine
MONURIL
URIDOZ

Fosinopril
FOZIRETIC
FOZITEC

Framycétine
CORTICÉTINE
FRAKIDEX
FRAMYXONE
POLYFRA collyre
POLYFRA pommade ophtalmique

Fucus
ALGUES (FUCUS) BOIRON
ARKOGÉLULES FUCUS
BORIBEL N° 9 minceur
DELLOVA
DRAGÉES FUCA
ÉLUSANES ALGUES BRUNES ALOÈS
ÉLUSANES FUCUS
FUCUS COMPLEXE N° 111
GÉLULE PROVENÇALE N° 2
MÉDIFLOR MINCEUR n° 1
OBÉFLORINE
TISANE PROVENÇALE N° 2

Furosémide
ALDALIX
FUROSÉMIDE 20 mg Génériques
FUROSÉMIDE 40 mg Génériques
LASILIX
LOGIRÈNE

Gabapentine
GABAPENTINE 100 mg Génériques
GABAPENTINE 300 mg Génériques
GABAPENTINE 400 mg Génériques
GABAPENTINE 600 mg Génériques
GABAPENTINE 800 mg Génériques
NEURONTIN

Gaïazulène
AZULÈNE
CICATRYL
PEPSANE

Galantamine
REMINYL

Ganciclovir
VIRGAN

Gemcitabine
GEMZAR

Gemfibrozil
LIPUR

Gentamicine
GENTALLINE collyre
GENTALLINE solution injectable
GENTAMICINE CHAUVIN
INDOBIOTIC

Gestodène
AVADÈNE
CARLIN
EFEZIAL
FELIXITA
GESTODÈNE 0,075 mg ÉTHINYLESTRADIOL 0,02 mg Génériques
GESTODÈNE 0,075 mg ÉTHINYLESTRADIOL 0,03 mg Génériques
HARMONET
MELIANE
MELODIA
MINESSE
MINULET
MONEVA
PERLÉANE
PHAEVA
TRI-MINULET

Ginkgo biloba
GINKOGINK
GINKOR FORT
GINKOR gel
GINKORGEL
TANAKAN
TRAMISAL
VITALOGINK

Ginseng
ARKOGÉLULES GINSENG
ÉLUSANES GINSENG
ÉLUSANES STARPHYT
GINSENG BOIRON
SELENIUM COMPLEXE N° 99
TONACTIL
TONIGIN

Glatiramère
COPAXONE

Glibenclamide
DAONIL
GLIBENCLAMIDE 2,5 mg Génériques
GLIBENCLAMIDE 5 mg Génériques
GLUCOVANCE
HÉMI-DAONIL
MIGLUCAN

Glibornuride
GLUTRIL

Gliclazide
DIAMICRON 30
DIAMICRON 80
GLICLAZIDE 80 mg Génériques

Glimépiride
AMAREL
GLIMÉPIRIDE 1 mg Génériques
GLIMÉPIRIDE 2 mg Génériques
GLIMÉPIRIDE 3 mg Génériques
GLIMÉPIRIDE 4 mg Génériques

Glipizide
GLIBÉNÈSE
GLIPIZIDE 5 mg Génériques
MINIDIAB
OZIDIA

Glucagon
GLUCAGEN

Glucuronamide
GURONSAN
SARVIT

Glycérol
ALOPLASTINE
BÉBÉGEL
CRISTAL
DEXERYL
GEL RECTOPANBILINE
RECTOPANBILINE
SUPPOSITOIRES À LA GLYCÉRINE CENTRAPHARM
SUPPOSITOIRES À LA GLYCÉRINE GIFRER
SUPPOSITOIRES À LA GLYCÉRINE MONOT

Glycine
CATARSTAT
GYN HYDRALIN
MAGNÉSIUM GLYCOCOLLE LAFARGE
TRIGLYSAL

Goménol
GOMENOL
GOMENOLÉO ampoule
HUILE GOMENOLÉE
VASELINE GOMENOLÉE

Gonadotrophine chorionique
GONADOTROPHINE CHORIONIQUE ENDO

Goséréline
ZOLADEX

Goudron
PSOCORTÈNE

Granisétron
KYTRIL

Griséofulvine
GRISÉFULINE

Guaïétoline
GUÉTHURAL 300

Guaïfénésine
EUCALYPTINE
NORTUSSINE
PHOLCONES BISMUTH
PULMOFLUIDE SIMPLE
VICKS EXPECTORANT

Guanfacine
ESTULIC

Guimauve
APILAXE
BORIBEL N° 6 digestive
COLITISANE
COLLUVOXYL
PECTOFLORINE
PRIMADRILL
TISANE PROVENÇALE N° 1

Halofantrine
HALFAN

Halopéridol
HALDOL DECANOAS
HALDOL injectable
HALDOL oral

Hélicidine
HÉLICIDINE

Hématoporphyrine
HÉMÉDONINE

Héparine
CALCIPARINE sous-cutanée
CIRKAN suppositoire
ESBERIVEN crème
HÉPARINE CHOAY

Heptaminol
AMPECYCLAL
DÉBRUMYL
GINKOR FORT
HEPT-A-MYL

Hexamidine
AURIGOUTTE
COLLUDOL
CYTÉAL
DÉSOMÉDINE collyre
DÉSOMÉDINE solution nasale
ERGIX MAL DE GORGE
HEXAMIDINE GILBERT
HEXASEPTINE
HEXOMÉDINE gel
HEXOMÉDINE solution
HEXOMÉDINE transcutanée
OROMÉDINE MAUX DE GORGE
OTOMIDE
SOLUTRICINE MAUX DE GORGE

Hexétidine
ANGI-SPRAY
COLLU-HEXTRIL
GIVALEX bain de bouche
GIVALEX collutoire
HEXTRIL bain de bouche
HEXTRIL gel gingival
HEXTRIL pâte dentifrice

Homatropine
ISOPTO-HOMATROPINE

Hyaluronate de sodium
HYALGAN

Hydrastis
ADÉNOCYNÉSINE
ÆSCULUS COMPOSÉ BOIRON oral
ÆSCULUS COMPOSÉ BOIRON pommade et suppositoire
ALLIUM CEPA COMPOSÉ BOIRON
CHELIDONIUM COMPOSÉ BOIRON
CIMICIFUGA COMPLEXE N° 21
CLIMAXOL
CONIUM COMPLEXE N° 36
ENDHOMETROL
HÉPATODRAINOL
HÉPATOPAN
HOMÉOGÈNE 22
HYDRASTIS COMPOSÉ BOIRON
L 25
L 28
PULVIPLASMINE
RICINUS COMPOSÉ BOIRON
SINUSPAX
THLASCOSE

Hydrochlorothiazide
ACUILIX
ALTEISDUO

AMILORIDE 5 mg HYDROCHLORO-THIAZIDE 50 mg Génériques
BISOPROLOLHYDROCHLORO-THIAZIDE Génériques
BRIAZIDE
CAPTEA
CAPTOPRIL 50 mg HYDROCHLORO-THIAZIDE 25 mg Génériques
CIBADREX
COAPROVEL
COKENZEN
COOLMETEC
CO-RENITEC
COTAREG
COTEVETEN
COTRIATEC
ECAZIDE
ÉNALAPRIL 20 mg HYDROCHLORO-THIAZIDE 12,5mg Génériques
ESIDREX
FORTZAAR
FOZIRETIC
HYTACAND
HYZAAR
KORETIC
LISINOPRIL 20 mg HYDROCHLORO-THIAZIDE 12,5 mg Génériques
LODOZ
MICARDISPLUS
MODUCREN
MODURÉTIC
NISISCO
PRESTOLE
PRINZIDE
PRITORPLUS
WYTENS
ZESTORETIC
ZOFENILDUO

Hydrocortisone

APHILAN démangeaisons
BACICOLINE
CALMICORT
COLOFOAM
CORTAPAISYL
CORTISÉDERMYL
DERMASPRAID DÉMANGEAISON
DERMOFENAC démangeaisons
EFFICORT
HYDRACORT
HYDROCORTISONE KERAPHARM
HYDROCORTISONE ROUSSEL
LOCOÏD
MITOCORTYL DÉMANGEAISONS
ONCTOSE HYDROCORTISONE

Hydromorphone

SOPHIDONE

Hydroquinidine

SÉRÉCOR

Hydroxycarbamide

HYDRÉA

Hydroxychloroquine

PLAQUENIL

Hydroxyzine

ATARAX
HYDROXYZINE RENAUDIN

Hymécromone

CANTABILINE

Hyprolose

LACRISERT

Hypromellose

ARTELAC

Ibacitabine

CUTERPÈS

Ibuprofène

ADVIL 200 mg
ADVIL 400 mg
ADVIL Enfant et Nourrisson
ADVIL gel
ADVILCAPS
ADVILTAB
ANADVIL
ANADVIL RHUME
ANTARÈNE 200 mg
ANTARÈNE 400 mg
ANTARÈNE Enfant et Nourrisson
ANTARÈNE gel
BRUFEN
CLIPTOL
DOLGIT
DOLTAQUE
ERGIX DOULEUR ET FIÈVRE
EXPANFEN
GÉLUFÈNE
HÉMAGÈNE TAILLEUR
IBUPROFÈNE 200 mg Génériques
IBUPROFÈNE 400 mg Génériques (groupe Advil)
IBUPROFÈNE 400 mg Génériques (groupe Brufen)
IBUPROFÈNE ARROW gel
IBUPROFÈNE RATIOPHARM CONSEIL gel
IBUTOP
INTRALGIS comprimé
INTRALGIS gel
NUREFLEX 200 mg
NUREFLEX 300 mg
NUREFLEX 400 mg
NUROFEN 200 mg
NUROFEN 400 mg
NUROFEN gel
NUROFEN RHUME
NUROFENPRO Enfant et Nourrisson
NUROFENTABS
NUROFLASH
RHINADVIL
RHINUREFLEX
SOLUFEN
SPÉDIFEN 200 mg
SPÉDIFEN 400 mg
SPIFEN
TIBURON gel
UPFEN

Ichthyolammonium

ANAXÉRYL
INOTYOL
OXYTHYOL

Idrocilamide

SRILANE

Ifenprodil

VADILEX

Ifosfamide

HOLOXAN

Imidapril

TANATRIL

Imipramine

TOFRANIL

Imiquimod

ALDARA

Indapamide

BIPRETERAX
FLUDEX
INDAPAMIDE 1,5 mg Génériques
INDAPAMIDE 2,5 mg Génériques
PRETERAX

Indinavir

CRIXIVAN

Indométacine
CHRONO-INDOCID
INDOBIOTIC
INDOCID
INDOCOLLYRE

Indoramine
VIDORA

Inosine
CATACOL
CORRECTOL
ISOPRINOSINE

Inosine acédobène dimépranol
ISOPRINOSINE

Inositocalcium
VITATHION

Insuline
ACTRAPID 100 UI/ml cartouche
ACTRAPID 100 UI/ml flacon
HUMALOG 100 UI/ml cartouche
HUMALOG 100 UI/ml flacon
HUMALOG MIX 100 UI/ml
INSULATARD 100 UI/ml cartouche et stylo prérempli
INSULATARD 100 UI/ml flacon
INSULINE APIDRA cartouche et stylo prérempli
INSULINE APIDRA flacon
INSULINE LANTUS cartouche et stylo prérempli
INSULINE LANTUS flacon
INSUMAN BASAL 100 UI/ml cartouche
INSUMAN BASAL 100 UI/ml flacon
INSUMAN COMB 100 UI/ml cartouche
INSUMAN COMB 100 UI/ml flacon
INSUMAN RAPID 100 UI/ml cartouche
INSUMAN RAPID 100 UI/ml flacon
LEVEMIR
MIXTARD 30 100 UI/ml flacon
NOVOMIX
NOVORAPID 100 UI/ml cartouche
NOVORAPID 100 UI/ml flacon
UMULINE NPH 100 UI/ml
UMULINE PROFIL 100 UI/ml cartouche
UMULINE PROFIL 100 UI/ml flacon
UMULINE RAPIDE 100 UI/ml cartouche
UMULINE RAPIDE 100 UI/ml flacon

Insuline asparte
NOVOMIX
NOVORAPID 100 UI/ml cartouche
NOVORAPID 100 UI/ml flacon

Insuline détémir
LEVEMIR

Insuline glargine
INSULINE LANTUS cartouche et stylo prérempli
INSULINE LANTUS flacon

Insuline glulisine
INSULINE APIDRA cartouche et stylo prérempli
INSULINE APIDRA flacon

Insuline lispro
HUMALOG 100 UI/ml cartouche
HUMALOG 100 UI/ml flacon
HUMALOG MIX 100 UI/ml

Interféron alfa
INTRONA
PEGASYS
ROFÉRON-A
VIRAFERONPEG

Interféron bêta
AVONEX
BETAFERON
REBIF

Iode
AMIODARONE 200 mg Génériques
BÉTADINE bain de bouche
BÉTADINE DERMIQUE solution et compresse imprégnée
BÉTADINE gel et pansement médicamenteux
BÉTADINE gynécologique
BÉTADINE SCRUB
BETASEPTIC dermique
CORBIONAX
CORDARONE
CYNOMEL
ÉLUSANES ALGUES BRUNES ALOÈS
EUTHYRAL
GÉLULE PROVENÇALE N° 2
IODURE DE POTASSIUM
LÉVOTHYROX
L-THYROXINE
NITROL
OBÉFLORINE
POLIODINE
POVIDONE IODÉE MERCK moussante

Iodure
Voir : iode

Iodure de potassium
IODURE DE POTASSIUM

Ipéca
BAUDRY PÂTE PECTORALE
CETRARIA COMPLEXE N° 61
DROSERA COMPLEXE N° 64
DROSERA COMPOSÉ BOIRON
HOMÉOGÈNE 14
IPECA COMPLEXE N° 65
IPECA COMPOSÉ BOIRON
L 107
TABACUM COMPOSÉ BOIRON

Ipratropium bromure
ATROVENT nasal
ATROVENT solution pour nébulisation
BRONCHODUAL
IPRATROPIUM 0,25 mg Génériques
IPRATROPIUM 0,5 mg Génériques

Iproniazide
MARSILID

Irbésartan
APROVEL
COAPROVEL

Irinotécan
CAMPTO

Isoconazole
FAZOL
FAZOL G

Isoniazide
DEXAMBUTOL I-N-H
RIFATER
RIFINAH
RIMIFON

Isosorbide dinitrate
ISOCARD
ISOSORBIDE 20 mg Génériques
ISOSORBIDE 40 mg Génériques
ISOSORBIDE 80 mg Génériques
LANGORAN
RISORDAN

Isosorbide mononitrate
MONICOR

Isothipendyl
APAISYL comprimé
APAISYL gel
SÉDERMYL

Isotrétinoïne
ANTIBIOTREX
CONTRACNÉ
CURACNÉ
ISOTRÉTINOÏNE 10 mg Génériques
ISOTRÉTINOÏNE 20 mg Génériques
ISOTRÉTINOÏNE 5 mg Génériques
PROCUTA
ROACCUTANE gel

Ispaghul
AGIOLAX
ÉLUSANES PHYTOFIBRE
IMEGUL
MUCIVITAL
PARAPSYLLIUM
SPAGULAX
SPAGULAX citrate de potassium
SPAGULAX mucilage pur
SPAGULAX sorbitol
TRANSILANE SANS SUCRE

Isradipine
ICAZ

Itraconazole
ITRACONAZOLE 100 mg Génériques
SPORANOX

Ivermectine
STROMECTOL

Josamycine
JOSACINE

Jusquiame
LACCODERME

Kaolin
CALENDULA OFFICINALIS BOIRON
ÉLUSANES CALMODIGER
GASTROPAX
KAOBROL
KAOLOGEAIS
KAOMUTH
KARAYAL
NEUTROSES

Kétoconazole
KÉTODERM crème
KÉTODERM sachet
KÉTODERM tube unidose
KETOLIUM
NIZORAL

Kétoprofène
BI-PROFÉNID
KÉTOPROFÈNE 100 mg Génériques
KÉTOPROFÈNE 200 mg Génériques
KÉTOPROFÈNE 50 mg Génériques
KÉTOPROFÈNE gel Génériques (groupe KÉTUM)
KÉTOPROFÈNE gel génériques (groupe PROFÉNID)
KÉTUM gel
KÉTUM oral
PROFÉNID gel
PROFÉNID injectable
PROFÉNID oral, rectal
TOPFENA gel
TOPFENA oral
TOPREC Adulte
TOPREC Enfant et Nourrisson

Kétorolac
ACULAR

Kétotifène
ZADITEN collyre
ZADITEN oral

Kola
ARKOGÉLULES KOLA
BIOTONE
ÉLUSANES STARPHYT
KOLA BOIRON
QUINTONINE
SELENIUM COMPLEXE N° 99
TONACTIL
YSE

Labétalol
TRANDATE

Lacidipine
CALDINE

Lactitol
IMPORTAL

Lactulose
DUPHALAC
LACTULOSE 10 g/15 ml Génériques
LACTULOSE 66,5 % Génériques
LAXARON
MELAXOSE
TRANSULOSE

Lamivudine
COMBIVIR
EPIVIR
TRIZIVIR

Lamotrigine
LAMICSTART
LAMICTAL
LAMOTRIGINE 25 mg Génériques
LAMOTRIGINE 50 mg Génériques
LAMOTRIGINE 100 mg Génériques
LAMOTRIGINE 200 mg Génériques

Lansoprazole
LANSOPRAZOLE 15 mg Génériques
LANSOPRAZOLE 30 mg Génériques
LANZOR
OGAST
OGASTORO

Latanoprost
XALACOM
XALATAN

Léflunomide
ARAVA

Lercanidipine
LERCAN
ZANIDIP

Létrozole
FÉMARA

Leucocianidol
FLAVAN

Leuproréline
ENANTONE

Lévétiracétam
KEPPRA

Lévobunolol
BÉTAGAN

Lévocabastine
LÉVOPHTA

Lévocétirizine
XYZALL

Lévodopa
CARBIDOPA LÉVODOPA Génériques

MODOPAR
SINEMET
STALEVO

Lévofloxacine
TAVANIC

Lévomenthol
Voir : menthol

Lévomépromazine
NOZINAN

Lévonorgestrel
ADEPAL
DAILY
FEMSEPT COMBI
FEMSEPTEVO
LUDEAL
MICROVAL
MINIDRIL
MIRENA
NORLEVO
TRINORDIOL

Lévothyroxine sodique
EUTHYRAL
LÉVOTHYROX
L-THYROXINE

Lidocaïne
AFTAGEL
ANESDERM
AURIGOUTTE
CIRKAN suppositoire
CODOTUSSYL MAUX DE GORGE
COLLUDOL
CRÈME IBIS
DYNEXAN
EMLA
EMLAPATCH
HUMEX MAL DE GORGE collutoire
LYSOCALMSPRAY
ONCTOSE
ONCTOSE HYDROCORTISONE
OSMOGEL
OTIPAX
OTOMIDE
PANOTILE
STREPSILS LIDOCAÏNE
STREPSILSPRAY LIDOCAÏNE
TITANORÉÏNE lidocaïne
TRAUMALGYL
VOCADYS
XYLOCAÏNE VISQUEUSE

Lincomycine
LINCOCINE

Liothyronine
CYNOMEL
EUTHYRAL

Lisinopril
LISINOPRIL 20 mg Génériques
LISINOPRIL 20 mg HYDROCHLOROTHIAZIDE 12,5 mg Génériques
LISINOPRIL 5 mg Génériques
PRINIVIL
PRINZIDE
ZESTORETIC
ZESTRIL

Lisuride
AROLAC
DOPERGINE

Lithium
GRANIONS DE LITHIUM
LITHIODERM
MICROSOL LITHIUM
NEUROLITHIUM
OLIGOSOL LITHIUM
OLIGOSTIM LITHIUM
TÉRALITHE

Lodoxamide
ALMIDE
LODOXAL

Loflazépate d'éthyle
VICTAN

Loméfloxacine
DÉCALOGIFLOX
LOGIFLOX

Lopéramide
ALTOCEL
ARESTAL
DIARÉTYL
DYSPAGON
ERCESTOP
IMODIUM
IMODIUMCAPS
IMODIUMDUO
IMODIUMLINGUAL
IMOSSELDUO
INDIARAL
LOPÉRAMIDE 2 mg Génériques
LOPÉRAMIDE LYOC
LOPÉRAMIDE SANDOZ CONSEIL
PÉRACEL

Lopinavir
KALETRA

Lopobutan
STERLANE solution

Loprazolam
HAVLANE

Loratadine
AERIUS
CLARINASE REPETABS
CLARITYNE
LORATADINE 10 mg Génériques

Lorazépam
LORAZÉPAM Génériques
TÉMESTA

Lormétazépam
NOCTAMIDE

Losartan
COZAAR
FORTZAAR
HYZAAR

Loxapine
LOXAPAC

Lymécycline
TÉTRALYSAL

Lysine
ASPÉGIC
CURASTEN
KARDÉGIC
MIGPRIV
REVITALOSE
SARVIT
SURFORTAN
TONICALCIUM

Macrogol
BIOPEG
COLOPEG
FORLAX
FORTRANS
KLEAN-PREP
MOVICOL
MOVIPREP
TRANSIPEG

Magaldrate
RIOPAN

Magnésium
ACTAPULGITE
ACTI 5
ACTIGESS
ARPHOS

ARTISIAL
BEROCCA
CARBOSYMAG
CATARSTAT
CÉMAFLAVONE
CHLOROMAGNÉSION
CHLORUMAGÈNE
DÉSINTEX
DÉSINTEX INFANTILE
DÉSINTEX-CHOLINE
DOPS
EFIMAG
ÉLÉVIT VITAMINE B9
GASTROPAX
GASTROPULGITE
GELOX
GRANIONS DE MAGNÉSIUM
HÉPADIAL
HEPATOUM BRÛLURES D'ESTOMAC
HYDROXYDE ALUMINIUM MAGNÉSIUM SANDOZ CONSEIL
INEXIUM
ISUDRINE
JÉCOPEPTOL
KAOBROL
KAOLOGEAIS
KAOMUTH
KARAYAL
LUBENTYL à la magnésie
MAALOX BALLONNEMENTS
MAALOX MAUX D'ESTOMAC
MAG 2
MAGNÉ B6
MAGNÉSIE COMPOSÉE
MAGNESIE SAN PELLEGRINO
MAGNÉSIUM ARROW
MAGNÉSIUM GLYCOCOLLE LAFARGE
MAGNÉSIUM VITAMINE B6 BIOGARAN
MAGNÉSPASMYL
MAGNOGÈNE
MARGA
MÉGAMAG
MICROSOL MAGNÉSIUM
MOXYDAR
MUCIPULGITE
MUPAX
MUTÉSA
NÉCYRANE
NEUTROSES
OLIGOSOL MAGNÉSIUM
OLIGOSTIM MAGNÉSIUM
OROMAG
OSMOGEL
OSTÉOGEN
PEPCIDDUO
PHOSPHONEUROS
PHYTÉMAG
PROTOVIT
RENNIE
RENNIE DÉFLATINE
RENNIECHEW
REVITALOSE
RHINAAXIA
RIOPAN
SARGEMAG
SEROXYDAR
SMECTA
SPASMAG
SYMPATHYL
TOP MAG
TOPAAL
TOPALKAN
TRANQUILIMAG
TRIGLYSAL
UVIMAG B6
VAGOSTABYL
VASCOCITROL
VERRULYSE-MÉTHIONINE
XOLAAM

Malathion

PARA PLUS
PRIODERM

Manganèse

BIOTONE
CARENCYL
ÉLÉVIT VITAMINE B9
GRANIONS DE MANGANÈSE
MICROSOL MANGANÈSE-CUIVRE
OLIGOCURE
OLIGODERM
OLIGOSOL MANGANÈSE
OLIGOSOL MANGANÈSE-COBALT
OLIGOSOL MANGANÈSE-CUIVRE
OLIGOSOL MANGANÈSE-CUIVRE-COBALT
OLIGOSTIM MANGANÈSE
OLIGOSTIM MANGANÈSE-COBALT
OLIGOSTIM MANGANÈSE-CUIVRE
OLIGOSTIM MANGANÈSE-CUIVRE-COBALT
PHOSPHORE ALKO
PROTOVIT
SURVITINE
TOT'HÉMA
VERRULYSE-MÉTHIONINE

Manidipine

IPERTEN

Maprotiline

LUDIOMIL

Marron d'Inde

ARKOGÉLULES MARRONNIER D'INDE
ARTÉRASE
CLIMAXOL
ÉLUSANES MARRONNIER D'INDE
FLUON
HISTO-FLUINE P
INTRAIT DE MARRON D'INDE
MARRON D'INDE BOIRON
OPO-VEINOGÈNE
PHLÉBOSÉDOL
PHYTOMÉLIS
VEINOPHYTUM
VEINOSTASE
VEINOTONYL

Mébévérine

COLOPRIV
DUSPATALIN
MÉBÉVÉRINE 100 mg Génériques
MÉBÉVÉRINE 200 mg Génériques
SPASMOPRIV

Méclozine

AGYRAX

Médrogestone

COLPRONE

Médroxyprogestérone

DÉPO-PRODASONE
DÉPO-PROVERA
DIVINA
DUOVA
PRÉCYCLAN

Méfénidramium méthylsulfate

ONCTOSE
ONCTOSE HYDROCORTISONE

Méfloquine

LARIAM

Méglumine benzoate

FLUISÉDAL
FLUISÉDAL SANS PROMÉTHAZINE

Mélilot

ANTHYLLINE
ANTINERVEUX LESOURD
ARKOGÉLULES MÉLILOT
CYCLO 3
ÉLUSANES MÉLILOT
ESBERIVEN
ESBERIVEN crème

MÉDIFLOR circulation du sang n° 12
SANTANE V 3
SÉDOPAL

Méloxicam

MOBIC

Melphalan

ALKÉRAN

Mémantine

EBIXA

Ménotropine

MENOPUR

Menthol

ACTIVOX pommade
AROMASOL
AZÉMA TISANE
BAIN DE BOUCHE LIPHA
BALSAMORHINOL
BALSOFUMINE
BALSOLÈNE
BAUME BENGUÉ
BAUME SAINT-BERNARD
BLACKOÏDS du Dr MEUR
BOLDOFLORINE tisane
BOROSTYROL
CLIPTOL
DENTOBAUME
DIATISAN
ÉPHYDROL
ESSENCE ALGÉRIENNE
EUVANOL INHALATION
GASTROTISANE
GLYCO-THYMOLINE
GOUTTES AUX ESSENCES
HÉPATOFLORINE
HERBESAN
HUMEX tampon pour inhalation
LOCABIOTAL
LUMBALGINE
MÉDIFLOR digestive n° 3
NISACALM
PAPS
PÂTE SUISSE
PULMOLL
PULMOLL MENTHOL EUCALYPTUS
SANTANE D 5
SANTANE F 10
SANTANE O 1
SANTANE O 1 minceur
SANTANE R 8
SYNTHOL gel
SYNTHOL liquide
TISANE DE SANTÉ
TISANE PROVENÇALE N° 4
VALDA IRRITATIONS DE LA GORGE
VICKS INHALER
VICKS PASTILLES
VICKS VAPORUB

Méphénésine

ALGIPAN
DÉCONTRACTYL comprimé
DÉCONTRACTYL pommade
TRAUMALGYL

Méprobamate

ÉQUANIL
KAOLOGEAIS
MÉPROBAMATE RICHARD
MÉPRONIZINE
PRÉCYCLAN

Mépyramine

NORTUSSINE

Méquinol

ANY
CLAIRODERMYL
CRÈME DES 3 FLEURS D'ORIENT
LEUCODININE B

Méquitazine

PRIMALAN
QUITADRILL

Merbromine

MERCURESCÉINE GIFRER
SOLUCHROM

Mercaptopurine

PURINÉTHOL

Mercure

OPHTERGINE
OXYDE DE MERCURE CHAUVIN
POMMADE MAURICE

Mésalazine

FIVASA
PENTASA oral
PENTASA rectal
ROWASA

Metformine

AVANDAMET
COMPETACT
DIABAMYL
GLUCOPHAGE
GLUCOVANCE
METFORMINE 1000 mg Génériques
METFORMINE 500 mg Génériques
METFORMINE 850 mg Génériques
STAGID

Méthadone

MÉTHADONE CHLORHYDRATE

Méthesculétol

FLUON
INTRAIT DE MARRON D'INDE
VEINOTONYL

Méthionine

LOBAMINE-CYSTÉINE
NIVABÉTOL
VERRULYSE-MÉTHIONINE

Méthocarbamol

LUMIRELAX comprimé
LUMIRELAX crème

Méthotrexate

LEDERTREXATE
MÉTHOTREXATE BELLON
MÉTHOTREXATE MERCK
MÉTHOTREXATE TEVA
METOJECT
NOVATREX

Méthoxypsoralène

MÉLADININE

Méthyclothiazide

ISOBAR

Méthyldopa

ALDOMET

Méthylènecycline

LYSOCLINE
PHYSIOMYCINE

Méthylergométrine

MÉTHERGIN

Méthylphénidate

CONCERTA LP
RITALINE

Méthylprednisolone

DÉPO-MÉDROL
MÉDROL
MÉTHYLPREDNISOLONE DAKOTA PHARM 500 mg
MÉTHYLPREDNISOLONE MERCK 500 mg et 1 g
SOLU-MÉDROL
SOLU-MÉDROL 500 mg et 1 g

Méthylthioninium
COLLYRE BLEU LAITER
PASTILLES MONLÉON

Méthysergide
DÉSERNIL

Métipranolol
BÉTANOL

Métoclopramide
ANAUSIN
MÉTOCLOPRAMIDE 10 mg Génériques
MIGPRIV
PRIMPÉRAN
PROKINYL

Métopimazine
VOGALÈNE
VOGALIB

Métoprolol
LOGIMAX
LOGROTON
LOPRESSOR
MÉTOPROLOL 100 mg Génériques
SELOKEN
SELOZOK LP

Métronidazole
BI MISSILOR
BIRODOGYL
FLAGYL oral
FLAGYL ovule
MISSILOR 750 000 UI/125 mg
RODOGYL
ROSICED
ROZACRÈME
ROZAGEL
ROZEX
SPIRAMYCINE 0,75 UI MÉTRONIDAZOLE 125 mg Génériques
SPIRAMYCINE 1,5 M UI MÉTRONIDAZOLE 250 mg Génériques
TERGYNAN

Miansérine
ATHYMIL
MIANSÉRINE 10 mg Génériques
MIANSÉRINE 30 mg Génériques
MIANSÉRINE 60 mg Génériques

Miconazole
DAKTARIN application locale
DAKTARIN gel buccal
GYNO-DAKTARIN 400 mg
LORAMYC

Midécamycine
MOSIL

Miglitol
DIASTABOL

Milnacipran
IXEL

Minocycline
MESTACINE
MINOCYCLINE 100 mg comprimé Génériques
MINOCYCLINE 100 mg gélule Génériques
MINOCYCLINE 50 mg Génériques
MINOLIS
MYNOCINE
ZACNAN

Minoxidil
ALOPEXY 2 %
ALOPEXY 5 %
ALOSTIL 2 %
ALOSTIL 5 %
LONOTEN
MINOXIDIL 5 % Génériques
MINOXIDIL BAILLEUL 2%
MINOXIDIL COOPER
MINOXIDIL GERBIOL
MINOXIDIL MERCK
MINOXIDIL SANDOZ 2%
MINOXIDIL ZYDUS
REGAINE
UNIPEXIL

Miristalkonium chlorure
ALPAGELLE
STERLANE solution

Mirtazapine
MIRTAZAPINE 15 mg Génériques
NORSET

Misoprostol
ARTOTEC
CYTOTEC

Mitomycine
AMÉTYCINE

Mitoxantrone
ELSEP

Mizolastine
MIZOLLEN

Moclobémide
MOCLAMINE

Modafinil
MODIODAL

Moexipril
MOEX

Molsidomine
CORVASAL
MOLSIDOMINE 2 mg Génériques
MOLSIDOMINE 4 mg Génériques

Mométasone
NASONEX

Montélukast
SINGULAIR

Morniflumate
NIFLURIL gélule, suppositoire

Morphine
ACTISKENAN
KAPANOL
MORPHINE AGUETTANT
MORPHINE COOPER
MORPHINE LAVOISIER
MOSCONTIN
ORAMORPH
SEVREDOL
SKENAN

Morpholine
PYRADOL

Moutarde
AUTOPLASME VAILLANT
SINAPISME RIGOLLOT

Moxifloxacine
IZILOX

Moxisylyte
CARLYTÈNE

Moxonidine
PHYSIOTENS

Mupirocine
MUPIDERM

Myrtécaïne
ACIDRINE
ALGÉSAL SURACTIVÉ

Nabumétone
NABUCOX

Nadolol
CORGARD

Nadroparine calcique
FRAXIPARINE
FRAXODI

Nafaréline
SYNAREL

Naftazone
ETIOVEN

Naftidrofuryl
DI-ACTANE
GÉVATRAN
NAFTIDROFURYL 100 mg Génériques
NAFTIDROFURYL 200 mg Génériques
NAFTILUX
PRAXILÈNE

Nalbuphine
NALBUPHINE SERB

Naltrexone
NALOREX
NALTREXONE 50 mg Génériques
REVIA

Nandrolone
KÉRATYL

Naphazoline
COLLYRE BLEU LAITER
DÉRINOX

Naproxène
ALÈVE
APRANAX
NAPROSYNE
NAPROXÈNE 250 mg Génériques
NAPROXÈNE 500 mg Génériques
NAPROXÈNE SODIQUE 275 mg Génériques
NAPROXÈNE SODIQUE 550 mg Génériques

Naratriptan
NARAMIG

Nébivolol
NEBILOX
TEMERIT

Nédocromil
TILAVIST

Néfopam
ACUPAN

Nelfinavir
VIRACEPT

Néomycine
ANTIBIO SYNALAR
ATÉBÉMYXINE
CÉBÉMYXINE
CHIBRO-CADRON
CIDERMEX
DEXAGRANE
MAXIDROL
NÉOMYCINE DIAMANT collyre
PANOTILE
POLYDEXA
POLYGYNAX
TERGYNAN

Néostigmine
PROSTIGMINE

Nétilmicine
NÉTROMICINE

Névirapine
VIRAMUNE

Niaprazine
NOPRON

Nicardipine
LOXEN

Nicergoline
NICERGOLINE 5 mg Génériques
NICERGOLINE 10 mg Génériques
SERMION

Nicéthamide
CORAMINE GLUCOSE

Nickel
OLIGOSOL NICKEL-COBALT
OLIGOSOL ZINC-NICKEL-COBALT
OLIGOSTIM ZINC-NICKEL-COBALT

Niclosamide
TRÉDÉMINE

Nicorandil
ADANCOR
IKOREL

Nicotinate
Voir : acide nicotinique

Nicotine
NICOGUM
NICOPASS
NICOPATCH
NICORETTE dispositif transdermique
NICORETTE gomme
NICORETTE inhaleur
NICORETTE microtab
NICOTINELL comprimé
NICOTINELL dispositif transdermique
NICOTINELL gomme
NICOTINELLCLASSIC
NIQUITIN comprimé
NIQUITIN dispositif transdermique
NIQUITIN gomme à mâcher
NIQUITINMINIS

Nifédipine
ADALATE 10 mg
ADALATE LP 20 mg
BÊTA-ADALATE
CHRONADALATE
NIFÉDIPINE 10 mg Génériques
NIFÉDIPINE 20 mg LP Génériques
NIFÉDIPINE 30 mg LP Génériques
TENORDATE

Nifuroxazide
BACTÉRIX
DIAFURYL
EDISTON
ERCÉFURYL
IMOSEPTYL
NIFUROXAZIDE 200 mg Génériques
NIFUROXAZIDE 4 % Génériques
NIFUROXAZIDE MERCK
PANFUREX

Nilutamide
ANANDRON

Nimésulide
NEXEN

Nitrazépam
MOGADON

Nitrendipine
BAYPRESS
NIDREL
NITRENDIPINE 10 mg Génériques
NITRENDIPINE 20 mg Génériques

Nitrofurantoïne
FURADANTINE
FURADOÏNE
MICRODOÏNE

Nizatidine
NIZAXID

Nomégestrol
LUTÉNYL 3,75 mg
LUTÉNYL 5 mg
NAEMIS
NOMÉGESTROL 5 mg Génériques

Nordazépam
NORDAZ

Norelgestromine
EVRA

Noréthistérone
ACTIVELLE
KLIOGEST
MILLIGYNON
MINIPHASE
NOVOFEMME
ORTHO-NOVUM
TRIELLA
TRISEQUENS

Norfloxacine
CHIBROXINE
NORFLOXACINE 400 mg Génériques
NOROXINE 400

Norgestimate
CILEST
EFFIPREV
TRIAFEMI
TRICILEST

Norgestrel
ADEPAL
DAILY
FEMSEPT COMBI
FEMSEPTEVO
LUDEAL
MICROVAL
MINIDRIL
MIRENA
NORLEVO
STÉDIRIL
TRINORDIOL

Noscapine
TUSSISÉDAL

Nystatine
AURICULARUM
MYCOSTATINE
POLYGYNAX
TERGYNAN

Ofloxacine
EXOCINE
MONOFLOCET
OFLOCET comprimé
OFLOCET solution auriculaire
OFLOXACINE 200 mg Génériques

Olanzapine
ZYPREXA
ZYPREXA VELOTAB

Olmésartan médoxomil
ALTEIS
ALTEISDUO
COOLMETEC
OLMETEC

Olopatadine
OPATANOL

Olsalazine
DIPENTUM

Oméga 3
Voir : acides gras oméga 3

Oméprazole
INEXIUM
MOPRAL
OMÉPRAZOLE 10 mg Génériques
OMÉPRAZOLE 20 mg Génériques
ZOLTUM

Omoconazole
FONGAMIL
FONGAREX

Ondansétron
ONDANSÉTRON 8 mg comprimé Génériques
ONDANSÉTRON 8 mg comprimé orodispersible Génériques
ZOPHREN

Or
ABBÉ CHAUPITRE N° 1
ABBÉ CHAUPITRE N° 10
ALLOCHRYSINE
AURUM COMPLEXE N° 38
CIMICIFUGA COMPLEXE N° 21
GRANIONS D'OR
HOMÉODOSE 8
MERCUR SOL COMPLEXE N° 39
OLIGOCURE
OLIGOSOL CUIVRE-OR-ARGENT
OLIGOSTIM CUIVRE-OR-ARGENT
SATIVOL
SCLERODRAINOL
SELENIUM COMPLEXE N° 99
SOLUDOR
STROPHANTUS COMPOSÉ BOIRON
URARTHONE
VINICARD

Orlistat
XENICAL

Ornithine
ACTIGESS
CÉTORNAN
OXOGLUTARATE D'ORNITHINE QUALIMED

Oséltamivir
TAMIFLU

Oxacéprol
JONCTUM crème
JONCTUM gélule

Oxacilline
BRISTOPEN injectable
BRISTOPEN oral

Oxatomide
TINSET

Oxazépam
SÉRESTA

Oxcarbazépine
TRILEPTAL

Oxéladine
PAXÉLADINE

Oxétacaïne
MUTÉSA

Oxétorone
NOCERTONE

Oxiconazole
FONX

Oxitriptan
LÉVOTONINE

Oxomémazine
TOPLEXIL

Oxprénolol

TRASICOR
TRASITENSINE

Oxybuprocaïne

DÉSOMÉDINE collutoire

Oxybutynine

DITROPAN
DRIPTANE
OXYBUTYNINE 5 mg Génériques

Oxycodone

OXYCONTIN LP
OXYNORM

Oxyde mercurique

OPHTERGINE
OXYDE DE MERCURE CHAUVIN
POMMADE MAURICE

Oxymétazoline

ATURGYL
DÉTURGYLONE
PERNAZENE

Oxyquinol

CHROMARGON
DERMACIDE
NESTOSYL pommade
NESTOSYL soluté huileux

Oxytétracycline

AURICULARUM
STER-DEX

Paclitaxel

TAXOL

Panthénol

BÉCOZYME
BEPANTHEN crème
BEPANTHEN pommade
BÉPANTHÈNE
HYDROSOL POLYVITAMINÉ PHARMADÉVELOPPEMENT
SURVITINE

Pantoprazole

EUPANTOL
INIPOMP

Papavérine

ACTICARBINE

Paracétamol

ACTIFED JOUR ET NUIT
ACTIFED RHUME
ACTRON
AFEBRYL
ALGICALM
ALGISEDAL
ALGOTROPYL
CÉFALINE HAUTH
CLARADOL
CLARADOL CAFÉINE
CLARADOL CODÉINE
CODOLIPRANE Adulte
CODOLIPRANE Enfant
COMPRALGYL
COQUELUSÉDAL PARACÉTAMOL Adulte et Enfant
COQUELUSÉDAL PARACÉTAMOL Nourrisson
DAFALGAN
DAFALGAN CODÉINE
DEXTROPROPOXYPHÈNE PARACÉTAMOL 30 mg/400 mg Génériques
DEXTROPROPOXYPHÈNE PARACÉTAMOL CAFÉINE 27mg/400mg/30mg Génériques
DEXTROREF
DI DOLKO
DIALGIREX
DI-ANTALVIC
DIOALGO
DOLIDON
DOLIPRANE
DOLIPRANEORO
DOLIRHUME
DOLIRHUMEPRO
DOLKO
DOLOTEC
EFFERALGAN
EFFERALGAN CODÉINE
EFFERALGANODIS
EFFERALGANVITAMINEC
EXIDOL
EXPANDOX
FÉBRECTOL
FERVEX
GAOSÉDAL CODÉINE
GÉLUPRANE
HUMEX RHUME comprimé et gélule
HUMEXORAL
IXPRIM
KLIPAL CODÉINE 300 mg/25 mg
KLIPAL CODÉINE 600 mg/50 mg
LAMALINE
LINDILANE
MIGRALGINE
NOVACÉTOL
PANADOL
PARACÉTAMOL ALMUS
PARACÉTAMOL ALTER
PARACÉTAMOL ARROW
PARACÉTAMOL BIOGARAN
PARACÉTAMOL CODÉINE ALMUS 500 mg/30 mg
PARACÉTAMOL CODÉINE ARROW 400 mg/20 mg
PARACÉTAMOL CODÉINE ARROW 500 mg/30 mg
PARACÉTAMOL CODÉINE BIOGARAN 500 mg/30 mg
PARACÉTAMOL CODÉINE EG 500 mg/30 mg
PARACÉTAMOL CODÉINE G GAM 500 mg/30 mg
PARACÉTAMOL CODÉINE MERCK 500 mg/30 mg
PARACÉTAMOL CODÉINE SANDOZ 500 mg/30 mg
PARACÉTAMOL CODÉINE TÉVA 500 mg/30 mg
PARACÉTAMOL EG
PARACÉTAMOL GRUNENTHAL
PARACÉTAMOL MERCK
PARACÉTAMOL QUALIMED
PARACÉTAMOL RANBAXY
PARACÉTAMOL RATIOPHARM
PARACÉTAMOL RPG
PARACÉTAMOL SANDOZ
PARACÉTAMOL TEVA
PARACÉTAMOL TORLAN
PARACÉTAMOL WINTHROP
PARACÉTAMOL ZYDUS
PARALYOC
PRONTALGINE
PROPOFAN
RHINOFÉBRAL
RHUMAGRIP
SÉDARÈNE gélule
SÉDARÈNE suppositoire
THÉINOL
TROPHIRÈS COMPOSÉ
VALDA RHUME
ZALDIAR

Paraffine

DEXERYL
HUILE DE PARAFFINE COOPER
HUILE DE PARAFFINE GIFRER
HUILE DE PARAFFINE GILBERT
LANSOŸL
LANSOŸL sans sucre
LUBENTYL
LUBENTYL à la magnésie
MELAXOSE
PARAPSYLLIUM
PARLAX
RESTRICAL
TRANSITOL
TRANSULOSE

Paroxétine
DEROXAT
DIVARIUS
PAROXÉTINE 20 mg Génériques

Passiflore
ARKOGÉLULES PASSIFLORE
BIOCARDE
BORIBEL N° 8 sédative
CALMOTISAN
ÉLUSANES NATUDOR
ÉLUSANES PASSIFLORE
EUPHYTOSE
GÉLULE PROVENÇALE N° 4
MÉDIFLOR calmante, troubles du sommeil n° 14
NEUROFLORINE
NEUROPAX
NOCVALÈNE
PANXEOL
PASSIFLORE BOIRON
PASSIFLORINE
PASSINÉVRYL
PLENESIA
SANTANE N 9
SÉDATIF TIBER
SYMPAVAGOL
TISANE PROVENÇALE N° 4

Péfloxacine
PÉFLACINE
PÉFLACINE MONODOSE

Peginterféron alfa
PEGASYS
VIRAFERONPEG

Pénicillamine
TROLOVOL

Pentaérythritol
AUXITRANS

Pentosane polysulfate
HÉMOCLAR

Pentoxifylline
PENTOFLUX
PENTOXIFYLLINE 400 mg Génériques
TORENTAL comprimé
TORENTAL injectable

Pentoxyvérine
PECTOSAN TOUX SÈCHE pentoxyvérine
TOCLASE TOUX SÈCHE
VICKS PECTORAL

Pergolide
CELANCE

Périndopril
BIPRETERAX
COVERSYL
PRETERAX

Perméthrine
CHARLIEU ANTI-POUX
PARA PLUS
PARAPOUX
PYRÉFLOR

Peroxyde de benzoyle
BREVOXYL
CUTACNYL 2,5 mg et 5 mg
CUTACNYL 10 mg
ECLARAN 5 mg
ECLARAN 10 mg
EFFACNÉ
EPIDUO
PANNOGEL 5 %
PANNOGEL 10 %
PANOXYL 10 % gel et savon
PANOXYL 5 %

Peroxyde d'hydrogène
DENTEX
DOSOXYGÉNÉE
EAU OXYGÉNÉE COOPER
EAU OXYGÉNÉE GIFRER
EAU OXYGÉNÉE GILBERT

Perphénazine
TRILIFAN RETARD

Phénazone
BRULEX
H.E.C. dermique et nasale
H.E.C. rectale
OTIPAX

Phéniramine
FERVEX

Phénobarbital
ALEPSAL
APAROXAL
GARDÉNAL
KANEURON

Phénothrine
HÉGOR ANTI-POUX
ITAX
ITEM ANTIPOUX
PARASIDOSE

Phénoxyméthyl-pénicilline
ORACILLINE

Phénylalanine
REVITALOSE

Phénylbutazone
BUTAZOLIDINE
DEXTRARINE PHÉNYLBUTAZONE

Phényléphrine
HEXARHUME
HUMOXAL
ISODRIL
VISIODOSE

Phényltoloxamine
BIOCIDAN solution nasale

Phénytoïne
DI-HYDAN

Phloroglucinol
MÉTÉOXANE
PHLOROGLUCINOL 80 mg Génériques
SPASFON
SPASFON LYOC
SPASMOCALM
SPASSIREX

Pholcodine
ATOUXX
BIOCALYPTOL
BRONCALÈNE Adulte, Enfant
CLARIX
DIMÉTANE
HEXAPNEUMINE sirop Adulte et Enfant
HEXAPNEUMINE suppositoire Adulte et Enfant
HUMEX ANTITUSSIF
PHARMAKOD TOUX SÈCHE
PHOLCODYL
POLERY
PULMOSODYL
RESPILÈNE
RHINATHIOL TOUX SÈCHE
TROPHIRÈS sirop
VALDA TOUX SÈCHE

Phytoménadione
VITAMINE K1 ROCHE

Picloxydine
VITABACT

Picosulfate de sodium
FRUCTINES au picosulfate de sodium

Pilocarpine
CARPILO
ISOPTO-PILOCARPINE
PILO
PILOCARPINE FAURE

Piméthixène
CALMIXÈNE

Pimozide
ORAP

Pinavérium bromure
DICETEL
PINAVÉRIUM 100 mg Génériques

Pindolol
VISKALDIX
VISKEN

Pioglitazone
ACTOS
COMPETACT

Pipampérone
DIPIPÉRON

Pipérazine
VERMIFUGE SORIN

Pipéronyl butoxyde
CHARLIEU ANTI-POUX
PARA PLUS
PARA SPÉCIAL POUX
PYRÉFLOR
SPRAY-PAX
SPRÉGAL

Pipotiazine
PIPORTIL

Piracétam
GABACET
NOOTROPYL
PIRACÉTAM 20 g/100 ml Génériques
PIRACÉTAM 400 mg Génériques
PIRACÉTAM 800 mg Génériques

Pirétanide
EURELIX

Piribédil
TRIVASTAL comprimé
TRIVASTAL injectable

Piroxicam
BREXIN
CYCLADOL
FELDÈNE injectable
FELDÈNE oral, rectal
GELDÈNE
INFLACED
PIROXICAM 10 mg Génériques
PIROXICAM 20 mg Génériques
PROXALYOC
ZOFORA injectable

Pivampicilline
PROAMPI

Pivmecillinam
SELEXID

Pizotifène
SANMIGRAN

Podophyllotoxine
CONDYLINE

Polymyxine B
ANTIBIO SYNALAR
ATÉBÉMYXINE
AURICULARUM
CÉBÉMYXINE
FRAMYXONE
MAXIDROL
PANOTILE
POLYDEXA
POLYFRA collyre
POLYFRA pommade ophtalmique
POLYGYNAX

Polysorbate
FLUISÉDAL
FLUISÉDAL SANS PROMÉTHAZINE
PRORHINEL

Polystyrène sulfonate de sodium
KAYEXALATE

Polyvidone
BOLINAN
DULCILARMES
FLUIDABAK
NUTRIVISC
REFRESH
UNIFLUID

Polyvidone iodée
BÉTADINE bain de bouche
BÉTADINE DERMIQUE solution et compresse imprégnée
BÉTADINE gel et pansement médicamenteux
BÉTADINE gynécologique
BÉTADINE SCRUB
BETASEPTIC dermique
POLIODINE
POVIDONE IODÉE MERCK moussante

Polyvinylpolypyrrolidone
POLY-KARAYA

Potassium
ALCAPHOR
AMOXICILLINE ACIDE CLAVULANIQUE 100 mg/12,5 mg Génériques
AMOXICILLINE ACIDE CLAVULANIQUE 500 mg/62,5 mg Génériques
AMOXICILLINE ACIDE CLAVULANIQUE 1 g/125 mg Génériques
ARTISIAL
AUGMENTIN injectable
AUGMENTIN oral
CATARSTAT
CIBLOR
COLOPEG
COZAAR
DIFFU-K
ÉDUCTYL
FONCITRIL
FORTRANS
FORTZAAR
GLUCONATE DE POTASSIUM H3 SANTÉ
HYZAAR
IODURE DE POTASSIUM
KALEORID
KLEAN-PREP
MOVICOL
MOVIPREP
NATI-K
NOCTRAN
OLIGOSOL POTASSIUM
OLIGOSTIM POTASSIUM
PÉGA
PERMANGANATE DE POTASSIUM LAFRAN
PHOSPHORE ALKO
ROMARÈNE
SÉDATIF TIBER
SIROP DE POTASSIUM RICHARD
SOLUDACTONE
SPAGULAX citrate de potassium
SURÉLEN
SURFORTAN
TRANXÈNE
VOLTARENDOLO

Povidone
Voir : Polyvidone

Pralidoxime
CONTRATHION

Pramipexole
SIFROL

Pramocaïne
TRONOTHANE

Pravastatine
ELISOR
PRAVADUAL
PRAVASTATINE 10 mg Génériques
PRAVASTATINE 20 mg Génériques
PRAVASTATINE 40 mg Génériques
VASTEN

Prazépam
LYSANXIA

Prazosine
ALPRESS
MINIPRESS

Prednisolone
CORTISAL
DÉLIPROCT
DÉRINOX
DÉTURGYLONE
HYDROCORTANCYL
PREDNISOLONE 20 mg Génériques
PREDNISOLONE 5 mg Génériques
SOLUPRED

Prednisone
CORTANCYL
PREDNISONE 1 mg Génériques
PREDNISONE 5 mg Génériques
PREDNISONE 20 mg Génériques

Prégabaline
LYRICA

Prilocaïne
ANESDERM
EMLA
EMLAPATCH

Primidone
MYSOLINE

Pristinamycine
PYOSTACINE

Probénécide
BÉNÉMIDE

Procaïne
OTYLOL
PROCAÏNE BIOSTABILEX

Progestérone
ESTIMA
EVAPAUSE
FLORGYNAL
MENAELLE
PROGESTÉRONE 100 mg Génériques
PROGESTÉRONE 200 mg Génériques
PROGESTOGEL
SYNERGON
TROPHIGIL
UTROGESTAN

Proguanil
MALARONE
PALUDRINE
SAVARINE

Promégestone
SURGESTONE

Promestriène
COLPOSEPTINE
COLPOTROPHINE

Prométhazine
ALGOTROPYL
FLUISÉDAL
PHÉNERGAN comprimé et sirop
PHÉNERGAN crème
PHÉNERGAN injectable
RHINATHIOL PROMÉTHAZINE
TUSSISÉDAL

Propafénone
RYTHMOL

Propériciazine
NEULEPTIL

Propranolol
AVLOCARDYL
PROPRANOLOL 40 mg Génériques

Propylthiouracile
PRORACYL

Protamine sulfate
PROTAMINE CHOAY

Prunier d'Afrique
TADENAN

Pseudoéphédrine
ACTIFED JOUR ET NUIT
ACTIFED RHUME
ACTIFEDDUO RHINITE ALLERGIQUE
ANADVIL RHUME
CLARINASE REPETABS
DOLIRHUME
DOLIRHUMEPRO
HUMEX RHINITE ALLERGIQUE
HUMEX RHUME comprimé et gélule
NUROFEN RHUME
RHINADVIL
RHINUREFLEX
RHUMAGRIP
SUDAFED
VALDA RHUME

Psyllium
PSYLIA
PSYLLIUM LANGLEBERT
TRANSILANE

Pyrantel
COMBANTRIN
HELMINTOX

Pyrazinamide
PIRILÈNE
RIFATER

Pyrèthre
SPRAY-PAX

Pyridostigmine bromure
MESTINON

Pyridoxine
Voir : vitamine B6

Pyriméthamine
FANSIDAR
MALOCIDE

Pyrvinium
POVANYL

Quinagolide
NORPROLAC

Quinapril
ACUILIX
ACUITEL
KOREC

KORETIC
QUINAPRIL 5 mg Génériques
QUINAPRIL 10 mg Génériques
QUINAPRIL 20 mg Génériques

Quinidine
QUINIMAX comprimé
QUINIMAX injectable

Quinine
DINACODE crème
HEXAQUINE
OKIMUS
QUINIMAX comprimé
QUINIMAX injectable
QUININE LAFRAN
QUININE VITAMINE C GRAND
QUINISÉDINE
SURQUINA

Quinisocaïne
QUOTANE
RECTOQUOTANE

Rabéprazole
PARIET

Racécadotril
TIORFAN
TIORFAST

Raloxifène
EVISTA
OPTRUMA

Ramipril
COTRIATEC
RAMIPRIL 1,25 mg Génériques
RAMIPRIL 2,5 mg Génériques
RAMIPRIL 5 mg Génériques
RAMIPRIL 10 mg Génériques
TRIATEC
TRIATECKIT

Ranitidine
AZANTAC injectable
AZANTAC oral
RANIPLEX
RANITIDINE 75 mg Génériques
RANITIDINE 150 mg génériques
RANITIDINE 300 mg Génériques

Raubasine
ISKÉDYL injectable
ISKÉDYL oral

Réglisse
BLACKOÏDS du Dr MEUR
BOLDOFLORINE tisane
PÂTES PECTORALES BOIRON
RÉGLISSE SAMBUCUS BOIRON

Répaglinide
NOVONORM

Réserpine
TENSIONORME

Résorcine
ANAXÉRYL
BAIN DE BOUCHE LIPHA
NESTOSYL pommade
OSMOTOL
SYNTHOL gel
SYNTHOL liquide

Rétinol
Voir : vitamine A

Réviparine sodique
CLIVARINE

Rhubarbe
DEPURATUM
PYRALVEX

Riboflavine
Voir : vitamine B2

Rifabutine
ANSATIPINE

Rifampicine
RIFADINE
RIFATER
RIFINAH
RIMACTAN

Rifamycine
OTOFA
RIFAMYCINE CHIBRET

Rilménidine
HYPERIUM
RILMENIDINE 1 mg Génériques

Riluzole
RILUTEK

Rimexolone
VEXOL

Rispéridone
RISPERDAL
RISPERDALCONSTA LP
RISPERDALORO
RISPÉRIDONE 1 mg Génériques
RISPÉRIDONE 1 mg/ml Génériques
RISPÉRIDONE 2 mg Génériques
RISPÉRIDONE 4 mg Génériques

Ritiométan
NÉCYRANE

Ritonavir
KALETRA
NORVIR

Rivastigmine
EXELON dispositif transdermique
EXELON gélules et solution buvable

Rizatriptan
MAXALT

Ropinirole
ADARTREL
REQUIP

Rosiglitazone
AVANDAMET
AVANDIA

Rosuvastatine
CRESTOR

Roxithromycine
CLARAMID
ROXITHROMYCINE 100 mg Génériques
ROXITHROMYCINE 150 mg Génériques
RULID
SUBROXINE

Rutoside
ESBERIVEN
VÉLITEN
VINCARUTINE
VITARUTINE

Salbutamol
AIROMIR
ASMASAL
BUVENTOL EASYHALER
SALBUMOL
VENTEXXAIR
VENTILASTIN Novolizer
VENTOLINE

Salicylamide
PERCUTALGINE

Salicylate
Voir : acide salicylique

Salmétérol
SERETIDE
SEREVENT

Salol
BOROSTYROL
NISACALM

Saquinavir
INVIRASE

Saule
ARKOGÉLULES SAULE
ARTHRITISANE
ARTHROFLORINE
ÉLUSANES SAULE
GRIPPONYL
SANTANE A 4

Scopolamine
SCOPODERM

Secnidazole
SECNOL

Sélégiline
DÉPRÉNYL
OTRASEL
SÉLÉGILINE 5 mg Génériques

Sélénium
BÉTASÉLEN
BIO-SÉLÉNIUM
GRANIONS DE SÉLÉNIUM
MICROSOL SÉLÉNIUM
OLIGOSOL SÉLÉNIUM
OLIGOSTIM SÉLÉNIUM
SELSUN

Séné
AGIOLAX
ARKOGÉLULES SÉNÉ
BOLDOFLORINE comprimé
BOLDOFLORINE tisane
GRAINS DE VALS
HERBESAN
IDÉOLAXYL
LAXILO
MÉDIFLOR constipation passagère n° 7
MODANE
MUCINUM
OLIVALAX
SANTANE C 6
SÉNOKOT
TAMARINE
TISANE AFRA
TISANE DES FAMILLES
TISANE FRANKLIN
TISANE GARFIELD
TISANE PROVENÇALE N° 1
X-PREP
YERBALAXA

Serenoa repens
PERMIXON

Sertaconazole
MONAZOL
MONAZOL crème

Sertraline
SERTRALINE 25 mg Génériques
SERTRALINE 50 mg Génériques
ZOLOFT

Sibutramine
SIBUTRAL

Sildénafil
VIAGRA

Silymarine
ARKOGÉLULES CHARDON MARIE
LEGALON

Siméticone
CARBOSYLANE
CARBOSYMAG
IMODIUMDUO
IMONOGAS
IMOSSELDUO
MAALOX BALLONNEMENTS
MÉTÉOSPASMYL
MÉTÉOXANE
NOTGAZ
POLYSILANE DELALANDE
RENNIE DÉFLATINE
SILIGAZ

Simvastatine
INEGY
LODALÈS
SIMVASTATINE 10 mg Ggénériques
SIMVASTATINE 20 mg Génériques
SIMVASTATINE 40 mg Génériques
ZOCOR

Somatropine
GÉNOTONORM
MAXOMAT
NORDITROPINE
SAIZEN
UMATROPE
ZOMACTON

Sorbitol
ACTIGESS
APILAXE
BRONCALÈNE Nourrisson
HÉPAGRUME
HÉPARGITOL
MICROLAX
NIVABÉTOL
SCHOUM
SORBITOL DELALANDE
SPAGULAX sorbitol

Sotalol
SOTALEX
SOTALOL 80 mg Génériques
SOTALOL 160 mg Génériques

Soufre
ACTISOUFRE
DERMO-SULFURYL
DÉSINTEX
DÉSINTEX INFANTILE
DÉSINTEX-CHOLINE
GRANIONS DE SOUFRE
NOTRINO
OLIGOSOL SOUFRE
OLIGOSTIM SOUFRE
PAPS
RHINO-SULFURYL
SELSUN
SOLACY
SULFURYL INHALANT
SULFURYL oral
VAGOSTABYL

Spectinomycine
TROBICINE

Spiramycine
BI MISSILOR
BIRODOGYL
MISSILOR 750 000 UI/125 mg
RODOGYL
ROVAMYCINE
SPIRAMYCINE 0,75 UI MÉTRONIDAZOLE 125 mg Génériques
SPIRAMYCINE 1,5 M UI MÉTRONIDAZOLE 250 mg Génériques
SPIRAMYCINE 3 M UI Génériques

Spironolactone
ALDACTAZINE
ALDACTONE
ALDALIX
FLUMACH
PRACTAZIN
PRACTON
SPIROCTAN
SPIROCTAZINE
SPIRONOLACTONE 50 mg Génériques
SPIRONOLACTONE 75 mg Génériques
SPIRONOLACTONE ALTIZIDE 25 mg/15 mg Génériques
SPIRONONE

Stavudine
ZERIT

Sterculia gomme
KAOLOGEAIS
KARAYAL
LAXILO
NORMACOL
POLY-KARAYA

Strontium
PROTELOS
SEPIA COMPLEXE N° 20
STRONTIUM COMPOSÉ BOIRON

Succinimide
SUCCINIMIDE PHARBIOL

Sucralfate
KÉAL
SUCRALFATE 1 g Génériques
ULCAR

Sulbactam
UNACIM

Sulbutiamine
ARCALION

Sulconazole
MYK 1 %

Sulfadiazine
ADIAZINE
FLAMMAZINE

Sulfadoxine
FANSIDAR

Sulfafurazol
PÉDIAZOLE

Sulfaguanidine
ENTÉROPATHYL

Sulfaméthizol
RUFOL

Sulfaméthoxazole
BACTRIM

Sulfasalazine
SALAZOPYRINE

Sulfiram
ASCABIOL

Sulfogaïacol
CAMPHODIONYL
ÉPHYDION comprimé, sirop
NÉO-CODION comprimé
PASSÉDYL
PNEUMASEPTIC

Sulforutoside
VITARUTINE

Sulindac
ARTHROCINE

Sulpiride
DOGMATIL
SULPIRIDE 200 mg Génériques
SULPIRIDE 50 mg Génériques
SYNÉDIL

Sumatriptan
IMIGRANE comprimé et solution nasale
IMIGRANE injectable
IMIJECT

Synéphrine
DACRYOBORALINE
POLYFRA collyre
SÉDACOLLYRE

Tacalcitol
APSOR

Tacrolimus
PROTOPIC

Tadalafil
CIALIS

Tamarin
TAMARINE

Tamoxifène
NOLVADEX
TAMOXIFÈNE 10 mg Génériques
TAMOXIFÈNE 20 mg Génériques

Tamsulosine
JOSIR
MECIR
OMEXEL
OMIX
TAMSULOSINE 0,4 mg Génériques

Tazarotène
ZORAC

Télithromycine
KETEK

Telmisartan
MICARDIS
MICARDISPLUS
PRITOR
PRITORPLUS

Témazépam
NORMISON

Ténofovir
VIREAD

Ténonitrozole
ATRICAN

Ténoxicam
TILCOTIL

Térazosine
DYSALFA
HYTRINE
TÉRAZOSINE 5 mg Génériques

Terbinafine
FUNGSTER
LAMISIL comprimé
LAMISIL crème et solution
LAMISILATE
LAMISILDERMGEL
TERBINAFINE 250 mg Génériques

Terbutaline
BRICANYL comprimé
BRICANYL Turbuhaler

Terpine
ALMA
PULMOFLUIDE SIMPLE
PULMOLL

TERPINE GONNON
TERPONE
THIOPECTOL

Terpinéol

CALYPTOL INHALANT
NAZINETTE du Dr GILBERT pommade
NAZINETTE du Dr GILBERT solution
PECTODERME

Terpinol

BRONCHORECTINE AU CITRAL
VALDA IRRITATIONS DE LA GORGE

Tertatolol

ARTEX

Testostérone

ANDROGEL
ANDROTARDYL
FORTIGEL
INTRINSA
NEBIDO
PANTESTONE
TESTOPATCH

Tétrabénazine

XENAZINE

Tétracaïne

APHTORAL
CANTALÈNE
CHLORHEXIDINE ET TÉTRACAÏNE PIERRE FABRE
DRILL collutoire
DRILL pastille
ELUDRIL collutoire
ERGIX MAL DE GORGE
OROMÉDINE MAUX DE GORGE
OTYLOL
SOLUTRICINE MAUX DE GORGE
SOLUTRICINE MAUX DE GORGE TÉTRACAÏNE

Tétracosactide

SYNACTHÈNE

Tétracycline

AMPHOCYCLINE

Tétrazépam

MYOLASTAN
PANOS
TÉTRAZÉPAM 50 mg Génériques

Théodrénaline

PRAXINOR

Théophylline

DILATRANE
EUPHYLLINE
PNEUMOGÉINE
TÉDRALAN
THÉOSTAT
XANTHIUM

Thiamine

Voir : vitamine B1

Thiamphénicol

THIOPHÉNICOL

Thiocolchicoside

COLTRAMYL
MIOREL
MYOPLÈGE
THIOCOLCHICOSIDE 4 mg comprimé Génériques
THIOCOLCHICOSIDE 4 mg solution injectable Génériques

Thiophène

Voir : soufre

Thiosulfate

Voir : soufre

Tiadénol

FONLIPOL

Tiagabine

GABITRIL

Tianeptine

STABLON

Tiapride

TIAPRIDAL
TIAPRIDE 100 mg Génériques

Tibolone

LIVIAL

Ticlopidine

TICLID
TICLOPIDINE 250 mg Génériques

Tidiacic

TIADILON

Tiémonium

COLCHIMAX
VISCÉRALGINE

Tilbroquinol

INTÉTRIX

Tiliquinol

INTÉTRIX

Tilleul

AZÉMA TISANE
BORIBEL N° 8 sédative
GÉLULE PROVENÇALE N° 4
LENICALM
MÉDIFLOR calmante, troubles du sommeil n° 14
SANTANE N 9
TISANE PROVENÇALE N° 4
VIBTIL

Timolol

COMBIGAN
COSOPT
DIGAOL
DUOTRAV
GANFORT
GAOPTOL
GELTIM
MODUCREN
NYOGEL
NYOLOL
OPHTIM
TIMABAK
TIMACOR
TIMOCOMOD
TIMOLOL 0,1 % Génériques
TIMOLOL 0,25 % Génériques
TIMOLOL 0,5 % génériques
TIMOPTOL
XALACOM

Tinidazole

FASIGYNE

Tinzaparine sodique

INNOHEP

Tioconazole

GYNO-TROSYD
TROSYD

Tioguanine

LANVIS

Tiopronine

ACADIONE

Tiratricol

TÉATROIS

Tixocortol
PIVALONE
THIOVALONE

Tobramycine
NEBCINE
TOBI
TOBRADEX
TOBREX

Tolcapone
TASMAR

Tolnaftate
SPORILINE

Toltérodine
DÉTRUSITOL

Topiramate
EPITOMAX

Torémifène
FARESTON

Tosylchloramide sodique
CLONAZONE
HYDROCLONAZONE

Toxine botulique
VISTABEL

Tramadol
BIODALGIC
CONTRAMAL
CONTRAMAL LP
IXPRIM
MONOALGIC
MONOCRIXO
MONOTRAMAL
OROZAMUDOL
TAKADOL
TOPALGIC
TOPALGIC LP
TRAMADOL 50 mg Génériques
ZALDIAR
ZAMUDOL LP
ZUMALGIC

Trandolapril
ODRIK
TARKA LP

Travoprost
DUOTRAV
TRAVATAN

Trétinoïne
ANTIBIOTREX
CONTRACNÉ
CURACNÉ
EFFEDERM
ÉRYLIK
ISOTRÉTINOÏNE 5 mg Génériques
ISOTRÉTINOÏNE 10 mg Génériques
ISOTRÉTINOÏNE 20 mg Génériques
KÉTREL
LOCACID
PROCUTA
RETACNYL
RETIN A
ROACCUTANE gel

Triamcinolone
CIDERMEX
HEXATRIONE
KENACORT RETARD
LOCALONE
NASACORT
PEVISONE

Triamtérène
ISOBAR
PRESTOLE

Triclabendazole
EGATEN

Triclocarban
CUTISAN

Trifluridine
VIROPHTA

Trihexyphénidyle
ARTANE
PARKINANE LP

Trimébutine
DEBRICALM
DÉBRIDAT
PROCTOLOG
TRANSACALM
TRIMÉBUTINE 100 mg Génériques
TRIMÉBUTINE 200 mg Génériques

Trimétazidine
TRIMÉTAZIDINE 20 mg comprimé Génériques
TRIMÉTAZIDINE 20 mg/ml solution buvable Génériques
VASTAREL

Triméthoprime
BACTRIM

Trimipramine
SURMONTIL

Trinitrine
CORDIPATCH
DIAFUSOR
DISCOTRINE
EPINITRIL
NATISPRAY
NITRIDERM TTS
RECTOGÉSIC
TRINIPATCH
TRINITRINE MERCK
TRINITRINE SIMPLE LALEUF

Triphosadénine
ATÉPADÈNE

Triprolidine
ACTIFED RHUME

Triptoréline
DÉCAPEPTYL

Tritoqualine
HYPOSTAMINE

Trométamol
ACULAR
ALCAPHOR
ALMIDE
LODOXAL
MONURIL
URIDOZ

Tropatépine
LEPTICUR

Tropicamide
MYDRIATICUM
TROPICAMIDE FAURE

Tropisétron
NAVOBAN

Trospium chlorure
CÉRIS

Troxérutine
GINKOR FORT
GINKOR gel
GINKORGEL
RHÉOBRAL
RHÉOFLUX
TROXÉRUTINE 3,5 g Génériques
VEINAMITOL
VIVÈNE

Tuaminoheptane
RHINOFLUIMUCIL

Urapidil
EUPRESSYL
MÉDIATENSYL

Urée
AMYCOR ONYCHOSET
HYDRÉA

Urofollitropine
FOSTIMON

Valaciclovir
ZELITREX

Valériane
ARKOGÉLULES VALÉRIANE
BIOCARDE
BORIBEL N° 8 sédative
CALMOTISAN
ÉLUSANES VALÉRIANE
EUPHYTOSE
MÉDIFLOR calmante, troubles du sommeil n° 14
NEUROFLORINE
PASSINÉVRYL
SÉDALOZIA
SPASMINE comprimé
SPASMINE suppositoire enfant
TRANQUITAL
VALÉRIANE BOIRON

Valine
REVITALOSE

Valproate de sodium
DÉPAKINE
DÉPAKINE CHRONO
DEPAKOTE
MICROPAKINE LP
VALPROATE DE SODIUM 200 mg Génériques
VALPROATE DE SODIUM 500 mg LP Génériques

Valpromide
DÉPAMIDE

Valsartan
COTAREG
EXFORGE
NISIS
NISISCO
TAREG

Vardénafil
LEVITRA

Varénicline
CHAMPIX

Venlafaxine
EFFEXOR

Vérapamil
ISOPTINE
ISOPTINE LP
TARKA LP
VÉRAPAMIL 120 mg Génériques
VÉRAPAMIL LP 240 mg Génériques

Vigabatrine
SABRIL

Vinburnine
CERVOXAN

Vincamine
RHÉOBRAL
VINCARUTINE

Vincristine
ONCOVIN

Vitamine A
A 313 capsule
A 313 pommade
ARKOGÉLULES HUILE DE FOIE DE MORUE
AVIBON pommade
CARENCYL
CIRKAN suppositoire
ÉLÉVIT VITAMINE B9
FLETAGEX
HUILE DE FOIE DE MORUE COOPER
HYDROSOL POLYVITAMINÉ PHARMADÉVELOPPEMENT
LACTOMORRHUOL
LELONG
MITOSYL IRRITATIONS
NOTRINO
PROTOVIT
SOLACY
SURVITINE
UVESTÉROL A, D, E, C
VITAMINE A DULCIS
VITAMINE A FAURE
VITAMINE A NEPALM

Vitamine B1
ARGINOTRI-B
B CHABRE
BÉCOZYME
BÉNERVA
BEROCCA
BÉVITINE
CARENCYL
ÉLÉVIT VITAMINE B9
HEXAQUINE
HYDROSOL POLYVITAMINÉ PHARMADÉVELOPPEMENT
NICOPRIVE
PRINCI-B
PROTOVIT
SURVITINE
VITAMINES B1-B6 BAYER
VITATHION

Vitamine B12
BEROCCA
CARENCYL
CYANOCOBALAMINE RENAUDIN
DODÉCAVIT
ECOVITAMINE B12
ÉLÉVIT VITAMINE B9
MONO VITAMINE B12
PROTOVIT
SURVITINE
VITAMINE B12 AGUETTANT
VITAMINE B12 ALLERGAN
VITAMINE B12 BAYER
VITAMINE B12 CHAUVIN
VITAMINE B12 DELAGRANGE
VITAMINE B12 GERDA
VITAMINE B12 LAVOISIER
VITAMINE B12 THÉA

Vitamine B2
B CHABRE
BÉCOZYME
BÉFLAVINE
BEROCCA
CARENCYL
ÉLÉVIT VITAMINE B9
HYDROSOL POLYVITAMINÉ PHARMADÉVELOPPEMENT
PROTOVIT
SURVITINE

Vitamine B6
ARGINOTRI-B
B CHABRE
BÉCILAN
BÉCOZYME
BEROCCA
CARENCYL
CATARSTAT
CYSTINE B6 BAILLEUL
DERMO 6
ÉLÉVIT VITAMINE B9
HYDROSOL POLYVITAMINÉ PHARMADÉVELOPPEMENT
LYSO-6
MAGNÉ B6

MAGNÉSIUM VITAMINE B6 BIOGARAN
NICOPRIVE
OSTÉOGEN
PRINCI-B
PROTOVIT
SURÉLEN
SURFORTAN
SURVITINE
UVIMAG B6
VITAMINE B6 RICHARD
VITAMINES B1-B6 BAYER

Vitamine B9

ACIDE FOLIQUE 5 mg Génériques
ACIDE FOLIQUE CCD 0,4 mg
BEROCCA
CARENCYL
ÉLÉVIT VITAMINE B9
PROTOVIT
SPÉCIAFOLDINE 0,4 mg
SPÉCIAFOLDINE 5 mg
TARDYFERON B9

Vitamine C

ACTI 5
AFEBRYL
ANTIGRIPPINE
APHTORAL
ASCOFER
ASCORBATE DE CALCIUM RICHARD
ASPIRINE UPSA vitaminée C
ASPIRINE VITAMINE C OBERLIN
ASPRO 500 VITAMINE C
BEROCCA
BÉTASÉLEN
BICIRKAN
CARENCYL
CÉMAFLAVONE
CODOTUSSYL MAUX DE GORGE
CYCLO 3 FORT
EFFERALGANVITAMINEC
ÉLÉVIT VITAMINE B9
FASTENYL
FERO-GRAD
FERVEX
GURONSAN
HYDROSOL POLYVITAMINÉ PHARMADÉVELOPPEMENT
LAROSCORBINE comprimé
LAROSCORBINE injectable
MOVIPREP
NICOPRIVE
OSTÉOGEN
PROTOVIT
QUININE VITAMINE C GRAND
REVITALOSE
RHINOFÉBRAL
SARGENOR à la vitamine C
SARVIT
SOLUCETYL
STREPSILS
SURÉLEN
SURVITINE
TIMOFEROL
TONICALCIUM
UVESTÉROL A, D, E, C
VALDA RHUME
VASCOCITROL
VEINOBIASE
VEINOSTASE
VÉLITEN
VITAMINE C ARROW
VITAMINE C UPSA
VITASCORBOL
VITATHION

Vitamine D3

ACTONELCOMBI
ADROVANCE
ALFACALCIDOL TEVA
CACIT VITAMINE D3
CALCIDOSE VITAMINE D
CALCIFORTE VITAMINE D3
CALCIPRAT D3
CALCIUM-VITAMINE D3 BIOGARAN
CALCIUM-VITAMINE D3 EG
CALCIUM-VITAMINE D3 GNR
CALCIUM-VITAMINE D3 MERCK
CALCIUM-VITAMINE D3 RANBAXY
CALCIUM-VITAMINE D3 RATIOPHARM
CALCIUM-VITAMINE D3 SANDOZ
CALCOS VITAMINE D3
CALPEROS D3
CALTRATE VITAMINE D3
CARENCYL
DÉDROGYL
DENSICAL VITAMINE D3
ÉLÉVIT VITAMINE B9
EPTAVIT
FIXICAL VITAMINE D3
FLUOSTÉROL
FORCICAL VITAMINE D3
FOSAVANCE
IDÉOS
METOCALCIUM
OROCAL D3
OROCAL VITAMINE D3
OSSEANS D3
OSTEOCAL D3
OSTRAM VITAMINE D3
PROTOVIT
ROCALTROL
SILKIS
SURVITINE
UN-ALFA
UVÉDOSE
VITAMINE D3 BON
ZYMAD 10 000 UI/ml
ZYMAD 80 000 et 200 000 UI
ZYMADUO

Vitamine E

BÉTASÉLEN
BIO-SÉLÉNIUM
CARENCYL
CICATRYL
CIRKAN suppositoire
DERMORELLE
DIFRAREL E
ÉLÉVIT VITAMINE B9
HYDROSOL POLYVITAMINÉ PHARMADÉVELOPPEMENT
OMACOR
PROTOVIT
SURVITINE
TOCO 500
TOCOLION
TOCOPA
TOCOPHÉROL TEVA
UVESTÉROL A, D, E, C
VÉLITEN
VITAMINE E MERCK
VITAMINE E SANDOZ

Vitamine PP

B CHABRE
BÉCOZYME
BEROCCA
CARENCYL
ÉLÉVIT VITAMINE B9
HYDROSOL POLYVITAMINÉ PHARMADÉVELOPPEMENT
NICOPRIVE
PROTOVIT
SURÉLEN
SURVITINE
VITA-DERMACIDE
VITARUTINE

Warfarine

COUMADINE

Xylène

CÉRULYSE

Yohimbine

YOCORAL
YOHIMBINE HOUDÉ

Zanamivir

RELENZA

Zidovudine

COMBIVIR
RETROVIR
TRIZIVIR

Zinc

AFTAGEL
AGATHOL baume
ALOPLASTINE
ANUSOL
BEROCCA
BÉTASÉLEN
BIOXYOL
BRULEX
CARENCYL
CRÈME DE DALIBOUR COOPER
CUTIPHILE
DÉFLAMOL
DERMOCUIVRE
DERMO-SULFURYL
EFFIZINC
ÉLÉVIT VITAMINE B9
GEL DE CALAMINE THERICA
GRANIONS DE ZINC
INOTYOL
MITOSYL IRRITATIONS
MYCODÉCYL
NESTOSYL pommade
OLIGOSOL ZINC
OLIGOSOL ZINC-CUIVRE
OLIGOSOL ZINC-NICKEL-COBALT
OLIGOSTIM ZINC
OLIGOSTIM ZINC-CUIVRE
OLIGOSTIM ZINC-NICKEL-COBALT
OXYPÉROL
OXYPLASTINE
OXYTHYOL
PAPS
PROTOVIT
RAMET DALIBOUR
RUBOZINC
SÉNOPHILE
SURVITINE
SYNACTHÈNE
TITANORÉÏNE
TITANORÉÏNE lidocaïne
VASELINE À L'OXYDE DE ZINC MONOT
YSE
YSE GLUTAMIQUE

Zofénopril

ZOFENIL
ZOFENILDUO

Zolmitriptan

ZOMIG
ZOMIGORO

Zolpidem

STILNOX
ZOLPIDEM 10 mg Génériques

Zonisamide

ZONEGRAN

Zopiclone

IMOVANE
ZOPICLONE 7,5 mg Génériques

Zuclopenthixol

CLOPIXOL

Lexique

Lexique

Ce lexique est destiné à expliquer certains mots médicaux ou d'usage peu courant présents (en *italique*) dans le texte des fiches médicaments. Sa vocation n'est pas d'apporter une définition exhaustive, mais de donner suffisamment d'informations pour que le mot puisse être compris dans le contexte de ce dictionnaire. Certaines maladies sont décrites, en particulier celles qui figurent dans les contre-indications de certains médicaments et qui doivent donc pouvoir être identifiées facilement.

abcès

Amas de pus formant une poche.

accident thromboembolique

Accident qui résulte de l'obstruction (embolie) d'un vaisseau sanguin par un caillot (thrombus).
Le vaisseau peut être une artère : il s'agit alors d'une embolie artérielle, qui provoque une ischémie (privation de sang oxygéné) dans la région que cette artère irriguait. Une ischémie grave aboutit à la mort des tissus privés d'oxygène : l'infarctus. Heureusement, dans de nombreux cas, une artère voisine permet d'éviter l'infarctus en apportant du sang oxygéné dans la région victime de l'ischémie.
Le cœur est irrigué par les artères coronaires qui ont la propriété d'être peu reliées entre elles, ce qui explique la gravité d'un accident thromboembolique coronarien : une partie du muscle cardiaque, le myocarde, est détruite (infarctus du myocarde).
L'obstruction d'une veine est moins grave, car les veines assurent le retour du sang chargé de gaz carbonique vers le cœur. L'obstruction d'une veine est généralement appelée thrombophlébite. La gravité d'une thrombophlébite, ou phlébite, tient à la possibilité pour un caillot de se détacher de la veine et d'être emporté par le sang veineux jusqu'au cœur. Après avoir traversé l'oreillette droite et le ventricule droit, ce caillot va pénétrer dans une artère pulmonaire et obstruer un vaisseau sanguin, provoquant une embolie pulmonaire et un infarctus pulmonaire.

accident vasculaire cérébral

Lésion du cerveau due à une hémorragie ou à l'obstruction brutale d'une artère. En fonction de l'importance de la lésion, les conséquences sont plus ou moins graves : malaise passager, paralysie, coma.
Abréviation : AVC.

accommodation

« Mise au point » de l'œil, permettant la vision nette de près. La presbytie est le trouble de l'accommodation le plus courant ; certains médicaments tels que l'atropine peuvent provoquer des troubles de l'accommodation passagers.

accoutumance

Diminution progressive de l'effet d'un médicament malgré l'augmentation des doses prises. Ce phénomène peut conduire à augmenter les doses pour maintenir une efficacité constante du traitement. L'accoutumance ne doit pas être confondue avec la dépendance, définie comme un besoin physique et/ou psychique de prendre un médicament.

acétylcholine

Substance naturelle libérée lors de la transmission de l'influx nerveux d'un neurone à l'autre, ou qui assure la stimulation de

récepteurs spécifiques (cholinergiques) situés dans les organes.
L'acétylcholine est impliquée dans la commande des muscles par les nerfs (un défaut de transmission peut être à l'origine d'une myasthénie). Elle assure en outre la stimulation du système nerveux parasympathique qui se traduit par les effets suivants : ralentissement cardiaque, accélération du transit intestinal, difficultés à respirer, myosis, stimulation de la vessie...

acide aminé

Les acides aminés sont les constituants élémentaires des protéines. Certains acides aminés, dits essentiels, ne peuvent pas être fabriqués par l'organisme et doivent donc être apportés par l'alimentation.

acide folique

Nom chimique de la vitamine B9, normalement présente dans l'alimentation et dans l'organisme sous forme de folate. L'acide folique joue un rôle important dans le renouvellement des cellules et dans la fabrication des globules rouges. Un apport insuffisant d'acide folique peut avoir des conséquences graves, notamment dans l'enfance et l'adolescence (anémie) ou au cours de la grossesse (malformations du fœtus).

acide lactique

Substance produite dans les muscles lors de l'utilisation du glucose (sucre) comme source d'énergie, en l'absence d'oxygène (au début d'un exercice physique, par exemple). Son accumulation dans les muscles est à l'origine de moins bonnes performances, voire de crampes. Il est éliminé pendant la période de récupération active (période d'exercice physique d'intensité légère qui doit suivre un entraînement ou une épreuve).

acide urique

Déchet du métabolisme, normalement éliminé par les reins. Son accumulation peut provoquer une crise de goutte. L'acide urique peut également former des calculs dans les voies urinaires.

acides gras

Unités de base des lipides (graisses). Dans le corps, les acides gras forment une réserve d'énergie utilisable lorsque celles de sucre (glycogène) sont épuisées. Ils entrent dans la composition de la membrane des cellules et sont indispensables à la synthèse de certaines hormones. Les acides gras sont classés en plusieurs familles : acides gras saturés, acides gras mono-insaturés, acides gras polyinsaturés, acides gras essentiels, etc.

acides gras essentiels

Certains acides gras polyinsaturés sont qualifiés d'acides gras essentiels car notre corps est incapable de les fabriquer et ils sont obligatoirement apportés par l'alimentation. Ils entrent dans la constitution des cellules et dans la fabrication de certaines hormones. On les trouve dans les poissons gras et les huiles végétales (tournesol, maïs, colza, noix, pépins de raisin et soja).

acides gras mono-insaturés

Famille d'acides gras. La grande majorité des acides gras mono-insaturés contribue à nous protéger des maladies cardiovasculaires (contrairement aux acides gras saturés). On les trouve en grande quantité dans certaines matières grasses d'origine végétale (huiles de colza, d'olive, de noix, de soja et d'arachide).

acides gras oméga-3 et oméga-6

L'acide linoléique (oméga-6) et l'acide linolénique (oméga-3) sont les principaux acides gras essentiels. Ils se trouvent dans les poissons gras et les huiles végétales (tournesol et maïs pour le premier ; colza, noix, pépins de raisin et soja pour le second). Ces acides gras essentiels sont indispensables au bon fonctionnement du corps. Néanmoins, pris en excès, ces acides gras peuvent provoquer une baisse de l'immunité, une fragilisation des membranes des cellules et des troubles de la coagulation sanguine.

acides gras polyinsaturés

Famille d'acides gras. Ils contribuent à nous protéger des maladies cardiovasculaires. Ils sont essentiellement présents dans les produits végétaux et les poissons gras (sardines, harengs, thon, saumon, etc.). Ce sont les acides gras qui devraient constituer l'essentiel de l'apport quotidien en lipides.

acides gras saturés

Famille d'acides gras qui ont tendance à favoriser les dépôts de cholestérol dans les artères et donc à augmenter les risques de maladies cardiovasculaires. Ils se trouvent surtout dans les graisses d'origine animale (beurre, crème fraîche, fromages) excepté celles issues des poissons, dans certaines huiles tropicales (huile de palme par exemple) et dans les produits fabriqués à partir de ces sources de gras (pâtisseries industrielles, charcuteries, produits laitiers gras, etc.). Leur apport dans l'alimentation doit être limité.

acidocétose

Accumulation dans le sang de substances acides, qui peut s'observer après un jeûne chez l'enfant (haleine sentant l'acétone) ou en cas de complication du diabète sucré. La présence de ces substances toxiques (corps cétoniques) est détectée dans les urines.

acidose lactique

Complication exceptionnelle, mais grave, souvent liée à l'emploi des antidiabétiques appartenant à la famille des biguanides ou de médicaments contre l'infection par le VIH (virus du sida). Elle consiste en l'accumulation d'acide lactique, responsable de crampes musculaires, de troubles digestifs, de fatigue, de respiration difficile, etc. Ces symptômes ne doivent pas être confondus avec les crampes banales observées après un effort ou après la prise de certains diurétiques. L'acidose lactique est favorisée par une insuffisance rénale, par une insuffisance hépatique grave, par un surdosage de médicaments, par les boissons alcoolisées ou par un jeûne prolongé.

acné

Affection de la peau liée à une rétention de sébum formant des comédons (points noirs et microkystes). Ceux-là sont le siège d'une prolifération de bactéries et se transforment en pustules.

acouphène

Sensation auditive ne provenant pas d'un son extérieur.
Synonyme : bourdonnement d'oreille.

addiction

Dépendance d'une personne à un médicament ou à une drogue. Par extension, la dépendance peut concerner une activité dont on ne peut plus se passer : jeux d'argent, jeux vidéo, Internet, etc.

Addison (maladie d')

Maladie rare due à un défaut de fonctionnement des glandes surrénales qui sécrètent notamment la cortisone. Son traitement repose sur l'apport de cortisone et d'un minéralocorticoïde.

adénome

Tumeur bénigne se développant à partir d'une glande. Il peut s'agir d'une glande à sécrétion externe (comme le sein, la prostate ou le tube digestif, dont les sécrétions sont véhiculées vers l'extérieur), ou interne (comme la thyroïde ou l'hypophyse, dont les hormones sont transportées par la circulation sanguine). Certains adénomes peuvent se transformer en cancers.

adénome de la prostate

Augmentation du volume de la prostate, glande située sous la vessie de l'homme. Cette augmentation de volume est bénigne, n'a aucun rapport avec un cancer, mais peut gêner le passage des urines dans le canal (urètre) qui traverse la glande.
Les symptômes qui font évoquer la présence d'un adénome de la prostate sont :
- une difficulté à uriner (lenteur, faiblesse du jet) ;
- le besoin de se lever plusieurs fois la nuit pour uriner ;
- des envies d'uriner impérieuses et difficiles à contrôler.

Certains médicaments, les atropiniques notamment, peuvent avoir pour effet indésirable d'aggraver la gêne et peuvent conduire à un blocage total de l'évacuation de la vessie. Ils sont donc contre-indiqués ou doivent être utilisés prudemment chez les hommes présentant les symptômes décrits ci-dessus.

adénosine triphosphate

Carburant du corps, en particulier au niveau des muscles. L'adénosine triphosphate, ou ATP, consommé est régénéré à partir de sources d'énergie stockée comme la phosphocréatine, le glucose (sucre), les acides gras (graisses) ou les acides aminés (protéines).

ADN

Abréviation d'acide désoxyribo-nucléique. Longue molécule présente dans tous les organismes vivants, capable de se répliquer et participant à la production des protéines. L'ADN est l'un des supports de l'hérédité.

adrénaline

Hormone sécrétée par les glandes surrénales ; elle a des propriétés multiples : accélération du cœur, augmentation de la force des battements, contraction des vaisseaux (à l'exception des artères coronaires qu'elle dilate), relâchement des fibres musculaires des bronches et de l'intestin, dilatation de la pupille, etc.
Synonyme : épinéphrine.

adrénergique

Qui reproduit les effets de l'adrénaline.

aérateur transtympanique

Dispositif destiné à traiter les otites séreuses. Il s'agit d'un court tuyau creux placé par l'ORL dans un orifice du tympan. Il est appelé aérateur car il permet l'écoulement du liquide visqueux présent lors d'otites séreuses dans l'oreille moyenne, qui ne contient normalement que de l'air. L'aérateur transtympanique est fréquemment appelé « yoyo », par analogie avec sa forme (il présente un rétrécissement en son milieu qui lui permet de rester en place plusieurs mois).

aérosol

Brouillard de fines particules liquides ou solides, destinées à être inhalées pour agir dans les voies respiratoires. Les aérosols sont obtenus à l'aide de flacons pressurisés ou d'appareils électriques spécialement destinés à cet usage et prescrits par le médecin.

agranulocytose

Disparition des globules blancs du sang. Cette affection grave empêche l'organisme de réagir contre les infections. Elle est due le plus souvent à la toxicité d'un médicament sur la moelle osseuse, où sont fabriqués les globules du sang.

AINS

Abréviation d'anti-inflammatoire non stéroïdien. Famille de médicaments anti-inflammatoires qui ne sont pas dérivés de la cortisone (stéroïdes), et dont le plus connu est l'aspirine.

albumine

Protéine servant au transport de nombreuses substances dans le sang. Son dosage permet notamment d'estimer l'importance d'une déshydratation ou d'une dénutrition.

albuminurie

Présence anormale d'albumine dans les urines. Elle est le signe d'un mauvais fonctionnement des reins. La recherche d'albumine dans les urines s'effectue habituellement à l'aide de bandelettes réactives. Néanmoins, ces bandelettes ne sont pas suffisamment sensibles pour détecter de très faibles quantités d'albumine dans les urines (une microalbuminurie). Dans le suivi de certaines maladies, par exemple le diabète, des techniques plus précises sont utilisées pour dépister une microalbuminurie.

alcalin

Se dit d'une substance dont le pH est supérieur à 7. Synonyme : basique.
Voir aussi : pH.

alcool

Nom général désignant une famille de substances qui ont la propriété de pouvoir être mélangées à l'eau et aux corps gras. L'alcool le plus courant est l'alcool éthylique (éthanol), mais il existe de nombreux autres alcools : méthanol, butanol, etc. Le degré d'une solution alcoolique correspond au volume d'alcool pur présent dans 100 ml de solution, en sachant que 1 verre ballon de vin ou 1 demi de bière (25 cl) contiennent environ 8 g d'alcool.
Lorsque l'alcool est utilisé comme antiseptique, un dénaturant d'odeur désagréable lui est souvent ajouté pour éviter qu'il soit bu.

Contrairement à une croyance répandue, l'alcool à 70° (ou même à 60°) est un meilleur antiseptique que l'alcool à 90°.

algie vasculaire de la face

Douleur apparentée à la migraine, mais beaucoup plus vive et brève. Elle est souvent associée à un larmoiement et à une congestion nasale.

algodystrophie

Maladie caractérisée par une douleur et un œdème persistants, qui suivent généralement un traumatisme.

alkylant

Variété de chimiothérapie anticancéreuse qui agit en provoquant des mutations de l'ADN des cellules en division.

allergène

Substance étrangère à l'organisme, pouvant déclencher une allergie : pollen, poils de chat, etc.

allergie

Réaction cutanée (démangeaisons, boutons, gonflement) ou malaise général apparaissant après un contact avec une substance particulière, l'utilisation d'un médicament ou l'ingestion d'un aliment. Les principales formes d'allergie sont l'eczéma, l'urticaire, l'asthme, l'œdème de Quincke et le choc allergique (choc anaphylactique). L'allergie alimentaire peut également se traduire par des troubles digestifs.

alopécie

Chute générale ou partielle des poils ou des cheveux.

alphabloquant

Les récepteurs alpha, présents notamment sur les vaisseaux sanguins et l'appareil urinaire, sont responsables de leur contraction. Un alphabloquant est une substance qui bloque ces récepteurs et provoque ainsi une vasodilatation (par relâchement des fibres musculaires présentes dans la paroi des vaisseaux) ou l'ouverture du sphincter de l'urètre.

altération

Modification en mal par rapport à un état normal, détérioration.

Alzheimer (maladie d')

Maladie dégénérative du cerveau caractérisée par des troubles de la mémoire, des troubles du jugement, une désorientation dans le temps et dans l'espace. D'autres maladies peuvent présenter des symptômes proches (dépression, hypothyroïdie, etc.) et le diagnostic de maladie d'Alzheimer ne doit pas être porté à tort devant de banals troubles de la mémoire.

ambulatoire (traitement)

Sans hospitalisation.

aménorrhée

Absence de règles. On distingue l'aménorrhée primaire (la femme n'a jamais eu de règles) de l'aménorrhée secondaire (les règles se sont arrêtées ou n'ont pas repris).

amibe

Parasite touchant habituellement l'intestin, transmis par l'eau et les aliments souillés. Les troubles digestifs provoqués par les amibes (amibiase) sont plus importants lorsque le germe provient d'un pays chaud.

amibiase

Infection due aux amibes.

amibiase hépatique

Forme grave de l'infection par les amibes provoquant une sorte d'abcès du foie.

amidon de blé

L'amidon se compose d'une longue chaîne de molécules de glucose (sucre). Présent dans les céréales, les pommes de terre et autres féculents, l'amidon est une des bases de notre alimentation. L'amidon extrait du blé est utilisé comme ingrédient dans de nombreux aliments industriels et également comme excipient (composant sans activité thérapeutique) dans de nombreux médicaments. Certaines personnes sont allergiques aux produits dérivés du blé (allergie au gluten ou maladie cœliaque) et ne tolèrent pas les aliments ou les médicaments contenant de l'amidon de blé.

aminoside

Famille d'antibiotiques particulièrement actifs sur les staphylocoques. Les aminosides injectables, surtout en cas de surdosage, peuvent être toxiques pour le rein et pour l'oreille interne.

ammonium quaternaire

Famille d'antiseptiques présents dans de nombreux médicaments d'usage local. Généralement bien supportés, ils peuvent cependant donner lieu à de rares allergies.

amnésie antérograde

Effet indésirable commun aux médicaments de la famille des benzodiazépines. Il s'agit d'une absence de mémorisation de tous les événements survenus pendant une durée qui peut atteindre plusieurs heures (amnésie). Elle peut survenir avec toutes les benzodiazépines, surtout lorsque le médicament est pris au coucher et que la personne est réveillée précocement par un événement extérieur. Celle-ci ne garde aucun souvenir de ses actes pendant la période qui suit son réveil.

amphétamine

Substance excitante qui accroît artificiellement les capacités physiques et psychiques. Son emploi prolongé entraîne des effets indésirables parfois graves, une accoutumance et une dépendance.

anabolisant

Substance qui stimule artificiellement la croissance des tissus vivants, notamment celle des muscles.

analgésique

Qui agit contre la douleur.
Synonyme : antalgique. Voir ce terme.

anamnèse

Ensemble des renseignements recueillis sur l'histoire d'une maladie auprès du patient ou de son entourage.

anatoxine

Forme neutralisée de certaines toxines sécrétées par des bactéries pathogènes (diphtérie, tétanos). Les anatoxines, inoffensives, sont utilisées dans les vaccins, car elles permettent à l'organisme de s'immuniser contre la véritable toxine, responsable de la maladie.

androgénique

Qui reproduit l'effet des hormones androgènes (hormones mâles).

anémie

Baisse du taux d'hémoglobine dans le sang, qui se traduit le plus souvent par une baisse du nombre des globules rouges. Le fer est indispensable à la synthèse de l'hémoglobine. Une carence en fer lors d'une grossesse, d'un régime végétarien, d'hémorragies abondantes ou répétées (règles) est une cause fréquente d'anémie. D'autres causes, plus rares, sont liées à des carences en vitamines du groupe B.

anémie falciforme

Variété d'anémie chronique fréquente en Afrique due à une anomalie congénitale de l'hémoglobine, protéine contenue dans les globules rouges.
Voir aussi : drépanocytose.

anémie hémolytique

Anémie particulière due à une destruction des globules rouges.

anémie mégaloblastique

Anémie particulière, due à une carence en acide folique (vitamine B9), qui se traduit par une baisse du nombre des globules rouges et par une augmentation de leur taille. Elle est différente des anémies par carence en fer, plus fréquentes, qui se traduisent par une diminution de la taille des globules rouges.

anesthésie

Suppression de la sensibilité.
L'anesthésie peut être :
- générale, le malade est endormi ;
- régionale, une région du corps est insensibilisée mais le malade est conscient (péridurale...) ;
- locale, seule une petite partie du corps est insensibilisée.

anesthésique

Médicament qui entraîne une anesthésie. Outre les anesthésiques généraux qui permettent d'endormir les malades avant une opération, il existe des anesthésiques locaux, qui peuvent être injectés au contact d'un nerf pour insensibiliser une région du corps. Les anesthésiques locaux sont également appelés anesthésiques de contact.

anesthésique de contact

Médicament diminuant ou supprimant par simple contact la sensibilité des muqueuses ou de la peau. Il est utilisé localement pour atténuer la douleur ou pour faciliter les explorations des cavités de l'organisme (bouche, œsophage, estomac, larynx...).

anévrisme

Poche formée par la paroi dilatée d'une artère.

angine

Infection douloureuse du pharynx (gorge) et des amygdales provoquant de la fièvre. La majorité des angines est due à des virus. Dans 20 % des cas chez les enfants (10 % des cas chez les adultes), l'angine est due à une bactérie, un streptocoque du groupe A. Les angines à streptocoques du groupe A justifient un traitement antibiotique pour prévenir de possibles complications : infection généralisée (septicémie), rhumatisme articulaire aigu, problèmes cardiaques, etc.

angine de poitrine

Douleur oppressante due à une obstruction partielle des artères coronaires qui irriguent le muscle cardiaque. Elle peut se manifester dans la poitrine, les bras ou la mâchoire.
Synonyme : angor.

angiographie

Radiographie des vaisseaux sanguins réalisée après injection intraveineuse d'un produit opaque aux rayons X. Cet examen sert à détecter un rétrécissement (sténose) ou une dilatation (anévrisme) des vaisseaux. L'angiographie des vaisseaux de la rétine (angiographie rétinienne) n'utilise pas les rayons X mais une lumière particulière. Dans ce cas, une substance fluorescente, la fluorescéine, remplace le produit opaque. Elle colore les urines et les muqueuses pendant 24 heures. La vue du patient est brouillée dans les heures qui suivent l'examen.

angor

Angine de poitrine. Voir ce terme.

anguillule

Parasite digestif. L'homme est contaminé par les larves contenues dans la boue, qui pénètrent à travers la peau.

ankylostome

Parasite digestif proche de l'anguillule, dont les larves pénètrent à travers la peau.

ankylostomiase

Infection due aux ankylostomes. Elle est responsable d'une anémie.
Synonyme : ankylostomose.

anorexie

Absence ou perte d'appétit pouvant conduire à une dénutrition grave. L'anorexie mentale est d'origine psychologique : elle se caractérise par un refus de manger ou des vomissements provoqués volontairement et se manifeste particulièrement chez l'adolescent. Chez la jeune fille, elle s'accompagne d'une absence de règles.

anorexigène

Substance qui réduit la sensation de faim, souvent apparentée aux amphétamines.

antagoniste

Se dit d'une substance qui bloque un récepteur et empêche sa stimulation par d'autres substances. Beaucoup de substances médicamenteuses ou naturelles ont un effet sur l'organisme par l'intermédiaire d'un récepteur, qui reconnaît la substance et déclenche une action biologique à son contact. Ainsi, l'adrénaline stimule les récepteurs bêta du cœur et provoque son accélération, l'opium stimule les récepteurs du plaisir dans le cerveau. Des substances antagonistes comme les bêtabloquants ou la naltrexone empêchent respectivement l'action de l'adrénaline et celle des opiacés : elles se fixent sur le récepteur et le bloquent, de la même façon qu'une allumette insérée dans une serrure ne permet plus à la clé de l'ouvrir.

antalgique

Médicament qui agit contre la douleur. Les antalgiques agissent soit directement sur les centres de la douleur situés dans le cerveau, soit en bloquant la transmission de la douleur au cerveau.
Synonyme : analgésique.

antécédent

Affection guérie ou toujours en évolution. L'antécédent peut être personnel ou familial. Les antécédents constituent l'histoire de la santé d'une personne.

antiacide

Médicament qui neutralise l'acidité des sécrétions gastriques ou qui bloque les glandes responsables de la sécrétion d'acide.

antiagrégant plaquettaire

Médicament qui empêche les plaquettes de s'agglutiner et donc les caillots de se former. L'antiagrégant plaquettaire le plus ancien est l'aspirine prise à petite dose.
Les antiagrégants ne doivent pas être confondus avec les anticoagulants dont le mécanisme d'action est différent.

antiangoreux

Médicament destiné à combattre l'angine de poitrine (également appelée angor).

antiarythmique

Médicament indiqué dans les troubles du rythme cardiaque. La famille des antiarythmiques est divisée en classes I, II, III, IV en fonction du mode d'action de ces médicaments.

antiasthénique

Médicament qui lutte contre la fatigue (asthénie).

antibiotique

Substance capable de bloquer la multiplication de certaines bactéries ou de les tuer. Le spectre d'un antibiotique est l'ensemble des bactéries sur lesquelles ce produit est habituellement actif. Contrairement aux bactéries, les virus ne sont pas sensibles aux antibiotiques. Les premiers antibiotiques furent extraits de cultures de champignons : penicillium (pénicilline), streptomyces (streptomycine). Ils sont actuellement fabriqués par synthèse chimique. Les antibiotiques sont divisés en familles : pénicillines, céphalosporines, macrolides, tétracyclines (cyclines), sulfamides, aminosides, lincosanides, phénicolés, polymyxines, quinolones, imidazolés, etc.
Un usage inapproprié des antibiotiques peut favoriser l'apparition de résistances : n'utilisez un antibiotique que sur prescription médicale, respectez sa posologie et sa durée, ne donnez pas et ne conseillez pas à une autre personne un antibiotique que l'on vous a prescrit.
Voir aussi : résistance aux antibiotiques.

anticholinestérasique

Substance qui s'oppose à la destruction de l'acétylcholine par une enzyme, la cholinestérase. En augmentant le taux d'acétylcholine, un anticholinestérasique (à faibles doses) a des effets comparables à ceux de l'acétylcholine, mais plus durables.
Des médicaments anticholinestérasiques sont utilisés dans le traitement de la myasthénie ou en cas d'atonie intestinale grave. L'emploi d'anticholinestérasiques dans la maladie d'Alzheimer est récent et repose sur l'hypothèse d'un déficit en acétylcholine dans le cerveau.

anticoagulant

Médicament qui empêche le sang de coaguler et qui prévient donc la formation de caillots dans les vaisseaux sanguins.
Les anticoagulants sont utilisés pour traiter ou prévenir les phlébites, les embolies pulmonaires, certains infarctus. Ils permettent aussi d'empêcher la formation de caillots dans le cœur lors de troubles du rythme comme la fibrillation auriculaire ou en cas de valve cardiaque artificielle.
Il existe deux grand types d'anticoagulants :
- les anticoagulants oraux, qui bloquent l'action de la vitamine K (antivitamine K, ou AVK) et dont l'efficacité est contrôlée par un dosage sanguin : l'INR (anciennement TP) ;
- les anticoagulants injectables, dérivés de l'héparine, dont l'efficacité peut être contrôlée par le dosage sanguin de l'activité anti-Xa, le Temps de Howell (TH) ou le Temps de Cephalin Kaolin (TCK) suivant

les produits utilisés. Un dosage régulier des plaquettes sanguines est nécessaire pendant toute la durée d'utilisation d'un dérivé de l'héparine.
Voir aussi : antivitamine K, INR.

anticonvulsivant

Médicament utilisé pour traiter les convulsions et les différentes formes d'épilepsie. Les anticonvulsivants sont classés en barbituriques (phénobarbital) et non barbituriques, qui sont les plus utilisés actuellement.

anticorps

Protéine sécrétée par certains globules blancs, destinée à neutraliser spécifiquement une substance étrangère ou un agent infectieux. Certains anticorps d'origine animale (sérum) ou humaine (gammaglobuline) sont utilisés en injection pour lutter contre des agents toxiques ou infectieux.

anticorps monoclonal

Un anticorps monoclonal est une copie, produite par génie génétique, d'un anticorps présent dans l'organisme. Il est conçu pour reconnaître un antigène précis et permettre de cibler des cellules spécifiques, telles que des cellules tumorales et des cellules impliquées dans les réactions immunitaires.
Les anticorps monoclonaux ont souvent un nom de substance se terminant en « mab » en référence au terme anglais (Monoclonal AntiBody).

antidépresseur

Médicament qui agit contre la dépression. Certains antidépresseurs sont également utilisés pour combattre les troubles obsessionnels compulsifs, l'anxiété généralisée, certaines douleurs rebelles, l'énurésie, etc.
En fonction de leur mode d'action et de leurs effets indésirables, les antidépresseurs sont divisés en différentes familles : les antidépresseurs imipraminiques, les inhibiteurs de la recapture de la sérotonine, les IMAO (sélectifs ou non sélectifs). Enfin, d'autres antidépresseurs n'appartiennent à aucune de ces familles, car ils possèdent des propriétés originales.
Le mode d'action des antidépresseurs comporte deux aspects principaux : le soulagement de la souffrance morale et la lutte contre l'inhibition qui enlève toute volonté d'action au déprimé. Il arrive qu'un décalage survienne entre ces deux effets : la souffrance morale peut persister, alors que la capacité d'action réapparaît. Pendant cette courte période, le risque suicidaire présent chez certains déprimés peut être accru. Le médecin en tient compte dans sa prescription (association éventuelle à un tranquillisant) et celle-ci doit être impérativement respectée.

antidépresseur imipraminique

Famille d'antidépresseurs parmi les premiers découverts, apparentés à l'imipramine (Tofranil), et qui restent souvent les plus efficaces dans le traitement de la dépression. Leurs effets indésirables (sécheresse de la bouche, baisse de tension, constipation, sueurs, etc.) limitent malheureusement leur emploi.

antidépresseur sérotoninergique

Famille d'antidépresseurs agissant sur la sérotonine, neurotransmetteur présent dans le cerveau. On distingue, parmi ces antidépresseurs, les inhibiteurs de la recapture de la sérotonine (IRS), qui n'agissent que sur cette substance, et les inhibiteurs de la recapture de la sérotonine et de la noradrénaline (IRSNA), dont l'action est plus large.

antidiabétique

Médicament destiné à lutter contre le diabète. Il en existe deux catégories : les antidiabétiques oraux (sulfamides hypoglycémiants et biguanides, essentiellement) et l'insuline, qui ne s'utilise qu'en injection.

antiémétique

Médicament qui lutte contre les vomissements.

antifongique

Médicament qui détruit les champignons et levures microscopiques. Ceux-ci peuvent être présents sur la peau ou les muqueuses (tube digestif ou organes génitaux). La levure la plus courante est le Candida albicans.

antigène

Substance étrangère à l'organisme, identifiée comme telle par le système immunitaire qui produit des anticorps dirigés spécifiquement

contre elle. Les antigènes sont généralement des protéines contenues dans des cellules ou des corps étrangers (globules rouges transfusés, organes greffés, bactéries, virus, etc.), ou présentes dans l'environnement (pollen, déjections d'acariens, poils de chat, etc.).
La réaction antigène-anticorps est la base de l'immunité ; elle assure notre protection contre les infections et l'efficacité des vaccins. Mais cette réaction peut également être nocive lorsqu'elle est disproportionnée ou inappropriée : c'est la réaction allergique.

antihelminthique

Médicament destiné à traiter les maladies dues à des vers.
Synonyme : vermifuge.

antihistaminique

Médicament qui s'oppose aux différents effets de l'histamine. Deux types principaux existent : les antihistaminiques de type H1 (antiallergiques) et les antihistaminiques de type H2 (antiulcéreux gastriques). Certains antihistaminiques de type H1 sont sédatifs, d'autres n'altèrent pas la vigilance.

antihypertenseur

Médicament qui lutte contre l'excès de tension artérielle. Les principaux sont les bêtabloquants, les diurétiques, les inhibiteurs calciques, les inhibiteurs de l'enzyme de conversion, les inhibiteurs de l'angiotensine II et les vasodilatateurs.

antihypertenseur d'action centrale

Médicament qui fait baisser la tension artérielle en agissant sur les centres de régulation situés dans le cerveau.

anti-inflammatoire

Médicament qui lutte contre l'inflammation. Il peut être soit dérivé de la cortisone (anti-inflammatoire stéroïdien), soit non dérivé de la cortisone (anti-inflammatoire non stéroïdien ou AINS).

antimétabolite

Variété de chimiothérapie anticancéreuse qui agit en empêchant la synthèse de l'ADN des cellules en division.

anti-œdémateux

Médicament qui s'oppose à la formation d'œdèmes (gonflements).

antioxydants

Au cours des réactions chimiques qui se produisent dans notre corps, se forment des substances appelées « radicaux libres » qui peuvent endommager les cellules. Certains sels minéraux (le sélénium ou le zinc, par exemple) et certaines vitamines (C, E et bêta-carotènes) sont connus pour contribuer à neutraliser les radicaux libres : ce sont des antioxydants. Ils participeraient également au renforcement des défenses immunitaires. Ils sont apportés en quantité suffisante par une alimentation équilibrée et riche en fruits, légumes, poissons, huiles de colza ou d'olive, etc.

antiparkinsonien

Médicament destiné à lutter contre les symptômes de la maladie de Parkinson. Les plus utilisés des antiparkinsoniens stimulent ou remplacent l'action de la dopamine sur des centres spécifiques du cerveau (dopaminergiques) ; d'autres bloquent l'action de l'acétylcholine (anticholinergiques) et sont surtout efficaces sur le tremblement et la rigidité musculaire. Ces derniers sont également utilisés pour corriger le syndrome parkinsonien induit par les neuroleptiques.

antiprotéase

Médicament antirétroviral qui agit en bloquant une enzyme (la protéase) nécessaire à la maturation du virus du sida (VIH) dans les cellules infectées. Ce type de médicament bloque l'une des étapes de la reproduction du virus, sans toutefois permettre son éradication. Il est le plus souvent utilisé en association avec d'autres antirétroviraux.

antipyrétique

Médicament utilisé pour abaisser la température du corps lors des accès de fièvre.

antirétroviral

Médicament inhibant la reproduction des rétrovirus, dont le virus du sida (VIH).

antisécrétoire

Médicament qui diminue les sécrétions digestives. Les antisécrétoires gastriques type anti-H2 sont utilisés pour le traitement des ulcères et des gastrites, et les antisécrétoires intestinaux pour celui de certaines formes de diarrhée.

antisepsie

Action consistant à détruire les bactéries, les champignons microscopiques ou les virus présents notamment sur la peau, les muqueuses et les plaies.
L'action d'un antiseptique n'est pas toujours immédiate : un délai de quelques minutes est parfois nécessaire avant que les germes soient inactivés.

antiseptique

Substance qui détruit localement les bactéries, réduisant leur nombre et empêchant leur prolifération. Certains antiseptiques sont également actifs sur les champignons microscopiques et les virus.

antispasmodique

Médicament qui lutte contre les spasmes. Les antispasmodiques agissent généralement en empêchant la contraction de fibres musculaires présentes dans la paroi de l'intestin ou des voies urinaires.

antispastique

Médicament qui lutte contre l'hypertonie (raideur) musculaire qui s'observe dans certaines maladies neurologiques.

antithyroïdien

Médicament qui s'oppose à la formation des hormones thyroïdiennes ou à leur action.

antitussif

Médicament qui lutte contre la toux. Les antitussifs les plus puissants contiennent de la codéine ou de la codéthyline.

antiviral

Médicament capable de lutter contre les virus.

antivitamine K ou AVK

Famille d'anticoagulants oraux qui agissent en bloquant l'action de la vitamine K, nécessaire à la formation des caillots. Ces médicaments fluidifient le sang en abaissant le taux de prothrombine.
Voir aussi : anticoagulant, INR.

anurie

Arrêt de production de l'urine par les reins, lié à une cause infectieuse, toxique ou médicamenteuse.

anxiété généralisée

L'anxiété est un trouble émotionnel se manifestant par un sentiment d'inquiétude, de malaise, voire d'agitation face à un péril mal identifié. L'anxiété est différente de la peur, qui répond à une menace réelle. On parle d'anxiété généralisée lorsque celle-ci devient persistante, irrationnelle, et qu'elle envahit toutes les activités de la vie quotidienne. Lorsque l'anxiété se fixe sur une ou plusieurs situations très précises, on parle de troubles phobiques.

anxiolytique

Substance luttant contre le stress, l'angoisse, l'anxiété.
Synonyme : tranquillisant.

aorte

Artère principale sortant du cœur.

aphte

Lésion très douloureuse de la bouche, ayant l'aspect d'une tache jaunâtre ou grise, légèrement creusée. La guérison est généralement spontanée après quelques jours.
Le stress, la fatigue et certains aliments (noix, noisettes, gruyère, agrumes...) peuvent provoquer une poussée d'aphtes. Dans de très rares cas, les aphtes peuvent être dus à une maladie ou à un traitement médicamenteux.

aplasie médullaire

Atteinte de la moelle osseuse, qui ne peut plus produire les cellules du sang : globules rouges, globules blancs, plaquettes. L'aplasie peut être due à un cancer (leucémie) ou être la conséquence, transitoire, d'une chimiothérapie anticancéreuse.
Voir aussi : insuffisance médullaire.

apoplexie

Attaque cérébrale, le plus souvent causée par une hémorragie, une embolie ou une thrombose dans le cerveau.
Synonyme : accident vasculaire cérébral (AVC).

artère

Vaisseau sanguin partant du cœur.

artère coronaire

Artère irriguant le muscle du cœur (myocarde). Les artères coronaires forment une couronne autour du cœur, d'où leur nom. Le rétrécissement d'une artère coronaire ou de l'une de ses branches peut provoquer des crises d'angine de poitrine pendant l'effort. Une obstruction complète est responsable d'un infarctus du myocarde.

artérite

Maladie des artères favorisée par le tabagisme et le plus souvent localisée aux jambes. Elle se caractérise par un épaississement des parois artérielles qui gêne la circulation du sang et entraîne des douleurs au cours de la marche (claudication intermittente). L'artérite des membres inférieurs augmente le risque de survenue d'infarctus du myocarde et nécessite un traitement médicamenteux. À un stade évolué, elle peut être traitée chirurgicalement.
Synonyme : artériopathie oblitérante des membres inférieurs.

arthrite

Inflammation aiguë d'une articulation pouvant aboutir à sa destruction. Les principales causes d'arthrite, en dehors des infections, sont les dépôts de cristaux d'acide urique (goutte) ou de sels de calcium (chondrocalcinose).

arthrose

Usure du cartilage, responsable de douleurs articulaires et d'une limitation des mouvements.

arythmie

Irrégularité du fonctionnement du cœur.
Voir aussi : trouble du rythme cardiaque.

ascite

Liquide, parfois abondant, présent dans la cavité abdominale au cours de certaines maladies.

asepsie

Ensemble de mesures prises pour empêcher la contamination d'une personne, d'objets ou de lieux par des microbes.

aspartame

L'aspartame (E951) est un édulcorant qui possède un pouvoir sucrant 150 fois plus élevé que celui du sucre. Il est parfois utilisé comme excipient (composant sans activité thérapeutique) dans des médicaments. Il est déconseillé aux jeunes enfants et peut être mal supporté par certaines personnes. Il n'est pas toléré par les personnes souffrant de phénylcétonurie, une maladie génétique.

asthénie fonctionnelle

Fatigue générale sans maladie d'organes décelable. Elle peut survenir pendant la convalescence d'une maladie ou à l'occasion de certains stress.

asthme

Maladie caractérisée par une difficulté à respirer, se traduisant souvent par des sifflements. L'asthme, permanent ou survenant par crise, est dû à un rétrécissement et à une inflammation des bronches.

astigmatisme

Trouble de la vision dû à des irrégularités de la courbure de la cornée. Les objets vus sont déformés selon un axe, comme dans un miroir déformant. Il peut être nécessaire de porter des lunettes ou des lentilles de contact pour corriger ce défaut.

athérome

Plaque jaunâtre, essentiellement constituée de cholestérol, déposée sur les parois d'une artère. Des plaques d'athérome peuvent se calcifier (athérosclérose) ou se détacher et venir obstruer une petite artère (embolie).

athérosclérose

Vieillissement et rétrécissement des artères, dus à des dépôts de cholestérol et de calcium.

atonie intestinale

Diminution des contractions de l'intestin, responsable d'un ralentissement du transit, voire d'une constipation.

atopie

Prédisposition congénitale, et souvent familiale, à diverses manifestations allergiques : asthme, rhinite et conjonctivite allergiques, eczéma. Le terme « terrain atopique » est souvent employé à propos d'une personne souffrant d'allergie.

atopique

- Relatif à l'atopie.
- Personne souffrant d'atopie.

ATP

Abréviation de adénosine triphosphate. Voir ce terme.

atrophie

Diminution du volume d'un organe ou d'un membre, due au vieillissement, à une maladie ou à un défaut d'irrigation sanguine.

atrophique

Qui présente les caractères de l'atrophie.

atropine

Substance contenue dans une plante, la belladone. Elle a donné l'adjectif atropinique, qui décrit ses effets et ceux des substances qui lui sont chimiquement apparentées.

atropinique

Médicament dont les effets sont proches de ceux de l'atropine. Les atropiniques luttent contre les spasmes et la diarrhée. Les effets indésirables des atropiniques sont les suivants : épaississement des sécrétions bronchiques, sécheresse de la bouche et des muqueuses, constipation, risque de blocage des urines et de crise de glaucome aigu chez les personnes prédisposées, troubles de l'accommodation, sensibilité anormale à la lumière par dilatation de la pupille. La prise de plusieurs médicaments atropiniques augmente le risque d'effets indésirables. En cas de surdosage ou d'ingestion accidentelle, peuvent apparaître également les signes suivants : peau rouge et chaude, fièvre, accélération de la respiration, baisse ou, au contraire, élévation de la tension artérielle, agitation, hallucinations, mauvaise coordination des mouvements. Prévenez d'urgence votre médecin ou, à défaut, appelez le 15, le 112 ou un service médical d'urgence.
Outre l'atropine et ses dérivés, d'autres médicaments présentent des effets atropiniques : les antidépresseurs imipraminiques, certains antihistaminiques, antispasmodiques, antiparkinsoniens et neuroleptiques.

attaque de panique

Crise d'anxiété intense, associée à un sentiment de panique lié à l'impression de gravité que provoque cet accès, parfois vécu comme un sentiment de mort imminente. Les symptômes consistent en un sentiment de malaise, de faiblesse intense, d'évanouissement inéluctable. Les troubles associés peuvent être des palpitations, des difficultés respiratoires, des sensations de fourmillements des extrémités. L'angoisse provoquée par cette crise est responsable d'une auto-aggravation, qui peut conduire à un malaise avec perte de connaissance.

autocontrôle

Sous le terme d'autocontrôle, on regroupe différentes techniques de gestion du stress et de réduction de l'anxiété (avant un examen ou une épreuve sportive, par exemple) : respiration diaphragmatique (profonde), relaxation progressive, training autogène de Schultz, thérapies cognitivo-comportementales, etc.

automédication

Consommation d'un médicament dont la prescription par un médecin n'est pas obligatoire.

autotransfusion

Procédé consistant à prélever du sang à un patient avant une opération, puis à le réinjecter au patient selon les besoins.

AVK

Abréviation de antivitamine K. Voir ce terme.

azoospermie

Absence de spermatozoïdes dans le sperme.

bactérie

Organisme microscopique qui peut provoquer des infections. Contrairement aux virus, les bactéries sont généralement sensibles aux antibiotiques.

bain de bouche

Mode de traitement local qui consiste à laisser au contact de lésions de la bouche ou des gencives un médicament pur ou dilué dans de l'eau froide ou tiède.

ballonnement

Accumulation d'air ou de gaz dans l'intestin.

balsamique

Qui a la propriété d'un baume, substance odoriférante d'origine végétale. Les baumes sont utilisés dans de nombreux médicaments (sirops, pommades, etc.) pour leurs propriétés légèrement antiseptiques, calmantes ou, au contraire, stimulantes, cicatrisantes, etc.

barbiturique

Famille de puissants sédatifs apparentés au phénobarbital. Actuellement, les barbituriques sont surtout utilisés comme anticonvulsivants ou, à faible dose, comme tranquillisants.

Basedow (maladie de)

Maladie de la glande thyroïde, caractérisée par une augmentation de son volume (goitre), des yeux globuleux et des signes d'hyperthyroïdie.

belladone

Plante (Atropa belladonna) riche en substances atropiniques.

benzodiazépine

Famille de médicaments aux effets tranquillisants, sédatifs et anticonvulsivants. Ils favorisent la relaxation musculaire et l'endormissement. Pris à forte dose ou pendant une durée trop longue, ils entraînent une dépendance. Leur arrêt brutal expose à un syndrome de sevrage.

bêta-2 agoniste

Substance qui stimule certains récepteurs (dits bêta-2) sur la membrane de cellules situées dans la paroi des bronches et provoque une augmentation de leur diamètre.
Voir aussi : bronchodilatateur.

bêtabloquant

Famille de médicaments utilisés essentiellement en cardiologie. Ils bloquent l'action de l'adrénaline (et d'autres hormones apparentées) sur le cœur, les vaisseaux et les bronches.

bêtalactamine

Famille d'antibiotiques qui comprend les dérivés de la pénicilline et les céphalosporines.

biguanides

Famille de médicaments antidiabétiques augmentant la sensibilité des cellules de l'organisme à l'insuline et favorisant son stockage, notamment au niveau des muscles.

bilharziose

Parasite intestinal ou urinaire que l'homme contracte au contact de l'eau douce dans les pays chauds : les larves pénètrent à travers la peau avant de migrer dans l'organisme.

bilirubine

Pigment jaune synthétisé dans le foie ou dans le sang lors de la dégradation de l'hémoglobine. Son taux dans le sang augmente fortement lors des hépatites (provoquant la « jaunisse ») et de certaines anémies par destruction des globules rouges.

biodisponibilité

Manière dont un médicament est absorbé, diffusé et éliminé par le corps.

biopsie

Prélèvement d'un fragment d'organe en vue d'un examen au microscope.

biotechnologie

Science des techniques appliquées au domaine biologique, grâce à laquelle des protéines (hormones) ou des vaccins sont fabriqués par des cultures de bactéries ou de levures, puis purifiés. Elle est amenée à remplacer les anciennes techniques d'extraction qui faisaient appel à des produits d'origine animale ou humaine.

blennorragie

Maladie sexuellement transmissible due au gonocoque.
Synonyme : gonococcie.

blépharite

Inflammation ou infection du bord des paupières.

bloc auriculoventriculaire

Ralentissement ou blocage de la transmission de l'influx nerveux entre les oreillettes et les ventricules du cœur. Un bloc complet peut provoquer un ralentissement excessif du cœur et une perte de connaissance.
Les blocs auriculoventriculaires graves nécessitent la mise en place d'un pacemaker.

bolus

Injection rapide d'un médicament par voie intraveineuse.

bouffée délirante

Survenue brutale et temporaire d'un trouble du comportement chez une personne jusque-là sans problème. La bouffée délirante se manifeste le plus souvent par des propos délirants, que la personne tient sans être en mesure de les critiquer ni d'en percevoir l'étrangeté. Ce délire peut prendre la forme d'hallucinations (auditives, visuelles, olfactives, etc.), mais aussi d'une interprétation déformée du réel. Le danger potentiel de tels accès (pour la personne atteinte et pour son entourage) nécessite une hospitalisation en urgence.

boulimie

Comportement alimentaire entraînant des épisodes répétés de faim incontrôlable conduisant à l'absorption de grandes quantités de nourriture. L'assouvissement de cette pulsion est souvent suivi d'une sensation de dégoût et de vomissements volontaires. La boulimie touche le plus souvent des femmes jeunes, et alterne dans certains cas avec des épisodes d'anorexie.

BPCO

Abréviation de bronchopneumopathie chronique obstructive. Maladie respiratoire se traduisant par une obstruction chronique et en général irréversible des bronches. Sa cause la plus fréquente est le tabac.

bradycardie

Ralentissement de la fréquence des battements du cœur à moins de 60 par minute.

bronchiolite

Forme de bronchite, potentiellement grave, qui touche surtout les nourrissons. Elle est due à un virus qui provoque une inflammation des petites bronches (bronchioles).

bronchite chronique

Maladie des bronches se traduisant par une toux, des difficultés respiratoires et des mucosités de plus en plus difficiles à évacuer. Ces troubles, le plus souvent dus au tabac, deviennent définitifs après une certaine période d'évolution.

bronchodilatateur

Médicament destiné à dilater les bronches pour faciliter le passage de l'air dans et hors des poumons, par exemple chez les personnes souffrant d'asthme. De nombreux bronchodilatateurs font partie de la famille des bêta-2 agonistes (ou bêta-2 mimétiques).

bronchospasme

Contraction anormale des bronches entraînant une respiration difficile et souvent sifflante. Le bronchospasme est l'un des facteurs responsables de l'asthme.

brucellose

Maladie infectieuse transmise par le lait de vache, de chèvre, de brebis ou par des contacts répétés avec des animaux infectés. Elle se traduit par une fièvre élevée et des douleurs.
Synonyme : mélitococcie.

bursite

Inflammation d'une bourse séreuse, membrane qui enveloppe notamment les tendons.

caféine

Substance stimulante présente dans certaines boissons et certains médicaments.
Une tasse de café en contient environ 100 mg ; une tasse de thé, environ 50 mg ; une boisson à base de cola, 20 à 30 mg. La durée d'action de la caféine est variable selon les personnes ; elle est plus courte chez les fumeurs et plus longue chez les femmes prenant la pilule ou chez les femmes enceintes.

calcul

Concrétion (pierre) qui se forme dans les voies excrétrices de certains organes : voies urinaires, biliaires, salivaires.
Synonyme : lithiase.

calcul biliaire

Corps solide que forme le cholestérol dans la vésicule ou les voies biliaires.

calcul rénal

Particule solide formée dans le rein par précipitation de substances normalement dissoutes dans l'urine.

cancer

Maladie due au développement anarchique et incontrôlable de certaines cellules de l'organisme. Ces cellules anormales, capables de se multiplier indéfiniment, peuvent envahir des organes ou des vaisseaux sanguins et lymphatiques, formant à distance de nouvelles tumeurs, appelées métastases. On classe les cancers en tumeurs solides (qui se développent à partir d'un organe visible) et en tumeurs liquidiennes, qui proviennent des cellules de la moelle osseuse (leucémies notamment).

cancer hormonodépendant

Cancer dont le développement est susceptible d'être stimulé par certaines hormones : cancer de la prostate, cancer du sein, cancer du corps de l'utérus. En revanche, le cancer du col de l'utérus n'est pas hormonodépendant et n'interdit pas l'usage des médicaments contenant des hormones.

candidose

Multiplication anormale d'une levure microscopique, Candida albicans le plus souvent. Il s'agit d'une complication fréquente et bénigne des traitements antibiotiques. Les principaux symptômes sont des troubles digestifs, une coloration marron ou noire de la langue, des taches blanches sur le palais ou la langue (muguet), des démangeaisons ou des brûlures de la vulve ou du gland.

capacité respiratoire

La capacité respiratoire est le volume d'air inspiré et expiré lors d'une respiration profonde. Elle est mesurée au cours d'examens dits d'exploration fonctionnelle respiratoire (EFR) qui consistent à souffler le plus vite et le plus fort possible à travers un embout buccal pour vider les poumons après avoir inspiré au maximum. L'embout est relié à un appareil, le spiromètre.

capillaire

Vaisseau sanguin de très faible diamètre.

cardiomyopathie

Maladie du muscle cardiaque. Dans la cardiomyopathie obstructive, l'épaississement du muscle cardiaque gêne l'écoulement du sang.
Synonyme : myocardiopathie.

carence

Déficit concernant habituellement des nutriments, des vitamines, des sels minéraux, etc. Une alimentation diversifiée est la meilleure prévention des carences.

carotides

Artères principales du cou qui irriguent le cou, le visage et le cerveau.

cataplasme

Traitement local consistant en l'application d'une pâte sur la peau, recouverte ou non d'un pansement. Lorsque le cataplasme renferme de la farine de moutarde, il est appelé sinapisme.

cataracte

Opacification progressive du cristallin. Elle peut être due au vieillissement, à une maladie ou à l'usage prolongé de certains médicaments comme les corticoïdes.

catarrhe tubaire

Affection responsable d'une sensation d'oreille bouchée par obstruction de la trompe d'Eustache, fin canal qui fait communiquer l'oreille moyenne avec les fosses nasales.

cathéter

Fin tuyau souple destiné à administrer un médicament. Il peut être placé dans une veine, une artère ou dans le nez.

cécité

Perte complète de la vue. Elle peut être congénitale (survenant dans les premiers mois de la vie) ou acquise (secondaire à une maladie comme le glaucome, la dégénérescence maculaire humide, l'hémorragie rétinienne, etc.).

céphalée

Mal de tête.

céphalosporine

Famille d'antibiotiques apparentés à la pénicilline. Les personnes allergiques à la pénicilline peuvent l'être également aux céphalosporines.

CH

Abréviation de centésimale hahnemannienne. Cette unité correspond à la dilution au centième d'une substance homéopathique. 6 CH signifie que la substance (teinture mère) a été diluée au centième, six fois de suite.

Chagas (maladie de)

Maladie parasitaire, également appelée trypanosomose américaine, transmise par des punaises, en Amérique centrale et en Amérique du Sud.

chambre implantable

Petit boîtier implanté sous la peau et relié à un cathéter lui même implanté dans une grosse veine : posé sous anesthésie locale, ce système permet d'administrer des traitements par voie intraveineuse (perfusions) sans solliciter les veines du bras, qui peuvent alors être réservées aux prises de sang. Il est notamment utilisé pour les chimiothérapies anticancéreuses.

charge virale

Appréciation du nombre de virus dans un milieu biologique donné (le plus souvent le sang). Utilisée notamment dans la surveillance des infections par le VIH, la mesure de la charge virale permet d'estimer l'efficacité du traitement antiviral, dont l'objectif est de la rendre indétectable.

chélateur

Substance qui se lie à une autre substance présente dans une solution et la rend insoluble.

chéloïde

Cicatrice volumineuse et inesthétique survenant de façon imprévisible après une incision chirurgicale ou une plaie.
Voir aussi : cicatrice hypertrophique.

chimioprophylaxie

Utilisation de médicaments dans le but de prévenir une maladie. Ce terme est souvent employé dans le cas du paludisme, associé à la lutte contre les moustiques.

chimiothérapie anticancéreuse

Traitement médicamenteux destiné à soigner les cancers. Le mécanisme d'action des différentes chimiothérapies est très proche : il consiste à détruire les cellules cancéreuses, qui se divisent rapidement, en altérant leur ADN, leur métabolisme ou les mécanismes moléculaires qui leur permettent de se diviser. Suivant leur mode d'action, les chimiothérapies anticancéreuses sont classées en plusieurs grandes familles : les alkylants, les antimétabolites, les poisons du fuseau et les inhibiteurs de la topo-isomérase. D'autres ont un mode d'action complexe, qui ne permet pas de les classer facilement.
La toxicité des chimiothérapies n'est malheureusement pas dirigée exclusivement contre les cellules cancéreuses. D'autres cellules à développement rapide, comme celles du sang, des cheveux ou du tube digestif, sont également touchées, entraînant de nombreux effets indésirables. Mais contrairement aux cellules tumorales, les cellules saines ont des capacités de réparation plus ou moins complètes, ce qui explique par exemple que les cheveux repoussent après une chimiothérapie qui a provoqué leur chute.

chlamydiose

Maladie due à une bactérie. Il existe plusieurs types de chlamydioses, dont le plus fréquent est une maladie sexuellement transmissible.

choc

Malaise brutal et grave avec chute de la pression artérielle. Les principales causes de choc sont les allergies (choc allergique ou anaphylactique), les troubles cardiovasculaires graves (choc cardiovasculaire) et les septicémies (choc septique).

choc anaphylactique

Choc d'origine allergique se manifestant par une baisse brutale de la tension artérielle, due à une dilatation extrême des vaisseaux sanguins. Il survient après un contact avec une substance allergisante (aliment, piqûre d'insecte, injection ou absorption de médicament).

cholagogue

Médicament qui facilite l'évacuation de la bile, de la vésicule biliaire vers l'intestin.

choléra

Maladie bactérienne transmise par l'eau et l'alimentation. Elle est peut être grave en raison du risque majeur de déshydratation.

cholérétique

Médicament qui stimule la production de la bile par le foie.

cholestérol

Principale graisse circulant dans le sang. Elle est utilisée dans l'organisme comme matière première, notamment pour l'enveloppe des cellules et pour la synthèse des hormones stéroïdes. En excès, le cholestérol est éliminé dans la bile, mais il peut également s'accumuler dans les artères et former des plaques d'athérome.

chondrocalcinose

Maladie des articulations ressemblant à la goutte, mais due à des dépôts de cristaux de phosphate de calcium (et non pas d'acide urique) dans le cartilage.

chorée

Maladie neurologique se manifestant par des contractions et des mouvements musculaires anormaux.

cicatrice hypertrophique

Cicatrice anormale dépassant la surface de la peau. Lors d'une incision ou d'une plaie, les cellules de la peau produisent du collagène qui vient combler la perte de substance. Lorsque la plaie est comblée ou que les bords de l'incision ou de la coupure sont « recollés », le processus de cicatrisation doit normalement s'arrêter. Dans certains cas, il continue de façon anarchique et la production excessive de collagène forme un bourrelet qui dépasse la surface de la peau, formant une cicatrice hypertrophique (chéloïde).

ciguatera

Intoxication par certains poissons des mers coralliennes.

cirrhose

Destruction progressive du foie consécutive à l'alcoolisme, mais également à certaines hépatites virales ou à des maladies rares.

coagulation intravasculaire disséminée

Contrairement à ce qu'indique son nom, c'est une hémorragie qui succède à la formation de caillots multiples dans l'ensemble des vaisseaux de l'organisme, survenant notamment lors d'une opération, d'une infection ou de certaines maladies du sang.

codéine

Substance extraite du pavot (opium), utilisée pour ses propriétés sédatives sur le système nerveux central, notamment :

- sur les centres nerveux de la toux (action antitussive),
- sur les centres nerveux de la douleur (action antalgique).

Cette action sédative globale est malheureusement à l'origine d'une somnolence gênante, quand la codéine est prise à forte dose.

Par ailleurs, la parenté chimique avec la morphine expose à un risque de dépendance en cas de traitement prolongé à forte dose. La codéine reste néanmoins l'antitussif le plus efficace et un antalgique puissant, notamment en association avec le paracétamol.

colibacille

Bactérie normalement présente dans le tube digestif. Son nom scientifique est Escherichia coli. Elle peut être responsable d'infection urinaire ou intestinale.

colique néphrétique

Douleur aiguë du ventre ou du dos provoquée par un calcul qui obstrue les voies urinaires. Il s'agit généralement de calculs d'acide urique ou de sels de calcium.

colite

Inflammation d'une partie ou de la totalité du côlon. Elle peut être causée par une infection bactérienne ou parasitaire, une maladie inflammatoire (maladie de Crohn) ou un dérèglement de l'intestin (colite spasmodique).

collagène

Protéine fibreuse qui assure la cohésion des tissus vivants, notamment de la peau.

collapsus

Affaissement des parois d'un vaisseau sanguin lorsque la pression artérielle baisse brutalement. Par extension, chute rapide de la tension artérielle.

collapsus cardiovasculaire

Maladie grave avec chute brutale de la tension artérielle.

collodion

Solution de nitrocellulose dans un mélange d'alcool et d'éther. Appliquée sur une plaie, elle s'évapore et laisse une fine pellicule étanche et adhérente destinée à protéger la plaie.

collutoire

Médicament qui agit par contact sur l'arrière-gorge et les parois internes de la bouche. Il est administré par pulvérisation ou en badigeon.

collyre

Médicament servant au traitement local d'affections des yeux.

coloscopie

Visualisation de l'intérieur du gros intestin (côlon) à l'aide d'un câble souple (endoscope) contenant des fibres optiques et relié à une caméra, qu'on introduit par l'anus. Réalisé sous anesthésie générale, cet examen permet également de retirer, à l'aide de petites pinces reliées à l'endoscope, d'éventuelles lésions de la paroi interne du colon.

colposcopie

Examen du col de l'utérus à l'aide d'un instrument optique grossissant. Le col est badigeonné d'acide acétique et d'iode pour mettre en évidence des lésions susceptibles d'évoluer en cancer. Si nécessaire, des fragments de tissus sont ensuite prélevés pour analyse. Cet examen est désagréable, mais indolore.

coma

Trouble de la conscience, allant de la simple torpeur à la perte de connaissance complète (coma profond).

complexe

Nom donné à une association de plusieurs remèdes homéopathiques. En général, les dilutions employées sont basses : de 3 DH (décimale hahnemannienne) à 6 CH (centésimale hahnemannienne).

conduit auditif externe

Partie de l'oreille qui se situe entre le pavillon (la partie visible de l'oreille) et le tympan (la membrane qui permet de capter les sons). Il est couvert d'un épiderme fragile qui sécrète une substance protectrice, le cérumen.

condylome

Verrue de l'anus et des organes génitaux, due à un virus. La transmission du virus se fait par voie sexuelle et est favorisée par une irritation locale.

confusion

Une personne atteinte de confusion souffre de désorientation, d'anxiété et de troubles de la mémoire. La confusion peut être due à un trouble neurologique, à une infection ou à une intoxication (par exemple par un médicament).

congénital

Qui existe à la naissance.

conjonctive

Muqueuse transparente qui recouvre la paroi interne des paupières et la partie antérieure de l'œil.

conjonctivite

Inflammation de la conjonctive, due à un corps étranger, à une allergie, à une infection ou à un produit irritant.

connectivite

Ensemble de maladies rares appelées également collagénoses : lupus érythémateux disséminé, périartérite noueuse, sclérodermie, dermatomyosite, etc.

constipation

Ralentissement du transit intestinal se traduisant par la raréfaction des selles.

contention élastique

Traitement de l'insuffisance veineuse ou lymphatique : un bas élastique ou une bande maintient la jambe ou le bras pour empêcher le relâchement exagéré des vaisseaux et la formation d'œdèmes. En fonction de la gravité de l'œdème, le médecin prescrit une contention faible, moyenne ou forte.

contraceptif

Qui s'oppose à la conception : contraceptif oral (pilule), local (stérilet, spermicide, diaphragme et préservatif).

convulsions

Contractions involontaires limitées à quelques muscles ou généralisées à tout le corps. Elles sont dues à une souffrance ou à une stimulation excessive du cerveau : fièvre, intoxication, manque d'oxygène, lésion du cerveau. Les convulsions peuvent être dues à une crise d'épilepsie ou à une fièvre élevée chez le jeune enfant.

cornée

Partie centrale transparente de l'œil, qui recouvre la pupille et l'iris.

corticoïde

Substance proche de la cortisone. Les corticoïdes naturels, nécessaires au fonctionnement de l'organisme, sont fabriqués par les glandes surrénales. Les corticoïdes de synthèse, dérivés chimiques de la cortisone, sont utilisés comme anti-inflammatoires puissants.

corticothérapie

Traitement par la cortisone ou par un de ses dérivés.

cortisone

Hormone sécrétée par les glandes surrénales. Elle participe à la régulation des sucres, des graisses et des protéines de l'organisme, mais aussi à la réaction du corps lors d'un stress. Ses puissantes propriétés anti-inflammatoires sont utilisées en thérapeutique. La cortisone naturelle porte le nom de cortisol (dosable par des analyses de sang). L'hydrocortisone est la forme médicamenteuse la plus proche de la cortisone naturelle, elle est surtout utilisée dans le traitement substitutif des maladies dues à un déficit en cortisone. D'autres dérivés chimiques plus puissants sont employés lorsque l'on recherche un effet anti-inflammatoire : prednisone, prednisolone, bétaméthasone, dexaméthasone, etc.

créatinine

Substance dosable dans le sang, dont l'élévation anormale traduit une insuffisance rénale.

crevasse

Fissures de la peau et des muqueuses qui persistent sans guérir. Elles sont très douloureuses. Elles sont souvent provoquées par une exposition répétée au froid et à l'humidité. Synonyme : gerçures.

cristallin

Partie de l'œil agissant comme une loupe, située en arrière de l'iris et de la pupille, et qui fait converger la lumière vers la rétine.

Crohn (maladie de)

Inflammation de l'intestin, qui peut causer des ulcères et des rétrécissements. Elle devient souvent chronique et peut s'accompagner de diarrhées tenaces et de dénutrition.

cruralgie

Douleur de la cuisse, due à l'irritation des racines du nerf crural. Contrairement à la sciatique, la douleur crurale se situe sur le devant de la cuisse et ne descend pas en dessous du genou.

cryothérapie

Utilisation du froid à des fins thérapeutiques. Par exemple, applications de compresses froides contre la douleur des entorses et des contusions, mais aussi utilisation de neige carbonique pour brûler des verrues.

cryptococcose

Infection grave due à certains champignons (Torulopsis, Cryptococcus, etc.), rencontrée essentiellement chez les personnes souffrant d'un déficit immunitaire.

cul-de-sac conjonctival

Espace formé lorsqu'on tire vers le bas la paupière inférieure, qui se décolle de l'œil et forme une cavité. C'est dans celle-ci que doivent être déposées les gouttes de collyre et les pommades ophtalmiques. Le médicament se répartit naturellement sur la totalité de l'œil. Il sera éliminé, comme les larmes, par le canal lacrymal, qui évacue les larmes vers le nez.

Cushing (syndrome ou maladie de)

Le syndrome de Cushing est dû à un excès de cortisone dans le sang. Il se manifeste essentiellement par une obésité du tronc et un épaississement de la face. L'excès de cortisone peut être dû à un traitement prolongé par un corticoïde ou à une maladie de la glande surrénale (maladie de Cushing).

cushingoïde

Qualifie l'aspect d'une personne qui semble atteinte de la maladie de Cushing.

cyclines

Famille d'antibiotiques utilisés notamment dans le traitement de l'acné et de certaines infections génitales.

cyphose

Accentuation anormale de la courbure de la colonne vertébrale au niveau du thorax (dos anormalement voûté). Elle peut être congénitale ou provoquée par des anomalies de la croissance, un affaissement des vertèbres, etc.

cystine

Acide aminé riche en soufre. Il occupe une place importante dans le métabolisme de la peau, des cheveux et des ongles. Dans de très rares cas, la cystine peut être à l'origine de calculs urinaires.

cystite

Infection de la vessie se traduisant par des brûlures, des urines troubles et parfois sanglantes, et une envie fréquente d'uriner.

cytochromes

Les cytochromes sont des enzymes du foie impliquées dans la transformation et l'élimination des médicaments. Beaucoup d'interactions médicamenteuses sont dues au fait que les médicaments en cause sont métabolisés par le même cytochrome ou que l'action de ce cytochrome est modifiée par un autre médicament.

date de péremption

La stabilité des substances contenues dans un médicament n'est garantie par un laboratoire que pendant une période limitée après la fabrication. Une date de péremption figure sur l'emballage ; au-delà de cette date, le médicament périmé risque de perdre son efficacité et son usage est déconseillé. Dans certains cas, la dégradation des substances actives peut aboutir à la formation de composés toxiques (c'est le cas notamment pour les tétracyclines) et le médicament ne doit en aucun cas être utilisé. Il faut prendre l'habitude de rapporter à votre pharmacien les médicaments dont vous n'avez plus l'usage.

DCI

Abréviation de dénomination commune internationale.

Nom scientifique de la substance thérapeutique contenue dans un médicament. À la différence du nom de marque, la DCI est utilisée dans tous les pays.

débit cardiaque

Quantité de sang pompé par le cœur par minute. Il varie en fonction de la taille du cœur, de la puissance des contractions et de la fréquence cardiaque.

décoction

Mode de préparation de certaines tisanes ; ce procédé permet d'extraire les substances contenues dans les plantes, en les mélangeant avec de l'eau. Ce mélange est ensuite porté à ébullition de façon prolongée. Cette technique est différente de l'infusion ou de la macération.

décollement placentaire

En fin de grossesse, le placenta (organe chargé de régler les échanges entre la mère et l'embryon) peut se décoller partiellement de l'utérus, ce qui entraîne des saignements. Le sang s'accumule et forme un hématome entre le placenta et l'utérus. Le décollement placentaire peut provoquer un accouchement prématuré ou la mort du fœtus. Dans la plupart des cas, le repos suffit à prévenir ces complications.

décongestionnant

Médicament destiné à diminuer l'afflux de sang dans un organe souffrant d'inflammation. Voir aussi : vasoconstricteur.

décontamination

Dans le cadre de l'entretien des lentilles de contact, la décontamination a pour but d'éliminer la majorité des microbes, amibes, champignons microscopiques, virus présents à la surface des lentilles ou dans leur étui. La décontamination chimique (à froid) est pratiquée par une immersion prolongée dans une solution appropriée. La décontamination à chaud est possible pour certaines lentilles souples hydrophiles ; elle est pratiquée en plaçant les lentilles dans l'étui contenant du sérum physiologique et en immergeant cet étui dans une eau maintenue à une température de l'ordre de 90 °C pendant 15 minutes.

déficit immunitaire

Incapacité des systèmes de défense de l'organisme à accomplir leurs fonctions ; elle est due à la baisse des globules blancs ou des anticorps (immunoglobulines). Les causes les plus fréquentes de déficit immunitaire sont les anomalies génétiques, les traitements des cancers (chimiothérapie ou radiothérapie) et le sida.

delirium tremens

État grave associant un délire, des hallucinations, des tremblements généralisés, une angoisse extrême. Il survient chez l'alcoolique chronique lors d'une privation d'alcool ou, au contraire, d'une ivresse aiguë, d'une infection, d'un traumatisme. Il est dû à des lésions toxiques du cerveau.

dengue

Maladie virale tropicale transmise par le moustique Aedes.

dentifrice

Pâte, poudre, gel ou liquide destiné à nettoyer les dents. Les dentifrices traitants, ou thérapeutiques, contiennent des substances qui renforcent l'action du brossage, protègent l'émail ou les gencives, dissolvent le tartre, etc.

dénutrition

Carence en éléments nutritifs par insuffisance d'apport alimentaire.

dépendance

Besoin psychique ou physique entraîné par la prise de certaines substances naturelles ou médicamenteuses. Cet état peut s'accompagner, à l'arrêt des prises, de symptômes variés, regroupés sous le terme de syndrome de sevrage.

dépression

Maladie associant le plus souvent un sentiment de fatigue, d'inutilité, de culpabilité, d'incapacité d'accomplir les tâches quotidiennes. Une perte d'appétit et des troubles du sommeil sont fréquents. Les pulsions suicidaires sont l'un des signes de gravité de la dépression.

dépression respiratoire

Diminution, voire arrêt de la respiration, par inhibition des centres nerveux qui commandent les mouvements d'inspiration et d'expiration.

dermatite atopique

Maladie de la peau allergique et congénitale se traduisant essentiellement par des poussées d'eczéma chez le jeune enfant.

dermatite herpétiforme

Maladie rare de la peau ressemblant à l'herpès.

dermatophyte

Champignon microscopique responsable d'infections cutanées : teigne, pied d'athlète, onyxis (lésion des ongles), etc.

dermatophytie

Infection de la peau ou des ongles par un champignon microscopique (dermatophyte).

dermatose

Nom général donné aux maladies de la peau.

dermatose bulleuse

Maladie de la peau se traduisant par l'apparition de bulles remplies de liquide, semblables aux cloques qui se forment après une brûlure.

derme

Couche de la peau située sous l'épiderme. Le derme est riche en fins vaisseaux sanguins, appelés capillaires.

dermite

Inflammation de la peau, sans présumer de sa cause.
Synonyme : dermatite.

dermite cortico-induite

Maladie de la peau consécutive à l'usage abusif de pommades ou de crèmes contenant des corticoïdes.

dermite périorale

Affection de la peau se traduisant par un anneau rouge, accompagné éventuellement de pustules, qui apparaît autour de la bouche. C'est une complication fréquente de l'application intempestive et prolongée de dermocorticoïdes sur le visage.

dermite séborrhéique

Maladie de la peau se traduisant par une rougeur et une desquamation touchant les régions pileuses et les ailes du nez.

dermocorticoïde

Préparation de corticoïdes pour usage local, destinée à soigner certaines maladies de la peau.

désensibilisation

Méthode de traitement préventif de certaines allergies.

déshydratation

Déficit de l'organisme en eau, dû à des pertes anormales de liquides (diarrhée, vomissements, transpiration abondante).

désinhibition

Baisse du contrôle des pulsions due à la consommation de certaines substances désinhibitrices comme l'alcool, le cannabis et d'autres drogues, ou de certains médicaments, comme les benzodiazépines. La désinhibition, présente aussi dans les états maniaques, peut conduire à un état d'euphorie, de familiarité excessive, voire d'agitation et d'agressivité. La désinhibition désigne également la propriété qu'ont certains neuroleptiques de lutter contre l'apathie et la démotivation liées à des psychoses.

desquamation

Élimination de couches cornées superficielles de l'épiderme (squames).

DH

Abréviation de décimale hahnemannienne. Elle correspond à la dilution au dixième d'une substance homéopathique (soit 1 volume de substance pour 9 volumes d'eau). 6 DH signifie que la substance (teinture mère) a subi 6 dilutions successives au dixième.

diabète

Terme général désignant les maladies se traduisant par l'émission d'urines abondantes et par une soif intense. Employé seul, le mot diabète concerne généralement le diabète sucré, qui correspond à une perturbation de la régulation des sucres de l'organisme par l'insuline. Il se traduit par l'augmentation du sucre (glucose) dans le sang et par sa présence éventuelle dans les urines. Il existe deux sortes de diabète sucré : le diabète de type 1, ou insulinodépendant, qui nécessite un traitement par l'insuline en injection, et le diabète de type 2, ou non insulinodépendant, qui peut, dans un premier temps, être traité par les antidiabétiques oraux.

diabète insipide

Type de diabète dû à un déficit en hormone antidiurétique, la vasopressine, qui maintient constante la quantité d'eau contenue dans le corps. Cette hormone est sécrétée par l'hypophyse. Ce déficit peut être dû à un traumatisme crânien, à une infection, à une tumeur ou à une maladie héréditaire exceptionnelle touchant le rein.

diagnostic

Action d'identifier une maladie avec précision.

dialyse

Procédé d'épuration du sang en cas d'insuffisance rénale grave, assurée essentiellement par l'emploi d'un rein artificiel.

diaphragme

Muscle en forme de coupole qui sépare le thorax de l'abdomen. Sa contraction (à l'inspiration) appuie sur les organes de l'abdomen et crée un vide dans la cage thoracique, produisant ainsi un appel d'air dans les poumons. Le diaphragme est percé de trois orifices, permettant le passage de l'œsophage, de la veine cave et de l'aorte. Lorsque des organes de l'abdomen pénètrent dans le thorax par l'un de ces orifices, on parle d'hernie diaphragmatique.

diarrhée

Le sens médical strict de diarrhée est « émission de selles trop fréquentes et trop abondantes ». En fait, le sens commun assimile la diarrhée à la notion de selles liquides et fréquentes. Normalement, les selles sont pâteuses, mais l'émission de selles liquides ou à peine formées, sans douleur ou trouble particulier associé, n'est pas pathologique. On peut parler de diarrhée lorsque les émissions de selles liquides se répètent dans la journée, et que les besoins sont impérieux ou douloureux.

Beaucoup de médicaments peuvent accélérer le transit intestinal et rendre les selles plus liquides, sans que cet effet indésirable soit réellement préoccupant.

Les antibiotiques peuvent altérer la flore digestive, indispensable à la digestion, et provoquer des diarrhées plus ou moins gênantes mais bénignes. L'effet apparaît immédiatement ou après quelques jours de traitement. Une forme de diarrhée grave et exceptionnelle, la colite pseudomembraneuse, peut être observée après un traitement antibiotique ; cette affection se traduit par l'émission de glaires et de fausses membranes (ressemblant à des lambeaux de peau) associées à des douleurs abdominales ; une constipation peut remplacer la diarrhée initiale. La colite pseudomembraneuse peut survenir plusieurs jours après l'arrêt du traitement antibiotique et nécessite un avis médical urgent.

diarrhée du voyageur

Aussi appelée turista, cette diarrhée, généralement bénigne, est due à des bactéries et peut être contractée lors d'un voyage à l'étranger, avant que l'organisme se soit habitué aux germes présents dans l'environnement local.

digitalique

Famille de médicaments apparentés à la digitaline, substance issue de la digitale pourpre (plante commune). Les digitaliques, utilisés en cardiologie, ralentissent le cœur et renforcent ses contractions.

dilution homéopathique

Dilution d'une substance active obéissant aux règles homéopathiques. La solution obtenue après plusieurs dilutions successives ne contient qu'une quantité infime de la substance active initialement présente. Les propriétés d'un remède homéopathique sont étroitement liées à leur dynamisation (agitation de la solution entre chaque dilution). Les unités qui expriment les dilutions homéopathiques sont : DH, CH et K (korsakovienne).

diphtérie

Maladie infectieuse due à une bactérie, le bacille diphtérique. Elle se manifeste par une angine d'aspect particulier. Sans traitement, elle peut se compliquer : paralysie du voile du palais, difficultés respiratoires, inflammation du muscle cardiaque, mauvais fonctionnement des reins, voire paralysies des membres. La vaccination a quasiment fait disparaître la diphtérie en Europe, mais quelques cas ont été récemment signalés en Russie. Elle persiste également dans les pays en voie de développement.

dispersible

Qualifie un comprimé qui se désagrège dans l'eau et permet d'obtenir une solution buvable. Contrairement au comprimé effervescent, il ne dégage aucun gaz.

dispositif transdermique

Système, parfois appelé timbre ou patch, permettant l'absorption d'un médicament au travers de la peau : il assure la diffusion de la substance active vers les vaisseaux sanguins du derme. La substance circule ensuite dans le sang et peut agir comme si elle avait été avalée ou injectée. Ce dispositif permet d'éviter l'effet de premier passage hépatique.

diurétique

Médicament permettant une élimination accrue d'eau par les reins. Le plus souvent, cette perte d'eau fait suite à la perte de sels provoquée par le médicament (salidiurétique). Les diurétiques sont surtout utilisés dans le traitement de l'hypertension artérielle, alors que leur mécanisme d'action dans cette maladie est mal connu. Ils sont également prescrits dans l'insuffisance cardiaque aiguë ou chronique, les œdèmes et d'autres affections plus rares.
Ces médicaments provoquent une perte de sodium et de potassium (sauf pour certains d'entre eux appelés « épargneurs de potassium »). Leur prise prolongée nécessite donc un contrôle régulier du potassium sanguin, pour éviter les troubles cardiaques qui pourraient résulter d'une hypokaliémie (manque de potassium dans le sang). Le manque de sodium est une autre conséquence possible, mais plus rare aux posologies habituelles, de l'usage prolongé des diurétiques ; il se détecte également par une prise de sang.

diurétique de l'anse

Diurétique puissant qui agit sur un élément fonctionnel du rein, appelé anse de Henlé.

diverticule

Petite cavité en cul-de-sac développée aux dépens d'un organe (le tube digestif, le plus souvent). Un diverticule peut donner lieu à une inflammation.

diverticulose

Accumulation de diverticules.

dopamine

Substance impliquée dans le métabolisme du cerveau. Un déficit en dopamine dans une région particulière du cerveau provoque la maladie de Parkinson. Certains médicaments apportent de la dopamine au cerveau (lévodopa) et sont utilisés pour traiter cette maladie ; d'autres stimulent les récepteurs à la dopamine : ils ont des effets sur la lactation et le fonctionnement du cerveau.

dopaminergique

Médicament qui reproduit les effets de la dopamine.
Les principaux médicaments dopaminergiques sont utilisés dans la maladie de Parkinson ou dans les troubles de l'érection. Ils ne doivent pas être associés aux neuroleptiques, qui risquent d'annuler leur effet.

dorsalgie

Douleur du dos.

douleur neuropathique

Douleur due à une neuropathie, c'est-à-dire à une lésion du système nerveux. En pratique, la douleur résulte le plus souvent d'une atteinte des nerfs (névrite) : mononévrite (un seul nerf), polynévrite (atteinte diffuse de plusieurs nerfs), etc.
Les principales causes de névrite sont les virus (zona), les compressions des racines nerveuses (radiculonévrite) comme la sciatique, les troubles métaboliques comme le diabète, l'alcoolisme ou certains médicaments.

Si la polynévrite du diabète est rarement douloureuse, les autres causes peuvent être à l'origine de douleurs intenses et difficiles à traiter. Si les antalgiques usuels sont peu efficaces, d'autres produits comme les antidépresseurs donnent parfois de meilleurs résultats par une action antalgique spécifique et indépendante de l'effet antidépresseur ; certains anti-épileptiques sont également utilisés.

draineur

Substance capable de stimuler ou de faciliter l'élimination des déchets produits par le métabolisme de l'organisme. Un draineur peut agir sur les reins, le foie ou le tube digestif.

drépanocytose

Maladie héréditaire de l'hémoglobine, touchant surtout les personnes à peau noire d'origine africaine. Les globules rouges, déformés en faucilles, sont rigides et obstruent les petits vaisseaux sanguins. La drépanocytose provoque notamment des crises douloureuses, des accès de fièvre et une anémie. Les voyages en avion sont contre-indiqués dans les formes graves.

duodénum

Partie de l'intestin dans laquelle pénètrent les aliments issus de l'estomac.

Dupuytren (maladie de)

Maladie d'origine inconnue, se caractérisant par un épaississement et des nodosités de la paume des mains et parfois de la face antérieure des doigts. Elle aboutit à l'impossibilité d'étendre les doigts et se traite chirurgicalement.

durillon

Épaississement de la peau qui se forme sur les mains et les pieds là où elle est soumise à une pression forte et prolongée (par des chaussures, par exemple). Les durillons sont habituellement indolores.

dyshidrose

Maladie apparentée à l'eczéma, touchant essentiellement la paume des mains et la plante des pieds.

dyskinésie

Trouble de la coordination des mouvements.

dyslexie

Difficulté dans l'apprentissage de la lecture, fréquemment rencontrée chez l'enfant.

dysménorrhée

Règles douloureuses.

dysthymie

Maladie chronique caractérisée par l'alternance de périodes de dépression et de périodes d'hyperactivité désordonnée. Cette maladie est également appelée psychose maniacodépressive. Le traitement de référence de la dysthymie est le lithium (à l'exclusion des oligo-éléments, insuffisamment dosés).

ecchymose

Infiltration de sang dans la peau et les muqueuses pouvant survenir spontanément ou, le plus souvent, après un traumatisme. Les ecchymoses sont communément appelées bleus.

ECG

Électrocardiogramme, enregistrement de la fonction cardiaque.

échocardiographie

Méthode d'exploration des éléments du cœur (oreillettes, ventricules, artères et veines, valvules, etc.) à l'aide d'ultrasons. Une sonde placée sur la poitrine émet des ultrasons dont l'écho est analysé. L'échocardiographie permet de voir le cœur fonctionner en temps réel. C'est un examen indolore.

écho-doppler (ou doppler)

Examen proche de l'échographie permettant d'étudier les flux sanguins dans le cœur et les vaisseaux. À l'aide d'ultrasons, le doppler enregistre la vitesse et la direction du sang. On l'utilise pour rechercher des anomalies du flux sanguin : par exemple des plaques d'athérome dans les carotides ou dans les artères des jambes, un défaut des valvules du cœur, etc. Cet examen est indolore.

échographie

Technique d'examen indolore utilisant les ultrasons et permettant d'obtenir une image des organes internes en deux ou trois dimensions.

éclampsie

Complication survenant en fin de grossesse, se traduisant par des œdèmes, la présence de protéines dans les urines et une hypertension artérielle.

eczéma

Maladie de la peau se manifestant par des boutons et de vives démangeaisons. L'eczéma peut être dû à un contact avec une substance allergisante (eczéma de contact) ou être lié à une prédisposition génétique (eczéma atopique).

EEG

Électro-encéphalogramme, enregistrement de l'activité du cerveau.

effet antabuse

Ensemble de symptômes désagréables provoqués par certains médicaments lorsqu'ils sont associés à la prise de boissons alcoolisées : bouffées de chaleur, rougeur du visage, maux de tête, nausées, vomissements.

effet de premier passage hépatique

Un médicament pris par voie orale passe dans l'estomac puis dans l'intestin où il va être absorbé pour passer dans les veines intestinales. Ces veines convergent vers le foie, usine chimique de l'organisme, où les aliments et les médicaments provenant de l'absorption intestinale subissent un traitement avant d'être diffusés dans le reste de la circulation sanguine. Beaucoup de médicaments subissent dans le foie des transformations importantes, appelées « effet de premier passage hépatique ». Il peut s'agir d'une transformation en d'autres produits actifs, mais aussi d'une inactivation quasi totale du médicament. Dans ce cas, pour garantir l'action du médicament, il ne doit pas être avalé (voie orale classique) mais administré par voie injectable ou transcutanée. Une alternative est la voie sublinguale : certains médicaments sont prévus pour être placés sous la langue où ils vont être absorbés par les veines de la bouche, veines qui ont l'avantage de ne pas converger vers le foie comme les veines intestinales, évitant ainsi le premier passage hépatique.

effets indésirables

La tendance actuelle dans les textes officiels est de rapporter la totalité des symptômes gênants observés, même exceptionnellement, chez les personnes ayant utilisé le médicament lors des études scientifiques.
Certains de ces troubles sont réellement dus au médicament et constituent ses effets indésirables ; lorsqu'il existe un risque grave ou important, un message spécifique figure généralement dans la rubrique Attention.
D'autres troubles peuvent avoir été constatés sans que le médicament ne possède de responsabilité réelle dans leur survenue.
Dans un souci d'exhaustivité, nous avons choisi de reproduire l'intégralité des troubles énumérés dans les textes officiels, bien que nous ayons conscience du risque de créer une inquiétude injustifiée. L'information précise du public reste néanmoins notre principale priorité. Il faut donc avoir conscience, en lisant la rubrique Effets indésirables possibles des nouveaux médicaments, que les troubles cités ne sont pas forcément imputables à la molécule utilisée.

éjaculation rétrograde

Anomalie fréquemment observée après une intervention chirurgicale prostatique ; elle consiste en l'émission de sperme dans la vessie lors de l'orgasme masculin. Cette anomalie est sans gravité et la qualité de l'orgasme n'est pas affectée, mais le sperme n'est pas émis par la verge puisque les glandes séminales se vident directement dans la vessie.

électrostimulation

Technique utilisée pour rééduquer les muscles du périnée après un accouchement ou lors d'incontinence urinaire. De petits courants électriques inoffensifs sont utilisés pour stimuler le muscle en forme d'anneau qui ferme la vessie. Les séances d'électrostimulation augmentent le tonus de ce muscle et améliorent la capacité de la patiente à retenir ses urines.

électrothérapie

Utilisation du courant électrique pour soigner certaines douleurs ou maladies.

éléphantiasis

Augmentation considérable du volume d'un membre ou d'une partie du corps due à l'obstruction des vaisseaux lymphatiques. En régions intertropicales, la cause majeure d'éléphantiasis est la filariose lymphatique, transmise par les moustiques.

embolie

Obstruction d'une artère par un caillot ou une plaque d'athérome apportés par le courant sanguin. L'embolie pulmonaire est généralement due à un caillot formé dans une veine qui remonte vers le cœur et vient obstruer une artère pulmonaire.

émétisant

Qui provoque des vomissements.

emphysème

Maladie des poumons se traduisant par une dilatation de la cage thoracique et par des difficultés respiratoires. Elle peut être due au tabagisme, à une maladie génétique ou à l'inhalation prolongée de substances toxiques.

emplâtre

Médicament à usage externe qui se présente sous la forme d'une pâte. Chauffée, elle se ramollit et adhère à la peau sur laquelle elle est appliquée.

encéphalite

Inflammation d'une partie plus ou moins étendue du cerveau pouvant se manifester de manière diverse : fièvre, fatigue, maux de tête, troubles de la vision, troubles de la conscience, modification du comportement, convulsions, paralysies. L'encéphalite est le plus souvent d'origine infectieuse, mais elle peut aussi être provoquée par une tumeur cérébrale, un accident vasculaire cérébral, une sclérose en plaque, une intoxication au plomb, etc.

encéphalite à tiques

Maladie virale transmise par la morsure de tiques en Europe, au printemps et en été.

encéphalite japonaise

Maladie virale présente en Asie, transmise par un moustique du genre Culex, qui, bien que préférant les animaux, peut aussi s'attaquer à l'homme. La gravité de la maladie justifie une vaccination en cas de voyage dans certaines régions en saison humide. En milieu rural, les épidémies sont favorisées par les travaux d'irrigation et les élevages de porc (risque réduit dans les pays à prédominance musulmane).

encéphalopathie hépatique

Coma ou troubles de la conscience dus à une insuffisance hépatique grave.

endocardite bactérienne

Infection des structures internes du cœur, notamment des valves, pouvant aboutir à une insuffisance cardiaque grave.
L'endocardite est favorisée par la coexistence d'une anomalie valvulaire et du passage de bactéries dans le sang (passage qui peut survenir lors de soins dentaires, notamment). Les personnes souffrant d'une anomalie valvulaire, même minime, doivent suivre un bref traitement antibiotique avant et après une intervention dentaire.

endomètre

Revêtement interne de l'utérus dont la couche superficielle est renouvelée lors de chaque cycle menstruel. Les règles sont constituées du sang et des cellules éliminées lors de ce renouvellement.

endométriose

Prolifération anormale du revêtement interne de l'utérus (endomètre) en dehors de cet organe.

endorphines

Substances sécrétées par le cerveau et dotées de propriétés antalgiques et euphorisantes proches de celles de la morphine.

endoscopie

Exploration visuelle de l'intérieur d'un organe ou d'une cavité au moyen d'un tube optique (endoscope).

endurance (sport)

L'endurance est la possibilité de maintenir un certain niveau d'intensité lors d'un effort de très longue durée. Lors d'une activité d'endurance, les muscles utilisent l'oxygène pour tirer plus d'énergie du glucose (sucre) et des acides gras (graisses). Cette forme d'utilisation de l'énergie peut être maintenue sur de longues périodes (plusieurs heures). La course à pied (jogging), le vélo (en randonnée) et le ski de fond sont des sports d'endurance.

engelure

Lésion de la peau due au froid et à l'humidité, siégeant le plus souvent aux doigts.

entente préalable

Un certain nombre de prescriptions ne seront remboursées que si l'Assurance maladie a donné son accord « préalable », avant l'achat du produit. Pour obtenir cet accord, votre médecin remplit un formulaire que vous adressez à votre caisse avant de solliciter le remboursement. C'est le cas, par exemple, pour les prescriptions de perruques lors de certaines chimiothérapies.

entérite

Inflammation de l'intestin grêle.

entorse

Lésion des ligaments d'une articulation due à un traumatisme.

énurésie

Forme particulière d'incontinence qui se manifeste chez l'enfant par l'incapacité à retenir ses urines la nuit (énurésie nocturne) ou, plus rarement, le jour et la nuit. Ces pertes d'urines sont anormales chez les enfants âgés de plus de 5 ans, âge auquel le contrôle des sphincters devrait être acquis.

enzyme

Substance capable d'activer une réaction chimique spécifique.

enzyme pancréatique

Substance sécrétée par le pancréas. Les enzymes pancréatiques facilitent et accélèrent la digestion.

enzyme protéolytique

Substance pouvant activer la dégradation des protéines. Les enzymes protéolytiques entrant dans la composition des médicaments sont la trypsine, la chymotrypsine, la pancréatine, les bromélaïnes, etc.

épiderme

Couche externe de la peau (au-dessus du derme). Elle assure le renouvellement de la couche cornée (la plus superficielle), constituée de cellules mortes riches en kératine.

épiglottite

Infection grave de la gorge, qui survient chez l'enfant et peut provoquer un étouffement. Elle est due à un germe particulier : Haemophilus influenzae, type b. Elle est différente de la simple laryngite, qui peut également provoquer des difficultés respiratoires.

épilepsie

Maladie chronique survenant par crises, liée à une anomalie de l'activité électrique d'un groupe de cellules cérébrales. Ses manifestations, d'intensité variable, vont de la chute brutale de l'attention (absences, ou petit mal) à la perte de conscience accompagnée de mouvements musculaires anormaux (convulsions, ou grand mal). L'épilepsie partielle, comme son nom l'indique, ne concerne pas la totalité du corps : les mouvements saccadés ne touchent qu'un ou plusieurs groupes musculaires.

épisode maniaque

Modification de l'humeur associant à des degrés divers une exaltation ou une irritabilité inhabituelles, un important besoin de parler, des difficultés de concentration, des comportements inadaptés (séduction, dépenses inconsidérées, etc.). Il peut alterner avec des épisodes dépressifs dans le cadre d'un trouble bipolaire, ou être la conséquence d'un traitement antidépresseur.

épistaxis

Saignement de nez sans cause évidente.

épreuve d'effort

Examen qui consiste à pédaler sur un vélo stationnaire tout en enregistrant un électrocardiogramme et en mesurant la pression artérielle. La résistance opposée au pédalage augmente progressivement et le patient doit augmenter son effort. Cette épreuve permet de voir si l'effort risque d'entraîner des troubles du rythme cardiaque, un état de pré-infarctus ou une hypertension artérielle.

ergot de seigle

Champignon parasite du seigle, dont la consommation accidentelle provoque une maladie appelée ergotisme. Les substances dérivées de celles contenues dans ce champignon sont utilisées pour leurs propriétés vasoconstrictrices (contraction des vaisseaux), vasodilatatrices (dilatation des vaisseaux) ou utérotoniques (contraction de l'utérus).

ergothérapie

Méthode de rééducation aux gestes de la vie quotidienne visant à aider les personnes atteintes de maladies physiques et/ou psychiques.

ergotisme

Ensemble des manifestations neurologiques et vasculaires liées à une intoxication par des dérivés de l'ergot de seigle : convulsions, douleur, pâleur et refroidissement inhabituels des extrémités des membres.

éruption cutanée

Apparition de boutons ou de plaques sur la peau. Ces lésions peuvent être dues à un aliment, à un médicament, et traduire une allergie ou un effet toxique. De nombreux virus peuvent également provoquer des éruptions de boutons : celles de la rubéole, de la roséole et de la rougeole sont les plus connues.

érythrocyte

Globule rouge. Voir ce terme.

érythropoïétine

Hormone secrétée par les reins. Elle stimule la production des globules rouges par la moelle osseuse. Elle peut être produite par génie génétique à des fins médicales pour corriger certaines anémies. Son utilisation est parfois détournée par les sportifs de haut niveau pour améliorer leurs performances.

escarre

Plaie de la peau et des muscles sous-jacents, qui peut apparaître chez les malades alités ou les paraplégiques. Elle fait suite à un appui prolongé sur une même région cutanée, qui provoque un défaut d'irrigation sanguine et la mort des tissus. Une croûte noire initiale tend à s'éliminer pour laisser place à une plaie profonde, difficile à soigner. Les escarres peuvent être prévenues par des changements fréquents de position chez les malades alités et par l'utilisation de supports (matelas ou coussins spéciaux) adaptés.

estrogène

Famille d'hormones stimulant les organes sexuels féminins (utérus et glandes mammaires essentiellement). On écrit aussi œstrogène.

état de mal

État caractérisant certaines maladies qui surviennent habituellement par crises (migraine, épilepsie, asthme, etc.). Il s'agit d'une succession de crises entre lesquelles le malade ne retrouve pas son état normal, ou d'une crise d'une durée inhabituelle qui ne cède pas aux traitements usuels.

état dépressif

État de souffrance morale associant une démotivation, une fatigue, un sentiment d'inutilité, d'autodépréciation. En l'absence de traitement, l'état dépressif risque d'évoluer vers une dépression grave avec sensation d'incurabilité, de culpabilité, et un risque suicidaire.

état maniaque

État d'euphorie et d'exaltation inappropriées, se traduisant souvent par une hyperactivité, une désinhibition et des comportements inconséquents (dépenses inconsidérées, agressivité, etc.). L'alternance d'états maniaques et de phases de dépression constitue un trouble bipolaire (voir ce terme).

exanthème

Éruption cutanée qui accompagne les maladies infectieuses et contagieuses.

exanthème subit

Voir sixième maladie.

excipient

Substance sans activité thérapeutique entrant dans la composition du médicament ou utilisée pour sa fabrication. L'excipient a pour fonction d'améliorer l'aspect ou le goût, d'assurer la conservation, de faciliter la mise en forme et l'administration du médicament. Il sert aussi à acheminer la substance active vers son site d'action et à contrôler son absorption par l'organisme.
L'excipient devrait avoir une innocuité parfaite (être bien toléré) ; néanmoins certains peuvent entraîner des réactions allergiques ou des intolérances individuelles : il s'agit des excipients à effet notoire.

expectorant

Médicament qui facilite l'élimination des mucosités (glaires) contenues dans les voies respiratoires.

extrasystole

Contraction du cœur survenant juste avant ou après une contraction normale, souvent perçue comme un choc dans la poitrine.

fasciolase

Également appelée distomatose hépatique, la fasciolase est une maladie parasitaire due à des vers plats, les grandes douves du foie (Fasciola hepatica et Fasciola gigantica) qui colonisent les voies biliaires. La contamination se fait par ingestion de légumes crus, en particulier ceux cultivés en milieu humide comme le cresson. Cette maladie est particulièrement fréquente en Amérique latine, à Cuba, dans le delta du Nil et en Iran.

fécalome

Bouchon de selles dans le rectum ou dans le côlon. Il est à redouter chez les personnes âgées ou constipées, ou celles qui restent longtemps alitées. Il expose à un risque d'obstruction du tube digestif.

fibrome

Tumeur bénigne de l'utérus pouvant être responsable de saignements en dehors des règles.

fièvre bilieuse hémoglobinurique

Crise de paludisme particulièrement grave se manifestant par une fièvre élevée, des vomissements, une jaunisse, une insuffisance rénale et le blocage des urines.

fièvre des Rocheuses

Maladie infectieuse transmise par une tique et observée principalement dans les montagnes Rocheuses et en Inde. Le traitement repose sur des antibiotiques.

fièvre jaune

Maladie virale tropicale (Afrique, Amérique), mortelle, transmise par un moustique piquant le jour (Aedes). Une vaccination permet de s'en protéger.

filarioses

Maladies parasitaires des pays tropicaux généralement transmises par des insectes : filariose lymphatique, loase, onchocercose.

fissure anale

Petite crevasse du pourtour de l'anus, souvent peu ou pas visible, provoquant des douleurs vives pendant et après la selle.

flore digestive

Ensemble des bactéries normalement présentes dans le tube digestif, qui participent à la digestion.

flore vaginale

Ensemble des bactéries normalement présentes dans le vagin (flore de Döderlein). Elles ne provoquent aucun trouble et font obstacle aux champignons microscopiques ou aux autres germes qui pourraient être à l'origine d'une infection.

fluor

Substance minérale qui possède la propriété de se fixer sur les os et sur les dents, et qui augmente leur dureté.

fonctionnel

Se dit d'un symptôme lorsqu'il est dû à une perturbation du fonctionnement d'un organe, sans que cette perturbation puisse être rattachée à une lésion de cet organe.

fracture de fatigue

Fracture d'un os trop longtemps soumis à des chocs répétitifs, comme lors d'une marche prolongée par exemple.

furoncle

Inflammation purulente d'un follicule pileux.

G-6-PD (déficit en)

Abréviation de glucose-6-phosphate-déshydrogénase, enzyme normalement présente dans le globule rouge. Son absence congénitale (déficit) est responsable d'une maladie nommée favisme ; elle interdit l'emploi de certains médicaments.

galactorrhée

Écoulement anormal de lait par le mamelon, trop abondant chez une femme qui allaite ou survenant chez une femme en dehors de l'allaitement, voire chez un homme.

galactosémie

Maladie héréditaire rare du nouveau-né, entraînant la présence anormale dans le sang de galactose, sucre du lait.

gale

Maladie parasitaire de la peau, très contagieuse.

gamma GT

Abréviation de gammaglutamyl-transférase. Le taux de cette enzyme augmente dans le sang en cas de consommation excessive de boissons alcoolisées ou de maladie du foie liée ou non à l'alcool, mais aussi lors de la prise de certains médicaments.

ganglions

Terme généralement utilisé pour désigner les ganglions lymphatiques : ces organes filtrent la lymphe (le liquide qui baigne les cellules du corps). Lors d'infection, les ganglions piègent les germes et réagissent en devenant volumineux et douloureux. Les ganglions sont répartis dans l'ensemble du corps, et regroupés par endroits (au niveau du cou, des aisselles et de l'aine, par exemple).

gargarisme

Mode de traitement local qui vise à laisser au contact de l'arrière-gorge un médicament pur ou dilué dans de l'eau froide ou tiède. Il se pratique la tête penchée en arrière, une expiration continue empêchant le liquide de descendre dans les poumons. La solution utilisée ne doit pas être avalée.

gastrite

Inflammation de l'estomac favorisée par le stress, le tabac, l'alcool et certains médicaments tels que l'aspirine ou les anti-inflammatoires.

gastrorésistant

Qualifie certains comprimés ou gélules dans lesquels la substance active est protégée de l'acidité de l'estomac.

gelure

C'est une brûlure par le froid. Les gelures peuvent être superficielles ou profondes. Elles atteignent parfois les muscles et les os. Les gelures n'apparaissent pas seulement lors de très grand froid : il suffit que les conditions météorologiques associent le froid (même modéré), l'humidité et surtout le vent, pour que le risque de gelure existe. Si le vent souffle, des gelures peuvent se produire à une température légèrement inférieure à zéro.

gène

Élément d'ADN (chromosomes) responsable d'une caractéristique héréditaire. Le gène est la plus petite unité d'information génétique. On distingue les gènes de structure (responsables de la formation de protéines qui constituent le corps ou contrôlent son fonctionnement) des gènes régulateurs qui modulent l'activité des gènes de structure.

générique

Médicament dont le brevet du principe actif est tombé dans le domaine public, permettant ainsi la commercialisation de copies du médicament original. Il présente la même composition qualitative et quantitative en principe(s) actif(s), la même forme pharmaceutique et la même biodisponibilité que le médicament original.

gerçure

Voir crevasse.

germe

Terme général qui désigne tous les organismes microscopiques susceptibles de provoquer une infection : bactéries, virus, parasites, champignons.

glaire cervicale

Liquide incolore ou blanchâtre, filant comme du blanc d'œuf, sécrété par le col de l'utérus au moment de l'ovulation. Elle facilite le passage des spermatozoïdes vers l'utérus. La modification de la glaire cervicale est un des modes d'action des contraceptifs oraux.

glaucome

Maladie caractérisée par l'augmentation de la pression des liquides contenus dans l'œil (hypertension intraoculaire). Ce terme général recouvre deux affections totalement différentes :

- Le glaucome à angle ouvert ou glaucome chronique est le plus fréquent ; il est généralement sans symptômes, dépisté par la mesure de la tension intraoculaire chez l'ophtalmologiste. Il ne provoque pas de crise aiguë, et le traitement repose essentiellement sur des collyres bêtabloquants. Les personnes atteintes d'un glaucome à angle ouvert ne doivent pas utiliser de dérivés de la cortisone sans avis ophtalmologique préalable.
- Le glaucome à angle fermé ou glaucome aigu est plus rare. Entre les crises, la tension intraoculaire est normale. Mais l'usage intempestif de médicaments atropiniques (notamment en collyre) provoque une crise aiguë d'hypertension intraoculaire qui peut abîmer définitivement la rétine en quelques heures. C'est une urgence ophtalmologique qui se reconnaît à un œil brutalement rouge, horriblement douloureux, dur comme une bille de verre, et dont la vision devient floue.

L'angle dont il est question dans ces deux affections est l'angle irido-cornéen. C'est en effet entre l'iris et la cornée que se situe le système d'évacuation des liquides de l'œil. Un angle peu ouvert (fermé) expose à une obstruction totale du système d'évacuation. Cette obstruction peut survenir lorsque l'iris est ouvert au maximum (mydriase) sous l'effet d'un médicament atropinique : l'iris vient alors s'accoler à la cornée.

Les contre-indications des médicaments atropiniques ne concernent que les personnes ayant déjà fait des crises de glaucome à angle fermé, ou chez qui un ophtalmologiste a détecté ce risque. Celles qui souffrent d'un glaucome chronique à angle ouvert ne sont pas concernées par ces contre-indications.

globule blanc

Cellule présente dans le sang. Il en existe différents types : les polynucléaires neutrophiles, qui augmentent lors des infections ; les polynucléaires éosinophiles, dont le nombre est élevé chez les personnes allergiques ou en cas de parasitose ; les polynucléaires basophiles ; les lymphocytes et monocytes, dont le nombre s'élève en cas d'infection virale ou d'atteinte de la moelle osseuse.

globule rouge

Cellule présente dans le sang (5 millions par mm^3), qui contient l'hémoglobine.
Synonyme : hématie.

glucides

Famille de substances énergétiques contenant notamment les sucres. On distingue les glucides simples, ou rapides, des glucides complexes, ou lents, en fonction de la durée de leur digestion. Ils sont parfois appelés hydrates de carbone.

gluten

Constituant de certaines céréales (blé, avoine, orge, seigle) et de la farine, qui peut donner lieu chez de très rares personnes prédisposées à une intolérance digestive grave.
Le maïs et le riz ne contiennent pas de gluten.

glycémie

Quantité de sucre présente dans un litre de sang. Elle varie habituellement entre 0,6 et 1,1 g/l (3,3 mmol/l à 6 mmol/l) chez la personne à jeun. Le diagnostic de diabète doit être envisagé lorsque la glycémie dépasse 1,2 g/l (6,6 mmol/l).

glycogène

Substance composée de longues chaînes de glucose (sucre) disposées comme les branches d'un arbre. Le glycogène s'accumule dans le foie et dans les muscles, et constitue les réserves de glucose de l'organisme.

glycosurie

Présence anormale de sucre dans les urines, rencontrée chez les diabétiques.

goitre

Augmentation du volume de la glande thyroïde.

gonococcie

Maladie sexuellement transmissible due au gonocoque.
Synonyme : blennorragie.

gonocoque

Bactérie responsable de la blennorragie, transmise par voie sexuelle.

goutte

Maladie se manifestant par une rougeur et une douleur vive touchant une articulation (celle du gros orteil le plus souvent), due à une accumulation de cristaux d'acide urique.

granulome annulaire

Variété d'eczéma se traduisant par des boutons roses groupés en anneau.

grossesse extra-utérine

Grossesse se développant en dehors de l'utérus : lors d'une grossesse normale, l'ovule est fécondé dans la trompe de Fallope par un spermatozoïde ; il doit normalement progresser jusqu'à l'utérus où il se fixe sur l'endomètre. Dans certains cas, cette progression est stoppée et l'œuf se développe dans la trompe qui risque de se rompre. Il s'agit d'une grossesse extra-utérine dont le diagnostic est réalisé par l'échographie et qui nécessite une intervention chirurgicale. Les signes évocateurs d'une grossesse extra-utérine sont une douleur du bas-ventre et des saignements intermittents chez une femme qui présente un test de grossesse positif.

gynécomastie

Augmentation du volume des seins chez l'homme, congénitale ou due à une maladie, à une tumeur ou à la prise de certains médicaments.

Helicobacter pylori

Bactérie impliquée dans la survenue des ulcères de l'estomac ou du duodénum. Elle empêche la guérison et favorise les récidives à l'arrêt du traitement. Son élimination permet des guérisons définitives. Le traitement associant un antiulcéreux à des antibiotiques constitue un progrès important pour les malades souffrant d'ulcère chronique de l'estomac ou du duodénum.

hématologique

Qui se rapporte au sang.

hématome

Accumulation anormale de sang à l'intérieur du corps.

hémochromatose

Maladie due à une surcharge en fer, qui se détecte par le dosage de la ferritine dans le sang. Elle peut être héréditaire ou acquise, liée notamment à l'alcoolisme.

hémoglobine

Principal constituant des globules rouges, l'hémoglobine est une substance riche en fer qui assure la fixation de l'oxygène de l'air au niveau des poumons et sa redistribution dans les différents organes.
Voir aussi : anémie.

hémophilie

Maladie héréditaire de la coagulation transmise par les femmes, mais touchant uniquement les individus de sexe masculin. Le risque principal de l'hémophilie est la survenue d'hémorragies. Elle nécessite des transfusions sanguines régulières.

hémorragie

Perte de sang à partir d'une artère ou d'une veine. Une hémorragie peut être externe, mais également interne et passer inaperçue.

hémorragie méningée

Brusque saignement des enveloppes externes du cerveau (les méninges). L'hémorragie méningée peut être due à la rupture d'un vaisseau sanguin anormal (anévrisme) ou à un traumatisme. Elle se traduit par de violents maux de tête et un état de malaise généralisé, et nécessite une hospitalisation en extrême urgence.

hémorroïde

Dilatation anormale d'une veine de l'anus ou du rectum se développant soit à l'extérieur, soit à l'intérieur. Elle peut être à l'origine d'un saignement.

hémostatique

Médicament d'usage local qui arrête les saignements.

hépatite

Inflammation du foie. Elle peut être due à un médicament, à un virus, à l'alcool ou à une autre cause.
Les hépatites virales guérissent généralement sans traitement. Contrairement aux hépatites A et E presque toujours bénignes, les hépatites B et C peuvent devenir chroniques : le virus persiste dans l'organisme du malade qui reste contagieux mais ne souffre pas obligatoirement de troubles hépatiques. L'hépatite chronique est dite active lorsque le virus continue à détruire les cellules du foie, destruction traduite par l'augmentation des transaminases dans le sang.

hérédité

Transmission de caractères d'un être vivant à ses descendants.

hernie hiatale

Glissement anormal d'une partie de l'estomac au-dessus du diaphragme. Cette anomalie anatomique rend possible le reflux du contenu acide de l'estomac vers l'œsophage. Elle provoque une sensation de brûlure.
Voir aussi : reflux gastro-œsophagien.

héroïne

Drogue dérivée de la morphine (famille des opiacés) utilisée par les toxicomanes en injection ou en inhalation nasale. Elle est mortelle en cas de surdosage (overdose) et provoque une dépendance intense dès les premières prises.

herpès

- Maladie virale due essentiellement aux virus Herpes simplex 1 et 2. Elle se manifeste, lors des poussées, par une éruption douloureuse de fines vésicules. Entre les poussées, le virus reste présent dans les ganglions nerveux. Le virus de type 1 donne plutôt des lésions situées autour de la bouche, alors que le virus de type 2 atteint de préférence les organes génitaux.
- Famille de virus (Herpèsvirus) qui comprend notamment l'Herpes simplex virus (HSV 1 et 2), le virus varicelle-zona (VZV), le Cytomégalovirus (CMV) et le virus d'Epstein-Barr (EBV) de la mononucléose infectieuse.

hirsutisme

Apparition anormale d'une pilosité de type masculin chez la femme. À ne pas confondre avec l'hypertrichose féminine, qui correspond à une accentuation de la pilosité normale.

histamine

Substance chimique naturellement fabriquée par l'organisme et douée de nombreuses propriétés : relâchement des petites artères, contraction des muscles de l'intestin et des bronches, sécrétion du suc gastrique, accélération du cœur et relâchement des contractions de l'utérus. L'histamine est au cœur de l'inflammation, notamment dans les allergies.
Voir aussi : antihistaminique.

homéopathie

Mode de traitement fondé sur deux principes : l'usage de substances douées d'effets semblables aux symptômes de la maladie qu'elles sont destinées à combattre, et la dilution infinitésimale de ces substances.

hôpital de jour

Séjour à la clinique ou à l'hôpital qui ne dure que quelques heures : vous arrivez le matin pour des examens ou un traitement et vous repartez le soir même, dès que ceux-ci sont terminés.

hormone

Substance produite par le corps et transportée par le sang, destinée à réguler l'activité de certaines glandes ou de certains organes.

hormone androgène

Famille d'hormones produites essentiellement par les testicules. Elles permettent le développement des caractères sexuels masculins.

hormone stéroïde

Hormone synthétisée par l'organisme à partir du cholestérol. La cortisone, les hormones sexuelles telles que les estrogènes ou la testostérone sont des hormones stéroïdes.
Les hormones stéroïdes utilisées comme médicament sont obtenues par synthèse chimique.

hormone thyroïdienne

Famille d'hormones accélératrices du métabolisme, sécrétées par la glande thyroïde. Elles sont dosables dans le sang et sont appelées T3 et T4.

huile de ricin

Extraite des graines de ricin, l'huile de ricin a longtemps été utilisée comme laxatif avant d'être abandonnée du fait de ses propriétés irritantes. Elle est parfois utilisée à dose très faible comme excipient (composant sans activité thérapeutique). Certaines personnes réagissent à la présence d'huile de ricin dans un médicament : eczéma (si l'huile est présente dans une pommade ou une crème par exemple), diarrhée (si elle entre dans la composition d'un médicament pris par voie orale), etc. Les produits contenant de l'huile de ricin ne doivent jamais être administrés aux enfants de moins de trois ans.

humeur

Dans son sens médical, l'humeur est plutôt synonyme de moral. Un trouble de l'humeur peut revêtir la forme d'une dépression ou d'une excitation euphorique, par exemple.

Huntington (chorée de)

Maladie rare, héréditaire, touchant certaines zones du cerveau. Elle se manifeste par des mouvements musculaires involontaires et des troubles du caractère.

hydatidose

Maladie parasitaire due à un ver de la famille des tænias. Elle se contracte au contact de l'eau souillée ou de chiens errants. Elle se traduit par le présence de kystes pouvant se localiser dans tous les organes, le plus souvent dans le foie.

hyménoptères

Groupe d'insectes ailés comprenant notamment la guêpe, l'abeille et le frelon, dont le venin est susceptible de provoquer des allergies graves chez les personnes prédisposées.

hypercalcémie

Excès de calcium dans le sang, consécutif à une maladie ou à l'usage de certains médicaments (excès de vitamine D).

hypercalciurie

Augmentation anormale du calcium dans les urines.

hypercholestérolémie

Élévation anormale du taux de cholestérol dans le sang. Le cholestérol sanguin se compose de HDL-cholestérol et de LDL-cholestérol. L'excès de LDL-cholestérol (« mauvais cholestérol ») dans le sang favorise la formation de plaques de graisse sur la paroi intérieure des artères, ce qui entraîne une augmentation du risque de maladies cardiovasculaires.

hyperglycémie

Élévation anormale de la glycémie (taux de sucre dans le sang).

hyperkaliémie

Élévation anormale de la kaliémie (taux de potassium dans le sang) pouvant provoquer des troubles cardiaques.

hyperkératinisation

Épaississement anormal de la couche cornée de la peau (couche la plus externe de l'épiderme).

hypermétropie

Trouble de la vision qui projette l'image d'un objet en arrière de la rétine. L'image formée sur la rétine est floue comme si l'œil était trop court : la personne a du mal à voir les objets de près. Le port de lunettes ou de lentilles de contact est nécessaire lorsque l'accommodation du cristallin ne parvient plus à compenser ce défaut.

hyperparathyroïdie

Excès de fonctionnement des glandes parathyroïdes, qui provoque des anomalies osseuses.

hyperplasie

Développement exagéré d'un tissu ou d'un organe.

hypertension artérielle

Excès de pression (tension) du sang dans les artères. Cette pression est assurée par le cœur et est exprimée par deux chiffres. Elle est maximale lors de la contraction du cœur, ou systole (premier chiffre), et minimale lors du repos cardiaque, ou diastole (deuxième chiffre). Une hypertension artérielle se caractérise par une pression maximale (systolique) supérieure ou égale à 16, ou une pression minimale (diastolique) supérieure ou égale à 9,5. Un traitement est instauré lorsque ces chiffres sont dépassés ou pour des tensions plus faibles chez certaines personnes présentant des facteurs de risque cardiovasculaire : hérédité, tabagisme, diabète, excès de cholestérol. Un traitement antihypertenseur permanent permet de limiter les dommages du cœur et des vaisseaux sanguins dus à l'hypertension artérielle.

hypertension artérielle pulmonaire

Excès de pression sanguine dans les artères des poumons. Cette hypertension très particulière touche les vaisseaux qui proviennent de la moitié droite du cœur et conduisent le sang dans les poumons, d'où il rejoindra la moitié gauche du cœur, puis la circulation générale. L'hypertension artérielle pulmonaire est due à un obstacle à l'écoulement du sang, comme par exemple un rétrécissement de la valve mitrale qui sépare l'oreillette et le ventricule gauches du cœur.

hypertension intracrânienne

Excès de pression à l'intérieur de la boîte crânienne, dû à un hématome, un œdème, ou une tumeur du cerveau. Cette affection rare est diagnostiquée par un examen ophtalmologique du fond de l'œil. La douleur de l'hypertension intracrânienne, intense, permanente et durable, ne doit pas être confondue avec un banal mal de tête ou une migraine, qui cèdent généralement en quelques heures ou jours.

hyperthermie

Élévation anormale de la température corporelle pouvant être due à une maladie (fièvre), à un effort prolongé ou à certains médicaments.

hyperthyroïdie

Excès d'hormones thyroïdiennes se traduisant notamment par une accélération du cœur, une mauvaise tolérance à la chaleur, un amaigrissement et une fatigue chronique.

hypertonie

Tension excessive d'un muscle ou d'un groupe musculaire.

hypertrichose

Développement excessif des poils. À la différence de l'hirsutisme, l'hypertrichose correspond à une accentuation de la pilosité normale.

hypertriglycéridémie

Élévation du taux de triglycérides dans le sang du fait d'une anomalie héréditaire ou d'une consommation excessive d'alcool ou d'aliments sucrés.

hypertrophie

Augmentation anormale du volume d'un organe.

hyperuricémie

Excès d'acide urique dans le sang.

hypnotique

Médicament provoquant le sommeil.
Synonyme : somnifère.

hypocalcémie

Baisse du taux de calcium dans le sang, consécutive à une maladie ou à l'usage de certains médicaments.

hypocholestérolémiant

Médicament qui fait baisser le taux de cholestérol dans le sang.

hypoglycémiant

Médicament qui fait baisser la glycémie (taux de sucre dans le sang).

hypoglycémie

Baisse de la glycémie (taux de sucre dans le sang) pouvant provoquer des malaises.

hypokaliémie

Baisse de la kaliémie (taux de potassium dans le sang) pouvant provoquer des troubles du rythme cardiaque. La prise régulière de laxatifs stimulants ou de certains diurétiques est fréquemment responsable d'hypokaliémie.

hypolipidémiant

Médicament qui fait baisser le taux des graisses dans le sang : cholestérol et triglycérides, essentiellement.
Synonyme : hypolipémiant.

hypomanie

État d'excitation euphorique et désordonnée, d'exaltation, survenant le plus souvent dans le cadre de certains troubles psychiatriques.

hyponatrémie

Diminution du taux de sodium (sel) dans le sang.

hypophyse

Petite glande située à la base du cerveau. Elle sécrète des hormones qui stimulent diverses glandes de l'organisme.

hypotension

Diminution de la pression artérielle (tension) qui peut provoquer fatigue, refroidissement des pieds et des mains, vertiges et malaises. L'hypotension peut être due à des médicaments, une hémorragie, une douleur très forte, mais aussi à un passage brutal de la position couchée à la position debout (hypotension orthostatique).

hypotension orthostatique

Baisse de la tension artérielle survenant lors du passage de la position allongée à la position debout. Due le plus souvent à des médicaments, l'hypotension orthostatique se traduit par des étourdissements avec risque de chute, notamment chez les personnes âgées. On peut prévenir ces troubles en évitant les changements de position brutaux : rester assis quelques instants au bord du lit avant de se mettre debout, se lever lentement d'un siège en gardant un appui avant de se déplacer.
Le port de bas de contention, qui empêche le sang de refluer vers les jambes en position debout, est également utilisé pour traiter l'hypotension orthostatique.

hypothalamus

Partie du cerveau assurant de multiples fonctions. Il sécrète des hormones destinées à agir sur d'autres glandes (notamment l'hypophyse) qui à leur tour sécréteront d'autres hormones qui agiront sur certains organes (ovaires, thyroïde, etc.).

hypothermie

Baisse anormale de la température du corps. L'hypothermie (ou cryoplexie) survient lorsque l'organisme perd plus de chaleur qu'il n'en produit : la température corporelle chute, et il faut redouter un arrêt cardiorespiratoire ou des troubles cardiaques si des mesures appropriées ne sont pas prises rapidement. Tout traumatisé peut souffrir d'hypothermie, quelle que soit la saison ; c'est pourquoi il faut toujours couvrir les victimes d'accidents.

hypothyroïdie

Insuffisance de sécrétion des hormones thyroïdiennes. Elle se traduit notamment par une diminution du pouls, un ralentissement des idées, une constipation, une fatigue chronique, une crainte du froid, etc.

hystérectomie

Intervention chirurgicale destinée à enlever l'utérus. Elle se réalise sous anesthésie à travers la paroi de l'abdomen ou celle du vagin. Elle est pratiquée en cas de saignements utérins non contrôlés par un traitement médicamenteux, si un fibrome volumineux a été identifié ou à la suite d'un cancer de l'utérus ou de son col. Elle peut s'accompagner d'une ablation des ovaires (ovariectomie).

iatrogène

Se dit d'une affection provoquée par l'action d'un médicament ou par un geste médical : effet indésirable, infection après une injection ou une intervention, accident lors de la pratique d'un examen complémentaire, etc.

ID

Abréviation d'intradermique. Voir ce terme.

IM

Abréviation d'intramusculaire. Voir ce terme.

IMAO

Abréviation d'inhibiteur de la mono-amine-oxydase. Famille de médicaments utilisés en psychiatrie et en neurologie (dépression, maladie de Parkinson). Ces médicaments sont divisés en deux types : les IMAO non sélectifs, qui sont incompatibles avec de nombreux médicaments et même certains aliments, et les IMAO sélectifs (A ou B), pour lesquels ces inconvénients sont absents ou limités.

imidazolé

Famille de médicaments qui regroupe des antifongiques, des antibiotiques et des antiparasitaires.

immunité

Résistance du corps à certains agents infectieux.
Voir aussi : déficit immunitaire.

immunodépresseur

Voir traitement immunodépresseur.

immunoglobuline

Anticorps sécrété par certains globules blancs, destiné à neutraliser spécifiquement une substance étrangère ou un agent infectieux. Les immunoglobulines d'origine humaine sont utilisées comme médicament ; elles sont alors purifiées et stérilisées.
Synonyme : gammaglobulines.

immunomodulateur

Voir traitement immunomodulateur.

immunosuppresseur

Voir traitement immunodépresseur.

impatiences

Sensations pénibles localisées dans les jambes. Elles se manifestent, généralement lors du coucher, par un sentiment d'inconfort, un besoin irrépressible de bouger les jambes.

impédancemétrie

Méthode d'exploration du corps à l'aide de très faibles courants électriques. Selon la fréquence des courants utilisés, l'impédancemétrie permet de mesurer le pourcentage de graisses, de muscles ou d'eau dans le corps. Des techniques d'impédancemétrie sont également utilisées pour explorer les organes de l'audition.

impétigo

Infection de la peau due à un streptocoque ou à un staphylocoque. Elle se manifeste par des plaques rouges, puis des vésicules et des croûtes.

impuissance

Érection impossible ou insuffisante pour la pénétration.

incontinence

Émission involontaire d'urine ou de selles.

incubation

Délai entre la contamination par un germe et l'apparition des symptômes d'une maladie infectieuse.

indice de masse corporelle (IMC)

Formule permettant d'évaluer la proportion de graisse chez une personne :
Poids ÷ (Taille x Taille).
Par exemple, pour une personne pesant 82 kg et mesurant 1,60 m l'indice de masse corporelle est égal à :
82 ÷ (1,60 x 1,60) = 32.
L'obésité est définie par un indice supérieur à 30.

inducteur enzymatique

Le foie, véritable usine chimique de l'organisme, assure l'élimination ou la destruction de nombreux médicaments.
Certaines substances stimulent les enzymes hépatiques qui assurent cette fonction d'élimination. Ces substances sont des inducteurs enzymatiques, et leur consommation peut diminuer la concentration sanguine des médicaments sensibles à leur action, diminuant, voire annulant, leur effet. Une augmentation de la posologie du médicament permet souvent de compenser l'effet de la prise conjointe d'un inducteur enzymatique, mais le risque d'inefficacité conduit parfois à déconseiller leur association. C'est le cas pour les contraceptifs oraux (« pilules »), qui peuvent perdre leur efficacité s'ils sont associés à la prise régulière d'un inducteur enzymatique.
Le risque est mentionné dans la rubrique Interactions avec d'autres substances lorsqu'un médicament est susceptible de voir son action significativement modifiée par la prise d'un inducteur enzymatique.
Les principaux inducteurs enzymatiques sont généralement eux-mêmes des médicaments :
- anti-épileptiques (anticonvulsivants) : carbamazépine, phénobarbital, phénytoïne, primidone ;
- antituberculeux : rifabutine, rifampicine ;
- antifongique : griséofulvine.

D'autres substances peuvent avoir un effet inducteur enzymatique :
- le millepertuis, plante contenue dans certaines préparations ;
- le tabac et l'alcool.

induration

Léger gonflement et perte de l'élasticité de la peau qui devient localement ferme et peu mobile. Une induration peut se produire après l'injection d'un médicament, une piqûre d'insecte, une infection ou une réaction allergique.

infarctus du myocarde

Destruction d'une partie du muscle cardiaque (myocarde), privé de sang par obstruction de ses artères.

infections opportunistes

Infections secondaires à un déficit immunitaire, dues notamment à une infection par le VIH (virus du sida). Les germes responsables (virus, bactéries ou levures) profitent de la baisse des défenses de l'organisme pour provoquer une infection. La plupart de ces germes n'entraînent pas d'infection lorsqu'il n'y a pas de déficit immunitaire.

infiltration

Injection d'une substance médicamenteuse à proximité d'une région douloureuse ou inflammatoire. Les solutions injectables utilisées contiennent généralement des anesthésiques locaux ou des corticoïdes.

inflammation

Réaction naturelle de l'organisme contre un élément reconnu comme étranger. Elle se manifeste localement par une rougeur, une chaleur, une douleur ou un gonflement.

infusion

Mode de préparation de la plupart des tisanes ; ce procédé permet d'extraire les substances contenues dans les plantes en versant de l'eau bouillante sur celles-ci. Cette technique est différente de la macération et de la décoction.

inhalation

- Terme général désignant l'absorption par la bouche et le nez de substances gazeuses ou de particules en suspension qui diffusent dans les voies respiratoires après une inspiration profonde.
- Mode d'administration de substances volatiles, en solution dans de l'eau chaude. Ces substances sont destinées à agir sur les voies respiratoires. Contrairement à l'aérosol, qui nécessite un appareillage électrique, l'inhalation se pratique d'une manière simple : en respirant les vapeurs d'une solution contenue dans un bol, la tête recouverte d'une serviette. Il existe en pharmacie des bols inhalateurs, peu onéreux, qui comportent un embout recouvrant la bouche et le nez.

inhibiteur calcique

Médicament capable d'inhiber la contraction des vaisseaux sanguins en bloquant l'entrée du calcium dans leurs parois. Il est utilisé principalement dans le traitement de l'hypertension artérielle et de l'angine de poitrine. Ce médicament n'a aucune influence sur la fixation osseuse du calcium.

inhibiteur de fusion

Famille de médicaments antirétroviraux actifs sur le principal virus de l'immunodéficience humaine (VIH-1). À la différence des autres traitements antirétroviraux, qui agissent sur le virus après sa pénétration dans les cellules, l'inhibiteur de fusion s'oppose à son entrée en se fixant à une protéine de l'enveloppe virale. Il est utilisé en association avec d'autres médicaments antirétroviraux.

inhibiteur de la recapture de la sérotonine (IRS)

Antidépresseur augmentant la quantité de sérotonine présente dans le cerveau, en limitant sa recapture. Certains IRS sont également utilisés pour le traitement des troubles obsessionnels compulsifs (TOC) et de l'anxiété.
Voir aussi : antidépresseur sérotoninergique.

inhibiteur de la recapture de la sérotonine et de la noradrénaline (IRSNA)

Antidépresseur augmentant la quantité de sérotonine et de noradrénaline présente dans le cerveau, en limitant leur recapture.
Voir aussi : antidépresseur sérotoninergique.

inhibiteur de la topoisomérase

Variété de chimiothérapie anticancéreuse bloquant la division des cellules en inhibant une enzyme (la topoisomérase) qui permet à l'ADN de se diviser.

inhibiteur de l'angiotensine II

Ces médicaments sont parfois appelés sartans, car les noms des molécules appartenant à cette famille se terminent par sartan (losartan, candésartan, etc.).
Cette famille de médicaments bloque l'action de l'angiotensine II, substance qui augmente la tension artérielle et fatigue le cœur.
Les inhibiteurs de l'angiotensine II sont utilisés pour traiter l'hypertension artérielle.

inhibiteur de l'enzyme de conversion (IEC)

Cette famille de médicaments bloque l'action d'une enzyme, qui convertit l'angiotensine I (substance naturelle inactive) en angiotensine II. Cette dernière substance augmente la tension artérielle et fatigue le cœur.
Les IEC sont utilisés pour traiter l'hypertension artérielle, l'insuffisance cardiaque ou les suites d'infarctus du myocarde.

inhibiteur enzymatique

Substance ou médicament qui diminue l'efficacité d'une enzyme. En pharmacologie, un inhibiteur enzymatique est un médicament qui diminue la dégradation d'autres médicaments en diminuant l'efficacité des enzymes hépatiques responsables de leur dégradation. Un inhibiteur enzymatique (contrairement à un inducteur enzymatique) a donc pour effet d'augmenter le taux sanguin des médicaments sensibles à son action.

inhibiteurs de la transcriptase inverse

Médicaments antirétroviraux qui agissent en bloquant une enzyme (la transcriptase inverse) nécessaire à la reproduction du virus du sida (VIH) dans les cellules infectées. Ce type de médicament bloque l'une des étapes essentielles du cycle de reproduction du virus, sans toutefois permettre son élimination complète. Les inhibiteurs de la transcriptase inverse, dont il existe deux types (« nucléosidiques » et « non nucléosidiques »), sont généralement associés à d'autres médicaments antirétroviraux.

INR

Abréviation d'International Normalized Ratio. Expression normalisée du taux de prothrombine, l'INR permet de limiter les variations de résultats d'un laboratoire d'analyses à l'autre. Il est utilisé pour contrôler l'efficacité d'un traitement anticoagulant oral par antivitamine K. Il varie de 1 (absence d'effet anticoagulant) à 5 et plus (effet anticoagulant maximal et apparition d'un risque d'hémorragie).

Dans la majorité des cas, l'objectif recherché est un INR compris entre 2 et 3.
Lorsque l'INR est inférieur à 2, le traitement est insuffisant et justifie une augmentation de la posologie.
Lorsque l'INR est supérieur à 3, le traitement est excessif et augmente le risque d'hémorragie ; la posologie doit être diminuée.
Dans certaines situations à haut risque d'accident thromboembolique comme le port de prothèses cardiaques, un INR supérieur à 3 peut être nécessaire pour apporter une protection suffisante.
Les modifications de posologies doivent être minimes et leur effet ne se fera sentir sur l'INR qu'après plusieurs jours (délai variable suivant les médicaments) ; elles sont généralement décidées par le médecin. En cas d'INR supérieur à 3,5 le médecin doit être joint avant la prise suivante pour dicter la conduite à tenir. En cas d'INR supérieur à 5, le risque hémorragique est important et peut nécessiter une correction urgente par un traitement spécifique : joindre rapidement un médecin ou à défaut un service d'aide médicale urgente.
Du fait de fréquentes interactions médicamenteuses, un INR de contrôle devrait être pratiqué 3 à 4 jours après la prescription de tout nouveau médicament pris de façon régulière par une personne en traitement anticoagulant.
L'INR n'est pas adapté à la surveillance des traitements anticoagulants injectables.

insuffisance cardiaque

Incapacité du cœur à remplir sa fonction de pompe. Les principaux symptômes de l'insuffisance cardiaque sont une fatigue et un essoufflement lors d'un effort.

insuffisance coronarienne

Incapacité partielle des artères du cœur (artères coronaires) à irriguer le muscle cardiaque. Des crises d'angine de poitrine peuvent survenir, le plus souvent lors d'un effort.

insuffisance hépatique

Incapacité du foie à remplir sa fonction, qui est essentiellement l'élimination de certains déchets, mais également la synthèse de nombreuses substances biologiques indispensables à l'organisme : albumine, cholestérol et facteurs de la coagulation (vitamine K, etc.).

insuffisance médullaire

Atteinte de la moelle osseuse, qui devient incapable de produire les cellules du sang (globules rouges, globules blancs, plaquettes). Voir aussi : aplasie médullaire.

insuffisance pancréatique exocrine

Incapacité du pancréas à sécréter les enzymes nécessaires à la digestion. Exocrine signifie « vers l'extérieur », car les enzymes vont dans le tube digestif. Ce terme s'oppose à endocrine qui signifie « à l'intérieur » et désigne la sécrétion par le pancréas d'insuline dans le sang.

insuffisance rénale

Incapacité des reins à éliminer les déchets ou les substances médicamenteuses. Une insuffisance rénale avancée ne se traduit pas forcément par une diminution de la quantité d'urine éliminée. Seuls une prise de sang et le dosage de la créatinine peuvent révéler cette maladie.

insuffisance rénale chronique

Atteinte progressive, importante et définitive du fonctionnement des reins.

insuffisance respiratoire

Incapacité des poumons à oxygéner correctement le sang et à éliminer le gaz carbonique en excès.

insuffisance surrénale

Défaut de fonctionnement des glandes surrénales, qui sécrètent essentiellement la cortisone.

insuffisance veineuse

Incapacité des veines des jambes à faire remonter le sang vers le cœur.

insuline

Hormone sécrétée par le pancréas après consommation de sucres. Elle diminue le taux de sucre dans le sang et permet son utilisation par les organes. L'insuline sert au traitement de certains types de diabète. La seule

insuline actuellement utilisée est obtenue par biotechnologie ; les insulines d'origine animale ne sont plus commercialisées.
Les différentes insulines disponibles diffèrent par leur délai et leur durée d'action.

intolérance

Effet indésirable, le plus souvent digestif, lors de la prise d'un médicament. L'irritation de l'estomac due à l'aspirine est une intolérance et non une allergie.

intradermique (voie ou injection)

Injection d'un médicament, d'un réactif ou d'un vaccin entre l'épiderme et le derme.
Abréviation : ID.

intradermoréaction

Injection intradermique (entre l'épiderme et le derme) d'une substance d'origine microbienne, contre laquelle l'organisme réagit en formant un bouton. Cette réaction signifie que l'organisme reconnaît cette substance et a déjà été en contact avec le microbe.
L'intradermoréaction la plus connue est une injection de tuberculine, issue d'une culture de bacilles tuberculeux tués. La formation d'un bouton sur la peau dans les jours qui suivent l'intradermoréaction indique que l'organisme a été en contact avec le bacille tuberculeux (tuberculose ancienne ou en cours), ou que la vaccination par le BCG a été efficace et que l'organisme est donc immunisé contre la tuberculose. La positivité de l'intradermoréaction à la tuberculine peut par conséquent avoir deux significations :

- chez une personne non vaccinée par le BCG, il s'agit d'un signe de tuberculose (ancienne ou en cours) ;
- chez une personne vaccinée par le BCG, il s'agit d'un signe de bonne protection contre la tuberculose.

intramusculaire (voie ou injection)

Injection d'un médicament dans un muscle, généralement au niveau de la fesse. L'effet du médicament, qui ne passe que progressivement dans le sang, est retardé mais prolongé. Une bonne désinfection préalable de la peau est nécessaire, car cette injection profonde expose à un risque d'abcès. La douleur due à la piqûre dépend surtout de la nature du produit utilisé. Cette voie d'administration est contre-indiquée chez les hémophiles et chez les personnes qui suivent un traitement anticoagulant, car elle expose alors à un risque d'hématome de la fesse.
Abréviation : IM.

intraveineuse (voie ou injection)

Injection d'un médicament dans une veine, généralement au pli du coude, après désinfection de la peau. Lorsqu'il s'agit d'une injection intraveineuse directe à l'aide d'une seringue, l'effet du médicament est immédiat, mais bref. À l'inverse, la perfusion permet une administration continue et contrôlée de la substance active, diluée dans un flacon de sérum.
Abréviation : IV.

iris

Membrane colorée située en arrière de la cornée, l'iris est couvert de pigments qui déterminent la couleur des yeux. Il est percé d'une ouverture circulaire, la pupille, par laquelle la lumière pénètre dans l'œil.

IRM

Imagerie par résonance magnétique ; méthode de visualisation analogue au scanner, mais sans utilisation de rayons X.

irrigation nasale

Technique d'utilisation de certains médicaments qui permet un contact étroit et prolongé avec les fosses nasales : renverser la tête en arrière et faire couler lentement la solution dans une narine. Dans le même temps, prononcer de façon répétée et rapide la syllabe « ké » pour empêcher la solution de couler dans la bouche. Laisser pendant quelques instants le médicament en contact avec les sécrétions, puis l'évacuer en penchant la tête en avant.

irrigation vaginale

Mode d'administration d'un médicament dans le vagin. La solution, pure ou diluée, est introduite à l'aide d'une canule reliée à une poire ou à la tubulure d'un récipient placé en hauteur.

IRS

Abréviation d'inhibiteur de la recapture de la sérotonine. Voir ce terme.

IRSNA

Abréviation d'inhibiteur de la recapture de la sérotonine et de la noradrénaline. Voir ce terme.

IST

Abréviation d'infection sexuellement transmissible. Synonyme de MST. Voir ce terme.

IV

Abréviation d'intraveineuse. Voir ce terme.

kaliémie

Taux de potassium dans le sang. La baisse anormale de la kaliémie, surtout en dessous de 3 mEq/l, expose à des complications cardiaques.
Voir aussi : hypokaliémie, hyperkaliémie.

katal

Unité utilisée pour mesurer l'activité catalytique.
Les quantités d'enzymes sont parfois exprimées en katals.

kératite

Inflammation de la cornée de l'œil. Elle peut être due à une maladie, à une infection ou à une irritation par un corps étranger ou une substance toxique.

kyste

Tumeur bénigne formée d'une cavité fermée et remplie d'une substance liquide, molle ou plus rarement solide.

lactose

Le lactose est un sucre que l'on retrouve dans le lait et certains de ses dérivés. Pour le digérer, l'intestin doit être capable de sécréter une enzyme appelée lactase. De nombreuses personnes perdent la capacité à produire cette lactase à l'âge adulte. Le lactose passe alors dans l'intestin sans avoir été digéré et sa présence provoque des troubles intestinaux : diarrhée, ballonnements, gaz, etc. Certains médicaments contiennent du lactose utilisé comme excipient (composant sans activité thérapeutique). Les personnes qui ne digèrent pas le lactose peuvent, lorsqu'elles prennent ce type de médicament, souffrir d'effets indésirables intestinaux.

lambliase

Infection par un parasite intestinal, fréquente chez l'enfant, qui se manifeste par des troubles digestifs.
Synonyme : giardiase.

lampe à fente

Également appelée biomicroscope, la lampe à fente permet d'explorer les éléments de l'œil en détail en les éclairant par une fente de lumière dont les dimensions et l'angle varient. Les structures éclairées sont examinées à travers un microscope.

laser

Faisceau de lumière concentrée utilisé en médecine pour coaguler, découper ou vaporiser. Il existe plusieurs types de laser selon la source lumineuse du faisceau. Ils sont utilisés dans le traitement de nombreuses maladies : troubles de la rétine, glaucome, verrues, hémorroïdes, polypes, etc.

laxatif de lest

Laxatif qui a la propriété de gonfler au contact de l'eau : il augmente le volume des selles et les rend moins dures. Il est dénué de toxicité.

laxatif lubrifiant

C'est un corps gras, non absorbé par l'intestin, qui facilite le transit et l'élimination des selles. Il est dénué de toxicité, mais son usage prolongé diminue l'absorption de certaines vitamines essentielles (A, D, E, K).

laxatif osmotique

Laxatif permettant de rendre les selles plus liquides en retenant l'eau dans le contenu de l'intestin. Il est dénué de toxicité.

laxatif stimulant

Laxatif puissant mais irritant pour le tube digestif, responsable d'une perte de sels minéraux (potassium, etc.) par l'organisme. Son usage prolongé provoque une dépendance : il n'est plus possible d'aller à la selle sans médicament. À long terme, des lésions définitives de la paroi interne de l'intestin peuvent apparaître (maladie des laxatifs).

LDH

Abréviation de lactate déshydrogénase. Cette enzyme augmente dans le sang dans de nombreuses maladies, sans être spécifique d'une affection en particulier.

lécithine de soja

Les lécithines sont des lipides (corps gras) qui ont la particularité de permettre le mélange des graisses et de l'eau (en formant une émulsion). Par exemple, le jaune d'œuf est essentiellement composé de lécithines dont les propriétés sont mises à profit dans la confection de la mayonnaise. La lécithine extraite du soja (E422) est utilisée comme excipient (composant sans activité thérapeutique) dans certains médicaments. Certaines personnes sont allergiques aux lécithines (dont celles du jaune d'œuf) et peuvent réagir à celles contenues dans ces médicaments.

leishmaniose

Maladie parasitaire des pays chauds transmise par les moustiques phlébotomes.

lentille de contact

Dispositif optique souple ou rigide placé sur la cornée, destiné à corriger un défaut de la vision.
Les lentilles utilisées actuellement sont toutes en matière plastique. Il en existe deux types :

- Les lentilles rigides, plus ou moins perméables à l'oxygène. Leur faible diamètre (elles ne couvrent pas la totalité de la cornée) facilite l'oxygénation de la cornée : l'oxygène contenu dans les larmes peut diffuser sous et autour de la lentille.
- Les lentilles souples, plus ou moins hydrophiles. Elles sont plus faciles à supporter au début, mais leur grand diamètre et leur perméabilité à l'oxygène limitée ne facilitent pas l'oxygénation de la cornée. Elles peuvent poser des problèmes de tolérance à long terme.

leptospirose

Maladie infectieuse due à une bactérie qui sévit dans les eaux chaudes et chez les rongeurs. Elle se transmet au contact de boues ou d'eaux douces souillées. Il existe un vaccin destiné aux personnes particulièrement exposées (égouttier, etc.).

Lesch-Nyhan (maladie de)

Maladie métabolique liée à un déficit enzymatique qui entraîne une accumulation d'acide urique dans l'organisme, notamment dans le cerveau. Elle se traduit par des troubles graves du comportement.

leucémie

Cancer développé à partir de cellules de la moelle osseuse. Il en existe plusieurs variétés en fonction du type de cellules atteintes et du caractère aigu ou chronique de la maladie.

levure

Champignon microscopique.

libération prolongée

Procédé de fabrication d'un médicament, qui permet une libération lente et progressive des substances actives dans l'organisme.
Abréviation : LP.

lichénification

Épaississement de la peau généralement bien délimité, accompagné ou non de démangeaisons.

liniment

Préparation liquide, plus ou moins épaisse, utilisée pour frictionner la peau.

lipodystrophie

Anomalie du métabolisme et de la répartition des graisses dans le corps. C'est un effet indésirable observé notamment dans le traitement de l'infection par le VIH (virus du sida).

liquide amniotique

Liquide dans lequel baigne le fœtus pendant la grossesse.

liquide céphalorachidien

Liquide contenu par les méninges, dans lequel « baignent » le cerveau et la moëlle épinière.
En cas de suspicion de méningites ou d'autres maladies touchant le système nerveux central, une petite quatité de LCR peut être prélévée par ponction lombaire et analysée.

lithiase

Concrétion (pierre) qui se forme dans les voies excrétrices de certains organes : voies urinaires, biliaires, salivaires.
Synonyme : calcul.

lithium

Élément minéral proche du sodium, utilisé soit sous forme de traces (oligo-éléments) pour traiter les troubles légers du sommeil et la nervosité, soit à forte dose pour traiter les troubles graves de l'humeur. À dose élevée, il interfère avec de nombreux autres médicaments.

loase

Filariose africaine transmise par un taon, le chrysops.

lombalgie

Douleur de la partie basse du dos.

LP

Abréviation de libération prolongée. Voir ce terme.

lucite

Réaction de la peau à une exposition au soleil, due à une prédisposition ou à l'absorption de certains médicaments.
Synonyme : allergie solaire, photosensibilisation.

lumbago

Douleur de dos dans la région lombaire.

lupus érythémateux

Maladie de peau provoquant une rougeur de la partie centrale du visage. Il en existe deux formes principales : lupus discoïde (uniquement cutané) et lupus disséminé (associé à des lésions des organes profonds).

Lyme (maladie de)

Maladie infectieuse transmise par les morsures de tiques. Elle se traduit généralement par l'apparition d'une tache rouge de taille croissante autour du site de la morsure, et peut entraîner des lésions neurologiques.

lymphatique

Qui concerne la lymphe, liquide incolore circulant dans des vaisseaux spécifiques et dont l'accumulation provoque des œdèmes.

lymphe

Liquide incolore riche en protéines. Il circule dans les vaisseaux lymphatiques.

lymphome

Cancer développé à partir des cellules des ganglions lymphatiques ou de la rate ; on distingue deux entités différentes : la maladie de Hodgkin et les lymphomes dits « non hodgkiniens ».

lyophilisat

Poudre résultant du dessèchement rapide (à basse température et sous vide) d'une substance dissoute dans de l'eau (par exemple le café soluble). Comme médicaments, les lyophilisats peuvent être dissous dans un solvant pour la préparation d'une solution (injectable, auriculaire, nasale, etc.) ou être présentés sous forme d'un comprimé à dissoudre dans un verre d'eau, à sucer ou à laisser fondre sous la langue.

macération

Mode de préparation de certaines tisanes ; ce procédé permet d'extraire les substances contenues dans les plantes en les faisant tremper de façon prolongée dans de l'eau froide. Cette technique diffère de l'infusion ou de la décoction.

macrolide

Famille d'antibiotiques, largement utilisés, actifs sur de nombreux germes. Les macrolides peuvent donner lieu à des interactions médicamenteuses avec les dérivés de l'ergot de seigle.

mal des montagnes ou mal de l'altitude

Ensemble de symptômes survenant lorsque l'altitude augmente brutalement (randonnée en haute montagne, arrivée en avion dans une ville de montagne).

maladie auto-immune

Maladie due, au moins en partie, à une action anormale du système immunitaire : les cellules (lymphocytes) ou les substances de défense (anticorps) s'attaquent sans raison à certains organes, comme s'il s'agissait de corps étrangers.

maladie cœliaque

Maladie du nourrisson et du jeune enfant liée à une intolérance au gluten contenu notamment dans la farine (pain, pâtes, etc.). Elle débute par une diarrhée aiguë avec des selles graisseuses. En l'absence de régime, elle risque d'évoluer vers une anémie, un retard de croissance et un retard mental. La guérison est fréquente à 6 ou 7 ans. Elle nécessite d'exclure le gluten du régime alimentaire.

maladie coronarienne

Voir insuffisance coronarienne.

maladie de l'oreillette

Atteinte d'une partie du cœur appelée oreillette où sont localisés les centres de l'automatisme cardiaque. L'altération de ces centres peut être responsable de troubles du rythme cardiaque.

maladie des ovaires polykystiques

Maladie complexe associant des kystes multiples des ovaires, une absence d'ovulation et des troubles métaboliques.

maladie du sommeil

Maladie parasitaire mortelle, également appelée trypanosomose africaine, transmise par les mouches tsé tsé (glossines) dans certaines régions d'Afrique.

mammographie

Radiographie des seins effectuée avec un appareil spécifique, le sénographe. Le sein est comprimé entre deux plaques pour obtenir une épaisseur régulière. Cet examen permet le dépistage précoce du cancer du sein. En cas de doute, il peut être complété par une échographie et un prélèvement sous anesthésie locale.

maniaco-dépression

Synonyme de troubles bipolaires. Voir ce terme.

mannitol

Le mannitol est un sucre que l'on trouve en grandes quantités dans les algues marines. Il est utilisé pour remplacer le sucre (c'est un édulcorant sous le sigle E421) ou pour éviter le dessèchement d'un aliment ou d'une confiserie. Le mannitol est très souvent présent dans les bonbons et, en particulier, ceux destinés à rafraîchir l'haleine. Il est également présent dans de nombreux médicaments comme excipient (composant sans activité thérapeutique). Chez certaines personnes, le mannitol provoque des troubles intestinaux (diarrhée, ballonnements).

masque de grossesse

Coloration ocre ou brune du visage, en taches plus ou moins étendues (surtout pommettes, lèvre supérieure, front) qui survient après qu'une femme enceinte a été exposée au soleil. Il est dû aux modifications hormonales de la grossesse.
Il peut réapparaître pendant des années, indépendamment de toute grossesse.
La prévention repose sur l'utilisation d'un écran total sur le visage pendant toute la grossesse et l'abstention de toute exposition au soleil.

masse grasse

Pourcentage de graisse dans le poids total du corps. Cette graisse est essentiellement située sous la peau et autour des organes de l'abdomen (tissu adipeux).

masse musculaire

Pourcentage de muscle dans le poids total du corps.

mastopathie

Terme désignant les anomalies et maladies de la glande mammaire.

médicament à prescription restreinte

Terme regroupant certains médicaments susceptibles de poser des problèmes en matière de santé publique et dont la prescription obéit à des règles précises :

– Médicament réservé à l'usage hospitalier : il ne peut être ni prescrit ni délivré en dehors de l'hôpital.
– Médicament à prescription initiale hospitalière : il doit être obligatoirement prescrit initialement à l'hôpital, mais la délivrance du médicament et les ordonnances de renouvellement peuvent être réalisées en dehors de l'hôpital.
– Médicament à surveillance particulière : pendant toute la durée du traitement, les malades traités par un médicament appartenant à cette catégorie doivent faire l'objet de soins particuliers (prises de sang, examens complémentaires, consultations plus fréquentes). Le renouvellement de l'ordonnance est subordonné au respect des règles de surveillance.

D'autres médicaments obéissent à des règles de délivrance particulière : les médicaments d'exception et les stupéfiants (voir ces termes).

médicament d'exception

Médicament particulièrement coûteux utilisé dans des cas très précis. Le médecin rédige sa prescription sur une ordonnance spéciale comportant 4 volets : 1 pour le patient, 2 pour l'Assurance maladie, 1 pour le pharmacien.
Le respect de cette procédure conditionne le remboursement par la Sécurité sociale.
D'autres médicaments obéissent à des règles de délivrance particulière : les stupéfiants et les médicaments à prescription restreinte (voir ces termes).

mégacôlon

Dilatation d'une partie du gros intestin où s'accumulent gaz et matières fécales. Il s'accompagne fréquemment de constipation.

mélanine

Substance foncée qui assure la pigmentation de la peau, abondante chez les personnes à peau noire et plus rare chez les roux et les blonds. Sa sécrétion, stimulée par les rayons ultraviolets (bronzage), forme un écran qui arrête ces rayons nocifs et les empêche de pénétrer dans les couches profondes de la peau.

mélanome malin

Cancer de la peau dû au rayonnement solaire.

méningite

Inflammation due le plus souvent à une infection des enveloppes externes du cerveau appelées méninges. Les méningites peuvent être dues à un virus ; leur évolution est le plus souvent favorable. Certaines bactéries, telles que le méningocoque, l'hæmophilus, etc., peuvent être responsables de méningites graves susceptibles de laisser des séquelles. Il faut penser à une méningite en cas de mal de tête permanent avec des nausées, une forte fièvre et un état de prostration inhabituel chez un enfant : un examen médical urgent est alors nécessaire. Heureusement, dans la majorité des cas, il s'agit d'une grippe banale.

méningocoque

Bactérie responsable de méningites graves qui peuvent être prévenues par une vaccination.

méningo-encéphalite à tiques

Voir encéphalite à tiques.

ménopause

Arrêt progressif des cycles menstruels, qui survient chez la femme vers l'âge de 50 ans. La ménopause est due à une forte diminution de la sécrétion d'hormones par les ovaires. Elle peut également être la conséquence de l'ablation chirurgicale des ovaires ou d'un traitement médicamenteux.

mEq

Abréviation de milliéquivalent. Unité de mesure des éléments minéraux, notamment dans le sang.

mésothérapie

Méthode de traitement qui consiste en des injections multiples et superficielles de substances médicamenteuses.

métabolisme

Ensemble des actions de transformation qu'effectue l'organisme, aboutissant à la création d'énergie ou à l'élaboration de substances diverses. On distingue l'anabolisme (métabolisme de fabrication) du catabolisme (métabolisme de dégradation).

métabolite

Nom donné aux produits de la dégradation d'un médicament par le foie ou plus rarement par un autre organe. Parfois le ou les métabolites d'un médicament conservent une action thérapeutique, voire ont une action supérieure à celle du médicament dont ils sont issus. Mais dans la majorité des cas, ces métabolites sont dénués d'activité et sont éliminés dans les urines ou dans les selles.

métastase

Présence dans une partie du corps ou dans un organe de cellules tumorales provenant d'un cancer ayant débuté dans un autre organe.
Synonyme : localisation secondaire.

méthémoglobinémie

Présence dans le sang d'une forme anormale de l'hémoglobine : la méthémoglobine. Celle-ci, si elle est en quantité importante dans le sang, provoque une coloration bleutée de la peau.
La méthémoglobinémie peut être congénitale, ou résulter d'une intoxication : monoxyde de carbone, benzène, etc.

microalbuminurie

Voir albuminurie.

microbe

Terme général qui désigne tous les organismes microscopiques susceptibles de provoquer une infection : bactéries, virus, parasites, champignons.

miction

Action d'uriner.

migraine

Mal de tête particulier touchant généralement la moitié droite ou gauche de la tête, souvent associé à une crainte de la lumière et du bruit.

minéralocorticoïde

Substance proche de la cortisone, mais dont l'effet se manifeste surtout par la rétention du sel (sodium) et de l'eau dans le corps.

modificateur de terrain

Substance qui n'est pas directement destinée à combattre une maladie, mais à aider l'organisme à lutter contre elle.

moelle épinière

Organe cylindrique situé au cœur de la colonne vertébrale, où cheminent les fibres nerveuses qui vont du cerveau aux organes. Entre chaque vertèbre, certaines de ces fibres sortent de la colonne vertébrale et forment des nerfs qui se ramifient jusqu'à leur organe cible.

moelle osseuse

Substance qui se trouve à l'intérieur de certains os. La moelle osseuse est responsable de la production des cellules du sang et de celles de l'immunité : globules rouges, globules blancs et plaquettes sanguines.

mononucléose infectieuse

Maladie virale transmise par la salive (« maladie du baiser ») provoquant une angine blanche, des ganglions et une fatigue prolongée.

morphine

Substance extraite du pavot (opium). La morphine a des propriétés sédatives et antalgiques puissantes. Son usage expose à un risque de dépendance.

morphinique

Substance apparentée à la morphine.

MST

Abréviation de maladie sexuellement transmissible.
Aujourd'hui également appelée IST (infection sexuellement transmissible) pour englober les infections sans symptômes, au moins au début (VIH, par exemple).

mucilage

Substance végétale formant une gelée au contact de l'eau. Elle est essentiellement utilisée dans le traitement de la constipation, mais également pour épaissir le contenu de l'estomac chez le nourrisson et en complément du régime dans le traitement des excès de poids.

mucoviscidose

Maladie héréditaire qui se manifeste essentiellement par un épaississement des sécrétions du pancréas et des bronches. Elle est diagnostiquée dès la naissance ou plus tardivement. Des progrès considérables ont été faits dans la gestion de cette maladie, dont la gravité est variable selon les individus.

muguet

Semis de taches blanches visibles dans la bouche, notamment à l'arrière du palais. Ces taches sont dues au développement d'une levure microscopique et apparaissent généralement à la suite d'un traitement antibiotique.

muqueuse

Tissu (membrane) qui tapisse les cavités et les conduits du corps communiquant avec l'extérieur (tube digestif, appareil respiratoire, voies urinaires, etc.).

myase sous-cutanée

Lésion, sous la peau, due à la pénétration d'une larve de mouche en Afrique.

myasthénie

Maladie des muscles se traduisant par une fatigabilité anormale pendant l'effort. Il existe des formes de myasthénie plus ou moins graves.

mycose

Affection due à des champignons microscopiques, favorisée par la prise d'antibiotiques.

mycosis fongoïde

Maladie de peau rare et grave, caractérisée par des lésions proches de l'eczéma.

mydriase

Augmentation anormale du diamètre de la pupille de l'œil qui ne réagit plus à la lumière et reste dilatée. Cet état provient d'une anomalie de l'œil ou de la prise de certains médicaments (atropiniques, etc.).

myocardiopathie

Maladie du muscle cardiaque qui grossit anormalement. Elle est dite obstructive lorsqu'elle entrave la vidange du cœur.
Synonyme : cardiomyopathie.

myopathie

Maladie des muscles, souvent génétique, dont il existe différentes formes de gravité variable.

myopie

Trouble de la vision qui projette l'image d'un objet en avant de la rétine. L'image formée sur la rétine est floue comme si l'œil était trop profond : la personne a du mal à voir les objets situés au loin. Le port de lunettes ou de lentilles de contact est nécessaire lorsque l'accommodation du cristallin ne parvient pas à compenser ce défaut.

myorelaxant

Médicament utilisé, en général sur de courtes périodes, dans le traitement d'appoint des contractures musculaires douloureuses, par exemple après une blessure. En détendant le muscle, il contribue à lutter contre la douleur.
Synonymes : décontracturant musculaire, relaxant musculaire.

myosis

Rétrécissement anormal du diamètre de la pupille de l'œil qui ne se dilate plus dans la pénombre. Cet état provient d'une anomalie de fonctionnement des nerfs de l'œil ou de la prise de certains médicaments (morphiniques).

narcolepsie

Maladie neurologique entraînant des envies de sommeil incontrôlables, survenant par accès de courte durée dans la journée. Elle est soit isolée (maladie de Gélineau), soit en rapport avec une autre maladie (traumatisme crânien, tumeur cérébrale, épilepsie, obésité, etc).

nécrose

Terme qui désigne la mort d'un tissu de l'organisme. L'infarctus ou l'escarre sont des nécroses dites ischémiques (dues à une asphyxie localisée par privation de sang) ; d'autres nécroses peuvent survenir au point d'injection de certains médicaments irritants.

néphrite

Maladie inflammatoire du rein.

neuroleptique

Médicament utilisé dans le traitement de certains troubles nerveux ou de symptômes divers : troubles digestifs, troubles de la ménopause, etc.
Synonyme : antipsychotique.

neurone

Cellule du système nerveux capable d'émettre et de recevoir des informations sous forme de signaux électriques, permettant ainsi aux différentes parties de l'organisme de communiquer entre elles.

neuropathie

Nom générique donné aux maladies des nerfs.

neuropathie périphérique

Lésion des nerfs périphériques (par opposition aux lésions du système nerveux central) qui peut être due à diverses causes : diabète, alcoolisme, virus, médicaments, etc. Elle se traduit par des sensations de fourmillements, de brûlures, de pincements, et des troubles de la sensibilité cutanée.

neurotransmetteur

Substance chimique libérée à l'extrémité d'un neurone et permettant un transfert d'informations, sous forme de signaux électriques, au neurone voisin.

neurovégétatif

Qui concerne le système nerveux du même nom, responsable du bon fonctionnement des organes. Ce réseau complexe n'est pas contrôlé par la volonté et son dérèglement est la cause fréquente d'affections pénibles, mais généralement bénignes (colite spasmodique, tétanie, palpitations, etc.).

névralgie

Douleur due à un traumatisme, à une inflammation ou à une lésion nerveuse.

névralgie cervicobrachiale

Douleur due à la compression d'un nerf résultant d'une arthrose cervicale.

névrite

Lésion d'un nerf pouvant être due à des maladies ou à des causes diverses : diabète, alcoolisme, intoxication, médicaments. Lorsque plusieurs nerfs sont atteints, le terme polynévrite est employé. Certains médicaments peuvent léser le nerf optique (névrite optique) et provoquer des troubles de la vision.

nocebo

Du latin « je nuis », l'effet nocebo est l'inverse de l'effet placebo : la prise d'un médicament factice, dépourvu de substance active, induit des troubles liés à la croyance en la possibilité d'effets indésirables.
Les effets nocebo les plus souvent retrouvés sont les maux de tête et les troubles digestifs. Dans ces conditions, il est souvent difficile, face à un symptôme survenant sous traitement, de faire la part entre l'effet nocebo et un effet indésirable propre au médicament.

nodule

Terme général désignant une petite boule anormalement présente dans l'organisme. Ce terme est purement descriptif et ne présume pas de l'origine de cette petite boule : kyste, ganglion, tumeur bénigne ou maligne.

nœud sinusal

Groupe de cellules nerveuses situé dans la paroi du cœur droit et dont l'activité électrique autonome provoque les battements du cœur (par la stimulation régulière du muscle cardiaque). Également appelé nœud de Keith et Flack, ce groupe de cellules fonctionne comme une horloge qui enverrait une impulsion électrique à intervalle régulier. Lors d'un exercice physique, le nœud sinusal reçoit des informations provenant du cerveau et du sang (adrénaline par exemple) : il accélère alors le rythme de ses impulsions.

noradrénaline

Substance proche de l'adrénaline.

nourrisson

Enfant de un à 30 mois. Un enfant de moins de un mois est un nouveau-né.

nouveau-né

Enfant de moins de un mois.

numération formule sanguine

La numération mesure le nombre de globules rouges (hématies), de globules blancs (leucocytes) et de plaquettes dans le sang. La formule sanguine précise le pourcentage des différents globules blancs : neutrophiles, éosinophiles, basophiles, lymphocytes, monocytes.
Abréviation : NFS.

nystagmus

Mouvements saccadés et involontaires des yeux.

obésité

Excès de poids par augmentation des graisses stockées dans le corps. Elle peut provenir de facteurs héréditaires, d'une alimentation mal équilibrée et trop importante, ou de problèmes hormonaux. L'obésité favorise les maladies cardiovasculaires, le diabète, les problèmes articulaires (dos, hanche, genou, cheville) et certains cancers.

obstétrique

Partie de la médecine qui traite de la grossesse et des accouchements.

œdème

Accumulation d'eau ou de lymphe provoquant un gonflement localisé.

œdème aigu du poumon

Infiltration de lymphe dans le poumon, due à un excès de pression sanguine dans les veines pulmonaires. Les poumons ne fonctionnent plus correctement et un essoufflement majeur apparaît. L'œdème aigu du poumon traduit une défaillance du cœur gauche qui reçoit le sang oxygéné en provenance des poumons et le pompe vers l'aorte.

œil-de-perdrix

Cors situés face à face sur les côtés de deux orteils voisins. L'œil-de-perdrix résulte de la compression excessive de ces orteils l'un contre l'autre. Il est très douloureux.

œsophage

Tube qui relie le pharynx (la gorge) à l'estomac.

œsophagite

Inflammation de l'œsophage, due à un reflux de l'acidité de l'estomac. Une œsophagite peut également être provoquée par l'absorption de certains médicaments pris avec une quantité d'eau insuffisante.

oligo-élément

Élément minéral (cuivre, cobalt, manganèse, or, argent, etc.), apporté par une alimentation diversifiée et présent dans l'organisme en très petite quantité. Les oligo-éléments sont utilisés comme modificateurs de terrain.
Synonyme : élément minéral trace.

OMS (Organisation mondiale de la santé)

En anglais WHO (World Health Organisation). Elle dirige et coordonne la promotion et la protection sanitaire de tous les pays. Ses principales actions sont la surveillance des maladies et l'aide aux différents gouvernements pour la lutte contre les maladies transmissibles, la formation des personnels de santé, l'organisation des services de santé publique. Elle peut également intervenir dans les cas d'urgence (épidémie de choléra, par exemple).

onchocercose

Filariose transmise par une petite mouche : la simulie. Elle est responsable de perte de la vision.

ophtalmoscope

Instrument permettant d'examiner certaines structures de l'œil : rétine, fond d'œil et vaisseaux rétiniens.

opiacé

Famille chimique qui englobe l'opium et ses dérivés. Outre les drogues telles que l'opium ou l'héroïne, la famille des opiacés comporte la morphine (antalgique puissant), la codéine (antitussif et antalgique) et de nombreuses autres substances.

oreille interne

Partie de l'oreille qui comprend les organes de l'audition et de l'équilibre. Elle transmet les sons au cerveau et est sensible aux changements de position.

oreillettes

Cavités du cœur qui reçoivent le sang arrivant des veines. L'oreillette droite reçoit le sang des veines pulmonaires, et l'oreillette gauche celui des veines provenant des autres régions du corps. Elles se contractent pour expulser le sang vers les ventricules.

ORL

Abrévation d'oto-rhino-laryngologie. Cette spécialité médicale concerne les maladies de l'oreille, du nez et de la gorge.

orodispersible

Qualifie un comprimé qui se désagrège dans la bouche au contact de la salive. Il peut également être dispersé dans un verre d'eau avant ingestion.

orthèse

Appareillage utilisé pour corriger une déficience (tendinite, arthrose, entorse, etc.) d'un membre ou de la colonne vertébrale. Les orthèses sont le plus souvent en plastique rigide rembourré de mousse.

orthophonie

Rééducation du langage, sous sa forme orale et écrite. L'orthophonie prend notamment en charge les défauts de prononciation (bégaiement, zézaiement, etc), les difficultés d'écriture (dyslexie, dysorthographie) et certains troubles du langage (aphasie) ou de la mémoire consécutifs à des affections neurologiques telles que des accidents vasculaires cérébraux.

ostéoclaste

Cellule qui participe au renouvellement de l'os. Ce renouvellement est assuré par deux types de cellules : les ostéoclastes, qui détruisent en permanence l'os ancien, et les ostéoblastes, qui construisent de l'os neuf.

ostéodensitométrie

Mesure de la densité des os au niveau de la colonne vertébrale et des hanches. Cette méthode indolore (similaire à un scanner) permet de dépister des signes de décalcification et d'ostéoporose, et de suivre l'efficacité du traitement contre ces problèmes de santé.

ostéomalacie

Déminéralisation du squelette par insuffisance de fixation du calcium et du phosphore sur l'os.

ostéoporose

Fragilisation des os, qui deviennent poreux et cassants.

otite

Inflammation ou infection de l'oreille. L'otite externe ne concerne que le conduit auditif. L'otite moyenne aiguë et l'otite séreuse chronique touchent la partie de l'oreille située derrière le tympan (oreille moyenne).

otite barotraumatique

Lésion du tympan due à une pression trop importante (avion, plongée sous-marine).

otosclérose

Variété d'otite chronique grave.

otospongiose

Variété d'otite chronique héréditaire grave.

Paget (maladie de)

Maladie caractérisée par un développement anormal et une déformation de certains os du squelette.

palpitations

Perception anormale de battements cardiaques irréguliers.

paludisme

Maladie tropicale due à un parasite (Plasmodium) transmis par un moustique (anophèle femelle). Elle se traduit par une fièvre revenant à intervalles réguliers, des frissons et

d'autres symptômes très divers. Toute fièvre élevée survenant dans le mois qui suit le retour d'un voyage en pays tropical doit faire suspecter un paludisme.
Synonyme : malaria.

pancréatite

Inflammation ou infection du pancréas. Cette glande située derrière l'estomac sécrète des enzymes digestives ainsi que l'insuline, indispensable au métabolisme des sucres.
Une pancréatite aiguë se traduit par des douleurs abdominales ou dorsales extrêmement violentes. Elle est confirmée par une prise de sang spécifique.

pansement digestif

Médicament qui protège le tube digestif en tapissant la muqueuse d'un film protecteur et en diminuant l'acidité de l'estomac. Ce type de médicament peut gêner l'absorption d'autres médicaments.

paraphilies

Formes de sexualité tournées de façon intense et répétitive vers des objets inanimés (fétichisme), vers des enfants (pédophilie), vers des personnes non consentantes (exhibitionnisme, voyeurisme, viol), ou faisant intervenir une souffrance et/ou une humiliation de soi-même ou de son partenaire (sadomasochisme). Les paraphilies impliquant un partenaire non consentant ou un enfant sont punies par la loi.

parasite

Bactérie, organisme végétal ou animal qui vit aux dépens d'un individu d'une autre espèce. Il existe de très nombreux parasites de l'homme, internes (vers intestinaux, paludisme, gale, etc.) ou externes (poux, mycoses, etc.). L'un des plus présents dans le monde est le Plasmodium, agent du paludisme. Il est transmis par un autre parasite de l'homme, un moustique, l'anophèle.

parathyroïdes

Petites glandes groupées par paire en arrière de la glande thyroïde. Elles participent à la régulation du calcium et du phosphore de l'organisme grâce à une hormone qu'elles sécrètent, la parathormone. Une diminution de parathormone entraîne une hypoparathyroïdie, et un excès, une hyperparathyroïdie.

parentéral

Qui ne passe pas par le tube digestif. Se dit d'un mode d'administration médicamenteuse par injection.

paresthésie

Sensation anormale de fourmillements.

Parkinson (maladie de)

Affection chronique du système nerveux liée à l'altération de certaines cellules du cerveau et se traduisant par des troubles de la mobilité et parfois des tremblements.

parkinsonien

- Qui se rapporte à la maladie de Parkinson.
- Syndrome parkinsonien : ensemble de symptômes identiques à ceux de la maladie de Parkinson, qui peuvent être notamment observés chez des personnes traitées par des neuroleptiques. Ce syndrome est réversible à l'arrêt du traitement et peut être corrigé par un traitement spécifique.

pellagre

Maladie de la peau due à une carence en vitamines du groupe B, plus particulièrement en vitamine PP. La pellagre est exceptionnelle en Europe.

pénicilline

L'un des premiers antibiotiques découverts, puissant et généralement bien supporté ; il reste très utilisé malgré la possibilité d'allergies.

perfusion

Administration très lente d'une substance par voie intraveineuse. Le flacon est relié à la veine par un tuyau souple et transparent permettant de contrôler le débit.
Synonyme : goutte-à-goutte.

péridurale (voie ou injection)

Injection d'un médicament (anesthésique local, morphine, etc.) dans l'espace péridural de la colonne vertébrale.

L'espace péridural entoure la dure-mère, solide membrane qui protège la moelle épinière.
On pratique cette injection en introduisant une aiguille entre deux vertèbres.

péril fécal

Risque infectieux lié à la contamination des aliments ou des boissons par des bactéries, virus ou parasites d'origine fécale.

périnée

Ensemble de muscles situé entre le pubis et l'anus. Il soutient les organes placés dans la région du bassin et contribue à la continence, c'est-à-dire la capacité à retenir les urines et les selles.

périoste

Membrane fibreuse qui enveloppe les os et contribue à les nourrir. Le périoste est très innervé (il reçoit de nombreuses terminaisons nerveuses). Pour cette raison, les coups sur les os sont très douloureux.

péritoine

Mince membrane qui recouvre la paroi interne de l'abdomen et les viscères.

peste

Maladie bactérienne transmise à l'homme par les puces de rongeurs.
La maladie humaine est devenue très rare, mais des foyers de peste animale chez les rongeurs sauvages existent en Afrique, en Asie, en Amérique du Sud ; dans certaines régions, les contacts entre rongeurs sauvages et rats domestiques sont à l'origine de cas isolés ou d'épidémies limitées chez l'homme.
La forme la plus fréquente est la peste bubonique (une sorte de furoncle apparaît à l'endroit de la piqûre de puce) ; elle peut évoluer vers une forme septicémique ou une forme pulmonaire, transmissible d'homme à homme.

pH

Mesure de l'acidité ou de l'alcalinité d'une substance. Elle varie de 1, pour un acide fort, à 14 pour une base (alcali) forte. L'eau pure est neutre ; son pH est de 7.

phanère

Terme désignant les ongles, les cheveux et les poils. Ils ont un constituant commun, la kératine.

pharmacologie

Étude des médicaments.

pharyngite

Inflammation ou infection du pharynx.

pharynx

Partie postérieure de la cavité buccale, située derrière les amygdales.

phénylcétonurie

Maladie héréditaire qui se caractérise par l'absence d'une enzyme et qui conduit à l'accumulation dans le sang d'un produit toxique. Son dépistage est systématique à la naissance. Le traitement repose sur un régime alimentaire spécifique pendant la petite enfance.

phéochromocytome

Tumeur très rare des glandes surrénales, se manifestant principalement par des crises d'hypertension artérielle.

phlébite

Inflammation d'une veine profonde avec formation d'un caillot sanguin, touchant généralement les jambes. La gravité des phlébites est liée à la possibilité d'un déplacement du caillot qui peut migrer jusqu'au cœur et venir ensuite obstruer une artère des poumons (embolie pulmonaire). Une paraphlébite, ou phlébite superficielle, est l'inflammation d'une veine superficielle ; elle est beaucoup moins préoccupante.

phlyctène

Nom médical des ampoules, ces cloques qui se forment sur la peau lors de frottements répétés, de brûlures, d'infections ou d'allergies.

phobie

Peur survenant toujours dans les mêmes conditions, de façon irraisonnée et particulièrement angoissante.

phosphocréatine

Substance qui constitue l'une des sources d'énergie des muscles. Elle est consommée pendant les premières 90 secondes d'un effort, sans intervention de l'oxygène.

photosensibilisation

Sensibilité anormale de la peau à la lumière ou aux rayons ultraviolets, due à un médicament ou à une substance naturelle ou chimique.

phytothérapie

Méthode de traitement fondée sur l'utilisation des plantes.

pied d'athlète

Mycose du pied favorisée par la présence permanente d'humidité (sueur), dans les chaussures de sport, par exemple.

pityriasis versicolor

Infection de la peau due à un champignon microscopique. Elle se manifeste par des taches qui paraissent brunes sur une peau blanche et blanches sur une peau bronzée. Après traitement, seule une exposition au soleil permet de faire disparaître les taches.

placebo

Placebo signifie en latin « je plairai ». Ce terme désigne un médicament factice ne contenant aucune substance active. Le placebo est utilisé pour l'étude scientifique des médicaments : un groupe de malades prend un médicament présumé actif, tandis qu'un autre groupe prend un placebo d'aspect identique. L'attribution du vrai médicament ou du placebo se fait par tirage au sort et en aveugle (ni le médecin ni le malade ne savent initialement quel médicament a été pris). La comparaison de l'amélioration observée dans les deux groupes permet de déterminer la part de l'amélioration qui revient à l'activité propre du médicament de celle qui est due à l'effet placebo. Cet effet placebo est très important : près de la moitié des douleurs, par exemple, quelle qu'en soit la cause, sont soulagées par la prise d'un placebo. Cet aspect complexe de la thérapeutique illustre l'importance du psychisme dans l'expression ou au contraire la guérison des symptômes et des maladies. Le placebo est également utilisé pour apprécier l'effet nocebo (« je nuis », en latin) : la prise d'un médicament factice induit un pourcentage non négligeable d'effets indésirables (maux de tête, vertiges, troubles digestifs, etc.). La comparaison entre les effets indésirables observés sous médicament et sous placebo permet de faire la part entre les effets indésirables spécifiques du médicament et ceux dus à l'effet nocebo. Il faut signaler que l'effet nocebo est considérablement renforcé par la lecture préalable des effets indésirables potentiels du médicament, etc.

plaque dentaire

Dépôt adhérent dans la bouche, élaboré par des bactéries qui sécrètent des acides et des enzymes toxiques pour les dents et les gencives.

plaquettes

Petites cellules présentes dans le sang : elles participent à la formation des caillots.

plasma

Liquide dans lequel baignent les cellules du sang. Il contient de l'eau, des sels minéraux, des sucres, des graisses, des protéines.

plèvre

Double membrane qui isole les poumons de la paroi interne du thorax. Ces deux membranes, dont l'une adhère à la paroi thoracique et l'autre au poumon, peuvent glisser librement l'une contre l'autre et facilitent les mouvements du poumon lors de la respiration.

pneumocystose

Infection pulmonaire rare, due à un germe nommé Pneumocystis carinii. Elle est fréquente chez les malades du sida.

pneumothorax

Présence d'air entre les deux membranes de la plèvre (l'enveloppe qui entoure les poumons). Si une brèche se produit dans une des membranes de la plèvre, de l'air y pénètre et comprime le poumon. C'est le pneumothorax.

Un pneumothorax peut être dû à une plaie du thorax, ou survenir spontanément lors d'un exercice physique intense (plutôt chez l'homme jeune). Douleur et essoufflement brutal sont les signes habituels du pneumothorax spontané.

poison du fuseau

Variété de chimiothérapie anticancéreuse agissant sur le fuseau cellulaire, qui permet aux cellules de se diviser. Cette division peut être perturbée de deux manières : par des produits bloquant la synthèse des protéines du fuseau (ce sont les poisons du fuseau, comme la vincristine), ou par des produits qui stabilisent de manière irréversible le fuseau, empêchant ainsi sa division (ce sont les dérivés des taxanes, comme le taxol ou le taxotère).

poliomyélite

Maladie infectieuse due à un virus. Elle se traduit par des paralysies des muscles des membres (plus rarement de ceux de la respiration). Depuis la mise en place de la vaccination systématique des enfants, cette maladie a disparu des pays occidentaux. Un rappel vaccinal contre la poliomyélite doit être fait tous les dix ans.

polyarthrite rhumatoïde

Rhumatisme inflammatoire responsable de lésions articulaires, touchant notamment les mains.

polychondrite atrophiante

Maladie rare du cartilage, touchant surtout le nez et les oreilles.

polynévrite

Affection d'origine toxique ou infectieuse touchant plusieurs nerfs. L'alcoolisme est la principale cause de polynévrite.

polype

Excroissance sur une muqueuse.

polypose nasale

Développement d'excroissances de la muqueuse nasale, d'origine allergique. La polypose, qui peut également toucher les sinus de la face, est une des principales causes d'obstruction nasale chronique.

polyurie

Émission d'urines abondantes.

ponction lombaire

Le cerveau et la moelle épinière baignent dans un liquide. On peut prélever un peu de ce liquide par une ponction au niveau du dos : le but est soit d'analyser le liquide, par exemple pour rechercher des cellules anormales ou des germes, soit d'injecter des médicaments pour traiter par exemple une extension de certains cancers.

porphyrie

Maladie héréditaire rare due à un trouble du métabolisme d'une substance appelée porphyrine.

posologie

Quantité et répartition de la dose d'un médicament en fonction de l'âge, du poids et de l'état général du malade.

post-traumatique

Qui survient après un choc, un accident.

potassium

Élément minéral présent en grande quantité dans l'organisme.
Voir aussi : kaliémie.

potomanie

Trouble psychologique des personnes qui éprouvent le besoin irrésistible de boire (le plus souvent de l'eau). Ce trouble s'accompagne d'une augmentation de la fréquence et du volume des urines. Il ne doit pas être confondu avec le diabète insipide.

pou

Parasite de l'homme vivant dans les cheveux, dans les poils pubiens ou dans les vêtements.

pouchite

Chez les personnes souffrant de maladies inflammatoires chroniques de l'intestin (rectocolite hémorragique et maladie de Crohn), il arrive qu'il soit nécessaire de supprimer chirurgicalement le gros intestin. L'intestin grêle est alors rattaché directement au rectum ou à l'anus par le biais d'un réservoir créé par le chirurgien à partir de l'extrémité de l'intestin grêle. Près de la moitié des personnes ayant subi cette opération développent une pouchite (ou pochite), une inflammation du réservoir peut-être due à la présence de micro-organismes anormaux. La pouchite se traduit par de la diarrhée, des saignements, de l'incontinence fécale, des maux de ventre, etc. Elle est traitée avec des antibiotiques.

préménopause

Courte période qui précède la ménopause et se traduit par des cycles irréguliers et une baisse modérée de la sécrétion d'hormones par les ovaires.

presbyacousie

Diminution progressive de l'audition liée au vieillissement, en particulier pour les fréquences aiguës. Elle se traduit par une plus grande difficulté à suivre les conversations dans un environnement bruyant. La presbyacousie peut nécessiter le port de prothèses auditives.

pression artérielle

Pression du sang dans les artères, mesurée à l'aide d'un brassard. Elle est exprimée par deux chiffres : le plus élevé correspond à la pression artérielle systolique, mesurée lors la contraction du cœur, tandis que le second, moins élevé, est le témoin de la pression artérielle diastolique, mesurée lors du relâchement du muscle cardiaque. En France, le terme tension artérielle est couramment employé pour désigner la pression artérielle.
Voir aussi : hypertension artérielle et hypotension orthostatique.

pression diastolique

Voir pression artérielle.

pression systolique

Voir pression artérielle.

priapisme

Érection anormalement prolongée et douloureuse.

principe actif

Composant d'un médicament qui est à l'origine de ses propriétés thérapeutiques. Un médicament est habituellement constitué d'un ou plusieurs principes actifs et d'excipients qui les accompagnent.
Voir aussi : excipient.

Prinzmetal (angor de)

Forme particulière d'angine de poitrine due à un spasme des artères coronaires.

progestatif

Substance dont l'action est proche de celle de la progestérone.

progestérone

Hormone sécrétée par l'ovaire pendant la seconde phase du cycle et pendant la grossesse. Elle favorise la fixation et le développement dans l'utérus de l'œuf fécondé. Certains dérivés de la progestérone sont également utilisés comme contraceptif.

prolactine

Hormone sécrétée par l'hypophyse, qui provoque la montée de lait après l'accouchement. Sa sécrétion anormale en dehors de cette période peut entraîner chez la femme des troubles des règles, un écoulement pathologique de lait par le mamelon, ou une stérilité. Chez l'homme, un excès de prolactine provoque une augmentation du volume des seins ou une impuissance.

prophylaxie

Traitement ayant pour but de prévenir une maladie.

prostaglandines

Hormones produites par les cellules de nombreux organes (appareil génital, artères, bronches, reins, etc.). Elles agissent localement et ne passent pas dans le sang. Leur action est puissante et rapide. Elles sont impliquées dans de nombreux phénomènes inflammatoires.

prostate

Organe génital masculin dont la sécrétion contribue à la formation du sperme.
Voir aussi : adénome de la prostate.

prostatite

Infection de la prostate.

prurigo

Nom générique donné à des maladies de la peau se traduisant par des boutons et des démangeaisons.

psoriasis

Maladie de la peau touchant surtout les coudes et les genoux, mais aussi les ongles et le cuir chevelu. Le psoriasis se manifeste par des plaques épaisses, rouges, et recouvertes d'une pellicule blanche adhérente. Le psoriasis peut être plus ou moins inflammatoire. Il se présente parfois sous forme de petits boutons disséminés (psoriasis en gouttes). Le psoriasis peut avoir l'aspect de pustules.

psychisme

Siège de l'esprit, de la pensée et de la conscience. L'activité psychique regroupe différents processus de traitement de l'information, parmi lesquels l'attention, la mémoire, la réflexion, le raisonnement et le langage.

psychose

Maladie mentale que le malade n'est pas capable de reconnaître en tant que telle. Le psychotique n'est pas conscient de sa maladie, contrairement à la personne atteinte de névrose, qui a la capacité de se rendre compte de l'existence d'un trouble.

psychose maniaco-dépressive (PMD)

Synonyme : troubles bipolaires. Voir ce terme.

psychostimulant

Médicament qui stimule l'attention et la vigilance.

psychotrope

Terme générique qui désigne les substances ayant une action sur le psychisme. Les principaux médicaments psychotropes sont les neuroleptiques, les tranquillisants (anxiolytiques), les antidépresseurs, les somnifères (hypnotiques). Le terme psychotrope recouvre également les drogues et les produits hallucinogènes.

pupille

Ouverture circulaire située au centre de l'iris, par laquelle la lumière pénètre dans l'œil. Son diamètre s'adapte à la lumière ambiante pour permettre une vision claire sans être ébloui.

purpura

Taches cutanées rouges ou violacées dues à de petites hémorragies sous-cutanées. Le purpura thrombopénique est provoqué par une baisse importante du nombre de plaquettes dans le sang.

puvathérapie

Mode de traitement de certaines maladies de la peau (psoriasis, etc.) utilisant à la fois le rayonnement ultraviolet (UV A) et un médicament (psoralène) qui renforce son action.

Quincke (œdème de)

Réaction allergique touchant généralement le visage. L'œdème de Quincke se traduit par un gonflement parfois spectaculaire. Les paupières sont souvent les premières touchées. Dans les rares cas où l'œdème touche la gorge, des troubles respiratoires peuvent survenir et un traitement urgent est nécessaire.

quinolones

Famille d'antibiotiques utilisés dans le traitement des infections urinaires, génitales, gastro-intestinales, respiratoires, etc. Elle contient, entre autres, la péfloxacine, la ciprofloxacine, l'ofloxacine et la sparfloxacine. Également appelés fluoroquinolones, ces antibiotiques sont efficaces sur un grand nombre de germes. Leur usage est contre-indiqué chez les femmes enceintes, chez celles qui allaitent et chez les enfants du fait de leur possible toxicité sur la croissance des cartilages.

rachitisme

Maladie de la croissance due à un déficit en vitamine D. Elle se traduit par une déformation des os et des cartilages, et des troubles de l'état général. La vitamine D est fabriquée dans la peau à condition que celle-ci soit suffisamment exposée au soleil ; elle favorise l'absorption et la fixation du calcium et du phosphore, principaux constituants de l'os.

radiculalgie

Douleur liée à l'irritation d'une racine nerveuse. La sciatique et la cruralgie sont les radiculalgies les plus courantes.

radiothérapie

Utilisation de la radioactivité pour soigner certaines maladies, notamment des cancers.

rage

Maladie virale mortelle transmise par morsure d'animaux contaminés, domestiques ou sauvages.

rash cutané

Éruption de boutons ou de plaques rouges sur la peau.

Raynaud (syndrome, phénomène ou maladie de)

Troubles de la circulation sanguine des extrémités se traduisant par des fourmillements, un engourdissement et un changement de couleur transitoire des doigts ou des orteils.

réaction allergique

Réaction due à l'hypersensibilité de l'organisme à un médicament. Les réactions allergiques peuvent prendre des aspects très variés : urticaire, œdème de Quincke, eczéma, éruption de boutons rappelant la rougeole, etc. Le choc anaphylactique est une réaction allergique généralisée qui provoque un malaise par chute brutale de la tension artérielle.

récepteur

Structure située dans la paroi des cellules, sorte de « serrure » activée par une substance (clé) spécifique. L'adrénaline, par exemple, se fixe sur les récepteurs bêta du cœur et augmente le rythme cardiaque. Certains médicaments agissent en bloquant les récepteurs, par exemple : les bêtabloquants.

rectocolite hémorragique

Maladie inflammatoire du rectum et du côlon, qui évolue par poussées. Chaque poussée s'accompagne de fièvre, de selles glaireuses et sanglantes.

rectoscopie

Technique d'examen visuel de l'intérieur du rectum au moyen d'un tube optique (rectoscope).

reflux gastro-œsophagien

Remontée du suc gastrique dans l'œsophage et dans l'arrière-gorge, favorisée par la position allongée après les repas, par le fait de se pencher en avant, par le port de vêtements qui compriment l'abdomen. Ce reflux est parfois dû à une hernie hiatale.

régime restrictif

Régime ou règles diététiques visant à réduire ou à supprimer l'apport de certains aliments.

relaxant musculaire

Synonyme : myorelaxant. Voir ce terme.

répulsif

Produit destiné à repousser les insectes.

résistance (aux antibiotiques)

L'utilisation de plus en plus large des antibiotiques favorise des phénomènes de résistance des bactéries. Les espèces vivantes sont caractérisées par leur capacité d'adaptation et les bactéries sont particulièrement aptes à muter pour résister aux produits destinés à les détruire. Lors de l'utilisation d'un antibiotique à une dose insuffisante, pendant une durée trop courte ou de façon trop répétée, les bactéries mutantes les plus résistantes à cet antibiotique sont sélectionnées puisqu'elles sont les seules à survivre. Ces bactéries peuvent persister dans l'organisme ou contaminer une autre personne. Pire, elles peuvent transmettre à d'autres bactéries leur capacité de résistance à un antibiotique.
Contrairement à une idée répandue, quelqu'un ne devient pas « résistant » à un antibiotique. Ce sont les bactéries qui l'entourent ou qui sont présentes dans son organisme qui le deviennent.

résistance (sport)

Aptitude à fournir un effort d'intensité élevée le plus longtemps possible. Dans le cadre d'activités sportives, on parle de résistance musculaire, cardiovasculaire ou générale selon si cette aptitude concerne les muscles, le cœur et les vaisseaux sanguins ou l'individu dans sa totalité.

rétine

Tissu nerveux qui tapisse le fond de l'œil et joue le rôle de capteur d'images.

rétinoïdes

Famille de médicaments apparentés à la vitamine A, utilisés en dermatologie. Ces médicaments sont formellement interdits aux femmes enceintes ou cherchant à le devenir.

révulsif

Substance ou technique destinée à provoquer un afflux de sang dans la peau à proximité d'un organe malade afin de le soulager (ventouses, cataplasme à la moutarde). Actuellement, ces procédés sont moins employés et le terme révulsif concerne essentiellement des médicaments d'usage local qui provoquent une dilatation des vaisseaux sanguins de la peau.

Reye (syndrome de)

Syndrome qui se traduit par des vomissements et des troubles de la conscience de gravité variable. Il touche les enfants, le plus souvent après une infection virale aiguë (varicelle, grippe, etc.). L'utilisation d'aspirine au cours de ces maladies a été mise en cause, notamment aux États-Unis et en Angleterre.

rhabdomyolyse

Atteinte aiguë et grave des muscles, due à une infection sévère ou à une intoxication (notamment médicamenteuse).
Une rhabdomyolyse peut également être localisée à un membre, faisant suite à un traumatisme grave.

rhinite

Inflammation ou infection du nez et des fosses nasales. La rhinite peut avoir une origine infectieuse (bactérie ou virus) ou une origine allergique. Les rhinites allergiques regroupent les rhinites saisonnières (rhume des foins) et les rhinites appelées perannuelles, c'est-à-dire souvent persistantes en cours d'année (dues par exemple aux acariens, aux poils d'animaux ou à des agents chimiques).

rhinopharyngite

Inflammation de la partie haute du pharynx, située en arrière du nez et au-dessus du voile du palais. Son origine peut être virale ou bactérienne.

rhumatisme articulaire aigu

Complication des infections dues à un germe (streptocoque). Elle se traduit par des lésions cardiaques et articulaires.

rhumatisme inflammatoire

Contrairement à l'arthrose, le rhumatisme inflammatoire provoque une destruction rapide des articulations. Les principaux rhumatismes inflammatoires sont la polyarthrite rhumatoïde, la pelvispondylite rhumatismale (spondylarthrite ankylosante) et le rhumatisme psoriasique.

rosacée

Maladie de peau provoquant une rougeur du visage. Elle est parfois appelée acné rosacée, mais n'a rien a voir avec l'acné vulgaire. Elle interdit l'emploi local de dermocorticoïdes.

roséole

Voir sixième maladie.

saccharose

Le saccharose est la substance qui compose le sucre de cuisine et le sucre industriel que l'on retrouve dans les biscuits, les gâteaux, les sucreries et les boissons sucrées (une bouteille d'un litre et demi de soda contient l'équivalent de trente morceaux de sucre). Certaines personnes sont intolérantes au fructose issu de la digestion du saccharose et souffrent alors de ballonnements et de diarrhée. Certains médicaments contiennent du saccharose comme excipient (composant sans activité thérapeutique).

salicylés

Famille de médicaments dont le plus connu est l'acide acétylsalicylique (aspirine).

sarcoïdose

Maladie de cause inconnue, qui touche surtout l'adulte jeune et qui se manifeste le plus souvent par une simple fatigue.

Elle provoque une augmentation de la taille des ganglions et une inflammation des poumons ou d'autres organes.

satiété

État de satisfaction ressenti après avoir suffisamment mangé et qui entraîne l'arrêt de l'alimentation. Cette sensation résulterait de l'action combinée d'une hormone sécrétée par l'intestin, des concentrations de nutriments dans le sang et de signaux envoyés par l'estomac lorsqu'il atteint un certain volume.

SC

Abréviation de sous-cutanée. Voir ce terme.

scanner

Dispositif de radiographie couplé à un ordinateur qui permet d'obtenir une image nette d'un organe profond.

schizophrénie

Maladie psychique se manifestant par des épisodes d'hallucinations, de délire, de troubles de la pensée et du langage, voire d'agitation psychomotrice. Elle entraîne un repli sur soi et des difficultés relationnelles d'intensité variable, qui nécessitent le plus souvent un traitement neuroleptique.

sciatique

Névralgie du nerf sciatique. Elle est souvent due à une hernie discale.

scintigraphie

Méthode d'évaluation du fonctionnement d'un organe qui repose sur l'administration d'une substance très faiblement radioactive. Le devenir de la substance dans l'organe étudié est suivi par des compteurs spéciaux. Cette méthode est utilisée pour l'examen du fonctionnement de la thyroïde, des os, du foie, etc.

sclérodermie

Maladie rare du collagène entraînant un épaississement de la peau, des muscles et de certains organes profonds.

sclérose en plaques

Maladie grave du système nerveux évoluant par poussées.

scoliose

Courbure anormale de la colonne vertébrale qui prend l'aspect d'un S ou d'un C lorsque le patient est vu de dos. Un enfant qui se tient penché sur le côté peut avoir une attitude dite scoliotique, en général sans conséquence. Elle se distingue de la véritable scoliose qui se caractérise par une déformation congénitale de la colonne vertébrale. La gravité de la maladie se mesure en degré d'inclinaison par rapport à la position normale de la colonne.

séborrhée

Augmentation de la sécrétion de sébum, graisse naturelle sécrétée par certaines glandes de la peau (glandes sébacées), qui a pour effet de donner un aspect gras à la peau ou au cuir chevelu.

sécable

Qui peut être coupé, divisé.

sédatif

- Qui apaise, qui calme.
- Médicament appartenant à différentes familles : anxiolytiques, hypnotiques, antalgiques, antitussifs, antiépileptiques, neuroleptiques, etc. mais aussi antidépresseurs, antihistaminiques H1, antihypertenseurs. Un sédatif peut être responsable de somnolence et augmenter les effets de l'alcool.

sel

Substance chimique dont la plus connue est le chlorure de sodium, ou sel de table. Le sel de régime ne contient pas de sodium ; celui-là est remplacé généralement par du potassium.

septicémie

Infection générale grave due à l'invasion de germes dans le sang. Les premiers signes sont souvent une fièvre élevée accompagnée de frissons.

sérotonine

Neurotransmetteur intervenant notamment dans la régulation du sommeil, de l'appétit et de l'humeur. À ce titre, la sérotonine est impliquée dans de nombreux troubles psychiques, comme la dépression, l'anxiété ou les troubles obsessionnels compulsifs. Certains médicaments, comme les inhibiteurs de la recapture de la sérotonine (IRS), traitent ces troubles en augmentant la quantité de sérotonine présente dans le cerveau.

sérum physiologique

Eau salée (chlorure de sodium) à 9 g par litre, dont l'appellation actuelle est soluté physiologique. Cette concentration, qui se rapproche de celle du sang et de la lymphe, est parfaitement compatible avec les tissus biologiques. Le sérum physiologique est utilisé pour les lavages, les irrigations et les injections (dans ce dernier cas, il doit être stérile).

sida

Abréviation de syndrome d'immunodéficience acquise (en anglais AIDS).
Forme la plus évoluée et la plus grave de l'infection par le VIH.

sinapisme

Cataplasme à base de farine de moutarde.

sinus

Cavités osseuses de la face communiquant avec les fosses nasales.

sinusite

Inflammation ou infection des sinus.

sixième maladie

Également appelée roséole ou exanthème subit. Maladie bénigne des nourrissons qui débute par une fièvre élevée pendant 3 jours ; quand la fièvre disparaît, l'éruption apparaît (petites lésions arrondies, roses, non surélevées). Elle n'est pas accompagnée de démangeaisons et dure 48 heures. Elle est due à un virus et son traitement se résume à celui de la fièvre.

sodium

Substance minérale qui peut former des sels, notamment avec le chlore (chlorure de sodium, ou sel de table).

somnifère

Synonyme d'hypnotique. Voir ce terme.

sophrologie

Méthode thérapeutique qui utilise la détente physique et psychique dans un but préventif ou calmant. La sophrologie a été mise au point au milieu du XXe siècle par le docteur Alfonso Caycedo, un neuropsychiatre colombien. Le but initial de la sophrologie est une détente ciblée, aidant le patient à se concentrer sur ses processus intérieurs et sur ses souvenirs. Elle est obtenue par une relaxation musculaire et une respiration calme.

sorbitol

Le sorbitol est un sucre que l'on trouve dans certains fruits (les pruneaux par exemple). Parce qu'il est moins calorique que le sucre industriel (saccharose), il est utilisé comme édulcorant (sous le sigle E420) mais également comme stabilisateur, par exemple dans certains médicaments. Lors de la digestion, le sorbitol est transformé en fructose (sucre des fruits). Certaines personnes ont du mal à digérer le fructose et, de ce fait, présentent des troubles intestinaux (diarrhées) lorsqu'elles ingèrent un produit contenant du sorbitol.

souche

Famille de microbes obtenus à partir d'un seul germe, produit en grande quantité sur des milieux de culture.

sous-cutanée (voie ou injection)

Injection pratiquée sous la peau désinfectée, pincée entre le pouce et l'index de la main qui ne tient pas la seringue. Il est préférable de ne pas piquer dans le pli formé par le pincement de la peau, mais juste sous celui-ci, en introduisant l'aiguille latéralement selon un angle de 45°. Cette technique d'injection, simple, peut être apprise par le malade (diabétique, personne sous anticoagulant, etc.) auprès de son médecin. Elle permet une diffusion lente et progressive de la substance active dans le sang.
Abréviation : SC.

spasmolytique

Médicament qui soulage les crampes.

spasmophilie

Terme fréquemment employé pour qualifier un état associant diverses manifestations d'un dérèglement nerveux diffus.

spermogramme

Examen du sperme réalisé en laboratoire permettant d'évaluer la fertilité de l'homme.

sphincter

Muscle qui permet la fermeture des orifices naturels de l'organisme.

spondylarthrite ankylosante

Rhumatisme inflammatoire responsable de lésions articulaires atteignant surtout la colonne vertébrale et le bassin.

squame

Lamelle de cellules cornées se détachant de la surface de l'épiderme (desquamation).

SRAS

Abréviation de syndrome respiratoire aigu sévère. Infection respiratoire virale grave, due à un germe de la famille des coronavirus, dont les premiers cas ont été observés au printemps 2003 en Asie. Elle serait transmise par des animaux sauvages (civette).

staphylocoque

Germe impliqué dans de nombreuses infections, notamment cutanées. Il n'est sensible qu'à certains antibiotiques.

stase

Arrêt ou ralentissement de circulation ou d'écoulement, notamment du sang.

sténose

Rétrécissement, par exemple d'une artère.

stent

Mot anglais désignant une prothèse en forme de ressort, placée à l'intérieur d'une artère que l'on vient de dilater, pour éviter que l'artère ne revienne à son diamètre initial. La traduction en français est endoprothèse vasculaire.

sternum

Os plat qui forme la partie avant de la cage thoracique. Il est relié aux côtes et aux clavicules.

stéroïde androgène

Hormone mâle fabriquée par les testicules et les glandes surrénales. Elle permet le développement des organes sexuels et de la pilosité de type masculin.

stomatite

Inflammation de la bouche et des gencives qui peut être due à une infection, mais aussi à certains médicaments qui se concentrent dans la salive.

strabisme

Défaut de convergence des yeux vers l'objet regardé.

stupéfiant

Médicament particulièrement susceptible d'être détourné de son usage par un toxicomane. Il ne peut être prescrit que sur une ordonnance sécurisée.
Cette ordonnance a une validité de 7 jours (parfois 14 ou 28 jours).
D'autres médicaments obéissent à des règles de délivrance particulière : les médicaments d'exception et les médicaments à prescription restreinte (voir ces termes).

sublingual

Voie d'administration d'une substance médicamenteuse qui permet une absorption rapide par les veines situées sous la langue. Le médicament doit être maintenu sous la langue suffisamment longtemps pour passer dans le sang (quelques minutes en général).

sucre

Terme général désignant différentes substances dont la plus répandue est le saccharose. D'autres sucres peuvent être contenus dans les médicaments : glucose, fructose, lactose, etc. Le glucose est le sucre utilisé par l'organisme ; il est le seul à circuler en quantité notable dans le sang.
Les édulcorants (faux sucre) sont autorisés chez les diabétiques ou les personnes suivant un régime, et sont très peu caloriques.

sulfamide hypoglycémiant

Médicament de la famille des sulfamides, qui abaisse le taux de glucose dans le sang (glycémie) en augmentant la sécrétion d'insuline par le pancréas.

sulfamides

Famille chimique représentée dans plusieurs classes de médicaments : antibiotiques, antidiabétiques, diurétiques, etc. Les sulfamides peuvent être à l'origine d'allergies.

sulfites

Substances contenant du soufre, utilisées comme conservateurs dans certains médicaments. Les sulfites peuvent provoquer des réactions allergiques chez les personnes prédisposées.

surdosage

La prise en quantité excessive d'un médicament expose à une augmentation de l'intensité des effets indésirables, voire à l'apparition d'effets indésirables particuliers.
Ce surdosage peut résulter d'une intoxication accidentelle, ou volontaire dans un but de suicide : il convient alors de consulter le centre antipoison de votre région (liste en annexe de l'ouvrage). Mais le plus souvent, le surdosage est la conséquence d'une erreur dans la compréhension de l'ordonnance, ou de la recherche d'une augmentation de l'efficacité par un dépassement de la posologie préconisée. Enfin, une automédication intempestive peut conduire à l'absorption en quantité excessive d'une même substance contenue dans des médicaments différents. Certains médicaments exposent plus particulièrement à ce risque, car ils sont considérés (à tort) comme anodins : vitamines A et D, aspirine, etc. L'arrêt ou la diminution des prises médicamenteuses permettent de faire disparaître les troubles liés à un surdosage.

surface corporelle

Les produits anticancéreux sont généralement injectés par voie intraveineuse : ils se dispersent alors dans la circulation générale ; la concentration de produit qui arrivera au niveau des tissus, et de la tumeur en particulier, est donc fonction de la quantité injectée et du débit du sang ; celui-ci est corrélé à la surface du corps calculée à partir du poids et de la taille : la dose des médicaments qui sont administrés est donc fonction de cette donnée appelée surface corporelle.

surfactant

Mot anglais équivalent de tensioactif. Désigne une substance qui augmente la mouillabilité des surfaces solides et facilite l'élimination des souillures par l'eau.

surrénale

Petite glande située au-dessus du rein, qui sécrète de nombreuses hormones, dont la cortisone et l'adrénaline.

symptôme

Trouble ressenti par une personne atteinte d'une maladie. Un même symptôme peut traduire des maladies différentes et une même maladie ne donne pas forcément les mêmes symptômes chez tous les malades.

syncope

Perte de connaissance brève et complète.

syndrome

Ensemble de symptômes fréquemment associés ; un syndrome grippal, par exemple, associe une fièvre élevée, des courbatures et un mal de tête. Un même syndrome peut être présent dans des maladies de causes différentes.

syndrome coronarien aigu

Occlusion partielle d'une artère coronaire irriguant le cœur, qui se traduit par une douleur oppressante dans la poitrine, accompagnée ou non de douleurs au cou, aux mâchoires et/ou aux épaules. Le syndrome coronarien aigu nécessite, au même titre que l'infarctus du myocarde, une prise en charge médicale urgente.
Synonyme : angor instable.

syndrome d'apnée du sommeil

Terme général qui désigne certains troubles de la respiration survenant pendant le sommeil. Ces troubles peuvent être dus à une lésion des centres nerveux qui commandent la respiration, mais le plus souvent, ils sont d'origine obstructive : la base de la langue chute en arrière pendant le sommeil et vient obstruer le pharynx provoquant une apnée et une asphyxie qui réveillent le malade, lui permettant de reprendre sa respiration. La multiplication des apnées au cours de la nuit perturbe le sommeil et est à l'origine d'une somnolence pendant la journée. Ces apnées obstructives sont souvent associées au ronflement.

syndrome de malabsorption chronique

Maladie caractérisée par un défaut de l'absorption digestive de certains nutriments, due généralement à une maladie ou à l'ablation chirurgicale d'une partie de l'intestin grêle ou de l'estomac.

syndrome de sevrage

Réaction due à la privation brutale d'une substance (médicament, toxique, alcool, etc.) à laquelle l'organisme a été habitué. Certains médicaments pris pendant la grossesse peuvent provoquer cette réaction chez le nouveau-né. Une forme particulière de syndrome de sevrage est le manque ressenti par les toxicomanes lorsqu'ils sont privés de drogue.

syndrome des jambes sans repos

Affection chronique se traduisant par un besoin irrésistible de bouger les jambes, le plus souvent la nuit. Les crises, qui associent à des degrés divers des sensations de fourmillements, de picotements, de démangeaisons, voire de brûlures, sont favorisées par l'immobilité et en partie soulagées par le mouvement. Elles sont souvent responsables d'une insomnie. Cette pathologie serait due à des troubles du système nerveux central et/ou à un dysfonctionnement des nerfs périphériques.

syndrome du canal carpien

Affection neurologique fréquente liée à une compression du nerf médian au niveau du poignet. Elle se traduit initialement par des fourmillements dans les doigts, puis par des douleurs nocturnes.

syndrome extrapyramidal

Ensemble de troubles neurologiques se traduisant par des mouvements involontaires et une augmentation du tonus musculaire.

syndrome malin des neuroleptiques

Affection rarissime qui se traduit, chez un malade sous traitement neuroleptique, par les symptômes suivants : pâleur, sueurs, fièvre élevée, troubles de conscience, salivation excessive, etc. Ces symptômes doivent conduire à arrêter toute prise de neuroleptiques et à contacter un service d'urgence (15 ou 112). Contrairement à une banale grippe, il n'existe pas de toux, et les troubles de la conscience sont importants.

syndrome néphrotique

Ensemble de signes liés à une altération des reins, qui se traduit par des œdèmes et par la présence d'albumine dans les urines.

syndrome prémenstruel

Syndrome survenant avant les règles pendant une période variant de 1 à 15 jours et comportant un ou plusieurs des troubles suivants : ballonnement abdominal, tension des seins, douleurs du bas-ventre, prise de poids, irritabilité, fatigue, tendance dépressive.

syndrome subjectif des traumatismes crâniens

Ensemble de symptômes qui apparaissent à la suite d'un traumatisme du crâne en l'absence de lésions du cerveau. Il s'agit essentiellement de maux de tête, de difficultés de concentration, de trous de mémoire. Ces troubles guérissent généralement spontanément en quelques semaines ou quelques mois.

synergistines

Famille d'antibiotiques particulièrement efficaces contre les staphylocoques.

synovie

Liquide visqueux présent en petites quantités dans les articulations, dont il assure la lubrification.

syphilis

Infection sexuellement transmissible due à un germe appelé tréponème.

système nerveux central

Ensemble formé par le cerveau et la moelle épinière.

système nerveux parasympathique

Partie du système nerveux responsable, avec le système nerveux sympathique, de la régulation des fonctions vitales de l'organisme (circulation sanguine, respiration, digestion, régulation de la température, etc.). On appelle système nerveux végétatif, ou autonome, la réunion des systèmes nerveux sympathique et parasympathique. Ils sont indépendants de la conscience et de la volonté.

tachycardie

Accélération du rythme des battements du cœur. Elle peut être due à une fièvre, à une hyperthyroïdie, à une maladie cardiaque, à l'action de certains médicaments, etc.

tænias

Vers plats formés de plusieurs segments qui parasitent l'homme soit à l'état de vers adultes dans l'intestin (vers solitaires désagréables, mais pas dangereux), soit à l'état larvaire dans d'autres organes (cerveau, foie) dont l'atteinte est beaucoup plus grave.
La prévention repose sur la cuisson suffisante de la viande et du poisson, sur le lavage soigneux des aliments et des mains.

tartrazine

Colorant rouge pouvant provoquer des allergies.

taux de prothrombine

Dosage sanguin permettant de mesurer l'efficacité du traitement anticoagulant. Le taux de prothrombine est normalement proche de 100 % ; lorsqu'il baisse, le risque de formation d'un caillot diminue mais le risque d'hémorragie augmente. Le TP tend à être supplanté par l'INR, technique de mesure internationale standardisée.
Abréviation : TP.

teinture

Solution résultant de l'extraction par un solvant (l'alcool, le plus souvent) des principes actifs d'une plante.

teinture mère

Solution résultant de la macération dans l'alcool d'une plante déshydratée, d'un animal (abeille, etc.) ou d'un extrait animal (venin de serpent, etc.). La teinture mère est la substance à partir de laquelle sont effectuées les opérations homéopathiques de dilution et de dynamisation.

télangiectasies

Petits vaisseaux dilatés apparaissant en transparence sous la peau.

tendinite

Inflammation des tendons, qui provoque une douleur lors de certains mouvements. Les tendinites les plus courantes affectent les tendons du coude (tennis-elbow) et le tendon d'Achille.

tension artérielle

Voir pression artérielle.

tension intraoculaire

Tension (pression) des liquides contenus dans l'œil. Elle peut augmenter dans certaines maladies comme le glaucome.

terpènes

Terme général désignant des substances aromatiques d'origine végétale. Celles-ci sont traditionnellement utilisées pour leurs propriétés respiratoires (stimulante, expectorante, antiseptique) et leur pouvoir révulsif en cas d'application sur la peau. Les plus utilisées sont le camphre, le menthol, l'eucalyptol, les huiles essentielles de menthe, de térébenthine, de niaouli, de pin, d'anis, etc.
Certains terpènes, et surtout le camphre, ont été responsables de convulsions, de pauses respiratoires chez le nourrisson, en cas de surdosage. Ils peuvent également provoquer des troubles du comportement chez la personne âgée. Ces produits doivent être utilisés avec prudence aux âges extrêmes de la vie.

test antidopage

Les sportifs peuvent être soumis à des tests destinés à détecter la présence dans leurs urines de substances dopantes ou de leurs dérivés. Le Comité international olympique et le ministère de la Santé, de la Jeunesse, des Sports et de la Vie associative tiennent à jour une liste des substances considérées comme dopantes. Ces substances sont très variées : hormones anabolisantes qui développent les muscles, excitants qui augmentent la vigilance, bêtabloquants qui ralentissent le cœur et, par exemple, permettent aux tireurs à l'arc de décocher leur flèche entre deux battements cardiaques, etc. Certains médicaments tels que les crèmes, les gouttes auriculaires, contiennent des substances considérées comme dopantes, mais la probabilité pour que ces substances passent dans le sang et soient retrouvées dans les urines est très faible. Dans le doute, l'éventualité d'une réaction positive est mentionnée pour chaque médicament lorsqu'une substance dopante est présente dans sa composition. Il appartient au sportif de décider avec son médecin s'il peut utiliser ou non un tel médicament.

testostérone

Hormone sexuelle mâle. Elle est indispensable au développement des organes sexuels chez l'enfant, et à leur fonctionnement chez l'adulte.

tétanie

Par analogie avec les symptômes du tétanos : crispation musculaire accompagnée de tremblements, survenant par crises. Ces crises peuvent être dues à un stress ou, plus rarement, à un manque de calcium.

tétanos

Maladie infectieuse due à un germe capable de survivre dans la terre pendant plusieurs années. Dans une plaie, le bacille tétanique sécrète une substance toxique (toxine) capable de provoquer des contractions douloureuses et une paralysie des muscles qui s'étend à l'ensemble du corps. Le tétanos est une maladie extrêmement grave qui peut entraîner la mort par paralysie des muscles de la respiration. La vaccination est obligatoire et doit être renouvelée tous les dix ans.

tétracyclines

Voir cyclines.

TFR

Abréviation de tarif forfaitaire de responsabilité.

Taux de remboursement d'un médicament calculé sur la base du prix des génériques correspondants.

thrombocytémie essentielle

Maladie rare caractérisée par une multiplication anormale du nombre de plaquettes dans le sang.

thrombose

Formation d'un caillot dans une veine, une artère ou dans l'une des cavités du cœur.

thyroïde

Glande située à la base du cou, qui sécrète des hormones riches en iode.

tissu adipeux

Accumulation de graisse sous forme de cellules gorgées d'acides gras, essentiellement sous la peau et autour des organes de l'abdomen.

tissu conjonctif

Trame de protéines plus ou moins dense qui soutient et lie entre elles les cellules de nombreux organes (os, peau, dents, ongles, etc.). Il est surtout composé de collagène et de cellules appelées fibroblastes. Il constitue l'essentiel des tendons, des gaines des muscles et des cartilages.

TOC

Abréviation de troubles obsessionnels compulsifs. Voir ce terme.

tonus musculaire

Au repos, les muscles sont dans un état de tension légère involontaire dont nous n'avons pas conscience : c'est le tonus (ou tonicité) musculaire. L'exercice physique régulier augmente le tonus des muscles.

topiques

Nom général donné aux médicaments destinés à être utilisés localement et non ingérés ou injectés.

torsades de pointes

Trouble du rythme cardiaque grave, favorisé par :

– une hypokaliémie ou des situations la favorisant : diarrhées importantes et prolongées, usage répété de laxatif stimulant, etc.,

– un cœur trop lent,
– une prédisposition visible sur l'électrocardiogramme,
– la prise de certains médicaments.

Les médicaments susceptibles de provoquer des torsades de pointes sont les suivants : quinidine, hydroquinidine, disopyramide, amiodarone, sotalol, ibutilide, certains neuroleptiques, bépridil, cisapride, diphémanil, halofantrine, mizolastine, pentamidine, moxifloxacine, érythromycine (voie IV).

toxoplasmose

Maladie infectieuse due à un germe appelé Toxoplasma gondii, transmis par l'alimentation ou la manipulation de chatons et de selles de chats adultes. C'est une maladie généralement bénigne, inapparente ou révélée par l'apparition de ganglions. C'est en revanche une maladie redoutable lorsqu'elle survient pendant la grossesse car elle entraîne un risque de malformation chez le fœtus. Il n'existe pas de vaccin.

TP

Abréviation de taux de prothrombine. Voir ce terme.

trachome

Maladie de l'œil particulière, fréquente dans les pays tropicaux, due à un germe (Chlamydia trachomatis).

traitement curatif

Traitement destiné à soigner une maladie déclarée, et qui vise la guérison. Dans la majorité des cas, le traitement curatif s'attaque à la cause de la maladie.

traitement d'appoint

Traitement qui complète l'action d'un traitement spécifique, mais ne permet généralement pas d'obtenir la guérison à lui seul.

traitement d'attaque

Traitement destiné à obtenir un effet rapide grâce à des doses élevées.

traitement de fond

Synonyme de traitement préventif, dans le cas des maladies évoluant par crises ou par poussées (asthme, migraine, rhumatismes, psoriasis, etc.). Des crises peuvent néanmoins survenir, qui ne doivent pas conduire à arrêter le traitement sans avis médical.

traitement de la crise

Par opposition au traitement de fond, traitement bref et épisodique dans le cadre des maladies évoluant par crises ou par poussées.

traitement d'entretien

Traitement destiné à conserver le bénéfice d'un traitement d'attaque. La dose la plus faible permettant de maintenir l'efficacité est recherchée pour limiter les effets indésirables.

traitement homéopathique

Traitement basé sur l'administration de substances fortement diluées d'origine végétale, animale ou minérale. Les grands principes de l'homéopathie sont la similitude (utilisation de substances produisant des effets semblables aux symptôme de la maladie), la dilution infinitésimale (les substances utilisées font l'objet de multiples dilutions) et la globalité (la cible du traitement n'est pas un organe en particulier, mais l'individu dans son ensemble).

traitement hormonal de la ménopause

Traitement destiné à corriger les conséquences des déséquilibres hormonaux survenant à la ménopause (voir ce terme) : fragilisation osseuse (ostéoporose), bouffées de chaleur, troubles psychiques, sécheresse vaginale, etc. Basé sur un apport d'estrogènes et/ou de progestérone, ce traitement est contre-indiqué en cas d'antécédent de cancer du sein, des ovaires ou de maladie cardiovasculaire. Synonyme : traitement hormonal substitutif (THS).

traitement immunodépresseur

Traitement qui diminue les réactions immunitaires (réactions de défense de l'organisme contre les corps étrangers). La baisse de l'immunité est généralement l'objectif du traitement : prévention des rejets de greffe d'organe, traitement des maladies auto-immunes. Cependant, dans certains cas, l'effet immunodépresseur est une conséquence non souhaitée d'un traitement : la chimiothérapie anticancéreuse, destinée à détruire les

cellules cancéreuses, affecte également les cellules normales du sang et fragilise les malades face aux infections. Cette fragilité justifie une surveillance médicale renforcée : prise de sang régulière, nécessité de signaler l'apparition de toute fièvre.
Synonyme : traitement immunosuppresseur.

traitement immunomodulateur

Traitement qui module l'action du sytème immunitaire. Il vise à ralentir l'évolution de certaines maladies.

traitement minute

Médicament utilisé en une seule prise, le plus souvent à forte dose, pour une action brève et immédiate permettant la guérison. Tous les traitements en prise unique ne sont pas des traitements minute : certains médicaments pris en une seule fois sont éliminés très lentement par l'organisme et restent actifs pendant plusieurs jours, voire plusieurs semaines.

traitement palliatif

Traitement qui tente d'atténuer les symptômes d'une maladie incurable.

traitement présomptif

Traitement destiné à soigner une maladie dont le diagnostic est probable mais qui doit être confirmé par des examens.

traitement préventif

Traitement destiné à prévenir une maladie (synonyme : prophylaxie), ou à limiter la fréquence des crises ou des poussées dans une maladie chronique.

traitement substitutif

Traitement qui apporte à l'organisme une substance qu'il ne peut plus produire en quantité suffisante.

traitement symptomatique

Traitement qui supprime ou atténue les symptômes d'une maladie sans s'attaquer à sa cause.

tranquillisant

Médicament luttant contre l'anxiété et le stress. La majorité des tranquillisants appartiennent à la famille des benzodiazépines.
Synonyme : anxiolytique.

transaminases

Enzymes dosées dans le sang, dont le taux s'élève lors de certaines hépatites. Elles figurent dans les analyses de sang sous le nom de SGOT et SGPT ou ASAT et ALAT.

transit intestinal

Parcours des aliments depuis l'estomac jusqu'à leur élimination sous forme de selles.

transmission materno-fœtale

Transmission d'un germe d'une mère infectée à son enfant pendant la grossesse, par le passage du germe à travers le placenta (échanges sanguins entre la mère et le fœtus), ou lors de l'accouchement.

trichinose

Maladie parasitaire grave due à de petits vers infestant les muscles de nombreux mammifères omnivores ou carnivores : porc surtout, mais aussi phacochère, sanglier, ours, phoque, chacal, renard, blaireau, etc.
L'homme se contamine en mangeant de la viande insuffisamment cuite (ou parfois de la charcuterie) ; les contaminations massives sont mortelles.

trichomonas

Parasite microscopique responsable d'infections génitales chez l'homme comme chez la femme.

triglycérides

Graisses circulant dans le sang. Elles proviennent essentiellement de l'assimilation des corps gras, des sucres et de l'alcool.

triptans

Nom d'une famille chimique de vasoconstricteurs utilisés dans le traitement de la migraine. Par rapport aux vasoconstricteurs dérivés de l'ergot de seigle, les triptans ont l'avantage d'agir plus spécifiquement sur les artères du cerveau.

trompe d'Eustache

Conduit qui fait communiquer l'arrière des fosses nasales à l'oreille moyenne, cavité située derrière le tympan. Ce conduit permet une bonne ventilation de cette cavité, et son obstruction peut gêner l'audition ou favoriser les otites.

trouble du rythme cardiaque

Anomalie grave ou bénigne de la fréquence des contractions du cœur. L'extrasystole est une contraction survenant juste avant ou après une contraction normale, souvent perçue comme un léger choc dans la poitrine. La fibrillation est une contraction irrégulière et désordonnée. D'autres troubles existent : torsades de pointes, syndrome de Wolf-Parkinson-White, maladie de Bouveret, tachysystolie, flutter et bloc auriculoventriculaire, etc.

trouble lipidique

Anomalie, parfois héréditaire, de la synthèse ou de la répartition des graisses dans l'organisme et notamment dans le sang.

troubles bipolaires

Maladie psychique caractérisée par l'alternance et la répétition de phases de dépression et d'états maniaques.
Synonymes : maniaco-dépression, psychose maniaco-dépressive.

troubles digestifs

Ensemble de symptômes traduisant une irritation ou un mauvais fonctionnement du tube digestif. Un ou plusieurs troubles peuvent être présents : nausées, vomissements, aérophagie, douleurs abdominales, brûlures d'estomac, ballonnements, flatulences, diarrhée ou constipation, etc. Les antibiotiques peuvent favoriser les candidoses, souvent responsables de troubles digestifs.

troubles fonctionnels

Les troubles fonctionnels ne sont pas dus à des lésions des organes, mais à une perturbation de leur fonctionnement.

troubles neurologiques

Ensemble d'anomalies traduisant une atteinte du système nerveux central (le cerveau et la moelle épinière) ou périphérique (les nerfs). Ces anomalies peuvent prendre des formes très diverses : troubles du langage (aphasie), du comportement (agitation), de la conscience (somnolence), de la motricité (paralysie), etc.

troubles obsessionnels compulsifs (TOC)

Troubles caractérisés par des idées (obsessions) et des comportements (compulsions) répétitifs et gênants. Le sujet a conscience du caractère anormal de ses troubles (névrose) mais ne peut pas les contrôler.

troubles paniques

Maladie psychique caractérisée par la survenue de bouffées d'anxiété répétées et incontrôlables. De survenue brutale et de courte durée, ces épisodes anxieux s'accompagnent souvent de symptômes évoquant, pour la personne atteinte, une maladie grave (crise cardiaque, étouffement), voire une mort imminente.
Synonyme : crise de panique.

trypanosomose africaine

Voir maladie du sommeil.

trypanosomose américaine

Voir maladie de Chagas.

tuberculose

Maladie infectieuse due au bacille de Koch. Elle peut toucher tous les organes, notamment le poumon, l'os (mal de Pott), l'appareil urinaire ou génital, l'œil, etc.

tumeur

Développement anormal de cellules de l'organisme. Les tumeurs bénignes repoussent les tissus voisins sans les altérer : verrues, grains de beauté, adénomes, etc. ; leur développement reste localisé. Les tumeurs malignes envahissent les tissus avoisinants et peuvent essaimer à distance (métastases).

tumeur de l'hypophyse

Tumeur le plus souvent bénigne qui se développe dans l'hypophyse, glande située sous le cerveau. Cette tumeur peut perturber la sécrétion d'hormones par cette glande.

turista

Voir diarrhée du voyageur.

tympan

Fine membrane située au fond du conduit de l'oreille. Le tympan transmet les vibrations sonores aux organes responsables de l'audition. La pression des deux côtés du tympan doit être équilibrée pour un bon fonctionnement de celui-ci. Un excès de pression d'un seul côté peut entraîner une rupture du tympan responsable d'une surdité partielle.

typhoïde

Maladie bactérienne digestive transmise par l'eau et l'alimentation. La vaccination est recommandée pour certaines destinations lorsque le voyage sera long ou les conditions d'hygiène sur place précaires.

typhus

Maladie infectieuse transmise par les poux du corps.

UI

Abréviation d'unité internationale. Unité de mesure normalisée qui indique l'activité d'une substance.

ulcération

Petit ulcère.

ulcère

Lésion en creux de la peau, des muqueuses ou de la cornée.

- Ulcère de jambe : plaie chronique due à une mauvaise circulation du sang.
- Ulcère gastroduodénal : plaie localisée de la muqueuse de l'estomac ou du duodénum, due à un excès d'acidité et très souvent à la présence d'une bactérie (Helicobacter pylori). L'ulcère est favorisé par le stress, l'alcool, le tabagisme et la prise de certains médicaments (aspirine, AINS, etc.).

ultrasons

Vibration sonore de haute fréquence, inaudible, pouvant pénétrer sans dommage dans le corps (et permettant l'échographie).

ultraviolet

Les rayons ultraviolets sont des radiations émises naturellement par le soleil ou artificiellement par certaines lampes. On distingue les UV A et les UV B. Les UV B, de courte longueur d'onde, sont arrêtés dans les couches les plus externes de la peau. Ils sont responsables de brûlures (coups de soleil). Les UV A, de longueur d'onde plus importante, pénètrent profondément et atteignent le derme. Ils induisent la pigmentation (bronzage). L'exposition intense et répétée aux UV cause un vieillissement prématuré de la peau et augmente le risque de cancer cutané.
Abréviation : UV.

urée

Substance produite par le corps lors de l'utilisation des acides aminés (issus des protéines). Elle doit être éliminée dans l'urine par les reins. Son accumulation (lors d'insuffisance rénale ou de déshydratation) provoque des nausées, des vomissements, des maux de tête, des vertiges, des convulsions, voire un coma.

urétrite

Inflammation de l'urètre (conduit qui permet l'émission d'urines à partir de la vessie). Cette inflammation est généralement due à une infection.

uricémie

Taux d'acide urique dans le sang.

urticaire

Éruption de boutons sur la peau, dont l'origine est le plus souvent allergique. Les boutons ressemblent à des piqûres d'orties et leur couleur varie du rose pâle au rouge.

UV

Abréviation d'ultraviolet. Voir ce terme.

uvéite

Inflammation interne de l'œil qui concerne l'iris et les structures voisines.

vaccin

Solution injectable destinée à immuniser l'organisme contre un virus ou une bactérie.

Il existe plusieurs sortes de vaccins :

- Les vaccins vivants atténués : le germe contenu dans le vaccin est vivant, mais incapable de provoquer la maladie (BCG, rougeole, rubéole, oreillons, etc.).
- Les vaccins préparés à partir de fragments de germes tués : les parties les plus immunisantes du virus ou de la bactérie sont utilisées pour préparer le vaccin (vaccins contre la polio, contre les hépatites, etc.).
- Les vaccins contenant des toxines neutralisées (inactivées) : dans le cas du tétanos, c'est une toxine sécrétée par le germe qui est responsable de la gravité de la maladie ; le vaccin permet l'immunisation contre cette toxine.

vaccin recombinant

Vaccin obtenu par génie génétique. Au lieu de préparer des vaccins à partir de cultures de germes, les substances immunisantes (antigènes) sont obtenues en cultivant des cellules dont le patrimoine génétique a été modifié : elles sont « programmées » pour fabriquer des protéines identiques à celles qui sont présentes dans le virus ou la bactérie responsables de l'infection. Cette technique est de plus en plus employée. Elle permet d'obtenir des vaccins contenant une forte concentration de protéines immunisantes (antigènes) hautement purifiées. Un autre avantage réside dans la sécurité apportée par ce mode de préparation : aucun germe infectant n'étant utilisé pour la préparation du vaccin, le risque théorique d'une contamination par un vaccin mal stérilisé est nul.

vaisseaux capillaires

Vaisseaux sanguins plus fins que des cheveux (d'où leur nom) qui irriguent les cellules.

valve mitrale

Une valve cardiaque est une sorte de clapet qui ne permet le passage du sang que dans un seul sens. La valve mitrale sépare l'oreillette du ventricule gauche. Lorsque le ventricule gauche se contracte pour chasser vers l'aorte le sang qui provient de l'oreillette, la valve mitrale se ferme et empêche tout reflux sanguin vers l'oreillette gauche.

varice

Dilatations anormales des veines visibles sous la peau. Elles sont dues à la perte d'élasticité de la paroi des veines ou à des lésions des valvules veineuses. Elles se situent essentiellement au niveau des jambes. Elles peuvent se compliquer avec la formation d'ulcères dits variqueux.

vasculaire

Qui concerne les vaisseaux sanguins : artères et veines.

vascularite systémique

Terme général désignant des maladies rares responsables d'une atteinte inflammatoire de la paroi des artères : périartérite noueuse, granulomatose allergique de Churg Strauss, angéites d'hypersensibilité rencontrées dans la maladie sérique et les connectivites, granulomatose de Wegener, granulomatose lymphomatoïde de Liebow, maladie de Horton, maladie de Takayashu, maladie de Buerger, syndrome de Behcet, syndrome de Mac Duffie, syndrome de Cogan, etc.

vasoconstricteur

Médicament qui provoque une contraction des vaisseaux sanguins, par opposition à vasodilatateur.

vasodilatateur

Médicament capable de dilater les vaisseaux sanguins (artère, veine), par opposition à vasoconstricteur.

vecteur

Tout organisme qui permet la transmission d'un agent infectieux : l'anophèle est le vecteur du paludisme, la puce celui de la peste.

veine

Vaisseau sanguin conduisant au cœur.

veinotonique

Désigne un médicament qui a la propriété d'augmenter le tonus de la paroi.

vélocité

La vélocité d'un mouvement est une combinaison de rapidité et d'agilité. La rapidité est fonction de la capacité des muscles à réagir à une impulsion nerveuse en se contractant.

L'agilité est liée à une bonne technique gestuelle et à la maîtrise de la position du corps dans l'espace. En cyclisme, la vélocité correspond à la fréquence de pédalage.

vergetures

Stries cutanées dues à une distension exagérée de la peau, notamment lors d'une grossesse.

vermifuge

Médicament destiné à traiter les infestations dues à des vers.
Synonyme : antihelminthique.

vertige

Symptôme qui peut désigner une impression de perte d'équilibre (sens commun) ou, plus strictement, une sensation de rotation sur soi-même ou de l'environnement (sens médical).

vigilance

État d'éveil de la conscience. La vigilance peut être diminuée après l'ingestion de certains médicaments dont l'emballage comporte un pictogramme représentant une automobile noire dans un triangle rouge.

VIH

Abréviation du virus de l'immunodéficience humaine (en anglais HIV), responsable d'une infection pouvant évoluer vers le sida.
On distingue le VIH-1 (responsable de l'épidémie mondiale) et le VIH-2 (beaucoup moins répandu que le VIH-1, surtout présent en Afrique de l'Ouest).

vincamine

Substance vasodilatatrice extraite de la pervenche. Dans certains cas, elle peut être à l'origine d'un trouble du rythme cardiaque grave : torsades de pointes.

virilisation

Apparition de caractères sexuels masculins chez une femme : pilosité de type masculin, voix grave, etc.

virose cérébrale

Maladie du cerveau due à un virus.

virus

Organisme microscopique qui pénètre dans les cellules de l'hôte, où il se reproduit. Beaucoup plus petits que les bactéries, les virus sont insensibles aux antibiotiques. Ils peuvent parfois être détruits par des substances antivirales.

vitamine

Substance indispensable à la croissance et au bon fonctionnement de l'organisme. Les besoins en vitamines sont normalement couverts par une alimentation variée. Dans les pays développés, seule la carence en vitamine D, chez le jeune enfant ou le vieillard peu exposés au soleil, justifie une supplémentation systématique. Un apport supérieur aux besoins, par des médicaments notamment, peut être à l'origine d'un surdosage et de troubles divers (vitamines A et D essentiellement).

vitesse de sédimentation

Examen biologique sanguin mesurant le temps mis par les globules blancs, les globules rouges et les plaquettes pour tomber au fond d'un tube en présence d'un anticoagulant. La vitesse de sédimentation augmente notamment avec l'âge, les infections bactériennes et parasitaires, les rhumatismes, certaines maladies du sang et du foie, certains cancers. Son augmentation ne peut donc pas être interprétée isolément et nécessite toujours d'autres examens complémentaires.

vitiligo

Maladie de la peau se traduisant par des taches décolorées à contour net, à ne pas confondre avec le pityriasis versicolor.

voie

- Chemin (voie d'administration) utilisé pour administrer les médicaments : voie orale, sublinguale, sous-cutanée, intramusculaire, intraveineuse, intradermique, transdermique.
- Ensemble d'organes creux permettant le passage de l'air (voies respiratoires), des aliments (voies digestives), des urines (voies urinaires), de la bile (voies biliaires), etc.

voies biliaires

Voies excrétrices conduisant la bile du foie au duodénum. Elles comprennent le canal cholédoque et la vésicule biliaire, réservoir qui stocke la bile en excès entre les repas.

volume pulmonaire mobilisable

Également appelé capacité vitale, le volume pulmonaire mobilisable correspond au volume d'air expulsé lors d'une expiration forcée (après une inspiration maximale). L'air qui reste dans les poumons après cette expiration forcée est appelé volume résiduel. La somme du volume mobilisable et du volume résiduel constitue la capacité pulmonaire totale.

Willebrand (maladie de)

Maladie héréditaire du sang apparentée à l'hémophilie. Elle se manifeste dès l'enfance par une tendance à saigner facilement au moindre choc et par des hémorragies pouvant survenir spontanément.

Wilson (maladie de)

Maladie héréditaire due à une anomalie du métabolisme du cuivre, qui se traduit par des troubles neurologiques et des lésions du foie pouvant évoluer vers une cirrhose.

Zollinger-Ellison (syndrome de)

Maladie rare due à une sécrétion anormale de gastrine, hormone qui stimule l'acidité de l'estomac. Les malades souffrent d'ulcères digestifs graves et récidivants.

zona

Éruption douloureuse de boutons due à une réactivation du virus de la varicelle, resté dans un ganglion nerveux après cette maladie infantile.

Adresses utiles

Numéros d'urgence

Les services d'urgence

Samu : 15
Pompiers : 18
Appel d'urgence européen : 112

Numéros verts

Accueil sans abri
115

Allo enfance maltraitée
119
www.allo119.gouv.fr

La Croix-Rouge Écoute
Service d'aide et d'écoute psychologique
0 800 858 858

Drogues Info Service
0 800 23 13 13 (24 h/24)
Appel gratuit depuis un poste fixe.
Depuis un portable : 01 70 23 13 13
au prix d'une communication ordinaire.

Fil santé jeunes
0 800 235 236 (anonyme et gratuit)
ou 3224 depuis un poste fixe.
Depuis un portable : 01 44 93 30 74
au prix d'une communication ordinaire.
www.filsantejeunes.com

Sida Info Service
0 800 840 800
www.sida-info-service.org

Viols femmes informations
0 800 05 95 95 (anonyme et gratuit,
du lundi au vendredi)
www.cfcv.asso.fr

Écoute Handicap Moteur
0 800 500 597 (anonyme et gratuit)
www.apf.asso.fr

Autres numéros et associations

Tabac Info Service
0 825 309 310 (0,15 €/min)
Lundi au samedi de 8 h à 20 h
www.tabac-info-service.fr

Association nationale de prévention en alcoologie et addictologie
01 42 33 51 04
www.anpaa.asso.fr

Violences faites aux femmes
39 19 (du lundi au samedi, de 8 h à 22 h)
Depuis un portable : 01 40 33 80 60
www.solidaritefemmes.asso.fr

Suicide écoute
01 45 39 40 00 (24 h/24)
www.suicide-ecoute.fr

Aide aux victimes (INAVEM)
08VICTIMES ou 08 842 846 37 (7 j/7 de 9 h à 21 h)
(prix d'un appel local)
www.inavem.org

Info-nosocomiale Écoute
0 810 455 455 (prix d'un appel local)
www.securitesoins.fr

Maltraitance des personnes âgées et/ou des personnes handicapées ALMA
3977
www.alma-france.org

Fin de vie - Soins palliatifs
0 811 020 300 (prix d'un appel local,
du lundi au vendredi de 8 h à 20 h)

En cas de difficultés au cours de la grossesse, ou pour un jeune enfant, vous pouvez vous adresser à votre centre de **Protection maternelle et infantile (PMI)**, dont l'adresse peut vous être communiquée par votre mairie.
Pour des informations sur la contraception ou sur l'interruption volontaire de grossesse, vous pouvez vous adresser à votre centre de **Planning familial** (l'adresse peut vous être communiquée sur www.planning-familiale.org).

Centres antipoison et/ou de toxicovigilance

Mise à jour : octobre 2008
Site web : www.centres-antipoison.net

• ANGERS

Centre antipoison et de toxicovigilance
Régions Centre et Pays de Loire
M. le Dr Patrick Harry
CHU d'Angers
4, rue Larrey
49933 Angers Cedex 9
Tél : 02 41 48 21 21
Fax : 02 41 35 55 07
E-mail : centre-antipoison@chu-angers.fr

• BORDEAUX

Centre antipoison et de toxicovigilance
CHU Pellegrin-Tripode
Place Amélie-Raba-Léon
33076 Bordeaux Cedex
Tél : 05 56 96 40 80
Fax : 05 56 79 60 96
E-mail : centre-antipoison@chu-bordeaux.fr

• GRENOBLE

Centre de toxicovigilance
M. le Dr Philippe Saviuc
Unité de toxicologie. Pavillon E
CHU
BP 217
38043 Grenoble Cedex 9
Tél : 04 76 76 59 46 (heures et jours ouvrables)
Fax : 04 76 76 56 70
E-mail : toxicovigilance@chu-grenoble.fr

• LILLE

Centre antipoison et de toxicovigilance
Mme le Dr Monique Mathieu-Nolf
CHRU
5, avenue Oscar-Lambret
59037 Lille Cedex
Tél : 08 25 81 28 22.
Fax : 03 20 44 56 28
E-mail : cap@chru-lille.fr
Site web : http://www.chru-lille.fr/cap/lille.htm

• LYON

Centre antipoison
M. le Pr Jacques Descotes
Bât A. 162, avenue Lacassagne
69424 Lyon Cedex 3
Tél : 04 72 11 69 11
Fax : 04 72 11 69 85
E-mail : jacques-georges.descotes@chu-lyon.fr

• MARSEILLE

Hôpital Salvator
249, boulevard Sainte-Marguerite
13274 Marseille Cedex 9

Centre antipoison -
Réponse téléphonique urgente
M. le Pr Bernard Bruguerolle
Mme le Dr Maryvonne Hayek-Lanthois
Tél Urgences 24 h/24 h : 04 91 75 25 25
Tél Secrétariat : 04 91 74 51 80
Fax : 04 91 74 41 68
E-mail : maryvonne.hayek@ap-hm.fr

Centre de toxicovigilance
M. le Pr Bernard Bruguerolle
Mme le Dr Jocelyne Arditti-Djiane
Tél : 04 91 75 25 25
Tél Secrétariat : 04 91 74 50 19
Fax : 04 91 74 50 54
E-mail : jocelyne.arditti@ap-hm.fr
E-mail : maryvonne.hayek@ap-hm.fr

NANCY

Centre antipoison et de toxicovigilance
M. le Dr Jacques Manel
CHU de Nancy. Hôpital central
29, avenue du Maréchal-de-Lattre-de-Tassigny
CO n° 60034
54035 Nancy Cedex
Tél Urgences : 03 83 32 36 36
Tél Secrétariat : 03 83 85 21 92
Fax : 03 83 85 26 15
E-mail : cap@chu-nancy.fr
E-mail : toxicovigilance@chu-nancy.fr

PARIS

Centre antipoison et centre de toxicovigilance
M. le Dr Robert Garnier
Hôpital Fernand-Widal
200, rue du Faubourg-Saint-Denis
75475 Paris Cedex 10
Tél : 01 40 05 48 48
Fax : 01 40 05 41 93
E-mail : cap.paris@lrb.aphp.fr

REIMS

Centre de toxicovigilance
M. le Dr Francis Grossenbacher
CHU - Hôpital Maison Blanche
45, rue Cognac-Jay
51092 Reims Cedex
Tél : 03 26 78 48 21 (heures et jours ouvrables)
Fax : 03 26 78 41 36
E-mail : toxicologie-clinique-reims@chu-reims.fr

RENNES

Centre antipoison et centre de toxicovigilance
M. le Pr Christian Verger
CHU - Hôpital Pontchaillou
2, rue Henri-Le-Guilloux
35033 Rennes Cedex 9
Tél : 02 99 59 22 22
Fax : 02 99 28 42 30
E-mail : centre.antipoison@chu-rennes.fr

ROUEN

Centre de toxicovigilance
M. le Dr Jean-Philippe Leroy
Hôpital Charles-Nicolle
1, rue de Germont
76031 Rouen Cedex
Tél : 02 35 88 44 00 (heures et jours ouvrables)
Fax : 02 32 88 81 28
Tél Secrétariat : 02 32 88 80 50
(heures et jours ouvrables)
E-mail : jean-philippe.leroy@chu-rouen.fr

STRASBOURG

Centre antipoison et de toxicovigilance
Hôpitaux universitaires
Nouvel hôpital civil
67091 Strasbourg Cedex
Tél : 03 88 37 37 37
Fax : 03 69 55 18 99
E-mail : flesch.francoise@chru-strasbourg.fr

TOULOUSE

Centre antipoison et de toxicovigilance
Mme le Dr Claudine Cabot
TSA 40031
Place du Docteur-Baylac
Hôpital Purpan
31059 Toulouse Cedex 09
Tél : 05 61 77 74 47
Tél Secrétariat : 05 61 77 24 87
Fax : 05 61 77 25 72
E-mail : cabot.c@chu-toulouse.fr
E-mail : cap.reg@chu-toulouse.fr

Centres de traitement et de prévention de l'alcoolisme, du tabagisme et des toxicomanies

Mise à jour : février 2009

• Association nationale de prévention en alcoologie et addictologie (ANPAA)

20, rue Saint-Fiacre
75002 Paris
01 42 33 51 04
www.anpaa.asso.fr

• ASSOCIATIONS DE LUTTE CONTRE L'ALCOOLISME

Écoute Alcool
0 811 91 30 30
(7 j/7 de 14 h à 2 h au prix d'une communication locale depuis un poste fixe)

Groupes familiaux des alcooliques anonymes (AL-ANON), Groupes d'adolescents des alcooliques anonymes (ALATEEN)
18, rue Nollet
75017 Paris
01 42 81 97 05
http://al-anon.alateen.fr/

Alcooliques anonymes
0820 ECOUTE ou 0 820 32 68 83
24 h/24 et 7 j/7
www.alcooliques-anonymes.fr

Société française de la Croix Bleue
189, rue Belliard
75018 Paris
01 42 28 37 37
www.croixbleue.fr

• PRÉVENTION TABAGIQUE

Comité national contre le tabagisme (CNCT)
31, avenue du Général-Michel-Bizot
75012 Paris
01 55 78 85 10
www.cnct.org/

Office français de prévention du tabagisme (OFPT)
66, boulevard Saint-Michel
75006 Paris
01 43 25 19 65
www.oft.asso.fr

Tabac Info Service
0 825 309 310 (0,15 €/min)
www.tabac-info-service.fr

Club Pataclope
Site destiné aux jeunes à partir de 10 ans
www.pataclope.com

• PRÉVENTION ET LUTTE CONTRE LES DROGUES

Drogues Info Service
0 800 23 13 13
Appel gratuit depuis un poste fixe, 24 h/24.
Depuis un portable, appeler le 01 70 23 13 13 au prix d'une communication ordinaire.

Écoute cannabis
0 811 91 20 20 (prix d'un appel local)

MILDT
Mission interministérielle de lutte contre la drogue et la toxicomanie
www.drogues.gouv.fr/

Associations de patients

Depuis quelques années, de très nombreuses associations de patients se sont constituées en France. Ces associations à but non lucratif proposent des informations et un soutien aux personnes atteintes de maladies chroniques et à leur famille.

Quelles sont ces associations ?

À l'origine, ces associations ont souvent été créées par des médecins spécialistes qui cherchaient à aider leurs patients en encourageant la recherche scientifique autour d'une maladie. Aujourd'hui, la plupart d'entre elles sont créées par les patients eux-mêmes ou leurs proches. Si la recherche médicale est toujours au cœur de leurs préoccupations, d'autres priorités sont mises en avant : la diffusion de l'information sur la maladie, l'amélioration de la prise en charge globale des personnes touchées et le soutien psychologique ou logistique.

Que peut-on attendre de ces associations ?

Lorsqu'une personne apprend qu'elle est atteinte d'une maladie chronique, elle est souvent désorientée. Si personne dans son entourage ne souffre de la même maladie, elle peut se sentir isolée et perdue. Les bénévoles et les salariés des associations de patients sont alors d'excellentes ressources en termes d'information, d'écoute et de soutien. Ils connaissent bien les contraintes qu'impose la maladie et les moyens disponibles pour faciliter le quotidien. Ils sont également bien informés sur la prise en charge médicale et les nouveaux traitements disponibles. De nombreux patients, une fois leur prise en charge médicale stabilisée, décident de s'investir dans ces associations comme bénévoles. Participer à la vie de l'association leur permet de rencontrer des personnes qui vivent la même expérience, d'échanger des conseils, de se soutenir mutuellement.

Le cas des maladies rares

Une maladie est dite rare lorsqu'elle touche moins de 30 000 personnes en France. Il existe plusieurs milliers de maladies rares. Parfois, une maladie rare ne touche que quelques dizaines de personnes. Les familles touchées sont extrêmement isolées et l'existence d'une association de patients est souvent une bouée de sauvetage pour elles. Il existe plusieurs centaines d'associations de patients liées à des maladies rares, trop pour être mentionnées dans la liste ci-dessous.

Pour identifier une association de patients en lien avec une maladie rare, vous pouvez consulter les sites Internet de l'Alliance Maladies Rares www.alliance-maladies-rares.org ou d'Orphanet www.orpha.net ou appeler Maladies Rares Info Services au 0 810 63 19 20 (prix d'un appel local). De plus, un site Internet indépendant www.lachainette.com, en lien avec l'Alliance Maladies Rares, permet aux patients dont la maladie n'est pas représentée par une association de se retrouver et de s'entraider.

Mise à jour : octobre 2008
Le groupe de réflexion « associations de malades-syndicats de médecins et de pharmaciens-industrie pharmaceutique » a établi une liste d'associations de malades représentatives selon les critères suivants : représentant des pathologies rares ou chroniques, regroupant des patients ou des familles de patients, reconnues d'utilité publique et opérant à l'échelle nationale et/ou participant à ce groupe de réflexion.

• CANCÉROLOGIE

Association des parents et des amis des enfants traités à l'Institut Gustave-Roussy (ISIS)
39, rue Camille-Desmoulins
94805 Villejuif Cedex
Tél : 01 42 11 52 20
Fax : 01 42 11 54 52
E-mail : isis@igr.fr
Site web : www.isis-asso.com

Europa Donna - Forum France
Coalition européenne contre le cancer du sein
14, rue Corvisart
75013 Paris
Tél : 01 44 30 07 66
E-mail : infos@europadonna.fr
Site web : www.europadonna.fr

Ligue nationale contre le cancer (LNCC)
14, rue Corvisart
75013 Paris
Tél : 01 53 55 24 00
Fax : 01 43 36 91 89
Site web : www.ligue-cancer.net

• CARDIOLOGIE

Association des porteurs de valves artificielles cardiaques
46, rue de Ménilmontant
75020 Paris
Tél : 01 46 36 41 89

• DERMATOLOGIE

Association de lutte contre le psoriasis (APLCP)
Parc du Bondon
23, rue Madame de Ségur
56000 Vannes
Tél : 02 97 46 48 56
E-mail : michele.corvest@wanadoo.fr
Site web : www.aplcp.org

• ENDOCRINOLOGIE

CROISSANCE (HORMONE DE)

Association Grandir
84, avenue Pasteur
10000 Troyes
Tél/Fax : 03 25 70 05 08
E-mail : grandir@wanadoo.fr
Site web : www.grandir.asso.fr

DIABÈTE

Aide aux jeunes diabétiques (AJD)
9, avenue Pierre-de-Coubertin
75013 Paris
Tél : 01 44 16 89 89
Fax : 01 45 81 40 38
E-mail : ajd.vias@wanadoo.fr
Site web : www.ajd-educ.org

Association française des diabétiques (AFD)
88, rue de la Roquette
75011 Paris
Tél : 01 40 09 24 25
Fax : 01 40 09 20 30
E-mail : afd@afd.asso.fr
Site web : www.afd.asso.fr

Ligue des diabétiques de France (LDF)
1, rue de Ségur
64000 Pau
Tél : 05 59 32 36 01
Fax : 05 59 72 97 75
E-mail : ldfpau@yahoo.fr
Site web : www.diabetenet.com

Union des maisons du diabète et de la nutrition - Maison du diabète et du risque cardiovasculaire (MDDRC)
Association de professionnels de santé
124, rue Raymond-Derain
59700 Marcq-en-Barœul
Tél : 03 20 72 32 82
Fax : 03 20 65 25 22
E-mail : mddrc@maison-diabete.com
Site web : www.maison-diabete.com

• GASTRO-ENTÉROLOGIE

Association Hémochromatose France (AHF)
BP 87777
30912 Nîmes Cedex 2
Tél : 04 66 64 52 22 ou 09 75 49 14 52
Fax : 04 66 62 93 87
E-mail : contact@hemochromatose.fr
Site web : www.hemochromatose.fr

MALADIE DE CROHN
Association François-Aupetit (AFA)
La Maison des MICI
78, quai de Jemmapes
75010 Paris
Tél : 08 26 62 52 20
(MICI infos du lundi au vendredi de 9 h à 18 h)
E-mail : info-accueil@afa.asso.fr
Site web : www.afa.asso.fr

• HÉMATOLOGIE

Association française des hémophiles
6, rue Alexandre-Cabanel
75739 Paris Cedex 15
Tél : 01 45 67 77 67
Fax : 01 45 67 85 44
E-mail : info@afh.asso.fr
Site web : www.afh.asso.fr

• MALADIES INFECTIEUSES

LÈPRE
Fondation Raoul-Follereau
31, rue Dantzig
75015 Paris
Tél : 01 53 68 98 98
Fax : 01 48 56 22 22
E-mail : follereau@raoul-follereau.org
Site web : www.raoul-follereau.org

MALADIES NOSOCOMIALES
Lutte, information, études des infections nosocomiales, sécurité sanitaire (LIEN)
BP 236
91943 Courtabœuf Cedex
Tél : 01 69 07 26 26
Fax : 01 64 46 62 57
E-mail : contact@association-lien.org
Site web : www.association-lien.org

SIDA
TRT-5 (groupe interassociatif de représentants de malades « traitement et recherche thérapeutique »)
8 associations de lutte contre le sida
Tour Essor
14, rue Scandicci
93508 Pantin Cedex
Tél : 01 41 83 46 11
Fax : 01 41 83 46 89
E-mail : coordination@trt-5.org
Site web : www.trt-5.org

AIDES
Association de lutte contre le sida et les hépatites
Tour Essor
14, rue Scandicci
93508 Pantin Cedex
Tél : 01 41 83 46 46
Fax : 01 41 83 46 19
E-mail : aides@aides.org
Site web : www.aides.org

Solidarité enfants sida (Sol En Si)
9 bis, rue Léon-Giraud
75019 Paris
Tél : 01 44 52 78 78
Fax : 01 42 38 91 63
E-mail : solidarite-enfants-sida@wanadoo.fr
Site web : www.solensi.asso.fr

Actions Traitements
190, boulevard de Charonne
75020 Paris
Tél : 01 43 67 66 00
Fax : 01 43 67 37 00
Site web : www.actions-traitements.org

ARCAT
94-102, rue de Buzenval
75020 Paris
Tél : 01 44 93 29 29
Fax : 01 44 93 29 30
Site web : www.arcat-sante.org

Dessine-moi un mouton
12, rue d'Enghien
75010 Paris
Tél : 01 40 28 01 01
Fax : 01 40 28 01 10
Site web : www.dessinemoiunmouton.org

Sida Info Service
190, boulevard de Charonne
75020 Paris
Tél vert national : 08 00 84 08 00 (sida info service)
et 08 00 84 58 00 (hépatites info service)
Fax : 01 44 93 16 00
Site web : www.sida-info-service.org

• MALADIES RARES

Alliance Maladies rares
Plateforme Maladies rares
102, rue Didot
75014 Paris
Tél : 01 56 53 53 40
Fax : 01 56 53 53 44
E-mail : alliance@maladiesrares.org
Site web : www.alliance-maladies-rares.org

Amalyste (Lyell et Stevens-Johnson)
4, rue Yves-Toudic
75010 Paris
Tél : 08 71 71 51 02
E-mail : contact@amalyste.fr
Site web : www.amalyste.fr/

Association Entraide aux Malades de Myofasciite à Macrophages (Asso E 3M)
25, rue de Verdun
21350 Vitteaux
Tél : 03 80 33 92 98
E-mail : myofass@free.fr
Site web : www.myofasciite.fr
Site web : www.myofasciitis.com

Association européenne contre les leucodystrophies (ELA)
2, rue Mi-les-Vignes
BP 61024
54521 Laxou Cedex
Tél : 03 83 30 93 34
Fax : 03 83 30 00 68
E-mail : ela@ela-asso.com
Site web : www.ela-asso.com

Association française du Gougerot Sjögren et des syndromes secs
Lieu-dit Les Peyrières
81660 Pont-de-l'Arn
Tél/Fax : 05 63 61 04 70
E-mail : afgs@wanadoo.fr
Site web : www.afgs-syndromes-secs.org

Association française contre les myopathies (AFM)
1, rue de l'Internationale
BP 59
91002 Évry
Tél : 01 69 47 28 28
Fax : 01 60 77 12 16
E-mail : afm@afm.genethon.fr
Site web : www.afm-france.org

Association française du Syndrome de Marfan
6, rue de la République
78600 Maisons-Lafitte
Tél : 01 64 62 03 75
E-mail : afsm@vivremarfan.org
Site web : www.vivremarfan.org

Association française du syndrome de fatigue chronique et de fibromyalgie (AFSFCF)
Maison des Associations
72/74, rue Royale
59000 Lille
Tél : 03 20 84 13 52 (répondeur)
E-mail : cfs-spid-asso@wanadoo.fr
ou : dp.sfcf@hotmail.fr
Site web : www.asso.nordnet.fr/cfs-spid

Association de malades atteints de dystonie (AMADYS)
7, résidence du Trescaut
Le Gorvello
56250 Sulniac
Tél : 08 71 57 81 60
E-mail : claude.michon.amadys@wanadoo.fr
Site web : www.amadys.net

Association Neurofibromatoses et Recklinghausen (ANR)
34, vieux Chemin de Grenade
31700 Blagnac
Tél/Fax : 05 61 30 03 37
E-mail : contact@anrfrance.org
Site web : www.anrfrance.org

Cutix Laxa Internationale
35, route des Chaîgnes
17740 Sainte-Marie-de-Ré
Site web : www.orpha.net/nestasso/cutislax

Eurordis
(Fédération européenne d'associations pour maladies rares)
Hôpital Broussais
Plateforme Maladies rares
Bât Gaudart-d'Allaines
102, rue Didot
75014 Paris
Tél : 01 56 53 52 10
Fax : 01 56 53 52 15
E-mail : eurordis@eurordis.org
Site web : www.eurordis.org

Fédération des maladies orphelines
6, rue Sainte-Lucie
75015 Paris
Tél : 01 43 25 98 00
Fax : 01 43 54 32 56
Site web : www.fmo.fr

Ligue française contre la neurofibromatose
2, chemin des Mésanges
17540 Anais
Tél : 05 46 68 23 70
E-mail : ligue.neurofibromatoses@cegetel.net
Site web : www.orpha.net/associations/LFCN/

Maladies rares Info Services
Plateforme Maladies rares
102, rue Didot
75014 Paris
Tél Azur : 08 10 63 19 20 (prix d'un appel local)
E-mail : info-services@maladiesrares.org
Site web : www.maladiesraresinfo.org

Médicaments orphelins
Orphanet
Plateforme Maladies rares
102, rue Didot
75014 Paris
Tél : 01 56 53 81 37
Fax : 01 56 53 81 38
E-mail : orphanet@orpha.net
Site web : www.orphanet.fr

Vaincre les maladies lysosomales (VML)
2 ter, avenue de France
91300 Massy
Tél : 01 69 75 40 30
Fax : 01 60 11 15 83
E-mail : info@vml-asso.org
Site web : www.vml-asso.org

• NÉPHROLOGIE

Fédération nationale d'aide aux insuffisants rénaux (FNAIR)
75, cours Albert-Thomas
Immeuble « 6e Avenue ». Bât D
69000 Lyon
Tél : 04 72 30 12 31
Fax : 04 78 46 27 81
E-mail : fnair@fnair.asso.fr
Site web : www.fnair.asso.fr

• NEUROLOGIE

ALZHEIMER

France Alzheimer et maladies apparentées
Union nationale des associations Alzheimer
21, boulevard Montmartre
75002 Paris
Tél : 01 42 97 52 41 ou 08 11 11 21 12
(prix d'un appel local)
Fax : 01 42 96 04 70
E-mail : contact@francealzheimer.org
Site web : www.francealzheimer.org

ÉPILEPSIE

Association française pour les épilepsies
(Réseau des Aispace-régions)
176, route du Polygone
67100 Strasbourg
Tél : 06 69 58 73 68
E-mail : aispace.alsace@orange.fr
Site web : www.epilepsies-epileptiques.com

Épilepsie France
133, rue Falguière. Bât D
75015 Paris
Tél/Fax : 01 53 80 66 64
E-mail : contact@epilepsie-france.fr
Site web : www.epilepsie-france.fr

Fondation française pour la recherche sur l'épilepsie
9, avenue Percier
75008 Paris
Tél : 01 47 83 65 36
Fax : 01 40 61 01 44
E-mail : FFRE@fondation.epilepsie.fr
Site web : www.fondation-epilepsie.fr

PARKINSON

Association France Parkinson
37 bis, rue Jean-de-La-Fontaine
75016 Paris
Tél : 01 45 20 22 20
Fax : 01 40 50 16 44
E-mail : infos@franceparkinson.fr
Site web : www.franceparkinson.fr

Fédération française des groupements des parkinsoniens (FFGP)
34, route de Carrières
78400 Chatou
Tél/Fax : 01 30 53 20 29
E-mail : ffgp.asso@free.fr
Site web : www.parkinson-ffgp.org

SCLÉROSE LATÉRALE AMYOTROPHIQUE et AUTRES MALADIES DU MOTONEURONE

Association pour la recherche sur la sclérose latérale amyotrophique et autres maladies du motoneurone (ARS)
75, avenue de la République
75011 Paris
Tél : 01 43 38 99 89
Fax : 01 43 38 31 59
E-mail : ars@wanadoo.fr
Site web : www.ars.asso.fr

SCLÉROSE EN PLAQUES

Association des paralysés de France (APF)
APF Écoute infos SEP
17, boulevard Auguste-Blanqui
75013 Paris
Tél : 01 40 78 27 23
Fax : 01 40 78 69 03
Tél vert (Écoute SEP) : 08 00 85 49 76
E-mail : isabelle.dontenville@apf.asso.fr
Site web : www.sclerose-en-plaques.apf.asso.fr
Site web : www.apf.asso.fr

Ligue française contre la sclérose en plaques
40, rue Duranton
75015 Paris
Tél : 01 53 98 98 80
Tél Azur : 08 10 80 89 53
Fax : 01 53 98 98 88
E-mail : info@lfsep.asso.fr
Site web : www.lfsep.com

Nouvelle association française des sclérosés en plaques (NAFSEP)
7, avenue Albert-Durand
31700 Blagnac
Tél : 05 34 55 77 00
Fax : 05 61 30 49 73
E-mail : nafsep@nafsep.org
Site web : www.nafsep.org
Jeunes :
E-mail : site.jeunes@nafsep.org
Site web : www.nafsep-jeunes.org

• OPHTALMOLOGIE

Retina France
2, chemin du Cabirol
BP 62
31771 Colomiers Cedex
Tél : 08 10 30 20 50
Fax : 05 61 78 91 00
E-mail : info@retina.fr
Site web : www.retina.fr

• PNEUMOLOGIE

Comité national contre les maladies respiratoires (CNMR)
66, boulevard Saint-Michel
75006 Paris
Tél : 01 46 34 58 80
Fax : 01 43 29 06 58
E-mail : contact@lesouffle.org
Site web : www.lesouffle.org

Fédération française des associations et amicales de malades insuffisants ou handicapés respiratoires (FFAAIR)
Maison du Poumon
66, boulevard Saint-Michel
75006 Paris
Tél : 01 55 42 50 40
E-mail : ffaair@ffaair.org
Site web : www.ffaair.org

Vaincre la mucoviscidose
181, rue de Tolbiac
75013 Paris
Tél : 01 40 78 91 91
Fax : 01 45 80 86 44
E-mail : info@vaincrelamuco.org
Site web : www.vaincrelamuco.org

• PSYCHIATRIE

Association française des personnes souffrant de troubles obsessionnels compulsifs (AFTOC)
Christophe Demonfaucon
12, route de Versailles
78117 Chateaufort
Tél : 01 39 56 67 22
E-mail : eode@club-internet.fr
E-mail : aftoc@club-internet.fr
Site web : http://aftoc.club.fr

Autisme France
Siège social :
201, rue Lecourbe
75015 Paris
Bureaux :
Lotissement 110/111. Voie K
460, avenue de la Quiera
06370 Mouans-Sartoux
Tél : 04 93 46 01 77
Fax : 04 93 46 01 14
E-mail : autisme.france@wanadoo.fr
Site web : www.autismefrance.org

Fédération nationale des Associations d'usagers en Psychatrie (F.N.A. Psy)
33, rue Daviel
75013 Paris
Tél : 01 43 64 85 42
Fax : 01 42 82 14 17
Tél Service « espoir-écoute » : 01 45 26 08 37
Site web : www.fnapsy.org/

Union nationale des amis et familles de malades psychiques (UNAFAM)
12, villa Compoint
75017 Paris
Tél : 01 53 06 30 43
Tél Service « écoute-famille » : 01 42 63 03 03
Fax : 01 42 63 44 00
E-mail : infos@unafam.org
Site web : www.unafam.org

• RHUMATOLOGIE

Association française de lutte anti-rhumatismale (AFLAR)
2, rue Bourgon
75013 Paris
Tél : 01 45 80 30 00
Fax : 01 45 83 30 31
E-mail : aflar@wanadoo.fr
Site web : www.aflar.org

Association française des polyarthritiques (AFP)
53, rue Compans
75019 Paris
Tél : 01 40 03 02 00
Fax : 01 40 03 02 09
E-mail : afp@nerim.net
Site web : www.polyarthrite.org

Association française des spondylarthritiques (AFS)
Bureau national :
50 bis, rue des Armuriers
19150 Laguenne
Tél : 05 55 21 61 49
Fax : 05 55 26 96 80
E-mail : info@spondylarthrite.org
Site web : www.spondylarthrite.org/

Association nationale de défense contre l'arthrite rhumatoïde (ANDAR)
7, rue des Calquières
34800 Clermont-L'Hérault
Tél : 04 67 88 53 12
Fax : 04 67 88 59 86
E-mail : andar@polyarthrite-andar.com
Site web : www.polyarthrite-andar.org

European Ligue contre l'arthrite, les rhumatismes et leur handicap (ELARH)
2, rue Malbec
31000 Toulouse
Tél : 09 75 92 83 49
Tél portable : 06 43 42 39 98
E-mail : contact@elarh.org
E-mail : president.elarh@wanadoo.fr
Site web : www.elarh.org

• DIVERS

Association pour le droit de mourir dans la dignité (ADMD)
50, rue de Chabrol
75010 Paris
Tél : 01 48 00 04 92/16
Fax : 01 48 00 05 72
E-mail : infos@admd.net
Site web : www.admd.net

Association des paralysés de France (APF)
17, boulevard Auguste-Blanqui
75013 Paris
Tél : 01 40 78 69 00
Fax : 01 45 89 40 57
Tél Vert : 0 800 500 597 (tout handicap moteur)
Tél Vert : 0 800 854 976 (sclérose en plaques)
Site associatif : www.apf.asso.fr/
Site d'information sur les handicaps :
www.moteurline.apf.asso.fr/
Site spécifique SEP :
www.sclerose-en-plaques.apf.asso.fr/
Site spécifique lésions médullaires :
www.paratetra.apf.asso.fr/

Association d'aide aux victimes des accidents et maladies liés aux risques des médicaments (AAAVAM)
10, rue de la Paix
75002 Paris
Tél : 01 41 10 87 00
Site web : www.aaavam.eu/ ou : www.aaa-vam.com/

Association d'aide aux victimes d'accidents médicaux (AVIAM France)
15, avenue Émile-Savigner
49240 Avrille
Tél : 02 41 45 18 45
E-mail : aviamfrance@wanadoo.fr
Site web : www.aviamfrance.fr/

Association régionale des infirmes moteurs cérébraux d'Ile-de-France (ARIMC- IDF)
41, rue Duris
75020 Paris
Tél : 01 43 49 22 33/11
Fax : 01 43 49 42 23
E-mail : siegesocial@arimc-idf.asso.fr

Association de recherche thérapeutique (ART)
Centre hospitalier Lyon-Sud
Pavillon Giraud-1K
Chemin du Grand-Revoyet
69495 Pierre-Bénite Cedex
Tél Info recrutement : 04 78 86 65 26
Fax : 04 78 50 99 50
E-mail : art_lyonsud@yahoo.fr

Collectif Interassociatif Autour de la NaissancE (CIANE)
Route de Chaleins
01480 Villeneuve
Tél : 06 85 33 92 49 (Pascal Ledimna)
E-mail : collectif-naissance@wanadoo.fr
Site web : www.ciane.info

FNATH, association des accidentés de la vie
47, rue des Alliés
42030 Saint-Étienne Cedex 2
Tél : 04 77 49 42 42/48
E-mail : communication@fnath.org
Site web : www.fnath.org
Site web : www.fnath.services.com

Femmes pour toujours
Association française pour la santé et le bien-être de la femme et du couple
Direction et administration :
17, rue des Nanettes
75011 Paris
Tél : 01 47 00 00 02
Fax : 01 47 00 00 06
Tél Consommatrices (n° Azur) : 08 26 62 31 95
E-mail : info@femsante.com
Site web : www.femmes-pourtoujours.com

Union nationale des associations familiales (UNAF)
28, place Saint-Georges
75009 Paris
Tél : 01 49 95 36 00
Fax : 01 40 16 12 76

Union nationale des associations pour le développement des soins palliatifs (UNASP)
37-39, avenue de Clichy
75017 Paris
Tél : 01 53 42 31 39
Fax : 01 53 42 31 38
E-mail : unasp@aol.com
Site web : www.soins-palliatifs.org

OSB – 45 g (1) 091-181-1
Achevé d'imprimer en mars 2009
Sur les presses de L.E.G.O. s.p.A. – 38015 LAVIS Italie
Imprimé en Italie